Errata

S. 16	rechte Spalte, 7. Zeile von unten: Fahey-Dutcher-Körperchen (statt Fahey-Dutscher-Körperchen)
S. 49	Abb. 2.**45**: links Amyloidoseherz, rechts Normalherz
S. 115	linke Spalte, 11. Zeile von unten: Pigmentstreuung (statt Pigmentsteuerung)
S. 127	linke Spalte, 29. Zeile von unten: DNA-Schädigung (statt DN-Schädigung)
S. 200	rechte Spalte, 16. Zeile von oben: Spina ventosa (statt ventose)
S. 229	Tabelle 5.**10**: Polyvinylpyrrolidonspeicherung (statt Polyvinylpyrrolidenspeicherung)
S. 231	Tabelle 5.**11**, 2. Spalte: **Chlamydia** lymphogranulomatis (statt Lymphogranulomatis)
S. 231	Abb. 5.**57**: Färbung: Chloracetatesterase (statt Giemsa)
S. 245	rechte Spalte, 5. Zeile von oben: Kohn-Pore (statt Cohn-Pore)
S. 256	rechte Spalte, 2. Zeile von unten: TSS-Toxin-1 (statt TTS-Toxin)
S. 318	linke Spalte, 18. Zeile von unten: Pygopagus (statt Pyopagus)
S. 516	Abb. 10.**6**: Färbung: Papenheim (statt REM)
S. 743	linke Spalte, 18. Zeile von oben: Interface-Hepatitis (statt Interphasen-Hepatitis)
S. 776	Tabelle 13.**4**: Tyrosinose (statt Tyrosinämie)
S. 1010	Abb. 18.**21 b**: falsche Abbildung; nachfolgend gezeigt das korrekte Bild:

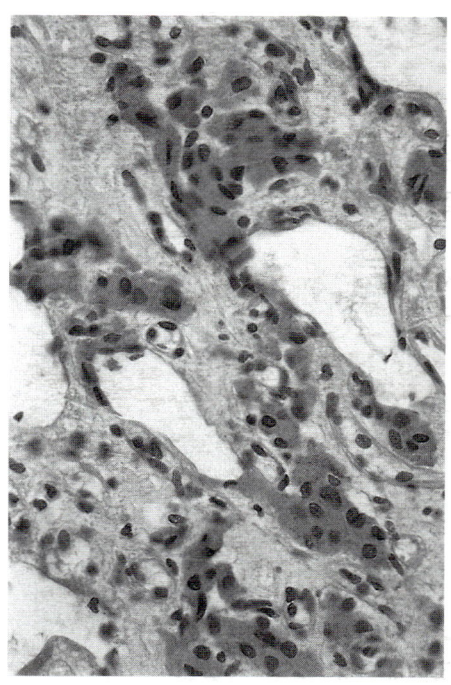

Abb. 18.**21 b**

Riede/Werner/Schäfer: Pathologie
Georg Thieme Verlag Stuttgart
ISBN 3-13-683305-8

1. Leben – Krankheit – Tod
2. Störungen der zellulären und extrazellulären Organisation
3. Störungen des Stoffwechsels
4. Störungen der Reizbeantwortung
5. Störungen der Individualitätswahrung
6. Störungen der Vererbung und Entwicklung
7. Störungen des Zellwachstums
8. Störungen des Stofftransports
9. Kardiovaskuläres System
10. Hämatopoetisches und lymphatisches System
11. Respiratorisches System
12. Digestorisches System
13. Hepatopankreatisches System
14. Uropoetisches System
15. Weibliches Genitalsystem und Plazenta
16. Männliches Genitalsystem
17. Epidermodermales System
18. Endokrines System
19. Nervensystem
20. Lokomotorisches System

Glossar / Sachverzeichnis

Mit Beiträgen von

Leonardo Bianchi	Martin J. Oberholzer
Alfred Böcking	Attila J. Olah
Norbert Böhm	Hans-Hartmut Peter
Bodo Christ	Heinz-Joachim Radzun
Ulrich Costabel	Guido Reifenberger
Martina Deckert	Ursus-Nikolaus Riede
Helmut Denk	Rolf Rohrbach
Helmut Drexler	Thomas Rüdiger
Nikolaus Freudenberg	Hans-Joachim Rumpelt
Laszlo Füzesi	Wolfgang Saeger
Ulrike V. Gerlach	Guido Sauter
Hans H. Goebel	Hans-Eckart Schaefer
Axel von Herbay	Wolfgang Schlote
Eberhard W. Herbst	Olaf Schmid
Wilhelm-Wolfgang Höpker	Wolfram Sterry
Christian Ihling	Stephan Störkel
Edwin Kaiserling	Manfred Stolte
Günter Klöppel	Dietmar R. Thal
Gisbert R. Krekeler	Joachim Torhorst
Alex Marx	Axel Walch
Winfried Mohr	Martin Werner
Hansjakob Müller	Otmar D. Wiestler
Hans Konrad Müller-Hermelink	Christian Wittekind
Horst Müntefering	

Allgemeine und spezielle Pathologie

Herausgegeben von

Ursus-Nikolaus Riede
Martin Werner
Hans-Eckart Schäfer

5., komplett überarbeitete Auflage

1720 Abbildungen
168 Tabellen

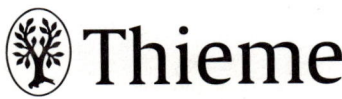

Titelbilder:
oben: „Krebsgene" in einem Karzinom nach In-situ-Hybridisierung
Mitte: wachsendes Osteon mit zeitlich versetzten Fluoreszenzmarken
unten: Krebszelle aus einem Pleuraerguss

1. Auflage 1986
1. chinesische Auflage 1989
2. Auflage 1989
3. Auflage 1993
4. Auflage 1995
4. Auflage, 1. aktualisierter Nachdruck 1999
4. kartonierte korrigierte Auflage 2001

Bibliografische Information der Deutschen Bibliothek

Die Deutsche Bibliothek verzeichnet diese Publikation in der Deutschen Nationalbibliografie; detaillierte bibliografische Daten sind im Internet über http://dnb.ddb.de abrufbar.

Wichtiger Hinweis: Wie jede Wissenschaft ist die Medizin ständigen Entwicklungen unterworfen. Forschung und klinische Erfahrung erweitern unsere Erkenntnisse, insbesondere was Behandlung und medikamentöse Therapie anbelangt. Soweit in diesem Werk eine Dosierung oder eine Applikation erwähnt wird, darf der Leser zwar darauf vertrauen, dass Autoren, Herausgeber und Verlag große Sorgfalt darauf verwandt haben, dass diese Angabe **dem Wissensstand bei Fertigstellung des Werkes** entspricht.

Für Angaben über Dosierungsanweisungen und Applikationsformen kann vom Verlag jedoch keine Gewähr übernommen werden. **Jeder Benutzer ist angehalten,** durch sorgfältige Prüfung der Beipackzettel der verwendeten Präparate und gegebenenfalls nach Konsultation eines Spezialisten festzustellen, ob die dort gegebene Empfehlung für Dosierungen oder die Beachtung von Kontraindikationen gegenüber der Angabe in diesem Buch abweicht. Eine solche Prüfung ist besonders wichtig bei selten verwendeten Präparaten oder solchen, die neu auf den Markt gebracht worden sind. **Jede Dosierung oder Applikation erfolgt auf eigene Gefahr des Benutzers.** Autoren und Verlag appellieren an jeden Benutzer, ihm etwa auffallende Ungenauigkeiten dem Verlag mitzuteilen.

© 2004 Georg Thieme Verlag
Rüdigerstraße 14
D-70469 Stuttgart
Unsere Homepage: http://www.thieme.de

Printed in Germany

Zeichnungen: Gay & Rothenburger, Sternenfels
Umschlaggestaltung: Thieme Verlagsgruppe
Satz: Druckhaus Götz GmbH, Ludwigsburg,
   gesetzt auf CCS Textline
Druck: Appl/Wemding

ISBN 3-13-683305-8

Geschützte Warennamen (Warenzeichen) werden **nicht** besonders kenntlich gemacht. Aus dem Fehlen eines solchen Hinweises kann also nicht geschlossen werden, dass es sich um einen freien Warennamen handelt.

Das Werk, einschließlich aller seiner Teile, ist urheberrechtlich geschützt. Jede Verwertung außerhalb der engen Grenzen des Urheberrechtsgesetzes ist ohne Zustimmung des Verlages unzulässig und strafbar. Das gilt insbesondere für Vervielfältigungen, Übersetzungen, Mikroverfilmungen und die Einspeicherung und Verarbeitung in elektronischen Systemen.

Widmung

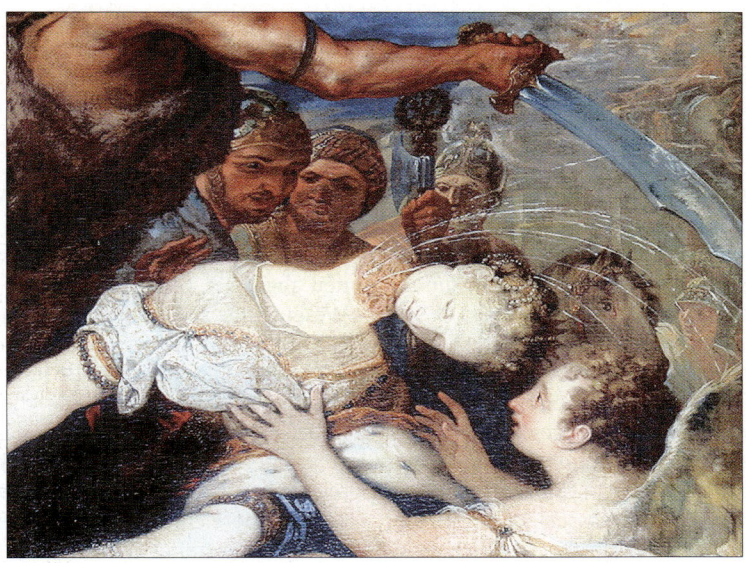

„Enthauptung der Hl. Katharina von Alexandrien", Altarbild von Johann-Andreas Wolff

Auf dem Altarbild des Freisinger Doms von Johann-Andreas Wolff (1701) ist die „Enthauptung der Hl. Katharina von Alexandrien" dargestellt. Aus ihren Halsadern fließt weißes Blut, was in der Antike als gnadenspendende Milch aufgefasst, heute als Tumorerkrankung der weißen Blutkörperchen und somit als „Leukämie" bezeichnet wird.

Beim Hinterfragen dieses Altarbildes stießen wir auf die Heiligenlegende der Katharina, die nicht nur eine der ersten, sondern auch eine der beliebtesten Heiligen war und, wie später die Gottesmutter Maria (vgl. S. 1136), immer mit dem blauen Mantel der Philosophen dargestellt wurde. Nach dem heutigen Kenntnisstand hat die Hl. Katharina von Alexandrien nie existiert und ist vielmehr ein Substitut für die „Hypatia von Alexandrien" (364–415 n. Chr.), die eine der berühmtesten Allroundgelehrten ihrer Zeit war. So verfasste sie Abhandlungen über die Kegelschnitte Euklids. Sie erfand das Astrolabium, ein Gerät zur Bestimmung von Gestirnpositionen und Zeit in Astronomie und Schifffahrt, und sie erfand das Aräometer, womit die Dichte von Flüssigkeiten und die Konzentration gelöster Stoffe bestimmt werden kann. Außerdem war sie Direktorin der Alexandrinischen Philosophenschule, unverheiratet, selbstbewusst, schön und dennoch allgemein beliebt, aber Heidin. Dem damaligen Patriarchen und späteren Kirchenlehrer Cyrillus von Alexandrien (380–444 n. Chr.) war sie ein Dorn im Auge. Er ließ gegen sie einen christlichen Pöbel aufhetzen, der sie 415 n. Chr. verfolgte, bei lebendigem Leibe in Stücke riss und danach verbrannte. Diese grausame Ermordung einerseits, und der Respekt, der ihr selbst von christlichen Gelehrten entgegengebracht wurde, andererseits, dürften dazu geführt haben, dass ihre Leidensgeschichte in die christliche Legende der Hl. Katharina (griechisch: die Reine) umgewandelt wurde. Damit war das Bild der großen Philosophin Hypatia als heidnisches Opfer christlicher Verfolgung aus dem kollektiven Gedächtnis gelöscht. Im Kleide einer christlichen Märtyrerin wurde sie fortan verehrt; sie wurde u. a. zur Beschützerin der Mädchen, Jungfrauen, Philosophen, Theologen sowie der Universitäten. Das vorliegende Lehrbuch ist dem Andenken der Hypatia von Alexandrien gewidmet,

- in deren Adern sich offenbar keine Milch, sondern ein Blutkrebs befand,
- die kein dröger Gelehrter, sondern eine attraktive Frau mit großer Popularität war,
- die sich aus dem Schutzgebiet der Familie herauswagte und als Unverheiratete die öffentliche Diskussion provozierte,
- die – obwohl als solche verehrt – keine christliche Heilige, sondern eine weise Heidin war.

Pathologie ist wörtlich übersetzt die *„Lehre des Leidens und Erduldens"* und somit auf den *„Patienten"* (lat.: Erdulder) ausgerichtet. Dieses Lehrbuch will deshalb das Wesen des Leidens ergründen und die Ursachen und Äußerungen einer zum Leiden führenden Krankheit verständlich machen. Dabei wird Krankheit als besondere Äußerung des Lebens verstanden. Diesem Konzept wird dadurch Rechnung getragen, dass die allgemeine Pathologie (Kapitel 1 – 8) nach Störungen derjenigen biologischen Vorgänge gegliedert ist, die in ihrer Summe Ausdruck des *„Lebendigen"* sind.

Auf ihren Boden ist die spezielle Pathologie gestellt, die in den Kapiteln 9 – 20 die verschiedenen Organsysteme behandelt. Jedes dieser Kapitel ist nach einem als „Läsionen" bezeichneten didaktischen Raster gegliedert. Dieses umspannt als **ontogenetische Läsionen** genetisch oder entwicklungsgeschichtlich bedingte Störungen sowie **metabolische Läsionen**. Letztere fassen Störungen des Struktur- und Intermediärstoffwechsels, aber auch degenerative und dystrophische Gewebsveränderungen zusammen, die schon von den frühen Pathologen darauf zurückgeführt worden sind, dass die Zellen mit ihren Nährstoffen nicht richtig umgehen und sich falsch ernähren (Dys-trophie = falsche Ernährung), bis sie gestaltlich vom gesunden Gewebe abweichen (De-generation = Abartigkeit). Als **toxische Läsionen** werden in diesem didaktischen Raster Reaktionsmuster auf Einwirkungen exogener Gifte und als **entzündliche Läsionen** Reaktionen im Rahmen der „Selbst"-Verteidigung bezeichnet, wohingegen **neoplastische Läsionen** aus einem überbordenden und nach Unsterblichkeit (Immortalisierung) strebenden Zellnachwuchs resultieren. Einzeln oder gemeinsam stören diese Läsionen die Funktion des Organismus oder bestimmter Organe in Form **funktioneller Läsionen;** wenn darunter die Blutversorgung leidet, schließen diese **zirkulatorische Läsionen** ein.

Die Zuordnung einer Gewebsveränderung zu einem dieser Läsionstypen ist, wie jede Einteilung, nicht immer unproblematisch. Dies spiegelt sich zum einen in den bereits gebräuchlichen Begriffen wie **tumorartige** und **präkanzeröse Läsionen** wider, die beide nichts über die Ursache der jeweiligen Gewebsveränderung aussagen, und zum anderen in der Tatsache, dass einige Krankheiten durch Überlappung von mehreren Läsionstypen zustande kommen können.

Zur Verwirklichung einer einheitlichen *Lehrtechnik* ist jeder Krankheitsprozess in Definition, Ätiologie, Pathogenese, Morphologie und Klinik gegliedert.

Die „Lehre des Leidens", die Pathologie, ist eng mit der „Lehre des Lebens", der Biologie, verknüpft. Folglich ist die Pathologie richtiger als Pathobiologie zu verstehen. Aus diesem Grunde haben sich die Autoren bemüht, wo immer möglich, einen Krankheitsprozess bis zur mikrobiologischen und molekularbiologischen Wurzel zurückzuverfolgen.

Der gesamte Lehrbuchtext wurde von den Herausgebern nach intensiver Kontaktaufnahme mit den einzelnen Autoren in einer einheitlichen Diktion abgefasst. Dadurch wurde erreicht, dass sich das gesamte Lehrbuch dem Leser trotz der Zusammenarbeit mit vielen Autoren wie „aus einem Guss" präsentiert.

Wir haben in der vorliegenden **5. Auflage** alle Kapitel unter Berücksichtigung zahlreicher Zuschriften und der neuesten wissenschaftlichen Erkenntnisse vollständig neu abgefasst. Oberstes Ziel war es, den Inhalt auf das Wesentliche zu konzentrieren und Unwesentliches zu entfernen. Das Buch sollte außerdem kein Krankheitskatalog werden, sondern sollte in knapper Form ein dynamisches Verständnis der Krankheitsbiologie vermitteln. Dabei sind wir so vorgegangen, dass wir bei dieser Auflage vermehrt ältere Kollegen mit hinzuzogen und deren reiche Berufserfahrung durch die Erkenntnisse junger Kollegen bereicherten. So findet der Leser vor der Besprechung der einzelnen Krankheitsbilder die jeweiligen Reaktionsmuster eines Organs, was die Vielfalt der Krankheitsmanifestationen verständlicher macht. Um den Text übersichtlicher zu gestalten wurden aufzählende Lehrinhalte auch optisch als Aufzählungen gestaltet, was allerdings dazu geführt hat, dass trotz drastischer Kürzung vor allem im Abschnitt „Allgemeine Pathologie" die Seitenzahl im Vergleich zur 4. Auflage nicht vermindert werden konnte. Um den Text auch begreiflicher zu machen, haben wir schließlich zahlreiche, neue Tabellen, Schemata und Abbildungen aufgenommen. Dass die Molekularpathologie einen besonderen Stellenwert erhalten hat versteht sich von selbst, denn mittlerweile bildet sie bei vielen Krankheiten die Grundlage zu Diagnose und Therapie.

Schließlich ist es uns ein besonderes Anliegen, von einer Krankheit nicht nur die morphologisch-objektive, sondern wo immer möglich auch die symptomatisch-subjektive Seite darzustellen und mindestens im Bilde auch das Unbeschreibliche eines Leidens zum Ausdruck zu bringen. Ferner sollte dieses Lehrbuch zur Erkenntnis beitragen, dass krankheitsbedingtes Leiden kultur- und persönlichkeitsprägend ist, wenn es von der Gesellschaft akzeptiert wird. Denn das Schicksal eines Kranken und Behinderten ist das potenzielle Schicksal eines jeden; erst aus der Reflexion der Krankheit erwächst in einer Gesellschaft ein Sinn für Rücksicht und Mitgefühl, so dass wir eigentlich Kranken und Behinderten Dank schulden, weil ihr Leiden Nächstenliebe provoziert, die uns vor einer Abwertung des Lebens bewahrt.

Nach der Bearbeitung der Neuauflage ist uns erst bewusst geworden, wie umfangreich der Kanon an Fachbegriffen ist, der über Jahrhunderte gewachsen, dem Leser eines medizinischen Lehrbuchs zugemutet wird. In ihnen allen wird vorausgesetzt, dass der Leser diese Begriffe kennt, obschon oft nicht einmal der jeweilige Autor weiß, was sie wirklich bedeuten. Dabei macht gerade die Grundbedeutung einen medizinischen Begriff farbig, verständlich und lernbar und deckt überdies auch seine – und damit unsere! – Geschichte auf. So schildert die Urbedeutung des Wortes „Knochen", das sich vom althochdeutschen „knok" herleitet und mit dem engl. „knock" = schlagen verwandt ist, dass es für den Alltag eines Steinzeitmenschen sinnvoller war, im Knochen ein Schlagwerkzeug zu sehen, als ein Bauelement des Körpers. Andere Krankheitsnamen wiederum erzählen, wie man sich im Altertum einen Erkrankungsprozess erklärte. Es bestand die Vorstellung, dass ein Mensch, der sich gegen einen Vorahn versündigt hatte, von ihm befallen oder niedergeschlagen wurde. Die „Grippe" vom franz. „ergreifen" und der „Apoplex" vom gr. „niederschlagen" belegen dies. Demnach galt: Sünde als Krankheit, Krankheit als Unheil, so dass durch Sündenvergebung Heilung erwartet werden konnte. Wer erkennt hinter diesem Mechanismus nicht das auch heute noch gültige Rückgrat der christlichen Religion?

Andere Begriffe wie „Phlegmasie" von phlegma, gr. = Schleim, sind Relikte der „Viersäftelehre". Nach dieser bestand der Organismus aus Blut (Sanguis = Sanguiniker), Schleim (Phlegma = Phlegmatiker), heller Galle (Chole = helle Galle = Choleriker) und dunkler Galle (melas chole = dunkle Galle = Melancholiker). Auch andere Begriffe der antiken Humorallehre haben sich bis heute gehalten. So werden Reaktionen von Patienten, die wegen einer genetischen Enzymvariante auf bestimmte Arzneimittel ungewöhnlich reagieren, auch heute noch als „Idiosynkrasie" bezeichnet, was soviel bedeutet wie „eigentümliche, nicht erklärbare Mischung der Körpersäfte" (von idios, gr. = eigentümlich; synkrasis, gr. = „Zusammenmischung"). Daneben gibt es auch medizinische Begriffe, die deutlich machen, dass man im Altertum (z. T. auch heute noch!) der Seele – der Lebenskraft – einen festen Organsitz zuwies. Dies waren neben dem

Thymus, gr. = Seele, Mut,
das Cor, lat. = Seele, Herz,
die Leber von leb, ahd. = Leben und
das Zwerchfell = Phren, gr. (N. phrenicus!) = Seele, Verstand.

Schließlich decken auch einige medizinische Begriffe auf, was sich die Ärzte der Vorlabormedizin zumuteten, um zu einer sicheren Diagnose zu kommen. Ein illustres Beispiel hierfür ist der „süße" Urin beim „Diabetes mellitus" (mellitus, lat. = honigsüß) und der „geschmacklose" Urin beim „Diabetes insipidus" (insipidus, lat. = geschmacklos, fad). Wer sieht hinter diesen Begriffen nicht den Arzt, der den Finger in den übervollen Nachttopf taucht, um den Urin darin auf seinen Geschmack hin zu überprüfen.

Wir bieten deshalb dem Leser am Schluss des Buches noch ein **Glossar** an, das alle medizinischen Fachausdrücke aus ihrer Grundbedeutung heraus – mitunter auch mit einem gewissen Augenzwinkern – erklärt und begreifbar macht und es ihm erspart, sich zum besseren Verständnis eines Fachbegriffes in einem anderen Lexikon schlau machen zu müssen.

Zum Schluss möchten wir im Namen aller Mitautoren allen danken, die uns geholfen haben, dem Buch seine jetzige Form zu geben:

– Dem Georg Thieme Verlag, Stuttgart, mit Herrn A. Hauff für sein umsichtiges Management,
– Frau M. Mauch für die gesamte Planung und ihr didaktisch-gestalterisches Know-how,
– Frau S. Profittlich für die verlagsinterne Betreuung,
– Frau Dr. med. E. Ruchalla für die sachkundige fachredaktionelle Bearbeitung des Manuskripts,
– Herrn M. Lehnert für Können und Umsicht bei der Buchherstellung,
– Herrn R. Gay und Frau A. Rothenburger für die meisterhaften Zeichnungen,
– dem Druckhaus Götz GmbH, Ludwigsburg (vor allem Frau U. Kiersch), für die hervorragende Bildqualität (nach „unmenschlichen" Nachtschichten) und den Satz,
– der Firma Appl, Wemding, für den Druck und
– der Firma Conzella, München, für das Buchbinden.

Freiburg, Neujahr 2004　　　　　　　　　　U.-N. Riede

Folgenden Kollegen danken wir herzlich für die Überlassung von Originalabbildungen oder Präparaten:

Prof. Dr. C. A. Adler,
Pathologisches Institut, Universität Freiburg,

Prof. Dr. K. A. Bienz,
Institut für Medizinische Mikrobiologie,
Universität Basel,

Prof. Dr. H. Blum,
Medizinische Universitätsklinik, Freiburg
Anatomisches Museum der Universität Basel,

Dr. W. Brühl,
Institut für Proktologie, Bad Salzuflen,

Novartis, Basel,

Prof Dr. O. von Deimling †,
Pathologisches Institut, Universität Freiburg,

Dr. E. Földi,
Lymphologie-Klinik, Hinterzarten,

Prof. Dr. F. Gudat,
Institut für Pathologie der Universität Basel,

Prof. Dr. J. Guzman-Costabel,
Pathologisches Institut der Universität Bochum,

Prof. Dr. M. Hagedorn,
Hautklinik der Städischen Kliniken Darmstadt,

PD Dr. M. Hausmann,
Pathologisches Institut, Universität Freiburg,

Dr. H. J. Jacob,
Anatomisches Institut der Universität Bochum,

Prof. Dr. E. Jacobs,
Hygiene-Institut der Universität Dresden,
Abteilung Bakteriologie,

Prof. Dr. E. Jung,
Hautklinik, Klinikum Mannheim,

Prof. Dr. H. U. Keller,
Pathologisches Institut der Universität Bern,

Dr. B. Kirn, Freiburg,

Prof. Dr. P. J. Klein,
Pathologisches Institut, Städtisches Krankenhaus
Frankfurt-Höchst,

Dr. B. Klosa,
Pathologisches Institut der Universität Freiburg,

Prof. Dr. H. K. Koch,
Pathologisches Institut der Universität Freiburg,

Prof. Dr. G. Kommerell,
Universitäts-Augenklinik, Freiburg,

Prof. Dr. W. Krücke †,
Max-Planck-Institut für Hirnforschung, Frankfurt a.M.,

Dr. Ch. Kühnl-Petzold, Freiburg,

Prof. Dr. F. Majewski,
Institut für Humangenetik, Düsseldorf,

Prof. Dr. G. Mall,
Pathologisches Institut, Städtische Krankenanstalten,
Darmstadt,

Prof. Dr. P. Meister,
Pathologisches Institut, Städtisches Krankenhaus
Harlaching, München,

Prof Dr. W. C. Merz,
Universitätsfrauenklinik, Mainz,

Prof. Dr. M. Mihatsch,
Institut für Pathologie der Universität Basel,

Prof. Dr. E. Petersen,
Universitätsfrauenklinik Freiburg,

PD Dr. H. Rudin,
Tropeninstitut der Universität Basel,

PD Dr. J. Schneider,
Abt. Virologie, Hygiene-Institut der Universität Freiburg,

Prof. Dr. S. Schröder,
Pathologisches Institut der Universität Hamburg,

Prof. Dr. R. Schuppli †,
Dermatologische Klinik der Universität Basel,

Dr. J. Schwarzkopf,
Pathologisches Institut der Universität Freiburg,

Prof. Dr. H. Seeliger,
Abt. Pathologie, Krankenanstalten Ludwigsburg,

PD Dr. M. Spycher,
Pathologisches Institut der Universität Zürich,

Prof. Dr. J. Staubesand,
Anatomisches Institut, Universität Freiburg,

Prof. Dr. B. Steinmann,
Universitätskinderklinik, Zürich,

Prof. Dr. H. J. Strutz,
Hals-Nasen-Ohren-Klinik, Universität Regensburg,

Prof. Dr. W. Thoenes †,
Pathologisches Institut der Universität Mainz,

Prof. Dr. G. Töndury †,
Anatomisches Institut der Universität Zürich,

Prof. Dr. E. Uehlinger †,
Pathologisches Institut der Universität Zürich,

Prof. Dr. A. Vogt,
Institut für Immunologie,
Hygiene-Institut der Universität Freiburg,

Prof. Dr. B. Volk,
Pathologisches Institut der Universität Freiburg,

Prof. Dr. D. Wagner,
Diakonie-Krankenhaus Freiburg,

Prof. Dr. U. Wetterauer,
Abteilung Urologie, Universitätsklinikum Freiburg,

Prof. Dr. J. Wilting,
Anatomisches Institut, Universität Freiburg,

Prof. Dr. Z. Wu,
Institut für Pathologie, Tongji-Universität,
Wuhan/VR China,

Prof. Dr. Z. Yoshii,
School of Medicine, University of Ube, Japan

Dr. G. Zeck-Kapp,
Pathologisches Institut der Universität Freiburg
Städelsches Kunstinstitut Frankfurt a.M.

Prof. Dr. H. U. Zollinger †,
Institut für Pathologie der Universität Basel

Hinweise zur Benutzung

Zusammenfassung: Zu Beginn eines jeden Kapitels finden Sie einen kurzen Überblick zu den darin besprochenen Themen und Krankheitsbildern, wobei vor allem auf die Reaktionsmuster eingegangen wird, welche für die jeweiligen Läsionsformen typisch sind.

Textgliederung

Der Text ist, wie nachstehend gezeigt, so gegliedert, dass Sie als Leser alle relevanten Fakten leicht überschauen und lernen können.

Definition: Möglichst umfassende Kurzbeschreibung eines Krankheitsbildes/-prozesses.

Pathogenese: Erläuterung der Ursachen und Entstehungsmechanismus eines Krankheitsbildes/-prozesses.

Morphologie: Beschreibung der makroskopisch und mikroskopisch erkennbaren Gewebsveränderungen eines Krankheitsbildes/-prozesses, ergänzt durch elektronenmikroskopische und immunhistochemische Befunde unter Bezugnahme zu den bildgebenden Verfahren.

Kleindruck: Hier finden Sie zusätzliches, aber dennoch relevantes Hintergrundwissen zu den einzelnen Krankheitsbildern.
- **Orthologie:** Kurzwiederholung physiologischer, biochemischer und anatomischer Daten zum besseren Verständnis der jeweiligen pathologischen Prozesse.
- **Ontogenese:** Embryologischer Abriss zum Verständnis der jeweiligen ontogenetischen Läsionen in Form von Fehlbildungen.
- **Synonym:** Weniger gebräuchliche und/oder alternative Bezeichnungen einer Krankheit; allgemein verwendete Krankheitsabkürzung.
- **Häufigkeit, Vorkommen und Geschlechtsverteilung:** Epidemiologischer Steckbrief einer Krankheit.
- **Molekularpathologie:** Zusatzinformation zu den molekularbiologischen und -genetischen Mechanismen einer Erkrankung, sowie Angaben zu den Loci der dafür verantwortlichen Gene. Mit Hilfe der jeweiligen Genbezeichnung kann sich der Leser selbst über die OMIM-Datenbank („Online Mendelian Inheritance of Man") Zugang zu ausführlichen molekulargenetischen Informationen einer Erkrankung verschaffen.

Diese Datenbank ist auf der Homepage des „US-National Center for Biotechnology Information" zu finden unter (http://www.ncbi.nlm.nih.gov/omim).
- **Morphologische Sonderformen** eines Krankheitsbildes, die meist seltener sind als die bereits dargestellte Hauptform. Weiterführende Literatur dazu findet sich in einschlägigen Fachbüchern.
- **Pathologische TNM-Klassifikation** der malignen Tumoren (International Union Against Cancer, Springer, Berlin-Heidelberg, 2002).

Klinik: Diese Elemente liefern Ihnen eine Kurzbeschreibung der klinisch relevanten Gesichtspunkte einer Erkrankung. Hier wird die Pathologie mit der Klinik vernetzt.
- Symptomprofile
- Diagnostikprinzipien
- klinische Verlaufsformen
- klinische (seltenere) Sonderformen
- Komplikationen
- Metastasierungsmuster
- Therapieprinzipien
- Prognosen

Inzidenzsymbol

Dieses Symbol, unmittelbar hinter einer Krankheitsbezeichnung platziert, gibt Ihnen in arbiträrer Gewichtung Aufschluss über die relative Häufigkeit einer Erkrankung auf Läsions- oder auf Krankheitsebene.

- ☐☐☐ = sehr selten (Einzelfälle)
- ■☐☐ = selten
- ■■☐ = häufig
- ■■■ = sehr häufig (Volkskrankheit)

Überleitung: Am Schluss eines jeden Kapitels schlägt sie eine Brücke zum jeweils nachfolgenden Themenkomplex und hebt dessen Besonderheit steckbriefartig hervor. Sie macht deutlich, dass die Abfolge der einzelnen Kapitel nicht zufällig ist, sondern ein in sich geschlossenes System – nach Art eines Organismus – ergibt.

Bianchi, Leonardo, Prof. Dr.,
Im Wygärtli 27,
CH-4114 Hofstetten

Böcking, Alfred, Prof. Dr.,
Institut für Cytopathologie der Universität,
Moorenstr. 5,
D-40225 Düsseldorf

Böhm, Norbert, Prof. Dr.,
Pathologisches Institut der Universität,
Albertstr. 19,
D-79104 Freiburg

Christ, Bodo, Prof. Dr.,
Anatomisches Institut der Universität,
Albertstr. 17,
D-79104 Freiburg

Costabel, Ulrich, Prof. Dr.,
Abteilung Pneumologie/Allergologie,
Ruhrlandklinik,
Tüschener Weg 40,
D-45239 Essen

Deckert, Martina, Prof. Dr.,
Abteilung Neuropathologie,
Klinikum der Universität,
Joseph-Stelzmann-Str. 9,
D-50931 Köln

Denk, Helmut, Prof. Dr.,
Institut für Pathologie der Universität,
Auenbruggerplatz 25,
A-8036 Graz

Drexler, Helmut, Prof. Dr.,
Abteilung Kardiologie und Angiologie,
Zentrum Innere Medizin der
Medizinischen Hochschule Hannover,
Carl-Neuberg-Str. 1,
D-30625 Hannover

Freudenberg, Nikolaus, Prof. Dr.,
Sektion Zytopathologie,
Pathologisches Institut der Universität,
Hugstetter Str. 55,
D-79106 Freiburg

Füzesi, Laszlo, Prof. Dr.,
Zentrum Pathologie der Universität,
Robert-Koch-Str. 40,
D-37075 Göttingen

Gerlach, Ulrike V., Dr.,
Pathologisches Institut der Universität,
Albertstr. 19,
D-79104 Freiburg

Goebel, Hans H., Prof. Dr.,
Abteilung Neuropathologie des
Universitätsklinikums,
Langenbeckstr. 1,
D-55101 Mainz

von Herbay, Axel, PD Dr.,
Pathologisches Institut der Universität,
Im Neuenheimer Feld 220,
D-69120 Heidelberg

Herbst, Eberhard W., Prof. Dr.,
Institut für Pathologie des Klinikums Neubrandenburg,
Lehrkrankenhaus der Universität Greifswald,
Salvador-Allende-Straße 30,
D-17036 Neubrandenburg

Höpker, Wilhelm-Wolfgang, Prof. Dr.,
Institut für Pathologie,
Allgemeines Krankenhaus Barmbek,
Akademisches Lehrkrankenhaus der
Universität Hamburg,
Rübenkamp 148,
D-22307 Hamburg

Ihling, Christian, PD Dr.,
Pathologisches Institut der Universität,
Albertstr. 19,
D-79104 Freiburg

Kaiserling, Edwin, Prof. Dr.,
Institut für Pathologie der Universität,
Liebermeisterstr. 8,
D-72076 Tübingen

Klöppel, Günter, Prof. Dr.,
Institut für Allgemeine Pathologie
und Pathologische Anatomie,
Universitätsklinikum Schleswig-Holstein,
Michaelisstr. 11,
D-24105 Kiel

Krekeler, Gisbert R., Prof. Dr.,
Sektion Parodontalchirurgie, Universitätsklinik
für Zahn-, Mund- und Kieferheilkunde,
Hugstetter Str. 55,
D-79106 Freiburg

Marx, Alex, PD Dr.,
Pathologisches Institut der Universität,
Josef-Schneider-Str. 2,
D-97080 Würzburg

Mohr, Winfried, Prof. Dr.,
Abteilung Pathologie der Universität,
Albert-Einstein-Allee 11,
D-89081 Ulm

Müller, Hansjakob., Prof. Dr.,
Abteilung Medizinische Genetik
Universitätskinderklinik beider Basel,
Römergasse 8,
CH-4005 Basel

Müller-Hermelink, Hans Konrad, Prof. Dr.,
Pathologisches Institut der Universität,
Josef-Schneider-Str. 2,
D-97080 Würzburg

Müntefering, Horst, Prof. Dr.,
Abteilung Kinderpathologie,
Institut für Pathologie der Universität,
Langenbeckstr. 1,
D-55101 Mainz

Oberholzer, Martin J., Prof. Dr.,
Institut für Pathologie,
Universitätsklinik im Kantonsspital,
Schönbeinstr. 40,
CH-4003 Basel

Olah, Attila J., Prof. Dr.,
Anatomisches Institut der Universität,
Bühlstr. 26,
CH-3012 Bern

Peter, Hans-Hartmut, Prof. Dr.,
Abteilung Rheumatologie/Immunologie,
Medizinisches Universitätsklinikum,
Hugstetter Str. 55,
D-79106 Freiburg

Radzun, Heinz-Joachim, Prof. Dr.,
Zentrum Pathologie der Universität,
Robert-Koch-Str. 40,
D-37075 Göttingen

Reifenberger, Guido, Prof. Dr.,
Institut für Neuropathologie der Universität,
Moorenstr. 5,
D-40225 Düsseldorf

Riede, Ursus-Nikolaus, Prof. Dr.,
Pathologisches Institut der Universität,
Albertstr. 19,
D-79104 Freiburg

Rohrbach, Rolf, Prof. Dr.,
Pathologisches Institut der Universität,
Albertstr. 19,
D-79104 Freiburg

Rüdiger, Thomas, Dr.,
Pathologisches Institut der Universität,
Josef-Schneider-Str. 2,
D-97080 Würzburg

Rumpelt, Hans-Joachim, Prof. Dr.,
Institut für Pathologie,
SLK-Klinikum Heilbronn GmbH,
Am Gesundbrunnen,
D-74064 Heilbronn

Saeger, Wolfgang, Prof. Dr.,
Institut für Pathologie, Marienkrankenhaus,
Akademisches Lehrkrankenhaus der
Universität Hamburg,
Alfredstr. 9,
D-22087 Hamburg

Sauter, Guido, Prof. Dr.,
Institut für Pathologie,
Universitätsklinik im Kantonsspital,
Schönbeinstr. 40,
CH-4003 Basel

Schaefer, Hans-Eckart, Prof. Dr.,
Pathologisches Institut der Universität,
Albertstr. 19,
D-79104 Freiburg

Schlote, Wolfgang, Prof. Dr.,
Neurologisches Institut (Edinger Institut)
des Universitätsklinikums,
Deutschordenstr. 46,
D-60528 Frankfurt

Schmid, Olaf, Dr.,
Institut für Pathologie,
Universitätsklinik im Kantonsspital,
Schönbeinstr. 40,
CH-4003 Basel

Sterry, Wolfram, Prof. Dr.,
Universitätshautklinik der Charité,
Humboldt-Universität,
Schumannstr. 20/21,
D-10117 Berlin

Störkel, Stephan, Prof. Dr.,
Institut für Pathologie,
HELIOS Klinikum Wuppertal,
Heusnerstr. 40,
D-42283 Wuppertal

Stolte, Manfred, Prof. Dr.,
Institut für Pathologie,
Klinikum Bayreuth, Akademisches
Lehrkrankenhaus der Universität Erlangen-Nürnberg,
Preuschwitzerstr. 101,
D-95445 Bayreuth

Thal, Dietmar R., Dr.,
Institut für Neuropathologie der Universität,
Sigmund-Freud-Str. 25,
D-53105 Bonn

Torhorst, Joachim, Prof. Dr.,
Institut für Pathologie,
Universitätsklinik im Kantonsspital,
Schönbeinstr. 40,
CH-4003 Basel

Walch, Axel, Dr.,
Pathologisches Institut der Universität,
Albertstr. 19,
D-79104 Freiburg

Werner, Martin, Prof. Dr.,
Pathologisches Institut der Universität,
Albertstr. 19,
D-79104 Freiburg

Wiestler, Otmar D., Prof. Dr.,
Institut für Neuropathologie der Universität,
Sigmund-Freud-Str. 25,
D-53105 Bonn

Wittekind, Christian, Prof. Dr.,
Institut für Pathologie der Universität,
Liebigstr. 26,
D-04103 Leipzig

1 Leben – Krankheit – Tod

L. Füzesi, H.-J. Radzun, U.-N. Riede

1.1 Krankheit 2
- 1.1.1 Ätiologie 2
- 1.1.2 Kausale Pathogenese 2
- 1.1.3 Formale Pathogenese 2
- 1.1.4 Krankheitsverlauf 3

1.2 Tod 3
- 1.2.1 Todeszeichen 4
- 1.2.2 Autopsie 4
- 1.2.3 Statistische Kriterien 5

1.3 Pathologie 5
- 1.3.1 Routinediagnostik 6
- 1.3.2 Schnellschnittdiagnostik 6
- 1.3.3 Zytodiagnostik 6
- 1.3.4 Elektronenmikroskopie 7
- 1.3.5 Histochemie 7
- 1.3.6 Immunhistochemie 7
- 1.3.7 Molekularpathologie 8

2 Störungen der zellulären und extrazellulären Organisation

U.-N. Riede, N. Freudenberg, R. Rohrbach, H.-E. Schaefer

2.1 Zellpathologie 12

- 2.1.1 **Zellkern** 12
  DNA-Reparatur 12
  Kernzytologie 14
- 2.1.2 **RER** 17
  Mengenveränderung 17
  Formveränderung 17
  Zisterneneinschluss 17
  Onkofetale Läsion 17
- 2.1.3 **SER** 17
  Mengenveränderung 17
  Formveränderung 19
- 2.1.4 **Golgi-Apparat** 19
- 2.1.5 **Mitochondrien** 19
  Mengenveränderung 19
  Megamitochondrien 20
  Mitochondrienschwellung 20
  Mitochondriale DNA 20
  Cristaeläsionen 20
  Mitochondrieneinschluss 21
  Mitochondriale Antikörper 22
  Mitochondrialer Apoptoseweg 22
  Mitochondriopathien 22
- 2.1.6 **Peroxisomen** 23
  Peroxisomale Krankheiten 23
- 2.1.7 **Lysosomen** 24
  Lysosomale Krankheiten 26
- 2.1.8 **Zytomembran, Rezeptoren** 28
  Ionenkanäle 28
  Nexus 28
  Rezeptoren 29
- 2.1.9 **Zytoskelett** 30
  Mikrotubuli 30
  Mikrofilamente 31
  Intermediärfilamente 32
- 2.1.10 **Adhäsionsmoleküle** 34
  Selektine 34
  Cadherine 34
  Integrine 35

2.2 Bindegewebepathologie 36

- 2.2.1 **Kollagen** 36
  Biogenesestörung 37
  Kollagenolyse 41
- 2.2.2 **Mikrofibrillen** 44
  Marfan-Syndrom 44
  Amyloidosen 45
- 2.2.3 **Elastin** 50
  Biogenesestörung 50
  Elastinolyse 52
  Einlagerungen 53
- 2.2.4 **Proteoglykane** 53
  Biogenesestörung 54
  Proteoglykanolyse 56

3 Störungen des Stoffwechsels 61
U.-N. Riede, L. Bianchi, H.-E. Schaefer

3.1 Anorganische Stoffe 62
3.1.1 Sauerstoff 62
Akute allgemeine Hypoxidosen 62
Akute lokale Hypoxidose 63
Chronische Hypoxidose 63

3.1.2 Calcium 65
Hypokalzämie 65
Hyperkalzämie 66

3.1.3 Eisen 66
Eisenmangel 67
Eisenüberschuss 67

3.1.4 Kupfer 68
Kupfermangel 68
Kupferüberschuss 70

3.1.5 Elektrolyte 70

3.2 Organische Stoffe 71
3.2.1 Kohlenhydrate 71
Glykogenosen 71
Kohlenhydratmalresorption 74
Gluconeogenesestörungen 74
Kohlenhydratdysutilisation 74

3.2.2 Lipide 77
Malassimilationssyndrome 79
Fettdysutilisation 80
Adipositas 80
Hypolipoproteinämien 82
Hyperlipoproteinämien 83
Sphingolipidosen 86

3.2.3 Proteine 90
Defektproteinämien 90
Aminoazidopathien 90

3.2.4 Harnstoffzyklusstörungen 97

3.2.5 Nukleotide 97
Hyperurikämie 97

3.3 Pigmente 99
3.3.1 Exogene Pigmente 99

3.3.2 Hämatogene Pigmente 100
Porphyrien 100
Hämoglobinabbaupigmente 101

3.3.3 Bilirubinopathien 105
Indirekte Hyperbilirubinämie 105
Direkte Hyperbilirubinämie 107

3.3.4 Tyrosinogene Pigmente 112
Hautmelanin 112
Neuromelanin 114
Nonmelanine 115

3.3.5 Lipogene Pigmente 115

4 Störungen der Reizbeantwortung 117
U.-N. Riede

4.1 Subletale Zellschädigung 118
4.1.1 Anabole Adaptation 118
Hypertrophie 118
Hyperplasie 119

4.1.2 Katabole Adaptation 120
Atrophie 120

4.2 Letale Zellschädigung 124
4.2.1 Programmierter Zelltod 124
4.2.2 Akzidenteller Zelltod 126
4.2.3 Nekrose 127
Fokale Zytoplasmanekrose 127
Koagulationsnekrose 128
Kolliquationsnekrose 130
Schrumpfnekrose 131

4.2.4	**Autolyse** *132*		4.3.3	**Alimentäre Läsion** *143*
4.2.5	**Heterotope Gewebeverkalkung** *133*			α-Amanitin-Vergiftung *144*
	Dystrophische Verkalkung *133*			Alkoholkrankheit *144*
	Metastatische Verkalkung *135*			Dysvitaminosen *146*
4.3	**Chemische Zellschädigung** *136*		**4.4**	**Physikalische Zellschädigung** *146*
4.3.1	**Medikamentöse Läsion** *137*		4.4.1	**Thermische Läsion** *146*
	Medikamentöse Blutzellschäden *137*			Hitzeschäden *147*
	Medikamentöse Hautschäden *138*			Kälteschäden *148*
	Medikamentöse Leberschäden *139*		4.4.2	**Elektrische Läsion** *149*
	Medikamentöse Nierenschäden *139*		4.4.3	**Aktinische Läsion** *150*
	Medikamentöse Lungenschäden *140*			Elektromagnetische Strahlen *150*
	Medikamentöse Nervenschäden *141*			Korpuskuläre Strahlen *151*
4.3.2	**Peristatische Läsion** *141*			
	Kohlenmonoxidintoxikation *141*			
	Bleiintoxikation *141*			
	Insektizidintoxikation Typ DDT *142*			
	Asbestose *143*			

---

5 Störungen der Individualitätswahrung 157

H.-H. Peter, U.-N. Riede

5.1	**Protektive Immunreaktionen** *158*		5.2.4	**Immundefektsyndrome** *193*
5.1.1	**Antigene** *160*			Primäre B-Zell-Defekte *194*
5.1.2	**Lymphatische Organe** *163*			Primäre T-Zell-Defekte *195*
5.1.3	**Humorale Immunität** *165*			Primäre B-/T-Zell-Defekte *196*
	Antikörper *165*			Sekundäre Immundefekte *196*
	Antikörper-Reaktionen *168*		**5.3**	**Entzündungspathologie** *198*
	Komplementsystem *170*		5.3.1	**Exsudative Entzündungsreaktion** *201*
5.1.4	**Zelluläre Immunität** *172*			Mikrozirkulationsstörung *201*
	TCR-Repertoire *172*			Permeabilitätsstörung *202*
	T-Zell-Subpopulationen *172*			Leukozyten(-trans-)migration *204*
5.1.5	**NK-Zellen** *175*			Entzündungszellen *206*
5.2	**Pathogene Immunreaktionen** *176*			Entzündungsmediatoren *207*
5.2.1	**Überempfindlichkeits- reaktionen** *176*		5.3.2	**Akute Entzündungen** *210*
	Typ-I-Reaktion *176*			Seröse Entzündungen *211*
	Typ-II-Reaktion *179*			Serös-schleimige Entzündung *212*
	Typ-III-Reaktion *180*			Fibrinöse Entzündungen *213*
	Typ-IV-Reaktion *181*			Eitrige Entzündungen *214*
5.2.2	**Transplantatpathologie** *182*			Hämorrhagische Entzündungen *217*
	Abstoßungsmechanismen *183*			Sonderformen *217*
	Zeitliche Abstoßungsformen *183*			Entzündungsfolgen *219*
	Graft-versus-Host-Reaktion *185*		5.3.3	**Chronische Entzündungen** *221*
5.2.3	**Autoimmunkrankheiten** *185*			Chron. nichteitrige Entzündung *222*
	Systemische Autoimmunopathien *187*			Chron. granulierende Entzündung *223*
	Lokale Autoimmunopathien (AIP) *193*			Granulomatöse Entzündungen *225*

5.4 Erregerpathologie 235

5.4.1 Virale Läsionen 236
Poxviridae 237
Herpesviridae 237
Hepadnaviridae 241
Adenoviridae 241
Papovaviridae 242
Parvoviridae 243
Reoviridae 243
Togaviridae 243
Flaviviridae 244
Orthomyxoviridae 244
Paramyxoviridae 245
Rhabdoviridae 246
Arenaviridae 247
Retroviridae 247
Picornaviridae 250
Subvirale Erreger 250

5.4.2 Bakterielle Läsionen 250
Treponema pallidum 253
Neisseriaceae 253
Enterobacteriaceae 254
Rickettsien 254
Chlamydien 255
Mycoplasma pneumoniae 256
Staphylokokken 256
Streptokokken 257
Bacillus anthracis 258
Clostridien 259
Listeria monocytogenes 259
Corynebacterium diphtheriae 260
Actinomyces israelii 260
Tuberkelbakterien 261
Mycobacterium leprae 261

5.4.3 Mykotische Läsion 262
Hautmykosen 263
Subkutan- und Schleimhautmykosen 264
Organ- und Systemmykosen 264
Hefepilze 264
Schimmelpilze 265
Dimorphe Pilze 266

5.4.4 Protozoische Läsion 267
Zoomastigophora 267
Lobosa 270
Sporozoa 270
Mykoide Parasiten 272

5.4.5 Helminthotische Läsion 273
Schistosomen 273
Taenia saginata 274
Taenia solium 274
Taenia echinococcus 275
Enterobius vermicularis 276
Wuchereria bancrofti 276
Trichinella spiralis 276

6 Störungen der Vererbung und Entwicklung 279
Hj. Müller, B. Christ, H. Müntefering, U.-N. Riede

6.1 Erbkrankheiten 280

6.1.1 Chromosomenaberrationen 281
Numerische Aberrationen 283
Strukturelle Defekte 285
Gonosomenaberrationen 289
Chromosomale Fragilitätssyndrome 290

6.1.2 Monogene Erbkrankheiten 292
Autosomal dominanter Erbgang 293
Autosomal rezessiver Erbgang 295
X-gonosomal rezessiver Erbgang 296
X-gonosomal dominanter Erbgang 297

6.1.3 Mitochondriale Erbkrankheiten 297

6.1.4 Multifaktorielle Erbleiden 298

6.2 Fehlbildungen 299

6.2.1 Teratologie 300
Morphogenetische Klassifikation 301
Ätiologische Klassifikation 304
Ontogenetische Klassifikation 304

6.2.2 Allgemeine Ätiologie 305

6.2.3 Kausale Pathogenese 306
Proliferation 306
Zelltodprogramm 310
Determination/Differenzierung 311
Zellmigration 314
Zell-Zell-Interaktionen 315
Musterbildung 315
Fusion 316

6.2.4	**Gametopathien** *317*	6.2.7	**Fetopathien** *323*
6.2.5	**Blastopathien** *317*		Fetopathia cytomegalica *324*
	Doppelfehlbildungen (DFB) *317*		Fetopathia parvoviralis *324*
	Plazenta bei DFB *318*		Fetopathia listerica *324*
	Feto-fetale Transfusion *319*		Lues connata *325*
6.2.6	**Embryopathien** *319*		Fetopathia toxoplasmotica *326*
	Embryopathia actinica *319*		Fetopathia diabetica *327*
	Embryopathia rubeolosa *320*		Morbus haemolyticus neonatorum *327*
	Thalidomid-Embryopathie *320*		
	Embryopathia alcoholica *321*		
	Amnionruptursequenz *322*		
	Teratogenese – Tumorigenese *322*		
	Multifaktorielle Fehlbildungen *323*		

7 Störungen des Zellwachstums 329

U.-N. Riede, A. Walch, O.D. Wiestler

7.1	**Regeneration** *330*	7.2.3	**Formale Tumorigenese** *361*
7.1.1	**Physiologische Regeneration** *332*		Tumorentwicklungsstadien *361*
7.1.2	**Reparative Regeneration** *332*		Zellkernveränderungen *362*
	Vollständige Regeneration *332*		Zellveränderungen *364*
	Unvollständige Regeneration *333*		Tumorwachstum *365*
7.1.3	**Metaplasie** *336*		Tumordurchblutung *366*
7.1.4	**Heterotopie** *337*		Tumorausbreitung *366*
			Metastasierung *367*
7.2	**Autonomes Wachstum (Tumorpathologie)** *338*		Tumorrezidiv *372*
			Tumorrückbildung *372*
7.2.1	**Tumorepidemiologie** *340*	7.2.4	**Tumorklassifizierung** *372*
7.2.2	**Kausale Tumorigenese** *343*		Nichtepitheliale Tumoren *373*
	Onkogene *345*		Gutartige epitheliale Tumoren *374*
	Tumorsuppressorgene *350*		Maligne epitheliale Tumoren *376*
	Suszeptibilitätsgene *352*		Dysontogenetische Tumoren *380*
	Chemische Tumorigenese *353*	7.2.5	**Tumorkomplikationen** *382*
	Virale Tumorigenese *356*		Lokale Komplikationen *382*
	Physikalische Tumorigenese *358*		Systemische Komplikationen *382*
	Tumorimmunität *358*	7.2.6	**Tumordiagnostik** *384*

8 Störungen des Stofftransports 385

U.-N. Riede, H.-E. Schaefer, E. Kaiserling, M. Werner

8.1	**Generalisierte Kreislaufstörungen** *386*	8.1.2	**Pulmonale Hypertonie** *391*
			Primäre pulmonale Hypertonie *391*
			Sekundäre pulmonale Hypertonie *391*
8.1.1	**Arterielle Hypertonie** *387*		Folgekrankheiten *392*
	Essenzielle Hypertonie *388*	8.1.3	**Portale Hypertonie** *392*
	Renale Hypertonie *388*	8.1.4	**Kreislaufschock** *392*
	Endokrine Hypertonie *389*		Pathogenetische Schockformen *392*
	Kardiovaskuläre Hypertonie *389*		Hämodynamische Schockformen *393*
	Neurogene Hypertonie *390*		Folgekrankheiten *394*
	Folgekrankheiten *390*		

8.1.5	**Blutungen** 396		8.2.3	**Arterielle Zirkulationsstörungen** 413
	Rhexisblutungen 398			Absolute anhaltende Ischämie 413
	Diapedeseblutungen 399			Absolute temporäre Ischämie 414
	Hämorrhagische Diathesen 399			Relative Ischämie 415
8.2	**Lokalisierte Kreislaufstörungen** 404		8.2.4	**Venöse Zirkulationsstörungen** 415
				Venöse Stauung 416
8.2.1	**Thrombose** 405			Hämorrhagischer Infarkt 416
	Thrombusformen 406		8.3	**Ödeme** 416
	Thromboseformen 407			
	Folgekrankheiten 408		8.3.1	**Hydrostatische Ödeme** 417
8.2.2	**Embolie** 409		8.3.2	**Onkotische Ödeme** 417
	Venöse Thrombembolie 410		8.3.3	**Vaskuläre Ödeme** 418
	Arterielle Thrombembolie 411		8.3.4	**Lymphödeme** 418
	Fettembolie 411			
	Cholesterinembolie 412			
	Luftembolie 412			
	Fruchtwasserembolie 413			

9 Kardiovaskuläres System 421

U.-N. Riede, H. Drexler, Ch. Ihling, E. Kaiserling, H. Müntefering

9.1	**Arterien** 422		9.4	**Gefäßneubildungen** 450
9.1.1	**Metabolische Läsionen** 422		9.4.1	**Neoplastische Läsionen** 450
	Arteriosklerose 422			Hämangiome 450
	Gefäßwandfibrosen 431			Lymphangiom 451
	Mukoid-zystische Medianekrose 432			Glomustumor 451
	Aneurysma 433			Hämangioperizytom 452
9.1.2	**Entzündliche Läsionen** 437			Hämangioendotheliom 452
	Nekrotisierende Arteriitis 437			Kaposi-Sarkom 452
	Riesenzellarteriitis 441			Angiosarkom 454
	Proliferierende Arteriitis 443			Intimasarkom 455
9.1.3	**Funktionelle Läsionen** 445		9.5	**Herzfehlbildungen** 455
9.1.4	**Neoplastische Läsionen** 445		9.5.1	**Ontogenetische Läsionen** 455
9.2	**Venen** 445			Vorhofseptumdefekte 457
				Ventrikelseptumdefekte 459
9.2.1	**Metabolische Läsionen** 446			Offener Ductus arteriosus Botalli 460
9.2.2	**Entzündliche Läsionen** 447			Transposition der großen Gefäße 460
9.2.3	**Neoplastische Läsionen** 447			Aortenisthmusstenose 461
9.3	**Lymphgefäße** 447			Proximale Aorten- und Pulmonalstenose 462
9.3.1	**Ontogenetische Läsionen** 448			Fallot-Tetralogie 463
9.3.2	**Entzündliche Läsionen** 449		9.6	**Herzleistungsstörungen** 464
9.3.3	**Neoplastische Läsionen** 449		9.6.1	**Überlastungshypertrophie** 464
			9.6.2	**Herzinsuffizienz** 466
			9.6.3	**Koronare Herzkrankheit** 468
				Koronarstenosen 469
				Herzinfarkt 471

9.7	**Endokard** *476*		**9.9**	**Perikard** *494*
9.7.1	Metabolische Läsionen *476*		9.9.1	Zirkulatorische Läsionen *494*
9.7.2	Entzündliche Läsionen *477* Infektiöse Endokarditis *478* Nichtinfektiöse Endokarditis *480*		9.9.2	Entzündliche Läsionen *494* Akute Perikarditis *495* Kollagenosenperikarditis *496* Allergisch-hyperergische Perikarditis *496* Urämische Perikarditis *496* Chronische Perikarditis *497*
9.7.3	Funktionelle Läsionen *483*			
9.7.4	Neoplastische Läsionen *483*			
9.8	**Myokard** *484*		9.9.3	Neoplastische Läsionen *497*
9.8.1	Metabolische Läsionen *485* Primäre Kardiomyopathie *485* Sekundäre Kardiomyopathie *486*			
9.8.2	Entzündliche Läsionen *487*			
9.8.3	Neoplastische Läsionen *493*			

10 Hämatopoetisches und lymphatisches System *499*

H.-E. Schaefer, H.K. Müller-Hermelink, T. Rüdiger, A. Marx, E.W. Herbst, U.-N. Riede

10.1	**Hämatopoese** *500*		10.2.4	Metabolische Läsionen *546*
10.1.1	Stammzellläsionen *503*		10.2.5	Funktionelle Läsionen *546*
10.1.2	Hereditäre Zytopenien *504* Multilineäre Defekte *504* Unilineäre Defekte *505*		10.2.6	Tumorartige Läsionen *547*
			10.2.7	Neoplastische Läsionen *547*
10.1.3	Erworbene Zytopenien *506* Erworbene Panzytopenie *506* Erworbene Neutropenie *506* Erworbene Thrombopenie *507* Erworbene Anämien *509*		**10.3**	**Lymphknoten** *548*
			10.3.1	Entzündliche Läsionen *548* Reaktive Hyperplasie/ Lymphadenitis *548* Lymphadenitis *550*
			10.3.2	Tumorartige Läsionen *553*
10.1.4	Hereditäre Dysfunktionen *517* Hereditäre Anämien *517* Hereditäre Neutrophilendefekte *522* Hereditäre Thrombozytendefekte *524*		10.3.3	Neoplastische Läsionen *554* Hodgkin-Lymphome *555* Non-Hodgkin-Lymphome *558* Histiozytische/Dendritische Zell-Proliferationen *567* Mastozytische Proliferationen *569*
10.1.5	Neoplastische Läsionen *525* Akute myeloische Leukämien *526* Chronische myeloproliferative Erkrankungen *532* Myelodysplastische Syndrome *538* MDS-CMPD-Läsionen *541*		**10.4**	**Thymus** *570*
			10.4.1	Ontogenetische Läsionen *570*
			10.4.2	Entzündliche Läsionen *571*
10.2	**Milz** *543*		10.4.3	Tumorartige Läsionen *571*
10.2.1	Ontogenetische Läsionen *543*		10.4.4	Neoplastische Läsionen *571* Thymome *571* Seltene Tumoren *574*
10.2.2	Zirkulatorische Läsionen *543*			
10.2.3	Entzündliche Läsionen *545*			

11 Respiratorisches System 575
U.-N. Riede, U. Costabel

11.1 Nase und Nasennebenhöhlen 576

11.1.1 Entzündliche Läsionen 576
Akute Rhinitis 576
Chronische Rhinitis 576
Granulomatöse Rhinitis 578
Sinusitis (paranasalis) 579

11.1.2 Tumorartige Läsionen 579

11.1.3 Neoplastische Läsionen 580
Gutartige Tumoren 580
Bösartige Tumoren 581

11.2 Rachen 582

11.2.1 Ontogenetische Läsionen 582

11.2.2 Entzündliche Läsionen 583
Akute Tonsillitis 583
Chronische Tonsillitis 584
Nekrotisierende Tonsillitis 584

11.2.3 Neoplastische Läsionen 585

11.3 Kehlkopf 587

11.3.1 Entzündliche Läsionen 588
Larynxödeme 588
Akute Laryngitis 588
Chronisch unspezifische Laryngitis 588
Laryngitis tuberculosa 589

11.3.2 Neoplastische Läsionen 589
Larynxpapillome 589
Larynxkarzinom 590

11.4 Tracheobronchialsystem 592

11.4.1 Ontogenetische Läsionen 592

11.4.2 Metabolische Läsionen 592
Bronchusstenosen 592
Bronchiektasen 593

11.4.3 Entzündliche Läsionen 595
Akute Tracheobronchitis 595
Akute Bronchitis 596
Chronische Bronchitis 596
Bronchiolitis 597
Asthma bronchiale 599

11.4.4 Neoplastische Läsionen 600

11.5 Lunge 600

11.5.1 Zirkulatorische Läsionen 601
Pulmonale Hypertonie 601
Lungenödem 602
Lungenembolie 605
Lungeninfarkt 605

11.5.2 Metabolische Läsionen 606
Alveolarproteinose 606
Atelektasen 606
Emphyseme 607
Emphysematöse Läsionen 610

11.5.3 Entzündliche Läsionen 611
Pneumonien 611
Lungentuberkulose 622
Sarkoidose 628
Staublungenkrankheiten 628
Interstitielle Lungenfibrose 632

11.5.4 Neoplastische Läsionen 636
Gutartige Tumoren 636
Bronchialkarzinome 636
Bronchuskarzinoid 640
Metastasen 641

11.6 Brustfell 642

11.6.1 Funktionelle Läsionen 642
Pneumothorax 642
Hydrothorax 642
Hämatoserothorax 643
Chylothorax 643

11.6.2 Entzündliche Läsionen 643
Pleuritis sicca 643
Pleuritis exsudativa 644

11.6.3 Neoplastische Läsionen 644
Lokalisierter fibröser Pleuratumor 644
Malignes Pleuramesotheliom 644
Metastasen 647

12 Digestorisches System 649
A. von Herbay, G. R. Krekeler, U.-N. Riede

12.1 Mundhöhle 651
- 12.1.1 Ontogenetische Läsionen 651
  - Gesichts-/Mundhöhlen-spalten 651
  - Zungenfehlbildungen 651
  - Schleimhautanomalien 652
  - Gesichtsfehlbildungen 652
  - Halszysten und Halsfisteln 652
- 12.1.2 Entzündliche Läsionen 652
- 12.1.3 Metabolische Läsionen 654
- 12.1.4 Tumorartige Läsionen 654
- 12.1.5 Präkanzeröse Läsionen 655
- 12.1.6 Neoplastische Läsionen 657

12.2 Kauapparat 658
- 12.2.1 Ontogenetische Läsionen 658
  - Zahnanomalien 658
  - Kieferzysten 659
- 12.2.2 Entzündliche Läsionen 659
- 12.2.3 Tumorartige Läsionen 661
  - Epulis 661
  - Zentrales Riesenzellgranulom 662
  - Odontom 663
  - Fibröse Dysplasie 663
  - Odontogene Kieferzysten 663
- 12.2.4 Neoplastische Läsionen 664

12.3 Speicheldrüsen 665
- 12.3.1 Ontogenetische Läsionen 665
- 12.3.2 Funktionelle Läsionen 666
- 12.3.3 Entzündliche Läsionen 666
  - Bakterielle Sialadenitis 667
  - Virale Sialadenitis 667
  - Obstruktive Sialadenitis 667
  - Autoimmune Sialadenitis 668
- 12.3.4 Tumorartige Läsionen 669
- 12.3.5 Neoplastische Läsionen 669
  - Speicheldrüsenadenome 669
  - Speicheldrüsenkarzinome 671
  - Maligne Lymphome 672

12.4 Speiseröhre 672
- 12.4.1 Ontogenetische Läsionen 673
- 12.4.2 Funktionelle Läsionen 673
  - Motilitätsstörungen 673
  - Kardiainsuffizienz/Hiatushernie 675
- 12.4.3 Zirkulatorische Läsionen 675
- 12.4.4 Entzündliche Läsionen 676
  - Gastro-ösophageale Refluxkrankheit 676
  - Infektiöse Ösophagitis 676
- 12.4.5 Neoplastische Läsionen 677
  - Gutartige Tumoren 678
  - Ösophaguskarzinom 678

12.5 Magen 680
- 12.5.1 Ontogenetische Läsionen 680
- 12.5.2 Funktionelle Läsionen 681
  - Motilitätsstörungen 681
  - Sekretionsstörungen 681
  - Ulkuskrankheit 683
- 12.5.3 Zirkulatorische Läsionen 684
- 12.5.4 Entzündliche Läsionen 686
  - Autoimmune Gastritis 686
  - Helicobacter-pylori-Gastritis 687
  - Chemisch-toxische Gastritis 688
  - Unklassifizierte Gastritiden 689
- 12.5.5 Tumorartige Läsionen 689
- 12.5.6 Neoplastische Läsionen 690
  - Adenom 690
  - Flache Epitheldysplasie 690
  - Magenkarzinom 691
  - Endokrine Tumoren 693
  - Maligne Lymphome 694
  - Mesenchymale Tumoren 694

12.6 Dünndarm 695
- 12.6.1 Ontogenetische Läsionen 695
- 12.6.2 Funktionelle Läsionen 697
  - Ileus 697
- 12.6.3 Zirkulatorische Läsionen 698
- 12.6.4 Entzündliche Läsionen 700
  - Virale Enteritis 700
  - Bakterielle Enteritis 700
  - Protozooische Enteritis 703
  - Nahrungsmittel-Enteropathien 703
  - Morbus Crohn 705
- 12.6.5 Tumorartige Läsionen 706
- 12.6.6 Neoplastische Läsionen 706
  - Endokrine Tumoren 706
  - Mesenchymale Tumoren 707
  - Intestinale Lymphome 707
  - Epitheliale Tumoren 708

12.7 Dickdarm 709

- 12.7.1 Ontogenetische Läsionen 709
- 12.7.2 Funktionelle Läsionen 710
- 12.7.3 Zirkulatorische Läsionen 711
- 12.7.4 Entzündliche Läsionen 712
  - Bakterielle Kolitis 713
  - Protozoische Kolitis 714
  - Virale Kolitis 715
  - Iatrogene Kolitis 715
  - Idiopathische Kolitis 716
  - Appendizitis 718
- 12.7.5 Tumorartige Läsionen 719
  - Hyperplastischer Polyp 719
  - Inflammatorischer Polyp 719
  - Juveniler Polyp 720
  - Peutz-Jeghers-Syndrom 721
- 12.7.6 Neoplastische Läsionen 721
  - Adenom 721
  - Familiäre adenomatöse Polypose 723
  - Kolorektales Karzinom 723
  - Warthin-Lynch-Syndrom 725
  - Kolitis-assoziiertes Karzinom 725
  - Endokrine Tumoren 726

12.8 Analkanal 726
Mesenchymale Tumoren 726
Maligne Lymphome 726
- 12.8.1 Ontogenetische Läsionen 727
- 12.8.2 Funktionelle Läsionen 727
- 12.8.3 Zirkulatorische Läsionen 727
- 12.8.4 Entzündliche Läsionen 727
- 12.8.5 Tumorartige Läsionen 728
- 12.8.6 Neoplastische Läsionen 729
  - Analkanaltumoren 729
  - Analrandtumoren 730

12.9 Bauchfell 730

- 12.9.1 Funktionelle Läsionen 730
- 12.9.2 Entzündliche Läsionen 731
- 12.9.3 Tumorartige Läsionen 732
- 12.9.4 Neoplastische Läsionen 732

13 Hepatopankreatisches System 735
L. Bianchi, H. Denk, M. Stolte, A. Walch, U.-N. Riede

13.1 Leberparenchym 736

- 13.1.1 Reaktionsmuster 736
  - Intrazelluläre Akkumulationen 736
  - Degenerative Zellläsionen 739
  - Regeneration 743
  - Fibrosen 744
  - Leberzirrhose 746
  - Portalfeldkonfiguration 746
- 13.1.2 Ontogenetische Läsionen 747
  - Anatomische Leberanomalien 747
  - Gefäßanomalien 748
- 13.1.3 Metabolische Läsionen 748
- 13.1.4 Zirkulatorische Läsionen 750
  - Systemische Läsionen 750
  - Intrahepatische Kreislaufstörungen 751
  - Pfortaderhochdruck 755
- 13.1.5 Entzündliche Läsionen 755
  - Akute Virushepatitis 755
  - Chronische Hepatitis 759
  - Ätiologische Hepatitisformen 761
  - Begleithepatitis 766
  - Fokale Leberentzündung 768
  - Transplantationsläsionen 769
- 13.1.6 Toxische Läsionen 770
  - Alkoholhepatopathien 770
  - Toxische Hepatopathien 772
  - Graviditätshepatopathie 773
- 13.1.7 Terminale Läsionen 774
- 13.1.8 Tumorartige Läsionen 774
- 13.1.9 Neoplastische Läsionen 774
  - Benigne Tumoren 774
  - Maligne Tumoren 775
  - Metastasen 779

13.2 Intrahepatische Gallenwege 780

- 13.2.1 Reaktionsmuster 780
- 13.2.2 Ontogenetische Läsionen 783
- 13.2.3 Entzündliche Läsionen 784
- 13.2.4 Terminale Läsionen 787
  - Leberzirrhose 787
  - Folgekrankheiten 789
- 13.2.5 Neoplastische Läsionen 791

13.3	**Extrahepatische Gallenwege** 792	**13.4**	**Pankreas** 798

- 13.3.1 **Ontogenetische Läsionen** 793
- 13.3.2 **Metabolische Läsionen** 793
  - Cholesteatose 793
  - Cholelithiasis 793
- 13.3.3 **Entzündliche Läsionen** 795
- 13.3.4 **Neoplastische Läsionen** 797

- 13.4.1 **Ontogenetische Läsionen** 799
- 13.4.2 **Metabolische Läsionen** 800
- 13.4.3 **Entzündliche Läsionen** 801
- 13.4.4 **Neoplastische Läsionen** 805
  - Pankreasadenome 805
  - Pankreaskarzinome 806

14 Uropoetisches System 809

U.-N. Riede, H.-J. Rumpelt, G. Sauter, O. Schmid, St. Störkel

14.1 Nieren 810

- 14.1.1 **Ontogenetische Läsionen** 810
  - Nierenagenesie 811
  - Nierendystopien 811
  - Nierenzysten/Zystennieren 811
- 14.1.2 **Zirkulatorische Läsionen** 813
  - Renovaskulopathien 813
  - Arterielle Störungen 815
  - Venöse Störungen 816
  - Kreislaufschock 816
- 14.1.3 **Metabolische Läsionen** 817
  - Kongenitale Tubulopathien 817
  - Erworbene Tubulopathien 817
  - Diabetische Nephropathie 819
  - Harnsäurenephropathie 820
  - Leichtkettennephropathie 820
  - Nierenamyloidose 821
  - Nephrokalzinose 822
  - Eklampsieniere 822
  - Hereditäre Glomerulopathie 822
- 14.1.4 **Entzündliche Läsionen** 824
  - Glomerulonephritis 824
  - Tubulointerstitielle Nephritis 835
- 14.1.5 **Terminale Läsionen** 840
  - Akutes Nierenversagen 840
  - Chronische Niereninsuffizienz 840
  - Hepatorenales Syndrom 841
- 14.1.6 **Neoplastische Läsionen** 841
  - Mesenchymale Tumoren 841
  - Epitheliale Tumoren 842
  - Pädiatrische Nierentumoren 847

14.2 Ableitende Harnwege 849

- 14.2.1 **Ontogenetische Läsionen** 850
- 14.2.2 **Metabolische Läsionen** 851
- 14.2.3 **Entzündliche Läsionen** 852
  - Akute bakterielle Urozystitis 852
  - Chron. (unspezifische) Urozystitis 852
  - Chron. granulomatöse Urozystitis 852
  - Urozystitis-Sonderformen 853
- 14.2.4 **Tumorartige Läsionen** 854
- 14.2.5 **Neoplastische Läsionen** 854
  - Urothelneoplasien 854
  - Nichturotheliale Neoplasien 857
- 14.2.6 **Funktionelle Läsionen** 858

15 Weibliches Genitalsystem und Plazenta 861

J. Torhorst, N. Freudenberg, U.-N. Riede

15.1 Eierstöcke 862

- 15.1.1 **Ontogenetische Läsionen** 862
- 15.1.2 **Entzündliche Läsionen** 862
- 15.1.3 **Tumorartige Läsionen** 863
  - Ovarialzysten 863
  - Ovarialstromahyperplasie 864
  - Ovarialstromaödem 864
- 15.1.4 **Neoplastische Läsionen** 864
  - Benigne Epitheltumoren 864
  - Maligne Epitheltumoren 865
  - Stromatumoren 868
  - Keimzelltumoren 870
  - Metastasen 871

15.2 Eileiter 872
- 15.2.1 Ontogenetische Läsionen 872
- 15.2.2 Entzündliche Läsionen 872
- 15.2.3 Tumorartige Läsionen 873
- 15.2.4 Neoplastische Läsionen 874

15.3 Gebärmutter 874
- 15.3.1 Ontogenetische Läsionen 874

15.4 Endometrium 876
- 15.4.1 Zirkulatorische Läsionen 876
- 15.4.2 Funktionelle Läsionen 876
- 15.4.3 Entzündliche Läsionen 878
- 15.4.4 Tumorartige Läsionen 879
- 15.4.5 Präkanzeröse Läsionen 880
- 15.4.6 Neoplastische Läsionen 881
  Endometriumkarzinome 881
  Stromatumoren 883
  Müller-Mischtumoren 883

15.5 Myometrium 884
- 15.5.1 Tumorartige Läsionen 884
- 15.5.2 Neoplastische Läsionen 885

15.6 Cervix uteri 887
- 15.6.1 Entzündliche Läsionen 887
- 15.6.2 Tumorartige Läsionen 888
- 15.6.3 Präkanzeröse Läsionen 888
- 15.6.4 Neoplastische Läsionen 891

15.7 Scheide 894
- 15.7.1 Ontogenetische Läsionen 894
- 15.7.2 Entzündliche Läsionen 895
- 15.7.3 Tumorartige Läsionen 895
- 15.7.4 Präkanzeröse Läsionen 895
- 15.7.5 Neoplastische Läsionen 895

15.8 Äußeres Genitale 896
- 15.8.1 Entzündliche Läsionen 897
- 15.8.2 Tumorartige Läsionen 899
- 15.8.3 Präkanzeröse Läsionen 899
  Nichtneoplastische Epithelläsionen 900
  Vulväre intraepitheliale Neoplasien 901
- 15.8.4 Neoplastische Läsionen 901

15.9 Plazenta 902
- 15.9.1 Ontogenetische Läsionen 902
  Nabelschnur-Läsionen 902
  Amnion-Läsionen 902
  Plazentare Formabweichungen 903
  Zottenreifungsstörungen 903
- 15.9.2 Funktionelle Läsionen 903
  Insertionsstörungen 903
  Ablösungsstörungen 904
- 15.9.3 Zirkulatorische Läsionen 905
- 15.9.4 Entzündliche Läsionen 906
- 15.9.5 Neoplastische Läsionen 906

16 Männliches Genitalsystem 911
U.-N. Riede, A. Böcking, N. Böhm

16.1 Hoden 912
- 16.1.1 Ontogenetische Läsionen 912
- 16.1.2 Zirkulatorische Läsionen 915
- 16.1.3 Entzündliche Läsionen 915
  Infektiöse Orchitis 915
  Autoaggressive Orchitis 916
- 16.1.4 Funktionelle Läsionen 917
  Prätestikulärer Hypogonadismus 917
  Testikulärer Hypogonadismus 918
  Posttestikulärer Hypogonadismus 919
- 16.1.5 Tumorartige Läsionen 919
- 16.1.6 Neoplastische Läsionen 920
  Keimzelltumoren 920
  Gonadenstroma-Tumoren 925
  Maligne Lymphome 926

16.2 Nebenhoden 927
- 16.2.1 Entzündliche Läsionen 927
- 16.2.2 Neoplastische Läsionen 928

16.3 Samenleiter und Samenblase 928

16.4	**Vorsteherdrüse** 929		**16.5**	**Äußeres Genitale** 935
16.4.1	Entzündliche Läsionen 930		16.5.1	Ontogenetische Läsionen 936
16.4.2	Tumorartige Läsionen 932		16.5.2	Zirkulatorische Läsionen 936
16.4.3	Neoplastische Läsionen 933		16.5.3	Entzündliche Läsionen 936
			16.5.4	Tumorartige Läsionen 937
			16.5.5	Präkanzeröse Läsionen 937
			16.5.6	Neoplastische Läsionen 938

17 Epidermodermales System — 941

U.-N. Riede, Ch. Wittekind, W. Sterry

17.1 Hautorgan 942

- 17.1.1 Effloreszenzen 942
  - Nichterhabene Primäreffloreszenzen 942
  - Erhabene Primäreffloreszenzen ohne makroskopische Flüssigkeitsansammlung 943
  - Erhabene Primäreffloreszenzen mit makroskopischer Flüssigkeitsansammlung 944
  - Sekundäreffloreszenzen 945
- 17.1.2 Entzündliche Läsionen 946
- 17.1.3 Tumorartige Läsionen 951
- 17.1.4 Neoplastische Läsionen 952
  - Benigne Keratinozytentumoren 953
  - Präkanzeröse Läsionen 954
  - Maligne Keratinozytentumoren 955
  - Adnextumoren 956
  - Melanozytäre Tumoren 956
  - Dermale Stromatumoren 963

17.2 Brustdrüse 967

- 17.2.1 Ontogenetische Läsionen 968
- 17.2.2 Entzündliche Läsionen 968
  - Puerperale Mastitis 968
  - Nonpuerperale Mastitis 968
  - Fettgewebegranulom 969
- 17.2.3 Tumorartige Läsionen 969
  - Mammahypertrophie 969
  - Mastopathie 969
  - Mastopathieassoziierte Läsionen 970
- 17.2.4 Neoplastische Läsionen 971
  - Benigne Epitheltumoren 971
  - Stromatumoren 971
  - Mammakarzinome 973

18 Endokrines System — 981

G. Klöppel, W. Saeger, N. Böhm, M. J. Oberholzer, U.-N. Riede

18.1 Hypothalamisch-neurohypophysäres System 982

- 18.1.1 Ontogenetische Läsionen 982
- 18.1.2 Zirkulatorische Läsionen 982
- 18.1.3 Entzündliche Läsionen 982
- 18.1.4 Tumorartige Läsionen 983
- 18.1.5 Neoplastische Läsionen 983
- 18.1.6 Funktionelle Läsionen 983

18.2 Adenohypophyse 984

- 18.2.1 Ontogenetische Läsionen 984
- 18.2.2 Zirkulatorische Läsionen 984
- 18.2.3 Metabolische Läsionen 985
- 18.2.4 Entzündliche Läsionen 985
- 18.2.5 Tumorartige Läsionen 986
  - Hyperplasien 986
- 18.2.6 Neoplastische Läsionen 986
  - Pituitäre Tumoren 986
  - Nichtpituitäre Tumoren 989

18.2.7	**Funktionelle Läsionen** *991* Hypopituitarismus *991* Hyperpituitarismus *992*	18.6.3	**Tumorartige Läsionen** *1014* Euthyreote Struma *1015* Hypothyreote Struma *1015* Hyperthyreote Strumen *1016*
18.3	**Nebennierenrinde** *994*	18.6.4	**Neoplastische Läsionen** *1017* Benigne Tumoren *1017* Karzinome *1018* Sarkome *1022*
18.3.1	**Ontogenetische Läsionen** *994*		
18.3.2	**Metabolische Läsionen** *994*		
18.3.3	**Zirkulatorische Läsionen** *995*	18.6.5	**Funktionelle Läsionen** *1023* Hyperthyreosen *1023* Hypothyreose *1024*
18.3.4	**Entzündliche Läsionen** *995*		
18.3.5	**Tumorartige Läsionen** *996* Zysten *996* Hyperplasien *996*	**18.7**	**Nebenschilddrüse** *1025*
		18.7.1	**Ontogenetische Läsionen** *1025*
18.3.6	**Neoplastische Läsionen** *997* Adenome *997* NNR-Karzinome *997* Nichtepitheliale Tumoren *999* Metastasen *1000*	18.7.2	**Entzündliche Läsionen** *1025*
		18.7.3	**Tumorartige Läsionen** *1025* Primäre Hyperplasie *1025* Sekundäre Hyperplasie *1026*
		18.7.4	**Neoplastische Läsionen** *1027*
18.3.7	**Funktionelle Läsionen** *1000* Akuter Hypokortizismus *1000* Primärer chron. Hypokortizismus *1000* Sekundärer chron. Hypokortizismus *1001* Hyperkortizismus *1001*	18.7.5	**Funktionelle Läsionen** *1028* Hyperparathyreoidismus *1028* Hypoparathyreoidismus *1028*
		18.8	**Diffuses neuroendokrines System** *1029*
18.4	**Nebennierenmark** *1005*	18.8.1	**Tumorartige Läsionen** *1030*
18.4.1	**Neoplastische Läsionen** *1005* Neuroendokrine Tumoren *1005* Neurale Tumoren *1007*	18.8.2	**Neoplastische Läsionen** *1030* Neuroendokrine Tumoren *1030* MEN-Syndrome *1031*
18.5	**Paraganglionäres System** *1010*	**18.9**	**Inselorgan (endokrines Pankreas)** *1032*
18.5.1	**Neoplastische Läsionen** *1010*		
18.6	**Schilddrüse** *1011*	18.9.1	**Funktionelle Läsionen** *1033* Diabetes mellitus *1033* Hypoglykämiesyndrome (HGS) *1035*
18.6.1	**Ontogenetische Läsionen** *1011*		
18.6.2	**Entzündliche Läsionen** *1012*	18.9.2	**Neoplastische Läsionen** *1035*

---

19 Nervensystem *1039*

M. Deckert, G. Reifenberger, U.-N. Riede, W. Schlote, D.R. Thal, O.D. Wiestler

19.1	**Zentralnervensystem** *1040*	19.1.3	**Traumatische Läsionen** *1057* Schädel-Hirn-Trauma *1057* Spinaltrauma *1059* Radiogene Läsionen *1060*
19.1.1	**Ontogenetische Läsionen** *1042* Dysrhaphische Läsionen *1042* Migrationsstörungen *1045* Hydrozephalus *1046* Trisomiesyndrome *1047*		
		19.1.4	**Frühkindliche Läsionen** *1060*
		19.1.5	**Funktionelle Läsionen** *1062* Hirnödem *1062* Epilepsie *1063*
19.1.2	**Zirkulatorische Läsionen** *1047* Akute globale Ischämie/Anoxie *1048* Akute globale Hypoxie *1050* Anämische Hirninfarkte *1050* Hämorrhagische Hirninfarkte *1053* Intrakranielle Blutungen *1053*		
		19.1.6	**Metabolische Läsionen** *1064* Kongenitale Enzymopathien *1064* Erworbene Stoffwechselstörungen *1065* Neurotoxische Läsionen *1066*

19.1.7	**Neurodegenerative Läsionen** 1069		Tumoren der peripheren Nerven 1102
	Kortikale Degenerationen 1070		Tumoren der Meningen 1102
	Motorische Systemdegenerationen 1073		Primäre ZNS-Lymphome 1104
19.1.8	**Entzündliche Läsionen** 1078		Keimzelltumoren 1104
	Bakteriell-eitrige Entzündung 1079		Neurokutane Syndrome 1104
	Bakteriell-nichteitrige Entzündung 1080		Sekundäre Tumoren 1107
	Virale Entzündung 1082	19.2	**Peripheres Nervensystem** 1107
	Fungale Entzündung 1085	19.2.1	**Periphere Neuropathien** 1108
	Protozoische Entzündung 1085		Polyneuropathien 1109
	Infestationen 1086		Hereditäre Neuropathien 1110
	Prion-Krankheiten 1086	19.2.2	**Entzündliche Läsionen** 1110
	Entmarkungsenzephalomyelitis 1088	19.2.3	**Neoplastische Läsionen** 1112
19.1.9	**Neoplastische Läsionen** 1090		
	Neuroepitheliale Tumoren 1092		

20 Lokomotorisches System   1115

U.-N. Riede, A.J. Olah, H.H. Goebel, W. Mohr, H.-H. Peter, W.-W. Höpker, U.V. Gerlach, M. Werner

20.1	**Skelettmuskulatur** 1116	20.2.4	**Entzündliche Läsionen** 1148
20.1.1	**Neurogene Muskelatrophien** 1116		Ostitis deformans 1148
			Osteomyelitis 1148
20.1.2	**Myopathien** 1118	20.2.5	**Tumorartige Läsionen** 1150
	Kongenitale Myopathien 1118	20.2.6	**Neoplastische Läsionen** 1153
	Muskeldystrophien 1120		Osteogene Tumoren 1153
	Ionenkanalmyopathien 1122		Chondrogene Tumoren 1156
	Mitochondriale Myopathien 1123		Fibrogene Tumoren 1159
	Metabolische Myopathien 1123		Fibrohistiozytäre Tumoren 1159
	Toxische Myopathien 1123		Kleinzellige Knochentumoren 1160
20.1.3	**Endplattenläsionen** 1124		Metastasen 1162
20.1.4	**Entzündliche Läsionen** 1127	**20.3**	**Gelenke** 1163
	Bakterielle Myositis 1127	20.3.1	**Metabolische Läsionen** 1163
	Parasitäre Myositis 1128		Arthrose 1163
	Autoimmunmyositis 1128		Arthropathien 1165
20.1.5	**Tumorartige Läsionen** 1129		Diskopathie/Folgekrankheiten 1166
20.1.6	**Neoplastische Läsionen** 1129		Meniskopathie 1167
20.2	**Knochengewebe** 1132	20.3.2	**Entzündliche Läsionen** 1167
			Infektiöse Arthritis 1168
20.2.1	**Ontogenetische Läsionen** 1132		Rheumatischer Formenkreis 1169
20.2.2	**Metabolische Läsionen** 1137	**20.4**	**Tendofasziale Gewebe** 1173
	Osteoporose 1139	20.4.1	**Metabolische Läsionen** 1173
	Osteomalazie 1142	20.4.2	**Entzündliche Läsionen** 1173
	Skelett-Hyperparathyreoidismus 1143	20.4.3	**Tumorartige Läsionen** 1174
	Skelett-Hypoparathyreoidismus 1145	20.4.4	**Neoplastische Läsionen** 1175
	Ostitis deformans Paget 1145		
20.2.3	**Nekrotische Läsionen** 1146		

Glossar   1177

Sachverzeichnis   1195

1 Leben – Krankheit – Tod

L. Füzesi, H.J. Radzun, U.-N. Riede

1.1 Krankheit 2
- 1.1.1 Ätiologie 2
- 1.1.2 Kausale Pathogenese 2
- 1.1.3 Formale Pathogenese 2
- 1.1.4 Krankheitsverlauf 3

1.2 Tod 3
- 1.2.1 Todeszeichen 4
- 1.2.2 Autopsie 4
- 1.2.3 Statistische Kriterien 5

1.3 Pathologie 5
- 1.3.1 Routinediagnostik 6
- 1.3.2 Schnellschnittdiagnostik 6
- 1.3.3 Zytodiagnostik 6
- 1.3.4 Elektronenmikroskopie 7
- 1.3.5 Histochemie 7
- 1.3.6 Immunhistochemie 7
- 1.3.7 Molekularpathologie 8

Die **Pathologie** (= Lehre des Leidens) ist in der Medizin dasjenige Fach, das Ursache, Entstehung und Morphologie einer Krankheit auf eine wissenschaftliche Basis stellt. Das Aufgabenfeld eines Pathologen umspannt folglich die Feststellung und Klassifikation eines Leidens an Gewebe und/oder Zellen des Lebenden, aber auch die Ermittlung des zum Tode des Patienten führenden Krankheitskomplexes. Dazu stehen ihm Gewebe aus Untersuchungen an Lebenden (*Biopsie*) und Verstorbenen (*Autopsie*) zur Verfügung.

1.1 Krankheit

Definitionen: *Gesundheit* ist ein „Zustand vollkommenen körperlichen, geistigen und sozialen Wohlbefindens". Diese Definition der WHO bringt zum Ausdruck, dass der Mensch als soziales Wesen auf die Gesellschaft seiner Mitmenschen angewiesen ist. Umgekehrt verhält sich auch die menschliche Gesellschaft gegenüber einem Kranken anders, man gewährt ihm das „Krankenrecht", da er nicht mehr über ein ausreichendes Maß an Genuss-, Leistungs- und Leidensfähigkeit verfügt.

Krankheit ist eine Störung der Lebensvorgänge, die den Gesamtorganismus oder seine Teile so verändert, dass das betroffene Individuum subjektiv, klinisch oder sozial hilfsbedürftig wird. Diese Definition der Krankheit stützt sich bewusst auf die WHO-Definition der Gesundheit. Aus biologischer Sicht sind Krankheiten nur als Antwort des Organismus auf eine Schädigung (= Noxe) zu verstehen, die nicht durch Überlagerung neuer Strukturen und Funktionen, sondern durch quantitative Veränderungen bereits bestehender Reaktionswege zustande kommen.

Sowie der Organismus mit der schädigenden Noxe zusammentrifft, antworten die betroffenen Zellen, Gewebe oder Organe mit einer begrenzten Anzahl von Reaktionen, die erst in dem für die betreffende Krankheit typischen Zusammenspiel zur charakteristischen Struktur- und Funktionsveränderung führen. Diese Beantwortung von Noxen kann isoliert, gegliedert und klassifiziert werden und ist je nach Reaktionsfähigkeit des Individuums verschieden.

1.1.1 Ätiologie

Sie befasst sich als Ursachenlehre mit den *Ursachen* von Krankheiten und Fehlbildungen, mit den krankheitsauslösenden Noxen und Erregern. Von der Ätiologie abzutrennen ist der Entstehungsmechanismus einer Krankheit, die Pathogenese.

1.1.2 Kausale Pathogenese

Sie beantwortet die Frage, weshalb eine bestimmte Noxe (z. B. Erreger) bei einem bestimmten Individuum „krankmachend" wirkt. Sie beschreibt die Entstehungsbedingungen von Krankheiten, also das Zusammenspiel von Krankheitsursachen und Krankheitsbereitschaft des Organismus. Dazu gehören:

- *Peristatische Faktoren:* geeignete physikalisch-chemische Bedingungen für Noxenwirkung; z. B. anaerobe Erreger wachsen nur im sauerstoffarmen Milieu; nur Quarzstäbe mit bestimmter Größe bewirken eine Staublunge.
- *Disposition:* Darunter versteht man die Krankheitsbereitschaft eines Organismus. Sie hängt ab vom Ausmaß der Anpassungsfähigkeit (= Adaptationspotenzial), von der Konstitution und vom Körperbau des betreffenden Individuums. Da der kindliche Organismus noch nicht und der alternde Organismus nicht mehr in der Lage sind, ausreichende Abwehrstoffe gegen Erreger zu bilden, weisen Kleinkinder und Greise eine altersbedingte Disposition für Infektionskrankheiten auf. Die Disposition für eine Krankheit kann aber auch vom Geschlecht und von der Rasse abhängen. Die Krankheitsbereitschaft verhält sich umgekehrt proportional zur Resistenz eines Organismus.
- *Resistenz:* Darunter versteht man die Widerstandskraft eines Organismus gegenüber krankheitsauslösenden Faktoren. Sie setzt sich aus der Summe aller angeborenen und erworbenen Körperfunktionen zusammen, die das Gleichgewicht zwischen Aufbau und Abbau, zwischen Leistungssteigerung und Leistungsabfall aufrechterhalten.
  - Die *unspezifische Resistenz* kann angeboren oder erworben sein und ist nicht gegen einen bestimmten Erreger gerichtet.
  - Die *spezifische Resistenz* wird auch als Immunität bezeichnet und vermittelt im Gegensatz zur unspezifischen Resistenz einen gezielten Schutz in Form von Antikörpern gegenüber den als Antigenen bezeichneten, spezifisch determinierten Schadstoffen.

1.1.3 Formale Pathogenese

Sie beschreibt den im Verlauf der Krankheit beobachteten Strukturwandel, der schließlich zur krankheitsspezifischen Strukturschädigung oder Funktionsstörung führt. Dementsprechend umfasst die formale strukturelle Pathogenese die „Entstehungsgeschichte" des pathologisch-anatomischen Befundes, während die formale funktionelle Pathogenese die „Entstehungsgeschichte" des pathophysiologischen Befundes schildert.

1.1.4 Krankheitsverlauf

Er kann kurzfristig oder langdauernd sein. Kurzfristige (meist heftige), sich über wenige Tage oder Wochen erstreckende Krankheiten werden als *akute Krankheiten* bezeichnet. Langdauernde (meist milde und stadienartig), sich über Monate und Jahre erstreckende Krankheiten werden *chronische Krankheiten* genannt.

Der Ausgang einer Krankheit führt entweder zur völligen Wiederherstellung (= Restitutio ad integrum) und heilt damit endgültig und vollständig aus oder führt zu einer Defektheilung oder schließlich zum *Tod* (= Exitus letalis) des betroffenen Individuums. Im Rahmen der Defektheilung ist zwar der ursprüngliche Krankheitsprozess abgeklungen, er hat aber zu bleibenden Strukturschäden und Funktionsausfällen geführt. Dies schränkt die funktionelle und/oder soziale Anpassungsfähigkeit des betroffenen Organismus ein und wird als „Leiden" bezeichnet.

Bestimmte Krankheiten können nach einer gewissen Zeit wieder aufflammen. Man nennt dies ein *Rezidiv*. Verschwinden lediglich die Krankheitserscheinungen vorübergehend, spricht man von einer *Remission*. Sie kann spontan auftreten oder therapiebedingt sein.

Jede Krankheit hat einen psychosozialen und biologischen Sinn: Durch das Bewusstsein, krank werden zu können, verhalten wir uns dem sozialen Umfeld gegenüber mitfühlend. Folglich trägt jeder Kranke dazu bei, unsere Gesellschaft „menschlich" zu gestalten. Eine Krankheit ist auch eine Herausforderung und löst soziale, psychische und biologische Anpassungsmechanismen aus, mit Hilfe derer ein Leiden emotional und biologisch bewältigt wird. Die musische (Ent-)Äußerung eines Leidens ist dabei wohl am bemerkenswertesten, denn: „... erst in der Krankheit bewährt sich der Gesunde" (J. W. von Goethe, Tagebücher).

 Klinik: Die Erkenntnis, an einem unheilbaren Leiden erkrankt zu sein, und die Angst, in absehbarer Zeit sterben zu müssen, wird von einem Patienten in folgenden Phasen durchlebt:
– *Phase des Nicht-wahrhaben-Wollens* der Diagnose und Isolation von der Gesellschaft
– *Phase des Zorns* (= Heteroaggression): „Warum gerade ich?"
– *Phase des Verhandelns* mit Erbetteln einer Fristverlängerung durch Wohlverhalten vor Gott und Klinikpersonal
– *Phase der Depression* (= Autoaggression) mit Trauern um den Verlust von Körperteilen (z. B. Brustamputation) und/oder Gesellschaftsanteilen (Ersetzbarkeit)
– *Phase der Zustimmung* mit Bedürfnis nach Ruhe, Schlaf und Erwartung der Erlösung

1.2 Tod

Wenn man über den Tod spricht, so setzt dies voraus, dass man weiß, was das Leben ist. Zur Definition des Todes ist somit die **Begriffsbestimmung des Lebens** vorauszusetzen. Gehen wir von unseren erkenntnistheoretischen Möglichkeiten aus, so müssen wir aber feststellen, dass wir mit naturwissenschaftlichen Methoden das Leben nicht definieren können, sondern nur Eigenschaften beschreiben können, auf deren Gesamtheit die *Lebensleistung* beruht. Diese bestehen in:
- zellulärer Organisation,
- Stoffwechsel und Stofftransport,
- Wachstum und Differenzierung,
- Reizbeantwortung,
- Wahrung der Individualität,
- Fortpflanzung und Vererbung,
- Evolution.

Diese aufgeführten Eigenschaften des Lebens sind auch die Grundlagen für die in den folgenden acht Kapiteln behandelten Gebiete der allgemeinen Pathologie.

Das Unvermögen, Leben zu definieren, lässt sich darauf zurückführen, dass sich unsere Urteilskraft durch unsere Sinne täuschen lässt und sich der Naturwissenschaftler nur auf Daten von Instrumenten verlassen kann, die physikalische oder chemische Veränderungen messen. Das Geistige des Lebens wird damit nicht erfasst. Folglich ist mit der Synthese der DNA oder sogar eines Virus im Laboratorium nie das Geheimnis des Lebens gelüftet, denn die DNA ist lediglich die Schrift des Lebens, nie der Text und schon gar nicht der im Text enthaltene Sinn. Bereits Rudolf Virchow (1821 – 1902) stellte fest „... dass die Zellen, die eigentlichen Herde des Lebens und demnach auch der Krankheit, die wahren Träger der lebendigen Funktion sind, an deren Existenz das Leben gebunden ist". Daraus geht hervor, dass die Zelle nicht den kleinsten Teil eines Lebewesens und folglich auch nicht das Differenzial des Lebens darstellt.

Der kleinste Teil eines Individuums ist immer sein Ganzes. Ein Integral des Lebens gibt es nicht. Genauso wenig können wir den Tod eines Individuums definieren, sondern lediglich seine Äußerungen in Form eines irreversiblen Stillstandes aller lebenserhaltenden Funktionsabläufe feststellen. Wie bei der Definition des Lebens entzieht sich auch bei der Definition des Todes das Geistige unseren erkenntnistheoretischen Möglichkeiten. Folglich haben Leben und Tod im Geistigen einen gemeinsamen Bereich, den wir zwar kennen, aber von dem wir nichts wissen. Diese Wissenslücke mag der Materialist mit dem Begriff „Materie", der Gläubige mit dem Begriff „Seele – Gott" ausfüllen; je nachdem wird damit das Bild des Humanen und folglich die Wertigkeit der Medizin in die eine oder andere Richtung gezogen. Denn das Leben ist aus der Sicht des Materialismus ein Produkt der Selbstorganisation der Materie und damit zunächst eine Gegebenheit ohne positiven oder negativen Sinn.

1.2.1 Todeszeichen

Der Tod eines Patienten bedeutet das Erlöschen aller lebenswichtigen Funktionsabläufe. Die entsprechenden Funktionsabläufe lassen sich klinisch erfassen und gelten als unsichere Zeichen des Todes.

Unsichere Todeszeichen

Die unsicheren Zeichen des Todes (= *klinischer Tod*) bestehen in Atemstillstand, Herzstillstand, Pulslosigkeit, Areflexie und Abfall der Körpertemperatur. Diese Zeichen sind deshalb unsicher, weil im Falle einer „Vita reducta", wie sie durch Schlafmittelvergiftung, Schädel-Hirn-Traumata und Herzinfarkt hervorgerufen wird, ein scheintodartiger Zustand besteht, der durch rechtzeitige Wiederbelebungsmaßnahmen (Reanimation) beseitigt werden kann. Der Erfolg der Reanimation hängt davon ab, wie viel Zeit zwischen Herzstillstand und dem Wiederbeginn der Herzaktionen und damit der Wiederdurchblutung der Organe liegt. Die Zeit, die ein Organ im Kreislaufstillstand ohne bleibende Funktionsstörung überstehen kann, nennt man *Wiederbelebungszeit*. Sie hängt wesentlich von der Außen- und Körpertemperatur und dem Organalter ab. Von allen Organen ist die Wiederbelebungszeit des Gehirns am kürzesten (bei Normothermie 10 min, wobei nach dieser Zeit allerdings keine Restitutio ad integrum mehr stattfindet). Aus diesem Grunde ist nach Wiederherstellung der Atmung und des Kreislaufs die *Gehirnfunktion* maßgebend.

Hirntod: Wird bei einem Patienten aufgrund folgender Befunde der Hirntod festgestellt, gilt er als biologisch tot:
- *isoelektrisches Elektroenzephalogramm* (= EEG-Nulllinie) über 24 Stunden,
- *zweimaliger angiographischer Nachweis* (im Abstand von 30 min) *des stillstehenden Hirnkreislaufes*,
- *irreversibles Fehlen der Spontanatmung* (= Apnoe),
- *irreversible Areflexie* (vor allem Kornea-, Pupillenreflex).

Sichere Todeszeichen

Totenflecken (= Livores): Diese rosaroten bis rotvioletten Flecken werden dadurch gebildet, dass sich das Blut nach dem Herzstillstand im venösen Gefäßsystem der Schwerkraft folgend senkt und sich folglich in den am tiefsten gelegenen Körperpartien ansammelt. Die Totenflecken sind während der ersten 10 Stunden nach dem Tod noch wegdrückbar. Später, sobald das Blut hämolysiert und ins Gewebe diffundiert, ist das nicht mehr möglich.

Totenstarre (= Rigor mortis): Sie beginnt sich 3–6 Stunden nach dem Tod entsprechend der *Nysten-Regel* kranial auszubilden und schreitet nach kaudal fort. Sie wird durch eine Vernetzung der Aktin- und Myosinfilamente der Muskulatur infolge ATP-Mangels verursacht und löst sich je nach Todesart und Temperatur nach 2–3 Tagen wieder in der gleichen Reihenfolge, wie sie begonnen hat.

Autolyse: Durch den Ausfall der Zellatmung gewinnen die körpereigenen (Lysosomen) – unterstützt durch körperfremde (Darmbakterien) – katabolen Enzyme Oberhand und lösen das eigene Organgewebe auf.

1.2.2 Autopsie

Die innere Leichenschau nach pathologisch-anatomischen Gesichtspunkten nennt man Autopsie oder Obduktion. Sie ist in denjenigen Fällen gesetzlich vorgeschrieben, bei denen ein plötzlicher Tod aus unklarer und/oder nichtnatürlicher Ursache vorliegt (z. B. Vergiftung) oder ein Tod infolge Fremdverschuldens (z. B. Verkehrsunfall) oder Selbstverschuldens (Selbstmord – „Verwaltungssektion"). Ferner ist bei den Fällen eine Autopsie vorzunehmen, bei denen zu Lebzeiten die Verdachtsdiagnose einer ansteckenden Infektionskrankheit (z. B. Tuberkulose) erhoben, aber nicht abgeklärt werden konnte (Meldepflicht – „Seuchensektion").

Als „klinische Obduktion" wird die innere Leichenschau der in Krankenhäusern verstorbenen Patienten bezeichnet. Sie dient der Abklärung folgender Fragen:

- *Grundkrankheit und Todesursache:* Die Irrtumswahrscheinlichkeit der klinischen Diagnosen beträgt, wie große Sammelstatistiken aus führenden Klinikzentren in Deutschland, Schweiz und den USA neuerdings zeigten, etwa 40%. Dabei werden Lungenembolien und Herzinfarkte zu über 50% fälschlicherweise diagnostiziert. Ein Drittel der Leberzirrhosen wird erst bei der Autopsie gefunden. Primäre maligne Tumoren der Leber, Gallenwege und Nieren werden bei über 50% der Fälle klinisch nicht erkannt. In vielen der sog. „klaren Fälle" in der Klinik ergibt die Obduktion überraschende oder übersehene Diagnosen. Somit dient die klinische Obduktion der Qualitätssicherung der klinischen Diagnosen und Therapie, damit aber auch der Lehre und Forschung.
- *Erbleiden oder familiäres Leiden:* Die klinische Obduktion trägt wesentlich dazu bei, Erbleiden aufzuklären. Aber auch bei nichterblichen Krankheiten, die eine erdrückende Ungewissheit für Familie und Bekanntenkreis bedeuten, schafft die Autopsie Klarheit oder warnt vor, z. B. bei Verdachtsfällen mit Slow-Virus-Infektion (s. Kap. Neuropathologie).
- *Versicherungsrechtliche Zusammenhänge:* In den meisten Fällen sind die Zusammenhangsfragen zwischen Unfallfolgen, Berufskrankheit oder Kriegsdienstleiden und Tod und daraus abgeleitete Rentenansprüche nur durch eine Obduktion zu klären. Bemerkenswerterweise bestehen bei den Angehörigen in solchen Fällen kaum Einwände gegen eine Obduktion des Verstorbenen. Hierher gehören auch gerichtliche Sektionen zur Abklärung von ärztlichen Behandlungsfehlern, die zweckdienlich durch zwei Ärzte vorgenommen werden. Einer davon muss rechtsmedizinische Fachkenntnisse haben (§ 87 StPO).

- *Umweltbedingte Krankheitshäufungen:* Derartige Untersuchungen lassen Rückschlüsse über die Rolle von Umweltverschmutzung, Ernährung, Erbfaktoren und Klima bei der Entstehung von Krankheiten zu (Epidemiologie).

1.2.3 Statistische Kriterien

Alles ärztliche Handeln zielt letztlich darauf ab, durch Verbesserung der Diagnose die Therapie und damit die Prognose der betreffenden Krankheit zu verbessern. Oft wird vom Pathologen mit der Diagnose auch gleichzeitig eine prognostische Aussage verlangt. Sie kann nur mit einer gewissen Wahrscheinlichkeit gestellt werden, denn die Prognose einer Erkrankung beruht auf statistischen Angaben, die *nie* auf den Einzelfall, sondern immer nur auf ein Kollektiv anwendbar sind.

Inzidenz: Dies ist die Anzahl der Neuerkrankten an einer bestimmten Krankheit in einem Jahr pro 100 000 Einwohner.

Prävalenz: Dies ist Anzahl der Personen pro 100 000 Einwohner, die an einem bestimmten Tag an einer bestimmten Krankheit leiden.

Mittlere Lebenserwartung: In ihr spiegelt sich der messbare Erfolg der Ärzteschaft wider. Sie ist definiert als die Zeitspanne, nach der 50% aller Menschen einer bestimmten Bevölkerungsgruppe (z.B. Frauen) verstorben sind. Sie betrug 1989 für Männer in der Bundesrepublik Deutschland 72,7 Jahre und für Frauen 79,2 Jahre. Diese höhere Lebenserwartung bei den Frauen ist multifaktoriell begründet. Dabei fallen ins Gewicht:
- X-Chromosom-gebundene Gene für die DNA-Replikation und -Reparatur sowie B-Lymphozyten-Funktion,
- Geschlechtshormone mit protektivem Effekt auf die Risikofaktoren für Herzinfarkt und Schlaganfall,
- Gewaltfaktoren durch Beruf und Verkehr,
- persönliche Einstellung zum Selbstschutz.

Morbidität: Darunter versteht man den Anteil derjenigen Personen, die pro 100 000 Einwohnern an einer bestimmten Krankheit leiden. Sie gibt Auskunft über die Häufigkeit, mit der eine Bevölkerungsgruppe in einem bestimmten Zeitraum an einer bestimmten Krankheit erkrankt.

Mortalität (= Sterblichkeit): Sie gibt an, wie viele Menschen einer bestimmten Bevölkerungsgruppe (z.B. 100 000 Einwohner) in einem bestimmten Zeitraum an einer bestimmten Krankheit gestorben sind. Die *perinatale Mortalität* ist die Verhältniszahl aus der Summe aller vor, während und bis zu 1 Woche nach der Geburt verstorbenen Kinder mit einem Mindestgeburtsgewicht von 1000 g pro 1000 Lebend- und Totgeborenen.

Letalität: Dies ist das Verhältnis (in Prozent) aus der Anzahl der an einer bestimmten Krankheit Gestorbenen pro Anzahl der an der betreffenden Krankheit erkrankten Patienten.

1.3 Pathologie

Definition: Die Pathologie (gr. pathos = Leiden, logos = Lehre) ist dasjenige Fach in der Medizin, das die Ursachen, Entstehungsmechanismen und morphologischen Manifestationen einer Krankheit auf eine naturwissenschaftliche Basis stellt. Da beinahe jede Krankheit mit einer Funktionsstörung einhergeht, die sich auf Organ-, Zell-, Organellen- oder Genebene auswirkt, kann der Pathologe an der krankhaft veränderten Struktur den entsprechenden Funktionsschaden und damit die entsprechende Krankheit ablesen.

Das Aufgabenfeld eines Pathologen umspannt folglich die Feststellung und Klassifikation eines Leidens an Gewebe und/oder Zellen des Lebenden, aber auch die Ermittlung des zum Tode des Patienten führenden Krankheitskomplexes. Dazu stehen ihm Gewebe aus Untersuchungen an Lebenden (*Biopsie*) und Verstorbenen (*Autopsie*) zur Verfügung.

Damit wird die Pathologie auch zu einer diagnostischen Disziplin und steht letztlich im Dienste des behandelnden Arztes. Denn „vor die Therapie setzten die Götter die Diagnose".

Methodik: Grundlage der pathologisch-anatomischen Diagnostik ist die makroskopische und mikroskopische Untersuchung erkrankten Gewebes. Die dazu erforderlichen Gewebeproben werden bioptisch (gr. bios = Leben, opsis = Sicht) oder autoptisch (gr. autos = selbst) gewonnen.

Bioptisches Material erhält der klinisch tätige Arzt mit Hilfe
- einer Hohlnadel (Nadelbiopsie),
- einer durch ein Endoskop (gr. endo = innen, skopein = sehen) geführten Knipszange (Probeexzision; excidere, lat. = herausschneiden),
- einer Operation (Keilexzision, Resektion).

Solche bioptischen Gewebeproben werden präoperativ, intraoperativ (Schnellschnittuntersuchung) und postoperativ untersucht. Präoperativ stellt sich hauptsächlich die Frage nach Art und pathogenetischer Zuordnung eines krankhaften Prozesses. Bei intraoperativen Biopsien ist die Frage dahingehend ausgeweitet, ob der Erkrankungsprozess (z.B. Tumor) im Gesunden entfernt worden ist oder nicht. Bei postoperativen Biopsien hingegen stehen die Prognose und das Ansprechen die Behandlung im Vordergrund.

Autoptische Untersuchungen dienen hauptsächlich der Feststellung von Grundleiden und Todesursache (S. 4). Wichtigste Voraussetzung für eine histologische Diagnostik ist eine adäquate *Fixierung* der Gewebeproben unmittelbar nach der Entnahme (meist 4%iges gepuffertes Formalin, pH 7,5, in ausreichender Menge).

1.3.1 Routinediagnostik

Makroskopie: Zunächst wird die Gewebeprobe makroskopisch beurteilt. Dazu werden einerseits deren Gewicht, Form und Größe erfasst und andererseits Farbe, Konsistenz und Geruch des krankhaften Prozesses sowie dessen Bezug zu den Resektionsrändern und/oder zu den benachbarten anatomischen Strukturen (vor allem Blut-, Lymphgefäßsystem, Lymphknoten) festgehalten.

Erst eine solche genaue makroskopische Beschreibung erlaubt dann, gezielt repräsentative Gewebeproben für die anschließende mikroskopische Untersuchung zu entnehmen und eine eindeutige pathologisch-anatomische Diagnose zu stellen. Dieser erste Untersuchungsgang bildet zusammen mit den Angaben des einsendenden Arztes die Basis für jede weitere Diagnostik. Es ist unabdingbar, dass der Einsender ausreichende Angaben zu Verlauf, Ausprägung und Verteilung des krankhaften Prozesses macht und Herkunft und Entnahmeort des Untersuchungsgutes nennt.

Mikroskopie: Für die mikroskopische Untersuchung werden die repräsentativen Gewebeproben nach entsprechender Fixation in einen Paraffinblock gegossen. Von den Proben werden dann mit Hilfe eines Mikrotoms (gr. mikros = klein, temno = schneiden) etwa 5 μm dünne Gewebeschnitte hergestellt, auf einen Glasobjektträger aufgezogen und zunächst mit *Hämatoxylin-Eosin* (HE) gefärbt. Diese Standardfärbung erlaubt eine Unterscheidung von Zellkernen und Zytoplasma sowie von azidophilen und basophilen Gewebestrukturen. Dieses routinemäßige Untersuchungsverfahren benötigt nach Erhalt einer Gewebeprobe etwa 24 Stunden. Etwa zwei Drittel der pathologisch-anatomischen Diagnosen lassen sich damit bewältigen. Darüber hinaus werden weitere spezielle Untersuchungs- und Färbemethoden eingesetzt.

1.3.2 Schnellschnittdiagnostik

Die Schnellschnittuntersuchung dient der *intraoperativen Diagnostik* zur Unterscheidung von neoplastischen und entzündlichen Veränderungen sowie zur Beurteilung von Art, Wachstumsverhalten und Eindringtiefe eines Tumors gewissermaßen vor Ort. Auf die Schnellschnittuntersuchung stützt der Chirurg sein weiteres operatives Vorgehen (Radikalität der Tumorentfernung!) ab.

Für die Schnellschnittuntersuchung wird die Gewebeprobe *unfixiert* und gekühlt auf dem schnellsten Wege unter Angabe der klinischen Daten und der Telefonnummer des Operationssaals in das Schnellschnittlabor des zuständigen pathologischen Instituts überführt. Dort beurteilt der Pathologe das Einsendungsgut zunächst makroskopisch und entnimmt repräsentative Gewebeproben. Davon werden mit Hilfe eines Kryostaten (gr. kryos = Kälte) 7 μm dünne Gefrierschnitte hergestellt, auf Objektträger aufgezogen und nach HE-Färbung mikroskopisch untersucht. Etwa 10 min nach Erhalt der Probe kann der Pathologe dem Operateur seine diagnostische Beurteilung telefonisch übermitteln. Die Treffsicherheit einer Schnellschnittuntersuchung ist allerdings wegen des schnellen Fixierungsverfahrens, der Dicke der Gefrierschnitte und der Routine-HE-Färbung etwas eingeschränkt, so dass nachträglich dennoch Paraffinschnitte zur Befundsicherung und zur Dokumentation herangezogen werden müssen.

1.3.3 Zytodiagnostik

Bei dieser Untersuchungstechnik unterscheidet man zwei Hauptverfahren:

Exfoliativzytologie (exfoliare, lat. = entblättern): Hierzu werden von einer Gewebeoberfläche wie Cervix uteri abgestrichene bzw. mittels Spülung oder aus Körperflüssigkeiten (Urin, Liquor cerebrospinalis, Ergüsse) durch Abzentrifugierung gewonnene, oberflächliche Epithelzellen sowie gelegentlich auch begleitende Entzündungszellen auf einen Objektträger aufgebracht. Diese Methode hat in der routinemäßigen Durchführung der Krebsfrüherkennung vor allem beim Zervixkarzinom einen festen Platz.

Punktionszytologie: Hierzu wird die krankhafte, palpable oder durch bildgebende Verfahren geortete Läsion in einem Organ/Gewebe wie Mamma oder Lymphknoten durch eine feine Nadel (= *Feinnadelbiopsie*) angestochen, und mit einer daran befindlichen Spritze werden daraus Zellen angesaugt.

Bei beiden Methoden werden schließlich die Zellen auf Objektträgern ausgestrichen und nach Lufttrocknung mit einer May-Grünwald-Giemsa-Lösung oder nach Alkoholfixierung mit einer Papanicolaou-Lösung gefärbt.

Quetschpräparatdiagnostik: Unklare Raumforderungen im Gehirn werden stereotaktisch angesteuert. Daraus wird mittels einer Nadelbiopsie Gewebe gewonnen und zwischen zwei Objektträgern so gequetscht, dass man nach entsprechender Methylenblaufärbung die darin enthaltenen Zellen innerhalb weniger Minuten beurteilen kann.

1.3.4 Elektronenmikroskopie

Sie ist mit einem großen technischen und zeitlichen Aufwand verbunden und bedarf etwa 1 Woche Bearbeitungszeit. Hierzu darf das Gewebe (maximal 1 mm große Gewebestückchen) nicht mit Formalin, sondern muss mit gepuffertem Glutaraldehyd oder Paraformaldehyd-Glutaraldehyd-Gemisch vor-, dann mit Osmiumsäure nachfixiert und nach entsprechender Entwässerung in Kunstharz (Araldit) eingebettet werden. Von dem so präparierten Gewebe lassen sich Ultradünnschnitte (70 nm) herstellen, die nach Kontrastierung durch Schwermetallsalze wie Bleizitrat und Uranylazetat schließlich elektronenmikroskopisch ausgewertet werden können. Diese Untersuchungsmethode wird diagnostisch hauptsächlich zum Nachweis von Organellen- und Membranveränderungen, zur Beurteilung der glomerulären Basalmembran bei Glomerulonephritis, zum Aufspüren von Ablagerungen im Rahmen von Stoffwechselerkrankungen oder von Viruseinschlüssen herangezogen.

1.3.5 Histochemie

Hierbei handelt es sich überwiegend um Techniken, die über die HE-Färbung hinaus zur näheren Differenzierung von Gewebestrukturen und Fremdeinlagerungen und teilweise auch zur Differenzierung von Einzelzellen angewandt werden. *Histochemisch* lassen sich Bindegewebe (Van-Gieson-Färbung), elastische Fasern (Van-Gieson-Elastin), Retikulinfasern (Gomorri), Schleim (PAS = Perjodsäure-Schiff-Reaktion) und Fette (Sudan) spezifisch darstellen. Pigmenteinlagerungen, z. B. Eisenpigment, lassen sich durch die Berliner-Blau-Reaktion erfassen. Für den Amyloidnachweis steht die Kongorotfärbung und für den Kalknachweis die Von-Kossa-Färbung zur Verfügung. Die Gram-Färbung ermöglicht den Nachweis von Bakterien, Ziehl-Neelsen den Nachweis von Mykobakterien, die Warthin-Starry-Färbung den Listerien- und Spirochätennachweis und die Grocott-Färbung den Nachweis von Pilzen.

Die *enzymzytochemischen* Färbungen lassen sich meist nur an tiefgefrorenen Gewebsproben durchführen. Einige Enzyme wie die Chlorazetatesterase und die Tartrat-resistente saure Phosphatase reagieren aber auch nach vorheriger Fixation und sind noch im paraffineingebetteten Gewebe nachweisbar.

1.3.6 Immunhistochemie

Die immunhistochemischen Untersuchungen konzentrieren sich vor allem auf *Tumoren*, die wegen ihres geringen Differenzierungsgrades mit Hilfe der histologischen Routinefärbungen keinem Abstammungsgewebe zugeordnet werden können. Vielfach erlaubt der immunhistochemische Nachweis zell-/gewebespezifischer Antigene (S. 160) auf den Tumorzellen eine Zuordnung zu einer bestimmten Ausgangszelle und damit eine histogenetische Klassifizierung. Außerdem wird die immunhistochemische Untersuchung auch dazu eingesetzt, um mit der Darstellung von mitoseassoziierten Proteinen, von Wachstumsfaktor und Hormonrezeptoren Aufschluss über die Therapierbarkeit und Prognose eines Tumors zu erlangen. Schließlich lassen sich mit Hilfe der Immunhistochemie auch Erreger(-Antigene), insbesondere von Viren, nachweisen. In den meisten Fällen sind die verwendeten Antikörper „paraffingängig", so dass die immunhistochemische Untersuchung auch an formolfixiertem Material gelingt. Gelegentlich müssen jedoch die Gewebeschnitte vorbehandelt werden, um die darzustellenden Antigene zu demaskieren.

Das Prinzip der immunhistochemischen Untersuchung besteht darin, einen Antikörper an ein bestimmtes Zellantigen in Form einer „*Primärreaktion*" zu binden, um es dann durch eine *Sekundärreaktion* sichtbar zu machen. In den meisten Fällen besteht die Sekundärreaktion darin, dass ein gegen den Antikörper (S. 165) der Primärreaktion gerichteter Antikörper an den Primärantikörper bindet. Da der Antikörper der Sekundärreaktion an ein besonderes Markermolekül (Fluoreszenzfarbstoff, Enzym, kolloidales Gold) gekoppelt ist, kann man den Ort der Antigen-Antikörper-Bindung durch Fluoreszenzlicht, Enzymhistochemie oder Elektronenmikroskopie sichtbar machen. Als Primärantikörper stehen polyklonale und monoklonale Antikörper zur Verfügung.

Polyklonale Antikörper werden durch Immunisierung einer Tierspezies mit gereinigtem Antigen gewonnen; entsprechend handelt es sich stets um ein Gemisch von Antikörpern gegen verschiedene Epitope des applizierten Antigens mit hoher Bindungskapazität. Polyklonale Antikörper zeigen aufgrund ihrer Antikörpervielfalt gelegentlich Kreuzreaktionen mit anderen Antigenen. Darüber hinaus sind sie nicht unbegrenzt verfügbar und müssen immer wieder neu hergestellt werden.

Monoklonale Antikörper werden nach Immunisierung durch Immortalisierung und Vermehrung einer einzigen antikörperproduzierenden Zelle gewonnen. Sie bildet somit lediglich *eine* Antikörperart, die hochspezifisch ist gegen ein bestimmtes Epitop des applizierten Antigens. Diese Antikörper werden von der immortalisierten Zelle unbegrenzt produziert. Die monoklonalen Antikörper gegen Leukozytenantigene werden international in „Cluster of Differentiation" (= CD) klassifiziert. Monoklonale Antikörper einer CD-Gruppe zeigen das gleiche immunhistochemische Reaktionsmuster im Gewebe, erkennen das gleiche Antigen (geprüft anhand des Molekulargewichtes) und werden von der gleichen cDNA kodiert wie für den das Antigen erkennenden, monoklonalen Antikörper.

Die immunhistochemische Untersuchung zur Erkennung antigener Stukturen setzt eine ungestörte Protein-(Antigen-)Synthese auf Ebene der Transkription (DNA → RNA) und Translation (RNA → Protein) in ausreichenden Mengen und natürlich ein verfügbares primäres Erkennungsreagenz voraus. Molekularbiologische Methoden hingegen erlauben bei gestörter Transkription/Translation und fehlenden primären Erkennungsreagenzien die Analyse auf RNA- und DNA-Ebene.

1.3.7
Molekularpathologie
Diagnostik

Mit Hilfe der Molekularpathologie stellt man RNA- und DNA-Strukturen dar. Die RNA-Untersuchung ermöglicht es, den funktionellen Zustand eines Gens festzustellen. Bei der DNA-Analyse stellt sich stets die Frage, ob von der normalen Eigen-DNA abweichende DNA-Sequenzen vorhanden sind. Die *Hauptanwendungsbereiche* der Molekularpathologie sind nachstehend aufgeführt:
- Erregerdiagnostik durch Nachweis von Fremd-DNA,
- Diagnostik von Erbkrankheiten durch Nachweis von strukturellen DNA-Veränderungen wie Punktmutationen oder Translokationen,
- Tumordiagnostik durch Nachweis von tumorzellspezifischen genetischen Aberrationen,
- Tumorprognose durch Nachweis von Onkogenamplifikation oder Ineffizienz von Tumorsuppressorgenen.

Erregerdiagnostik: Wenn ein Kliniker bei einem Patienten wegen Infektionsverdacht Gewebe entnimmt, so stellt sich ihm die Frage, wem er die Probe schicken soll. Ist der Mikrobiologe oder der Pathologe der richtige Ansprechpartner? Wenn die infektiöse Genese klinisch eindeutig ist und lediglich die Erreger nachzuweisen sind, sollte das (unfixierte) Material zum Mikrobiologen geschickt werden. Gleiches gilt bei der Frage nach Antibiotikasensitivität der Erreger. Wenn die Läsion klinisch unklar ist, sollte man die Gewebeprobe – zumindest teilweise – dem Pathologen überlassen. Dies hat den Vorteil, dass eine histologisch relevante Diagnose gestellt wird und in einem zweiten Schritt die Erreger nachgewiesen werden können. Zur Erregerdiagnostik lassen sich die In-situ-Hybridisierung und Polymerase-Kettenreaktion einsetzen.

Diagnostik von Erbkrankheiten: Bei vererbbaren Krankheiten handelt es sich größtenteils um Punktmutationen, die nicht nur die Zellen des erkrankten Organs tragen, sondern alle somatischen Zellen. Daher reicht in vielen Fällen eine DNA-Analyse an Lymphozyten im peripheren Blut aus. Ausnahmen sind diejenigen erblichen Tumorkrankheiten, bei denen eine Mutation eines DNA-Reparatur-Enzyms zugrunde liegt, weil sie wegen der fehlenden DNA-Reparatur eine hohe genetische Instabilität aufweisen. Man könnte hier zwar die Reparaturgene direkt untersuchen, dies ist aber sehr aufwendig; daher vergleicht man die genetische Stabilität von normalem und neoplastischem Gewebe.

Tumordiagnostik: Die Tumorentstehung (= Tumorigenese) und Tumorprogression wird von stufenweisen Schädigungen des genetischen Materials begleitet, so dass dieses von der Norm abweicht. Demzufolge unterscheidet man primäre, sekundäre und tertiäre genetische Aberrationen (S. 363).
- *Primäre Aberrationen* sind mit der Tumorentstehung vergesellschaftet. Sie sind von Anfang an in den Tumorzellen vorhanden und charakteristisch für einen Tumortyp. Bei histomorphologisch nicht eindeutig definierbaren Tumoren kann man den Nachweis von tumortypischen primären genetischen Aberrationen zur Differenzialdiagnose einsetzen.
- *Sekundäre Aberrationen* sind genetische Veränderungen, die erst während der Tumorprogression mit einer gewissen Regelmäßigkeit auftreten und hierfür allgemein charakteristisch sind. Daher ergänzen sie den histologisch oder zytologisch definierten Malignitätsgrad. Sekundäre Aberrationen können sowohl eine DNA-Veränderung als auch eine veränderte Genexpression beinhalten.
- *Tertiäre Aberrationen* sind individuell auftretende Veränderungen, die im Rahmen genetischer Instabilität von Tumorzellen entstehen. Sie können die Tumorprogression individuell modifizieren, sind jedoch für die molekularpathologische Diagnostik aufgrund ihrer fehlenden Spezifität belanglos.

Methodik

Die Wahl der molekularpathologischen Techniken richtet sich nach der diagnostischen Fragestellung sowie nach der unterschiedlichen Nachweisempfindlichkeit der jeweiligen Methode. Die wichtigsten derzeit in der Pathologie eingesetzten molekularbiologischen Methoden umfassen die Hybridisierung und die DNA-Amplifizierung (Polymerase-Kettenreaktion), die bereits in der Routinediagnostik angewandt werden, sowie die DNA-Sequenzanalyse.

Hybridisierung (hybrida, lat. = Bastard): Sie ist vergleichbar mit einer Antikörper-Antigen-Bindung bei der Immunhistochemie, jedoch vollzieht sie sich auf DNA- oder RNA-Ebene. Das grundlegende Prinzip besteht dabei in der Bindung (Hybridisierung) einer in ihrer Sequenz bekannten, synthetisierten oder klonierten Kopieprobe (cRNA oder cDNA) an die entsprechende komplementäre Nukleotidsequenz, die in der zu untersuchenden Probe vermutet wird. Die Kopieproben können mit Radioisotopen oder mit nichtradioaktiven Molekülen wie Bioton und Fluorochrom markiert werden und dementsprechend mittels Autoradiographie, Fluoreszenz- oder Immunhistochemie nachgewiesen werden. Die Nachweisempfindlichkeit einer Hybridisierung kann durch eine vorgeschaltete Vermehrung der vermuteten RNA- oder DNA-Sequenzen in den zu untersuchenden Proben wesentlich gesteigert werden.

- *In-situ-Hybridisierung:* Mit dieser Methode lassen sich durch komplementäre Hybridisierung gezielt RNA- und DNA-Fragmente in intakten histologischen oder zytologischen Strukturen darstellen. Die Methode ist auch an formalinfixiertem und paraffineingebettetem Gewebe durchführbar. Sie hat den Vorteil, dass durch den Nachweis von RNA- oder DNA-Fragmenten auf den funktionellen Zustand einzelner Zellen (RNA) oder auf deren genetische Veränderung (DNA) bzw. auf das Vorhandensein von fremder DNA geschlossen werden kann. Hauptanwendungsbereich dieser Technik ist die Erregerdiagnostik (Papillom-, Zytomegalie- und Epstein-Barr-Virus). Das Ergebnis bei dieser Methode hängt wesentlich von der Anzahl der RNA- oder DNA-Kopien pro Zelle ab. Bei weniger als 50–250 RNA- oder DNA-Kopien kann man kein zuverlässiges Ergebnis erwarten.
- *Komparative genomische Hybridisierung:* Mit dieser Methode werden nach DNA-Extraktion aus dem zu untersuchenden Gewebe chromosomale Aberrationen dargestellt. Die zu untersuchende DNA und normale DNA werden im Verhältnis 1:1 gemischt und gegen Metaphasen normaler Chromosomen hybridisiert. Durch die komparative genomische Hybridisierung lassen sich Verluste und Vermehrungen chromosomaler Abschnitte feststellen. Diese Methode wird vorwiegend in der Tumorbiologie angewandt, wenn es gilt, prognostisch bedeutsame, sekundäre genetische Aberrationen festzustellen. Ihr Vorteil liegt darin, dass man keine vitalen Zellen benötigt, sondern lediglich extrahierte DNA aus frischem oder formalinfixiertem und paraffineingebettetem Gewebe.
- *DNA-Chips:* Dies ist eine Methode der Zukunft, um genetische oder funktionelle Unterschiede erkrankter Zellen festzustellen. Bei dieser Methode werden mehrere hundert oder tausend bekannte Genfragmente auf einen Chip gebracht und mit der zu untersuchenden RNA oder DNA hybridisiert. Der Vorteil dieser Methode liegt darin, dass man in einem einzigen Hybridisierungsvorgang ein weitgehend repräsentatives Muster von Genveränderungen oder -expressionen erhält. Diese Methode wird zur Zeit noch nicht diagnostisch eingesetzt.
- *Blotting-Verfahren:* Zum Nachweis von DNA werden sie als Southern-Blotting bezeichnet, wohingegen Blotting-Verfahren zum RNA-Nachweis Northern-Blotting genannt werden. In beiden Fällen wird die aus dem Gewebe isolierte Nukleinsäure, abhängig von ihrer Größe, elektrophoretisch in einem Agarosegel aufgetrennt. Danach wird sie auf eine Filtermembran übertragen, immobilisiert und mit einer markierten Nukleinsäuresonde hybridisiert. Das Southern-Blotting wird zur Ermittlung von Genumlagerungen (Gen-Rearrangements) vor allem bei der Diagnostik von Lymphknotentumoren diagnostisch eingesetzt.

Polymerase-Kettenreaktion (polymerase chain reaction = PCR): Diese Methode wird immer dann angewandt, wenn von bestimmten Nukleinsäuresequenzen so wenige Kopien vorliegen, dass sie sich der Nachweisempfindlichkeit der oben beschriebenen Hybridisierungsmethoden entziehen. Sie ahmt gewissermaßen in vitro die Replikation von Nukleinsäuren nach. Mit ihrer Hilfe lassen sich kleinere DNA-Fragmente (bis etwa 250 Basenpaare) effektiv vermehren. Die PCR läuft in drei Schritten ab.
- Zunächst wird das DNA-Extrakt hitzedenaturiert, danach wird das Reaktionsgemisch abgekühlt.
- Anschließend können die zwei Primer in Form von kurzen, den gesuchten Genabschnitt flankierenden DNA-Sequenzen an ihre spezifische Komplementärsequenz hybridisieren.
- Darauf liest die hitzestabile DNA-Polymerase – ausgehend von den Primern – die jeweiligen Matrizenstränge ab und synthetisiert den entsprechenden Komplementärstrang, so dass nach jedem Zyklus die spezifische Matrizen-DNA verdoppelt wird. Dies führt zur Amplifikation des gesuchten Genabschnitts. Im Anschluss daran werden die PCR-Produkte in Form von DNA-Sequenzen im Agarosegel oder durch Sequenzierung auf ihre Qualität und Spezifität überprüft.

Die Polymerase-Kettenreaktion hat ihren Hauptanwendungsbereich in der Erreger- und Tumordiagnostik. Vorteil der Methode ist die hohe Sensitivität. Bei soliden Tumoren wird diese Methode diagnostisch zum Nachweis von tumortypspezifischen Fusionsgenen oder deren RNA-Produkten eingesetzt. Bei lymphatischen Infiltraten können reaktive (polyklonale) von neoplastischen (monoklonalen) Läsionen des lymphatischen Systems differenziert werden, indem ein monoklonales Rearrangement von Immunglobulingenen oder von T-Zell-Rezeptor-Genen nachgewiesen wird. Die Methode ist in kurzer Zeit (etwa 2 Tage) und auch an formalinfixiertem und paraffineingebettetem Gewebe durchführbar.

DNA-Sequenzanalyse: Das Prinzip der enzymatischen DNA-Sequenzierung besteht darin, die Synthese des 5'-3'-Stranges des zu sequenzierenden DNA-Abschnittes basenspezifisch abzubrechen. Dadurch entstehen unterschiedlich große DNA-Bruchstücke. Ihre Größe widerspiegelt die Position der jeweiligen Nukleotidbase. Daraus kann die Basensequenz des analysierten DNA-Abschnittes ermittelt werden. Diese Methode ist technisch aufwändig, lässt sich aber mittlerweile mit automatisierten Sequenziersystemen durchführen.

Zytogenetik: Zur Durchführung chromosomaler Untersuchungen mittels klassischer Zytogenetik werden vitale Zellen in Kultur genommen. An den proliferierenden Zellen wird eine Metaphasenpräparation durchgeführt, und die Metaphasen werden nach unterschiedlichen Bänderungstechniken karyotypisiert. Vorteil dieser Methode ist, dass man eine komplette Übersicht über alle sichtbaren chromosomalen Aberrationen erhält. Nachteil ist der hohe zeitliche Aufwand (ca. 1 Woche). Hauptanwendungsbereiche der klassischen Zytogenetik sind die pränatale Diagnostik und Tumorgenetik. Die Methode wird routinemäßig in der Pränatal- und Leukämiediagnostik eingesetzt.

An bioptisch oder autoptisch gewonnenem Gewebe fahndet der Pathologe nach den Fehlern der verschiedenen, oben aufgezählten Lebensabläufe (S. 3), die in ihrer Gesamtheit das „Lebendige" in uns ausmachen:
- zelluläre Organisation,
- Stoffwechsel und Stofftransport,
- Wachstum und Differenzierung,
- Reizbeantwortung,
- Wahrung der Individualität,
- Fortpflanzung und Vererbung.

Das globale Erlöschen dieser „Eigenschaften des Lebens" bezeichnen wir als „Tod". Die einzelnen Störungen dieser Eigenschaften lassen sich zu einem Krankheitsverständnis zusammenfügen, das die Pathologie als Pathobiologie begreift. Sie bilden das didaktische Gerüst der nachfolgend dargestellten „Allgemeinen Pathologie" (Kapitel 2–8), die letztlich immer auf Veränderungen einer Zelle zurückgeht. Diese werden im nächsten Kapitel besprochen: „Störungen der zellulären und extrazellulären Organisation".

2 Störungen der zellulären und extrazellulären Organisation

U.-N. Riede, N. Freudenberg, R. Rohrbach, H.-E. Schaefer

2.1	**Zellpathologie** 12	**2.2**	**Bindegewebepathologie** 36
2.1.1	**Zellkern** 12	2.2.1	**Kollagen** 36
	DNA-Reparatur 12		Biogenesestörung 37
	Kernzytologie 14		Kollagenolyse 41
2.1.2	**RER** 17	2.2.2	**Mikrofibrillen** 44
	Mengenveränderung 17		Marfan-Syndrom 44
	Formveränderung 17		Amyloidosen 45
	Zisterneneinschluss 17	2.2.3	**Elastin** 50
	Onkofetale Läsion 17		Biogenesestörung 50
2.1.3	**SER** 17		Elastinolyse 52
	Mengenveränderung 17		Einlagerungen 53
	Formveränderung 19	2.2.4	**Proteoglykane** 53
2.1.4	**Golgi-Apparat** 19		Biogenesestörung 54
2.1.5	**Mitochondrien** 19		Proteoglykanolyse 56

2.1.5 **Mitochondrien** 19
Mengenveränderung 19
Megamitochondrien 20
Mitochondrienschwellung 20
Mitochondriale DNA 20
Cristaeläsionen 20
Mitochondrieneinschluss 21
Mitochondriale Antikörper 22
Mitochondrialer Apoptoseweg 22
Mitochondriopathien 22

2.1.6 **Peroxisomen** 23
Peroxisomale Krankheiten 23

2.1.7 **Lysosomen** 24
Lysosomale Krankheiten 26

2.1.8 **Zytomembran, Rezeptoren** 28
Ionenkanäle 28
Nexus 28
Rezeptoren 29

2.1.9 **Zytoskelett** 30
Mikrotubuli 30
Mikrofilamente 31
Intermediärfilamente 32

2.1.10 **Adhäsionsmoleküle** 34
Selektine 34
Cadherine 34
Integrine 35

2.1 Zellpathologie

Leben ist erst dann möglich, wenn die chemischen Elemente eines Organismus in eine gesetzmäßige Beziehung zueinander treten. Diese Beziehung kommt nur durch eine räumliche Gliederung und somit auch Strukturierung zustande. Die proportionalen Relationen zwischen den chemischen Elementen werden vom Organismus genau den jeweiligen Anforderungen angepasst. So entsteht ein in sich geschlossenes System, in dem jeder Teil funktionell auf den anderen abgestimmt ist. Das System lässt sich weder verkleinern noch vergrößern, ohne dass sich gleichzeitig seine Funktion ändert. Folglich bedingt die Struktur des Systems seine Funktion. Die Zelle ist also kein einfacher Enzymbehälter, sondern in verschiedene, morphologisch abtrennbare Kompartimente, die Zellorganellen, unterteilt, denen heute genau definierte Funktionen zugeordnet werden können. Demzufolge lässt sich das pathogenetische Verständnis bei einigen Krankheiten durch eine Organellenpathologie erweitern. Unter solchen Organellenerkrankungen sind folgende besonders hervorzuheben:

Mitochondriopathien in Form von
- Hypoxidosen (Atmungskettenenzyme),
- Enzephalomyopathien (Schäden der mt-DNA),
- Autoaggressionskrankheiten (Autokörper gegen mt-DNA).

Peroxisomale Krankheiten mit Fehlen einzelner Enzyme oder peroxisomaler „Assembly"-Faktoren.

Lysosomale Krankheiten ergeben sich aus den verschiedenen Funktionsformen der Lysosomen, wobei der angeborene Mangel einzelner lysosomaler Enzyme für die klassischen „lysosomalen Speicherkrankheiten" typisch ist.

Zytoskelettstörungen lassen sich vorwiegend zur Identifikation von Tumoren nutzen und verursachen angeborene oder erworbene Formanomalien bestimmter Zellen (Kugelzellanämie).

Desmosomale Läsionen als Schädigungen der Haftorganellen sind das morphologische Korrelat einer gestörten Zell-Zell-Kommunikation und charakterisieren wesentliche Schritte im Ablauf einer „Tumorkrankheit" oder Fehlbildung.

Ziliäre Läsionen äußern sich in einer Störung der mukoziliären „Clearance" und ziehen chronische Atemwegsinfekte nach sich. Paradebeispiel eines angeborenen Ziliendefektes ist das Kartagener-Syndrom.

2.1.1 Zellkern

Orthologie
Der Zellkern (= *Nukleus*) ist der „Direktor" des Zytoplasmas und der darin enthaltenen Organellen. Er ist Träger und Bewahrer der Erbanlagen, er induziert die Ausbildung aller während der Zelldifferenzierung entstehenden Zytoplasmastrukturen und kontrolliert ständig direkt oder indirekt die Gesamtfunktion der Zelle. Der Zellkern wird von einer porenhaltigen Doppelmembran umhüllt, die einen Teil des rauen endoplasmatischen Retikulums darstellt.

Kernformen: Der Zellkern liegt in allen teilungsfähigen Zellen in zwei Erscheinungsformen vor: Interphasenkern oder Mitosekern. Für den *Mitosekern* ist das Sichtbarwerden der Chromosomen typisch. Der *Interphasenkern* weist neben einem Kernkörperchen (= *Nukleolus*), das vorwiegend aus RNA besteht, Chromatin in lockerer (= *Euchromatin*) und kompakter Anordnung (= *Heterochromatin*) auf (Abb. 2.1 a). Das Euchromatin enthält vorwiegend genetisch aktives, das Heterochromatin genetisch inaktives Material.

Chromosomen (gr. = „Farb-Körper"): Die im Zellkern enthaltene Erbinformation ist in hierarchisch gegliederte Einheiten aufgeteilt. Die Chromosomen stellen die Verpackungs- und Transporteinheiten des Erbgutes dar, mittels derer dieses während den Zellteilungen (Meiose/Mitose) auf die Keimzellen/Tochterzellen aufgeteilt wird.
Die Grundeinheiten der Vererbung stellen die *Gene* dar, welche die Information für ein bestimmtes Merkmal oder eine bestimmte Funktion enthalten. Gene mit einer gleichen oder verwandten Aufgabe sind häufig in enger Nachbarschaft auf einem Chromosom lokalisiert und repräsentieren eine Genfamilie.
Jede normale menschliche Zelle ist diploid und besitzt zwei haploide Chromosomensätze, in denen sich die beiden homologen Chromosomen im Hinblick auf ihr Aussehen und ihren genetischen Inhalt entsprechen. Einzig die beiden Geschlechtschromosomen (= *Gonosomen*) sind beim männlichen Geschlecht verschieden: Während die Zellen einer Frau zwei X-Gonosomen aufweisen, hat der Mann in seinen Zellen ein X-Gonosom und ein kleineres, genarmes Y-Gonosom. Während der Metaphase bestehen die Chromosomen aus zwei Chromatiden, die am *Zentromer* (Spindelansatzstelle) noch zusammengehalten werden. Den kurzen Arm bezeichnet man mit dem Buchstaben p (petit), den langen Arm mit dem Buchstaben q (Abb. 2.1 b). Die Mitosechromosomen einer Zelle werden nach weltweit anerkannten Richtlinien (ISCN = International System for Human Cytogenetic Nomenclature) zu einem *Karyogramm* zusammengestellt und mit einer Kurzformel nach folgenden Kriterien beschrieben:
1. Gesamtzahl der Chromosomen,
2. Geschlechtschromosomenstatus,
3. allfällige Aberrationen.

2.1.1.1 DNA-Reparatur

Orthologie: Die Funktionen der informationtragenden DNA und der informationsetzenden RNA sind mit einer modernen Datenverarbeitungsanlage vergleichbar. In der sog. Software (= Programm) enthalten sind die Weisungen für die Programmabschrift (= DNA-Replikation), für die Reparatur von Programmdefekten (= DNA-Reparaturvorgänge) sowie die Weisungen, um mit Unterprogrammen Struktur- und Funktionsproteine herzustellen. Die Replikation, Transkription und Translation entsprächen demnach der „Hardware" (= Computer).
Die DNA ist während des ganzen Lebens den Organismus schädigenden Einflüssen ausgesetzt, z. B. natürlichen ionisierenden Strahlen, Metaboliten und Toxinen. Dadurch entstehen DNA-Schäden, die aber

2.1 Zellpathologie

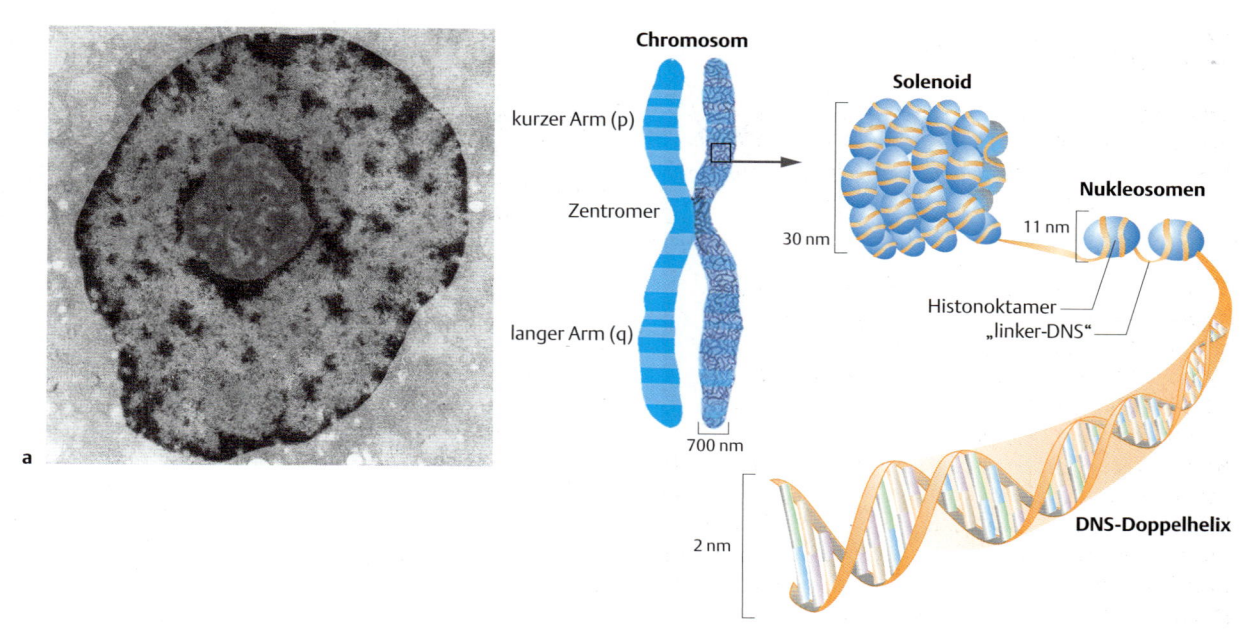

Abb. 2.1 Zellkernstruktur:
a Heterochromatin im Interphasenkern (ultrastukturell-histochemische DNA-Darstellung mit Gallozyaninchromalaun, Vergr. 1 : 5000);
b lichtmikroskopischer, ultrastruktureller und molekularer Aufbau eines menschlichen Chromosoms.

von der Zelle mit Hilfe ausgeklügelter DNA-Reparatur-Mechanismen wieder „geflickt" werden. Für die DNA-Reparatur gibt es DNA-Reparatur-Enzyme und Reparaturwege, die für bestimmte Läsionen typisch sind. Sie können sich aber auch gegenseitig überlappen, so dass ein DNA-Schaden auf verschiedene Weise wieder behoben werden kann.

DNA-Reparatur-Mechanismen
- *Exzisionsreparatur:* In diesem Falle stellt zunächst ein Erkennungsenzym (Endonuklease) den Ort des DNA-Fehlers fest und spaltet zu dessen beiden Seiten den DNA-Strang (= Inzision). Dann wird die Fehlerstelle durch eine 5' → 3'Exonuklease aus dem DNA-Strang herausgeschnitten (= Exzision). Anhand der Gegenstrangsequenz wird die herausgeschnittene DNA-Sequenz mit Hilfe einer DNA-Polymerase wieder ersetzt. Schließlich verbindet eine DNA-Ligase das 3'-Ende des neuen Materials mit dem alten und schließt die Lücke.
- *Direkte DNA-Reparatur durch Photoreaktivierung:* Hier wird der DNA-Schaden dadurch rückgängig gemacht, dass ein lichtabhängiges Enzym (= Photolyase) an die schädlichen kovalenten Bindungen des Thymindimers bindet, um es in einem weiteren Schritt bei Belichtung wieder in zwei Einzelbasen zu spalten.
- *Rekombinationsreparatur:* Mit diesem Mechanismus können auch längere DNA-Strang-Abschnitte mit zahlreichen Fehlstellen gegen einen intakten Einzelstrang ausgetauscht werden. Dabei wird die DNA-Fehler-Stelle bei der Replikation ausgespart. Die so entstandene Lücke wird durch Verschiebung des entsprechenden Segmentes aus dem regelrecht replizierten DNA-Strang geschlossen. Die daraus resultierende Lücke wird mit Hilfe einer Polymerase und Ligase aufgefüllt. Schließlich wird der ursprüngliche Defekt wie bei der Exzisionsreparatur durch Exzision wieder beseitigt.

Gelingt es der Zelle nicht, einen DNA-Schaden in kurzer Zeit zu reparieren, so kann dies für den Organismus verheerende Folgen haben. Stoffwechselstörungen, Fehlbildungen und Tumoren entstehen. Im Folgenden wird modellhaft eine Krankheit besprochen, die auf einen Defekt in der DNA-Reparatur zurückgeht.

Xeroderma pigmentosum

Definition: Die Xeroderma pigmentosum (gr./lat. = pigmentierte „Trockenhaut") ist eine seltene erbliche Störung der DNA-Reparatur wegen beeinträchtigter Exzisionsreparatur für Thymindimere. Konsekutiv kommt es zu erhöhter Anfälligkeit für UV-Strahlen sowie UV-mimetische Noxen und daraus resultierender Prädisposition für Hauttumoren.

Pathogenetische Kettenreaktion: Exposition gegenüber UV-Strahlen → DNA-Schädigung in den Epidermiszellen → Anhäufung von Thymindimeren wegen defizienter DNA-Exzisionsreparatur in den Epidermiszellen. Die Folgen sind:
- Hautausdünnung wegen numerischer Epidermisatrophie,
- exzessive epidermale Verhornung (Hyperparakeratose) mit übermäßiger, fleckförmiger Produktion von Melaninpigment als Anpassungsreaktion gegenüber der UV-Exposition,
- Teilungs- und Differenzierungsstörung der Epidermiszellen mit Entwicklung von Hauttumoren.

Klinisch treten bei diesen Patienten bereits im jugendlichen Alter folgende Läsionen auf (Abb. 2.2):
- schuppende trockene (daher: Xeroderma), fleckig überpigmentierte Haut (daher: pigmentosum),
- Vorläufer von Hautkrebs (Präkanzerosen), die später in multiple Hautkrebse wie Basaliome (S. 955), Plattenepithelkarzinom und Pigmentzellkrebse (= maligne Melanome; S. 960) übergehen.

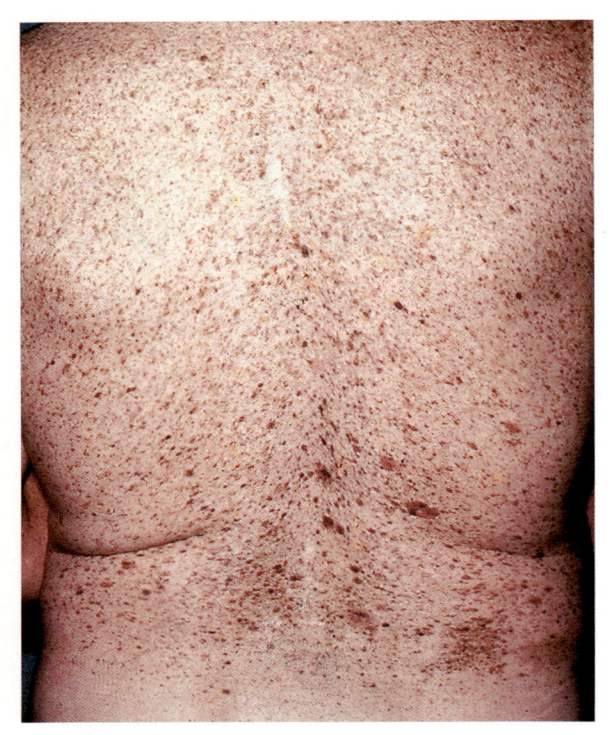

Abb. 2.2 **Xeroderma pigmentosum** (22-jähriger Patient).

2.1.1.2
Kernzytologie

Je nach Qualität, Intensität und Dauer eines Reizes oder einer Schädigung verändert eine Zelle ihren Zellkern und/oder ihr Zytoplasma in Form von diagnostisch bedeutsamen Reaktionsmustern, welche die Grundlage der lichtmikroskopischen Zytopathologie (Zytologie) sind und im Folgenden näher besprochen werden.

Eine wichtige Voraussetzung für die Beurteilung von zytologischem Untersuchungsgut ist eine quantitativ und qualitativ ausreichende Materialgewinnung, die – wie bereits in Kapitel 1 erwähnt – durch Abstreichen von Gewebeoberflächen (**Exfoliativzytologie**), Spülung von Körperhöhlen (*Spülzytologie*), Punktion von Ergüssen in serösen Körperhöhlen (**Ergusszytologie**) oder durch Punktion parenchymatöser Organe (**Punktionszytologie**) erfolgen kann. Dabei macht man sich die Tatsache zunutze, dass im normalen Gewebe die Zellen mit ihrem Zytoskelett untereinander und mit dem umgebenden Stroma (gr. = Decke, Lager) fest zusammenhängen, wohingegen sie sich in einem entzündlich oder tumorös veränderten Gewebe leicht aus ihrem Zusammenhang lösen und mit zusätzlichen (Entzündungs-)Zellen vermischt werden. Somit spielen bei einer zytopathologischen Beurteilung folgende Kriterien eine wichtige Rolle:
- *Quantität* der gewinnbaren Organzellen,
- Art und Menge der in Organ oder Gewebeareal *eingewanderten Zellen* (= Infiltratzellen; filtrum, lat. = Seihetuch),
- *Zellzusammenhalt* und Anordnung der Zellen untereinander, abhängig von der Beschaffenheit des Zytoskeletts,
- *Quetschbarkeit* der Zellkerne aufgrund eines gelockerten Kernskeletts.

Wenn es gilt, den Funktions- oder Differenzierungszustand einer Einzelzelle zu beurteilen, sind die Kernveränderungen die „harten" Merkmale. Dagegen sind die Zytoplasmaveränderungen eher „weiche" Merkmale. Sie sollten mit der Kernmorphologie in Übereinstimmung stehen. Die zytologischen Veränderungen von Einzelzellen lassen sich somit in die nachfolgend beschriebenen Kategorien einteilen.

Kernschädigung

Degenerative Veränderungen des Zellkerns (S. 118), das morphologische Korrelat einer zellulären Funktionsminderung im Rahmen einer Zellschädigung, lassen sich in reversible und irreversible Formen unterteilen:
- *Reversible Degenerationszeichen* manifestieren sich am Zellkern in Form einer degenerativen Schwellung („Zellödem"). Dabei ist der Zellkern wegen einer Hemmung des aktiven Transports mit konsekutiver kolloidosmotischer Schwellung jeweils unter Strukturverlust des Chromatins (*Hypochromasie*) vergrößert und die Nukleolen verkleinert und/oder verschwunden. Diese Zellkernveränderungen werden von entsprechenden degenerativen Zytoplasmaveränderungen wie Vakuolisierung und trüber Schwellung (s. u.) begleitet. Nach Beeinträchtigung der Transkription werden die transkriptiv aktiven Chromosomenteile inaktiviert, was mit einer „schachbrettmusterartigen" Chromatinkondensierung einhergeht (= *Hyperheterochromasie*).
- *Irreversible Schädigungszeichen* sind Kernpyknose, Karyorrhexis und Karyolysis. Alle drei Veränderungen sind das morphologische Korrelat dafür, dass die Zelle abstirbt.

„Programmierter Zelltod" (S. 124): Hier wird zunächst das Kernchromatin kondensiert, was zytologisch als punktförmige Kernschrumpfung imponiert, z. B. Superfizialzellen des mehrschichtigen verhornenden Plattenepithels (Abb. 2.3 a). Später fällt der Zellkern samt Zytoplasma auseinander. Zytologisch sieht es aus, als ob es ihn zerreißen würde (= „Karyorrhexis"; gr.: karyon = Kern, rhexis = Zerreißung).

„Akzidenteller Zelltod": Diesem liegt kein genetisch festgelegtes Programm zugrunde. Die Zelle schwillt samt Zellkern an, das Chromatin wird dadurch zunächst an die Kernmembran gedrückt (= „Kernwandhyperchromasie") und später samt dem Zytoplasma aufgelöst, so dass sich der Zellkern lichtet (= „Karyolyse"; gr. lyse = Auflösung). Das Resultat des programmierten Zelltodes wird deshalb auch als Schrumpfnekrose (Nekrose, gr. = Tod), das des akzidentellen Zelltodes auch als „Schwellnekrose" (= „Onkose"; gr. onkos = Schwellung; Abb. 2.3 b) bezeichnet.

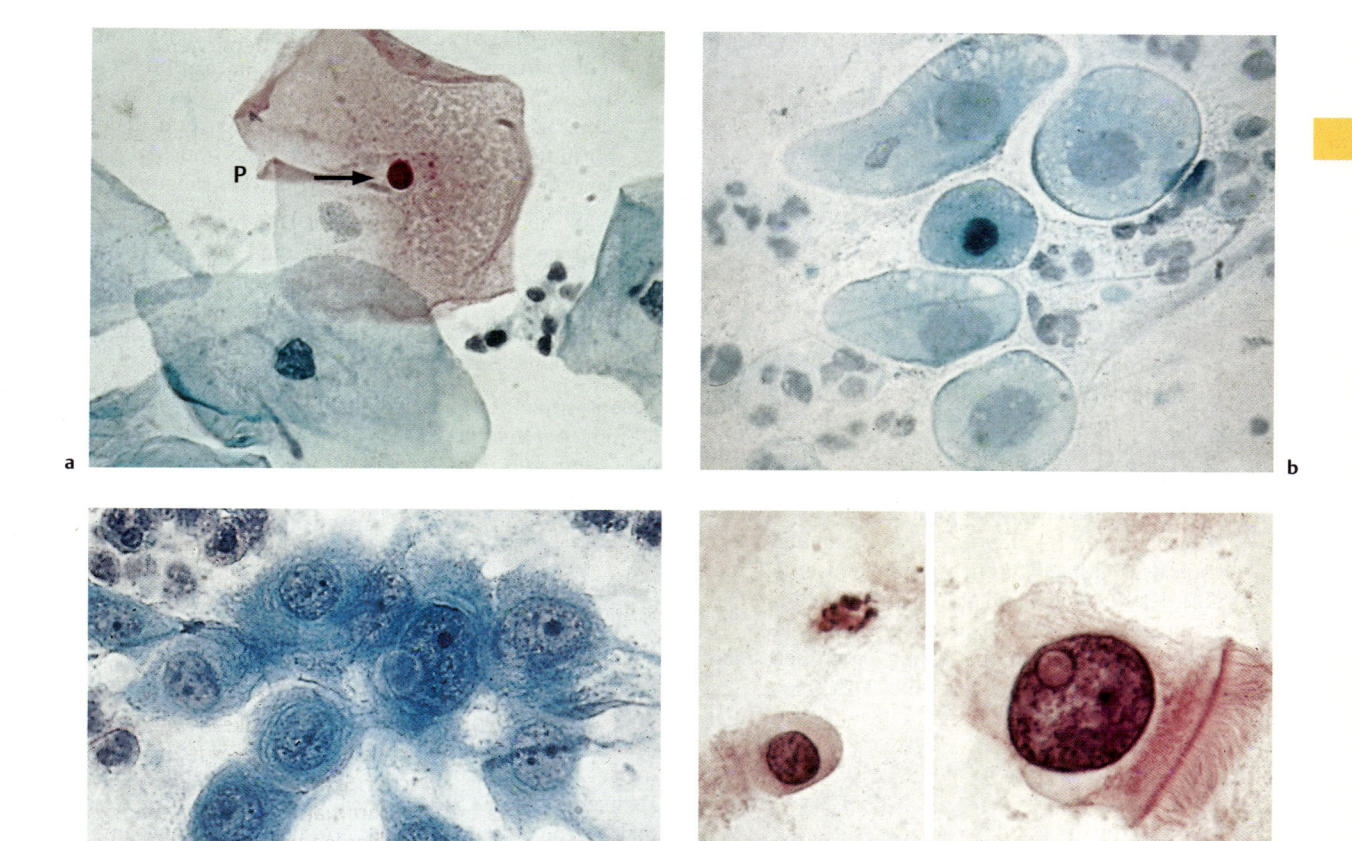

Abb. 2.3 Zytologie der reaktiven Zellveränderungen:
a Kernpyknose einer Superfizialzelle (rötlich) des Plattenepithels im Rahmen des programmierten Zelltods (Papanicolaou, Vergr. 1 : 400);
b Onkose: degenerative Aufquellung einer degenerierten Plattenepithelzelle (akzidenteller Zelltod), daneben Zelle mit Kernpyknose (Papanicolaou, Vergr. 1 : 400);
c Regeneratepithel (Vergr. 1 : 400);
d hypertrophierte respiratorische Flimmerepithelzelle im Vergleich zu einer Normalzelle (HE, Vergr. 1 : 400).

Kernadaptation

Die Anpassung einer Zelle an eine nicht tödlich ausgehende Belastung führt zu ihrer Aktivierung und *Funktionssteigerung*. Dies gilt besonders für solche Zellen aus dem Umfeld einer schweren Gewebeschädigung, die überlebt haben und nun durch Zellteilung den Gewebeschaden wieder wettmachen müssen (= Regeneration). Solche aktivierten Zellen weisen vergrößerte Zellkerne auf (= „funktionelle Kernschwellung"), in denen inaktives kondensiertes Chromatin (= Heterochromatin) in aktives Euchromatin umgewandelt wird, was als feinschollige Kernhyperchromasie imponiert. Gleichzeitig sind die Nukleolen vermehrt und vergrößert (Abb. 2.3c).

Bei länger dauernder funktioneller Beanspruchung und/oder nichttödlicher Gewebeschädigung werden die Zellkerne vergrößert, was mit einer ganzzahligen Vervielfachung des Chromosomensatzes (= „Kernpolyploidisierung") einhergeht. Bei dieser Anpassungsreaktion legt die Zelle gewissermaßen an biologisch funktionstüchtiger Masse zu. Man bezeichnet dies als „Hypertrophie" (gr. = Über-Ernährung) (Abb. 2.3d). Hält die funktionelle Gewebsbeanspruchung längere Zeit an, so gehen die betroffenen Zellen, wenn sie teilungsfähig sind, vermehrt in Mitose, und die Zellzahl im Gewebe nimmt zu, was man als „Hyperplasie" (gr. = Über-Bildung) bezeichnet. Zytologisch ist in solchen Geweben die Mitoserate vermehrt.

Kernentdifferenzierung

Kann in einem teilungsfähigen Gewebe aufgrund von genetischen Defekten der für die entsprechenden Zellen charakteristische Differenzierungsplan nicht mehr eingehalten werden, so trägt eine solche Zelle zwar noch Merkmale von Zellen des Muttergewebes, weicht aber funktionell und morphologisch von diesen ab: sie ist entdifferenziert, was man auch als *Anaplasie* bezeichnet (gr. „Wieder-[= wie früher]Bildung"). Dieser Vorgang führt

zur Entwicklung eines bösartigen Tumors und vollzieht sich in mehreren zytologisch fassbaren Stufen:
- *Veränderung der Kerngestalt:* Die Zellkerne eines malignen Tumors (Abb. 2.4a) variieren stark in Form (Kernpolymorphie) sowie Größe (Kernanisonukleose; gr. = „Kernungleichheit") und werden oft durch ein schmaleres Zytoplasma umgeben (verschobene Kern-Plasma-Relation). Durch Schwächung des nukleären Stützgerüstes (Nukleoskelett) neigen sie mehr oder weniger zu Quetschungsartefakten beim präparativen Zellausstrich.
- *Veränderung des Kernchromatins:* Das Chromatin ist grobschollig angeordnet (Heterochromasie) mit einem Nebeneinander von grobem und feinem Chromatin („Pfeffer-und-Salz-Aspekt"). Der Chromosomensatz ist vergrößert, aber kein ganzzahliges Vielfaches des normalen diploiden Chromosomensatzes (Kernaneuploidie). Häufig sind normale und pathologische Teilungsfiguren. Anisonukleose, Polymorphie des Nukleolus und atypische Mitosefiguren.
- *Veränderung der Nukleolengestalt und -lage:* Die Nukleolen sind oft plump, kantig, vergrößert und in der Kernperipherie gelagert (Abb. 2.4b).

- *Veränderung des Zellzusammenhalts:* Bei der Entdifferenzierung gehen zunehmend Ädhäsionsproteine auf der Zelloberfläche verloren, die für die „Sortierung" gleichartig differenzierter Zellen und damit für die Zytokohäsivität verantwortlich sind. Maligne Tumorzellen sind folglich auch an ihrer Neigung zur Zytodiskohäsivität erkennbar.

Kerneinschlüsse

Sie kommen als Zytoplasma-, Paraplasmaeinschlüsse und Viruseinschlusskörperchen vor.

Zytoplasmaeinschlüsse: Sie beruhen meist auf einer Störung der telophasischen Trennung und Anordnung des Chromatins und Zytoplasmas in Form von zwei Tochterzellen, so dass Zytoplasmabestandteile samt Zellorganellen innerhalb des Kernes angetroffen werden. Derartige Zellkerneinschlüsse imponieren histologisch und zytologisch als sog. „Milchglaskerne" und sind für manche Schilddrüsenkarzinome pathognomonisch.

Paraplasmaeinschlüsse: Sie können direkt durch die Kernmembran oder durch eine Telophasenstörung in den Kern gelangen. Sie imponieren nach der histologischen Aufarbeitung (z.B. Entfettung, Alkoholdehydrierung) meist als sog. „Lochkerne". Solche glykogenhaltigen Lochkerne (Abb. 2.5) weisen in Leberbiopsien auf eine diabetische Stoffwechsellage hin. Beim lymphoplasmozytischen Immunozytom (= Makroglobulinämie Waldenström) sind PAS-positive globuläre Kerneinschlüsse aus Immunglobulinen (= sog. Fahey-Dutscher-Körperchen) typisch. Die gleichen Korpuskel treten auch im Zytoplasma dieser lymphoiden Tumorzellen auf.

Viruseinschlusskörperchen bestehen meist aus parakristallin angeordnetem oder amorphem Eiweißmaterial. Solche Kerneinschlusskörper sind für Masern-, Adeno-, Herpes- und Papillomviren typisch.

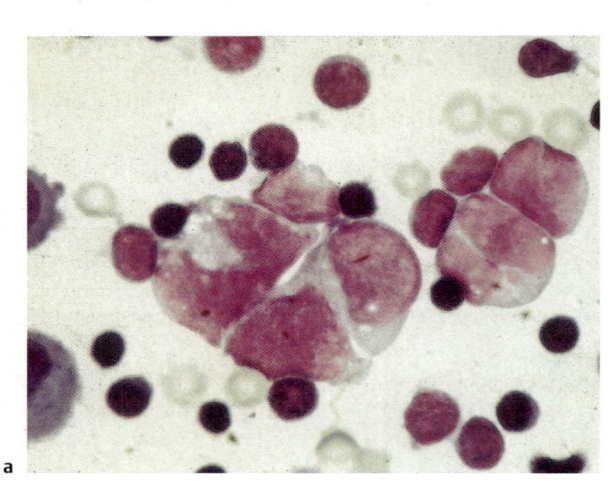

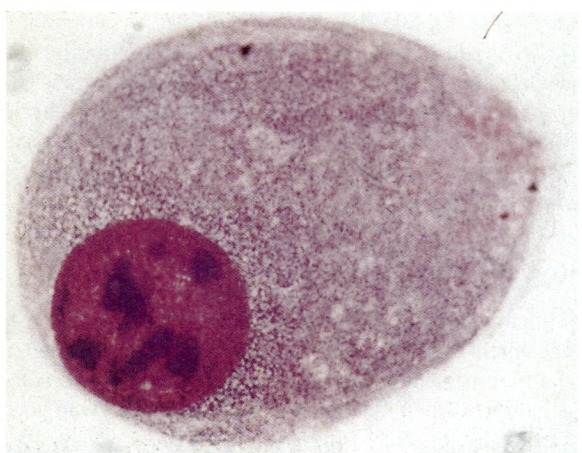

Abb. 2.4 **Zytologie der neoplastischen Zellveränderungen:**
a Kernpolymorphie von Krebszellen (HE, Vergr. 1 : 400);
b Nukleolenpolymorphie in einer Krebszelle (HE, Vergr. 1 : 400).

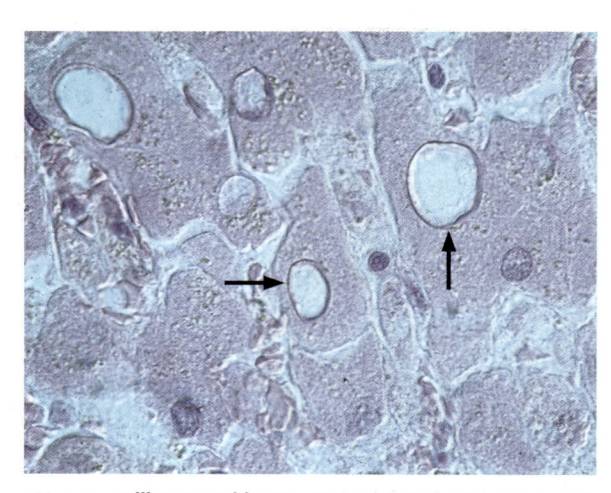

Abb. 2.5 **Zellkerneinschlüsse:** glykogenhaltiger Lochkern (HE, Vergr. 1 : 100).

2.1.2 RER

Orthologie: Das RER (= rough endoplasmic reticulum) bildet als „Proteinfabrik" Zisternen, denen außen Ribosomen angeheftet sind. Die von der m-RNA kodierten Peptidketten gelangen in das Zisternenlumen des RER, wo sie zu Proteinen strukturiert werden. Wegen des hohen RNA- und Proteingehaltes färbt sich das RER histologisch verstärkt basophil. Diese basophilen Schollen werden auch als Ergastoplasma, in den Ganglienzellen als Nissl-Schollen bzw. Tigroidsubstanz bezeichnet.

2.1.2.1 Mengenveränderung

Zisternenvermehrung: Sie kommt in allen Zellen vor, die große Proteinmengen produzieren und/oder sezernieren (z. B. Plasmazellen). Dadurch färbt sich das Zytoplasma verstärkt basophil.

Zisternenverminderung: Sie charakterisiert inaktive Zellen mit gedrosselter Proteinsynthese.

2.1.2.2 Formveränderung

RER-Fragmentierung/-Vakuolisierung: Im Rahmen einer unspezifischen reversiblen Zellschädigung mit Unterbrechung im Energiestoffwechsel versagt die Natriumpumpe, Wasser strömt in die Zelle, und das RER-Zisternen-System bricht in kleine Einheiten auf (= Fragmentierung). Diese wandeln sich in Bläschen um (= RER-Vesikulierung), was lichtmikroskopisch noch nicht erkennbar ist. Erst wenn aus den submikroskopischen Vesikeln große Blasen (= Vakuolen) geworden sind, ist der Schaden – meist in Kombination mit einer Schwellung von SER (= smooth endoplasmic reticulum) und Mitochondrien – in Form einer vakuoligen Zytoplasmadegeneration (Abb. 2.**6**) auch lichtmikroskopisch sichtbar.

RER-Ballonierung: Diese histologisch als „hydropische Schwellung" bezeichnete, irreversible Zellschädigung ist der morphologische Endzustand eines zusammengebrochenen Energiestoffwechsels und manifestiert sich in blasenförmigen Zytoplasmavakuolen. Sie ist das morphologische Äquivalent eines sog. akzidentellen Zelltodes (= Onkose; S. 126).

RER-Zisternen-Kollaps (Abb. 2.**7a**): Er ist Folge einer peroxidativen Membranschädigung (z. B. durch CCl_4-Intoxikation) und das morphologische Äquivalent eines beginnenden programmierten Zelltodes (S. 124).

2.1.2.3 Zisterneneinschluss

Im Rahmen genetischer, medikamentös-toxischer oder tumorbedingter Stoffwechselstörungen häuft sich amorphes Synthesematerial wegen einer abartigen oder gestörten Synthese-Sekretions-Tätigkeit der Zelle im Zisternenlumen an (Abb. 2.**7b**). Kristalline Einschlüsse sind hingegen Folge einer Sekretionsverzögerung bei Enzymopathien sowie sezernierenden Tumoren, partikulärtubuläre Einschlüsse „Fußspuren" für eine virale Infektion.

2.1.2.4 Onkofetale Läsion

Abartig angeordnete RER-Zisternen, die in dieser Form nur im fetalen und neoplastischen Gewebe vorkommen.
- *Ribosomen-Lamellen-Komplexe* bestehen aus gestapelten RER-Zisternen mit dazwischengelagerten Ribosomenreihen (Abb. 2.**7c**).
- *Anulierte Lamellen* sind Stapel aus perinukleären RER-Zisternen mit (Kern-)Poren.
- *Mitochondrien-Lamellen-Komplexe* sind Stapel aus länglich komprimierten Mitochondrien und RER-Zisternen.

2.1.3 SER

Orthologie: Das SER (= smooth endoplasmic reticulum) bildet ein System aus verzweigten Tubuli, das mit dem RER in Verbindung steht. Es enthält Demethylasen, Decarboxylasen, Deaminasen und Glucuronidasen sowie eine mischfunktionelle Oxidase, deren terminale Oxidase Cytochrom P-450 ist. Infolgedessen ist das SER in der Lage, Steroidkörper zu spalten und Arzneimittel sowie Gifte nicht nur zu inaktivieren, sondern auch ausscheidbar zu machen. Mit seiner mischfunktionellen Oxidase kann es aber auch krebserzeugende Stoffe bioaktivieren.

2.1.3.1 Mengenveränderung

Proliferation: Sie äußert sich in einer Vermehrung von tubulären SER-Elementen. Dadurch ist die betroffene Zelle vergrößert und enthält einen großen, homogenen,

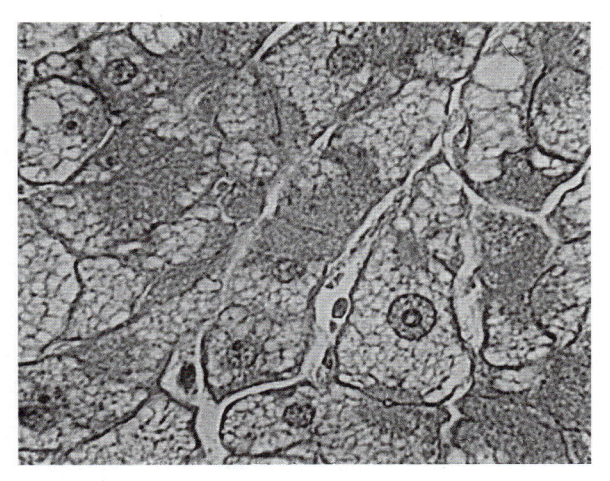

Abb. 2.**6 Vakuolige Zytoplasmadegeneration** mit RER-Ballonierung (HE, Vergr. 1 : 200).

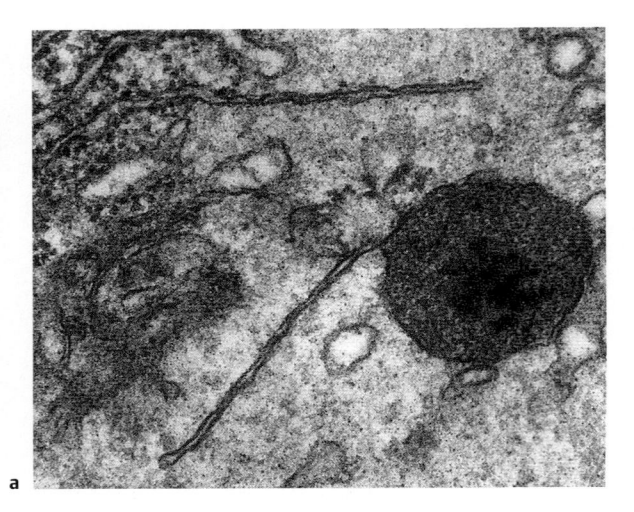

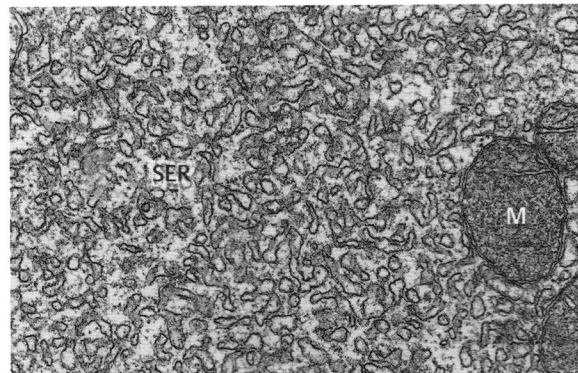

Abb. 2.8 **SER-Vermehrung** bei Barbituratabusus als ultrastruktureller Ausdruck einer Enzyminduktion (M = Mitochondrium) (Vergr. 1 : 15 000).

leicht basophilen Zytoplasmaherd, der durch einen hellen Saum von der Zellmembran abgesetzt ist. Solche Zellen werden deshalb auch als „Milchglaszellen" bezeichnet. Eine SER-Proliferation ist das morphologisches Korrelat folgender Läsionen:
- *Enzyminduktion:* Dabei löst eine chronische Exposition gegenüber Noxen (z. B. Barbituratabusus) eine Vermehrung der detoxifizierenden SER-Enzyme samt SER-Membranen aus (Abb. 2.8).
- *Virusmaterialproduktion:* Im Rahmen einer Virushepatitis B kommt es neben einer SER-Proliferation zu einer intratubulären Bildung von Virushüllproteinen (= HBs-Antigen, Surface-Antigen).

Atrophie: Sie markiert eine SER-Verkümmerung mit Reduktion der SER-Membranen bei gedrosseltem Stoffwechsel.

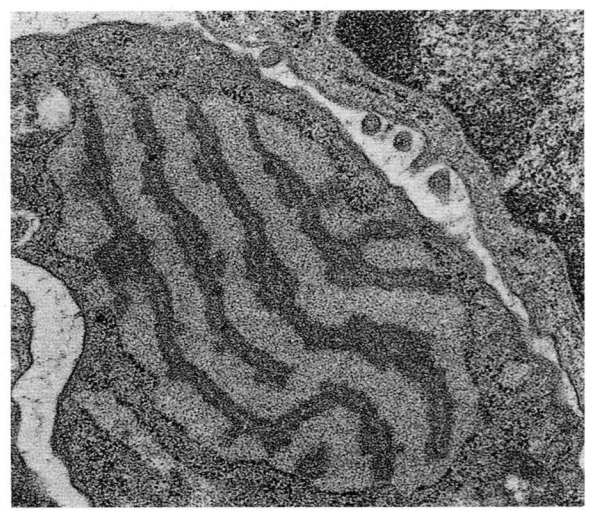

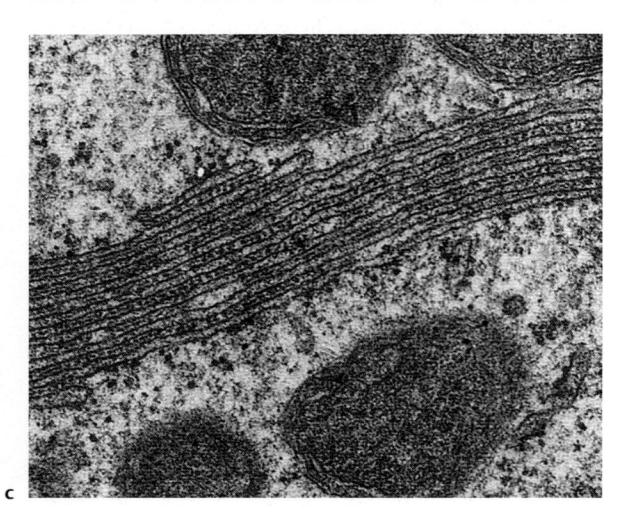

Abb. 2.7 **RER-Pathologie:**
a RER-Zisternen-Kollaps (Vergr. 1 : 5000);
b RER-Zisternen-Einschluss wegen Synthesehemmung (Vergr. 1 : 5000);
c Ribosomen-Lamellen-Komplex (Vergr. 1 : 5000).

2.1 Zellpathologie

2.1.3.2
Formveränderung

Vesikulierung/Vakuolisierung: Siehe S. 17.

Zytoplasmanebenkerne: Sie sind das histologische Korrelat zwiebelschalenartig aufgehäufter SER-Membranen (= Fingerprint-Degeneration) und weisen auf eine blockierte Enzym- und/oder entkoppelte Cholesterinsynthese hin.

2.1.4
Golgi-Apparat

Orthologie: Der Golgi-Apparat besteht aus einem Stapel hufeisenförmig gekrümmter, abgeplatteter Säcke. Die Golgi-Funktion lässt sich bildhaft mit der Versandabteilung einer Herstellerfirma vergleichen: Die in der RER-Proteinfabrik vorfabrizierten Produkte gelangen über den „Lieferanteneingang" (= Bildungsseite) in den Golgi-Apparat. Ihr weiteres Schicksal hängt vom *Sekretionsmodus* der jeweiligen Zelle ab:
- *Regulierte Sekretion:* In Zellen mit regulierter Sekretion (Typ Pankreaszelle) werden die RER-Produkte zunächst in Golgi-Vakuolen gelagert (= Kondensationsvakuolen). Durch Vermittlung von golgieigenen Glykosyltransferasen und Sulfatasen werden komplexe Verbindungen hergestellt und mit Trägersubstanzen zu Lipoproteinen, Glykoproteinen und Proteoglykanen verbunden (= Proteinmodifikation). Durch die Anknüpfung von Oligosaccharidgruppen erhalten die zellulären Syntheseprodukte eine gewisse Adressierung.
- *Unregulierte Sekretion:* In Zellen mit unregulierter Sekretion (Typ Plasmazelle) gelangen die vorfabrizierten RER-Produkte direkt in den Extrazellulärraum.

Golgi-Hypertrophie: Sie wird bei jeder Polyploidisierung einer sezernierenden Zelle beobachtet, in endokrinen Zellen außerdem nach Sekretionsstimulation durch Freisetzungshormone und in der Regenerationsphase. Ferner findet man eine Hypertrophie des Golgi-Apparates bei Sekretionsstörungen mit Sekretstau in großen Golgi-Vakuolen. Diese Vakuolen sind gefüllt: bei der Cholestaseleber mit Gallenbestandteilen (Abb. 2.9), bei der nutritiven oder toxischen Leberverfettung mit Lipoproteinen, bei der Chondrodystrophie (= Achondroplasie) mit Proteoglykanen und bei der Alveolarproteinose mit Phospholipiden (S. 606).

Golgi-Atrophie: Sie ist das ultrastrukturelle Korrelat einer gestörten Proteinsynthese mit/ohne Störung der posttranslationalen Proteinmodifikation. Die Golgi-Atrophie ist somit typisch für:
- „verwilderte" Tumoren,
- an Sauerstoffmangel leidende Zellen,
- ihren Kern verlierende Zellen (z. B. Erythroblasten).

2.1.5
Mitochondrien

Orthologie: Die Mitochondrien liefern als thermische Kraftwerke der Zelle die lebenswichtigen energiereichen Substrate. Sie sind faden- oder kugelförmig und werden von einer Doppelmembran umhüllt. Die Innenmembran weist platten- (= *Cristae*) oder schlauchförmige (= *Tubuli*) Einstülpungen auf, an die im supramolekularen Bereich Oxisomen angeheftet sind. In der Mitochondrienmatrix findet man mitochondriale RNA und DNA sowie die Calciosomen in Form der Mitochondriengrana. In der Matrix laufen die β-Oxidation, oxidative Dekarboxylierung, der Citratzyklus und der Harnstoffzyklus ab. In der Innenmembran sind die Bestandteile der Atmungskette und der oxidativen Phosphorylierung lokalisiert, in der Außenmembran Transferasen des Kohlenhydrat- und Fettstoffwechsels.

2.1.5.1
Mengenveränderung

Vermehrung: Die Mitochondrien können sich ähnlich wie Bakterien durch eine Spaltteilung (Abb. 2.10) unabhängig von der Zellteilung reduplizieren → Mitochondrienvermehrung. Bei einer Mitochondrienproliferation handelt es sich um eine Anpassungsreaktion (Abb. 2.10) an eine anhaltende funktionelle Mehrbelastung mit Funktionssteigerung (z. B. Body Building) einer Zelle bzw. eines Gewebes.

Verarmung: Als ultrastrukturelles Korrelat einer Zellschädigung wird eine Mitochondrienverarmung über einen gesteigerten Mitochondrienabbau ausgelöst. Eine Mitochondrienverarmung durch gedrosselte Mitochondriogenese ist ein Zeichen für unreife und/oder entdifferenzierte Zellen oder für Muskelschwund im Rahmen der Atrophie (S. 120).

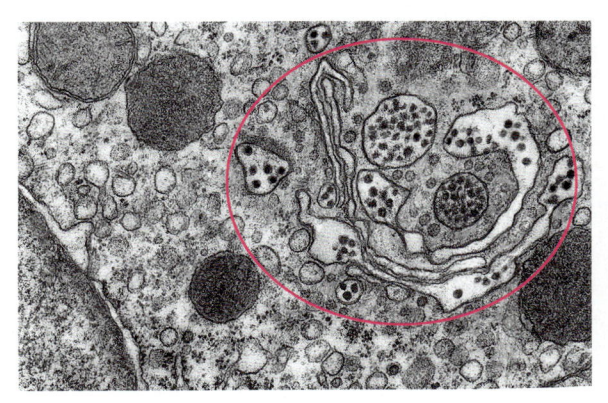

Abb. 2.**9** **Golgi-Hypertrophie** (Pfeile) in einer Leberparenchymzelle bei Cholestase (Vergr. 1 : 45 000).

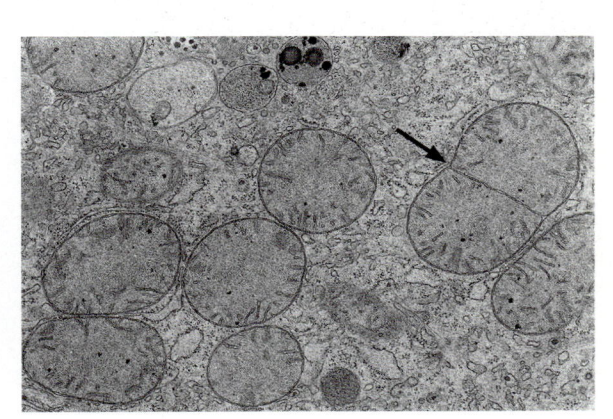

Abb. 2.**10** **Mitochondrienspaltteilung** (Pfeil) in einer regenerierenden Leberparenchymzelle (Vergr. 1 : 10 000).

Onkozyten

Definition: Onkozyten (onkos, gr. = geschwollen) ist eine deskriptive Bezeichnung für Zellen, die wegen einer überschießenden Mitochondrienvermehrung geschwollen sind und ein eosinophil-körniges Zytoplasma (= Hürthle-Zellen) enthalten.

Pathogenese: Onkozyten gehen auf folgende Reaktionskette zurück:
mitochondriale DNA-Mutation bei Konformationsänderung der mitochondrialen-DNA (Achterschlaufenform statt Kettengliederform) → Störung der ATP-Synthese wegen Ineffizienz der oxidativen Phosphorylierung → adaptiv-kompensatorische Vermehrung extrem cristaereicher Mitochondrien im Zytoplasma.
Als Folge davon ist das Zytoplasma der betreffenden Zelle mit Mitochondrien so vollgestopft, dass es anschwillt und eine eosinrote Körnelung (Mitochondrien!) erhält, weshalb diese Zellen auch als oxiphile Zellen bezeichnet werden (Abb. 2.**11**). Die zugrunde liegende Zytoplasmaveränderung wird auch „onkozytäre Zytoplasmatransformation" genannt.

Onkozytom

Gutartiger Tumor (= Hürthle-Zell-Tumor) aus onkozytär transformierten Zellen mit mahagonibrauner Eigenfarbe wegen hohem Zytochromgehalt (vgl. Abb. 12.**17**). Diese Tumoren kommen in der Niere praktisch nur in der benignen, in Speicheldrüsen und Schilddrüse auch in maligner Variante vor.

2.1.5.2
Megamitochondrien

Sie entstehen im Rahmen schwerer Mangelzustände wie Mangel an Vitamin-B-Komplex durch:
- defekte Spaltteilung,
- Fusion (nicht durch toxische Schwellung!).

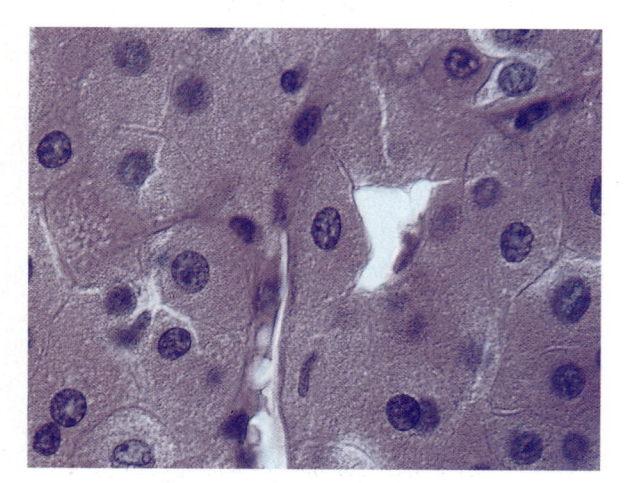

Abb. 2.**11** **Mitochondrienpathologie:** onkozytäre Zytoplasmatransformation mit eosinophil-feingranulärem Zytoplasma (HE, Vergr. 1 : 100).

2.1.5.3
Mitochondrienschwellung

Definition: Sie ist das ultrastrukturelle Korrelat der bereits von R. Virchow 1852 beschriebenen „trüben Schwellung" der parenchymatösen Organe und tritt meist zusammen mit einer vakuoligen Degeneration des Gesamtzytoplasmas auf.

Morphologie: *Makroskopie* der Organe: Vergrößerung mit teigig-trüber Schnittfläche. *Mikroskopie* der Zellen: Schwellung mit granulärem, aufgehelltem Zytoplasma (Abb. 2.**12a**). *Ultrastrukturell* beginnt sie wegen des veränderten osmotischen Druckes mit einer Matrixkondensation und Schwellung des intracristalen Raumes (= Cristatyp; Abb. 2.**12b**). Darauf folgt eine Auflösung von Mitochondrienmatrix und -cristae (= Matrixtyp).

2.1.5.4
Mitochondriale DNA

Orthologie: Die Mitochondrien enthalten eine eigene DNA (= mt-DNA), die in ihrem Basencode von der Kern-DNA verschieden ist. Sie reicht zur Codierung von einigen hydrophoben Proteinen der Mitochondriencristae und Untereinheiten der Zytochromoxidase aus.
In den menschlichen Geweben tritt die mt-DNA in folgenden Varianten auf:
- *zirkuläre Dimerform* (= Achterschlaufenform); Vorkommen: maligne Tumorzellen, Onkozytome (Onkozyt = an Mitochondrien überreiche Zellen);
- *katenierte Form* (= Kettengliederform); Vorkommen: alle Zellen.

Angeborene mt-DNA-Mutationen

Pathogenese: Punktmutationen der mt-DNA mit mütterlichem Vererbungsmodus (maternaler Erbgang).

+ Vorkommen:
- hereditäre Neuro-Myopathien (s.u.);
- mitochondrialer Diabetes mellitus.
Zusätzlich treten neurologische Symptome wie Ataxie und Hörstörungen auf.

Erworbene mt-DNA-Mutationen

Pathogenese: Nach einem Durchblutungsstopp häufen sich im Gewebe während der Reperfusionsphase toxische Sauerstoffmetabolite an → Schädigung der mt-DNA.

+ Vorkommen: z.B. Myokardischämie.

2.1.5.5
Cristaeläsionen

Membranproliferation: Diese Form der Cristaevermehrung tritt bei folgenden zellulären Anpassungsmechanismen auf:

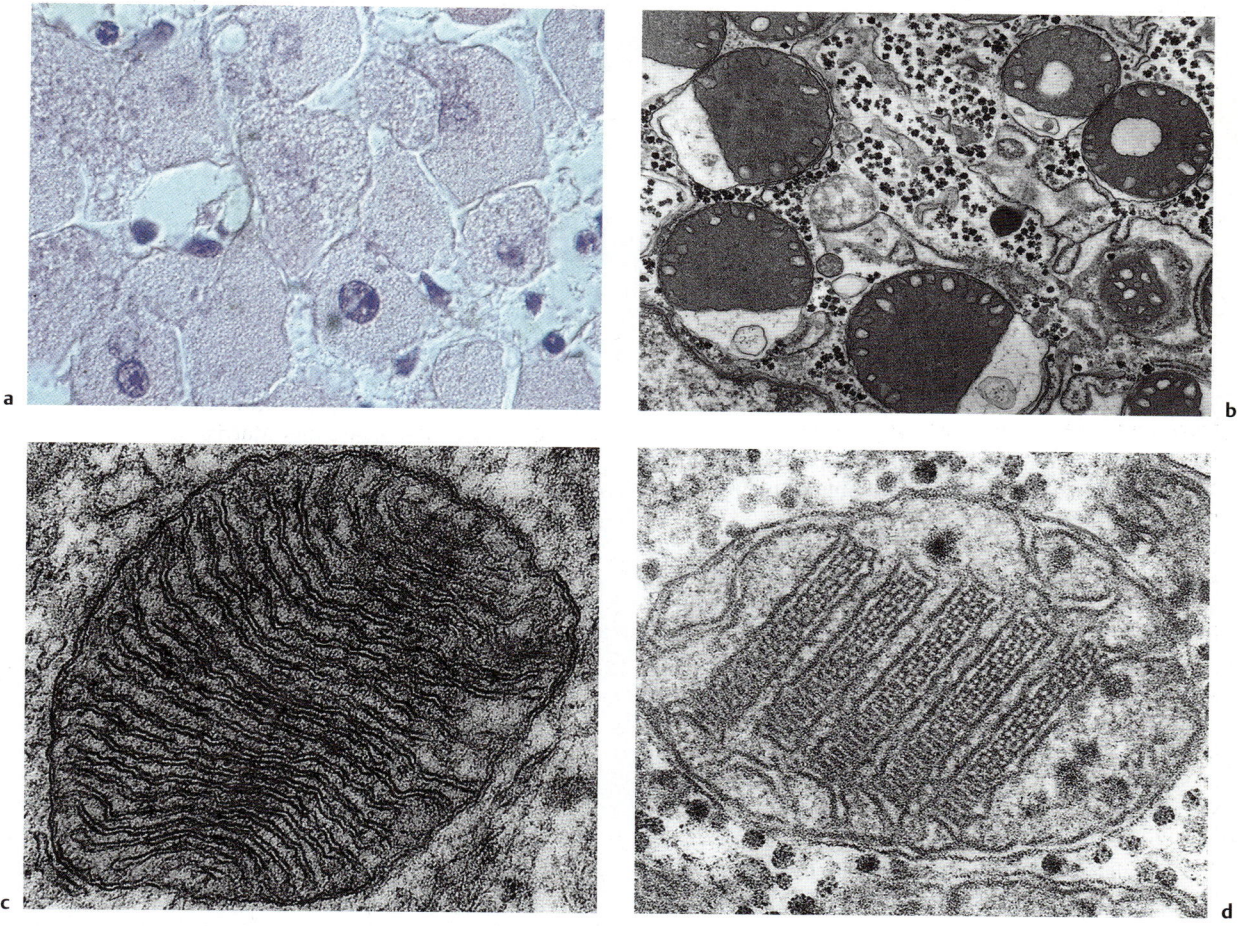

Abb. 2.12 **Mitochondrienpathologie:**
a „Trübe Schwellung" mit granulärer Zytoplasmaaufhellung (HE, Vergr. 1 : 100);
b Mitochondrienschwellung vom Cristatyp (Vergr. 1: 10000);
c Cristaeproliferation (Muskulatur nach Ausdauertraining; Vergr. 1 : 10000);
d parakristalline Cristaeinschlüsse bei okulärer Muskeldystrophie (Vergr. 1 : 20000).

- *Proportionale Membran- und Enzymvermehrung:* Sie wird durch eine gesteigerte funktionelle Beanspruchung wie Training (Abb. 2.12c) hervorgerufen: Resultat: „viel Membranen, viel Enzyme" → Funktionssteigerung.
- *Dysproportionale Membran- und Enzymvermehrung:* Sie ist Ausdruck einer Fehladaptation an einen Mangel von essenziellen Bausteinen (z. B. Riboflavin). Resultat: „viel Membranen, wenig Enzyme" → Erhaltung einer verminderten Zellfunktion in einer (extremen) Mangelsituation.

Membranverlust: Die Mitochondriencristae sind Indikatorstrukturen des Energiestoffwechsels. Ihr Verlust beruht bei letalen (lat. = tödlich) Zellschäden (S. 127) wie Sauerstoffmangel auf einer Membranzerstörung, bei subletalen Zellschäden auf einer Störung der Membranneubildung.

2.1.5.6
Mitochondrieneinschluss

Mitochondrieneinschlüsse (= Inklusionen) beruhen auf einer fehlgeleiteten mitochondrialen Membransynthese und/oder auf einem Metabolitanstau. Sie kommen in folgenden Varianten vor:
- *Matrixinklusionen:* Sie sind meist amorph und liegen in der Mitochondrienmatrix und treten häufig bei chronischen Durchblutungsstörungen auf.
- *Cristaeinklusionen:* Sie bestehen aus Depots abartiger Enzymprotein-Komplexe und liegen in den Mitochondriencristae zwischen den Cristaemembranen. Sie sind vor allem für mitochondriale Myopathien (= Muskelerkrankungen mit Kraftverlust) typisch (Abb. 2.12d).
- *Granainklusionen:* Mitochondrien sind die eigentlichen Drehscheiben der physiologischen (= orthotopen) Verkalkung, weil sie in ihrem Inneren (= Chondrioplasma) kleine körnchenartige Gebilde in Form

der Grana mitochondrilia (= Calciosomen) enthalten. Diese fangen einerseits überschüssiges intrazelluläres Calcium ab und reichern andererseits das für viele Zellfunktionen wichtige Calcium an. Somit verwundert es nicht, wenn die Mitochondrien auch eine wesentliche Rolle bei der pathologischen (= heterotopen) Gewebeverkalkung (S. 133) spielen und in den Mitochondriengrana die ersten Calciumphosphatablagerungen auftreten.

2.1.5.7
Mitochondriale Antikörper

Es handelt sich um autoreaktive Antikörper (S. 168) gegen Mitochondrienbestandteile (= AMA). Man findet sie bei folgenden Erkrankungen mit selbstzerstörerisch verlaufender Entzündung (= Autoimmunerkrankung):

- *Pseudolupus* (AMA bei 100% der Patienten): Lupus-erythematodes-artiges Krankheitsbild (S. 187) ohne Kernantikörper (keine Nieren-, ZNS-Beteiligung!),
- *primär biliäre Zirrhose* (AMA bei 98% der Patienten): autoaggressiv-entzündliche Zerstörung der Gallengänge mit bis zur Leberzirrhose (S. 787) fortschreitender Vernarbung,
- *chronisch aggressive Hepatitis* vom lupoiden Typ (AMA bei 30% der Patienten): autoaggressiv-entzündliche Zerstörung der Leberzellen bis zur Leberzirrhose (S. 787) fortschreitend,
- *lymphozytäre Thyreoiditis Hashimoto*: autoaggressiv-lymphozytäre Zerstörung der Follikel → Schilddrüsenunterfunktion (S. 1012),
- *Sjögren-Syndrom*: autoaggressiv-lymphozytäre Zerstörung der Tränen- und Mundspeicheldrüsen mit kompensatorischer Wucherung der myoepithelähnlichen Schaltstückepithelien (lymphoepitheliale Läsion) → Trockenheitssyndrom (= Sicca-Syndrom) → trockener Mund, trockene Augen (S. 191).

2.1.5.8
Mitochondrialer Apoptoseweg

Jede Zelle besitzt ein eigenes Zerstörungsprogramm in Form der sog. Apoptose (S. 124). Dieses kann über verschiedene Wege ausgelöst werden. Einer davon beginnt damit, dass aus geschädigten Mitochondrien das Cytochrom C und/oder ein mitochondrialer Apoptosefaktor (= AIF) freigesetzt werden, die ihrerseits ein Enzymsystem (CASPASE-Kaskade) in Gang setzen, das letztlich zum Zelltod führt. Eine Reihe von Inhibitoren hält die Aktivierung des mitochondrialen Apoptoseweges in Schach, allen voran das Protoonkogen c-bcl-2. Es verhindert die Freisetzung von Cytochrom C und AIF (S. 126). Störungen dieses Zellselbstmordprogrammes führen dazu, dass die betreffende Zelle unsterblich wird und sich nicht mehr den Regulationsmechanismen des multizellulären Gesamtorganismus unterwirft. Fehlbildungen und Tumoren sind die Folge.

2.1.5.9
Mitochondriopathien

Es handelt sich hier um Krankheitsbilder, die auf einer wesentlichen Störung mitochondrialer Prozesse beruhen.

Mitochondriale Myopathien: Dies sind seltene Erkrankungen, die sowohl die Skelettmuskulatur als auch das Gehirn betreffen und folglich auch als „mitochondriale Enzephalomyopathien" bezeichnet werden. Sie gehen auf Störungen folgender Systeme und Prozesse zurück:
- mitochondrialer Substrattransport,
- mitochondriale Substratverwertung,
- mitochondriale Energiekonservierung,
- mitochondriale Energieüberführung,
- mitochondriale DNA (Mutationen).

Hypoxidosen: Dies sind häufige Krankheitsbilder infolge einer Störung der normalen oxidativen Energiegewinnung.
- *Hypoxämische Hypoxidose:* verminderter O_2-Gehalt des arteriellen Blutes (= Hypoxämie) aufgrund folgender Ursachen (Abb. 2.13a, b):
  - verminderter O_2-Partialdruck in Außenluft (Höhenkrankheit!),
  - gedrosselte O_2-Zufuhr (= Ventilationsstörung),
  - blockierter pulmonaler Gasaustausch (= Diffusionsstörung),
  - gestörter O_2-Transport und -Aufnahme durch Erythrozyten,
- *ischämische Hypoxidose:* unzureichende Versorgung des Gewebes mit arterialisiertem Blut (= Ischämie; ischo, gr. = aufhalten, haima = Blut) → Mangel an O_2 und oxidierbaren Substraten → defiziente Entsorgung der Stoffwechselschlacken (vor allem von CO_2) im Gewebe → Gewebeazidose (Abb. 2.13c). Folgen:
  - bei akuter Ischämie → Nekrose (S. 127),
  - bei chronischer Ischämie → degenerative Verfettung (S. 63), Fibrose (S. 64),
- *hypoglykämische Hypoxidose* (Abb. 2.13d) bei:
  - Maldigestion: unzureichende Bereitstellung oxidierbarer Substanzen wie Glucose durch mangelhafte Nahrungszufuhr, Verdauung (S. 79),
  - Malabsorption: unzureichende Substrataufnahme im Darmtrakt (S. 79),
- *histotoxische Hypoxidosen:* Blockierung der intrazellulären Energiegewinnung (Abb. 2.13e) infolge Behinderung der:
  - zellulären Stoffaufnahme,
  - Substratoxidation,
  - Elektronentransportkette (z. B. Blausäure),
  - Koppelung der oxidativen Phosphorylierung und ATP-Bildung (z. B. Bakterientoxine).

2.1.6
Peroxisomen

Orthologie: Die Peroxisomen sind kleine Organellen mit Membrankontinuität zum RER (Abb. 2.14) und SER. Die peroxisomalen Proteine werden im Zytosol synthetisiert und mit Hilfe einer besonderen Aminosäuresequenz (= peroxisomal targeting signal) zur „Proteinimportmaschinerie" verfrachtet, die im Bereich der Peroxisomenmembran lokalisiert ist und aus speziellen Transportproteinen besteht. Der Abbau von Peroxisomen erfolgt durch Selbstauflösung oder durch den lysosomalen Prozess der Autophagie (s. u.). Die Peroxisomen haben folgende Funktionen:

Fettstoffwechsel:
- *β-Oxidation überlangkettiger Fettsäuren* und C_{12}-Dicarboxyl-Säuren aus der ω-Oxidation,
- *Peroxisomenproliferationen-aktivierte-Rezeptoren:* Bestimmte Triglyzeridsenker wie Clofibrate induzieren eine Peroxisomenproliferation, indem sie mit besonderen Rezeptoren interagieren, den Peroxisomenproliferatoren-aktivierten-Rezeptoren (= PPAR) aus der nukleären Hormonrezeptorfamilie. Die PPAR werden durch freie Fettsäuren aktiviert und regulieren die β-Oxidation, stimulieren die Transkription bestimmter Gene und wirken dadurch als nichtgenotoxische Krebsauslösestoffe (= Kanzerogene);
- *Phytansäure-α-Hydroxylase* → Abbau der C_{20}-verzweigtkettigen Fettsäure aus dem Chlorophyll pflanzlicher Nahrung;
- *Biosynthese von Ätherphospholipiden* (= Plasmalogen) → Membranbiogenese;
- 3-Hydroxy-3-methyl-glutaryl-CoA-Reduktase → Cholesterolbiosynthese.

Peroxidabbau:
- Katalase → H_2O_2-Abbau.

Kohlenhydratstoffwechsel:
- Reoxidierung von NADH durch L-α-Hydroxysäure-Oxidase; Unterstützung des Fructoseabbaus durch α-Glycerophosphat-Dehydrogenase.

Gallensäurebiosynthese:
- Umwandlung von Trihydroxycoprostansäure in Cholsäure.

2.1.6.1
Peroxisomale Krankheiten

Seltene, autosomal rezessiv vererbte Erkrankungen aufgrund von Defekten in der Bildung von Peroxisomen und/oder in ihren Enzymen. Unter den peroxisomalen Krank-

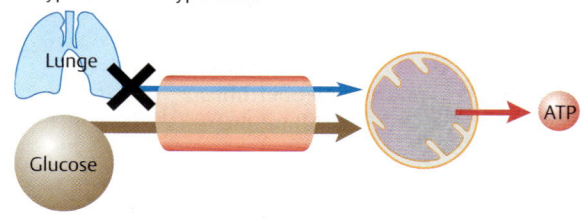

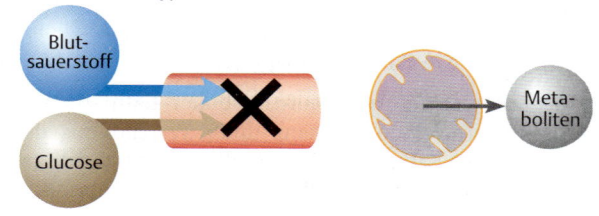

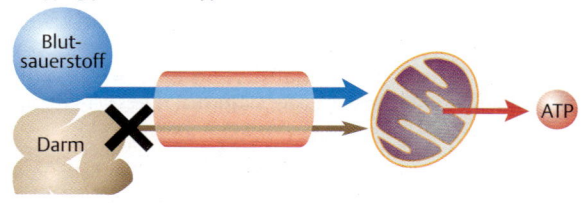

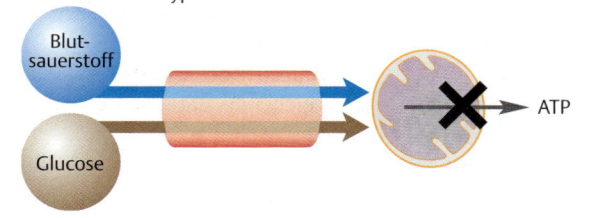

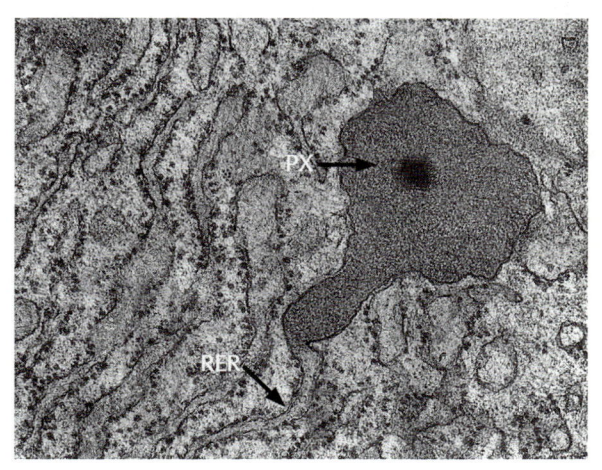

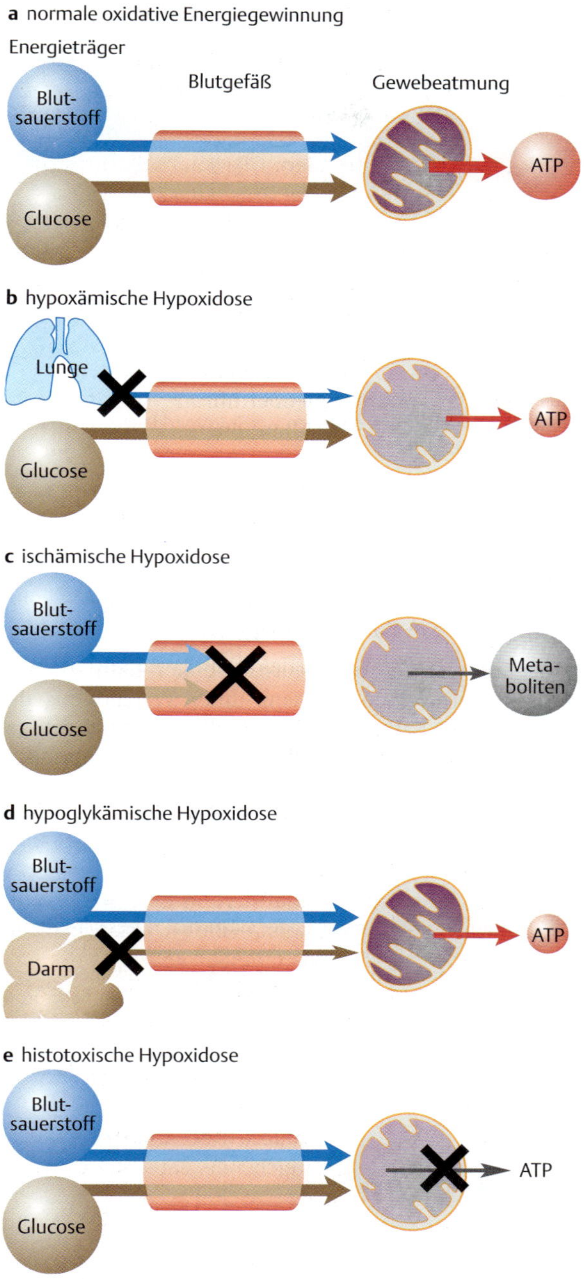

Abb. 2.13 Pathogenese der Hypoxidosen:
a Normale oxidative Energiegewinnung;
b hypoxämische Hypoxidose aufgrund verminderten O_2-Gehalts des arteriellen Blutes;
c ischämische Hypoxidose aufgrund unzureichender Versorgung des Gewebes mit arteriellem Blut;
d hypoglykämische Hypoxidose aufgrund von Maldigestion oder Malabsorption;
e histotoxische Hypoxidose durch Blockierung der intrazellulären Energiegewinnung.

Abb. 2.14 Membrankontinuum (Pfeil) zwischen einer RER-Zisterne und einem Peroxisom (P) in einer Leberparenchymzelle (Vergr. 1 : 30 000).

heiten sind folgende von besonderer klinischer Bedeutung:
- Akatalasämie,
- infantile Refsum-Krankheit,
- neonatale Adrenoleukodystrophie,
- primäre Hyperoxalurie Typ I (S. 94).

Akatalasämie

Erbliche Instabilität der Katalase mit konsekutivem Mangel an ausreichend verfügbarer Katalase in Leber und anderen Organen.

Klinik: chronisch gangräneszierende Stomatitis (= Mundfäule).

Phytansäurelipidose

Syn.: Refsum-Syndrom, Heredopathia atactica polyneuritiformis

Definition: Autosomal rezessiv vererbte, paroxysmale Krankheiten infolge Chlorophyllabbaustörung mit neurologischer Symptomatik.

Pathogenese: Ursächlich ist die Phytansäure-α-Hydroxylase in den Peroxisomen defekt, so dass die aus pflanzlicher Nahrung stammende, methylverzweigte Phytansäure nicht durch ω-Oxidation abgebaut werden kann. Dadurch kommt es zur Anhäufung von Phytansäure in: Blut, verschiedenen Geweben, Ganglien- und Schwann-Zellen.

Mit der Zeit wird Phytansäure in das Myelin eingebaut. Die Folgen davon sind: Markscheidenzerfall und Ganglienzellnekrosen in spinalen Vorderhörnern, Kleinhirn, Hirnstamm.

Histologie: Abnorme reparative Wucherung der Schwann-Zellen → zwiebelschalenartige Verdickung der peripheren Nerven (demyelinisierende Polyneuropathie) → fibröse Verdickung der Leptomeningen mit lipidbeladenen Makrophagen.

Klinik: chronische Polyneuropathie, zerebelläre Ataxie, Nachtblindheit, atypische Retinitis pigmentosa. Bei der Erwachsenenform ist die Aktivität der ω-Oxidase noch vorhanden. Therapieprinzip: Karenz von Blattgrün und folglich auch von Milch, Rind- und Schaffleisch.

Neonatale Adrenoleukodystrophie

Syn.: familiärer Morbus Addison

Definition: Erbliche neurometabolische Krankheit mit Nebennierenrinden(NNR)insuffizienz und degenerativer Entmarkung der weißen Hirnsubstanz.

Pathogenese: Ursächlich ist ein Importprotein für peroxisomale Proteine infolge einer Mutation des PEX-Gens defekt, so dass die peroxisomalen Enzymbestandteile nicht in die Peroxisomen eingebaut werden. Infolgedessen werden die überlangkettigen Fettsäuren nicht abge-

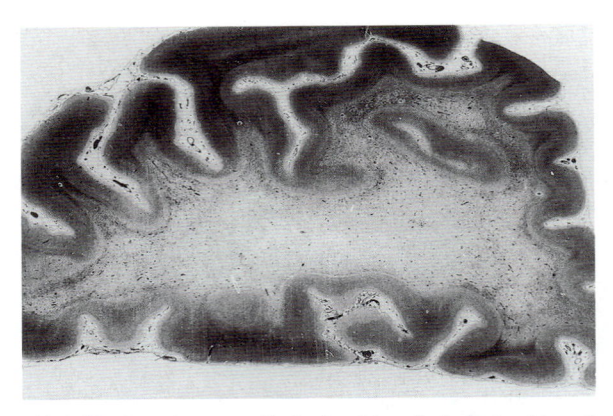

Abb. 2.**15 Peroxisomenpathologie:** Adrenoleukodystrophie mit totaler Entmarkung des zentralen Großhirnmarklagers (Markscheidenfärbung Vergr. 1 : 1).

baut, stauen sich im Hirn an und stören so die Myelinisierung. Gleichzeitig ist die Plasmalogenbildung in Gehirn und Nebennierenrinde vermindert, was seinerseits eine Fettsäurespeicherung nach sich zieht.

Morphologie: Diffuser neurozerebraler Entmarkungsprozess der weißen Substanz unter Verschonung der subkortikalen Bahnen (Abb. 2.15) mit spangenförmig gebogenen, plattenartigen Lipideinschlüssen (Neutralfetten!) in Fettkörnchenzellen (= „Gehirnabräumzellen"), Schwann- und NNR-Zellen (= orthochromatische Leukodystrophie), wodurch die Marklager braun verfärbt werden.

Klinik: X-chromosomaler oder autosomal rezessiver Erbgang. Manifestation bei 10- bis 20-jährigen ♂. Sehr selten!
- *ZNS:* Entmarkung der weißen Substanz → sekundäre Degeneration der kortikospinalen Bahnen → Paresen, Sehstörungen;
- *Nebennieren:* Nebennierenrindenatrophie → Nebennierenrindeninsuffizienz → (familiärer) Morbus Addison (S. 1000).

2.1.7
Lysosomen

Orthologie:
- *Kläranlage:* Verhinderung einer Zellverseuchung durch Abbau von Schadstoffen wie Bakterien (= Heterophagie),
- *Betriebsoptimierung:* Abbau unnütz gewordener Zellbestandteile (= Autophagie),
- *Mülldeponie:* Entsorgung von Zellschutt (= Telolysosomen),
- *Recycling:* Wiederverwertung von Zellabbaumaterial.

Störungen im zellulären Entsorgungssystem führen zu folgenden lysosomalen Krankheiten:
- *Speicherkrankheiten* bei Blockade der Müllbeseitigung und -wiederverwertung;
- *Labilisierungskrankheiten* bei lokalen Flurschäden durch überlaufende Kläranlage,
- *Stabilisierungskrankheiten* bei Zellverschmutzung wegen Bummelstreik der Müllabfuhr.

2.1 Zellpathologie

Für das Verständnis der verschiedenen Funktionsstufen und Formvarianten der Lysosomen hat sich das „Lysosomenkonzept" des Nobelpreisträgers De Duve durchgesetzt. Dabei wird die lysosomale Tätigkeit in folgende Phasen und Funktionskreise aufgeteilt:

Prälysosomale Phase: Heterophagie

Definition: Zelluläre Aufnahme von zellfremden, belebtem oder unbelebtem Material. Sie wird als Phagozytose bezeichnet, wenn es sich um lichtmikroskopische Partikel handelt. Die Aufnahme von makromolekularem Material hingegen nennt man Pinozytose, die Aufnahme von Zellsignalen hingegen Endozytose.

Der Phagozytosevorgang läuft in folgenden drei Phasen ab:
- *Erkennungsphase:* Die Fresszelle (= Phagozyt; phagein, gr. = fressen) muss zunächst das zu beseitigende Fremdmaterial als solches erkennen. Folglich sind „Aufspür"-Proteine in Form von Immunglobulinen (S. 166) und C3b-Komplementfaktor (S. 170) notwendig, welche die Fremdstoffe der Fresszelle quasi schmackhaft machen (= Opsonine; opson, gr. = Würze). Nun können sie von den Phagozytenrezeptoren aufgespürt werden (Abb. 2.**16 a**).
- *Aufnahmephase:* Nach Kontakt mit Fremdmaterial reichern sich die „Aufspür"-Rezeptoren auf der Phagozytenmembran am Ort der Kontaktaufnahme an, so dass das Fremdmaterial besser auf der Phagozytenmembran „klebt". Nun bildet der Phagozyt tentakelartige Zellausläufer aus und umschließt damit das Fremdmaterial. Danach verschmelzen die Tentakelenden, und die Fresszelle verleibt sich das Fremdmaterial samt Rezeptoren in Form einer Verdauungsvakuole (= Heterophagievakuole) ein. Damit aber sind alle Rezeptoren auf der Fresszellenoberfläche verbraucht. Folglich ist die Phagozytosetätigkeit so lange blockiert, bis die Rezeptoren den Fremdstoff wieder loslassen können und an die Zelloberfläche zurückkehren (Abb. 2.**16 b**).
- *Verdauungsphase:* Der Kontakt mit dem Fressmaterial aktiviert die Fresszelle. Diese enthalten Enzymsysteme wie NADPH-Oxidase und NO-Synthase. Mit Hilfe der NADPH-Oxidase generieren die Fresszellen mit einem Schlag toxische Sauerstoffverbindungen in Form von -OH, Superoxidradikal und H_2O_2, was auch als „Respiratory Burst Reaction" bezeichnet wird. Mittels Myeloperoxidase und Chloridionen wird H_2O_2 zu HClO (= hypochlorige Säure) umgesetzt. Mit Hilfe der NO-Synthase hingegen entstehen toxische Stickstoffverbindungen in Form von NO, das zusammen mit Superoxidradikalen zu Peroxynitril umgewandelt wird. Diese Verbindung ist bakteriotoxisch und reichert sich ebenso wie die Hydrolasen aus primären Lysosomen in der lysosomalen Verdauungsvakuole an, so dass die Verdauung des Fremdmaterials wie Bakterium (unter anderem) beginnen kann (Abb. 2.**16 c**).

Klinik: *RHS-Blockade*: In bestimmten Fällen wie bei der Shwartzman-Sanarelli-Reaktion und dem Kreislaufschock (S. 392) fallen im zirkulierenden Blut kleinste Fibringerinnsel an. Sie werden unter „Verbrauch" der zuständigen Rezeptoren phagozytiert. Daraus resultiert eine passagere Blockade aller Makrophagen des retikulohistiozytären Systems (= RHS-Blockade), so dass sie eine Zeitlang nicht phagozytieren können.

Prälysosomale Phase: Autophagie

Bei der Autophagie (gr. = „Selbst-Aufzehrung") wird zelleigener „Sondermüll" abgebaut. Dabei wird in der prälysosomalen Phase ein geschädigtes Zytoplasmaareal durch eine Doppelmembran (Golgi-assoziierte RER-Zisterne) abgegrenzt, so dass eine Selbstverdauungsvakuole (= Autophagievakuole) entsteht.

Lysosomale Phase: Heterophagie

Bei der Heterophagie (gr. = „Fremd-Aufzehrung") verschmilzt in der lysosomalen Phase die Heterophagievakuole samt Fremdinhalt zur Abgabe ihrer Verdauungsenzyme mit einem intrazellulären Hydro-

a Erkennungsphase   **b** Aufnahmephase   **c** Verdauungsphase

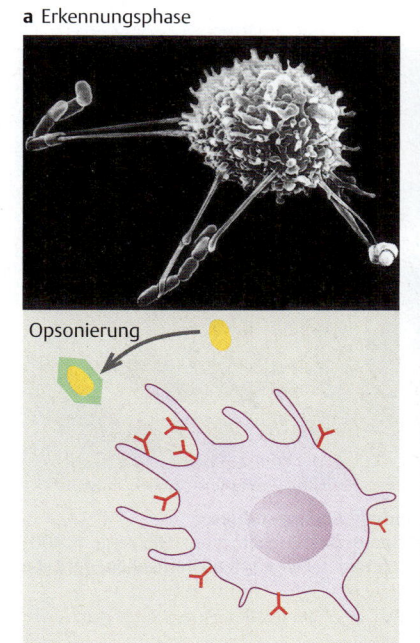

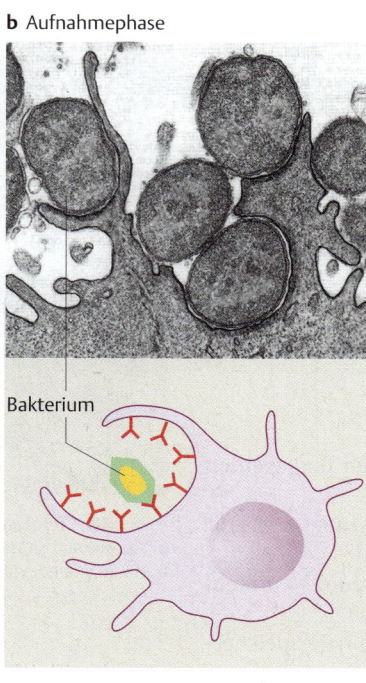

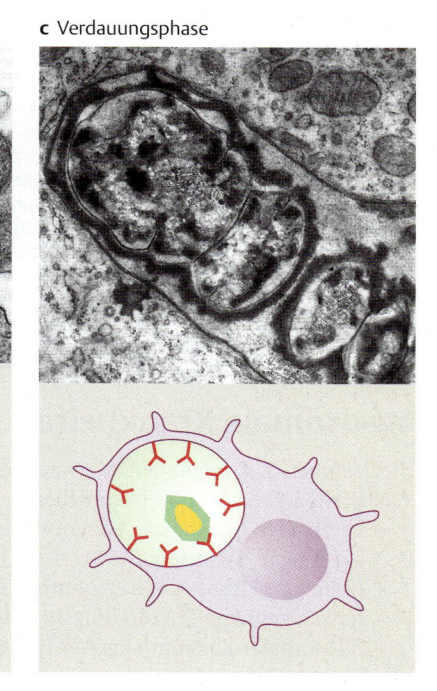

Abb. 2.**16** **Phagozytosemechanismus** (am Beispiel von Bakterien):
a Erkennungsphase (Vergr. 1 : 1000);
b Aufnahmephase (Vergr. 1 : 5000);
c Verdauungsphase (Vergr. 1 : 2500).

lasebehälter in Form primärer Lysosomen, wodurch ein Heterophagosom entsteht. Damit kann der Abbau des Fremdmaterials beginnen.

Lysosomale Phase: Autophagie

Ist das für den lysosomalen Abbau vorgesehene Zytoplasmaareal in Form einer Autophagievakuole umschlossen – was man als Seggregation bezeichnet –, so werden durch Auflösung der inneren Vakuolenmembran sowie durch Fusion mit lysosomalen Hydrolasebehältern katabole Enzyme in die Autophagievakuole eingeschleust. Dadurch wird aus dem Autophagosom ein Autophagolysosom, so dass die Verdauung des Vakuoleninhalts beginnen kann (Abb. 2.**17**).

Postlysosomale Phase

Die Auto- und Heterophagolysosomen können, wenn der Abbau des intravakuolären Materials abgeschlossen ist, in der postlysosomalen Phase entweder als Telolysosomen (= Restkörper) in der Zelle verweilen. Die Telolysosomen können aber auch von bipolaren Zellen wie den Hepatozyten über eine Exozytose in den Extrazellulärraum ausgeschieden werden. Dieser Vorgang wird auch zelluläre Defäkation genannt.

In alternden Telolysosomen führt die zunehmende Ansammlung nicht vollständig abbaubarer Substanzen zu einer gelblichen oder später braunen Pigmentierung, was durch ihren Gehalt an oxidativ vernetzten Fettsäuren bedingt ist. Ultrastrukturell bestehen diese Pigmente aus Lipidtropfen, myelinartig angeordneten Strukturen und amorph-granulärem Material. Solche lysosomalen Lipopigmente lassen sich formalpathogenetisch in folgende zwei Hauptgruppen unterteilen:

- *Lipofuszin* (fuscus, lat. = gelb) entsteht im Rahmen einer Autophagie in den Organzellen. Die Lipofuszinbildung nimmt mit dem Zellalter zu. So fallen beim alten Menschen in zentrolobulären Hepatozyten und in Myokardiozyten reichlich gelb-braune Lipofuszinkörnchen auf. Dadurch bekommen gealterte Organe (s. Altersatrophie) eine dunkelbraune Gewebefarbe (S. 122). Wegen ihres Hinweises auf das Zellalter und ihrer Charakterisierung als Telolysosomen wurden sie von L. Aschoff 1910 auch als „Abnützungspigment" bezeichnet. Histochemisch weisen sie eine negative PAS-Reaktion und eine negative Eisenreaktion auf (Abb. 2.**18a**).
- *Zeroid:* Ein heterophagiebedingter gesteigerter Lipidumsatz in Makrophagen führt zu einem mehr grobschollig homogen erscheinenden Lipopigment, das als Zeroid (cera, lat. = Wachs) bezeichnet wird. Histochemisch (Ziehl-Neelsen-Färbung für wachshüllenhaltige Bakterien) färbt sich Zeroid wie die Wachshüllen von Mykobakterien rötlich an. Zeroid wird typischerweise in der Leber im Resorptionsstadium einer akuten Virushepatitis oder im resorptiven Granulationsgewebe um Blutungsherde beobachtet. Im Falle eines gleichzeitigen Hämoglobinabbaues kann Zeroid auch mit dem eisenpigmenthaltigen Hämosiderin untermischt sein. Zeroid ist somit ein „Abräumpigment" (Abb. 2.**18b**).

2.1.7.1
Lysosomale Krankheiten

Sie beruhen auf folgenden Mechanismen und werden nachstehend beispielhaft besprochen:
- verzögerte lysosomale Enzymfreisetzung → Chediak-Higashi-Syndrom (S. 27),
- gesteigerte lysosomale Enzymfreisetzung → proteolytisch geprägte Entzündungsreaktion,
- lysosomaler Enzymmangel → lysosomale Speicherkrankheiten.

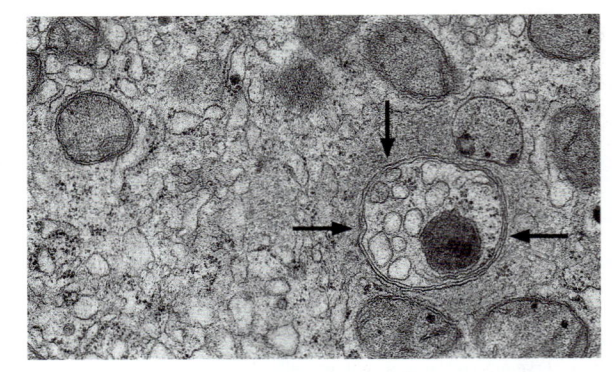

Abb. 2.**17 Autophagievakuole** (Pfeile) mit peroxisomhaltigem Zytoplasmabezirk in einer Leberzelle (Vergr. 1 : 25 000).

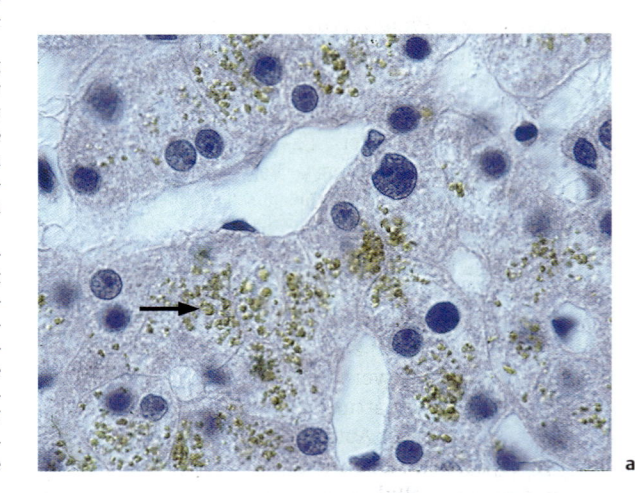

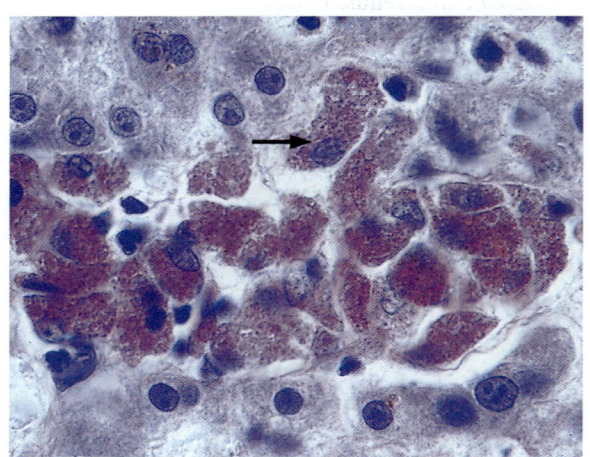

Abb. 2.**18 Telolysosomale Abbauprodukte:**
a Autophagozytäres Lipofuszin in Hepatozyten (HE, Vergr. 1 : 400);
b heterophagozytäres Zeroid in Phagozyten (Sternzellen) der Leber (PAS, Vergr. 1 : 200).

Chédiak-Higashi-Syndrom

Definition: Seltene, erbliche, lysosomale Krankheit, charakterisiert durch Phagozytendefekt mit chronisch rezidivierenden eitrigen Infekten und okulokutanem Albinismus.

Pathogenese: siehe S. 523.

Gesteigerte Enzymfreisetzung

Freisetzung ohne Phagozytose: Vorkommen: akute Entzündungen durch physikalische, bakterielle, virale Noxen, Immunkomplexe mit Komplementaktivierung (S. 170).

Freisetzung nach Phagozytose: Viele Fremdkörper werden phagozytiert, ohne die Phagozyten zu schädigen. Ausnahme: kristalline Substanzen wie Quarz (S. 629), Oxalate (S. 94) und Urate (S. 97). Sie verkleben über Wasserstoffbrücken mit der Phagosomenmembran → Membraneinriss im Rahmen der Zelleigenbewegung → Proteasenfreisetzung → Weichgewebeentzündung.

Lysosomale Speicherkrankheiten

Definition: Lysosomale Speicherkrankheiten (Syn.: *lysosomale Thesaurismosen*) sind seltene erbliche Krankheiten, die auf einem Missverhältnis zwischen effizienter lysosomaler Enzymausstattung und der Menge des Materials, das im Rahmen der Auto-/Heterophagie zum lysosomal-hydrolytischen Abbau anfällt, beruhen. Damit ziehen sie eine intrazelluläre Speicherung lysosomal nicht abbaubarer Stoffwechselprodukte nach sich.

Kausalpathogenese: Lysosomale Speicherkrankheiten gehen auf folgende molekularpathologische Prozesse zurück:
- *Synthese eines katalytisch ineffektiven Proteins*, das mit einem normalen Lysosomenenzym immunologisch kreuzreagiert.
- *Defekt in der posttranslationalen Prozessierung* des Enzymproteins: Die lysosomalen Abbauenzyme werden nicht für den Export, sondern die Verwendung innerhalb der Lysosomen und somit für den Eigenbedarf gebildet. Dazu müssen diese Enzymproteine im Golgi-Apparat durch Mannose-6-Phosphat eigens adressiert (modifiziert) werden. Diese Mannosyl-Adressen fungieren als Enzymrezeptoren. Die rezeptorgebundenen Lysosomenenzyme werden in kleinen Transportvesikeln im Zytoplasma abgeschnürt und verschmelzen mit den Lysosomen.
- *Fehlendes Enzym- oder Substrataktivierungsprotein.*
- *Fehlendes Transportprotein für Lysosomenentleerung.*

Aufgrund dieser Störungen bleibt nicht lysosomal abbaubares oder abgebautes und nicht ausschleusbares Material als Zellschutt in der betreffenden Zelle zurück. Dieser Zellschutt häuft sich in Speichervakuolen an, so dass mit der Zeit das Zytoplasma vakuolär umgewandelt wird und die Zellen den typischen vakuolären Aspekt von Speicherzellen erhalten. Die Speicherzellen sammeln sich im Organgewebe an, was schließlich dazu führt, dass das betreffende Organ als auffällig vergrößertes *„Speicherorgan"* auffällt (Organ„megalie").

Der lysosomalen Enzymbestückung entsprechend werden Metabolite nachstehender Stoffwechselbereiche gespeichert:
- Kohlenhydrate → Glykogenosen (S. 71);
- Lipide → Gangliosidosen (S. 89), Sphingolipidosen (S. 86);
- Mukopolysaccharide → Mukopolysaccharidosen (S. 57), Mukolipidosen (S. 57).

Allmählich wird die Speicherkapazität überschritten, und die Zelle kann den resultierenden Funktionsausfall nicht mehr kompensieren, so dass sich oft krankheitsspezifische Zell- und Gewebeschädigungen bemerkbar machen. Sie gehen auf einen der folgenden Prozesse zurück:
- funktionelle Störung des Zellstoffwechsels wegen räumlicher Beengung durch lysosomales Speichermaterial (Abb. 2.19),
- Zelltod durch unvollständig entgiftete Abbauprodukte,
- sekundäre Enzymaktivierung durch lysosomales Speichermaterial,

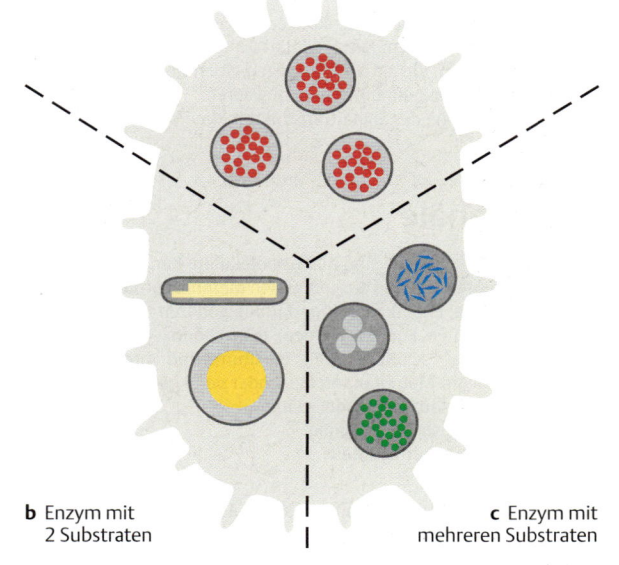

Abb. 2.19 Speicherlysosomen bei Enzymdefekt:
a Ein Enzym mit einem Substrat, z. B. Glykogenose Typ II: α-Glykosidase → Glykogen;
b ein Enzym mit zwei Substraten, z. B. Morbus Wolman: saure Esterase → Triglyceridester, Cholesterinester;
c ein Enzym mit mehreren Substraten, z. B. GM_1-Gangliosidose: β-Galaktosidase → GM_1-Gangliosid, Glykoproteine, Mukopolysaccharide.

- funktionelle Zellschädigung durch beeinträchtigtes Recycling von Stoffwechselzwischenprodukten.

Formalpathogenese: Die Beschaffenheit des lysosomalen Speicherprodukts hängt grundsätzlich von der Substratspezifität des defizienten Enzyms ab (Abb. 2.19):
- *1 Enzym → 1 Substrat:* Das defekte Enzym greift normalerweise nur eine Stoffgruppe an. Dadurch enthalten die Speicherlysosomen nur ein homogenes Material, z. B. Glykogenose Typ II.
- *1 Enzym → 2 Substrate:* Das defekte Enzym greift normalerweise zwei Substrate an. Dadurch entstehen zwei Typen von Speicherlysosomen. Zu ihnen können je nach Organ noch Vakuolen des telolysosomalen Formenkreises hinzukommen, z. B. Morbus Wolman.
- *1 Enzym → mehrere Substrate:* Das defekte Enzym greift normalerweise mehrere Substrate an. Jetzt wird verschiedengestaltiges Material in den Lysosomen gespeichert, z. B. GM_1-Gangliosidose.

2.1.8
Zytomembran, Rezeptoren

Orthologie: Eine Zelle wird durch eine äußere Membran, die Zellmembran (= Zytomembran, Plasmalemm), umhüllt und quasi von der Umgebung abgeschottet. Damit eine Zelle in einem Vielzellerorganismus auch ihre gewebe- und/oder organspezifische Aufgaben erfüllen kann, muss sie Nachbarzellen, Wanderzellen wie Leukozyten, aber auch Bestandteile der Extrazellulärmatrix nicht nur kontaktieren, sondern mit ihnen auch kommunizieren. Dazu stehen einer Zelle folgende Strukturelemente der Zytomembran zur Verfügung:
- *Ionenkanäle*, die den Ionenkonzentrationsgradienten zwischen dem Intra- und dem Extrazellulärraum regulieren;
- *Ionenpumpen*, die aktiv Ionen gegen einen Konzentrationsgradienten durch Zellmembranen bugsieren;
- *Rezeptoren*, die der Signaltransduktion dienen.

2.1.8.1
Ionenkanäle

Orthologie: Ionenkanäle sind makromolekulare Kanalstrukturen in der Zytomembran. Sie sind aus integralen Membranproteinen aufgebaut, die zur sog. Ionenkanal-Superfamilie gehören und von unterschiedlichen Genen kodiert werden, je nachdem, ob sie für den Durchlass von Ca^{2+}, K^+, Na^+ oder Cl^- bestimmt sind. Ihre kurzzeitige Öffnung wird vom Membranpotenzial oder von Liganden gesteuert. Dementsprechend unterscheidet man:
- spannungsgesteuerte Kanäle,
- ligandengesteuerte Kanäle.

Ionenkanalstörungen: Eine Reihe seltener Krankheiten mit Störungen der muskulären Aktivität wie Myotonia congenita (periodischer Muskelkrampf), hyper- oder hypokaliämisch periodische Paralyse (periodischer Muskelkrampf und Lähmung) geht auf einen Gendefekt eines Ionenkanalproteins zurück. Recht häufig hingegen ist die sog. zystische Fibrose (= Mukoviszidose), die auf einem Gendefekt des Chloridkanalproteins beruht und mit einer gestörten Schweißproduktion und chronischen Entzündungen der tieferen Atemwege wegen Sekretion eines viel zu zähen Bronchialschleims einhergeht (S. 54).

2.1.8.2
Nexus

Orthologie: Nexus (lat. = Verbindung) sind Haftorganellen (= gap junctions) und stellen Kontaktpipelines zwischen benachbarten Zellen dar (Abb. 2.20). Sie bestehen aus besonderen integralen Membranproteinen (= Connexin), die röhrenförmig angeordnet sind. Die Nexusöffnung kann durch elektrische Impulse, durch c-AMP und durch Inositolphosphat reguliert werden. Bivalente Kationen wie Ca^{2+} und auch $2H^+$ neutralisieren die negativ geladenen Porenproteine im Mündungsbereich der Nexusporen, so dass diese kristallin verklumpen und die Connexinporen sich verschließen. Mit Hilfe des Nexus wird aber auch ein Stimulus (Hormon, kardiales Reizleitungssystem) rasch zu den Nervenzellen weitergeleitet und die metabolische Aktivität unter den Nachbarzellen abgestimmt. Mit Hilfe der Nexus kann somit eine Zelle intensiv mit dem Zytoplasma von Nachbarzellen kommunizieren und kooperieren, was auch als „Gap Junction intercellular Communication" (= GJIC) bezeichnet wird.

Nexusschädigung: Bei einer Zellschädigung wie Hypoxie werden die Nexus zerstört, die Zelle löst sich aus dem Zellverband, und bei den umgebenden Nachbarzellen verschließen sich wegen des veränderten Ionenmilieus die Nexusporen. Dadurch wird die „Gap Junction intercellular Communication" (GJIC) vorübergehend unterbrochen, und die Nachbarzellen schotten sich von der absterbenden Zelle ab. Dies ist für sie gleichzeitig ein Startsignal zur reparativen mitotischen Zellteilung.

Nexusunterbrechung: Im Rahmen der Tumorentstehung verarmen die neoplastisch veränderten Zellen zunehmend an Nexus, so dass die GJIC unterbrochen wird. Hand in Hand damit steigt bei diesen Zellen das metastatische Potenzial, d. h. sie beginnen damit, sich aus ihrem Verband zu lösen und in andere Gewebe abzusiedeln. Wird andererseits der DNA-Code für das Connexin in Tumorzellen eingebracht (transfiziert), so wird ihr Wachstum drastisch eingeschränkt.

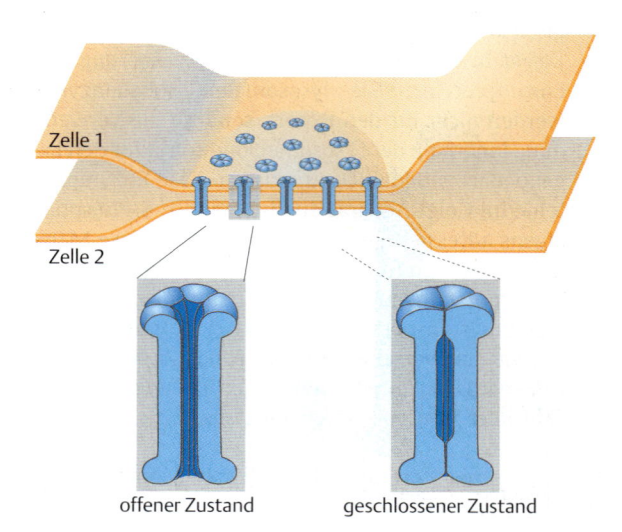

Abb. 2.20 **Zellkontaktorganellen:** Nexus (= Gap Junction) in offenem und geschlossenem Zustand.

2.1.8.3
Rezeptoren

Orthologie: Die Zellmembran enthält auf ihrer Oberfläche antennenartige Strukturen. Mit ihrer Hilfe kann sie ganz bestimmte Signalstoffe (= Liganden) erkennen und spezifisch beantworten (Signalerkennung). Dies sind die Rezeptoren. Die Signalstoffe können grundsätzlich von einer Zelle auf folgende drei Arten abgegeben werden:
- *Autokrine Signalisierung:* In diesem Falle bildet dieselbe Zelle, welche die spezifischen Rezeptoren für einen bestimmten Signalstoff enthält, auch den Signalstoff dazu. Signalprodukte und Zielzelle sind somit identisch. Dieser Mechanismus spielt beim kompensatorischen Gewebewachstum und bei der Tumorentstehung eine Rolle. Bei den Signalstoffen handelt es sich vor allem um die polypeptidischen Wachstumsfaktoren.
- *Parakrine Signalisierung:* Hier wird der Signalstoff von der einen Nachbarzelle gebildet, die spezifischen Rezeptoren dafür besitzt die andere Nachbarzelle. Signalproduktionszelle und Zielzelle sind somit unmittelbare Nachbarn. Dieser Mechanismus spielt bei der Wundheilung eine Rolle. Bei den Signalstoffen handelt es sich ebenfalls um polypeptidische Wachstumsfaktoren, vor allem bestimmte Zytokine (= Zytohormone).
- *Endokrine Signalisierung:* Hier wird der Signalstoff von Zellen gebildet, die weit von den Zielzellen entfernt sind, welche die spezifischen Rezeptoren dafür besitzen. Der Signalstoff gelangt über den Blutweg zu den Zielzellen. Signalproduktionszelle und Zielzelle sind voneinander getrennt, sie kommunizieren miteinander über den Blutweg. Hierzu gehören alle endokrinen, hormonbildenden Zellen.

Rezeptoren sind integrale Membranproteine (Abb. 2.**21**) und bestehen aus einem extrazellulären, einem intramembranösen und einem intrazellulären Anteil. Sie binden den Signalstoff und lösen durch Änderung ihrer Konfiguration auf der Innenseite der Zytomembran ein neues, zweites Signal aus. Man unterscheidet dabei folgende vier Arten von Rezeptoren:
- *Rezeptoren mit intrinsischer katalytischer Aktivität:* Hier besitzt der Rezeptor die Aktivität eines Enzyms. Meist handelt es sich um eine Tyrosinkinase, die Tyrosinreste von Proteinen phosphoryliert. Der Rezeptor phosphoryliert sich dabei vor allem selbst. An seine phosphorylierten Tyrosinreste binden dann spezifische Proteine, die dadurch als Enzyme aktiviert werden und das Signal ans Zellinnere weitergeben. Zu diesem Rezeptortyp gehören die Rezeptoren für Insulin und Wachstumsfaktoren.
- *Rezeptoren ohne intrinsische katalytische Aktivität:* Hier ist die zytosolische Rezeptordomäne entweder direkt mit einer Tyrosinkinase verbunden oder kann sie direkt aktivieren.
- *G-Protein-gekoppelte Rezeptoren:* Sie bestehen aus sieben transmembranösen, schlaufenartig angeordneten Spannproteinen (= seven spanning receptor). Die Ligandenbindung aktiviert in diesem Falle einen signalübermittelnden Komplex aus GTP-bindenden Proteinen (= G-Proteine), die ihrerseits ein Effektorsystem in Gang setzen, das im Zellinnern Zweitbotenstoffe generieren. Diese lösen schließlich die spezifische Zellantwort aus.
- *Ionenkanalrezeptoren:* Der Rezeptor stellt einen Ionenkanal dar. Die Bindung mit einem Liganden führt zu einer raschen Öffnung des Kanals für Na^+, K^+ und Cl^-. Auf die veränderte Ionenkonzentration reagiert die Zelle mit einer spezifischen Antwort.

Signalweg (= signaling pathway): Der Weg der Signalübertragung besteht aus einer Reihe von bestimmten Proteinen, von denen das eine die Konformation des nächsten verändert und es somit aktiviert oder hemmt. Für die Aktivierung sind Proteinkinasen verantwortlich, die sich vielfach gegenseitig kaskadenartig aus inaktiven Vorstufen aktivieren, um schließlich ein signalauslösendes Protein spezifisch zu phosphorylieren. Entsprechende Proteinphosphatasen machen dies wieder rückgängig.

Das Signal eines Liganden kann prinzipiell über folgende Wege (= *Signaltransduktion*) übermittelt werden:
- *Zytoplasmarezeptor-gekoppelte Signalübertragung:* In diesem Falle diffundiert ein Ligand, z. B. ein Steroidhormon oder Thyroxin, durch die Zellmembran und bindet im Zytoplasma an einen spezifischen Rezeptor, der seinerseits nach entsprechender Aktivierung über eine DNA-Bindung die Transkription und die Synthese eines Proteins einleitet.
- *G-Protein-gekoppelte Signalübertragung:* Sie beginnt damit, dass sich ein Ligand an einen Membranrezeptor bindet. Der zuständige Rezeptor der Transmembranschlaufen (= seven spanning receptor) verändert dadurch seine Konformation, so dass sich der Ligand-Rezeptor-Komplex an GTP-bindende Proteine (= G-Proteine, = G α, β, γ) anheften kann. Nach Austausch des von G-Protein-Trimer gebundenen GDP durch GTP dissoziiert das G-Protein-Trimer vom Rezeptor ab. Gleichzeitig löst sich das γ-, βG-Protein-Dimer vom GTP-αG-Protein-Dimer, das an ein Effektormolekül bindet, das seinerseits ein sog. Zweitbotenstoffsystem (= second messenger) in Gang setzt. Die Signalantwort wird beendet, wenn das an das αG-Protein gebundene GTP durch die GTPase-Wirkung des αG-Proteins zu GDP hydrolysiert wird. Dadurch löst es sich auch wieder vom Effektormolekül. Durch das G-Protein-Trimer kann im Zellinneren die Signalantwort folgendermaßen weitergehen:
  - *c-AMP-Weg:* Die G-Proteine generieren c-AMP als Zweitbotenstoff → Stimulation der zytosolischen Proteinkinase-A → Aktivierung des Effektorproteins durch Phosphorylierung → Expression des Zielgens → Auslösung der spezifischen Zellantwort.
  - *Inositol-Lipid-Weg:* Nach Ligandbindung an den mit den G-Proteinen gekoppelten Siebenspannrezeptor werden die G-Proteine aktiviert → Stimulation der Phospholipase-C im inneren Blatt der Zytomembran. Diese Phosphodiesterase spaltet in Gegenwart von Calciumionen (daher: Proteinkinase-C) Phosphatidylinositol-4,5,-biphosphat (PIP2) in zwei Zweitbotenstoffe auf: das Inositol-1,4,5,-triphosphat (IP3) und das 1,2-Diacyl-Glycol (DAG). *DAG* aktiviert in Gegenwart von Calciumionen die Proteinkinase-C → Phosphorylierung und Aktivierung wichtiger Komponenten für Zellstoffwechsel und Zellwachstum. *IP3* diffundiert ins Zytoplasma und bindet an spezielle Membranrezeptoren des glatten endoplasmatischen Retikulums, die gleichzeitig Calciumionenkanäle darstellen. Die IP3-Bindung bewirkt einen Ausstrom von Ca^{2+} ins Zytoplasma und damit eine Ca^{2+}-Erhöhung im Zytoplasma. Dort binden die Calciumionen an Calciumbindungsproteine wie Calmodulin und lösen damit weitere Zellantworten aus.

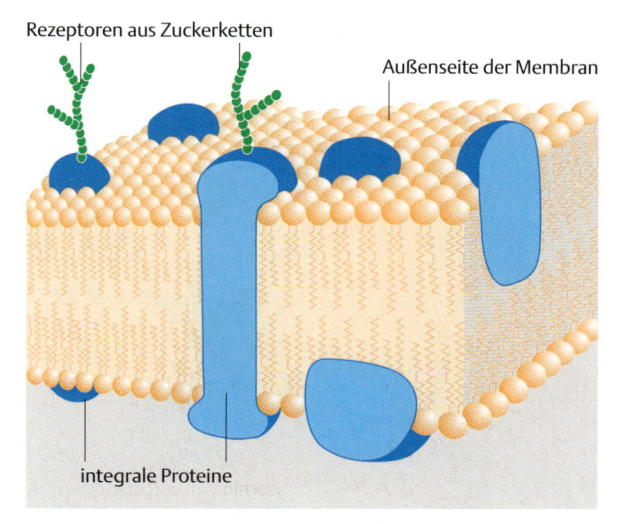

Abb. 2.21 Modell der Zellmembran. Beachte die integralen Proteine mit den Rezeptoren aus Zuckerketten.

- *Rezeptortyrosinkinase-gekoppelte Signalübertragung:* In diesem Falle ist der zunächst monomere Rezeptor selbst eine Tyrosinkinase in der Zellmembran. Bei der Signalübertragung bindet der extrazelluläre Ligand an die extrazelluläre Domäne der Rezeptortyrosinkinase. Danach wird das Rezeptorenzym am inneren Blatt der Zytomembran aktiviert, phosphoryliert sich selbst und bildet dabei ein Dimer. Die intrazytoplasmatische Tyrosinkinase kann dann eine ganze Reihe von Substraten aktivieren, vorausgesetzt, sie enthalten sog. SH2-Domänen (SH2 = src-Oncogen-Homologie-Domäne). Dies wiederum hat zur Folge, dass eine Kaskade intrazellulärer Signalmechanismen anläuft, die schließlich über Phosphorylierungsaktionen die Genexpression beeinflussen. In dieser Signalkaskade spielt das ras-Protoonkogen (S. 348) eine zentrale Rolle, dessen Genprodukt ebenfalls zu den G-Proteinen gehört, aber monomer ist. Im inaktiven Zustand ist das ras-Protein an DGP gekoppelt. Nach der Rezeptoraktivierung bindet der phosphorylierte Anteil mit dem Adaptorprotein Grb-2 (growth factor binding protein) und dem Guaninnukleotidaustauscherprotein „sos". Das GDP des ras wird gegen GTP ausgetauscht und damit aktiviert. Das aktivierte ras bindet das c-raf-Protoonkogen-Produkt, eine Proteinkinase, die dadurch zytomembranständig wird. Dort triggert sie die kaskadenartige Aktivierung der sog. MAP-Kinase (= mitogen activated protein kinase) aus entsprechenden Vorstufen, um letztlich Transkriptionsfaktoren zu phosphorylieren, die ihrerseits transkriptionsspezifische Gene wie c-fos und c-jun aktivieren. Das Zellsignal wird durch die GTPase-Wirkung des ras-Proteins selbst wieder gebremst. Die Aktivierung des GTP-gebundenen ras-Proteins wird durch eine Reihe von GTPase-aktivierenden Proteinen (= GAP) gesteuert, indem diese die GTPase-Aktivität des ras-Proteins fördern. Insulin, Somatotropin, Wachstumsfaktoren wie EGF, PDGF, FGF (S. 346) und Zytokine werden über diesen MAP-Kinase-Weg in eine Zellantwort umgesetzt. Dabei wird das ursprüngliche Zellsignal amplifiziert, so dass nach und nach ruhende Zellen in den Zellwachstumszyklus eintreten.

Rezeptorstörung: Sie beruht auf folgenden Prozessen:
- Atypischer (mutierter) Ligand besetzt Rezeptor, aber stimuliert Effektorprotein nicht.
- Antikörper mit hormonartiger Wirkung besetzt Rezeptor und stimuliert Effektorprotein.
- Überschuss an Ligand A kann die Rezeptorbindung für Ligand B unterdrücken oder verstärken.
- Rezeptorzahl wird nicht mehr umgekehrt proportional zur zirkulierenden Ligandmenge gesteuert.
- Koppelung Ligand-Rezeptor-Komplex und konsekutive Effektorproteinaktivierung bleiben aus.
- Ligand bindet an mutierten Rezeptor → Dauerstimulation oder Blockierung.
- Ligand-Rezeptor-Komplex aktiviert mutiertes G-Protein → Dauerstimulation → Tumorbildung.
- Ligand-Rezeptor-Komplex aktiviert Gα-Protein, das durch Giftstoffe wie Choleratoxin modifiziert ist → keine GTPase-Wirkung → keine Beendigung der Signalantwort → Dauerstimulation.
- Beim Rezeptor-Tyrosinase-Weg ist das c-ras-Protein mutiert → c-ras-Protein bleibt im Daueraktivationsstatus → Dauerstimulation → Tumorbildung.
- Beim Rezeptor-Tyrosinase-Weg ist das GAP-Protein (vgl. Neurofibrom S. 1113) mutiert → ras-Protein bleibt im Daueraktivationsstatus → Dauerstimulation → Tumorbildung.

2.1.9
Zytoskelett

Orthologie: Die Zytomembran grenzt zwar die einzelnen Zellen von ihren Nachbarzellen ab, verbindet aber auch gleichsinnig differenzierte Zellen über entsprechende Adhäsionsmoleküle, die mit dem Zytoskelett in Verbindung stehen (Abb. 2.**22**). Das Zytoskelett besteht aus Mikrotubuli, Mikrofilamenten und Intermediärfilamenten.

Die einzelnen Komponenten des Zytoskeletts sind teilweise an besonderen Zytomembranstellen in Form von Haftorganellen (Desmosomen, Hemidesmosomen) verankert, die ihrerseits mit Bestandteilen der Extrazellulärmatrix oder über Klebeproteine mit Nachbarzellen verknüpft sind. Für manche Zellen ist diese Verankerung in der Extrazellulärmatrix ein Signal zum „Weiterleben" und zur orts- und gewebetypischen Ausdifferenzierung. Das Zytoskelett hat aber noch andere Aufgaben: Es gibt einer Zelle ihr gewebe- und organtypisches Aussehen. Es sorgt für ihre Eigenbeweglichkeit (= Motilität) sowie für ihre mechanische Festigkeit, Formkonstanz und Verformbarkeit. Es ist schließlich an der Kommunikation von Zytomembran und Zellkern beteiligt.

Diese Bauelemente des Zytoskeletts werden im Folgenden zusammen mit ihren krankhaften Veränderungen besprochen.

2.1.9.1
Mikrotubuli

Orthologie: Sie stellen spiralig angeordnete globuläre Proteine (= Tubulin) in makromolekular-röhrenförmiger Konfiguration dar und haben Aufgaben bei Signalübertragung, Gerüstbildung sowie Transport und sind Bestandteil der Mitosespindel. Sie aggregieren mit Hilfe von GTP aus Tubulin. Im Gewebe sind die Mikrotubuli mit einem besonderen Protein assoziiert, dem Mikrotubuli-assoziierten Protein (= MAP). Es sorgt für die Festigkeit der Mikrotubuli und für deren Aggregation. Die Aktivität des MAP wird durch Phosphorylierung gewährleistet. Die Mikrotubuli haben folgende Funktionen:
- zytoplasmatische Stützung,
- Transport von Zellorganellen mit Kinesin als Motorprotein,
- Bewegung von Zilien und Flagellen mit Dynein als Motorprotein,
- Transport von Chromosomen in Form der Mitosespindel.

Depolymerisierung

Wegen gestörter Selbstaggregation von Tubulin durch zytostatische Spindelgifte wie Colchicin und Vincaalkaloide kommt es zur Hemmung der Mitose, der Sekretausschleusung und der Lysosomenfreisetzung.

✚ Vorkommen: Colchicintherapie bei Gichtanfall (S. 97).

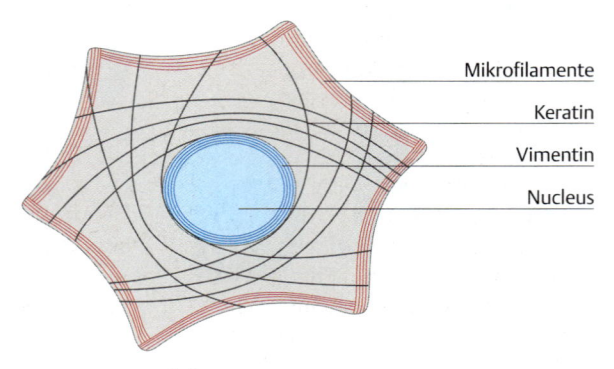

Abb. 2.**22** **Zytoskelett-Komponenten** in ihrer intrazellulären Anordnung.

Primäres ziliäres Dyskinesiesyndrom

In diesem Falle fehlt aufgrund eines genetischen Defektes das *Dyneinprotein*, das normalerweise den kranzartig angeordneten Mikrotubuli in den Kinozilien (= Flimmerhärchen) und Spermienschwänzen angelagert ist und für deren peitschenartige Bewegung sorgt. Infolgedessen kommt keine effektive Schlagfolge der Zilien zustande. Dies führt zu einer Störung des mukoziliären Apparates mit Sekretstau, Bronchiektasen und chronischen Rhinosinusitiden. Auch die Spermien sind unbeweglich, so dass diese Patienten außerdem an einer Infertilität leiden. Da schließlich auch die Zilientätigkeit der embryonalen Epithelien für die Rechtsrotation und für die bilaterale Symmetrie der inneren Organe verantwortlich ist, dürfte die fehlende Zilienbewegung die Ursache für den *Situs inversus* der betroffenen Patienten sein (Abb. 2.**23**). Eine solche tief greifende Störung aufgrund molekularer Ursache ist die kausale Pathogenese des „Kartagener-Syndroms".

2.1.9.2
Mikrofilamente

Orthologie: Diese soliden dünnen Filamente bestehen aus dem Protein *Aktin* (Aktinfilamente). Sie sind 6 nm dick, liegen meist unter der Zellmembran und sind an die gleichen Zytomembranmoleküle angeheftet wie die Fibronektinfilamente an der Außenseite. Als zytoplasmatisches Aktin stellt es zusammen mit dem Motorprotein *Myosin* gewissermaßen eine zellinterne „Muskulatur" dar. Besonders reichlich kommt es in glatten Muskelzellen (glattmuskuläres Aktin) und in Kardiomyozyten (kardiales Aktin) vor.
In Zellen der quergestreiften Muskulatur ist das Aktin zusammen mit dem Myosin die strukturelle Hauptkomponente der Sarkomeren. Das Aktin ist mit dem riesigen stäbchenförmigen Molekül „Dystrophin" verbunden, das seinerseits an beiden Enden mit einer Gruppe Dystrophin-assoziierter-Proteine (= DAP) zusammenhängt. Die DAP-Moleküle sind in die Zytomembran integriert, im Laminin der muskelzellumhüllenden Basalmembran verankert und bilden zusammen mit dem Dystrophin ein mechanisches Widerlager für die Zugkräfte, die vom Aktin-Myosin-Komplex ausgehen.
In den Mikrovilli (Bürstensaum) resorptiv aktiver Zellen wie den Enterozyten bildet das Aktin zusammen mit dem Myosin die molekulare Grundlage der sog. Zottenpumpe. Dabei sind die aktinbindenden Proteine Fimbrin und Villin für die Aktinbündelung und Vinculin für die Verankerung an der Zytomembran verantwortlich.

Apikales Zellödem

Bei Zellschädigungen durch defizienten Energiestoffwechsel (z. B. Ischämie) wird die kontaktvermittelnde Verknüpfung der Mikrofilamente (v. a. Keratin- und Aktinfilamente) mit dem restlichen Zytoskelett besonders im Bereich des freien Zellapex gelöst. Das Mikrofilamentsystem retrahiert sich, und die Zellmembran stülpt sich wegen des gleichzeitig auftretenden Zellödems blasenartig aus (Abb. 2.**24**). Werden anschließend das Gewebe und die darin eingeschlossene Zelle reperfundiert und adäquat wieder mit Energie versorgt, so werden die apikalen Zellblasen abgeschnürt (sequestriert). Die Zelle wird dadurch vorübergehend schmäler.

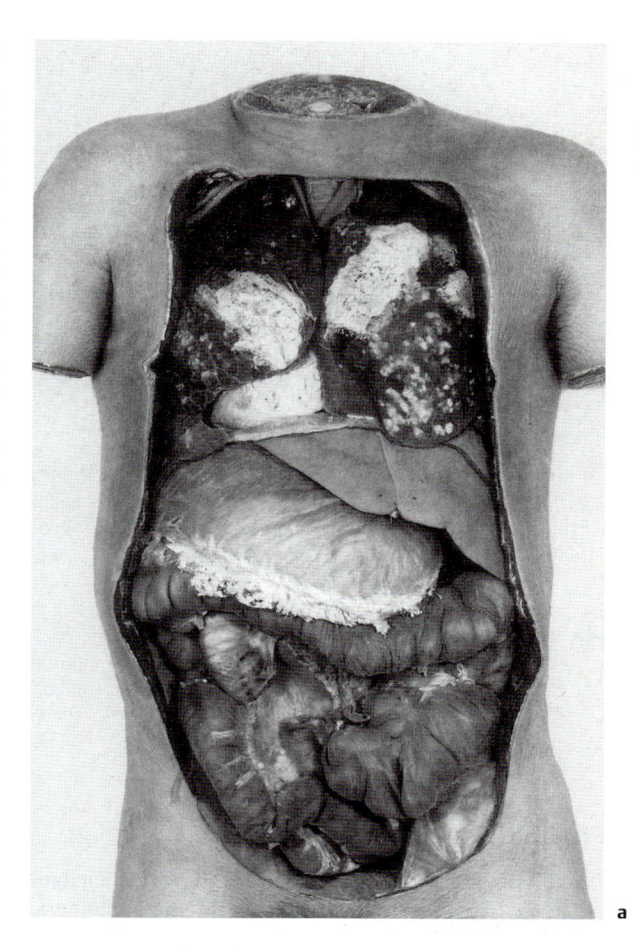

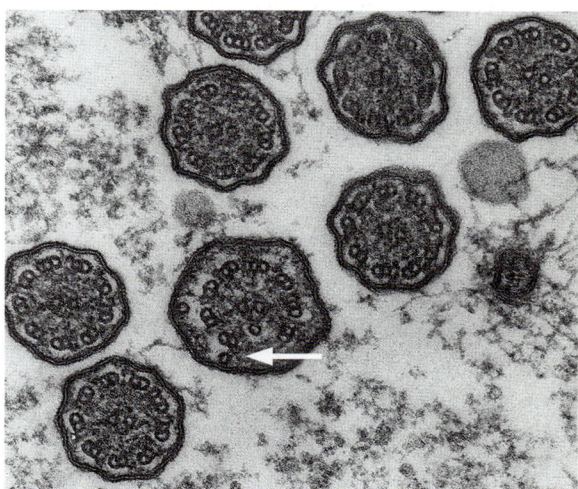

Abb. 2.**23** **Zilienpathologie:**
a Beispiel Kartagener-Syndrom: Infolge ziliärer Dyskinesie bleiben die Rechtsrotation der inneren Organe (beachte: Herz rechts, Leber links, Colon ascendens links) und die mukoziliäre Reinigung der oberen Luftwege aus. Die Folgen sind ein Situs inversus sowie Sekretrückstau in den ausgesackten Bronchien (= Bronchiektasen), im Bild mit Bariumbrei gefüllt (weiße Herdbildungen). Zum klinischen Bild gehört noch eine Spermienimmotilität mit Infertilität. (Original: Anatomisches Museum Basel);
b Zilienpathologie: numerische Atypie der Mikrotubulidubletten bei einem Patienten mit chronischer Sinusitis (EM, Vergr. 1 : 20000) (Pfeil: überzählige Mikrotubuli).

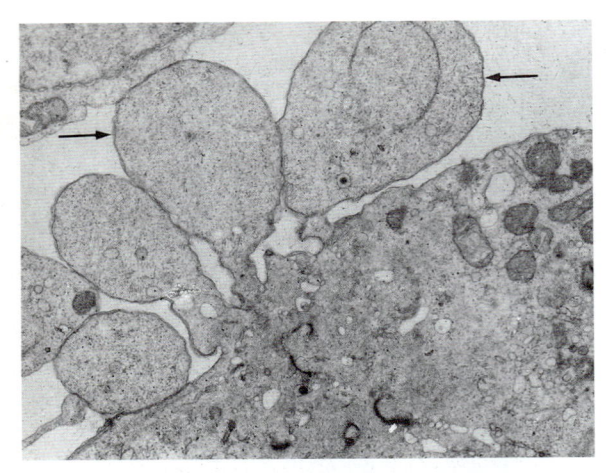

Abb. 2.**24** **Mikrofilamentpathologie:** apikales Zellödem durch ischämiebedingte Mikrofilamentablösung im Zellapex (Vergr. 1 : 5000).

+ **Vorkommen:**
  - *Akutes Nierenversagen* beim Kreislaufschock. Dort führen das apikale Zellödem und die anschließende Sequestrierung in den renokortikalen Tubuli zu einer Epithelabflachung, was den Aspekt der „weiten Tubuli" vermittelt.
  - *Apoptose*-Frühphase (S. 124).

Phalloidinvergiftung

Das Gift des Pilzes Amanita phalloides stört das Gleichgewicht zwischen globulärem und filamentös-polymerisiertem Aktin. Diese Mikrofilamente werden dadurch so stabilisiert, dass sie sich im Zytoplasma anhäufen und nicht mehr für die Zellmotilität taugen.

Aktinkorpuskel

Dies sind PAS-positive intrazytoplasmatische Korpuskel aus Aktinfilamentknäueln in Myofibroblasten ungeklärter Ätiologie (Abb. 2.**25**).

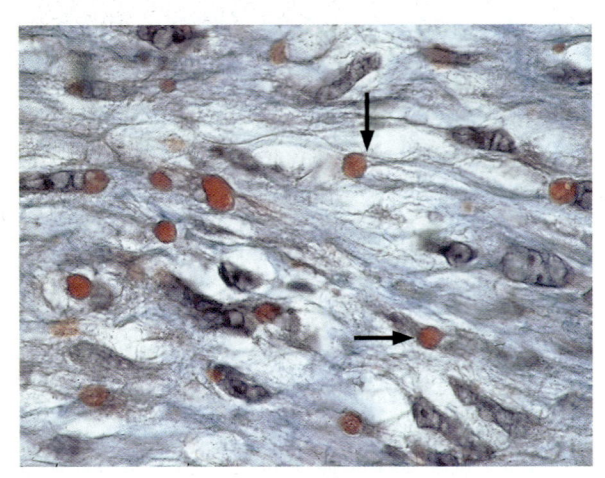

Abb. 2.**25** **Aktinkorpuskel in Fibroblasten** bei der infantilen digitalen Fibromatose (PAS, Vergr. 1 : 200).

+ **Vorkommen:** Infantile digitale Fibromatose: Dies ist eine knotenförmige, tumorartige Läsion aus gewucherten (Myo-)Fibroblasten im Fingerknöchelbereich von Kindern mit pathognomonischen Aktinkorpuskeln.

Muskeldystrophie

Im Falle von angeborenen Muskelkrankheiten wie der Duchenne-Muskeldystrophie ist das Gen für das aktinverankernde Molekül Dystrophin deletiert oder molekular verändert. Das klinische Resultat ist eine im weiteren Leben fortschreitende Muskelschwäche, die bei Übergreifen auf Atem- und Herzmuskulatur tödlich wird.

+ **Vorkommen:** Duchenne-Muskeldystrophie (S. 1120).

2.1.9.3
Intermediärfilamente

Orthologie: Intermediärfilamente kommen in fünf Arten vor:
- *Keratin:* Intermediärfilamente aus Keratin sind typisch für Epithelien, bilden einen Filamentkäfig um den Zellkern, strahlen radiär in die Zellmembran ein und sind in den Haftorganellen in Form der Desmosomen und Hemidesmosomen (s. u.) verankert. Sie gewährleisten die zelluläre Resistenz gegenüber Scherkräften. Keratin ist ein immunhistochemischer Marker für epitheliale Tumoren.
- *Desmin:* Es ist typisch für (quergestreifte) Muskulatur und hat eine enge Beziehung zu muskulären Z- und Glanzstreifen. Es ist ein immunhistochemischer Marker für Skelettmuskeltumoren.
- *Vimentin:* Es ist typisch für Mesenchym, hat eine enge Beziehung zum Zellkern und dient dessen Verankerung im Zytoplasma. Es ist ein immunhistochemischer Marker für mesenchymale Tumoren.
- *Neurofilamente:* Sie sind typisch für Nervenzellen und haben Funktionen bei der intrazellulären Verankerung und Signalübertragung.
- *Gliafilamente:* Sie sind typisch für Gliazellen und dienen ebenfalls der intrazellulären Verankerung und Signalübertragung.

Keratinmutation

Mäuse mit einer Deletion des epidermalen Keratingens weisen eine äußerst verletzliche Haut und Schleimhaut auf. Bereits minimale Scherkräfte genügen, um Haut- und/oder Schleimhautblasen entstehen zu lassen.

+ **Klinische Bedeutung:** Bei Menschen imponiert diese Krankheit als Epidermolysis bullosa simplex.

Mallory-Korpuskel

Pathogenese: Die Mallory-Korpuskel (Mallory-Bodies) leiten sich von einem kollabierten keratinhaltigen Zytoskelett her, das zusammen mit anderen Heat-Shock-Proteinen wie Ubiquitin korpuskulär kondensiert. Demzufolge exprimieren sie immunhistochemisch Zytokeratin (CK 18) und Ubiquitin (Abb. 2.**26**). Sie grenzen oftmals geschädigte Zytoplasmabezirke ab (Ursache/Wirkung?) und locken wegen der gleichzeitigen Läsion der Zellmembran (Leukotrienbildung!) neutrophile Granulozyten an, die sich um solche Zellen wie „Schakale ums Lagerfeuer" versammeln. Dementsprechend fehlen eine

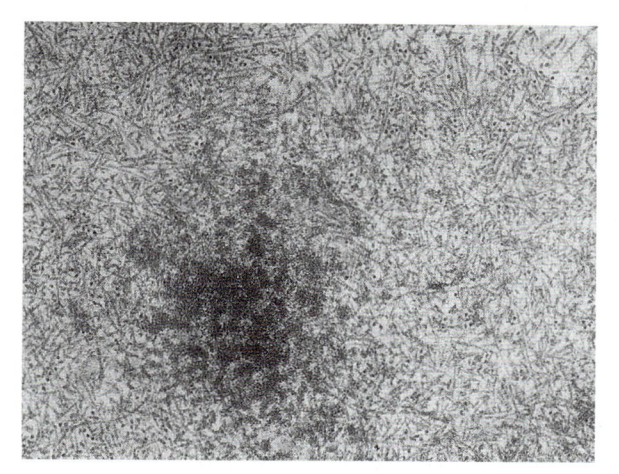

Abb. 2.**26** **Pathologie der Keratinfilamente:** Mallory-Korpuskel (Vergr. 1 : 10000).

periphere Leukozytose und Fieber bei Fällen mit schwerer Steatohepatitis und Mallory-Körpern praktisch nie. Mallory-Korpuskel treten nur in solchen Lebern auf, die durch eine langzeitige (vermutlich jahrelange) Noxenexposition quasi konditioniert sind. Entsprechende Vorläuferläsionen bestehen aus zytoplasmatischen, maschenartigen Fäden, die oft wie ein „Strickmaschenmuster" Knötchen bilden. Die Halblebenszeit der Mallory-Körper beträgt etwa 4–6 Monate. Eine Konditionierung für Mallory-Korpuskel bleibt in einer Leber auch dann noch weiter bestehen, wenn die Noxe längst abgesetzt und keine Mallory-Korpuskel mehr nachweisbar sind. Eine erneute Noxenexposition genügt, um die Bildung der Mallory-Korpuskel wieder in Gang zu setzen, und die Lebererkrankung schreitet fatal fort.

Morphologie: Histologisch handelt es sich um unregelmäßig begrenzte, stark eosinophile und „hyaline", zytokeratinhaltige Korpuskel im Zytoplasma von meist geschwollenen, abgerundeten und praktisch wasserklaren Leberparenchymzellen. In der CAB-Färbung stellen sich frische Mallory-Körper blau, ältere leuchtend rot dar.

✚ **Vorkommen:** hauptsächlich bei Alkoholhepatitis, aber auch nichtethylischer Steatohepatitis und anderen Lebererkrankungen (S. 739).

Neurofilamentmutation

Wachteln mit einer Deletion des Neurofilamentgens haben keine Neurofilamente und fallen wegen eines unkontrollierten Muskeltremors auf.

Neurofibrillen-Überexpression

Bei transgenen Mäusen mit einer Überexpression des Neurofilamentgens stauen sich diese Filamente in den Nervenzellen an. Der Stoff- und Organellentransport darin bleibt aus. Folge: Die Nervenzellen gehen zugrunde, und die abhängigen Muskeln atrophieren.

Alzheimer-Fibrillen

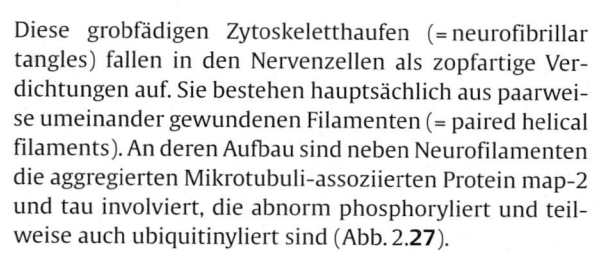

Diese grobfädigen Zytoskelethaufen (= neurofibrillar tangles) fallen in den Nervenzellen als zopfartige Verdichtungen auf. Sie bestehen hauptsächlich aus paarweise umeinander gewundenen Filamenten (= paired helical filaments). An deren Aufbau sind neben Neurofilamenten die aggregierten Mikrotubuli-assoziierten Protein map-2 und tau involviert, die abnorm phosphoryliert und teilweise auch ubiquitinyliert sind (Abb. 2.**27**).

✚ **Vorkommen:** Morbus Alzheimer (S. 1070).

Lewy-Korpuskel

Diese kreisrunden, eosinophilen Zytoplasmaeinschlüsse (Abb. 2.**28**) stellen sonnenblumenförmige Ablagerungen aus Intermediärfilamenten dar. Sie bestehen neben phosphorylierten Neurofilamenten (Typ M) aus ubiquitinylierten Proteinen, die hauptsächlich präsynaptisches α-Synuclein enthalten.

✚ **Vorkommen:** Morbus Parkinson (S. 1073).

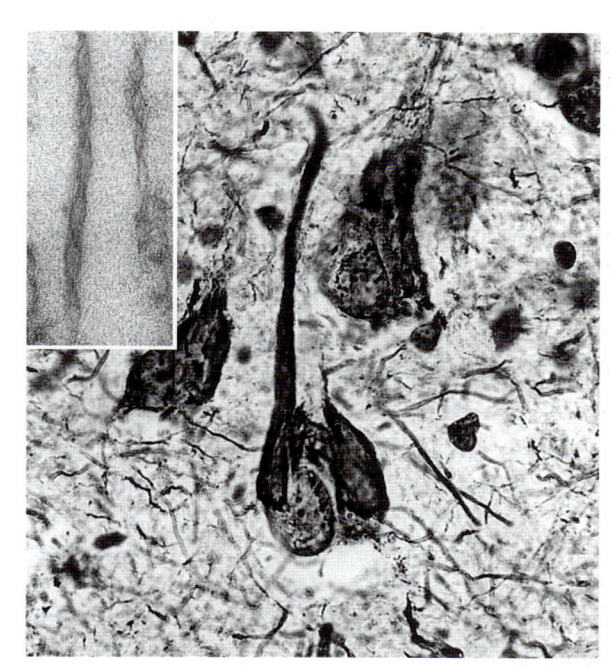

Abb. 2.**27** **Alzheimer-Fibrillen:** Nervenzellen mit zopfartigen Verdichtungen (Versilberung: 1 : 400). Diese bestehen ultrastrukturell aus Paired helical Filament (Einschub, Vergr. 1 : 40000).

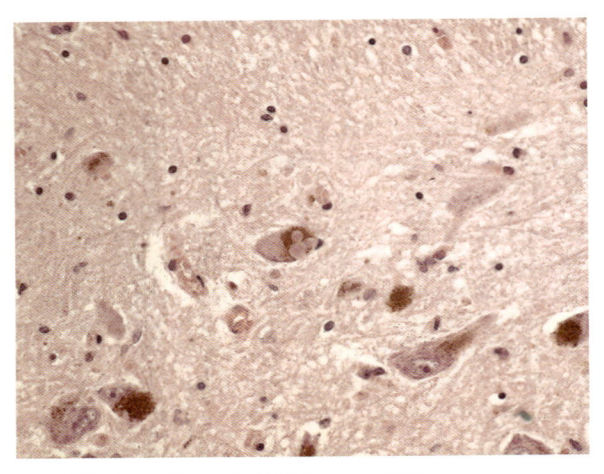

34 2 Störungen der zellulären und extrazellulären Organisation

Abb. 2.28 **Lewy-Korpuskel** (HE, Vergr. 1:200).

2.1.10
Adhäsionsmoleküle

Orthologie: Die Zellen verfügen über Adhäsionsmoleküle, mit Hilfe derer sie zusammenhalten und sich gewissermaßen im geweblichen „Gelände" orientieren. Diese „Klebeproteine" gehören zu den Supergenfamilien und stellen integrale Membranglykoproteine mit extra- und intrazellulären Anteilen dar, wobei die intrazellulären Anteile mit dem Zytoskelett in Verbindung stehen. Ihre Expression wird qualitativ und quantitativ durch bestimmte Stimuli wie Entzündungsfaktoren gesteuert. Im Folgenden werden die Struktur und Funktion der verschiedenen Adhäsionsmoleküle besprochen und anhand exemplarischer Störungen erläutert.

2.1.10.1
Selektine

Orthologie: Selektine bilden eine Familie integraler Membranglykoproteine und bestehen aus drei Domänen:
- Domäne zur *Lektinbindung* (legere, lat. = herauslesen) am N-Terminus mit einer Bindungsspezifität an bestimmte Oligosaccharide,
- eine Domäne mit *Ähnlichkeit zum Epidermiswachstumsfaktor*,
- eine Domäne mit *Ähnlichkeit zu den Komplementregulationsproteinen*.

Die Selektine sind für die Ca^{2+}-unabhängige Bindung einer Zelle an Zellen gleichen Typs verantwortlich. Mit Hilfe von Selektinen können Granulozyten und Lymphozyten besondere Zellen wie Endothelzellen ausmustern und selektiv auf ihnen festmachen.

Leukozytenadhäsionsdefizienz Typ 2 ☐☐☐

Bei diesem Defekt liegt eine Fucosestoffwechselstörung vor, so dass der Zucker „Sialyl-Lewis-X" nicht gebildet werden kann, welcher der spezifische Ligand für das E-Selectin ist. Dadurch können die Leukozyten in einem Entzündungsgebiet nicht festmachen, geschweige ins Entzündungsgebiet einwandern.

✚ **Klinik:** Rezidivierende bakterielle Infekte sind die Folge.

2.1.10.2
Cadherine

Orthologie: Cadherine bilden eine Familie integraler Glykoproteine. Sie sind Bestandteil der zellulären Haftorganellen (Desmosomen in Form von Zonula adhaerens und Macula adhaerens) und für die Ca^{2+}-abhängige Bindung einer Zelle an Zellen gleichen Typs verantwortlich (Abb. 2.**29**). Mit ihrer Hilfe finden Zellen zueinander und bleiben danach auch beieinander, so dass ein epitheliales Organgewebe entsteht. Über ihren zytoplasmatischen Molekülteil stehen sie mit Cateninen in Verbindung. Diese verknüpfen das Cadherin mit dem Zytoskelett und stellen über eine Aktivierung der Phosphatidylinositol-3-Kinase (PI3-Kinase) die Signaltransduktionskette vom Extrazellulärraum zum Zytoplasma sicher. Somit kontrollieren die Cadherine als „Vermittlermoleküle" zwischen Extra- und Intrazellulärraum folgende Zellfunktionen über den zellulären Adhäsionsstatus:
- Zellwachstum, -differenzierung und -sortierung während der Morphogenese,
- zellverankerungsabhängiges Überleben oder programmiertes Absterben einer Zelle (vgl. Integrine, S. 35).

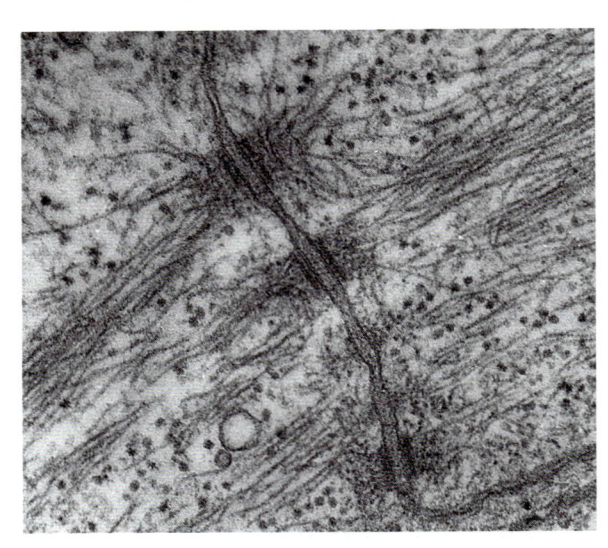

Abb 2.29 **Haftorganellen** (= Macula adhaerens). Zwei benachbarte Zellen sind durch Haftproteine (Cadherine) miteinander verklebt. An dieser Stelle sind auch die Mikrofilamente des Zytoskeletts fixiert (Vergr. 1:20000).

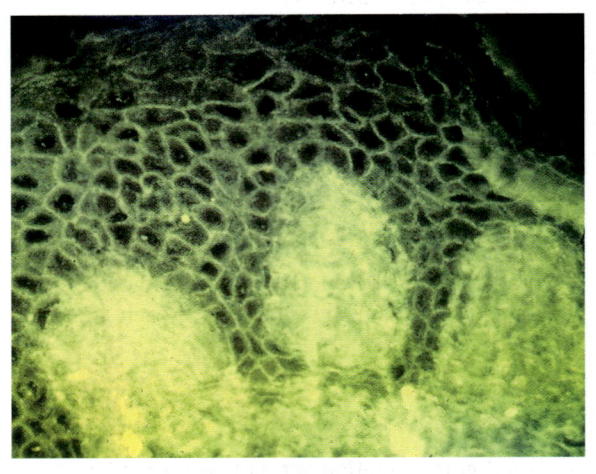

Abb. 2.**30** **Cadherinpathologie:** Darstellung des Desmosomen-Desmogelins als Bestandteil der Interzellularbrücken nach Überschichtung einer Normalhaut (Epidermis) mit fluoreszenzmarkierten Serumantikörpern eines Pemphigus-vulgaris-Patienten (Vergr. 1:75; Original: Peter).

Pemphigus vulgaris ▪️◻️◻️

(gr. pemphix = Blase): Dies ist eine autoaggressive blasenbildende Hautkrankheit (S. 948) aufgrund einer Antikörperbildung gegen das Desmosomen-Cadherin „*Desmoglein*" (Abb. 2.**30**). Als Folge davon löst sich die Zell-Zell-Verankerung in Form der zipflig ausgezogenen Interzellularbrücken, die den Epidermiszellen auch den Namen Stachelzellen geben, und es bilden sich intradermale akantholytische Hautblasen.

Zytodiskohäsivität ▪️▪️◻️

Im Rahmen einer Tumorkrankheit gehen die Expression von E-Cadherinen sowie die Abhängigkeit des Zellüberlebens davon verloren. Die Tumorzellen verlieren untereinander ihren Zusammenhalt, sie werden zytodiskohäsiv, und schwärmen in die nähere und weitere Umgebung aus (S. 344).

2.1.10.2
Integrine

Orthologie: Sie bilden eine Familie integraler (Zell-)Membranglykoproteine und kommen auf nahezu allen Vertebratenzellen vor. Sie haben folgende Funktionen:

- *Zellverankerungen in der Extrazellulärmatrix:* Sie stellen einerseits Bindungsstellen auf der Zytomembran für extrazelluläre Matrixproteine dar, so dass mit ihrer Hilfe die Zellen an Laminin der Basalmembran oder an Fibronektin der Extrazellulärmatrix binden können.
- *Zytoskelettverankerung in der Zellmembran:* Die Integrine weisen vielfältige Bindungsstellen für zytoplasmatische Proteine wie Vinculin und Talin auf, welche die Verbindung zu Aktinfilamenten des Zytoskeletts herstellen.
- *Bestandteile von Haftorganellen:* Die Integrine sind wichtige Bestandteile der sog. Fokaladhäsion und der sog. Hemidesmosomen. Die Fokaladhäsion stellt den passageren Zellkontakt aktinverbundener Integrine mit einer „Fremdunterlage" (Zellkulturplatte) dar, während Hemidesmosomen plattenförmige Haftorganellen sind, bei denen die Integrine zytoplasmaseitig mit dem Zytokeratinskelett in Verbindung stehen und extrazellulärseitig via Laminin in den Kollagenfibrillen verankert sind. Über diese extra-intrazelluläre Achse führt der Kontakt mit einem extrazellulären Liganden (in Form einer sog. Fokaladhäsion) zu einer Konformationsänderung des Integrinmoleküls im Zellinnern und ruft über eine Aktivierung einer zytoplasmatischen Proteinkinase (focal adhesion kinase, FAK) eine Kettenreaktion bis hin zur Aktivierung bestimmter Gene im Zellkern hervor. Werden Zellen aus dieser integrinvermittelten Verankerung gerissen, so löst dies bei ihnen ein Zelltodprogramm (= Apoptose) aus, und sie gehen zugrunde.
- *Leukozytäre Klebeproteine:* Im Rahmen der frühen Entzündungsereignisse sorgen Integrine auf den Leukozyten (Granulozyten, Makrophagen) dafür, dass diese Zellen vermehrt auf endothelialen Adhäsionsmolekülen der Immunglobulin-Superfamilie haften bleiben.

Epidermolysis bullosa subbasalis ◻️◻️◻️

Es handelt sich um eine blasenbildende Hautkrankheit aufgrund einer Mutation von Proteinen wie Integrinen, die am Aufbau der Hemidesmosomen beteiligt sind.

Bullöses Pemphigoid ▪️◻️◻️

Es handelt sich um eine autoaggressive, blasenbildende Hautkrankheit älterer Menschen. Im Rahmen einer Autoaggression (S. 185) werden dabei zirkulierende Antikörper gegen ein Antigen (= „Bullöses-Pemphigoid-Antigen 1,2") gebildet. Dieses Antigen stellt eine Strukturkomponente der Hemidesmosomen dar, welche die Epidermis in der Basalmembranunterlage verankert. Nach entsprechender Aktivierung von Komplement lösen sich die Epidermiszellen im Gesamtzellverband von ihrer Unterlage. Es bilden sich subepidermale (nonakantholytische) Blasen, die leicht einreißen.

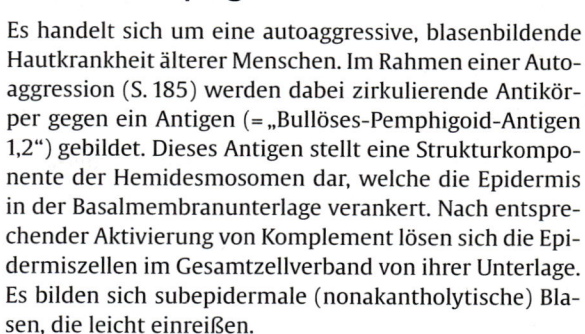

Leukozytenadhäsionsdefizienz Typ 1 ◻️◻️◻️

Bei diesem Defekt kann die β2-Integrin-Untereinheit nicht gebildet werden, so dass der spezifische Ligand für das Adhäsionsmolekül ICAM-1 fehlt. Dadurch können die Leukozyten im Entzündungsgebiet nicht festmachen, geschweige ins Entzündungsgebiet einwandern.

✚ Klinik: Rezidivierende bakterielle Infekte sind die Folge.

Thigmotaxis ▪️▪️◻️

Durch Vermittlung von Integrinrezeptoren können Tumorzellen an Bestandteilen der Basalmembran wie Laminin und an Bestandteilen der Extrazellulärmatrix wie Fibronektin und/oder Kollagen binden. Dies erklärt, weshalb Zellen bestimmter Tumoren bevorzugt entlang bestimmter Gewebestrukturen in Form von Kollagenfaserbündeln und Nervenscheiden wachsen, was man als Thigmotaxis (= Kontaktausbreitung, gr. = „Berührungs-Bewegung") bezeichnet.

Kontaktinhibition ▪️▪️◻️

Erst wenn der Kontakt zu ihrer Nachbarzelle aufgehoben ist, kann eine Zelle sich teilen und vermehren, und umgekehrt: Sowie eine Zelle eine Nachbarzelle berührt, stellt sie ihre Teilungsaktivität wieder ein (= proliferative Kontakthemmung). Im Rahmen einer Tumorentwicklung gehen Gene für Zelladhäsionsmoleküle wie Integrine und Cadherine verloren. Dadurch erlöschen die Zell-Zell- und die Zell-Matrix-Kommunikation, aber letztlich auch die proliferative Kontakthemmung. Die Tumorzellen wachsen folglich auch dann noch weiter, wenn sie sich oder die Nachbarzellen schon längst berühren.

2.2 Bindegewebepathologie

Die extrazelluläre Matrix kommt ubiquitär im Organismus vor. Sie besteht aus Strukturproteinen wie Kollagen und Elastin, die in eine lichtmikroskopisch amorphe Grundsubstanz eingebettet sind. Diese Grundsubstanz wiederum setzt sich vor allem aus Proteoglykanen und Hyaluronsäure zusammen. Sowohl die Strukturproteine Kollagen und Elastin als auch die Proteoglykane sind durch Ankerproteine in Form der Fibronektine miteinander und mit den Integrinen der Bindegewebezellen zu einem mechanisch festen Gebilde verbunden. In der Basalmembran übernimmt das Laminin die Rolle des Ankerproteins.

Dieser molekulare Verbund der Extrazellulärmatrix garantiert die Gewebefestigkeit und -verformbarkeit und dient dem Stofftransport. Er übt ferner Wegweiser- und Differenzierungsfunktionen für die darin oder darauf befindlichen Zellen aus, was das Zustandekommen und die Aufrechterhaltung von Gewebemustern erklärt. Dies macht verständlich, weshalb oft nur eine Strukturkomponente der Extrazellulärmatrix verändert sein muss, damit eine Gewebeschädigung oder eine Missbildung ausgelöst wird.

Kollagen ist mit seinen verschiedenen makromolekulären Aggregationstypen der Hauptgarant der Zugfestigkeit im Gewebe. Die wichtigsten angeborenen Störungen der Kollagenbildung werden in den verschiedenen Formen des *Ehlers-Danlos-Syndroms* zusammengefasst. Die Bedeutung der Kollagenfasern im Organismus wird bei all den Läsionen deutlich, bei denen die Reißfestigkeit des Kollagens abnimmt. Dies ist der Fall bei strukturdefekten Kollagenmolekülen, Vernetzungsstörungen, fehlerhaften Kollagenkettenzusammensetzungen, aber auch bei entzügelter Kollagenolyse.

Mikrofibrillen haben trotz verschiedener Herkunft einen monotonen spuramolekularen Aufbau und bestehen vor allem aus Fibrillen. Sie sind ein integrierender Bestandteil der elastischen Fasern, dienen aber auch der Verankerung von Zellen mit der Basalmembran. Das Funktionsspektrum der Mikrofibrillen lässt sich an einem Defekt des Fibrillengens verdeutlichen, der als *Marfan-Syndrom* bezeichnet wird.

Als sog. Faltblatt-β-Fibrillen werden die Mikrofibrillen bezeichnet, die bei verschiedenartigen Störungen im Gewebe in Form der β-Fibrillose, bekannt als *Amyloidose*, angereichert und abgelagert werden, so dass die ursprüngliche Zell- und Organfunktion erdrückt wird.

Elastin stellt die elastisch verformbare Komponente der Extrazellulärmatrix dar und ist ein wichtiges Strukturelement der Haut und Gefäße. Demzufolge äußert sich eine angeborene Elastogenesehemmung in einer Hautstarre, eine (meist entzündliche) Elastinfehlbildung in einer Hauthyperelastizität und eine Elastolyse in einer Gefäßaussackung.

Proteoglykane (frühere Bezeichnung Mukopolysaccharide) bilden mit Kollagenfibrillen strukturelle Komplexe und sind Hauptbestandteil von Knorpelgewebe und Schleim. Deshalb wundert es nicht, dass angeborene Defekte der Proteoglykansynthese mit Störungen des Skelettwachstums einhergehen. Eine angeborene komplexe Sekretionsstörung ist die zystische Fibrose (= Mukoviszidose), bei der die Proteoglykansynthese normal verläuft, aber der Ionentransport gestört ist. Wie wichtig die Proteoglykane für die Funktion der Extrazellulärmatrix sind, zeigen die Patienten mit pathologischer Proteoglykanolyse: Bei der *rekurrierenden Polychondritis* kollabiert das knorpelige Stützgerüst des Tracheobronchialbaumes und schnürt dem Betroffenen die Luft ab. Demgegenüber bleiben bei den *Mukopolysaccharidosen* Proteoglykanspaltprodukte infolge defizienter lysosomaler Abbauenzyme im Gewebe liegen. Dies führt zu Verunstaltungen bestimmter Skelettabschnitte und zu Gehirnschäden.

2.2.1 Kollagen

Orthologie: Das Kollagen stellt das quantitativ häufigste Protein des Körpers dar und ist das wichtigste Skleroprotein der Binde- und Stützgewebe. Erst durch seinen hohen Ordnungsgrad ist das Leben in Form eines Säugerorganismus möglich. Das Kollagen ist aufgrund seines hohen Elastizitätsmoduls fast undehnbar. Je nachdem, welche Typen von Kollagenketten zusammengelagert sind, lassen sich bis zu zwölf verschiedene Kollagentypen voneinander unterscheiden. Die wichtigsten sind in Tab. 2.**1** und Abb. 2.**31** zusammengestellt. Allen Kollagentypen geht eine Kodierung der Kollagenketten voraus. Mutationen in den kettenspezifisch kodierenden Allelen führen, wenn Typ-I-Ketten betroffen sind, zur „Osteogenesis imperfecta" (s. u.), wenn Typ-III-Ketten betroffen sind, zum Ehlers-Danlos-Syndrom Typ IV.

Die Biosynthese aller Kollagentypen beginnt mit dem Ablesen der m-RNA-Matrize durch die Ribosomen. Transkriptionsstörungen der Pro-Kollagen-Typ-I-Ketten ziehen ein Ehlers-Danlos-Syndrom Typ I bis III nach sich. Die Ribosomen bilden das Kollagen zunächst in einer Vorläuferform (= Pro-α_1-, Pro-α_2-Kette), die an beiden Enden je ein aminoterminales und ein carboxylterminales Peptid aufweisen. In einem nächsten Schritt werden die Prolin- und Lysingruppen der Prokollagenketten durch eine Prolin-/Lysinhydroxylase mit Vitamin C, Folat, Eisen und α-Ketoglutarat als Co-Faktoren hydroxyliert. Ein Mangel oder Aktivitätsverlust dieser Enzyme hat ein Ehlers-Danlos-Syndrom Typ VI oder einen Skorbut zur Folge. Danach werden die je nach Zelle und Organ „richtigen" Prokollagenketten mit Hilfe der beiden terminalen Prokollagenpeptide ausgewählt und durch Disulfidbrücken miteinander verbunden. In einem weiteren Schritt werden an den Hydroxylysingruppen der Prokollagenketten Galactose, Glucose und andere Zucker addiert. Nun bilden sich im Kollagenbereich der Pro-α-Kette Wasserstoffbrückenbindungen an den Hydroxyprolingruppen aus, so dass jeweils drei Pro-α-Ketten in Form einer rechtsdrehenden Dreikettenspirale (= Tripelhelix) verdrillt werden. Auf diese Weise ist *Prokollagen* entstanden, das nun in den Extrazellulärraum sezerniert wird. Das Prokollagen ist zwar schon ein faden-

Tabelle 2.1 **Kollagentypen**

Kollagentyp	Kollagenketten	Morphologie	Hauptvorkommen
I: „Reiß-Kollagen"	2 α_1-(I)-Ketten 1 α_2-Kette	dicke Fibrillen	Sehnen, Knochen, Dentin
II: „Knautsch-Kollagen"	3 α_1(II)-Ketten	dünne Fibrillen	hyaliner Knorpel
III: „Rutsch-Kollagen"	3 α_1(III)-Ketten	dünne Fibrillen = Retikulum	Haut, Gefäßwand
IV: „Grenz-Kollagen"	3 α(IV)-Ketten assoziiert mit: – Laminin (Haftproteinen für epitheliale und endotheliale Zellen zum Kollagen Typ IV) – Entaktin, Nidogen (sulfatierten Glykoproteinen mit Bindungsaffinität zu Laminin) – Proteoglykanen	Filamente	Basalmembran

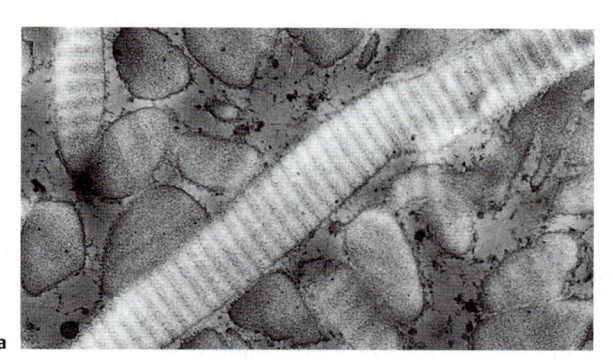

förmiges Molekül, muss aber noch weiter „bearbeitet" werden: Zunächst wird durch eine Prokollagen-N-Protease das aminoterminale Peptid und durch eine Prokollagen-C-Protease das carboxyterminale Peptid vom eigentlichen Kollagenbereich des Prokollagenmoleküls abgetrennt. Wenn das entsprechende Enzym fehlt, resultiert ein Ehlers-Danlos-Syndrom Typ VII. Der nächste Schritt in der Kollagenfibrillenbildung besteht in einer End-zu-End- und Seit-zu-Seit-Anlagerung der Kollagenmoleküle. Dazu müssen aber die Hydroxylysin- und Lysingruppen des Kollagens durch eine kupferhaltige Lysyloxidase zu Aldehydderivaten oxidiert werden, so dass über eine Aldolkondensation die Kollagenmoleküle vernetzt und verfestigt werden. Fehlt dieses Enzym, resultiert ein Ehlers-Danlos-Syndrom Typ V.

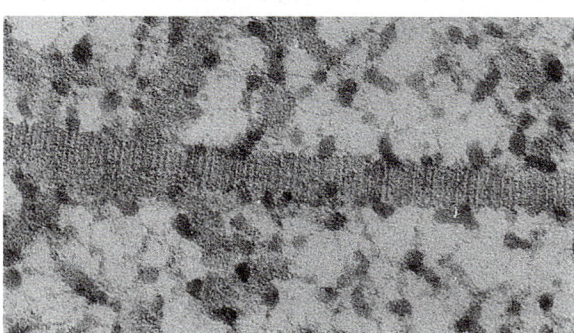

2.2.1.1
Biogenesestörung

Ehlers-Danlos-Syndrom

Allgemeine Definition: Das Ehlers-Danlos-Syndrom (= EDS) ist keine Krankheitsentität, sondern eine klinisch und genetisch heterogene Gruppe von Störungen der Kollagenbildung und/oder -struktur, denen eine pathologisch verminderte Zugfestigkeit der Kollagenfasern zugrunde liegt und die eine ähnliche klinische Symptomatik in Form eine Gewebeüberdehnbarkeit und -zerreißbarkeit aufweisen.

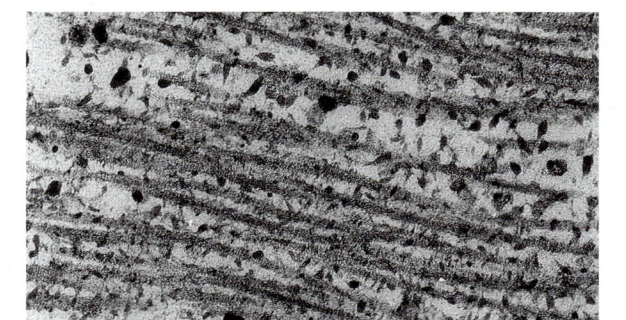

Allgemeine Pathogenese: Die entscheidenden Störungen bei den verschiedenen Formen des EDS umfassen:
- *Mutation* eines für einen bestimmten Prokollagentyp kodierenden Allels,
- *fehlerhafte Transkription* einer bestimmten Prokollagenkette,
- *defekte Glykosylierungsenzyme* des Kollagens,
- *Dysfunktion der Peptidasen*, welche die die Kollagenvernetzung hemmende aminoterminale Peptidgruppe an der Prokollagenkette abspalten.

Dementsprechend unterscheidet man (mindestens) die im Folgenden erläuterten EDS-Typen.

Abb. 2.**31 Kollagentypen:**
a Kollagen Typ I, „Reiß-Kollagen" (Vergr. 1 : 20 000);
b Kollagen Typ II, „Knautsch-Kollagen" (Vergr. 1 : 60 000);
c Kollagen Typ III, „Rutsch-Kollagen" (Vergr. 1 : 30 000).

EDS Typ I bis III

Definition: Autosomal dominant vererbte Kollagenopathien mit Überdehnbarkeit von Haut und Gelenken.

Pathogenese: Störung der Transkription von Prokollagen Typ I. Dies hat eine Beeinträchtigung der Fibrillogenese zur Folge, so dass die Kollagenfibrillen im Querschnitt nicht rundlich-glatt konturiert sind, sondern einen bärentatzenartigen, ausgefransten Querschnitt erkennen lassen („Bärentatzenkollagen", Abb. 2.32 a).

Klinik: Während bei der milden Form (Typ I) klinisch nur eine Überbeweglichkeit der Gelenke auffällt, ist die schwere Verlaufsform (Typ III) durch folgende Symptomentrias gekennzeichnet:
- „*Gummihaut*" (Abb. 2.32): Die Haut ist in abnorm großen Falten abhebbar (= kutane Hyperextensibilität) und reißt nach Bagatelltraumen leicht ein (= Dermatorrhexis).
- „*Gummigelenke*": Die Gelenke sind wegen des schlaffen Bandapparates abnorm überdehnbar und leicht dislozierbar.
- „*Bindegewebeschwächling*": Die Patienten neigen bereits im Kindesalter zur Entwicklung von Leistenbruch (Inguinalhernie), Darmwandaussackungen (Divertikulose) und Darmvorfall (Rektumprolaps).
- Viele der Patienten verblüffen im Zirkus und in Varietees das Publikum als „*Schlangenmenschen*".

EDS Typ IV

Definition: Gruppe autosomal dominant vererbter, genetisch inhomogener Kollagenopathien mit allgemeiner Gewebezerreißbarkeit in Form von Spontanrupturen.

Pathogenese: Punktmutation in dem für die Pro-α_1-Kette des Kollagen Typ III kodierenden Allels. Dadurch findet keine Synthese von Kollagen Typ III durch Fibroblasten in der Haut, Aorta, großen Gefäße, Hohlorganen (Intestinum) und Lunge statt.

Klinik: An Kollagen Typ III reiches Gewebe zerreißt wie „nasses Löschpapier", was folgendes Symptomenquartett nach sich zieht:
- Hautzerreißbarkeit (Dermatorrhexis),
- Arterienaussackungen (Aneurysma, S. 433),
- Riss von Lungenbläschen (Spontanpneumothorax, S. 642)
- Rupturen von intestinalen/genitalen Hohlorganen.

EDS Typ V

Definition: X-chromosomal rezessiv vererbte Kollageno- und Elastopathie mit überdehnbaren Gelenken, Haut- und Gefäßaussackungen.

Pathogenese: Hier liegt ein Lysyloxidasemangel vor, zu dem noch ein Elastaseinhibitor (welcher?) hinzukommt, die zusammen die Elasto- und Kollagenase beeinträchtigen.

Histologie: In der Haut und Arterienwand sind sehr dünne und unreife Elastinfasern angehäuft und die Kollagenfasern korkzieherartig angeordnet (Abb. 2.33 b).

Klinik: Überdehnbarkeit der Haut → Hautzerreißungen (= Hyperelastosis cutis), Gefäßektasien, überstreckbare Gelenke (Abb. 2.33 a).

EDS Typ VI

Syn.: Okuloskoliotischer EDS-Typ

Definition: Autosomal rezessiv vererbte Kollagenopathie mit Augenfragilität und Wirbelsäulenverkrümmung.

Pathogenese: Aktivitätsdefizit der Lysinhydroxylase. Dadurch enthält das Prokollagen kaum Hydroxylysin für die Vernetzung, so dass unterschiedlich dünne, kaum zugfeste Kollagenfibrillen entstehen. Betroffen sind nur das Kollagen Typ I und II.

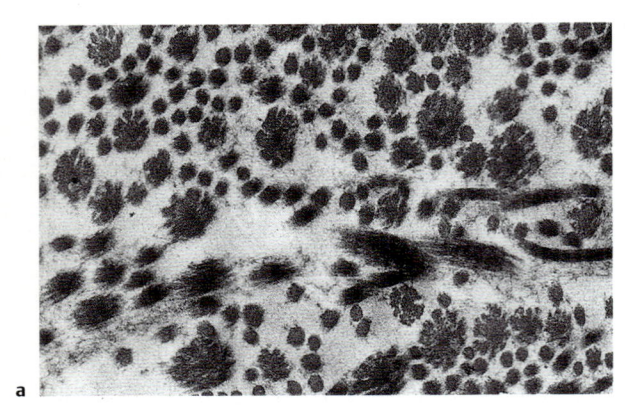

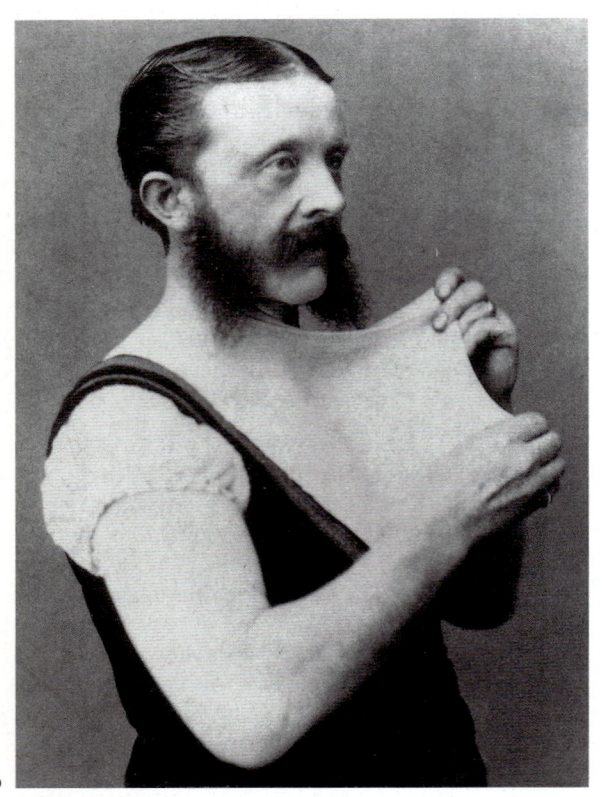

Abb. 2.32 Kollagenpathologie:
a „Bärentatzenkollagen" bei EDS I (Vergr. 1 : 20000);
b Felix Wehrle („Gummimann"), der erste photographisch dokumentierte Fall mit EDS (Original: Steinmann).

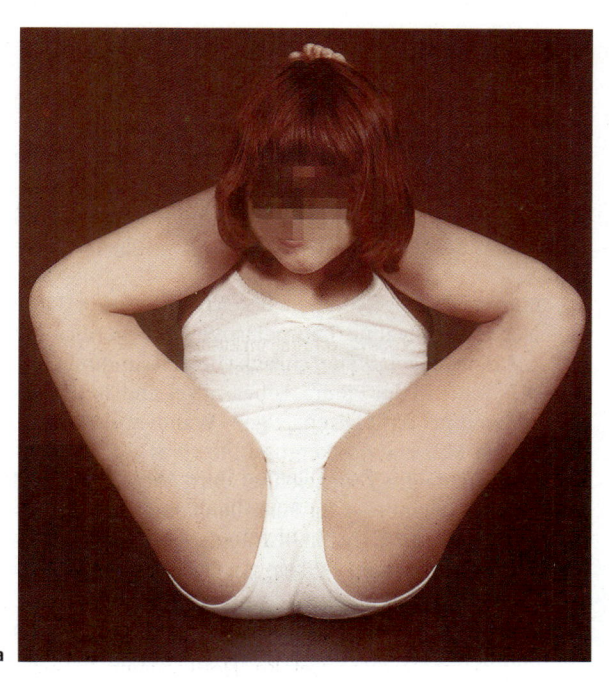

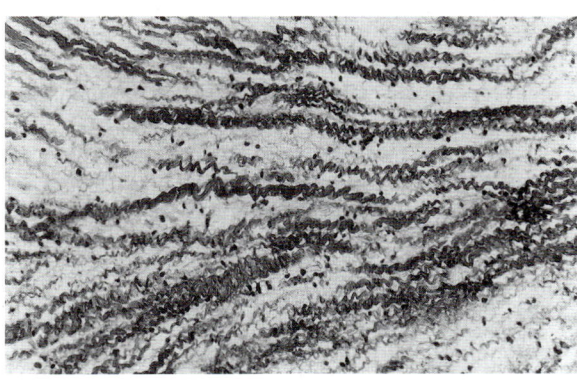

2.2 Bindegewebepathologie

Klinik: Gelenkhypermobilität → Gelenkluxation (meist Hüftgelenk); kaum Hautbeteiligung.

Skorbut

Definition: Unter Skorbut (ndl. scheuer buik = wunder Mund) versteht man eine mit Vitamin-C-Mangel assoziierte Bindegewebeerkrankung.

Pathogenese: Vitamin C ist ein Kofaktor der Prolinhydroxylase, indem es dessen Eisenatom in der zweiwertigen Form hält. Bei einem Vitamin-C-Mangel ist deshalb die Funktion der Prolinhydroxylase gestört, so dass die Glykosylierung der Prokollagenketten in Mitleidenschaft gezogen wird. Dadurch vernetzt das Kollagen unzureichend und erreicht nicht seine vollständige Reißfestigkeit, was sich vor allem als Gefäßbrüchigkeit in Form von Rhexisblutungen (S. 398) manifestiert.

Klinik: Vor allem Zahnfleischbluten, Parodontose, klein-/großfleckige Hautblutungen (Abb. 2.34), Gelenkblutungen, Wundheilungsstörung, Anämie.

Osteogenesis imperfecta

Definition: Die Osteogenesis imperfecta (= OI) ist eine genetisch uneinheitliche Kollagenopathie des Typ I mit phänotypisch ähnlichen Krankheitsbildern, charakterisiert durch eine mechanische Insuffizienz von Knochen, Bandapparat, Skleren und Dentin (Inzidenz 1 : 15000).

Pathogenese: Mutation der Pro-α_1(1)- und/oder Pro-α_2(1)-Kette von Kollagen Typ I. Je nach Mutationsort des für die Kollagenketten kodierenden Gens wird entweder ein weitgehend normales Kollagen quantitativ weniger gebildet, oder es entstehen abnorme Polypeptidketten, die unfähig sind, sich zu einer Kollagentripelhelix zusammenzulagern. Dementsprechend ändern sich bei den einzelnen OI-Formen auch die Morphologie und der klinische Verlauf.

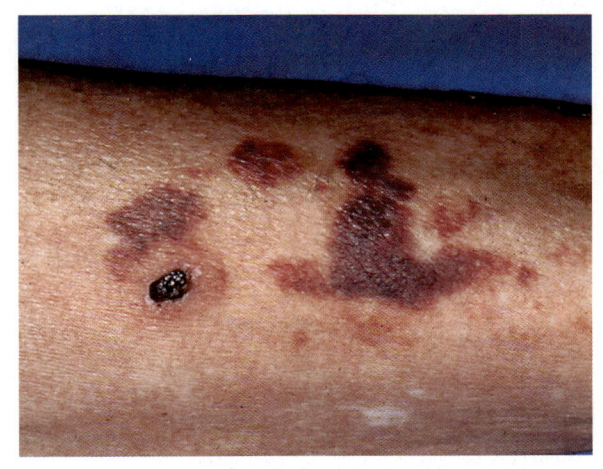

Abb. 2.33 Kollagenpathologie: EDS Typ IV:
a Extreme Überdehnbarkeit der Gelenke;
b viel zu dünne korkzieherartige Kollagenfasern im straffkollagenen Bindegewebe (HE, Vergr. 1 : 200).

Klinik: Dies ist der häufigste EDS-Typ. Er imponiert wegen folgenden Symptomen-Duetts:
- Wirbelsäulenverkrümmung = Kyphoskoliose (gr. kyphos = gebogen, skolios = krumm);
- leichte Augenverletzbarkeit: Netzhautablösung, Augapfelruptur (= Augenfragilität).

EDS Typ VII

Syn.: Arthrochalasis multiplex congenita

Definition: Autosomal dominant vererbte Kollagenopathie mit Schlottergelenken wegen defizienter Umwandlung von Prokollagen Typ I zu Kollagen.

Pathogenese: In einer der beiden Prokollagenketten von Kollagen Typ I wird aufgrund eines Gendefektes der aminoterminale Peptidteil nicht abgespalten. Solches Kollagen interferiert mit der Kollagenfibrillogenese, was sich in einer mechanischen Gelenkinstabilität äußert.

Abb. 2.34 Kollagenpathologie: Skorbut mit abnormer Brüchigkeit der Gefäße mit (spontanen) klein- bis großflächigen Hautblutungen (62-jähriger Patient).

OI Typ I (Tardaform): In diesen meist autosomal dominant vererbten, gelegentlich auch sporadisch auftretenden Fällen betrifft die Mutation den N-terminalen Bereich der Kollagenketten, so dass entweder nur weniger Pro-α_1(1)-Ketten oder weniger und abnorme Pro-α_1(1)- und Pro-α_2(1)-Ketten entstehen.

✚ Klinik: Die Patienten sind überlebensfähig. Im ersteren Falle wird eine normale Statur erreicht. Im zweiteren Falle kommt es zu einer Spätmanifestation des folgenden Symptomquartetts:
- *Brüchige Knochen* (daher Syn.: „Glasknochenkrankheit"): In langen Röhrenknochen ist die enchondrale Ossifikation weitgehend intakt. Es werden aber weniger und nur kümmerliche Bälkchen der sekundären Spongiosa gebildet, in deren Kern persistierendes Knorpelgewebe, umgeben von unverkalktem Osteoid, gefunden wird (Abb. 2.**35**). Diese Spongiosabälkchen werden kaum in stabilen Lamellenknochen umgewandelt. Es resultiert somit eine Osteopenie mit schütterer Spongiosa und ausgedünnter Kortikalis. Dadurch ist die Knochenstabilität drastisch vermindert.
- *Dentinogenesis imperfecta* in Form zu kleiner, verformter blau-gelblicher Zähne;
- *Gelenküberdehnbarkeit;*
- *Hautlädierbarkeit* mit abnormer Hautschlaffheit;
- *blaue Skleren*, weil zu dünn;
- *Hörstörungen* vor allem wegen Knochenabnormitäten im Mittelohr- (schallleitende Hörknöchelchen) und Innenohrbereich.

OI Typ I (Letalform): In den meisten autosomal rezessiv vererbten, gelegentlich auch sporadisch auftretenden Fällen betrifft die Mutation den mittleren bis C-terminalen Bereich der Prokollagenketten. Es resultieren eine zu kurze Pro-α_1(1)-Kette und eine abnorme Pro-α_2(1)-Kette, so dass keine zugfeste Kollagentripelhelix gebildet werden kann.

✚ Klinik: Frühmanifestation mit intrauterinen Knochendeformationen und Knochenfrakturen. Blaue Skleren (weil abnorm dünn durchscheinend). Tod in utero oder perinatal.

Kollagenhyalinisierung

Definition: Als Hyalin (gr. hyalos = gläsern, durchschimmernd) wird eine glasig-homogene Ablagerung oder Strukturveränderung im Gewebe bezeichnet. Es ist eine homogene Substanz im Extrazellularraum, färbt sich eosinophil und wird *nie* durch ein immunpathologisches Geschehen ausgelöst. Man unterscheidet folgende Formen:

- *Bindegewebiges Hyalin:* Im Bereich der serösen Häute weist eine hyaline knorpelartige Wandverdickung auf eine abgelaufene chronische Entzündung hin. Dies führt in der Pleura, Leberkapsel und Synovialis zu weißlichen plattenartigen Wandverdickungen, bei der Milz zur „Zuckergussmilz", was als „Perisplenitis cartilaginea" bezeichnet wird (Abb. 2.**36**), und bei der Gallenblase zur Porzellangallenblase. In diesen Fällen ist das Hyalin histologisch aus einem dichten und zellarmen Kollagenfaserfilz aufgebaut, der ultrastrukturell aus breiten Kollagenfasern besteht. Im bindegewebigen Stroma der Organe kann es im Rahmen regressiver Veränderungen zur Störung der kollagenen Fibrillogenese und dadurch zur Hyalinisierung der Kollagenfasern kommen. So findet man Hyalin in Uterusmyomen, bei fibröser Mastopathie, in regressiven Strumen, in Silikosegranulomen und bei der lokalisierten Sklerodermie (Morphaea).
- *Vaskuläres Hyalin:* Beim vaskulären Hyalin liegt keine pathologische Veränderung der Kollagenfasern vor. Es handelt sich vielmehr um atypische Ablagerungen von Kollagen Typ IV, d. h. um Basalmembransubstanz mit Beimengungen von Plasmaprotein, meist in der Wandung kleiner Gefäße in Form der Gefäßhyalinose.
- *Epitheliales „Hyalin":* Dies ist eine zytoplasmatische Differenzierung und nicht zum Kollagen zu rechnen. Es wird hier nur der Vollständigkeit halber aufgeführt.

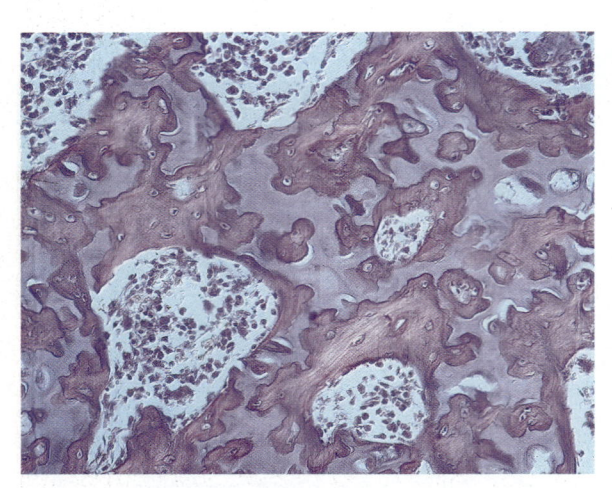

Abb. 2.**35** **Kollagenpathologie:** Osteogenesis imperfecta mit persistierender Korpelgrundsubstanz in der sekundären Spongiosa, die von unverkalktem Osteoid umgeben wird (HE, Vergr. 1 : 100).

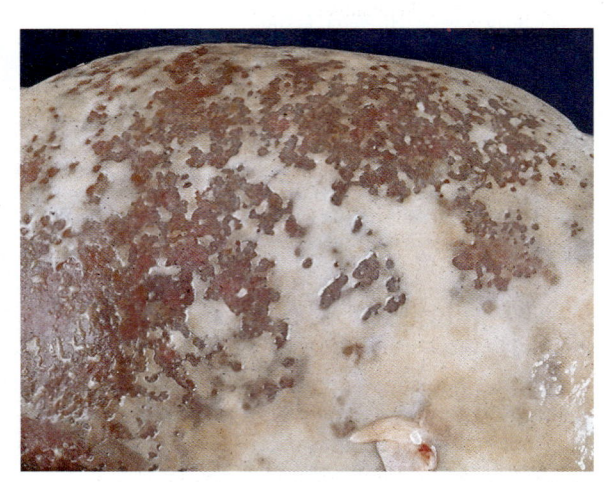

Abb. 2.**36** **Perisplenitis cartilaginea** mit weißlicher Kapselhyalinose. Die „weiße Milz" galt bei den Militärärzten der K&K-Monarchie, die an der Grenze zu Transsilvanien stationiert waren, als sicherer Beweis für das Vorliegen eines untoten Vampirs. Diesen hatten sie zu pfählen und bezogen dafür „Pfählungsgeld".

2.2.1.2
Kollagenolyse

Orthologie: Siehe S. 36

Physiologischerweise besteht in der kollagenhaltigen Extrazellularmatrix ein Gleichgewicht zwischen Synthese und Abbau. Letzterer wird durch folgende Enzymgruppen bewerkstelligt:
- *Metallproteinasen:* Sie enthalten in ihrem aktiven Zentrum ein Zinkion. Zu ihnen gehören a) die Kollagenasen, die nahezu alle Kollagentypen abbauen können und b) die Gelatinasen, die neben denaturiertem Kollagen (Gelatine) wie c) die Stromelysine, Basalmembranen und Matrixverankerungsproteine degradieren. Das Gleiche können auch c) die membranassoziierten Metalloproteinasen, die auf der Zelloberfläche von Stroma-, Entzündungs- und Tumorzellen sitzen und somit eine gerichtete Matrixdegradation bewirken.
- *Cysteinproteinasen* wie die Kathepsine.
- *Heparanase, Hyaluronidasen* und *Proteoglykanasen*.

Prinzipiell läuft der Kollagenabbau stufenweise ab. Die als Zymogen sezernierten Kollagenasen müssen aktiviert und die natürlicherweise vorkommenden Kollagenaseinhibitoren wie das α_1-Antitrypsin (= α_1-Proteinase-Inhibitor, s. u.) müssen inaktiviert werden. Die Kollagenasen starten den Abbau der Kollagenfibrillen Typ I bis III, indem sie an deren beiden Enden Peptidstücke abspalten. Diese denaturieren spontan und werden durch andere Proteasen weiter angebaut. Das Kathepsin D spaltet zunächst die Proteoglykan-Kollagen-Komplexe und baut den Kollagenaseinhibitor ab, so dass die aktive Kollagenase in die bindegewebige Grundsubstanz eindringen und die Kollagenfibrillen zu kleinen, noch gebänderten Kollagenbruchstücken oder zu entspiralisiertem amorphem Kollagen abbauen kann (Abb. 2.37 a). Danach setzt die Zwei-Schritt-Verdauung der Kollagen- und Proteoglykanspaltprodukte ein. Die Bindegewebezelle selbst und/oder die Makrophagen und Resorptionsriesenzellen (z. B. Osteoklasten) phagozytieren die angedauten Kollagenbruchstücke und bauen sie durch lysosomale Peptidasen und Hydrolasen vollständig ab.

Neben den in vivo vorkommenden Kollagenfasertypen (= native Kollagenfibrillen) können die Kollagenfasern nach Auflösung in vitro oder Kollagenaseeinwirkung in vivo wieder präzipitiert werden. Unter solchen Umständen bildet sich unter ATP-Zugabe ein segmental weitgebändertes Kollagen (= segment long spacing collagen) mit unipolarer, unversetzter Tropokollagenanordnung und unter Zugabe von sauren Glykoproteinen ein fibrös weitgebändertes Kollagen (= fibrous long spacing collagen) mit bipolarer, unversetzter Tropokollagenanordnung. Beide Kollagentypen (Abb. 2.37 b) kommen auch in vivo vor. Dabei ist das fibrös weitgebänderte Kollagen das Kollagenaseabbauprodukt der Retikulinfasern (= Kollagen Typ III).

Wie wichtig eine sorgfältige Überwachung des Proteasesystems ist, spiegelt sich in der Tatsache wider, dass der Organismus dazu eine ganze Reihe von Serumantiproteasen wie α_1-Antitrypsin, α_2-Makroglobulin, β_1-Antikollagenase und α_1-Antichymotrypsin einsetzt. Diese Proteaseinhibitoren hemmen oder neutralisieren extrazellulär wirksame Enzyme des Bindegewebeabbaus (Kollagenasen, Elastasen, Kathepsine), der Fibrinolyse (Plasmin) und des Proteinabbaus (Trypsin, Chymotrypsin). Der humanpathologisch bedeutsamste Proteaseinhibitor ist das in der Leber synthetisierte Glykoprotein α_1-Antitrypsin (= α_1-AT), das durch ein Paar vollständig penetranter, kodominanter autosomaler Allele des sog. Proteaseinhibitorsystems (= Pi) determiniert und heute als α_1-Proteinase-Inhibitor bezeichnet wird.

α_1-Antitrypsin-Mangel

Es handelt sich hierbei um eine Krankheitsgruppe, die auf einem Mangel an funktionell überdies ineffektivem α_1-Proteinase-Inhibitor (frühere Bezeichnung: α_1-Antitrypsin = α_1-AT) beruht, der seinerseits durch einen genetisch bedingten Moleküldefekt oder durch eine (meist durch Zigarettenrauchen) erworbene Molekülinaktivierung verursacht wird. Dementsprechend unterscheidet man einen primären von einem sekundären α_1-Antitrypsin-Mangel.

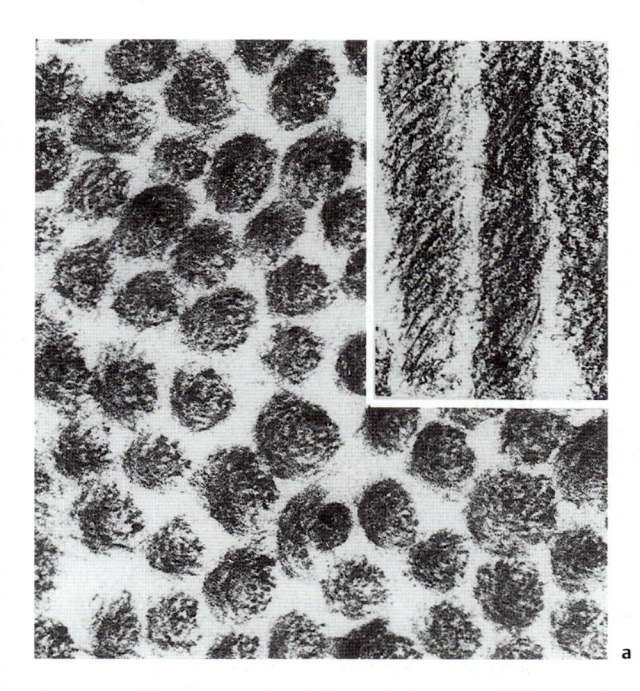

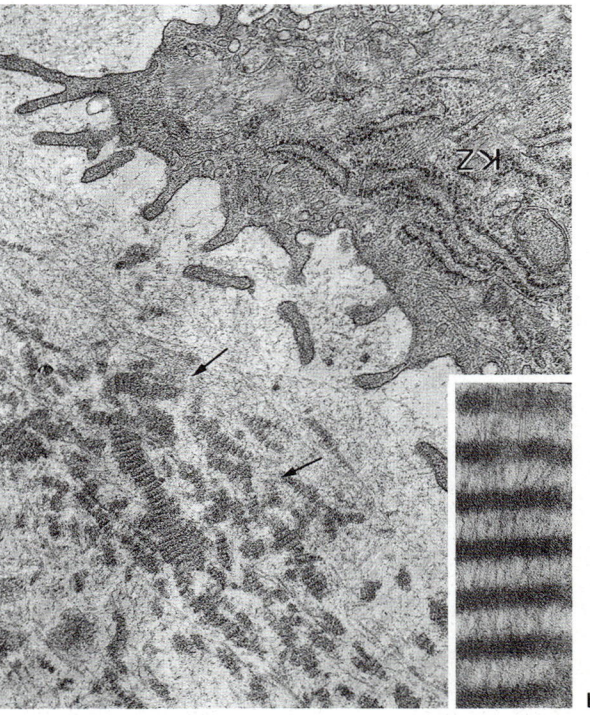

Abb. 2.37 Kollagenolyse:
a Entspiralisiertes Kollagen (Längs- und Querschnitt) bei einer chronischen Gingivitis (Vergr. 1 : 80000; Original: Kirn);
b weitgebändertes Kollagen vom segmentalen Typ im Trachealknorpel bei rekurrierender Polychondritis (KZ = Knorpelzelle; Vergr. 1 : 4000, Einschub Vergr. 1 : 100000).

Primärer α₁-Antitrypsin-Mangel

Definition: Autosomal rezessiv vererbter Defekt eines Hauptinhibitors der Proteinasen mit gelegentlich bis zur Zirrhose fortschreitender Leberschädigung, Lungenemphysem und Ehlers-Danlos-Symptomatik.

Ätiologisch liegt eine Punktmutation des Chromosoms 14 vor. Die genetische Defizienz ist mit 3 Allelen assoziiert: Im Gegensatz zum Genprodukt des normalen Allels M ist beim Z-Allel Glutamin in Position 342 durch Lysin ersetzt, was vermutlich für die unvollständige Glykosylierung und die Sekretionsstörung des Proteinasehemmers verantwortlich sein dürfte. Beim S-Allel ist Glutamin in Position 264 durch Lysin ersetzt. Das Genprodukt des Z-Allels hat etwa 10 %, das S-Allel etwa 60 % der Proteinasehemmaktivität des normalen M-Allels. Das Z-Allel kommt nur in der weißen Bevölkerung vor. Es ist evolutionsmäßig neu und dürfte für seine Entstehung etwa 200 Generationen (ca. 6000 Jahre) benötigt haben. Die Bezeichnung M, S und Z bezieht sich auf die elektrophoretische Wanderungsgeschwindigkeit der jeweiligen α₁-Antitrypsinformen: M = medium, S = slow und Z = zero. Darüber hinaus sind eine Vielzahl weiterer, klinisch weniger bedeutsamer und seltener Mutanten bekannt. Solange ein normales Allel vorhanden ist, besteht keine Krankheitsgefahr.

Formalpathogenetisch bestimmen zwei Kettenreaktionen das Krankheitsbild:
- *Störung der Inhibitorsekretion:* Mutiertes α₁-AT-Polypeptid → abnorme Peptidfaltung → kein Chaperonvermittelter Weitertransport des Polypeptids zum Golgi-Apparat → keine Peptidglykosylierung → keine α₁-AT-Polypeptid-Sekretion → Rückstau von α₁-AT-Material in hepatozellulären RER-Vakuolen (Abb. 2.38 a) → Schädigung des Leberparenchyms (wie?).
- *Störung der Enzyminhibition:* Mutiertes α₁-AT → defekte oder fehlende Hemmung der Proteinasen im Gewebe → ungebremster Kollagen- und Elastinabbau → proteolytische Lungen- und Mesenchymschädigung.

Morphologische Charakteristika:
- *Leberschädigung* (S. 787): Das rückgestaute α₁-AT-Sekretmaterial hat histologisch die Gestalt diastaseresistenter, PAS-positiver Kügelchen (Abb. 2.38 b, c). Durch den anhaltenden α₁-AT-Sekretstau kommt es auf noch unbekanntem Wege zu einer Leberzellschädigung, die mit der Zeit einen zirrhotischen Leberumbau bis hin zum Leberzellkarzinom nach sich zieht.

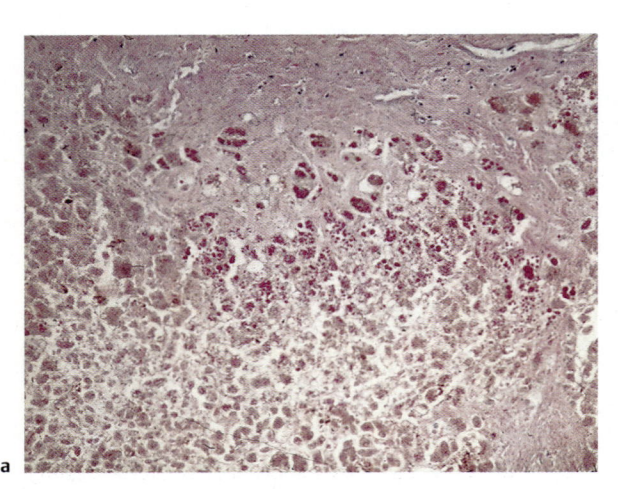

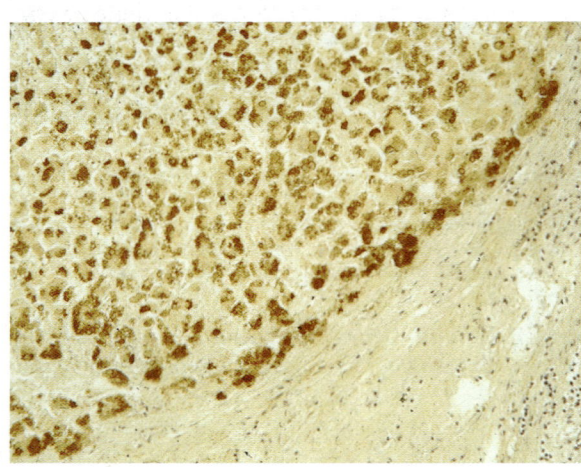

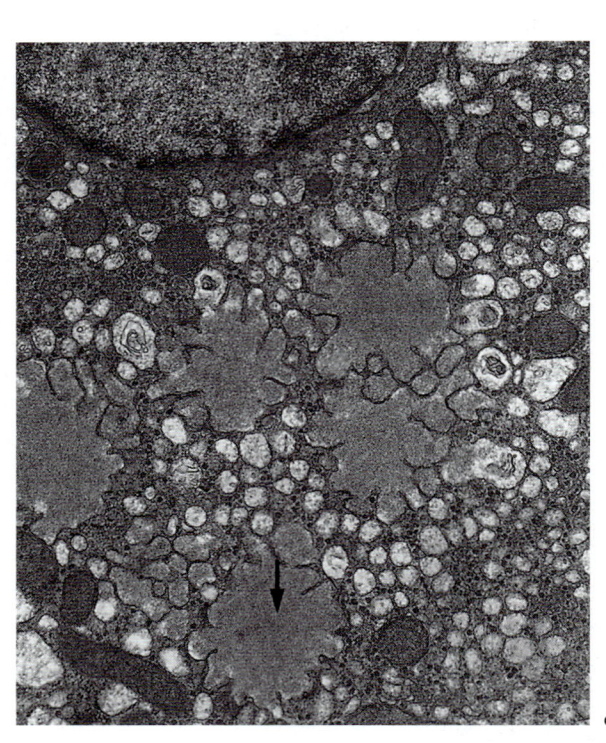

Abb. 2.38 α₁-**Antitrypsin-Mangel:**
a Intrazytoplasmatischer Sekretrückstau in Form PAS-positiver rötlicher Granula (Leber, PAS, Vergr. 1 : 200; Original: Böhm);
b immunhistochemischer α₁-Antitrypsin-Nachweis in intrazytoplasmatischen Granula (PAP-Methode, Vergr. 1 : 100);
c ultrastrukturell staut sich der nichtsezernierte Proteinasehemmer in das hepatozelluläre RER zurück, was als PAS-positive Kügelchen imponiert (Vergr. 1 : 15 000, Original: Schäfer).

- *Lungenschädigung* (S. 608): Aufgrund der unkontrollierten Proteolyse wird das kollagenhaltige Stützgerüst der Alveolenwand aufgeweicht und mechanisch geschwächt, so dass alle Lungenalveolen überbläht werden. Das Resultat ist ein panazinäres Lungenemphysem.
- *Mesenchymschädigung* → Ehlers-Danlos-Symptomatik in Form einer schlaffen Haut, hypermobiler Gelenke und Gefäßwandschwächungen mit reaktiver Intimafibrose.

Sekundärer α_1-Antitrypsin-Mangel

Es handelt sich um erworbene α_1-AT-Mangel-Zustände wegen Aktivitätsdrosselung des an sich normalen α_1-AT-Moleküls durch folgende Mechanismen:
- *oxidative Molekülschädigung* durch
  - Zigarettenrauch,
  - Generierung von Peroxiden durch Phagozyten bei Entzündung;
- *Proteasenüberschuss* bei Lungenschädigung durch Inhalation toxischer (Industrieabgase) und/oder mineralischer (Bergwerkarbeiter!) Substanzen.

Kollagennekrosen

Als Kollagennekrose (= fibrinoide Nekrose) der Kollagenfasern wird eine färberische Veränderung des Kollagens bezeichnet, bei der das Kollagen verstärkt eosinophil ist und sich mit der Weigert-Färbung wie Fibrin anfärbt. Die Kollagenveränderung in Form des „Fibrinoids" ist immer eine Begleiterscheinung von Nekrose und/oder Entzündung sowie ein histologisches Charakteristikum der Kollagenosen. Es kommt in 3 Formen vor.

Quellungsfibrinoid: Es fällt histologisch als homogene Kollagenfaserverbreiterung mit Fibrinfärbeverhalten auf (Abb. 2.**39**). Ultrastrukturell zeigen die Kollagenfasern an ihren Enden eine Entspiralisierung und Aufspleißung in feinere filamentöse Strukturen, wodurch die Kollagenbänderung verloren geht. Das Kollagen ist denaturiert und hat seine physikalische Zugfestigkeit verloren. Das Quellungsfibrinoid ist typisch für Erkrankungen, denen eine erhöhte Kollagenaseaktivität zugrunde liegt (Abb. 2.**40 a**).

Präzipitationsfibrinoid (Syn.: Immundepotfibrinoid): Hier bleiben die Quartärstruktur des Kollagens und damit die Kollagenquerbänderung erhalten. Die Kollagenfasern sind aber durch Immunkomplexablagerungen so umhüllt, dass sie sich histochemisch und histologisch nicht vom Quellungsfibrinoid unterscheiden. Elektronenmikroskopisch sind die quergebänderten Kollagenfasern von amorph-dichtem Material (= Immunkomplexe) umgeben und auseinander gedrängt. Zwischen den Fasern findet man Ansammlungen von Zelltrümmern. Das Präzipitationsfibrinoid ist typisch für die „Kollagenosen" und für die Immunkomplex-Angiitiden (Abb. 2.**40 b**).

Nekrosefibrinoid (Syn.: Insudationsfibrinoid): Das Nekrosefibrinoid findet sich meist in oberflächenbegrenzendem Gewebe (Haut, Gefäßwand, Magen-Darm-Wand). Dabei erscheinen die Kollagenfasern über weite Bezirke homogenisiert und weisen eine fibrinoide Färbeeigenschaft auf. Ultrastrukturell sind die kollagenen und auch die elastischen Fasern proteolytisch fragmentiert. Die Kollagenbruchstücke haben ihre Querbänderung und damit ihre Quartärstruktur verloren. Sie sind eingebettet in eine Masse aus Fibrin, Serumbestandteilen und Zelltrümmer. Das Nekrosefibrinoid kommt in nekrotischen Bezirken der Gefäßwand (z. B. Arteriolonekrose), der Magen-Darm-Wand (z. B. Ulzera) und der Haut (z. B. Necrobiosis lipoidica diabeticorum) vor (Abb. 2.**40 c**).

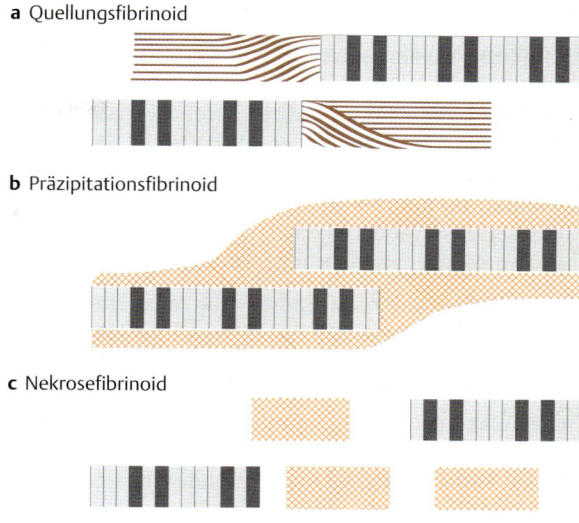

Abb. 2.**40** **Kollagennekrosetypen**
a Quellungsfibrinoid
b Präzipitationsfibrinoid
c Nekrosefibrinoid

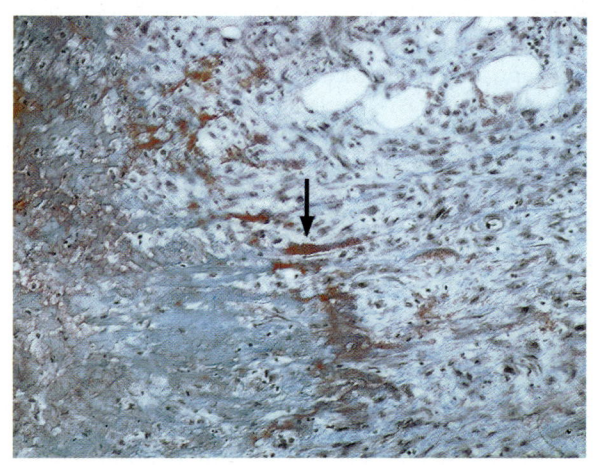

Abb. 2.**39** **Quellungsfibrinoid** der Kollagenfasern (Pfeil) im Bereich eines peptischen Magenulkus (Goldner, Vergr. 1 : 75).

Kollagenosen

Definition: Mit dem von Klemperer (1950) geprägten Begriff „Kollagenosen" wird eine Gruppe von Krankheiten bezeichnet, die chronisch rezidivierend verlaufen. Wegen der Bildung autoreaktiver Antikörper (S. 168) gehen sie einher mit einer fibrinoiden Kollagennekrose im Rahmen der Immunkomplexbildung und generalisierten Bindegewebsveränderungen, charakterisiert durch eine reaktive Kollagenvermehrung (Name!).

Pathogenese: Die Kollagenosen sind kausalpathogenetisch in die Gruppe der Autoaggressionskrankheiten einzuordnen. Die formalpathogenetisch und klinisch führende Kollagenläsion ist dabei lediglich ein spektakulärer Nebenschauplatz einer „immunpathologischen Systemerkrankung".

Zu den Kollagenosen werden folgende Krankheiten gezählt:
- Lupus erythematodes disseminatus (S. 187);
- progressiv systemische Sklerose (S. 189);
- Dermatomyositis (S. 189);
- Panarteriitis nodosa (S. 437);
- Sjögren-Syndrom (S. 191);
- Wegener-Granulomatose (S. 578);
- Pseudolupus erythematodes;
- gemischte Bindegewebekrankheit (= Sharp-Syndrom, mixed connective tissue disease) mit Lupus erythematodes; Sklerodermie und Dermatomyositis;
- rheumatisches Fieber (S. 1169);
- rheumatoide Arthritis (S. 1170).

2.2.2 Mikrofibrillen

Orthologie: Die Mikrofibrillen gehören zur fibrösen Komponente des Bindegewebes. Im supramolekularen Bereich bestehen sie aus einem mikrotubulären Anteil und einem Bandanteil, der sich meist um die ausgestreckte tubuläre Komponente helikal herumwindet. Die Mikrofibrillen bilden ein weit verbreitetes Fasersystem in Form von Strängen, lamellären Schichten oder Netzwerken. Sie sind ein integraler Bestandteil der elastischen Fasern und kommen in Haut, Sehne, Knorpel, Perichondrium, Periost, Muskel, Niere, Blutgefäßen, Pleura, Dura mater und in den Zonulafasern, dem Aufhängeapparat der Augenlinse, vor. Die molekulare Zusammensetzung der Mikrofibrillen ist noch unklar. Ein Hauptbestandteil ist das *Fibrillin* (= Glykoprotein).

Entwicklungsgeschichtlich trat das Fibrillin etwa vor 1000 Millionen Jahren und damit 500 Millionen Jahre früher auf als das Elastin, das erst bei den Wirbeltieren zu finden ist. Das Fibrillin wird durch das FBN-1-Gen (Chromosomenlokus 15q21) und FBN-2-Gen (Chromosomenlokus 5q23–31) kodiert. Das FBN-1-Gen ist recht groß. Es enthält calciumbindende EGF-Module und EGF-artige Module (EGF = epidermal growth factor). Am einen Ende findet sich die Konversionsschnittstelle, am anderen Ende liegen cysteinreiche Sequenzen. Durch die Calciumbindung werden die Mikrofibrillen stabil. Calciumentzug desintegriert sie.

Im Folgenden werden das Marfan-Syndrom und die Amyloidose besprochen. Beim Marfan-Syndrom ist der Aufbau der Mikrofibrillen als Bestandteil der elastischen Fasern aufgrund eines Gendefektes lädiert, und viele Bindegewebe sind mechanisch insuffizient. Bei der auch als β-Fibrillose bezeichneten Amyloidose werden massenhaft Mikrofibrillen verschiedenster Herkunft in der Extrazellulärmatrix abgelagert, was die Funktion der betroffenen Organe erheblich beeinträchtigt.

2.2.2.1 Marfan-Syndrom

Definition: Das Marfan-Syndrom (= MFS) ist die häufigste erbliche Gruppe von Bindegewebeerkrankungen mit unterschiedlich gewichteter Manifestation von okulären, skelettalen, kardiovaskulären und duralen Läsionen.

Prävalenz: 1:10000. ♂:♀ = 1:1 (ähnliche Häufigkeit wie Mukoviszidose). Keine geographische Häufung.

Ätiologie: Meist autosomal dominanter Erbgang. Es liegt entweder ein mutationsbedingter Defekt des FBN-1-Gens oder des FBN-2-Gens vor. Je nach Lokalisation und Expressivität der Mutation im FBN-1-Gen resultiert ein anderer Krankheitsphänotyp.

Pathogenese: Viele Mutationen betreffen den calciumbindenden Teil des EGF (epidermal growth factor). Vermutlich werden dadurch die Verankerungsmechanismen der Bindegewebezellen in der Extrazellulärmatrix so gestört, dass über eine Hemmung der FAK-Kinase (S. 35) deren apoptotischer Zelltod eingeleitet wird. Dies zieht offenbar neben Vernetzungsdefekten der elastischen Fasern auch eine „mukoid-zystische Degeneration" (S. 54) nach sich, so dass die betroffenen Gewebe ihre Zugfestigkeit einbüßen.

Es gibt Patienten mit isolierter familiärer zystischer Medianekrose der Aorta (familiäre Aortendissektion), isolierter Augenlinsenektopie und isolierter Skelettläsion. FBN-2-Gen-Mutationen sind mit der kongenitalen kontrakturellen Arachnodaktylie (gr. arachne = Spinne, daktylos = fingrig) assoziiert.

Morphologisch und klinisch unterscheidet man Haupt- und Nebenkriterien.

Hauptkriterien:
1. *Skelettläsionen:* Periost und Perichondrium bilden für das Knochenwachstum kein stabiles Widerlager mehr, so dass überlange Metakarpalia (= Mittelhandknochen) und Phalangen (= Finger, Zehen) entstehen. Folgen davon sind:
   - Spinnenfingrigkeit (= Arachnodaktylie),
   - Dolichostenomelie (= Langschmalgliedrigkeit): lange schmale Extremitäten,
   - Wirbelsäulenverkrümmung (= Skoliose),
   - Trichterbrust,
   - Plattfuß (= Pes planus) wegen Abgleiten des Innenknöchels nach medial.
2. *Kardiovaskuläre Läsionen:* Wegen des Fibrillendefektes sind die mechanische Festigkeit der Gefäßwand und des Herzklappenstützgerüstes reduziert. Folgen davon sind:

2.2 Bindegewebepathologie   **45**

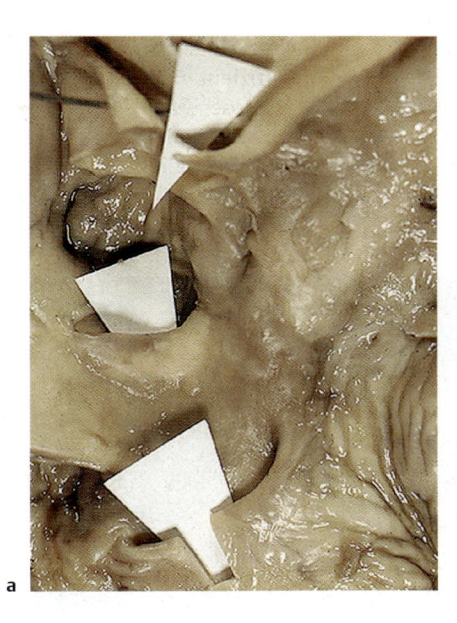

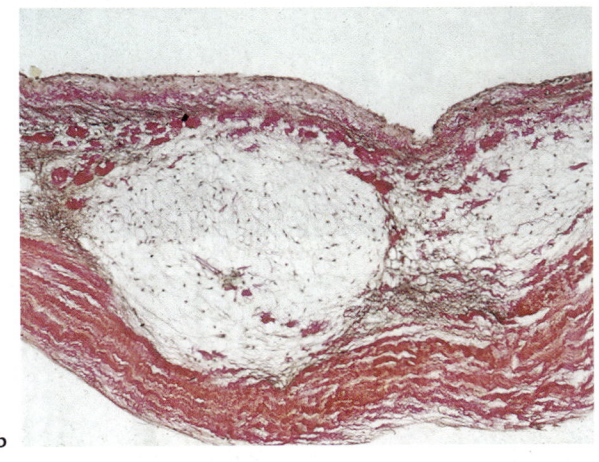

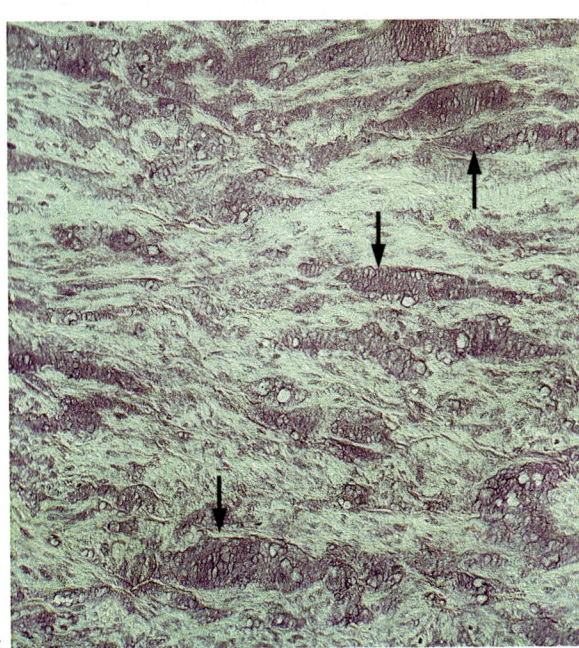

– *Aortenaneurysma* (aneuryno, gr. = ausweiten) (Abb. 2.**41 a** und S. 433): Die Aortenmedia ist ausgedünnt (= atrophisch). Ihre elastischen Fasern sind dünn, fragmentiert und durch Proteoglykanherde auseinander gedrängt („diffuse, transmurale mikrozystische Mukoidose", Abb. 2.**41 b, c**). Folge davon: Aorta wirkt „ausgelatscht" (= ektatisch). In der Folge reißt die Aorta oft metachron an mehreren Stellen ein, so dass sich ein (rezidivierendes) dissezierendes Aneurysma bildet und der Patient verblutet.
– *Aortenklappeninsuffizienz,*
– (manchmal) *Mitralklappenprolaps* (S. 477).
3. *Duraüberdehnbarkeit* in Form lumbosakraler Ektasien der harten Hirnhäute,
4. *Augenlinsenluxation:* Verschiebung der Linse (= Ectopia lentis) wegen Defekt der mikrofibrillenhaltigen Zonulafasern → Sehstörung.

Nebenkriterien:
1. *Lungenüberdehnbarkeit* → destruktives Lungenemphysem (S. 607) → Lungeneinriss → Spontanpneumothorax,
2. *Hautüberdehnbarkeit* mit strichförmigen weißlichen Narben (= Striae atrophicae).

+ Klinik: Das phänotypische Spektrum des Marfan-Syndroms (MFS) reicht vom neonatalen MFS (schwerste Form) bis zum unauffälligen Habitus, aber gleichwohl mit erhöhter Gefahr einer Aortendissektion. Je nach Subtyp und Defektlokalisation des FBN-Gens kommt es zu folgenden MFS-Formen:
– *neonatales MFS:* Hauptkriterien 1 bis 4,
– *isolierter Skelettphänotyp:* isoliertes Hauptkriterium 1,
– *dominante Ectopia lentis:* isoliertes Hauptkriterium 4,
– *MASS-Phänotyp* (Myopie, Mitralklappenprolaps, Aortendilatation, Striae, Skelettläsion),
– *familiäres Aortenaneurysma* (Dissektion): isoliertes Hauptkriterium 2,
– *kongenitale Arachnodaktylie* mit Kontrakturen.

2.2.2.2
Amyloidosen

Definition: Gruppe ätiologisch unterschiedlicher Krankheiten, bei denen β-Fibrillen und somit Amyloid im Gewebe abgelagert werden. Daher Synonym: β-Fibrillosen. Amyloid (amylon, gr. = Stärke) ist ein kongophiles hyalines Material mit Glykoproteincharakter und Mikrofibrillenstruktur, das systemisch oder lokal im Extrazellulärraum so abgelagert wird, dass das Gewebe einen glasigwächsernen Aspekt erhält (Abb. 2.**42**). Amyloid ist zwar phänomenologisch, aber nicht chemisch einheitlich.

◀ Abb. 2.**41 Fibrillinpathologie bei Marfan-Syndrom:**
a multiple dissezierende Aortenaneurysmata (27-jähriger Patient);
b Aortenklappe mit herdförmiger Mukoidose (EvG, Vergr. 1 : 50);
c diffuse, transmurale mikrozystische Mukoidose (Pfeil) der Aorta (HE, Vergr. 1 : 100).

mentlängsachse und gefältelt angeordnet sind (= antiparallele, gestreckte β-Faltblattstruktur). Ihr Aufbau entspricht somit demjenigen der Mikrofibrillen. Die Färbbarkeit mit Kongorot (Abb. 2.**44**) ist an diese β-Faltblattstruktur des Amyloids gebunden. Die Amyloidfibrillen werden deshalb als β-Fibrillen bezeichnet und finden sich nie im normalen Säugeorganismus.

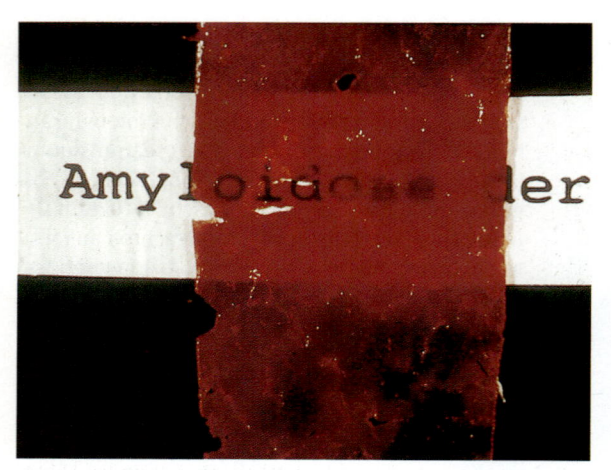

Abb. 2.**42 Amyloidose:** Betroffenes Gewebe (hier: Milz) bekommt eine glasig-wächserne Beschaffenheit und wird auf dünnen Schnitten transparent.

Amyloidoseformen: Je nach Ablagerungsort unterscheidet man:
- *systemische Amyloidosen* mit Amyloidablagerungen in mehreren Organen oder Gewebesystemen,
- *lokalisierte Amyloidosen* mit örtlicher Amyloidablagerung in einem Organ oder Gewebe.

Morphologie: Ultrastrukturell bestehen alle Arten des Amyloids aus einem lockeren Maschenwerk ca. 10 nm dünner und bis zu 1000 nm langer Fibrillen mit röhrenartiger Strukturierung im Querschnitt (Abb. 2.**43**).
Die Amyloidfibrillen sind aus helikal umeinander gewundenen Doppelfilamenten mit tubulärem Protein-Core aufgebaut, wobei die Polypeptidketten quer zur Filamentlängsachse

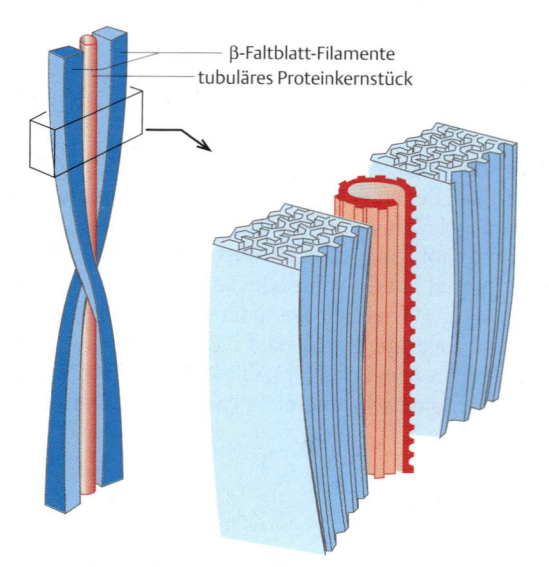

β-Faltblatt-Filamente
tubuläres Proteinkernstück

Abb. 2.**43 Amyloidfibrille.** Sie stellt sich makromolekular als Doppelhelix dar, die ihrerseits aus verdrehten β-Faltblattmizellen aufgebaut ist. Jeweils zwei Filamente sind um ein tubulär angeordnetes Proteinkernstück (Amyloid-P-Komponente) herum angelagert.

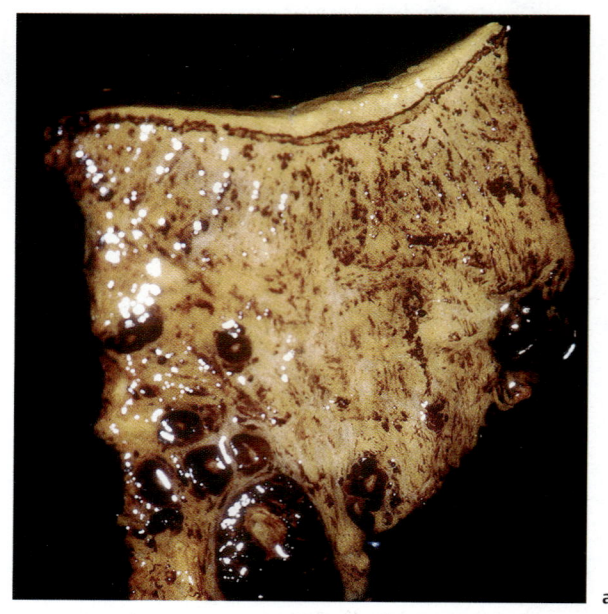

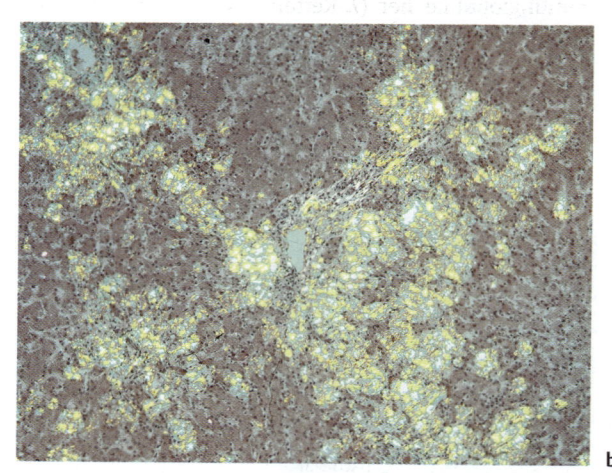

Abb. 2.**44 Amyloidnachweis.** Die Erforschung der Amyloidose reicht bis in die Anfänge der Pathologie und Pathobiochemie. Rokitansky (1842) fiel als erstem die speckartige Beschaffenheit der Leber und Milz bei chronischen Entzündungen auf. Virchow (1851) glaubte, dass diese Veränderung auf eine Ablagerung pflanzlicher Stärke aus dem Blutstrom zurückzuführen sei, daher der Name Amyloidose. Doch bereits 1859 zeigte Kekulé, dass es sich beim Amyloid um Proteinablagerungen handelt, und Bennhold (1922) entdeckte den heute noch gängigen histologischen Amyloidnachweis mit Kongorot.
a Primäre Amyloidose (bei Plasmozytom) mit Zungenamyloidose. Positiver „Stärkenachweis" mit Lugol-Lösung (daher: Amyloid!). Beachte die Anfärbung der epithelialen Basalmembran (Vergr. 1 : 5);
b Leberamyloidose mit typisch grün-gelblichem Aufleuchten der kongorotpositiven Amyloidherde bei gekreuzten Polarisationsfiltern (= Dichroismus) (Vergr. 1 : 150).

Amyloidaufbau: Alle Amyloidablagerungen bestehen zumindest aus folgenden drei Komponenten:
- *Fibrilläres Protein:* Es macht nahezu 95% des deponierten Amyloidmaterials aus, variiert mit der Grundkrankheit und gibt der entsprechenden Amyloidose den Namen innerhalb der Amyloidklassifikation.
- *Amyloid-P-Komponente:* Sie entsteht aus einem physiologischerweise im Blut zirkulierenden Serumprotein (SAP), das einen Bestandteil normaler glomerulärer Basalmembranen darstellt.
- *Heparansulfat-Proteoglykane:* Sie sind Proteoglykane vom Basalmembrantyp.

Die allgemeine Amyloidogenese basiert auf einer fehlerhaften Synthese von Vorstufen des fibrillären Proteins und/oder auf dem halbbatzigen (meist lysosomalen) Abbau desselben.

Amyloidarten

Es gibt mittlerweile fünf Amyloidarten, die sowohl hinsichtlich ihrer Pathogenese als auch ihrer chemischen Zusammensetzung voneinander verschieden sind. Unter den verschiedenen Amyloidproteinen sind AL-, AA- und Aβ-Amyloid am häufigsten.

AL-Amyloid (= Immunamyloid): Es leitet sich hauptsächlich von den variablen Teilen der Leichtketten der Immunglobuline her (λ-Ketten häufiger als ϰ-Ketten). Man findet sie im Rahmen solcher Erkrankungen, bei denen sich unter einem immunologischen Stimulus ein Plasmazellklon vermehrt. Im Falle einer solchen klonalen Expansion bilden die betroffenen Plasmazellen ein monoklonales und damit molekular einheitliches Immunglobulin, häufig mit Überschuss leichter Ketten. Diese Leichtkettenproteine vom ϰ- oder λ-Typ können die Basalmembranen frei passieren und werden unter anderem als sog. Bence-Jones-Proteine im Urin ausgeschieden. Halten sich An- und Abbau dieser Leichtkettenproteine nicht die Waage, so können durch unvollständigen lysosomalen Abbau in Makrophagen nicht an schwere Immunglobulinketten gebundene Fragmente von λ- oder ϰ-Leichtketten entstehen, die zusammen mit der Amyloid-P-Komponente und Heparansulfat-Proteoglykanen zu β-Fibrillen kondensieren. Dabei wird die Antigendeterminante der Leichtkettenproteine oft „maskiert", so dass ihr Leichtkettencharakter immunologisch nicht mehr nachweisbar ist. Eine solche Bildung von AL-Amyloid wird sowohl bei benignen monoklonalen Gammopathien als auch bei maligner Plasmazellexpansion beobachtet.

Das AL-Amyloid ist für die primären Amyloidoseformen und Paramyloidosen typisch (Tab. 2.2).

AA-Amyloid (= klassisches Amyloid): Es leitet sich offenbar von einem Serumvorläufermolekül her, dem SAA. Dieses hat die Charakteristiken eines HDL-Apoliproteins (Apolipoprotein AI), wird als Akute-Phase-Protein mit großer Ähnlichkeit zum C-reaktiven Protein (S. 158) in der Leber synthetisiert und zirkuliert in Assoziation mit der HDL3-Subklasse der Lipoproteine. Durch Vermittlung des Zytokins Interleukin-1 (S. 209) wird es vor allem im Rahmen einer Entzündung vermehrt gebildet und ins Serum abgegeben. Die Zellen des Makrophagen-Systems nehmen es auf und spalten von ihm unter der Einwirkung des sog. Amyloidverstärkerfaktors – eben-

Tabelle 2.2 **Amyloidoseklassifizierung** nach Amyloidtyp

Amyloidoseform		Fibrillenprotein	Amyloidvorstufen	Typischer Organbefall
systemische Amyloidosen (= A.)	sekundäre A.	AA	SAA-Protein	Milz, Leber, Darm, Niere, Nebenniere, Blutgefäße
	primäre A. (Paramyloidosen)	AL	Immunglobulinleichtketten	Zunge, Skelett-, Herzmuskulatur, Blutgefäße
	heredofamiliäre A. – prädominant neuropathisch	ATTR	Transthyretin	vorwiegend periphere Nerven
	– prädominant nephropathisch	AA	SAA-Protein	vorwiegend Niere
lokalisierte Amyloidosen	senile A.	AS	atriales natriuretisches Peptid, Transthyretin	Herz, Gelenk, Samenblase
	zerebrale A.	Aβ Prion-A.	Ayloidprotein PrP-Protein	Gehirn Gehirn
	endokrine A.	AE	Hormonpeptide	Pankreasinseln, Schilddrüse, Hypophyse, Parathyreoidea
	Hämodialyse-A.	Aβ$_2$	β$_2$-Mikroglobulin	Synovia (Karpaltunnelsyndrom), Knochen (zystische Läsionen)
	Haut-A.	AD	Präkeratin	Haut

falls bei Entzündungen vermehrt gebildet – den C-terminalen Peptidteil ab. Danach setzen sie diese amyloidogenen Fragmente frei, die zusammen mit der Amyloid-P-Komponente und Heparansulfat-Proteoglykanen zu β-Fibrillen aggregieren. Warum es nicht bei jeder entzündlichen Läsion zu einer AA-Amyloidose kommt, ist noch nicht geklärt. Entscheidend dürfte die übermäßige Synthese von erschwert abbaubaren Akute-Phase-Proteinen sein. Das AA-Amyloid ist für die sekundären Amyloidosen typisch.

Aβ-Amyloid: Es leitet sich von einem größeren transmembranösen Glykoprotein her, das Amyloidvorläuferprotein genannt wird. Dieses Amyloid ist für die Hirnveränderungen beim Morbus Alzheimer typisch. Zur Pathogenese siehe S. 1070.

Aβ$_2$-Amyloid: In diesem Fall besteht das Amyloidprotein aus β$_2$-Mikroglobulin, einer Komponente der MHC-Klasse-I-Moleküle, das physiologischerweise im Serum vorkommt. Es hat eine besondere Affinität zu Kollagenfasern. Dieses Amyloidose kompliziert gelegentlich den Verlauf von Patienten, die sich einer Langzeithämodialyse unterziehen müssen.

ATTR-Amyloid: Eine Reihe vererbter systemischer Amyloidosen beruht auf der Ablagerung von einem Präalbumin (daher die frühere Bezeichnung A-Präalbumin-Amyloid), welches das Transportprotein für Thyroxin und Retinol im Serum darstellt (= Transthyretin). In diesen Fällen wird dieses Serumpräalbumin durch einen punktmutationsbedingten Austausch einer einzelnen Aminosäure (ohne vorangegangene Proteolyse) „amyloidogen". Das ATTR-Amyloid ist typisch für die familiäre Amyloidpolyneuropathie. Dabei wird das ATTR-Amyloid prädominant in distalen peripheren Nerven abgelagert, schädigt diese und führt so zu einer distalen Polyneuropathie mit Sensibilitätsstörung und Reflexabschwächung. Das ATTR-Amyloid findet sich auch im Herzen alter Menschen, das Transthyretin ist dabei molekular nicht verändert. Dabei wird das Amyloid im Myokard zwischen den Muskelzellen abgelagert, so dass dieses speckig verfestigt wird (hypertrophe Kardiomyopathie).

AE-Amyloid (= endokrines Amyloid): Es enthält „amyloidogene" Bruchstücke von Neuropeptiden oder Peptidhormonen, die von endokrinen Organ- oder Tumorzellen gebildet werden und zusammen mit Amyloid-P-Komponente und Heparansulfat-Proteoglykanen zu β-Fibrillen aggregieren.

Einteilung

Die Amyloidosen lassen sich nach Organbefall, nach Verteilung im Organismus, nach Ätiologie, chemischem Amyloidtyp und klinischen Kriterien einteilen:

Einteilung nach Organbefall: Die folgende Einteilung geht auf Lubarsch (1929) zurück und ist im deutschen Sprachraum immer noch üblich:

- **Primäre atypische Amyloidosen:** Dabei handelt es sich um Amyloidosen ohne erkennbare Vorerkrankung (resp. bekannte Ätiologie). Dazu gehören auch die Paramyloidosen, bei denen im Rahmen lymphoplasmazellulärer Neoplasien eine generalisierte Amyloidablagerung in vorwiegend mesenchymalen Geweben auftritt, die bei der klassischen sekundären Amyloidose weniger betroffen sind. Beispiele sind Zunge, Skelettmuskulatur, Myokard, seltener Nerven, Gehirn, Haut und Lungen (vgl. Abb. 2.**44**).
- **Sekundäre Amyloidosen:** Sie werden auch als „typische generalisierte Amyloidosen" bezeichnet. In diesen Fällen folgt die Amyloidose auf chronische Infekte wie Osteomyelitis und Tuberkulose oder chronisch autoaggressive Entzündungen wie rheumatoide Arthritis (→ Syn.: Begleitamyloidosen, reaktive Systemamyloidose). Die Amyloidablagerung spielt sich vorwiegend in den parenchymatösen Organen Milz, Leber, Niere und Darm in folgenden zwei Spielarten ab:
  - *Sagomilztyp:* Hier ist das Amyloid im Bereich der Milzfollikel, im Disse-Raum der Leber und kaum in den Nierenglomeruli abgelagert.
  - *Schinkenmilztyp:* Hier finden sich die Amyloidablagerungen diffus im Pulparetikulum, in den Nierenglomeruli und Organarterien (vgl. Abb. 2.**44**).
- **Lokalisierte Amyloidosen:** Diese Formen umfassen alle organbegrenzten oder innerhalb von Organen lokalisierten Amyloidoseformen in folgenden Organen/Geweben:
  - Gehirn → zerebrale Amyloidose,
  - Nerven → polyneuropathische Amyloidose,
  - Herz → kardiomyopathische Amyloidose,
  - Lunge → Respirationstraktamyloidose,
  - Niere → nephropathische Amyloidose,
  - Auge → okuläre Amyloidose,
  - Endokrinium → AE-Amyloidose,
  - Haut → lichenoide Hautamyloidose.

Einteilung nach klinischen Kriterien: Sie berücksichtigt die Ablagerungsmuster und Pathogenese (Tab. 2.**3**).

> **Klinik der AL-Amyloidosen:**
> - *Erstsymptome:*
>   - *Karpaltunnelsyndrom* der Hand infolge Amyloidablagerungen im Lig. carpi transversum mit konsekutiver Druckschädigung des N. medianus → Schwund der vom Medianusnerv versorgten Daumenballenmuskulatur.
>   - *Makroglossie* mit Schluckbeschwerden (= Dysphagie) infolge Amyloidablagerungen in der Zunge,
>   - *Haut:* papilläre Läsionen, Purpura (= punktförmige Blutungen),
>   - *Gelenke:* arthritische Beschwerden in den großen Gelenken.
> - *Spätsymptome:*
>   - *Herz:* therapierefraktäre Herzinsuffizienz, gelegentlich mit Erregungsleitungsstörung infolge restriktiver Kardiomyopathie. Wegen Amyloidablagerung im Myokard (Abb. 2.**45**) → dadurch reaktive Myokardverdickung (ineffektive Hypertrophie) mit Ventrikeleinengung,

Tabelle 2.3 **Amyloidosen:** Klinische Einteilung

Systemische Amyloidosen	
monoklonale Immunozytenproliferation mit Amyloidose	– Plasmozytom – Makroglobulinämie Waldenström – Schwerkettenkrankheit – immunoblastisches Lymphom
reaktiv sekundäre Amyloidosen	– chronisch eitrige Entzündungen, z. B. Osteomyelitits – chronisch granulomatöse Entzündungen, z. B. Tbc – chronisch autoaggressive Entzündungen, z. B. rheumatoide Arthritis
heredofamiliäre Amyloidose	– polyneuropathische Amyloidose – nephropathische Amyloidose, z. B. Mittelmeerfieber – kardiomyopathische Amyloidose – dermatopathische Amyloidose
Lokalisierte Amyloidosen	
senile Amyloidose	
zerebrale Amyloidosen	
endokrine Amyloidosen:	– medulläres Schilddrüsenkarzinom – Typ-II-Diabetes (Pankreasinseln) – Hypophysenvorderlappenadenom – Nebenschilddrüsenadenom
Hämodialyseamyloidose	
respiratorische Amyloidose	
urogenitale Amyloidose	
okuläre Amyloidose	
lichenoide Hautamyloidose	
kalzifizierender epithelialer odontogener Tumor (= Pindborg-Tumor)	

- *Leber:* Hepatomegalie (= Lebervergrößerung) wegen perisinusoidaler Amyloidablagerung → Atrophie der Leberzellbalken mit auffällig geringer Funktionsstörung,
- *Dünndarm:* Amyloidablagerung in Submukosa und periarteriell → Obstruktionen, Schleimhautblutungen, Diarrhoe bei Befall des autonomen Nervensystems,
- *Nerven:* periphere Neuropathie mit meist sensiblen Ausfällen,
- *Lunge:* respiratorische Insuffizienz nur bei diffuser Amyloidablagerung im alveolären und extraalveolären Interstitium (Bronchialwand).

+ Klinik der AA-Amyloidosen:
- *Niere:* Amyloidablagerung a) in Mesangium und Schlingen der Glomeruli und/oder b) prädominant in Arterienästen → Nierenfunktionsstörung in Form eines „nephrotischen Syndroms":
  - Proteinurie (= „Eiweißharnen"),
  - Bluteiweißmangel (= Hypo-, Dysproteinämie),
  - Blutfettanstieg (= Hyperlipidämie),
  - Gewebeschwellungen (= Ödeme): bei Erwachsenen vor allem Unterschenkelödeme, bei Kindern vor allem Lidödeme,
- *Leber:* Hepatosplenomegalie mit kaum merklichem Funktionsausfall,
- *Dünndarm:* Obstruktion, Schleimhautblutung.

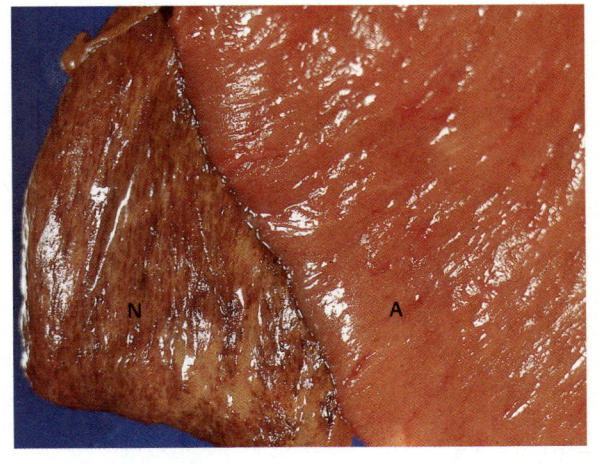

Abb. 2.**45 Herzamyloidose** nach Inkubation in Lugol-Lösung (rechts Amyloidoseherz [A], links Normalherz [N]).

2.2.3
Elastin

Orthologie: Das Elastin ist ein Biopolymer mit kautschukähnlicher Elastizität und kommt im Organismus in folgenden drei Formen vor:
- *Elastische Fasern* aggregieren teilweise zu membranartigen Strukturen (Gefäßwandelastika), durchziehen als breite Faserbündel besonders elastische Gewebe (Ohrknorpel, Nackenbänder) oder sind als feine elastische Fäden in die faserhaltige Interzellularsubstanz elastischer Gewebe (Lunge, Haut) eingebaut. Junge elastische Fasern bilden globoide Haufen und imponieren als blumenkohl- oder korallenstockähnliche Aggregate; reife elastische Fasern aggregieren zu bandartigen Strukturen. Die elastischen Fasern färben sich histologisch u. a. selektiv mit Orcein an.
- *Elauninfasern* sind dünner als die elastischen Fasern. Sie dienen der Verankerung von Epithelien, unter Umständen auch von Endothelien mit der bindegewebigen Unterlage, indem sie von den breiten elastischen Fasern ausgehend in die epitheliale Basalmembran einstrahlen. Sie färben sich mit Aldehydfuchsin erst nach Oxidation an und bestehen aus einer amorphen elastinhaltigen Masse, die korallenartige Faserstrukturen bildet, die ihrerseits mit Mikrofibrillen verfilzt sind (Abb. 2.**46**).
- *Oxytalanfasern* scheinen die unreifsten Elastinstrukturen zu sein, die in mechanisch belasteten oder sklerosierten Bindegeweben vorkommen. Sie bestehen aus einem Mikrofibrillenfilz mit vornehmlich längsparalleler Mikrofibrillenanordnung und enthalten keine amorphe Substanz. Die Oxytalanfasern färben sich mit Aldehydfuchsin nach vorheriger Oxidation, aber nicht mit Eisenhämatoxylin.

Die Elastinbiogenese ist noch nicht vollständig aufgeklärt. Elastin ist ein hochpolymeres Protein in Form eines Maschenwerkes aus locker gewickelten Spiralen mit spezieller, sich wiederholender Anordnung von Lysylgruppen. Als „Elastoblasten" können die Gefäßwandmyozyten und Fibrozyten der Subkutis und der Ligg. nuchae, die Chondrozyten des elastischen Ohrknorpels sowie die Endothelzellen angesprochen werden. Sie sind imstande, fibrillinhaltige Mikrofibrillen und Elastin, die beiden Baukomponenten der elastischen Fasern, zu synthetisieren. Getrennt davon wird das unvernetzte Elastin (= Tropoelastin) in Form von periodisch gebänderten Mikrofilamenten im Ergastoplasma der „Elastoblasten" synthetisiert und sezerniert, wo es sich mit den vom FBN-1-und FBN-2-Gen kodierten Mikrofibrillen verbindet und diese maskiert. Mit der darauf folgenden Desaminierung durch eine kupferhaltige Lysyloxidase wird die Vernetzung des Elastins zu elastischen Fasern eingeleitet.

2.2.3.1
Biogenesestörung

Restriktive Dermopathie

Ein seltener autosomal rezessiv vererbter Defekt der Elastogenese, der nicht mit dem Leben vereinbar ist. Die nahezu fehlende Bildung von elastischen Fasern bringt auch eine abnorm gesteigerte Kollagenfaservernetzung mit sich.

Klinik: Daraus leiten sich folgende für das Kind verheerende Komplikationen ab (Abb. 2.**47**):
- *Haut:* Die atrophische Haut enthält keine elastischen Fasern und ist versteift, so dass im Bereich der Extremitäten Kontrakturen (fetale Hypo-, Akinesie), im Gesicht Dysmorphien wie klaffender Mund auftreten.
- *Lunge:* fehlende Lungenparenchymentfaltung im Sinne einer pulmonalen Hypoplasie mit konsekutiver respiratorischer Insuffizienz.

Alterselastopathie

Definition: Altersbedingte Organveränderungen, z. B. Altershaut, -aorta, -lunge (sog. Altersemphysem), unter anderem wegen defekter Elastogenese.

Pathogenese und Morphologie: Eine Reihe von meist altersbedingten Organveränderungen sind unter anderem auf eine gedrosselte Elastogenese zurückzuführen. Sie gehen mit einem Elastizitätsverlust der Gewebe, mit Rarefizierung und Fragmentierung der elastischen Fasern einher. Ob und inwiefern dabei auch Vernetzungsstörungen des Elastins mitspielen, ist noch unklar.

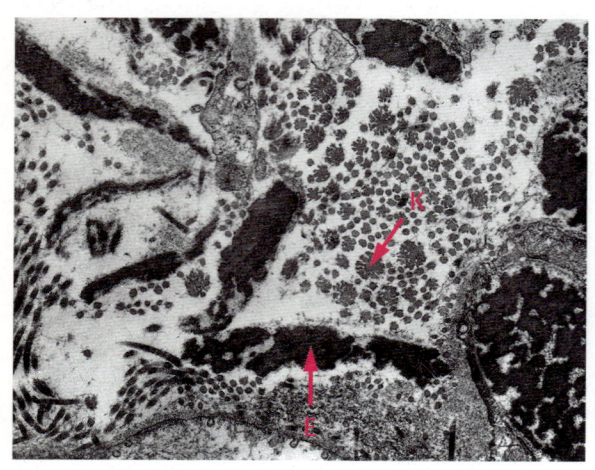

Abb. 2.46 **Elauninfasern (E) und Kollagen (K)** mit Spiralbänderung (im Querschnitt bärentatzenförmig) bei Varikose der V. saphena (Vergr. 1 : 25 000; Original: Staubesand).

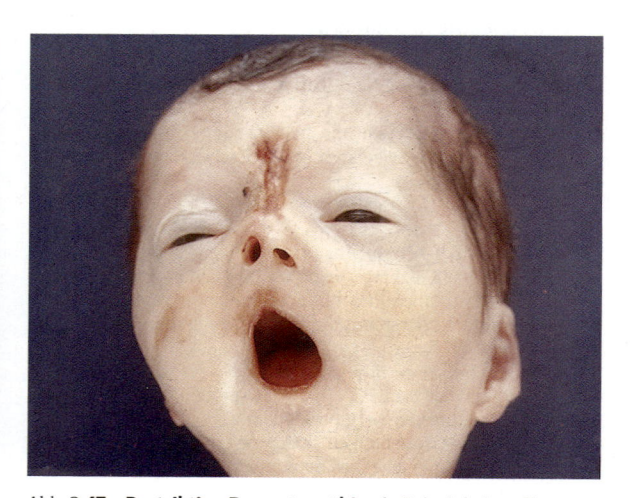

Abb. 2.47 **Restriktive Dermatopathie** als Beispiel einer Elastogenesehemmung. Typische Fazies: durch Fehlen der elastischen Fasern wird Haut versteift, dadurch kommt es zu Dysmorphien, z. B. klaffendem Mund.

Trichopoliodystrophie ☐☐☐

Syn.: Menkes-Stahlhaarkrankheit

Definition: Bei der Trichopoliodystrophie (trichos, gr. = Haar, polios, gr. grau, hier: graue Hirnsubstanz) handelt es sich um eine X-chromosomal rezessiv vererbte Störung der Kupferverteilung mit Kraushaarigkeit, Kleinhirnstörungen, Skorbut- und Kleinhirnsymptomatik (Inzidenz: 1 : 100 000).

Pathogenese: Der Gendefekt betrifft eine Kupferionen transportierende ATPase vom P-Typ in der Trans-Golgi-Membran auf dem Chromosom Xq13. Diese ATPase transportiert Kupfer durch Plazentaschranke, Gastrointestinaltrakt und Blut-Hirn-Schranke. Bei den betroffenen Kindern bleibt das Kupfer vor diesen Barrieren hängen, und sie leiden folglich an einem generellen Kupfermangel. Deshalb werden in Leber, Gehirn, Haut und Gefäßen niedrige Kupferwerte gemessen. In Darm, Niere, Muskeln und Pankreas findet man jedoch normale Kupferwerte (warum?). Wegen des Kupfermangels resultiert ein allgemeiner Defekt an Kuproenzymen, was verschiedene Enzyme beeinträchtigt:
- *Cytochrom-c-haltige Atmungsenzyme* für die Elektronentransportkette,
- *Lysyloxidase* für die Vernetzung von Elastin, Kollagen und Keratin,
- *Tyrosinase* für die Melaninbildung,
- *Enzyme der Myelinbildung* (welche?).

Morphologisch wirken sich die Folgen des Kupfermangels dementsprechend an folgenden Strukturelementen aus.
- *Elastin-, Kollagenfasern:* Kupfermangel → Störung der Elasto- und Kollagenbiogenese → elastische Fasern enthalten weniger und schlecht vernetztes Elastin mit einem vermehrten Gehalt an Mikrofibrillen. Die arterielle Elastica interna der Gefäße ist vielfach fragmentiert und aufgespleißt. Dies reduziert offenbar die mechanische Resistenz der (Hirn-)Gefäße. Als Folgen davon schlängeln sie sich, sacken aus (Aneurysmabildung) und reißen gelegentlich ein (Gefäßruptur). Hinzu kommt wegen der begleitenden Kollagenvernetzungsstörung noch eine Skorbutsymptomatik.
- *Keratin:* Kupfermangel → Keratinfehlbildung → geknickte, gedrehte, kaum pigmentierte Haare mit drahtbürstenartigem Aspekt (daher Syn.: Stahlhaarkrankheit) → „Kraushaarigkeit".
- *Myelin:* Kupfermangel → Differenzierungsstörung der Purkinje-Zellen mit entsprechender Kleinhirnrindenatrophie und zerebellären Störungen → mentale Retardierung, Krampf-EEG → Hirnatrophie mit (poly-)mikrogyrischem Kortex, diffusem Ausfall der Nervenzellen und der Purkinje-Zellen, Astrozytenproliferation.

Elastosen

Es handelt sich um Anhäufungen abartigen elastischen Fasermaterials in der bindegewebigen Grundsubstanz oder im Organstroma, die entweder auf einer überschießenden und/oder fehlgeleiteten Elastogenese beruhen und einen Verlust der normalen Gewebeelastizität und -festigkeit zur Folge haben.

Aktinische Elastose ■■■

Definition: (UV-)Strahlen-bedingte Schädigung der Hautfibroblasten.

Pathogenese: Diese Hautveränderung tritt beim älteren Menschen an sonnenexponierten Hautstellen wie Gesicht, Nacken, Handrücken auf.

Histologisch ist die Epidermis atrophisch, und im oberen Drittel findet sich ein Gewirr von plumpen, basophil gefärbten elastischen Fasern. Später verklumpen diese Fasern, fragmentieren und sintern schließlich zu einem schollig amorphen Material zusammen. Der Gehalt an sauren Mukopolysacchariden ist erhöht. *Ultrastrukturell* sieht man Proteoglykanansammlungen mit Elauninfasern und globoiden Elastinhaufen sowie Kollagenfaserschollen ohne Querbänderung.

✚ **Klinisch** ist die Haut atrophisch und rhomboid grobgefeldert (Abb. 2.**48a**).

Pseudoxanthoma elasticum ■☐☐

Syn.: Groenblad-Strandberg-Syndrom, Elastorrhexis generalisata.

Definition: Autosomal rezessiv vererbte Systemerkrankung des elastischen Bindegewebes mit Hautbeteiligung und Gefäßbeteiligung im okulär-intestinalen Bereich (Manifestation: 20–40 J., ♀ > ♂).

Pathogenese: Der Basisdefekt dieser Affektion besteht in einer abnormen Proteoglykaneinlagerung in die elastischen Fasern und in einer Verminderung des Elastingehaltes ohne Kollagenveränderung. Als Folge davon erscheinen die elastischen Fasern ultrastrukturell als globoide Haufen, die in ihrem Innern ein Proteoglykankernstück mit Ablagerungen von Calcium-Magnesium-Salzen aufweisen.

Morphologie: *Histologisch* sind die Elastinfasern fragmentiert, basophil und würstchenförmig; *ultrastrukturell* imponieren sie als kugelähnliche Haufen mit einem Proteoglykankernstück, in dem Calcium-Magnesium-Salze eingelagert sind (Abb. 2.**48b**).

✚ **Klinisch** imponiert eine allgemeine Hypoelastizität:
 - *Haut:* faltenartig verändert mit zahlreichen gelblichen, verkalkten Plaques (= Pseudoxanthoma elasticum),
 - *Retina:* Kaliberschwankungen der Arterien (= angoid streaks), verbunden mit Chorioretinitis (= Ader- und Netzhautentzündung des Auges),
 - *Magen-Darm-Trakt:* Ruptur kleiner Gefäße → Blutungen.

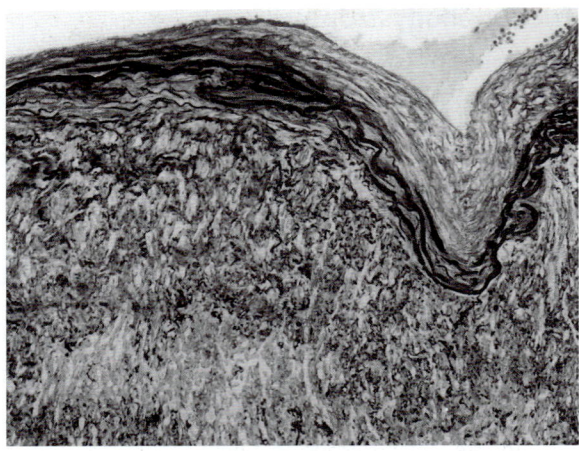

Abb. 2.49 Arterienfibroelastose. Die Elastika ist aufgesplittert und die gesamte Media von elastischen Fasern durchsetzt (Nierenarterie, EvG, Vergr. 1 : 50).

rell findet man globoide Elastinhaufen (Abb. 2.49) und bis hin zur Nekrose reichende Myozytendegenerationen.

2.2.3.2
Elastinolyse

Orthologie: Reifes Elastin hat eine lange Halblebenszeit. Dies liegt an seiner Resistenz gegenüber proteolytischer Einwirkung und macht es somit zu den gegen Nekrose resistentesten Gewebestrukturen. Elastische Fasern werden durch Gelatinasen, Matrixmetallproteinasen (Matrilysin, Metalloelastase) und Serinproteasen abgebaut. Wichtigste Quelle von Enzymen mit Elastasewirkung sind Granulozyten, Makrophagen und exokrine Pankreasepithelien. Die Pankreaselastase liegt im Gewebe als inaktive Proelastase vor und muss durch Trypsin und/oder Enterokinase aktiviert werden. Die Granulozytenelastase, eine Serinprotease, besitzt ähnlich wie die Kollagenase im α_1-Antitrypsin und α_2-Makroglobulin spezifische, im Blutserum vorkommende Inhibitoren, die Makrophagenelastase als Metallprotease nicht. Elastaseresistent sind „jüngere" elastische Fasern. Die Elastaseeinwirkung führt morphologisch zur Aufspleißung und Fragmentation der elastischen Fasern.

Gesteigerte Elastinolyse

Diese findet man entweder bei entzündlichen Gefäßveränderungen in Form der nekrotisierenden Vaskulitiden (S. 437) oder bei einem Mangel an Elastaseinhibitoren, wobei in diesen Fällen meist auch die Kollagenolyse mit betroffen ist.

Rekurrierende Polychondritis

Diese seltene Knorpelentzündung (s. auch Proteoglykane, S. 59) gehört vermutlich zu den Immunkomplexkrankheiten. Dabei wird im elastischen Ohrknorpel um die fragmentierten und aufgespleißten elastischen Fasern amorphes Material angelagert, das immunhistologisch granulären IgG- und C3-Ablagerungen entspricht. Es wird vermutet, dass es sich dabei um gegen das Elastin und den (elastischen und hyalinen) Knorpel gerichtete

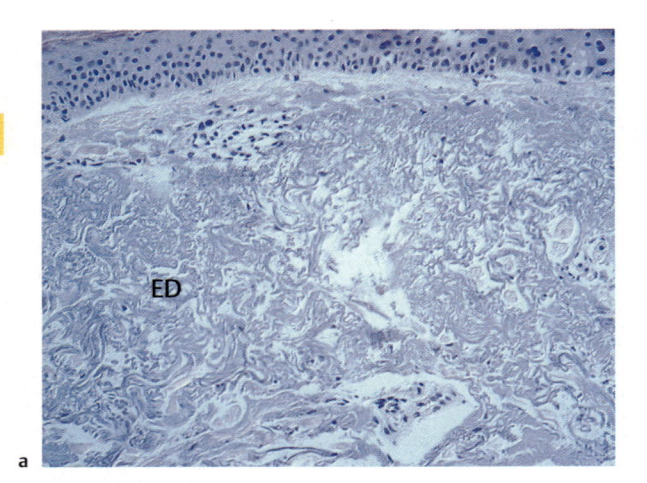

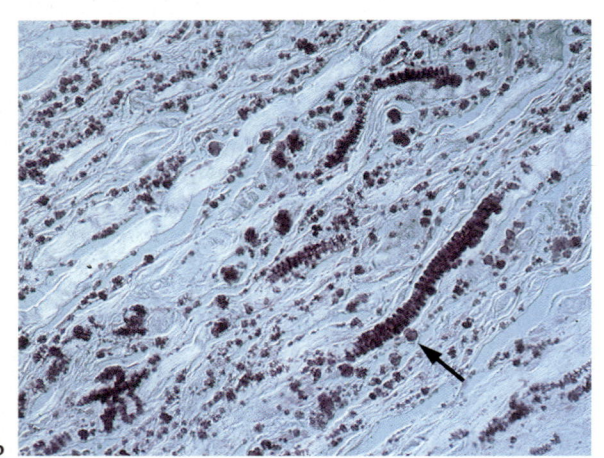

Abb. 2.48 Histopathologie des Elastins (EvG, Vergr. 1 : 300):
a Aktinische (senile) Elastose: Ablagerung elastinähnlichen Materials unter der Epidermis (ED);
b Pseudoxanthoma elasticum: Produktion und Ablagerung von ungewöhnlich plumpen und würstchenförmigen Elastinfasern (Pfeil) im Tumorherd.

Kardiovaskuläre Fibroelastose

Pathogenese: Diese Fibroelastose ist ein allgemeines Reaktionsmuster der vaskulären Intima und des Endokards. Dabei erfahren die Gefäßwand- oder Endokardmyozyten durch Virusinfekt oder Überproduktion von Serotonin (S. 208) eine sog. „metabolische Transformation". In deren Rahmen geben sie ihre Kontraktilität auf, stellen sich auf Fasersynthese um und produzieren in überschießendem Maße elastische, aber auch kollagene Fasern zusammen mit Proteoglykanhaufen.

Makroskopie: Weißgraue Verdickung der kardiovaskulären Gewebe in Form der Endokardfibroelastose und Intimafibroelastose der Arterien durch Anhäufung eines elastin- und kollagenfaserhaltigen Filzes.

Histologie: Die massenhaft abgelagerten Elastinfasern sind fragmentiert und aufgespleißt. Sie sind mit Kollagenfasern und Proteoglykanhaufen verfilzt. Ultrastruktu-

Immunkomplexe handelt. Die häufige Gefäßmitbeteiligung spricht dafür. Daneben findet man auch eine Kollagenolyse und Proteoglykanolyse (S. 56).

2.2.3.3
Einlagerungen

Calciumeinlagerungen

Pathogenese: Elastische Fasern sind in der Lage, Calcium im Bereich hexamerer Aminosäuresequenzen (Pro-Gyl-Val-Gly-Val-Ala) zu binden, dabei geht die Calciumbindung von den Carboxylgruppen aus. Elastingebundenes Calcium wiederum fördert die Cholesterol- und Proteoglykanbindung durch Elastin. Im Rahmen einer chronisch anhaltenden Blutstauung oder im Rahmen einer regressiv-degenerativen Gewebsläsion reißen kleine Gefäße ein, so dass es zu Mikroblutungen im Gewebe kommt. Meist damit verbunden ist eine reaktive, mikrofokale Fibroelastose.

Morphologie: In dem entsprechenden elastischen Fasermaterial findet eine pathologische Ablagerung von (Hämoglobinabbau-)Eisen und Calcium statt. Dies wird als „Eisenkalkinkrustation" der elastischen Fasern bezeichnet. Solche Fasern werden zum Teil durch mehrkernige Fremdkörperriesenzellen umsäumt. Solche eisenkalkinkrustierten Elastinfasern sind für folgende Läsionen typisch:

- idiopathische Lungenhämosiderose,
- chronische Lungenstauung im Rahmen der zyanotischen Stauungsfibrose,
- portale Stauungsmilz im Kapselbereich der „Perisplenitis cartilaginea" (Abb. 2.50) und im Parenchym, wo diese Faseraggregate als knötchenförmige Gebilde imponieren (Gandy-Gamna-Körperchen),
- regressive Struma.

Lipideinlagerungen

Der Proteinanteil im Elastin bindet bei der Atherosklerose vermehrt Lipide, was histologisch mit einer Fragmentierung der elastischen Fasern einhergeht. In diesem Falle entsprechen die Elastinfragmente ultrastrukturell neugebildetem, noch nicht faserartig aggregiertem Elastin.

2.2.4
Proteoglykane

Orthologie: Proteoglykane (= PG) sind Biopolymere, die für die Organisation der Interzellularsubstanz des Binde- und Stützgewebes wichtig sind. Ihre physiologische Rolle erklärt sich durch ihr hohes hydrodynamisches Volumen, ihre Kationenbindungsfähigkeit und ihre spezifische Wechselwirkung zu Partnermolekülen.

Die Proteoglykane besitzen eine charakteristische chemische Struktur. Mit dem zentralen Proteinskelett (= Protein-Core) sind in variabler Zahl Seitenketten aus Glykosaminoglykanen (= Mukopolysacchariden) kovalent zu einem Makromolekül verknüpft. Die Proteoglykane der verschiedenen Gewebe unterscheiden sich in Glykosaminoglykanseitenketten, in ihrem Proteinskelett und in der Proteinbindungsregion der Glykosaminoglykane. Im Knorpel binden ca. 10–20 Proteoglykane zusammen mit „Kittproteinen" an ein Hyaluronatmolekül.

Das dreidimensionale Netzwerk des hydratisierten Proteoglykanmoleküls selbst hat im Organismus die Funktion eines Molekularsiebs. Darauf beruht z.B. die Permeabilität der Gefäßwand. In der glomerulären Basalmembran der Niere tragen sie mit ihrer negativen Ladungsbestückung (= anionic sites) wesentlich zu deren ladungsabhängigen Filterfunktion bei (Abb. 2.51). Aufgrund der Proteoglykan-Hyaluronat-Komplexe mit Kollagen, Elastin, Fibronektin und Laminin übernehmen die Proteoglykane auch die Funktion eines viskoelastischen Auffangsystems. Dabei wird die mechanische Zugbelastung der Kollagenfasern auf die elastisch verformbaren Proteoglykankomplexe übertragen, so dass die Zellen mechanisch nicht gequetscht werden.

Biosynthese der Proteoglykane: Sie startet an den Ribosomen des rauen endoplasmatischen Retikulums mit der Synthese der Proteinskeletts. Im Zisternenlumen des RER, zum Teil auch im Golgi-Apparat, werden dann die Aminozucker angehängt. Von dort aus erfolgt die Sekretion in den Extrazellularraum, wobei offenbar Chloridionenkanäle über ihren Elektrolyttransport die Viskosität des sezernierten Schleimes – in Form der Proteoglykane – wesentlich beeinflussen.

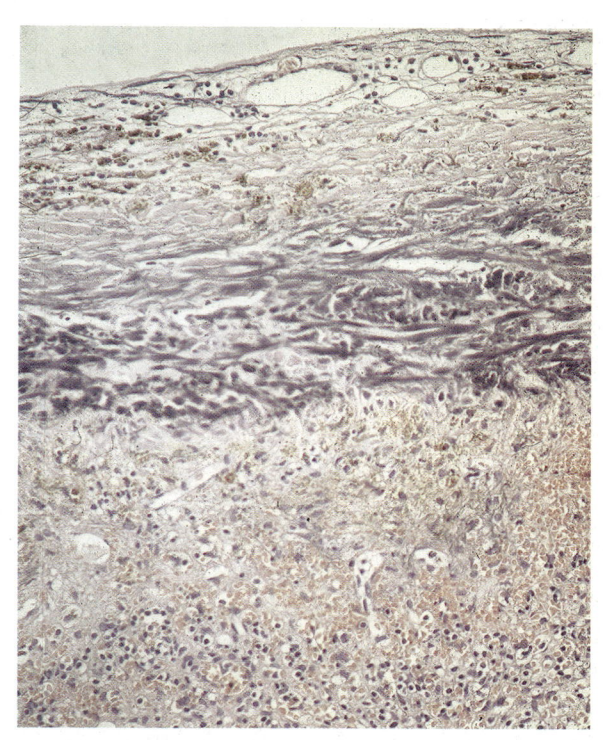

Abb. 2.50 **Eisenkalkinkrustation** der elastischen Fasern bei Perisplenitis cartilaginea (HE, Vergr. 1 : 100).

herdförmiger Proteoglykanansammlungen in zystenartigen Lücken der Extrazellulärmatrix.

Pathogenese: Die mukoide Degeneration stellt ein häufiges multifaktoriell ausgelöstes Reaktionsmuster von zugbelastetem Gewebe wie Knorpel, Meniskus, Sehnen und Gefäßwand dar. Es beginnt mit der umschriebenen Auslösung des programmierten Zelltodes in einem Gewebebezirk mit vermutlich gestörter, zellverankerungsabhängiger FAK-Kinase (S. 35). Dadurch werden offenbar in diesem Bereich die Proteoglykane fehlerhaft zusammengesetzt, die dann ihrerseits kaum mit dem Kollagenfasernetz Komplexe bilden. Dadurch wird vor Ort vermehrt Wasser gebunden, und es entstehen in der Interzellularsubstanz regelrechte Schleimpfützen, die mikro- und/oder makrozystischen Charakter entwickeln und so die Gewebetextur mechanisch schwächen. Dadurch ist das betroffene Gewebe leicht verletzlich und reißt gelegentlich sogar spontan ein.

Morphologie: Die mukoide Degeneration fällt im Gewebe als herdförmige Ansammlung saurer Mukopolysaccharide aus und verdrängt die umliegende kollagenhaltige Fasertextur. Die umliegenden Zellen lassen degenerative Veränderungen erkennen, die auf apoptotische Läsionen zurückgehen (S. 124).

Die wesentlichen Krankheitsbilder, die auf einer mukoiden Degeneration beruhen, sind in Tab. 2.4 zusammengestellt.

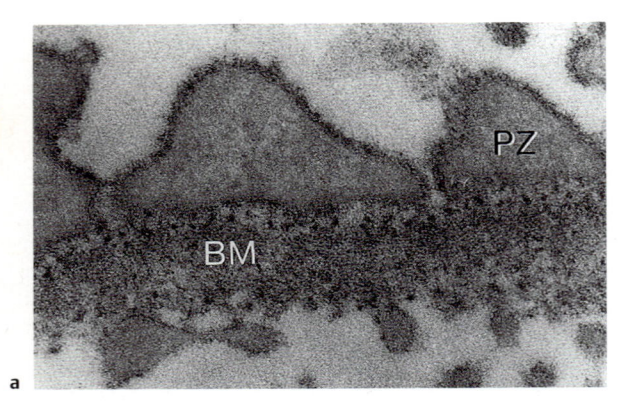

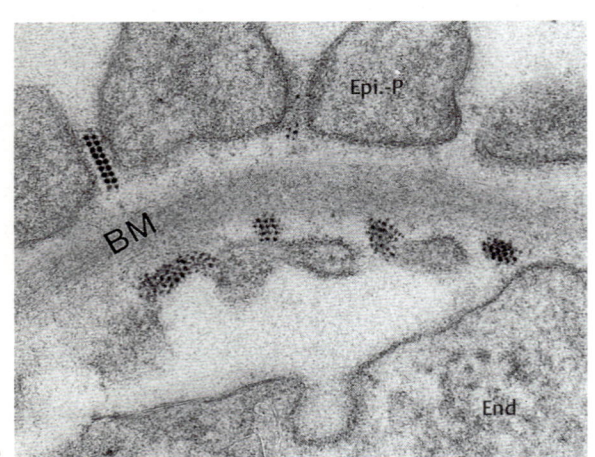

Abb. 2.51 Proteoglykanstruktur:
a Durch ihre negative Ladungsausstattung (anionic sites) steuern die Proteoglykane die ladungsabhängige Filterfunktion der Basalmembranen (BM) (Nierenglomerulus; Vergr. 1 : 50000), so dass
b kationisiertes Ferritin durchtreten kann und zwischen den Podozytenfüßchen (Epi-P) und unter dem Endothel (End), d. h. zwischen Basalmembran und Endothelzellen nachweisbar wird (Vergr. 1 : 50000).

2.2.4.1
Biogenesestörung

Mukoide Degeneration

Definition: Primär nicht entzündlich ausgelöstes Reaktionsmuster des zugbelasteten Bindegewebes in Form

Zystische Fibrose

Definition: Autosomal rezessiv vererbte Störung der exokrinen Sekretion mit Bildung eines abnorm viskösen proteoglykanreichen Schleims (= Mukoviszidose), die verursacht wird durch einen Defekt des Chloridionenkanals mit konsekutiver Deregulierung der Funktion.

Die Inzidenz des homozygot manifesten Erbleidens liegt bei ca. 1 : 2000. Die mit 5% recht hohe Frequenz heterozygoter Merkmalsträger in der weißen Bevölkerung erklärt sich wahrscheinlich aus dem Selektionsvorteil einer verminderten Anfälligkeit gegenüber mikrobiellen Darminfekten vom Typ Cholera.

Molekularpathologie: Das als CFTR-Protein (= cystic fibrosis transmembrane conductance regulator) bezeichnete Membranprotein, das diesen Chloridionenkanal bildet, wird von einem Gen auf dem langen Arm des Chromosoms 7 (7q13) kodiert. Dieses Protein gehört zur Superfamilie der ABC-Membranproteine, die – einem gemeinsa-

Tabelle 2.4 **Mukoide Degeneration:** Krankheitsbilder und Komplikationen

Ausgangsgewebe	Krankheitsbild	Komplikationen
Aortenmedia	Medionecrosis cystica aortae (Erdheim-Gsell)	dissezierendes Aortenaneurysma
Media der A. poplitea	zystische Adventitiadegeneration der Poplitealarterie	Durchblutungsstörung
Mitralklappen	Mitralklappenprolapssyndrom	Mitralinsuffizienz
Meniskus	degenerative Meniskopathie	Meniskusruptur
Sehnenscheide	Sehnenscheidenganglion (Abb. 2.52)	mechanische Behinderung → Rupturgefahr → Rezidiv

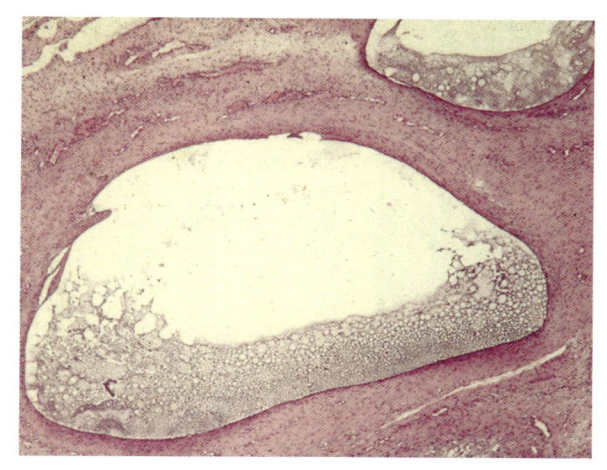

Abb. 2.52 **Sehnenscheidenganglion** mit mukoider (zystischer) Bindegewebedegeneration (HE, Vergr. 1:80).

men Bauprinzip zufolge – aus zwei regulatorischen und zwei transmembranösen Domänen aufgebaut sind. Dabei besitzen Letztere Bindungsstellen für ATP, die auch als ATP-binding Cassette (ABC) bezeichnet werden. Das CFTR-Protein wird nur in bestimmten Zellen gebildet. Dazu gehören Gangepithelien von Bronchial-, Speichel-, Tränen- und Schweißdrüsen, pankreatische Schaltstückepithelien, intestinale Kryptenepithelien, Gallengangepithelien und Nierenepithelien der proximalen Tubuli contorti. Das CFTR-Protein wirkt regulatorisch auf den im apikalen Zellbereich lokalisierten epithelialen Natriumkanal (= ENaC; C = channel).

Bei 70 % der Patienten liegt eine Deletion dreier Basenpaare vor, die den Verlust von Phenylalanin in Position 508 bewirken (= sog. Δ508-Deletion). Diese Mutation ist etwa 52 000 Jahre alt. Als Folge der Δ508-Deletion ist der intrazelluläre Transport des CFTR-Proteins von der ribosomalen Bildungsstätte zu seiner funktionsgerechten Position in der apikalen Membran von Drüsengangepithelien behindert.

Daneben gibt es Patienten mit mutanten Allelen, die ein CFTR-Protein kodieren, das seine funktionsgerechte Position an der Zelloberfläche zwar erreicht; seine Funktion erfüllt es aber nur teilweise, weil es sich kaum vom Chaperon ablöst, der die Proteinfaltung vermittelt. In der schwächsten Form der Krankheit findet man dann lediglich eine Infertilität, aber keine Organläsionen.

Pathogenese: Der Umstand, dass nicht alle sekretorisch aktiven Zellen bei Patienten mit zystischer Fibrose betroffen sind, erklärt sich aus der Tatsache, dass das CFTR-Protein nur in bestimmten Zellen gebildet wird (s.o.). Das Fehlen des richtig positionierten und funktionstüchtigen CFTR-Proteins hat je nach Drüse eine andere pathophysiologische Konsequenz:

- *Schweißdrüsen:* Hier können nicht genug NaCl und Wasser aus dem Primärschweiß rückresorbiert werden. Dadurch sind sowohl die Konzentration als auch die Menge von NaCl im Endschweiß erhöht (Diagnostik!). Dies beruht auf folgendem molekularem Mechanismus:
Primär durch die Na^+/K^+-ATPase angetrieben, folgen Natriumionen dank der Leitfähigkeit des ENaC dem elektrochemischen Gradienten und strömen in die Schweißdrüsenepithelzellen ein. Chloridionen können nicht folgen, weil die Zellen einerseits mutiertes CFTR-Protein und damit keinen Chloridkanal enthalten und andererseits durch Haftorganellen untereinander so abgedichtet sind, dass sie weder Wasser noch Ionen durchlassen. Dadurch wird das Membranpotenzial innen positiver → Na^+, Cl^- und Wasser bleiben im Schweißdrüsenlumen, so dass zu viel Schweiß mit zu hoher NaCl-Konzentration gebildet wird.
- *Bronchialdrüsen* und andere Organe: Hier wird ein abnorm viskoser Schleim sezerniert, was auf folgenden molekularen Mechanismus zurückgeht:
Im Gegensatz zum Gesunden, wo die NaCl- und Wasserresorption nahezu auf dem gleichen Weg erfolgen wie in den Schweißdrüsen, liegen beim Mukoviszidosekranken die Verhältnisse gerade umgekehrt: Hier stimuliert das Fehlen des funktionstüchtigen CFTR-Proteins den ENaC, so dass mehr Natriumionen in die (Schleimdrüsen-)Epithelien einströmen, während Chloridionen und Wasser über die lockeren Zell-Zell-Kontakte parazellulär nachströmen. Das durch den sekundär aktiven Na^+-/2 Cl^-/K^+-Cotransporter in die Zelle transportierte Chlorid kann die (Schleimdrüsen-)Epithelien nicht verlassen. Damit unterbleibt auch das parazelluläre Ausströmen von Natriumionen und Wasser, und der sezernierte Schleim wird hochviskös.

Morphologie: Je nach Organ zieht der hochviskose proteoglykanreiche Schleim folgende Kettenreaktionen nach sich:

- *Bronchialsystem:*
  - Mukostase in den Bronchialdrüsen (Abb. 2.53 a) → Bronchiektasen, Atelektasen und perifokales Emphysem;
  - Zilienblockierung → Drosselung der mukoziliaren Clearance → vermehrte Bildung von Asialogangliosiden auf der Epitheloberfläche = Haftstrukturen für Keime wie Pseudomonas aeruginosa → opportunistische Infektionen.

  Mukostase und Zilienblockierung zusammen bilden die Voraussetzung für chronisch rezidivierende destruktive Lungenentzündungen, deren Endstadium in einer zystischen Wabenlunge besteht (S. 634).

- *Pankreas:* Mukostase (Abb. 2.53 b) → Bildung narbig-fibrös ummantelter Retentionszysten → Fibrosierung und Schwund des exokrinen Parenchyms (Name: zystische Fibrose; S. 800) → unzureichende Bildung von Verdauungsenzymen → Maldigestionssyndrom (S. 79). Später: Schwund auch des endokrinen Parenchyms → sekundärer Diabetes mellitus (S. 74).

- *Leber:*
  - Eiweißmangel → Leberverfettung;
  - Sekretionsstörung → Gallenwegobstruktion → Cholelithiasis → chronisch rezidivierende entzündliche Parenchymdestruktion in Nähe der Portalfelder → reparative portale Fibrose → Leberzirrhose → portale Hypertonie.

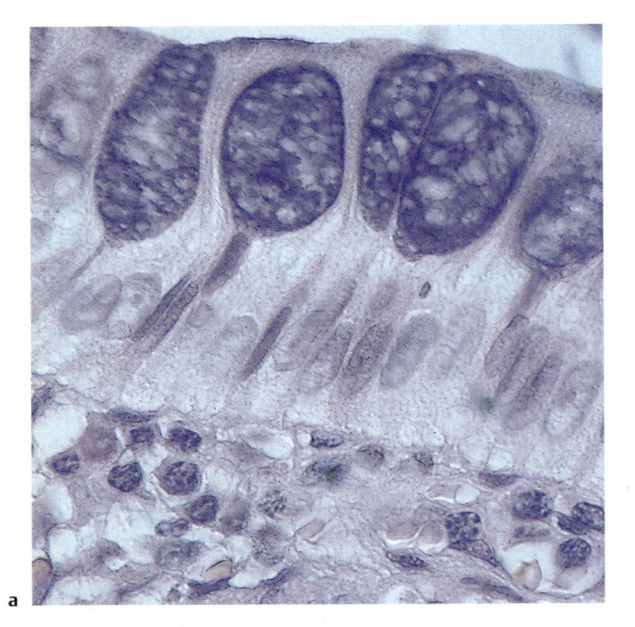

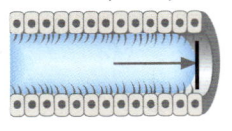

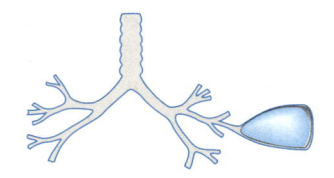

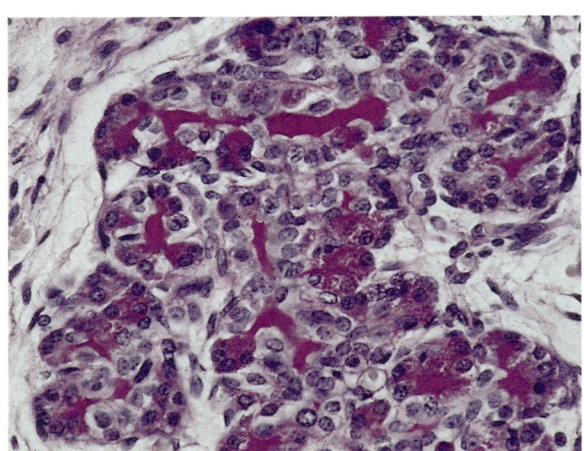

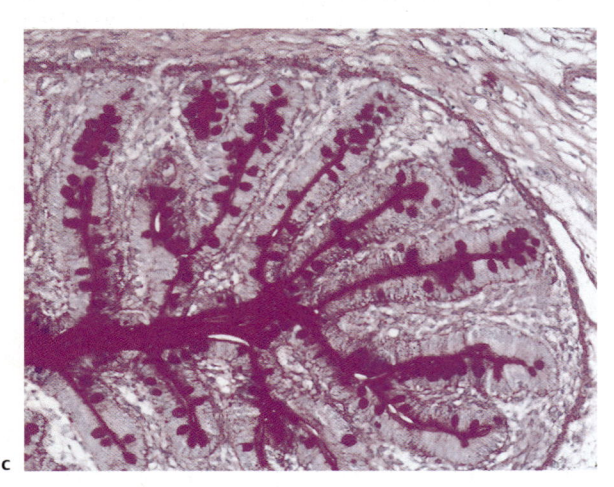

Abb. 2.54 Zystische Fibrose: pathogenetische Faktoren
a Dyskrinie → Sekretstau und Zystenbildung;
b Hemmung der Chloridionenrückresorption → Elektrolytverlust → kochsalzreicher Schweiß;
c Flimmerepitheldyskinese → Bronchiektasie → Wabenlunge.

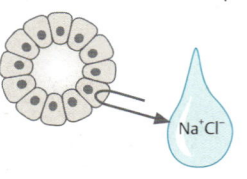

- *Darm:* Obstruktive Mukostase in Dünndarmkrypten (Abb. 2.53 c). Dies hat je nach Patientenalter folgende Konsequenzen:
  - Neugeborene: Eindickung des Mekoniums (während der Intrauterinzeit gebildeter Stuhl) im Ileum → Mekoniumileus,
  - Adoleszenz: Obstipation.
- *Hoden:* Sekretionsstörung → Ductus-deferens-Atrophie → Sterilität.

Klinik (Abb. 2.54): Prognose ist trotz Pankreasenzymsubstitution, Bronchialtoilette und Antibiose infaust. Es finden sich folgende 3 Verlaufsformen:
- *Mekoniumileus* des Neugeborenen (10%);
- *intestinale Verlaufsform:* zystische Pankreasfibrose mit Steatorrhoe und Maldigestion, später Diabetes mellitus (2%); Cholestase → zirrhotischer Leberumbau;
- *pulmonale Verlaufsform:* chronische Rhinosinusitis, chronische Bronchitis, chronisch rezidivierende Pneumonien, Bronchiektasen und perifokales Lungenemphysem → zystische Wabenlunge → respiratorische Insuffizienz.

Eine Hitzschlaggefährdung wegen Schweißsekretionsstörung besteht bei allen 3 Formen.

Abb. 2.53 Mukoviszidose:
a Mukostase in bronchialen Becherzellen (HE, Vergr. 1 : 200);
b Mukostase in exokrinen Pankreasdrüsenepithelien (PAS, Vergr. 1 : 50);
c Mukostase in Krypten der Kolonschleimhaut (PAS, Vergr. 1 : 60).

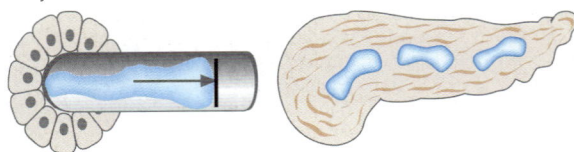

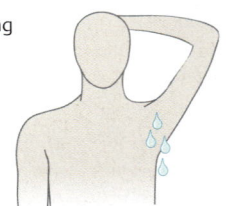

2.2.4.2
Proteoglykanolyse

Orthologie: Die am Proteoglykanabbau beteiligten Enzyme sind mehrheitlich lysosomalen Ursprungs. Die extrazelluläre Proteoglykanolyse wird durch eine Reihe von Proteinasen bewerkstelligt. Dazu gehören lysosomales *Kathepsin B* und *D*.

Der eigentliche enzymatische Proteoglykanabbau im Rahmen des katabolen Stoffwechsels setzt die Wiederaufnahme der Proteoglykane in die Bindegewebezelle voraus. Dabei verbinden sich die Proteoglykane zunächst mit spezifischen Rezeptoren der Zellmembran (MPS-Rezeptoren) und werden dann pinozytotisch von der Zelle aufgenommen. Nach Verschmelzung des Pinozytosebläschens mit einem enzymhaltigen Lysosom im Zytoplasma kommt der enzymatische Proteoglykanabbau in Gang. Daran beteiligen sich saure Proteasen, Peptidasen, Glykosidasen und Sulfatasen, aber auch Hyaluronidasen. Die Glykosaminoglykanseitenketten der Proteoglykane werden durch sequenzielle Einwirkung von Sulfatasen und Glykosidasen hydrolytisch abgespalten. Dabei spalten diese Enzyme, am nichtreduzierten Ende beginnend, von den Polysaccharidketten schrittweise Monosaccharidreste und/oder Sulfate ab.

Prototyp Mukolipidose II: Ein lysosomales Schlüsselenzym der Proteoglykanolyse wird aufgrund einer falschen Prozessierung nicht in die Lysomen verfrachtet. Dementsprechend stapelt es sich in Zytoplasmavakuolen, und die unvollständig abgebauten Proteoglykanfragmente häufen sich in den Lysosomen der betroffenen Zelle an.

Prototyp Mukopolysaccharidose: Ein lysosomales Schlüsselenzym der Proteoglykanolyse fällt aufgrund eines Gendefektes aus. Als Folge davon bleibt der Proteoglykanabbau an dieser Stelle stecken, und in den Lysosomen stapeln sich die unvollständig abgebauten Proteoglykanfragmente.

Prototyp Proteoglykanolyse-Entgleisung: Von verschiedenen Krankheitserregern (z. B. Streptokokken) wird in großen Mengen Hyaluronidase produziert. Als Folge wird die proteoglykanreiche Grundsubstanz abgebaut, das Gewebe verliert an Festigkeit und wird matschig.

Mukolipidose Typ II

Syn.: Inklusionszellkrankheit; I-cell-disease.

Definition: Sehr seltene Speicherkrankheit infolge Enzymfehladressierung von lysosomalen Enzymen, die am Proteoglykanabbau beteiligt sind, mit Speicherung von Proteoglykanspaltprodukten und Glykolipiden, ohne Mukopolysaccharidurie.

Pathogenese: Die Hydrolasen werden zwar reichlich im endoplasmatischen Retikulum synthetisiert, aber im Golgi-Apparat wegen einer Mutation des Phosphotransferasegens – eines Adressierungsenzyms – nicht durch entsprechende Zuckergruppen für seinen intrazytoplasmatischen Bestimmungsort ausgezeichnet (mannosyliert). Damit fehlt der Hydrolase das Erkennungssignal zur Aufnahme in die Lysosomen. Als Folge davon staut sich im Zytoplasma das adressenlose, also nicht „verwendbare" Abbauenzym zusammen mit unvollständig abgebauten Proteoglykanfragmenten und Glykolipiden in Lysosomen an (daher Syn.: Inklusionszellkrankheit; I-cell-disease).

Morphologie: Fortschreitendes Krankheitsbild innerhalb der ersten 6 Monate.
- *Skelettsystem:* Minderwuchs, Dysostosen, Dysmorphien;
- *Nervensystem:* Markscheidengenerationen → Idiotie, neurologische Symptome;

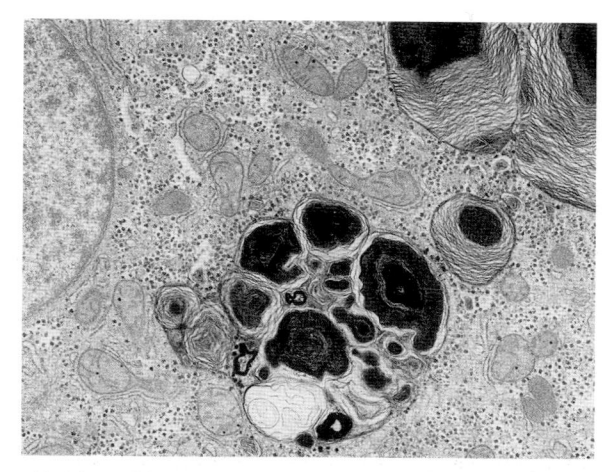

Abb. 2.**55 Abbaustörung von Proteoglykan** bei Mukolipidose Typ IV. Ultrastruktur einer Leberparenchymzelle mit Speicherlysosomen (Vc) mit myelinarig gestapeltem Speichermaterial (Nc = Nukleus; Vergr. 1 : 9500; Original: Spycher).

- *Hepatosplenomegalie:* intralysosomale Speicherung von Proteoglykanspaltprodukten in Zellen des RHS von Leber und Milz. Speicherlysosomen enthalten „zebraartig" konfiguriertes Lipidmaterial mit myelinartiger Konfiguration (Abb. 2.**55**).

Mukopolysaccharidosen

Allgemeine Definition: Klinisch und genetisch heterogene Gruppe von Abbaustörungen der Glykosaminoglykane mit Speicherung und Ausscheidung von Mukopolysacchariden (= MPS) und klinischen Fehlbildungssyndromen aufgrund ineffizienter lysosomaler Enzymproteine (Inzidenz: 4 : 100000).

Allgemeine Pathogenese: Autosomal rezessiv vererbter (Ausnahme: Morbus Hunter!) Mangel an lysosomalen Enzymen, welche die terminalen Zucker der am Proteinkern angelagerten Polysaccharidketten abspalten → Blockierung des weiteren MPS-Abbaus → intralysosomale Speicherung von MPS-Spaltprodukten (Polysaccharide) → feinvakuolär-wabige Zytoplasmaumgestaltung (Abb. 2.**56a**). Bei Überfüllung der lysosomalen MPS-Speicher → Übertritt von MPS ins Blut → Ausscheidung der MPS-Spaltprodukte im Urin (Diagnose!), Speicherung von ultrastrukturell feingranulärem MPS-Spaltprodukt in folgenden Zellen:
- *Makrophagen*, z. B. RHS-Organe wie Leber, Milz, Knochenmark, Lymphknoten;
- *Chondrozyten*, z. B. Gelenk-, Epiphysenknorpel;
- *Fibrozyten*, z. B. Faszien, Leptomeningen;
- *Subintimamyozyten, Endothelien*, z. B. Gefäße, Herz;
- *Keratozyten*, z. B. Kornea (Abb. 2.**56b**);
- *Hepatozyten*;
- *Ganglienzellen, Purkinje-Zellen.*

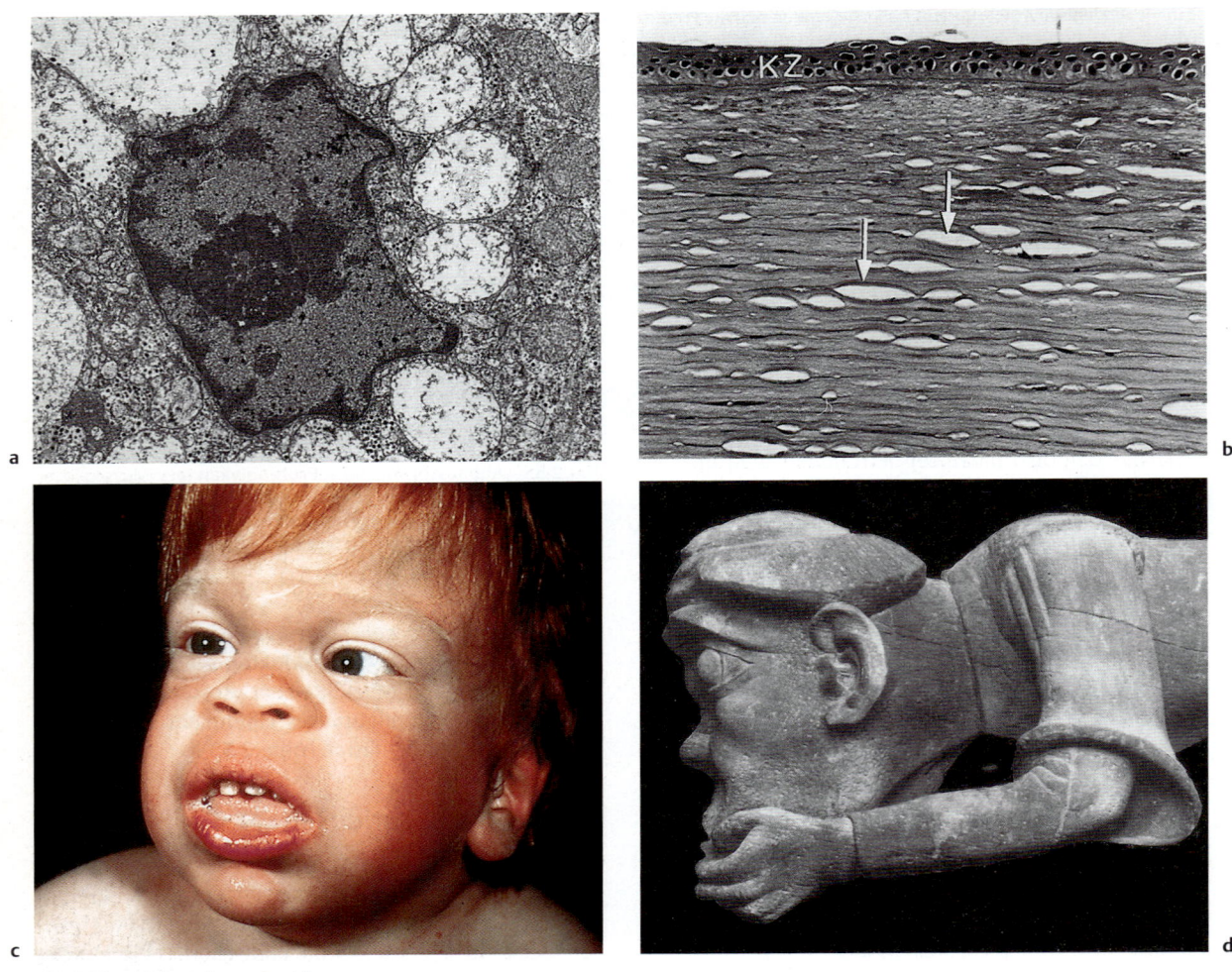

Abb. 2.56 Mukopolysaccharidose:
a Mukopolysaccharidhaltige Speicherlysosomen (Vc) in Leberparenchymzelle, in diesem Fall mit Morbus Pfaundler-Hurler (N = Nukleus; Vergr. 1 : 6500; Original: Spycher);
b mukopolysaccharidhaltige Speichervakuolen in einer klinisch getrübten Kornea bei Morbus Maroteaux-Lamy (Kz = Keratinozyt; Vergr. 1 : 100);
c Gargoylismus bei einem Knaben mit Morbus Hurler: Durch vorzeitige Nahtsynstose ist der Stirnschädel zu groß; die Nasenwurzel ist eingesunken; die Basis ist zu breit, kurz und aufgestülpt (Original: Müller);
d Gargoyle (= gotischer Wasserspeier) mit vorstehender Kinnpartie am Baseler Münster. Diese Wasserspeier waren sog. Apotropeia (= „Übelabweiser"), die das von den Höllengeistern herabgesandte Übel von der Kirche und ihren Bewohnern abhalten sollten.

Allgemeine Morphologie und Klinik: Innerhalb von 2 Jahren fortschreitende Erkrankung mit folgenden, allen Mukopolysaccharidosen mehr oder weniger gemeinsamen Läsionen, die auch als „Hurler-Symptomatik" bezeichnet werden:
- *Gargoylismus*: vorzeitige Schädelnahtverknöcherung → rückversetzte Stirn (= Balkonstirn), eingedrückter Nasenrücken und vorstehender Unterkiefer (= Prognathie) → wasserspeierartiges Gesicht (= Gargoylismus) (Abb. 2.**56 c, d**);
- *Minderwuchs*: retardiertes und abnormes Knochenwachstum → Kleinwuchs, Buckel, Klauenhände;
- *Dysostosis multiplex*: „Verplumpung" der kurzen und langen Röhrenknochen sowie der Schädelkalotte, Rippen, Wirbelkörper und Beckenknochen;
- *Hepatosplenomegalie*: MPS-Speicherung in RHS von Leber und Milz;
- *zerebrale Degeneration*: MPS-Speicherung in Gehirnzellen, Leptomeningen und Gehirngefäßen (subintimale Schaumzellpolster) → mentale Retardierung, Innenohrtaubheit oder Spastik;
- *Kollagenvernetzungsstörungen*: fehlerhafter MPS-Abbau → Kollagenvernetzungsstörung → Korneatrübung, frühzeitige Arteriosklerose (subintimale Schaumzellpolster), Aortenklappeninsuffizienz, Hernienbildung.

Nachstehend werden die beiden am besten umschriebenen Formen der insgesamt sieben Mukopolysaccharidosen besprochen.

Morbus Hurler

Syn.: MPS Typ I H, Morbus Pfaundler-Hurler

Definition: Klinisch schwerste Form einer MPS-Speicherkrankheit wegen defizienter α-L-Iduronidase mit MPS-Urie.

Morphologie:
- *Speicherzellen:* Zelle mit wabig-vakuolärem Zytoplasma mit PAS-positivem, vakuolär gespeichertem Material → „Ballonzellen";
- *Speicherlysosomen in RHS-Zellen, Leber und Fibroblasten:* große intrazytoplasmatische Vakuolen mit feingranulärem Speichermaterial (Abb. 2.56a);
- *Speicherlysosomen in Ganglienzellen:* gekrümmte Lipidmembranstapel in paralleler Schichtung (Zebrakörper).

Klinik: „Hurler-Symptomatik" (s.o.):
- Gargoylismus (Abb. 2.56c), Kleinwuchs, Idiotie, Arteriosklerose, Aorteninsuffizienz, Hepatosplenomegalie, Korneatrübung;
- MPS im Urin: Dermatan-, Heparansulfat;
- maximale Überlebenszeit: 10 Jahre.

Morbus Hunter

Definition: X-chromosomal rezessiv vererbte MPS-Speicherkrankheit wegen defizienter α-L-Iduronat-Sulfatase mit MPS-Urie, ohne Hornhauttrübung und milderem Verlauf als Morbus Hurler.

Klinik: wie Morbus Hurler, jedoch mit folgenden Unterschieden:
- keine Korneatrübung,
- keine mentale Retardierung,
- milderer klinischer Verlauf.
- MPS im Urin: Dermatan-, Heparansulfat.

Proteoglykanolyseentgleisung

Im Tierexperiment lässt sich an Kaninchen zeigen, dass nach intravenöser Verabreichung von *Papain*, einer pflanzlichen Protease, das knorpelige Stützgerüst der Ohren durch Proteoglykanolyse zerstört wird, so dass die Ohren herunterhängen (Abb. 2.57). Der gleiche Effekt lässt sich durch hohe Gaben von Vitamin A erreichen, das die lysosomalen Proteasen des Knorpelgewebes selbst aktiviert.

Rekurrierende Polychondritis

(s. S. 593): Diese humanpathologische Erkrankung ist mit dem Papainexperiment vergleichbar. Dabei werden im Rahmen eines Autoimmungeschehens Antikörper gegen Knorpel und Elastin durch IgG- und C3-Ablagerungen gebildet. Die körpereigenen Proteasen werden schließlich so aktiviert, dass die Proteoglykane der Knorpelgewebe zerstört werden. Folgen davon sind ein Lumenkollaps des Tracheobronchialbaumes mit Erstickung, Entzündung des elastischen Ohrknorpels mit Herunterhängen der Ohrmuschel sowie oft systemische Vaskulitiden.

Lokale Entgleisung

Streptokokken bilden *Hyaluronidase* (= spreading factor) und leiten, sobald sie im Bindegewebe sind, die Proteoglykanolyse ein, so dass sie sich schneller im Gewebe ausbreiten können und phlegmonös-eitrige Entzündungen hervorrufen. Mit einer Proteoglykanolyse und Zerstörung der viskoelastischen Druckauffanglagen beginnen die *Arthrosis deformans* und die *Epiphyseolyse* des kindlichen Femurkopfes.

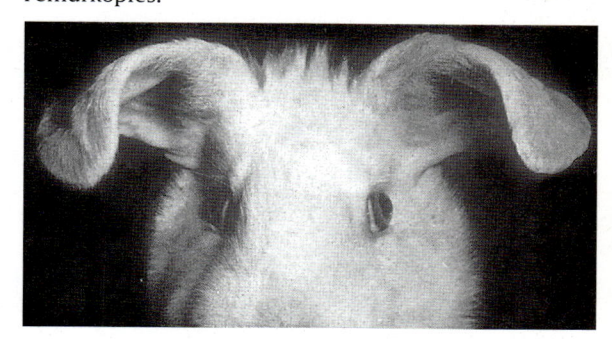

Abb. 2.**57 Experimentelle Proteoglykanolyse.** Nach Injektion von Papain, einer pflanzlichen Protease, in die Ohrvene wird das proteoglykanhaltige Knorpelstützgerüst abgebaut, so dass die löffelartig aufgestellten Kaninchenohren herunterhängen (Original C. Thomas).

Alle in diesem Kapitel besprochenen Veränderungen der zellulären und extrazellulären Organisation beruhen letztlich auf An-, Um- und Abbaustörungen von chemischen Verbindungen. Somit sind Krankheiten infolge funktioneller Läsionen von Organellen oder Komponenten der Extrazellulärmatrix letztlich auf metabolische Läsionen einer Zelle zurückzuführen. Diese werden im nächsten Kapitel besprochen: *„Störungen des Stoffwechsels"*.

3 Störungen des Stoffwechsels

U.-N. Riede, L. Bianchi, H.-E. Schaefer

3.1 Anorganische Stoffe 62

3.1.1 **Sauerstoff** 62
Akute allgemeine Hypoxdosen 62
Akute lokale Hypoxdose 63
Chronische Hypoxdose 63

3.1.2 **Calcium** 65
Hypokalzämie 65
Hyperkalzämie 66

3.1.3 **Eisen** 66
Eisenmangel 67
Eisenüberschuss 67

3.1.4 **Kupfer** 68
Kupfermangel 68
Kupferüberschuss 70

3.1.5 **Elektrolyte** 70

3.2 Organische Stoffe 71

3.2.1 **Kohlenhydrate** 71
Glykogenosen 71
Kohlenhydratmalresorption 74
Gluconeogenesestörungen 74
Kohlenhydratdysutilisation 74

3.2.2 **Lipide** 77
Malassimilationssyndrome 79
Fettdysutilisation 80
Adipositas 80
Hypolipoproteinämien 82
Hyperlipoproteinämien 83
Sphingolipidosen 86

3.2.3 **Proteine** 90
Defektproteinämien 90
Aminoazidopathien 90

3.2.4 **Harnstoffzyklusstörungen** 97

3.2.5 **Nukleotide** 97
Hyperurikämie 97

3.3 Pigmente 99

3.3.1 **Exogene Pigmente** 99

3.3.2 **Hämatogene Pigmente** 100
Porphyrien 100
Hämoglobinabbaupigmente 101

3.3.3 **Bilirubinopathien** 105
Indirekte Hyperbilirubinämie 105
Direkte Hyperbilirubinämie 107

3.3.4 **Tyrosinogene Pigmente** 112
Hautmelanin 112
Neuromelanin 114
Nonmelanine 115

3.3.5 **Lipogene Pigmente** 115

3.1 Anorganische Stoffe

Die anorganischen Stoffe spielen eine wichtige Rolle im zellulären Stoffwechsel und/oder bei der zellulären Signalvermittlung, vorausgesetzt, sie kommen in adäquaten Mengen vor. Dazu gibt es entsprechende Transportproteine. Reichern sie sich in freier ionisierter Form im Gewebe an, so wirkt sich das für die Zelle ebenso fatal aus wie ihr Mangel.

Sauerstoff: Wohl die wichtigste Störung des anorganischen Stoffwechsels sind die verschiedenen Formen der Hypoxidosen, die abhängig von der Sauerstoffempfindlichkeit des betroffenen Gewebes und je nach Zeitdauer des Sauerstoffmangels weitere Folgeschäden induzieren.

Calcium: Für das Krankheitsverständnis der Calciumstoffwechselstörungen sind Hypo- und Hyperkalzämien infolge beeinträchtigter intestinaler Resorption, renaler Ausscheidung und Mobilisierung aus dem Skelettsystem von Bedeutung.

Eisen: Ein Eisenmangel äußert sich am schwerwiegendsten in einer Anämie, betrifft aber mehr oder minder alle eisenabhängigen Enzymsysteme. Eine Speicherung von toxischem, ionisiertem Eisen in verschiedenen Organgeweben ist die pathogenetische Basis der idiopathischen Hämochromatose.

Kupfer: Eine exzessive Speicherung von ionisiertem Kupfer spielt vor allem in Form des Morbus Wilson eine wichtige Rolle. Diese Krankheit äußert sich in Läsionen von Leber- und Stammganglien.

3.1.1 Sauerstoff

3.1.1.1 Akute allgemeine Hypoxidosen

Pathogenese: Die kausale Pathogenese der sehr häufigen Sauerstoffmangelkrankheiten (= Hypoxidosen) wurde bereits bei den Mitochondriopathosen abgehandelt, weil hier die Störung des oxidativen Zellstoffwechsels im Vordergrund steht (S. 22).

Bei der formalen Pathogenese findet sich ein akuter Sauerstoffmangel als häufiger ätiologischer Faktor in der perinatalen Pathologie, aber auch bei Unfällen und Vergiftungen (Abb. 3.**1**). Auf subzellulärer Ebene sind dabei in erster Linie die Mitochondrien betroffen. Ihr Funktionszusammenbruch zieht alle weiteren Zellveränderungen nach sich. Zunächst ruft der Sauerstoffmangel einen raschen Abfall der oxidativen Phosphorylierung und damit des zellulären ATP-Gehaltes hervor, was zu einer vermehrten Glykogenolyse und anaeroben Glykolyse führt. Dadurch kann über kurze Zeit die ATP-Bildung in Gang gehalten werden. Doch bald steigt als Folge der mangelhaften ATP-Bildung durch die anaerobe Glykolyse das Lactat in der Zelle an: pH-Wert und ATP-Spiegel sinken empfindlich. Das wiederum zieht ein Versagen der Ionenpumpe nach sich, so dass Natrium, Calcium und Wasser in die Zelle und in die einzelnen Zellkompartimente einströmen.

Als Erstes fällt ultrastrukturell dabei die vakuolige Degeneration des endoplasmatischen Retikulums auf. Diese geht mit einer Störung der Proteinsynthese einher. Gleichzeitig findet man auch ein sog. apikales Zellödem mit bläschenförmigen Zytoplasmaausstülpungen, das auf eine calciumabhängige Schädigung des Zytoskeletts zurückzuführen ist. Später setzt auch die Mitochondrienschwellung vom Matrixtyp (= trübe Schwellung) ein, und die Membranen des zytokavitären Netzwerkes reißen ein. Damit wird im Rahmen der Zellschädigung die Reversibilitätsschwelle überschritten.

Der Zellkern schwillt ebenfalls an (= degenerative Kernschwellung). Die energieabhängigen Transkriptionsvorgänge erlöschen, so dass die DNA- und RNA-Synthese vermindert sind oder fehlen. Der Zellkernschwellung folgen die Chromatinverklumpung (Kernpyknose) und schließlich die lysosomale Auflösung.

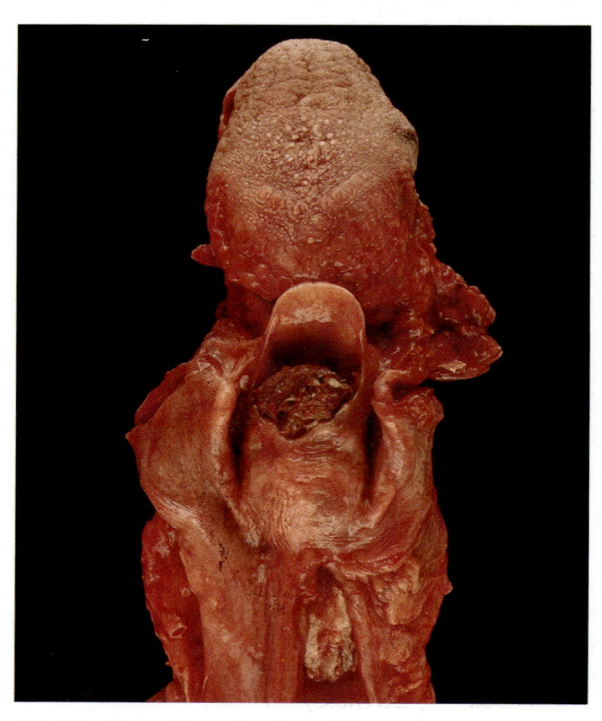

Abb. 3.**1** **Akute allgemeine Hypoxidose:** Bolustod infolge eines eingeklemmten Fleischstückes im Kehlkopf eines 62-jährigen Alkoholikers.

Die aus den Lysosomen freigesetzten Hydrolasen sind für die vollständige Auflösung der Reste von Protein- und Lipidmembranen verantwortlich, wobei sekundär durch erneute Zusammenlagerung von Lipiden und Eiweißkörpern Myelinfiguren entstehen können. In den Mitochondrien kommt es schließlich zu Calciumablagerungen. Der entsprechende pathogenetische Mechanismus wird bei der dystrophen Verkalkung besprochen (S. 133). Voraussetzung dafür ist aber eine Wiederdurchblutung des von der Blutzirkulation abgeschnittenen Gewebes (s. Reperfusionsschaden bei akuter lokaler Hypoxidose). Nun sind alle Vorgänge abgelaufen, die das Absterben einer Zelle im lebenden Organismus – eine Nekrose – charakterisieren (S. 127).

Während sich die *perakuten Hypoxidosen* vorerst nur auf ultrastruktureller Ebene an den Mitochondrien auswirken und zu einer Mitochondrienschwellung mit Cristolyse und Matricolyse führen, lässt sich bei den *akuten Hypoxidosen* darüber hinaus auch ein histologisches Korrelat finden. Die betroffenen Zellen sind hydropisch geschwollen, und die azidotisch veränderten Kapillarwände werden so permeabel, dass der Serumaustritt sich als perikapilläres Ödem manifestiert. Diese Veränderungen entsprechen einer reversiblen Zellschädigung, während die irreversiblen Zellschäden als Nekrose imponieren (S. 127).

Nicht jedes Gewebe ist gegenüber einem Sauerstoffmangel gleich empfindlich. Daraus ergibt sich, wie bereits besprochen, die unterschiedliche Vulnerabilität der Gewebe bezüglich eines Sauerstoffmangels.

Funktionelle Pathogenese: Unter dem Einfluss einer akuten Hypoxie nimmt zunächst die Sehfähigkeit ab, noch bevor es zu einem allgemeinen Versagen der Großhirnrinde kommt, welches als rauschähnlicher Zustand beginnt und in die Bewusstlosigkeit einmündet. Sobald auch die tieferen Kerngebiete mitbetroffen sind, erlöschen die Reflexe; es treten tonisch-klonische Krämpfe auf, die in eine allgemeine Lähmung übergehen. Gleichzeitig wird das Atmungszentrum mit befallen, so dass die Atmung zunächst periodisch wird und später stillsteht. Als letzte Phase der Hirnschädigung wird das Vasomotorenzentrum betroffen, und es bildet sich ein schwerer Kreislaufschock aus. Schließlich erlischt allmählich die Kontraktilität des Herzmuskels.

Morphologie: Histologisch findet man die ersten Veränderungen im Gehirn in Form von symmetrischen Pallidumnekrosen mit Untergängen von Ganglienzellen sowie Nekrosen in den subthalamischen Kernen, Substantia nigra und Ammonshorn. Als nächstes Organ zeigt das Herz hypoxidotische Strukturschäden in Form disseminierter Myokardnekrosen, die zuerst in den Papillarmuskeln und in der Innenschicht des linken Ventrikels auftreten. Wesentlich später findet man in der Leber sog. läppchenzentrale (= perivenöse) Nekrosen (S. 751).

Vulnerabilität eines Gewebes als Ausdruck der hypoxydotischen Nekroseanfälligkeit: Sie hängt ab von

- *Gewebeart* (Parenchymzellen > Stromazellen),
- *Funktionszustand* (aktive Zelle > ruhende Zelle),
- *Vorschädigung* (Zytostatika, Alter),
- *Körpertemperatur* (Fieber > Auskühlung),
- *Qualität und Quantität* der Hypoxidose selbst (Ischämie > Hypoxämie). Daraus ergibt sich die Wiederbelebungszeit eines Organs.

Wiederbelebungszeit: Sie bedeutet die maximale Dauer der durch die Hypoxidose bedingten Energiebildungsstörung, nach deren Beseitigung die für die Organfunktion entscheidende Mehrheit der Zellen gerade noch überlebt.

3.1.1.2 Akute lokale Hypoxidose

Der Grad der Gewebeschädigung hängt von der Art, Dauer und Intensität der Hypoxidose sowie von einer allfälligen Wiederdurchblutung ab. Denn während des Durchblutungsstopps wird die DNA und/oder RNA so geschädigt, dass in der Folge toxische zellschädigende Peptide entstehen. Der schwerwiegendste Schaden resultiert jedoch aus der Wiederdurchblutung. Eine zentrale Rolle spielt dabei die Xanthinoxidase. Dieses ubiquitäre Enzym katalysiert nämlich nicht nur den Purinabbau, sondern ist auch ein Elektronenakzeptor für Sauerstoff, der zum Superoxidanion reduziert wird. Dieses wird seinerseits durch die Superoxiddismutase unschädlich gemacht. Im Rahmen von Ischämie und Reperfusion wird durch proteolytische und/oder oxidative Thiolgruppenschädigung die nichtradikalbildende Xanthindehydrogenase zur radikalbildenden Xanthinoxidase „interkonvertiert", was massive Gewebeschäden zur Folge hat.

Da die Organzellen gegenüber Hypoxidosen vulnerabler sind als die mesenchymalen Zellen des Organstromas, kann sich bei einer akuten Hypoxidose die Nekrose auf das Parenchym beschränken (= Partialnekrose) oder das Stroma mit einbeziehen (= Totalnekrose). Ein infolge Durchblutungsstopps entstandener nekrotischer Gewebsbezirk wird als „Infarkt" (infarcire, lat. = hineinstopfen, S. 128) bezeichnet.

3.1.1.3 Chronische Hypoxidose

Je nach Gewebe und Dauer der Hypoxidose manifestiert sie sich in den im Folgenden besprochenen 3 Läsionsmustern, die oft kombiniert sind.

Fettige Degeneration

Syn.: Energiemangelverfettung (S. 80)

Die Morphologie besteht in einer intrazellulären Triglyzeridanhäufung, die in erster Linie auf einer herabgesetzten Fettsäureoxidation in den Mitochondrien (= Energiemangelverfettung) und in zweiter Linie auf einer gestörten Lipoproteinsynthese mit Verzögerung des Lipidabtransports beruht. Die fettige Degeneration liegt immer im Grenzbereich eines Gewebegebietes, das von zwei Arterienästen versorgt wird. Die entsprechende großtropfige Zellverfettung ist deshalb in den einzelnen Organen immer herdförmig verteilt.

- *Myokard:* Hier liegen die Fetttropfen vorwiegend im Bereich der Z-Streifen und der Mitochondrien. Daraus ergibt sich das Bild einer „Myokardtigerung" (v. a. erkennbar am Papillarmuskel mit Tigerung quer zum Ansatz des Sehnenfadens) (Abb. 3.**2**).
- *Leber:* Hier findet sich die Verfettung läppchenzentral (= perivenös) mit perinukleären und peribiliären Fetttropfen.
- *Niere:* Es kommt zur Tubulusverfettung, basal in den Haupt- und Mittelstückepithelien beginnend.
- *Meniskus:* Eine längerzeitige, chronische Meniskuskompression hat eine ischämische Gewebeschädigung und letztlich eine Verfettung des fibrokartilaginären Meniskusgewebes mit Aufhebung der polarisationsoptischen Fasertextur zur Folge. Das Resultat ist eine „chronisch degenerative Meniskopathie".

Organatrophie

Syn.: hypoxidotische Kümmerorgane

Bei einer zeitlich befristeten Hypoxidose reagieren in der Skelett- und Herzmuskulatur die Mitochondrien mit einer Volumen- und Cristaevermehrung. Hält aber die chronische Hypoxidose an, so nehmen die betroffenen Organzellen an Masse ab, werden kleiner und stapeln in ihrem Zytoplasma Lipofuszingranula. Das Resultat ist eine „braune Atrophie" der inneren Organe, zu der eine interstitielle Fibrose der Gewebe hinzu kommt.

Interstitielle Fibrose

Bei einer chronischen Hypoxidose wird vor allem in Gehirn und Myokard der atrophiebedingte Parenchymverlust durch eine Vermehrung von kollagenfaserreichem Bindegewebe ausgeglichen. Das Resultat davon ist eine je nach Organ unterschiedliche Parenchymfibrose:

- *Myokard:* Der Fibrosierungsprozess des myokardialen Interstitiums hat folgende Konsequenzen: Reduktion der Herzschlagkraft → Verschlechterung der Myokarddurchblutung → zusätzliche Fibrosierung des Interstitiums → Ventrikelwand gibt Innendruck nach → Ventrikeldilatation (= dilatative Kardiomyopathie).
- *Gehirn:* Hier wird die interstitielle Sklerose als „Fasergliose" bezeichnet. Sie ist ein indirekter Hinweis auf eine chronische hypoxische Gewebsschädigung.

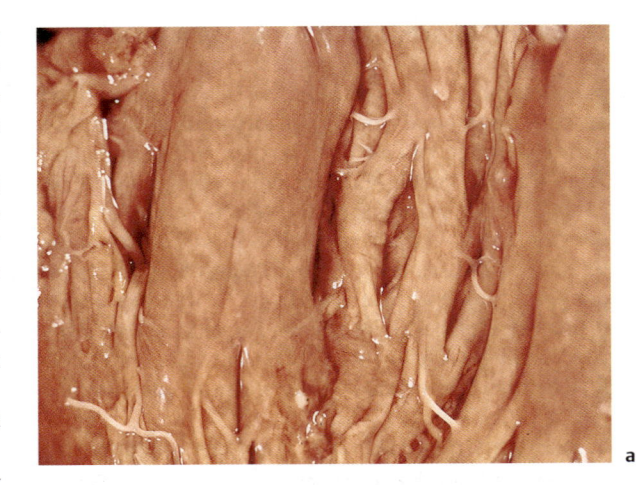

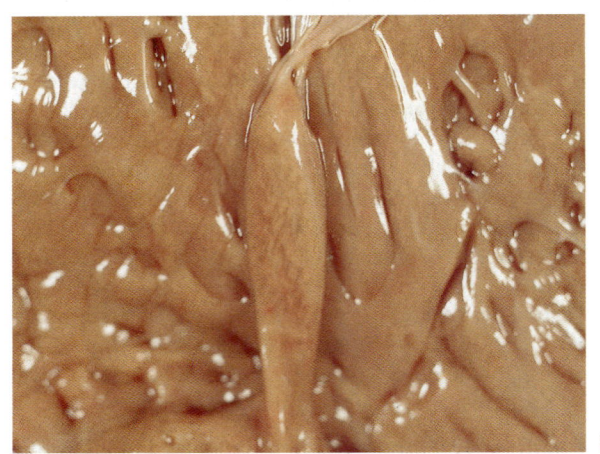

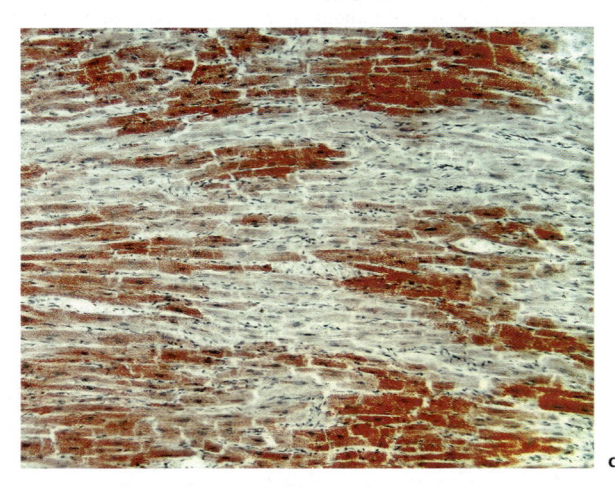

Abb. 3.2 Chronische Hypoxidose mit fettiger Degeneration:
a Myokardtigerung (34-jährige Patientin mit CO-Intoxikation);
b Myokardtigerung (51-jähriger „Zeuge Jehovas", der aus Glaubensgründen keine Bluttransfusion erhalten durfte („Sündentransfusion") und 5 Tage mit Hb 2 g/dl nach Aortenruptur überlebte);
c Myokardtigerung (Vergr. 1 : 50, Sudan-Fettfärbung).

3.1.2
Calcium

Orthologie: Das Calcium (Ca^{2+}) hat zwei ganz unterschiedliche physiologische Funktionen:
- statische im Skelettsystem und in den Zähnen,
- dynamische bei zellulären Funktionen wie der Aufrechterhaltung des elektrischen Membranpotenzials, nervaler Erregungsleitung, Kontraktion der Herz- und Skelettmuskulatur.

Ferner steuert das Ca^{2+} viele Sekretionsprozesse und die Aktivität einiger Enzyme (z. B. Adenylcyclase).

Nahezu 99% des Gesamtcalciums befinden sich im Knochengewebe, 0,3% im Blut und 0,7% in der extrazellulären Flüssigkeit. Die normale Serum-Ca^{2+}-Konzentration ist 1,5 mmol/l (10 mg/100 ml). Die Regulation der Ca^{2+}-Homöostase wird durch das Zusammenspiel calcitroper Hormone gewährleistet (Abb. 3.**3**). Das von den Nebenschilddrüsen sezernierte Parathormon (PTH) und ein im proximalen Nierentubulus produzierter Vitamin-D_3-Metabolit (1,25-Dihydroxycholecalciferol) erhöhen die Serum-Ca^{2+}-Konzentration, während das aus den thyreoidalen C-Zellen sezernierte Calcitonin diese erniedrigt. Calcium- und Phosphatstoffwechsel sind eng miteinander verknüpft: so sind die renale Ausscheidung von Ca^{2+} und Phosphat zueinander umgekehrt proportional. Eine Hyperkalzämie geht somit meist mit einer Hypophosphatämie einher. Die Hormone der Nebennierenrinde, Hypophyse und Keimdrüsen sind ebenfalls in die Calciumhomöostase involviert, spielen aber nur bei Langzeitprozessen eine Rolle (z. B. Östrogene bei Osteoporose) und werden als calcitrope Hormone zweiter Ordnung bezeichnet.

Veränderungen der Ca^{2+}-Konzentration werden in wenigen Minuten vom Organismus registriert und induzieren umgehend eine entsprechende hormonelle Gegensteuerung. Dies erklärt die außerordentlich geringe Schwankung (1%) der Serum-Ca^{2+}-Werte (Abb. 3.3).
- Eine *Erniedrigung der Ca^{2+}-Konzentration* im Serum führt zu einer gesteigerten Ausschüttung von Parathormon, das seinerseits durch eine Stimulation der osteoklastären Resorption und renalen Calciumrückresorption den Calciumspiegel anhebt. Gleichzeitig stimuliert das Parathormon die renale Synthese des 1,25-Vitamin-D_3. Dieser Vitamin-D_3-Metabolit wirkt synergistisch zum Parathormon und schafft insbesondere am Darm eine Voraussetzung zur ausreichenden Ca^{2+}-Aufnahme.

Die Calcitoninsekretion ist bei niedrigen Ca^{2+}-Konzentrationen supprimiert.
- Eine *Erhöhung der Serum-Ca^{2+}-Werte* induziert einen umgekehrten Regulationsmechanismus mit Hemmung der Parathormon- und 1,25-Vitamin-D_3-Freisetzung sowie Stimulation der Calcitoninausschüttung, was gemeinsam zu einer Verringerung der osteoklastären Ca^{2+}-Freisetzung führt. Im Gegensatz zu Fischen und Vögeln ist beim Menschen allerdings eine Wirkung des Calcitonins nur bei unphysiologisch hohen Konzentrationen nachgewiesen, so dass dieses Hormon möglicherweise nur ein phylogenetisches Relikt darstellt.

3.1.2.1
Hypokalzämie

Definition: Absinken der Calciumkonzentration im Serum unter 2,2 mmol/l (insgesamt selten).

Pathogenese: Ursächliche Faktoren sind:
- idiopathischer, postoperativer Hypoparathyreoidismus (S. 1028),
- Pseudohypoparathyreoidismus,
- Malabsorptionssyndrom (S. 79),
- Vitamin-D_3-Mangel wegen Niereninsuffizienz, Malabsorption, D-Hypovitaminose.

Morphologie: Die morphologischen Bilder bei Hypokalzämie sind entsprechend der unterschiedlichen Ätiologie mannigfaltig.
- *Parathormonineffektivität:* Dies hat zur Konsequenz: reduzierte Osteoklasten- und Osteoblastenaktivität → verminderter Knochenumsatz → „Knochensprödigkeit" = „Low-Turnover-Osteoporose" (S. 1141).
- *Vitamin-D_3-Mangel* infolge Malabsorptionssyndrom, Niereninsuffizienz oder D-Hypovitaminose löst folgende pathogenetische Kettenreaktion in Form einer

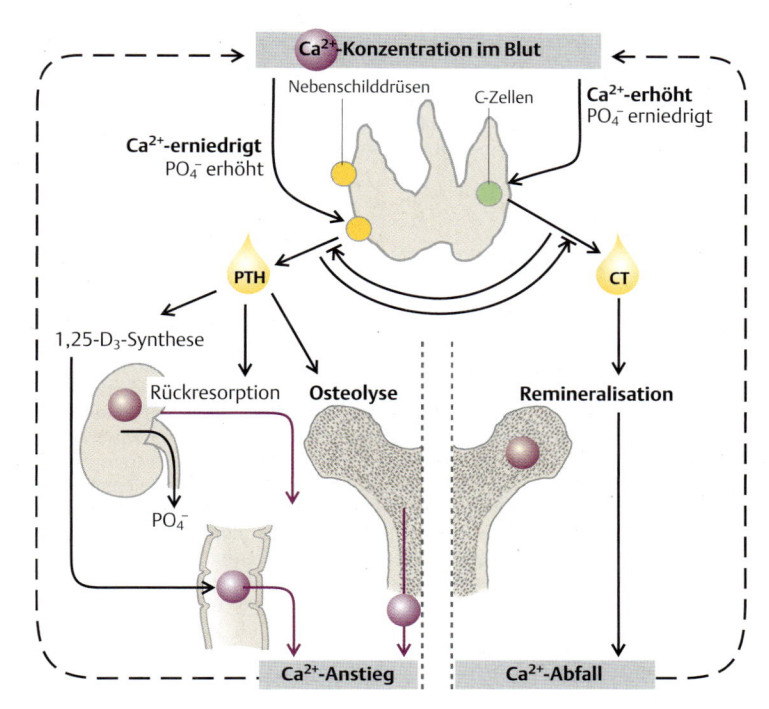

Abb. 3.**3** **Calcium- und Phosphatstoffwechsel:** Steuermechanismen in Epithelkörperchen, C-Zellen der Schilddrüse, renalen Tubuli und Dünndarm und deren Folgen im Knochengewebe.
PTH = Parathormon, CT = Calcitonin, 1,25-D_3 = 1,25-Dihydroxycholecalciferol.

„intestinalen oder renalen Osteomalzie" aus: regulative Aktivierung der Nebenschilddrüsen → vermehrte Parathormonausschüttung (sekundärer Hyperparathyreoidismus) → exzessive Erhöhung des Knochenumsatzes → intensive Knochenresorption, indem Osteoklasten Tunnels in die Knochenbälkchen bohren (=dissezierende Knochenresorption) → resorptive Zystenbildung. Gleichzeitig vermehrte Bildung unverkalkten Osteoids in Form breiter, osteoblastenbesetzter Osteoidsäume (= Faserosteoidbildung) → reaktive Fibrose um Trabekel (=Endostfibrose).

Als Komplikation bei chronischer Niereninsuffizienz sind gelegentlich diffuse Weichteilverkalkungen nachweisbar, weil infolge einer vermehrten Phosphatretention das Produkt aus Ca^{2+} und PO_4^{3-} derart erhöht ist, dass es zu einer Präzipitation von Calciumphosphatsalzen kommt.

Klinik: Bei Hypokalzämie zeigt eine Reihe von Organen des Körpers Funktionsstörungen im Sinne des „tetanischen Syndroms". Hierbei liegt eine gesteigerte neuromuskuläre Erregbarkeit vor, die sich bis zu tetanischen Krämpfen, Störungen der myokardialen Erregungsausbreitung und unwillkürlichen Muskelkontraktionen entwickeln kann. Auch Adynamie und Muskelschwäche werden beobachtet. Weiterhin ist bei etwa 20% der Patienten das hypokalzämische Psychosyndrom nachweisbar. Bei chronischer Hypokalzämie sind geistige Retardierungen, Katarakt (Schichtstar), Basalganglienverkalkungen, Skelettdeformationen, Zahnanomalien und Moniliasis (= Soor) in unterschiedlicher Häufigkeit anzutreffen.

3.1.2.2

Hyperkalzämie

Definition: Ansteigen des Calcium-Spiegels im Blutserum über 2,8 mmol/l (insgesamt häufig).

Pathogenese: Ursächlich werden Zustände mit einer Hyperkalzämie durch die in Tabelle 3.1 aufgeführten Faktoren ausgelöst.

Morphologisch führt eine endokrin ausgelöste Hyperkalzämie zu folgenden Gewebeveränderungen:
- *Osteopenie* (= Knochenschwund): Sie basiert auf folgender pathogenetischer Kette: Parathormonüberschuss → Knochenbälkchen werden durch viele Osteoklasten „angenagt" (= dissezierende Knochenresorption) und gleichzeitig durch viele Osteoblasten mit unverkalktem (Faser-)Osteoid belegt → peritrabekuläre Fibrose. Resultat: Hebung des Calciumspiegels;
- *Nierenverkalkungen* in Form eines Nierensteinleidens (= Nephrolithiasis) oder einer sog. metastatischen Nierenparenchymverkalkung (= Nephrokalzinose). Spätfolge: Niereninsuffizienz;
- *Gallesteinleiden* (= Cholelithiasis) → Cholezystitis;
- *Speichelsteinbildung*. Sie hat je nach Organ unterschiedliche Konsequenzen:
  - in Ausführgängen des Pankreas → Pankreatolithiasis (= Pankreassteinleiden) → Entzündung.

Tabelle 3.1 Hyperkalzämie: Ätiologische Faktoren.

Auslösende Krankheit/Läsion	Pathogenese
Knochendemineralisation	Inaktivitätsosteoporose, Hyperparathyreoidismus, osteolytische Metastasen, Parathormon-Peptid bei Paraneoplasie
D-Hypervitaminose	
Sarkoidose	makrophagozytärer 1–25-OH-Vitamin-D_3-Synthese;
Morbus Addison	keine Vitamin-D-Antagonisierung;
Milchalkalisyndrom	exzessiver Calciumaufnahme wegen Magenübersäuerung
Calciumminderausscheidung	Verabreichung von Thiaziddiuretika

- in Ausführgängen der Speicheldrüsen → Sialolithiasis (= Speicheldrüsensteinleiden) → Entzündung;
- *Magen-Zwölffingerdarm-Geschwür* = Ulcus ventriculi und/oder duodeni (20%) wegen durch Calcium und/oder Parathormon induzierter Steigerung der Gastrinsekretion;
- *metastatische Gewebeverkalkung* (S. 135) mit diffuser Verkalkung in nahezu allen Organen vor allem bei gleichzeitig bestehender Niereninsuffizienz;
- *Korneaverkalkung* = Bandkeratopathie.

Klinik: Um eine Hyperkalzämie möglichst lange zu kompensieren, versuchen die Nieren, maximale Mengen von Calcium auszuschleusen. Dies wiederum führt zur Polyurie und Hyperkalzurie. Dadurch werden der Wasser- und Säure-Basen-Haushalt gestört, was eine Hyperkalzurie, Hyposthenurie und metabolische Alkalose sowie eine Exsikkose zur Folge hat. Ein wichtiges Symptom ist die Verkürzung der QT-Zeit im EKG, die zumeist mit einer Tachykardie einhergeht.

Merkspruch zur Klinik des Hyperparathyreoidismus:
- Bein- (= Osteopenie),
- Stein- (= Urolithiasis, Gewebeverkalkungen),
- Magen-Pein (= Gastroduodenalulzera).

3.1.3

Eisen

Orthologie: Das Eisen (= Fe) wird mit der Nahrung aufgenommen und im proximalen Jejunum resorbiert. Der Regulationsmechanismus der enteralen Eisenresorption ist noch nicht bekannt. In den Dünndarmenterozyten wird das aufgenommene zweiwertige Eisen durch Ferroxidasen (Hämoxigenase, Zöruloplasmin) zu dreiwertigen Eisen oxidiert, als Ferritin gespeichert und/oder nach Transferrinbindung an das Blut abgegeben und zum Knochenmark transportiert. Dort wird es von den basophilen Erythroblasten aufgenommen und nach deren Reifung zu Retikulozyten in das Hämoglobin eingebaut. Neben dem Knochenmark sind die Skelettmuskulatur und die Leber Hauptort des Eiseneinbaues. In der Leber sind daran nicht nur die Sternzellen, sondern auch die Hepatozyten beteiligt. Sie besitzen einen spezifischen Transferrinrezeptor, dessen Affinität zum Transferrin von seiner Eisenbeladung abhängt; d.h. je höher die Sättigung der Eisenbindungsstellen im Transferrin, umso größer die Affinität zum Rezeptor. Ferner wird die rezeptorvermittelte Eisenaufnahme derart reguliert, dass die Anzahl der Rezeptoren bei hohem Eisengehalt abnimmt und bei niedrigem Eisengehalt zunimmt. Nach der rezeptorvermittelten Endozytose wird das Eisen vom Transferrin abgespalten, und das eisenfreie Apotransferrin wird wieder ins Blut abgegeben, so dass es erneut Eisen aufnehmen kann. Ein kleiner Teil des Eisens wird in eisenhaltige Enzyme eingebaut; die Eisenausscheidung erfolgt in geringem Maße über die Fäzes oder über den Schweiß.

3.1.3.1
Eisenmangel

Der normale Gesamteisengehalt des Körpers beträgt etwa 3 g. Davon liegen 2500 mg (67%) als Hämoglobineisen vor. Ein Eisenmangel kann absolut (= Angebot) oder relativ (= Verwertbarkeit) sein.

- *Absoluter Eisenmangel* Syn.: Eisenangebot-Mangel. Ätiologische Faktoren:
  - Blutverlust (groß oder chronisch);
  - Eisenresorptionsstörung bei Magen-Darm-Erkrankungen.
- *Relativer Eisenmangel.* Ätiologische Faktoren:
  - Transportstörung: Wegen eines genetischen Defektes fehlt das Transferrin (= kongenitale Atransferrinämie) → Eisentransport im Blut sowie die durch das Transferrin vermittelte Eisenaufnahme in die Erythroblasten ist gestört.
  - Verwertungsstörung: Wegen einer defekten Hämsynthese kann das resorbierte Eisen nicht in Hämoglobin eingebaut werden → normales Eisenangebot wird nicht genutzt → „Eisen nicht verwertende" (= sideroachrestische) Anämie.

3.1.3.2
Eisenüberschuss

Bei den Eisenspeicherkrankheiten kommt es zu einer Überladung des Organismus mit Eisen entweder infolge gesteigerter Eisenresorption (= Hämochromatose), gesteigerten Blutzerfalls oder gestörter Eisennutzung (= sekundäre Siderosen).

Hämochromatose

Syn.: Morbus von Recklinghausen-Appelbaum

Definition: Häufige autosomal rezessiv vererbte Eisenspeichererkrankung mit variabler Penetranz.

Inzidenz: 1 : 500. Manifestation selten vor dem 30. Lebensjahr, bei Frauen wegen menstruationsbedingtem Eisenverlust erst nach der Menopause.

Pathogenese: Das Gen für die genetische Hämochromatose (= HFE) ist Bestandteil des Histokompatibilitätsantigens HLA-A, daher auch die Assoziation der genetischen Hämochromatose mit HLA-A3. Im Frühstadium der genetischen Hämochromatose wird vermehrt Eisen aus dem Dünndarmlumen resorbiert, während im Spätstadium der Erkrankung die Eisenresorption im subnormalen Bereich liegen kann. Ursächlich liegt dafür folgende zum Teil noch hypothetische Reaktionsketten zugrunde:

Das HFE-Gen reduziert physiologischerweise durch Bindung an den Transferrinrezeptor dessen Affinität für Transferrin. Bei der Hämochromatose ist das HFE (meist im Cys282 Tyr-Bereich) mutiert. Deshalb bindet das HFE-Genprodukt nicht an das β-Mikroglobulin und gelangt auch nicht an die Zelloberfläche. Infolgedessen wird die Aktivität des Transferrinrezeptors, die bei hohem Eisenangebot ansonsten abwärtsreguliert wird, nicht gedrosselt, so dass im Dünndarmbereich unkontrolliert und unaufhörlich durch die Enterozyten Eisen resorbiert wird. Jetzt steigt der Eisenspiegel im Blut an → Eisen wird über die „ungebremsten" Transferrinrezeptoren trotz hohem Eisenangebot unablässig in die Hepatozyten und andere Parenchymzellen aufgenommen.

Die Folge davon ist, in der Leber beginnend, eine Überladung zunächst der Hepatozyten, später auch der Kupffer-Zellen und der Gallengangsepithelien mit Eisen. Ionisiertes Eisen ist zelltoxisch und wird von den Zellen über den Vorgang der Heterophagie aufgenommen und unschädlich gemacht. Durch Peroxidation der Membranlipide kommt es zu Mitochondrienschädigung, Lysosomenlabilisierung und schließlich Zellnekrose.

Morphologisch führt die genetische Hämochromatose zu folgenden Organ- und Gewebeveränderungen (Abb. 3.4).

- *Leber:* Hier kommt es recht früh zu einer Eisenüberladung, was eine Eisenspeicherung in den Hepatozyten und Gallengangsepithelien sowie schließlich eine Braunfärbung des Parenchyms zur Folge hat (Abb. 3.4a). Mit der Zeit zieht dies eine chronische Leberschädigung nach sich, die zur portalen Leberzirrhose fortschreitet („Pigmentzirrhose").
- *Myokard:* Die Eisenablagerungen in den Myokardiozyten ruft allmählich eine toxische Myokardfibrose mit Einbuße der Schlagkraft hervor. Die Herzwand erfährt eine reaktive „Myokardverdickung" im Sinne einer sekundären Kardiomyopathie (S. 486).
- *Pankreas:* Die Eisenablagerungen in den Zellen exo- und endokriner Drüsen bewirken insgesamt eine toxische „Drüsenuntüchtigkeit" (= pluriglanduläre Insuffizienz), so unter anderem auch eine bräunliche Verfärbung des Pankreasparenchyms (sog. „Rostpankreas") mit schädigungsbedingter, progredienter Pankreasfibrose (sog. „Pankreaszirrhose") und einen sekundären Diabetes mellitus (S. 1034). Diesen bezeichnet man wegen der gleichzeitigen bronzefarbenen Hauthyperpigmentierung auch als „Bronzediabetes".
- *Gelenke:* Aus pathogenetisch noch ungeklärter Ursache tritt bei einem Teil der Patienten vor allem im Finger-Hand-Bereich eine Arthropathie in Form von Gelenkbeschwerden wegen Knorpelverkalkung (= Chondrokalzinose) auf.
- *Knochenmark:* Ein recht häufiger hämatologischer Befund ist die Plasmazellsiderose. Dabei wird das Eisen grobschollig intralysosomal in Kernnähe abgelagert.

- *Milz:* keine Milzsiderose bei der genetischen Hämochromatose.

> **Klinisch** findet man bei 80% der Patienten ein dunkles Hautkolorit, bei 70% einen Diabetes mellitus, bei 60% ein pathologisches EKG und bei 25% eine Arthropathie. Diagnostischer Hinweis: Bestimmung der Ferritin- und Transferrinwerte im Blut.

Sekundäre Siderosen

Syn.: Hämosiderosen

Pathogenese: Für die sehr häufigen Eisenablagerungen in Form von Hämosiderin (= Hämosiderosen) (s. Pigmente, S. 99) kommen folgende pathogenetische Mechanismen in Betracht (Tab. 3.2):
- *Eisenüberangebot* infolge gesteigerten Blutabbaus (Transfusionssiderose),
- *Eisennutzungsstörung* infolge Häm- bzw. Globinsynthesestörung (S. 520),
- *nutritiv-toxische Leberschädigung* infolge Hemmung der Proteinsynthese und Apoferritinmangel durch Alkohol oder Mangelernährung (sog. Bantu-Siderose):
  – Alkoholabusus mit Ablagerung von „Säufereisen" in Milz und Leber (wegen erhöhtem Eisengehalt in den vergorenen Obstsäften).

Morphologie: Im Gegensatz zur Hämochromatose wird bei den Hämosiderosen das überschüssige Eisen zunächst von den Zellen des Makrophagensystems (= RHS) aufgenommen und erst später auch in den Parenchymzellen verschiedener Organe (Milz!) gespeichert → Braunfärbung der Organe.
Faustregel:
- Hämochromatose = Parenchymsiderose,
- Sekundärsiderose = Phagozytensiderose.

3.1.4 Kupfer

Orthologie: Kupfer spielt als wesentlicher Bestandteil der Cuproenzyme (z. B. Cytochrom-C-Oxidase) eine wichtige Rolle im Zellstoffwechsel. Von den täglich etwa 3 mg Nahrungskupfer wird nahezu die Hälfte im Magen-Duodenum-Bereich resorbiert und in lockerer Bindung an Albumin zur Leber transportiert. Das freie Kupfer dissoziiert und gelangt in die Hepatozyten, wo es nach Inkorporation in ein α_2-Globulin das Zöruloplasmin (Metallothionin) bildet. In der an Zöruloplasmin gebundenen Form gelangt das Kupfer wieder ins Blutserum. Gealtertes, desialinisiertes Zöruloplasmin wird nach Endozytose in den Leberlysosomen abgebaut und in die Galle sezerniert.

3.1.4.1 Kupfermangel

Chronischer Kupfermangel

Der chronisch alimentäre Kupfermangel ist beim Menschen sehr selten; er verursacht eine Blutpanzytopenie (Mangel an Erythro-, Leuko- und Thrombozyten).

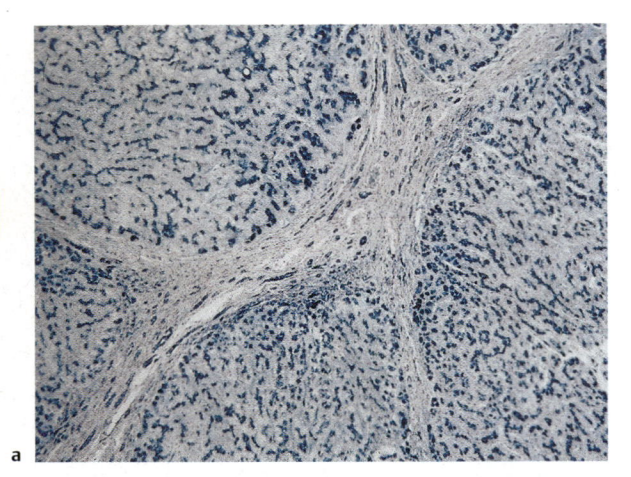

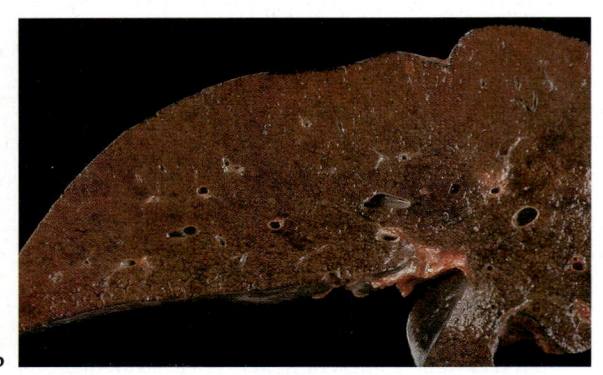

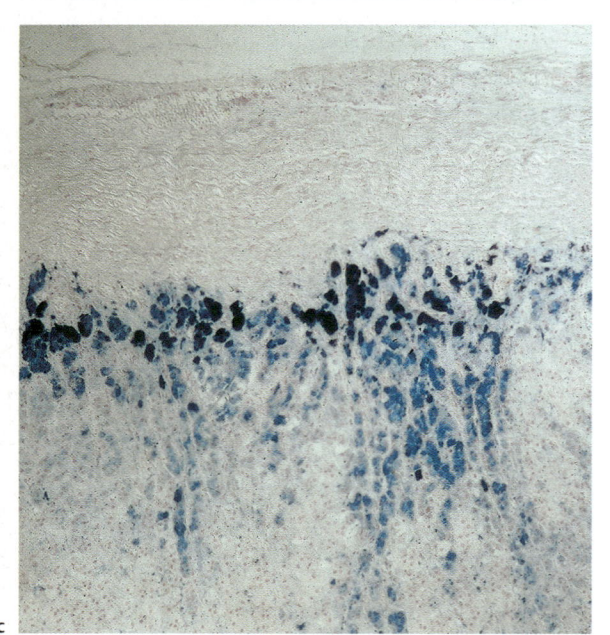

Abb. 3.4 Hämochromatose:
a Leber (Pigmentzirrhose). Eisenspeicherung in nahezu allen Hepatozyten und in den Gallengangsepithelien des Portalfeldes (Berliner-Blau-Reaktion, Vergr. 1 : 70);
b Leber mit feinknotiger Zirrhose und braunem Parenchym (Vergr. 1 : 280);
c Nebennierenrinde mit Eisenablagerung in der Zona glomerulosa (Berliner-Blau, Vergr. 1 : 50).

Tabelle 3.2 **Störungen im Elektrolyt- und Spurenelementhaushalt:** Pathologie und Symptomatik

Element	Mangel	Überschuss (Intoxikation)
Natrium	*Ursachen:* – hypotone Hyperhydratation; ADH-bildende Tumoren, Diabetes insipidus, Herzinsuffizienz – hypotone Dehydration: Diarrhoe, Erbrechen, Schwitzen, Verbrennung, renale Insuffizienz, Morbus Addison	*Ursachen:* – hypertone Dehydratation; Durst, Diabetes insipidus, Coma diabeticum – hypertone Hyperhydratation: Kochsalzinfusion, Morbus Conn, Morbus Cushing
Kalium	*Ursachen:* – alimentär (Hunger, Anorexia mentalis) – enteral: Erbrechen, Diarrhoe, Malabsorption, villöse kolorektale Adenome (5 cm), Colitis ulcerosa, Morbus Crohn, Laxanzienabusus, Gastroduodenalulzera – renal: Morbus Cohn, Morbus Cushing, Diuretika, tubuläre Azidose, Paraneoplasie – metabolisch: Alkalose, Coma diabeticum – Gendefekt (autosomal dominant): hypokaliämische periodische Paralyse *Klinik:* Apathie, Adynamie, Paralyse, Ileus, Blasenatonie, Tachykardie, Herzstillstand, Polyurie *Morphologie:* Rhabdomyolyse, Dünndarmulzera, Herzdilatation, Nekrosen, Hauptstückvakuolisierung	*Ursachen:* – alimentär: Infusion – Eiweißzerfall: Hämolyse, Verbrennung – renal: Oligurie, terminale Urämie – metabolisch: Morbus Addision – Gendefekt (autosomal dominant): hyperkaliämische periodische Paralyse (? Gamstorp-Syndrom) *Klinik:* Parästhesien, Hyperreflexie, Paralyse, Kammerflimmern, Herzstillstand, metallischer Mundgeschmack *Morphologie:* Myokardnekrosen
Calcium	*Ursachen:* – Hypoparathyreoidismus; – Pseudohypoparathyreoidismus (X-chromosomal) *Klinik:* Tetanie, Übererregbarkeit (Hypoparathyreoidismus), Kleinwuchs Pseudohypoparathyreoidismus *Morphologie:* Hirngefäßverkalkung in Stammganglien	*Ursachen:* – alimentär: D-Hypervitaminose – idiopathisch: zuviel metabolisch aktives Vitamin D – Hyperparathyreoidismus – osteoklastische Tumormetastasen – Immobilisationsosteoporose *Klinik:* muskuläre Untererregbarkeit, Atonie, Paralyse *Morphologie:* metastatische Verkalkung, Steinbildungen
Magnesium	*Ursachen:* – Kwashiorkor; – renaler Tubulusdefekt; – chronischer Alkoholismus; – Hyperaldosteronismus *Klinik:* Halluzinationen, Choreoathetose, Tremor, Pseudohypoparathyreoidismus, Hyperthyreose, Leberzirrhose, Malabsorption, kardiovaskuläre Erkrankungen	*Ursachen:* – chronische Niereninsuffizienz; – Hypothyreose; – Morbus Addison *Klinik:* Muskelschwäche (wie Curare) Erbrechen, Herzstillstand, Harnblasensperre, Obstipation
Eisen	*Ursachen* (vgl. Anämieursachen): – Verlust: Blutung – Resorptionsstörung: Vitamin-B12-Mangel – Verarbeitungsstörung: Hämoglobinsynthesedefekt – alimentär *Klinik:* Anämie, Plummer-Vinson-Syndrom, Koilonychie	*Ursachen:* – sekundäre Siderose – Hämochromatose
Kupfer	*Ursache:* Verteilungsstörung *Klinik:* Trichopoliodystrophie	*Ursache:* Transportstörung *Klinik:* Morbus Wilson
Cobalt	*Ursache:* Vitamin-B$_{12}$-Mangel *Klinik:* perniziöse Anämie	*Ursache:* Co = Bierschaumbildungs-Hemmer *Klinik:* Myokardschädigung, Tinnitus, gastrointestinale Symptomatik
Chrom	Diabetes mellitus	Metallose, Metallkrebs
Zink	Zwergwuchs, Hypogonadismus, Dermatosen (Zn-Mangel Vitamin-A-Mangel)	Fieber, gastrointestinale Symptomatik
Fluor	Zahnschmelzdefekte, Kariesanfälligkeit	Fluorose, Osteosklerose, gastrointestinale Symptomatik

Trichopoliodystrophie

Sehr seltene, X-chromosomal rezessiv vererbte Kupferverteilungsstörung mit Kleinhirn-, Haar- und Gefäßläsionen (S. 51).

3.1.4.2
Kupferüberschuss

Akute Kupfervergiftung

Sie ist sehr selten und führt rasch zu einer gastrointestinalen Symptomatik sowie zu zentrolobulären Lebernekrosen und hämolytischen Anämien.

Morbus Wilson

Syn.: hepatolentikuläre Degeneration

Definition: Seltene, autosomal rezessiv vererbte, systemische Kupfertoxikose, die auf einer Störung der biliären Kupferausscheidung beruht und zu einer Leber-, Hirnkern- und Augenschädigung führt.

Obschon diese Erkrankung selten ist, liegt die Häufigkeit des betreffenden Gens in der Gesamtbevölkerung bei 1 : 300; diese Erkrankung gehört also zu den häufigsten Erbleiden. Nur homozygote Genträger leiden an den Krankheitssymptomen, so dass sich die Inzidenz dieser Erkrankung (1 : 30000) nur schätzen lässt.

Pathogenese: Der Gendefekt betrifft eine Kupferionen transportierende ATPase vom P-Typ in der Trans-Golgi-Membran auf dem Chromosom 13. Diese ATPase bringt das Kupfer auf den hepatozytären Sekretionsweg zum Einbau in Zöruloplasmin und zur Exkretion in die Galle. Der Wilson-typische Defekt betrifft somit selektiv die Kupferausscheidung in die Gallekapillaren, so dass Kupfer unter Überschreitung der Metallthioninbindung in den perikanalikulären Lysosomen der Hepatozyten zurückgehalten wird und sich in der Leber anhäuft (Abb. 13.**15a**, S. 749). Später wird das Kupfer auch in anderen Organen gespeichert. Da ionisiertes, nicht an Zöruloplasmin gebundenes Kupfer toxisch ist, schädigt es die Leberzellen. Nach einigen Jahren läuft dieses freie Kupfer ins Blutserum über und gelangt so in die Zirkulation, wo es zunächst die Erythrozyten, später auch andere Organzellen schädigt.

Morphologisch beherrschen folgende Organschäden das Bild:
- *Leber:* Asymptomatische Patienten: meist nur geringe Verfettung. Symptomatische Patienten: federartig-vakuolisierende Leberzelldegeneration → chronische Leberentzündung (Abb. 13.**26**, S. 761) mit fortschreitender Parenchymzerstörung (chronisch-aggressive Hepatitis) → Übergang in eine Leberzirrhose (s. S. 748);
- *Hirnkerne* (Putamen, Nucleus lenticularis, Nucleus caudatus, Substantia nigra): Ganglienzellen häufen Kupfer an → „hepato-lentikuläre Degeneration" (v. a. Striatumverschmälerung) in Form einer spongiformen Dystrophie (= schwammartige Hirngewebeschädigung), mit Astrozytenvermehrung und Kapillarwucherung → Funktionsstörung des extrapyramidalen Systems;
- *Niere:* Kupferablagerung in Nierentubuli → tubulärer Bürstensaumverlust → Tubulopathie → Glukosurie, Aminoazidurie und Phosphatdiabetes (= Fanconi-Syndrom S. 96);
- *Kornea:* ringförmige, braun-grünliche Kupferspeicherung in der Descemet-Membran der Korneaperipherie = Kayser-Fleischer-Kornealring (Abb. 3.**5**);
- *Augenlinse:* Kupferspeicherung → Sonnenblumenkatarakt;
- *Erythrozyten:* hämolytische Anämie (= Blutmangel wegen Erythrozytenauflösung) mit Ikterus (= Gelbsucht);
- *Knochengewebe:* Spontanfrakturen, Osteomalazie (= Knochenerweichung).

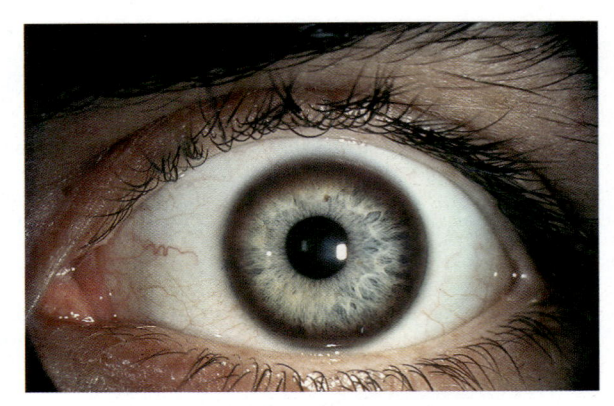

Abb. 3.5 Morbus Wilson: Kayser-Fleischer-Kornealring

Klinik: Manifestationsalter meist um das 6. Lebensjahr. Niedere Zöruloplasminwerte, hoher Kupfergehalt der Leber, hohe Kupferwerte im Urin
- *Hepatopathie:* chronisch aktive Hepatitis → Leberzirrhose; Ikterus wegen Hämolyse,
- *Nephropathie* (Fanconi-Syndrom),
- *Okulopathie* (Katarakt, Kornealring),
- *Neuropathie:* extrapyramidale Symptomatik (Parkinson-artige Symptome),

Therapieprinzip: D-Penicillamin zur Kupferchelatierung, kupferarme Nahrung

3.1.5
Elektrolyte

Die Ätiologie und klinische Symptomatik der Störungen im Elektrolyt- und Spurenelementhaushalt sind in Tab. 3.**2** zusammengefasst.

3.2 Organische Stoffe

In diesem Kapitel werden vor allem Störungen des Intermediärstoffwechsels besprochen, die sowohl organellen- und somit kompartiment- als auch organübergreifend sind. Den Störungen des Intermediärstoffwechsels liegt ein Defekt eines Enzyms, Hormons, Rezeptors oder Transportproteins zugrunde. Dies macht sich entweder in einem allgemeinen Anstau oder in einer örtlichen Stapelung entsprechender Stoffwechselprodukte morphologisch bemerkbar (= Speicherkrankheiten).

Kohlenhydrate: Die verschiedenen angeborenen Glykogenosen beruhen auf enzymatischen Defekten des Glykogenabbaus und äußern sich in einer Hepatomegalie und teilweise auch in Muskelschäden. Die klinisch wichtigste Verwertungsstörung der Kohlenhydrate ist der Diabetes mellitus mit seinen folgenschweren Komplikationen, die sich als Mikroangiopathie vorwiegend im Bereich der Augen und Nieren äußert, während sich die Makroangiopathie als periphere Durchblutungsstörung manifestiert.

Lipide: Fettresorptionsstörungen gehören zum Formenkreis der Malassimilationssyndrome. Die epidemiologisch und klinisch wichtigste Fettabbaustörung ist die Adipositas mit ihren pathogenetisch verschiedenen Varianten. Zu den weitverbreitetsten Stoffwechselkrankheiten gehören die Hyperlipoproteinämien, die entweder auf Enzymdefekten, abnormen Lipoproteinbestandteilen oder auf Rezeptoranomalien beruhen. Sie gehen teilweise mit einem erhöhten Arterioskleroserisiko einher. Bei den Sphingolipidosen wird infolge lysosomaler Enzymdefekte entsprechendes Abbaumaterial in RHS-Zellen gespeichert. In schweren Fällen können auch Parenchymzellen betroffen sein, was sich in entsprechenden Organschäden äußert.

Proteine: Neben der großen Gruppe von Defektproteinämien mit fehlerhaft synthetisierten Plasmaeiweißen sind vor allem die Störungen des Aminosäurestoffwechsels pathologisch-anatomisch relevant. Der Abbau der Aminosäuren führt zur Bildung von Ammoniak, der im Harnstoffzyklus in Harnstoff übergeführt wird. Praktisch alle Enzyme des Harnstoffzyklus können angeborene Defekte aufweisen.

Purine: Die Purinkörper hingegen werden zu Harnsäure abgebaut. Die häufigste Störung dieses Prozesses ist die Hyperurikämie (= Gicht).

3.2.1 Kohlenhydrate

Orthologie: Die Kohlenhydrate gehören zu den wichtigsten Energielieferanten des menschlichen Organismus. Sofern sie nicht als Monosaccharide zugeführt werden, müssen sie vor ihrer Aufnahme in den Organismus im Intestinaltrakt abgebaut werden. Die dafür verantwortlichen Enzyme sind mit dem Bürstensaum der Enterozyten strukturell verbunden, so dass enzymatische Spaltung und Resorption der entstehenden Monosaccharide gleichzeitig erfolgen. Der im Blut kreisende Zucker ist normalerweise die Glucose. Verschiedene Hormone regulieren den Blutzuckerspiegel auf einen Normwert von 5 mmol/l über die Glucoseverwertung. Durch Glucoseabbau wird Energie gewonnen, durch Einbau und Umbau von Glucose werden kohlenhydrathaltige Makromoleküle gebildet, und durch Polymerisierung von Glykogen wird Glucose gespeichert. Jeder dieser Schritte kann krankhaft gestört sein und eines der im Folgenden besprochenen Krankheitsbilder hervorrufen.

3.2.1.1 Glykogenosen

Allgemeine Definition: Unter dem Begriff Glykogenosen werden verschiedene Krankheitsbilder zusammengefasst, bei denen es entweder duch eine Störung des Glykogenabbaus oder durch eine indirekte Steigerung der Glykogensynthese zu einer pathologischen Glykogenspeicherung (mehr als 6% des Leberfeuchtgewichtes) kommt (Tab. 3.3).
Im Folgenden werden die einzelnen Glykogenoseformen nach dem physiologischen Glykogenabbau besprochen.

Orthologie des Glykogenabbaus: Zuerst wird die Glucose mit Hilfe der Glukokinase zu Glucose-6-Phosphat und danach durch Vermittlung der Phosphoglukomutase in Glucose-1-Phosphat umgewandelt. Daraus wiederum entstehen unter Zuziehung von UTP Uridindiphosphoglucose und danach von Glykogensynthetasen glucosehaltige Zuckerketten. Diese werden durch das Verzweigungsenzym (= brancher enzyme) zu einem bäumchenartig verzweigten Polymer umgewandelt. Fehlt dieses Verzweigungsenzym, entstehen fehlverzweigte Glykogenmoleküle in Form der Amylopektine, die nicht abgebaut werden können und sich folglich in den Zellen anstauen. Dies ist bei der Glykogenose Typ IV der Fall.

Beim Glykogenabbau spalten Phosphorylasen in Leber und Muskulatur so lange Glucose-1-Phosphat ab, bis ein Restmolekül aus vier Glucoseresten (= Grenzdextrin) übrigbleibt. Ein Defekt der Phosphorylasen liegt den Glykogenosen V und VI zugrunde.

Das Grenzdextrin kann durch das sog. Entzweigungsenzym (= debranching enzyme) zu Glucose zerkleinert werden. Ist dieses Enzym defekt, resultiert die Glykogenose Typ III. Außerdem kann Glykogen aber auch durch eine lysosomale Maltase abgebaut werden, welche die im Glykogen gebundene Glucose aus ihren α-1,4-glykosidischen Bindungen löst. Fehlt dieses Enzym, resultiert die Gykogenose Typ II. Schließlich können auch Schlüsselenzyme der Glykolyse fehlen, so dass die Glucose vorrangig für den Glykogenaufbau verwendet wird. Dies betrifft die Glucose-6-Phosphatase bei der Glykogenose Typ I und die Phosphofructokinase bei der Glykogenose Typ VII.

Funktionelle Pathogenese: Aus pathogenetischer Sicht lassen sich die Glykogenosen in folgende 3 Kategorien aufteilen:
- *Leber-Formen:* Der Glykogenaufbau und -abbau zu Glucose spielt sich hauptsächlich in der Leber ab. Sind entsprechende Enzyme defizient, wird exzessiv Glykogen in der Leber gespeichert, so dass der Blutglucosespiegel sinkt. Vorkommen: Glykogenosen Typ I, VI.

Tabelle 3.3 Glykogenspeicherkrankheiten

Typ	Autor/ Morbus	Enzymdefekt, Organ	Erbgang, Häufigkeit aller Glykogenosen	Glykogenablagerung, Organschädigung
I	v. Gierke	Glucose-6-Phosphatase in Leber, Niere, Dünndarm, Thrombozyten	autosomal rezessiv 37%	Hepatorenomegalie, Hypoglykämie, Hyperlipidämie → Xanthome, Skelettwachstumsstörungen
II	Pompe	lysosomale α-1,4-Glucosidase (saure Maltase) in Skelettmuskel, Leber, Herz, ZNS, Lymphozyten	autosomal rezessiv 10%	Muskelschwäche, Kardio(hepato-)megalie, Hyporeflexie, Hypotonie
III	Forbes, Cori	Amylo-1,6-Glucosidase in Leber, Herz, Skelettmuskel	autosomal rezessiv 26%	Kardiohepatomegalie (mäßig), Hypoglykämie, Krampfneigung
IV	Andersen	Amylo-1,4 → 1,6-Transglucosidase in Leber, Milz u. a.	autosomal 1%	generalisiert, Hepatosplenomegalie → Leberzirrhose
V	McArdle	Muskelphosphorylase im Skelettmuskel	autosomal rezessiv 1%	rasche Muskelerschöpfung
VI	Hers	Leberphosphorylase	autosomal rezessiv (Rarität)	Hepatomegalie, Hypoglykämie
VII	Tarui	Phosphofructokinase im Skelettmuskel, Erythrozyten	autosomal rezessiv (Rarität)	rasche Muskelerschöpfung

- *Muskel-Formen:* Die an den Glykogenabbau gekoppelte Glykolyse dient der Energiegewinnung und läuft in der Skelettmuskulatur auf Hochtouren ab. Sind entsprechende Enzyme defizient, wird kein Glykogen mehr abgebaut, die Energiequelle versiegt, und statt dessen wird Glykogen in der geschwächten Muskulatur gespeichert. Vorkommen: Glykogenosen Typ V, VII, III.
- *Multiorgan-Formen:* In einigen Fällen sind Enzyme des Glykogenabbaus defekt, die nicht der hauptgewichtigen Glucose- und Energiegewinnung des Organismus dienen, sondern mehr die Eigenversorgung der einzelnen Organe gewährleisten. Sind solche Enzyme defizient, wird Glykogen in mehreren Organen gespeichert, und die Patienten sterben früh. Vorkommen: Glykogenose Typ II. In anderen Fällen wird durch einen Mangel an Verzweigungsenzymen ein pathologisch nicht abbaubares glykogenartiges Molekül gebildet. Vorkommen: Glykogenose Typ IV.

Glykogenose Typ I

Syn.: Morbus von Gierke, hepatorenale Glykogenose

Definition: Hepatischer Prototyp einer erblichen Glykogenose mit Hepatorenomegalie.

Pathogenese: Bei dieser häufigsten Glykogenose sind die Hepatozyten (und renale Hauptstückepithelien) wegen des Defektes der Glucose-6-Phosphatase, der vermutlich mit dem supramolekularen Membranaufbau des endoplasmatischen Retikulums verknüpft ist, unfähig, aus gespeichertem Glykogen Glucose zu bilden. Es häuft sich Glucose-6-Phosphat an, das hauptsächlich der anaeroben Glykolyse dient. Der damit verbundene Lactatanstieg (Lactatazidose) hemmt die Harnsäureausscheidung in den Nierentubuli (Hyperurikämie). Hinzu kommt noch eine verstärkte Lipolyse im Fettgewebe (Hyperlipidämie).

Morphologisch sind Leber und Niere braun und vergrößert. Die Hepatozyten und Tubulusepithelien speichern ausschließlich in Zytoplasma und Zellkern Glykogen (Abb. 3.**6**) und erhalten dadurch das Aussehen von Pflanzenzellen. Resultat: gelb-braun vergrößerte Leber und Nieren. Die Kerne werden zu Glykogenlochkernen. Daneben findet man aber oft auch Zeichen der fettigen Degeneration.

Klinik: Manifestation bereits im Säuglingsalter mit Hypoglykämie, Skelettwachstumsstörung, Hyperlipidämie, Persistenz des Bichat-Wangenfettpfropfes (Puppengesicht), oft Fettnacken, Hepatorenomegalie, Infektanfälligkeit. Patienten erreichen selten Erwachsenenalter.
Diagnose: Leberbiopsie.

Glykogenose Typ II

Syn.: Morbus Pompe, generalisierte Glykogenose.

Definition: Sehr seltene erbliche, generalisierte, lysosomale Glykogenose mit Muskelschwäche (Multiorgan-Prototyp).

Pathogenese: In diesem Falle fehlt die saure α(1,4)-Glucosidase in den Lysosomen von Hepatozyten, Herz- und Skelettmuskelzellen, ZNS und Lymphozyten. Dadurch ist der lysosomale Glykogenabbau im Gegensatz zum hyaloplasmatischen blockiert, so dass sich allmählich Glykogen in den Lysosomen anstaut.

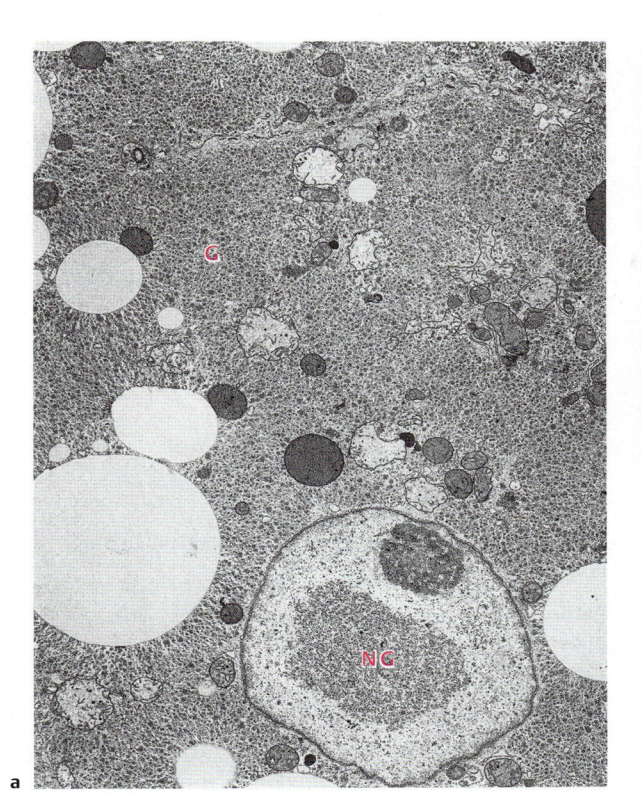

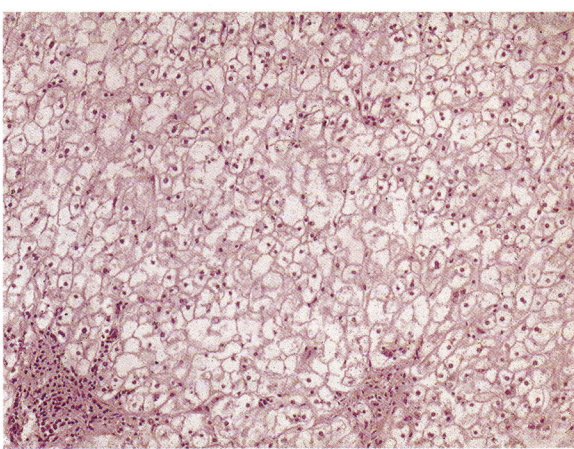

Abb. 3.**6 Glykogenosen Typ I.** Morbus Gierke:
a Intrazytoplasmatische Glykogenspeicherung in Leberzelle (G); NG = Glykogen im Zellkern (TEM, Vergr. 1 : 7000; Original: Spycher);
b Glykogenspeicherung in der Leber mit pflanzenzellartiger Zytoplasmaaufhellung (HE, Vergr. 1 : 150).

Morphologie: Durch die lysosomale Glykogenpeicherung erhalten die Glykogenspeicherzellen ein spinnenförmiges Aussehen und werden deshalb auch als Arachnozyten bezeichnet. Schließlich kommt es zur Schädigung der betroffenen Zellen, was vor allem in Herz-, Skelett- und Zungenmuskulatur eine kompensatorische Hypertrophie auslöst (Abb. 3.**7**). Resultat: abnorme Herzvergrößerung (Kardiomegalie), zum Teil auch große, plumpe Zunge (= Makroglossie).

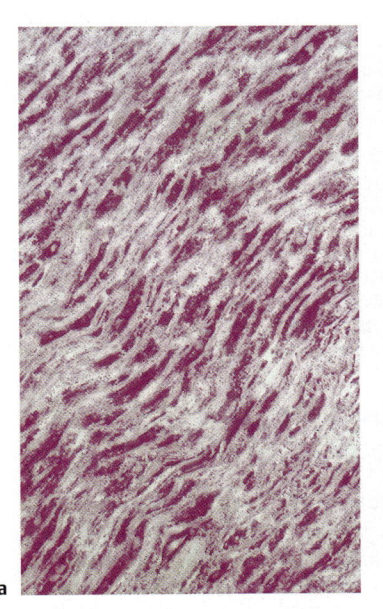

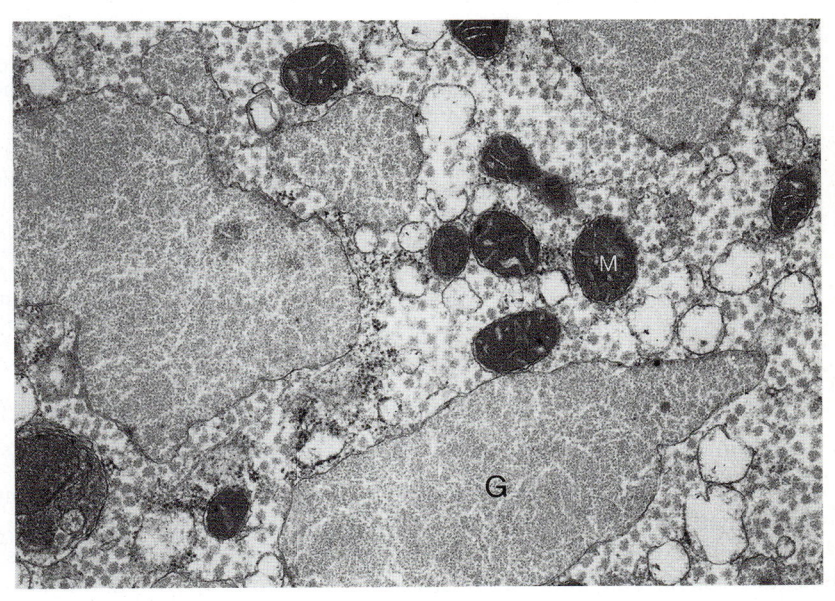

Abb. 3.**7 Glykogenose Typ II** (Morbus Pompe). Der Erstbeschreiber J. C. Pompe (1901–1945) sprengte als holländischer Widerstandskämpfer eine strategisch wichtige Zuglinie in die Luft und wurde deshalb von SS-Milizionären hingerichtet.
a PAS-positive Glykogenschollen in nahezu allen Myokardzellen (2-jähriger Knabe; PAS, Vergr. 1 : 85);
b intralysosomale Glykogenspeicherung (G) in Riesenlysosomen der Leberepithelzellen (M = Mitochondrium; Vergr. 1 : 35000; Original: Spycher).

Klinik: Muskelschwäche, periphere Hyporeflexie; Kardiomegalie → Herzinsuffizienz, zum Teil Makroglossie. Tod meist bereits im Kleinkindalter.
Diagnose: Muskelbiopsie.

Glykogenose Typ III

Syn.: Morbus Forbes, kardiohepatomegale Glykogenose, Grenzdextrinose

Definition: Seltene erbliche Glykogenose vom muskulären Prototyp mit Muskelschwäche und Kardiohepatomegalie.

Pathogenese: Bei dieser Glykogenose fehlt die Amylo-1,6-Glucosidase (= Entzweigungsenzym) in den Hepatozyten, Herz- und Sklettmuskelzellen, Enterozyten.

Morphologisch besteht eine Kardiohepatomegalie mit zytoplasmatischer Glykogenspeicherung in den Hepatozyten und Muskelzellen.

Klinik: Muskelschwäche, Herzinsuffizienz. Patienten erreichen Erwachsenenalter.
Diagnose: Muskelbiopsie.

3.2.1.2
Kohlenhydratmalresorption

Lactoseintoleranz

Definition: Häufige Durchfallerkrankung wegen Milchzuckerunverträglichkeit.

Vorkommen: bei 5% der weißen und bei 40% der ostasiatischen Bevölkerung.

Pathogenese: Diese Resorptionsstörung beruht auf einem angeborenen oder erworbenen Lactasemangel. Das nicht hydrolysierte Dissacchard Lactose wird kaum enteral resorbiert. Hieraus resultiert bei Lactosebelastung eine Diarrhoe wegen bakterieller Fermentation mit Bildung von Lactat und kurzkettigen Fettsäuren.

Morphologisch fehlt bei normaler Histologie, histochemisch nachweisbar, die Disaccharidase-Aktivität in den Mikrovilli der Darmenterozyten.

Klinik: Milch(zucker)unverträglichkeit mit Diarrhöen, Bauchkrämpfen und Blähungen.

Saccharose-Isomaltose-Intoleranz

Definition: Sehr seltene Durchfallerkrankung wegen Disaccharidunverträglichkeit.

Pathogenetisch liegt hier ein Mangel an Saccharase-Isomaltase vor, der über einen ähnlichen Mechanismus wie die Lactoseintoleranz zu Diarrhöen führt.

3.2.1.3
Gluconeogenesestörungen

Fructose-1,6-Diphosphatase-Mangel

Definition: Seltene, autosomal rezessiv vererbte Störung der Gluconeogenese mit Ketoazidose.

Pathogenese: Bei diesem Enzymmangel ist die Gluconeogenese blockiert. Glucose kann lediglich durch Glykogenabbau bereitgestellt werden.

Klinik: Episodenhafte Anfälle mit Hyperventilation, Apnoe, Hypoglykämie, Ketose und Laktatazidose.

Hereditäre Fructoseintoleranz

Definition: Seltene, erbliche Fruchtzuckerunverträglichkeit mit Leberschädigung.

Pathogenese: Aktivitätsminderung der Fructose-1-phosphat-Aldolase.

Klinik: Fructoseaufnahme führt bei diesen Patienten zu Hypoglykämie, Erbrechen und Koma. Mit der Zeit entwickeln die Patienten eine Abneigung gegen „Süßigkeiten". Als Folge davon leiden sie auch nicht an einer Zahnkaries. Bei langdauernder alimentärer Fructoseexposition kann eine Leberzirrhose entstehen.

3.2.1.4
Kohlenhydratdysutilisation

Orthologie des Insulinstoffwechsels: Das Insulin ist ein wichtiges anaboles Hormon. Es wird benötigt für:
- transmembranösen Transport von Glucose und Aminosäuren,
- Gluconeogenese,
- Umwandlung von Glucose in Triglyzeride,
- Nukleinsäuresynthese,
- Proteinsynthese.

Die Insulinsynthese und -freisetzung wird durch Glucose getriggert. Dabei schafft ein insulinunabhängiger Glucosetransporter (GLUT-2) die Glucose in die pankreatischen β-Zellen (und Hepatozyten) und löst die Insulinsekretion aus. In der Peripherie (Skelettmuskulatur und Fettgewebe) hingegen übernimmt diesen Transport ein insulinabhängiger Transporter (GLUT-4). Zur Auslösung einer entsprechenden Zellantwort muss das Insulin an Insulinrezeptoren gebunden werden. Danach stößt es über eine intrazelluläre Aktivierungskaskade anabole Prozesse an und bremst katabole Vorgänge.

Diabetes mellitus

Syn.: Zuckerkrankheit, Zuckerharnruhr

Definition: Sehr häufige chronische Störung des Glucosestoffwechsels mit Erhöhung des Blutzuckerspiegels, ausgelöst durch Zustände, die mit einem relativen oder absoluten Insulinmangel einhergehen.

Pathogenese: Ätiologie und Kausalpathogenese der verschiedenen Diabetesformen werden bei den Endokrinopathien (S. 1033) besprochen. Eine pathophysiologisch entscheidende Läsion des Diabetes mellitus ist die Glucoseintoleranz. Sie beruht auf einer blockierten Insulinfreisetzung aus den β-Zellen des Pankreas und/oder einer abnormen Beantwortung des Insulinstimulus durch die Zielgewebe. Sie macht sich dadurch bemerkbar, dass eine orale Glucosezufuhr mit einem abartig hohen Anstieg der Blutglucosespiegel beantwortet wird.

Die Hyperglykämie ist aber auch Folge der schlechten Glucoseverwertung in der Peripherie (Fett-, Muskelgewebe) und der gesteigerten Gluconeogenese aus glucoplastischen Aminosäuren, die ihrerseits von einem gesteigerten Proteinumsatz herrühren und sich klinisch in einem Muskelschwund äußern. Die negative Energiebilanz mit erhöhtem Fett- und Proteinabbau (s. u.) steigern den Appetit → Polyphagie.

Überschreiten die Blutzuckerwerte einen gewissen Schwellenwert, so wird die Glucose in den proximalen Tubulusepithelien der Niere in Form von Glykogen gespeichert, und Glucose wird nicht mehr rückresorbiert und ausgeschieden (Glukosurie → Zuckerharnruhr). Dies zieht über eine osmotische Diurese einen Wasser-Elektrolyt-Verlust nach sich, so dass der Diabetiker auch viel Harn ausscheidet (Polyurie). Er kompensiert dies über einen starken Durst und indem er viel trinkt (Polydipsie).

Je nach Vollständigkeit des Insulinmangels resultieren folgende metabolische Kettenreaktionen:
- *Kompletter Insulinmangel* wie beim Typ-I-Diabetes (S. 1033) → kein Glucoseeintritt in die Zellen peripherer Organe → keine Glykolyse → keine Energiegewinnung. Statt dessen Lipolyse im peripheren Fettgewebe → Anstieg der freien Fettsäuren im Blut → sekundäre Hyperlipoproteinämie mit VLDL-Vermehrung (S. 83).
Anstau von überschüssigem Acetyl-CoA a) wegen Abbau der Fettsäuren zu Acetyl-CoA und b) wegen gebremster Glykolyse und folglich vermindertem Acetyl-CoA-Verbrauch im Zitratzyklus. Deshalb wird – unterstützt durch hohe Glukagonspiegel – folgender Stoffwechsel „aus"weg beschritten: CoA-Rückgewinnung durch Bildung von Acetoacetat und β-Hydroxybutyrat im Rahmen der Ketogenese → Ketonkörperübertritt ins Blut (Ketonämie) → Ketonkörperausscheidung (= Ketonurie) unter Aufbrauchung der Alkalireserven → metabolische Ketoazidose → (lebensbedrohliches) Koma.
- *Inkompletter Insulinmangel* → hyperglykämische Diurese → Dehydratation bei ungenügender Wasserzufuhr durch Trinken (da meist alte, wegen diabetischer Zerebralsklerose oder Infektionskrankheit behinderte Patienten) → hyperosmolares nichtketoazidotisches Koma.

Die verschiedenen Formen des Diabetes mellitus führen zu Langzeitkomplikationen in Form der diabetischen Folgekrankheiten, welche die Lebenserwartung eines Patienten entscheidend beeinflussen. Diese Folgekrankheiten gehen im Wesentlichen auf folgende 2 Mechanismen zurück:

- *Nichtenzymatische Glykosylierung:* Sie beruht darauf, dass sich Glucose, abhängig von Blutglucosespiegel, ohne enzymatische Vermittlung innerhalb von Stunden reversibel an Aminogruppen von Proteinen anhängen kann. Nach mehreren Wochen werden die resultierenden Glykosylierungsprodukte an langlebigen Proteinen der Extrazellulärmatrix chemisch zu irreversiblen „Advanced Glycosylation End Products" (= AGE). Diese lagern sich mit der Zeit in der Gefäßwand ab und sind folgendermaßen pathogen:
  – *Proteinvernetzung:* AGE-vernetzte Proteine wie Kollagen fangen nichtglykolysierte Plasmaproteine (Lipoproteine) ab, so dass Cholesterin in der Arterienintima hängen bleibt und die Atherosklerose vorantreibt → diabetische Makroangiopathie. AGE-vernetzte Proteine (Basalmembran-Kollagen Typ IV) sind aber auch proteaseresistent, bleiben in der Extrazellulärmatrix liegen und bilden keine funktionstüchtigen Verknüpfungen mit anderen Strukturproteinen (Laminin, Proteoglykane). Die mit AGE-Proteinen bestückten Basalmembranen sind strukturell und funktionell pathologisch → Mikroangiopathie.
  – *Rezeptorbindung:* AGE binden an eine ganze Reihe von Rezeptoren auf Endothelzellen, Makrophagen, Lymphozyten und renale Mesangiumzellen → Auslösung von Zellantworten wie a) Permeabilitäts- und Prokoagulabilitätserhöhung in Gefäßen und b) makrophagozytäre Freisetzung von fibromuskulären Wachstumsfaktoren.
- *Polyolbildung:* Gewebe wie Nerven, Augenlinse, Nieren, Blutgefäße brauchen für den Glucosetransport kein Insulin. Ihre Zellen werden deshalb bei einer Hyperglykämie regelrecht mit Glucose überschwemmt. Sie verstoffwechseln in diesem Falle die Glucose mittels einer Aldosereduktase zu Sorbitol, einem Polyol, und zu Fructose. Die Anreicherung dieser Substanzen in einer Zelle hat verheerende Wirkungen. Zum einen steigt der intrazelluläre osmotische Druck und bewirkt eine Zellschwellung → Trübung der Augenlinse. Zum anderen interferiert das Sorbitol mit der Ionenpumpe → Funktionsstörung der neuralen Schwann-Zellen und Kapillarperizyten.

Folgekrankheiten

Gruppe von Krankheiten, die entweder nur bei Langzeitdiabetikern auftreten oder bei Langzeitdiabetikern früher auftreten und einen schwereren Verlauf nehmen als bei der nichtdiabetischen Bevölkerung (Abb. 3.**8**).

Diabetische Makroangiopathie: Sie gleicht der Atherosklerose (S. 423) des Nichtdiabetikers. Hypertriglyzeridämie, Hypercholesterinämie und Hyperlipoproteinämie Typ II und IV sind wesentliche Teilursachen. Die wichtigsten Folgezustände sind Koronarsklerose (Myokardinfarkt), Zerebralsklerose (Enzephalomalazie) und periphere Durchblutungsstörungen (diabetische Gangrän).

76 3 Störungen des Stoffwechsels

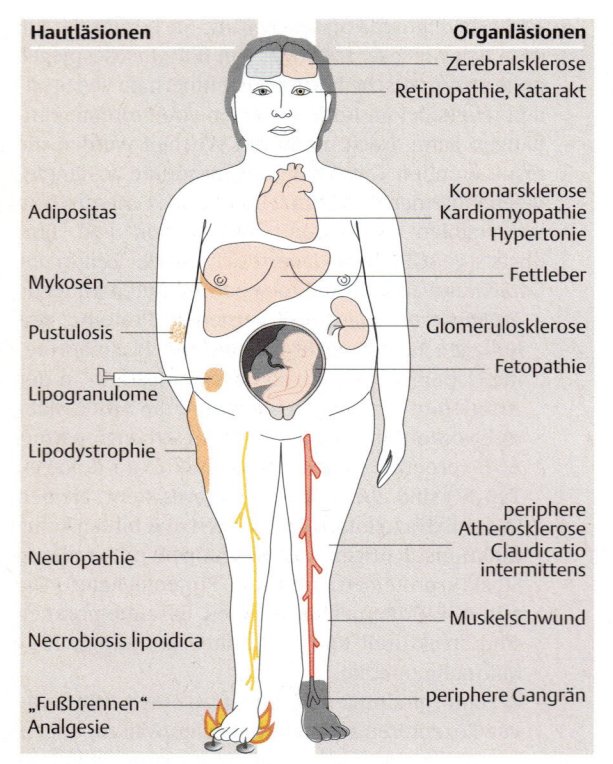

Abb. 3.**8 Diabetes mellitus:** Klinisch-pathologische Befunde: Links: Hautläsionen, rechts: Organläsionen.

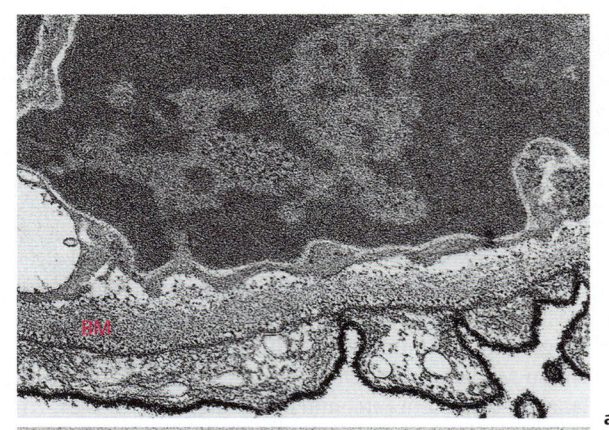

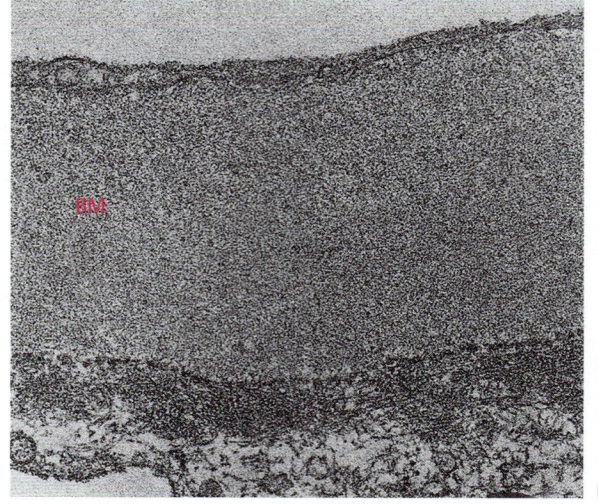

Abb. 3.**9 Diabetische Basalmembran:**
a Normale Basalmembran (BM) mit Darstellung der Anionic Sites betont in beiden Laminae rarae;
b diabetische Basalmembran (BM) mit erheblicher Verdickung (Vergr. 1:50000).

Diabetische Mikroangiopathie: Sie geht zurück auf
- AGE-bedingte Vernetzung des Basalmembrankollagens und konsekutive Lamininvermehrung,
- polyolbeeinträchtigte Perizytenfunktion der kleinen Gefäße.

Diese Gefäße fallen wegen einer ultrastrukturell pathologisch aufgebauten Basalmembran auf, die – histologisch über den gesamten Gefäßverlauf zu verfolgen – abnorm verdickt ist (Abb. 3.9). Die Folge davon ist eine Permeabilitätsstörung. Bei den Arteriolen fangen die AGE-vernetzten Gefäßwandkollagene Plasmaproteine ab, was oft von einer Hypertonie begleitet wird → hyaline Arteriolohyalinose (S. 429).

+ Komplikationen:
- *Diabetische Glomerulosklerose* (Syn.: Kimmelstiel-Wilson-Syndrom).
Als Folge der AGE-Kollagenvernetzung kommt es zu einer Strukturschädigung und Abbaustörung der glomerulären Basalmembran und damit zu einer Basalmembranverdickung. Diese ist zunächst diffus, später nodulär und besteht in einer Ablagerung von PAS-positivem Material im Mesangium und zwischen glomerulären Deckzellen und Basalmembran. Zusammen mit der Polyol-bedingten Zellstörung löst dies eine Proteinurie und später eine Niereninsuffizienz aus.
- *Retinopathia diabetica* (Spätkomplikation). Als Folge der Basalmembranschwächung entstehen in der Netzhaut des Auges rupturgefährdete Kapillar-Mikroaneurysmen und als Folge AGE-bedingter Wachstumsfaktorgenerierung eine stenosierende Arteriolosklerose → Mikroinfarkte (= Punkt-Klecks-Hämorrhagien). Die diabetische Retinopathie tritt in folgenden beiden Formen auf:
  - exsudative Form (beim älteren Diabetiker) mit einem lipidreichen Exsudat ohne nennenswerte Gefäßproliferation
  - proliferative Form mit intra- und epiretinaler Gefäßproliferation mit konsekutiver Glaskörperschrumpfung und Netzhautablösung (= Amotio retinae).

Cataracta diabetica: Diese Linsentrübung (= Zuckerstar) beruht beim juvenilen Diabetiker auf einer Sorbitol-Fructose-Anhäufung in den Linsenepithelien mit einer osmotischen Schädigung (Klinik: „Schneeflocken-Katarakt"). Beim älteren Diabetiker tritt die senile Katarakt mit vakuoliger Epitheldegeneration und fibrillären Kapseleinlagerungen früher auf als in der nichtdiabetischen Vergleichspopulation (Klinik: meist hintere Schalentrübung).

Diabetische Polyneuropathie: Nach etwa 25-jähriger Diabetesdauer kommt es bei 50% der Patienten zu einer Zerstörung des Axons und/oder in segmentaler Ausprägung auch der Markscheiden. Dadurch büßt der Patient vor allem myelinisierte und unmyelinisierte kleine Nervenfasern (sensorischer, sensomotorischer und autonomer Nerven) ein. Die endoneuralen Arteriolen sind zwiebelschalenartig verdickt.

+ Klinik: Hyporeflexie, Tiefensensibilitätsstörung. Komplikation aus kombinierter diabetischer Makroangiopathie und Polyneuropathie → Zehengangrän.

Diabetische Leber: In Abhängigkeit vom Blutglucosespiegel kommt es zu einer sekundären Glykogenose der Kerne (Glykogenlochkerne!). Eine gleichzeitige Leberzellverfettung korreliert dagegen mit der oft bei Typ-II-Diabetikern zu findenden Adipositas.

Infektanfälligkeit: Störung der Erregerabwehr durch „lahme" Granulozyten mit konsekutiver Beeinträchtigung der Leukozytenanlockung ins Entzündungsgebiet (Chemotaxisstörung). Folgen davon sind:
- eitrig-abszedierende Entzündungen (Furunkulose, Pyelonephritis),
- Pilzinfektionen (Candidamykose) vor allem der Haut im Bereiche feuchter Falten (inguinal, submammär).

Diabetische Feto-/Embryopathie: Sie entwickelt sich bei Kindern von Müttern mit unbehandeltem oder schlecht eingestelltem Diabetes. Die Neugeborenen mit pastös-adipösem Habitus sind zu groß und zu schwer (Riesenbabys), haben gehäuft ein Atemnotsyndrom, entwickeln transitorische Hypoglykämien infolge einer β-Zell-Hyperplasie der vermehrten und vergrößerten Pankreasinseln und zeigen gehäuft Fehlbildungen. Ihre perinatale Mortalität ist hoch.

Galactosämie

Definition: Häufiger autosomal rezessiv vererbter Defekt eines Galactoseverwertungsenzyms mit Leber-, Gehirn- und Linsenschädigung (Inzidenz: 1 : 20 000. Etwa 1% der Bevölkerung ist Genträger).

Pathogenese: Normalerweise wird der Milchzucker durch die Bürstensaum-Lactase des Dünndarms in Glucose und Galactose aufgespalten. Anschließend wird die Galactose mit Hilfe der Galactokinase phosphoryliert. In einem weiteren Schritt wird das so entstandene Galactose-1-Phosphat durch eine Uridyltransferase zu UDP-Galactose und danach zu UDP-Glucose umgewandelt. Bei der Galactosämie kann die Galactose nicht verwertet werden, entweder wegen
- *Transferasemangels* (Hexose-1-phosphat-Uridyltransferase) oder
- *Galactokinasemangels*.

Dies hat zur Folge, dass sein Metabolit Galactose-1-phosphat und sein Umwandlungsprodukt Galactitol in Leber, Niere, Gehirn, Nebennieren, Augenlinsen, Erythrozyten und Amnionepithel abgelagert werden. Beide Substanzen sind osmotisch zellschädigend und scheinen mit der Synthese galactosehaltiger Zerebroside zu interferieren.

Morphologisch führt dieser Anstau von Galactosemetaboliten zu folgenden Organschäden, die sich vor allem auf Leber und Gehirn konzentrieren:
- *Leber:* Speicherung von Galactosemetaboliten → Hepatomegalie → später: Leberzellschädigung in Form einer Verfettung mit entzündlichem Hepatozytenuntergang ähnlich einer alkoholischen Fettleberhepatitis → narbiger Ersatz des geschädigten Leberparenchyms → Leberzirrhose (= Speicherzirrhose).
- *Gehirn:* Speicherung von Galactosemetaboliten führt zum einen zu einer toxischen Nervenzellschädigung (vor allem im zerebellären Nucleus dentatus und medullären Olivenkern, daneben auch im Kortex und in der grauen Substanz) und zum anderen zu einer Myelinisierungsstörung → mentale Retardierung.
- *Augenlinse:* Speicherung von Galactosemetaboliten → osmotische Linsenepithelschädigung → Linsentrübung → Galactosekatarakt (Spätkomplikation).
- *Niere:* Speicherung von Galactosemetaboliten → Störungen des tubulären Transportes → renale Aminoazidurie (Fanconi-Syndrom, S. 96).

+ Klinik: Pränataldiagnostik: Amniozentese.
Therapieprinzip: galactosefreie Ernährung.

3.2.2
Lipide

Orthologie: Als Lipide wird eine Gruppe von Substanzen bezeichnet, die Fettsäuren enthalten. Dazu gehören die Phospholipide und Glykolipide, die in ihrem Molekül eine hydrophile und hydrophobe Gruppe tragen und Membranbestandteile darstellen, sowie die Fette (= Triacylglyzeride). Letztere sind osmotisch inert sowie joulereich und können somit als Reservestoffe dienen.

Im Folgenden werden die einzelnen Fettstoffwechselstörungen zusammen mit dem physiologischen Ablauf der Fettbildung, Fettaufnahme und Fettverstoffwechslung besprochen.

Adipositas (= Fettsucht): Fette werden zum einen über die Nahrung aufgenommen, können aber zum anderen auch aus Glucose der Kohlenhydrate und glucoplastischen Aminosäuren der Eiweiße aufgebaut werden. Überschüssiges Fett wird als Depotfett im Fettgewebe deponiert. Es macht deshalb Sinn, wenn zwischen den Fettdepots und den Appetitzentren im Hypothalamus eine Rückkoppelung besteht. Dies wird über das von den Fettzellen gebildete Hormon „Leptin" gewährleistet. Störungen dieser Rückkoppelung bewirken eine Fettsucht.

Maldigestion, Malabsorption: Die Lipide sind im Darmsaft unlöslich. Zu ihrer Emulgierung bedarf es eines wirkungsvollen Abbaus durch die Pankreaslipase sowie Gallensäuren. Diese bilden mit den Monoglyzeriden und Fettsäuren Mizellen, die sich an den Enterozytenmikrovilli absetzen. Fehlen diese Lipasen und/oder die Gallensäuren, so resultiert eine Maldigestion. Sind die Mikrovilli geschädigt, entsteht eine Malabsorption. Von den Mikrovilli aus gelangen die Mizellen in den Dünndarmenterozyten zunächst zum rauen endoplasmatischen Retikulum, wo sie zu Triglyzeriden reverestert werden. Zum Golgi-Apparat weitergereicht, werden die Triglyzeride mit Cholesterin, Phospholipiden und einem Proteinüberzug aus bestimmten Apolipoproteinen zu Chylomikronen vereinigt (Abb. 3.**10,1**).

A-β-Lipoproteinämie: Wie wichtig diese Proteine sind, zeigt sich beim angeborenen Mangel an Apolipoprotein B (= A-β-Lipoproteinämie), bei dem sich das resorbierte Fett in den Dünndarmenterozy-

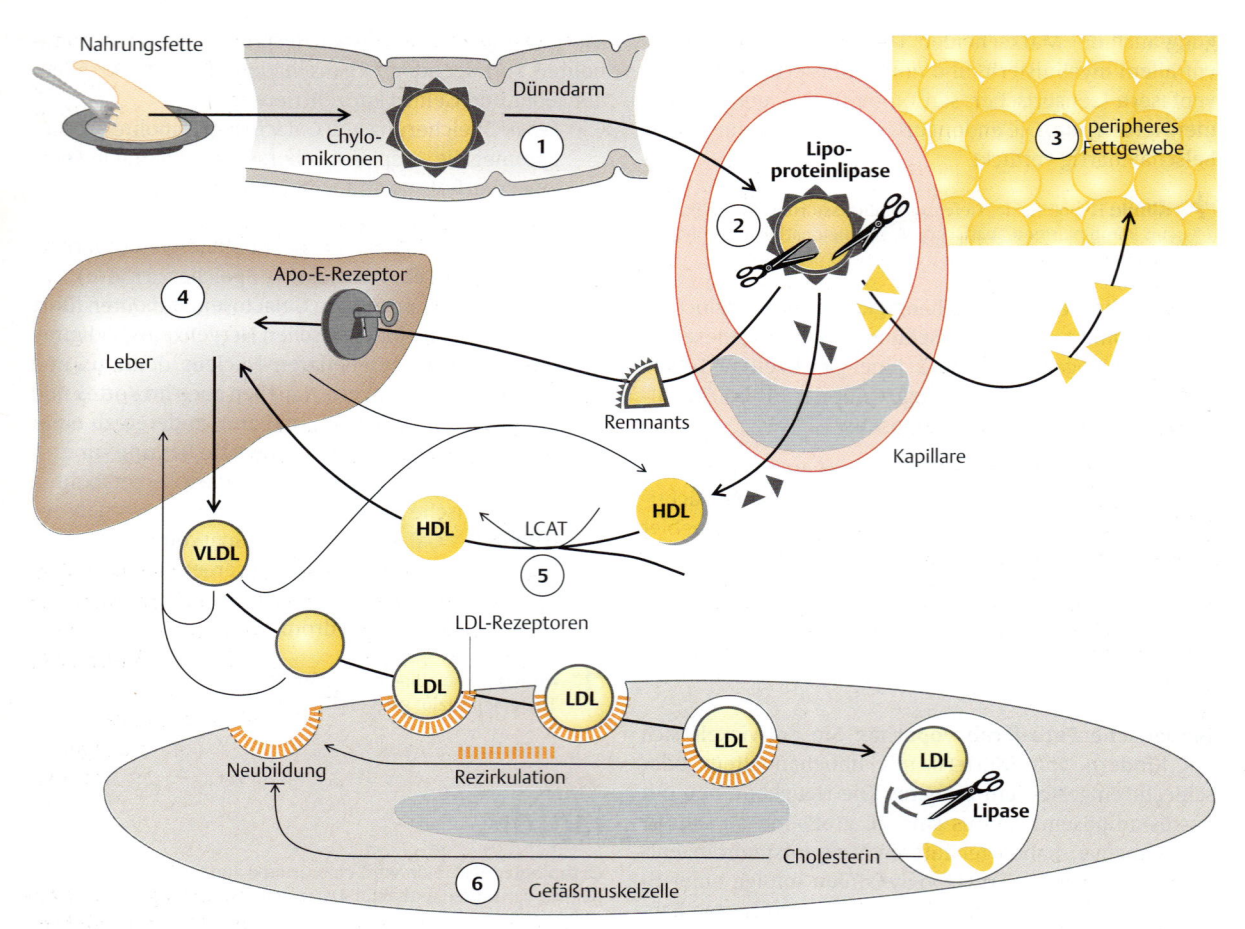

Abb. 3.10 Lipoproteinfunktion bei der Verstoffwechslung der Nahrungsfette: Enzymaktivität jeweils als Schere dargestellt.

ten anstaut und nicht abtransportiert wird. Lipoproteine können aber auch als Very-low-Density-Lipoproteine (VLDL) in der Leber gebildet werden (Abb. 3.**10**,**4**), deren Stoffwechselweg ebenfalls wesentlich vom Apolipoprotein B abhängt.

Morbus Whipple: In Form der Chylomikronen werden die Fette schließlich über die basolateralen Interzellularspalten der Dünndarmenterozyten in die Chylusgefäße abgegeben und gelangen von dort aus über den Ductus thoracicus in den Kreislauf. Beim Morbus Whipple ist dieser Lymphabfluss durch eine Infektion mit wanddefekten Keimen gestört.

Hyperlipoproteinämie I: Die Chylomikronen können wegen ihrer besonderen Größe normalerweise die Blutzirkulation nicht verlassen. Sie werden von der Lipoproteinlipase zu Chylomikronenresten (=Remnants) abgebaut, die in der Leber eliminiert werden (Abb. 3.**10**,**2**). Fehlt dieses Enzym (= Hyperlipoproteinämie Typ I), so bleibt der Chylomikronenabbau stehen.

LCAT-Defizienz-Syndrom: Die Lipoproteinlipase ist intravasal an der Oberfläche der Endothelzellen lokalisiert, vor allem im Fettgewebe. Aus den Oberflächenresten der Chylomikronen leiten sich die zunächst scheibenförmigen High-Density-Lipoproteine (HDL) ab, die sich nachträglich mithilfe der Lecithin-Cholesterin-Acyl-Transferase (LCAT, Übertragung von Fettsäuren) zu sphärischen HDL-Partikeln umwandeln (Abb. 3.**10**,**5**). Das aus Phospholipiden, verestertem Cholesterin und Apolipoprotein A bestehende HDL trägt als wichtiges Vehikel Cholesterin aus der Peripherie in die Leber. Ein genetischer Defekt dieses Enzyms (= LCAT-Defizienz-Syndrom) hat eine Verarmung der zellulären Biomembranen an Cholesterinestern zur Folge.

An-α-Lipoproteinämie: Ein Defekt des HDL (= An-α-Lipoproteinämie) beeinträchtigt den Abtransport des Cholesterins aus der Peripherie (vor allem Makrophagen). Folge davon ist eine Speicherung von Cholesterinoleat in den Zellen des RHS (Tangier-Krankheit).

Hyperlipoproteinämie Typ IV: Die Reste (= core remnants) der Chylomikronen werden unter Vermittlung des Apolipoprotein-E-Rezeptors in die Leber aufgenommen und dort weiter abgebaut, wo aus ihnen VLDL-Moleküle hervorgehen können (Abb. 3.**10**, **4**). Im Kapillarbett (der Skelettmuskulatur und Fettgewebe) wird das VLDL mittels der endothelialen Lipoproteinlipase über eine Zwischenstufe (sog. IDL, = intermediate density lipoproteins) zu LDL abgebaut. Dieser Prozess kann – autosomal dominant vererbt – gestört sein (= Hyperlipoproteinämie Typ IV).

Das IDL ist arm an Triglyzeriden und reich an Cholesterin, aber enthält noch zwei der drei Apolipoproteine des ursprünglichen VLDL, nämlich das Apolipoprotein-B-100 und das Apolipoprotein E, aber nicht mehr das Apolipoprotein C. Das weitere Schicksal des IDL nimmt so dann folgende 2 Wege:

- Etwa die Hälfte aller IDL-Partikel wird rasch über den sog. LDL-Rezeptor, der Apolipoprotein-B-100 und E erkennt, in die Leber aufgenommen und dort zu VLDL rezykliert.
- Die übrigen IDL-Partikel werden weiter zum cholesterinreichen, Apolipoprotein-E-losen LDL abgebaut und werden zur Hauptquelle des Serum-LDL.

Hyperlipoproteinämie Typ II, III: Das Serum-LDL kann wegen seiner geringen Molekülgröße über endotheliale Transportvesikel die Blutbahn verlassen und in das interstitielle Bindegewebe austreten. Dort wird es unter Vermittlung von Apolipoprotein B durch LDL-Rezeptoren an der Zelloberfläche gebunden und in die Zelle (Hepato-, Leio-, Fibrozyten) aufgenommen. Dieser Prozess kann entweder wegen eines genetisch bedingten Baufehlers am Apoprotein E (= Hyperlipoproteinämie Typ III) oder wegen eines LDL-Rezeptor-Mangels (= Hyperlipoproteinämie Typ III) gestört sein.

Morbus Wolman, Cholesterinesterspeicherkrankheit: Nachdem das LDL an der Zelloberfläche mittels Rezeptoren gebunden ist, wird das LDL endozytotisch in die Zelle aufgenommen und intralysosomal durch eine saure Lipase hydrolysiert (Abb. 3.**10**, **6**). Dieses cholesterinesterspaltende Enzym kann aufgrund eines Gendefekts fehlen, so dass die Zellen ihre Cholesterinester akkumulieren (= Morbus Wolman, Cholesterinesterspeicherkrankheit). Die LDL-Rezeptoren rezirkulieren schließlich wieder an die Zelloberfläche und stehen für weitere LDL-Endozytose zur Verfügung. Gleichzeitig sind diese LDL-Rezeptoren Bestandteile eines rückgekoppelten Kontrollsystems, das eine fein abgestimmte Homöostase des Cholesteringehaltes der Bindegewebezellen, vor allem der glatten Muskelzellen, garantiert:

Atherosklerose (S. 423): Mit der Aufnahme von LDL gelangt Cholesterin(ester) in glatte Muskelzellen (Abb. 3.**10**, **6**). Bei einer genügend hohen Aufnahme wird einerseits die Cholesterineigensynthese durch Hemmung der entsprechenden Schlüsselenzyme gebremst, andererseits auch die Neubildung von LDL-Rezeptoren gedrosselt, so dass eine Überflutung mit Cholesterin, das ja in der Zelle nicht selbst katabolisiert werden kann, vermieden wird. Dieses Kontrollsystem der intrazellulären Cholesterinkonzentration kann auf jeder Stufe krankhaft gestört sein.

Alle diese Lipoproteine stellen makromolekulare Komplexe aus polaren und apolaren Lipiden sowie aus Lipoproteinen dar. Letztere haben eine dreifache Funktion:
- Mit ihren hydrophoben und hydrophilen Anteilen tragen sie wesentlich zur Emulgierung der von den Lipoproteinkomplexen transportierten apolaren Lipide, wie Triglyzeride und Cholesterinester, bei.
- Bestimmte Apolipoproteine (B und E) machen Lipoproteine für spezifische Zellrezeptoren erkennbar und üben gewissermaßen die Rolle eines Pfadfinders bei der rezeptorvermittelten Endozytose aus.
- Einige Apolipoproteine (A und C) stellen Kofaktoren für hydrolytische Enzyme dar, die am Lipoproteinabbau beteiligt sind.

Lipidspeicherungsmyopathie: Alle Fette benötigen nach ihrer Resorption im Blut Lipoproteine als Transportvehikel. Nur kurzkettige Fettsäuren können direkt nach ihrer enteralen Resorption über die Pfortader in die Lebermitochondrien gelangen, wo sie mithilfe der β-Oxidation abgebaut werden. Für die langkettigen Fettsäuren ist dazu ein Trägermolekül in Form des Carnitins notwendig. Fehlt aufgrund eines genetischen Defekts dieser transmembranöse Lipid-Carrier, oder fehlt das carnitinübertragende Enzym Carnitin-Palmitoyl-Transferase, so bleiben die Lipide in den Muskelzellen hängen, und es resultiert eine Lipidspeicherungsmyopathie.

Peroxisomale Fettsäureabbaustörungen (S. 23). Die methylverzweigten Fettsäuren werden über die α-Oxidation an die überlangen Fettsäuren durch peroxisomale Enzyme abgebaut. Fehlen diese Enzyme in den Peroxisomen, resultieren besondere Fettsäureabbaustörungen.

3.2.2.1
Malassimilationssyndrome

Dabei handelt es sich um häufige Erkrankungen, bei denen a) die Resorption der Nahrungsstoffe (v. a. Neutralfette) aus dem Darmlumen oder b) deren Ableitung ins intestinale Lymphsystem gestört ist (Tab. 3.**4**). Auf die einzelnen Krankheiten wird in den speziellen Kapiteln näher eingegangen. Je nach Auslösemechanismus unterscheidet man nachstehend besprochene Formen.

Maldigestion

In diesen Fällen können die im Nahrungsbrei des Darms befindlichen Fette entweder nicht emulgiert und/oder nicht enzymatisch aufgespalten werden („intraluminale Störung der Fettverdauung"). Ursächlich kommen hierfür folgende Faktoren in Betracht:
- *hepatogen* (Cholepathien): Gallesäuremangel;
- *pankreatogen* (Pankreatopathien): Lipasemangel;
- *gastrogen* (Gastrektomie): keine Lipaseaktivierung.

Malabsorption

Ursächlich werden die zu Mizellen emulgierten Nahrungsfette wegen einer Schädigung des mikrovillösen Enterozytenbürstensaums nicht in die Enterozyten aufgenommen oder bleiben in diesen wegen einer defekten Chylomikronenbildung infolge β-Lipoprotein-Mangels liegen („Störung des Fetttransportes durch die Intestinalschleimhaut"). Als Gründe kommen dafür folgende Faktoren in Betracht:
- *infektiös:* tropische Sprue (Infekt?);
- *autoaggressiv:* glutensensitive Enteropathie (= einheimische Sprue);

Tabelle 3.**4** **Malassimilationssyndrome** mit Fettresorptionsstörung

Syndrom	Krankheit	Pathogenese	Pathologie/Klinik
Maldigestion	z. B. – Cholepathien – Mukoviszidose	– Mangel an Gallensäuren – Lipaseinsuffizienz	Steatorrhoe
Malabsorption	– Zöliakie	gluteninduzierte Enteropathie	Zottenatrophie im Dünndarm, „Kolon"isierung des Dünndarms
	– tropische Sprue	Entzündung (welche?) mit Resorptionsstörung für Folat und Vitamin B_{12}	Diarrhoe, Steatorrhoe
	– sekundäre Sprue	ausgedehnte Dünndarmschädigung (z. B. Strahlenenteritis)	keine Zottenatrophie
	– Disaccharidasemangel	genetisch bedingter Lactasemangel im Dünndarmepithel (S. 74)	keine Dünndarmveränderung, Gärungsdyspepsie
	– A-β-Lipoproteinämie	S. 82	verfettete Enterozyten
Intestinale Lymphabflussstörung	z. B. Morbus Whipple	Whipple-Bakterien → sekundäre Lymphabflussstörung	Lipophagen in Dünndarmschleimhaut

- *enzymatisch:* Lactasemangel → Gärungsdurchfälle;
- *dysproteinämisch:* A-β-Lipoproteinämie.

Intestinale Lymphabflussstörung

Hier kommt vor allem folgender pathogenetischer Faktor in Betracht („Störung des lymphogenen Fettabtransports"):
- *infektiös:* Morbus Whipple.

3.2.2.2
Fettdysutilisation

Syn.: fettige Degeneration, fettige Metamorphose

Definition: Sehr häufige systemische oder lokale abnorme Fettspeicherung mit Verfettung des Gewebes aufgrund alimentärer Faktoren, toxischer oder metabolischer Schäden.

Pathogenese: Aus pathogenetischer Sicht unterscheidet man die im Folgenden besprochenen Formen.

Mastfettsucht

Syn.: Steatosis nutritiva

Im Rahmen eines abnorm gesteigerten oder sogar forcierten Angebots an kalorienreicher Nahrung wird in der Folge die intestinale Aufnahme von Fetten und Kohlenhydraten angekurbelt, so dass letztlich der Fetttransport und -abbau überfordert sind. Dies zieht eine großtropfige Verfettung läppchenzentraler Leber- oder Nierentubulusepithelien nach sich.

+ Klinik: „Klinisches" Beispiel: „Gänseleberpastete" aus verfetteten Lebern von Gänsen, denen wider ihren Willen mit Hilfe eines in den Hals gesteckten Trichters große Mengen aufgekochter Maiskörner „eingetrichtert" werden. Diese Tierquälerei wird auch als „Stopfen" bezeichnet.

Transportbedingte Verfettung

Syn.: Steatosis transportativa

Ursächlich spielen folgende Faktoren eine Rolle:
- *endokrin:* vermehrte Fettmobilisation wegen: a) Ausschüttung von Adrenalin, STH, ACTH oder wegen b) Insulinmangels;
- *nutritiv:* hypolipoproteinämische Fetttransportstörung wegen Inanition (Hunger), Mangelernährung, Kwashiorkor (= Mehlmangelernährung). Die Folgen davon sind ein vermehrter Fettabtransport, der sich vor allem in einer läppchenzentralen Leberverfettung äußert.

Resorptive Verfettung

Syn.: Steatosis resorptiva

Dieser Gewebeverfettung liegt ein vermehrter örtlicher Anfall von Lipiden wegen folgender Prozesse zugrunde:
- *Nekroseabraum:* Hier fallen im Gewebe reichlich Lipide an durch
    - Hirnerweichungsherd mit Myelinscheidenzerfall,
    - chronischer Abszess mit Leukozytenzerfall,
    - Fettgewebenekrose.

    Die Lipide werden von Histiozyten phagozytiert und in intrazelluläre Vakuolen aufgenommen, so dass ihr Zytoplasma einen schaumigen Aspekt erhält. Diese lipidspeichernden Histiozyten werden auch als Schaumzellen oder als Lipophagen bezeichnet.
- *Hypercholesterinämie:* Bei dieser Stoffwechselkrankheit staut sich Cholesterin im Gewebe an. Die Folge davon ist eine gesteigerte Phagozytose von Lipiden oder Cholesterin mit intravakuolärer Speicherung. Dadurch erfolgt eine Umwandlung der Histiozyten zu Schaumzellen und der Mikrogliazellen zu Fettkörnchenzellen.

Retentionsverfettung

Syn.: Steatosis retentiva

Fette werden aufgrund folgender Mechanismen im Zytoplasma bestimmter Parenchymzellen zurückgehalten:
- *Hypoxidose* mit konsekutiv verminderter Fettsäureoxidation. Ein pathognomonisches Zeichen hierfür ist eine läppchenzentrale Leberverfettung und/oder eine fleckförmige Myokardverfettung (= Myokardtigerung).
- *Enzymmangel:* Mangel an Fettverwertungsenzymen wie peroxisomalen Enzymen oder transmitochondrialen Carriern, welche die Lipide zum Endabbau in die Mitochondrien bringen (Lipidspeicherungsmyopathie).
- *Intoxikation:* Zellschädigung (z. B. durch CCl_4!) → kleintropfige Verfettung zentrolobulärer Hepatozyten.

3.2.2.3
Adipositas

Definition: Pathologische Zunahme der Fettmasse mit Überschreiten des Normalgewichtes gemessen als „Body Mass Index" (= BMI, Körpergewicht [in Kg] pro Körpergröße^2 [in m^2]). Als „Fresssucht" (Fettsucht) simplifizierte Volkskrankheit mit polygenem Vererbungsmodus.

Je nach BMI (kg/m^2) unterscheidet man folgende Adipositasgrade:
- Normalgewicht: BMI 20 – 24,9
- Adipositas Grad I: BMI 25 – 29,9
- Adipositas Grad II: BMI 30 – 39,9
- Adipositas Grad III: BMI ⩾ 40

Pathogenese: Die allgemeine Adipositas kommt durch das Zusammenwirken kultureller, sozioökonomischer genetischer, metabolischer und psychologischer Faktoren zustande. Sie alle führen letztlich zu einem Ungleichgewicht zwischen Kalorienaufnahme und Energieverbrauch.

Je nach Ursache unterscheidet man folgende Adipositas-Typen:
- *Primäre Adipositas:* Überschrittenes Sollgewicht ohne erkennbare Grundkrankheit mit geschlechtsspezifischer Fettablagerung:
  - Frauen (Rubens-Typ): Hüfte, Oberarme, Oberschenkel und Gesäß (Abb. 3.**11**);
  - Männer (Falstaff-Typ): vordere Bauchwand, Rücken und Nacken.
- *Sekundäre Adipositas:* wegen endokriner, zerebraler, psychischer Erkrankungen.

Kausalpathogenetisch steht das ob-Gen (ob = „obesity" = Fettleibigkeit) im Mittelpunkt, dessen Gen auf dem Chromosomenlokus 7q13 lokalisiert ist. Sein Genprodukt ist das lipostatische Hormon *Leptin* (leptos, gr. = dünn). Es wird von den Fettzellen gebildet und ins Blut abgegeben. Es bindet an spezifische Rezeptoren der hypothalamischen Kerngebiete (Nucleus arcuatus), wo es die Expression verschiedener Neuropeptide und -transmitter reguliert, die das Essverhalten zentral steuern. Dazu gehören vor allem das Neuropeptid-Y (= NP-Y) und das melanozytenstimulierende Hormon Melanocortin-4 (= MC-4). Die Nahrungsaufnahme und der Energieverbrauch wird über folgenden negativen Rückkoppelungsmechanismus geregelt:
- *Verminderung der Körperfettmasse* → Verminderung des Leptinspiegels im Blut → Steigerung der NP-Y-Bildung → Appetitsteigerung mit konsekutiv erhöhter Nahrungsaufnahme bei reduziertem Energieverbrauch → Vermehrung der Körperfettmasse.
- *Vermehrung der Körperfettmasse* → Anstieg des Leptinspiegels im Blut → (via MC-4-Rezeptor) Appetitdrosselung mit konsekutiv verminderter Nahrungsaufnahme und erhöhtem Energieverbrauch → Verminderung der Körperfettmasse.

Dieser Regelkreis kann folgendermaßen gestört sein:
- Mutation des zentralen Leptinrezeptors, so dass Leptin nicht mehr an den Rezeptor binden kann.
- Mutation im Leptingen, so dass die Leptinbildung quantitativ oder qualitativ defekt ist. Das Leptin wirkt außerdem bei Körperwachstum, Geschlechtsentwicklung, Insulin- und Thyroxinsekretion mit.

Die Adipozyten bilden aber noch ein weiteres Hormon, das *Resistin*. Es wird bei der Adipositas vermehrt sezerniert und bewirkt eine Insulinresistenz vor allem im Fett- und Skelettmuskelgewebe. Dies erklärt den Zusammenhang der Adipositas mit dem Diabetes mellitus Typ II.
Mit zunehmender Körperfettmasse wird der adipöse Patient bewegungsarm und derart wärmeisoliert, dass er zwar Energie durch die Nahrung aufnimmt, aber kaum mehr abgibt. Hinzu kommt auch eine biochemisch fassbare Störung der Thermogenese, d.h. Energieverbrauch durch Wärmebildung. Das biochemische Korrelat der Thermogenese besteht in einer Reihe „Leerlaufzyklen" im Intermediärstoffwechsel. Man versteht hierunter Reaktionsfolgen (Fructose-6-P → Fructose-1,6d-P → Fructose-6-P), die zum einen die Reversibilität von Stoffwechselwegen sichern, zum anderen mit einem Energieverlust verbunden sind. Die Aktivität dieser Kreisprozesse wird unter physiologischen Bedingungen durch Nahrungsbestandteile sowie durch Hormone (Schilddrüsenhormone, Katecholamine) bestimmt. Die Effizienz der „Leerlaufzyklen" ist bei dem Adipösen unter anderem infolge gestörter Umwandlung des Thyroxins in seine metabolisch aktive Form (= Trijodothyronin) in der Peripherie bei intakter Schilddrüsenfunktion herabgesetzt. Dadurch wird bei diesen Personen eine an ihre Energiezufuhr adaptierte Thermogenese unmöglich.

Formalpathogenetisch kann eine allgemeine Adipositas, zumindest theoretisch, entweder durch Vergrößerung (= Hypertrophie) der bestehenden Fettzellen oder durch numerische Vermehrung (= Hyperplasie) der Fettzellen zustande kommen.

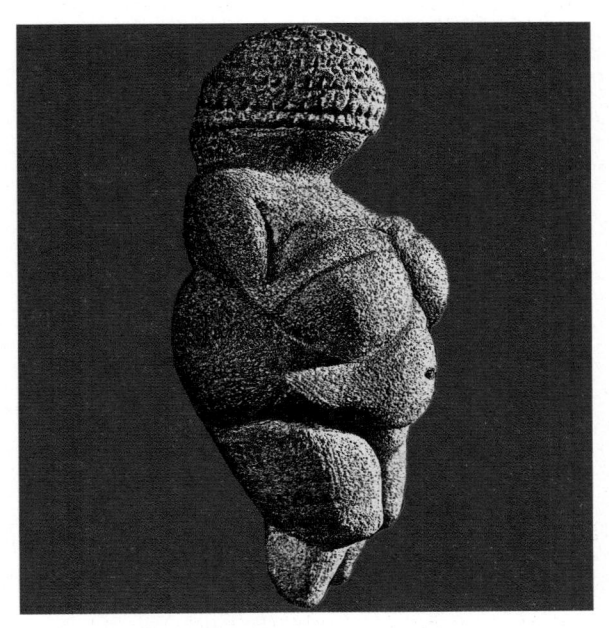

Abb. 3.**11 Allgemeine Adipositas:** Geschlechtstypische Fettverteilung bei der Frau am Beispiel der Venus von Willendorf (30000 v.Chr.). In ferner Vorzeit litten die Menschen wegen mangelnder Vorratshaltung oft unter Hunger. Die üppige, füllige Frau war Sinnbild des Lebens und der Hoffnung auf Fortbestand. Im Zeitalter der industrialisierten Konsumgesellschaft, in der die Nahrungsproduktion staatlich gedrosselt werden muss (Butterberge, Fleischberge), gilt drahtige Schlankheit als schön. Es ist eine bittere Ironie, dass in unserer Welt Millionen Menschen an Hunger sterben und Millionen Menschen den Folgen der „Esssucht" (= Obesitas, Adipositas) erliegen.

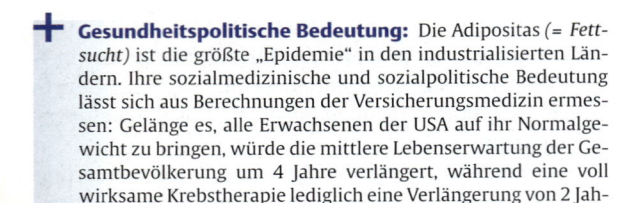

Gesundheitspolitische Bedeutung: Die Adipositas (= *Fettsucht*) ist die größte „Epidemie" in den industrialisierten Ländern. Ihre sozialmedizinische und sozialpolitische Bedeutung lässt sich aus Berechnungen der Versicherungsmedizin ermessen: Gelänge es, alle Erwachsenen der USA auf ihr Normalgewicht zu bringen, würde die mittlere Lebenserwartung der Gesamtbevölkerung um 4 Jahre verlängert, während eine voll wirksame Krebstherapie lediglich eine Verlängerung von 2 Jahren bewirken könnte.
Mit erhöhtem Broca-Index nimmt die Häufigkeit von Diabetes mellitus, Hypertriglyzeridämie und Hypercholesterinämie zu. Bestimmte atheroskleroseförderende Lipoproteine (LDL und VLDL) sind erhöht. Ferner findet sich gehäuft eine Hyperurikämie. Somit sind bei der allgemeinen Adipositas mit Störungen im Kohlenhydrat-, Fett- und Purinstoffwechsel bei gleichzeitigem Hyperinsulinismus alle metabolischen Voraussetzungen zur Entstehung einer vorzeitigen Arteriosklerose (= Pathosklerose, S. 422) gegeben. Davon leiten sich auch die Folgen und/oder Begleiterkrankungen der Fettsucht ab: Diabetes mellitus, Atherosklerose, Herzinfarkt, Hypertonie, Thrombose, Lungenembolien, Hyperurikämie (Gicht), Pankreatitis und erhöhtes Operationsrisiko.

Klinische Sonderformen der Adipositas:
- *Pickwick-Syndrom*[1]: Eine Kombination von Adipositas, einer von der Körperhaltung abhängigen periodischen alveolären Hypoventilation (Zwerchfellhochstand) und gleichzeitiger Schlafneigung und phasenweise Schlafapnoe.
- *Kleine-Levin-Syndrom*: Bei dieser Störung treten ohne Stress längere Schlafepisoden (bis zu Wochen dauernd) auf. Der Patient leidet an einer Polyphagie und nimmt riesige Nahrungsmengen, aber kaum Flüssigkeit zu sich. Eine dienzephale Störung wird vermutet.

Therapie: Bereits W. Shakespeare wusste vom Einfluss der Ernährungsgewohnheiten auf die Gesundheit, indem er König Heinrich (in King Henry IV) zum dicken Falstaff sagen ließ:
„Lass ab vom Schwelgen!
Wisse, dass das Grab Dir
dreimal weiter gähnt
als anderen Menschen."

3.2.2.4 Hypolipoproteinämien

Allgemeine Definition: Sehr seltene, erbliche Störungen der Apolipoproteinsynthese mit verminderten Serumwerten des entsprechenden Lipoproteins.

Allgemeine Pathogenese: Aufgrund eines Gendefektes wird die Synthese von Apolipoprotein-A oder Apolipoprotein-B beeinträchtigt. Darunter leidet je nach Hypolipoproteinämietyp entweder der Abtransport der resorbierten Fette einschließlich des Cholesterins, oder das Cholesterin bleibt liegen und wird in Phagozyten gespeichert.

A-β-Lipoproteinämie

Syn.: Bassen-Kornzweig-Syndrom

Definition: Sehr seltene, autosomal rezessiv vererbte Synthesestörung der Apo-B-Protein-Synthese mit Malabsorption, Neuropathie, Erblindung, Kardiomyopathie und Erythrozytendeformierung.

Pathogenese: Aufgrund des Gendefektes wird kein Apolipoprotein B gebildet. Folglich fehlt im Serum das β-Lipoprotein. Bei der autosomal dominant vererbten Form ist die β-Lipoprotein-Synthese nur vermindert (Hypo-β-Lipoproteinämie). Als Folge des Apolipoprotein-B-Mangels werden keine Chylomikronen und kein VLDL (sekundär auch kein LDL) gebildet. Dies wirkt sich folgendermaßen aus:
- *Hypolipidämie:* Die enteral resorbierten Triglyzeride und das Cholesterin werden in den Enterozyten liegen bleiben, weil diese keine Chylomikronen bilden können (Abb. 3.12a); außerdem Leberzellverfettung.
- *Membransynthesestörung:* Wegen des konsekutiven Lipidmangels und damit auch Mangels an fettlöslichen Vitaminen (v. a. Vitamin E) werden die Myelinisierung und die Membransynthese gestört. Deswegen nehmen die Erythrozyten Stechapfelform an, was man auch als „Akanthozytose" bezeichnet (Abb. 3.12b).

Morphologisch und klinisch hat diese Stoffwechselstörung folgende Konsequenzen:
- *Malabsorptionssyndrom:* Die Fette können zwar von Darmenterozyten aufgenommen, aber von dort aus nicht abtransportiert werden. Folglich verfetten die Enterozyten bis zur Zottenspitze und nehmen kein Fett mehr auf (Abb. 3.12c). Die Folge davon ist eine
- *Steatorrhoe:* Fett bleibt im Stuhl zurück, so dass im Organismus ein allgemeiner Mangel an Lipiden und fettlöslichen Vitaminen (v. a. Vitamin D, E) entsteht.
- *Demyelinisierung* der Nervenscheiden wegen Lipidmangel (v. a. Vitamin-E-Mangel) in den Fasciculi graciles und cuneati der spinalen Hinterstränge und Pyramidenbahn sowie Nervenzellverlust in den Vorderhörnern der Spinalganglien. Dementsprechend beobachtet man neurologische Symptome im Sinne einer Ataxie (ähnlich Friedreich-Ataxie) und eine Retinitis pigmentosa.
- *Kardiomyopathie* infolge Vitamin-E-Mangel mit massiver Lipofuszinose.

An-α-Lipoproteinämie

Syn.: Tangier-Krankheit.

Definition: Sehr seltener, autosomal rezessiv vererbter Mangel an HDL im Blutplasma mit Speicherung von Cholesterinoleat in schaumzellig transformierten Makrophagen.

---
[1] Pickwick-Syndrom: Benannt nach der Figur des „Little Joe" in dem Roman von Charles Dickens „The Pickwickians".

3.2 Organische Stoffe 83

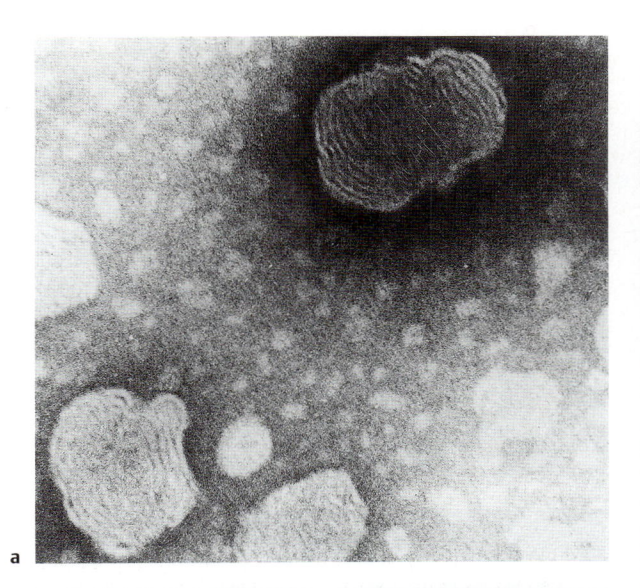

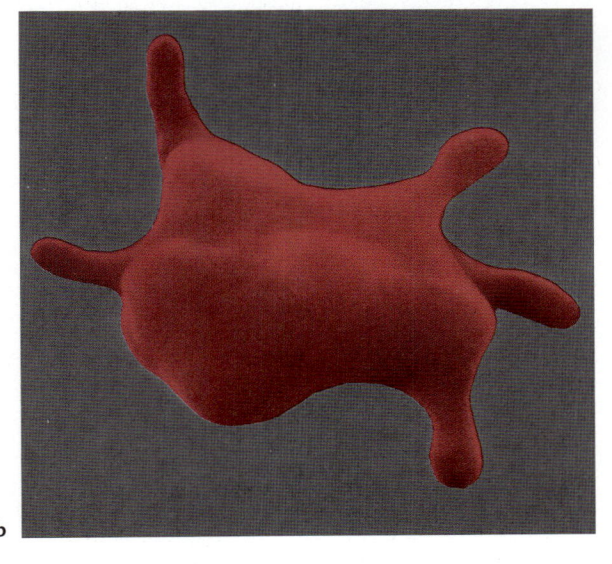

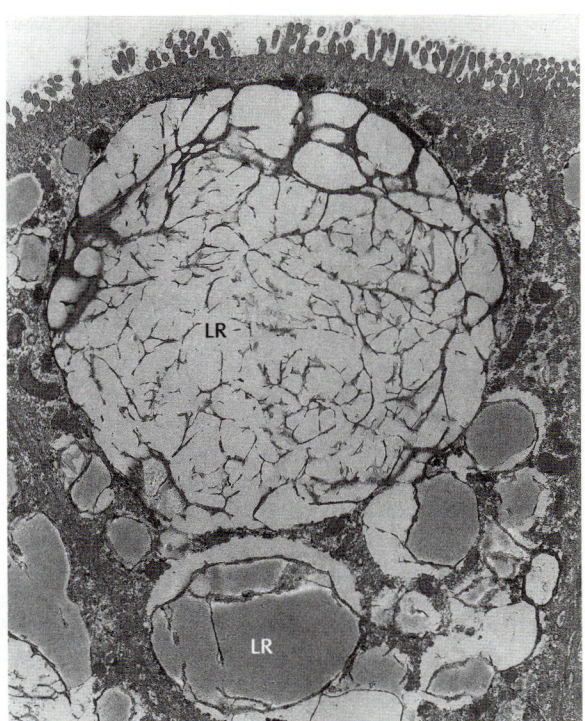

Abb. 3.12 **A-β-Lipoproteinämie:**
a Chylomikronen (EM, 1 : 250 000);
b Stechapfelerythrozyt (= Akanthozyt; REM, Vergr. 1 : 3000);
c Dünndarmenterozyten mit Lipidretention (LR) in großen Zytoplasmavakuolen. Bürstensaum mit Mikrovilli (Pfeil) (EM, Vergr. 1 : 18 000, Original: Schaefer).

Pathogenese: Wegen des Defekts der HDL-Synthese (wie?) ist der Cholesterinexport aus Makrophagen des RHS in die Leber behindert, so dass die RHS-Phagozyten intravakuolär vor allem Cholesterinoleat speichern und zu „Schaumzellen" werden.

✚ Klinik:
- Blutwerte hoch für Cholesterin, Phospholipide, Triglyzeride.
- Cholesterinoleatspeicherung:
- Kindesalter in Tonsillen (→ Gelbfärbung).
- Erwachsenenalter in Milz (→ Splenomegalie mit Anämie wegen Hypersplenismus), Leber, Knochenmark, Schwann-Zellen (→ Neuropathien).

3.2.2.5
Hyperlipoproteinämien

Allgemeine Definition: Fettstoffwechselstörungen mit Vermehrung einer oder mehrerer Lipidfraktionen im Blutserum (die meisten unter ihnen sind recht häufig).
- *Primäre Formen* bei genetischem Defekt;
- *Sekundäre Formen* bei Diabetes mellitus, Alkoholkrankheit, Adipositas, primär-biliärer Leberzirrhose, nephrotischem Syndrom und Hypothyreose.

Hyperlipoproteinämie Typ I ☐☐☐

Syn.: familiäre Lipoproteinasedefizienz

Definition: Sehr seltene Hyperchylomikronämie und Hypertriglyzeridämie infolge autosomal rezessiv vererbtem Defekt der Lipoproteinlipase, ohne erhöhtes Atheroskleroserisiko, mit eruptiven Xanthomen.

Pathogenese: Wegen des Lipoproteinlipasedefekts werden die Chylomikronen verlangsamt abgebaut, so dass sich auch der Abtransport der Triglyzeride aus dem Blut verzögert. Das Blutserums ist deshalb auch zwischen den Mahlzeiten milchig trüb.

Morphologie und Klinik hängen von der nahrungsabhängigen Beladung des Blutserums mit Chylomikronen ab und sind dadurch auch geprägt:
- *Eruptive Xanthome* (s. u.): rasch auftretende Fettspeicherknötchen der Haut an Extremitätenaußenseite, Gesäß, Rücken. Vergleichbare Fettablagerungen im Abdomen können Oberbauchkoliken hervorrufen.
- *Hepatosplenomegalie:* Organvergrößerung durch histiozytäre Schaumzellenansammlungen.
- *Lipaemia retinalis:* Lipideinlagerung in Retina.
- *Rezidivierende Pankreatitis:* Entzündungsschübe vor allem nach Fettkonsum.

Hyperlipoproteinämie Typ V

Definition: Seltenes, vermutlich autosomal dominant vererbtes Leiden mit klinischer Phänokopie der familiären Lipoproteinasedefizienz.

Pathogenetisch liegt bei erhöhter VLDL-Konzentration (Abb. 3.**13a**) eine Hyperchylomikronämie (Ursache?) vor. Der Serumcholesterinspiegel ist gering erhöht.

Morphologie und Klinik gleichen der Typ-I-Hyperlipoproteinämie. Das Atheroskleroserisiko mit koronarer Herzkrankheit ist aber bei der Hyperlipoproteinämie Typ V, im Gegensatz zu Typ I, deutlich erhöht.

Hyperlipoproteinämie Typ II

Syn.: familiäre Hypercholesterinämie

Definition: Sehr häufige, genetisch heterogene Gruppe von Hypercholesterinämien wegen funktioneller Defekte des LDL-Rezeptors mit Xanthombildung und frühzeitiger Atherosklerose und jeweils autosomal dominantem Vererbungsmodus (Genfrequenz 1 : 500, deshalb häufigste genetisch bedingte Hyperlipoproteinämie).

Pathogenese: In diesen Fällen verfügen vor allem Fibroblasten und Gefäßwandmyozyten wegen entsprechender Nonsense-Mutationen über keine funktionstüchtige rezeptorvermittelte Aufnahme von LDL (Abb. 3.**13b**), die überdies über einen Endozytosemechanismus verläuft. Die mutationsbedingten Störungen betreffen:
- endoplasmatische Rezeptorsynthese,
- Proteintransport zum Golgi-Apparat,
- Bindung an die Zellmembran,
- funktionsgerechte Anordnung in den sog. Coated Pits,
- für die Rezeptorrezyklisierung wichtige Abtrennung vom LDL.

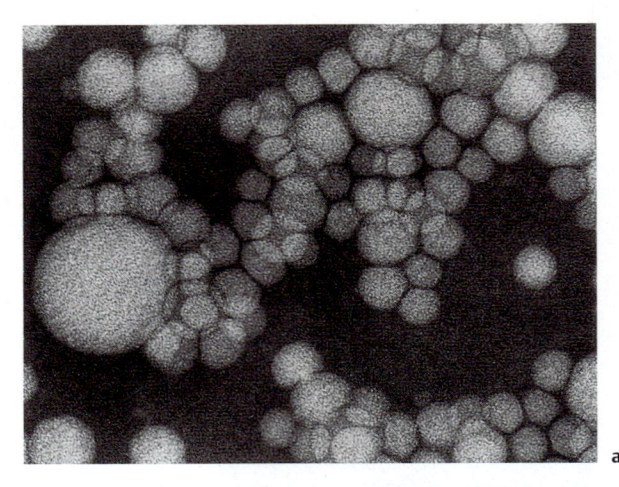

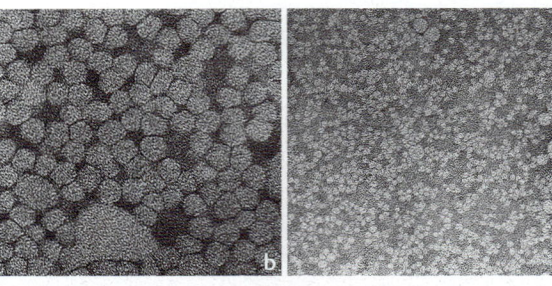

Abb. 3.**13 Humane Lipoproteine** (EM, Negativfärbung, Vergr. 1 : 70000; Originale: Schaefer):
a Very-low-Density-Lipoproteine: Die kleineren Moleküle der inhomogenen VLDL-Population können die Blutzirkulation über endotheliale Transportvesikel verlassen und entsprechende zelluläre Rezeptoren kontaktieren, während die größeren VLDL-Partikel teilweise durch die intravasale Proteinlipase zerkleinert werden;
b LDL: Lipidvehikel für den Transport Leber → Peripherie (Zelle);
c HDL: wichtiges Lipidvehikel für den Transport Peripherie → Leber.

Wegen der resultierenden Dysfunktion des LDL-Rezeptors steigt das cholesterinreiche LDL im Serum und extravasalen Wasser an. Den betroffenen Zellen aber fehlt das Cholesterin, und sie müssen ihren Cholesterinbedarf durch Eigensynthese decken. Das Resultat ist ein progressiver Cholesterinüberschuss mit konsekutiver Hypercholesterinämie. Das extrazellulär liegende LDL altert und oxidiert zu ox-LDL, das durch sog. Scavenger-Rezeptoren (scavenger, engl. Aasfresser) auf der Makrophagenoberfläche erkannt wird. Da diese Scavenger-Rezeptoren nicht wie die LDL-Rezeptoren über eine negative Rückkoppelung reguliert werden, überfressen sich sozusagen die Makrophagen mit ox-LDL.

Morphologie und Klinik sind durch eine massive Gewebeverfettung im Sinne einer Steatosis retentiva gekennzeichnet:
- *Tuberöse Xanthome* (s. u.) in Form stetig wachsender, dottergelber Fettknoten im Hautbereich von Extremitäten, Schultern, Rücken und Sehnen, die bereits bei Jugendlichen auftreten (Abb. 3.**14a, b**);

Pathogenese: Defektes Apolipoprotein E → verminderte Bindungsaffinität für hepatozellulären LDL-Rezeptor → keine endozytotische Aufnahme von VLDL und Chylomikronen → Anstau von abnormen VLDL und Chylomikronenresten (remnants) im Blut (= Dys-β-Lipoproteinämie) → trübes Nüchternserum → Aufnahme von Scavenger-Makrophagen → Ablagerung im Extrazellulärraum.

Morphologie und Klinik:
- *plane Xanthome* (s. u.): Hautläsionen (Palmarfalten).
- *tuberöse Xanthome* (s. u.): erhabene Hautläsionen (Finger, Ellbogen, Sehnen).
- *Atherosklerose* → kardiovaskuläre Komplikationen.

Hyperlipoproteinämie Typ IV

Definition: Sehr häufige Krankheitsgruppe mit Hypertriglyzeridämie und VLDL-Vermehrung.

Pathogenetisch gibt es folgende 2 Formen:
- autosomal dominant erblicher (ätiologisch noch ungeklärter) Defekt im Abbau der VLDL (durch Kohlenhydratzufuhr steigerbar);
- symptomatische Formen im Rahmen sekundärer Hyperlipoproteinämien.

Folge des defizienten VLDL-Abbau ist eine konsekutive Erhöhung des VLDL- und Triglyzeridspiegels im Blut → Erhöhung des Atheroskleroserisikos.

Morphologie und Klinik:
- Atherosklerose: kardiovaskuläre Komplikation im Erwachsenenalter;
- keine Xanthome, keine Pankreatitis.

Lecithin-Cholesterin-Acyl-Transferase-Mangel

Definition: Sehr seltener, autosomal rezessiv vererbter Defekt der Lecithin-Cholesterin-Acyl-Transferase (= LCAT) mit Hämolyseneigung.

Pathogenese: Die LCAT katalysiert physiologischerweise die Veresterung von Fettsäuren aus dem Lecithin. Hinzu kommt, dass das Cholesterin im Blutplasma nur in lipoproteingebundener Form (mehrheitlich mit Fettsäuren verestert) vorkommt. Bei einem LCAT-Defekt sinken der Cholesterin- und HDL-Spiegel im Blut unter die Norm, während die Plasmatriglyzeride erhöht sind. Dies bringt mit sich, dass die Membranen von Endothelzellen und Erythrozyten eine fehlerhafte Lipidkomposition mit einem abnormen Anteil an unverestertem Cholesterin aufweisen.

Morphologie und Klinik sind von diesem Defekt der Zytomembranen charakterisiert:
- *Anämie:* Membranfehler der Erythrozyten → Bildung von Schießscheibenerythrozyten → pathologische Hämolyseneigung der Erythrozyten → normochrome Anämie.

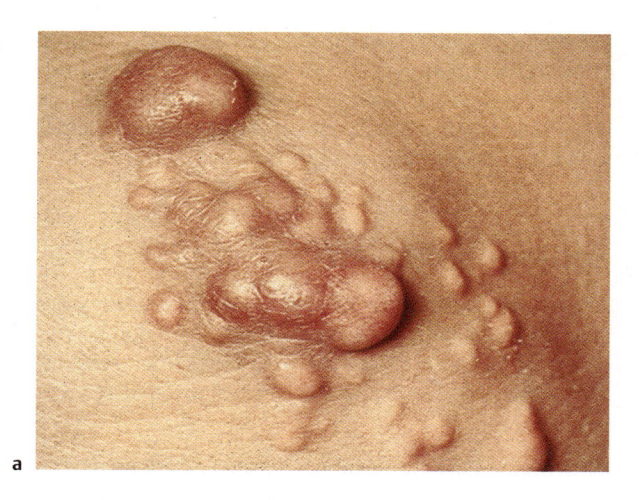

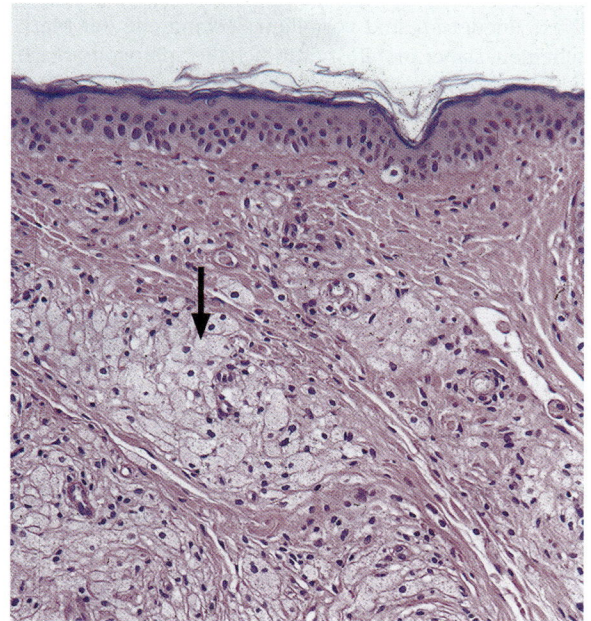

Abb. 3.14 Tuberöses Xanthom:
a Knotig erhabene Hautläsion im Ellbogenbereich;
b histologisch zahlreiche lipidbeladene Histiozyten in der Kutis (HE, Vergr. 1 : 100).

- *Xanthelasmen:* Dies sind kleinstreifige Fettablagerungen im Lidbereich;
- *Arcus lipoides cornea* (= gelblicher Kornealring);
- *Atherosklerose:* Sie ist prognostisch am schwerwiegendsten und führt zu kardiovaskulären Komplikationen (Herzinfarkt, arterielle Verschlusskrankheit); bei homozygoten Merkmalsträgern im Kindesalter, bei heterozygoten im frühen Erwachsenenalter.

Hyperlipoproteinämie Typ III

Definition: Sehr seltene Fettstoffwechselstörung infolge Gendefekt des Apolipoprotein E mit Xanthomen und erhöhtem Atheroskleroserisiko.

- *Nephropathie:* Membranfehler der Endothelzellen → subepitheliale Lipidablagerungen in Glomeruli → Proteinurie und Hypertonie.
- *Arteriopathie:* Membranfehler der Endothelzellen → verkalkende Arterio-Arteriolosklerose der Niere bereits in der 4. Lebensdekade.

Morbus Wolman, Cholesterinester-Speicherkrankheit

Definition: Sehr seltene, erbliche lysosomale Cholesterinester-Speicherkrankheiten mit gastrointestinaler Symptomatik und Hepatosplenomegalie.

Pathogenese: Beiden Krankheitsbildern liegt als allele Mutante ein Defekt einer lysosomalen sauren Cholesterylesterase zugrunde. Beide Leiden unterscheiden sich durch den Schweregrad der Erscheinungsbilder und durch das Manifestationsalter. Als Folge des Enzymdefektes kommt es zu einer lysosomalen Speicherung von Cholesterinestern in Lymphozyten, Makrophagen von Leber und Milz sowie Hepatozyten mit entsprechender Hepatosplenomegalie, in den Enterozyten des Dünndarms, im RHS sowie in der Nebennierenrinde, was oft von Verkalkungen (Morbus Wolman) begleitet wird. Die Fettspeicherzellen (= Schaumzellen) enthalten membranumhüllte Lipidvakuolen mit doppelbrechenden Cholesterinestern.

Klinisch beherrschen gastrointestinale Symptome, Dystrophie und Hepatosplenomegalie die Szene. Der Morbus Wolman verläuft bereits im Kindesalter tödlich; die Cholesterinester-Speicherkrankheit beim Erwachsenen verläuft milder.

Folgekrankheiten

Atherosklerose: Siehe S. 423.

Xanthome: Hierbei handelt es sich um eine häufig vorkommende, tumorförmige Ansammlung von fettspeichernden Makrophagen im subepidermalen Gewebe bei Hyperlipoproteinämien.
Morphologisch fallen diese Läsionen als gelbe Herde auf, die histologisch aus einer Aggregation von Lipophagen mit schaumigem Zytoplasma bestehen. Diese Makrophagen, zum Teil Riesenzellen, fusionieren und weisen einen zellperipheren Kernkranz auf (= Touton-Riesenzellen).

Diese Lipophagen gehen gelegentlich zugrunde, und das Cholesterin entleert sich ins Gewebe, wo es eine Fremdkörper-Entzündungsreaktion auslöst (vgl. Abb. 3.14). Je nach makroskopischem Erscheinungsbild unterscheidet man die in Tabelle 3.5 aufgeführte Typen.

3.2.2.4
Sphingolipidosen

Allgemeine Definition: Seltene lysosomale Störung des Sphingolipidabbaus mit Lipidspeicherung in den betroffenen Organen. Erbgang zumeist autosomal rezessiv. Ausnahme: Morbus Fabry mit X-chromosomal rezessivem Erbgang.

Allgemeine Pathogenese: Bei diesen Erkrankungen betreffen die Enzymdefekte den Abbau von Sphingolipiden. Diese wiederum sind vor allem Bestandteile der Markscheiden. Daher manifestieren sich die Sphingolipidosen bevorzugt als:
- neuronale Erkrankungen,
- Visceromegalie (viscera, lat. = Eingeweide, megalos, gr. = groß) wegen Speicherung in RHS-Zellen.

Glukosylzeramidlipidose

Syn.: Morbus Gaucher, Glukozerebrosidose

Definition: Seltene Gruppe von Zerebrosid-Speicherkrankheiten wegen unterschiedlich stark ausgeprägtem Zerebrosidhydrolasemangel vor allem in Phagozyten; häufigste lysosomale Speicherkrankheit (Inzidenz: 1 : 30 000. Gehäuft bei europäischen Juden).

Pathogenetisch ist in diesen Fällen die Aktivität der lysosomalen β-Glucosidase (= Zerebrosidhydrolase) in den Phagozyten (sowie in Endothelzellen, Nervenzellen) reduziert oder fehlt. Dadurch können die phagozytierten Zellmembranen (vorwiegend von alten Erythrozyten und Leukozyten) nur unvollständig abgebaut werden, so dass die Phagozyten zerebrosidhaltiges Material in Verdauungsvakuolen stapeln. Sie werden dadurch zu „Gaucher-Zellen". Ähnliche Vakuolen findet man auch in Nervenzellen und Gefäßendothelien.

Morphologisch fallen die „Gaucher-Zellen" als bis zu 30 μm große Speicherzellen auf, die ein seidenpapierartig geknittertes Zytoplasma aufweisen. Ultrastrukturell sind

Tabelle 3.5 **Xanthom-Typen** (xanthos gr. = gelb): Hyperlipoproteinämie-Assoziation, Lokalisation, Morphologie

Xanthom-Typ	Hyperlipoproteinämie-Assoziation	Makroskopie	Lokalisation
Eruptive Xanthome	Typ I, III, IV, V	klein-papulär	Rumpf, Glutäalregion
Tuberöse Xanthome	Typ II, III	große Plaques	Gesäß, Knie, Ellbogen, Finger
Plane Xanthome	Typ II, III	flach	Hautfalten: Palmarfalten
Xanthelasma	Typ II, III	erhaben, streifenförmig	**nur** Augenlid

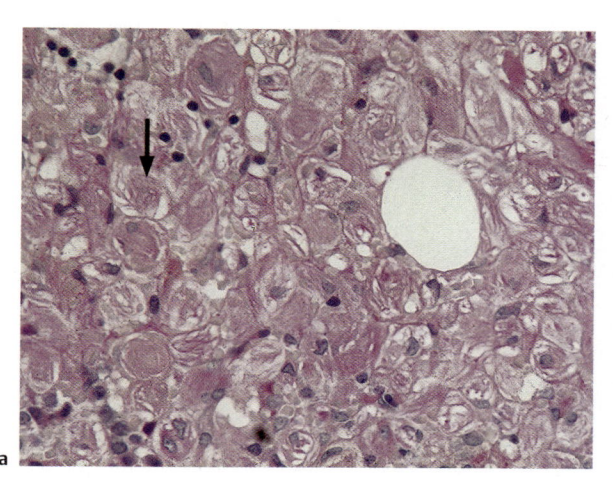

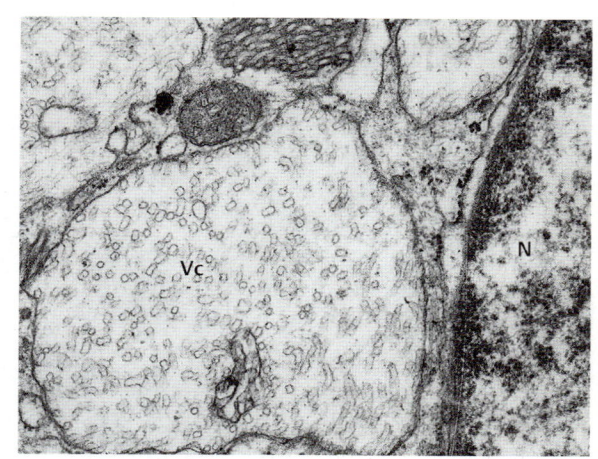

Abb. 3.15 Morbus Gaucher:
a Zerebrosidspeicherung in der Leber (HE, Vergr. 1 : 100) mit typischen Gaucher-Zellen (Seidenpapierzytoplasma);
b intralysosomale mikrotubuläre Speicherstrukturen (Vc) (N = Nukleus), Vergr. 1 : 32000 (Original: Spycher).

die lysosomalen Verdauungsvakuolen mit mikrotubulärem Material gefüllt (Abb. 3.15a).
- *Speicherorgane:* Leber (Abb. 3.15b), Milz, Lymphknoten in Form einer Splenohepatomegalie und Lymphadenie mit sekundärer Panzytopenie oder Thrombozytopenie (wegen Hypersplenismus, S. 546).
- *Knochen:* Die Gaucher-Zellen sammeln sich im Knochenmark gelegentlich zu kleinen oder größeren Herden an. Pathologische Frakturen, Osteoporose, Erlenmeyer-Kolben-förmige Auftreibung der distalen Femurenden sind die Folge.
- *Gehirn:* Die Gaucher-Zellen sammeln sich in den Virchow-Robin-Räumen und perivaskulär an. Die Ganglienzellen gehen (wegen des toxischen Speichermaterials?) offenbar sekundär zugrunde. Dies zieht eine Entmarkung, Hirnschäden (Nucleus dentatus, Thalamus, Großhirnrinde) nach sich.

+ Klinik: Sie variiert je nach Manifestationsalter.
- *Typ I* (chronische Erwachsenenform ohne Neuropathien): Sie manifestiert sich erst im Erwachsenenalter. Glukozerebrosidspeicherung exklusiv in RHS-Zellen → Splenomegalie, Osteopathie, thrombozytopenische Blutungen. Geringe Beeinträchtigung der Lebenserwartung.
- *Typ II* (akute kindliche neuropathische Form): Sie manifestiert sich im frühen Kindesalter in Form von Hirnnervenausfällen, Extrapyramidalsymptomatik. Wegen kurzer Lebenserwartung kann sich keine Viszeromegalie entwickeln.
- *Typ III* (subakute juvenile, neuropathische Form): Sie manifestiert sich im juvenilen Alter und weist neben einer neurologischen auch eine systemische Beteiligung auf.

Globoidzellige Leukodystrophie ▫▫▫

Syn.: Morbus Krabbe. Galaktozerebrosidose

Definition: Sehr seltene Zerebrosid-Speicherkrankheit wegen Galaktosylzeramidmangel mit rasch-progredienter Schädigung der weißen Hirnsubstanz (Inzidenz: 1 : 50000).

Pathogenetisch liegt eine Defizienz einer lysosomalen β-Galaktosidase zugrunde, die für das Galaktosylzeramid spezifisch ist. Mit Ausbildung der speichernden Globoidzellen wird das Myelin zerstört, die weiße Hirnsubstanz degeneriert. Diese zum Teil mehrkernigen Zellen haben ihren Namen aufgrund ihrer Beladung mit kugeligen Speichervakuolen, in denen man ultrastrukturell kristalline Einschlüsse erkennen kann (Abb. 3.16), die nadelartig konfiguriert sind („Krabbe-Spieße").

Morphologisch findet man, verbunden mit einer diffusen Sklerose, eine symmetrische Entmarkung des Groß- und Kleinhirns. Dementsprechend ist die weiße Substanz stark geschrumpft, grau getönt und oft gummiartig umgewandelt. Dies hat schwere zentralnervöse Störungen zur Folge.

+ Klinik: Die Globoidzell-Leukodystrophie gehört zu den häufigsten Sphingolipidosen und führt innerhalb weniger Jahre zum Tode.
- *Spastik:* simultane Beuger-Strecker-Erregung;
- *Ataxie:* Störung der Bewegungsabläufe und Haltungsinnervation mit gestörter funktioneller Abstimmung der entsprechenden Muskeln;
- *Dezerebrierung:* Ausschaltung der Hirnrinde.

Morbus Fabry ▫▫▫

Syn.: Glykosphingolipidose, Angiokeratoma corporis diffusum

Definition: Sehr seltene Zerebrosid-Speicherkrankheit mit Angiokeratombildung und Niereninsuffizienz (Inzidenz: 1 : 100000).

Pathogenetisch liegt ein Defekt einer α-Galactosidase (= Zeramidtrihexosidase) in Endothelien und Fibroblasten (Haut, Leber, Niere, Darm) vor, so dass es in den be-

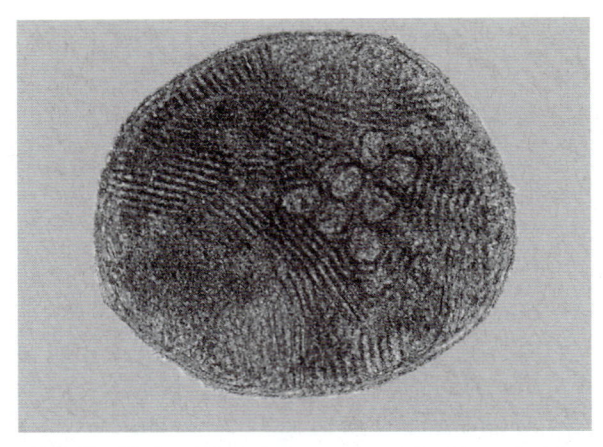

Abb. 3.17 Morbus Fabry: Lysosom mit myelinartigem Speichermaterial (EM: Vergr. 1 : 20 000).

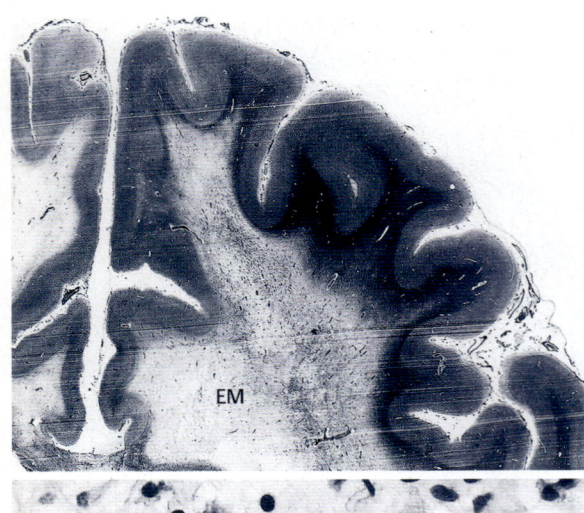

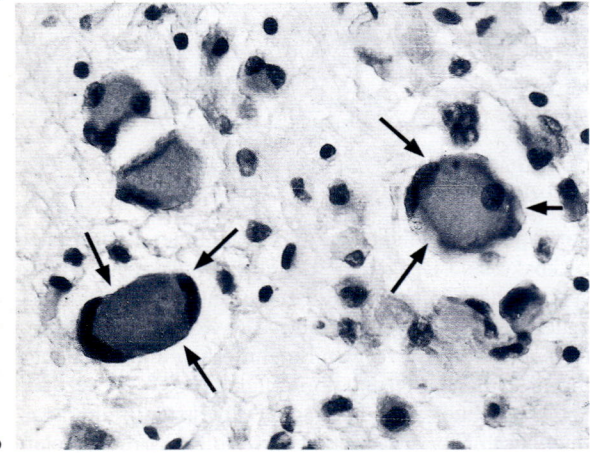

Abb. 3.16 Globoidzell-Leukodystrophie bei 4-jährigem Jungen:
a Nahezu totale Großhirnentmarkung (EM);
b multinukleäre Globoidzellen (Pfeile) (Vergr. 1 : 400, Original: Schaefer).

troffenen Zellen zur Speicherung von Ceramidtrihexosid kommt. Diese fallen als „Maulbeerzellen" auf.

Morphologie und Klinik sind folgendermaßen charakterisiert:
- *Haut:* Hier treten „Angiokeratome" auf. Sie imponieren als glasstecknadelkopfgroße, dunkelrote Flecken mit Kapillarwucherung unter der verdickten Epidermis, die zum Teil von einer Hyperkeratose bedeckt ist. Sie gehen darauf zurück, dass in Endothelien und Perizyten subepidermaler Kapillaren intralysosomaler Glykolipide gespeichert werden. Das Speichermaterial hat die Form von myelinförmig tubulärem Material (Abb. 3.17).
- *Niere:* Durch die Glykolipidspeicherung in Glomerulusendothelien und Tubulusepithelien kommt es mit der Zeit zur Niereninsuffizienz.
- *Augen:* Phlebektasien im Bereiche des Augenhintergrundes rufen zusammen mit Korneatrübungen Sehstörungen hervor.
- *Herz* → Herzinsuffizienz.

Metachromatische Leukodystrophie

Syn: Sulfatid-Lipidose

Definition: Seltene Entmarkungskrankheit wegen defizienten Zerebrosidsulfatasen mit konsekutiver Zerebrosidspeicherung (Inzidenz: 1 : 40 000).

Pathogenese: Defekt der lysosomalen Zerebrosidsulfatasen (v. a. Arylsulfatase A) → kein Abbau der Zerebrosidsulfate (= Hauptbestandteil der Myelinmembranen). Infolgedessen können die Zerebrosidsulfate, ein wesentlicher Bestandteil der Myelinmembranen, nicht abgebaut werden. Deshalb stauen sich Zerebrosidsulfate vor allem in den Lysosomen von Oligodendrogliazellen und Schwann-Zellen, aber auch in Nervenzellen (vor allem Stammganglien und Hirnstamm) an.

Morphologie: Auf Frontalschnitten ist das Hirnmark infolge einer schweren Entmarkung entweder grau-weiß und diffus derb oder gummiartig wabig verändert. Histologisch zeigen die Abräumzellen PAS-positive Einschlussgranula (Metachromasie!), die ultrastrukturell aus feingranulärem Material, wirbelförmigen Lamellen oder zebraartig gestreiften Körperchen bestehen.

✚ Klinik: Zu den ersten Symptomen gehören oft ein Pes valgus und eine muskuläre Hypotonie. Später bildet sich meist eine spastische Tetraparese aus, und die Nervenleitungsgeschwindigkeit ist verlangsamt. Je nach Verlaufsform endet das Leiden im jugendlichen oder Erwachsenenalter mit dem Tod. Zur Diagnostik eignet sich eine Biopsie des N. suralis sowie eine biochemische Analyse des Enzymdefektes in (pränatal gewonnenen) Leukozyten oder Fibroblasten. Arylsulfatasurie.

Sphingomyelinlipidose ☐☐☐

Syn.: Morbus Niemann-Pick[1], neuroviszerale Sphingomyelinlipidose

Definition: Sehr seltene Sphingomyelin-Speicherkrankheiten wegen defekter Sphingomyelinase-Isoenzyme mit viszeralen und/oder neurologischen Symptomen (Inzidenz 1 : 200 000. Gehäuft bei Ashkenazi-Juden).

Pathogenese: Da Sphingomyeline obligate Bestandteile der Zyto- und Organellenmembranen darstellen, führt eine Störung ihres lysosomalen Abbaus zu einer Überladung der RHS-Zellen mit entsprechendem Abbaumaterial. Man unterscheidet mehrere Formen:
- *Typ I:* Hier fehlt die Sphingomyelinase in den RHS-Zellen, Glia- und Ganglienzellen. Das Speichermaterial staut sich in Form von Sphingomyelinen (und Cholesterol) in lysosomalen Vakuolen an. Die resultierenden, übergroßen Speicherzellen (= Pick-Zellen) imponieren als Schaumzellen. Das intralysosomale Speichermaterial fällt als myelinartig-lamelläres Material auf, das in konzentrierter oder paralleler Schichtung angeordnet ist.
- *Typ II:* kein Enzymdefekt bekannt.

Morphologie (Typ I): Neben den Veränderungen wie bei der Tay-Sachs-Krankheit (s. u.) findet man folgende Läsionen:
- *Speicherorgane:* Hepatosplenomegalie (vor allem Milzvergrößerung) mit gelblich-weißer Schnittfläche und Speicherzellnestern aus „seeblauen Histiozyten";
- *Gehirn, Retina:* Ballonierung der Ganglienzellen durch Speicherung sudanophilen Materials → Konsistenzerhöhung und Atrophie der weißen Hirnsubstanz mit Gyrischrumpfung und Sulcierweiterung. Retinaatrophie („kirschroter Fleck", S. 90).

✚ Klinik: Symptomatik hängt vom Manifestationsalter ab:
- Typ I (Säuglingsalter) → Krämpfe, Ophthalmoplegie (= Augenmuskellähmung) → Tod im Kindesalter;
- Typ II (Erwachsenenalter) → Hepatosplenomegalie.

GM$_1$-Gangliosidose ☐☐☐

Syn.: Morbus Tay-Sachs mit viszeraler Beteiligung

Definition: Sehr seltene generalisierte, neuroviszerale Gangliosid-Speicherkrankheit wegen defizienter, am Glykosaminoglykanabbau beteiligter β-Galaktosidase (Inzidenz: 1 : 100 000).

Pathogenese: Als Folge des β-Galaktosidase-Defektes setzt intrazytoplasmatisch vakuolär eine Speicherung a) von GM$_1$-Gangliosiden in Ganglienzellen der grauen Hirnsubstanz und b) von sauren Proteoglykanen in RHS-Zellen (Histiozyten) ein. Dadurch werden die Speicherzellen zu Schaumzellen umgewandelt.

Morphologie und Klinik sind durch eine generalisierte Speicherung gekennzeichnet:
- *Neuropathie:* psychomotorische Störung mit Tetraspastik und Ataxie, Krampfanfälle;
- *Retinopathie* wie bei Morbus Tay-Sachs;
- *Reno-Hepato-Splenomegalie* (Viszeromegalie) wegen Proteoglykanspeicherung;
- *Knochendeformation* = Dysostosis multiplex. Dies sind wachstumsbedingte Deformierungen von Schädel und Wirbelsäule mit Verplumpungen von Rippen, Schulterblättern und langen Röhrenknochen.

Je nach Verlauf unterscheidet man folgende 2 Formen:
- Typ I, vor allem mit Retinopathie, Neuropathie: Tod im Säuglingsalter.
- Typ II, meist ohne Retinopathie, aber mit Viszeromegalie: Tod um 10. Lebensjahr.

GM$_2$-Gangliosidosen ☐☐☐

Seltene Krankheitsgruppe mit neuronaler Gangliosidspeicherung. Je nachdem, welche Enzymuntereinheit defizient ist, unterscheidet man die im Folgenden besprochenen Formen.

Morbus Tay-Sachs

Syn.: infantile GM$_2$-Gangliosidose; GM$_2$-Gangliosidose Typ I

Definition: Gangliosidspeicherung mit Erblindung und Idiotie (häufigste GM$_2$-Gangliosidose) (Inzidenz bei Ashkenazi-Juden: 1 : 2500).

Pathogenese: Aufgrund eines erblichen Defekts der β-Hexosaminidase A wird der Gangliosidabbau so gestört, dass es im Rahmen des autophagischen Zellumbaus zu einer intralysosomalen Speicherung von GM$_2$-Monosialogangliosid in Glia- und Ganglienzellen kommt und die Zellen deswegen sterben. Das Makrophagensystem ist am Speicherprozess nicht beteiligt.

Morphologie: Makroskopisch findet man beim Morbus Tay-Sachs teilweise ein ungewöhnlich großes Gehirn, manchmal aber auch atrophische Gehirne mit Rindenverschmälerung (vor allem bei Kleinhirnrindenatrophie). Histologisch zeigen die Nervenzellen eine feinvakuoläre Zytoplasmaumwandlung infolge Speicherung lipidhaltigen Materials. Dieses ist ultrastrukturell zwiebelschalenartig wie Myelin geschichtet (Abb. 3.**18**). Gleichzeitig findet man einen Neuronenuntergang vor allem im Neokortex mit Astrozytenvermehrung und entsprechender Fasergliose. In der weißen Substanz stellen sich eine Demyelinisierung sowie ein Untergang von Achsenzylindern dar. Im Rückenmark lassen sich entsprechende Veränderungen nachweisen, vor allem im Bereich der Pyramidenbahnen.

---
[1] Der Erstbeschreiber, Prof. Dr. med. Ludwig Pick (1868–1944), war ein Berliner Pathologe. Er wurde als Jude im 3. Reich entehrt und im Konzentrationslager Theresienstadt vergast.

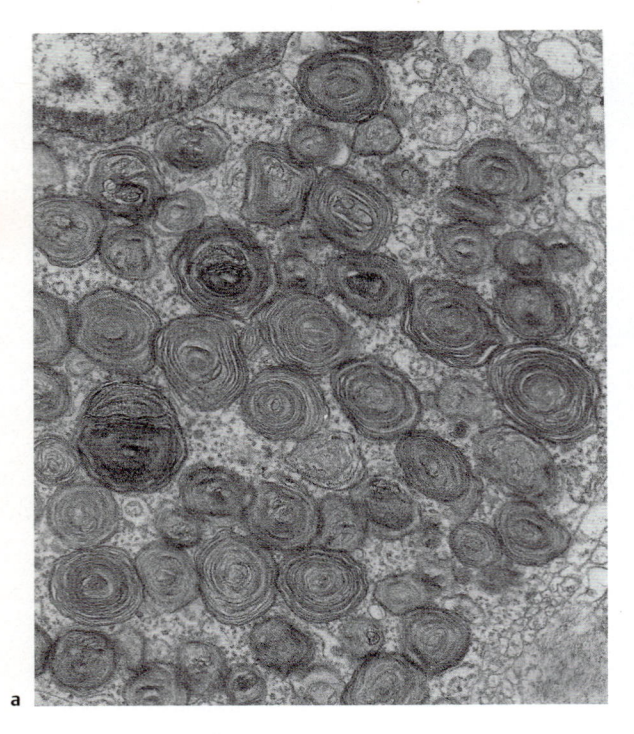

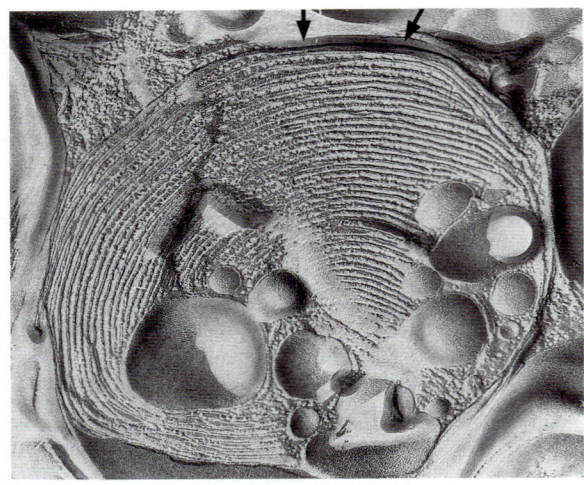

Abb. 3.18 Morbus-Tay-Sachs:
a Intralysosomale Gangliosidspeicherung in Ganglienzellen (TEM, Vergr. 1 : 12 000);
b nach Gefrierätzung wird die myelinartige Schichtung (Pfeile) des lysosomalen Speichermaterials ultrastrukturell deutlich (Vergr. 1 : 25 000; Original: Volk).

+ **Klinisch** werden die Kinder im Alter von wenigen Monaten symptomatisch:
  - *Demyelinisierung* von weißer Substanz und Rückenmark sowie Achsenzylinderuntergang führen zur psychomotorischen Verschlechterung (Idiotie), zu schlaffem Muskeltonus bis hin zum Stehunvermögen (Ataxie). Krampfanfälle und Dezerebation. Da auch die Nervenzellen des peripheren autonomen Systems betroffen sind, lässt sich die Diagnose oft an Rektumschleimhautbiopsien realisieren.
  - *Retinopathie:* Neuronenuntergang in der Retina bewirken zusammen mit einer Optikusatrophie eine Erblindung (= Amaurose). Dadurch wird gleichzeitig die Retina so massiv verdünnt, dass die Chorioidea durchschimmert und als „kirschroter Fleck" imponiert. Daher auch Synonym amaurotische Idiotie! Tod mit 3 Jahren.

Morphologie und **Klinik** gleichen dem Morbus Tay-Sachs, nur dass hier noch eine Hepatomegalie und Speicherung in den Organepithelien von Leber, Niere und Pankreas hinzukommen. Gehirnatrophie.

Morbus Sandhoff

Syn.: GM$_2$-Gangliosidose Typ II.

Definition: Erbliche lysosomale Gangliosidspeicherung mit ähnlicher Symptomatik wie Morbus Tay-Sachs, aber mit viszeraler Beteiligung.

Pathogenese: Aufgrund eines erblichen Defekts fehlen die Hexosaminidase A und B, so dass es zur Speicherung von Tetraosyl-Zeramid (= Globosid) und GM$_2$-Gangliosid in den Glia- und Ganglienzellen kommt.

3.2.3 Proteine

3.2.3.1 Defektproteinämien

Erkrankungen infolge genetischer Unfähigkeit des Organismus, einzelne Plasmaproteine regelrecht zu synthetisieren. Hierzu gehören:
- Analbuminämie: autosomal rezessiv vererbter Serumalbuminmangel (< 1% der Norm) mit Ödemneigung;
- Doppelalbuminämie: autosomal kodominant vererbte, elektrophoretische Albumindoppellinie (asymptomatisch);
- Immunglobulinmangel;
- Komplementfaktormangel;
- α_1-Antitrypsin-Mangel;
- Defekthämoglobinämien;
- Gerinnungsfaktormangel;
- Afibrinogenämie;
- Hyperlipoproteinämien;
- Alipoproteinämien.

3.2.3.2 Aminoazidopathien

Erbliche Stoffwechselkrankheiten durch
- gestörten enzymatischen Abbau,
- gestörten intrazellulären Transport
- gestörte intestinale oder renotubuläre Resorption von bestimmten Aminosäuren.

In Tab. 3.**6** sind die verschiedenen Krankheiten aufgelistet, die auf einer enzymatischen Störung im Aminosäurestoffwechsel beruhen. Über die formale Pathogenese dieser Erkrankungen ist mit einigen Ausnahmen noch wenig bekannt. Im Folgenden werden lediglich diejenigen Erkrankungen des Aminosäurestoffwechsels ausführlicher besprochen, die entweder sehr häufig sind oder deren Früherfassung wegen der diätetischen Vermeidbarkeit von schwerwiegenden Spätschäden sehr wichtig ist:

Phenylketonurie

Syn.: Oligophrenia phenylpyruvica, Morbus Fölling

Definition: Häufige, autosomal rezessiv vererbte Stoffwechselstörung des Phenylalanins als aromatische Aminosäure, die unbehandelt zur Oligophrenie führt. Häufigste Aminoazidopathie (gehäuftes Vorkommen bei Abkömmlingen von Skandinaviern, selten bei Juden und Schwarzen.)

Pathogenese: Der Defekt betrifft die Phenylhydroxylase in der Leber und kann entweder in einer vollständigen Enzyminaktivität (= Typ I), einer reduzierten Enzymaktivität infolge Existenz eines Isoenzyms mit verminderter Aktivität (= Typ II) oder auf einer verzögerten Enzymbildung (= Typ III) beruhen (= Morbus Fölling).
Vom Phenylalanin in der Nahrung wird nur die Hälfte zur Proteinbildung weiterverwendet. Der Rest wird irreversibel über ein komplexes Phenylalaninhydroxylase-System in der Leber zu Tyrosin verstoffwechselt. Bei einem entsprechenden hepatozellulären Phenylalaninhydroxylase-Mangel unterbleibt die Hydroxylierung des Phenylalanins in Parastellung und folglich auch die Tyrosinbildung. Das vor dem Enzymblock angestaute Phenylalanin wird teilweise zu Phenylpyruvat, Phenyllactat und Phenylacetat transaminiert und an atypischer Stelle oxidiert. Die Anhäufung von Phenylalanin und seinen Metaboliten führt zu Organschäden.

Morphologie und Klinik:
- *Pigmentarmut* von Haaren, Haut und Pupillen wegen kompetitiver Tyrosinasehemmung (S. 112);
- *Hirnschädigung* (ohne diätetische Behandlung) vermutlich wegen Phenylalaninmetaboliten mit verminderter Myelinisierung des zentralen und peripheren Nervensystems, manchmal verbunden mit Achszylinderuntergang und Gliavermehrung. Dies bringt eine schwammförmige Auflockerung des Hirngewebes (= spongiöse Dystrophie) mit sich und führt zu Schwachsinnigkeit (= Oligophrenie; daher Name!) und Krampfneigung;
- *Haut:* „mäuseartiger Körpergeruch" wegen in Schweiß ausgeschiedener Indolessigsäure.

✚ **Frühdiagnose** der Phenylketonurie: pränatal: Amniozentese; postnatal: Guthrie-Test (= Windel-Test).

Albinismus

Definition: Sehr seltene Krankheitsgruppe mit fehlender Pigmentierung von Haut, Haaren und/oder Augen bei genetisch bedingter Blockade der Melaninbildung infolge Stoffwechselstörung der aromatischen Aminosäure Tyrosin.

Pathogenese und Morphologie: Dem Albinismus liegt eine Pigmentationsstörung (S. 114) zugrunde, die je nach Albinismustyp verschiedene Ursachen hat:
- *Okulärer Albinismus:* Die Ursache dieses Augenleidens ist bislang ungeklärt.
- *Okulokutaner Albinismus:* Bei Individuen mit diesem Erbleiden sind die gesamte Haut, die Haare und die Augen pigmentlos. Beim Typ-I-Albinismus fehlt die Tyrosinase und damit das Schlüsselenzym zur Melaninsynthese. Beim Typ-II-Albinismus ist zwar die Tyrosinase vorhanden, es fehlt aber in den Melanozyten aufgrund eines gestörten transzellulären Transportmechanismus das Tyrosin. Infolgedessen sind die Haut und die Augen des Patienten äußerst sonnenlichtempfindlich, was zu Sehstörungen, Erythemen und zu Basaliomen führt.

Alkaptonurie

Syn.: Ochronose, Schwarzharnkrankheit

Definition: Autosomal rezessiv vererbte Abbaustörung der Homogentisinsäure mit Mesenchymschädigung durch braun-schwarze Pigmentablagerung.

Gehäuft in Gebieten mit Verwandtenehen (Hof-Erbfolge).

Pathogenese: Bei dieser Aminoazidopathie fehlt in der Leber und Niere die Homogentisinsäure-Dioxygenase. Die Homogentisinsäure wird durch die Niere ausgeschieden und oxidiert an der Luft – besonders im alkalischen Bereich („Alkaptonurie") – zu einem braun-schwarzen chinoiden Farbstoff (= „Schwarzharn-Krankheit"). Durch eine p-Diphenol-Oxidase wird ein polymerer chinoider Farbstoff gebildet, der in Knorpelgewebe, Sehnen, Skleren und Gefäßintima diffundiert und sich an die Kollagenfibrillen anlagert. Dies führt zum einen zu einer dunkelbraunen Verfärbung und zum anderen zu einem vermehrten apoptotischen Zelluntergang und Degeneration dieser Gewebe (= Ochronose).

Morphologie und Klinik: Neben einer schwarzbraunen Verfärbung von Knorpel, Sehne, Sehnenscheiden, Gehörknöchelchen, Herzklappen, Skleren und Atheromen in Gefäßen (Abb. 3.**19**) findet man eine Arthrose (= Osteoarthrosis deformans alcaptonurica), oft begleitet von einer Detritussynovialitis (s. Kap. 20, S. 1163 Gelenke), Spondylarthrose, Hörminderung und kardiovaskulären Störungen. Die Schwarzbraunfärbung kommt durch die Ablagerung von safraninrotem, tafelförmigem Pigment, das an Kollagenfasern angelagert ist. Blickdiagnose: „schwarze Urinflecken in der Unterwäsche".

Tabelle 3.6 Aminosäurestoffwechselstörungen

Krankheiten/Erbgang	Enzymdefekt	Klinik	Häufigkeit
Aromatische Aminosäuren			
Phenylketonurie (autosomal rezessiv)	Phenylalaninhydroxylase (Fehlen, Inaktivität)	geistige Entwicklungsstörung, Oligophrenie, Pigmentstörung (s. Pigmente), Urin: Mäusegeruch	1 : 18 000
Tyrosinose Typ I (autosomal rezessiv)	4-Hydroxy-Phenylpyruvat-Dioxigenase (Fehlen, Inaktivität)	Gedeihstörung, Leberzirrhose, Fanconi-Syndrom, Pigmentierungsstörung (s. Pigmente)	Einzelfälle
Tyrosinose Typ II (autosomal rezessiv)	Tyrosin-Aminotransferase (Fehlen, Inaktivität)	geistige Entwicklungsstörung, multiple Fehlbildungen	Einzelfälle
Tyrosinämie (autosomal rezessiv)	p-Phenyl-Hydroxyphenylbrenztraubensäure-Oxidase-Defekt	Entwicklungsverzögerung, Rachitis, Fanconi-Syndrom	Einzelfälle
Okulärer Albinismus (X-chromosomal rezessiv)	?	keine Pigmentierung im Augenbereich	mehrere Fälle
Okulokutaner Albinismus Typ I (autosomal rezessiv)	Tyrosinase fehlt	pigmentierte Haut, Haare und Augen Sonnenempfindlichkeit	1 : 5000 resp. 1 : 20 000 (je nach geographischer Region)
Okulokutaner Albinismus Typ II (autosomal rezessiv)	Tyrosintransportstörung		
Alkaptonurie (autosomal rezessiv)	Homogentisinsäure-Dioxigenase	Pigmentstörung (s. Pigment), Mesenchymschaden	1 : 50 000 bis 1 : 200 000 (je nach geographischer Region)
Verzweigtkettige Aminosäuren			
Verzweigtkettenketonurie (autosomal rezessiv)	oxidative Decarboxylierung gestört	zerebrale Bewegungsstörung, Urin: Ahornsirupgeruch	1 : 200 000
Hypervalinämie (autosomal rezessiv)	Val-Transaminaseinaktivität	somatische und geistige Entwicklungsstörung	Einzelfälle
Hyperleucinisoleucinämie (autosomal rezessiv)	Leu-Ileu-Transaminaseinaktivität	Entwicklungsstörung, Retinopathie, Taubheit	Einzelfälle
Isovalerianazidämie (autosomal rezessiv)	Isovaleryl-CoA-Decarboxylasedefekt	Haut: Käsegeruch, Entwicklungsstörung, Azidose	Einzelfälle
Lysinstoffwechsel			
Persistierende Hyperlysinämie (Erbgang?)	Lysin-α-Ketoglutarat-Reduktasemangel	oft fehlend	Einzelfälle
Periodische Hyperlysinämie (Erbgang?)	L-Lysin-NAD-Oxido-Reduktase-Mangel	Krampf-EEG	Einzelfälle
Glycinstoffwechsel			
Hyperglyzinämie (autosomal rezessiv)	Propionyl-CoA, Carboxylase- oder Methylmaloyl-CoA, Carboxylase-Mangel	geistige Entwicklungsstörung, Krampf-EEG	wenige Fälle
Primäre Hyperoxalurie Typ I (autosomal rezessiv)	peroxisomale Alanin-Glyoxalat-Aminotransferase	Calciumoxalatablagerungen, Nephrolithiasis, chronische Pyelonephritis	0,2 % aller Nierenbiopsien
Primäre Hyperoxalurie Typ II (autosomal rezessiv)	zytosolische Glyoxalat-Reduktase	Myokarditis, Arthritis, Panzytopenie	Einzelfälle
Sarkosinämie (Erbgang?)	Sarkosindehydrogenase-Mangel	somatische und geistige Entwicklungsstörung	Einzelfälle

Fortsetzung ▶

Tabelle 3.6 (Fortsetzung)

Krankheiten/Erbgang	Enzymdefekt	Klinik	Häufigkeit
Schwefelhaltige Aminosäuren			
Homocystinurie Typ I (autosomal rezessiv)	Zystathionin-beta-Synthase	geistige Entwicklungsstörung Mesenchymschaden: Okulopathien, Vaskulopathien, Osteopathien (s. Bindegewebe)	1 : 80 000
Homocystinurie Typ II (autosomal rezessiv)	Homocystein-Remethylierungsdefekt	geistige Entwicklungsstörung Muskelschwäche	Einzelfälle
Zystathioninurie (autosomal rezessiv)	Zystathioninlyase-Mangel	oft fehlende Symptome, evtl. mentale Defizienz	
Sulfocysteinurie (autosomal rezessiv)	Sulfitoxidasedefekt	ZNS-Dekortikation Augenlinsendislokation	1 Fall
Zystinose (autosomal rezessiv)	Defekt des Trägerproteins für translysosomalen Membrantransport von Cystin	Cystinkristallablagerungen im RHS, Kornea: Trübung, Niere: renaler Glucose-Aminosäure-Phosphatdiabetes, Vitamin-D-resistente Rachitis (s. Lysosomen)	100 Fälle
Zystinurie (autosomal rezessiv)	defektes Membrantransportprotein für dibasische Aminosäuren	Nephrolithiasis, chronische Pyelonephritis	1 : 30 000
Heterozyklische Aminosäuren			
Histidinämie (autosomal rezessiv)	Histidin-Ammoniak-Lyase (= Desaminierung)	geistige Entwicklungsstörung	1 : 20 000
Iminosäurestoffwechsel			
Hyperprolinämie Typ I (autosomal rezessiv)	Prolindehydrogenase-Mangel	urogenitale Fehlbildung Wachstumsstörung Hörstörung Alport-Syndrom	Einzelfälle
Hyperprolinämie Typ II (autosomal rezessiv)	Δ^1-Pyrrolin-Carbonsäure-Dehydrogenase-Mangel	somatische und geistige Entwicklungsstörung	Einzelfälle
Hydroxyprolinämie (autosomal rezessiv)	Hydroxyprolindehydrogenase (?)	somatische und geistige Entwicklungsstörung	2 Fälle
β-Aminosäure			
Hyper-β-Alaninämie (Erbgang?)	β-Alanin-Transaminase (?)	neurologische Symptome, Krampfanfälle	1 Fall
Hyper-β-Aminoisobutyratämie (autosomal rezessiv)	Transaminisierungsstörung der β-Amino-Isobuttersäure	fehlend, symptomatisch nur bei hyperkatabolem Stoffwechsel	5–10% der weißen Bevölkerung
Carnosinämie (autosomal rezessiv)	Carnosinase	geistige Entwicklungsstörung, Krampfanfälle	2 Fälle

Ahornsirupkrankheit

Syn.: Verzweigtkettenketonurie

Definition: Seltene, genetisch heterogene Krankheitsgruppe (fünf verschiedene Phänotypen!) infolge gestörter Verstoffwechselung verzweigtkettiger Aminosäuren.

Pathogenese: Ursächlich liegt eine verminderte oxidative Decarboxylierung der verzweigtkettigen Aminosäuren (Valin, Leucin und Isoleucin) im Anschluss an die Transaminierung oder oxidative Desaminierung vor. Als Folge davon häufen sich diese Aminosäuren samt deren α-Keto- und α-Hydroxysäuren an, und es kommt zur massiven metabolischen Azidose, die ihrerseits andere Enzyme blockiert. Dadurch wird der renotubuläre und intestinale Transport zahlreicher Monoaminomonocarboxylsäuren gestört.

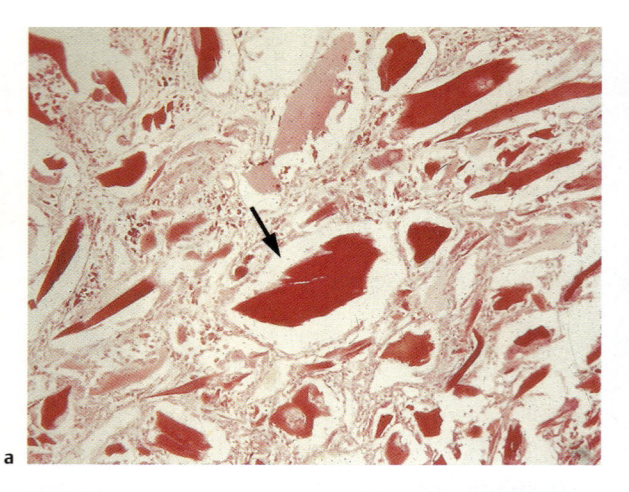

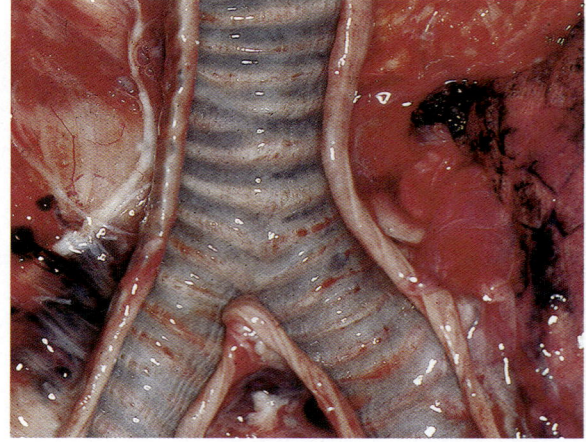

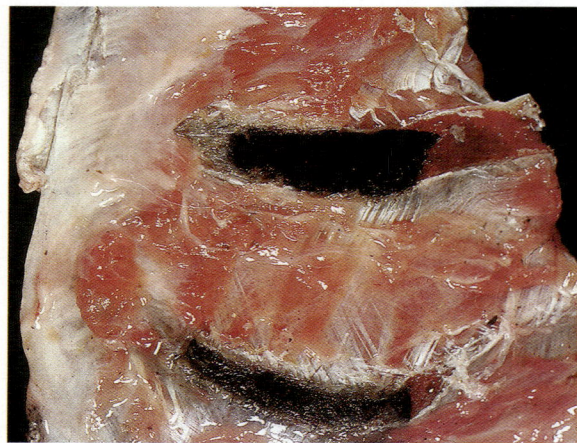

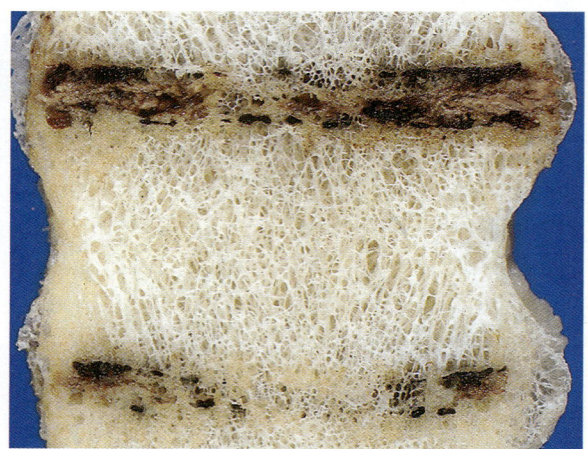

Abb. 3.19 Alkaptonurie (Ochronose):
a Das ochronotische Pigment ist im Bindegewebe in Form vielzipfliger Tafeln abgelagert (Safraninrot, Vergr. 1 : 100).
b Es färbt den (Tracheal-)Knorpel nach der Erstbeschreibung von Rudolf Virchow (1898) „ ... als ob er geradezu in gewöhnliche Tinte eingetaucht worden wäre."
c Auf der Schnittfläche zeigt sich eine bräunlich-schwarze Färbung des Rippenknorpels.
d Pigmentablagerung in den Disci intervertebrales (Mazerationspräparat).

Morphologie und Klinik:
- *Gehirn:* Als Folge einer Myelinisierungsstörung kommt es zur Astrozytose und Spongiose der weißen Substanz → zerebrale Bewegungsstörung mit Krampfneigung und psychischen Alterationen;
- *Harn:* Uringeruch wie Ahornsirup bzw. süßliche Suppenwürze;
- *Haut:* intestinale Resorptionsstörung → grau-weiße Scheckung = pellagraartige Hautveränderung.

Primäre Hyperoxalurie ☐☐☐

Syn.: Oxalose

Definition: Sehr seltene Krankheitsgruppe mit erblichen Enzymdefekten des Glycinstoffwechsels, die über eine vermehrte renale Oxalatausscheidung zum Harnsteinleiden führt.

Pathogenese: Die Oxalose geht mit einer vermehrten Oxalatausscheidung im Urin mit entsprechender Nephrolithiasis einher und gliedert sich in folgende zwei genetisch verschiedene Krankheitsbilder:
- *Primäre Hyperoxalurie Typ I* (= glykolische Azidurie): Sie beruht auf einer Mutation desjenigen Chaperons, das für den Einbau der funktionstüchtigen Alanin-Glyoxalat-Aminotransferase in die Peroxisomen verantwortlich ist. Stattdessen wird das Enzym in die Mitochondrien eingebaut, und die Transaminierung von Glyoxalat zu Glycin ist blockiert. Daraus resultiert die Produktion von Oxalat, das gemeinsam mit Glykolat im Urin erscheint.
- *Primäre Hyperoxalurie Typ II* (= L-glycerische Azidurie): Aufgrund eines Gendefektes ist die zytosolische Glyoxalat-Reduktase in den Hepatozyten defekt, die Glyoxalat zu Glykolat und Hydroxypyruvat zu D-Glycerat reduziert. In der Defektsituation wird Hydroxypyruvat alternativ zu L-Glycerat umgewan-

delt, so dass neben sekundär aus Glyoxalat gebildetem Oxalat vermehrt L-Glycerat ausgeschieden wird.

Morphologie und Klinik: Sie hängen wesentlich vom Oxalosetyp ab.
- *Typ I:* Hier steht folgende pathogenetische Kettenreaktion im Vordergrund, die durch auskristallisiertes Oxalat im interstitiellen Gewebe gelöst wird (Abb. 3.**20**) und für eine infauste Prognose verantwortlich ist:
  - Renotubuläre Schädigung: Hohe Oxalatkonzentrationen → Schädigung der Tubulusepithelien mit konsekutiver Basalmembranverdickung → Rückresorptionsstörung des Oxalats mit Auskristallisierung → Fremdkörperentzündung: In Interstitium und Gefäßwänden lagern sich doppelbrechende, rosettenförmig angeordnete Oxalatkristalle ab und lösen eine chronische Fremdkörperentzündung mit mehrkernigen resorptiven Riesenzellen aus → tubulo-interstitielle Nierenparenchymentzündung (Pyelonephritis) bereits vor dem 5. Lebensjahr → entzündliche Parenchymschrumpfung → Schrumpfniere → Niereninsuffizienz;
  - Steinbildung (Oxalatsteine) wegen Oxalurie → Pyelonephritis;
  - Extrarenale Organmanifestationen: Oxalatablagerungen kommen auch in Myokard, Gelenken und Knochenmark vor und induzieren eine chronische Entzündung in Form a) einer Myokarditis mit Reizleitungsstörungen, b) einer metabolischen Arthritis mit Gelenkversteifung und c) einer Panzytopenie.
- *Typ II:* Er manifestiert sich nur mit einer Oxalat-Urolithiasis.

Sekundäre Hyperoxalurie

Pathogenetisch liegen zugrunde:
- *Intoxikationen* mit Ethylenglykol (= Frostschutzmittel als „Süßungsmittel bei der Weinfälschung), hohen Ascorbinsäuregaben, oxalatreicher Pflanzenkost wie Rhabarber und Spinat;
- B_6-*Hypovitaminose;*
- *funktionelle und/oder anatomische* Ileumverkleinerung (ileojejunaler Bypass, Morbus Crohn).

Homozystinurie Typ I

Definition: Seltene, autosomal rezessiv vererbte Aminoazidopathie der Gruppe schwefelhaltiger Aminosäuren mit hohem Homocystinspiegel, Bindegewebeschwäche und vorzeitigem Atheroskleroserisiko.

Pathogenese: Bei dieser Stoffwechselstörung liegt vermutlich ein multifaktoriell ausgelöster Mangel an Zystathionin-β-Synthetase vor, deren Co-Enzym Vitamin B_6 ist. Wegen des Enzymdefektes häufen sich Homocystein und Methionin an. Cystin und Cystein müssen exogen zugeführt werden. Das überschüssige Homocystein blockiert die Aldehydgruppen der Kollagen- und Elastinmoleküle; es hemmt die sog. Aldolkondensation bei der Kollageno- und Elastogenese.

Morphologie und Klinik sind von den resultierenden Schäden an Mesenchym, Gefäßen und Gehirn gekennzeichnet:
- *Auge:* Okulopathie mit Linsensubluxation,
- *Arterien:* Myozytenatrophie mit Elastikafragmentierung und Endothelnekrosen mit rezidivierenden Thromben → erhöhtes Atheroskleroserisiko → periphere Durchblutungsstörung;
- *Skelettsystem:* Knochenprödigkeit (Osteoporose), Marfan-Symptomatik,
- *Gehirn:* reduzierte Myelinisierung → geistige Entwicklungsstörung.

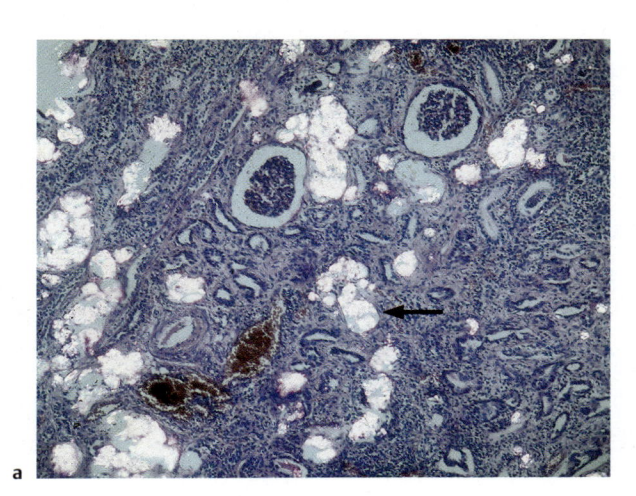

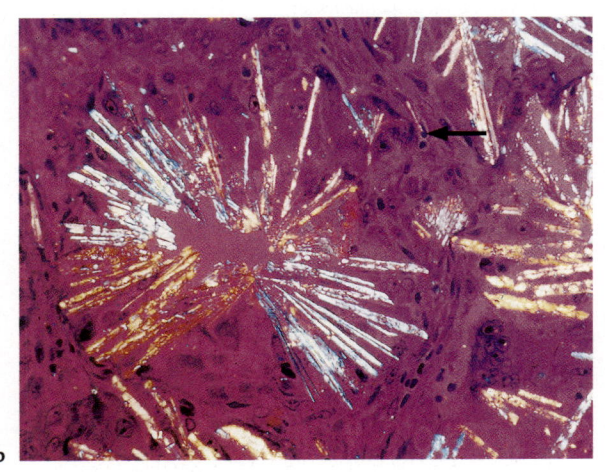

Abb. 3.**20 Oxaloseniere** (primäre Hyperoxalurie Typ I):
a Ablagerung von doppelbrechenden, rosettenförmigen Oxalatkristallen in Tubuli und Interstitium (Polarisationsoptik, Vergr. 1 : 50);
b Oxalatkristalle im Niereninterstitium, umgeben von Fremdkörperriesenzellen (Polarisationsoptik, Vergr. 1 : 200; Original: Schaefer).

Zystinose

Syn.: Cystin-Speicherkrankheit, nephropathische Zystinose

Definition: Sehr seltene, autosomal rezessiv vererbte, lysosomale Speicherkrankheit mit Fanconi-Syndrom.

Pathogenese: Ursächlich liegt wegen Mutation des CTNS-Gens ein defektes Trägerprotein zugrunde, das den Transport der schwefelhaltigen Aminosäure Cystin durch die Lysosomenmembran gewährleistet.

Morphologie und Klinik: Sie sind wesentlich durch die Ablagerung von hexagonalen Cystinkristallen in Niere, Kornea und RHS-Organen gekennzeichnet. So können in der Milz die Kristallablagerungen bereits makroskopisch auf der Schnittfläche und im nativen Gewebeschnitt erkannt werden (Abb. 3.**21**).

- *Nephropathie:* In der Niere liegen die Kristalle vorwiegend in Histiozyten des Interstitiums und nur vereinzelt in Hauptstückepithelien, Podozyten, Mesangiumzellen und Gefäßendothelien. Typisch ist die sog. Schwanenhalsdeformation der proximalen Tubuli mit Epithelabflachung (= swan-neck lesion). Die Folge davon ist eine Rückresorptionsstörung von Glucose, Phosphat und Aminosäuren im proximalen Nierentubulus in Form eines Fanconi-Syndroms (s. u.) mit Aminoazidurie, Phosphaturie und Glukosurie.
- *Osteopathie:* Das Fanconi-Syndrom (Nephropathie) hat einen sekundären Hyperparathyreoidismus mit Vitamin-D-refraktärer Rachitis zur Folge und ist für eine Störung der enchondralen Ossifikation (gestörte Mineralisierung und Knorpelresorption) mit Verbreiterung der Epiphysenfugen verantwortlich → Kleinwüchsigkeit.
- *Korneopathie:* Zystinkristallablagerung in der Kornea → Korneatrübung → Sehbehinderung und Photophobie (Lichtscheuheit).

Prognose: Die Zystinose kommt in verschiedenen klinischen Schweregraden vor:
- infantile, nephropathische Zystinose mit Ausbildung des klinischen Vollbilds und schlechter Prognose.
- Adulte, nichtnephropathische Zystinose lediglich mit kornealen Zystinablagerungen und guter Prognose.

Fanconi-Syndrom
Definition:
Renotubuläre Transportstörungen mit Hyperaminoazidurie, Phosphaturie, Glukosurie, Urikosurie.
Vorkommen:
erbliche Tubulopathien wie:
- Zystinose,
- Glykogenose,
- Galaktosämie,
- Morbus Wilson,
- Koproporphyrie;

erworbene Tubulopathien wie:
- tubulotoxische Gifte (Hg, Pb, zersetztes Tetrazyklin),
- Paraproteinnephrose.

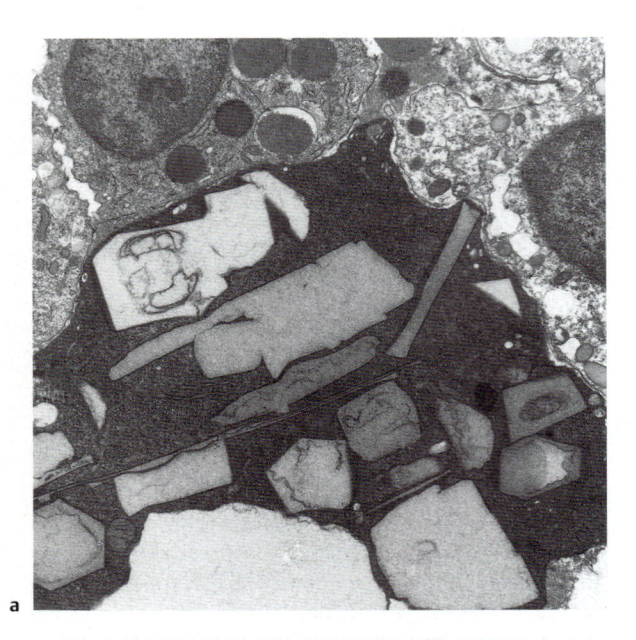

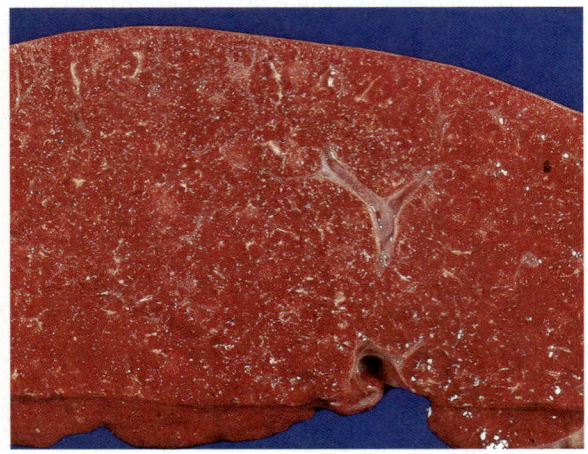

Abb. 3.**21** Zystinose:
a Intralysosomale Ablagerung von tafelförmig hexagonalen Cystinkristallen (EM, Vergr. 1 : 8000; Original: Schaefer);
b Zystinosemilz mit feinsten glitzernden Cystinkristallen auf der Schnittfläche.

Zystinurie

Definition: Gruppe häufiger, autosomal rezessiv vererbter Tubulopathien mit Urolithiasis wegen gestörtem Transport der dibasischen Aminosäuren Cystin, Lysin, Arginin und Ornithin.

Pathogenese: In diesen Fällen ist meist ein Gen entweder auf dem Chromosom 2 p oder 19 q mutiert, das jeweils ein Membrantransportprotein für dibasische Aminosäuren kodiert, so dass deren tubuläre Rückresorption in der Niere limitiert ist. Da diese Aminosäuren weitgehend auf intestinalem Weg resorbiert werden können, treten keine Mangelerscheinungen auf. Wegen der beeinträchtigten renalen Reabsorption und der schlechten Löslichkeit von Cystin wird der Urin mit Cystin übersättigt. Folgen davon: Cystinauskristallisierung (hexagonale

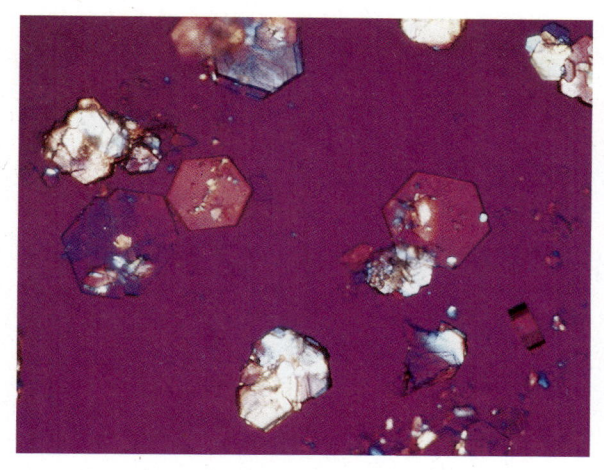

Abb. 3.**22 Zystinurie** mit doppelbrechenden Cystinkristallen im Urinsediment (Polarisationsoptik, Vergr. 1 : 350).

Kristalle, Abb. 3.**22**) → Cystinsteinbildung → Nephrolithiasis und/oder Urozystolithiasis (S. 851) → Cystinkristallablagerungen im renalen Interstitium → entzündliche Fremkörperreaktion → Entzündungsausdehnung auf Interstitium und Tubuli. Resultat: tubulo-interstitielle Nierenparenchymentzündung (= Pyelonephritis) → entzündliche Parenchymschrumpfung → Niereninsuffizienz.

3.2.4
Harnstoffzyklusstörungen

Pathogenese: Beim Abbau der Aminosäuren wird im Organismus NH_3 freigesetzt. Da dieses Ammoniak für die Säugetierzelle (vor allem Ganglienzellen und Astrozyten) giftig ist, muss es entgiftet werden. Dies geschieht im Zytoplasma der Leberzellen unter Vermittlung von fünf Enzymen (Carbamylphosphatsynthetase, Ornithincarbamyltransferase, Argininsuccinatsynthetase, Argininsuccinatlyase und Arginase). Das Endprodukt ist der nichttoxische Harnstoff, der leicht ausgeschieden werden kann. Jedes der fünf Enzyme kann durch einen insgesamt seltenen genetischen Defekt in seiner Aktivität gedrosselt sein. Dadurch wird der Harnstoffzyklus nicht komplett, sondern nur partiell unterbrochen.

Morphologie: Bei allen bisher untersuchten Fällen findet man im Gehirn einen Ganglienzelluntergang mit Gliaproliferation und Spongiose. Bei der Zitrullinämie und Ornithinämie sieht man zusätzlich zwischen den Mitochondriencristae siebartige Membraninterponate, die einen gestörten Ornithintransport durch die Mitochondrien erklären könnten.

+ **Klinik:** Das Krankheitsbild ist bei allen fünf Enzymdefekten nahezu identisch: geistige und somatische Entwicklungsstörung und neurologische Symptome sowie eine stark erhöhte Ammoniakkonzentration im Blut.

+ **Therapieprinzip:** Proteinrestriktion, Substitution essenzieller Aminosäuren.

3.2.5
Nukleotide

Die Nukleotide sind Bausteine der DNA und RNA und spielen als Co-Enzyme eine Rolle im Stoffwechsel. Der Abbau der Purinkörper endet beim Menschen zum einen Teil bei der Harnsäure, zum anderen Teil werden sie wiederverwendet und liefern Nukleosidmonophosphate. Demzufolge gibt es Abbau- und Wiederverwendungsstörungen mit entsprechenden Krankheitsbildern (Tab. 3.**7**).

3.2.5.1
Hyperurikämie

Sehr häufige, pathogenetisch heterogene Krankheitsgruppe mit hohen Harnsäurewerten im Blut, die letztlich zu einer Gicht führen.

Primäre Gicht

Allgemeine Definition: Familiäre Purinstoffwechselstörungen mit klinischen Symptomen wegen Uratablagerungen im Gewebe.
Je nach Patientenalter unterscheidet man die im Folgenden besprochenen Formen der primären Gicht.

Kindergicht

Syn.: Lesch-Nyhan-Syndrom

Definition: Sehr seltener, X-chromosomal rezessiv vererbter Defekt der Hypoxanthin-Guanin-Phosphoribosyltransferase mit renozerebraler Symptomatik.

Inzidenz: 1: 350 000. Nur ♂ betroffen.

Pathogenese: Enzymdefekt → Hypoxanthinmangel → reaktive Enthemmung der Purinsynthese → Hyperurikämie.

Morphologie und Klinik sind von der Hyperurikämie und Zerebralstörung geprägt:
- *Niere:* Gichtnephropathie → destruktive tubulo-interstitielle Nephritis (= Pyelonephritis → Nierenschrumpfung → Niereninsuffizienz);
- *Gehirn* (ohne nachweisbare Schäden):
  - zerebrale Bewegungsstörung mit spastischer Quadriplegie (= obere und untere Extremitäten gleich betroffen) und Athetose (= überschießende Bewegungen bei abruptem Tonuswechsel),
  - hohe Aggressivität mit Selbstverstümmelung (Mutilation).

Tabelle 3.7 Nukleotidstoffwechselstörungen

Krankheit/Erbgang	Enzymdefekt/Störung	Klinischer Befund	Häufigkeit
Purinstoffwechselstörungen			
Primäre Hyperurikämie (dominant mit geringer Penetranz)	Harnsäureausscheidungsstörung, Harnsäureüberproduktion	Arthritis urica, Nephritis chronica urica	1–2% aller Erwachsenen
Sekundäre Hyperurikämie	Glucose-6-Phosphatase-Mangel (Morbus Gierke, S. 72), Nukleinsäureumsatz?, chronische Niereninsuffizienz	Nephritis chronica urica	häufig
Primäre Gicht des Kindes (Lesch-Nyhan-Syndrom) (X-chromosomal rezessiv)	Hypoxanthin-Guanin-Phosphoribosyltransferase (s. Vererbungsstörungen)	Arthritis urica nur gering, Nephritis chronica urica, neurologische Symptomatik, Selbstverstümmelung	Einzelfälle
3. Xanthinurie (rezessiv)	Xanthin-Oxydase	Niere: Xanthinsteine	0,01% aller Nephrolithiasisfälle
Pyrimidinstoffwechselstörung			
Orotatazidurie (autosomal, nicht geschlechtsgebunden)	Orotat-Phosphoribosyltransferase und Decarboxylase	Blut: hypochrome, megaloblastäre Anämie. Niere: Orotatkonkremente (selten)	Einzelfälle

Erwachsenengicht

Definition: Sehr häufiger, uneinheitlicher Defekt im Purinstoffwechsel mit Manifestation der Gichtsymptomatik im Erwachsenenalter.

Pathogenese: Meist multifaktoriell vererbte Veranlagung in Form von:
- Störung der renalen Harnsäureausscheidung;
- Steigerung der Harnsäuresynthese wegen a) endogener Aktivitätserhöhung der Purinbasen-Recycling-Enzyme mit konsekutiver Enthemmung der Harnsäuresynthese, oft provoziert durch b) exogene (alimentäre) Purinbasenzufuhr.

Die gestörte Synthese und Ausscheidung der Harnsäure hat letztlich eine Hyperurikämie zur Folge, die folgende pathogenetische Kettenreaktion in Gang bringt: Hyperurikämie → Urat-Auskristallisierung (Abb. 3.23) → Urat-Phagozytose durch Neutrophile → Uratkristalle verletzen deren Lysosomenmembran → Proteasenfreisetzung mit Generierung unter anderem von Entzündungsmediatoren wie Gerinnungsfaktor XII, Kallikrein-, Kinin- und Komplementsystem. Diese Mediatorsysteme schaukeln

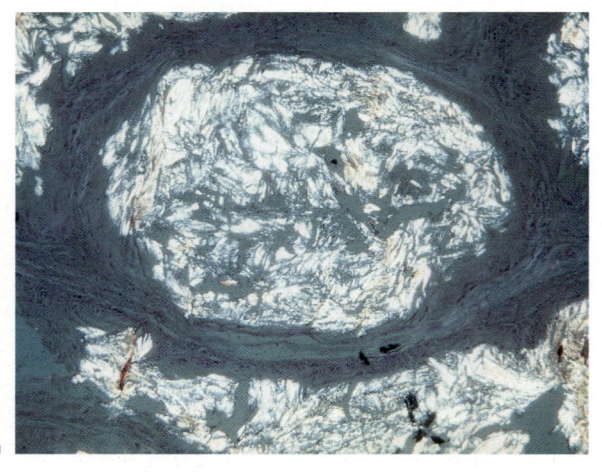

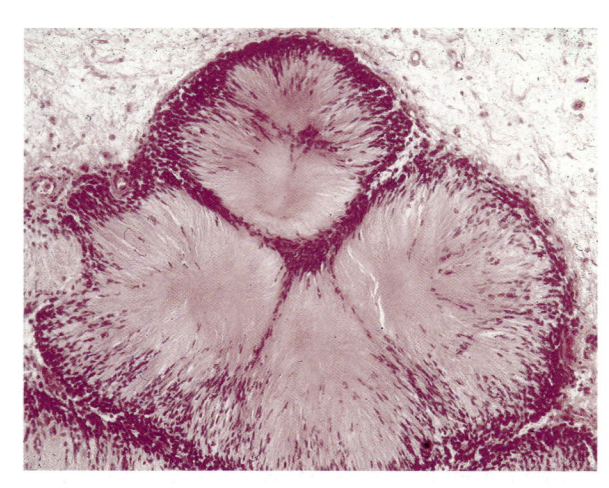

Abb. 3.23 **Gichttophus** bei primärer (Erwachsenen-)Hyperurikämie:
a Doppelbrechende Uratkristalle, umgeben von einer Fremdkörperentzündungsreaktion (Polarisationsoptik, ohne Kristallauflösung; Vergr. 1:50);
b Uratkristallbüschel nach Kristallauflösung durch Gewebsfixation mit Formaldehyd (HE, Vergr. 1:50).

sich gegenseitig in ihrer Aktivität auf und sind für schmerzhafte Entzündungsattacken verantwortlich. Gichtfolgekrankheiten sind die Gichtnephropathie (S. 820) und die Gichtarthritis (S. 1165).

Sekundäre Gicht

Häufige Hyperurikämie wegen anderweitiger, bekannter Stoffwechselstörung wie:
- *Glucose-6-Phosphatase-Mangel* (S. 72) mit Hemmung der Harnsäureausscheidung;
- *Zellzerfall* → exzessive Harnsäurebildung bei
  - Leukämien (Blutzellkrebs → Tumorzellzerfall),
  - hämolytischen Anämien (Erythrozytenzerfall),
  - antineoplastischer Chemotherapie (Tumorzellzerfall);
- *chronische Niereninsuffizienz* → reduzierte Harnsäureausscheidung.

3.3 Pigmente

Pigmente (pigmentum, lat.: Farbstoff, Schminke) sind Stoffe, die aufgrund ihrer Eigenfarbe bereits im lebenden Gewebe erkannt werden können. Sie sind zum Teil im Körper selbst entstanden (endogene Pigmente), zum Teil auch von außen in oder auf den Körper gebracht worden (exogene Pigmente).

Exogene Pigmente spielen als kosmetische Allergene oder als Komplikationen von Metallimplantaten insgesamt eine klinisch untergeordnete Rolle.

Endogenen Pigmenten kommen wichtige biologische Funktionen zu. Ihre Synthese- oder Abbaustörung kann weitreichende Folgen haben, da die wichtigsten unter ihnen übergeordnete Funktionsblöcke darstellen, die entweder mehrere Stoffwechselschritte oder bestimmte Schritte in der Sinnesphysiologie katalysieren. Wegen ihrer definitionsgemäßen Eigenfarbe verrät ihr Fehlen oder ihre Anhäufung eine Gewebeschädigung. Je nach Herkunft unterscheidet man folgende Gruppen endogener Pigmente:

- **Hämatogene Pigmente:** Hier ist entweder die Porphinsynthese gestört (Porphyrie), was meist mit einer Photodermatose, Leberschädigung und bei einigen Unterformen auch mit einer Anämie einhergeht, oder die Verstoffwechslung und Ausscheidung von Bilirubin auf einer bestimmten Stufe sind blockiert. Das sich im Blut anstauende Bilirubin äußert sich klinisch in einer Gelbsucht (= Ikterus). Zu den hämatogenen Pigmenten gehört auch das Malariapigment (= Hämatozoidin).
- **Tyrosinogene Pigmente** spielen in Form des Hautmelanins eine wichtige Rolle als „Sonnenschutzfaktor", während Störungen des Neuromelanins zu neurologischen und sinnesphysiologischen Beeinträchtigungen führen. Die wichtigsten Beispiele hierfür sind der Morbus Parkinson („Schüttellähmung"), die Retinopathia pigmentosa (Erblindung) und das Waardenburg-Syndrom (Innenohrtaubheit).
- **Lipogene Pigmente** haben lediglich als „Sehpurpur" (Rhodopsin) eine potenziell pathologische Bedeutung, wohingegen Lipofuszin und Zeroid „Farbmarken" einer „Gewebeabnutzung" sind.

3.3.1 Exogene Pigmente

Kosmetische Pigmente

Der Mensch ist aufgrund seiner eintönigen Färbung wenig anziehend und versucht folglich, diesen Mangel durch Aufbringen von Farbstoffen (= kosmetische Pigmente) zu beheben. Die Lippen werden meist mit Eosinsäure rot geschminkt, was verhaltenspsychologisch Paarungsbereitschaft signalisiert; die Augenbrauen und Kopfhaare werden mit p-Amino-Diphenylamin gefärbt, und die Haut wird tätowiert. Die kosmetischen Pigmente können teilweise als Allergene wirken. Bei der Tätowierung werden Kohle, Tusche oder Zinnober in die Haut gebracht, die nach der Phagozytose entweder im Bindegewebe liegen bleiben oder zu den nächsten Lymphknoten abtransportiert werden.

Berufstoxische Pigmente

Neben dieser freiwilligen Färbung mit Kohlenpartikeln im Rahmen der Tätowierung kommt es bei allen Menschen, besonders den Arbeitern in Kohlebergwerken und Stadtbewohnern, zu einer unfreiwilligen Schwarzfärbung der Lunge mit Kohle- und Rußstaub (= Anthrakose, anthrax, gr. = Kohle). Sie entsteht dadurch, dass die eingeatmeten Kohlenpartikel durch die Alveolarmakrophagen in die Lunge aufgenommen und auf dem Lymphweg abtransportiert werden. In ähnlicher Weise werden auch die eisenhaltigen Stäube bei Keramik- und Stahlarbeitern und die bleihaltigen Autoabgase bei Straßenarbeitern in der Lunge abgelagert. Bei der chronischen Bleivergiftung kommt es darüber hinaus zu einer saumartigen Bleisulfidablagerung in der Gingiva (= Saturnismus). Kupferhaltige Abgase und Stäube können bei Menschen in der Umgebung einer kupferverarbeitenden Industrie zur Grünfärbung der Haare (= Chalkosis, chalkos, gr. = Kupfer) führen.

Iatrogene Pigmente

Die iatrogenen Pigmente bewirken im Rahmen therapeutischer Maßnahmen eine Gewebeverfärbung. Chronische Verabreichung von früher verwendeten silberhaltigen Medikamenten (= Argyrismus, argyros, gr. = Silber), chronischer Abrieb von quecksilberhaltigen Zahnfüllungen (= Amalgam, amalgamare, lat. = vermischen) oder von titaniumhaltigem Osteosynthesematerial führen nach Phagozytose zu einer Graufärbung des metallumgebenden Gewebes (s. auch Metallose). Tetrazykline werden ins Knochen- und Zahngewebe eingebaut und färben bei Kindern dieses Gewebe irreversibel gelb. Hin und wieder bewirkt auch eine gutgemeinte Eintrichterung von Karotten eine Gelbfärbung der Babyhaut. Sie beruht auf einer Karotineinlagerung (= Provitamin A) in das subkutane Fettgewebe (Karotinismus).

3.3.2 Hämatogene Pigmente

Diese Pigmente gehören zusammen mit den tyrosinogenen und lipogenen Pigmenten zur Gruppe der „endogenen Pigmente", weil sie ganz oder teilweise im Organismus selbst gebildet werden. Die funktionell bedeutsamsten Pigmente sind hierbei zweifellos diejenigen, die am Sauerstofftransport beteiligt sind. Sie haben teilweise eine charakteristische Eigenfarbe und tragen wesentlich zur Parenchymgrundfarbe der einzelnen Organe bei. So haben die Cytochrome eine gelbbraune, Zöruloplasmin eine blaue, Hämoglobin eine rote und Myoglobin eine braune Eigenfabe.

In der Pathologie der endogenen Pigmente kommt dem Hämoglobin (= Hb) insofern eine besondere Rolle zu, als es den roten Blutfarbstoff darstellt.

Das Hämoglobin besteht aus einer Eiweißkomponente (= Globin) und dem Farbstoff Häm (zu den hämhaltigen Enzymen gehören ferner auch das Myoglobin, die Cytochrome und die Katalase). Das darin enthaltene Eisen ist komplexgebunden und gibt histochemisch keine positive Eisenreaktion ab. Der Synthese des Häms ist die Porphyrinsynthese vorgeschaltet. Sie läuft in den Hepatozyten ab.

Der Aufbau und Abbau der einzelnen Hämoglobinkomponenten kann gestört sein und entsprechende Krankheitsbilder nach sich ziehen. Davon werden im Folgenden besprochen:
- *Porphyrie* als Störung der Porphyrinsynthese,
- *pathologische Hämoglobinabbauprodukte* (wie Hämatoidin, Hämosiderin, Hämatin),
- *Hyperbilirubinämie* (Ikterus) als Störung des physiologischen Hämabbaus.

Erbliche Defekte der Globinsynthese führen zu Hämoglobinopathien. Sie werden bei den Anämien (S. 517) abgehandelt.

3.3.2.1 Porphyrien

Definition: Insgesamt seltene Krankheitsgruppe mit Auftreten atypischer Porphyrine (porphyra: gr. = Purpur) und wechselnder Schädigung von Haut, Leber und Blut infolge gestörter Porphyrinsynthese.

Pathogenese: Infolge eines angeborenen Enzymdefektes (primäre Porphyrie) oder einer intoxikationsbedingten Enzymblockade (sekundäre Porphyrie) entstehen atypische Metabolite der Hämsynthese in Form der Porphyrine. Sie werden zum Teil im Stuhl und Urin ausgeschieden und färben letzteren je nach Porphyrietyp rot. Die intralysosomale Ablagerung von Porphyrinen in Erythroblasten, Epidermis-, Knorpel-Knochen- sowie Leberzellen färben die entsprechenden Gewebe braun. Diese atypischen Metabolite der Hämsynthese haben im UV-Licht eine rote Fluoreszenzfarbe und schädigen nach intralysosomaler Anreicherung die betreffenden Zellen.

Morphologie und Klinik basieren wesentlich auf der toxischen Wirkung der atypischen Metabolite.
- *Haut:* Hier entstehen durch Lichtexposition freie Radikale vom Peroxidtyp, welche die Lysosomenmembran der Epidermiszellen labilisieren und zu einer Photodermatose führen. Diese Hautschädigung beginnt mit einer Blasenbildung (Hydroa varicelliformis) (Abb. 3.**24 a**) und heilt mit Narbenbildung, Hyperpigmentierung und Hypertrichose ab.
- *Knorpel-Knochen-Gewebe:* Hier hat die Lysosomenlabilisierung eine erhebliche Gewebezerstörung mit Deformierungen und Verstümmelungen im Gesicht (Nase), an den Händen und Ohrmuscheln zur Folge (= Mutilation, mutilare, lat. = verstümmeln) (Abb. 3.**24 b**).
- *Zähne:* Die Ablagerung von Porphyrinen bewirkt, dass die Zähne im UV-Licht rot erscheinen (Erythrodontie).
- *Blut:* Die Beladung der Erythroblasten mit atypischen Porphyrinen zieht eine reduzierte osmotische Resistenz (peroxidbedingte Membranschädigung?) und folglich eine meist normochrome, normozytäre hämolytische Anämie nach sich, die ein klinisches Leitsymptom dieser Erkrankung darstellt.
- *Leber:* Neben dieser, vorwiegend durch eine Membranschädigung der Lysosomen begründeten Zellschädigung scheint die formale Pathogenese der Porphyrinurien noch auf einem anderen organellenpathologischen Mechanismus zu beruhen: Einerseits spielen die Lebermitochondrien die Rolle einer Drehscheibe bei der Hämsynthese, bei der die intramitochondriale δ-Amino-Lävulinsäure-Synthase geschwindigkeitsbestimmend ist. Folgerichtig findet man auch verschiedenartige Mitochondrienschädi-

ner kommt es zur Hepatosiderose, weil das Eisen nicht in das Häm eingebaut werden kann.

Je nach Art der Porphyrinsynthesestörung und nach Lokalisation der Porphyrinablagerung herrscht die eine oder andere Art der Zellschädigung vor. Diese sind in Tab. 3.8 zusammenfassend dargestellt.

Klinik: Die kongenitale erythropoetische Porphyrie (Abb. 3.24 b) mit ihren klinischen Symptomen dürfte für die Gruselgestalten des Grafen Dracula (Vampir) und des Werwolfs Paten gestanden haben, denn für Dracula ist das Schlafen bei Tage (Photosensibilität), blutige Zähne und Blutmahlzeit (Erythrodontie) und Totenblässe (hämolytische Anämie) typisch, während zum Werwolf eine Behaarung von Gesicht und Armen (Hypertrichose), blutige Zähne (Erythrodontie) sowie fingerlose Tatzen und nasenloses Gesicht (Mutilationen) gehören.

3.2.2.2
Hämoglobinabbaupigmente

Hämatoidin

Definition: Eisenfreies, pyrrolhaltiges rot-braunes Pigment = indirektes Bilirubin.

Pathogenese: Tritt bei einer Gewebezerstörung Blut aus den Gefäßen aus, so machen die Erythrozyten eine Reihe von Veränderungen durch. Im Inneren der Blutung, wo die Erythrozyten nicht mit lebenden Makrophagen in Berührung kommen, zerfällt das Hämoglobin. Das Eisen wird abgespalten, und der den Pyrrolring enthaltende Rest kristallisiert in Form eines eisenfreien braunroten Pigmentes aus, dem Hämatoidin. Das Hämatoidin ist mit dem indirekten Bilirubin identisch. Überall dort, wo Hämoglobin in den Phagozyten abgebaut wird, entsteht das pyrrolhaltige und eisenfreie grüne Biliverdin und durch die Reduktion das gelbe Bilirubin. Auf diese Weise wechselt ein „blaues Auge" (= Hämatom) nach einer Schlägerei seine Farbe in Violett über Grün zu Gelb. Hämatoidin benötigt zu seiner Entstehung etwa 3 Wochen.

Hämosiderin

Definition: Eisenhaltiges, pyrrolfreies gelbbraunes Pigment.

Pathogenese: Im Unterschied zum eisenfreien Hämatoidin entsteht Hämosiderin nur innerhalb lebender Zellen, die auch das phagozytierte Eisen in dieser Form speichern (= RHS-Zellen). Hämosiderin ist eisenhaltig, aber pyrrolfrei und imponiert histologisch als goldgelbe bis gelbbraune intrazelluläre Körnchen (= Telolysomen) und gibt den betreffenden Geweben eine braune Färbung (Abb. 3.25 a, b). Es benötigt zu seiner Entstehung mindestens 2 Tage. Eine Reihe von Krankheiten geht mit einer pathologischen Hämosiderinablagerung einher. Sie ist immer Indiz eines gesteigerten Blutzerfalls. Dabei kann es zur lokalen oder generalisierten Hämosiderose kommen (s. Eisenstoffwechsel, S. 66).

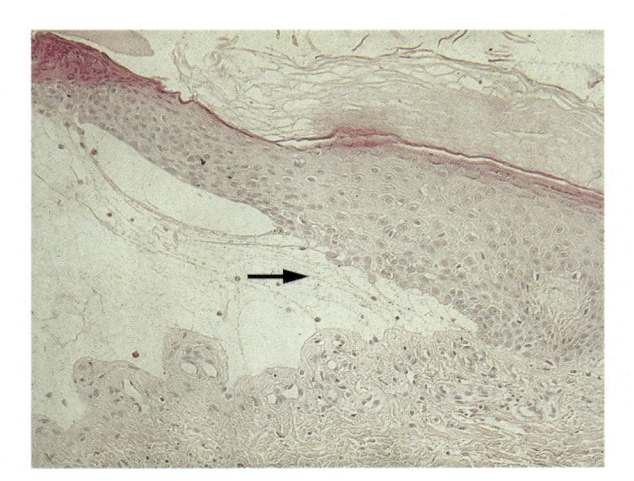

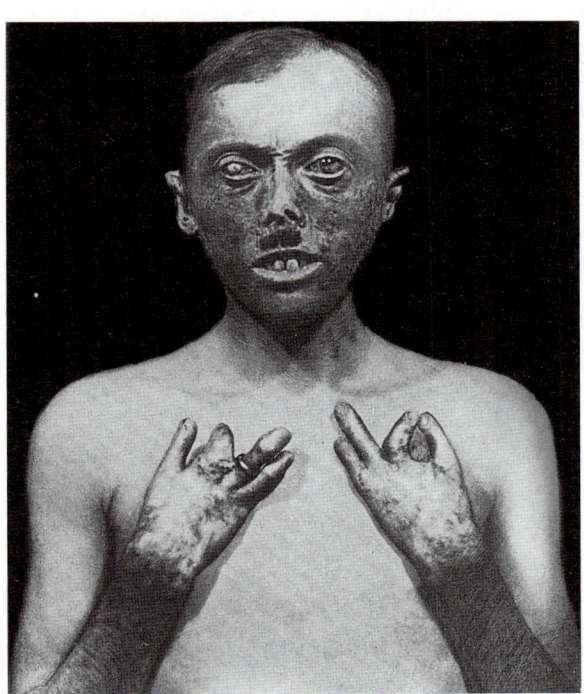

Abb. 3.24 **Kongenitale erythropoetische Porphyrie:**
a Hydroa (gr. = Schweißbläschen) varicelliformis mit suprabasaler blasenförmiger (Pfeil) Hautabhebung (HE, Vergr. 1 : 100);
b schwere Verstümmelung von Nase, Ohren und Fingern (akrale Mutilationen). Originalfall (Patient Petry K.) der Erstbeschreibung 1925 als Morbus Günther durch H. Günther.

gungen mit parakristallinen Ablagerungen innerhalb und außerhalb der Mitochondrien. Von der Störung der Hämsynthese sind auch die Peroxisomen betroffen, denn sie enthalten normalerweise Katalase, ein Metalloporphyrin, das an der Beseitigung zytotoxischer Peroxide maßgeblich beteiligt ist. Bei den hepatischen Porphyrien ist sie stark vermindert. Dies erklärt die Leberzellschädigung, die von der Verfettung über fokale Zellnekrosen bis zur reaktiven Hepatitis reicht. Sie kann von einer portalen Fibrose (evtl. sogar Zirrhose) begleitet werden. Fer-

Tabelle 3.8 Porphyrinstoffwechselstörungen

Krankheit/Erbgang	Enzymdefekt/Erbgang	Klinik/Prognose	Fallzahl/Inzidenz
Erythropoetische Porphyrien			
Kongenitale erythropoetische Uroporphyrie (= Morbus Günther) (autosomal rezessiv)	Uroporphyrinogen-III-Co-synthetase	Photodermatose, Mutilation, hämolytische Anämie, Hepatosplenomegalie, tiefroter Urin Prognose: infaust	etwa 100
Erythropoetische Protoporphyrie	Ferro-Chelatase (= Hämsynthetase)	Photodermatose, evtl. Cholestaseleber Prognose: gut	etwa 150
Hepatoerythropoetische Porphyrien			
Homozygoter Defekt		wie Morbus Günther	etwa 20
Hepatische Porphyrien			
Akute intermittierende Porphyrie (autosomal dominant)	Uroporphyrinogen-I-Synthase	„akutes Abdomen", Parästhesien, Paresen, Paralysen, Leberzellschädigung, Hepatosiderose medikamentös auslösbar (z. B. Barbiturate)	etwa 1 : 10000 (geographisch unterschiedlich: Lappland 1 : 1000)
Porphyria variegata (autosomal dominant)	primär Ferro-Chelatase? sekundär δ-Amino-Lävulinsäure-Synthase	Photodermatose, Leberzellschädigung, Hepatosiderose, evtl. Ikterus	weiße Südafrikaner: 1 : 10000
Hereditäre Koproporphyrie (autosomal dominant)	primär? sekundär δ-Amino-Lävulinsäure-Synthase	mildere Form der Porphyria variegata medikamentös auslösbar (z. B. Barbiturate)	etwa 30
Porphyria cutanea tarda	hepatische/erythrozytäre Uroporphyrinogen-Decarboxylase (heterozygoter Defekt)	Photodermatose, Hepatosiderose, Leberzellschädigung, evtl. Leberzirrhose	1 : 1000(!) in der BRD
Erworbene Porphyrien			
z. B. Bleivergiftung	Prophobilinogen-Synthase Ferro-Chelatase	(S. 141) u.a.: hypochrome Anämie, Bleikolik	häufig (Umweltgift)

Hämatin

Definition: Schwarzbraunes Pigment aus HCl-inkubiertem Hämoglobin.

Pathogenese: Hämatin entsteht immer dann, wenn Hämoglobin im Magen mit HCl zusammentrifft. Dadurch entsteht ein schwarzbraunes Pigment. Es färbt den Magen- und Darminhalt schwarz. Kaffeesatzerbrochenes (= Hämatemesis) und Teerstuhl (= Meläna) sind folglich hämatinhaltig und Zeichen einer gastrointestinalen Blutung.

Hämozoin

Pathogenese: Das braun-graue Malariapigment (= Malariamelanin) wird vom Malariaerreger (= Plasmodium) beim Erythrozytenparasitismus (S. 271) dadurch gebildet, dass die Schizonten von den Erythrozyten Glucose und von deren Hämoglobin Aminosäuren verwerten und aus dem Hämoglobinrest ein Ferri-Protohämatoporphyrin-Polymer herstellen. Es kann teilweise noch viele Jahre nach Abheilung der Malaria in den Zellen des RHS nachgewiesen werden (Abb. 3.**25 c**).

Bilirubin

Definition: Bilirubin ist ein Abbauprodukt des Häms mit gelb-braunroter Eigenfarbe. Es stammt aus folgenden Quellen:
- *Abbau von Hämproteinen*:
  – Hämenzyme (meist) wie das hepatische Cytochrom-P450,
  – Myoglobin (gering): Restitution einer tierexperimentell medikamentösen Enzyminduktion → sehr früh markiertes Bilirubin („early-early-bilirubin") im Serum (innerhalb von Stunden);
- *Hämoglobinabbau unreifer Erythrozyten* im Knochenmark: Abbau nicht ausgereifter Erythrozyten bei Syndromen der „ineffektiven Erythropoese" → frühmarkiertes Bilirubin („early-bilirubin") im Serum (innerhalb von Tagen);
- *Hämoglobinabbau reifer Erythrozyten* (= Hauptquelle, 85%): Erythrozytenmauserung (Erythrozytenlebensdauer 100 Tage) → Abbau durch Zellen des Makrophagensystems (= mononukleäres Phagozytensystem, retikulohistiozytäres System) → spätmarkiertes Bilirubin („late-bilirubin") im Serum (innerhalb von 100 Tagen).

3.3 Pigmente   **103**

Bei physiologischem pH ist Bilirubin wasserunlöslich, aber lipidlöslich und somit membrangängig. Freies Bilirubin ist zytotoxisch. Die klinisch wichtigsten Störungen des Bilirubinstoffwechsels sind die Hyperbilirubinämien. Ihrer Abhandlung wird zunächst der physiologische Ablauf des Bilirubinstoffwechsels vorangestellt.

Orthologie des Bilirubinstoffwechsels: Der hepatozelluläre Transport des Bilirubins vollzieht sich in folgenden 4 Schritten (Abb. 3.26).

1. Bilirubinbildung und Transport im Blut (Abb. 3.26, Schritte 1a und 1b). Die Bilirubinbildung startet also mit dem Abbau des Häms. Dieser Prozess ist bei hämo- und myolytischen Krankheiten gesteigert (= hämolytischer Ikterus). Er beginnt in den Zellen des Makrophagensystems, in dem die mikrosomale Hämoxygenase den Porpyhrinring des Häms (Ferroprotoporphyrinring) oxidativ spaltet → Freisetzung von Biliverdin als grüner, gestreckter vierkerniger Pyrrolfarbstoff → Reduktion des Biliverdins durch zytosolische Bilirubinreduktase zum gelb-braunroten Bilirubin. Da häm- und biliverdinabbauende Enzyme durch ein erhöhtes Substratangebot induzierbar sind, stellen sie im Bilirubinstoffwechsel keine limitierenden Faktoren dar.

Das Bilirubin wird von den Zellen des Makrophagesystems exozytotisch in den Blutstrom des großen Kreislaufs abgegeben, wo jeweils 2 Bilirubinmoleküle von 1 Albuminmolekül gebunden und dadurch am Verlassen des Gefäßsystems gehindert werden. Physiologischerweise findet sich bis 1 mg/dl freies, unkonjugiertes lipidlösliches Bilirubin an Albumin gebunden im Blut (= indirektes Bilirubin). Nachweis: Van den Bergh-Diazo-Reaktion.

Der Abbau von Häm über Biliverdin zu Bilirubin erklärt die fortschreitende Farbveränderung von subkutanen Hämatomen.

2. Bilirubinaufnahme in Hepatozyt und **intrazellulärer Transport** zum glatten endoplasmatischen Retikulum (Abb. 3.26, Schritt 2): Im basolateralen Bereich der Leberzellmembran wird das indirekte Bilirubin von Albumin abgekoppelt und über die beiden folgenden Transportsysteme in die Leberzelle aufgenommen:
- Organische-Anionen-transportierendes Protein (OATP) → Na^+-unabhängige Aufnahme von Gallesäuren und Bilirubin, aber auch anderer endogener und exogener organischer Anionen wie Östrogenkonjugate und Kationen wie bestimmte Medikamente („Carrier" in Abb. 3.26);

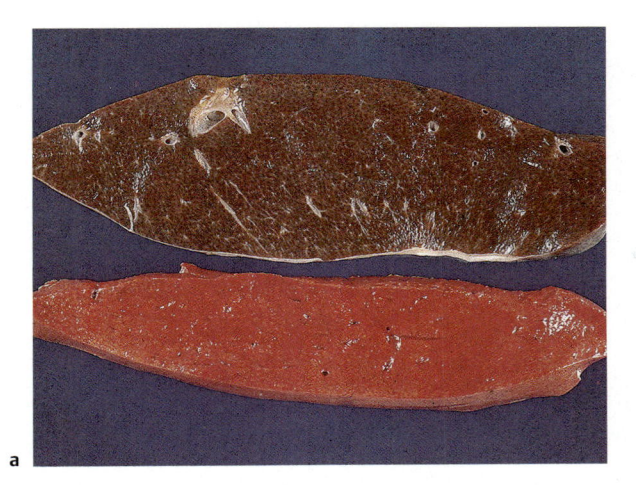

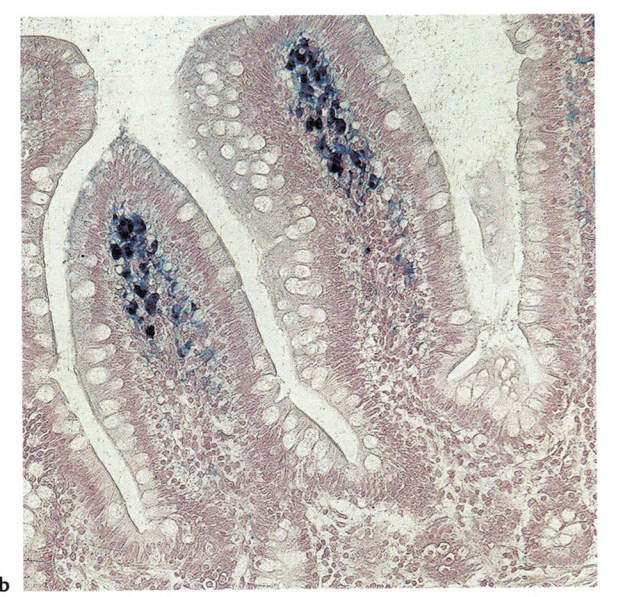

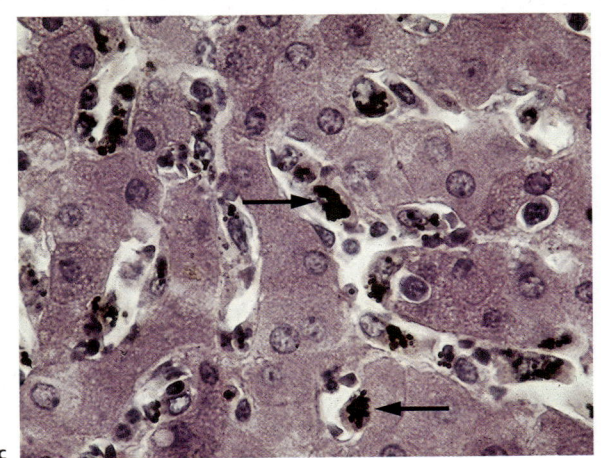

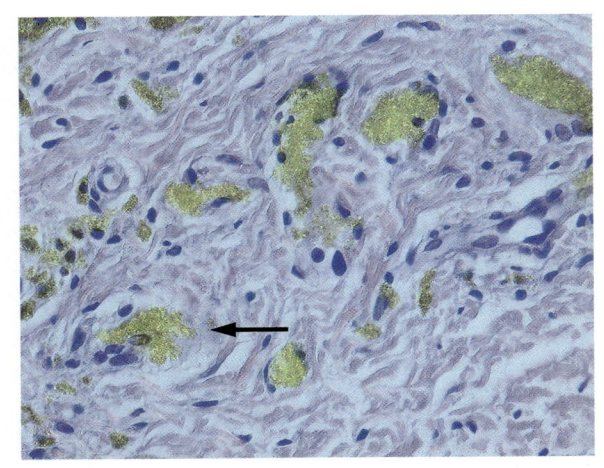

Abb. 3.**25**   **Hämoglobinabbaupigmente:**
a Rechts: Braune Hämosideroseleber (= Transfusionssiderose) nach zahlreichen Bluttransfusionen. Links: Normalleber;
b Zottensiderose des Dünndarms nach wiederholten oberen Gastrointestinalblutungen. Die Histiozyten der Dünndarmzotten haben eisenhaltiges (blau) Pigment gespeichert (Berliner-Blau, Vergr. 1:50);
c Malariapigment in Kupferzellen der Leber (HE, Vergr. 1:100);
d Bilirubin bei extravaskulärer Erythrozytenzerstörung im Rahmen eines Hämatoms (HE, Vergr. 1:100).

- Na+/Taurocholat-kotransportierendes Polypeptid (= NTCP) → Na+-abhängige Aufnahme von Gallesäuren. Danach wird das Bilirubin in den Hepatozyten an die intrazellulären Trägerproteine Y und Z gebunden und zum SER (= smooth endoplasmic reticulum = Mikrosomenfraktion) transportiert. Das Y-Protein (= Ligandin) ist eine Glutathion-S-Transferase-B, kommt nur in Leber, Niere und Darm, aber nicht in den Ganglienzellen vor und fungiert als intrazelluläres Trägerprotein. Das Z-Protein hat eine geringere Affinität zu Bilirubin, aber eine größere Transportkapazität als das Y-Protein und fungiert als intrazelluläres Transportprotein.

3. Konjugation des Bilirubins im SER (Abb. 3.26, Schritt 3): Im SER wird lipidlösliches, nicht ausscheidungsfähiges Bilirubin durch Glucuronyltransferase zu wasserlöslichem, ausscheidungsfähigem (auch harnfähigem) Bilirubindiglucuronid (= direktes Bilirubin; Nachweis mit der Van-den-Bergh-Diazo-Reaktion).

4. Kanalikuläre Ausscheidung = Gallesekretion (Abb. 3.26, Schritt 4): Die Gallesekretion vollzieht sich am apikalen Gallepol der Leberzelle und ist ein osmotischer Prozess. Nach aktiver kanalikulärer Sekretion und Konzentration von Gallesalzen (gallesalzabhängiger Gallefluss) und anderen Bestandteilen, einschließlich reduzierten Glutathions (gallesalzunabhängiger Gallefluss) werden Wasser und Elektrolyte parazellulär und transzellulär osmotisch nachgezogen. Diese aktive vektorielle Sekretion von Gallebestandteilen aus dem Portalblut in die Kanalikuli wird durch eine Reihe von polarisierten Transportsystemen (= Transporter) an den basolateralen (sinusoidalen) und kanalikulären Plasmamembranabschnitten angetrieben, die teilweise ATP-abhängig und teilweise ATP-unabhängig sind. Zu den ATP-abhängigen Transportern gehören:
- FIC-1-Protein (= Familiäres-intrahepatisches-Cholestase-Typ-1-Protein). Es gehört zu den ABC-Transportern (ATP-binding cassette transporter). Seine Rolle bei der Cholestase ist noch ungeklärt.
- MDR-1-Protein (= Multidrug-Resistance-1-P-Glykoprotein): Es stellt eine „Multidrug-Exportpumpe" dar und lenkt so die kanalikuläre Exkretion organischer Kationen wie Medikamente vom Typ Zytostatika, Ciclosporin, Calciumantagonisten.
- MDR-3-Protein (= Multidrug-Resistance-3-P-Glykoprotein): Es gehört ebenfalls zu den ABC-Transportern, stellt eine „Phospholipidpumpe" dar und ist so für die kanalikuläre Exkretion von Phospholipiden zuständig → Galle wird phospholipidhaltig → Inaktivierung toxischer Gallensäuren.
- MRP-2-Protein (= kanalikuläre Isoform des Multidrug-Resistance-Proteins): Es gehört ebenfalls zu den ABC-Transportern, stellt eine „Konjugatexportpumpe" dar und steuert somit die hepatobiliäre Elimination von amphophilen, anionischen Konjugaten wie Bilirubindiglucuronid. Zusammen mit dem AE2 (s. u.) ist es für den gallensäurenunabhängigen Gallefluss verantwortlich.
- BSEP (= Bile-Salt-Export-Protein): Es stellt eine „Gallesalzexportpumpe" dar und steuert die Ausschleusung konjugierter monovalenter Gallensäuren in die Kanalikuli.

Zu den ATP-unabhängigen Transportern gehören:
- Transporter für reduziertes Glutathion;
- Anion-Exchanger 2 (= AE2): Er vermittelt die Bikarbonatsekretion und wird aktiviert durch
- Chloridionenkanal.

Die Galleausscheidung ist also energieabhängig und arbeitet aktiv gegen einen Konzentrationsgradienten. Die Exkretion ist im ganzen Durchlauf des Bilirubins durch die Leberzelle der limitierende Prozess mit einem Transportmaximum (T_m). Störungen dieser Gallesekretion werden als Cholestase (s. u.) bezeichnet. Die Galle- und Bilirubinausscheidung werden unter anderem durch folgende Faktoren beeinflusst:
- aktive Transportproteine wie BSEP, MRP2, MDR3 u. a.;
- intrakanalikuläre Bildung von Gallesalz-/Phospholipid-/Cholesterin-Mizellen durch Überschuss an Tri- und Dihydroxygallensäuren;
- osmotischer Wasser- und Elektrolytfluss;
- perikanalikuläres Zytoskelett, das aktinhaltig ist und über einen kanalikulären Tonus und Peristaltik den Gallefluss gewährleistet.

Von den Gallekanalikuli aus gelangt die „kanalikuläre Galle" (450 ml pro Tag) in die Ductuli. Diese sezernieren, durch Sekretin stimuliert, eine bicarbonatreiche Flüssigkeit und resorbieren Elektrolyte → „duktuläre Galle" (150 ml pro Tag). Von den Ductuli aus erfolgt durch die portalen Gallengänge der Weitertransport → septale Gallengänge → Ductus hepaticus → Ductus choledochus → Dünndarm. Das wasserlösliche, konjugierte Bilirubin wird im Dünndarm nicht resorbiert. Im terminalen Ileum und Kolon wird das Bilirubin durch die Darmbakterien dekonjugiert und reduziert → aus Bilirubin werden farblose Tetrapyrrolverbindungen wie Mesobilirubinogen und Sterkobilinogen (= Urobilinogene) → durch Oxidation von Urobilinogen wird Urobilin, das zusammen mit Sterkobilin im Stuhl ausgeschieden wird. Ein Teil des Bilirubins wird im Dünndarm resorbiert und via Niere und Leber ausgeschieden.

Die Stoffwechselstörungen des Bilirubins sind sehr vielfältig, molekularbiologisch gut untersucht und klinisch wichtig. Sie werden nachstehend in einem eigenen Ab-

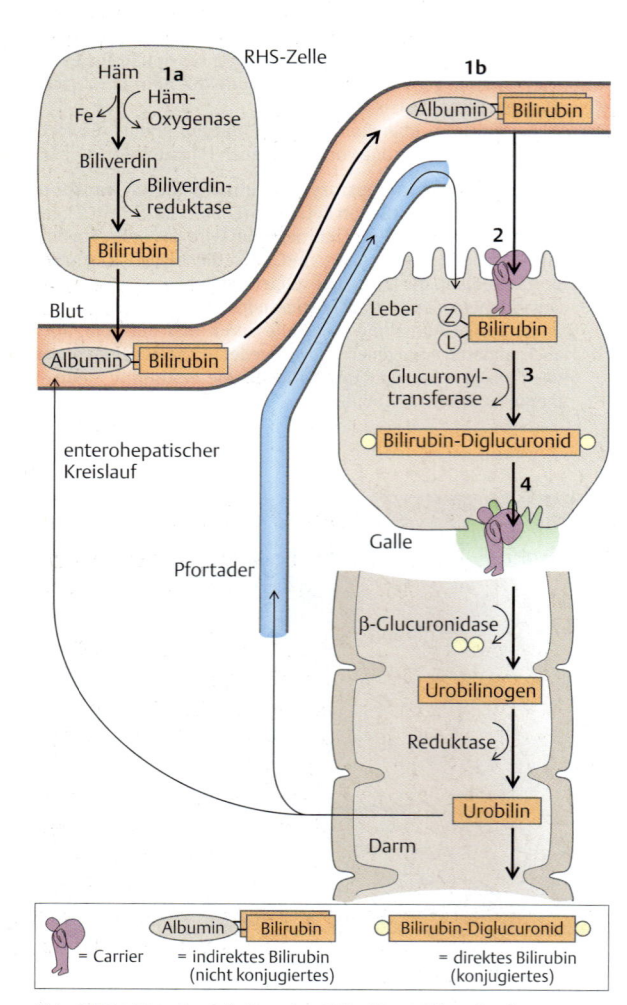

Abb. 3.26 Die vier Schritte des Bilirubinstoffwechsels. Intraepitheliale Trägerproteine: L = Ligandin (= Glutathion-S-Transferase B) nur in Leber, Niere, Darm, nicht in Ganglienzellen vorkommend; RHS = retikulohistiozytäres System; Z = Z-Protein mit geringerer Bilirubinaffinität, aber größerer Kapazität als Ligandin.

schnitt als „Bilirubinopathien" besprochen, weil Bilirubin sowohl Ursache als auch Folge von Erkrankungen sein kann.

3.3.3
Bilirubinopathien

Definition: Die insgesamt sehr häufigen Stoffwechselstörungen des Bilirubins werden wie folgt untergliedert:
- *Hyperbilirubinämie:* Damit bezeichnet man einen Blutbilirubinanstieg > 1,0 mg/dl, wobei man je nach Glukuronisierung unterscheidet zwischen
  - indirekter Hyperbilirubinämie (unkonjugiertes Bilirubin),
  - direkter Hyperbilirubinämie (konjugiertes Bilirubin).
  - Außerdem können die Hyperbilirubinämien auch nach ihrem pathogenetischen Mechanismus (Tab. 3.**9**; Abb. 3.**27**) und nach ihrem Vererbungsmodus eingeteilt werden.
- *Ikterus* (ikteros, gr. = Pirol = gelber Vogel): Damit bezeichnet man die als „Gelbsucht" imponierende Gelbfärbung von Skleren, Haut, Schleimhaut und inneren Organen (Abb. 3.**28 a**) bei einer Hyperbilirubinämie von über 2 mg/dl. Bei den meisten Ikterusformen wird die kanalikuläre Ausscheidungskapazität überschritten, was histologisch als Cholestase („Gallestau") imponiert. Die Begriffe „Ikterus" und „Cholestase" sind somit nicht identisch. Die Cholestase wiederum kann nach histologischen oder pathophysiologischen Gesichtspunkten definiert werden.
  - *Histologische Cholestasedefinition:* Damit bezeichnete man ursprünglich histologisch sichtbare Galle in oder zwischen Leberzellen (= Leberikterus), vor allem in Form kanalikulärer „Gallethromben" (Abb. 3.**29 a**) oder in Form eines tropfigen Gallepigmentes in Leberparenchymzellen (= Hepatozyten) und Kupffer-Zellen.
  - *Pathophysiologische Cholestasedefinition:* Darunter versteht man eine Ausscheidungsstörung der Galle (vor allem Gallensäuren!) mit Verminderung oder Fehlen des Galleflusses sowie mit Regurgitation (d. h. die Galle wird nicht in den Kanalikulus abgegeben, sondern in den Sinusoid und damit in die Blutbahn) und Anstieg der gallepflichtigen Substanzen im Blut. Dazu gehören konjugiertes und unkonjugiertes Bilirubin, Gallensäuren (bei Ablagerung in Haut → Pruritus), Cholesterin, alkalische Phosphatase, γ-Glutamyltranspeptidase, 5-Nucleotidase und Leucinaminopeptidase (= cholestaseanzeigende Enzyme im Blut).

3.3.3.1
Indirekte Hyperbilirubinämie

In diesen Fällen einer unkonjugierten Hyperbilirubinämie ist das Bilirubin wegen seiner Koppelung an Albumin und seiner Lipidlöslichkeit nicht nierengängig → Ikterus ohne Bilirubinurie. Pathogenetisch unterscheidet man nachstehend besprochene Formen:

Überproduktion

Bei den folgenden Krankheitsbildern fällt vermehrt Bilirubin an, das *vor* seinem Eintritt in Leberzelle retiniert wird (vgl. Abb. 3.**27**), weil die Transportsysteme zur Aufnahme von Gallesäuren und Bilirubin in die Leberzelle gestört oder überfordert sind. Sie werden deshalb auch als „Überproduktionsikterus" oder als „prähepatischer Ikterus" bezeichnet.

Shunt-Hyperbilirubinämie

Definition: Sehr seltenes indirektes Hyperbilirubinämiesyndrom wegen gesteigertem Abbau unreifer Eryrythrozytenvorstufen (vgl. Tab. 3.**9**).

Pathogenese: Ursächlich liegt ein „ineffektives Erythropoesesyndrom" zugrunde, wozu perniziöse Anämie, Thalassämie, erythropoetische Porphyrie und familiäre Shunt-Hyperbilirubinämie gehören. Der Bilirubinstoffwechsel wird dabei bereits vor dem eigentlichen Hämabbau gestört, indem bei diesen Patienten infolge defekter Erythropoese mit ineffizientem Hämoglobineinbau (= „ineffektive Erythropoese") das Häm kurz nach der Synthese durch vorzeitige Zerstörung abnormer Erythroblasten abgebaut wird (vgl. Abb. 3.**27**).

+ Klinik: Anstieg des unkonjugierten Bilirubins = „frühmarkiertes Bilirubin" (= Shunt-Bilirubin).

Hämolyse-Hyperbilirubinämie

Pathogenetisch kommen für die häufig vorkommende intravitale Auflösung der Erythrozyten folgende Mechanismen in Betracht:
- *Hämolyse:* In diesem Falle werden massenhaft Erythrozyten intravaskulär geschädigt:
  - wegen Erythrozytenmauserung bei Neugeborenen (Neugeborenen-Ikterus, s. u.), Membran-, Enzym-, Hämoglobindefekt
  - wegen mechanischer, toxischer, immunologischer oder mikrobieller Einwirkung. Dadurch werden sie vorzeitig und vermehrt in der Milz abgebaut, so dass die Milzsinus mit ausgelaugten Erythrozyten angeschoppt sind und die Sinusendothelien wegen der Erythrozytenphagozytose eisenhaltig werden können.
- *Hämatomabbau* bei Gewebeblutungen induziert eine extravaskuläre Erythrozytenzerstörung, so dass vermehrt Bilirubin anfällt (vgl. Abb. 3.**25 d**).

Tabelle 3.9 Bilirubinstoffwechselstörungen

Krankheit	Defekt	Bilirubin im Blut (= B.)
Shunthyperbilirubinämie	Erythropoesestörung mit ineffizientem Hb-Einbau, danach Hb-Abbau	nichtkonjugiertes B.
Hämolytischer Ikterus	Hämolyse (s. Blut, S. 502) mit relativem Glucuronyltransferasemangel	nichtkonjugiertes Bilirubin
	Bilirubinsekretionsstörung	konjugiertes B.
Morbus Gilbert	Bilirubinaufnahme in die Leber (Glucuronyltransferasemangel)	nichtkonjugiertes B.
Morbus Crigler-Najjar	Glucuronyltransferasemangel	nichtkonjugiertes B.
Physiologischer Neugeborenenikterus	relativer Glucuronyltransferasemangel, Ligandinarmut, Bilirubinsekrektionsverzögerung	nichtkonjugiertes B.
Lucey-Driscoll-Syndrom	Glucuronyltransferase-Inhibitor	nichtkonjugiertes B.
Dubin-Johnson-Syndrom, Rotor-Syndrom	defekte Bilirubinsekretion	konjugiertes B.
Hepatozellulärer Ikterus	Bilirubinsekretionsstörung, Fehlleitung in Blutbahn	konjugiertes B.
Drogenikterus	Bilirubinsekretionsstopp	konjugiertes B.
Obstruktionsikterus, Okklusionsikterus	Bilirubinexkretionsblock, Fehlleitung in Blutbahn	konjugiertes B.

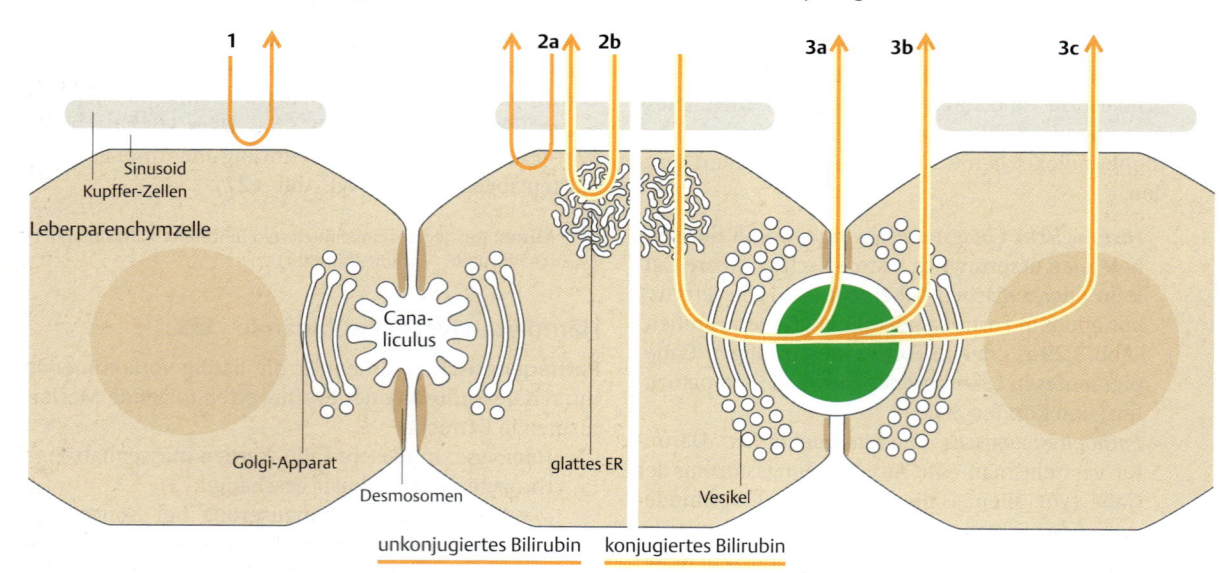

Abb. 3.27 **Gallesekretionsapparat** der Leberzelle:
a Normalzustand bzw. Ikterus ohne morphologische Cholestase;
b Ikterus mit morphologischer Cholestase.
1 = Retention (z. B. Hämolyse);
2 = Regurgitation: 2 a = prämikrosomal (unkonjugiertes Bilirubin, z. B. Morbus Gilbert-Meulengracht), 2 b = postmikrosomal (konjugiertes Bilirubin, z. B. Dubin-Johnson-Syndrom);
3 = Regurgitation aus Kanalikulus: 3 a = parazellulär (via Desmosomen), 3 b = transhepatozellulär via Vesikel, 3 c = transhepatozellulär „diffus" via Zytoplasma (z. B. intra-/extrahepatische Cholestasen).

Klinik: Durch beide Mechanismen wird die Glucuronierungskapazität der Leber überfordert, was zur Erhöhung des indirekten Bilirubins (bis 5 mg/dl) führt und als „Retentionsikterus" bezeichnet wurde (veralteter Begriff!). Das vermehrt anfallende Bilirubin wird durch die Galle ausgeschieden. Als Folge davon treten im Stuhl vermehrt Bilirubin-Abbauprodukte und im Urin vermehrt Urobilinogen auf. Die erhöhte biliäre Bilirubinkonzentration begünstigt die Ausfällung von Calcium-Bilirubinatsteinen in der Gallenblase (Vorkommen: in über 50% der Hämolyse-Patienten).

Albuminkompetition mit Bilirubin

Pathogenese: Dieser sehr seltene Fall kann bei Säuglingen nach Salizylat- oder Sulfonamidtherapie eintreten, was zur Folge hat, dass das Bilirubin von Albumin abgedrängt wird und so die Blut-Hirn-Schranke passieren kann → Kernikterus.

Klinik: Kernikterus (S. 515).

Aufnahme/-Transportstörung

Bei den folgenden Krankheitsbildern ist die Aufnahme von Bilirubin in die Leber(zelle) und der intrazelluläre prämikrosomale Bilirubintransport gestört. Das Resultat ist deshalb ein „hepatischer Ikterus" mit vermehrtem Anfall von unkonjugiertem Bilirubin im Blut.

Morbus Gilbert

Syn.: Icterus juvenilis intermittens, Morbus Gilbert-Meulengracht

Definition: Recht häufige, mit unregelmäßiger Penetranz vererbte Hyperbilirubinämie wegen Störung sowohl der Bilirubinaufnahme (oft auch gestörte Aufnahme von Bromsulphthalein, Indocyangrün) aus dem Blut in die Hepatozyten als auch der Bilirubinkonjugation (s. u.) (Inzidenz: 5% der Bevölkerung, ♂ > ♀. Prädilektionsalter: 2.–3. Lebensdekade).

Morphologie: Normale Leberhistologie mit Lipofuszinose.

Klinik: Normale Leberfunktionstests, Hyperbilirubinämie nur nach Stress und Fasten. Keine therapeutischen Konsequenzen, normale Lebenserwartung.

Medikamentös-toxische Formen

Bestimmte Medikamente wie Flavaspidsäure (= Farnextrakt gegen Bandwurm) oder Novobiocin kompetieren in einigen Fällen mit Bilirubin um die intrazellulären Trägerproteine (Ligandin) → Regurgitation von unkonjugiertem Bilirubin aus Leberzelle in das Blut (vgl. Abb. 3.**27**).

Konjugationsstörung

Bei den folgenden Krankheitsbildern ist im Blut das unkonjugierte Bilirubin wegen einer Glukuronisierungsstörung erhöht.

Morbus Gilbert

Der Konjugationsstörung (vgl. Abb. 3.**27**) liegt eine Missense-Mutation oder ein Moleküldefekt der TATA-Box-Promotorregion der Bilirubin-UDP-Glucuronyltransferase mit entsprechender Aktivitätsminderung vor, was teilweise mit einer Aufnahmestörung von Bilirubin in die Leber (s. o.) verbunden ist („prämikrosomale unkonjugierte Bilirubinämie").

Physiologischer Neugeborenen-Ikterus

Definition: Häufige passagere Ikterusform infolge „Leberunreife" bei Früh- und Neugeborenen.

Pathogenese: Um den 2.–5. postnatalen Tag herum werden die Kompensationsmechanismen des fetalen Kreislaufes (Erythrozyten mit fetalem Hämoglobin, Erythrozytenvermehrung, erhöhte Gesamtblutmenge) durch eine Blutmauserung aufgehoben. Da aber die Konjugations- und Ausscheidungsmaschinerie des Bilirubins in der Leber erst nach der 2. Lebenswoche funktionstüchtig ist, führt diese Blutmauserung bei allen Säuglingen über einen relativen Mangel an Bilirubin-UDP-Glucuronyltransferase zu einer Hyperbilirubinämie.

Klinik: Bei gleichzeitig vorliegender pathologischer Hämolyse kann dieser Ikterus für den Säugling fatal sein.

Crigler-Najjar-Syndrom

Definition: Sehr seltener erblicher, kompletter oder inkompletter Mangel der Bilirubin-UDP-Glucuronyltransferase.

Pathogenetisch liegt eine Mutation im UDP-Glucuronyltransferase-Genkomplex vor, was beim autosomal rezessiv vererbten Typ I mit einem kompletten, beim autosomal dominant vererbten Typ II mit einem inkompletten Defekt dieses Enzyms einhergeht. Die Folge davon ist eine allgemein zytotoxische Schädigung des Gehirns durch das unkonjugierte Bilirubin → Kernikterus.

Klinik: Sie ist je nach Ausprägungstyp verschieden:
- *Typ I:* Es wird in der Leber kein Bilirubinglucuronid gebildet → unkonjugiertes Bilirubin staut sich im Blut (Abb. 3.**28**) zurück, weil das entsprechende Transportproteinsystem überfordert ist (Serumbilirubin 20–50 mg/dl) → Bildung einer farblosen Galle → histologisch keine kanalikuläre Cholestase. Tod im Kindesalter (meist 1. Lebensjahr) an Kernikterus (= ikterische Verfärbung der Hirnkerne = Stammganglien). Therapie: Lebertransplantation.
- *Typ II:* Weniger dramatischer Verlauf als Typ I (Serum-Bilirubin < 20 mg/dl fluktuierend). Durch barbituratbedingte Enzyminduktion kann der Blutspiegel an unkonjugiertem Bilirubin gesenkt werden. Meist normale Entwicklung.

3.3.3.2
Direkte Hyperbilirubinämie

In diesen Fällen betrifft die Störung den Transport des konjugierten Bilirubins in die Gallekanalikuli und somit die „Bilirubinsekretion" durch die Leberzelle. Diese Stö-

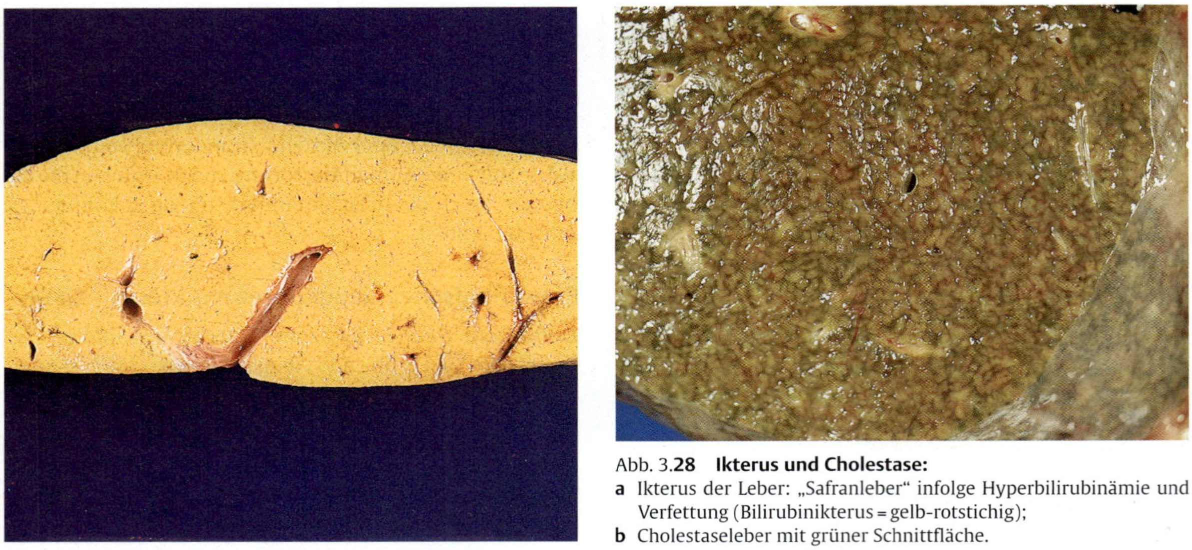

Abb. 3.28 Ikterus und Cholestase:
a Ikterus der Leber: „Safranleber" infolge Hyperbilirubinämie und Verfettung (Bilirubinikterus = gelb-rotstichig);
b Cholestaseleber mit grüner Schnittfläche.

rungen gehören somit ebenfalls zum Formenkreis des „hepatischen Ikterus" und führen zu einem vermehrten Anfall von konjugiertem Bilirubin im Blut. Das Bilirubin ist wegen seiner Glukuronisierung nierengängig → Bilirubinurie. Nach pathogenetischen Gesichtspunkten unterscheidet man nachstehend besprochene Formen.

Kanalikuläre Sekretionsstörungen

In diesen häufigen Fällen betrifft die Störung den Transport des konjugierten Bilirubins von den Gallekanalikuli letztlich ins Darmlumen. Störungen dieses Galleabflusses können sich auf jedem Abschnitt der geschilderten Transportachse ereignen und führen zu einem vermehrten Anfall von konjugiertem Bilirubin im Blut (vgl. Abb. 3.27). Je nach zugrunde liegendem Mechanismus unterscheidet man folgende beiden Krankheitsgruppen:
- *Bilirubinausscheidungsstörung ohne Störung der Gallesalzausscheidung und ohne histologische Cholestase:* In diesen Fällen werden auch andere organische Anionen wie Bromsulphthalein, Gallekontrastmittel und Katecholaminmetabolite verzögert ausgeschieden. Dazu gehören das Dubin-Johnson-Syndrom und das Rotor-Syndrom.
- *Globale Ausscheidungsstörung von Bilirubin und Gallesäuren:* Deren histologisches und pathophysiologisches Resultat ist die kanalikuläre Cholestase (= „hepatischer cholestatischer Ikterus").

Dubin-Johnson-Syndrom

Definition: Sehr seltene, chronisch intermittierende Hyperbilirubinämie infolge erblicher Exkretionsstörung der Leber für konjugiertes Bilirubin und andere organische Anionen.

Pathogenese: Das Syndrom beruht auf einer autosomal rezessiv erblichen Mutation der kanalikulären Konjugatexportpumpe (MRP-2 Protein) für Bilirubin und für verwandte Anionen. Dabei wird das Bilirubin im glatten endoplasmatischen Retikulum konjugiert, regurgitiert aber anschließend wieder ins Blut, weil das entsprechende Transportproteinsystem defizient ist („mikrosomale konjugierte Bilirubinämie"). Dies wird von einer Ausscheidungsstörung der Katecholaminmetaboliten begleitet. Letztere komplexieren zu einem bräunlich-schwarzen Pigment (= „atypisches Adrenochrom").

Morphologie: Als einzig morphologisch fassbare Leberläsion wird dieses Pigment zusammen mit Lipofuszin in peribiliären Telolysosomen abgelagert, was eine grauschwarze Färbung läppchenzentraler Leberparenchymbezirke (Abb. 3.30), aber keine kanalikuläre Cholestase zur Folge hat.

Klinik: chronisch intermittierender Ikterus, ausgelöst/verstärkt durch Schwangerschaft, orale Antikonzeption. Gute Prognose.

Rotor-Syndrom

Definition: Sehr seltene, autosomal rezessiv vererbte Bilirubinexkretionsstörung (Mechanismus?) mit chronisch fluktuierender direkter Hyperbilirubinämie ähnlich dem Dubin-Johnson-Syndrom.

Morphologie: Keine pathologische Pigmentablagerung in den Hepatozyten.

Klinik: chron. intermittierender Ikterus. Sehr gute Prognose.

Hepatozellulärer Ikterus

Definition: Der Begriff „hepatozellulärer Ikterus" ist nicht ganz klar und wird deshalb heute gemieden. Er diente der Unterscheidung von hämolytischem Ikterus (= prähepatischer Ikterus) einerseits und mechanischem (extrahepatischem) Verschlussikterus andererseits.

3.3 Pigmente

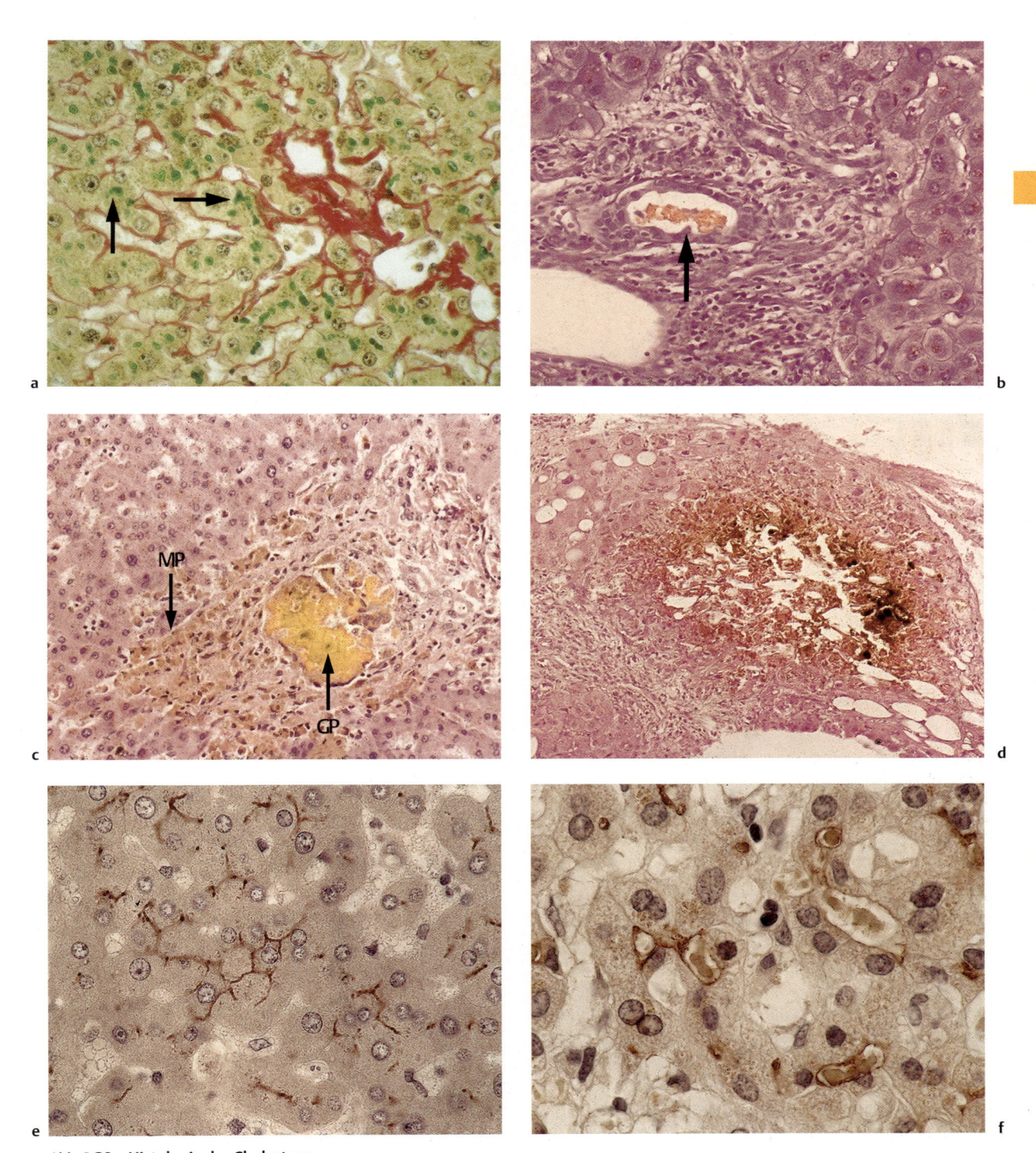

Abb. 3.29 Histologie der Cholestase:
a Perivenuläre läppchenzentrale, kanalikuläre Cholestase: ausgeweitete Kanalikuli (Pfeil), ausgegossen mit grasgrüner eingedickter Galle (= Gallethromben). Einzelne Kanalikuli sind varikös (Siriusrot, Vergr. 1 : 100);
b duktale Gallezylinder in portalen Gallegängen (Pfeil) bei extrahepatischer Cholestase (HE, Vergr. 1 : 50);
c portales Galleextravasat bei extrahepatischem mechanischem Gallegangsverschluss: im portalen Mesenchym liegen wegen geplatzem Gallegang freie Gallepfützen (GP). Zahlreiche portale und periportale Makrophagen haben freie Galle phagozytiert (MP). Fremdkörperriesenzellen umlagern Galleextravasat (HE, Vergr. 1 : 50);
d Galleinfarkt: größere periportale Nekrose, mit Bilirubin (Pfeil) imprägniert (HE, Vergr. 1 : 50);
e normales MDR-1-Expressionsmuster (rotbraunes Reaktionsprodukt) in Form eines unvollständig geschlossenen hexagonalen Gitters (IH, Vergr. 1 : 100);
f MDR-1-Expressionsmuster bei Cholestase: heterogenes Verhalten der kanalikulären Expression, zum Teil normal, zum Teil gesteigert („Adaptation"), zum Teil (aktiv reprimiert) vermindert („Dekompensation"). Beachte zahlreiche kanalikuläre Gallethromben (GT) (IH, Vergr. 1 : 50).

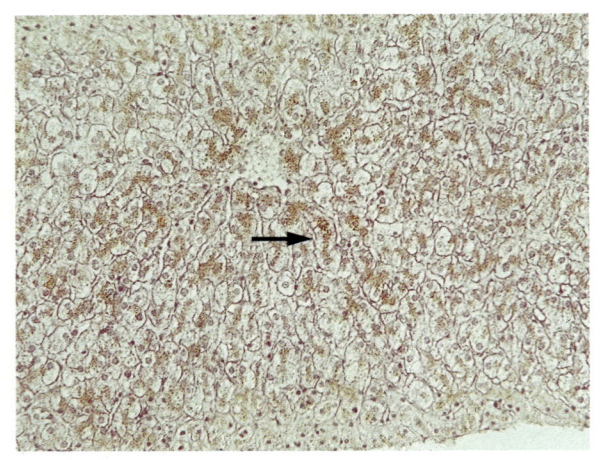

Abb. 3.30 Dubin-Johnson-Syndrom:
Ablagerung eines tyrosinogenen Pigmentes (Pfeil) in den Hepatozyten (Berliner-Blau, Vergr. 1 : 100).

Pathogenese: Die Ursache dieser häufigen Ikterusform liegt primär in den Hepatozyten. Als Folge der „toxischen" Leberzellschädigung durch Viren, Alkohol oder Medikamente wird die Exkretion in den Kanalikulus, die den limitierenden Schritt im Bilirubinstoffwechsel darstellt, gestört. Dies hat zur Folge, dass die Leberzelle umgepolt wird, indem die sinusbegrenzende Hepatozytenzellmembran kanalikuläre Eigenschaften entwickelt („Kanalikulisierung", s. u.). Auf diesem Wege regurgitiert konjugiertes Bilirubin aus den Hepatozyten ins Blut.

Cholestase

Definition: Dies ist eine insgesamt sehr häufige, komplexe Störung des „gallesezernierenden Apparates" (vgl. Abb. 3.27; Abb. 3.28 b; Abb. 3.29) mit seinen kanalikulären Transportsystemen.

Pathogenese: Damit die Galle in die Kanalikuli abfließen kann, müssen alle an der Gallesekretion beteiligten Faktoren ungestört zusammenwirken (s. Orthologie des Bilirubinstoffwechsels). Bei den verschiedenen Formen einer Cholestase ist die Gallesekretion in den Kanalikulus zwar teilweise noch möglich, was die histologisch sichtbaren intrakanalikulären Gallethromben erklärt, aber gleichwohl auf biochemischer Ebene gestört. Eine Cholestase zieht eine Reihe von Anpassungsreaktionen der Leber- und Gallegangsepithelien nach sich:
- *Mg^{2+}-ATPase-Expression der Kanalikuli*: Physiologischerweise exprimieren die Kanalikuli im Gegensatz zu den basolateralen Membranabschnitten dieses Enzym lebhaft, was sich im Verlaufe einer Cholestase umkehrt. Demnach wird die Leberzelle gewissermaßen funktionell umgepolt (Repolarisation), so dass die Galle nicht in den Kanalikulus sezerniert wird, sondern in den Sinusoid und damit in die Blutbahn („Regurgitation").
- *Transportproteine*: Durch verminderte Expression sinusoidaler Transportproteine (NTCP, OATP) bei unveränderter (BSEP, MDR_2) oder sogar gesteigerter Expression kanalikulärer Exportproteine (MDR_1) versucht die Leberzelle zum einen, weniger toxische Gallensäuren und gallepflichtige Substanzen aufzunehmen, zum anderen vermehrt toxische Verbindungen über den kanalikulären Weg loszuwerden.

Je nach auslösendem Ursachenspektrum werden die Cholestasen in folgende 2 Gruppen unterteilt:
- nichtmechanische = intrahepatische = metabolische = toxische Cholestase *ohne* mechanische Abflussbehinderung;
- mechanische = extra-/intrahepatische Cholestase = Cholestase *mit* mechanischer Abflussbehinderung = mechanischer, extra-/intrahepatischer Verschlussikterus.

Hereditäre intrahepatische Cholestase

Syn.: progressive familiäre intrahepatische Cholestasen

Definition: Diesen sehr seltenen, autosomal rezessiv vererbten Fällen liegt eine Mutation eines der für kanalikuläre Transportproteine (s. Orthologie) kodierenden Gene (PFIC-1,2,3-Gen, MDR-3-Gen, BSEP-Gen) zugrunde, was eindrücklich zeigt, wie wichtig diese für eine intakte Sekretion der Gallesäuren sind. Schon der Ausfall eines einzigen dieser kanalikulären Transportproteine wirkt sich verheerend aus und führt, je nach Proteintyp, zu einer unterschiedlich schweren Cholestase.

Morphologie: Histologisch fallen kanalikuläre Gallethromben auf (s. S. 109).

Toxisch-metabolische intrahepatische Cholestase

Diese recht häufigen Cholestaseformen ohne mechanisches Galleabflusshindernis werden in folgende Gruppen unterteilt (vgl. Tab. 3.9):

„Reine" intrahepatische Cholestase: Alle auslösenden Ursachen schädigen ausschließlich den gallesezernierenden Apparat und beeinträchtigen dessen Funktion. Zu ihnen gehören:
- Medikamente, vorwiegend C_{17}-alkylierte anabole (Methyltestosteron) und kontrazeptive Steroide,
- Östrogenüberempfindlichkeit während der Schwangerschaft (Schwangerschaftsikterus im letzten Trimester),
- operative Eingriffe,
- Sepsis (= Endotoxinwirkung)
- Pneumonien.

Histologisch ist die Cholestase auf das Läppchenzentrum konzentriert und wird zunächst weder von einer Entzündung noch von einer Hepatozytenschädigung begleitet (vgl. Abb. 3.29). Erst bei längerer Cholestasedauer werden die Hepatozyten durch die Cholestase in Form einer Netzdegeneration (s.u.) geschädigt, was eine reaktive, cholestasebedingte Entzündung nach sich zieht.

Cholestase bei primärer Leberparenchymerkrankung: Diese häufige Cholestaseform wurde früher auch als „hepatozellulärer Ikterus" bezeichnet (s.o.) und beruht darauf, dass alle vier Schritte des orthologen Bilirubinabbaus gestört sein können. Hierher gehören:
- Virushepatitis,
- alkoholtoxische Hepatitis,
- medikamentös-toxische Hepatitis,
- Leberzirrhose.

Histologisch findet man zusätzlich zu den Gewebeveränderungen durch die Grundkrankheit eine Cholestase.

Mechanische Cholestase

Definition: Es handelt sich um eine häufige Störung des „gallesezernierenden Apparates" durch mechanisch bedingten Abflussbehinderung der Galle. Je nachdem wo dieses Hindernis auftaucht, unterscheidet man eine intra- von einer extrahepatisch-mechanischen Cholestase.

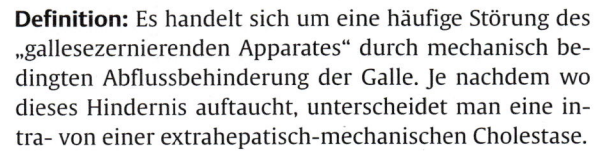

Extrahepatisch-mechanische Cholestase: Hier liegt ursächlich ein Tumor, Gallestein, Narbe (Striktur), Entzündung oder eine angeborene Gallengangsatresie/-stenose vor mit Verlegung der extrahepatischen Gallenwege auf der Achse zwischen Papilla Vateri und Bifurkation des Ductus hepaticus.
Makroskopisch ist die Leber jeweils grasgrün, die Gallenblase prall gefüllt (= Courvoisier-Zeichen), es sei denn, die Gallenblase ist chronisch entzündet. Histologie s. S. 109.

Intrahepatisch-mechanische Cholestase: Diese häufigen Cholestaseformen beruhen auf folgenden Faktoren:
- Mechanischer Verschluss der Ductus-hepaticus-Bifurkation (Karzinom!): Cholestase mit Allgemeinikterus, kein Courvoisier-Zeichen;
- Verschluss eines einzigen Ductus hepaticus: kein Courvoisier-Zeichen, kein Allgemeinikterus, weil Galle kollateral abdrainiert wird, erhöhte alkalische Phosphatase im Blut. Histologisch intrahepatische Cholestase nur im entsprechenden Abflussgebiet;
- Verschluss der weiter peripher gelegenen intrahepatischen Gallengänge (z. B. durch Tumormetastasen): Ein mechanischer cholestatischer Ikterus entsteht erst bei Verschluss von mindestens 75% der Gallengangsverzweigungen (= portale Gallengänge).

Angeborene intrahepatische Gallengangsatresie: siehe S. 783.

Morphologie der Cholestasen

Makroskopisch ist die Leber in jedem Fall grasgrün verfärbt und derb. Die nichtmechanischen und mechanischen Cholestaseformen sind sich erstaunlich ähnlich und variieren nur hinsichtlich ihres Schweregrades und ihrer Dauer (vgl. Abb. 3.28 b):

- *Kanalikuläre (perivenuläre) Gallethromben:* Sie stellen Ausgüsse erweiterter Kanalikuli durch eingedickte, schmutzig-grüne Galle (Bilirubinostase) dar und sind ebenso wie das fein-bis grob-tropfige Gallepigment in Hepatozyten und Kupffer-Zellen ein frühes histologisches Zeichen für eine toxische Schädigung des gallesezernierenden Apparates durch Monohydroxygallesäuren (vgl. Abb. 3.29 a). Auch bei mechanisch bedingter Cholestase entstehen sie nicht wegen eines rein mechanischen Überdrucks im Gallenwegssystem. Sie gehen vielmehr darauf zurück, dass sich die toxischen Monohydroxygallesäuren in den Leberzellen anhäufen und so den Kanalikulus samt seinen Transportproteinen lahmlegen. Dementsprechend sind die Kanalikuli ausgeweitet, mikrovilliarm und von einem verbreiterten und verdichteten Zytoskelett umgeben. Die Gallethromben findet man bevorzugt in den zentrolobulären Leberabschnitten (vgl. Abb. 3.29 a, b). Dies liegt daran, dass die Gallesalze, die den Gallefluss osmotisch antreiben, vorwiegend aus den periportalen (= läppchenperipheren) Territorien sezerniert werden, wo sie den Gallefluss schwallartig in Gang setzen. In den vergleichsweise kaum gallesalzsezernierenden, läppchenzentralen Abschnitten kommt dieser Gallefluss nicht zustande. Gleichwohl ist die Veränderung der Kanalikuli sehr heterogen, indem neben ausgeweiteten auch unveränderte, teilweise auch reparativ neugebildete Kanalikuli vorkommen (vgl. Abb. 3.29 e, f).

- *Netzartige Leberzelldegeneration/Netznekrosen:* Die Anhäufung toxischer Monohydroxygallesäuren zieht folgende pathogenetische Kettenreaktion nach sich: Gallesäureanhäufung in Leberzelle → Monohydroxygallesäuren wirken als Detergens und damit toxisch auf das endoplasmatische Retikulum und Zytoskelett → strähnig-netzige, braun-grünliche Zytoplasmaveränderung (= netzartige Degeneration). Später gehen die geschädigten Hepatozyten in Form von „Netznekrosen" zugrunde → Freisetzung der kanalikulären Gallethromben und Phagozytose derselben durch Kupffer-Zellen.

- *Galleseen:* Sterben die einzelnen Leberzellen wegen der ikterischen Schädigung in Form von Netznekrosen ab, so konfluieren die Gallethromben zu Galleseen (vgl. Abb. 3.29 c).

- *Duktuläre Cholestase* in Form von „Gallepfröpfen" in (periportalen) Ductuli (= Cholangiolen): In diesem Falle sind die Ductuli offenbar primär erweitert, was als „paralytischer Ileus der Ductuli" interpretiert wird. Solche Gallepfröpfe treten besonders bei Sepsis und Kreislaufschock auf.

- *„Galleinfarkte":* Sie entstehen vorwiegend im Rahmen eines längerdauernden mechanischen Verschlusses der Gallenwege und lassen sich formalpathogenetisch darauf zurückführen, dass größere

Gruppen nekrotischer Leberzellen netzartig mit Gallepigment beschlagen werden, wobei der Entstehungsmechanismus der Nekrose ätiologisch noch ungeklärt ist. Galleinfarkte stellen somit eigentlich „konfluierte Netznekrosen" dar. Sie bevorzugen die Läppchenperipherie (vgl. Abb. 3.**29 d**).

- *Gallezylinder* sind Galleausgüsse der portalen Gallengänge. Sie sind selten und werden vorwiegend bei Kreislaufschock oder mechanischem Galleabflusshindernis beobachtet.
- *Portales Galleextravasat*: Schließlich platzen bei persistierender Cholestase wegen des Überdrucks in den Gallewegen die Wände der portalen Gallengänge, und im Portalfeld sammeln sich größere Gallepfützen an. Dieses sehr seltene Phänomen wird nur in solchen Fällen beobachtet, bei denen ein mechanisches Galleabflusshindernis chirurgisch nicht beseitigt wurde und lange bestanden hat (meist Autopsiefälle!).
- *Periportale Cholestase*: Sie entspricht einer besonderen Form der anikterischen Cholestase vor allem im Gefolge von solchen Prozessen, welche die portalen Gallengänge zerstören, so dass diese verschwinden. Dies sind in erster Linie die primär biliäre Zirrhose und die primär sklerosierende Cholangitis. In ihrem Verlauf häufen sich Gallensalze an, was zur Folge hat, dass periportale Hepatozyten einer Netzdegeneration anheimfallen und/oder Kupfer anhäufen. Außerdem führt die gallesalzbedingte Schädigung des hepatozellulären Zytoskeletts dazu, dass periportal cholestatische Mallory-Korpuskel entstehen. Da bei einer periportalen Cholestase die Galle kollateral abfließen kann, wird sie meist nicht von einer kanalikulären Cholestase begleitet.

+ Komplikation einer Langzeit-Cholestase: Leberzirrhose (S. 787).

3.3.4
Tyrosinogene Pigmente

3.3.4.1
Hautmelanin

Die Krankheitsbilder erfolgen in pathogenetischer Reihung: Sie werden im Folgenden nach dem Ablauf der physiologischen Melaninbildung (= Melanogenese) besprochen.

1. Aktivierung von Tyrosin: Ein Hauptvertreter der tyrosinogenen Pigmente sind die Melanine und deren Abkömmlinge. Die Melaninbildung beginnt in den Melanoblasten, die aus der Neuralleiste stammen. Sie sind an ihren Prämelanosomen (s. u.) zu erkennen und bilden vor der Hautbesiedlung zunächst Zellfamilien (= Klone) und wandern erst dann (8. Schwangerschaftswoche) mosaikartig zunächst in die Epidermis und später in die Haarfollikel aus.

In der Haut differenzieren sich die Melanoblasten zu Melanozyten. Durch Aktivierung der entsprechenden Gene wird die Pigmentierung, d. h. die Beladung der Melanozyten mit Melanin (= Melanogenese) in die Wege geleitet.

Voraussetzungen für die Melanogenese sind:
- ribosomale Synthese der Tyrosinase, wofür ein bestimmtes Gen mit bekanntem Genlocus (= *Albinolocus*) zuständig ist,
- Tyrosinaseüberführung in die Zisternen des rauen endoplasmatischen Retikulums,
- aktiver Membrantransport des Tyrosins in die Melanozyten.

2. Bildung von Melanin und Melanosomen: Die Tyrosinase gelangt von dort aus in Vesikel verpackt portionsweise in den Golgi-Apparat, wo auch die Synthese der Melaninvorstufen erfolgt (= Prämelanosomen). Die Melaninsynthese beginnt zunächst mit der Aktivierung der Tyrosinase (= Phenoloxidase) durch bestimmte Phospholipide. Dank der bifunktionellen Rolle des Tyrosinasesystems wird sowohl Tyrosin zu Dopa hydroxyliert als auch Dopa in Dopachinon überführt und über Zwischenstufen zu Indolchinon oxidiert. Dieses Indolchinon wird schließlich polymerisiert und an Protein gebunden. Das Apoenzym der Tyrosinase ist ein Cuproenzym.

Sie lässt sich abhängig vom Zellzyklus hemmen oder stimulieren: In der G_1-Phase bewirkt eine Aktivierung des cAMP (z. B. durch ACTH, Östrogene) über eine Tyrosinaseaktivierung eine vermehrte Melaninbildung und hält die Zellen in dieser Phase des Zellzyklus fest. In der G_2-Phase stimuliert das Melanotropin (= MSH) die Melanogenese, wobei ebenfalls die G_2-Phase verlängert wird, in der die MSH-Rezeptoren gebildet werden. Der Bräunungseffekt von Psoralen + UV beruht auf einer solchen Verlängerung der G_2-Phase. Zu den physiologischen Inhibitoren des Tyrosinasesystems gehören das Melatonin (= Epiphysenhormon) sowie Hydrochinon, Phenylalanin und Glutathion.

Die nächsten Schritte in der Melanogenese sind die Bildung von und Beladung der Melanosomen mit Melanin. Dabei wandern vom glatten endoplasmatischen Retikulum – als Aussackungen des RER – Vesikel mit einer amorphen, proteinartigen Matrix in die Nähe des Golgi-Apparates, wo sie mit den tyrosinasehaltigen Prämelanosomen zu Melanosomen Stufe I verschmelzen. Die Synthese dieser Matrix im RER wird durch ein bestimmtes Gen kontrolliert. Je nach Matrixtyp wird in den Haaren ein braunschwarzes Pigment (= Phäomelanin) oder ein instabiles rötliches Pigment (= Phäomelanin) gebildet (= Melanosomen Stufe II). Nun wird Melanin in den Melanosomen eingelagert (= Melanosomen Stufe III), bis diese mit Pigment vollgepackt sind.

3. Melanosomentransport: Der nächste Schritt in der Melanogenese besteht im Melanosomentransport von den Melanozyten in die Keratinozyten. Die Melanozyten gleichen den Gliazellen des zentralen Nervensystems. Sie weisen dendritische Zellausläufer auf und enthalten neurofilamentähnliche Mikrofilamente. Unter dem Einfluss von MSH werden die Melanozyten vielzipflig (= dendritisch), und Melanosomen wandern entlang der Melanozytendendriten in deren endständige Aussackungen. Die Melanozyten nehmen nun mit den Keratinozyten Kontakt auf, indem ihre Dendriten das Zytoplasma der Keratinozyten eindellen. Die Zellmembranen der beiden Zelltypen verschmelzen kurzfristig, so dass ein Melanosomentransfer von einer Zelle in die andere erfolgen kann. Später aggregieren die Melanosomen genetisch gesteuert einzeln oder gruppenweise im Zytoplasma der Keratinozyten und werden schließlich autophagisch wieder abgebaut.

Die Hautfarbe ist nicht von der Melanozytenzahl, sondern von der Menge, der Ausreifung und dem Aggregationszustand der Melanosomen abhängig. So verfügen Schwarze und Weiße über 1500 Melanozyten pro mm^2 der Haut. Bei den Schwarzen sind die Melanosomen aber in disperser Form, bei den Weißen hingegen in aggregierter Form verteilt (Abb. 3.**31 a, b**).

Melanintypen: Das Keratinozytenmelanin bewirkt, je nach Typ, in seiner Gesamtheit eine gelbrote *(= Phäomelanin)* oder braunschwarze Färbung *(= Eumelanin)* der Haare. Während das Eumelanin nur unlösliche Dopapolymere enthält, besteht das Phäomelanin nur aus löslichem Zysteinyl-Dopa (= Trichochrom) und kommt bei den Rothaarigen vor allem in den Haaren, aber auch in der Haut vor.

- *Eumelanin* verhindert als braunschwarzes Pigment das schädliche Eindringen von Strahlen, besonders ultravioletter Strahlen. Es schützt so die empfindliche Kollagensynthese in den Haut-

3.3 Pigmente 113

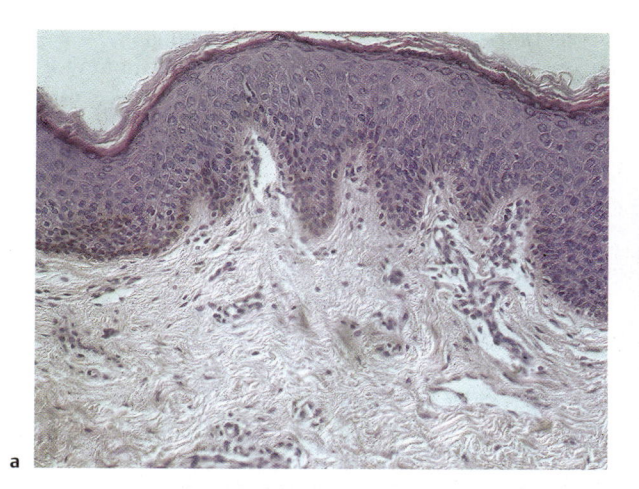

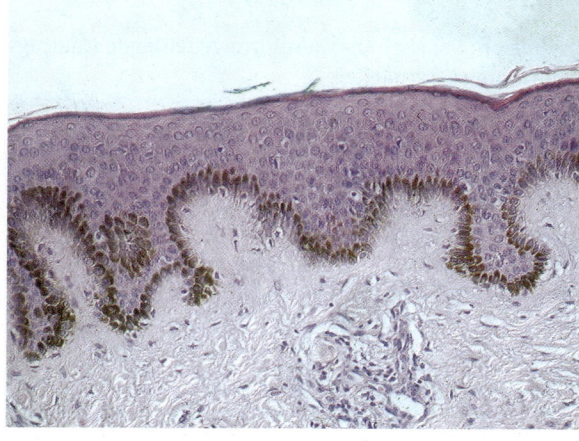

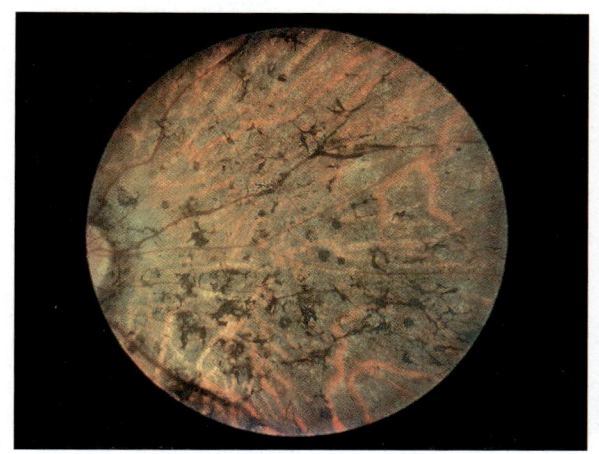

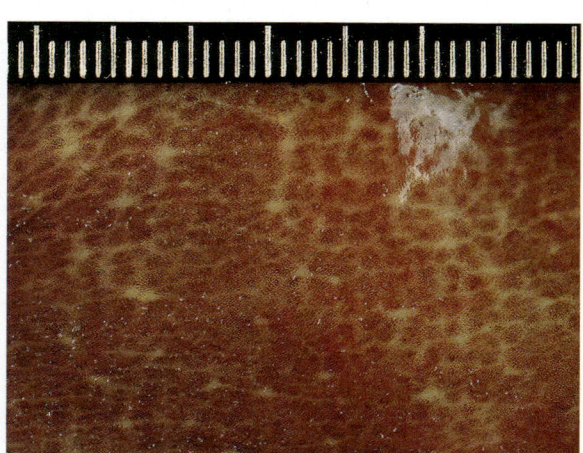

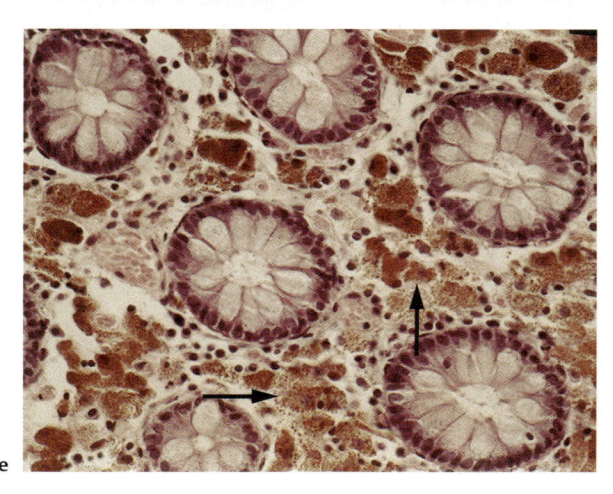

Abb. 3.31 Tyrosinogene Pigmente:
a Haut eines „Weiß-Europäers" mit geringer Melaninbeladung der basalen Epidermiszellen (HE, Vergr. 1:50);
b Haut eines „Schwarz-Afrikaners" mit starker Melaninbeladung der basalen Epidermis (HE, Vergr. 1:50);
c Retinitis pigmentosa mit scholliger Neuromelaninablagerung in der Netzhaut;
d Melanosis coli: Braunverfärbung der Kolonschleimhaut;
e Melanosis coli: koprogenes braunes Pigment in den Mukosahistiozyten des Kolons (HE, Vergr. 1:100).

fibroblasten und reguliert die Ultraviolettaktivierung des Vitamin D. Außerdem hat Eumelanin ein Redoxpotenzial, mit dem es die im Gewebe entstandenen Peroxyde beseitigen kann, die sonst eine Photohämolyse hervorrufen. Außerdem ist das Melanin auch imstande, Schallenergie zu übermitteln und nimmt folglich bei Ultraschallexposition auch eine zytoprotektive Rolle ein.
– *Phäomelanin:* Dieses gelbrote Pigment der „Rothaarigen" wird durch die UV-Einwirkung in Gegenwart von Sauerstoff zerstört. Dies erklärt deren hohe Sonnenlichtempfindlichkeit und ihre hohe Neigung, an Hauttumoren zu erkranken.

– *Neuromelanin:* Es wird im Gehirn und in den Sinnesorganen gebildet. Es leitet sich zwar auch von Tyrosin her, scheint aber ein Seitenprodukt der Katecholaminsynthese zu sein und ist folglich mit den adrenochromhaltigen Granula in den Nebennierenmarkzellen verwandt. Neuromelanin findet sich in den pigmentierten Ganglienzellen der Substantia nigra, der hypothalamischen Area postrema, des Trigonum n. vagi und des Locus coeruleus. Ferner enthalten die Pigmentepithelien der Chorioidea und der Retina des Auges und schließlich auch die chromophilen Epithelien in der Stria vascularis des Innenohrs Neuromelanin.

Vitiligo

Definition: Sehr seltene, herdförmige fehlende Hautpigmentierung („Zebraeffekt").

Pathogenese: Bestimmte Gene sorgen für einen vorprogrammierten Zelltod bestimmter Melanoblasten, so dass einzelne Hautgebiete gar nicht von Melanoblasten besiedelt werden und folglich völlig melanozyten- und pigmentfrei bleiben (= Vitiligo). Zebras verdanken diesem Mechanismus ihre typische Fellmusterung. Die Vitiligo kann beim Menschen aber auch durch p-Tertiär-Butylphenol (Berufserkrankung BeVK Nr. 13/4) oder duch zirkulierende IgG-Antikörper gegen Melanozyten in Haut und Augenretina hervorgerufen werden, wie sie im Rahmen einer Autoimmunerkrankung auftreten. Darüber hinaus scheinen die Melanozyten selbst einen Melaninvorläufer zu bilden, der eine Melanozytenselbstzerstörung einleitet. Darauf beruht die Graufärbung der Haare (= Canities).

Albinismus

Pathogenese (S. 91):
- *Tyrosinasenegativer Albino:* Defekter Albinolocus → kein Tyrosinasesystem → keine Melaninbildung → keine Haut-, Augen-, Haarpigmentierung.
- *Tyrosinasepositiver Albino:* Defekter Genlocus für Melanosomenmatrix → kein Melanineinbau in Melanosomen.

Hämochromatose

Definition: siehe S. 67.

Pathogenese der Fehlpigmentierung: Die kupferbindenden SH-Gruppen des Glutathions wirken als natürliche Tyorsinaseinhibitoren. Bei der Hämochromatose werden sie durch das nicht proteingebundene Eisen außer Gefecht gesetzt, so dass das Tyrosinasesystem ungehemmt wirken und eine vermehrte Melaninbildung hervorrufen kann. Die Folge davon ist eine Hautbräunung.

Morbus Addison

Definition: siehe S. 1000.

Pathogenese der Fehlpigmentierung: Sie hängt von der jeweiligen Ätiologie ab.
- *Primäre Formen:* Schädigung der Nebennierenrinde → Erniedrigung von Glucocorticoiden, Androgenen und Aldosteron. Dadurch kommt es zu einer reaktiven ACTH- und MSH-Überproduktion → Melanozytenstimulation → Steigerung der Melaninbildung. Resultat: Bronzehautkrankheit → „brauner Addison".

✚ **Klinik:** Adynamie, v.a. periorale Hautbräune, Hypotonie, Exsikkose, schüttere Geschlechtsbehaarung.

- *Sekundäre Formen:* Hypophysenschädigung → Erniedrigung von ACTH und MSH. Dadurch kommt es zu einer Verminderung der adrenalen Glucocorticoidproduktion, aber nicht zu einer verminderten Aldosteronbildung (weil das Aldosteron über Renin-Angiotensin-System reguliert wird!). Daraus resultiert ein MSH-Mangel → keine Melanozytenstimulation → keine Melaninbildung. Resultat: „weißer Addison".

✚ **Klinik:** Schwäche, Hypotonie, Hautblässe.

Chloasma uterinum

Unter dem Einfluss hoher Östrogendosen (exogen durch orale Antikonzeptiva, endogen durch den hohen Östrogenspiegel während der Gravidität) kommt es in einigen Fällen zu einer Melanozytenstimulation. Das Resultat ist eine maskenförmige Pigmentierung um den Mund.

Phenylketonurie

Definition: siehe S. 91.

Pathogenese der Fehlpigmentierung: Phenylalaninhydroxylasemangel → vermehrt Phenylalanin im Blut → kompetitive Hemmung der Tyrosinase → keine Melaninsynthese → Hypopigmentierung von Haut, Haaren und Augen.

Pityriasis versicolor

Pathogenese: Beim sehr seltenen Hautbefall durch Pityrosporumpilze werden C_9- und C_{11}-Dicarbolsäuren gebildet, welche die Tyrosinase hemmen und auch melanozytotoxisch wirken.

✚ **Klinisch** fällt bei diesen Patienten eine fleckförmige Depigmentierung der Haut auf (S. 943; Abb. 17.3).

3.3.4.2 Neuromelanin

Die im Folgenden besprochenen Erkrankungen des Gehirns und der Sinnesorgane sind durch einen Verlust an Neuromelanin charakterisiert.

Waardenburg-Syndrom

Definition: Dies ist ein sehr seltenes, komplexes Fehlbildungssyndrom mit Lateralisierung der lateralen Augenbegrenzung, Innenohrtaubheit (Depigmentierung der Stria vascularis), Pigmentierungsstörung von Iris, Haut und Haaren, Papageiennase.

Pathogenese: Ursächlich liegt eine Mutation eines sog. HOX-Genes vor, das für die Ausprägung des Wachstumsmusters im Gesichtsbereich verantwortlich ist.

Retinopathia pigmentosa

Syn.: Retinitis pigmentosa

Definition: Zur Erblindung führende, insgesamt sehr seltene Gruppe erblicher Degenerationen der Photorezeptoren des Sinnesepithels mit konsekutiver Wucherung des Pigmentepithels im Rahmen systemischer oder okulärer Erkrankungen.

Pathogenetisch ungeklärt degenerieren die Stäbchen und Zapfen des Sinnesepithels und gehen apoptotisch zugrunde (= Rezeptordystrophie). Stellenweise degeneriert auch das Pigmentepithel, um an anderen Stellen zu proliferieren und in die neurale Retina zu infiltrieren. Dadurch entstehen knochenspikulaartige Pigmentflecken im Augenhintergrund (Neuromelanin) vom Äquator des Augapfels bis in die Peripherie reichend (vgl. Abb. 3.**31 c**) → Nachtblindheit → röhrenförmige Gesichtsfeldeinschränkung → Erblindung.

Morbus Parkinson

Syn.: Schüttellähmung

Definition: Häufige neurodegenerative Krankheit mit gestörter Neuromelaninbildung und Extrapyramidalsymptomatik.

Pathogenese (S. 1073): Einwirkung von Neurotoxin und/oder mt-DNA-Mutation → Apoptose neuromelaninhaltiger dopaminerger Nervenzellen überwiegend in der Zona compacta der Substantia nigra → Abblassen der Substantia nigra → Verteilung des freigewordenen Neuromelanins in der ehemaligen Zona nigra (= Pigmentsteuerung) → Pigmentphagozytose durch Gliazellen.

3.3.4.3
Nonmelanine

Dies sind zwar ebenfalls tyrosinogene Pigmente, sie werden aber nicht über die geschilderte Melanogenese generiert. Sie sind nicht physiologisch, sondern entstehen bei pathologischen Prozessen im Organismus.

Melanosis coli

Definition: Häufige Braunpigmentierung der Dickdarmschleimhaut nach langzeitiger Einnahme von Laxanzien wegen Obstipation.

Pathogenese: chronische Obstipation → chronische Einnahme anthrachinonhaltiger Abführmittel (Laxanzien) → intralysosomaler Anstau von gelb-braunen, PAS-positiven Granula in Dickdarmhistiozyten (= koprogenes Pigment). Dieses ist tyrosin- und fetthaltig (vgl. Abb. 3.**31 d, e**).

Ochronose

Definition und Pathogenese siehe S. 91.
Das ochronotische Pigment bei der seltenen Alkaptonurie ist tyrosinogen und lagert sich irreversibel im Binde- und Stützgewebe ab. Es ruft dadurch eine Dunkelbraunfärbung der betroffenen Gewebe hervor.

3.3.5
Lipogene Pigmente

Pigmente, die fettlöslich und/oder mit dem Fettgewebe assoziiert sind und sich weder vom Hämoglobin noch vom Melanin herleiten.

Lipochrome: Farbstoffe, die als β-Karotin (Vorstufe = Lycopin) mit der Nahrung aufgenommen werden und das Fettgewebe dottergelb färben (z. B. Corpus luteum).

Sehpurpur (Syn.: Rhodopsin): Vitamin-A-Protein-Komplex zur Steuerung des Sehvorgangs.

Klinik: Bei Rhodopsinmangel → Nachtblindheit.

Lipofuszin: Autophagisches, goldgelbes, eisennegatives Alterungs- und Abnützungspigment in Parenchymzellen (S. 26).

Zeroid: Heterophagisches, gelbes „Zellschutt-Pigment" in Zellen des RHS (S. 26).

Die einzelnen Stoffwechselwege stehen dem Organismus wie eine Klaviatur zur Verfügung, auf der er je nach innerer oder äußerer Zwangslage eine andere Melodie spielt. Sie sind pathologisch-anatomisch als Reaktionsmuster fassbar. Mit ihnen kann der Organismus Angriffe von außen oder Schädigungen im Inneren parieren. Welche Folgen es für den Organismus hat, wenn dieses Reaktionsmuster nicht mehr korrekt abläuft, ist das Thema des nächsten Kapitels: „Störungen der Reizbeantwortung".

4 Störungen der Reizbeantwortung

U.-N. Riede

4.1 Subletale Zellschädigung 118

4.1.1 **Anabole Adaptation** 118
Hypertrophie 118
Hyperplasie 119

4.1.2 **Katabole Adaptation** 120
Atrophie 120

4.2 Letale Zellschädigung 124

4.2.1 **Programmierter Zelltod** 124
4.2.2 **Akzidenteller Zelltod** 126
4.2.3 **Nekrose** 127
Fokale Zytoplasmanekrose 127
Koagulationsnekrose 128
Kolliquationsnekrose 130
Schrumpfnekrose 131

4.2.4 **Autolyse** 132

4.2.5 **Heterotope Gewebeverkalkung** 133
Dystrophische Verkalkung 133
Metastatische Verkalkung 135

4.3 Chemische Zellschädigung 136

4.3.1 **Medikamentöse Läsion** 137
Blutzellschäden 137
Hautschäden 138
Leberschäden 139
Nierenschäden 139
Lungenschäden 140
Nervenschäden 141

4.3.2 **Peristatische Läsion** 141
Kohlenmonoxidintoxikation 141
Bleiintoxikation 141
Insektizidintoxikation Typ DDT 142
Asbestose 143

4.3.3 **Alimentäre Läsion** 143
α-Amanitin-Vergiftung 144
Alkoholkrankheit 144
Dysvitaminosen 146

4.4 Physikalische Zellschädigung 146

4.4.1 **Thermische Läsion** 146
Hitzeschäden 147
Kälteschäden 148

4.4.2 **Elektrische Läsion** 149

4.4.3 **Aktinische Läsion** 150
Elektromagnetische Strahlen 150
Korpuskuläre Strahlen 151

4.1 Subletale Zellschädigung

Länger einwirkende Schäden, die eine Zelle nicht zugrunde richten, werden von ihr mit Adaptationsprozessen beantwortet. Dies kann je nach Noxenstärke zur Leistungssteigerung oder -minderung führen und äußert sich in bestimmten morphologischen Mustern wie Atrophie, Hypertrophie und Hyperplasie. Diese Muster gehen auf Veränderungen des Struktur- und Funktionsstoffwechsels zurück, ziehen quasi als letzten Ausweg auch die Proliferation (Zellvermehrung) in Mitleidenschaft und haben ein biochemisches Substrat. Dies gilt in zunehmendem Maße auch für den aus der vorbiochemischen Ära stammenden Begriff der „Dystrophie", mit dem (infolge ursprünglich vermuteter „falscher Ernährung") bei einigen Muskel- und Gehirnerkrankungen die Entstehung von „Kümmerstrukturen" bezeichnet wurde sowie für den Begriff „Degeneration" (= Abartigkeit). Man sollte heute diese Begriffe nur zurückhaltend verwenden und besser die einzelnen pathologischen Phänomene unter dem Aspekt eines Missverhältnisses zwischen leistungsfähigen Zytoplasmastrukturen (= metabolischem Raum) und der zellulären Stoffwechselleistung beschreiben.

Anpassungsreaktion mit Leistungssteigerung (anabole Adaptation): Sie äußert sich in einer Hypertrophie, wenn die funktionellen Zellbinnenstrukturen zunehmen, so dass auch das betroffene Organ an Volumen gewinnt (Beispiel: trainingsbedingte Muskelhypertrophie). Bei der Hyperplasie wird die Organvergrößerung noch durch eine zahlenmäßige Zellvermehrung ergänzt (Beispiel: Hühnerauge bei mechanischer Dauerbelastung).

Anpassungsreaktion mit Leistungsminderung (katabole Adaptation): Sie manifestiert sich in einer Atrophie, bei der zunächst nur die funktionellen Zellbinnenstrukturen (einfache Atrophie), später auch die Gesamtzellzahl eines Organs (numerische Atrophie) rarefiziert werden. Umfassende Beispiele hierfür sind die Organatrophien im Alter (Altersatrophie) und beim Hunger (Hungeratrophie).

4.1.1 Anabole Adaptation

4.1.1.1 Hypertrophie

Definition: Mit dem Begriff Hypertrophie (gr. „Über-Ernährung") wird eine Organvergrößerung bezeichnet, die durch eine Vergrößerung der einzelnen Organzellen hervorgerufen wird. Auf subzellulärer Ebene geht die Hypertrophie mit einem numerischen Anstieg an Organellen und Molekülen einher, einer Hyperplasie also, und führt schließlich zu einer Vermehrung der funktionellen Substanz. Eine Hypertrophie kann physiologische oder pathologische Ursachen haben. Alle physiologischen Hypertrophien sind reversibel, wenn ihr Auslöser wegfällt. Wird bei einer pathologischen Hypertrophie die Organstruktur tiefgreifend umgebaut, so ist sie nicht mehr reversibel.

Pathogenese: Alle Hypertrophien haben einen gemeinsamen pathogenetischen Mechanismus: Auf den funktionssteigernden Stimulus hin wird ein anaboles Prinzip aktiviert. Dieses besteht aus mehreren Gengruppen:

- *Unmittelbar-frühe Gene:* Sie werden zu Beginn der funktionellen Mehrbelastung aktiviert. Es handelt sich dabei einerseits um bestimmte Protoonkogene (c-onc)[1] in Form des c-jun und c-fos, deren Genprodukt Transkriptionsfaktoren darstellen, welche die DNA- und damit auch die RNA- und Proteinsynthese in Gang bringen, und andererseits um bestimmte Hemmstoffe der Zellteilung wie TGFβ (tumor growth factor β) und die zugehörigen Rezeptoren zur entsprechenden Signaltransduktion.
- *Embryonale Gene:* Solche Gene passen physiologischerweise das Organwachstum in der Embryonalphase der zunehmenden Mehrleistung an. Sie können im ausgewachsenen Organismus wieder aktiviert werden.
- *Strukturgene:* Sie sorgen für eine effektivere Bestückung des betreffenden Organs/Gewebes mit funktionstüchtigen Struktur- und/oder Enzymproteinen.

Gleichzeitig wird auch ein antikataboles Prinzip angekurbelt, das zum Ziel hat, den Engergieverbrauch der Zelle so zu drosseln, dass möglichst viele energiereiche Substrate für die intrazellulären Wachstumsvorgänge zur Verfügung stehen. Dazu werden der autophagische Zellumbau und die intrazelluläre Proteolyse gedrosselt (Abb. 4.1).

Das zur Hypertrophie führende adaptative Zellwachstum wird dadurch erreicht, dass die Zellen durch Wachstumsinhibitoren daran gehindert werden, von der G$_2$-Phase in die Mitosephase einzutreten. Im Rahmen der Zellhypertrophie wird einerseits die DNA-Menge des Zellkerns vermehrt, was zur Kernpolyploidisierung oder zur Mehrkernigkeit führt. Andererseits wird auch der Gehalt einer Zelle an denjenigen Organellen und/oder Funktionseiweißen vergrößert, die zur Bewältigung der Stoffwechselbelastung notwendig sind. So nimmt z. B. das glatte endoplasmatische Retikulum (= Mikrosomen) zu, wenn

---

[1] Protoonkogene (Abkürzung: c-onc) = normale Gensequenzen, deren Genprodukte an der Steuerung der Proliferationsvorgänge beteiligt sind. Rolle bei Tumorentstehung S. 345

4.1 Subletale Zellschädigung 119

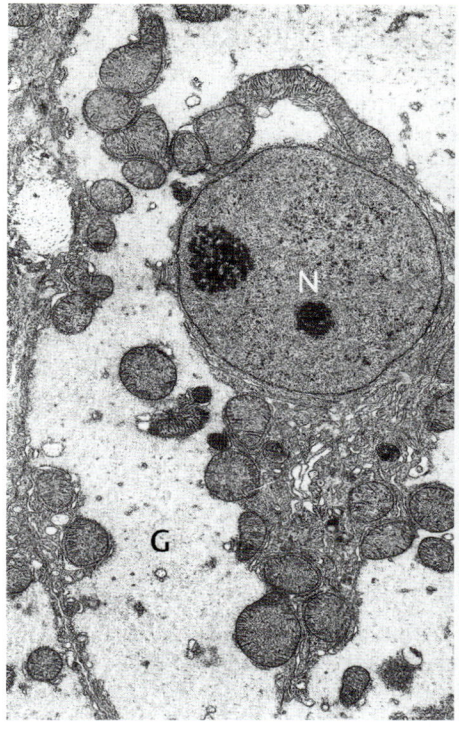

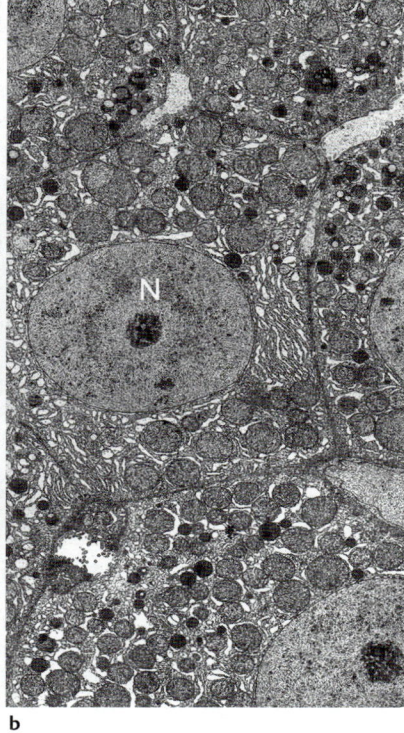

Abb. 4.1 Hypertrophie, Atrophie:
a Hypertrophe Leberzelle nach Kohlenhydratmast mit großem Zellkern (N) und großem Nukleolus: Glykogenspeicherung (G);
b Atrophie der Leberzellen nach mehrtägigem Hunger mit kleinem Zellkern (N), kleinem Nukleolus und dichter Organellenverpackung: kein Glykogen (Vergr. 1:5000).

bei Arzneimitteltherapie eine größere Menge an mikrosomalen Entgiftungsenzymen erforderlich ist, und die mitochondrialen Cristaemembranen vermehren sich zusammen mit den Myofibrillen, wenn durch Muskeltraining eine erhöhte oxidative Phosphorylierung und entsprechende Mehrleistung erzwungen wird. Limitierende Faktoren dieser Wachstumsvorgänge sind eine ausreichende Kapillarisierung des Gewebes sowie offenbar auch noch wenig verstandene Alterationen der Proteinsynthese und des Zytoskeletts im Rahmen der Hypertrophie.

Hypertrophiearten: Prinzipiell kennen wir den kompensatorischen und den hormonalen Hypertrophietyp:

- *Kompensatorische Hypertrophie:* Eine kompensatorische Zellhypertrophie wird allgemein durch eine vermehrte Arbeitsbelastung des betreffenden Organs ausgelöst. Beispiele dafür sind die Leberhypertrophie bei Barbituratabusus, die Myokardhypertrophie bei der Aortenstenose (Abb. 4.2), und die Nierenhypertrophie nach einseitiger Nephrektomie und die Skelettmuskelhypertrophie beim Krafttraining.
- *Hormonale Hypertrophie:* Sie findet man z.B. beim graviden Uterus unter dem Einfluss von Östrogenen.

4.1.1.2
Hyperplasie

Definition: Als Hyperplasie (gr. „Über-Bildung") wird eine Organvergrößerung bezeichnet, die durch eine Vergrößerung der Parenchymzellzahl erreicht worden ist. Auf subzellulärer Ebene geht die Hyperplasie nicht oder nur geringgradig mit einer Vermehrung der funktionellen Substanz einher.

Pathogenese: Das zur Hyperplasie führende Zellwachstum wird durch Faktoren erreicht, die über eine gesteigerte Mitosetätigkeit eine Zellproliferation auslösen, vorausgesetzt, die betreffende Zelle ist (noch) teilungsfähig. Dazu gehören folgende Mechanismen:
- Überschreiten der kritischen Zellmasse bei einer Zellhypertrophie;
- Herauslösung der Zellen aus ihrem Matrix- und Zell-Zell-Gefüge mit Veränderung der Zell-Matrix- und Zell-Zell-Kommunikation;

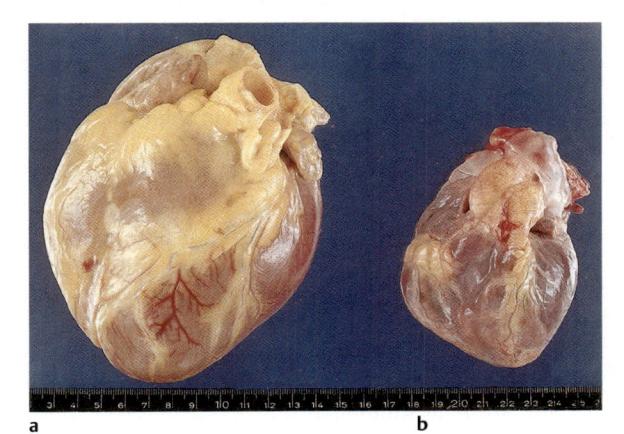

Abb. 4.2 Kompensatorische Hypertrophie:
a Myokardhypertrophie nach Aortenstenose;
b Normalherz.

- Ingangsetzen der zur DNA-Synthese führenden Signalkaskade durch Induktion bestimmter Protoonkogene, die Transkriptionsfaktoren kodieren (c-jun, c-fos);
- Umstellung des Zellzyklus auf mitotische Zellteilung durch Generierung von Wachstumsfaktoren (= growth factors) und Hemmung von Wachstumsinhibitoren (TGFβ).

Demzufolge setzt der Hyperplasiestimulus in der G_1-Phase des Zellzyklus ein. Die zur Proliferation schreitenden Gewebe gehen dabei zunächst funktionell auf ein Stadium geringerer Differenzierung zurück, was nicht in jedem Fall (ultra-)strukturell erkennbar sein muss. Da dies in metabolisch aktiven Organen eine Überlastung der Entgiftungskapazität zur Folge haben könnte, exprimieren solche Organzellen (wie die Hepatozyten) ein mdr-Gen (= Multidrug-resistent-Gen). Subletale Zellschäden, hervorgerufen durch Gewebeansäuerung, Ischämie, toxische Sauerstoffmetabolite (H_2O_2) und Mangel an zellulären Baustoffen, gehen mit Veränderungen der Proteinstrukturen einher. Diesem Prozess begegnen die Zellen mit Produktion von sog. Stressproteinen (= Hitzeschockprotein, S. 147).

Wie die Hypertrophie ist auch die Organhyperplasie nur möglich, wenn eine ausreichende lokale Blutversorgung gewährleistet ist. Die Hyperplasie ist reversibel, wenn der auslösende Stimulus wegfällt und das betreffende Organ/Gewebe nicht irreversibel umgebaut ist.

Hyperplasiearten: Grundsätzlich kommen, nach pathogenetischen Gesichtspunkten geordnet, folgende Hyperplasien vor:
- *Überlastungshyperplasie:* Dabei wird ein Organ, das aus bereits hypertrophierten Organzellen besteht und immer funktionell überlastet wird, hyperplastisch. Beispiele dafür sind:
  – Herzmuskelhyperplasie bei Herzhypertrophie mit Herzgewicht über 500 g,
  – Epidermishyperplasie bei chronischer Hautschädigung (Hühnerauge = Klavus),
  – Gingivahyperplasie bei chronischem Prothesendruck.
- *Regeneratorische Hyperplasie:* In diesem Fall wird ein schwerer Zellschaden in regenerationsfähigen Organen über den Vorgang der Hyperplasie wieder strukturell und funktionell ausgeglichen. Beispiele dafür sind:
  – Leberregeneration nach hepatotoxischer Schädigung,
  – Regeneration der Nierentubuli nach Tubulusnekrose,
  – Knochenmarkhyperplasie nach hämolytischer Anämie.
- *Hyperregeneratorische Hyperplasie:* Diesen Hyperplasietyp findet man überall dort, wo auf eine chronisch-rezidivierende Gewebeschädigung eine überschießende Regeneration eintritt. Er geht oft mit Zellatypien einher (S. 338) und mündet in eine maligne Zelltransformation ein. Beispiele dazu sind:
  – chronische Gastritis → Magenkarzinom,
  – chronisch aktive Hepatitis → Leberzirrhose → hepatozelluläres Karzinom,
  – Narbenkarzinom (z. B. Lunge).
- *Dysendokrine Hyperplasie:* Zu diesem Typ kommt es:
  – durch Mangelzustände oder durch eine Störung des Feedback-Mechanismus zur Hyperplasie des endokrinen Organs, z. B. Schilddrüsenhyperplasie bei Jodmangel;
  – infolge einer vermehrten Hormonausschüttung zu einer Hyperplasie des Erfolgsorgans, z. B. Hypophysenhyperplasie in der Gravidität.

4.1.2
Katabole Adaptation

4.1.2.1
Atrophie

Allgemeine Definition: Als Atrophie (gr. „Nicht-Ernährung") (= einfache Atrophie) wird eine Organ- bzw. Gewebeverkleinerung bezeichnet, die formalpathogenetisch auf eine volumetrische Verkleinerung der einzelnen Parenchymzellen zurückzuführen ist. Der Begriff Atrophie wird in der medizinischen Literatur auch für Zustände gebraucht, die durch eine Organverkleinerung infolge numerischer und volumetrischer Zellreproduktion hervorgerufen wurde (= numerische Atrophie). Eine Atrophie kann grundsätzlich in jedem Organ vorkommen, tritt aber besonders in der Skelett- und Herzmuskulatur, im Zentralnervensystem und in den Geschlechtsorganen hervor (Abb. 4.3).

Auf subzellulärer Ebene geht eine Zellatrophie mit einem volumetrischen und/oder numerischen Organellenverlust sowie mit einer Reduktion des nukleären Ploidiegrades einher. Demzufolge unterscheidet man folgende beiden Atrophieformen:
- *Einfache Atrophie:* Organverkleinerung wegen volumetrischer Verkleinerung der Parenchymzellen;
- *Numerische Atrophie:* Organverkleinerung wegen numerischer und volumetrischer Zellverminderung.

Allgemeine Pathogenese: Die Organatrophie ist das histologische Korrelat einer Zelladaptation an eine verminderte Aktivität, Arbeitsbelastung, Blutversorgung, Ernährung sowie an eine reduzierte neurale und/oder endokrine Stimulation. Diese Anpassungsreaktion beginnt in der Regel damit, dass die Zelle einen Teil ihrer funktionellen Substanz verliert, was sich in einem einfachen Volumenverlust äußert. Erst später pfropft sich auf diese einfache Atrophie noch ein numerischer Zellverlust auf, was dann der numerischen Atrophie (= „Hypoplasie") entspricht.

Die zur Atrophie führenden intrazellulären Mechanismen beruhen auf dem Überwiegen des katabolen Prinzips und einer Drosselung des anabolen Prinzips im Sinne einer Zellerneuerung. Dabei kommen folgende Mechanismen ins Spiel:

4.1 Subletale Zellschädigung   **121**

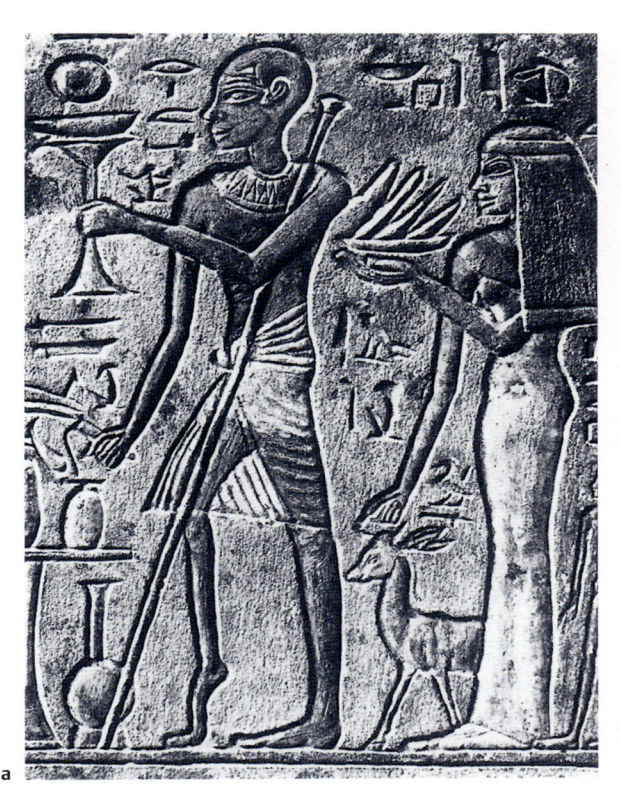

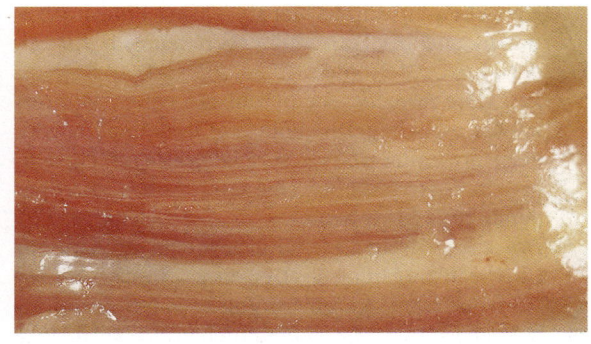

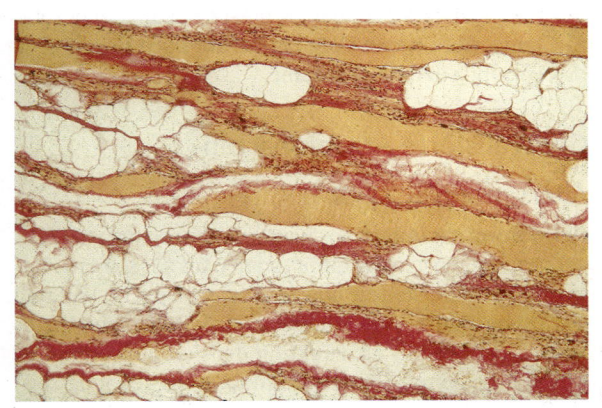

Abb. 4.3 **Inaktivitätsatrophie** am Beispiel der Wadenmuskulatur nach Poliomyelitis acuta anterior:
a Atrophie und Verkürzung der Wadenmuskulatur (ägyptischer Priester der 18. Dynastie);
b Muskelatrophie mit streifiger Vakatfettwucherung;
c Histologie mit atrophischen Muskelfasern (gelb), interponierten Kollagenfasern (rot) und Fettgewebe (VG, Vergr. 1 : 75).

- *Reduktion der funktionellen Substanz:* Sie wird über folgende synergistische Mechanismen bewerkstelligt:
  - Autophagie: Überflüssige Organellen werden – durch Vermittlung von Glucagon und Cortison – über den Vorgang der Autophagie (s. Lysosomen, S. 24) abgebaut. Unvollständig abgebautes lysosomales Restmaterial bleibt oft in der Zelle als Lipofuszin („Abnutzungspigment"; S. 26) liegen, so dass die atrophischen Organe einen braunen Farbton erhalten → braune Atrophie.
  - Proteasomen: Zytosolische und nukleäre Struktur- und Funktionsproteine werden mit Hilfe der Proteasomen abgebaut. Bei diesem Mechanismus werden die für den Abbau bestimmten Proteine an Ubiquitin (Stressprotein) gebunden. Dadurch kann es vom fadenspulenförmigen Proteasom erkannt werden. Dieses spaltet das Ubiquitin wieder ab, zieht das Protein ins „Fadenspule-Innere", entfaltet und zerlegt es zu Peptidbruchstückchen. Diese werden im Zytosol vollständig abgebaut.
- *Ausmerzung überflüssiger Zellen:* Diese wird dadurch erreicht, dass bei diesen Zellen auf im Einzelnen noch nicht verstandenem Wege der „programmierte Zelltod" (S. 124) ausgelöst wird. Dadurch wird die Zelldichte eines Organs gelichtet, und es resultiert eine „numerische Atrophie".

Lokale Atrophiearten

- *Involutionsatrophie:* Verschiedene Organstrukturen werden entweder im Verlauf der Embryogenese (z. B. Ductus Botalli, Nabelgefäße, Ductus thyreoglossus) vorübergehend gebildet oder im Verlaufe des Lebens vorübergehend vergrößert (z. B. gravider Uterus, Mamma lactans), um danach über den Vorgang der Atrophie teilweise oder ganz abgebaut zu werden.
- *Inaktivitätsatrophie:* In diesem Fall ist die entsprechende funktionelle Belastung ausgefallen, und das abhängige Gewebe atrophiert. Beispiele dazu sind die Muskelatrophie bei langer Bettlägerigkeit und die Atrophie der Leitungsbahnen bei Gliedmaßenamputation (vgl. Abb. 4.**3**).
- *Trophoneurotische Atrophie:* Dieser Atrophieform liegt eine gestörte peripher- oder zentralnervöse Beeinflussung der an der Gewebedurchblutung beteiligten Gefäße zugrunde. Diese führt bei der Tabes dorsalis zum Mal perforans der Füße, bei der Syrin-

gomyelie zum Morbus Morvan (= Panaritium analgeticum) und bei Extremitätenverletzungen zur Sudeck-Knochenatrophie.
- *Vaskuläre Atrophie:* Sie beruht auf einem Missverhältnis zwischen Durchblutung und funktioneller Beanspruchung. So ruft beispielsweise ein einseitiger Pfortaderverschluss eine Atrophie des betreffenden Leberlappens hervor.
- *Druckatrophie:* In diesem Fall liegt eine mechanische Überbeanspruchung des Gewebes vor und führt zur Wirbelatrophie bei einem pulsierenden Aortenaneurysma und zu Zwerchfellfurchen der Leber (vgl. Abb. 13.14; S. 747) bei chronischer Lungenüberblähung. Auf diesem Vorgang beruht auch die enorme Formplastizität der Organe.

Generalisierte Atrophiearten

Altersatrophie

Definition: Das Altern im weiteren Sinne umfasst Zellveränderungen von der embryonalen bis zur senilen Phase und stellt die Summe aller Veränderungen im Verlaufe des Lebens eines Individuums dar, die bei allen Vertretern seiner Spezies als Funktion der Zeit auftreten. Das Altern im engeren Sinne bezeichnet hingegen jede zeitabhängige Veränderung, die nach Erreichen der vollen Körperreife bei allen Individuen einer Spezies unabhängig von irgendwelchen biologischen Rhythmen auftritt.

Pathogenese: Was wir an Wachstum verlieren, jedoch an Differenzierung gewinnen, nennen wir Reifung. Die Reifung zahlen wir mit dem Tod. Das Zahlungsmittel ist dabei das Altern. Der Vorgang, der beim Altern zur Organatrophie führt, ist sowohl eine volumetrische als auch numerische Verminderung der Zellzahl. Der Vorgang des Alterns lässt sich auf molekularer, zellulärer und Organstufe verfolgen:
- *Molekulare DNA-Alterung:* Die DNA ist während des ganzen Lebens des Organismus schädigenden Einflüssen ausgesetzt, wie natürlichen ionisierenden Strahlen, Metaboliten und Toxinen, so dass schadhafte DNA-Stellen aus dem DNA-Strang herausgeschnitten und repariert werden müssen. Theoretisch ist es deshalb denkbar, dass im Verlauf des Lebens nicht mehr alle DNA-Defekte geflickt werden können, so dass diejenigen Gene von Schädigungen betroffen werden, welche die für die Reparaturmechanismen selbst notwendige Information enthalten. Damit ließe sich erklären, weshalb sich im alternden Organismus fehlerhafte und funktionsuntüchtige Enzyme mit verminderter Aktivität oder Aktivierbarkeit und fehlerhafte Immunglobuline anhäufen. Dieser Prozess würde schließlich so weit fortschreiten, bis es zur Fehlerkatastrophe käme, die zeitlich mit der maximalen Lebensdauer zusammenfiele. Diese molekulare Theorie des Alterns schließlich könnte auch erklären, weshalb bei alternden Individuen die Adaptationsvorgänge eingeschränkt sind. Besonders erwähnenswert in diesem Zusammenhang ist die reduzierte Induzierbarkeit der NADPH-Cytochrom-c-Reduktase im Alter, denn diese Reduktase regeneriert das Glutathionsystem, das seinerseits der Entstehung zytotoxischer Peroxide entgegenwirkt.
- *Telomeren-Erosion:* Die intermitotischen und die fakultativ postmitotischen Zellen setzen ihre mitotische Tätigkeit nicht unbegrenzt fort. In der Zellkultur lässt sich nämlich zeigen, dass normale Fibroblasten eines menschlichen Embryos selbst unter optimalen Kulturbedingungen nur etwa zu 50 aufeinanderfolgenden Verdoppelungen der Zellpopulation fähig sind. Danach stirbt die Zellkultur ab. Die dafür verantwortliche biologische „Uhr" liegt im Zellkern. Während ihres proliferativen Lebensabschnittes verlieren die Chromosomen einer normalen menschlichen Zelle im Bereich der Telomeren fortwährend genetisches Material in Form von sog. Terminal Repeats, welche die Chromosomenreplikation „abrunden". Erreicht diese telomerische Erosion ein gewisses Ausmaß, so werden die chromosomalen Enden gewissermaßen „klebrig" und verschmelzen miteinander in Form von dizentrischen oder anderen chromosomalen Abnormalitäten. Dieser molekulare Schaden wird von „Genomwächter-Proteinen" geahndet, welche die Zelle so lange festhalten, bis der Chromosomenschaden behoben ist. Gelingt das nicht, schalten sie in der Zelle das „Selbstmordprogramm" (S. 124) ein. Diese begrenzte Teilungsfähigkeit der Zelle erklärt auch das reduzierte Regenerationspotenzial sowie die verzögerte Wundheilung beim alten Menschen.

Morphologie: Die altersatrophischen Organe haben meist eine verkleinerte Organmasse infolge Reduktion der funktionellen Substanz sowie eine bräunliche Färbung durch die Lipofuszinanreicherung in den alternden Zellen. Beim physiologisch alternden Menschen tritt dies aber erst nach dem 70. Lebensjahr auf. In charakteristischer Weise nimmt der Kollagenfasergehalt im Sinne einer Altersfibrose zu.

Ausnahmen im Zellalterungsprozess:
- *Zellen der Erneuerungsgewebe* (S. 330) besitzen eine Telomerase (= „Unsterblichkeitsenzym") → permanente Reparatur des telomerischen Materialverlustes → keine Zellalterung → (potenzielle) Immortalisierung;
- *Krebszellen* verfügen über eine aktive Telomerase → (potenzielle) Immortalisierung.

Progerie

Syn.: Werner-Syndrom

Definition: Sehr seltene pathologische Form des Alterns in Form eines autosomal rezessiv vererbten Gendefektes mit bereits im Kindesalter einsetzender Vergreisung des gesamten Organismus (Progerie, gr. = „Vor-Altern").

Pathogenese: Ursächlich liegt eine Mutation eines „Mitosenzähl-Gens" vor, das normalerweise dafür sorgt, dass eine Zellpopulation wie Fibroblasten erst eine bestimmte Mindestzahl an Verdoppelungen durchläuft, bevor sie aufhört, sich zu replizieren. Infolgedessen nehmen bei diesen Patienten die Wachstumsfraktion und Lebensdauer der Zellen viel zu früh dramatisch ab.

Klinisch fallen die Kinder durch folgende Veränderungen auf (Abb. 4.4): graue Haare, runzelig-atrophische, leicht lädierbare Altershaut mit durchscheinendem Venengeflecht; Alterskatarakt; Atherosklerose mit vorzeitiger Koronarsklerose; Akromikrie mit fehlenden Ohrläppchen; Minderwuchs.

Inanitionsatrophie

Syn.: Kachexie (gr., kakos = schlecht; hexis = Befinden)

Definition: Auszehrungszustände wegen a) sozial bedingter, b) organisch verursachter oder c) willentlicher langfristiger Nahrungskarenz (in anis, lat. = ohne Hunger). Die Unfähigkeit zur Nahrungsaufnahme, z. B. bei Patienten mit Ösophaguskarzinom, steht im Vordergrund. Daneben führt aber auch eine Zerstörung des Hungerzentrums im ventrolateralen Hypothalamus, wie dies bei Kraniopharyngeomen der Fall ist, zu einer erheblichen Abmagerung, wie sie als Simmond-Kachexie (S. 992) bekannt ist. Bei der Pubertätsmagersucht, der Anorexia nervosa (gr. an-orexia → „ohne Verlangen"), wurde bisher kein organisches oder endokrinopathisches Leiden gefunden.

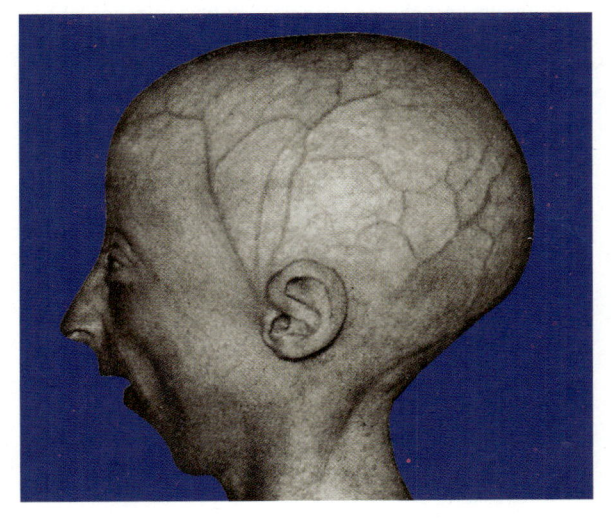

Abb. 4.4 **Pathologisches Altern:** Progerie (12-Jähriger).

Pathogenese: Aus normalem Ernährungszustand heraus reichen die Energievorräte für einen Erwachsenen für mindestens 40–50 Tage, vorausgesetzt, die Wasserzufuhr ist ausreichend. Beim Hungern wird meist innerhalb eines Tages das Leberglykogen aufgebraucht, danach setzt die Mobilisierung des im Fettgewebe enthaltenen Fettes ein, wobei zuerst das Depotfettgewebe (z. B. Bauchhaut) und später das Baufettgewebe (z. B. Fett im Fußgewölbe) abgebaut wird. Der Patient magert ab. Allmählich kommt es dann auch zu einem Verbrauch der Eiweißreserven des Körpers durch autophagische und heterophagische Prozesse, was sich vor allem in einer erheblichen Atrophie der Skelettmuskulatur äußert. Die frei werdenden Stoffe werden größtenteils verbrannt und zu einem geringen Teil zur Neusynthese wieder verwendet, die allerdings wegen der allgemeinen Mangelsituation nur in sehr reduziertem Maße abläuft. Die gedrosselte Proteinsynthese ist verantwortlich für die Hypoproteinämie, vor allem die Hypoalbuminämie, sowie für die Atrophie des blutbildenden Knochenmarkes (Anämie) und des lymphatischen Apparates (Infektanfälligkeit) und schließlich für die verminderte Regenerationspotenz der Gewebe. Der Patient stirbt im hypoglykämischen Koma, verbunden mit einer Ketoazidose.

Morphologisch sind die Hungerpatienten abgemagert und weisen Hungerödeme (Hungerbauch) auf. Die Skelettmuskulatur, Leber und Herz lassen eine deutliche Hungeratrophie mit Braunfärbung des Parenchyms erkennen. Diese Pigmentierung ist ein morphologisches Zeichen für einen gesteigerten lysosomalen Gewebeabbau, denn das Hämosiderin – vor allem in der Leber und im RHS anzutreffen – stammt aus dem Abbau von Myo- und Hämoglobin ohne entsprechende Neusynthese, und das Lipofuszin ist ein Endprodukt des autophagischen Gewebeabbaues. Auch die Haut samt ihren Anhangsgebilden sowie die gastrointestinale Schleimhaut sind atrophisch und zeigen eine deutliche Regenerations- bzw. Wundheilungsstörung (Hungergeschwüre). Im Bereich des Epikards und des Knochenmarks führt die Fettmobilisation zu einer Einschmelzung des Fettgewebes, so dass statt dessen ein wässrig-gallertartiges Gewebe übrigbleibt (= „gallertige Degeneration"); S. 382. Ultrastrukturell ist in der Phase der vermehrten Glykogenmobilisation das endoplasmatische Retikulum, das die Glucose-6-Phosphatase enthält, vermehrt, so dass der letzte Schritt im Glykogenabbau, die hydrolytische Spaltung des Glucose-6-Phosphats, zügig vonstatten gehen kann und eine Proteinneubildung noch möglich ist. Als Zeichen der vermehrten Fettmobilisation weisen die Mitochondrien einen volumetrischen Zuwachs ihrer Matrix auf, in der bekanntlich die Enzyme für die β-Oxidation lokalisiert sind. Die der Fettmobilisation nachgestaffelten Proteinabbauprozesse drücken sich in einer drastischen Vergrößerung des lysosomalen Kompartimentes aus. Sowie jedoch das adaptative Potenzial der Zelle erschöpft ist, werden die Cristaemembranoberfläche der Mitochondrien und die oxidative Phosphorylierung „wegrationalisiert" und damit auch die energieabhängigen Prozesse der Proteinsynthese und der Proteinabbau gedrosselt, was an der Rarefizierung des ribosomalen und lysosomalen Apparates sowie an der reduzierten Kernploidiestufe (DNA-Verminderung) ablesbar ist. Auf diese Weise ist es der Zelle noch eine gewisse Zeit in Form einer Vita minima möglich zu überleben, bis sie schließlich abstirbt (Abb. 4.5).

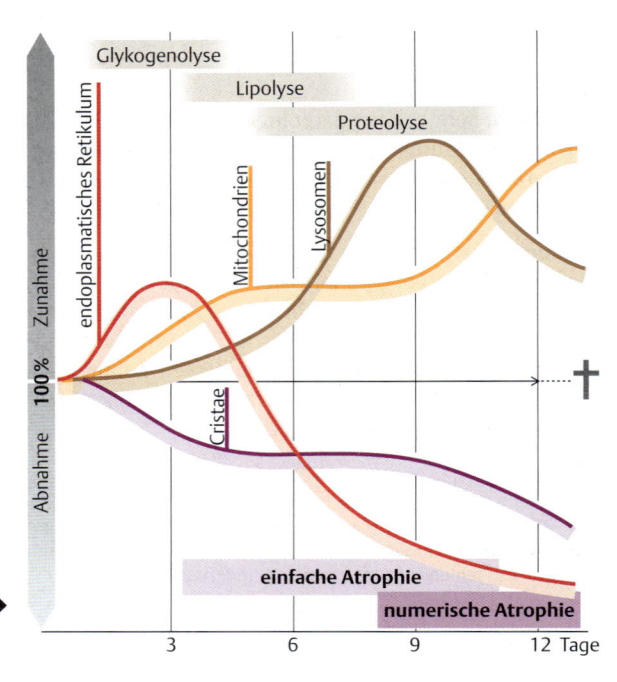

Abb. 4.5 Stoffwechsel- und Organellenadaptation der Rattenleberparenchymzelle im Verlauf der Hungeratrophie mit Übergang der einfachen Atrophie in die numerische Atrophie.

4.2
Letale Zellschädigung

Um eine Noxe zu überleben, aber auch nur um zu leben, müssen wir immer ein wenig sterben. Dieses zelluläre Absterben von Gewebe und Zellen verläuft entweder über eine „innere Vorschrift" oder über einen „äußeren Zwang". Das resultierende tote Gewebe im lebenden Organismus imponiert als Nekrose (nekros, gr. Tod). Sie kann über den Mechanismus einer alternativen Entzündung repariert werden.

Programmierter selektiver Zelltod (= Apoptose): In diesem Fall beruht das Absterben einer Zelle entweder auf einem selbstausgelösten Todesprogramm (*Zell-Selbstmord*) durch physiologische Faktoren oder auf einem von Umgebungszellen signalisierten Todesprogramm (*Zell-Brudermord*). Das Resultat ist eine Schrumpfnekrose („Schrumpftod"). Störungen des Apoptoseablaufes führen zu Fehl- und zu Überschussbildungen (Tumoren).

Akzidenteller Zelltod (= Onkose, onkos, gr. = geschwollen): Durch die Einwirkung unphysiologischer Faktoren in Form von exogenen oder endogenen Noxen wird die Zelle schwer getroffen. Ihr Aufbäumen dagegen ist an begleitenden Adaptationsvorgängen sowie letztlich an einer Zellschwellung („Schwelltod") erkennbar und gibt dem Zelltod in Form der Nekrose ein histologisches Gesicht (Nekrophanerose, gr. = „Todeserscheinung"). Je nach Auslösemechanismus unterscheidet man folgende Nekroseformen:
– *Koagulationsnekrose*, wenn Eiweißdenaturierung und Dehydrierung dominieren;
– *Kolliquationsnekrose*, wenn ein hydrolytischer Abbau und/oder eine Laugenverätzung dominiert.

4.2.1
Programmierter Zelltod

Syn.: Apoptose (= „Schrumpftod")

Definition: Aufgrund eines genvermittelten Zelltodprogrammes ausgelöstes Absterben von Einzelzellen oder gleichsinnig differenzierten Zellgruppen mit konsekutivem Schrumpfen (Kondensation) und Zerfallen der abgestorbenen Zellen, *ohne* reaktive Begleitentzündung. Dieser programmierte Zelltod wird auch als „Apoptose" (apoptein, gr. Herabfallen) bezeichnet.

Jede Zelle eines höher entwickelten, mehrzelligen Organismus besitzt einen physiologischen Selbstzerstörungsmechanismus. Er ermöglicht es ihm, sich in seiner Gesamtheit dem unablässigen Wandel der Lebensbedingungen in Form von Selektion und Evolution anzupassen, ohne die Formkonstanz zu verlieren. Er kann auf folgende Arten eingeschaltet werden:
- *Programmierter zellulärer Selbstmord:* Er ist das Schlüsselergebnis bei nachstehend aufgeführten Prozessen:
  – numerische Atrophie im Rahmen der Alterung,

– Entzug eines stimulierenden Hormons,
– zyklische Abstoßung des Endometriums,
– Noxenexposition mit Schädigung des Genoms.
- *Programmierter zellulärer Brudermord:* Das Zelltodprogramm wird durch Zellen desselben Organismus ausgelöst bei der Beseitigung von:
  – überflüssigem Baugewebe in der Embryogenese,
  – überflüssigen Zellen in der Lymphozytopoese,
  – beim T-Zell-Killing (s. Kap. 5).

Der Vorgang der Apoptose läuft in 3 Phasen ab. Diese wiederum sind in mehrere Schritte gegliedert, auf die im Folgenden näher eingegangen wird (Abb. 4.**6**).

Pathogenese der Festlegungsphase (committent phase): In dieser noch wenig verstandenen Phase legt sich eine Zelle gewissermaßen fest, sich selbst zu zerstören, indem sie auf bestimmte, nachstehend aufgeführte Auslösesignale antwortet.
- *Mitosezahl:* In Zellen embryonaler Gewebe gibt es ein sog. Mitosezählgen, das nach Erreichen einer bestimmten Zellzahl das Zelltodprogramm einleitet. In postnatalen Geweben, die nicht über eine Telomerase verfügen, werden durch jeden Mitosezyklus die chromosomalen Telomeren geringfügig erodiert, bis die Replikation normaler DNA nicht mehr gewährleistet ist. Nun gibt das „Genomwächterprotein" p53 den Apoptoseweg frei.
- *Zellalter:* Wenn Zellen nach längerer Funktionsdauer ein bestimmtes Alter erreicht haben, wird bei ihnen quasi als „innere Uhr" das Zelltodprogramm eingeleitet. Dies gilt vor allem für Zellen der Erythropoese, enchondralen Ossifikation sowie der Mausergewebe (S. 330).
- *Funktionserhaltende Signalstoffe* in Form von Hormonen oder Wachstumsfaktoren: Sinkt ihr Spiegel in den von ihnen abhängigen Geweben ab, wird das Verhältnis von antiapoptischen bcl-2-Proteinen (Protoonkogen von „*B*-cell *l*ymphoma") zu apoptischen zugunsten der Letzteren verschoben → mitochondrialer Apoptoseweg (s. u.). Dies ist auch der Mechanismus der Involutionsatrophie und der Abstoßungsreaktion des zyklusgerecht aufgebauten Endometriums.
- *Zellkommunikation:* Verlieren Zellen die Cadherin-vermittelte Kommunikation untereinander oder die Integrin-vermittelte Verankerung in der Extrazellulärmatrix (S. 35), so wird in nichttumorösen Zellen die sog. Focal-Adhäsionskinase inaktiviert → Blockierung der DN-Synthese → Apoptose.
- *Abwehrzellenkontakt:* Wenn ein zytotoxischer T-Lymphozyt mit Killerpotenzial fremde oder fremd gewordene Zellen aufgespürt hat, exprimieren sie den sog. Fas-Liganden (Fas = CD95 = *FS-7-a*ssociated *s*urface antigen; FS-7: Zelllinie) und können so an Fas-Rezeptoren der Fremdzelle binden → Todesrezeptoren der Apoptose (s. u.). Alternativ können diese Lymphozyten das transmembranöse, porenbildende Protein „Perforin" sezernieren. Über dessen Poren schleusen sie dann die Serinprotease Granzym-B in die Zielzelle ein → Caspase-(*c*ysteine-*asp*artate-proteine cleaving enzyme-)Aktivierung → Apoptose.
- *Noxen:* Hitze, Strahlen oder Zytostatika setzen DNA-Schäden → p53-Genomwächterprotein gibt Apoptose frei. Stickstoff- und Sauerstoffradikale führen zu einem oxidativen Stress der Zellen und können über den mitochondrialen Apoptoseweg (s. u.) das Zelltodprogramm direkt und ohne Rezeptorvermittlung auslösen.
- *Signalwege:* Diese Auslösesignale schalten entweder mit Hilfe von Rezeptoren über eine transmembranöse Signalübermittlung (transmembranöser Signalweg = Todesrezeptorweg), oder direkt innerhalb des Zytoplasma (intrazellulärer Signalweg = Mitochondrienweg) die Exekutionsmaschine des Zelltods ein. Diesen Auslösesignalen stehen Signaltransduktionskaskaden in Form von Überlebensfaktoren entgegen, die das existierende Zelltodprogramm unterdrücken.
- *Kontrollstadium:* Bevor das eigentliche Exekutionsprogramm ausgelöst wird, sind einerseits spezifische sog. Adaptorproteine wie FADD (= Fas-assoziiertes Protein mit Todesdomäne = „death domain") zwischengeschaltet, die das Exekutionsprogramm definitiv einschalten und somit den Tod der Zelle festlegen (committent). Andererseits gibt es Proteine wie die der bcl-2-Familie, die an Aktivatorproteine vom Typ Apaf-1 (= proapoptotischer Proteasen-Aktivierungsfaktor) der Exekutionsmaschine andocken und so verhindern, dass das „Zündungsenzym" (Initiator-Caspase) aktiviert wird und damit das eigentliche „Todesenzym" (= Exekutions-Caspase) in Gang gesetzt wird.

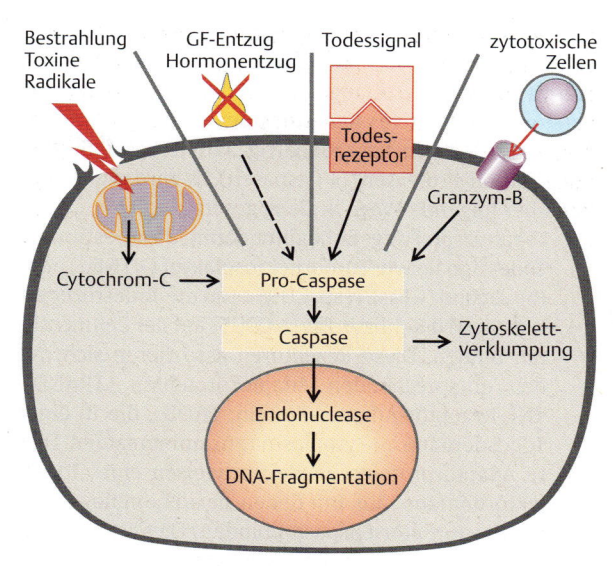

Abb. 4.**6** Programmierter Zelltod.

Pathogenese der Ausführungsphase (execution phase): In ihr läuft das Zelltodprogramm unaufhaltsam Schritt für Schritt so lange ab, bis die Zelle irreversibel zerstört ist. Effektives Kernstück des Zelltodprogramms (Apoptose) ist ein kaskadenartig aktivierbares System von „Zelltod-Proteasen" (= Caspasen). Es wird grundsätzlich über folgende Wege in Gang gesetzt:

- *Todesrezeptorweg:* Er beginnt damit, dass bestimmte Todessignale wie Tumornekrosefaktor (= TNFα) oder Fas-Ligand (= FasL resp. CD95 L) an die Todesrezeptoren wie TNFR-1 bzw. Fas (= CD95) auf der Zellmembran binden. Diese Rezeptoren assoziieren sich mit den entsprechenden Adaptorproteinen (TRADD = TNF-Rezeptor-Adaptor-Protein; FADD), die in einer Todesdomäne im Zytoplasma zusammenlaufen. Diese Adaptorproteine wiederum weisen eine „Todeffektordomäne" auf, mit denen sie an homologe Stellen der Initiator-Caspasen binden. Dies ist der Auftakt zum schrittweisen Ingangsetzen der Caspase-Kaskade, die letztlich zur Aktivierung der Exekutions-Caspasen führt. Das Suppressorgen p53 fördert die Apoptose über die Verlagerung von CD95 auf die Zellmembranoberfläche. Eine „voreilige" Aktivierung des Todesrezeptorweges wird durch die Reihe von Inhibitorproteinen gebremst, die auf verschiedenen Ebenen der Caspase-Kaskade eingreifen. Einige Viren verhindern auf diese Art, dass die von ihnen infizierten Zellen durch Lymphozyten eliminiert werden.
- *Mitochondrienweg:* Er beginnt damit, dass aus geschädigten Mitochondrien das Cytochrom c und/oder ein mitochondrialer Apoptosefaktor (= AIF) freigesetzt werden, die ihrerseits die Caspase-Kaskade in Gang setzen. Die Aktivierung des Mitochondrienweges wird durch die Reihe von Inhibitoren in Schach gehalten, allen voran vom Protoonkogen c-bcl-2. Es verhindert die Freisetzung von Cytochrom c und AIF.

Die Exekutiv-Caspasen greifen unter anderem an folgenden „Todessubstraten" an:

- *Focal Adhesion Kinase* (S. 35): Durch ihre Inaktivierung verliert die Zelle ihren zytoskelettal gesicherten Halt und Zusammenhalt mit anderen Zellen und löst sich aus ihrer Zellgruppe.
- *Nukleoskelett:* Lamin A und B sind als Intermediärfilamente Teile des Nukleoskeletts und gewährleisten die Integrität und damit Funktion der äußeren Kernschicht (nuclear lamina). Durch ihre Aufspaltung desintegriert die äußere Kernschicht.
- *Zytoskelett:* Durch Aufspaltung von Zytoskelettanteilen wie Aktinfilamenten geht die Zelle aus dem Leim, so dass sich an der Zelloberfläche blasenförmige Ausstülpungen bilden, die für eine apoptotische Zelle typisch sind. Die nukleo-und zytoskelettalen Proteine werden überdies durch eine Transglutaminase extensiv vernetzt und unbrauchbar gemacht.
- *DNA-Reparatur-Enzyme:* Sie sind ebenfalls Ziele der Caspasen.

Tabelle 4.1 Durch Apoptosestörungen ausgelöste Krankheiten

Pathogenese	Krankheiten
Apoptosehemmung: Steigerung der zellulären Überlebensrate	Karzinome mit p53-Mutationen Karzinome mit Hormonabhängigkeit – Prostatakarzinom – Mammakarzinom – Ovarialkarzinom
	Autoimmunkrankheiten (S. 185)
Apoptosesteigerung: Steigerung der zellulären Absterberate	neurodegenerative Krankheiten (S. 1069)
	AIDS (S. 197)

- *DNase-Inhibitorprotein* (ICAD = Inhibitor der Caspase-aktivierten DNase): Es wird von der Caspase gespalten, so dass die nukleäre Endonuklease (CAD = Caspase-aktivierte DNase) die DNA angreift und sie in Form des apoptosetypischen sog. „DNA-Laddering" (Gelelektrophorese) fragmentiert, was histologisch an einer homogenisierten Chromatinverklumpung zu erkennen ist.

Pathogenese der Abräumphase: Die apoptotischen Zellleichen sowie Teile derselben in Form sog. Apoptosekörper werden durch Nachbarzellen oder Makrophagen phagozytiert, so dass sie nach kurzer Zeit verschwinden, ohne eine Entzündungsreaktion auszulösen.

Morphologie der selektiv abgestorbenen (apoptotischen) Zellen: Sie entspricht der „Schrumpfnekrose" (s. u., S. 131).

Klinik: Eine Reihe von Krankheiten ist auf ein Missverhältnis proapoptotischer zu antiapoptotischer Faktoren zurückzuführen, so dass schließlich die Apoptose abnorm gehemmt oder abnorm stimuliert wird. Diese Krankheiten sind in Tab. 4.1 zusammengestellt.

4.2.2 Akzidenteller Zelltod

Syn.: Onkose („Schwelltod")

Definition: Aufgrund einer irreversiblen (meist oxidativen) Stoffwechselstörung erzwungenes Absterben von ganzen Zellgruppen mit konsekutiver vakuolärer Zellschwellung und reaktiver Begleitentzündung, aber ohne Auslösung durch ein Zelltodprogramm. Im Gegensatz zum programmierten Zelltod handelt es sich nicht um einen zellulären „Selbstmord", sondern meist um ein zelluläres „Massensterben".

Kausalpathogenese: Unabhängig von der auslösenden Ursache kann der „akzidentelle Zelltod" durch folgende Mechanismen ausgelöst werden:

- *ATP-Mangel:* ATP wird als energiereiches Substrat für viele anabole und katabole Prozesse benötigt. Es wird im Gewebe über die oxidative Phosphorylierung unter Sauerstoffverbrauch oder ohne Sauerstoff über die anaerobe Glykolyse gewonnen. Im Rahmen einer Hypoxidose (S. 22) kommt es letztlich zu einer ATP-Depletion der Zelle, so dass die energieabhängigen Lebensprozesse wie die Aufrechterhaltung der Calciumhomöostase und der Zytomembranfunktion darniederliegen. Gewebe mit hoher Glykolyserate überstehen deshalb eine Beeinträchtigung der oxidativen Phosphorylierung besser.

- *Reaktive Sauerstoffmetabolite.* Sie entstehen als freie Radikale im Rahmen oxidativer Prozesse in den Mitochondrien, im SER und Zytosol und werden durch spezielle Radikalfängersysteme in Form von Antioxidanzien (Vitamin E, Glutathion, Superoxiddismutase) wieder beseitigt. Fällt dieses System aus, kommt es zu einem sog. oxidativen Stress. Die freien Radikale reagieren mit den Zellmembranen, Enzymen und DNA und schädigen diese.
- *Calciumhomöostase:* Sie wird durch Sauerstoffmangelzustände (Ischämie) und bestimmte Toxine außer Gefecht gesetzt, so dass es zu einem drastischen Ca^{2+}-Einstrom in die Zelle kommt. Die Folgen davon sind eine Aktivierung von:
  – Phospholipasen mit konsekutiver Membranzerstörung,
  – Proteasen mit konsekutiver Membran- und Zytoskelettzerstörung,
  – ATPasen mit entsprechendem ATP-Abbau,
  – Endonukleasen mit nachfolgender DN-Schädigung.
- *Zytomembran:* Sie wird einerseits durch ATP-Mangel und calciummodulierte Phospholipaseaktivierung und andererseits durch eine ganze Reihe physikalisch-chemischer Noxen, mikrobieller Toxine, Komplementfaktoren und Lymphozyten-Perforine so geschädigt, dass sie pathologisch wasserdurchlässig wird (Permeabilitätsstörung).

Formalpathogenese: Dem akzidentellen und somit nichtapoptotischen Zelltod gehen, wenn er nicht ganz plötzlich einsetzt, adaptative Zellveränderungen voraus. Erst wenn eine Zelle nicht mehr in der Lage ist, sich an die zellschädigende Bedingung anzupassen, beginnt sie, sobald ein gewisser Punkt überschritten ist, innerhalb von Minuten oder Stunden zu sterben. Dieser Punkt liegt auf der Irreversibilitätsschwelle und wird auch „Point of no Return" genannt. Dieser Begriff ist aus der Fliegersprache entliehen und bezeichnet diejenige Phase eines Feindfluges, nach der keine Umkehr mehr möglich ist.

- *Reversible Phase der letalen Zellschädigung:* Sie ist durch eine Schwellung und Membranschädigung der Mitochondrien und des endoplasmatischen Retikulums charakterisiert. Die Lysosomenschädigung folgt meist später. Je nach Art der Noxe beginnt die letale Zellschädigung mit frustranen Proliferationsvorgängen, die aber nur zu einer numerischen Zunahme, nicht aber zur Vermehrung der funktionellen Substanz führen.
- *Irreversible Phase der letalen Zellschädigung:* Diese Phase einer letalen Zellschädigung leitet die Zellnekrose ein. Von nun an laufen in der Zelle die verschiedenartigen Stoffwechselprozesse immer unvollständiger und unkoordinierter ab, so dass das Zellsterben ein morphologisches Gesicht erhält. Dies ist das histologische Korrelat der Zellnekrose. Eine Zelle in lebendem Zustand unmittelbar in Formaldehyd eingetaucht und fixiert ist zwar chemisch tot, aber vom strukturellen Standpunkt aus intakt.

Morphologisches Resultat des akzidentellen Zelltodes ist die (Zell-)„Nekrose".

4.2.3
Nekrose

Allgemeine Definition: Überbegriff für die Summe aller morphologischen Erscheinungen nach partiellem oder totalem Zell- oder Gewebetod im lebenden Organismus.

4.2.3.1
Fokale Zytoplasmanekrose

Definition: Irreversible, membranös demarkierte Zytoplasmaschädigung in einer lebenden Zelle.

Pathogenese: Nicht jede letale Zellschädigung führt zwangsläufig zur Nekrose der ganzen Zelle. Oft gelingt es der Zelle, den irreversiblen Schaden herdförmig abzugrenzen. Das Zytoplasma wird nicht einheitlich mit den nötigen Substanzen für die Aufrechterhaltung der Strukturintegrität versorgt, sondern – gebietsweise unterschiedlich – sowohl mit anabol als auch katabol wirkenden Stoffen versehen. Hierbei spielt das RER eine wesentliche Rolle, indem es in seiner Proteinmaschine auch lysosomale Enzyme mit proteolytischem Potenzial synthetisieren kann. Der im Rahmen einer Zellschädigung betroffene Bezirk wird deshalb durch eine Membranhülle vom gesunden Zytoplasma abgekapselt, so dass die lyti-

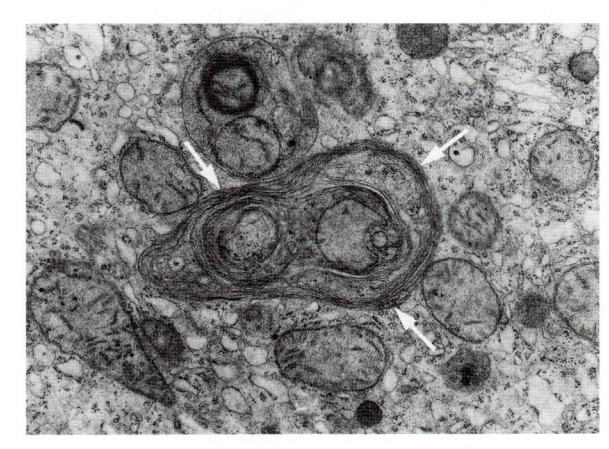

Abb. 4.7 **Fokale Zytoplasmanekrose** im Rahmen der Autophagie; nekrotischer Bezirk pfeilmarkiert (Vergr. 1 : 30000).

schen Enzyme vorwiegend über das RER in diese intrazelluläre Müllhalde, wie man die Autophagievakuole jetzt bezeichnen kann, geleitet werden können, ohne die restlichen Zellen zu zerstören (Abb. 4.7).

4.2.3.2
Koagulationsnekrose

Definition: Mit diesem 1880 von C. Weigert eingeführten Nekrosebegriff wird die makroskopische Umwandlung des Gewebes in eine gelblich trockene und mürbe Masse bezeichnet. Das Besondere dieses Nekrosetyps ist der verminderte Feuchtigkeitsgehalt und das Beibehalten grobarchitektonischer Strukturen über längere Zeit (Abb. 4.8). Die Koagulationsnekrose ist somit eine strukturierte Massennekrose. Je nach Strukturerhalt in der Gewebenekrose unterscheidet man folgende Nekroseformen:
- *Strukturierte Nekrose:* Dabei bleibt die grobarchitektonische Gewebe- und Histostruktur (vor allem die elastischen Faserstrukturen von Gefäßen) wenn auch schattenhaft über längere Zeit erhalten. Dies gilt für die meisten Koagulationsnekrosen (Prototyp: anämischer Infarkt).
- *Unstrukturierte Nekrose:* Diese tritt bei totaler, länger zurückliegender Gewebezerstörung im Rahmen einer verkäsenden Nekrose auf (Prototyp: tuberkulöse verkäsende Nekrose).

Pathogenese: Die Gründe für die relative Festigkeit und Haltbarkeit des in Form einer Koagulationsnekrose abgestorbenen Gewebes sind immer noch nicht umfassend bekannt. Weigert machte dafür eine Plasmakoagulation verantwortlich. Fest steht, dass die katabolen lytischen Enzyme (meist lysosomalen Ursprungs) bei der Koagulationsnekrose nur eine untergeordnete Rolle spielen. Dies kann darauf beruhen, dass das betreffende Gewebe nur einen geringen Lysosomengehalt aufweist, oder dass die lysosomalen Enzyme durch die Zellschädigung bis zu einem gewissen Grad mitbetroffen worden sind.

Irrespektiv derjenigen Noxe, welche die letale Zellschädigung eingeleitet hat, scheinen der oxidative Stoffwechsel und damit die Mitochondrien die Drehscheibe im nekrotischen Geschehen zu sein. Die Umstellung auf die anaerobe Glykolyse bewirkt die Gewebeansäuerung und der Zusammenbruch der oxidativen Phosphorylierung einen Verlust an energiereichen Phosphaten. Es liegt deshalb auf der Hand, für die formale Pathogenese der Koagulationsnekrose Eiweißdenaturierungsprozesse anzuschuldigen, die durch die Gewebeübersäuerung im Nekrosegebiet in Gang gebracht werden. Der Verlust an energiereichen Phosphaten hat zur Folge, dass die intra- und transzellulären Transportprozesse erlöschen, so dass große Mengen ionisierten Calciums in die Zelle einströmen, die die Pufferkapazität des Zytoplasmas übersteigen. Dies bringt einerseits eine Aktivierung der endogenen Phospholipase mit konsekutiver Schädigung der Zytomembran mit sich und andererseits eine Aktivierung von Proteasen mit konsekutiver Schädigung des Zytoskletts und der davon abhängigen Zell-Zell-Kontakte. Folgen davon wiederum sind eine Auflösung der Zellkontakte (= Nexus) im Nekrosegebiet und ein Verschluss der Nexusporen in der perinekrotischen Zone (S. 28). Ferner treten die intrazellulären Enzyme (GOT, LDH, CK) aus der Zelle aus und lassen sich klinisch-chemisch im Serum nachweisen. Zusammen mit der Zerstörung des Zytoskeletts gehen damit die Bewegungsabläufe im Bereich der Zellmembran und im Zytoplasma verloren. Die Zelle kugelt sich ab, und die funktionell ausgerichtete Organellenanordnung im Zytoplasma geht verloren. Bevor aber die Zelle in eine Todesstarre fällt, lassen sich vitalmikroskopisch gesteigerte, hektisch anmutende Bewegungsabläufe im Zytoplasma beobachten. Diese gehen mit pulsierenden, wellenförmigen Bewegungen im Bereich der Zellmembran mit Pseudopodienbildungen des endoplasmatischen Retikulums sowie einer Kernrotation einher. Dieses agonale

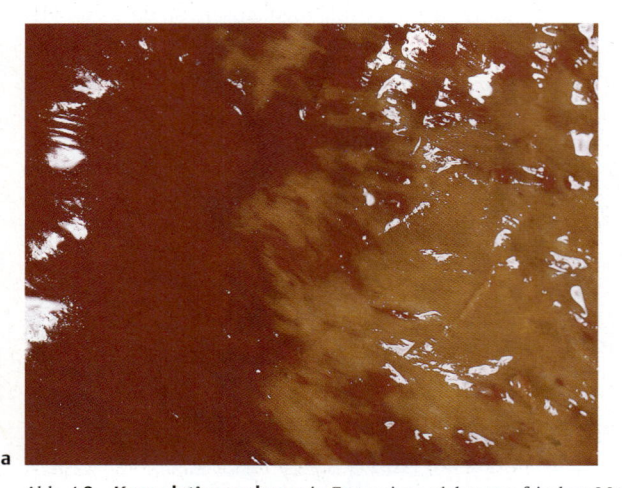

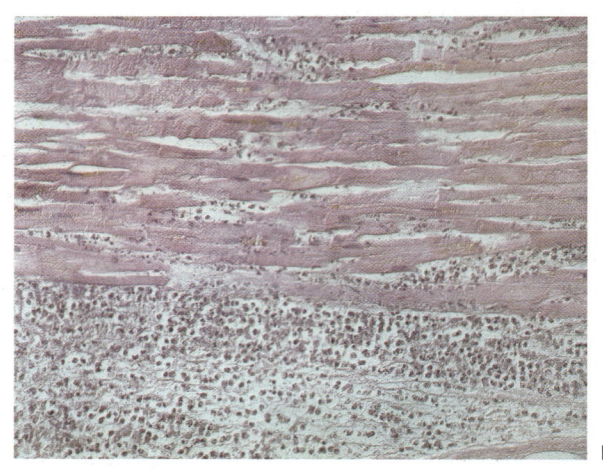

Abb. 4.**8 Koagulationsnekrose** in Form einer nicht ganz frischen Myokardnekrose:
a Lehmgelbes nekrotisches Parenchym mit hämorrhagisch-rotem Randsaum;
b granulozytäre Demarkierung des eosinophilen, kernlos gewordenen nekrotischen Myokards (HE, Vergr. 1 : 50).

Bewegungsmuster der Zelle samt ihrer Organellen gleicht den Zellbewegungen zu Beginn der Mitose, so dass sich Zelltod und Zellneubildung ähnlich sind. Kommt nach der Gewebeschädigung eine Reperfusion zustande, so staut sich in den Zellen Calcium an: Die Nekroseverkalkung beginnt (S. 135).

Die bereits erwähnte Phospholipaseaktivierung hat neben der Schädigung der Zell- und Lysosomenmembran auch zur Folge, dass Fettsäuren und Proteolysate freigesetzt und Arachidonatabkömmlinge gebildet werden. Dies führt im Endeffekt zu einer perifokalen Entzündungsreaktion, die den Reparaturprozess einleitet. Die Arachidonatderivate Prostaglandine und Leukotriene sowie auch bestimmte Adhäsionsmoleküle (ICAM-1) und Zytokine (Interleukin-2) sind dabei für die Anlockung von Granulozyten ins Nekrosegebiet (= Nekrotaxis) sowie für einen Anstieg der Körpertemperatur (= Pyrogen) verantwortlich (vgl. Abb. 4.8). Diese durch nekrotische Gewebsschädigung ausgelöste Entzündungsreaktion wird auch als „Schädigungsentzündung" (= alterative Entzündung) bezeichnet. Durch die Anlockung von Entzündungszellen mit proteolytischer Abräumkapazität wird schließlich das Nekrosegebiet aufgeweicht, so dass je nach Belastung die Gefahr besteht, dass das Gewebe an dieser Stelle einreißt. Mit der Zeit wird über den Prozess einer „Wundheilung" im Randbereich des Nekrosegebiets beginnend ein reparatives kapillarreiches Mesenchym (Granulationsgewebe, S. 223) gebildet.

Morphologie: *Makroskopisch* sind Herde mit Koagulationsnekrosen anfänglich als Folge des Plasmaeinstroms aus der Umgebung deutlich geschwollen. Ihre Transparenz ist vermindert und ihre Gewebezeichnung verwischt. Allmählich nimmt die Gewebskonsistenz zu, und das Gewebe sieht wie „gekocht" aus und bekommt eine in der Regel lehmgelbe Eigenfarbe, sofern keine zusätzlichen Faktoren wie Austrocknung, Fäulnis oder Blutung hinzukommen. Diese Veränderung der Nekrose ist frühestens 6–8 Stunden nach Beginn des Zelltodes feststellbar. Nach etwa einer Woche macht sich um den Nekroseherd wegen des einsprossenden, kapillar- und somit blutreichen Granulationsgewebes ein dunkelroter Randsaum („hämorrhagischer Randsaum") bemerkbar. Nach mehreren Wochen ist die ehemalige Nekrosezone vernarbt und imponiert makroskopisch als weißlicher „Fleck", in dem histologische Strukturen nur noch schattenhaft erkennbar sind.

Histologisch finden sich an Zellkern und Zytoplasma folgende Läsionen:
- *Zellkern:* Als erste histologische Veränderung fällt bei der ischämischen Nekrose die reversible Aggregation des Chromatins an der Kernmembran auf. Sie imponiert als „Kernwandhyperchromatose" und tritt bereits nach 15 min auf. Zwei Stunden später ist das Chromatin homogen verklumpt, die Kerne schrumpfen und werden kleiner, was der Kernpyknose entspricht. Histochemisch lässt sich zeigen, dass im Verlauf der Kernnekrose die Histone basische Gruppen freisetzen, so dass sie vermehrt Eosinfarbstoff binden. Sowie die Kernmembran im Rahmen der Nekrose undicht wird und die DNasen, aber auch Proteasen einwirken können, löst sich das Chromatin auf, und die Kerne blassen histologisch ab. Danach verteilt sich das Chromatin zunehmend im Zytoplasma, wo es vollständig abgebaut wird. Damit ist der Endzustand der Kernauflösung in Form der Karyolyse nach etwa 10 Stunden erreicht (Abb. 4.9).
- *Zytoplasma:* Ähnlich wie der Zellkern wird auch das Zytoplasma eosinophil. Dies ist zum einen auf den Abbau der ribosomalen RNA zurückzuführen, welche die zytoplasmatische Basophilie ausmacht, und beruht zum anderen auf der Proteindenaturierung, bei der vermehrt reaktive Gruppen für saure Farbstoffe frei werden. Die metaplasmatischen Zytoplasmastrukturen, z. B. die Myofibrillen, zerfallen zu hyalinen Schollen. Die ultrastrukturellen Veränderungen, wie sie bei der ischämischen Nekrose auftreten, sind bereits bei der Hypoxidose abgehandelt (S. 22).

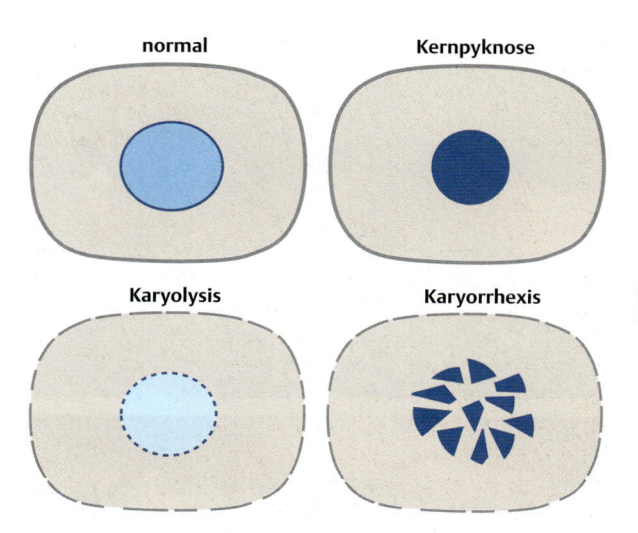

Abb. 4.9 Formen der Zellkernnekrose: Die Kernpyknose wird meist von einer verstärkten Zytoplasmaeosinophilie begleitet, während das Zytoplasma bei der Karyolyse „verdämmert" und bei der Apoptose samt Zellkern zerbröckelt (= Karyorrhexis).

✚ Klinische Beispiele:

Gangrän (= Brand; gangraina, gr. brandiges Geschwür): Sie ist seit alters her als Folge der Mutterkornverseuchung des Getreides und dem damit verbundenen Ergotismus (auch Antoniusfeuer genannt) bekannt. Sie wurde als „Brand" bezeichnet, weil das zugrunde gegangene Gewebe wie „verbrannt" aussieht.
- *Trockener Brand* (= gangraena sicca): Er beruht in seinen geweblichen Einzelheiten auf dem Summationseffekt von (strukturerhaltender) Koagulationsnekrose und Austrocknung, was im Allgemeinen ein Bakterienwachstum sowie einen autolytischen Zerfall verhindert. Auf diesem Prinzip beruht die Mumifizierung. Durch den „physiologischen Brand" wird der Nabelschnurrest sequestriert, durch den „pathologischen Brand" sterben nach arteriosklerotischer Durchblutungsstörung Extremitätenteile ab (Abb. 4.10a).
- *Feuchter Brand* (= gangraena humida): Er kommt sowohl an Extremitäten als auch in inneren Organen vor und wird

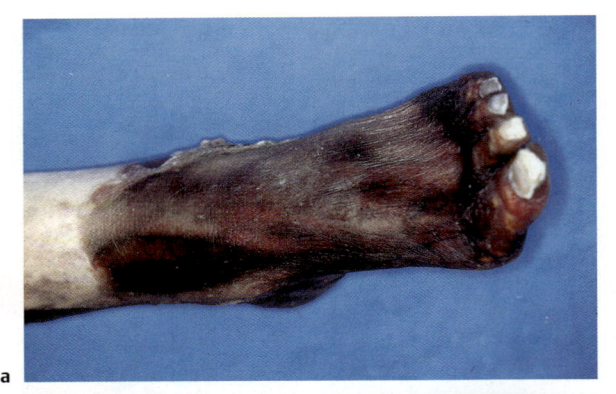

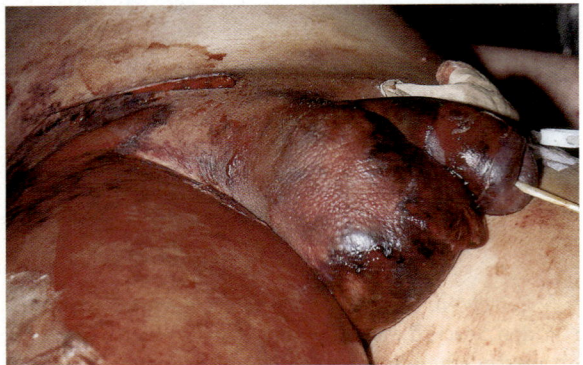

Abb. 4.10 Gangränformen:
a Trockene Gangrän des Vorfußes nach atherosklerotischem Verschluss der Unterschenkelarterien als Folge einer Makroangiopathie bei Diabetes mellitus;
b feuchte Gangrän in Form einer sog. Fournier-Gangrän (= akute Gangrän des äußeren Genitales) bei einem 36-Jährigen 5 Tage nach einer Leistenhernienoperation mit Wundinfektion (Streptococcus putrificius) (Original: Wetterauer).

durch eine primäre und sekundäre Besiedlung mit Anaerobiern (= Fäulniserreger) hervorgerufen. Dabei wird unter anderem das Hämoglobin in Verdoglobin und Eisensulfid umgewandelt, was die schwarzgrünliche Gewebeverfärbung erklärt. Das Resultat ist eine Kolliquationsnekrose (Abb. 4.10 b).

Schorfnekrose: Bei Koagulationsnekrosen der Haut und/oder Schleimhäute bildet sich durch Wasserabdunstung und Fibrinexsudation ein weißlicher oder schmutziger abwischbarer Belag (z. B. Salzsäureverätzung des Ösophagus).

Verkäsung: Bei dieser für die Tuberkulose typischen Art der Koagulationsnekrose gehen Gewebe und auch sehr viele Lymphozyten zugrunde, so dass das nekrotische Gewebe einen hohen Lipidgehalt erhält, der seinerseits die lysosomale Proteolyse unterdrückt. Das Resultat ist eine Gewebeveränderung, die an krümeligen Frischkäse erinnert.

Fibrinoide Nekrose: s. S. 130 (Abb. 4.11).

Zenker-Degeneration: Dies ist eine besondere Nekrose der Skelettmuskulatur bei hochfebrilen Infektionskrankheiten (z. B. Abdominaltyphus). Dabei wird die Muskulatur trübwachsartig, verliert ihre Querstreifung (daher Synonym: wachsartige Degeneration) und zeigt eine vermehrte Eosinophilie. Außerdem ist sie leicht zerreißlich. Später folgt nach histiozytärer Resorption ein Ersatz durch Bindegewebe, aber keine Regeneration durch residuale Skelettmuskulatur.

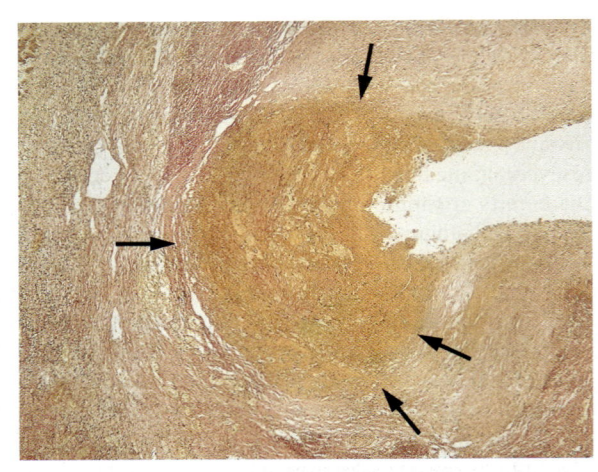

Abb. 4.11 **Fibrinoide Nekrose:** sektorförmig ausgeprägte Nekrose bei Panarteriitis nodosa (EvG, Vergr. 1 : 50).

4.2.3.3
Kolliquationsnekrose

Definition: Die Kolliquationsnekrose ist eine Form des Gewebeuntergangs, bei der es nach anfänglicher Gewebeschwellung zur raschen enzymatischen Auflösung des nekrotischen Materials kommt, was als Erweichungsherd (= Malazie) bezeichnet wird. Die Kolliquationsnekrose ist somit eine strukturlose Massennekrose.

Pathogenese: Bei der Kolliquationsnekrose überwiegt offensichtlich der hydrolytische Gewebeabbau. Im Gegensatz zur Koagulationsnekrose findet man eine Kolliquationsnekrose in solchen Geweben, in denen entweder nur wenige koagulierbare Proteine vorhanden sind (z. B. Gehirn), Proteasen als Sekretprodukt gebildet werden (z. B. Pankreas) oder in Geweben nach Laugenverätzungen (z. B. Ösophagus nach NaOH-Suizid), die von vornherein zu einer Gewebeverflüssigung durch alkalische Hydrolyse führt. Durch bakterielle Infektion einer Koagulationsnekrose kann es unter dem Einfluss der Leukozyten-Hydrolasen ebenfalls zu einer Gewebeverflüssigung im Sinne einer Kolliquationsnekrose kommen (z. B. infizierter Lungeninfarkt).

- **Gehirn:** Die Kolliquationsnekrose des Gehirns (meist eine ischämische Nekrose) wird dadurch eingeleitet, dass die äußerst geringen Energiereserven des Gehirns trotz Umstellung auf anaerobe Glykolyse rasch aufgebraucht sind. Dadurch brechen die Osmoregulation der Zellen und Organellen zusammen, was sich als hydropische Zellschwellung und Hirnödem äußert. Drehscheibe des Geschehens sind wieder die Mitochondrien bzw. die Mitochondriencristae, wobei die Aktivität bestimmter membrangebundener Enzyme (z. B. Zytochromoxidase) von der Wechselwirkung mit dem „Fettsäureschwanz" der Membranphospholipide abhängt. Die Bildung von Lipidperoxiden ist der Auftakt zur Inaktivierung des oxidativen Stoffwechsels. Die Freisetzung und der Einsatz der lysosomalen Hydrolasen und Proteasen erfolgt später.

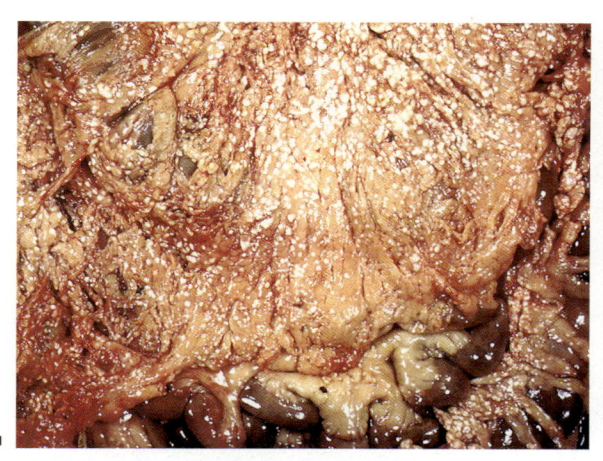

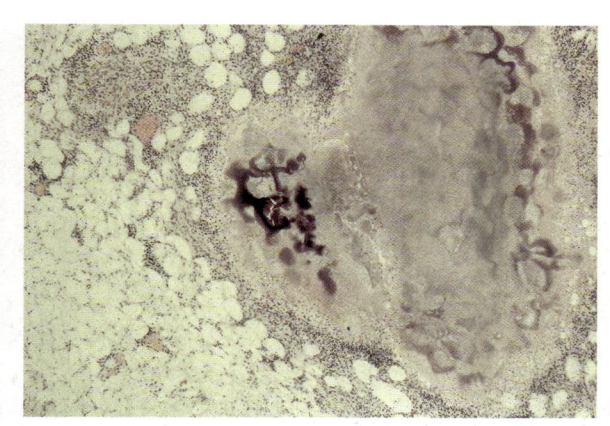

Abb. 4.12 Fettgewebenekrose bei akuter Pankreatitis:
a Gelbweißliche, stippchenförmige Nekrosen im omentalen Fettgewebe („Kalkspritzernekrosen");
b Verkalkung der Fettgewebetrümmer (= Kalkseifenbildung) (HE, Vergr. 1 : 50).

- *Pankreas:* Bei der Pathogenese der Pankreas-Kolliquationsnekrose stehen die polyätiologisch ausgelöste tryptische Nekrose des Drüsengewebes und die besonderen Formen einer lipolytischen Nekrose des (peri-)pankreatischen Fettgewebes im Vordergrund.

Morphologie: Nach anfänglicher Gewebeschwellung wird das nekrotische Gewebe rasch enzymatisch-hydrolytisch aufgelöst und in einen Erweichungsherd (= Malazie) umgewandelt. Das Gewebe nimmt dabei eine matschig-schmierige Konsistenz an. Nach Resorption der verflüssigten Nekrose bleibt ein großer Gewebedefekt zurück. Werden durch die Kolliquationsnekrose auch Gefäße zerstört, so kommt es zu Gewebsblutungen → „hämorrhagische Nekrose".

＋ Klinische Beispiele:

Einfache Fettgewebenekrose: Dies ist eine durch hypoxische Nekrose oder mechanische Einwirkung (Prellung) erzeugte Schädigung von Fettzellen mit konsekutiver phagozytenvermittelter Fettgewebeeinschmelzung.
Im Rahmen einer solchen direkten Fettgewebeschädigung tritt das bei Körpertemperatur flüssige Fett nach der Fettzellzerstörung als ölige Masse aus und kann je nach Menge größere Ölzysten bilden. Steht ein solcher Gewebebezirk unter Druck (z. B. Hämatom bei Femurfraktur, Rippenfraktur bei externer Herzmassage), so können solche Öltropfen in die Blutkapillaren eingepresst werden und in die Lunge embolisieren (s. Fettembolie, S. 411). Im Übrigen werden solche extrazellulären Fette wie Fremdkörpermaterial von den Makrophagen aufgenommen, die sich zum Teil zu mehrkernigen Schaumzellen mit zirkulärem Kernkranz (= Touton-Riesenzellen) umwandeln. Solche histiozytären Schaumzellen, die das phagozytierte Fett abbauen, charakterisieren das resorptive Lipophagengranulom. Es demarkiert und organisiert die Fettgewebenekrosen.

Lipolytische Fettgewebenekrose: Dies ist eine durch direkte Lipaseeinwirkung erzeugte Schädigung von Fettzellen mit konsekutiver Fettgewebeeinschmelzung ohne primäre Phagozyteneinwirkung.
In diesen Fällen erfolgt eine primär extraphagozytäre Hydrolyse von Triglyzeriden durch die Pankreaslipase, die im Rahmen einer akuten Pankreatitis aus geschädigten exokrinen Pankreaszellen ausgetreten ist. Unterstützt durch Trypsin, bewirkt sie eine Hydrolyse von Triglyzeriden des (peri-)pankreatischen oder auch weiter entfernten Fettgewebes, ohne dass dieses Fett von Makrophagen phagozytiert worden ist. Dadurch entsteht zunächst ein Fettgewebserweichungsherd. Die dabei frei werdenden Fettsäuren binden Calcium. Die resultierenden unlöslichen Kalkfettseifen fallen lokal aus und bilden feste, makroskopisch kerzenwachstropfenartige Nekroseherde in Form von sog. Kalkspritzernekrosen (= Steatonekrosen, Abb. 4.12). Klinisch sinkt der Serumcalciumspiegel parallel zur Ausdehnung der Pankreatitis ab.

4.2.3.4
Schrumpfnekrose

Definition: Histologisch-ultrastruktureller Begriff für selektive Nekrose gleichartig differenzierter Zellen in einem lebenden Gewebe als Resultat eines zelleigenen Todesprogrammes (Apoptose), charakterisiert durch Schrumpfung und Zerplatzen der Zellleichen.

Kausalpathogenese siehe S. 124.

Formalpathogenese: Diese Nekroseform wird nie von einer demarkierenden Entzündung begleitet. Sie spielt sich an einzelnen Zellen oder Gruppen gleichartig differenzierter Zellen ab, die wie dürre Blätter von einem herbstlichen Baum abfallen – mal hier, mal dort.

Morphologie: Die Schrumpfnekrose vollzieht sich nach folgendem Fahrplan:
- *Kernperiphere Chromatinverklumpung:* Der letzte Schritt im Caspase-vermittelten Zelltodprogramm besteht in der Aktivierung der Endonuklease und der durch sie ausgelösten DNA-Fragmentierung, was histologisch an der (meist) halbmondförmigen Chromatinverklumpung im Kernmembranbereich zu erkennen ist. Durch proteolytische Schädigung der „Focal Adhesion Kinase" (S. 35) löst sich die sterbende Zelle aus ihrer zellulären und extrazellulären Verankerung und kugelt sich ab.

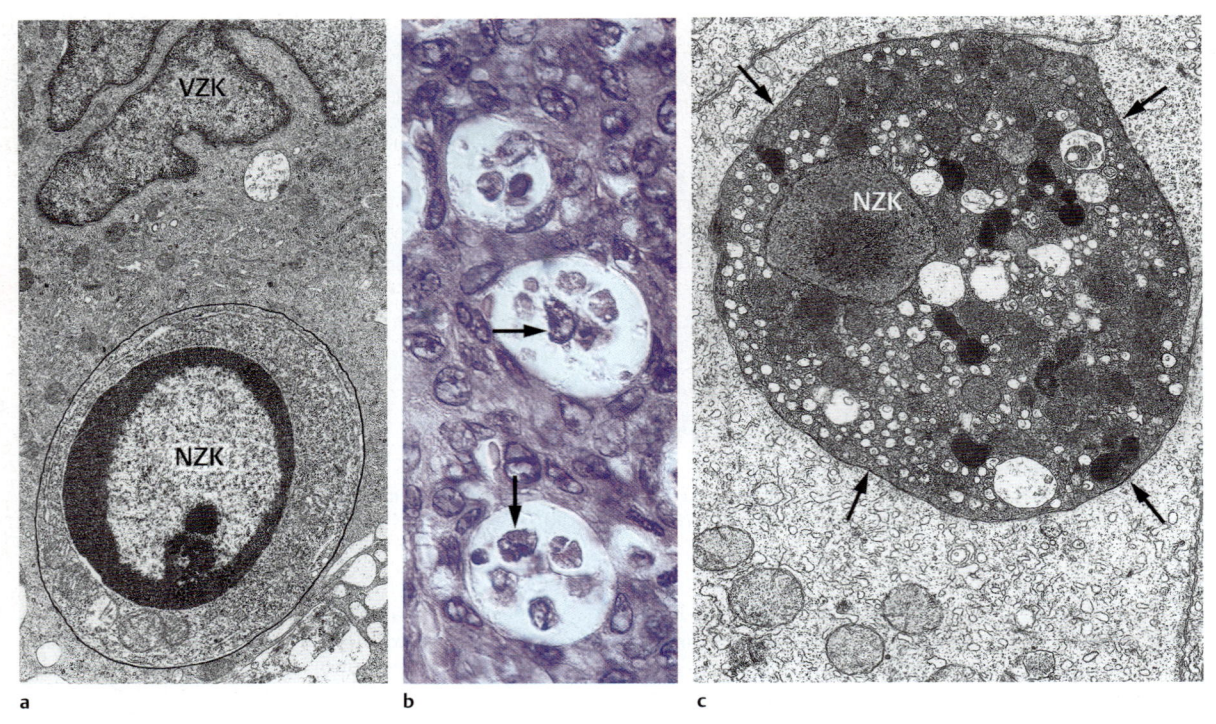

Abb. 4.13 Apoptose – Schrumpfnekrose:
a Phagozytierte apoptotische Zelle mit perinukleärer Chromatinverklumpung. NZK = nekrotischer Zellkern; VZK = vitaler Zellkern des Makrophagen (Vergr. 1 : 5000);
b Apoptosekörper in einem Lymphknoten;
c schrumpfnekrotische apoptotische Leberzelle (pfeilmarkiert), von einer benachbarten Leberzelle phagozytiert (Vergr. 1 : 5000).

- *Zytoplasmablasenbildung:* Wegen der proteolytischen Zytoskelettschädigung (vor allem Aktin) stülpen sich wenig später an mehreren Stellen der Zelloberfläche Blasen aus.
- *Apoptosekörperbildung:* Vielfach – wie im Beispiel der Leukozyten – zerfällt die sterbende Zelle explosionsartig in mehrere Teile (= Apoptosekörper), die anfänglich noch strukturell intakte Organellen enthalten. Erst später fragmentiert das Zisternensystem des endoplasmatischen Retikulums, und die weitgehend intakten Mitochondrien enthalten flockige Verdichtungen.
- *Apoptosekörpersequestrierung.* Das weitere Schicksal der abgestorbenen Zellen besteht darin, dass sie entweder in ein Drüsenlumen abgestoßen werden oder von Nachbarzellen und/oder Makrophagen phagozytiert werden (Abb. 4.13). Die für den Abraum vorgesehenen Zellen müssen aber entsprechend gekennzeichnet sein. Dazu wird durch die Caspase-Kaskade der inwendig liegende Membranbaustein Phosphatidyl-Serin nach außen gewendet. Dieses Phosphatidyl-Serin wird so von den sog. Scavenger-Rezeptoren erkannt. Es markiert für die Scavenger-Makrophagen eine Zellleiche, die weggeschafft werden muss. In einem Zellverband bringt das Phosphatidyl-Serin die gesunden Zellnachbarn dazu, das Protein Clustrin zu bilden. Clustrin lagert sich auf der Zellleiche ab, so dass die Nachbarzellen sie anhand eines besonderen Rezeptors (Megalin) aufspüren und verschlingen können, ohne Spuren zu hinterlassen. Somit wird die apoptotisch induzierte Schrumpfnekrose nicht wie die Koagulations- oder Kolliquationsnekrose über eine „alterative Entzündung", sondern über eine lysosomal gesteuerte Heterophagie spurlos abgeräumt.

Vorkommen: Apoptose und Schrumpfnekrose sind konstante Elemente der Mausergewebe und finden sich dort besonders häufig nach Hyperthermie, Bestrahlung und Zytostase. Ebenso ist die Apoptose über den Zellverlust im Rahmen der numerischen Atrophie und für den Abraum überschüssig gebildeter Entzündungszellen nach überstandener Entzündung verantwortlich. In benachbarten Zellen lösen zytotoxische T-Lymphozyten über Apoptose die sog. Satellitennekrose aus. Das Gleiche gilt für die Graft-versus-Host-Krankheit, wo die Spenderlymphozyten die Wirtszellen über eine „Satellitennekrose" abtöten. Schließlich ist die Apoptose ein wesentlicher Schritt in der Tumorigenese; denn dadurch werden die Tumorzellen „unsterblich" (Tumorzell-Immortalisierung).

4.2.4

Autolyse

Definition: Summe aller Vorgänge, die sich an Geweben und Zellen abspielen, wenn sie zusammen mit dem Gesamtkörper oder in einem vom Gesamtkörper abgetrennten Organ abgestorben sind.

Pathogenese: Sterben Zellen zusammen mit dem Gesamtkörper oder von ihm getrennt ab (z. B. amputiertes Bein), so kann der Organismus nicht mehr mit abgrenzenden (= leukozytäre Demarkation), abräumenden (= Heterolyse, Phagozytose) oder reparativen (= Regeneration, Vernarbung) Mechanismen antworten. Der Organismus löst sich zunächst durch die in ihm enthaltenen katabolen, meist lysosomalen Enzyme selbst auf (= Autolyse); sekundär geht er unter Mitwirkung der postmortal oder bereits intravital von der inneren (= Darmlumen) oder äußeren Körperoberfläche (= Haut) in den Organismus eingedrungenen anaeroben Bakterien in Fäulnis über.

Folgende Mechanismen beschleunigen die Autolyse:
- febrile Zustände, Sepsis,
- heiße Witterung,
- Adipositas mit konsekutiv schlechter Abkühlung des Körpers,
- stundenlanges postmortales Liegenbleiben im Bett mit normaler Zudecke.

Morphologie: Die histologischen Veränderungen der Organe sind in den ersten 24 Stunden im Allgemeinen nicht tiefgreifend. Ultrastrukturell verschwinden zuerst die Peroxisomen, dann das endoplasmatische Retikulum und erst später die Mitochondrien. Zellkern und Zellmembran sind die autolyseresistentesten Strukturen und können selbst in gut erhaltenen ägyptischen Mumien noch nachgewiesen werden. Die metaplasmatischen Strukturen wie Myofibrillen sind noch nach Wochen nachweisbar. Die frühesten Autolyseveränderungen fallen an folgenden Organen auf:
- *Magen:* Auflösung der Magenschleimhaut durch Magensaft mit Durchscheinen des hämatinisierten Gefäßnetzes → Gastromalacia acida,
- *Pankreas:* Selbstandauung des Pankreasgewebes → postmortale Pankreatikolyse,
- *Nebennieren:* Selbstauflösung der Markzone.

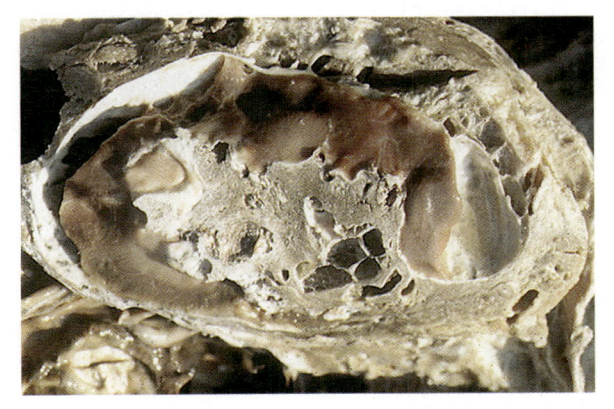

Abb. 4.14 Autolyse: Bei der Autopsie eines 82 Jahre alt gewordenen Mannes sind nach der Exhumierung 4,5 Jahre nach seinem Tod die Dickdarmschlingen und Nieren noch deutlich erkennbar.

Die bindegewebereichen Strukturen, die viel Kollagen und Elastin enthalten, z. B. Sehnen, Septen, Faszien, Gefäße, Herzklappen, Gelenkknorpel und Haut, zerfallen viel später und sind bei exhumierten Leichen auch noch nach 4–5 Jahren nachweisbar (Abb. 4.14). Das Gleiche gilt für einige Parasiteneier.

Während sich das Gewebe des toten Organismus bei der Autolyse durch Fäulnis auflöst, versucht der lebende Organismus in bestimmten Fällen, Nekrosen durch Verkalkung zu sequestrieren. Dieser Vorgang wird im Folgenden besprochen.

4.2.5
Heterotope Gewebeverkalkung

Allgemeine Definition: Es handelt sich um klinisch häufig zu beobachtende Zustände, bei denen in Geweben eines lebenden Organismus, die physiologischerweise nicht verkalken, örtlich umschrieben oder organspezifisch Calciumsalze eingelagert werden.

4.2.5.1
Dystrophische Verkalkung

Definition: Lokalisierte Calciumablagerung in nekrotischem oder apoptoseassoziiertem degeniertem Gewebe bei normalem allgemeinem Calcium-Phosphat-Stoffwechsel (häufige Läsion!).

Formalpathogenetisch verläuft die dystrophische Verkalkung von degeneriertem Gewebe anders als die von nekrotischem Gewebe.

Degenerationsverkalkung

Syn.: „Schutzverkalkung"

Definition: Gewebeverkalkung wegen apoptotisch induzierter Zell-/Gewebedegeneration.

Pathogenetisch liegt folgende Reaktionskette vor: Noxe → apoptotisches Zellsterben in einem umschriebenen Bereich → geschädigte Zellen zerfallen bruchstückweise in Form von Telolysosomen und bläschenförmigen Zellmembranderivaten in Form von Matrixvesikeln (Abb. 4.15a). Letztere enthalten ATPase und Pyrophosphatase und bewirken, dass sich Phosphate extrazellulär anreichern → Ablagerung kristalliner Kalziumapatitkristalle (Abb. 4.15b). Damit ist das abgestorbene Gewebe verkalkt und „unschädlich" gemacht.

Klassisches Tiermodell = Kalziphylaxiesyndrom: Lokale Verabreichung eines Induktors (z. B. $KMnO_4$) nach vorheriger Hyperkalzämieauslösung → vielerorts ablaufende, steuerbare Gewebeverkalkung.

134 4 Störungen der Reizbeantwortung

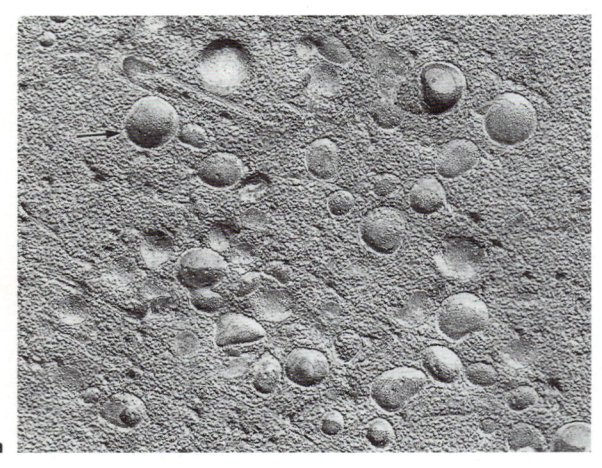

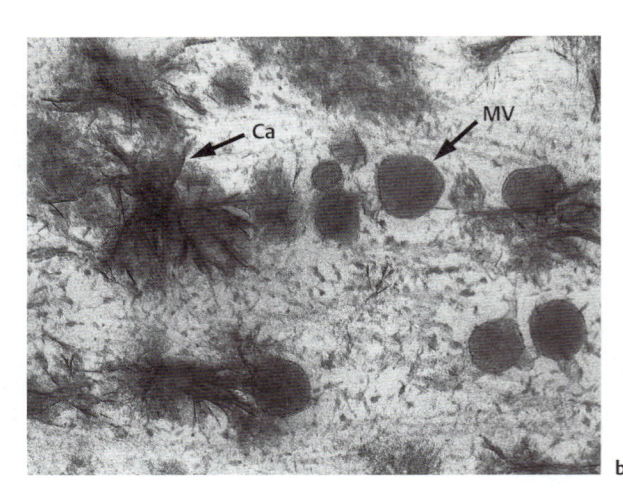

Abb. 4.**15 Matrixvesikel und Verkalkung:**
a Matrixvesikel (Pfeil) in der Extrazellularmatrix (Gefrierätzung, Vergr. 1 : 50 000);
b Matrixvesikel (MV) im Wachstumsknorpel mit Ablagerung und Anhäufung von nadelförmigen Calciumphosphatkristallen (Ca) (Vergr. 1 : 40 000).

✚ Klinische Beispiele: (Abb. 4.**16**):
– *Calcinosis cutis:* lokale entzündliche Sklerosierung der Dermis → herdförmige Hautverkalkung mit entzündlicher Fremdkörperreaktion und resorptiven Riesenzellen.
– *Myositis calcificans:* rezidivierendes Trauma → lokale Gewebeeinblutung → lokale entzündlliche Sklerosierung der nekrotischen Muskulatur → Verkalkung → Verknöcherung.
– *Herzklappenverkalkung:* entzündliche oder degenerative Klappenschädigung → Klappenverkalkung → Klappenverknöcherung → Herzklappenstenose (Vitium).
– *Arterienverkalkung Typ Mönckeberg:* hämodynamische Fehlbelastung einer Gefäßstrecke → Elastikaschädigung → spangenförmige Elastikaverkalkung → Mediaverkalkung (ohne Begleitentzündung) → Progression bis zur heterotopen rif-

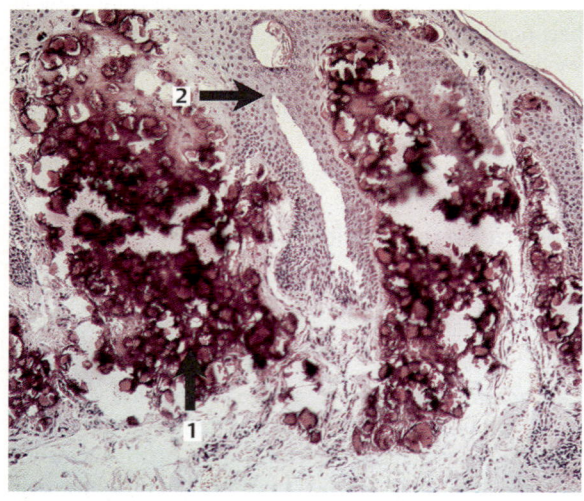

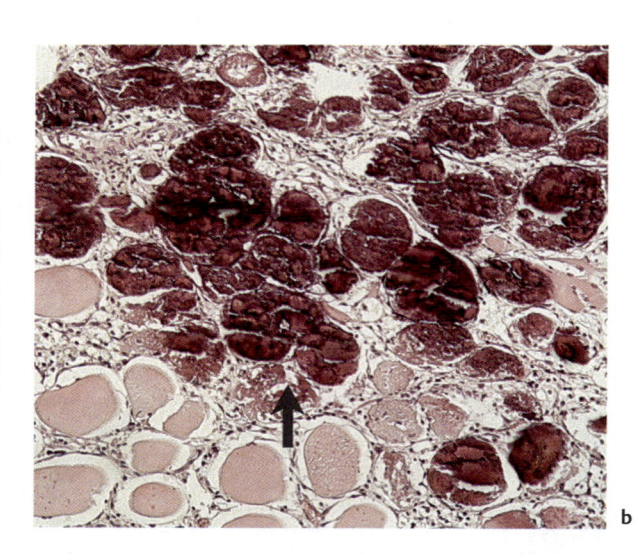

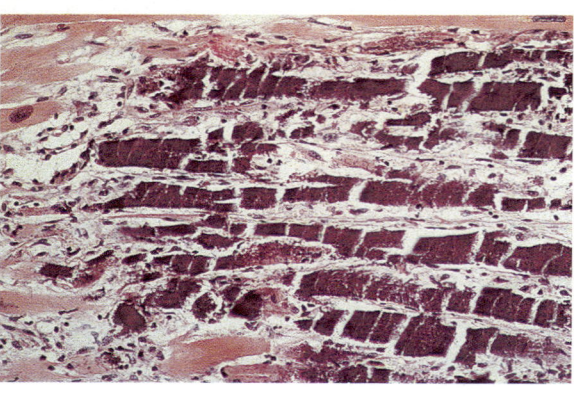

Abb. 4.**16 Dsystrophische Verkalkungen:**
a *Calcinosis cutis:* Herdförmige Hautverkalkung mit entzündlich-resorptiver Fremdkörperreaktion (HE, Vergr. 1 : 40) (s. S. 233)
b *Myositis ossificans:* posttraumatische entzündliche Sklerosierung und Verkalkung der nekrotischen Muskulatur (HE, Vergr. 1 : 50);
c *postnekrotische Myokardverkalkung* nach Infarktreperfusion (HE, Vergr. 1 : 50).

felartigen Knochenbildung → Makroskopie: gänsegurgelartiger Aspekt der Arterie (Abb. 9.7, S. 429).
- *Otosklerose:* oft autosomal dominant vererbte degenerative Läsion mit beidseitiger, im frühen Erwachsenenalter beginnender anfänglicher Fibrosierung, später Verknöcherung des ovalen Fensters im Mittelohr mit Übergreifen auf den Steigbügel. Dadurch wird dieser in seinem Fußplattenbereich im ovalen Fenster fixiert (= Gelenkversteifung, = Ankylose) → Behinderung der Schallübertragung → Schwerhörigkeit.

Nekroseverkalkung

Syn.: „Trutzverkalkung"

Definition: Verkalkung von Gewebebezirken, die nach Koagulations- oder Kolliquationsnekrose nicht resorbiert oder narbig umgewandelt werden, sondern persistieren.

Pathogenese: Durchblutungsstopp im Gewebe → Stopp der mitochondrialen ATP-Produktion → Stillstand des ATP-abhängigen Calciumtransports durch die Zellmembran („Schwellnekrose"). Wird das Gewebe reperfundiert, so strömen Ca^{2+} und H_2O in die Zelle und in die Mitochondrien ein → Ca^{2+} wird in den Mitochondrien abgefangen. Akkumulation von Calcium und Phosphat in den Mitochondrien, bis Mitochondrien platzen → Verkalkung des übrigen Zytoplasmas.
Klassisches Tiermodell = Kalziergiesyndrom: Lokale Gewebsschädigung durch Induktor (z. B. $KMnO_4$) ohne vorherige Hyperkalzämie → lokale Gewebeverkalkung, z. B. Hautverkalkung (Abb. 4.17).

+ **Klinische Beispiele:**
  - *tuberkulöse Kreideherde:* Verkalkung von Gewebeherd mit verkäsender Nekrose;
  - *Muskelverkalkung:* Verkalkung von infarziertem Gewebe nach Reperfusion;
  - *Lithopaidion:* Verkalkung einer intrauterin abgestorbenen Leibesfrucht (= „Steinkind");
  - *Phlebolith:* Verkalkung venösen Blutgerinnsels (= „Venenstein").

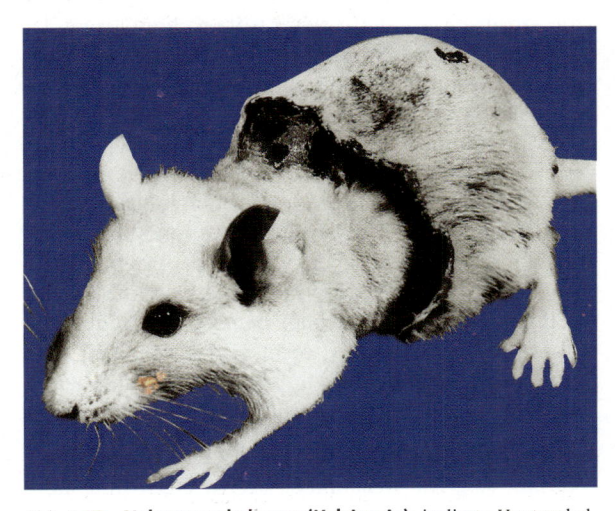

Abb. 4.17 **Nekroseverkalkung (Kalziergie):** isolierte Hautverkalkung nach vorheriger Schädigung (Original: Selye).

4.2.5.2
Metastatische Verkalkung

Definition: Wenig häufige, syn- oder metachrone Verkalkungen in solchen Geweben, die wegen Abgabe saurer Valenzen zur Basizität neigen und primär nicht nekrotisch sind, bei länger andauernden Zuständen mit Hyperkalzämie einhergehend.

Pathogenese: Ätiologisch werden diese hyperkalzämischen Zustände durch Faktoren ausgelöst, die mit einer pathologischen Knochendemineralisation, absoluter oder relativer D-Hypervitaminose, einer exzessiven Calciumaufnahme oder verminderter Calciumausscheidung einhergehen (S. 66).
Klassisches Tiermodell = Hyperkalzämiesyndrom: Gabe eines Sensibilisators (Vitamin-D_3, Parathormon) → nicht steuerbare Verkalkung an vielen Stellen im Organismus ohne vorherige Gabe eines Induktors.
Hält die Hyperkalzämie über längere Zeit an, so wird das Löslichkeitsprodukt von Calcium und Phosphat überschritten → Ausfällung von Calciumphosphatsalzen in

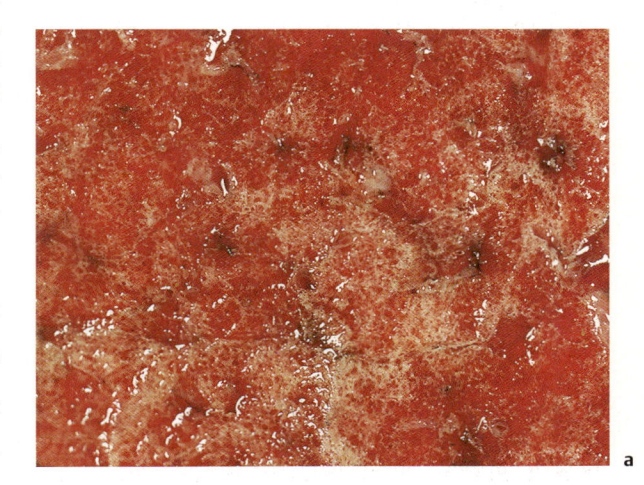

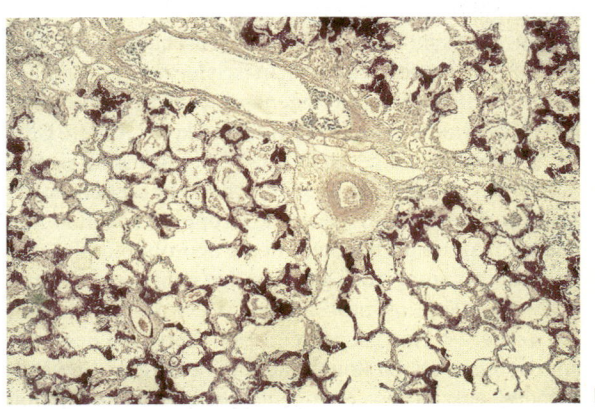

Abb. 4.18 **Metastatische Verkalkung** am Beispiel der Tuffsteinlunge:
a Weißlich-gitterartiger Aspekt des Lungenparenchyms infolge
b Verkalkung der Alveolenwände

mehreren Organen/Geweben (außerhalb des Knochengewebes) → „metastatische" Verkalkung. Formalpathogenetisch steht die calciumkonzentrierende Rolle der Mitochondrien im Zentrum. Die Verkalkung betrifft vorwiegend Gewebe, die sozusagen „berufsmäßig" saure Valenzen abgeben und damit zur Basizität neigen. Damit ergeben sich die im Folgenden besprochenen, mit metastatischer Verkalkung assoziierten Erkrankungen.

+ Klinische Beispiele:
- *Pneumokalzinose (Syn.: Tuffsteinlunge):* Lunge gibt Kohlensäure als saure Valenz ab. Bei Hyperkalzämie kommt es deshalb zur diffusen/herdförmigen Verkalkung der pulmonalen Gefäßwände, vor allem aber des Alveolarwandstromas (Abb. 4.18) → reaktive Alveolarwandfibrose → Lungenversteifung → Dyspnoe, respiratorische Insuffizienz.
- *Nephrokalzinose:* Niere gibt als saure Valenz Harnsäure ab. Bei Hyperkalzämie wird deshalb Kalk in den renalen Tubulusepithelien in Form einer streifigen Nephronverkalkung abgelagert → Verkalkung und Abstoßung nekrotischer Tubulusepithelien → Zusammenballung zu zylinderförmigen Kalkpfröpfen in den Nierentubuli (= Kalkzylinder) → streifenförmige Kalkablagerungen im medullären Interstitium zwischen den Tubuli. Außerdem verkalken auch noch die Gefäßwände → progressives Nierenversagen → Niereninsuffizienz.
- *Gastrokalzinose:* Magenschleimhaut gibt als saure Valenz Salzsäure ab. Bei Hyperkalzämie kommt es deshalb zur Verkalkung der Magenfundusdrüsen → streifenförmige Verkalkung der Mukosa und der submukösen Gefäße → Sekretionsstörung des Magens → reaktive chronische Magenschleimhautentzündung (= chronische Gastritis).
- *Myokardkalzinose:* streifenförmige Verkalkung einzelner Myokardiozytengruppen → reaktive Myokardfibrose → Strukturschädigung des Myokards als muskuläre Pumpe mit kompensatorischer Myokardhypertrophie = sekundäre (metabolische) Kardiomyopathie → Herzinsuffizienz.

4.3 Chemische Zellschädigung

Gifte sind Stoffe, die mit Zellen oder Geweben chemische Reaktionen eingehen und sie schädigen. Wesentliche Voraussetzungen für die Wirkung eines Giftes sind seine Resorbierbarkeit und die daraus folgende Anreicherung am Wirkort sowie seine Kontaktaufnahme mit den Gewebezellen. Darüber hinaus hängt die Schädlichkeit eines Giftes von seiner Konzentration und seiner Einwirkungsdauer ab. Im Organismus angelangt, entwickeln vor allem die hydrophilen Gifte ihre zellschädigende Wirkung, indem sie an bestimmte zelluläre Strukturen binden, während sich die lipophilen Substanzen vornehmlich im Fettgewebe anreichern. Von der schier unbegrenzten Zahl möglicher Wirkungsmechanismen giftiger Fremdsubstanzen ist die Beeinflussung von Enzymen an erster Stelle zu nennen. Dabei handelt es sich vorrangig um Enzymhemmung, um Entkoppelung biochemischer Reaktionen, Letalsynthesen (Synthese zellschädigender Proteine durch sterbende Zellen), Inaktivierung von Metalloenzymen durch Metallionenentzug oder Hemmung des Elektronentransportes in der Atmungskette. Andere Giftstoffe entwickeln ihre schädliche Wirkung, indem sie Hämoglobin so verändern, dass es nicht mehr für den Sauerstofftransport taugt. Eine große Gruppe von Giftstoffen und auch Arzneimitteln hemmt die neurohumorale Erregungsübertragung oder greift in den genetischen Apparat, in die Proteinsynthese oder in den Immunapparat ein. Ferner ist eine ganze Reihe von Stoffen in der Lage, am Ort ihrer ersten Kontaktaufnahme direkte Gewebeschäden auszulösen. Nach entsprechender Interaktion mit dem Gift versuchen die Zellen des betroffenen Gewebes, die giftige Substanz entweder enzymatisch abzubauen oder durch Anschwemmung von Körperflüssigkeiten (Sekretion, Exsudation) am Schädigungsort zu verdünnen. Nur bei hoher Giftkonzentration geben die Zellen den Abwehrkampf auf und werden nekrotisch.

Im Folgenden wird an illustrativen Beispielen das nahezu unendliche Panorama chemischer Schädigungsmöglichkeiten aufgezeigt, mit denen sich der menschliche Organismus auseinanderzusetzen hat und an die er sich weitgehend adaptieren kann. Außer Maus und Ratte, die den Menschen trotz seiner unentwegten Vergiftungskampagne durch seine Zivilisation begleiten, macht ihm dies kein anderes Lebewesen nach.

Arzneimittel: Sie schädigen die Blutzellen je nach Pharmakon durch Anämien, Agranulozytosen und Purprablutungen, die Haut vorwiegend in Form von Exanthemen. Darüber hinaus setzen sie Leberzellschäden in Form von hepatitisartigen Bildern und rufen tubuläre und glomeruläre Nierenschäden hervor, die zum akuten Nierenversagen führen können.

Umweltgifte: Die Palette dieser Gifte ist breit. Exemplarisch werden die wichtigsten und/oder schwerwiegendsten davon besprochen: Die häufigste Intoxikation mit einer gasförmigen Noxe ist die Vergiftung mit CO, das durch Interferenz mit dem Blutfarbstoff eine Hypoxidose auslöst, sowie die Intoxikation mit bleihaltigen Abgasen, die vor allem zu Anämien und Nervenschädigungen führt. Einen weit in die Nahrungskette von Mensch und Tier eingreifenden Schaden verursacht das Insektizid DDT, mit dem in der Dritten Welt immer noch die Malaria bekämpft wird. Asbest, früher bedenkenlos industriell eingesetzt (Isoliertechnik), rächt sich als Umweltstaub mittlerweile bei entsprechend exponierten Patienten in Form von besonderen Lungentumoren (Mesotheliomen).

Alimentäre Gifte: Neben den zwar seltenen, aber molekularpathologisch bekannten Vergiftungen mit dem Knollenblätterpilz (Verwechslung mit Champignons!) ist vor allem der Ethylalkohol nicht nur ein Suchtmittel, sondern auch ein schweres Organgift für Leber, Gehirn und Embryo mit epidemieartiger Verbreitung.

4.3.1 Medikamentöse Läsion

Die medikamentös bedingten Gewebeschäden werden durch eine der beiden folgenden Reaktionen ausgelöst:
- *Vorhersehbare Reaktionen:* Diese stimmen mit einer verstärkten pharmakologischen Wirkung des betreffenden Medikamentes überein und hängen von dessen Wirkmechanismus, Metabolismus, Resorption und Verteilung sowie Ausscheidung ab. Sie sind im Tierexperiment reproduzierbar, dosisabhängig und rufen charakteristische Organveränderungen hervor.
- *Nicht vorhersehbare Reaktionen:* Diese Reaktionen lassen sich nicht über die pharmakologische Wirkung des betreffenden Mechanismus erklären. Sie sind im Tierexperiment nicht reproduzierbar. Sie sind dosisunabhängig und teilweise genetisch oder immunologisch determiniert. Sie rufen ein buntes Bild von Organveränderungen hervor.

Die nicht vorhersehbaren Reaktionen des Organismus auf ein bestimmtes Arzneimittel bestehen in:

- *unerwünschten Wirkungen,* z.B. Innenohrschädigung durch Streptomycin,
- *überschießenden Wirkungen,* z.B. auf normale Insulindosis,
- *Wechselwirkungen* mit anderen Drogen, z.B. Alkohol und Antiepileptika,
- *Arzneimittelüberempfindlichkeiten,* z.B. Penicillinallergie.

Während die Anzahl der Arzneimittel, die zellschädigende Nebenwirkungen hervorrufen, ins Uferlose geht, ist das Spektrum ihrer Schädigungsmuster begrenzt und betrifft vor allem zelluläre und molekulare Blutbestandteile, Haut und Schleimhaut, Leberzellen, Glomeruli und Tubuli der Nieren, Lunge sowie neuronale Strukturen.

4.3.1.1 Medikamentöse Blutzellschäden

Diese Schädigungsart gehört zu den häufigsten, oft auch zu den schwerwiegendsten und umfasst Agranulozytose, aplastische, megaloblastische und hämolytische An-

Tabelle 4.2 Medikamente mit blutschädigender Nebenwirkung

Medikament	Pathogenese	Morphologie
Zytostatika und Immunsuppressiva	Hemmung der DNA-Synthese Mitosehemmung	Erythroblastenphthise[1] Panzytopenie
Acetylsalicylat	Hemmung der Plättchenaggregation durch Hemmung der Prostatazyklin- und Thromboxansynthese Überempfindlichkeitsreaktion Typ I	hämorrhagische Diathese selten: „Aspirin-Ulkus"
Pyrazolonderivate (z.B. Phenylbutazon)	verstärkt Antikoagulanzienwirkung Bildung von Methämoglobin Überempfindlichkeitsreaktion Typ II	Agranulozytose[2]
Aminophenole (z.B. Phenacetin)	akut: Überempfindlichkeitsreaktion Typ II chronisch: Störung der Hämoglobinsynthese	Immungranulozytopenie allergisch-thrombozytopenische Purpura immunhämolytische Anämie[3]
Chloramphenicol	Knochenmarkdepression bei individueller Überempfindlichkeit („Idiosynkrasie")	Panzytopenie Agranulozytose
Sulfonamide	Hämoglobinoxidation Hämatopoesehemmung Überempfindlichkeitsreaktion Typ II	Panzytopenie hämolytische Anämie allergisch-thrombozytopenische Purpura[4]
Penicilline	Überempfindlichkeitsreaktion Typ II	immunhämolytische Anämie
Phenothiazinderivate	akut: Überempfindlichkeitsreaktion Typ II chronische Unterdrückung der Granulopoese	Agranulozytose
Propylthiouracil (Thyreostatika)	Unterdrückung der Granulopoese	Agranulozytose allergische Vaskulitis
Chininderivate (Antimalaria, Antiarrhythmika)	Überempfindlichkeitsreaktion Typ II	immunhämolytische Anämie allergisch-thrombozytopenische Purpura
Antikonvulsiva	Unterdrückung der Erythropoese	Erythrozytenaplasie

[1] Phthise, gr. = Schwund (Zell-)Schwund
[2] Agranulozytose = drastischer Leukozytenmangel
[3] Anämie = drastischer Erythrozytenmangel
[4] Thrombozytopenie = drastischer Plättchenmangel

ämien sowie Thrombozytopenien. In einigen Fällen haben die Arzneimittel einen direkten toxischen Effekt auf die Blutzellen. In anderen Fällen schädigen sie die Blutzellen über eine Überempfindlichkeitsreaktion, wobei bestimmte genetische Störungen die pathogenetische Voraussetzung für solche Zellschäden sind. So löst z. B. bei einem Individuum mit einem angeborenen Glucose-6-Phosphat-Dehydrogenase-Mangel (S. 518) eine Antimalariatherapie mit Primaquin eine hämolytische Anämie aus. Die Pathogenese und Morphologie der wesentlichen blutschädigenden Medikamente sind in Tab. 4.2 zusammengestellt.

4.3.1.2
Medikamentöse Hautschäden

Exanthem: Die Haut stellt bei den nicht vorhersehbaren Arzneimittelreaktionen das häufigste Manifestationsorgan dar. Grundsätzlich beruhen die schwerwiegendsten

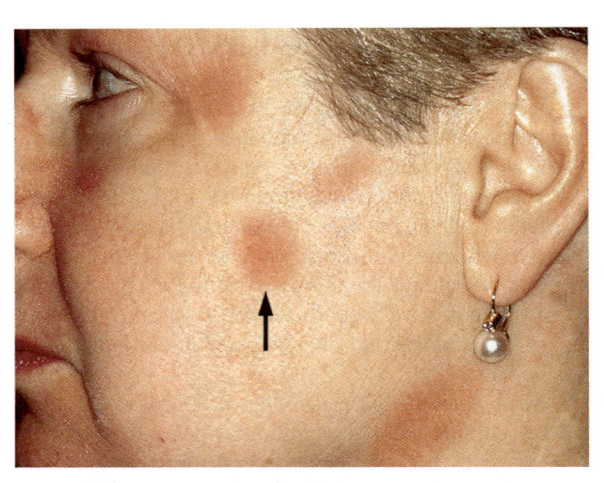

Abb. 4.19 **Fixes Arzneimittelexanthem** auf der Wange (Pfeil), nach jeder Barbiturateinnahme wiederkehrend (42-jährige Frau).

Tabelle 4.3 **Medikamente mit hautschädigender Nebenwirkung** (Überempfindlichkeitsreaktion = ÜR; S. 176 ff)

Medikamente	Pathogenese	Morphologie
Penicilline	Haptenwirkung, ÜR Typ IV und/oder I	atopisches Ekzem, wenn in Nahrung; morbilliforme, skarlatiniforme oder urtikarielle Exantheme; Kontaktdermatitis
Cephalosporine	Haptenwirkung, ÜR Typ I	Exantheme wie nach Penicillin
Tetrazykline	ÜR Typ I und/oder IV	fixe Exantheme, Photodermatitis, Phototoxizität
Griseofulvin (Mykostatikum)	ÜR Typ I und/oder IV	Photodermatitis
Sulfonamide	Haptenwirkung, ÜR Typ I	fixe Exantheme, Exantheme wie nach Penicillin, selten auch Erythema exsudativum multiforme
	zum Teil auch ÜR Typ I und/oder IV	Photodermatitis (Photoallergie, Toxizität)
Chloroquin (Antimalariamedikament)	ÜR Typ I (Typ III?)	fixe Exantheme, Exantheme wie nach Penicillin, eventuell bullöse Dermatitis
Hydralazin (Antihypertonikum)	ÜR Typ III	urtikarielle Exantheme, Lupus-erythematodes-ähnliches Syndrom
Chlorpropamid (Antidiabetikum)	ÜR Typ III ÜR Typ III und/oder IV	Urticaria exfoliativa bis zur Dermatitis Photodermatitis
Barbiturate	ÜR Typ III	fixe Exantheme, erythematöse, makulöse, urtikarielle Exantheme bis zur bullösen Dermatitis oder Erythema exsudativum multiforme
Chlorpromazin (Neuroleptikum)	Haptenwirkung ÜR Typ I und/oder Typ IV	Photodermatitis: urtikarielle Exantheme Hyperpigmentation
Acetylsalicylat	Haptenwirkung ÜR Typ I ÜR Typ III (seltener)	fixe Exantheme, Exantheme wie nach Penicillin exfoliative Dermatitis
Promethazin (Antihistaminikum)	ÜR Typ IV und/oder Typ I	Kontaktdermatitis
Pyrazolonderivate (Analgetikum)	ÜR Typ I	fixe Exantheme mit Erythema multiforme oder pemphigusartigen Effloreszenzen
Synthetische Östrogene (Antikonzeptiva)	ÜR Typ I und/oder IV	Photodermatitis (Phototoxizität), Chloasma uterinum

medikamentösen Hautschäden auf Überempfindlichkeitsreaktionen (S. 176) Typ I (= anaphylaktische Reaktion), Typ III (= Immunkomplexkrankheit) und Typ IV (= Spättyp). Dabei wird beim Typ I eine exsudative Entzündungsreaktion vornehmlich durch eine Histaminfreisetzung ausgelöst, die lokalisierte angioneurotische Ödeme und urtikarielle Exantheme (= Nesselfieber) zur Folge hat. Teilweise kann die Exsudation so stark sein, dass die Epidermis blasenförmig abgehoben wird.

In Fällen mit Überempfindlichkeitsreaktion vom Typ III werden die Hautveränderungen durch allergische Gefäßentzündungen im Kutisbereich ausgelöst, die von der leukoklastischen bis zur nekrotisierenden Vaskulitis reichen können (S. 437). In diesen Fällen findet man in der Regel Exantheme, die gewöhnlich als Urtikaria (urtica, lat. Brennnessel) imponieren, aber bis zu blasenförmigen Abhebungen und Zerstörung der Epidermis führen können (Lyell-Syndrom). Eine ganze Reihe von Medikamenten entwickelt „fixe Exantheme". Darunter versteht man erythematöse oder erythematobullöse Läsionen, die sich unter Hinterlassung von bräunlicher Pigmentierung langsam wieder zurückbilden und nach jeder erneuten Einnahme des gleichen Medikamentes in gleicher Form und an der gleichen Stelle wieder auftreten (Abb. 4.19). Das fixe Arzneimittelexanthem ist vermutlich eine Variante des Erythema exsudativum multiforme (Tab. 4.3).

Kontaktdermatitis: Ihr und der Photodermatitis liegt eine Überempfindlichkeit vom Typ IV, oft zusammen mit Typ I, zugrunde. Bei der Kontaktdermatitis wirken die auslösenden Arzneimittel als Haptene und können Immunreaktionen (S. 176) mit differenter Spezifität auslösen, indem sie z. B. zytophile Antikörper gegen eine erste, humorale Antikörper gegen eine 2. und eine zellgebundene Immunreaktion gegen eine 3. Antigendeterminante bilden.

Photodermatitis: Sie beruht entweder auf einer photoallergischen oder phototoxischen Reaktion (S. 151).

4.3.1.3
Medikamentöse Leberschäden

Da die meisten Medikamente entweder die Leber passieren und/oder in der Leber abgebaut, inaktiviert oder ausscheidungsfähig gemacht werden, ist die Zahl der leberschädigenden Medikamente, Drogen und Gifte entsprechend umfangreich. Die leberschädigenden Arzneimittel sind entweder obligat oder fakultativ hepatotoxisch.

Obligate Hepatotoxine: Sie wirken dosisabhängig und voraussagbar bei allen Patienten entweder durch direkte Zellschädigung oder indirekt durch eine Stoffwechselstörung wie folgt leberschädigend:
- *hepatozytotoxisch* mit Leberzellschädigung und Gewebebild wie bei:
  – akuter Virushepatitis (z. B. Tuberkulostatika),
  – chronisch aggressiver Hepatitis (z. B. Halothan);
- *cholangiopathisch* mit Funktionsstörung der intrahepatischen Gallenwege → Cholestase (z. B. Chlorpromazin);
- *phlebotoxisch* mit Schädigung der Lebervenen (z. B. kontrazeptive Steroide) → thrombotischer Venenverschluss → Venookklusionskrankheit;
- *hepatofibrotisch* mit fibrotischem (periportalem) Leberumbau (z. B. Vinylchlorid) → portale Hypertonie (S. 755).

Fakultative Hepatotoxine: Sie rufen dosisunabhängig und nur bei solchen Patienten Leberschäden hervor, die bereits an einer allergischen Überempfindlichkeitsreaktion und/oder an einer Stoffwechselkrankheit leiden. Diese Hepatotoxine wirken:
- hepatozytotoxisch und/oder
- cholangiopathisch (Cholestase).

Mehr über dieses für den behandelnden Arzt wichtige Kapitel ist im Abschnitt „Hepatopathologie" (S. 772) zu erfahren.

4.3.1.4
Medikamentöse Nierenschäden

Eine große Zahl biologischer Produkte (z. B. Pilzgifte) oder chemischer Stoffe und Medikamente ruft – oft zusammen mit anderen Organstörungen – strukturelle und/oder funktionelle Nierenveränderungen hervor. Viele Arzneimittel oder deren harnpflichtige Metabolite greifen entweder an bestimmten Tubulusabschnitten, am Glomerulus, an den Gefäßen oder am Interstitium an. Demzufolge können Arzneimittel wie folgt nephrotoxisch wirken:
- *Vaskulotoxisch* (z. B. Sulfonamide): Auslösung einer Überempfindlichkeitsreaktion (Typ I, III, IV) → allergische Gefäßentzündung (= Angiitis).
- *Tubulotoxisch* (z. B. Gentamicin): Nephrotoxine zerstören selektiv die Tubulusepithelien → Tubulusnekrosen → Diffusion der Noxe ins Markinterstitium → Schädigung der proteoglykanhaltigen Grundsubstanz → destruktiv-interstitielle Nephritis → Vernarbung.
- *Glomerulotoxisch* (z. B. D-Penicillamin): Schädigung der Glomerulusschlingen → Glomerulusentzündung (= Glomerulonephritis).
- *Erythrozytotoxisch* (z. B. Rifampicin): primäre Erythrozytenschädigung → Auslösung einer Hämolyse → Tubulusverstopfung durch verklumptes Hämoglobin → Nierenversagen (= Chromoproteinnephrose).

Die wesentlichen nephrotoxischen Substanzen sind in Tab. 4.4 zusammengestellt.

Tabelle 4.4 Nephrotoxische Medikamente

Medikament	Tubulus-schädigung	Glomerulo-nephritis	Interstitielle Nephritis	Allergische Angiitis	Hämolyse
Penicilline	(+)	+	(+)	+	(+)
Cephalosporine	+		(+)		
Rifampicin	+	+			+
Sulfonamide		+		+	
D-Penicillamin	+	+		+	
Phenylbutazon	+	+	+		
Salicylate	+				
Hydantoin		Glomerulo-nephrose			
Phenacetin	+?		+		
Röntgenkontrastmittel	+	+	+	+	
Antazida	Nephrokalzinose				

4.3.1.5
Medikamentöse Lungenschäden

Einige Arzneimittel sind wegen folgender Mechanismen lungenschädigend:
- *Allergisch-toxisch:* Die entsprechende Reaktion spielt sich an Lunge und/oder Pleura ab: Medikament →
  - toxisches Lungenödem (= diffuses Alveolarschaden-Syndrom = DAS-Syndrom) mit Exsudation eines Ödems ins alveoläre Interstitium (S. 603) oder
  - eosinophile Pneumonie oder
  - entzündliche pleuropulmonale Fibrose.
- *Alveozytotoxisch:* direkte Schädigung der Alveolarepithelien (z. B. Busulfan) → entzündlich fibrosierende Entzündung im alveolären Interstitium → überschießende Alveozytenregeneration (membra-

Tabelle 4.5 Lungenschädigende Medikamente

Medikament	Pathogenese	Pathologie
Penicilline	allergisch	DAS
Sulfonamide	allergisch	eosinophile Pneumonie
Paraaminosalicylsäure	allergisch	eosinophile Pneumonie
Busulfan	DNA-Synthesehemmung Alveozyten-Typ-I-Nekrose	DAS, CIP
Bleomycin	DNA-Strangbrüche und -Synthesehemmung Alveozyten-Typ-I-Nekrose	DAS, BOOP, VOK
β-Rezeptoren-Blocker	Schädigung der Lungenendstrombahn eventuell Alveozytennekrose	DAS, CIP, BOOP
MAO-Hemmer	allergisch-toxisch	DAS
Antikonvulsiva (Phenytoin)	allergisch	BOOP, CIP
Orale Antidiabetika	allergisch	eosinophile Pneumonie
Methysergid	allergisch-entzündlich?	entzündlich-pleuropulmonale, -perikardiale, -retroperitoneale Fibrose
Amphetamine/Anorektika	toxisch	Lungenarterienfibrose pulmonale Hypertonie

DAS = diffuses Alveolarschadensyndrom
CIP = chronisch intestitielle Pneumonie
BOOP = Bronchiolitis obliterans organisierendes Pneumonie-Syndrom
VOK = Venookklusionskrankheit

nöse Alveozyten werden kubisch) → chronisch interstitielle Pneumonie (= CIP) → respiratorische Insuffizienz (S. 634).
- *Bronchiolotoxisch:* direkte Schädigung der bronchiolären Epithelien (z. B. Bleomycin) → destruktiv fibrosierende Entzündung des alveolären Lungenparenchyms mit Obstruktion der Bronchioli respiratorii → Bronchiolitis-obliterans-organisierendes Pneumonie-Syndrom (= BOOP-Syndrom).
- *Arteriotoxisch:* direkte Schädigung der Lungenarterien: (z. B. Amphetamine) → obstruierende Lungenarterienfibrose → pulmonale Hypertonie (S. 391).
- *Venotoxisch:* direkte Schädigung der Lungenvenen (z. B. Bleomycin) → thrombotisch obstruierende Lungenvenenfibrose → Venookklusionskrankheit.

Die formale Pathogenese dieser Lungenveränderungen wird im Kapitel „Lungenpathologie" gesondert besprochen (S. 632).

4.3.1.6 Medikamentöse Nervenschäden

Bestimmte Arzneimittel schädigen in Form folgender Mechanismen das zentrale und/oder periphere Nervensystem:
- *Störung der Hirn-Liquor-Schranke* → toxisches Hirnödem (z. B. Barbituratintoxikation),
- *Hirnrindennekrosen* (z. B. Barbituratintoxikation),
- *nekrotisierende Leukenzephalopathie* (z. B. Methotrexat),
- *Gangliosidabbaustörung* (z. B. Chloroquin) → Ganglienzellschädigung (= Speicherdystrophie),
- *toxische Schädigung der Nervenzellen* (z. B. Vincristin) → neuronale Polyneuropathie,
- *toxische Schädigung der Schwann-Zellen* → Zerstörung der Markscheiden → demyelinisierende Polyneuropathie → reparative Reaktion der Schwann-Zellen mit wiederholter Remyelinisierung → zwiebelschalenartige Schwann-Zell-Vermehrung → Nervenverdickung.

4.3.2 Peristatische Läsion

Die rasante Entwicklung der Industrie sowie die Bevölkerungsexplosion bringen es mit sich, dass die vier lebenswichtigen Urelemente Wasser, Erde, Luft und Licht (= Strahlung) durch chemische Gase, Stäube, Giftstoffe und Atommüll in zunehmendem Maße verseucht sind. Im Folgenden sollen unter den zahlreichen Umweltgiften (Peristase, gr. Umwelt) einige Stoffe mit besonders weitreichenden Schädigungsfolgen herausgegriffen und ihre Auswirkungen auf den menschlichen Organismus exemplarisch besprochen werden. Dazu gehören Kohlenmonoxid und Blei als Abgasinhaltsstoffe, DDT als historischem Hauptvertreter ernteseigernder Schädlingsbekämpfungsmittel und Asbest als Vertreter der luftverschmutzenden Stäube.

4.3.2.1 Kohlenmonoxidintoxikation

Das Kohlenmonoxid (= CO) ist das heimtückischste und am weitesten verbreitete Giftgas. Es entsteht vor allem bei unvollständiger Kohlenstoffverbrennung. Seine Hauptquellen sind Heizöfen, Benzinmotoren und Tabakrauch (Zigaretten!).

Pathogenese: Das Hämoglobin (= Hb) hat eine 210-mal größere Affinität für CO als für O_2. Das gebildete Carboxyhämoglobin (COHb) kann keinen Sauerstoff mehr aufnehmen und setzt CO nur langsam wieder frei. Ferner verstärkt das vorhandene COHb die Stabilität des Hb-O_2-Komplexes, so dass die O_2-Freisetzung behindert ist, dies bedingt eine Raucherpolyglobulie (S. 503) und eine Raucherdysmyelopoese. Ein Raucher mutet somit seinen Geweben mit der Inhalation einer einzigen Zigarette eine Verminderung der verfügbaren Sauerstoffmenge zu, die einem plötzlichen Aufstieg von Meereshöhe auf 1300 m gleichkommt.

Morphologie: Bei der akuten CO-Vergiftung macht sich der Gewebeschaden erst bemerkbar, wenn der Patient 3–5 Tage überleben konnte. In solchen Fällen findet man hämorrhagische Nekrosen im Bereich der Basalganglien und lamelläre Nekrosen in der grauen Rindensubstanz. Ferner können subendokardiale Nekrosen angetroffen werden.
Bei chronischer CO-Vergiftung wird an den gleichen Organorten eine zystische Degeneration bzw. Vernarbung erfolgen, bei schwangeren Frauen können Keimschäden bis hin zum intrauterinen Fruchttod auftreten.

4.3.2.2 Bleiintoxikation

Blei wird für sehr viele Zwecke benötigt, so zur Herstellung von Farben, Batterien und viele Jahre als Benzinzusatz in Form des Bleitetraethyls. In den USA sind vor allem Kinder in den Elendsvierteln betroffen, weil die älteren Gebäude (Baujahr vor 1940) mit bleihaltigen Anstrichen versehen sind, die nun abblättern und von den Kindern oft wegen des süßlichen Geschmackes gelutscht werden. Bei einer Resorption von 0,5 mg Blei pro Tag kommt es zu einer toxischen Akkumulation. Die bleihaltigen Abgase werden vom Menschen inhaliert oder werden, nachdem sie von den Pflanzen über den Regen aufgenommen worden sind, dem Organismus in Form von Fruchtsäften oder Milch wieder zugeführt. Eine nicht seltene Quelle chronischer Bleivergiftungen stellen bleihaltige Glasuren bestimmten Keramikgeschirrs dar.

Pathogenese: Das Blei wird im Gastrointestinaltrakt resorbiert (hohe Calciummengen und damit Milch wirken dem entgegen) und zur Hauptsache im Skelettsystem anstelle des Calciums abgelagert. Blei hemmt den osteoklastären Knochenumbau, verweilt so über mehrere Jahre im Knochengewebe (= metaphysäre Bleilinien im wachsenden Skelett) und wird langsam wieder ins Blut freigegeben. Von dort aus gelangt es in die verschiedenen Organgewebe. Innerhalb der Zelle blockiert das Blei als Schwermetall bestimmte sulfhydrylhaltige Enzyme der Hämsynthese und führt damit wiederum zu einem Verlust an hämhaltigen Enzymen, vor allem der mitochondrialen und mikrosomalen Zytochrome.

Das Blei wird intrazellulär in teilweise riesigen Lysosomen konzentriert und in den Mitochondriengranula abgelagert. Es hemmt die ribosomale Proteinsynthese, schädigt vor allem das endoplasmatische Retikulum und hemmt die Mitochondrienneubildung sowie die Zellatmung. Blei wird ferner in den Kernen der Nierentubuli (zum Teil auch in kortikalen Gliazellen) abgelagert und bildet bleihaltige Kerneinschlusskörperchen. Dort interferiert es mit Reparaturmechanismen, so dass es zu einer gesteigerten Tubulusepithelproliferation, im Langzeitversuch sogar zu Nierenkarzinomen kommt.

Morphologie: Die pathologischen Effekte das Bleis manifestieren sich vorwiegend an folgenden Organsystemen: Nervensystem, hämatopoetisches System und Nieren.

- *Anämie:* Blei hemmt die δ-Amino-Lävulinsäure-Dehydrogenase sowie die Koproporphyrin-III-Decarboxylase und damit die Hämsynthese. Ferner hemmt es die Ferrochelatase und damit den Eiseneinbau ins Häm. Daraus resultiert eine hypochrome (weil zu wenig Häm), sideroachrestische (weil keine Eisenverwertung) Anämie. Die basophile Tüpfelung im Zytoplasma findet man mehr in den Normoblasten als in den Erythrozyten. Sie besteht aus Ribosomenklumpen und ist für die chronische Bleiintoxikation typisch. Da gleichzeitig auch die ATPase in der Erythrozytenmembran gestört ist, findet man schließlich auch eine vermehrte Hämolyse.
- *Encephalopathia saturnia:* Sie tritt meist bei Kindern auf. Ihre Pathogenese ist noch ungeklärt. Eine hypoxidotische Endothelschädigung wird vermutet. Die höchsten Bleikonzentrationen im Gehirn liegen in der grauen Rindensubstanz und in den Basalganglien. In diesen Hirnregionen findet man auch Untergänge von Ganglienzellen und zum Teil auch von Markscheiden, was von einer Astrozyten- und Mikrogliaproliferation begleitet wird.
- *Polyneuropathie:* Sie beruht auf einer segmentalen Demyelinisierung (S. 1108) und Axondegeneration, betrifft beim Kind die untere Extremität (Peronäuslähmung), beim Erwachsenen den Arm (Radialislähmung).
- *Bleinephropathie:* Sie manifestiert sich als Tubulonephrose (Fanconi-Syndrom) und ist auf die gestörte Mitochondrienfunktion und die Kernschädigung zurückzuführen. Die Tubulusschädigung kann bis zur Atrophie fortschreiten.

4.3.2.3
Insektizidintoxikation Typ DDT

Für die Entdeckung der insektiziden Wirkung des DDT (= Dichlor-Diphenyl-Trichlorethan) wurde der Schweizer Chemiker Müller 1948 mit dem Nobelpreis ausgezeichnet. Das DDT wirkt in äußerst geringen Mengen auf Fliegen, Wanzen und Milben als Kontaktgift, vermutlich indem es die Erregungsleitung der Insekten unterbricht.

So segensreich die Wirkung dieses Stoffes war, so stellte es sich jedoch heraus, dass dieses Gift vom Säugetierorganismus nicht inaktiviert und nicht ausgeschieden werden kann. Vielmehr wird das DDT als lipophile Substanz im Fettgewebe sequestriert, so dass es sich mit der Zeit im Organismus anreichert (= kumulativ-toxische Wirkung). Hinzu kommt, dass sich das DDT verheerend auf unser Ökosystem auswirkt. DDT erfährt eine fortlaufende Konzentrierung in der Nahrungskette: Mikroorganismen → Plankton → Wasserkrebschen → Fische, an deren Ende bestimmte Vogel- und Tierarten sowie der Mensch stehen. Da sich das lipophile DDT im Dotter anreichert, führt es zur Ausrottung ganzer Tierarten.

Pathogenese: DDT kann von den Enzymen des menschlichen Organismus nicht abgebaut werden und wird vor allem in Fettgewebe, Leber und Gehirn abgelagert. In der Leber induziert es bestimmte Isoenzyme der mikrosomalen Monooxygenasen (Cytochrom-P-450 und NAPH-Cytochrom-Reduktase) sowie der Arylkohlenwasserstoff-Hydroxylase, hemmt aber gleichzeitig kompetitiv das Cytochrom-P-450. Ultrastrukturell äußert sich dies in einer Proliferation des glatten endoplasmatischen Retikulums (S. 17). DDT ist mutagen und karzinogen, indem es als Promotor wirkt.

DDT hat auch einen rachitogenen Effekt, indem es über die Induktion der mikrosomalen Enzyme das in der Haut durch die UV-Strahlung des Sonnenlichtes zu Cholecalciferol umgewandelte Vitamin D im glatten ER der Leber vemehrt zu 25-Hydroxy-Cholecalciferol und inaktiven Metaboliten aufhydroxyliert. Dadurch wird das Vitamin D in gesteigertem Maße gallefähig und ausgeschieden, bevor es seine calciumresorptive Wirkung ausüben könnte. Als Folge davon werden Eierschalen der DDT-gefährdeten Tiere (z.B. Seeadler) dünner und poröser. Die Gelege trocknen aus und werden brüchig.

Die Wechselwirkung des DDT mit den mikrosomalen Entgiftungsenzymen bewirkt eine Schädigung der Leber- und Nierenepithelien. In der Leber hemmt es darüber hinaus die Apolipoproteinsynthese und ruft dadurch auch eine Leberverfettung hervor. Da sich das DDT in der Leber vorwiegend im Fett ablagert, weisen Patienten mit einer pathologischen Leberverfettung einen auffällig höheren DDT-Gehalt auf. Dies gilt vor allem für die nutritiv-toxische Leberzirrhose.

DDT ist in den Industriestaaten aus dem Handel gezogen. In Staaten der Dritten Welt wird es zur Malariabekämpfung weiterhin angewandt. Hier muss man die kumulativ-toxische Wirkung, deren Ausmaß man in Bezug auf den Menschen noch nicht kennt, in Kauf nehmen. Bedenkt man, dass lediglich stillende Mütter sich über das Fett in der Muttermilch des DDT teilweise entledigen können und dass durch einen Hungerzustand über den Depotfettabbau auf einmal toxische DDT-Mengen im Organismus freigesetzt werden, so wird die Gefahr dieser Substanzgruppe für die Menschheit noch deutlicher.

Morphologie: Organisch gelöstes DDT wird rasch durch Haut, Lunge und Magen-Darm-Trakt resorbiert. Bei akuter Vergiftung wirkt es vor allem auf Kleinhirn und motorischen Kortex, und es kommt zu Krämpfen. Bei chronischer Vergiftung findet man Leberverfettung und Leberzellnekrosen, Nierentubulusschäden sowie degenerative Veränderungen der Ganglienzellen.

4.3.2.4
Asbestose

Definition: Durch Asbest verursachte Leiden (meist Berufskrankheiten!).
Asbest ist ein Sammelname für hydratisierte Silikate, die hitzebeständig sind und bei der mechanischen Zerkleinerung in Fasern zerfallen. Es wurde unter anderem zur Herstellung von Zement, Textilien, Isolationsmaterial, Gummireifen und Bremsbelägen verwendet. Arbeiter im Baugewerbe, Schiffbau und Wärmetechnik sind deshalb ebenso wie Anwohner von Asbest verarbeitenden Fabriken besonders den Asbeststäuben ausgesetzt. Asbest wird in verschiedenen Varianten gewonnen. Am schädlichsten scheinen Stäube des Krozidolits zu sein.

Pathogenese: Die Asbestfasern werden als Staubpartikel in der Lunge vor allem von den Makrophagen, aber auch von den Alveozyten aufgenommen. Über den Lymphabfluss werden sie auch ins Lungeninterstitium verschleppt, wo sie von den Fibroblasten einverleibt werden. Schließlich gelangen sie über die oberflächlich periphere Lymphdrainage des Lungenparenchyms auch in die pleuralen Mesothelzellen und über die Achse Sputum → Darmtrakt → Lymphe in die peritonealen Mesothelien. Allgemein werden Asbestfasern von einer Länge bis zu 5 μm ganz und ab 25 μm nur noch teilweise phagozytiert. Im Zytoplasma der Makrophagen kommen die Asbestfasern in lysosomalen Vakuolen zu liegen, wo sich alsbald – wie bei der Silikose – Wasserstoffbrücken zwischen den Silikaten des Asbests und der Lysosomenmembran bilden, so dass schließlich bereits nach einer Woche die Lysosomen aufbrechen und ihren entzündungsfördernden Inhalt sowie die Asbestpartikel ins Interstitium entleeren. Außerdem geben die Phagozyten entzündungs- und reparaturvermittelnde Zytokine und Wachstumsfaktoren ab. Darauf antworten die Fibroblasten mit einer Proliferation, so dass es zu einer entzündlichen Fibrosierung von Lunge und Pleura kommt.
Nach der Asbestphagozytose reichern die Phagozyten Ferritin an, das zusammen mit Kalk und Protein um die Asbestnadeln herum abgelagert wird. Dadurch weden die Asbestnadeln histologisch als Asbestkörperchen sichtbar (Abb. 4.20). Auf welchem Wege Asbest karzino-

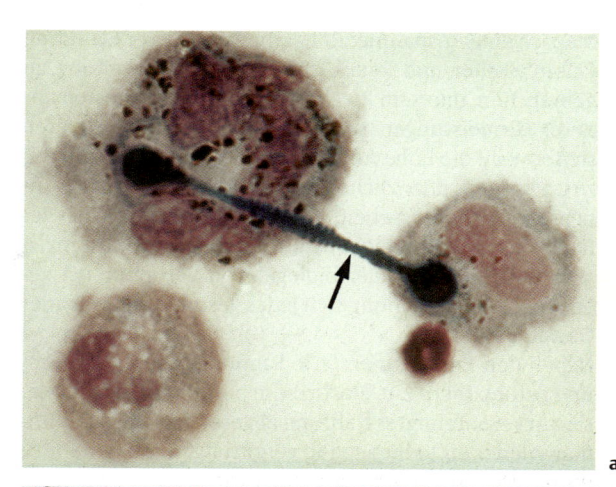

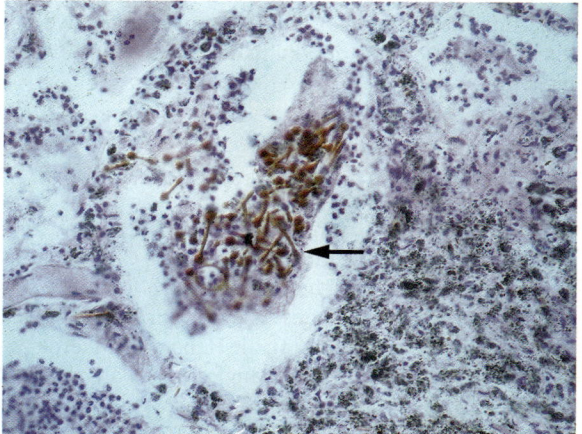

Abb. 4.**20** **Asbestkörperchen:**
a Eisenpositive Asbestkörperchen (Pfeil) in Alveolarmakrophagen in der bronchioloalveolären Lavage (May-Grünwald-Giemsa, Berliner-Blau; Vergr. 1 : 400);
b Ansammlung von Asbestkörperchen (Pfeil) in der Lunge (HE, Vergr. 1 : 100).

gen wirkt, ist noch unklar. Gesichert ist seine Wirkung als Cokarzinogen zum Zigarettenrauch.

✚ Asbestfolgekrankheiten sind vor allem:
- *Pneumokoniose* (Asbeststaublunge) mit Fibrose des Lungeninterstitiums (S. 630);
- *Pleuraplaques*: Umwandlung der Pleura (laterale Brustwand) in eine knorpelartig feste Faserplatte → Atembehinderung (S. 644);
- *maligne Mesotheliome:* maligne Tumoren mit diffuser, flächenhafter Ausbreitung in Pleura-/Peritonealspalten bzw. Pleura-/Peritonealblättern als markige Gewebemasse, selten metastasierend (S. 644).

4.3.3
Alimentäre Läsion

Der normale tierische Organismus ist mit einer Reihe instinktiver Mechanismen ausgerüstet, die ihn optisch und olfaktorisch sowie geschmacklich die für ihn bekömmliche Nahrung suchen und auswählen lässt. Hier macht der

Mensch eine Ausnahme: Er hat im Verlaufe der Evolution gelernt, Feuer und Rauch zur Nahrungszubereitung zu gebrauchen, und sein Riechorgan hat sich zugunsten anderer Hirnleistungen zurückgebildet. Dadurch erklären sich sowohl die hohe Anzahl von Vergiftungen durch Pilze und andere pflanzliche Produkte, die optisch „zum Anbeißen" schön aussehen, als auch die Phänomene des Rauchens und des Alkoholismus. Denn beide Substanzen sind Abfallprodukte der biologischen Verbrennung, gegen deren Einverleibung sich jedes gesunde Tier mit aller Gewalt sträubt.

Neben den Endotoxinen (z. B. Salmonella typhimurium) und Ektotoxinen (z. B. Clostridium botulinum) von Bakterien in verunreinigter Nahrung abgesehen, kommt es immer wieder zu tödlichen Pilzvergiftungen. An der Spitze dieser Vergiftungen findet sich der grüne *Knollenblätterpilz* (Amanita phalloides), wohl wegen seiner Verwechslungsmöglichkeit mit den kulinarisch begehrten *Champignons*.

4.3.3.1
α-Amanitin-Vergiftung

Pathogenese: Das α-Amanitin ist ein Oktapeptid und das Hauptgift des Knollenblätterpilzes. Die Giftmenge eines einzigen Pilzes kann bereits tödlich sein.

Der zytopathische Effekt des α-Amanitins besteht darin, dass es in der Leber selektiv an die Hepatozytenkerne gebunden wird und die DNA-abhängige RNA-Polymerase B hemmt. Ein Molekül Amanitin verbindet sich mit einem Molekül RNA-Polymerase, so dass die Transkription gehemmt wird und keine Messenger-RNA entsteht. Dadurch sistieren schließlich auch die Protein- und die Lipoproteinsynthese. Die Hauptgiftwirkung erhält das Amanitin erst durch seine Konjugation mit Albumin, in dieser Form wird es nämlich von den RHS-Zellen der Leber (und auch von den Tubulusepithelien der Niere) aufgenommen. Nach lysosomaler Albuminabspaltung schädigt es primär die Sinusendothelien und die Kupffer-Zellen und erst sekundär die Hepatozyten.

Morphologie: Die Leberzellkerne weisen als typisches Vergiftungszeichen ein verklumptes Chromatin sowie eine Segregation der Nukleolenbestandteile auf, während das Zytoplasma eine Verfettung und hydropische Schwellung bis zur läppchenzentral lokalisierten Nekrose aufweist. Die Schädigung der sinusoidalen Leberzellen, der Nierentubuli und Herzmuskelendothelien, verbunden mit einer Hyperämie und Hämostase, geht auf das Amanitin-Albumin-Konjugat zurück und ist Ausgangspunkt für ein intravasales Gerinnungsgeschehen (S. 403), das sich in Myokard-, Nieren-, Lungen- und Magen-Darm-Blutungen äußert.

> **+ Klinik:** Nach einer Latenz von 12–24 Stunden treten Übelkeit, Erbrechen und Durchfall ein. Danach symptomloses Intervall, bald darauf machen sich schmerzhafter Ikterus und Zeichen eines toxischen Kreislaufschocks bemerkbar.

4.3.3.2
Alkoholkrankheit

Syn.: Alkoholismus

Definition: Häufigste, legalisierte Suchtkrankheit infolge Alkohol-(= Ethanol-)Abhängigkeit.

Die alkoholtoxischen Zellschäden gehören zu den häufigsten Zivilisationserkrankungen und werden meist als Folgeerscheinung der Sucht (= Alkoholkrankheit) beobachtet. Für einen Alkoholkranken bezeichnend ist, dass das Maß seines Alkoholkonsums das Maß der Trinkgewohnheit der Gesellschaft übersteigt, seine Gesundheit schädigt, seine zwischenmenschlichen Beziehungen und/oder seine Lebensqualität beeinträchtigt, sowie dass er körperlich und psychisch vom fortgesetzten Alkoholkonsum abhängig ist.

Pathogenese: Nach seiner Resorption im oberen Magen-Darm-Trakt verteilt sich der Alkohol rasch in allen Geweben und wird unabhängig von der getrunkenen Alkoholmenge in konstanter Menge (100 mg pro Stunde und kg Körpergewicht) abgebaut. In der Leber wird der Alkohol durch die Alkoholdehydrogenase des Zytosols, durch die Katalase der Peroxisomen sowie durch das mikrosomale ethanoloxidierende System des SER oxidiert. Dabei entsteht Acetaldehyd. In einem weiteren Schritt wird es zu Acetyl-CoA weiter oxidiert, das zusammen mit dem vermehrt anfallenden $NADH_2$ zur Fettsynthese verwendet wird. Schließlich wird das Acetyl-CoA im Citratzyklus, meist der Muskulatur, zu CO_2 und H_2O abgebaut.

Wenngleich der toxische Effekt des Ethanols im Einzelnen noch nicht vollständig gesichert ist, so scheint der toxische Alkoholmetabolit, das Acetaldehyd, für die meisten Zellschäden verantwortlich zu sein: Acetaldehyd hemmt die ribosomale Eiweißsynthese sowie die Sekretion der Proteine (= Albumin, Transferrin) und Lipoproteine (= Prä-β-Lipoprotein = VLDL).

Es hemmt auch die mitochondriale Proteinsynthese, wodurch vor allem Untereinheiten der Zytochrome und der ATPase sowie die mitochondriale Biogenese leiden. Folge davon ist die Entstehung von Riesenmitochondrien mit parakristallinen Cristaeeinschlüssen und einer Unterbrechung der Atmungskette in den Leber- und Herzmitochondrien.

Alkohol und Acetaldehyd scheinen auch, ähnlich wie das Spindelgift Griseofulvin, das mikrotubuläre System anzugreifen und über einen noch nicht geklärten Weg zu einer herdförmigen Ansammlung von präkeratinhaltigen Polypeptiden in den Hepatozyten zu führen, die histologisch als Mallory-Körper (= alkoholisches Hyalin) imponieren (vgl. Abb. 13.**34**, S. 771). Folgen davon sind, zusammen mit dem ATP-Mangel, Störungen des zellulären Transportes in Form einer reduzierten Lipoprotein-und Albuminausscheidung aus den Hepatozyten sowie eine Beeinträchtigung des mukoziliären Transportes (Pneumonieneigung). Schließlich fördert eine chronische Alkoholexposition die Darmpermeabilität, so dass vermehrte Hepatotoxine, Bakterien und Bakteriengifte wie Endotoxin in die Blutzirkulation geraten.

Im Gegensatz zur Alkoholdehydrogenase lässt sich das mikrosomale alkoholoxidierende Enzymsystem durch Alkohol induzieren, was als SER-Proliferation (S. 17) imponiert.

Da sich ein Alkoholkranker gleichsam „flüssig" ernährt, leidet er an einer chronischen Unterernährung mit Eiweiß- und Vitaminmangel (Tab. 4.6). So ist der Folsäuremangel für die sideroachrestische Anämie und der Pyridoxalmangel unter anderem für die Leberverfettung (S. 770) und für das Wernicke-Korsakoff-Syndrom (S. 1066) verantwortlich. Die Pathogenese der alkoholischen Osteoporose ist noch ungeklärt.

Morphologie: Der chronische Alkoholabusus ist ein Risikofaktor und bei Männern mittleren Alters die Hauptursache für einen vorzeitigen Tod. Die erhöhten γ-GT-Werte im Blut sind dabei ein wichtiger diagnostischer und prognostischer Faktor: Trinker mit hohen γ-GT-Werten haben ein sechsfach höheres Mortalitätsrisiko. Der chro-

Tabelle 4.6 Hyper- und Hypovitaminosen

Vitamin	Mangelursache	Mangelerscheinung	Überdosierung
A	Mangelernährung Malabsorption	(Nacht-)Blindheit Xerophthalmie (Korneaverhornung) Plattenepithelmetaplasie im Respirationstrakt Infektneigung	Hirndruckerhöhung Lippenrhagaden Leberverfettung Fehlbildungen
D	Mangelernährung Malabsorption Vitamin-D-Fehlmetabolismus Vitamin-D-Endorganresistenz Hypophosphatämie	Rachitis (juvenil) Osteomalazie (adult)	Hyperkalzämie-Syndrom metastatische Verkalkung
E	Malabsorption	Zeroidose in glatter Muskulatur hämolytische Anämie (Kinder) spinozerebelläre Degeneration	unbekannt
K	(biliäre) Malabsorption geschädigte Darmflora neonatale Leberunreife Leberinsuffizienz	hämorrhagische Diathese	unbekannt
B_1 (Thiamin)	Alkoholkrankheit Ernährung mit poliertem Reis	periphere Polyneuropathie (trockene Beriberi) verminderte Herzschlagkraft (feuchte Beriberi) Wernicke-Korsakoff-Syndrom	unbekannt
B_2 (Riboflavin)	Alkoholkrankheit Mangelernährung	Mundwinkelrhagaden (Cheilitis) atrophische Glossitis seborrhoische Dermatitis (Auge, Nase)	unbekannt
Niacin	Alkoholkrankheit reine Maisernährung Proteinmangel chronische Diarrhoe	Dermatitis (Pellagra) rötlich → bräunlich, seborrhoisch (an exponierten Stellen) Diarrhoe wegen Gastroenteritis Demenz wegen Demyelinisierung der dorsalen Säulen im Rückenmark	unbekannt
B_6 (Pyridoxin)	Milchpulverernährung Vitamin-B_6-antagonisierende Medikamente Alkoholkrankheit Schwangerschaft	ähnlich wie bei Riboflavin oder Niacinmangel mit Dermatitis, Cheilitis, peripherer Neuropathie	unbekannt
B_{12}	„Vegetarismus" Magenresektion perniziöse Anämie Malabsorption Fischbandwurm (Verbrauch) Blind-Loop-Syndrom	perniziöse Anämie atrophische Glossitis (Hunter) atrophische Gastritis funikuläre Spinalerkrankung	unbekannt
Folsäure	Mangelernährung (Gravidität) Alkoholkrankheit Malabsorption Folsäureantagonisten	megaloblastäre Anämie Neuralrohrdefekte	unbekannt
C (Ascorbinsäure)	Mangelernährung „Fehldiät" Alkoholkrankheit	Skorbut: – hämorrhagische Diathese, – Osteoidbildungsstörung – Wundheilungsstörung	sekundäre Oxalose

nische Alkoholismus führt zur Alkoholhepatitis und Leberzirrhose, aus der sich zum Teil Leberzellkarzinome entwickeln.

Der chronische Alkoholabbau induziert im Knochenmark stereotype Befunde, die eine Myelodysplasie (S. 538) phänokopieren (= alkoholische Dysmyelopoese). Am häufigsten dabei ist eine ineffektive erythropoetische Hyperplasie mit Linksverschiebung, begleitet von einer makroblastären Reifungsstörung (80%). Hinzu kommt noch eine lysosomale Eisenspeicherung in Erythroblasten und Erythrozyten (70%) und im Spätstadium auch in Plasmazellen (Plasmazellsiderose).

Das gehäufte Auftreten der Ösophaguskarzinome bei den Obstschnapstrinkern wird mit dem erhöhten Nitrosamingehalt der „Obstler" sowie auch mit der Induktion einer für die Kanzerogenaktivierung essenziellen Mischoxidase vor Ort in Zusammenhang gebracht.

Die alkoholische Myopathie und Kardiomyopathie (Bierherz) hat außer der Verfettung und Hypertrophie kein selbständiges morphologisches Substrat. Über das pathologische Bild der alkoholischen Neuro- und Enzephalopathie und Pankreatitis wird noch berichtet.

Der chronische Alkoholabusus hat aber anscheinend auch einen protektiven Effekt auf die Gefäße und hemmt die Entwicklung der Arteriosklerose (S. 422).

+ Merkspruch zu Alkoholschäden:
Alkohol sticht die Leber, schont's Gefäß!
(kaum Atherosklerose wegen HDL-Erhöhung).

4.3.3.3
Dysvitaminosen

Auf S. 145 sind Überdosierungs- und Mangelerscheinungen verschiedener Vitamine in Tab. 4.6 zusammengefasst.

4.4 Physikalische Zellschädigung

Physikalische Zellschäden sind als Anpassungsreaktionen an physikalische Noxen aufzufassen. Sie können systemische und lokale Gewebeläsionen hervorrufen und umfassen neben mechanischen Verletzungen, die im Rahmen der Wundheilung besprochen werden, vorwiegend thermische, elektrische und aktinische Schäden. Bei all diesen Schäden erweist sich recht oft die Beeinträchtigung des terminalen Strombettes als Schrittmacher der resultierenden Gewebeläsion. Sie imponiert in der Frühphase als Entzündungsreaktion und in der Spätphase als fibrotische Verödung.

Thermische Schäden: Lokale Kälte- und Hitzeeinwirkungen rufen an der Haut ähnliche, in Stadien fassbare Gewebeschäden hervor. Demgegenüber bewirkt eine systemische Hitzeexposition einen Hitzeschlag (häufig assoziiert mit intravasaler Gerinnung), eine entsprechende Kälteexposition eine Erfrierung (häufig assoziiert mit Gefäßthrombosierung).

Stromschäden werden abhängig von Widerstand und Spannung durch die Stromstärke bestimmt. Dabei kommt es je nach Stromstärkenbereich im einfachsten Fall nur zu Verkrampfungen der Skelettmuskulatur, im schwersten zu Herzstillstand und Verbrennung.

Aktinische Schäden werden durch korpuskuläre oder elektromagnetische Strahlen verursacht.

– *Elektromagnetische Strahlen* breiten sich mit Lichtgeschwindigkeit aus. Sie bewirken in Form von Mikrowellen oder Infrarotstrahlung vorwiegend thermische Gewebeverletzungen; bei Exposition gegenüber Licht oder Ultraviolettstrahlung kommt es nach Überschreiten der individuellen Lichtschutzfaktoren zu Lichtdermatosen.

– *Korpuskuläre Strahlen:* Strahlung bedeutet nichts anderes als „Energiewanderung durch den Raum". Die verschwindend kleine Masse und aberwitzig hohe Geschwindigkeit der radioaktiven Teilchen macht verständlich, dass man ihre Exposition weder sieht noch spürt. Unter den radiogenen Zellschäden sind die Folgen der zellulären Membranschäden zwar eindrucksvoll, die DNA-Schäden aber folgenschwerer (Nekrose, Tumor). Bei den radiogenen Spätschäden ist die Schädigung der kleinen und größeren Gefäße in Form der Strahlenvaskulopathie schuld an den meisten Organschäden.

Strahlenschäden lassen sich jedoch auch therapeutisch nutzen, wobei unterschiedliche Tumoren auch unterschiedlich sensibel gegenüber Strahlen sind. Hierfür hat der Strahlentherapeut Erfahrungswerte. Er nimmt vor allem schnell wachsende, mitosereiche, undifferenzierte und/oder embryonale Tumoren ins Visier.

4.4.1
Thermische Läsion

Der Mensch gehört zu den homoiothermen Lebewesen. Sein Organismus steigert die Wärmeproduktion beim Erwachsenen über Muskelzittern mit Glykogen und Fettsäuren als Energiequelle, beim Säugling zitterfrei durch Verbrennung des braunen Fettgewebes. Die Wärmeabgabe wird durch eine Steigerung des Wärmetransportes im zirkulierenden Blut und durch Steigerung der Hautdurchblutung sowie durch Schweißverdunstung gesteuert. Die Signale zur Wärmeabgabe bzw. -produktion werden durch Kälterezeptoren der Haut und durch Wärmerezeptoren im Körperinnern über die Hinterstränge des Rückenmarkes dem Hypothalamus zugeleitet.

4.4.1.1
Hitzeschäden

Die lebende Säugetierzelle kann nur in sehr begrenztem Maße eine gesteigerte Zufuhr von Wärmeenergie überstehen. Dies gilt besonders für Krebszellen (Krebstherapie mit Hyperthermie!). Hitze und damit Temperaturen über 50 °C bedeuten für die Zelle eine molekulare Bombardierung, die zu einer Dissoziation der makromolekularen Enzymproteinkomplexe und zu einer Peroxidation der Membranlipide führt. Dem beugt die Zelle durch Bildung von sog. Hitzeschockproteinen (= Stressproteinen) vor, die bis zu einem gewissen Grad im Sinne einer Thermotoleranz die Integrität der quartären Proteinstrukturen innerhalb einer Zelle aufrechterhalten. Als Reaktion auf eine subletale thermische Zellschädigung nimmt zuerst die intrazelluläre Organellenbewegung zu, vor allem der Mitochondrien. Auf eine letale Hitzeschädigung reagieren die Mitochondrien von allen Zellorganellen am frühesten in Form von Schwellung und Cristolyse. Sistiert die Gewebeüberhitzung, können einzelne hitzegeschädigte Zellen apoptotisch „weggeräumt" werden. Bleibt die Hitzeexposition bestehen, zerfallen die Polyribosomen und lösen sich von den RER-Membranen ab, und das Kernchromatin verklumpt. Gleichzeitig hört die intrazytoplasmatische Organellenbewegung auf. Die resultierende massenhafte Zellnekrose entspricht somit einer Koagulationsnekrose, zumal die lysosomalen Enzyme vor ihrem proteolytischen Einsatz hitzekoaguliert sind.

Hitzeschlag

Syn.: Hitzepyrexie

Definition: Kreislaufzusammenbruch wegen pathologisch erhöhter Kerntemperatur.

Pathogenese: Ätiologisch spielen zu hohe Umgebungstemperaturen, verbunden mit einer erheblichen Luftfeuchtigkeit und/oder einer verminderten Möglichkeit zur Wärmeabgabe, eine ausschlaggebende Rolle:
- Muskeldauerarbeit (Extremsport, Triathlon),
- ungeeignete Kleidung (Uniform) oder Fettleibigkeit,
- mangelhafte körperliche Anpassungsfähigkeit (Ermüdung, Konditionsmangel).

Nähert sich die Kerntemperatur der gefählichen Grenze von 41 °C, so besteht akute Lebensgefahr. Ausschlaggebend ist dabei die Endothelschädigung in der terminalen Strombahn. Sie bildet nämlich den Auftakt zu einer disseminierten intravaskulären Gerinnung (S. 403) mit nachfolgendem hypovolämischem Kreislaufschock unter Bildung hyaliner Mikrothromben.

Morphologisch sind Mikrothromben in kleinen Hirngefäßen typisch. Sie führen zu punktförmigen Ringblutungen um kleinere Gefäße (= Purpura cerebri) und Ganglienzellunterängen. Ähnliche Gewebeschäden finden sich in Leber, Herz und Nieren.

Lokale Hyperthermie

Syn.: Verbrennung, Verbrühung

Definition: Örtlich umschriebene Gewebsschädigung durch Einwirkung abnorm hoher Wärme.

Pathogenese: Die Palette der auslösenden Ursachen ist breit gefächert und reicht von der Selbstverbrennung politisch-religiöser Fanatiker, Verbrennungsopfer der Napalmbomben über Berufs- und Verkehrsunfälle bis zu den Verbrühungen von Kleinkindern im Haushalt. Das Ausmaß des dabei entstehenden Gewebeschadens wird bestimmt durch die Intensität und die Dauer der Einwirkung, den Temperaturgrad sowie durch den Aggregatzustand und die Art des einwirkenden Mediums. So führen Wasser, Wasserdampf und heiße Flüssigkeiten zu Verbrühungen, die Einwirkung von Wärmestrahlen (z. B. Atombombenexplosion), heißer Gase, offener Flammen, flüssiger Körper (z. B. Metall) und die Berührung fester Körper zu Verbrennungen. Die Verbrennungswunden findet man an 2 Stellen: an der Haut und am Respirationstrakt.

Pathogenese: Die Hitzeschäden einer Zelle treten bei Hitzeexposition über 65 °C ein und führen zu einer Denaturierung der Struktur- und Enzymproteine, was eine Koagulationsnekrose mit Generierung toxischer Eiweiße in Form des sog. Verbrennungstoxins[1] nach sich zieht → Schädigung der Endstrombahn und Generierung von Entzündungsmediatoren (S. 207). Dies hat folgende Konsequenzen.
- *lokal:* exsudative Entzündungsreaktion (S. 201) → Gefahr der Superinfektion mit Sepsis, Tetanus;
- *systemisch:*
    - früh: (hypovolämischer) Verbrennungsschock mit gastroduodenalen Stressulzera
    - spät: Nierenversagen mit Urämie.

Morphologie: Die Hautverbrennung kann in ihrer Intensität 4 Grade erreichen:
- *Verbrennungen 1. Grades* (= Hitzeerythem) führen zu Gefäßerweiterungen und vermehrtem Blutzustrom in den kleinen Gefäßen; es besteht eine aktive Hyperämie mit auffälliger Rötung. Sie heilen ad integrum ab.
- *Verbrennungen 2. Grades* (= Brandblase): Hier besteht eine stärkere Störung des Kreislaufes mit Schädigung der Epidermis bei intaktem Corium. Die Gefäßwandläsion bringt eine Exsudation und damit eine subepidermale Blasenbildung mit sich.
- *Verbrennungen 3. Grades* (Brandschorf) liegen vor, wenn tiefgreifende Nekrosen auftreten. Die Nekrose kann mittelbare Folge der Kreislaufstörung (Stase) oder die unmittelbare Folge der Hitzekoagulation sein. Nach Abstoßung der untergegangenen Gewe-

---

[1] Verbrennungstoxin = Lipoprotein-Trimerisat (MG: 3×10^6 kD) aus epidermaler Basalzellschicht mit Affinität zu Hepatozyten

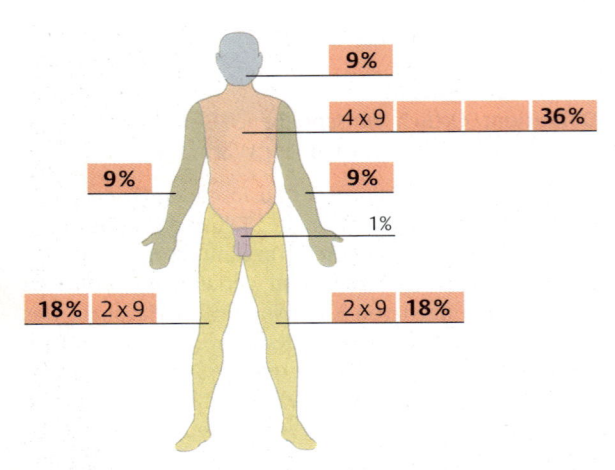

Abb. 4.21 **Neuner-Regel** zur Bestimmung der verbrannten Körperoberfläche (Erwachsene).

bepartien bleiben häufig Verbrennungsgeschwüre zurück, die von einem hypertrophischen Granulationsgewebe ausgefüllt und mit Epidermis überhäutet werden. Die Abheilung des Defektes erfolgt über einen stark schrumpfenden Vernarbungsprozess, der zu Keloidbildung (S. 335) und Kontrakturen führen kann.
- *Verbrennungen 4. Grades* (= Verkohlung): Davon spricht man, wenn das Gewebe unter besonders starker Hitzewirkung verkohlt ist. Die Abheilung erfolgt wie beim Brandschorf.

Klinik: Weniger entscheidend als der Grad ist die Oberflächenausdehnung einer Verbrennung. Die Oberflächenausdehnung wird nach der Neuner-Regel bestimmt (Abb. 4.21). Verbrennungen, die mehr als 20 % der Gesamtoberfläche betreffen, sind lebensbedrohlich. Kinder sind noch empfindlicher. Bei ihnen genügt schon eine geringere Oberflächenausdehnung.

Merke: Enzyme von Tumorzellen sind hitzeempfindlicher als diejenigen von Normalzellen → Hyperthermie als Tumortherapie.

4.4.1.2
Kälteschäden

Der menschliche Organismus ist auf eine Körpertemperatur von mindestens 35 °C angewiesen. Sinkt die Körpertemperatur unter 25 °C, so verlangsamen sich die biologischen Prozesse. Der Sauerstoff dissoziiert verzögert vom Hämoglobin ab, und die CO_2-Löslichkeit im Plasma steigt, gleichzeitig wird der Glucoseverbrauch in den Geweben reduziert. Die Folgen davon sind Bewusstlosigkeit und letztlich Herzstillstand. Fällt die Temperatur allmählich unter den Gefrierpunkt, so kristallisiert das Wasser aus, und die restliche Gewebeflüssigkeit wird hyperton, so dass die Zelle platzt und zugrunde geht.

Die größeren Gewebsschäden treten jedoch beim Wiedererwärmen auf, wobei wie bei der Hyperthermie vor allem Gefäßschäden infolge Endothelnekrose und Freisetzung von Entzündungsmediatoren im Vordergrund stehen.

Die Tatsache, dass es möglich ist, kleine Lebewesen einzufrieren, verleitete in den 60er-Jahren geschäftstüchtige Unternehmer in den USA dazu, unheilbare Krebskranke unmittelbar nach ihrem Tod einzufrieren mit dem Versprechen, sie, nachdem in der Zwischenzeit das Problem des Wiederauftauens und der Krebstherapie gelöst worden sei, nach Jahrzehnten wieder ins Leben zurückzuholen.

Hypothermie

Syn.: Unterkühlung

Ursache einer Hypothermie ist das Missverhältnis zwischen Wärmeproduktion und Wärmeabgabe. Die Wärmeproduktion wird gestört durch körperliche Inaktivität oder durch Vorerkrankungen mit gestörter Kälteabwehr. Der Wärmeentzug wird durch Wasser, Nässe und starke Luftbewegung gefördert. Als Folge davon sinkt die Körpertemperatur ab.

Das Absinken der Körpertemperatur unter 25 °C hat ein Herzkreislaufversagen mit Thrombosierung und Infarzierung und/oder Versagen des Atemzentrums zur Folge. Für einen Tod durch Erfrierungen sprechen folgende Befunde:
- livide Hautverfärbungen außerhalb der üblichen Lokalisation von Totenflecken,
- Magenschleimhauterosionen,
- flächenhaft-streifenförmige Blutungen im M. iliopsoas,
- Azetonämie.

Erfrierungen

Syn.: lokale Hypothermie

Pathogenese: Beschränkt sich die Kälteeinwirkung auf einzelne Körperbezirke, so können Gewebeschäden in Form örtlicher Erfrierungen (= lokale Hypothermie) auftreten. Besonders betroffen sind periphere Körperteile mit ungünstigen Oberflächenverhältnissen, wie z. B. Finger und Ohren.

Morphologie: Ähnlich wie bei der Verbrennung unterscheidet man auch bei der Erfrierung verschiedene Schweregrade, die ihr Vollbild nach der Wiedererwärmung des Gewebes entwickeln (Abb. 4.22):
- *Erfrierung 1. Grades (= Erythem):* Die Gefäße bleiben nach Wiederaufwärmung weit, so dass die geschädigten Gewebspartien über längere Zeit hinweg blutgefüllt erscheinen.
- *Erfrierung 2. Grades (= Blasenbildung):* Bei Wiedereinsetzen der Blutströmung folgt eine starke Flüssigkeitsdurchtränkung des Gewebes mit Blasenbildung der Haut.
- *Erfrierung 3. Grades (= Frostgangrän):* Es besteht eine irreversible Gefäßlähmung mit Stase und Thrombosierung, woraufhin sich eine Frostgangrän der Haut und tiefer gelegener Gewebe entwickelt (Abb. 4.22 b).
- *Erfrierung 4. Grades (= Vereisung):* Sie ist durch völlige Gewebevereisung und Gewebezerstörung gekennzeichnet.

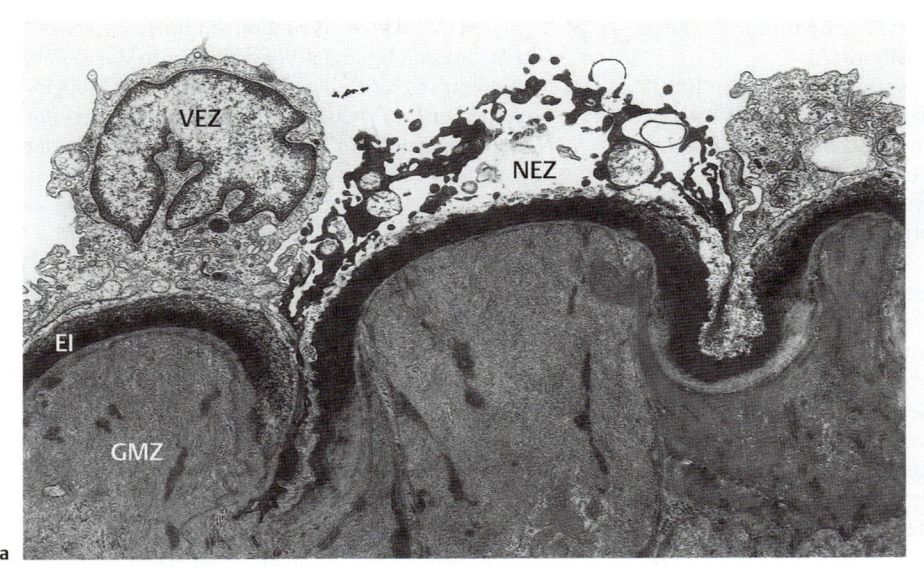

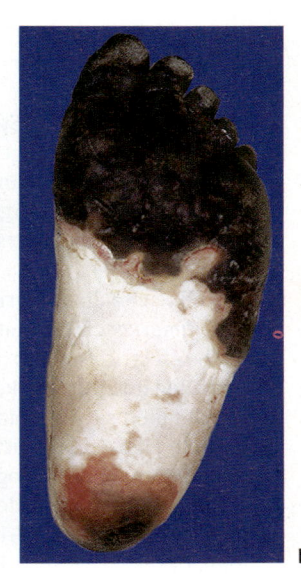

Abb. 4.22 Kälteschäden:
a Endothelnekrose einer muskulären Arterie bei lokaler Hypothermie; VEZ = vitale Endothelzelle, NEZ = nekrotische Endothelzelle, EI = Elastica interna, GMZ = glatte Muskelzelle (Vergr. 1 : 8000; Original: Staubesand);
b Frostgangrän eines durch Kälteeinbruch überraschten alkoholisierten Stadtstreichers, vor allem im Vorfußbereich.

Folgekrankheiten

Typisch und folgenschwer sind folgende Veränderungen an den Blutgefäßen kältegeschädigter Gewebe.

Endangiitis obliterans

Definition: Reaktiv-entzündliche, intimafibrotische Gefäßstenose.

Pathogenetische Reaktionskette: Passagere Kälteschädigung der Gewebe mit Endothelschäden → vakuoläre Endothelnekrose mit Endothelentblößung der Subintima → reaktiv-entzündliche Intimaverdickungen an Venen und Arterien → Einengungen der Gefäßlichtung → herabgesetzte Durchblutung der betroffenen Gewebebezirke → Kälteanfälligkeit → Raynaud-Syndrom.

Raynaud-Syndrom

Kälte → Schädigung der peripheren Durchblutungssteuerung. Dadurch kommt es bei späterer Kälteexposition zu symmetrischen, 15–30 min dauernder Durchblutungsverminderung der Akren mit konsekutiver Abblassung vor allem der Finger in Form eines sog. Digitus mortuus (lat. „toter Finger") (nie im Daumenbereich!) mit sog. Trikolore-Phänomen (weiß-blau-rot):
- weiß: initiale Leichenblässe mit Parästhesien →
- blau: Zyanose wegen Venostase →
- rot: Hyperämie wegen Vasodilatation.

4.4.2 Elektrische Läsion

Jährlich sind etwa 1 % aller tödlich ausgehenden Unfälle Folge einer Stromeinwirkung. Der elektrische Strom gefährdet den Organismus durch Verbrennungen bei hohen Temperaturen und durch tödliche Lähmung. Ursache sind meist Materialfehler, unsachgemäße Handhabung oder menschliches Versagen.

Pathogenese: Die pathobiologische Wirkung des elektrischen Stromes wird in erste Linie von der fließenden Stromstärke bestimmt. Diese wiederum ist dem Ohm-Gesetz entsprechend umgekehrt proportional dem Widerstand und direkt proportional der Spannung. Bei der Durchströmung eines Leiters entsteht Wärme (= Joule-Wärme), die von Stromstärke, Widerstand und Durchströmungszeit abhängt. Das Ausmaß eines elektrischen Unfallgeschehens lässt sich anhand einer Aufteilung in vier Stromstärken beurteilen:
- *Stromstärkebereich I* (9–25 mA) verursacht Muskelverkrampfungen der Skelett-, Atem- und Herzmuskulatur, so dass ohne rechtzeitige Unterbrechung des Stromkontaktes ein Atemstillstand eintreten kann. Histologische Schäden sind noch nicht nachweisbar. Eine direkte Herzbeteiligung fehlt.
- *Stromstärkebereich II* (25–80 mA): An diesen Fällen findet man bereits eine direkte Herzbeteiligung in Form von Reizbildungs- und -leitungsstörung. Bleibende Spätschäden sind auch im EKG selten.

- *Stromstärkebereich III* (über 80 mA) führt in der Regel zum Tod im Herzkammerflimmern.
- *Stromstärkebereich IV* (Spannungen über 1000 V = Hochspannung und Stromstärken über 3–8 A): Bei Unfällen mit solchen elektrischen Strömen stehen die Verbrennungen durch die Hitzewirkungen des Lichtbogens im Vordergrund, zu denen sich Muskelkontrakturen und Herzstillstand hinzugesellen.

Morphologische Charakteristika:
- *Strommarken:* Sie findet man an den Stromein- und/oder -austrittsstellen (meist im Handbereich) bei Unfällen im Stromstärkebereich II und III. Makroskopisch fallen sie als kleine, grauweiße, teilweise metallisch glänzende Hautveränderungen mit zentraler Eindellung auf. Histologisch ist an dieser Stelle eine Koagulationsnekrose der Epidermis mit büschelförmig ausgezogenen Kernen der Epithelzellen zu sehen. Derart veränderte Kerne sind in der Randregion fischzugartig auf das Koagulationszentrum ausgerichtet (= „Garbenbildung"). Bei Hochspannungsunfällen treten größere Strommarken mit Nekrosen, manchmal sogar mit Verkohlung auf (Abb. 4.**23**).

- *Myolysen* (Muskelzerstörungen) kommen bei massiven Stromschädigungen vor und führen dazu, dass Myoglobin ins Blut eingeschwemmt wird (Myoglobinämie) und in den Nierentubuli als Zeichen der Niereninsuffizienz in Form von Myoglobinzylinder liegen bleibt (= Chromoproteinnephrose).
- *Kreislaufschock* (meist hypovolämischer Natur) → Nierenversagen.

4.4.3
Aktinische Läsion

Aktinische Zellschäden werden hauptsächlich durch ionisierende Strahlen verursacht. Zu diesen gehören:
- *korpuskuläre Strahlen*, die aus kleinsten Teilchen, Bauelementen der Atome, bestehen und sich mit unterschiedlicher Geschwindigkeit fortpflanzen;
- *elektromagnetische Strahlen* (= Photonenstrahlen), die sich mit Lichtgeschwindigkeit ausbreiten.

4.4.3.1
Elektromagnetische Strahlen

Physik: Die elektromagnetischen Strahlen, Photonenstrahlen oder elektromagnetischen Wellen entstehen bei der Änderung elektrischer Felder und lassen sich als sinusförmige Kurven darstellen. Sie breiten sich mit Lichtgeschwindigkeit aus. Elektromagnetische Strahlung ist charakterisiert durch die Wellenlänge, die Amplitude oder Schwingungshöhe sowie durch die Frequenz. Die Ausstrahlung elektromagnetischer Wellen erfolgt in kleinen Portionen, sog. Energiequanten (= Photonen). Daher spricht man auch von Quantenstrahlung. Die Energie eines Photons (E) ist nach der Quantentheorie von Planck proportional der Frequenz. Die Energie des Einzelquants wird in eV (= Elektronenvolt) angegeben. 1 eV entspricht der Energie eines Elektrons nach Durchlauf einer Potenzialdifferenz von 1 V. Das Spektrum der elektromagnetischen Strahlung reicht von den energiearmen langwelligen Radiowellen über Wärmestrahlung, sichtbares Licht und Ultraviolettstrahlen bis zu den Röntgen- und γ-Strahlen. Eine wichtige Grenze im Hinblick auf die biologische Wirkung stellt die Energie von 34 eV dar. Strahlen mit dieser Quantenenergie (= Röntgen- und γ-Strahlung) lösen bei ihrem Aufprall Elektronen aus der Hülle elektrisch ungeladener Atome und wirken folglich ionisierend. Die pathologischen Bilder der Gewebeschäden durch ionisierende Strahlen werden für die elektromagnetischen und korpuskulären Strahlen zusammen besprochen.

Mikrowellen und Infrarotstrahlen

Mikrowellen sind in der Lage, das Gewebe ohne weiteres zu durchdringen, versetzen bei ausreichender Bestrahlungsstärke Atome und Moleküle in Schwingung und erzeugen dadurch im Gewebe Wärme. Wird im bestrahlten Gewebe eine tolerable Größe überschritten, so resultiert eine hyperthermische Zellschädigung, vorwiegend auf dem Boden einer Proteinkoagulation und Wasserverdunstung. Besonders empfindlich sind Augen und Hoden, wo es durch Mikrowellenexposition zur Katarakt und Hodenfibrose kommt.

Infrarotstrahlen penetrieren die Haut höchstens 0,5–1 cm tief. Ihre schädliche Wirkung in Form einer Hyperthermie ist deshalb nicht so tief wie bei den Mikrowellen.

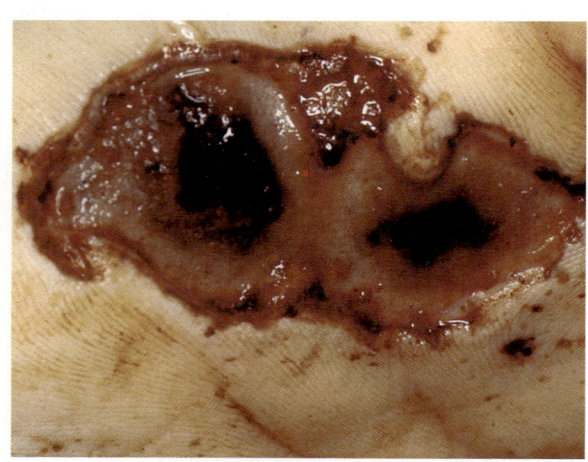

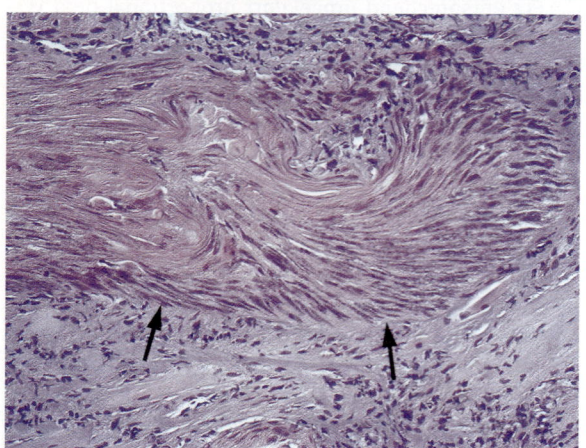

Abb. 4.**23** **Stromschäden:**
a Starkstrommarke der Hand mit ausgedehnten Nekrosen;
b Garbenbildung (pfeilmarkiert) der epidermalen Zellen im Randbereich (HE, Vergr. 1:50).

Klinisch kommt es infolge lamellärer Epithelabschilferungen an der vordersten Linsenkapsel zur Katarakt, bekannt als Glasbläserstar (= Feuerstar; Cataracta calorica) bei Hochofenarbeitern.

Licht- und Ultraviolettstrahlen

Wollte man ein Bild vom heutigen mitteleuropäischen Menschen anhand typischer Merkmale und Verhaltensweisen entwerfen, so dürfte keinesfalls der offensichtliche Hang, seine Haut dem Licht auszusetzen, vergessen werden. Das gewünschte Ergebnis, eine möglichst makellos gebräunte Haut vorweisen zu können, erzielt er nicht nur durch ausgedehnte Sonnenlichtbäder, vielmehr hilft er auch in der lichtarmen Jahreszeit mit künstlichen Strahlenquellen nach. Der moderne Mensch verwirklicht damit sein derzeit gängiges Schönheitsideal, das gleichzeitig auch zum Statussymbol geworden ist. Denn Sonnenbräune gilt als jung, gesund und erfolgreich.

Lichtschutzmechanismen der Haut: Die Haut verfügt über drei verschiedene Schutzeinrichtungen gegenüber der Lichtenergie, die zusammengenommen zu einer Steigerung der Lichtunempfindlichkeit bis zum 40fachen führen können:
- Pigmentierung mit Melanin (S. 112),
- Hyperkeratose (= Lichtschwiele),
- DNA-Reparatur-Mechanismen (S. 12).

Pathogenetisch können die Lichtschädigungen direkt oder indirekt vermittelt sein:
- *Direkte Strahleneinwirkung:* Bei der Absorption von Wellenlängen aus dem kurzwelligen UV-Bereich übersteigt die zugeführte Quantenenergie die Bindungsenergie der Hautmoleküle. Infolgedessen werden die Elektronen aus ihren Bindungen herausgeschlagen. Dies entspricht einer Ionisation und hat schädliche Folgen.
- *Indirekte Strahleneinwirkung:* Im Rahmen der Ionisation entstehen hochaktive Radikale. Sie können, sowie sie durch Diffusion oder Abtransport in die weitere Umgebung gelangen, oxidative Reaktionen auslösen. Dadurch folgt der Lichtabsorption als photochemischer Primärreaktion eine sekundäre sog. Dunkelreaktion der Hautmoleküle. Diese besteht in Dissoziationen, Dehydrierungen, Decarboxylierungen, Depolymerisierungen und Aufspaltung von Kohlenstoffverbindungen und führt letztlich zur Funktionsänderung der getroffenen Moleküle und/oder Molekülkomplexe.

Licht-Folgekrankheiten sind nachstehend besprochen.

Akute Lichtdermatosen

Pathogenetische Reaktionskette: UV-Einwirkung auf die Haut → Überforderung des natürlichen Lichtschutzmechanismus der Haut → DNA-Schäden (Deletion, Translokation, Fragmentation) und Freisetzung entzündungsvermittelnder Stoffe wie Histamin und Kinine → akute exsudative Entzündung (= alterative Entzündung) der Haut mit Schädigung der integrinvermittelten Verankerung der Epidermiszellen in der Matrix sowie der Cadherin-vermittelten Zell-Zell-Kontakte → schwammige Auflösung der basalen Epidermiszone → blasige Epidermisabhebung in Form einer suprabasalen Blasenbildung (= Sonnenbrand = Erythema solare). Später kommt noch eine granulozytäre Infiltration dazu.

Chronische Lichtdermatosen

Pathogenese: Wird der natürliche Lichtschutzmechanismus der Haut über Jahrzehnte hinweg überfordert, so treten nach einer Latenzzeit von Jahren irreversible UV-Schäden auf. Eine derartige Überlastung betrifft vor allem pigmentarme Weiße (z. B. blonde oder rothaarige Engländer), die in Länder mit starker Sonnenbestrahlung (z. B. Australien) ausgewandert sind. So weisen z. B. nahezu 30% der weißen Bevölkerung Australiens gegenüber 5% der farbigen Ureinwohner Hautkrebs auf.

Morphologie: Im Vordergrund stehen Funktionsstörungen der Haut, die sich im Corium in einer Degeneration des kollagenen Bindegewebes (= Elastose) und Erweiterung der venösen Hautgefäße (= Teleangiektasien) und in der Epidermis mit Verhornungsstörungen äußern. Infolge des Zellunterganges wird die Haut verdünnt und, die Hautanhangsgebilde, wie etwa die Haare und Talgdrüsen, werden vermindert. Bleibende strukturelle Defekte an DNA-Molekülen können, wie beschrieben, über Mutationen zu einer Veränderung der genetischen Information führen und damit der Entstehung gutartiger wie bösartiger epidermaler Tumoren den Weg bahnen. So entwickeln sich zunächst in lichtexponierten Hautstellen als Verhornungsstörungen imponierende Präkanzerosen (= solare Keratosen) zu Plattenepithelkarzinomen oder Basaliomen. Es ist aber auch möglich, dass sich in zunächst nur unregelmäßig pigmentierten Hautarealen die melanotischen Präkanzerosen entwickeln, auf deren Boden letztlich auch ein malignes Melanom entstehen kann.

4.4.3.2
Korpuskuläre Strahlen

Der durchaus positiven Bilanz der „ionisierenden" Strahlen steht gegenüber, dass sie alle Organe und alle Zellen treffen und schädigen können: Bösartige Tumoren, chronische Entzündungen, Fehlbildungen, Unfruchtbarkeit sind nur einige der gefährlichen Konsequenzen. Hinzu kommt, dass die gezielte Anwendung dieser Energie gegen die Menschen ihre Existenz bedrohen kann. Der Atombombenabwurf über Hiroshima gibt eine Vorstellung, wie verheerend eine radioaktive Strahlung wirken kann. Von 400 000 anwesenden Menschen überlebten bis 1950 nur 158 607 den Einsatz der Bombe. Spätestens damals erkannte man, dass damit zwar ein Krieg gewonnen werden kann, die Menschheit aber verloren sein kann (Abb. 4.**24**).

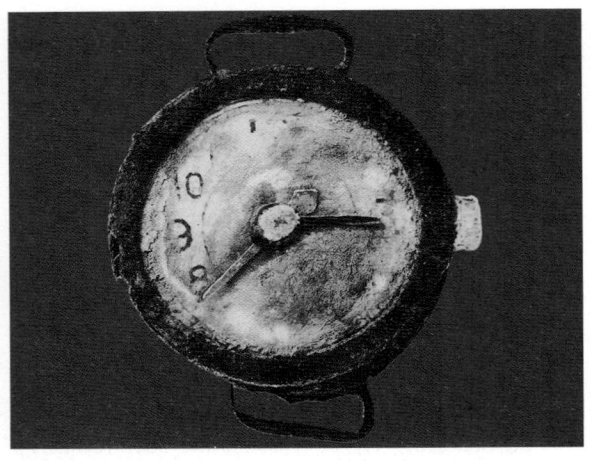

Abb. 4.24 „Atomuhr": Resultat einer totalen atomaren Strahlenbeschädigung eines Atombombenopfers in Hiroshima mit vollständiger Zerstörung der organischen Materie. Lediglich das anorganische Metallgehäuse seiner Uhr, die Todeszeit festhaltend, ist übrig geblieben: 6. August 1945, 8.15 Uhr.

Physik: Strahlung bedeutet nichts anderes als eine Energiewanderung durch den Raum. Sie wird durch energiegeladene Partikel (= Korpuskularstrahlen) hervorgerufen. Zu den Korpuskularstrahlen gehören die Elektronen (= β-Strahlen), die Protonen, die α-Strahlen (= Atomkerne des Heliums), die Neutronen, die pi-Mesonen und die schweren Ionen. Die kinetische Energie der korpuskulären Strahlung ist bestimmt durch die Masse der Teilchen, deren elektrische Ladung und Geschwindigkeit. Beim Durchgang durch die Materie ändern die Teilchen ihre Richtung und verlieren Energie. Der Weg, den sie bis zur völligen Energieabgabe zurücklegen, wird als Reichweite bezeichnet.

Die verschiedensten Formen der Strahlungsenergie haben auf die Zelle zwar eine qualitativ ähnliche Wirkung, variieren aber stark in der Art und Weise der Energieabgabe im bestrahlten Gewebe. Die elektrisch ungeladenen und masselosen Partikel wie Röntgen- und γ-Strahlen verlieren ihre Energie im Gewebe durch wenige zufällige Molekülzusammenstöße, die mit zunehmender Gewebeschicht zu einer annähernd exponentialen Reduktion der Energieabgabe führen, ohne dass eine wesentliche Eindringtiefe (= Reichweite) erreicht wird. Beim Aufprall dieser Partikel auf ein Atom werden dessen physikalische und chemische Eigenschaften sichtbar: Eines der Elektronen, die einen Atomkern umkreisen, wird entweder völlig aus dem Elektronenverband des betreffenden Atoms getrieben, oder es wird in eine neue Umlaufbahn verlegt. Damit ist das an sich neutrale Atom elektrisch instabil geworden. Dieses Ereignis nennt man Ionisierung.

Elektrisch geladene Partikel wie Elektronen, α-Partikel, Protonen und pi-Mesonen verlieren den größten Teil ihrer Energie durch Bremsung (Abb. 4.25), indem sie unzählige Male mit Elektronen des bestrahlten Gewebes zusammenstoßen. Dabei kann es zur Anregung oder Ionisierung der Atome kommen. Ein Teil der Energie wird bei Zusammenstößen mit dem Atomkern in Form von elektromagnetischer Strahlung (= Bremsstrahlung) ausgesandt. Obschon die Energieabgabe der Partikel entlang ihrer Durchdringungsbahn durch das Gewebe (= linearer Energieverlust) nahezu konstant ist, so ist ihre Eindringtiefe scharf begrenzt. Am Ende ihrer Reichweite, wenn die Partikel einen Großteil ihrer Geschwindigkeit eingebüßt haben, steigt der lineare Energieverlust an und bewirkt eine lokale Zunahme der Ionisierung.

Radiobiologie

Die radiobiologische Wirkungskette umfasst mehrere zum Teil noch unerforschte Schritte:
- Ionisierung (Dauer: 10^{-13} s),
- Radiolyse des Zellwassers mit Bildung aggressiver Radikale (Dauer: 10^{-9} s),
- Reaktion der Radikale mit dem Zellwasser unter Bildung von Peroxiden (Dauer: wenige Sekunden),
- Reaktion der Radiolyseprodukte mit DNA, RNA, Enzym- und Membranlipiden.

Die biologische Wirkung aller ionisierenden Strahlen beruht auf diesen radiobiologischen Wirkungsketten. Verschiedene Strahlenarten rufen jedoch bei gleicher Dosis unterschiedliche biologische Wirkungen hervor. Die strahleninduzierte Zell- und Gewebsschädigung hängt zum einen von der Strahlenempfindlichkeit der Zellen und vom unmittelbaren Strahlenschaden ab und wird zum anderen auch von den Erholungs- und Reparaturprozessen geprägt.

Zelluläre Strahlenempfindlichkeit

Sie hängt von folgenden Faktoren ab:
- *Differenzierungsgrad und Regenerationsfähigkeit* der Zellen: Sie ist für die verschiedenen normalen Zellen, geordnet nach ihrer Gewebereife, sowie für davon abstammende Tumorzellen in Tab. 4.7 zusammengestellt. Lediglich die Lymphozyten und die Oozyten, die besonders strahlenempfindlich sind, machen dabei eine Ausnahme. Als grobe Maße für die Gewebereife gelten die Kern-Plasma-Relation sowie die Menge der Zellorganellen.
- *Zellzyklusphase:* Daneben spielt für die Strahlensensibilität einer Zelle auch eine Rolle, in welcher Phase des Zellzyklus sie sich befindet. Hinsichtlich der Mitosehemmung sind in der Regel vor allem Zellen in der G_2-Phase empfindlich, während in Bezug auf den Zelltod die M-, G_2- und frühe S-Phase besonders ansprechen. Was die Chromosomenaberration anbelangt, sind meistens Zellen in der G_2- und M-Phase sensibel.

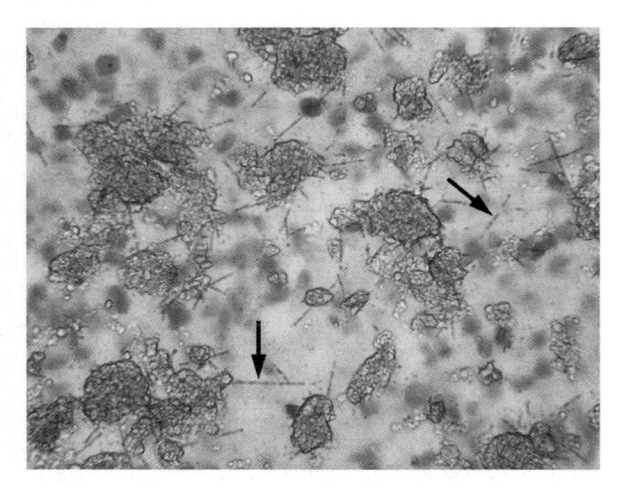

Abb. 4.25 **Ablagerung von thoriumhaltigem Röntgenkontrastmittel** (To) (= Thorotrast) in der Leber, 36 Jahre nach Arteriographie. Beachte die Bahnspuren (Pfeil) der vom Thorium ausgehenden α-Strahlen auf Hepatozyten treffend (Histoautoradiogramm; Vergr. 1 : 600).

Tabelle 4.7 Unterschiedliche Strahlenempfindlichkeit normaler und maligne transformierter Zellen

Strahlen-empfindlichkeit		Normalzelle	Tumoren
sehr hoch	strahlensensibel	**Wechselgewebe** – lymphatische Zellreihe – hämatopoetische Zellen – Keimzellen – ovarielles Follikelepithel – intestinales Epithel (Enterozyten) – epidermale Basalzellen	maligne Lymphome, ALL, CLL Leukämie: AML, CML Seminome, Dysgerminome maligne Granulosazelltumoren Kolorektalkarzinome Basalzellkarzinome
hoch	strahlenreagierend	epidermales Plattenepithel Haarfollikel oropharyngeales Plattenepithel nasopharyngeales Epithel Ösopagusplattenepithel Portioplattenepithel Urothel Magendrüsenepithel	Plattenepithelkarzinome oropharyngeales Plattenepithelkarzinom nasopharyngeales Karzinom ösophageales Plattenepithelkarzinom zervikales Plattenepithelkarzinom Urothelkarzinom Adenokarzinom des Magens
mittel		fixe Bindegewebszellen Endothelien Gliazellen	Fibrosarkome Angiosarkome, Hämangioendotheliome Astrozytome
gering	strahlenresistent	**stabile Gewebe** – Osteo-, Chondrozyten – Adipozyten – Drüsenepithelien – Parenchymepithelien (Leber, Niere)	Chondro-, Osteosarkome Liposarkome Adenokarzinome Leber, Nierenzellkarzinome
sehr gering		**Dauergewebe** – Muskelzellen – Ganglienzellen	Rhabdo-, Leiomyosarkome Ganglioneurome

- *Erholungsmöglichkeit:* Nach einer aktinischen Zellschädigung sind Erholungsvorgänge an den verschiedenen Gliedern der radiobiologischen Wirkungskette möglich. Die zytotoxischen Radikale werden inaktiviert, makromolekuläre Läsionen werden ausgebessert (z. B. DNA-Repair) und verloren gegangene Glieder einer Zellpopulation werden im Rahmen der Regeneration ersetzt. Eine Aufteilung der gesamten Strahlendosis in mehrere, zeitlich voneinander getrennte Fraktionen bietet somit die Möglichkeit der Erholung, was sowohl für die normale als auch für die Tumorzelle gilt. Die Strahlenunempfindlichkeit nimmt folglich zu, wenn dem bestrahlten Zellsystem keine Erholung ermöglicht wird.

Folgekrankheiten

Treffen ionisierende Strahlen auf Zellen, die sich in der G_0-Phase des Zellzyklus befinden, so wird bei ihnen über eine DNA-Schädigung und nachfolgende Chromatinverklumpung (= Kernpyknose) ein apoptotischer Zelltod ausgelöst. Werden proliferierende Zellen bestrahlt, so führen DNA- und/oder Chromosomenschädigung über Mutationen zur malignen Transformation der betroffenen Zelle und letztlich zur Tumorentstehung oder in der nachfolgenden Mitose zum apoptotischen Zelltod. Wird im Rahmen einer Bestrahlung der Spindelapparat zerstört, entstehen bei erhaltener DNA-Synthese polyploide und/oder mehrkernige Riesenzellen. Durch die Generierung toxischer Radikale kann aber auch der mitochondriale Weg der Apoptose ausgelöst werden. Die aktinische Zerstörung der Disulfidbrücken in den Proteinkomplexen der Zytomembran beeinträchtigt auch den transmembranösen Ionentransport und hat eine osmotische Zellschädigung mit konsekutiver Zellnekrose zur Folge. Auf diesem Wege löst die aktinische Zellschädigung eine alterative Entzündung aus. Diese beginnt mit einer exsudativen Entzündung und endet in einer vernarbenden Sklerosierung.

Die pathologisch-anatomischen Bestrahlungsfolgen an den wichtigsten parenchymatösen Organen sind in Tab. 4.8 zusammengestellt.

Strahlenvaskulitis

Im Wesentlichen werden alle radiogenen Gewebeschäden durch die radiogene Verletzung der Kapillaren und/oder der größeren Gefäße beeinflusst, wenn nicht sogar ausgelöst:

Radiogene Kapillarschäden: Sie verlaufen in 2 Phasen:
- *Frühphase:* In bestrahlten Geweben reagieren die Endothelien frühestens 10 Tage nach der Bestrahlung wegen einer Schädigung der Cadherin-vermittelten Zell-Zell-Kontakte (Nexus) mit einer osmoti-

Tabelle 4.8 Radiogene Organschäden

Organ	Frühschäden/Klinik	Chronische Schäden	Spätkomplikationen
Kapillaren	radiogene Kapillarnekrose	radiogene Teleangiektasie	
Arterien	radiogene Intimaläsion	radiogene Gefäßsklerose	Stenosen → Ischämie
Oropharynx	„Mukositis" Sioloadenitis	Mukosaulzerationen Xerostomie	Neoplasmen
Ösophagus	Ösophagus	Stenosierung Fisteln	Perforationen (Neoplasmen)
Magen-Darm-Trakt	Gastroenteritis	ulzerierende Gastroenteritis	maligne Stenosen (Neoplasmen)
Leber	klinisch stumm	Regenerationsverlust	(Zirrhose)
Pankreas	Pankreatitis	Fibrosierung Pankreasinsuffizienz	(Neoplasmen) Pankreasinsuffizienz
Lunge	„Pneumonitis"	alveoläre Fibrose	generalisierte Fibrose Vaskulopathie
Niere	Schlingenvaskulopathie Glomerulonephrose	interstitielle Sklerose	Schrumpfniere
Harnblase	Zystitis	Ulzerationen Vaskulopathie	Ureterobstruktion
Gonaden	radiogene Kastration	Amenorrhoe Hodenkanälchensklerose	progressive Atrophie
Haut	Strahlendermatitis → Strahlenulkus	radiogene Hautsklerose	Neoplasmen
Knochegewebe	radiogene Osteonekrose, Osteitis	radiogene Osteosklerose	Strahlenosteosarkom
ZNS	klinisch stumm	Vaskulopathie Gliose	kleinherdige Kolliquationsnekrosen
Knochenmark, lymphatische Organe	Lymphopenie Thrombozytopenie Neutropenie	Agranulozytose Anämie	Knochenmarkfibrose Lymphknotenfibrose

schen Schwellung, die für das anschließende Einsickern von Plasmabestandteilen (= Insudation) ins perikapilläre Interstitium verantwortlich ist. Bei massiver Strahlenschädigung (> 60 Gy) tritt die Endothelnekrose innerhalb weniger Tage ein, so dass es zu Gewebeblutungen (= Hämorrhagie) und schließlich zu thrombotischen Gefäßverschlüssen kommt. Wenn sich die Endothelzellen im ehemaligen Schädigungsbezirk regenerieren, werden sie vielfach mehrkernig und/oder polyploid, eine Veränderung, die auch noch Monate bis Jahre nach erfolgter Bestrahlung beobachtet werden kann.
- *Spätphase:* Hier dominieren im Bestrahlungsfeld entweder eine bleibende Ausweitung der kleinen Venen und postkapillären Venen vor allem im Hautbereich (= Strahlenteleangiektasie, gr. = Endgefäß-Ausweitung) oder eine herdförmige Ausweitung dieser Gefäße (= Kapillaraneurysma). Dadurch werden die kleinen Gefäße vermehrt verletzlich und bluten leicht (Abb. 4.**26a**).

Radiogene Arterienschädigung: Diese verläuft ebenfalls biphasisch:
- *Frühphase:* Auf die radiogene Endothelschädigung folgt eine vermehrte Gefäßpermeabilität, so dass Blutplasma in die Intima einsickern kann, was als Intimaschwellung (Intimaödem) auffällt (Abb. 4.**26b**). Zusätzlich lagert sich auf dem Endotheldefekt ein Blutgerinnsel (Thrombus) ab, und die einzelnen Gefäßwandmyozyten gehen zugrunde. Die Endothelregeneration setzt erst Wochen später ein.
- *Spätphase:* Allmählich erlischt die Regenerationsfähigkeit, so dass über eine radiogen ausgelöste Nekrose herdförmig und über eine Apoptose disseminiert Myozyten absterben und als Folge davon die Elastica interna aufgesplittert wird. Dadurch sickern Plasma und Fibrin in die Gefäßwand ein (= Insudation). Die Myozytennekrosen werden granulozytär demarkiert und narbig repariert, wohingegen das Intimainsudat sklerotisch umgewandt wird. Diese Gefäßveränderungen sind in der klinischen Spätphase, d.h. zwischen dem 2.und 5.Jahr nach der Bestrah-

4.4 Physikalische Zellschädigung

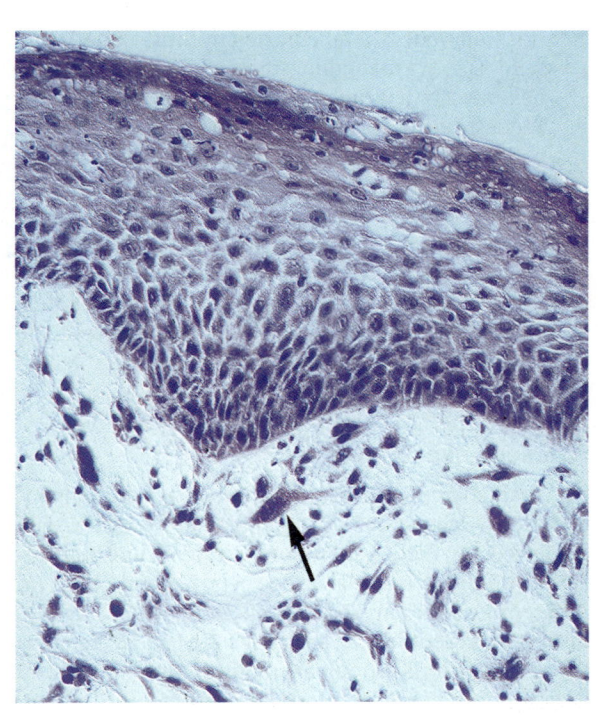

Abb. 4.27 **Strahlendermatopathie** mit pseudosarkomartigen polyploiden Fibroblasten im Corium (HE, Vergr. 1:50).

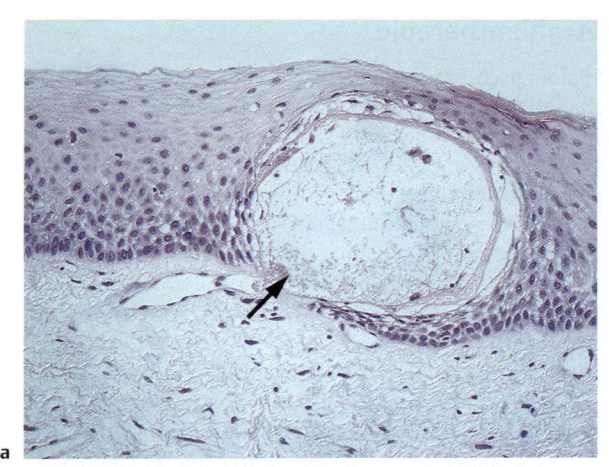

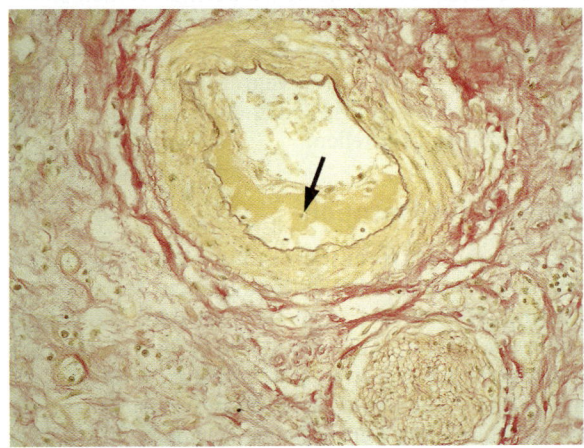

Abb. 4.26 **Strahlenvaskulopathie:**
a Frühläsion: Strahlenteleangiektasie (HE, Vergr. 1:50);
b Spätläsion: Fibrininsudation in der Subintima (EvG, Vergr. 1:50).

lung, die Hauptursache der radiogenen Organschäden.

Strahlendermatitis

Da Haut und die (enteralen) Schleimhäute am meisten strahlenexponiert sind und als Wechselgewebe auf Bestrahlung besonders empfindlich reagieren, können sie quasi als „biologische Strahlendosimeter" aufgefasst werden.
- *Frühphase:* In der Haut sind nur die epidermalen Basalzellen und die Hautanhangsgebilde strahlensensibel. Bei einer Strahlenexposition werden deshalb vorwiegend die Basalzellen geschädigt, und die Zellkontakte im Stachelzellbereich gehen verloren (= Akantholyse). Allmählich bilden sich herdförmige akantholytische Nekrosen unter dem Bild eines Strahlengeschwürs (= „Strahlenulkus"). Die begleitende Strahlenvaskulitis leitet zunächst einen exsudativen Entzündungsprozess ein.
- *Spätphase:* Sie ist charakterisiert durch Teleangiektasien und bizarr polyploide, krebszellähnliche „Strahlen-Fibroblasten" (Pseudosarkom-Aspekt,

Abb. 4.27). Die Haut wird atrophisch und sklerosiert samt ihren Anhangsgebilden.

Strahlenenteritis

- *Frühphase:* Wegen ihrer hohen Strahlensensibilität gehen die Enterozyten früh über eine Apoptose und/oder über eine hydropische Epithelnekrose zugrunde. Dazu kommt noch eine radiogene Gefäßschädigung mit entsprechendem submukösem Ödem, was klinisch als akute erosive Enteritis auffällt und so stark fortschreitet, dass die epitheliale „Darmwandtapete" Löcher bekommt. Dies imponiert klinisch als „ulzeröse Enteritis" und hat eine Resorptionsstörung, Wasser- und Elektrolytverluste sowie eine Bakterientranslokation in die Peritonealhöhle mit konsekutiver Peritonitis zur Folge.
- *Spätphase:* Sie ist durch die begleitende Strahlenvaskulopathie charakterisiert. Sie führt zur verzögerten Abheilung der Ulzera, so dass sich Darmfisteln bilden, die unter Zurücklassung narbiger Strikturen abheilen.

Strahlenosteonekrosen

Diese Nekrosen des Knochen- und Knochenmarkgewebes treten im Bestrahlungsfeld auf und haben folgenden biphasischen Verlauf.
- *Frühphase:* Die Strahlenosteonekrosen treten meist innerhalb von 3 Jahren nach der Bestrahlung auf und können von einer Entzündungsreaktion (Strahlenos-

titis und/oder Strahlenosteomyelitis) überlagert sein. Diese Entzündungsreaktion demarkiert das nekrotische Gewebe vom vitalen und führt zu einer Sequestrierung des nekrotischen Knochens. Sein lamellärer Aufbau ist dabei histologisch verwaschen, die osteozytären Lakunen sind leer.
- *Spätphase:* Mit der Zeit wird der Markraum narbig fibrosiert und von Teleangiektasien durchsetzt; an der Oberfläche der Knochenbälkchen finden sich keine osteoblastären oder -klastären Aktivitäten. Man bezeichnet dies als Strahlenosteosklerose. Sie geht in einigen Fällen in das gefürchtete Strahlenosteosarkom über.

Strahlenleukozytopathie

Die Strahlenempfindlichkeit der hämato- und lymphopoetischen Zellsysteme hängt zum einen von der Größe des jeweiligen Proliferationskompartments und zum anderen von der Verweildauer der betreffenden Zellen im Differenzierungskompartiment ab. Diese ist z. B. für Erythrozyten wesentlich länger als für die Leukozyten. Daher macht sich die Strahlenagranulozytose bereits 2–3 Wochen nach der Bestrahlung bemerkbar, die Strahlenanämie folgt später. Klinisch treten die bestrahlungsbedingten Zellschäden in folgender Reihenfolge auf:
1. Lymphopenie, → 2. Thrombozytopenie, → 3. Neutropenie, → 4. Anämie.

Die Strahlenschädigung der Lymphknoten basiert auf der Strahlensensibilität der Lymphozyten, die innerhalb 1 Stunde zu einer Lymphopenie führt. In der Spätphase werden die Lymphknoten fibrosiert und vernarbt, so dass ihre Wiederbesiedelung mit Blutlymphozyten in Frage gestellt ist.

Strahlenembryopathie

Über die teratogene Wirkung ionisierender Strahlen wird im Kapitel 6 (S. 319) gesondert berichtet.

Strahlentherapie

Histologisch unterscheiden sich die Strahlenschäden an malignen Tumoren kaum von radiogenen Schäden an normalem Gewebe. Am auffälligsten sind die Veränderungen des Zellkerns. Dabei treten vor allem pathologische Mitosefiguren, bizarre Kernvergrößerungen, zum Teil mit Riesenzellbildung, und Verstärkung der Kernpolymorphie durch Erhöhung des Ploidiegrades auf. Kernpyknose, Kernwandhyperchromatose und Karyorrhexis sind Zeichen der radiogenen Chromosomenschäden (vgl. Abb. 7.**29**).

Die Tumoren neigen nach Bestrahlung zur Dissoziation, was einerseits auf der exsudativen Entzündungsreaktion im Tumorstadium und nachfolgender Sklerosierung beruht und andererseits auf die zahlreichen Tumorzelluntergänge mit nachfolgender Vernarbung sowie auf die begleitende Strahlenvaskulopathie im Tumor selbst zurückzuführen ist. Bei massivem Tumorzerfall können sich auch granulomatöse Entzündungsreaktionen vom Fremdkörpertyp einstellen.

Radioaktive Isotopen

Der menschliche Organismus ist fortwährend einem Beschuss durch radioaktive Stoffe ausgesetzt. Zu den natürlichen Strahlenquellen gehören uranhaltige Gesteinsformationen (Granit), Kohlenkraftwerke, Phosphatdünger, das aus Erdspalten austretende Radon und Baustoffe (z. B. Bimsstein). Zu den künstlichen Strahlenquellen sind die Niederschläge von Kernwaffenversuchen oder Reaktorunfällen, die Kernkraftwerke sowie die medizinisch verwendete Radiotherapie zu rechnen. Die für den Menschen bedeutendsten Schäden durch Radioisotopen sind maligne Zelltransformation, teratogene Schäden, vor allem während der Organogenese, hauptsächlich aber mutagene Schädigung der Keimzellen.

Dies hat auch dazu geführt, dass von der internationalen Strahlenschutzkommission die genetische Schädigung der Keimzellen als Richtmaß für die Festlegung der „*maximal zulässigen Strahlendosis*" für die gesamte Menschheit dient.

Hat der Organismus bei der Auseinandersetzung mit chemischen und physikalischen Schadstoffen das Problem zu bewältigen, wie er diese unbelebten Faktoren wieder los wird oder ihre Exposition heil übersteht, muss er bei der Überrumpelung durch unliebsame Gäste, also belebte Faktoren, darauf achten, dass er seine Individualität gegenüber den Mikroorganismen wahren kann, d. h. – salopp formuliert – wie er Herr im eigenen Haus bleibt. Was passiert, wenn ihm das nicht gelingt, wird im folgenden Kapitel besprochen: „Störungen der Individualitätswahrung".

5 Störungen der Individualitätswahrung

H.-H. Peter, U.-N. Riede

5.1	**Protektive Immunreaktionen** 158	
5.1.1	Antigene 160	
5.1.2	Lymphatische Organe 163	
5.1.3	Humorale Immunität 165	
5.1.4	Zelluläre Immunität 172	
5.1.5	NK-Zellen 175	

5.2	**Pathogene Immunreaktionen** 176	
5.2.1	Überempfindlichkeitsreaktionen 176	
5.2.2	Transplantatpathologie 182	
5.2.3	Autoimmunkrankheiten 185	
5.2.4	Immundefektsyndrom 193	

5.3	**Entzündungspathologie** 198	
5.3.1	Exsudative Entzündungsreaktion 201	
	Mikrozirkulationsstörung 201	
	Permeabilitätsstörung 202	
	Leukozyten(-trans-)migration 204	
	Entzündungszellen 206	
	Entzündungsmediatoren 207	
5.3.2	Akute Entzündungen 210	
	Seröse Entzündungen 211	
	Serös-schleimige Entzündung 212	
	Fibrinöse Entzündungen 213	
	Eitrige Entzündungen 214	
	Hämorrhagische Entzündungen 217	
	Sonderformen 217	
	Entzündungsfolgen 219	
5.3.3	Chronische Entzündungen 221	
	Chronisch nichteitrige Entzündung 222	
	Chronisch granulierende Entzündung 223	
	Granulomatöse Entzündungen 225	

5.4	**Erregerpathologie** 235	
5.4.1	**Virale Läsionen** 236	
	Poxviridae 237	
	Herpesviridae 237	
	Hepadnaviridae 241	
	Adenoviridae 241	
	Papovaviridae 242	
	Parvoviridae 243	
	Reoviridae 243	
	Togaviridae 243	
	Flaviviridae 244	
	Orthomyxoviridae 244	
	Paramyxoviridae 245	
	Rhabdoviridae 246	
	Arenaviridae 247	
	Retroviridae 247	
	Picornaviridae 250	
	Subvirale Erreger 250	
5.4.2	**Bakterielle Läsionen** 250	
	Treponema pallidum 253	
	Neisseriaceae 253	
	Enterobacteriaceae 254	
	Rickettsien 254	
	Chlamydien 255	
	Mycoplasma pneumoniae 256	
	Staphylokokken 256	
	Streptokokken 257	
	Bacillus anthracis 258	
	Clostridien 259	
	Listeria monocytogenes 259	
	Corynebacterium diphtheriae 260	
	Actinomyces israelii 260	
	Tuberkelbakterien 261	
	Mycobacterium leprae 261	
5.4.3	**Mykotische Läsion** 262	
	Hautmykosen 263	
	Subkutan- und Schleimhautmykosen 264	
	Organ- und Systemmykosen 264	
	Hefepilze 264	
	Schimmelpilze 265	
	Dimorphe Pilze 266	
5.4.4	**Protozoische Läsion** 267	
	Zoomastigophora 267	
	Lobosa 270	
	Sporozoa 270	
	Mykoide Parasiten 272	
5.4.5	**Helminthotische Läsion** 273	
	Schistosomen 273	
	Taenia saginata 274	
	Taenia solium 274	
	Taenia echinococcus 275	
	Enterobius vermicularis 276	
	Wuchereria bancrofti 276	
	Trichinella spiralis 276	

Abkürzungen: AG = Antigen; AK = Antikörper; APC = AG-präsentierende Zelle; BCR = B-Zell-Rezeptor; CD = „cluster of differentiation" (international standardisierte Nomenklatur für Differenzierungs-AG auf der Zelloberfläche [meist Lymphozyten], die durch Gruppen [cluster] von monoklonalen AK definiert worden sind); Ig = Immunglobulin; MHC = Haupthistokompatibilitäts-Komplex (major histocompatibility complex); RHS = retikulohistiozytäres System (= mononukleäres Phagozytensystem = Makrophagensystem); TCR = T-Zell-Rezeptor; T_H-Zelle = CD4⁺-T-Helfer-Lymphozyt; T_C-Zelle = CD8⁺-T-zytotoxischer Lymphozyt

5.1 Protektive Immunreaktionen

An den Grenzflächen unseres Organismus in Form der Haut und der Schleimhäute spielen sich die ersten Auseinandersetzungen mit pathogenen Keimen ab. Wird diese Barriere von solchen Erregern überwunden, kann dies nicht nur für ein Individuum, sondern unter bestimmten Gegebenheiten auch für eine ganze Spezies gefährlich werden. Diese Tatsache erklärt, weshalb bei allen mehrzelligen Lebewesen, so auch beim Menschen, im Laufe der Evolution bei der direkten Auseinandersetzung mit pathogenen Keimen durch Mutation und Selektion ein hochspezialisiertes Abwehrsystem entstanden ist. Dieses Abwehrsystem ist arbeitsteilig und benutzt gegen Bakterien andere Strategien als gegen Viren, Pilze oder Parasiten. Seine Hauptaufgabe besteht in der Erkennung, Zerstörung und Beseitigung von pathogenen Erregern und der Reparatur der damit einhergehenden Kollateralschäden. Der komplexe Aufbau dieses Abwehrsystems widerspiegelt den Rang, den eine Spezies in der Evolution erreicht hat. Keine Spezies ist gegen das Erscheinen neuer, sie bedrohender Erreger gefeit. Bestes Beispiel dafür ist die HIV-Epidemie des Menschen.

Der gleichsam biologisch-evolutionäre Imperativ an ein Abwehrsystem besteht somit darin, die Mitglieder einer Spezies in der Zeitspanne von der Geburt bis zur Geschlechtsreife und Reproduktion vor „Fremdzellen" und vor fremd gewordenen „Eigenzellen" zu schützen. Demnach sind Fehler im Abwehrsystem – etwa in Form von Immundefizienz, Autoimmunität und Tumorentstehung – für den Fortbestand der Spezies weitgehend irrelevant, für einen individuellen Patienten aber nach wie vor folgenschwer. Treten gravierende, zum Tode führende Mängel im Abwehrsystem schon im Kindesalter in Erscheinung, so bedrohen sie den Fortbestand der Spezies; sie üben auf diese Weise einen natürlichen Selektionsdruck auf die Evolution hin zu einem verbesserten Immunsystem aus. Es lässt sich vorhersehen, dass die vollständige Entschlüsselung des menschlichen Genoms in Verbindung mit neuen molekularbiologischen Techniken in der Pränataldiagnostik und Reproduktionsmedizin diese über Jahrmillionen wirksamen Selektionsprinzipien nachhaltig verändern wird.

Definition: Unter einer protektiven Immunreaktion versteht man alle Abwehrmechanismen, die den Organismus vor schädigenden Fremdeinflüssen bewahren und somit seine Individualität garantieren. Mit „immun" (lat. = frei, rein, unberührt) bezeichnet man das Gefeitsein gegen etwas.

Barrieren des Abwehrsystems: Das Abwehrsystem des Menschen besteht aus folgenden Barrieren, die zeitlich gestaffelt wirksam werden:
1. Barriere: Die große Mehrzahl der täglich auf uns eindringenden Mikroorganismen wird, ohne dass wir es merken, von unseren natürlichen Resistenzmechanismen souverän zurückgeschlagen (Abb. 5.1). Sie scheitern an den natürlichen Haut- und Schleimhautbarrieren, bakteriziden Substanzen in Sekreten, ungünstigen pH-Werten, sekretorischem IgA (s. u.) oder durch Konkurrenzkolonisation von harmlosen Saprophyten.
2. Barriere: Sollten die Erreger es tatsächlich schaffen, Zugang zu subkutanen oder submukösen Bereichen zu erhalten, erwartet sie dort eine Armada antimikrobiell wirksamer Plasmaproteine wie Komplementfaktoren, Mannose-bindendes Protein, C-reaktives Protein, antibiotisch wirkende Peptide wie Lysozym, natürliche IgM-AK und Interferone. Ferner liegen ortsständige Makrophagen auf der Lauer und können durch rasch herbeigelockte neutrophile Granulozyten und natürliche Killerzellen Verstärkung anfordern. Handelt es sich um eine begrenzte Anzahl von pathogenen Erregern mit geringer bis mäßiger Virulenz, ist die Invasion innerhalb weniger Stunden gestoppt.
3. Barriere: Nur große „Grenzflächendefekte" wie Haut- oder Schleimhautverletzungen, die das Eindringen überwältigender Erregermassen erlauben, oder hoch virulenten Keime schaffen es, aus dem subkutanen oder submukösen Raum bis zu den regionalen Lymphknoten und der Milz vorzudringen. Dies geht immer mit Krankheitssymptomen in Form von Fieber, Schüttelfrost, Lymphknoten-/Milzschwellung, Husten oder Durchfällen einher und erfordert in jedem Fall, dass das spezifische Immunsystem eingreift. Dabei werden die in den Lymphknoten ruhenden B- und T-Lymphozyten durch „reitende Boten" alarmiert. Dies sind die „dendritischen Zellen". Vollgestopft mit ersten Informationen aus phagozytiertem Erregermaterial wandern sie aus Haut/Schleimhaut via Lymphbahnen in die regionalen Lymphknoten ein, wo sie die für die Abwehr zuständigen B- und T-Lymphozyten-Klone aktivieren.

Diese Schilderung der Abwehrbarrieren zeigt, dass das menschliche Verteidigungssystem aus einer Vorhut in Form der natürlichen Resistenz und dem Hauptfeld der spezifischen Immunabwehr besteht.

Natürliche Resistenz: Darunter versteht man das Zusammenwirken aller unspezifischen Abwehrmechanismen, bei denen krankheitsauslösende Eindringlinge wie Bakterien vorher nicht durch einen besonderen Erkennungsdienst erfasst werden müssen (natural immunity). Dazu zählen
- die erregerabweisenden Epithelschranken von Haut und Schleimhäuten,
- die unselektive Phagozytose durch Granulozyten, Zellen des Makrophagensystems, die natürlichen Killerzellen (NK-Zellen), das Komplement- und das Interferonsystem sowie andere antibakterielle Stoffe wie das Lysozym. Charakteristisch für diesen Teil des Abwehrsystems ist, dass es sofort verfügbar ist („first line of defense").

Spezifische Immunantwort: Sie beruht auf der Fähigkeit des Organismus, körpereigene („selbst") von körperfremden („nicht-selbst") Substanzen zu unterscheiden und maßvoll und zielsicher gegen eindringende Erreger zu reagieren (= adaptative Immunität). Körperfremde Substanzen, die eine Immunreaktion auslösen und darüber hinaus auch noch mit Produkten der Immunreaktion spezifisch reagieren können, werden als Antigen (= **Anti**somato**gen**) bezeichnet.

Diese spezifische Immunantwort wird durch die klonal organisierten und mit einem individuellen, AG-spezifischen Rezeptor ausgestatteten B-Lymphozyten (= B-Zellen) und T-Lymphozyten (= T-Zellen) gewährleistet Sie dirigieren den Ablauf der Immunantwort und stellen folglich die Hauptakteure des „immunologischen Apparates" dar.
- *B-Zellen*: Dieser Lymphozytentyp wird im Knochenmark – einem Pendant der Bursa Fabricii der Vögel (daher Bezeichnung **B**-Zellen) – gebildet. Die B-Zellen exprimieren auf ihrer Oberfläche viele Immunglobuline (= B-Zell-Rezeptoren, = BCR), mit denen sie ohne Unterstützung der T-Zellen komplexe Protein- und Polysaccharid-AG erkennen können. Als spezifische Immunantwort bilden sie „Gegengifte" in Form von passfähigen Protein-AK.
- *T-Zellen*: Bildungsstätte und Schule dieser Lymphozyten ist der Thymus (daher Bezeichnung **T**-Zellen). Sie weisen wie die B-Zellen auf ihrer Oberfläche AG-spezifische Rezeptoren (= T-Zell-Rezeptoren) auf, mit denen auch sie AG aufspüren. Um aber von diesen Rezeptoren erkannt werden zu können, muss ein AG zuvor von Makrophagen so „zurechtgestutzt" werden, dass es in eine besondere Rinne eines „Sheriff"-Moleküls (MHC-Klasse-II-Molekül) passt. Zellen, die solche AG-beladenen MHC-Klasse-II-Moleküle an ihrer Oberfläche exprimieren können, heißen Antigen präsentierende Zellen (= APC). Dazu gehören Makrophagen, Langerhans-Zellen und B-Lymphozyten. Über passende, AG-spezifische TCR treten die T-Zellen mit den APC in Kontakt und geben, sowie sie aktiviert sind, „Alarmsignale" in Form von Zytokinen ab. Mit diesen können sie die Unterstützung durch andere Zellen des Immunsystems anfordern, so dass die Immunantwort zielgerichtet und effektiv wird.

Eine spezifische T- und B-Zell-Antwort setzt in der Regel erst dann ein, wenn die Mechanismen der natürlichen Resistenz versagt haben. Im Gegensatz zur natürlichen Resistenz benötigt die spezifische Immunantwort mindestens 5–8 Tage, bis sie voll wirksam ist. Zum einen liegt dies daran, dass ein Erreger phagozytiert und proteolytisch zerkleinert werden muss, damit seine AG „professionell" den T-Zellen präsentiert werden können. Zum andern müssen bestimmte Familien identischer T- und B-Zellen, die aus einer Mutterzelle hervorgegangen sind (Klone), AG-spezifisch ausgestattet werden (klonale Selektion) und dann zu einer kritischen Klongröße heranwachsen (klonale Expansion), um den Erreger effektiv zu beseitigen. Sowie eine Infektion überwunden ist, wird dieser Klon durch Apoptose wieder auf eine kleine Restpopulation einschließlich der Gedächtniszellen (= memory cells) dezimiert. Bei einer erneuten Infektion mit dem gleichen Erreger setzen dann von solchen Gedächtniszellen ausgehend die humorale und die zelluläre Immunantwort entsprechend rascher ein und benötigen dann höchstens 1–4 Tage (= Zweitantwort, Booster-Reaktion). Schließlich werden viele Akteure der natürlichen Resistenz gezielt wieder in die Effektorphase der spezifischen Immunantwort mit eingebunden (Abb. 5.**1**).

+ Klinik: Die vielschichtige Differenzierung und enge funktionelle Verflechtung des B- und T-Zell-Systems macht verständlich, dass sie recht störanfällig sind. Dies äußert sich klinisch und pathologisch in Form folgender Störfelder:
- pathogene Immunantworten,
- Autoimmunkrankheiten,
- Immundefektsyndrome,
- maligne Transformation zu T- oder B-Zell-Neoplasien.

angeborene, natürliche, unspezifische Abwehr

physikalische Barrieren: Haut, Mukosa, Peristaltik

chemische Barrieren: pH, Lipide, Enzyme, Komplement, Interferone, Akut-Phase-Proteine, Lysozym u. a.

zelluläre Abwehr: Granulozyten, Makrophagen, Langerhans-Zellen, NK-Zellen

erworbene, adaptive, spezifische Immunität

zelluläre Immunität: zytotoxische T-Zellen, T-Helfer-Zellen

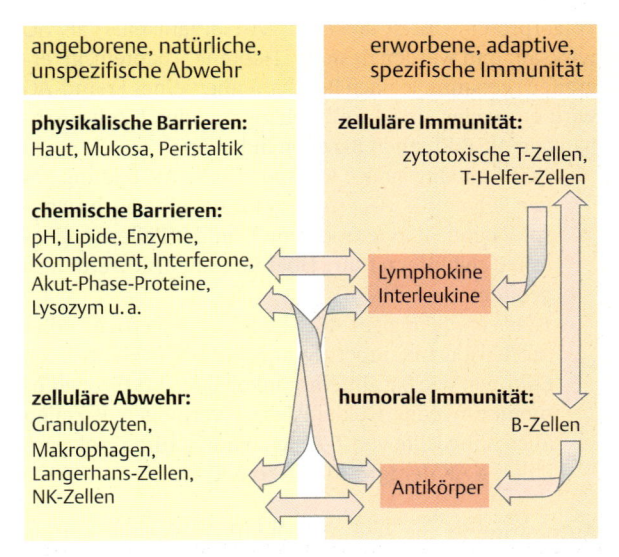

Lymphokine Interleukine

humorale Immunität: B-Zellen

Antikörper

Abb. 5.**1 Akteure der Infektabwehr** mit Interaktion von unspezifischer und spezifischer Abwehr.

Die Grundlagen zum Verständnis dieser immunologischen Störfelder werden in den folgenden Abschnitten besprochen.

5.1.1
Antigene

Definition: Antigene (AG) sind organische Substanzen, die vom adaptativen Immunsystem mit Hilfe seiner „AG-spezifischen" Immunrezeptoren als „fremd" erkannt werden. Sind sie in der Lage, bei B- und T-Zellen eine wirksame Abwehrreaktion (= Immunantwort) in Gang zu setzen, so nennt man sie auch „Immunogene".

Biochemisch handelt es sich bei den AG um hochmolekulare Substanzen in Form von Proteinen, Glykoproteinen, Lipoproteinen, Nukleinsäuren und Polysacchariden. Die AG-Eigenschaft wird nicht durch das ganze Makromolekül, sondern nur durch ein kleines Areal (in Form von 6–12 Aminosäuren oder einigen Zuckermolekülen) hervorgerufen. Diesen AG-Bereich nennt man Epitop (gr.: „Ort oben drauf"). Ein Makromolekül mit AG-Eigenschaften kann also mehrere Epitope besitzen.

Antigenformen

Fremdantigene: Sie stammen entweder von virulenten Erregern, die sich im Körper vermehren können, oder von fremden Zellen. Eine andere Quelle sind unbelebte Materialien in Form intestinal aufgenommener Nahrungsbestandteile (Hühnereiweiß), inhalierter Pflanzenpollen und inhalierter Hausstaubpartikel (Kot von Hausstaubmilben). Sie werden als „Allergene" bezeichnet. Die durch Allergene ausgelösten Immunreaktionen (Allergien) sind daher saisonal beschränkt (z. B. Pollenallergie) oder stehen in unmittelbarem zeitlichen Zusammenhang mit der Allergenaufnahme.

Neben solchen makromolekularen Fremd-AG gibt es auch niedermolekulare AG, meist in Form von Arzneimitteln oder Chemikalien. Sie sind erst nach Bindung an ein Trägerprotein (meist aus dem Wirtsorganismus) als AG wirksam und werden deshalb „Haptene" (haptein, gr. ergreifen) genannt. Je nach Beschaffenheit eines Fremd-AG wird entweder eine T-Zell-abhängige oder T-Zell-unabhängige AK-Bildung in B-Zellen induziert:

- *T-Zell-abhängige AG:* Die spezifische AK-Bildung gegen Polypeptid-AG erfordert immer eine noch zu besprechende Kooperation von T- und B-Zellen (cognate T-B cell interaction). Über 90 % aller AK werden so gebildet.
- *T-Zell-unabhängige AG:* Gegen langkettige Polysaccharide mit repetitiv angeordneten identischen Epitopen wie Basalmembrankollagen, Erythrozytenmembran oder Nukleinsäuren vermögen B-Zellen auch ohne Hilfe von T-Zellen niedrig affine, polyspezifische AK der IgM-Klasse zu bilden.

Autoantigene: Sie stammen aus dem eigenen Körper. Physiologischerweise besteht gegen sie eine immunologische Toleranz oder Ignoranz, die allerdings auf vielfältige Weise gebrochen werden kann. Auto-AG sind in der Regel in unbegrenzter Menge vorhanden, d. h. sie können niemals ganz eliminiert werden und induzieren daher chronisch entzündliche Erkrankungen, die im sog. entzündlich-rheumatischen Formenkreis zusammengefasst werden.

Superantigene: Sie sind bakterieller oder viraler Natur. Ihre Besonderheit besteht darin, dass sie in der Lage sind, T-Zellen polyklonal in kürzester Zeit zu aktivieren, d. h. unter Umgehung einer Antigenprozessierung in phagozytierenden Zellen. Die dadurch erzeugte hohe Konzentration an proinflammatorischen Zytokinen kann große Schäden im Organismus hervorrufen.

Antigenbearbeitung

Die Auseinandersetzung des Immunsystems mit einem AG lässt sich in folgende Vorgänge untergliedern:
- *Zellmigration:* Das von einem Antigen heimgesuchte Gewebe bahnt und markiert für immunkompetente Zellen – Zellen also, die zu einer Immunantwort fähig sind – durch Expression besonderer „Klebeproteine" (= Adhäsionsmoleküle) den Weg ins AG-belastete Gebiet, so dass diese Zellen zielgerichtet einwandern können (Chemotaxis).
- *AG-Prozessierung:* Das AG wird von APC aufgenommen und zu einer präsentierfähigen Form zerkleinert.
- *AG-Präsentation:* Das AG wird als „Nichtselbstmarke" (= not-self) in Kombination mit einer „Selbstmarke" (= self) über ein besonderes Erkennungsmolekül auf der Zelloberfläche (= HLA-Moleküle der Klasse II) durch APC geeigneten T-Zellen mit passenden TCR präsentiert.
- *Auslösung der protektiven Immunantwort.*

Zellmigration: Damit immunkompetente Zellen ein Fremd-AG aufnehmen und erkennen können, müssen eine Vielzahl struktureller und funktioneller Voraussetzungen erfüllt sein. Vorrangig ist das Einwandern (= Migration) von Entzündungszellen wie dendritischen Zellen, Granulozyten, Makrophagen, Lymphozyten in das AG-belastete Gewebe und wieder heraus in den drainierenden Lymphknoten. Diese hochkomplexen Vorgänge werden durch eine zeitlich koordinierte Auf- und Niederregulation von Adhäsionsmolekülen und deren Liganden an der Oberfläche der beteiligten Zellen des Immunsystems, des Gefäßendothels und der extrazellulären Matrix gesteuert. Eine zentrale Rolle spielen dabei die Adhäsionsmoleküle, von denen vier Familien unterschieden werden: Selektine, Integrine, Immunglobulin-ähnliche Moleküle (Ig-Superfamilie) und Cadherine. Mit deren Hilfe fassen die Entzündungszellen in der Endstrombahn gewissermaßen „Fuß", verlassen die Blutbahn und orientieren sich an den Komponenten der Extrazellulärmatrix, um in Richtung eines „Lockstoffes" für Entzündungszellen (= chemotaktischer Gradient) zu wandern (= Migration). Die einzelnen Schritte dieses Migrationsvorganges, die bei der exsudativen Entzündungsreaktion auch histologisch besonders deutlich hervortreten, werden dort näher besprochen (S. 204). Sie können isoliert gestört sein (S. 522).

Antigenaufnahme: Am Ort des Entzündungsgeschehens angekommen, helfen die eingewanderten Phagozyten den ortsständigen Gewebemakrophagen und den dendritischen Zellen (Epidermis, Schleimhaut) beim Vertilgen pathogener Erreger und beim Abräumen von Zelldetritus. Handelt es sich dabei um wenig virulente Erreger, ohne dass das Gewebe stärkergradig zerstört ist, bekommen die unspezifischen Phagozyten zusammen mit den Proteinen der Akute-Phase-Reaktion wie CRP, Komplementsystem und Mannanbindungsprotein das Geschehen innerhalb von 1–2 Tagen in den Griff (natürliche Resistenz). Eine Meldung an die übergeordnete Instanz, das spezifische Immunsystem, in Form einer Präsentation antigener Peptide an spezifische T-Zellen wird erst erforderlich, wenn die Maßnahmen der unspezifischen Abwehr wegen zu hoher Erregervirulenz nicht ausreichen. Bei der nun einsetzenden „adaptiven Immunantwort" werden AG-spezifische B- und T-Zellen rekrutiert, die sich rasch klonal vermehren. AG-spezifische T-Zellen können mit Hilfe ihres TCR aber keine freien oder als Bestandteil von Proteinen herumschwimmende Epitope erkennen. Der zuständige TCR erkennt „sein" Epitop nur wenn es ihm, wie bereits kurz erwähnt, in besonderer Weise präsentiert wird. Dazu muss das AG nach seiner Aufnahme durch Makrophagen in kurze Peptidketten (= lineares/sequenzielles Epitop) zergliedert werden, so dass es in die molekulare Rinne eines „Sheriff-Moleküls" in Form des MHC-Moleküls passt, das sich auf der Oberfläche professioneller APC befindet und für die T-Zelle eine „Kennkartenfunktion" erfüllt (MHC-Restriktion). Erst jetzt kann das Peptid-AG im autologen MHC auf der Oberfläche professioneller APC den T-Zellen (Abb. 5.2) dargeboten werden, damit sie es mit Hilfe ihrer TCR in Verbindung mit CD3 als Ko-Ligand erkennen können (AG-Präsentation). Die TCR werden bei ihrem Erkennungsdienst noch von „Hilfssheriff-Molekülen" in Form von CD4 und CD8 unterstützt. Was sind nun MHC-Moleküle und welche Funktion haben sie?

HLA-System: Der MHC-Genkomplex kodiert für die Histokompatibilitäts- oder Transplantations-AG (= human leucocyte antigen molecules = HLA-Moleküle). Für die meisten Gene des MHC besteht ein ausgeprägter Polymorphismus in der jeweiligen Population. Unterschiedliche Haplotypen werden kodominant vererbt. Eine stark vereinfachte Genkarte des MHC findet sich in Abb 5.**3**.
Alle Individuen (ausgenommen eineiige Zwillinge) unterscheiden sich untereinander bezüglich ihrer exprimierten polymorphen HLA-Moleküle und den von diesen Molekülen präsentierten zelleigenen Peptiden. Diese Tatsache bildet die Grundlage der massiven T-Zell-Aktivierung nach Transplantation gewebeunverträglicher (histoinkompatibler) Organe in der sog. Allotransplantatabstoßung. Fremde HLA-Moleküle wirken dabei als sehr starke T-Zell-stimulierende Gewebestrukturen, die bis zu 5 % aller T-Zellen des Empfängers aktivieren können, was eine rasche Transplantatabstoßung zur Folge hat.

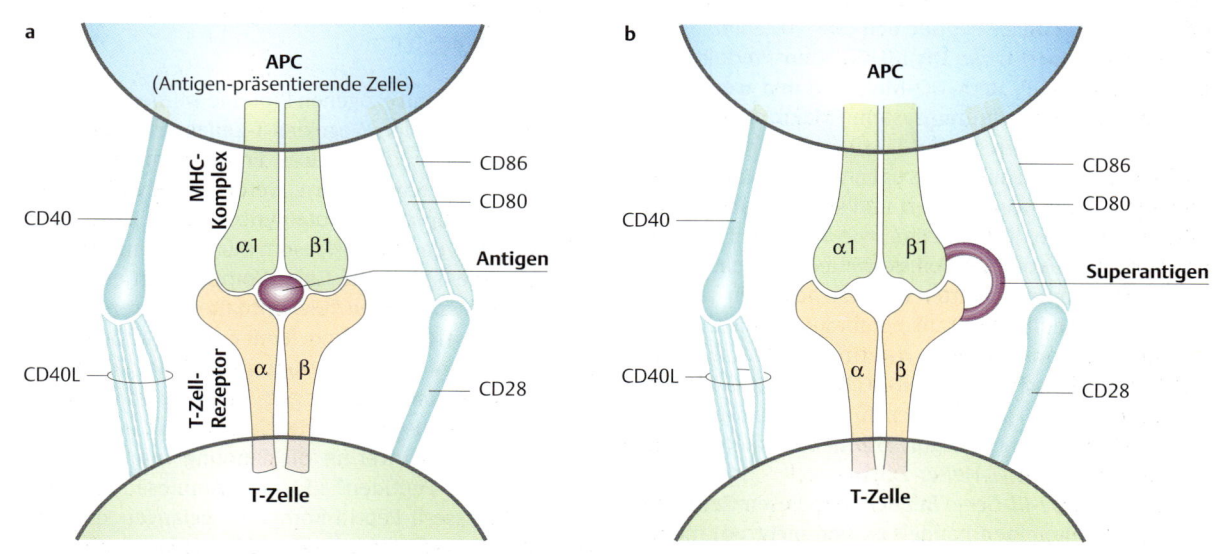

Abb. 5.2 Interaktion der T-Zell-Rezeptoren, MHC-Klasse-II-Moleküle und Zweitsignalmoleküle:
a mit Antigen;
b mit Superantigen.
Eine T-Zelle erkennt ein Antigen (AG) nur, wenn es von den Antigen-präsentierenden Zellen (APC) bearbeitet und in einer Grube der MHC-Moleküle den T-Zellen mit dazu passendem T-Zell-Rezeptor präsentiert wird. Zahlreiche ko-stimulatorische Signalmoleküle stabilisieren die Verbindung des T-Zell-Rezeptors mit dem MHC-Komplex. Ein Superantigen (SAG) stellt einen Kurzschluss zwischen MHC-Komplex und T-Zell-Rezeptor dar und bewirkt deren Dauerstimulation.

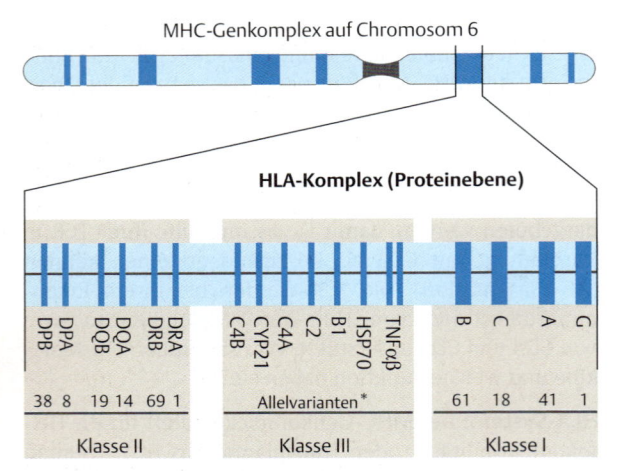

Abb. 5.3 Genkarte des MHC-Locus auf dem kurzen Arm des Chromosom 6. *In der Population vorkommende Allelvarianten (ungefähre Anzahl).

Die Gene des MHC sind beim Menschen auf dem kurzen Arm des Chromosom 6 lokalisiert und kodieren folgende 3 Klassen von Proteinen:
- *MHC-Klasse-I-Gene:* Sie kodieren HLA-A-, -B-, -C-, -H- und -CD1-Moleküle, die auf allen Körperzellen in unterschiedlicher Dichte lokalisiert sind. Die von diesen Genen kodierten Proteine bestehen aus einer schweren α-Kette mit 3 Ig-ähnlichen Domänen (α1, α2, α3), von denen α1 und α2 eine polymorphe Struktur aufweisen und die Bindungstasche für das antigene Peptid bilden (vgl. Abb. 5.2). An die nichtpolymorphe α3-Domäne bindet β2-Mikroglobulin und stabilisiert den Molekülkomplex. MHC-Moleküle der Klasse I präsentieren endogene, d. h. in der Zelle selbst kodierte Peptide den CD8$^+$-T-Zellen.
- *MHC-Klasse II-Gene:* Die MHC-II-Gen-Produkte sind HLA-DR-, -DP- und -DQ-Moleküle und werden auf den Zellen des Immunsystem (Makrophagen, dendritischen Zellen, B- und T-Zellen) exprimiert. Unter dem Einfluss von Interferonen werden MHC-Klasse-II-Moleküle hochreguliert und können auch auf vielen anderen Körperzellen wie Keratinozyten und neuroendokrinen Zellen exprimiert werden. Die von diesen Genen kodierten Proteine bestehen aus zwei unterschiedlichen Transmembranketten (α, β), die mit ihren polymorphen N-terminalen Domänen die Bindungstasche für Peptid-AG bilden. MHC-Moleküle der Klasse II präsentieren durch APC exogen aufgenommene und in Phagolysosomen zerkleinerte Proteine den CD4$^+$-T-Helfer-Zellen.
- *MHC-Klasse-III-Gene:* Bei den von diesen Genen kodierten Proteinen handelt es sich nicht um membranständige HLA-Moleküle, sondern um lösliche Serumproteine aus dem Komplementsystem (C2, C4 A, C4 B, Faktor B), um Hitzeschockproteine (HSP70) und TNF-α und TNF-β. Diese Serumproteine spielen im akuten Entzündungsgeschehen eine wichtige Rolle und üben regulatorische Funktionen im Immunsystem aus.

Wie werden nun phagozytierte oder zelleigene AG-Proteine vor Ort zerkleinert, in MHC-Klasse-I- und -II-Moleküle verpackt, an die Zelloberfläche transportiert und vorbeikommenden T-Zellen mit passenden TCR präsentiert, um sie zu einer Immunantwort zu bewegen?

Antigen-Prozessierung: Ein Fremdprotein wird je nach Herkunft auf einem der folgenden 2 Wege den mit TCR gewissermaßen „erkennungsdienstlich" ausstaffierten T-Zellen präsentiert:
- *Endogene Proteine:* In jeder Körperzelle können nach viraler oder sonstiger Transformation neue Peptide entstehen, die über MHC-Klasse-I-Moleküle an die Zelloberfläche gelangen und dort von CD8$^+$-T-Zellen erkannt werden.
- *Exogene Proteine:* Fremdproteine können von professionellen APC aufgenommen, verdaut und Bruchstücke davon in MHC-Klasse-II-Molekülen den CD4$^+$-T-Zellen präsentiert werden.

Die „professionellen" APC exprimieren wie alle Körperzellen konstitutiv MHC-Klasse-I-Moleküle und zusätzlich noch Klasse-II-Moleküle sowie sog. ko-stimulatorische Moleküle (B7-Familie), die auf „nichtprofessionellen" APC (z. B. Interferon-aktivierten Keratinozyten) fehlen oder nur unvollständig exprimiert werden. Zu den professionellen APC werden folgende Zellen gezählt:
- zirkulierende Monozyten,
- gewebesessile Makrophagen wie Kupffer-Zellen der Leber, intravasale und intraalveoläre pulmonale Makrophagen,
- wanderungsfähige dendritische Zellen aus dem Knochenmark wie Langerhans-Zellen der Haut und aus den Schleimhäuten,
- Astrozyten im Gehirn,
- B-Lymphozyten.

Die endogenen und exogenen Proteine werden auf einem der beiden folgenden Wege den T-Zellen präsentiert:
- *Exogener Präsentationsweg:* Fremdproteine, z. B. von phagozytierten Erregern, werden im Phagolysosom des Makrophagen proteolytisch zerkleinert. Dann fusioniert das Phagolysosom mit endosomalen Vesikeln, die sich vom Golgi-Komplex herleiten und MHC-Klasse-II-Moleküle enthalten. Deren Peptidbindungsstellen sind noch mit einem Statthalterprotein in Form invarianter Ketten mit CLIP (= class-II inhibiting protein) versiegelt, werden jedoch durch proteolytische Verdauung (Cathepsin B) des CLIP im Phagolysosom frei für die Bindung von passenden Fremd-AG-Peptiden (12–20 Aminosäuren). Die HLA-Klasse-II-Peptid-Komplexe gelangen dann an die Zelloberfläche, wo sie an T-Zellen mit passendem TCR binden können (1. Signal).
- *Endogener Präsentationsweg:* Zelleigene Proteine oder virale Proteine, deren Produktion der Zelle aufgezwungen wurde, werden im Zytosol durch einen proteolytischen Multienzymkomplex (= Proteasom)

in 8 bis 10 Aminosäuren lange Peptide zergliedert und über einen Peptid-Transporter (= TAP) in das endoplasmatische Retikulum transportiert. Dort binden die Peptide an neusynthetisierte HLA-Klasse I-Moleküle, werden durch die Bindung von β2-Mikroglobulin stabilisiert und gelangen über endosomale Transportvesikel an die Zelloberfläche. Hier können sie von CD8$^+$-zytotoxischen T-Zellen erkannt werden, die jede Zelle mit verändertem Proteinbesatz abtöten (1. Signal).

Auf das 1. Signal des exogenen oder endogenen Weges folgt die „Lymphozyten-Zellaktivierung": Die Übermittlung des Aktivierungssignals einer immunkompetenten Zelle beginnt damit, dass der TCR den Komplex aus Peptid-AG und MHC-Molekül in nichtkovalenter Form bindet (1. Signal) und gleichzeitig noch weitere Koliganden wie CD80/86 und ICOS-Ligand auf APC über Rezeptoren der CD28-Familie (CD28, ICOS, CTLA-4) auf T-Zellen (2. Signal) erkennt. Dies hat zur Folge, dass verschiedene Tyrosinkinasen aktiviert werden und das entsprechende Signal über mehrere Stufen zum Zellkern geleitet wird. Dort werden die Promotoren verschiedener Zytokine vor allem von IL-2 aktiviert, das für die weitere T-Zell-Aktivierung und die klonale Expansion von T- und B-Zellen unerlässlich ist. Folgt auf das TCR-vermittelte Erstsignal kein ko-stimulatorisches Zweitsignal, verharren die CD4$^+$-T-Helferzellen in Anergie oder gehen durch Apoptose zugrunde. Deshalb können nur professionelle APC AG-spezifische T-Zellen vollständig und effektiv aktivieren.

5.1.2 Lymphatische Organe

Das menschliche Immunsystem – der eigentliche immunologische Apparat – besteht aus ca. 10^{12} Lymphozyten und wiegt etwa 1 kg. Jede Minute werden etwa 10^7 Lymphozyten neu gebildet. T- und B-Lymphozyten sowie APC sind zunächst mobil und reifen in den *primären (= zentralen) lymphatischen Organen* heran: T-Zellen im Thymus und B-Zellen im Knochenmark. Anschließend treffen sie sich in den strukturell und funktionell hoch spezialisierten *sekundären lymphatischen Organen* (Milz, Lymphknoten, Mukosa-assoziierte lymphatische Organe = MALT), wo sie Peptid-AG von APC präsentiert bekommen und eine terminale Differenzierung zu Plasmazellen und Gedächtnis-T- und -B-Lymphozyten durchlaufen. Untereinander und mit anderen Zellen kommunizieren Lymphozyten über Adhäsionsmoleküle, ko-stimulatorische Oberflächenmoleküle (s. CD-Moleküle) und zahlreiche Zytokine (Botenstoffe).

Zentrale lymphatische Organe

Thymus: Am Ende des 2. Embryonalmonats wandern unreife lymphoide Zellen (Präthymozyten) aus dem blutbildenden Gewebe (Dottersack, Knochenmark) in die Thymusanlage ein, die aus der dritten und vierten Schlundtasche entstanden ist, und beginnen lebhaft zu proliferieren Dabei exprimieren sie zunächst CD3, CD4 sowie CD8 und aktivieren ihre Rekombinasegene (RAG 1,2). Mit deren Hilfe lagern sie die TCR-Gene (Vα, Jα; Vβ, Dβ, Jβ; Vδ, Dδ, Jδ; Vγ, Jγ) zu funktionellen TCRαβ- und TCRγδ-Genen um. Anschließend werden deren Genprodukte in Form der Rezeptorproteine als heterodimere TCRαβ oder TCRγδ an der Thymozytenoberfläche exprimiert. Nun werden über den Mechanismus der „positiven Selektion" all diejenigen T-Zellen am Leben erhalten, deren TCR autologe und somit vom gleichen Individuum stammende MHC-Moleküle auf den Epithel- und Stromazellen des Thymus erkennen. In einem anschließenden „negativen Selektionsprozess" werden alle T-Zellen, die hochaffine TCRαβ für autologe MHC-Moleküle besitzen und somit Selbstmerkmale erkennen, durch Apoptose eliminiert. Dieser Mechanismus wird als „zentrale Toleranzinduktion" bezeichnet. Die restlichen Lymphozyten werden durch periphere toleranzinduzierende Mechanismen anerg (gr., arbeitslos) oder gehen ebenfalls apoptotisch zugrunde. Diejenigen T-Zellen also, die in die Peripherie gelangt sind, exprimieren TCR mit niedriger Affinität für autologe MHC oder CD1-Moleküle. Reife CD4$^+$- oder CD8$^+$-Zellen erreichen dann das Thymusmark und verlassen von hier den Thymus, um die T-Zell-Areale der sekundären lymphatischen Organe (s. u.) zu besiedeln. In der Peripherie tragen etwa 95 % aller T-Zellen einen TCRαβ und etwa 5 % von ihnen einen TCRγδ.

Knochenmark: Neben den Zellen der Hämatopoese generiert das Knochenmark auch die Vorläuferzellen der Lymphopoese, eine Aufgabe, die während der Fetalzeit der embryonale Dottersack und die fetale Leber übernehmen. Während die Präthymozyten früh das Knochenmark verlassen, um sich im Thymus weiter zu differenzieren, verläuft die B-Zell-Differenzierung mit „positiver und negativer Selektion" bis zum Stadium der unreifen IgM$^+$/IgD$^+$-B-Zelle ganz im Knochenmark. Dabei exprimieren die frühen B-Zellen zunächst eine intrazytoplamatische μ-Kette, die mit einer „Surrogatleichtkette" als primitiver B-Zell-Rezeptor (= BCR) an die Zelloberfläche gelangt und später durch κ- und λ-Leichtketten ergänzt wird. Erst wenn die B-Zellen soweit gereift sind, dass sie auf ihrer Oberfläche fertige IgM- und IgD-Rezeptoren aufweisen, verlassen sie das Knochenmark und differenzieren sich unter AG-Einfluss und T-Zell-Hilfe in Milz und Lymphknoten weiter.

Periphere lymphatische Organe

Diese sekundären Immunorgane sind gewissermaßen Außenstationen des adaptiven Immunsystems. Sie enthalten grundsätzlich nur reife, immunkompetente T- und B-Lymphozyten, die eine positive und negative Selektion hinter sich haben. Sie exprimieren ihre AG-spezifischen B- und T-Zell-Rezeptoren (= BCR, TCR), sind tolerant gegen Selbst-AG und warten nun auf ein Fremd-AG.

Lymphknoten: Die AG gelangen meist schon in prozessierter Form auf MHC-Molekülen der dendritischen Langerhans-Zellen (DC) oder in phagozytierter Form in Makrophagen über die Vasa afferentia in den Lymphknoten. Bei starker Virulenz können Bakterien auch nativ über die Vasa afferentia in einen Lymphknoten vordringen. Dort treffen die Fremd-AG auf eine hochorganisierte funktionelle Histoarchitektur. Sie besteht aus den sog. B- und T-Zell-Arealen, die in einem Netzwerk von Retikulumzellen eingebettet sind (Abb. 5.4). Die Rindenzone (= Kortex) enthält mit ihren primären und sekundären Lymphfollikeln vorwiegend B-Zellen sowie follikuläre dendritische Zellen (= FDC). Die stimulierten (sekundären) Follikel bestehen aus vielen Zentroblasten und Zentrozyten und werden von einer Mantelzone reifer, ruhender B-Zellen umgeben. In der Parakortikalzone (= Parakortex) finden sich die T-Zellen sowie einzelne interdigitierende dendritische Zellen. Die Interfollikulärzone zwischen den Lymphfollikeln enthält vorwiegend T-Zellen, vermischt mit diversen B-Zellen. In der Markzone sind überwiegend terminal gereifte B-Zellen anzutreffen. Diese funktionelle Lymphknotenstruktur garantiert eine optimale Primärreaktion zwischen APC und T$_{H0}$-Zellen, ohne dass dabei die in den Sekundärfollikeln ablaufenden „Booster"-Reaktionen gestört werden. Die rezirkulierenden Memory-B- und -T-Zellen wandern über die eigens dafür vorgesehenen „kubischen Endothelzellen" in den postkapillären Follikelvenulen in die Sekundärfollikel ein, die auch als „High endothelial Venules" (= HEV) bezeichnet werden und „Aufspür"rezeptoren für periphere B- und T-Zellen enthalten.

Milz: In der Milz werden in der roten Pulpa „gealterte" Erythrozyten abgebaut, aber auch Erythrozyten „gehortet" (= blood pooling). Dagegen ist die weiße Milzpulpa auch der Ort der primären Kontaktaufnahme mit all denjenigen AG, die direkt in die Blutbahn gelangen. Die Hauptmasse des lymphatischen Gewebes ist um eine Zentralarterie in ihrem weiteren Verlauf durch die Pulpa in Form einer kontinuierlichen lymphatischen Scheide lokalisiert. Diese periarterielle Lymphscheide (= PALS) besteht aus T- und B-Zell-Arealen. Die T-Zell-Areale bilden eine diffuse lymphatische Umscheidung der sich aufzweigenden Zentralarterien. An sie sind wie Weidenkätzchen an einem Zweig die Milzfollikel angeliedert, welche die B-Zell-Areale repräsentieren. Sie werden von Follikelarterien aus Zentralarterienästen versorgt und münden schließlich über die Pinselarteriolen und Hülsenkapillaren in das labyrinthartige Hohlraumsystem der Pulpastränge ein (Abb. 5.5). Die PALS wird außen von einer sog. Marginalzone umsäumt. Sie stellt jene Milzregion dar, in der einströmendes AG, B- und T-Zellen erstmals Kontakt mit dem eigentlichen Milzparenchym aufnehmen, und enthält auch Gedächtnis-B-Zellen. Die stimulierten Milzfollikel bestehen wie die Lymkknotenfollikel aus Keimzentren mit umgebenden Mantelzonen.

Mukosa-assoziiertes lymphatisches Gewebe: Unter dem Begriff „Mucosa-associated lymphatic tissue" (= MALT) werden alle mit den Schleimhäuten des Körpers assoziierten lymphatischen Gewebe zusammengefasst (Abb. 5.6). Sie werden unterteilt in a) „Gut-associated lymphatic tissue" (GALT), das eine Schleimhautoberfläche von ca. 200 m² kontrolliert und in b) „Bronchus-associated lymphatic tissue" (BALT), das ca. 80 m² Bronchialschleimhaut überwacht. Das GALT untergliedert sich in folgende 3 Kompartimente:

- Peyer-Plaques und Mukosasolitärfollikel,
- mesenteriale Lymphknoten,
- immunkompetente Zellen (Plasmazellen, Lymphozyten) in der Lamina propria mucosae der Darmwand.

Der primäre AG-Kontakt findet im GALT (Abb. 5.6) in spezialisierten Abschnitten der Peyer-Plaques statt, die in größter Dichte im terminalen Ileum zu finden sind. An ihrer Basis finden sich B-Zell-Follikel mit Keimzentren, umgeben von einer Mantelzone, der kappenartig eine Marginalzone aus intestinalen B-Zellen aufsitzt. Beim primären AG-Kontakt im GALT werden nicht nur protektive Immunantworten gegen pathogene Erreger ausgebildet, sondern auch selektive orale Toleranzen gegen die wichtigsten Nahrungsmittel-AG induziert. Eine wichtige Eigenschaft des MALT ist die topographische Spezifität der in ihm ausgelösten adaptiven Immunantwort. Dafür sind spezielle „Rückfindemoleküle" in Form spezieller Adhäsionsmoleküle auf den im MALT geprägten B- und T-Zellen verantwortlich, mit dem sie besondere sog. Homing-Rezeptoren auf den Endothelien der jeweiligen Organe wiedererkennen, um selektiv ins MALT zurückzukehren („Homing").

Die Schleimhautimmunität (mucosal immunity) hängt wesentlich von den IgA-(und IgM-)Molekülen ab. Sie werden zunächst in der Lamina propria von den Plasmazellen gebildet. Danach bindet dimeres IgA an einen polymeren Ig-Rezeptor. Dieser ist an der basolateralen Epithelzelloberfläche lokalisiert und transportiert das IgA-Molekül endozytotisch durch die Epithelzellen der Schleimhäute hindurch. Danach setzt er auf der lumenseitigen Schleimhautoberfläche das dimere IgA zusammen mit der „sekretorischen Komponente" wieder frei. Diese sekretorische Komponente ist ein Spaltprodukt des IgA-Rezeptors und schützt das sezernierte IgA (sIgA) davor, dass es durch die Proteasen im Darmlumen rasch verdaut und damit wirkungslos wird.

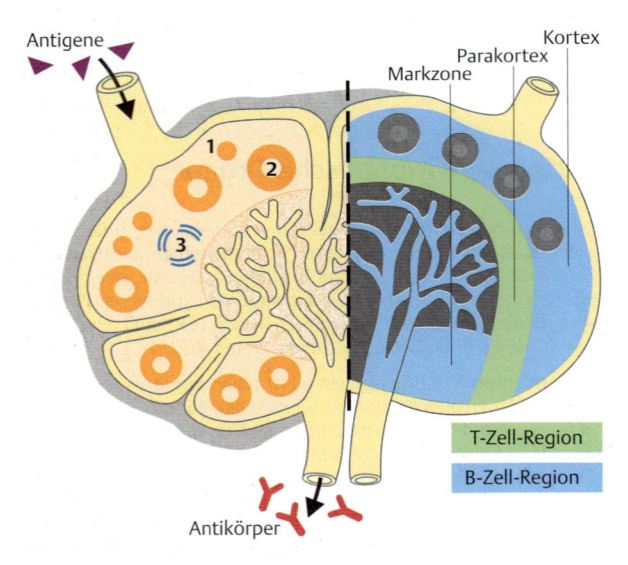

Abb. 5.4 Lymphknoten: Funktionelle Histoarchitektur. Der Kortex mit Primär- (1) und Sekundärfollikeln (2) sowie die Markzone mit den Sinus bilden die B-Zell-Region. Der Parakortex mit Tertiärfollikeln und Venolen (3) bilden die T-Zell-Region.

Abb. 5.5 Milz: Funktionelle Histoarchitektur. Trabekelarterie, Pulpaarterie mit Lymphscheide (T-Zellen), Follikelarterien mit Milzfollikel (B-Zellen). Pinselarterien mit Hülsenkapillaren; diese münden entweder direkt in die Sinus (2) (= schnelles Kompartiment oder in die Pulpastränge (1) (= langsames Kompartiment: 5). Trabekelvene → Abfluss.

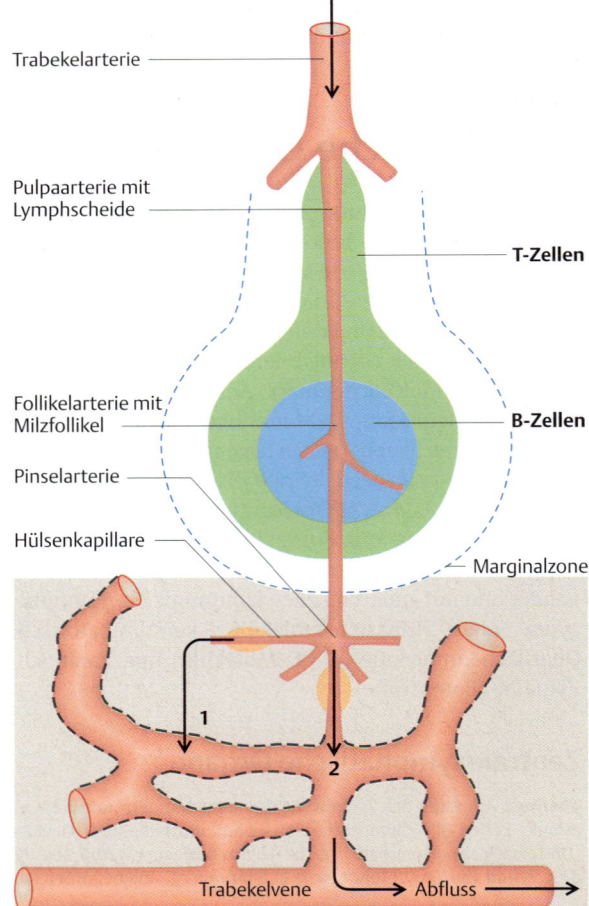

5.1.3
Humorale Immunität

Historie: Um die Jahrhundertwende, als Paul Ehrlich sich in Ägypten aufhielt, beobachtete er folgenden Fall: Ein Vater brachte sein Kind wegen eines Schlangenbisses zur Behandlung. Er war selbst mehrmals von Giftschlangen gebissen worden, aber nur nach dem ersten Biss schwer erkrankt. Sein Kind hingegen starb. Diese Beobachtung brachte Paul Ehrlich dazu, die Antitoxine zu entdecken und den Begriff der humoralen Immunität zu prägen. Erst 50 Jahre später entdeckte man, dass die Plasmazellen diese Toxin-AK produzieren und dass sie aus globulären Serumproteinen bestehen. Sie werden bedarfsgerecht nach Einimpfung von Fremdproteinen (AG) gebildet und zeigen nach wiederholten Impfungen höhere Serumtiter und eine höhere Affinität zum AG. Folgerichtig wurden diese AK später Immunglobuline (= Ig) genannt.

Die B-Lymphozyten tragen auf ihrer Oberfläche viele AG-spezifische Rezeptoren, die aus membranständigen Immunglobulinen (mIg = BCR) bestehen. Mit ihrer Hilfe erkennen die B-Zellen:
- dreidimensionale Proteinstrukturen eines AG von Erregern oder Fremdzellen oder eine lineare Peptidsequenz, die spontan eine bestimmte Tertiärstruktur einnimmt,
- Polysacccharide oder proteingebundene Pharmaka (Tab. 5.1).

Haben die B-Zellen ein solches AG aufgespürt, wandeln sie sich über weitere Proliferations- und Reifungsschritte in Plasmazellen um, die ihre immunologischen Rezeptoren in die „Humores", die Körperflüssigkeiten wie Blutserum, Schleim, Zerebrospinalflüssigkeit etc. abgeben. Deshalb wird diese Form der Immunität „humorale Immunität" genannt. Da sie einen AG-Stimulus innerhalb von Minuten beantworten kann, wird sie auch als „Immunität vom Soforttyp" bezeichnet. Die Immunantwort des B-Zell-Systems besteht in der Bildung zielgerichteter AK, die über ihren Fc-Teil die proteolytisch wirksame Komplementkaskade in Gang setzen können. Durch die Wirkung der terminalen Komplementkomponenten werden Bakterien oder fremde Zellen, die Ig-Moleküle an der Oberfläche gebunden haben, effektiv lytisch zerstört.

5.1.3.1
Antikörper

Definition: AK sind makromolekulare Serumproteine aus der Gruppe der γ-Globuline (= Immunglobuline), die mit Hilfe von AG-Bindungsstellen mit den zu ihnen pas-

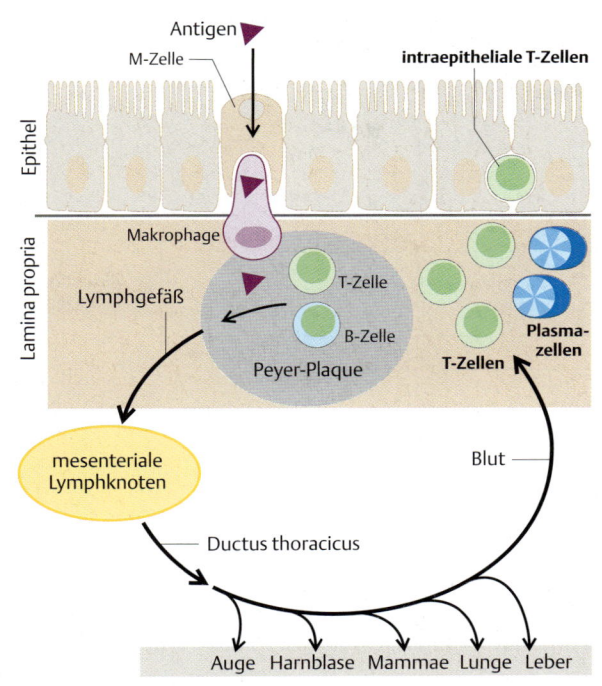

Abb. 5.6 Mukosa-assoziiertes Immunsystem (MALT) und „Homing": Die M-Zellen (= membranöse Zellen) sind in das follikelassoziierte Darmepithel eingestreut. Sie schleusen AG aus dem Darmlumen durch das Darmepithel hindurch und reichen es an Makrophagen oder dendritische Zellen weiter. Diese präsentieren das AG passenden T- und B-Lymphozyten im benachbarten Peyer-Plaque. Dies löst folgende pathogenetische Kettenreaktion aus: AG-Präsentation → T- und B-Zell-Aktivierung → Differenzierung zu Gedächtnis-Zellen und Plasmazellen → Migration dieser Zellen in die mesenterialen Lymphknoten und von dort über Ductus thoracicus und Blutbahn → Rückkehr in die MALT-kontrollierten Organe mit Hilfe der MALT-spezifischen „Homing"-Rezeptoren. Auf diese Weise finden sich die MALT-Lymphozyten als Effektorzellen im gesamten Schleimhautbereich von Respirations- und Gastrointestinaltrakt in Form von a) terminal differenzierten, vorwiegend IgA produzierenden Plasmazellen, b) intraepithelialen T_C-Zellen und c) supepithelialen T_{H1}-Zellen wieder.

Tabelle 5.1 Antigenerkennung durch T- und B-Zellen

	B-Lymphozyten	CD4+-T-Helferzellen	CD8+-zytotoxische T-Zellen
Erkennungsstruktur	BCR (Oberflächen-Ig)	TCR	TCR
Erkannte Epitope	konformationell, auch linear	10–20 Aminosäuren, linear	8–10 Aminosäuren, linear
Art des Antigens	Protein, Lipoprotein, Kohlenhydrate	nur Peptide	nur Peptide
Antigenpräsentation	nicht erforderlich	MHC-II-Moleküle	MHC-I-Moleküle
Effektoren	Antikörper + C'	direkter T-B Kontakt, Zytokine	Zytotoxizität (Perforine)

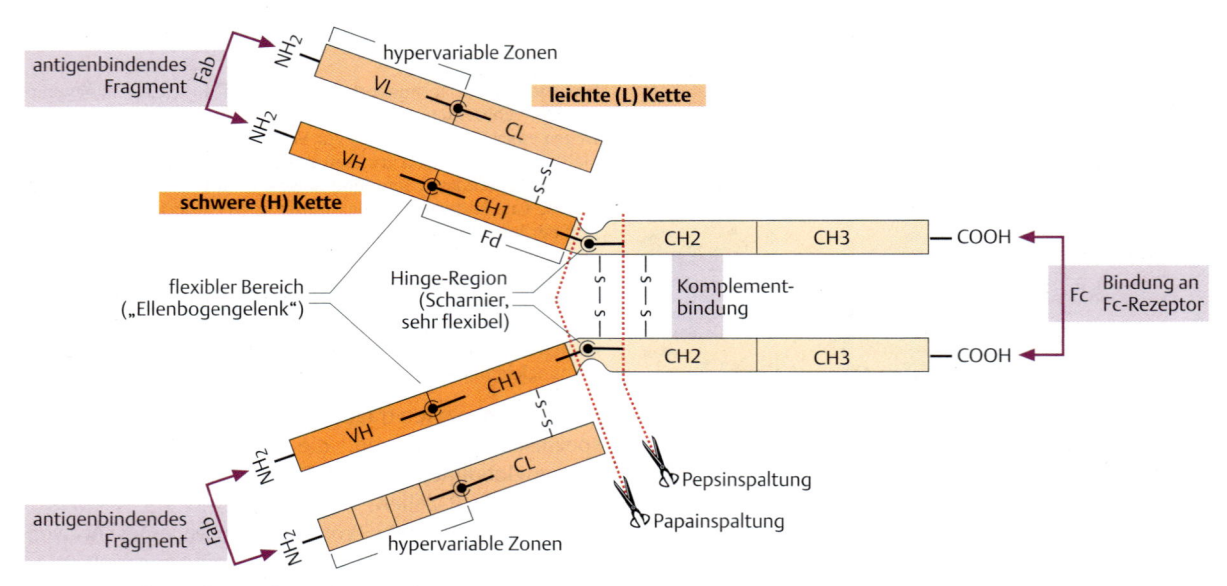

Abb. 5.7 Funktioneller Aufbau eines Antikörpers. Enzymatische Spaltung als Schere dargestellt. Fab = antigenbindendes Fragment; Fc = komplementaktivierendes Fragment, wobei der Fcγ-Rezeptor IgG und der Fcε-Rezeptor IgE bindet; VL = variable Region der leichten Kette; CL = konstante Region der leichten Kette; VH = variable Region der schweren Kette; CH = konstante Region der schweren Kette.

senden Molekülbereichen eines AG (= Epitop) eine spezifische Bindung eingehen können. Da AK selbst Epitope besitzen, die zu Bindungsstellen anderer AK-Moleküle passen, können AK nicht nur erkennen, sondern auch erkannt werden.

AK-Struktur: Immunglobuline kommen im Serum und den Körperflüssigkeiten in fünf verschiedenen Klassen (= Isotypen) vor: IgM, IgD, IgG, IgA und IgE. Sie besitzen eine charakteristische Grundstruktur mit variablen (V) und konstanten (C) Abschnitten auf jeweils zwei schweren (H) und leichten (L) Polypeptidketten (Abb. 5.7). Die schweren Ketten der 5 Isotypen werden als μ-, δ-, γ-, α- und ε-Kette, die leichten Ketten als $\varkappa$- und λ-Ketten bezeichnet. Etwa 60–70% der Ig tragen $\varkappa$- und 30–40% λ-Leichtketten. Schwere und leichte Ketten sind durch Disulfidbrücken miteinander verbunden. Dreidimensional ist ein Immunglobulin Y-förmig. Die beiden kurzen Arme werden Fab (fragment of antibody binding) genannt. Es wird von je 4 Domänen gebildet (V_L, C_L, V_H, C_{H1}) und enthält die AG-Bindungsstelle. Der nach der Fab-Abtrennung übrigbleibende AK-Stiel wird Fc (fragment cristallisable) genannt. Es wird nur von den konstanten Domänen der schweren Ketten gebildet (C_{H2}, C_{H3}, eventuell C_{H4}) und stellt die Bindungsstelle für zelluläre Rezeptoren (FcR) und für die C1q-Komponente des Komplementsystems dar.

Diversität variabler Immunglobulindomänen: Die Ontogenese der B-Zellreihe wurde bei der Besprechung des Knochenmarks als primäres Immunorgan bereits abgehandelt. Sie umfasst einen AG- und T-Zell-unabhängigen Abschnitt und eine terminale, AG- und T-Zell-abhängige Reifung zur Ig-synthetisierenden Plasmazelle. Voraussetzung hierfür ist eine ungestörte „Cognate T-/B-Cell-Interaction" (= Kooperation von B- und T-Zellen eines identischen Individuums) in den Keimzentren der peripheren Immunorgane wie Lymphknoten und Milz (Abb. 5.8). Damit eine langfristige AK-Bildung gewährleistet bleibt und auch eine rasche Gedächtnisantwort auf ein bereits gesehenes AG entstehen kann, sind zwei weitere Voraussetzungen zur erfüllen:

- Es müssen genügend B-Gedächtnis-Zellen gebildet werden.
- Einige Plasmazellen eines jeden terminal gereiften B-Zell-Klones müssen Unterschlupf im Knochenmark finden, wo ihre Langlebigkeit relativ gesichert ist.

Die komplexe Differenzierung von den Pro-B-Zellen zu den reifen Plasmazellen ist begleitet vom Auftreten und Verschwinden verschiedener Oberflächenmarker und von Umlagerungen (Rearrangements) verschiedener Gensegmente (V, D, J), die zur Kodierung der V-Abschnitte der Ig-Moleküle benötigt werden.

Der Schwerkettengen-Locus befindet sich auf Chromosom 14, der $\varkappa$-Leichtketten-Locus auf Chromosom 22 und der $\varkappa$-Leichtketten-Locus auf Chromosom 2. Die TCR-Diversität unterliegt den gleichen Prinzipien wie die AK-Diversität und wird auch von den gleichen Rekombinasen (RAG1, RAG2 = recombinase associated gene) gesteuert. Die korrespondierenden TCRα- und TCRβ-Loci finden sich ebenfalls auf Chromosom 14, während die TCRβ- und TCRγ-Ketten von Chromosom 7 kodiert werden.

Durch das zufällige („random") Rearrangement von V-, D- und J-Gen-Segmenten in den IgH- und IgL-Genen, welche die V-Abschnitte kodieren, entsteht eine sehr ho-

5.1 Protektive Immunreaktionen

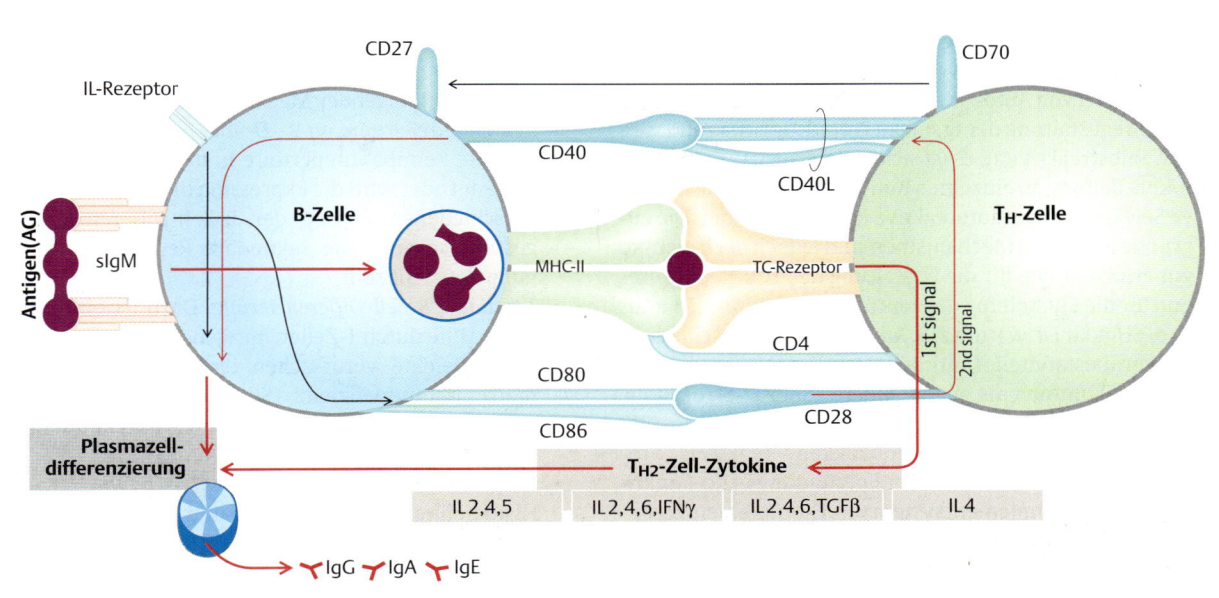

Abb. 5.8 Kognate T-/B-Zell-Interaktion, die zur T$_H$-Aktivierung und terminalen B-Zell-Differenzierung mit Wechsel der Ig-Klassen führt: Durch die Bindung eines AG an IgM-BCR auf einer reifen B-Zelle werden die Rezeptoren kreuzvernetzt. Dies führt dazu, dass sich die B-Zelle die entsprechenden AG-BCR-Komplexe endozytotisch einverleibt. Dadurch gelangen diese in ein Lysosom, in dem das aufgenommene AG proteolytisch zu Peptiden zerkleinert wird. Diese binden an MHC-II-Moleküle und werden dann in dieser Form auf der B-Zell-Oberfläche präsentiert. Parallel hierzu werden auf der B-Zelle ko-stimulatorische Moleküle, vor allem CD86 und CD27, nach entsprechender Hochregulation exprimiert. Eine T$_H$-Zelle mit komplementärem und folglich passendem TCRαβ bindet an den AG-Peptid-MHC-II-Komplex und liefert dadurch für die T-Zelle ein stimulatorisches Erstsignal. Erhält die T-Zelle über die Bindung von CD86 an den konstitutiv auf T-Zellen exprimierten CD28-Rezeptor ein ko-stimulatorisches Zweitsignal, erfolgt die volle Aktivierung mit Hochregulierung des CD40-Liganden und der Expression von T$_{H2}$-Zytokinen wie IL-2, IL-4, IL-5, IL-13. Über den CD40-Liganden und T-Zell-Zytokine erhält die B-Zelle jetzt ihre weiteren Proliferations- und Differenzierungssignale: Sie proliferiert und bereitet den Ig-Klassen-Wechsel zu IgG-, IgA- oder IgE-Produktion vor. Unter Bindung von CD70 an CD27 vollendet die B-Zelle den Klassenwechsel, wird zur Gedächtnis-B-Zelle oder zur Plasmazelle und produziert nun große Mengen des neuen Ig-Isotypes.
Erfolgt die T$_{H1}$-Zell-Aktivierung nicht durch eine B-Zelle, sondern durch eine dendritische Zelle oder einen Makrophagen, wird CD80 als ko-stimulatorisches Molekül hochreguliert, das an CD28 auf T-Zellen bindet. Die T-Zelle exprimiert jetzt die T$_{H1}$-Zell-Zytokine (IL-2, IFN-γ und TNF-β). Zusammen mit der Bindung von CD40-Liganden an den CD40-Rezeptor auf Makrophagen aktivieren sie diese zur verstärkten Phagozytose, Bakterizidie und Sekretion proinflammatorischer Zytokine (TNF-α, IL-1, IL-6, IL-10, Prostaglandine).

he Variabilität für die AG-Bindungsstelle eines Ig-Moleküls oder eines TCR. Diese AK- und TCR-Diversität wird durch folgende 5 Prinzipien ermöglicht:
- multiple V-, D- und J- Gene in der Keimbahn;
- VJ- und VD-Rekombinationen;
- Zusammenbau der leichten und schweren Ketten für ein Ig-Molekül, Zusammenbau der αβ- und γδ-Ketten für den TCR;
- Einfügen von zusätzlichen Nukleotiden bei der Rekombination zweier Gensegmente (= N-Zusätze: Es können 5–20 Nukleotide eingefügt werden; dadurch entstehen neue Leserahmen mit zusätzlichen Aminosäuren, die zu einer beträchtlichen Variabilitätszunahme führen);
- somatische Punktmutationen in V-Genen der IgH- und IgL-Ketten-Gene während der Boosterung (Affinitätsreifung) einer AK-Antwort.

Die kombinatorische Variabilität im AG-Erkennungsbereich der Ig- und TCR-Moleküle ist mit $> 10^{12}$ praktisch unbegrenzt.

Um die erforderliche Ig-Diversität zu erreichen, müssen während der B-Zell-Differenzierung die IgH- und IgL-Loci dreimal geöffnet werden:
1. Im Knochenmark auf der Stufe der Prä- und Pro-B-Zellen bei der Erzeugung eines funktionierenden Ig-Rezeptor (BCR) durch Rekombination der VDJ-Gensegmente mit Hilfe der RAG1,2- Rekombinasen.
2. Beim Ig-Klassenwechsel der reifen B-Zellen unter erstem AG- und entsprechendem T$_H$-Zell-Einfluss mit Hilfe der „Switch"-Rekombinase.
3. Bei der Affinitätsreifung der AK durch somatische Punktmutationen in den zu Plasmazellen differenzierenden B-Zellen (Immunozyten).

Klinik: Die Tatsache, dass bei der Reifung der B-Zell-Reihe bestimmte Genloci gehäuft geöffnet werden, erklärt, weshalb sie störanfällig sind. Entsprechende Pannen finden sich bei malignen Entartungen wie chronisch lymphatischer Leukämie, Hodgkin- und Non-Hodgkin-Lymphomen. Im Vergleich hierzu werden die TCRα-, -β-, -γ- und -δ-Loci nur während der Rekombination im Thymus geöffnet, und „Switch"-Rekombination und somatische Punktmutationen als Reifungsprinzipien entfallen. Dementsprechend sind T-Zell-Leukämien und T-Zell-Lymphome seltener.

Autoreaktive Antikörper: Mit der genetischen Kontrolle der AK-Diversität eng verknüpft ist die Frage nach der Entstehung von Auto-AK, in anderen Worten nach der Repertoiregestaltung der Ig hin zu Fremdspezifität und weg von Selbstreaktivität. Es ist sicher, dass auch während der B-Zell-Reifung an einzelnen Kontrollpunkten eine negative Selektion gegen autoreaktive Klone stattfindet. Die zugrunde liegenden Mechanismen sind jedoch noch nicht so gut erforscht wie für die Gestaltung des TCR-Repertoires und für die Entstehung der zentralen Toleranz im Thymus (s.o.). Unklar ist, warum z. B. Auto-AK gegen verschiedene Zellkernbestandteile (antinukleäre AK = ANA) so viel häufiger vorkommen als gegen andere „Selbst"-Strukturen. Offenbar spielen dabei frühe Komplementproteine, CRP (= Carbohydrat- [von Pneumokokken] reaktives Protein = Akute-Phase-Protein der Entzündung in Ko-Funktion mit dem Komplementsystem) und Komplementrezeptoren auf den B-Zellen eine wichtige Rolle.

Ein Teil des B-Zell-Repertoires, vor allem die im Mesenterium angesiedelten B1-Zellen, sind physiologischerweise autoreaktiv. Sie tragen keimbahnkodierte polyspezifische Ig-Rezeptoren mit niedriger Affinität für körpereigene Strukturen wie Nukleinsäuren, Fc-Abschnitte für IgG („Rheumafaktoren"), Zellmembranen und Kollagen. Die gebildeten AK kommen in niederen Titern vor, gehören zum IgM-Isotyp, weisen wenige oder keine somatischen Mutationen auf und werden auch in keimfrei aufgezogenen Tieren in gleicher Menge gebildet. Ihnen wird eine physiologische Abräumfunktion für untergehende Zellen und extrazelluläre Matrix zugeschrieben. Ob sie die Vorläuferzellen für die hochaffinen, somatisch mutierten IgG- und IgA-Auto-AK bei Kollagenosen und anderen Autoimmunerkrankungen sind, ist noch unklar.

Klinik: SLE (S. 187). Die gehäufte Assoziation von Komplementfaktor-Defekten (C1q-, C2- und C4-Defekte) mit dem systemischen Lupus erythematodes, dem Prototyp einer ANA-positiven Autoimmunerkrankung, ist seit langem bekannt. Neu ist die Beobachtung, dass man bei Mäusen durch Zerstörung der Gene für die Komplementfaktoren C1q und C4 oder die Komplementrezeptoren CD21 und CD35 eine ANA-Bildung und eine Lupusnephritis auslösen kann. Dies liegt wahrscheinlich daran, dass C1q und auch CRP ladungsbedingt sehr gut an apoptotisches Kernmaterial (Nukleosomen) binden können und dadurch das Komplementsystem aktivieren. Treffen solche komplementhaltigen Nukleosomkomplexe im Knochenmark auf immature, autoreaktive B-Zellen mit AK-Spezifität für Nukleosomstrukturen (DNA, RNA, Histone u. a. Kernproteine), so könnte eine gleichzeitige Bindung des DNA-/RNA-Anteils an einen autoreaktiven Ig-Rezeptor (BCR) und des C3b-Anteils an den Komplementrezeptor CD21 zur Aptoptose führen. Es ist bekannt, dass im immaturen Stadium B-Zellen durch gleichzeitige Aktivierung über den BCR und CD21 für Aptoptose empfänglich werden, während die gleichen Signale zu einem späteren Differenzierungsstadium (z. B. im Stadium der reifen B-Zelle oder der Gedächtnis-B-Zelle) die B-Zell-Aktivierung verstärken. Genetische Defekte der frühen Komplementfaktoren C1q, C2,C4 und der Komplementrezeptoren CD21 und CD35 würden also zu einer verminderten Eliminierung (negativen Selektion) DNA-/ RNA-reaktiver B-Zell-Klone beitragen. Diese Hypothese erklärt, weshalb die Zahl der ANA-reaktiven B-Zellen in der Peripherie von SLE-Patienten erhöht ist. Dass es solche autoreaktiven B-Zellen auch in jedem gesunden Individuum gibt, steht heute außer Frage; ihre Frequenz ist jedoch niedriger und ihre Aktivierung wird besser kontrolliert als bei SLE-Patienten.

AK-Repertoire: Das AK-Repertoire, das man im Blut eines Individuums tatsächlich antrifft, hängt somit vom Zusammenspiel folgender Mechanismen ab:

- *Keimbahnrepertoire an V-, D- und J-Genen.* Weist das primäre Keimbahnrepertoire in diesem Bereich Defekte auf oder wird die Expression dieser Gene in den verschiedenen Phasen der B-Zell-Differenzierung gestört, so wird die sekundäre Repertoireausprägung defizient sein.
- *Terminale B-Zell-Differenzierung.* Dazu ist eine adäquate Hilfe durch T-Zellen notwendig. Denn isolierte T-Zell-Defekte verursachen eine schwere kombinierte Immundefizienz (SCID) und machen eine adaptive AK-Antwort mit Klassenwechsel und somatische Mutationen der V-Gene unmöglich.
- *Histoarchitektur der lymphatischen Organe.* Ist die Histoarchitektur der primären und sekundären lymphatischen Organe gestört, so kann kein primäres oder sekundäres AK-Repertoire gebildet werden, so dass ein Fremd-AG seinen passenden B- und T-Zell-Klon verfehlt.
- *Komplementsystem:* Sind frühe Komplementfaktoren (C1q, C4) und Komplementrezeptoren (CD21, CD35) defekt, so können sie nicht mit den Akute-Phase-Proteinen CRP und Serumamyloid-A (SAA) zusammenwirken. Dadurch wird die negative Selektion vermindert und kein adäquates sekundäres B-Zell-Repertoire aufgebaut. Folglich gelangen vermehrt autoreaktive B-Zellen mit Spezifität für Zellkernbestandteile in die Keimzentren von Lymphknoten und Milz.
- *Gedächtniszellen:* Sind eine zahlenmäßig ausreichende Bildung von Gedächtnis-B- und -T-Zellen sowie das Homing von Plasmazellen im Knochenmark und der Lamina propria mucosae beeinträchtigt, so leidet das „immunologische Langzeitgedächtnis".
- *Erregerexposition*: Die Exposition mit bestimmten Erregern prägt auf natürliche Weise entscheidend die adaptive humorale Immunantwort. So wird ein Nordeuropäer nie AK gegen tropische Krankheiten bilden, wenn er nicht entsprechend exponiert wurde (Ausformung des tertiären Repertoires).
- *Katabole Stoffwechselsituationen* wie Eiweißmangelernährung und Kachexie, aber auch Proteinverlustsyndrome wie Glomerulonephritis und Eiweißverlustenteropathien führen dazu, dass gebildete AK rasch verloren gehen und dadurch eine verkürzte Halbwertszeit haben

5.1.3.2
Antikörper-Reaktionen

Die biologische Funktionsfähigkeit eines AK hängt einerseits von seiner AG-Spezifität und AG-Affinität und andererseits von seinen Effektorfunktionen ab. Die AG-Spezifität wird von der Tertiärstruktur der AG-Bindungsstelle (= Idiotyp) im variablen Abschnitt des Fab oder F(ab)$_2$-Teils (Fragment mit zwei Antigenbindungsstellen) des

AK-Moleküls bestimmt. Die Effektorfunktionen eines AK wie Komplementaktivierung, Bindung an Fc-Rezeptoren oder Plazentagängigkeit sind im konstanten Teil der schweren Kette, dem sog. Fc-Bereich, festgelegt.

Im lebenden Organismus haben die AK unterschiedliche, nachstehend aufgeführte Auswirkungen. Diese üben zum einen überwiegend Schutzfunktionen aus und können zum anderen auch „krank machende" Immunreaktionen hervorrufen (vgl. Tab. 5.2, S. 177):

- *Neutralisierung und Eliminierung von Toxinen:* Für die Neutralisierung von AG in Toxinform genügen Fab- oder F(ab)$_2$-Fragmente der AK, wohingegen für die rasche Toxineliminierung über das RHS der Fc-Teil erforderlich ist.
- *Opsonierung von Bakterien, Viren, Parasiten und Fremdzellen* (besonders Erythrozyten): AK-Ablagerung auf der Oberfläche pathogener Keime. Dies hat entweder eine Komplementaktivierung mit lytischer Zerstörung oder eine „AG-Markierung" mit gezielter Phagozytose durch Makrophagen zur Folge.
- *AK-abhängige Zytotoxizität* (= ADCC = antibody dependent cytotoxicity) s. u.
- *Ablagerung von Immunkomplexen im Gewebe:* Die Menge und Größe eines AG entscheidet darüber, ob es mit AK größere, als Immunkomplexe bezeichnete Aggregate/Präzipitate bildet. Deren Aggregatzustand wiederum entscheidet, ob sie pathogen sind (Abb. 5.9). Offenbar trifft dies besonders für AK bei leichtem AG-Überschuss zu, wo mittelgroße bis kleine Immunkomplexe entstehen. Diese Bedingungen werden am häufigsten erfüllt bei chronischen Autoimmunerkrankungen wie dem SLE, aber auch bei persistierenden Virushepatitiden durch HBV und HCV. Sie bleiben länger in der Blutzirkulation und werden weniger rasch durch Makrophagen beseitigt als die großen Immunkomplexe, die bei AK-Überschuss entstehen. Die verschiedenen Aggregatzustände von IgG-haltigen Immunkomplexen sind in Abb. 5.9 dargestellt.

Klinik: Je nachdem, wo solche IgG-haltigen Immunkomplexe abgelagert werden, resultieren andersartige Läsionen:
- Gefäße → Vaskulitis,
- Nierenglomerulus → Glomerulonephritis,
- Plexus chorioideus → ZNS-Symptome,
- Gelenke → Arthritis,
- Haut → Erythem.

- *Allergische Sofortreaktion:* Sie geht im Wesentlichen darauf zurück, dass aus den Mastzellen und/oder Basophilen (Granulozyten) über eine Degranulation basophile Granula samt dem darin befindlichen vasoaktiven Histamin freigesetzt wird. Diese Degranulation wird gewöhnlich durch ein Allergen (z. B. Pflanzenpollen) ausgelöst, das über eine Kreuzvernetzung mit einem spezifischem IgE, das an Fc-IgE-Rezeptoren-1 der Mastzellen/Basophilen gebunden ist (Fc-IgE-R2 findet sich auf Makrophagen!). Das IgE hat die Besonderheit, dass es bereits in nativer Form eine 1000fach höhere Affinität zu seinen Gewebere-

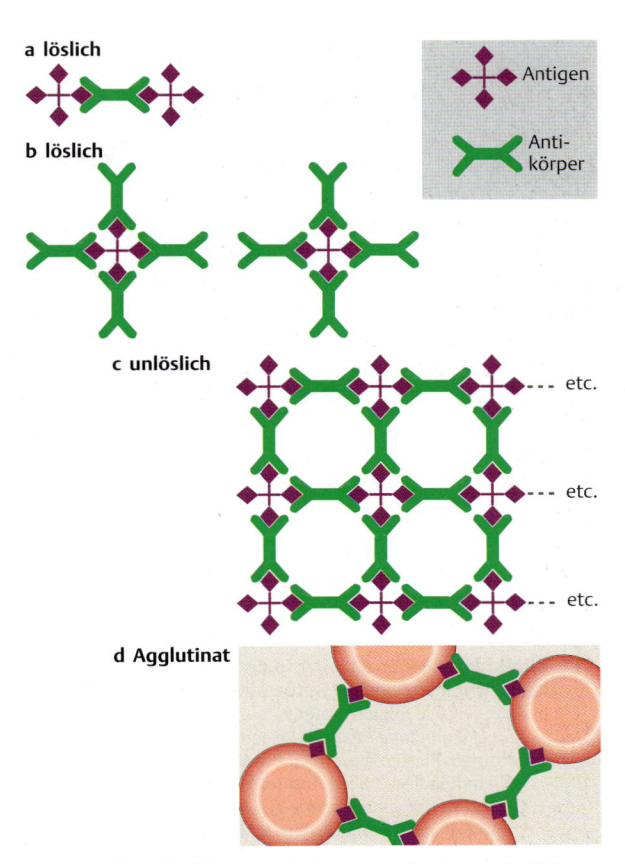

Abb. 5.9 **Komplexbildung** zwischen einem bivalenten Antikörper und einem tetravalenten Antigen:
a Lösliche Immunkomplexe bei extremem Antigenüberschuss;
b lösliche Immunkomplexe bei extremem Antikörperüberschuss;
c unlösliche Immunkomplexe (Immunpräzipitate) im Äquivalenzbereich;
d Agglutinat: Komplexbildung zwischen einem Erythrozytenoberflächenantigen (Blutgruppenantigen) und einem bivalenten Antikörper.

zeptoren aufweist als das IgG. Der größte Teil des IgE ist deshalb an Fc-IgE-Rezeptoren auf Gewebemastzellen/Basophilen gebunden und kommt nur in ganz geringen Mengen im Blut vor. Im Gegensatz zum IgE wächst die Affinität des IgG für seine 3 zellständigen Fc-IgG-Rezeptoren (CD16, CD32, CD64) erst nach seiner Komplexierung mit einem AG um das 1000fache an.

- *Aktivierung des Komplementsystems.*
- *Kryoglobulinreaktion:* Kryoglobuline sind besondere Immunglobuline, die, sobald sie im Eisbad oder im Kühlschrank unter 37 °C abgekühlt werden, mehr oder weniger stark als Präzipitate ausfallen (Abb. 5.10), um sich nach Wiedererwärmung auf 37 °C wieder aufzulösen. Sie kommen in Normalseren nicht vor. Die Kryoglobulinpräzipitate können das Komplementsystem aktivieren und die Endothelzellen kleiner Gefäße und die Glomerula schädigen. Resultierende klinische Symptome sind Vaskulitiden der kleinen Gefäße (= small vessel disease),

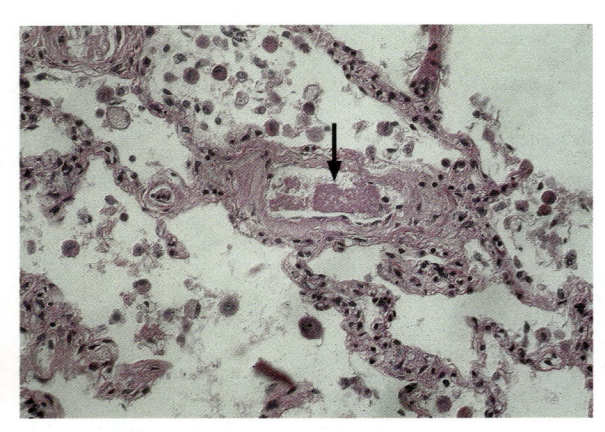

Abb. 5.10 Kryoglobuline: kristallin ausgefallenes Kryoglobulin (Pfeil) in einer Lungenvenule nach Kühlungsasservierung der Leiche (HE; Vergr. 1 : 100).

Glomerulonephritis, Polyneuropathie und Arthralgien.

Klinik: Je nach Klonalität der an der Kryoglobulinreaktion beteiligten Immunglobuline werden die an sich seltenen Kryoglobulinämien wie folgt unterteilt:
- *Kryoglobulinämie Typ I:* Auslösend sind monoklonale Ig. Vorkommen: Plasmozytom, Morbus Waldenström, monoklonale Gammopathie unbestimmter Wertigkeit (= MGUS).
- *Gemischte Kryoglobulinämie Typ II:* Auslösend sind Immunkomplexe aus monoklonalem IgM, Rheumafaktor und polyklonalem IgG oder IgA. Vorkommen: idiopathisch oder besonders häufig bei chronischer HCV-Infektion.
- *Gemischte Kryoglobulinämie Typ III:* Auslösend sind polyklonale Immunkomplexe. Vorkommen: SLE, Sjögren-Syndrom, rheumatoide Arthritis.

5.1.3.3
Komplementsystem

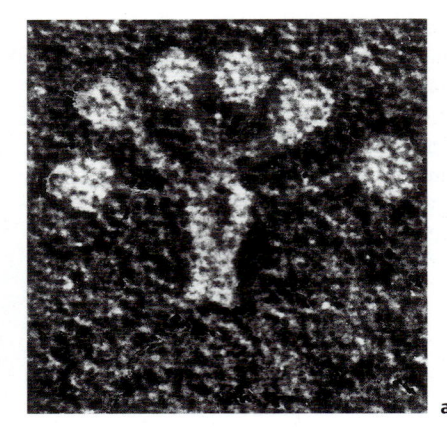

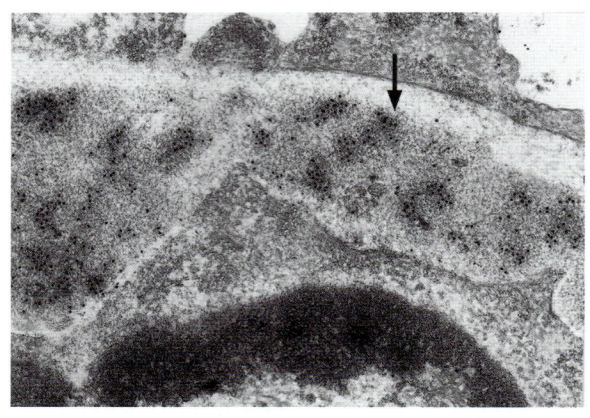

Abb. 5.11 Komplementfaktoren:
a Ultrastruktur der Komplementkomponente C1q (EM, Vergr. 1 : 100000; Original: Villinger);
b elektronenmikroskopisch-immunhistochemische Darstellung und Ortung von C3 (in Form von Immunogoldpartikelchen subendothelial bei einer Immunkomplexglomerulonephritis (EV, Vergr. 1 : 20000; Original: Mihatsch, Ihling).

Definition: Der Begriff „Komplement" wurde ursprünglich von Paul Ehrlich geprägt. Er wollte damit die Aktivität eines Serums beschreiben, das zusammen mit spezifischen AK Bakterien auflöst. Das Komplementsystem umfasst eine Kaskade von Proteinen, die größtenteils als Proenzyme vorliegen und proteolytisch aufgespalten werden müssen, damit sie ihre Aktivität entfalten können.

Die Aktivierung dieser Kaskade läuft in 3 Phasen ab (Abb. 5.11):
- Erkennungsphase (C1 qrs),
- Aktivierungsphase (C2, C3, C4),
- Membranzerstörungsphase (C5 – C9).

Das Resultat der Komplementaktivierung ist neben chemotaktischen und anaphylaktoiden Begleiterscheinungen die Perforation von Zellmembranen und die beschleunigte Phagozytose von opsonierten, d. h. zuvor mit spezifischen AK markierten Bakterien. Schließlich spielen die frühen Komplementkomponenten sowie die Komplementrezeptoren 1 und 2 (CR1, CR2) bei der Gestaltung des B-Zell-Repertoires eine wichtige Rolle. Neben den Komplementkomponenten C1 – C9 gehören zum Komplementsystem noch regulatorische Proteine, Komplementinaktivatoren sowie Komplementrezeptoren (CR), die auf Erythrozyten sowie praktisch allen Zellen des Immunsystems vorhanden sind. Die Komplementkaskade kann auf den folgenden Wegen aktiviert werden:

Klassischer Aktivierungsweg: Er wird durch AG-AK-Komplexe (= Immunkomplexe) eingeleitet. Dabei bindet zunächst C1 qrs mit dem C1 q an den Fc-Teil von IgG oder IgM im Immunkomplex, so dass das benachbarte Cr als Propeptidase das C1 s in eine aktive Serinesterase aufspalten kann. Diese wiederum spaltet C2 und C4 in jeweils zwei Fragmente auf. Dabei werden die chemotaktischen Peptide C2 b und C4 a freigesetzt, und aus den Restmolekülen entsteht der Proteasekomplex C4 b2 a, der als „klassische C3 Konvertase" viele C3-Moleküle spaltet und die Kaskadenaktivierung des Komplementsystems verstärkt. C3 ist als globuläres Protein dabei das zentrale Protein des Komplementsystems. Vom C3 wird zunächst das kurzlebige, anaphylaktisch (s. u.) wirkende C3a-Peptid abgespalten. Das Restmolekül C3b bindet nun über eine labile Bindungsstelle kovalent an die nächste verfügbare SH-Gruppe, z. B. an eine Zellmebran oder auch an ein Serumprotein. Dann erfolgt der weitere Abbau über die Regulatorproteine Faktor H und I zu iC3b, C3c, C3d, C3dg und C3g.

Alternativer Aktivierungsweg: Interessanterweise wird das C3b-Molekül, nachdem es an eine sog. aktivierende Oberfläche (z. B. von Bakterien) gebunden hat, nicht über die Faktoren H und I weiter abgebaut. Vielmehr dockt es an Faktor B = C3-Proaktivator) an. Dieser Faktor B wird in seiner Tertiärstruktur durch die Bindung an C3b so verändert, dass die im Serum in aktiver Form vorkommende Protease „Faktor D" ein Peptid b von C3bB abspaltet. Dadurch wird die sog. alternative C3-Konvertase C3bBb generiert. Sie wird durch Properdin noch stabilisiert (Abb. 5.**12**). Diese alternative C3-Aktivierung ist der phylogenetisch ältere Mechanismus zur Opsonierung von Bakterien mit C3 und wird vor allem bei massivem Eindringen von Bakterien in die Blutbahn auch AK-unabhängig wirksam.

+ Klinik: Pathologische Komplementaktivierungen über den alternativen Weg werden gelegentlich auch durch Röntgenkontrastmittel verursacht und provozieren nach massiver C3a-Freisetzungen einen anaphylaktischen Schock (s. u.).

Die beiden C3-Konvertasen („klassisch" C2a4b und „alternativ" C3bBb) leiten die Membranzerstörungsphase durch die Spaltung von C5 ein. Wieder entsteht ein anaphylaktoid wirkendes Peptid C5a (= Anaphylatoxin). Das größere C5b-Fragment bildet das Kernstück für die nichtenzymatische Anlagerung von C6 und C7 zum C5b67-Komplex. Dieser ist lipophil und kann sich deshalb gut in der Lipiddoppelschicht von Zellmembranen verankern. Nun lagern sich noch C8 und C9 an, wobei das C9 zu einem porenbildenden Molekül polymerisiert. Mit der Zusammenlagerung von C5b6–9 ist der „membranattackierende Komplex" (= MAC) entstanden. Solche Poren führen schließlich in der Zielzelle, welche die Komplementaktivierung in Gang gesetzt hat, dazu, dass Wasser in die Zelle einströmt und löst damit den osmotischen Tod der Zielzelle/des Bakteriums aus (Abb. 5.**13**).

„Lektin"-Aktivierungsweg: Das zu der Familie der „Collektine" gehörende Mannose-bindende Lektin „MBL" (C-Typ-Lektin) kann bakterielle Kohlenhydrate binden, die normalerweise im menschlichen Organismus nicht vorkommen. MBL kann auf diesem Wege Bakterien opsonieren und durch eine kollagenähnliche Region – ähnlich der im C1q-Molekül – eine C'-Aktivierung über C2 und C4 starten. Zu dieser Reaktion ist C1q nicht erforderlich. Alternativ können von MBL opsonierte Bakterien auch über „Collektinrezeptoren" wie den Mannoserezeptor direkt von professionellen APC phagozytiert werden. Auch die beiden „Pentraxine" CRP und Serumamyloid A (SAA) können außer Nukleosomen bestimmte bakterielle Polysaccharide erkennen und danach über C1q-Bindung den klassischen Weg der C'-Aktivierung auslösen. Da diese Reaktionen AK-unabhängig ablaufen, bezeichnet man sie auch als „Lektin"-Aktivierungsweg des Komplementsys-

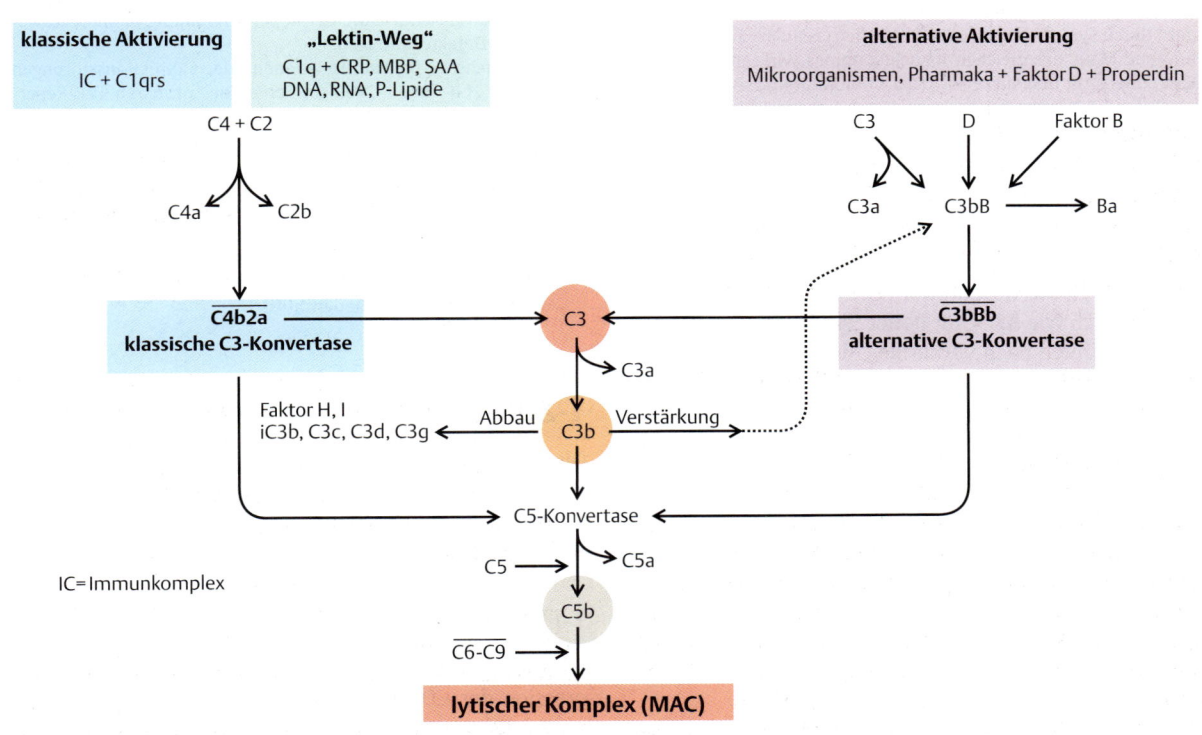

Abb. 5.**12** Komplementaktivierung.

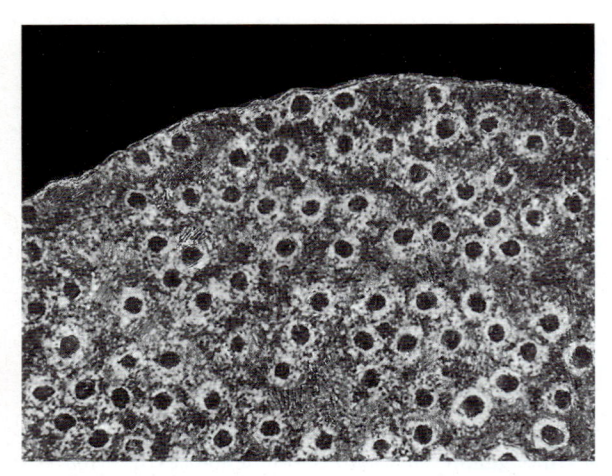

Abb. 5.**13 Perforine:** Zellmembran mit porenbildenden Komplexen (TEM; Vergr. 1 : 20 000).

tems. Es kommt dabei sicher zur C3-Konversion; wahrscheinlich läuft die Reaktion jedoch nicht bis zu den späten Komplementkomponenten.

+ Klinik: Von diagnostischer Relevanz ist die gesteigerte CRP-vermittelte Komplement-Aktivierung inzwischen bei der Polymyalgia rheumatica und bei der Riesenzellarteriitis (S. 441).

Zelluläre Immunität

Historie: Der Begriff der „zellulären Immunität" stammt von der frühen Beobachtung, dass sich die Immunität gegen bestimmte Erreger wie Mycobacterium tuberculosis nicht durch Serum (humoral), sondern durch Lymphknoten- oder Milzzellen (zellulär) auf eine nichtimmune Maus des gleichen Inzuchtstammes wirksam übertragen lässt. Überprüft man diese Form der Immunität im Hauttest mit abgetöteten Tuberkelbakterien, so zeigt sich erst spät, d. h. nach 48 – 72 Stunden, eine positive Reaktion.

Nach zahlreichen Reifungs- und Differenzierungsschritten im Thymus – gewissermaßen als „Schulungszentrum für T-Zellen" – unter Zuhilfenahme von MHC-Molekülen weisen die T- wie die B-Zellen auf ihrer Oberfläche viele immunologische Rezeptoren (TCR) auf, mit deren Hilfe sie – ähnlich wie AK – mit hoher Spezifität AG erkennen, wenn sie ihnen nach vorheriger Aufnahme und Zerkleinerung durch Makrophagen gewissermaßen auf dem „silbernen Tablett" eines MHC-Moleküls von besonderen „Butler-Zellen" (APC) gereicht werden. Somit können die T-Zellen im Gegensatz zu den B-Zellen mit ihrem B-Zell-Rezeptor (= Ig/BCR) ein AG nie direkt erkennen. Dies macht verständlich, weshalb eine T-Zell-vermittelte Immunantwort nach AG-Kontakt erst spät eintritt. Dies ist auch der Grund, weshalb sie auch „Immunität vom verzögerten Typ" oder „Spättypreaktion" genannt wird. Die T-Zellen setzen ihre Immunantwort mit Hilfe von Zytokinen durch.

TCR-Repertoire

Wie bereits erwähnt, stellt der Thymus die zentrale Reifungsstätte der T-Zellen dar. Ein entscheidender Schritt dabei ist das primäre TCR-Repertoire. Es kann durch Genumlagerung (rearrangement) aus der möglichen Kombination der Vα-, Jα-, Vβ-, Dβ- sowie Jβ-Gene entstehen und wird anhand der vorgegebenen HLA-Moleküle positiv und negativ selektioniert. Der Thymus wählt brauchbare T-Zellen mit solchen TCR aus, die eine schwache Affinität für autologe HLA-Moleküle besitzen. Er zerstört gefährliche T-Zellen, deren TCR mit hoher Affinität an autologe HLA-Moleküle in Kombination mit Selbstpeptiden binden. Er vernachlässigt diejenigen T-Zellen, die autologe HLA-Strukturen gar nicht erst erkennen. Dieser Prozess wird „klonale Selektion" genannt und führt dazu, dass jedes Individuum aus dem primären Keimbahnrepertoire ein aktuelles, für seine Bedürfnisse ganz speziell zugeschnittenes, abrufbares sekundäres Repertoire an TCR erhält; es ist schätzungsweise 3 bis 4 Zehnerpotenzen geringer als das primäre Keimbahnrepertoire. Dieses sekundäre TCR-Repertoire ist sozusagen das immunologische Startkapital eines jeden neugeborenen Menschen. Im günstigsten Fall schützt es seinen Wirt, indem es autologe Peptid-AG toleriert und gegen fremde Peptide, die ihm in autologen HLA-Molekülen präsentiert werden, eine protektive, „MHC-restringierte" Immunantwort aufbaut. Die weiteren Lebensumstände wie Impfungen, Ernährung, Krankheiten und Medikamente entscheiden dann darüber, welches tertiäre TCR-Repertoire jeder Mensch in Form von klonal expandierten Gedächtnis-T-Zellen ausbildet.

+ Klinik: Auf jeder Stufe der Repertoirebildung können gravierende Defekte auftreten:
- *Genetische Defekte*: Deletionen oder Expressionsstörungen der TCR-Gene → völliges Fehlen des primären TCR-Repertoires. Klinik: schwerer kombinierter Immundefekt (SCID).
- *Ontogenetische Defekte*: Entwicklungsstörung der Thymusanlage (z. B. DiGeorge-Syndrom) → fehlerhafte Ausbildung des sekundären TCR-Repertoires.
- *HLA-Expressionsdefekt* → kein sekundäres TCR-Repertoire. Klinik: „Bare Lymphocyte Syndrome".
- *Exogene Immunsuppression* durch T-lymphotrope Viren wie HIV, Bestrahlung oder Chemotherapie → Beinträchtigung des tertiären TCR-Repertoires.

T-Zell-Subpopulationen

Die T-Zellen des Organismus lassen sich je nach Ko-Liganden, AG-Erkennungsmechanismus und Funktionsspektrum in verschiedene, im Folgenden besprochene Subpopulationen trennen.

T-Helferzellen

T-Helferzellen (T_H-Zellen) sind durch die Membranexpression des CD4-Moleküls als wichtigem Ko-Liganden bei AG-Erkennung durch ihren TCR gekennzeichnet.

CD4⁺-T$_H$-Zellen erkennen Peptid-AG mit einer Länge von 12–20 Aminosäuren, die ihnen in der Rinne eines autologen MHC-Klasse-II-Moleküls auf der Oberfläche „professioneller" APC auf dem „exogenen Präsentationsweg" vorgestellt werden. Somit erkennen T$_H$-Zellen vorwiegend phagozytierte Fremd-AG. Von den „Selbst-Proteinen" wird allerdings nur ein Teil der Epitope aufgegriffen und den T-Zellen zur Abrichtung entsprechend reaktiver T-Zell-Klone präsentiert, die jedoch entweder „zum Schweigen gebracht" (T-Zell-Anergie) oder im Thymus zerstört werden. Die übrigen „Selbst-Epitope", „kryptische Selbst-AG" genannt, werden gelegentlich und dies auch erst zu einem späteren Zeitpunkt der Entwicklung demaskiert. Aus diesem Grunde wird gegen sie im Thymus keine zentrale Toleranz aufgebaut. Dies hat zur Folge, dass auch sie in seltenen Fällen erkannt werden und dann über entsprechende T-Zellen Autoimmunkrankheiten (s. u.) auslösen.

Diese Lymphozytensubpopulation wird CD4⁺-T-Helferzellen genannt, weil eine ihrer Aufgaben in der „kognaten T-B-Zell-Kooperation" besteht, bei der sie die B-Zellen aktivieren. Viel wichtiger aber ist ihre Zytokinsekretion, indem sie Zytokine bilden oder durch andere Zellen bilden lassen, mit denen sie den Einsatz anderer Lymphozyten steuern. Die CD4⁺-T-Helferzelle (CD4⁺-T$_H$-Zelle) nimmt somit im immunologischen „Symphonieorchester" die Rolle eines Dirigenten ein. Wenn er, wie bei einer HIV-Infektion, selektiv erkrankt, so bricht das Immunsystem zusammen.

Je nachdem, mit welchem Erreger/AG sich eine APC gerade beschäftigt, treibt sie die Differenzierung undifferenzierter, naiver T$_{H0}$-Zellen in Richtung T$_{H1}$- oder T$_{H2}$-Zellen.

T$_{H1}$-Zellen

Sie produzieren überwiegend makrophagenaktivierende Zytokine wie IFN-γ und IL-2, aber auch TNF-α und TNF-β (Lymphotoxin) und – wie die T$_{H2}$-Zellen – IL-3 und GM-CSF. Viren, Bakterien und besonders die intrazellulären fakultativ pathogenen Erreger wie Mykobakterien, Listerien und Salmonellen, Toxoplasma gondii, und Pneumocystis carinii induzieren ein IL-12- und IFN-γ-dominiertes Zytokinmilieu. Darin reifen die T-Zellen besonders gut zu T$_{H1}$-Zellen aus. Die noch zu besprechenden natürlichen Killerzellen (= NK-Zellen) bilden frühzeitig IFN-γ und beeinflussen damit diesen Differenzierungsweg entscheidend. IFN-γ, und TNF-β aus T$_{H1}$-Zellen sind dann die entscheidenden Signale an Makrophagen, intrazelluläre pathogene Viren und Bakterien abzutöten und die „Immunität vom verzögerten Typ" (= delayed typ hypersensitivity) einzuleiten.

Klinik: Störungen in diesem Differenzierungsweg wie ein IFN-γ-Defekt, IFN-γ-Rezeptor-Defekt oder eine niedrige CD4-Zellzahl führen zu prognostisch ungünstigen Verlaufsformen bestimmter chronischer Infektionskrankheiten, die auch zu den opportunistischen Infektionen zählen (s. AIDS, S. 197):
- *Lepra*: T$_{H2}$-Zelldominanz → prognostisch ungünstige Lepra lepromatosa. T$_{H1}$-Zell-Dominanz → prognostisch günstige Lepra tuberculosa.
- *Tuberkulose*: T$_{H2}$-Zelldominanz → prognostisch ungünstige Miliartuberkulose. T$_{H1}$-Zell-Dominanz → prognostisch günstige nodöse Tuberkulose.

T$_{H2}$-Zellen

Sie bilden B-Zell-differenzierende Zytokine IL-4, IL5-, IL-10 und IL-13 sowie auch IL-3 und GM-CSF. Vor allem unter Einfluss von parasitären und allergischen Erkrankungen wird die Differenzierung von T$_{H0}$-Zellen in Richtung T$_{H2}$-Zellen mit Dominanz dieser Zytokine gelenkt. Hohe IgE-Spiegel oder polyklonale Hypergammaglobulinämien sind untrügerische klinische Hinweise für eine T$_{H2}$-dominierte Entzündung. IL-4 und IL-10 hemmen übrigens effektiv eine T$_{H1}$-Antwort, und umgekehrt drosselt IFN-γ eine T$_{H2}$-Antwort.

Klinik: Allergiker und Atopiker leiden unter einer übermäßigen pathologischen T$_{H2}$-Antwort. Für die klinische Einschätzung und die Immunpathogenese vieler Entzündungszustände hat das arbeitsteilige T$_{H1}$/T$_{H2}$-Konzept wertvolle neue Aspekte beigesteuert. Inzwischen wird begonnen, durch Zytokine und auch Medikamente die T$_{H1}$/T$_{H2}$-Balance therapeutisch zu beeinflussen.

Zytokinnetzwerk

Neben den T-Zell-Zytokinen ist inzwischen eine große Anzahl von Botenstoffen unterschiedlicher Herkunft und Funktion bekannt, die in einem komplexen Zusammenspiel von pro- und antiinflammatorischen Wirkungen das „Zytokinnetzwerk" bilden. In diesem Netzwerk gibt es eine Redundanz, indem die einzelnen Zytokine eine oft ähnliche Wirkung hervorrufen, und einen Pleiotropismus, indem die einzelnen Zytokine mehrere Wirkorte haben. Dies führt dazu, dass Defekte einzelner Zytokine meist keine sehr eindrückliche Wirkung im Organismus zeigen, solange keine spezielle Pathogenbelastung gegeben ist. Man unterscheidet folgende 5 Zytokinkategorien:
- *Zytokine der natürlichen Resistenz*, auch proinflammatorische Zytokine genannt. Die wesentlichsten Vertreter sind TNF-α, Il-1 und IL-6. Sie werden von mononukleären Phagozyten nach Stimulation mit Bakterien oder LPS gebildet.
- *Regulatoren von Lymphozytenaktivierung, -wachstum und -differenzierung.* Hierher gehören die T$_{H1}$- und T$_{H2}$-Zytokine, allen voran IL-2. Sie werden nach AG-Erkennung gebildet.
- *Regulatoren der immunologischen Entzündung.* Sie werden von T-Zellen nach AG-Erkennung gebildet und aktivieren unspezifische Effektorzellen. Ein Prototyp hierfür ist das makrophagenaktivierende IFN-γ.

- *Stimulatoren der unreifen Knochenmarkzellen* wie IL-7, IL-3, G-CSF, GM-CSF und Erythropoetin.
- *Chemokine*: Sie sind essenziell für die Entsendung von Entzündungszellen in das entzündete Gewebe.

T-B-Zell-Kooperation

Sie läuft in folgenden 2 Phasen ab:
1. Phase: Ein intaktes Fremd-AG, das als dreidimensionale Struktur von B-Zellen erkannt wird, enthält ein oder mehrere lineare Peptid-AG (T-Zell-Epitop). Dieses wird, wie bereits beschrieben, von einer APC auf dem exogenen Wege zu einem T-Zell-Epitop verarbeitet. Diese APC transportiert das T-Zell-Epitop in eines der sekundären lymphatischen Organe, wo sie es in der Rinne eines MHC-Klasse-II-Moleküls einer passenden T-Helferzelle vorstellt. Durch die Interaktion von TCR mit dem MHC-Peptid-Komplex wird die APC aktiviert und sezerniert Zytokine. Diese wiederum regen die T-Helferzellen zur Proliferation an und fördern die Produktion weiterer Botenstoffe.
2. Phase: Nach der Erkennung von prozessiertem Peptid-AG-/MHC-II-Komplex (1. Signal) erfährt die T_H-Zelle über die Interaktion von Molekülen der B-7-Familie auf den B-Zellen mit dem CD28-Molekül auf der T_H-Zelle ein sog. ko-stimulatorisches Zweitsignal. Die T-Zelle kann jetzt den CD40-Liganden und die IL-2-Synthese hochregulieren. Auf diese Weise kann die T_H-Zelle mit der AG-präsentierenden B-Zelle interagieren und deren terminale Reifung zur Plasmazelle mit Ig-Klassen-Wechsel einleiten. Die sich davon ableitenden Plasmazellklone bilden AK, die genau auf dasjenige B-Zell-Epitop passen, das die naive B-Zelle initial gebunden hat. Diese „kognate T-B-Zell-Kooperation" führt neben der Plasmazelldifferenzierung auch zur Differenzierung einzelner Gedächtnis-B-Zellen, die nach erneutem AG-Kontakt rasch eine „Booster-Reaktion" starten können.

Zytotoxische T-Zellen

Sie exprimieren auf ihrer Oberfläche CD8-Moleküle. Diese stabilisieren, indem sie an MHC-Klasse-I-Moleküle binden, eine TCR-Interaktion mit diesen Molekülen einschließlich gebundenem Peptid. Da diese Reaktion in aller Regel zum Tod der erkannten Zelle führt, werden $CD8^+$-T-Zellen auch als T-Killerzellen oder zytotoxische T-Zellen (T_C) bezeichnet. Ihre Aufgabe ist es, durch Transplantation in den Organismus gebrachte Fremdzellen oder durch Virusinfektion, aber auch durch Neoplasie fremd gewordene, histoinkompatible Körperzellen zu eliminieren. Die $CD8^+$-T_C-Zellen erkennen im Falle von virusinfizierten Körperzellen ein virales Peptid-AG mit einer Länge von 8 bis 10 Aminosäuren, das über den „endogenen Präsentationsweg" in die Rinne eines autologen MHC-Klasse-I-Moleküls gelangt ist. Aktivierte $CD8^+$-T_C-Zellen setzen ähnliche Zytokine frei wie T_{H1}-Zellen. Grundsätzlich hat eine $CD8^+$-T_C-Zelle, sobald sie mit dem speziell präsentierten AG einer Zielzelle in Berührung gekommen ist, folgende Möglichkeiten, diese umzubringen:

- *Durchlöcherungsmechanismus:* Nach Kontakt mit der „Fremdzelle" sezerniert die $CD8^+$-T_C-Zelle das transmembranöse Protein „Perforin". Mit diesem „bohrt" sie Poren in die Zellmembran und lässt letztlich die Zelle durch Wassereinstrom osmotisch platzen (vgl. Abb. 5.**13**).
- *„Kurzschlussmechanismus":* Über die Perforinporen kann eine $CD8^+$-T_C Zelle aber auch die Serinprotease Granzym-B in die Zielzelle „einspritzen" und so bei dieser unter Umgehung des Todesrezeptorweges direkt die Exekutiv-CASPASE aktivieren und den apoptotischen Zelltod auslösen (S. 124).
- *„Kontaktschaltermechanismus":* Nach Kontakt mit der „Fremdzelle" exprimiert die $CD8^+$-T_C-Zelle den Fas-Liganden, bindet damit an deren Fas-Rezeptor und aktiviert über den Todesrezeptorweg die Exekutiv-CASPASE, danach die Endonuklease und löst damit den Zelltod aus. Dieser Mechanismus wird vor allem für die zelluläre „Abrüstung" der bedarfsgerecht expandierten, AG-spezifischen Lymphozytenklone nach einer Abwehrschlacht eingesetzt, so dass sich das spezifische Immunsystem auf eine stets gleiche Lymphozytenzahl einreguliert.

Klinik: Können die expandierten Klone wegen eines Defekts des Fas-Gens oder des Fas-Liganden nicht reduziert werden, so nimmt wegen einer polyklonalen Lymphozytenvermehrung in kurzer Zeit das Volumen von Lymphknoten und Milz dramatisch im Sinne eines „Pseudolymphoms" zu. Dazu gehören folgende „autoimmunen lymphoproliferativen Syndrome" (= ALPS), denen eine polyklonale Lymphozytenproliferation mit Autoimmunphänomenen wie autoimmunhämolytischer Anämie, Thrombozytopenie und Exanthem gemeinsam ist. Sie gehen recht häufig in monoklonale Non-Hodgkin-Lymphome über:
– „angioimmunoblastische Lymphadenopathie" (AILD) beim Erwachsenen (S. 566),
– chronisch immunproliferatives Syndrom (CIPS).

γδ-T-Zellen

Sie machen etwa 2–5% der peripheren T-Lymphozyten aus und leiten sich in einem sehr frühen Stadium von kortikalen $CD3^+$-Thymozyten ab, wenn diese noch keine Rezeptoren wie αβ, CD4 und CD8 exprimiert haben. Ein Teil der γδ-T-Zellen besiedelt Epithelien des Darmes und der Haut; sie weisen gewebespezifische V-Region-Gene ohne „Joining"-Diversität auf. Eine andere γδ-T-Zell-Population findet sich im Blut und in Lymhknoten mit eingeschränkter Vγ- und Vδ-Gen-Benutzung, aber großer Diversität in der „Joining"-Region γδ. Das Restriktionselement für diesen TCR-Typ sind nicht HLA-Moleküle, sondern das CD1. Dieses Molekül wird von den dendritischen Retikulumzellen des Thymus exprimiert. Typischerweise erkennen γδ-T-Zellen phosphorylierte Kohlehydrate, Pyrophosphate und Alkylamine, aber auch Protein-AG, die auf CD1-Molekülen präsentiert werden. Wahrscheinlich sind die γδ-T-Zellen eine rasch reagierende T-Zell-Population, die einerseits durch frühe Zytokinproduktion ein T$_{H1}$-Milieu entstehen lassen können oder auch zu einem späteren Zeitpunkt regulatorisch in die Immunantwort eingreifen.

+ Klinik: Typische γδ-T-Zell-Expansion bei Mykobakteriosen, Felty-Syndrom, Salmonelleninfekt und Malaria; relativ erhöhte γδ-T-Zell-Zahl bei fortgeschrittener HIV-Infektion.

5.1.5
NK-Zellen

Die natürlichen Killerzellen (= NK-Zellen) sind eine eigenständige Lymphozytenpopulation. Zytologisch haben sie einen eingebuchteten Kern und basophile Granula in einem hellen Zytoplasma, weshalb sie auch als „Large granular Lymphocytes" bezeichnet werden (Abb. 5.14). Während der frühen Thymusentwicklung machen sie etwa 80% der Thymozyten aus. Danach verlassen sie den Thymus und reifen extrathymisch weiter. Im peripheren Blut sind schließlich nur noch etwa 5% der Lymphozyten NK-Zellen. Ihre funktionelle Bedeutung liegt darin, dass sie unabhängig von einer AG-Präsentation über körpereigene MHC-Moleküle mit den gleichen Mechanismen wie die CD8$^+$-T$_C$-Zellen zytotoxisch sind (= MHC-unrestringierte Zytotoxizität) und somit gewissermaßen „um sich schlagen", wenn sie auf körpereigene Zellen treffen, denen MHC-Klasse-I-Moleküle fehlen („Missing-self"-Hypothese). Auf ihrer Oberfläche exprimieren sie charakteristischerweise CD16 (niedrig affiner Fc-IgG-Rezeptor), CD2, CD56 und CD57, aber kein CD3 und kein TCR. Die NK-Zellen werden hauptsächlich durch IL-15 und IL-12 stimuliert und setzen bei zytotoxischer Aktivierung früh IFN-α, IFN-γ, TNF-α und IL-12 frei, wodurch sie ein positives Milieu für T$_{H1}$-Zellen bilden.

NK-Zellen exprimieren folgende Rezeptoren:
- *Inhibitorische Rezeptoren*: Sie haben entweder Lektincharakter (C-Typ-Lektinrezeptor) oder gehören zu der Ig-Superfamilie (KIR2 DL1–4) und erkennen körpereigene MHC-Klasse-I-Moleküle, die bekanntlich auf allen Körperzellen exprimiert werden. Diese Hemmrezeptoren verhindern, dass eine NK-Zelle, sowie sie bei einer kontaktierten Zelle auf körpereigene MHC-Klasse-I-Moleküle stößt, zytolytisch wird. Vernachlässigt aber eine Zelle, sei es durch Virusinfektion oder durch neoplastische Entartung, die Expression von MHC-Klasse-I-Molekülen, so entfremdet sie sich dem körpereigenen Immunsystem und wird für NK-Zellen angreifbar.
- *Zytotoxische Rezeptoren*. Sie sind entweder immer vorhanden (NKp46) oder lassen sich bedarfsweise induzieren (NKp44) und bringen über eine Perforinfreisetzung wie z. B. die CD8$^+$-T$_C$ die Zielzelle um.
- *Fc-IgG-Rezeptoren* in Form des CD16: Sie spielen bei der AK-abhängigen zellvermittelten Zytotoxizität (= antibody-dependent cellular cytotoxicity = ADCC) gegen kernhaltige Zielzellen eine zentrale Rolle. Sie aktivieren nämlich NK-Zellen, die auf mit IgG opsonierte Zielzellen treffen. Außer den NK-Zellen verfügen aber auch Monozyten, Neutro- und Eosinophile über solche Fc-Ig-Rezeptoren. Diese Phagozyten sind jedoch allenfalls in der Lage, neben opsonierten Bakterien und Parasiten noch AK-beladene Erythrozyten zu phagozytieren. Für IgG-opsonierte kernhaltige Zielzellen sind NK-Zellen zuständig. Folglich eignet sich die NK-Zell-vermittelte Zytotoxizität vor allem für Tumorzellen, MHC-Klasse-I-defekte virusinfizierte Zellen und AK-opsonierte Zielzellen (z. B. hyperakute Transplantatabstoßung).

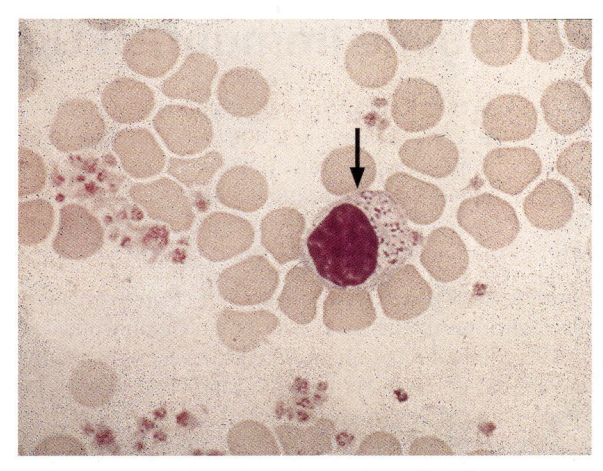

Abb. 5.14 Natürliche zytoplasmareiche Killerzelle (Pfeil) mit großem Kern und zahlreichen sog. Azurgranula (Pappenheim, Vergr. 1:300; Original: Peter).

5.2 Pathogene Immunreaktionen

Aus biologischer Sicht dienen die Immunantworten des B- und T-Zell-Systems der Integritätswahrung eines Individuums. Unter bestimmten Umständen können aber diese immunologischen Reaktionen den Organismus gefährden, die je nach zugrunde liegendem Mechanismus unter folgenden Begriffen klassifiziert werden:

Überempfindlichkeitsreaktionen (= Hypersensitivitätsreaktionen): Hier beantwortet ein Organismus den erneuten Kontakt mit einem Antigen, das er schon kennt und auf das er überempfindlich ist, mit einer überschießenden protektiven Immunreaktion:

– *Überempfindlichkeitsreaktion Typ I:* Sie wird bei Patienten hervorgerufen, die auf ein bestimmtes Antigen (= Allergen) mit einer abnormen Produktion von IgE reagieren, das eine besondere Affinität zu den Mastzellen hat und deren Histaminausschüttung provoziert.
– *Überempfindlichkeitsreaktion Typ II:* Bei ihr werden humorale Antikörper gegen körpereigene Antigene gebildet und nach entsprechender Bindung an eine Zielzelle von Zellen mit Killerpotenzial (Makrophagen) als „Tötungsaufforderung" verstanden
– *Überempfindlichkeitsreaktion Typ III:* Sie führt zur Immunkomplexkrankheit, bei der im Körper Antigen-Antikörper-Komplexe zirkulieren und nach Ablagerung Gefäßschäden verursachen.
– *Überempfindlichkeitsreaktion Typ IV:* Sie wird durch T-Lymphozyten vermittelt, die auf a) pathogene Keime (Infektallergie), b) Antigene, die an der Haut haften (Kontaktallergie) oder c) Spenderorganantigene (Transplantatallergie) eine gewisse Zeit lang quasi abgerichtet worden sind.

Autoimmunkrankheiten (= Autoimmunopathien): Bei diesen Erkrankungen verletzt der Organismus den Schutz seiner eigenen Individualität und greift infolge mangelnder Selbsttoleranz sich selbst an. Dementsprechend stehen autoreaktive Antikörper oder autoreaktive Lymphozyten, die sich gegen körpereigene Substrate richten, im Mittelpunkt der Pathogenese.

Defektimmunopathien (= Immunmangelsyndrome): Ihnen liegt eine defiziente Immunreaktion des Organismus auf verschiedene Antigenstimuli zugrunde. Die angeborenen B-Zell-Defekte fallen klinisch durch eine Resistenzminderung gegenüber bakteriellen Infektionen auf, während primäre T-Zell-Defekte durch eine Schutzlosigkeit gegenüber Viren und Pilzen imponieren. Patienten mit kombiniertem B-und T-Zell-Defekt sind kaum überlebensfähig. Bei den erworbenen Immundefektsyndromen sind vor allem die Gammopathie infolge neoplastischer Vermehrung eines Plasmazellklons und AIDS infolge einer Infektion mit dem humanen Immundefektvirus (HIV) hervorzuheben.

Tumor-/Lymphomimmunologie infolge maligner Entartung einzelner Akteure des Immunsystems.

5.2.1 Überempfindlichkeitsreaktionen

Allgemeine Definition: Darunter versteht man einen aktiven, unkontrollierten Übergriff einer Immunreaktion auf gesundes Gewebe. Der Begriff Überempfindlichkeitsreaktion (= Hypersensitätsreaktionen) umschreibt somit einerseits die Begleitschäden („Kollateralphänomene") einer überschießenden physiologischen Immunantwort gegen definierte Erreger, andererseits wird er zur Klassifizierung solcher Gewebeschäden verwendet, wie sie im Verlauf von Allergien und Autoimmunerkrankungen auftreten.

Coombs und Gell haben den Begriff Überempfindlichkeitsreaktion 1949 erstmals mit Inhalt gefüllt, indem sie 4 immunpathologische Reaktionsformen definierten, die nichts von ihrer didaktischen Brillanz verloren haben. Sie werden im Folgenden besprochen (Tab. 5.**2**).

5.2.1.1 Typ-I-Reaktion

Definition: Die Überempfindlichkeitsreaktion Typ I wird auch als „IgE-vermittelte Sofortreaktion" bezeichnet („Allergie") und kann nach einer entsprechenden Sensibilisierungsphase innerhalb weniger Minuten a) zu einer starken Hautreaktion wie Rötung, Juckreiz und Quaddelbildung, b) zu einem Bronchospasmus mit schwerer Atemnot oder sogar c) zu einem anaphylaktischem Schock führen (= „Sofortreaktion").

Pathogenese: Die physiologische Rolle des IgE ist noch nicht geklärt. Die Tatsache, dass Parasitosen von hohen Serum-IgE-Konzentrationen und einer Eosinophilie begleitet werden, lässt vermuten, die Entwicklung einer IgE-Antwort habe einen phylogenetischen Vorteil. Dafür sprechen sowohl die IgE-vermittelte Histaminfreisetzung mit Verstärkung der Darmperistaltik und die damit verbundene Parasitenausstoßung als auch die Zytotoxizität der Eosinophilen gegenüber mit IgE bestückten Parasiten.

Etwa 20% der Bevölkerung westlicher Industrienationen leiden an einer solchen Überempfindlichkeitsreaktion, wobei etwa doppelt so viele Individuen im Hauttest hohe

Tabelle 5.2 **Klassifikation krankmachender Immunreaktionen** nach Gell und Coombs sowie Sell

Immunreaktion	Protektive Wirkung	Pathogene Wirkung
Typ I		
IgE-vermittelt	exsudative Entzündung, Parasiten-Expulsion	anaphylaktischer Schock, Asthma bronchiale, Urtikaria, Rhinitis allergica
Typ II		
Zytotoxische AK + Komplement	Opsonierung, Bakterienlyse	Hämolyse, Thrombozytopenie, Leukopenie
Neutralisierende AK	Toxinneutralisierung, Diphtherie, Tetanus, Cholera, Endotoxine	Typ-A-Gastritis, perniziöse Anämie, Myasthenia gravis, Hashimoto-Thyreoiditis
Typ III		
IC (Immunkomplexe) + Komplement-Aktivierung	akute Entzündung, Vaskulitis, Neutrophilenaktivierung	Glomerulonephritis, systemischer Lupus erythematodes
Typ IV		
DTH (= delayed type hypersensitivity)	Makrophagenaktivierung gegen Tuberkulose, Toxoplasmose, Lepra	multiple Sklerose, Postvakzinierungsenzephalitis, rheumatoide Arthritis, Polychondritis, insulin dependent diabetes mellitus
AK (= Antikörper), CMC (= cell mediated cytotoxicity)	Abtötung virusinfizierter und maligner Zellen	Kontaktdermatitis, Lyell-Syndrom, insulin dependent diabetes mellitus
Granulombildung	Tuberkulose, Lepra, Pilze, Fremdkörper	Sarkoidose, Berylliose

IgE-Titer gegen Pollen zeigen wie tatsächlich unter einer Pollenallergie leiden. Man kann deshalb die Entstehung einer Allergie nicht allein mit einer IgE-vermittelten Mastzellsensibilisierung erklären. Dazu gehören noch eine allergische Disposition, die als Atopie (gr., ungewöhnlich) bezeichnet wird, sowie eine entsprechende Reaktionsbereitschaft der Effektorzellen wie Mastzellen, Eosinophilen und glatten Muskelzellen. Dabei werden atopische Kinder innerhalb der beiden ersten Lebensjahre früh gegen ein oder mehrere AG sensibilisiert, die mit der bronchialen und/oder gastrointestinalen Schleimhaut in Kontakt kommen, wohingegen nichtatopische Kinder während dieser Zeit gegen das gleiche AG eine „orale Toleranz" entwickeln.

Kausalpathogenetisch läuft die IgE-vermittelte Sofortreaktion in folgenden Phasen ab:
1. *Sensibilisierungsphase:* Sie beginnt damit, dass das Allergen durch dendritische Zellen T_{H2}-Zellen präsentiert wird. Diese bilden einen dominierenden Zytokincocktail aus IL-4, IL-5 und IL-13, wobei vor allem IL-4 die Immunantwort durch eine T_{H2}-Zell-Dominanz prägt und über eine T-B-Zell-Kooperation einen Immunglobulinklassenwechsel von IgM zu IgE anregt, so dass die Plasmazellen IgE-AK bilden und sezernieren. IgE gelangt dann ins umgebende Gewebe, in die Blutbahn und in die Körperflüssigkeiten, wo es mit hoher Affinität an den Fcε-Rezeptor-1-Molekülen (CD23) auf der Oberfläche von zirkulierenden Basophilen und Gewebemastzellen festmacht. Dort bleibt es lange Zeit, vorerst noch ohne diese zu aktivieren, weil die AK-Menge zur effektiven Besetzung der IgE-Rezeptoren noch nicht ausreicht.
2. *Zweite Allergenexposition:* Bei einer erneuten AG-Exposition werden die Mastzellen/Basophilen dicht mit IgE-AK besetzt, so dass das spezifische Allergen, das an den Fab-Teil des AK bindet, eine Kreuzvernetzung mit den benachbarten IgE-Molekülen eingeht (IgE-Brückenbildung). Dies ist das Signal für die Freisetzung von primären und sekundären Mediatorstoffen (z. B. Histamin aus den basophilen Granula der Mastzellen).
3. *Anaphylaktische Reaktion:* Sie wird durch Einwirken der durch Degranulierung freigesetzten Mediatorstoffe geprägt und kann je nach Allergenkontaktmechanismus eine lokale (= lokale Anaphylaxie) oder eine systemische Reaktion (= systemische Anaphylaxie) nach sich ziehen. Bildhaft beschrieben bewirkt eine allergische Reaktion, dass ein aerogen oder oral aufgenommenes Allergen a) durch Bronchusverengung vermindert inhaliert wird, b) durch eine Serumausschwitzung aus vermehrt durchlässigen Gefäßen ausgeschwemmt und c) an vermehrt gebildeten Schleim gebunden und ausgehustet und/oder ausgeschieden wird (Abb. 5.**15**). Die freigesetzten Media-

5 Störungen der Individualitätswahrung

Antigen — IgE / IgE

präformierte Mediatoren:
- **Histamin**: Vasodilatation, Permeabilität, Juckreiz
- **Heparin**: Gerinnungshemmung
- **Tryptase**: Abbau von C3a, C5a
- **Chymase**: Abbau von Neuropeptiden

Mastzelle

Zytokine:
- **IL13**: Hypersekretion
- **IL5**: Eosinophilen-Wachstum
- **IL4**: Priming der allergischen Entzündung
- **TNF-α**: Hochregulation von Adhäsionsmolekülen

Membran-Phospholipide → Arachidonsäure

de novo-Membranphospholipid-Mediatoren:
- **PAF** ↓ Bronchokonstriktion, Mukussekretion, Aktivierung von Leukozyten
- **PG-D2**: Vasodilatation, Bronchokonstriktion
- **LTC4**: Bronchokonstriktion
- **LTD4**: Schleimsekretion
- **LTE**: Vasodilatation/Ödem

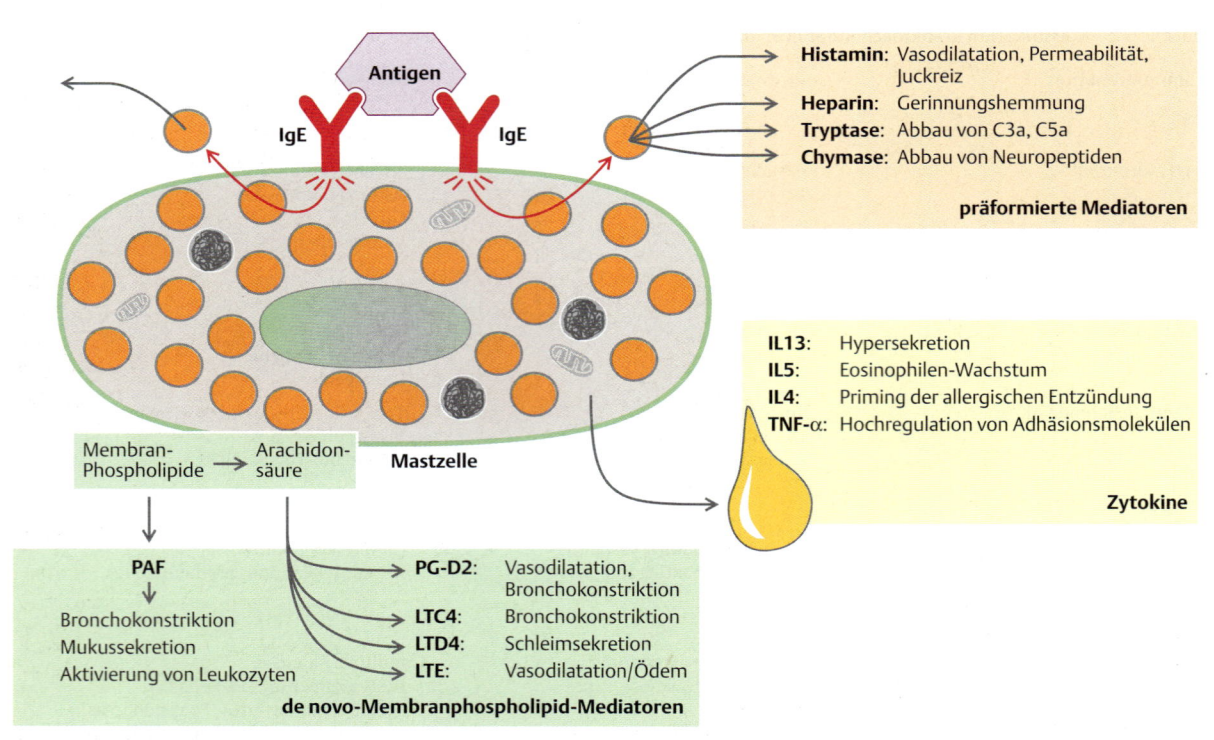

Abb. 5.15 **Schematische Darstellung der Mediatorbildung** bei der IgE-Mastzell-Interaktion im Rahmen einer allergischen Reaktion.

---

torstoffe werden je nach Entstehungsvorgang untergliedert:
- *Primärmediatoren*: In den Mastzellgranula befinden sich große Mengen an präformierten „zytogenen Mediatoren", die durch IgE-Bindung aus den Mastzellen freigesetzt werden. Dazu gehören:
  - Histamin → Bronchospasmus, Magen-Darm-Spasmen mit Diarrhoe, Vasodilatation, naso-broncho-gastrische Sekretion;
  - Eotaxin → Eosinophilen-Anlockfaktor;
  - Enzyme wie Chymase → Generierung von aktiven Komplementkomponenten wie C3a und C5a, die über besondere Rezeptoren auf Mastzellen/Basophilen ebenfalls eine Mastzelldegranulierung hervorrufen und so eine Vasodilatation bis hin zum Blutdruckabfall und Kreislaufschock (= anaphylaktischer Schock) herbeiführen; C3a und C5a werden deshalb auch als „Anaphylatoxine" bezeichnet.
- *Sekundärmediatoren*: Sie werden von den Mastzellen ad hoc gebildet. Dazu gehören:
  - Arachidonatkaskadenabkömmlinge: Prostaglandine wie PG-D$_2$, Leukotriene wie LT-C$_4$, -D$_4$, -E$_4$ (identisch mit „Slow reacting Substance of Anaphylaxis");
  - Plättchenaktivierungsfaktor (PAF) → Plättchenaggregation, Vasodilatation, Bronchospasmus;
  - Zytokine: Sezernierung von Zytokinen wie IL-4 und IL-5 im allergisch alterierten Gewebe durch die Mastzellen sowie von RANTES (regulated and normal t-cell expressed and secreted) und Eotaxin, zwei potenten Eosinophilen-Chemokinen, durch T$_{H2}$-Zellen und damit Hervorrufen der allergietypischen Gewebe- und Bluteosinophilie.

Pathophysiologie: Diese Immunreaktion verläuft zumindest im Bereich der Bronchialschleimhaut biphasisch ab.
- *Akutphase:* Sie setzt wenige Minuten nach Allergenexposition ein und ist gekennzeichnet durch
  - Juckreiz, Permeabilitätsstörung, Urtikaria (Nesselsucht), Sekretion von wässrigem Schleim und Rhinokonjunktivitis als Effekt von Histamin;
  - Bronchospasmus als Effekt von Histamin, aber auch von LT-B$_4$, LT-C$_4$, PG-D$_2$ und PAF;
  - Eosinophilenanlockung durch Eotaxin und RANTES.
- *Spätphase:* Sie setzt 2–6 Stunden nach Allergenexposition ein und ist durch eine zelluläre Infiltration von Eosinophilen, Basophilen, Monozyten und T$_{H2}$-Zellen geprägt, wobei im Gegensatz zu einer bakteriellen Infektion Neutrophile keine Rolle spielen. Die Eosinophilen setzen nun gewebetoxische Substanzen wie das eosinophile kationische Protein (ECP), das Neurotoxin (EDN) und eine eosinophile Peroxidase frei. Alle diese Zellen und ihre Mediatoren machen aus der allergischen Reaktion eine chronische eosinophile Entzündung mit bronchialer Hyperreagibilität.

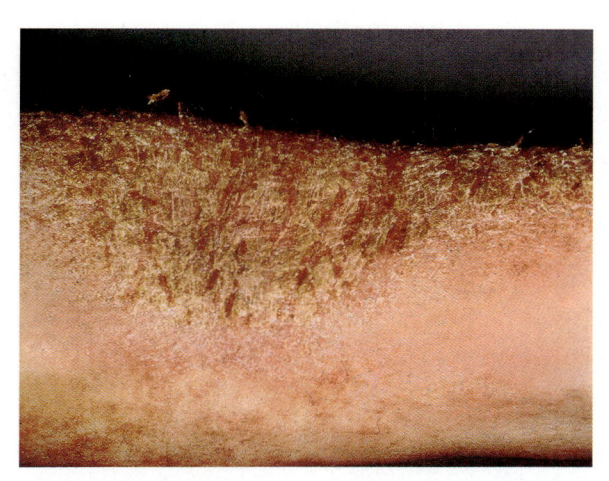

Abb. 5.16 Neurodermitis: teigig-entzündlich geschwollene Haut mit Parakeratose.

Klinisch kann sich eine IgE-vermittelte Sofortreaktion wie folgt manifestieren:
- *Lokale Anaphylaxie:* Nach erneutem Kontakt mit inhalativen oder alimentären Allergenen kommt es zu einer Sofortreaktion im Bereich der Haut, Bronchial- und Intestinalschleimhäute:
  - *Rhinitis vasomotorica* (= Rhinitis anaphylactica, Heuschnupfen; S. 576) und/oder
  - *allergisches Asthma bronchiale* (S. 599) bei Pollen-/Hausstauballergie;
  - *atopische Dermatitis* (= Neurodermitis); gekennzeichnet durch ein juckendes, gerötetes Exanthem, das beugeseitig betont schuppt (Abb. 5.16). Die Haut wird mit der Zeit verdickt und weist Kratzspuren auf. Besserung auf lokale Steroidsalben und Antihistaminika.
- *Systemische Anaphylaxie:* Systemische Sofortreaktion nach parenteraler Applikation von Fremdeiweißen wie Fremdserum (Impfung), Hormonen, Polysacchariden, Bienen-/Wespengifte und Medikamente. Diese Patienten sind in der Regel keine Atopiker. Sie haben folglich meist normale Serum-IgE-Spiegel und neigen nicht vermehrt zu Heuschnupfen, Bronchialasthma und Neurodermitis. Zielorgane sind a) die Lunge mit bronchokonstriktiver Atemnot und b) die Kreislaufperipherie mit anaphylaktischem Schock.

5.2.1.2

Typ-II-Reaktion

Definition: Die Überempfindlichkeitsreaktion Typ II wird auch als „humorale zytotoxische Reaktion" bezeichnet. Man fasst damit alle diejenigen Immunreaktionen zusammen, bei der IgG- und IgM-AK durch gezielte Bindung an oberflächengebundenen AG das Gewebe zerstören oder funktionell beeinträchtigen.

Pathogenese: Die IgG- und IgM-AK sind a) gegen körpereigene Auto-AG auf der Zellmembran, b) gegen auf der Zelloberfläche exprimierte Virus-AG, c) gegen auf der Zelloberfläche adsorbierte Haptene wie bestimmte Medikamente oder d) gegen Auto-AG auf der Extrazellulärmatrix wie der Basalmembran gerichtet. Folge einer solchen AG-AK-Reaktion sind:

- *Komplement-vermittelte Zytotoxizität:* Die AG-AK-Reaktion bewirkt eine Aktivierung der gesamten Komplementkaskade, wodurch schließlich der membranattackierende, porenbildende Komplex (= MAC, C5-9) entsteht. Dieser MAC durchlöchert die Zellmembran und bringt die Zielzelle osmotisch um. Bleibt die Aktivierung der Komplementkaskade auf Höhe von C3 stehen, so bilden sich opsonierende Komplementfragmente wie C3b, so dass sich die Makrophagen über die AK-gespickte Zielzelle hermachen. Ist das mit AK bestückte Ziel-AG wie im Falle einer Basalmembran zu groß, um von Makrophagen vertilgt zu werden, so laufen während der Phagozytose ätzende Proteasen aus, die zusammen mit toxischen Sauerstoffmetaboliten das Gewebe schädigen.

Klinische Beispiele:
- *ABO-Blutgruppen-Inkompatibilität* → Erythrozytenagglutination (Abb. 5.17) → Transfusionshämolyse;
- *Rhesusinkompatibilität:* S. 515
- *Wärme-Auto-AK* vom IgG-Typ → Autoimmunhämolyse;
- *Kälte-Auto-AK* vom IgM-Typ → Autoimmunhämolyse;
- *Immunthrombozytopenie* (ITP) wegen antithrombozytärer AK → Thrombozytenzerstörung → idiopathische thrombozytopenische Purpura
- *idiopathische Immunneutropenie;*
- *Goodpasture-Syndrom* mit Basalmembran-Auto-AK → Glomerulonephritis wegen Kapillarschlingennekrose und Lungenhämorrhagien wegen alveolokapillärer Nekrosen;
- *bullöses Pemphigoid* wegen AK gegen epidermale Basalmembran → blasige Epidermisabhebung;
- *Morbus Wegener* mit nekrotisierenden Vaskulitiden wegen Auto-AK gegen lysosomale Granulozytenproteine wie cANCA/anti-Proteinase-3 und pANCA/anti-Myeloperoxidase;
- *rheumatisches Fieber* mit AK gegen Streptokokken-AG und Kreuzreagibilität gegen Endo-/Myokardbestandteile.

- *AK-vermittelte zelluläre Zytotoxizität* (= ADCC): In diesem Fall werden entweder körpereigene Zielzellen oder transplantierte Fremdzellen durch IgM-AK belagert – bei körperfremden Parasiten sind es IgE-AK – und von nichtsensibilisierten Zellen wie Monozyten, Neutrophilen, Eosinophilen oder NK-Zellen über eine Bindung mit deren Fc-Rezeptor zerstört. Der zugrunde liegende Zelltötungsmechanismus wurde bereits bei den NK-Zellen besprochen.

Klinische Beispiele:
- *Tumorimmunologie* → Tumorzellzerstörung;
- *Infektiologie* → Parasitenzerstörung;
- *Autoimmunkrankheiten* wie Hashimoto-Thyreoiditis, Typ-A-Gastritis → perniziöse Anämie;
- *Transplantatabstoßung (hyperakute Form).*

- *AK-bedingte Funktionsstörung:* In diesem Falle lagern sich AK auf AG ab, die eine Rezeptorfunktion haben und hemmen oder stimulieren die Zielzelle, ohne sie zu töten.

Klinische Beispiele:
- *Myasthenia gravis* mit Auto-AK gegen den Cholinesteraserezeptor an der neuromuskulären Endplatte → Muskelschwäche;
- *Basedow-Krankheit* mit Auto-AK gegen den TSH-Rezeptor auf Thyreozyten → permanente Schilddrüsenüberfunktion.

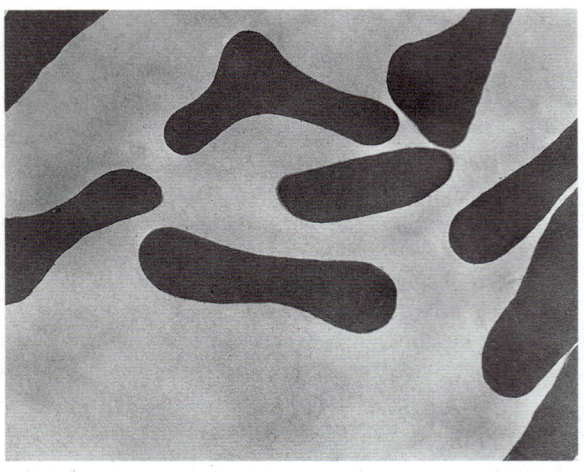

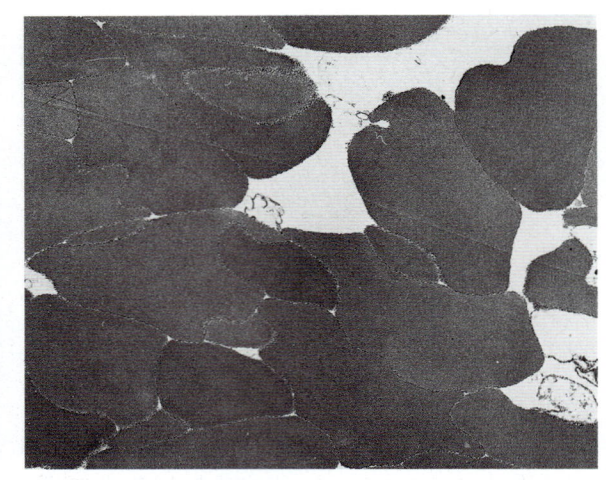

Abb. 5.17 **Erythrozytenagglutination** bei AB0-Blutgruppen-Inkompatibilität (TEM, Vergr. 1 : 5000):
a Normale Erythrozyten, einzeln liegend;
b agglutinierte Erythrozyten.

5.2.1.3
Typ-III-Reaktion

Definition: Die Überempfindlichkeitsreaktion Typ III wird auch als „Immunkomplex-vermittelte Reaktion" bezeichnet, die letztlich zu den verschiedenen Immunkomplexkrankheiten führt. Man fasst damit alle diejenigen Immunreaktionen zusammen, bei der AG-AK-Komplexe (= Immunkomplexe) über eine Komplementaktivierung und oft auch durch eine daraus hervorgehende granulozytäre Entzündungsreaktion das Gewebe schädigen.

Pathogenese: Die pathogenen AG lassen sich in folgende 3 Kategorien einteilen:
- *Erreger-Fremd-AG bei chronischen Infekten:* aus a) Bakterien (Streptokokken); b) Viren (HBV, CMV); c) Protozoen (Plasmodien) oder d) in Form von Fremdserum und Medikamenten (z. B. Heroin);
- *Auto-AG:* a) lösliche oder von zugrunde gehenden Zellen/Tumorzellen freigesetzte Proteine, DNA, RNA, Ribosomen; b) Immunglobuline;
- *Erreger-Fremd*-AG an Körperoberflächen wie Gliadin der Nahrung im Darmlumen, Schimmelpilzstaub und Vogelkotstaub in den Lungenalveolen.

Diese pathogenen AG sind entweder löslich und zirkulieren im peripheren Blut oder waren einmal löslich und sind mittlerweile in eine extrazelluläre Struktur wie die Basalmembran implantiert worden. Infolgedessen entstehen in der Blutbahn zirkulierende Immunkomplexe, die an spezielle Erythrozytenrezeptoren binden, über die sie in die Leber gelangen und dort vom Makrophagensystem weggeräumt werden. Sowie dieses – vor allem bei Vorliegen kleiner, bei leichtem AG-Überschuss entstandener Immunkomplexe – überfordert ist, lagern sie sich in der Gefäßwand ab und aktivieren die Komplementkaskade bis zur Bildung der Anaphylatoxine C3a und C5a. Diese Komplementfaktoren bewirken durch eine Mastzelldegranulierung eine histaminvermittelte seröse Entzündungsreaktion (s. u.), die durch gleichzeitige Anlockung und Aktivierung von Neutrophilen zeitlich in die Länge gezogen wird. Schließlich binden die Immunkomplexe auch an die Fc-Rezeptoren der Thrombozyten, so dass über Plättchenaggregate Mikrothromben entstehen, die auf der geschädigten Gefäßwand abgelagert werden. Dadurch wird das Gewebe nekrotisch, gelegentlich begeleitet von einem apoptotischen Untergang der Neutrophilen, was am Bersten ihrer Kernstruktur (Leukozytoklasie = „Leukozytenspaltung") abgelesen werden kann. Aufgrund tierexperimenteller Untersuchungen unterscheidet man folgende 2 Typen einer Immunkomplexkrankheit:
- *Serumkrankheit:* Sie entspricht einer „Immunkomplexkrankheit vom systemischen Typ" und war in der vorantibiotischen Ära eine häufige Komplikation einer intravenösen Behandlung mit hochdosiertem Antidiphtherieserum vom Pferd. Die pathogenetische Kettenreaktion gestaltet sich danach je nach Dauer der AG-Exposition:
  - *Akute Serumkrankheit*: Einmalige Seruminjektion/ Streptokokken-AG-Exposition → große AG-Mengen gelangen in die Zirkulation → etwa 5 Tage danach: Bildung von IgG-AK gegen diese AG → Bildung von löslichen, zirkulierenden Immunkomplexen → Immunkomplexablagerung auf Gefäßwand mit/ohne Durchdringen der Gefäßwand, bevorzugt in Nieren(glomeruli), Gelenksynovialis, Haut, Herz, serösen Häuten, kleinen Gefäßen → Auflösung der Immunkomplexe → Heilung.
  - *Chronische Serumkrankheit*: Mehrmalige AG-Applikation/(Auto-)AG-Dauerexposition mit lang anhaltender Antigenämie → Bildung mittelgroßer Immunkomplexe → systemische Immunkomplexablagerung.

Klinik:
- *Akute Serumkrankheit:* 3 Tage nach Fremdeiweißgabe → Urtikaria, Gelenkschmerzen, Proteinurie (= „Eiweiß-Harnen"), Hämaturie (= „Blut-Harnen"). Prototyp: Poststreptokokken-Glomerulonephritis, leukozytoklastische Vaskulitis, Panarteriitis nodosa, membranöse Glomerulonephritis (Abb. 5.**18**);
- *Chronische Serumkrankheit:* Prototyp: Kryoglobulinämie Typ II, III, systemischer Lupus erythematodes, Dermatomyositis, rheumatoide Arthritis, Autoimmunhepatopathie.

- *Arthus-Reaktion:* Sie entspricht einer „Immunkomplexkrankheit vom lokalen Typ" und kommt dadurch zustande, dass ein Individuum über längere Zeit wiederholt kleinen AG-Mengen ausgesetzt wird. Dabei spielt sich im Tierexperiment folgende pathogenetische Kettenreaktion ab:
  1. AG-Kontakt: intravenöse AG-Injektion → Bildung zirkulierender AK gegen AG;
  2. AG-Kontakt: 2 Wochen nach 1. AG-Injektion erfolgt eine subkutane AG-Injektion → 4–10 Stunden später → örtliche Ausfällung löslicher Immunkomplexe (Präzipitine) → Aktivierung der Komplementkaskade → thrombosierende Immunkomplexvaskulitis mit fibrinoider Nekrose und Leukozytenapoptose (leukozytoklastische Vaskulitis) → hämorrhagisch-nekrotisierende Gewebeschädigung an der Injektionsstelle.

Klinik:
- *leukozytoklastische Vaskulitis* (= Vasculitis allergica; S. 949);
- *exogen allergische Alveolitis:* Lungenerkrankungen wegen Inhalation organischer allergener Stäube wie Schimmelpilze, Vogelkotstaub, Tierhaarstaub → Fieber, Husten, Atemnot.

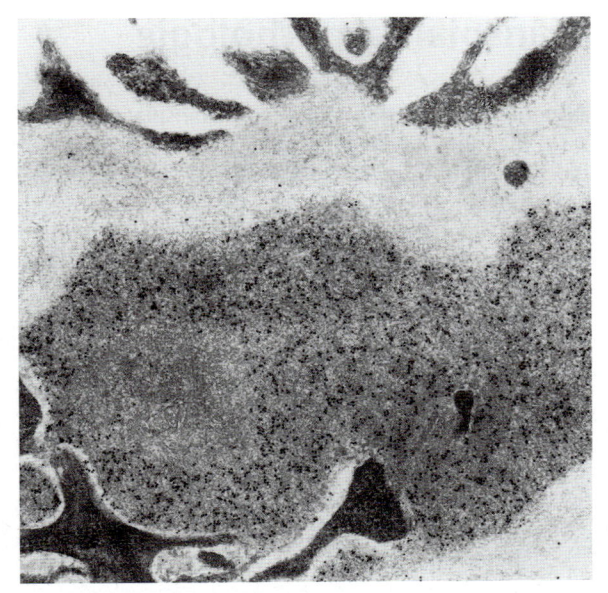

Abb. 5.18 Immunkomplexkrankheit (IgA-Glomerulonephritis) mit elektronenmikroskopisch-immunhistochemischer Darstellung von IgA (in Form kleinster Immunogoldpartikelchen) in dichten Immunkomplexablagerungen (EM, Vergr. 1:20000; Original: Ihling).

5.2.1.4
Typ-IV-Reaktion

Definition: Die Überempfindlichkeitsreaktion Typ IV wird auch als „zellvermittelte Überempfindlichkeitsreaktion" (= Überempfindlichkeitsreaktion vom Spättyp) bezeichnet. Man fasst damit alle diejenigen Immunreaktionen zusammen, bei denen ein präsentiertes hartnäckiges AG entweder von Makrophagen umstellt wird, die über einen zytokinvermittelten „Hilfeschrei" von $CD4^+$-Helferzellen geordert worden sind, oder bei denen eine AG-tragende Zielzelle von $CD8^+$-Zellen unschädlich gemacht wird.

Pathogenetisch unterscheidet man folgende beiden Varianten der Typ-IV-Reaktion:
- *Zellvermittelte verzögerte Reaktion* (Prototyp: Tuberkulintest): In diesem Falle wird ein Auto- oder Fremd-AG unablässig in den molekularen „HLA-II-Fängen" naiven $CD4^+$-T-Zellen präsentiert und löst eine dominante Antwort der $CD4^+$-T_{H1}-Zellen aus (s.o.), was zur Folge hat, dass am Ort der AG-Exposition ein dichtes, vor allem perivaskuläres Infiltrat aus Helferlymphozyten entsteht. Ein Teil dieser Lymphozyten tritt in die Blutzirkulation über und bleibt für längere Zeit im Gedächtniszell-Pool. Der von den $CD4^+$-T_{H1}-Zellen gebildete Zytokincocktail ist ganz darauf ausgerichtet, dass die Makrophagen ins Entzündungsgebiet gelockt werden, dass sie dort bleiben und auch etwas tun. Dies hat zur Folge, dass die Makrophagen die Lymphozyten verdrängen. Werden sie mit dem AG nicht fertig, wandeln sie sich um und bilden durch Zusammenlagerung einen epitheldichten Wall um das AG. Die Makrophagen werden nun zu Epitheloidzellen, und das von ihnen um das AG herumgebildete Zellagglomerat wird als Granulom bezeichnet (S. 225). Die aktivierten Makrophagen haben ein verstärktes Killerpotenzial und produzieren auch Wachstumsfaktoren wie PDGF, mit dem sie den entstandenen Gewebeschaden durch Fibroblastenproliferation fibrotisch beheben

Klinik:
- *Infektallergie:*
  - Tuberkulinreaktion in Form einer kutanen Manifestationsform einer Typ-IV-Reaktion nach postinfektiöser AG-Injektion;
  - Infektionen mit intrazellulären Mikroorganismen wie Mykobakterien (Tuberkulose, Lepra), Spirochäten (Lues), Brucellen (Morbus Bang), Yersinien (Pseudotuberkulose), Pilze, Parasiten, zum Teil auch Viren;
- *Sarkoidose* (S. 226);
- *Kontaktallergie* als epidermale Manifestationsform einer Typ-IV-Reaktion am Ort des AG-Kontaktes. Der pathogenetische Ablauf vollzieht sich in folgenden Phasen (Abb. 5.19):
  - Akute Phase: Beim 1. Hautkontakt mit AG-wirksamer Substanz wird das AG (meist Hapten wie Nickel aus Silberschmuck) an Körpereiweiß gebunden → Bildung eines Immunogens (= AG), das von den Langerhans-Zellen der Haut den T-Zellen präsentiert wird. Beim 2. AG-Kontakt (etwa 2–3 Tage später) wandern sensibilisierte T-Helferzellen mit Homing-Rezeptoren für kutane Kapillarendothelien, aber auch Makrophagen ein und bilden

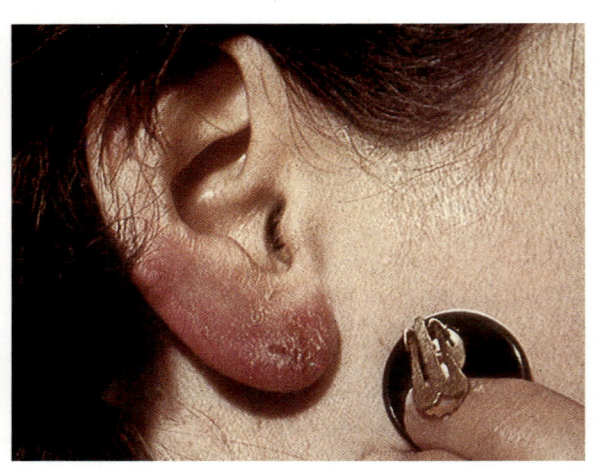

Abb. 5.19 Kontaktdermatitis am Ohrläppchen nach Tragen von Nickelohrclip.

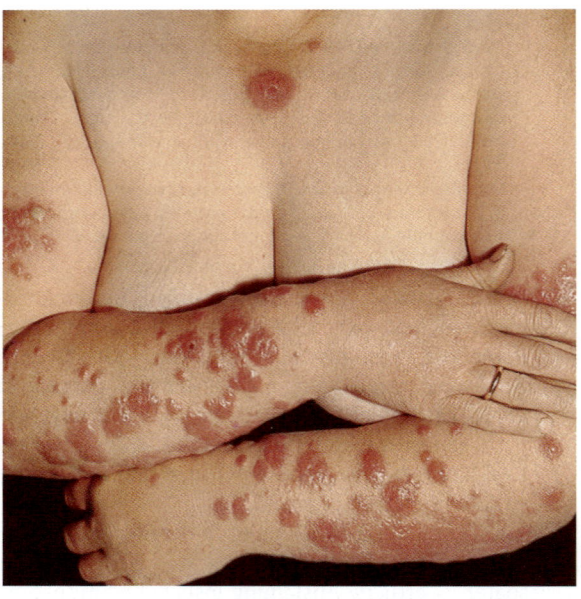

Abb. 5.20 Erythema exsudativum multiforme im Stadium der blasigen Abhebung nach Sulfonamidexposition (Original: Schuppli).

Zytokine. Dadurch entsteht ein lymphohistiozytäres Hautinfiltrat am Ort des AG-Kontaktes (= Kontaktdermatitis). Über die Zellschädigung entsteht eine interzelluläre, schwammartige Epithelauflockerung (Spongiose) → schließlich blasenförmige Hautabhebung.
– Chronische Phase: Wiederholter AG-Kontakt → reaktiv „schützende" Epidermisverdickung mit überstürzter (kernhaltiger) und verstärkter Verhornung (= Parakeratose) → Hautrötung mit Schuppung = seborrhoisches Ekzem.
– *Medikamentenallergie*: Meist als immunologische Typ-IV-Reaktion auf vorwiegend oral zugeführte, niedermolekulare Medikamente, die nach deren Absetzen wieder abklingt. Chemisch reaktive Medikamente können dabei direkt mit Proteinen reagieren und somit zur Bildung modifizierter Selbstpeptide führen, gegen die keine immunologische Toleranz auf Zellebene besteht. Chemisch areaktive Medikamente können durch metabolische Prozesse in APC chemisch reaktive Gruppen erwerben und dann Selbstpeptide imitieren. Grundsätzlich können solche modifizierende Reaktionen an jedem Protein, auch an den autologen MHC-Klasse-I- und/ oder -Klasse-II-Peptid-Komplexen auftreten. Klinisch fallen diese Medikamentenallergien meist als makulopapulöse Exantheme auf, bei denen medikamentenspezifische, zytokinproduzierende CD4$^+$-T-Zellen ausschlaggebend sind, die über eine Neutrophilenanlockung (= Chemotaxis) und deren aseptische Akkumulation zum pustulösen Exanthem führen und über eine Aktivierung von CD8$^+$-Zellen Nachbarkeratinozyten apoptotisch umbringen, so dass sich die Haut spongiotisch auflockert. Dies kann bis zur Bildung gefährlicher blasiger Exantheme wie „Erythema exsudativum multiforme" (Abb. 5.20) und „toxische epidermale Nekrolyse" gehen und viszerale Organe (Leber > Lunge > Niere) mit betreffen. Nach Absetzen des allergisierenden Medikamentes sistieren die Symptome nach wenigen Tagen. Therapie: Steroidgaben/ hochdosierte intravenöse Gammaglobuline (Fas-neutralisierende AK).

- *Zelluläre zytotoxische Reaktion:* Sie beruht auf dem pathogenen Einsatz von CD8$^+$-T$_C$-Zellen, die nicht nur virusinfizierte, sondern auch anderweitig alterierte körpereigene Zellen abtöten können. Ihre Entstehung und ihre Funktionsweise wurden bereits besprochen.

+ Klinik:
– *Transplantatallergie* in Form einer chronischen Abstoßung oder einer Graft-versus-Host-Reaktion in Haut- und Schleimhäuten (s. u.);
– *Autoimmunkrankheiten* wie die Polymyositis und progressive Sklerodermie (s. u.);
– *Tumorimmunologie*: CD8$^+$-T$_C$-Zell-vermittelte Spontanregression von Tumoren wie Halo-Nävus, Uveamelanom, Seminom.

5.2.2
Transplantatpathologie

Allgemeine Definition: Unter einer Transplantation versteht man die Übertragung von Organen und Geweben, die nach Entfernung aus ihrer natürlichen Umgebung entweder an eine andere Stelle desselben Organismus oder in einen fremden Organismus gebracht werden. Dementsprechend unterscheidet man folgende Transplantattypen:

- *Autotransplantat:* Übertragung eines aus dem Wirtsorganismus selbst stammenden Transplantates (autologes Transplantat) von einer Stelle des Körpers an eine andere. Das Transplantat heilt nach den Gesetzmäßigkeiten einer granulierenden Entzündung (Wundheilung) ein.
- *Isotransplantat:* Verpflanzung eines Transplantates von einem Individuum auf ein genetisch identisches, anderes Individuum. Beim Menschen trifft dies für eine Transplantation zwischen monozygoten Zwillingen zu (= syngenes Transplantat). Eine Transplantationsallergie bleibt aus.

- *Allotransplantat:* Es stammt von einem genetisch differenten Individuum derselben Spezies (z. B. Mensch → Mensch). Dieser Transplantationstyp spielt in der Humanmedizin eine große Rolle (= allogenes Transplantat).
- *Xenotransplantat* (xenos, gr. = fremd): Diese Transplantationen zwischen Individuen unterschiedlicher Spezies (z. B. Affe → Mensch) werden in der Humanmedizin zur kurzfristigen Überbrückung einer Organinsuffizienz (z. B. Leber) eingesetzt. Ansonsten haben sie sich wegen noch unüberwindlicher akuter Abstoßungsreaktionen durch heterophile, natürliche AK im Empfängerplasma noch nicht durchgesetzt.

Das Schicksal des Transplantates hängt somit von der genetischen Beziehung zwischen Spender und Empfänger ab. Der genetische Unterschied zwischen Transplantat und Wirt äußert sich im Übereinstimmungsgrad der Transplantations-AG, die auch als Histokompatibilitäts-AG bezeichnet werden (S. 161).

Abstoßungsmechanismen

Die Transplantationsimmunologie umfasst die mit Organ- und Knochenmarktransplantation einhergehenden immunologischen Phänomene, Reaktionen und Begriffe. Sie betrifft vorrangig das spezifische Immunsystem und ist mit den dabei erläuterten Reaktionsweisen der T- und B-Zell-Immunität erschöpfend erklärbar.

T-Zell-vermittelte Transplantatabstoßung: Die Abstoßung von Allotransplantaten wird durch die T-Zellen eingeleitet. Diese Lymphozyten werden durch den Kontakt mit den Gewebe-AG des Transplantates (= HLA-AG) sensibilisiert. Die Schnelligkeit und die Stärke der Abstoßung hängen davon ab, ob das Transplantat zum ersten oder zum zweiten Mal mit dem Empfängerorganismus in Kontakt kommt. Das Ersttransplantat benötigt bis zu Auslösung der Transplantationsimmunität und damit bis zur Transplantatabstoßung (= first-set-reaction) etwa 10 Tage. Bei einer 2. Transplantation läuft die spezifische Immunreaktion wegen der Vorsensibilisierung rascher und heftiger ab, so dass das Transplantat bereits nach etwa 5 Tagen abgestoßen wird (= second-set-reaction). Die Transplantatabstoßung verläuft in folgenden 3 Phasen:
- *Erkennungsphase:* Sie beginnt damit, dass die HLA-AG vom Spenderorgan (= Allo-AG) in die Zirkulation des Empfängers gelangen und dort auf Immunzellen stoßen. Diese Allo-AG werden durch T-Helferzellen erkannt, die entweder auf dem Blutweg durch das Transplantat zirkulieren oder denen nach entsprechender Aufbereitung das AG von den Makrophagen präsentiert worden ist.
- *Proliferations-Differenzierungs-Phase:* Die AG-stimulierten T-Zellen setzen sich in den Lymphknoten oder in der Milz fest und stimulieren die Bildung von T- und B-Effektorzell-Klonen. Auf diese Weise werden einerseits zytotoxische T-Zellen und andererseits Plasmazellen mit spezifischer AK-Produktion gebildet.
- *Destruktionsphase:* Die zytotoxischen T-Zellen gelangen in die Blutbahn, erreichen die Transplantatzellen und lösen sie auf. Die plasmazellulären AK, die spezifisch gegen das Transplantatgewebe gerichtet sind, gelangen ebenfalls auf humoralem Wege zu den Transplantatzellen, aktivieren nach entsprechender AG-Bindung das Komplementsystem, was letztlich eine Gewebeschädigung mit leukozytärer Durchsetzung zur Folge hat. Schließlich können aber auch Killerzellen mit membranständigen AK auftreten, die gegen die Spender-AG gerichtet sind.

Antikörper-vermittelte Transplantatabstoßung: Dieser Prozess spielt besonders bei der hyperakuten Transplantatabstoßung, bei der Xenotransplantatabstoßung, aber auch im Spätstadium der akuten Abstoßung eine Rolle:
- *Hyperakute Abstoßung:* Sie tritt dann auf, wenn in der Zirkulation des Empfängerorganismus bereits Antispender-AK vorhanden sind. Solche AK kommen entweder bei Empfängern nach bereits einer Transplantationsabstoßung, bei mehrfach gebärenden Frauen mit Anti-HLA-AK gegen väterliche oder kindliche AG oder bei Empfängern von nichtidentischem HLA-Spenderblut vor. Auch gegen Xenotransplantate gibt es präexistente, sog. natürliche, zytophile AK, die eine hyperakute Abstoßung induzieren. Unter diesen Umständen tritt die Abstoßung unmittelbar nach der Transplantation auf.
- *Späte Abstoßung:* Bei nichtsensibilisierten, immunsuppressiv behandelten Empfängern können sich Anti-HLA-AK in Konkurrenz zur T-Zell-vermittelten Abstoßung entwickeln, weil die immunsuppressiven Substanzen zwar die T-Zell-Reaktion, aber nicht die AK-Bildung unterdrücken.

Zeitliche Abstoßungsformen

Sie werden am Beispiel der Nierentransplantation besprochen. Ähnliche Veränderungen finden sich auch an anderen Organen.

Hyperakute Abstoßung

Definition: Irreversible Schädigung eines Allotransplantates unmittelbar nach Herstellung der Gefäßverbindung zwischen dem transplantierten Organ und dem Empfängerorganismus mit konsekutiver Durchströmung des Transplantates mit Empfängerblut.

Pathogenese: Sie tritt innerhalb von Minuten oder wenigen Stunden bei Patienten auf, die bereits vor der Organtransplantation zirkulierende AK gegen das Transplan-

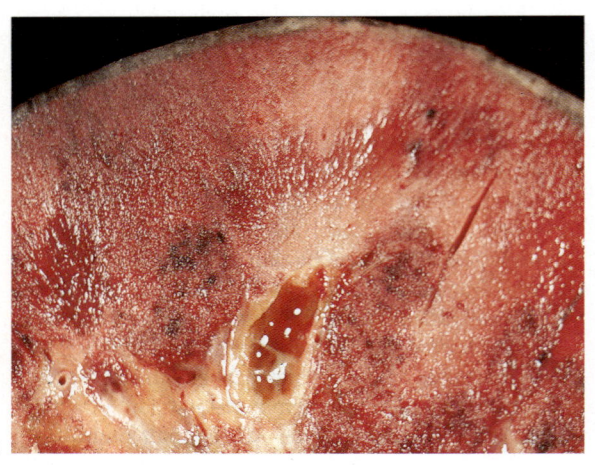

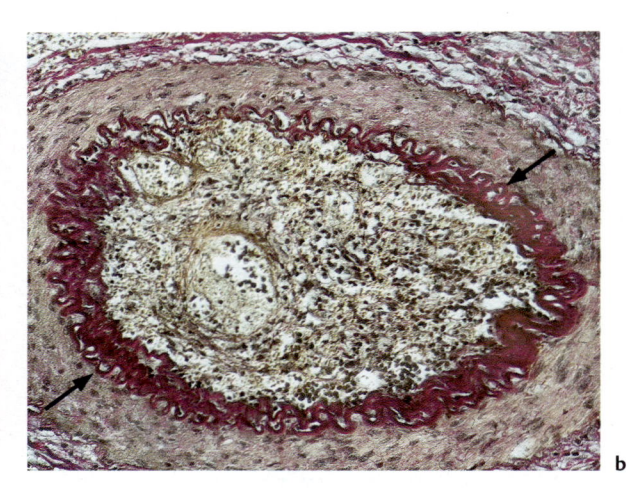

Abb. 5.21 Transplantatabstoßungsreaktion:
a Akute Abstoßungsreaktion der Niere mit Infarzierung aufgrund akuter stenosierender Vaskulitis;
b chronisch obliterierende Transplantatvaskulitis mit Verschluss durch Granulationsgewebe und aufgesplitterter Elastica interna (EvG, Vergr. 1:75).

tatgewebe gebildet haben. Dadurch wird eine durch humorale AK vermittelte Typ-II-Immunreaktion ausgelöst. Das formalpathogenetische Prinzip besteht in einer Arteriitis und Arteriolitis mit begleitender Thrombosierung. Dies hat zur Folge, dass das Transplantat nicht mehr durchblutet wird und ischämische Nekrosen auftreten.

Morphologie: *Makroskopisch* wirkt die transplantierte Niere scheckig und weich (Abb. 5.21). *Histologisch* zeigen die arteriellen Gefäße eine fibrinoide Nekrose mit thrombotischem Verschluss und Ablagerungen von IgG, IgM, Komplement und Fibrin in der Gefäßwand. Dies gilt auch für die Glomerulusschlingen (= perakute Transplantatvaskulopathie). Die Tubulusepithelien unterliegen einer ischämischen Nekrose. Das Interstitium ist ödematös aufgelockert, teilweise von Granulozyten, gelegentlich auch von Lymphozyten und Makrophagen durchsetzt. Diese histologischen Veränderungen machen deutlich, dass bei der hyperakuten Abstoßung das Transplantat irreversibel zerstört ist.

Akute Transplantatabstoßung

Definition: Spezifisch gegen die Transplantations-AG gerichtete Immunreaktionen, die zwischen 12 Tage bis 4 Monate nach Transplantation die Transplantatvitalität bedrohen.

Pathogenese: Dauert die Abstoßungsreaktion nur einige Tage, so ist sie in erster Linie auf eine zellgebundene Immunreaktion vom Typ IV zurückzuführen; wird sie durch immunsuppressive Maßnahmen wochenlang hinausgezögert, so beteiligen sich in zunehmendem Maße auch humorale Immunreaktionen am Abstoßungsprozess.

Morphologie: *Histologisch* äußert sich die zelluläre Immunreaktion vor allem in einem interstitiellen Lymphozyteninfiltrat. Dabei wandern die Lymphozyten aus den glomerulären und peritubulären Kapillaren ins Interstitium aus, dringen in die Tubuli ein und rufen dort herdförmige Nekrosen hervor. Ihr Kontakt mit Endothelien ruft besonders in Arterien eine konzentrisch angeordnete Intimaproliferation hervor, ähnlich dem Bild einer Endangiitis obliterans (Abb. 5.21b). Die humoralen Immunreaktionen manifestieren sich vor allem in einer Arteriitis (= akute Transplantatvaskulopathie), die zur Thrombose kortikaler Gefäße mit Rindeninfarkten (Abb. 5.22a, b) führt. Die zelluläre Abstoßungsreaktion ist, wenn eine Transplantatarteriopathie fehlt, immunsuppressiv therapierbar.

Chronische Transplantatabstoßung

Definition: Meist schleichend fortschreitender Schaden des transplantierten Organs, der sich mehrere Monate bis über 1 Jahr nach der Transplantation in Form einer eingeschränkten Nierenfunktion manifestiert.

Pathogenese und Morphologie: Meist beruht die chronische Abstoßungsreaktion vorwiegend auf einer obliterierenden Arteriopathie, bei der eine konzentrische, zwiebelschalenartige Intimafibrose im Vordergrund steht. Sie ist vermutlich eine überschießende Antwort auf eine unentwegte Schädigung der Gefäßwandzellen durch die Komplexbildung von Transplantations-AG mit den Wirts-AK. Diese Gefäßveränderung (= chronische Transplantatvaskulopathie, Abb. 5.22c) betrifft vor allem die Rindenarterien und führt zur renalen Ischämie mit tubulärer Atrophie, Nephronenzerstörung und interstitieller Nephrose bis hin zur Schrumpfung des Nierenparenchyms. Daneben treten auch Rundzellinfiltrate auf, die aus Lymphozyten und Plasmazellen bestehen.

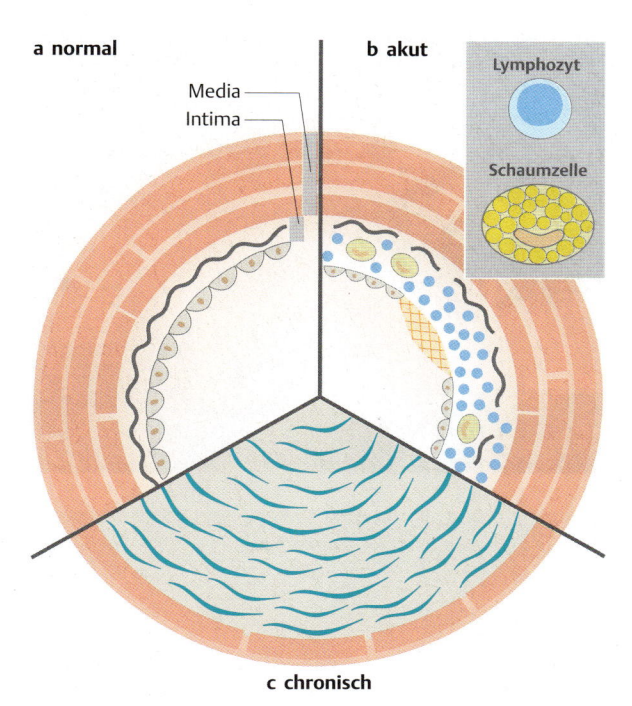

Abb. 5.22 Stadien der Transplantatvaskulopathie:
a normale Blutgefäßwand.
b Im akuten Stadium finden sich Endotheldefekte mit Fibrinabscheidungen und ein subendotheliales lympho-histiozytäres Infiltrat mit einzelnen Schaumzellen.
c Im chronischen Stadium findet sich eine progessive konzentrisch-obliterierende Gefäßwandfibrose auf Kosten der Intima und der Media.

5.2.2.3
Graft-versus-Host-Reaktion

Definition: Diese „Transplantat-gegen-Wirt"-Reaktion beruht auf zytotoxischen Immunreaktionen seitens implantierter oder infundierter immunkompetenter T-Zellen gegen einen Empfängerorganismus, der in seiner Immunabwehr geschwächt ist.

Pathogenese: Die Graft-versus-Host-Reaktion ist noch nicht genau geklärt; meist scheint allerdings eine zellgebundene Immunreaktion gegen den Wirtsorganismus mit erheblicher Makrophagenaktivierung im Vordergrund zu stehen. Dabei werden die gegen die Wirts-AG sensibilisierten Spenderzellen zu autoreaktiven zytotoxischen T-Zellen, schädigen vor allem die Epithelien von Epidermis (Dermatitis), Darm (Ulzerationen, Diarrhoe) und Leber (Hepatitis) und vernichten sie, was als gehäufter Einzelzelluntergang im Empfängergewebe in Form von Apoptose auffällt (Abb. 5.23).

5.2.3
Autoimmunkrankheiten

Allgemeine Definition: Unter dem Begriff „Autoimmunkrankheiten" (= Autoimmunopathien) werden chronische, nichtinfektiöse Entzündungen mit folgenden Eigenheiten zusammengefasst:
- Sie werden ohne weitere äußere Einflüsse zeitlebens durch Immunreaktionen – humoraler und/oder zellgebundener Art – unterhalten.
- Sie sind gegen ganz bestimmte körpereigene Substanzen gerichtet (deshalb Syn.: Autoaggressionskrankheiten).
- Sie spielen sich entweder lokal in einem bestimmten Organ oder systemisch in mehreren Organen/Geweben ab.
- Sie sind serologisch durch hochtitrige Auto-AK des IgG- und IgA-Isotyps gegen definierte Auto-AG charakterisiert.
- Sie sind immungenetisch mit bestimmten MHC-Haplotypen assoziiert.

Kausalpathogenese: Ein normaler Organismus reagiert nicht gegen eigene Gewebebestandteile (= Autoimmuntoleranz). Unter bestimmten Umständen wird jedoch eine spezifische, adaptive humorale und/oder zelluläre Immunantwort gegen körpereigene AG (= Selbst-AG) in Gang gesetzt. Wird dabei Gewebe geschädigt, so handelt es sich um ein pathologisches Reaktionsmuster des Immunsystems. Die Autoimmunität kann durch verschiedene Mechanismen ausgelöst werden, die dazu führen, dass die natürliche Toleranz gegenüber den Selbst-AG verloren geht.

Damit ist die Autoimmunität von der „physiologischen Autoreaktivität" abzugrenzen. Diese kommt z. B. bei der positiven Selektion des Repertoires von T-Lymphozyten-Rezeptoren im Thymus vor oder bei der Reaktion von „natürlichen, polyspezifischen, niedrig affinen IgM-AK" mit körpereigenen Proteinen bei der Beseitigung traumatischer Gewebeschäden wie Hämatomen. Die Autoimmuntoleranz kann durch folgende Mechanismen durchbrochen werden, so dass ein körpereigenes Gewebe pathogen wirkt:
- *Keine zentrale Immuntoleranz* (s. o.).
- *Unterbrechung der klonalen Anergie*: Autoreaktive T-Zellen werden physiologischerweise im Rahmen der peripheren Immuntoleranz (s. o.) anerg, wenn ihnen bei der AG-Erkennung neben dem MHC-AG-Präsentiermolekül noch ein entsprechender Ko-Ligand (Moleküle der B-7-Familie) fehlt. Wird später ein solches ko-stimulatorisches Molekül exprimiert, so wird eine zytokinvermittelte klonale Proliferation autoreaktiver T-Zellen in Gang gesetzt.
- *Immortalisierung aktivierter T-Zellen*: Nach wiederholter professioneller AG-Präsentation exprimieren die aktivierten T-Zellen kein Fas/Fas-Ligand, so dass die eingeleitete Immunantwort kein reguläres apoptotisches Ende findet.

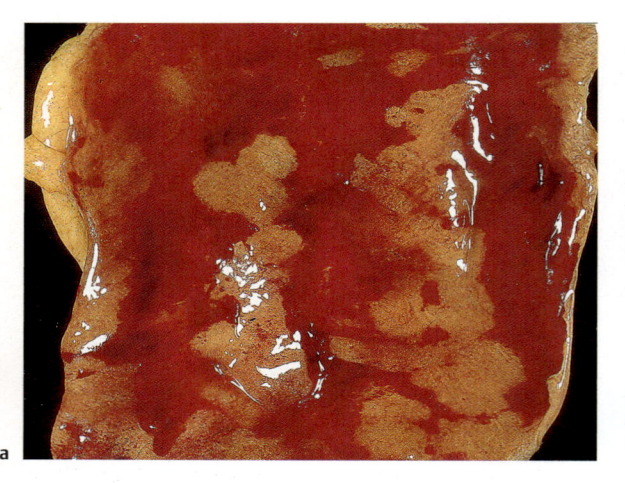

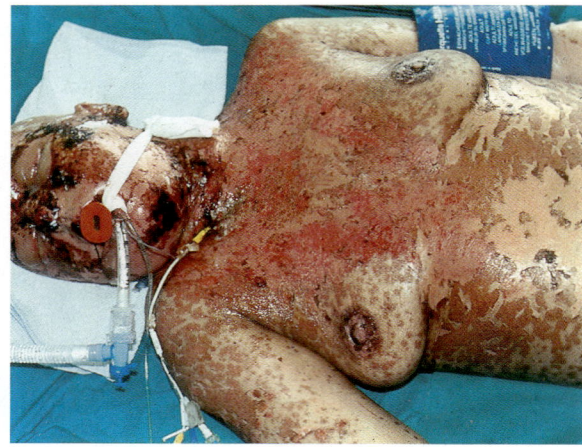

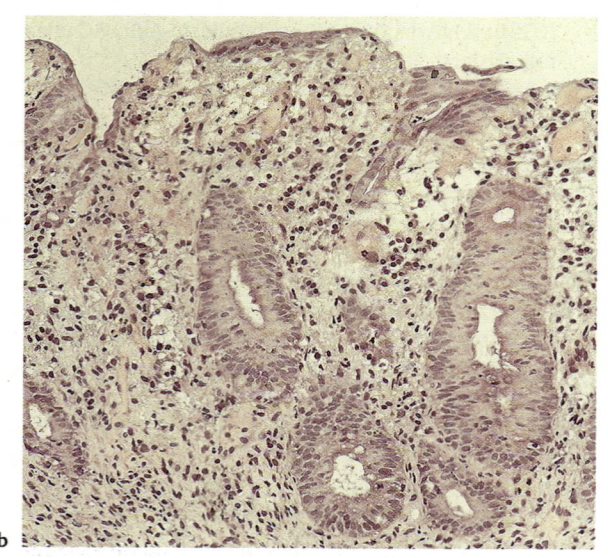

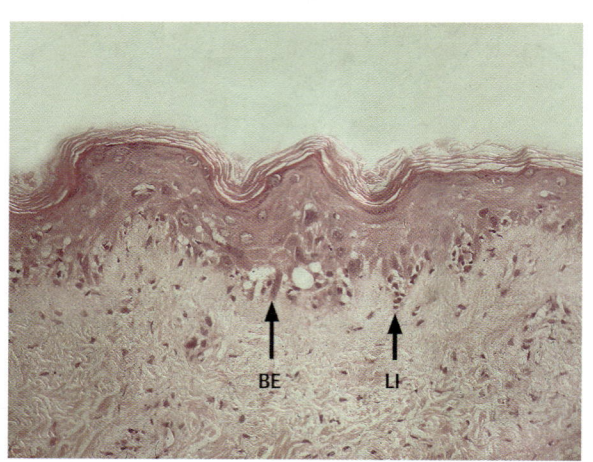

Abb. 5.23 Graft-versus-Host-Reaktion nach Knochenmarktransplantation:
a Schwere ulzerierende Kolonschleimhautläsion;
b lymphozytäre Mukosainfiltration mit Kryptenzerstörung (HE, Vergr. 1 : 100);
c schwere ulzerierende Hautläsionen;
d lymphozytäre Dermis-/Epidermisinfiltration (LJ) mit blasiger suprabasaler Epidermisablösung (BE) (HE, Vergr. 1 : 100).

- *Verlust regulatorischer Suppressorzellen* für autoreaktive T-Zellen.
- *Bildung kreuzreagierender AK* mit simultaner Spezifität gegen Erreger- und Selbst-HLA-AG (= molekulares Mimikry).
- *Freisetzung sequestrierter Selbst-AG* durch Gewebezerstörung.
- *Demaskierung kryptischer Selbst-AG*, z. B. durch physikochemische Einflüsse, Virusinfekte, Medikamente u. a.
- *Inadäquate HLA-Expression*, so dass autoreaktive $CD4^+$-T_H-Zellen potenzielle Auto-AG auf Zellen erkennen, die normalerweise keine HLA-Klasse-II-AG exprimieren.

Formalpathogenese: Die Besonderheit einer gewebeschädigenden Autoimmunantwort liegt darin, dass die meisten Selbst-AG wie die Zellkern-AG bei den „Kollagenosen" permanent und in nahezu unbegrenzter Menge vorliegen, das Immunsystem stimulieren, aber nicht komplett eliminiert werden können. Dies zieht chronische Entzündungsvorgänge nach sich, welche die verschiedenen Gewebe schädigen können. Erst wenn die Zielzellen und/oder Zielgewebe der betroffenen Organe weitgehend zerstört sind, gehen dem Immunsystem gewissermaßen die Auto-AG aus. Kommt dabei die entsprechende Autoimmunerkrankung zum Stillstand, so bezeichnet man sie klinisch als „ausgebrannt".
Autoimmunerkrankungen werden in folgende 3 Gruppen unterteilt:

- *systemische Autoimmunopathien* aus dem Formenkreis der Kollagenosen und Vaskulitiden,
- *(vorwiegend) lokalisierte Autoimmunopathien* mit systemischer Komponente,
- *lokalisierte endo-/exokrine Autoimmunopathien.*

Die einzelnen Krankheitsbilder dieser Autoimmunopathien (AIP) gehen auf unterschiedlich ausgeprägte und sich überlappende Überempfindlichkeitsreaktionen Typ II, III und IV zurück. Im Folgenden werden einige typische Zuordnungen dieser AIP aufgeführt.

Systemische Autoimmunopathien

Dabei handelt es sich um systemische, immunkomplexbedingte Gefäßentzündungen mit konsekutiver Schädigung besonders von Haut, Niere, Gehirn und Bewegungsapparat. Histologisch dominieren fibrinoide Kollagennekrosen (S. 43) und eine fibrokollagene Reparatur. Immunologisch finden sich antinukleäre Auto-AK (= ANA) der IgG- und IgA-Klasse, ein gesteigerter intravasaler Komplementumsatz, Immunkomplexablagerungen im Gewebe, Zytopenien und eine genetische Assoziation mit bestimmten MHC-Haplotypen.

Zu dieser Gruppe der Autoimmunkrankheiten gehören die „Kollagenosen" und „systemischen Vaskulitiden".

Systemischer Lupus erythematodes

Definition: Der systemische Lupus erythematodes (= SLE) ist „die" klassische Systemkrankheit aus dem Formenkreis der Autoimmunopathien, die durch eine immunkomplexbedingte Zellschädigung gekennzeichnet ist, und bei der Auto-AK – vor allem ANA – pathogenetisch entscheidend sind.

Inzidenz: 4 – 7/100 000. Altersgipfel: 2. – 4. Lebensdekade ♂ : ♀ = 1 : 9.

Pathogenese: Ätiologisch ist der SLE unklar und mit Sicherheit heterogen. Aufgrund des heutigen Kenntnisstandes basiert er auf dem Zusammenwirken folgender Faktoren:
- *Genetische Faktoren:*
  - familiäre Häufung, etwa 50 % Konkordanz bei eineiigen Zwillingen;
  - Assoziationen zu MHC-Genlokus (DR2, DR3);
  - Assoziation zu Genen der frühen Komplementfaktoren C1q, C2, C4;
  - Assoziation zu Genen komplementregulierender Rezeptoren CR1 und CR2;
- *Umweltfaktoren*: Medikamente (D-Penicillamin), UV-B-Strahlen, Geschlechtshormone;
- *Gewebefaktoren*: Trauma, Operation, Entbindung;
- *Mikrobielle Faktoren:* Virusinfekte;
- *Immunologische Faktoren:* Dies sind in erster Linie die ANA und ENA (Abb. 5.**24 a, b**):
  - ANA = antinukleäre Antikörper: Sie sind gegen nukleäre Strukturen wie Nukleosomen, DNA (doppel-, einzelsträngig), RNA, Histon- und Non-Histonproteine (splicosomale Proteine, Zellzyklusproteine) gerichtet.
  - ENA = extractable nuclear proteins. Sie stellen wasserlösliche Kern- und Zytoplasmaproteine dar. Zu ihnen gehören RNP, Non-Histonproteine (splicosomale Proteine, Zellzyklusproteine), ribosomale Proteine.

An der Entstehung der ANA und ENA ist eine deregulierte T-B-Zell-Antwort schuld. Diese Auto-AK schädigen schließlich über eine Überempfindlichkeitsreaktion das Gewebe wie folgt:
- *Viszerale Läsionen* gehen vorwiegend auf eine Überempfindlichkeitsreaktion Typ III mit Bildung von ANA-Immunkomplexen, intravasalem Komplementumsatz und bevorzugter Immunkomplexablagerung in Glomerula, Haut, Synovialis und Plexus chorioideus einher, was über eine Immunkomplexvaskulitis (Lupusvaskulitis) zu den lupustypischen Haut-, Nieren- und Gehirnläsionen führt.
- *Blutzellläsionen* mit Auto-AK gegen Erythro-, Leuko- und Thrombozyten basieren auf einer Überempfindlichkeitsreaktion Typ II.
- *LE-Phänomen:* Die Kerne geschädigter Zellen reagieren mit ANA und werden durch Verlust ihres Chromatinmusters zu homogenen eosinophilen Korpuskeln, den LE-Korpuskeln. Derartige durch ANA opsonierte Zellkerne werden von Neutrophilen oder Makrophagen phagozytiert, man nennt sie dann „LE-Zellen" (Abb. 5.**24 c**).

Morphologie: Histologisch sind die verschiedenen SLE-Manifestationen vornehmlich durch die vielfältigen Immunkomplexablagerungen in der Gefäßwand, Niere, Bindegewebe und Haut charakterisiert, wobei die Lupusvaskulitis (S. 441) in allen Gefäßen auftreten kann. Nachstehend werden die wesentlichen SLE-Läsionen erörtert:
- *Immunkomplexvaskulitis* = Lupusarteriitis; sie ist typischerweise mit Antiphospholipid-/Cardiolipin-AK assoziiert.
- *Schmetterlingserythem:* Es imponiert als eine wangenseitige, durch Sonnenexposition provozierbare Hautentzündung vor allem auf Nasenrücken und Jochbogen. Histologisch findet man eine bandförmige Immunkomplexablagerung entlang der Basalmembran zwischen Epidermis und Corium („Lupusbandphänomen"), begleitet von einem perivaskulär betonten lymphozytären Infiltrat und kolliquativer Degeneration der Basalzellschicht. Dadurch wird die Haut mit der Zeit atroph (Abb. 5.**24 d**).
- *Endokarditis Libman-Sacks* mit grobwarzigen Fibrinauflagerungen auf Schließungsrändern (S. 482) von Mitral-, Trikuspidalklappen → Emboliegefahr. Eine weitere kardiovaskuläre Komplikation ist eine ätiologisch noch ungeklärte Koronarsklerose.

188 5 Störungen der Individualitätswahrung

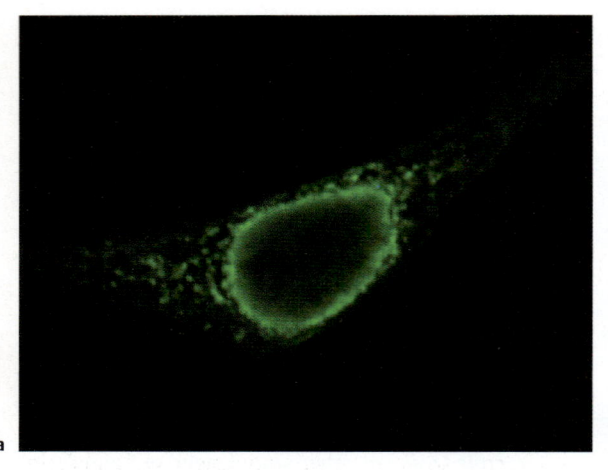

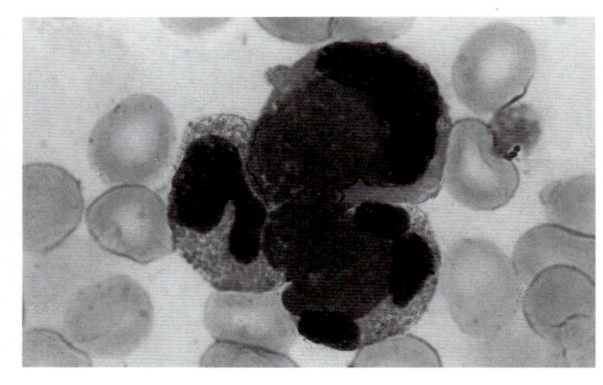

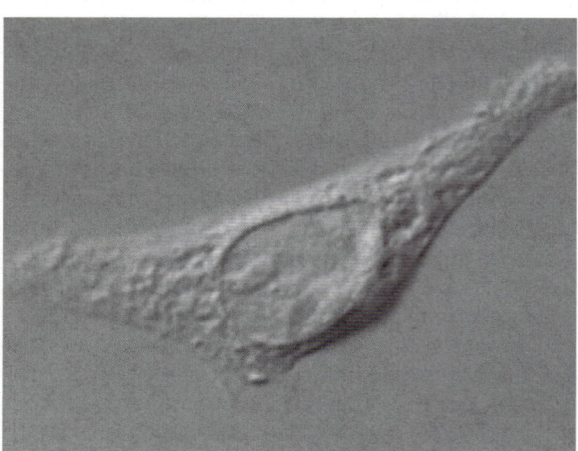

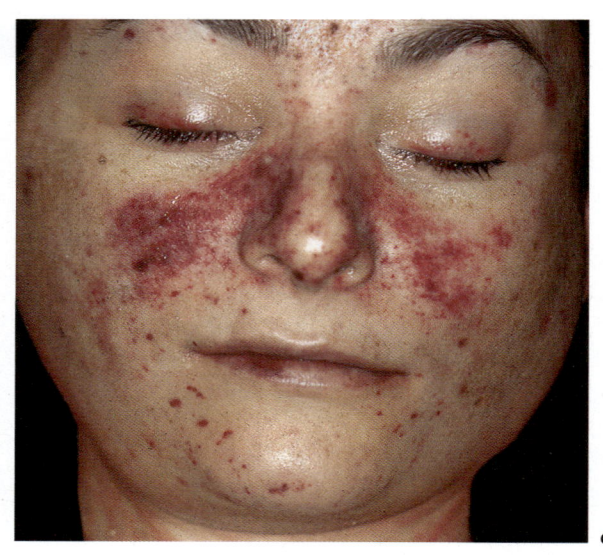

Abb. 5.**24** **Systemischer Lupus erythematodes (SLE):**
a SLE-typischer antinukleärer Antikörper gegen doppelsträngige DNA (Anti-ds-DNA) mit ringförmig nukleärem Immunfluoreszenzmuster (Vergr. 1 : 100);
b Interferenzkontrast der gleichen Zellen; beachte die Konturierung des Nukleus (Vergr. 1 : 100);
c LE-Phänomen: Phagozytose von Kernresten durch rosettenförmig angeordnete neutrophile Granulozyten (Blutausstrich; Pappenheim-Färbung, Vergr. 1 : 2500; Original: Schaefer);
d Schmetterlingserythem (bei akutem Lupusschub).

- *Polyserositis*: Sie ist in erster Linie Ausdruck einer Kapillaritis der serösen Häute von Pleura, Perikard und Synovia und führt von einer serofibrinösen Entzündung schließlich zur fibrotischen Obliteration der serösen Hohlräume.
- *Lupusnephritis:* Sie ist von ausgedehnten, meist subendothelialen, aber auch subepithelialen Immunkomplexdepots im Bereiche der Nierenglomeruli (S. 834) geprägt, die über eine Glomerulonephritis zur Niereninsuffizienz führen.
- *Lupusarthritis:* Sie tritt in Form einer serofibrinösen Synovialitis mit Neutrophilenbeimengung auf.

Klinik: Die Diagnose des SLE ist gesichert, wenn mindestens 4 der folgenden Kriterien erfüllt sind:
– Schmetterlingserythem,
– diskoide Hautveränderung in Form eines erythematösen später vernarbenden Hautflecks,
– Photosensibilität (Sonnenlichtempfindlichkeit),
– orale/nasopharyngeale Ulzera (meist schmerzlos),
– nichterosive Arthritis,
– Serositis,
– Nephritis,
– ZNS-Beteiligung (Krampfanfälle, Psychosen),
– Blutbild mit Erythro-/Leuko-/Lympho-/Thrombozytopenie,
– Immunologie: Anti-dsDNA-AK, Anti-Sm-AK, Antiphospholipid-AK, Anti-Cardiolipin-AK,
– antinukleäre Antikörper.

Die Erkrankung verläuft – ausgelöst z. B. durch Infekt, Operation, Entbindung oder UV-B-Strahlen – schubweise und manifestiert sich in folgenden 2 Hauptvarianten:

- *systemischer* Lupus erythematodes: Hautläsion mit Multisystemerkrankung;
- *diskoider* Lupus erythematodes: Hautläsion ohne systemische Beteiligung (S. 948).

Vor der Einführung der Steroide in die Therapie lebte keiner der Patienten länger als 5 Jahre. Dank immunsuppressiver Therapie und Infektprophylaxe liegt heute die 10-Jahre-Überlebenszeit bei über 90%, wobei sich allerdings der SLE in seinem klinischen Spektrum ändert: Früher dominierten die Lupusnephritis mit kaum beherrschbarer Hypertonie, die katastrophalen SLE-Krisen und die Zerebralinsulte, wohingegen heute die akzelerierte Arteriosklerose mit zerebrovaskulären Spätschäden, Zytopenien und Infekte die Prognose bestimmen.

Progressive systemische Sklerose

Definition: Die progressive systemische Sklerose (= PSS) ist eine seltene, heterogene Systemkrankheit aus dem Formenkreis der Autoimmunopathien, die mit einer bevorzugt dermalen Sklerosierung beginnt, begleitet von einer reparativ-obstruktiven Vaskulopathie, und früher oder später unter Bevorzug bestimmter Organe viszeral um sich greift.

Inzidenz: 5:1 Million. Altersgipfel: 5.–6. Lebensdekade. $\male : \female = 1 : 3$.

Pathogenese: Ätiologisch ist die progressive systemische Sklerose noch ungeklärt. Sie ist mit bestimmten HLA-Typen (DR5, DR11) und der Bildung von ANA assoziiert. Im Zentrum der Pathogenese stehen perivaskuläre Fibroblasten mit exzessiver Kollagensynthese bei reduzierter Kollagenolyse, bevorzugte Gebiete sind vor allem Subkutanregion von Extremitäten, Gesicht und Stamm sowie die Submukosaregion von Bronchial- und oberem Gastrointestinaltrakt, gelegentlich auch von Herz- und Extremitätenmuskulatur. Den Auftakt dazu bilden autoreaktive $CD4^+$-T-Helferzellen, die über Zytokine die Makrophagen dazu bringen, mittels PDGF und FGF Myofibroblasten zu aktivieren. Dieser Vorgang wird durch eine gleichzeitige, vermutlich $CD8^+$-T-Zell-vermittelte Endothelzellschädigung mit konsekutiver Plättchenaggregation und -aktivierung unterhalten und bezieht die Mediamyozyten der Gefäßwand mit ein. Bald werden die kleinen Arterien und Arteriolen in Haut, Lunge und Niere durch eine reparative Proliferation von Gefäßwandmyofibroblasten eingeengt. Dazu kommt noch eine gesteigerte Vasospasmusneigung der lädierten Gefäßendothelien auf vasoaktive Substanzen wie Katecholamine, was erklärt, weshalb diese Patienten unter spontanen Gefäßkrämpfen und entsprechenden Durchblutungsstörungen vor allem im Bereich der Finger und Zehen leiden (Raynaud-Phänomen, S. 445).

Morphologie: Die klinisch heterogene Systemerkrankung lässt sich je nach ANA-Typ in nachstehend ausgeführte 2 Kategorien einteilen:
- *Diffuse systemische Sklerose:* ANA-Prototyp (Abb. 5.**25a, b**) ist in solchen Fällen eine Anti-Topoisomerase-1 (= Anti-Scl-70). Dieser diffuse Verlaufstyp ist häufiger und prognostisch ungünstig.
  - Haut (100% aller Patienten): Hier dominiert eine progressiv sklerosierende subkutane Fibrose mit Atrophie der Epidermis samt Anhangsgebilden. Klinisch fällt sie auf als:
    - Sklerodaktylie (gr. „Holzfingrigkeit") mit Hautsklerosierung proximal der Finger- und Zehengrundgelenke sowie mit Atrophie der Hautleisten (Abb. 5.**25c, d**) und bis in die Knochen reichenden „Rattenbissnekrosen" wegen akraler Durchblutungsstörung der Fingerkuppen (Akronekrosklerose);
    - Tabaksbeutelmund wegen perioraler Hautfältelung;
    - Maskengesicht wegen nicht möglicher Mimik.
  - Gastrointestinaltrakt (90% aller Patienten): Hier dominiert eine kollagenfaserige Wandfibrosierung. Klinisch fällt dies auf als:
    - Schluckbeschwerden (Dysphagie, Refluxösophagitis → Barrett-Ösophagus);
    - Verdauungsbeschwerden (Motilitätsstörung, Malabsorptionssyndrom).
  - Niere (75% der obduzierten Patienten mit maligner Hypertonie wegen Vaskulopathie): → Niereninsuffizienz.
  - Respirationstrakt: (50% aller Patienten): UIP-artige, basale interstitielle Lungenfibrose, oft kombiniert mit Vaskulopathie → Cor pulmonale.
- *Lokalisierte systemische Sklerose:* ANA-Prototyp ist in solchen Fälle eine Anti-Zentromer-AK (Abb. 5.**26**). Dieser lokalisierte Verlaufstyp ist seltener und prognostisch günstiger. Vorwiegend Hautbefall, der sich oft auf Finger, Vorderarme und Gesicht konzentriert und erst spät die inneren Organe in Mitleidenschaft zieht. Diese Patienten entwickeln oft ein *CREST-Syndrom*:
  - *C*alcinosis cutis im Finger-, Knie-, Ellbogenbereich;
  - *R*aynaud-Syndrom;
  - *E*sophagus (engl.): Motilitätsstörung;
  - *S*klerodaktylie;
  - *T*eleangiektasien.

Klinik: Die Diagnose der systemischen Sklerose lässt sich leicht aufgrund der ACR-Kriterien (American College of Rheumatology) sichern. Hauptkriterien sind eine symmetrische Sklerodermie, eine Sklerodaktylie, Rattenbissnekrosen an einzelnen Fingerkuppen und eine basale Lungenfibrose. Therapeutisch ist die systemische Sklerose trotz aggressiver Immunsuppression kaum zu beherrschen.

Dermato-/Polymyositis

Definition: Seltene, heterogene Gruppe autoaggressiver Entzündungen überwiegend der Skelettmuskulatur. Sie umfasst folgende 3 umschriebenen Erkrankungen:
- *Dermatomyositis* mit Muskel- und Hautbeteiligung;
- *Polymyositis* mit alleinigem symmetrischem Befall der proximalen Muskulatur;
- *Einschlusskörper-Myositis* mit alleinigem asymmetrischem Befall der distalen Muskulatur.

Inzidenz: 1–2:100000. Altersgipfel 3.–5. Lebensdekade. $\female > \male$.

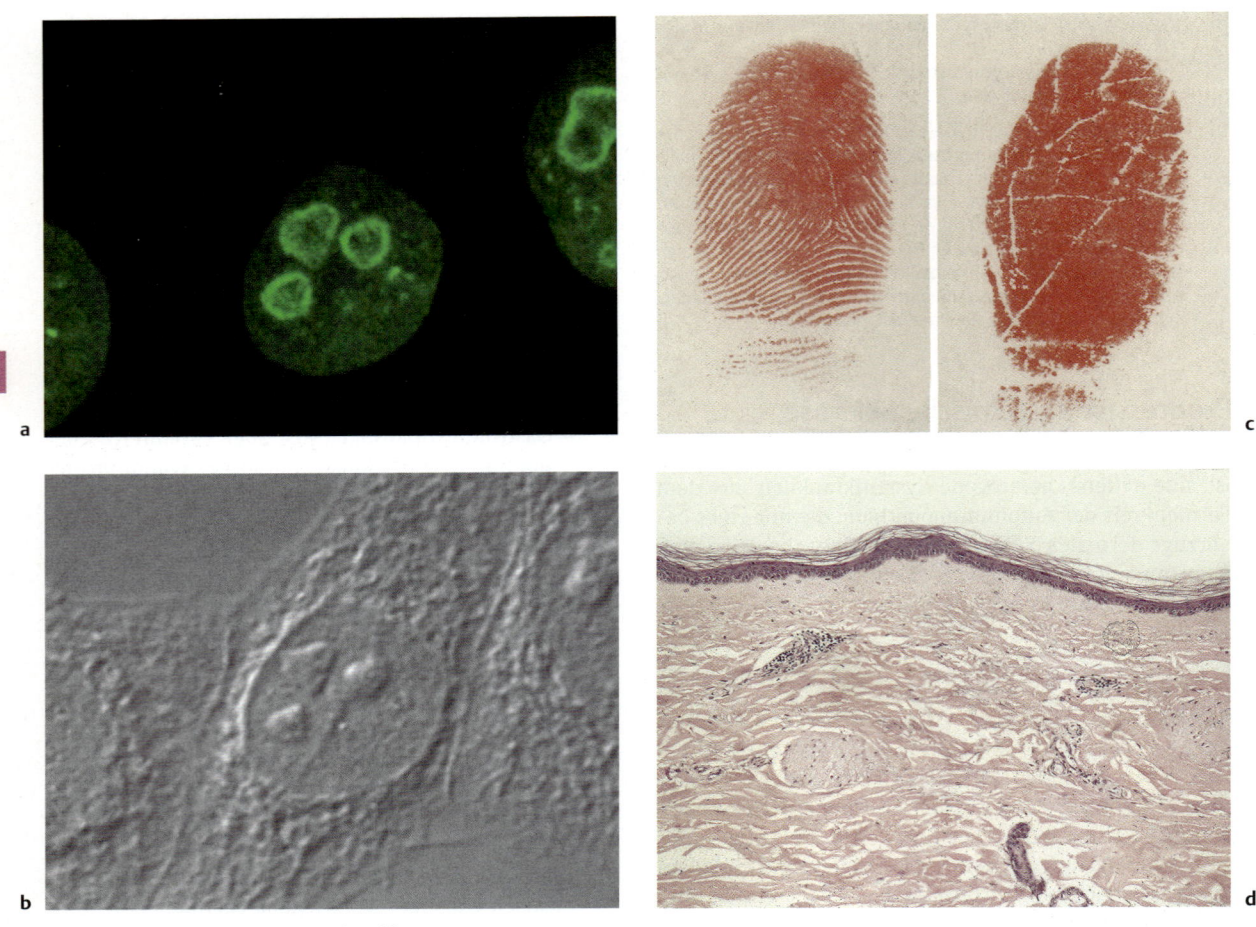

Abb. 5.**25** **Progressive systemische Sklerose:**
a Sklerodermietypische antinukleäre Antikörper gegen DNA-Topoisomerase-I (Anti-Scl-70) mit ringförmig nukleärem Immunfluoreszenzmuster (Hep-2-Zellkultur, Vergr. 1 : 400);
b Interferenzkontrast der gleichen Zellen wie in **a** (Hep-2-Zellkultur, Vergr. 1 : 400);
c Daktyloglyphen (links: normal; rechts: Atrophie bei Sklerodermie);
d sklerosierende Hautatrophie mit Schwund der Hautanhangsgebilde (HE, Vergr. 1 : 100).

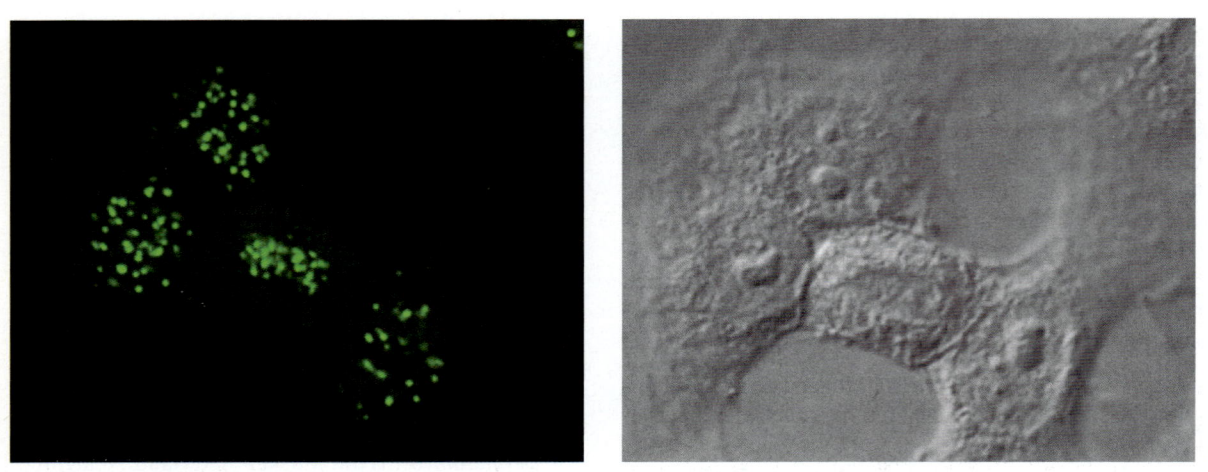

Abb. 5.**26** **CREST-Syndrom:** Typische antinukleäre Antikörper gegen Zentromer (Anti-Zentromer) (Hep-2-Zellkultur, Vergr. 1 : 400):
a Mit intranukleärem Sprenkelmuster;
b Interferenzkontrast der gleichen Zellen; beachte die ausgesparten Nukleolen.

Dermatomyositis

Pathogenese: Die Erkrankung ist ätiologisch noch nicht geklärt. Bei über 75% der Patienten lassen sich ANA meist vom Typ Jo-1 (Abb. 5.**27**) gegen Histidyl-t-RNA-Synthetase nachweisen. Besonders bei älteren Patienten gibt es aber auch Fälle mit paraneoplastischer Myositis, die ANA-negativ sind. Immunpathologisch scheinen die Kapillaren die primären Zielscheiben des Geschehens zu sein. Sie werden durch eine AK-vermittelte Komplementlyse geschädigt, was fokale Ischämien mit konsekutiven Muskelnekrosen nach sich zieht.

Morphologie: s. S. 1128.

Polymyositis

Pathogenese: Bei der autoimmunen und paraneoplastischen Form der Polymyositis scheinen die Muskelzellen die primäre Zielscheibe des immunpathologischen Angriffs zu sein. Dementsprechend dominieren CD8$^+$-zytotoxische T-Zellen das histologische Bild. Oft Nachweis von ANA Typ Jo-1; keine Zeichen für Kapillarschäden.

Morphologie s. S. 1129.

Einschlusskörpermyositis

Pathogenese: Sie geht am ehesten auf eine Virusinfektion zurück und ist ANA-negativ. Diese Muskelfasern sind samt Endomysium prädominant von CD8$^+$-zytotoxischen T-Zellen durchsetzt. Typisch sind Vakuolen im Sarkoplasma, die in ihrer Peripherie basophile Granula enthalten und ultrastrukturell aus tubulären Filamenten bestehen.

Morphologie s. S. 1129.

> **Klinisch** sind alle 3 Erkrankungen der Dermato-/Polymyositisgruppe durch folgende Symptome charakterisiert:
> - *Skelettmuskulatur*: akut: ödematöse Muskelschwellung → schmerzhafte „Gliederschwere". Chronisch: fibrös-atrophische Muskulatur → „schmerzhafte Ermüdbarkeit". Daraus ergibt sich die klinische Trias: a) Muskelschwäche, b) Schmerz und c) Atrophie.
> - *Haut* bei Dermatomyositis: Charakteristisch ist ein heliotropes Exanthem mit Lila-Rötung infolge perivaskulärem Lymphozyteninfiltrat (= „Lilakrankheit") und teigige Schwellung → „mimische Starre". Diese Hautveränderungen fallen einer Fibrose und oft auch einer Verkalkung anheim. Sie finden sich meist im Bereich von Periorbita, Nasenrücken, Augenlidern, Hautarealen, unter denen die Muskulatur befallen ist. Ferner kann über den Streckseiten der Fingergelenke, als Gottron-Zeichen, ein leicht schuppendes Erythem auftreten.

Therapeutisch sprechen die autoimmen Dermato- und Polymyositisformen recht gut auf Steroide und Immunsuppressiva an, die Einschlusskörpermyositis hingegen nicht.

Sjögren-Syndrom

Definition: Immunologisch bedingte Speicheldrüsenentzündung im Rahmen einer systemischen Autoimmunkrankheit.

Inzidenz: 2–4 : 1000. Altersgipfel: Postmenopause ♀:♂ = 9:1.

Kausalpathogenese: Wahrscheinlich führen mehrere Faktoren gemeinsam zu einer immunologischen Reaktion, die gleichsam autoaggressiv gegen das Gangepithel in den Speicheldrüsen gerichtet ist. Als disponierend gelten:
- *genetische Faktoren* wie HLA-DR3, HLA-DR2;
- *exogene Faktoren* wie EBV-Infektion der exokrinen Drüsen in Orbita und Mund;
- *endogene Faktoren*: Aus dem Zusammenwirken von veränderten Gangepithelzellen, APC, aktivierten CD4$^+$-T-Zellen und einer oligoklonalen Proliferation von B-Zellen resultiert, wohl vermittelt durch Auto-AK (Abb. 5.**28**) gegen Splicesosom-Proteine (wie Ro/SS-A und La/SS-B) eine Zerstörung der Speichelgangepithelien. Neben ANA und Rheumafaktoren lassen sich bei einem kleinen Teil der Patienten auch Auto-AK gegen Ausführungsgangepithelien der Parotis nachweisen.

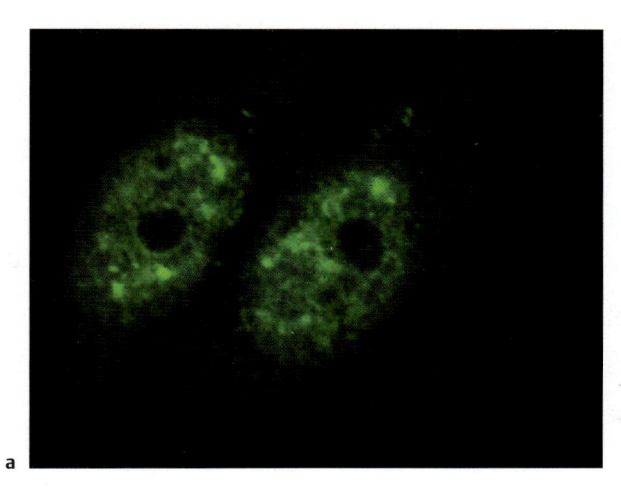

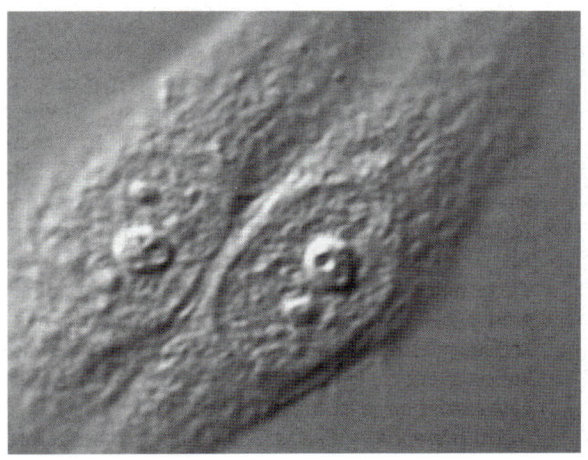

Abb. 5.27 Dermatomyositis: Typische antinukleäre Antikörper gegen Histidyl-tRNA-Synthase (Anti-Jo-1) (Vergr. 1 : 400):
a Mit gemischt granulär-nukleärem Immunfluoreszenzmuster;
b Interferenzkontrast der gleichen Zellen; beachte die ausgesparten Nukleolen.

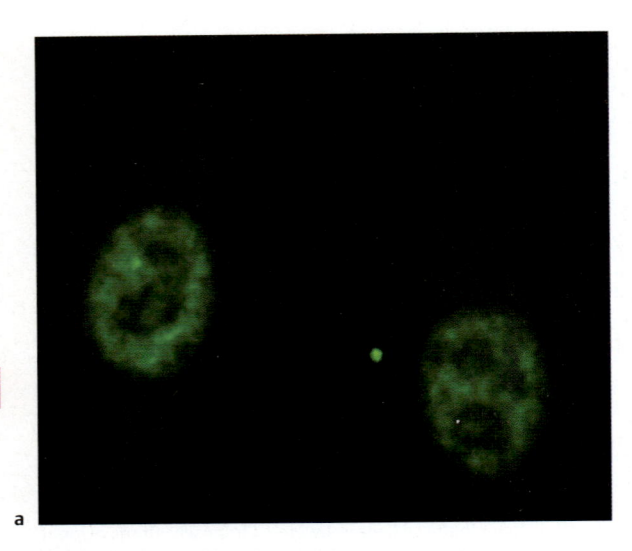

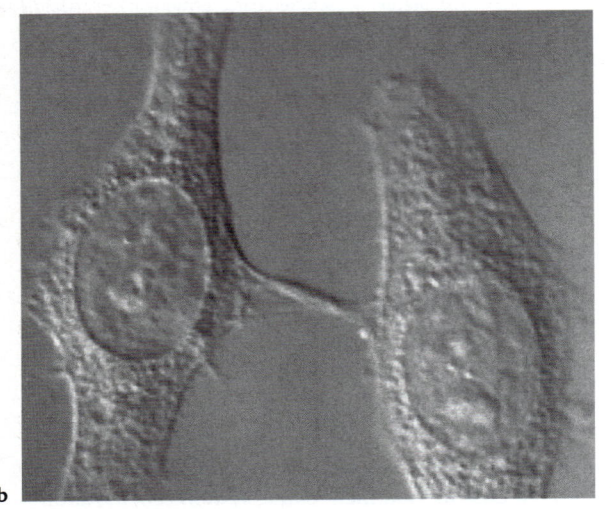

Abb. 5.28 Sjögren-Syndrom: Typische antinukleäre Antikörper gegen Ribonukleoprotein (SS-A/ro = Anti-SS-A/ro) (Hep-2-Zellkultur, Vergr. 1 : 400):
a Immunfluoreszenz: intranukleäres „homogenes Sprenkelmuster", typisch für nukleäre Non-DNA-Komponenten;
b Interferenzkontrast der gleichen Zellen; beachte die ausgesparten Nukleolen.

Formalpathogenetisch ist die Erkrankung durch eine fortschreitende lymphozytäre Zerstörung des exokrinen Drüsengewebes von Tränen- und Speicheldrüsen charakterisiert, die eine Schleimhautaustrocknung im Augen- und Mundbereich (Sicca-Symptomatik) nach sich zieht. In etwa 25% der Fälle (vor allem bei Patienten mit hochtitrigen Ro/SS-A-Auto-AK) bezieht dieser Prozess weitere Organe wie Pankreas, Leber, Lunge, Niere, Prostata, ZNS, Muskulatur und Haut mit ein.

Klinisch manifestiert sich das Sjögren-Syndrom in folgenden beiden Varianten:
– *primäre (isolierte) Form* mit Beschränkung der entzündlichen Gewebezerstörung auf Tränendrüsen und exokrine Drüsen des Nasen-, Mund-, Rachenbereichs mit konsekutiver Sicca-Symptomatik;
– *sekundäre (systemische) Form*: Sie macht 10% der Fälle aus und ist mit einer rheumatoiden Arthritis oder einem SLE assoziiert.

Die Therapiemöglichkeiten sind unbefriedigend.

Überlappungssyndrome

Neben gut definierten Kollagenosen gibt es eine Reihe von Überlappungssyndromen (= overlap syndrome), die teilweise die symptomatischen Kriterien von zwei oder sogar drei rheumatischen Erkrankungen erfüllen. Hierzu gehören die „Mixed connective Tissue Disease" (MCTD), das Phospholipid-AK-Syndrom, das sekundäre Sjögren-Syndrom, die Sklerodermie-Myositis-Overlap-Syndrome und das Primär-biliäre-Zirrhose-CREST-Overlap-Syndrom. Allen Syndromen ist die Assoziation mit bestimmten ANA-Spezifitäten eigen.

Primär systemische Vaskulitis

Definition: Ätiologisch ungeklärte arterielle Gefäßentzündungen, die mit Akute-Phase-Reaktionen, komplementverbrauchenden Kryoglobulinen, Immunkomplexen oder dem Auftreten von Anti-Neutrophilen-Zytoplasma-AK (= ANCA) im Serum einhergehen. In der Konsensuskonferenz von Chapel Hill 1992 wurden 10 Krankheitsentitäten solcher Vaskulitiden definiert und dem vorwiegend befallenen Gefäßtyp entsprechend klassifiziert.

Formalpathogenetisch können arterielle Blutgefäße auf einen Entzündungsreiz nur mit einem der folgenden 5 Reaktionsmuster antworten. Sie sind in Tab. 5.3 zusammengestellt und werden im Einzelnen bei den Arterienerkrankungen besprochen (S. 437).
- *Leukozytoklastische Vaskulitis* (= „small vessel vasculitis", Vasculitis allergica): Sie spielt sich im Bereich von Kapillaren und Venulen ab und entspricht einer immunpathologischen Typ-III-Reaktion. Histologisches Kennzeichen ist eine granulozytäre Gefäßwandentzündung mit apoptotischem Leukozytenzerfall. Als primäre Form (selten) ist sie idiopathisch. Als sekundäre Form (häufiger) tritt sie a) bei viralen/bakteriellen Infekten, b) bei Medikamentenallergien, c) bei Krankheiten des rheumatischen Formenkreises oder d) als Paraneoplasie auf. Prototyp: Vaskulitis allergica, Purpura Schoenlein-Henoch. Häufige Assoziation mit Glomerulonephritis.
- *Nekrotisierende Vaskulitis:* Polyätiologisch ausgelöst, spielt sie sich bevorzugt im Bereiche kleiner Arterien ab und entspricht überwiegend einer immunpathologischen Typ-III-Reaktion mit fibrinoider Gefäßwandnekrose und einem okkludierenden entzündli-

Tabelle 5.3 Primär systemische Vaskulitiden

Vaskulitistyp	Prädilektions-gefäße	Überempfindlich-keitsreaktion	Histologisches Charakteristikum	Klinischer Prototyp
Leukozytoklastische Vaskulitis	Kapillaren, Venulen	Typ III	granulozytäre Entzündung mit Leukozytenapoptose	Vasculitis allergica, Purpura Schoenlein-Henoch
Nekrotisierende Vaskulitis	kleine Arterien	Typ III	fibrinoide Nekrose mit okkludierender Entzündung	Panarteriitis nodosa, mikroskopische Panarteriitis
Granulomatöse Vaskulitis	kleine Arterien (Kapillaren)	Typ III und IV	histiozytäre Granulome	Wegener-Vaskulitis, Churg-Strauss-Vaskulitis
Riesenzellarteriitis	Aorta, -abgänge, große Arterien	Typ III und IV	riesenzellige Entzündung, zum Teil Histiozytengranulome	Arteriitis temporalis, Takayasu-Arteriitis
Zwiebelschalen-arteriopathie	kleine, mittelgroße Arterien		reparative Mediamyozytenproliferation	Lupusvaskulitis, Sklerodermievaskulitis

chen granulo-, lymphohistiozytären Infitrat. Prototyp: Panarteriitis nodosa, mikroskopische Panarteriitis. Häufige Assoziation mit Glomerulonephritis.

- *Granulomatöse Vaskulitis:* Sie spielt sich bevorzugt im Bereich kleiner Arterien, gelegentlich auch im Kapillarbett ab und entspricht einer kombinierten immunpathologischen Typ-III- und -IV-Reaktion. Histologisch ist sie durch histiozytäre Granulome gekennzeichnet. Prototyp: Wegener-Vaskulitis, Churg-Strauss-Vaskulitis. Häufige Assoziation mit Glomerulonephritis.
- *Riesenzellarteriitis:* Sie spielt sich fast nur in Aorta samt Abgangsgefäßen und mittelgroßen Arterien ab und entspricht einer immunpathologischen Typ-III- und -IV-Reaktion. Histologisch dominiert eine diffuse lymphozytäre Gefäßwandinfiltration (CD4$^+$- > CD8$^+$-T-Zellen) mit Beimengung von Riesenzellen, oft begleitet von Histiozytengranulomen. Prototyp: Arteriitis temporalis Horton, Takayasu-Arteriitis.
- *Zwiebelschalenarteriopathie:* Sie spielt sich vorwiegend im Bereich kleiner und mittelgroßer Arterien ab Histologisch steht eine wachstumsfaktorvermittelte Proliferation der Myofibroblasten aus der Media ohne Entzündungszellinfiltrate im Mittelpunkt. Prototyp: Lupusvaskulitis, Sklerodermievaskulitis.

5.2.3.2
Lokale Autoimmunopathien (AIP)

Lokale AIP mit systemischer Komponente

Definition: Unter diesem Begriff werden solche Autoimmunkrankheiten zusammengefasst, die sich auf ein Organsystem, das Gelenksystem und seine Hilfseinrichtungen wie Sehnen, konzentrieren und gelegentlich auch extraartikuläre Gewebe in Mitleidenschaft ziehen. Sie werden auch als „Krankheiten des rheumatischen Formenkreises" bezeichnet und im Kapitel „Lokomotorisches System" besprochen.

Organspezifische endo-/exokrine AIP

Definition: Unter diesem Begriff werden solche Autoimmunkrankheiten zusammengefasst, die sich auf ein Organsystem konzentrieren. Sie werden im Einzelnen bei den entsprechenden Organsystemen besprochen. Je nach immunreaktivem Angriffsziel resultieren folgende Krankheitsbilder

- *Endokrine Organgewebe:* Werden sie attackiert, so resultieren die verschiedenen Formen der „endokrinen Autoimmunopathien" wie Hashimoto-Thyreoiditis, Morbus Basedow, Typ-I-Diabetes und Morbus Addison.
- *Exokrine Organgewebe:* Richtet sich der Autoaggressionsprozess auf sie, so resultieren Erkrankungen wie Autoimmunhepatitis, Sjögren-Syndrom und Typ-A-Gastritis mit perniziöser Anämie.

Klinik: Die klinische Symptomatik resultiert aus dem Ausfall der endokrinen oder exokrinen Drüsenfunktion: kollagenosetypischen Allgemeinsymptomen wie Arthralgien, Myalgien, Hautläsionen oder Vaskulitis. Bei den endokrinen Autoimmunopathien können die Symptome mehrheitlich durch Substitution des ausgefallenen Hormons beherrscht werden. Eine immunsuppressive Therapie kommt meistens zu spät und kann deshalb eine Hormonersatztherapie auch nicht vermeiden.

5.2.4
Immundefektsyndrome

Syn.: Defektimmunopathien

Allgemeine Definition: Unter diesem Begriff werden Krankheitsbilder zusammengefasst, bei denen das unspezifische oder spezifische Immunsystem einen AG-Stimulus gar nicht oder nur ineffektiv beantworten kann, so dass die betroffenen Patienten (= „immuncompromised hosts") mit bestimmten infektiösen Keimen nicht fertig werden, ein erhöhtes Karzinomrisiko aufweisen und/oder Autoimmunkrankheiten entwickeln.

Defekte des spezifischen Immunsystems (T-/B-Zell-System) sind etwa zehnmal häufiger als Defekte des unspezifischen Systems.

Pathogenese: Je nachdem, ob eine dieser Krankheiten auf einem genetischen Defekt beruht oder im Verlauf des Lebens erworben wurde, unterscheidet man
- *Primäre Immundefekte:* Sie beruhen auf einem genetischen Defekt und sind angeboren. Ihre molekulare Aufarbeitung verschaffte fundamentale Einblicke in die Funktionsabläufe des Immunsystems. Ihrem klinischem Erscheinungsbild entsprechend unterscheidet man einem Vorschlag des WHO Report on Primary Immunodeficiencies von 1999 folgend nachstehende Defekte:
  - Hypo- und Agammaglobulinämien,
  - kombinerte T- und B-Zell Defekte,
  - Phagozytosedefekte,
  - Komplementdefekte,
  - andere gut definierte primäre Immundefektsyndrome,
  - Immundefekte als Folge anderer genetischer Syndrome.
- *Sekundäre Immundefekte:* Sie sind erworben und nicht genetisch bedingt und lassen sich nach der zugrunde liegenden Störung der B- und T-Zellen, des Makrophagen- oder Komplementsystems unterteilen. Sie haben folgende Grundkrankheiten und Lebensbedingungen zur Ursache:
  - Lebensextreme wie Mangelernährung, Alkoholkrankheit, Obdachlosigkeit;
  - Stoffwechselstörungen wie Diabetes mellitus, Hyperparathyreoidismus;
  - chronische Infektionskrankheiten wie HIV, Tuberkulose;
  - Therapiefolgen wie Operationstrauma, Bestrahlung, Chemotherapie;
  - Lymphozytentumoren in Form von Lymphomen;
  - Autoimmunkrankheiten.

5.2.4.1 Primäre B-Zell-Defekte

Sie sind wesentlich besser mit dem Leben vereinbar als die primären T-Zell-Defekte, weil in diesen Fällen die Funktion der T-Zellen nicht eingeschränkt ist und die fehlenden IgG von gesunden Spendern substituiert werden können. Den B-Zell-Defekten liegt eine der folgenden Ursachen zugrunde:
- *Störung der frühen B-Zell-Differenzierung* im Knochenmark mit Arretierung der B-Zell-Reifung auf der Stufe von Pro-B-Zellen → keine zirkulierenden reifen B-Zellen (Prototyp: Bruton-Agammaglobulinämie);
- *Störungen der späten B-Zell-Differenzierung* in Milz und Lymphknoten mit ineffektiver T-B-Zell-Kooperation → reife zirkulierende B- und T-Zellen bilden kaum klassengewechselte Ig-Isotypen und/oder kaum Gedächtnis-B-Zellen → kaum Plasmazellen in Mukosa oder Knochenmark (Prototyp: CVID, s. u.).

(Knaben-)Agammaglobulinämie

Syn.: X-linked-Agammaglobulinämie Bruton, Morbus Bruton

Definition: Seltene, X-chromosomal vererbte Immundefizienz der Knaben wegen Reifungsstörung der B-Zellen und konsekutivem Immunglobulinmangel.

Pathogenese: Defekt einer Tyrosinkinase (= Bruton-Tyrosinkinase) auf Chromosomenlokus Xq21.2–22, die in die Signaltransduktion der B-Zell-Vorstufen und damit in die B-Zell-Reifung eingeschaltet ist → Reifungsblock auf Prä-B-Zell-Stadium → keine Plasmazellen, keine Immunglobulinsynthese → keine Bakterienphagozytose wegen Opsonierungsdefekt, keine Virusneutralisation.

Morphologie: Keine Sekundärfollikel mit Reaktionszentren in den sekundären Immunorganen, unterentwickeltes MALT-System bei morphologisch und funktionell intaktem T-Zell-System.

> **Klinisch** weist die Erkrankung folgende Eigenheiten auf:
> - *Immunglobulinmangel:* niedrige bis fehlende IgG-, IgA-, IgM-Werte;
> - *rezidivierende Infekte* vorwiegend mit Haemophilus influenzae, Streptococcus pneumoniae und Staphylococcus aureus → Bronchitis, Pneumonie, Otitis (= Mittelohrentzündung), Pyodermie (= eitrige Hautentzündung), Sepsis;
> - *gastrointestinale (Enteroviren-)Infekte* → Generalisierungsneigung. Cave: Immunisierung mit lebenden Poliovirusstämmen;
> - *Lambliasis:* Infestation mit dem Protozoon Gardia lamblia wegen Schleimhaut-IgA-Mangel;
> - *Arthritis* (bei 30% der Patienten) wegen Mykoplasmeninfekt;
> - Neigung zu Folgeerkrankungen wie Autoimmunkrankheiten.

Gewöhnlich-variable Immundefizienz

Syn.: common variable immune deficiency syndrome = CVID

Definition: Recht häufige, heterogene Syndromgruppe mit erblichem oder erworbenem AK-Mangel und konsekutiver Hypogammaglobulinämie aller Klassen (manchmal nur von IgG) nach Ausschluss aller anderen Ursachen eines AK-Mangels.

Inzidenz: 2–3 : 100 000. Manifestationsalter: Adoleszentenalter, Erwachsenalter. ♂ : ♀ = 1 : 1.

Pathogenese: Der CVID liegen folgende Defekte zugrunde:
- Assoziation mit bestimmten Genen des HLA-Systems;
- Ausreifungsstörung der B-Zellen zu immunglobulinsezernierenden Plasmazellen (Störung der kognaten T-B-Interaktion, Defekte ko-stimulatorischer Moleküle, defiziente T-Zell-Hilfe).

Morphologie: Häufige Charakteristika sind hyperplastische B-Zell-Areale in den lymphatischen Geweben mit entsprechender Lymphadenopathie und Splenomegalie sowie ein Plasmazellmangel (kaum Immunglobulinbildung) in Knochenmark, Lymphknoten und GALT.

Klinik: Weitgehend gleiche Symptomatik wie beim Morbus Bruton. Darüber hinaus Neigung zur Entwicklung von malignen Lymphomen.

Isolierter IgA-Mangel

Definition: Häufigstes primäres Immundefektsyndrom unklarer Ätiologie ohne histologische Folgen.

Inzidenz: 1 von 600–800, meist Weiße, selten Schwarze und Asiaten.

Pathogenese: Formal liegt ein Differenzierungsblock der B-Zellen zu IgA-produzierenden Plasmazellen vor (Mechanismus?). Folglich sind die Spiegel für Serum- und Schleimhaut-IgA sehr niedrig.

Klinik: Niedere Serumspiegel für IgA, gelegentlich auch für IgG-Subklassen. Dennoch sind die meisten Patienten klinisch unauffällig. Einzelne Patienten leiden gehäuft an Infektionen des Respirations- und Gastrointestinaltraktes, Neigung zur Atopie, Sprue und Autoaggressionskrankheiten. Bei 40% der Patienten liegen IgA-AK vor → anaphylaktische Reaktion bei Transfusion IgA-haltigen Bluts.

5.2.4.2
Primäre T-Zell-Defekte

T-Zell-Defekte werden typischerweise durch Infektionen mit opportunistischen Keimen wie Pneumocystis carinii, Pilzen, Viren und (atypischen) Mykobakterien kompliziert. Wegen einer gestörten T-B-Zell-Kooperation gehen sie immer auch mit einem AK-Mangel einher.

DiGeorge-Syndrom

Syn.: Thymushypoplasie

Definition: Seltenes, genetisch bedingtes Fehlbildungssyndrom mit Hauptgewicht im Schlundtaschenbereich und fehlender T-Zell-Reifung infolge Thymusaplasie.

Pathogenetisch liegt eine Deletion des Hox-1.5-Gens vor (Chromosomenlokus 22q11), dessen Genprodukte die Migrations-und Differenzierungsprozesse bestimmter Neuralleistenabkömmlinge wie der Schlundtaschen 3 und 4 steuern. Als Folge davon sind Thymus und Epithelkörperchen a- oder hypoplastisch, in den thymusabhängigen Zonen der peripheren lymphatischen Organe reifen keine T-Zellen aus, und die Anzahl der zirkulierenden T-Zellen ist vermindert. Darunter leidet die T-Zell-vermittelte Immunantwort. Davon wiederum profitieren bestimmte Pilze und Viren. Zwar ist die Plasmazellzahl im Normbereich, der Immunglobulinspiegel hängt aber von der T-Zell-Defizienz ab.

Klinisch ist das DiGeorge-Syndrom charakterisiert durch:
- *neonatale Tetanie:* → Muskeldauerkrämpfe wegen Hypoparathyreoidismus;
- *Thymusaplasie-, -hypoplasie* → virale, fungale Infekte;
- *Gesichtsfehlbildungen* wie Hypertelorismus (= zu weiter Augenabstand), Mikrognathie (= schmaler Unterkiefer) → Fischmaulgesicht, tiefsitzende Ohren;
- *kardiovaskuläre Fehlbildungen* von Aortenbogen, Ventrikelseptum.

Wiskott-Aldrich-Syndrom

Definition: Seltene, X-chromosomal rezessiv vererbte Immundefizienz mit Thrombozytopenie, Ekzem und rezidivierender Infektneigung.

Pathogenese: Der Defekt betrifft das „Wiskott-Aldrich-Gen" auf dem Chromosomenlokus Xp11.23. Es kodiert für ein Protein, das über das Aktinzytoskelett die Signaltransduktion der hämatopoetischen Zellen steuert. Der resultierende pathogenetische Mechanismus ist noch ungeklärt. Im Verlaufe der Erkrankung verarmen das periphere Blut und die Parakortikalzonen der Lymphknoten an T-Zellen. Darunter leidet die T-Zell-abhängige Immunabwehr → keine AK-Bildung gegen polysaccharidreiche AG.

Klinik: Serum: normale IgG-Spiegel, niedere IgM-Spiegel, erhöhte IgA- und IgE-Spiegel. Typisch sind Ekzeme, Thrombozytopenie, rezidivierende Infekte → früher Tod. Erhöhtes Malignomrisiko, vor allem für maligne Lymphome.

Hyper-IgM-Syndrom

Definition: Seltene, heterogene, X-chromosomal vererbte Immundefizienz wegen eines Defekts des Immunglobulin-Isotyp-Switchs durch eine Funktionsstörung der T-Helferzellen.

Pathogenese: Die Mutation betrifft in 70% der Fälle den Liganden für CD40 (Genlokus: Xq26) auf den T-Helferzellen, in den übrigen Fällen ist der CD40-vermittelte Signalweg beeinträchtigt. Darunter leiden die T-B-Zell-Kooperation sowie die „Gedächtnisfunktion" der B-Zellen. Obschon sich die T- und B-Zellen normal entwickeln, bringen die B-Zellen nur IgM hervor, und in den Lymphknoten bilden sich keine Keimzellen.

Klinik: Erhöhte Serumwerte für IgM, erniedrigte Serumwerte für IgG, IgA und IgE. Symptomatik wie bei Hypogammaglobulinämien. Keine opsonierenden IgG-AK → rezidivierende Infekte mit Eitererregern. Keine Bereitstellung zytotoxischer T-Zellen → Infektion mit Pneumocystis carinii. Bei älteren Patienten unkontrollierte Proliferation IgM-bildender Plasmazellen mit Infiltration des Gastrointestinaltraktes.

5.2.4.3
Primäre B-/T-Zell-Defekte

Schwere kombinierte Immundefekte

Syn: severe combined immune deficiency syndrome = SCID

Definition: Sammelbegriff für bestimmte, genetisch verschiedene Immundefekte, bei denen die humorale und zelluläre Immunantwort ausbleibt und zu schweren Infektionskrankheiten im frühen Lebensalter führt.

Pathogenetisch liegen diesem Syndrom nachstehende Defekte zugrunde:
- mutierte Stoffwechselenzyme lymphatischer Stammzellen,
- mutierte Zytokinrezeptoren in Vorläuferlymphozyten,
- mutierte Rekombinase mit defizienten Gen-Rearrangements der T- und B-Zell-Rezeptoren (TCR, BCR),
- mutierte Kinasen im T-zellulären Signalweg,
- mutierte Transkriptionsfaktoren in der MHC-Molekül-Expression.

Von diesen meist sehr seltenen Läsionen werden die beiden häufigsten Formen näher besprochen:
- *X-chromosomal vererbte Form*: Sie macht etwa 50% aller SCID-Fälle aus und bevorzugt Knaben. Sie beruht auf einer Mutation der γ-Kette verschiedener Zytokinrezeptoren, welche die Differenzierung und Proliferation von T-Zellen dirigieren und folglich in der Frühphase der T-Zell-Entwicklung und in der Spätphase der B-Zell-Entwicklung eingreifen. Dementsprechend ist die Zahl der T-Zellen drastisch vermindert, die B-Zellen sind zwar zahlenmäßig normal, aber wegen der mangelhaften T-Zell-Kooperation nicht imstande, ausreichend AK zu bilden.
- *Autosomal rezessiv vererbte Formen*: Die häufigste unter ihnen ist der „Adenosindesaminase-Mangel".

Durch eine Mutation dieses Enzyms im Purinstoffwechsel häufen sich Desoxyadenosin und Desoxy-ATP in den Vorläuferlymphozyten an. Vor allem die Vorläufer-T-Zellen werden damit nicht fertig und gehen daran zugrunde (Abb. 5.**29**).

Klinik: Bei der Mehrzahl der SCID-Kinder fehlen weitgehend die T-Zellen im peripheren Blut. Dementsprechend fallen alle T-Zell-Funktionstests negativ aus oder sind pathologisch. Die SCID-Diagnose wird in Speziallabors molekulargenetisch verifiziert. Die Lebenserwartung der SCID-Kinder ist gering. Sie gedeihen schlecht und sterben frühzeitig (innerhalb von 1 – 2 Jahren) wegen rezidivierender Infekte durch Viren wie CMV, Bakterien wie Pseudomonas, Pilze wie Candida, Protozoen oder Pneumocystis carinii. Durch frühe semiallogene Stammzelltransplantion von Mutter oder Vater können diese Kinder jedoch den T-Zell-Defekt vollständig überwinden.

5.2.4.4
Sekundäre Immundefekte

Definition: Gruppe erworbener Immundefektsyndrome durch Immunglobulinmangel oder Mangel an T-Zellen, die sich meist erst in Adoleszenz oder später manifestieren.

Pathogenetisch werden diese Immundefekte entsprechend ihrer Auslösefaktoren folgendermaßen eingeteilt:
- *Humorale Immundefekte* wegen:
  - *defizienter Proteinzufuhr* wie Hunger, Mangelernährung, Tumorkachexie;
  - *Proteinverlustsyndrom* wegen a) Verbrennungen, b) exsudativer Gastroenteropathie (= polyätiologische Erkrankung mit massivem intestinalem Proteinverlust) oder c) nephrotischem Syndrom (= polyätiologische Erkrankung mit renalem Proteinverlust);
  - *Gammopathie* mit Synthese defekter Immunglobuline durch Tumoren.

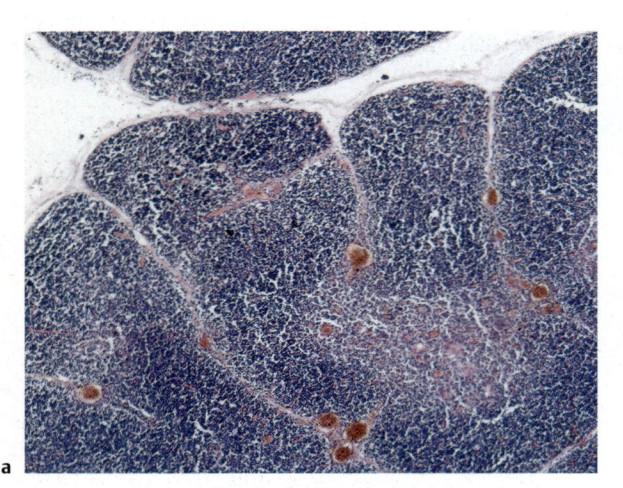

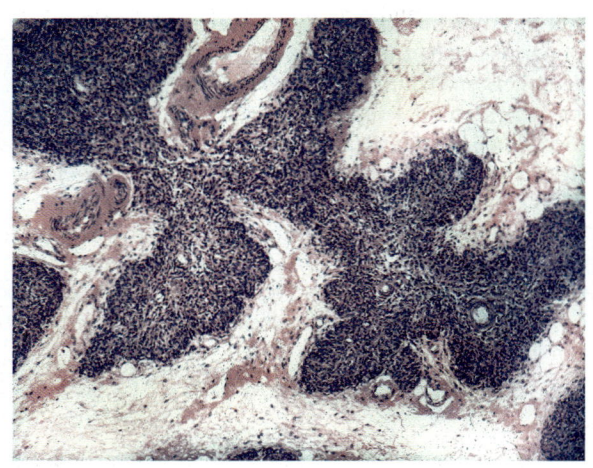

Abb. 5.29 Schwerer kombinierter Immundefekt (severe combined immune deficiency syndrome = SCID):
a Normaler Thymus;
b Thymusdysplasie ohne Hassall-Korpuskel, ohne B- und T-Zell-Zone.

- *Zelluläre Immundefekte* wegen:
  - *gestörter T-Zell-Proliferation*: Immunsuppression (Corticoide), Zytostatika, T-Zell-Tumoren;
  - *gestörte T-Zell-Funktion*: Viren wie HIV, chronische Infekte.

Klinisches Resultat: verminderte Resistenz gegenüber bakteriellen, viralen, fungalen und opportunistischen Mikroorganismen wie Pneumocystis carinii (S. 272).

(Monoklonale) Gammopathien

Definition: Erkrankungen mit vermehrter Bildung von Immunglobulinen einer Klasse, eines Typs und einer Spezifität infolge neoplastischer Proliferation eines einzelnen Plasmazellklons. Man bezeichnet sie deshalb auch als „monoklonale Gammopathien" und teilt sie ein in:
- *Benigne monoklonale Gammopathie:* Expansion eines morphologisch normalen Plasmazellklons → geringe Erhöhung monoklonaler Immunglobuline (< 3 g) im Serum, höchstens minimale Bence-Jones-Proteinurie;
- *Plasmozytom*: häufigster, generalisierter, meist im Knochenmark entstehender Knochentumor (S. 1160);
- *Makroglobulinämie Waldenström:* eine Gruppe neoplastischer B-Zell-Erkrankungen – meist lymphoplasmozytoides Immunozytom (S. 558) – mit monoklonaler IgM-Vermehrung;
- *Schwerkettenkrankheit*: neoplastische B-Zell-Erkrankungen mit Bildung von nicht an leichte Ketten gebundenen schweren Ketten (γ-Ketten-, α-Ketten-, μ-Ketten-Typ).

AIDS

Syn. **a**cquired **i**mmuno**d**eficiency **s**yndrome, erworbenes Immundefektsyndrom des Erwachsenen (= AIDS)

Definition: Häufiges, durch HI-Viren induziertes Immundefektsyndrom, charakterisiert durch einen progredienten Defekt der zellulären Immunität in Form einer verminderten Zahl von $CD4^+$-T_H-Zellen mit konsekutiver Anfälligkeit der Patienten für opportunistische Infektionen, einer Prädisposition für Kaposi-Sarkom und maligne Non-Hodgkin-Lymphome.

Pathogenese s. S. 248.

AIDS-assoziierte Folgekrankheiten

HIV-Lymphadenopathie: Sie läuft in 3 Stadien ab:
1. *„Irreguläre Follikelhyperplasie"*: Anfänglich werden im Lymphknoten die B-Zellen übermäßig „dauerstimuliert" → gigantische Follikelhypertrophie. Mit der Zeit atrophieren die Mantelzonen um Follikel → nackte Keimzentren („Tulpenaspekt" der Follikel) → Lymphknotenvergrößerung (= HIV-Lymphadenopathie, Abb. 5.**30**).

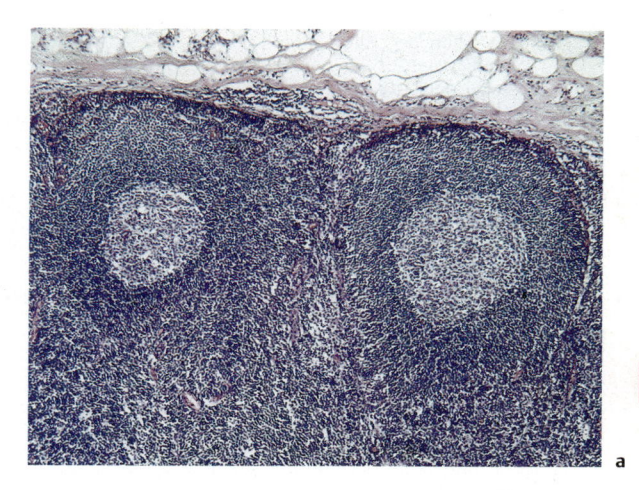

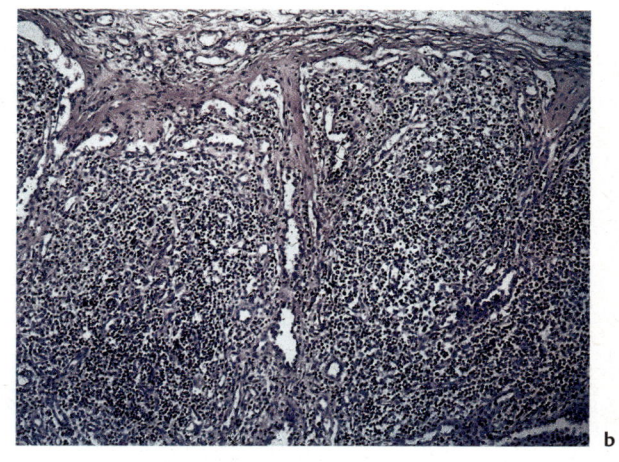

Abb. 5.**30** **AIDS-Lymphadenopathie:**
a Normale Lymphknoten mit aktivierten Follikeln (HE, Vergr. 1 : 50);
b AIDS-Lymphknoten mit Rindenatrophie ohne Follikel (HE, Vergr. 1 : 100).

Klinik: Stadium der „generalisierten Lymphadenopathie" (Lymphadenopathiesyndrom).

2. *„Progressive Follikeldestruktion"*: Mit der Zeit bricht die Struktur der übergroßen Follikel auseinander → Viren regen im Lymphknoten die Produktion von Angioneogenesefaktor an → Venolenwucherung → Destruktion der Riesenfollikel.

Klinik: Stadium des „AIDS-related Complex" (= ARC).

3. *„Follikelatrophie"*: Die kortikale B-Zell- und die parakortikale T-Zell-Zone verschwinden → geschrumpfte Follikel werden durch plasmazellreiches Lymphozyteninfiltrat und Angioneogenese-bedingte Venolenproliferate ersetzt → Lymphknoten werden follikelfrei und im höchsten Maße atrophisch → kompletter Immundefekt. Folgen davon: Infektionen mit opportunistischen Keimen; daneben entstehen auch noch Non-Hodgkin-Lymphome (B-Zell-Typ), meist im Verdauungstrakt.

Klinik: Stadium des „AIDS"
- *Kaposi-Sarkom* (25% aller AIDS-Fälle): Dieser maligne Tumor ist Folge einer HIV- und synchronen HHV-8-Infektion (humanes Herpesvirus Typ 8). Der Tumor bildet mehrere Herde zunächst in der Haut, später auch in den Lymphknoten und im Intestinaltrakt (S. 452).
- *HIV-assoziierte Pneumopathien:* Recht oft findet man bei AIDS eine oder mehrere der nachstehend aufgeführten Lungenläsionen:
  - diffuses Alveolarschadensyndrom,
  - chronisch interstitielle Pneumonie,
  - Pneumonie mit opportunistischen Erregern (vor allem Pneumocystis carinii),
  - Hyperplasie des bronchusassoziierten lymphatischen Gewebes.
- *HIV-Enzephalitis* (S. 1084).

5.3 Entzündungspathologie

Aus pathobiologischer Sicht stellt die Entzündung einen Adaptationsprozess des Organismus dar, dessen Sinn darin besteht, den Flurschaden von mechanischen, chemischen und physikalischen Noxen möglichst klein zu halten. Eine Entzündung ist folglich ein unter Einbindung des Immunsystems ablaufender Abwehrprozess des Organismus, ohne den er seine Individualität gegenüber Fremd(mikro)organismen verlieren würde. Je nach zeitlichem Verlauf unterscheidet man im Wesentlichen akute und chronische Entzündungen. Während den akuten Entzündungen als Basismechanismus eine exsudative Entzündungsreaktion zugrunde liegt, werden chronische Entzündungen entweder durch Bildung von Granulationsgewebe oder Granulomen, gelegentlich auch durch unspezifische Entzündungsabläufe geprägt.

Akute exsudative Entzündungsreaktion: Ihr pathobiologischer Sinn besteht darin, durch lokale Steigerung der Gefäßpermeabilität so viel Flüssigkeit auszuschwitzen *(Exsudation)*, dass die auslösende Noxe am Entzündungsort verdünnt wird. Die weitere Ausbreitung der Noxe im Gewebe wird durch Verlangsamung des Blutstromes aufgehalten; manchmal ist dazu ein thrombotischer Gefäßblock nötig. Die zugrunde liegenden Permeabilitäts- und Exsudationsvorgänge werden durch eine Reihe von Signalstoffen *(= Entzündungsmediatoren)* gesteuert, die entweder von den Zellen freigesetzt werden, die an der Entzündung beteiligt sind, oder aus dem Blutplasma stammen. Die gezielte Beseitigung der Noxen unterliegt den ins Entzündungsgebiet beorderten Leukozyten, die untereinander, aber auch mit Endothelzellen und Thrombozyten kooperieren.

Entzündungsdefinition: Unter einer Entzündung versteht man einen Abwehrvorgang des lebenden Organismus auf lokale Gewebeschädigung in Form einer komplexen Reaktion der Blutgefäße, bestimmter Blutplasmabestandteile und Blutzellen sowie zellulärer und struktureller Bestandteile des Bindegewebes.
Die Entzündungsreaktion ist zwar im Organismus örtlich auf den sog. Entzündungsherd begrenzt, wird aber immer mehr oder weniger von Reaktionen des Gesamtorganismus begleitet, die sich in der Bereitstellung von Abwehrstoffen und Abwehrzellen und/oder von Fieber äußern. Die Entzündung eines Organs oder Gewebes wird sprachlich durch Endung -*„itis"* gekennzeichnet.

Die akuten Entzündungsformen werden nach dem dominierenden Exsudatbestandteil und dem Exsudationsort untergliedert.

Dazu kommen bei Vorherrschen einer Koagulationsnekrose noch nekrotisierende und bei Vorherrschen einer fäulnisbedingten Kolliquationsnekrose gangräneszierende Formen hinzu. Heilt eine akute Entzündung nicht aus, so geht sie entweder in eine chronische Entzündung über oder kompliziert das primäre Krankheitsgeschehen durch immunologisch ausgelöste Zweiterkrankungen – wenn ihr nicht eine hämotogene Erregeraussaat in Form einer Sepsis zuvorkommt.

Chronisch granulierende Entzündungen: Sie imponieren als chronischer Abszess, Ulkus oder Fistel und sind durch die Ausbildung eines kapillarreichen Mesenchyms in Form des „Granulationsgewebes" charakterisiert. Seinem Resorptionspotenzial ist die Chance einer Defektheilung zuzuschreiben.

Chronisch granulomatöse Entzündungen: Sie gehen mit der knötchenförmigen Zusammenlagerung von Entzündungszellen (= Granulom) einher, die im Prinzip darauf beruht, dass nicht auf Anhieb zerstörbare Schadstoffe von makrophagozytären „Sonderkommandos" umstellt werden. Den „Einsatzbefehl" erhalten diese „Kommandos" von dem peripheren Lymphozytenring. Solche Granulome können mehr oder weniger scharf umschrieben sein und außer Makrophagen noch andere Entzündungszellen enthalten. Dadurch ergeben sich unterschiedliche Granulomformen, die aber nie für einen Erreger spezifisch sind.

Die verschiedenen Entzündungen bilden je nach ihrer Ätiologie, Pathogenese, Ausbreitung, Ausschwitzung von Blutbestandteilen ins umliegende Gewebe (= Exsudation) und zeitlichem Ablauf ein entsprechendes pathologisch-anatomisches Substrat und/oder eine entsprechende klinische Symptomatik aus, welche die betreffende Entzündung charakterisieren.

Entzündungsätiologie: Die wesentlichen Entzündungsursachen können unbelebter oder belebter Natur sein und lassen sich bei einem Großteil der menschlichen Entzündungserkrankungen nachweisen. Dadurch ist nicht nur eine ätiologisch begründete Entzündungseinteilung, sondern auch eine ätiologisch begründete Therapie (= kausale Therapie) möglich.

Jeder entzündungsauslösende Faktor hat seine charakteristische kausale und formale Pathogenese und oft auch sein typisches pathologisch-anatomisches Substrat. In Tab. 5.4 sind die wichtigsten pathogenetischen Gruppenmerkmale der unbelebten Entzündungsfaktoren zusammengestellt. Die belebten Entzündungsfaktoren (Viren, Bakterien, Pilze, Mikroben und Parasiten) werden im Abschnitt „Erregerpathologie" besprochen (S. 235).

Entzündungsverläufe: Je nachdem, wodurch eine Entzündung ausgelöst und durch welchen Abwehrmechanismus sie bekämpft oder sogar noch verstärkt wird, kann eine Entzündung trotz gleicher Ätiologie eine langsamere oder raschere Gangart einschlagen.

- *Perakute Entzündungen* haben einen sehr kurzen Verlauf und führen meist innerhalb kurzer Zeit zum Tode, was darauf zurückzuführen ist, dass entweder eine außergewöhnlich massive Wirkung der entzündungserregenden Noxe besteht oder dass eine verminderte Abwehrfunktion des Organismus vorliegt. In beiden Fällen resultiert eine hämorrhagische nekrotisierende Entzündung (S. 217), eine schwere Schädigung der organspezifischen Zellen entweder durch direkte Noxeneinwirkung oder indirekt im Rahmen eines Kreislaufschocks.
- *Akute Entzündungen* beginnen meist dramatisch, verlaufen stadienhaft und führen, wenn keine Komplikationen auftreten, in kurzer Zeit zur Restitutio ad integrum. Dabei laufen in charakteristischer Weise innerhalb kurzer Zeit Gewebereaktionen ab, die das Ziel haben, die entzündliche Noxe zu verdünnen (= exsudative Entzündungsreaktion, S. 201), zu beseitigen oder zu begrenzen und die Gewebeschädigung zu reparieren.
- *Subakute und subchronische Entzündungen* haben einen zeitlichen Ablauf, der in diesen Fällen zwischen dem der akuten und dem der chronischen Entzündung liegt, wobei der Beginn der Entzündung nicht genau feststellbar ist. Der Verlauf solcher Entzündungen wird durch Verzögerungsfaktoren langwierig. Eine Ausheilung ist oft fraglich.
- *Chronische Entzündungen* haben einen langwierigen Verlauf von Monaten oder Jahren. Sie liegen in folgenden 3 Typen vor:
  - *Sekundär chronische Entzündungen:* Sie sind jeweils aus einer akuten eitrigen oder nichteitrigen Entzündung hervorgegangen. Lassen sie sich adäquat therapieren, so ist bei ihnen meist eine vernarbende Defektheilung möglich.
  - *Primär chronische Entzündungen:* Sie beginnen schleichend, meist ohne für Patient und Arzt wahrnehmbare akute Entzündungsphase. Lassen sie sich nicht kausal therapieren, so schreiten sie schubweise fort und heilen nicht aus.
  - *Chronisch rezidivierende Entzündungen:* In diesen Fällen wird das Gewebe durch wiederholt auftretende Entzündungsschübe so verändert, dass sich die histologischen Zeichen einer chronischen und einer akuten Entzündung überlagern.

Tabelle 5.4 Faktoren der Entzündung und ihre häufigsten Entzündungsformen

Entzündungsfaktor	Pathogenese	Entzündungsform (= E.)
1. Mechanisch	mechanische Gewebezerstörung	exsudative E. = alterative[1] E.
2. Thermisch	Hitze: Enzym-Protein-Denaturierung Kälte: osmotische Nekrose	exsudative E. = alterative E.
3. Aktinisch	toxische Peroxidradikale	exsudative Entzündung
	DNA-Schäden	(teratogene, tumorigene Wirkung)
4. Chemisch	Säuren: Koagulationsnekrose Laugen: Kolliquationsnekrose Ischämie: Koagulationsnekrose	exsudative E. = alterative E.
	angestaute Metabolite, Arzneimittel	verschiedene E.-Formen
	Metalle: Metallose	granulomatöse E., tumorigene Wirkung
5. Immunologisch	Allergen (z. B. Pollen)	exsudative E.
	Fremdantigene (z. B. Transplantat), „Autoantigene" (z. B. Zellkerne)	nekrotisierende E., granulomatöse E.
6. Mikrobiell	Viren	v. a. exsudative E., hämorrhagische E.
	Bakterien, Pilze	v. a. exsudative E., granulomatöse E.
	Parasiten	z. T. exsudative E., sklerosierende E.

[1] alterativ, alterare, lat. = schädigen

Entzündungsausbreitung: Man unterscheidet folgende Formen:
- *Lokale Entzündungen* sind definitionsgemäß auf einen umschriebenen Gewebebezirk beschränkt. Oftmals liegt dieser Herd im Bereich der Eintrittspforte der entzündlichen Noxe. Dabei gibt es Entzündungserreger (Parasiten, Bakterien, Viren), die bestimmte Eintrittspforten bevorzugen und/oder nur in bestimmten Geweben Entzündungen hervorrufen (Gewebe- und Organtropismus; tropos, gr. = Wendung, Hinwendung → bevorzugte Organ-/Gewebebesiedlung durch einen Keim). Allgemein wird die Ausbreitung einer Entzündung durch Organkapseln und Bindegewebesepten sowie durch Fibrin und bestimmte Erregerstoffe (z. B. Koagulase) gehemmt und durch Erregerenzyme, welche die bindegewebige Grundsubstanz depolymerisieren können (z. B. Hyaluronidase, Fibrinolysin), gefördert. Grundsätzlich kann eine Entzündung auf nachstehend aufgeführten Wegen erfolgen:
  – *hämatogen* über die Blutgefäße;
  – *lymphogen* über Lymphspalten, -gefäße;
  – *neurogen* über den Axonfluss in den Nerven (vgl. Tollwut, S. 246);
  – *duktogen* (= kanalikulär) über ableitende Gangsysteme (Ductus, Ductuli, Tubuli) von Organen → aufsteigende Entzündung (= aszendierende Entzündung);
  – *direkt übergreifend* (= per contiguitatem; contiguitas lat. = Berührung).
- *Metastatische Entzündungen:* Hier greift die Entzündungsreaktion um sich und breitet sich oft vom lokalen Entzündungsherd entweder intrakanalikulär (z. B. Cholangitis → Pericholangitis), hämatogen über das Blutgefäßsystem, lymphogen über das Lymphgefäßsystem oder neurogen (z. B. Tollwutviren) aus. Dadurch wird der Entzündungserreger in andere Organe und Gewebe verschleppt (= „Metastasierung"), wo er eine Tochterentzündung hervorrufen kann (= Septikopyämie).
  Breitet sich der pathogene Keim diffus im gesamten Organismus aus, so spricht man von einer „generalisierten Infektion" (z. B. generalisierte Herpesvirusinfektion).
- *Folgeentzündungen* werden dadurch hervorgerufen, dass Bestandteile des verantwortlichen Keimes in den Blutkreislauf und damit in den gesamten Organismus gelangen, ohne dass der Erreger seinen Entzündungsherd verlässt. Da diese Keimbestandteile (z. B. Kapselantigene) eine große Ähnlichkeit mit bestimmten körpereigenen Zellbestandteilen haben, werden in der nachfolgenden Immunreaktion Antikörper produziert, die sowohl gegen die Keimbestandteile als auch gegen körpereigene Zellen gerichtet sind. Das Resultat ist eine „Zweiterkrankung" im Sinne einer immunologisch ausgelösten Folgeentzündung (z. B. Poststreptokokkenglomerulonephritis, S. 827).

Entzündungssymptome: Eine entzündliche Noxe ruft am Ort der Entzündungsreaktion klinische und morphologische Veränderungen hervor, die seit der Frühzeit der Medizin bekannt sind: Die entzündete Stelle rötet sich, schwillt an, wird warm und schmerzhaft. Bereits Celsus (30 v. Chr.) hat diese 4 heute noch in der Klinik gültigen Kardinalsymptome der Entzündung erkannt und als „Tumor", „Rubor", „Calor" und „Dolor" bezeichnet (Abb. 5.31):
- *Tumor (= Geschwulst):* Das entzündete Gewebe ist angeschwollen. Der Zusammenhang zwischen Entzündung und Schwellung ist bereits aus mesopotamischen Keilschriften als „naphu" (= aufblasen) bekannt und findet sich im Griechischen als „Oidäma" (Ödem = Geschwulst) sowie in der mittelalterlichen Medizin als „spina ventosa" (= Winddorn) = tuberkulöser Befall der Phalangen.
- *Rubor (= Rötung):* Der Entzündungsherd fällt durch seine Rötung auf. Auch die Verknüpfung zwischen Rötung und Entzündung wurde bereits in der mittelalterlichen Medizin im Karbunkel (S. 217) (carbunculus = kleiner Kohlenherd) erkannt.
- *Calor (= Wärme):* Der Entzündungsherd ist überwärmt. Auf ägyptischen Hieroglyphen wird dieses Entzündungssymptom als „seref" (= Kohlenkessel; vgl. carbunculus), in mesopotamischen Keilschriften als „ummu" (= heiß), in der griechischen Literatur als „phlox" (= Flamme) bezeichnet. Hiervon leiten sich auch die Begriffe Phlegmone (S. 216), Entzündung und Inflammation ab.
- *Dolor (= Schmerz):* Eine Entzündung ist schmerzhaft, und der Schmerz ist für den Patienten oft der eigentliche Beweggrund, einen Arzt aufzusuchen. Wissenschaftlich ist der Schmerz definiert als eine unangenehme, sensorisch-emotionale Erfahrung, die mit einer tatsächlichen oder potenziellen Gewebeschädigung verbunden ist oder als solche empfunden wird. Selbst beim Fetus ist nach der 22. Woche post conceptionem mit (wie auch immer gearteten) Schmerzreaktionen zu rechnen, was anästhesiologisch zu berücksichtigen ist.

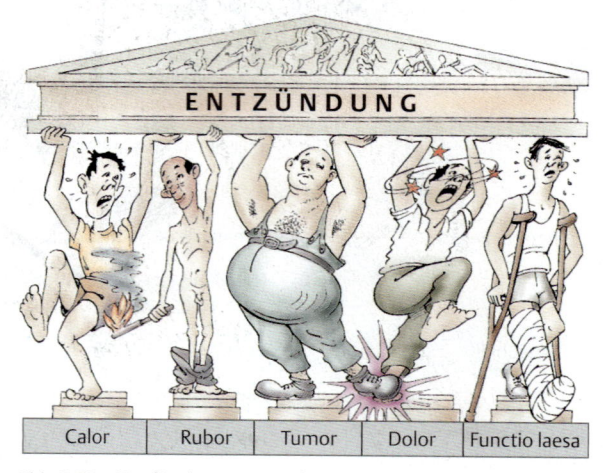

Abb. 5.31 **Kardinalsymptome der Entzündung.**

- *Functio laesa (= gestörte Funktion):* Diesen 4 Kardinalsymptomen fügte R. Virchow (1858) noch dieses 5. klinische Symptom hinzu: weil nämlich ein entzündetes Gewebe auch durch einen Funktionsausfall auffällt.

Diese 5 Kardinalsymptome sind auf die Reaktion des gefäßführenden Mesenchyms, der Blutzellen und der terminalen Blutstrombahn zurückzuführen. Sie ergeben in ihrer Gesamtheit die akute exsudative Entzündungsreaktion.

5.3.1
Exsudative Entzündungsreaktion

Definition: Reaktionsmuster eines von einer rasch auftretenden Entzündung betroffenen Gewebes, bei dem das Ausschwitzen (exsudare, lat. heraus-schwitzen) von Blutflüssigkeit und Blutbestandteilen sowie das Austreten von Blutzellen das Entzündungsgebiet histologisch prägen. Die entscheidenden pathogenetischen Mechanismen werden durch chemische Faktoren gesteuert.

Biologischer „Sinn": Er ergibt sich aus dem Zusammenspiel folgenden Quartetts:
- *Durchblutungssteigerung* im Bereiche der Mikrozirkulation in Form einer Hyperämie mit gleichzeitiger Steigerung der Gefäßpermeabilität und Blutstromverlangsamung → rasch wegschaffen;
- *Ausschwitzen* von „Blutsaft" durch Exsudation → rasch verdünnen;
- *Abriegeln durch zelluläre Kampftruppe* durch Einmarschieren (= Transmigration) von Entzündungszellen aus der Endstrombahn ins Entzündungsgebiet → rasch demarkieren;
- *Schädlingsvertilgung* durch Phagozytose und Bereitstellung toxischer Radikale nach entsprechender Aktivierung der Entzündungszellen → rasch abbauen.

Die akute exsudative Entzündungsreaktion ist das Resultat folgender operativer Prozesse:
- Mikrozirkulationsstörung,
- Permeabilitätsstörung,
- Leukozytentransmigration.

5.3.1.1
Mikrozirkulationsstörung

Orthologie: Die terminale Blutstrombahn liegt zwischen den terminalen Arteriolen und den postkapillären Venulen (Abb. 5.32) und umfasst das Kapillarnetz sowie ein Kurzschlussgefäß, das eine direkte Verbindung zwischen Arteriolen und Venulen herstellt. Der Blutdurchfluss in der terminalen Blutstrombahn wird dem jeweiligen Bedarf angepasst. Im Normalfall wird der Hauptblutstrom durch die Kurzschlussgefäße geleitet, nachdem die präkapillären Sphinkter verschlossen sind. Die Kapillaren werden nur intermittierend durchströmt. Ferner besteht im Bereich der Arteriolen und Venulen ein fortwährender Wechsel zwischen Vasokonstriktion und Dilatation. Durch diese Drosselmechanismen werden der Blutdurchfluss, der Filtrationsdruck und damit die Transsudation (= Abpressung) löslicher Substanzen ins umliegende Gewebe beeinflusst.

Pathogenese: An der Regulation dieser Vorgänge sind zahlreiche humorale Faktoren und chemische Substanzen in Form der sog. Entzündungsvermittler (Mediatoren) beteiligt (S. 207). Durch ihr Zusammenwirken erfährt die Endstrombahn bei der Entzündung folgende triphasische Veränderung (Abb. 5.33):

1. Phase der Mikrozirkulationsstörung: Sie dauert nur Sekunden bis wenige Minuten und lässt sich nicht bei jeder Entzündungsreaktion feststellen. Sie besteht darin (Abb. 5.33 a), dass sich die Arteriolen kurzfristig und vorübergehend zusammenziehen (Arteriolenkonstriktion). Das Resultat ist eine kurzfristige Abblassung des Entzündungsherdes.

Bildhaftes Szenarium: „Noxe kommt ins Gewebe" → „Wasserhahn" zudrehen (= Arteriolenkonstriktion) → keine Noxenausbreitung.

2. Phase der Mikrozirkulationsstörung: Sie setzt wenige Minuten nach der ersten Phase ein und führt unter dem Einfluss von bestimmten Entzündungsmediatoren wie Prostaglandinen der E-Reihe sowie in geringerem Maße auch von Histamin und Bradykinin dazu, dass sich die Arteriolen, Kapillaren und postkapilläre Venulen im Entzündungsgebiet erheblich erweitern (= Vasodilatation). Dadurch wird der Blutdurchfluss bis um das Zehnfache gesteigert und das Gewebe durch diese „aktive Hyperämie" gerötet. Gleichzeitig wird dadurch im Bereich des Entzündungsherdes der hydrostatische Filtrationsdruck erhöht und die Transsudation von Blutflüssigkeit in die

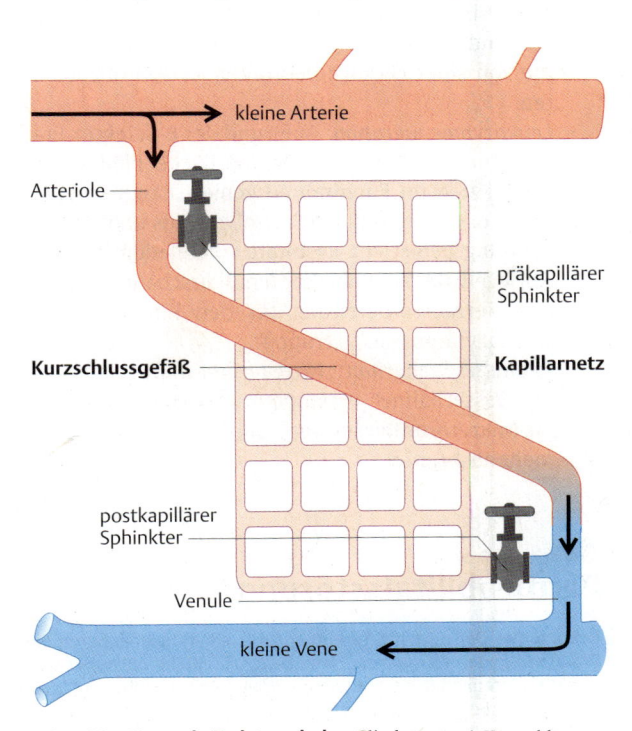

Abb. 5.**32** **Normale Endstrombahn:** Gliederung mit Kurzschlussgefäßen.

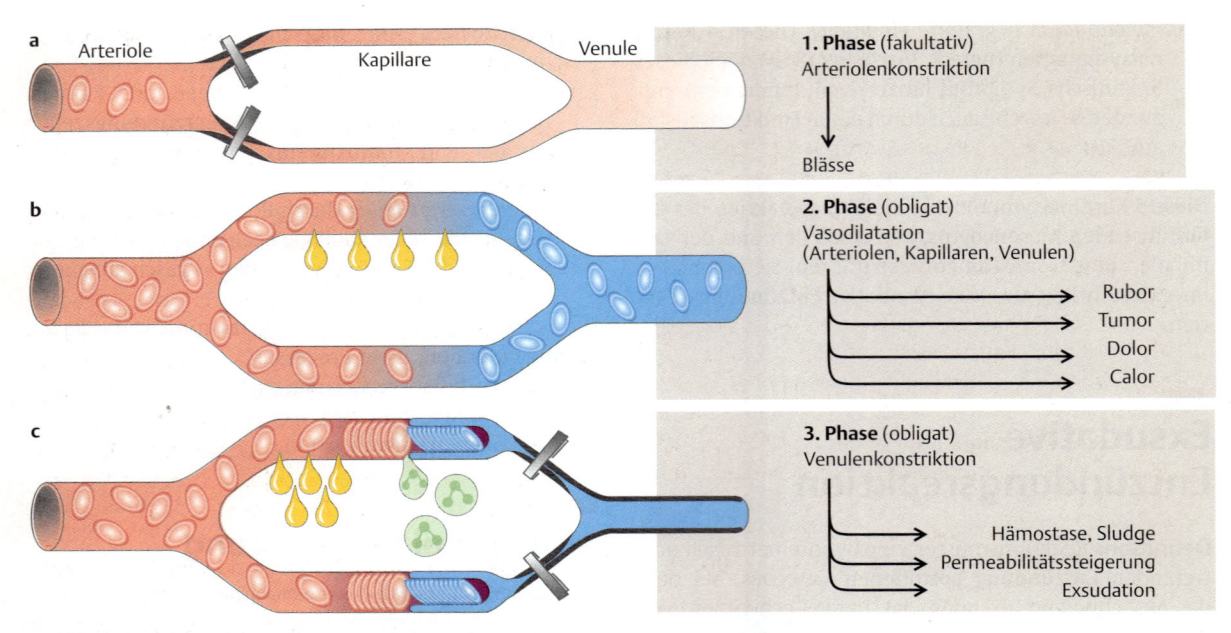

Abb. 5.33 Die drei Phasen der Mikrozirkulationsstörung bei der akuten exsudativen Entzündungsreaktion:
a 1. Phase (fakultativ): Arteriolenkonstriktion;
b 2. Phase (obligat): Vasodilatation;
c 3. Phase (obligat): Venolenkonstriktion.

Umgebung gefördert. Dieser Mechanismus erklärt die beiden Kardinalsymptome Rubor (= Rötung) und Tumor (= Schwellung) im Entzündungsgebiet. Da die Prostaglandine der E-Reihe gleichzeitig die Schmerzrezeptoren für Bradykinin empfindlich machen, findet auch das Kardinalsymptom Dolor (= Schmerz) seine Erklärung (Abb. 5.33 b).

Bildhaftes Szenarium: „Noxe *ist* im Gewebe" → alle „Wasserhähne" aufdrehen (= Dilatation von Arteriolen, Kapillären und Venulen) → gründliche Noxenausschwemmung.

3. Phase der Mikrozirkulationsstörung: Sie beginnt mehrere Stunden nach Entzündungsbeginn und hält auch mehrere Stunden an. Sie wird durch Vasodilatation der Kapillären und Arteriolen verursacht und von einer Konstriktion der kleinen Venen begleitet. Dies ruft im terminalen Strombett des Entzündungsgebiets eine Strömungsverlangsamung, Filtrationsdruckerhöhung und Permeabilitätssteigerung hervor (Abb. 5.33 c).

Die pathogenetische Kettenreaktion auf die mikrozirkulatorische Strömungsverlangsamung besteht aus folgenden Ereignissen:

- *Gefäßabdichtung:* Aufgrund von Plasmafaktoren (Fibrinogen, Globulinen, Albumin) und von Agglomerinen (inkomplette Antikörper) im Proteinmantel der Erythrozyten aggregieren die sich kaum fortbewegenden Erythrozyten zu geldrollenartigen Formationen und wandeln sich schließlich, wenn sie im terminalen Strombett stehen bleiben, zu lichtmikroskopisch homogenen, zylinderförmigen Gebilden um (= Erythrozytenzylinder), die auch als roter Sludge (engl. = Schlamm, Bodensatz) bezeichnet werden.

Dieser Sludge aktiviert die Endothelzellen. Diese präsentieren auf ihrer Oberfläche vermehrt E-Selektine und geben den Plättchenaktivierungsfaktor (PAF, S. 209) ab, so dass auch die Blutplättchen verklumpen (Thrombozytenaggregation) und letztlich Blutgerinnsel entstehen (Thrombenbildung), die im Entzündungsgebiet gewissermaßen dazu dienen, die von einer Leckage bedrohten Gefäße abzudichten.

- *Leukozytenemigration:* Aufgrund der E-Selektin-Präsentation auf der Endotheloberfläche bleiben die Leukozyten im Entzündungsgebiet „hängen", wandern aus der terminalen Strombahn aus und ins Entzündungsgebiet ein. Resultate von alledem sind ein Abriegeln des noxenbedingten „Flurschadens" sowie eine Terrainvorbereitung für den Einmarsch der „leukozytären Einsatztruppe".

Bildhaftes Szenarium: „Noxe *bleibt* im Gewebe" → alle „Wasserhähne" verstopfen (= Venulenkonstriktion, Mikrothrombosierung), damit sie sich nicht noch mehr ausbreiten.

5.3.1.2
Permeabilitätsstörung

Orthologie: Der normale Stoffdurchtritt und -transport durch die Wanderung der terminalen Strombahn geschieht entweder auf transzellulärem oder interzellulärem Weg. Die interzelluläre Passage betrifft dabei den Stoffaustritt durch besondere präformierte Lücken zwischen den Endothelzellen (gaps) hindurch und spielt sich bei einer Entzündung fast ausschließlich auf Seiten der postkapillären Venulen ab, da hier die Rezeptordichte für permeabilitätsfördernde Mediatoren hoch ist. Hier greift auch das permeabilitätsdrosselnde Hemmprotein Vasoregulin an. Die transzelluläre Stoffpassage quer durch die Endothelien hindurch (Transzytose) spielt dabei kaum eine Rolle.

Biologischer „Sinn" einer Exsudation, wie sie durch eine vaskuläre Permeabilitätssteigerung bei einer Entzündungsreaktion erzeugt wird: Er ergibt sich aus dem Zusammenspiel folgenden Trios:
- *Schadstoffverdünnung:* Die entzündliche Noxe wird zunächst durch ein eiweißarmes Transsudat (eiweißarme Flüssigkeit, spezifisches Gewicht: 1,01, Zusammensetzung: Wasser, Albumin), später durch ein eiweißreiches Exsudat (eiweißreiche Flüssigkeit, spezifisches Gewicht: 1,020, Zusammensetzung: Wasser, Fibrinogene, Gerinnungseiweiße, Immunglobuline, Komplementfaktoren, Makro- und Mikroglobuline) lokal verdünnt.
- *Schadstoffausschaltung:* Schadstoffe werden durch das Herbeischaffen von „Gegengiften" (Antikörper) neutralisiert.
- *Schadstofffixation und Schadensbegrenzung*: Durch das im Gewebe des Entzündungsgebietes geronnene Fibrin wird der entzündliche Schaden abgegrenzt (= demarkiert) und die Erreger daran fixiert.

Pathogenetisches Prinzip: Die Permeabilitätssteigerung im Rahmen des Entzündungsgeschehens und der dadurch bedingte Flüssigkeitsaustritt wird durch bestimmte Steuerstoffe der Entzündung (Entzündungsmediatoren, S. 207) über folgende Mechanismen reguliert (Abb. 5.**34**):
- *Endothelzellkontraktion:* Die Endothelzellen der postkapillären Venulen verfügen über ein aktinhaltiges Zytoskelett. Dieses kontrahiert sich unter dem Einfluss der meisten Entzündungsmediatoren, so dass sich die Poren im Venulenrohr ausweiten (Abb. 5.**35**). Das Resultat ist ein geregelter, mäßiger Flüssigkeitsaustritt.
- *Endothelnekrosen:* Die entzündungsauslösende Noxe wie Verbrennung schädigt die Endothelzellen so schwer, dass sie schwellen und später irreversibel geschädigt in Form einer Nekrose zugrunde gehen. Dadurch wird das Rohrsystem der terminalen Strombahn förmlich durchlöchert. Das Resultat ist ein ungeregelter und unmäßiger Flüssigkeitsaustritt.

Zu diesen zellulären Faktoren der Permeabilitätsstörungen kommt noch ein hämodynamischer Faktor hinzu; er besteht in einer lokalen Erhöhung des intravaskulären Druckes mit konsekutiver Abpressung von Blutflüssigkeit in Form eines entzündlichen Exsudates. Als Folge der geschilderten Permeabilitätsstörung treten Blutserum und/oder Plasmabestandteile ins Gewebe des Entzündungsgebietes ein (= Exsudation). Das Resultat ist letztlich eine entzündliche Gewebeschwellung (= entzündlicher „Tumor").

Morphologie: Je nach Entzündungsart läuft die Permeabilitätsstörung in nachstehenden 3 Mustern ab (Abb. 5.**34**):
- *Sofort vorübergehender Typ:* Vorkommen: geringere UV-Exposition (Sonnenerythem), Hypersensitivitätsreaktion Typ I.
 Dieses Permeabilitätsmuster tritt wenige Minuten nach Noxenexposition ein, hält nur kurze Zeit an, dauert höchstens 1 Stunde (Abb. 5.**34a**) und spielt sich im Bereich der postkapillären Venulen ab. Es wird vorwiegend durch zellvermittelte Entzündungsmediatoren (Abb. 5.**34b**) reguliert, die wie Histamin (s. u.) bereits in aktiver Form in den mobilen Bindegewebszellen wie Mastzellen und basophilen Granuloyten vorhanden sind und nach ihrer Freisetzung sofort wirksam werden. Das Resultat ist eine gesteigerte Durchlässigkeit des Gefäßrohrs durch Endothelkontraktion.
- *Verzögert anhaltender Typ:* Vorkommen: Sonnenbrand, Hypersensitivitätsreaktion Typ IV.
 Dieses Permeabilitätsmuster tritt erst mehrere Stunden nach Noxenexposition ein und hält stundenlang an (Abb. 5.**34a**). Es spielt sich im Bereich der Kapilla-

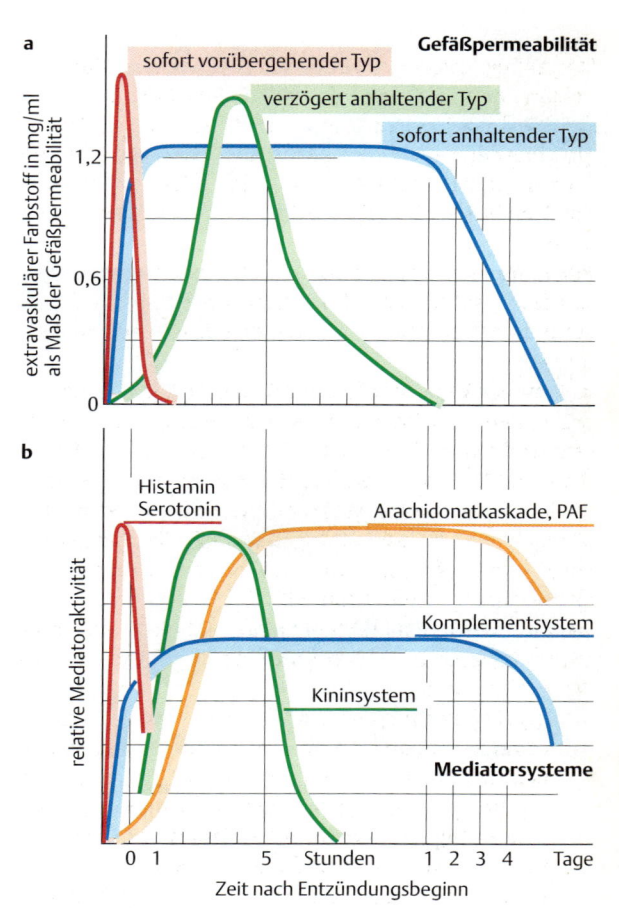

Abb. 5.34 Die drei Typen der Permeabilitätsstörung bei der akuten exsudativen Entzündungsreaktion:
a Gefäßpermeabilität;
b Mediatorsysteme.

ren und auch der Venulen ab und wird größtenteils durch plasmavermittelte Entzündungsmediatoren gesteuert (Abb. 5.34b). Dabei kommt es zu folgender pathogenetischer Kettenreaktion: Subletale allmählich ablaufende Zellschädigung → Aktivierung der Komplementkaskade und des Kininsystems → Generierung von Arachidonatabkömmlingen (Leukotriene) und von Zytokinen (TNFα, IL-1β) → apoptotischer Zelltod. Das Resultat ist zunächst eine Endothelkontraktion und später ein irreversibler Endothelschaden mit konsekutiv pathologischer Gefäßdurchlässigkeit.

- *Sofort anhaltender Typ:* Vorkommen: Trauma (Rissquetschwunde), Verbrennung, Verätzung.
  Dieses Permeabilitätsmuster tritt ohne Vermittlung durch Entzündungsmediatoren innerhalb weniger Minuten nach massiver Gewebeschädigung ein (Abb. 5.34a). Es spielt sich an den Endothelzellen der Endstrombahn (Arteriolen, Kapillaren und Venulen) ab und dauert mehrere Tage an. Das Resultat ist eine Endothel- und Gefäßnekrose mit einer Leckage, die sich in einer pathologischen Gefäßpermeabilität äußert. Erst viel später wird das Leck durch intravitale Blutgerinnsel und Endothelwucherungen wieder abgedichtet.

Als Folge der geschilderten Permeabilitätsstörung treten Blutserum und Plasmabestandteile ins Gewebe ein (= Exsudation) und bewirken zusammen mit der proteolytischen Veränderung der Interzellularsubstanz (S. 36) eine Gewebeschwellung (= „Tumor"). Der Sinn der Exsudation bei der entzündlichen Reaktion ist darin zu sehen, dass das eiweißreiche Exsudat die entzündliche Noxe lokal verdünnt und auch durch rasche Herbeischaffung von „Gegengiften" (z. B. Antikörper) neutralisiert. Ferner wird durch das im Gewebe geronnene Fibrin der entzündliche Schaden abgegrenzt (= demarkiert) und die Erreger (z. B. Bakterien) können an die Fibrinschäden fixiert werden. Andererseits ist die entzündliche Ödemflüssigkeit ein gutes Nährmedium für Zellen. Davon profitieren aber u. U. nicht nur die in das Entzündungsgebiet einwandernden Zellen (Granulozyten, Lymphozyten, Makrophagen, Fibroblasten), sondern auch die Erreger selbst.

5.3.1.3
Leukozyten(-trans-)migration

Biologischer „Sinn": Die Rolle der aus dem strömenden Blut aus dem Gefäßsystem durch die Gefäßwand ins Entzündungsfeld einwandernden Leukozyten besteht darin, vor Ort ein komplexes, schlagfertiges Abwehrsystem auf Zeit zu bilden.

Pathogenetisches Prinzip: Unter dem Einfluss von besonderen Signalstoffen wie Chemokinen (s. u.) werden im Entzündungsgebiet die im Gefäßsystem zirkulierenden Leukozyten zurückgehalten und in den Schädigungsbezirk gelockt. Dieser Vorgang läuft in folgenden Schritten ab:

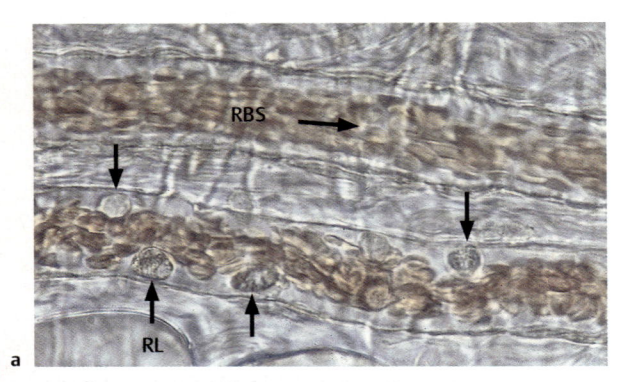

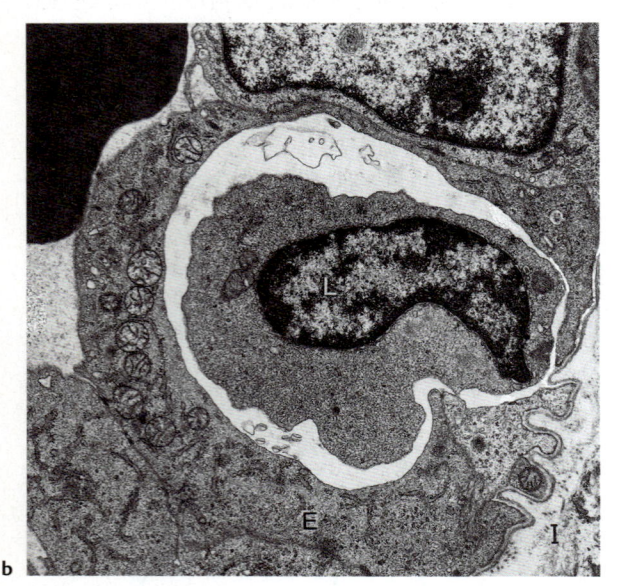

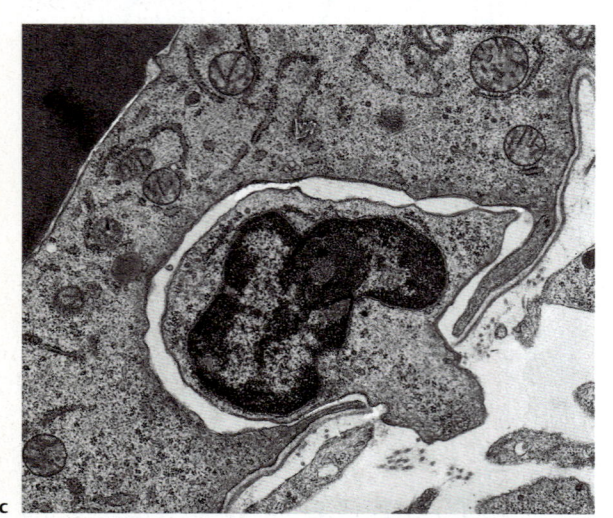

Abb. 5.35 Leukozytenmarginalisation und -transmigration:
a Venule mit langsamem Blutfluss (deshalb deutliche Erythrozytenkonturierung). Darin rollen Leukozyten (Pfeile, RL) auf der Gefäßoberfläche. Im Vergleich dazu Venule mit raschem Blutstrom (RBS) und undeutlich konturierten Erythrozyten (Intravitalmikroskopie, Vergr. 1 : 75).
b, c Durchwanderung eines Leukozyten durch das Venulenendothel (I = Interstitium; E = Endothel; L = Leukozytenkern; TEM, Vergr. 1 : 5000).

- *Leukozytenmarginalisation:* Normalerweise liegen die kugeligen inaktiven Granulozyten vorwiegend im Axialstrom eines Gefäßes (Abb. 5.**36a, c**). Binnen weniger Minuten nach Einwirkung von Entzündungsmediatoren wie Histamin, Thrombin oder PAF([Blut-]Plättchenaktivierungsfaktor) werden die Endothelzellen klebrig, indem sie das in den Weibel-Palade-Korpuskeln gespeicherte P-Selektin auf ihrer Oberfläche verteilen. Etwa 5–15 min nach Einsetzen der 2. Phase der Mikrozirkulationsstörung exprimieren die Endothelzellen des Entzündungsgebietes unter Einfluss von Entzündungsmediatoren wie TNF-α, IL-1 und C5a „locker haftende" Adhäsionsmoleküle (E-Selektin). Die Granulozyten binden mit besonderen Kohlenhydratliganden auf ihrer Oberfläche (Sialyl-Lewis-X) locker daran und bleiben dadurch und durch L-Selektine etwas auf den Endothelien kleben (= initiale, labile Adhäsion). Sie werden aber durch die verstärkte Durchblutung in dieser Entzündungsphase immer wieder vom Endothel losgerissen, so dass sie wie Steine im Bachbett über die Endotheloberfläche hinweg rollen (= leucocyte rolling, Abb. 5.**35a**). Außerdem bilden sich in dieser Entzündungsphase auch Thrombo- und Erythrozytenaggregate (= Sludge) aus, die aus Strömungsgründen den Axialstrom für sich beanspruchen und die Granulozyten in den Randstrom verdrängen. 30 min später haben die Granulozyten so viel ICAM-1[1]-„Klebeprotein" exprimiert, dass sie endgültig auf dem Endothel festhalten.
- *Leukozytenadhäsion*: Die gleichen Zytokine TNF-α und IL-1 bewirken auch eine Expression des „festhaftenden" Adhäsionsmoleküls ICAM-1 auf den Gefäßendothelien, und die ICAM-1-Rezeptoren in Form der Integrine CD11/CD18 werden so „scharf gemacht", dass die Granulozyten auf der Endotheloberfläche „festkleben". Damit geben – etwa 45 min nach Einsetzen der 2. Phase der Mikrozirkulationsstörung – die nun aktivierten Granulozyten ihre Kugelform auf. Sie nehmen Spiegeleigestalt an, spreiten sich auf der Endotheloberfläche aus und bedecken sie dachziegelartig (Abb. 5.**36b, d**). In dieser Form können sie nicht mehr durch den Blutstrom von ihrer Unterlage abgerissen werden (= stabile Adhäsion).
- *Leukozytentransmigration:* Die gewissermaßen vor Ort in den Venulen angereicherten Leukozyten werden durch bestimmte Signalstoffe, die sowohl exogener als auch endogener Herkunft sein können, aus dem Schädigungsbezirk entlang eines Konzentrationsgradienten ins Entzündungsgebiet geordert. Zu den exogenen Stoffen gehören Bakterienprodukte wie die N-Formylpeptide, während die endogenen Stoffe (s.u.) sich aus Komplementfaktoren (C5a), Lipoxygenaseproduktion (Leukotriene) und Zytokine (Chemokine) rekrutieren.

Durch die Haftung der Granulozyten auf endothelialem ICAM-1 und PECAM-1 (platelet endothelial adhesion molecule) kontrahieren sich unter ihnen die Endothelzellen, so dass im Endothelrohr Lücken entstehen. Die Granulozyten bilden pseudopodienartige Zellfortsätze aus, verformen sich samt Zellkern und „quetschen" sich durch die Endothellücken hindurch (= Leukozytentransmigration). Mit Hilfe ihrer Metalloproteinase lösen sie die subendotheliale Basalmembran auf und wandern, gesteuert von chemotaktischen Faktoren (s. unten), amöbenartig in den Extrazellulärraum des Entzündungsfeldes (Abb. 5.**35b**), wo sie mit ihren Integrinen an Binde-

---

[1] interzelluläres Adhäsionsmolekül = Rezeptor für das Thrombospodin

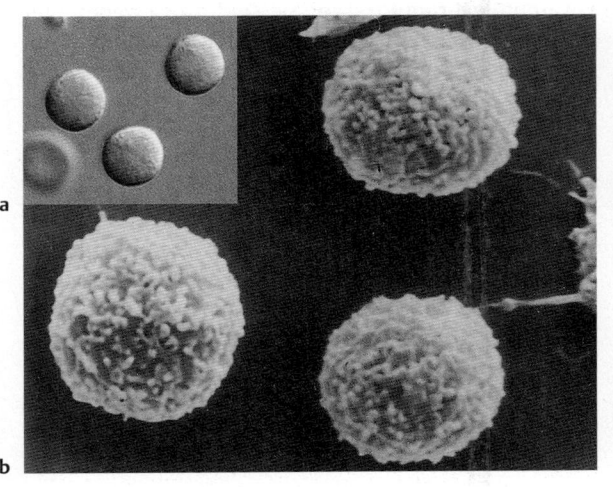

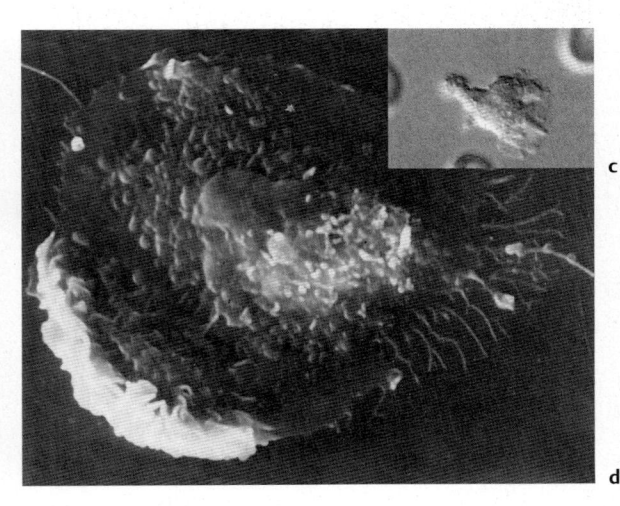

Abb. 5.36 Funktionelle Leukozytenmorphologie:
a, c Ruhende Neutrophile mit kugeliger Eigenform (Interferenzkontrast, Vergr. 1 : 1000);
b, d aktivierter Neutrophiler mit spiegeleiförmiger Eigenform und Ausbildung eines Lamellipod (REM, Vergr. 1 : 7500).

strukturen der Extrazellulärmatrix (Fibronektin) binden. Alle Leukozyten (d. h. Granulo-, Lympho- und Monozyten) wandern über diesen aktiven Mechanismus der Leukozytentransmigration ins Entzündungsfeld.

Sind die Entzündungszellen am Entzündungsherd angelangt, so werden sie durch eine Reihe von Stoffen daran gehindert, sich gleichsam wieder wegzuschleichen.
In der frühen Phase einer Entzündung wandern vorwiegend Granulozyten, später auch Rundzellen (= Monozyten, Makrophagen, Lymphozyten) aus. Diese Leukozyteneinwanderung ins Entzündungsgebiet dauert so lange, bis die entzündliche Schädlichkeit entweder durch Phagozytose entfernt, durch Immunkomplexbildung und/oder Komplementaktivierung inaktiviert und zerstört ist.

5.3.1.4
Entzündungszellen

An einer Entzündungsreaktion sind die Gefäßendothelien, die Blutplättchen (= Thrombozyten), die neutrophilen Granulozyten (= polymorphkernige Leukozyten), die eosinophilen Granulozyten, die Mastzellen und basophilen Granulozyten, die Monozyten, Makrophagen und Histiozyten sowie Lymphozyten und Plasmazellen (= Rundzellen) beteiligt. Ihnen kommen dabei die im Folgenden aufgeführten Rollen zu.

Endothelien: Die Endothelien der Venulen enthalten in Form der Selektine (= Leukozyten → Endotheladhäsionsmoleküle, Endothel → Leukozytenadhäsionsmoleküle) ein Erkennungssystem für Lymphozyten, aber auch für Granulozyten, so dass sie diese selektiv ins Entzündungsgebiet durchlassen können. Die Endothelzellen weisen ein aktinhaltiges Zytoskelett auf, mit dessen Hilfe sie sich unter dem Einfluss bestimmter Eikosanoide (LTB4, LTD4 und TXB2) kontrahieren. Dadurch geben sie für humorale und zelluläre Blutbestandteile den Weg aus dem Blutgefäß in die Umgebung frei. Unter dem Einfluss von Endotoxin und bestimmten Zytokinen sind die Endothelzellen auch imstande, bestimmte Entzündungsmediatoren (Prostaglandine E2 und F2α, Interleukin-1) zu bilden; ferner enthalten sie ein Enzym, welches den Gerinnungsfaktor XII proteolytisch aktivieren kann, der seinerseits das Komplement- und das Kininsystem (s. u.) in Gang setzt. Folglich können die Endothelien die entzündliche Permeabilitätsstörung – indem sie mit den Granulozyten kooperieren – im Sinne einer Verstärkerschlaufe vorantreiben (vgl. Abb. 5.**37**). Schließlich sind die Endothelien (wie im übrigen auch die Makrophagen und Granulozyten) in der Lage, aus L-Arginin Stickstoffmonoxid (= NO) zu bilden, das über eine Verminderung des Gefäßtonus die örtliche Organdurchblutung steuert (daher frühere Bezeichnung des NO als endothelial derived relaxation factor = EDRF).

Thrombozyten: Sie stellen die zelluläre Komponente des Gerinnungssystems dar (Plättchenthrombus) und sind eine wichtige Entstehungsstätte für Prostanoide und Kinine (s. unten). Sie kooperieren mit den Granulozyten in der Emigrationsphase und bilden Wachstumsfaktoren für Fibroblasten, glatte Muskelzellen Endothelien (= PDGF) (S. 308).

Neutrophile Granulozyten: Sie sind „Mikro-Phagen" und somit phagozytotisch an der Keimbeseitigung beteiligt (S. 25) und setzen neben Interferonen auch proteolytische sowie auch chemotaktische Substanzen frei. In ihren spezifischen Granula enthalten sie kationische Proteine und Lysozyme, während in den azurophilen Granula lysosomale Enzyme und Myeloperoxidase vorhanden sind. Chemotaktisch angelockte Neutrophile aktivieren ihren Hexosemonophosphat-Shunt und setzen dank ihres membranassoziierten NADPH-Oxidase-Systems toxische Sauerstoffverbindungen (s. S. 25) frei (= respiratory burst). In Zusammenwirken mit der Myeloperoxidase entstehen aus H_2O_2 bakterizide Verbindungen (z. B. HOCl). Darüber hinaus begünstigen sie die Inaktivierung der Proteasehemmer im Serum und leisten damit der gewebedestruierenden Wirkung der granulozytären Proteasen Vorschub. Die zytolytische Wirkung dieser Sauerstoffradikale wird im gesunden Organismus durch ein glutathionhaltiges Antioxidanziensystem und durch die Katalase in Schach gehalten. Mit Hilfe der NO-Synthase bilden sich größere Mengen an NO und später Peroxinitrit, das mit einer Reihe von biologischen Molekülen wie Lipiden, Proteinen sowie DNA reagieren kann und zytotoxisch und bakterizid wirkt. Mit Hilfe von NO in geringen Mengen steuern die Neutrophilen im Entzündungsgebiet in Kooperation mit den Endothelzellen (vgl. Abb. 5.**35 a**) die Durchblutung und die Gefäßpermeabilität. Neutrophile sind Zellen der akuten Entzündungsphase. Sie tauchen bereits 4–6 Stunden nach Entzündungsbeginn im Entzündungsfeld auf. Weil sie auf Azidose und Bakterientoxine empfindlich sind, bleiben sie dort nur wenige Stunden am Leben. Sie können sich nicht mitotisch vermehren.

Eosinophile Granulozyten: Sie sind im Gewebe unter Epithelien wie nasale, intestinale und vaginale Mukosa angereichert, die bereits physiologischerweise bakteriell besiedelt sind. Die Eosinophilen reagieren mit entsprechenden Rezeptoren auf IgG, IgA, Komplementspaltprodukte und Lipidmediatoren wie LTB4 und PAF. Wie die Neutrophilen verfügen sie über besondere Klebeproteine für die Endoteldurchwanderung und können zytotoxische Sauerstoffmetaboliten herstellen. Sie enthalten in ihren Granula basische und kationische Proteine, welche Parasiten und Würmer zerstören und bei Mastzellen und Basophilen die Histaminfreigabe auslösen. Schließlich produzieren sie Substanzen (eosinophilenchemotaktische Stoffe), mit denen sie Nachschub aus den eigenen Reihen anfordern und Mediatorstoffe aus Mastzellen inaktivieren können.

Basophile Granulozyten: Sie enthalten ebenso wie die Mastzellen (S. 177) in ihren Granula Heparin, Histamin sowie Eosinophilen- und Neutrophilenlockstoffe und Plättchenaggregationsfaktoren. Sie spielen eine wichtige Rolle bei der Entstehung akuter seröser Entzündungsreaktionen.

Makrophagen: Sie sind nicht nur Phagozyten, sondern sie können auch sezernieren; denn sie setzen neutrale Hydrolasen (Elastase, Kollagenase), lysosomale Enzyme und chemotaktische Faktoren frei. Daneben geben sie Regulatorstoffe für die Lymphozyten (Interleukin-1) und Granulozyten (Tumornekrosefaktor) sowie Wachstumsfaktoren für Fibroblasten ab. Sie bilden wie die Granulozyten toxische Sauerstoff- und Stickstoffverbindungen und Arachidonatabkömmlinge. Die Makrophagen dienen den immunkompetenten T-Zellen als Antigenrepräsentatoren und können unter geeigneten Bedingungen auch Tumorzellen zerstören. Makrophagen sind Zellen der chronischen Entzündung. Sie tauchen frühestens 2 Tage nach Entzündungsbeginn im Entzündungsfeld auf. Sie sind langlebig und können sich im Entzündungsfeld mitotisch vermehren.

Lymphozyten und **Plasmazellen** sind die Vertreter des Immunsystems im Entzündungsfeld (S. 159).

5.3.1.5
Entzündungsmediatoren

Definition: Chemisch definierte Stoffe, die bestimmte Vorgänge einer Entzündungsreaktion auslösen.

Die einzelnen Teilvorgänge im Ablauf einer Entzündungsreaktion werden durch eine ganze Reihe solcher chemischer Stoffe vermittelt. Eine chemische Substanz darf aber erst dann als Entzündungsmediator deklariert werden, wenn:
- sie sich zum Zeitpunkt ihrer angenommenen Wirkung während des Entzündungsgeschehens isolieren lässt,
- sich ihre Wirkung durch spezifische Antagonisten unterdrücken lässt,
- sie nach Hemmung im Organismus verbraucht wird.

Eigenschaften: Die Entzündungsmediatoren sind durch nachstehend aufgeführte Eigenschaften charakterisiert:
- *Herkunft:* Entzündungsmediatoren leiten sich entweder von Vorläufern im Blutplasma ab oder werden von bestimmten Zellen über eine Freisetzungsreaktion oder über eine De-novo-Synthese im Entzündungsgebiet angereichert. Manche Entzündungsmediatoren entstehen auch im koagulations- oder kolliquationsnekrotischen Gewebe.
- *Signalumsetzung:* Viele Entzündungsmediatoren entfalten ihre biologische Aktivität über eine rezeptorvermittelte Signaltransduktion auf bestimmte Zielzellen oder bewirken wie die Proteasen direkt enzymatisch oder schädigen direkt wie die Sauerstoffmetabolite.
- *Generierung von Sekundärmediatoren:* Die Entzündungsmediatoren aktivieren sich zum Teil über mehrere Stufen gegenseitig oder stimulieren die Freisetzung weiterer Mediatoren durch die Zielzelle, so dass aus den einzelnen Schritten einer Entzündung eine biologisch sinnvolle Abwehrreaktion wird.
- *Zielzelle(n):* Entzündungsmediatoren können auf ein oder mehrere Zielzellen einwirken und je nach Zielzelle unterschiedliche Effekte erzielen.
- *Inaktivierung:* Die Entzündungsmediatoren sind meist sehr kurzlebig, indem sie a) rasch zerfallen, b) enzymatisch abgebaut oder c) inhibiert werden.
- *Wirkung:* Die meisten Entzündungsmediatoren können ein erhebliches gewebsschädigendes Potenzial entfalten.

Je nach Entstehungsmechanismus unterscheidet man die im Folgenden erläuterten Mediatorklassen.

Zellvermittelte Mediatoren

Diese Entzündungsmediatoren liegen in bestimmten Zellen gespeichert vor und müssen für den Einsatz im Entzündungsgebiet von ihnen in aktivierter Form freigesetzt werden oder von bestimmten Zellen ad hoc synthetisiert werden. Man bezeichnet sie deshalb auch als direkte Mediatoren. Ihr Aktionsfeld ist meist die unmittelbare Umgebung ihres Entstehungsortes.

Diese Mediatorstoffe werden zusammen mit einigen anderen Mediatoren auch „Immediatoren" genannt und sind die „Hauptakteure" in der frühen Entzündungsreaktion. Ihre wichtigsten Vertreter sind das Histamin und die Prostaglandine:

Histamin

Vorkommen: Es ist überwiegend in den Mastzellen gespeichert, die längs der Venulen – ihrem Einsatzgebiet – zu finden sind. Histamin kommt aber auch in den Basophilen und in den Thrombozyten vor. Als Entzündungsmediator nimmt das Histamin vor allem bei allergischen Entzündungsformen, wie z.B. bei allergischer Rhinitis (Heuschnupfen), Arzneimittelurtikaria und anaphylaktischem Schock, eine Schlüsselrolle ein.

Generierung: Die Histaminfreisetzung erfolgt im Rahmen einer Mastzellendegranulierung insbesondere durch:
- *Antigen-Antikörper-Komplexe,* wobei die Zellen durch membrangebundene IgE-Moleküle schon vorsensibilisiert sein können (S. 178),
- *direkte Zellschädigung* (auch im Rahmen der Komplementaktivierung),
- *kationische Proteine,*
- Substanzen, die den *intrazellulären cAMP-Gehalt* steigern (z.B. Choleratoxin, Isoproterenol mit Stimulation β-adrenerger Rezeptoren).

Freisetzung und Aktivität des Histamins werden einerseits, wie bereits erwähnt, über zyklische Nukleotide gesteuert, indem das Histamin spezielle Rezeptorgruppen (H_1- und H_2-Rezeptoren) besetzt; dadurch wird der intrazelluläre Gehalt an cAMP reduziert und die Histaminfreisetzung gebremst. Andererseits lässt sich die Histaminwirkung auch durch die recht rasche Entleerbarkeit der Histaminspeicher sowie schnelle Inaktivierung innerhalb von 15–20 min durch Desaminierung und Demethylierung steuern.

Wirkung: Histamin hat folgende Effekte:
- *Kontraktion der glatten Muskulatur* (Gefäße, Darm, Bronchiolen) sowie der Venulenendothelien mit Bildung interendothelialer Lücken,
- *Dilatation der Arteriolen*, später auch der präkapillären Sphinkteren und der postkapillären Venulen; daraus resultierend:
- *Permeabilitätssteigerung* vom sofort vorübergehenden Typ und
- *Stimulation der exokrinen Sekretion* – Histamin ist ein wichtiges Glied in der Reaktionskette: Gastrin → Magenmukosa → Histaminfreisetzung → Magenbelegzellen → HCl-Sekretion –,
- *Pruritus* (Juckreiz),
- *selektive Chemotaxis* für eosinophile Granulozyten.

Arachidonsäurederivate

Jede Zellschädigung – auch die Entzündung – führt zu einer Aktivierung der Phospholipase A_2 (zum Teil lysosomal, plasmalemmal oder extrazellulär) und dadurch zur Bildung hoch ungesättigter C-20-Fettsäuren, vor allem von Arachidonsäure. Sie ist das Ausgangsmaterial von sehr wirksamen und weit verbreiteten Entzündungsmediatoren. Die einmal gebildete Arachidonsäure wird über 2 verschiedene Wege metabolisiert:
- *Lipoxygenaseweg:* Darüber werden die Leukotriene (= LT) gebildet. Dieser Weg bleibt durch nichtsteroidale Entzündungshemmer unbeeinflusst.
- *Zyklooxygenaseweg:* Darüber werden in fast allen Zellen der Prostaglandine (= PG), in den Kapillarendothelien sowie in den Gefäßwänden die Prostazykline und in den Thrombozyten (aber auch in Lunge und Milz) die Thromboxane gebildet. Der Zyklooxygenaseweg ist durch nichtsteroidale Antiphlogistika wie Acetylsalicylsäure hemmbar.

Prostaglandine: Je nach Struktur entfalten die einzelnen Prostaglandintypen unterschiedliche Wirkungen, die zusammengefasst ein biologisch wirksames System darstellen, das darauf ausgerichtet ist, den Schaden im entzündeten Organismus möglichst klein zu halten. Allen Prostaglandintypen gemeinsam ist die Fähigkeit, die glatte Muskulatur des Darmes und/oder des Uterus zur Kontraktion zu bringen und die Bildung von cAMP und cGMP zu beeinflussen. Während der akuten exsudativen Entzündungsreaktion scheinen sie vor allem die Permeabilitätssteigerung vom verzögert anhaltenden Typ (S. 203) zu beeinflussen. Der Prostaglandineffekt ist auf die nächste Umgebung ihres Syntheseortes beschränkt. Die Halbwertszeit der Prostaglandine im Blut beträgt nur wenige Minuten.

Im Einzelnen steigern PG-E_1, -E_2 und – viel schwächer – PG-$F_{2\alpha}$ (synergistisch zur Histamin-, Kininwirkung) die lokale Durchblutung durch Vasodilatation und sind dadurch für die rasche Hyperämie nach einem Entzündungsreiz verantwortlich. Prostaglandine der E-Reihe sensibilisieren Schmerzrezeptoren und vermitteln den Anstieg der Körpertemperatur im Fieber. Ein positiver leukotaktischer Effekt hingegen lässt sich nur für PG-$F_{2\alpha}$ nachweisen. Prostazykline wirken stärker als PG-E_2 bei der Förderung der Thrombozytenaggregation und der Kontraktion der glatten Gefäßmuskulatur.

Leukotriene: Dazu gehören chemotaktisch und chemokinetisch wirksame Substanzen für die neutrophilen (LT-B_4) und die eosinophilen Granulozyten (S. 206) sowie die Slow-reacting Substance of Anaphylaxis (= SRS-A), die aus den Leukotrienen LT-C_4 und LT-D_4 besteht. SRS-A wird entweder aus Mastzellen der Lunge unter dem Einfluss eines Antigenkontaktes mit zytophilem IgE freigesetzt (S. 178) oder in Granulozyten nach Phagozytose von IgA-haltigen Immunkomplexen induziert. Neben einer vaso- und bronchokonstriktorischen Wirkung verstärkt SRS-A die Gefäßpermeabilität im Bereich der Venulen. Wie der Name der Substanz besagt, tritt dieser Effekt langsamer ein als nach Histamineinwirkung, hält aber länger an.

Lipoxine: Sie entstehen durch die Einwirkung thrombozytärer (12-)Lipoxygenase auf granulozytäres Leukotrien (LTA$_4$). Lipoxine sind endogen negative Kontrolleure der Leukotrienwirkung. Sie hemmen die Neutrophilenchemotaxis und Neutrophilenadhäsion.

Serotonin

Es stammt aus den Granula enterochromaffiner Zellen des Dünndarms sowie aus den Thrombozyten. Es hat eine histaminähnliche Wirkung auf die Gefäßpermeabilität, scheint aber im Übrigen das Entzündungsgeschehen beim Menschen nur wenig zu beeinflussen. Sein Antagonist ist Lysergsäurediäthylamid (= LSD).

Neutrophilenprodukte

Eine Reihe wichtiger Mediatoren des Entzündungsgeschehens werden von den neutrophilen Granulozyten gebildet. Dazu gehören:
- *Kationische Proteine:* Sie sind nicht enzymatisch wirksame Proteine und steigern teilweise die Gefäßpermeabilität. Unter diesen Proteinen finden sich auch Mediatoren, die auf die Makrophagen und Granulozyten chemotatkisch wirken.
- *Saure Hydrolasen:* Sie können Zellmembranen und andere Zellproteine zerstören. Eine Plasmakininogen spaltende Leukokininogenase sowie die direkt C3- und C5-spaltende Proteasen liegen mit ihrem pH-Optimum gleichfalls im sauren Bereich.

- *Neutrale Proteasen:* Sie scheinen im Rahmen der Entzündungsantwort die größte Rolle zu spielen. Die Enzyme Elastase, Kollagenase und Kathepsin-G lösen elastische Fasern, Basalmembranen, Knorpelgewebe und auch Fibrin auf (s. Interzellularsubstanz, S. 36 ff) und aktivieren zum Teil unspezifisch die Gerinnungs- und/oder die Komplementkaskade (s. u.).

Lymphozytenprodukte

Sie spielen eine Hauptrolle bei der zellulär vermittelten Immunität (S. 172). Lymphokine sind lösliche, von Lymphozyten stammende Faktoren, welche die Kommunikation und funktionelle Abstimmung der einzelnen Entzündungszellen untereinander steuern. Sie werden deshalb auch als Interleukine (IL) bezeichnet und haben keine Antikörpereigenschaften. Sie lassen sich in folgende 3 Kategorien unterteilen:
- *Lymphokine,* die ihre Zielzellen zerstören;
- *Lymphokine,* die die Zellproliferation stimulieren (= mitogene Faktoren);
- *Lymphokine,* welche die Entzündungsreaktion beeinflussen. Diese werden weiter aufgeteilt in:
  - *Entzündungszellen beeinflussende Lymphokine:* Der Migrationshemmfaktor (= MIF) bewirkt, dass wandernde Makrophagen oder Granulozyten (= LIF) am Entzündungsort bleiben und ihre Arbeit aufnehmen. Der Makrophagenfusionsfaktor (= MIFF) veranlasst die Verschmelzung von Makrophagen zu mehrkernigen Zellen. Ferner gibt es je einen speziellen Faktor, der die Makrophagen anlockt und aktiviert (= MAF; γ-Inferferon). Schließlich sind Lymphokine bekannt, die selektiv chemotaktisch auf die Granulozyten wirken.
  - *Gefäßpermeabilität beeinflussende Lymphokine:* Sie bewirken eine erhöhte Gefäßpermeabilität in den postkapillären Venulen sowie in den Kapillaren, was von einer massiven Lymphozytentransmigration begleitet wird.

Makrophagenprodukte

Im Entzündungsgebiet geben die Makrophagen bestimmte als Monokine bezeichnete Mediatoren ab, welche die Entzündungsreaktion modulieren. Dazu gehören das Interleukin-1, Tumornekrosefaktor (TNF-α) und α-Interferon.
Darüber hinaus produzieren aktivierte Makrophagen noch Entzündungsmediatoren, die nicht zu den Interleukinen gezählt werden: Lysozym, Komplementfaktoren, Prostaglandine und Proteasen. An dieser Stelle besonders hervorzuheben sind der Tumornekrosefaktor und das Interleukin-1:
- *Interleukin-1* (= IL-1): Das IL-1 wird durch Endotoxin, Gewebezerstörung und Entzündung aus aktivierten Granulozyten und Makrophagen sowie zum Teil auch aus Endothelzellen freigesetzt. Es führt über eine Aktivierung der Arachidonatkaskade zur Bildung von Prostaglandinen und Leukotrienen; es stimuliert die Bildung von plättchenaktivierendem Faktor (= PAF) und aktiviert das Kininsystem. Seine febrile Wirkung geht vermutlich auf eine Produktion von Prostaglandin-E_2 im Hypothalamus zurück. Schließlich ist es für die Proliferation der T-Helferzellen verantwortlich.
- *Tumornekrosefaktor* (= TNF-α): Auch er wird nach Endotoxinstimulation von den Makrophagen gebildet. Er aktiviert die Granulozyten mit Phagozytose-Burst-Reaktion und Eikosanoidbildung. Zusammen mit dem IL-1 ist er für die entzündliche Permeabilitätssteigerung in der terminalen Strombahn und die vermehrte Thrombogenität der Gefäßendothelien verantwortlich. Schließlich lösen IL-1 und TNFα (sowie auch IL-6) die sog. systematische Akute-Phase-Antwort aus in Form von Fieber, Inappetenz, Blutleukozytose, ACTH- und Cortisolausschüttung sowie allgemeiner Hypotonie (Kreislaufschock bei Sepsis).

Chemokine

Sie werden von Makrophagen, Lymphozyten und Endothelzellen gebildet und stellen eine Superfamilie kleiner Proteine dar, die sich in Bezug auf das Muster von Cysteinpaaren und Disulfidbrücken ähnlich sind. Diesem Muster entsprechend werden sie in 4 Klassen unterteilt. Sie können verschiedene Leukozytentypen chemotaktisch anlocken und chemokinetisch aktivieren. Die Chemokine lösen die Zellantwort über die Bindung an bestimmte Rezeptoren auf der Zielzelle (CXC-R und CC-R) unter Vermittlung der G-Proteine aus. Bestimmte Chemokinrezeptoren dienen Viren wie HIV als Ko-Rezeptoren.

Plättchenaktivationsfaktor (= PAF)

Er ist wie die Arachidonatmediatoren eine Phospholipase-A_2-katalysierte Substanz (= Phospholipid). PAF wird durch verschiedene Zellen wie Thrombozyten, Granulozyten, Makrophagen und Endothelzellen gebildet. Er steigert die Gefäßpermeabilität und bewirkt am Ort seiner Freisetzung ein perivaskuläres Infiltrat aus Granulozyten (auch Eosinophile), Lymphozyten und Histiozyten. Ferner ruft er eine Plättchenaggregation und eine Bronchokonstriktion hervor.

Plasmavermittelte Mediatoren

Dies sind Entzündungsmediatoren, die zunächst als inaktive Vorstufe synthetisiert werden und vor ihrem Einsatz im Entzündungsprozess kaskadenartig enyzmatisch aktiviert und/oder zu aktiven Komplexen zusammengesetzt werden müssen. Sie werden deshalb auch indirekte Mediatoren genannt.

Kininsystem

Vorkommen: Das kaskadenartig gegliederte Kininsystem besteht aus einer Reihe von Plasmaproteinen, die als inaktive Vorstufen in Form von hochmolekularen Kininogenen (= HMWK) in der Leber gebildet werden.

Generierung: Die HMWK-Kininogene werden durch die spezifische Protease Kallikrein zum vasoaktiven Peptid Bradykinin umgewandelt:
- *Kallikrein* wird unter Einwirkung des aktivierten Gerinnungsfaktors XII (= Hageman-Faktor) aus Präkallikrein (= Fletcher-Faktor) gebildet. Der Plasmafaktor XII wiederum ist aktivierbar durch Kontakt mit einer negativ geladenen Oberfläche (wie Gas, Kollagen, Bakterienwand-Lipopolysaccharide) oder über einen positiven Feedback-Mechanismus durch Kallikrein unter Mitwirkung des Kininogens vom hochmolekularen Typ als Ko-Faktor. Auch Plasmin oder PTA (= Plasmathromboplastinvorläufer) und Harnsäure sind Aktivatoren des Kininsystems. Kallikrein wirkt außerdem chemotaktisch auf Granulozyten und kann seinerseits den Hageman-Faktor aktivieren und damit das Gerinnungssystem in Gang bringen.
- *Bradykinin* und die anderen Kininine sind kurzlebig, weil sie rasch durch Kinasen inaktiviert werden. Die Kininase I ist eine Carboxylpeptidase-N und entspricht dem Anaphylatoxininaktivator. Die Kinase II ist eine Dipeptidhydrolase und entspricht dem Angiotensin-I-Konversionsenzym. Dieses in der Lunge gebildete Enzym inaktiviert die überschüssigen Kinine während ihrer Lungenpassage.

Die aktivierenden Enzyme des kininbildenden Systems sind Serinproteinasen und deshalb durch die meisten Plasmaproteinaseinhibitoren hemmbar.

Wirkung: Die Kinine haben ein breites Wirkungsspektrum. Es umfasst folgende Effekte:
- *Vasodilatation* durch länger dauernde Beeinflussung der Gefäßmediamyozyten;
- *Bronchokonstriktion*, Darmspasmen;
- *Permeabilitätssteigerung* durch Endothelkontraktion;
- *Blutdruckabfall*;
- *Schmerzrezeptoren-Aktivierung*;
- *Granulombildung* bei Ablagerung von oberflächenaktiven Partikeln (z. B. Uratkristalle) im Gewebe.

Komplementsystem

Siehe auch S. 170.
Dies ist ein System von Proteinen, die in geordneter Reihenfolge kaskadenartig miteinander reagieren. Die Komplementaktivierung läuft sehr rasch ab, ist örtlich begrenzt und steht im Dienste der Zerstörung und Elimination von Fremdmaterial, Fremdzellen, Bakterien und Viren.
Bestimmte Komplementfaktoren üben bei einer akuten Entzündungsreaktion folgende Funktionen aus:
- *Vasodilatation und Permeabilitätssteigerung* (vor allem im Rahmen einer Histaminfreisetzung) durch C3a und C5a (= Anaphylatoxine);
- *Leukozytenchemotaxis* durch C5a;
- *Leukozytenaktivierung, Leukozytentransmigration* in Entzündungsgebiet durch C5a;
- *Phagozytosebeschleunigung* von Bakterien über eine Opsonierung durch C3b;
- *Gerinnungssystem-Aktivierung* durch Aktivierung des Hageman-Faktors (Faktor XII) → Aktivierung des Gerinnungssystems.

Gerinnungssystem

Siehe auch S. 396.
Es ist eng mit dem Entzündungsgeschehen verflochten und kann auf endogenem oder exogenem Weg eingeleitet werden. Beide Aktivierungswege führen letzlich zur Aktivierung von Thrombin und zur Bildung von Fibrin. Eine zentrale Rolle spielt dabei der Hageman-Faktor. Mit Kallikrein und hochmolekularem Kininogen als Ko-Faktoren bindet er an negative Oberflächen (s. o.) und leitet so die Gerinnungs- und die Kininkaskade ein. Über die Kallikreinaktivierung ist der Hageman-Faktor auch imstande, Plasminogen in das proteolytische Plasmin umzuwandeln und dadurch das Fibrinolysesystem in Gang zu setzen. Das Plasminogen stellt überdies auch Spaltprodukte des Komplementfaktors C3 und des Fibrins her und kann schließlich im Sinne einer Verstärkerschlaufe den Hageman-Faktor aktivieren.
Bestimmte Gerinnungsfaktoren üben bei einer akuten Entzündungsreaktion folgende Funktionen aus:
- *Permeabilitätssteigerung* durch thrombininduzierte Fibrinopeptide, durch plasmininduzierte Fibrinbruchstücke und durch Faktor Xa;
- *Leukozytenadhäsion* durch Thrombin;
- *Leukozytentransmigration* durch Faktor Xa.

5.3.2
Akute Entzündungen

Allgemeine Definition: Bei einer Reihe von Entzündungen kommt es zu einer „Ausschwitzung" (= Exsudation) von Gefäßinhalt durch die entzündlich veränderte Gefäßwand ins umgebende Gewebe (Abb. 5.**37**). Geringe Gefäßwandschäden, wie sie durch Virusinfekte ausgelöst werden, führen dabei zur Ausschwitzung von Serum (= seröse Entzündung). Seröse Entzündungen im Bereich von Schleimhäuten bewirken eine vermehrte Schleimbildung (= serös-schleimige Entzündungen). Stärkere Gefäßwandschäden führen zunächst zu Fibrinausschwitzung (= fibrinöse Entzündung), später vor allem bei Staphylokokken- und Streptokokkeninfekten zur Nekrose der angelockten Leukozyten (= eitrige Entzündungen). Hochgradige Gefäßwandschäden, wie sie bei perakut verlaufenden Virusentzündungen auftreten, führen zu Gefäßeinrissen mit konsekutiver Blutung (= hämorrhagische Entzündung).

+ Klinik: Entzündliche Exsudate können durch Punktion entnommen werden und eignen sich zum mikrobiologischen und zytologischen Nachweis von Entzündungserregern (z. B. Pilzen, Bakterien).

5.3 Entzündungspathologie

Entzündungsform — **Exsudat**

a serös — Serum

b serös-schleimig — Serum, Schleim

c fibrinös — Fibrin

d eitrig — Granulozyten mit Nekrose

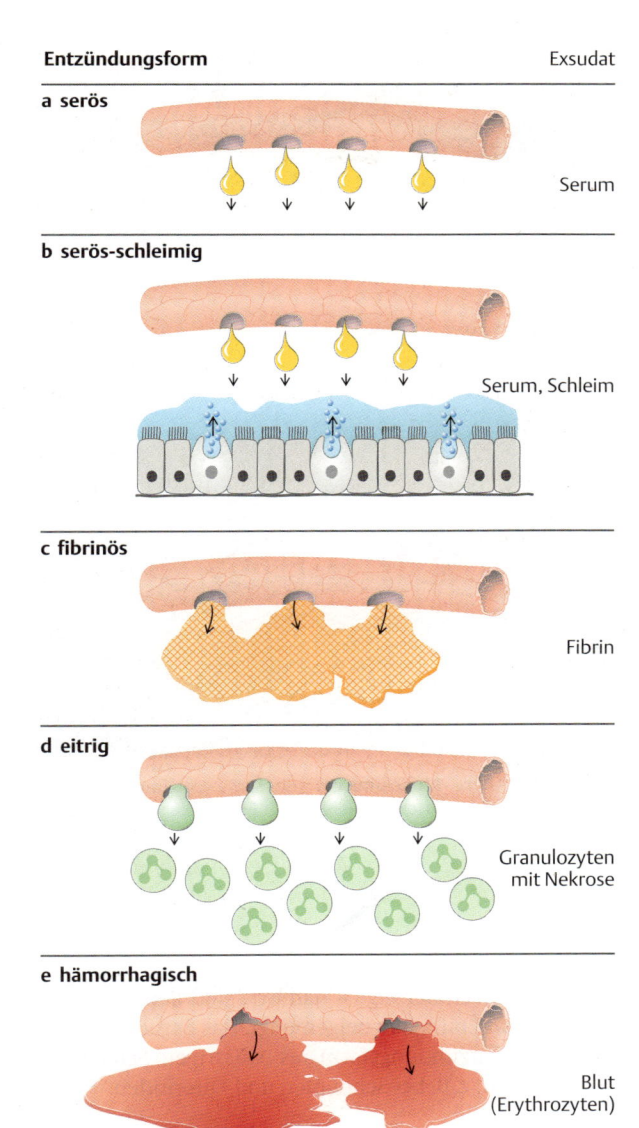

e hämorrhagisch — Blut (Erythrozyten)

Abb. 5.37 **Hauptformen der exsudativen Entzündung**, dargestellt als Folge der Gefäßschädigung.

5.3.2.1
Seröse Entzündungen

Definition: Bei einer serösen Entzündung besteht das entzündliche Exsudat aus einer fibrinfreien, eiweißreichen Flüssigkeit des Blutserums. Im Exsudat ist (im Gegensatz zum Transsudat) die Albuminkonzentration höher, der Globulingehalt niedriger und die Elektrolytmenge gleich wie im Blut (spezifisches Gewicht > 1015).

Pathogenese: Ätiologische Faktoren einer serösen Entzündung sind:
- Überempfindlichkeitsreaktionen (S. 176),
- bakterielle und virale Gewebeschädigungen,
- physikalisch-chemische Gewebeschädigungen (= alterative Entzündungen).

Morphologisch manifestiert sich eine seröse Entzündung je nach Gewebe etwas anders:
- *Seröse Häute:* Sie sind wegen der entzündlichen Hyperämie gerötet (Rötung) und entzündlich aufgeschwollen (Exsudat) mit vielen abgeschilferten Serosadeckzellen und wenigen Makrophagen im Exsudat. Dieses besteht in diesem Falle aus einer Flüssigkeitsansammlung in der entsprechenden Serosahöhle in Form eines „Ergusses".
  Vorkommen: seröse Perikarditis, Pleuritis, Peritonitis, Synovialitis (Gelenk„reizergüsse").
- *Haut:* Die entzündliche Rötung und Schwellung wird hier je nach Epidermismitbeteiligung wie folgt modifiziert:
  - *Quaddelbildung* (= Urtikaria; urtica, lat. Brennnessel → Nesselsucht): bei reiner Exsudation seitens dermaler Kapillaren ohne Epidermisschaden;
  - *Blasenbildung* (= Vesikel, lat.: Bläschen; Bulla, lat. Blase): bei Exsudation seitens dermaler Kapillaren mit Epidermisschaden und konsekutiver blasenförmiger Epidermisabhebung. Das Exsudat ist hier der „Blaseninhalt".
  Vorkommen: (allergische) Urtikaria, Herpes labialis, Pemphigus vulgaris (gr. pemphix = Blase → volksmedizinisch „Blasenausschlag").
- *Schleimhaut:* Die entzündliche Schwellung führt zu einem Schleimhautödem mit nachfolgender Gefahr einer Stenosierung. Die entzündliche Rötung kann dabei im Hintergrund stehen. Das Exsudat ist hier als „Ödem" (gr. oidema = Schwellung) im interstitiellen Bindegewebe gefangen.
  Vorkommen: im Respirationstrakt als akutes Glottis- oder Larynxödem und im Magen-Darm-Trakt.
- *Parenchym:* Die seröse Entzündung ist in diesen Fällen entweder Folge eines Kreislaufschocks oder einer infekttoxischen Gefäßschädigung (vor allem bei Virusinfektionen). Die entzündliche Rötung und Schwellung ist kombiniert mit einem schütteren Leukozyteninfiltrat und hat eine Dehnung der sensibel innervierten Organkapsel zur Folge, so dass das entzündete Organ bei der Abtastuntersuchung druckschmerzhaft wird. Das Exsudat ist hier als „Ödem" im Organparenchym eingelagert.
  Vorkommen: seröse Hepatitis, seröse Nephritis (= akute interstitielle Nephritis), seröse Myokarditis, seröse (exsudative) Alveolitis der Lunge, seröse Enzephalitis.

+ Klinisches Beispiel: Serös-exsudative Alveolitis bei septischem Schock.
– Im Rahmen einer Sepsis mit gramnegativen Bakterien wird durch die Endotoxinämie das Komplementsystem auf dem alternativen Weg aktiviert, und die reichlich in der Lungenendstrombahn vorhandenen intravaskulären pulmonalen Makrophagen werden stimuliert. Durch Komplementfragmente (C5a) und durch Zytokine der Makrophagen werden die Granulozyten gereizt und die Endothelien für Granulozyten klebrig gemacht (Expression von Adhäsionsmolekülen). Dies hat eine Kettenreaktion zur Folge: Die Granulozyten bleiben in der Lungenendstrombahn hängen, produzieren

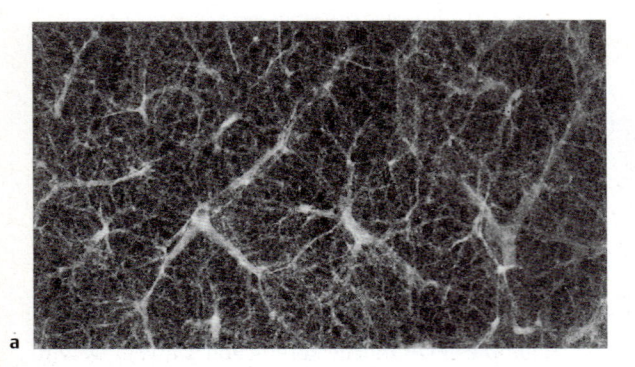

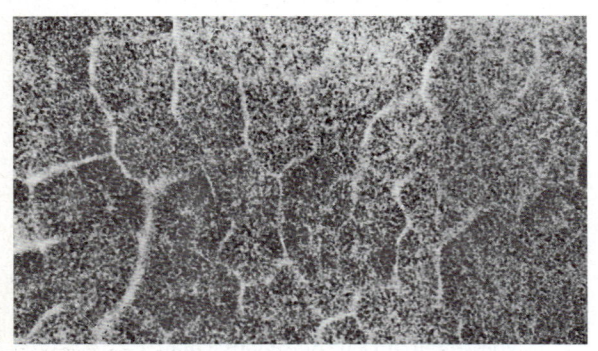

Abb. 5.**38** Beispiel einer akuten serösen Entzündungsreaktion. Akute exsudativ-seröse Alveolitis beim septischen Schock:
a Normales Lungenparenchym.
b Im Vergleich dazu ist das Lungengewebe durch das seröse Exsudat röntgendichter geworden (Röntgenfeinuntersuchung nach vorgängiger Formaldampffixation der Lunge, Vergr. 1 : 5).

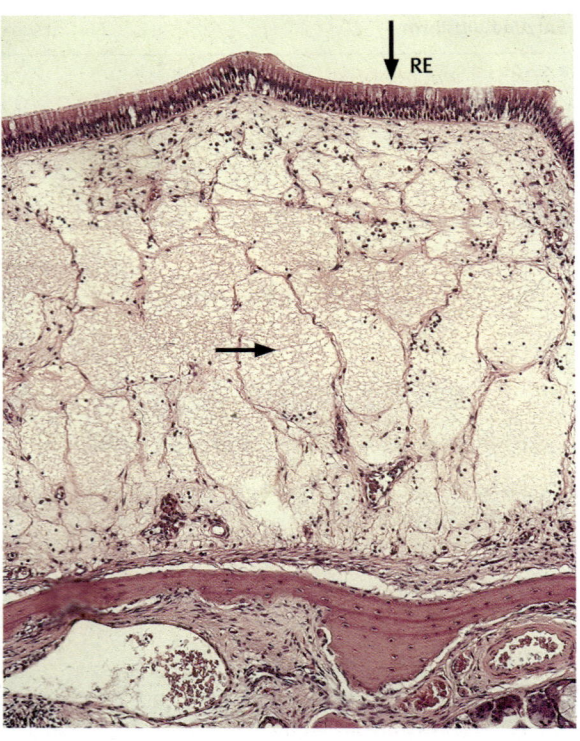

Abb. 5.**39** **Akute Rhinosinusitis** mit serös-schleimiger Entzündung der Nasenmuschelschleimhaut. Ektatische Lymphspalten (Pfeil) im Gewebe. RE = respiratorisches Epithel (HE, Vergr. 1 : 50).

toxische Sauerstoffmetaboliten, setzen Proteasen frei und generieren vasoaktive Eikosanoide. Alle diese Faktoren wirken gebündelt auf die Mikrozirkulation ein. Das Resultat davon ist eine seröse exsudative Entzündungsreaktion mit einem Ödem, welches das Interstitium des Lungenparenchyms förmlich überflutet (Abb. 5.**38**).

5.3.2.2
Serös-schleimige Entzündung

Definition: Die serös-schleimige (= serös-katarrhalisch; Katarrh, gr. = herabfließen) Entzündung läuft ausschließlich an Schleimhautoberflächen des Respirations- und Gastrointestinaltraktes ab. Das Exsudat besteht aus Serum, dem Schleim und abgeschilferte Epithelien beigemengt sind.

Pathogenese: Ätiologische Faktoren einer serös-schleimigen Entzündung sind:
- Überempfindlichkeitsreaktionen,
- bakterielle und virale Gewebeschäden,
- physikalisch-chemische Gewebeschäden.

Morphologie: Mukosa und Submukosa sind gerötet, angeschwollen und geringgradig lymphozytär infiltriert. Das Oberflächenepithel kann zum Teil zugrunde gehen → Epithelabschilferung → dadurch sind dem schleimigen Exsudat Epithelien beigemengt. Das Exsudat besteht bei dieser Entzündungsform aus „wässrigem Schleim". Vorkommen: z. B. bei Schnupfen und Enteritiden.

+ **Klinisches Beispiel:** Schnupfen
  - *Definition und Pathogenese:* Schnupfen (Rhinosinusitis catarrhalis acuta; common cold) wird durch eine Tröpfcheninfektion mit Rhinoviren ausgelöst. Die Viren dringen in die Epithelien des Respirationstraktes ein und lösen deren Nekrose aus (= zytopathischer Effekt). Kurz nach Beginn der Erkrankung tritt eine Hyperämie der Nasenschleimhaut auf. Darauf folgt eine seröse Exsudation in das Schleimhautstroma (Abb. 5.**39**) mit Behinderung der Nasenatmung sowie auf die Schleimhautoberfläche (Nase läuft). Durch entzündliche Reizung der schleimbildenden Drüsenzellen kommt es zu einer verstärkten Schleimsekretion, so dass das seröse Exsudat einen Zusatz von Schleim erhält. Diese seröse Entzündung klingt meist nach 4–5 Tagen wieder ab.
  - *Komplikationen:* Es kann sich aber darauf eine eitrige Entzündung (bakterielle Superinfektion) aufpfropfen. Nicht selten breitet sich die virusinduzierte Entzündung auch auf andere Gewebe (Konjunktiva, Schleimhaut des oberen Respirationstraktes) aus.

5.3.2.3
Fibrinöse Entzündungen

Allgemeine Definition: Bei dieser Entzündungsform kommt es wegen der entzündlichen Gefäßschädigung und Permeabilitätssteigerung zu einer Ausschwitzung von Blutplasma mit Fibrinogen, das außerhalb der Gefäße zu Fibrin polymerisiert (Abb. 5.**40**) und so eine mechanische Barriere gegen weitere Entzündungseinflüsse bildet.
Das Exsudat besteht aus einem „fibrinogenhaltigen Blutserum".

Pathogenese: Ätiologisch kommen infektiös-toxische Faktoren, mechanisch-traumatische Faktoren, Ausscheidung chemischer Noxen (z. B. Quecksilber) oder toxischer Metabolite (z. B. Urämie) oder Infarkte in Betracht.

Morphologie: Fibrinöse Entzündungen entstehen bevorzugt im Bereiche seröser Höhlen (Pleura, Perikard, Peritoneum, Synovialis, Bursa), in der Lunge (Parenchym → Lobärpneumonie) und an Schleimhäuten.

Fibrinöse Parenchymentzündung

Definition: Akute Entzündung mit Fibrinexsudation auf innere Oberflächen des Lungenparenchyms (= Lungenalveolen).

Pathogenese: Meist als Durchgangsstadium nach infektiös-toxischer (Lobärpneumonie) oder aktinischer Schädigung (Strahlenpneumonitis) der Lungenendstrombahn mit diffuser Fibrinausschwitzung an die Alveolenoberfläche (= kruppöse Entzündung) oder als residuale Abwehrreaktion bei Patienten mit Agranulozytose nach Hochdosischemotherapie (hypozelluläre fibrinösexsudative Pneumonie).

✚ Klinische Beispiele:
- *Lobärpneumonie* im Stadium der grauen Hepatisation (S. 611);
- *Strahlenpneumonitis.*

Fibrinöse Serosaentzündung

Definition: Akute fibrinöse Entzündung der serösen Häute als Mitreaktion der Serosa entweder bei anderweitigen Grundkrankheiten (Serositis) oder bei unter der Serosa ablaufenden Gewebeschädigungen (z. B. Infarkt).

Pathogenese: Fibrinöse Entzündungen der serösen Häute wie Pleura, Perikard, Peritoneum (aber auch Synovialis) finden sich als Mitreaktion bei vielen Grundkrankheiten unterschiedlicher Ursache. Hierzu gehören bakterielle Entzündungen (z. B. Tuberkulose), Urämie, rheumatisches Fieber, rheumatoide Arthritis, Kollagenosen und Sepsis. Auch unter der Serosa ablaufende Entzündungen oder Infarkte können eine fibrinöse Serosaentzündung auslösen.

Morphologie: *Makroskopisch* ist die Serosa bei geringer Fibrinauflagerung nur getrübt oder zeigt bei starker Fibrinexsudation zottenartige Auflagerungen von Fibrin. *Mikroskopisch* sind die Mesothelzellen im Bereich der Fibrinauflagerung größtenteils zerstört. Dem submesothelialen Bindegewebe liegt ein unterschiedlich dichter Fibrinfilz auf, der mit der Zeit homogenisiert wird. Später werden die Fibrinauflagerungen histiozytär resorbiert und in Narbengewebe umgewandelt → Verwachsung der Serosablätter (= Synkretion, lat. = Verwachsung).

✚ Klinisches Beispiel: Fibrinöse Perikarditis
- *Makroskopisch* ist das Epikard (und Perikard) bei geringer Fibrinauflagerung nur getrübt oder zeigt bei starker Fibrinexsudation zottenartige Auflagerungen von Fibrin, die als Zottenherz imponieren (Abb. 9.**67**; S. 496).
- *Mikroskopisch* sind die Mesothelzellen im Bereich der Fibrinauflagerungen größtenteils zerstört. Dem submesothelialen Bindegewebe liegt ein unterschiedlich dichter Fibrinfilz auf, der mit der Zeit immer homogener wird (= homogenisiertes Fibrin). Die Fibrinauflagerungen können nicht vollständig aufgelöst werden, obgleich auch die randständigen Mesothelzellen fibrinolytisch aktiv sind. Dazu sprosst etwa 5 Tage nach Entzündungsbeginn vom submesothelialen Gewebe her ein kapillarreiches Bindegewebe mit Granulozyten, Histiozyten und Fibroblasten ins Fibrin ein (= Granulationsgewebe). Seine Phagozyten und Endothelien haben eine starke fibrinolytische Aktivität und lösen das Fibrin auf. Die mitgeführten Fibroblasten füllen die entstandenen Resorptionslücken mit Interzellularsubstanzen an: das Fibrin wird organisiert.

Fibrinöse Schleimhautentzündung

Bei fibrinösen Entzündungen im Bereich von Schleimhäuten tritt neben der fibrinösen Exsudation auch meist noch eine Nekrose auf. Je nach der Relation von Fibrinex-

a diphtheroide Pseudomembran

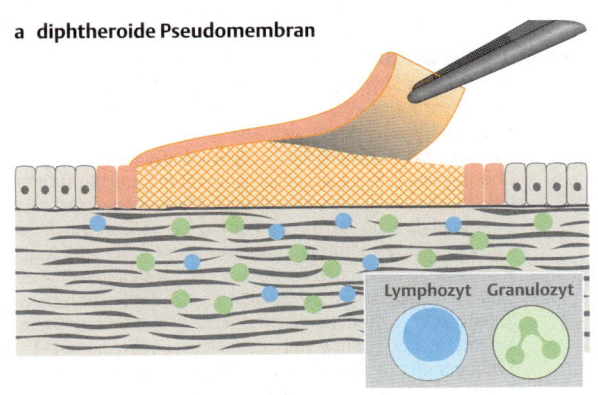

b diphtherische Pseudomembran

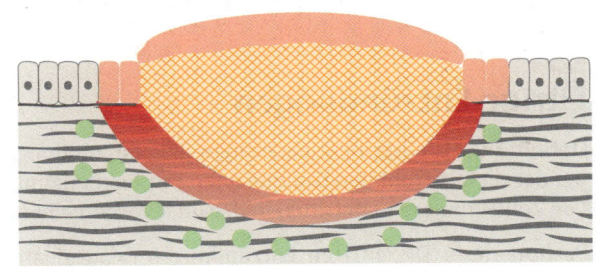

Abb. 5.**40 Formen der fibrinösen Entzündungsreaktion an Schleimhäuten** (dargestellt Mukosa und Submukosa).

sudation und Nekrose unterscheidet man eine pseudomembranöse Entzündung (= kruppöse) und ulzerierende (nekrotisierende, verschorfende) Entzündung (Abb. 5.**40**).

Pseudomembranöse-kruppöse Form

Definition: Akute Entzündung mit Abdeckung der auf das Mukosaepithel begrenzten Nekrose durch ein flächenhaftes Fibrinexsudat in Form einer gewaltlos abstreifbaren Pseudomembran (= diphtheroide Pseudomembran).

Pathogenese: Pseudomembranöse nichtnekrotisierende Entzündungen entstehen z.B. bei der Grippe in Trachea und Bronchien und bei der Ruhr und beim Kreislaufschock im Darm und lösen folgende Kettenreaktion aus: Die entzündliche Nekrose erfasst die Mukosa nur teilweise, so dass Inseln des Oberflächenepithels stehen bleiben → submuköse Gefäße werden bei weitgehend intakter Submukosatextur pathologisch durchlässig → Fibrinexsudation auf der Mukosaoberfläche → Bildung einer Pseudomembran (= pathologischerweise auftretende häutchenartige Abdeckung eines Gewebedefektes) → notdürftiger „Infektionsschutz". Die darunterliegende Submukosa bleibt meist intakt, so dass sich der Fibrinbelag leicht ablösen lässt (Abb. 5.**40 a**).

+ **Klinisches Beispiel:** Grippetracheitis
  - *Definition:* Die Grippe wird durch Influenzaviren Typ A, B hervorgerufen. Sie schädigen vor allem die respiratorischen Flimmerepithelien (S. 244).
  - *Morphologie:* In den ersten beiden Tagen der Infektion ist die Trachealschleimhaut durch die Hyperämie nur diffus gerötet und durch die Exsudation und die lymphoplasmazelluläre Infiltration geschwollen. Danach treten disseminierte „kleieförmige" Beläge (= diphtheroide Pseudomembranen) auf der Schleimhaut auf. Histologisch handelt es sich dabei um zarte Fibrinmembranen, die der Basalmembran aufliegen. Dabei sind lediglich die Flimmerepithelzellen, nicht aber die darunter liegende Basalmembran oder Submukosa zerstört. Diese diphtheroiden Pseudomembranen sind deshalb abstreifbar. Die Nekrose der Epitheldecke ist eine große Gefahr für eine bakterielle Superinfektion. Jede Grippevireninfektion sollte deshalb antibiotisch abgedeckt werden. Pyrogene der Influenzaviren sorgen für starke Allgemeinreaktionen des Organismus (z.B. Fieber).
  - *Symptomatik:* Grippe-Krupp[1] = entzündliche Kehlkopfenge mit Atemnot, inspiratorischem Pfeifgeräusch (Stridor) und bellendem Husten.
  - *Komplikation:* bakterielle Superinfektion.

Pseudomembranös-nekrotisierende Form

Definition: Akute Entzündung mit Abdeckung der bis in die Submukosa reichenden Nekrosen durch ein flächenhaftes Fibrinexsudat in Form einer festhaftenden nur ge-

---

[1] Krupp: kropan, schott. = schreien
Kruppformen (Krupp-Husten):
echter Krupp = Krupp bei Kehlkopf-Diphtherie.
(Pseudo-)Krupp = Kruppsyndrom bei Infektionen: Grippe-, Masernviren, Staphylokokken, Haemophilus influenzae, Allergien → „spasmodischer Krupp".

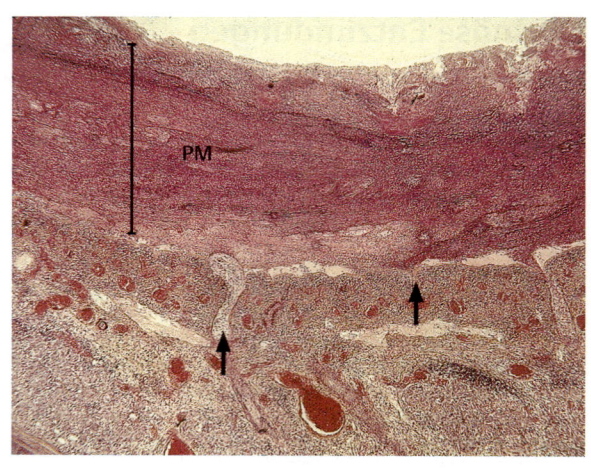

Abb. 5.41 **Laryngitis diphtherica** mit fibrinösen Pseudomembranen, verankert (Pfeil) in den geschädigten Submukosagefäßen. PM = Pseudomembran (HE, Vergr. 1 : 150).

waltsam abstreifbaren Pseudomembran (= diphtherische Pseudomembran).

Pathogenese: Die pseudomembranös-nekrotische Entzündung (auch diphtherische Entzündung genannt) findet sich bei Diphtherie und bei verschiedenen Darmentzündungen (S. 114; Abb. 12.**67**) und löst folgende Kettenreaktion aus: Die entzündliche Nekrose erfasst die Submukosa, so dass die Submukosagefäße arrodiert werden → flächenhafter Austritt von Fibrin, das sich auf der Mukosaoberfläche verteilt → Bildung einer diphtherischen Pseudomembran mit wurzelartiger Verankerung in Gefäßästchen des submukösen Gewebes → Blutung bei gewaltsamer Ablösung der Pseudomembran.

+ **Klinisches Beispiel:** Laryngotracheale Diphtherie
  - *Pathogenese:* Sie wird durch das grampositive Corynebacterium diphtheriae ausgelöst. Die Krankheit beginnt meist als Nasendiphtherie, dehnt sich aber schnell auf Rachen und Kehlkopf aus. Aufgrund der Toxinwirkung gehen neben dem Oberflächenepithel auch die Basalmembran und die Submukosa der Trachealschleimhaut zugrunde, was eine starke Exsudation von Blutplasma und Fibrinogen nach sich zieht, so dass fibrinöse Pseudomembranen entstehen. Sie setzen sich aus Fibrin, nekrotischen Epithelien und zahlreichen Corynebakterien zusammen. Da die Nekrose tief in die Submukosa hineinreicht, haften die diphtherischen Pseudomembranen auf ihrer Unterlage und sind nicht abstreifbar (Abb. 5.**41**).
  - *Symptomatik:* (echter) Krupp mit Kopfnervenneuritis → Aphonie (Stimmlosigkeit) und Pseudomembranen → Erstickungsgefahr (Nottracheotomie!).

5.3.2.4
Eitrige Entzündungen

Definition: Als eitrig bezeichnet man jede Entzündung, bei der die neutrophilen Granulozyten mit Beimengung von Zelltrümmern (= Detritus) im Exsudat vorherrschen.

Pathogenese: Die eitrigen Entzündungen (= purulente Entzündung) werden fast ausschließlich durch pyogene Keime (= Eitererreger) hervorgerufen. Dazu gehören:

- *Staphylokokken* (darunter der Hautsaprophyt Staphylococcus aureus). Diese Erreger bewirken einen gelblich-rahmigen Eiter sowie eine abszedierende Entzündung (S. 216).
- *Streptokokken:* Sie rufen einen fibrinfreien, dünnflüssigen, gelblichen Eiter hervor und lösen oft phlegmonöse Entzündungen aus.

Außerdem können auch Chlamydien, Aktinomyzeten und unbelebte Agenzien wie Krotonöl mit einer eitrigen Entzündungsreaktion einhergehen.

Allgemeine Morphologie eines eitrigen Entzündungsherdes (typische Schichtung):
- *Nekrosezone:* zentraler, proteolytischer Einschmelzungsherd mit lipidreichem Detritus → gelber Eiter;
- *Eiterzone:* um zentrale Nekrose mit massenhaft Neutrophilen;
- *Hyperämiezone* mit perifokalem Ödem (= seröses Exsudat).

Mukopurulente Entzündungen

Definition: Sie läuft vor allem an den Schleimhäuten des Respirationstraktes, gelegentlich auch des Intestinaltraktes ab. Das Exsudat besteht dabei aus Schleim, Granulozyten und Zelldetritus.

Klinisches Beispiel: Eitrige Rhinosinusitis (Abb. 5.**42**).

Empyem

Definition: Eitrige Entzündung (Abb. 5.**43 a**) in einem vorgebildeten Hohlraum wie Pleura, Peritoneum, Herzbeutel, Gelenkspalt, Gallenblase, Augenvorderkammer, Mittelohr.

Pathogenese: Das Empyem (gr. = inneres Geschwür) entsteht meist dadurch, dass eine eitrige Entzündung eines Organs in den angrenzenden Hohlraum durchbricht. Empyeme kommen am häufigsten als Pleura- oder als Peritonealempyeme vor (Abb. 11.**65 b**, S. 643).

Klinisches Beispiel: Otitis media
- *Definition:* Eine infektiös-eitrige Entzündung der Mittelohrräume und der pneumatischen Zellen des Schläfenbeins.
- *Pathogenese:* Hauptsächlichste Erreger sind β-hämolysierende Streptokokken und Pneumokokken, seltener Staphylokokken oder Haemophilus influenza. Der Infektionsweg ist meist duktogen-aszendierend und geht von einer bakteriellen Infektion des Nasen-Rachen-Raums im Anschluss an eine „Common Cold" aus.
- *Morphologie:* Das Trommelfell ist entzündlich gerötet mit radiärer Gefäßzeichnung (= Myringitis). Sein auskleidendes Epithel wandelt sich zu einem kubischen Zellbelag um, und die epitheliale Schicht wird vor allem granulozytär entzündlich infiltriert. Das anfänglich fibrinös-katarrhalische Exsudat wird mit der Zeit katarrhalisch-eitrig umgewandelt. Es sammelt sich in der Paukenhöhle an, so dass ein Empyem entsteht. Schließlich kommt es zu einer stecknadelkopfgroßen Trommelfellperforation mit zitzenartiger Deformation um die Perforationsstelle, so dass sich der Eiter nach außen entleeren kann.

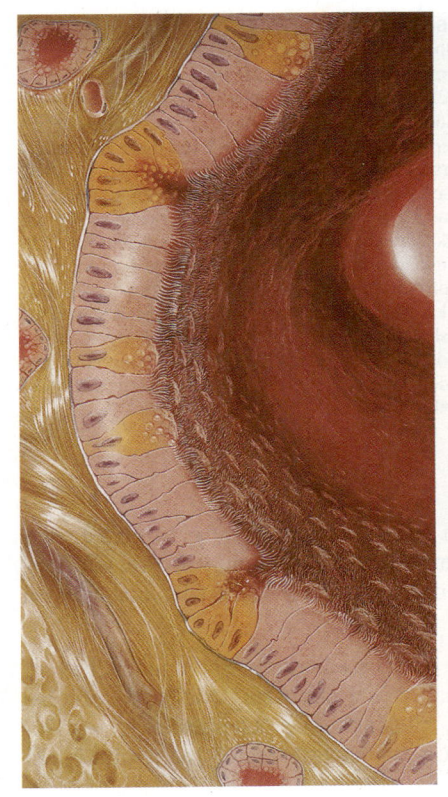

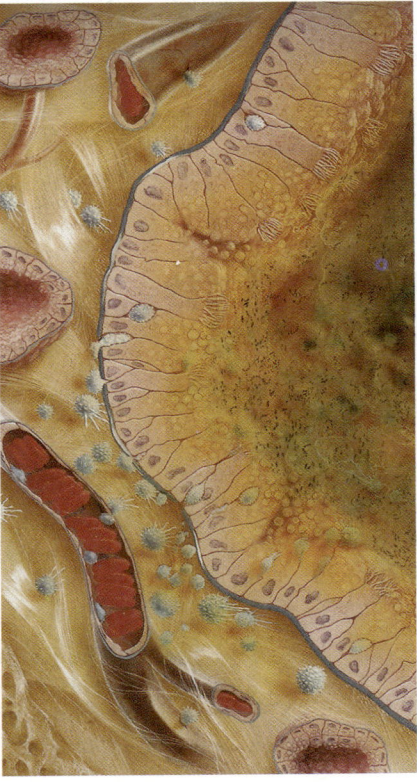

Abb. 5.**42 Eitrige Rhinosinusitis:** Beispiel einer mukopurulenten Entzündung.
a Normale Kieferhöhlenschleimhaut mit einzelnen Becherzellen und endoepithelialen Schleimdrüsen im Flimmerepithel.
b Eitrige Rhinosinusitis mit massiver Leukotaxis, Durchwanderung der Granulozyten durch das Flimmerepithel. Dort bilden sie mit massenhaft abgesondertem Schleim und den darin befindlichen Erregern ein eitrig-schleimiges Exsudat, was zusammen mit der Hyperämie und Schwellung der Schleimhaut das Vollbild der mukopurulenten Sinusitis ausmacht.

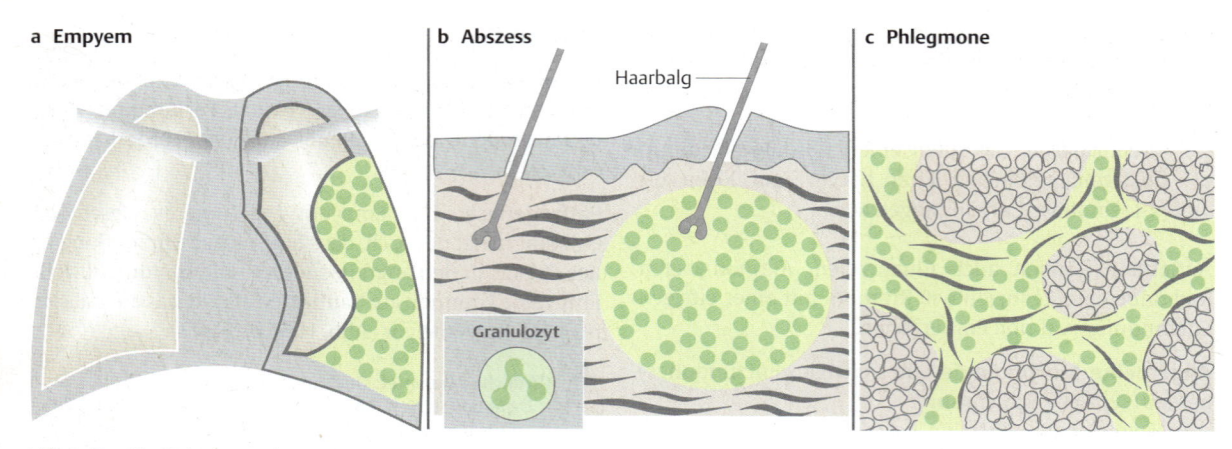

Abb. 5.43 Die drei Formen der eitrigen Entzündungen:
a Empyem (z. B. Pleuraempyem);
b Abszess (z. B. Haarbalg: Furunkel);
c Phlegmone (z. B. Subkutanphlegmone).

Komplikationen der Otitis media:
- Mastoiditis purulenta mit eitriger Knocheneinschmelzung;
- Petrositis (= Felsenbeinentzündung);
- Labyrinthitis purulenta;
- Sinusthrombose (meist Sinus sigmoideus) → otogene Sepsis;
- Extraduralabszess, otogener Hirnabszess;
- Übergang in eine chronische Otitis media mit Komplizierung durch ein Cholesteatom (S. 338).

Phlegmone

Definition: Unter einer Phlegmone (phlego, gr. = anzünden) versteht man eine vor allem im locker-faserigen Bindegewebe sich diffus ausbreitende Entzündung, deren Exsudat vorwiegend aus Granulozyten sowie enzymatisch aufgespaltenen Serumanteilen besteht. Eine lokalisierte Gewebeeinschmelzung mit nennenswerter Eiterbildung findet nicht statt (Abb. 5.43 c).

Pathogenese: Phlegmonöse Entzündungen können im Bindegewebe der Haut (z. B. Erysipel), des Mediastinums (Mediastinalphlegmone), der Skelettmuskulatur (Muskelphlegmone) oder im Stroma von Hohlorganen (phlegmonöse Cholezystitis) entstehen. Sie beruhen in der Regel auf einer Kokkeninfektion (meist Streptokokken). Diese Erreger geben Hyaluronidase und Fibrinolysin ab. Dadurch zerstören sie die Barriere aus Fibrinexsudat, Hyaluronat und Proteoglykanen, die ein Ausbreitungshindernis darstellen, so dass sie sich rasch im Gewebe ausbreiten können.

Klinisches Beispiel: Erysipel
- Das Erysipel (= Wundrose; gr. erythra pella = Rot-Haut) ist ein phlegmonöse Entzündung der Haut, die durch β-hämolysierende Streptokokken (gelegentlich aber auch durch Anthraxbazillen) verursacht wird. Die Eintrittsstelle der Erreger ist meist nicht nachweisbar. Die Haut, meist im Gesicht und Unterschenkel, ist flächenhaft gerötet und geschwollen. Histologisch spielt sich diese phlegmonöse Entzündung im Corium und in der Subkutis ab. Das Bindegewebe enthält ein streptokokkenreiches Ödem, Fibrin, vor allem aber ein dichtes entzündliches Infiltrat aus Granulozyten, Lymphozyten und Histiozyten. Die Blutgefäße sind hyperämisch. Die Entzündung kann sich entlang der bindegewebigen Septen bis in die Muskulatur ausbreiten. Die Streptokokken finden sich dabei in den Lymphspalten (Lymphangitis) der Haut und nicht auf der Haut, so dass die Ansteckungsgefahr nicht sehr groß ist (Abb. 5.44).

Abszess

Definition: Ein Abszess (lat. = Weggang) ist eine eitrige, gewebeeinschmelzende Entzündung mit Eiteransammlung in dem durch den Gewebezerfall entstandenen Hohlraum.

Pathogenese: Die abszedierende Entzündung kommt vor als Lungenabszess, Hirnabszess, Nierenabszesse bei Pyelonephritis, cholangitische Leberabszesse, septikopyämische Ausscheidungsabszesse, perityphlitischer

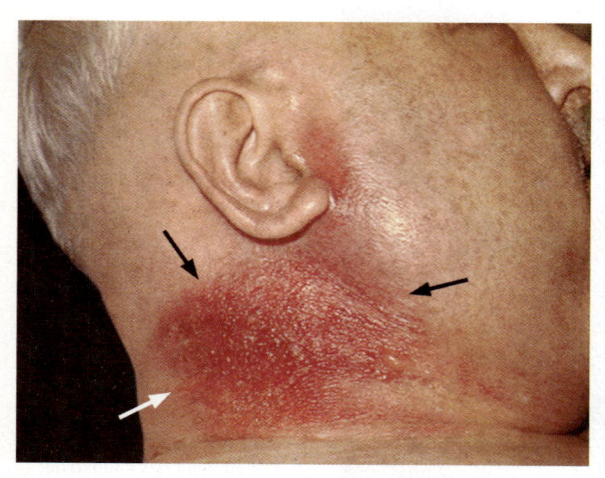

Abb. 5.44 Erysipel: schmerzhafte Rötung (pfeilmarkiert) mit flammenden Ausläufern (Original: Schuppli).

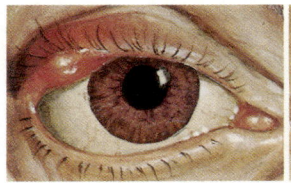

5.3 Entzündungspathologie

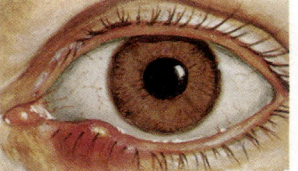

Abb. 5.45 Beispiel einer akuten abszedierenden Entzündung:
a Hordeolum internum;
b Hordeolum externum.

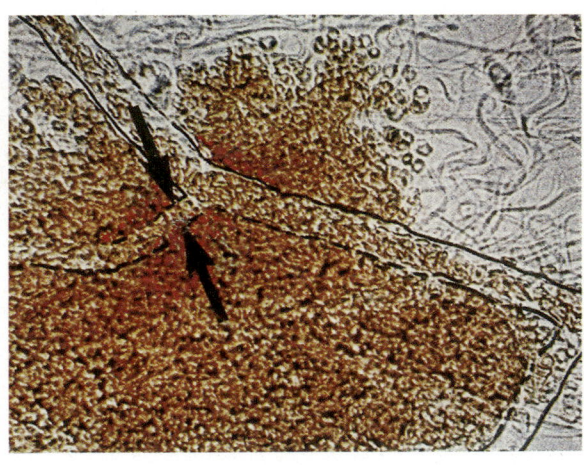

Abb. 5.46 Hämorrhagische Entzündung mit fokaler Gewebeblutung infolge Schädigung der Mikrozirkulation (Intravitalmikroskopie, Vergr. 1 : 50).

Abszess bei Appendizitis, Furunkel, Retrotonsillarabszess, Abszesse bei Osteomyelitis. Die Bildung eines Abszesses (vgl. Abb. 5.43b) ist nur möglich, wenn sich zur entzündlichen Reaktion eine schwere Durchblutungsstörung gesellt. Oft entsteht die Kreislaufstörung durch direkte Bakterieneinwirkung. Die grampositiven Staphylokokken (vor allem Staphylococcus aureus) sind auf diese Entzündungsform spezialisiert. Folge einer Staphylokokkeninfektion ist eine Nekrose, die von Granulozyten durchsetzt ist. Die Granulozyten werden von Staphylokokken selbst durch ihre Leukotoxine massiv ins Entzündungsgebiet gelockt und lösen durch ihre proteolytischen Enzyme das nekrotische Gewebe auf, so dass im Gewebe ein mit Eiter (ahd. aitra = giftiges Geschwür) und Bakterien gefüllter Hohlraum entsteht. In früheren Phasen wird der Abszess von Granulozyten und Makrophagen gegen das angrenzende Gewebe demarkiert. Später entsteht durch Granulationsgewebe eine Abszessmembran (S. 224).

✚ Klinisches Beispiel: Furunkel, Karbunkel
Die Entstehung des Furunkels (lat. = kleiner Dieb) (Staphylodermia follicularis profunda) wird durch bestimmte Krankheiten wie Diabetes mellitus begünstigt. Die Infektion erfolgt entlang der Haarfollikel. Durch die Wirkung der pyogenen Keime (meist Staphylokokken) kommt es zu einer umschriebenen Gewebenekrose und Eiteransammlung. Spielt sich dies im Augenlidbereich ab, so spricht man von einem Hordeolum (volksmed. Gerstenkorn) internum (= Meibom-Drüse) oder einem Hordeolum externum (= Moll-, Zeiss-Drüse) (Abb. 5.45a + b). Hat sich eine solche abszedierende Entzündung auf mehrere benachbarte Follikel ausgedehnt, so handelt es sich um einen Karbunkel (lat. = kleiner Kohleofen). Ist die Umgebung eines Furunkels, wie z. B. der Nasolabialbereich, stark vaskularisiert, dann kann durch die Wirkung der Staphylokokken in den abszessnahen Blutgefäßen eine bakterielle Thrombophlebitis entstehen. Dies gilt auch für andere abszedierende Entzündungsformen und stellt einen gefährlichen Ausgangspunkt für eine bakterielle Sepsis oder Septikopyämie dar (S. 220).

5.3.2.5
Hämorrhagische Entzündungen

Definition: Bei einer hämorrhagischen (gr. = „Gefäß-Riss") Entzündung enthält das entzündliche Exsudat größere Mengen von Erythrozyten, weil es zu einer Gefäßschädigung der Endstrombahn mit Erythrozytenaustritt gekommen ist (Abb. 5.46).

Pathogenese: Grundsätzlich sind hämorrhagische Entzündungen auf folgende Ursachen zurückzuführen (Tab. 5.5):
- *Bakterielle Exotoxine:* Die Entzündungserreger produzieren hochgiftige Exotoxine wie das Vero-Zytotoxin, mit dem sie die kleinen Gefäße zerstören und so zu Gewebeblutungen führen.
- *Bakterielle Endotoxine:* Die Entzündungserreger überschwemmen den Organismus und setzen durch ihren Zerfall Endotoxin frei (Endotoxinämie), mit dem sie über eine Endothelschädigung eine Verbrauchskoagulopathie hervorrufen, die dann sekundär zu Blutungen in den nekrotischen Arealen führt.
- *Enzymatische Proteolyse:* Eine Reihe von Krankheitsbildern wird von einer enzymatischen Gefäßschädigung begleitet, bei der die Gefäßwände durch lysosomale Proteasen angedaut und/oder zerstört werden (z. B. akute Pankreatitis).
- *Überempfindlichkeitsreaktionen* Typ II (zytotoxische Reaktion) oder Typ III (Arthus-Typ-Reaktion).

Morphologie: Das Entzündungsgebiet ist meist nekrotisch und blutig durchsetzt.

5.3.2.6
Sonderformen

Nekrotisierende Entzündung

Allgemeine Definition: Akute Entzündung, bei der Gewebenekrosen das Bild beherrschen.
Je nach entzündlicher Demarkierung oder Besiedelung mit Fäulniserregern unterscheidet man:
- ulzerös-nekrotisierender Typ,
- diffus-nekrotisierender Typ,
- areaktiv-nekrotisierender Typ,
- gangräneszierender Typ.

Tabelle 5.5 Erreger hämorrhagischer Entzündungen

Erreger	Pathogenese	Krankheitsbilder
Influenzaviren „Grippeviren"	Epitheliotoxizität	hämorrhagische Tracheobronchitis, hämorrhagische Pneumonie
Variolaviren (Pocken)	Endotheliotoxizität	hämorrhagische Hautefforeszenzen, hämorrhagische Pneumonie, Enzephalomyelitis
Yersinia pestis (Pest)	zytotoxisches Exo- und Endotoxin	hämorrhagisch-nekrotisierende Pneumonie, Lymphadenitis
Anthraxbazillen (Milzbrand)	permeabilitätsstörendes Exotoxin	hämorrhagische Entzündung mit Ödembildung (Lungen-, Haut-, Darmmilzbrand)
hämolysierende Streptokokken (Scharlach)	erythrogenes Toxin	hämorrhagisch-eitrige Tonsillitis Exanthem, Enanthem
Meningokokken (Meningokokkensepsis)	endotheliotoxisches Endotoxin	Waterhouse-Friderichsen-Syndrom hämorrhagische Nebennierennekrose
Shigella dysenteriae (Bazillenruhr)	entero- und neurotoxisches Exotoxin	fibrinös-nekrotische Enteritis mit hämorrhagischer Komponente
Enterohämorrhagische Escherichia coli (= EHEC)	Verotoxine → Entero-, Endotheliotoxizität	hämolytisch-urämisches Syndrom

Ulzerös-nekrotisierende Entzündung

Definition: Akute Entzündung mit herdförmiger bis in die Submukosa (oder tiefer) reichender Nekrose und bedeckendem Fibrinexsudat (= Fibrinschorf).

Pathogenese: Der ulzeröse Gewebedefekt geht auf folgende Mechanismen zurück:
- Abstoßung herdförmiger Schleimnekrosen im Magen-Darm-Trakt; Prototyp: Gastroduodenalulkus.
- Abstoßung diphtheroider Pseudomembranen im Gastrointestinalbereich; Prototyp: Abdominaltyphus.
- Abstoßung von Mundschleimhautschäden mit bläschenförmiger Abhebung unter Zurücklassung eines schmierig-grauweiß belegten Geschwürs; Prototyp: Aphthe (gr. = Schwämmchen).

Diffus-nekrotisierende Entzündung

Definition: Akute Entzündung mit rasch um sich greifender Nekrose bei ineffektiver oder fehlender Leukozytenreaktion.

+ Klinisches Beispiel: nekrotisierende Fasziitis
Seltene, im Anschluss an Hautverletzungen oder operative Eingriffe durch verschiedene Keime ausgelöste Krankheitsentität mit fulminanter Nekrose im Extremitätenbereich. Die bakteriellen Kollagenasen, Toxine und Proteasen führen zusammen mit einer konsekutiven Ischämie zu einer nicht strukturerhaltenden Weichteilnekrose, die bis zur Skelettierung fortschreiten kann (Abb. 5.47), obschon ein unterschiedlich dichtes Granulozyteninfiltrat das Geschehen begleitet.

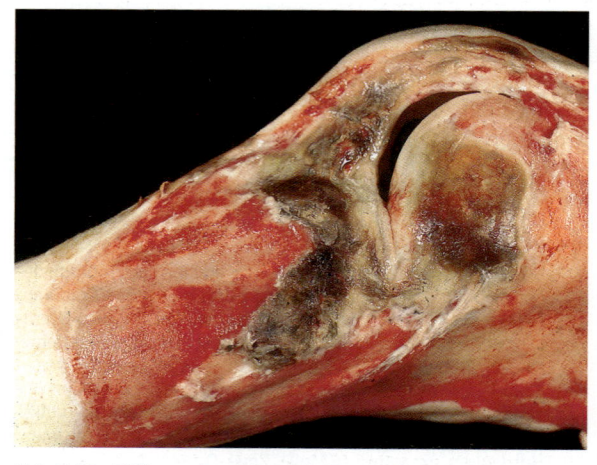

Abb. 5.47 **Diffus nekrotisierende Entzündung:** nekrotisierende Fasziitis im Schultergelenkbereich mit Skelettierung.

Areaktiv-nekrotisierende Entzündung

Definition: Akute nekrotisierende Entzündung ohne nennenswerte leukozytär-fibrinöse Begleitreaktion.

Pathogenese: Ätiologisch spielen folgende Faktoren eine Rolle:
- Mangel an Entzündungszellen wie Agranulozytose,
- gewebetoxische Bakteriengifte,
- komplementaktivierende AG-AK-Komplexe (z.B. nekrotisierende Vaskulitis),
- T-Lymphozyten-vermittelte Überempfindlichkeitsreaktion (z.B. Nekrose in Granulomen vom Tuberkulosetyp: Verkäsung).

Pathogenetische Folgereaktion ist eine entzündliche Gewebenekrose ohne histologisch fassbare akute Exsudationsreaktion und folglich ohne Leukozytentransmigration und ohne Fibrinexsudation → „areaktive Entzündung".

Gangräneszierende Entzündung

Syn.: putride (lat. = faul) Entzündung

Definition: Jauchige Zersetzung einer nekrotisierenden Entzündung infolge primärer Infektion oder sekundärer Besiedlung mit Fäulniserregern (= Anaerobiern).

Pathogenese: Infektionen mit sporenbildenden und nichtsporenbildenden Anaerobiern werden durch allgemeine Resistenzschwäche, Diabetes mellitus, lokale Durchblutungsstörungen und Gewebenekrosen begünstigt. Sie bewirken eine faulige Zersetzung der Gewebe, die mit Amin- und Merkaptan- oder Gasbildung im Gewebe einhergeht. Alte und/oder kachektische Patienten mit geschwächter Abwehrlage sind besonders gefährdet. Andererseits sind alle Nekrosen entzündlicher, ischämischer oder tumoröser Genese ein ideales Wachstumsmilieu für Anaerobier. Der gangräneszierenden Entzündung liegt formalpathogenetisch eine Kolliquationsnekrose (S. 130) zugrunde.

Klinische Beispiele:
- grangräneszierende Muskelentzündung, oft auf ein Muskelkompartiment beschränkt und mit unversehrter übriger Muskulatur;
- Fournier-Gangrän (S. 130).

Akute lymphozytäre Entzündung

Definition: Akut verlaufende Entzündung, die durch ein Infiltrat aus Lymphozyten und selten auch Plasmazellen (= Rundzelleninfiltrat) geprägt ist und nicht mit einer nekrotisierenden Gewebeeinschmelzung einhergeht.

Morphologie: Lymphozytär geprägtes Rundzelleninfiltrat mit Apoptosen der ortsständigen Zellen als Hinweis auf eine Autoaggression, Virusinfektion oder allergisch hyperergische Reaktion ohne Fibroblastenwucherung und ohne Kollagenfaservermehrung im Entzündungsgebiet.

Klinisches Beispiel: akute Virusmyokarditis mit zahlreichen Lymphozyten und Myokardiozytennekrosen im ödemdurchtränkten Stroma.

Fetale Entzündung

Ontogenese: Während der intrauterinen und postnatalen Phase der Ontogenese entwickelt sich das Abwehrsystem in phylogenetischer Reihenfolge.
- *Embryo:* Die für eine Erregerabwehr notwendigen Makrophagenvorläuferzellen treten in der 4. Gestationswoche im Dottersackmesenchym, ab der 15. Gestationswoche im Knochenmark auf. Neutrophile Granulozyten, die Mikrophagen, werden erst mit Beginn der Blutbildung im Knochenmark ins zirkulierende Blut abgegeben. Demzufolge kann sich der Embryo gegenüber pathogenen Keimen nur durch eine Phagozytose seitens des Makrophagensystems wehren, das aber noch keine Antigene zur Antikörperbildung präsentieren kann.
- *Fetus:* Er verfügt bereits über eine zelluläre Abwehr. Die frühesten T-Zell-Vorläufer treten in der 6. Gestationswoche in Dottersack und Leber auf, müssen aber noch zur vollständigen Ausreifung im Thymus in die „Schule". Die frühesten B-Zell-Vorläufer findet man in der 7. Gestationswoche in der Leber. In der 11.–15. Woche treten sie in der Milz auf. Jetzt können sie schon mit Antigenen reagieren, aber kaum Immunglobuline – und die nur in Form von IgM – herstellen. Ab der 28. Woche erreicht den Fetus mütterliches IgG, denn IgA und IgM gelangen nicht durch die Plazentaschranke. Ab der 30. Woche stammen die B-Zellen aus dem Knochenmark.
- *Neugeborenes:* Erst in der postnatalen Phase entwickelt sich bei ihm schrittweise auch die humorale Abwehr. Folglich ist es beim Säugling auch erst nach dem 4. Lebensmonat sinnvoll, eine Diphtherie-, Pertussis- und Tetanusimpfung vorzunehmen.

Pathogenese und Morphologie: Der Fetus kann sich somit immunologisch noch gar nicht wehren. Dies nutzen zellparasitäre Keime aus. Zu ihnen gehören Herpes- und Zytomegaloviren, Toxoplasmose, Listerien, Treponemen und Mykobakterien; sie rufen fetale Infektionskrankheiten in Form der Fetopathien hervor (S. 323). Die „Fußspuren" solcher Virusinfektionen bestehen oft nur aus Zellnekrosen (zytopathischer Effekt), gelegentlich auch aus Verkalkungen oder aus viralen Riesenzellen oder Einschlusskörpern (S. 236). Auf eine bakterielle Infektion reagiert der Fetus mit folgenden beiden Mustern:
- Entweder werden die Erreger von funktionell unreifen Makrophagen umzingelt, die aber mit ihnen gar nicht fertig werden, so dass Histiozytengranulome entstehen (S. 226),
- und/oder anstelle von Abwehrspezialisten werden unerfahrene Entzündungsneulinge in Form von unreifen Blutzellen ins Entzündungsgebiet geschickt, was als dystope, extramedulläre Blutbildungsherde imponiert.

Entzündungsfolgen

Das weitere Schicksal einer exsudativen Entzündungsreaktion kann 5 Verläufe nehmen.

Exsudatauflösung

Solange keine Komplikationen hinzutreten und keine Defekte im Abwehrsystem vorliegen, wird das entzündliche Exsudat unter Mit Hilfe des lymphatischen Systems und/oder der Makrophagen folgendermaßen geklärt:
Die gelösten Bestandteile des entzündlichen Exsudates werden mit der interstitiellen Flüssigkeit über die Lymphgefäße in die regionalen Lymphknoten transportiert. Klappen in den Lymphgefäßen steuern dabei die Abflussrichtung. Auch Entzündungserreger, die im Entzündungsgebiet selbst nicht phagozytiert und zerstört worden sind, können über die Lymphgefäße in die regionalen Lymphknoten transportiert werden. Entlang ihres Abtransportweges erzeugen sie eine entzündliche Reak-

tion in Form einer Lymphangiitis, die im Bereich der Haut als roter Streifen auffällt. Die nichtgelösten Bestandteile im Entzündungsgebiet werden von Makrophagen phagozytiert und teilweise auch in die regionären Lymphknoten abtransportiert.
- *Unspezifische Lymphadenitis:* In diesem Falle gelangen nur kleine Mengen wenig virulenter Erreger in die regionalen Lymphknoten, so dass eine resorptive Entzündungsreaktion entsteht (Histologie S. 549; Abb. 10.**29**).
- *Eitrige Lymphadenitis:* Es gelangen größere Mengen virulenter Erreger in den Lymphknoten, so kann eine echte Entzündung entstehen (z. B. eitrig abszedierende Lymphadenitis bei Staphylokokkeninfektionen). Manchmal überwinden die Erreger den Lymphknotenfilter und gelangen über den Ductus thoracicus ins Blut (= Bakteriämie), wo sie bei guter Abwehrlage des Organismus von den Zellen des RHS vernichtet werden. Bei schlechter Resistenz entwickelt sich daraus eine Sepsis (s. u.).

Regeneration

Bei einer großen Anzahl von exsudativen Entzündungen wird ortsständiges Gewebe zerstört. Meist tritt, wenn keine Komplikationen hinzukommen, bereits während der Auflösung des Exsudates die Regeneration ein. Diese (S. 332) kann entweder zur vollständigen Wiederherstellung des Gewebes (= restitutio ad integrum) oder zur Bildung eines Ersatzgewebes (= Defektheilung) führen.

Postinfektiöse Zweitkrankheiten

Im Rahmen der Entzündung können zirkulierende Antigen-Antikörper-Komplexe entstehen, die eine Überempfindlichkeitsreaktion Typ III und damit eine Zweitkrankheit auslösen können.

> **Klinisches Beispiel:**
> Eine Streptokokkenangina kann als immunpathologisch bedingte Folgekrankheit eine Poststreptokokkenglomerulonephritis oder ein rheumatisches Fieber hervorrufen (S. 1169).

Entzündungschronifizierung

Gelingt es dem Organismus nicht, die entzündliche Schädlichkeit gleichsam im ersten Anlauf zu bewältigen oder den Gewebeschaden zu beheben, so geht die akute exsudative Entzündung in eine chronische über.

Hämatogene Erregeraussaat

Definition: Gelangen die Entzündungserreger direkt oder indirekt über das lymphatische System in das Blutgefäßsystem, dann entwickelt sich daraus unter bestimmten Bedingungen eine Erregeraussaat im Organismus mit metastatischen Entzündungsherden (= septikopyämische Ausscheidungsherde) oder mit allgemeiner Gewebsschädigung ohne exsudative Entzündungsreaktion (= Sepsis).

Pathogenese: Ob es im Rahmen eines Erregerkontaktes zu einer hämatogenen Aussaat mit entsprechender Allgemeinerkrankung (s. u.) kommt oder nicht, hängt von folgenden Faktoren ab:
- *Virulenz eines Erregers:* Sie drückt die Aggressivität und Vermehrungstendenz des Erregers aus.
- *Erregertoxine:* Die grampositiven Bakterien bilden Exotoxine (z. B. Diphtheriebakterien), die hochgradige Antigeneigenschaften haben und sich leicht durch spezifische Antikörper neutralisieren lassen. Die gramnegativen Bakterien bilden Endotoxine (z. B. Salmonellen). Sie haben eine geringgradige Antigenwirkung und sind für Allgemeinreaktionen wie Fieber, Hautreaktionen und Schock verantwortlich.
- *Resistenz:* Sie bestimmt den weiteren Ausgang eines Erregerkontaktes. Dabei handelt es sich um die unspezifische Fähigkeit des Organismus, einer Infektion zu widerstehen (S. 159).

Je nachdem, welche klinischen und/oder histologischen Auswirkungen das Eindringen von Erregern in die Blutbahn hat, unterscheidet man folgende Zustände.

Bakteriämie

In diesem Falle gelangen Bakterien kurzfristig und klinisch symptomlos in die Blutbahn ($< 10^5$ Keime/ml Blut). Sie ist recht häufig und lässt sich nach jeder Tonsillektomie, Zahnextraktion und jeder Sanierung eines Zahnwurzelabszesses beobachten.

Fungämie

Pilze gelangen aufgrund einer geschwächten Abwehrlage in die Blutbahn und rufen (aufgrund ihrer Toxine) klinische Symptome in Form einer Pilzsepsis hervor.

Sepsis

Definition: Klinischer Nachweis (vor Antibiotikatherapie!) pathogener Bakterien oder Pilze ($> 10^5$ Keime/ml Blut) im peripheren Blut bei entsprechender klinischer schwerer Allgemeinsymptomatik (Fieber). Der Sepsisbegriff gilt nicht für Viren, Rickettsien oder für zellgebundene Bakterien, bei denen die Erreger innerhalb der Blutmonozyten überleben, ohne eine Sepsissymptomatik hervorzurufen.

Pathogenese: In diesem Falle stoßen im Allgemeinen virulente Keime auf einen Organismus mit geschwächter Resistenz. Pathogenetisch entscheidend ist dabei die Freisetzung von bakteriellen Toxinen – vor allem Endotoxinen – ins Blut, was einer Endotoxinämie gleichkommt. Sie wird in der Laienmedizin auch als „Blutvergiftung" bezeichnet. Die Endotoxine schädigen entweder direkt oder indirekt über Aktivierung der Mediatorkaskaden die Gefäßendothelien und damit die Endstrombahn und

5.3 Entzündungspathologie

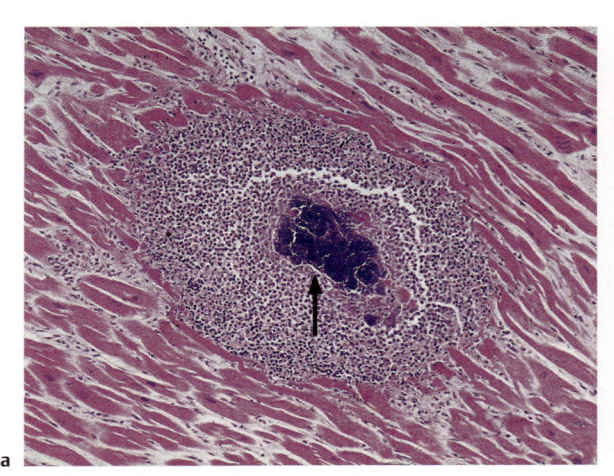

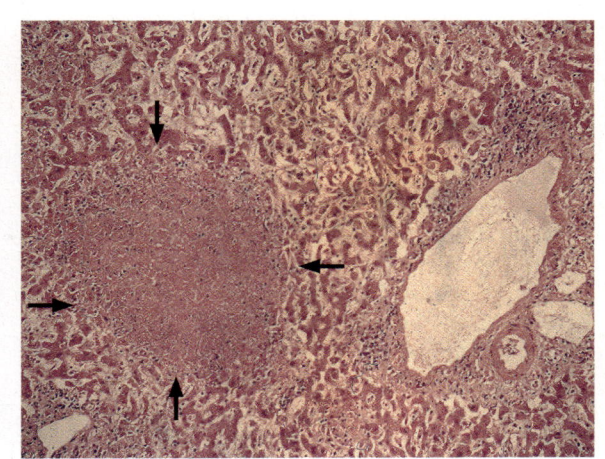

Abb. 5.48 Septikopyämie:
a Septikopyämische Myokarditis mit eitrig herdförmiger Entzündungsreaktion um Bakterienstreuherd (Pfeil; HE, Vergr. 1 : 100);
b Tuberculosepsis acutissima mit areaktiven Nekrosen in der Leber (Pfeilmarkierung) um Bakterienstreuherd (HE, Vergr. 1 : 100).

können dadurch einen septischen Kreislaufschock auslösen.

Morphologie: Die Sepsis lässt sich pathologisch-anatomisch erst nachweisen, wenn sich entsprechende morphologische Korrelate in Form des septischen Schocks (Schockorgane) gebildet haben.

Septikopyämie

Pathologisch-anatomisch fassbarer Zustand, bei dem es von einem Streuherd aus nach der Einschwemmung von Bakterien oder Pilzen (Septikofungämie) in die Blutbahn eines resistenzgeschwächten Organismus zu einer Absiedlung der Erreger (Abb. 5.48a) mit reaktiv-eitriger Entzündung in diversen Organen kommt. Vor allem in Organen mit Austauschfunktion fallen „septikopyämische Ausscheidungsherde" auf (Niere in Markkegeln; Lunge in subpleuralem Gewebe).

> **Klinik:** Etwa 50% der Septikopyämien haben eine Eintrittspforte im Urogenitalsystem (Katheter), 10% gehen vom Gastrointestinaltrakt aus (Cholangitis, Divertikulitis). Hochgradig gefährdet sind Patienten mit Venenkathetern, die bereits nach 3 Tagen in 25% der Fälle bakteriell kontaminiert sind. Das Gleiche gilt für alloplastische Implantate, Herzschrittmacher, Klappenprothesen und Hämodialyse-Shunts. Sie haben eine Infektionsrate von 5–20%.
>
> **Klinische Sonderform** der Septikopyämie: Tuberculosepsis acutissima mit kleinherdigen, areaktiven Nekrosen um Bakterienstreuherde vor allem in Leber (Abb. 5.48b), Lunge und Milz.

5.3.3 Chronische Entzündungen

Allgemeine Definition: Durch Persistenz eines Entzündungsreizes über Wochen, Monate oder Jahre anhaltende Entzündung, die lokal organspezifisch oder systemisch sein kann und in der Spätphase mit einer vernarbenden Gewebedestruktion einhergeht.

Allgemeine Pathogenese: Bisher wurden die akuten Entzündungsreaktionen als rasch einsetzende, lokale Abwehrreaktionen des Organismus auf einen Entzündungsreiz geschildert. Nützt diese Sofortmaßnahme nichts – sei es, weil die Abwehrlage des Organismus insuffizient ist, die Noxe die akute Entzündungsreaktion übersteht oder Noxe in immer wiederkehrenden Attacken den Patienten überfällt –, so schlägt der Organismus die Taktik des Guerillakampfes ein. Die Noxe wird mit spezialisierten Einzelkämpfern wie Makrophagen, Lymphozyten und Plasmazellen umstellt und mit deren Spezialwaffen (Proteasen, Zytotoxizität, Antikörper) schrittweise niedergerungen.

Während bei der akuten Entzündung die Neutrophilen die zelluläre Hauptrolle spielen, sind bei der chronischen Entzündung die Makrophagen quasi die Superstars. Daneben kommen bei einer chronischen Entzündung auch Lymphozyten und Plasmazellen (S. 159) sowie Mastzellen und Eosinophile vor. Schließlich können bei chronisch bakteriellen Entzündungen wie Osteomyelitis auch Neutrophile im Entzündungsgebiet persistieren.

Die Makrophagen werden durch eine Reihe von chemotaktischen Stimuli, die zuvor von Lymphozyten und aktivierten Makrophagen sezerniert wurden, mit zusätzlicher Unterstützung von Adhäsionsmolekülen ins Entzündungsgebiet gelockt. Deshalb treten sie meist erst 48 Stunden nach Entzündungsbeginn im Entzündungsgebiet auf. Dort können sie sich durch Proliferation vermehren. Damit sie sich nicht gewissermaßen wieder aus dem Entzündungsfeld davonschleichen, werden sie durch sog. Migrationshemmfaktoren vor Ort festgehalten. Hier entfalten sie ihr nachstehend aufgeführtes Können:

- *Resorption:* Durch Phagozytose in Kombination mit der Bildung toxischer Sauerstoff- und Stickstoffradikale und ihren Hydrolasen beseitigen sie eingedrungene Keime und resorbieren nekrotisches Gewebe, koagulierte Proteine und oxidierte Fette.

- *Verstärkung der Entzündung:* Durch Sezernierung von Zytokinen (IL-1, TNFα) und/oder Chemokinen fordern sie Lymphozyten an und aktivieren diese. Durch Generierung von Entzündungsmediatoren (C5, Eikosanoide) machen sie die Entzündungsreaktion effektiver.
- *Gewebeschädigung:* Werden die Makrophagen aber nicht situationsgerecht stimuliert, so kann ihr Zuviel an toxischen Abwehrprodukten (toxische Sauerstoff-, Stickstoffradikale) und Gewebeauflösern (Proteasen) sich gegen das körpereigene Gewebe richten. Chronische Entzündungen sind folglich immer auch von Gewebeschäden geprägt.
- *Reparatur:* Durch Sekretion von Wachstumsfaktoren für Fibroblasten und die Kapillarneubildung und die Kollagenproduktion sorgen die Makrophagen im Entzündungsgebiet dafür, dass ein Gewebeschaden wieder fibrös-narbig behoben wird.

Kausalpathogenese: Je nach Beginn und Ursache unterscheidet man folgende chronische Entzündungsformen, die beispielhaft in Tab. 5.6 zusammengestellt sind:
- *Primär chronische Entzündungen:* Sie werden a) durch im Gewebe persistierende Noxen, b) bei einem Teil der Autoimmunkrankheiten oder c) bei einigen ätiologisch ungeklärten ulzerösen Darmerkrankungen beobachtet. Die primär chronischen Entzündungen beginnen schleichend, meist ohne Zeichen einer akuten Entzündung. Lassen sie sich nicht kausal therapieren, so schreiten sie schubweise fort und heilen nicht aus.
- *Sekundär chronische Entzündungen:* Sie werden a) durch endogene oder exogene, bakteriell infizierte Fremdkörper oder b) durch im Gewebe persistierende Noxen ausgelöst, die physikalisch-chemischer oder mikrobieller Natur sein können. Diese chronischen Entzündungen sind jeweils aus einer akuten eitrigen oder nichteitrigen Entzündung hervorgegangen. Lassen sie sich adäquat therapieren, so ist bei ihnen eine vernarbende Defektheilung möglich.

Formalpathogenese: Die primär und sekundär chronischen Entzündungen können in folgenden formalpathogenetischen Varianten auftreten:
- chronisch nichteitrige Entzündung (chronisch lymphozytäre Entzündung),
- chronisch eitrige Entzündung (chronisch granulierende Entzündung)
- chronisch granulomatöse Entzündung.

5.5.3.1
Chron. nichteitrige Entzündung

Syn.: chronisch lymphozytäre Entzündung

Definition: Chronische, kaum umschriebene, lokal oder systemisch vorkommende Entzündung ohne vorherige Gewebedestruktion.

Tabelle 5.6 **Primäre und sekundäre chronische Entzündungen:** Kausale und formale Pathogenese

Ätiologischer Faktor	Krankheitsbeispiel	Entzündungsform (= E.)
Primär chronische Entzündungen		
Fremdkörper		
Nahtmaterial	Fadengranulom	granulomatöse E.
Metallimplantat	Metallose	granulomatöse E., sklerosierende E.
Autoaggression	systemische Sklerose	sklerosierende E.
	rheumatoide Arthritis (= primär chronische Polyarthritis)	sklerosierende E.
	Hashimoto-Thyreoiditis	lymphozytäre E.
	Sjögren-Syndrom	lymphozytäre E.
Ungeklärt	Colitis ulcerosa	granulierende E.
	Morbus Crohn	granulomatöse E.
Sekundär chronische Entzündungen		
Infizierte Fremdkörper		
Nahtmaterial	Fadenabszess	granulierende E.
Metallimplantat	Implantat-Osteomyelitis	granulierende E.
Knochensequester	posttraumatische Osteomyelitis	granulierende E.
Mikrobenpersistenz		
Mycobacterium tuberculosis	Tuberkulose	granulierende E.
Helicobacter pylori	Gastroduodenalulkus	granulierende E.
Hepatitis-B-Virus	chronisch-aggressive Hepatitis	lymphozytäre → sklerosierende E.

Pathogenese: In diesem Falle steht eine immunologisch inszenierte Entzündungsreaktion mit autoreaktiven zytotoxischen Lymphozyten und/oder autoreaktiven Antikörpern im Vordergrund. Die chronisch lymphozytäre Entzündungsform ist somit vor allem für Autoimmunkrankheiten typisch. Sie konzentriert sich meist auf ein Organ (z. B. Hashimoto-Thyreoiditis), kann sich aber auch als Multiorganerkrankung manifestieren (z. B. systemischer Lupus erythematodes).

Morphologie: Anfänglich ist die lymphozytäre Entzündung meist noch nicht destruktiv. Ein unterschiedlich dichtes Lymphozyteninfiltrat prägt das histologische Bild. Die Entzündung schwelt vor sich hin (persistierende Form). Im Verlauf von mehreren Jahren beherrscht die Gewebezerstörung das histologische Bild. Das betroffene Gewebe wird allmählich narbig umgebaut (sklerosierende Form). Das Organparenchym geht zusammen mit der spezifischen Organfunktion verloren (atrophische Form).

5.5.3.2
Chron. granulierende Entzündung

Syn.: chronisch eitrige Entzündung, chronisch resorptive E.

Definition: Chronische umschriebene (nie symmetrisch auftretende) Entzündung mit resorptiv-reparativem Einschlag bei:
- nicht bakteriell induzierten Nekrosen,
- granulozytär geprägter Gewebeeinschmelzung in Form von Abszessen, Fisteln und Ulzerationen,
- Fibrinabscheidungen im Rahmen einer fibrinösen Entzündung.

Pathogenese: Bei dieser Entzündungsform steht die Ausbildung eines kapillarreichen Mesenchyms im Mittelpunkt, das von resorptiv aktiven Histiozyten und von kollagenfaserbildenden und damit reparativen Fibroblasten unterstützt wird, die damit die zelluläre Grundlage für eine Defektheilung darstellen. Die chronisch granulierende Entzündung entspricht somit formalpathogenetisch einer „Wundheilung".

Das Granulationsgewebe hat seinen Namen von den früheren Wundärzten. Sie hatten beobachtet, dass Wunden, die abheilten, eine rosafarbene feinkörnige Oberfläche aufwiesen. Diese Körnelung (Granulierung) rührt von den proliferierenden Kapillaren her. Ihre Neubildung wird durch eine Reihe von Wachstumsfaktoren wie VEGF (vascular endothelium growth factor) durch die umliegenden Zellen induziert. Der VEGF bindet dann an spezielle Rezeptoren auf den Endothelzellen und bewirkt die Bildung von Kapillarsprossen. Im nächsten Schritt schaltet sich das Angiopoetin-1 (Ang-1) ein, indem es an das endotheliale Tie2 bindet, was zur Folge hat, dass der neuentstandene Endothelschlauch ausreift und von den umliegenden Zellen stabilsiert wird. Schließlich wird die Kapillarneubildung durch Angiopoetin-2 (Ang-2) wieder gebremst.

Je nach vorherrschender zellulärer Komponente kommt es zur Ausbildung folgender Sonderformen:
- *chronisch xanthomatöse Form* mit Dominanz verfetteter Histiozyten infolge Resorption lipidhaltigen Zellschutts oder von nekrotischem Fettgewebe selbst (z. B. xanthomatöse Pyelonephritis);
- *proliferativ-sklerosierende Form* (= kallöse Form; callus, lat. = Schwiele, Narbe) mit überwiegender Fibroblastenproliferation und Neigung zur (zellarmen) kollagenfasrigen hyalinen Vernarbung (z. B. kallöses Ulkus);
- *hypertrophisch-granulierende Form* mit oft tumorartiger überschießender Bildung von Granulationsgewebe und konsekutiver Heilungsstörung (z. B. Granulationsgewebepolyp).

Morphologie: Allen chronisch granulierenden Entzündungen gemeinsam ist ein dreischichtiger Aufbau des Entzündungsgewebes zum nekrotischen Zentrum hin. Dabei lassen sich folgende 3 Zonen unterscheiden (Abb. 5.49):
- *Resorptionszone:* Sie ist die innerste Zone und grenzt direkt an das nekrotische Material an. Sie besteht hauptsächlich aus resorbierbaren Histiozyten.
- *Zone der Bindegewebeneubildung:* Diese Schicht besteht aus dem kapillar- und fibroblastenreichen Granulationsgewebe, das eine resorptive und reparative Funktion erfüllt (Abb. 5.50 a).
- *Zone des ausgereiften Bindegewebes:* Sie stellt die äußerste und älteste Gewebeschicht dar. In ihr ist das Granulationsgewebe zu einem faserreichen Binde-

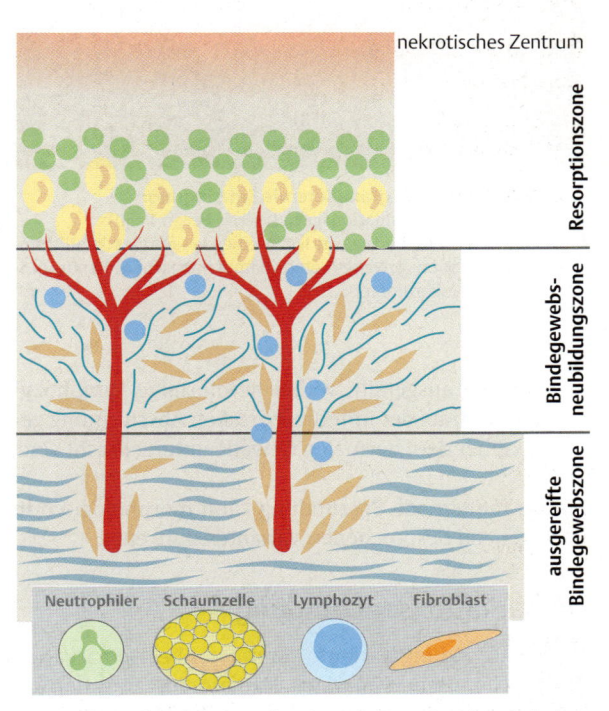

Abb. 5.**49 Die drei Zonen des Granulationsgewebes** bei einer granulierenden Entzündung.

webeblutungen (Hämatome) und von makroskopischen Fibrinabscheidungen wird über die Sekretion angioneogenetischer Faktoren (s. o.) ein kapillarreiches Granulationsgewebe gebildet. Dieses grenzt etwa 5 Tage nach Schädigungsbeginn das avitale und nekrotische Gewebe vom vitalen Gewebe ab (= Demarkation), was als hämorrhagischer Randsaum imponiert. Später wird das avitale Gewebe nach und nach resorbiert und in eine kapillararme Narbenzone umgewandelt (Abb. 5.50 b).

Chronischer Abszess

Prototyp dieser Entzündungsvariante sind ältere Organabszesse. Wird ein Abszess nicht entleert, so entsteht um die Abszessnekrose eine Abszessmembran mit der für granulierende Entzündungen typischen Dreischichtung. Da die resorbierenden Histiozyten derart mit Membranlipiden nekrotischer Zellen vollgefressen sind, imponieren sie wegen ihres Reichtums an Heterophagievakuolen als Schaumzellen. In ihrer Gesamtheit machen sie die makroskopisch bereits wahrnehmbare gelbe Farbe der Abszessmembran aus.

Chronische Fistel

Eine Fistel (Fistula, lat. = Rohrpfeife) ist eine pathologische Verbindung des nekrotisierenden Entzündungsherdes mit einer äußeren und inneren Körperoberfläche. Chronische Fisteln kommen bei chronischer Osteomyelitis, Analfisteln und Darmfisteln (besonders bei Morbus Crohn) sowie Pilonidalsinus vor. Besonders bei abszedierenden Entzündungen kann sich der Abszessinhalt (eitriges Exsudat) über eine Hautfistel spontan nach außen oder über eine innere Fistel in ein Hohlorgan entleeren. Der histologische Aufbau der Fistelwanderung ist nach Art einer chronisch granulierenden Entzündung dreischichtig aufgebaut, wobei allerdings die Resorptionszone meist mit der Zone der Bindegewebeneubildung zusammenfällt. Darin finden sich zahlreiche neutrophile Granulozyten und resorptive Riesenzellen, die meist reaktiv durch in die Fistel gelangte Fremdkörper wie Puder, Haare, Kohle oder Hornschuppen entstanden sind. Der Fistelkanal kann von seiner Öffnung her durch das einwachsende Oberflächenepithel ausgekleidet werden. Dieses Epithel wird durch die chronische Entzündung immer wieder zerstört, so dass es nicht selten maligne transformiert wird.

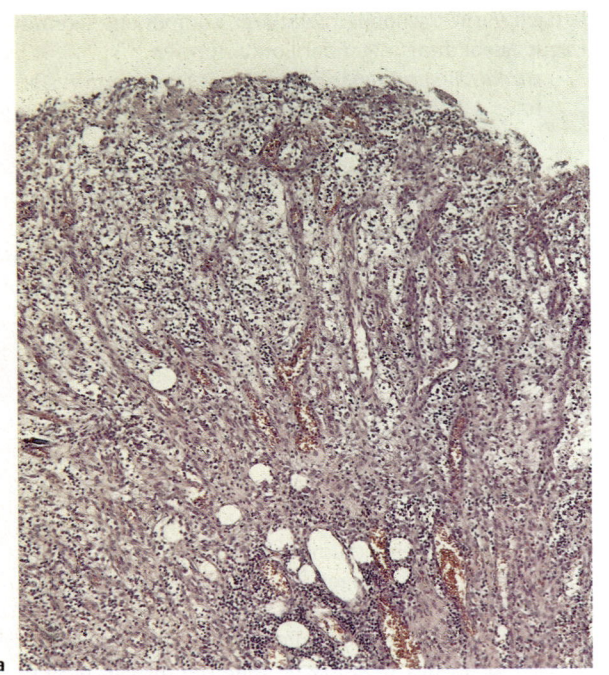

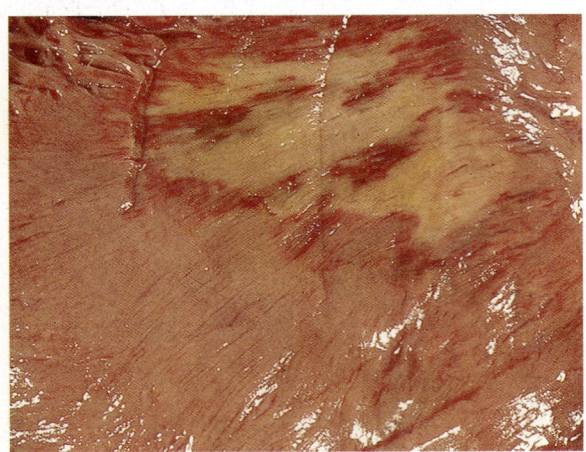

Abb. 5.50 **Chronisch granulierende Entzündung:**
a Kapillarreiches Granulationsgewebe (HE, Vergr. 1 : 50);
b Demarkationsentzündung in Form eines wegen des kapillarreichen Granulationsgewebes roten (hämorrhagischen) Randsaums um einen Myokardinfarkt.

gewebe ausgereift, wobei herdförmige Lymphozyteninfiltrate der immunologischen Abschirmung gegenüber dem normalen Gewebe untergebracht sind.

Eine granulierende Entzündung kann morphologisch in nachstehend besprochenen Varianten auftreten.

Demarkationsentzündung

Diese Entzündungsvariante kommt vor bei Demarkation eines ischämischen Infarktes, Hämatomorganisation sowie Organisation einer fibrinösen Perikarditis. In der Umgebung von nichtinfizierten Gewebsnekrosen, von Ge-

Chronisches Ulkus

Lang dauernde Gewebeschädigungen im Bereich der inneren und äußeren Körperoberfläche gehen mit einem chronischen Ulkus (lat. = Geschwür) einher. Der dabei entstehende Epithel- und Gewebedefekt wird durch ein entzündliches Granulationsgewebe mit typischer Dreischichtung demarkiert. Die Resorptionszone umfasst hier den mit pathogenen Erregern besiedelten Ulkusgrund mit fibrinoider Bindegewebsnekrose. Kommt es,

wie beim Granuloma pyogenicum (S. 655) und bei den vaginalen Fornixgranulationen (Fornix, lat. = Gewölbe; S. 895), zu einer überschießenden Granulationsbildung, so spricht man von einem Caro luxurians (= wildem Fleisch). Es erschwert die Epithelialisierung und damit die Abheilung des Ulkus. Bleibt die gewebsschädigende Noxe jedoch bestehen, so können die narbenbildenden Reparaturprozesse überwiegen. Dadurch werden die Ulkuswände verdickt und kraterförmig. Solche chronischen Ulzera werden auch „kallöse Ulzera" genannt.

5.3.3.3
Granulomatöse Entzündungen

Allgemeine Definition: Chronische, bei Persistenz zur systemischen Ausbreitung neigende Entzündung, bei der als Hauptcharakteristikum die Makrophagen und deren Abkömmlinge ein oft mehrere Millimeter großes, mehr oder weniger umschriebenes Knötchen (= Granulom; granulum. lat. = Körnchen) bilden.

Allgemeine Pathogenese: Die granulomatöse Entzündungsreaktion kann als protrahiert verlaufende Variante der akuten exsudativen Entzündungsreaktion angesehen werden, weil bestimmte Prozesse der exsudativen Entzündungsreaktionen persistieren. Gleichwohl wird unter dem Begriff granulomatöse Entzündungsreaktion eine schlecht umrissene Gruppe von entzündlichen Gewebeveränderungen verstanden. Der Begriff Granulom ist nämlich nicht für alle granulomatösen Entzündungen einheitlich definierbar, zumal die fokale Konzentration der an seinem Aufbau beteiligten Entzündungszellen des Makrophagensystems (Makrophagen, Epitheloidzellen, mehrkernige Riesenzellen) scharf umschrieben oder diffus verschwommen sein kann.

Im Folgenden werden zunächst die Granulomzellen, dann die Granulomentstehung und schließlich die verschiedenen Granulomformen besprochen.

Granulomzellen

Makrophagen: Sie leiten sich von den Blutmonozyten her und wandeln sich unter dem Einfluss von Lymphokinen oder T-Lymphozyten zu Phagozytose- und Antigenpräsentationsspezialisten um. Sie müssen aber, bevor sie phagozytotisch aktiv werden, entweder durch Antigenkontakt (bei zellgebundener Immunität) oder durch Kontakt mit Fremdkörpermaterial bzw. mit körpereigenen Zerfallsprodukten (z. B. Lipiden) stimuliert werden. Handelt es sich aber beim Phagozytosematerial um schlecht verdauliche und folglich persistierende Antigene, so wandeln sich die Makrophagen (= Histiozyten) als Ausdruck der verzögerten Immunität in Epitheloidzellen um.

Epitheloidzellen: Diese Zellelemente eines entzündlichen Granuloms haben zwar ihre für die Phagozytose wichtigen Membranrezeptoren vorübergehend verloren, dafür aber ihr Zytoplasma ganz auf die Sekretion von katabolen Enzymen wie Proteasen, Elastasen und Kollagenasen sowie auch Zytokinen wie TNF-α und IL-1 (S. 173) umgestellt. Um die Effektivität ihrer Enzyme zu verbessern, bilden diese Makrophagenabkömmlinge einen epithelähnlichen Zellwall – daher ihr Name – und riegeln auf diese Weise den Entzündungsherd ab, so dass ein mikrobizides (und tumorizides) Milieu entsteht, das die Makrophagentätigkeit verbessert. Histologisch enthalten die Epitheloidzellen einen großen, schuhsohlenförmigen Zellkern mit lockerem und folglich aktiviertem Chromatin. Ihre Zellgrenzen sind undeutlich, was auf der starken Verzahnung dieser pseudopodienreichen Zellen untereinander beruht. Die Epitheloidzellen sind zwar kurzlebig, können sich aber mitotisch teilen.

Mehrkernige Riesenzellen: Sie entstehen durch Fusion von Makrophagen und Epitheloidzellen zu einem Synzytium, und zwar immer dann, wenn sich mindestens zwei Makrophagen um die Einverleibung eines Fremdstoffes (Fremdkörper, Antigen) bemühen. Veränderungen der Zellmembran durch Einwirkung von besonderen Lymphokinen (= Makrophagenfusionsfaktor) und Komplementfaktoren begünstigen den Fusionsprozess. Auf diese Weise entstehen zunächst ungeordnete Riesenzellen mit bis zu 100 Kernen.

Mit der Zeit wird das Zytoplasma der jungen Fusionsriesenzellen samt Zytoskelett in ein hochorganisiertes Synzytium umstrukturiert. Überflüssige Synzytiumanteile werden sequestriert und bleiben entweder im Synzytium liegen oder werden ausgestoßen. Im Synzytiuminnern hat sich das Zytoplasma funktionell und strukturell auf eine große Sekretionsleistung eingerichtet.

Der Morphogenese der Riesenzellen entsprechend lassen sich in Granulomen ungeordnete und geordnete Riesenzellen unterteilen (Abb. 5.**51**):

- *Ungeordnete Riesenzellen:* Ihr Prototyp ist die Fremdkörperriesenzelle. Bei ihr sind die Kerne ungleichmäßig im Zytoplasma verstreut; das Zytoplasma ist teils locker granulär, teils homogen. Im Zytoplasmainnern finden sich neben einer hellschaumigen Zone gelegentlich Zellsequester in Form von Korpuskeln (Abb. 5.**51 a**).
  - *Asteroidkörperchen:* Sie sind sternförmig und bestehen aus sequestrierten Zytplasmaanteilen wie Vimentin, Zentriolen und Mikrotubuli.
  - *Konchoidkörperchen* (= Schaumann-Körper). Sie sind muschelförmig, bis zu 20 μm groß und bestehen aus sequestrierten, mit Kalksalz inkrustierten Telolysosomen.
- *Geordnete Riesenzellen:* Sie haben die Langerhans-Riesenzellen als Prototyp. In diesen Zellen liegen die Kerne in der Zellperipherie. Je nach Schnittebene kann dabei der Eindruck eines Kernkranzes oder Kernringes entstehen (Abb. 5.**51 b**).

Die funktionelle Bedeutung der mehrkernigen Riesenzellen ist noch nicht befriedigend geklärt. Es gibt Hinweise dafür, dass die zu Riesenzellen verschmolzenen Makro-

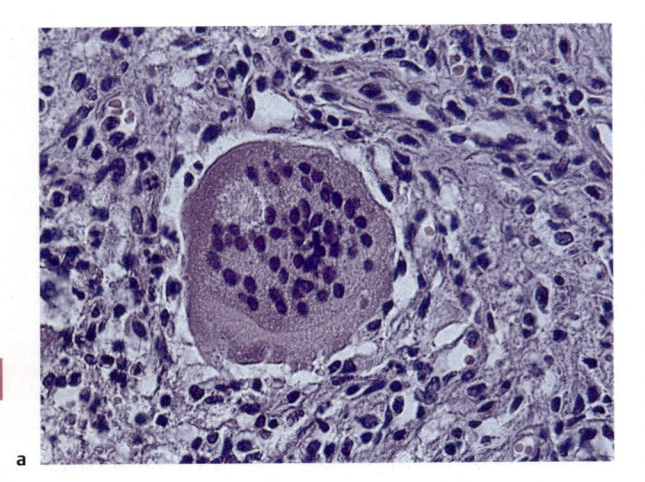

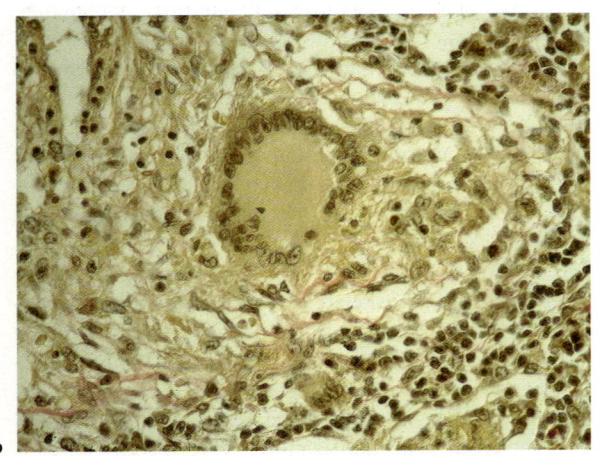

Abb. 5.51 Entzündliche Riesenzellen (HE, Vergr. 1:200):
a Ungeordnete Riesenzellen;
b geordnete Riesenzellen vom Langerhans-Typ.

phagen nicht mehr so wanderlustig (= Migration) und gefräßig (= Phagozytose) wie in der mononukleären Vorzeit sind. Sie haben aber eine (im Vergleich zu nichtfusionierten Monozyten) nahezu 30fach höhere Produktion von toxischen Sauerstoffverbindungen.

Granulomhistogenese

Die zelluläre Zusammensetzung eines Granuloms hängt ab von:
- Abwehrlage des Organismus,
- Antigencharakter des Reizstoffes und mengenmäßigem Überwiegen von Antigen oder Antikörper bei der entsprechenden Immunreaktion,
- Effizienz der Neutrophilen,
- Reaktivität der T-Zellen.

Schwer zerstörbare Antigene induzieren bei zellgebundener Immunität das Bild eines Epitheloidzellgranuloms. Antigenüberschuss ruft eine Neutrophilenchemotaxis, ein Antikörperüberschuss eine Monozytenchemotaxis hervor.

Histiozytäre Granulome: (Oft) unscharf begrenzte knötchenförmige Ansammlungen von meist phagozytierenden Histiozyten (Prototyp: Fremdkörpergranulom). Sie werden durch innere Fremdkörper wie Nahtmaterial oder fremd gewordene Stoffe wie immunkomplexumhülltes Kollagen hervorgerufen. In diesen Granulomen ist der Zuwachs an Makrophagen durch Einwanderung und durch Proliferation vor Ort gering. Die Lebensdauer der zu Histiozyten ausgereiften Makrophagen beträgt mehrere Wochen.

Epitheloidzellige Granulome: Scharf begrenzte Knötchen größtenteils aus epitheldicht gruppierten Spezialmakrophagen in Form sog. Epitheloidzellen (Syn.: Immungranulome). Diese Granulome werden durch unlösliche oder schwer lösliche Substanzen wie Paraffinöl oder Mykobakterienbestandteile (Tuberkulin) hervorgerufen. Die Makrophagen verleiben sich das Fremdmaterial ein, prozessieren es und präsentieren es teilweise den T-Zellen, so dass diese aktiviert werden. Diese wiederum sezernieren Zytokine wie IL-2, das die T-Zell-Antwort verlängert, und IFN-γ, das an der Umwandlung der Makrophagen zu Epitheloidzellen beteiligt ist. Die Makrophagen leben in diesen Granulomen nur wenige Tage. Dementsprechend ist in ihnen der Zellnachschub durch Proliferation, vor allem aber durch Einwanderung neuer Makrophagen, groß. Solche Granulome werden je nach Ätiologie durch Leukozyteninfiltrate und/oder Nekrose morphologisch verändert.

Granulommorphologie

Die granulomatösen Entzündungen lassen sich nach ätiologischen Gesichtspunkten, aber auch nach ihrem auffälligsten Merkmal, dem Granulom, einteilen. Die formalpathogenetische Klassifikation der granulomatösen Entzündungsreaktion ist in Tab. 5.7 wiedergegeben. Im Folgenden wird auf die Morphogenese der wichtigsten Granulomtypen näher eingegangen, die zum allgemeinen Verständnis einer granulomatösen Entzündungsreaktion beitragen.

Sarkoidosegranulome

Definition: (Meist) kleine Granulome aus Epitheloidzellen ohne zentrale Nekrose (= nichtverkäsende Epitheloidzellgranulome) mit kollagenfaseriger Ummantelung und Neigung zur zentripetalen Fibrosierung.

Pathogenese: Die Ätiologie ist bei den Granulomen des Morbus Boeck (= Sarkoidose; sarkos, gr. = Fleisch; oido, gr. = erscheine) noch nicht geklärt.
Pathogenetisch steht eine Störung des Immunsystems im Vordergrund. Sie äußert sich im pulmonalen Initialstadium der Erkrankung in Form einer T-Helfer-lymphozytenreichen Alveolitis. Diese CD4$^+$-Lymphozyten sind aktiv, proliferieren und sezernieren einen Lockstoff für Blutmonozyten (= monozytenchemotaktischer Faktor). Die angelockten Monozyten wandeln sich im Gewebe zu

5.3 Entzündungspathologie

Tabelle 5.7 **Granulomatöse Entzündungsreaktion:** Formalpathogenetische Klassifikation (nach Müller-Hermelink)

Granulomatöser Entzündungstyp	Granulomhistologie
Kleinherdige Epitheloidzellreaktionen Infektiös (S. 228), Tumorassoziiert (S. 360)	wenig umschriebene, kleine Epitheloidzellherde
Granulomatöse Epitheloidzellreaktionen Infektiöse Epitheloidzellreaktion, Tuberkuloide Fremdkörpergranulome, Tumorassoziierte Granulome, Überempfindlichkeitsgranulome	große umschriebene Epitheloidzellgranulome mit/ohne Nekrose
Mischzellige Granulome	histiozytäre, epitheloidzellige Granulome mit/ohne Granulozyten
Histiozytäre Granulome Fremdkörpergranulome, Rheumatische Granulome, Rheumatoide Granulome, Hypererge Histiozytosen	histiozytäre Granulome mit/ohne Granulozyten

Makrophagen um und werden, am Entzündungsort angelangt, durch ein weiteres Lymphokin der T-Lymphozyten am Weiterwandern gehindert (= Makrophagenmigrations-Hemmfaktor). Auf diese Weise sammeln sich die Makrophagen am Entzündungsort an und wandeln sich in Epitheloidzellen um, die lebhaft angiotensinkonvertierendes Enzym, Kollagenasen und fibroblastenaktivierende Faktoren abgeben.

Parallel zur gesteigerten zellgebundenen Immunreaktion im Gewebe beobachtet man im peripheren Blut eine abgeschwächte T-Zell-Funktion, die von einer B-Zell-Stimulation und entsprechender Hypergammaglobulinämie begleitet wird.

Morphologie: Das Sarkoidosegranulom besteht beim Morbus Boeck aus einer herdförmigen Epitheloidzellenansammlung mit ungeordneten und geordneten Riesenzellen vom Langerhans-Typ und einem peripheren Lymphozytenwall (Abb. 5.**52**, 5.**53**). Im Zytoplasma der Riesenzellen finden sich häufiger als bei anderen granulomatösen Entzündungen asteroide und konchoide Einschlusskörperchen (vgl. Abb. 5.**51**). Diese sind aber nur Hinweis und kein Beweis für das Vorliegen einer Sarkoidose. Die Sarkoidosegranulome neigen in auffälliger Weise zur Fibrosierung und Hyalinisierung, was von der Granulomperipherie ausgeht (zentripetale Granulomfibrose). Eine zentrale Nekrose, wie sie für Granulome vom Tuberkulosetyp charakteristisch ist, fehlt (vgl. Abb. 5.**54**). Die wichtigsten Epitheloidzellgranulome, die den Sarko-

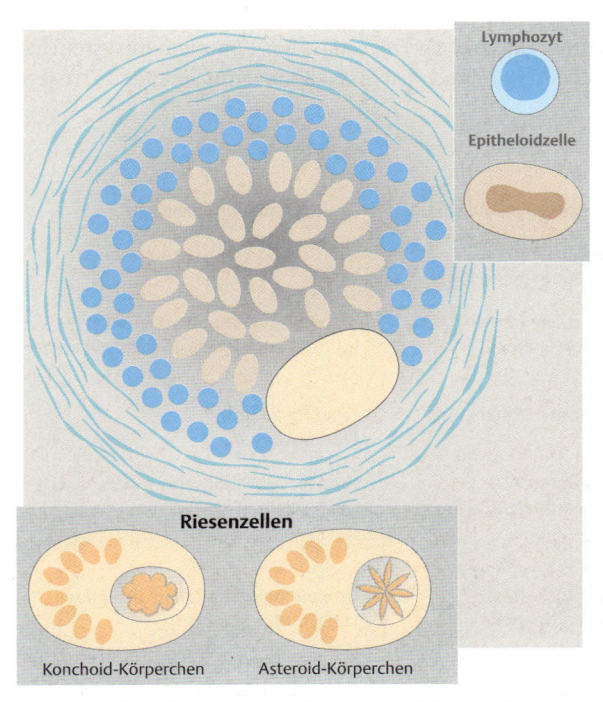

Abb. 5.**52** **Granulom vom Sarkoidosetyp:** zellulärer Aufbau.

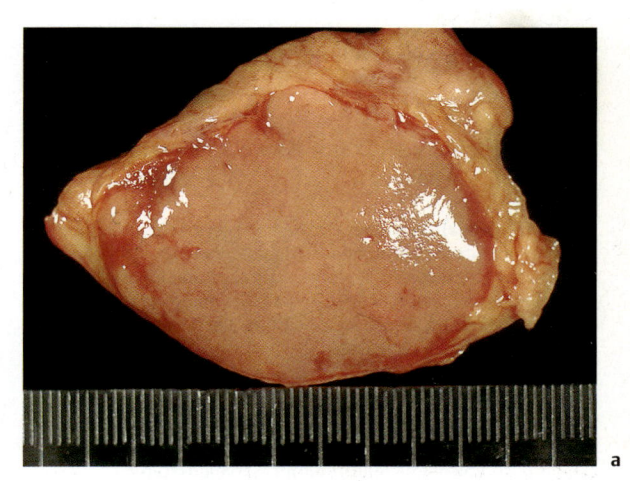

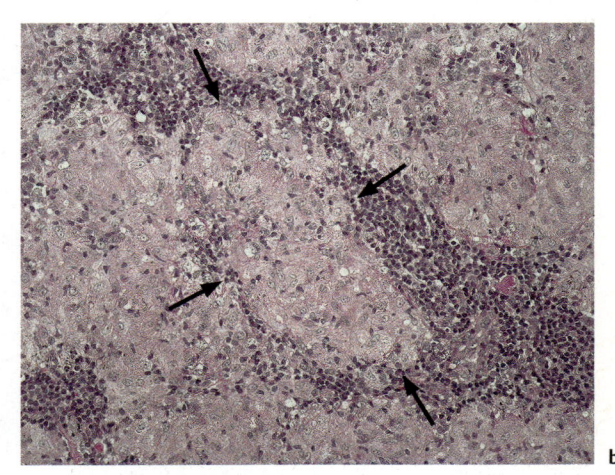

Abb. 5.**53** **Sarkoidosegranulome:**
a Fleischig vergößerter Lymphknoten;
b (rein) epitheloidzellige Sarkoidosegranulome (Pfeilmarkierung, HE, Vergr. 1 : 200).

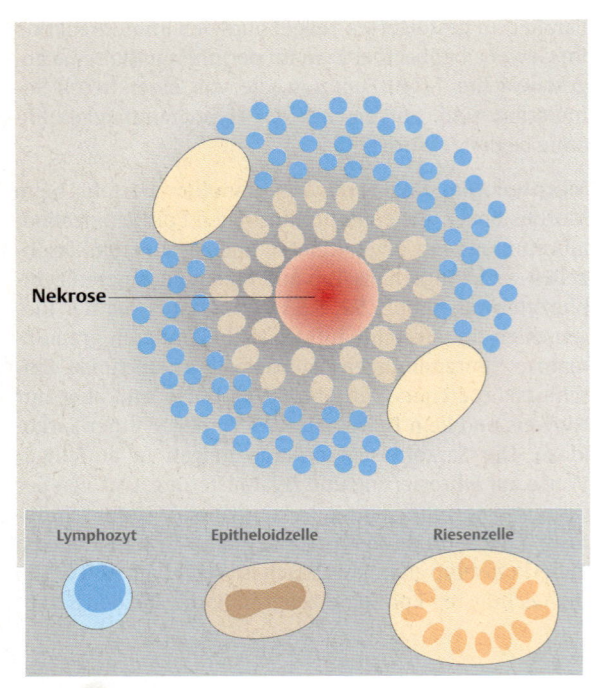

Abb. 5.54 Tuberkulosegranulom mit zentraler Nekrose, Epitheloidzellwall mit geordneten Riesenzellen und Lymphozytensaum.

Tuberkulosegranulome

Definition: Große umschriebene Granulome aus Epitheloidzellen mit zentraler Nekrose (= Verkäsung) und lymphozytärer Ummantelung.

Pathogenese: Die Granulome vom Tuberkulosetyp (Abb. 5.54) entstehen im Wesentlichen durch fakultativ intrazelluläre Bakterien (Tab. 5.10). Sie bewirken eine Entzündungsreaktion, in deren Verlauf Makrophagen ins Entzündungsgebiet einwandern. Nun werden die ins Gewebe eingedrungenen Erreger von den Phagozyten aufgenommen, später aber wieder „ausgespuckt". Dies kann einerseits an der Wachshülle der Mykobakterien, andererseits an der Katalasebildung durch die Erreger selbst liegen, die damit die bakteriziden Sauerstoffmetaboliten der Phagozyten außer Gefecht setzen. Die Erreger gewinnen in dieser Anfangsphase der Entzündung sogar die Oberhand und töten die Makrophagen mit zelltoxischen Stoffen (z. B. Tuberkulin). Nun setzen die Makrophagen lymphozytenaktivierende Stoffe frei. Außerdem gelangen auch zirkulierende T-Lymphozyten in Kontakt mit dem unlöslichen Erregerantigen. Infolgedessen geben die T-Lymphozyten Zytokine wie IL-2 ab, welche die Makrophagen dazu bringen, vermehrt ins Entzündungsgebiet einzuwandern, zu proliferieren und sich sekretorisch umzuwandeln. Derartig stimulierte Makrophagen imponieren histologisch als Epitheloidzellen.

Die Antwort des Organismus besteht in einer knötchenförmigen Epitheloidzellanhäufung (= Epitheloidzelltuberkel). Noch ist die Erregerabtötung nicht effizient genug, so dass über den Lymphweg allmählich auch die B-Zellen mit dem Erreger und seinem Antigen in Kontakt kommen. Die Plasmazellen bilden darauf humorale Antikörper, die spezifisch gegen die Mykobakterien gerichtet sind. Dies hat zur Folge, dass das Komplementsystem aktiviert wird und die Fressvakuolen mit lebenden Erregern

idosegranulomen oft zum Verwechseln ähnlich sind, fasst Tab. 5.8 zusammen.

Differenzialdiagnose: Von den umschriebenen, eher großen Epitheloidzellgranulomen ist die kleinherdige Epitheloidzellreaktion Piringer-Kuchinka abzugrenzen, die für die Toxoplasmose typisch ist, aber auch im Rahmen maligner Tumoren vorkommen kann. Diese kleinherdigen Epitheloidzellreaktionen sind in Tab. 5.9 aufgelistet.

Tabelle 5.8 **Epitheloidzellgranulom** (Sarkoidosetyp)

Krankheit	Ätiologie	Riesenzellgranulom (RZ)	Granulombesonderheiten
Morbus Boeck (= Sarkoidose)	Wanddefekte Mykobakterien (?)	geordnete RZ +++ ungeordnete RZ +	zentripetale Fibrosierungstendenz
Ileitis terminalis (= Morbus Crohn)	Autoaggression (?)	geordnete RZ ++ ungeordnete RZ ++	peripher: lymphoplasmazelluläres Infiltrat, einzelne eosinophile Granulozyten
Tuberkulose	Mykobakterien ssp. bei Normergie	geordnete RZ ++	ohne Fibrosierung ohne Verkäsung
Berylliose	Leuchtröhrenverletzung	geordnete RZ + ungeordnete RZ +++	zentripetale Fibrosierung, nekrotische Gefäßschatten im Zentrum
Aluminiumpneumokoniose	Aluminiumstaub		
Exogen allergische Alveolitis	organische Stäube	geordnete RZ + ungeordnete RZ ++	Granulomlokalisation im alveolären Lungeninterstitium
Primär billiäre Zirrhose	zum Teil kapseldefekte Enterobakterkeime	geordnete RZ + ungeordnete RZ ++	unscharfe Konturierung Vernarbungstendenz

+ = einige, +++ = viele

5.3 Entzündungspathologie

Tabelle 5.9 Kleinherdige Epitheloidzellreaktion

Krankheit	Ätiologie	Riesenzelltyp (RZ)	Granulombesonderheit
Lymphadenitis toxoplasmotica	Toxoplasma gondii	ungeordnete (RZ) (+)	kleinherdig (S. 551) unscharf
Lymphoepitheloides Non-Hodgkin-Lymphom	?	keine RZ	kleinherdig, unscharf
Tumor-tributärer Lymphknoten	Tumorzerfallsmaterial	ungeordnete RZ (+)	meist kleinherdig, unscharf (= sarcoid-like lesion)

(+) = selten

(= Heterophagievakuolen) Anschluss an die Enzymbehälter des Lysosomensystems bekommen. Nun wird die Phagozytosetätigkeit der Makrophagen effizienter, die Erregerabtötung setzt ein, und die Makrophagen sezernieren Kollagenasen, Elastase, fibrinolytische und bakterizide Stoffe ins Gewebe. Das histologische Resultat ist eine gewebeeinschmelzende Nekrose.

Bei der Infektion mit Mycobacterium tuberculosis treten je nach Immunitätslage unterschiedliche Entzündungsformen auf, wobei die zellgebundene Immunität die Hauptrolle spielt: Bei fehlender Immunreaktion (= Anergie) kommt es zu einer massiven Überflutung des Organismus mit Erregern, ohne dass zelluläre Abwehrreaktionen auftreten. Das Resultat sind areaktive käsige Gewebenekrosen. Diese Sonderform findet man bei der „Sepsis tuberculosa acutissima" (= Landouzy-Sepsis). Bei guter Abwehrlage (= Normergie) sieht man als Folge der Infektallergie Epitheloidzellgranulome ohne Verkäsung, während bei Hyperergie verkäsende Granulome auftreten.

Tabelle 5.10 Käsig-tuberkuloide Granulome (Tuberkulosetyp)

Krankheit	Ätiologie Pathogenese	Riesenzellen (RZ)	Granulombesonderheiten
Tuberkulose	Mycobacterium tuberculosis		
	Anergie:	keine	Landouzy-Sepsis, nur Nekrose
	Normergie:	geordnete RZ	Epitheloidzellgranulom
	Hyperergie:	geordnete RZ	Tuberkulom Zentrum: verkäsende Nekrose Peripherie: Lymphozyten
Lepra (Aussatz)	Mycobacterium leprae		
	Anergie: erregerarm	lepromatöse Form: verfettete Makrophagen = Schaumzellen	Leprom: perivaskuläre Lymphozyteninfiltrate und Schaumzellen
	Hyperergie: erregerreich	tuberkulöse Form: geordnete RZ	wie Tuberkulom mit zentraler Nekrose Bevorzugung peripherer Nerven!
Syphilis (Lues)	Treponema pallidum	ungeordnete RZ + geordnete RZ ++	Gumma: Konsistenz: gummiartig Peripherie: Plasmazellen! Zentrum: Nekrose, Gefäß
Polyvinylpyrrolidenspeicherung	PVP-Stäube	ungeordnete RZ + geordnete RZ ++	Zentrum: verkäsende Nekrose Peripherie: Lymphozyten
Drogenabusus („Fixer")	Stärkekörner als Heroinverunreinigung	ungeordnete RZ ++ geordnete RZ (+)	Zentrum: verkäsende Nekrose Peripherie: Lymphozyten, Histiozyten
Granulomatöse Peritonitis	stärkehaltiger Handschuhpuder	ungeordnete RZ ++	Stärkekörner (Polarisationsoptik: Malteserkreuze)
Tumorkrankheit – im Tumor – in Lymphknotenmetastase	Tumorzerfallsmaterial	ungeordnete RZ	Zentrum: verkäsende Nekrose

(+) = selten, aber vorkommend, + mehrere, ++ zahlreich

Morphologie: Die Granulome vom Tuberkulosetyp (Abb. 5.**55**) haben eine große Ähnlichkeit mit den Granulomen vom Sarkoidosetyp. Wichtigstes Unterscheidungsmerkmal ist die käsige Nekrose im Zentrum des Granuloms vom Tuberkulosetyp. Damit wird der makroskopische Aspekt der Koagulationsnekrose bezeichnet, der an krümeligen Weichkäse erinnert. Der histologische Aufbau eines solchen Granuloms widerspiegelt gleichzeitig den Ablauf des Entzündungsgeschehens: Die Nekrose im Zentrum des Granuloms enthält zum Teil abgetötete Erreger sowie die Reste der Makrophagen. Darum sieht man den abdichtenden Wall aus bakteriziden Makrophagen (= Epitheloidzellen) zum Teil zu mehrkernigen geordneten Riesenzellen vom Langhans-Typ verschmolzen. Außen schließlich findet man einen Lymphozytensaum (innen: T4-Zellen, außen: T8-Zellen), der die Makrophagen zur Abwehr stimuliert.

Pseudotuberkulosegranulome

Definition: Mischzellige, oft schlecht umschriebene Granulome aus Makrophagen (Retikulozyten) und Epitheloidzellen mit zentraler einschmelzender Nekrose (Granulomprototyp bei Infektion mit Yersinia pseudotuberculosis).

Pathogenese: Sie ist bei den einzelnen Krankheitsbildern noch nicht geklärt. Bei einigen Infektionskrankheiten tritt eine abszedierende retikulohistiozytäre Lymphadenitis mit Granulomen vom Pseudotuberkulosetyp auf (Tab. 5.**11**; S. 231). Die granulominduzierende Wirkung wird bei einigen pathogenen Bakterien auf die Polysaccharidpeptidoglykane, bei einigen pathogenen Pilzen auf die Chitinglykane in der Kapsel zurückgeführt. Entscheidend ist die Tatsache, dass die Erreger in die regionalen Lymphknoten abtransportiert und von den aktivierten Sinushistiozyten abgefangen werden (zum Teil Einschlusskörperchen!). Diese proliferieren und bilden Histiozytenknötchen. Nun setzen die Histiozyten Zytotoxine und lysosomale Enzyme frei, um die Erreger abzutöten, und geben Substanzen ab, die einerseits die Neutrophilen anlocken und diese außerdem im Entzündungsgebiet festhalten. Auf diese Weise wird das Zentrum der eben entstandenen Histiozytenknötchen nekrotisch eingeschmolzen und von Granulozyten infiltriert, was einer Abszedierung entspricht. Später, wenn das Granulom schon längere Zeit besteht, beteiligt sich auch die zellgebundene Immunität am Entzündungsprozess. Jetzt wandeln sich die Histiozyten in Epitheloidzellen um und riegeln palisadenförmig das Granulom gegen seine Umgebung ab (Abb. 5.**56**).

Morphologie: Histologisch weist das Zentrum der Pseudotuberkulosegranulome Granulozyten auf, deren Zerfall so weit fortschreiten kann, dass eine zelltrümmerreiche Nekrose entsteht, die der tuberkulösen Verkäsung gleicht. Dieses Granulomzentrum wird von Histiozyten umgeben, die sich in älteren Granulomen zu einem Epitheloidzellwall umwandeln (Abb. 5.**57**).

> **Differenzialdiagnose:** Von den Granulomen des Pseudotuberkulosetyps sind die meist weniger scharf umschriebenen mischzelligen Granulome abzugrenzen. Ihre Ätiologie und ihr Granulomaufbau sind in Tab. 5.**12** zusammengestellt.

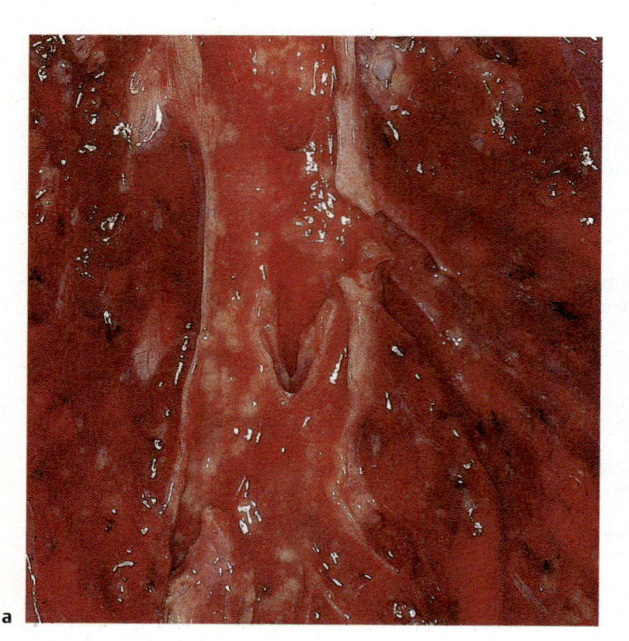

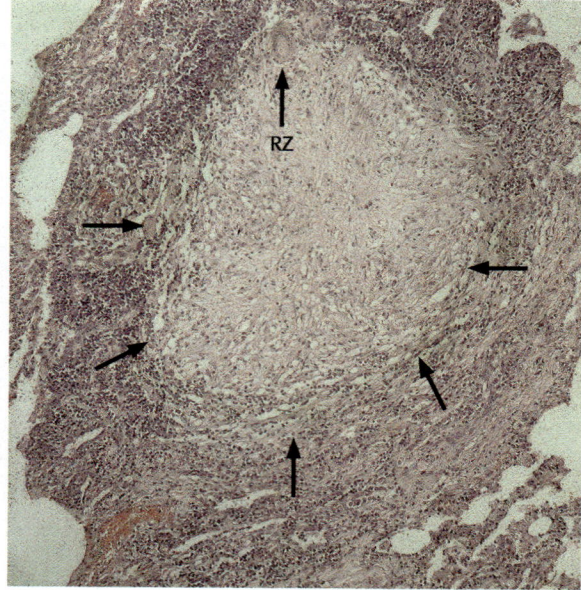

Abb. 5.**55** **Tuberkulosegranulome:**
a Tracheitis, mit kleinen Entzündungsknötchen übersät;
b zentral verkäsendes (epitheloidzelliges, pfeilmarkiertes) Tuberkulosegranulom. RZ = geordnete Riesenzelle; HE, Vergr. 1 : 100).

5.3 Entzündungspathologie

Tabelle 5.11 Granulome vom Pseudotuberkulosetyp

Krankheit	Ätiologie	Riesenzellen (RZ)	Granulomstruktur
Pseudotuberkulose	Yersinia pseudotuberculosis Körper-, Hüll- und Geißelantigene	keine RZ	zentrale Nekrosen mit granulozytärer Demarkation peripherer Epitheloidzellwall
Katzenkratzkrankheit	Bartonella henselae	ungeordnete RZ (+)	zentrale Nekrose (zum Teil verkäsend), granulozytäre Demarkation, peripherer Epitheloidzellwall spontane Vernarbung
Tularämie	Francisella tularensis 25 Keime machen Infekt! Endotoxin	ungeordnete RZ + geordnete RZ ++ spontane Vernarbung	zentrale Nekrose mit granulozytärer Demarkation peripherer Epitheloidzellwall
Lymphogranuloma venereum (inguinale)	Lymphogranulomatosis mukopeptidhaltige Zellmembran (ähnlich gramnegativen Bakterien)	ungeordnete RZ + geordnete RZ +	zentrale Nekrose, Demarkation mit Granulozyten und Plasmazellen, peripherer Epitheloidzellwall oft fistelnd
Aktinomykose	Actinomyces (meist israelii)	ungeordnete RZ + geordnete RZ +	oft zentrale Nekrose mit Eiter und Aktinomyces-Drusen
Kokzidioidomykose	Coccidioides immitis (Pilz-)Chitin-Glykan-Kapsel	geordnete RZ (+) ungeordnete RZ + um Sporangien Immunkomplexbildung	zentrale Nekrose (Eiter), Demarkation mit Granulozyten, peripherer Epitheloidzellwall, Abheilung mit Verkalkung!
Chronische Bilharziose	Schistosoma ssp.	ungeordnete RZ + um Eier	oft zentrale Nekrose mit Eiter granulozytäre Demarkation oft Epitheloidzellwall peripherer Fibrosegürtel Eosinophile, Eierverkalkung

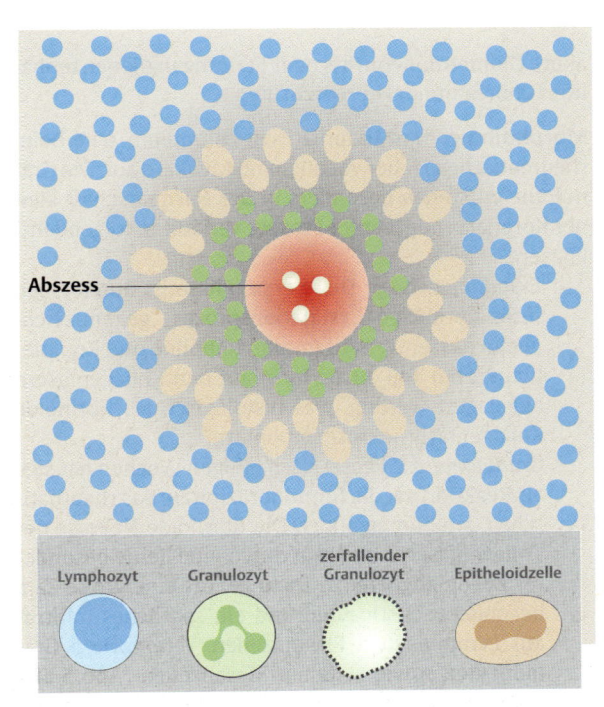

Abb. 5.56 **Pseudotuberkulosegranulom** mit granulozytärem Infiltrat und Nekrose im Granulomzentrum (= Abszess).

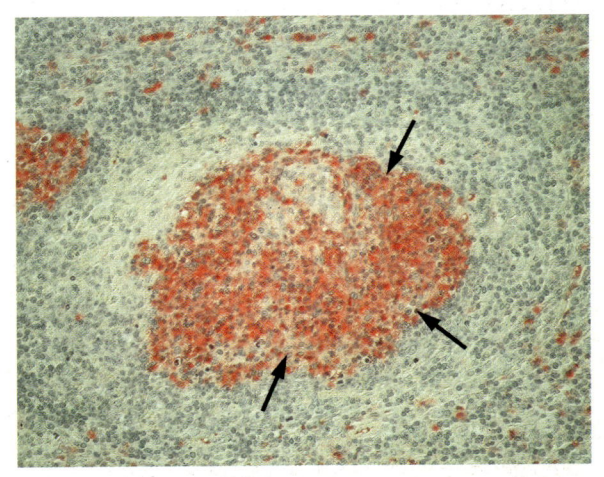

Abb. 5.57 **Pseudotuberkulosegranulom** mit zentraler Abszedierung (Pfeil) (Giemsa, Vergr. 1 : 100).

Rheumatisches Granulom

Syn.: Aschoff-Knötchen

Definition: An der makroskopischen Sichtbarkeitsgrenze liegendes histiozytäres Granulom um fibrinoide Kollagennekrose vor allem im Myokard, nur beim rheumatischen Fieber (= akuter Gelenkrheumatismus) auftretend.

Tabelle 5.12 **Mischzellige Granulome**

Krankheit	Ätiologie	Granulomaufbau
Brucellose	Brucella ssp. Körperantigene	Bang-Granulom-EZ; HZ, RZ + peripherer Lymphozytenwall mit GZ Brucella-suis-Granulom: in Spätphase verkäsend
Listeriose (Granulomatosis infantiseptica)	Listeria monocytogenes granulozytolytische Toxine	früh: areaktive Nekrose Histiozytenknötchen mit zentaler Nekrose, mit EZ granulozytäre Demarkation, keine RZ Vernarbung
Progressive septische Granulomatose	Staphylokokken-, (Pilz-)infekte bei Mikrobizidiedefekt der Granulozyten	Histiozytenknötchen mit RZ Fettpigment in Phagozyten zum Teil zentrale Nekrose
Histoplasmose	Histoplasma capsulatum mukoide Hüllkapsel	früh: EZ-Granulom zentrale Nekrose (zum Teil verkäsend) mit granulozytärer Demarkation, RZ + peripherer Epitheloidzellwall Abheilung mit Verkalkung
Kryptokokkose	Cryptococcus neoformans mukoide Hüllkapsel	Granulome oft unscharf mit EZ, HZ, GZ und RZ RZ mit phagozytierten Pilzen selten zentrale Abszedierung
Typhus abdominalis	Salmonella typhi lipopolysaccharidhaltiges Endotoxin	Typhom: unscharfe Knötchen aus HZ (= Rindfleischzellen); dazu Lymphozyten und Plasmazellen selten Nekrose
Granuloma inguinale (venereum)	Calymmatobacterium granulomatosis	unscharfes Granulom vor allem aus HZ (Donovan-Einschlusskörper), dazu GZ, Lymphozyten und Plasmazellen

HZ = Histiozyten, EZ = Epitheloidzellen, RZ = Riesenzellen, GZ = Granulozyten; + mehrere

Pathogenese: Sie ist noch nicht restlos geklärt. Eine zunehmende Bedeutung bei der Prädisposition zu dieser Erkrankung wird bestimmten Histokompatibilitätsantigenen (HLA-DR4 bei Weißen; HLA-DR2 bei Schwarzen) zugeschrieben. Fest steht, dass dem rheumatischen Fieber eine meist pharyngeale Infektion mit β-hämolysierenden Streptokokken der Gruppe A (meist Serotyp M 1, 3, 5, oder 18) vorausgegangen ist. Diese Erreger produzieren eine Reihe von Toxinen mit Enzymcharakter, die für den Wirtsorganismus zum einen als Antigen, zum anderen als Zerstörer bestimmter Strukturen wirken (S. 257). Für die formale Pathogenese wichtig sind jedoch bestimmte Kapselsubstanzen der Streptokokken. Sie haben Antigencharakter und lösen im menschlichen Organismus eine Produktion von autoreaktiven Antikörpern aus, die nicht nur mit dem Streptokokkenkapselantigen, sondern auch mit bestimmten Gewebebestandteilen des Menschen reagieren. Eine solche Kreuzantigenität zwischen Streptokokken und Mensch ist für das M-Protein mit autoreaktiven Antikörpern gegen kardiales Myosin und Sarkolemm sowie gegen Hyaluronat mit autoreaktiven Antikörpern gegen Bindegewebeproteoglykane nachgewiesen.

Sind einmal solche Kreuzantikörper gebildet, so genügt ein erneuter Kontakt mit Streptokokken oder einem ihrer Toxine, um eine akute rheumatische Arthritis, Endomyokarditis, Uveitis (Entzündung der mittleren Aderhaut), akute Glomerulonephritis oder Stammganglienenzephalitis (Chorea minor) hervorzurufen.

Morphologie: Das rheumatische Granulom tritt beim rheumatischen Fieber vor allem im Myokard auf. Die Granulome entstehen besonders in der Nachbarschaft kleiner Koronarvenen. Dieser Prozess verläuft in folgenden 3 Phasen:

- *Exsudative Phase:* Diese erste Phase ist durch einen serös-fibrinösen Exsudationsprozess gekennzeichnet, in dessen Verlauf Immunglobuline und Komplement, zum Teil auch Fibrin auf den Kollagenfasern abgelagert werden, was histologisch als fibrinoide Kollagenfasernekrose imponiert.
- *Granulomatöse Phase:* Nach einigen Wochen hat sich als Reaktion auf die Immunpräzipitate das rheumatische Granulom gebildet. Die fibrinoide Nekrose der Kollagenfasern wird nun durch eine Reihe besonderer Zellen abgegrenzt. Dazu gehört eine große Zahl besonderer Histiozyten und ein spärliches Infiltrat aus Lymphozyten, Plasmazellen, vereinzelten Granulozyten sowie seltenen Riesenzellen (Abb. 5.58). Bei den Histiozyten handelt es sich um epitheloidzellähnliche Elemente mit einer eigentümlichen Chromatinstruktur ihres längsovalen Zellkerns, die ultrastrukturell mit einer Flaschenbürste zu vergleichen ist. Je nach Schnittführung durch den Zellkern

Rheumatoides Granulom

Syn.: Rheumaknoten, Rheumatoidgranulom

Definition: Bis zu 3 cm große, histiozytäre Granulome um fibrinoide Kollagennekrosen. Sie treten vereinzelt, oft auch multipel, in Subkutis und Gelenkanhangsorganen (= Rheumatismus nodosus; Rheuma, gr. = Fließen →Gliederreißen) bei der rheumatoiden Arthritis auf.

Bei etwa 20% der Patienten treten die Rheumaknoten multipel in der Subkutis und in den Geweben der Gelenkanhangsorgane auf, was als „Rheumatismus nodosus" bezeichnet wird. Selten sind sie an Herz, Lunge, Sklera, Speicheldrüse und Gefäßen zu beobachten.

Pathogenese: s. S. 1170.

Morphologie: Die rheumatoiden Granulome (Abb. 5.**59**) sind mehrere Zentimeter groß und somit makroskopisch gut sichtbar. Sie enthalten histologisch ein großes nekrotisches Zentrum mit fibrinoider Nekrose. Darin findet man fibrindurchtränkte Trümmer untergegangener Zellen und Kollagenfasern. Diese zentrale Nekrose wird von einem Histiozytenwall umgeben, wobei die einzelnen Histiozyten palisadenartig zur Nekrosen angeordnet sind. An den Histiozytenwall schließt sich nach außen hin eine Umkapselung durch ein junges Bindegewebe mit locker gestreuten Lymphozyten an.

Klinik: Den Rheumaknötchen strukturverwandt sind die hyperergen Granulome bei:
- nekrotisierenden Arteriitiden vom Typ der Panarteriitis nodosa (Makro- und Mikroform),
- Granuloma anulare: kleine asymptomatische Hautknoten ohne Gelenkbeteiligung (S. 950).

Fremdkörpergranulom

Definition: Mehr oder weniger scharf umschriebene, meist tastbare histiozytäre Granulome um ins Gewebe gelangte oder im Gewebe freigesetzte Materialien, die der Organismus kaum oder gar nicht abbauen kann.

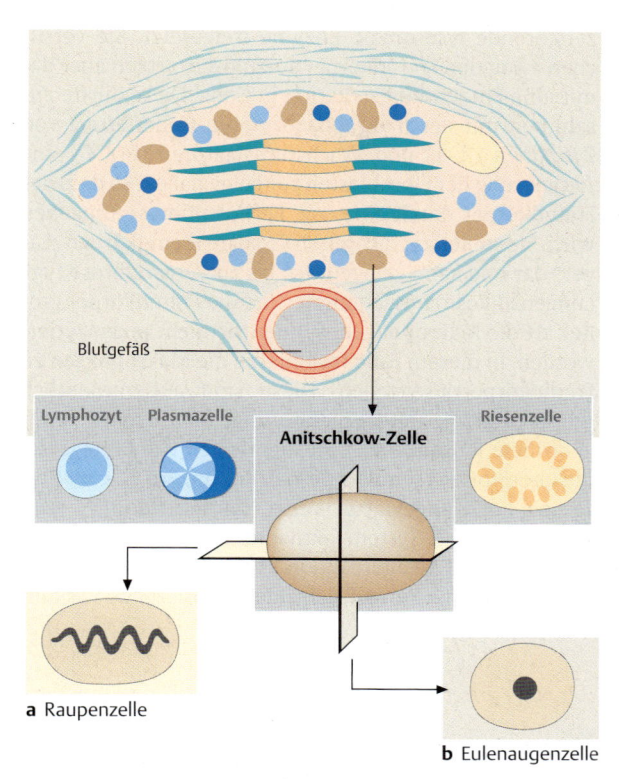

Abb. 5.**58** **Rheumatisches Granulom** mit fibrinoider Kollagenfasernekrose in typischer perivaskulärer Lage. Verschiedene Schnittaspekte durch die Anitschkow-Zellen führen entweder zum Bild der Raupenzelle (**a**) oder der Eulenaugenzellen (**b**). Dies beruht auf der flaschenbürstenartigen Chromatinanordnung im Zellkern dieser Histiozytensonderform.

sieht folglich der Nukleolus wie eine Raupe oder wie ein Eulenauge aus, was dazu führt, dass diese Histiozyten als Eulenaugenzellen und als Raupenzellen bezeichnet wurden. Sie umgeben die fibrinoide Nekrose palisadenartig, sind lyososomenreich, was gut mit ihrer Makrophagenfunktion übereinstimmt, und werden nach ihrem Erstbeschreiber, einem russischen Aschoff-Schüler, Anitschkow-Zellen genannt (Abb. 5.**58**). Die Riesenzellen enthalten in ihrem basophilen Zytoplasma 3 bis 4 bläschenförmige Zellkerne. Sie werden als Aschoff-Zellen bezeichnet und entsprechen Entzündungsriesenzellen.
- *Vernarbungsphase:* Das Granulom wird durch Narbengewebe ersetzt und ist nur noch als spindelförmige perivaskulär gelegene Narbe (= feinfleckige Fibrose) zu erkennen. Flammt der ganze Prozess noch einmal auf, so kann in der Narbe ein Granulomrezidiv entstehen.

Klinik: Das rheumatische Fieber ist eine Poststreptokokken-Zweiterkrankung. Etwa 2 Wochen nach der primären Streptokokkeninfektion wird der Patient von einer akuten Polyarthritis der großen Gelenke (S. 1169) und Organentzündung geplagt. Der Myokardbefall ist dabei am gravierendsten. Es gilt der medizinische Spruch: „Das rheumatische Fieber beleckt das Knie, aber beißt ins Herz".

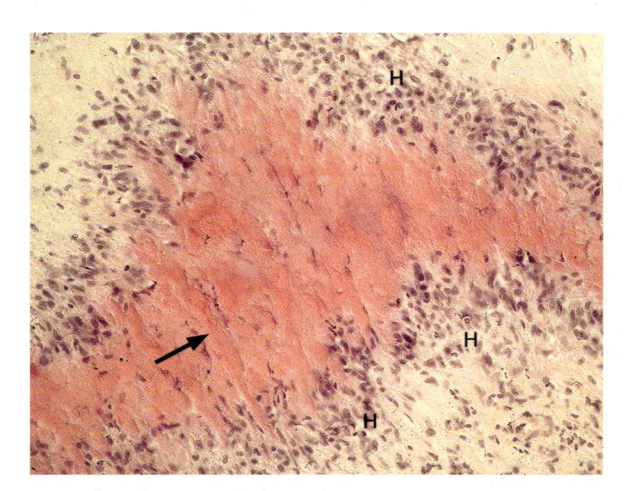

Abb. 5.**59** **Rheumatoides Granulom** in der Subkutis bei Rheumatismus nodosus. Beachte die fibrinoide Nekrose und Aufquellung der Kollagenfasern, die von palisadenartig angeordneten Histiozyten (H) umgeben sind (HE, Vergr. 1 : 400).

Pathogenese: Fremdkörpergranulome treten beim Menschen immer dann auf, wenn korpuskuläre Gebilde in den Organismus gelangen, die entweder kristallin oder metallisch sind oder aus Polymerisaten bestehen, die vom Organismus extrem schlecht abgebaut werden können. Die Aufnahme derartiger Fremdkörper kann dabei per inhalationem, per injectionem, traumatisch und iatrogen erfolgt sein. Neben diesen echten, von außen in das Gewebe gelangten Fremdkörpern können auch im Organismus selbst Substrate mit Fremdkörpercharakter entstehen (Tab. 5.13).

Überall dort, wo das Fremdkörpermaterial im Gewebe liegen bleibt, sammeln sich Makrophagen an. Sind die Fremdkörper kleiner als die Makrophagen, werden sie zwar phagozytiert, können aber nicht intrazellulär abgebaut werden. Dadurch bleiben sie für längere Zeit in den Heterophagievakuolen der Makrophagen erhalten (Abb. 5.**60**). Je nach Oberflächenbeschaffenheit „verklebt" der Fremdkörper mit der Vakuolenwand, so dass sie mit der Zeit einreißt. Infolgedessen werden gewebezerstörende lysosomale Enzyme freigesetzt. Sie versuchen zwar, den Fremdkörper aufzulösen, setzen aber damit eine Entzündungsreaktion in Gang. Diese dürfte zusammen mit der makrophagozytären Generierung von Zytokinen (IL-1) und Wachstumsfaktoren (PDGF) eine Aktivierung der Fibroblasten zur Folge haben, so dass der Fremdkörper durch eine sog. Perifokalfibrose umgeben wird. Sie stellt das chirurgisch fassbare Fremdkörper-„Lager" dar und kann gelegentlich bis zur Organfibrose (vgl. Lungensilikose) fortschreiten. Sind die Fremdkörper größer als die Makrophagen, können sie nicht phagozytiert werden. In diesem Falle fusionieren die Makrophagen zu Fremdkörperriesenzellen. Diese sind außerordentlich große, bizarr gestaltete mehrkernige Riesenzellen (= ungeordnete Riesenzellen). Sie lagern sich wie Blutegel an die übergroßen Fremdkörperpartikel an. Auf eine im Einzelnen noch ungeklärte Weise (Haptenbildung?) wird auch das T-Zell-System aktiviert, so dass es zu einer Überempfindlichkeitsreaktion vom verzögerten Typ kommt, in deren Verlauf sich eine stenosierende Vaskuli-

Tabelle 5.**13** **Fremdkörpergranulome**

Fremdkörper	Pathogenese	Granulomstruktur, Folgekrankheit
Kristalline Fremdkörper		
Glasfasern	traumatisch inhalagen	Fremdkörpergranulome
Silikatstäube	inhalagen	Silikosegranulom → Silikose
Urate	Hyperurikämie	Gichttophi
Cholesterin		Cholesteringranulom bei: Cholezystitis, Atherom, Cholesteatom, Cholesterinpneumonie
Metalle	iatrogen traumatisch	Fremdkörpergranulom bei Metallose → Sarkom (sehr selten!)
Nichtkristalline Fremdkörper		
Stärke	per injectionem (Heroinverunreinigung)	Stärkegranulom mit Fremdkörperriesenzellen, Makrophagen und zentraler Nekrose
Holz	traumatisch	Fremdkörpergranulom
Faden	iatrogen	Fadengranulom → Fistelung
Horn (Keratin)	inflammatorisch nekrotisch inhalagen	„Fremdkörpergranulom" bei: Pilomatrixom Pilonidalsinus Dermoidzyste Fruchtwasseraspiration
Epithelialer Schleim	traumatisch inflammatorisch	Schleimgranulom (= Muziphagengranulom)
Öltropfen	inhalagen	Lipogranulom (= Ölgranulom) bei Fettgewebenekrose
	inflammatorisch	Chalazion
	nekrotisch	Öldämpfe
Silikon	iatrogen	granulomatöse Mastitis (bei Mammaplastik)

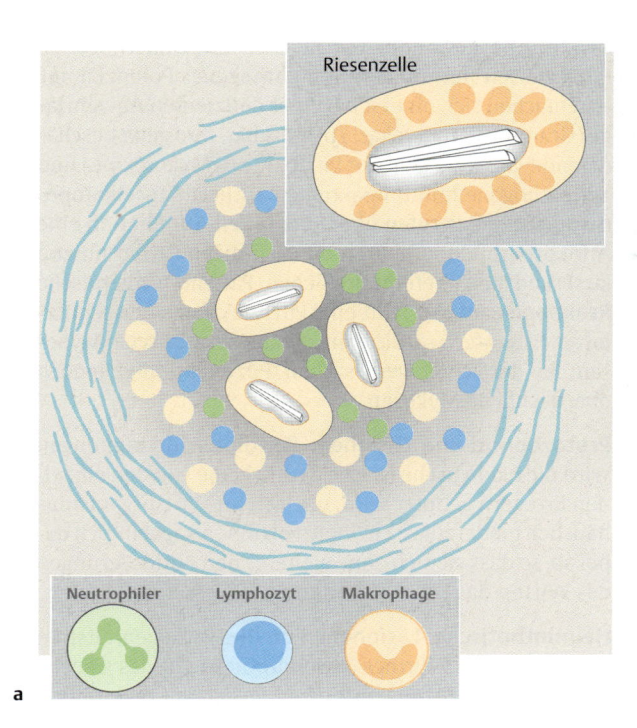

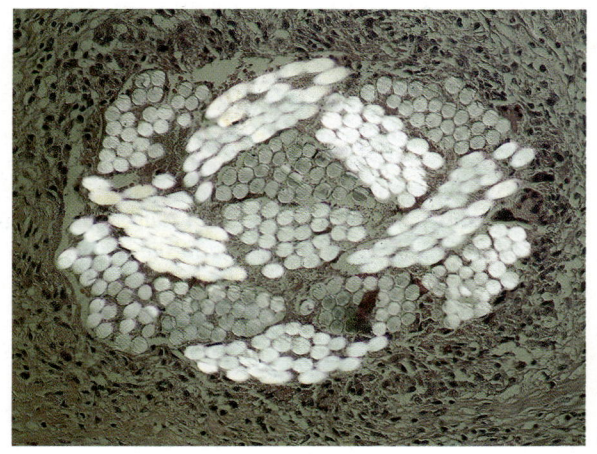

Abb. 5.60 Fremdkörpergranulom:
a Zelluläre Zusammensetzung eines Granuloms vom Fremdkörpertyp;
b Fadengranulom: Beispiel eines Fremdkörpergranuloms mit polarisationsoptisch hell aufleuchtenden Fadenanschnitten (Operationsnahtmaterial), die von mehrkernigen Riesenzellen umsäumt werden (HE, Vergr. 1 : 150).

tis bildet. Diese dürfte die Sklerosierung im Entzündungsgebiet vorantreiben.

An die heute in der Chirurgie verwendeten Kunststoff- und Metallimplantate wird die Anforderung gestellt, dass sie eine Oberfläche besitzen, die gewebeverträglich ist.

Morphologie: Das Fremdkörpergranulom besteht aus einer Ansammlung von ungeordneten Riesenzellen (= Fremdkörperriesenzellen), die gigantische Ausmaße annehmen können. Sie enthalten teilweise Fremdkörperpartikel oder sind an solche angelagert. Die Kristallnatur der Fremdkörper lässt sich polarisationsoptisch nachweisen. In unmittelbarer Umgebung zu den Riesenzellen treten die eingewanderten Makrophagen auf, die von einem lymphozytären Infiltrat zusammen mit einsprossenden Kapillaren und Fibroblasten umringt werden.

Klinik: Sonderform *Chalazion*. Es entsteht als Reaktion auf die Talgdrüsenlipide, die infolge Ausführungsgangstenose der Meibom-Drüse (Augenlid) ins Gewebe gelangt sind. Die Folge ist eine knötchenförmige Lidschwellung (= Gerstenkorn), in der histologisch gemischtzellige Granulome zu erkennen sind.

5.4 Erregerpathologie

Der Mensch ist in vielen Teilen seines Körpers unsteril. Eine Großzahl an Erregern klebt in feuchten Mulden und kriecht bis in die tiefsten Ritzen der Haut und Schleimhäute. Dieser normale Mikrobenteppich in den ökologischen Nischen des Körpers ist an der Unterdrückung pathogener Keime beteiligt. Unter solchen harmlosen „Mitessern" leben jedoch auch Keime, die uns erst dann schaden, wenn sich der Gleichgewichtszustand zwischen Wirtsorganismus und mikrobieller Gastflora zugunsten solcher Keime verändert hat. Dies kann daran liegen, dass resistente Keime in der Flora selektiert worden sind oder von außen kommende Erreger Wachstumsvorteile erlangt haben. Eintrittspforten der Erreger sind die Haut und vielfach auch die Schleimhäute. Einige Erreger bedienen sich aber auch Insekten quasi als Chauffeur und Türöffner, indem sie sich beim Blutsaugen ins Wirtsgewebe bringen lassen. Ob es bei einer Wirt-Erreger-Kontaktaufnahme zu einer Infektion und Krankheit kommt oder nicht, hängt von der Erregermenge, vom Durchsetzungsvermögen des Keimes (= Virulenz) und von der Widerstandskraft (Resistenz, Immunität) des Patienten (S. 159) ab.

In diesem Kapitel werden exemplarisch die Erreger-Wirt-Auseinandersetzungen hauptsächlich von solchen Infektionskrankheiten abgehandelt, die mehrere Gewebe- und Organsysteme in Mitleidenschaft ziehen. Sie stellen aus pathologischer Sicht Adaptationsmechanismen an „lebende Antigenmuster" dar.

Virale Läsionen: Die virale Infektion einer Zelle kann als latente, persistierende, lytische oder transformierende

Infektion ablaufen. Sie setzt voraus, dass das betreffende Virus über einen bestimmten Mechanismus verfügt, mit dem es eine Zielzelle entern kann. Dieser ist bei einigen von ihnen zweiteilig: Die eine Komponente ist dabei auf die gezielte Haftung an der Zielzelle, die andere auf das Eindringen in die Zelle gemünzt. Dieser Mechanismus ist die Grundlage des virustypspezifischen Organtropismus. Bei der Virusbekämpfung, an der das T-Zell-System, die virusneutralisierenden Antikörper und die verschiedenen Killerzelltypen beteiligt sind, muss der Organismus gelegentlich selbst Federn lassen. Viele Viren treiben überdies mit ihm ein übles Spiel, indem sie durch Veränderung ihrer Antigenität seinen Fremderkennungsdienst narren oder sich nichts aus den neutralisierenden Antikörpern machen.

Bakterielle Läsionen: Bei bakteriellen Entzündungen geht es um die Vorherrschaft von Mikroorganismen über den Wirtsorganismus. Die humanpathogenen unter ihnen haben dabei gelernt, sich über einen besonderen Adhäsionsmechanismus an bestimmten Wirtszellen festzukrallen und durch Virulenzfaktoren wirtsseitige Gegenspieler wie Makrophagen zu überlisten oder sogar zu zerstören. Ähnlich wie bei den Viren ist auch bei einigen Bakterien das entsprechende „Infektionsgerät" zweiteilig: mit dem einen Teil heften sie sich an der Zelloberfläche fest, um mit dem anderen Teil zuzustechen. Mit den Stressproteinen schließlich verfügen Erreger und Wirt über eine weitgehend homologe Molekularabwehr, mit der sie die gegenseitigen Attacken überstehen.

Mykotische Läsionen: Die meisten humanpathogenen Pilze weisen nur ein geringes pathogenes Potenzial auf und machen sich oft erst bei einer defizienten Abwehrlage (Granulozytendefekte!) bemerkbar. Ihre gewebeschädigende Wirkung geht auf Pilztoxine (= Mykotoxine) und auf pathogene Immunreaktionen zurück. Kapselkomponenten der Pilze rufen über eine B-Zell-Stimulation eine Antikörperbildung hervor, die sich diagnostisch nutzen lässt und bei überempfindlichen Patienten allergische Reaktionen auflöst. Trifft eine Pilzinfektion einen schutzlosen Patienten, resultieren daraus systemische Mykosen; in der Regel verursachen Pilzinfektionen jedoch oberflächliche Mykosen.

Protozoonotische Läsionen: Bei diesen Erkrankungen wird die ökologische Nische deutlich, die von den einzelnen Erregern genutzt wird, um sich im Wirtsorganismus häuslich niederzulassen. Viele von ihnen kapseln sich dabei ab, so dass sie sich ohne weiteres den Aufforderungen des Wirtes, das Lokal zu verlassen, widersetzen können.

Helminthotische Läsionen: Für die Pathogenitätsmechanismen der Würmer (= Helminthen) gilt das Gleiche wie für die Protozoen, nur dass sie sich auf einen möglichst langen und ungetrübten Daueraufenthalt eingerichtet haben und ihren Lebenszyklus auf mehrere Zwischenwirte und einen Endwirt verteilen. Dadurch vergrößern sie ihren Aktionsradius und verringern die Gefahr ihres Aussterbens. An der Zerstörung der Helminthen sind Eosinophile mit ihren parasitotoxischen Proteinen, aber auch Makrophagen und spezifische Antikörper beteiligt.

5.4.1
Virale Läsionen

Virale Pathogenitätsmechanismen: Die Infektion einer Zelle durch Viren kann in folgenden Formen ablaufen:
- *Latente Infektion:* Dabei wird kein neues Virus gebildet, und es treten keine morphologisch fassbaren Zellveränderungen auf.
- *Persistierende Infektion:* In diesem Fall findet eine Virusproduktion ohne Beeinträchtigung der normalen Zellfunktion statt, oft in Form von Einschlusskörperbildung.
- *Lytische Infektion:* Sie führt nach vorangegangener Virusreproduktion zum Tod der Zellen.
- *Transformierende Infektion:* Das proliferative Verhalten einer infizierten Zelle wird in ein autonomes Wachstum transformiert (S. 356).

Um in die Zellen zu gelangen muss sich ein Virus zunächst auf deren Oberfläche festsetzen können (= Adsorption). Dies gelingt einigen Viren, wie den Myxoviren, mit besonderen Haftstrukturen auf ihrer Oberfläche. Andere Viren wie die Zytomegaloviren wiederum sind durch eine entsprechende Kapsel vor dem Phagozytoseangriff gefeit und missbrauchen, um ins Zielgewebe zu gelangen, die Makrophagen quasi als Postboten. Die Ausbreitung der Viren erfolgt aber nicht nur extrazellulär, sondern teilweise auch rein intrazytoplasmatisch. Dazu exprimieren einige Viren, wie die Masernviren, auf ihren Oberflächen einen Fusionsfaktor, so dass die infizierten virustragenden Zellen mit nichtinfizierten Zellen zu effizienten Virusreplikationsfabriken verschmelzen können. Dabei können sich mehrkernige Riesenzellen bilden, die in ihrer Art für bestimmte Viren spezifisch sind (z.B. Finkeldey-Riesenzellen im lymphatischen Gewebe bei Masern). Mit dieser durch Zellfusion ausgelösten intrazellulären Ausbreitung können sich die Viren vor den nur extrazellulär wirksamen humoralen Immunitätsmechanismen, aber nicht vor dem Zugriff der T-Zellen schützen.

Hat das Virus einmal an der Zielzelle festgemacht, dringt das ganze Virion oder zumindest ein Teil davon, welches das Genom und essenzielle Polymerasen enthält, über einen der folgenden Mechanismen in deren Zellleib ein:
- Translokation des ganzen Virus durch die Zellmembran hindurch;

- Fusion der Virushülle mit der Zellmembran;
- rezeptorvermittelte Endozytose des Virus und Fusion mit Phagosomenmembranen.

Innerhalb der Zelle „verhüllt" sich das Virus, trennt das Genom von den Strukturkomponenten und verliert seine Infektiosität. Anschließend repliziert es sich mit Hilfe von besonderen Enzymen, die bei jeder Virusfamilie anders sind. Gelegentlich missbraucht ein Virus auch Wirtsenzyme für seine Synthese.

Ein Virus vermehrt sich primär im Gewebe an der Eintrittsstelle und in den lokalen Lymphknoten. Darauf folgen eine primäre Virämie (S. 220) und ein zentraler Fokus der Virusvermehrung, die eine sekundäre Virämie mit dem Befall des endgültigen Zielorganes nach sich ziehen. Bei einigen Virusinfektionen (z. B. Rhinoviren) wird generell nur ein Organsystem befallen (= Organotropismus). Im Normalfall hört die Virusvermehrung bereits im akuten Krankheitsstadium auf, so dass bleibende Schäden nur durch Zerstörung nicht vollständig regenerationsfähiger Gewebe verursacht werden, es sei denn, die Immunabwehr wird effektiv oder überschießend (Autoaggression).

An der Beseitigung eingedrungener Viren beteiligen sich:
- T-Zell-System in Kooperation mit Makrophagen;
- virusneutralisierende Antikörper und antikörpervermittelte zelluläre Zytotoxizität der Killerzellen;
- natürliche Killerzellen.

Dieser Virusbeseitigungsprozess läuft folgendermaßen ab: Wenn ein Virus eine Zelle infiziert, zwingt es oft die Wirtszelle, an der Zelloberfläche virale Membranantigene zu exprimieren und hinterlässt damit auf der Zelloberfläche „Fußspuren". Diese viralen Membranantigene können durch die T-Zellen in Gegenwart von HLA-Klasse-I-Molekülen erkannt werden. Doch vorher geben meist die virusinfizierten Zellen Interferone ab, die als erste Verteidigungslinie natürliche Killerzellen mobilisieren. Nach etwa 2 Tagen greifen auch die Makrophagen in die Abwehrschlacht ein. Sie verschlingen die Viren und halten Stücke davon den T-Helferzellen zur Erkennung hin. Sowie diese von den viralen Antigenen Notiz genommen haben, veranlassen sie das Heranwachsen von zytotoxischen T-Zellen. Diese töten alle durch die viralen Antigene fremd gewordenen Zellen, die sie erkennen können, mit ihren perforierenden Giften ab. In der Zeitspanne von der Virusabsorption bis zur Zusammensetzung der neuen Viren (Replikation) ist im Organismus kein vermehrungsfähiges Viruspartikel nachweisbar (= Eklipsephase). Werden die infizierten Zellen während dieser Phase zerstört, so kann dadurch auch das Virus aus dem Organismus beseitigt werden. Kommen die zytotoxischen T-Zellen jedoch zu spät, so dass die neuen Virusnachkommen bereits zusammengesetzt sind, so können sie die Viren erst wieder bei der nächsten Replikationsrunde eliminieren. Der Ausgang einer Virusinfektion wird also im Wesentlichen dadurch bestimmt, ob die Viren oder die T-Lymphozyten das zellzerstörende Wettrennen gewinnen. Aus dem Blickwinkel der zellvermittelten Immunität betrachtet, kann deshalb die Infektion mit derartigen Zellparasiten als Gleichgewichtszustand zwischen zytopathogenem Effekt des Parasiten und der lymphozytären Immundestruktion aufgefasst werden. Allerdings haben einige Viren, z. B. HIV oder die Epstein-Barr-Viren, auch dagegen ein Mittel: Sie setzen das T-Zell-System außer Gefecht. Andere Viren, wie die Rötelnviren in Tochterzellen der ursprünglich viral infizierten Zellen, haben „gelernt", in Gegenwart virusneutralisierender Antikörper zu überleben. Der Einsatz solcher Antikörper kann aber schließlich dem Wirtsorganismus selbst zum Verhängnis werden, und zwar in folgenden beiden Formen:

- *Virusinduzierte Immunkomplexkrankheiten:* Bei vielen Virusinfektionen kommt es zur Induktion eines Anti-Idiotyp-Antikörpers (S. 168) gegen das komplexierte Immunglobulin unter Komplementverbrauch.
- *Virusinduzierte zellvermittelte Immunreaktionen* spielen bei verschiedenen viralen Erkrankungen eine wichtige kausalpathogenetische Rolle.

5.4.1.1
Poxviridae

Die Poxviridae (Tab. 5.**14**) stellen die größten Viren dar, deren DNA-Core von komplexen Hüllen umgeben wird. Zu dieser Familie gehört das Variolavirus (= Pockenvirus) des Menschen. Es ist laut WHO seit 1977 ausgerottet. Früher hat es die oft epidemisch auftretende Pockeninfektion ausgelöst, die bei über einem Drittel der Patienten tödlich verlief. In diese Gruppe ist ferner auch das Molluscum-contagiosum-Virus einzuordnen.

Molluscum-contagiosum-Virus

Erreger der Dellwarzen.

Morphologisch rufen diese Viren selbstheilende Hauttumoren hervor. Diese sind glasstecknadelkopfgroß und kraterförmig gestaltet (= Molluscum contagiosum, lat. = „ansteckendes Weiches"). Aus ihren Kratern tritt Zelldetritus mit reifen Viren aus. In deren Wandung finden sich infizierte Zellen mit eosinophilen zytoplasmatischen Einschlusskörpern aus viralem Material (Abb. 5.**61**).

Klinik: Vorkommen vor allem bei Kindern und auch bei AIDS-Patienten.

5.4.1.2
Herpesviridae

Herpes-simplex-Viren (HSV)

Erreger von perioralen vesikulösen Haut-/Schleimhautentzündungen, selten von Enzephalitiden (= α-Herpes-Viren: HSV Typ I und HSV Typ II; Tab. 5.**14**).

Tabelle 5.14 Virale Erkrankungen

Erregergruppe	Typische Krankheitsbeispiele
Doppelstrang-DNA-Viren mit Hüllmembran	
Poxviridae	
– Pockenvirus	Pocken
– Molluscum-contagiosum-Virus	Molluscum contagiosum
Herpesviridae	
– Herpes-simplex-Viren	Typ 1: Herpes labialis
	Typ 2: Herpes genitalis
– Varizellenviren	Windpocken, Herpes zoster
– Zytomegalovirus	Sialoadenitis
	generalisierte Zytomegalie
– Epstein-Barr-Virus	Mononucleosis infectiosa
	Nasopharyngealkarzinom
	Burkitt-Lymphom
Hepadnaviridae	
– Hepatitis-B-Virus	B-Hepatitis
Doppelstrang-DNA-Viren ohne Hüllmembran	
Adenoviridae	Atemwegsentzündungen
	Tumoren
Papovaviridae	Papillome, Zervixkarzinom
Einzelstrang-DNA-Viren ohne Hüllmembran	
Parvoviridae	Ringelröteln
	Abort, Hydrops fetalis
	transiente Erythroblastenphthise
Doppelstrang-RNA-Viren ohne Hüllmembran	
Reoviridae	
– Rotaviren	Gastroenteritis
Einzelstrang-RNA-Viren mit Hüllmembran	
Togaviridae	
– Rötelnviren	Röteln
Flaviviridae	
– Gelbfiebervirus	Gelbfieber, Hepatitis, Ikterus
– Dengue-Virus	Dengue-Fieber
– Zeckenenzephalitisviren	Frühsommer-Meningoenzephalitis (= FSME)
– Hepatitis-C-Virus	C-Hepatitis
– Hepatitis-G-Virus	G-Hepatitis
Orthomyxoviridae	
– Influenza-A, -B, -C-Viren	Grippepneumonie, Grippekrupp
Paramyxoviridae	
– Parainfluenzaviren	Grippekrupp
– Respiratory Syncytial Virus	peribronchiale Herdpneumonie
– Mumpsviren	Mumps (Parotitis, Orchitis)
– Masernviren	Masern (Pneumonie)
Rhabdoviridae	
– Rabiesviren	Tollwut
Arenaviridae	
– LCM-Viren	lymphozytäre Choriomenginitis
Retroviridae	
– Oncornaviren	Tumoren, Leukämie
– HIV	AIDS

Fortsetzung ▶

Tabelle 5.14 (Fortsetzung)

Erregergruppe	Typische Krankheitsbeispiele
Einzelstrang-RNA-Viren ohne Hüllmembran	
Picornaviridae	
– Poliovirus	Poliomyelitis
– Coxsackie-, ECHO-Viren (Enteroviren)	Myokarditis, Herpangina
– Enteroviren Nr. 68 – 71 (Enteroviren)	Enteritis
– Hepatitis-A-Virus	A-Hepatitis
– Rhinoviren	Schnupfen
Caliciviridae	
– Norwalk-Virus	Gastroenteritis
– Hepatitis-E-Virus	E-Hepatitis

Pathogenese: Nach Befall von Haut und Schleimhäuten bei der Primärinfektion vermehrt sich das Virus dort schon einige Tage vor dem Auftreten der typischen Effloreszenzen und tritt rasch über sensible und autonome Neuronen in die regionalen Ganglien über (Abb. 5.62). Dort vermehrt es sich vorübergehend in den Ganglienzellen, kann diese zerstören und gelangt von hier aus in Ganglienzellen anderer Versorgungsbereiche. In kurzer Zeit tritt ein persistierender latenter Zustand ein, in dem das Virusgenom kaum exprimiert wird. Durch aktinische (Herpes solaris), febril-infektiöse (Herpes febrilis), mens-

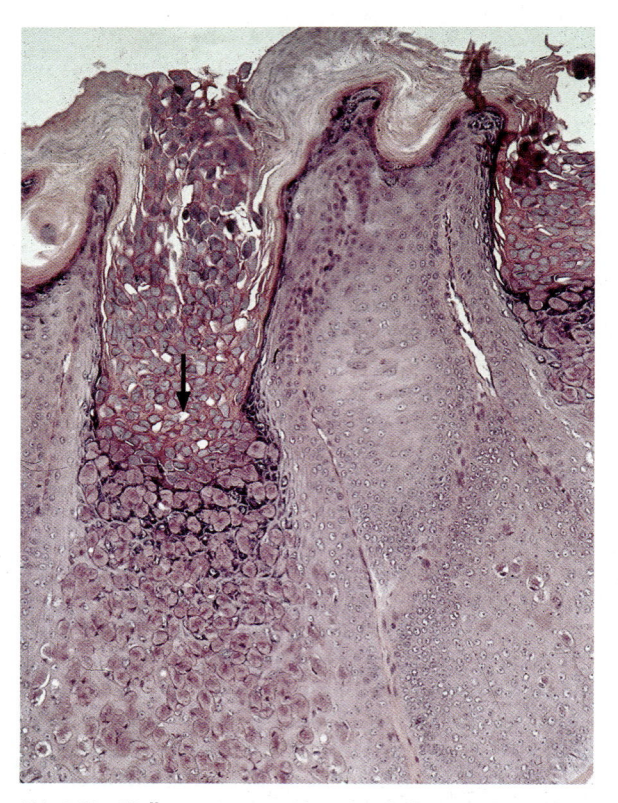

Abb. 5.61 **Molluscum contagiosum:** Infektion mit Poxviridae-Typ. Genabeltes Hautknötchen, im Krater (Pfeil) liegen virusinfizierte Zellen, die im Zytoplasma eosinophile virale Einschlusskörper enthalten (HE, Vergr. 1 : 100)

schließlich der oft tödlich verlaufenden Herpesenzephalitis) hervor.
• *HSV Typ II* ist demgegenüber verantwortlich für die Vulvovaginitis herpetica, für den rekurrierenden Herpes genitalis (Ko-Faktor beim Zervixkarzinom?) und die sog. „Herpessepsis" des Neugeborenen und der Immunsupprimierten.

Morphologie: Herpesinfizierte Zellen weisen ein milchglasartig homogenisiertes Zytoplasma mit Kerneinschlusskörpern (Cowdry-Körpern) auf und fusionieren gelegentlich zu mehrkernigen Riesenzellen. Nach Auflösung der desmosomalen Zellkontakte bilden sich intraepidermale Vesikel, in deren Flüssigkeit virusreplizierende Zellen schwimmen.

Varicella-Zoster-Viren

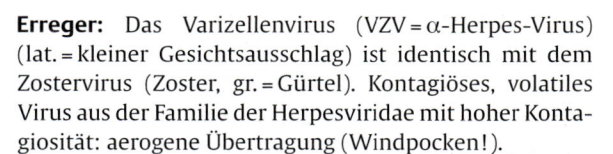

Erreger: Das Varizellenvirus (VZV = α-Herpes-Virus) (lat. = kleiner Gesichtsausschlag) ist identisch mit dem Zostervirus (Zoster, gr. = Gürtel). Kontagiöses, volatiles Virus aus der Familie der Herpesviridae mit hoher Kontagiosität: aerogene Übertragung (Windpocken!).

Pathogenese: Die primäre Infektion erfolgt im Bereich der Schleimhäute des oberen Respirationstraktes. Von dort aus wird das Virus hämatogen ausgesät und ruft im Nasen-Rachen-Raum, in Mundhöhle und Konjunktiven ein Enanthem (gr. = inneres Aufgeblühtes) hervor, während es im Gesichts- und Stamm- und Extremitätenbereich (unter Auslassung von Händen und Füßen) ein bläschenförmiges Exanthem (gr. = äußeres Aufgeblühtes) (Windpocken) bei generalisierter zervikonuchaler Lymphadenopathie hervorruft. Selten wird das Krankheitsbild durch eine Varizellenenzephalitis (S. 1083), beim Neugeborenen durch eine nekrotisierende Varizellenpneumonie mit hyalinen Membranen kompliziert. Die primären Haut- und Schleimhautläsionen sind vermutlich Ausgangspunkt für einen neuralen Transport der Viren in die Spinalganglien, wo sie latent persistierend die Ganglienzellen infizieren. Nach entsprechender Aktivierung kann es nach Jahrzehnten zu einer viral induzierten nekrotisierenden Hautentzündung im Bereich des Ausbreitungsgebietes der befallenen Nervenwurzel unter dem Bilde des Herpes zoster (= Gürtelrose) kommen. Die Gürtelrose wird durch Röntgenbestrahlung, Immunsuppression und durch Lymphomerkrankung ausgelöst. Dabei gruppieren sich auf der Haut Papeln, wandeln sich in konfluierende Bläschen um, welche unter Borkenbildung austrocknen und vernarben. Wegen der begleitenden Ganglionitis ist der Herpes zoster sehr schmerzhaft (Abb. 5.**63**).

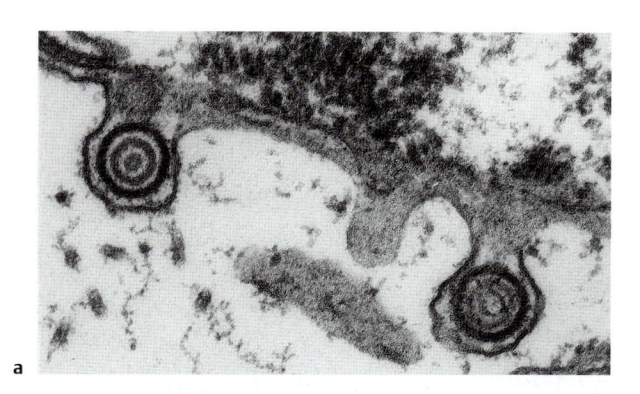

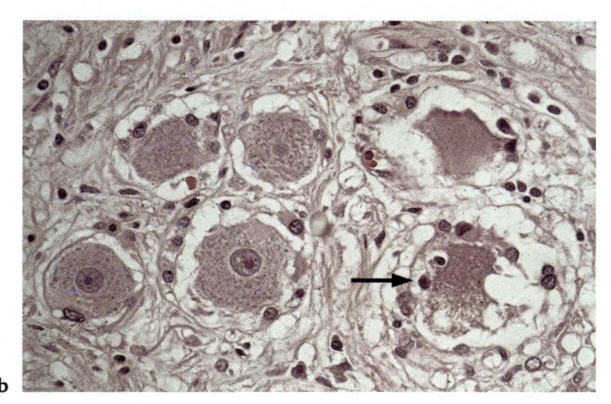

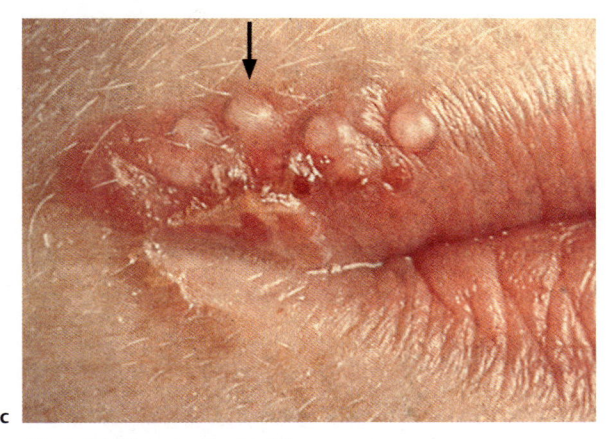

Abb. 5.62 Herpes-simplex-Viren:
a Hüllenbildung dieser DNA-Viren durch Ausknospung der Kernmembran (EM, Vergr. 1:10000);
b Ganglionitis herpetica mit lymphozytärer Zerstörung (Pfeil) der Ganglienzellen (HE, Vergr. 1:150);
c Herpes labialis mit typischer Bläschenbildung (Pfeil).

truelle (Herpes menstruationis) sowie auch psychische Irritationen, vor allem aber durch Immunsuppression (bei Transplantatempfängern) kann das Virusgenom aktiviert werden, so dass auf die Virusreproduktion ein Virustransport in die entsprechende Peripherie ausgelöst wird: das Herpesrezidiv erscheint. Je nach Herpestyp entstehen folgende Krankheitsbilder:
• *HSV Typ I:* Er ruft eine Gingivostomatitis herpetica, eine Keratoconjunctivitis herpetica oder eine rekurrierende Herpesinfektion im Kopfbereich (ein-

Zytomegaloviren

Erreger: Das Zytomegalovirus (= CMV = β-Herpes-Viren) ist ein weit verbreiteter Erreger aus der Herpesviridaefamilie (vgl. Tab. 5.**14**).

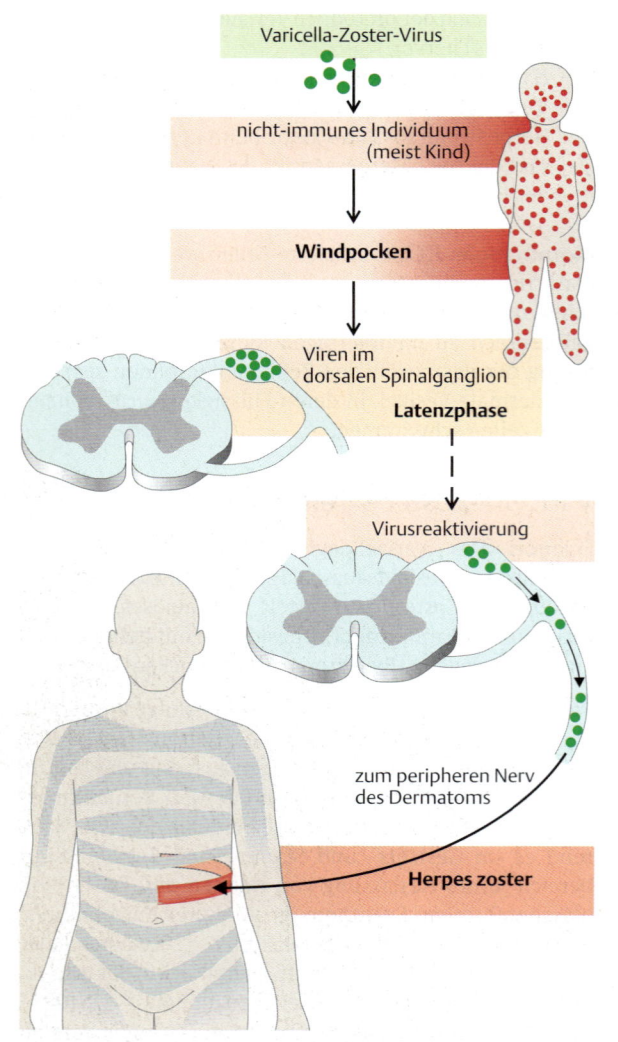

Abb. 5.63 Varicella-Zoster-Viren: Infektionsmodus.

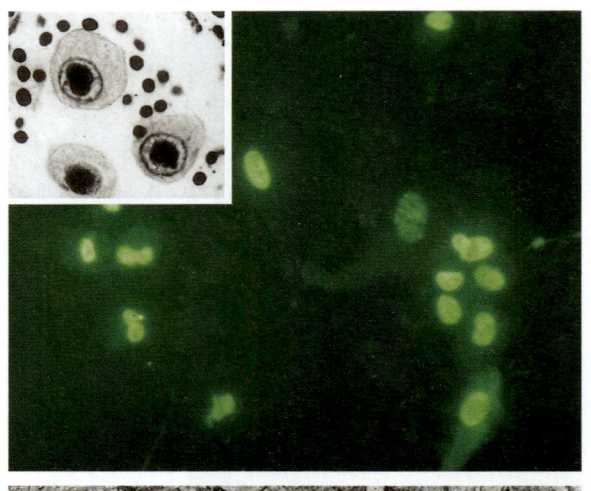

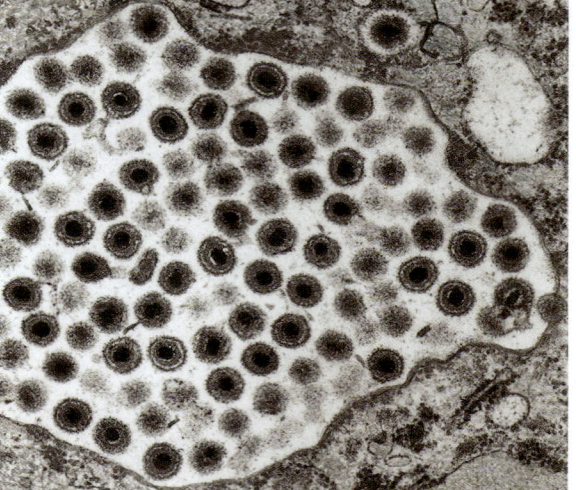

Abb. 5.64 Zytomegaloviren:
a Zytomegale Riesenzellen mit Kerneinschlusskörpern (sog. Eulenaugenzellen) (HE, Vergr. 1 : 250);
b immunfluoreszenzmikroskopisch hellgelbe Darstellung der infizierten, nukleokapsidhaltigen Zellkerne (IF, Vergr. 1 : 125 Original: Schneider);
c reife, umhüllte CMV-Partikel in einer zytoplasmatischen Sekretvakuole (EM, Vergr. 1 : 50000).

Pathogenese: Das CMV wird mit Speichel, Urin, Samenflüssigkeit und Muttermilch ausgeschieden und findet sich auch im Blut. Dementsprechend kann die Infektion mit diesem Virus durch Kontakt mit solchen Sekreten oder bereits intrauterin erfolgen.

Während die intrauterine Infektion bei Erstinfektion einer nicht immunkompetenten Mutter entweder zum Fruchttod oder zur generalisierten Infektion beim Neugeborenen führt, verläuft die Erstinfektion bei immunkompetenten Kindern oder Erwachsenen meist unbemerkt. Nach der Erstinfektion bleiben die Viren latent und schlummern. Eine Abwehreinbuße weckt sie wieder auf: Es kommt zur Reaktivierung und Generalisierung. Beim Immunkompetenten verläuft auch sie recht harmlos und manifestiert sich meist nur als lokalisierte Infektion mit Befall einzelner Organe. Typisch ist dabei vor allem bei Kindern die Entzündung der Speicheldrüse („Speicheldrüsenvirus") mit Absonderung infektiösen CMV-haltigen Speichels (Übertragung in Kindergärten!). Bei Transfusion CMV-haltigen Blutes tritt eine mononukleoseartige Lymphadenitis auf.

Anders ist dies bei immundefizienten Patienten (Embryo, AIDS-Patienten, Transplantatempfänger, Tumorpatienten), dort führt eine CMV-Neuinfektion oder -Reaktivierung zu einer oft letal verlaufenden generalisierten Entzündung, die in erster Linie die Leber (Hepatitis) und den Respirationstrakt (interstitielle Pneumonie) in Mitleidenschaft zieht. Beim AIDS-Patienten kommen noch eine Enzephalitis und Chorioretinitis, beim Nierentransplantierten eine Abstoßungsreaktion hinzu.

Morphologie: Der zytopathische Effekt der CMV ist durch die namengebenden einkernigen Riesenzellen mit intranukleären Einschlusskörpern gekennzeichnet, die von einem charakteristischen hellen Hof umgeben sind („Eulenaugenzellen", Abb. 5.64).

Epstein-Barr-Viren

Erreger: Das Epstein-Barr-Virus (= EBV = γ-Herpes-Virus) gehört zu den Herpesviridae (vgl. Tab. 5.**14**). Es ist der Erreger der häufigen infektiösen Mononukleose und nimmt an der Entstehung der demgegenüber selteneren Burkitt-Lymphome (S. 564) und Nasopharyngealkarzinome (S. 586) teil. EBV sind auch an Tumorigenese einiger peripherer T-Zell-Lymphome des Nasen-Rachen-Raums und Hodgkin-Lymphom-Subtypen sowie an primär zerebralen B-Zell-Lymphomen beteiligt.

Pathogenese: Bei der infektiösen Mononukleose (= Pfeiffer-Drüsenfieber) liegt die Haupteintrittspforte der EBV im Bereich des Oropharynx (kissing disease!). Die initialen Zielzellen sind die B-Lymphozyten und die Keratinozyten des Oropharynx. Nach der Infektion der Zellen sorgen die EB-Viren dafür, dass ihr Genom samt den viralen Apoptoseblockern EBNA-2 und LMP-1[1] in den genetischen Apparat der Zellen integriert wird.

Dadurch werden die B-Lymphozyten quasi immortalisiert und zu einer theoretisch unaufhörlich proliferierenden Zellpopulation transformiert. Dies wird jedoch durch das Eingreifen zytotoxischer T-Lymphozyten verhindert: Die aktivierten T-Lymphozyten tauchen in großer Zahl im Blut auf, was als Blutlymphozytose imponiert. Die T-Suppressorzellen stoppen die viral ausgelöste Wucherung der B-Lymphozyten, und die T-Killerzellen zerstören die virusinfizierten B-Zellen. Die T-Zellen erkennen dabei die „feindlichen" B-Zellen an einem viralen Membranantigen. Demzufolge stellt die infektiöse Mononukleose eine Schlacht dar, in der sich die EB-Viren und die von ihnen infizierten B-Zellen auf der einen Seite und die militanten T-Zellen und Virusantikörper auf der anderen Seite gegenüberstehen. In den meisten Fällen gewinnt der Organismus diese Abwehrschlacht. Es gibt aber auch Fälle, bei denen sich die vorrückenden T-Zellen nicht mehr zügeln lassen. Sie unterjochen die B-Zellen so lange, bis eine Agammaglobulinämie das Leben des Patienten beendet. In anderen Fällen stößt manchmal eine EBV-Infektion auf einen angeborenen oder erworbenen T-Zell-Defekt. Die Folge davon sind die bereits erwähnten malignen Tumoren.

+ **Klinisch** macht sich eine EBV-Infektion als infektiöse Mononukleose (= Pfeiffer-Drüsenfieber) bemerkbar: febrile Allgemeinerkrankung mit Bildung heterophiler Agglutinine (Paul-Bunnell-Test) und folgenden Läsionen:
  – *Blutlymphozytose* mit Ausschwemmung monozytenartiger T-Zellen → infektiöse „Mononukleose";
  – *(Hals-)Lymphadenitis* („Drüsenfieber") mit Verbreiterung der Parakortikalzone infolge Vermehrung von T-Zellen, T-Immunoblasten (→ D1) und lymphatischen Plasmazellen (= bunte Pulpahyperplasie);
  – *Splenomegalie* mit entzündlicher Schwellung.
  – *Virusbegleithepatitis*.

5.4.1.3
Hepadnaviridae

Zu den Hepadnaviren (hepa-DNA: hepar, gr. = Leber) (vgl. Tab. 5.**14**) gehört das Hepatitis-B-Virus (HBV), das bezüglich Pathogenese und Morphologie, der Zellschädigung bei der Virushepatitis (S. 761) besprochen wird.

5.4.1.4
Adenoviridae

Erreger: Die Adenoviridae (vgl. Tab. 5.**14**) tragen ihren Namen nach ihrer erstmaligen Isolierung aus „Adenoids" (engl. hyperplastische Tonsillen).

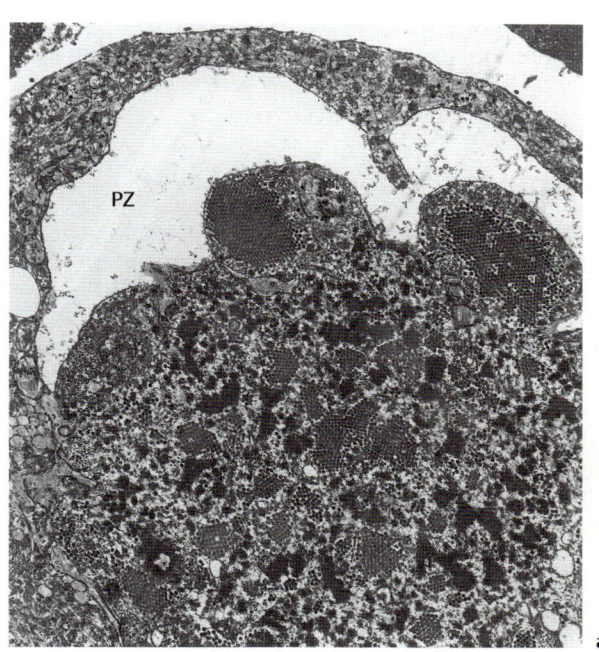

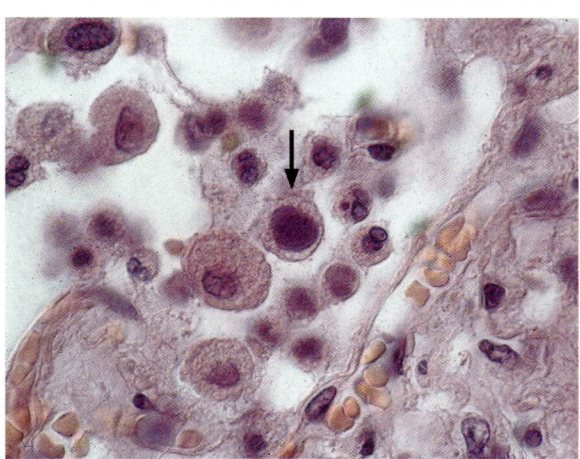

Abb. 5.**65** **Adenovirusinfektion:**
a Kristallin angeordnete Adenoviren in einem Alveozytenzellkern bei Viruspneumonie mit Dilatation der perinukleären Zisterne (PZ) (Autopsiefall; EM, Vergr. 1 : 10 000);
b „Smudge Cells" mit Zytolysezeichen und Einschlusskörpern (Pfeil) im Zellkern (HE, Vergr. 1 : 250).

---
[1] late membrane protein: a) Transformationsprotein der EBV mit Aufhebung der Kontaktinhibition und des verankerungsfähigen Zellwachstums; b) Apoptoseblocker (via bcl-2-Expression) für B-Zellen.

Pathogenese: Beim Menschen herrscht ein lytischer Infektionstyp mit Bildung von charakteristischen Einschlusskörpern (= Cowdry-Typ-A-Inklusionen) vor. Diese bestehen aus eosinophilen, viralen Kerneinschlüssen mit Hofbildung und Chromatinsaum. Infizierte Zellen wandeln sich in eine homogene, chromophile Masse mit verwaschen-dichtem Zellkern (= smudge cells) um, die massenhaft Viren (Abb. 5.65) in zum Teil kristalliner Anordnung enthalten. Ein transformierender Infektionstyp mit Tumorbildung ist bei Nagern bekannt (S. 357).

+ Klinik: Die mehr als 30 bekannten Serotypen rufen beim Menschen typische Erkrankungen hervor: besonders bei (Klein-)Kindern a) Infekte des oberen Respirationstraktes, b) pharyngokonjunktivales Fieber, c) hämorrhagische Urozystitis, d) Gastroenteritiden und e) bei jungen Erwachsenen (z.B. im engen Kontakt lebende Rekruten) epidemische Keratokonjunktivitiden. Ferner lösen sie auch, besonders bei immungeschwächten Patienten (Unfall, Verbrennung, Lungentuberkulose) f) meist fatal verlaufende nekrotisierende Bronchopneumonien aus.

5.4.1.5

Papovaviridae

Das Akronym „Papova" (**Pa**pilloma-, **Po**lyoma- und **va**kuolisierendes Virus) verweist auf die besonderen Läsionen dieser Viren (vgl. Tab. 5.**14**).

Papillomviren

Erreger: Die humanen Papillomviren (HPV) (Typ 30) rufen typ- und gewebespezifische Papillome in Mundhöhle und Kehlkopfbereich hervor, während im Hautbereich (Abb. 5.**66**), je nach HPV-Typ, folgende Warzen auftreten:
- Verruca palmoplantaris Typ 1
- Verruca vulgaris Typen 2, 4
- Verruca plana Typ 3
- Epidermodysplasia verruciformis Typen 5, 12, 17

Im Anogenitalbereich sind die Typen 6, 11, 16, 18 und 31 für Condylomata acuminata oder Condylomata plana (S. 888) verantwortlich, wobei die Typen 16 und 18 mit dem Zervixkarzinom assoziiert sind.

+ Klinik:
- *Hautwarze:* Die Übertragung der Warzenviren erfolgt durch direkten Kontakt über kleine Hautverletzungen (Barfußlaufen im Schwimmbad!). Am Infektionsort regen sie die Keratinozyten zur Proliferation an. Die lokal wuchernde Epidermis bildet mit den passiv einbezogenen subepidermalen Stromaschichten Faltungen (= Papillombildung) und verhornt hyperparakeratotisch. Gleichzeitig replizieren die superfizialen Epithelzellen massenhaft Viren. Diese bilden in kristalliner Lagerung eine homogene Masse (Lichtmikroskopie: nukleäre Einschlusskörper), zu denen übergroße Keratohyalingranula (Lichtmikroskopie; basophile intrazytoplasmatische Einschlusskörper) hinzukommen. *Verlauf:* Derartige Viruswarzen heilen im Laufe von Monaten und Jahren spontan ab. Ausnahme: immundefekte Personen (z.B. AIDS) mit Neigung zu massenhafter Warzenbildung.
- *Condylomata acuminata:* Sie stellen venerisch übertragene Papillome der Anogenitalregion dar. Zytologisch zeigen ihre Epithelien charakteristische klaffende Vakuolen, die unmittelbar den vergrößerten Kernen angelagert sind (sog. Koilozytose). Die Zellkerne enthalten (im Gegensatz zu den Warzen) wenig reife Viren (Abb. 15.**26c**, S. 889).
- *Condyloma planum:* Flache, umschriebene, weißliche Verdickung z.B. des uterozervikalen Epithels mit Vergrößerung, Heterochromasie und Koilozytose der Zellkerne. Je nach Virustyp (Typ 16, 18, 31, 33) als Präkanzerose zu werten.

Polyomviren

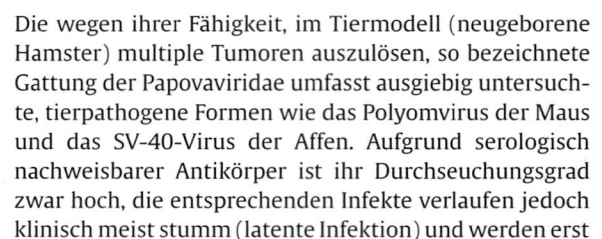

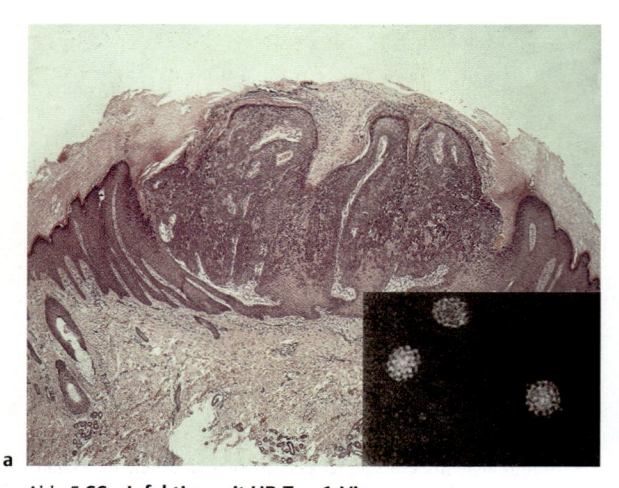

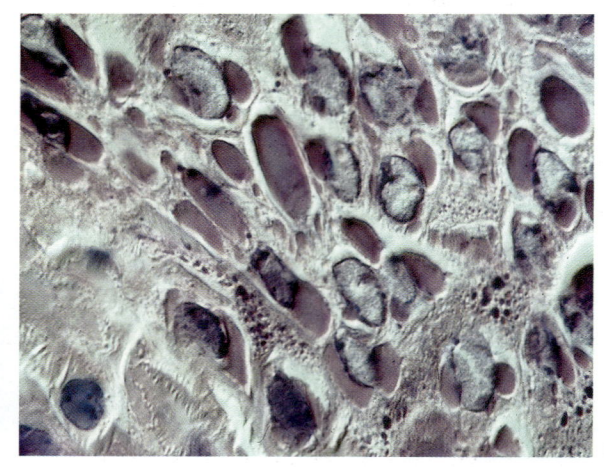

Die wegen ihrer Fähigkeit, im Tiermodell (neugeborene Hamster) multiple Tumoren auszulösen, so bezeichnete Gattung der Papovaviridae umfasst ausgiebig untersuchte, tierpathogene Formen wie das Polyomvirus der Maus und das SV-40-Virus der Affen. Aufgrund serologisch nachweisbarer Antikörper ist ihr Durchseuchungsgrad zwar hoch, die entsprechenden Infekte verlaufen jedoch klinisch meist stumm (latente Infektion) und werden erst

Abb. 5.66 Infektion mit HP-Typ-1-Viren:
a Einschub: Ultrastruktur der HP-Viren (EM, Vergr. 1 : 100 000; Original: Bienz); großes Bild: tiefe palmoplantare Warze (Myrmekia; HE, Vergr. 1 : 25);
b infizierte Zellen mit eosinophilen Zytoplasmaeinschlüssen (HE, Vergr. 1 : 250).

durch Reaktivierung infolge Resistenzverminderung symptomatisch. Humanpathogen bedeutsam sind das JC- und das BK-Virus.
- *JC-Virustyp:* Er vermehrt sich besonders bei Tumorpatienten (maligne Lymphome) massenhaft in den Kernen der Oligodendrozyten und ruft irreversible Entmarkungen hervor. Das Resultat ist eine innerhalb von Monaten tödlich verlaufende „progressive multifokale Leukoenzephalopathie".
- *BK-Virustyp:* Er infiziert (zunächst vorwiegend latent) Epithelien des Urogenitaltraktes und wird hier später durch Immunsuppression (vor allem Transplantatempfänger) reaktiviert. Die konsekutive Virusreplikation äußert sich in einer hyperchromatischen Kernschwellung.

5.4.1.6
Parvoviridae

Erreger: Diese Virusfamilie umfasst – wie der Name besagt (parvus, lat. = klein) – die kleinsten, nicht umhüllten DNA-Viren.

Pathogenese: Die humanpathogen wichtigste Art ist das erst 1975 entdeckte Parvovirus B19, das eine fieberhafte exanthematische Kinderkrankheit, die Ringelröteln (= Erythema infectiosum), hervorruft. Es befällt Erythroblasten und wird in einem lytischen Zyklus selektiv in deren Kern repliziert. Daraus resultiert in der akuten Krankheitsphase ein Erythroblastenschwund im Knochenmark. Er wird etwa nach 1 Woche durch die mittlerweile erworbene humorale Immunität von einer Erythroblastenregeneration abgelöst (transiente Erythroblastophthise). Besonders gegen Ende der Phthise treten im Knochenmark pathognomonische übergroße Proerythroblasten (Giganto-Proerythroblasten) auf (Abb. 5.**67**).

+ **Klinik und Komplikationen:** Normalerweise führt die mit der Erythroblastophthise verbundene einwöchige Unterbrechung der Erythrozytenproduktion wegen der etwa 100-tägigen Lebenszeit der Erythrozyten nur zu einer unbedeutenden Senkung der Erythrozytenzahl im Blut. Bei Patienten mit verkürzter Erythrozytenlebenszeit und kompensatorisch gesteigerter Erythropoese (z.B. Sphärozytose, Sichelzellanämie, Thalassämie, hämolytische Anämie) kann eine solche Virusinfektion zu einer schwersten anämischen Krise führen. Die intrauterine Infektion – bei Erstinfektion einer noch nicht immunen Mutter – führte oft zum Fruchttod unter dem Bilde eines nichtisoimmunhämolytischen Hydrops fetalis congenitus (S. 515).

5.4.1.7
Reoviridae

Zu dieser Familie nackter RNA-Viren gehören auch die Rotaviren. Sie werden oral oder durch Tröpfcheninfektion aufgenommen, vermehren sich in den Dünndarmzotten und führen bei Säuglingen oder Kleinkindern zu einer Durchfallerkrankung (Exsikkosegefahr!) (S. 700).

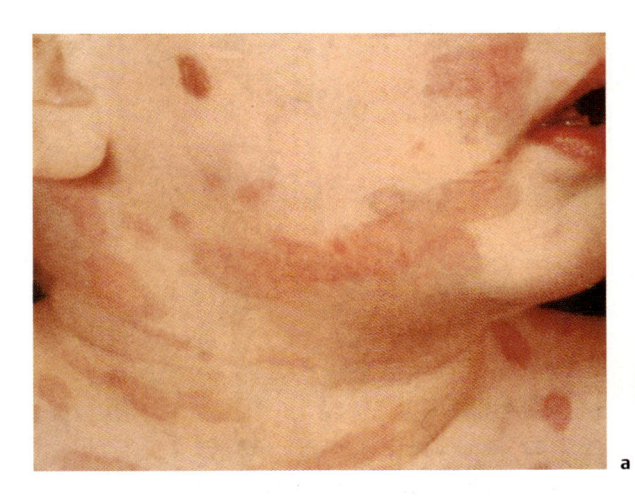

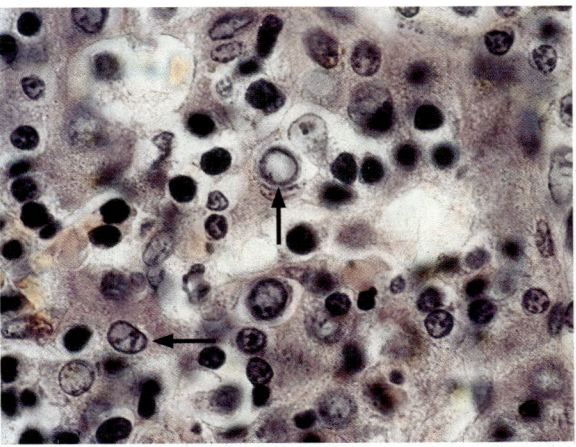

Abb. 5.67 Infektion mit Parvovirus B19:
a Ringelröteln bei Infektion von Kleinkindern;
b transiente Erythroblastophthise bei Infektion von Säuglingen mit milchglasartigen Kerneinschlüssen in vergrößerten Proerythroblasten = Lampionzellen (HE, Vergr. 1:200).

5.4.1.8
Togaviridae

Zu dieser Familie umhüllter RNA-Viren (toga, lat. Mantel) gehören die Alphaviren und die Rubiviren (= Rötelnviren).

Rötelnviren

Erreger und Pathogenese: Sie (= Rubiviren) sind die Auslöser der Röteln (Rubeolen). Eintrittspforte des Virus ist der Nasen-Rachen-Raum, wo es sich in den örtlichen lymphatischen Organen zunächst vermehrt. Von dort aus breitet es sich über eine Virämie im gesamten Organismus aus (Abb. 5.**68**).

+ **Klinik:** Bei Kindern und Jugendlichen ruft es eine harmlose exanthemische Krankheit (Röteln) hervor. Bei schwangeren Frauen tritt das Virus diaplazentar in die embryonalen Organe über und schädigt – da das Immunsystem in diesem Stadium noch unreif ist – die Zellen direkt (areaktive Nekrosen). Darüber hinaus lösen die Rötelnviren ein embryonales Fehlbildungssyndrom aus (S. 320).

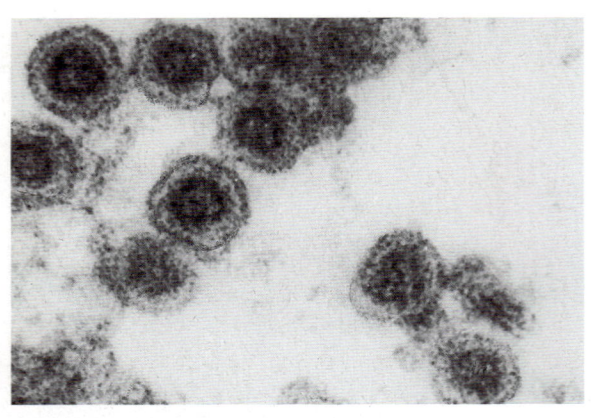

Abb. 5.**68** Rötelnviren (EM, Vergr. 1 : 100 000).

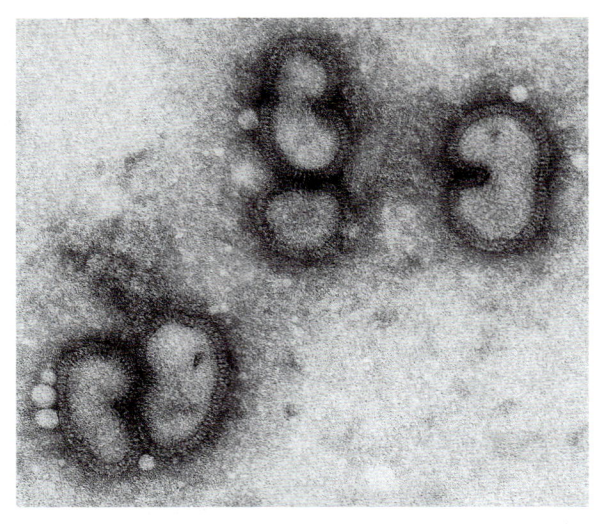

Abb. 5.**69** Influenzaviren (EM, Vergr. 1 : 200 000).

5.4.1.9
Flaviviridae

Erreger: Diese morphologisch einheitlichen Viren weisen ein ikosaedrisches Kapsid und eine eng anliegende Hülle mit Protrusionen auf. Ein Teil der Viren wird durch Arthropoden (Insektenstiche) übertragen (Prototyp: Gelbfieber). Ein anderer Teil der Viren löst eine Virushepatitis aus (Hepatitis-C- und -G-Viren). Zu den von Arthropoden übertragenen Viren gehören unter anderem nachstehend klinisch näher erörterte Krankheiten:

＋ Klinik:
- *Gelbfieber:* Das Gelbfiebervirus ist in West- und Zentralafrika sowie in Süd- und Zentralamerika verbreitet und wird durch Moskitos (Typ Aedes) auf den Menschen übertragen. Es löst eine hochfebrile Erkrankung mit toxischen Gefäßschädigungen und eine schwere, mit feintropfiger Verfettung und Ikterus (Name: „Gelbfieber") einhergehende nekrotisierende Hepatitis aus. Die Leberzellnekrosen sind besonders in den mittleren Läppchenabschnitten unter dem Bilde sog. Councilman-Körper ohne wesentliche zelluläre Entzündungsreaktion akzentuiert. In besonders schweren Fällen kommen noch panlobuläre Nekrosen hinzu. Die Gefäßschädigung löst zusätzlich noch eine disseminierte intravasale Gerinnung (S. 403) mit Hämorrhagien (Darmblutung, Bluterbrechen, Hämaturie) aus. Daher: Schutzimpfung vor Aufenthalt in Endemiegebieten!
- *Dengue-Fieber:* Das Dengue-Virus bewirkt ähnlich wie das Gelbfiebervirus, jedoch wesentlilch stärker ausgeprägt, ein hämorrhagisches, mit disseminierter intravasaler Gerinnung und Hämorrhagie einhergehendes Fieber, das zusätzlich durch eine Art Arthritis-Myositis (= Gelenk-Muskelentzündung) begleitet wird.
- *Frühsommer-Meningoenzephalitis* (= FSME): Gefährdet sind Arbeiter und Spaziergänger im frühsommerlichen Wald von Zentraleuropa. Dort übertragen Zecken (Typ: Ixodes) das Virus von Säugetieren auf den Menschen. Dieser erkrankt an einer teils mild, teils tödlich verlaufenden Meningoenzephalitis (Hirnhaut-Hirnentzündung).

5.4.1.10
Orthomyxoviridae

Influenzaviren

Erreger und Pathogenese: Die Influenzaviren gehören zu den Orthomyxoviridae und werden im Rahmen epidemischer Schübe durch Tröpcheninfektion übertragen. Um auf den respiratorischen Zylinderepithelien als Wirtszellen festzumachen, verfügen die Viren über zwei stachelartig (Abb. 5.**69**) die Virusoberfläche überragende Proteine (= Spikes): Mit ihrer Neuraminidase legen sie besondere Zuckerstrukturen auf den Wirtszellen frei, die – wären sie nicht durch Neuraminsäure bedeckt – auch anderen Erregern als Ankerplatz dienen könnten; mit ihrem Hämagglutinin (ein virales Lektin) heften sie sich daran an. Dies ist gleichzeitig der Auftakt zur endozytotischen Aufnahme der Viren in die Wirtszelle. Dort legen lysosomale Proteasen ihr Fusionspeptid frei, das sie zur Verschmelzung von Wirtszellen zu Virusfabriken benötigen. Die Antikörper des Wirtsorganismus sind vor allem gegen diese Hämagglutinine gerichtet, die als virale Lektine auch an Erythrozyten binden können.

Für die Überwindung der primären Influenzaviren-Infektion sind folgende beiden Mechanismen entscheidend:
- zytotoxische T-Zellen gegen Influenzaviren,
- intrazelluläres Antiinfluenzaprotein (= Mx1), das von Makrophagen durch Stimulation von Interferon-α und -β gebildet wird.

Im Gegensatz zu vielen anderen Virusarten zeigen die Influenzaviren eine bemerkenswerte genetische Instabilität. Dabei unterscheidet man nachstehende Mechanismen:
- *Antigenic Drift:* Die für die Neuraminidase und das Hämagglutinin kodierenden Gene sind mutiert, so dass die Pathogenität der Influenzaviren von Epidemie zu Epidemie verschieden ist und sich die Antige-

nität ihrer für die Immunabwehr determinierenden Hüllproteine ändert. Wegen dieses wechselnden „Antigen-Make-up" hinterlässt die Influenza nur eine relative Immunität gegen den jeweils einer Erkrankung zugrunde liegenden Virustyp. Diese Immunität kann später durch genetisch gewandelte Virusformen unterlaufen werden.
- *Antigenic Shift:* Die für Neuraminidase- und Hämagglutininsynthese verantwortlichen RNA-Sequenzen sind durch entsprechende Rekombinationen mit tierischem Virus ausgetauscht, so dass alle Menschen für dieses neue Virus empfänglich sind und eine Pandemie entsteht.

Klinik: Influenzaviren befallen und schädigen bevorzugt Epithelien des Respirationstraktes. Bei manchen Epidemien sind hochpathogene Virustypen beobachtet worden, die ausgedehnte Nekrosen des respiratorischen Epithels auslösen und zu einer hämorrhagischen, auch pseudomembranösen Tracheobronchitis (Grippekrupp) und oft tödlichen hämorrhagischen Bronchopneumonien mit bakterieller Sekundärinfektion (vor allem Haemophilus influenzae) geführt haben.

5.4.1.11
Paramyxoviridae

Wie bei den Myxoviren handelt es sich um RNA-Viren, deren Hülle die dort schon besprochenen Spikes und zum Teil auch die Neuraminidase trägt. Im Gegensatz zu den Myxoviren verhalten sich die Paramyxoviren aber genetisch stabil und verleihen in der Regel lebenslange Immunität. Aus diesem Grunde erkranken unter normalen Expositionsbedingungen vorwiegend noch nicht immune Kinder. Durch Paramyxoviren bedingte Kinderkrankheiten treten bei Erwachsenen meist nur in isolierten, der natürlichen Durchseuchung entzogenen Populationen auf und nehmen dann oft einen schweren Verlauf (Beispiel: tödliche Masernerkrankung erwachsener Indios nach dem ersten Kontakt mit den europäischen Eroberern Südamerikas).

Parainfluenzaviren

Diese Viren (Typ I bis IVa und b) vermehren sich in respiratorischen Zylinderepithelien und schädigen diese. Paramyxoviren rufen vor allem bei Kindern grippeartige Erkrankungen hervor, die bis zur Pneumonie führen können, gelegentlich auch ein Kruppsyndrom auslösen (S. 588).

Respiratorisches Synzytialvirus

Die meist Kleinkinder befallenden RSV bewirken eine Interleukin-4- und -5-Freisetzung aus T_{H2}-Helferlymphozyten, die über eine Mastzellaktivierung Asthmaanfälle provozieren. Außerdem lösen sie eine peripher betonte Bronchiolitis mit peribronchialen lymphozytären Infiltraten (Peribronchopneumonie) und Epithelnekrosen aus. Des Weiteren induzieren sie die Bildung synzytialer Riesenzellen (Name!) und intraluminaler pseudopapillärer Epithelregenerate. Resultat: Obstruktion der distalen Bronchiolen (small airways disease) → Resorptionsatelektasen (S. 607) (vor allem bei Neugeborenen, bei denen benachbarte Alveolen noch nicht durch Cohn-Poren verbunden sind) und Emphysem.

Mumpsviren

Erreger: Sie sind die Ursache der Parotitis epidemica (Ziegenpeter, Mumps).

Pathogenese: Der Erreger gelangt über eine Tröpfcheninfektion in den Organismus und haftet als Paramyxovirus mit den gleichen Hüllstrukturen wie die Parainfluenzaviren auf den respiratorischen Zylinderepithelien. Sie vermehren sich in ihnen, zerstören die Epithelien und erreichen über eine Virämie bevorzugte Organsysteme. Dort rufen die hochkontagiösen Viren eine fieberhafte Entzündung (= Mumps; engl. = schmollen) der Parotis hervor. Dies hat eine schmerzhafte, seröse, später fibrinöse Parotitis mit Zytolyse (zytopathischer Effekt) und schließlich eine granulo-lympho-histiozytäre Infiltration zur Folge, was sich klinisch in einer Parotisschwellung mit Kauschmerzen und einem damit verbundenen „einfältigen Gesichtsausdruck" (Name: Ziegenpeter!) äußert.

Klinik und Komplikationen: In der Adoleszenz und bei Erwachsenen nimmt der Mumps einen mit zunehmendem Alter schwereren Verlauf an, der durch eine Orchitis oder Oophoritis, selten auch Pankreatitis und (Meningo-)Enzephalitis kompliziert sein kann. Die mit schmerzhaften hämorrhagischen Nekrosen und granulozytären Infiltraten einhergehende Orchitis heilt narbig ab (Sterilität!). Die intrauterine Infektion soll nach diaplazentarer Übertragung zur fetalen Endomyokarditis führen, deren Residuum eine Endokardfibroelastose ist.

Masernvirus

Erreger und Pathogenese: Das hochkontagiöse Masernvirus teilt mit den anderen Paramyxoviren den grundsätzlichen Aufbau. Ihre Hülle enthält aber außer einem hämagglutinierenden H-Antigen ein Fusionsantigen (= F-Antigen), jedoch keine Neuraminidase. Mit Hilfe des H-Antigens bindet das Virus an CD46, ein C3-Konvertase-Inaktivator, auf verschiedenartigen Wirtszellen, dringt in sie ein und sorgt nach Expression auf deren Oberfläche dafür, dass diese mit nichtinfizierten Zellen zu synzytialen Riesenzellen verschmelzen (Abb. 5.**70**). Dadurch kann sich das Masernvirus unter Umgehung des Extrazellularraumes und der dort wirksamen Immunglobuline direkt von Zelle zu Zelle ausbreiten. Deshalb bedarf es zur wirksamen Viruseliminierung nicht nur einer humoralen, sondern vor allem auch einer zellulären Immunität.

Klinik: Nach der Tröpfcheninfektion mit dem hochkontagiösen Masernvirus folgt zunächst eine Ansiedlung und Vermehrung in den Epithelzellen des oberen Respirationstraktes und eine primäre Virämie, die zur Infektion besonders der T-Lymphozyten in lymphatischen Organen führt. Dort entwickeln

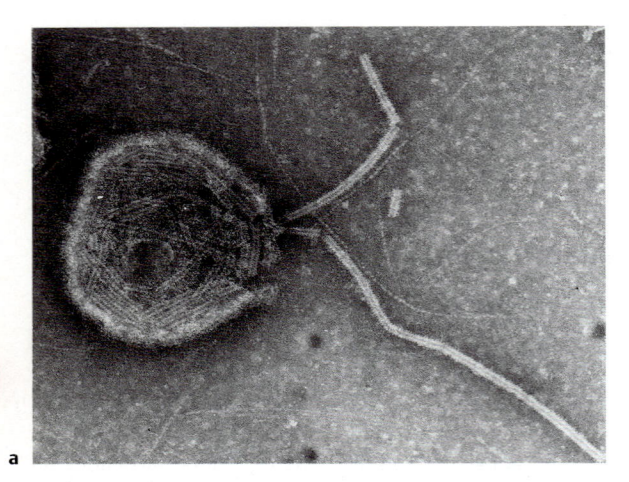

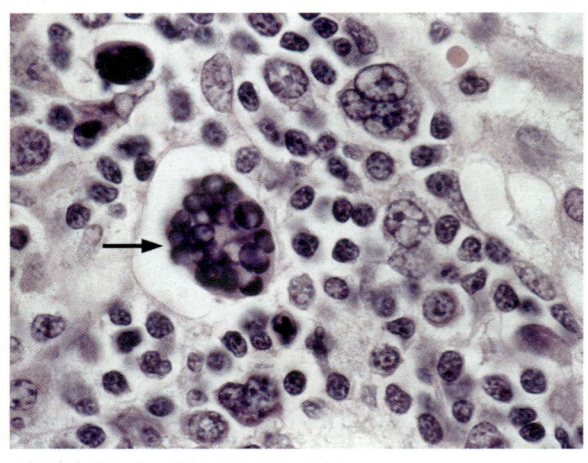

Abb. 5.70 Infektionen durch Masernviren:
a Ultrastruktur des Virus (EM, Vergr. 1:200000; Original: Bienz);
b synzytiale Riesenzellen (Pfeile), die im lymphatischen Gewebe als Warthin-Finkeldey-Riesenzellen bezeichnet werden (HE, Vergr. 1:250).

sich durch Fusion die charakteristischen, mehrkernigen Warthin-Finkeldey-Riesenzellen (Abb. 5.70 b). Aus der Virusreplikation im lymphatischen Gewebe resultiert eine sekundäre Virämie, die nach 10-tägiger Inkubationszeit vom eigentlichen Masernexanthem gefolgt wird. Dieses flach-papulomakulöse Exanthem beginnt im Gesicht, breitet sich rasch über den ganzen Körper aus und verleiht der Haut eine rötliche „Maserung" (Name → Masern). Das Exanthemstadium wird in der Mundschleimhaut durch die Entwicklung eines Exanthems in Form der Koplik-Flecken eingeleitet. Beide Läsionen, Exanthem und Enanthem, sind histologisch durch eine Hyperämie, Endothelschwellung und perivaskuläre lymphozytäre Infiltrate gekennzeichnet. In wechselndem Umfang entwickelt sich ferner eine vorwiegend lymphozytär-interstitielle Peribronchopneumonie (S. 611), welche die Gefahr einer bakteriellen Superinfektion (vor allem Haemophilus influenzae und Bordetella pertussis) birgt, zumal aus dem frühen viralen Befall des lymphatischen Systems durch Masernviren eine vorübergehende Immunschwäche resultiert.

+ Komplikationen:
– *Masern-Riesenzellpneumonie:* Primär geschwächte Kinder neigen auch ohne bakterielle Superinfektion (eventuell schon vor Entwicklung der Exanthemphase) zu einer schwer verlaufenden, oft tödlichen Pneumonie, bei der sich das Tracheobronchialepithel unter Verlust seiner Zilien in ein mehrschichtiges Epithel umwandelt und hier und dort zu mehrkernigen Riesenzellen mit charakteristischen intranukleären und intrazytoplasmatischen Einschlusskörpern fusioniert (S. 618).
– *Akute Masernenzephalitis:* Bei Kleinkindern und Erwachsenen akute, in etwa 20% der Fälle tödlich verlaufende Enzephalomyelitis.
– *Subakute sklerosierende Panenzephalitis* (Dawson-Enzephalitis): Sie kommt vorwiegend bei Kindern und jungen Erwachsenen vor und wird durch abnorme Masernviren (slow-virus) ausgelöst. Dabei gehen unter dem Bilde einer perivenösen Lymphozytenreaktion Neuronen und Myelin allmählich zugrunde, was eine sekundäre Sklerosierung der weißen Substanz zur Folge hat. Dabei häufen sich zwar die Nukleokapside in den Gehirnzellen an, wegen fehlendem viralem Matrixprotein werden aber keine Viren repliziert. Ganglien- und Gliazellkerne enthalten masernantigenhaltige Einschlusskörper. Verlauf: innerhalb von 6–12 Monaten Demenz und myoklonische Konvulsionen → Dezerebration → Tod.

5.4.1.12
Rhabdoviridae

Diese Familie einzelsträngiger RNA-Viren ist durch eine projektilartige Form gekennzeichnet und umfasst neben tier- und pflanzenpathogener Art den Erreger der Tollwut (= Rabies, Lyssa).

Rabiesviren

Erreger und Pathogenese: Das Virus wird nahezu immer durch den Biss eines tollwütigen Haus- oder Wildtieres übertragen, vermehrt sich zunächst im Gewebe der Eintrittspforte (z. B. in Muskelzellen) und wandert anschließend über die Nervenfasern in das ZNS, wo seine weitere Replikation in Ganglienzellen stattfindet. Von dort aus gelangen die neu gebildeten Viren über autonome Nerven wieder in periphere Organe, bevorzugt in die Speicheldrüsen, wo sie mit dem Speichel ausgeschieden werden (Abb. 5.71).

Morphologie: Bei Mensch und Tier äußert sich die Rabiesenzephalitis morphologisch in unspezifischen Zeichen einer Hyperämie mit kleinen Blutungen, lymphohistiozytären Infiltraten und gelegentlichen Neuronenuntergängen. In mindestens 75% der Fälle enthalten die intakten, nicht von Nekrosen betroffenen Ganglienzellen – besonders im Ammonshorn, Hippocampus und Kleinhirnrinde (Purkinje-Zellen) – pathognomonische intrazytoplasmatische Einschlusskörper (= Negri-Körper) mit in Replikation begriffenen Virusstrukturen.

+ Klinik: Das Krankheitsbild wird durch die Enzephalitis bestimmt, die, wenn einmal ausgebrochen, für Mensch und Tier praktisch immer tödlich ist (Ausnahme: südamerikanische Vampirfledermäuse können das Virus übertragen, ohne selbst zu erkranken!). Die Enzephalitis verläuft nach 1- bis 2-monatiger Inkubationszeit (Extreme: 10 Tage bis 1 Jahr!) in 3 Stadien:

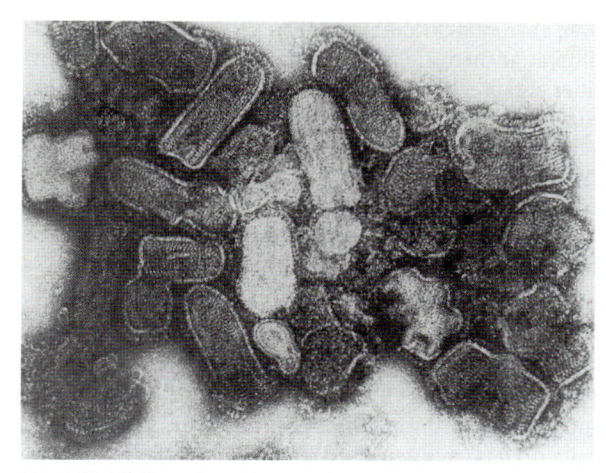

Abb. 5.71 **Tollwutviren** (EM, Vergr. 1 : 200 000).

- *Prodromalstadium:* Brennen im Bereich der Bisswunde, Übelkeit, Erbrechen;
- *Exzitationsstadium:* Laryngopharyngealspasmen, auslösbar durch Anblick von Wasser (sog. Hydrophobie), Überreizbarkeit mit Wutanfällen („Tollwut");
- *Lähmungsstadium:* schließlich tödliche Atemlähmung.

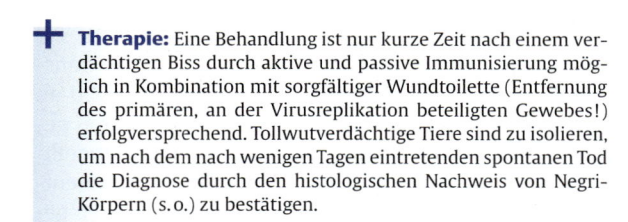

Therapie: Eine Behandlung ist nur kurze Zeit nach einem verdächtigen Biss durch aktive und passive Immunisierung möglich in Kombination mit sorgfältiger Wundtoilette (Entfernung des primären, an der Virusreplikation beteiligten Gewebes!) erfolgversprechend. Tollwutverdächtige Tiere sind zu isolieren, um nach dem nach wenigen Tagen eintretenden spontanen Tod die Diagnose durch den histologischen Nachweis von Negri-Körpern (s. o.) zu bestätigen.

5.4.1.13

Arenaviridae

Diese kugeligen bis pleomorphen RNA-Viren bestehen aus einer Hülle, die eine eigentümlich sandkornartige Innenstruktur umschließt. Bei diesen Strukturen soll es sich um in das Virus integrierte Ribosomen handeln. Hauptvertreter dieser Virusfamilie sind das bei Nagern endemisch verbreitete Virus der lymphozytären Choriomeningitis (LCM-Virus), ferner Erreger des afrikanischen Lassa-Fiebers sowie verschiedene Formen des sog. hämorrhagischen Fiebers (Argentinien: Junin-Virus; Bolivien: Machupo-Virus). Diese Virusgruppe kann gefährliche Multiorganerkrankungen hervorrufen, die sich unter anderem in einer interstitiellen Pneumonie mit Bildung hyaliner Membranen und in einer Hepatitis mit ausgedehnten, vorwiegend perivenulären Leberzellnekrosen und markanter Kupffer-Zell-Aktivierung äußert.

5.4.1.14

Retroviridae[1]

Zu dieser Virusfamilie gehören die Oncornaviren, Spumaviren und Lentiviren. Bei ihnen wird während ihres Vermehrungszyklus durch die reverse Transkriptase die RNA rückwärts zu DNA transkribiert (Name: Retroviren!). Diese eigenartige Form der Virusreplikation verläuft nach folgendem Muster:

Nach rezeptorvermittelter Aufnahme in die Zelle wird der Virusnukleokapsid im Zytoplasma teilweise abgebaut. In diesem, für Nukleotide nun durchlässig gewordenen Rest-Core, wird das virale RNA-Genom in die doppelsträngige Provirus-DNA (= Provirus) umgeschrieben. Das Provirus wird dann in den Zellkern transportiert. Dort wird die provirale DNA in die Wirtszellen-DNA integriert. Das weitere Schicksal des Provirus besteht darin, dass es entweder wie ein stilles zelluläres Gen ohne pathogene Folgen an alle Tochterzellen weitergegeben wird, oder dass es sich nach Transkriptionsaktivierung vermehrt und pathogen wird. Letzteres kann nach jahrzehntelanger Latenz zu manifesten Erkrankungen führen. Das provirale Genom wird schließlich im Zellkern als einzelsträngige RNA überschrieben und im Zytoplasma der Wirtszellen mit weiteren Virusproteinen zu einem neuen Virus komplettiert. Schließlich schnürt sich das reife Virus knospenförmig von der Zelloberfläche ab (= budding) und nimmt dabei Teile der Wirtszellmembran als Hülle mit.

Oncornaviren

Erreger: Diese RNA-haltige Virusgruppe (Akronym: *on-coge*ne *RNA*-Viren) spielt bei der Entstehung von soliden Tumoren, Leukämien und Neuropathien eine wichtige Rolle. Für den Menschen ist das HTLV (= humanes T-Zell-Leukämie-Virus) bedeutsam. Seine wichtigsten Endemiegebiete liegen in Südwestjapan, in der Karibik und in Afrika südlich der Sahara.

- **HTLV-I** wird mit der Muttermilch sowie sexuell übertragen und infiziert ausschließlich CD4$^+$-T-Lymphozyten. Das Virus lässt sich vorwiegend als integriertes Provirus von der Wirtszellpolymerase vermehren, die zuverlässiger arbeitet als die virale reverse Transkriptase. Daher beobachtet man bei HTLV-1 nur eine geringe genetische Variabilität.

Klinik: Nach mehr als 20-jähriger Inkubationszeit entwickeln sich folgende Krankheitskomplexe:
- *ATLL* (= adultes T-Zell-Lymphom/Leukämie): Sie findet man bei etwa 5% der Infizierten als Folge einer gesteigerten T-Zell-Proliferation.
- *TSP/HAM* (= tropische spastische Parese/HTLV-assoziierte Myelopathie): Sie kommt vor allem in der karibischen Bevölkerung vor, vermutlich als Folge autoaggressiver T-Zellen.

- **HTLV-II**: Es ist bei den Ureinwohnern Amerikas endemisch und hat mit dem intravenösen Heroinkonsum

---

[1] In Zusammenarbeit mit PD Dr. J. Schneider, Abteilung Virologie, Universitätsklinik Freiburg

Südeuropa erreicht. Es ist auch bei wenigen Patienten mit Haarzellleukämie isoliert worden.

Humanes Immundefektvirus

Syn.: HIV

Erreger des akquirierten Immundefektsyndroms (= AIDS) aus der Subfamilie der Lentiviren. Die Quelle für das weltweit verbreitete HIV-1 dürften wahrscheinlich Schimpansen sein, während das vorwiegend in Afrika verbreitete HIV-2 sicher seinen Ursprung von Altweltaffen Westafrikas nimmt. Im Gegensatz zu den Viren der HTLV-I-Gruppe vermehrt sich das HIV durch Neuinfektion von Zellen. Hierbei fällt die hohe Fehlerrate der viralen reversen Transkriptase ins Gewicht, was zu einer hohen Variabilität und Anpassungsfähigkeit der Viren (z. B. an Medikamente!) führt (Abb. 5.**72**).

Beim Menschen erfolgt die HIV-Übertragung:
- mit Blut(-Bestandteilen) in Form von Bluttransfusionen, unsterilen Injektionskanülen und Gerinnungsfaktoren,
- durch analen oder vaginalen Geschlechtsverkehr (♂ → ♀ und ♀ → ♂)
- von Mutter auf Kind intrauterin, perinatal und mit der Muttermilch.

Aufgrund epidemiologischer Beobachtungen spielt die HIV-Übertragung durch blutsaugende Insekten keine Rolle.

Somit erfolgt die Übertragung von HIV ähnlich wie von Hepatitis-B-Viren vorwiegend parenteral oder durch Geschlechtsverkehr. Im Gegensatz zu den hochkontagiösen, klassischen Geschlechtskrankheiten wie Gonorrhoe und Syphilis wird das HIV nur mit statistisch geringer Effizienz im Rahmen des Geschlechtsverkehrs übertragen,
weil ein direkter Kontakt des Erregers mit der infektionsempfänglichen Zielzelle (Lymphozyten, Makrophagen) über entsprechende Schleimhautläsionen notwendig ist. Aus diesem Grunde setzt die endemisch-horizontale Ausbreitung des HIV einen sehr häufigen Partnerwechsel (Promiskuiät, Prostitution) voraus. Damit sowie mit der besonderen Verletzbarkeit der Rektumschleimhaut im Rahmen anogenitaler Kohabitationspraktiken hängt die hohe Durchseuchung von Homosexuellen zusammen.

Das HIV ist weltweit verbreitet und erreicht in manchen schwarzafrikanischen Ballungszentren einen Durchseuchungsgrad von mehr als 20% der Bevölkerung.

Pathogenese: Das HIV zeigt einen ausgeprägten Tropismus für Zellen, die auf ihrer Oberfläche das CD4-Antigen tragen. Dazu gehören in erster Linie die T-Helferlymphozyten, aber auch andere Zellen wie Monozyten/Makrophagen, Langerhans-Zellen der Haut und dendritische Zellen. Ursache dafür ist die Tatsache, dass das CD4-Antigen für das gp120-Glykoprotein des HIV einen hochaffinen Rezeptor und somit eine effektive Anheftungsstelle darstellt. Dieser Bindungsmechanismus genügt aber für die HIV-Infektion nicht. Nachdem das virale gp120 an das zelluläre CD4 gebunden hat, macht das gp120 eine Konformationsänderung durch, so dass auf ihm eine weitere Bindungsstelle frei wird, mit der es einen der beiden zellulären Chemokinrezeptoren CCR-5[1] oder CXCR-4[2] erkennt (s.u.). Das gp120 ist nichtkovalent an das transmembranöse gp41 angeheftet. Nachdem das gp120 an CD4 und an einen der beiden Chemokinrezeptoren gebunden hat, wird auch das gp41-Ende in die Zellmembran eingepflanzt und das Virus-Core mit dem darin enthaltenen Virusgenom ins Zytoplasma der Zielzelle eingeschleust. Damit ist der infektiöse Handschlag des Virus mit der Zielzelle perfekt.

Je nachdem, an welchen Chemokinrezeptor das HIV bindet, resultiert ein anderer HIV-Tropismus:
- *Makrophagentrope* HIV-Stämme (= M-Tropismus) bevorzugen CCR-5 (β-Chemokin-Rezeptor) und binden an Makrophagen und an frisch isolierte Blut-T-Zellen, zumal CCR-5 auf Makrophagen, Langerhans-Zellen der Darmschleimhaut und T-Zellen exprimiert wird. Solche Zellen aus der monozytären Herkunft, zu den auch die Mikrogliazellen gehören, tragen vermutlich das HIV auch ins Hirngewebe.
- *T-Zell-trope* HIV-Stämme (= T-Tropismus) bevorzugen CXRC-4 (α-Chemokin-Rezeptor) und binden nur an T-Zellen (frisch aus Blut isoliert oder kultiviert), zumal CXCR-4 nur auf T-Zellen exprimiert wird.

AIDS wird durch M-trope HIV-Stämme übertragen. Folglich weisen Patienten am Anfang ihrer Infektion über-

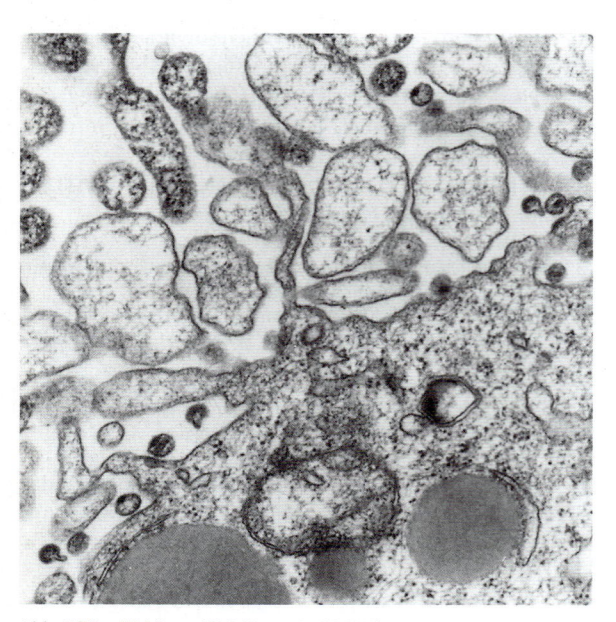

Abb. 5.**72** **HI-Viren** (EM, Vergr. 1 : 20000).

---

[1] CC-R = Rezeptor für β-Chemokin mit typischer Peptidsequenz Cystin – Cystin (→ Chemotaxis für Leukozyten außer Neutrophilen)
[2] CXC-R = Rezeptor für α-Chemokin mit typischer Peptidsequenz Cystin – Aminosäure – Cystin (→ Neutrophilen-Chemotaxis)

wiegend M-trope HIV-Stämme auf, die offenbar über eine gp120-Mutation und die entsprechende Affinität für CXCR-4 T-trop werden.

Die HIV-Infektion vollzieht sich in folgenden 3 Phasen:

Akutphase: Nach dem entscheidenden Schleimhautkontakt sind innerhalb weniger Tage mukosale dendritische Zellen (= Langerhans-Zellen) HIV-infiziert und virusproduktiv. Sie transportieren das Virus zu den drainierenden Lymphknoten. Hierhin gelangt das Virus auch nach dem entscheidenden Blutkontakt, wo es zu den follikulären dendritischen Zellen gelangt. Die dendritischen Zellen geben das Virus an die $CD4^+$-T-Zellen weiter und bilden mit diesen und den Makrophagen die wichtigsten Stellen der HIV-Infektion und -Persistenz.

Von den Lymphknoten aus erfolgt innerhalb weniger Wochen die Generalisierung der HIV-Infektion mit entsprechender Virämie, was sich klinisch bei mehr als 50% der Patienten in Form einer vorübergehenden Abgeschlagenheit mit Fieber und Exanthem äußert. Täglich werden jetzt 1000 Milliarden neue Viruspartikel gebildet und gleichzeitig 1 Milliarde $CD4^+$-T-Zellen zerstört. Nun springt das Immunsystem ein: Die zytotoxischen $CD8^+$-T-Zellen töten die virusinfizierten Zellen ab und geben überdies einen HIV-inhibierenden Faktor ab, so dass innerhalb von 2 Wochen die Viruslast um das 100- bis 1000fache zurückgeht. Durch diesen immunologischen Druck werden gleichzeitig aber auch HIV-Varianten selektioniert, die von den zytotoxischen T-Zellen und neutralisierenden Antikörpern nicht mehr erkannt werden (= Escape-Mutanten).

Für den $CD4^+$-T-Zell-Verlust werden folgenden Mechanismen diskutiert:
- Verlust von unreifen T-Vorläufer-Zellen durch virale Schädigung oder Differenzierungsstörung;
- Zelltod infolge Fusion von uninfizierten Zellen mit infizierten zu synzytialen Riesenzellen (Zellballonierung);
- Apoptoseinduktion uninfizierter $CD4^+$-T-Zellen durch lösliches gp120 oder durch Fas-Ligand;
- Apoptoseinduktion infizierter $CD4^+$-T-Zellen durch zytotoxische $CD8^+$-T-Zellen.

Chronische Phase (= Latenzphase): Die Virämie kann auf diese Weise über viele Jahre im Schach gehalten werden. Gleichwohl findet weiterhin – wenn auch auf niedrigerem Niveau – eine Virusvermehrung vor allem in inaktiven Gedächtnis-T-Zellen statt, die bekanntlich monatelang vital sind. Der Patient ist nun „latent infiziert". Er ist zwar klinisch gesund, aber dennoch HIV-Überträger. Diese Latenzzeit kann 7–8 Jahre lang anhalten. Sowie jedoch die $CD4^+$-T-Zellen durch Antigene und/oder Zytokine wie TNFα aktiviert werden, löst dies in ihrem Zytoplasma unter anderem die Mobilisierung des NF_kB (= nukleärer Faktor $_kB$) aus, so dass dieser im Zellkern an der Promotorregion verschiedener Gene binden kann. Damit wird in den T-Zellen die Transkriptionsmaschinerie angeworfen, und genau das benötigt das HIV für seine Replikation. Bei den AIDS-Patienten dürfte dafür der zusätzliche Kontakt mit Keimen wie CMV, HSV, EBV, HBV und Mykobakterien ausschlaggebend sein.

Finalphase (= Krisis-Phase): Mit der Zeit kann der infizierte Organismus den unablässigen Verlust von $CD4^+$-T-Zellen nicht mehr kompensieren. Hinzu kommt außerdem noch ein qualitativer Defekt dieser Zellen, der darin besteht, dass das Immunsystem auf Antigene nicht mehr mit einer T-Zell-vermittelten Immunreaktion vom verzögerten Typ antworten kann. Darunter leidet besonders die T-Helferzell-abhängige Transformation von Makrophagen zu Epitheloidzellen im Rahmen der effektiven Bekämpfung intrazellulär-parasitierender Keime.

Schließlich wird – möglicherweise durch die erwähnten konkomittierenden Infektionen – auch das B-Zell-System in Mitleidenschaft gezogen. Die B-Zellen proliferieren polyklonal und bewirken eine Hypergammaglobulinämie bei gleichzeitigem Unvermögen, gegen neue Antigene gezielt Antikörper zu bilden. Die B-Zell-Proliferation macht sich in einer anfänglich gigantischen Follikelhypertrophie und Lymphknotenvergrößerung (HIV-Lymphadenopathie) bemerkbar (s. S. 553). Mit der Zeit bricht die Struktur dieser übergroßen Follikel, unterstützt durch massenhafte Apoptosen, auseinander. Die kortikale B-Zell-Zone sowie die parakortikale T-Zell-Zone und mit dieser auch die zytotoxischen T-Zellen verschwinden, und die Lymphknoten schrumpfen atrophisch zusammen. Außerdem büßen auch die Makrophagen den größten Teil ihrer Hauptfunktionen wie Chemotaxis, Phagozytose, Antigenpräsentation und Zytokinsekretion ein.

Nun bricht die Abwehr des Wirtsorganismus zusammen, und der Patient beginnt an seinem Immundefektsyndrom zu leiden. Dies äußert sich darin, dass die Resistenz gegenüber einer Reihe von opportunistischen Keimen reduziert ist. Dazu gehören Toxoplasma gondii, Kryptosporidien, Pneumocystis carinii, Candida albicans, Kryptokokken, Mycobacterium tuberculosis und Mycobacterium avium/intracellularis sowie auch Herpes-, Zytomegalo-, Papova- und Hepatitisviren. Sie rufen bei den Patienten letztlich tödlich endende Infektionen hervor.

✚ Klinik: Die HIV-Infektion verläuft nach unterschiedlich langer Inkubationszeit in folgenden Stadien ab:
- *Stadium 1:* mononukleoseartiges Bild: Erschöpfung, Fieber, Kopfschmerzen, Exanthem mit/ohne Meningoenzephalitis (Dauer: 3–4 Wochen);
- *Stadium 2:* Lymphopenie (CD4/CD8-Verschiebung);
- *Stadium 3:* generalisierte Lymphknotenschwellung (AIDS-Lymphadenopathie, S. 553), Dauer: 3–5 Jahre;
- *Stadium 4:*
  - AIDS-related Complex (Fieber, Nachtschweiß, Diarrhoe, Gewichtsverlust, Leistungsabfall);
  - neurologische Symptome (HIV-Enzephalopathie, S. 1084);
  - opportunistische Infektionen;
  - Kaposi-Sarkom (S. 452), hochmaligne Lymphome.

5.4.1.15
Picornaviridae

Enteroviren

Diese Gruppe umfasst das Poliovirus (Abb. 5.**73**), den Erreger der spinalen Poliomyelitis (S. 1083), die Coxsackie- und ECHO-Viren. Wie alle Viren aus der Familie der Picornaviridae (pico-RNA; pico, ital. = klein) missbrauchen sie auf der Zielzelle bestimmte Adhäsionsmoleküle (ICAM) der Ig-Superfamilie zur Anheftung. Bemerkenswert dabei ist, dass die Viren an der gleichen ICAM-1-Stelle binden wie das Integrin LFA-1 (leucocyte function antigen), das Leukozyten zur Auswanderung aus der Blutendstrombahn benötigt und das bei T-Lymphozyten die antigenvermittelte spezifische Zellantwort auslöst.

Hepatitis-A-Virus

Erreger der Virushepatitis-A (= HAV). Das HAV wurde lange zu den Enteroviren gezählt, es weicht aber in einigen Eigenschaften von diesen ab und wird heute als eigenständige Gruppe der Hepatoviren aufgefasst. Es vermehrt sich zunächst im Darm, um nach kurzer Virämie ausschließlich die Leber als Zielorgan zu befallen.

Klinik: Wie bei der Hepatitis B, jedoch gutartiger und nichtchronischer Verlauf (S. 761).

Rhinoviren

Sie werden durch Tröpfcheninfektion vor allem in den Wintermonaten von Mensch zu Mensch übertragen und sind die Erreger des banalen Schnupfens. Sie infizieren die respiratorischen Schleimhautepithelien des Nasen-Rachen-Raumes und bleiben dort meist streng lokalisiert. Adhäsionsmechanismus: Anheftung an ICAM-Adhäsionsmoleküle auf der Zielzelle. Die nur kurz dauernde, typisch spezifische Immunität, zusammen mit dem großen Typenreichtum (über 100 Serotypen) sind für die wiederkehrenden Schnupfenepisoden verantwortlich (S. 212).

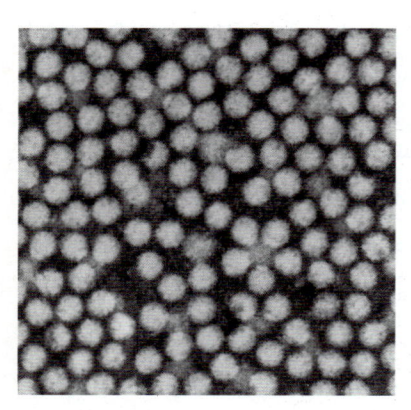

Abb. 5.**73** **Polioviren** (EM, Vergr. 1 : 100 000).

5.4.1.16
Subvirale Erreger

Zu dieser Gruppe gehören:
- *Viroide:* Diese sind stäbchenförmig. Sie bestehen aus nichtumhüllten einzelsträngigen nichtkodierten RNA-Molekülen, die als Antisense-RNA die Zellregulation durcheinanderbringen. Viroide spielen eine wichtige Rolle in der Pflanzenpathologie. Hepatitis-D-Viren sind mit solchen Viroiden am nächsten verwandt.
- *Prionen:* Ein Prion (*pr*oteinaceus *i*nfectious particles = Scrapie-Agens[1] ist ein infektiöses Sialoglykoprotein (= PrP^{Sc}). Sein physiologisches Gegenstück ist das in die Zellmembran integrierte PrP^{C} mit Strukturhomologien zu einem Acetylcholinrezeptor. Das PrP^{C} spielt bei der Zelladhäsion mit und drosselt die Synapsenfunktion. Das PrP^{Sc} ist wegen einer molekularen Veränderung mit β-Faltblatt-Strukturierung proteaseresistent und verursacht vermutlich die Umwandlung des physiologischen PrP^{C} in das pathologische PrP^{Sc}. Dadurch kommt es vermutlich zu einer Kettenreaktion, an deren Ende eine schwammartige Gewebeauflockerung in der grauen Substanz steht (S. 1086). Prionen-assoziierte Krankheiten sind vor allem die Creutzfeldt-Jakob-Krankheit und die Bovine Spongiforme Enzephalopathie (= BSE, Rinderwahnsinn).

5.4.2
Bakterielle Läsionen

Bakterielle Pathogenitätsmechanismen: Sie sind letztlich Waffen um die Vorherrschaft der Lebewesen unter sich. Bakterien greifen direkt oder indirekt über ihre Werkzeuge den Makroorganismus auf der Ebene der Zellen an, um sich entweder durch eine Funktionsstörung oder eine Zerstörung der Zielzelle einen Überlebensvorteil zu verschaffen. Dazu müssen sich die Krankheitserreger zunächst einmal auf der Zellmembran festsetzen können (= Adhäsion). Danach gilt es, die Abwehrmechanismen des Makroorganismus zu überlisten (= Virulenzfaktoren), so dass sie in der neuen Umgebung, die ihnen vor allem im Magen-Darm-Trakt und Genitaltrakt durch die dort ansässige Keimflora streitig gemacht wird, überleben und gedeihen können (= Kolonisierung).
- *Adhäsion:* Die Wirtszellen enthalten in ihrer Zellmembran besondere Kontaktstrukturen in Form von Glykosphingolipiden, deren Kohlenhydratanteil antennenartig über die Zelloberfläche hinausragt (S. 34). Diese regulieren im Allgemeinen das Zellwachstum, bestimmen die Organzugehörigkeit einer Zelle und vermitteln den Kontakt der Zellen untereinander. Für Bakterien sind diese Strukturen

---

[1] PrP^{C} = Prion der normalen Zelle (C = cell); PrP^{Sc} = Prion-Scrapie (Scrapie = Scheuerkrankheit der Schafe)

aber auch Rezeptoren, an die sie selbst über Adhäsine oder ihre Produkte (Exotoxine) binden. Einige Erreger tragen auf ihrer Oberfläche dünne Proteinfortsätze in Form von Pili oder Fimbrien, mit denen sie die Glykosphingolipide der Zelle kontaktieren. Dieser Haftmechanismus gilt für
- Meningokokken im oberen Respirationstrakt,
- Gonokokken, uropathogenen Escherichia coli und Proteusbakterien auf der Urethralschleimhaut,
- enteropathogene Escherichia coli, Enterobacteriaceae und Vibrio cholerae im Intestinaltrakt.
- *Virulenzfaktoren:* Den Abwehrkampf durch den Makroorganismus überstehen pathogene Keime dadurch, indem sie:
  - Fresszellen durch Beeinträchtigung der Chemotaxis, Phagozytose, Burst-Reaktion (s. u.) und Lysosomenfunktion gleichsam außer Gefecht setzen;
  - Phagozyten durch spezielle Gifte zerstören;
  - das Komplementsystem oder die Antikörperfunktion stören;
  - die zelluläre Immunität hemmen.

Grundsätzlich schädigen die Bakterien einen Wirtsorganismus entweder dadurch, dass sie in ihn eindringen, um sich in ihm zu vermehren (= invasive bakterielle Entzündung), oder indem sie Gifte (Toxine) abgeben, welche die Funktion von Wirtszellen oder Organen beeinträchtigen (nichtinvasive bakterielle Entzündung).

- *Toxine:* Die Organspezifität der Bakterien oder ihrer Produkte gibt ihnen die Chance, den Makroorganismus mit einem entsprechenden Toxin an der entscheidenden verwundbaren Stelle zu treffen. Paradebeispiel dafür sind die clostridialen Neurotoxine, die den Tetanus und den Botulismus auslösen. Beide Toxine können ihre tödliche Wirkung nur deshalb ausüben, weil sie mit hoher Affinität an bestimmte Ganglioside binden, die fast ausschließlich im Zentralnervensystem vorkommen (S. 1126). Ein ähnlicher Bindungsmechanismus verhilft dem Choleratoxin (S. 700) und dem Diphtherietoxin zu seiner Treffsicherheit (S. 588; Tab. 5.**15**).

Andere Bakteriengifte beschränken sich nicht auf einzelne Zellsysteme, sondern binden an ganz gewöhnliche Zellmembranbestandteile. Deshalb wirken sie auch unmittelbar dort, wo sie abgegeben werden. Sie unterstützen, vergleichbar mit taktischen Waffen, den Vormarsch der Bakterien ins Gewebe. So können z. B. Staphylococcus aureus, pyogene Streptokokken und Escherichia coli mit Hilfe besonderer Gifte (Hämolysine) die Zellmembran durchlöchern. Im Gegensatz zu den Exotoxinen, die von den Erregern laufend produziert werden, treten die aus Lipopolysacchariden bestehenden Endotoxine als bakterielle Zellwandbestandteile erst nach einem Bakterienuntergang zu Tage. Die Endotoxine gramnegativer, meist zur fäkalen Darmflora gehörenden Keime haben eine systemische Wirkung, dies kann bei einer Endotoxinämie zu einem septischen Schock führen (S. 393; Tab. 5.**15**).

Tabelle 5.**15 Bakterielle Erkrankungen** (E. = Entzündung)

Erregergruppe	Typische Krankheiten
Spirochäten. gramnegative helikale Bakterien	
Spirochaetaceae	
– Treponema pallidum	Lues (granulomatöse E.)
– Treponema vincentii	Angina Plaut-Vincenti (nekrotisierende E.)
– Borrelia burgdorferi	Lyme-Borreliose
Leptospiraceae	
– Leptospira icterohaemorrhagicae	Morbus Weil (nekrotisierende Hepatitis, Hämorrhagie)
Spiralig/kommaförmig, gekrümmte, gramnegative Stäbchen	
Campylobacteriaceae	
– Campylobacter jejuni	Enteritis
– Heliobacter pylori	Gastritis Typ B, peptisches Ulkus
Aerobe, gramnegative Stäbchen und Kokken	
Pseudomonaceae	
– Pseudomonas aeruginosa	Wundeiterung, Nosokomialinfekt
– Stenotrophomonas maltophilia	Nosokomialinfekt, Pneumonie
Legionellaceae	
– Legionella pneumophila	Pneumonie
Neisseriaceae	
– Neisseria gonorrhoeae	Gonorrhoe
– Neisseria meningitidis	Meningitis, Sepsis
– Brucella abortus	Morbus Bang (granulomatöse E.)
– Brucella melitensis	Maltafieber (granulomatöse E.)
– Bordetella pertussis	Keuchhusten
– Francisella tularensis	Tularämie
Fakultativ anaerobe, gramnegative Stäbchen	
Enterobacteriaceae	
– Escherichia coli	
– enteropathogen	Säuglingsdiarrhoe
– enterotoxisch	choleraähnliche Diarrhoe
– enteroinvasiv	ruhrähnliche Diarrhoe
– enterohämorrhagisch	hämolytisch-urämisches Syndrom
– Salmonella enterica	Typhus, Paratyphus
– Shigella ssp.	bakterielle Ruhr
– Klebsiella pneumoniae	Lobärpneumonie
– Klebsiella ssp. ozaenae	Ozäna
Fakultativ anaerobe, gramnegative Stäbchen	
Enterobacteriaceae	
– Klebsiella ssp. rhinoscleromatis	Rhinosklerom
– Yersinia pestis	Pest
– Yersinia enterocolitica	Enterokolitis, Pseudoappendizitis
– Yersinia pseudotuberculosis	Ileitis, Lymphadenitis
Vibrionaceae	
– Vibrio cholera	Cholera
Pasteurellaceae	
– Haemophilus influenzae	Atemwegsinfekt, Meningitis
– Haemophilius ducreyi	Ulcus molle
– Calymmatobacterium granulomatis	Granuloma inguinale
– Gardnerella vaginalis	Kolpitis

Fortsetzung ▶

Tabelle 5.**15** (Fortsetzung)

Erregergruppe	Typische Krankheiten
Rickettsien, Bartonellen und Chlamydien (gramnegativ, obligat intrazellulär)	
Rickettsiaceae	
– Rickettsia prowazekii	Fleckfieber
– Rickettsia rickettsii	Zeckenbissfieber
– Coxiella burnetti	Q-Fieber (Pneumonie)
Bartonellaceae	
– Bartonella henselae	bazilläre Angiomatose (bei HIV) bakterielle Peliosis hepatis Katzenkratzkrankheit
Chlamydiaceae	
– Chlamydia trachomatis	Trachom
– Chlamydia lymphogranulomatis	Lymphogranuloma venereum
– Chlamydia psittaci	Ornithose (Pneumonie)
Mykoplasmen (zellwandlose Bakterien)	
Mycoplasmataceae	
– Mycoplasma pneumoniae	(atypische) Pneumonie
Grampositive Kokken	
Micrococcaceae (= „Haufenkokken")	
– Staphylococcus aureus	invasiv: Impetigo follicularis, Furunkel, Abszess, Sepsis nichtinvasiv: Pemphigus neonatorum, toxisches Schocksyndrom
– Staphylococcus epidermidis	Hautkeim, Katheterinfektion
Pyogene Streptokokken	
– Streptococcus pyogenes (Gruppe-A-Streptokokken)	= „Kettenkokken": Scharlach, Angina, Erysipel
– Steptococcus pneumoniae	= „Diplokokken": Lobärpneumonie, Otitis media
– Streptococcus agalactiae (Gruppe-B-Streptokokken)	= „Kettenkokken": Neugeborenensepsis, -meningitis
– Orale Streptokokken („Viridansstreptokokken")	bakterielle Endokarditis
– Enterokokken	bakterielle Endokarditis
Sporenbildende, grampositive Stäbchen	
Bacillaceae	
– Bacillus anthracis	Milzbrand
– Clostridium tetani	Wundstarrkrampf
– Clostridium botulinum	Botulismus
– Clostridium perfringens	Gasbrand
– Clostridium difficile	pseudomembranöse Kolitis
Regelmäßig geformte, nichtsporenbildende, grampositive Stäbchen	
– Listeria monocytogenes	Neugeborenenmeningitis Granulomatosis infantiseptica

Fortsetzung ▶

Tabelle 5.**15** (Fortsetzung)

Erregergruppe	Typische Krankheiten
Unregelmäßig geformte, nichtsporenbildende, grampositive Stäbchen	
– Corynebacterium diphtheriae	Diphtherie
– Actinomyces israelii	zervikofaziale Aktinomykose
Mykobakterien (säurefeste Stäbchen)	
Mycobacteriaceae	
– Mycobacterium tuberculosis	(Lungen-)Tuberkulose (granulomatöse E.)
– Mycobacterium bovis	(Darm-)Tuberkulose (granulomatöse E.)
– Mycobacterium leprae	Lepra
– Mycobacterium avium/intracellulare (atypische Mykobakterien)	AIDS-assoziierte histiozytäre Granulome („Histiozytose")
Nokardiforme, grampositive Stäbchen	
– Nocardia asteroides	Pneumonie

- *Stressproteine* (= Hitzeschockproteine) sind Proteine, welche die Zelle vor größeren Schäden bewahren, indem sie deren Proteinstruktur schützen, die Proteinbiogenese leiten und geschädigte Proteine zum lysosomalen Abbau dirigieren. Stressproteine sind sehr stark evolutiv konserviert. Sie werden von Bakterien und Säugerzellen in täuschend ähnlicher Zusammensetzung gebildet (S. 147). Dies hat zur Folge, dass sich Erreger und Wirtszelle der gleichen Waffen bedienen, um ihre „Händel" zu überstehen. Negativ wirkt sich auf die Wirtszelle aus, wenn bestimmte Erreger – mutationsbedingt – übermäßig Stressproteine gegen die toxischen Metabolite der Phagozyten-Burst-Reaktion bilden. In diesem Fall können mikrobielle Stressproteine Virulenzfaktoren darstellen. Einige opportunistische Keime, die vorübergehend Zellparasiten sind, bilden, solange sie noch nicht von aktivierten Makrophagen abgetötet worden sind, Stressproteine zum Selbstschutz. Dies hat zur Folge, dass die mikrobiellen Stressproteine von den Makrophagen aufgenommen und den Helferzellen präsentiert werden, um somit T-Lymphozyten zu aktivieren. Wird der Wirt erneut von einem ähnlichen Keim befallen, so bildet auch er Stressproteine, die denjenigen des Erregers weitgehend ähnlich sind. Dies hat für den Wirtsorganismus den Vorteil, dass er über stressproteinaktivierte T-Zellen verfügt, die erneut infizierte Wirtszellen sehr frühzeitig erkennen. Aufgrund ihrer enormen phylogenetischen Konservierung sind die Stressproteine von Erreger und Wirt oft über große Sequenzbereiche homolog. Dies kann für den Wirt gefährlich werden: zum einen kann seine Toleranz von Stressproteinen den Erreger bevorteilen, und zum anderen kann seine Attacke gegen Erreger-Stressproteine oder Teile davon eigene infektgestresste Zellen treffen. Dies dürfte vielfach der Auftakt zu einer Autoaggressionskrankheit sein.

Im Folgenden werden die Pathogenitätsmechanismen einiger Bakterien exemplarisch besprochen. Dies gilt vor allem für diejenigen Erreger, die nicht nur ein Organ schädigen, sondern systemische Erkrankungen auslösen. Die anderen Erreger, die hauptsächlich eine organtypische Erkrankung auslösen, werden bei den jeweiligen Organsystemen besprochen. Die Systematik aller im vorliegenden Buch besprochenen bakteriellen Erreger ist in Tab. 5.15 zusammengestellt.

5.4.2.1
Treponema pallidum

Erreger: Dies ist der Erreger (Tab. 5.15) der Syphilis (Syn.: Lues) (sifl, arab. = Weltkrankheit; Lues, lat. = Seuche), die durch Geschlechtsverkehr übertragen wird und weltweit verbreitet ist.

Pathogenese: Die immunologische Antwort des Organismus auf den Erreger ist immer noch unklar. Dass sich eine humorale Immunität entwickelt, liegt an der Bildung von Anti-Treponemen-Antikörpern, die gegen Treponema-pallidum-Material gerichtet sind (Abb. 5.74), und an den antilipoidalen Antikörpern, die vermutlich autoreaktive Antikörper gegen phospholipidhaltiges Mitochondrienmaterial (Cardiolipin) zerfallener Körperzellen sind. Die humorale Immunantwort ist histologisch an der plasmazellulären Gewebeinfiltration erkennbar, die vor allem die kleineren Gefäße umgibt und sie durch eine Intimainfiltration einengt (= obliterative Endarteriitis). Daneben spielt auch die zelluläre Immunität eine Rolle, was sich an den zentral verkäsenden Granulomen in Form der Gummata bemerkbar macht. Obschon sich im Verlaufe der Infektion im Wirtsorganismus eine immunologische Abwehr aufbaut, reicht sie nicht aus, um die Treponemen vollständig zu eliminieren, mehr noch: im Spätstadium nimmt die Abwehr laufend ab.

+ **Klinisch** verläuft die Erkrankung ähnlich wie die Tuberkulose in 3 Stadien:
  - *Primärsyphilis:* Sie ist durch das Ulcus durum (= harter Schanker) im Bereich der Genitalorgane gekennzeichnet. Dies liegt am Fibronektin auf der Oberfläche der Spirochäten, mit dem sie an den Gefäßendothelien festmachen.
  - *Sekundärsyphilis:* Sie folgt der Primärsyphilis nach 4–8 Wochen und äußert sich in makulopapulösen Exanthemen und in Form des Condyloma latum (S. 937).
  - *Tertiärsyphilis:* Nach mehreren Monaten oder Jahren eines klinisch stummen Intervalls (= Lues latens) kommt es zur Ausbildung der syphilitischen Granulome (= Gummata). Sie können sich an der Haut, Schleimhaut und in nahezu allen Organen manifestieren. Besonders gefährlich sind die Mesaortitis luica und die Neurosyphilis (S. 1081).
  - *Kongenitale Syphilis:* Sie wird transplazentar von der Mutter auf den Fetus übertragen und führt entweder zum Absterben der Frucht oder manifestiert sich erst in verschieden langen Zeitintervallen nach der Geburt (S. 325).

5.4.2.2
Neisseriaceae

Neisseria gonorrhoeae

Erreger und Pathogenese: Die auch als Gonokokken (Tab. 5.15) bezeichneten Erreger können sich mit ihren Haftpili und einem besonderen Haftprotein gezielt auf dem urogenitalen Epithel anheften. Danach lassen sie sich von Histiozyten und Granulozyten endozytotisch aufnehmen und entwaffnen diese Phagozyten, indem sie deren Lysosomen sich nach außen entleeren lassen. Außerdem schützt eine Polysaccharidkapsel sie vor den Angriffen der Phagozyten. Dadurch können sie sich innerhalb der Heterophagievakuolen vermehren (Abb. 5.75). Außerdem produzieren sie eine IgA-Protease, welche die sekrotischen Antikörper in den Schleimhautsekreten zerstören. Dadurch wird ihnen die Möglichkeit eröffnet, in Bezug auf ihre Besiedelung nicht nur bis in den Urogenitaltrakt, sondern bis in die Peritonealhöhle sowie auch in die Rektal- und Pharynxschleimhaut und in die Konjunktiva vorzustoßen. Schließlich geben die Gonokokken auch Endotoxin ab und sind über die konsekutive Bildung von TNFα auch in der Lage, ein Schockgeschehen auszulösen.

+ **Klinisch** löst die Gonokokkeninfektion in erster Linie eine sexuell transmittierte Gonorrhoe (gr. = Samenfluss) aus, die je nach Alter und Geschlecht verschieden abläuft:
  - bei Männern: Beginn mit Urethritis → eitriger Ausfluss (= Tripper) → Prostatitis, Epididymitis;
  - bei Frauen: Beginn mit Zervizitis → eitriger Ausfluss → eitrige Salpingitis → Peritonitis;
  - Peripartalinfekt: Neugeborene → eitrige Konjunktivitis (= Gonoblenorrhoe; Blenorrhoe, gr. = Schleimfluss) → Erblindungsgefahr.

Neisseria meningitidis

Erreger und Pathogenese: Diese Diplokokken besitzen ebenfalls eine Polysaccharidkapsel und stellen Parasiten des Nasopharynx dar. Sie werden über Tröpfcheninfektion von einem Patienten oder symptomfreien Träger auf

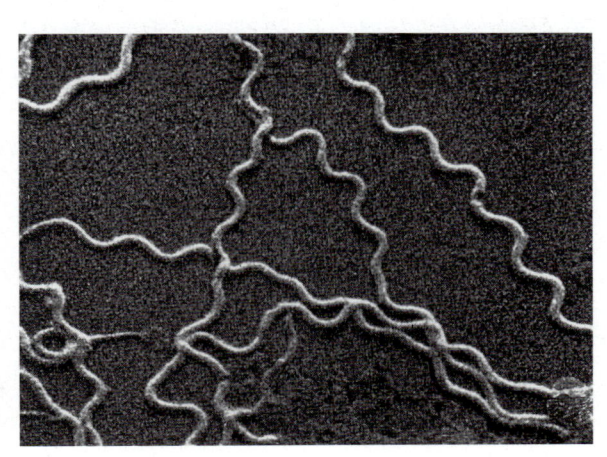

Abb. 5.74 **Treponema pallidum** (REM, Vergr. 1 : 6000).

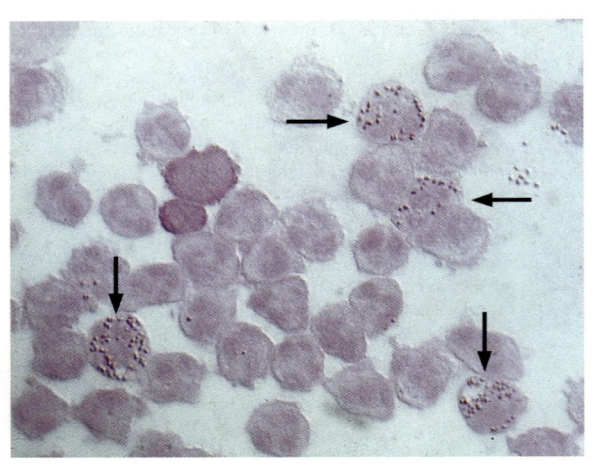

Abb. 5.75 Gonorrhoe: Urethralabstrich (eitriges Sekret) eines 27-jährigen Rheinschiffers mit zahlreichen Granulozyten, die endozytotisch aufgenommene Diplokokken (Neisseria gonorrhoeae: Pfeile) enthalten (Neisser, Vergr. 1 : 300; DIC)

Tabelle 5.**16** Die wichtigsten Enterobacteriaceae-Antigene

Antigen-Bezeichnung	Struktur, Funktion
O-Antigen	äußere Polysaccharidkette des Lipopolysaccharidkomplexes (= Endotoxin) auf der äußeren Bakterienmembran
H-Antigen	Geißelantigen-Protein
K-Antigen	Kapselantigene aus linearen Polymeren
F-Antigen	Fimbrienantigen = Adhärenzfaktor

den anderen übertragen und können, falls entsprechende Antikörper fehlen, nach Invasion zu einer Bakteriämie führen.

Klinik: Der Erreger kann neben harmlosen Erkrankungen des Respirationstraktes 2 fatale Läsionen hervorrufen:
– eine zerebrospinale Meningitis
– über sein Endotoxin eine mit schweren Hämorrhagien einhergehende Sepsis (Waterhouse-Friderichsen-Syndrom, S. 995).

5.4.2.3
Enterobacteriaceae

Erreger: Diese Bakterienfamilie (Abb. 5.**76**) ist sehr komplex zusammengesetzt, nicht sporenbildend und fakultativ anaerob. Ihr natürliches Zuhause ist der Darmtrakt von Mensch und Tier. Ein Teil von ihnen gehört zu den häufigsten Krankheitserregern und ist für Nosokomialinfekte (nosokomeinon, gr. = Krankenhaus) verantwortlich. Sie besitzen eine Reihe von Antigenen (Tab. 5.**16**), mit denen sie sich – epidemiologisch wichtig! – subtypisieren lassen.

Pathogenese: Die wichtigsten Pathogenitätsfaktoren der Enterobacteriaceae sind die Kolonisationsfaktoren, die Invasine, das Endotoxin sowie verschiedene Exotoxine. Sie sind in Tab. 5.17 zusammengestellt.

Klinisch rufen die Enterobacteriaceae die in Tab. 5.18 zusammengestellten Erkrankungsformen hervor, die im Gastrointestinalkapitel einzeln besprochen werden.

5.4.2.4
Rickettsien

Erreger dieser Gruppe sind obligate intrazelluläre Parasiten.

Pathogenese: Die Rickettsien werden durch Kleiderläuse, Zecken, Flöhe und Milben auf den Menschen übertragen. Durch Einschmieren von Kot in Hautrisse oder durch

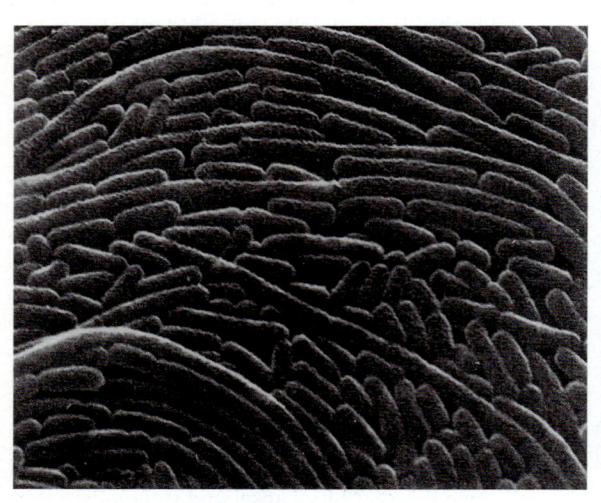

Abb. 5.**76 Enterobacteriaceae:**
a Escherichia coli (REM, Vergr. 1 : 10 000);
b Salmonella typhi (REM, Vergr. 1 : 10 000).

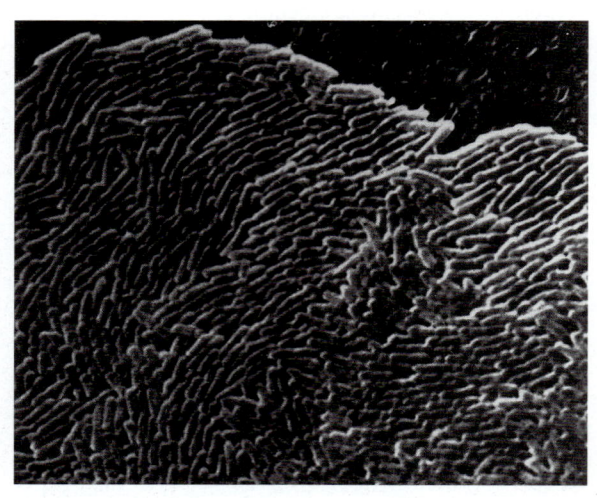

Tabelle 5.17 Pathogenitätsfaktor der Enterobacteriaceae

Pathogenitätsfaktor	Struktur, Funktion
Adhärenzfaktoren	mit äußerer Bakterienwand assoziierte Proteine in Form von adhäsiven Fimbrien, Haftpili und Kolonisationsfaktoren
Invasionsfaktoren	mit äußerer Bakterienwand assoziierte Proteine in Form von sog. Invasinen → Zellinvasion
Exotoxine	
– Enterotoxine	→ Adenylat-/Guanylatzyklaseaktivierung → cAMP-Überproduktion → Elektrolyt-/ Wasserverlust
– Zytotoxine	→ Enterozyten-, Endothelzelltoxizität
Endotoxin	→ IL-1-, TNFα-Sekretion → septischer Schock → hypothalamische PG-E$_2$-Bildung → Fieber
Komplementresistenz	Resistenz gegenüber membranattackierendem Komplex C5–9 des Komplementsystems
Phagozytenresistenz	Überleben in Phagozyten

Insektenbisse gelangen die Erreger ins Blut → Rickettsiämie. Danach lassen sie sich endozytotisch vor allem von den Endothelzellen der Mikrozirkulation aufnehmen, entwischen aus den Phagolysosomen ins Zytoplasma und vermehren sich darin. Danach lysieren sie die Endothelzellen durch ein endotoxinartiges Zellgift, schwärmen wieder in die Blutbahn aus und überfallen (infizieren) erneut Endothelien. Die Folge davon ist eine generalisierte, durch die Thrombosierung auch obliterative Vaskulitis (tastbar als sog. „Fleckfieberknötchen") gekennzeichnete Entzündung mit petechialen Blutungen in Haut, Gehirn und Myokard.

+ Klinik und Morphologie der wichtigsten Rickettsiosen:
- *Epidemisches Fleckfieber* (= Typhus exanthematicus): weltweite Infektion. Übertragungsmodus: Kot von Kleiderlaus: Erreger R. provazekii. Hochfebrile Infektionskrankheit mit stecknadelkopf- bis linsengroßen, zur Konfluenz neigenden, hochroten Hautflecken (zentrifugales makulöses Exanthem) im Rumpf-Extremitäten-Bereich. Hepatosplenomegalie und Kreislaufschock (wegen Rickettsienendotoxin). Selten Panenzephalitis. Jahre später kann eine Reinfektion von Rickettsien erfolgen, die in Makrophagen des RHS „überwintert" haben (Brill-Zinsser-Krankheit).
- *Zeckenbissfieber* (= Rocky Mountains spotted fever): Nord- und Südamerika. Übertragungsmodus: Zeckenbiss: Erreger R. rickettsii. Hochfebrile Infektionskrankheit mit hämorrhagischem makulopapulösem Exanthem mit zentripetaler Ausbreitung Rumpf → Extremitäten. Gehirn-, Muskel-Lunge-, Nieren- und Myokardbeteiligung.

5.4.2.5
Chlamydien

Erreger und Pathogenese: Sie unterscheiden sich von den übrigen Bakterien durch ihre Kleinheit, durch ihren obligaten Zellparasitismus sowie durch einen besonderen Vermehrungszyklus (vgl. Tab. 5.15). Dabei treten 2 Erregerformen auf:
- *Elementarkörperchen:* Sie sind optimal an das Überleben außerhalb der Wirtszelle adaptiert und stellen die infektiöse Form dar. Ihre Membran ist durch Disulfidbrücken so versteift, dass sie für Penicillin unzugänglich ist. Mit den Adhäsinen auf ihrer Oberfläche können die Chlamydien (chlamys, chlamydos, gr. = Mantel) auf den Mikrovilli der meisten Zylinderepithelien festmachen. Sie werden von der jeweiligen Zielzelle durch Endozytose oder Phagozytose aufgenommen. In dieser „Verdauungsvakuole" wandeln sie sich in sog. Initialkörper um.
- *Initialkörper:* Sie kommen nur in Phagosomen der Wirtszelle vor, vermehren sich durch Querteilung und bilden so histologisch erkennbare zytoplasmatische Einschlusskörper. Diese sind nach Giemsa-Färbung in Abstrichzellen diagnostisch wegweisend.

Tabelle 5.18 Durch Enterobacteriaceae induzierte Erkrankungsformen: Erreger, Lokalisation, Pathogenitätsmechanismen

Erkrankungsform, Erreger	Erkrankungslokalisation	Pathogenitätsmechanismus
Nichtinvasive Enteritis – Vibrio cholerae – ETEC[1]	proximaler Dünndarm	Enterozytenfunktionsstörung durch: Choleratoxin choleraartiges Toxin
Invasive Enteritis – Shigellen-Ruhr – Salmonellen-Enteritis – EIEC[2]	distaler Dünndarm, Kolon	Enterozytenschädigung durch: Shigatoxin Enterotoxin?, Endotoxin shigaartiges Toxin
Systemerkrankung – Salmonellen-Typhus – Yersinia enterocolitica – EHEC[3]	distaler Dünndarm → systemische Streuung systemische Streuung HUS[4]	Enterotoxin, Endotoxin Enterotoxin shigaartiges Toxin

[1] ETEC = enterotoxische E. coli
[2] EIEC = enteroinvasive E. coli
[3] EHEC = enterohämorrhagische E. coli
[4] HUS = hämolytisch-urämisches Syndrom

Die Erreger können kein ATP bilden, deshalb scharen sie die Wirtszellmitochondrien um sich herum. Die Initialkörper bilden sich wieder in Elementarkörper zurück, lassen die Wirtszelle aufplatzen und infizieren die Nachbarzellen.

+ Klinik und Morphologie sind je nach Chlamydienspezies verschieden:
- *Trachom* = chronische Entzündung von Binde- und Hornhaut (= Keratokonjunktivitis) in Afrika, ferner Osten: Erreger: C. trachomatis Serotpy A–C. Er löst folgende pathogenetische Kettenreaktion aus: Keratokonjunktivitis → deformierende Augenlidvernarbung und lappenförmiges Einwachsen eines Granulationsgewebes (Pannus, lat. = Lappen) in Hornhaut → Erblindung (häufig!).
- *Schwimmbadkonjunktivitis* (Syn.: Inklusionskonjunktivitis): Erreger: C. trachomatis Serotyp A–C (aus Genitalsekret im ungechlorten Schwimmbadwasser); er löst keine Vernarbung, keine Pannusbildung aus.
- *Chlamydien-Genitalentzündung*: Erreger: C. trachomatis Serotyp B, C, D. E. Bei Männern → Nicht-Gonokokken-Urethritis; bei Frauen → Urethroproktitis, Zervizitis mit auffällig flammender Rötung der Zervixoberfläche (Abb. 15.**25 a**, S. 888).
- *Lymphogranulom venereum*. Erreger: C. lymphogranulomatis. Sexuell übertragbare Krankheit. Beginn: genitaler Primärinfekt als Genitalulkus → später: Lymphadenitis mit Granulom vom Pseudotuberkulosetyp → chronisch-entzündliche Rektogenitalvernarbung → Lymphabflussstörung → Elephantiasis (monströse Anschwellung von Körperteilen) der Anogenitalregion.

5.4.2.6
Mycoplasma pneumoniae

Erreger und Pathogenese: Im Unterschied zu den übrigen Bakterien fehlt den Mykoplasmen (vgl. Tab. 5.**15**) eine starre Zellwand, so dass sie eine kokkoide bis filamentartige Gestalt annehmen können (Abb. 5.**77**). Aus diesem Grund können sie durch bakteriendichte Filter durchtreten und sind wegen des fehlenden Zellwandmureins unempfindlich gegenüber Antibiotika, die die Mureinsynthese hemmen. Mycoplasma pneumoniae bildet bei seiner Respiration H_2O_2, das auch als Hämolysin wirkt. Nach seiner aerogenen Übertragung heftet der Erreger sich an die respiratorischen Flimmerepithelien an, blockiert deren ziliären Apparat und zerstört sie (Mechanismus?).

+ Klinik: Atypische Pneumonie (S. 618).

5.4.2.7
Staphylokokken

Erreger (vgl. Tab. 5.**15**): Dazu gehört der koagulasenegative „Staphylococcus epidermis", der einen Bestandteil der normalen Hautflora darstellt. Er haftet wie der Staphylococcus aureus vor allem auf Kunststoffkathetern und kann über solche Implantate eine Sepsis auslösen. Der virulenteste Vertreter unter den Staphylokokken ist der „Staphylococcus aureus" (Abb. 5.**78 a**).

Pathogenese: Wie alle Staphylokokken ist auch er aufgrund besonderer Kapseleigenschaften in Form von Polysacchariden vor Phagozytose geschützt. Im gleichen Sinne wirkt auch das Protein-A, das an den Fc-Teil der Immunglobuline bindet. Auf seiner Oberfläche hat er Rezeptoren (= clumping factors) für Fibrinogen und Fibrinonektin (Adhärenzfaktor) und kann damit an die Endothelzelloberfläche seines Wirts binden. Mit einem Lamininrezeptor kann der Keim an Proteine der Extrazellulärmatrix binden und dadurch in den Wirt eindringen. Er bildet Koagulase, die zur Ausbildung intravaskulärer Fibrinthromben führt, sowie eine nukleinsäurespaltende Nuklease und verschiedene Lipasen sowie Staphylokinase (Fibrinolysin). Diese breite enzymatische Aktivität erklärt den lokal einschmelzenden Charakter eines Staphylokokkenherdes in Form eines Abszesses.

Staphylokokken bewirken einen rahmigen Eiter. Ferner verfügt der Staphylococcus aureus über verschiedene Toxine wie das α-Hämolysin, ein porenbildendes Toxin, das die Erythrozytenmembran zerstört, oder das Leukozidin, das die Granulozyten und Makrophagen lysiert und degranuliert. Außerdem produzieren die Staphylokokken eine Reihe von Toxinen, die gegen Haut- oder Darmepithelien gerichtet sind oder als Superantigen wirken. Schließlich bildet der Erreger auch dermatonekrotische Toxine in Form der Exfoliatine, die eine nekrotisierende Hautzerstörung in Form einer blasenbildenden Epidermolyse (= Dermatitis exfoliativa) hervorrufen (Abb. 5.**78 c**). Ferner produzieren einige Staphylokokkenstämme die hochwirksamen Superantigene (S. 160) in Form des Enterotoxins, das eine Lebensmittelvergiftung auslöst, und des TTS-Toxin-1, das zu einem toxischen Schocksyndrom führen kann.

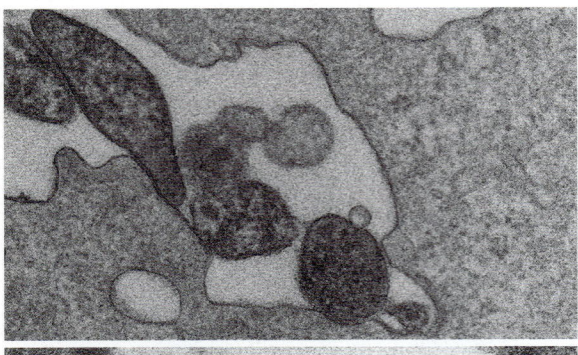

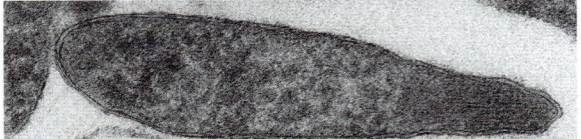

Abb. 5.**77 Mycoplasma pneumoniae:** Diese Prokaryonten (MP) gehören zu den „weichhäutigen" Bakterien, weil sie keine starre Bakterienwand, keine Kapsel, keine Geißeln, Fimbrien oder Pili enthalten. Sie können kokkoide und scheibenförmige oder filamentartige Eigenformen annehmen (EM, Vergr. 1 : 10000; Original: Jacobs).

5.4 Erregerpathologie

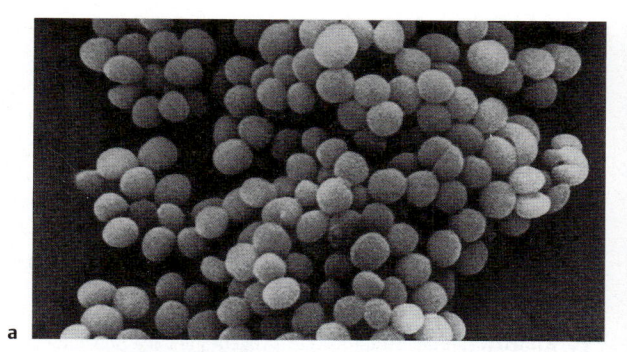

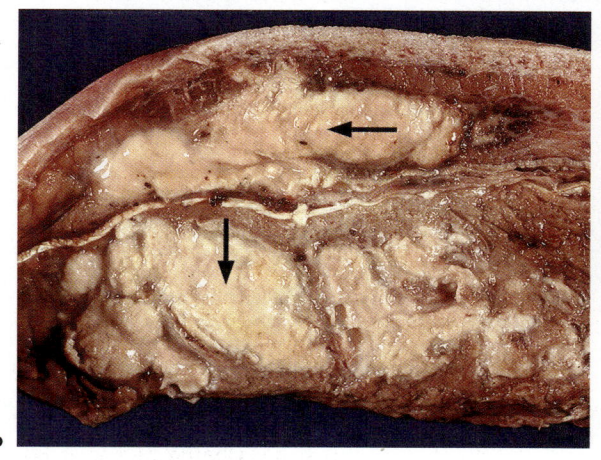

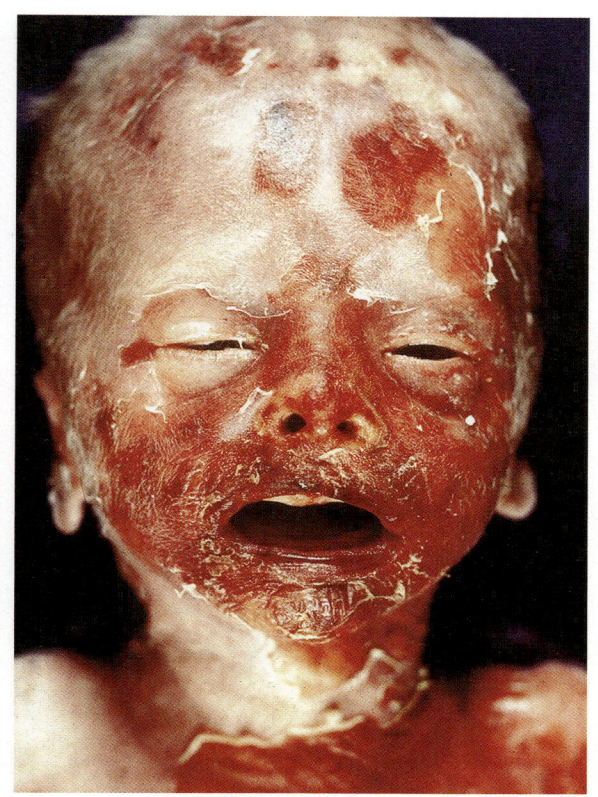

Abb. 5.78 Staphylokokkeninfektionen:
a Staphylococcus aureus (REM, Vergr. 1 : 6000),
b Spritzenabszess (Pfeile) in der Subkutis;
c Staphylokokkenintoxikation – durch Bildung dermatonekrotischer Toxine (Exofoliatine) kommt es zur blasenbildenden Hautzerstörung.

Klinisch können die von Staphylokokken induzierten Erkrankungen demnach wie folgt unterteilt werden:
- *Invasive Infektion:* In diesem Fall neigen die Erreger dazu, am Ort des Eindringens zu bleiben und lokale, eitrig einschmelzende Entzündungen hervorzurufen:
  - in Form von eitrig-abszedierenden Erkrankungen der Haut wie Furunkel, Karbunkel, Empyem, Schweißdrüsenabszess, Kindbettmastitis, Panaritium, Sinusitis, Otitis media;
  - in Form von Sekundärinfektionen nach vorheriger Gewebeschädigung wie Staphylokokkenpneumonie nach primärer Viruspneumonie, postoperative Endokarditis, postoperativ-/traumatische Osteomyelitis;
  - in Form einer Sepsis mit konsekutivem septischem Schock.
- *Intoxikationen:* In diesen Fällen rufen die bakteriellen Toxine die Krankheitserscheinungen hervor. Dazu gehören:
  - Staphylokokkenenterotoxine (A–E). Sie gehören zu den Superantigenen (S. 160) und sind gegen Enterozyten der Darmschleimhaut gerichtet → Enterotoxikose (= Lebensmittelvergiftung) durch kontaminierte Speisen. Wenige Stunden nach dem Essen: Brechdurchfall, Fieber, Hypotonie;
  - Exfoliativtoxine (A, B). Sie sind gegen Epidermiszellen der Haut gerichtet und rufen eine intradermale Blasenbildung hervor → Staphylococcal scaled skin syndrome, Pemphigus neonatorum (Abb. 5.78 c), bullöse Impetigo.
  - TSS-Toxin-1 (toxisches Schocksyndrom-Toxin-1). Es gehört ebenfalls zu den Superantigenen (S. 160) und wird ausgelöst durch die Vagina besiedelnde Staphylokokken bei Frauen, die Tampons zur Monatshygiene benutzen → Fieber, Exantheme, Kreislaufschock.

5.4.2.8
Streptokokken

Diese katalasenegativen Erreger sind weit verbreitet (Abb. 5.79) und gehören teilweise zur Normalflora der Schleimhäute (vgl. Tab. 5.15). Je nachdem, ob eine Bakterienkolonie Erythrozyten zerstören kann oder nicht, unterscheidet man folgende Hämolysetypen:
- *α-Hämolyse:* Kolonien auf Blutagar sind infolge Reduktion des Hämoglobins zu einer biliverdinähnlichen Verbindung von einer grünen Zone umgeben, in der die Erythrozytenmembran weitgehend intakt ist.
- *β-Hämolyse:* Kolonien auf Blutagar sind von einem großen gelblichen Hämolysehof umgeben, in dem die Erythrozyten zerstört sind und das Hämoglobin abgebaut ist.
- *γ-Hämolyse:* Hier besteht keine Hämolyse.

Eine weitere Einteilung der Streptokokken erfolgt aufgrund ihrer Antigenstruktur. Dabei lassen sich Streptokokken in die Antigengruppen A bis V unterteilen.

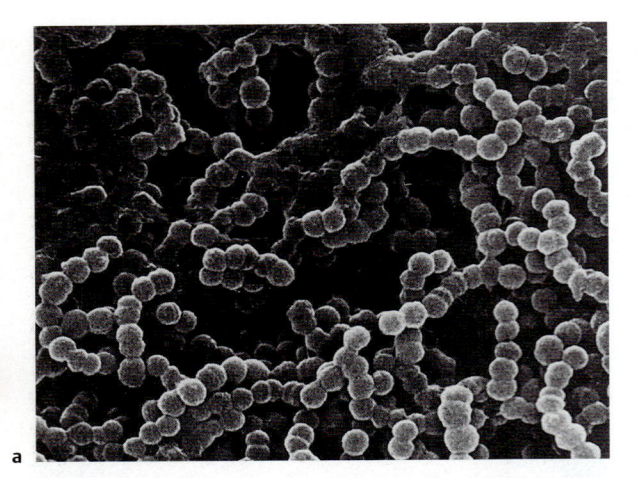

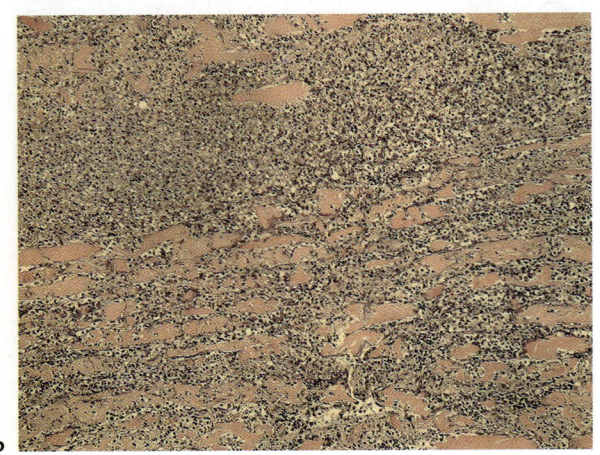

Abb. 5.79 Streptokokkeninfektionen:
a Streptococcus pyogenes (REM, Vergr. 1:6000);
b Muskelphlegmone (HE, Vergr. 1:100).

Streptococcus pyogenes

Erreger und Pathogenese: Dieser verbreitete Eitererreger gehört zur Gruppe A und ist β-hämolysierend. Für die Erreger-Wirt-Auseinandersetzung sind einerseits die Kapselsubstanzen und andererseits die Zellgifte wichtig. Zu den Zellwandsubstanzen gehört das M-Protein, das auf der Bakterienoberfläche eine filzartige Schicht bildet. Es stellt den Hauptvirulenzfaktor dar, hemmt als Komplement-C5a-Peptidase die Phagozytose und die Nebenwegaktivierung des Komplementsystems. Nebenvirulenzfaktor ist das Kapselhyaluronat, das ebenfalls die Erregerphagozytose behindert. Die Lipoteichonsäure schließlich stellt das Adhäsionsmolekül des Erregers dar, mit dem er sich an dem Fibronektin des oralen Epithels anheften kann.

Unter den Zellgiften sind Streptolysin O und S für die β-Hämolyse verantwortlich. Sie schädigen Erythrozyten, Makrophagen und Granulozyten. Ferner bilden die Streptokokken Hyaluronidase, welche die Erregerausbreitung und damit die Phlegmonenentstehung begünstigen, DNase, welche die Zellkerne verflüssigt, sowie Streptokinase (= Fibrinolysin), die das ausgeschwitzte Fibrin auflöst und zu einer Verbrauchskoagulopathie führen kann. Streptokokken rufen daher einen fibrinfreien, dünnflüssigen Eiter hervor. Die Streptokokken enthalten – ebenso wie Listeria monocytogenes – Pneumolysin, das bei Einfügen in die Zellwand diese auflöst. Schließlich sezernieren diese Erreger auch die sog. pyrogenen Streptokokkenexotoxine A–C (= PSE), die zur Gruppe der Superantigene gehören und für Fieber und das Scharlachexanthem und -enanthem verantwortlich sind.

+ **Klinisch** ruft der Streptococcus pyogenes je nach Abwehrlage folgende Krankheitsbilder hervor:
    – *invasive Infektionen:*
        – bei fehlenden Anti-M-Antikörpern: Haut-/Schleimhautverletzungen: Erysipel, Impetigo (= eitrige, mit Krustenbildung einhergehende Hautinfektion), Phlegmone (Abb. 5.79b), Otitis media;
        – bei fehlenden Anti-PSE-A-Antikörpern → generalisierte Infektionskrankheit (= Scharlach), Tonsillitis und bei Erregerstreuung → septischer Schock oder nekrotisierende Fasziitis;
        – bei vorhandenen Anti-PSE-A-Antikörpern → hämatogene Osteomyelitis, Sepsis.
    – *Intoxikationen:* In seltenen Fällen rufen die bakteriellen Exotoxine wie bei den Staphylokokken ein toxisches Schocksyndrom hervor.
    – *Folgekrankheiten* infolge M-Protein-assoziierter Bildung von Immunkomplexen → akute Glomerulonephritis oder Bildung von autoreaktiven Antikörpern → akutes rheumatisches Fieber.

5.4.2.9
Bacillus anthracis

Erreger: Dieser aerobe Sporenbildner ist hochinfektiös und der Erreger des Milzbrandes (anthrax, gr. = Kohle).

Pathogenese: Seine Pathogenität beruht zum einen auf seiner Polypeptidkapsel, die ihn vor Phagozytose schützt, und zum anderen auf seinem gewebenekrotisierenden Exotoxin. Mit diesem schädigt er die Blutgefäße der Endstrombahn derart, dass sie auch für Erythrozyten durchlässig werden. Die Folge davon ist eine seröse hämorrhagische Entzündungsreaktion. Die Infektion kann die Haut, den Respirations- oder Intestinaltrakt betreffen und ruft entweder den Hautmilzbrand (Pustula maligna) mit schwarzrot gefärbter hämorrhagischer Hautnekrose, einen Lungenmilzbrand (Inhalation erregerhaltigen Staubes) oder einen Darmmilzbrand mit hämorrhagischer Enteritis und blutigen Diarrhoen hervor. Die Milz ist beim Menschen zwar vergrößert und düsterrot, aber nie so schwarzrot wie beim enterogenen Milzbrand des Tieres, was dieser Infektionskankheit ursprünglich den Namen eingebracht hat.

+ **Klinik und Morphologie:** Da die Infektion des Menschen über kranke Tiere oder durch Kontamination mit tierischem Material erfolgt, gilt der Milzbrand als Berufskrankheit von Kürschnern, Schlachtern, Wollesortierern und Altstoffhändlern → Wollsortierer-, Lumpensammlerkrankheit.
    – *Hautmilzbrand* (Pustula maligna): Schmerzlose, schwarzrote Hautnekrose mit schwärzlichem Schorf. Neigung zur Erysipelbildung.

- *Lungenmilzbrand:* Bedauerlicherweise ist der Milzbranderreger ein tüchtiger Sporenbildner und hochinfektiös, was ihn zum Erreger der Wahl für die Herstellung biologischer Waffen macht. Durch Inhalation sporenhaltigen Staubes/Aerosols → hämorrhagische Herdpneumonie.
- *Darmmilzbrand:* mit hämorrhagischer Enteritis und Blutdiarrhoe.

5.4.2.10
Clostridien

Erreger: Diese Gruppe obligat anaerober Sporenbildner (vgl. Tab. 5.15) kommt natürlicherweise als Sporen im Erdboden und als vegetative Form im Darmtrakt des Menschen vor. Sie sind grampositive Stäbchenbakterien.

Pathogenese: Clostridien reduzieren zwar O_2 zum Peroxidanion oder zum Superoxidanion, besitzen aber weder Katalase, Peroxidase noch Superoxiddismutase, die diese toxischen Sauerstoffmetabolite abbauen könnten. Aus diesem Grunde ist Sauerstoff für sie toxisch. Die Pathogenität der Clostridien beruht auf der Produktion von Exotoxinen und/oder Exoenzymen.

Klinik: Je nach Erreger resultiert eines der nachstehend in Tab. 5.19 aufgelisteten Krankheitsbilder:

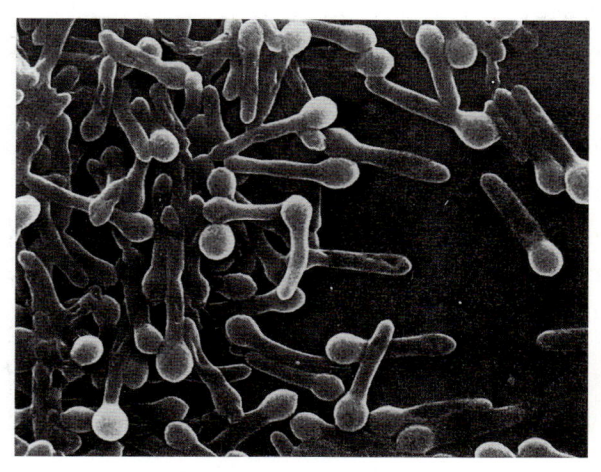

Abb. 5.80 **Clostridium tetani** (REM, Vergr. 1:5000).

5.4.2.11
Listeria monocytogenes

Erreger: Es handelt sich um regelmäßig geformte, kleine grampositive Stäbchen (Abb. 5.81), die ihren Namen daher haben, dass ihre Infektion bei Nagetieren (nicht bei Menschen) von einer deutlichen Monozytose begleitet wird. Die Listerien (vgl. Tab. 5.15) sind in der Natur ubiquitär verbreitet. Als Infektionsquelle kommen für den Menschen Haus- und Zuchttiere sowie Milchprodukte (Vacherin-Käse), aber auch erkrankte Menschen – vor allem gesunde Bakterienträger – in Betracht.

Pathogenese: Da die Makrophagen des Menschen (im Gegensatz zu den Nagetieren) mit den phagozytierten Listerien auch ohne T-Zell-Aktivierung fertig werden,

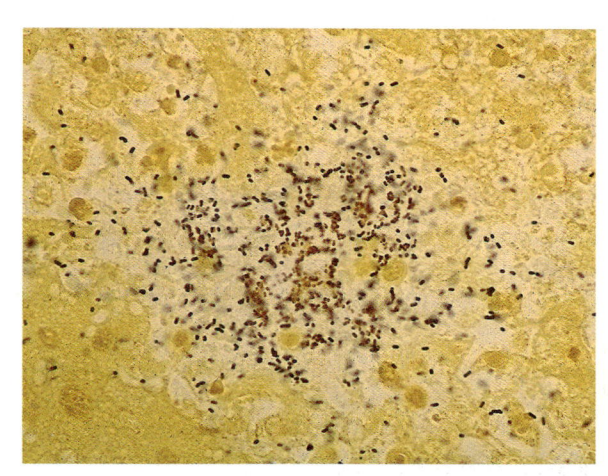

Abb. 5.81 **Listeria monocytogenes:** Versilberbare, regelmäßig geformte Stäbchen in zugrunde gehenden NNR-Zellen (Levaditil-Versilberung, Vergr. 1:350).

stellen sie für den Wirt opportunistische Keime dar. Mittels eines besonderen Oberflächenproteins (Internalin) bindet er an E-Cadherin der Zielzellen und erzwingt sei-

Tabelle 5.19 Clostridiale Pathogenitätsmechanismen

Erreger, Krankheitsbild	Toxine, Pathogenitätsmechanismus	Pathologisch-anatomisches Substrat
C. perfringens → Gasbrand	Exoenzyme (Kollagenase, Hyaluronidase) α-Toxin → Zellmembranzerstörung θ-Toxin → Porenbildner in Neutrophilen	gangräneszierende Myositis, Fäulnisgasbildung
C. tetani → Wundstarrkrampf (Abb. 5.80)	Neutroxine (= Tetanospasmin)	Blockade der hemmenden Interneuronsynapsen → Muskeldauerspasmus
C. botulinum → Botulismus	Neurotoxine (= Botulinustoxine)	Endplattenblockade → Muskellähmung
C. difficile → Antibiotika-Enterokolitis	Toxin-A → Transmembrantransportstörung	→ Wasser-/Elektrolytverlust
	Toxin-B → zytotoxische Zellschädigung	→ pseudomembranöse Entzündung

[1] tetanos, gr. = Krampf
[2] botulus, lat. = Wurst

ne Endoyztose. Entwischt aber der Erreger mit Hilfe des sog. Listeriolysins, vermehrt er sich im Zytosol und lässt sich mit einem anderen Oberflächenprotein (ActA) nach entsprechender Aktinpolymerisation an die Oberfläche von Zytoplasmapseudopodien bugsieren. Dort bricht die Zelle auf und setzt das Bakterium frei, das von der Nachbarzelle aufgenommen wird → horizontale Zell-Zell-Infektion. Die Listerien enthalten ein hochtoxisches Endotoxin mit hämolytischer und lipolytischer Wirkung und setzen bei ihrem Absterben ein Lipoid frei, das in den verschiedensten Organen bei einer Sepsis neben multiplen Abszessen auch Granulome hervorruft.

+ **Klinisch** ruft eine Listerieninfektion folgende Krankheitsbilder hervor:
  – *Listeriose:* febrile Allgemeininfektion wie grippaler Infekt, bei immundefizienten Patienten → Sepsisgefahr mit Meningoenzephalitis;
  – *Plazentitis listerica* → Abort;
  – *Granulomatosis infantiseptica* (S. 324): Generalisierte Entzündung bei Feten und Neugeborenen mit miliaren histiozytär-epitheloidzelligen Granulomen (= Mischzellgranulome) vor allem in Haut, Lunge, Leber.

Corynebacterium diphtheriae

Erreger: Diese Bakterien (vgl. Tab. 5.**15**) sind die Erreger der Diphtherie, haben eine trommelschlegelartige Form (Coryne, gr. = Keule) (Abb. 5.**82**) und sind wie chinesische Schriftzeichen angeordnet.

Pathogenese: Die Pathogenität der Diphtheriebakterien beruht auf einem Exotoxin. Dieses enthält zwei Komponenten: das Fragment A und B. Das Fragment B ist dafür verantwortlich, dass das Toxin auf der Membran der Zielzellen (respiratorisches Epithel, Nierenepithel, Myokardiozyt, Kapillarendothel, Schwann-Zelle) haftet und das zellschädigende Fragment A in die Zielzelle einschleust.

Dort inaktiviert das aktiv toxische Fragment A den Elongationsfaktor EF2, der die Translokation der Peptidyl-tRNA von der Aminosäureannahmeposition zur Peptidverlängerungsseite in den Ribosomen katalysiert. Als Folge davon wird die Proteinbiosynthese irreversibel blockiert, was den raschen Zelltod nach sich zieht.

+ **Klinik:** Die Krankheit beginnt meist als Nasendiphterie, dehnt sich dann aber schnell auf Rachen, Kehlkopf, Trachea und Bronchien aus. Systemisch können noch eine begleitende infekttoxische Myokarditis, Neuritis der Kopfnerven III, VI, VII und IX, seltener auch eine Nephritis und Myositis auftreten. Die Neuritis der Kopfnerven führt zu einer Gaumensegellähmung, Sprach- und Schluckstörung. Die Laryngitis kann Erstickungsanfälle, die Myokarditis Arrhythmien, unter Umständen auch Kammerflimmern induzieren.

Komplikationen sind neben den toxischen Organschäden und der Erstickungsgefahr Superinfekte, z. B. mit β–hämolytischen Streptokokken der Gruppe A.

Actinomyces israelii

Erreger: Dieses grampositive Bakterium (Abb. 5.**83**) ist in über 90% der Fälle der Erreger der humanen Aktinomykose (S. 631). Er neigt dazu, in Form verzweigter Filamente zu wachsen, weshalb er früher zu den Pilzen gezählt wurde. Er besitzt jedoch das bakterientypische Zellwandelement Murein.

Pathogenese: Die Aktinomyzeten gehören zur Normalflora der Schleimhäute, vor allem der Mundhöhle. Sie dringen meist von dort aus über kleine Verletzungen ins Gewebe ein und können sich, falls im Gewebe ein niedriges Redoxpotenzial vorliegt (Hypoxie, Begleitbakterien!), etablieren. Im Aktinomyzeseiter lassen sich makroskopisch die reiskorngroßen gelblichen Aktinomyzesdrusen beobachten, die, von einem Konglomerat kleiner Aktinomyzeskolonien umgeben, aus einem Granulozy-

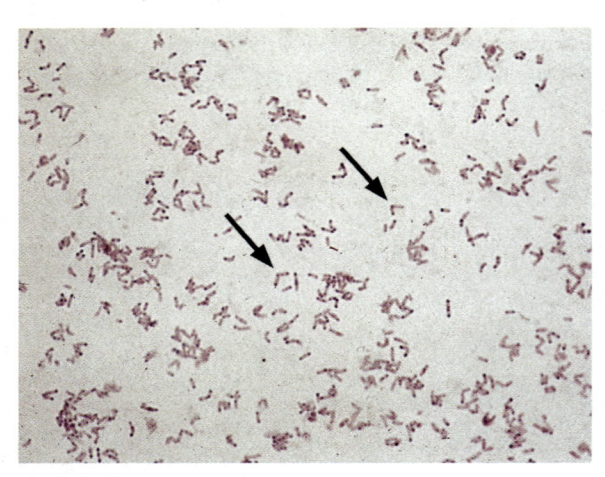

Abb. 5.**82** **Corynebacterium diphtheriae** mit charakteristischer Hantelform und mittels Neisser-Färbung dargestellten Polkörperchen (= endständig gelagerte Polyphosphate), oft V- oder Y-Lagerung (Pfeil) (Vergr. 1 : 450).

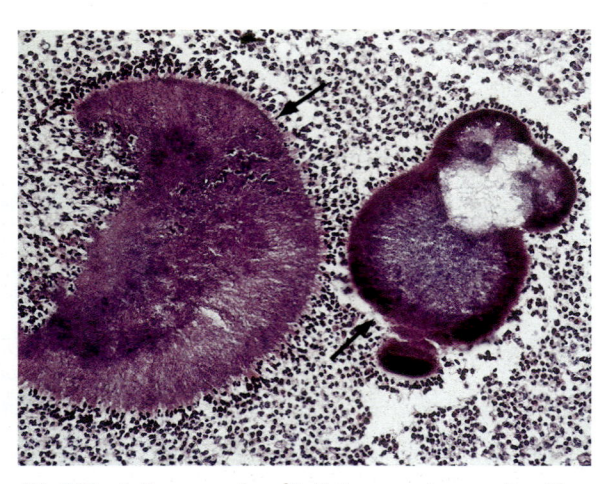

Abb. 5.**83** **Actinomyces israelii:** Aktinomyzesdrusen mit radiärer Innenstruktur und hyaliner Hofbildung (Pfeil) (Splendore-Hoeppli-Phänomen) (PAS, Vergr. 1 : 250).

tenwall bestehen. Dabei ragen die myzelartigen Strukturen radiär aus den Kolonien heraus (alte Bezeichnung: Strahlenpilz!), die außen von einem hyalinen Eiweißmaterial umgeben werden (sog. Splendore-Hoeppli-Phänomen).

Klinik: Hauptlokalisationen der Entzündung (meist Mischinfektion) sind die Haut und Halslymphknoten im Kieferwinkelbereich. Ausbreitung entlang von Gewebeschichten → Fistelung mit fuchsbauartigen Fistelgängen → Entleerung nach außen. Keine Lymphadenitis in nachgeschalteten Lymphknoten. Selten: throakale Aktinomykose (aerogen, fortgeleitet oder hämatogen) oder abdominale Aktinomykose nach Verletzung des Intestinums oder des weiblichen Genitales.

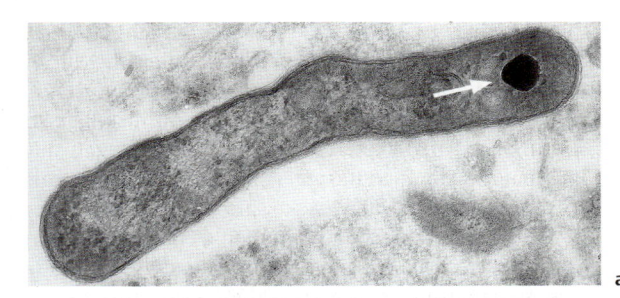

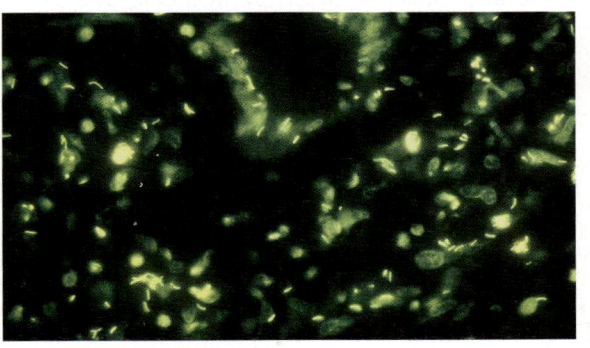

5.4.2.14
Tuberkelbakterien

Erreger: Beim Menschen rufen das Mycobacterium tuberculosis (Typus humanus) sowie das Mycobacterium bovis und auf dem afrikanischen Kontinent auch das Mycobacterium africanum die als Tuberkulose bekannte Infektionskrankheit hervor.

Pathogenese: Die Tuberkulose kann sich formalpathogenetisch entweder als akut exsudative oder als chronisch granulomatöse Entzündungsreaktion manifestieren. Die Tuberkulose wird meist über eine Tröpfcheninfektion oder Staub und somit inhalativ übertragen und spielt sich deshalb hauptsächlich in der Lunge ab. Der zweithäufigste Infektionsweg verläuft oral durch Aufnahme keimhaltiger Milch(-Produkte)
Die Tuberkulose war um die Jahrhundertwende weit verbreitet und gehörte zu den häufigsten Todesursachen. Dies hat sich in den Industrienationen im Gegensatz zu den Entwicklungsländern durch die Einführung der tuberkulostatischen Chemotherapie geändert: Morbidität und Mortalität sind zurückgegangen. Dass die Tuberkulose auch heute noch eine wesentliche medizinische Rolle spielt, liegt daran, dass viele Patienten eine nichtaktive Lungentuberkulose haben, die bei einer Drosselung der Infektabwehr, sei es durch hohes Alter, Alkoholkrankheit, Diabetes mellitus oder Immundefekt, wieder aufflammt (Reaktivierung!). ♂ : ♀ = 3 : 1.
Die Tuberkelbakterien (Abb. 5.**84**) sind strikte Aerobier, die wegen ihrer Wachshülle gegenüber Chemikalien, Antibiotika, Austrocknung und lysosomalen Enzymen außergewöhnlich resistent sind und dadurch zu „Phagosomen-nicht-Verschmelzer" und schließlich in den Makrophagen zu Zellparasiten werden. Dabei gehen die Makrophagen oft zugrunde. Die Makrophagen können die Tuberkelbakterien nur dann zerstören, wenn sie durch T-Lymphozyten zuvor adäquat aktiviert worden sind. Überdies bilden diese Keime den sog. Cord-Faktor (Trehalose-6,6'-Dimycolat). Dieser bestimmt die Virulenz der Erreger, bremst die Granulozytenchemotaxis und verursacht die Granulombildung. Somit ist die tuberkulöse Entzündungsreaktion ein Wettrennen zwischen den sich vermehrenden Tuberkelbakterien und der Makrophagenaktivierung durch T-Lymphozyten. Sein Ausgang bestimmt den weiteren Fortgang der formalen Pathogenese.

Abb. 5.**84** **Tuberkelbakterien:**
a Ultrastruktur eines Mykobakteriums mit Wachshülle, typischer Kleiderbügelform und Lipidtropfen (Pfeil) (EM, Vergr. 1 : 10000);
b Mykobakterien in Alveolarmakrophagen der Lunge (Auramin-Rhodamin-Fluoreszenzmikroskopie, Vergr. 1 : 250).

Morphologie: Bei fehlender oder schwacher immunologischer Abwehr (T_{H2}-Zell-Dominanz) können sich die Tuberkelbakterien ungehemmt vermehren. Das Resultat ist eine exsudativ-käsige Entzündungsreaktion mit der Ausbildung zahlreicher infektiöser Herde (Miliartuberkulose) oder progredientem Gewebezerfall. Wenn die Abwehr mit dem Fortschreiten der Infektion einigermaßen Schritt halten kann (T_{H1}-Zell-Dominanz), entstehen die tuberkulosetypischen Granulome, in denen die Erreger bekämpft werden; die Schadstelle wird allmählich narbig repariert. Diese Form wird als proliferativ-produktive Entzündungsreaktion bezeichnet.

Klinisch verläuft die Tuberkulose in folgenden 3 Stadien:
- *Primärstadium* (= Primäraffekttuberkulose),
- *Sekundärstadium* (= hämatogene Generalisation),
- *Tertiärstadium* (= Postprimär-, Organtuberkulose).

Diese Tuberkulosestadien sind in ihrer klassischen Form bei der Lungentuberkulose ausgeprägt und dort auch ausführlich besprochen (S. 622).

5.4.2.15
Mycobacterium leprae

Erreger: Dies ist der Erreger des Aussatzes (= Lepra, gr. = abschälen), der wie die Tuberkelbakterien zu den intrazellulären Parasiten gehört.

Pathogenese: Für das Zustandekommen der lepratypischen Gewebeläsionen sind keine Toxine oder Exoenzyme des Erregers notwendig. Hingegen spielt wie bei der Tuberkulose die zellgebundene Immunität sowie die

Stressproteinsynthese (S. 252) eine wesentliche Rolle. Je nach Immunitätslage tritt dabei eine unterschiedliche Entwicklung auf.

- *Lepromatöse Form* (LL-Form): Sie ist histologisch durch ein massives Infiltrat aus Makrophagen mit schaumigem Zytoplasma gekennzeichnet, die mit Leprabakterien vollgepackt sind (sog. Virchow-Zellen), dementsprechend wimmelt es in der Haut von Lepraerregern. Bei den kaum vorhandenen CD4$^+$-T-Zellen dominieren die T_{H2}-Zellen, CD8$^+$-positive zytotoxische T-Zellen sind vorhanden, aber ineffektiv. Spezifische Antikörper sind nachweisbar, aber wirkungslos.

+ **Klinik und Morphologie:** Verlauf: quo ad vitam maligne und fortschreitend.
  - *Haut:* dunkelbraun-rote, knotig-derbe Hautverdickungen (Erythema nodosum leprosum, Abb. 5.**85**), was im Gesichtsbereich einen Löwengesichtsaspekt (Facies leonina) provoziert. Diese Knoten können ulzerös aufbrechen und danach narbig abheilen. Dadurch werden vor allem der Nasen-, Lippen- und Extremitätenbereich zerstört → Mutilation (verstümmelnde Akrennekrose).
  - *Periphere Nerven:* Lepra ist die häufigste Erkrankung der peripheren Nerven (weltweit 15 Millionen Patienten!). Erregerinvasion subkutan gelegener Nerven → strangförmige Nervenverdickung → Ulnaris, Peronäus-, Fazialisparese.

- *Tuberkuloide Form* (TL-Form): In diesem Falle ist das T-Zell-System zwar intakt, jedoch in seiner Funktion nicht ausreichend, um die Leprabakterien vollständig zu eliminieren, denn es dominieren T_{H1}-Zellen. Der immunologische Versuch dazu ist an der Bildung von Epitheloidzellgranulomen mit Verkäsung (Abb. 5.**85**) erkennbar. Bakterien sind in Makrophagen und Haut kaum zu finden.

+ **Klinik und Morphologie:** Verlauf: quo ad vitam benigne, nicht progressiv.
  - *Haut:* kaum infiltrative Hautläsionen in Form depigmentierter Flecken;
  - *periphere Nerven:* druckschmerzhafte, knotige Nervenverdickungen durch Granulome; Folgen: a) Hyper-, Parästhesie, Analgesie → trophische Ulzera, Autoamputation, Verstümmelung; b) Muskelatrophie, Fazialisparese → ausdrucksarmes Gesicht (Facies antonina).

5.4.3
Mykotische Läsion

Mykotische Pathogenitätsmechanismen: Das morphologische Grundelement von multizellulären Pilzen in der vegetativen Phase ist die „Hyphe". Sie stellt eine verzweigte tubuläre Struktur dar, welche durch Querwände (Septen) unterteilt sind. Diese bilden ein Geflecht (Myzel). Die unizellulären Hyphen sind oval bis rundlich, hängen aber oft in Form von hyphenartigen Ketten zusammen (= Pseudohyphen). Alle Pilze benötigen organische Kohlenstoffverbindungen als Nährsubstrat; die meisten von ihnen sind obligate Aerobier. Ein Großteil der humanpathogenen Pilze (Tab. 5.**20**) weist nur ein geringes pathogenes Potenzial auf und kann nur bei einer Abwehrschwäche des Wirts oder nach Zerstörung der konkurrierenden Bakterienflora ins Gewebe eindringen (= opportunistische Keime). Die gewebeschädigende Wirkung der humanpathogenen Pilze beruht zum einen auf deren toxischer Pilzproduktion, mit denen sie die Mykotoxikosen hervorrufen und zum anderen auf pathologischen Immunreaktionen. Pilze sind nämlich lebende Antigenmosaike, welche die verschiedenen Teile des Immunsystems stimulieren. Antigene der Pilzkapseln in Form von Proteinen und Polysacchariden, Lipiden und chitinartigen Substanzen stimulieren eine B-Lymphozyten-Population zur Antikörperbildung. Infolgedessen können im Serum pilzinfizierter Patienten entsprechende präzipitierende und komplementbindende Antikörper nachgewiesen werden (Diagnostik!). Allerdings bilden manche Pilze lediglich schwache B-Lymphozyten-Antigene, so dass ein negativer Antikörpernachweis kein großes, diagnostisches Gewicht besitzt. Die Sporen der saprophytischen Pilze wie Aspergillus, Candida, Coccidioides und Penicillium rufen beim reaktionsbereiten Pa-

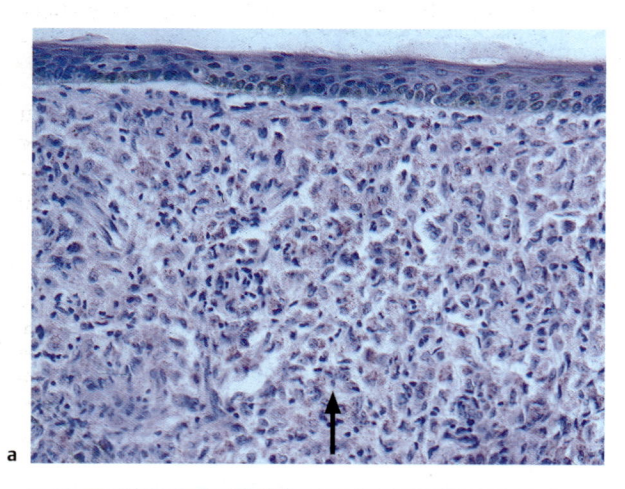

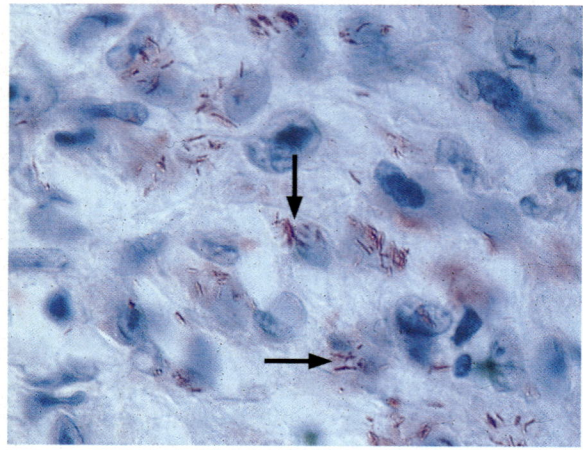

Abb. 5.85 Leprabakterien:
a Hautlepra mit zahlreichen Histiozyten (Pfeil; Ziehl-Neelsen, Vergr. 1 : 50);
b Histiozyten voll mit säurefesten Leprabakterien (Pfeil; Ziehl-Neelsen, Vergr. 1 : 200).

5.4 Erregerpathologie

Tabelle 5.20 Pilzerkrankungen (= Mykosen)

Erreger	Krankheit
Kutane (epidermale Mykosen)	
Trichophyton mentagrophytes	Nagelmykose
Epidermophyton sp.	Hautmykose
Microsporum sp.	Hautmykose
Subkutane (dermale) Mykosen	
Sporothrix schenckii	Sporotrichose: ulzerös-abszedierende Hautläsion
Primäre Systemmykosen	
Coccidioides immitis	Lungenkokzidioidose disseminierte Kokzidioidose
Histoplasma capsulatum	Lungenhistoplasmose disseminierte Histoplasmose
Blastomyces dermatitidis	Lungenblastomykose
Opportunistische Systemmykosen	
Candida albicans	Candidose (Soor): oberflächliche und tiefe Formen Candidasepsis
Aspergillus clavatus Aspergillus niger, (fumigatus) Aspergillus fumigatus, (niger) Aspergillus fumigatus, (niger) Aspergillus-Toxine	allergische Bronchopulmonalaspergillose Höhlenaspergillose nekrotisierende Aspergilluspneumonie Aspergillussepsis Tumor (Leberzellkarzinom)
Mucor sp.	rhinozerebrale, pulmonale, gastrointestinale und/oder kutane Mukormykose Mukorsepsis

- tiefe Mykosen (Organ-, Systemmykosen)
- Mykotoxikose (Gewebeschädigung)
- Pilzallergie (Überempfindlichkeitsreaktion)
- Mykose (Entzündung)

5.4.3.1
Hautmykosen

Dies sind oberflächliche durch Pilzinfektion erzeugte Mykosen. Je nach Erreger und Eindringtiefe ins Gewebe unterscheidet man dabei folgende Mykoseformen:
- *epikutane Mykose* mit Pilzorganismen (keine Dermatophyten, keine Pilze der tiefen Mykosen) in oberflächlicher Hornschicht der Epidermis;
- *kutane Mykose* mit Pilzorganismen (v. a. Dermatophyten, Candida) in der Gesamtepidermis und/oder Haaren. Dermatophyten → Dermatophytosen, Candida (s. u.) → Candidosen.

Dermatophytosen

Erreger (= Dermatophyten) infizieren nur reichlich keratinhaltige Gewebe wie Epidermis (Epidermophyton floccosum), Haare (Trichophyton rubrum) und Nägel (Trichophyton mentagrophytes).

Pathogenese: Die Dermatophytosen sind die einzigen Pilzinfektionen, die durch Mensch-Mensch-Kontakt oder Tier-Mensch-Kontakt übertragen werden. Alle Dermatophyten sind Fadenpilze und bilden in den Hautläsionen PAS-positive septierte Hyphen.

Klinik und Morphologie:
- *Dermatomykosen* (= Hautmykose): Verschiedene Erreger rufen morphologisch gleichartige Hautläsionen (= Tinea; lat. = Raupe, mit Lokalisationsangabe) hervor. Sie bestehen in rundlich-ovaloiden, vielbogig begrenzten, erythematösen oft zentrifugalen Effloreszenzen (prototypische Form krankhafter Hautveränderungen) (Abb. 5.86).

tienten allergische Überempfindlichkeitsreaktionen hervor. Hinzu kommt auch noch eine zellvermittelte Überempfindlichkeitsreaktion Typ IV. Sie spielt ebenso wie eine einwandfreie Granulozytenfunktion offenbar eine entscheidende Rolle bei der Abwehr von Pilzinfektionen und beherrscht die formale Pathogenese einiger Pilzerkrankungen wie Histoplasmose und Kokzidioidomykose. Allen Infektionskrankheiten durch myzelbildende Pilze (= Mykosen) ist histologisch ein „rücksichtsloses" Myzel gemeinsam, das ohne Rücksicht auf Bindegewebssepten, Organkapseln und Gefäßwände durch Gewebe hindurch wächst und dazu neigt, sich ring-/kugelförmig auszubreiten.

Nach kausal- und formalpathogenetischen Gesichtspunkten lassen sich die Pilzerkrankungen folgendermaßen untergliedern (Tab. 5.20):
- Oberflächenmykosen
- Subkutan-, Schleimhautmykosen

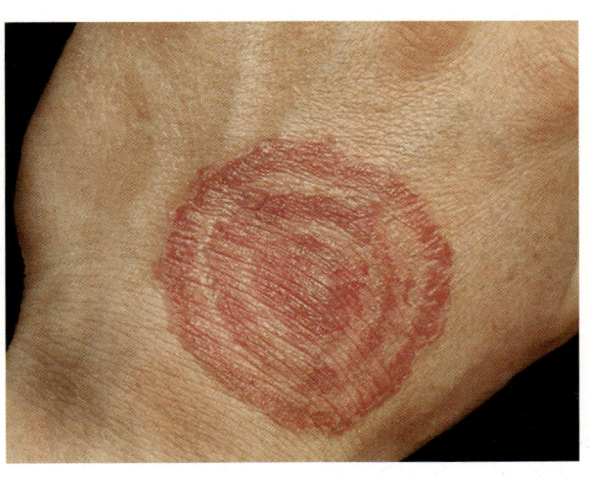

Abb. 5.86 **Oberflächliche Trichophytie:** Kreisförmiger roter Bezirk der linken Hand mit papulösem schuppenden Randsaum. In den Schuppen massenhaft Trichophyton mentagrophytes (Fadenpilz) nachgewiesen (Original: Schuppli).

- *Onychomykose* (= Nagelmykose): Finger- und Zehennagelinfektion mit gelbweißlich-bröckeliger Nageltrübung. Beginn als distal-unguale oder proximal-unguale oder als oberflächliche Onychomykose → später: totale dystrophische Onychomykose.
- *Tiefe Trichophytie* = Dermatophytose: mit bakterieller Superinfektion → eitrig-abszedierende Entzündung in der Tiefe der Haarbälge mit Pilzmyzel.

5.4.3.2
Subkutan- und Schleimhautmykosen

Definition: Dies sind oberflächliche meist auf dem Boden von (Mikro-)Verletzungen entstandene, durch Pilzinfektion erzeugte Mykosen. Sie kommen gehäuft in den Tropen vor.

Pathogenese: In diesem Falle wachsen die Pilze über die Epidermis/Mukosa hinaus und dringen durch Verletzungen des Oberflächenepithels in tiefere (subkutane, -muköse) Bindegewebeschichten vor. Sie lösen in der Regel fokal eine chronisch granulierende, bei verbesserter Abwehrlage zum Teil auch chronisch granulomatöse Entzündungsreaktion um das Myzel hervor.

5.4.3.3
Organ- und Systemmykosen

Definition: Diese in Europa meist als opportunistische Infektionen auftretenden Pilzinfektionen können einzelne Organe betreffen (Organmykose) und/oder sich systemisch über eine Septikofungämie ausbreiten (Systemmykose). Sie werden auch als tiefe Mykosen bezeichnet.

Pathogenese: Die entsprechenden Pilze können durch folgende Mechanismen in den Organismus eindringen:
- *aerogen* → oberflächliche Pilzbronchitis → Pilzinvasion in Bronchialwand → Pilzinvasion ins Lungengewebe → Pilzpneumonie;
- *iatrogene* Verschleppung von Pilzen der oralen Flora z. B. im Rahmen einer endoskopisch-retrograden Cholangio-Pankreatikographie (ERCP);
- *hämatogen* → Pilzinvasion in ein Gefäß → Pilzvaskulitis → Septikofungämie (Pilzsepsis) → systemische Pilzstreuung in Organe und Gewebe.

Die tiefen Mykosen gehen meist letal aus. Sie werden im Folgenden näher besprochen.

5.4.3.4
Hefepilze

Hefen (ahd. = heben → Gärungs-Sprosspilz) sind unizelluläre Mikroorganismen. Sie vermehren sich durch Sprossung (= Sprosspilze). Durch ihre Aneinanderreihung entstehen hyphenartige Ketten (= Pseudohyphen). Im Rahmen drastischer Immundefekte können beim Menschen auch harmlose Hefepilze wie Saccharomyces cerevisiae pathogen werden.

Candida albicans

Erreger: Dies ist die hauptsächlichste Ursache einer humanen Candidainfektion (vgl. Tab. 5.**20**), die auch als Moniliasis (monilium, lat. = Halsband) oder Soor (sohren. mhdt. = verdorren) bezeichnet wird. Dieser Hefepilz kommt als ovale Hefeform, als Pseudomyzel mit Pseudohyphen und gelegentlich auch in Form septierter Myzelien vor (Abb. 5.**87**). Er ist ein natürlicher Saprophyt der oralen und rektovaginalen Schleimhaut.

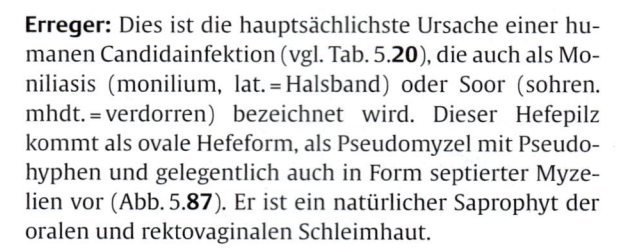

Pathogenese. Der Ereger breitet sich unter folgenden Bedingungen auf der Schleimhaut (vor allem Oropharynx) aus:
- *defekte Epithelbarriere* hauptsächlich im Verdauungstrakt nach Verbrennung, Trauma, chirurgischem Eingriff;
- *Immunmangelzustände* bei Früh- und Neugeborenen, im hohen Alter sowie bei marantischen Patienten (Tumorpatienten);
- *Defektimmunopathien,* vor allem das T-Zell-System betreffend;
- *Corticoid- und Immunsupressivatherapie* mit Unterdrückung der Lymphozytopoese;
- *Neutropenie* wegen akuter Leukämie, Hochdosischemotherapie bei Tumorpatienten, dadurch fehlende granulozytäre mykotoxische Peroxidase;
- *Neutrophilenfunktionsdefekte* wegen angeborenem „Leazy Leucocyte Syndrome", bei Corticoidtherapie → Phagozytoseblockade (S. 522);
- *Antibiotikatherapie* mit Unterdrückung und Dysbalance der Mund-(Darm-)Flora;
- *Endokrinopathien* wie Diabetes mellitus, Hypoparathyreoidismus, Progesterontherapie.

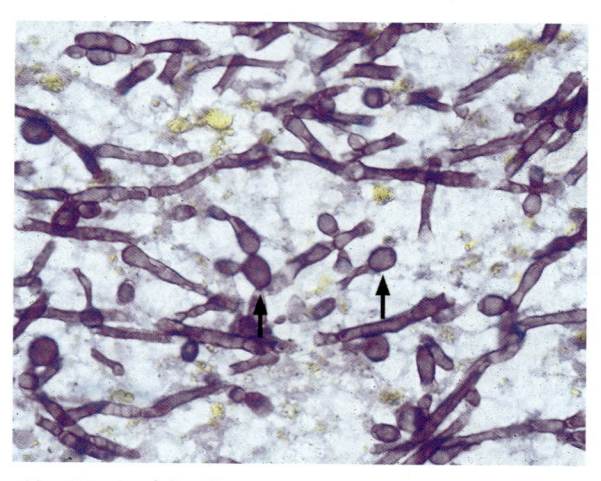

Abb. 5.**87 Candida albicans:** Pseudomyzel mit ovaloiden Hefen (Pfeil; PAS, Vergr. 1 : 200).

Tabelle 5.21 **Candidapilze:** Pathogenitätsmechanismen.

Erregereigenschaften	Biologische Auswirkung
Keim der normalen Schleimhautflora	→ endogene meist opportunistische Systemmykose
Integrin-Rezeptoren	→ Bindung an Fibrinogen, Fibronektin, Laminin
Bakterienlektin	→ Bindung an epitheliale Oberflächenzucker
Mannan-Oberflächenglykoproteine	→ Bindung an Lektine auf Epitheloberflläche Resultat: Erregeradhärenz auf Epithel-, Endothelzellen
Candida-„Gifte"	
– Proteinase, Phospholipase – Toxine (Schocktoxine)	→ Gewebeauflösung → Erregerinvasion → Kreislaufschock

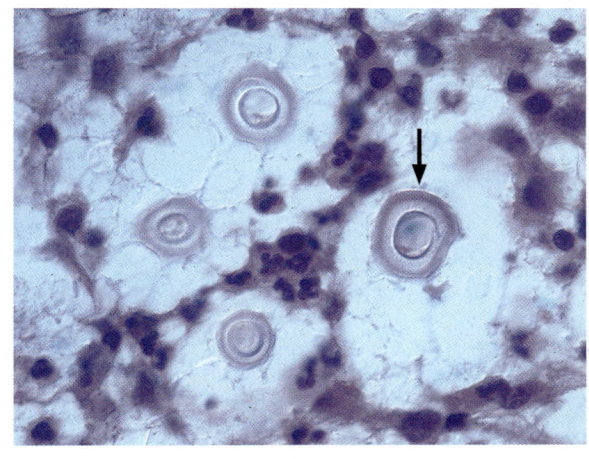

Abb. 5.**88** **Cryptococcus neoformans:** rundliche Pilzhyphen (Pfeil) mit ausgefranster Schleimkapsel (HE, Vergr. 1 : 200).

Die Candidapilze haben mehrere Pathogenitätsmechanismen. Sie sind in Tab. 5.**21** zusammengestellt.
Als Virulenzfaktoren der Candidapilze gelten:
- *Hyphenbildung.* Solche Keime adhärieren schneller auf den Zielzellen und sind wegen ihrer Oberflächenproteasen und -lipasen besonders gewebsinvasiv;
- *Bakterienlektine* als Adhärenzfaktoren;
- *molekulares Mimikry:* Durch „Tarnkappe" aus Thrombozyten, die durch Fibrinogenliganden auf den Erregern gebunden sind, werden die Pilze für die Immunabwehr unsichtbar.

✚ Klinik: Candidapilze rufen folgende kutane, subkutane sowie (tiefe) Systemmykosen hervor:
- *Oro-Pharyngo-Ösophageal-Soor:* Bei „oberflächlicher Form" mit abstreifbar weiß-graue Belägen vor allem von Wangen-, Gaumen-, Zungenschleimhaut. Histologie: fibrinöse Pseudomembranen mit senkrecht zur Oberfläche wachsendem Myzel und geringem entzündlichem Infiltrat. Bei „tiefer Form" mit festen grau-weißen Plaques (vor allem Zungenrücken, Mundwinkel), chronischem Verlauf und Fremdkörperentzündung.
- *Soorkolpitis:* Bei intestinal-absteigender Infektion oder analer Kohabitationspraxis → Entzündung der Vaginalregion.
- *Soorbalanoposthitis:* vor allem bei analer Kohabitationspraxis (Homosexuelle).
- *Candidadermatomykose:* Bei Infektion des Nagelbettes als Onychomykose (onychos: gr.=Nagel), bei Infektion von Hautfalten als Intertrigo, Windeldermatitis in Form einer erosiven Rötung.
- *Candidapneumonie:* mykotische Tracheobronchitis mit kleieförmigen pseudomembranösen Auflagerungen → absteigende Aspirationsinfektion (selten: bei Fungämie) → mykotische Pneumonie.
- *Candidasepsis:* bei allgemeiner Fungämie → Organbefall.

Cryptococcus neoformans

Erreger der Cryptococcose (= Torulose). Dieser bekapselte Hefepilz kommt weltweit in Taubenkot und verunreinigtem Erdboden (= „Taubenzüchterkrankheit") vor.

Pathogenese: Der obligat pathogene Keim bevorzugt Patienten mit T-Zell-Defekten. Sein wichtigster Virulenzfaktor ist seine dicke, histologisch ausgefranst erscheinende Polysaccharidkapsel (Abb. 5.**88**). Sie vereitelt über eine Phagozytosehemmung und Neutralisierung opsonierender Antikörper die für ihn tödlichen Angriffe von Alveolarmakrophagen. Gleichzeitig aktiviert sie aber auch das Komplementsystem über den alternativen Weg und würde so die eigene phagozytotische Zerstörung einleiten. Leider fehlen in der Zerebrospinalflüssigkeit die entsprechenden Komplementkomponenten, so dass vor allem das Gehirn von Kryptokokken heimgesucht wird. Bei ausreichender Abwehr entstehen kleine histiozytäre Granulome → Nekroseverkalkung.

✚ Klinik: Inhalative Keimaufnahme → meist asymptomatischer Verlauf; wenn nicht:
1. *Stadium:* meist inapparente Lungenkryptokokkose (Röntgenbild: Herdschatten in den Lungenunterfeldern) → hämatogene Streuung in andere Organe →
2. *Stadium:* Gehirnkryptokokkose als Meningoenzephalitis mit areaktiven, zystenartigen, myxoid-gelatinösen Nekroseherden.

5.4.3.5 Schimmelpilze

Diese Pilze sind geflechtbildend und bestehen aus Hyphen, die meist durch Querwände (= Septen) voneinander getrennt sind.

Aspergillus

Erreger: Dieser ubiquitär vorkommende Schimmelpilz (Aspergillus, lat.=Weihwasserschwengel) (Gießkannenschimmel) bildet ein dichotom spitzwinklig sich aufzweigendes Myzel aus septierten Hyphen. Bei genügender O_2-Zufuhr entwickeln sich bei ihm weihwasserschwengelartige Fruchtköpfe (Abb. 5.**89**).

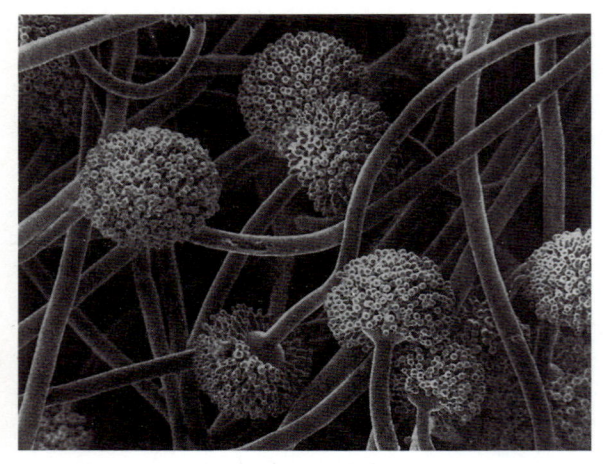

Abb. 5.89 Aspergillus fumigatus: Pilzmyzel mit weihwasserschwengelförmigen Fruchtköpfen (REM, Vergr. 1 : 3000).

Pathogenese: Die Infektion wird meist auf inhalativem Weg ausgelöst. Die resultierenden Gewebeschädigungen werden durch die in Tab. 5.22 beschriebenen Pilzgifte und durch die beeinträchtigte Nebenwegsaktivierung des Komplementsystems verursacht. Die Prädispositionsfaktoren für eine Aspergillusinfektion sind nahezu die gleichen wie bei der Candidainfektion.

➕ **Klinik:** Je nach Abwehrlage des Organismus und je nach Aspergillusart entwickeln sich folgende Krankheitsbilder:
- *Allergische bronchopulmonale Aspergillose* oder oxogen-allergische Alveolitis bei Hyperergie und Exposition mit pilzhaltigem Staub vor allem bei Malzarbeitern (Erreger: A. clavatus).
- *Höhlenaspergillose* (= kolonisierende Aspergillose) bei Normergie (Erreger: A. fumigatus oder niger): Pilzbesiedlung nekrotischen Materials in vorgegebener Höhle (Nasennebenhöhlen, Ohrkanal, Lungenkaverne) ohne Blutgefäßinvasion (= Initialstadium). Dadurch entsteht ein rundlicher pilzhaltiger Nekroseherd = Aspergillom (= fungus ball), der sich mit der Zeit vergrößert (= Wachstumsphase). Nach und nach gehen die Pilze zugrunde, und das abgestorbene Pilzmaterial wird mit Calciumoxalat imprägniert (= Degenerationsphase). Bei jahrelangem Bestehen eines Aspergilloms wird die umgebende Kapsel fibrosiert.
- *invasive nekrotisierende Aspergilluspneumonie:* bei Anergie. Für eine solche invasive Aspergillusinfektion sind vorwiegend Patienten mit Agranulozytose und/oder T-Zell-Defekten, aber auch mit Alkoholkrankheit, Diabetes mellitus und Corticoidtherapie prädisponiert. Erreger: überwiegend A. fumigatus. In diesem Falle invadieren die Pilzmyzelien die Gefäßwände und rufen über myzetal-thrombotische Gefäßverschlüsse infarktoid-hämorrhagische Nekrosen hervor. Kehren knochenmarktransplantierte Patienten zur Immunkompetenz zurück, so wandeln sich die Nekroseherde durch eine resorptiv demarkierende Entzündung in ein „Pseudoaspergillom" um.
- *Aspergillussepsis:* multiple Aspergillusherde mit infarktoider Nekrose vor allem in Nieren, ZNS.

Mucor (Zygomyzeten)

Erreger: Sie sind ubiquitäre Schimmelpilze vor allem im Brotschimmel und bilden – im Gegensatz zu den Aspergillen – ein Myzel aus unseptierten, dicken und rechtwinklig sich aufzweigenden Hyphen. Sie weisen eine hohe Gefäßaffinität auf.

Pathogenese: Diese Pilze rufen bei Patienten mit diabetischer Azidose, Immundefekt und Knochenmarktransplantation nach inhalativer oder peroraler Aufnahme eine opportunistische Infektion hervor. Nach der Infektion folgt ein Gefäßbefall mit Thrombosierung in Form einer sog. „paradoxen Thrombose", bei der es trotz Gefäßthrombose noch zur Gewebeblutung kommt. Die Folge davon ist eine Infarzierung, oft auch eine Septikofungämie.

➕ **Klinik:** Rhinozerebrale Manifestation nach inhalativer Infektion mit Pilzausdehnung via Paranasalsinus auf Orbita und Meningen und Gehirn. Pilzsepsis, pulmonale, abdominale oder kutane Manifestationen sind demgegenüber seltener.

5.4.3.6
Dimorphe Pilze

Erreger wachsen parasitär (im Wirt bei Körpertemperatur) als Hefen (= infektiöse Form), saprophytär (exogen bei Umgebungstemperatur) als Myzel. Die resultierenden Systemmykosen kommen endemisch nur in einem begrenzten geographischen Gebiet vor. Keine Übertragung von Mensch zu Mensch.

Histoplasma capsulatum

Erreger der Histoplasmose, einer intrazellulären Mykose des RHS. Der Erreger kommt natürlicherweise im Erdboden mit Vogelkotkontamination vor. Die infektiösen Hefen werden in den konventionellen Färbungen von einem Hof umgeben (fälschlicherweise als Kapsel bezeichnet) und fallen als klein-ovaloide Korpuskel in Histiozyten auf.

Pathogenese: Nach inhalativer Infektion binden die Hefepilze an Integrinrezeptoren und werden von unstimulierten (Alveolar-)Makrophagen phagozytiert. Sie vermehren sich danach in deren Phagolysosomen durch Sprossung und lysieren die Makrophagen. Die T-Helferzellen erkennen die Pilzzellwandantigene und bewirken über eine Interferonsekretion eine Makrophagenstimulation, so dass die phagozytierten Erreger abgetötet werden. Die Folge davon ist eine Entzündungsreaktion, zum

Tabelle 5.22 Aspergilluspilze: Erregereigenschaften.

Erregereigenschaften	Biologische Auswirkungen
Erreger-„Gifte":	
– Elastase	→ Gewebezerstörung
– Restrictocin	→ Proteinsyntheseblock
– Mitogillin	→ Proteinsyntheseblock, IgE-Induktion
– Aflatoxin	→ Leberzellkarzinom
Immunitätsstörung	→ Komplementstörung (alternativer Weg)

5.4 Erregerpathologie

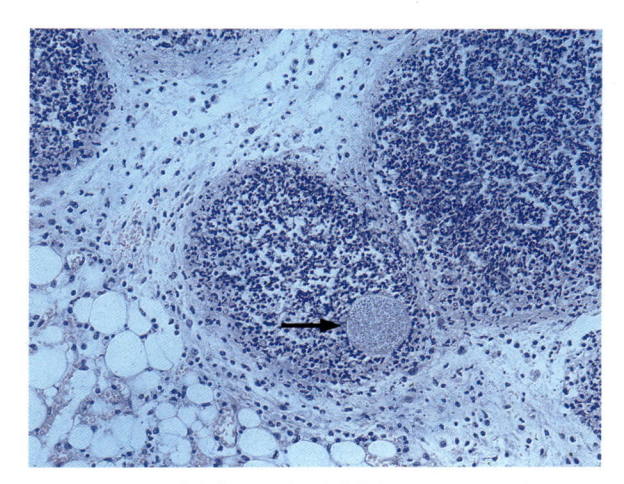

Abb. 5.90 **Coccidioides immitis** (Pfeil) (HE, Vergr. 1 : 100).

Teil mit Granulombildung vom Pseudotuberkulosetyp und pathognomonischer Nekroseverkalkung.

Klinik: Klinisch und morphologisch entspricht die Histoplasmose einer granulomatösen Entzündung vom Tuberkulosetyp. Histoplasmosemanifestation vor allem in der Lunge: bronchopneumonische, miliare Herde mit verkalkender Abheilung und Splenomegalie. Bei disseminierter Form: Befall aller Organsysteme, vor allem Knochenmark, Nebenniere.

Coccidioides immitis

Erreger der Kokzidioidomykose (= Wüstenrheumatismus). Er ist hochinfektiös und kommt vorwiegend in den Südstaaten der USA und in Zentralamerika vor. Der Pilz bildet im Gewebe statt Myzel kugelige, doppeltkonturierte Gebilde (= Sporangium, lat. = „Sporen-Behälter" = sog. Sphaerulae) mit vielen kugeligen Endosporen. Sphaerulenkapsel umsäumt von Splendore-Hoeppli-Phänomen (Abb. 5.**90**).

Pathogenese: Inhalative Infektion → frustrane Phagozytose durch Alveolarmakrophagen → Keim überlebt Phagozyten → Pneumonie.

Klinisch resultiert zunächst immer eine pulmonale Manifestation.
- *Lungenkokzidioidomykose:* Erkältungskrankheit mit nekrotisch-verkäsenden Pneumonieherden. Bei 5% der Patienten entwickelt sich eine kavernöse Lungeninfektion mit Granulombildungen vom Pseudotuberkulosetyp, die nach der Abheilung verkalken. Daneben kommt es auch zur miliaren Streuung und Erregerdissemination.
- *Disseminierte Kokzidioidomykose:* mit Erregeraussaat vor allem in Haut, Knochen, Gehirn

5.4.4
Protozoische Läsion

Protozoonotische Pathogenitätsmechanismen: Die humanpathogenen Protozoen sind einzellige Parasiten (gr. para = bei, sitos = Speise → Mitesser), die mit einer eigenen Motilität und einer verformbaren Zellmembran ausgerüstet sind. Sie verbessern ihre Verbreitungsmöglichkeiten durch Wirtswechsel und durch Vektoren in Form von blutsaugenden Insekten, wenn sie sich nicht schon selbst über die (fäkal-)orale Route oder über Sexualkontakte auf Wirtsuche gemacht haben. Dabei bedienen sie sich eines ähnlichen Eindringmechanismus ins Gewebe und in die Blutgefäße wie die Leukozyten und die Krebszellen. Um im menschlichen Organismus zu parasitieren, nutzen sie Schwachstellen im Abwehrsystem aus. Dort multiplizieren sie sich oft über einen Generationswechsel. Die von ihnen ausgehenden Krankheiten (= Protozoonosen) sind das Resultat ihres aggressiven Schmarotzertums und der gelegentlich überschießenden Abwehrreaktion, an der das Immunsystem sowie die Eosinophilen mit ihren parasitotoxischen Proteinen beteiligt sind.

5.4.4.1
Zoomastigophora

Trypanosoma cruzi

Erreger: Das Protozon Trypanosoma cruzi (Tab. 5.**23**) ist der Erreger der Chagas-Krankheit (= amerikanische Trypanosomiasis). Dieser geißelhaltiger Erreger wird durch blutsaugende Hauswanzen der Gattung Triatoma auf den Menschen übertragen.

Pathogenese: Diese Hauswanzen sind in ganz Süd- und Mittelamerika sowie in den südlichen Staaten Nordamerikas verbreitet, kommen vor allem in primitiven Behausungen vor und rücken nachts mit Vorliebe den Kindern auf den Leib. Die Wanzen nehmen den Erreger bei einer Blutmahlzeit (Mensch und Haustier) auf. In deren Darm durchlaufen die Erreger einen Formenwechsel und vermehren sich stark. Danach gelangen sie beim erneuten Blutsaugen der Wanzen mit deren Kot auf die Haut des Menschen, werden durch Kratzen in kleine Hautläsionen eingeschmiert und erreichen die Blutbahn. Die Trypanosomen durchdringen mit einem besonderen molekularen Einbrecherwerkzeug die Wände der Endstrombahn (trypanon, gr. Bohrer) und gelangt damit in die Blutstrombahn (Parasitämie!). Dieses Werkzeug besteht aus einer Transsialidase, die Sialsäurereste der Wirtszelle auf den Erreger überträgt und einem Erregerbindeprotein für Extrazellulärmatrix (= Pentrin).

Damit gelangen die Erreger auch in Histiozyten und in die eigentlichen Zielzellen (= quergestreifte Muskulatur: vor allem Myokard, und glatte Muskulatur: vor allem Gastrointestinaltrakt). Dort entgehen die Trypanosomen mit einem anderen molekularen Instrumentarium der Phagozytose und werden zu intrazellulären Zellparasiten,

Tabelle 5.23 **Protozoenerkrankungen** (= Protozoonosen)

Erregergruppe	Krankheit
Zoomastigophora	
– Trypanosoma cruzi	Chagas-Krankheit
– Trypanosoma brucei gambiense	„afrikanische Schlafkrankheit"
– Leishmania donovani	viszerale Leishmaniose
– Trichomonas vaginalis	vaginale Trichomoniasis
– Giardia lamblia	Lambliasis
Lobosa	
– Entamoeba histolytica	Amöbiasis
Sporozoa	
– Toxoplasma gondii	Toxoplasmose
– Cryptosporidium	Kryptosporidiose
– Plasmodium ssp.	Malariaformen
Microsporida	
– Microsporidium	Microsporidiose
– Ciliophora incerta	
– Balantidium coli	ruhrartige Diarrhoe
Mykoide Parasiten	
– Pneumocystis carinii	interstitielle Pneumonie

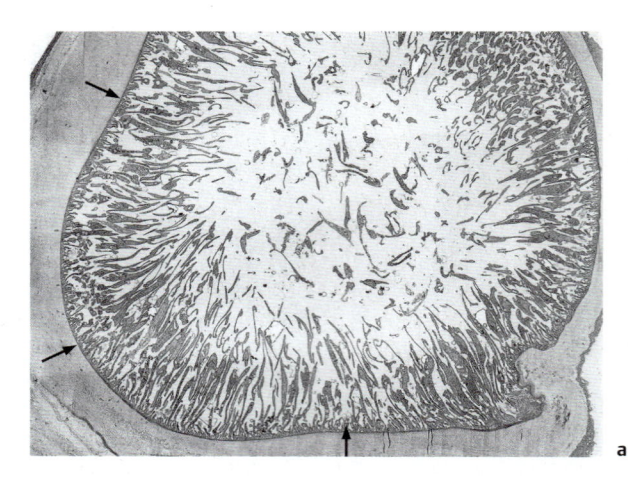

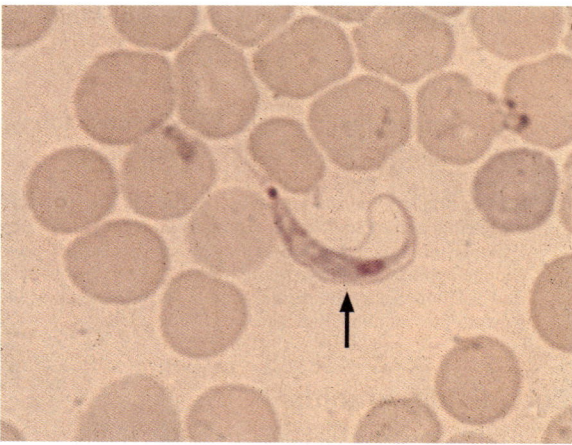

Abb. 5.**91** **Afrikanische Trypanosomiasis:**
a Querschnitt durch den Stechrüssel einer Tsetsefliege. Seine Innenseite ist dicht besiedelt mit infektiösen Trypanosomenformen (Pfeile) (sog. trypomastigote Form) (EM, Vergr. 1 : 15000; Original: Rudin).
b Trypomastigote Form (Pfeil) von Trypanosoma ssp im Blutausstrich (Papenheim, Vergr. 1 : 400).

wobei sie zahlreiche Pseudozysten bilden. Dieses „Phagosomenfluchtwerkzeug" besteht aus a) einer Neuraminidase, mit der die Lysosomenmembran destabilisiert wird und b) aus dem Haemolysin, mit dem Poren in Lysosomenmembran eingebracht werden. Außerdem verfügen die Erreger über ein Komplementregulatorprotein (DAF = decay accelerating factor), mit dem sie die C3-Konvertase und damit den alternativen Komplementaktiverungsweg hemmen.

✚ Klinik: Die vom Trypanosoma cruzi ausgelöste Infektionskrankheit wird als Chagaskrankheit bezeichnet. Am Ort der Eintrittsstelle entsteht ein subkutaner entzündlicher Knoten (= Chagom) mit regionaler Lymphadenitis oder eine einseitige Konjunktivitis. In der chronischen Phase dominiert eine Chagasmyokarditis gelegentlich auch mit Megaösophagus und Megakolon (S. 491).

Trypanosoma brucei gambiense

Erreger: Trypanosoma brucei gambiense und rhodesiense sind die Erreger der afrikanischen Schlafkrankheit (afrikanische Trypanosomiasis).

Pathogenese: Durch Stiche von Tsetsefliegen der Gattung Glossina gelangen die Erreger von einem infizierten Träger (T. b. gambiense: Mensch, T. b. rhodesiense: Savannentiere) in den Fliegendarm. Dort vermehren sie sich, werden infektiös und bei der nächsten Blutmahlzeit mit dem Speichel (vgl. Abb. 5.**91a**) wieder in den Endwirt gebracht. Dort leben sie extrazellulär in Blut, Lymphe und Liquor cerebrospinalis und wandern ins Gewebe aus. Anfänglich fallen viele Trypanosomen wegen ihrem „auffälligen Antigenkleid" in Form eines Oberflächenproteins (VSG = variable surface glycoprotein) dem B-Zell-System zum Opfer. Danach leiten sie das Immunsystem in die Irre: Sie verändern ihre VSG-Antigenhülle und sorgen über einen Bindefaktor für CD8 der zytotoxischen T-Zellen, dass diese massenhaft Interferon-γ bilden, welches das Trypanosomenwachstum enorm fördert. Außerdem bewirken sie, dass immunsuppressive Makrophagen und T-Lymphozyten auftreten, die den antiparasitären immunologischen „Vernichtungsfeldzug" drosseln.

✚ Klinik: Die Erkrankung manifestiert sich in folgenden Phasen:
- *primärer Schanker:* Papel am Einstichort;
- *febril-lymphonoduläre Phase:* mit Fieber; Lymphadenitis;
- *Meningoenzephalitis:* mit Apathie, Lethargie und Tagschlaf (= „Schlafkrankheit") und Myokarditis

Leishmanien

Erreger: Diese Protozoen (vgl. Tab. 5.**23**) sind die Erreger der Leishmaniosen. Die wichtigsten Leishmanioseformen des Menschen sind die viszerale Leishmaniose (Kala-Azar), die kutane Leishmaniose (Orientbeule) und die amerikanische Haut- und Schleimhautleishmaniose. Kala-Azar kommt in Mittel- und Südamerika, Afrika und Asien sowie im Mittelmeerraum vor.

Pathogenese. Die Erreger werden von sog. Sandmücken übertragen. Die durch Blutmahlzeit in die Insekten gelangten Leishmanien entwickeln und vermehren sich darin und wandeln sich in die begeißelte Promastigotenform (mastix, mastigos, gr. = Geißel → begeißelte Protozoenlarve) um. Durch den Insektenstich gelangen sie in den Endwirt (Mensch, Wirbeltier). Dort werden sie von den Makrophagen phagozytiert und gelangen in eine Heterophagievakuole. Aufgrund einer besonderen Protonenpumpe halten sie deren saures Milieu aus und können sich darin sogar zu Amastigoten umwandeln. Überdies weichen die Erreger den Nachstellungen durch das Wirtsabwehrsystem durch folgende Virulenzfaktoren aus:
- eine lipophosphoglykanhaltige Glykokalix, die unter anderem den membranattackierenden Komplementkomplex C5–9 außer Gefecht setzt und die lysosomale Erregerzerstörung verhindert;
- eine zinkabhängige Proteinase, die Komplementfaktoren spaltet.

Morphologie: In den makrophagozytären Heterophagievakuolen wandeln sich die Erreger zu Amastigoten um. Diese Erregerform ist unbegeißelt, enthält einen großen Kern und einen kleinen stäbchenförmigen Kinetoplasten (Abb. 5.**92**). Daraus ergibt sich der typische „Punkt-Komma-Aspekt" des Erregers (Punkt = ovaler mastigoten-Kern. Komma = stäbchenförmiger Kinetoplast aus Mitochondrienapparat und helikaler mt-DNA). In diesen Makrophagenvakuolen vermehren sich die Leishmanien, bis die Zelle platzt, so dass sie neue Makrophagen infizieren können.

✚ **Klinisch** resultiert eine viszerale oder kutane Manifestation:
– *Viszerale Leishmaniose* (= Kala-Azar, hindostani = schwarzes Fieber): Sie ist durch die Ausbreitung der Erreger im Makrophagensystem (RHS) gekennzeichnet. Nach einer Inkubationszeit von 2 Wochen bis mehreren Monaten kommt es zu einer über Monate sich hinschleppenden Krankheit, die von Fieberschüben begleitet wird und zur Kachexie führt. Konstante Befunde sind eine Splenohepatomegalie, Lymphadenopathie, hyperplastisches Knochenmark und eine Panzytopenie. Der an der Inokulationsstelle verursachte Primärherd zeigt eine granulomatöse Entzündungsreaktion (Leishmaniom). In fortgeschrittenen Fällen erscheint die Haut trocken mit Hyperpigmentierungen und Papelbildungen.
– *Kutane Leishmaniose* (Orientbeule): Vorkommen: Tropen. Nur Hautinfekt: geschwürig zerfallende Papel.

Trichomonas vaginalis

Erreger und Pathogenese: Dieses Protozoon (vgl. Tab. 5.23) ist ein mehrgeißeliger, birnenförmiger Flagellat mit einem ovaloidem Kern. Da der Erreger sich in einem obligat anaeroben Milieu aufhält enthält er ein „Spezialmitochondrium" (= Hydrogenosom), das vollständig auf anaerobe Glykolyse eingestellt ist. Der Erreger wird durch Geschlechtsverkehr übertragen. Etwa 25 % aller Frauen sind asymptomatische Trichomonadenträger (S. 887).

✚ **Klinik:** Bei der Frau Trichomonadenkolpitis, seltener Urethritis. Beim Mann meist symptomlos, selten Urethritis.

Giardia lamblia

Erreger: Der mehrgeißlige Flagellat (vgl. Tab. 5.23) ist birnenförmig und enthält 2 symmetrische Kerne. Erregerreservoir sind Kleinnager und Katzen. Der Flagellat ist fakultativ pathogener Erreger und bei einem Großteil der

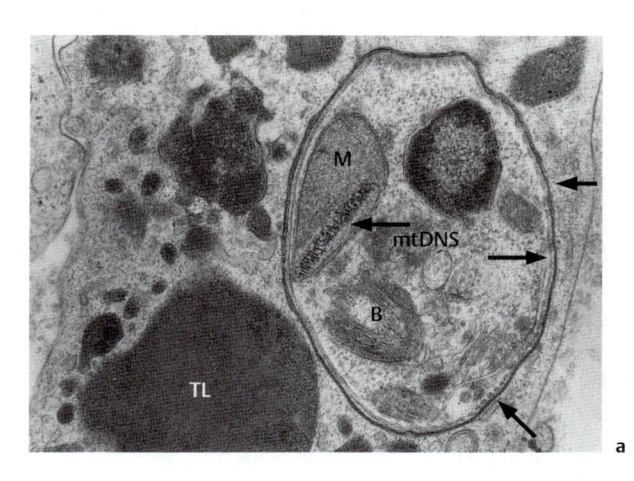

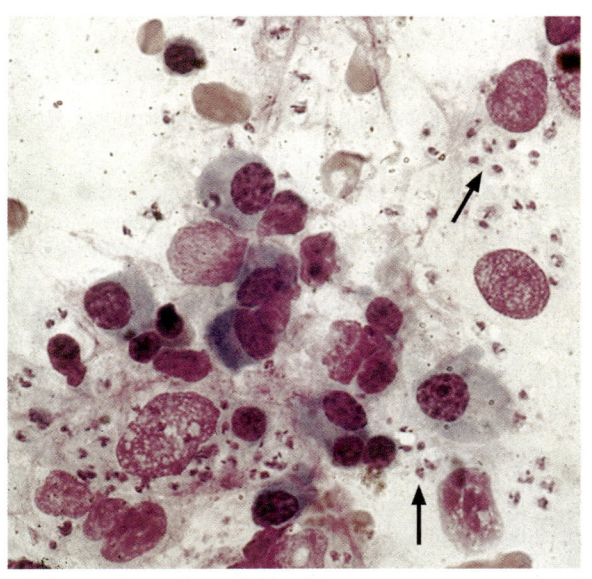

Abb. 5.**92 Leishmania donovani:**
a Amastigote Form einer Leishmanie in einer Makrophagenvakuole (pfeilmarkiert). Der Erreger weist einen deutlichen Zellkern (N), ein großes Mitochondrium mit einer helikalen mitochondrialen DNA (mt-DNA) sowie ein Basalkörperchen (B) auf. Zellkern und DNA-Helix färben sich an und ergeben das lichtmikroskopisch typische „Punkt-Komma-Bild". TL = Telolysosomen des Makrophagen (EM, Vergr. 1 : 20000).
b Knochenmarkausstrich mit zahlreichen Makrophagen, die Leishmanien (Pfeile) enthalten (Pappenheim, Vergr. 1 : 400).

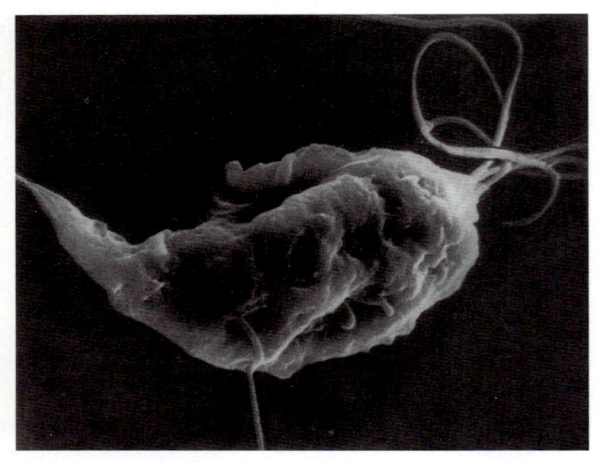

Abb. 5.93 Giardia lamblia: mehrgeißeliger Flagellat (REM, Vergr. 1:6000).

Bevölkerung (Entwicklungsländer) ein harmloser „Mitesser".

Pathogenese: Der Erreger wird oral, gelegentlich auch im Rahmen homosexueller Analkontakte aufgenommen (Abb. 5.93). Auf seiner Bauchseite besitzt er eine scheibenförmige Saugvorrichtung, mit der er sich über ein Lektin auf der Schleimhaut des Duodenums und des oberen Dünndarms festklammert. Der Erreger kommt a) in einer ruhenden, aber infektiösen Form (oro-fäkale Aufnahme) und b) in einer Trophozoiten-Form (intestinale Vermehrungsform) vor. Der Erreger wird über eine antikörpervermittelte Immunität (einschließlich sekretorischem IgA) bekämpft.

Klinik: Prädisposition durch Immundefekte wie CVID und AIDS. Erregeraufnahme: oro-fäkal oder rektal (homosexuelle Kontakte). Meist symptomlose Infektion. Daneben intermittierende Diarrhoe, gelegentlich Malabsorption (vorwiegend bei Kindern).

5.4.4.2
Lobosa

Entamoeba histolytica

Erreger: Das parasitäre Protozoon ist der Erreger der Amöbenruhr und kommt vor allem in den Tropen und Subtropen weit verbreitet vor.

Pathogenese: Der Ereger wird als reife, magensaftresistente Zystenform oral aufgenommen (vgl. Tab. 5.23). Aus ihr schlüpfen meist im Dünndarm die Amöben aus und gelangen in den Dickdarm, wo sie sich in die kleinere Minutaform umwandeln. Dies ist die Darmlumenform des Parasiten, die auf der Schleimhaut oder im Darminhalt lebt. Unter diesen intraluminalen Bedingungen (dazu können bestimmte Bakterienarten beitragen) wandelt sich die Minutaform in die Magnaform um. Dadurch wird der Mitesser zum Einbrecher. Schmerzhafte blutige Durchfälle machen dies deutlich. Das „Einbruchswerkzeug" der Magnaform setzt sich folgendermaßen zusammen:
- *Pseudopodium:* Mit diesem fußartigen Fortsatz kriecht die Amöbe durch die Gewebespalte in der Darmwand.
- *Cysteinproteinase:* Mit ihr wird die Extrazellulärmatrix des Wirtsgewebes „aufgeweicht".
- *Parasitenlektin:* Mit ihm haftet der Erreger auf Oberflächenzuckern der Wirtsenterozyten und -erythrozyten.
- *Amoebapor:* Mit diesem porenbildenden Protein wird die Zellmembran der Wirtszelle so lange durchlöchert, bis die Zelle auseinanderfällt (Name „histolytica" = gewebeauflösend).

Ihre Fußspuren bestehen aus nekrotisierenden Entzündungsherden. Von der Darmwand aus kann die Magnaform über eine Parasitämie in andere Organe gelangen. Häufigste Komplikation ist dabei die Leberamöbiasis (S. 768).

Diagnostik: Histologischer Erregernachweis:
- *Trophozoit* (in Stuhl und Gewebe): PAS-positive rundliche Amöbe mit rundlichem Zellkern;
- *Zysten* (nur im Stuhl) mit vielen kleinen Kernen.

Klinik:
- *nichtinvasive intestinale Amöbiasis:* symptomlos;
- *invasive intestinale Amöbiasis:* chronisch rezidivierende Diarrhoe (= Dysenterie) mit wässrig-breiigen Stühlen (wegen Blutbeimengungen himbeergeleeartig);
- *extraintestinale Amöbiasis:* nach hämatogener Verschleppung → abszedierende Leberentzündung.

5.4.4.3
Sporozoa

Toxoplasma gondii

Erreger: Dieses Protozoon (Abb. 5.94) ist der Erreger der Toxoplasmose (toxon, gr. = Bogen) und kommt aufgrund seiner geringen Wirtsspezifität beim Menschen ebenso wie bei Haustieren und Vögeln vor (vgl. Tab. 5.23). Der Erreger macht einen Generations- und Wirtswechsel zwischen geschlechtlicher und ungeschlechtlicher Vermehrung durch und kommt deshalb in folgenden 3 Formen vor:
- *Endozoid (= Tachyzoit):* Diese sind pfeilbogenförmige (Toxon, gr.: Bogen) Zellen, die eine Art Schnauzenbereich (= Apikomplex) aufweisen, mit dem sie in die Wirtszelle eindringen können, und stellen die asexuellen Vermehrungsformen des Erregers dar. Sie gedeihen nur im Wirtsorganismus und überstehen das Säurebad im Magen nicht.
- *Zystozoit (= Bradyzoit):* Diese kleineren Parasitenformen entstehen innerhalb der Zyste, verursachen keine Gewebeschäden; sie sind die langlebigen Dauerformen.
- *Oozyste:* Dies ist die sexuelle Vermehrungsform im Darm von Katzen (= unspezifischer Wirt). Sie wer-

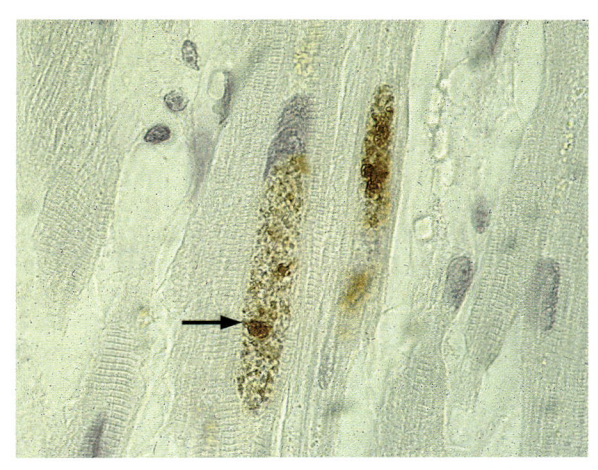

Abb. 5.94 **Toxoplasma gondii:** Zyste (Pfeil) in Myokardiozyt (IH, Vergr. 1 : 100).

den mit den Fäzes ausgeschieden, wo sie nach Sporulation für Mensch und Tier infektiös sind.

Pathogenese: Die Toxoplasmen können alle Zelltypen des Organismus infizieren, weil sie an das Extrazellulärmatrixprotein Laminin binden, das seinerseits an Lamininrezeptoren der Wirtszellen festmacht. Die Infektion des Menschen vollzieht sich nach folgendem Muster: Der Mensch infiziert sich oral mit von Katzen ausgeschiedenen Oozyten oder mit Zysten im schlecht gegarten Muskelfleisch („blutige Steaks" von Schaf, Schwein, Rind). Diese penetrieren die Darmwand, halten sich zunächst im Blut und/oder Lymphe auf, um sich im Zytoplasma von Wirtszellen (= Makrophagen, Skelett-, Herzmuskulatur, ZNS, Retina) so lange sexuell in Form von Tachyzoiten zu vermehren, bis die Wirtszellen platzen. Diese Stellen fallen als umschriebene Gewebenekrose mit Granulozytenanlockung auf. Von dort aus kann der Wirt auf dem Blutweg von Tachyzoiten überschwemmt werden. Nur durch ein aufeinander abgestimmtes Zusammenspiel von $CD4^+$/$CD8^+$-Zellen mit Produktion von Interferon-γ, das die zytotoxischen T-Zellen und Makrophagen stimuliert, verschwinden die freien Tachyzoiten aus der Blutbahn und igeln sich in den Wirtszellen in Form von Zysten (= Immunevasion) ein, um jahrelang im Wirt zu bleiben, ohne ihn zu behelligen. Dadurch kann ein Spenderherz zur Toxoplasmosequelle für den Transplantatempfänger werden.

✚ **Klinisch** hat die Toxoplasmoseinfektion je nach Lebensalter andere Folgen:
  – *Pränatale Toxoplasmose* → Fetopathie:
    – Erstinfektion vor 2. Trimenon → Abort;
    – Erstinfektion nach 2. Trimenon → intrauterin-generalisierte Fetalerkrankung mit a) nekrotisierender Enzephalitis (verkalkende Erweichungsherde → Höhlenbildung → „swiss-cheese-brain" → Ventrikelerweiterung) sowie b) Chorioretinitis pigmentosa. Deshalb Symptomentrias: Hydrozephalus, Intrazerebralverkalkungen, Chorioretinitis;
    – Erstinfektion kurz vor Geburt → viszerale generalisierte Toxoplasmose.
  – *Postnatale Infektion:* Sie kann als latente oder als symptomatische Infektion verlaufen, wobei meist eine über Monate sich hinziehende Nackenlymphadenitis (mit epitheloidzellig-kleinherdiger Granulombildung) im Vordergrund steht.
  – *Systemische Infektion:* Beim Patienten mit Immunschwäche oder nach Knochenmarktransplantation → Meningoenzephalitis sowie aktiv-nekrotischen Entzündungen in inneren Organen (Pneumonie, Myokarditis, Hepatitis).

Plasmodien

Erreger der verschiedenen Malariaformen (lat. = schlechte Luft) sind folgende Plasmodien (Abb. 5.**95**):
- Plasmodium falciparum → Malaria tropica („maligne Tertiana"),
- Plasmodium vivax → Malaria tertiana („benigne Tertiana"),
- Plasmodium ovale → Zyklus wie bei M. tertiana,
- Plasmodium malariae → Malaria quartana.

Jährlich sterben 150 Millionen Menschen vor allem im tropischen Afrika, in Südasien, in Zentral- und Südamerika daran (meist Plasmodium falciparum).

Pathogenese: Wirtswechsel, Erregervermehrung und -reifung vollziehen sich nach folgendem Fahrplan:
- *Vektor – Sporogonie:* Aufnahme von ♂-Mikro- und ♀-Makrogametozyten durch ♀-Anophelesmücke mit Patientenblut → befruchteter Makrogamet (gametes: gr. = Gatte) wird zur motilen Zygote (= Ookinet) und dringt in Moskitomagenwand ein → dort: Heranreifung zur Oozyste → darin: Bildung multipler Sporozoiten → diese gelangen in Moskitospeicheldrüse → Sporozoitenübertragung auf Mensch durch Mückenstich.
- *Wirt – präerythrozytäre Schizogonie:* asexuelle Sporozoitenvermehrung in Hepatozyten zu Merozoiten.
- *Wirt – erythrozytäre Schizogonie:* Merozoiten befallen Erythrozyten → darin: Entwicklung zu Trophozoiten. Diese leben vom Hämoglobinabbau → Hämozoinbildung →Bildung mehrkerniger Schizonten

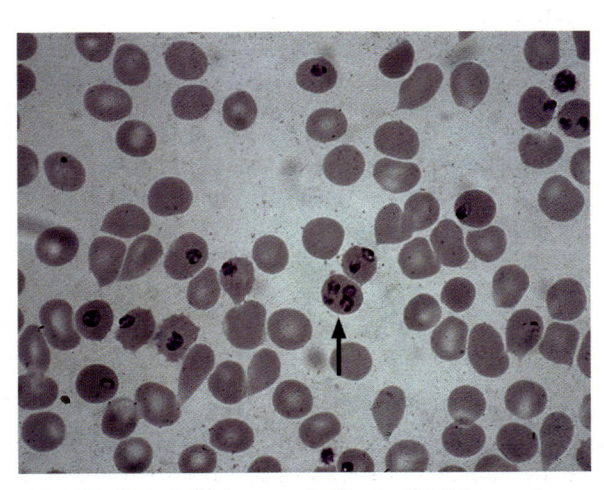

Abb. 5.**95** **Malaria falciparum:** ringförmige (Pfeil) intraerythrozytäre Parasiten (Pappenheim, Vergr. 1 : 300).

durch asexuelle Schizogonie → Erythrozyten platzen → dadurch Freisetzung von Merozoiten und Hämolyse, Fieber → Infektion neuer Erythrozyten → Schizogonie. Gametogonie: Trophozoiten reifen alternativ zu ♂-Mikro-/♀-Makrogametozyten und infizieren wieder Moskitos.

Das Angriffs- und Versteckspiel, das der Erreger mit seinem Opfer treibt, ist in folgender „Geschichte" beschrieben:

Die Erreger werden in Form der asexuellen Sporozoiten bei der Blutmahlzeit infizierter weiblicher Anophelesmücken mit dem Speichel auf den Menschen übertragen. Dieser Wirtswechsel bedeutet für die Erreger eine Temperaturänderung von 25 auf 37 °C. Infolgedessen produzieren sie Stressproteine (S. 147), was sie gegenüber den phagozytären Sauerstoffmetaboliten des Wirts unempfindlich macht. Dem ersten Zugriff des Immunsystems entziehen sie sich, indem sie einen Teil ihrer Hülle in Form von Antigenen abwerfen und damit allfällige Antikörper quasi ablenken. Überdies geben sie Faktoren ab, welche die Verfolgermannschaft aus T-Zellen abschüttelt. Bereits eine Viertelstunde nach dem Moskitostich dringen sie in die Leberparenchymzellen ein und nutzen ihr neues Versteck, um sich zu vermehren und in eine neue Hülle zu schlüpfen.

So entstehen pro Sporozoit etwa 30 000 Merozoiten, die in einer erneuten Antigenverkleidung aus der Leber in den Blutkreislauf ausschwärmen. Dem Immunsystem erscheinen sie auf diese Weise wie Fremdlinge, gegen die es erst einmal gilt, geeignete Waffen zu entwickeln. Im Blut treiben die Erreger ihr Versteckspiel weiter: Sie brauchen etwa 10 min, um Erythrozyten zu entern, nachdem sie mit Hilfe eines Sialsäurebindeproteins an deren Glykophorin[1] festgemacht haben. Dort finden sie in Form des Hämoglobins einen reich gedeckten Tisch. Ihre Abfälle sind das Malariapigment (Abb. 3.**25 c**, S. 103). In ihrem neuen Versteck können sie sich ungestört weiter vermehren und werden zu Trophozoiten.

Zwar verändern die Erythrozyten durch den Parasitenbefall ihre antigene Oberflächenstruktur, was an sich zur Folge hätte, dass der Wirt den Gast (Trophozoiten) samt Tisch (Erythrozyt → Hämolyse) hinauswirft. Aber die Erreger haben auch dagegen ihre Tricks: Sie veranlassen die Erythrozyten, bestimmte Proteine (= Sequestrine[2]) zu sezernieren, die in Form sog. „Knobs" die Oberfläche ausbeulen. Wegen dieser „Knobs" binden die trophozoitenhaltigen Erythrozyten an ICAM-1[3] von Kapillarendothelien und an Glykophorin (CD46) von Nachbarerythrozyten. Infolgedessen bilden sich Erythroyztenklümpchen,

die samt ihrer trojanischen Fracht in der Endstrombahn (vor allem Gehirn) steckenbleiben und so gewissermaßen vorübergehend aus dem Verkehr gezogen werden. Im Gehirn entstehen in der Gegend verstopfter Kapillaren Ringblutungen, um die sich später Gliaknötchen (= Dürck-Granulome) bilden. Auf diese Weise schlagen sie der Milz, die auf die Zerstörung derart veränderter Erythrozyten spezialisiert ist, ein Schnippchen. Wenn in einem infizierten Erythrozyten aus Trophozoiten genügend Schizonten herangewachsen sind, zerfallen diese in viele Merozoiten. Gleichzeitig werden über die Freisetzung pyrogene Zytokine (TNFα, IL-6) sezerniert. Dadurch wird der Patient blutarm (S. 514) und von Fieberanfällen geschüttelt.

Nun werden die Eindringlinge in Form von Mikro- und Makrogametozyten geschlechtsreif und warten darauf, dass sie von einem Moskitoweibchen beim Blutsaugen wieder aufgenommen werden. In ihm können sie in Ruhe Hochzeit halten, weil es kein plasmodientaugliches Abwehrsystem besitzt. Der befruchtete Makrogamet lässt sich in einer Magenwandzelle nieder (= Ookinet) und wird zur Oozyste. In ihr vermehren sich die Parasiten wieder rasant in Form von Tausenden von Sporozoiten, um von hier aus über die Hämolymphe in die Speicheldrüse zu gelangen. Dort „hoffen" sie, beim nächsten Mückenstich den Sprung auf den Menschen zu schaffen.

+ Klinik: Wenige Tage nach der Parasitämie sind die Schizogoniezyklen und damit auch die Fieberanfälle (Wechselfieber) synchronisiert: d.h. am 1. und 3. Tag (Malaria tertiana), am 1. und 4. Tag (Malaria quartana), bei P. falciparum binnen 48 h. Malariarückfälle nach Monaten bis Jahren wegen a) hepatozytärer Hypnozoiten-Reaktivierung (= Rezidiv) oder b) persistierender erythrozytärer Schizogonie (Rekrudeszenz).

Komplikationen: Ikterus mit Hepatosplenomegalie, intravasale Hämolyse (Schwarzwasserfieber), Immunkomplexnephritis.

5.4.4.4
Mykoide Parasiten

Pneumocystis carinii

Erreger: Der Erreger (vgl. Tab. 5.**23**) ist aufgrund von analogen ribosomalen RNA-Sequenzen zum einen mit niederen Pilzen wie Saccharomyces cerevisae und zum anderen mit Amöben am nächsten verwandt. Er ist ein „opportunistischer" Parasit und kommt in der Lunge vieler Säugetiere und des Menschen vor.

Pathogenese: Nach Inhalation von Pneumozystiszysten werden aus diesen 8 einkernige „intrazystische Körperchen" frei, sie wandeln sich in amöboide Trophozoiten um und heften unter Zuhilfenahme von Filopodien an den Alveozyten Typ I an (Abb. 11.**42**, S. 620). Je 2 Trophozoiten verschmelzen sodann zu einer Zygote, die sich mit einer dünnen Wand in Form einer Präzyste umgibt. In ihr vermehrt sich der Erreger und wird zur Zyste. Diese stellen sich als rundliche intraalveoläre Gebilde mit versil-

---

[1] Gruppe sialsäurehaltiger Membranproteine der Erythrozyten
[2] Oberflächenproteine der erythrozytären „knobs". Sie werden vom var-Gen kodiert (so bezeichnet, weil es für die Antigenvariabilität des Erregers sorgt).
[3] interzelluläres Adhäsionsmolekül = Rezeptor für das Thrombospodin

berbaren kleinkorpuskulären Organismen mit typischer Kaffeebohnenform dar. Die Zysten können nun ausgehustet werden oder im Wirtsorganismus platzen und zur Autoreinfektion führen. Die Erreger können als Phagosomenflüchter nur nach Opsonierung mit spezifischen Antikörpern phagozytiert werden. Ihre Vernichtung hängt vorwiegend von einer intakten Funktion der CD4$^+$-Zellen ab.

Klinik: Pneumozystispneumonie, S. 619

5.4.5
Helminthotische Läsion

Helminthotische Pathogenitätsmechanismen: Alle menschenpathogenen Wurmparasiten haben folgende Eigenschaft gemeinsam: Sie vergrößern ihren Aktionsradius und damit auch ihre Überlebenschancen durch einen Wirtswechsel. Sie erreichen ihre Geschlechtsreife im Wirt und vermehren sich als Larve in einem Zwischenwirt unabhängig von der Erwachsenengeneration durch Parthenogenese (parthenon, gr. = Jungfrau → Jungfernzeugung). Die Parasiten leben von ihrem Wirt und töten ihn – wenn überhaupt – erst nach längerer Zeit.

Bei der Bewältigung eines Wurmbefalls (= Helminthose) spielen die eosinophilen Granulozyten mit ihren parasitotoxischen Proteinen und die Makrophagen eine wichtige Rolle. Diese Zellen heften sich an den Helminthen an und sind in Gegenwart von spezifischen Antikörpern vom IgG-Typ in der Lage, bestimmte Parasiten wie Schistosomenlarven aufzulösen. Die Antigenstruktur der verschiedenen Parasiten ist aber so komplex, dass es schwierig ist, die Effekte des humoralen von denen des zellulären Immunsystems abzugrenzen.

Die Helminthosen sind streng genommen keine Infektions-, sondern Infestationskrankheiten (infestare: lat. = angreifen) (Invasionskrankheiten), weil die Erreger teilweise nach Vermehrung im menschlichen Organismus diesen als Zwischenwirt wieder verlassen.

5.4.5.1
Schistosomen

Erreger der Bilharziose. Sie werden auch als Pärchenegel (Tab. 5.24) bezeichnet und kommen vor allem in den Tropen vor, wo etwa 200 Millionen Menschen infiziert sind. Eine Eigentümlichkeit dieser Würmer besteht darin, dass das relativ große Männchen einen erbsenschotenförmigen Körper besitzt, mit dem es das kleinere fadenförmige Weibchen umgibt.

Pathogenese (Wirtszyklus): Die Wurmeier gelangen mit den Exkrementen des Menschen ins Wasser, schlüpfen zu einzelligen Wimpertierchen (Mirazidien) aus, die eine bestimmte Wasserschneckenart als Zwischenwirt benutzen. In ihm bilden sie eine Zyste und vermehren sich darin zu „Zerkarien"; die Zyste platzt, und die mehrkernigen Zerkarien schwärmen aus. Sie durchbohren die Haut

Tabelle 5.**24** **Helminthen-Erkrankungen** (= Helminthosen)

Erregergruppe	Krankheiten
Trematoden (Saugwürmer)	
– Fasciola hepatica (Leberegel)	Cholangitis
– Clonorchis sinensis (chinesischer Leberegel)	Cholangitis, Leberzellkarzinom
– Schistosomen ssp. (Pärchenegel)	Bilharziose
Zestoden (Bandwürmer)	
– Diphyllobotrium latum (Fischbandwurm)	symptomlos, ggf. Anämie
– Taenia saginata (Rinderbandwurm)	Darmfunktionsstörungen
– Taenia solium (Schweinebandwurm)	Gehirn-, Muskelzystizerkose
– Taenia echinococcus ssp.	Echinokokkose
Nematoden (Fadenwürmer)	
– Ancylostoma dueodenale (Hakenwurm)	Diarrhoe, Steatorrhoe
– Ascaris lumbricoides (Spulwurm)	flüchtige eosinophile Pneumonie
– Enterobius vermicularis	Oxyuriasis, Perianalekzem
– Wuchereria bancrofti	lymphatische Filariose
– Trichuris trichiura (Peitschenwurm)	katarrhalisch-hämorrhagische Kolitis
– Trichinella spiralis	Trichinosemyositis

und die Blutgefäße des Menschen, was mit allergischen Erscheinungen einhergeht. In den Blutgefäßen werden sie zu „Schistosomula". Diese weichen den Immunangriffen des Wirtes dadurch aus, dass sie ihre Oberfläche (= Membranokalix) verändern. Mit der Zeit wandern die Schistosomen aus und paaren sich, indem das Männchen ein Weibchen in seine Leibesrinne aufnimmt. Da die Wirtsimmunabwehr in Form einer antikörpervermittelten Zytotoxizität solchen Pärchen (Pärchenegel) nichts anhaben kann, produzieren sie oft jahrelang Eier, die gegen den Blutstrom in die Dickdarmschleimhaut wandern. Der Wirtsorganismus setzt sich mit einer granulomatösen Entzündungsreaktion und Eosinophileninfiltraten zur Wehr, so dass die Eier im Gewebe absterben, gelegentlich auch verkalken. Die nicht selten fehlgeleitete Eiwanderung kann analoge Entzündungsformen in Form von Eigranulomen in vielen Organen wie Leber, Lunge und Harnblase auslösen. Die zugrunde liegenden Entzündungsreaktionen, die hauptsächlich der Leber übel mitspielen, gehen auf folgende Mechanismen zurück:

- Schistosomen setzen hepatotoxische Substanzen frei.
- Schistosomenei-Antigene locken Makrophagen an, die in Zusammenarbeit mit T_{H1}- und T_{H2}-Helferzellen Granulome bilden.
- T_{H2}-Helferzellen veranlassen über eine Zytokinsekretion eine IgE-Synthese sowie eine Gewebeeosinophilie und -mastozytose, wobei das Eosinophilenhauptprotein die Wurmlarven zerstört.

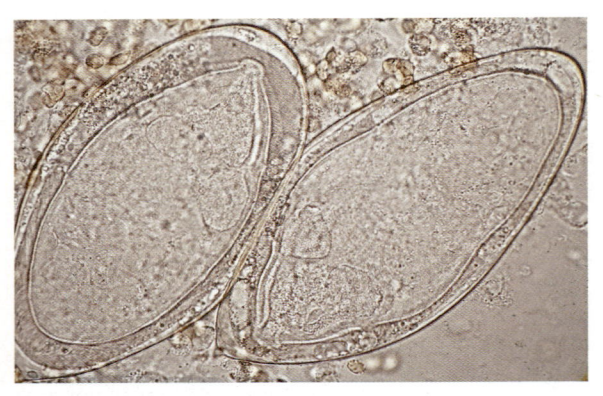

Abb. 5.96 Schistosoma haematobium: ovales Ei mit Endsporn (nativ, Vergr. 1:600).

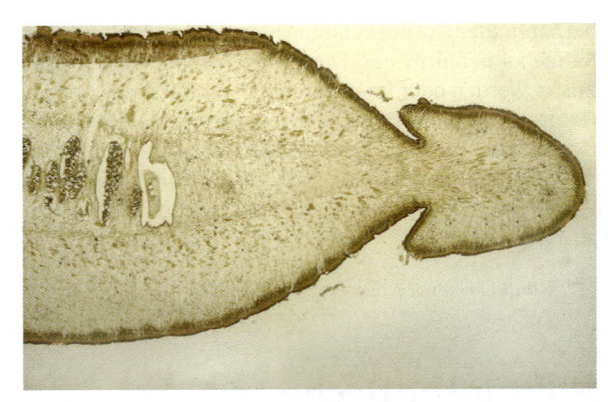

Abb. 5.97 Taenia saginata: Skolex (nativ, Vergr. 1:50).

- Schistosomeneier provozieren die Bildung lymphozytärer Stimulationszytokine für Fibroblasten und geben damit den Auftakt zur fibrotischen Verödung des Leberparenchyms.

Morphologie: Histologische Eiform der verschiedenen Schistosomen:
- S. haematobium: ovales Ei mit Endsporn,
- S. mansoni: ovales Ei mit Lateralsporn,
- S. japanicum: rundes Ei ohne Sporn.

Klinik: Je nach Lokalisation der Hauptveränderung lassen sich folgende Schistosomiasisformen unterscheiden:
- *Urogenitale Bilharziose:* Sie wird durch Schistosoma haematobium ausgelöst, das hauptsächlich in Afrika vorkommt. Die Eier (Abb. 5.96) werden in der oberen Rektalvene und von dort aus über entsprechende Anastomosen in Harnblasenwandvenen abgelagert, so dass es zu einer granulomatösen Urozystitis (S. 852, Abb. 14.29) und Harnblasenkarzinom vom Plattenepitheltyp kommen kann.
- *Hepatolienale Schistosomiasis:* Sie wird durch Schistosoma mansoni oder japonicum hervorgerufen. Schistosoma japonicum kommt vor allem in China und Japan vor und wandert zur Eiablage lediglich in die obere Mesenterial- und in die Milzvene.
- *Intestinale Schistosomiasis:* Sie wird hauptsächlich durch Schistosoma mansoni, gelegentlich auch durch Schistosoma japonicum ausgelöst. Schistosoma mansoni ist vor allem in Südamerika und Afrika zu Hause.

5.4.5.2
Taenia saginata

Erreger ist die Taenia saginata (Taenia, lat. = Band, saginatus, lat. = gemästet), der Rinderbandwurm (vgl. Tab. 5.24). Er ist auf der ganzen Welt verbreitet und wird bis zu 10 m lang. Er besteht aus einem Vorderteil *(Skolex)* (Abb. 5.97), auf den zahlreiche Glieder folgen, die im Endteil gravide Uteri mit bis zu 100 000 Eiern enthalten.

Pathogenese: Der Wirtszyklus beginnt damit, dass die Taenia-Eier mit dem Abwasser oder bei der Defäkation auf Rinderweiden gelangt, wo sie vom Rind als Zwischenwirt mit dem Gras aufgenommen werden. Im Rinderdünndarm schlüpfen nun aus den Eiern die Onkosphären, wandern in die Darmwand ein und werden mit dem Blutstrom in die quergestreifte Muskulatur transportiert. Dort wachsen sie innerhalb eines Vierteljahres zu infektionstüchtigen, etwa erbsgroßen Finnen (Zysticercus bosis) heran. Sie stellen flüssigkeitshaltige Bläschen mit einer Skolexanlage dar. Der Wirtswechsel geschieht dadurch, dass der Mensch unzureichend gekochtes Rindfleisch isst, das Finnen enthält. In dessen Dünndarm stülpt die Finne ihren Skolex aus, heftet sich mit ihm an die Dünndarmschleimhaut an und wächst zum adulten Bandwurm aus, der unter Umständen seinem Endwirt jahrzehntelang die Treue hält. Etwa ein Vierteljahr nach der Infektion werden die ersten graviden Endglieder des Bandwurms abgestoßen und mit der Defäkation ausgeschieden.

Klinik: In 25% der Fälle symptomlos. Gelegentlich Erbrechen, Bauchschmerzen, Heißhunger, Gewichtsverlust.

5.4.5.3
Taenia solium

Erreger und Pathogenese: Der ausnahmsweise Befall des Menschen durch Finnen des Schweinebandwurms (= Taenia solium) ruft ein als „Zystizerkose" bekanntes Krankheitsbild auf (vgl. Tab. 5.24). Normalerweise beherbergt der Mensch den Parasiten im Dünndarm als Endwirt. Im seltenen Falle einer Autoinfestation können sich die Larven im Finnenstadium jedoch in der Herz- und Skelettmuskulatur (Abb. 5.98) einnisten und bilden dort 3–10 mm große, weißliche, knotenförmige Gebilde, die bereits makroskopisch sichtbar sind (Fleischbeschauer!). Die Finnen können jedoch auch in der Lunge und der Leber vorkommen. Gefürchtet ist der Befall des Gehirns mit der Entwicklung eigentümlicher traubenförmig-zystischer Parasitenstrukturen, die sich im Subarachnoidalraum ausdehnen (= Cysticercus racemosus).

Klinik: Heißhunger, Inappetenz, Bauchschmerzen, analer Juckreiz.

5.4 Erregerpathologie   275

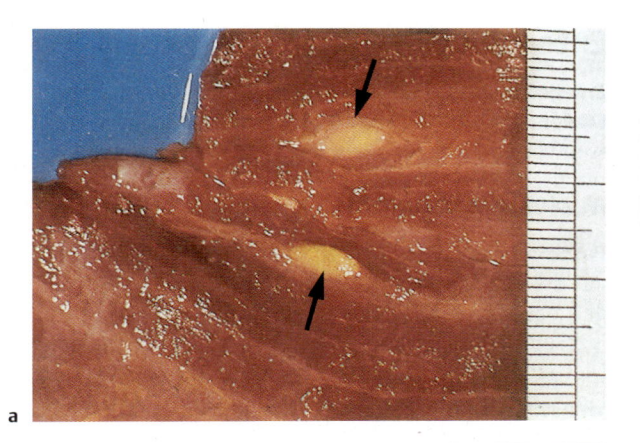

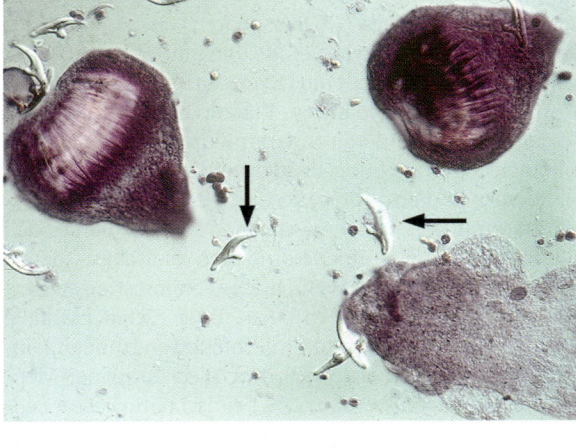

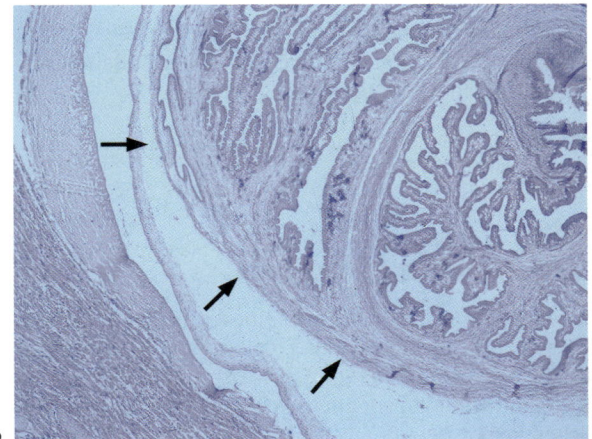

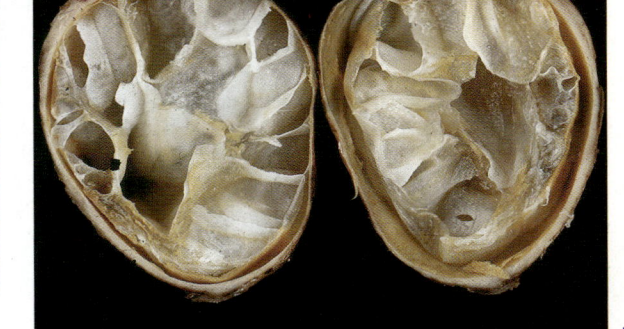

Abb. 5.98 **Taenia solium:**
a Cysticercus cordis (= Finnen, Pfeil) in der Herzmuskulatur (wichtig für Fleischbeschauer);
b Neurozystizerkose = Cysticercus racemosus (Pfeile; HE, Vergr. 1:7).

5.4.5.4
Taenia echinococcus

Echinokokkose

Bei Taenia echinococcus ist der Mensch im Gegensatz zu anderen Tänien nicht End-, sondern Zwischenwirt (vgl. Tab. 5.**24,** Abb. 5.**99**).

Echinococcus granulosus

Erreger der zystischen Echinokokkose. In seiner Adultform ist er 3–6 mm lang.

Pathogenese (Wirtszyklus): Mit den 4 Saugnäpfen und dem doppelten Hakenkranz seines Kopfes (= Skolex) heftet er sich zu Tausenden an der Dünndarmschleimhaut an. Auf den Skolex folgen 4 bis 5 mit Testes und Ovarien ausgestattete Segmente (= Proglottiden). Von diesen fällt alle 2 Wochen eines ab, setzt über 500 Eier frei, die mit den Fäzes ausgeschieden und unter natürlichen Bedingungen von Herbivoren, wie Schafen beim Grasen, aufgenommen werden. Im alkalischen Milieu des Duodenums

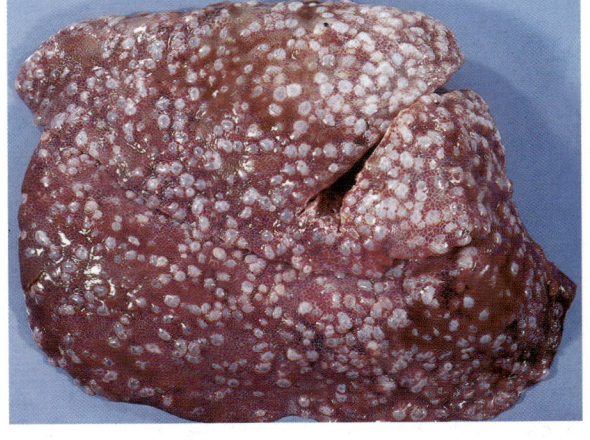

Abb. 5.**99 Echinokokkose:**
a Echinococcus granulosus, Skolizes, mit Echinokokkushäkchen (Pfeil) (HE, Vergr. 1:25);
b Echinococcus granulosus, Leberbefall mit großen Blasen (Hydatiden);
c Echinococcus alveolaris: Gallenblasenbefall mit multiplen wuchernden Zysten.

schlüpfen aus den Eiern die mit 2 Hakenpaaren ausgerüsteten Invasionslarven (= Onkosphären) aus, um nach ihrem Eindringen in Chylusgefäße und Pfortaderäste in der Leber, aber auch in anderen Organen zur zweiten zystenförmigen Larve (= Hydatiden, = Finne) heranzureifen (= E. hydatidosus), aus deren inneren Keimzellschicht (Morphologie S. 769) sich sog. Brutkapseln mit Tausenden von Bandwurmköpfen (= Protoskolizes) entwickeln. Die Hydatiden mit den parthenogenetisch sich vermehrenden Skolizes gelangen in einen Karnivoren (Fleischfresser) als Endwirt (meist Hund), wenn dieser von infestierten Herbivoren (Pflanzenfressern) Aas oder Schlachtabfälle frisst. Durch engen Kontakt mit infizierten Hunden können Eier des E. granulosus z. B. durch Lecken auf den Menschen übertragen werden. Wie bei den natürlichen Zwischenwirten entwickeln sich die Hydatiden vorwiegend in Leber, Lunge und anderen Organen und Geweben.

Morphologie: Histologischer Erregernachweis: Hydatidenwand aus homogen-eosinophiler Kutikula mit häkchenhaltigen Skolizes an Innenfläche. Echinokokkushaken mit Form eines zweiendigen Hirschgeweihs.

✚ Klinik: In einigen Fällen bleibt der E. hydatidosus latent oder bildet sich spontan zurück und verkalkt. In diesem Fall enthalten die Hydatiden einen Bodensatz aus Hakenresten abgestorbener Skolizes und Kalkhörnchen (= Hydatidensand). Wegen des langsamen Hydatidenwachstums liegen zwischen der Infestation und Manifestation (meist Verdrängungssymptomatik) oft Jahre.
- *Leberechinokokkose* (60%) s. S. 769;
- *Lungenechinokokkose* (20%): Reizhusten, Dyspnoe, Bronchiendurchbruch (salziger Geschmack der Hydatidenflüssigkeit!); Pneumothorax bei Pleuradurchbruch;
- *Osteoechinokokkose* (2%): Spontanfrakturen bei Röhrenknochenbefall, Gibbusbildung (lat. = Buckel) mit Querschnittslähmung bei Lendenwirbelbefall.

Echinococcus multilocularis

Erreger (= Fuchsbandwurm) der alveolären Echinokokkose. Er ist nur regional endemisch und wird in Europa unter anderem in Süddeutschland, Österreich, Schweiz und dem Balkan beobachtet.

Pathogenese (Wirtszyklus): Die vom Fuchs (Endwirt) mit den Fäzes ausgeschiedenen Eier werden von kleinen Nagetieren (Feldmäusen!) als Zwischenwirte aufgenommen, in deren Eingeweide multiple, dicht gelagerte und wuchernde Zystchen mit infestationstüchtigen Skolizes (E. alveolaris) gebildet werden. Als Beutetiere schließen sie den Zyklus dieser sog. Zyklozoonose. Die beim Menschen (Fuchs abbalgende Jäger!) zufällig erfolgende Infestation führt vorwiegend in der Leber zu einem E. alveolaris.

✚ Klinik: S. 769

5.4.5.5
Enterobius vermicularis

Erreger aus der Gruppe der Nematoden. Er wird auch als Madenwurm bezeichnet (vgl. Tab. 5.**24**), kommt weltweit vor und ruft vor allem bei Kindern im 1. und bei Erwachsenen im 4. Lebensjahrzehnt eine Oxyuriasis (oxyuris, gr. = „Spitz-Schwanz") hervor.

Pathogenese (Wirtszyklus): Die adulten Würmer leben auf der Dickdarmschleimhaut. Nach der Paarung wandert das gravide Weibchen nachts zum Anus hinaus und legt seine klebrigen Eier auf die „Wiese" der Perianalhaut. Dies juckt den Wirt, so dass er sich kratzt, was über die Finger wieder zur oralen Eiaufnahme führt (Abb. 12.**72**; S. 718).

Morphologie: Histologischer Erregernachweis: Parasit auf Querschnitt rundlich mit eosinophiler Außenmembran und stacheliger Ausstülpung (= Alae).

✚ Klinik: Meist Zufallsbefund nach Appendektomie wegen appendizitischer Reizung.

5.4.5.6
Wuchereria bancrofti

Erreger der Filariasis in Form eines parasitären Lymphödems mit entsprechender Elephantiasis. Diese fadenförmigen Nematoden (vgl. Tab. 5.**24**) sind knapp 0,2 mm groß und kommen vor allem in tropischen und subtropischen Regionen vor.

Pathogenese (Wirtszyklus): Zwischenwirt für diese Würmer ist eine Stechmücke. In ihr reifen die infektiösen Larven heran und gelangen mit dem Einstich in den Menschen, wo sie sich in den Lymphgefäßen und Lymphknoten ansiedeln. Dort werden sie geschlechtsreif und lösen eine chronisch obstruktive Lymphangitis mit prästenotischen „Lymphvarizen" aus. Die Folge davon ist ein Lymphstau mit Gewebssklerosierung vor allem in den Extremitäten („Elephantiasis", S. 418).

Morphologie: Histologischer Erregernachweis: knapp 0,2 mm großer Fadenwurm. Wurmquerschnitt in Lymphgefäß: außen Kutikula, innen 2 Uteri mit Mikrofilarien und ein Darm.

5.4.5.7
Trichinella spiralis

Erreger: Diese Nematoden (vgl. Tab. 5.**24**, Abb. 5.**100**) lösen die Trichinose (gr. = „aus Haaren gemacht") aus. Als Infektionsquelle kommen alle obligaten und fakultativen fleischfressenden Tiere wie Hausschwein, Wildschwein, Hunde, Füchse, Dachse, Ratten und Bären in Betracht.

Pathogenese (Wirtszyklus): Nach Verzehr von Fleisch, das Larvenzysten der Trichinellen enthält, schlüpfen die etwa 1,5 mm langen Männchen und etwa 4 mm langen Weibchen im Dünndarm aus, dringen zunächst in die Dünndarmwand ein, kehren vorübergehend ins Darmlumen zurück und paaren sich, nachdem sie innerhalb von 5–7 Tagen die Geschlechtsreife erreicht haben. In der Dünndarmmukosa bleiben die befruchteten Weibchen bis zu 4 Wochen fortpflanzungs- und lebensfähig und gebären in dieser Zeit etwa 1000 nahezu 100 µm große lebende Larven, die via Ductus thoracicus und Blutstrom des großen und kleinen Kreislaufs in die Skelett- und Herzmuskulatur eindringen. Dort kapseln sie sich ab, bleiben bis zu 30 Jahre am Leben und warten, bis der nächste Fleischfresser ihnen zur weiteren Fortpflanzung verhilft.

Morphologie: Histologischer Erregernachweis: spiralförmiger Wurm, umgeben von ovaloider, hyaliner Kapsel oft mit regressiver Verkalkung.

+ Diagnose: Muskelbiopsie einer besonders schmerzhaften Stelle.

+ Klinik: Myositis mit fieberhaften Muskelschmerzen, Myokarditis (gefährlich), Bluteosinophilie.

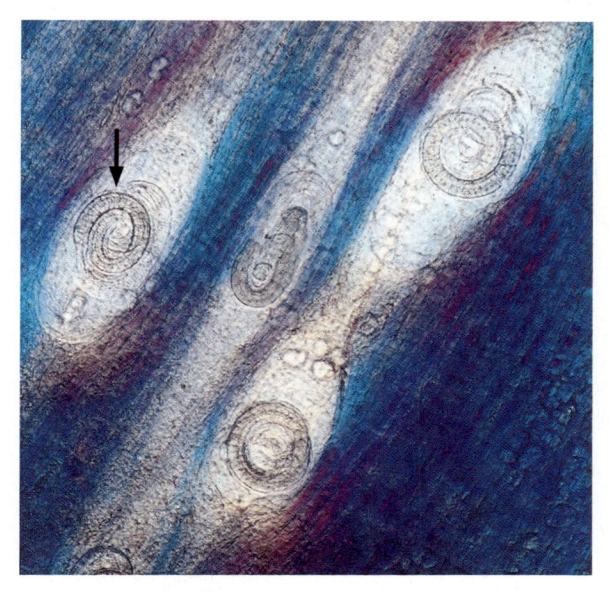

Abb. 5.**100** **Trichinella spiralis:** aufgerollte Larve (Pfeil) in der Herzmuskulatur (Quetschpräparat, Polarisation, Vergr. 1 : 50).

Eine Vielzahl von Noxen dringt unaufhörlich auf und in den menschlichen Organismus ein, so dass er, solange er lebt, gegen das Entropiegefälle kämpfen muss. Durch eine adäquate Immunantwort, Entzündungsreaktion oder Reizbeantwortung wird er mit den meisten von ihnen fertig, so dass er seine innere Ordnung und damit seine Individualität behalten kann. Diese ist letztlich in der DNA kodiert, die durch besondere Reparaturprogramme unablässig gewartet wird. Ihr Versagen in der Entwicklungsphase führt zu Pannen, die im Folgenden besprochen werden: *„Störungen der Vererbung und Entwicklung".*

6 Störungen der Vererbung und Entwicklung

Hj. Müller, B. Christ, H. Müntefering, U.-N. Riede

6.1	**Erbkrankheiten** 280	**6.2**	**Fehlbildungen** 299

6.1 **Erbkrankheiten** 280

6.1.1 **Chromosomenaberrationen** 281
Numerische Aberrationen 283
Strukturelle Defekte 285
Gonosomenaberrationen 289
Chromosomale Fragilitätssyndrome 290

6.1.2 **Monogene Erbkrankheiten** 292
Autosomal dominanter Erbgang 293
Autosomal rezessiver Erbgang 295
X-gonosomal rezessiver Erbgang 296
X-gonosomal dominanter Erbgang 297

6.1.3 **Mitochondriale Erbkrankheiten** 297

6.1.4 **Multifaktorielle Erbleiden** 298

6.2 **Fehlbildungen** 299

6.2.1 **Teratologie** 300
Morphogenetische Klassifikation 301
Ätiologische Klassifikation 304
Ontogenetische Klassifikation 304

6.2.2 **Allgemeine Ätiologie** 305

6.2.3 **Kausale Pathogenese** 306
Proliferation 306
Zelltodprogramm 310
Determination/Differenzierung 311
Zellmigration 314
Zell-Zell-Interaktionen 315
Musterbildung 315
Fusion 316

6.2.4 **Gametopathien** 317

6.2.5 **Blastopathien** 317
Doppelfehlbildungen 317
Plazenta bei DFB 318
Feto-fetale Transfusion 319

6.2.6 **Embryopathien** 319
Embryopathia actinica 319
Embryopathia rubeolosa 320
Thalidomid-Embryopathie 320
Embryopathia alcoholica 321
Amnionruptursequenz 322
Teratogenese – Tumorigenese 322
Multifaktorielle Fehlbildungen 323

6.2.7 **Fetopathien** 323
Fetopathia cytomegalica 324
Fetopathia parvoviralis 324
Fetopathia listerica 324
Lues connata 325
Fetopathia toxoplasmotica 326
Fetopathia diabetica 327
Morbus haemolyticus neonatorum 327

6.1 Erbkrankheiten

Erbkrankheiten können alle Teilbereiche des Lebendigen berühren und zu Störungen der Individualität, des Stoffwechsels, des Zellwachstums sowie zu Fehlbildungen führen. Seitdem man imstande ist, Ernährungsstörungen und Infektionskrankheiten zu vermeiden oder erfolgreich zu behandeln, gewinnen genetisch bedingte Beeinträchtigungen im ärztlichen Alltag an praktischer Bedeutung. Mindestens jedes zwölfte lebendgeborene Kind leidet an einer erblich (mit-)bedingten gesundheitlichen Behinderung. Dank medizinischer Maßnahmen werden die klinischen Auswirkungen einzelner Erbkrankheiten so gemildert, dass die Betroffenen sich fortpflanzen können. Dies hat zur Folge, dass der natürliche Selektionsdruck nachlässt. Außer diesem dysgenetischen Effekt des medizinischen Behandlungserfolges, der die gesundheitlich ungünstigen Veranlagungen in unserer Bevölkerung mehrt, wird die menschliche Erbmasse jedoch von vielen anderen Faktoren, wie der neuzeitlichen Völkerwanderung in Form von Flüchtlingen und Asylanten, mitmodelliert und in den einzelnen Populationen wieder aufgefrischt.

Wie die erblichen Merkmale von einer Generation auf die nächste übertragen werden, ist Gegenstand der wissenschaftlichen Genetik. Ihre Geburtsstunde war im Jahr 1865, als der Augustinermönch Gregor Mendel aufgrund von Kreuzungsversuchen mit Erbsen die nach ihm benannten Vererbungsgesetze entdeckte und damit die Existenz von Erbfaktoren (Genen) erfasste, die von Generation zu Generation weitergegeben werden und die für die Ausprägung eines Merkmals verantwortlich sind. Mittlerweile hat die Genetik eine beachtliche Bedeutung für die medizinische Praxis und Forschung erlangt und das neue Zeitalter der „molekularen Medizin" eröffnet. Im Rahmen des international koordinierten Projektes über die Erforschung des menschlichen Genoms „(HUGO = Human Genome Organisation") werden alle menschlichen Gene sowie diejenigen einiger Modellorganismen identifiziert, auf den Chromosomen kartiert und auf die Zusammensetzung ihrer Nukleotidbausteine überprüft (Sequenzierung). Im Folgenden werden die Grundlagen zum Verständnis von Erbkrankheiten besprochen. Sie können alle Stufen innerhalb der Hierarchie der genetischen Elemente betreffen.

Chromosomal bedingte Krankheiten gehen mit lichtmikroskopisch erkennbaren Veränderungen (= Aberrationen) des normalen Chromosomensatzes einher. Bei den numerischen Aberrationen weicht die Chromosomenzahl, bei den strukturellen Aberrationen das Aussehen einzelner Chromosomen von der Norm ab. Solche Anomalien können die Autosomen oder die Gonosomen betreffen. Chromosomale Aberrationen, die für Missbildungssyndrome (= Fehlbildungssyndrome) verantwortlich sind, lassen sich bereits in pränatal entnommenen Zellen erkennen. Sie ereignen sich auch somatisch, d. h. in Körperzellen, und begünstigen, je nach betroffenem Chromosomenabschnitt, die Tumorentstehung und -weiterentwicklung. Chromosomale Mikrodeletionen oder -duplikationen – obwohl sie sich lichtmikroskopisch kaum mehr erkennen lassen – führen zum Verlust oder Gewinn mehrerer Gene. Sie liegen den klinisch recht umschriebenen Mikroaneuploidiesyndromen zugrunde.

Monogen vererbte Krankheiten beruhen auf der Mutation eines einzelnen Gens und unterliegen der autosomal dominanten oder rezessiven bzw. einer X-gonosomal dominanten oder rezessiven Vererbung, falls ihre Träger überhaupt fortpflanzungsfähig sind.

Multifaktoriell verursachte Erbkrankheiten resultieren aus einem ungünstigen Zusammenspiel mehrerer Gene (polygene Vererbung) mit Umweltfaktoren. Dabei ist der Übergang von der Norm zum Pathologischen meist fließend und hängt bei Fehlbildungen davon ab, ob während der Entwicklung in der Embryo- und/oder Fetogenese bestimmte Fahrpläne eingehalten werden oder nicht.

Mitochondrien enthalten etwa 10 Kopien zirkulärer DNA (mtDNA), deren Gene einige Schlüsselenzyme des oxidativen Stoffwechsels kodieren. Ihre Vererbung gehorcht nicht den Mendel-Gesetzen.

Allgemeine Definition: Als genetisch bedingte Krankheiten oder Behinderungen gelten jene Leiden, die unmittelbar auf einen Defekt im Erbgut des Zellkerns und der Mitochondrien zurückzuführen sind. Dessen Entstehung bezeichnet man als „Mutation" (mutare, lat. ändern, wechseln). Dabei handelt es sich um eine bleibende Umwandlung im Erbgut, die grundsätzlich auf die nächste Generation weitervererbt werden kann. Sehr viele Mutationen führen jedoch zu einer derartigen Beeinträchtigung ihrer Träger, dass diese entweder noch vor der Pubertät sterben, nicht fortpflanzungsfähig sind und/oder keine Partnerschaft eingehen können.

- *Mutationen* ereignen sich auf allen Stufen der hierarchisch gegliederten Elemente unseres Erbgutes (Abb. 6.1). Von klinischer Bedeutung sind Defekte auf der Stufe der Chromosomen und der Gene (DNA).
- *Multifaktoriell verursachte Leiden.* Sie resultieren aus einem ungünstigen Zusammenspiel zwischen Veranlagung und Umweltfaktoren. Für die Veranlagung sind meistens mehrere Erbfaktoren (polygen) verantwortlich.

Mutationsformen: Mutationen ereignen sich entweder in Keimzellen (Keimbahnmutation) oder in Körperzellen („somatische Mutation"; soma, gr. Körper) und können,

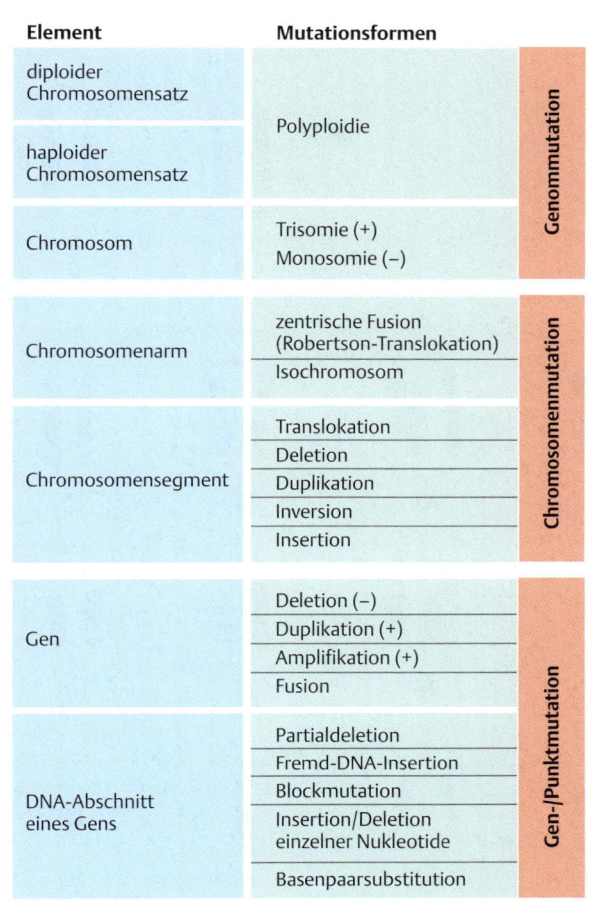

Element	Mutationsformen	
diploider Chromosomensatz	Polyploidie	Genommutation
haploider Chromosomensatz		
Chromosom	Trisomie (+)	
	Monosomie (−)	
Chromosomenarm	zentrische Fusion (Robertson-Translokation)	Chromosomenmutation
	Isochromosom	
Chromosomensegment	Translokation	
	Deletion	
	Duplikation	
	Inversion	
	Insertion	
Gen	Deletion (−)	Gen-/Punktmutation
	Duplikation (+)	
	Amplifikation (+)	
	Fusion	
DNA-Abschnitt eines Gens	Partialdeletion	
	Fremd-DNA-Insertion	
	Blockmutation	
	Insertion/Deletion einzelner Nukleotide	
	Basenpaarsubstitution	

Abb. 6.**1 Hierarchie der genetischen Elemente** und ihre wichtigsten Mutationsformen.

wenn sie nicht zu deren Tod führen, auf nachfolgende Generationen bzw. auf weitere Körperzellen übertragen werden.
- *Konstitutive Erbdefekte:* Sie liegen anlagebedingt in sämtlichen Zellen eines Individuums vor, weil sie entweder von einem Elternteil geerbt wurden (vererbte Mutation) oder in einer Keimzelle bzw. in der befruchteten Eizelle (Zygote) neu entstanden sind (Neumutation oder De-novo-Mutation). Mit zunehmendem Alter treten während der Keimzellbildung (= Gametogenese) bei der Frau häufiger Chromosomenmutationen auf, beim Mann hingegen mehren sich Genmutationen.
- *Nichtkonstitutive (erworbene) Erbdefekte*: Sie entstehen irgendwann während des Lebens eines Patienten in einer Einzelzelle und werden nur an deren Tochterzellen weitergegeben. In somatischen Zellen neu entstandene Erbdefekte spielen im mehrstufigen Prozess der Tumorentstehung (Tumorigenese S. 338) eine entscheidende Rolle.

Weist ein Individuum genetisch verschiedene Zellen auf, so spricht man von einem „Mosaizismus", wenn alle Zellen der gleichen Zygote (= befruchtete Eizelle) entstammen. „Chimären" dagegen sind Individuen mit Zellen, die aus verschiedenen Zygoten hervorgingen und deshalb genetisch verschieden sind (z. B. Patient nach Knochenmark- oder Organtransplantation).

Mutationsursachen: Mutationen können ohne erkennbare Ursache auftreten (= Spontanmutationen) oder durch Mutagene induziert werden. Zu den Mutagenen gehören Strahlen (UV-, Röntgen- und γ-Strahlen), chemische Substanzen (DNA- oder RNA-Analoga, alkylierende Substanzen u. a.), Viren und andere Mikroorganismen.

DNA-Reparatur: Das menschliche Erbgut ist fortwährend schädlichen Einflüssen ausgesetzt. Unser Organismus verfügt daher über effiziente Mechanismen zur DNA-Reparatur (DNA-Repair, S. 12), die neu entstandene Defekte sofort erkennen und korrigieren können, zumal dank der DNA-Doppelsträngigkeit der normale Strang als Matrize zur richtigen Korrektur des veränderten Stranges dienen kann. Die Bedeutung der DNA-Reparatur-Systeme wird bei Patienten augenfällig, bei denen sie nicht mehr richtig funktionieren (S. 504).

Familienanamnese: Eine sorgfältig erhobene Stammbaumanalyse unter besonderer Berücksichtigung gesundheitlicher Daten ist im Zeitalter der Gentechnologie ein im medizinischen Alltag generell vernachlässigtes und oft unterschätztes Mittel zur Erkennung und Klassifikation von Erbkrankheiten. Wenn Hinweise auf gleichartige Erkrankungen bei Verwandten bestehen, so haben deren Symptome praktisch gleichen Stellenwert bei der Beurteilung der Erbkrankheit wie diejenigen des Patienten selbst. Das Resultat der Familienanamnese kann in einem Stammbaum so aufgezeichnet werden, dass es leicht von einem späteren Untersucher interpretiert werden kann (vgl. Abb. 6.**9**, 6.**11**, 6.**12**).

6.1.1
Chromosomenaberrationen

Allgemeine Definition: Chromosomale Krankheiten (= Gametopathien; gametes, gr. Gatte, Samen) werden durch eine lichtmikroskopisch erkennbare Veränderung (= Aberration) des normalen Chromosomensatzes ausgelöst (Abb. 6.**2**). Chromosomenaberrationen ereignen sich beim Menschen während der Keimzellbildung ausgesprochen häufig. Ihretwegen geht vor der Geburt mehr menschliches Leben verloren als später wegen einer anderen einzelnen Ursache. Etwa 15 % aller diagnostizierten Schwangerschaften enden als Spontanabort[1]. Davon beruhen etwa zwei Drittel auf Chromosomenstörungen. Chromosomenaberrationen werden bei 5 – 10 % der Totgeborenen und perinatal Verstorbenen gefunden. Allerdings sterben nicht alle Früchte mit Chromosomenaberrationen intrauterin ab; eines von 200 Neugeborenen (ca.

---
[1] Abort: aboriri, abortus, lat. = zugrunde gehen → „Fehlgeburt" = Ausstoßung der Frucht bis zum Ende des 7. Schwangerschaftsmonats (d. h. bevor Fetus 35 cm lang ist).

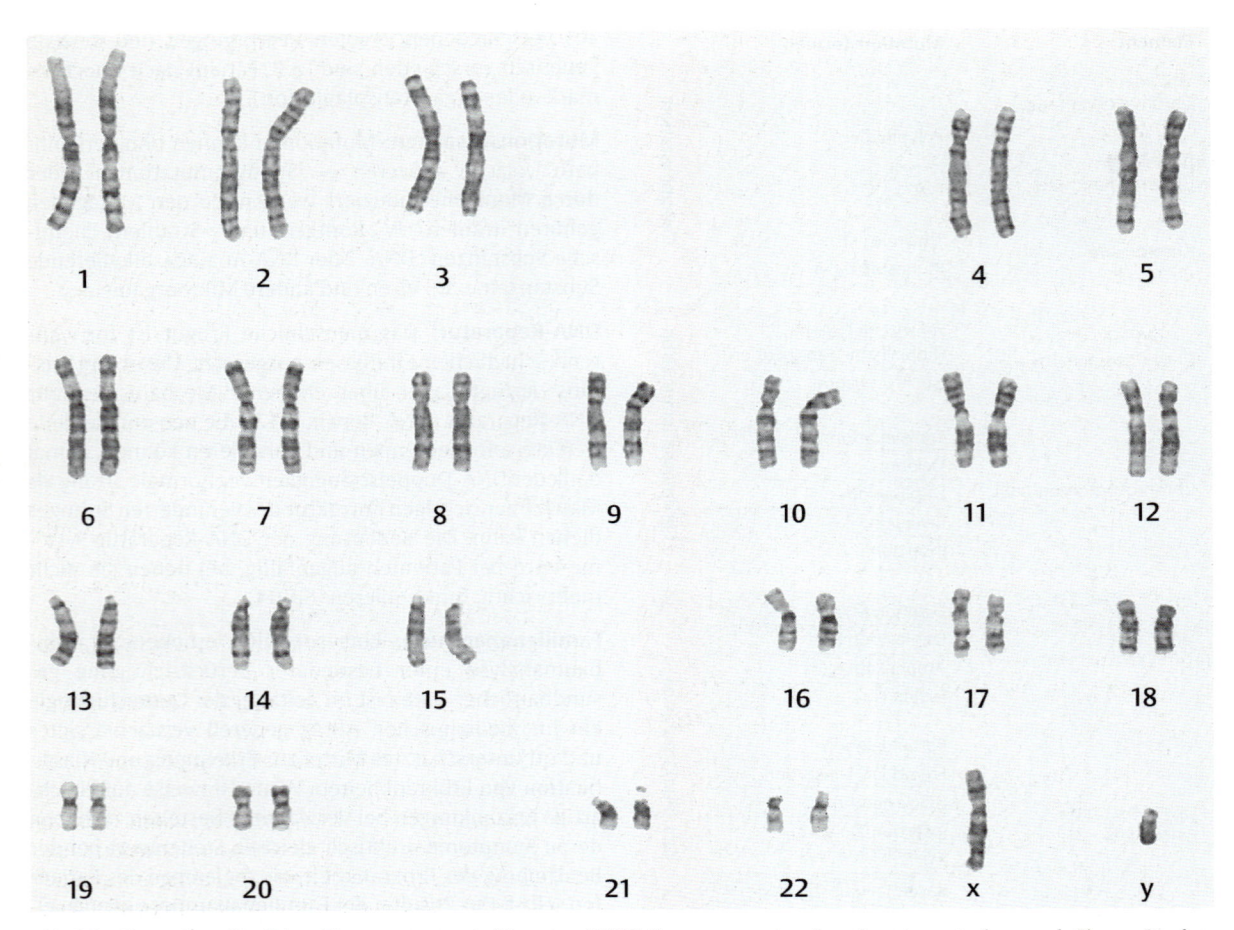

Abb. 6.2 **Normaler männlicher Chromosomensatz** (Karyotyp 46,XY). Karyogramm einer Lymphozytenmetaphase nach Giemsa-Bandenfärbung (Vergr. 1 : 2000).

0,5%) weist eine Chromosomenaberration auf, die bei der Hälfte der Betroffenen zu einer schweren Behinderung führt. Die Lebenserwartung hängt vom Ausmaß der Hirnreifung bei der Geburt und von den vorliegenden Fehlbildungen ab.

+ Klinik Bei Aborten bis zur 20. Schwangerschaftswoche sind in über 50% der Fälle Chromosomenaberrationen in folgender Häufigkeit (Prozentzahlen = approximative Richtzahlen) nachweisbar:
- Trisomien 50%,
- XO-Zustand 20%,
- Triploidien 15%,
- Tetraploidien 5%.

Somit reift nur ein geringer Teil der Zygoten aus, die mit Chromosomenanomalien behaftet sind. Sie werden je nach betroffenem Chromosom in folgender Häufigkeit ausgetragen:
- Trisomie 21 25%,
- Trisomie 18 5%,
- Trisomie 13 1,5%,
- XO-Zustand: 1,5%.

Chromosomenaberrationen sind bei Patienten mit folgenden Auffälligkeiten besonders häufig:
- abnorme Geschlechtsentwicklung 30%,
- primäre Amenorrhoe (ausbleibende Monatsblutung) 25%,
- Fehlbildung, mentale Retardierung 10%,
- Partner eines Paares mit wiederholten Spontanaborten 5%,
- Sterilität 2%.

Chromosomenaberrationen führen zu Störungen der Entwicklung (z. B. Fehlbildungen) und der Funktion verschiedener Organsysteme. Da immer mehr Gene auf den einzelnen Chromosomenabschnitten lokalisiert werden, lässt sich der Zusammenhang zwischen den verschiedenen Chromosomenaberrationen, deren klinischen und damit phänotypischen (phainomai, gr. erscheinen) Auswirkungen zunehmend besser ableiten.

Für den Gesundheitszustand der Träger von Chromosomenaberrationen ist entscheidend:
- ob Autosomen (22 Paare) oder Gonosomen (= Geschlechtschromosomen; 1 Paar) betroffen sind,
- ob ein ganzes Chromosom oder nur Teile in Form eines Zuviel oder Zuwenig betroffen sind.

Chromosomenaberrationen können anlagebedingt in sämtlichen Zellen eines Individuums vorhanden sein oder sich nur auf einen Teil der Zellen beschränken, wenn die Mutation sich erst im Verlauf des intra- oder extrauterinen Lebens ereignet hat. Bei einer angeborenen Chromosomenbrüchigkeit kommt es in vielen (aber nicht in allen) Zellen zu strukturellen Chromosomendefekten und -aberrationen.

Die Chromosomenaberrationen werden eingeteilt in:
- *numerische (Genommutationen) und strukturelle Aberrationen,*
- *autosomale und gonosomale Aberrationen,*
- *Mikroaneuploidien („contiguous gene syndromes"),*
- *Chromosomendefekte bei chromosomaler Brüchigkeit.*

Zytogenetische Nomenklatur: Zur Beschreibung der Chromosomenaberrationen wird eine internationale Formelsprache (ISCN = International System for Human Cytogenetics Nomenclature) verwendet. Sie hält die Zahl aller Chromosomen (bzw. Zentromere), den Gonosomenstatus sowie die präzise Bezeichnung eventuell vorhandener Aberrationen fest:
- *p* = Kurzarm eines Chromosoms (p = petit, fr. klein),
- *q* = Langarm eines Chromosoms (q = Umkehrform von p),
- *Pluszeichen* = Zugewinn eines Chromosoms oder eines Chromosomensegmentes,
- *Minuszeichen* = Verlust eines Chromosoms oder eines Chromosomensegmentes,
- *del* = Deletion: Verlust eines Chromosomenabschnitts,
- *inv* = Inversion: chromosomale Strukturveränderung durch Bruch an 2 Stellen mit Richtungsänderung eines Abschnitts nach Wiedervereinigung,
- *t* = Translokation: chromosomale Strukturveränderung mit geänderter Position chromosomaler Segmente im Karyogramm (= geordnetes Chromosomenbild einer Metaphase).

6.1.1.1
Numerische Aberrationen

Definition: Als Genommutationen (= numerische Chromosomenaberration) bezeichnet man die Abweichung der Chromosomenzahl von der Norm. Sie besteht entweder in einer Vermehrung ganzer Chromosomensätze innerhalb einer Zelle (= Polyploidie) oder in einer Vermehrung eines bestimmten Chromosoms mit Abweichung vom haploiden oder diploiden Chromosomensatz (= Aneuploidie). Sie ist die häufigste Chromosomenaberration.

Für die numerischen Chromosomenaberrationen gelten folgende Begriffe:
- *Polyploidie:* Einen dreifachen Chromosomensatz (3 n = 69; Triploidie) findet man häufig bei Spontanaborten. Triploide Kinder werden selten geboren und überleben nur wenige Stunden.
- *Trisomie:* Sie zeichnet sich durch das dreifache Vorhandensein eines einzelnen Chromosoms innerhalb eines sonst normalen (diploiden) Chromosomensatzes aus. Sie werden nach der Nummer (internationale Nomenklatur) des betroffenen Chromosoms benannt (47,XY,+21 = Knabe mit Trisomie 21) und zu den Hyperploidien gezählt.
- *Polysomie:* Damit wird das mehrfache Vorkommen eines Chromosoms in einem sonst normalen Chromosomensatzes bezeichnet (z. B. Tetrasomie).
- *Monosomie:* In diesem Fall fehlt in einer sonst normalen Zelle ein einzelnes Chromosom aus einem homologen Paar bzw. ein Geschlechtschromosom (z. B. 45,X = Turner-Syndrom, s. u.). Die Monosomien rechnet man zu den Hypoploidien.

Pathogenese der numerischen Aberrationen:
- *Triploidie:* Diese häufigste Genommutation zeichnet sich durch einen dreifachen Chromosomensatz aller Zellen aus. Das zusätzliche Genom stammt aus einem der folgenden Prozesse:
  - *paternale Ursache:* Doppelbefruchtung (häufig) einer Eizelle durch 2 Spermien;
  - *maternale Ursache:* meiotischer Teilungsfehler, möglicherweise auch Eizellfusion;
  - *Teilungsfehler* während der Embryogenese (Mosaizismus).
- *Trisomie:* Dies ist die häufigste lebensfähige Gametopathie. Hier ist in einem ansonsten normalen Chromosomensatz ein bestimmtes Chromosom dreifach vorhanden. Ursache hierfür ist eine fehlende Trennung (= non-disjunction) der beiden homologen Chromosomen oder Chromatiden (= Hälfte eines duplizierten Chromosoms in der Pro- und Metaphase) bei der mütterlichen (meist!) oder väterlichen Meiose (meiosis gr. Verkleinerung); dies führt zu einer entsprechenden Fehlverteilung der Chromosomen auf die Tochterzellen. Dadurch enthält die Eizelle ein Chromosom zu viel (Plusvariante = Trisomie). Geht dabei ein Chromosom verloren, resultiert die nichtlebensfähige Minusvariante in Form einer Monosomie. Bei den autosomalen Trisomien (Chromosom 21, 18 und 13) besteht ein Zusammenhang zwischen dem Alter der Mutter und der Häufigkeit der betroffenen Kinder, was sich dadurch erklären lässt, dass die Oozyten während vieler Jahre in der Prophase der ersten meiotischen Teilung (Diktyotänstadium) verharren und so zunehmend schädigende Einflüssen ausgesetzt sind, oder dass der Spindelapparat gealtert ist.

Numerische Autosomenaberrationen

Die Kombination der nachfolgenden klinischen Befunde ist für Träger von Aberrationen der Autosomen phänotypisch:
- *Mangelgeburt* (zu klein, zu leicht) infolge progredienter Entwicklungsverzögerung;

- *Fehlgestaltungen* (= Dysmorphien) vor allem an Kopf, Hand und Fuß;
- *innere Fehlbildungen* von Gesicht, Herz, Nieren, Magen-Darm-Trakt;
- *Dysfunktionen* wie mentale Retardierung, muskuläre Hypo-/Hypertonie;
- *Dermatoglyphenanomalie* (gr. „Hauteingrabung" → Hautleistenmuster) im Fingerbeeren-, Hohlhand- und Fußsohlenbereich.

Triploidien

Meist kommt es zum Frühabort, da kein oder nur ein rudimentär angelegter Embryo in Form eines „Embryo nodularis" (= rudimentärer Embryo mit Scheitel-Steiß-Länge = 4 mm ohne Retinaentwicklung) vorhanden ist. Ein triploider Fetus mit 2 väterlichen Chromosomensätzen (android) ist mit einer Plazenta assoziiert, die myxoidödematös, blasig aufgetriebene und gefäßarme Zotten aufweist (= hydatiforme Zottenhypoplasie), die ihrerseits mit überwiegend flachen, nur herdförmig hyperplastischen Trophoblasten bedeckt sind. Diese Plazentaveränderung wird auch als „partielle Blasenmole" bezeichnet (Abb. 15.**38**, S. 907). Ein triploider Fetus mit 2 mütterlichen Chromosomensätzen (gynoid) ist mit einer kleinen, fibrotischen Plazenta assoziiert.

Selten werden triploide Feten ausgetragen. Sie sind dann durch zahlreiche Fehlbildungen gekennzeichnet, wobei eine Verschmelzung des dritten und vierten Strahles im Zehen-Finger-Bereich in Form einer Syndaktylie eine Markerläsion darstellt.

Trisomien

Die klinisch-morphologischen Charakteristika der 3 häufigsten autosomalen Trisomiesyndrome (Chromosom 21, 18, 13) sind in Tab. 6.**1** zusammengefasst. Die Trisomien der Chromosomen 8, 9 und 22 kommen meist nur in Mosaikform vor. Trisomien weiterer Autosomen (häufig Chromosom 16), die nicht nur zu einer schweren Entwicklungsstörung beim heranwachsenden Kind, sondern auch im kindlichen Anteil der Plazenta führen, findet man im Abortmaterial.

Trisomie 21

Definition: Erbkrankheit (Gametopathie) wegen Trisomie des Chromosoms 21, geprägt durch die Trias antimongoloide Augenfalte, mentale Retardierung und Dysmorphien.

Pathogenese: Hauptursache ist eine Non-Disjunction der Chromosomen 21 während der mütterlichen (80%) oder der väterlichen (15%) Meiose. Etwa 250 Gene werden auf dem Chromosom 21 vermutet. Davon mitbetroffen ist der Genlokus 21 q21 – 22, der dafür verantwortlich ist, dass eine Vorstufe des β-Amyloid-Proteins (amyloid precursor protein = APP) korrekt kodiert wird (S. 47), das in Familien mit Alzheimer-Krankheit mutiert ist.

Die Häufigkeit der chromosomalen Fehlverteilung nimmt mit zunehmendem mütterlichem Alter zu und erreicht in der 16. Schwangerschaftswoche bei 35-jährigen Schwangeren etwa 1 : 380. Die Hälfte aller betroffenen Feten wird nicht ausgetragen. Bei etwa 5% der Patienten liegt eine Translokationstrisomie vor, wobei die Translokation in knapp der Hälfte von einem Elternteil mit balanciertem Chromosomensatz stammt, also keine Neumutation darstellt. Das Wiederholungsrisiko variiert je nachdem, ob der Vater oder die Mutter das Translokationschromosom aufweist oder ob ein zweites Chromosom in die Translokation involviert ist. Chromosomal normale Eltern mit einem Kind mit einer freien Trisomie 21 haben ebenfalls ein etwas erhöhtes Wiederholungsrisiko, das zusätzlich zum Altersrisiko um knapp 1% erhöht ist. Schließlich findet man bei etwa 2% der Patienten einen Mosaizismus, der auf einen Teilungsfehler während der Embronalentwicklung zurückzuführen ist.

Pränataldiagnostik: Durch eine routinemäßige invasive pränatale Untersuchung (Chorionzottenbiopsie oder Amniozentese) bei allen Frauen über 35 Jahren würde nur etwa ein Drittel der Schwangerschaften mit einer Trisomie 21 erfasst. Daher wird ein pränatales Screening für Trisomie-21-Risikoschwangerschaften durchgeführt, bei denen in der 16. – 18. Schwangerschaftswoche im mütterlichen Blut die Werte für AFP (= α-Fetoprotein) und freies Estriol eher erniedrigt sind, derjenige für das HCG (= humanes Choriogonadotropin) eher erhöht ist. Aufgrund der Enzymmessungen und des mütterlichen Alters lässt sich unter strikter Beachtung der Schwangerschaftsdauer ein Risikoindex berechnen. Beim kritischen Wert („cut-off level") von 1 : 380 lassen sich gut 60% der betroffenen Feten erkennen. Der Nachteil dieses Screening-Verfahrens liegt nicht nur darin, dass keine Diagnosen, sondern nur Risikoabschätzungen möglich sind, sondern auch im recht späten Zeitpunkt seiner Durchführbarkeit. Mit dem freien HCG und PAPP-A (= pregnancy associated plasma protein A) wurden 2 Parameter für Screening-Untersuchungen im ersten Schwangerschaftstrimenon eingeführt. Zur Risikobestimmung für Trisomie 21 und auch für andere Chromosomenaberrationen wird die Messung der Hautdicke im fetalen Nackenbereich herangezogen („nuchal translucency"). Ein erfahrener Untersucher kann aufgrund sonographisch erkennbarer fetaler Fehlbildungen, abnormer

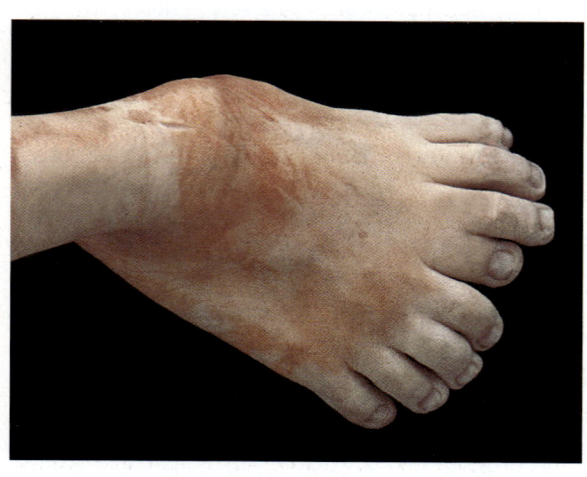

Abb. 6.**3** **Polydaktylie (Oktodaktylie) bei Trisomie 13.** Differenzialdiagnosen: a) Ellis-van Creveld-Syndrom (chondroektodermale Dysplasie), b) Jeune-Syndrom (Variante von a), c) Laurence-Moon-Biedl-Bardet-Syndrom (dienzephalo-retinale Degeneration).

6.1 Erbkrankheiten

Tabelle 6.1 Charakteristika autosomaler Trisomiesyndrome

Bezeichnung, Karyotyp	1. Häufigkeit pro Geburten 2. Alter der Mutter 3. Geschlechtsverteilung 4. Lebenserwartung	Klinik
Down-Syndrom (Trisomie 21) In 94% der Fälle: 47,XY,+21 oder 47,XX,+21 In etwa 4% der Fälle: 21/14- oder 21/13-Translokation In etwa 2% der Fälle: Mosaike	1. 1:650 2. erhöht 3. ♂:♀ = 1:1 4. Für etwa 30% geringer wegen Herzvitium	– Gesichtsdysmorphie: Epikanthus, schräge Augenstellung, Hypertelorismus, Makroglossie, Irisflecken – Gehirn: mentale Retardierung, präsenile Demenz – Hände: Vierfingerfurche, Brachydaktylie (Hypoplasie der Mittelphalanx des fünften Fingers), Klinodaktylie – Herz (Vitium): Ventrikelseptumdefekt; Klappendefekte – Muskulatur: Hypotonus ? überstreckbare Gelenke, Glockenbauch – Immunsystem: Abwehrschwäche, kleiner Thymus, erhöhtes Leukämierisiko
Pätau-Syndrom (Trisomie 13) 47,XY,+13 oder 47,XX,+13	1. 1:6000 2. erhöht 3. ♂ < ♀ 4. 50–100 Tage	– Gesichtsdysmorphie: beidseitige Lippen-Kiefer-Gaumen-Spalte (= Wolfsrachen) – Mikroophthalmie, Lid- und Irisspaltbildungen (Kolobome); Mikrootie, Hypertelorismus – Gehirn: kein Riechhirn (Arhinenzephalie), Holoprosenzephalie – Nieren: Zystennieren; Urogenitalfehlbildungen – Herz: Septumdefekt – Hände/Füße: Polydaktylie (Vielfingrigkeit; vgl. Abb. 6.3), Plattfüße
Edwards-Syndrom (Trisomie 18) 47,XY,+18 oder 47,XX,+18	1. 1:8000 2. erhöht 3. ♂:♀ = 1:3 4. 3 Monate	– Gesicht (kraniofaziale Dysplasie): Mikrognathie, Kurzhals, „Faunenohren" (= Ohren mit tiefem Ansatz und zipfliger Ausziehung; Abb. 6.4), einseitige Lippen-Kiefer-Gaumen-Spalte, Dolichozephalie – Skelett: Radiusaplasie, Kamptodaktylie (= Überkreuzung des Ringfingers durch Kleinfinger), Wiegenkufenfüße (= kurze dorsalflexierte Großzehe) – Herz (obligatorisches Vitium): Ventrikelseptumdefekt, Klappendefekte – Intestinum: Zwerchfellhernien – Niere: Hufeisenniere

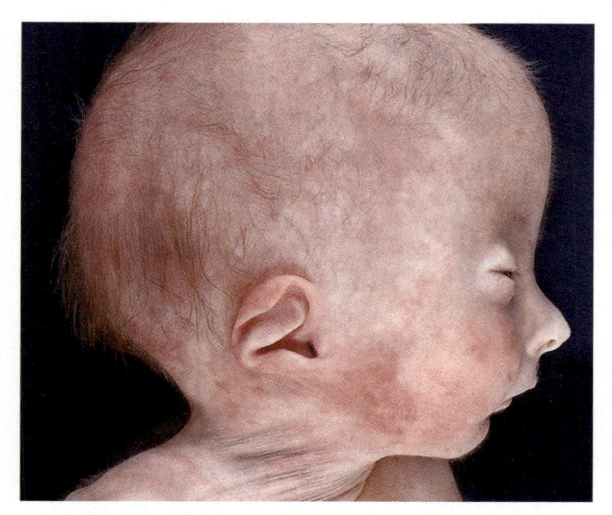

Abb. 6.4 „Faunenohren" in Form zu tief ansetzender Ohren mit zipfliger Ausziehung (Trisomie 18). Dazu: ausladender Hinterkopf, kleiner Mund, Mikrogenie.

Fruchtwassermenge oder Anomalien der Plazentastruktur Hinweise für das Vorliegen einer Chromosomenaberration ableiten und so Voraussetzungen für eine Abklärung mittels invasiver Verfahren schaffen.

Klinik: Das klinische Bild der Trisomie 21 (= Down-Syndrom) wurde ursprünglich wegen der auffälligen antimongoloiden Lidfalte mit dem rassistisch diskriminierenden (daher obsoleten) Begriff „Mongolismus" versehen. Die Bevölkerung der mesoamerikanischen Frühkultur der Olmeken schloss diese Kinder als „Reinkarnation" des Jaguargottes in ihren Alltag ein. In der Tat erinnern bei den Down-Kindern die schräge Lidachse und die breite Nasenwurzel an etwas Katzenhaftes (Abb. 6.5). Da das Chromosom 21 das kleinste Autosom ist, hat die Trisomie 21 von allen Trisomien die beste Prognose.

6.1.1.2
Strukturelle Defekte

Allgemeine Definition: Unter diesem Begriff versteht man eine lichtmikroskopisch erkennbare chromosomale Strukturveränderung. Dabei können einzelne Chromosomensegmente verlorengehen (= Deletion), dazukommen (= Duplikation, Amplifikation) oder in einem einzelnen Chromosom (= Inversion) bzw. im Chromosomensatz eine andere Lage einnehmen (Translokation). Ein Zuviel oder Zuwenig von den auf den betroffenen Chromosomensegmenten lokalisierten Genen führt zu einer Störung der genetischen Balance (Gen-Dosis-Effekt). Dementsprechend unterscheidet man:

- *Unbalancierte Chromosomenaberrationen*: Solche Chromosomendefekte liegen vor, wenn als Folge der strukturellen Umbauten einzelne Chromosomen-

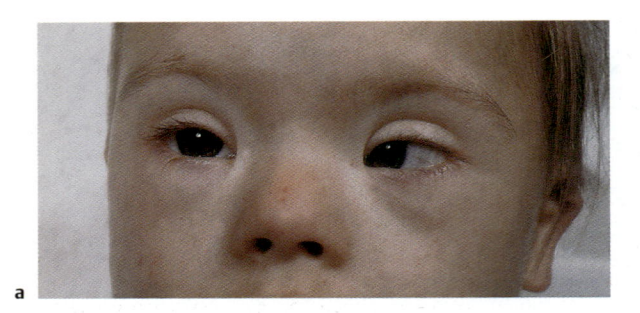

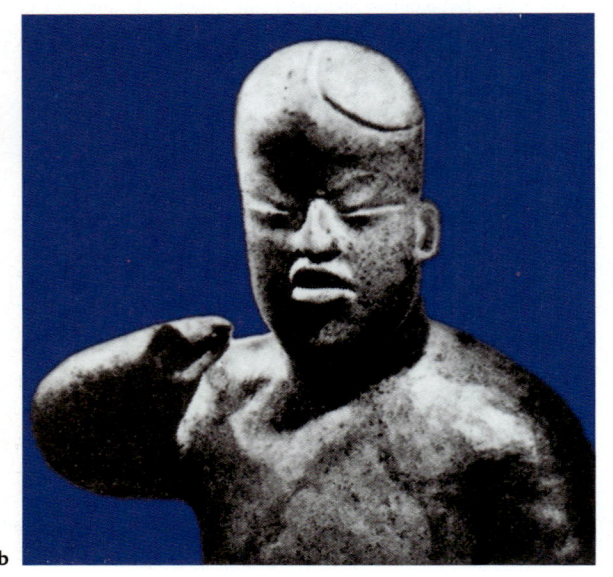

Abb. 6.5 Down-Syndrom (Trisomie 21):
a Kleinkind mit typischer Facies;
b Trisomie-21-Habitus bei einer klassischen Serpentinfigur der Olmeken (mesoamerikanische Kultur, etwa 1000 v.Chr.). Die Trisomie 21 war bei den Olmeken ein Teil des Jaguarkultes: die menschlichste Art der Behindertenintegration (Original. Gonzalo).

segmente einfach oder mehrfach vorhanden sind. Unbalancierte Chromosomenaberrationen gehen auf Brüche an einem oder mehreren Chromosomen zurück, die nicht oder falsch repariert wurden. Sie sind etwa bei zwei Dritteln der Patienten de novo entstanden. Eine zytogenetische Untersuchung der Eltern von allen Trägern von strukturellen Aberrationen ist angezeigt, da bei diesen eine balancierte Form vorliegen könnte.

- *Balancierte Chromosomenaberrationen*: In diesem Fall ist das gesamte genetische Material zwar vorhanden, aber innerhalb oder zwischen einzelnen Chromosomen falsch verteilt. Sie werden beim Träger häufig erst entdeckt, nachdem multiple Aborte aufgetreten oder behinderte Kinder zur Welt gekommen sind. Klinisch manifestieren sich balancierte Chromosomenaberrationen dann, wenn diejenigen Gene, die auf dem vom Umbau betroffenen Chromosomensegment lokalisiert sind, eine Strukturveränderung erfuhren oder am neuen Chromosomenort falsch reguliert werden („Positionseffekt").

Pathogenese: Eine Vielzahl von Mutagenen (= Clastogene; clazo, gr. spalten) können strukturelle Chromatid- und Chromosomendefekte induzieren, die zu klinisch relevanten strukturellen Chromosomenaberrationen führen. Neben einer angeborenen generalisierten Chromosomenbrüchigkeit besteht auch eine solche, die nur einzelne Chromosomensegmente (fragile Stellen) betrifft. Insgesamt sind strukturelle Chromosomendefekte seltener als numerische.

Strukturelle Autosomenaberrationen

Definition: Als strukturelle Autosomenaberrationen werden alle lichtmikroskopisch erkennbaren Umlagerungen von autosomalem Chromosomenmaterial im Karyogramm bezeichnet. Der Verlust oder Zugewinn eines chromosomalen Segmentes innerhalb der Autosomen führt zur Krankheit.

Morphologie: Die Zahl der durch strukturelle Chromosomenaberrationen verursachten Krankheitsbilder und Behinderungen ist groß, denn grundsätzlich kann von jedem Chromosom ein Segment verlorengehen, überzählig vorliegen oder in einem Chromosomenumbau miteinbezogen werden. Die typischen Merkmale der partiellen Monosomie des Kurzarmes eines Chromosoms 5 (5p-) und des Langarmes eines Chromosoms 18 (18q-) sind in Tab. 6.2 wiedergegeben. Weitere recht umschriebene Syndrome treten auch bei den Deletionen der folgenden Chromosomen auf: 4 (4p-), 18 (18p-), 21 (21q-), 22 (22q-).

Mikroaneuploidie-Syndrome

Definition: Seltene, oft nicht als solche diagnostizierte Syndrome, die mit umschriebenen Fehlbildungen, Tumoren und oft auch mit mentaler Retardierung einhergehen und auf partiellen Aneuploidien (Abweichung vom diploiden Charakter eines Chromosomensatzes) meist infolge genetischer Mikrodeletionen beruhen (= Mikroaneuploidiesyndrome).

Pathogenese: Solche winzigen Teilaneuploidien sind oft das Resultat genetischer Mikrodeletionen, die so klein sind, dass sie mit herkömmlichen zytogenetischen Untersuchungstechniken kaum oder nicht erkennbar sind. Sie werden deshalb auch als „Mikrodeletionssyndrome" bezeichnet. Von solchen Mikrodeletionen sind mehrere hintereinander gelegene Gene betroffen. Aus diesem Grunde werden diese Läsionen auch als „Contiguous Gene Syndromes" (= „Syndrom der überlappenden Gene") bezeichnet.
Die Mikroaneuploidiesyndrome lassen sich mit der FISH-Technik (= Fluoreszenz-in-situ-Hybridisierung) oder mittels DNA-Markern identifizieren.

Tabelle **6.2** **Charakteristika von Deletionssyndromen** (= strukturelle Chromosomenaberrationen)

1. Bezeichnung 2. Karyotyp	1. Häufigkeit pro Geburten 2. Alter der Mutter 3. Geschlechtsverteilung 4. Lebenserwartung	Klinik
Katzenschrei-Syndrom (del5p(p-)-Syndrom)	1. 1 : 10 000 bis 1 : 50 000 2. erhöht 3. ♂ : ♀ = 1 : 1 4. während Kindheit nicht herabgesetzt	– Geburtsgewicht: niedrig – Gesichtsdysmorphie: Epikanthus, schräge Augenstellung, Hypertelorismus, Mikrognathie, breite Nasenwurzel, tiefsitzende Ohren – Gehirn: Mikrozephalie, mentale Retardierung – Stimme: hoch, katzenschreiartig (Name!) vermutlich wegen Kehlkopfhypoplasie – Herz: fakultatives Vitium
de-Grouchy-Syndrom (del18q(18q-)-Syndrom)	1. ? 2. nicht erhöht 3. ♂ : ♀ = 6 : 1 4. ohne Herzfehler nicht herabgesetzt	– Wachstum: Kleinwuchs – Gesicht: Lidptose (= Hängelider), Sattelnase, abstehende Ohren, Karpfenmund (= abfallende Mundwinkel) – Gehirn: Mikrozephalie, mentale Retardierung – Sinnesorgane: Gehörgangshypoplasie, Optikusatrophie – Herz: fakultatives Vitium – Hände: spitz zulaufende Finger, Polydaktylie (Vielfingrigkeit), Plattfüße. – Genitalien: Hypoplasie

Genomische Expressionsprägung (= genomisches Imprinting): Bestimmte Bereiche des mütterlichen und väterlichen Genoms sind nicht gleichwertig, so dass die Expression eines Gens auf einem bestimmten autosomalen Chromosomenabschnitt davon abhängt, ob es auf demjenigen des Vaters oder demjenigen der Mutter lokalisiert ist. Folglich tragen das väterliche (= paternale) und mütterliche (= maternale) Genom auf unterschiedliche Weise zur Entwicklung der Leibesfrucht bei. Diese unterschiedliche elterliche Prägung („genomic imprinting") ist auf die selektive Methylierung der DNA-Base Cytosin zurückzuführen. Erfolgt diese in den sog. „CpG-Inseln" in der Promotorregion eines Gens, so wird dessen Expression unterdrückt. Beispiele hierfür sind das Prader-Willi-Syndrom und das Angelman-Syndrom, bei denen die gleiche Chromosomenregion auf dem Chromosom 15 be-

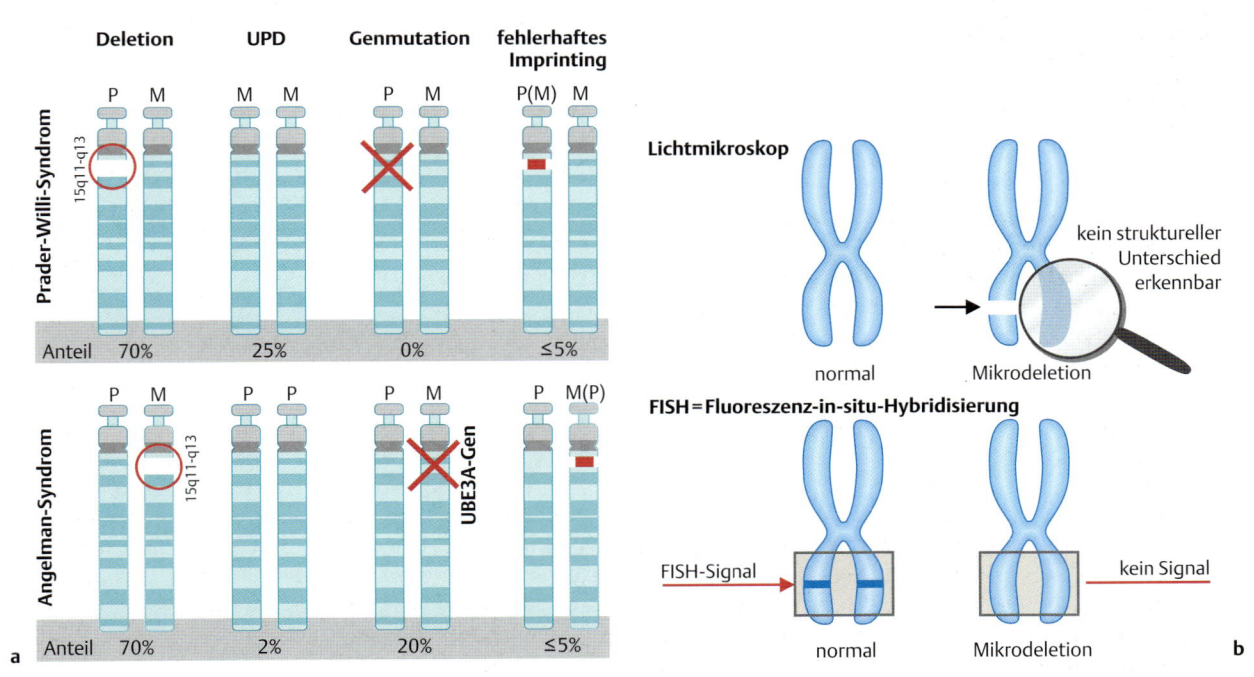

Abb. 6.**6a** **Prader-Willi-Syndrom (PWS) und Angelman-Syndrom (AS)** (genetische Auslösekonstellationen). Die Deletion des chromosomalen Segmentes 15q11-q13, eine uniparentale Disomie (UPD) der Chromosomen 15 sowie Mutationen oder ein fehlerhaftes Imprinting von Genen, die in diesem Segment lokalisiert sind, führen zu unterschiedlichen Syndromen: M = maternales, P = paternales Chromosom, M(P) = maternales Chromosom mit paternalem Methylierungsmuster, P(M) = paternales Chromosom mit maternalem Methylierungsmuster.
b Nachweis der typischen Mikrodeletion mittels FISH-Technik.

Tabelle 6.3 Charakteristika von Mikrodeletionssyndromen (contiguous gene disorders)

1. Bezeichnung 2. Deletionsort 3. Betroffene Gene	Ort der Mikrodeletion (Pfeil)	Klinik
1. Williams-Beuron-Syndrom 2. del (7q11.2) 3. Elastingen (ELN-Gen, u. a.)		– Wachstum: Minderwuchs – Gehirn: mentale Retardierung, gute musische Fähigkeiten – Gesichtdysmorphie („Elfengesicht") – Herz: supravalvuläre Aortenstenose, periphere Pulmonalarterienstenose, Vorhof-/Ventrikelseptumdefekte – Blut: Hyperkalzämie – Skelett: überstreckbare Gelenke
1. Langer-Giedon-Syndrom (trichorhinophangeales Syndrom) 2. del (8q24.11-8q24.13) 3. TRPS1-Gen, EXT1-Gen		– Wachstum: Minderwuchs – Gehirn: geistige Retardierung – Gesicht: breite Augenbrauen, tiefliegende Augen, Knollennase („Birnennase"), hohes Philtrum – Behaarung: dünnes Kopfhaar – Finger: spitz zulaufende Finger (Zapfenepiphysen) – Skelett: kartilaginäre Exostosen (= Osteochondrome)
1. WAGR-Syndrom, Wilms-Aniridie-Syndrom 2. del (11p13) 3. WT1-, WT2-Gen, PAX-6-Gen		– WAGR-Syndrom: oft nicht alle Symptome gleichzeitig vorhanden: – Wilms-Tumor (häufig; frühkindlicher embryonaler Nierenmischtumor), Aniridie, Genitalanomalie, mentale Retardierung
1. Retinoblastom 2. del (13q14) 3. RB-Suppressorgen		– Auge: Retinoblastom (embryonaler Netzhauttumor) – Neoplasien: syn-/metachrone Pineoblastome, Osteosarkome, Ewing-Sarkome je nach Ausmaß der Deletion: – geistige Retardierung – Dysmorphien
1. Prader-Willi-Syndrom 2. del(15q11-q13), betroffen: väterliches Allel 3. SNRPN-Gen		– Wachstum: Minderwuchs – Habitus: Hyperphagie, Adipositas – Gehirn: mentale Retardierung – Gesicht: Dysmorphie – Genitalien: Hypogonadismus – Skelett: kleine Hände/Füße, Kyphose – Muskulatur: Hypotonie, Areflexie
1. Angelman-Syndrom 2. del (15q11-q13), betroffen: mütterliches Allel 3. UBE3A-Gen		– Gehirn: mentale Retardierung, Sprachentwicklungsstörung, Epilepsie, Ataxie, grundloses Lachen – Gesicht: Dysmorphie („happy puppet") – Haut: Hypopigmentierung
1. Miller-Dieker-Syndrom 2. del (17p13.3) 3. LIS1-Gen		– Gehirn: Lissenzephalie (= Fehlen der Hirnwindungen), Mikrozephalie, mentale Retardierung – Gesicht: Dysmorphie
1. Alagille-Syndrom 2. del (20p11-p12) 3. JAG1-Gen		– Gesicht: Dysmorphie – Leber: intrahepatische Gallengangsaplasie – Herz/Gefäße: Vitien, periphere Pulmonalarterienstenose – Skelett: Wirbelanomalie
1. DiGeorge-Syndrom 2. del (22q11.2) 3. HOX 1.5-Gen, TUPLEA-Gen		– Gehirn: geistige Retardierung – Gesicht: Dysmorphie – Herz: proximale Aorten-, Pulmonalstenosen – Immunsystem: Thymusaplasie; T-Zell-Defekt-Immunopathie – Parathyreoidea: A-/Hypoplasie

troffen ist, nämlich das Band q11 – 13. Dieses enthält Gene, die nicht exprimiert werden, je nachdem, ob sie auf dem von der Mutter (Angelman-Syndrom) oder auf dem vom Vater (Prader-Willi-Syndrom) stammenden Chromosom lokalisiert sind. Diese Krankheitsbilder entstehen unter folgenden Bedingungen:
- *Deletion* des entsprechenden Chromosomensegmentes auf einem Chromosom 15,
- *uniparentale Disomie*: beide lädierte Chromosomen 15 stammen von nur einem Elternteil,
- *fehlerhaftes Imprinting* (Abb. 6.**6**).

Klinische Beispiele: Die Hauptsymptome der wichtigsten Mikroaneuploidie-Syndrome sind in Tab. 6.3. zusammengestellt. Da Patienten mit Williams-Beuron-Syndrom gewissermaßen ein „Naturexperiment" darstellen, das Auskunft über die Frage gibt, ob Sprache und Denken zwangsläufig zusammenhängen, wird im Folgenden näher darauf eingegangen.

Williams-Beuron-Syndrom: Dieses seltene Syndrom beruht auf einer Mikrodeletion im Chromosomenband 7 q11.23. Davon betroffen sind das Elastingen sowie etwa ein Dutzend benachbarter Gene, von denen einzelne Transkriptionsfaktoren kodieren. Der Elastindefekt dürfte für die supravalvuläre Aortenstenose, die periphere Pulmonalstenose und die gelegentlich begleitenden Herzfehlbildungen (Vorhof-, Septumdefekt) verantwortlich sein. Die Patienten sind am sog. Elfengesicht mit Hypotelorismus, Stupsnase und fülligen Unterlippen sowie Hyperkalzämie zu erkennen. Zwei dem Elastingen benachbarte Gene steuern offenbar die Gehirnentwicklung. Ihr Defekt bewirkt bei diesen Patienten eine merkwürdige Mischung aus mentalen Stärken und Schwächen. Sie haben große Defizite im logisch-räumlichen Denken und große Fähigkeiten im sprachlich-musischen Bereich. Patienten mit diesem Syndrom stellen offensichtlich den Intelligenzquotienten (IQ) als Gradmesser für die gesellschaftliche Nützlichkeit eines Individuums infrage.

6.1.1.3
Gonosomenaberrationen

Definition: Numerische und/oder strukturelle Aberrationen der Geschlechtschromosomen.

Pathogenese: Sie werden meist erst nach der Pubertät aufgrund von Gonadendysfunktion, abnormer Körpergröße und mentaler Retardierung kombiniert mit Verhaltensstörung auffällig.
Lediglich ein Turner-Syndrom (45,X), das häufig zum Spontanabort führt, wird gelegentlich bereits während der routinemäßigen Überwachung einer Schwangerschaft wegen des auffälligen Nackenödems im Ultraschall diagnostiziert und kann oft schon bei der Geburt typische Krankheitsmerkmale aufweisen (Abb. 6.**7**).
Die wichtigsten Gonosomenaberrationen sind in Tab. 6.**4** zusammengestellt.

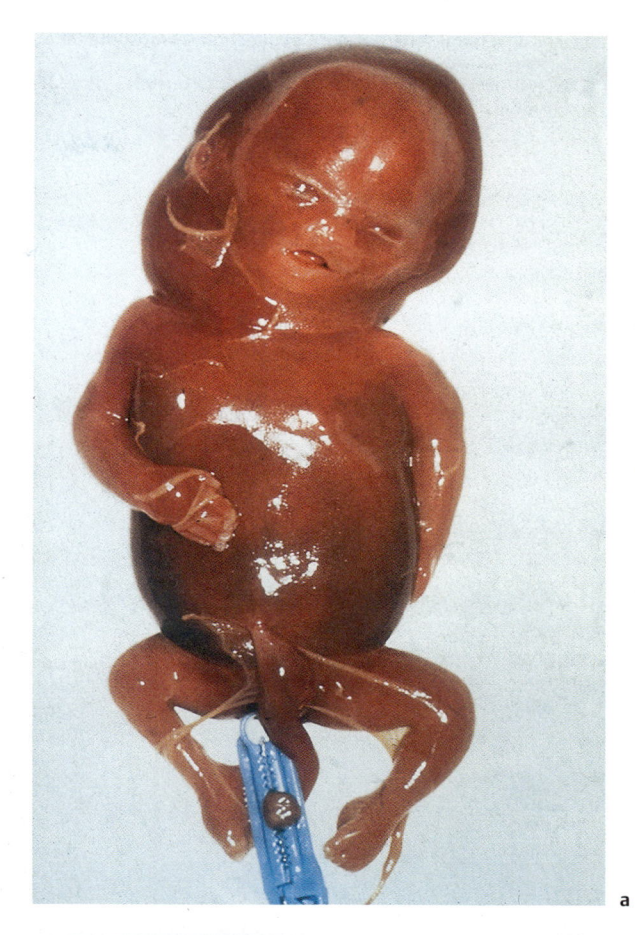

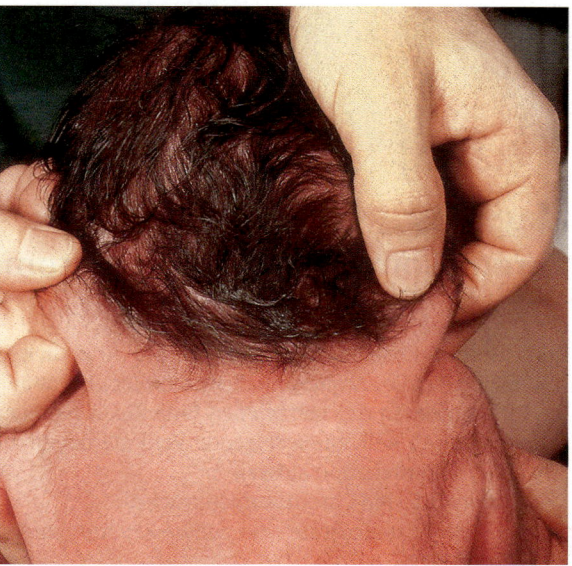

Abb. 6.**7 Turner-Syndrom:**
a Hygroma colli = „Nackenblase" infolge Ödems der Halshaut (pränatales Leitsymptom!);
b Pterygium colli = „Flügelfell" als Restzustand einer Nackenblase in Form segelförmiger Hautfalten im Nackenbereich. Dazu: tiefer Haaransatz.

Tabelle 6.4 Charakteristika von Geschlechtschromosomenanomalien

1. Bezeichnung 2. Karyotyp	1. Häufigkeit pro Geburten 2. Alter der Eltern 3. Geschlechtsphänotyp 4. Lebenserwartung	Präpubertäre Klinik	Postpubertäre Klinik
1. Klinefelter-Syndrom 2. 47,XXY (20% Mosaike)	1. 1 : 900 ♂ Neugeborene 2. erhöht 3. ♂ 4. gut	– Gehirn: geistige Retardierung – Genitale: Hypospadie	– Gehirn: geistige Retardierung – Gonaden: Mikroorchie, Sterilität, (fakultativ: eunuchoider Habitus) – Labor: erhöhte Gonadotropin-, Östrogenurie; verminderte Pregnandiol-, Estron-, Estradiolurie – Skelett: Osteoporose
1. XYY-Syndrom 2. 47,XYY	1. 1 : 1000 ♂ Neugeborene 2. ? 3. ♂ 4. gut	– sozial: Verhaltens-, Lernstörung	– Wachstum: großwüchsig – Haut: Akne – Gefäße: Varikose – Nachkommen: meist normaler Chromosomensatz
1. XXX-Syndrom 2. 47,XXX	1. 1 : 1000 ♀ Neugeborene 2. erhöht 3. ♀ 4. gut		– Gehirn: Intelligenzminderung – Genitale: Amastie, Dysmenorrhoe, frühe Menopause, Fertilitätsminderung – Nachkommen: etwa 20% Gonosomenaberrationen
1. Turner-Syndrom 2. 45,X0 (oft Mosaik)	1. 1 : 1000 ♀ Neugeborene 2. ? 3. ♀ 4. gut	*pränatal* – Wachstum: Minderwuchs – Haut: Hydrops fetalis, Hygroma colli (Abb. 6.7 a) *postnatal* – Wachstum: Kleinwuchs – Gonaden: Streak-Ovarien, Amastie – Haare: tiefer Nackenhaaransatz – Gefäße: kongenitales Lymphödem (Hand-/Fußrücken) – Haut: Pterygium colli (= Dreiecksfalte am Hals; Abb. 6.7 b) – Thorax: Schildthorax, Amastie – Herz: Aortenisthmusstenose – Niere: Hufeisenniere, Nierenverdoppelung	– Wachstum: Minderwuchs – Gehirn: normale/subnormale Intelligenz – Genitale: infantile Genitalien – Gonaden: (fakultativ) Amenorrhoe, Gonadoblastome bei Mosaizismus 45,X/46,XY – Skelett: Osteoporose

6.1.1.4
Chromosomale Fragilitätssyndrome

Definition: Autosomal rezessiv vererbte Krankheiten (= konstitutionelle chromosomale Instabilität), bei denen die Chromosomen der betroffenen Individuen häufiger als bei anderen Individuen folgende Veränderungen allein oder in Kombination aufweisen:
- Chromatid- und Chromosomenbrüche,
- erhöhte Austauschrate von Schwesterchromatiden (Abb. 6.8),
- Folgen abnormer Chromatid- oder Chromosomenreparatur (z.B. komplexe Reunionsfiguren, dizentrische Chromosomen, Ringchromosomen).

Pathogenese: Diese Krankheiten (Tab. 6.5) sind dadurch gekennzeichnet, dass sie gegenüber bestimmten Stoffen, welche die DNA schädigen, besonders empfindlich sind.

Bei einem Teil der Krankheiten lässt sich außerdem biochemisch nachweisen, dass die Zellen eine defekte DNA-Reparatur aufweisen, so dass sie unfähig sind, spontane oder induzierte umschriebene DNA-Läsionen zu beheben. Dabei kann ein einzelnes Krankheitsbild durch Mutation verschiedener Gene hervorgerufen werden (genetische Heterogenität).

Im normalen Chromosomensatz einzelner Individuen kommen umschriebene Stellen vor, die besonders brüchig sind (Abb. 6.8). Während die fragilen Stellen auf den Autosomen meist keine klinische Bedeutung haben, gehen Chromosomenbrüche auf dem Langarm des Chromosom X mit einem „familiären mentalen Retardierungssyndrom" einher (S. 297).

Klinik: Patienten mit dem Vollbild des resultierenden Leidens sind sehr selten. Die heterozygoten Überträger solcher Gene machen jedoch etwa 1% der Bevölkerung aus. Bei den homozygoten Patienten besteht ein erhöhtes Krebsrisiko. Außerdem leiden sie an charakteristischen Wachstumsstörungen, Hauttumoren und Immundefekten.

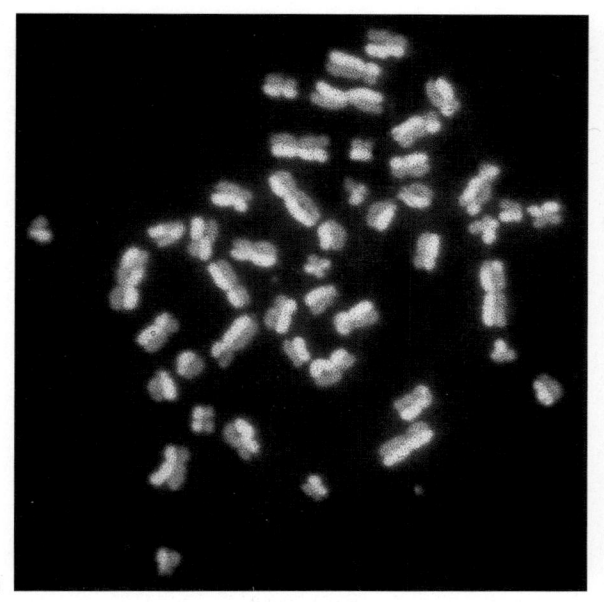

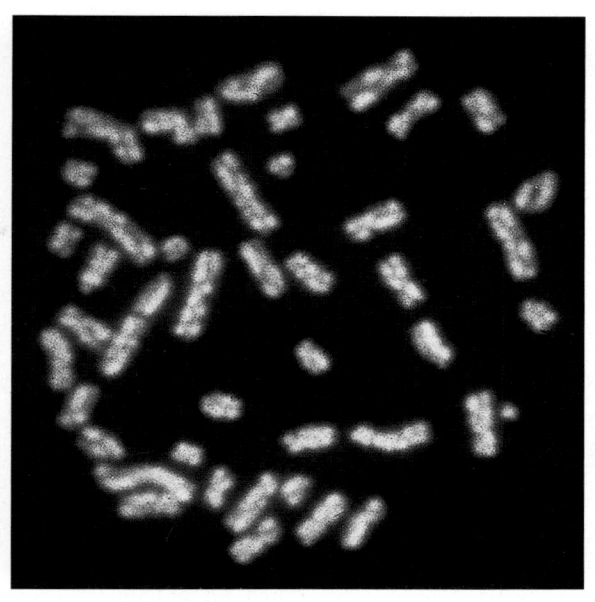

Abb. 6.8 **Geschwisterchromatidaustausch** in Metaphasechromosomen. Nach dem Einbau des Basenanalogons Bromdesoxyuridin (BudR) während zweier Zellzyklen lassen sich die Chromatiden mit dem Fluoreszenzfarbstoff Hoechst 33 258 unterschiedlich stark anfärben, je nachdem, ob sie noch einen DNA-Strang ohne BudR aufweisen oder nicht.
a Normaler Proband: 6–10 Austauschstellen pro Metaphase;
b Patient mit Bloom-Syndrom: 50–60 Austauschstellen pro Metaphase.

Tabelle 6.5 **Charakteristiken chromosomaler Fragilitätssyndrome (= Chromosomenbrüchigkeitssyndrome)**

1. Syndrom 2. Defektes Gen	1. Genfunktion 2. Chromosomale Besonderheit 3. Chromosomenschädigende Faktoren	Klinik/Symptome
1. Bloom-Syndrom 2. BLM-Gen	1. Helicase der RecQ-Familie 2. vermehrter Austausch von Geschwisterchromatiden 3. UV-Strahlen	– Wachstum: Minderwuchs – Gesicht: Dolichozephalie – Haut: Sonnenbrandneigung – Immunsystem: Infektneigung – Tumorneigung: maligne Lymphome, Leukämien, Gastrointestinaltumoren – Endokrinium: Diabetes-mellitus-Neigung
1. Ataxia teleangiectasia (Louis-Bar-Syndrom) 2. ATM-Gen	1. Zellzyklus-Checkpunktenzyme 2. Chromosomaler Umbau v. a. von Chromosom 7 und 14 3. Gammastrahlen, Radiomimetika	– Gehirn: zerebelläre Ataxie – Auge: konjunktivale Teleangiektasien – Immunsystem: Immundefekt (Thymusdysplasie) – Tumorneigung: strahleninduzierte maligne Lymphome, Leukämien, solide Tumoren im Erwachsenenalter
1. Fanconi-Anämie 2. FAA-, FAC, FAD-, FAG-Gen	1. Enzyme für DNA-Exzisionsreparatur 2. wegen Reparaturdefekt vermehrt Chromatid-/Chromosomenbrüche 3. DNA-vernetzende Agenzien	– Wachstum: Minderwuchs – Blut: aplastische Anämie, Thrombozyto-, Leukopenien – Haut: hyper-/hypopigmentierte Areale – Skelett: Daumen-, Radiusaplasie/-hypoplasie
1. Werner-Syndrom 2. WNR-Gen	1. Helicase 2. chromosomaler Umbau 3. ?	– Wachstum: Progerie = vorzeitiges Altern – Gesicht: Vogelgesicht – Haut: Alopezie, Atrophie – Auge: Katarakt – Gonaden: Hypogonadismus – Gefäße: Atherosklerose – Skelett: Osteoporose – Tumorneigung: Osteosarkom, Meningeom

6.1.2 Monogene Erbkrankheiten

Allgemeine Definition: Seltene, auf der Mutation eines bestimmten Gens beruhende Krankheiten ohne lichtmikroskopisch erkennbare Chromosomendefekte, die nach den Mendel-Gesetzen vererbt werden und deren klinische Manifestation zusätzlich durch die Penetranz und Expressivität des jeweiligen Gens bestimmt wird. Ursprünglich wurden die Genmutationen als „Punktmutationen" bezeichnet, da sie zu einem veränderten Phänotyp führen, ohne dass lichtmikroskopisch an den Chromosomen eine Veränderung zu erkennen ist.

Allgemeine Pathogenese: Das Spektrum der krankheitsverursachenden Genmutationen ist groß. Sie können einer der nachstehend aufgeführten DNA-Veränderung zugeordnet werden:

- *Basenpaarsubstitutionen*, bei denen ein einzelnes Basenpaar (= Nukleotid) durch ein anderes (falsches) ersetzt ist. Viele dieser Basenpaarsubstitutionen führen zum Einbau einer falschen Aminosäure in ein Polypeptid. Da aber 3 Nukleotidpaare (= Trinukleotide, Triplets) für die gleiche Aminosäure kodieren, verändert nicht jede Basenpaarsubstitution die Aminosäuresequenz des kodierten Polypeptids. Schließlich kann eine solche Substitution ein Codon (sense) in ein Terminator-Codon (non-sense) umwandeln, so dass die Translation an dieser Stelle gestoppt wird und ein verkürztes, oft funtionsbeeinträchtigtes Peptid resultiert. Daneben ist aber auch das Gegenteil möglich, indem ein Non-Sense-Codon (Stop-Codon) in ein Sense-Codon umgewandelt wird.
- *Größere DNA-Mutationen* liegen in Form von Deletionen, Insertionen[1], Inversionen und Duplikationen vor.
- *„Frameshift"-Mutationen* (= Leseraster-Mutation): Lässt sich die Zahl der deletierten oder inserierten Nukleotide nicht durch 3 teilen, verschiebt sich der Ableseraster, so dass von der Mutationsstelle an alle Codons eines Exons zwar richtig abgelesen werden, aber durch das neue Arrangement einen neuen (falschen) Sinn erhalten.
- *Triplett-Repeat-Mutationen* (= Mutation infolge Expansion vervielfältigter Trinukleotide): Bei dieser erst kürzlich beschriebenen Mutationsform (Tab. 6.**6**) sind Triplets betroffen, die an einem umschriebenen Ort innerhalb eines Gens in variabler Zahl vorkommen und nach entsprechender Expansion die Umsetzung der genetischen Information aus der DNA in die „Sprache der Eiweiße" beeinträchtigen oder zu einem verlängerten Genprodukt führen. Hat die Zahl der Triplettkopien ein gewisses Ausmaß erreicht, so können in nachfolgenden Generationen weitere Triplettvermehrungen eintreten; so erklärt sich, weshalb sich das klinische Krankheitsbild solcher Mutationen von Generation zu Generation verschlechtert. Das einzelne Gen auf einem Chromosom wird zwar nach den Mendel-Regeln weitervererbt, die Expansion der Triplette aber variiert.

Mit Ausnahme der zystischen Fibrose (S. 54) sind die einzelnen schweren, lebensverkürzenden monogen vererbten Krankheiten selten. Bei über 5000 verschiedenen Krankheiten ist erwiesen oder sehr wahrscheinlich, dass sie durch **1** bestimmtes mutiertes Gen verursacht werden. Die Gesamtzahl aller Gene im menschlichen Genom beträgt etwas über 30 000. Der Hauptteil davon ist kartiert. Mehr als 1000 Gene, die an der Entstehung monogener Erbkrankheiten beteiligt sind, wurden mittlerweile identifiziert und analysiert. Somit sind viele Genmutationen, welche die Gesundheit oder Fortpflanzungsfähigkeit beeinträchtigen können, noch nicht als solche erfasst. Zudem lassen sich zahlreiche nosologisch sehr ähnliche Krankheiten auf Mutationen verschiedener Gene an verschiedenen Loci zurückführen, was als genetische Heterogenität bezeichnet wird. Beispiele hierfür sind die nichtsyndromische Schwerhörigkeit, die angeborene Katarakt (gr. = herabstürzen → Linsentrübung), Retinitis pigmentosa oder das hereditäre nonpolypöse Kolorektalkarzinom (= HNPCC).

✚ Klinik: Da das Wissen um monogene Erbkrankheiten rasch zunimmt, ist es ratsam sich vor einer genetischen Beratung über Internet zu informieren:
OMIM Home Page – Online Mendelian Inheritance in Man. http://www3.ncbi.nlm.nih.gov/omim/

Klassifikation: Die Vererbung der mutierten Gene folgt mit wenigen Ausnahmen (s. u.) den Mendel-Gesetzen. Im Hinblick auf die genetische Beratung ist dabei entscheidend:

- ob das Gen auf einem Autosom oder auf einem Gonosom (X-Chromosom) lokalisiert ist,
- ob die abnorme Erbanlage nur auf einem Chromosom (dominanter Erbgang) oder auf beiden Chromosomen (rezessiver Erbgang) vorliegen muss, damit sich das Erbleiden klinisch manifestiert.

Für die Aufteilung in dominant und rezessiv vererbte Krankheiten ist entscheidend, ob die Mutation bereits eines einzigen der beiden Gene (= Allele) zu einer klinisch erkennbaren Beeinträchtigung der Gesundheit führt oder nicht. Dominanz und Rezessivität sind somit relativ zu wertende Begriffe. Ein intermediärer Erbgang ist bei menschlichen Erbleiden selten (z. B. Thalassaemia minor und major, S. 520). Liegen 2 gleiche Gene (= Allele) an einem Genlokus auf homologen Chromosomen vor, so besteht eine Homozygotie (= Reinerblichkeit). Heterozygot sind Individuen mit 2 Allelen unterschiedlicher Qualität auf den beiden homologen Chromosomen. Männliche Individuen können nur 1 Allel eines X-chromosomalen Gens haben. Sie sind in dieser Hinsicht hemizygot.

---

[1] Insertion, lat. = einpflanzen → eingeschobenes chromosomales Material nichthomologer Herkunft in Chromosomen (Sonderfall einer Translokation)

Tabelle 6.6 Krankheiten aufgrund expandierter Triplett-Repeats und anderer DNA-Motive

	Gruppe I: Kodierende Regionen betroffen **1. Krankheit** **2. Lädiertes Protein**	Erbgang	**Gruppe II:** Nichtkodierende Regionen betroffen **1. Krankheit** **2. Lädiertes Protein**	Erbgang
	1. Chorea Huntington 2. Huntingtin	AD	1. Fragiles-X-Syndrom 2. FMR-1	XD
	1. Spinale Muskelatrophie 2. Androgen-Rezeptor	AD	1. Myotone Dystrophie 2. Myotonin-Proteinkinase	AD
	1. Spinozerebelläre Ataxie 1 2. Ataxin 1	AD	1. Friedreich-Ataxie 2. Frataxin	AR
	1. Dentorubropallido-luysiale Atrophie[1)] 2. Atrophin	AD	1. Myoklonusepilepsie 2. EPM-1[2)]	AR
Vervielfältigtes Trinukleotid	CAG[3)]		CGG, CGT, GAA	
Translation	„Poly"-Glutamin → zelltoxisch		Proteinsynthesestörung → Bildung von zelltoxischen Proteinen	
Instabilität	mäßiggradig		hochgradig	

[1)] Atrophie betrifft Nucleus dentatus, Pallidum, Nucleus subthalamicus Luyisi, Nucleus ruber, Oliva inferior
[2)] EPM-1 = epilepsy, progressive myoclonus-1-protein. In diesem Falle keine Triplettexpansion (Trimer), sondern Duodekamer = Vermehrung eines DNA-Motivs von 12 Basenpaaren (normal 2–3 repeats, pathologisch 30–100 repeats)
[3)] CAG = Codon für Glutamin
AD = autosomal dominant; XD = X-chromosomal dominant; AR = autosomal rezessiv

Am Beispiel der Hämoglobinopathien (S. 520) wird außerdem deutlich, welche Mutationsvielfalt (= allelische Diversität) sich an einem einzelnen Gen abspielen kann. So können nicht nur Exons (= kodierende DNA-Abschnitte) und Introns (= nichtkodierende DNA-Abschnitte), sondern auch Kontroll- und Terminatorregionen von den Veränderungen betroffen sein. Als Folge ist entweder die Qualität (z.B. Sichelzellanämie) oder die Quantität (z.B. α-Thalassämien) des betreffenden Genproduktes beeinträchtigt. Dies erklärt die klinische Variabilität bestimmter monogener Erbkrankheiten.

+ Faustregeln zur Vererbung:
– *Strukturanomalien* (mit Defekt von Strukturproteinen): meist dominanter Erbgang
– *Stoffwechselanomalien* (mit Enzymdefekt): meist rezessiver Erbgang

6.1.2.1
Autosomal dominanter Erbgang

Definition und Pathogenese: Dies sind Erbleiden, zu deren klinischen Manifestation 1 abnormes Gen (= Allel) auf 1 Autosom (heterozygoter Zustand) genügt (Abb 6.9). Ein homozygoter Zustand mit Vorliegen von 2 abnormen Al-

Abb. 6.9 **Autosomal dominanter Erbgang:** Vererbungsschema und Stammbaum. Pfeil = Indexpatient; D = mutiertes Allel; n = normales Allel; runde Symbole = weibliche Personen; quadratische Symbole = männliche Personen; rote Symbole = Merkmalsträger/Patienten.

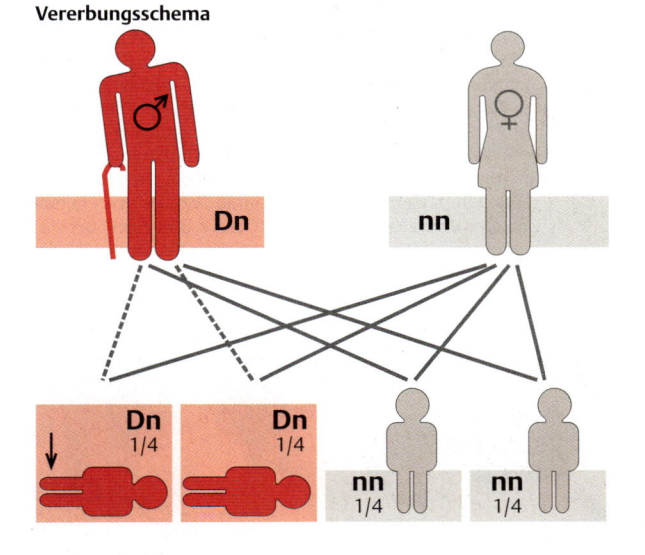

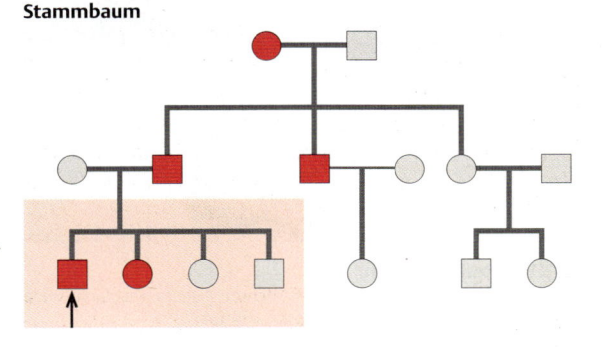

lelen ist wegen des daraus resultierenden Schweregrades des Leidens in der Praxis ausgesprochen selten anzutreffen (z. B. Spalthand bei autosomal dominant vererbter Kurzfingrigkeit).

+ **Faustregeln** zur genetischen Beratung bei autosomal dominanter Vererbung:
  - *Vererbungsmuster*: Ein Elternteil ist Erbmerkmalsträger. Er überträgt das abnorme Gen (Allel) auf die Hälfte seiner Nachkommen. Folglich ist die Hälfte der Kinder solcher Eltern krank.
  - *Geschlechtsverteilung*: ♂ : ♀ = 1 : 1.
  - *Manifestationsalter*: Oft manifestiert sich die Erkrankung erst im Erwachsenenalter, z. B. Chorea Huntington, hereditäres Kolorektalkarzinom, hereditäres Mammakarzinom.
  - *Erkrankungsrisiko*: Erbmerkmalsträger mit manifestem Erbleiden können bei intakter Fortpflanzungsfähigkeit (genetische Fitness) in jeder Generation auftreten. Das mutierte Gen kann sich jedoch klinisch nicht bei allen Erbmerkmalsträgern manifestieren (unvollständige Penetranz). Beispiele hierzu: hereditäres non-polypöses Kolorektalkarzinom und mutierte „Mismatch"-Reparaturgene.
  - *Krankheitsmanifestation*: Der Schweregrad der Erbkrankheit kann zwischen den Erbmerkmalsträgern verschiedener Sippen (Familien) wegen unterschiedlicher Mutation des Gens (allelische Diversität), aber auch innerhalb derjenigen einer Sippe variieren (variable Expressivität), was auf folgende Ereignisse zurückzuführen ist: a) Die Mutation des Gen ist nicht stabil („Triplett-repeat" Expansion z. B. bei myotoner Dystrophie), b) das mutierte Gen (z. B. HNPCC) wird in seiner Manifestation durch weitere Gene, aber auch durch Umweltfaktoren beeinflusst.
  - *Patientenehe*: Ehen zwischen Erbmerkmalsträger mit der gleichen Krankheitsform müssen vermieden werden, denn das Erkrankungsrisiko beträgt dann 75 %. Bei 25 % der Kinder nimmt die Krankheit eine sehr schwere Form an.
  - *Sporadisches Auftreten:* Es ist in der Regel – abhängig vom Alter des Vaters – auf eine Neumutation bei der Keimzellbildung zurückzuführen. Das Risiko, Kinder mit der gleichen Erbkrankheit zu zeugen, ist für gesunde Geschwister gegenüber dem allgemeinen Bevölkerungsrisiko nicht und für gesunde Eltern kaum erhöht. Ausnahme: Mosaizismus in den Gonaden durch Neumutation des Gens, z. B. in einer Spermatogonie, aus der weitere Spermatogonien hervorgehen (sog. Keimbahnmosaizismus).

+ **Beispiele** (in der Reihenfolge der Häufigkeit):
  - Hyperlipoproteinämie Typ II,
  - dominante Otosklerose mit Sklerosierung der Labyrinthkapsel und Versteifung des Stapes → Taubheit,
  - adulte, polyzystische Nierendysplasie (Typ III nach Potter),
  - Neurofibromatose Typ I, II,
  - myotone Dystrophie Steinert,
  - Chorea Huntington,
  - Osteogenesis imperfecta,
  - Marfan-Syndrom,
  - Retinoblastom (s. u.),
  - Achondroplasie.

Retinoblastom

Definition: Häufigster maligner intraokulärer Tumor der neuralen Retina beim Kleinkind durch Verlust von Segment 14 auf dem Langarm des Chromosoms 13.

Weltweite Inzidenz: 1 : 15000 – 1 : 20000

Pathogenese: Etwa 40 % der Kinder zeigen Tumorherde in beiden Augen. Bei einem Viertel von ihnen sind weitere Angehörige betroffen. Diese können auch klinisch stumme Retinatumoren aufweisen (sog. Retinome). Das Retinoblastom ist der Prototyp einer Neoplasie, die auf dem Boden einer autosomal dominant vererbten Veranlagung mit hoher Penetranz entstehen kann. Sein familiäres sowie sporadisches Auftreten wird mit der Zwei-Hit-Theorie erklärt: Bei der hereditären Form wird der erste Hit vererbt oder liegt wegen einer Neumutation von der Zeugung an vor. Bei der sporadischen Form müssen sich beide Hits während der Entwicklung der künftigen Retinazellen ereignen.

Die Mutation betrifft das Retinoblastomgen (= RB1-Gen). Es ist auf dem Langarm des Chromosom 13 (13 q14) lokalisiert und kodiert für ein Tumorsuppressorprotein (S. 350). Damit eine Retinazelle zum Fokus eines Tumors wird, muss das RB1-Gen auf beiden Chromosomen funktionell ausfallen (loss of heterozygosity). Die hereditäre

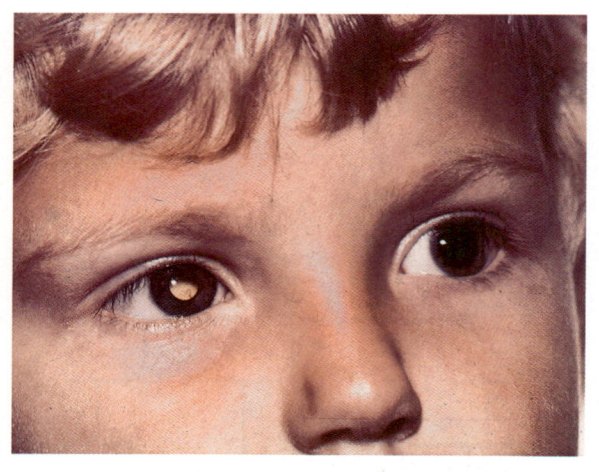

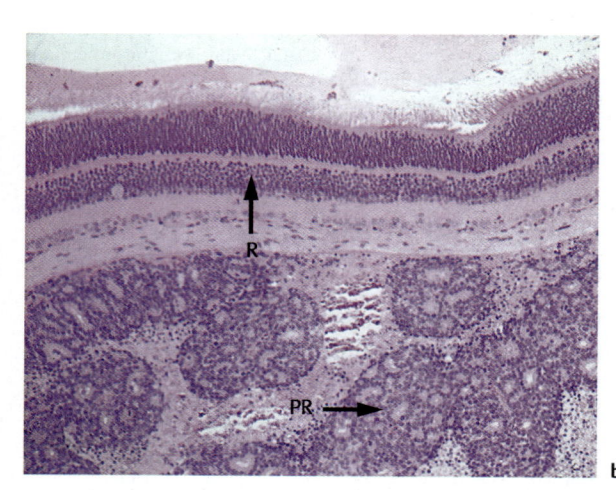

Abb. 6.10 Retinoblastom:
a „Amaurotisches Katzenauge" (des rechten Auges): Das Licht widerspiegelt sich auf dem von der Netzhaut in den Glaskörper vorgedrungenen weißlichen Tumor (amauros, gr. = blind).
b histologischer Tumoraufbau durch Pseudorosetten bildenden Tumor (PR), der von der Retina (R) ausgeht. (HE, Vergr. 1 : 75).

Retinoblastomform ist dadurch gekennzeichnet, dass sie früh in multiplen Foci auftritt. Mehrere Jahre nach erfolgreicher Retinoblastombehandlung treten bei den Patienten gehäuft Zweittumoren in Form von Pinealoblastomen (unreifen Zirbeldrüsentumoren) und/oder malignen Knochentumoren (Osteosarkom, Ewing-Sarkom, außerdem maligne Melanome, Gliome, Karzinome von Harnblase, Lunge und Pankreas) auf. Es sind auch angeborene Mutationen des RB1-Gens bekannt, die zu einem halbwegs funktionstüchtigen RB-Protein führen. Ihre Träger weisen keine oder nur ein unifokales Retinoblastom auf.

Morphologie: Das Retinoblastom wächst vorwiegend exophytisch in den Glaskörper und Subretinalraum oder endophytisch in die Netzhaut, danach auch in den N. opticus und in die Meningen ein. Durch sein exophytisches Wachstum versperrt der Tumor als grau-weiße Gewebsmasse die Pupillenöffnung → schillernder gelblicher Reflex der Pupille bei gleichzeitiger Erblindung. Dies bezeichnet man als „amaurotisches Katzenauge" (Abb. 6.10 a).

Histologisch besteht der Tumor aus zytoplasmaarmen, kleinen Tumorzellen in rosettenartiger, teilweise auch in blumenstraußartiger (Fleuretten) Anordnung (Abb. 6.10 b). Der Tumor wächst so schnell, dass er nekrotisch wird, wobei die Nekrosen typischerweise verkalken (Radiologie!). Er setzt rasch Metastasen.

6.1.2.2
Autosomal rezessiver Erbgang

Definition und Pathogenese: Damit sich ein solches Erbleiden klinisch manifestiert, muss das abnorme Gen (Allel) auf beiden Autosomen betroffen sein (homozygoter Zustand). Es braucht somit 2 abnorme Gene, damit der Erbmerkmalsträger erkrankt (Abb. 6.11). Die Patienten stammen in der Regel von klinisch unauffälligen (heterozygoten) Eltern ab. Die Geschwister sind oft die einzigen weiteren betroffenen Verwandten in der gleichen Familie (= Sippe). Autosomal rezessiv vererbte Krankheiten sind seltener als autosomal dominante.

✚ Faustregeln zur genetischen Beratung bei autosomal rezessiver Vererbung:
- *Vererbungsmuster:* 25% der Nachkommen sind krank (homozygot), 50% sind heterozygot und klinisch gesund, 25% sind homozygot gesund.
- *Geschlechtverhältnis:* ♂ : ♀ = 1 : 1.
- *Eltern des Patienten* sind beide obligate Erbmerkmalsträger und klinisch unauffällig (heterozygot); sie haben oft einen gemeinsamen Vorfahren. Dieser ist meist, weil heterozygot, nicht krank. Liegt in einer Sippe/Population eine umschriebene Mutation vor, die auf einen gemeinsamen Vorfahren zurückgeführt werden kann, so bezeichnet man dies als „Founder-Effect".
- *Verwandte:* Die Geschwister sind oft die einzigen weiteren betroffenen Verwandten in der gleichen Familie (= Sippe).
- *Verwandtenehe* (= Inzest) unter Erbmerkmalsträgern → homozygot rezessive, kranke Kinder → fatale genetische Auswirkung.

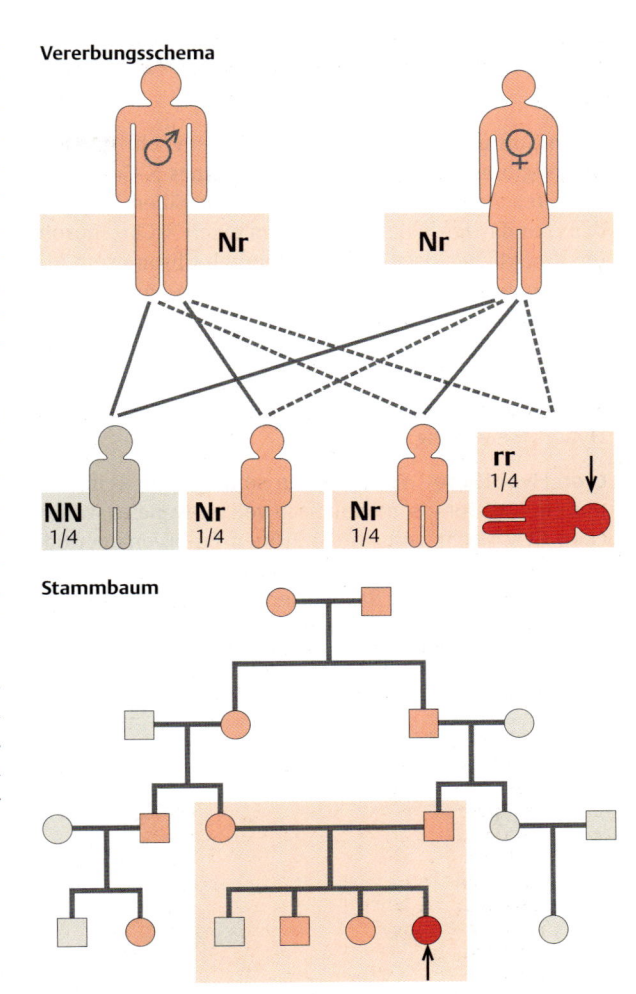

Abb. 6.11 **Autosomal rezessiver Erbgang:** Vererbungsschema und Stammbaum. Pfeil = Indexpatient; r = mutiertes Allel; N = normales Allel; runde Symbole = weibliche Personen; quadratische Symbole = männliche Personen. Homozygote Träger des mutierten Allels (tiefrote Symbole) sind phänotypisch betroffen (krank), die heterozygoten Träger (hellrote Symbole) klinisch gesund.

- *Krankheitsmanifestation:* Sie ist gut vorhersagbar (meist deutliche Genotyp-Phänotyp-Korrelation).
- *Erkrankungsrisiko:* Es ist bei Homozygotie des mutierten Alleles sehr groß.
- *Sporadisches Auftreten:* ist häufig.
- *„Compound"-Heterozygote:* Dies sind Patienten mit einer autosomal rezessiv vererbten Krankheit, die Allele mit verschiedenen Mutationen aufweisen.

✚ Beispiele (der Reihenfolge der Häufigkeit nach geordnet):
- Zystinurie,
- zystische Fibrose,
- α1-Antitrypsin-Mangel,
- rezessive Taubheit,
- Phenylketonurie,
- adrenogenitales Syndrom,
- neurogene Mukelatrophie,
- Achondroplasie,
- Morbus Tay-Sachs.

6.1.2.3 X-gonosomal rezessiver Erbgang

Definition und Pathogenese: Bei diesem sehr seltenen Erbgang braucht nur das Gen (Allel) eines X-Gonosoms betroffen zu sein (Abb. 6.12). In diesen Fällen kann bei der Frau das normale Gen auf dem einen X-Chromosom die Krankheitsanlage auf dem anderen Chromosom klinisch nahezu vollständig überdecken, während beim Mann mit seinem genarmen Y-Chromosom keine derartige Kompensationsmöglichkeit besteht. Um die klinische Manifestation der X-chromosomal rezessiv vererbten Krankheiten zu verstehen, ist die Kenntnis der Lyon-Hypothese wichtig:

Lyon-Hypothese (Abb. 6.13): In somatischen Zellen ist nur ein X-Chromosom genetisch voll aktiv. Beim weiblichen Geschlecht wird in der frühen Embryonalperiode nach Zufallsprinzipien in einem Teil der Zellen das väterliche, im anderen Teil das mütterliche X-Chromosom inaktiviert. Ist einmal ein Chromosom in einer Zelle inaktiv, so bleibt es in allen von ihr abstammenden Tochterzellen ebenfalls inaktiv. Demzufolge weist eine normale Frau im Hinblick auf exprimierte Gene, die auf dem X-Chromosom lokalisiert sind, 2 verschiedene Zellpopulationen auf (= Mosaizismus): In der einen werden die Gene des väterlichen, in der anderen die Gene des mütterlichen X-Chromosoms exprimiert. Daher kann man in der Muskulatur einer Übertragerin (= Konduktorin) des Allels für die progressive Muskeldystrophie Duchenne neben normalen Fasern solche mit einem scholligen Zerfall finden.

Faustregeln zur genetischen Beratung bei X-gonosomaler Vererbung:
- *Geschlechtverteilung*: In der Regel sind nur männliche Patienten betroffen.
- *Vererbungsmuster*: Phänotypisch gesunde Frauen (Konduktorinnen) übertragen den Defekt mit dem mutierten Allel auf 50 % ihrer Söhne. 50 % der phänotypisch gesunden Töchter solcher Konduktorinnen sind wieder Überträgerinnen des Erbdefektes. Bei Töchtern mit einem normalen Allel, das vom Vater stammt, besteht eine Kompensationsmöglichkeit, nicht so bei Söhnen, die vom Vater das genarme Y-Chromosom erhalten.
- *Erkrankungsrisiko*: Es ist bei Hemizygotie und Homozygotie des mutierten Allels groß.
- *Krankheitsmanifestation*: Alle Söhne erkrankter Väter sind nicht betroffen, alle Töchter sind Konduktorinnen. Da nach der Lyon-Hypothese in einem Teil ihrer Zellen das X-Chromosom mit dem normalen Allel, in anderen Zellen dasjenige mit dem mutierten aktiv ist, können Konduktorinnen ebenfalls Krankheitszeichen aufweisen.

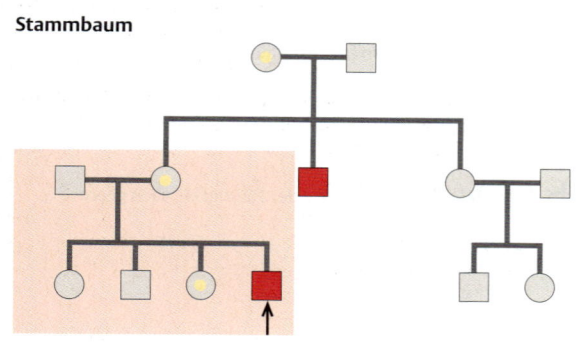

Abb. 6.12 **X-gonosomal rezessiver Erbgang:** Vererbungsschema und Stammbaum. Pfeil = Indexpatient; X = X-Gonosom; Y = Y-Gonosom; Stammbaumsymbole mit Punkt = klinisch gesunde Überträgerinnen; rote Symbole = männliche Patienten mit X-Gonosom, auf dem das mutierte Allel lokalisiert ist.

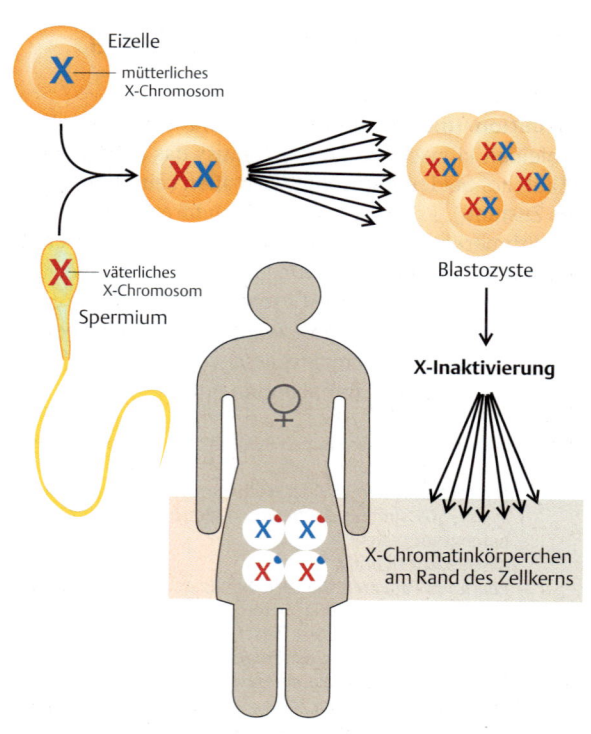

Abb. 6.13 **Lyon-Hypothese:** Das inaktivierte X-Chromosom erscheint als X-Chromatinkörperchen (Barr-Körperchen) am Rande des Zellkerns.

– *Sporadisches Auftreten* kommt vor. Wegen der Kleinheit der heutigen Familien treten diese Erkrankungen zufällig auf. Sie können auch Folge einer Neumutation sein (10% bei Hämophilie, 30% bei Muskeldystrophie Duchenne), die sich gelegentlich schon bei der Mutter (Konduktorin) ereignet hatte und unentdeckt blieb.

Beispiele (in der Reihenfolge der Häufigkeit):
- Farbenblindheit,
- familiäres mentales Retardierungssyndrom (s.u.),
- Duchenne-Muskeldystrophie,
- Hämophilie A,
- Hämophilie B,
- Lesch-Nyhan-Syndrom.

Fragiles-X-Syndrom

Syn.: familiäres mentales Retardierungssyndrom = FMR-Syndrom, fraX-Syndrom, Martin-Bell-Syndrom; obsolet: X-chromosomales Schwachsinn-Syndrom

Definition: Häufigste Form der erblichen mentalen Retardierung beim männlichen Geschlecht, bedingt durch eine Mutation des X-Chromosoms.

Pathogenese: Am Ende des Langarmes des X-Chromosoms kann eine fragile Stelle auftreten (Xq27). An ihr befinden sich normalerweise höchstens 52 CGG-Tripletts („repeats"), die sich bei der Vererbung von einer Generation zur nächsten zahlenmäßig kaum verändern. Diese fragile Stelle ist mit einer Triplettexpansion im vorderen Abschnitt des FMR-1-Gens assoziiert. Weist eine Frau diesbezüglich eine „Prämutation" auf, so ist die Zahl der „Repeats" auf 52–200 erhöht, was aber phänotypisch noch keine Auswirkungen hat. Eine solche Prämutation kann bei der Meiose einer Eizelle schlagartig in eine „Vollmutation" übergehen, so dass der DNA-Faden reißt und sich an dieser Stelle über 200 tandemartig hintereinandergereihte CGG-Tripletts anhäufen. Eine derartige Vollmutation hat beim männlichen Geschlecht eine Penetranz von 100% und beim weiblichen (wegen der Lyon-Hypothese) von lediglich 30–50%. Auf dem X-Chromosom sind zahlreiche weitere Gene lokalisiert, die – falls sie mutiert sind – die geistige Entwicklung beeinträchtigen.

Klinik: Neben einer schweren geistigen Retardierung findet man bei den Patienten typische Gesichtszüge, große abstehende Ohren sowie nach der Pubertät eine Makroorchie (Makrotestissyndrom).

6.1.2.4
X-gonosomal dominanter Erbgang

Definition und Pathogenese: Erbleiden, bei denen nur das Gen (Allel) *eines* X-Chromosoms betroffen zu sein braucht. Es handelt sich dabei um eine Rarität. Hierbei ist das Allel beim Mann in allen Zelle aktiv (Hemizygotie), bei Frauen aufgrund der Lyon-Hypothese nur in einem Teil der Zellen. Aus diesem Grunde sind Knaben bei diesen Erbkrankheiten im Allgemeinen sehr schwer betroffen und sterben meist bereits vor der Geburt. Beim weiblichen Geschlecht hingegen nimmt das resultierende Krankheitsbild meist eine abgemilderte Form an.

Faustregeln zur genetischen Beratung bei X-gonosomal dominantem Erbgang:
- *Geschlechtverteilung:* Erkrankte Frauen haben kranke und gesunde Nachkommen im Verhältnis 1:1. Wegen der frühen Sterblichkeit haben kranke Frauen nur halb so viele Söhne wie Töchter.
- *Vererbungsmuster:* Sämtliche Erbmerkmalsträger sind krank. 50% der Töchter und Söhne kranker Mütter sind betroffen. Alle Töchter kranker Väter sind betroffen. Die Söhne kranker Väter sind gesund.

Beispiele: Nur wenige Krankheiten folgen dem X-chromosomal dominanten Erbgang:
- *Rett-Syndrom:* Hirnatrophie (Autismus, Demenz), Hyperammoniämie, Minderwuchs, Vitamin-D-resistente Rachitis;
- *Incontinentia pigmenti Bloch-Sulzheimer:* reiserartige Hyperpigmentierung der Haut nach erythematös-blasiger Epidermisablösung, gelegentlich mit anderen Fehlbildungen assoziiert;
- *orofaziodigitales Syndrom* (OFD-Syndrom): Mundfehlbildungen (Zungenlappungen), Gesichtsfehlbildungen (Oberlippenspalte), Fingerfehlbildungen (Syn-, Brachy-, Klinodaktylie).

6.1.3
Mitochondriale Erbkrankheiten

Definition: Aufgrund von Mutationen der mitochondrialen DNA (= mtDNA) entstandene seltene Krankheiten (= erbliche Mitochondriopathien).

Pathogenese: Die Mitochondrien enthalten bekanntlich ihre eigene mtDNA (S. 20), die 37 Gene umfasst. Diese kodieren unter anderem einige Schlüsselenzyme des oxidativen Stoffwechsels. Ihre Vererbung gehorcht nicht den Mendel-Gesetzen. Die entsprechenden Mutationen erfolgen somit am „zweiten Genom". Sie werden nur von der Mutter an die nächste Generation weitergegeben (= „maternale Vererbung"), weil die Eizelle mehrere Tausend und die Samenzelle nur im Schwanzbereich – und der dringt bei der Befruchtung nicht in die Eizelle ein – einzelne Mitochondrien enthält. Folglich erhalten alle Kinder einer Mutter mit einer Mitochondriopathie mutierte mtDNA. Die klinische Expression von mitochondrialen Mutationen ist starken Schwankungen unterworfen, da nur ein Teil der mtDNA die Mutation aufweist (= Heteroplasmie) und deren Anteil sich verändern kann. Sie äußern sich hauptsächlich in mitochondrienreichen Geweben. Dies sind, in der Reihenfolge der Erkrankungshäufigkeit aufgeführt, folgende Gewebe bzw. Krankheiten:
- Gehirn → Enzephalopathie (Epilepsieneigung),
- Retina, N. opticus → Optikusatrophie (Erblindung),
- Typ-I-Skelettmuskelfasern → Myopathien,
- Pankreasinselzellen → mitochondrialer Diabetes mellitus.

Von den mitochondrialen Mutationen gibt es 3 grundsätzliche Formen:
- *Deletionen* (am häufigsten) → mitochondriale Myopathien,
- *Duplikationen*, Dimerisierung → Tumoren (Onkozytome),
- *Punktmutationen* → Leber'sche Optikusatrophie.

+ Faustregeln zur genetischen Beratung bei mitochondrialer Vererbung:
- *Vererbungsmuster:* Keine Übertragung von Männern auf ihre Nachkommen möglich. Frauen können symptomfreie Überträgerinnen sein (Heteroplasmie). Deren Töchter sind ihrerseits kranke oder symptomfreie Überträgerinnen von mutierter mtDNA.
- *Geschlechtsverhältnis:* Beide Geschlechter können betroffen sein. Das Verhältnis ist bei jeder Krankheit verschieden; es wird durch weitere genetische Faktoren und durch Umweltfaktoren beeinflusst. Die Leber'sche Optikusatrophie wird häufiger bei Männern beobachtet.
- *Erkrankungsrisiko:* Der präzise Anteil der betroffenen Nachkommen einer Überträgerin lässt sich nicht angeben. Bei der Leber-Optikusatrophie sind etwa 50% der Söhne und 30% der Töchter wieder betroffen.

6.1.4

Multifaktorielle Erbleiden

Definition: Krankheiten, die in einzelnen Familien häufiger vorkommen als in anderen und aus einem ungünstigen Zusammenspiel der genetischen Veranlagung mit Umwelteinflüssen (epigenetischen Faktoren) resultieren (sehr häufig).

Pathogenese: Da an der Ausprägung solcher Krankheiten meist mehrere Genpaare beteiligt sind, spricht man auch von einer polygenen Vererbung. Die einzelnen, am Zustandekommen der betreffenden Krankheiten beteiligten Gene haben in ihrer Wirkung oft einen additiven Effekt und werden nach den Mendel-Regeln vererbt. Zur Ausprägung eines polygen bedingten Merkmales oder Krankheitsbildes können viele Gene in ähnlicher Weise oder ein oder wenige Hauptgene in besonderem Maße beitragen, was sich auf das Verteilungsmuster auswirkt. So sind Gene der HLA-Region in die Ätiologie von zahlreichen Krankheiten involviert. Dazu gehören neben ankylosierender Spondylitis, Diabetes mellitus Typ I, rheumatoider Arthritis und multipler Sklerose auch Infektionskrankheiten wie Malaria, Tuberkulose und AIDS. Die Umweltfaktoren (epigenetischen Faktoren), die solche Krankheiten mitbeeinflussen, sind nur teilweise bekannt. Dazu gehören das Zigarettenrauchen bei den Bronchialkarzinomen, die Überernährung bei der Adipositas und die Allergene bei der anaphylaktischen Reaktion. Das Gleiche gilt auch für ihre Wirkungsweise. Offenbar werden nicht nur die Gene, die den Code für die Ausprägung vieler Merkmale enthalten, sondern gewissermaßen auch deren „Gebrauchsanweisungen" von Generation zu Generation weitergegeben. Erst diese bestimmen, wann, wie stark und in welchem Gewebe ein Gen aktiv ist.

Über die Rolle der Veranlagung bei den polygen vererbten Krankheiten geben vor allem die Untersuchungen an eineiigen und zweieiigen Zwillingen Aufschluss. Dabei gibt der Ähnlichkeitsvergleich eineiiger Zwillinge – besonders wenn sie getrennt voneinander aufgewachsen sind – Aufschluss über den Beitrag der Veranlagung (= Heritabilität) an der Krankheitsverursachung. Polygen vererbte Merkmale sind:
- äußerer Habitus und Körpergröße,
- intellektuelle und musische Fähigkeiten,
- mentale Retardierung, psychische Labilität,
- Haut- und Haarfarbe,
- Adipositas, Diabetes mellitus Typ I, Hypertonie,
- Veranlagung zur Krebskrankheit,
- (einige) Fehlbildungen,
- Fehlreaktionen auf Medikamente (Pharmakogenetik),
- Fehlreaktionen auf Umweltstoffe (Ökogenetik).

Eine typische multifaktoriell bestimmte Eigenschaft ist die Körpergröße (Abb. 6.14). Sie wird unter anderem auch von der Ernährung, Sonnenlichtexposition und sozioökonomischen Umständen mitbestimmt.

Bei den meisten multifaktoriell verursachten Krankheiten wie Adipositas, Diabetes mellitus (Typ I), Hypertonie oder mentale Retardierung ist der Übergang vom Normalen zum Pathologischen fließend. In diesen Fällen wird ein „Schwellenwert" festgelegt, der die Grenze zwischen gesund und krank definiert. Demzufolge entspricht das menschliche „Schönheitsideal" durchaus einer „Ebenmäßigkeit", was aus biologischer Sicht mit „Mittelmäßigkeit" im eigentlichen Wortsinn gleichzusetzen ist. So effektiv die Norm (DIN) im technischen Alltag den reibungslosen Ablauf gewährleistet, so katastrophal wirkt sich die Normierung im zwischenmenschlichen Bereich aus, weil sie der Individualität und damit dem Individuum keinen Freiraum gewährt. Für Fehlbildungen sind solche „Schwellenwerte" geradezu charakteristisch: Damit nämlich die Embryo- und Organogenese regelrecht ablaufen können, müssen in der Entwicklung der Leibesfrucht Fahrpläne konsequent eingehalten werden. Beeinträchtigen nun ungünstige Erb- und Umweltfaktoren die normale Entwicklung z.B. des Gesichtsschädels, so wird unter Umständen der entscheidende Zeitpunkt in der 10. Schwangerschaftswoche, in der sich die beiden Gaumenleisten in der primären Mundhöhle treffen müssen, um miteinander verwachsen zu können, verpasst. Das Resultat ist eine Lippen-Kiefer-Gaumen-Spalte.

Wie solche Fahrpläne der Entwicklung aussehen, durch welche Faktoren sie gestört werden und welche biologische Konsequenzen dies hat, wird im nächsten Abschnitt 6.2 besprochen.

6.2 Fehlbildungen

Faustregeln zur genetischen Beratung bei multifaktorieller Vererbung:
- *Wiederholungsrisiko bei betroffenem Elternteil oder Kind:* Es liegt für eine solche Krankheit bei einem weiteren Kind bei 2–5%.
- *Wiederholungsrisiko bei betroffenen Verwandten:* Sind 2 Verwandte ersten Grades (Elternteil oder Geschwister) bereits betroffen, so steigt das Erkrankungsrisiko für 1 weiteres Kind auf 10–15%.
- *Relatives Erkrankungsrisiko:* Mit abnehmendem Verwandtschaftsgrad sinkt das relative Risiko sehr stark ab, da eine rasche „Verdünnung" der verantwortlichen Erbeigenschaften, die auf verschiedenen Chromosomen lokalisiert sind, eintritt.
- *Geschlechtsbezogenes Erkrankungsrisiko:* Verschiedene multifaktoriell verursachte Krankheiten können sich bei einem Geschlecht häufiger manifestieren (geschlechtsbevorzugt) als beim anderen, z.B. bei Knaben die Pylorusstenose, bei Mädchen die Hüftgelenkdysplasie. Gehört ein Patient zum weniger häufig betroffenen Geschlecht, so ist anzunehmen, dass bei ihm eine recht ungünstige Veranlagung vorliegen muss. Dementsprechend ist das Erbrisiko in seiner Familie größer, was vor allem für das häufiger betroffene Geschlecht bedeutungsvoll ist.
- *Geschlechtslimitierung:* Sie liegt vor, wenn die Merkmale sich in ihrer Manifestation auf innere und äußere Geschlechtsorgane beschränken. Die Veranlagung kann aber durch den gegengeschlechtlichen gesunden Elternteil weitergegeben werden, z.B. Uterusfehlbildungen durch den Vater, Penisfehlbildungen durch die Mutter.

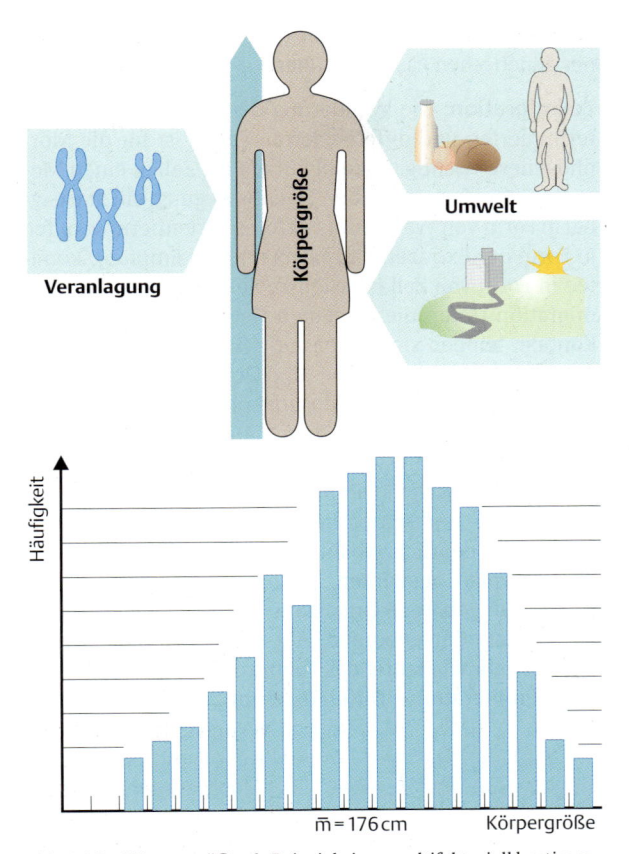

Abb. 6.14 Körpergröße als Beispiel einer multifaktoriell bestimmten Eigenschaft. Wenn man die Häufigkeit der Verteilung der Körpergröße (Ordinate) in Zentimetern (Abszisse) einer Gruppe Gleichaltriger untersucht, findet man eine glockenförmige Verteilung (vgl. Abb. 6.**16**).

Fehlbildungen

Der normalen Entwicklung liegt die geordnete Aktivierung von bestimmten Genen zugrunde. Sie ist kein autonom ablaufender Prozess, sondern setzt eine rege Zell-Zell-Kommunikation voraus; diese besteht darin, dass die Zellen Signale anderer Zellen verstehen und in ein räumlich und zeitlich passendes Wachstumsmuster umsetzen. In dieses Kommunikationssystem ist auch die extrazelluläre Matrix miteinbezogen. Störungen der Zelldialoge führen zu Fehlsteuerungen der Zellleistung und letztlich zu Fehlbildungen.

Defekte im Erbgut und damit in den Genen, aber auch belebte und unbelebte Noxen aus dem Umfeld (peristatische Faktoren) können die Steuerungsmechanismen des embryonalen und/oder fetalen Entwicklungswachstums durcheinander bringen. Sie lassen durch entsprechende Anpassungsmechanismen eine erstauliche Variationsbreite des äußeren Erscheinungsbildes des einzelnen Individuums (Phänotyps) zu. Die Merkmalsverteilung aller Phänotypen zusammen entspricht beim Menschen einer Gauß-Verteilungskurve, in der das Normale eine beträchtliche Fläche einnimmt. Merkmale eines Phänotyps außerhalb dieser normalen Variationsbreite nennt man Fehlbildungen.

Von ihnen zeigen die leichteren Formen fließende Übergänge zu den Varianten der Norm. Diese Norm wird von uns als Schönheitsideal empfunden. Dies geht aus erkennungspsychologischen Untersuchungen hervor, die zeigten, dass ein weibliches Phantomgesicht, durch computergestützte Überlagerung mehrerer individueller Gesichter zustande gekommen, als umso schöner empfunden wird, je größer die Anzahl der zur Mitteilung herangezogenen Gesichter ist. „Schön sein wollen" bedeutet also Angleichung an das genormte Mittelmaß unter Verzicht auf Individualität. Und umgekehrt: Außenseiter mit Fehlbildungen werden als „un-schön" empfunden und von der Gesellschaft ausgeklammert.

Kausalpathogenetisch können in der frühen Ontogenese Teilprozesse voneinander abgegrenzt werden. Deren funktionelles Ineinandergreifen die Artspezifität eines Phänotyps prägen. Zu ihnen gehören folgende Mechanismen:

Proliferation: Die Zellvermehrung unterliegt in der Ontogenese wie im postnatalen Leben bei der Regeneration einer Vielzahl von Genen, deren Codierungsprodukte steuernd, aktivierend und hemmend auf die Zellteilung einwirken. Zu ihnen werden die Protoonkogene und die von ihnen codierten Wachstumsfaktoren sowie ihre Gegenspieler, die (Tumor-)Suppressorgene, gerechnet. Es ist verständlich, dass ein proliferatives Zuviel oder Zuwenig zum falschen Zeitpunkt eine Fehlbildung nach sich ziehen kann.

Zelltod: Für das Entwicklungswachstum ist nicht nur die Zellvermehrung, sondern auch das örtlich und zeitlich koordinierte Verschwinden von Zellen wichtig. Dies geschieht über entsprechende „Programme", von denen man für einzelne Zelltypen bereits den Genlokus kennt.

Determinierung/Differenzierung: Damit werden Schritte der funktionellen Spezialisierung einer Zelle bezeichnet, sowie sie morphologisch sichtbar werden. In diesen Prozess sind haargenau aufeinander abgestimmte Interaktionen von sog. Homöobox-Genen, Suppressorgenen und Protoonkogenen involviert. Damit wird deutlich, dass einige wenige genetische Faktoren zu einem bestimmten Zeitpunkt des Entwicklungswachstums entscheiden, ob ein Tumor, eine Fehlbildung oder beides heranwächst, und dass offenbar viele Fehlbildungen auf einer genetischen Läsion beruhen.

Zellmigration: Die Wanderung der unterschiedlich determinierten und differenzierten Zellen ist für die Morphogenese wichtig. Dazu benützen die Zellen einen Motor in Form der amöboiden Eigenbewegung, ein Startsignal in Form von Wachstumsfaktoren, Orientierungshilfen in Form der Extrazellulärmatrix und ein Empfangskomitee in Form von Zelladhäsionsmolekülen. Nach der Zellmigration treten die einzelnen Gewebe miteinander in Kontakt, können sich gegenseitig beeinflussen (Induktion) und besondere Gewebe- und Organstrukturen bilden (Musterbildung), was wiederum homöotischen Kontrollgenen untersteht und mehrfach auch auf entsprechenden Verschmelzungsvorgängen (Fusion) beruht.

Aus den zahlreichen Fehlbildungen werden einige Blasto-, Embryo- und Fetopathien exemplarisch besprochen. Sie machen deutlich, wo und wie sich Fehler im Entwicklungsfahrplan auswirken, lassen aber auch erkennen, dass der ungeborene Organismus auf Schadstoffe anders reagiert als der geborene. Auf einen postbiologischen Nenner gebracht lautet das Thema des Fehlbildungskapitels: „Proliferation – Differenzierung".

6.2.1

Teratologie

Von den vorgeburtlichen Entwicklungsstörungen eines werdenden Organismus stellen die auffälligen Abweichungen von der formalen Genese nur einen kleinen Teil dar. Der ursprünglich von den als „Terata" (Wunder, Unbegreifliches) bezeichneten monströsen Fehlbildungen abgeleitete Begriff „Teratologie" wird heutzutage nicht mehr in des Wortes ursprünglicher Bedeutung verstanden. Als teratogen werden bereits Funktions- und Regulationsstörungen angesehen, die zum Teil erst während der postnatalen Entwicklung manifest werden (Abb. 6.**16**). Es werden daher im englischen Sprachraum die Begriffe „Congenital Anomalies" ebenso wie „Birth Defects" häufig als Bezeichnungen für alle morphologischen, funktionellen und biologischen Veränderungen verwendet.

Die Fruchtentwicklung in den ersten 8 Wochen der Schwangerschaft wird als Embryogenese, die von der 9. Woche bis zur Geburt andauernde Wachstumsphase als Fetogenese bezeichnet. Unter den Begriffen „embryotoxischer oder fetotoxischer Schaden" werden alle exogen bedingten Störungen vom reversiblen, ausheilbaren bis zum irreversiblen, letalen Schaden zusammengefasst. Nur ein kleiner Teil dieser embryo- oder fetotoxischen Einflüsse manifestiert sich in einer Störung der Morphogenese und kann demzufolge als „teratogen" im engeren Sinn bezeichnet werden (Abb. 6.**15**).

Fehlbildung ist eine während der intrauterinen Entwicklung zustande gekommene, also angeborene Veränderung der Morphologie eines oder mehrerer Organe oder Organsysteme oder des gesamten Körpers, die außerhalb der Variationsbreite der Spezies gelegen ist.

Als „kleine" Fehlbildung werden eindeutige, aber minimale oder funktionell meistens unbedeutende Formabweichungen bezeichnet, z. B. Aurikularanhängsel.

Anomalien sind Formabweichungen ohne scharfe Grenzen gegenüber dem Normbereich, z. B. Hypertelorismus (Abb. 6.**17**).

Dysplasien sind im Sprachgebrauch der Entwicklungspathologie generalisierte oder lokal auftretende mikroskopische Texturstörungen, die, wenn sie mit dem Über-

Abb. 6.**15** **Folgen exogener Schädigungen** der Frucht während der embryofetalen Entwicklung. Nur ein kleiner Teil derselben führt zu Fehlbildungen und ist somit definitionsgemäß teratogen.

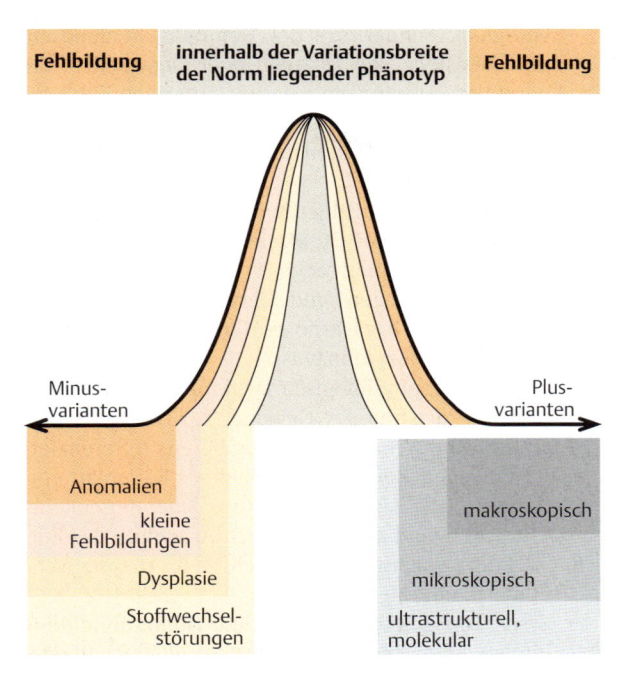

Abb. 6.**16** **Das Ideal-Normale** ist nur das Mittelmaß aus einer natürlichen Variationsbreite des Gesunden. Die Manifestation der einzelnen Merkmale folgt dabei einer Gauß-Verteilungskurve. Fehlbildungen sind Abweichungen von der Norm, die außerhalb der für die Spezies typischen Erscheinungsformen liegen.

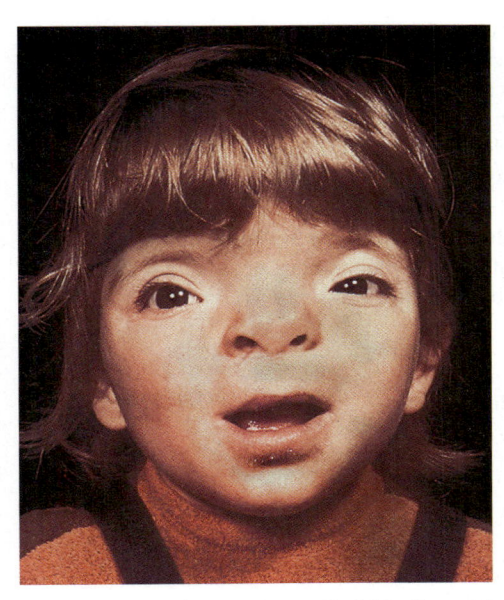

Abb. 6.**17** **Anomalie,** gezeigt am Beispiel des **Hypertelorismus** (zu weiter Augenabstand) bei einem 18 Monate alten Mädchen mit Apert-Syndrom (Akrozephalo-Syndaktylie: Balkonstirne, Finger-Zehen-Verschmelzung).

leben vereinbar sind, erst mit dem Abschluss des Körperwachstums nach der Pubertät ihr endgültiges Ausmaß erreichen, z. B. kongenitale Skelettdysplasien.

Fehlbildungen, Anomalien und Dysplasien lassen sich in Bezug auf ihre Morphogenese, ihre Ätiologie oder ihre Entstehungsphase während der Ontogenese wie im Folgenden besprochen klassifizieren.

6.2.1.1
Morphogenetische Klassifikation

Mit den enormen Fortschritten, die Pädiatrie, Geburtshilfe und Humangenetik und damit auch Pränataldiagnostik und teratologische Präventivmedizin in den letzten Jahren zu verzeichnen haben, ist das Bedürfnis nach einer eindeutigen, möglichst über die reine Deskription hinausgehenden Terminologie als dringende Voraussetzung einer interdisziplinären Verständigung noch gewachsen. Die formale Pathogenese der jeweiligen Fehlbildungen ist von entscheidender Bedeutung für die Wertigkeit und die Prognose derselben. Sofern die Analyse Aufschlüsse gibt, werden die folgenden Begriffe verwendet.

Einzelne Fehlbildung: Fehlbildung eines Körperteils oder Organs. Dieser Begriff darf nicht verwechselt werden mit dem unglücklichen, gleichwohl im deutschen Sprachgebrauch nach wie vor üblichen Terminus der „Einzelmissbildung"; darunter wird – im Gegensatz zur sog. „Doppelmissbildung" (s. u.) – das einzelne, nicht mit einem anderen verwachsene Individuum mit (einer oder mehreren) Fehlbildungen verstanden.

Der Begriff „Missbildung" beinhaltet mit dem Präfix „Miss"- eine negative Bewertung, so dass bereits die Diagnose „Missbildung" das „Sosein"- und oft auch die Daseinsberechtigung eines Patienten infrage stellt. Demgegenüber ist der Begriff „Fehlbildung" deskriptiv-funktionell ausgerichtet und somit nicht verletzend.

Weitere wesentliche Begriffe in diesem Umfeld sind:
- *Anomalie:* Formabweichung ohne scharfe Grenze gegenüber dem Normbereich;
- *Agenesie:* Fehlen eines Organs oder eines Körperteiles infolge einer nie vorhanden gewesenen Organanlage, z. B. einseitige oder doppelseitige Nierenagenesie (Abb. 6.**18**);
- *Aplasie:* Fehlen eines Organs oder Körperteils infolge ausgebliebener Entwicklung einer noch an Rudimenten erkennbaren, also vorhanden gewesenen Anlage, z. B. Nierenaplasie.
- *Atresie:* Fehlen eines physiologischen Ostiums oder Fehlen der Lichtung eines Hohlkörpers, z. B. Analatresie, Ösophagusatresie (S. 673)
- *Hypoplasie:* abnorme Kleinheit eines Organs oder eines Körperteils infolge vorzeitigen Wachstumsstillstandes, z. B. Nierenhypoplasie.
- *Stenose:* Verengung eines Ostiums oder einer Hohlkörperlichtung, z. B. Pulmonalstenose (Abb. 9.**41**, S. 463), Aortenisthmusstenose (Abb. 9.**39**, S. 462);
- *Dysrhaphie:* Spaltbildung infolge gestörter Vereinigung embryonaler Verwachsungslinien, z. B. Neuralrohrdefekte (Abb. 19.**3**, S. 1044);

- *Vestigium:* Sonderform der Hemmungsfehlbildung mit Persistenz von Organen oder Organteilen, die normalerweise im Laufe der intrauterinen Entwicklung rückgebildet werden, z. B. mediane Halsfistel, Nabelfistel bei Persistenz des Ductus omphaloentericus;
- *Hamartie:* lokale Fehlentwicklung einer Gewebestruktur, also lokale Dysplasie. Ist sie tumorartig formiert, spricht man auch von einem Hamartom (S. 381). Hamartien sind Derivate eines einzigen Keimblattes, z. B. kavernöses Hämangiom (Abb. 9.29, S. 451), Melanozytennävus;
- *Choristie:* unphysiologisch strukturiertes, heterotopes, d. h. ortsfremdes Gewebe (S. 337), das wahrscheinlich durch Versprengung bereits differenzierter Gewebe („Keime") in ein anderes Keimblatt entstanden ist, z. B. versprengter Nebennierenkeim. Choristien sind auch noch nach Abschluss des Entwicklungswachstums möglich, z. B. traumatische Epidermoidzyste;
- *Zyste:* von Epithel ausgekleidete Hohlraumbildung infolge überschießender Epithelproliferation oder infolge Retention von Substanzen, die physiologischerweise an innere oder äußere Oberflächen weitergegeben werden, z. B. Nierenzysten, Speichelgangzysten, Dermoidzyste als Retentionszyste in einer Choristie, laterale Halszyste als Retentionszyste in einem Vestigium;
- *Überschussbildung:* allgemeiner oder partieller Riesenwuchs des Organismus bzw. einzelner Organe oder in Form akzessorischer Organe bzw. Organteile;
- *Atavismus:* Wiederauftreten stammesgeschichtlich (phylogenetisch) primitiver Formbildungen (z. B. Polymastie).

Mehrfache Fehlbildungen: Sie können in einem Individuum zufällig als voneinander unabhängige Einzelfehlbildung oder in bestimmten Kombinationen auftreten,

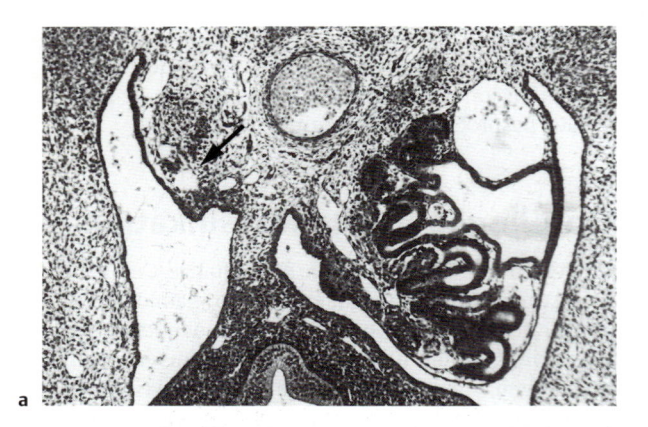

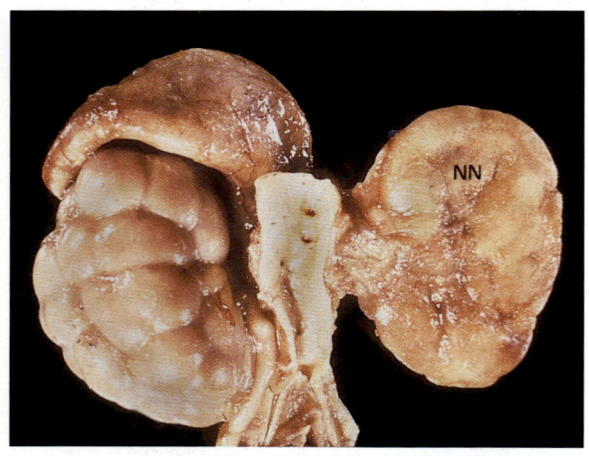

Abb. 6.**18** **Organagenesie**, gezeigt am Beispiel einer linksseitigen Nierenagenesie:
a Querschnitt durch einen Hühnerembryo, dem am 2. Bebrütungstag auf der linken Seite der Wolff-Gang entfernt wurde. Im Gegensatz zur rechten Seite hat sich hier kein Nierengewebe (Pfeil) entwickelt → Nierenagenesie.
b Nierenagenesie beim Menschen: Es fehlt die linke Niere samt Nierenarterie. Da die Mitraform der normalen Nebenniere vom Wachstumsdruck der darunter liegenden Niere abhängt, hat die linke Nebenniere eine in Frontalebene gelegene Scheibenform entwickelt.

Entwicklungsfeld	abhängige Organe	Felddefekt	schwerste Ausprägungsform: Zyklopie
Prächordialplatte	Stirn	Holoprosenzephaliegruppe	schmale Stirn
	Nase, Riechepithel		rüsselförmige Nase (Proboszis)
	mittlerer Oberlippenteil		Lippen-Kiefer-Gaumen-Spalte
	unpaarer Oberkiefermittelabschnitt		
	primärer Gaumen		
	Prosenzephalon		Arhinenzephalie
			fehlende Vorderhirnhemisphärentrennung
	Augen		solitäre mittelständige Orbita
			solitärer Bulbus oculi

Abb. 6.**19** **Felddefekt** (Störung eines Entwicklungsfeldes), dargestellt am Beispiel der Gruppe der Holoprosenzephalien. Darunter versteht man kombinierte Gesichts- und Gehirnfehlbildungen mit fehlender Hemisphärentrennung des Frontalhirns und mit Arhinenzephalie. Die schwerste Ausprägungsform dieser Fehlbildungsgruppe ist die Zyklopie (vgl. Abb. 6.**20**).

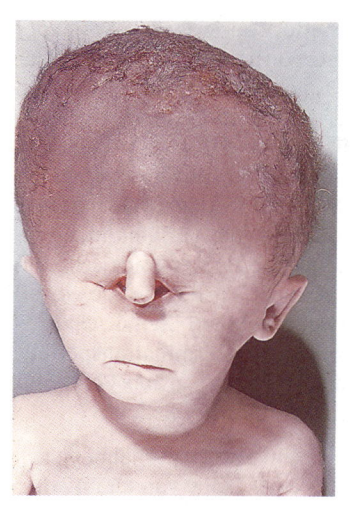

Abb. 6.**20** Zyklopie.

Abb. 6.**21 Fehlbildungssequenz,** dargestellt am Beispiel der Potter-Sequenz. Durch eine multifaktoriell ausgelöste, aber uniforme Schädigung (Oligohydramnion) entwickeln sich sekundäre Fehlbildungen, die den Phänotypus prägen. Allen Potter-Sequenzen gemeinsam sind die faziale Dysmorphie (vgl. Abb. 6.**22**), der schmale, kastenförmige Thorax und Hand- und Fußdeformationen.

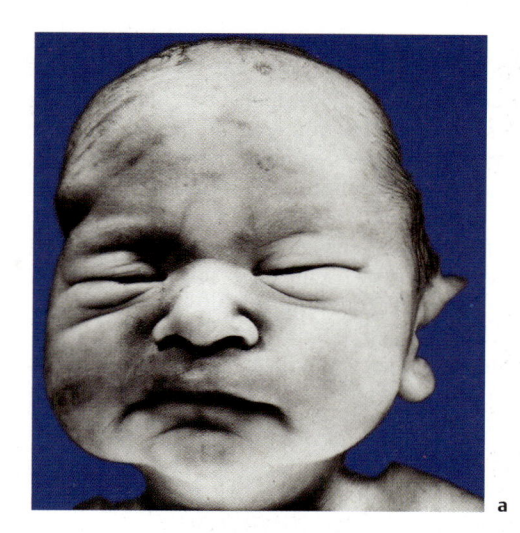

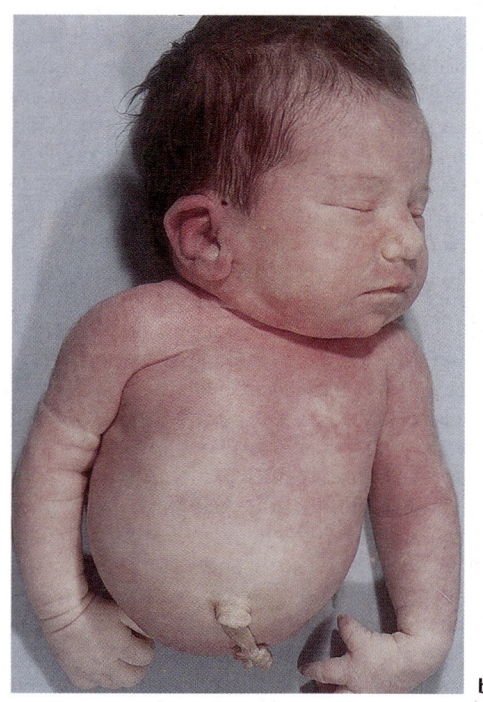

Abb. 6.**22 Potter-Sequenz:**
a Gesichtsdysmorphie mit infraorbitalen Hautfalten, Epikanthus, Retrogenie (= fliehendem Kinn) und nach unten abgebogener Nasenspitze (Papageiennase) sowie lappigen Ohrmuscheln;
b vollständiger Defekt des unteren Körperendes als Extremvariante der „kaudalen Regression" (Felddefekt nach Schädigung im Bereich des kaudalen Rumpfendes). Beachte die aufgepfropfte (zusätzliche) Potter-Sequenz.

die eine gemeinsame Ursache oder pathogenetische Abhängigkeiten voneinander erkennen lassen. Darüber hinaus findet man das statistisch gesehen überzufällig häufige Zusammentreffen bestimmter, meist zahlreicher Einzelfehlbildungen ohne – bis jetzt – erkennbaren Zusammenhang. Zur Benennung dieser unterschiedlichen Manifestationsformen multipler Fehlbildungen werden folgende Begriffe verwendet:
- *Felddefekt:* Gruppen von Fehlbildungen, die durch Störungen im Bereich eines einzelnen embryonalen Entwicklungsfeldes entstanden sind. Ursächlich sind sie auf eine einzige Störung zurückzuführen, die primärer (Anlagestörung) oder sekundärer (Disruption) Natur sein kann, z.B. Holoprosenzephalie (Abb. 6.**19**, 6.**20**);
- *Sequenz:* Muster multipler Fehlbildungen, die in Form einer Kettenreaktion auf dem Boden einer einzigen primären oder sekundären Entwicklungsstörung entstanden sind, z.B. Myelomeningozelesequenz, Potter-Sequenz (Abb. 6.**21**, 6.**22**);
- *Syndrom:* Muster multipler Fehlbildungen, die offenbar auf eine gemeinsame primäre oder sekundäre Störung in mehr als einem embryonalen Entwick-

lungsfeld entstanden sind, z. B. Down-Syndrom, Marfan-Syndrom, Rötelnsyndrom;
- *Assoziation:* statistisch gesehen überzufällig häufiges Zusammentreffen von Fehlbildungen, die nach dem aktuellen Wissensstand (noch) nicht als Felddefekt, Sequenz oder Syndrom klassifizierbar sind, z. B. VATER-Assoziation;
- *Doppelfehlbildung:* aus einer Zygote entstandene, miteinander verwachsene bzw. unvollständig getrennte Individuen oder Individualteile.

Kongenitale Krankheit: Anomalie mit konditionierter Progression und Tendenz zur Verschlechterung, z. B. Glykogenspeicherkrankheit, Mukopolysaccharidosen.

6.2.1.2
Ätiologische Klassifikation

Die folgenden Begriffe setzen die Kenntnis der jeweiligen kausalen Pathogenese einer Fehlbildung voraus. Da dies aber nur bei wenigen Fällen zum Zeitpunkt der Befunderhebung (phenotypic mapping) zutrifft, können sie den umfassenden Begriff der Fehlbildung nicht ersetzen.
- *Primäre Fehlbildung* (= Malformation): durch primären Anlagefehler, also genetisch bedingte Formabweichung eines Organs bzw. Organ- oder Körperteiles im Sinne einer Entwicklungshemmung, einer Überschussentwicklung oder einer Heterotopie;
- *Sekundäre Fehlbildung* (= Disruption): durch sekundäre exogene Schädigung einer intakten Fruchtanlage bedingte Formanomalie eines Organs bzw. Organ- oder Körperteils;
- *Phänokopie, Phänotypus:* Ausgehend von der Vorstellung, dass dem Organismus nur eine beschränkte Anzahl von Reaktionsmöglichkeiten zur Verfügung steht, um auf die verschiedensten Einflüsse genetischer oder exogener Natur zu antworten, wurden die Begriffe des Phänotypus (= genetisch determinierte Erscheinungsform) und Phänokopie (= exogen induzierter Nachahmung eines Genotypus) geprägt. Da man heute jedoch eine Reihe von exogen bedingten Fehlbildungen kennt, für die kein genetisches Analogon existiert (z. B. Rötelnembryopathie, Thalidomidembryopathie), hat der Begriff der „Phänokopie" keine praktische Bedeutung mehr.

6.2.1.3
Ontogenetische Klassifikation

Die Individualentwicklung (= Ontogenese) umfasst auch die Vorentwicklung (= Progenese), in der Ei- und Samenzellen entstehen (Gametogenese). Mit der befruchteten Eizelle (= Zygote) beginnt die eigentliche Entwicklung (Kyematogenese). Diese umfasst das Furchungs- und Blastozystenstadium (Blastogenese), die Embryonalentwicklung (= Embryogenese), die Fetalentwicklung (= Fetogenese) und die postnatale Entwicklung bis zur Adoleszenz.

Teratologische Determinationsperiode: Das aus Experimenten abgeleitete Gesetz von der Phasenspezifität der Fehlbildungen besagt, dass genetische Defekte wie auch die unterschiedlichen peristatischen Faktoren zu einem bestimmten Zeitabschnitt wirksam werden müssen, um ein bestimmtes Schädigungsmuster hervorzurufen. Man kann vom Phänotyp auf den Zeitraum rückschließen, in dem die Fehlbildung angelegt worden sein muss. Dieser Zeitpunkt wird von Schwalbe als „teratologische Determinationsperiode" bezeichnet. Er liegt für die einzelnen Organanlagen in verschiedenen Zeitabschnitten (Abb. 6.**23**). Die teratologische Determinationsperiode eines Organsystems wird auch als die sensible Phase (für exogene Noxen) seiner Entwicklung bezeichnet.

Organotropismus: Zusätzlich zur phasenabhängigen Wirksamkeit kann man bei einer Reihe von teratogenen exogenen Noxen bevorzugte Schädigungen bestimmter Organanlagen beobachten. Es besteht also ein gewisser Organotropismus. So sind z. B. Extremitätenfehlbildungen besonders charakteristisch für die Thalidomidembryopathie (S. 320). Es ist jedoch zu berücksichtigen, dass Zwillinge mit Thalidomidembryopathien ein vollkommen unterschiedliches Muster an Fehlbildungen aufweisen können, obwohl sie doch in einem Uterus zum gleichen Zeitpunkt derselben Noxe ausgesetzt waren.

Außer dem Zeitpunkt der Einwirkung einer teratogenen Noxe sind also auch die Art der Noxe und der genetische Hintergrund sowie ökologische Faktoren der uterinen Umwelt von entscheidender Bedeutung für die resultierende Fehlbildung. Anhand einer Zeittafel ist beim Menschen deshalb die Zuordnung einzelner Fehlbildungen zu bestimmten teratogenen Noxen nur selten, die Bestimmung des Zeitpunktes der Einwirkung eines teratogenen Agens aber niemals sicher möglich (vgl. Abb. 6.**23**). Allgemein gilt jedoch die Regel, dass Fehlbildungen um so schwerwiegender sind, je früher umweltbedingte (= peristatische) Noxen eingewirkt haben.

Die folgende Klassifikation der Fehlbildungen nach größeren Zeitabschnitten der Ontogenese mit unterschiedlichen biologischen Qualitäten und unterschiedlichen Angriffsmöglichkeiten für peristatische Einflüsse hat sich deshalb bewährt:
- *Gametopathien:* Fehlbildungen, die auf abnorme Ei- oder Samenzellen (Gameten) zurückzuführen sind (S. 281);
- *Blastopathien:* Fehlbildungen, die auf einer Störung der Entwicklung während der Blastogenese (0.–16., längstens 18. Tag) beruhen;
- *Embryopathien:* Fehlbildungen, die durch Entwicklungsstörung während der Embryogenese (3.–8. Woche) hervorgerufen werden;
- *Fetopathien:* Krankheiten des Fetus (ab 9. Woche), die intrauterin und auch postnatal zu allgemeinen oder örtlichen Wachstumsstörungen oder zu örtlichen Defektheilungen führen können.

6.2 Fehlbildungen **305**

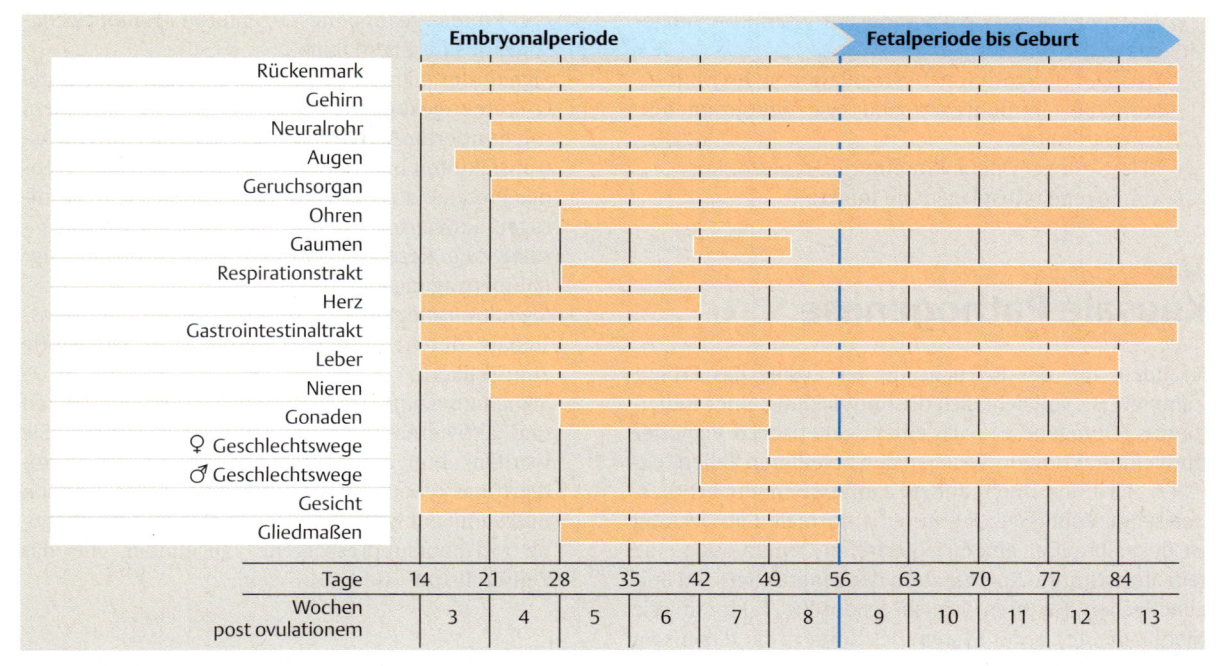

Abb. 6.23 Zeitplan der Entwicklung und des Wachstums des menschlichen Keimlings. Auch in der (postembryonalen) Phase des Wachstums und der Reifung der Organe können durch teratogen wirksame Noxen noch bleibende Schäden entstehen (nach Knörr).

6.2.2
Allgemeine Ätiologie

Genetische Ursachen: Ihre Formen und ihr Vererbungsmuster werden im Abschnitt 6.1 „Erbkrankheiten" besprochen (S. 280). Bei Lebendgeborenen gehen etwa 20% der Fehlbildungen auf krankhafte Gene und weitere 10% auf Chromosomenaberrationen zurück.

Exogene Ursachen: Etwa 10% aller angeborenen Fehlbildungen gehen fast ausschließlich auf eine exogene Fruchtschädigung zurück, und etwa 60% dieser Fehlbildungen kommen durch das Zusammenspiel von Umweltfaktoren und einem ungünstigen Erbgefüge zustande (Abb. 6.24).
Die wichtigsten Umweltnoxen, in Form von teratogenen Noxen im engeren Sinne, die bei genetisch gesunden und bei genetisch vorbelasteten Früchten in der Embryonal- (oft auch noch während der Fetalperiode) Fehlbildungen und Schäden auslösen können, sind:
- hochdosierte ionisierende Strahlen,
- Zytostatika wie Aminopterin,
- Arzneimittel wie Thalidomid,
- Alkohol,
- Viren wie Rötelnviren, Zytomegaloviren,
- Bakterien wie Listerien und Treponemen.

Intrauterin wirksame Faktoren: Zu diesen Faktoren, die zwar keine Embryopathie im engeren Sinne hervorrufen, aber dennoch die Fetalentwicklung nachhaltig stören können, gehören:
- Enzymopathien wie Phenylketonurie der Mutter;
- Stoffwechselstörungen wie entgleister mütterlicher Diabetes mellitus;

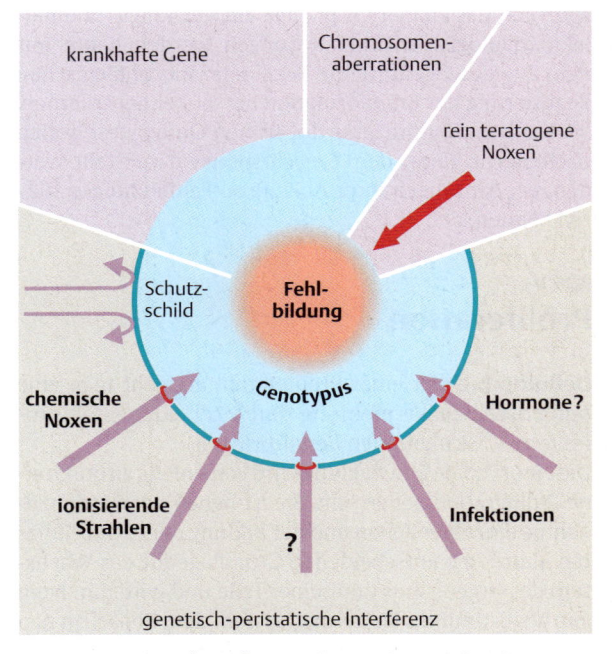

Abb. 6.24 Genetische Faktoren: ihre Bedeutung für die Entstehung der Fehlbildungen. Ihr überwiegender Anteil ist auf das Zusammenspiel zwischen Genotypus (= Gesamtheit der Erbanlage), der einen Teil der Noxen wie ein „Schutzschild" abwehren kann, und der Umwelt (= Peristase) zurückzuführen.

- A-Hypervitaminose, Therapie mit Vitamin-A-Analoga bei der Mutter;
- Östrogen-Progesteron-Dysregulationen der Mutter;
- antifetale Immunreaktionen wie Blutgruppeninkompatibilität;
- EPH-Gestose (Ödem, Proteinurie, Hypertonie);
- amniogene transplazentare Infekte.

6.2.3 Kausale Pathogenese

Nachdem mit der Befruchtung der Eizelle das Erbgut komplett ist, vollzieht sich die Entwicklung eines Individuums (Ontogenese) nach einem genetischen Plan, der durch Interaktionen zwischen den beteiligten Zellen realisiert wird und durch äußere Einflüsse moduliert werden kann. Voraussetzung für eine normale Entwicklung ist deshalb außer einem fehlerfreien Genom auch eine fein abgestimmte Koordination der genetischen und epigenetischen Faktoren (= nichtgenetische Faktoren wie Medikamente). Jedes System des Körpers hat dabei sein eigenes Entwicklungsmuster, wobei in der frühen Ontogenese Teilprozesse unterschieden werden können, die schließlich zu einer räumlich geordneten Vielfalt unterschiedlich differenzierter Zellen führen und so die Artspezifität des Phänotyps prägen. Entwicklungs- und molekularbiologische Untersuchungen werden heute mit dem Ziel durchgeführt, die Regeln der morphologischen Realisierung der Erbinformation besser kennenzulernen. Wesentliche Teilprozesse der frühen Ontogenese sollen nachfolgend unter dem Gesichtspunkt dargestellt werden, wie Störungen ihrer Abläufe zu Fehlbildungen führen können.

6.2.3.1 Proliferation

Definition: Unter einer Proliferation versteht man eine numerische Zellvermehrung durch Zellteilung (lat. proles ferre = Nachkommen hervorbringen).

Die embryonale Entwicklung wird von Anfang an durch eine Proliferation beherrscht. Sie ist neben der Größenzunahme einzelner Zellen und der Bildung der extrazellulären Matrix die entscheidende Grundlage für das Wachstum des Organismus und seiner Teile und wird durch ein fein abgestimmtes Steuerungssystem dem Bedarf an neu zu bildenden Zellen angepasst. Die Zellproliferation läuft physiologischerweise in folgenden Schritten ab:

- *Signalaufnahme:* Bindung eines Liganden (= Wachstumsfaktor) an „seinen" Rezeptor auf der Zellmembran. Für das Zellwachstum sind folgende 3 Hauptklassen von Rezeptoren wichtig:
  - Rezeptoren mit intrinsischer Kinaseaktivität (Hauptmechanismus für Wachstumsfaktoren wie PDGF und EGF, s. u.);
  - Rezeptoren ohne intrinsische katalytische Aktivität (Hauptmechanismus für Zytokine);
  - G-Protein-gekoppelte Rezeptoren (Hauptmechanismus für Chemokine).
- *Signaltransduktion:* Beim Zellwachstum spielen die G-Protein-gekoppelte Signalübertragung – vor allem mit limitierter Aktivierung des Rezeptors für Wachstumsfaktoren und Aktivierung signaltransduzierender Proteine auf der Zellmembraninnenseite (= mitogen aktivierte Protein-Kinase-Kaskade = MAPK) – sowie die Rezeptor-Tyrosinkinase-gekoppelte Signalübertragung eine wesentliche Rolle.
- *Signaltransmission:* Übermittlung des Proliferationssignals durch zytoplasmatische Zweitbotenstoffe zum Zellkern.
- *Signalumsetzung:* Transkriptionsfaktoren induzieren und aktivieren nukleäre Regulationsfaktoren. Sie werden unter anderem durch Protoonkogene kodiert und geben den Anstoß zur DNA-Transkription und damit zur Zellteilung. Ihnen stehen Antionkogene (= Tumorsuppressorgene) gegenüber, die das Zellwachstum wieder drosseln.

Zellzyklus

Definition: Mit Zellzyklus werden alle sich in ähnlicher Form wiederholenden Vorgänge bezeichnet, die sich bei einer teilungsfähigen Zelle von einer Mitose zur nächsten ereignen.

Bei der Entwicklung vieler Gewebe schließen sich Proliferation und Differenzierung gegenseitig aus. Die sich differenzierenden Zellen wie Myo- oder Neuroblasten ziehen sich aus dem Zellzyklus in die sog. G_0-Phase[1] zurück. Andere Zellen, wie die Leberparenchymzellen, können auf einen entsprechenden Reiz hin wieder in den Zellzyklus zurückkehren und sich erneut teilen.

Die Regulationsmechanismen der Zellproliferation greifen in die einzelnen Phasen des Zellzyklus ein. Dieser ist so gegliedert, dass vor der Phase der DNA-Synthese (S-Phase) eine G_1-Phase und vor der Phase der mitotischen Zellteilung (M-Phase) eine G_2-Phase zwischengeschaltet ist. Diese Zwischenphasen stellen für die Zelle gewissermaßen Verschnaufpausen dar. Die G_1-Phase enthält einen wichtigen Kontrollpunkt (checkpoint), den Restriktionspunkt (R-Punkt), an dem nach Berücksichtigung aller Steuersignale die Zelle entscheidet, ob sie sich teilen wird oder nicht. Ein weiterer Kontrollpunkt liegt am Übergang von der G_2- zur M-Phase. Wie wichtig diese Kontrollpunkte für das geordnete Wachstum und die präzise Ausdifferenzierung einer Zelle sind, zeigt sich daran, dass Patienten, bei denen bestimmte Gene wie das ATM-Gen[2] mutiert sind, gehäuft an Fehlbildungen und Tumoren leiden.

---

[1] G = gap, engl. = Lücke
[2] ATM-Gen = Ataxia-teleangiectasia-Gen. Patienten leiden an Kleinhirnläsion mit Stehunvermögen wegen Kleinhirnzelldegeneration (Ataxie), an permanenten Gefäßdilatationen im Gesichtsbereich (Teleangiektasie), an Immunstörungen, an Chromosomenläsionen und an Tumorbildungen.

Zykline

Definition: Dies sind Proteine, die in Verbindung mit zyklinabhängigen Proteinkinasen (= CDK, cyclin dependent protein kinase) festlegen, wann eine Zelle in eine neue Zyklusphase eintritt und wie lange sie darin verweilt. Diese Funktion nehmen sie wahr, indem sie, sowie sie in der jeweiligen Phase des Zellzyklus hochreguliert werden, die CDK aktivieren. Da sie rasch über den Ubiquitin-Proteasomen-Weg wieder destruiert werden, stellen sie gewissermaßen „Kontrolleure des Zellzyklus" dar, die kurzfristig den Programmschalter der Zellzyklusmaschine weiterdrehen.

An der Schnittstelle G_1-/S-Phase liegt eine erste Hürde in Form des Restriktionspunktes. Hier legt sich eine Zelle fest, ob sie sich replizieren, mitotisch „ausruhen" und/oder differenzieren wird. Um diese Hürde zu überwinden, müssen entsprechende Wachstumsfaktoren (s.u.) vorhanden sein. Außerdem muss das RB-Suppressorgen[1] – ein Antiproliferationsgen (s.u.) – durch einen aktiven Komplex aus CDK4/Zyklin-D und CDK2/Zyklin-E phosphoryliert werden, so dass es die zuvor gebundenen und damit inaktivierten Transkriptionsfaktoren wie E2F durch Dissoziation quasi wieder loslässt. Diese Transkriptionsfaktoren wiederum aktivieren Gene, deren Expressionsprodukte für den Übergang G_1-/S-Phase und für die DNA-Vervielfältigung wichtig sind. Die RB-Suppressionstätigkeit wiederum wird durch CDK-Inhibitorproteine wie p16, p21 und p27 unterbunden, indem diese an die CDK-Zyklin-Komplexe festmacht und so die Phosphorylierung der RB-Proteine hemmen. Als Folge davon tritt die Zelle nicht in die S-Phase ein und kann sich differenzieren. Eine ähnliche Aufgabe hat das Expressionsprodukt des p53-Suppressorgens, einem weiteren Antiproliferationsgen (s.u.). Sowie bei einer Zelle in der G_1-Phase ein DNA-Schaden auftaucht, wird es hochreguliert und verhindert, dass die Zelle ihre fehlerhafte DNA repliziert. Am Übergang von der G_2^- zur M-Phase befindet sich ein weiterer Kontrollpunkt, der durch CDK/Zyklin-B/Zyklin-A-Komplexe überwunden wird. Die Substrate der durch diese Zykline aktivierten CDK sind einerseits Kernproteine wie Histone, die nach entsprechender Phosphorylierung die Chromosomen in ihre kompakte Form überführen, und andererseits zytoplasmatische Proteine, die für die mitotische Umorganisierung des Zytoskletts verantwortlich sind.

Im Folgenden wird auf die Steuerfaktoren der Proliferation in Form der Proliferations- und Antiproliferationsgene sowie in Form der Zellkontaktmechanismen näher eingegangen.

Proliferationsgene

Die Genprodukte dieser physiologischerweise vorkommenden Gene stellen entweder ein Signal zur Zellproliferation dar oder sind in die Signalweitergabe an die nukleäre Proteinmaschinerie bzw. in die Signalumsetzung involviert. Dazu gehören die Protoonkogene und die Wachstumsfaktoren.

Protoonkogene

Definition: Protoonkogene (c-onc) sind normale Gensequenzen, deren Expressionsprodukte die Proliferations- und Differenzierungsvorgänge steuern, indem sie die Signalaufnahme auf der „Ansprech"-Zelle, die Signalumwandlung in deren Zellmembran, die Signalübermittlung in deren Zytoplasma und die Signalumsetzung in deren Zellkern beeinflussen. Sie werden deshalb auch als zelluläre Onkogene bezeichnet und als c-onc apostrophiert. Die viralen Homologe werden v-onc genannt.

Die Protoonkogene spielen eine wichtige Rolle beim adaptativen Zellwachstum in Form der Hyperplasie und Regeneration sowie beim Entwicklungswachstum während der Ontogenese. Nach qualitativ oder quantitativ fehlerhafter Aktivierung spielen ihre Expressionsprodukte in Form von Onkoproteinen eine entscheidende Rolle bei der Initiation, Transformation und Progression von Tumoren (S. 345).

Je nach ihrer Lokalisation auf oder in der Zelle wirken die c-onc dabei folgendermaßen mit:

- *Klasse I, Liganden*: Die Genprodukte dieser c-onc stellen Peptidhormone dar und fungieren als Wachstumsfaktoren wie EGF und PDGF (s.u.).
- *Klasse II, Rezeptoren*: Die c-onc dieser Klasse kodieren für membranständige (c-erbB) oder intrazytoplasmatische Rezeptoren (c-erbA), vor allem für Wachstumsfaktoren. Sie sind meist Proteintyrosinkinasen in der zytoplasmatischen Rezeptordomäne.
- *Klasse III, Zweitbotenstoffe*: Die c-onc dieser Klasse kodieren für intrazelluläre Signaltransduktoren in Form von Proteinkinasen (c-src) oder von membranständigen, GTP-bindenden Onkoproteinen (z.B. ras-Onkoproteinfamilie).
- *Klasse IV, Transkriptionsfaktoren*: Diese c-onc kodieren für Faktoren, welche die Aktivität der Transkriptionsmaschinerie modulieren → Aktivitätskontrolle der Wachstumsfaktoren.
- *Klasse V, Apoptosesteuerfaktoren:* Dabei handelt es sich vorwiegend um mitochondriale c-onc (c-bcl-2), die den Zellselbstmord in Form der Apoptose (S. 124) hemmen.

Wachstumsfaktoren (GF)

Definition: Die Wachstumsfaktoren (= growth factors, GF) sind hydrophile Peptidhormone, welche die Zellmembran nicht passieren können und folglich außen auf der Zellmembran besondere Rezeptoren kontaktieren.

Die GF sind teilweise das Genprodukt von c-onc und kooperieren mit diesen. Sie werden auf autokrinem und parakrinem Wege sezerniert (S. 346), bewirken eine rezeptorvermittelte Proliferation und sind somit mitogen. Daneben beeinflussen sie aber auch die Zelldifferenzierung und -motilität. Denn eine Zelle kann sich nur dann mitotisch teilen, wenn sie zuvor unter dem Einfluss von GF mit Zerstreuwirkung (= Scatter-Faktor) ihre Kontakte mit den Nachbarzellen abgebrochen hat (Abb. 6.25).

Die Aktivierung der Protoonkogene ist während der Embryonalentwicklung abhängig von Wachstumsfaktoren (Tab. 6.7) und deren Rezeptoren. Als hydrophile Peptidhormone sind die Wachstumsfaktoren Liganden von spezifischen Rezeptoren auf und/oder in der Zellmembran. Sie weisen eine extrazelluläre Ligandenbindungsdomäne, eine Transmembrandomäne und eine intrazelluläre Tyrosinkinase- (oder Serin-/Threoninkinase-)Domäne auf. Die Bindung des Wachstumsfaktors löst eine intrazelluläre Signalkaskade aus, die schließlich zur Aktivierung oder Hemmung von Protoonkogenen führt. Im Folgenden werden Funktionen und Deregulationsfolgen einiger in der Embryogenese wichtiger Wachstumsfaktoren exemplarisch besprochen.

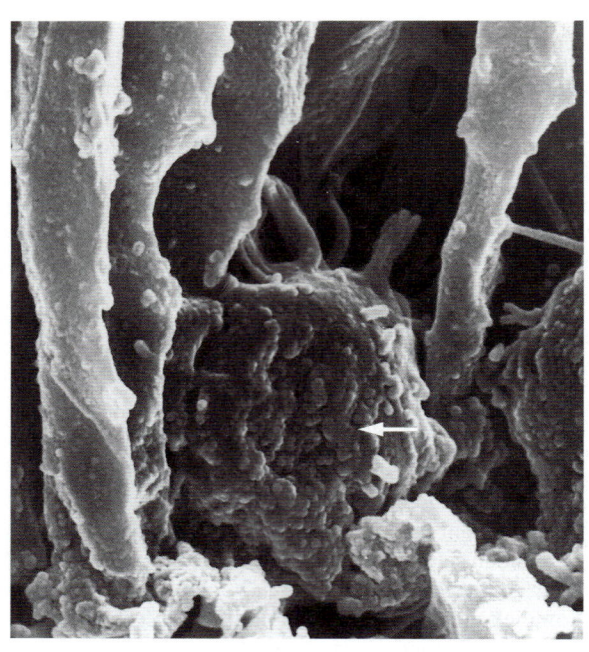

Abb. 6.25 Rolle des Scatter-Faktors in der Embryogenese. Erst nachdem sich eine Zelle durch Aufhebung der Zell-Zell-Kontakte aus dem Zylinderepithelverband herausgelöst hat (Pfeil), kann sie sich mitotisch teilen. Dabei verliert sie vorübergehend ihre ursprüngliche Gestalt und kugelt sich ab (REM, Vergr. 1 : 4000; Original: Jacob).

GF mit gesamtsomatischer Proliferationskontrolle, Prototyp: IGF (= insulin like growth factor): Das von der Hypophyse gebildete Wachstumshormon STH (= soma-

Tabelle 6.7 Beispiele für Wachstumsfaktoren und deren Wirkung

Wachstumsfaktor (= WF), Growth Factor (= GF)	Kürzel	Verwandte Wachstumsfaktoren	Kürzel	1. Proliferativ reagierende Zellen 2. Weitere Effekte
Plättchen-WF, Platelet-derived GF	PDGF			1. Fibroblasten, einige Gliazellen
Epidermis-WF, Epidermal GF	EGF	transformierender WF-α, Transforming GF-α	TGF-α	1. Viele Zelltypen
Insulinähnlicher WF-I, Insulinlike GF-I	IGF-I	Insulinähnlicher WF II, Insulin	IGF-II	1. Viele Zelltypen (zusammen mit anderen GF) 2. Förderung des Zellüberlebens
Transformierender WF-β, Transforming GF-β	TGF-β	Aktivine, Bone morphogenetic Proteins	BMP	1. Viele Zelltypen 2. Verstärkung/Inhibition der Antwort auf andere GF, kann Apoptose induzieren, wichtiges Signal in Embryonalentwicklung
Fibroblasten-WF, Fibroblast GF	FGF			1. Viele Zelltypen 2. Unterdrückung der Differenzierung, wichtiges Signal in Embryonalentwicklung
Interleukin-2	IL-2			1. Aktivierte T-Lymphozyten
Nerven-WF, Nerve-GF	NGF	Neurotrophin-3, Neurotrophin-4, Brain-derived neurotrophic Factor	NT-3, NT-4, BDNF	1. Nervenzellen 2. Förderung von Zellüberleben und Auswachsen der Zellfortsätze
Endothel-WF, Vascular endothelial GF	VEGF			1. Endothelzellen (Blut-/Lymphgefäße)
Erythropoietin				1. Erythropoeseelemente 2. Differenzierung, fördert Überleben von Erythropoeseelementen
Interleukin-3	IL-3	hämatopoetischer koloniestimulierender Faktor	CSF	1. Myelopoeseelemente 2. Förderung des Überlebens von Myelopoeseelementen

totropes Hormon) erzielt seine Wirkung dadurch, dass es in der Leber die Synthese von IGF-1 und im geringem Umfang von IGF-2 induziert. Der normale IGF-1-Spiegel ist altersabhängig in der Kindheit niedrig, in der Adoleszenz hoch und im Senium niedrig. Die Schilddrüsenhormone stimulieren die Biosynthese von STH in der Hypophyse und die Bildung von Wachstumsfaktoren wie IGF und EGF (= epidermal growth factor).

+ **Klinik:** Akromegalie (gr. = riesige Akren): vergrößerte und vergröberte periphere Körperteile wie Nase, Kinn, Orbitabogen, Finger und Zehen wegen STH-produzierendem Hypophysentumor und konsekutiv vermehrter IGF-1-Bildung;

Pygmäen: afrikanisches Zwergvolk, bei dem die IGF-1-Spiegel beim Eintritt der Pubertät nur ein Drittel der Norm betragen.

GF mit gewebe-/organspezifischer Proliferationskontrolle, Prototyp: TGF-β (= transforming growth factor β): Neben der generellen Kontrolle der Zellvermehrung gibt es auch gewebe- und organspezifische Kontrollen. So wird z. B. die Skelettmuskelmasse durch Myostatin, ein Mitglied der TGF-β-Superfamilie kontrolliert.

+ Inaktivierung des Myostatin-Gens: Bei einem solchen Tierexperiment mit der Maus wiegen die einzelnen Skelettmuskeln das Zwei- bis Dreifache im Vergleich mit dem Wildtyp. Dabei geht die Zunahme der Muskelmasse auf eine Erhöhung der Zellzahl und eine Vergrößerung der Muskelfasern zurück.

GF mit zellspezifischer Proliferationskontrolle, Prototyp: VEGF (= vascular endothelial growth factor): VEGF hat einen spezifischen Effekt auf das Gefäßendothel. Die Expression des VEGF-Gens wird durch GF wie PDGF (= platelet derived growth factor) und KGF (= keratinocyte growth factor) sowie durch bestimmte c-onc und Tumorsuppressorgene (s. u.) hochreguliert. Dies gilt besonders für Zustände mit Sauerstoffmangel im Gewebe (Hypoxie), wo die über besondere, hypoxieinduzierte Transkriptionsfaktoren (HIF-1α, ARNT = arylhydrocarbon nuclear translocator) die VEGF-Expression erfolgt. Der VEGF bewirkt über Vermittlung vor allem des Rezeptors VEGFR-2 (KDR = kinase-insert-domain receptor) bei den Endothelzellen eine Proliferation, Migration und Aktinreorganisation sowie eine Erhöhung des intrazellulären freien Calciums, von Tissue Factor sowie von eNOS und iNOS (eNOS/iNOS = endotheliale/induzierbare NO-Synthase). VEGF ist essenziell bei der Ausbildung des physiologischen Gefäßnetzes (Angiogenese) während der Embryogenese (Abb. 6.26 a), wohingegen der Wachstumsfaktor VEGF-C einen lymphangiogenen Effekt hat und somit die Ausbildung neuer Lymphgefäße steuert (Abb. 6.26 b).

+ VEGF-Überexpression während des Entwicklungswachstums: Als Folge davon wird das Myokard über ein übersteigertes Endokardwachstum verdünnt und das Herz dilatiert (Abb. 6.27). Die VEGF-Fehlregulation ist außerdem von großer Bedeutung bei der Vaskularisation von Tumoren und bei der Entstehung von Gefäßneoplasien.

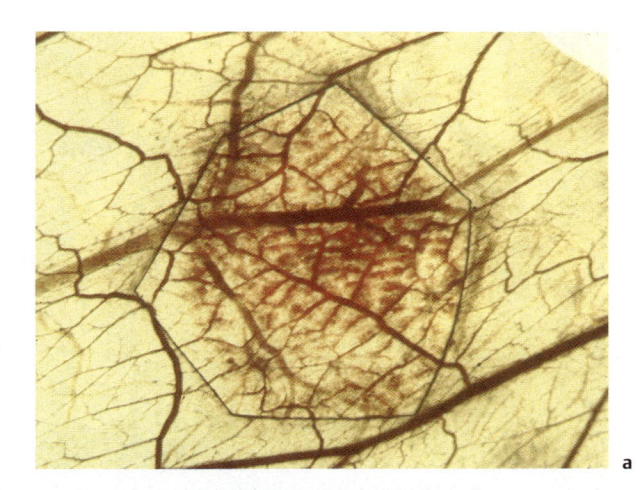

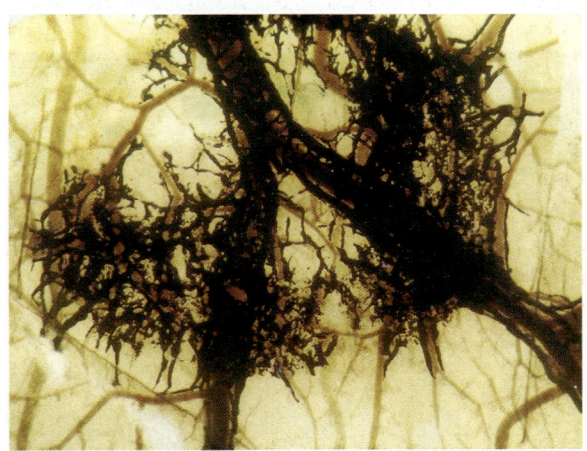

Abb. 6.**26** **Wachstumsfaktoren** mit zellspezifischer Proliferationskontrolle, Beispiel VEGF nach Applikation auf die Chorioallantoismembran:
a Der Angiogenesefaktor VEGF bewirkt eine Proliferation neuer (Blut-)Kapillaren (Nativpräparat; Original: Wilting).
b Der Lymphangiogenesefaktor VEGF-C bewirkt eine Proliferation neuer Lymphkapillaren (Tuscheinjektionspräparat; Original Wilting).

Zelladhäsionsmoleküle

Die Zellen jedes Zellverbandes sind durch besondere Kontaktvorrichtungen wie Desmosomen (tight junctions) und Nexus (gap junctions) verbundenen, deren Funktion wesentlich auf bestimmte sog. Zelladhäsionsmoleküle zurückgeht (S. 34), deren Orthologie bei der zellulären Organisation bereits besprochen wurde. An dieser Stelle wird auf die Rolle der Cadherine und Integrine bei der Morphogenese besonders eingegangen. Sie macht deutlich, dass die Zellproliferation nicht nur von der Zell-Zell-, sondern auch von der Zell-Matrix-Interaktion abhängt.

Cadherine

Definition: siehe S. 34.
Sie stellen die Signaltransduktionskette vom Extrazellulärraum zum Zytoplasma sicher und kontrollieren folglich als „Vermittlermoleküle" zwischen Extra- und Intra-

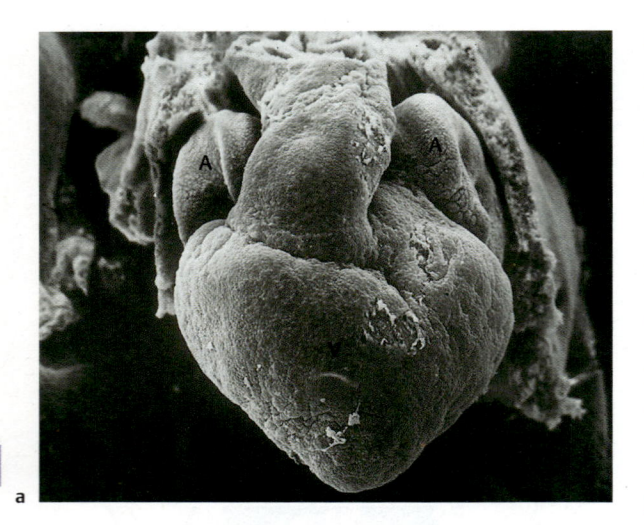

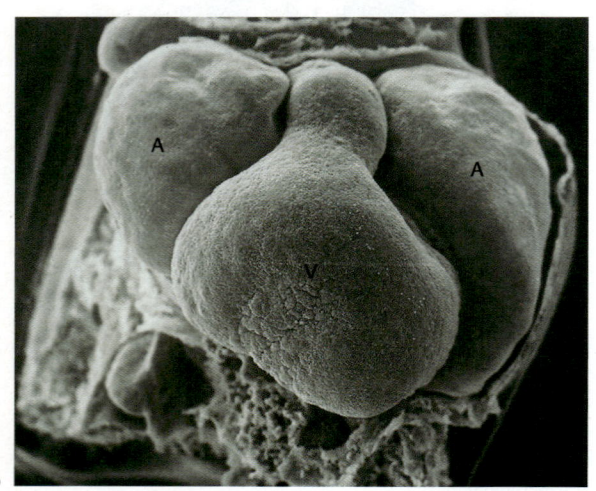

Abb. 6.27 Einfluss des VEGF auf die Herzentwicklung. V = Ventrikel, A = Atrium, Pfeil: Sulcus interventricularis:
a Herz eines normalen, 4,5 Tage alten Embryos;
b überschießendes Endokardwachstum mit konsekutiver Myokardausdünnung und Ventrikeldilatation bei einem 4,5 Tage alten Hühnerembryo bei erhöhtem VEGF-Spiegel (REM: 1 : 10; Originale: Wilting).

Integrine

Definition: siehe S. 35.
Sie sind wichtige Bestandteile der sog. Fokaladhäsion und des sog. Hemidesmosoms und schaffen via Laminin der Basalmembran und Kollagen der Extrazellulärmatrix eine Verbindung zum Zytokeratinskelett. Über diese extra-/intrazelluläre Achse ruft der Kontakt mit einem extrazellulären Liganden eine Kettenreaktion bis hin zur Aktivierung bestimmter Gene im Zellkern hervor. Durch diese Interaktion wird der Stammzellcharakter und damit die Teilungsfähigkeit der Zellen bewahrt. Werden die Zellen jedoch aus dieser integrinvermittelten Verankerung gerissen, so löst dies bei ihnen ein Zelltodprogramm (= Apoptose) aus, und sie gehen zugrunde.

Proliferationsinhibitoren

Definition: Dies sind Genprodukte von Suppressorgenen oder besonderen Zytokine, die an kritischen Punkten des Zellzyklus eingreifen und das Proliferationsverhalten einer Zelle drosseln. Zu ihnen gehören die folgenden Faktoren.

- *Antiproliferationsgene:* Da sie die Proliferation hemmen und damit gewissermaßen die Wirkung der (Proto-)Onkogene unterdrücken, werden sie auch als Antionkogene oder Suppressorgene bezeichnet. Da sie außerdem die Zelldifferenzierung ermöglichen und damit dem autonomen Zellwildwuchs entgegenwirken und so die Tumorentwicklung vereitln nennt man sie auch Tumor-Suppressorgene. Das am besten bekannte Suppressorgen ist das Retinoblastomgen (= RB-Gen), das im Zellkern aller Säugerzellen vorkommt und die Zellproliferation und -differenzierung kontrolliert. Ein weiteres prominentes Antiproliferationsgen ist das p53-Suppressorgen, dessen Kodierungsprodukt auch als Genomwächterprotein apostrophiert wird. Mittlerweile sind noch eine ganze Reihe weiterer Antiproliferationsgene entdeckt worden. Ihre Wirkungsweise wird im Kapitel 7 bei der Tumorentstehung besprochen.
- *Antagonisierende Wachstumsfaktoren:* Dazu gehören TGFβ und TNFα (= Tumornekrosefaktor). So bewirkt der TGFβ, dass CDK-Inhibitoren gebildet werden, welche die Aktivität der CDK2 drosseln, und vermindert die Phosphorylierung des RB-Suppressorgens; so wird die Transkription derjenigen Gene unterdrückt, die normalerweise in der S-Phase exprimiert werden und die Zellproliferation vorantreiben.

6.2.3.2
Zelltodprogramm

Definition: Genetisch festgelegtes Programm, das zum Absterben einzelner Zellen (= Apoptose) und/oder ganzer Gewebszonen (= Apoptosezonen) führt.
Die Embryonalentwicklung wird nicht nur von der Bildung neuer Zellen, sondern bereits sehr früh vom Zellsterben begleitet, das teilweise lokal begrenzt auftritt

zellulärraum Zellwachstum, -differenzierung und -sortierung während der Morphogenese. Eine solche Signalübermittlung ist auch für die Auslösung der Zellteilung von Bedeutung. In Kultur befindliche Zellen sowie Epithelzellen im Randbereich einer Wunde stellen ihre proliferative Tätigkeit ein, wenn sie sich großflächig berühren (= Kontaktinhibition). Umgekehrt ist die vorübergehende Auflösung der Zellkontakte und das Wiedererlangen einer freien Beweglichkeit eine wichtige Voraussetzung für die Zellteilung (vgl. Abb. 6.25). Dafür sind bestimmte, sog. Scatter-Faktoren (scatter, engl. zerstreuen) entscheidend.

(Abb. 6.28 a). Da nach Transplantation einer solchen prospektiven Zellabsterbezone der Zelltod von einem bestimmten Entwicklungsstadium in der neuen Umgebung genau zu dem Zeitpunkt auftritt, zu dem er an seiner ursprünglichen Stelle erfolgen würde, erweisen sich die betreffenden Zellen hinsichtlich ihres Absterbens als programmiert. Dieses Zellsterben läuft über den Mechanismus der bereits besprochenen Apoptose ab (S. 124).

Pathogenese: Bei der Entwicklung der verschiedenen Organsysteme kommt demnach dem Zelltod eine wichtige morphogenetische Rolle zu. So treten während der Gestaltung der Gliedmaßenanlagen umschriebene Apoptosezonen im Blastem auf. Sie führen zur Trennung von Radius und Ulna und zur Separation der Finger (Abb. 6.28 b). Im letzteren Falle scheint eine relativ hohe Konzentration vom BMP-4 (= bone morphogenetic protein) aus der TGF-Familie die entsprechenden Apoptosemechanismen auszulösen. Wird beim Hühnchen der korrespondierende BMP-4-Rezeptor blockiert, so bleiben diese Gewebebrücken als „Schwimmhäute" erhalten. Pendants dazu sind beim Menschen die radioulnare Synostose und die Syndaktylie im Hand-Fuß-Bereich. Apoptosen treten auch beim Verschmelzen paarig angelegter Organanlagen auf. So verschwindet z. B. das Gewebe zwischen den paarigen Sternalanlagen, die daraufhin zum unpaaren Sternum verschmelzen. Auch an den geschlechtsspezifischen Ausformungen der zunächst indifferent angelegten Genitalorgane sind Apoptosen beteiligt. Bei männlichen Feten wird der Müller-Gang unter dem Einfluss des von den Sertoli-Zellen gebildeten und über den Blutweg transportierten Anti-Müller-Hormons (AMH) zurückgebildet. Die Sensibilität der Zielzellen auf solche Botenstoffe ist vermutlich durch ein übergeordnetes genetisches Programm festgelegt, das die Expression der korrespondierenden Rezeptorstrukturen kontrolliert.

Folgende beispielhafte Prozesse im Entwicklungswachstum führen wegen einer Störung des Apoptoseprogramms zu Fehlbildungen:

- *Trennungsphänomen im Extremitätenblastem.* Beispielhafter Defekt: „Syndaktylie": Keine Trennung der Finger/Zehen → Finger-/Zehenverschmelzungen (vgl. Abb. 6.28 b).
- *Rückbildung embryonaler Strukturen.* Beispielhafte Defekte:
  - „Bukkopharyngealmembran" (vgl. Abb. 6.28 a),
  - „Meckel-Divertikel": keine Rückbildung des Ductus omphaloentericus → Dünndarmausstülpung 50–100 cm vor Ileozökalklappe,
  - „Analagenesie" wegen ausbleibender Rückbildung der Analmembran.

6.2.3.3
Determination/Differenzierung

Die Entwicklung eines vielzelligen Organismus geht nicht nur mit Zellvermehrung, sondern auch mit einer Spezialisierung der Zellen einher, die in aufeinander folgenden Schritten abläuft. In diesem Prozess wird die Identität der Zelltypen des ausgewachsenen Organismus festgelegt. Mehr als 200 unterschiedliche Zelltypen sind im Säugetierorganismus nachweisbar. Differenzierte Zellen verschiedener Gewebe unterscheiden sich dadurch, dass unterschiedliche Gene für Strukturproteine exprimiert werden. So wird z. B. in einer Epithelzelle das Gen für Zytokeratin und in einer Muskelzelle das Gen für Myosin exprimiert. Sehr häufig verlieren die Zellen während der Differenzierung ihre Teilungsfähigkeit.

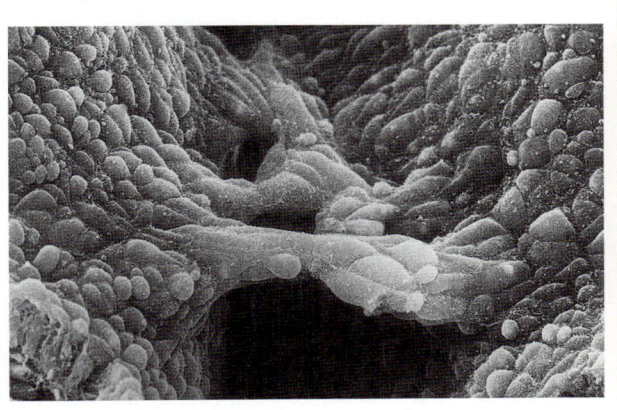

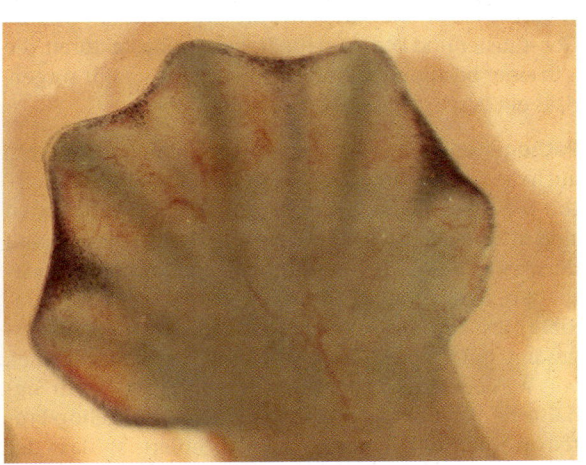

Abb. 6.28 Programmierter Zelltod in der Embryogenese:
a Morphogenese des Magen-Darm-Kanals: Durch Auslösung des zellulären Todesprogrammes wird um den 24. Tag herum die Bukkopharyngealmembran aufgelöst, welche die ektodermale Mundbucht von der entodermalen abtrennt. Dadurch steht der Magen-Darm-Kanal direkt mit der Amnionhöhle in Verbindung (REM, Original: Wilting).
b Morphogenese der Finger: Durch Ablauf des zellulären Todesprogrammes im Bereich der Extremitätenknospen wird diese in Finger untergliedert (REM, Vergr. 1 : 4000; Original: Grim).

Determination

Definition: Mit diesem Begriff bezeichnet man die Festlegung einer Zelle hinsichtlich ihres späteren Werdegangs, ohne dass ihr dies morphologisch oder biochemisch bereits anzusehen ist.

Der Determination einer Zelle liegt eine recht stabile Veränderung ihres internen Zustandes zugrunde. Sie geht auf eine differenzielle Expression von zelltypspezifischen Kontrollgenen (= „Entwicklungskontrollgene") zurück, deren Produkte als Transkriptionsfaktoren wirken. Bei der Entwicklung von Vertebratenembryonen wird die Determination durch Botenstoffe vermittelt, die von anderen Zellen gebildet werden. Demnach sind für das weitere Schicksal einer Zelle ihre Nachbarschaftsbeziehungen determinierend. Die noch pluripotenten Zellen werden in ihren Entwicklungsmöglichkeiten durch lokale Signale („Positionsinformationen") immer stärker eingeschränkt. Mit der Determination wird auch ein Zellgedächtnis begründet. Dies hat zur Folge, dass sich die von einer determinierten Zelle herleitenden Tochterzellen an die einmal getroffene Entwicklungsentscheidung erinnern. So entstehen durch Teilung einer determinierten Muskelvorläuferzelle Zellen, die ausschließlich Muskeln bilden können. Das gilt auch für die Satellitenzellen des adulten Muskels, von denen sich bei Reparaturprozessen neue Muskelfasern herleiten.

Entwicklungskontrollgene

Prototyp: PAX-Gene.

Definition: Die neungliedrige Familie der PAX-Gene enthält Entwicklungskontrollgene, die an der Spezialisierung der Zellen beteiligt sind und aufgrund ihrer Homologie mit dem bei Drosophila identifizierten Segmentierungsgen „Paired" entdeckt wurden. Den Genen ist eine Sequenz gemeinsam, die als „Paired Box" bezeichnet wird. Die PAX-Gene bilden wie die HOX-Gene (s. u.) einen Gen-Cluster und kodieren für Transkriptionsfaktoren, die – in einer bestimmten Abfolge exprimiert – dafür sorgen, dass ein Wachstumsmuster entsteht.

Pathogenese: PAX-Gene kontrollieren unter anderem auch die Entwicklung der Wirbelsäule und der Muskulatur. Die Ursegmente (Somiten) der höheren Vertebraten sind in einen ventralen und dorsalen Teil gegliedert, von denen sich die Wirbelsäule, Rippen und Körpermuskulatur herleiten (vgl. Abb. 7.**41**, S. 374). Zunächst ist das paraxiale Mesoderm, aus dem die Somiten hervorgehen, insgesamt durch eine „dorsale" Identität gekennzeichnet, was an der PAX-3-Expression erkennbar ist. Durch Signalstoffe der Chorda dorsalis wie Sonic-Hedgehog-Protein werden PAX-1 und PAX-9 exprimiert, so dass der ventrale Somitenabschnitt eine neue Identität erhält (Abb. 6.**29**). Danach wird PAX-3 nur noch im dorsalen Somitenkompartiment exprimiert, welches das Anlagematerial für Muskulatur, Dermis und Gefäßendothel darstellt. Durch verschiedene Botenstoffe werden in den PAX-3-exprimierenden Zellen Gene für myogene Determinationsfaktoren (MDF) angeschaltet, wobei das Regulatorgen myf-5 an der Determination der Myoblasten im Myotom und das Regulatorgen Myo-D an der terminalen Differenzierung der Myotuben (Muskelschläuche) beteiligt sind. Durch die induktiven Signalstoffe der Chorda dorsalis wird nicht nur das Anlagematerial des dorsalen Bewegungsapparates, sondern auch die Rückenmarkanlage in Form des Neuralrohrs „ventralisiert", so dass sich daraus Motoneuronen entwickeln können.

Expressionsstörungen und Mutationen führen je nach betroffenem PAX-Gen zu folgenden beispielhaften Läsionen:

Beispiele:
- *PAX 1 und 9:* Fehlen die Chorda-dorsalis-Signalstoffe, so werden PAX-1 und -9 nicht exprimiert, und die Entwicklung von Wirbelsäule und Bandscheiben fällt aus. (Abb. 6.**30**).

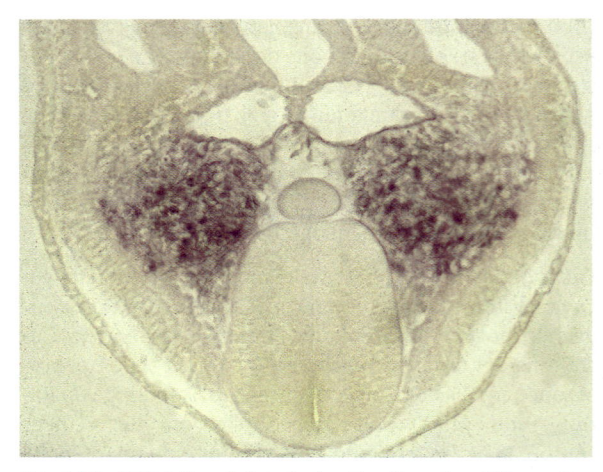

Abb. 6.**29** PAX-1-Transkripte in den Somiten eines 3 Tage alten Hühnerembryos (In-situ-Hybridisierung).

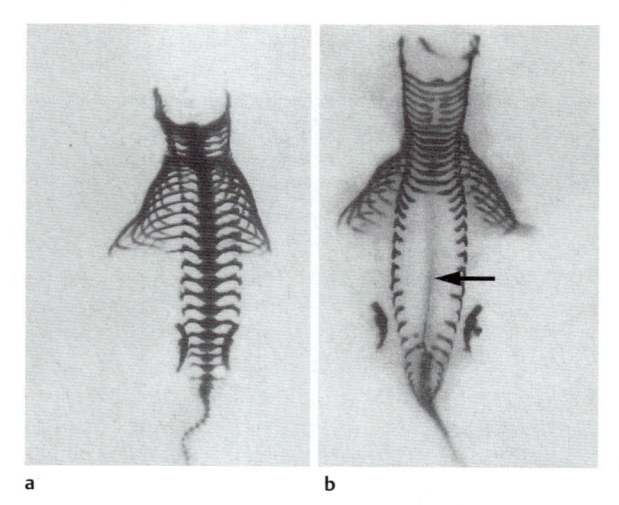

Abb. 6.**30** Pax-1-Gen und Wirbelsäulenentwicklung (13,5 Tage alter Mausembryo, In-situ-Hybridisierung; Original: Wallin):
a Maus, Wildtyp mit regelrechter Wirbelkörper- und Bandscheibenentwicklung;
b Mausmutante mit PAX-1-Inaktivierung: keine Wirbelkörper- und Bandscheibenentwicklung (Pfeil).

- *PAX-3*: Eine PAX-3-Mutation liegt dem Waardenburg-Syndrom zugrunde. Dies ist ein Fehlbildungssyndrom, gekennzeichnet durch Lateralisierung der medialen Lidbegrenzung, Innenohrtaubheit, Pigmentierungsstörung von Iris, Haaren und Haut sowie durch eine Papageiennase. Daneben kann ein PAX-3 auch als Onkogen (s. u.) fungieren, indem seine Überexpression zum alveolären Typ des Rhabdomyosarkoms führt.
- *PAX-6*: Seine Mutation führt zu einer Augenfehlbildung mit fehlender Iris (= kongenitale Aniridie).
- *PAX-5*: Es ist in die Determination von Vorläufer-B-Lymphozyten involviert. Seine Mutation geht mit der Bildung maligner Lymphome einher.

Induktion

Definition: Dies ist ein Vorgang, bei dem Zellen durch Signalstoffe, die von anderen Zellen gebildet werden, auf einen Entwicklungsweg festgelegt werden. Dabei versteht man unter „Induktor" die induzierende Zellgruppe oder den von ihr produzierten Induktionsfaktor.

Der Induktionsvorgang setzt voraus, dass die Empfängerzellen kompetent sind. Diese Kompetenz wird in der Regel dadurch erreicht, dass die Zielzellen Rezeptoren für den Signalstoff (Induktionsfaktor) bilden und in Stellung bringen. Hierzu folgende Beispiele:

- *Induktion des dorsalen Bewegungsapparates:* Signalstoffe der Chorda dorsalis bewirken eine PAX-1-Expression der frühen Wirbelsäulenanlage (s. o.).
- *Induktion der Augenlinse:* Die Linse wird vom Ektoderm als Antwort auf die vom angrenzenden Augenbecher ausgesandten Signale gebildet. Durch sie wird innerhalb eines kreisförmigen Bereichs des Ektoderms ein linsenspezifischer Transkriptionsfaktor (L-MAF) exprimiert. Dieser schaltet seinerseits die Gene für die spezifischen Linsenproteine an. Auf diese Weise werden die Entstehung und die richtige Platzierung der Linsenplakode garantiert. Später induziert die Linse die Bildung der Kornea. Da im Tierexperiment durch Injektionen von PAX-6-RNA zusätzliche ektopische Augen hervorgerufen werden können, lässt sich schließen, dass einzelne solcher Entwicklungskontrollgene offenbar eine ganze Induktionskaskade in Gang setzen. Gene, die am Anfang einer solchen Kaskade stehen, werden als „Master-Kontroll-Gene" bezeichnet.
- *Nierenentwicklung* (vgl. Abb. 6.18 b): Die in das nephrogene Blastem einwachsende Ureterknospe führt dort zur Expression von PAX-2. Das ist eine Voraussetzung für die Konversion des mesenchymalen Anlagematerials in ein Epithel. Dabei werden Zelladhäsionsmoleküle gebildet, die zur gegenseitigen „Verklebung" der Zellen führen. Während dieser Induktionsprozesse werden neben dem PAX-2 das WT-1-Suppressorgen (S. 351) sowie verschiedene Protoonkogene und Wachstumsfaktoren exprimiert, die in Form eines außerordentlich komplexen Signalnetzwerks konzertieren. Dies erklärt, weshalb bei WT-1-Mutationen nicht nur embryonale Nierentumoren, sondern auch urogenitale Fehlbildungen auftreten.

Differenzierung

Definition: Damit bezeichnet man die biochemisch und/oder morphologisch fassbare Spezialisierung einer Zelle für eine besondere Aufgabe. Dabei haben differenzierte Zellen einen endgültigen und stabilen Zustand erreicht, verfügen über eine zelltypspezifische Proteinausstattung und übernehmen spezielle Aufgaben.

Die Differenzierung einer Zelle beruht auf einer Veränderung der Genexpression. Es werden sog. „Luxus"-Proteine gebildet, wie Aktin, Myosin und Desmin in Muskelzellen oder wie Zytokeratine in Epidermiszellen (Abb. 6.31). An der Steuerung der Differenzierung sind Zelloberflächenproteine wie Adhäsionsmoleküle, sezernierte Signalproteine oder Moleküle der Extrazellulärmatrix beteiligt. Die Differenzierung erstreckt sich häufig über mehrere Zellgenerationen. So ist die befruchtete Eizelle zunächst totipotent, d. h. aus ihr können sich Vorläuferzellen aller Gewebe eines Organismus entwickeln. Durch stufenweise Einschränkung des Entwicklungspotenzials entwickeln sich aus der Eizelle pluripotente Zellen, von denen sich nur noch einige Zelllinien herleiten. Durch daran anschließende Differenzierungsschritte spezialisieren sich die Zellen. Aus den pluripotenten Zellen werden unipotente Vorläuferzellen (Progenitorzellen), die schließlich durch weitere Differenzierung zu endgültigen Organzellen ausreifen. Meist verlieren sie dabei ihre Teilungsfähigkeit und werden postmitotisch, die Differenzierungsfähigkeit dagegen bleibt erhalten. So können sich auch differenzierte postmitotische Zellen noch weiter spezialisieren und wie die Skelettmuskelzellen nach Expression besonderer Zelladhäsionsmoleküle fusionieren sowie Synzytien bilden oder wie die Nervenzellen lange und kompliziert verzweigte Fortsätze entwickeln.

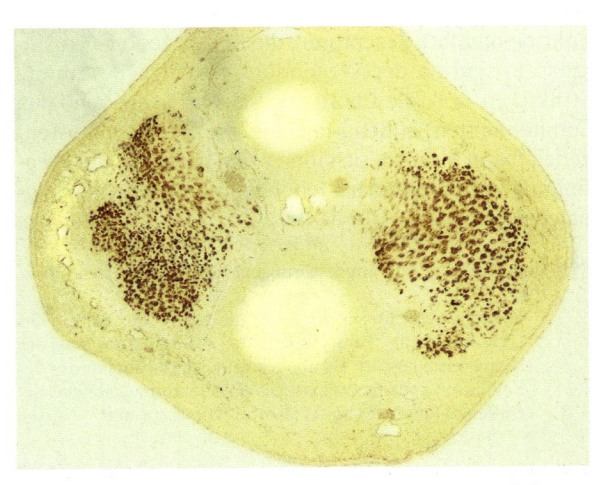

Abb. 6.**31** **Differenzierung:** Dorsale und ventrale Vormuskelmasse in der Flügelanlage eines Hühnchens. Die differenzierten Myoblasten sind mit einem Anti-Desmin-Antikörper gefärbt.

6.2.3.4
Zellmigration

Definition: Damit bezeichnet man denjenigen Vorgang, bei dem Zellen zwar an ihrem Entstehungsort durch Signalstoffe determiniert werden, die nur dort vorkommen, aber dann zu ihrem eigentlichen Zielort auswandern und dabei oft beträchtliche Entfernungen zurücklegen.
Während ihrer Wanderschaft können sich die Zellen unter dem Einfluss zusätzlicher Signalstoffe weiter spezialisieren. Für diese Wanderung benötigen die Zellen einen Motor, ein Startsignal, eine Straße und eine Zielerkennung. Den Motor stellt die amöboide Eigenbeweglichkeit der Zelle dar. Häufig muss dazu eine Zelle vor dem Start durch sog. Scatter-Faktoren aus ihrem Zellverband herausgelöst werden. Auf der Straße benötigt die Zelle darüber hinaus Informationen über die Richtung ihres Wegs (Direktionalitätskontrolle). Hierzu im Folgenden einige Beispiele.

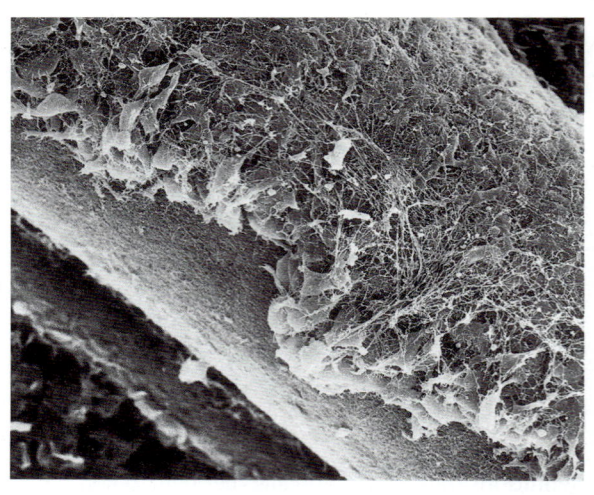

Abb. 6.**32 Migration:** Unter dem Einfluss von PAX-3 wandern Neuralleistenzellen aus dem Neuralrohr aus (REM, Vergr. 1 : 25, Original: Wilting).

Neuralleistenderivate

Die Zellen der Neuralleisten differenzieren sich zu Melanozyten, Nervenzellen und Hüllzellen des peripheren Nervensystems. Im Kopfbereich bilden Abkömmlinge der Neuralleisten darüber hinaus auch Odontoblasten, Knorpel- und Knochenzellen, glatte Muskelzellen sowie Bindegewebezellen, was auch als epitheliomesenchymale Konversion bezeichnet wird. Die Neuralleistenabkömmlinge verlassen, sowie sich die Neuralfalten zum Neuralrohr schließen, den Verband des Neuralepithels und wandern unter dem Einfluss von PAX-3 aus dem dorsalen Neuralrohr auf unterschiedlichen Wegen zu unterschiedlichen Zielgebieten (Abb. 6.**32**) aus. An dieser epitheliomesenchymalen Konversion ist das slug-Gen[1] beteiligt, das verschiedene Zelladhäsionsmoleküle herunterreguliert. Eine Inaktivierung dieses Gens blockiert die Loslösung der Neuralleistenzellen. Bei der Wanderung embryonaler Zellen an ihren Bestimmungsort sind Zell-Matrix-Interaktionen von membranständigen Integrinen mit Laminin und Fibronektin von großer Bedeutung. Ephrine und ihre Rezeptoren, die Eph-Rezeptor-Tyrosinkinasen, sind an der Wegfindung beteiligt. Bestimmte Strukturen (z.B. die Chorda dorsalis oder die kaudalen Somitenhälften) bilden Moleküle, die die Neuralleistenzellen daran hindern, sich ihnen zu nähern. Bei der Wegfindung wirken demnach leitende mit abstoßenden Signalen zusammen.

+ **Beispiele** für Migrationsstörungen von Neuralleistenderivaten:
  - *Koloniaganglionose*: In diesem Falle ist die Besiedlung des Dickdarms mit (Parasympathikus-)Neuroblasten aus der Neuralleiste gestört. Daraus resultiert die Aganglionose des Kolons mit konsekutiv spastischer Dauerkontraktion des betroffenen Kolonabschnitts (Morbus Hirschsprung).
  - *Atrioseptale Defekte*: Neuralleistenzellen aus der Anlage des Rhombenzephalons werden in die Herzanlage miteinbezogen, wo sie an morphogenetischen Prozessen, wie der Septierung der Ausflussbahn, beteiligt sind. Wird dieser Migrationsprozess gehemmt so resultieren bestimmte Herzfehlbildungen wie Septierungsstörungen der Ausflussbahn in Form der atrioseptalen Defekte.

Myogenese

Die Muskelentwicklung kann in den Extremitäten nur dann erfolgen, wenn die PAX-3-exprimierenden Muskelvorläuferzellen aus den Somiten in die Gliedmaßenknospen einwandern. Die Wanderung auch dieser Zellen beginnt mit einer epitheliomesenchymalen Konversion. Diese wird induziert durch einen Dialog zwischen Hepatozytenwachstumsfaktor/Scatter-Faktor (HGF/SF), der in der Basis der Gliedmaßenknospen gebildet wird, und seinem Rezeptor (c-met-Gen), der in den lateralen Somiten exprimiert wird. Fehlt er oder sein Rezeptor, findet sich keine Muskulatur in Extremitäten, Zwerchfell und Zunge.

Angiogenese

Die primär avaskulären Organanlagen, wie die des ZNS, der Nieren, des Myokards oder der Skelettmuskulatur, werden während der Ontogenese von Angioblasten besiedelt, deren Wanderung und Proliferation durch VEGF (S. 366) induziert wird, nachdem durch Freisetzung proteolytischer Enzyme wie der Matrixmetalloproteasen die Extrazellulärmatrix so aufgelockert ist, dass eine Migration dieser Zellen möglich wird. Die Interaktion der Endothelzellen mit der Extrazellulärmatrix wird durch Rezeptoren der Integrinfamilie vermittelt, deren zytoplasmatische Domäne mit dem Aktinzytoskelett verbunden ist.

---

[1] Slug-Gen = Zinkfinger-Regulatorprotein

Gonadenentwicklung

Aus dem intermediären Mesoderm des Kopf-Hals-Übergangsgebietes gliedern sich diejenigen Zellen ab, die Urnierengang, Harnleiter, Nierenbecken und Sammelrohre bilden. Um in ihre definitive anatomische Position zu gelangen, müssen sie eine relativ große Strecke zurücklegen. An ihrer Zielerkennung sind Zelladhäsionsmoleküle wie CAMs und Cadherine beteiligt. Da diese Zellen auch die Entwicklung des eigentlichen Nierenblastems vermitteln, ist es nicht verwunderlich, dass eine Störung ihrer Migration zur Nierenaplasie führt (vgl. Abb. 6.18b).

6.2.3.5
Zell-Zell-Interaktionen

Definition: Damit wird ein Vorgang bezeichnet, bei dem Zellen durch Signalstoffe von anderen Zellen bezüglich ihres Entwicklungsschicksals im Sinne eines Zell-Zell-Dialogs instruiert werden.

Die Zellen des embryonalen Organismus bedienen sich bei einem solchen Zell-Zell-Dialog eines sehr komplexen Kommunikationssystems. Dicht benachbarte Zellen können über Nexus (gap junctions) Signalmoleküle austauschen und ihre Funktionen koordinieren. Für Dialoge zwischen nicht benachbarten Zellen werden von den informationsgebenden Zellen Signalmoleküle sezerniert. Sie binden an korrespondierende Rezeptoren der informationsempfangenden Zellen und lösen eine intrazelluläre Signaltransduktion aus, durch die schließlich Gene an- oder abgeschaltet werden. Die Signalmoleküle können direkt von Zelle zu Zelle wirken oder aber vorübergehend an Moleküle der extrazellulären Matrix gebunden werden. Ist die Entfernung zwischen Sender und Empfänger sehr groß, können Botenstoffe als Hormone über den Blutstrom transportiert werden. Vorgänge wie Proliferation, Apoptose, Differenzierung, Induktion, Zellmigration und Musterbildung werden durch Zell-Zell-Interaktionen ausgelöst oder moduliert.

6.2.3.6
Musterbildung

Definition: Unter einem Muster versteht man räumlich geordnete Teile und Strukturen eines Körpers, sowohl bezogen auf den Gesamtorganismus (metamer, nichtmetamer, bilateralsymmetrisch, radiärsymmetrisch) als auch auf seine Unterabschnitte (z.B. Extremitäten) oder die Körperbedeckung (Behaarungstyp).

Durch den Vorgang der Musterbildung (patterning) erhalten Zellgruppen eine eigene Identität, so dass die verschiedenen Zellaktivitäten räumlich klar voneinander getrennt werden. Das „Patterning" wird wesentlich durch nachstehend aufgeführte Faktoren und Prozesse dirigiert.

Positionsinformation

Die Entstehung dieser Muster wird durch die Expression von Entwicklungskontrollgenen gesteuert, deren Schalter durch Zell-Zell-Interaktionen betätigt werden. Dabei spielt die Position der Empfängerzellen eine entscheidende Rolle. Aufgrund der Vielzahl von ganz unterschiedlich positionierten Informationsgebern, welche die Konzentrationsgradienten von Botenstoffen aufrechterhalten, muss jede Position innerhalb des embryonalen Organismus durch eine spezifische Informationsqualität ausgezeichnet sein (= Positionsinformation).

Mitosezahl

Ein weiterer Faktor bei der Musterbildung ist die Anzahl der Zellteilungen. So wächst z.B. die Extremitätenknospe überwiegend appositionell. Die apikale „ektodermale Randleiste" bildet Fibroblastenwachstumsfaktoren, die im darunter gelegenen Mesenchym die Proliferationsrate hoch halten (Abb. 6.33). Aus diesem „Blastem" entstehen nacheinander Oberarm-, Unterarm- und Handstrukturen. Die Zellen, die die Handstrukturen bilden, haben somit mehr Mitosen hinter sich als diejenigen, die zum Oberarm werden.

Lateralinhibition

Bei der Entwicklung von Behaarungsmustern spielt Lateralinhibition eine wesentliche Rolle. Hautzellen haben nämlich das Potenzial, Haare zu bilden. Die Zellgruppen, die selbst Haare hervorbringen, hemmen ihre Nachbarzellen, das Gleiche zu tun. Auf diese Weise werden die Haarwurzeln in bestimmten und regelmäßigen Abständen zueinander angeordnet.

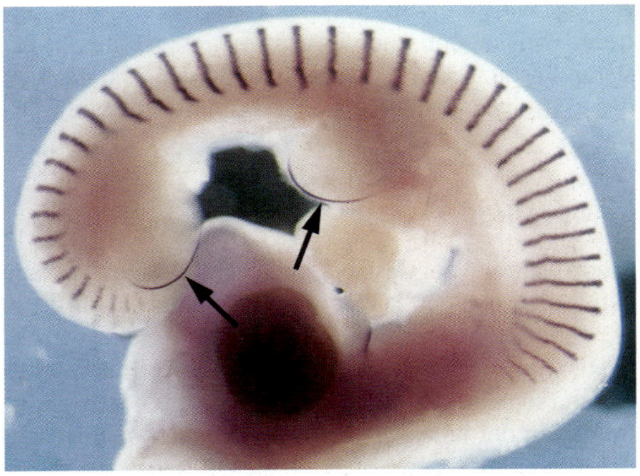

Abb. 6.33 **Apikale ektodermale Randleiste** an Arm- und Beinknospe (Pfeil 3), durch Darstellung der FGF-4-Transkripte bei einem 5 Tage alten Hühnerembryo sichtbar gemacht (In-situ-Hybridisierung).

Homöoboxgene

An vielen Musterbildungsprozessen sind Homöoboxgene (= HOX-Gene) beteiligt. Der Name Homöobox bezeichnet einen hochgradig konservierten DNA-Abschnitt. „Konserviert" bedeutet in diesem Zusammenhang, dass man identische DNA-Abschnitte bei vielen verschiedenen Lebewesen findet und dass diese somit über eine lange Zeitspanne der Evolution erhalten geblieben sind. Die Produkte der HOX-Gene binden als Transkriptionsfaktoren spezifisch an die DNA und steuern so – verstärkend oder abschwächend – die Expression anderer Gene sowie auch weiterer HOX-Gene. Beim Menschen sind die HOX-Gene in 4 Komplexen (clusters) – HOX-A, HOX-B, HOX-C und HOX-D – auf den Chromosomen 2, 7, 12 und 17 lokalisiert. Sie sind dabei jeweils in der Sequenz angeordnet, in der sie auch exprimiert werden. Durch das schrittweise Anschalten unterschiedlicher HOX-Gene kann der für einen Zelltyp charakteristische Satz von Strukturgenen aktiviert werden. Dadurch wird je nach Expressionsmuster der HOX-Gene einer Zelle gewissermaßen ein „Gedächtnis" für ihren Positionswert verliehen. So wird durch den axialen HOX-Code über die Segmentidentität der einzelnen Abschnitte die Regionalisierung der Körperachse festgelegt. Außerdem sind die HOX-Gene auch an der Musterbildung des ZNS, der Extremitäten, des Herzens und des Magen-Darm-Traktes beteiligt.

Die Expression der HOX-Gene unterliegt der Steuerung weiterer Faktoren, z. B. des Vitamins A in Form des Retinols. Dieses wird über besondere Bindeproteine in das Zytoplasma der Embryonalzelle transportiert, wo es zu Retinsäure umgewandelt wird und schließlich mit besonderen nukleären Rezeptoren einen Komplex bildet. Dieser Retinsäurekomplex bindet wiederum an besondere „Antwortelemente" auf Musterkontrollgenen (patterning genes) wie den HOX-Genen und kontrolliert deren Transkription. Der HOX-Code kann z. B. durch Vitamin-A-Analoga wie Retinsäure verändert werden, was zum Auftreten von homöotischen Transformationen führen kann. Deren Resultat sind z. B. Atlasassimilation, Sakralisation des fünften Lendenwirbels oder das Auftreten von Halsrippen.

Bilateralität

Schon während der Gastrulation wird eine Signalkaskade aktiv, die zu einer Rechts-links-Asymmetrie führt. So wird beim Hühnerembryo das Gen „Sonic Hedgehog" nur auf der linken Seite des Primitivknotens exprimiert. Aktivin und sein Rezeptor werden auf der rechten Seite exprimiert. Auf der linken Seite wird durch das Sonic-Hedgehog-Protein das Gen Notch angeschaltet, das zur TGFα-Familie gehört. Wird Sonic-Hedgehog-Protein auf der rechten Seite appliziert, dann erhält man in 50% der Fälle einen Situs inversus. Das Gen pitx-2 wird im Magen-Darm-Trakt linksseitig exprimiert, Veränderungen dieses Expressionsmusters korrelieren ebenfalls mit einem Situs inversus.

Fusion

Definition: Damit wird derjenige Mechanismus bezeichnet, durch den Organanlagen, die paarig angelegt sind und während der Entwicklung in der Medianebene aufeinander stoßen, physiologischerweise miteinander verschmelzen (fusionieren). Wichtige Voraussetzung dafür ist die gleichartige Ausstattung der betreffenden Zellen bezüglich Zelladhäsionsmolekülen und Rezeptoren.

Dieser Vorgang ist z. B. bei der Fusion der Neuralfalten zum Neuralrohr, bei der Bildung der unpaaren Aorta und des Herzens sowie bei der Verschmelzung der Gaumenfortsätze und der Sternalanlagen zu beobachten.

Pathogenese: Störungen der Fusionsmechanismen führen zur Fusion zunächst paarig angelegter Organe oder Spalten. Beispielhafte Defekte:
- „Sternum fissum" (= gespaltenes Brustbein),
- Spina bifida (Abb. 6.**34**),
- Lippen-Kiefer-Gaumen-Spalten (vgl. Abb. 12.**1**, S. 652).

Stoßen infolge von Materialdefekten Organanlagen aufeinander, die sich normalerweise nicht berühren, so fusionieren sie ebenfalls. Auf diese Weise entstehen folgende Fehlbildungen:
- Hufeisenniere infolge Verschmelzung der beiden Nierenanlagen,
- Zyklopie in Form einer unpaaren Augenanlage (vgl. Abb. 6.**20**),
- Sirenenbildung infolge Verschmelzung beider Beine oder Füße.

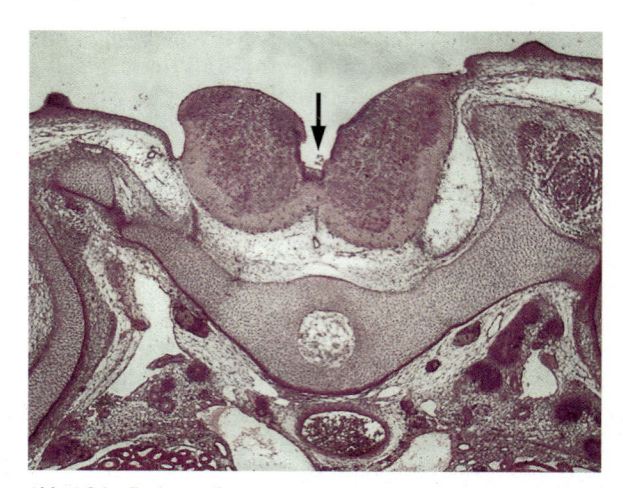

Abb. 6.**34 Fusionsstörung.** Störung des Neuralrohrschlusses führt zur Spina bifida: unvollständiger Verschluss der Medullarrinne und Spaltbildung der Wirbelsäule (Pfeil).

6.2.4
Gametopathien

Allgemeine Definition: Oberbegriff für pränatale Erkrankungen infolge Schädigung der Gameten (Ei- und Samenzelle).

Allgemeine Pathogenese: Die Individualentwicklung beginnt bereits mit der Bildung der Ei- und Samenzellen (Gametogenese). Beide Gameten dürften mannigfaltigen ungünstigen peristatischen Einflüssen ausgesetzt sein. Biochemische und strukturelle Veränderungen des Gametenzytoplasmas mit Rückwirkungen auf die Entwicklung der Frucht im Mutterleib samt Eihäuten und Plazenta (Kyematogenese) werden vermutet. Von größerer Bedeutung sind aber Kernschäden der Gameten, die zu Mutationen und damit zu Erbkrankheiten führen (S. 280).

6.2.5
Blastopathien

Allgemeine Definition: In der Regel tiefgreifende Entwicklungsstörungen der Frucht während des 0. – 18. Tages nach der Befruchtung infolge Umorganisation des Keims.

Allgemeine Pathogenese: Die Blastogenese beginnt mit der ersten Furchung der Zygote, erstreckt sich über die Bildung der Morula und der Blastozyste und endet mit der Formierung des Primitivknotens bzw. der Bildung des dritten Keimblattes. Während der Blastogenese bestehen völlige Schutzlosigkeit gegen Erreger und eine hohe Empfindlichkeit gegen exogene oder endogene Schäden in Form eines minderwertigen Eibettes. Meist stirbt dann die Fruchtanlage ab (Abgang der meist unbemerkt gebliebenen Schwangerschaft). Gehen bei einer Schädigung aber nicht sämtliche Zellen des Kyema zugrunde, so sind die erhaltenen Zellen aufgrund ihrer prospektiven Potenz in der Lage, die Fruchtanlage zu regenerieren. Es entsteht eine normale Frucht. Dieses „Regenerationsvermögen" – in der allgemeinen Embryologie „Regulation" genannt – zeigt sich z. B. in der Fähigkeit zu kompletten Doppel- oder Mehrfachbildungen wie freie Monozygotezwillinge oder -drillinge; diese resultieren immer dann, wenn in der Blastogenese aus einer einzigen Zygote stammende separierte Zellhaufen zu gleichwertigen Keimen regenerieren. Ist die abgetrennte Zellmasse zu klein, entsteht daraus eine asymmetrische freie Doppelbildung, deren einer Teil unvollständig, im Extremfall nur als amorphe Gewebemasse ausgebildet ist.

6.2.5.1
Doppelfehlbildungen (DFB)

Allgemeine Definition: Im Gegensatz zu den Doppelbildungen handelt es sich bei den Doppelfehlbildungen um nachstehend erörterte, miteinander verwachsene Individuen oder Individualteile.

Komplette, symmetrische DFB

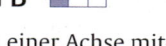

Definition: Unfreie, spiegelbildlich zu einer Achse miteinander verwachsene Individuen = Pagus (gr.: pegnymi = verbinde).

Pathogenese: Eine unvollständige Separierung von Zellhaufen der Keimlingsanlage – eventuell auch das Zusammenbringen von 2 Primitivstreifen durch Gastrulationsbewegungen – führt zur Entstehung unfreier, d. h. teilweise miteinander verwachsener Doppelbildungen.

Morphologisch unterscheidet man je nach Lokalisation der Verwachsungsstelle bzw. der gemeinsamen Körperregion:

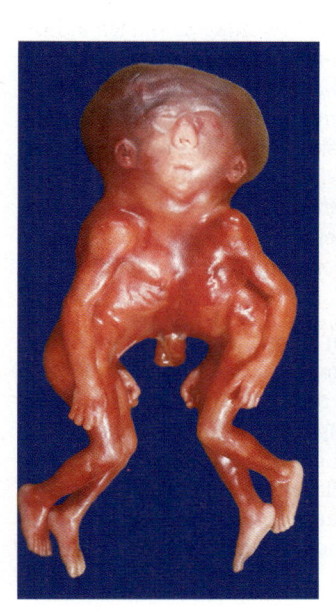

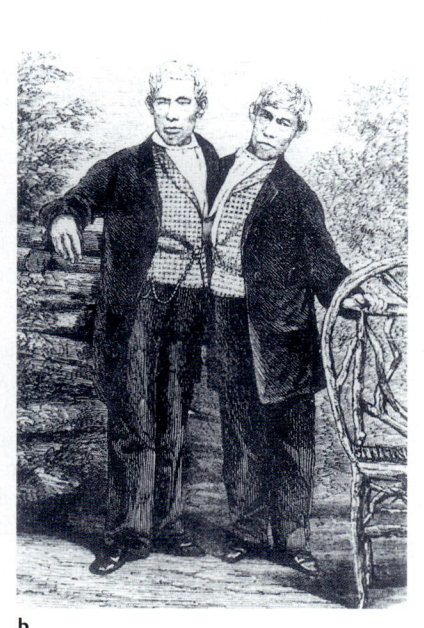

Abb. 6.**35 Doppelfehlbildungen,** dargestellt am Beispiel von Zephalothorakopagen:
a Gesicht und Brustbein (wie auch die beteiligten inneren Organe) sind jeweils zur Hälfte aus nicht vollständig getrennten und deshalb noch induktiv wirksamen Zellhaufen der Blastozyste entstanden, während sich die voneinander gelösten embryonalen Zellen zu freien Individualkörperteilen entwickeln konnten.
b Nach den auf Ausstellungen berühmt und reich gewordenen thorakopagen Zwillingen aus Siam namens Chang und Eng Bunker (1811 – 1874) werden Doppelfehlbildungen seither als „siamesische Zwillinge" bezeichnet. Sie ließen sich später in den USA nieder, heirateten und zeugten elf normale Jungen und Mädchen.

a   b

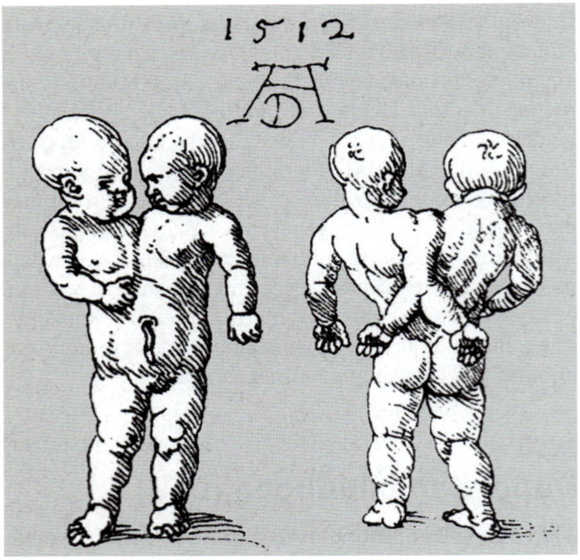

Abb. 6.36 Albrecht Dürers Darstellung eines Thorakopagus ist für das Mittelalter, das noch keine Spur einer wissenschaftlichen Betrachtung der Fehlbildungen kannte, ungewöhnlich realistisch. Noch bis in die erste Hälfte des 18. Jahrhunderts hinein galten sie, als „Monster" oder „Terata" (= Wunder) bezeichnet, als Hinweis für das unmittelbare Einwirken Gottes im menschlichen Geschick. Erst in der zweiten Hälfte des 18. Jahrhunderts wurde allmählich erkannt, dass ein Zusammenhang zwischen Fehlbildungslehre, Entwicklungsgeschichte und Anatomie besteht.

- *Xiphopagus* (Xiphos = Schwert, Schwertfortsatz) = Pagus mit Verwachsung im Sternumbereich,
- *Thorakopagus* (Thorax = Brustkorb) = Pagus mit Verwachsung im Thoraxbereich (Abb. 6.**35**, 6.**36**),
- *Zephalopagus* (Zephalae = Kopf) = Pagus mit Verwachsung im Kopfbereich,
- *Pyopagus* (Pyge = Steiß) = Pagus mit Verwachsung im Beckenbereich,
- *Ischiopagus* (Ischion = Hüfte) = Pagus im Hüftbereich,
- *Chorangiopagus* (Chorangeion = normaler eineiiger) Pagus mit Verwachsung mit Plazentagefäßen.

Inkomplette symmetrische DFB

Definition: Individuum mit Verdoppelung nur einzelner, spiegelbildlich zu einer Achse angeordneten Individualteilen.

Pathogenese: Infolge einer partiellen Keimspaltung kommt es zu einer unvollständigen Separation der Zellmassen, so dass daraus auch nur eine Doppelanlage von Teilen bzw. Regionen des Körpers resultiert.

Morphologisch bezeichnet man solche Doppelfehlbildungen je nach betroffener Körperregion, z. B.:
- *Monozephalus diprosopus* = Individuum mit Gesichtsverdoppelung (Januskopf: Gesichtsverdoppelung mit entgegengesetzter Gesichtsstellung);
- *Dizephalus* = Individuum mit Doppelkopf, meist mit 2 Beinen (dipus) und 2, 3 oder 4 Armen (di-, tri-, tetrabrachius);
- *Dipygus:* Individuum mit Verdoppelung der unteren Körperhälfte.

Parasitäre asymmetrische DFB

Definition: Weitgehend vollständig ausgebildetes Individuum mit einem wesentlich kleineren, manchmal nur rudimentär ausgebildeten Individualteil, besonders im Gesicht, am Thorax und am Abdomen.

Pathogenese: Unvollständige Abtrennung von Zellgruppen der Keimlingsanlage nach bereits erfolgter Differenzierung der drei Keimblätter.

Morphologie: Die Teile einer solchen asymmetrischen Doppelfehlbildung werden folgendermaßen bezeichnet:
- *Autosit* = fast normaler Zwilling;
- *Parasit* = rudimentäre Zwillingsanlage. Beim Parasiten bestehen fließende Übergänge zu Teratomen (S. 380). Die häufigsten Formen sind:
  - Rachenparasit (= Epignathus) = parasitäre Zwillingsanlage im Rachendach,
  - Sakralparasit = parasitäre Zwillingsanlage in der Steißregion.

6.2.5.2
Plazenta bei DFB

Je nach dem Zeitpunkt, in dem sich die pluripotenten Zellen der Keimanlage separieren, entstehen unterschiedlich Plazentabefunde:
- *Separierung im Morulastadium:* Es bilden sich 2 gesonderte Plazenten mit eigenem Chorion und Amnion.
- *Separierung im Blastulastadium* und somit nach bereits erfolgter Differenzierung in Embryonal- und Trophoblastanlage: Die Trennung kann sich auf die Embryonalanlage samt Amnion beschränken, so dass eine Mehrlingsplazenta mit gemeinsamer Chorionplatte und getrennten Amnionhöhlen entsteht, z. B. eine monochoriale, diamniale Zwillingsplazenta.
- *Separierung nach Ausbildung des Embryonalschildes:* Jetzt können auch keine getrennten Amnien mehr entstehen, z. B. monochoriale, monoamniale Zwillingsplazenta.

Die Plazenta der unfreien Doppelfehlbildung ist immer monochorial und monoamnial.
Die genannten Formen der Mehrlingsplazenta sollen aber durch Verschmelzung ursprünglich getrennter Trophoblastanlage bei ein- oder mehreiigen Mehrlingen entstehen können. Der Plazentabefund erlaubt deshalb keine sichere Aussage darüber, ob z. B. eine Zwillingsschwangerschaft mono- oder dizygot ist.

6.2.5.3
Feto-fetale Transfusion

Definition: Umleitung des Blutstroms vom Kreislauf eines Zwillingspartners zum anderen bei monochorialen Plazenten mit Gefäßanastomosen.

Pathogenese: Bei monochorialen Zwillingsplazenten können Verbindungen zwischen venösen und/oder arteriellen Nabelschnurgefäßen bestehen. Solange die Herzleistung der Zwillingspartner ausgewogen bleibt, sind solche Anastomosen funktionell ohne Bedeutung. Häufig kommt es aber zu chronischer Transfusion in eine Richtung.

> **Klinisch** resultieren dann bei den beiden Zwillingspartnern folgende Läsionen:
> - *Empfänger:* größerer Zwilling mit Polyglobulie und Plethora („Blutfülle");
> - *Spender:* kleinerer Zwilling mit Anämie, trotz gesteigerter Hämatopoese in der Leber (Abb. 6.37).
>
> Kommt es jedoch, z. B. unter der Geburt des vorangehenden Zwillingspartners, zur akuten ungleichen Kreislaufbelastung, geraten beide Feten in Gefahr, da der vorübergehend stärkere sein Blut in den Kreislauf des schwächeren Partners verliert. Polyglobulie bzw. hypervolämischer Schock des Empfängers und Anämie bzw. hypovolämischer Schock des Spenders können die Folge sein und den Tod beider Feten herbeiführen.

6.2.6
Embryopathien

Allgemeine Definition: Fehlbildungen bei Einzelindividuen infolge von Entwicklungsstörungen während der Embryogenese (3.–8. Schwangerschaftswoche; Faustregel: bis Ende 1. Trimenon).
Obwohl der überwiegende Anteil der Embryogenesestörungen ganz oder teilweise genetisch bedingt ist, verwendet man den Begriff der Embryopathien im allgemeinen klinischen Sprachgebrauch heute nur noch für Fehlbildungen mit bekannter exogener Ursache.

Allgemeine Pathogenese: Die Embryogenese beginnt mit der Entstehung des dreiblättrigen Embryos und endet mit der Festlegung des Bauplanes der Organe (vgl. Abb. 6.23). Sie ist im Wesentlichen mit dem Ende der 8. Woche vollzogen, doch sind die Grenzen zur Phase der Fetogenese fließend, so dass für klinisch-praktische Belange als Faustregel oft das Ende des ersten Trimenons angegeben wird. Da in dieser Phase die Mehrheit der embryonalen Zellen bereits differenziert und also die Pluripotenz der frühen Tochterzellen der Zygote erloschen ist, können im Fall einer Entwicklungsstörung nunmehr keine Doppelbildungen, sondern nur noch Einzelindividuen mit Fehlbildungen (sog. Einzelfehlbildungen) entstehen. Je frühzeitiger durch Gendefekte oder peristatische Einflüsse die Embryogenese gestört wird, um so schwerwiegender sind die resultierenden Schäden.

6.2.6.1
Embryopathia actinica

Syn.: Strahlenembryopathie

Definition: Vorwiegend zerebrales Fehlbildungssyndrom infolge Strahlenexposition vor allem in der 5.–13. Woche.

Pathogenese: Aus Tierversuchen ist bekannt, dass das in Entwicklung befindliche Gehirn besonders strahlenempfindlich ist und dass diese Strahlenempfindlichkeit mit zunehmender Gehirnreifung abnimmt. Die Untersuchungsbefunde an Überlebenden der Atombombenkatastrophe von Hiroshima stehen mit den Tierversuchen in Einklang und bestätigen die besonders strahlenempfindliche Phase zwischen der 5. und der 13. Woche ebenso wie die Dosisabhängigkeit der resultierenden Schäden (S. 151).

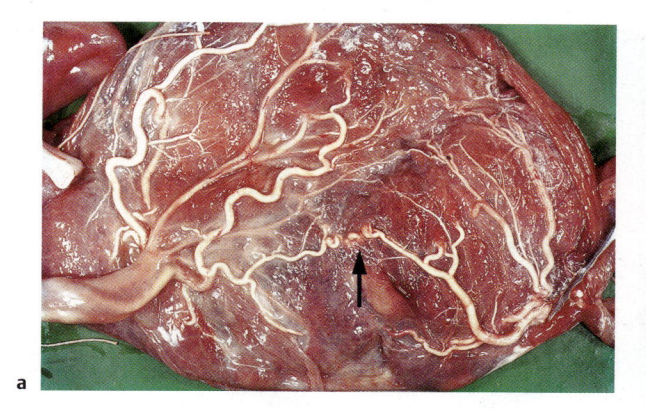

Abb. 6.37 Feto-fetale Transfusion bei eineiigen Zwillingen:
a Über eine Umbilikalgefäßanastomose (Pfeil) in der monochorialen Zwillingsplazenta kann es zu einer Blutübertragung vom einen (anämischen) Zwillingsfetus zum anderen (hyperämischen) kommen.
b Intrauteriner Fruchttod beider Feten infolge Hypovolämie des Donators (links) und Polyglobulie des Akzeptors (rechts) (Original: Coerdt).

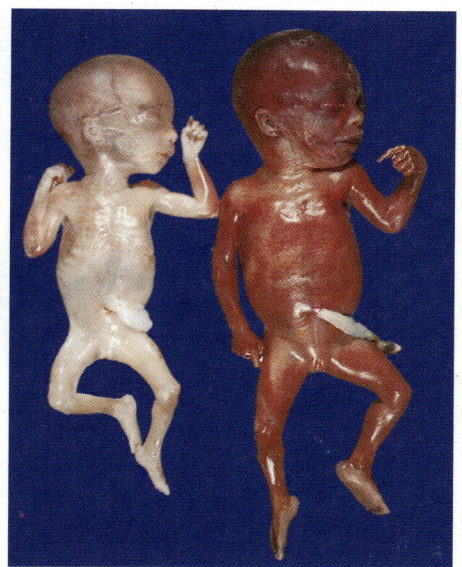

Morphologie: Aus der Frühzeit der radiologischen Ära sind eine Reihe von Schädigungen menschlicher Embryonen bekannt. Die betroffenen Kinder zeigen Mikrozephalie, geistige Retardierung, Augenschädigungen und Minderwuchs, vereinzelt auch Skelettfehlbildungen.

6.2.6.2
Embryopathia rubeolosa

Syn.: Rubeolenembryopathie

Definition: Insgesamt seltenes, jedoch häufigstes virusinduziertes Fehlbildungssyndrom infolge erstmaliger Rötelninfektion während der Schwangerschaft mit der charakteristischen Symptomentrias: Augenschäden, Herzfehler, Innenohrdefekt.

Inzidenz: 300 Fälle pro 1 Million Geburten.

Pathogenese: Ursächlich liegt eine Erstinfektion der Mutter mit Rötelnviren (S. 243) zugrunde, die meist transchorial hämatogen übertragen werden. Dies hat beim Embryo/Feten eine chronische Infektion zur Folge, die bis zum Ende des 1. Lebensjahrs persistieren kann. Das Virus schädigt die Frucht über den einen zytopathischen Effekt und vermutlich auch über eine Hemmung der Zellproliferation (wegen intrazellulärer Viruspersistenz und/oder Interferonwirkung?).

Das Ausmaß der rötelninduzierten Läsionen hängt wesentlich von der Schwangerschaftsdauer ab. Erfolgt die Erstinfektion während der ersten beiden Schwangerschaftsmonate so führt dies in etwa 50% der Fälle zu Fruchttod mit Spontanaborten wegen einer Insuffizienz der Plazenta oder zu einem Fehlbildungssyndrom. Erfolgt die Erstinfektion nach dem 3. Schwangerschaftsmonat so führt dies (je später desto weniger) lediglich zu singulären Organschäden.

Morphologisch treten nachstehend aufgeführte charakteristische Läsionen auf:

- *Placentopathia rubeolosa:* Nach seinem transplazentaren Übertritt schädigt das Virus über einen zytopathischen Effekt die Endothelzellen der plazentaren Zottengefäße, die wegen des unreifen Immunsystems areaktiv nekrotisch werden. Aufgrund des auf diese Weise gestörten Zellgefüges kommt es zu ungeordneten Proliferationen von Intimazellen mit Stenosen und Obliterationen der Stammzottengefäße (Endangiopathia obliterans).
- *Rötelnsyndrom:* Es besteht aus folgendem Symptomenquartett:
  - *Cataracta rubeolosa:* Sie basiert auf einer viralen Schädigung der Zellen im Bereiche des Linsenkerns (im Zentrum beginnend) sowie einer degenerativen Verquellung der Linsenfasern → Linsenhypoplasie → kongenitale Katarakt (Abb. 6.38).
  - *Ventrikelseptumdefekt:* Viralinduzierte Endothel- und Myokardnekrosen sowie Proliferationshemmung im Embryoherz → kongenitale Scheidewanddefekte, Myokardverkalkungen.
  - Innenohrtaubheit wegen Schädigung des embryonalen Ohrlabyrinths.
  - *Hepatitis rubeolosa* (selten): Sie ist histologisch von einer HBV-Hepatitis nicht zu unterscheiden und kann anikterisch oder cholestatisch sein. Die cholangiolitische Verlaufsform führt über Gallengangsschädigung zur Obstruktionscholangiopathie.

6.2.6.3
Thalidomid-Embryopathie

Syn.: Contergan-Embryopathie

Definition: Teratologisch beispielhafte, gewissermaßen historische Embryopathie nach Thalidomid-Einnahme in Form eines Fehlbildungssyndroms mit charakteristischen Fehlbildungen der Gliedmaßen.

Pathogenese: Zwischen 1958 und 1963 sind in den westlichen Industrieländern Kinder mit Fehlbildungen geboren worden, deren Mütter während der Schwangerschaft Thalidomid (= Phthalimidoglutarimid) zur Beruhigung

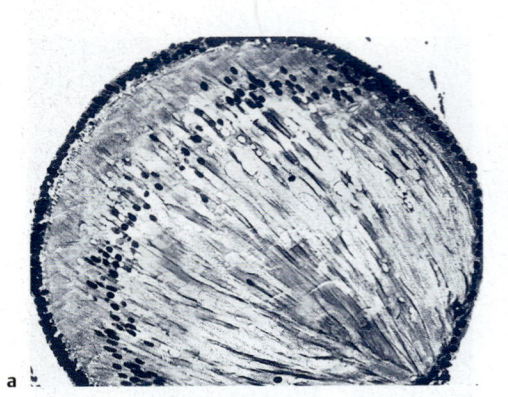

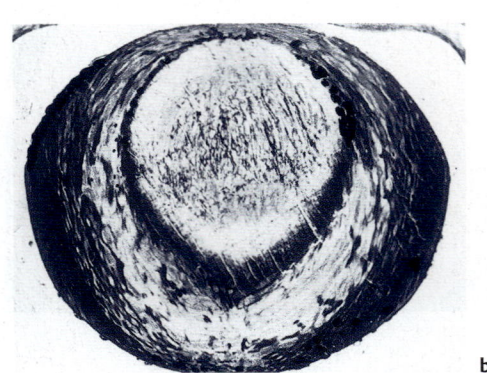

Abb. 6.38 Rötelnsyndrom: Verschiedene Schädigungsgrade der Augenlinse
a Degenerative Verquellung der Linsenfasern 13 Tage nach Erkrankung der Mutter; Embryo von 22 mm Scheitel-Steiß-Länge;
b zentral schon stärker ausgeprägte Zerstörung des embryonalen Linsenkerns bei noch weitgehender Erhaltung der (jüngeren) Abschnitte der Linse. Erkrankung der Mutter am 21. Tag, Interruptio am 67. Tag nach Gestation; Fetus von 54 mm Scheitel-Steiß-Länge (Original: Töndury).

oder zum Einschlafen eingenommen hatten. Dabei genügte eine Einzeldosis von 100–300 mg Thalidomid, eingenommen zwischen dem 25. und 44. Schwangerschaftstag, um damit in einer Penetranz von etwa 30% der Fälle eine Fehlbildung auszulösen.

Morphologisch lassen sich die entsprechenden Fehlbildungen in folgende Gruppen unterteilen:
- *Gliedmaßenfehlbildungen* (häufig) in Form einer Agenesie oder Hypogenesie:
  - Minimalausprägungen: Thenar-/Daumenhypoplasie, Radiushypoplasie, -aplasie;
  - Maximalausprägung: Schaltstückphokomelie (= Stummelgliedrigkeit) mit Fehlen radialer Randstrahlen; Amelie (fehlendes Glied; Abb. 6.**39**);
- *Gliedmaßenfehlbildungen* in Form von Überschussbildungen (selten) wie Daumentriphalangie (= Daumendreigliedrigkeit)
- *Fehlbildungen im Kopfbereich* (selten):
  - Ohrfehlbildungen wie Dysotie (= Ohrfehlgestaltung), Anotie (= fehlende Ohrmuscheln), oft kombiniert mit Taubheit und Schädigung der Hirnnerven;
  - Augenfehlbildungen: Augenlidspalte und/oder Irisspalte infolge Verschlussstörung des embryonalen Augenbechers (= Kolobom), Mikrophthalmie;
- *Fehlbildungen der inneren Organe* (selten): Herz, große Gefäße, Lungen, Nieren, Intestinalatresien.

Klinik: Hohe Frühsterblichkeit oder – je nach Ausprägung der einzelnen Defekte – normale Lebenserwartung bei normaler Intelligenz. Das Beispiel dieser Embryopathie lehrt:
- Ein für Testtiere und Erwachsene gut verträgliches Arzneimittel kann ein hochpotentes Teratogen sein.
- In der Frühschwangerschaft sollten nach Möglichkeit keine Medikamente eingenommen werden.

6.2.6.4 Embryopathia alcoholica

Syn.: Alkoholembryopathie, embryofetales Alkoholsyndrom (angloamerikanisches Schrifttum: fetal alcohol-syndrome)

Definition: Häufigste durch exogene Noxen induzierte Embryopathie wegen Alkoholkrankheit der Mutter mit folgenden Charakteristika, von denen mindestens 5 erfüllt sein müssen (Abb. 6.**40**):
- *mütterliche Alkoholkrankheit;*
- *intrauterine Fruchthypotrophie* → niederes Geburtsgewicht;
- *postnatale Gedeihstörung* → mangelhafte Gewichtszunahme, Wachstumsverzögerung;
- *Mikrozephalus* (zu kleiner Kopfumfang);
- *geistige Retardierung;*
- *statomotorische Retardierung* mit konsekutiver motorischer Hyperaktivität (= „Zappelphilipp-Syndrom");
- *Gesichtsdysmorphie:* unter anderem mit Epikanthus (= sichelförmige Hautfalte am inneren Augenlidrand), Lidptose (= Hängelider), verkürztem Nasenrücken, Nasolabialfalten, schmalem Lippenrot, Mikrogenie (= fliehendes Kinn).

Inzidenz: Mitteleuropa 2 Fälle pro 1000 Geburten.

Pathogenese: Sie ist bei der Alkoholembryopathie noch ungeklärt. Neben einer indirekten Fruchtschädigung durch eine beeinträchtigte Proteinsynthese in Leber und ZNS sowie alkoholinduziertem Mangel von Vitamin B_1 und/oder B_6 wird auch eine direkte Fruchtschädigung durch den offenbar ungehindert die Plazentaschranke passierenden Alkohol vermutet.

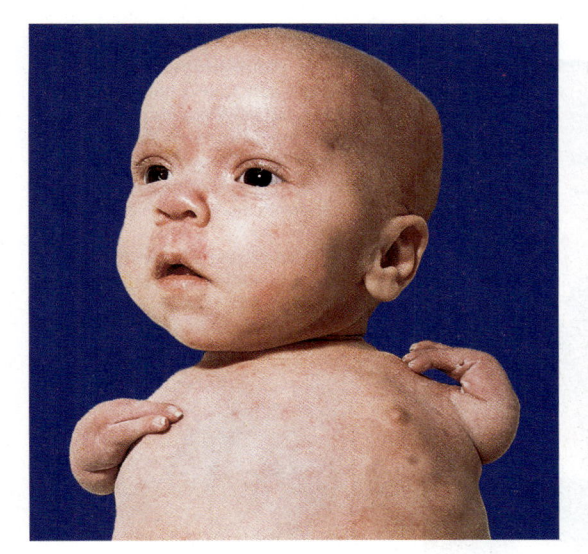

Abb. 6.**39 Thalidomid-Embryopathie.** Phokomelie der oberen Extremitäten (phokos, griech. = Seehund, melos, griech. = Glied).

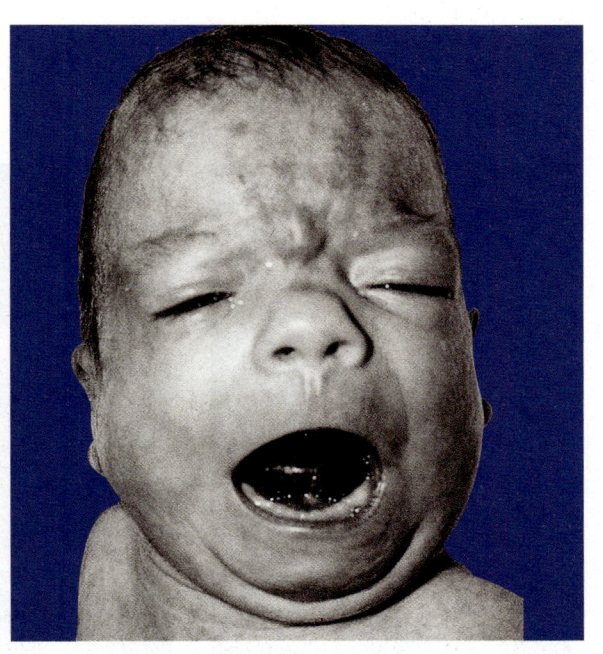

Abb. 6.**40 Alkoholembryopathie Grad III:** Typische Fazies mit antimongoloiden Lidachsen, asymmetrischer Lidptose, Nasenverkürzung, schmalem Lippenrot und verstärkten Nasolabialfalten.

6.2.6.5
Amnionruptursequenz

Definition: (Seltene) Extremform einer mechanisch induzierten Entwicklungsstörung, bei der es durch bandförmige und flächenhafte Verwachsungen zwischen Eihäuten und Embryo zu einer Folge (= Sequenz) disruptiver (sekundärer) Fehlbildungen kommt.

Pathogenese: Gegen mechanische Erschütterungen wie Motorradfahren oder gegen stumpfe Bauchtraumen ist die Frucht durch Uterus, Eihäute und die umgebende Amnionflüssigkeit sehr gut abgeschirmt. Sind diese Schutzmechanismen jedoch defekt, kann eine derartige mechanische Exposition zu Fruchtschäden führen. So genügt es bereits, dass nach Verlust von Amnionflüssigkeit der Fetus sich nicht frei bewegen kann und deformiert wird (Abb. 6.41, vgl. Potter-Sequenz).

Am Anfang der Amnionruptursequenz steht – solange Amnion und Chorion noch nicht miteinander verwachsen sind – eine Läsion des Amnions, so dass der Embryo ganz oder teilweise in die Chorionhöhle vorfällt. Als Folgen davon kommt es zu Verklebungen und strangförmigen Verwachsungen z.B. von Kopf und Plazenta, was Traktionen, Fesselungen und Schnürungen des Embryos sowie eine Entwicklungshemmung der betroffenen Organfelder mit konsekutiven Organ-/Extremitätendeformitäten zur Folge hat (Abb. 6.41).

Morphologie der resultierenden Hemmungsfehlbildungen: Abhängig von Lage und Ausdehnung der Verwachsungen unterscheidet man:
- *Kraniofaziale Defekte:* Anenzephalie, Enzephalozele mit Fehlen des knöchernen Schädels (Os occipitale) und Verlagerung des Gehirns in den Bruchsack (= Zele; Abb. 6.41 a);
- *Mund- und Gesichtsspalten* in Form asymmetrischer Lippen-Kiefer-Gaumen-Spalten;
- *Bauchwanddefekte* mit konsekutiver Bauchspaltenbildung (Thorakogastroschisis) und resultierender Verlagerung von Herz, Lunge und Darm (Abb. 6.41 b);
- *Extremitätenläsionen* in Form dünner bandförmiger Verwachsungsstränge, die oft zu Schnürfurchen oder Amputationen führen.

Klinik und Prognose: Sie hängen von Lokalisation, Ausmaß und Korrekturfähigkeit der Hemmungsfehlbildung ab. Hohe intrauterine und perinatale Mortalität. Kein erhöhtes Wiederholungsrisiko. Ultraschalldiagnostik!

6.2.6.6
Teratogenese – Tumorigenese

Pathogenese: Teratogenese und Tumorigenese sind nur unterschiedliche Stufen in der intrauterinen Antwort auf störende Einflüsse, wobei der teratogene Effekt offenbar der primitivere (fundamentalere) ist.

Je nachdem, in welchem Entwicklungsstadium ein genetischer oder exogener Schaden voll wirksam wird, resultieren daraus unterschiedliche Läsionen:
- *Frühes Entwicklungsstadium:* Die genetische und/oder exogene Noxe ruft nur eine Fehlbildung hervor.
- *Späteres Entwicklungsstadium:* Die genetische und/oder exogene Noxe ruft eine Kombination von Fehlbildung und Tumor (z.B. Steißteratom, Abb. 6.42; Wilms-Tumor) hervor.
- *Fetales/postpartales Entwicklungsstadium:* Die genetische und/oder exogene Noxe ruft eine Tumorbildung hervor.

Darüber hinaus gibt es auch fließende Übergänge zwischen Fehlbildungen und Tumoren, ablesbar an neoplastischen Transformationen in Hamartomen, Vestigien und Heterotopien sowie am Wilms-Tumor (S. 847). Man kann

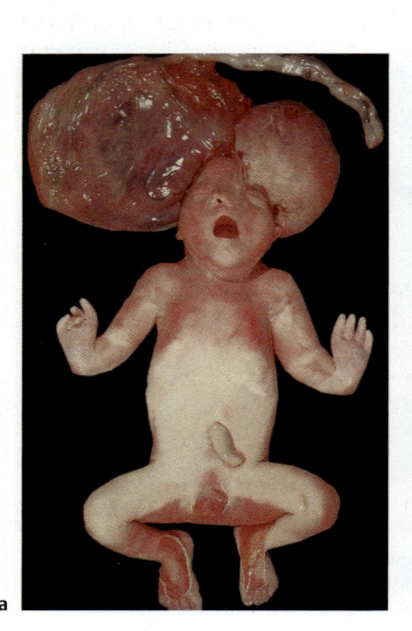

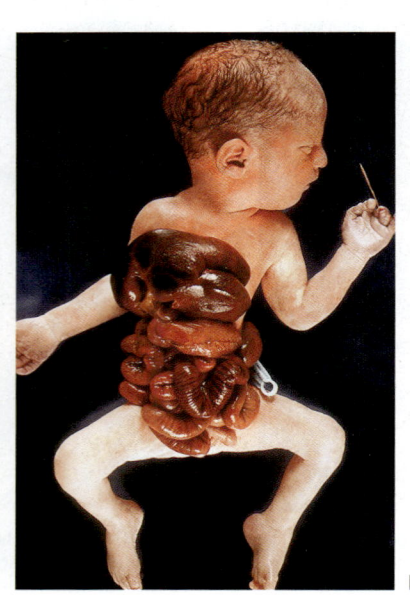

Abb. 6.41 **Amnionruptursequenz:**
a Kraniofazialer Defekt mit flächenhafter Verwachsung von Plazenta und Gehirnschädel sowie konsekutiven kraniofazialen Defekten, amnialen Bandbildungen mit Deformitäten und Amputationsphänomenen an den Extremitäten;
b Bauchwanddefekt mit konsekutiver Bauchspaltenbildung (Thorakogastroschisis).

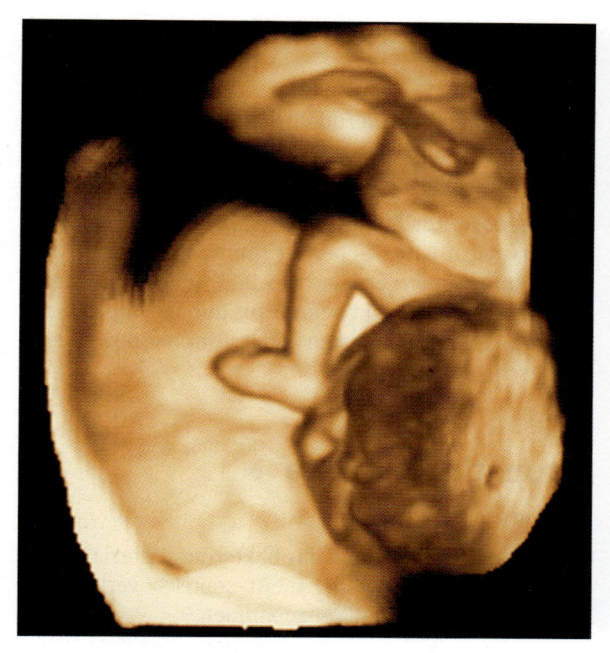

Abb. 6.42 Riesiges Steißteratom (intrauterines 3-D-Ultraschallbild; 24. Schwangerschaftswoche; Original: Merz).

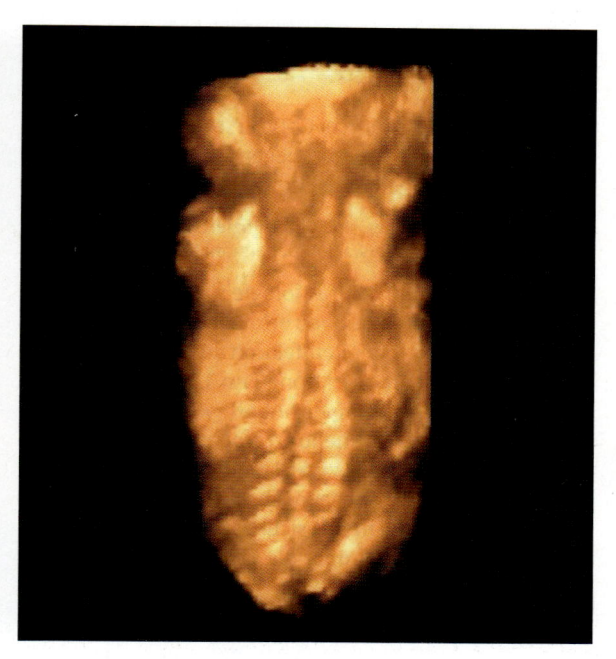

Abb. 6.43 Lumbosakrale Spina bifida aperta (intrauterines 3-D-Ultraschallbild, 13. Schwangerschaftswoche; Original: Merz).

davon ausgehen, dass sich eine solche Entwicklung in 2 Stufen vollzieht: Dieselbe teratoonkogene Noxe führt primär – in der Embryonalzeit – zur Fehlbildung, und sekundär – im späteren Leben – kommt es nach Aktivierung oder Derepression von Genen, durch Umwelteinflüsse wie Infektionen oder Änderungen des metabolischen oder hormonellen Status zur Tumorentwicklung.

> **Klinisches Beispiel:** Diethylstilböstrol induzierte eine Tumorsequenz bei Töchtern von Müttern, die in der Schwangerschaft mit diesem synthetischen Östrogen behandelt worden sind. Sie entwickelt und manifestiert sich in folgenden zeitlichen Stufen:
> – *Embryonalzeit* → Vestigium in Form einer vaginalen Adenosis (= drüsige Wucherung liegengebliebener Müller-Gang-Reste),
> – *Pubertät* → Geschlechtshormoneinfluss → vaginales Adenokarzinom.

Multifaktorielle Fehlbildungen

Definition: Fehlbildungen, die durch Zusammenwirken mehrerer teratogener Noxen oder genetischer Schädigungen und exogener Faktoren zustande kommen.

Pathogenese: Zu diesen Fehlbildungen mit multifaktorieller Ätiologie gehören:
- Neuralrohrdefekte (vgl. Abb. 6.43),
- Extremitätenfehlbildungen,
- Störungen der Geschlechtsdifferenzierung,
- Darmdrehungsanomalien,
- Herz- und Gefäßfehlbildungen.

Fetopathien

Allgemeine Definition: Intrauterine, fast ausschließlich auf exogene Faktoren zurückzuführende Erkrankungen des Fetus in der Zeit nach dem 3. Schwangerschaftsmonat mit konsekutiver Entwicklungsstörung nach abgeschlossener Organentwicklung.

Allgemeine Pathogenese: In der Fetalperiode wandelt sich der Embryo zu einem menschlichen Wesen. Die Organe wachsen und reifen aus. Im Gegensatz zur Embryonalphase bewirkt jetzt eine Noxe keine Fehlbildung mehr, sondern eine Erkrankung, von der die gesamte fetoplazentare Einheit betroffen sein kann. Die Fetopathien beruhen fast ausschließlich auf exogenen Ursachen. Unter ihnen spielen die Infektionen die Hauptrolle. Da beim Feten die entzündliche Abwehr noch in den „Kinderschuhen steckt" (S. 158), kommen in erster Linie zellparasitäre Erreger wie Zytomegaloviren, Listerien, Treponemen und Toxoplasmen zum Zuge. Eine Infektion mit derartigen Erregern führt zu charakteristischen herdförmigen Schäden, die nach Defektheilung entsprechende Funktionsstörungen zurücklassen. Die nichtinfektiösen Ursachen verursachen in der Regel keine Herddefekte und können deshalb, falls die Kinder überleben, vollständig ausheilen.

6.2.7.1
Fetopathia cytomegalica

Syn.: Zytomegaliefetopathie

Definition: Seltene, durch CMV-Erst- oder Reinfektion der Mutter ausgelöste, vorwiegend mit einer Gehirnschädigung einhergehende Erkrankung des Fetus.

Etwa 1% der Neugeborenen sind CMV-infiziert. Etwa 10% dieser Feten sind symptomatisch, etwa 30% der erkrankten Feten sterben.

Pathogenese (S. 240): Zur Ätiologie siehe S. 239.
Intrauterine CMV-Infektionen erfolgen transplazentar im Rahmen einer Erst- oder Reinfektion der Mutter während der Schwangerschaft. Infektionen im 1. Trimenon führen dabei überwiegend zu einem Abort, wohingegen Infektionen im 2. und 3. Trimenon Fetopathien hervorrufen (Abb. 6.**44**). Diese lassen zwar keine groben Fehlbildungen mehr erwarten, bringen aber dennoch erhebliche Entwicklungsstörungen mit sich, besonders des Gehirns, dessen Reifezeit ja weit über die Geburt hinaus reicht.

Morphologie: Grundsätzlich können alle Organe betroffen sein. Typisch sind:
- *Encephalitis cytomegalica* (häufig) in Form einer nekrotisierenden Entzündung, die makroskopisch als (paraventrikuläre) Erweichungsherde mit Verkalkungen und histologisch als disseminierte kleinherdige Entzündung mit viralen Riesenzellen imponiert. Überleben die Kinder, stellt sich als Folge einer Defektheilung eine Mikrozephalie mit Ependymitis granularis oder ein Verschlusshydrozephalus ein, was sich in zerebralen Ausfällen, mentaler und motorischer Retardierung sowie spastischer Parese (= Lähmung) äußern kann.
- *Hepatitis cytomegalica* (selten) → chronische Hepatitis → Leberzirrhose. Pneumonie, interstitielle Nephritis.

6.2.7.2
Fetopathia parvoviralis

Syn.: Parvovirenfetopathie

Definition: Sehr seltene, durch Parvovirus B-19 ausgelöste Erythroblastenzerstörung mit konsekutiver hämolytischer Anämie und Hydrops fetalis.

Pathogenese: zur Ätiologie siehe S. 243.
Das Parvovirus B19, das bei der (immungesunden) Mutter die Ringelröteln verursacht (S. 243), wird diaplazentar übertragen und bewirkt beim Fetus durch zytopathische Effekte an Proerythroblasten und Erythroblasten eine hämolytische Anämie.

6.2.7.3
Fetopathia listerica

Syn.: Listerienfetopathie

Definition: Seltene, durch das Bakterium Listeria monocytogenes hervorgerufene, meist septisch verlaufende Infektion des Fetus und Neugeborenen.

Pathogenese: Ätiologie siehe S. 259.
Eine Erstinfektion während der Schwangerschaft ruft bei der Mutter eine febrile Allgemeininfektion nach Art eines „grippalen Infekts" hervor. Nach transplazentarem Erregerübertritt kommt es jedoch bei frühfetaler Infektion zur Plazentitis, Chorioamnionitis und Fruchttod, bei spätfetaler Infektion zur Granulomatosis infantiseptica.

Morphologie der Granulomatosis infantiseptica: Charakteristisch sind Mikroabszesse und die miliaren Listeriengranulome, die als Mischzellgranulome imponieren und wegen ihrer hämatogenen Entstehung bevorzugt perivaskulär liegen. Sie bestehen aus einer zentralen Nekrose, die wallartig von Histiozyten (gelegentlich auch Epitheloidzellen) und Lymphozyten umgeben werden. In ihrem Randbereich sind die versilberbaren Stäbchen nachweisbar (Abb. 6.**45**). Makroskopisch sind vor allem die Haut (besonders Schulter, Rücken), Lunge und Leber von diesen hirsekorngroßen graugelblichen Herdchen übersät. Bei der Listerienenzephalitis finden sich nur mikro-

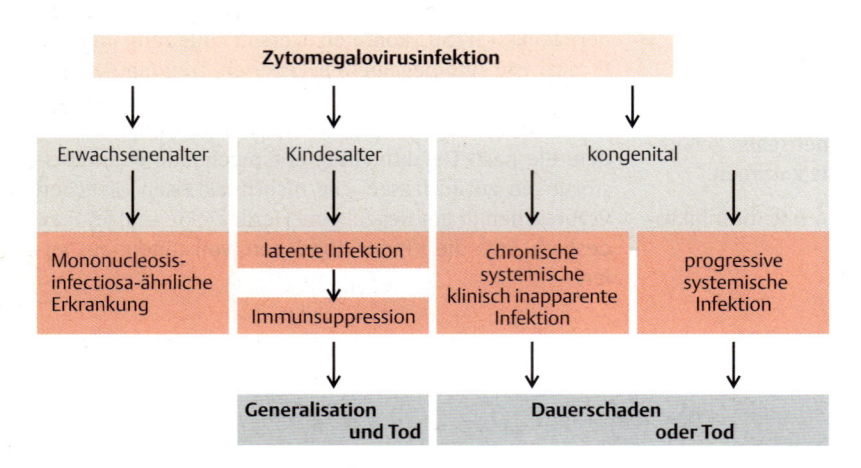

Abb. 6.44 Gangarten der CMV-Infektion: Die intrauterine Infektion (kongenitale Manifestationsform) kann zu Fehlbildungen, besonders des Gehirns, führen.

Pathogenese: Ätiologie siehe S. 253.
Der Infektionsweg ist ausschließlich transplazentar hämatogen. Da diese Fetopathie nicht nur auf die direkte treponemainduzierte Schädigung, sondern auch indirekt auf die dadurch ausgelöste Entzündungsreaktion zurückgeht, ist der Fetus erst vom 4. Schwangerschaftsmonat an durch die Syphilis gefährdet.
Je nach Manifestationsalter der angeborenen Syphilis unterscheidet man die im Folgenden aufgeführten Formen.

Fetale Syphilis

Bei Müttern mit unbehandelter Syphilis stirbt in 30% der Fälle die Frucht intrauterin ab. Das Totgeborene weist dann meistens eine starke Mazeration auf.

Frühe Säuglingssyphilis

Sie manifestiert sich bis spätestens zum Ende der 2. Lebenswoche in einer bullös-flächenhaften Hautabhebung, die als Pemphigus neonatorum (= syphilitisches Pemphigoid) bezeichnet wird und die Handflächen und Fußsohlen bevorzugt. Daneben kommen noch viszerale Frühsymptome, wie Hepatosplenomegalie, oder eine hämolytische Anämie hinzu.

Späte Säuglingssyphilis

Mehr als die Hälfte der Säuglinge erkranken erst nach einer Latenz von mehreren Wochen, gelegentlich auch von Monaten nach der Geburt. Neben Haut- und Schleimhautaffektionen sowie Schäden an Sinnesorganen und Gefäßen fallen bei diesen Kindern eine fibrosierende Entzündung der inneren Organe und Skelettveränderungen auf.

- *Osteochondritis luica* (häufig): Als Folge der luischen Osteomyelitis sprossen die metaphysären Kapillaren verzögert in den hyalinen Epiphysenknorpel ein. Dadurch werden die Knorpelresorption und die Eröffnung der Knorpelzellhöfe so verzögert, dass der Epiphysenknorpel zungenförmig in die Metaphyse hineinragt und die Wände der Knorpelzellen ohne Osteoidablagerung gitterartig verkalken („Kalkgitterbildung"), was als eine mazerationsbeständige Epiphysenfugenverbreiterung imponiert und die Gefahr einer Epiphyseolyse birgt. Die gleichzeitige Periostitis luica führt überdies zu einer Doppelkonturierung der Kortikalis (Abb. 6.**46a**)
- *Feuersteinleber*: In unbehandelten Fällen ist die Leber graubraun und auffällig verfestigt. Dies liegt an einer interstitiellen Fibrose, welche die Leberzellbalken auseinander drängt. Die dazwischen eingestreuten lymphohistiozytären Granulome (= miliare Syphilome) verleihen der Schnittfläche ein feinste weiße Körnelung. Daneben kommen noch vereinzelte Blutbildungsherde hinzu (Abb. 6.**46b**).

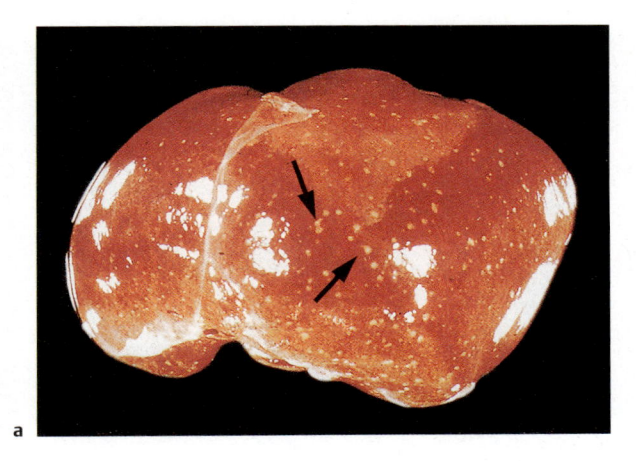

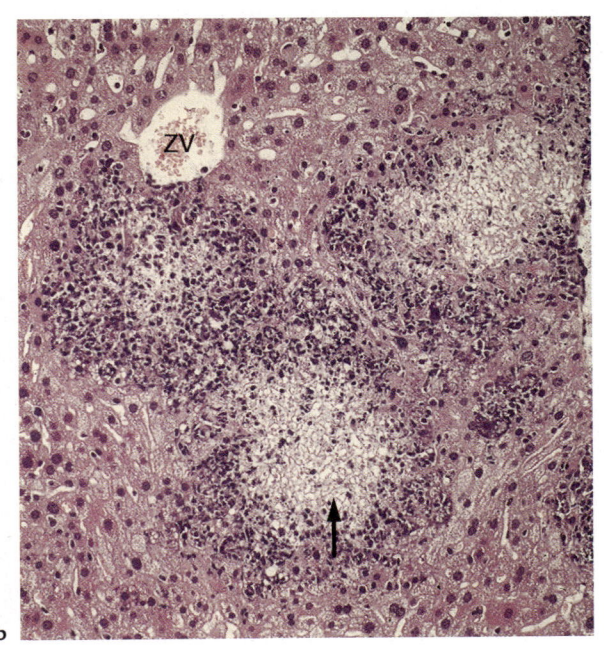

Abb. 6.**45** **Konnatale Listeriose:**
a Leber übersät mit stecknadelkopfgroßen, gelblichen Granulomen;
b histologisch histiozytäre Granulome (Pfeil) mit zentraler Nekrose; ZV = Zentralvene (HE, Vergr. 1 : 100).

skopisch kleine Herde vorwiegend in Pons und Medulla oblongata.

6.2.7.4
Lues connata

Definition: Seltene, durch die infizierte Mutter auf den Fetus oder während der Geburt auf das Neugeborene übertragene Infektion mit Treponema pallidum, die je nach Manifestationsalter unterschiedliche Organschäden hinterlässt.

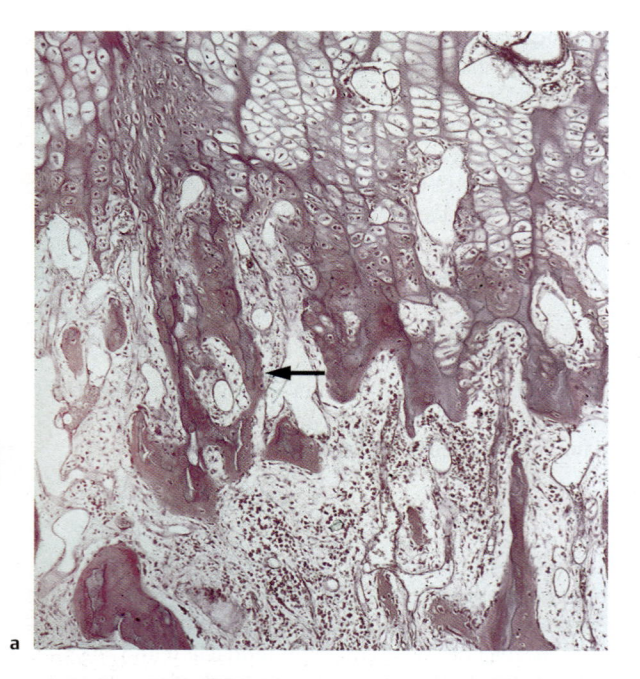

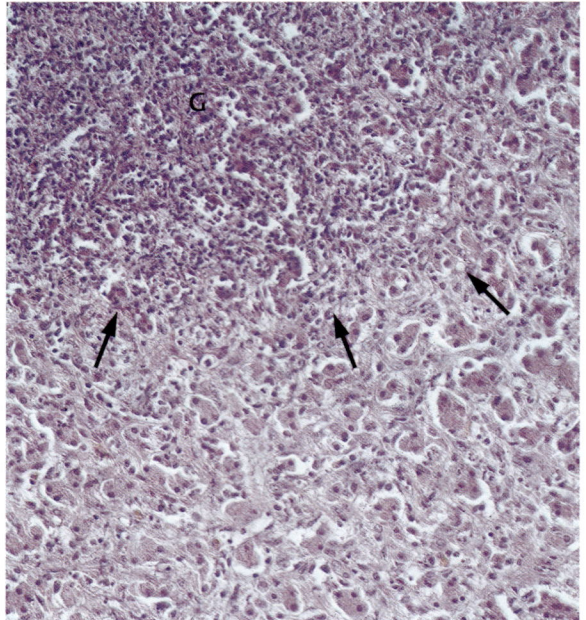

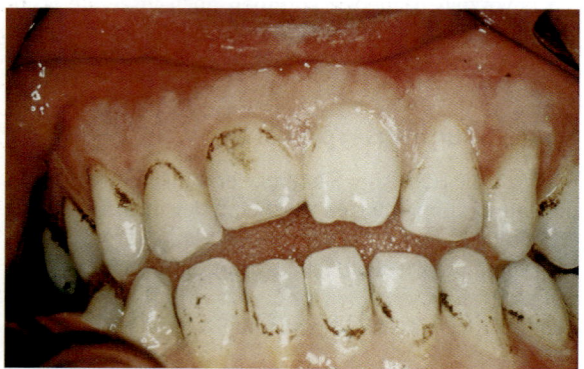

Abb. 6.46 Lues connata:
a Osteochondritis luica: Epiphysenknorpel mit osteoidlos verkalktem Knorpelgewebe (Pfeil) (HE, Vergr. 1 : 100);
b „Feuersteinleber" mit weitgehendem Schwund des Leberparenchyms infolge chronisch fibrosierender Entzündung; daneben ein (pfeilmarkiertes) Granulom (G) (HE, Vergr. 1 : 100);
c „Hutchinson-Zähnen": tonnenförmige obere mittlere Schneidezähne mit halbmondförmiger Aussparung der Kaufläche (Original: d'Hoedt).

- *Pneumonia alba* (Rarität): Es zeigt sich eine lympho-histio-plasmozytäre interstitielle Pneumonie mit weißlicher Schnittfläche (= syphilitische weiße Pneumonie).

Schulkindsyphilis

Die Lues connata kann sich erneut oder erstmalig im Schulalter manifestieren (Lues tarda). Hier stehen dann geschwürig zerfallende Gummen im Vordergrund, die sich in Skelettsystem, Schleimhäuten, Haut, Leber, Halslymphknoten und Gehirn bemerkbar machen. Hinzu kommen folgende Läsionen:
- *Säbelscheidentibia*: nach vorne konvexe Tibiadeformierung wegen Osteochondritis luica,
- *Sattelnase* (= eingesunkener Nasenrücken) wegen entzündlich-gummöser Zerstörung des Nasenskeletts.

Außerdem findet man die für die späte Lues typische Hutchinson-Trias: Sie besteht aus:
- *Hutchinson-Zähnen* (Abb. 6.46 c): tonnenförmige Verbildung der oberen Schneidezähne im bleibenden Gebiss (bei auffällig kleinen übrigen Zähnen = luetische Mikrodontie),
- *Keratitis parenchymatosa* des Auges;
- *Innenohrtaubheit* wegen Akustikusneuritis.

6.2.7.5
Fetopathia toxoplasmotica

Definition: Seltene, durch Primärinfektion der Mutter auf den Fetus übertragene Infektion mit Toxoplasma gondii mit Schädigung vor allem von Gehirn und Augen.

Nur etwa 30% aller Kinder von Müttern mit Primärinfektion in der Schwangerschaft werden intrauterin infiziert.

Pathogenese: Ätiologie siehe S. 270.
Der Infektionsweg ist ausschließlich transplazentar-hämatogen. Die Schädigung des Fetus hängt dabei vom Zeitpunkt der Infektion ab. Erfolgt die Infektion im 1. Trimenon (sehr selten), kann sie zum Abort führen. Erfolgt sie im 3. Trimenon, läuft die generalisierte Erkrankung des Fetus intrauterin ab, so dass das Kind mit postenzephalitischem Schaden geboren wird. Erfolgt die Infektion nach der 2. Schwangerschaftshälfte, läuft das Generalisationsstadium ab, und das Kind wird im Organstadium geboren. Erfolgt sie kurz vor der Geburt, so kommt das Kind mit einer viszeralen generalisierten Toxoplasmose zur Welt.

Morphologie: Die konnatale (postnatale) Toxoplasmose ist durch eine entzündliche Schädigung des Zentralnervensystems in Form einer Enzephalitis und des Auges in Form einer Chorioretinitis geprägt.
- *Encephalitis toxoplasmotica*: Auf der Gehirnoberfläche fallen disseminierte, durch Verkalkung weißliche Rindennekrosen auf (Abb. 6.47), die auch im Stammganglien- und Rückenmarkbereich vorkommen. Histologisch ist diese Toxoplasmenenzephalitis charakterisiert durch:
  - *organisationsresistente Koagulationsnekrosen* mit Verkalkung und Wall aus Gliazellen und Fettkörnchenzellen;
  - *ubiquitäre miliare Granulome* aus Adventitiazellen, Astrozyten, Mikrogliazellen, Plasmazellen und Eosinophilen sowie einem Zentrum mit verkalktem Zelldetritus;
  - *Toxoplasmapseudozysten* und freie Toxoplasmen in den Granulomen (S. 271).
- *Chorioretinitis toxoplasmotica* mit Eosinophilen und unreifen Blutzellen in Netz- und Aderhaut und gelegentlich völliger Zerstörung der Retina.

+ Klinisch zeigt die konnatale Toxoplasmose folgende Verläufe:
- *Asymptomatischer Verlauf* (postnatale Form);
- *Leichtere Gehirn- und Augenschäden* können sich unter Umständen erst nach mehreren Monaten bemerkbar machen mit Strabismus, Blindheit, Epilepsie, mentaler und motorischer Retardierung.
- *Schwere Gehirnschäden* fallen schon bei Geburt auf: Verschlusshydrozephalus, Krampfanfälle, mentale Retardierung.
- *Floride Enzephalitis* liegt bei Geburt bei 10% der Kinder vor.
- *Generalisierte Toxoplasmose* zeigen 1% der Kinder: Hepatosplenomegalie, respiratorische Insuffizienz (wegen Pneumonie), Ödeme, Purpurablutung der Haut, Gastroenteritissymptome.

6.2.7.6
Fetopathia diabetica

Definition: Seltene Erkrankung des Fetus bei schlecht eingestelltem Diabetes mellitus der Mutter.

Pathogenese: Ätiologie siehe S. 1033.
Die Hyperglykämie der Mutter bedingt auch eine Hyperglykämie des Fetus, der seinerseits mit Hyperinsulinämie reagiert. Fetale Hyperinsulinämie und Hyperglykämie führen dann zu vermehrter Glykogensynthese in der Leber sowie akzelerierter Lipogenese und Proteinsynthese.

Morphologie: Es handelt sich um adipös-pastöse „Riesenbabys" (> 4000 g Geburtsgewicht) mit:
- *allgemeiner Gewebeunreife* (gehäuft Atemnotsyndrom),
- *Vermehrung und/oder Vergrößerung der Langerhans-Inseln* in (Makro-/Polynesie) und Hyperplasie der insulinbildenden B-Zellen,
- *diabetogener Erythroblastose* in Form einer extramedullären Blutbildung in Leber, Niere und Pankreas.

6.2.7.7
Morbus haemolyticus neonatorum

Definition: Seltene immunologisch bedingte Hämolyseerkrankung des Fetus wegen Blutgruppenunverträglichkeit zwischen Mutter und Kind.

Pathogenese und Ätiologie siehe S. 515.

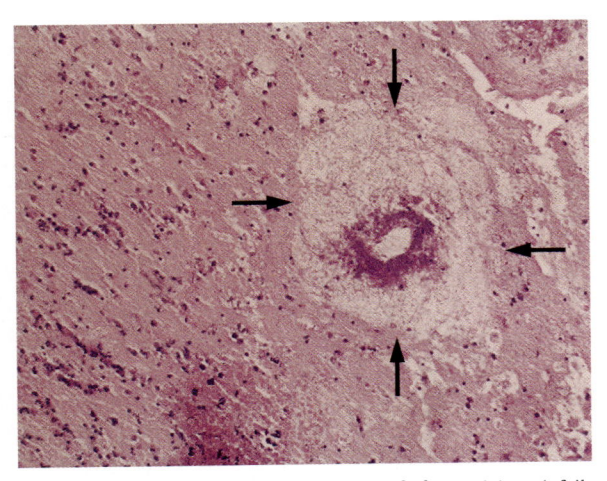

Abb. 6.47 **Konnatale Toxoplasmoseenzephalitis.** Kleiner (pfeilmarkierter) Herd in der Großhirnrinde mit partiell verkalkter Nekrose (HE, Vergr. 1 : 100).

7 Störungen des Zellwachstums

U.-N. Riede, A. Walch, O.D. Wiestler

7.1	**Regeneration** 330	7.2	**Autonomes Wachstum (Tumorpathologie)** 338
7.1.1	**Physiologische Regeneration** 332	7.2.1	**Tumorepidemiologie** 340
7.1.2	**Reparative Regeneration** 332	7.2.2	**Kausale Tumorigenese** 343
	Vollständige Regeneration 332		Onkogene 345
	Unvollständige Regeneration 333		Tumorsuppressorgene 350
7.1.3	**Metaplasie** 336		Suszeptibilitätsgene 352
7.1.4	**Heterotopie** 337		Chemische Tumorigenese 353
			Virale Tumorigenese 356
			Physikalische Tumorigenese 358
			Tumorimmunität 358
		7.2.3	**Formale Tumorigenese** 361
			Tumorentwicklungsstadien 361
			Zellkernveränderungen 362
			Zellveränderungen 364
			Tumorwachstum 365
			Tumordurchblutung 366
			Tumorausbreitung 366
			Metastasierung 367
			Tumorrezidiv 372
			Tumorrückbildung 372
		7.2.4	**Tumorklassifizierung** 372
			Nichtepitheliale Tumoren 373
			Gutartige epitheliale Tumoren 374
			Maligne epitheliale Tumoren 376
			Dysontogenetische Tumoren 380
		7.2.5	**Tumorkomplikationen** 382
			Lokale Komplikationen 382
			Systemische Komplikationen 382
		7.2.6	**Tumordiagnostik** 384

7.1 Regeneration

Aus pathobiologischer Sicht wird hier das Thema „Proliferation – Differenzierung" des vorangegangenen Kapitels über Fehlbildungen moduliert. Es lautet jetzt: „Entdifferenzierung – Proliferation – Differenzierung" und befasst sich mit dem Ersatz von Gewebe, das entweder durch Abnutzung oder Schädigung verloren gegangen ist. Der entsprechende Zellersatz ist die adaptative Antwort des Gewebes darauf und beruht auf dem Zusammenwirken der gleichen Mechanismen, die auch Wachstum und Differenzierung während der Ontogenese steuern. Dies sind die Zellkontaktmechanismen sowie diejenigen Faktoren, als Protoonkogene und (Tumor-)Suppressorgene kodiert, die Wachstum, Zelltod, Proliferation und Differenzierung einer Zelle regulieren. Dies macht deutlich, weshalb unablässig aufeinander folgende Regenerationsschübe in abartige Wachstumsvorgänge ausufern können. Eine solche **Regeneration** kann einen Gewebedefekt entweder vollständig wiederherstellen oder durch Ersatzgewebe decken. Dieser Vorgang lässt sich am Beispiel der Wundheilung verfolgen. Sie stellt gewissermaßen eine „alterative" Entzündung dar, die als exsudative Entzündungsreaktion beginnt und entweder direkt abheilt (Per-primam-Heilung) oder bei größeren Defekten in eine granulierende Entzündungsreaktion übergeht, um schließlich unter Zurücklassung von narbigem Ersatzgewebe abzuheilen (= Per-secundam-Heilung). In etwas abgewandelter Form gilt dieses Wundheilungsprinzip nicht nur für Haut-, sondern auch für Organwunden und Knochenfrakturen.

Bei mehrfach sich wiederholenden Gewebeschäden wird während der Regeneration, quasi als Anpassungsreaktion, die Gewebedifferenzierung modifiziert, so dass das ehemalige Muttergewebe in ein anderweitig differenziertes Gewebe umgewandelt wird. Ein solcher als **Metaplasie** bezeichneter Prozess kann von Stammzellen oder von ausdifferenzierten Zellen eines Gewebes ausgehen. Im Rahmen von Gewebeverletzungen kommt es gelegentlich auch zu Verschleppungen ausgereiften Gewebes an einen anderen Ort, wo es nach erfolgter Abheilung zu tumorähnlichen Läsionen heranwächst. Dies wird als **Heteroplasie** bezeichnet.

Orthologie: Die Massenkonstanz von Organen und Gewebe ist eine der hervorstechendsten Eigenschaften des vielzelligen Organismus. Sie ist die Resultante zwischen Zellneubildung und Zellverlust. Die physiologische Zellneubildung beruht auf dem Vorgang der Zellproliferation und wird durch fördernde und hemmende Faktoren den jeweiligen Anforderungen des Organismus angepasst. Der physiologische Zellverlust hingegen wird durch den programmierten Zelltod (S. 124) gesteuert. Es sind aber nicht alle Zellen des menschlichen Organismus in der Lage, sich auch noch in der postnatalen Periode zu teilen und zu proliferieren. Dementsprechend unterscheidet man die im Folgenden besprochenen Gewebetypen (Abb. 7.1).

Erneuerungsgewebe: Bei diesen Geweben bleibt die Zellteilungsfähigkeit nur in einer Subpopulation erhalten. Die Zellen der teilungsfähigen Subpopulation werden als intermitotische Zellen, die Zellen der nichtteilungsfähigen Subpopulationen als postmitotische Zellen bezeichnet. Dementsprechend wird die Gesamtheit aller Zellen eines bestimmten Wechselgewebes (z. B. hämatopoetisches Gewebe) folgendermaßen untergliedert:
- *Stammzellkompartiment* (z. B. hämatopoetische Progenitorzelle) mit erhaltener Teilungsfähigkeit. Ein Teil der darin enthaltenen Zellen wird durch bestimmte zellzyklusdirigierende Faktoren und in das Proliferationskompartiment und somit von der G_0- in die G_1-Phase übergeführt, der andere Teil der Zellen bleibt dem Stammzellkompartiment in G_0-Phase erhalten.
- *Proliferationskompartiment* (z. B. Proerythroblasten) mit kurzer Generationszeit sowie koordinierter und multifaktoriell kontrollierter Zellvermehrung. Es garantiert den Zellnachschub und geht fließend in das
- *Differenzierungskompartiment* über, in dem eine Differenzierung der Zellen stattfindet (z. B. Hämoglobinsynthese in Erythroblasten);
- *Funktionskompartimente* (z. B. Erythrozyten) aus ausgereiften, teilungsunfähigen (= postmitotischen) Zellen in organ- bzw. gewebetypischer Anordnung stellen den Endzustand dar.

Die Zellen der Erneuerungsgewebe können sich an eine Zellschädigung nur in geringem Umfang adaptieren und gehen leicht zugrunde. Umso höher ist ihre Regenerationsbereitschaft.

Vorkommen: Zu den Erneuerungsgeweben gehören die Zellen des hämatopoetischen Systems, des lymphatischen Systems, die Epithelien der Epidermis, der Schleimhäute (Abb. 7.2) und der Drüsen.

Stabile Gewebe: Sie sind aus potenziell teilungsfähigen Zellen aufgebaut, die auch als reversibel postmitotische Zellen bezeichnet werden. Bei diesen Zellen liegt das Hauptgewicht auf dem Funkti-

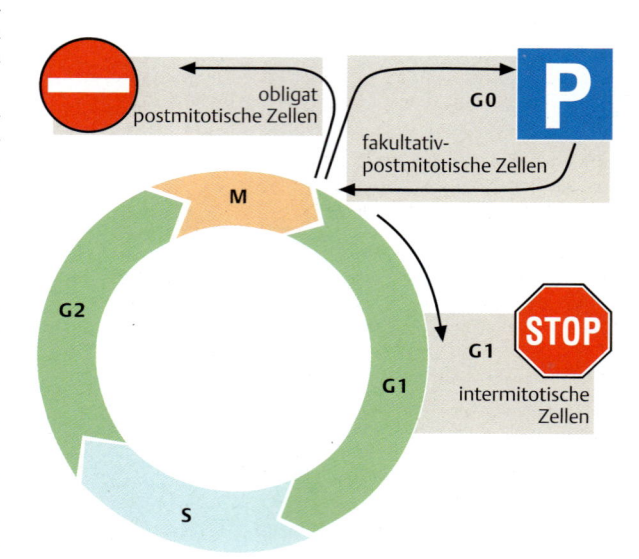

Abb. 7.1 **Zellzyklus:** Zellen der Mauser-, Expansions- und Dauergewebe. Die intermitotischen Zellen machen kurzfristig in der G_1-Phase einen Stopp. Die fakultativ postmitotischen Zellen parken zeitweilig in der G_0-Phase, ehe sie wieder in den Zellzyklus eintreten. Die obligat postmitotischen Zellen hingegen beschreiten entwicklungsmäßig eine Einbahnstraße, aus der sie nie mehr in den Zellzyklus zurückkehren können. (G von Gap, engl. = Lücke)

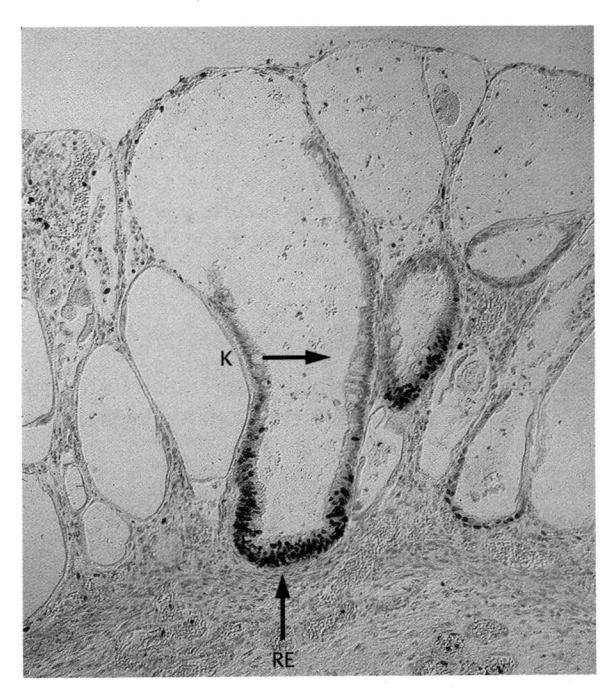

Abb. 7.2 Vollständige Regeneration in einem Erneuerungsgewebe = Mausergewebe: 4 Wochen nach einer Hochdosischemotherapie werden die zystisch ausgeweiteten Dickdarmkrypten (K) von der Basis aus reepithelialisiert (RE). Hier findet sich eine hohe Proliferationsfraktion (IH, MIB-1; Vergr. 1 : 100).

onsstoffwechsel. Die einzelnen Zellen sind langlebig, sie gehen physiologischerweise nur in geringem Ausmaß zugrunde und erneuern sich selten. Auf subletale Zellschädigungen hin können die Zellen stabiler Gewebe mit Hypertrophie und Hyperplasie reagieren. Erfolgt aber ein ausreichender Stimulus zur Zellerneuerung, sind nahezu alle Zellen der stabilen Gewebe zur Zellteilung fähig.

Vorkommen: Zu den stabilen Zellsystemen gehören Hepatozyten, Nierentubulusepithelien, Zellen der exokrinen und endokrinen Drüsen, Zellen der Binde- und Stützgewebe sowie Endothelien und glatte Muskelzellen.

Ruhegewebe: Sie sind aus irreversibel postmitotischen Zellen aufgebaut und bestehen nur aus einem Funktionskompartiment. Die Zellen weisen eine hohe zytoplasmatische und zytoarchitektonische Spezialisierung auf, die eine mitotische Teilung unmöglich machen. Sie sind aber noch zur DNA-Synthese befähigt. Ihre Antwort auf eine funktionelle Mehrbelastung ist somit eine volumetrische Hypertrophie. Ihr Stoffwechsel ist ausschließlich auf Funktion ausgerichtet. Dementsprechend ist ihre Anpassungsfähigkeit gegenüber funktionellen Belastungen groß (s. Herzhypertrophie bei Klappenvitien!), gegenüber subletalen Zellschädigungen (vor allem Ischämie) gering.

Vorkommen: Zu den Ruhegeweben gehören z. B. ZNS-Ganglienzellen, Herz- und Skelettmuskelzellen.

Der Ersatz verloren gegangener Gewebeabschnitte und Zellen eines Organs im Rahmen der Regeneration wird durch ähnliche Mechanismen gesteuert wie die proliferative Gewebevermehrung in der Ontogenese. Im Wesentlichen handelt es sich um das Zusammenspiel von Zell-Zell- und Zell-Matrix-Kontaktmechanismen, Proliferationsstimulatoren und -inhibitoren sowie um Differenzierungsfaktoren.

Zellkontaktmechanismen: Wenn der Verlust an Gewebe durch eine regeneratorische Proliferation wieder wettgemacht werden soll, müssen sich die zur Teilung (wieder) fähigen Zellen vorher aus dem Gewebeverband lösen. Dafür sorgen Streufaktoren (scatter factors), die oft auch proliferationsfördernd wirken. Sowie die schädigungsbedingte Lücke im Zellverband durch die regenerative Proliferation geschlossen ist, so dass die Zellen wieder Kontakt miteinander haben, beenden sie die Vermehrung (= Kontaktinhibition). Diese Zell-Zell- und Zell-Matrix-Interaktionen werden durch bestimmte „Klebeproteine" (adhäsive Glykoproteine) gesteuert. Dazu gehören:

- *Fibronektin:* Es verbindet die Zellmembran über Integrine (s. u.) mit Kollagen und Proteoglykanen der Extrazellulärmatrix und sorgt für die Verankerung, Ausbreitung und Migration der Zellen im Gewebe.
- *Laminin:* Als wichtiger Bestandteil der Basalmembran stellt es über Integrine eine molekulare Verbindung der Zelle mit Komponenten der Extrazellulärmatrix dar.
- *Integrine* (S. 35): Als integrale Membranproteine sind sie ein Verbindungsglied zwischen Extrazellulärmatrix und Zytoskelett und bilden somit eine wichtige Drehscheibe in der Übermittlung von Signalen wie Zug und Druck aus dem Extrazellulärraum via Zytoskelett zum Zellkern.

Proliferationsfaktoren: Hierher gehören je nach Organ und Gewebe neben bestimmten Hormonen (Geschlechtshormonen, Insulin), Vitaminen (A, B_{12}, Folsäure) auch die Protoonkogene und die Wachstumsfaktoren.

- *Wachstumsfaktoren:* Dies sind Peptidhormone, die bei parakriner Sekretion von anderen Zellen als ihren Zielzellen produziert werden. Während der raschen Proliferationsabfolge im Rahmen der Regeneration werden einige Wachstumsfaktoren vorübergehend über eine autokrine Sekretion von den Zielzellen selbst produziert. Wie bei den Proliferationsvorgängen im Rahmen der Embryogenese besprochen, können dabei die Wachstumsfaktoren, die eine Zelle aus ihrem Verband lösen und zum Wachstum stimulieren, andere Zellen in ihrem Wachstum hemmen, dafür aber deren Differenzierung vorantreiben. Die Wachstumsfaktoren stehen in enger Wechselwirkung mit den Protoonkogenen.
- *Protoonkogene:* Diese physiologischerweise vorkommenden Gensequenzen (c-onc) codieren sog. Onkoproteine, welche die Funktion von Transkriptionsfaktoren, Wachstumsfaktoren oder deren Rezeptoren einnehmen. Sie sorgen für eine rasche und effiziente Zellproliferation.

Proliferationsinhibitoren: Sie dämpfen die Wirkung der Wachstumsfaktoren und Protoonkogene. Ein Teil von ihnen sind regelrechte Gegenspieler der Protoonkogene und werden deshalb auch als Antionkogene (Suppressorgene) bezeichnet. Ein anderer Teil besteht aus proliferationsantagonisierenden Wachstums- oder Zellzykluskontrolleuren. Beide Typen der Proliferationsinhibitoren fungieren teilweise als Differenzierungsfaktoren und fördern damit die Ausreifung der Zellen nach der Proliferation, so dass diese wieder ihre ursprüngliche Funktion im zellulären Verbund des betreffenden Organs einnehmen können.

7.1.1
Physiologische Regeneration

Definition: Als physiologische Regeneration (besser: Zellersatz) bezeichnet man den Ersatz von Zellen oder Geweben im Rahmen des normalen „Verschleißes". Eine physiologische Regeneration kann einmalig, zyklisch oder permanent ablaufen.

- *Einmalige physiologische Regeneration:* Darunter versteht man einen einmaligen Ersatz einer Zell- oder Gewebeart in einer ganz bestimmten Entwicklungsphase des Menschen. Ein Beispiel dafür ist der Ersatz des Milchgebisses durch das bleibende endgültige Gebiss.
- *Zyklische physiologische Regeneration:* Die physiologische Regeneration eines Gewebes kann in bestimmten festgelegten Zeitabständen mehrmals auftreten. Dieser Modus der Regeneration trifft z. B. für die hormonell gesteuerte Erneuerung des Endometriums nach der Menstruation während der Fortpflanzungsperiode der Frau zu.
- *Permanente physiologische Regeneration:* In zahlreichen Geweben geht fortwährend Gewebe zugrunde und muss ebenso permanent ersetzt werden (Erneuerungsgewebe). Dies trifft generell auch für Gewebe mit reversibel postmitotischen Zellen zu (stabile Gewebe), ist aber in diesen wegen der langen Lebensdauer der Zellen nicht so auffällig. Nachdem solche Zellen eine bestimmte Zeit lang ihre spezifische Funktion ausgeübt haben, sterben sie ab (s. programmierter Zelltod). Eine permanente physiologische Regeneration findet in folgenden Systemen mit intermitotischen Zellen statt: Epidermis, Gefäßendothel, Platten- und Zylinderepithel der Schleimhäute, hämatopoetisches Zellsystem sowie spermiogenetisches System.

7.1.2
Reparative Regeneration

Allgemeine Definition: Eine reparative Regeneration liegt dann vor, wenn in einem Zellsystem oder Gewebe durch Zellschädigung Defekte entstanden sind, die durch ein Ersatzgewebe wieder gedeckt werden (pathologische Regeneration). Dieser Vorgang kann auf folgenden Wegen ablaufen:

- *Regeneration:* Dabei werden die geschädigten Zellen durch Zellen desselben Typs ersetzt (= vollständige pathologische Regeneration), so dass nach einem Gewebedefekt die normale Histoarchitektur eines Gewebes wiederhergestellt wird.
- *Fibroplasie (Fibrose):* In diesem Falle wird das geschädigte, ursprünglich spezialisierte Gewebe durch einfaches (Kollagen-)Fasergewebe („Füllgewebe") ersetzt, so dass eine Narbe zurückbleibt (= unvollständige pathologische Regeneration).

7.1.2.1
Vollständige Regeneration

Definition: Wiederherstellung der normalen Histoarchitektur nach einem Gewebedefekt durch Regeneration der gewebespezifischen Zellen (Abb. 7.3).

Pathogenese: Eine vollständige Regeneration ist nur möglich, wenn:
- der Defekt ein Erneuerungsgewebe oder ein stabiles Gewebe betroffen hat,
- lediglich die organspezifischen Zellen zugrunde gegangen sind,
- die epitheliale Basalmembran und/oder das perivaskuläre Bindegewebegerüst in Gestalt des „formativen Mikroenvironments" noch erhalten ist.

Modell „Teilhepatektomie": Das bestuntersuchte Modell einer vollständigen Regeneration ist die Leber nach chirurgischer Resektion von 75% der Organmasse. In diesem Fall kommt es nämlich nicht zu einer örtlichen, sondern zu einer systemischen Freisetzung von Wachstumsregulatoren, die gleichermaßen auf Parenchym- und wie auf Stromazellen der Leber einwirken, bis bei erhaltener funktioneller Histoarchitektur die ursprüngliche Lebermasse wiederhergestellt ist. Die Regeneration der Rat-

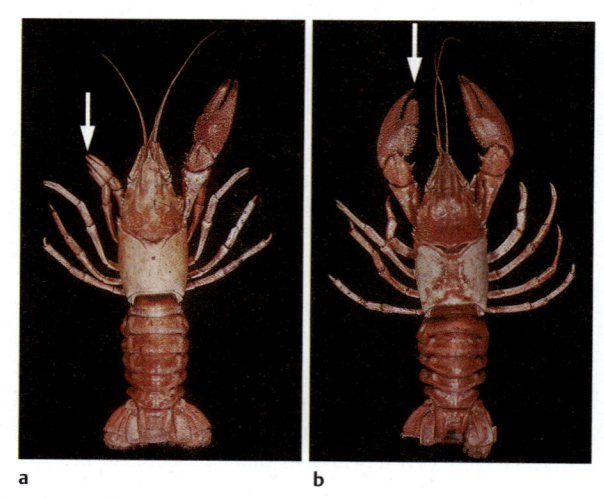

Abb. 7.3 **Vollständige Regeneration** im Extremitätenbereich eines im Aquarium gehaltenen Flusskrebses (Häutungspräparate ein und desselben Tieres):
a Nach Verlust der linken Schere wächst nach 4 Monaten eine neue kleine Schere nach.
b Nach weiteren 6 Monaten ist diese deutlich größer.

7.1 Regeneration

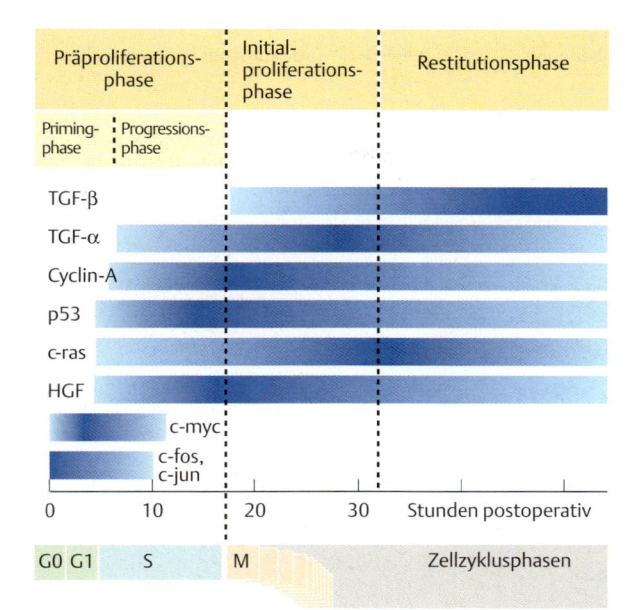

Abb. 7.4. **Vollständige Regeneration:** Leberregeneration nach Teilhepatektomie. Auf dem Zusammenwirken von proliferationsfördernden und -hemmenden Faktoren beruht die vollständige Regeneration dieses parenchymatösen Organs. Die enorme regeneratorische Kapazität der Leber war offenbar bereits den griechischen Ärzten der Antike bekannt und diente als Vorlage der Sage des Prometheus: Dieser wurde nach dem Diebstahl des Feuers für die Menschen von den Göttern an einen Felsen gekettet. Täglich flog ein Adler vorbei und fraß von seiner Leber, die nachts wieder nachwuchs.

tenleber nach Teilhepatektomie läuft in folgenden 3 Phasen ab (Abb. 7.4):

- *Präproliferative Phase:* Sie schließt sich unmittelbar an die Leberteilentfernung an und dauert 16 Stunden. In ihr bereiten sich die Leberparenchymzellen auf die nachfolgende Mitose vor. Dazu werden c-fos und c-jun transkribiert und so der Hauptschalter der Replikationsmaschine eingestellt. Später werden c-myc sowie p53 transkribiert, die unter dem Einfluss von Zyklin A phosphoryliert werden und so als anhaltende Proliferationsstimulatoren wirken. Die Umstellung des hepatozellulären Stoffwechsels von Funktion auf Proliferation äußert sich zum einen darin, dass die Proteinsynthese angekurbelt wird, zum anderen darin, dass einige wichtige metabolische Enzyme (z. B. Glucose-6-Phosphatase) vermindert werden. Um in dieser Phase gegenüber der Einwirkung schädigender Stoffe gewappnet zu sein, exprimieren die Hepatozyten das sog. Multi-Drug-Resistance-Gen. Schließlich geben die Stromazellen den Hepatozytenwachstumsfaktor (HGF) ab, der den Leberparenchymzellen in dieser Phase die Möglichkeit gibt, sich aus dem starren Epithelverband zu lösen. Darauf folgt am Ende der präproliferativen Phase die DNA-Synthese.
- *Phase der Initialproliferation:* Sie dauert weitere 16 Stunden. An dieser ersten Mitosewelle beteiligt sich nahezu synchron etwa ein Drittel aller Hepatozyten.

Dabei verlieren die Zellen einen Teil ihrer Nexus, so dass die Zell-Zell-Kommunikation vorübergehend aufgehoben wird. In dieser Phase spielen die Wachstumsfaktoren der TGF-Familie eine wichtige Rolle. Der TGF-α, zu Beginn der Initialproliferation autokrin sezerniert, heizt durch Bindung an den EGF-Rezeptor die Hepatozytenproliferation an, was durch die Expression von c-ras unterstützt wird.
- *Restitutionsphase:* Nach Ablauf der ersten Mitosewelle beruhigt sich die Teilungsaktivität der Hepatozyten noch lange nicht. Im 24-Stunden-Rhythmus treten immer wieder Mitosewellen auf, die allerdings gegenüber der initialen Welle niedriger sind. TGF-α steuert die Bildung der extrazellulären Matrix, so dass sich durch die nun einsetzende Proliferation der Stromazellen, der Kupffer-Zellen und der Sinusendothelien eine funktionstüchtige Histoarchitektur der Leber ergibt.

7.1.2.2
Unvollständige Regeneration

Definition: Heilung von Defekten in Ruhegeweben durch narbiges Ersatzgewebe.

Pathogenese: Dieser Vorgang trifft für Wunden, umfangreichere Nekrosen und entzündliche Gewebezerstörungen zu und vollzieht sich nach dem Prinzip der Wundheilung.

Wundheilung

Definition: Regenerative Vorgänge zur Beseitigung einer mit Substanzverlust einhergehenden Zertrennung von Geweben.

Pathogenese: Im Prinzip läuft jede Wundheilung nach dem in Abb. 7.5 skizzierten Prinzip ab, ist aber je nach Gewebe geringen Modifikationen unterworfen. Im Folgenden wird die Heilung von Hautwunden und Knochenfrakturen beschrieben.

Hautwundheilung

Sie ist abhängig von Form und Entstehungsweise der Wunde. Aus klinischen Gründen unterscheidet man folgende Formen:
- *Primäre Wundheilung* (Heilung per primam intentionem): Eine primäre Wundheilung findet immer dann statt, wenn glatte Wundränder eng aneinander gelegt sind. Dies trifft vor allem auf die chirurgisch mit Adaptationsnähten versorgten Wunden zu. Alle Phasen der Wundheilung verlaufen in diesem Fall relativ schnell, weil nur eine geringe Gewebereparatur notwendig ist.
- *Wundheilung unter dem Schorf:* Diese Art der Wundheilung tritt bei kleineren Hautdefekten auf. Die Wunde wird zunächst durch den fibrinreichen Schorf abgedeckt. Nach Reepithelialisierung des ehemaligen Wundbezirks löst sich der Schorf wieder ab.

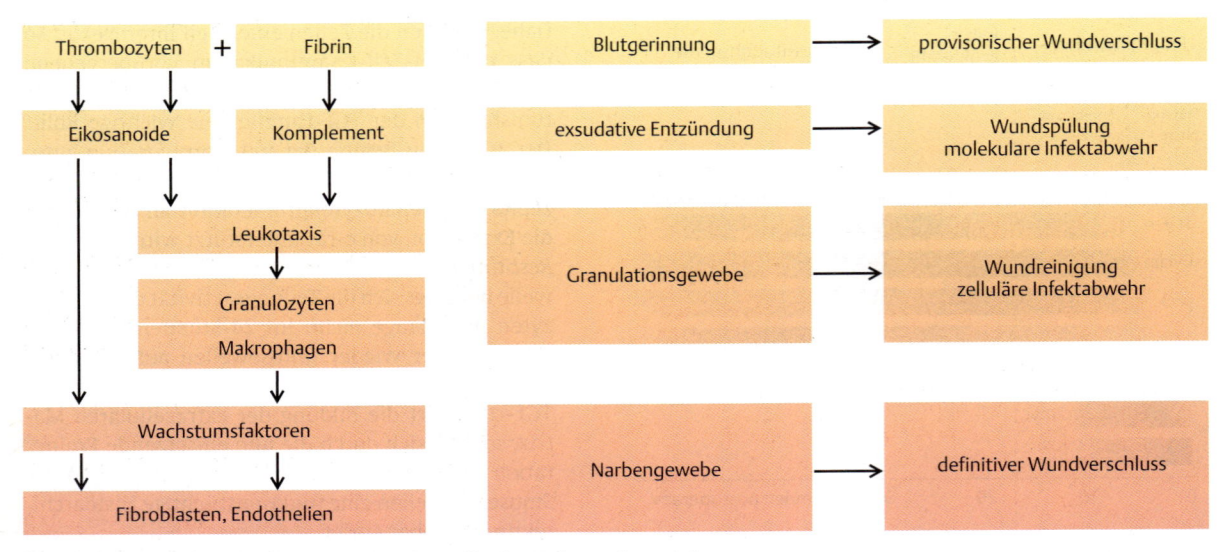

Abb. 7.5 Wundheilungsprinzip mit ineinandergreifenden Heilungsphasen.

- *Sekundäre Wundheilung* (Heilung per secundam intentionem): Diese Form der Wundheilung findet man in Fällen, bei denen die Wundränder weit voneinander entfernt sind und zwischen ihnen ein Gewebedefekt besteht.

All diesen Hautwunden liegt der gleiche pathobiologische, phasenweise ablaufende Heilungsvorgang zugrunde (Abb. 7.5). Er wird nachstehend besprochen.

Exsudative Phase: Zunächst füllt sich die frische Wunde mit Wundsekret aus Blut und Lymphe. Das Fibrinogen darin gerinnt im thrombokinasereichen Milieu der Wunde zu einem festen Gel, dem Wundschorf. Die Traumatisierung der Wundumgebung löst in der Haut eine alterative Entzündung (alterare, lat. schädigen) aus. Sie wird durch lokal abgesonderte Entzündungsmediatoren in Gang gebracht. Dadurch wird der Blutstrom in den nicht verletzten Gefäßen der Wundränder verlangsamt und das betroffene Gebiet hyperämisch (Wundrandödem). Nun wird ein seröses Exsudat mit Immunglobulinen ins Wundbett abgegeben (molekulare Infektabwehr).

Resorptive Phase: Nach einem Intervall von 6 Stunden wandern unter dem Einfluss des aktivierten Komplementsystems neutrophile Granulozyten ins Wundgebiet ein. Ihre Aufgabe besteht in der Phagozytose und Abtötung von Erregern (zelluläre Infektabwehr). Nach Ablauf von 12 Stunden wandern auch Lymphozyten und Makrophagen ein. Letztere können im Gegensatz zu den Granulozyten (Mikrophagen) nicht nur Bakterien phagozytieren, sondern auch Gewebe- und Fibrinreste sowie ganze Zellen (Trümmerphagen).

Proliferative Phase: Am Ende der Entzündungsphase (ca. 3. Tag) tritt die Bildung eines Granulationsgewebes in den Vordergrund. Die im Wundgebiet aktivierten Makrophagen, Bindegewebezellen und Thrombozyten geben Wachstumsfaktoren wie bFGF, TGF-β und PDGF ab, welche die zirkulierenden mesenchymalen Stammzellen zum Einwandern ins Wundgebiet bringen und sie zur Umwandlung in Fibroblasten und zur Proliferation veranlassen. Sie produzieren auch Wachstumsfaktoren für die Gefäßneubildung wie VEGF und Angiogenin, so dass Endothelien aus benachbarten Kapillaren aussprossen, sich vermehren und Gefäßlichtungen bilden. Dadurch entstehen Kapillarschlingen, die sich zunehmend verzweigen und schließlich wieder ein Netzwerk bilden.

Reparative Phase: Damit erhält der ehemalige Gewebedefekt die nötige mechanische Stabilität. Durch Vermittlung von Wachstumsfaktoren wie TGF-β wird kollagenfaserreiche Extrazellulärmatrix gebildet. Gleichzeitig wird durch das Zusammenspiel von Matrixmetalloproteasen und deren Inhibitoren (TIMP = tissue inhibitor of metalloproteinase) das Gewebe entsprechend den aktuellen Anforderungen gewissermaßen neu modelliert (tissue remodeling).

Neben der reparativen Bildung des Bindegewebes ist aber auch die reparative Epithelialisierung des Defekts von Bedeutung. Sie beginnt in der Epidermis mit der epithelialen Migrationsphase:

- *Epitheliale Migrationsphase:* Etwa 3 Tage nach der Verletzung lockern sich unter dem Einfluss von PDGF und sog. Zerstreuungsfaktoren aus Fibroblasten (= scatter factor) die desmosomalen Zellverbindungen im Bereich der basalen Epidermisschicht (Stratum germinativum). Dadurch wandern die Epidermiszellen amöboid entlang der Wundränder aus und proliferieren unter dem Einfluss von Wachstumsfaktoren wie EGF so lange, bis der entstandene Defekt in Dermis und Subkutis verschlossen ist.
- *Epitheliale Rückbildungsphase:* Sobald das ehemalige Wundgebiet reepithelialisiert ist, hört die epitheliale Zellproliferation infolge Kontaktinhibition auf und die „eingewanderten" Epidermiszellen ordnen sich

wieder epidermistypisch an. Die anfänglich hypertrophe Epidermis im ehemaligen Wundbett bildet sich zur normalen Schichtdicke und Zellanordnung zurück.

Narbenphase: Das Ergebnis einer geheilten Hautwunde ist die Narbe. Bei der primären Wundheilung entsteht eine strichförmige, kosmetisch unauffällige Narbe. Bei sekundär geheilten Wunden entstehen breite Narben, die durch Schrumpfungsprozesse auch zu Funktionseinschränkungen führen können.

✚ Komplikationen: Der Ablauf der Hautwundenheilung kann durch verschiedene Faktoren wie Alterung, Diabetes mellitus, Hyperkortizismus, Störungen von Ernährung, Durchblutung oder Blutgerinnung sowie durch Zytostatikatherapie erheblich beeinträchtigt werden, was folgende Komplikationen mit sich bringen kann:
1. *Wundruptur, Wunddeshiszenz, Nahtruptur:* Aufgehen einer Wunde, die vorher chirurgisch verschlossen worden war.
2. *Wundinfektion:* Sie wird durch eingebrachte Fremdkörper (Nahtmaterial), Durchblutungsstörung in der Umgebung, zu festes Knoten des Nahtmaterials, Nekrose und Superinfektion gefördert.
3. *Serom:* Bleibt im Wundbereich ein größerer Hohlraum bestehen, so füllt er sich mit Blut, Serum und Lymphe. Darin bleibt nach dem Blutzerfall gelblich-braune Flüssigkeit zurück, und er wird durch Bindegewebezellen zystenartig abgegrenzt.
4. *Traumatische Epidermiszysten:* In die Tiefe der Wunde verschleppte vitale Epidermiszellen, die zu Zysten weiterwachsen.
5. *Granulom:* Um nicht resorbierbare Fremdkörper wie Nahtfäden und nekrotisches Fettgewebe bilden sich Fremdkörper-/Lipophagengranulome.
6. *Caro luxurians* (wildes Fleisch): Eine gelegentlich überschießende Granulationsgewebebildung stört den Heilungsablauf. Sie findet sich vor allem im Bereich der Gingiva als Epulis granulomatosa und in der Haut als Granuloma teleangiectaticum (pyogenicum).
7. *Keloid:* Im Gegensatz zu Schwarzen bei Weißen eher seltene überschießende Narbenbildung, die sich über das Niveau der angrenzenden Haut wölbt. Beschränkt sich der Prozess auf das Wundgebiet, so handelt es sich um eine hypertrophe Narbe. Dehnt sich die überschießende Narbenbildung über den Wundbereich hinaus, so bezeichnet man dies als Keloid. Es scheint sich dabei um lokale Störungen der Bindegewebebildung zu handeln, bei denen sich die Myofibroblasten nicht zu Fibrozyten differenzieren und länger proliferieren; dazu kommt noch eine Vernetzungsstörung der Kollagenfasern. Die Epidermis ist über dem Keloid meist atrophisch und daher leicht verletzbar. Dies ist vermutlich auch der Grund dafür, dass im Bereich der Keloide Plattenepithelkarzinome entstehen können.
8. *Chronische Wunden:* Sie sind Folge von im Wundgebiet belassenen Gewebesequestern, vorbestehender Vernarbung des Wundgebietes, Tuberkuloseinfektionen, Bestrahlung, Fehlbildungen und Nervenschädigungen. Mitunter gehen von chronischen Wunden bösartige Tumoren aus.

Knochenfrakturheilung

Definition: Vollständige oder unvollständige Kontinuitätstrennung des Knochengewebes. Die Heilung einer derartigen „Knochenwunde" verläuft wie bei der Hautwunde je nach Adaptation der Wundränder entweder per primam oder secundam intentionem.

Primäre Frakturheilung: Man unterscheidet die beiden folgenden Formen:
- *Kontaktheilung:* Liegen die beiden Frakturenden so eng zusammen, dass sie sich gegenseitig berühren, bohren sich die bereits vorhandenen Osteone wie Holzwürmer senkrecht zum Frakturspalt von einem Frakturende zum anderen. Sie enthalten an der „Bohrerspitze" Osteoklasten. Diesen folgt ein gefäßreiches Mesenchym mit Osteoblasten nach, die den Resorptionskanal besetzen und mit Osteoid austapezieren. Ein solches neues Osteon bohrt sich pro Tag 50–80 μm durch das Knochengewebe hindurch (Abb. 7.**6 a**).
- *Spaltheilung:* Liegen die Frakturenden weniger als 1 mm auseinander, so wächst durch Vermittlung von Wachstumsfaktoren wie PDGF, TGF-β, FGF sowie Interleukinen aus aktivierten Thrombozyten und Entzündungszellen vom Periost und Markraum her ein kapillarreiches Mesenchym in den engen Frakturspalt ein. Dabei wird innerhalb 1 Woche parallel zum

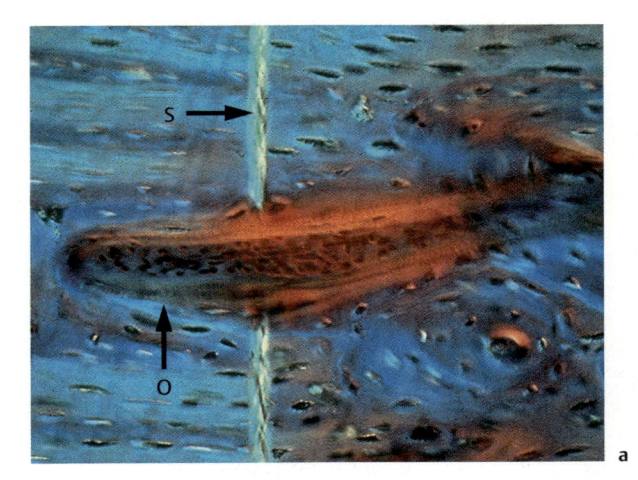

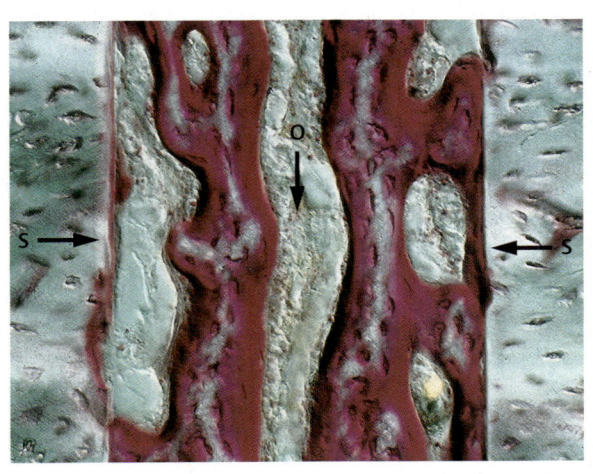

Abb. 7.**6 Primäre Frakturheilung** (Fluoreszenzmarkierung mit Alizarinrot, Vergr. 1:50):
a Kontaktheilung mit Durchwachsen des Fragmentkontaktes (S) durch neue Osteone (O);
b Spaltheilung mit in den Frakturspalt (S) interponierten Osteonen (O).

Frakturspalt lamelläres Knochengewebe gebildet, das 3 Wochen später durch quer zum Frakturspalt verlaufende Osteone ersetzt wird (Abb. 7.6 b).

Sekundäre Frakturheilung: Besteht zwischen den Frakturenden ein Spalt, der mehrere Millimeter beträgt, kommt es zu einer sekundären Frakturheilung mit Ausbildung eines Frakturkallus.

- *Frakturhämatom:* Unmittelbar nach der Knochenfraktur entsteht in solchen Fällen zwischen den beiden Frakturenden ein Frakturhämatom. Bereits 2 Tage später beginnt unter dem Einfluss der oben erwähnten Wachstumsfaktoren die proliferative zelluläre Reaktion, die zur Reparatur des Defektes führt.
- *Bindegewebiger Kallus:* Aus dem umgebenden Weichteil- und Knochengewebe sprosst ein kapillarreiches Mesenchym in das Frakturhämatom ein. Kurz danach proliferieren die ortsständigen Fibroblasten in der Frakturumgebung und bilden eine faserreiche Grundsubstanz, bis der Frakturspalt aufgefüllt ist.
- *Knöcherner Kallus:* Aus diesem stark vaskularisierten jungen Bindegewebe bildet sich nun Faserknochen. Dabei wandeln sich unter dem Einfluss von Wachstumsfaktoren (zirkulierende) pluripotente Mesenchymzellen (Osteoprogenitorzellen) zu Osteoblasten um und produzieren Osteoid. Diese Knochengrundsubstanz verkalkt, so dass ein vorläufiger knöcherner Kallus entsteht. Durch die mechanische Beanspruchung wird der Kallus in lamellären Knochen umgewandelt. Sind die beiden ehemaligen Frakturenden durch lamelläres Knochengewebe verbunden, so ist ein definitiver knöcherner Kallus entstanden, der im Rahmen des fortwährenden Knochenumbaus bald nicht mehr vom normalen Knochengewebe zu unterscheiden ist.

+ Komplikationen: Bei der Frakturheilung treten ähnliche Komplikationen auf wie bei der Heilung von Hautwunden: Infektion (Osteomyelitis), Dehiszenz (Pseudarthrose) und überschießende Narbenbildung (Callus luxurians):
1. *Posttraumatische Osteomyelitis:* Wird das Frakturhämatom durch Bakterien besiedelt, so entsteht eine Entzündung des Knochenmarks mit Übergriff auf das Knochengewebe und das Periost in Form einer Osteomyelitis. Die häufigsten Erreger einer solchen posttraumatischen Osteomyelitis sind Staphylokokken, aber auch andere grampositive und gramnegative Erreger.
2. *Pseudarthrose:* Werden die Fragmentenden während des Heilungsprozesses nicht ruhiggestellt, so dass der bindegewebige Kallus nicht nur Druck-, sondern auch Scherkräften ausgesetzt ist, so wird dieser nicht durch knöchernen Kallus ersetzt. Dadurch bleiben die Frakturenden gegeneinander beweglich. Dies ist die pathologisch-anatomische Definition einer Pseudarthrose. Der Traumatologe bezeichnet jede Fraktur, die innerhalb von 8 Monaten nicht abgeheilt ist, als Pseudarthrose, gleichgültig, ob ein bindegewebiger Kallus vorhanden ist oder nicht.
3. *Callus luxurians:* In einzelnen Fällen, vor allem bei Fistelungen nach Osteomyelitiden, bleibt der Abbau des periostalen Kallus aus. Er kann sich sogar noch weiter vergrößern, was als überschießende Kallusbildung (Callus luxurians) bezeichnet wird.

7.1.3

Metaplasie

Definition: Umwandlung von ausdifferenziertem Gewebe eines bestimmten Typs in ein ausdifferenziertes Gewebe eines anderen Typs.

Pathogenese: Wird ein Wechselgewebe einer chronischen Schädigung ausgesetzt, so wandeln sich in ihm pluripotente Stammzellen (Reservezellen) zu physikalisch-chemisch resistenteren Zellen um. Die regenerierenden Zellen büßen einen Teil ihrer ursprünglichen Funktion ein, so dass keine Defektheilung, sondern ein Defektzustand resultiert. Mehrheitlich sind einer Metaplasie insofern Grenzen gesetzt, als sich Epithel nicht in Bindegewebe umwandelt und umgekehrt. Es gibt aber Ausnahmen von dieser Regel. Dies gilt vor allem für maligne Tumoren. Die verschiedenen Metaplasiearten werden nach dem erreichten Endgewebe benannt (Abb. 7.7).

Epitheliale Metaplasien

Diese Metaplasieformen sind reversibel. Sie stellen gewissermaßen eine Anpassungsreaktion an einen chronischen Entzündungsreiz dar. Man unterscheidet folgende Formen:

Plattenepithelmetaplasie:
- *Respiratorisches Flimmerepithel:* Bei einer chronischen Sinusitis-Bronchitis vermehren sich als Antwort auf die lang dauernde Entzündung die Becherzellen. Mit dieser Becherzellhyperplasie (frühere Bezeichnung: Becherzellmetaplasie) wird die Epitheloberfläche durch eine verstärkte Schleimschicht geschützt. Reicht dies nicht aus, so wandeln sich die Flimmerepithelien in ein Plattenepithel um. Bleibt der Entzündungsreiz bestehen, kann sich zunächst eine Verhornung und später eine Zelldysplasie hinzugesellen.
- *Mehrreihiges Zylinderepithel:* Bei chronischer Zervizitis oder Cholezystitis wandelt sich das mehrreihige Zylinderepithel in ein mehrschichtiges Plattenepithel um.
- *Glanduläres Zylinderepithel:* In der Prostata kann sowohl entzündlich als auch hormonell (bei verstärkter Östrogeneinwirkung) eine Plattenepithelmetaplasie der glandulären Zylinderepithelien entstehen. Ein ungehemmter Östrogenstimulus kann auch im Endometrium bei übermäßiger Endometriumproliferation, glandulär-zystischer Hyperplasie und adenomatöser Hyperplasie zu herdförmigen Plattenepithelmetaplasien führen. Im senil atrophischen Endometrium kommen isolierte Plattenepithelmetaplasien des Oberflächenepithels als Folge eines chronischen Entzündungsreizes oder eines ungewöhnlichen Östrogenstimulus in Form der Ichthyosis uteri vor.

- *Urothel:* Bei der chronischen Urozystitis, vor allem bei Urolithiasis (oder Schistosomiasis), wandelt sich das Übergangsepithel in ein mehrschichtiges, gelegentlich auch verhornendes Plattenepithel um (Xerosis vesicae).

Intestinale Metaplasie: Bei chronischer Gastritis kann die Magenschleimhaut ultrastrukturell, histologisch und funktionell Dünndarmcharakteristika annehmen: Das Oberflächenepithel erhält einen Bürstensaum (Mikrovilli) und somit resorptive Eigenschaften. Gleichzeitig treten Becherzellen und Paneth-Körnerzellen auf. Bleibt der Entzündungsreiz bestehen, so können sich daraus Dysplasien und Karzinome entwickeln (s. u.).

Urothelmetaplasie: Sie wird z. B. in urethranahen Prostatadrüsen beobachtet. Dabei wandelt sich das zweireihige Zylinderepithel der Prostatadrüsen in ein mehrschichtiges Urothel um.

Mesenchymale Metaplasien

Die Elemente des Binde- und Stützgewebes unterliegen bei funktioneller Beanspruchung einer mesenchymalen Transformation. Dabei wandelt sich ein mesenchymales Gewebe unter der Einwirkung von Kompressionskräften in Hyalinknorpel um, während Dehnungskräfte eine Umwandlung zu Sehnengewebe mit sich bringen. Pfropft sich in beiden Fällen noch eine elastische Verformung auf, so kommt es zur chondralen oder zur desmalen Verknöcherung. Am häufigsten begegnet man den metaplastischen Knochenbildungen. Sie sind bei chronischer Muskelquetschung, bei Myositis ossificans, bei der Mediaverkalkung der Arterien oder der Spondylarthritis ankylopoetica zu beobachten.

7.1.4
Heterotopie

Definition: Darunter versteht man das Auftreten nichtneoplastischen Gewebes mit regelrechtem Aufbau an einem Ort, wo es normalerweise im Organismus nicht vorkommt.

Pathogenese: Eine Heterotopie ist nicht reversibel. Sie beruht entweder auf einer Gewebeversprengung oder einer Gewebeverschleppung.
- *Gewebeversprengung:* Sie ist Folge einer frühontogenetischen Verlagerung von Zellen oder Geweben an einen falschen Ort (Choristie). So findet man a) Pankreasgewebe in der Magenschleimhaut oder in Meckel-Divertikeln, b) Magenschleimhaut im Ösophagus oder in Meckel-Divertikeln, c) Nebennierenrindengewebe in Nierengewebe oder d) ZNS-Gewebe in der Nasenschleimhaut beim sog. nasalen Gliom.
- *Gewebeverschleppung* (Migration): Sie sind traumatisch oder chirurgisch bedingt. Dazu folgende Beispiele:

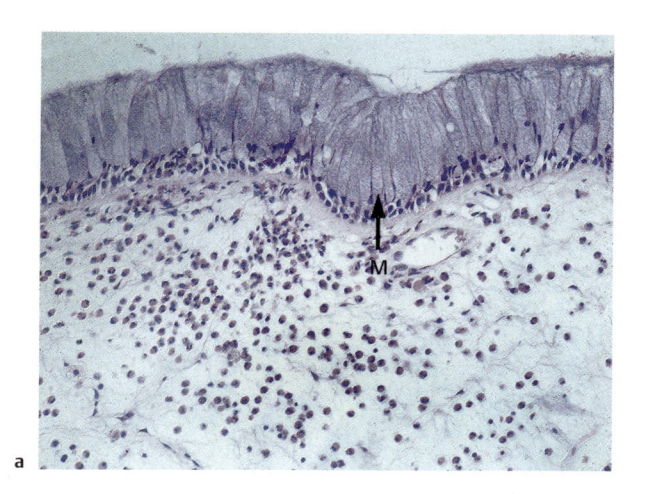

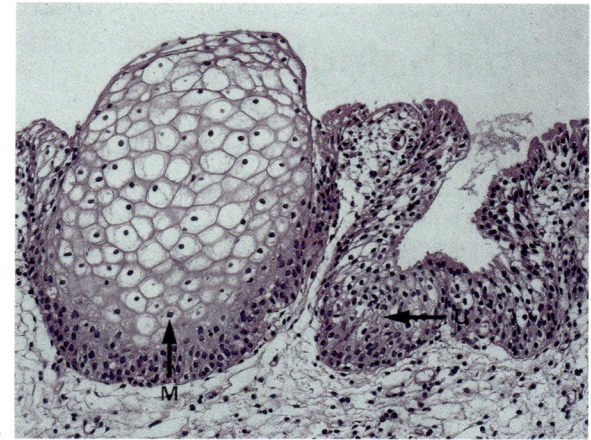

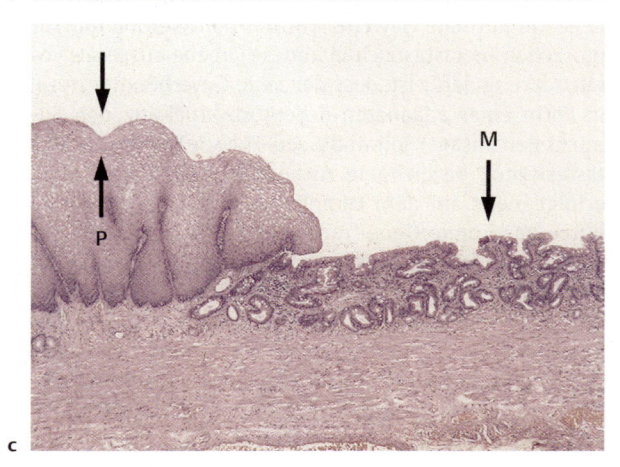

Abb. 7.7 Metaplasie:
a Becherzellmetaplasie (M) des respiratorischen Flimmerepithels (HE, Vergr. 1 : 100);
b Plattenepithelmetaplasie (M) des Harnblasenurothels (U) (HE, Vergr. 1 : 100);
c intestinale Metaplasie (M) mit Becherzellen des enteralen Epithels in einer plattenepithelialen Schleimhaut (P) des distalen Ösophagus in Form einer „Barrett-Mukosa" (HE, Vergr. 1 : 50).

- *Cholesteatom:* Dies ist die wichtigste irreversible Komplikation der chronischen Otitis media. Hierbei dringt das mehrschichtige Plattenepithel des äußeren Gehörganges durch eine traumatische oder entzündlich bedingte Trommelfellläsion ins Mittelohr ein und bildet dort eine Zyste. Im Rahmen der Verhornung entstehen Hornschuppen, die sich in der Zyste ansammeln und zu cholesterinhaltigem Zelldetritus zerfallen. Dadurch wird eine Entzündungsreaktion in der Umgebung ausgelöst, die zusammen mit dem Binnendruck der Zyste eine Druckatrophie der Umgebung zur Folge hat.
- *Endometriose:* Dies ist eine Verlagerung von Endometriumdrüsen samt umgebendem zytogenem Stroma in Myometrium, Ovar oder Peritoneum, die nach einer abdominalen Uterusexstirpation oder Kaiserschnitt auch in der Bauchwandnarbe angetroffen werden kann.
- *Traumatische Epidermiszyste* nach Verschleppung von Epidermis in die Subkutis (Palmoplantarregion!).

7.2 Autonomes Wachstum (Tumorpathologie)

Jährlich erkranken in der männlichen Bevölkerung etwa 270 Patienten pro 100 000 Einwohner an einem bösartigen Tumor (Krebs), bei den Frauen sind es 200. Der Entstehung von Tumoren liegen Veränderungen im Genom von Zellen zugrunde. Die meisten Tumoren entstehen durch Teilung aus einer Mutterzelle, bei der Protoonkogene, oft auch Entwicklungskontrollgene aktiviert und Tumorsuppressorgene und Differenzierungsgene inaktiviert werden, insgesamt wird das Genom destabilisiert. Dies erklärt, warum zum einen die Differenzierung und die daraus resultierenden Gewebemuster und zum anderen die Proliferation und das damit verbundene Gewebewachstum die Gesetze der Norm durchbrechen. Störungen der Entwicklung und der Regeneration sowie die Tumorentstehung gehen folglich auf das gleiche pathobiologische Thema „Proliferation – Differenzierung" zurück; sie sind verwandte Prozesse mit gelegentlich unscharfen Grenzen.

Tumoren können experimentell durch chemische und physikalische Noxen sowie durch bestimmte Viren ausgelöst werden. Allen diesen Faktoren ist letztlich eine Wechselwirkung mit der DNA gemeinsam. Auch bei der Entstehung menschlicher Tumoren spielen kanzerogene Noxen eine wichtige Rolle. Ihre Wirkung wird durch die individuell unterschiedliche Bereitschaft zur Tumorentstehung begünstigt.

Präkanzerosen: Jeder Tumor beginnt zunächst als umschriebene Läsion, deren Vorstufen histologisch in Form von Präkanzerosen erkannt werden können. Bei der weiteren Tumorprogression verlieren einzelne Tumorzellen – und damit ihre Nachkommen – Differenzierungsmerkmale, so dass bei ihnen die Zell-Zell-Kommunikation abbricht und kein Grund mehr vorhanden ist, weiterhin im Zellverband zu bleiben. Dadurch verwildert der Zell-„Staat".

Metastasierung: Die Tumorzellen schießen schließlich wie Unkraut auf und ersticken teilweise sich und das umliegende normale Gewebe. Mit der Zeit werden die Tumorzellen metastastisch in andere Organe ausgesät. Voraussetzung dafür ist, dass der neue Gewebeuntergrund in Form einer adäquaten Rezeptorbestückung den Tumorzellen zusagt (Soil-and-Seed-Theorie). Diese als Metastasierung bezeichnete Absiedlung von Tumorzellen erfolgt meist auf dem Lymph- oder Blutweg und wird durch bestimmte Gene (Antimetastasierungsgene) kontrolliert. Sie trägt zum Fortschreiten der Tumorkrankheit bei. Je nachdem, wie gut bei einer Tumorzelle die Differenzierung noch abläuft, bildet sie Struktur- und Funktionsmerkmale der Ursprungszelle, was eine histogenetisch begründete Klassifizierung der Tumoren erlaubt. Gelegentlich produziert ihre Proteinmaschine aber auch Moleküle, die dafür verantwortlich sind, dass ungewöhnliche Krankheitssymptome auftreten und damit die klinischen Konturen einer Tumorkrankheit in Form von *paraneoplastischen Syndromen* ausweiten.

Allgemeine Definitionen der Tumorentwicklung und Tumorkrankheit:
- *Tumor im weiteren Sinne:* umschriebene Volumenzunahme eines Gewebes, gleichgültig, wie sie zustande gekommen ist.
- *Tumor im engeren Sinne:* abnorme Gewebemasse, die auf eine autonome, progressive und überschießende Proliferation körpereigener Zellen zurückgeht (Ausnahme: postpartales Chorionkarzinom), sich weder strukturell noch funktionell in das Normalgewebe eingliedert und auch dann noch weiterwächst, wenn der auslösende Reiz nicht mehr wirksam ist.
- *Tumorkrankheit:* Diese beschränkt sich nicht auf die Existenz eines Tumors, sondern berücksichtigt auch

die spätere Entwicklung von Tochtergeschwülsten sowie von lokalen und systemischen Begleiterkrankungen.

Die Begriffe Tumor, Geschwulst, Neoplasie (= Neubildung) können synonym verwendet werden, sagen allerdings nichts über das biologische Verhalten (Dignität) eines Tumors aus, das sich am besten aus dem klinischen Verlauf beurteilen lässt. Diesbezüglich unterscheidet man gutartige und bösartige Tumoren:

- *Gutartige (benigne) Tumoren:* lokalisierte und umschriebene Geschwülste, die sich nicht in andere Körperregionen absiedeln, nach kompletter chirurgischer Entfernung nicht noch einmal auftreten und unbehandelt nicht zum Tode des Patienten führen (Abb. 7.**8 a**).
Ausnahme: Der Tumor liegt anatomisch so ungünstig, dass er lebenswichtige Strukturen förmlich „an die Wand drückt" (z. B. benigner Hypophysentumor mit Druckatrophie der Restdrüse) oder durch exzessive Hormonproduktion den Funktionsstoffwechsel aus dem Gleichgewicht bringt (z. B. Inselzelladenom mit Hyperinsulinismus).
- *Bösartige (maligne) Tumoren:* unter dem Begriff „Krebs" (engl. cancer) zusammengefasste Geschwülste, die in der Regel unbehandelt durch invasives Wachstum und Ausbreitung im Körper zum Tode des Patienten führen und die trotz chirurgischer Entfernung wieder nachwachsen (Abb. 7.**8 b**). Aus molekularbiologischer Sicht handelt es sich bei den Krebsen um genetisch bedingte Krankheiten, die primär auf Mutationen beruhen, durch die Onkogene und/oder Regulatorproteine inadäquat aktiviert und/oder Tumorsuppressorgene oder deren Produkte inaktiviert werden.

Die Kenntnisse über das biologische Verhalten der einzelnen Tumoren basieren in erster Linie auf der klinischen Erfahrung, wobei bestimmte histologische und zytologische Tumortypen eine gleichartige Dignität aufweisen. Die pathohistologische Diagnostik ist bestrebt, die einzelnen Geschwülste nach demjenigen Gewebe zu benennen, aus dem sie hervorgegangen sind bzw. mit dem sie die größten strukturellen und funktionellen Gemeinsamkeiten haben. Weiterhin hat sie die Aufgabe, die Dignität eines Tumors festzulegen (Tumorgraduierung).

- *Semimaligne Tumoren:* Diese Geschwülste verhalten sich zwar am Ort ihrer Entstehung wie bösartige Tumoren, indem sie destruktiv in die Umgebung einwachsen, metastasieren aber selten oder gar nicht.

Kategorien maligner Tumoren: Je nachdem, ob ein maligner Tumor sich vom Epithel oder vom Binde- und Stützgewebe herleitet, unterscheidet man:

- *Karzinome* (gr. karkinos = Krebs). Damit werden maligne epitheliale Geschwülste bezeichnet.
- *Sarkome* (gr. sarx, sarkos = Fleisch). Dies ist die Bezeichnung für maligne mesenchymale bzw. bindegewebige Geschwülste (S. 373).
- *Mischtumoren:* Sie sind aus epithelialen und mesenchymalen Anteilen aufgebaut.
- *Teratome:* Derartige Tumoren enthalten in einem ungeordneten Nebeneinander Differenzierungsprodukte aller 3 Keimblätter und gehen von pluripotenten Zellen aus. Sie sind das Resultat von „Unfällen" in der Entwicklung.
- *Blastome:* Damit werden entdifferenzierte Geschwülste bezeichnet, die frühe Organanlagen (Blasteme) nachahmen.

Merkmale gutartiger Tumoren: Gutartige Geschwülste sind dadurch gekennzeichnet, dass sie langsam, verdrängend und expansiv wachsen und so das benachbarte Gewebe allmählich komprimieren; ein Prozess, der bis zur Druckatrophie führen kann. Ferner bilden die gutartigen Tumoren meist bindegewebige Kapseln oder verdichten das ortsständige Stroma in der Tumorumgebung zu einer Pseudokapsel (vgl. Abb. 7.**8 a**), aus der sich der Tumor chirurgisch oft herausschälen lässt. Dementsprechend sind die gutartigen Geschwülste über längere Zeit klinisch stumm. Histologisch bestehen die gutartigen Tumoren aus einem abgekapselten ausgereiften Gewebe, das sich manchmal kaum vom Muttergewebe unterscheiden lässt (Tab. 7.**1**).

Merkmale bösartiger Tumoren: Bösartige Tumoren wachsen in charakteristischer Weise schnell, dringen aggressiv in die unmittelbare Tumorumgebung ein (Infiltration) und zerstören deren histologische Ordnung (Destruktion), aber auch die makroskopische Architektur (vgl. Abb. 7.**8 b**). Dementsprechend ist ein bösartiger Tumor nicht oder nur unvollständig abgekapselt. Ferner neigen maligne Tumoren dazu, sich entlang bestimmter

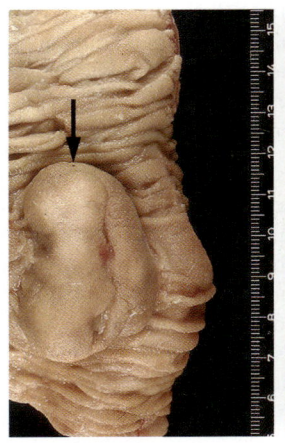

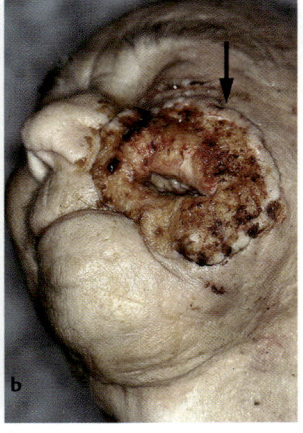

Abb. 7.**8 Dignitätszeichen von Tumoren:**
a Gutartiger Tumor (Pfeil): umschrieben, abgekapselt (Stromatumor des Dünndarms);
b bösartiger Tumor (Pfeil): diffus-aggressiv, destruktiv (Nasennebenhöhlenkarzinom).

Tabelle 7.1 Pathologisch-anatomische Unterschiede zwischen gutartigen und bösartigen Tumoren

	Gutartiger Tumor	Bösartiger Tumor
Wachstumsform	expansiv/verdrängend	infiltrierend, invasiv/destruktiv
Tumorkapsel	vorhanden	fehlt
Konsistenz	unterschiedlich	weich, markig
Nekrose	Rarität	sehr häufig
Gewebetyp	ausgereift	unreif
Zellgehalt	niedrig	hoch
Zellgröße, -form	einheitlich	uneinheitlich
Kerngröße, -form	monomorph	polymorph
Mitosen	fehlend	häufig
Kern-Plasma-Relation	regelrecht	zugunsten des Kerns verschoben
Chromatinverteilung	regelmäßig	unregelmäßig, Heterochromasie
DNA-Gehalt	regelrecht euploid	vermehrt aneuploid
Nukleolen	regelrecht	plump vergrößert

Tabelle 7.2 Klinische Unterschiede zwischen gutartigen und bösartigen Tumoren

	Gutartiger Tumor	Bösartiger Tumor
Alter	bevorzugt Jugendliche/mittleres Lebensalter	bevorzugt ältere Menschen
Symptome	symptomarm	symptomreich (aber spät)
Verlauf	lang, nicht tödlich	kurz, tödlich
Metastasen	fehlend	häufig
Rezidive	Rarität	häufig

histologischer Leitstrukturen auszubreiten (z. B. Nervenscheiden) und in Lymph- oder Blutgefäße einzubrechen (Invasion). Das hat zur Folge, dass Tumorzellen in andere Organe verschleppt werden (Metastasierung). Dort wachsen sie nach einer gewissen Zeit zu Tochtergeschwülsten heran (Metastasen). Aufgrund dieser Eigenschaften ist verständlich, weshalb ein bösartiger Tumor nur im Frühstadium vollständig entfernt werden kann und zu Rezidiven neigt. Das rasche Tumorwachstum geht mit dem Mitosereichtum des Geschwulstgewebes Hand in Hand und bringt es mit sich, dass der Tumor im Zentrum wegen mangelhafter Blutversorgung und unkontrollierter Apoptose teilweise zugrunde geht (Regression). Klinische Symptome fehlen bei bösartigen Tumoren nie, treten aber meist erst im fortgeschrittenen Stadium auf (Tab. 7.2). Histologisch bestehen bösartige Tumoren aus einem Gewebe, das je nach Differenzierungsgrad nur noch annähernd dem Muttergewebe gleicht.

7.2.1 Tumorepidemiologie

Durch die systematische Erfassung von Krebserkrankungen versucht man den Ursachen von Tumoren auf die Spur zu kommen. Dabei konnten zahlreiche Risikofaktoren identifiziert werden. Nachstehend werden die wichtigsten epidemiologisch fassbaren Risikofaktoren besprochen.

Alter

Grundsätzlich neigen maligne Tumoren dazu, sich vorwiegend in höherem Lebensalter zu manifestieren.

Alterstumoren: Aus epidemiologischen Untersuchungen geht hervor, dass beim Menschen zwischen Auslösung und Manifestation eines Tumors eine lange Latenzzeit besteht. Sie beruht auf einer Summation genetischer Schäden, die erst im höheren Alter einen gewissen Schwellenwert überschreiten, so dass der Tumor auch klinisch fassbar wird. Dementsprechend zeigt die Letalitätsstatistik der menschlichen Karzinome einen Altersgipfel zwischen dem 55. und 75. Lebensjahr.

Kindertumoren: Bei Kindern sind die malignen Tumoren die zweithäufigste Todesursache. Allerdings unterscheiden sich Tumoren des Kindesalters wesentlich von denen der Erwachsenen. So treten beim Kind oft Tumoren in Form von Blastomen und Tumoren der Blutzellen auf, bei denen die Differenzierung blockiert ist. Es ist anzunehmen, dass ein Teil dieser Geschwülste bereits in utero ausgelöst worden ist, zumal die fetalen Organe besonders empfindlich gegenüber chemischen Karzinogenen sind und ein Teil der Patienten Suppressorgendefekte aufweist (embryonale Tumoren).

Hormone/Geschlecht

Hormone sind, je nach Zielgewebe unterschiedlich, am Proliferations- und Differenzierungsstoffwechsel der Zellen beteiligt indem sie:
- gleiche oder ähnliche Rezeptoren verwenden wie die Wachstumsfaktoren (TGFα → Steroidhormone),
- Expression von Wachstumsfaktor-Rezeptoren induzieren (Progesteron → EGF),
- bei der Signaltransduktion die gleichen Zweitbotenstoffe generieren wie gewisse Protoonkogene (Vasopressin → c-sis/c-ras).

Dies könnte zum einen das geschlechtsspezifische Auftreten bestimmter Tumoren erklären, zum anderen den Zusammenhang „vasoaktive Hormone → Bluthochdruck → erhöhtes Karzinomrisiko" plausibel machen. Überdies entwickelt sich bei Frauen etwa die Hälfte aller malignen Tumoren in der Mamma oder in den Genitalorganen. Alle anderen Krebse, mit Ausnahme von Schilddrüsen- und Gallenblasentumoren, treten bei Männern häufiger auf als bei Frauen.

Ernährungs-/Genussmittel

Einige von ihnen gehen mit einem erhöhten Krebsrisiko einher. Dazu gehören:
- *Fett, Pflanzenfasern:* Eine erhöhte Fettzufuhr erhöht das Risiko für die Entwicklung von Kolonkarzinomen, aber auch für Mamma-, Endometrium- und Gallenblasenkarzinomen. Diese Beobachtung wird dadurch erklärt, dass ein erhöhter Fettgehalt der Nahrung zu einer gesteigerten Sekretion von Gallensäuren führt, die durch Darmbakterien in karzinogene Verbindungen umgewandelt werden. Umgekehrt nimmt das Risiko, an Kolonkarzinomen zu erkranken, mit der Erhöhung des Pflanzenfasergehaltes in der Nahrung ab, denn diese können Gallensäuren binden und die Darmpassage und somit die Kontaktzeit Karzinogen-Darmschleimhaut vermindern. So ist die Inzidenz von Kolonkarzinomen in der afrikanischen Bevölkerung wegen der faserreichen Ernährung zehnmal geringer als in den Industrienationen bei faserarmer und fleischreicher Ernährung.
- *Alkohol:* Eine Alkoholkrankheit prädestiniert in Kombination mit Zigarettenrauchen zur Entwicklung von Plattenepithelkarzinomen vorwiegend im Bereich des Oropharynx, Ösophagus und der Bronchien. Dies erklärt sich durch folgende pathogenetische Mechanismen: Alkohol hemmt in verschiedenen Geweben, insbesondere in der Leber, eine detoxifizierende Mischoxidase, die Karzinogene entgiftet. Bei einem exzessiven Alkoholkonsum kommen deshalb extrahepatische Gewebe wie Ösophagus und Lunge vermehrt in Kontakt mit solchen Karzinogenen. Ganz besonders sind Patienten mit einer genetischen Minusvariante dieser Karzinogen-detoxifizierenden Mischoxidasen gefährdet, weil sich bei ihnen solche Karzinogene im Organismus anhäufen.

Außerdem sind alkoholische Getränke wie Obstschnäpse zytotoxisch, enthalten Nitrosamine (aus Faulstoffen) und führen bei entsprechendem Abusus zu Hypovitaminosen, unter denen die Plattenepithelregeneration leidet. Die Neigung zu einer Nikotin- und Alkoholabhängigkeit unterliegt offenbar einer gewissen genetischen Kontrolle.
- *Zigarettenrauch:* Die darin enthaltenen Karzinogene wie Benz(a)pyren und Nitrosamine sind via p53-Mutation (s. u.) für die hoch signifikante Korrelation des Bronchialkarzinomrisikos mit dem täglichen Zigarettenkonsum verantwortlich, erhöhen aber auch bei passiven Mitrauchern das Karzinomrisiko (bei nichtrauchenden Familienmitgliedern um das Vierfache). Der Zigarettenrauch ist das wichtigste Karzinogen in unseren geographischen Breiten.

Umwelt-/Infektionsfaktoren

Weitere exogene Faktoren (Strahlung, Asbest S. 143) wirken bei der Entstehung menschlicher Tumoren mit, was sich an der geographischen Anhäufung bestimmter Tumoren widerspiegelt:
- *Magenkarzinom:* Es ist in Japan zehnmal häufiger als in den westlichen Industrienationen. Die Nachkommen japanischer Eltern, die in die USA ausgewandert sind, gleichen sich in wenigen Generationen dem niedrigen Magenkarzinomrisiko der USA-Bevölkerung an. Dies spricht für den Einfluss einer kanzerogenen Substanz in der japanischen Nahrung oder Umwelt. Patienten mit einer chronischen Helicobacter-pylori-Infektion haben ein wesentlich erhöhtes Risiko für Magenkarzinome und gastrale maligne Lymphome vom MALT-Typ.
- *Ösophaguskarzinom:* Dieser Tumor ist im sog. „asiatischen Ösophaguskarzinom-Gürtel" (Weißrussland bis Ostchina) sehr häufig. Besonders eindrücklich ist dies in Linxian (Nordchina), wo die Inzidenz 130 : 100 000 pro Jahr beträgt, während in den westlichen Industrienationen nur 3 Neuerkrankungen pro 100 000 Einwohner pro Jahr auftreten. Da in Linxian auch die Hühner gehäuft Pharynx- und Ösophaguskarzinome entwickeln, muss dies an einem Umweltkarzinogen liegen, z. B. dem Gift der Schimmelpilze (Aflatoxin). Bemerkenswert in diesem Zusammenhang ist die Tatsache, dass in China neben Ösophaguskarzinomen auch gehäuft Leberzellkarzinome (wegen der HBV-Infektion) und Nasopharyngealkarzinome (wegen der EBV-Infektion) auftreten.
- *Hautkrebse:* Sie kommen besonders häufig bei den Nachfahren der rothaarigen, keltischen Einwanderer in Nordaustralien vor, die der starken UV-Belastung keinen angemessenen Pigmentschutz entgegenstellen können.
- *Zervixkarzinom:* Es tritt bei Frauen, deren Geschlechtspartner beschnitten sind, praktisch nicht auf und findet sich gehäuft in Bevölkerungsschichten mit niederem Sozialstatus. Dies lässt vermuten,

dass Bestandteile des Smegmas tumorigene Kofaktoren sind. Patientinnen mit einer chronischen Infektion durch humane Papillomviren (HPV) sind besonders gefährdet.

Erbfaktoren/Veranlagung

Im Gegensatz zu manchen einfachen genetischen Störungen, bei denen die Mutation eines einzigen Gens zur Auslösung einer Erkrankung ausreicht (Prototyp: Dystrophinmutation → Muskeldystrophie), müssen sich bei einem Krebs in mehreren Genen Mutationen abspielen, was je nach Wohnort und Lebensweise durch zusätzliche Umweltfaktoren (epigenetische Faktoren) forciert werden kann. Hinzu kommt, dass ein Patient auf die gleichen tumorauslösenden Faktoren individuell unterschiedlich reagiert. Dies liegt an der Effizienz folgender Genprodukte:

- *Kanzerogen-Entgiftungsenzyme:* Sie bauen rechtzeitig und suffizient krebsauslösende Substanzen ab. Prototyp einer Störung: Minusvariante des Mischoxidasesystems (s. chemische Kanzerogenese).
- *Immunüberwachung:* Hier spielen Gene eine Rolle, die den Aufbau der Immunabwehr garantieren. Prototyp einer Störung: angeborene Immundefektsyndrome (S. 193).
- *DNA-Reparatur*: Die Zelle verfügt über ein großes Repertoire von Enzymen, die eine defekte DNA wieder herstellen.
- *Telomerenerosion* (S. 122): Mit jedem Zellteilungszyklus gehen im Bereiche der Telomeren etwa 100 Basenpaare verloren. Sie sind nach etwa 60 Zyklen aufgebraucht. Danach werden bei weiterer DNA-Reduplikation und Mitose gehäuft Chromosomen in diesem Bereich beschädigt und destabilisiert. Die Prädisposition zur Tumorentwicklung hängt folglich auch vom Ausmaß der Telomerenerosion ab.

Die seltenen erblich-familiären Formen eines malignen Tumors entwickeln sich gegenüber den spontanen Formen meist früher (vor dem 45. Lebensjahr) und oft auch

Tabelle 7.3 Beispiele autosomal dominant vererbter Veranlagungen für Tumorkrankheiten

Malignome	Assoziierte Neoplasien/Markerläsionen	Betroffenes Gen
Organ-/systemspezifische Malignome		
Familiäre adenomatöse Polypose	Kolorektaladenome, -karzinome, Fibrome, Meningeome	APC
Familiäres Retinoblastom	Retinoblastom, Osteosarkom, Ewing-Sarkom, Pinealoblastom und andere	RB-1
Familiäres Nephroblastom	je nach Syndrom: Urogenitalfehlbildung, Nebennierenrindenkarzinom, Hepatoblastom	WT-1
Nävoides Basalzellkarzinom-Syndrom	Basalzellkarzinom, odontogene Keratozysten, Ovarialfibrome, Medulloblastom, Skelettdeformität	PTCH
Neurofibromatose Typ 1	Neurofibrom, Optikusgliom, Café-au-lait-Flecken, Irishamartome, axilläres/inguinales „Freckling" (s. Kap. 19), Skelettfehlbildungen, Phäochromozytom	NF-1
Neurofibromatose Typ 2	Neurinom, Meningeom, spinales Ependymom, gliale Hamartie, Zerebralverkalkung	NF-2
Familiäres Mammakarzinom	Mamma-, Ovarial-, Endometriumkarzinome	BRCA-1, BRCA-2
Multiple endokrine Neoplasien (MEN)		
– Typ 1	Inselzelladenom, neurogenes Sarkom, Tumoren von Nebenschilddrüse, Nebenniere und Hypophyse	MEN
– Typ 2a	medulläres Schilddrüsenkarzinom, Nebenschilddrüsenadenom, Phäochromozytom	RET
– Typ 2b	Phäochromozytom, medulläres Schilddrüsenkarzinom, submuköse „Neurome"	RET
Nichtorganspezifische Malignome		
Adenokarzinom (Family-Cancer-Syndrom)	Kolon-, Endometrium-, Mammakarzinom	?
SBLA/Li-Fraumeni-Syndrom	Sarkome, Mammakarzinom, Hirntumoren, Leukämien, Nebennierenrindenkarzinom	TP53
Warthin-Lynch-Syndrom	nichtpolypöses Kolorektalkarzinom, gastrointestinale und urogenitale Neoplasien	HMLH-1, HMSH-1
Cowden-Syndrom	Mukokutanläsionen, hamartomatöse Kolonpolypen, Mamma-, Schilddrüsenkarzinom, Angiome	PTEN
Von-Hippel-Lindau-Syndrom	Nierenzellkarzinom, kapilläres ZNS-Hämangioblastom, Phäochromozytom, Zystenorgane (Leber, Pankreas)	VHL
Tuberöse Sklerose	Hirnrindenhamartome, Riesenzellastrozytom, Adenoma sebaceum, Angiomyolipom (Niere), Rhabdomyom (Herz)	TSC-1, TSC-2

multifokal. Ihnen liegt eine Keimbahnmutation zugrunde, bei der sich die genetische Veränderung in einer Keimzelle vollzieht und somit letztlich alle Zellen eines Individuums betrifft und vererbt werden kann, Sie lassen sich in nachstehende Kategorien unterteilen:

- *Autosomal dominant erbliche Tumorsyndrome* (Tab. 7.**3**): Die angeborene Tumorprädisposition beruht in diesen Fällen auf der Mutation eines einzelnen Gens, das die Tumorentstehung unterdrückt (Tumorsuppressorgen, s. u.). Die betroffenen Patenten zeigen eine auffällig familiäre Häufung von Tumoren an ganz bestimmten, ungewöhnlichen Orten, aber nicht von Tumoren generell. Ferner treten bei diesen Patienten auch benigne Tumoren und anderweitige nichtneoplastische Markerläsionen auf. Der Erbgang dieser Erkrankungen ist autosomal dominant mit teils inkompletter oder variabler Penetranz.
- *Autosomal rezessiv erbliche Tumorsyndrome:* Die angeborene Tumorprädisposition beruht in diesen Fällen auf der Mutation eines Gens, das für die Ausbesserung von DNA-Fehlern und damit für die DNA-Stabilität zuständig ist. Diese Syndrome gehören auch zu den „Chromosomenbrüchigkeits-Syndrome". Die entsprechenden Tumoren betreffen bei besonderer Exposition (Strahlen, Medikamente) vorwiegend Haut und/oder Blutzellen.

Zusammenfassend zeichnet sich somit ein maligner Tumor durch folgende Charakteristika aus:
- *Wachstumsentgleisung:* Seine Zellen wachsen ohne Anpassung an die zellulären Bedürfnisse des örtlichen Gewebes und vermehren sich somit unkontrolliert.
- *Entdifferenzierung* (Anaplasie): Seine Zellen verlieren das histologische Gesicht der Ursprungszelle.
- *Immortalisierung:* Seine Zellen wachsen ohne Rücksicht auf die im jeweiligen Gewebe erforderliche Lebensdauer einer Zelle.
- *Invasion:* Seine Zellen wachsen ohne Rücksicht auf die natürlichen, von der funktionellen Histoarchitektur vorgegebenen Gewebegrenzen.
- *Metastasierung:* Seine Zellen verlieren den regulierenden Kontakt zu Nachbarzellen, schwärmen aus und siedeln sich an tumorfernen Stellen ab.

Wie diese Charakteristik eines malignen Tumors zustande kommt, wird im folgenden Abschnitt „Kausale Tumorigenese" besprochen.

7.2.2
Kausale Tumorigenese

Allgemeine Definition: Unter diesem Begriff wird das Zusammenspiel von tumorverursachenden Faktoren und der Empfänglichkeit eines Organismus beschrieben, das letztlich zur Entwicklung eines Tumors führt und bei dem genetische Schädigungen entscheidend sind.

Allgemeine Pathogenese: Damit sich eine Zelle strukturell und funktionell in einen Gesamtorganismus integriert, muss sie ihre Wachstumsvorgänge, ihre Differenzierung, ihre Beziehung zu Nachbarzellen und auch die Zeit ihres Verbleibs im Gewebe unter Kontrolle haben. Dafür existieren eine ganze Reihe von Genen, deren Produkte diese Prozesse zügeln. Sie betreffen im Wesentlichen Gene, welche die Integrität des Genoms überwachen oder Neubildung, Ausreifung und Absterben kontrollieren. Erst wenn in einer Zelle bis zu 6 solcher Gene verändert (mutiert) sind, ohne wieder repariert worden zu sein, wandelt sie sich Schritt für Schritt in eine Tumorzelle um. Aus diesem Grund entstehen trotz zahlreicher Spontanmutationen im Verlauf eines Menschenlebens nur recht wenige Tumoren. Die entsprechenden Genveränderungen können tierexperimentell durch chemische, virale und physikalische Noxen mit mutagener Wirkung ausgelöst werden. Ein Krebs ist somit eine genetische Erkrankung. Er leitet sich in den meisten Fällen von einer einzigen Körperzelle ab und ist folglich primär monoklonal. Häufig entwickeln sich bei ihm rasch Nebenzelllinien mit verschiedenen genetischen Aberrationen, so dass ein klinisch fassbarer Tumor letztlich aus einer heterogenen Zellpopulation besteht.

An der Entstehung eines Krebses sind, wenn auch in unterschiedlicher Gewichtung, alle Faktoren beteiligt, die bei der Embryogenese und bei der Regeneration die Proliferations- und Differenzierungsvorgänge steuern. Außerdem hat die Mehrzahl aller Krebsformen folgende zellbiologische Störungen gemeinsam (Abb. 7.**9**):

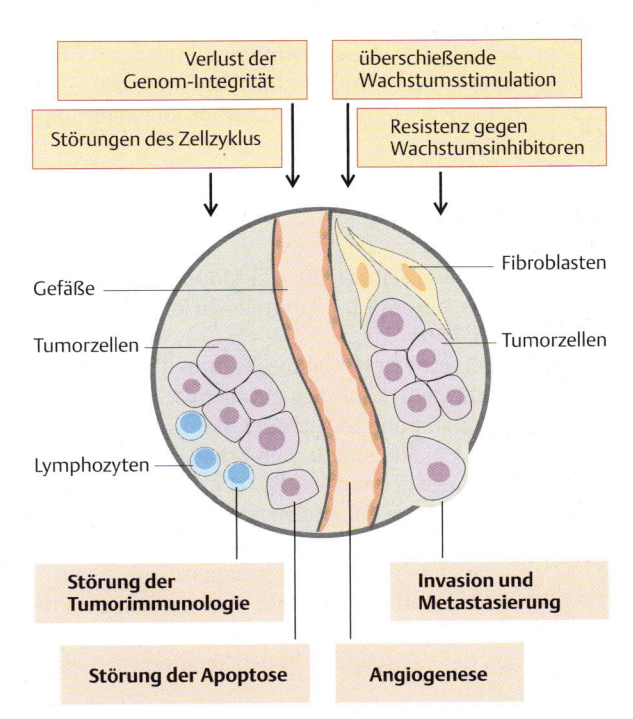

Abb. 7.**9 Biologie der Tumorigenese:** Die 4 Hauptstörfelder bei der malignen Transformation.

- *Störungen der Genomintegrität* wegen defekter DNA-Reparatur oder Telomererosion (S. 122);
- *Deregulierung von Zellwachstum* durch:
  – Überproduktion und/oder unkontrollierte Wirkung von Wachstumsstimulatoren,
  – Resistenz gegenüber Wachstumsinhibitoren,
  – Störungen der Zellzykluskontrolle,
  – Unabhängigkeit von der Zell-Zell- und Zell-Matrix-Interaktion;
- *Zellimmortalisierung* durch Deregulierung des zellulären Absterbemechanismus (Apoptosestörung);
- *Gefäßneubildung* mit Aufbau eines tumoreigenen Gefäßnetzes (Angioneogenesestörung);
- *Invasion und Metastasierung* durch Verlust der Zell-Zell- und Zell-Matrix-Kommunikation.

Alle noch zu besprechenden Akteure der Tumorigenese spielen in unterschiedlicher Gewichtung bei der Entstehung eines Tumors zusammen und beeinflussen einen oder mehrere Schritte, die dazu führen, dass sich eine Zelle in eine (maligne) Tumorzelle umwandelt (maligne Transformation).

Feldkanzerisierung: Vielfach wird ein größeres Gewebeareal/Organsystem über längere Zeit gleichartigen oder additiv kanzerogen wirkenden Noxen ausgesetzt, nachdem es oft wegen eines Defektes in bestimmten Genen (Suszeptibilitätsgene, s. u.) dafür empfänglich geworden war. Aus diesem Grund treten in solchen Gewebearealen zeitgleich oder nacheinander multiple Tumorvorläuferläsionen und/oder Tumoren auf. Eine solche Feldkanzerisierung liegt besonders häufig vor:
- im Hautbereich (diffuse UV-Exposition),
- im Bereich des oberen Aerodigestivtraktes (diffuse Exposition mit Zigarettenrauch und Alkohol),
- im Kolonbereich (diffuse Exposition mit Nahrungsfaktoren).

Dies sollte ein Arzt bei der Abklärung eines Tumorleidens berücksichtigen.

Die Tumorigenese selbst läuft – in Modellen der chemischen Karzinogenese (s. u.) ermittelt – in folgenden 4 Stadien ab (Abb. 7.**10**):
- *Initiation:* Dies ist der erste Schritt in der Tumorigenese. Er besteht darin, dass ein chemischer Stoff oder sein Metabolit durch Wechselwirkung mit der zellulären DNA einen genetischen Schaden setzt. Dieser kann, solange er nicht auf die Tochterzellen übertragen ist, durch die entsprechenden Reparaturenzyme behoben werden. Die Initiation hängt linear von der Dosis der einwirkenden tumorigenen Noxe(n) ab.
- *Promotion:* Darunter versteht man denjenigen Prozess, der eine Proliferation initiierter Zellen auslöst, so dass der Genschaden in den Tochterzellen etabliert wird.
- *Progression.* Dies ist der dritte Schritt in der Tumorigenese und am wenigsten gut definiert, denn zwischen dem Kontakt einer Zelle mit einer tumorigenen Noxe und der Manifestation eines Tumors kann eine lange Latenzphase liegen. In der Progressionsphase vollzieht sich der irreversible Übergang von einer präneoplastischen zu einer neoplastischen Zelle, von der letztlich die Proliferation eines Zellklons ausgeht (klonale Expansion). Ein solcher Klon wächst im weiteren Verlauf zu einem makroskopisch sichtbaren Tumorknoten heran. Dieser verhält sich zunächst benigne und später maligne.
- *Metastasierung:* Mit zunehmender Progression verlieren die transformierten Zellen auf ihrer Oberfläche Differenzierungsantigene und damit ihren „Zusammengehörigkeitssinn". Sie lösen sich aus dem Zellverband und siedeln sich in anderem Gewebe ab, wo sie zu Tochtergeschwülsten heranwachsen.

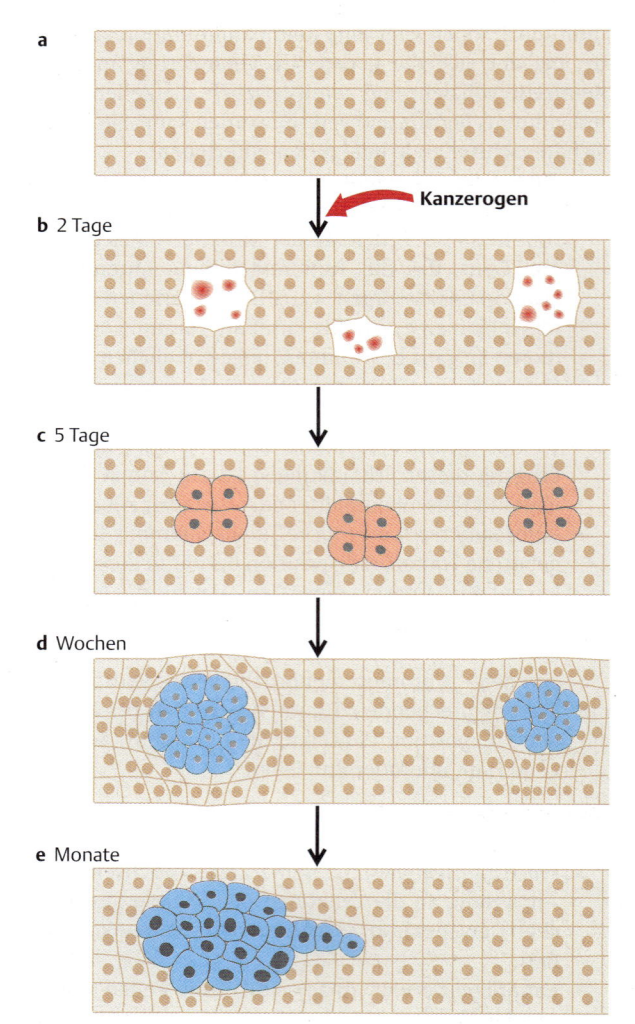

Abb. 7.**10** **Chemische Kanzerogenese:** Entwicklungsstadien eines (chemisch induzierten) Karzinoms. Das verabreichte Kanzerogen löst im Normalgewebe (**a**) einzelne Nekrosen aus (**b**). Nach Interaktion des Kanzerogens mit zellulärer DNA (Initiation) kommt es zur Proliferation dysplastischer Zellklone (**c**), die zu sichtbaren Knoten heranwachsen (klonale Expansion). Die große Mehrzahl dieser Knoten (**d**) bildet sich spontan zurück (Remodellierung). Einige schreiten jedoch im Rahmen der Tumorpromotion und -progression zu gutartigen und bösartigen Tumoren fort (**e**).

Im weiteren Verlauf einer Tumorkrankheit amplifizieren einige Tumoren „Arzneimittelresistenzgene" (multidrug resistance gene), so dass der Tumor, nach einem anfänglich guten Ansprechen, gegen ein Zytostatikum resistent wird und trotz Behandlung weiter wächst (Prototyp: Therapie mit Dihydrofolatreduktase → Resistenz gegen Methotrexat). Im Folgenden werden zunächst die einzelnen Akteure und ihre Schädigungsmechanismen besprochen, die dafür verantwortlich sind, dass eine Zelle transformiert wird und somit maligne entartet.

7.2.2.1
Onkogene

Definition: Damit bezeichnet man eine Gruppe von „Krebsgenen", die dadurch entstanden sind, dass die physiologischerweise vorkommenden Protoonkogene in ihrer Funktion durch Mutation, Vermehrung oder Deregulation verändert worden sind (Abb. 7.11). Ihre Produkte sind die Onkoproteine, die wie ihre physiologischen Gegenstücke die Signalaufnahme im Bereich der Zellmembran, die Signalübermittlung im Zytoplasma und die Signalumsetzung im Zellkern beeinflussen (S. 29). Geschieht dies in unkontrollierter Weise, können sich die betroffenen Zellen maligne transformieren. Das Kürzel für zelluläre Onkogene ist c-onc und für virale Onkogene aus tumorigenen Retroviren v-onc.

Onkogenaktivierung

Die Protoonkogene sind einer strengen Kontrolle unterworfen. Sie werden normalerweise nur in Phasen des embryologischen, regenerativen oder adaptativen Wachstums exprimiert. Hier macht das Tumorwachstum eine Ausnahme. So sind verschiedene Veränderungen von Protoonkogenen bekannt, die zu deren Aktivierung und damit zur Bildung von Onkoproteinen führen (Abb. 7.12).

Genamplifikation: Die wichtigste genetische Alteration, die zur verstärkten Expression eines Onkogens in menschlichen Tumoren führt, ist die Genamplifikation. Sie führt dazu, dass Dutzende von Genkopien hergestellt werden. Sie können als mehrfache Sequenzwiederholungen im Chromosom verbleiben und als sog. homogen anfärbbare Region (homogenously staining regions = HSR) auffallen oder, nachdem sie an der ursprünglichen Stelle aus dem Chromosom herausgeschnitten worden sind, als sog. Kleinstchromosomenpaare (double minute chromosomes = DMC). Prototyp: Amplifikation von c-erb-B2 in Mamma- und Ovarialkarzinomen (= HSR); c-myc-Amplifikation (= DMC).

Punktmutation: Dabei wird ein Nukleotid gegen ein anderes ausgetauscht. Wenn dies eine funktionell wichtige DNA-Domäne betrifft, so genügt dies, um bestimmte Protoonkogene in ein transformationsaktives Onkogen umzuwandeln. Prototyp: ras-Aktivierung.

Chromosomale Umlagerung, Translokation: Im Wesentlichen werden durch Umlagerungen von chromosomalem Material über folgende Mechanismen Protoonkogene oder anderweitige Gene abnorm aktiviert:
- *Onkogenüberexpression*: In diesem Fall führt die Translokation des strukturell intakten Protoonkogens zu einer Aktivierung infolge Überexpression, wenn das Protoonkogen unmittelbar neben ein stark transkribierendes Gen gerät. Prototyp: Burkitt-Lymphom, bei dem das c-myc vom Chromosom 8 in den Bereich eines Immunglobulin-Schwerketten-Lokus auf Chromosom 14 gebracht wird. Dadurch gelangt das c-myc als Transkriptionsfaktor unter die Kon-

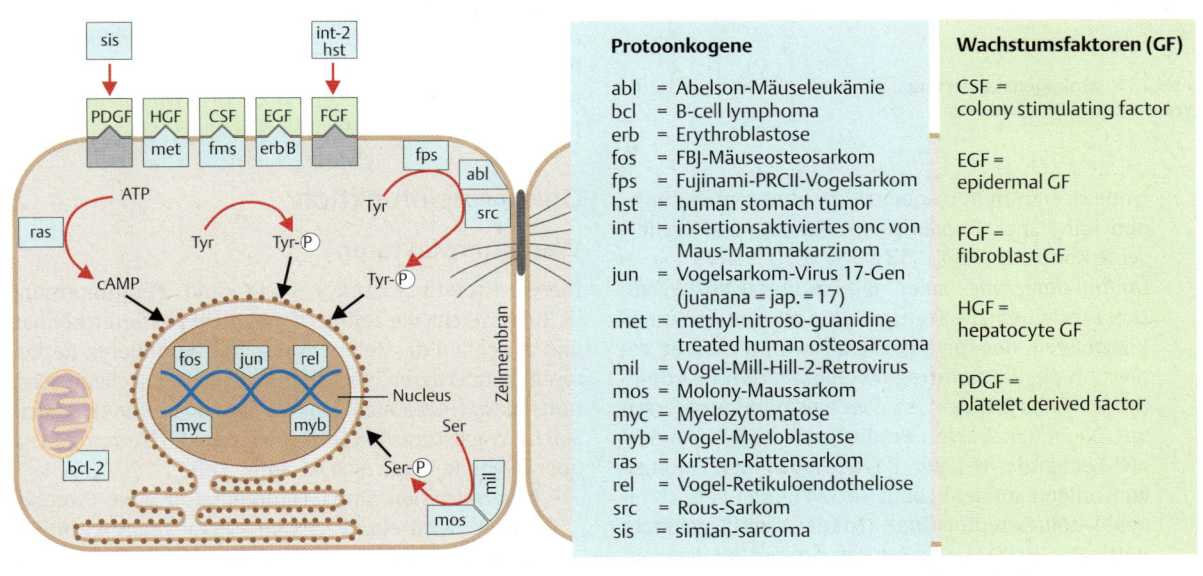

Protoonkogene		Wachstumsfaktoren (GF)
abl	= Abelson-Mäuseleukämie	CSF = colony stimulating factor
bcl	= B-cell lymphoma	
erb	= Erythroblastose	
fos	= FBJ-Mäuseosteosarkom	EGF = epidermal GF
fps	= Fujinami-PRCII-Vogelsarkom	
hst	= human stomach tumor	
int	= insertionsaktiviertes onc von Maus-Mammakarzinom	FGF = fibroblast GF
jun	= Vogelsarkom-Virus 17-Gen (juanana = jap. = 17)	
met	= methyl-nitroso-guanidine treated human osteosarcoma	HGF = hepatocyte GF
mil	= Vogel-Mill-Hill-2-Retrovirus	
mos	= Molony-Maussarkom	
myc	= Myelozytomatose	PDGF = platelet derived factor
myb	= Vogel-Myeloblastose	
ras	= Kirsten-Rattensarkom	
rel	= Vogel-Retikuloendotheliose	
src	= Rous-Sarkom	
sis	= simian-sarcoma	

Abb. **7.11 Onkogene, Onkoproteine und Wachstumsfaktoren:** schematische Synopsis von Lokalisation und Funktion.

a Amplifikation

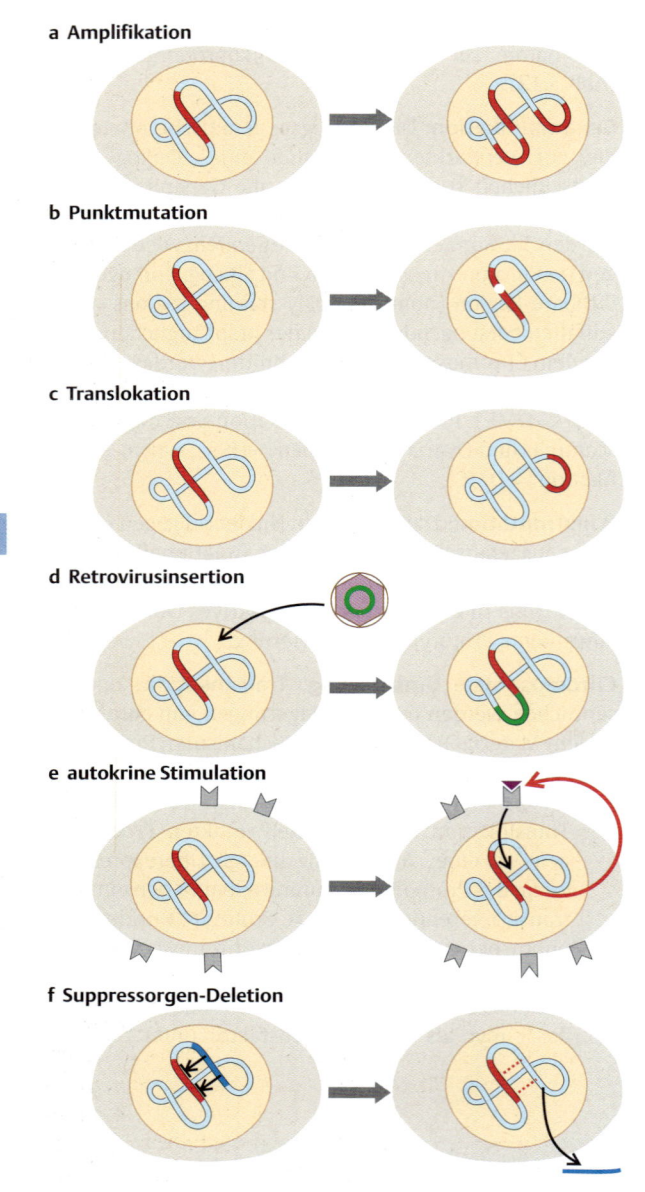

b Punktmutation

c Translokation

d Retrovirusinsertion

e autokrine Stimulation

f Suppressorgen-Deletion

Abb. 7.**12 Onkogenaktivierung:** schematische Darstellung der verschiedenen Möglichkeiten.

mus) und Milz zuständig. Durch seine positionsbedingte Überexpression wird es zum Onkogen und dereguliert den Zellzyklus von Vorläufer-T-Zellen.
- *Rekombinationsbedingte Genfusionierung mit Onkoproteinwirkung:* In diesem Falle erfolgt die Translokation eines etwas gekürzten Protoonkogens in den Lokus eines anderen Gens, das üblicherweise nichts mit dem Ersteren zu tun hat. Die beiden fusionieren miteinander. Dadurch entsteht ein neu zusammengesetztes Gen, von dem ein Fusionsprotein mit Eigenschaften eines Onkoproteins abgelesen wird. Prototyp: Philadelphia-Chromosom-Translokation (Abb. 7.**13b**) bei der chronisch myeloischen Leukämie. Hier wird das c-abl vom Chromosom 9 auf das Chromosom 22 in den bcr-Lokus (= breakpoint cluster region) verlagert, so dass ein Fusionsprotein synthetisiert wird. Dadurch verliert die abl-Kinase ihre ursprünglich wachstumskontrollierende Wirkung und erhält die Dauerwirkung einer Tyrosinproteinkinase (s. u.).

Chromosomale Umlagerung: Inversion. In diesem Fall wird nach einem Bruch in 2 verschiedenen Bereichen eines Chromosoms durch entsprechende Umlagerung die Richtung eines Chromosomenabschnitts um 180° verändert. Als Folge kann das in einem Bruchbereich gelegene Protoonkogen in den Promotorbereich eines anderen Gens gelangen und überexprimiert werden. Prototyp: Nebenschilddrüsenadenom, wo der Zellzyklusregulator Zyklin-D1 unter die Kontrolle des parathormonexprimierenden Gens gelangt, so dass ein Tumor entsteht.

Insertionsmutation: Schließlich können Protoonkogene auch dann eine tumorigene Wirkung entfalten, wenn auf einmal eine primär nichttumorige, aber lebhaft exprimierende Gensequenz ins Genom einer Zelle eingefügt wird und dabei Protoonkogene unter ihre Kontrolle geraten. Meist handelt es sich dabei um virale Genabschnitte, die das Virus für seine Replikation benötigt. Prototyp: durch Hepatitis-B-Virus induziertes Leberzellkarzinom, bei dem das virale HB-X als Transkriptionsfaktor ins Genom der Wirtszelle eingepflanzt wird, wo es einige Protoonkogene dereguliert.

trolle der Promotorsequenz von Immunglobulingenen mit hoher Transkriptionsaktivität und verliert seine Kontrolle (Abb. 7.**13a**).
- *Umfunktionierung eines Entwicklungskontrollgens:* Hier wird durch die Translokation ein Entwicklungskontrollgen, das für einen Transkriptionsfaktor kodiert, in die Promotorregion eines stark transkribierenden Gens gebracht, so dass dieses ein proliferatives Dauersignal setzt. Prototyp: akute T-Vorläuferzell-Leukämie, bei der das HOX-11-Entwicklungskontrollgen auf dem Lokus 10q24 in den Bereich eines T-Zell-Rezeptor-Gens (Lokus 14q11) gebracht wird. Das HOX-11-Gen ist vorwiegend für die embryonale Entwicklung branchiogener Organe (Thy-

Onkoproteinfunktion

Wachstumsfaktoren

Diese „Growth Factors" (= GF) sind Peptidhormone (S. 307), welche die Zellmembran nicht passieren können und außen auf der Zellmembran mit besonderen Rezeptoren kontaktieren. Sie sind wie der Plättchenwachstumsfaktor (PDGF) das Genprodukt von Protoonkogenen. Solche Wachstumsfaktoren spielen in der Tumorigenese über folgende Wege eine wichtige Rolle:
- *Überexpression:* Durch Fehlregulation eines Protoonkogens wird ein Wachstumsfaktor überexprimiert. Prototyp: c-sis. Hier wird wegen einer Genamplifikation des c-sis schließlich PDGF überexprimiert → Dauerproliferation.

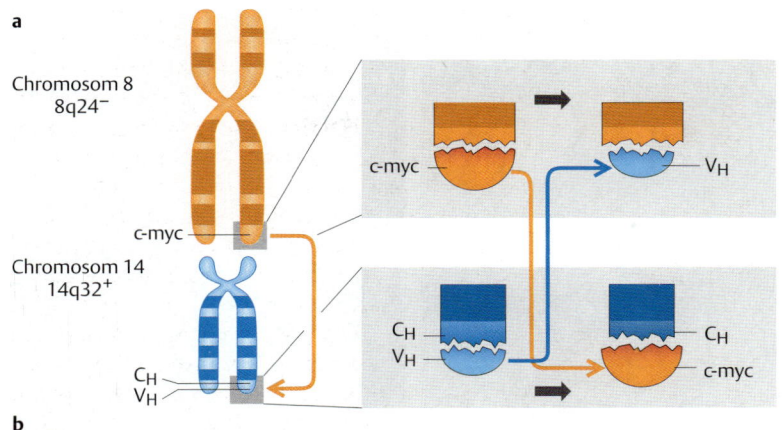

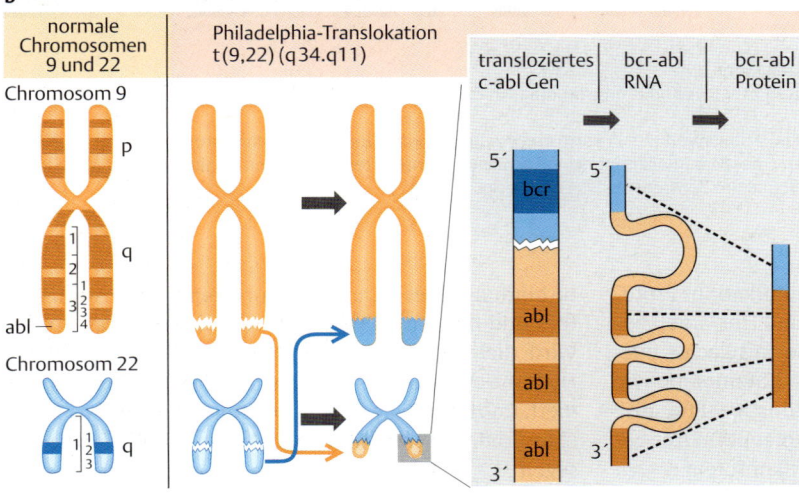

Abb. 7.13 Tumorigene Chromosomentranslokationen:

a Onkogenüberexpression durch Umpositionierung am Beispiel Burkitt-Lymphom mit t(8, 14), wo das c-myc des Chromosoms 8 in den Ablesebereich des Schwerkettenlokus (C_H) des Chromosoms 14 transloziert und dadurch dereguliert wird.

b Rekombinationsbedingte Genfusionierung mit Onkoproteineinwirkung am Beispiel einer chronisch myeloischen Leukämie mit Philadelphia-Translokation, wo Fragmente des c-abl von Chromosom 9 in den bcr-Bereich von Chromosom 22 gelangen und damit ein Fusionsgen bilden, das ein Fusionsprotein mit Onkogenwirkung produziert.

- *Autokrine Sekretion*: Sekretion eines Wachstumsfaktors und dessen Signaltransduktion erfolgen in ein und derselben Zelle. Prototyp: Eine Zelle sezerniert TGFα (tumor growth factor) und auch den korrespondierenden EGF-Rezeptor (epidermal growth factor) → Dauerproliferation.

Wachstumsfaktorrezeptoren

Einige Protoonkogene wie c-erb-B2 (Abb. 7.**14b, c**) kodieren für die Rezeptoren bestimmter Wachstumsfaktoren. Es handelt sich dabei um transmembranöse Proteine mit einer extrazellulären Domäne für die Bindung eines GF-Liganden und einer zytoplasmatischen (Tyrosin-)Kinase-Aktivität. In seiner physiologischen Form ist die Kinaseaktivität des GF-Rezeptors durch spezifische GF-Bindung vorübergehend gewissermaßen „eingeschaltet", danach wird der GF-Rezeptor dimerisiert, und bestimmte Substrate aus der Zellteilungsmaschinerie werden durch Phosphorylierung ihres Tyrosinanteils aktiviert. Die GF-Rezeptoren können über folgende Mechanismen für eine Zelle zum Verhängnis werden:
- *Dauerstimulation durch Punktmutation:* In diesem Fall zeichnet sich die tumorigene Version dieser GF-Rezeptoren dadurch aus, dass sie ohne vorherige GF-Bindung unentwegt dimerisiert bleibt. Prototyp: c-ret. Es wird von neuroendokrinen Zellen exprimiert und kodiert für eine Rezeptorkinase. Eine Punktmutation von deren extrazellulärer Domäne führt zum „Multiple-endokrine-Neoplasien-Syndrom Typ IIa" (S. 1032), bei dem medulläre Schilddrüsenkarzinome und bilaterale Phäochromozytome dominieren, wohingegen eine Punktmutation der zytoplasmatischen Domäne ein „Multiple-endokrine-Neoplasien-Syndrom Typ IIb" (S. 1032) mit sich bringt, bei dem weitere Tumoren und Fehlbildungen hinzukommen.
- *Dauerstimulation durch Translokation:* Dabei wird das Genmaterial für den GF-Rezeptor so umgelagert, dass er mit einem stark transkribierenden Gen fusioniert. Das Resultat ist ein Fusionstranskript mit Dauerstimulation. Prototyp: chronische myelomonozytären Leukämie mit einer 12→9-Translokation, wo die ganze zytoplasmatische Domäne des PDGF-Rezeptors so transloziert wird, dass es mit einem Teil des TEL-Gens fusioniert, das für einen Transkriptionsfaktor kodiert. Dies hat eine Dauerdimerisierung und damit eine Dauerstimulation des PDGF-Rezeptors zur Folge.

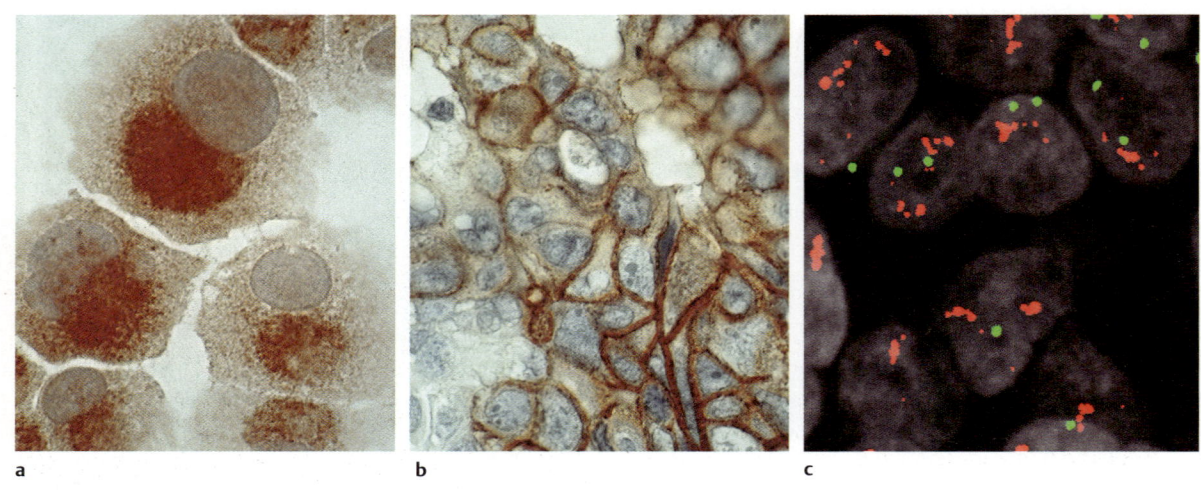

Abb. 7.**14 Onkogene,** Lokalisation und Amplifikation:
a c-fos: nukleäre und zytoplasmatische Lokalisation seines Kodierungsprodukts in Form eines nukleären Transkriptionsregulators (IH, Vergr. 1 : 200);
b c-erb B2: membranöse Lokalisation seines Kodierungsprodukts in Form eines zellmembranständigen EGF-Rezeptors (IH, Vergr. 1 : 200);
c c-erb-B2-Amplifikation (Her-2/neu) in Zellen eines Mammakarzinoms in Form einer vermehrten Anzahl von Genkopien (> 2 rote Signale pro Zellkern). Als Referenz dient das grüne Signal des Zentromers 17 (FISH, Vergr. 1 : 300).

- *Überexpression:* oft durch Genamplifikation. Prototyp hierfür sind die von c-erb B2 und Her-2/neu kodierten Rezeptoren für den Epidermiswachstumsfaktor (EGF). Sie zeigen bei einigen Karzinomen wie dem Mammakarzinom eine ungünstige Prognose an, eröffnen aber auch eine Therapieoption mit geeigneten Antikörpern gegen das Onkoprotein.

Signalübertragungsproteine

Neben der Synthese von proliferativ stark wirksamen Wachstumsfaktoren sind bestimmte Onkogene mit ihren Onkoproteinen auch in der Lage, in die rezeptorvermittelte Signalübertragung einzugreifen. Das System „Signal-Rezeptor-Kopplung → transmembranöse Signaltransduktion → Zweitbotenstoffbildung → zytoplasmatische-nukleäre Effektorproteine" ist nämlich nur dann unter Kontrolle zu halten, wenn die Rezeptoraktivität durch einen Signalstoff nur kurzzeitig und reversibel ist. Es genügt, in der Aktivierungskette das Rezeptorniveau zu überspringen, damit eine Zelle auf ein Signal mit einer Dauerantwort reagiert, so dass die differenzierte Stimulation des Leistungsstoffwechsels (z. B. Insulin → Kohlenhydratstoffwechsel) durch den ansonsten unterschwelligen Proliferationsstoffwechsel überdeckt wird (z. B. Insulin → Zellwachstum).

Rezeptorassoziierte Proteinkinasen: Prototyp G-Proteine. In einigen Zellsystemen wird die Adenylatzyklase, die nach der Signal-Rezeptor-Interaktion cAMP als zytoplasmatischen Zweitbotenstoff bildet, nicht direkt stimuliert, sondern durch Vermittlung GTP- und GDP-bindender Regulatorproteine (G-Proteine, S. 29). Die Familie der von c-ras kodierten Proteine (ras-Proteine) gehört zu den GTP-bindenden Membranproteinen. Durch Rezeptorbindung eines Liganden in Form eines Wachstumsfaktors und der anschließenden Kopplung an ras-Protein wird dieses GTP-Bindungsprotein aktiviert und durch Hydrolysewirkung einer intrinsischen GTPase inaktiviert. Dabei wird die GTPase-Wirkung um ein Tausendfaches erhöht, wenn zusätzlich das vom Neurofibromatosegen 1 (NF1) kodierte, GTPase-aktivierende Protein (Neurofibromin) mitwirkt. Das aktivierte ras-Protein bindet danach an ein zytosolisches c-raf, eine Serin-Threonin-Proteinkinase (s. u.), die schließlich Glieder der „mitogenaktivierten Proteinkinase" aktiviert, um schließlich über eine phosphorylierende Aktivierung bestimmter nukleärer Transkriptionsfaktoren wie c-jun und c-fos die zuvor ruhende Zelle zur Proliferation zu bewegen. Durch Punktmutation (wie bei v-ras) verliert ein solches G-Onkoprotein seine GTPase-Aktivität, so dass der Signalabschaltmechanismus in der Zellaktivierungskette nicht mehr funktioniert.

Nichtrezeptorassoziierte tyrosinspezifische Proteinkinase: Prototyp c-src. Sein Genprodukt, das pp60 src, stellt eine membranständige Protein-Tyrosin-Kinase dar und ist im Bereich der zellulären Haftorganellen lokalisiert, wo die Aktinfilamente über das Strukturprotein Vinkulin mit dem an Integrin gekoppelten Fibronektin als Zellmembran-Matrix-Verankerungsprotein in Verbindung stehen. Für die phosphorylierende Wirkung des pp60 src-Onkoproteins sind vor allem Vinkulin, Integrin, fokale Adhäsionskinase (FAK, S. 35) sowie Phosphatidylinositol als intrazellulärer Botenstoff zuständig. Werden diese Substrate durch ein punktmutiertes pp60 src übermäßig phosphoryliert, so löst dies folgende Schädigungskette aus: Das Zytoskelett und damit auch die Zell-Zell- sowie die Zell-Matrix-Kommunikation geraten außer Kontrolle. Die Zellen kugeln sich ab und vermehren sich, ohne die Kontakthemmung (= Thigmotaxis) berücksichtigen zu müssen. Ferner wird durch die Phosphorylierung des Phosphatidylinositols sein Abbau zu Diacylglycerin als Zweitbotenstoff beschleunigt, das seinerseits eine serinspezifische Proteinkinase in Gang setzt und die zytoplasmatisch-nukleäre Signalübermittlung und damit die Proliferation vorantreibt. Im Gefolge davon geben diese Zellen auch Metalloproteinasen ab, die sie aus ihrer Matrixverankerung befreien, so dass sie aus dem Zellverband auswandern können. Zu solchen Tyrosinproteinkinasen gehören auch die Genprodukte von Onkogenen wie dem abl-bcr-Fusionsgen (s. o.).

Serin-Threonin-spezifische Proteinkinase: Calciumionen und cAMP gehören zu den wichtigsten intrazellulären Mediatoren, die im Rahmen einer Signal-Rezeptor-Interaktion gebildet werden. Diese Mediatoren unterstützen sich gegenseitig in ihrer Wirkung. Viele ihrer Effekte werden durch die Übertragung von Serin- oder Threoninresten auf ein entsprechendes Zielprotein durch Vermittlung von Serin-Threonin-Proteinkinasen erreicht. Sie werden von den Protoonkogenen wie c-mos (s. u.) und den beiden miteinander kooperierenden Onkogenen c-mil und c-raf kodiert.

Transkriptionsfaktoren: Letztlich landen alle Botschaften der Signaltransduktion im Zellkern und aktivieren dort bestimmte Gene, welche die Zellfunktion dirigieren. Die Transkriptionsfaktoren sind solche nukleäre Dirigenten. Sie binden an regulatorische DNA-Sequenzen und steuern so die mRNA-Synthese (Transkription). Einige Protoonkogene kodieren für nukleäre proliferationsaktive Transkriptionsfaktoren, die in aktivierter Form als Onkoproteine in der Tumorigenese eine zentrale Rolle einnehmen:

- *c-myc:* Es fördert bei einer Zelle die Proliferation und hemmt die abschließende Differenzierung. Seine Wirkung ist gegensätzlich. Nach Bildung von Heterodimeren mit einem max-Protein bindet das myc-max-Protein spezifisch an proliferative Zielgene wie zyklinabhängige Kinasen (CDK) und fördert in Gegenwart von Wachstumsfaktoren die Zellvermehrung. Fehlt jedoch ein entsprechender Wachstumsfaktor, so löst c-myc eine Apoptose aus. Seine tumorigene Wirkung erhält es durch Dauer-/Überexpression oder durch Translokation.
- *c-jun und c-fos:* Sie bilden durch Zusammenlagerung einen DNA-bindenden Komplex, der als Transkriptionsaktivator AP-1 fungiert (Abb. 7.14a). Diesem kommt die Funktion eines „Hauptschalters" zu, indem er als Regulatorgen andere Gene einschaltet.

Zykline/zyklinabhängige Kinasen

Der Zellteilungszyklus wird durch eine Reihe von Regulatorproteinen in Form der Zykline gesteuert, die wie das Zyklin-D1 von einem Protoonkogen wie bcl-1 kodiert und durch Wachstumsfaktoren induziert und/oder im Rahmen der Tumorigenese amplifiziert werden. Wie

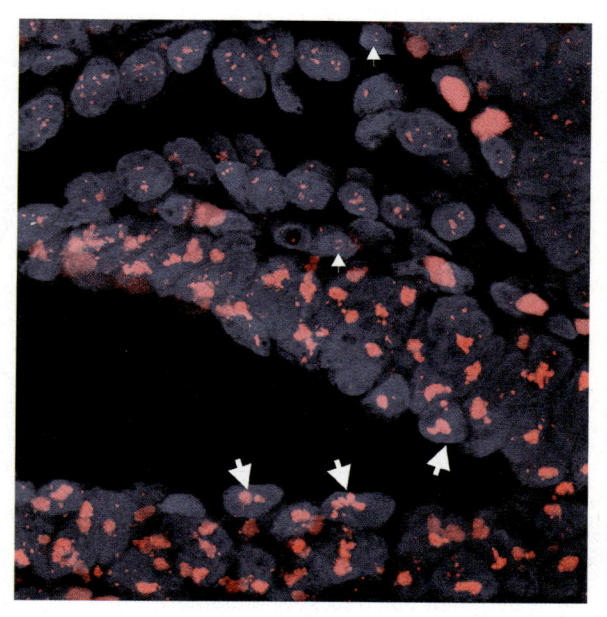

Abb. 7.15 Deregulierte Zellzykluskontrolle: Die Überzahl clusterförmiger Gensignale (dicke Pfeile) für das amplifizierte Zyklin-D1 (beim Adenokarzinom des distalen Ösophagus = Barrett-Karzinom) variiert unter den Tumorzellen und macht deren genetische Heterogenität deutlich. Als Kontrast dazu jeweils 2 kleine Gensignale bei normalen Stromazellen (dünne Pfeile) (FISH, konfokales Laserscanningmikroskop; Vergr. 1:200).

beim Entwicklungswachstum dargestellt (S. 306), lenken sie nach Bindung an zyklinabhängige Proteinkinasen (CDK 1, 2, 4 und 6) den Übergang einer Zelle von der G_1- in die S-Phase und von der G_2- in die M-Phase. Ein wesentlicher Schritt dabei ist, dass pRB110 als Produkt des Retinoblastomgens (s. u.), das in seiner nichtphosphorylierten Form die Mitose blockiert, durch CDK4/Zyklin-D und CDK2/Zyklin-E phosphoryliert wird. Dadurch wird es unwirksam und gibt den zuvor gebundenen Transkriptionsfaktor E2F frei, so dass er die Transkription S-Phasenspezifischer Gene induzieren kann. Die zyklinabhängigen Proteinkinasen werden ihrerseits durch spezifische Inhibitorproteine, die CDK-Inhibitoren (darunter das an der Entstehung vieler Tumoren beteiligte p16), blockiert. Dies macht verständlich, dass immer dann, wenn das Rb-Suppressorprotein pRB110 inaktiviert wird, sei es durch Deregulation der Zyklinexpression, durch Inaktivierung der CDK-Inhibitoren oder durch Rb-Mutation, der Zellzyklus außer Kontrolle gerät. Dies ist ein obligater Schritt in der Tumorigenese (Abb. 7.15). Neben den Zyklinen nimmt auch c-mos als Serin-Threonin-Kinase durch Aktivierung der mitogenaktivierten Proteinkinase an der Zellzykluskontrolle teil.

Apoptose-Regulatorproteine

Die Genprodukte einiger Protoonkogene sind auch in das „zelluläre Absterbeprogramm" (S. 124) involviert und stellen nicht nur Proliferations-, sondern auch Überlebensignale dar, indem sie die Apoptose einleiten, sobald die teilungsfördernden Wachstumsfaktoren aufgebraucht sind (wie das c-myc, s. o.). Prototyp hierfür ist das bcl-2-Onkogen, das verhindert, dass die Initiator-CASPASE in Gang kommt und damit den CASPASE-induzierten Zelltod verhindert (S. 124).

7.2.2.2
Tumorsuppressorgene

Definition: Es handelt sich um eine Gruppe von rezessiven Genen, die unter physiologischen Bedingungen die Zellvermehrung unterbrechen. Sie gehören zur Gruppe der noch zu besprechenden „Türwächtergene" und werden auch als rezessive Onkogene oder als Antionkogene bezeichnet.

Pathogenese: Da eine einzige Kopie eines solchen Gens ausreicht, um die Wachstumskontrolle aufrechtzuerhalten, macht sich der Defekt erst bemerkbar, wenn beide Allele betroffen sind (rezessive Mutation).

Der „Two-Hit"-Hypothese zufolge braucht es dazu 2 Mutationsereignisse: Dem ersten (Mutation) fällt das eine Suppressorallel zum Opfer. Findet dies bereits in den Keimzellen statt, weisen alle Körperzellen diese Genomveränderung auf (konstitutionelle Mutation, Keimbahnmutation); betrifft es nur eine Körperzelle, so handelt es sich um eine somatische Mutation. Die zweite Mutation trifft das andere, bislang noch intakte Allel des Suppressorgens in einer Körperzelle (somatische Mutation). Damit ist ein wesentlicher Schritt in der Tumorigenese getan.
Im Folgenden werden die wichtigsten Suppressorgene, nach ihrer Funktion geordnet, besprochen.

Zellzyklus-/Transkriptionsregulatoren

RB-Gen (Retinoblastomgen): Seine Bezeichnung rührt daher, dass seine mutationsbedingte Inaktivierung erstmals beim bösartigen Retinoblastom des Kleinkindes (S. 294) als Ursache der Tumorentstehung entdeckt wurde (Abb. 7.**16 a**). Sein Produkt (Genlokus 13 q14) pRB110 verhindert über die Bindung an den nukleären Transkriptionsfaktor E2F, dass S-Phasen-spezifische Gene transkribiert werden, die im Zellzyklus den Übergang von der G1- in die S-Phase steuern. Dadurch zügeln sie die Zellteilung. Sein Verlust durch Deletion oder eine Inaktivierung durch Komplexbildung mit bestimmten Virusproteinen bedeutet für die betroffene Zelle einen Verlust der „Zellteilungsbremse". Dies macht verständlich, dass in den meisten malignen Tumoren eine insuffiziente Wirkung des pRB110 nachgewiesen werden kann (s. o.).

p16-Suppressorgen (Lokus: 9 p21) ist ein zyklinabhängiger Kinaseinhibitor (s. Zellzykluskontrolle). Es ist beim familiären Melanom und beim familiären Pankreaskarzinomsyndrom über eine Keimbahnmutation defizient.

p53-Suppressorgen (= TP53): Das nach seinem Molekulargewicht bezeichnete Gen (Lokus: 17 p13.1) kodiert für ein kurzlebiges intranukleäres „Genomwächterprotein" und gehört somit zur Gruppe der „Türwächtergene" (s. o.). Schleicht sich in einer Zelle ein DNA-Schaden ein, so reichert es sich in ihr schnell an (Abb. 7.**16 b**) und wird aktiv, indem es die Transkription einiger Gene in Gang bringt, deren Genprodukte folgende beide Hauptwirkungen durchsetzen.
- *Zellzyklus-Arrest:* Das p53 bewirkt die Transkription des CDK-Inhibitors p21, der über eine Hemmung des

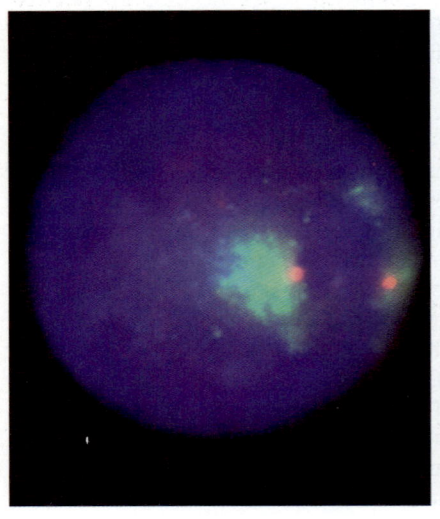

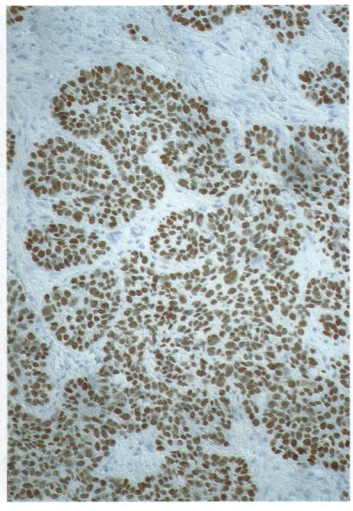

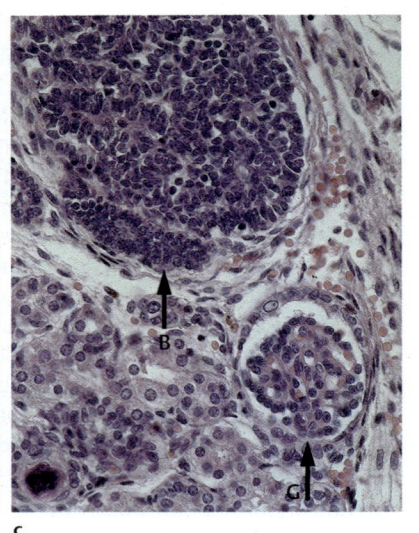

Abb. 7.16 Tumorsuppressorgene:
a Rb-Suppressorgen im Interphasenkern einer Leukämiezelle: Das mit einer spezifischen DNA-Sonde rot markierte Rb-Gen befindet sich am Rand des ebenfalls spezifisch grün markierten Chromosoms 13 (Original Hausmann; FISH, Vergr. 1 : 400).
b p53-Suppressorgen (= TP53): Das Produkt des mutierten Gens reichert sich in den Tumorzellkernen an (Larynxkarzinom; IH; Vergr. 1 : 150).
c WT-Suppressorgen: Sein Verlust bewirkt eine neoplastische Nierenfehlbildung mit Durchsetzung des Nierenparenchyms durch Blastemknötchen (B), von denen die Entwicklung des Wilms-Tumors ausgeht (G = Glomerulus; HE, Vergr. 1 : 150).

Zyklin-CDK-Komplexes die inaktivierende Phophorylierung des pRB110 verhindert (s. o.). Dadurch macht die Zelle in der G_1-Phase des Zellzyklus eine Pause. Diese nutzt sie, indem sie über eine p53-vermittelte Transkription des in die DNA-Reparatur involvierten „Growth-Arrest-and-DNA-Damage-inducible"-Proteins (GADD45) den DNA-Schaden wieder ausbessert. Danach schaltet das p53 das mdm2-Gen ein und inaktiviert sich damit selbst. Gelingt dies der Zelle nicht, wird sie von p53 auf den Friedhof geschickt.

- *Apoptose:* In diesem Falle aktiviert p53 das bax-Protein und das IGF-BP3 (insulin-like growth factor). Dabei antagonisiert das bax-Protein das Apoptosehemmprotein bcl-2; der programmierte Zelltod wird eingeleitet.

Im Rahmen der Tumorigenese verliert das p53 durch Mutation oder Verlust seine „Türwächter"-Funktion, und die Zellen können die unkorrigierten Mutationen an ihre Tochterzellen weitergeben. Das p53 ist in vielen Tumoren durch eine somatische Mutation beschädigt. Es zählt zu den bei der menschlichen Krebsentstehung am häufigsten betroffenen Genen. Beim Li-Fraumeni-Syndrom ist es wegen einer Keimbahnmutation außer Gefecht gesetzt.

BRCA-1-/BRCA-2-Gen: Diese Tumorsuppressorgene (breast cancer anigenes) gehören zu den Suszeptibilitätsgenen, in erster Linie für Mammakarzinome, aber auch für andere Karzinome. Sowohl das BRCA-1- (Lokus: 17 q21) als auch das BRCA-2-Gen (Lokus: 13 q12.3) kontrollieren den Zellzyklus und unterstehen zyklinabhängigen Kinasen (CDK). Ihre Produkte sind im Zellkern und Zytoplasma lokalisiert. Sie binden aneinander und an das Rad51-Protein, das in die DNA-Reparatur involviert ist. Sie nehmen an der Überwachung und Ausbesserung von Genschäden teil. Außerdem steuern sie auch embryonale Entwicklungsvorgänge wie die Morphogenese der Mamma. Beim familiären Mammakarzinomsyndrom findet man eine Keimbahnmutation in BRCA-1 oder BRCA-2. Bei den betroffenen Frauen treten häufig Mammakarzinome bereits in einem Alter von 20–30 Jahren auf.

WT-Gene (Wilms-Tumor-Gene): Die Deletion der WT-Gene (Loci WT-1: 11 p13; WT-2: 11 p15) und ihre Wirkung als Suppressorgene wurde zuerst beim Wilms-Tumor beobachtet.

- *WT-1-Gen:* Es kodiert für einen Transkriptionsfaktor, der die Expression von wachstumsfördernden Genen aktiviert und mit dem p53 in Wechselwirkung steht. Seine Expression löst zusammen mit einer Repression des EGF-Rezeptors und der Induktion des CDK-Inhibitors p21 eine Apoptose aus. Es ist an der Differenzierung der embryonalen Nierenanlage (Abb. 7.**16c**) beteiligt.
- *WT-2-Gen:* Es ist mit dem WT-1 assoziiert, kontrolliert die Zellproliferation und fördert die Differenzierung. Eine Keimbahnmutation des WT-1-Gens bewirkt ein „Wilms-Tumor-Aniridie-Genitourinalfehlbildung-Mentalretardierungs-Syndrom" (= WAGR-Syndrom).

Signaltransduktions-Regulatoren

APC-Gen (Adenomatöse-Polyposis-coli-Gen): Dieses Tumorsuppressorgen gehört zu den Suszeptibilitätsgenen, in erster Linie für Kolorektalkarzinome. Sein Produkt (Lokus: 5 q21) ist im Zytoplasma lokalisiert, wo es mit anderen Proteinen interagiert. So bindet und inhibiert es das Signaltransduktionsmolekül β-Catenin, das nach Eindringen in den Zellkern den T-Zell-Transkriptionsfaktor Tcf aktivieren würde. Dadurch drosselt es die Zellproliferation. Außerdem bindet das APC-Gen-Produkt an die zytoplasmatische Seite des E-Cadherins, das mit seinem extrazellulären Teil den Zellzusammenhalt garantiert. Über eine Bindung an die Mikrotubuli sorgt es dafür, dass die Zellen (vor allem Kryptenepithelien) vom Proliferationspool in den Differenzierungs- und Absterbepool gelangen. Ein mutiertes APC-Gen bildet mit β-Catenin einen stabilen Komplex → Dauerproliferation. Verluste und Mutationen des APC-Allels sind für die familiäre Polyposis coli mit Entwicklung von Kolorektalkarzinomen im jungen Alter verantwortlich.

NF1-Gen (Neurofibromatose-1-Gen): Dieses Tumorsuppressorgen (Lokus: 17 q11.2) kodiert für ein Protein (Neurofibromin), das große Strukturhomologie mit dem c-ras-assoziierten GTPase-Aktivierungsprotein GAP aufweist und dessen Funktion unterdrückt. Die Inaktivierung eines Allels in Form einer angeborenen Mutation ist für das Zustandekommen von multiplen Melanozytenwucherungen (Milchkaffeeflecken) und Neurofibromen (selten auch Phäochromozytomen und ZNS-Tumoren) verantwortlich, während der Verlust beider Allele zusammen mit p53-Mutationen die Entwicklung von neurogenen Sarkomen zur Folge hat. Klinisch resultiert die Neurofibromatose Typ 1 von Recklinghausen.

DPC4/SMAD4: Das Suppressorgen (deleted in pancreatic cancer 4; Lokus: 18 q21.1) ist homolog mit dem Fruchtfliegengen SMAD4 (mother against decapentaplegic drosophila, homolog 4 = MADH 4). Es ist ein Glied in der Signaltransduktionskaskade des TGF-β, durch die wachstumsinhibierende Signalstoffe in Form von CDK-Inhibitoren gebildet werden. In der Embryogenese steuert es die Entwicklung des Mesoderms und des viszeralen Endoderms. Eine Keimbahnmutation dieses Gens liegt beim Juvenile-Polypose-Syndrom vor, wo multiple hamartomatöse Schleimhautpolypen aufschießen, deren bedeckende Epithelien später entarten können. Dieses Suppressorgen gehört somit zu den „Landschaftspflegegenen" (s. u.).

Zelloberflächenrezeptoren

E-Cadherin-Gen: Das Produkt dieses Suppressorgens, das E-Cadherin (Lokus: 16 q22.1), stabilisiert die epitheliale Zell-Zell-Adhäsion. Durch seine Mutation verliert ein Epithelzellverband seinen Zusammenhalt (Zellkohäsivität → Zelldiskohäsivität), so dass sich einzelne Zellen daraus herauslösen können. Der erste Schritt zur Invasion in die Umgebung und zur Metastasierung ist getan. Eine Keimbahnmutation dieses Suppressorgens liegt beim familiären Magenkarzinomsyndrom vor.

DCC-Gen: Das Genprodukt dieses Suppressorgens (delated in colorectal cancer; Lokus: 18q21) ist ein Transmembranprotein, dessen extrazellulärer Teil identisch ist mit dem Zelladhäsionsmolekül N-CAM. Es sorgt für einen geordneten Zell-Zell- und Zell-Matrix-Zusammenhalt. Sein Verlust ist an der Tumorprogression beteiligt.

7.2.2.3
Suszeptibilitätsgene

Definition: Die Produkte dieser Gene sind für die Veranlagung eines Individuums verantwortlich, einen oder mehrere Tumoren zu entwickeln. Ihrer zellbiologischen Wirkung nach handelt es sich entweder um „Caretaker"-, „Gatekeeper"- oder „Landscaper"-Gene. Da die Läsion dieser Gene meist am Anfang der Tumorigenese steht, spricht man auch von einem Caretaker- und von einem Gatekeeper-Weg in der Tumorigenese.

- *Fürsorgegene (Caretaker-Gene):* Diese Gene sind für eine exakte DNA-Reparatur verantwortlich und haben folgende Teilfunktionen:
  - *DNA-Helicase*: Die Superfamilie dieser Enzyme sorgt unter anderem dafür, dass die DNA-Helix korrekt geöffnet wird. Prototyp eines familiären Defektsyndroms ist das „Werner-Syndrom" mit pathologischer Alterung und Prädisposition für Hautmelanome, Weichteil- und Knochensarkome.
  - *Nucleotide Excision Repair*: Dieses Enzymsystem sorgt dafür, dass falsche oder falsch positionierte Nukleotide in einem DNA-Strang herausgeschnitten und durch korrekte Nukleotide ersetzt werden. Prototyp eines familiären Defektsyndroms ist die „Fanconi-Anämie" mit aplastischer Anämie, konstitutionellen Fehlbildungen und Prädisposition für Leukämien (S. 525).
  - *DNA Mismatch Repair*: Dieses System sorgt dafür, dass bei der Neubildung von DNA-Strängen die Chromosomenabschnitte nicht falsch rekombiniert werden. Ihre Störung fällt im Genom einer Tumorzelle in Form einer Mikrosatelliteninstabilität auf. Prototyp eines familiären Defektsyndroms ist das hereditäre nichtpolypöse Kolorektalkarzinom-Syndrom (Abb. 7.**17**).

  Defekte dieser Gene gehen bei den angeborenen Tumorsyndromen auf eine Keimbahnmutation (germ line mutation) zurück. Sie werden nur wirksam, wenn beide Allele durch einen der weiter unten aufgeführten Mechanismen defekt sind. Das Resultat ist zunächst eine Destabilisierung des gesamten Genoms (Genominstabilität), die sich verheerend auswirkt, wenn dadurch die noch zu besprechenden Tumorsuppressorgene und Onkogene beschädigt sind. Denn die davon betroffenen

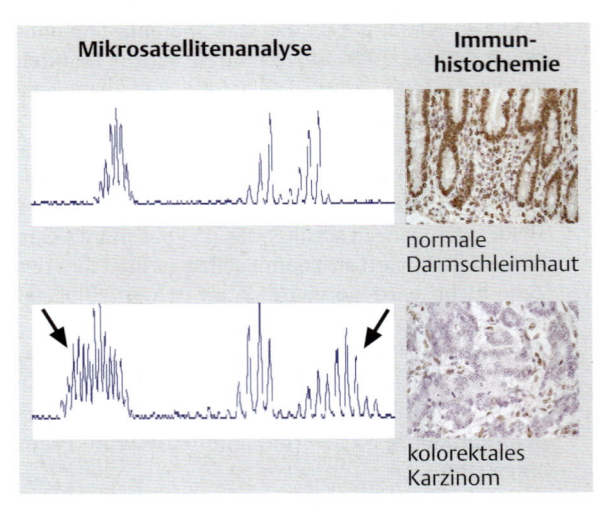

Abb. 7.**17** **Defekt des Mismatch-Repair-Systems:** Bestimmten Kolorektalkarzinomen liegen Defekte solcher Reparaturgene (MLH1) zugrunde. Dies bewirkt eine Instabilität der Mikrosatelliten-DNA, welche hochrepetitive DNA-Sequenzen darstellen. Dadurch häufen sich Replikationsfehler an, was sich in der Mikrosatellitenanalyse als Veränderung bestimmter Genloci (Pfeile) äußert. In Übereinstimmung damit wird – immunhistochemisch nachweisbar (IHC) – bei den entsprechenden Kolorektalkarzinomen das MLH1-Protein nicht mehr exprimiert (Vergr. 1 : 100; Original: Lassmann).

Zellen wachsen dann unkontrolliert nach, sterben nicht mehr ab und differenzieren nicht mehr aus, so dass sich im Gewebe verwilderte, rücksichtslos wachsende Zellen anhäufen: ein Tumor entsteht. Tumoren, die vornehmlich auf einem Defekt von Caretaker-Genen beruhen, sind strahlensensibel, weil sie unfähig sind, Strahlendefekte „auszubügeln".

- *Türwächtergene (Gatekeeper-Gene):* Im Wesentlichen handelt es sich um Gene, die im Endeffekt die Tumorentstehung unterdrücken und deshalb auch als Tumorsuppressorgene (s. o.) bezeichnet werden. Sie regulieren direkt die Tumorentstehung, indem sie das Wachstum von Tumorzellen unterdrücken oder deren Tod erzwingen. Damit ein Tumor entstehen kann, müssen beide Allele eines solchen Gens inaktiviert sein. Dann geben sie die Geschwindigkeit beim Tumorwachstum vor.
- *Landschaftspflegergene (Landscaper-Gene):* Diese Gene dirigieren in erster Linie die Ausreifung des ortstypischen mesenchymalen Stromas. Es bildet eine optimale Umgebung (microenvironment) für die entsprechenden Epithelzellen, die später auf dem Stroma wachsen und es überziehen. Erst in zweiter Linie beeinflussen diese Gene auch das Wachstum der Epithelzellen selbst.

Sowohl bei den Caretaker- als auch bei den Gatekeeper-Genen spielt die Tatsache eine Rolle, dass das väterliche und das mütterliche Allel in ihrer biologischen Wertigkeit nicht gleich sind und durch eine Störung der genomischen Expressionsprägung funktionsuntüchtig werden können.

Genomische Expressionsprägung (= genomisches Imprinting; S. 287): Bei Störungen dieses Prozesses spielt es eine Rolle, ob das väterliche oder mütterliche Allel eines Gens exprimiert wird. Aus diesem Grund kann die Tumorentwicklung von folgenden Faktoren abhängen:
- *Loss of Heterozygosity* (= LOH) → ein mütterliches oder väterliches Allel geht verloren;
- *Loss of Imprinting* (= LOI) → das Allel eines Elternteils wird nicht exprimiert;
- *Amplifikation* → das Allel eines Elternteils wird vervielfacht;
- *uniparentale Disomie* → ein Allel eines Elternteils geht verloren, während das andere verdoppelt wird.

Da die Imprinting-Vorgänge auch bei Tumoren grundsätzlich reversibel sind, bieten sich hier in Zukunft Therapiemöglichkeiten.

7.2.2.4
Chemische Tumorigenese

Allgemeine Definition: Dabei handelt es sich um eine durch Einwirkung bestimmter chemischer Substanzen ausgelöste Tumorentstehung, die auch als Karzinogenese bezeichnet werden.

Karzinogentypen

Durch die stürmische Entwicklung der chemischen Industrie wird es immer schwieriger abzuschätzen, welchen Beitrag die produzierten Chemikalien zur Tumorentstehung bei Mensch und Tier leisten. Bis heute wurden etwa 4 Millionen organisch-chemische Verbindungen synthetisiert, von denen etwa 70000 auch praktisch verwendet werden. Hinzu kommt, dass zahlreiche krebserzeugende Stoffe natürlicherweise in unserer Umwelt vorkommen. Die wichtigsten Karzinogene sind:
- *Polyzyklische aromatische Kohlenwasserstoffe* (z. B. Benzpyren, Benzanthracen und Dimethylbenzanthracen): Sie kommen als Teer- und Rußinhaltsstoffe weit verbreitet vor. Bereits 1775 wurde vom englischen Arzt Pott der Zusammenhang von Ruß mit dem Skrotalkrebs der Schornsteinfeger (Schornsteinfegerkrebs) beobachtet. Diese Verbindungen finden sich auch im Zigarettenrauch und induzieren bei Nagetieren und Menschen in zahlreichen Organen Tumoren.
- *Halogenierte Kohlenwasserstoffe* (z. B. Vinylchlorid) induzieren beim Tier Angiosarkome der Leber und Glioblastome. Die gleichen Tumoren treten auch bei Arbeitern in der PVC-verarbeitenden Industrie auf.
- *Nitrosamine:* Sie rufen je nach Substituierung und je nach Versuchstier andersartige Organtumoren hervor. Sie spielen bei der Entstehung von Gastrointestinaltumoren eine wichtige Rolle, weil sie in der Umwelt verbreitet sind, mit der Nahrung aufgenommen werden und im Organismus aus sekundären Aminen und nitrosierenden Agenzien wie Nitraten und Nitrit im Pökelsalz (Wurstwaren!) gebildet werden.
- *Aromatische Amine:* Sie dienten lange der industriellen Herstellung von Farbstoffen und rufen Harnblasenkrebse (sog. Anilinkrebs) hervor.
- *Mykotoxine:* Dazu gehören die Aflatoxine aus Schimmelpilzen, die sich bei unsachgemäßer Lagerung vor allem in Getreidesilos/-speichern bei hoher Luftfeuchtigkeit anreichern. Sie sind an der Entstehung von Leberzellkarzinomen beteiligt (p53-Mutation), vor allem in Ländern mit hoher Hepatitis-B-Inzidenz.
- *Pyrrolizidine:* Dies sind Pflanzeninhaltsstoffe aus Kräutern, Gewürzen (Muskatnuss), Gemüsen (Hülsenfrüchten) und besonderen Teeformen (Huflattich-, Matetee). Sie sind vor allem an der Entstehung von Leberzellkarzinomen beteiligt.
- *Arsen:* Es wurde früher zur Psoriasistherapie und als Pflanzenschutzmittel im Weinbau verwendet; es ruft vor allem Hauttumoren (Winzerkrebs) hervor.
- *Diethylstilböstrol:* Ein synthetisches Östrogen – mittlerweile aus dem Handel gezogen! –, das in hoher Inzidenz bei Töchtern der während der Schwangerschaft damit behandelten Mütter zu Adenokarzinomen der Vagina führte. Dieses Karzinogen ist somit beim Menschen transplazentar wirksam.

Je nachdem, ob eine chemische Verbindung am Genom angreift oder nicht, unterscheidet man:
- *Genotoxische Karzinogene:* Sie schädigen die DNA, rufen meist in geeigneten Tests zusätzlich Genommutationen hervor und sind folglich auch mutagen. Der Zusammenhang zwischen mutagener und karzinogener Wirkung ist so fest etabliert, dass bakterielle Mutagenitätstests zur Aufdeckung potenzieller Karzinogene herangezogen werden können (Ames-Test; Abb. 7.**18**). Zahlreiche chemische Karzinogene sind komplette Karzinogene und können ohne Mithilfe weiterer Kofaktoren die Zielzelle maligne transformieren. Die Wirkung verschiedener kompletter und inkompletter Karzinogene kann sich addieren (Synkarzinogenese). Es gibt aber auch schwache Karzinogene, deren Wirkung durch Kofaktoren erheblich verstärkt werden kann (Kokarzinogenese). Bei Letzteren handelt es sich um nichtgenotoxische Karzinogene.
- *Nichtgenotoxische Karzinogene:* Sie setzen entweder an der Zellmembran Peroxidschäden, phosphorylieren die Konnexinproteine im Bereich der interzellulären Haftorganellen oder rarefizieren c-AMP als interzellulären Botenstoff und sabotieren damit die Zell-Zell-Kommunikation. Sie machen so die betroffenen Zellen von ihrer proliferationsfeindlichen Umgebung unabhängig. Damit wird umgangen, dass ein in der Mutterzelle entstandener genetischer Schaden repariert werden kann. Folglich sind die nichtgenotoxischen Karzinogene zwar Antreiber, aber keine Auslöser der Karzinogenese. Sie werden deshalb als „Tumorpromotoren" bezeichnet und wirken oft in der Tumorigenese organspezifisch. So entstehen un-

seine Spaltprodukte (oder Metabolite) ausgelöst. Diese entstehen in vivo durch enzymatische Bioaktivierung (mikrosomale Mischoxidasen), und zwar meist über Zwischenstufen (proximale Karzinogene). Diese sind instabil und zerfallen spontan in reaktionsfähige Aktivierungsprodukte (ultimative Karzinogene = „Endkarzinogene"). Die Endkarzinogene haben eine Eigenschaft gemeinsam: Sie besitzen elektronenarme Molekülregionen, die es ihnen ermöglichen, mit elektronenreichen (nukleophilen) Gruppen zellulärer Makromoleküle wie DNA, RNA und Proteine zu reagieren, und sind somit elektrophil.

Karzinogenwirkung

Die genotoxische Wirkung der Karzinogene beruht auf einer Interferenz mit der DNA. Bei den elektrophilen Reaktionsgruppen chemischer Karzinogene handelt es sich entweder um kleine Alkylkationen (z. B. CH_3^+), in anderen Fällen um sehr große Moleküle, die mit DNA-Basen sog. Bulky-Adducts bilden. Diese sperrigen Addukte bleiben wie ein Kaugummi an der DNA kleben und stören ih-

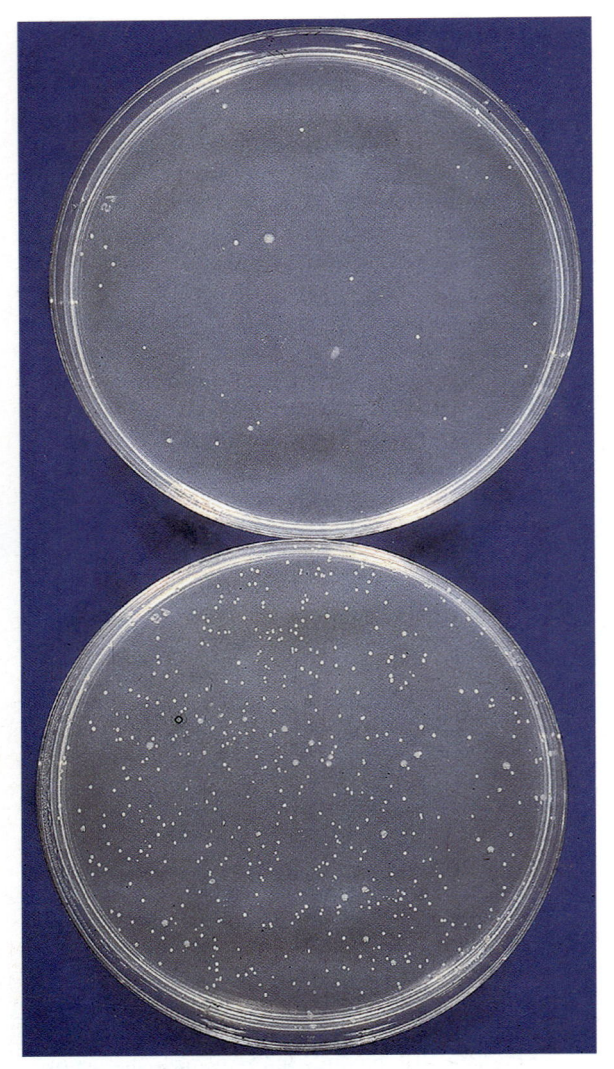

Abb. 7.18 Ames-Test zur Mutagenitätsprüfung einer chemischen Substanz: Als Testorganismus dient ein Salmonella-typhimurium-Stamm, der aufgrund einer Mutation auf die Zugabe von Histidin zum Wachstumsmedium angewiesen ist. Bei Exposition gegenüber einer mutagenen Substanz kommt es zur Rückmutation. Solche als Revertanten bezeichneten Keime sind nicht mehr auf Histidin angewiesen. Die Zahl der Mutanten ist direkt proportional zur Mutagenität einer Testsubstanz. Beispiel: Zigarettenkondensat nach vorheriger Überführung in seine kanzerogene Form durch Inkubation mit mischoxidasehaltigen Mikrosomen:
oben: Spontanrevertanten (Kontrolle);
unten: Zigarettenkondensat-induzierte Revertanten.

ter dem Einfluss von Phorbolestern vor allem Hauttumoren, von Barbituraten überwiegend Lebertumoren und von Östrogenen hauptsächlich Tumoren des weiblichen Genitales.

Karzinogenbioaktivierung

Die biologische Wirkung chemischer Karzinogene (Abb. 7.**19**) wird in der Regel nicht durch das Ausgangsmaterial (parenterales Karzinogen) selbst, sondern durch

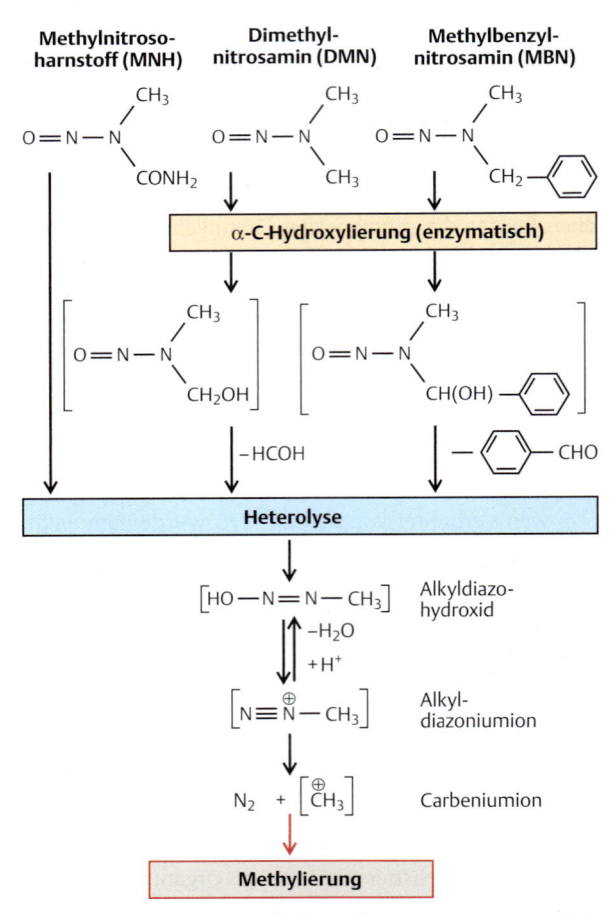

Abb. 7.19 Bioaktivierung alkylierender Kanzerogene. Methylnitrosoharnstoff (MNH) zerfällt durch spontane Heterolyse; die Metabolisierung von Dimethylnitrosamin (DMN) und Methylbenzylnitrosamin (MBN) wird durch enzymatische α-C-Hydroxylierung eingeleitet und führt ebenfalls zu einem Methyldiazoniumion bzw. Carbeniumion (Methylkation) als ultimative elektrophile Wirkform.

re Funktion erheblich. Verschiedene Alkylanzien können zu ein und demselben ultimalen Karzinogen abgebaut werden. So ist z. B. für Dimethylnitrosamin, Methylbenzylnitrosamin, 1,2-Dimethylhydrazin, Zykasin, Dimethylphenyltriazen, Methylnitrosoharnstoff und zahlreiche andere chemische Karzinogene ein Methyldiazoniumion bzw. Methylkation (CH_3^+) die ultimative Wirkform, die mit zellulären Makromolekülen reagiert (Abb. 7.**19**). In der DNA werden neben den Phosphatgruppen des Nukleinsäuregerüstes zahlreiche nukleophile Positionen an Purin- und Pyrimidinbasen alkyliert. Das Hauptreaktionsprodukt alkylierender Karzinogene mit der zellulären DNA ist sowohl in vitro als auch in vivo das N^7-Alkylguanin.

Eine entscheidende Rolle für die tumorinitiierende Wirkung alkylierender Verbindungen spielen Addukte an den Sauerstoffatomen von DNA-Basen, d. h. O^6-Alkylguanin, O^2-Alkylcytosin und O^4-Alkylthymin. O-Alkyl-Substituenten interferieren nämlich mit der Wasserstoffbrückenbindung zwischen komplementären DNA-Basen und können zu Fehlpaarungen während der DNA-Replikation und der Transkription und schließlich zur Onkogenaktivierung führen (Abb. 7.**20**). O^6-Alkylguanin kann durch ein spezifisches zelluläres Reparatursystem (Alkyltransferase) enzymatisch wieder entfernt werden. Da es nach Einführen einer Alkylgruppe an der O^6-Position des Guanins erst während der nachfolgenden DNA-Replikation zur Fehlpaarung mit Thymin kommt, hat die Zelle noch Zeit, diese Läsion wieder auszubessern, bevor sich eine Punktmutation etabliert hat.

Karzinogenspezifität

Eine wichtige Eigenschaft chemischer Karzinogene ist ihre ausgeprägte Organ- und Speziesspezifität. Sie äußert sich darin, dass bestimmte karzinogene Verbindungen nur bei bestimmten Tierarten und dort auch nur in bestimmten Zielorganen Tumoren verursachen. Das trifft auch für diejenigen Substanzen zu, die für den Menschen krebserregend sind. Die Organ- und Speziesspezifität lässt sich besonders eindrücklich am Beispiel des Ethylnitrosoharnstoffes zeigen, der je nach Versuchstierspezies und Alter, in dem er verabreicht worden ist, unterschiedliche Tumoren hervorruft. Dieser Sachverhalt ist in Abb. 7.**21** wiedergegeben. Die Organ- und Speziesspezifität eines Karzinogens wird von folgenden Faktoren beeinflusst:

- *Entwicklungsstadium* eines Individuums: Davon hängt ab, ob ein Gewebe bereits bioaktivierende Mischoxidasen enthält.
- *Bioaktivierung:* Je nach genetischer Ausstattung (Minusvariante!) und Vorbelastung eines Individuums, aber auch je nach Organ ist die Aktivität der bioaktivierenden Mischoxidasen unterschiedlich.

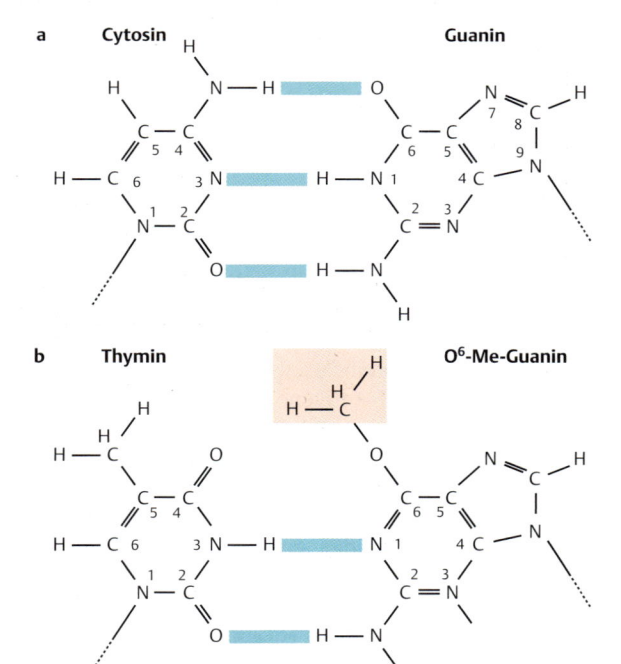

Abb. 7.**20 Fehlpaarung von O^6-Methylguanin mit Thymin.** Die Methylgruppe an der O^6-Position von Guanin interferiert mit der Wasserstoffbrückenbindung zwischen den komplementären Basen Guanin und Cytosin. Während der nachfolgenden DNA-Replikation kommt es zur Guanin-Thymin-Transition durch Fehlpaarung von O^6-Methylguanin mit Thymin → Punktmutation.

	pränatal	perinatal	adult
Ratte	ZNS PNS	ZNS PNS Niere	ZNS KM
Maus	ZNS	Leber Niere Lunge ZNS	KM Lunge Leber Niere ZNS
Hamster	ZNS PNS	ZNS PNS Niere	ZNS KM
Kaninchen	ZNS PNS Niere	Niere PNS ZNS	
Wüstenratte	Haut	Haut	Haut

Abb. 7.**21 Ethylnitrosoharnstoff:** Organ- und Speziesspezifität. Je nachdem, ob das Karzinogen in der Prä- oder Perinatalperiode oder im Erwachsenenalter appliziert wird, resultieren bei den unterschiedlichen Spezies unterschiedliche Tumoren (ZNS = Zentralnervensystem, PNS = peripheres Nervensystem, KM = Knochenmark).

- *Verabreichungsform:* Dies gilt insbesondere für Karzinogene, die lokal rasch in ihre Wirkform zerfallen, und für solche, die durch die Leber entgiftet werden.
- *Kumulative Dosis:* Es ist entscheidend, in welcher Dosis und über welchen Zeitraum ein Karzinogen verabreicht wird.
- *DNA-Reparatur-System:* Dafür sind die Caretaker-Gene zuständig, denn von ihnen hängt ab, in welchem Umfang ein DNA-Schaden repariert werden kann.
- *Promotor* mit besonderer Organspezifität.
- *Geschlecht* mit Hormonabhängigkeit der entsprechenden Zielgewebe (Genitalorgane).

7.2.2.5
Virale Tumorigenese

Allgemeine Definition: Durch Infektion mit bestimmten (onkogenen) Viren ausgelöste Tumorentstehung.

Allgemeine Pathogenese: Grundsätzlich wirken Viren durch folgende Mechanismen auf die Tumorigenese ein:
- *Insertionsmutagenese*: Die Integration der viralen DNA ins Wirtsgenom entzügelt die Expression benachbarter Wirtsgene.
- *Virale Onkogene:* Viren enthalten ein transformierendes v-onc.
- *Immunsuppression*: Viren unterdrücken die immunologische Abwehr.

DNA-Tumorviren

Pathogenese: Die DNA-Tumorviren werden normalerweise nicht stabil ins Genom der Wirtszelle eingebaut. Sie verfügen – gewissermaßen als Überlebensstrategie – über besondere Gene, deren Produkte die jeweilige Wirtszelle bis zur Erschöpfung (zytopathischer Effekt) Viren replizieren lassen. In einigen seltenen Fällen wird die Virus-DNA stabil ins Wirtsgenom eingebaut und transformiert mit einem Steuergen die Wirtszelle, was eine Dauerproliferation zur Folge hat. Solche Steuergene der DNA-Viren haben im Gegensatz zu denjenigen tumorigener Retroviren keine homologen Gegenstücke in den Eukaryontenzellen.

Papovaviren

Sie sind von allen DNA-Tumorviren am besten untersucht. Zu ihnen gehören die Papillomviren (HPV), das Polyomavirus, das Vacuolating-Agent- und das Simian-Virus-40 (= SV40).

Papillomviren: Einige Papillomvirustypen können beim Menschen Virusakanthome und Larynxpapillome hervorrufen. Bestimmte Papillomviren (HPV Typ 16, 18 sowie in geringerem Maße auch 31, 33 und 35) sind an der Entstehung menschlicher Zervixkarzinome und anogenitaler Karzinome beteiligt (Abb. 7.22). Das HPV-Genom wird in den Wirtszellen oft in Nähe des c-myc-Lokus eingepflanzt. Die sog. High-Risk-Papillomviren (Typ 16, 18)

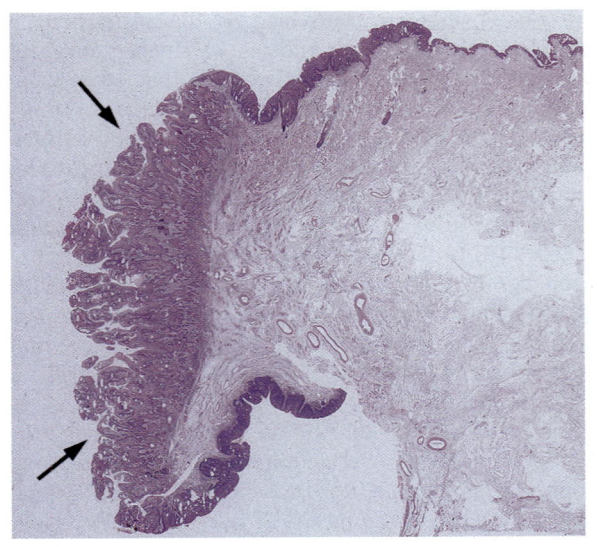

Abb. 7.**22 HPV-Tumor:** Verruköses Zervix-Karzinom nach jahrelanger HPV-Infektion (HE, Vergr. 1 : 10).

enthalten die beiden Gene E6 und E7 (E = early gene), wobei E7 für ein transformierendes Onkoprotein kodiert. Dieses immortalisiert die betroffene Zelle und entfesselt ihren Zellteilungsmechanismus, indem es das Tumorsuppressorgen (pRB110) inaktiviert. Im gleichen Sinne wirkt das virale E6-Protein, welches das p53-Suppressorgen ausschaltet. Dadurch steht einer weiteren Tumorprogression nichts mehr entgegen.

Polyomavirus: Dies ist ein Mäusevirus, mit dem sich bei neugeborenen Tieren Karzinome, Sarkome und andere Tumoren induzieren lassen (daher Name „Poly-oma"). Es ist strukturell eng mit dem Affenvirus SV 40 (simian virus) verwandt und in Bezug auf seine karzinogene Wirkung molekularbiologisch gut charakterisiert. Sein Genom enthält „frühe" Gene, welche die Transkription der viralen DNA regulieren und eine entscheidende Rolle bei der malignen Transformation von Wirtszellen spielen. Daneben enthält es „späte" Gene, welche die Information für virale Strukturproteine tragen. Die „frühen" Gene kodieren für Proteine (T-Antigene) mit unterschiedlichem Molekulargewicht:
- *Groß-T:* Es kodiert für ein nukleäres Protein, das an Chromatin bindet und die Replikation der viralen DNA steuert. Es verbindet sich aber auch mit den Produkten der beiden zellulären Suppressorgene pRB110 und p53 und lockert deren Proliferationsbremse.
- *Medium-T:* Sein Produkt ist ein membrangebundenes Protein, das durch Assoziation mit dem Produkt des src-Onkogens und anderen Protoonkogenprodukten eine tyrosinspezifische Proteinkinaseaktivität erhält und dadurch die maligne Transformation der Wirtszelle einleitet.

Adenoviren

Sie sind bei Mensch und Tier weit verbreitet. Von den bei Säugetieren und Menschen vorkommenden Adenoviren sind Typ 12, 18 und 31 vor allem bei Neugeborenen stark tumorigen. Die Produkte ihrer transformierenden Gene werden als E1 A und E1 B bezeichnet. Sie kodieren für die nukleären Onkoproteine pE1 A und pE1 B, die mit den Produkten der beiden zellulären Tumorsuppressorgene pRB110 und p53 einen Komplex bilden, so dass diese inhibiert werden. Ferner assoziiert sich das pE1 A mit dem Zyklin A und löst dadurch eine Dauerproliferation aus.

Herpesviren

Aus dieser Virusgruppe sind im Hinblick auf eine mögliche Karzinogenität folgende Viren hervorzuheben:

Epstein-Barr-Virus: Es befällt humane B-Lymphozyten und ist an der Pathogenese des B-Zell-Lymphoms vom Burkitt-Typ, des nasopharyngealen Karzinoms und vermutlich auch an der Entstehung kutaner lymphoproliferativer Läsionen beteiligt. Beim Burkitt-Lymphom immortalisiert das Virus durch einen eigenen Transformationsfaktor aus der TGF-Familie (LMP-1 = late membrane protein) die B-Zellen. Das c-myc-Protoonkogen wird in diesen Tumoren häufig durch Translokation in die expressionsstarke Immunglobulinregion aktiviert.

Humanes Herpesvirus (HHV-8): Es löst das AIDS-assoziierte Kaposi-Sarkom aus.

Hepatitis-B-Virus

Dieses Virus steht aufgrund seiner reversen Transkriptase den Retroviren nahe. Es spielt eine wichtige Rolle bei der hepatozellulären Karzinogenese. Dabei wird ein Fragment seines Genoms (HB-X) ins Gen des Zellzyklusregulators Zyklin A integriert, so dass dieses überexprimiert wird und eine Dauerproliferation auslöst.

RNA-Tumorviren

Pathogenese: Diese Viren werden auch als Oncornaviren bezeichnet und verfügen über eine reverse Transkriptase, welche die Richtung der normalen Transkription umkehrt. Sie rufen bei Vögeln, Mäusen, Hamstern und Katzen Leukämien, maligne Lymphome und Sarkome hervor. Bei den humanpathogenen RNA-Viren handelt es sich um das humane T-Zell-Leukämie-Virus (HTLV-I), das eine akute Leukämie verursacht. Dazu aktiviert es in den betroffenen Zellen mit Hilfe seines Onkogens tax (= transactivator protein) (sein zelluläres Gegenstück ist verlorengegangen) sowohl die Synthese für den Lymphozytenwachstumsfaktor IL-2 als auch für den dazu notwendigen Rezeptor, was über eine autokrine Stimulation eine permanente Zellproliferation zur Folge hat. Ein verwandtes Virus aus der HTLV-Familie ist HIV als Erreger des AIDS.

Das Genom der Oncornaviren besteht aus einer linearen, einzelsträngigen RNA. Es enthält lediglich folgende 3 Strukturgene:

- *GAG-Gen* (= group specific antigen), das für ein RNA-assoziiertes Core-Protein kodiert;
- *POL-Gen* (POL = Polymerase), das die genetische Information für die reverse Transkriptase trägt;
- *ENV-Gen* (ENV = envelope), dessen Produkt ein virales Hüllprotein ist und die Wirtsspezifität des Virus bestimmt.

Der Befall durch ein Retrovirus kann für eine Zelle verschiedene Folgen haben:

- *Nichtzytozide Infektion:* in diesem Fall werden zahlreiche Viruspartikel von der infizierten Zelle neu gebildet und durch Ausknospung von der Zellmembran freigesetzt. Im Gegensatz zur lytischen DNA-Virus-Infektion geht dabei die Wirtszelle selten zugrunde.
- *Latente Infektion:* Sie kann folgenlos bleiben, durch Reaktivierung der proviralen DNA in einen nichtzytoziden Infektionszyklus einmünden oder eine Tumorinduktion auslösen.
- *Tumorinduktion:* In diesem Fall wird die betroffene Zelle maligne transformiert.

Je nach tumorigener Potenz unterscheidet man folgende RNA-Tumorvirusgruppen:

- *Schwach karzinogene Retroviren:* Sie besitzen ein vollständiges retrovirustypisches Genom und induzieren erst nach monatelanger Latenz Tumoren, indem sie ein zelluläres Onkogen überexprimieren und sein Genprodukt zu viralen Replikationszwecken missbrauchen. Sie sind nicht in der Lage, Zellen in vitro maligne zu transformieren.
- *Stark karzinogene Retroviren:* Sie rufen bereits wenige Wochen nach Infektion Tumoren hervor und sind auch in vitro wirksam. Für diese karzinogene Eigenschaft ist ein zusätzliches Gen verantwortlich. Es wird als virales Onkogen (v-onc) bezeichnet.

Auf der Suche nach der Herkunft viraler Onkogene stellte sich heraus, dass es sich offensichtlich um zelluläre Steuerungsgene (Protoonkogene) oder veränderte Kopien davon handelt, die das Virus auf einem früheren infektiösen Streifzug durch eine Wirtszelle hat „mitlaufen" lassen. Tatsächlich existiert für jedes v-onc in den Eukaryontenzellen ein entsprechendes zelluläres Gegenstück (c-onc). Durch die Einführung eines Onkogens ins Virusgenom wird oft eines der 3 viralen Strukturgene (GAG, POL, ENV) unterbrochen oder deletiert. Dadurch sind diese Viren in der Regel defekt und können sich nur noch mit Unterstützung von „Helferviren" intrazellulär vermehren. Ein solches Protoonkogen kann, nachdem es von einem Retrovirus aufgenommen wurde, auf zweierlei Weisen zu einem Onkogen umfunktioniert werden:

- *Strukturänderung:* Die virale Onkogensequenz wird strukturell verändert und/oder durch Fusion mit retroviralen Strukturgenen modifiziert.
- *Deregulierung:* Das virale Onkogen gerät unter die Kontrolle der viralen Startersequenz in Form der „Long Terminal Repeats" (LTR-Sequenzen) und wird überexprimiert. Letzteres kann aber auch einem zellulären Protoonkogen passieren, wenn es nach der

Insertion einer retroviralen DNA-Kopie in den Einflussbereich der viralen LTR-Startersequenz eines schwach tumorigenen Retrovirus gerät.

7.2.2.6
Physikalische Tumorigenese

Allgemeine Definition: Darunter versteht man eine durch Einwirkung bestimmter physikalischer Kräfte ausgelöste Tumorentstehung.

Ionisierende Strahlen

Pathogenese: Die karzinogene Wirkung von Röntgenstrahlen wurde kurze Zeit nach ihrer Einführung erkannt. Bei zahlreichen Ärzten und Physikern, die in der Pionierphase der Radiologie ungeschützt mit diesen Strahlen hantierten, entwickelten sich nach einer Latenzzeit von 10–15 Jahren Hautkrebse. Eine ähnliche Latenzzeit von knapp 10 Jahren gilt auch für die Osteosarkome nach Bestrahlungstherapie. Dass auch Ganzkörperbestrahlungen karzinogen wirken, zeigen die Opfer der Atombombenkatastrophen von Hiroshima und Nagasaki 1945. Bei ihnen entwickelten sich nach einer Latenzzeit von 5–10 Jahren vor allem Leukämien, was auf Chromosomenbrüche mit entsprechenden Onkogentranslokationen zurückzuführen sein dürfte, aber auch solide Tumoren wie Schilddrüsenkarzinome (vermutlich infolge Radiojodbindung). Auch die Aufnahme radioaktiver Isotope in den Körper kann Tumoren induzieren: bekanntestes Beispiel sind die Angiosarkome, die nach einmaliger Verabreichung des thoriumhaltigen Röntgenkontrastmittels Thorotrast und dem langlebigen radioaktiven Isotop Thorium nach einer Latenzzeit von 20–30 Jahren auftraten. Die kausale Tumorigenese der ionisierenden Strahlen ist noch nicht vollständig geklärt, es ist jedoch davon auszugehen, dass Veränderungen an der zellulären DNA eine wichtige Rolle spielen. So lassen sich unter dem Einfluss von Röntgenstrahlen DNA-Strangbrüche und -Strangvernetzungen feststellen. Sie werden nicht durch die Strahlen selbst, sondern durch Radikale und Peroxide verursacht, die unter dem Einfluss ionisierender Strahlen in einer Zelle gebildet werden und zu Punktmutationen in Protoonkogenen wie c-ras führen. Da eine Ganzkörperbestrahlung auch immunsuppressiv wirkt, ist in solchen Fällen möglicherweise auch eine verminderte Immunüberwachung (S. 360) an der Pathogenese strahlenbedingter Tumoren beteiligt.

Ultraviolette Strahlen

Pathogenese: Unter dem Einfluss von kurzwelligen UV-B-Strahlen mit geringer Eindringtiefe bilden sich in der DNA der basalen Epidermiszellen Thymindimere. Normalerweise kann eine Zelle solche Läsionen mit ihrem DNA-Reparatur-System wieder ausbessern. Daher treten Hauttumoren an lichtexponierten Stellen nur nach jahrzehntelanger starker Sonneneinwirkung auf. Bei Patienten mit defekten Caretaker-Genen, wie dies beim Xeroderma pigmentosum der Fall ist, entwickeln sich dagegen bereits im jungen Alter und nach kurzer UV-Exposition maligne Hauttumoren, weil die UV-induzierten Thymindimere in der Epidermis nicht repariert werden können.

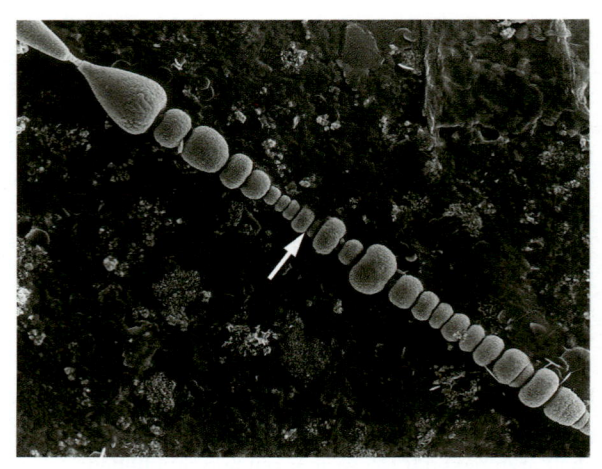

Abb. 7.23 **Asbestkörperchen** (Pfeil) im Veraschungsmaterial einer Lunge mit Pleuramesotheliom (REM, Vergr. 1 : 1000).

Fremdkörper

Pathogenese: Bislang ist nicht geklärt, ob Fremdkörper direkt tumorigen wirken oder über einen lang dauernden Entzündungs- und Vernarbungsprozess (vgl. Narbenkarzinome) letztlich einen Tumor hervorrufen. Einige Tumoren werden durch physikalisch-chemisch irritierende Stoffe zumindest mit ausgelöst. Dazu gehören:
- *Asbest* → maligne Mesotheliome und Lungenkarzinome (Abb. 7.23);
- *Nickel* und andere zweiwertige Metalle → Mutation des p53-Tumorsuppressorgens;
- *Parasiten* wie Schistosoma haematobium → Harnblasenkarzinom, Clonorchis sinensis → cholangiozelluläres Karzinom.

7.2.2.7
Tumorimmunität

Eine wesentliche Aufgabe des Immunsystems besteht darin, Zellen auszumerzen, die als Fremdlinge in den Organismus eingedrungen sind. Dies gilt auch für die Tumorzellen, die durch die oben besprochenen Mechanismen der Differenzierungsstörung ent-„artet" und folglich dem Organismus fremd geworden sind. Die Tatsache, dass dennoch unentwegt Tumoren entstehen, zeigt, dass dieses Abwehrsystem offenbar Lücken hat und wirft folgende Fragen auf:
- Welche Eigenschaften haben die Tumorantigene?
- Wie erkennt das Immunsystem Tumorzellen?
- Ist eine gegen Tumorzellen gerichtete Immunität wirksam?

Tumorantigene

Definition: Krebszellen bilden Antigene, die sie entweder vor ihrer malignen Transformation noch nie besessen (Neoantigene) oder nur während der Fetalperiode exprimiert haben (Onkofetalantigene). Bei den Neoantigenen handelt es sich um zelleigene oder um virusinduzierte Antigene. Diese können tumorspezifisch oder lediglich tumorassoziiert sein.

Tumorspezifische Antigene

Ihre Gene sind in Zellen des Erwachsenen reprimiert (Ausnahme: Hoden, Plazenta!) und werden nicht von adulten Normalzellen, sondern nur von Tumorzellen exprimiert. Prototypen solcher Antigene sind MAGE-1 (= „melanoma antigen E"), MAGE-3, BAGE (= „B-melanoma antigen") und GAGE (= „prostatic associated antigen G"). Solche Antigene kommen u. a. bei einem Großteil der Melanome weißer Patienten sowie in Kopf/Hals-, Harnblasen-, Prostata- und Bronchialkarzinomen vor und können – therapeutisch nutzbar – über eine HLA-I-Molekül-vermittelte Antigen-Präsentation Tumorzellen mit Hilfe zytotoxischer CD8-Zellen zerstören.

Tumorassoziierte Antigene

Sie treten sowohl bei Tumorzellen als auch bei normalen untransformierten Zellen auf (Prototyp: Tyrosinase). Durch spezifisch dagegen gerichtetet zytotoxische T-Zellen kommt es einerseits über eine Tumorzellzerstörung zur Spontanregression eines malignen Melanoms, andererseits aber auch über eine Melanozytenzerstörung zu Depigmentierungen der Haut. Einige Antigene dieser Kategorie stellen auch mutierte Protoonkogene und Tumorsuppressorgene oder Antigene von tumorigenen Viren (Prototyp: E7-Protein der HPV-Viren) dar. Schließlich treten bei einer Tumorkrankheit eine Reihe von „Selbstantigenen" auf, die wegen ihres serologischen und/oder immunhistochemischen Nachweises eine besondere Bedeutung haben. Dies sind die Onkofetal- und die Differenzierungsantigene.

Onkofetalantigene: Diese Oberflächenantigene werden nach der Fetalzeit kaum mehr exprimiert, können aber bei unreifen Tumorzellen wieder in größeren Mengen auftreten. Sie lösen keine tumorunterdrückende Immunreaktion aus, sind nicht tumorspezifisch, und ihre Serumwerte sind gelegentlich auch bei anderen Erkrankungen als Krebs erhöht. Zu den bekanntesten Antigenen dieser Gruppe gehören (Abb. 7.24):

- *α-Fetoprotein (AFP):* Dieses Protein lässt sich im Serum menschlicher Feten im 2.–6. Schwangerschaftsmonat nachweisen und ist nach der Geburt nur noch in Spuren vorhanden. Es wird von Zellen der Leberzellkarzinome und des Dottersacktumors produziert und auch ins Serum abgegeben.
- *Karzinoembryonales Antigen (CEA):* Dieses Glykoprotein aus der Immunglobulinsuperfamilie wird im Darm während der Fetalperiode exprimiert. Seine Reexpression ist für Gastrointestinaltumoren typisch, wobei die Serumkonzentration mit der Gesamttumormasse korreliert.
- *Choriongonadotropin (β-HCG):* Dieses Glykoprotein gilt als „Schwangerschaftserhaltungshormon" und wirkt T-Zell-supprimierend, was die Toleranz des Fetus durch das mütterliche Immunsystem fördern soll. Es wird typischerweise vom Chorionkarzinom produziert (serologischer Nachweis), lässt sich aber auch immunhistochemisch in besonders aggressiv wachsenden Karzinomen des Gastrointestinal- und Respirationstraktes sowie der Mamma nachweisen.

Differenzierungsantigene: Es handelt sich dabei teilweise um Glykosphingolipide, die in zeitlich festgelegter Reihenfolge in bestimmten embryologischen Entwicklungsstadien auftreten. Dabei regulieren sie die Kommunikation und damit das Sozialverhalten der Zellen, so

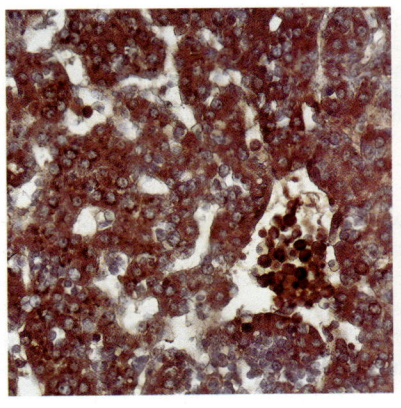

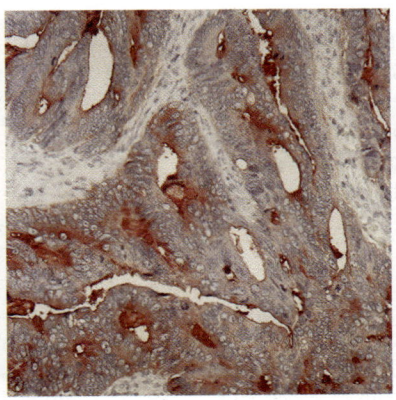

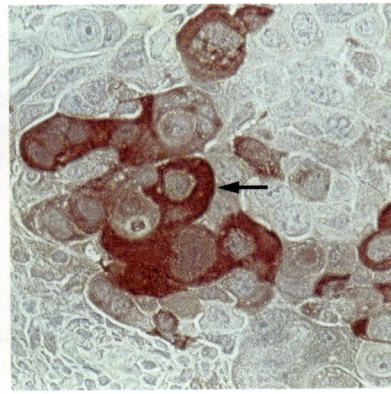

Abb. 7.**24 Onkofetalantigene,** immunhistochemische Darstellung:
a AFP in embryonaler Leber (Vergr. 1 : 100);
b CEA in kolorektalem Adenokarzinom (Vergr. 1 : 100);
c β-HCG in Chorionkarzinom (Vergr. 1 : 100).

dass diese histologische Muster bilden. Bei Tumorzellen treten diese Differenzierungsantigene (diagnostisch verwertbar!) entweder erneut oder in veränderter Form auf.

Antitumor-Effektormechanismen

Mit ausreichend empfindlichen Methoden lassen sich bei den meisten Krebserkrankungen zellgebundene und humorale Immunreaktionen gegen Tumorzellen feststellen.
- *Humorale Immunreaktionen:* Im Rahmen der Tumorimmunität treten Antikörper auf, die gegen tumorassoziierte Oberflächenantigene gerichtet sind. Bis zu einem gewissen Grad hemmen sie in einigen Fällen das Tumorwachstum, indem sie entweder als komplementbindende Antikörper zytotoxisch gegen die Tumorzellen vorgehen (Komplementlyse der Tumorzellen) oder indem sie die Tumorvernichtung durch Killerzellen, natürliche Killerzellen oder Makrophagen vermitteln (antibody dependent cellular cytotoxicity = ADCC). In einzelnen Tumoren, wie dem Seminom, kann dabei die Immunreaktion so heftig sein, dass große Teile des Tumors einer granulomatösen Entzündungsreaktion zum Opfer fallen (Abb. 7.**25**). Ähnliches gilt für das maligne Uveamelanom und für das medulläre Mammakarzinom. Dieser Prozess lässt sich durch Verabreichung von Tumorvakzine therapeutisch nutzen. In den meisten Fällen bewirken die humoralen Antikörper aber gerade das Gegenteil: Sie bedecken die tumorspezifischen Membranantigene und machen sie für die zytotoxischen Zellen unkenntlich, so dass das Tumorwachstum erst recht losgehen kann.
- *Zellvermittelte Immunität:* Das T-Zell-System ist mit seinen zytotoxischen CD8-Zellen nach Erkennung der tumorassoziierten Oberflächenantigene in der Lage, Tumorzellen aufzuspüren und zu zerstören. Sie kommen in vielen Tumoren als „tumorinfiltrierende Lymphozyten" (TIL) vor. Prototyp: Seminom, bei dem die TIL zur Spontanregression führen können (Abb. 7.**25**). Die Effizienz der TIL lässt sich therapeutisch nutzen. Dazu werden TIL isoliert, in vitro vermehrt und dem Patienten infundiert. Leider schilfern die tumorassoziierten Oberflächenantigene von den Tumorzellen ab und blockieren entweder allein oder in Verbindung mit Antikörpern die entsprechenden Antigenrezeptoren auf den T-Effektorzellen. Dies begünstigt wiederum das Tumorwachstum.

Tumorimmunüberwachung

In unserem Organismus entstehen immer wieder transformierte Zellen, die aber vom Immunsystem als „notself" erkannt und vernichtet werden. Dieser Mechanismus wird als Tumorimmunüberwachung (immune surveillance) bezeichnet.

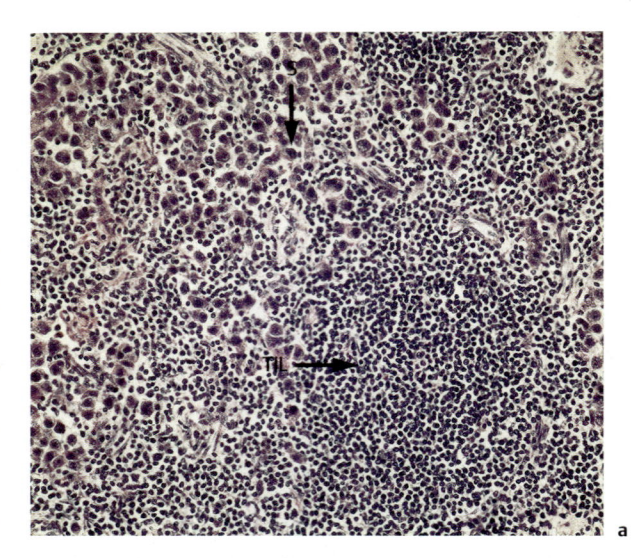

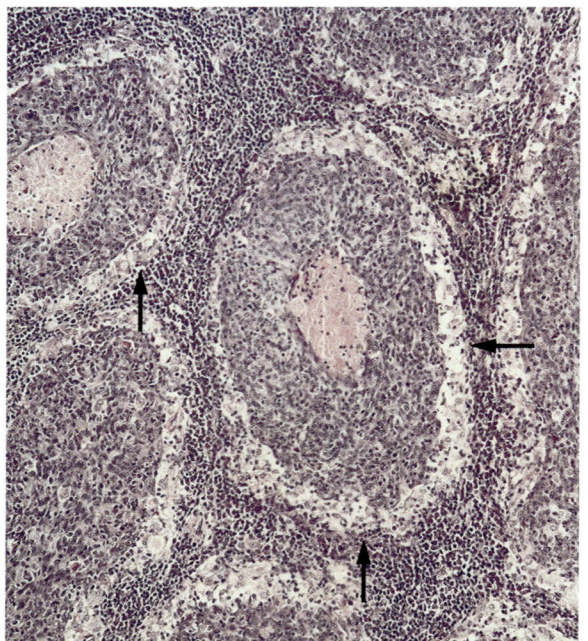

Abb. 7.**25** Tumorimmunologie:
a Tumorinfiltrierende Lymphozyten (TIL) im Stroma eines Seminoms (S) (HE, Vergr. 1 : 150);
b Epitheloidzellreaktion (Pfeil) um Plattenepithelkarzinomkomplexe in einem Lymphknoten (HE, Vergr. 1 : 100).

Für dieses Konzept spricht die Beobachtung, dass Patienten mit angeborenen oder erworbenen Immundefekten im Vergleich zur Normalbevölkerung ein erhöhtes Tumorrisiko aufweisen. Dagegen spricht das Naturexperiment der „Nacktmaus". Diese haarlosen Mäuse besitzen aufgrund eines autosomal rezessiv vererbten Defektes keinen Thymus. Sie leiden zwar an einem T-Zell-Mangel, entwickeln aber nicht mehr maligne Tumoren als normale Mäuse.

Meist versagt das Tumorüberwachungssystem aus folgenden Gründen:

- *Mangel an Immunogenität:* Die tumorspezifischen Antigene der Tumorzellen sind zu wenig immunogen, vor allem wenn die immunogenen Tumorzellen bereits eliminiert wurden.
- *Mangel an spezifischen T-Zell-Klonen:* Der Organismus ist gegen die Tumorantigene immuntolerant, weil der entsprechende T-Zell-Klon wegen Expression des Fas-Liganden und konsekutiver T-Zell-Apoptose fehlt.
- *Ineffizienz der T-Zellen:* Die zytotoxischen T-Zellen können ein Tumorantigen nicht erkennen, weil die HLA-Expression bei ihnen defekt ist, die korrespondierenden HLA-Antigene durch abgeschilferte Tumorantigene blockiert sind oder die kostimulatorischen Liganden zum HLA-Antigen nicht exprimiert werden.

Formale Tumorigenese

Die Veränderungen, die ein Gewebe im Verlaufe der Tumorentstehung erfährt, lassen sich besonders gut am Beispiel der chemischen Karzinogenese eines Leberzellkrebses verfolgen (vgl. Abb. 7.**10**). Demzufolge geht ein Krebs nicht direkt von einer gesunden Zelle aus, sondern entwickelt sich progressiv über mehrere Stufen zum malignen Tumor (Abb. 7.**26**). Die morphologische Abgrenzung einiger Tumoren, die sich gelegentlich maligne verhalten können, von absolut gutartigen Gewebeneubildungen kann fallweise schwierig sein. Die Tumoren solcher Grenzfälle werden auch als „Borderline-Tumoren" bezeichnet (Prototyp: Borderline-Tumoren des Ovars). Bei einigen Geweben sind die Krebsvorstufen jedoch deutlich erkennbar (Präneoplasie, Präkanzerose) und/oder gehen über eine nichtinvasive Zwischenform (In-situ-Neoplasie, Carcinoma in situ) in die invasive Form über. Bei sorgfältiger Krebsvorsorgeuntersuchung lassen sich in einigen Organen wie Magen und Uterus sogar Karzinome im Stadium der frühen Infiltration mit besonders guter Prognose erfassen (Frühkarzinome, early cancer).

Tumorentwicklungsstadien

Präneoplasien/Präkanzerosen

Definition: Gruppe von Gewebeveränderungen, die mit einem statistisch erhöhten Entartungsrisiko behaftet ist und bei Epithelgeweben als Präkanzerose bezeichnet werden.

Pathogenese: Je nachdem, auf welchem Boden eine derartige Gewebeveränderung entsteht, unterscheidet man:
- *Präkanzeröse Konditionen:* Sie beruhen auf einer Keimbahnmutation eines Caretaker-Gens und sind folglich angeboren. Prototyp: Xeroderma pigmentosum mit defekter DNA-Exzisionsreparatur.
- *Präkanzeröse Läsion:* Sie ist erworben und geht mit einer somatischen Mutation einher. Prototyp: aktinische Keratose.

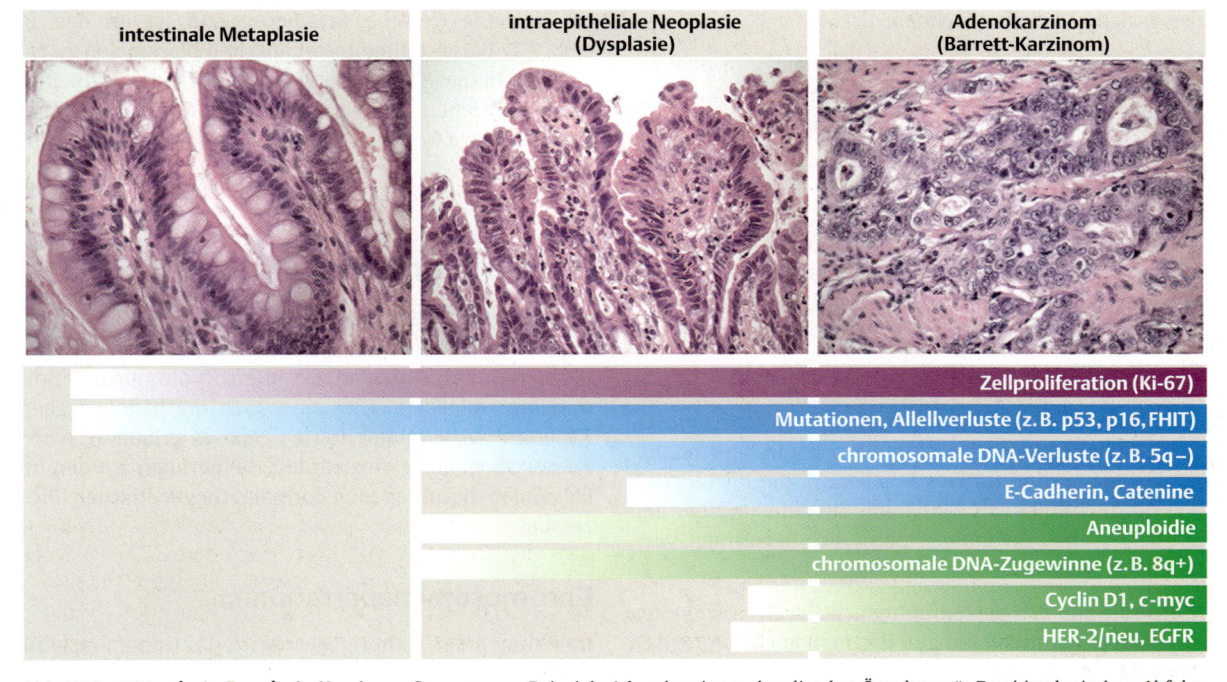

Abb. 7.**26** **Metaplasie-Dysplasie-Karzinom-Sequenz** am Beispiel „Adenokarzinom des distalen Ösophagus": Der histologischen Abfolge der Tumorigenese stehen molekularbiologische Läsionen gegenüber. Diese treten teils bereits bei der Metaplasie auf und nehmen graduell von der Dysplasie bis zum Karzinom zu.

Je nach biologischem Verhalten der verschiedenen Präkanzerosen unterscheidet man:
- *Fakultative Präkanzerosen:* In diesem Falle geht die entsprechende Gewebeveränderung nur gelegentlich und erst nach längerer Zeit in einen malignen Tumor über.
- *Obligate Präkanzerosen:* Hier geht die Gewebeveränderung häufig und in recht kurzer Zeit in einen Krebs über.

Derartige Präkanzerosen treten selten isoliert an einer Stelle, sondern meist mulipel zeitgleich (synchron) oder nacheinander (metachron) auf. Dies liegt offenbar an einer „Feldkanzerisierung" (S. 344), vor allem bei Patienten mit einer präkanzerosen Läsion.

Intraepitheliale Neoplasie

Definition: Unter einer intraepithelialen Neoplasie (= Dysplasie) versteht man eine zelluläre und histologische Abweichung eines Gewebes von der Norm in Verbindung mit einer gestörten Gewebedifferenzierung. Demgegenüber ist der Begriff „Atypie" immer deskriptiv; er umfasst reaktive und neoplastische Läsionen gleichermaßen.

Pathogenese: Die Dysplasie beruht in der Regel auf einer (noch) kontrollierten Zellproliferation. Sowie der auslösende Stimulus entfällt, bilden sich die dysplastischen Veränderungen wieder zurück. Dementsprechend tritt eine Dysplasie meist im Gefolge einer chronischen Reizung oder Entzündung auf. Die präneoplastische Dysplasie stellt im Rahmen der kontrollierten Gewebeneubildung die schwerwiegendste Veränderung dar und ist zu den Präkanzerosen zu rechnen.

Morphologie: Dysplasien sind morphologisch dadurch gekennzeichnet, dass die Zellen eine markante Kerngrößenvariabilität (Pleomorphie) und Mitosen erkennen lassen. Die funktionelle polare Ausrichtung der Epithelien geht dabei verloren (Polaritätsverlust). In einigen Geweben (vor allem im Gastrointestinaltrakt) lässt sich die histologisch erkennbare Kettenreaktion „Metaplasie → Dysplasie → Carcinoma in situ → invasives Karzinom" molekularpathologisch untermauern (vgl. Abb. 7.**26**).

Carcinoma in situ/In-situ-Neoplasie

Definition: Dies ist eine hochgradig atypische Epithel- oder Zellveränderung ohne mikroskopische Anhaltspunkte für ein infiltratives Wachstum, die histologisch wie ein nichtinvasives Malignom aussieht und bei den Epithelgeweben als Carcinoma in situ bezeichnet werden.

Morphologie: Am besten untersucht ist das Carcinoma in situ der Portioschleimhaut, das man auch zytologisch diagnostizieren und im Verlauf überwachen kann. Ähnliche Epithel-/Zellveränderungen kommen in nahezu allen Organen vor (Kehlkopf, Bronchien, Harnblase, Vulva,

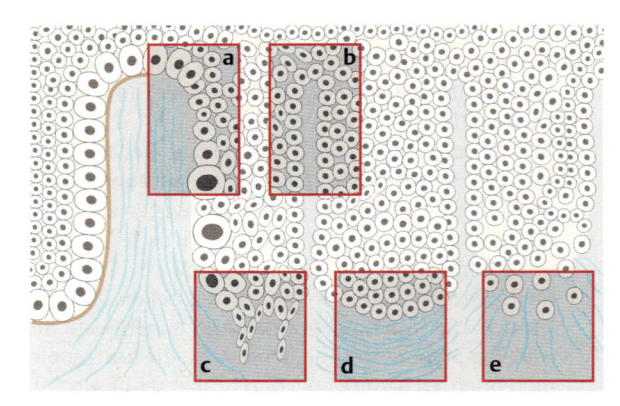

Abb. 7.**27** **Mikroinvasion** (beginnende Invasion): Histologische Zeichen.
a Verlust der Palisadenanordnung der Zellkerne und Kernvergrößerung mit Nukleolenverplumpung an der Epithel-Stroma-Grenze, Basalmembrandestruktion;
b Epithelfaltung ohne dazwischenliegendes Stroma;
c wurzelartig geformte Epithelsprossen im Stroma;
d desmoplastische Stromareaktion mit Faserneubildung;
e verwaschene Epithel-Stroma-Grenze wegen Entzündungsinfiltrat und/oder Faserbildung.

Mamma, Prostata, Hoden). In charakteristischer Weise ist dabei das atypische Epithel mehrreihig und sitzt einer (noch) intakten Basalmembran auf.

Mikroinvasives Karzinom

Definition: In einigen Geweben wie Cervix uteri, aber auch Mundhöhlen- und Larynxschleimhaut lässt sich in manchen Fällen das prognostisch günstige mikroinvasive Karzinom erfassen. Es darf höchstens 3–5 mm ins darunter liegende Gewebe invadieren und ist an den in Abb. 7.**27** dargestellten histologischen Merkmalen zu erkennen. In diese Kategorie gehören auch die Frühkarzinome, bei denen sich die Invasivität auf die Schleimhaut des jeweiligen Organs beschränkt (Prototyp: Magenfrühkarzinom).

7.2.3.2
Zellkernveränderungen

Die Zellkerne eines malignen Tumors sind, wie bereits erwähnt, unterschiedlich groß, polymorph, polychromatisch, mitotisch aktiv und enthalten oft plumpe und prominente Nukleolen. Dies sind auch die histologischen Kriterien (Malignitätskriterien), die es erlauben, einen Tumor als maligne einzustufen. Sie beruhen auf den im Folgenden besprochenen formalpathogenetischen Prozessen.

Chromosomenaberrationen

Im Rahmen der Tumorigenese wird das Genom instabil, es kommt zu zahlreichen numerischen und strukturellen Aberrationen. Sie sind ein untrügerisches Zeichen für eine maligne Transformation (Abb. 7.**28**). Die in Tumorzel-

len vorliegenden Chromosomenaberrationen können in folgende Gruppen unterteilt werden:
- *Primäre Aberrationen:* Sie sind über eine Funktionsstörung vor allem der Suszeptibilitätsgene und Antionkogene an der Tumorentstehung beteiligt.
- *Sekundäre Aberrationen:* Bei der Progression eines Tumorleidens treten Subklone mit zusätzlichen Chromosomenaberrationen auf, welche die Tumorzellproliferation antreiben.
- *Tertiäre Aberrationen:* Sie ereignen sich in den rasch proliferierenden Tumorzellen im Endstadium einer Tumorkrankheit. In solchen weiteren Subklonen gehen Antimetastasen- und Differenzierungsgene verloren und werden Arzneimittelresistenzgene aktiv. Der Tumor verwildert.

Aneuploidie

Der normale DNA-Gehalt einer menschlichen Zelle entspricht dem doppelten Chromosomensatz und wird als Diploidie (2c; Euploidie) bezeichnet. Gutartige Tumoren des Menschen besitzen typischerweise Zellen mit diploidem DNA-Gehalt und weichen damit nicht vom normalen Gewebe ab (Abb. 7.29). Der größte Teil der malignen Tumoren besitzt jedoch Zellen mit DNA-Werten, die mehr oder weniger über dem normalen diploiden DNA-Wert liegen. Hinzu kommt, dass die DNA-Werte in den malignen Tumorzellen stärker streuen als in den nicht-malignen Zellen. Hoch differenzierte Krebse bilden in ihrem DNA-Verteilungsmuster eine Stammlinie aus. Diese Stammlinie liegt im hyperdiploiden (2,5c) oder triplo-

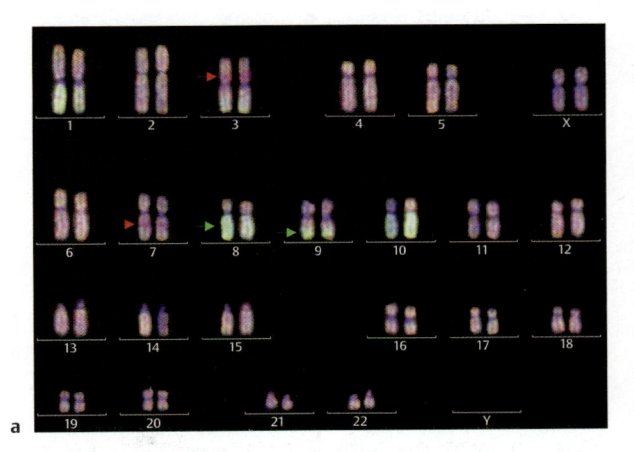

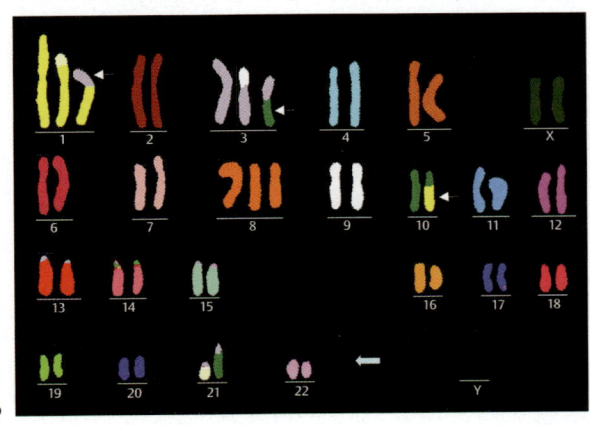

Abb. 7.**28** **Tumorigene Chromosomenläsionen** am Beispiel „papilläres Schilddrüsenkarzinom":
a Darstellung numerischer chromosomaler Aberrationen eines Tumorgenoms mittels „Comparativer Genomischer Hybridisierung" (CGH). Grünfärbung von Chromosomenabschnitten mit DNA-Zugewinn, Rotfärbung von Chromosomenabschnitten mit DNA-Verlust.
b Darstellung struktureller chromosomaler Aberrationen eines Tumorgenoms mittels spektraler Karyotypisierung (SKY). Jedem Chromosom ist eine spezifische Farbe zugeordnet. Beim Austausch chromosomalen Materials wie Translokation trägt das betroffene Chromosom zusätzlich zur eigenen Farbe noch die andersfarbigen Anteile des austauschenden Chromosoms (Original: Zitzelsberger).

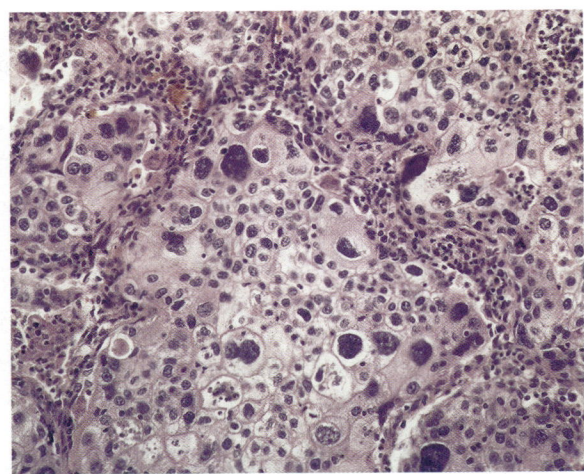

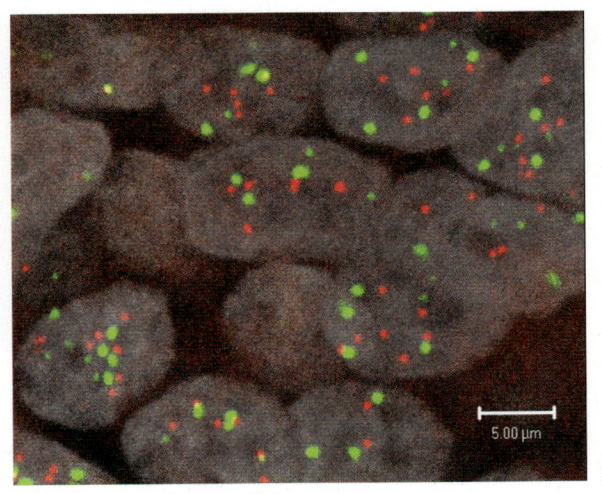

Abb. 7.**29** **Aneuploidie** als Zeichen komplexer genetischer Läsionen:
a Kernpolymorphie in einem verwilderten Bronchialkarzinom. Sie korreliert mit der Aneuploidie (HE, Vergr. 1 : 200).
b Kernaneuploidie in einem Barrett-Karzinom mit bis zu 8 Gensignalen für Her-2/neu (rot) und das Zentromer 17 (grün) in einem Tumorzellkern. Eine normale (diploide) Zelle würde nur 2 Gensignale ausweisen (konfokales Laserscanning-Mikroskop, FISH, Vergr. 1 : 300).

iden (3c) Bereich. Als Ausdruck einer noch weitgehend geregelten Zellteilung weisen sie einen Verdoppelungsgipfel bei 5 oder 6c auf. Lediglich der erhöhte DNA-Gehalt der Zellkerne (Hyperchromasie) und die breitgestreuten DNA-Werte (Aneuploidie) verraten die Bösartigkeit dieser Zellen. Undifferenzierte Krebse bilden keine Tumorstammlinie mehr, vielmehr findet man einen breitgestreuten Gipfel der DNA-Werte im 4-c-Bereich (Hypertetraploidie). Diese starke Streuung und auch Vervielfachung der DNA-Werte entspricht folgenden zytologischen Veränderungen (S. 15):
- *Zellkernpolychromasie* in Form eines stark vermehrten und von Zelle zu Zelle variierenden Chromatingehalts der Tumorzellkerne;
- *Zellkernpolymorphie* in Form einer starken Größenvariabilität der Tumorzellkerne.

7.2.3.3
Zellveränderungen

Anaplasie

Morphologisch verlieren die Tumorzellen mit zunehmender Entdifferenzierung die Fähigkeit, denjenigen Gewebeverband aufzubauen, der für sie aus histogenetischer Sicht typisch wäre (Abb. 7.**30**). Dies liegt zum einen daran, dass bestimmte, für den histoarchitektonischen Aufbau wichtige extrazelluläre Makromoleküle wie Fibronektin und Laminin von den Tumorzellen wegen mutierter Landscaper-Gene nicht oder nur unvollständig produziert werden. Der andere Grund besteht darin, dass den Tumorzellen bestimmte, für die interzelluläre Kommunikation und für den Zellzusammenhalt wichtige Adhäsionsmoleküle fehlen, vor allem im Bereich der Nexus und Oligosaccharidgruppen der Zellglykokalix. Das Resultat ist eine Zell- und Gewebeanarchie (Anaplasie).

Biochemische Konvergenz

Das Zytoplasma der Krebszellen ist oft verstärkt basophil, was auf die unregelmäßige Anhäufung von endoplasmatischem Retikulum oder Ribosomen zurückgeht. Biochemisch weisen die malignen Tumorzellen eine Vereinfachung ihrer Stoffwechselleistungen auf, so dass sich anaplastische Tumoren verschiedener histogenetischer Herkunft in ihrer Enzymausstattung angleichen (biochemische Konvergenz). Damit verbunden sind auch eine vermehrt anaerobe Glykolyse und ein Verlust der stoffwech-

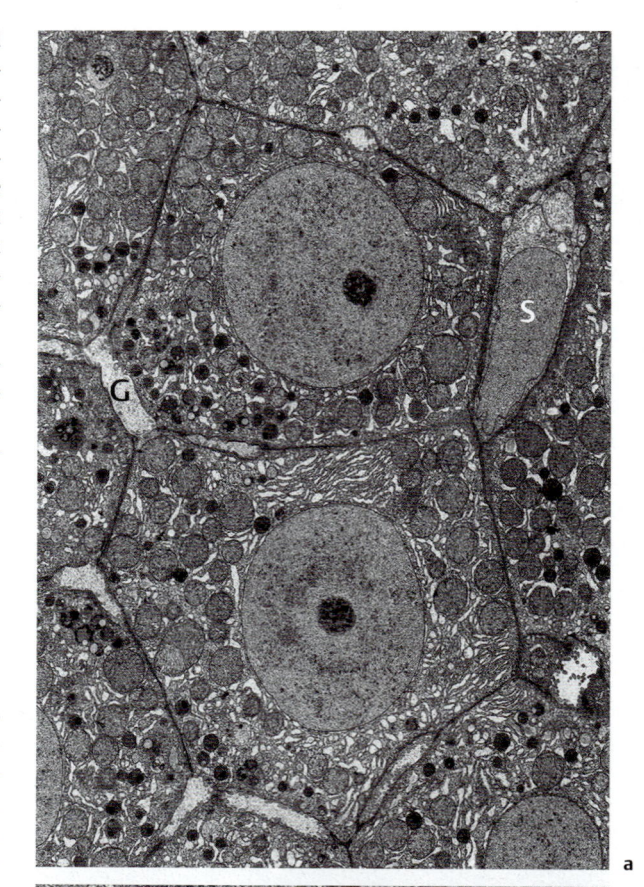

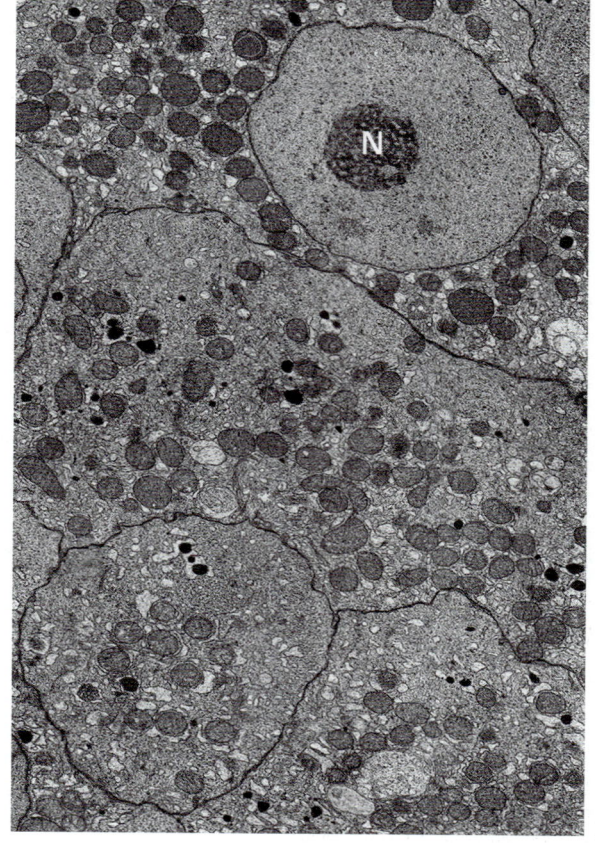

Abb. 7.30 Differenzierungsstörung eines Tumors:
a Nichtneoplastische Leberzellen (bei Tumorkachexie) mit deutlich erkennbarer bipolarer Differenzierung in Form von Gallekapillaren (G) und Sinuskapillaren (S) infolge intakter Zell-Zell-Kommunikation;
b Leberzellkarzinom mit Differenzierungsdefekt: keine funktionelle Histoarchitektur, keine Gallekapillaren; große Nukleolen (N) (TEM, Vergr. 1:5000).

selmäßigen Anpassungsfähigkeit der Tumorzelle. Damit stimmt auch die Tatsache überein, dass das Zytoplasma vieler Krebszellen nur spärlich ausgebildet ist, so dass sich die Kern-Plasma-Relation zugunsten des Zellkerns verschiebt. Schließlich werden auch Aufbau und Anordnung des Zytoskeletts verändert, was teilweise die Polymorphie der Tumorzellen erklärt. Allerdings sind die einzelnen Zytoskelettkomponenten auch noch im Zytoplasma anaplastischer Zellen immunhistochemisch nachweisbar und erlauben oft eine sicherere histogenetische Zuordnung eines Tumors als die konventionellen histologischen Kriterien.

Glykokalixveränderungen

Die auf der Zelloberfläche befindlichen Zuckerreste von Glykoproteinen machen die Glykokalix einer Zelle aus und spielen eine wichtige Rolle für die Zell-Zell- und die Zell-Matrix-Interaktion. Denn eine fehlerhafte Zuckerzusammensetzung der Zellmembranproteine beeinträchtigt die Kohäsivität eines Zellverbandes oder bewirkt über eine Umadressierung die Absiedlung von Tumorzellen in bestimmte Organe. Die zugrunde liegenden Zellmembranveränderungen beruhen vermutlich auf einem der folgenden Mechanismen:

- *Fehlende Aminozucker auf Glykokalix:* Bestimmte membranständige Zuckerketten werden von der Tumorzelle nicht mehr synthetisiert oder nach der Synthese nicht mehr in die Zellmembran eingebaut, so dass bestimmte Oligosaccharide (Abb. 7.**31**) ohne bedeckende Aminozucker (Neuraminsäure) für zelluläre Lektine des Organismus – in Form von Homing-Rezeptoren für ausgeschwärmte Tumorzellen – zugänglich werden. Dadurch können sie sich dort absiedeln.

- *Fehlerhafte Zuckerreste auf Glykokalix:* Die für die Zellidentität und Zell-Zell-Interaktion wichtigen Kohlenhydratstrukturen sind fehlerhaft zusammengesetzt. Dafür sprechen Änderungen der Glykokalix, welche die äußere Schicht der Zellmembran bildet. Hierher gehören a) der Verlust von Blutgruppenantigenen (wie Lewis[a] und Lewis[b]), die von den meisten nichtneoplastischen Epithelien exprimiert werden, sowie b) unvollständige synthetisierte Zuckerketten in den Muzinglykoproteinen (Tn-Antigen) mit gegen Blutgruppenantigene (A) gerichteter Kreuzantigenität.

7.2.3.4
Tumorwachstum

In einem normalen Gewebe befindet sich nur ein geringer Teil der Zellen in Proliferation (Wachstumsfraktion). Diese Wachstumsfraktion ersetzt den physiologischen Zellverschleiß (Zelluntergangsrate) und geht aus gewebetypischen Stammzellen (Stammzellfraktion) hervor. Der größte Teil aller Zellen besteht aus ausdifferenzierten Endzellen mit gewebespezifischer Funktion und ist vom Proliferationsgeschehen ausgeschaltet. Im Gegensatz dazu ist bei den bösartigen Tumoren das Teilungswachstum tiefgreifend gestört. Ausgehend von einem monoklonalen Tumorwachstum mit einer hypothetischen Tumorzellgröße von 10 µm entsteht nach 30 Zellzyklen von je 3 Tagen Dauer innerhalb von 2 Monaten ein Tumor von etwa 5 cm Durchmesser. Die Wirklichkeit zeigt aber, dass es dazu Jahre bis Jahrzehnte braucht. Dies liegt an folgenden unterschiedlichen Wachtums- und Absterberaten:

- *Große Wachstumsfraktion – geringe Zelluntergangsrate:* In diesem Fall ist die Wachstumsfraktion eines Tumors bei minimaler Zellabsterberate sehr hoch. Dadurch wächst er sehr rasch, wie einige anaplastische Sarkome und Karzinome.
- *Große Wachstumsfraktion – große Zelluntergangsrate:* Die Wachstumsfraktion ist zwar hoch und und wird von einer beträchtlichen Zelluntergangsrate, aber auch von einer verkürzten Zellzyklusdauer begleitet. Dadurch wächst der Tumor dennoch rasch. Dies ist bei undifferenzierten Sarkomen und Karzinomen der Fall.
- *Geringe Wachstumsfraktion – geringe Zelluntergangsrate:* Die meisten Tumorzellen befinden sich in der Ruhephase des Zellzyklus. Dementsprechend ist die Wachstumsfraktion gering. Sie können für kurze Zeit aus dieser Ruhephase heraustreten, proliferieren und wieder in sie zurückkehren. Die Zelluntergangsrate ist in solchen Fällen wegen einer gestörten Apoptose klein, so dass die einzelnen Zellelemente äußerst langlebig und gewissermaßen „unsterblich" sind. Dementsprechend wächst ein solcher Tumor langsam, wie man es bei einigen chronischen Leukämien findet.

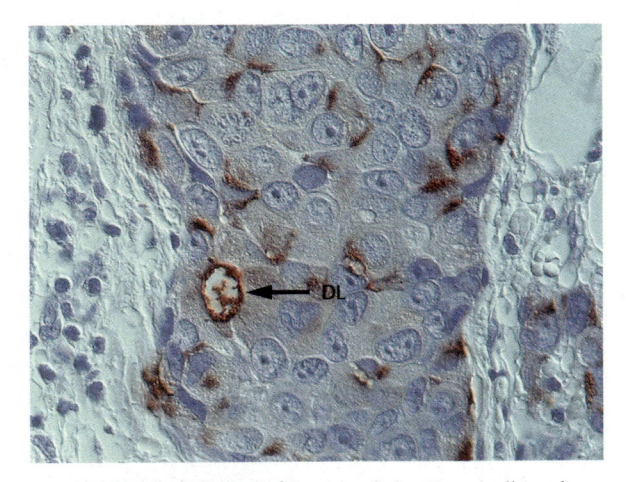

Abb. 7.**31** **Glykokalixveränderung** auf der Tumorzellmembran: Anfärbung von apikalen Zellregionen in drüsig differenzierten Tumorpartien (Pfeil) und Anfärbung von Sekretvakuolen in entdifferenzierten Tumorabschnitten als Ausdruck einer Sekretionsstörung. Lektinhistochemische Darstellung von milchfettkügelchenartigen membranassoziierten Glykokonjugaten. DL = abortives Drusenlumen (Vergr. 1 : 250, Original: Klein).

7.2.3.5
Tumordurchblutung

Als schnell wachsende Gewebe sind Tumoren auf eine konstante Versorgung mit Blut und Sauerstoff angewiesen. Bereits in einem relativ frühen Stadium entwickelt sich im Tumor ein Kapillarnetz, das aus umgebenen präexistenten Gefäßen entspringt (Angioneogenese; S. 314). Um ihre Blutversorgung sicherzustellen, erwerben zahlreiche Tumorzellen die Fähigkeit zur Bildung von Gefäßwachstumsfaktoren (Tumorangiogenese).

Physiologischerweise sind die Stimulatoren und Inhibitoren der Angioneogenese so streng ausbalanciert, dass im nichtneoplastischen Gewebe so gut wie nie eine Neovaskularisierung auftritt. Die tumorinduzierte Angiogenese hingegen ist auf jeder Stufe wie folgt verändert:

- *Endothelialer Basalmembranabbau:* Die kollagenhaltige Basalmembran der postkapillären Venulen wird mit Hilfe von Matrixmetalloproteinasen aus Tumorzellen und umgebenden Stromazellen abgebaut.
- *Endothelzellmigration:* Dadurch können die Endothelzellen unter dem Antrieb von Chemokinen (chemischen Lockstoffen) zum Tumorgewebe auswandern.
- *Endothelzellproliferation:* Die Tumor- und die umgebenden Stromazellen sezernieren auto- oder parakrin sezernierte angiogene Wachstumsfaktoren wie Angiogenin, FGF und VEGF, so dass die Endothelzellen in diesem Bereich proliferieren, und/oder die Angiogeneseinhibitoren wie Angiostatin, Thrombospondin, Matrixmetalloproteinasen sind ineffektiv.
- *Endotheliale Lebensverlängerung:* a) durch Verankerung in der Extrazellulärmatrix mit ihren Integrinen oder b) durch Drosselung ihres Zelltodprogramms (Apoptose).

7.2.3.6
Tumorausbreitung

Ein gutartiger Tumor bleibt in seinem Ursprungsgebiet lokalisiert und kann sich nicht über weitere Distanzen und schon gar nicht auf andere Organe ausdehnen. Maligne Tumoren hingegen haben gewissermaßen die Eigenschaften zurückgewonnen, sich amöboid zu bewegen und ins umgebende Gewebe einzuwandern (Infiltration) sowie in Lymph- oder Blutgefäße einzubrechen (Invasion). Damit ist meist auch eine Zerstörung des umgebenden Gewebes verbunden. Diesem abartigen Verhalten der Tumorzellen im Gewebeverband liegen die im Folgenden besprochenen, pathogenetisch entscheidenden Eigenschaften zugrunde.

Kontaktausbreitung (Thigmotaxis): Tumorzellen haben unter Vermittlung von Integrinrezeptoren die Eigenschaft, sich entlang bestimmter anatomischer Strukturen wie Nervenscheiden und/oder Kollagenfaserbündel (Abb. 7.**32**) auszubreiten (S. 35).

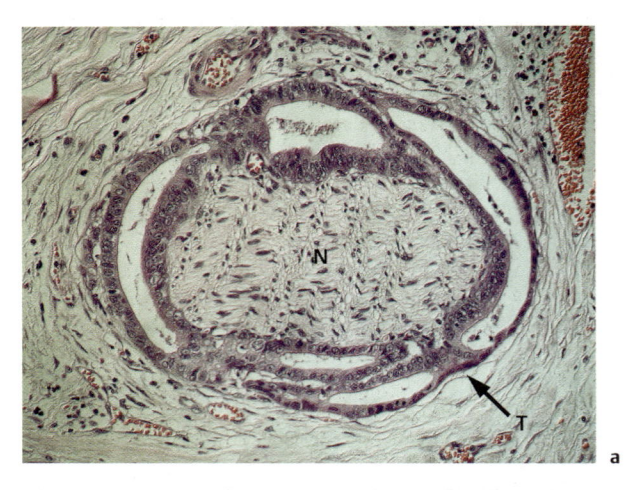

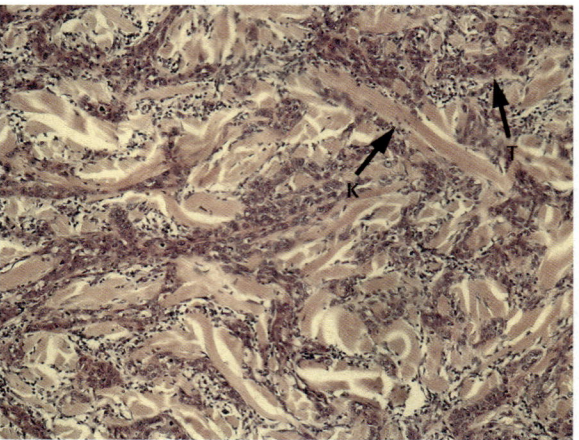

Abb. 7.**32** **Thigmotaxis**: Tumorzellausbreitung entlang bestimmter Strukturen in der Extrazellulärmatrix:
a Nervenscheideninvasion durch ein Adenokarzinom (N = Nerv, T = Tumor) (PAS, Vergr. 1 : 75);
b Karzinomausbreitung (T) entlang von Kollagenfaserbündeln (= K) (HE, Vergr. 1 : 75).

Verlust der Kontakthemmung: Normale Zellen stellen ihre Bewegungs- und Zellteilungsaktivität ein, sowie sie sich gegenseitig berühren. Dadurch wird verhindert, dass die proliferative Tätigkeit der Zellen im Rahmen des Zellersatzes einen autonomen Charakter erhält. Die Kontaktinhibition wird durch Signalstrukturen auf der Zelloberfläche in Form von fukosylierten Oligosacchariden (Lewis-Blutgruppenantigene) und Zelladhäsionsmolekülen gewährleistet. Diese melden über die Kette Transmembranprotein → membranständiges Verankerungsprotein (Catenin) → Zytoskelett das Stoppsignal an den Zellkern als „Proliferationszentrale" weiter. Bei den malignen Tumorzellen ist diese Signalkette und somit eine „sinnvolle" Zellkommunikation gestört, so dass sie ihre gegenseitigen Grenzen nicht mehr respektieren und so lange weiterwachsen, bis sie sich gegenseitig erdrücken (Abb. 7.**33**).

(Zytodiskohäsivität). Diese Eigenschaft der Tumorzellen wird in der exfoliativen Zytologie zur Materialgewinnung für die Diagnostik ausgenutzt.

Invasion/Infiltration: Das invasive Wachstum eines Krebses bedingt eine Auseinandersetzung der Tumorzellen mit der extrazellulären Matrix und der vaskulären Basalmembran. Die Tumorzellen bedienen sich dabei der extrazellulär wirksamen Metalloproteinasen, die sie selbst, das Tumorstroma oder Tumorentzündungszellen produzieren und die physiologischerweise durch spezifische Inhibitoren in Form der TIMP (tissue inhibitor of metalloproteinase) wieder gebremst werden. Die Tatsache, dass die Lymphkapillaren keine Basalmembranen aufweisen, erklärt, weshalb lymphogene Metastasen meist den hämatogenen Metastasen vorauseilen. Daneben bilden Krebszellen auch zytotoxische Substanzen, mit denen sie den Kampf gegen die normalen Zellen aufnehmen.

7.2.3.7 Metastasierung

Allgemeine Definition: Der Begriff Metastasierung wird in zweierlei Bedeutung verwendet:
- *Metastasierung im weitesten Sinne:* Verschleppung eines Krankheitsprozesses von einer Körperstelle an eine andere, wobei der am neuen Ort entstandene Krankheitsprozess als Metastase bezeichnet wird.
- *Metastasierung im engeren Sinne:* Sammelbegriff für alle diejenigen Prozesse, die an der Verschleppung maligner Zellen beteiligt sind und ihr An- und Weiterwachsen in entfernteren Körperregionen verwirklichen.

Allgemeine Pathogenese: Da von den meisten Krebsen Metastasen ausgehen, gilt die Metastasierungsfähigkeit eines Tumors als eindeutiges Malignitätszeichen. Dieser Vorgang ist hoch selektiv, denn von den Millionen Zellen, die von einem Tumor abwandern und in die Blutbahn gelangen, führen nur einige wenige zu einer Metastase, und auch dies manchmal erst nach Jahren.
Das Zusammenspiel der an der Metastasierung beteiligten Faktoren (Abb. 7.34) wird von Genen kontrolliert, die ähnlich wie bei der Tumorinvasion für Zelladhäsionsmoleküle (E-Cadherin) und/oder Inhibitoren der Metalloproteinasen (TIMP) kodieren. Letztere werden erst im späten Verlauf einer Tumorkrankheit (z. B. durch Mutation) außer Kraft gesetzt. Der Metastasierungsvorgang vollzieht sich in folgenden Schritten:
- *Kohäsionsverlust und Kohäsionsunabhängigkeit:* Die Metastasierung eines Tumors beginnt damit, dass in den Tumorzellen die Funktion solcher Gene verloren geht, die über die Zelladhäsionsmoleküle und entsprechenden Rezeptoren die Kohäsivität des Zellverbands und dessen Verankerung in der Extrazellulärmatrix gewährleisten, aber auch das Zellüberleben an diese Zell-Zell- und Zell-Matrix-Kommunikation koppeln.

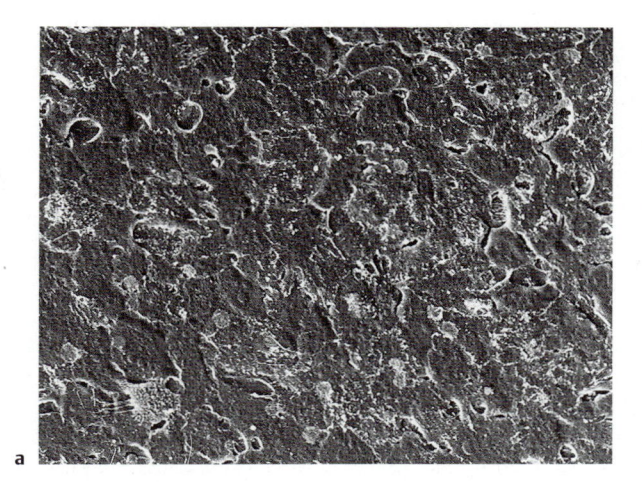

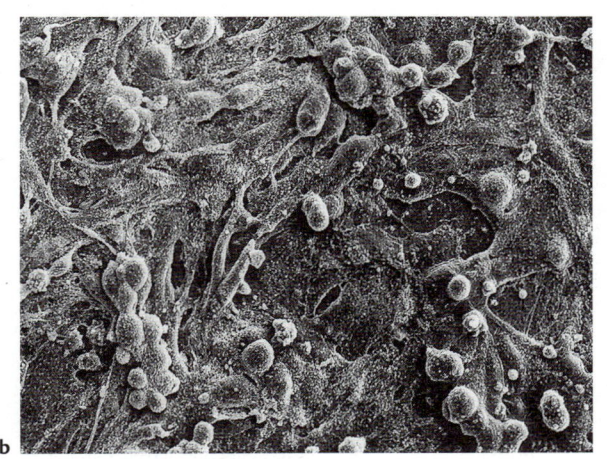

Abb. 7.**33** **Kontaktinhibition**:
a Normale Epithelien (Plattenepithel) wachsen in vitro in einer einzigen Zellschicht mit deutlichen Zellgrenzen, die von den jeweiligen Nachbarzellen berücksichtigt werden (= Monolayer).
b Karzinomzellen (Plattenepithelkarzinom) wachsen unter- und übereinander und ersticken sich gegenseitig (REM, Vergr. 1 : 600).

Unabhängigkeit von der Zytokohäsivität: Die meisten malignen Tumorzellen besitzen durch die Sialinsäure eine erhöhte negative Oberflächenladung. Damit entstehen abstoßende Kräfte zwischen den Zellen, so dass die Tumorzellen sich leicht aus dem Zellverband ablösen. Außerdem werden durch Mutationen bestimmter Tumorsuppressorgene wie APC (s. o.) manche Zelladhäsionsmoleküle so verändert, dass der Zellzusammenhalt verloren geht. Des Weiteren ist der Zellzusammenhalt für nichttransformierte Zellen ein wichtiges „Überlebenssignal", das über die FAK (focal adhesion kinase) übermittelt wird und das apoptotische Absterben einer Zelle verhindert. Bestimmte Suszeptibilitätsgene wie das PTEN-Gen (phosphatase and tensin homolog deleted on chromosome ten, Lokus: 10 q23.3) interagiert mit der FAK (s. src-Funktion) und drosselt sie. Ein Verlust solcher Gene hat zur Folge, dass die zelluläre Kohäsion sowie die Verankerung der Zelle in der Extrazellulärmatrix verloren geht

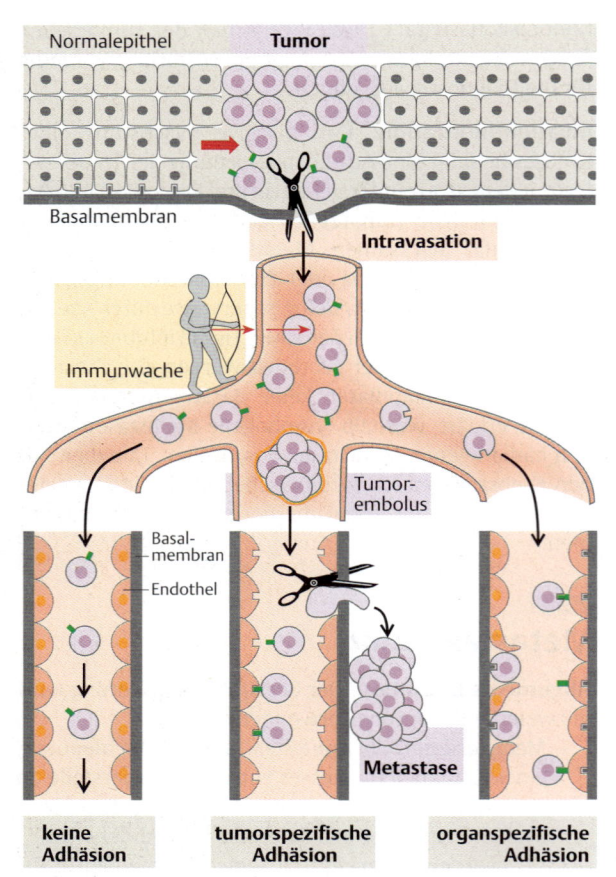

Abb. 7.34 Schematische Darstellung der Metastasierungsschritte: Die Tumorzellen wandern nach Verlust der Zell-Zell-Kontakte aus dem ursprünglichen Zellverband aus, durchbrechen mit ihren Proteasen die Basalmembran und invadieren kleine Blutgefäße. Dort werden sie größtenteils von der Immunwache (immune surveillance) „abgeschossen". Nur im Tumorembolus mit Fibrin umhüllt überleben einige Tumorzellen. Aufgrund von besonderen organspezifischen Rezeptoren oder lektinartigen Strukturen bleiben Tumorzellen tumor- oder organspezifisch haften und wachsen zur Metastase heran.

- *Zellmotilität:* Darüber hinaus bilden die Tumorzellen auch Motilitätsfaktoren und Chemokine, mit denen sie sich gegenseitig beweglich machen.
- *Intra-, Extravasation:* Gleichzeitig sezernieren die Tumorzellen unter dem Einfluss von Wachstumsfaktoren wie bFGF und TGF-β Matrixmetalloproteinasen (MMP), die Kollagene (auch der Basalmembran), Laminin und Fibronektin abbauen können. Mit ihrer Hilfe lösen sich die Tumorzellen aus dem ursprünglichen Zellverband und aus der Verankerung in der Extrazellulärmatrix; sie sind nun in der Lage, in umgebende Gewebe und Gefäße einzubrechen.
- *Immunüberwachung:* In der terminalen Strombahn bleiben die Tumorzellen stecken. Damit sie nicht gleich vom Immunsystem aufgegriffen und vernichtet werden, schützen sie sich zum einen mit einer verminderten Expression von HLA-Selbsterkennungsmolekülen, zum andern mit einer Fibrinummantelung.
- *Absiedelung:* Ob sich eine Tumorzelle in einem ganz bestimmten Organ absiedeln kann oder nicht, hängt von ortsspezifischen Anheftungs- und Wachstumsbedingungen, aber auch von der „Bestimmungsadresse" auf der Tumorzelloberfläche selbst ab. So weisen die Endothelien einiger Organe Adhäsionsmoleküle aus der Immunglobulinsuperfamilie auf, für die nur ganz bestimmte Tumorzellen passende Rezeptoren haben. Im gleichen Sinn können auch die proliferationsfördernden Wachstumsfaktoren, die bekanntlich in verschiedenen Organen mit verschiedener Zellspezifität gebildet werden, von einer Tumorzelle als einladendes Signal verstanden werden, weil sie fälschlicherweise Rezeptoren dafür exprimieren. Es ist aber auch möglich, dass die Tumorzellen mit ihren lektinartigen Glykoproteinen an blutgruppenartige Zuckerketten der Endothelzellen binden. Diese verstehen das als Retraktionssignal und kontrahieren sich, so dass sich der Tumorzelle die darunter liegende Basalmembran mit weiteren Adhäsionsmolekülen als Ankerplatz auftut. Diesen von Erkennungsmolekülen und Proteasen gesteuerten Transmigrationsmechanismus teilen sich Tumorzellen mit Leukozyten im Entzündungsfeld.
- *Schlafende Tumorzellen:* Tumorzellen können gelegentlich nach ihrer Absiedelung in ein Organ liegenbleiben, ihr invasives Wachstum einstellen und erst nach 10–20 Jahren zur aggressiven Metastase auswachsen. Ausschlaggebend sind dabei angiogenetische Hemmfaktoren und TIMP (s. o.). Dem zeitlichen Verhalten entsprechend unterscheidet man:
  - *Frühmetastasen:* Sie treten vornehmlich bei hoch malignen Tumoren innerhalb weniger Monate nach Erstdiagnose auf.
  - *Spätmetastasen:* Sie entstehen frühestens 5 Jahre nach der Tumorerkennung und somit nach dem Zeitraum der „5-Jahres-Heilung" des Ausgangstumors.

Je nach anatomischer Struktur, innerhalb derer die Metastasierung erfolgt, unterscheidet man die im Folgenden besprochenen 5 Metastasierungswege.

Lymphogene Metastasierung

Definition: Darunter versteht man den Vorgang, bei dem Tumorzellen nach Einbruch in das Lymphgefäßsystem auf dem Lymphweg verschleppt werden und auf verschiedene Weise zu Metastasen heranwachsen (Abb. 7.35):

- *Lymphangiosis carcinomatosa:* Sowie sich die Tumorzellen aus dem Randgebiet eines Tumors losgelöst haben, brechen sie häufig in die Lymphgefäße ein, weil diese keine Basalmembranen aufweisen. Die Tumorzellen durchwandern die Gefäßwand wie Granulozyten und benötigen dazu etwa 24 Stunden. Sind die Strömungsbedingungen im betreffenden Lymphgefäß günstig, so vermehren sich die Krebs-

7.2 Autonomes Wachstum (Tumorpathologie)

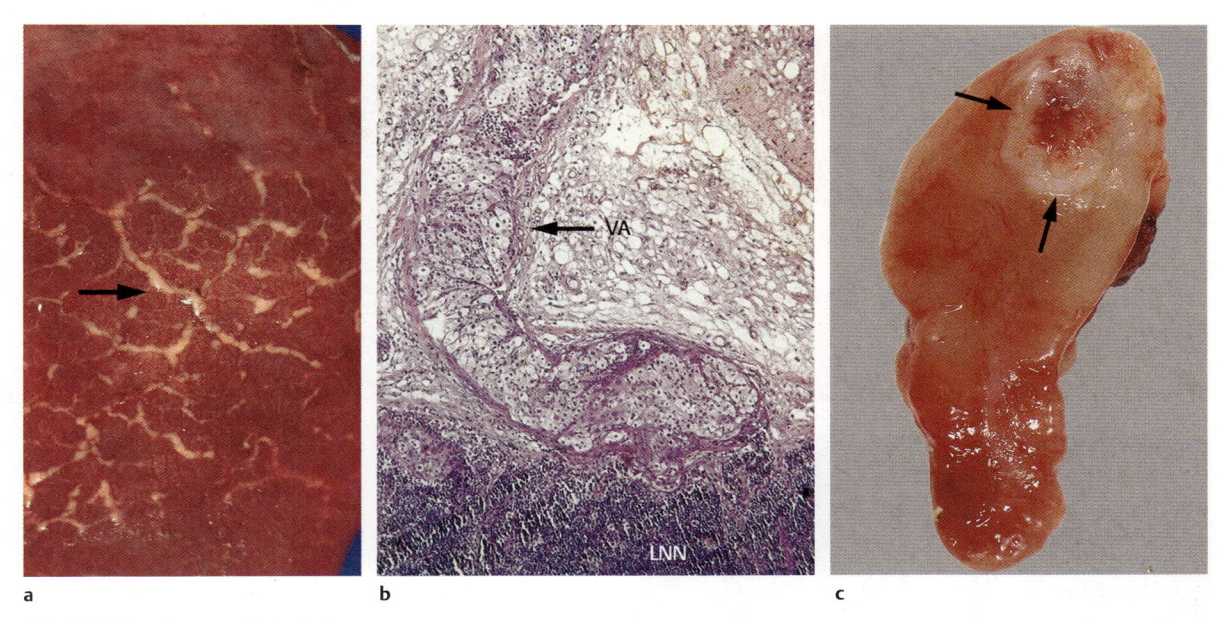

Abb. 7.35 Lymphogene Metastasierung:
a Lymphangiosis carcinomatosa: Nach Loslösung aus dem Tumorzellverband gelangen die Tumorzellen in die Lymphgefäße (hier im Pleurabereich).
b Lymphknotenmetastase: via Vasa afferentia (VA) gelangen die Tumorzellen in die Wandsinus eines Lymphknotens (LNN) (HE, Vergr. 1 : 50).
c Makroskopie einer Lymphknotenmetastase (Pfeil) mit Nekrose.

zellen bereits in den Lymphgefäßen, verstopfen sie und wachsen an ihnen entlang (Lymphangiosis carcinomatosa/sarcomatosa).
- *Lymphonoduläre Metastasierung:* Meist aber werden die Tumorzellen zum nächsten Lymphknoten verschleppt. Dort siedeln sie sich vorerst in den subkapsulär gelegenen Randsinus ab. Später durchwuchert das Tumorgewebe den Lymphknoten, die Kapsel wird durchbrochen, das Tumorgewebe wächst extranodal weiter und bricht gelegentlich auch in die Blutgefäße (meist Venulen) durch.
- *Fernmetastasen:* Von den ersten Lymphknotenmetastasen aus werden die Tumorzellen weiter verschleppt (wiederum vor allem auf dem Lymphweg), so dass schließlich mehrere hintereinander geschaltete Lymphknotenstationen befallen werden können. Über die großen Lymphgefäße, vor allem den Ductus thoracicus, gelangen die Krebszellen in entfernte Lymphknoten (z. B. Virchow-Drüse) und schließlich in die Blutbahn.

Im Gegensatz zu den Sarkomen setzen Karzinome mit wenigen Ausnahmen in erster Linie lymphogene Metastasen.

Hämatogene Metastasierung

Definition: Darunter versteht man die Verschleppung von Tumorzellen auf dem Blutweg und ihr An- und Weiterwachsen an anderen Körperstellen (Abb. 7.36). Man unterscheidet 3 verschiedene Phasen:

- *Invasionsphase:* Wie bereits erwähnt, brechen die meisten Tumorzellen im Bereich von Lymphgefäßen und Venulen ein und gelangen auf diesem Weg ins Blutgefäßsystem. Gelegentlich kann aber ein Tumor – dies gilt vor allem für folliküläre Schilddrüsenkarzinome, Nierenzellkarzinome und bestimmte Sarkome – auch direkt in die Wände kleiner postkapillärer Venulen (niedriger Blutdruck!) einwachsen. Im Blutgefäßsystem werden die meisten Tumorzellen innerhalb von 24 Stunden zerstört.
- *Embolisierungsphase:* Diese Zerstörung betrifft nicht Tumorzellen, die miteinander verklumpen und sich anschließend mit einem schützenden Fibrinmantel umgeben. Auf diese Weise bilden sie Tumoremboli, die in den präkapillären Arteriolen stecken bleiben.
- *Implantationsphase:* Mit der Zeit brechen einzelne Zellen aus dem Tumorembolus aus und gelangen in das postkapilläre Venulenbett. Sowie sie einen mit Adhäsionsfaktoren bestückten Ankerplatz gefunden haben, machen sie am Endothel der entsprechenden Organgefäße fest. Die Tumorzellen dringen ins Organgewebe ein und veranlassen mit ihren eigenen oder induzierten Angiogenesefaktoren, dass das beherbergende Organgewebe für sie ein Gefäßsystem aufbaut, so dass sie zu stattlichen Tochtertumoren heranwachsen können.

Der hämatogene Verbreitungsweg der Krebszellen hängt von der Lokalisation des Primärtumors ab, so dass sich folgende 4 Grundtypen der hämatogenen Metastasierung voneinander unterscheiden lassen (Abb. 7.37):

370 7 Störungen des Zellwachstums

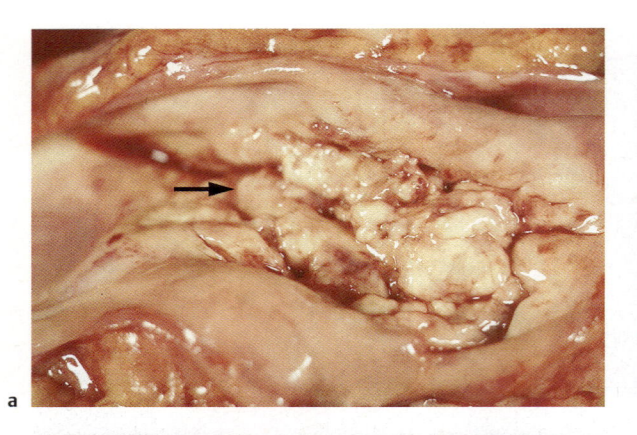

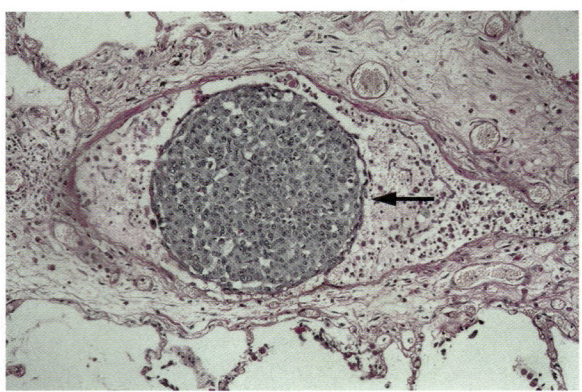

Abb. 7.**36** **Hämatogene Metastasierung:**
a Karzinomeinbruch in die V. cava (Pfeil);
b Tumorembolus (Pfeil) eines Plattenepithelkarzinoms: Eine metastasierte Tumorzelle ist in einer Lungenvenule steckengeblieben und zu einer „Morula" (Pfeil) herangewachsen. Wegen ihrer Endothelialisierung durch den Wirtsorganismus ist sie für das Immunsystem „unsichtbar" (PAS, Vergr. 1 : 100);
c Milzmetastase (Pfeil) mit zentraler Nekrose eines papillären Adenokarzinoms.

Lungentyp   **Lebertyp**   **Kavatyp**   **Pfortadertyp**

● = Primärtumor

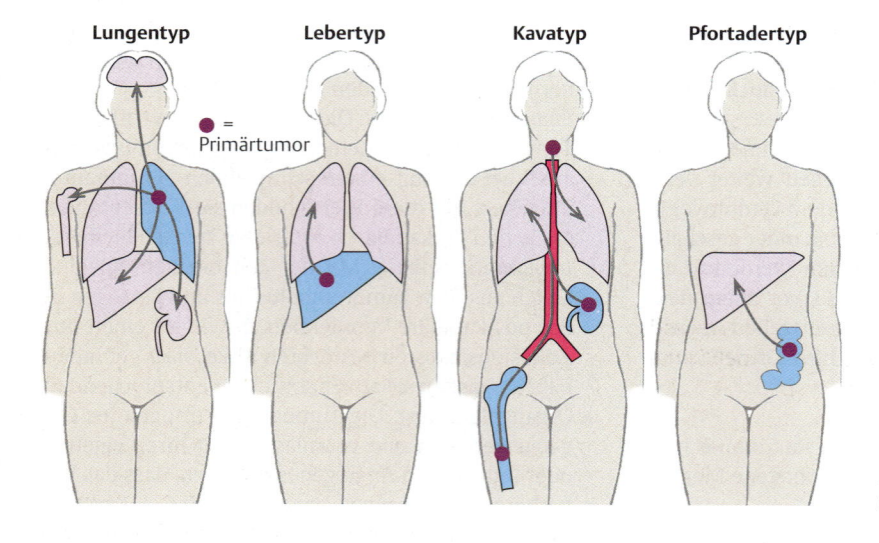

Abb. 7.**37** **Hämatogene Metastasierung:** die 4 Typen.

- *Lungentyp:* In diesem Fall gelangen die Krebszellen von einem primären Lungentumor über die Lungenvenen zum linken Herzen und von dort aus in die Organe des großen Kreislaufs wie Leber, Knochen, Gehirn, Nebennieren und ganz selten auch Milz (vgl. Abb. 7.**36**c).
- *Lebertyp:* Der Primärtumor befindet sich in diesem Falle in der Leber und bricht in die Lebervenen ein, so dass die Tumorzellen zunächst die Lungen besiedeln und erst später die Organe des großen Kreislaufs erreichen.
- *Kavatyp:* Bei diesem Metastasierungstyp sitzt der Primärtumor im Abflussgebiet der Hohlvene, wie dies bei Nieren-, Knochen- oder Schilddrüsenkrebsen der Fall ist. Die Tumorzellverschleppung erfolgt über die Hohlvene zum rechten Herzen und von dort aus in die Lungen. Diese sind auch die ersten Metastasenorte.
- *Pfortadertyp:* Er gilt für nahezu alle Darmtumoren, die ja im Quellgebiet der Pfortader sitzen. Die Tumorzellen werden über die Pfortader zunächst in die Leber verschleppt. Von dort aus erfolgt die Tumorzellausbreitung über die Lebervenen und die Hohlvene in die Lungen.

Kavitäre Metastasierung

Sie entsteht dadurch, dass Tumorzellen in die Pleura-, Peritonealhöhle, in den Liquorraum oder in die Sehnenscheide einbrechen und nach Verschleppung in der betreffenden Körperhöhle einzelne oder multiple Metastasen (Implantationsmetastasen) setzen. Dabei kann, wie beim Magenkarzinom, die Metastasierung ins Ovar (Krukenberg-Tumor) klinisch wegen der Tumorgröße oft früher auffallen als der Primärtumor. In den serösen Körperhöhlen ist die kavitäre Metastasierung meist mit einem leicht hämorrhagischen Erguss (Diagnostik!) verbunden und wird als Pleura-, Perikard- oder Peritonealkarzinose (Cave: Ileus) bezeichnet (Abb. 7.**38**).

Kanalikuläre Metastasierung

Darunter versteht man eine Metastasierung innerhalb eines epithelial ausgekleideten kanalikulären Systems wie Bronchien und Alveolargänge, ableitende Harnwege und Gallengänge. Da intakte Epithelzellen einen erheblichen Schutz gegen die Arrosion von Krebszellen bilden, ist dieser Metastasierungsweg sehr selten.

Impfmetastasen

In diesem Fall werden die Tumorzellen entlang eines Stichkanals verschleppt und abgesiedelt, der im Rahmen diagnostisch-chirurgischer Maßnahmen wie Biopsie und Exsudatpunktion entstanden ist. Dieser Metastasierungsweg fällt bei den meisten Tumoren praktisch kaum ins Gewicht. Eine Ausnahme hiervon bildet allerdings das maligne Pleuramesotheliom, wo der bioptische Stichka-

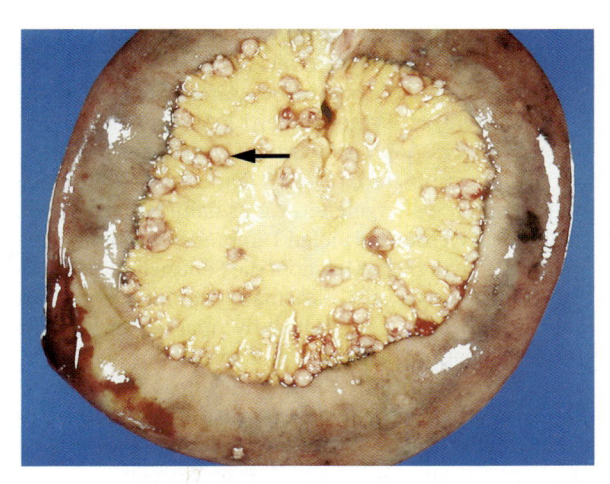

Abb. 7.**38** **Kavitäre Metastasen** (Pfeil) im Mesenterium bei Rektumkarzinom.

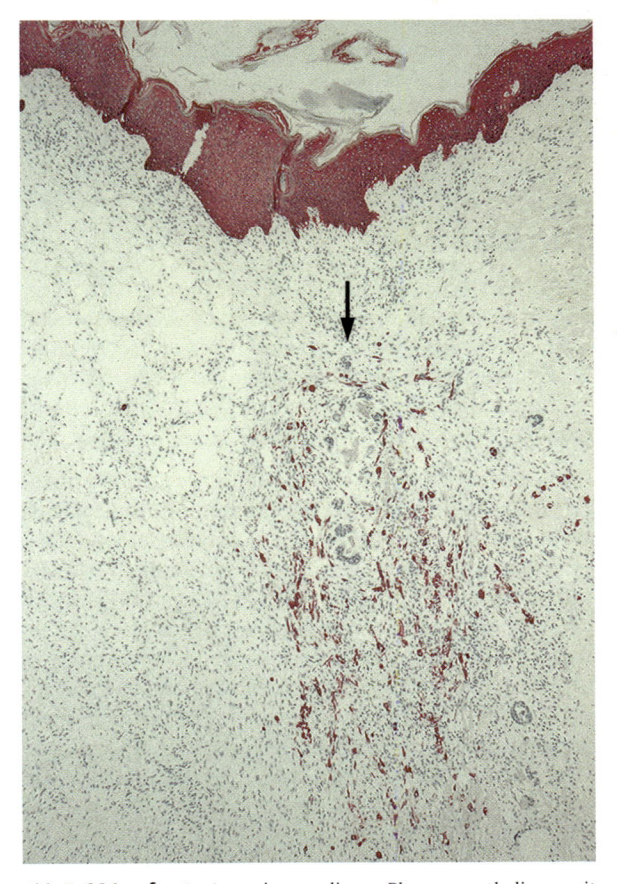

Abb. 7.**39 Impfmetastase** eines malignen Pleuramesothelioms mit rotem Reaktionsprodukt der Tumorzellen im ehemaligen Punktionskanal (Pfeil) der Haut (IH, Zytokeratin; Vergr. 1:50).

nal zur Vermeidung von Impfmetastasen unbedingt chirurgisch exzidiert werden muss (Abb. 7.**39**).

Sentinel-Lymphknoten

Den verschiedenen Regionen des gesamten Organismus sind spezifische Lymphabstromgebiete zugeordnet. Diesen wiederum ist ein wirksames Filterbassin für lymphogen angeschwemmtes Material (dazu gehören auch Zellen) vorgeschaltet, in Form eines „Grenzwächterlymphknotens" (Sentinel-Lymphknoten). Erst wenn dessen Filterkapazität erschöpft ist, wird das lymphogen anflutende „Schwemmmaterial" zu den nachgeschalteten Lymphknoten weitergeleitet, wo es dann hängen bleibt. Heutzutage werden bei vielen Tumoren wie Mammakarzinom und malignem Melanom die Sentinel-Lymphknoten dadurch aufgesucht, dass man lymphpflichtige Substanzen injiziert, z. B. radioaktiv markierte Kolloide (99 m-Technetium-Kolloide), und mit Hilfe einer Messsonde den so markierten Sentinel-Lymphknoten lokalisiert. Mit seiner gezielten Entfernung (elektive Lymphadenektomie) und vollständigen histologischen Aufarbeitung haben die Patienten folgende Vorteile:

- Vermeidung unnötiger Eingriffe ins regionale Lymphabflusssystem und damit auch konsekutiver Lymphödeme;
- präzisere Aussage über die frühe Tumorzellaussaat und damit über das Tumorstaging;
- frühzeitige Präzisierung der adjuvanten Tumortherapie.

7.2.3.8
Tumorrezidiv

Definition: Erneutes Auftreten eines Tumors nach seiner chirurgischen Entfernung. Kommt es wenige Monate nach der Tumorresektion zu einem Rezidiv, so wird dies als „Frührezidiv" bezeichnet. Liegen jedoch zwischen Resektion und Rezidiv Jahre, handelt es sich um ein „Spätrezidiv".

Pathogenetisch erklärt sich ein Tumorrezidiv anhand der Tatsache, dass ein maligner Tumor infiltrativ wächst, wobei sich Tumorzellen aus dem Gewebeverband lösen und sich in Gewebespalten ausbreiten können: „Das Tumorgewebe tropft ab" (diskontinuierliches Tumorwachstum). Demzufolge können auch bei histologisch tumorfreien Schnitträndern Tumorzellen in der weiteren, nicht resezierten Tumorumgebung zurückbleiben und nach einer gewissen Zeit erneut zu einem Tumor aufblühen. Stellen dabei die verschleppten Tumorzellen ihre proliferative Tätigkeit vorübergehend ein, so entsteht ein Spätrezidiv.

7.2.3.9
Tumorrückbildung

Das rasche Tumorwachstum, der vergleichsweise schlechte Ausbau des Tumorgefäßnetzes sowie die therapeutische und/oder spontane Intervention des Immunsystems bringen es mit sich, dass vor allem bei malignen, gelegentlich aber auch bei benignen Tumoren regressive Veränderungen auftreten. Dementsprechend findet man im Tumorzentrum Hämorrhagien, Nekrosen und Vernarbungen. Dies hat zur Folge, dass das umgebende Gewebe

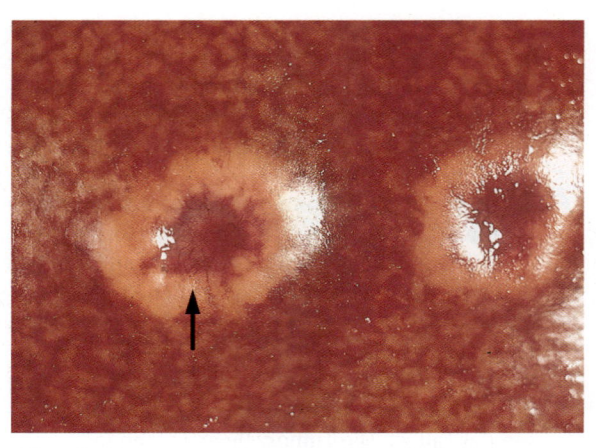

Abb. 7.**40** **Tumorregression:** Krebsnabel in einer Lebermetastase (Pfeil).

nabelartig eingezogen wird, was bei oberflächlichen Lebermetastasen oft in Form eines „Krebsnabels" imponiert (Abb. 7.**40**). Gelegentlich kommen auch in den malignen Tumoren dystrophe Verkalkungen vor, die in einigen Tumoren zu charakteristischen, sandkornähnlichen Konkrementen (Psammomkörpern) führen.

Solche Regressionen können spontan auftreten und gelegentlich mit einer erheblichen Größenreduktion des Tumors einhergehen. In einigen Fällen findet man auch regressive Veränderungen der Metastasen nach chirurgischer Entfernung des Primärtumors. Bildet sich jedoch ein Tumor unter dem Einfluss einer ausgedehnten Chemotherapie so zurück, dass vorübergehend kein Tumorgewebe mehr nachgewiesen werden kann, so wird dies als „Remission" bezeichnet. Bei einigen Tumoren macht aber deren Amplifikation von „Multi Drug Resistance Enzymes" einen Strich durch die Rechnung: Der Tumor wächst unbeeinflusst von der Chemotherapie weiter.

7.2.4
Tumorklassifizierung

Mit der heutigen Tumorklassifizierung wird versucht, unter Berücksichtigung histologischer, histochemischer und molekulargenetischer Kriterien die Tumoren nach ihrer geweblichen Herkunft einzuteilen (histogenetische Systematik). Dennoch besteht für einzelne Tumorformen eine verwirrende Vielfalt an Synonyma. Damit der Erfahrungsaustausch über die biologische Bewertung und über die Behandlung der verschiedenen Tumoren nicht bereits an der Tumorbezeichnung scheitert, haben sich die Weltgesundheitsorganisation und die „Internationale Union gegen den Krebs" (UICC) um eine Vereinheitlichung der Tumornomenklatur (im Folgenden jeweils als ICD-O-Code bezeichnet) bemüht und Einteilungskriterien zur Frage der Tumorausbreitung (staging) und Tumorgraduierung (grading) geschaffen.

Tumorstadieneinteilung

In Übereinkunft mit der UICC wird das Stadium einer Tumorkrankheit aufgrund folgender Kriterien beurteilt und eingeteilt:
- Größe und Ausdehnung des Primärtumors,
- Tumorbefall der regionalen Lymphknoten,
- Nachweis von Tumormetastasen.

Mit dieser Stadieneinteilung ist es möglich, das Stadium jeder Tumorkrankheit und die dazu adäquate Behandlungsstrategie international zu standardisieren. Diese 3 Kriterien werden als
- *T* (Primärtumor),
- *N* (Lymphknoten, Noduli) und
- *M* (Metastasen)

abgekürzt und durch Hinzufügen der arabischen Ziffern 0 bis 4 gewichtet. Ferner wird bei dieser Stadieneinteilung der Tumoren unterschieden, ob sie prätherapeutisch anhand klinischer Befunde erhoben wurde oder postoperativ aufgrund histopathologischer Kriterien am Operationspräparat. Die Kriterien der postoperativen histopathologischen (p) Klassifikation (pTNM) sind in Tab. 7.4 zusammengestellt.

Tumorgraduierung

Aufgrund der Tatsache, dass i. Allg. Wachstumsgeschwindigkeit, Strahlenempfindlichkeit und Bösartigkeit eines Tumors umso größer sind, je undifferenzierter das Gewebe ist, ist es sinnvoll und prognostisch richtungsweisend,

Tabelle 7.4 **Postoperative histopathologische Tumorstadieneinteilung (= Staging)**

pT – Primärtumor	
pTis	präinvasives Karzinom (Carcinoma in situ)
pT0	keine histologische Evidenz für einen Primärtumor bei der Untersuchung des Resektats
pT1, pT2, pT3, pT4	Evidenz für zunehmende Ausdehnung des Primärtumors
pTx	Ausdehnung der Tumorinvasion histopathologisch nicht bestimmbar
pN – regionäre Lymphknoten	
pN0	keine Evidenz für den Befall regionärer Lymphknoten
pN1, pN2, pN3	Evidenz für zunehmenden Befall regionärer Lymphknoten
pN4	Evidenz für den Befall juxtaregionärer Lymphknoten
pNx	Ausdehnung der Tumorinvasion nicht bestimmbar
pM – Fernmetastasen	
pM0	keine Evidenz für Fernmetastasen
pM1	Evidenz für Fernmetastasen
PMx	Vorliegen von Fernmetastasen nicht bestimmbar

Tabelle 7.5 **Tumordifferenzierungsgrade (grading)**

Grad	Beschreibung
G1	hoch differenzierter Tumor (meist geringe Malignität)
G2	mittelgradig differenzierter Tumor (meist mäßiggradige Malignität)
G3	wenig differenzierter Tumor (meist hohe Malignität)
G4	undifferenzierter (anaplastischer) Tumor
Gx	Differenzierungsgrad nicht bestimmbar

wenn ein Tumor auch nach seinem Differenzierungsgrad klassifiziert wird. Dieses Tumor-Grading ist in Tab. 7.5 zusammengestellt.

Karzinomgraduierung: Bei den Karzinomen gilt die Faustregel: je undifferenzierter das Gewebe eines Tumors, desto größer seine Wachstumsgeschwindigkeit und Bösartigkeit und desto höher seine Strahlenempfindlichkeit.

Sarkomgraduierung: Bei den Sarkomen gilt die Faustregel: je geringer die Ähnlichkeit mit dem Muttergewebe, je höher die Mitosezahl (ab 10 Mitosen pro 10 Gesichtsfelder bei 40 × Objektiv) und je ausgedehnter Tumornekrosen, desto höher der Malignitätsgrad. Dabei werden Grad-1-Sarkome rein chirurgisch, alle anderen auch adjuvant-chemotherapeutisch angegangen.

7.2.4.1
Nichtepitheliale Tumoren

Allgemeine Definition: Der größte Teil der nichtepithelialen Tumoren besteht aus Geweben, die sich embryologisch vom mittleren Keimblatt (Mesoderm) und hier vor allem vom pluripotenten Stützgewebe des Embryos, dem Mesenchym, herleiten. Dementsprechend werden solche Geschwülste auch als mesenchymale Tumoren bezeichnet. Dies gilt für die Tumoren des Binde- und Stützgewebes und des Muskelgewebes. Wie in Abb. 7.41 dargestellt, werden nicht alle Tumoren von mesodermalen Abkömmlingen zu den mesenchymalen Geschwülsten gerechnet. So können Tumoren wie Nierenzellkarzinome, Mesothel- und Nebennierenrindentumoren epitheliale Gewebemuster entwickeln, wobei lediglich die Doppelexpression von ektodermalen (Zytokeratin) und mesenchymalen Zytoskelettbestandteilen (Vimentin) noch an die mesodermale Herkunft erinnert. Andere Malignome gehören wie die Tumoren des hämato- und lymphopoetischen Systems zu einer eigenen Tumorgruppe. Demgegenüber weisen bestimmte Tumoren von ektodermalen Gewebeabkömmlingen wie das periphere Nervengewebe mesenchymale Wachstumsmuster auf. Aus diesem Grunde wurde von der WHO eine weitere Tumorgruppenbezeichnung gewählt: die Weichgewebetumoren (soft tissue tumors). Unter diesem Begriff werden alle diejenigen Tumoren zusammengefasst, die nicht epithelial sind, sondern aus Zellen des extraskelettalen Gewe-

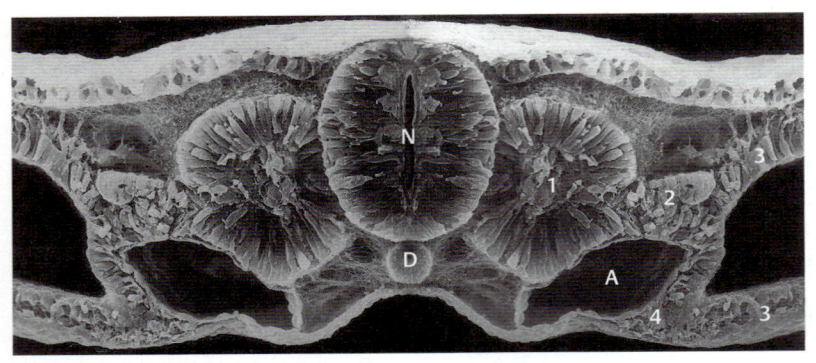

Abb. 7.41 Histogenetische Herkunft der nichtepithelialen Tumoren: embryologische Gliederung des Mesoderms und der daraus sich herleitenden Gewebe. N = Neuralrohr, D = Chorda dorsalis, A = Aorta (Original: Christ).
1. Paraaxiales Mesoderm: Skelettmuskulatur, Knochengewebe, Corium und Subkutis vom Rücken;
2. Intermediäres Mesoderm: Urogenitalsystem, Keimdrüsen;
3. Seitenplattenmesoderm mit Somato- und Splanchnopleura: Bindegewebe und Muskulatur von Eingeweiden, seröse Häute (Pleura, Peritoneum, Perikard), Nebennierenrinde, Coriumsubkutis von „Nicht-Rücken-Partien";
4. Angiogenetisches Material: kardiovaskuläres System, hämato-, lymphopoetisches System.

bes einschließlich des peripheren Nervengewebes hervorgehen. Die Tumoren des Makrophagen-, hämato- und lymphopoetischen Systems sowie des Stützgewebes (Skelett-, Glia-, Organstroma) werden nicht dazu gezählt.

Allgemeine Pathogenese: Die Tatsache, dass die gutartigen Formen der nichtepithelialen Tumoren dem Muttergewebe außerordentlich ähnlich sind, hat diesen „Webfehlern" der Natur die Namensendigung „-om" eingebracht. Sie wachsen langsam und können sehr groß werden (Abb. 7.**42**).

Die bösartigen nichtepithelialen Tumoren werden meist als Sarkome bezeichnet. Sarkome sind seltene Tumoren; sie machen etwa 1 % aller malignen Geschwülste aus. Ihnen gemeinsam ist ein expansives, oft auch diskontinuierliches Wachstum mit Bildung von Satellitentumoren in der Umgebung. Oft ist es schwierig, ein Sarkom histogenetisch einzustufen. Die immunhistochemische Charakterisierung der exprimierten Zytoskelettbestandteile kann dabei hilfreich sein. Die histogenetische Herkunft und die Systematik der wichtigsten nichtepithelialen Tumoren sind in Tab. 7.**6** zusammengestellt.

7.2.4.2
Gutartige epitheliale Tumoren

Allgemeine Definition: Benigne Geschwülste, die von solchen Zellen ausgehen, die entweder wie das Plattenepithel, Schleimhautepithel und Urothel äußere oder innere Körperoberflächen auskleiden oder wie die Drüsenepithelien um ein Ausführgangsystem herum gruppiert sind.

Allgemeine Pathogenese: Formalpathogenetisch weisen alle epithelialen Tumoren ein ähnliches Wachstumsmuster auf: Sie wachsen entweder vorwiegend unter die Oberfläche (endophytisch), vorwiegend über die Oberfläche hinaus (exophytisch) oder bilden abortive Hohlräume (zystisches Wachstum).

Papillom

Definition: Dies sind umschriebene gutartige Epithelgeschwülste, die breitbasig der Oberfläche aufsitzen und ein fingerförmig verästeltes Stroma mit Epithelüberzug aufweisen. Je nach Wachstumsrichtung dehnt sich ihre Geschwulstmasse oberhalb (exophytische Papillome) oder unterhalb der umgebenden Ausgangsoberfläche (invertierte Papillome) aus.

Abb. 7.42 Bindegewebige, gutartige Tumoren können wie dieses als „Rucksacktumor" imponierende Lipom (Fettgewebstumor) sehr groß werden (Original: Meister).

Tabelle 7.6 Systematik nichtepithelialer Tumoren

	Histogenese/Ausgangszelle	Gutartiger Tumor	Bösartiger Tumor	
Mesenchymale Tumoren	Fibrozyt	Fibrom	Fibrosarkom	Weichgewebetumoren (soft tissue tumors)
	fetaler Adipozyt	Hibernom	–	
	Adipozyt	Lipom	Liposarkom	
	quergestreifte Muskel„zelle"	Rhabdomyom	Rhabdomyosarkom	
	glatte Muskelzelle	Leiomyom	Leiomyosarkom	
	Gefäßwandmyozyt	Angiomyom	Angiomyosarkom	
	Gefäße	Hämangiom, Lymphangiom	Angiosarkom	
	Perizyt	Hämangioperizytom	malignes Hämangioperizytom	
	Mesothelzelle	Mesotheliom	malignes Mesotheliom	
	Chondroblast	Chondroblastom	–	Knochentumoren
	Chondrozyt	Chondrom	Chondrosarkom	
	Osteoblast	Osteoblastom	–	
	Osteozyt	Osteom	Osteosarkom	
	Osteoklast		Osteoklastom	
Ektodermale Tumoren	neuroektodermale Vorläuferzelle		Ewing-Sarkom, maligner peripherer neuroekto-dermaler Tumor (PNET)	
	autonome Nervenzellen	Gangliozytom	Ganglioneuroblastom Neuroblastom	
	Schwann-Zelle	Neurinom	neurogenes Sarkom	
	Melanozyt	Melanozytennävus	malignes Melanom	
Mesenchymale Tumoren	hämatopoetische Zellen	–	myeloische Leukämie	Weichgewebetumoren (soft tissue tumors)
	lymphatische Zellen	–	maligne Lymphome, lymphatische Leukämie	

Pathogenese: Die Papillome gehen von Plattenepithelien der Haut, von den mit Plattenepithel bedeckten Schleimhäuten oder vom Urothel aus, können sich aber auch von metaplastischen Plattenepithelien herleiten. Viele Befunde sprechen dafür, dass bei der Entstehung einiger dieser Tumoren Viren mitwirken.

Morphologie: Makroskopisch imponieren die Plattenepithelpapillome als Warzen, die Schleimhaut- und Übergangsepithelpapillome als blumenkohlartige Gewebeneubildungen.

Adenome

Definition: Gutartige epitheliale Geschwülste, die vom Drüsenepithel, von einem Organparenchym oder von einer Schleimhaut ausgehen.

Morphologie: Adenome wachsen expansiv und weisen oft eine fibröse Kapsel auf, aus der sie chirurgisch herausgeschält werden können. Ihr feingeweblicher Aufbau erinnert an das Drüsengewebe, in dem sie entstanden sind. Je nach Muttergewebe und Wachstumsmuster lassen sich folgende Adenomformen unterscheiden:
- *Solides Adenom:* Dies sind knotige Drüsengeschwülste, die sich scharf vom umgebenden Muttergewebe abheben (Abb. 7.**43**).

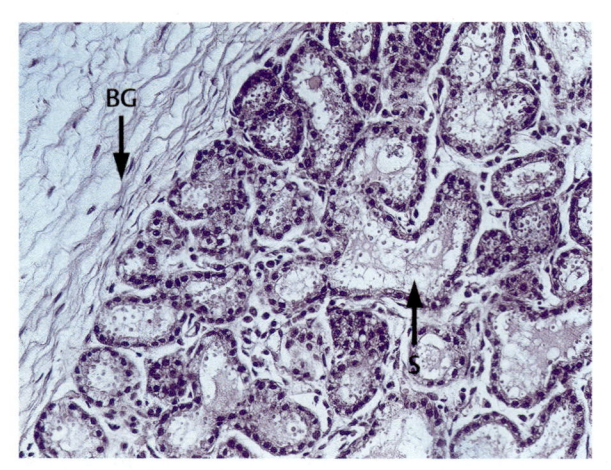

Abb. 7.**43** **Solides Adenom** (Mamma) mit abortivem intraluminalem Sekretmaterial (S) und bindegewebiger Kapsel (BG) (HE, Vergr. 1 : 150).

- *Adenomatöser Polyp:* Dieser Adenomtyp geht von Schleimhautepithelien aus und sitzt wie eine Kirsche am Stiel dem Organlumen nur schmalbasig auf. Er weist eine glatte Oberfläche auf und wird im Magen-Darm-Trakt als tubuläres Adenom bezeichnet.
- *Villöses Adenom:* Auch dieser Adenomtyp geht von Schleimhautepithelien aus, sitzt aber dem Organlumen breitbasig auf und zeigt eine zottige Oberfläche. Aufgrund ihrer mechanischen Exposition kann es bei den tubulären und villösen Adenomen zu Oberflächenschäden mit Entzündung oder Stieldrehungen mit Infarzierung kommen.
- *Follikuläres Adenom:* Es imponiert in der Schilddrüse als Tumor, der aus Follikelbläschen aufgebaut ist.
- *Zystadenom:* In diesem Fall steht bei der Geschwulstbildung weniger die Proliferation als die Sekretproduktion der Epithelien im Vordergrund. Es entsteht ein Tumor, der mit sekretgefüllten Hohlräumen durchsetzt ist.
- *Fibroadenom:* Es entsteht im Inneren drüsiger Organe, wobei das Stroma dieser Tumoren gleichermaßen wuchert wie die Drüsenepithelien selbst.

7.2.4.3
Maligne epitheliale Tumoren

Allgemeine Definition: Etwa 90% aller bösartigen Tumoren gehen von Epithelzellen aus und werden Karzinome genannt.

Allgemeine Morphologie: Diese Tumoren weisen makroskopisch ähnliche Wachstumsmuster auf wie die gutartigen epithelialen Tumoren. Diese Muster können aber durch Gewebeuntergang und -differenzierung überlagert werden.
- *Papilläre Karzinome:* Sie gleichen makroskopisch den Papillomen, zeigen aber ein gröberes, plumperes Oberflächenmuster.
- *Polypöse Karzinome:* Auch sie gleichen den gutartigen Polypen, sind aber im Gegensatz zu diesen immer wesentlich größer als 2 cm.
- *Ulzerierte Karzinome:* Sie entstehen durch zentrale Nekrose der papillären oder polypösen Karzinome, wobei ein zentraler Geschwürkrater von einem ringförmigen Wall erhaltenen Tumorgewebes umgeben wird (Ringwallkarzinom). Diese schüsselförmige Exulzeration ist makroskopisch und radiologisch ein wichtiges Malignitätskriterium.
- *Zystische Karzinome:* Sie entstehen entweder durch maligne Entartung eines Zystadenoms oder durch regressiv-zystische Veränderungen innerhalb eines soliden Tumors.

Neben diesen 4 vorwiegend exophytischen Wachstumsformen der Karzinome sind folgende 2 Tumorformen mit vorwiegend endophytischem Wachstum abzugrenzen:
- *Diffuse Karzinome:* In diesem Fall breiten sich die Tumorzellen diffus in den Wandschichten eines Organs aus, ohne größere Tumorknoten zu bilden. Es überwiegt die Tumorinfiltration in die Umgebung, was zur Folge hat, dass das betroffene Gewebe verhärtet ist und sich kaum gegenüber seiner Umgebung verschieben lässt.
- *Multizentrische Karzinome:* Die Bezeichnung dieser Tumoren weist auf ihre multizentrische Morphogenese hin.

Alle Karzinome werden ihrem histogenetischen Epithelaufbau entsprechend aufgegliedert, wie im Folgenden besprochen.

Plattenepithelkarzinome

Definition: Große Gruppe bösartiger Tumoren, die ein typisches Keratinzytoskelett aufweisen und (verhornendes) Plattenepithel nachahmen, was ihnen je nach Differenzierungsgrad auch in unterschiedlichem Maße gelingt. Dementsprechend können sie verhornen oder nicht.

Morphologie: Diese Karzinome gehen nicht nur von Organen aus, die normalerweise Plattenepithelien enthalten, sondern auch von Organen, die zwar kein Plattenepithel, dafür aber ein Epithel mit der Fähigkeit zur Plattenepithelmetaplasie besitzen (Abb. 7.44):
- *Hoch differenzierte Karzinome:* Bei exophytischem Wachstum sind sie papillär (verrukös = warzenartig), während sie bei endophytischem Wachstum meist oberflächlich ulzerieren. Bei lobulärem Wachstum gehen in den zentralen Tumorläppchenabschnitten die Zellen apoptotisch zugrunde, so dass ein pseudo-adenoides Wachstumsmuster (Abb. 7.**44 a, b**) entsteht. Die Fähigkeit zur Epithelreifung und damit zur Verhornung ist noch weitgehend erhalten, lediglich das funktionell auf die Organoberfläche bezogene und beschränkte Zellwachstum ist verloren gegangen. Dementsprechend verhornen

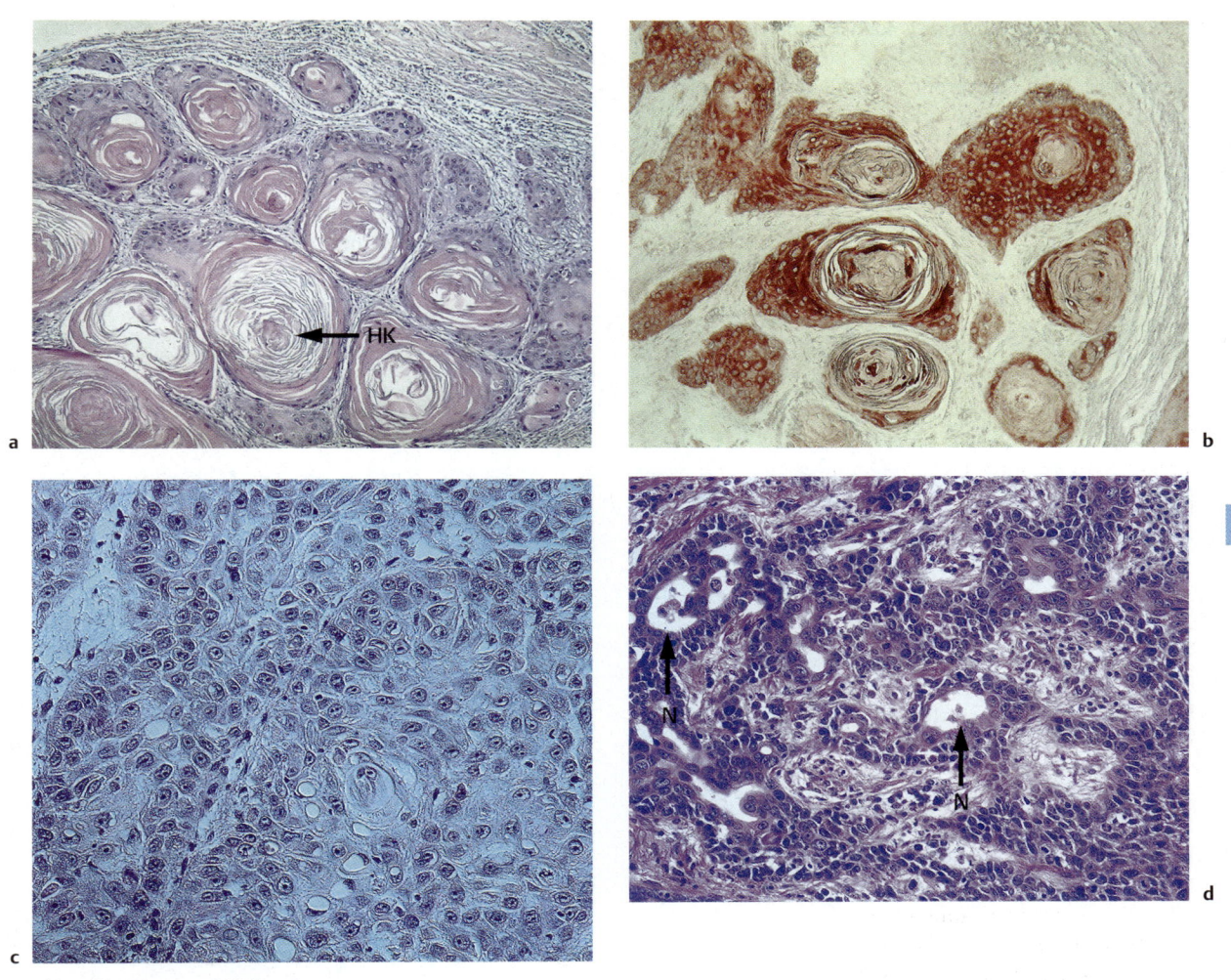

Abb. 7.44 **Plattenepithelkarzinome:**
a Hoch differenzierter Typ (G1-Tumor) mit Ausbildung von zwiebelschalenartig geschichteten Hornkugeln (HK) (HE);
b immunhistochemische Zytokeratindarstellung in den Tumorzellen von (**a**) und in den Hornkugeln (**a** u. **b** Vergr. 1:200);
c mäßig differenziertes unverhorntes Plattenepithelkarzinom (HE, Vergr. 1:100);
d adenoides Plattenepithelkarzinom (Haut) bei intraepithelialer Nekrose (N) (HE, Vergr. 1:100).

Tumorzellnester in ihrem Zentrum. Da in diesem Falle die verhornten Zellen nicht an der Oberfläche abgeschilfert werden können, schichten sie sich zu „Hornkugeln" auf. Mitosen kommen zwar vor, sind aber nicht häufig. Bei den unverhornten Plattenepithelkarzinomen fehlen die Hornkugeln (Abb, 7.**44 d**).

- *Wenig differenzierte Karzinome:* Sie wachsen überwiegend diffus und haben die Fähigkeit zur Hornbildung verloren. Die Tumorzellen sind sehr polymorph, mitosereich und weisen gelegentlich verwaschene, meist aber deutliche Zellgrenzen auf. Das Zytoplasma ist oft wegen des keratinhaltigen Zytoskeletts strähnig. Bei der spindelzelligen Variante kommt noch eine deutliche Stromabildung zwischen den Tumorzellen hinzu, so dass teilweise ein sarkomartiges Bild entstehen kann (vgl. Abb. 7.**47**).

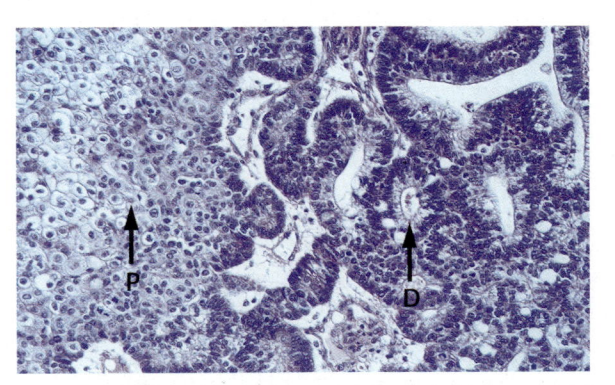

Abb. 7.**45** **Mukoepidermoidkarzinom** mit plattenepithelialen (P) und drüsigen (D) Anteilen (HE, Vergr. 1:150).

In einigen Organen kommen auch Tumoren vor, die aus schleimbildenden Zellen und aus Plattenepithelwucherungen bestehen. Sie werden als „Mukoepidermoidkarzinome" bezeichnet (Abb. 7.**45**).

Adenokarzinome

Definition: Große Gruppe bösartiger Tumoren, die sich von den Epithelien exokriner oder endokriner Drüsen herleiten oder von den zylinderepithelhaltigen Schleimhäuten ausgehen.

Morphologie: Je nach Differenzierungsgrad ahmen diese Tumoren histologisch mehr oder weniger drüsenartige Strukturen nach (Abb. 7.**46**).

- *Hoch differenzierte Karzinome:* Sie bestehen aus gewucherten Drüsenformationen, die infolge geringer Stromareaktion dicht Rücken an Rücken liegen (Dos-

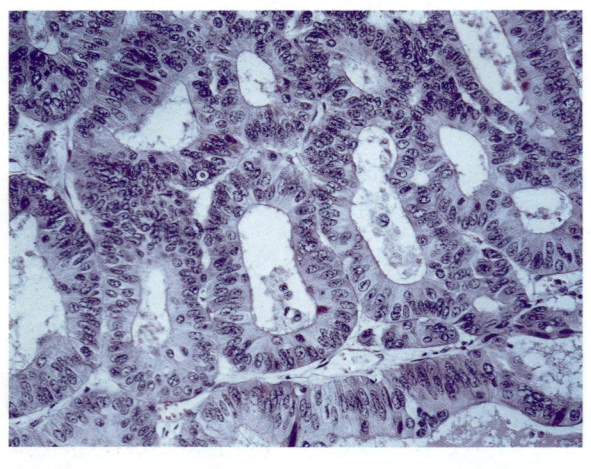

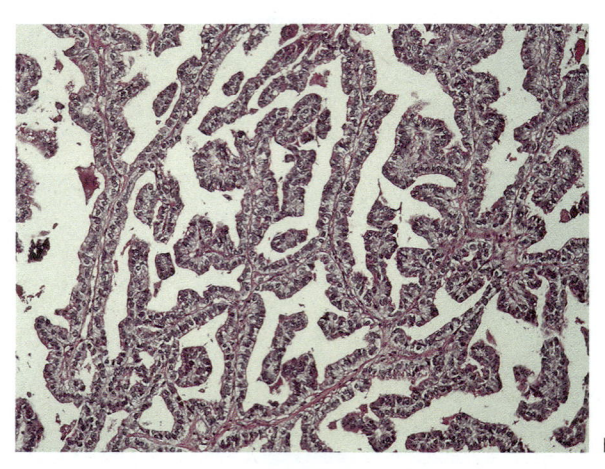

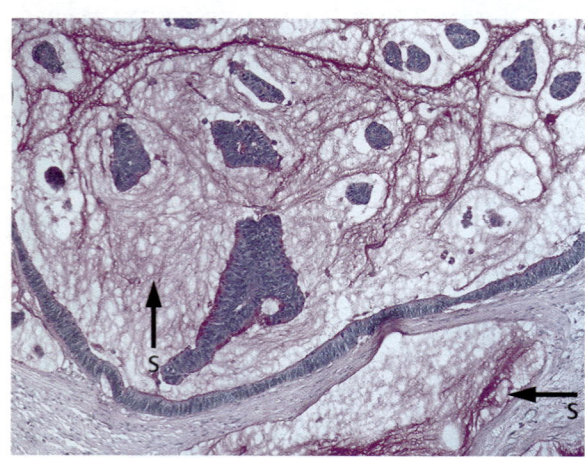

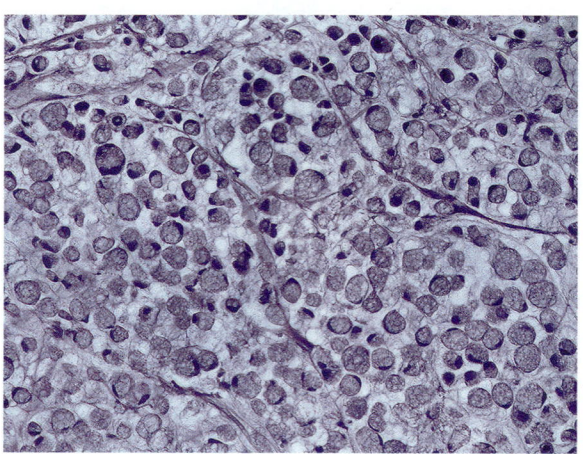

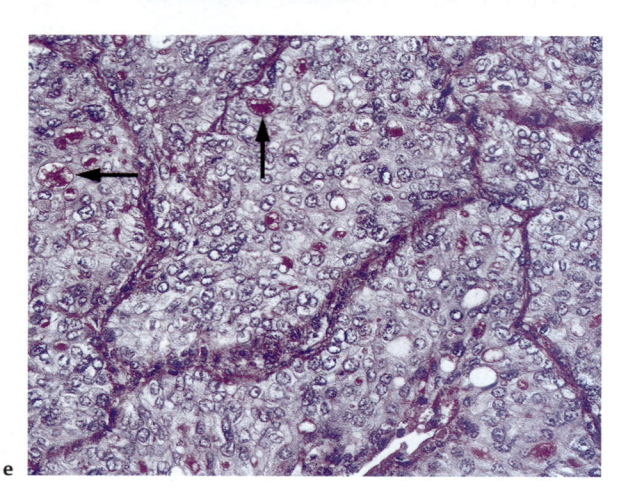

Abb. 7.**46** **Adenokarzinome:**
a Hoch differenziertes azinäres Adenokarzinom (HE, Vergr. 1 : 100);
b papilläres (Ovarial-)Karzinom (HE, Vergr. 1 : 50);
c muzinöses Adenokarzinom mit extrazellulärer Schleimablagerung (S) (PAS, Vergr. 1 : 100);
d Siegelringzellkarzinom mit Verschleimung aller Zellen (HE, Vergr. 1 : 150);
e solides Karzinom mit Verschleimung einzelner Zellen (Pfeil) (HE, Vergr. 1 : 100).

β-Dos-Stellung) und im Gegensatz zu den nichtentarteten Drüsen keine Reservezellschicht und damit auch keinen Differenzierungspool mehr aufweisen. Folglich sind solche Tumordrüsen oft einreihig. Die neoplastischen Drüsen imitieren dabei Strukturelemente normaler Drüsen in Form von Drüsenazini (azinäres Adenokarzinom) oder Drüsentubuli (tubuläres Adenokarzinom).

- *Mittelhoch differenzierte Karzinome:* In diesen Fällen ist die Expression zellsortierender Adhäsionsmoleküle sichtbar beeinträchtigt (s. Kap. 2). Die Drüsen werden nicht mehr durch Stroma voneinander getrennt, sondern wachsen in einem „Drüsen-in-Drüsen"-artigen Wachstumsmuster, das an ein Lochsieb erinnert (kribriformes Adenokarzinom). Bei einigen Karzinomen dominiert die ursprüngliche Fähigkeit der Drüsenepithelien, durch fokale Zellwucherung oberflächenvergrößernde Strukturen in Form von Papillen zu bilden, was bei den einzelnen Organen mit ganz bestimmten molekulargenetischen Läsionen verknüpft ist (papilläres Adenokarzinom).
- *Schleimbildende Adenokarzinome:* Sie werden je nach Menge und Staplungsort des von ihnen gebildeten Schleims unterteilt in: a) Zystadenokarzinom (Schleim in Zysten), b) azinäres Karzinom (Schleim nur intraazinär), c) Gallertkarzinom (Schleim intraazinär und extrazellulär), d) Siegelringzellkarzinom (intravakuolärer Schleim in allen Tumorzellen, e) solides Karzinom mit Schleimbildung (intravakuolärer Schleim in einzelnen Tumorzellen).
- *Undifferenzierte Karzinome:* Bei ihnen sind die Zell- und die Zellkernpolymorphie sowie die mitotische Aktivität ausgeprägt hoch. In solchen Fällen sind, wenn adenoide Reststrukturen fehlen, oft nur noch Sekretionsphänomene in Form von intrazytoplasmatischen Vakuolen mit PAS-positivem Randsaum Hinweis auf eine ursprüngliche adenoide Histogenese.

Die Adenokarzinome zeigen makroskopisch folgende Wachstumsmuster:

- *Polypöse Adenokarzinome:* Sie entstehen bei lokal exophytischem Wachstum, haben meist eine hohe Gewebereife und weisen infolge des papillären Wachstumsmusters eine blumenkohlartige Strukturierung der Tumoroberfläche, bei Tumoren parenchymatöser Organe oft auch der Schnittfläche auf.
- *Ulzerierte Adenokarzinome:* Sie entstehen durch Abstoßung nekrotischer Oberflächenanteile. Dabei ist der Übergang von einem exophytischen in ein endophytisches Wachstum meist vollzogen. Histologisch können sie je nach Lumenweite trabekulär, tubulär oder azinär aufgebaut sein.
- *Zystadenokarzinome:* Diese Krebse gehen teilweise aus Zystadenomen hervor, deren Dignität gelegentlich nicht am histologischen Bild abgelesen werden kann. Die Hohlräume der Zystadenokarzinome sind entweder mit einem serösen oder einem schleimigen (muzinösen) Inhalt angefüllt.
- *Muzinöse Karzinome:* Die Zellen dieser Adenokarzinome produzieren in exzessivem Maße Schleim. Dies verleiht der Schnittfläche des Tumors ein gallertig-transparentes Aussehen, weshalb man diese Karzinome auch als „Gallertkrebse" bezeichnet.
- *Szirrhöse Karzinome:* In diesem Fall liegen die einzelnen Tumorzellen diffus in einem reichlichen Tumorstroma, was der Schnittfläche meist einen zirrhoseartig derben Aspekt gibt.

Von einigen Geweben gehen auch Adenokarzinome aus, die plattenepitheliale Differenzierungen aufweisen. Dazu gehören vor allem die „adenosquamösen Karzinome", wie man sie in den Bronchien, im Endometrium und seltener auch im Gastrointestinaltrakt antreffen kann.

Übergangsepithelkarzinome

Definition: Dies sind Karzinome, deren Zellen das Übergangsepithel der ableitenden Harnwege (Urothel) nachahmen.

Morphologie: Diese Tumoren nehmen ihren Ursprung von transformierten Urothelien des Nierenbeckens, der Ureteren, der Harnblase und Urethra, können aber auch aus dem Epithel im Nasen-Rachen-Raum in der Übergangszone Plattenepithel – respiratorisches Zylinderepithel hervorgehen. Hoch differenzierte Übergangsepithelkarzinome weisen ein papilläres, wenig differenzierte ein meist solides Wachstum auf.

Undifferenzierte Karzinome

Definition: Bei diesen Krebsen lassen sich keine Differenzierungserscheinungen eines Muttergewebes mehr erkennen.

Morphologie: Die Tumoren sind nur aufgrund ihres epithelialen Zellverbandes und ihrer Epithelantigene wie Zytokeratin und EMA (epitheliales Membranantigen) als Karzinome erkennbar (Abb. 7.**47**).

Karzinosarkom

Definition: Seltene Tumoren mit einer malignen epithelialen und einer malignen, zumindest anhand immunhistochemischer Marker eindeutig als mesenchymal einzustufenden Komponente.

Pathogenese: Gewöhnlich treten die Karzinosarkome im Kopf-Hals-Bereich, Respirationstrakt und weiblichen Genitaltrakt auf, nur vereinzelt auch im Gastrointestinaltrakt. Tumoren bei denen in Abschnitten mit spindeligen Zellen epitheliale Marker (Zytokeratin) nachweisbar sind, werden als spindelzellige Karzinomkomponente aufgefasst.

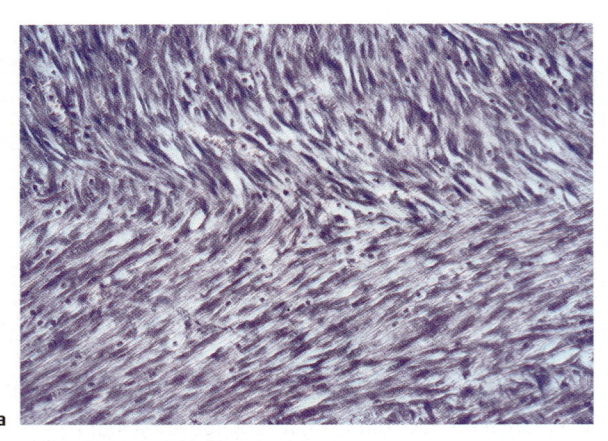

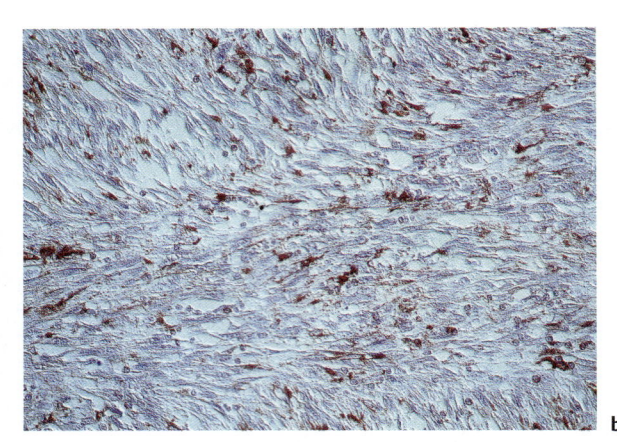

Abb. 7.47 Spindelzellkarzinom:
a Spindelzelliger, anaplastischer Tumor (HE, Vergr. 1 : 150);
b immunhistochemische Expression von Zytokeratin durch die Tumorzellen (IH, Vergr. 1 : 150).

7.2.4.4
Dysontogenetische Tumoren

Allgemeine Definition: Dies sind Tumoren, die dort entstanden sind, wo während der Embryonalentwicklung Keimmaterial entweder liegengeblieben ist und/oder sich nicht mehr weiterentwickelt hat.

Allgemeine Morphologie: Viele dieser Tumoren können wegen ihrer vielseitigen Gewebedifferenzierung oder wegen ihrer Gewebeunreife weder zu den epithelialen noch zu den nichtepithelialen Tumoren gerechnet werden.

Teratome

Definition: Dies sind Tumoren, die aus pluripotenten Zellen hervorgegangen und daher aus verschiedenartigen Geweben aufgebaut sind.

Pathogenese: Da Teratome vor allem in den Gonaden vorkommen, wird vermutet, dass sie wenigstens teilweise aus Keimzellen hervorgehen. Chromosomenanalysen von gonadalen Teratomen zeigen, dass es sich dabei um Tumoren handelt, die im Sinne einer Parthenogenese (Jungfernzeugung) aus unbefruchteten Keimzellen hervorgegangen sind. Einige gutartige Teratome können derart ausgereifte Gewebe enthalten, dass sie manchmal schwierig von parasitären Doppelfehlbildungen abzugrenzen sind.
Die Teratome haben ihren Hauptsitz zwar in den Keimdrüsen, sind aber vereinzelt auch mediastinal, retroperitoneal und intrakraniell anzutreffen. Bei diesen extragonadalen Teratomen bietet sich die „Keimversprengungstheorie" der Tumorentstehung zur Erklärung an. Je nach Ausreifung der am Tumoraufbau beteiligten Gewebe unterscheidet man folgende Formen:
- *Reife Teratome* (Teratoma adultum) mit ausdifferenzierten Geweben aller 3 Keimblätter.

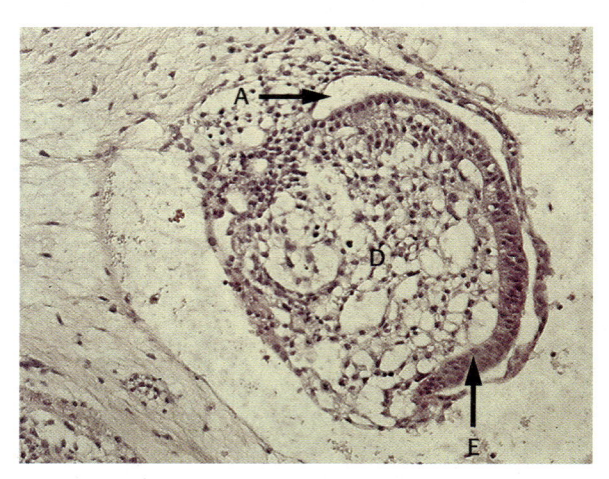

Abb. 7.48 Dysontogenetischer Tumor: Embryoidkörper in einem unreifen Hodenteratom mit Ausbildung von Amnionhöhle (A), Embryonalscheibe (E) und Dottersack (D) (HE, Vergr. 1 : 100).

- *Unreife Teratome* (Teratoma embryonale) mit wenig differenzierten, embryonal anmutenden, epithelialen und mesenchymalen Geweben. An einzelnen Stellen solcher Geschwülste können die Tumorzellen sog. „Embryoidkörper" bilden, die Präsomitenembryonen imitieren (Abb. 7.48).

Embryonale Tumoren

Definition: Geschwülste, die zwar aus noch nicht differenzierten Zellen einer Organanlage hervorgehen, aber (im Gegensatz zu den Teratomen) nicht mehr pluripotent sind.

Pathogenese: Diese Tumoren sind bereits bei der Geburt angelegt und entstehen sehr wahrscheinlich zur Zeit der Gewebe- und Organreifung in der Embryogenese. Aus diesem Grund werden embryonale Tumoren meist innerhalb der ersten 5 Lebensjahre erkannt. Zu den embryonalen Tumoren gehören:

- *Nephroblastom* (Wilms-Tumor): vom metanephrogenen Blastem ausgegangener maligner Tumor des Kindesalters aus epithelialen und mesenchymalen Anteilen;
- *Neuroblastom:* aus Anteilen sympathischen Nervengewebes hervorgegangener maligner Kindertumor meist im Nebennierenmark, seltener im Grenzstrangbereich;
- *Medulloblastom:* häufigster Hirntumor im Kindesalter;
- *Retinoblastom:* häufigster Augentumor im Kleinkindesalter;
- *embryonales Rhabdomyosarkom:* häufigstes Weichteilsarkom im frühen Kindesalter;
- *Hepatoblastom*: häufigster maligner Lebertumor im Kindesalter;
- *Pulmoblastom*: seltener Lungentumor mit embryonaler adenoidtubulärer Epithelkomponente und sarkomatöser Stromakomponente, in der mesenchymale Gewebe wie Knorpel, Knochen und Muskulatur vorkommen können. Er kommt in allen Altersstufen vor und sitzt meist in der Lungenperipherie. Seine Prognose ist, abhängig von der Ausdifferenzierung, mehr oder weniger günstig.

Hamartome

Definition: Sammelbegriff für solche Fehlentwicklungen, die als umschriebene Tumoren in einem Gewebe auftreten.

Pathogenese: Hamartome treten in verschiedenen Organen und Geweben einzeln auf oder entwickeln sich gleichzeitig in mehreren Organsystemen. In diesem Fall sind die Hamartome durch Defekt eines Landscaper-Gens Teil familiärer Syndrome, zu denen auch die neurokutanen Syndrome (Phakomatosen, S. 1104) gehören.

Choristome

Dies sind tumorartige Bildungen, die aus ortsfremden Geweben bestehen und vermutlich dadurch entstehen, dass sie in der Embryonalperiode dorthin verlagert worden sind. Prototyp: ektopisches Nebennierenrindengewebe in der Niere (Abb. 7.49), Teratom im Mediastinum.

Embryonale Restgewebetumoren

Definition: Aus Überbleibseln embryonaler Gewebe hervorgegangene Tumoren, die in Abweichung zur Norm nicht zurückgebildet werden.

Pathogenese: Die mangelhafte Rückbildung des Embryonalgewebes erklärt lediglich die Lokalisation und den Aufbau eines derartigen Tumors, aber nicht seine Ursache. Dazu folgende Beispiele:
- *Kraniopharyngeom:* Tumor aus Resten der embryonalen Kiemengangsauskleidung (Rathke-Tasche).

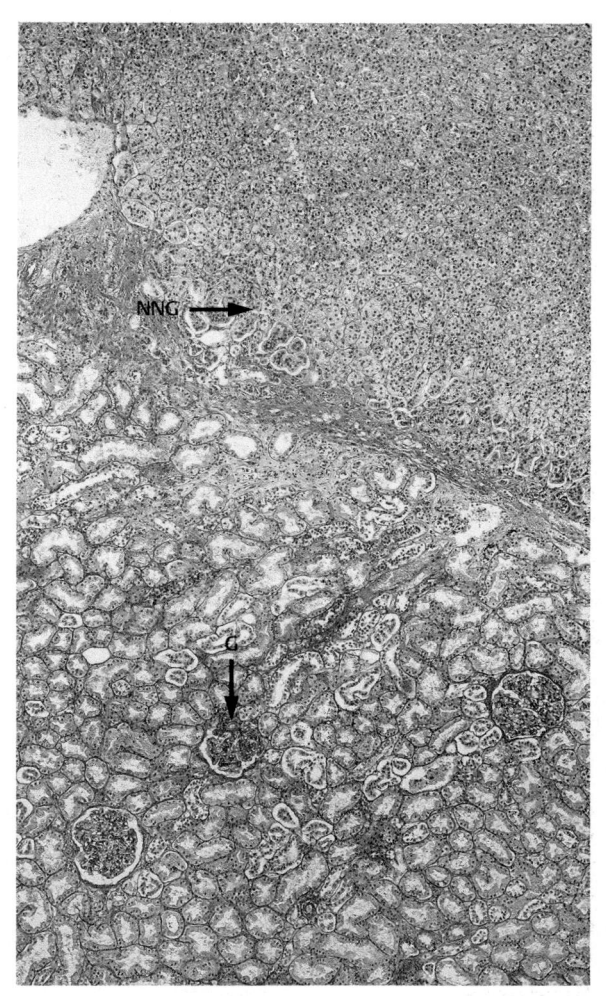

Abb. 7.**49 Heterotopie:** Versprengung von normalem Nebennierenrindengewebe (NNG) ins glomerulushaltige (G) Nierenparenchym. Von der Beobachtung solcher Läsionen ging die Hypothese aus, Nierenzellkarzinome seien dysontogenetisch von versprengtem Nebennierenrindengewebe ausgegangen. Dementsprechend wurden sie als „Hypernephrom" = Nebennierengeschwulst bezeichnet (HE, Vergr. 1 : 50).

- *Chordom:* Tumor aus Resten der nicht zurückgebildeten Chorda dorsalis, der lokal destruktiv wächst aber selten metastasiert. (Altersgipfel: 3. Lebensdekade, ♂ : ♀ = 2 : 1). Er besteht aus großblasigen, pflanzenähnlichen isomorphen Zellen in einer gallertigen Grundsubstanz.
- *Ameloblastom:* Tumor aus Resten des Schmelzorgans.
- *Mesodermaler Mischtumor:* Tumor aus den pluripotenten Zellen verbliebener Reste der Müller-Gänge, von denen sich durch mediale Verschmelzung der Uterovaginalkanal herleitet.

7.2.5
Tumorkomplikationen

Je nachdem, ob ein Tumor expansiv-verdrängend oder destruktiv-infiltrierend wächst, wird die Umgebung oder der Gesamtorganismus in Mitleidenschaft gezogen. Die Gesamtheit dieser Komplikationen, zu denen in erster Linie auch die sekundären Tumoren in Form der Metastasen gehören, prägen letztlich die „Tumorkrankheit" eines Patienten.

7.2.5.1
Lokale Komplikationen

Stenosierung

Geschwülste führen oft zu mechanischen Verdrängungserscheinungen. Dabei komprimiert ein expansiv wachsender Tumor das Gewebe seiner Umgebung und kann dadurch das Lumen eines Hohlorganes einengen, während ein infiltrierend wachsender Tumor das Lumen eines Hohlorgans verlegt. Folgen davon sind:
- *prästenotische Dilatation* der zuführenden Gangsysteme,
- *Rückstau* von Sekreten oder Exkrementen,
- *Infektion* im Stauungsgebiet.

In den meisten Fällen betreffen die Verdrängungserscheinungen und Lumenverlegungen vor allem das Gefäßsystem. Die Folge davon sind Durchblutungsstörungen.

Durchblutungsstörungen

Am häufigsten begegnet man dabei einer venösen Abflussstörung, die sich bei längerem Bestehen in einer Ausweitung der betroffenen Venen äußert und Ausgangspunkt für eine Thrombose mit nachfolgender Embolie sein kann. Hinzu kommt allerdings, dass bei einigen Tumoren auch gerinnungsfördernde Substanzen in die Blutgefäße eingeschleust werden, welche die Thrombenbildung fördern. Es sind jedoch auch Tumoren bekannt, die das Gerinnungssystem derart stören, dass diffuse Gewebeblutungen auftreten. Die Folgen solcher Durchblutungsstörungen sind Gewebenekrosen.

Gewebenekrosen

Sie entstehen über nachstehende Mechanismen:
- *thrombotische Verlegung* von Arterien,
- *Gefäßkompression* durch den Tumor selbst,
- *Stieldrehung* von schmalbasig-polypösen Tumoren,
- *spontan zytokininduziert* durch den von Makrophagen gebildeten TNFα (s. u.),
- *iatrogen therapieinduziert* durch eine Chemo- und/oder Strahlentherapie.

Durch diese Mechanismen kommt es vor allem im Bereich innerer oder äußerer Körperoberflächen zu Ulzerationen. Dies gilt besonders für die Karzinome des Gastrointestinaltraktes und für die Hautkrebse. Durchbrechen solche Ulzera die Wand eines Hohlorganes (Perforation), so bilden sich Fisteln, die manchmal Anschluss an ein Nachbarorgan finden. Die Folge davon ist eine abnorme Verbindung zwischen 2 anatomisch vorgebildeten Hohlräumen und/oder mit der Körperoberfläche. Derartige Tumorfisteln werden oft durch Infektionen kompliziert.

Funktionsstörungen

Dies gilt vor allem für solche Tumoren, die neben einer mechanischen Veränderung auch noch eine Destruktion des Organparenchyms oder des Stützgerüstes hervorrufen. Gehirngewebe, Nerven und Gefäße, das harnableitende System sowie die Abflusswege des Intestinaltraktes sind dabei besonders störungsanfällig. Ihr Funktionsverlust wirkt sich rasch lebensbedrohlich aus. Die zugrunde liegende Gewebedestruktion wird oftmals weniger durch den Tumor selbst ausgelöst, sondern ist das Resultat einer tumorbedingten Kreislaufstörung und nachfolgenden Nekrose.

7.2.5.2
Systemische Komplikationen

Im fortgeschrittenen Stadium einer Tumorkrankheit wird regelmäßig der gesamte Organismus in Mitleidenschaft gezogen. Dies prägt schließlich den Gesamtaspekt (Habitus) eines Krebspatienten. Bei fortgeschrittener Tumorkrankheit fällt der Patient wegen seiner anämiebedingten aschfahlen Haut auf, was auf Blutverlust, mangelnder Blutzellreifung und tumorbedingter Verdrängung des blutbildenden Knochenmarks beruht. Neben sekundären Infektionen ruft gelegentlich auch eine Resorption von nekrotischem Tumormaterial Fieberschübe hervor (Resorptionsfieber), wenn es nicht auf die Bildung entzündungsauslösender Zytokine zurückgeht (B-Symptomatik). Das auffälligste klinische Symptom ist in diesem Zusammenhang die Kachexie, die wichtigste Komplikation die Metastasierung.

Tumorkachexie

Definition: Allgemeiner Kräfteverfall des Krebspatienten durch Verschlechterung des Ernährungszustandes mit Abnahme des Körpergewichtes.

Pathogenese: Am Zustandekommen einer Tumorkachexie sind folgende Faktoren beteiligt:
- *Alimentationsstörung:* mechanische Behinderung der Nahrungsaufnahme durch den Tumor.
- *Verdauungsstörung* und/oder Störung der intestinalen Nährstoffresorption durch den Tumor.
- *Kachexie* (gr. kakos hexis = schlechtes Befinden) wegen TNFα-Sekretion durch Makrophagen und/oder Tumorzellen. TNFα stimuliert die Expression von

Leptin in den Adipozyten und bewirkt eine Hyperleptinämie. Das Leptin bremst seinerseits über einen zentralen Zugang den Appetit und damit die Nahrungsaufnahme und fördert den Energieverbrauch. Das Resultat ist eine Appetitlosigkeit (Anorexie) mit auffälligem Widerwillen gegen Fleisch. Außerdem schädigt TNFα gleichsam als „Handlanger" des Endotoxins die Gefäßendothelien und vermutlich dadurch auch die Tumorzellen (daher Bezeichnung Tumornekrosefaktor).
- *Proteinmobilisierungsfaktor*: Dieser lösliche Faktor fördert den Katabolismus von Körpereiweißen und -fetten.

Paraneoplastische Syndrome

Definition: Gruppe krankhafter Allgemeinerscheinungen, die nicht auf einer örtlichen Tumoreinwirkung beruhen, aber kausal- oder formalpathogenetisch an das Vorhandensein eines Tumors gebunden sind und sich dementsprechend nach Tumorentfernung wieder zurückbilden können.

Pathogenese: Die paraneoplastischen Syndrome können vor, während oder nach einem Tumorleiden klinisch manifest werden und kommen bei etwa 15% aller Krebspatienten vor. Sie treten in Form hämatologischer, endokriner oder neurologischer Störungen auf oder kommen als Haut-, Muskel-, Gelenk- und Knochenveränderungen vor (Tab. 7.7 – 7.9). Die Ursache vieler Paraneoplasien ist unklar. Vermutlich wird durch die Mutation im Rahmen der Tumorigenese nicht nur der Proliferationsstoffwechsel, sondern auch der Leistungsstoffwechsel der Krebszelle verändert, so dass sie biologisch aktive Stoffe synthetisiert.
- **Endokrine Paraneoplasien:** Sie treten vor allem bei Tumoren auf, die von endokrin aktiven Zellen ausgehen und folglich ektope Hormone oder hormonähnliche Substanzen synthetisieren. Die Folge davon sind endokrine Allgemeinstörungen (Tab. 7.7).

Tabelle 7.8 **Neuromuskuläre Paraneoplasien**

Klinik	Häufigster Primärtumor
Limbische Enzephalitis	Bronchialkarzinom
Kleinhirnrindendegeneration	Bronchial-, Ovarial-, Mammakarzinom
Amyotrophische Lateralsklerose	Bronchial-, Mammakarzinom
Sensorische Polyneuropathie	Bronchialkarzinom
Myasthenia gravis	Thymom
Eaton-Lambert-Syndrom (Myasthenie)	Bronchialkarzinom (Rektum-, Nieren-, Magen-, Basalzellkarzinom)
Dermatomyositis (Polymyositis)	Bronchial-, Nieren-, Genitalkarzinom

- **Neuromuskuläre Paraneoplasien:** Sie sollen auf der tumorbedingten Aktivierung einer latenten Viruserkrankung, eines Autoimmunprozesses oder auf einem Verbrauch wichtiger Metabolite des Nervensystems beruhen und gehen mit einer Zerstörung von Nervenzellen und/oder Muskelfasern einher (Tab. 7.**8**).
- **Hämatologische Paraneoplasien:** Ein Teil dieser Paraneoplasieformen geht vermutlich darauf zurück, dass der Tumor selbst Substanzen bildet, die auf die Zellen des blutbildenden Knochenmarks zytotoxisch wirken oder die Antikörperbildung gegen diese Zellen einleiten. Die Folge davon sind Anämien. Ein anderer Teil beruht auf der Produktion von knochenmarkstimulierenden Substanzen. Die Folge davon sind Polyglobulien oder leukämoide Reaktionen. Schließlich gibt es Tumoren, die mit der Einschwemmung thromboplastischer oder fibrinolytischer Substanzen in die Blutbahn einhergehen. Die Folge davon sind Thrombosen oder Verbrauchskoagulopathien (Tab. 7.**9**).

Tabelle 7.7 **Endokrine Paraneoplasien**

Klinik	Pathogenese	Häufigster Primärtumor
Cushing-Paraneoplasie	ektopes ACTH	Bronchialkarzinom
Karzinoidparaneoplasie	Serotonin	Bronchialkarzinoid, Pankreaskarzinoid
Extrapankreatische Hypoglykämiesyndrome:		
– Doege-Potter-Syndrom	insulinähnliche Substanz	Fibrosarkom
– Nadler-Wolfer-Syndrom	tumorbedingter Hyperinsulinismus	Leberzellkarzinom
– Anderson-Syndrom	anabole Steroide mit Insulinwirkung	Nebennierenrindenkarzinom
– Rosenfeld-Syndrom	exzessiver Glucoseverbrauch	Pseudomyxom
Hyperkalzämiesyndrom	Vitamin-D- und parathormonähnliche Substanzen	Bronchial-, Nierenzellkarzinom
Schwartz-Bartter-Syndrom	ektopes ADH	Bronchialkarzinom

Tabelle 7.9 **Hämatologische Paraneoplasien**

Klinik	Primärtumor
Aplastische Anämie	Thymom
Hämolytische Anämie	Leukämien, Hodgkin-Lymphom
Polyglobulie	Nierenzellkarzinom
Thrombophlebitis migrans	Pankreas-, Bronchialkarzinom
Verbrauchskoagulopathie	Leukämien

- **Kutane Paraneoplasien**: Im Gegensatz zu den übrigen Formen der Paraneoplasien ist bei Kenntnis der kutanen Paraneoplasien eine Blickdiagnose möglich. Ein Teil von ihnen ist obligater Bestandteil einer bestimmten Tumorkrankheit:
  - *Akanthosis nigricans maligna:* Hautverdickung mit deutlich sichtbaren Papillarlinien, Hyperpigmentierung und warzenähnlichen Papillomen. Bevorzugte Lokalisation: axilläre, areoläre, submammäre, umbilikale und inguinale Hautareale.
  - *Akrokeratose Bazex:* symmetrisch angeordnete, psoriasiforme Hautveränderung.
  - *Erythema gyratum repens:* makulöse, zebraähnliche Effloreszenzen mit typischem, täglichem Wandel.
  - *Hypertrichosis lanuginosa et terminalis acquisita:* durch exzessives Wachstum sowohl der Lanugohaare (Körperhaare) als auch der Terminalhaare (z. B. Kopfhaare) imponiert der Tumorkranke als „Haarmensch".

7.2.6
Tumordiagnostik

Trotz aller technischen Fortschritte sind Identifikation und exakte Diagnose eines Tumors auch heute noch nur durch eine histologische, teils sogar nur mit molekulargenetischer Gewebeuntersuchung möglich. Dabei ist aber zu berücksichtigen, dass die Qualität einer histologischen Diagnose wesentlich vom Entnahmeort, von der Vitalität des Tumorgewebes und von der Entnahmetechnik des Klinikers abhängt. Grundsätzlich sollte deshalb die Diagnose jedes operativ entfernten Tumors durch eine entsprechende histologische Aufarbeitung bestätigt und damit dokumentiert werden. Wird dies unterlassen, so kann dies als Kunstfehler betrachtet werden.

Die zeitlich aufwendige Paraffineinbettung lässt sich mit Hilfe der Gefrierschnitttechnik, bei der Abklärung von Hirntumoren mit Hilfe der Gewebequetschtechnik, abkürzen. Diese Methoden erlauben innerhalb weniger Minuten, während der Patient noch in Narkose ist, eine diagnostische Aussage. Dadurch kann der Chirurg sein operatives Vorgehen auf eine histologisch gesicherte Tumordiagnose stützen. Bei den Borderline-Tumoren, bei denen die Grenze zwischen Gut- und Bösartigkeit wenig ausgeprägt ist, muss gelegentlich jedoch die Paraffineinbettung zur Diagnosesicherung herangezogen werden. In solchen Fällen kann die Operation abgebrochen werden, um die Diagnose am Paraffinschnitt abzuwarten. Dies lässt sich dadurch rechtfertigen, dass die Metastasenhäufigkeit durch Biopsien nicht erhöht wird, wenn die anschließende Radikaloperation innerhalb 1 Woche erfolgt.

Für die strukturelle und funktionelle Integrität unseres Organismus sind Stoffe notwendig, die die Zellen ernähren (Betriebsstoffe) und aufbauen (Baustoffe), aber auch in gebundener (z. B. Extrazellulärmatrix) oder ungebundener Form (z. B. Hormone) die Kommunikation unter den Zellen ermöglichen. Entsprechende Übermittlungs- und Transportstörungen können sich auf Zell- oder auf Organebene ereignen. Dabei führt eine fehlerhafte Signalabgabe zu funktionellen oder neoplastischen Läsionen, während die defekte Zufuhr von Betriebsstoffen zirkulatorische Läsionen, oft in Form von Nekrosen, nach sich zieht. Auf welchen pathogenetischen Mechanismen Letztere beruhen, wird im folgenden Abschnitt besprochen: *„Störungen des Stofftransports"*.

8 Störungen des Stofftransports

U.-N. Riede, H.-E. Schaefer, E. Kaiserling, M. Werner

8.1	**Generalisierte Kreislaufstörungen** 386	**8.2**	**Lokalisierte Kreislaufstörungen** 404

8.1.1 Arterielle Hypertonie 387
Essenzielle Hypertonie 388
Renale Hypertonie 388
Endokrine Hypertonie 389
Kardiovaskuläre Hypertonie 389
Neurogene Hypertonie 390
Folgekrankheiten 390

8.1.2 Pulmonale Hypertonie 391
Primäre pulmonale Hypertonie 391
Sekundäre pulmonale Hypertonie 391
Folgekrankheiten 392

8.1.3 Portale Hypertonie 392

8.1.4 Kreislaufschock 392
Pathogenetische Schockformen 392
Hämodynamische Schockformen 393
Folgekrankheiten 394

8.1.5 Blutungen 396
Rhexisblutungen 398
Diapedeseblutungen 399
Hämorrhagische Diathesen 399

8.2.1 Thrombose 405
Thrombusformen 406
Thromboseformen 407
Folgekrankheiten 408
Differenzialdiagnosen 408

8.2.2 Embolie 409
Venöse Thrombembolie 410
Arterielle Thrombembolie 411
Fettembolie 411
Cholesterinembolie 412
Luftembolie 412
Fruchtwasserembolie 413

8.2.3 Arterielle Zirkulationsstörungen 413
Absolute anhaltende Ischämie 413
Absolute temporäre Ischämie 414
Relative Ischämie 414

8.2.4 Venöse Zirkulationsstörungen 415
Venöse Stauung 415
Hämorrhagischer Infarkt 416

8.3 Ödeme 416

8.3.1 Hydrostatische Ödeme 417

8.3.2 Onkotische Ödeme 417

8.3.3 Vaskuläre Ödeme 418

8.3.4 Lymphödeme 418

8.1
Generalisierte Kreislaufstörungen

Die Funktion eines Vielzellenstaates hängt wesentlich von einem Transportsystem ab, mit dem auch die abgelegensten Gebiete erreicht werden. Dafür ist in unserem Organismus der Blutkreislauf zuständig. Er wird über ein hierarchisch gegliedertes Kontrollsystem reguliert. Seine Störungen in Form eines Zuviel oder Zuwenig ziehen eine Reihe von Anpassungsmechanismen nach sich, die für den Organismus gefährlich sind.

Hypertonie im großen Kreislauf: Um die Blutversorgung von Organen mit Entgiftungsfunktion sicherzustellen, sind Lunge und Leber an einen besonderen Kreislauf angeschlossen; die Niere ist sogar mitten in den großen Kreislauf integriert, so dass sie ihre Blutdruckbedürfnisse selbst realisieren kann. Dies äußert sich auch darin, dass ab einem gewissen Schädigungsgrad alle Nierenerkrankungen mit einer Blutdruckerhöhung beantwortet werden (renale Hypertonie). Der größte Teil der Hypertonien im großen Kreislauf ist jedoch pathogenetisch sehr komplex und vorerst noch unvollständig geklärt (essenzielle Hypertonie); nur ein kleiner Teil geht auf das Konto von endokrinen, neurogenen oder kardiovaskulären Läsionen. Hypertonien im großen Kreislauf sind in erster Linie an denjenigen Gewebsstrukturen erkennbar, die der Druckbelastung ausgesetzt sind. Dies sind die Arterien.

Hypertonie im kleinen Kreislauf: Dies ist eine Erhöhung des Blutdruckes in den Pulmonalarterien (= pulmonaler Hochdruck). Sie kann idiopathisch vorkommen oder Folge einer Lungenparenchymveränderung sein und ist ebenfalls in Gefäßschäden zu erkennen. Lebenslimitierend ist in diesen Fällen die Fähigkeit des rechten Herzventrikels, dem pulmonalen Hochdruck mit einer Muskelhypertrophie zu begegnen.

Portale Hypertonie: Sie geht auf Abflussbehinderungen des Pfortaderblutes zurück und ist eine regelmäßige Komplikation bei narbigem Leberparenchymumbau. Limitierender Faktor sind wiederum die Gefäße, diesmal die Umgehungsgefäße des verstopften Pfortadergebietes, die erst aussacken und dann platzen.

Kreislaufschock (= Hypotonie): Dies ist ein akutes generalisiertes Kreislaufversagen mit kritischer Mangeldurchblutung der lebenswichtigen Organe. Das pathogenetische Kernstück des Schocks ist das progrediente Versagen der Kreislaufregulation. Es beginnt damit, dass anfängliche gegenregulatorische Maßnahmen wie Erhöhung des Herzzeitvolumens und Aussperrung weniger wichtiger Kreislaufgebiete scheitern, so dass schließlich die Kontrolle über die gesamte Endstrombahn zusammenbricht. Dadurch stockt der Blutstrom in der Kreislaufperipherie, was eine Aktivierung des Gerinnungssystems mit Mikrothrombenbildung und mit der Zeit auch einen Verbrauch von Gerinnungsfaktoren mit sich bringt, so dass generalisierte Blutungen das Krankheitsbild in Form einer Verbrauchskoagulopathie komplizieren. Lebensbegrenzende Komplikationen sind dabei die schocktypischen Veränderungen an Lunge und Niere.

Blutungen: Sie können durch örtliche Verletzungen von Gefäßen innerhalb (Diapedeseblutungen) oder außerhalb der Endstrombahn (Rhexisblutungen) oder durch ubiquitäre Gefäß- oder Gerinnungsdefekte (hämorrhagische Diathesen) zustande kommen. Bei letzteren sind die Defekte im Bereich der Gefäße, Thrombozyten oder der Gerinnungsfaktoren zu suchen.

Orthologie der Blutdruckregulation

Zentral neurovegetative Regulation: Der Blutdruck wird im bulbären Kreislaufzentrum der Medulla oblongata sowie in übergeordneten hypothalamischen und kortikalen Zentren reguliert. Diese Zentren erhalten ihre Information betreffs Reglergröße über die Barorezeptoren im Karotissinus, Aortenbogen und in Herzhöhlen. Dabei ruft eine Blutdruckzunahme über eine Steigerung der afferenten Reize eine Hemmung der efferenten Impulse hervor und umgekehrt. Efferente sympathische Fasern rufen am Herzen eine positiv inotrope und chronotrope Wirkung hervor und bewirken in der Peripherie über Noradrenalin eine Vasokonstriktion, während die parasympathischen Fasern eine negativ chronotrope Wirkung auslösen und keine peripheren Gefäßeffekte aufweisen. Das bulbäre Sympathikuszentrum kontrolliert überdies auch noch das Nebennierenmark mit entsprechender Adrenalin- und Noradrenalinausschüttung, was am Herzen eine positiv inotrope und chronotrope Wirkung hat und abhängig von der Verteilung der α- und β-Rezeptoren eine Vasodilatation oder Vasokonstriktion nach sich zieht (Abb. 8.1).

Renin-Angiotensin-Aldosteron-System: Dieses System spielt eine wichtige Rolle in der Regulation des Flüssigkeits- und Elektrolythaushaltes und somit auch in der Blutdruckkontrolle. Bei jeder Minderdurchblutung der Nieren wird aus dem juxtaglomerulären Apparat der Niere vermehrt Renin (= proteolytisches Enzym) freigesetzt. Diese Reninfreisetzung (mittlerweile auch in anderen Geweben wie Gefäßwand nachgewiesen) wird ausgelöst über:
- Barorezeptoren der afferenten Glomerulusarteriolen,
- elektrolytsensible Rezeptoren in der Macula densa,
- β-Rezeptor-vermittelte Sympathikusreize.

Afferente Vagusimpulse drosseln dagegen die Reninausschüttung. Daneben stimulieren auch das Vasopressin und der Entzündungsmediator Prostazyklin die Reninabgabe. Das freigesetzte Renin spaltet ein Blut proteolytisch vom Angiotensinogen (= $α_2$-Globulin) das Angiotensin I (Dekapeptid) ab. Die Kapillarendothelien der Lungen bilden ein Angiotensinkonversionsenzym (ACE), das einerseits rasch zwei weitere Aminosäuren vom Angiotensin I abspaltet, so dass das Angiotensin II (= Oktapeptid) entsteht, und inhibieren andererseits die vasodilatative Wirkung des Kininsystems (S. 209). Das Angiotensin II übernimmt folgende Rollen:
- *Blutdrucksteigerung:* Durch direkten Angriff an Angiotensinrezeptoren der arteriolären Gefäßwand mit entsprechender Vasokonstriktion.
- *Aldosteronfreisetzung:* aus der Zona glomerulosa der Nebennierenrinde. Dadurch kommt es zur Natriumretention im distalen

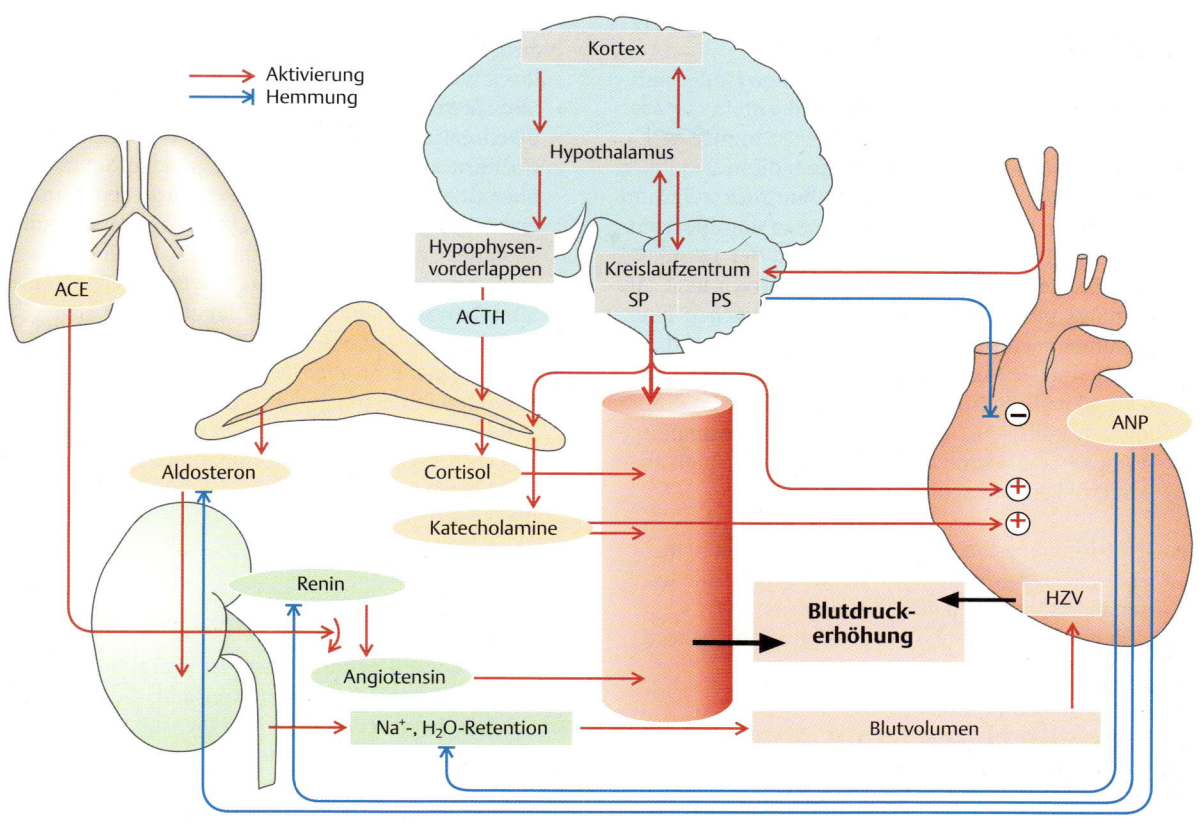

Abb. 8.1 **Blutdruckregulation** und die dafür verantwortlichen, sich gegenseitig beeinflussenden Faktoren: ACE = Angiotensinkonversionsenzym; ANP = atriale natriuretische Peptide, KLZ = Kreislaufzentrum, SP = Sympathikuszentrum, PS = Parasympathikuszentrum, HZV = Herzzeitvolumen.

Nierentubulus mit Steigerung der Plasmaosmolarität, was einerseits zu einer Vermehrung des Blutvolumens und zur Blutdrucksteigerung führt und andererseits die Reninsekretion wieder bremst.
- *Natriumretention:* Dadurch Sensibilisierung der Gefäßwand auf vasoaktive Substanzen und Erhöhung der Filtrationsfraktion in der Niere.
- *Vasopressin und Corticotropinfreisetzung:* in der Hypophyse.

Angiotensin I und II werden durch Angiotensinasen wieder proteolytisch inaktiviert.

Hypothalamo-hypophyseo-adrenokortikale Regulation: Der Hypothalamus stimuliert über die Freisetzung des Corticotropinfreisetzungsfaktors die ACTH-Ausschüttung in der Hypophyse, was in der Nebennierenrinde eine Cortisol- und Aldosteronabgabe zur Folge hat. Vermutlich reagieren die Arteriolen erst in Anwesenheit von Cortisol auf die vasokonstriktiven Impulse der Vasopressoren.

Depressorhormone: In enger Wechselbeziehung zueinander stehen die Kinine und die Prostaglandine und bilden gegenregulatorische Systeme zu den vasokonstriktorisch wirksamen Substanzen. Hauptwirkungsort dieser Gewebehormone in Bezug auf die Blutdruckregulation ist die Niere. Ein weiteres blutdrucksenkendes System bilden die Gefäßendothelien. Sie sind in der Lage, aus L-Arginin Stickoxid in Form des NO zu generieren, das über eine Gefäßrelaxation den Gefäßtonus und damit den Blutdruck senkt.

Atriale natriuretische Peptide: In den Herzvorhöfen werden Peptide gebildet und bei gesteigertem atrialem Füllungsdruck sezerniert, die eine antagonistische Funktion gegenüber dem Renin-Angiotensin-Aldosteron-System aufweisen, indem sie den Blutdruck senken und die glomeruläre Filtrationsrate erhöhen sowie die Renin-Aldosteron-Sekretion drosseln.

Natrium-Protonen-Antiporter: Dies sind auch als Na^+/H^+-Exchanger bezeichnete Membranproteine (= NHE-1), die Protonen im Austausch gegen Natriumionen aus der Zelle transportieren. Sie scheinen die Reaktion der Gefäßmuskulatur auf vasokonstriktorische Reize zu erhöhen.

8.1.1 Arterielle Hypertonie

Allgemeine Definition: Die arterielle Hypertonie entspricht einer Hypertonie im großen Kreislauf und gehört zu den häufigsten Erkrankungen des Menschen. Mit „Hypertonie" wird im weiteren Sinne eine lang andauernde abnorme Blutdruckerhöhung bezeichnet, bei der klinisch für den diagnostisch weniger wichtigen systolischen Blutdruck Werte über 160 mmHg gemessen werden, während für den diastolischen Druck Werte über 95 mmHg pathognomonisch sind. Blutdrucke unter 140/90 mmHg werden als normoton bezeichnet. Für Drucke zwischen 160/95 und 140/90 mmHg wird der Begriff „Grenzwerthypertonie" verwendet.

Je *nach hämodynamischer Störung* werden folgende Hypertonieformen unterschieden:
- *Widerstandshochdruck:* In diesen Fällen ist der periphere Gefäßwiderstand andauernd erhöht, so dass der diastolische Druck immer über 95 mmHg liegt.
- *Volumenhochdruck:* Im Anfangsstadium (= labiler Hochdruck) ist der systolische Blutdruck aufgrund eines vermehrten Herzzeitvolumens und Blutvolumens pathologisch erhöht, während der periphere Gefäßwiderstand noch im Normalbereich liegt. Allerdings pfropft sich bei längerem Bestehen eines Volumenhochdruckes ein Widerstandshochdruck auf (= stabiler Hochdruck).
- *Elastizitätshochdruck:* Er basiert auf einer Erhöhung des systolischen Druckes infolge verminderter Windkesselfunktion der großen Arterien, spielt aber klinisch keine wesentliche Rolle.

Je nach *Entstehungsmechanismus* unterscheidet man:
- *essenzielle (= primäre) Hypertonie*, bei der die auslösende Ursache noch nicht definiert ist,
- *sekundäre Hypertonien* mit geklärter Pathogenese.

8.1.1.1
Essenzielle Hypertonie

Definition: Die Diagnose „essenzielle Hypertonie" ist negativ definiert und darf erst nach Ausschluss aller bisher bekannten Hypertonieursachen gestellt werden. Sie trifft für etwa 95 % aller arteriellen Hypertonien zu.

Pathogenese: Für das Zustandekommen dieser Hypertonieform werden folgende pathogenetischen Mechanismen diskutiert:
- *Genetische Faktoren:* Etwa 75 % aller Patienten mit essenzieller Hypertonie sind erblich belastet (polygener Vererbungsmodus!). Außerdem kommen auch Hypertonieformen vor, die auf Einzelgendefekten beruhen. Dazu gehören Gendefekte von Enzymen des Aldosteronstoffwechsels und Mutationen des Gens, das für die Kodierung des Natriumkanalproteins zuständig ist und dafür sorgt, dass im distalen Nierentubulus unter dem Einfluss von Aldosteron vermehrt Natrium rückresorbiert wird (Liddle-Syndrom[1]).
- *Natrium-Protonen-Antiporter:* Bei Patienten mit essenzieller Hypertonie sowie bei Ratten mit genetisch fixierter Hypertonie lässt sich ein gestörter Ionentransport feststellen, dem offenbar eine gesteigerte Funktion der Na^+/H^+-Antiporter (S. 387) zugrunde liegt, so dass die intrazelluläre Natrium- und damit auch Calciumkonzentration zunimmt. Dies wiederum führt dazu, dass die glatten Gefäßmuskelzellen eine erhöhte Reaktionsbereitschaft gegenüber Katecholaminen und anderen vasoaktiven Substanzen aufweisen, was durch Calciumantagonisten beeinflusst werden kann.
- *Stressfaktoren:* Stress, Emotion und psychische Konfliktsituationen spielen bei der Entstehung der Hochdruckkrankheit eine wichtige Rolle. Sie führen über eine Stimulation vaskulärer Barorezeptoren zu einer Drosselung der Hirnrindenerregbarkeit und auch der Schmerzempfindung. Dies bedeutet, dass eine arterielle Hypertonie gewissermaßen eine Stressbewältigungsstrategie darstellt, die sich ein Patient im Verlaufe seines Lebens aneignet.
- *Renin-Angiotensin-Aldosteron-System:* Bei 10% der Patienten mit essenzieller Hypertonie liegen erhöhte Reninwerte vor, was auf einen gesteigerten, mit β-Blockern behandelbaren Sympathikotonus zurückgeführt wird.
- *Adipositas:* Siehe S. 80.

8.1.1.2
Renale Hypertonie

Definition: Diese Hochdruckform ist charakterisiert als arterielle Hypertonie im großen Kreislauf, die durch Erkrankungen hervorgerufen wird, die mit einer Nierenparenchymschrumpfung (= renoparenchymatöse Hypertonie) und/oder Stenosierung der extra- oder intrarenalen Arterien (= renovaskuläre Hypertonie) einhergehen. Die renale Hypertonie ist die häufigste aller sekundären Hochdruckformen.

Pathogenese: Zum Verständnis der renalen Hypertonie haben die Goldblatt-Versuche in Form des sog. 1-Nieren-Modells und 2-Nieren-Modells wesentlich beigetragen:
- *1-Nieren-Modell:* Wird eine Niere entfernt und die Nierenarterie der verbleibenden Niere durch eine Silberklammer eingeengt, so steigt der Blutdruck an. Auslösender Faktor dabei ist offensichtlich der Mangel an gut durchblutetem Nierengewebe und folglich einer wirkungsvollen renalen Ausscheidung. Dies aber wiederum hat eine Natrium- und Wasserretention zur Folge, was seinerseits über eine negative Rückkoppelung die anfängliche Reninproduktion der verbleibenden Niere und damit auch die Angiotensin-II-Bildung bremst. Hämodynamisch entspricht diese Hochdruckform einem Volumenhochdruck.
- *2-Nieren-Modell:* Wird nur auf einer Seite eine Nierenarterienstenose erzeugt, während die kontralaterale Niere intakt bleibt, so bildet die ischämische Niere vermehrt Renin und damit auch Angiotensin II. Später steigt aber auch die Aldosteronsekretion in der Nebennierenrinde an und unterhält die Hypertonie durch eine Hypervolämie mit Natrium- und Wasserretention.

---

[1] Liddle-Syndrom (= Pseudohyperaldosteronismus): autosomal dominant vererbtes Leiden mit exzessiver Kaliumsekretion und Neigung zur Natriumretention trotz niedriger Aldosteronspiegel

Renovaskuläre Hypertonie

Ätiologie: Die renovaskuläre Hypertonie entspricht dem 2-Nieren-Modell. Sie tritt in der Humanpathologie auf bei:
- Arteriosklerose der Nierenarterie (Abb. 8.2),
- unvollständiger Thrombose der Nierenarterie,
- fibromuskulärer Dysplasie der Nierenarterien,
- Medianekrose der Aorta mit Einbeziehung der Nierenarterie,
- Nierenkompression durch Tumor- oder Kapselschrumpfung.

Ausschlaggebend ist in allen Fällen eine Lumeneinengung einer A. renalis um mindestens 70 %.

Häufigkeit: 1 % aller Hypertonien.

Pathogenese: Entsprechend dem 2-Nieren-Modell nach Goldblatt lassen sich bei den renovaskulären Hypertonieformen 2 therapeutisch wichtige Phasen erkennen:
- *Initialphase:* In ihr wird der erhöhte Blutdruck durch das angekurbelte Renin-Angiotensin-Aldosteron-System unterhalten. Dementsprechend ist bei diesen Patienten der Plasmareninspiegel erhöht und der Einsatz von Pharmaka, die das Angiotensinkonversionsenzym hemmen oder das Angiotensin II blockieren, therapeutisch erfolgreich.
- *Spätphase:* Im chronischen Stadium ist die Hypertonie das Resultat einer Hypervolämie infolge Natrium- und Wasserretention, die ihrerseits das ursprünglich aktivierte Renin-Angiotensin-System wieder unterdrücken, so dass bei solchen Patienten der Plasmareninspiegel nicht erhöht ist.

Renoparenchymatöse Hypertonie

Ätiologie: Diese Hypertonieform beruht im Wesentlichen auf pathologischen Prozessen, die entweder zu einer beidseitigen Nierenparenchymschrumpfung führen oder nur auf der einen Seite eine Nierenparenchymschrumpfung induzieren, während die kontralaterale Nierenarterie stenosiert ist. Die häufigsten Erkrankungen, die mit einem renoparenchymatösen Hochdruck einhergehen, sind die Glomerulonephritis, Pyelonephritis und Hydronephrose, am meisten aber eine Arteriosklerose (s. Kap. 14).

Pathogenese: Die renoparenchymatösen Hypertonieformen entsprechen dem 1-Nieren-Modell nach Goldblatt. Obwohl eine Aktivierung des Renin-Angiotensin-Systems infolge Ischämie der Nierenrinde denkbar wäre, findet man nur in wenigen Fällen eine Erhöhung des Plasmarenins. Aus diesem Grunde werden für die Pathogenese dieser Hypertonieformen ursächlich diskutiert:
- Produktion unbekannter vasokonstriktorischer Substanzen,
- Unfähigkeit der Niere zur Bildung vasodilatatorischer Substanzen,
- mangelhafte Inaktivierung zirkulierender Vasokonstriktoren.

Die Tatsache, dass Patienten mit chronischer Pyelonephritis und gleichzeitigem Salzverlust nicht zur Hypertonie neigen, rückt allerdings die Bedeutung einer Natrium-Wasser-Retention in der Pathogenese in den Vordergrund. Damit vereinbar ist auch die Beobachtung, dass bei Patienten mit terminaler Niereninsuffizienz in den meisten Fällen der Bluthochdruck gesenkt werden kann. Allerdings legt das Ansprechen der Hypertonie auf Konversionsenzymhemmung eine Mitbeteiligung des Renin-Angiotensin-Systems nahe.

8.1.1.3
Endokrine Hypertonie

Definition: Als endokrine Hypertonie werden nur solche Hochdruckformen bezeichnet, die entweder durch eine primäre Störung bestimmter endokriner Organe oder durch eine entsprechend hohe Dosis eines bestimmten Hormons verursacht werden. In den meisten Fällen liegt den endokrinen Hochdruckformen eine vermehrte Ausschüttung von Nebennierenmark- oder -rindenhormonen zugrunde.

Pathogenese: Die Ursachen dieser Hochdruckformen werden im Abschnitt „Endokrinopathien" (Kapitel 18) gesondert besprochen.

8.1.1.4
Kardiovaskuläre Hypertonie

Definition: Diese Hypertonieform hat ihre primäre Ursache in einer pathologischen Veränderung des Herzens oder der Gefäße.

Pathogenese: Meist liegt eine verminderte Windkesselfunktion der großen Körperschlagadern oder eine Störung der Blutflussrichtung wegen eines Herzvitiums vor. Das erstere führt zum Elastizitätshochdruck, das letztere zum Schlagvolumenhochdruck.

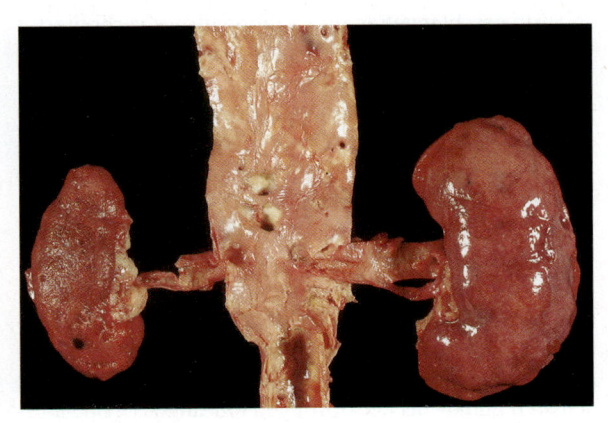

Abb. 8.**2** **Renovaskuläre Hypertonie** (2-Nieren-Modell nach Goldblatt) mit einseitiger arteriosklerotischer Schrumpfniere wegen Nierenarterienstenose und rechtsseitiger Normalniere.

8.1.1.5
Neurogene Hypertonie

Sie wird auch als „Entzügelungshochdruck" bezeichnet, da durch traumatische, entzündliche oder arteriosklerotische Veränderungen im Karotissinusbereich die Barorezeptoren ausfallen. Selten führen traumatische oder entzündliche Stamm- und Zwischenhirnschäden zu einem „zerebralen" Hochdruck.

8.1.1.6
Folgekrankheiten

Ein Bluthochdruck wirkt sich in erster Linie auf diejenigen Organe aus, die ihn mittelbar erzeugen oder die ihm unmittelbar ausgesetzt sind. Somit sind das Herz und die großen Gefäße ganz besonders betroffen. Sie reagieren in folgenden Formen einer adaptativen kardiovaskulären Hypertrophie.

Hypertone Herzhypertrophie

Bei der chronischen Hypertonie richten sich die adaptativen Veränderungen des linken Ventrikels in erster Linie danach, ob ein Volumen- oder ein Widerstandshochdruck oder eine Kombination beider vorliegt.
- *Reiner Volumenhochdruck:* Er zeichnet sich durch eine exzentrische Hypertrophie des linken Ventrikels aus, da die Vermehrung des Schlagvolumens zuerst zu einer Dilatation und später zu einer Myokardhypertrophie des linken Ventrikels führt.
- *Reiner Widerstandshochdruck:* Er führt zu einer primär „konzentrischen Hypertrophie" des linken Ventrikels, weil er sich an den erhöhten Austreibungswiderstand adaptiert. Wenn das kritische Herzgewicht von 500 g überschritten ist, so dass ein Missverhältnis zwischen Myokardmasse und Kapillärversorgung entsteht, und wenn durch die hypertone Vaskulopathie eine zusätzliche Durchblutungsstörung entstanden ist, gesellt sich zur Hypertrophie noch eine Dilatation hinzu, was als „exzentrische Hypertrophie" bezeichnet wird. Die linksventrikuläre Hypertrophie wird gesteuert durch:
  - myokardiogene Peptide,
  - durch Na$^+$/H$^+$-Antiporter-Moleküle,
  - durch steroidogene Faktoren aus der Nebennierenrinde.

Hypertone Vaskulopathie

Bei der arteriellen Hypertonie werden die Gefäße durch vermehrte Vasokonstriktoren wie Angiotensin II, Katecholamine und Endothelin beeinflusst und/oder sind selbst vermehrt beeinflussbar. Diese Faktoren (Angiotensin und Endothelin) wirken gleichzeitig auf die Muskelzellen der Gefäßwand als Wachstumsfaktoren. Als Folge davon hypertrophiert die Gefäßwand und kann das vasokonstriktorische Signal effektiver beantworten. Dies bleibt aber für die kleineren peripheren und damit ohnehin schon wandschwachen Gefäße, die einer dauernden Druckerhöhung nicht gewachsen sind, nicht ohne Folgen. Die glatten Muskelzellen sind in der Media üblicherweise spiralförmig angeordnet, so dass sie eine normale Druckbelastung in eine Zugbelastung überführen können. Wird dieser normale intravasale Druck überschritten, so werden die gegenläufigen Muskelzellspiralen gestreckt, und die Gefäße werden länger, was sich makroskopisch in einer Schlängelung der Gefäße (vgl. Netzhautarteriolen) äußert. Dadurch aber wird die ursprünglich in eine Zugbelastung übergeführte Druckbelastung für die Gefäßwand wieder zur reinen Druckbelastung. Da diese Druckbelastung hauptsächlich von den Mediamyozyten der Gefäßwand aufgefangen wird, findet man je nach Bauplan und Größe des arteriellen Gefäßes eine andersartige Anpassungsreaktion an die Hypertonie. Wird die Hypertonie erfolgreich behandelt, so können sich die Gefäßveränderungen größtenteils wieder zurückbilden.

Je nachdem, ob das arterielle Gefäßsystem genügend Zeit hat, sich allmählich an eine Hypertonie anzupassen oder nicht, herrscht zunächst eine hypertone Arteriosklerose der mittelgroßen Gefäße vor, oder es kommt noch eine Arteriolosklerose der kleinen Arterien hinzu. Die formale Pathogenese und Morphologie der hypertonen Arteriosklerose und Arteriolosklerose werden bei den Gefäßerkrankungen (S. 429) abgehandelt.

Retinopathia hypertonica

Definition: Häufige Netzhautveränderungen beim fixierten Hochdruck.

Pathogenese: Beim akuten Hochdruck liegt in der Regel ein sog. nichtfixierter Hochdruck vor, und die Arteriolen sind – ophthalmoskopisch an den Retinagefäßen objektivierbar – noch nicht verändert. Beim chronischen Hochdruck handelt es sich meist immer um einen sog. fixierten Hochdruck. Ophthalmoskopisch findet man zunächst Veränderungen, die auch beim älteren Patienten als Retinopathia arteriosclerotica vorkommen. Sie imponieren in Form geschlängelter, durch Binnendruck verbreiterter Fundusarteriolen mit gelblichen Glanzstreifen (Kupferdrahtarterien), die beim Überkreuzen die darunter liegenden Venulen komprimieren (Gunn-Zeichen) oder denen die Venulen bogenförmig ausweichen (Guist-Zeichen). Bei fortgeschrittener Arteriolosklerose (Abb. 8.3) werden die Retinagefäße weißlich (Silberdrahtarterien). Bei anhaltenden hohen distalen Druckwerten entwickeln sich Veränderungen des Augenfundus in Form des Fundus hypertonicus et arteriosclerotius. Jetzt treten flammenförmige Hämorrhagien und Mikroinfarkte in der retinalen Nervenfaserschicht in Form von unscharf wolkigen Degenerationsherden (= Cotton-Wool-Herde) und feinsten punkt- bis fleckförmigen Blutungen (= Dot-Blot-Blutungen) an den Gefäßkreuzungen auf.

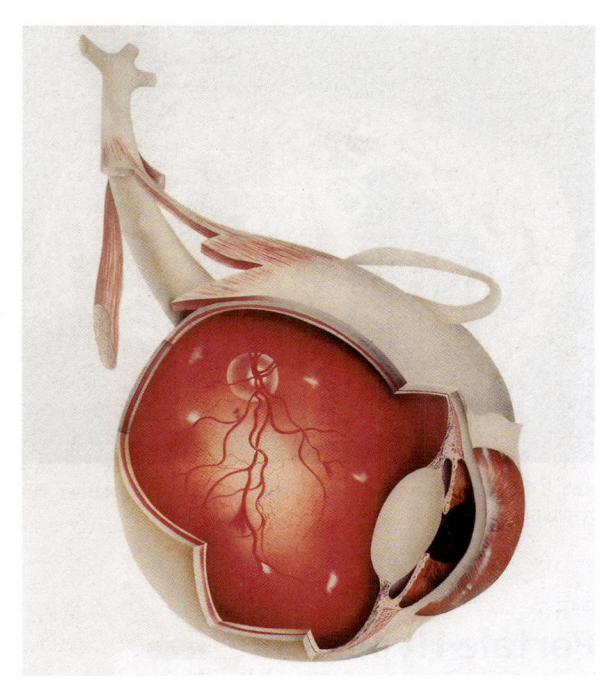

Abb. 8.3 **Hypertoniefolge: Retinopathia arteriosclerotica** mit geschlängelten Gefäßen und Blutungen aus Mikroaneurysmen (Original: Novartis, Basel).

8.1.2
Pulmonale Hypertonie

Definition: Unter einer Hypertonie im kleinen Kreislauf (= pulmonalen Hypertonie) im engeren Sinne versteht man eine klinisch andauernde Erhöhung des Pulmonalarteriendruckes in Ruhe über 30/15–20 mmHg. Die auslösende Widerstandserhöhung im kleinen Kreislauf darf dabei weder auf einer linksventrikulären Insuffizienz noch auf Kurzschlüsse zwischen großem und kleinem Kreislauf noch auf einer Druckerhöhung in den Lungenvenen beruhen.

Eine chronische pulmonale Hypertonie infolge Einflussstauung vor dem linken Herzventrikel (z. B. wegen Mitralstenose oder linksventrikulärer Insuffizienz) führt nach Überwindung des Strömungswiderstandes im venösen Abschnitt des Lungenkreislaufes zu:
- einer Hypertrophie des rechten Herzventrikels,
- einer chronischen Stauungslunge, die ihrerseits eine Hypoxämie und damit eine reflektorische Arteriolenkonstriktion und eine weitere Widerstandsvermehrung im kleinen Kreislauf zur Folge hat.

Diese passiven Formen der chronischen pulmonalen Hypertonie gehören klinisch ebenso wie die hypervolämischen Formen, die aufgrund von Kurzschlüssen zwischen großem und kleinem Kreislauf (z. B. Ventrikeldefekt, offener Ductus Botalli) auf einen Volumenhochdruck zurückzuführen sind, zu den pulmonalen Hypertonien im weiteren Sinne.

8.1.2.1
Primäre pulmonale Hypertonie

Definition und Pathogenese: Sehr seltene Erkrankung unbekannter Ätiologie.

Vorkommen: hauptsächlich bei 30-jährigen Frauen.

Morphologisch findet man in den kleinen muskulären Arterien knötchenförmige Myozytenproliferate und angiomähnliche Strukturen in der Intima. Ferner kommen immer wieder Nekrosen an den Pulmonalarterienwänden mit sekundärer Entzündungsreaktion vor (S. 601).

8.1.2.2
Sekundäre pulmonale Hypertonie

Definition und Pathogenese: Häufige Erkrankung (= pulmonale Hypertonie im engeren Sinne). Sie wird durch die folgenden 3 pathogenetischen Mechanismen hervorgerufen:
- ausgedehnte Zerstörung des Lungenparenchyms (= vasorestriktive Form),
- Arteriolokonstriktion wegen alveolärer Hypoxie (= vasokonstriktive Form),
- Obstruktion der Lungengefäße (= vasoobstruktive Form).

Vasorestriktive pulmonale Hypertonie: In diesen Fällen wird durch Entzündung, proteolytische Destruktion, Fibrose und Vernarbung oder Pneumektomie der Lungengefäßquerschnitt eingeschränkt und das Lungenparenchym vermindert. Der pulmonale Hochdruck ist dabei nicht nur Folge einer reinen Reduktion des Gesamtquerschnitts der Lungenstrombahn, sondern meist auch Folge einer Einbeziehung der verbleibenden Lungengefäße in den Krankheitsprozess mit Gefäßobstruktion. Dazu gesellt sich schließlich auch noch eine alveoläre Hypoxie mit reflektorischer Konstriktion der kleinen zuführenden Lungenarterien (s. u.). Dadurch wird im Endeffekt der Strömungswiderstand der Lungengefäße erhöht.

Vasoobstruktive pulmonale Hypertonie: Bei dieser Hypertonieform wird der gesamte Lungengefäßquerschnitt zu mehr als der Hälfte verstopft, hervorgerufen durch:
- rezidivierende Lungenembolien,
- primäre Lungenarterienentzündungen mit nachfolgendem thrombotischem Verschluss,
- Einbeziehung des Gefäßbettes in eine primäre Entzündung des Lungenparenchyms mit nachfolgender Stenosierung.

Die Folge dieser Lungengefäßobstruktion ist wieder ein pulmonaler Widerstandshochdruck.

Vasokonstriktive pulmonale Hypertonie: Fällt der Sauerstoffpartialdruck (= pO_2) bzw. der pO_2/pCO_2-Quotient in den Alveolen ab, so verengen sich (möglicherweise auch durch Vermittlung von Histamin und/oder Serotonin) die kleinen Lungenarterien reflektorisch. Diese

Konstriktion der Gefäße in hypoventilierten Alveolen ermöglicht beim Gesunden eine fast vollständige Absättigung des arteriellen Mischblutes. Bei Patienten mit stenosierenden Hindernissen im Tracheobronchialsystem (z. B. obstruktive Bronchiolitis), mit eingeschränkter Thoraxbeweglichkeit (z. B. Skoliose) oder Compliance des Lungengewebes (z. B. Fibrose) oder mit einem reduzierten Sauerstoffgehalt der Einatmungsluft (z. B. Menschen im Hochgebirge) wirkt sich diese Vasokonstriktion nachteilig aus und führt zu einem pulmonalen Widerstandshochdruck.

8.1.2.3 Folgekrankheiten

Der bei allen pulmonalen Hypertonieformen erhöhte Strömungswiderstand muss durch eine Mehrarbeit des rechten Herzventrikels überwunden werden. Dadurch steigt der Blutdruck im kleinen Kreislauf an, was wiederum von den Lungengefäßen aufgefangen werden muss. Demzufolge bestehen die wesentlichen Organkomplikationen bei der pulmonalen Hypertonie aus Cor pulmonale und/oder hypertoner pulmonaler Vaskulopathie.

Cor pulmonale

Definition: Die WHO definiert das chronische Cor pulmonale als eine Hypertrophie (nicht Insuffizienz!) des rechten Herzventrikels, die durch solche Krankheiten hervorgerufen wird, die ihrerseits die Funktion und/oder Struktur der Lunge beeinträchtigen.

Nicht zum Cor pulmonale zählen rechtsventrikuläre Hypertrophien auf dem Boden eines angeborenen Herzfehlers oder einer primären Affektion des linken Herzens.

Pathogenese: Die langdauernde Erhöhung des Blutdrucks im kleinen Kreislauf bedingt eine Mehrleistung des rechten Ventrikels, der – analog wie der linke Ventrikel bei der Hypertonie im großen Kreislauf – hypertrophiert (= konzentrische rechtsventrikuläre Hypertrophie), was klinisch dem Cor pulmonale entspricht. Bleibt die Mehrbelastung bestehen, so wird mit der Zeit die kritische Masse des rechten Ventrikels von 80 g überschritten. Es stellt sich im Myokard eine Gefügedilatation ein, was einer exzentrischen rechtsventrikulären Hypertrophie (= Conus pulmonale) entspricht (Abb. 8.4), der Herzmuskel wird insuffizient, so dass der Patient oft einem Sekundenherztod erliegt.

Hypertone pulmonale Vaskulopathie

Siehe S. 601.

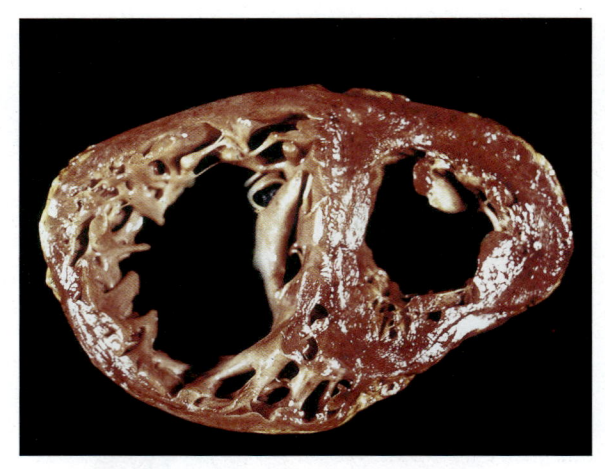

Abb. 8.**4 Cor pulmonale** mit Hypertrophie und Dilatation des rechten Ventrikels.

8.1.3 Portale Hypertonie

Unter der sehr häufigen portalen Hypertonie versteht man eine dauernde Erhöhung des Blutdruckes im Stammgebiet der Pfortader, verursacht durch jede Abflussbehinderung des Portalblutes. Pathogenese und Folgen der portalen Hypertonie werden im Abschnitt „Hepatopathologie" (Kapitel 13) besprochen.

8.1.4 Kreislaufschock

Allgemeine Definition: Mit (Kreislauf-)Schock wird ein sehr häufiges, akutes generalisiertes Kreislaufversagen mit kritischer Mangeldurchblutung der terminalen Strombahn lebenswichtiger Organe und fortschreitender ischämischer Hypoxidose bezeichnet.

Klinisch geht der Schock in der Regel mit Blässe, feuchter Haut, kalten Akren, kollabierten oberflächlichen Venen, arterieller Hypotonie, Bewusstseinsstörungen und Nierenversagen einher.

8.1.4.1 Pathogenetische Schockformen

Beim Schock gibt es keine einheitlich kausale Pathogenese, lediglich der Ort des Schockgeschehens ist in jedem Fall der gleiche: nämlich die Kreislaufperipherie. Primär kann dabei eine Störung der Makrozirkulation vorliegen, in jedem Fall aber wird die Mikrozirkulation in Mitleidenschaft gezogen. Grundsätzlich lässt sich ein Kreislaufschock entweder durch ein akutes Versagen der Pumpfunktion des Herzens, durch eine akute Verminderung des Blutvolumens oder durch eine toxische Schädigung der Mikrozirkulation hervorrufen.

Kardiovaskulärer Schock: Er kommt z.B. bei Ruptur eines Aortenaneurysmas, Myokardinfarkt, Herzrhythmusstörung oder Herzbeuteltamponade mit einer Letalität von 70–80% vor. In diesen Fällen ist eine verminderte Förderleistung des Herzens die Hauptursache für die Minderdurchblutung der Kreislaufperipherie.

Hypovolämischer Schock: Er ist die Folge eines intraoperativen oder traumatischen Blutverlustes, eines Blutplasmaverlustes bei Verbrennungen oder Gewebequetschung (Crush-Syndrom) oder eines Wasserverlustes bei Cholera, Coma diabeticum oder Addison-Krise. Beim hypovolämischen Schock kommt vor allem die noch zu besprechende gegenregulatorische Katecholaminausschüttung zum Tragen, die sich besonders auf das Splanchnikusgebiet auswirkt. Die vor allem beim polytraumatischen Schock zu beobachtende Bildung von bestimmten Prostaglandinen (PGE_2) hat über eine Aktivierung der Suppressorzellen eine etwa viertägige Unterdrückung des B-Zell-Systems mit entsprechender Immunschwäche zur Folge.

Septisch-toxischer Schock: Diese Schockform ist häufig und hat eine hohe Letalität. Als septisch-toxischer Schock wird sowohl ein Schock bei bakterieller Sepsis (d.h. Bakteriämie) als auch ein Schock bei bakterieller Toxinämie (z.B. Endotoxinämie) oder Verbrennungsschock (z.B. Verbrennungstoxin, S. 147) bezeichnet. Die bakteriellen Toxine aktivieren das Kininsystem, das Komplementsystem und das Gerinnungssystem. Sie schädigen die Endothelien der Endstrombahn und generieren eine Reihe von Entzündungsmediatoren wie Prostaglandine und Leukotriene.
Da beim septisch-toxischen Schock der primäre Angriffspunkt der Toxine auf der Seite der Mikrozirkulation liegt, während die Makrozirkulation unverändert ist, beginnt in diesen Fällen das Schocksyndrom oft als hyperdyname Form (s.u.). Dies äußert sich darin, dass der Blutdruck bei diesen Patienten zunächst meist normal, das Herzzeitvolumen sowie der zentrale Venendruck erhöht und die Haut trocken, warm und rosig ist. Erst in der zweiten Schockphase sinken Herzzeitvolumen und Blutdruck ab.

Neurogener Schock: In diesem Falle wird durch eine zentrale oder periphere Vasomotorenschädigung der Gefäßtonus so verändert, dass ein relativer Volumenmangel resultiert und die Mikrozirkulation versagt.

Anaphylaktischer Schock: Es wird durch eine haptenvermittelte Antigen-Antikörper-Reaktion ausgelöst, die ihrerseits zu einer Freisetzung vasoaktiver Substanzen (z.B. Histamin) und damit zu einer generalisierten, rasch einsetzenden Verminderung des peripheren Gefäßwiderstandes führt.

Endokriner Schock: Diese seltene Schockform findet man bei Funktionsausfall der Hypophyse, Nebenniere und der Schilddrüse sowie bei einer Insulinüberdosierung (= Insulinschock), wobei eine Störung des Zellstoffwechsels sowie eine Hypovolämie im Vordergrund des Geschehens stehen. Beim Phäochromozytom kann es zu einer derartigen Adrenalin- (oder Noradrenalin-) Ausschüttung kommen, dass über eine massive Vasokonstriktion ein Versagen der Kreislaufperipherie eintritt.

8.1.4.2
Hämodynamische Schockformen

Hyperdynames Schocksyndrom: In diesem Falle ist das Herzzeitvolumen wegen der erhöhten Sympathikuswirkung und später auch wegen der gegenregulatorischen Aktivierung des Renin-Angiotensin-Aldosteron-Systems gesteigert und der Blutdruck zunächst noch normal. Ferner ist die Sauerstoffsättigung des venösen Blutes recht hoch, und es besteht eine Azidose. In der terminalen Strombahn sind die präkapillären Arteriolen enggestellt und die arteriovenösen Kurzschlussgefäße geöffnet, so dass der Blutstrom verlangsamt wird und die Erythrozytensäule verklumpt (= Sludge, vgl. auch S. 202). Auf diese Weise kann das Kreislaufversagen bis zu einem gewissen Grade kompensiert werden. Reichen diese gegenregulatorischen Mechanismen nicht, so sinken das Herzzeitvolumen, der arterielle Blutdruck und die Gewebedurchblutung auf empfindliche Werte ab. Jetzt geht das Schocksyndrom von der hyperdynamen in die hypodyname Form über.

Hypodynames Schocksyndrom: Bei dieser Schockform ist entweder von Anfang an oder als Nachfolgestadium der hyperdynamen Schockform das Herzzeitvolumen – vor allem durch Einfluss von β-Endorphin aus dem Hypophysenvorderlappen – vermindert.

- *Reversibles Schockstadium:* Am Anfang des reversiblen Stadiums stehen meist (Ausnahme: hyperdyname Schockform) der Blutdruckabfall sowie ein vermindertes Herzzeitvolumen, was im Wesentlichen auf einen herabgesetzten Rückstrom aus der Kreislaufperipherie zurückzuführen ist. Als Reaktion darauf kommt es zu einer sympathikoadrenergen Reaktion mit Ausschüttung von Adrenalin und Vasopressin, was eine Vasokonstriktion vornehmlich der Arteriolen in Abhängigkeit vom regionalen Verteilungsmuster der α-Rezeptoren (Haut, Muskulatur, Nieren, Splanchnikusgebiet = „Schockorgane") zur Folge hat, während Gehirn und Herz (β-Rezeptoren) keine Drosselung der Durchblutung erfahren. Dies entspricht einer Zentralisation des Kreislaufs. Als Konsequenz davon wird das Splanchnikusgebiet (splanchnon, gr. = Eingeweide) minderdurchblutet, was ischämische Schäden an der Magen-Darm-Wand hinterlässt, die vom Stressulkus des Magens bis zum hämorrhagischen Darminfarkt reichen können. In jedem Fall wird dadurch die Darmwand durchlässig, und bakterielle Endotoxine der Darmflora treten in die Blutbahn über, wo sie von den Kupffer-Zellen der Leber und anderen Zellen des retikulohistiozytären Systems (RHS) abgefangen werden. Sie aktivieren durch das Komplementsystem das Gerinnungs-, Fibrinolyse- und Kininsystem. Dadurch werden einerseits Gerinnungsfaktoren verbraucht und gleichzeitig auch gerinnselauflösende Faktoren bereitgestellt, was eine Verbrauchskoagulopathie nach sich ziehen kann (S. 403). Andererseits werden aber auch Entzündungssysteme in Gang gesetzt, so dass Entzündungsmediatoren gebildet werden, die zusammen mit Aktivierungsprodukten (Interleukin 1β, TNFα) der intravasalen Makrophagen einen entzündlichen Exsudationsprozess in Gang setzen. Dieser wirkt sich auf die Lunge, die gleichsam nur aus einer luftumgebenden Endstrombahn besteht, verheerend aus (s. u.).

- **Irreversibles Schockstadium:** Im Spätstadium des Schocks an der Grenze zur Irreversibilität werden die Arteriolen erweitert, da die sauren Zellmetaboliten die glatten Muskelzellen der Gefäßwand gegenüber Katecholaminen blockieren, während die Venulen verengt bleiben, so dass der Filtrationsdruck steigt und Flüssigkeit in das Interstitium ausgepresst wird. Dadurch steigt der Hämatokrit, und die Hypovolämie wird verstärkt. Folglich nimmt die Milchsäure in der Zelle zu und überschwemmt auch das Interstitium (sog. Hidden-Azidose). Später steigt dann der Lactatspiegel auch im Blut an. Der erhöhte Hämatokrit, der ATP-Verlust und die Azidose verändern ferner auch die Fließeigenschaften des Blutes, indem die Erythrozyten steif, kugelförmig und leicht verletzbar (= Hämolyse) werden. Als Folge davon wird die Durchströmung der terminalen Strombahn zusätzlich verlangsamt, was wiederum die Suspensionsstabilität des Blutes vermindert, so dass es an Kapillaraufzweigungsstellen zur Blutentmischung kommt: Die kleinen Kapillarzweige werden nur noch von Plasma (= sog. „Plasma-Skimming") durchströmt, während in den größeren Kapillaren die Erythrozyten verklumpen (= roter Sludge). Jetzt gehen allmählich auch die Kapillarendothelien zugrunde. Dadurch verliert das Gefäßsystem die Fähigkeit, die Thrombozytenprostaglandine (= Thromboxan) in das aggregationshemmende Prostazyklin umzuwandeln, so dass die Thrombozyten aggregieren. Sie geben einen gerinnungsfördernden Faktor ab, der das plasmatische Gerinnungssystem in Gang bringt. Zunächst entstehen Fibrinoligomere. Sie werden von den RHS-Zellen unter Verbrauch entsprechender Rezeptoren abgefangen und nach intrazellulärer Aufnahme verdaut. Da in der darauf folgenden Phase keine Rezeptoren zur Verfügung stehen, können die RHS-Zellen vorübergehend kein Fibrin mehr aufnehmen (= RHS-Blockade). Sowie die intravasalen Leukozyten und die RHS-Zellen nicht mehr in der Lage sind, die zirkulierenden Fibrinkomplexe aufzunehmen und die Lungenendothelzellen wegen der Schädigung ihr fibrinolytisches Potenzial verloren haben, so entstehen hochpolymere hyaline Mikrothromben (Abb. 8.5). Jetzt hat das Schockgeschehen auch ein histologisches Gesicht.

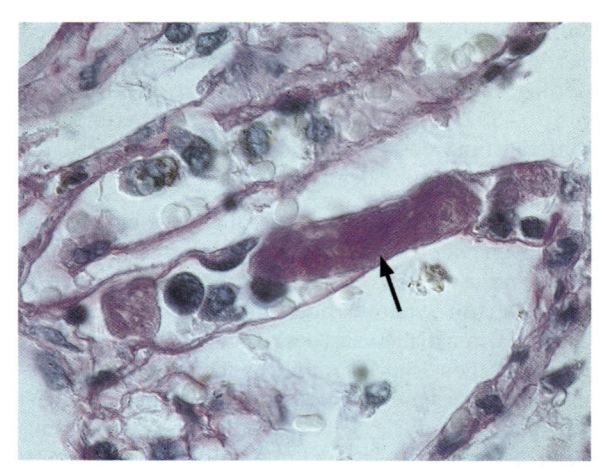

Abb. 8.5 **Hyaliner Mikrothrombus** (Pfeil) als Schockäquivalent (HE, Vergr. 1 : 150).

Folgekrankheiten

Schocklunge

Frühphase: Sie dauert etwa 1 Woche und wird klinisch durch die akute respiratorische Insuffizienz beherrscht. Die verminderte Sauerstoffsättigung des arteriellen Blutes hat ihre Ursache zunächst in einer Zunahme der Kurzschlussblutmenge (sog. Shuntvolumen) und Vasokonstriktion im Rahmen der sympathikoadrenergen Gegenregulation.

Die formale Pathogenese der Schocklunge erklärt sich aus der Entstehung des Kreislaufschocks: Gleichgültig welche Ätiologie ein Schockgeschehen hat, werden die klassischen Mediatorsysteme der Entzündung wie Kinin-, Gerinnungs-, Histamin-, Komplementsystem und Arachidonatkaskade aktiviert, deren Zwischen- und Endstufen sich gegenseitig im Sinne einer Mediatorredundanz aufschaukeln. Diese setzen zusammen mit den Aktivierungsprodukten der pulmonalen Makrophagen und Granulozyten eine exsudative Alveolitis in Gang. Das Exsudat ist zunächst serös, später serofibrinös und imponiert als interstitielles Lungenödem. Dieses bewirkt eine Auftreibung der alveolären Septen, so dass die Eigenelastizität des Lungenparenchyms (Compliance) reduziert und die Atemarbeit erhöht wird. Bestimmte Entzündungsmediatoren wie C5a und Leukotrien LT-B4 sorgen dafür, dass die neutrophilen Granulozyten chemotaktisch in der Lungenendstrombahn abgefangen (= Leukostase) und zusammen mit den Makrophagen aktiviert werden. Die Makrophagen sondern Zytokine wie TNFα und IL-1 (S. 209) ab, welche besonders beim septischen Schock die Ganulozyten aktivieren. Die Granulozyten setzen daraufhin exzessiv Proteasen frei, die ihrerseits zur Mediatorredundanz beitragen, und lösen über die Burstreaktion die Bildung reaktiver Sauerstoffmetabolite (S. 25) aus, welche die proteolytische Zellschädigung (durch Inaktivierung der wichtigsten Proteaseinhibitoren) verstärken. Die gleichen Zytokine veranlassen aber auch, dass die Endothelien, Makrophagen und Granulozyten über den L-Arginin-Weg Stickstoffradikale in Form von NO generieren, die über eine Vasodilatation nicht nur die örtliche, sondern auch die generalisierte Hypotonie verstärken.

Die Zellschädigung im Rahmen der schockbedingten „exsudativen Alveolitis" (Abb. 8.6) greift auch auf die alveolären Epithelien, die Alveozyten (= Pneumozyten) über, so dass die Bildung des Antiatelektasefaktors, der für die Entfaltung der Lungenalveolen verantwortlich ist, vermindert wird und die Lunge Gefahr läuft, atelektatisch zu werden. Durch die Zerstörung der alveolären Endothel- und Epithelschicht gelangt das fibrinreiche Exsudat schließlich auch an die Oberfläche der Alveolen und bildet dort zusammen mit Zelltrümmern hyaline Membranen.

Spätphase: Sie setzt eine Woche nach Schockbeginn ein. Die exsudative Alveolitis schlägt nun in eine „sklerosierende Alveolitis" um, die in der Regel therapieresistent ist. Jetzt verwandelt sich auch das makroskopische Bild der Lungen. Sie werden infolge der verminderten Durchblutung und durch die Fibrosierung des alveolären und extraalveolären Interstitiums (= peribronchovaskuläres Bindegewebe) grau und fest. Der Auftakt zur „interstitiellen Lungenfibrose" besteht histologisch in einer Reepithelialisierung und Reendothelialisierung der alveolokapillären Membran, die am Ende der ersten Wochen einsetzt, und wird durch verschiedene Wachstumsfaktoren gesteuert. Dadurch wird die Alveolenwand so stark verdickt, dass sie für den Gasaustausch unbrauchbar wird (= Diffusionsstörung). Hinzu kommt, dass die Alveolarsepten wegen der Kapillarzerstörung und Mikrothrombosierung an Gefäßen verarmen. Dies macht sich, über die gesamte Lunge integriert, als Perfusionsstörung bemerkbar.

Klinik: Die Schocklunge manifestiert sich klinisch meist innerhalb einer Woche in Form eines akuten respiratorischen Atemnotsyndroms (ARDS; adult respiratory distress syndrome).

Schockniere

Beim Kreislaufschock unterscheidet man die folgenden beiden Formen der renalen Insuffizienz (= akutes Nierenversagen):
- Nierenversagen durch funktionelle Ausschaltung der Nieren aus dem Blutkreislauf,
- Nierenversagen durch Verstopfung der Arteriolen und Glomeruli durch hyaline Thromben (Abb. 8.7).

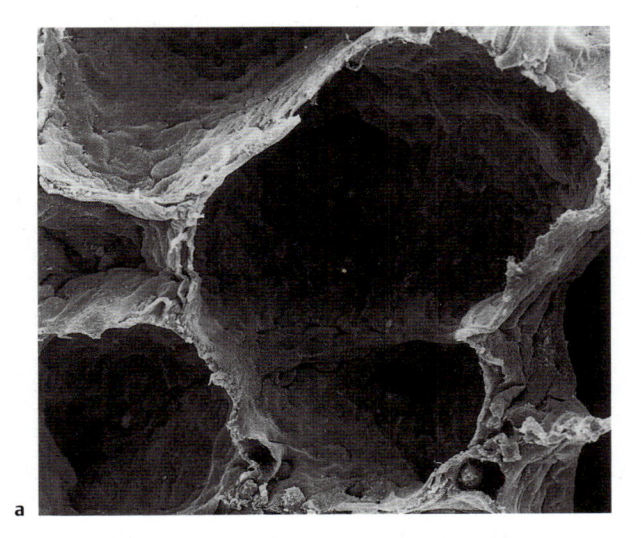

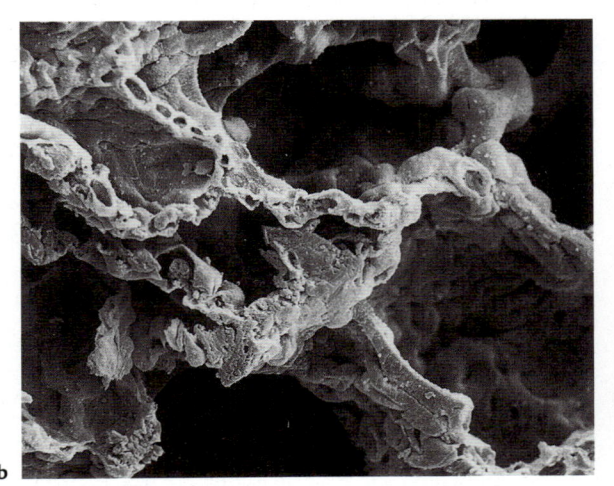

Abb. 8.6 **Exsudative Alveolitis** im Tierexperiment: Isolierten, mit Ringer-Albumin-Puffer perfundierten Kaninchenlungen werden menschliche Granulozyten infundiert:
a Zugabe unstimulierter Granulozyten: kein interstitielles Lungenödem, keine Alveolarseptenverbreiterung;
b Zugabe von mit C5a stimulierten Granulozyten löst über eine Interaktion mit den Endothelien (Leukotriene) in 90 min ein interstitielles Lungenödem mit Alveolarseptenverbreiterung aus (REM, Vergr. 1 : 3000, Original: Zeck-Knapp).

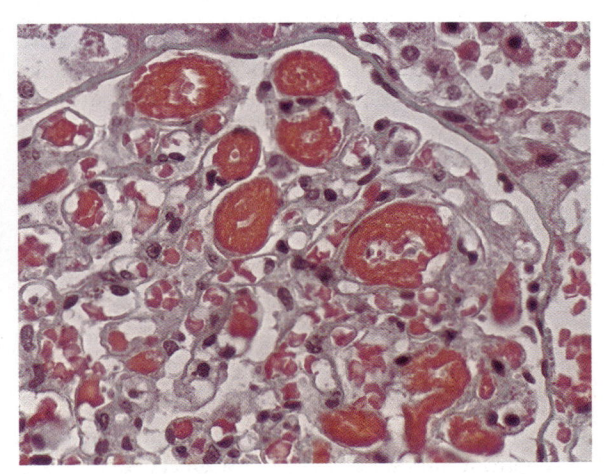

Abb. 8.7 **Schockniere** mit mikrothrombotischer Obstruktion der Glomerulusschlingen (Goldner, Vergr. 1 : 200, Original: Mittermayer).

In beiden Fällen werden die Nieren ischämisch, so dass es zu einem ATP-Mangel und zur Anhäufung von Stoffwechselschlacken kommt. Darunter leidet die Aktivität der Ionenpumpe, und die Tubuluszellen quellen durch den Wassereinstrom auf, so dass die Barrierenfunktion der Zellmembran zusammenbricht. Werden die Nieren anschließend wieder durchblutet, so ist nicht alles wieder gut, nun fehlen die entsprechenden energiereichen Verbindungen zur Bewältigung des extrazellulären Calciumangebotes, so dass die Zellen mit Calciumionen überflutet werden. Dies hat zur Folge, dass die Tubuli zuerst durch die Zellschwellung und später durch die Verstopfung mit abgeschnürten Zellblasen so geschädigt werden, dass die Natriumrückresorption vermindert wird, was über einen tubuloglomerulären Rückkoppelungsmechanismus – an dem das Renin-Angiotensin-System (kurzfristig) sowie das Vasokonstriktionspeptid Endothelin (langfristig) beteiligt sind – so lange die glomeruläre Filtrationsrate drosselt, bis sich die Tubuli wieder erholt haben.

✚ **Klinik:** Akutes Nierenversagen, S. 816.

Schockendokarditis

Bei 7–10 % der Schockpatienten lässt sich eine „Endocarditis verrucosa simplex" (= Schockendokarditis) am Schließungsrand der Mitral- und/oder Aortenklappen beobachten. Meistens besteht bei diesen Patienten eine Verbrauchskoagulopathie, wobei durch Abklatschen zirkulierende Thrombozytenaggregate beim Klappenschluss auf Endotheldefekten am Klappenschließungsrand (= Locus minoris resistentiae) haften bleiben (vgl. Abb. 9.**54**, S. 481).

Schockgastroenteropathie

Im Magen-Darm-Trakt findet man beim Schock oft hämorrhagische Schleimhauterosionen sowie eine hämorrhagische Enteritis, die entweder durch Mikrothromben und/oder stark gedrosselte Darmdurchblutung entstehen. Hierher gehört auch ein Teil der Fälle mit Mallory-Weiss-Syndrom (S. 685). Außerdem sind Kontrakturnekrosen der glatten Muskelzellen in der Muskularisschicht pathognomonisch für eine Kreislaufzentralisation.

Weitere Organläsionen

Leber: In der Leber können eine seröse Entzündung (vgl. exsudative Alveolitis), Einzelzellnekrosen oder zentrolobuläre Nekrosen beobachtet werden. Mikrothromben findet man bei 30 % der Patienten. Die Kupffer-Zellen sind aktiviert und enthalten oft Fibrinbruchstücke.

Pankreas: Im Pankreas treten beim Kreislaufschock Azinusnekrosen auf, wobei toxische Peptide in die Blutbahn freigesetzt werden, z.B. der Myokarddrosselungsfaktor, der aus den Pankreaslysosomen stammt und negativ inotrop wirkt.

Gehirn: Beim Schock werden hyaline Thromben vorwiegend im Plexus chorioideus gefunden. Purpura cerebri, herdförmige Marknekrosen oder symmetrische hämorrhagische Infarkte sind für den Schock typisch.

Endokrinium: Durch schockbedingte Mikrothromben können im Falle einer Meningokokkensepsis auch die Nebennieren beim Waterhouse-Friederichsen-Syndrom (S. 995) und im Falle einer Schwangerschaftstoxikose die Hypophyse beim Sheehan-Syndrom (S. 984) mitbetroffen sein.

8.1.5
Blutungen

Orthologie: Rheologie, Blutstillung

Die optimale Funktion des Kreislaufsystems hängt nicht nur vom Herzen und dem von ihm erzeugten Blutdruck, sondern auch von der physikalisch-chemischen Beschaffenheit des Blutes selbst ab: Das Blut muss flüssig bleiben. Es darf aber weder so dünnflüssig sein, dass es zwischen den physiologisch wichtigen Gefäßritzen hindurchsickert (= Blutung), noch so dickflüssig werden, dass es seine optimale rheologische Eigenschaft verliert oder sogar die Gefäße verstopft (= Thrombose). Da aber ein unkontrollierter Blutaustritt aus einem eröffneten Gefäß zu einem lebensbedrohenden Blutverlust führt, muss das Blut so beschaffen sein, dass es außerhalb eines Gefäßes rasch gerinnt.

Blutstillung: Unter Blutgerinnung versteht man die Umwandlung von Fibrinogen in Fibrin. Die Blutstillung im Rahmen einer Gefäßverletzung wird durch das Zusammenwirken von Fibrin, Blutplättchen und Gefäßwand bewerkstelligt (= Hämostase). Gerät die Blutstillung außer Kontrolle und schießt über ihr Ziel hinaus, so dass sie am falschen Ort und somit bereits intravaskulär abläuft, so handelt es sich um eine Thrombose.

Orthologie: Plasmatisches Gerinnungssystem

Der Gerinnungsmechanismus besteht, vereinfacht ausgedrückt, aus einer stufenweisen Aktivierung verschiedener Gerinnungsproteine und führt schließlich zur Bildung von Fibrin. Die meisten dieser Gerinnungsfaktoren liegen im Plasma als inaktive Vorstufe vor. Bei der Aktivierung werden einzelne Faktoren zu Enzymen (= Serumproteasen) umgewandelt, die durch begrenzte Proteolyse ihrerseits andere Gerinnungsfaktoren (= Plasmaprokoagulanzien) aktivieren.

Prinzipiell kann die Gerinnungskaskade über einen endogenen und einen exogenen Weg eingeleitet werden. Der Ablauf der Blutgerinnung wird für die beiden Wege getrennt besprochen. In Wirklichkeit aktivieren und verstärken sich beide Gerinnungswege:
– *Endogener Gerinnungsweg:* Sein Funktionsablauf entspricht der „Wasserfall-Kaskaden-Hypothese". Am Anfang steht dabei die Überführung des Faktors XII durch Kontaktaufnahme mit Matrix-Mikrofibrillen in seine aktive Form XIIa, in der er den Faktor XI, das Komplement-, Kinin- und Fibrinolysesystem aktiviert. Der aktivierte Faktor XI (= XIa) wirkt als proteolytisches Enzym und aktiviert seinerseits den Faktor IX, der sich in Gegenwart von bivalenten Calciumionen, thrombozytären Phospholipiden und Faktor V mit dem Faktor VIII verbindet. Dieser ist nichtkovalent mit einem großen Protein, dem Von-Willebrand-Faktor (= VWF) verbunden. Der VWF wiederum bindet über einen besonderen Rezeptor, das Glykoprotein Ep Ib-IX, an subendotheliales Kollagen und Mikrofibrillen sowie an Thrombozyten und sorgt so für eine effiziente Plättchenaggregation (s.u.). Er wird von den Endothelzellen und Thrombozyten gebildet, der Faktor VIII von den Leberzellen. Der Faktor VIII aktiviert schließlich den Faktor X.
– *Exogener Gerinnungsweg:* Gewebefaktoren und Gewebethromboplastin aus Fibroblasten oder glatten Muskelzellen können in

Verbindung mit Faktor VII und Calciumionen ebenfalls den Faktor X aktivieren. Der aktivierte Faktor X (= Xa), über den endogenen oder exogenen Weg entstanden, bildet mit dem Faktor V, Calciumionen, Gewebefaktoren und thrombozytären Phospholipiden einen stöchiometrischen Komplex, der das Prothrombin in Thrombin umwandelt. Seine Hauptrolle besteht in der Überführung des Fibrinogens in Fibrin. Schließlich fördert der Faktor XIII die Vernetzung des frisch entstandenen Fibrins und macht es gegenüber fibrinolytischen Einflüssen widerstandsfähig.

Orthologie: Thrombozytäres Gerinnungssystem

Normale Blutplättchen haben im strömenden Blut weder die Tendenz, sich aneinanderzulagern noch am Gefäßendothel zu haften. Sie kleben jedoch an nichtendothelialen Oberflächen und lagern sich unter dem Einfluss bestimmter Reize (z. B. Kontakt mit Basalmembranmikrofibrillen) zusammen, wobei sie gleichzeitig eine Reihe von Substanzen abgeben, welche das Gerinnungssystem beeinflussen. Die Bildung eines Plättchenthrombus läuft in vier Phasen ab (Abb. 8.8).

1. Phase: Die normalen Thrombozyten (Abb. 8.8 a) enthalten ein Hyalomer (= Grundplasma) und ein Granulomer (= Gesamtheit der Zellorganellen). In der ersten Phase (= Adhäsion), in der die Thrombozyten an den Endothelien kleben bleiben (Abb. 8.9), schwellen die Thrombozyten an (Membranstörung?), bilden Pseudopodien aus und lagern sich aneinander. Das reichlich in den Thrombozyten vorhandene ATP wird zu ADP abgebaut, das, von den Plättchen freigesetzt, zusammen mit Calcium die äußeren Thrombozytenmembranen miteinander verklebt und nichtadhärente Plättchen zur Aggregation anreizt.

2. Phase: In der Aggregation ist die äußere Membran der einzelnen Thrombozyten noch weitgehend intakt (Abb. 8.8 b). Das Granulomer verlagert sich in das Zentrum der Blutplättchen. Jetzt produzieren die Plättchen Thromboxan A$_2$, das von allen Substanzen den stärksten Plättchenaggregationsfaktor darstellt. Ferner aktivieren die aggregierenden Plättchen Thrombin und schalten die plasmatische Blutgerinnung ein.

3. Phase (Abb. 8.8 c): Während der Thrombozytorrhexis lösen sich die äußeren Membranen der Thrombozyten auf, und die Plättchenaggregationsfaktoren induzieren, nachdem sie eine bestimmte Konzentration erreicht haben, die Freisetzungsreaktion und die Plättchenkontraktion. Dabei zerfällt das Granulomer, die Plättchen degranulieren und setzen folgende Substanzen frei:
– Plättchenfaktor 1 (= Thrombinakzelerator). Er beschleunigt als proteolytisches Enzym die Umwandlung von Fibrinogen in Fibrin.
– Plättchenfaktor 3 (= Thrombozytenprokoagulans). Er ist ein Membranlipid und beschleunigt die Blutgerinnung.
– Plättchenfaktor 4 (= Antiheparinfaktor): Er neutralisiert das Heparin.

Ferner werden vasoaktive Stoffe wie Adrenalin, Noradrenalin und Serotonin freigesetzt. Die geschädigten Endothelzellen und/oder entblößten subendothelialen Mikrofibrillen bleiben mit Hilfe des VWF kleben, bilden Pseudopodien aus und lagern sich unter Vermittlung von VWF zusammen (Plättchenaggregation). Schließlich wird auch das Thrombasthenin, der kontraktile Apparat der Plättchen, aktiviert. Dadurch wird der Plättchenthrombus verfestigt (= Retraktion). Als Zeichen der Degranulierung zerfällt das Granulomer. Am Rande des Plättchenagglomerates wird erstmals Fibrin sichtbar. Schließlich geben die Plättchen auch den PDGF (platelet derived growth factor) ab, der ein potenter Wachstumsstimulator für Gefäßwandmuskelzellen, Fibroblasten und Endothelien darstellt.

4. Phase (Abb. 8.8 d): In der letzten Phase, der Thrombozytolyse, zerfallen die Thrombozyten vollständig zu granulärem Material. Dieser „Trümmerhaufen" wird reichlich von Fibrin durchsetzt.

Orthologie: Fibrinolysesystem

Das aktive Prinzip des fibrinolytischen Systems ist die Serumprotease Plasmin (= Fibrinolysin), die im Plasma normalerweise in einer inaktiven Vorstufe in Form des Plasminogens (= Profibrinolysin) vorkommt. Das Plasminogen wird durch einen Plasminogenaktivator, der hauptsächlich in den Kapillarendothelien vorkommt, sowie durch Urokinase, Streptokinase und Pyrogene in Gang gesetzt. Daneben kommen auch Plasminogeninhibitoren vor, darunter das Antiplasmin-α$_2$-Globulin und das Antitrypsin. Durch die Fibrinolyse entstehen permeabilitätsfördernde Substanzen.

Allgemeine Definition: Als Blutung oder Hämorrhagie wird der Austritt von Blut in seiner vollen Zusammensetzung aus den Gefäßen (oder Herz) nach außen oder nach

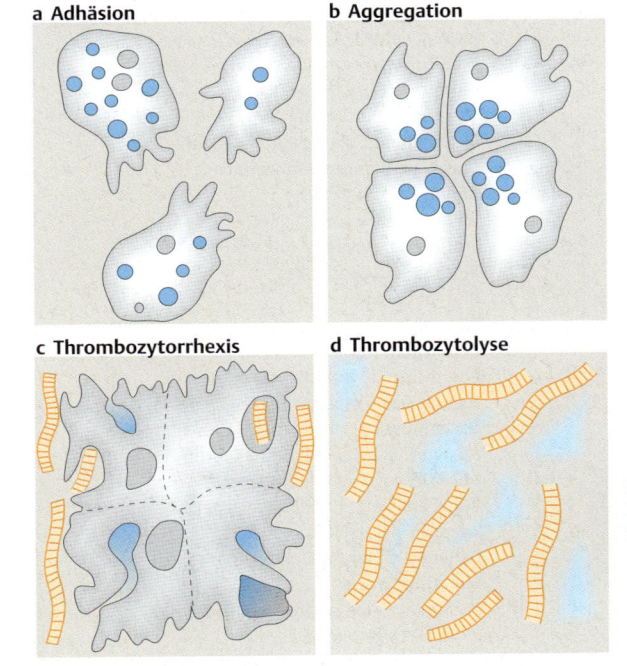

Abb. 8.8 **Plättchenagglutination:** die 4 Phasen.
a Adhäsion
b Aggregation
c Thrombozytorrhexis
d Thrombozytolyse

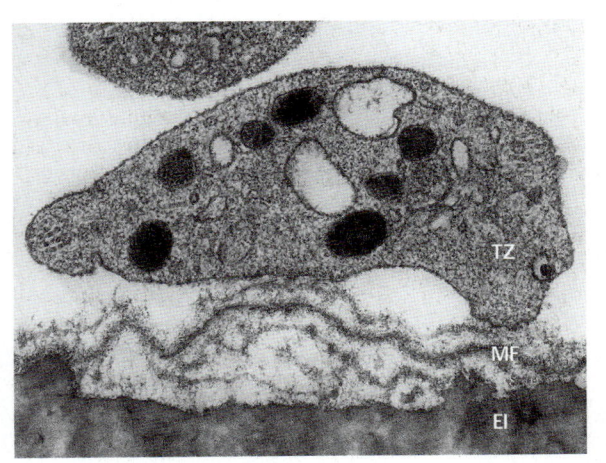

Abb. 8.9 **Plättchenadhäsion** (TZ = Thrombozyt) auf durch experimentelles Endothelstripping freigelegten, subendothelialen Mikrofibrillen (MF) (EI = Elastica interna) (TEM; Vergr. 1 : 45 000; Original: Staubesand)

innen bezeichnet. Je nach Form, Größe oder Lokalisation unterscheidet man die in Tab. 8.1 aufgeführten Blutungsformen.

Allgemeine Pathogenese: Grundsätzlich kann eine Blutung dadurch entstehen, dass entweder ein Gefäß zerreißt (= Rhexisblutung), undicht wird (= Diapedeseblutung) oder dass die Blutstillung – meist zusammen mit einer vermehrten Gefäßbrüchigkeit – krankhaft gestört ist (= hämorrhagische Diathese).

8.1.5.1
Rhexisblutungen

Allgemeine Definition: Eine Rhexisblutung (= Haemorrhagia per rhexin) tritt immer dann ein, wenn die Gefäßwand oder das Herz der auf sie einwirkenden Kraft (Druck, Zug) nicht mehr standhält und einreißt.

Allgemeine Pathogenese: In diesen Fällen ist die Gefäßwand entweder durch Entzündung (z. B. Mesaortitis luica), durch Sklerose (z. B. arteriosklerotisches Aortenaneurysma), durch Nekrose oder apoptotisch bedingte Degeneration der Media (z. B. zystische Medianekrose der Aorten) oder durch abnormes Gefäßwachstum (z. B. kavernöses Hämangiom) so geschwächt, dass ein Missverhältnis zwischen Innendruck und Wandstärke entsteht und das Gefäß leicht, unter Umständen sogar spontan einreißt.

In einem weiteren Sinne gehören auch die Arrosionsblutungen (= Haemorrhagia per diabrosin) zu den Rhexisblutungen. Bei einer solchen Blutung greift entweder ein entzündlicher Prozess (z. B. tuberkulöse Kaverne) oder eine Nekrose (z. B. Hirnerweichungsherd) oder peptische Andauung (z. B. Ulcus ventriculi) oder ein Tumor (z. B. Bronchialkarzinom) von außen auf das Gefäß über, so dass die Gefäßwand arrodiert wird und eine massive Blutung entsteht, wenn es dem Organismus nicht vorher gelingt, das Gefäß durch eine reparative Intimafibrose zu verstärken oder thrombotisch zu verschließen.

Letztlich sind auch die traumatischen Blutungen zu den Rhexisblutungen zu zählen.

Tabelle 8.1 Blutungsformen

Blutungsform	Etymologie	Bedeutung
Extravasat	lat.: außerhalb Gefäß	aus Gefäß ausgetretenes Blut
Hämatom	gr.: „Blut-Geschwulst"	Bluterguss, Gewebeblutung
Blutkoagel	lat.: Gerinnsel	geronnener Blutklumpen
Blutschorf	ahd.: zerfressenes	eingetrocknetes Blut über einer Wunde
Sugillation	lat.: Verbläuen	flächenhafte, diffuse Hautblutung
Suffusion	lat.: unter etwas Gegossenes	flächenhafte, diffuse Schleimhautblutung
Petechie	ital.: Blutfleck	punktförmige (Kapillar-)Blutung
Purpura	lat.: Purpurschnecke	generalisierte, punktförmige Blutungen
Ekchymose	gr.: „Saftaustritt"	kleinfleckige Haut-/Schleimhautblutung
Haematocephalus internus	gr.: „Blutgehirn"	Blut im Ventrikelsystem
Haematocephalus externus	gr.: „Blutgehirn"	Blut im Subarachnoidalraum
Hämatorhachis	gr.: „blutiges Rückgrat"	Blutung in Rückenmarkhäute
Hämatomyelie	gr.: „Blutmark"	Blutung ins Rückenmark
Hyposphagma	gr.: „Unteres vom Opfertier"	Blutung unter die Augenbindehaut
Hyphäma	gr.: „unten Blut"	Blut in vorderer Augenkammer
Hämatotympanon	gr.: „Blut-Pauke"	Blut in Paukenhöhle
Hämatothorax	gr.: „Blutbrust"	Blut im Pleuraraum
Hämatoperikard	gr.: „Blut-Herzbeutel"	Blut im Herzbeutel
Hämaskos	gr.: „Blutschlauch"	Blut in Peritonealhöhle
Hämatometra	gr.: „Blut-Gebärmutter"	Blut im Cavum uteri
Hämatosalpinx	gr.: „Blut-Trompete"	Blutung in Eileiter
Hämatokolpos	gr.: „Blut-Scheide"	Blutansammlung in Scheide
Hämatozele	gr.: „Blut-Bruch"	Blut in Tunica vaginalis testis
Hämarthros	gr.: „Blut-Gelenk"	Blut im Gelenkspalt
Epistaxis	gr.: „Dauertropfen"	Nasenbluten
Hämoptoe	gr.: „Blutspucken"	Auswurf von wenig Blut im Sputum
Hämoptyse	gr.: „Blutspucken"	Auswurf von viel Blut im Sputum
Hämatemesis	gr.: „Bluterbrechen"	Bluterbrechen, „Kaffeesatzerbrechen"
Meläna	gr.: „Schwarzstuhl"	hämatinisiertes Blut im Stuhl
Hämobilie	gr.: „Blut-Galle"	Gallenwegsblutung in Intestinaltrakt
Hämaturie	gr.: „Blutharnen"	Blut im Urin
Menorrhagie	gr.: „Monatsfluss"	zu starke, zu lange Monatsblutung
Metrorrhagie	gr.: „Gebärmutterfluss"	Zwischenregelblutung
Hämospermie	gr.: „Blut-Samen"	blutiger Samenerguss

8.1.5.2
Diapedeseblutungen

Allgemeine Definition: Eine Haemorrhagia per diapedesin stellt eine diffuse, meist punktförmige (= Purpura) oder kleinfleckige (= Ekchymose) Blutung dar, die auf dem Blutdurchtritt durch eine histologisch unauffällige Kapillarwand beruht.

Allgemeine Pathogenese: Ultrastrukturell ist aber in allen Fällen die Endotheldecke der Gefäßperipherie geschädigt, was folgende Ursachen haben kann:
- *hypoxisch:* bei Erstickungstod (Tardieu-Flecken an den serösen Häuten), bei Gehirnfettembolie (Purpura cerebri);
- *infektiös toxisch:* bei Scharlach wegen erythrogenem Streptokokkentoxin, bei Meningokokkensepsis (Abb. 8.10) wegen Meningokokkenendotoxin (Purpura fulminans);
- *allergisch toxisch:* bei Überempfindlichkeitsreaktion Typ III (Purpura Schoenlein-Henoch)

Man muss aber berücksichtigen, dass das Blut im Bereich der Endstrombahn ohne Wandverletzung austreten kann. Dieser Vorgang wird bei raschem Blutstrom durch den plasmatischen Randstrom, bei stillgelegtem Blutstrom durch Erythrozytenzusammenballung (= Sludge) verhindert. Alle Vorgänge entzündlicher, toxischer oder nervös humoraler Art, die zu einer erheblichen Blutstromverlangsamung führen, können deshalb eine Diapedeseblutung begünstigen.

8.1.5.3
Hämorrhagische Diathesen

Allgemeine Definition: Unter einer hämorrhagischen Diathese (häufig!) versteht man eine Blutungsneigung, die entweder ohne adäquate Ursache zu generalisierten Blutungen oder auch nach verschiedenen Ursachen zu verstärkten oder verlängerten Blutungen führt. Die hämorrhagische Diathese überschneidet sich in Ätiologie und Pathogenese teilweise mit der Diapedeseblutung, wenn histologisch keine Gefäßveränderungen vorliegen.

Allgemeine Pathogenese: Da strukturell intakte Gefäße, funktionstüchtige Thrombozyten in ausreichender Zahl und ein wirksames Gerinnungssystem eine normale Blutgerinnung garantieren und eine Diapedeseblutung verhindern, leuchtet es ein, dass eine hämorrhagische Diathese auf eine Vaskulopathie, Thrombozytopathie und/oder Koagulopathie zurückzuführen ist. Dementsprechend unterscheidet man folgende Formen der hämorrhagischen Diathese:
- vaskuläre hämorrhagische Diathesen,
- thrombozytopenische hämorrhagische Diathesen,
- thrombasthenische hämorrhagische Diathesen und
- koagulopathische hämorrhagische Diathesen.

Vaskuläre Formen

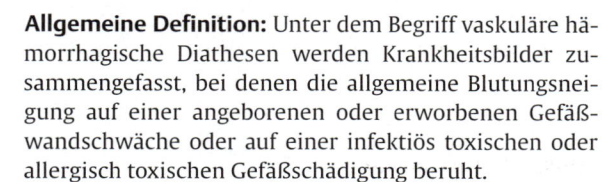

Allgemeine Definition: Unter dem Begriff vaskuläre hämorrhagische Diathesen werden Krankheitsbilder zusammengefasst, bei denen die allgemeine Blutungsneigung auf einer angeborenen oder erworbenen Gefäßwandschwäche oder auf einer infektiös toxischen oder allergisch toxischen Gefäßschädigung beruht.

> **Klinisch** haben diese Diatheseformen folgende Befunde gemeinsam:
> – Purpura,
> – positiver Rumpel-Leede-Test,
> – normale Thrombozytenzahl,
> – normale Blutungs- und Gerinnungszeit.

Morbus Osler

Syn.: Hereditäre hämorrhagische Teleangiektasie (HHT)

Definition: Seltene, autosomal dominant erbliche Krankheit, die wegen kavernomartigen Teleangiektasien in Haut, Konjunktiva, Schleimhaut und inneren Organen zu Blutungen führt.

Pathogenese: Das Leiden ist genetisch heterogen. Beim HHT-Typ 1 ist das Endoglin-Gen (Lokus: 9q34), beim HHT-Typ 2 das Gen für die Aktivin-Rezeptor-ähnliche Kinase 1 (ALK-1-Kinase; Lokus: 12q13) mutiert, die für membranständige Endothelproteine kodieren, die zum Rezeptorkomplex des TGF-β (transforming growth factor) gehören. Offenbar ist der TGF-β-Signalweg für die Entwicklung des Kapillarbetts essenziell. Die zugrunde liegende Läsion führt zu Entwicklungsstörungen des perivaskulären Bindegewebes, so dass die frühfetalen arteriovenösen Kurzschlussanastomosen erhalten bleiben und aufgrund einer fehlenden Elastika (zum Teil auch Muskelzellen und Kollagen) zu Aneurysmata (S. 433) aussacken, die leicht verletzlich sind.

Morphologie: In Haut und Schleimhäuten von Kopf, Respirations-, Intestinal- und Urogenitaltrakt fallen 1–2 mm im Durchmesser große Knäuel aus feinsten, mit

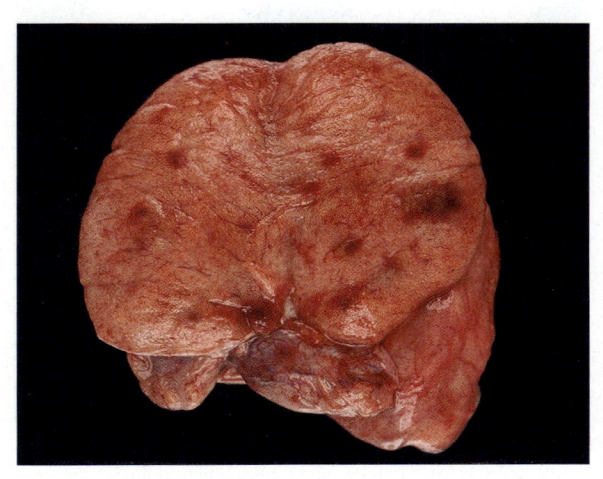

Abb. 8.**10** **Purpurablutung** im Hodenparenchym wegen Meningokokkensepsis.

Purpura Schoenlein-Henoch

Syn.: Schoenlein-Henoch-Purpura, anaphylaktoide Purpura

Definition: Seltenes Syndrom, charakterisiert durch eine Vaskulitis der kleinen Gefäße mit Hautpurpura, Abdominal- und Nierensymptomatik sowie durch IgA-Ablagerungen im Gewebe.

Inzidenz (bei Kindern): 14/100000, Prädilektionsalter: Kinder, Jugendliche vor dem 20. Lebensjahr.

Ätiologie: Die Ursache ist noch unklar. Es handelt sich um eine Vaskulitis der kleinen Gefäße (= small vessel disease) ohne bekannte definierte Autoantikörper. Etwa 30 % der Kinder sind Atopiker. Die Erkrankung tritt oft nach einem Infekt des oberen Respirationstraktes auf. Erhöhte Serum-IgA-Konzentrationen, Ablagerungen von IgA-haltigen Immunkomplexen und von IgA in den vaskulitischen Läsionen der Haut, Schleimhäute und der Nierenglomeruli deuten auf eine mukosaassoziierte, post-/parainfektiöse Genese hin. Da IgA bei der Schoenlein-Henoch-Purpura in gleichem Muster abgelagert wird wie bei der IgA-Nephropathie (S. 830), wird vermutet es handele sich um verschiedene Spektren der gleichen Krankheit.

Pathogenese: Im Rahmen einer Überempfindlichkeitsreaktion Typ III lagern sich zirkulierende IgA-haltige Immunkomplexe und IgA in den Wänden von Venulen und Kapillaren ab, so dass nach entsprechender Komplementaktivierung Granulozyten chemotaktisch angelockt werden. Diese schädigen die Gefäße (Abb. 8.12) durch Freisetzung toxischer Sauerstoffverbindungen, so dass eine fibrinoide Nekrose der Hautarteriolen (= leukozytoklastische Vaskulitis) mit Purpura und Ekchymosen ent-

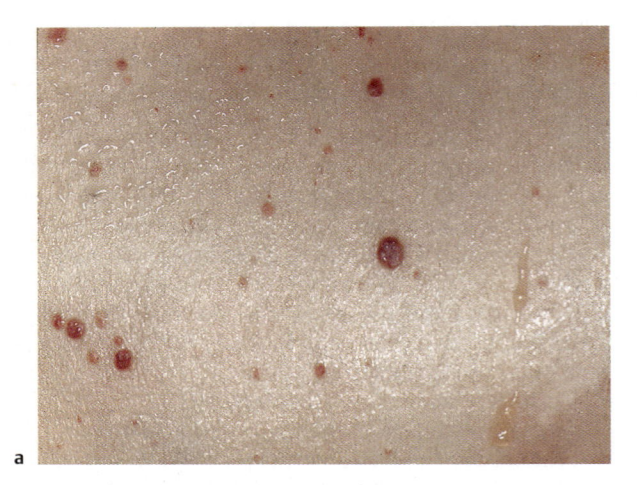

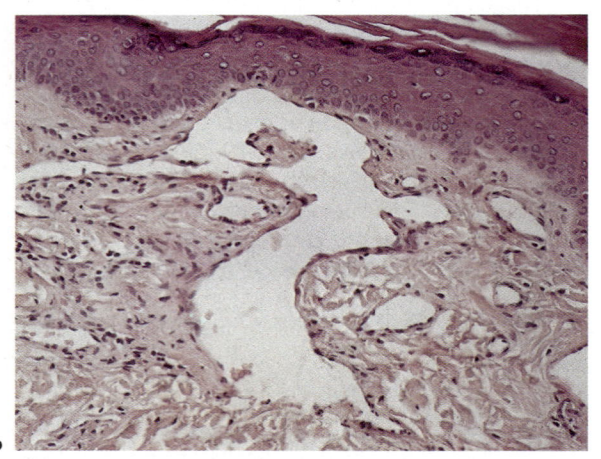

Abb. 8.11 **Morbus Osler:** Teleangiectasia hereditaria haemorrhagica
a Stecknadelkopfgroße Gefäßknäuel auf der äußeren Haut;
b teleangiektatische, aneurysmatische Subkutangefäße (HE, Vergr. 1 : 50).

bloßem Auge gerade noch erkennbaren Gefäßen auf. Dabei handelt es sich um ausgeweitete Kapillaren sowie um Venulen ohne Elastika, die aneurysmatisch dilatiert sein können (Abb. 8.11). Die Haut darüber ist so atrophisch, dass eine bloße Berührung (Rasieren!) genügt, um eine Blutung auszulösen (Intestinalblutung, Hämaturie!).

Skorbut

Definition: Mittlerweile seltene hämorrhagische Diathese bei Vitamin-C-Mangel.

Pathogenese: Da die Ascorbinsäure ein Coenzym der für die Kollagensynthese wichtigen Prolinhydroxylase (S. 36) darstellt, kommt es bei Vitamin-C-Mangel zu einer Kollagensynthesestörung (Glykosylierungsstörung vor allem des Basalmembrankollagens wegen fehlender Hydroxylgruppen am Prolin), die sich in einer abnormen Gefäßbrüchigkeit vor allem der Kapillaren äußert. Folgen davon sind petechiale Hautblutungen und Blutungen in anderen Organen sowie beim Kind Störungen des Skelettwachstums.

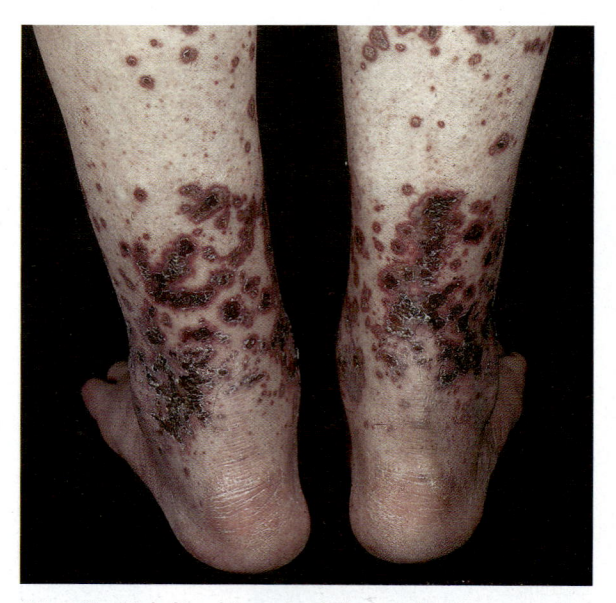

Abb. 8.12 **Vaskuläre hämorrhagische Diathese** in Form einer medikamentös toxischen Purpura infolge leukozytoklastischer Vaskulitis: nekrotische kleine Hautpapeln mit zentralen Hämorrhagien (Original: Sterry).

steht. Ferner findet man Blutungen in Lunge, Bauchhöhle, Darmwand (abdominale Koliken) mit Meläna sowie eine Glomerulonephritis mit Hämaturie. Meist gesellt sich noch eine seröse Polyarthritis hinzu.

Morphologie: Sie entspricht der der allergischen Vaskulitis (S. 440).

Thrombotisch-thrombozytopenische Purpura

Syn.: Moschcowitz-Syndrom

Definition: Das erstmals 1924 von E. Moschcowitz beschriebene Syndrom zeichnet sich durch folgendes Symptomenquintett aus: Fieber, thrombozytopenische Purpura, mikroangiopathische hämolytische Anämie, passagere neurologische Ausfälle, Nierenfunktionseinbuße.

Manifestationsalter: 2. und 6. Lebensdekade (♀:♂ = 2:1)

Pathogenese: Für das Moschcowitz-Syndrom werden zahlreiche ursächliche Faktoren wie Toxine, Infektionen oder Medikamentenüberempfindlichkeiten diskutiert. Formalpathogenetisch steht ein Endothelschaden der terminalen Strombahn (potenziell aller Organe) im Vordergrund. Das Korrelat dafür sind antiendotheliale Antikörper und riesige Multimere des Von-Willebrand-Faktors, welche die Plättchenaggregation in Form hyaliner Plättchenthromben mit nachfolgender Thrombozytopenie und Minderperfusion der betroffenen Organe mit sich bringt. Dabei wird subendothelial PAS-positives Material abgelagert. Dieses ist elektronenoptisch dicht-fibrillär und besteht aus Immunglobulinen, Komplementfaktoren und Fibrinspaltprodukten (Abb. 8.13).

Im Gegensatz zum hämolytisch-urämischen Syndrom (s. u.) werden beim Moschcowitz-Syndrom die mikrothrombotischen Gefäßprozesse nicht nur in der Niere, sondern von Fall zu Fall wechselnd auch in allen übrigen Organen beobachtet, wobei das zentrale Nervensystem am meisten betroffen ist. Bei entsprechender Ausdehnung können die Mikrothromben ischämische Gewebenekrosen nach sich ziehen (vgl. Abb. 8.12). Die Mikrothrombose führt ferner zu einer mikroangiopathisch-hämolytischen Anämie (S. 516).

> **Klinik:** Die klinischen Erscheinungsformen hängen wesentlich von der Ausdehnung und vor allem vom Manifestationsort der Gefäßveränderungen ab. Die Erkrankung führt häufig innerhalb kurzer Zeit zum Tode. Gelegentlich werden jedoch auch Krankheitsverläufe mit Remissionen beobachtet. Bioptischer Nachweis unter Umständen an kleinen Mundschleimhautbiopsien möglich.

Hämolytisch-urämisches Syndrom

Definition: Seltene glomeruläre, fakultativ auch präglomerulär-vaskuläre Mikroangiopathie der Niere mit primärem Endothelschaden sowie mit sekundärer Hämolyse (und Tubulusnekrose).

Pathogenese: Kausalpathogenetisch liegt bei Kindern meist eine Infektion mit EHEC (S. 714) oder Shigellen vor, die das endothelschädigende Vero-Zytotoxin produzieren. In Einzelfällen spielt eine Infektion mit Grippeviren oder Pneumokokken eine entscheidende Rolle, die über ihre Neuraminidase Glomerulusendothelien und Erythrozyten gleichermaßen schädigen. Bei Erwachsenen werden die glomerulären Endothelschäden durch Noxen wie Zytostatika, Kontrazeptiva, Ciclosporin oder im Rahmen eines systemischen Lupus erythematodes ausgelöst.

Morphologie: In den Glomeruli sind die Endothelien zerstört und die Schlingen mit ganzen und zertrümmerten Erythrozyten (= Fragmentozyten, S. 516) angeschoppt. Hinzu kommen vor allem bei Kindern glomeruläre und präglomeruläre Mikrothromben; beim Erwachsenen sind noch die Interlobulararterien und Afferenzarteriolen (= endotheliotrope Nephroangiopathie, S. 814) betroffen. Die thrombotische Mikroangiopathie löst ihrerseits eine mikroangiopathisch-hämolytische Anämie aus (S. 516).

Thrombozytopenische Formen

Definition: Unter dem Begriff werden hämorrhagische Diathesen zusammengefasst, die unter einem kritischen Mangel an Thrombozyten beruhen.

Pathogenese: Die kritische untere Grenze der Thrombozytenzahl im Blut, bei der noch eine ausreichende Blutstillung möglich ist, liegt bei etwa 30 000 Plättchen pro mm^3. Allen thrombozytopenischen Blutungsübeln gemeinsam ist eine pathologisch niedrige Thrombozytenzahl, zum Teil auch pathologische Thrombozytenfunktion.

> **Klinik:** Petechiale Blutungen nach Bagatelltraumen (zum Teil auch „spontan"), positiver Rumpel-Leede-Test, verlängerte Blutungszeit bei normaler Gerinnungszeit.

Morphologie der einzelnen Formen: siehe S. 507.

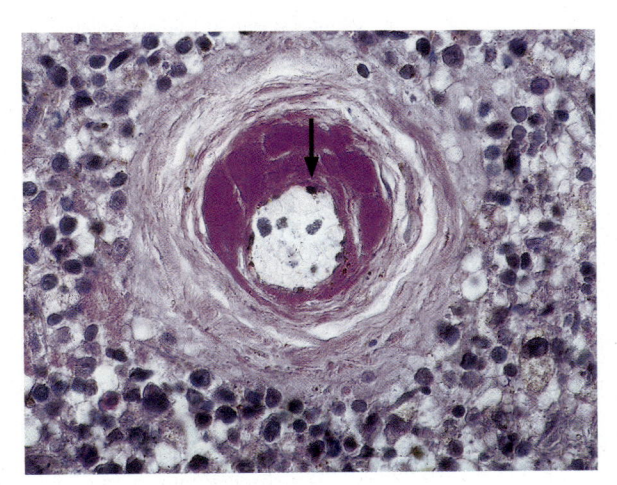

Abb. 8.13 **Morbus Moschcowitz:** Ablagerung eines PAS-positiven Materials im Subendothelialraum (Pfeil) eines kleinen Milzgefäßes (PAS, Vergr. 1:75).

Thrombasthenische Formen

Allgemeine Definition: Unter diesem Begriff werden hämorrhagische Diathesen zusammengefasst, bei denen zwar ausreichend Thrombozyten vorhanden sind, die aber einen funktionellen Defekt aufweisen.

Pathogenese: Sie beruhen auf einer Funktionsstörung der Thrombozyten und werden folglich bei den Thrombozytenerkrankungen (S. 524) besprochen.

Koagulopathische Formen

Allgemeine Definition: Unter diesem Begriff werden hämorrhagische Diathesen zusammengefasst, bei denen ein angeborener oder erworbener Defekt des plasmatischen Gerinnungssystem zugrunde liegt.

Klinik: Diese Blutungsstörungen sind durch Ekchymosen (nie Petechien), große Weichteilhämatome (Psoasblutung), rezidivierende Hämarthra (= „Blutergelenke"), manchmal begleitet von Zahnfleischbluten, Hämaturie und Meläna charakterisiert. Oft besteht eine chronische Blutungsanämie, wenn nicht vorher der Tod durch Verblutung einsetzt.

Im Folgenden werden aus dem großen Spektrum der Blutungsstörungen die klinisch wichtigsten Formen herausgenommen und besprochen (Tab. 8.2).

Hämophilie A

Definition: Dies ist die häufigste angeborene Krankheit mit Neigung zu lebensbedrohlicher Blutung (= Bluterkrankheit) wegen eines Mangels an Gerinnungsfaktor VIII.

Sie wurde bereits im Talmud, dem jüdischen Religionsbuch, erwähnt. Durch die Nachkommen der englischen Königin Victoria (1819–1901) wurde sie in zahlreiche Fürstenhäuser eingebracht, so in die Familien der spanischen Habsburger und russischen Zaren. Da dieses Leiden von phänotypisch gesunden Frauen (Konduktorinnen) X-chromosomal rezessiv vererbt wird, sorgte die Verschwägerung an europäischen Höfen für eine verstärkte Manifestation und machte die Hämophilie A zur „Krankheit der Könige". In einzelnen Fällen kommen auch Spontanmutationen vor.

Inzidenz: 1 : 10000. Die Bluterkrankheit tritt bei Männern und Frauen (wegen ineffektiver Lyonisierung, s. S. 296) auf.

Pathogenese: Der Faktor VIII ist ein Molekülkomplex, der aus 3 Faktoren besteht: dem gerinnungsaktiven Teil (= Faktor VIII-C), dem Regulatorträgerprotein (= Faktor VIII-R) sowie dem Willebrand-Faktor (s. u.). Der Hämophilie A liegt entweder eine Moleküldysplasie (Typ A$^+$) oder eine verminderte oder fehlende Molekülsynthese (Typ A$^-$) des Faktors VIII-C vor, so dass er seine Rolle im Gerinnungssystem nur mangelhaft erfüllen kann.

Tabelle 8.2 Angeborene und erworbene Koagulopathien

Gerinnungsfaktor		Angeborene Koagulopathie	Erbgang	Erworbene Koagulopathie
I	Fibrinogen	Afibrinogenämie Dysfibrinogenämie Hypofibrinogenämie	AR AD AD	Hepatopathie DIG Fibrinolysestörung
II	Prothrombin	Hypoprothrombinämie	AR	Vitamin-K-Mangel, Hepatopathie, DIG
III	Gewebethromboplastin	keine	–	
V	Proakzelerin	Hypoproakzelerinämie (= Parahämophilie)	AR	Hepathopathien, DIG
VII	Prokonvertin (Gewebefaktor)	Hypoprokonvertinämie	AR	Vitamin-K-Mangel, Hepatopathien
VIII-C	antihämophiler Faktor A	Hämophilie A	XR	DIG
VIII-WF	Von-Willebrand-Faktor	Von-Willebrand-Syndrom (= Pseudohämophilie)	AD	DIG
IX	antihämophiler Faktor B (Christmas-Faktor)	Hämophilie B	XR	Vitamin-K-Mangel, Hepatopathien
X	Stewart-Prower-Faktor	Faktor-X-Mangel	AR	Vitamin-K-Mangel, Hepatopathien, Heparintherapie
XI	Rosenthal-Faktor (Plasmathromboplastinkomponente)	Faktor-XI-Mangel (= Hämophilie C)	AR	Vitamin-K-Mangel, Hepatopathien
XII	Hageman-Faktor	Faktor-XII-Mangel, keine Blutung	AR	
XIII	fibrinstabilisierender Faktor	Faktor-XIII-Mangel	AR	DIG

AD = autosomal dominant, AR = autosomal rezessiv, XR = X-chromosomal rezessiv, DIG = disseminierte intravasale Gerinnung

Hämophilie B

Definition: X-chromosomal rezessiv vererbtes, seltenes Blutungsübel wegen Mangel an Gerinnungsfaktor IX (= Christmas-Disease).

Pathogenetisch liegt eine X-chromosomal rezessiv vererbte, hämorrhagische Diathese durch eine Verminderung (Typ B^R), Fehlen (Typ B^-) oder Moleküldysplasie des Faktors IX (Typ B^+) zugrunde. Dies hat eine verzögerte Aktivierung des Faktors X und des weiteren Gerinnungsablaufes zur Folge. Daraus resultiert insgesamt ein verlangsamter Gerinnungsablauf, wobei die Blutungszeit sowie die Plättchenfunktion im Normbereich liegen.

Morphologie der Hämophilie A und B: Bei beiden Hämophilieformen stehen folgende Befunde in der Reihenfolge ihrer Häufigkeit im Vordergrund:
- 95% rezidivierender Hämarthros (= Bluterkniegelenk) mit Übergang in Arthrosis deformans,
- 60% Muskelhämatome (Psoasblutungen), Suffusionen (Abb. 8.**14**),
- 50% Zahnfleischblutungen mit sekundären Zahnschäden,
- 40% Urogenitalblutungen,
- 35% Magen-Darm-Blutungen,
- 30% Epistaxis.

Pseudohämophilie

Syn.: Von-Willebrand-Krankheit

Definition: Häufige hereditäre Blutungsstörung infolge Defekt des Von-Willebrand-Faktors (VWF).

Pathogenese: Die Von-Willebrand-Krankheit besteht aus pathogenetischer Sicht aus zahlreichen Varianten. Diesen sind folgende Prinzipien gemeinsam:
- reduzierter VWF-Spiegel im Blutplasma bei normaler Plättchenzahl,
- verminderte Plättchenaggregation,
- verminderter Faktor-VIII-Spiegel, weil er durch Bindung an WF stabilisiert wird.

Dadurch ist das plasmatische und thrombozytäre Gerinnungssystem gestört und die Blutungszeit pathologisch verlängert.

Die Von-Willebrand-Krankheit lässt sich in folgende 3 pathogenetische Gruppen unterteilen:
- *Typ I:* quantitativer Mangel an zirkulierendem VWF. Autosomal dominanter Erbgang, milde Verlaufsform.
- *Typ II:* qualitativer VWF-Mangel infolge Missense-Mutation mit resultierendem Defekt des VWF-Moleküls. Autosomal dominanter Erbgang, mittelschwere Verlaufsform.
- *Typ III:* absolutes Fehlen des VWF infolge Gendeletion. Autosomal rezessiver Erbgang, schwere Verlaufsform.

Morphologie: Die Patienten sind in erster Linie „Traumabluter", die in der Zwischenzeit nur vermehrt „blaue Flecken" aufweisen. Folgende Blutungsphänomene sind am häufigsten:
- 80% Traumablutungen (postoperativ, posttraumatisch, postpartal),
- 70% Hauthämatome („blaue Flecken"),
- 60% Uterusblutungen (Menometrorrhagien),
- 60% Epistaxis,
- 40% Zahnfleischblutungen.

Verbrauchskoagulopathien

Definition: Unter einer Verbrauchskoagulopathie versteht man eine hämorrhagische Diathese, die auf einem Verbrauch von Gerinnungsfaktoren beruht. Dieser kann entweder durch eine erhebliche intravasale Gerinnung (häufig) oder durch eine primäre Plasminaktivierung mit gleichzeitiger Proteolyse der Gerinnungsfaktoren (selten) hervorgerufen werden.

Pathogenese: Normalerweise wird der im Rahmen einer Blutstillung eintretende Verbrauch an Gerinnungsfaktoren rasch kompensiert. Kommt es aber an vielen Stellen des Gefäßsystems zur Aktivierung von Gerinnungsfaktoren und infolgedessen zu einer massiven intravasalen Gerinnung, so bricht der Nachschub für Gerinnungsfaktoren zusammen. Eine derartige Gerinnungsstörung kann entweder durch die Freisetzung von Gewebefaktor und/oder thromboplastischen Substanzen in die Blutzirkulation und/oder durch eine ausgedehnte Endothelschädigung in Gang gesetzt werden:
- *Freisetzung von Gewebefaktor und/oder thromboplastischen Substanzen:* Die Quelle der thromboplastischen Substanzen ist vielfältig. Hierzu gehören in der Reihenfolge ihrer klinischen Bedeutung:
  – Plazentagewebe,
  – Zellzerfallmaterial bei Promyelozytenleukämie,
  – Schleimsubstanzen bei Adenokarzinomen,

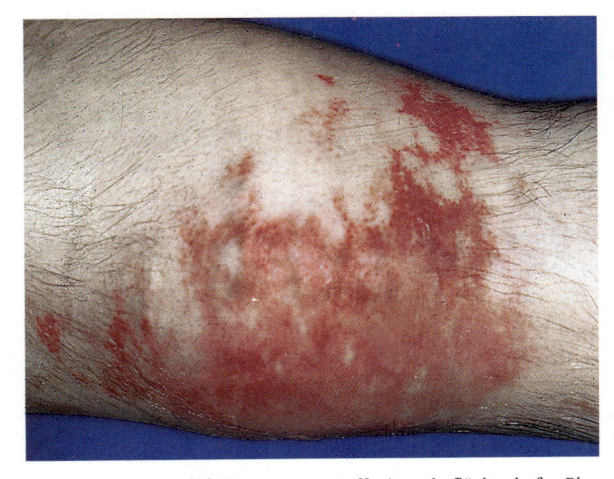

Abb. 8.**14 Hämophilie-A-Patient:** Suffusion als flächenhafte Blutung nach Bagatelltrauma.

– Monozyten nach Endotoxinstimulation. Im Rahmen einer Endotoxinämie bei Gram-negativer Sepsis setzen die aktivierten Monozyten auch Interleukin-1 und TNFα frei, die bei den Endothelzellen eine gesteigerte Expression von Gewebefaktor sowie eine verminderte Expression von Thrombomodulin bewirken, wobei letzteres das Fibrinolysesystem in Gang setzt. Der TNFα löst ferner eine Expression von Adhäsionsmolekülen für Neutrophile aus, die ihrerseits über toxische Sauerstoffmetabolite die Endothelzellen schädigen und über eine Proteasefreisetzung das Gerinnungssystem aktivieren.
- *Endothelzellschädigung:* Durch Endotoxine, extreme Temperaturexposition und Immunkomplexablagerungen können die Endothelzellen in großen Bereichen der Endstrombahn geschädigt werden, so dass über eine Gewebefaktorfreisetzung und Plättchenaggregation die Blutgerinnung in Gang gesetzt wird.

Zunächst entsteht in jedem Falle ein Zustand mit Hyperkoagulabilität, bei dem Thrombinspuren entstehen, die aber durch die Zellen des RHS abgefangen werden. Gleichzeitig löst Thrombin über die visköse Metamorphose der Plättchen die Aktivierung der Gerinnungsfaktoren V, VIII und XIII aus, so dass schließlich zirkulierende, vorerst noch plasmalösliche Fibrinoligomer-Fibrinogen-Komplexe entstehen. Ist das RHS abgesättigt (S. 25), so können diese kleinen Gerinnsel nicht mehr aus dem Blutstrom gezogen werden. Es bilden sich Mikrothromben, die ihrerseits die terminale Strombahn verstopfen und über einen Circulus vitiosus ein Schocksyndrom auslösen. Dadurch wiederum entstehen hypoxische Endothel- und Gewebeschäden, die einesteils das Gerinnungssystem weiter aktivieren und anderenteils durch Freisetzung von Plasmaaktivatoren aus dem Gewebe das Fibrinolysesystem in Gang setzen. Dies hat jedoch zur Folge, dass gerade diejenigen Gerinnungsfaktoren abgebaut werden, die bei der intravasalen Gerinnung verbraucht werden. Das Resultat ist eine hämorrhagische Diathese bei gleichzeitiger Mikrothrombenbildung (S. 407): disseminierte intravasale Gerinnung (= DIG). Durch thrombotische Einengung der Mikrozirkulation werden schließlich die Erythrozyten geschädigt und folglich fragmentiert (Fragmentozyten), so dass auch noch eine mikroangiopathische hämolytische Anämie resultieren kann.

8.2 Lokalisierte Kreislaufstörungen

In diesem Kapitel werden diejenigen zirkulatorischen Läsionen besprochen, die sich in den Organen an umschriebenen Stellen abspielen. Dies sind die vollständige oder partielle Verlegung von einzelnen Gefäßstrecken und die daraus resultierenden Minderdurchblutungen sowie die fehlerhafte Verteilung von Gewebsflüssigkeit.

Thrombose: Diese intravitale Blutgerinnungsbildung lässt sich als Blutstillung am falschen Ort apostrophieren und beruht auf Störungen von Gefäßwand, Blutstrom und Blutfestigkeit. Je nachdem, welche der drei Komponenten (thrombogene Trias) die Gerinnungsbildung anführt, entstehen Abscheidungs- und Gerinnungsthromben, gemischte oder hyaline Thromben. Sie werden entweder organisiert, aufgelöst oder stückweise mit dem Blutstrom verschleppt.

Embolie: Mit diesem Begriff wird nicht nur die Verschleppung von Blutgerinnseln (= Thrombembolie), sondern auch von Fett (Fettembolie) und Luft (Luftembolie) beschrieben. Dabei führen die venösen Formen in erster Linie zu Lungenembolien, die arteriellen zu Organinfarkten.

Arterielle Zirkulationsstörungen: Die Beeinträchtigung der Gewebedurchblutung führt zu einer Minderversorgung mit Sauerstoff und einer Minderbeseitigung von Schlackenstoffen. Dies nennt man eine Ischämie. Sie lässt sich je nach zeitlichem Verlauf und Ausprägung folgendermaßen untergliedern:
- absolut anhaltende Ischämie: vollständiger über längere Zeit anhaltender Verschluss einer Endarterie mit Nekrosen im Versorgungsgebiet,
- absolut temporäre Ischämie: vollständiger, aber zeitlich limitierter Gefäßverschluss mit kleineren hypoxämischen Strukturschäden,
- relative Ischämie: Missverhältnis zwischen Blutangebot seitens der Gefäße und Sauerstoffbedarf eines Gewebegebietes.

Venöse Zirkulationsstörungen: Sie beruhen auf einem behinderten Rückstrom venösen Blutes, was eine venöse Stauung oder einen hämorrhagischen Infarkt nach sich ziehen kann.

Ödem: Dies ist eine abnorme Flüssigkeitsansammlung im extravaskulären Abschnitt des Extrazellulärraumes. Ursächlich liegt entweder eine Blutdruckerhöhung im venösen Schenkel der Endstrombahn (hämodynamisches Ödem), oder eine Kapillarschädigung (kapillartoxisches Ödem) oder ein Lymphabflussblock (Lymphödem) vor.

8.2.1
Thrombose

Definition: Sehr häufiges Leiden in Form eines vollständigen oder teilweisen Verschlusses einer Vene (= Phlebothrombose), Arterie (= Arteriothrombose) oder einer Herzhöhle durch ein als Thrombus bezeichnetes, intravital entstandenes, fibrinhaltiges Thrombozytenaggregat und/oder Blutgerinnsel.

Kausale Pathogenese: Die Thrombose ist als Blutstillung am falschen Ort aufzufassen und hat folglich in ihrem Ablauf große Ähnlichkeiten mit der normalen Blutstillung: Auf einer Gefäßläsion bildet sich bei der Thrombose ebenfalls zuerst ein Plättchenthrombus und später ein Gerinnungsthrombus. Die von Virchow vor über 100 Jahren ausgearbeitete thrombogene Trias – 1. Gefäßwandläsion, 2. Störung der Hämodynamik und 3. Hyperkoagulabilität (= gesteigerte Gerinnungsfähigkeit) – ist heute noch gültig (Abb. 8.**15**):

- *Gefäßwandläsion (= Wandfaktor):* Sie ist im Wesentlichen auf eine Endothelschädigung und den damit verbundenen Wegfall von gerinnungshemmenden Substanzen sowie auf die Entblößung des mikrofibrillären subendothelialen Gewebes mit seiner plättchenadhäsiven und gerinnungsaktivierenden Wirkung zurückzuführen. Die entsprechende Schädigung der Gefäßendothelien kann dabei entweder dadurch entstehen, dass ein Schadstoff über den Blutweg an die Endothelien herantritt (z. B. Endotoxin, Ischämie) oder dass eine Schädigung von der Gefäßumgebung auf das Endothel übergreift (z. B. Nekrose).

- *Störung der Hämodynamik (= Strömungsfaktor):* Die Entstehung einer Thrombose wird durch Störung der Blutströmung und/oder durch Wirbelbildungen im Blutstrom erheblich begünstigt:
  - *Strömungsverlangsamung:* Sie trifft für die venöse Thrombogenese zu. Eine Gefäßerweiterung (z. B. Varikose), Erhöhung von Hämatokrit (z. B. Exsikkose), oder Viskosität (z. B. Paraproteinämie) des Blutes sowie Bettlägerigkeit und Gefäßkompression führen zu einer Verlangsamung der Strömungsgeschwindigkeit, so dass Erythrozyten verklumpen und die Thrombozyten aggregieren. Bleibt die Blutsäule stehen, so führt der Sauerstoffmangel noch zu Endothelläsionen. Für die Thromboseprophylaxe an den unteren Extremitäten ist eine Beschleunigung des venösen Blutrückstroms maßgeblich. Da beim gewöhnlichen Gehen durch die Kontraktion der Wadenmuskulatur und die Anspannung der Faszien der venöse Rückstrom unterstützt wird (vgl. Muskel-Gelenk-Pumpen, S. 445), ist frühes Aufstehen und Mobilisierung der Patienten wichtig.
  - *Strömungsbeschleunigung:* Sie spielt bei der arteriellen Thrombogenese eine entscheidende Rolle, wobei abhängig von der Strömungsgeschwindigkeit und der Gefäßweite die Thrombozyten an die Endotheloberfläche gepresst werden. Haben nun die Endothelien über eine zusätzliche Schädigung (z. B. im Rahmen einer Atherosklerose) ihre physiologische plättchenaggregationshemmende Eigenschaft eingebüßt, so entsteht ein Plättchenthrombus.

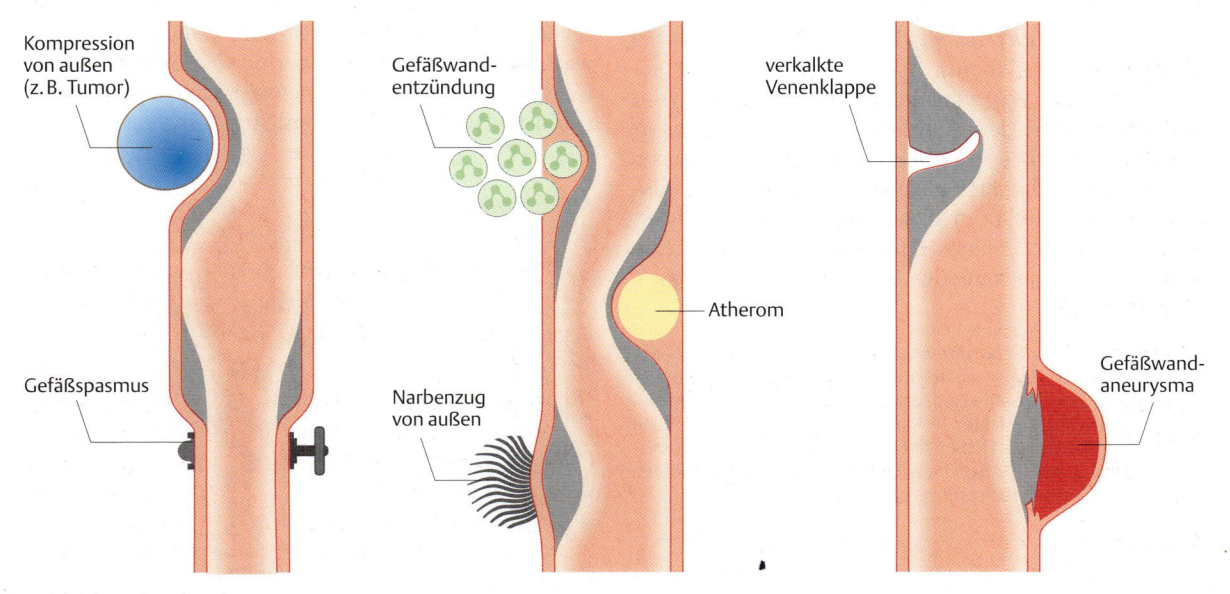

Abb. 8.**15** **Arten der Blutstromstörung** mit Plättchenablagerung als Konturausgleich der Gefäßwand bei Passagehindernis.

- *Wirbelbildungen:* Turbulente Strömungen schließlich treten bei lokalen Gefäßerweiterungen (z. B. Aneurysma, Varize), bei Passagehindernissen (z. B. verkalkte Venenklappe) sowie an Gefäßaufzweigungen auf. Dadurch wird der plasmatische Randstrom in den Gefäßen zerstört, so dass die Thrombozyten mit dem Endothel in Kontakt kommen und die Endothelien durch die Scherkräfte der Blutwirbel von ihrer Unterlage weggerissen werden.
- *Hyperkoagulabilität* (= Blutfaktor): Der Blutfaktor spielt bei der Thromboseentstehung eine seltene, dennoch aber sehr wichtige Rolle und ist definiert als jegliche Störung des plasmatischen Gerinnungsweges, die zur Thrombose prädestiniert. Diese lassen sich in folgende beiden Formen unterteilen:
  - *Kongenitale Hyperkoagulabilitätsstörungen:* Etwa 50% der weißen Bevölkerung weisen einen mutierten Faktor V auf (Leiden-Mutation[1], Arginin-Glutamin-Austausch in Position 506), der deshalb nicht wie üblich proteolytisch gespalten und inaktiviert werden kann, so dass der antithrombotische Gegenmechanismus nicht greift. Diese Patienten leiden frühzeitig gehäuft an tiefer Beinvenenthrombose. Das Gleiche gilt für Patienten mit Mutation des Prothrombin oder mit angeborenem Mangel an antikoagulatorischen Faktoren und konsekutiv gedrosseltem Fibrinolysesystem.
  - *Erworbene Hyperkoagulabilitätsstörungen:* Obschon die erhöhte Gerinnungsneigung des Blutes postpartal, postoperativ, posttraumatisch oder postinfektiös klinisch längst bekannt ist, ist sie bei Patienten schwer zu erfassen. Grundsätzlich nimmt die Gerinnungsbereitschaft des Blutes zu, wenn a) Gerinnungsfaktoren durch Gewebeschädigung in die Blutbahn eingeschwemmt werden (z. B. postoperativ oder bei Tumornekrose, z. B. bei Pankreaskarzinom), b) eine Thrombozytose besteht (z. B. Polycythaemia vera), c) Inhibitoren der aktivierten Gerinnungsfaktoren rasch inaktiviert werden, d) das Fibrinolysesystem unterbrochen wird, e) das RHS blockiert ist und keine Gerinnungsprodukte mehr aus der Zirkulation entfernen kann, f) eine Hyperlipidämie oder g) eine Schwangerschaft oder Antikonzeption vorliegt.

+ Klinisch sind folgende beide Syndrome hervorzuheben:
- *Heparininduziertes thrombozytopenisches Syndrom:* 5% der Patienten bilden nach Behandlung mit unfraktioniertem Heparin zirkulierende Antikörper. Diese sind gegen einen Heparin-Plättchenfaktor-IV-Komplex auf den Endothelzellen und Plättchen gerichtet, der sich auf deren Oberfläche ablagert und neben einem Plättchenverbrauch zu einer erhöhten Gerinnungsneigung führt (vgl. S. 508).
- *Antiphospholipid-Antikörper-Syndrom:* In diesen Fällen kommt es im Rahmen einer systemischen Autoimmunkrankheit wie systemischem Lupus erythematodes oder nach Exposition mit bestimmten Medikamenten oder Keimen zur Antikörperbildung gegen Phospholipide und, was vermutlich über eine Interferenz mit der endothelialen Produktion von PGI$_2$ zusammenhängt, zur Hyperkoagulabilität.

Formale Pathogenese: Je nach auslösendem pathogenetischem Mechanismus weist der Thrombus einen bereits makroskopisch erkennbaren Aufbau auf. Dementsprechend unterscheidet man die in den folgenden Abschnitten beschriebenen Thrombustypen.

8.2.1.1
Thrombusformen

Abscheidungsthrombus

Syn.: geschichteter Thrombus

Definition: Durch Thrombozytenabscheidung an geschädigtem Gefäßbezirk im strömenden Blut entstandener Thrombus.

Pathogenese: Kommt ein geschädigter Endothel-/Gefäßbezirk mit dem strömenden Blut in Kontakt, so scheiden sich auf ihm Thrombozyten ab, aggregieren und gehen irreversibel in eine viskose Metamorphose über (Abb. 8.16). Die damit verbundene Thrombozytorrhexis setzt Faktoren frei, die das plasmatische Gerinnungssystem aktivieren, so dass sich über dem primären Plättchenthrombus Fibrin abscheidet. In den Maschen des Fibrinnetzes verfangen sich Erythro- und Leukozyten, die das Volumen des Thrombus vergrößern. Der in den Blutstrom hineinragende Thrombus löst Turbulenzen aus, die weitere Abscheidungen von Plättchen, Fibrin und Blutzellen provozieren. Auf diese Weise kann der Thrombus wachsen und eine nahezu periodische Schichtung von weißen (vorwiegend Plättchenaggregate) und roten (in Fibrin gefangene Erythrozyten) Strukturen entwickeln.

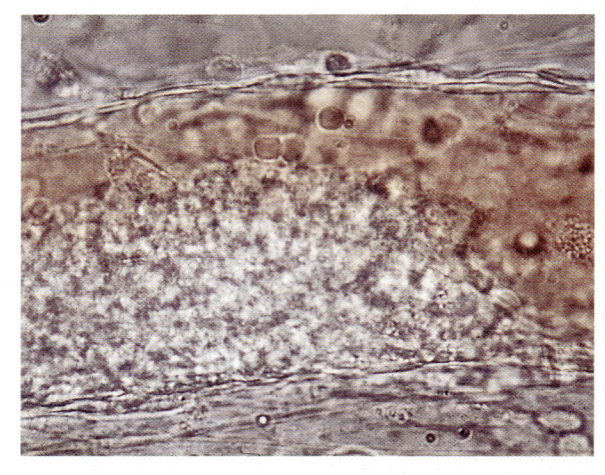

Abb. 8.**16 Weißer Plättchenthrombus** Intravitalmikroskopie (Vergr. 1:25).

---
[1] benannt nach der niederländischen Stadt, in der sie zuerst beschrieben wurde

Morphologie: Seiner Entwicklung entsprechend besteht der Abscheidungsthrombus also aus einer Abfolge von aggregierten Thrombozyten (Kopfteil: Plättchenthrombus, weißer Thrombus) und mit Fibrin versetzten Erythrozyten, wobei den im Schnittbild des Mittelteils (Intermediärthrombus, Korallenstockthrombus) korallenstockartig angeordneten Thrombozytenaggregaten reichlich Granulozyten angelagert sind. Seine weißrote Schichtung ist senkrecht zur Strömungsrichtung des Blutes ausgerichtet. An seiner freien Oberfläche stellen sich die Schichten als leicht erhabenes Relief dar, ähnlich den „Riffelmarken" eines Sandstrandes.

Gerinnungsthrombus

Syn.: Stagnationsthrombus, roter Thrombus, Schwanzthrombus

Definition: In stagnierender Blutsäule entstandener Thrombus.

Pathogenese: Im Gegensatz zum Abscheidungsthrombus entsteht der Gerinnungsthrombus aus einer stagnierenden Blutsäule, sei es, dass ein Gefäß chirurgisch ligiert oder durch einen primären Abscheidungsthrombus verschlossen worden ist. Im nichtzirkulierenden Blut entwickelt sich früher oder später eine Hypoxidose, wobei aus den geschädigten Thrombozyten gerinnungsaktivierende Substanzen freigesetzt werden, so dass schließlich Fibrin ausfällt. Auf diese Weise gerinnt das Blut, ohne dass sich besondere lokale Anreicherungen von Thrombozyten oder Fibrin entwickeln können, wie sie den Abscheidungsthrombus charakterisieren.

Morphologisch resultiert aus diesem Gerinnungsvorgang ein Thrombus, der die gleiche homogene rote Farbe hat wie das Blut, aus dem er entstanden ist. Er wird von einem eher lockeren und ungeordneten Fibrinnetz nur dürftig zusammengehalten; er ist spröde und besitzt eine geringere Elastizität als der fibrinreichere Abscheidungsthrombus. Durch die Fibrinretraktion wird der Thrombus dünner, flottiert frei im Gefäßlumen und wird leicht durch geringfügige Bewegungen des Patienten (z. B. Aufstehen) losgerissen und als Embolus verschleppt: Ein Gerinnungsthrombus entsteht in der Windstille, ein Windhauch trägt ihn davon!

Gemischter Thrombus

Definition: Darunter versteht man Gerinnsel, die in Form der langen Venenthromben aus einem oder mehreren Abscheidungsthromben und dazwischenliegende und/oder angehefteten Gerinnungsthromben bestehen (Abb. 8.17).

Morphologie: In Aneurysmen und großen Gefäßen sieht man oft partiale Gerinnsel, die in zwiebelschalenartiger Schichtung abwechselnd aus Abscheidungs- und Gerinnungsthromben aufgebaut sind. Die auf der Schnittfläche als Linien imponierenden Schichten werden auch als Zahn-Linie bezeichnet. Durch die Fibrinretraktion kann ein primärer lumenverschließender Gefäßthrombus ein halbmondförmiges Lumen erhalten. Unter einem Thrombus wird die Gefäßwand infolge Ernährungsstörung und Mediatorfreisetzung entzündlich verändert. Dadurch wird die Organisation eines Gerinnsels eingeleitet.

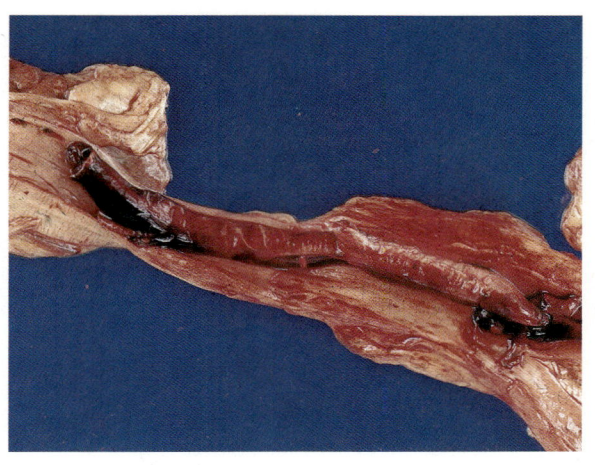

Abb. 8.17 **Gemischter Thrombus** in einer Beinvene.

Hyaliner Thrombus

Definition: Als morphologisches Äquivalent einer Verbrauchskoagulopathie entstandener Mikrothrombus.

Morphologie: Er ist homogen-gläsern (= hyalin) und eosinrot. Man findet ihn in kleinen Gefäßen (Kapillare, Arteriole, Venule), er besteht hauptsächlich aus zerfallenen Plättchen und Fibrin.

8.2.1.2
Thromboseformen

Venöse Thrombose (= Phlebothrombose): Diese häufigste Thromboseform geht auf folgende ätiologische Faktoren zurück:
- *Rechtsherzinsuffizienz* (vor allem bei Bettlägerigkeit) → Blutstromverlangsamung → tiefe Oberschenkel-, Beckenvenenthrombose → Lungenembolie.
- *Varizen* (= Venenaussackungen) → Blutstromverlangsamung → oberflächliche Beinvenenthrombose → „Thrombophlebitis".
- *Hirnsinusthrombose* wegen posttraumatischer oder septischer Thrombusentstehung → hämorrhagischer Hirninfarkt (S. 1053).

Arterielle Thrombose: Sie beruht auf folgenden ätiologischen Faktoren:
- *Aneurysma* (= Arterienaussackung) → hämodynamische Wirbelbildung → flächenhafte Thrombusbildung auf der Gefäßinnenfläche → parietaler Thrombus → arterielle Embolie.
- *Gefäßwandaufbruch* bei Atherosklerose → parietaler Thrombus (S. 426).

Kardiale Thrombose: Diese seltene Thromboseform wird durch folgende ätiologische Faktoren verursacht:
- *Endokardläsionen* bei Endokarditis → Thrombusbildung an den Schließungsrändern der Herzklappen in Form sog. Vegetationen → arterielle Embolie.
- *Herzwandaneurysma* (= Herzwandaussackung) bei Myokardinfarkt (S. 471) → lokale Ventrikelunbeweglichkeit und Herzwandläsion → parietaler Thrombus.
- *Herzohrdilatation* → Blutstromverlangsamung → Bildung eines kugelförmigen Thrombus (= Kugelthrombus).
- *Herzvorhofdilatation* bei Mitralstenose, Vorhofflimmern → parietaler Thrombus.

8.2.1.3
Folgekrankheiten

Propagation: Durch Akkumulation von weiterem Fibrin und Plättchen vergrößert sich der Thrombus (s. Gerinnungsthrombus, gemischter Thrombus).

Organisation: Ein Thrombus stellt gewissermaßen eine Koagulationsnekrose der Blutzellen bzw. des Blutes dar. Wie auf jede Ablagerung oder Denaturierung von Eiweißkörpern im Gewebe reagiert deshalb der Organismus auch auf eine Thrombose mit dem Vorgang einer Wundheilung: Bereits nach 1 Tag wird die Thrombusoberfläche mit Endothel überhäutet. Nach 3 Tagen sind Fibrin und Erythrozyten vollständig homogenisiert. Diese hyalinen Herde können besonders in arteriellen Thromben jahrelang bestehen bleiben. Da sie einer Fibrinolyse nach zugänglich sind, ist es sinnvoll, auch alte thrombotische Gefäßverschlüsse fibrinolytisch zu behandeln. Die Organisation des Thrombus beginnt damit, dass ein kapillarreiches Granulationsgewebe mit Myofibroblasten und Histiozyten in das thrombotische Material eindringt (klinisch: Thrombophlebitis) und es phagozytotisch und proteolytisch auflöst. Die einsprossenden Kapillaren gewinnen Anschluss an das Gefäßsystem und unterstützen die Rekanalisation des thrombotisch verschlossenen Gefäßes (Abb. 8.18). Bleibt thrombotisches Material über längere Zeit liegen, so wird es entweder durch die Myofibroblasten über einen Sklerosierungsprozess bindegewebig organisiert oder myxoid umgewandelt. An der Entstehung der narbigen Gefäßintimasklerose oder dem narbigen Gefäßverschluss sind vorwiegend Myozyten aus dem subintimalen Gefäßwandbereich beteiligt.

Puriforme Erweichung: Eine sekundäre Erweichung – mit oder ohne bakterielle Besiedlung – wird durch die bereits erwähnte perifokale Entzündungsreaktion (klinisch: Thrombophlebitis) der Gefäßwand ausgelöst, in deren Rahmen Granulozyten und damit Proteasen in das hyalinisierte thrombotische Material eingebracht werden. Wird oder ist dieses thrombotische Material bakteriell besiedelt, resultiert eine proteolytische „Aufweichung" des betroffenen Gefäßes, was als „mykotisches Aneurysma" bezeichnet wird (S. 437).

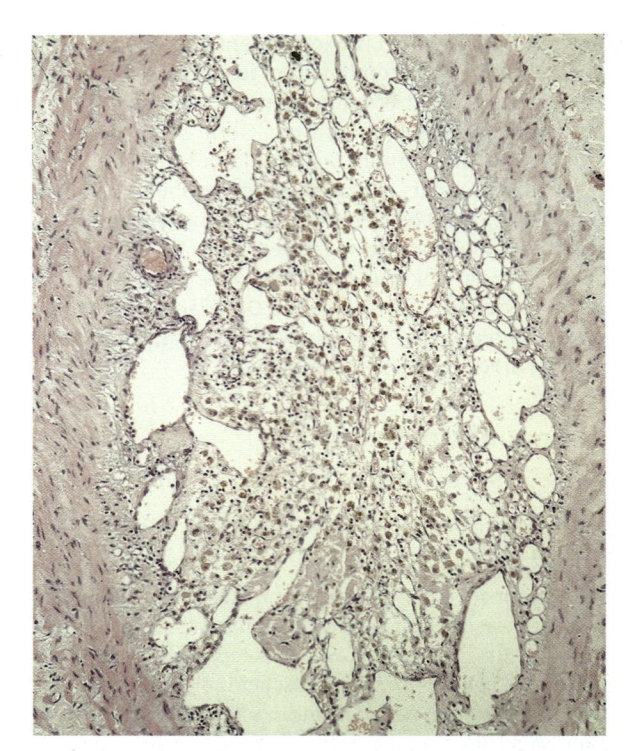

Abb. 8.18 **Organisierter Thrombus** (HE, Vergr. 1:50).

Phlebolithen: Bleibt die Thrombusorganisation aus oder wird sie durch eine Nekrose aufgehalten, so verkalkt der Thrombus. Solche Phlebolithen können schließlich sogar verknöchern.

Postthrombotisches Syndrom: Bei der Organisation eines Thrombus werden die Venenklappen vernarbt, so dass sich das Blut in den Venen zurückstaut und diese zu Varizen ausweitet, was seinerseits die Venostase verstärkt und dazu führt, dass die Haut in diesem Bereich durch ein Stauungsödem und Sklerosierung (= Ödemsklerose) verändert wird. Mit der Zeit geht die Haut herdförmig zugrunde und es resultiert ein Hautgeschwür (= Ulcus cruris venosum).

Thrombembolie: Wird ein Thrombus, bevor er aufgelöst oder organisiert ist, von der Gefäßoberfläche losgerissen, so wird er mit dem Blutstrom fortgeschwemmt, bis er in kleinen Gefäßästen stecken bleibt.

8.2.1.4
Differenzialdiagnosen

Von den pathognomonisch wichtigen Thromben sind die Leichengerinnsel (= postmortale Blutgerinnsel) abzugrenzen, denen keine pathogenetische Rolle mehr zukommt. Sie fehlen beim Erstickungstod:
- **Cruor:** Diese Gerinnsel sind elastisch glatt und homogen rot. Sie bestehen aus allen Blutbestandteilen, vor allem aus Erythrozyten, die mit Fibrin vermengt sind, und entstehen durch eine schnelle postmortale Gerinnung. Da sie der Gefäßwand nicht anhaften, kann man sie bei der Obduktion als Gefäßausguss aus den Gefäßen herausziehen.

– **Speckhautgerinnsel:** Sie sind ebenfalls elastisch-glatt, nicht wandadhärent, aber gelblich-glasig, weil sie keine Erythrozyten enthalten. Diese sind nämlich zuvor infolge Gerinnungsstörungen oder hoher Blutsenkungsgeschwindigkeit abgesunken.

8.2.2 Embolie

Allgemeine Definition: Mit Embolie wird derjenige Vorgang bezeichnet, bei dem bestimmte Stoffe ins Blut größer Gefäßäste gelangen und als Emboli bezeichnete Klumpen vom Blutstrom mitgerissen werden, so dass sie in kleinere Gefäße hineingeschleudert werden und in diesen stecken bleiben.

Allgemeine Pathogenese: Die Emboli können aus losgelösten Thromben, Fetttropfen, Knochenmarkanteilen, Gasen, Parasiten (Abb. 8.19), Bakterienhaufen, Tumorzellen, Fruchtwasserbestandteilen (mit Erhöhung der Blutkoagulabilität infolge Thrombokinasewirkung), Organgewebe (z. B. Leber) und Fremdkörpermaterial bestehen. Je nach hämodynamischem Werdegang unterscheidet man:

- *Orthograde Embolie:* Darunter versteht man eine Embolie in der Strömungsrichtung. Da sich die Venen mit der Stromrichtung erweitern (Ausnahme: Pfortaderäste!), trifft man eine orthograde Embolie meist nur in den Arterien an (Abb. 8.20 a).

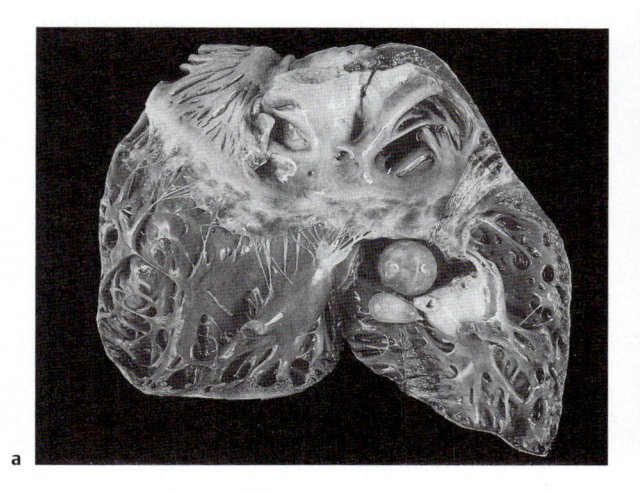

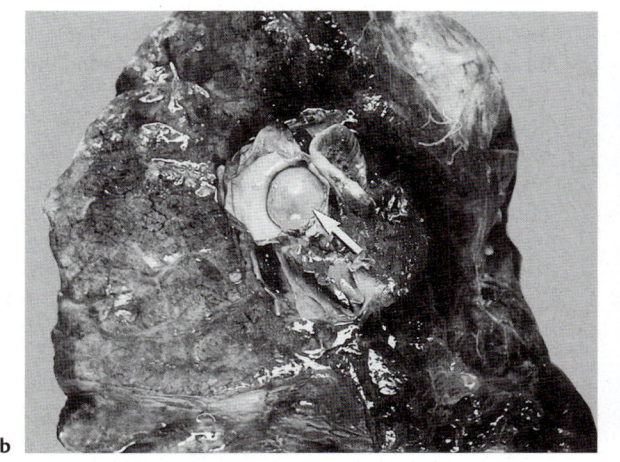

Abb. 8.**19 Lungenembolie** am Beispiel einer Hydatidenembolie:
a Im Bereich des rechten Vorhofes finden sich bei einer kardinalen Echinokokkose teilweise verkalkte Hydatiden. Eine davon riss sich los und führte zu
b einer Lungenembolie mit Verschluss (Pfeil) der A. pulmonalis (36-jähriger Mann).

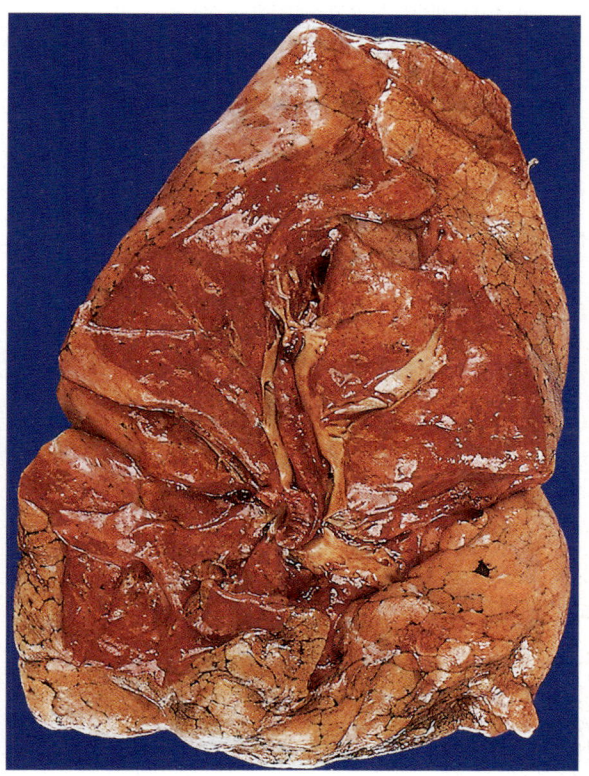

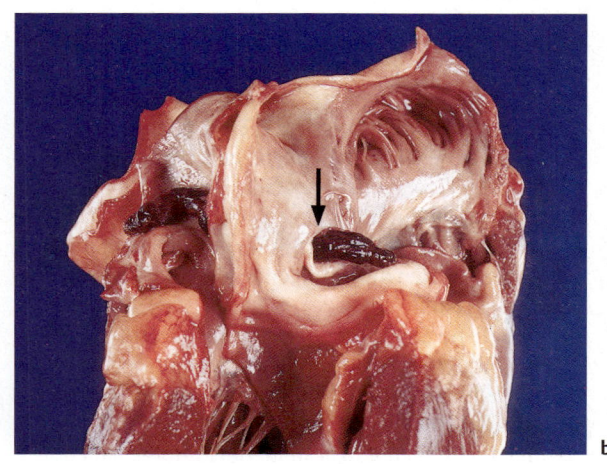

Abb. 8.**20 Hämodynamische Embolieformen:**
a Orthograde Embolie: Beispiel frische Lungenembolie: E = nicht wandhaftender, frischer Embolus. Er wird nach wenigen Tagen wandhaftend;
b paradoxe Embolie mit Embolus (Pfeil) im offenen Foramen ovale (Original: Klosa).

- *Retrograde Embolie:* Sie ist selten. Dabei wird z. B. Tumormaterial infolge abdomineller Druckerhöhung aus den prävertebralen Venenplexus entgegen der Strömungsrichtung in die Wirbelsäule verschleppt.
- *Paradoxe Embolie (= gekreuzte Embolie)*: Besteht eine anatomische Lücke im Septum des linken Vorhofs (Septumdefekt, offenes Foramen ovale), so kann ein Embolus vom kleinen in den großen Kreislauf geworfen werden, vorausgesetzt, der Druck im rechten Vorhof ist größer (z. B. bei Rechtsherzinsuffizienz) als im linken (Abb. 8.**20 b**).

Venöse Thrombembolie

Diese Embolieform findet man meistens als Lungenembolie und seltener als Pfortaderembolie.

Lungenembolie

Definition: Verschleppung von Thrombusmaterial in die Lungenarterien(äste) mit konsekutiver Gefäßverstopfung als lebensbedrohliche Komplikation einer Venenthrombose. Je nach betroffener Gefäßprovinz unterscheidet man:
- *zentrale Lungenembolie* (große Pulmonalisstammäste),
- *periphere Lungenembolie* (kleine periphere Pulmonalisäste).

Die Lungenembolie ist in zivilisierten Ländern häufiger als in Ländern der dritten Welt. Ihre Häufigkeit korreliert mit dem Ernährungszustand der Bevölkerung. Bei Krieg und Hungersnot werden auffällig wenig Lungenembolien beobachtet. Dementsprechend sind Fettleibige lungenemboliegefährdeter als Unterernährte. Ferner sind Frauen und ältere Menschen, vor allem mit Varikose, häufiger betroffen als Männer und jüngere Menschen. Auch bestimmte Wettersituationen, insbesondere Frontendurchgänge, steigern die Emboliegefahr. Patienten mit Blutgruppe 0 haben eine geringere Lungenembolieinzidenz.

Pathogenese: Der Quellthrombus für die Lungenembolie liegt bei 90% der Patienten in den tiefen Oberschenkel- und Beckenvenen, vor allem bei Varikose. Bei den restlichen 10% findet man auch Thromben in kleineren Venen wie tiefen Unterschenkelvenen, paraprostatischen oder parauterinen Venenplexus.
Thrombose und Embolie liegen zeitlich meist dicht beisammen. Denn besonders die frisch entstandenen Thromben werden durch folgende Mechanismen mechanisch losgerissen:
- plötzliche *Steigerung der Strömungsgeschwindigkeit* bei abruptem Einsetzen der Wadenpumpe,
- *Abklemmen eines Thrombusschwanzes* durch das Leistenband,
- plötzliche *venöse Druckänderung* infolge Bauchpresse (Defäkation),
- vorgängige (spontane oder therapeutische) *fibrinolytische Thrombusauflockerung*.

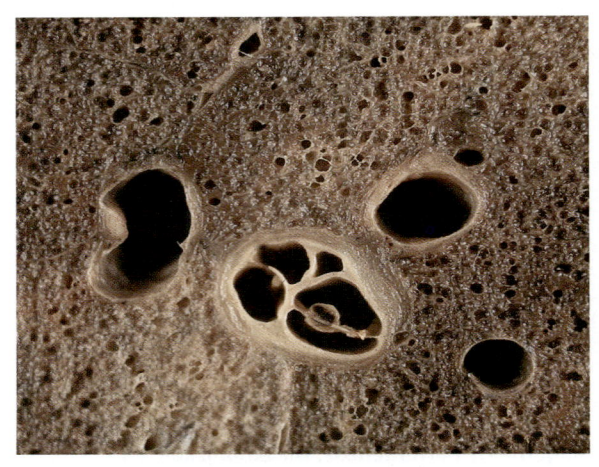

Abb. 8.**21** **Alter rekanalisierter Thrombembolus** in einem Pulmonalarterienast in Form reusenartiger, fibröser Stränge, die das Gefäßlumen durchziehen.

Morphologie: Die losgerissenen Thrombemboli sind so dick und manchmal so lang wie ihr Quellgefäß. Die außerordentlich brüchigen Gerinnungsthromben werden entweder schon beim Losreißen von der Gefäßwand oder beim Aufprall auf die Gefäßverzweigung in mehrere Stücke zerschlagen (= Schrapnellschussembolie), so dass sie in zentralen und peripheren Lungenarterien stecken bleiben (zentrale und periphere Embolie) (vgl. Abb. 8.**20 a**). Die weniger brüchigen Abscheidungsthromben hingegen knäulen sich oft vor der Gefäßaufzweigung zusammen oder reiten auf dem Gefäßsporn (= reitender Embolus), so dass die Ausflussbahn oder der Pulmonalarterienstamm verlegt wird (zentrale Embolie). Die Verstopfung peripherer Gefäße durch mehrere kleine Embolien führt zur „Mantelembolie" (periphere Embolie).
Das Alter eines Thrombembolus lässt sich anhand folgender Charakteristiken erkennen:
- *frischer Embolus:* keine Gefäßwandhaftung (Embolusalter: 1–2 Tage);
- *nicht ganz frischer Embolus:* lockere Gefäßwandhaftung durch beginnende Organisation (Embolusalter: mehrere Tage);
- *alter Embolus:* feste Gefäßwandhaftung. Nach Embolusorganisation bleiben als Restzustände entweder nur noch fibröse Intimaplatten oder dünne Bindewebsstränge zurück (Abb. 8.**21**), die in Form sog. Strickleitern die Gefäßrichtung durchqueren (Embolusalter: mehrere Wochen).

Komplikationen:
1. *Akutes Cor pulmonale:* In diesen Fällen werden durch eine Schrapnellschussembolie oder durch einen reitenden Embolus mehr als 85% des pulmonalen Gefäßquerschnittes verstopft (= fulminante Lungenembolie), so dass eine akute pulmonale Hypertonie (S. 391), entsteht, gegen die der rechte Herzventrikel so lange vergeblich ankämpft, bis er versagt. Dies entspricht einem akuten Cor pulmonale. Es ist pathologisch-anatomisch an einer dilatierten, prall mit Blut gefüllten rechten Herzkammer (= Conus pulmonalis) zu erkennen, die im Vergleich zum linken Ventrikel abgeblasst ist. Ein Se-

kundenherztod tritt infolge eines durch Ischämie ausgelösten Koronarspasms ein, während der „Herztod binnen Stunden" darauf beruht, dass sich auf den vasoobstruktiven Pulmonalhochdruck noch eine vasokonstriktive Komponente (S. 391) aufpfropft, was eine zusätzliche Mehrbelastung des rechten Herzens bedeutet. Gleichzeitig sinkt die Förderleistung des linken Herzens, der Blutdruck im großen Kreislauf fällt ab (= kardialer Schock, S. 393).

2. *Chronisches Cor pulmonale* (S. 392): Es entsteht entweder durch eine überlebte massive Lungenembolie mit subtotaler Verlegung der zentralen Pulmonalaarterienäste oder durch rezidivierende kleinere Lungenembolien.
3. *Lungeninfarkt:* Siehe S. 605.
4. *Embolierezidiv:* Die Emboli werden auch in den Lungenarterien organisiert, so dass entweder plattenartige Intimasklerosen oder die oben genannten intravasalen Faserstränge in Form von „Strickleitern" übrigbleiben. Diese wirken, da sie die Gefäßlichtung durchziehen, wie Reusen (= Fangvorrichtung für Fische), in denen später wesentlich kleinere Emboli hängenbleiben als bei der ersten Lungenembolie und den Pulmonalarterienast verstopfen (Abb. 8.21). Lungenembolierezidive sind häufig und in zwei Dritteln aller tödlich verlaufenden Fälle mit Lungenembolie nachweisbar. Bei 75 % der Patienten wird die Lungenembolie klinisch nicht erkannt.

8.2.2.2
Arterielle Thrombembolie

Definition: Einbringen thrombotischen Materials in die arterielle Strombahn mit Steckenbleiben in einer peripheren Gefäßaufzweigung.

Pathogenese: Der Quellthrombus ist dabei meist im linken Herzen (= kardiale Thrombose) oder der Aorta, seltener in den Lungenvenen, zu finden. Die Thromben im linken Vorhof treten vor allem bei Vorhofflimmern auf; die Thromben im linken Ventrikel finden sich meist über einem Myokardinfarkt, selten über einer Parietalendokarditis; die Thromben im Bereich der Herzklappen sind in der Regel für eine bakterielle Endokarditis typisch. Brechen Atherome in den großen Körperschlagadern auf, so lagern sich darauf gemischte Thromben ab. sie lösen sich teilweise ab und führen, wie auch das Atherommaterial selbst, meist zu Mikroembolien.

+ Komplikationen: Besonders häufig werden die Emboli ins Gehirn (Erweichungsherde mit Hemiplegie), in die obere Mesenterialarterie (Dünndarminfarkt mit akutem Abdomen), Nieren (Niereninfarkt mit Hämaturie) und Femoralarterie (Extremitätengangrän) verschleppt (= Morbus embolicus).

8.2.2.3
Fettembolie

Definition: Auftreten von im Blutstrom aggregierten Lipiden mit Verschleppung in die Lungen und von dort aus oft auch in den großen Kreislauf.

Pathogenese: Die Fette werden im venösen Blut in einer besonderen kolloidalen Transportform zur Verstoffwechselung in die Leber oder zur Ablagerung ins Fettgewebe transportiert. Wird aber das zirkulierende Blut mit Fett überschwemmt, so fehlen die entsprechenden Trägerproteine; das Fett wird nicht mehr emulgiert, sondern bildet kleine konfluierende Fetttröpfchen, die pfropfartig die kleinen Gefäße in der Lungenendstrombahn verstopfen. Diese Fettüberschwemmung tritt bei Unfallpatienten im Rahmen der traumatischen Fettembolie oder des Fettemboliesyndroms auf.

Traumatische Fettembolie: In diesem Falle stammen die Fetttröpfchen aus:
- *Fettmark* mehrfach gebrochener Röhrenknochen,
- *subkutanem Fettgewebe* nach Quetschung durch Trauma oder Krampfleiden,
- *Fettgewebe bei Verbrennungen.*

Das in die Lymph- und später in die venöse Blutbahn eingeschwemmte Fett (zum Teil auch Fettmarkanteile) gelangt zunächst in die Lunge, wo es durch die Lipasen der Endothelien geklärt wird, sofern es sich um kleine Fettmengen handelt. Werden größere Fettmengen angeschwemmt, so wird die Lungenendstrombahn verstopft (Abb. 8.22). Bei einem Viertel aller Fettembolien gelangen die embolisierenden Fetttröpfchen auch in den großen Kreislauf. Dies mag daran liegen, dass das Foramen ovale offen ist und eine gekreuzte Embolie erlaubt oder dass die noch kleinen Fetttröpfchen durch ein kräftiges rechtes Herz durch die Lungenendstrombahn gepresst werden und erst im großen Kreislauf zu größeren Fetttropfen zusammenfließen.

+ Klinik: Die embolische Verstopfung der Lungenendstrombahn führt in den meisten Fällen über eine massive mechanische Obstruktion der Lungengefäße zu einem akuten Cor pulmonale und letztlich innerhalb kurzer Zeit zum Herztod.

Fettemboliesyndrom: Es tritt typischerweise nie unmittelbar nach einer Verletzung auf, wie dies für die Fettembolie gilt, sondern nach einem freien Intervall, das mehrere Tage dauern kann. Das Fettemboliesyndrom entsteht

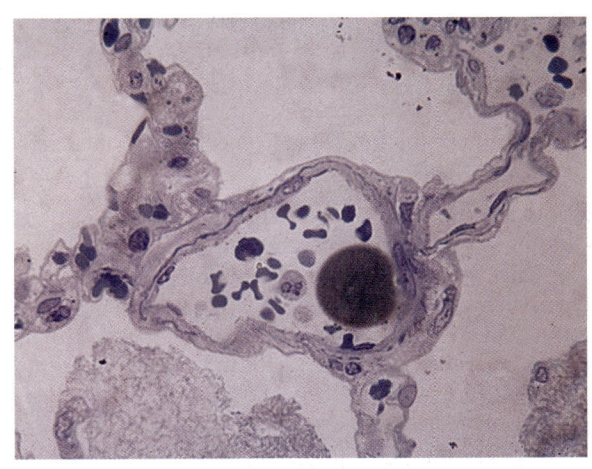

Abb. 8.**22 Fettembolie mit Fetttropfen** (Pfeil) als Emboli in alveolären Lungenkapillaren nach Polytrauma (Toluidinblau, Vergr. 1 : 500).

gleichzeitig im Schatten eines traumatisch-hypovolämischen Schocks (S. 393), wo im hyperdynamen Stadium das sympathikoadrenerge System gegenregulatorisch aktiviert wird. Es wird diskutiert, dass die damit verbundene drastische Katecholaminerhöhung eine Lipolyse mit Freisetzung von Fettsäuren aus dem peripheren Fettgewebe zur Folge hat. Die Leber nimmt diese auf, verestert sie wieder zu Triglyzeriden, umgeht so die überlastete β-Oxidation und gibt sie im hypodynamen Schockstadium wieder ins venöse Blut ab. Von dort aus gelangen diese in die Lunge, wo sie wegen der Schädigung der lipasehaltigen Lungenendothelien (vermutlich aber auch wegen einer katecholaminbedingten Änderung der Fettemulgierung im Blut) aggregieren und auch die intravasale Blutgerinnung in Gang bringen, so dass fetthaltige Mikrothromben entstehen.

+ Klinik: Die gefürchtetste Komplikation beim Fettemboliesyndrom ist die Fettembolie des Gehirns mit punktförmigen hämorrhagischen Nekrosen (= Purpura cerebri, s. S. 1052).

8.2.2.4
Cholesterinembolie

Definition: Seltene Verschleppung von cholesterinhaltigem Material.

Pathogenese: Der Embolus besteht aus cholesterin(kristall)haltigem Material, das von atherosklerotischem Plaquematerial aus der Aorta, A. iliaca und Femoropoplitealarterien stammt (daher Synonym: Atheroembolie). Es wird durch Stent-Einlagen, angiographische Manipulation, aortofemorale Bypassanlage oder durch spontane Plaqueruptur freigesetzt (Abb. 8.23 a).

+ Klinisch sind je nach Menge des embolisierten Materials und der resultierenden Gefäßverschlüsse folgende Komplikationen gefürchtet:
- akute Niereninsuffizienz,
- sigmorektale Darmwandnekrosen mit Peritonitis
- sog. „Trash-Foot" in Form multipler Haut- und Weichteilnekrosen im Unterschenkel-(Vor-)Fuß-Bereich (Abb. 8.23 b).

8.2.2.5
Luftembolie

Definition: Verstopfung der Lungenendstrombahn durch Luftbläschen (selten!)

Ätiologie: Die Ursache einer Luftembolie ist meist ein Lufteintritt in die venöse Strombahn. Dies geschieht immer dann, wenn die eröffnete Vene nicht kollabiert und einen Unterdruck aufweist, wie z. B. bei Strumaoperation mit Jugularisverletzung, bei Plazentalösung und klaffenden Uterusvenen oder wenn Luft mit Überdruck in die Vene eingepresst wird, z. B. bei Infusionsfehlern und Explosionsunfällen. Eine besondere Form der Luftembolie (besser Gasembolie) ist die sog. „Dekompressionskrankheit" (Caisson-Krankheit). Sie tritt vor allem bei Tiefseetauchern und Unterwasserkonstrukteuren auf, die Luft unter hohen Drücken einatmen. Bei ihnen ist vorwiegend

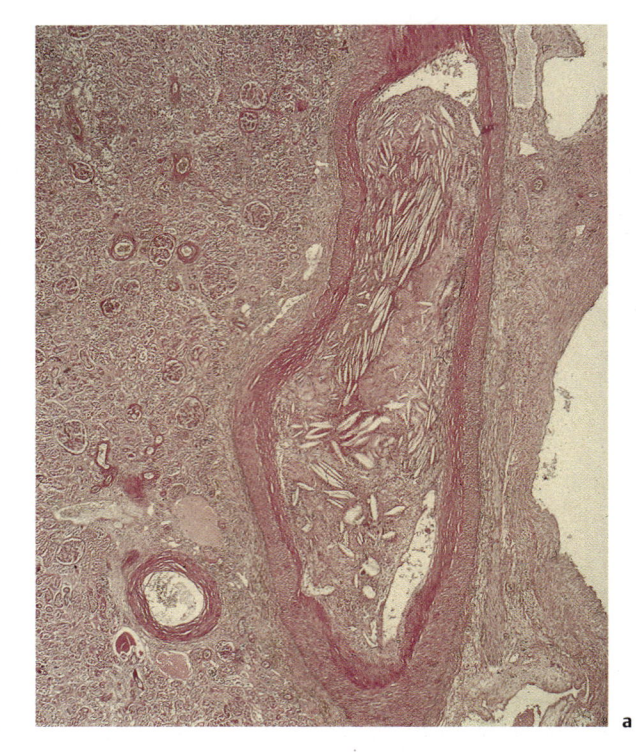

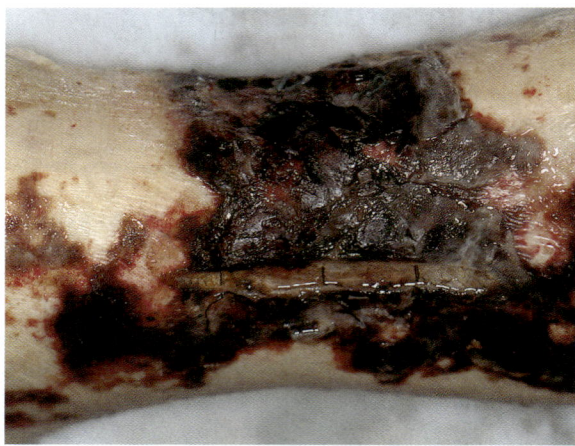

Abb. 8.23 Cholesterinembolie mit Komplikationen:
a Cholesterinembolie in Nierenarterienast (EvG, Vergr. 1 : 50);
b „Trash-Foot" nach Cholesterinembolie in Femoralarterie.

der Stickstoff der Atemluft in großen Mengen im Blut und Gewebe gelöst. Bei zu raschem Aufsteigen (Depressionsphase) tritt der Stickstoff in Gasform auf, schäumt das Blut auf und bildet Gasemboli.

Pathogenese: Während Mengen unter 30 ml ohne ernste Gefahr resorbiert werden, wirken sich größere Mengen, vor allem wenn sie rasch in den Kreislauf gelangen, verheerend aus. Die ins Venenblut gelangte Luft führt rasch zu einer Bildung von Blutschaum, der sich im rechten Herzventrikel (unter Umständen autoptisch nachweisbar) ansammelt und von dort aus in die Lungenarterienäste befördert wird. Die Luftblasen dieses Blutschaumes gelangen schließlich in die Lungenendstrombahn. Wie man aus tierexperimentellen Untersuchungen weiß, schädigen sie dort die Kapillarendothelien mechanisch durch Druck und hypoxämisch durch Unterbrechung der Blutsäule. Ferner rufen die Luftblasen wegen ihrer „fremden" Oberfläche eine Plättchenadhäsion und -degranulation mit Freisetzung von Mediatorsubstanzen hervor sowie eine Aktivierung des Faktors XII mit Aktivierung des Komplement- und Kininsystems.

+ **Klinisch** wird über eine exsudative Alveolitis ein „diffuses Alveolarschadensyndrom" (S. 603) ausgelöst. Schließlich können die Luftbläschen auch in den großen Kreislauf übertreten und zu einer Myokardischämie und/oder zu einer Purpura cerebri führen.

8.2.2.6
Fruchtwasserembolie

Definition: Einschwemmung von Fruchtwasser in die Lungenendstrombahn.

Pathogenese: Wenn beim Blasensprung während der Geburt das Myometrium einreißt, werden Fruchtwasseranteile in das mütterliche Blut eingeschwemmt. Das embolisierte Material bleibt vorwiegend in der Lungenendstrombahn hängen. Es besteht aus Plattenepithelzellen, Lanugohaaren, Fett der Vernix caseosa (Käseschmiere) und Schleim aus dem kindlichen Respirationstrakt.

+ **Klinik:** Das eingeschwemmte Fruchtwasser führt über die gleichzeitige Thrombokinase-, Fibrinolyse- und Vasoaktivität zur Verbrauchskoagulopathie und zum Kreislaufschock, begleitet von einem „diffusen Alveolarschadensyndrom" (S. 603).

8.2.3
Arterielle Zirkulationsstörungen

Mit der Entwicklung eines differenzierten Blutkreislaufes wurde der Organismus immer unabhängiger von der Umwelt, gleichzeitig aber immer abhängiger vom Kreislaufsystem. So kommt es, dass alle Gefäßerkrankungen (S. 422 ff) die gleichen Folgen haben können.

8.2.3.1
Absolute anhaltende Ischämie

Allgemeine Definition: Ischämisch-hypoxidotische Gewebenekrose im Versorgungsgebiet einer Endarterie wegen vollständigem, lang anhaltendem Endarterienverschluss bei insuffizientem Kollateralkreislauf.

Allgemeine Ätiologie: Ein derartiger Durchblutungsstopp führt über den Mechanismus einer ischämischen Hypoxidose (S. 22) zu einer Nekrose in ihrem Versorgungsgebiet. Der dafür verantwortliche Gefäßverschluss kann dabei strukturell oder funktionell ausgelöst werden:

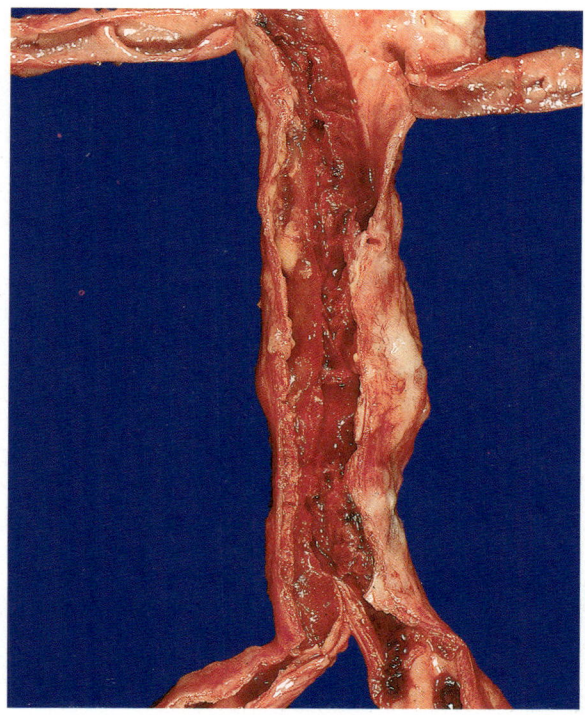

Abb. 8.**24** **Absolute anhaltende Ischämie** der unteren Körperhälfte wegen Thrombosierung der sklerosierten Bauchaorta und Iliakalgefäße (= Leriche-Syndrom).

- *Strukturelle Gefäßokklusionen:* Die betreffenden Gefäße sind in diesen Fällen nicht mehr durchgängig durch:
  – Thrombose oder Embolie (Abb. 8.24, S. 405),
  – Arteriosklerose (S. 422),
  – Gefäßentzündungen (S. 437),
  – Kompression von außen (z. B. Tumorummauerung)
  – Gefäßligatur.
- *Funktionelle Gefäßokklusion:* Ein solcher Gefäßverschluss kann hämodynamisch ausgelöst werden, wenn der arterielle Mitteldruck plötzlich abfällt, so dass die Blutversorgung durch ein massiv stenosiertes Gefäß plötzlich versiegt. Ein plötzlich gesteigerter Sauerstoffverbrauch (Anstrengung), eine plötzlich reduzierte Sauerstoffsättigung des Blutes oder eine plötzliche Bluteindickung (z. B. Kryoglobuline) sind hämatogene Ursachen eines funktionellen Durchblutungsstopps. Schließlich rufen bestimmte Medikamente (z. B. Herzglykoside, Mutterkornalkaloide), Gefäßtraumen, Blei- und Nikotinvergiftungen sowie auch hypertone Krisen und eine hypothalamische Dysregulation mit sympathischer Gefäßtonussteigerung (Morbus Raynaud) längere Zeit anhaltende Gefäßspasmen hervor, so dass im Herzen und Intestinum ein Nichtobturationsinfarkt und im Bereich der Extremitäten eine Gangrän entsteht. Diese Kreislaufstörung wird auch unter dem Begriff „Non-okklusive-Erkrankung" zusammengefasst (S. 445).

Allgemeine Pathogenese: Die anhaltende absolute Ischämie führt zu Gewebenekrosen, die als Infarkt bezeichnet werden. Die Größe eines solchen Infarktes hängt dabei einerseits vom Kaliber des verschlossenen Gefäßes und andererseits vom Zustand und Ausbildungsgrad des Kollateralkreislaufes ab. In Organen mit gut entwickelter kollateraler Blutversorgung reicht jedoch bei akutem Verschluss des Hauptgefäßes der Querschnitt des Umgehungskreislaufes nicht aus, um die betroffene Gefäßprovinz ausreichend zu ernähren. In seinen peripheren Abschnitten wird der Blutstrom zunehmend langsamer, bis er schließlich stillsteht, so dass das Gewebe wegen der Ischämie nekrotisch wird.

Formalpathogenetisch handelt es sich bei den ischämiebedingten Infarkten meist um Koagulations- (S. 128), seltener um Kolliquationsnekrosen (S. 130). Sie imponieren morphologisch je nach Gefäßsituation als anämische oder hämorrhagische Infarkte.

Anämischer Infarkt

Pathogenese: Dieser Infarkttyp beruht auf einem völligen und anhaltenden Durchblutungsstopp einer anatomischen Endarterie (d. h. ohne vorbestehende Kollateralgefäße, z. B. Auge) oder einer funktionellen Endarterie (d. h. mit vorbestehenden, aber zu engen Kollateralen wie Herz, Niere, Hoden, Milz, Gehirn, Extremitäten).

Morphologie: Der anämische Infarkt manifestiert sich makroskopisch frühestens nach 6 Stunden, je nach Zytochrom- und/oder Myoglobingehalt des Gewebes, als grauweißer oder lehmgelber Bezirk (daher Synonym: „weißer Infarkt") dessen Peripherie durch eine hämorrhagische Randzone gekennzeichnet ist. In dieser Randzone ist eine geringe, aber insuffiziente Reststömung vorhanden, so dass die Kapillaren strotzend mit Erythrozyten angefüllt sind und das Gewebe unvollständig nekrotisch ist (Abb. 8.24, 8.25). Auf diese hämorrhagische Randzone wirkt eine Ödemzone, die durch eine exsudative Entzündungsreaktion hervorgerufen wird. Sie stellt die wichtige perinekrotische Zone dar, in der Zellen durch Hypoxämie subletal geschädigt sind (S. 22). Eine weitere Verschlechterung der Ernährungsbedingungen (z. B. körperliche Aktivität) verursacht in dieser Zone eine letale Zellschädigung. Dadurch kann sich im Nachhinein ein Infarktgebiet ausdehnen. Das umgebende intakte Organgewebe reagiert auf einen Infarkt wie auf eine Verletzung in Form einer Wundheilung (S. 333): Granulationsgewebe sprosst ins Nekrosefeld ein, resorbiert und wandelt es in ein Narbengebiet um.

Hämorrhagischer Infarkt

Pathogenese: Auch dieser Infarkttyp basiert auf einem anhaltenden Durchblutungsstopp einer Endarterie. Allen hämorrhagischen Infarkten gemeinsam ist ein geringfügiger Blutzufluss in das Infarktgebiet, der zwar nicht zur vitalen Erhaltung, wohl aber zur Blutdurchtränkung des Gewebes ausreicht. Bei arteriellen Verschlüssen stammt dieser Blutzufluss entweder aus:
- Kollateralen (z. B. Mesenterialinfarkt),
- bei erhöhtem Venendruck auch aus rückläufigen Venen (z. B. Mesenterialinfarkt)
- bei vorhandener doppelter Blutversorgung mit Verschluss des Vas publicum aus dem Vas privatum (z. B. Lungen-, Leberinfarkt).

Hämorrhagische Infarkte können auch auf thrombotischen Venenverschlüssen beruhen, die über eine Blutabflussbehinderung, Ischämie und Druckerhöhung zu Gewebsnekrosen und Blutungen führen.

Morphologie: Morphologisch sind hämorrhagische Infarkte düster-rot (daher Synonym: „roter Infarkt") und wölben sich wegen ihrer Blutfülle über das Niveau vor. Bei der Abheilung entsteht wie beim anämischen Infarkt eine Narbe, die aber durch die Hämosiderinablagerung bräunlich ist.

8.2.3.2
Absolute temporäre Ischämie

Allgemeine Definition: Kleine Gewebeschäden wegen kurzfristigem Durchblutungsstopp.

Allgemeine Pathogenese: Wird die unterbrochene Blutdruckströmung des betroffenen Gefäßes durch Thrombembolektomie, Beseitigung eines Spasmus oder Lösen einer Gefäßklemme nach Organtransplantation wieder in Gang gebracht, so entstehen, falls die Wiederbelebungszeit (S. 4) nicht überschritten wurde, nur kleine Strukturschäden.

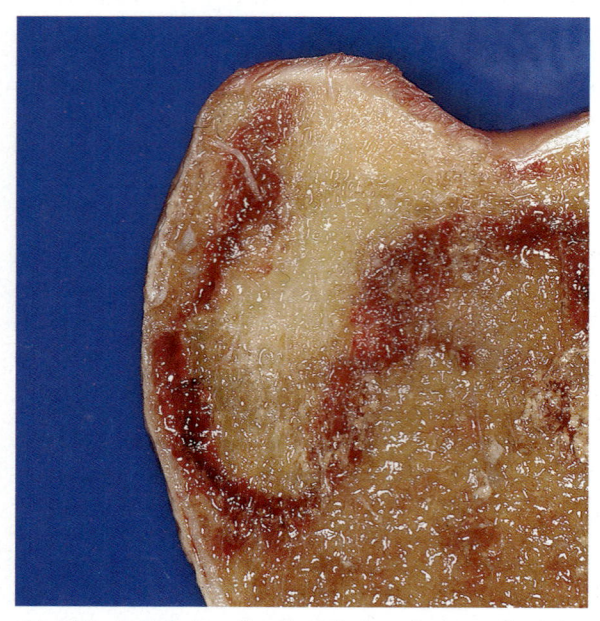

Abb. 8.25 **Anämischer Knocheninfarkt** mit hämorrhagischer Randzone im Femur.

8.2.3.3
Relative Ischämie

Allgemeine Definition: Eine relative Ischämie (= Oligämie) bedeutet ein Missverhältnis *zwi*schen dem Blutangebot und dem Sauerstoffbedarf.

Allgemeine Pathogenese: Der Sauerstoffmangel ist dabei die Resultante einerseits aus der Zuflussmenge an Blut und/oder des Sauerstoffgehaltes des Blutes und andererseits aus dem Sauerstoffbedarf des Gewebes. Man kann diese Verhältnisse mit dem „Prinzip der letzten Wiese" bildhaft machen: Ein bestimmter Wasserzufluss reicht für die Bewässerung eines Wiesengebietes aus. Sinkt die zufließende Wassermenge ab, so können die letzten hintersten Wiesen gerade noch ausreichend bewässert werden. Steigt aber bei heißem Wetter der Wasserbedarf, so trocknen die letzten Wiesen aus.
Je nachdem, ob der Sauerstoffmangel kurz- oder langfristig anhält, spricht man von einer akuten relativen oder von einer chronischen relativen Ischämie:

Temporär akute relative Ischämie

Pathogenese: Bei dieser Form der Durchblutungsstörung wird die funktionelle Endarterie durch einen funktionellen oder strukturellen Stenosierungsvorgang so eingeengt, dass beim Patienten die Durchblutung in Ruhe und bei geringer Belastung gerade noch ausreicht. Es liegt damit eine relative latente Durchblutungsinsuffizienz vor. Sowie aber in dem Versorgungsgebiet der betreffenden Endarterie der Sauerstoffbedarf durch Aktivitätssteigerung vergrößert wird, entsteht ein relatives Sauerstoffdefizit. Dem versucht der Organismus – wenn möglich – mit einer Umstellung der Glykolyse von aerob auf anaerob zu begegnen. Daraus resultieren über kurz oder lang einerseits eine Aufstauung an sauren Stoffwechselschlacken wie Milchsäure und Kohlensäure und andererseits ein ATP-Mangel. Dies führt, wenn die Muskulatur betroffen ist, durch Reizung der sensiblen Nervenendigungen zu stechenden Schmerzen und zu einer Relaxationsstörung des Muskelgewebes. Je nach Organbefall unterscheidet man verschiedene Krankheitsbilder. Sie sind in Tab. 8.3 zusammengefasst.

Morphologisch findet man ischämische Zellschäden, die in geringer Ausprägung nur eine Mitochondrienschwellung auslösen und in starker Ausprägung bis zur Koagulationsnekrose einzelner Zellen oder kleinerer Zellgruppen reichen können. Diese heilen in Form disseminierter Schwielen ab. Im Gehirn findet man, wie bereits erwähnt, eine Kolliquationsnekrose in Form von millimetergroßen Erweichungsherden, vor allem in den Stammganglien und in der Capsula interna.

Chronische relative Ischämie

Pathogenese: Auch in diesen Fällen liegt eine Stenosierung der funktionellen Endarterie oder der Arteriolen (Arteriosklerose) zugrunde, aber im Gegensatz zur temporär akuten relativen Ischämie ist entweder das Gefäßlumen so hochgradig eingeengt oder die Kollateralen sind bei vollständigem Verschluss der Endarterie so insuffizient, dass die Durchblutung selbst in Ruhe nicht ausreicht.

Morphologie: Als Folge der Ischämie wird das gesamte Organ atrophisch (= numerische Atrophie, S. 120), wobei vor allem die gegenüber einer Ischämie vulnerablen Parenchymzellen zugrunde gehen, während die Stromazellen persistieren und eine reparative Fibrosierung des Interstitiums vornehmen. Dadurch entstehen Subinfarkte oder fleckförmige bis diffuse Fibrosen.

8.2.4
Venöse Zirkulationsstörungen

Grundsätzlich kann der Rückstrom des sauerstoffarmen venösen Blutes behindert oder blockiert sein. Im einen Falle kommt es zur venösen Stauung, im anderen zum hämorrhagischen Infarkt.

Tabelle 8.3 Krankheitsbilder aufgrund einer temporär akuten relativen Ischämie (in Reihenfolge der Häufigkeit)

Gefäßstenose	Fehldurchblutungsursache	Krankheitsbild
Koronarsklerose	körperliche Aktivität, Rauchen (CO, Nikotin)	Angina pectoris[1]
Femoralsklerose	Treppensteigen, Springen	Claudicatio intermittens[2]
Trauma	intrafasziales Ödem/Hämatom	Kompartment-Syndrom
Mesenterialsklerose	Schlemmermahlzeit	Angina abdominalis[3]
Zerebralsklerose	Blutdruckabfall	TIA[4]
Karotissklerose	Kopfhaltungsänderung	TIA
Arteriitis temporalis	(spontan)	Claudicatio visualis

[1] Angina pectoris, lat. = „Brust-Enge"
[2] claudicare, lat. = hinken, intermittens, lat. = zeitweilig
[3] Angina abdominalis, lat. = „Bauch-Enge"
[4] TIA = transitorische ischämische Attacke → „Hirnschlägelchen"

8.2.4.1
Venöse Stauung ■■□

Definition: Blutfüllung von (Kapillaren und) Venen wegen behindertem Blutabfluss.

Pathogenese: Durch den behinderten Abstrom des Blutes aus den Geweben sind die Kapillaren und Venen mit Blut überfüllt. Ist die Blutabtransportstörung durch eine Herzinsuffizienz bedingt (S. 466), so kommt es zu einer allgemeinen Stauungshyperämie. Der Rücktransport des venösen Blutes kann aber auch durch venenstenosierende Prozesse oder durch Venenausweitung in Form von Varizen beeinträchtigt werden.

Morphologie: Bei akuter venöser Stauung sind die Organe zyanotisch und vergrößert und zeigen als Folge der Hypoxie subletale Zellschäden (S. 118). Bei einer chronischen venösen Stauung reagiert das Gewebe auf die Hypoxie und die hydrostatische Druckerhöhung mit einer kollagenfaserigen Verfestigung des Organstromas in Form einer Stauungsinduration, bis schließlich disseminiert Organzellen zugrunde gehen, was als „zyanotische Atrophie" (= numerische Atrophie) imponiert.

8.2.4.2
Hämorrhagischer Infarkt ■■□

Definition: Gewebezerstörung durch unterbrochenen venösen Rückstrom aufgrund plötzlicher Verlegung einer Organvene.

Pathogenese und Morphologie: In diesem Falle wird der venöse Rückstrom durch eine plötzliche Verletzung einer großen Organvene vollständig unterbrochen. Die Ursache dafür kann in einer Thrombose oder einer Verdrehung des gefäßhaltigen Bindegewebsstiels (z. B. Hodentorsion) liegen. Dadurch wird das venöse Blut maximal zurückgestaut, die Blutzirkulation bleibt stehen, und das Gewebe geht zugrunde, wobei aus der geschädigten Endstrombahn Blut ins Gewebe austritt. Infolgedessen ist das infarzierte Gewebe blutdurchtränkt, vergrößert und düsterrot.

8.3 Ödeme

Der menschliche Organismus besteht zur Hälfte aus Wasser; davon befinden sich zwei Drittel innerhalb und ein Drittel außerhalb der Zellen. Der Extrazellularraum ist folglich die „wässrige Umwelt" der Zelle und entspricht dem Milieu intérieur von Claude Bernard (1859). Es ist deshalb verständlich, dass die Aufnahme und Abgabe des Körperwassers sowie seine Verteilung und Wanderung von der Zelle in den Extrazellularraum und umgekehrt genau aufeinander abgestimmt sein müssen. Die gesunden Blutgefäße entlassen dementsprechend nur so viel Flüssigkeit, wie das Gewebe zur Ernährung braucht. Fließt mehr Flüssigkeit ins extrazelluläre Gewebe ab, so entsteht ein Ödem.

Allgemeine Definition: Unter einem Ödem versteht man eine abnorme Flüssigkeitsansammlung im extravaskulären Abschnitt des Extrazellularraumes (= Interstitium). Der Pathologe kennt darüber hinaus auch einen abnormen Wassereinstrom in die Zelle, was er als Zellödem (vgl. S. 31) bezeichnet. Während Ödem nichts anderes als Schwellung heißt, so weist der Begriff Anasarka (= zwischen dem Fleisch) auf die interstitielle Lokalisation der Flüssigkeitsansammlung hin (Abb. 8.26). Er wird vor allem für subkutane Ödeme verwendet. Hydrops (= wasserähnlich) legt nahe, dass es sich bei der Ödemflüssigkeit nicht um reines Wasser handelt. Damit wird heute die Höhlenwassersucht mit Flüssigkeitsansammlung in präformierten Höhlen eines Organs (z. B. Gallenblasenhydrops) bezeichnet. Eine Sonderform davon ist die Sackwassersucht (z. B. Hydrozephalus und Aszites).

Allgemeine Pathogenese: Bei der Besprechung der Ödementstehung können wir von der vereinfachten Vorstellung (= Starling-Konzept, Abb. 8.27) ausgehen, dass normalerweise ein Austausch von Flüssigkeit zwischen dem intravaskulären und dem interstitiellen extravaskulären Raum in der Art vor sich geht, dass auf der Höhe des arteriellen Kapillarschenkels Wasser vom Blut ins Interstitium austritt und dass es von hier wieder in die Blutbahn gelangt, sei es direkt auf der Höhe des venösen Ka-

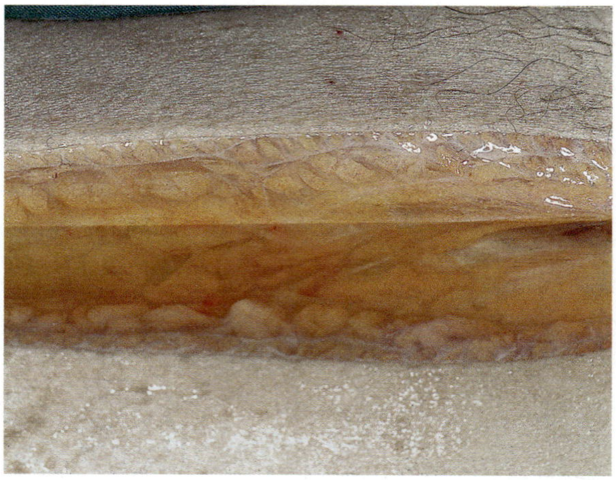

Abb. 8.**26** **Anasarka:** Ödemflüssigkeitsansammlung im Gewebeschnitt.

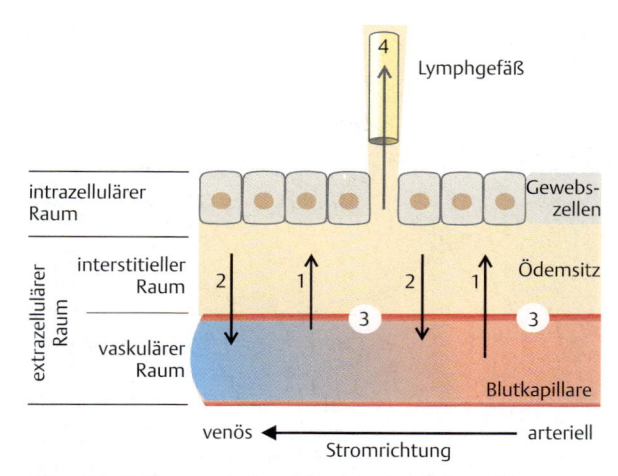

Abb. 8.27 Pathogenetische Faktoren der Ödembildung: Der Flüssigkeitstransport durch eine Kapillarmembran (Q_f) lässt sich mit der Starling-Gleichung beschreiben:
$Q_f = K_f (\Delta P_{cap} - \sigma [\Delta \Pi_{cap}])$;
wobei: K_f = Kapillardurchlässigkeits-Koeffizient (3), ΔP_{cap} = osmotische Druckdifferenz (1), $\Delta \Pi_{cap}$ = onkotische Druckdifferenz (2), σ = kapillärer Reflexionskoeffizient bedeutet. Darüber hinaus kann auch ein gestörter Lymphabtransport (4) ein Ödem hervorrufen.

pillarschenkels, sei es indirekt über die Lymphzirkulation. Diese Faktoren bestimmen den Flüssigkeitsaustausch. Folglich entsteht immer dann ein Ödem, wenn im Kapillarblut der hydrostatische Druck, der onkotische (= kolloidosmotische) Druck, die Kapillarwandpermeabilität oder der Lymphabfluss einzeln oder in Kombination gestört sind (Abb. 8.27). Aus pathologischer Sicht ist das Ödem das Resultat eines „Ausschwitzungsprozesses" (S. 201). Entzündlich bedingte Ödeme und Ergüsse (= Exsudat) unterscheiden sich von nichtentzündlichen Ödemen (= Transsudat) durch ihren Eiweißgehalt. Das spezifische Gewicht gibt darüber Auskunft: Liegt es über 1,018, so handelt es sich um ein entzündliches Ödem.

8.3.1
Hydrostatische Ödeme

Ödeme dieser Art basieren auf einer entweder hämodynamisch oder hormonell (osmotisch) ausgelösten Erhöhung des Blutdruckes im venösen Schenkel der Endstrombahn durch Herzinsuffizienz und venöse Abflussbehinderung.

Kardiale Ödeme

In diesem Falle staut sich aufgrund einer ungenügenden Förderleistung der rechten und/oder linken Herzkammer Blut in den großen und/oder kleinen Kreislauf zurück:
- Bei der *Linksinsuffizienz* wird durch eine Drucksteigerung vor dem linken Herzen Blut in die Lungenkapillaren zurückgestaut und durch die alveolokapilläre Membran hindurch in die Alveolen abgepresst, so dass ein alveoläres Lungenödem entsteht, das sich manchmal auch als Pleuraerguss manifestiert.
- Bei der *Rechtsinsuffizienz* führt die Abflussbehinderung im kleinen Kreislauf, die an der pulmonalen Hypertonie erkennbar ist (S. 391), zu einem Rückstau in die Hohlvenen und in den Ductus thoracicus, so dass sowohl eine Druckerhöhung im venösen Kapillarschenkel als auch eine Störung der pleuranahen Lymphdrainage resultiert. Die Folgen davon sind periphere Ödeme (Anasarka) in abhängigen Partien sowie ein Pleuraerguss. Die Ursache für das Überwiegen rechtsseitiger Pleuraergüsse mag darin liegen, dass die linke Pleura über den breiten Ductus thoracicus im Venenwinkel leichter drainiert werden kann als die rechte. Bei der Entwicklung der rechtskardialen Ödeme wirkt oft noch eine Natriumretention wegen eines sekundären Hyperaldosteronismus (S. 1001) mit.

Portale Ödeme

Bei jeder Form des Pfortaderhochdruckes sind Ödeme im Einzugsbereich der Pfortader, vor allem im Darmbereich, zu erwarten. Ein Aszites tritt aber nur dann auf, wenn die kleinen Gefäße, die dem Lebersinus nachgeschaltet sind, z. B. durch Leberzirrhose (S. 787) eingeengt werden.

Phlebödeme

Diesen Ödemtyp findet man immer an solchen Stellen, an denen die abführenden Venen durch Thrombose oder Kompression verschlossen sind. Man trifft diese Ödeme aber auch dann an, wenn die Venenklappen so insuffizient geworden sind, dass sich das venöse Blut in ausgeweiteten Venen (= Varizen) rückstaut.

Osmotische Ödeme

Sie kommen bei einer hypotonen und hypertonen Hydratation vor. Einer hypotonen Hydratation liegt eine Verdünnungshypoantriämie zugrunde, die meist durch eine Wasservergiftung (= exzessive Wasserzufuhr), seltener durch eine unangemessene Adiuretinsekretion (= Schwartz-Bartter-Syndrom, S. 983) hervorgerufen sein kann. Eine hypertone Hydratation basiert auf einer Überflussnatriämie. Diese wird meist durch eine übermäßige Zufuhr hypertoner Kochsalzlösungen, manchmal aber auch durch Nebennierenrindenüberfunktion mit primär oder sekundär gesteigerter Natiumrückresorption (Conn-Syndrom, Cushing-Syndrom, S. 1001) verursacht.

8.3.2
Onkotische Ödeme

Diese Ödemformen beruhen, von unsachgemäßem Plasmaersatz abgesehen, allesamt auf einem Proteinmangel und folglich auf zu niedrigem kolloidosmotischem Druck. Sie treten bei Serumeiweißwerten unter 5 % (bzw. Albuminwerten unter 2,5 %) auf und werden bei Proteinurie, eiweißverlierenden Enteropathien, Hunger und Leberzirrhose (reduzierte Albuminsynthese!) beobachtet.

8.3.3 Vaskuläre Ödeme

Solche Ödeme werden durch eine gestörte Permeabilität der Kapillaren hervorgerufen, der oft eine Freisetzung von Entzündungsmediatoren zugrunde liegt (s. Hirnödem, S. 1062). Diese Ödemformen werden unter folgenden Umständen beobachtet:
- *exsudative Entzündungsreaktion* (S. 201) oder kapillärschädigende *Erregertoxine* (z. B. Scharlach, Endotoxinschock);
- *Immunreaktionen*, die an den Kapillarwänden ablaufen (z. B. anaphylaktische Reaktion, S. 176);
- *Freisetzung vasogener Amine* (z. B. Insektenstich);
- *mangelhafte Hemmung* bestimmter Komplementfaktoren (z. B. Quincke-Ödem, S. 588);
- *physikalisch-chemische Schädigung* der Kapillarendothelien (z. B. Senfgas im 1. Weltkrieg);
- *metabolische Schädigung* der Kapillarendothelien (z. B. Urämie, Hypoxie, hypovolämischer Schock).

8.3.4 Lymphödeme

Definition: Das Lymphödem ist eine abnorme Ansammlung interstitieller Flüssigkeit, die sich pathogenetisch vorwiegend oder ausschließlich auf eine Störung des Lymphgefäßtransportes zurückführen lässt. Es unterscheidet sich von den anderen Ödemformen durch seine Neigung zur Progredienz und Chronizität und schließlich zur Sklerosierung, gelegentlich auch zur Fettgewebsdeponierung.

Ätiologisch unterscheidet man folgende Lymphödemformen (Tab. 8.4):
- *Primäre Lymphödeme:* Sie beruhen meist auf einer Fehlentwicklung von Lymphgefäßen. Diese kann als Hypoplasie die Zahl und Durchmesser der Lymphgefäße, als Aplasie die Existenz der Lymphkapillaren oder als Hyperplasie ektatische (Lymph-)Kollektoren betreffen. Die primären Lymphödeme manifestieren sich größtenteils bereits im Säuglings- oder Kindesalter (Abb. 8.28).
- *Sekundäre Lymphödeme:* siehe Tab. 8.4.

Pathogenese: Man unterscheidet pathogenetisch folgende Lymphödemformen:
- *Ödeme bei Niedrigvoluminsuffizienz:* In diesem Falle ist die Transportkapazität des Lymphgefäßsystems wegen eines pathologischen Prozesses so stark eingeschränkt, dass sie nicht mehr ausreicht, um die normale lymphpflichtige Last zu beseitigen. Diese bleibt im Gewebeinterstitium liegen. Solche Lymphgefäßschädigungen treten auf nach:

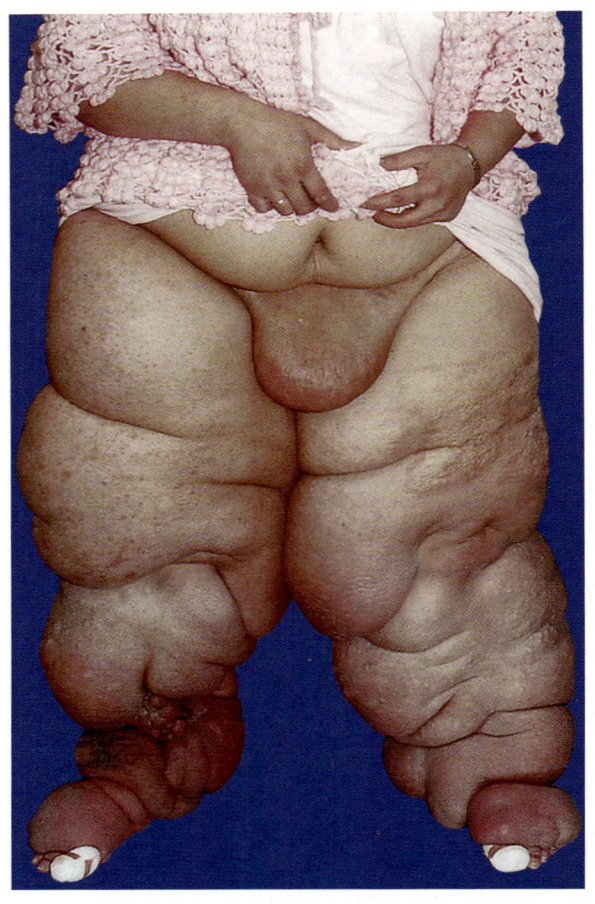

Abb. 8.**28** **Elephantiasis** der Beine und der äußeren Genitalien auf dem Boden eines langjährigen primären Lymphödems (Original: Földi).

  - operativer, traumatischer oder radiogener Gewebevernarbung,
  - Lymphknotenentfernung,
  - Lymphangitis.
- *Ödeme bei Hochvolumeninsuffizienz:* Hier nimmt die lymphpflichtige Last (z.B: durch Infusion eiweißreicher Flüssigkeit) erheblich zu, so dass die Transportkapazität der strukturell und funktionell intakten Lymphgefäße überschritten wird. Es entsteht ein Lymphödem.
- *Kombinationsödeme:* Sie entstehen dadurch, dass
  - bei einer Hochvolumeninsuffizienz die lymphpflichtige Last zusätzlich durch chronische Veneninsuffizienz (venös-lymphostatische Insuffizienz) oder entzündliche Exsudation im kontributären Bereich einer Lymphknotenentfernung erhöht wird;
  - bei normalem (oder sogar erniedrigtem) Umfang der lymphpflichtigen Last wegen eines angeborenen oder erworbenen Lymphgefäßdefektes das Lymphzeitvolumen verringert wird;
  - ein Lymphödem mit einem andersartigen Ödem oder mit einer anderweitigen Erkrankung kombi-

Tabelle 8.4 Ätiologie primärer und sekundärer Lymphödeme (= LÖ)

Krankheitsbild	Klinische Manifestation
Primäre Lymphödeme	
Lymphoedema congenitum	familiär/sporadisch
Lymphoedema praecox[1]	familiär/sporadisch vor 35. Lebensjahr
Lymphoedema tardum[2]	familiär/sporadisch nach 35. Lebensjahr
Lymphödeme bei Entwicklungsstörungen: – Klippel-Trenaunay-Syndrom[3] – Ullrich-Turner-Syndrom[4]	erworben 45 X0
Milroy-Meige-Syndrom[5]	familiär/sporadisch
Sekundäre Lymphödeme	
Neoplastisch	Lymphangiosis carcinomatosa/blastomatosa (Orangenhaut)
Inflammatorisch	rezidivierende Lymphangitis/-adenitis (z. B. Erysipel)
Parasitär	Elephantiasis bei Filiariasis (Wucheria bancrofti)
Posttraumatisch	sekundäre Wundheilung mit Narbenbildung (Decollement der Haut, Verbrennung)
Iatrogen	Lymphonodektomie mit Nachbestrahlung, Venenresektion (Varizenentfernung, Bypass-Operation)
Artifiziell	Selbstverstümmelung

[1] praecox, lat. = vorzeitig
[2] tardus, lat. = spät
[3] Klippel-Trenaunay-Syndrom: nicht vererbtes Fehlbildungssyndrom (= angio-osteo-hypertrophisches Syndrom: Gliedmaßen-Riesenwuchs, Varizen, Naevus flammeus, Lymphgefäßdysplasie
[4] Ullrich-Turner-Syndrom: Amenorrhö, Lymphödeme, Minderwuchs, Pterygium colli u. a.
[5] Milroy-Meige-Syndrom (= Pseudoelephantiasis neuroarthritica): auf Gliedmaßen beschränktes chronisches Ödem bei Wöchnerinnen

niert ist (z. B. Lymphödem bei extremer Adipositas, Lymphödem bei Hüft-/Oberschenkellipomatose).

Morphologie: Aus pathologisch-anatomischer Sicht werden beim Lymphödem ein akutes und ein chronisches Ödem unterschieden. In der Klinik hingegen wird das Lymphödem in drei Stadien eingeteilt (Tab. 8.5).
Im Verlauf eines Lymphödems wandern bereits nach 8 Tagen zahlreiche Makrophagen, Lymphozyten, ortsständige Fibroblasten und dermale Dendrozyten in das ödematöse Gewebe ein. Die Fibroblasten und dendritischen Zellen sind vor allem für die nun gesteigerte Produktion der Extrazellulärmatrix in Form von Kollagen und Glukosaminglykanen verantwortlich. Sie sind aber auch imstande, an der Phagozytose der lymphpflichtigen Substanzen teilzunehmen. Ein indirekter Hinweis auf ein chronisches Lymphödem sind oft an der Hautoberfläche gelegene, bis zu Lymphzysten ausgeweitete Lymphgefäße. Sie werden von einer Papillomatosis cutis lymphosta-

Tabelle 8.5 Stadien des Lymphödems

Klinisches Stadium		Symptome	Pathologisches Stadim	Morphologie
0	subklinisches Latenzstadium	keine		(zellfreies) Ödem
1	reversibles Stadium	Fingerdruck hinterlässt Delle	akut/chronisch	Makrophagen, Fibroblasten
2	(spontan) irreversibles Stadium	derbes Ödem	chronisch	Makrophagen, Fibroblasten, Zunahme der Extrazellulärmatrix
3	lymphostatische Elephantiasis	extreme Schwellung, Verhärtung	chronisch	Makrophagen, Fibroblasten, Zunahme der Extrazellulärmatrix, Lymphangiektasie, Fibrose, Papillomatose, Hyperkeratose, Lymphzysten

tica begleitet und oft durch eine Fistelbildung kompliziert. Die Rückführung einer ödembedingten Fibrose, wie wir sie im Stadium 2 oder 3 sehen, bedarf einer langjährigen, meist einer lebenslangen Therapie.

+ Klinik: Bei einem chronischen Lymphödem besteht die permanente Gefahr, dass das ödematöse Gewebe mit Bakterien (Erysipel) oder Pilzen infiziert wird. Bei einem langjährigen chronischen Ödem muss die Möglichkeit bedacht werden, dass sich ein lymphödembedingtes Angiosarkom (Stewart-Treves Syndrom) einstellen kann (S. 454).

Alle diese Kreislaufstörungen beruhen entweder auf Fehlern in übergeordneten Regel- oder Betriebssystemen oder gehen auf örtliche Unwegsamkeiten oder Rohrbrüche im Gefäßsystem zurück. Sie stehen folglich in enger Beziehung zu den Gefäßen als Verteilersystem, dem Herzen als Pumpsystem und dem Blut als Transportmedium. Im Folgenden werden deshalb die Defekte der den Kreislauf verursachenden (Herz) und der den Kreislauf vollziehenden Organe (Gefäße) besprochen: *„Kardiovaskuläres System".*

9 Kardiovaskuläres System

U.-N. Riede, H. Drexler, Ch. Ihling, E. Kaiserling, H. Müntefering

9.1	**Arterien** 422		9.6	**Herzleistungsstörungen** 464
9.1.1	**Metabolische Läsionen** 422		9.6.1	**Überlastungshypertrophie** 464
	Arteriosklerose 422		9.6.2	**Herzinsuffizienz** 466
	Gefäßwandfibrosen 431		9.6.3	**Koronare Herzkrankheit** 468
	Mukoid-zystische Medianekrose 432			Koronarstenosen 469
	Aneurysma 433			Herzinfarkt 471
9.1.2	**Entzündliche Läsionen** 437			
	Nekrotisierende Arteriitis 437		9.7	**Endokard** 476
	Riesenzellarteriitis 441		9.7.1	**Metabolische Läsionen** 476
	Proliferierende Arteriitis 443		9.7.2	**Entzündliche Läsionen** 477
9.1.3	**Funktionelle Läsionen** 445			Infektiöse Endokarditis 478
9.1.4	**Neoplastische Läsionen** 445			Nichtinfektiöse Endokarditis 480
			9.7.3	**Funktionelle Läsionen** 483
9.2	**Venen** 445		9.7.4	**Neoplastische Läsionen** 483
9.2.1	**Metabolische Läsionen** 446			
9.2.2	**Entzündliche Läsionen** 447		9.8	**Myokard** 484
9.2.3	**Neoplastische Läsionen** 447		9.8.1	**Metabolische Läsionen** 485
				Primäre Kardiomyopathie 485
9.3	**Lymphgefäße** 447			Sekundäre Kardiomyopathie 486
9.3.1	**Ontogenetische Läsionen** 448		9.8.2	**Entzündliche Läsionen** 487
9.3.2	**Entzündliche Läsionen** 449		9.8.3	**Neoplastische Läsionen** 493
9.3.3	**Neoplastische Läsionen** 449			
			9.9	**Perikard** 494
9.4	**Gefäßneubildungen** 450		9.9.1	**Zirkulatorische Läsionen** 494
9.4.1	**Neoplastische Läsionen** 450		9.9.2	**Entzündliche Läsionen** 494
	Hämangiome 450			Akute Perikarditis 495
	Lymphangiom 451			Kollagenosenperikarditis 496
	Glomustumor 451			Allergisch-hyperergische Perikarditis 496
	Hämangioperizytom 452			Urämische Perikarditis 496
	Hämangioendotheliom 452			Chronische Perikarditis 497
	Kaposi-Sarkom 452		9.9.3	**Neoplastische Läsionen** 497
	Angiosarkom 454			
	Intimasarkom 455			
9.5	**Herzfehlbildungen** 455			
9.5.1	**Ontogenetische Läsionen** 455			
	Vorhofseptumdefekte 457			
	Ventrikelseptumdefekte 459			
	Offener Ductus arteriosus Botalli 460			
	Transposition der großen Gefäße 460			
	Aortenisthmusstenose 461			
	Proximale Aorten- und Pulmonalstenose 462			
	Fallot-Tetralogie 463			

9.1 Arterien

Alle Gefäße sind dreischichtig aus Intima, Media und Adventitia aufgebaut. Ihre wesentlichen zellulären Komponenten sind die glatten Muskelzellen (= Myozyten) und die Endothelzellen. Beide Zellsysteme sind strukturell-metabolisch miteinander verkoppelt, was sich auch darin äußert, dass die Endothelien Faktoren produzieren, welche die Mediamyozyten an der Proliferation hindern. Die Mediamyozyten selbst liegen in der normalen Gefäßwand in einer kontraktilen Form (= k-Phänotyp) vor. Sie können sich also zusammenziehen, aufgrund der endothelialen Hemmstoffe aber nicht mitotisch teilen. Wird das Gefäßendothel immer wieder geschädigt, so fällt diese Mitosebremse weg. Die Mediamyozyten wandeln sich in eine metabolisch aktive Form (= m-Phänotyp) um, die äußerst empfänglich für mitogene Reize ist und große Mengen an faserhaltiger Grundsubstanz bilden kann.

Die frühere Einteilung und Namensgebung der Arterienerkrankungen ging davon aus, dass jede Wandschicht isoliert erkranken kann. Demzufolge sprach man von einer Endangiitis, Mesaortitis und Periarteriitis sowie von einer Intimafibrose, Media- und Adventitiasklerose. Wie wir heute jedoch wissen, reagiert eine Arterienwand auf eine Gewebeschädigung mehr oder minder mit allen drei Wandschichten in einem – sieht man vom entzündlichen Infiltrat ab – morphologisch eintönigen Muster. Dieses kann je nach Gefäßprovinz in seinem Verlauf und Ausmaß verschieden sein. Alle Arterienerkrankungen können entweder durch Auflockerung und Ruptur zu schweren, oft lebensbedrohlichen Blutungen oder durch Stenosierung zur Unterbrechung der Blutversorgung führen. Sie gehen auf metabolische, entzündliche und funktionelle Läsionen zurück.

Metabolische Läsionen: Bei ihnen ist primär oder sekundär der Proliferations- und/oder Strukturstoffwechsel der Mediamyozyten gestört, was eine zu dichte oder zu lockere Gefäßwand zur Folge hat. Das eine Reaktionsmuster ist die Arteriosklerose, das andere das Aneurysma.

– *Arteriosklerose:* Dies ist ein Sammelbegriff für primär nichtentzündliche Arterienerkrankungen, bei denen die Anpassungsreaktion mit einem fibrotisch verhärtenden Umbau der Arterienwand einhergeht.
– *Aneurysma:* Dies ist ein Sammelbegriff für alle Anpassungsreaktionen der Arterienwand, die durch eine Aussackung charakterisiert sind. Ursächlich gehen sie auf angeborene Gefäßfehlbildungen, Störungen des Bindegewebe- und Lipidstoffwechsels sowie auf örtliche Ernährungsstörungen der Gefäßwand selbst zurück.

Entzündliche Läsionen der Arterienwand basieren entweder auf der Einbeziehung eines Gefäßabschnittes in einen Entzündungsprozess oder gehen auf eine systemische Immunopathie zurück, die sich an den Gefäßen auswirkt. Je nach dominierendem Reaktionsmuster handelt es sich um nekrotisierende, riesenzellhaltige oder proliferative Arteriitiden.

Funktionelle Läsionen: Dabei handelt es sich um spasmusbedingte Gefäßverschlüsse, die sich an irgendwelchen muskulären Arterien (non-occlusive disease) oder an kleinen Gefäßen der Akren abspielen (Morbus Raynaud).

9.1.1 Metabolische Läsionen

In diesem Falle bilden die Gefäßwandmyozyten die Drehscheibe des pathogenetischen Geschehens. Bei ihnen ist der Proliferations- und/oder Strukturstoffwechsel entweder im Rahmen einer allgemeinen oder örtlichen Stoffwechsel- oder Durchblutungsstörung so beeinträchtigt, dass der arterielle Gefäßabschnitt in Form einer Arteriosklerose (zum Teil auch einer anderweitigen Gefäßwandfibrose) durch Wandverdickung eingeengt oder in Form eines Aneurysmas durch Wandauflockerung ausgeweitet wird.

9.1.1.1 Arteriosklerose

Allgemeine Definition: Sammelbegriff für Arterienerkrankungen, bei denen als gemeinsames Reaktionsmuster ein fibröser Umbau zu einer Verdickung, Verhärtung und einem Elastizitätsverlust der Gefäßwand führt. Diese Arterienerkrankungen werden zwar nicht durch einen Entzündungsprozess ausgelöst, aber in variablem Umfang von einer Entzündungsreaktion begleitet.

Zu den arteriosklerotischen Arterienerkrankungen gehören a) Atherosklerose, b) Mönckeberg-Mediaverkalkung, c) Arteriolosklerose und d) hypertone Arteriopathie.

Pathogenese: Der fibrotische Gefäßumbau manifestiert sich in der Aorta und in den großen Körperschlagadern vorwiegend im Intimabereich und geht dort von Zellen mit myofibroblastischer Differenzierungspotenz aus, die sich von Mediamyozyten und/oder subendothelialen Mesenchymzellen herleiten. In einem gewissen Umfang ist die Entwicklung einer derartigen Gefäßwandsklerose ein Teilphänomen des normalen Alterungsprozesses und somit als „Physiosklerose" zu werten. Sie wird von einer fortschreitenden Kalksalzeinlagerung begleitet. Die pathologisch gesteigerten Formen der Arteriosklerose hingegen stellen die eigentlichen „Pathosklerosen" dar.

Atherosklerose

Definition: Die Atherosklerose ist die von der WHO vorgeschlagene Bezeichnung der Schlagaderverkalkung. Sie ist nach der WHO definiert als variable Kombination von Intimaveränderungen, bestehend aus herdförmigen Ansammlungen von Lipiden, komplexen Kohlenhydraten, Blut- und Blutbestandteilen, Bindegewebe und Calciumablagerungen, verbunden mit Veränderungen der Arterienmedia.

Nach neueren Erkenntnissen stellt die Atherosklerose eine von der Intima auf die Media übergreifende Arterienerkrankung der größeren und mittelgroßen Arterien vom elastischen und muskulären Typ dar, die mit herdförmigen Lipidanhäufungen (Namensteil „Athero-") und diffuser Kollagenfaseranhäufung (Namensteil „Sklerose") einhergeht und formalpathogenetisch durch Elemente einer chronischen Entzündungsreaktion geprägt wird (Abb. 9.1).

Kausale Pathogenese: Folgende endogenen und exogenen Einflüsse werden als Risikofaktoren bezeichnet, die

Tabelle 9.1 **Risikofaktoren (RF) der Atherosklerose**

Nichtmodifizierbare RF
Höheres Lebensalter
Männliches Geschlecht
Familiäre Prädisposition
Erbkrankheiten
Modifizierbare RF
Hyperlipidämie
Diabetes mellitus
Hypertonie
Zigarettenrauchen
Potenzielle RF
Adipositas
Inaktivität
Postmenopausaler Östrogenmangel
„Kohlenhydratmast"
Homocystein
Lipoprotein(a)
Transfettsäuren
C-reaktives Protein

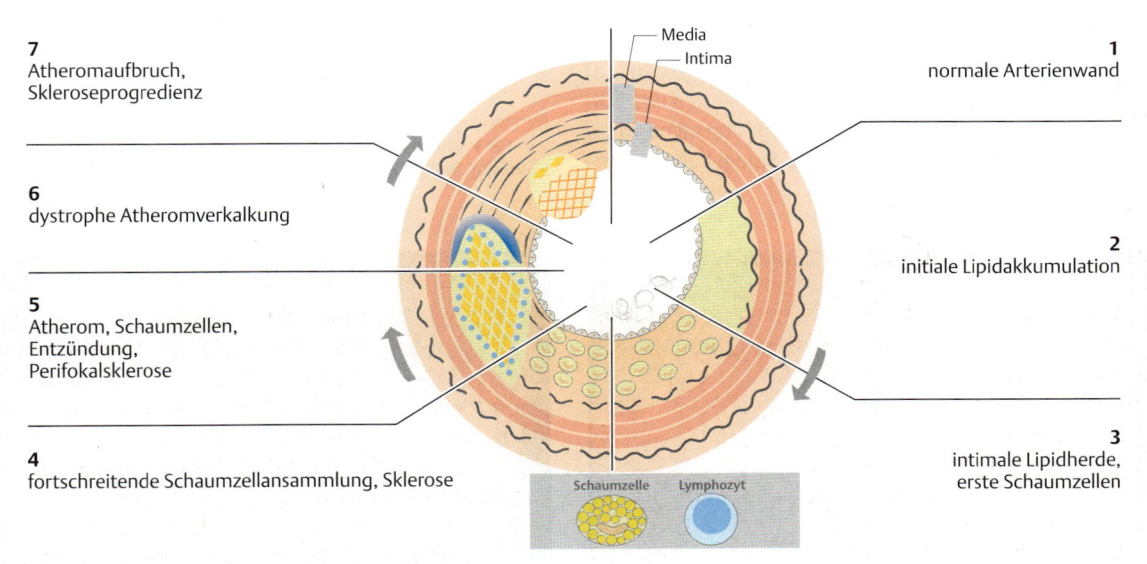

Abb. 9.1 **Atherosklerose:** formale Pathogenese:
1 Normale Arterienwand;
2 Initiale, extrazelluläre (subintimale) Akkumulation von Lipiden, Proteoglykanen und Kollagenfasern;
3 Intimale Lipidherde, erste Schaumzellen (= Lipidspeichermakrophagen);
4 Zunehmende Schaumzellansammlung, progressive Sklerose durch proliferierende Myofibroblasten von der Intima zur Media fortschreitend;
5 Atherom mit zentraler, Cholesterinkristalle enthaltender Nekrose, umsäumt von Schaumzellen und einzelnen Entzündungszellen (= T-Lymphozyten); perifokale Sklerose;
6 Dystrophe spangenförmige Atheromverkalkung (blau);
7 Atheromatöses Geschwür mit parietalem Abscheidungsthrombus; weitere Progredienz der Sklerose und/oder Gefäßwandschwächung → Aneurysma.

sich gegenseitig additiv beeinflussen und in ihrer Gesamtsumme das Risiko eines Patienten, an einer Atherosklerose zu erkranken, bestimmen (Tab. 9.**1**):

- *Alter:* Das Risiko, an einer atheroseassoziierten Erkrankung wie dem Herzinfarkt zu sterben, nimmt mit steigendem Lebensalter stark zu (vom 40.–60. Lebensjahr um das Fünffache). Dieses altersbedingte Risiko wird noch durch das Geschlecht modifiziert, was auf der noch wenig verstandenen gefäßprotektiven Wirkung der weiblichen Geschlechtshormone beruht, die allerdings nach der Menopause wegfällt.
- *Blutfette:* Da der Hauptbestandteil der bei der Atherosklerose eingelagerten Lipide aus Cholesterin(-Estern) besteht, erstaunt es nicht, dass genetisch bedingte primäre und sekundäre Hyperlipoproteinämien (S. 83) das Atheroseriisiko erhöhen. Ferner gilt die epidemiologische Faustregel, dass sich im Blutserum der LDL-Cholesterin-Spiegel proportional und der HDL-Cholesterin-Spiegel umgekehrt proportional zur Atheroseentwicklung und zum Risiko einer koronaren Herzkrankheit verhalten. So gelten ein LDL-Cholesterin von > 160 mg/dl und ein HDL-Cholesterin von < 35 mg/dl diesbezüglich als Hochrisikofaktoren. Zur Klärung der Frage, wie das HDL-Cholesterin protektiv auf die Atheroseentwicklung einwirkt, werden folgende Hypothesen herangezogen:
  – *HDL fördert* a) die Mobilisierung und die Entfernung von Cholesterin aus atherosklerotischen Plaques, b) dessen Abtransport in die Leber und c) dessen Ausscheidung mit der Galle (reverser Cholesterintransport).
  – *HDL verhindert* die oxidative Modifikation von LDL und damit eine Ablagerung von oxidiertem LDL (= oxLDL) in der Gefäßwand. Die Tatsache, dass körperliche Aktivität den HDL-Spiegel ebenso anhebt wie mäßiger Alkoholkonsum, rechtfertigt den Joggern das Abreagieren ihres Bewegungstriebes und bildet für den an den Stuhl gefesselten Lehrbuchverfasser einen „Modus vivendi".

Außer dem oxLDL (s. u.) kommt noch dem Lp(a), einer LDL-Sonderform, eine besonders atherogene Rolle zu. Denn es tritt bei allen Menschen in unterschiedlichen Mengen auf, weist eine hohe Sequenz- und Strukturhomologie mit Plasminogen auf, einem Schlüsselenzym der Fibrinolyse, und verdrängt dieses kompetitiv aus seiner Bindung mit Fibrin. Es greift aber nicht nur in die Thrombolyse ein, sondern steigert auch die örtliche Lipidanhäufung sowie die Mediamyozytenproliferation. Schließlich treiben auch Transfettsäuren[1], die zur Härtung von Fetten beitragen und gleichzeitig die Oxidierung von ungesättigten Fettsäuren begünstigen, die Atherosklerose und die damit verbundenen Risikokrankheiten voran, indem sie die Spiegel von LDL und Lp(a) anheben und von HDL senken.

- *Zigarettenrauch:* Er wirkt durch folgende Mechanismen gefäßwandschädigend:
  – Hebung des Blutcholesterinspiegels,
  – Gewebeischämie durch CO und nikotinbedingte Gefäßverengung sowie
  – Veränderung des myozytären Proliferationsverhaltens in der Gefäßwand durch karzinogene Kohlenwasserstoffe und Metalle im Zigarettenrauch.

Bemerkenswerterweise besteht bei zigarettenrauchenden und Antikonzeptiva einnehmenden Frauen ein erhöhtes Atheroseriisiko.

---

[1] Wasserstoffsubstituent an C=C-Bindung in gegenüberliegender Stellung (= trans-Stellung)

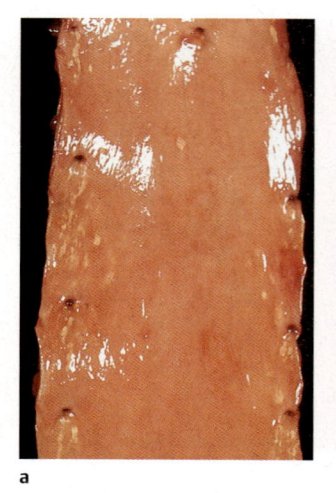

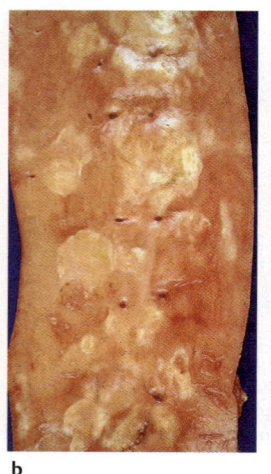

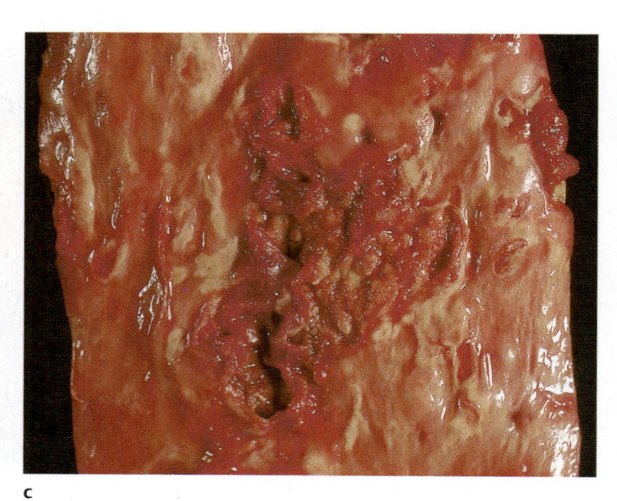

Abb. 9.2 Atherosklerose der Aorta:
a Normale Aorta;
b atherosklerotische (stabile) Plaque (= Typ-4-Läsion);
c atherosklerotische Plaqueruptur mit parietalem Thrombus (= Typ-6b-Läsion).

- *Hypertonie:* Patienten in der 5. Lebensdekade mit arteriellen Blutdruckwerten über 160/95 mmHg haben ein fünffach höheres Risiko für eine Atherosklerose und damit für eine koronare Herzkrankheit als Patienten mit Blutdruckwerten unter 140/90 mmHg. Auch mildere Formen des Bluthochdrucks können zu kardiovaskulären Komplikationen führen, wenn sie über Jahre bestehen.
- *Diabetes mellitus:* Er fördert über eine sekundäre Hyperlipoproteinämie und Hypertriglyzerdämie die Atherosklerose und ihre komplizierenden Erkrankungen.
- *Adipositas:* Meist kombiniert mit körperlicher Inaktivität, steigert sie das Atheroseklerosrisiko.
- *Homocystein:* Bei Patienten mit einer genetisch bedingten Homocystinurie (S. 95) ist das Atheroskleroserisiko erheblich gesteigert. Aber auch eine Folsäure- und/oder Vitamin-B_6-, und -B_{12}-Mangelernährung stellt über eine Hyperhomocysteinämie ein erhöhtes Atheroskleroserisiko dar, weil das Homocystein über eine Interferenz mit dem Stickstoffmonoxid die antithrombotische Endothelfunktion stört.
- *Hämostase:* Wie man von Untersuchungen an Patienten ohne atherogene Risikofaktoren weiß, gehen erhöhte Serumspiegel bestimmter Akute-Phase-Proteine und inflammatorischer Effektormoleküle mit einem erhöhten Risiko einher, an einer atherosklerotischen Komplikation zu erkranken. Dabei wird offenbar folgende pathogenetische Reaktionskette ausgelöst: Lokaler oder systemischer Entzündungsreiz (in Gefäßwand oder anderswo) → Bildung proinflammatorischer Zytokine wie Interleukin-1 oder TNF-α → Bildung von Adhäsionsmolekülen (ICAM 1), prokoagulatorisch wirksame Moleküle (Fibrinogen) und Mediatorsubstanzen wie Interleukin-6 durch Gefäßwandzellen → Freisetzung derselben im Blut → Stimulation der Leber zur Bildung von Akute-Phase-Proteinen wie C-reaktivem Protein. Dies erklärt, weshalb niedrige Dosen des nichtsteroidalen Antiphlogistikums Acetylsalicylat (Aspirin) das Herzinfarktrisiko besonders bei Patienten mit hohem Serumspiegel von C-reaktivem Protein senkt. In diesem Kontext ist auch die Rolle des Lp(a) einzuordnen.

Formale Pathogenese: Der Begriff „Atherosklerose" beschreibt eine progressive Lipideinlagerung in die Arterienwand, die im Wesentlichen auf einem gestörten Lipidstoffwechsel beruht, durch entzündliche Prozesse geprägt und durch thrombotische Prozesse kompliziert wird. Die resultierende Gefäßwandveränderung verläuft nach folgendem Fahrplan (Abb. 9.**1**, 9.**2**; Tab. 9.**2**):
- *Typ-1-Läsion = Endothelläsion:* Nach heutiger Kenntnis steht eine Endothelschädigung am Anfang der pathogenetischen Kettenreaktion. Wodurch sie letztlich ausgelöst wird, ist noch ungeklärt. Neben Risikofaktoren wie Hypercholesterinämie und Nikotin scheinen Wirbelbildungen an den Gefäßverzweigungen über entsprechende Scherkräfte die Endothelzellen zu schädigen. Dies erklärt die bevorzugte

Tabelle 9.**2** Stadienverlauf, Klinik und Morphologie der atherosklerotischen Läsionen

Läsionstyp	Morphologie	Manifestationszeitpunkt	Vergrößerungsmechanismus
Typ 1: Initialläsion	Ansammlung einzelner Makrophagen und Lipophagen (= Schaumzellen) in Intima	ab 1. Dekade	Lipidanhäufung
Typ 2: Fettstreifen	mit intrazellulärer Lipidanreicherung, Myofibroblastenproliferation		
Typ 3: Intermediärläsion	Typ-2-Läsion mit kleinen extrazellulären Lipidablagerungen (= Lipidplaque) → Gefügedilatation	ab 3. Dekade	
Typ 4: Atherom	Typ-2-Läsion mit großen extrazellulären Lipidablagerungen (lipid core)		
Typ 5: Fibroatherom	Typ-2-Läsion mit fibröser (verkalkter) Abdeckung zum Gefäßlumen hin	ab 4. Dekade	Myofibroblastenproliferation, Kollagenanhäufung
	Typ-4-Läsion kann direkt in Typ-6-Läsion übergehen		
Typ 6: komplizierte Läsion	Typ-4/5-Plaque mit Oberflächendefekt → Plaquefissur → a) Plaqueblutung → Plaqueruptur → b) nonokklusiver Thrombus → c) Okklusionsthrombus		Hämatom, Thrombus
Typ 7	zellarme Läsion mit Verkalkung		Sklerosierung + Verkalkung
Typ 8	zellarme Läsion mit Kollagenvermehrung		Sklerosierung

Lokalisation der atherosklerotischen Frühveränderungen an Gefäßverzweigungen und -abgängen sowie an der konvexen Gefäßinnenwand bogenförmig verlaufender Arterien. Als Folge davon werden die Endothelien so geschädigt, dass sie permeabler werden und Folgendes tun:
- Bildung von Chemokinen und Adhäsionsmolekülen für Blutmonozyten und Lymphozyten,
- Bildung proinflammatorischer Zytokine → Umwandlung der Monozyten in Makrophagen,
- Drosselung der Produktion von Stickstoffmonoxid → keine Vasodilatation (Vasokonstriktion).

Von den im Blut zirkulierenden Lipoproteinen können wegen ihrer geringen Molekülgröße nur LDL und HDL die Endothelschranke passieren. Sie reichern sich proportional zu ihrer Konzentration im Blut in der Media an und gelangen via Blutstrom zu den glatten Muskelzellen der Media (= Mediamyozyten), wo sie über eine rezeptorgesteuerte Endozytose aufgenommen werden. Da HDL überschüssiges Cholesterin der Leber zuführen kann, wirkt es dem atherosklerotischen Prozess entgegen. Die Verweildauer des LDL wird durch eine hohe Blutkonzentration und durch eine Vermehrung von Kollagen und Proteoglykanen in der Gefäßwand verlängert. Durch die initiale Endothelläsion zusammen mit einem Überangebot im Blut gelangt vermehrt LDL in die Gefäßwand.

- *Typ-2-Läsion = Fettstreifen (fatty streaks):* Das LDL bleibt im Subintimaraum liegen und wird durch freie Radikale seitens der Endothelzelle und Makrophagen zu oxLDL oxidiert. Das oxLDL wird von den Makrophagen über „Scavenger-Rezeptoren" endozytotisch aufgenommen und gelangt in lysosomale Verdauungsvakuolen. Dort werden die Cholesterinester enzymatisch aufgespalten, bei einem Überangebot aber durch ein besonderes Enzymsystem (Acyl-Coenzym-A-Cholesterinacyltransferase) reverestert, so dass sich die Cholesterinester in lysosomale Vakuolen ablagern und die Makrophagen derart vakuolär umwandeln, dass sie als „Schaumzellen" (= Lipophagen) imponieren. Es sei denn, die Cholesterinester werden mit Hilfe von HDL und Apolipoprotein-E aus den Makrophagen zur Leber verfrachtet und dort metabolisiert. Das morphologische Resultat einer solchen frühen Ansammlung von Schaumzellen (= Lipophagen) in der Intima sind gelblich erhabene, streifenförmige Herde auf Arterieninnenseite.
- *Typ-3/4-Läsion = Lipidplaque* (Abb. 9.**2 b**; 9.3): Lipophagen aber können wegen ihrer einseitigen Enzymbestückung das Cholesterin nicht verdauen, so dass es auskristalliert. Daran sowie an der apoptoseauslösenden Wirkung der Perforine anwesender zytotoxischer CD4+(CD28-)T-Lymphozyten gehen die Lipophagen zugrunde. Dadurch wird die Lipidplaque in der Subintima gewissermaßen zu einem „Makrophagengrab" (Abb. 9.**4 a, b**), das aus einem bei Kör-

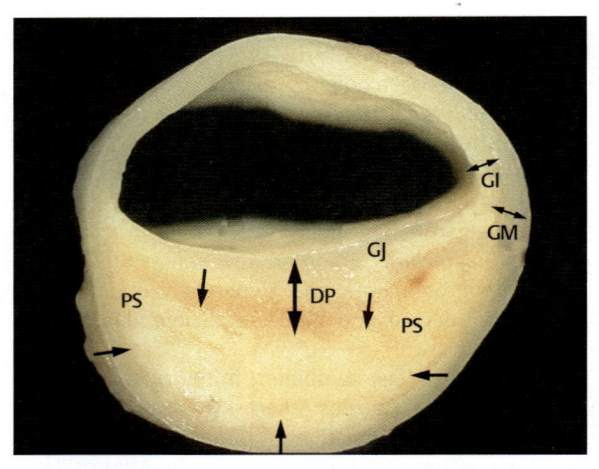

Abb. 9.3 Fortgeschrittene atherosklerotische Lipidplaque: Anatomie in einem Endatherektomiezylinder der A. carotis: Der gelbliche atheromatöse Fettkern (Pfeilmarkierung) wird zum Gefäßlumen hin durch eine dicke fibröse Deckplatte getrennt (DP). Diese geht im Bereich der Plaqueschulter (PS) in die Gefäßintima über. Nahezu normalbreite Gefäßintima (GI) im Plaquebereich.

pertemperatur flüssigen Fettbrei (gr.: athyre) mit Cholesterinkristallen besteht und deshalb auch als „Atherom" (= Typ-4-Läsion) bezeichnet wird. Eine solche Plaque ist mechanisch nicht stabil (= instabile Plaque).
- *Typ-5-Läsion = Fibroatherom:* Die noch lebenden Lipophagen geben proinflammatorische Substanzen (Endothelin-1, Interleukin-1), aber auch Wachstumssubstanzen ab und stimulieren damit die Mediamyozyten. Diese proliferieren vor Ort und bilden Kollagenfasern gleichsam zur reparativen Gefäßwandbefestigung. Die dadurch ebenso stimulierten Endothelien bewirken das Gleiche: Sie locken über ihren Plättchenaktivierungsfaktor Thrombozyten an, die mit ihrem Myofibroblasten-Wachstumsfaktor (PDGF) die Fibrosierung fortsetzen, die letztlich regressiv verkalkt.
- *Typ-6-Läsion:* Mit zunehmender Weiterentwicklung der Plaque werden die an ihrem Aufbau beteiligten Zellen dazu angeregt, den prokoagulatorischen „Tissue Factor" sowie Matrixmetallproteasen zu bilden (Abb. 9.**4 c, d**). Diese weichen proteolytisch die fibröse Deckplatte der Plaque auf, so dass sie bei besonderer mechanischer Beanspruchung aufbricht, was man als „Plaquefissur" bezeichnet, und das cholesterinhaltige Plaquematerial kann embolisieren (Abb. 9.**5 a, b**). Außerdem blutet es in die Plaque hinein (Plaqueblutung = Typ-6a-Läsion), und zirkulierendes Blut kommt samt seinen Gerinnungsfaktoren mit dem thrombogenen Plaquematerial in Berührung. Als Folge davon bildet sich zunächst ein „nonokklusiver (parietaler) Thrombus" (= Typ-6b-Läsion). Ist an dieser Stelle zum Zeitpunkt der Plaqueruptur und damit zum Zeitpunkt der Thrombusentstehung das Gleichgewicht zwischen prothrombotischen Stimuli und Fibrinolyse ungünstig, so kann ein

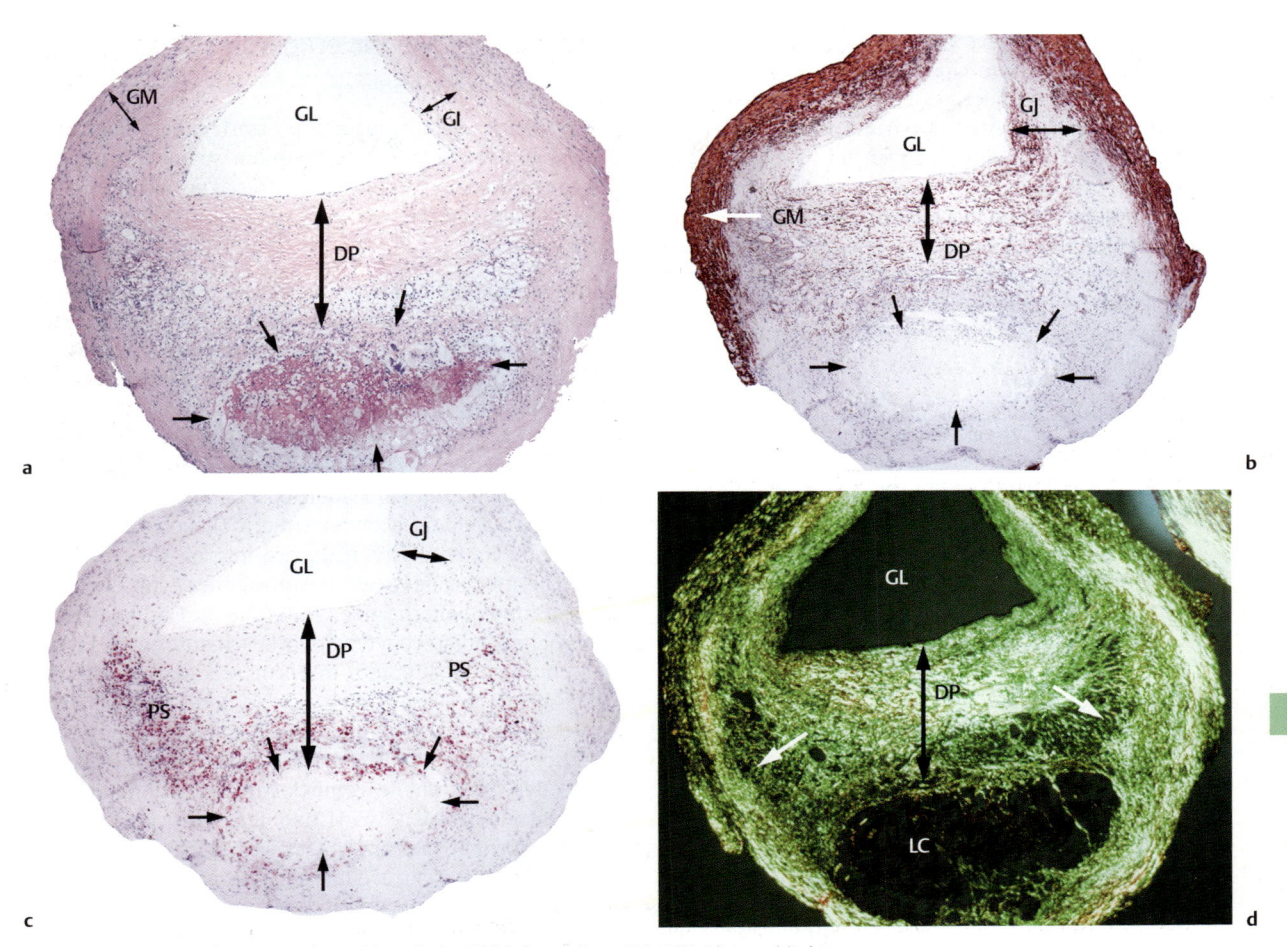

Abb. 9.4 Fortgeschrittene atherosklerotische Lipidplaque (von Abb. 9.3), Histoarchitektur:
a In einer exzentrisch verdickten Gefäßintima (GI) findet sich auf der Gefäßmedia (GM) eine extrazelluläre konfluierende Fettablagerung in Form des Lipidkerns (Pfeilmarkierung), mit Abdeckung zum Gefäßlumen (GL) hin durch eine Deckplatte (DP). Zusammensetzung des Lipidkerns aus Zellschutt (Makrophagengrab), extrazellulären Lipidtröpfchen, Cholesterinkristallen, Calciumsalzen und zahlreichen Schaumzellen (HE, Vergr. 1 : 50).
b Aufbau der Deckplatte überwiegend aus α-Aktin exprimierenden (rotes Reaktionsprodukt) glatten Muskelzellen (IH, α-Aktin; Vergr. 1 : 50).
c Deckplatte (DP) und Plaqueschulter (PS) sind von zahlreichen CD68-exprimierenden Makrophagen infiltriert (rotes Reaktionsprodukt. Zu ihnen gesellen sich noch T-Lymphozyten und Mastzellen. Die Makrophagen produzieren Matrixmetalloproteinasen (IH, CD68; Vergr. 1 : 50).
d Fasertextur der fortgeschrittenen atherosklerotischen Plaque samt Umgebung: Grundsätzlich gilt, je kollagenfaserreicher eine Lipidplaque, desto resistenter ist sie gegenüber mechanischen Kräften des pulsierenden Blutstroms. Das Kollagenfasergerüst der Plaque (Grünfärbung) ist im Ateromhereich total ausgedünnt, was auf die proteolytische Aktivität der Matrixmetalloproteinasen aus stimulierten Makrophagen zurückgeht (Siriusrot, Doppelbrechung; Vergr. 1 : 50).

„okklusiver Thrombus" (Typ-6 c-Läsion) entstehen und eine entsprechende Verschlusskrankheit wie ein akutes Koronarsyndrom auslösen.
- *Typ-7/8-Läsion:* Im Verlauf der Thrombusorganisation werden von den daran beteiligten Zellen zusätzlich Mediatorsubstanzen wie Thrombin, PDGF oder TGF-β freigesetzt. Sie leiten die vaskuläre Wundheilung ein. Dies hat zur Folge, dass ortsständige und/ oder von der Media in die Intima eingewanderte Mediamyozyten vor Ort kräftig monoklonal proliferieren und nicht nur Kollagen, sondern auch weitere Anteile der Extrazellulärmatrix produzieren. Auf diese Weise wächst eine solche Plaque heran und entwickelt sich zu einer „fibrösen, zellarmen Plaque mit Verkalkung" (= Typ-7-Läsion) oder zu einer „fibrösen zellarmen Plaque" (= Typ-8-Läsion). Solche Plaques sind mechanisch stabil (= stabile Plaques), stenosieren das Gefäßlumen oft hochgradig und sind vielfach das morphologische Korrelat einer stabilen Angina pectoris.

Verlaufstypen: Die Atherosklerose breitet sich im Gefäßsystem in folgenden 3 Mustern aus:
- *Zentrifugaler seniler Typ:* In diesen Fällen beginnt die Atherosklerose mit Lipidherden im Hinterwandbereich der Bauchaorta und ist bevorzugt an den Gefäßsprossen der Seitenabgänge zu finden. Mit zunehmendem Alter treten diese Herde auch in den peripheren Arterien auf und konfluieren. Dieser Verlaufstyp schreitet langsam fort.

- *Multifokaler juveniler Typ:* Bei primären und sekundären Störungen im Lipoproteinstoffwechsel (S. 83) treten die Atheroskleroseherde bereits in der Jugend auf, so dass diese Patienten frühzeitig, im Alter zwischen 30 und 40 Jahren, an kardiovaskulären Komplikationen leiden.
- *Zentripetaler progredienter Typ:* Bei dieser Verlaufsart beginnt die Atherosklerose in der Peripherie und dehnt sich rasch diffus aus. Sie ist für die diabetische Makroangiopathie (= diabetische Atherosklerose) typisch, die 1–2 Dekaden früher beginnt als die nichtdiabetische (S. 75).

Klinik: Die Atherosklerose ist das morphologische Korrelat einer Lipidstoffwechselstörung und wird je nach betroffenem Gefäßabschnitt durch folgende Läsionen kompliziert:
- *Aorta/Gefäße vom elastischen Typ* (sehr häufig): atherosklerotische Ulzera wegen Plaqueruptur mit parietalen Thromben;
- *Organarterien* (häufig): → relative und/oder absolute Ischämiesyndrome wie Myokardinfarkt (S. 471) und Zerebralinfarkt;
- *Extremitätenarterien* (sehr häufig) → periphere arterielle Verschlusskrankheit (= pAVK).

Folgekrankheiten:
- *atherosklerotische (Bauchaorten-)Aneurysma* (häufig) wegen Gefäßwandschwächung;
- *Thrombembolie* oder *Cholesterinembolie* (selten) wegen Entleerung des Atherominhalts bei Plaqueruptur Abb. 9.5 → Organinfarkte.

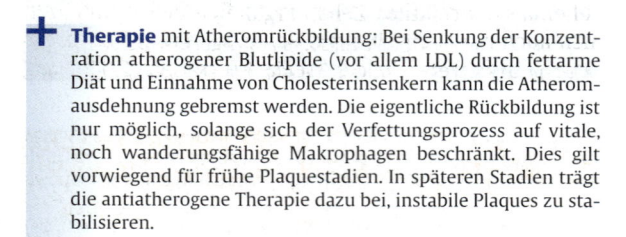

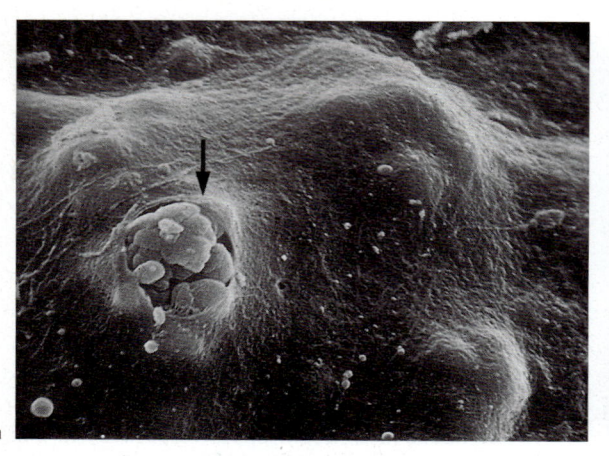

Therapie mit Atheromrückbildung: Bei Senkung der Konzentration atherogener Blutlipide (vor allem LDL) durch fettarme Diät und Einnahme von Cholesterinsenkern kann die Atheromausdehnung gebremst werden. Die eigentliche Rückbildung ist nur möglich, solange sich der Verfettungsprozess auf vitale, noch wanderungsfähige Makrophagen beschränkt. Dies gilt vorwiegend für frühe Plaquestadien. In späteren Stadien trägt die antiatherogene Therapie dazu bei, instabile Plaques zu stabilisieren.

Mönckeberg-Mediaverkalkung

Syn.: Mediacalcinosis Mönckeberg

Definition: Reaktionsmuster der Arterien vom muskulären Typ in Form einer media-betonten, spangenförmigen „Degenerationsverkalkung", die bis zur heterotopen Knochenbildung fortschreiten kann und primär nicht stenosiert.

Pathogenese: Die Ätiologie und kausale Pathogenese der sklerosierenden Mediaverkalkung Typ Mönckeberg ist noch wenig bekannt. Oft ist bei diesen Patienten eine diabetische Stoffwechsellage und/oder eine hämodynamische Fehlbelastung festzustellen. Im Tierversuch lässt sich eine Mediaverkalkung durch ein Hyperkalzämiesyndrom (S. 135) oder bei weiblichen Ratten durch Estradiolgaben bei gleichzeitiger Hyperphosphatämie erzielen. Formalpathogenetisch beginnt die Mönckeberg-Mediaverkalkung im Bereich von Elastica-interna-Lücken. Hier gehen als monotones Reaktionsmuster der Arterienwand auf eine metabolische oder funktionelle Fehlbelastung zahlreiche Mediamyozyten apoptotisch unter und lassen Zellschutt unter anderem in Form von Matrixvesikeln (S. 134) zurück. Diese häufen sich im Bereich von Elastikalücken an. Ultrastrukturell findet man als monotones Reaktionsmuster der Arterienwand auf eine metabolische oder funktionelle Fehlbelastung eine Anhäufung von Matrixvesikeln (S. 134) und Elastikalücken, deren Ränder enzymatisch „angenagt" sind. Diese Matrixvesikel sind teilweise extrazelluläre Lysosomen und können außerhalb der zytoplasmatischen Kontrolle Bindegewebe (Elastika!) zerstören. Sie sind aber auch imstande, die Gewebemineralisation einzuleiten, die dann zuerst auf die Elastika übergreift, sich erst später auf die Media ausdehnt (Abb. 9.6) und in metaplastisches Knochengewebe umgewandelt wird.

Morphologie: Die Media ist histologisch meist infolge Myozytolyse hyalinisiert und enthält Knochenspangen (Abb. 9.7), umgeben von sklerosiertem Bindegewebe. Das Gefäßlumen wird bei der Mönckeberg-Mediaverkal-

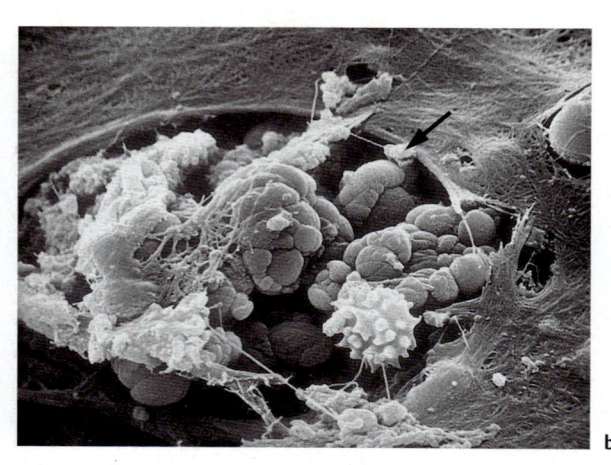

Abb. 9.**5** **Atherosklerotische Plaqueruptur:** Stadien:
a Oberflächlicher Einriss (Pfeil) der ins Lumen vorgebuckelten Lipidplaque (REM; Vergr. 1 : 1000).
b Aus rupturierter Plaque (Pfeil) entleert sich atheromatöses Material (REM; Vergr. 1 : 1000).

9.1 Arterien   **429**

a sklerosierende Mediaverkalkung
(Mönckeberg-Mediaverkalkung)

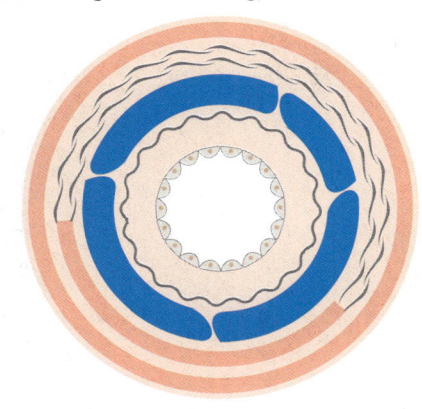

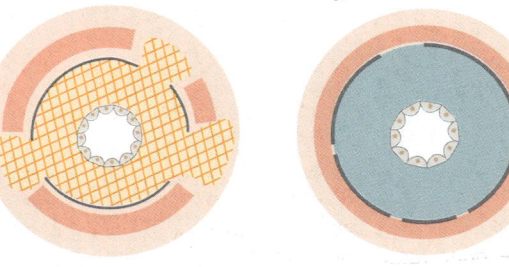

b Arteriolosklerose   **c** Hyalinose

Abb. 9.**6** **Nichtatherosklerotische Arterioskleroseformen:**
a Mönckeberg-Mediaverkalkung;
b Arteriolosklerose;
c Arteriolohyalinose.

kung primär nicht beeinflusst. Befallen sind in typischer Weise die Beinarterien (A. femoralis), die durch die Kalkspangen einen gänsegurgelähnlichen Aspekt erhalten. Gleichartige Mediaverkalkungen findet man in den Schilddrüsen- und Uterusarterien. Schließlich gehören auch die isolierte Verkalkung der Hirnstammgefäße und die Arteriopathica calcificans infantum (= bereits bei Geburt bestehende Gefäßverkalkung) hierher.

Hypertone Arteriopathie

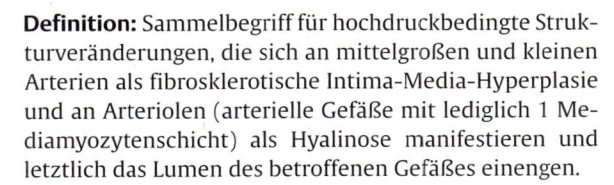

Definition: Sammelbegriff für hochdruckbedingte Strukturveränderungen, die sich an mittelgroßen und kleinen Arterien als fibrosklerotische Intima-Media-Hyperplasie und an Arteriolen (arterielle Gefäße mit lediglich 1 Mediamyozytenschicht) als Hyalinose manifestieren und letztlich das Lumen des betroffenen Gefäßes einengen.

Pathogenese und Morphologie: Wird der normale intravaskuläre Druck überschritten, so adaptieren sich die Gefäßwandzellen: Die Endothelzellen bilden das Vasokonstriktorpeptid Endothelin-1; die Myozyten exprimieren die Rezeptoren dafür und reagieren darauf mit einer Ankurbelung ihres Proliferationsstoffwechsels und ihrer Fasersynthese. Dies wird durch eine adrenerg vermittelte Protoonkogenaktivierung (c-myc) sowie durch bestimmte Vasokonstriktoren wie Angiotensin-II unterstützt. Dadurch werden – in der Subintimazone beginnend – die ehemals kontraktilen Zellen organellenreicher und folglich auch metabolisch aktiv. Bei längerem Bestehen des Hochdrucks treten in der Media Apoptosen (S. 124) auf,

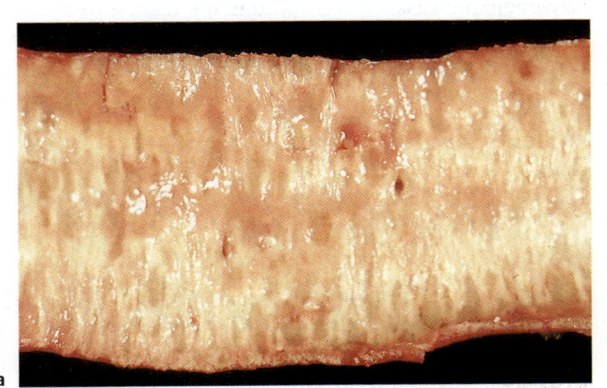

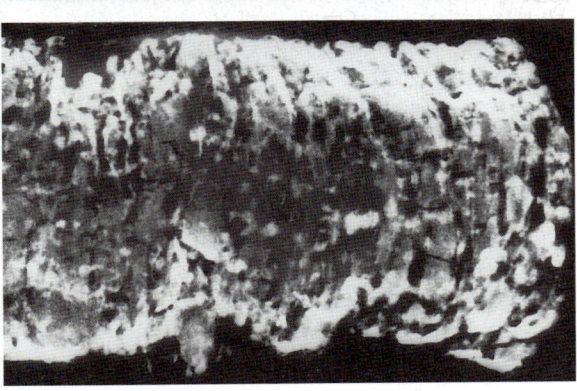

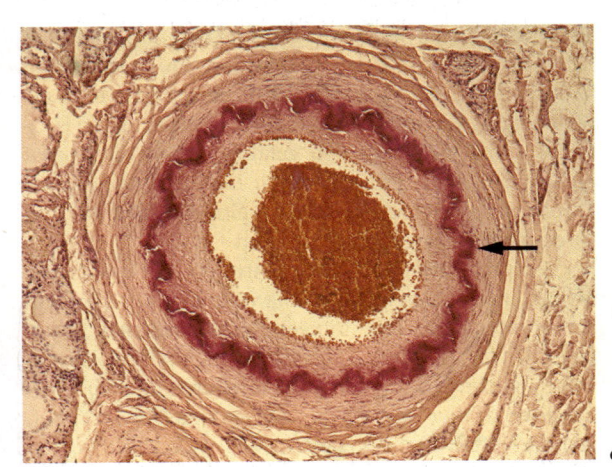

Abb. 9.**7** **Mönckeberg-Mediaverkalkung:**
a Gänsegurgelartige Verkalkung der Femoralarterienwand;
b feinradiographische Darstellung der spiralförmig angeordneten Kalkspangen in der Femoralarterienwand;
c Verkalkung der Media, im Elastikabereich beginnend, ohne primäre Gefäßstenosierung (HE, Vergr. 1:20).

was zu einer Gefäßwandschwächung führt. Histologisch imponiert dies zusammen mit der Fibrininsudation als fibrinoide Nekrose (S. 43). Darauf reagiert die Gefäßwand mit einem Reparaturmechanismus, der zum Ziel hat, die aktive Elastizität, die durch die Myozyten gewährleistet wird, durch Vermehrung des kollagen-elastischen Fasermaterials in eine passive Elastizität umzuwandeln. Dieser Fibrosierungsprozess beginnt als Intimafibrose und mündet, sowie die apoptotische Myozytenrarefizierung ein gewisses Ausmaß erreicht hat, in eine Arteriosklerose ein. Dabei kommt es, von der intimanahen Media ausgehend, zu einer konzentrischen Stenosierung des Gefäßlumens (vgl. Abb. 9.**9**).

Nicht alle Arterien und nicht alle Wandabschnitte einer Arterie reagieren auf eine Hochdruckbelastung gleich. Prädilektionsstellen für eine hypertone Arteriosklerose sind die peripheren Organarterien, die elastinarm und muskelreich sind.

Bei den Arteriolen und präarteriolären Gefäßen, deren Media nur aus 1 bis 2 Myozytenlagern aufgebaut ist, kommt der von den Mediazellen gesteuerte reparative Gefäßumbau nicht zum Tragen. Die Endothelien halten dem erhöhten intravaskulären Druck trotz adaptiver Verstärkung ihres Zytoskeletts nicht stand und weichen auseinander, so dass die Plasmaeiweiße – darunter Lipoproteine und Fibrinogen – in das Gefüge der Arteriolenwand eingepresst werden. Gleichzeitig fallen immer mehr Mediamyozyten dem apoptotischen Zelltod anheim. Dadurch wird die Arteriolenwand nach und nach zellarm und erscheint dadurch histologisch hyalinisiert.

Bei sehr schwerer Hypertonie (= maligne Hypertonie) mit Blutdruckwerten > 230/130 mmHg steht der rasch um sich greifende Myozytenschwund zusammen mit der Fibrindurchtränkung der Gefäßwand im Vordergrund (= fibrinoide Gefäßwandnekrose). Die reparative Faservermehrung kommt zwar unter Bildung vaskulären Hyalins in Gang, hält aber den gefäßzerstörenden Prozess nicht auf. Dieser wird oft durch lumenverschließende Thromben abgebrochen, so dass eine Gefäßruptur mit Parenchymblutung vermieden wird.

Bei den präarteriolären kleinen Arterien mit mehr als 2 Myozytenschichten in der Media werden die Mediamyozyten unter dem Hypertonieeinfluss sukzessive „metabolisch" transformiert. Sie nehmen dadurch die Gestalt von länglichen Fibrozyten an und leiten eine überschießende reparative Faservermehrung ein, so dass im Endeffekt die Gefäßwand zwiebelschalenartig verdickt wird.

Histologie: Die Wandlung der kleinen Gefäße reagiert auf eine hochdruckbedingte Schädigung somit in Form folgender histologisch fassbarer Reaktionsmuster:

- *Arteriolosklerose:* Das Arteriolenlumen ist durch Einlagerung von vaskulärem Hyalin (S. 40) und Nekrosefibrinoiden (S. 43) zwischen Endothel und Mediamyozyten eingeengt. Dadurch erscheint die Intima hyalin und verbreitert (= Gefäßhyalinose) (Abb. 9.**8 a, b**).

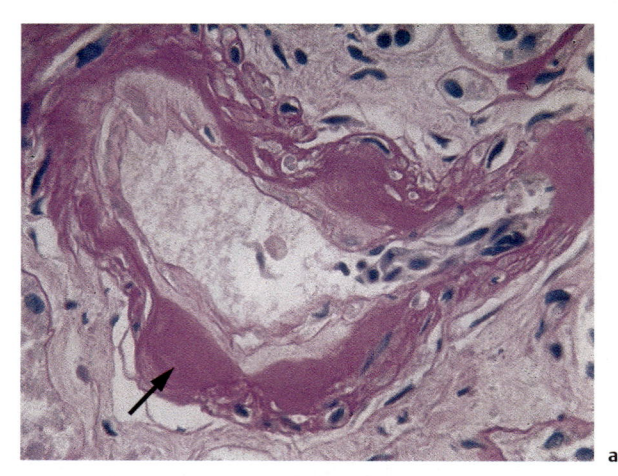

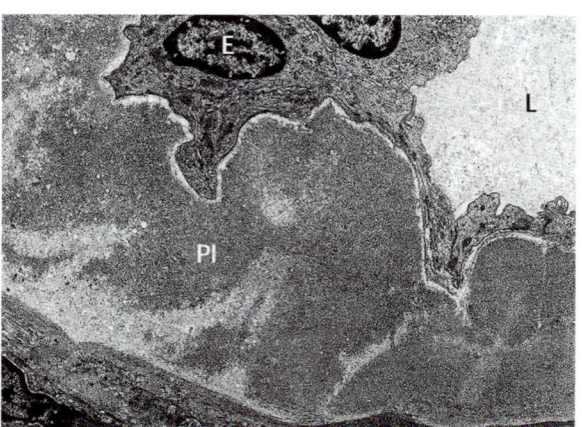

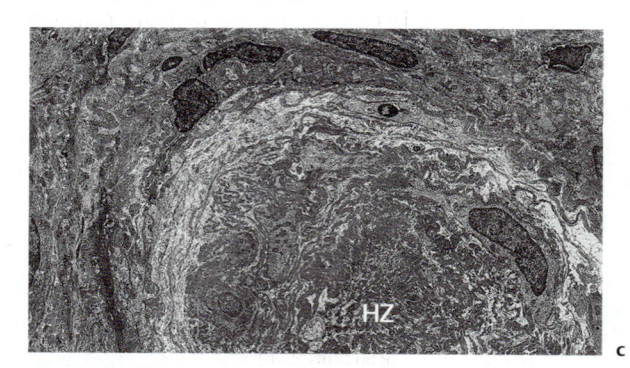

Abb. 9.**8 Hypertone Vaskulopathie:**
a Arteriolenhyalinose mit Verbreiterung des subendothelialen Raums durch vaskuläres Hyalin (Pfeil; HE, Vergr. 1 : 75);
b Ultrastruktur der Arteriolosklerose mit eingesickerten Plasmaproteinen (PI) in den ausgeweiteten Subendothelraum, E = Endothel, L = Gefäßlumen (EM, Vergr. 1 : 8000);
c Ultrastruktur der Arteriolonekrose mit weitgehender Zerstörung der Gefäßwandzellen; übriggeblieben sind nur noch nekrotische Zellen und Basalmembranreste; HZ = hyalinisiertes Zentrum (EM, Vergr. 1 : 8000).

- *Arteriolonekrose:* Auch in diesem Falle machen sich ein vaskuläres Hyalin und Nekrosefibrinoid in der Intima breit. Sie stenosieren aber das Gefäßlumen stärker als bei der Arteriolosklerose, durchsetzen die

9.1.1.2
Gefäßwandfibrosen

Sie werden, obschon auch sie mit Sklerosierungsprozessen einhergehen, bewusst von der Arteriosklerosegruppe abgegrenzt. Durch eine entzündliche, ischämische oder trophische Schädigung oder idiopathisch (Fehlbildung) wird die Gefäßwand ohne Verfettung der Media nach innen oder nach außen hin durch Kollagenfasermaterial verdickt.

Fibromuskuläre Dysplasie

Definition: Nichtentzündliche fibrotische Verdichtung der Arterienwand, die bereits bei Kindern meist in den Nieren (Hypertonieursache!), aber auch in den Extremitäten-, Mesenterial- und Zerebralarterien auftritt und entsprechende Durchblutungsstörungen verursacht.

Pathogenese: Die Ursache dieser als Fehlbildung aufgefassten Gefäßveränderung ist noch unbekannt. Diskutiert werden eine embryonale Virusinfektion (Rubeolen) oder eine angeborene Störung der Mediamyozyten.

Morphologie: Histologisch ist bei der fibromuskulären Dysplasie entweder die Intima (= Intimafibroplasie), die Media (= Mediafibroplasie) oder die Adventitia (= Adventitiafibroplasie) durch ein kollagen-elastinreiches Fasergewebe mit proliferierten m-Myozyten verdickt, während die Elastika immer fragmentiert und lamelliert erscheint (Abb. 9.10). Bei der Mediafibroplasie sind herdförmige Myozytennekrosen häufig, was zu Aneurysma-

---

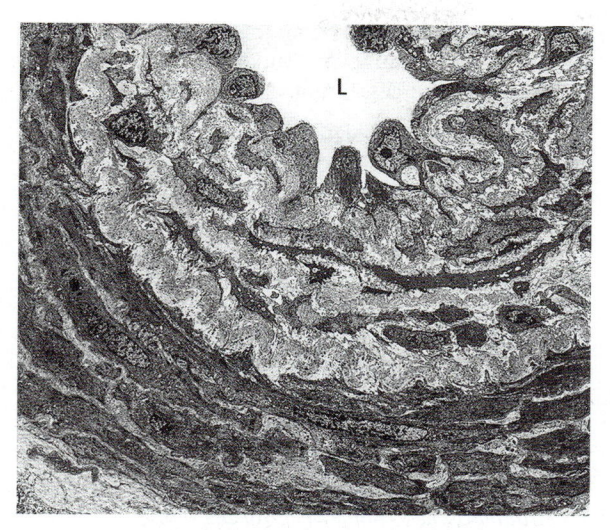

Abb. 9.9 **Arteriointimale Fibroplasie:** Ultrastruktur mit zwiebelschalenartiger fibrotischer Schichtung der Subintima (L = Gefäßlumen; Vergr. 1 : 7000).

---

durch die Myozytennekrosen aufgelockerte Gefäßwand und lösen eine perifokale Entzündung aus (Rundzelleninfiltrat) (Abb. 9.8 c).
- *Arteriointimale Fibroplasie:* Damit wird die fibroproliferative Mediadegeneration der präarteriolären Gefäße bezeichnet, die auf einer reparativen Vermehrung von faser- und basalmembranartigem Material seitens der Myozyten beruht. Dieser Prozess führt zu einer zwiebelschalenartigen und stenosierenden Fibrosierung der Intima und intimanahen Media (Abb. 9.9).

+ Komplikationen:
1. *Histologische Fixierung* des Hochdrucks durch Erhöhung des peripheren Gefäßwiderstands und der Blutflussgeschwindigkeit: Dieser Prozess manifestiert sich zuerst in den Nieren (= renale Fixierung des Hochdruckes).
2. *Stenosierende Arteriosklerose* und *Arteriolosklerose* der Organarterien mit entsprechender Minderdurchblutung der Organe. Dies kann eine Atrophie, Schrumpfung oder Infarzierung nach sich ziehen und betrifft vor allem Herz, Gehirn, Augen und Nieren.
3. *Gefäßwandruptur mit Hämorrhagie,* was vor allem im Gehirn zu Massenblutungen führt (S. 1054).

+ Prognose: Etwa 60% aller Hypertoniker sterben an einer Dekompensation des hypertrophierten linken Herzventrikels und an einem Myokardinfarkt wegen einer Koronarinsuffizienz. Der Häufigkeit nach folgen in der Todesursachenstatistik mit etwa 30% die zerebrovaskulären Komplikationen in Form eines Hirninfarktes oder einer Massenblutung. Hypertoniker haben eine höhere Krebsinzidenz. Zusammenhang Hypertonie → Krebs, S. 341.

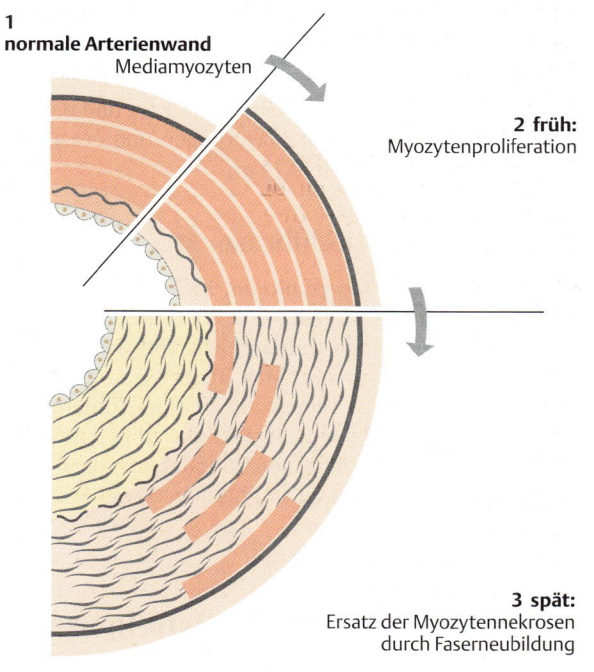

Abb. 9.10 **Fibromuskuläre Dysplasie vom Mediatyp:** Stadien:
1 Normalarterienwand (rot: Mediamyozyten);
2 früh: Myozytenproliferation → Wandverdickung;
3 spät: Ersatz der Myozytennekrosen durch Faserneubildung mit adaptiver Intimafibrose.

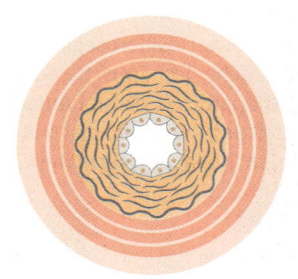

a reaktive Intimafibrose   **b** reaktive Adventitiafibrose (= Perisklerose)

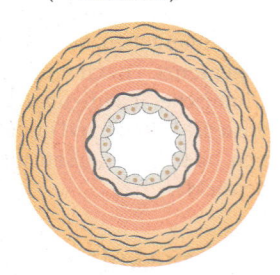

Abb. 9.**11** **Gefäßwandfibrose,** Formen:
a Reaktive Intimafibrose;
b reaktive Adventitiafibrose (= Perisklerose).

bildungen führen kann. Verkalkungen, Lipidablagerungen und entzündliche Infiltrate fehlen.

Reaktive Intimafibrose

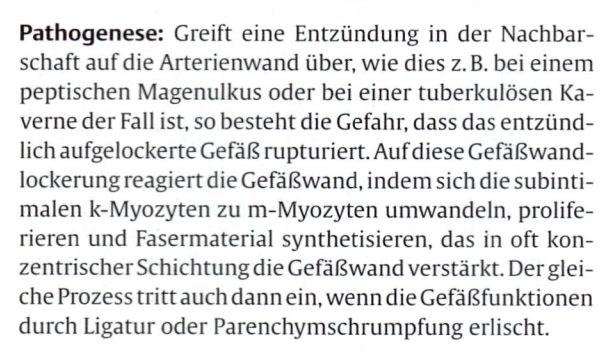

Pathogenese: Greift eine Entzündung in der Nachbarschaft auf die Arterienwand über, wie dies z. B. bei einem peptischen Magenulkus oder bei einer tuberkulösen Kaverne der Fall ist, so besteht die Gefahr, dass das entzündlich aufgelockerte Gefäß rupturiert. Auf diese Gefäßwandlockerung reagiert die Gefäßwand, indem sich die subintimalen k-Myozyten zu m-Myozyten umwandeln, proliferieren und Fasermaterial synthetisieren, das in oft konzentrischer Schichtung die Gefäßwand verstärkt. Der gleiche Prozess tritt auch dann ein, wenn die Gefäßfunktionen durch Ligatur oder Parenchymschrumpfung erlischt.

Morphologie: Histologisch ist die Gefäßintima durch ein kollagenfaserreiches Bindegewebe mit fibrozytenähnlichen Myozyten (= m-Myozyten) verbreitert und das Gefäßlumen eingeengt. Lipidablagerungen und entzündliche Infiltrate fehlen (Abb. 9.**11 a**).

Reaktive Adventitiafibrose

Pathogenese und Morphologie: In diesem Falle konzentriert sich die Kollagenfaservermehrung in Form einer Fibrose auf die Adventitiaschicht und wird deshalb auch Perisklerose genannt. Man findet sie in den Netzhautarteriolen bei der Hypertonie und bei Tumoren des peripheren Nervensystems. In allen Fällen hemmt diese fibröse Gefäßumscheidung den Lymphabfluss der betroffenen Gefäße und führt zu trophischen Gewebeschäden (Abb. 9.**11 b**).

9.1.1.3
Mukoid-zystische Medianekrose

Syn.: Morbus Erdheim-Gsell, Medianecrosis aortae idiopathica cystica Erdheim-Gsell

Definition: Multifaktoriell ausgelöste Reaktionsmuster der großen Arterien vom elastischen Typ mit Kontinuitätsverlust des kollagen-elastischen Fasergerüstes, konsekutiver Einlagerung von Mukopolysacchariden und Prädisposition zur Dissektion.

Pathogenese: Diese Gefäßläsion stellt somit kein eigenständiges Krankheitsbild dar, wird durch nachstehende Faktoren ausgelöst und ist demnach nicht „idiopathisch":
- *angeborene Gefäßfehlbildungen* wie Aortenisthmusstenose (Turner-Syndrom!), Aortenklappenstenose, Aortenhypoplasie;
- *angeborene Bindegewebeerkrankungen* wie Marfan-Syndrom (auch als monosymptomatische Manifestationen), Ehlers-Danlos-Syndrom, Osteogenesis imperfecta, Morbus Pfaundler;
- *endokrine Bindegewebeläsionen* wie Hypothyreose, Hyperkortizismus;
- *Hämodynamikstörung* wie Hypertonie;
- *traumatische Bindewebestörung* wie stumpfes Bauchtrauma.

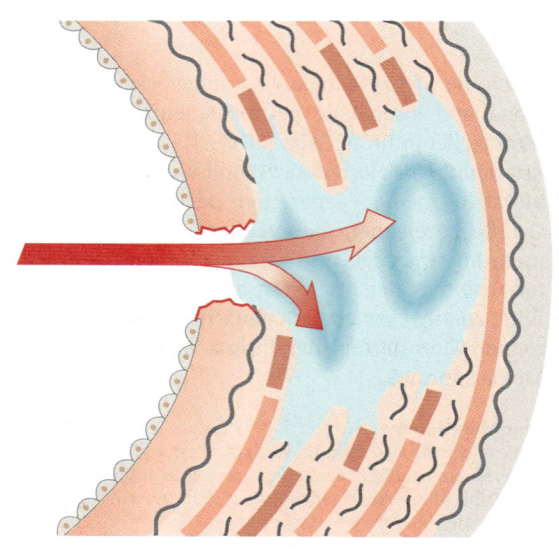

Abb. 9.**12** **Zystische Medianekrose** mit Locus minoris resistentiae im Bereich der Mukoidseen (blau) und Einriss (roter Pfeil).

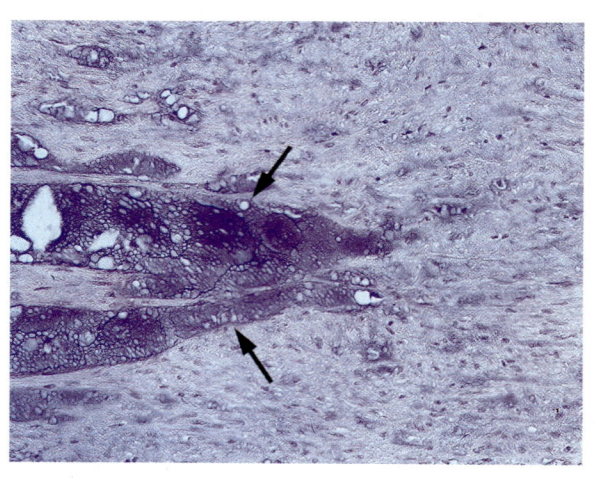

Abb. 9.**13** **Zystische Medianekrose** mit Schleimseen (Pfeil) in Elastikalücken (HE, Vergr. 1 : 25).

9.1 Arterien

Kausalpathogenetisch beruht die mukoid-zystische Medianekrose auf dem Mechanismus einer mukoiden Degeneration (S. 54).

Morphologie: Histologisch fallen in dem elastischen Lamellengefüge der Media größere und kleinere Lücken auf, die mit Mukopolysacchariden (Proteoglykanen) ausgefüllt sind (Abb. 9.12). Somit ist auch der Begriff „zystisch" für die Gefäßläsion nicht korrekt. Ursächlich hierfür ist keine Nekrose, sondern apoptotischer Zelltod der umliegenden Mediamyozyten. Damit ist auch der Begriff „Nekrose" nicht zutreffend. Von diesen „Schleimseen" gehen intramurale Risse aus, die sich zur katastrophalen Aufspaltung der Gefäßwand im Sinne einer Dissektion ausweiten (Abb. 9.13). Bei den systemischen Erkrankungen des Bindegewebes (Prototyp: Marfan-Syndrom) ist die Media diffus, transmural zystisch lädiert.

9.1.1.4
Aneurysma

Definition: Abnorme, lokal begrenzte Ausweitung der arteriellen Gefäßwand wegen angeborener oder erworbener Wandschwäche.

Einteilung: Die Aneurysmen werden je nach Form, Art der Gefäßwandschwächung und Ursache voneinander unterschieden.

Morphologische Typen

Nach morphologischen Gesichtspunkten unterscheidet man folgende Aneurysmatypen (Abb. 9.14):

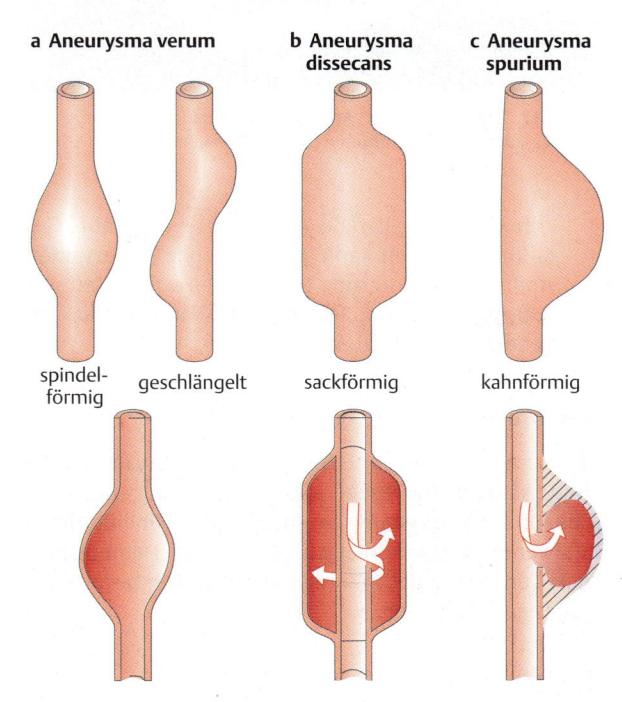

Abb. 9.14 Aneurysmatypen:
a Aneurysma verum;
b Aneurysma dissecans;
c Aneurysma spurium.

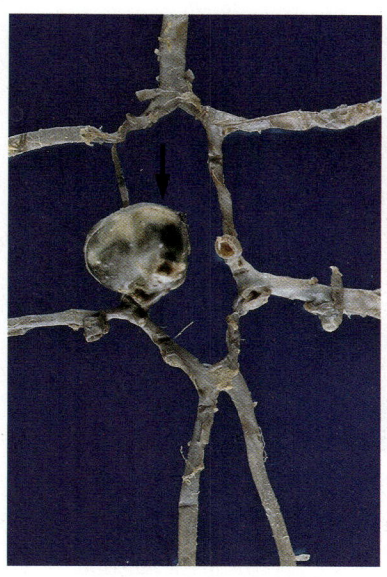

Abb. 9.15 **Beerenförmiges Mediaaneurysma** im Bereich des Circulus arteriosus.

- *Sackförmige Aneurysmen:* Darunter versteht man eine ballonförmige Gefäßaussackung, die einen Durchmesser von 15–20 cm erreichen kann (Abb. 9.15). Beträgt der Durchmesser zwischen 2 und 5 cm, so spricht man von einem beerenförmigen Aneurysma.
- *Spindelförmige Aneurysmen:* In diesem Fall ist die Gefäßwand gleichförmig ausgeweitet, um sich dann wieder ebenfalls gleichförmig auf den ursprünglichen Gefäßdurchmesser zu verjüngen. Die spindelförmigen Aneurysmen sind immer axialsymmetrisch.
- *Zylindrische Aneurysmen:* Sie beginnen abrupt als walzenförmige Gefäßdilatation und gehen ebenso abrupt wieder ins normale Gefäß über. Auch hier kann Asymmetrie vorkommen.
- *Kahnförmige Aneurysmen:* Sie bestehen in einer *einseitigen* Gefäßwanddilatation, während der gegenüberliegende Wandabschnitt unverändert bleibt. Diese Aneurysmaformen kommen oft bei dissezierenden Aneurysmen vor.
- *Geschlängelte Aneurysmen:* In diesem Fall folgen asymmetrische Gefäßausweitungen dicht aufeinander, so dass der betroffene Gefäßabschnitt eine windungsartige Ausbuchtung erhält. Geschlängelte Aneurysmen finden sich meist in Gefäßstrecken, in denen der Blutstrom mehrfach seine Richtung ändert (z. B. große Beckenarterien).

Formalpathogenetische Typen

Am strukturellen Aufbau eines Aneurysmas sind entweder alle drei Gefäßwandschichten, nur Teile davon oder gar keine eigenen Gefäßwandschichten beteiligt. Dementsprechend unterscheidet man aus formalpathogenetischer Sicht folgende 3 Aneurysmatypen:

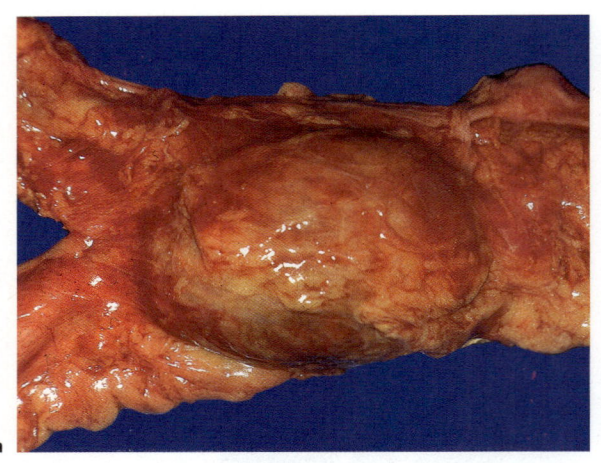

Abb. 9.16 Aorta, atherosklerotisches Aneurysma verum:
a Von außen;
b von innen (nach Aufschneiden der Aorta).

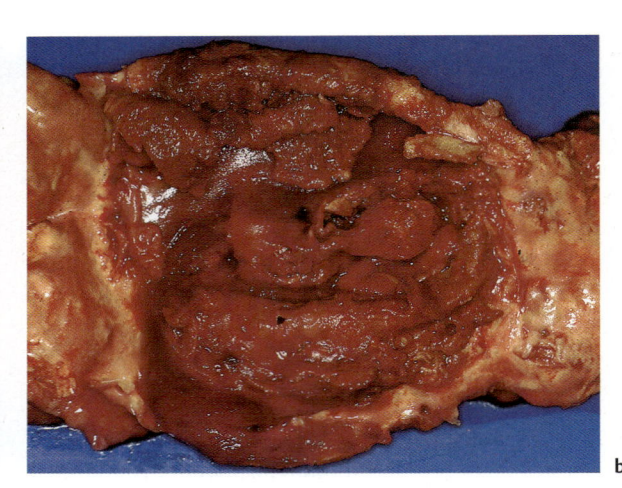

- *Echtes Aneurysma (= Aneurysma verum):* In diesem Falle wird die ganze Gefäßwand entweder durch eine angeborene Mediafehlbildung (S. 431) oder Atherosklerose (Abb. 9.16) (S. 423) oder Entzündung (S. 436) so geschwächt, dass sie in einem umschriebenen Bereich – meist beeren-, sack- oder spindelförmig – dilatiert. Die Wand eines echten Aneurysmas wird durch alle drei Gefäßschichten gebildet.
- *Unechtes Aneurysma (= Aneurysma spurium):* Die formale Pathogenese dieses Aneurysmas besteht darin, dass meist durch eine Gefäßverletzung Blut in die Umgebung sickert, wo es zusammen mit dem ortsständigen Binde- und Organgewebe ein Hämatom bildet, das wie ein Kompressionsverband den Gefäßdefekt notdürftig abdichtet. Besteht das Aneurysma längere Zeit, so wird die Blutungshöhle im perivaskulären Hämatom durch ein Granulationsgewebe organisiert und später auch endothelialisiert. Demzufolge stellt das unechte Aneurysma ein endothelialisiertes Hämatom dar.
- *Dissezierendes Aneurysma (= Aneurysma dissecans):* Derartige Aneurysmen betreffen, mit Ausnahme des Marfan-Syndroms, Patienten in einem mittleren Alter von 55 Jahren mit Bevorzugung des männlichen Geschlechtes (♂ : ♀ = 2 : 1). Sie gehen von solchen Stellen des Gefäßbaumes aus, an denen die Scherkräfte des Blutstromes am wirksamsten und die Blutdruckschwankungen am ausgeprägtesten sind. Dies sind die aufsteigende Aorta und der Aortenbogen, wo der Blutstrom um nahezu 360° abgelenkt wird und die systolische Druckstelle von der Gefäßwand windkesselartig aufgefangen wird (Abb. 9.17). Der Intimaeinriss ist demnach ein Folgeereignis. Ist einmal die Intima eingerissen, so wühlt sich das Blut in die pathologisch aufgelockerte Media ein und reißt sie in Richtung des Blutstromes auf. Auf diese Weise entsteht ein zweites „Pseudogefäßlumen", das nach einem weiteren Intimaeinriss wieder, wie eine Umgehungsstraße, Anschluss an das wahre Gefäßlumen finden kann. Dissezierende Aneurysmen sind meist kahnförmig und werden von außen nur von einer dünnen, leicht zerreißbaren Media-Adventitia-Decke begrenzt.

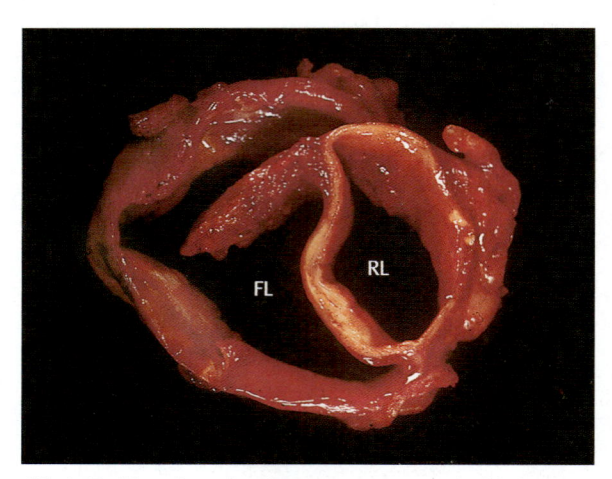

Abb. 9.17 Dissezierendes Aortenaneurysma mit falschem Lumen (FL) und echtem Restlumen (RL) im Querschnitt.

Kausalpathogenetische Typen

Die pathogenetisch entscheidende Gefäßwandschwächung kann durch Degeneration, Entzündung, metabolische und hämodynamische Störungen, Fehlbildungen und Verletzungen herbeigeführt werden. Dementsprechend unterscheidet man die im Folgenden besprochenen Aneurysmatypen.

Kongenitales Aneurysma

Pathogenese: Diesem Aneurysmatyp (21% aller Aneurysmen) liegt eine anlagemäßig bedingte Gefäßwand-

schwäche vor, die auf einen der beiden pathologischen Mechanismen zurückgeht:
- *kongenitale Mediadefekte* an Stellen mit Fusions- oder Rückbildungsprozessen embryonaler Gefäßanlagen → beerenförmiges Aneurysma
- *Insuffizienz der Mediamyozyten* (ursächlich ungeklärt) in Form einer fibromuskulären Mediadysplasie → oft multiple und geschlängelte Aneurysmata.

Hirnbasisarterien-Aneurysmen (vgl. Abb. 9.**15**) machen 85% aller Zerebralarterienaneurysmen aus und liegen bevorzugt im Bereich des Circulus arteriosus (Willisi) (S. 1054), und zwar an den Karotisaufzweigungsstellen, und treten gehäuft bei Patienten mit angeborenen Zystennieren und Leberzysten auf.

Morphologie: Histologisch liegt ein angeborener Media- und Elastikadefekt zugrunde, so dass die Aneurysmawand nur aus einem fibrosierten myozytenarmen und elastikafreien Gewebe besteht, in dem die zugfesten Kollagen-Typ-I-Fasern fehlen.

✚ Klinik: In der 5. Lebensdekade, wenn der Blutdruck bereits physiologischerweise höher ist (mehr als die Hälfte der Patienten sind Hypertoniker) treten klinische Symptome auf. Am gefährlichsten sind dabei die Rupturblutungen unter dem klinischen Bild der meningealen Apoplexie, der 30% aller Patienten erliegen.
- *Viszeralarterien-Aneurysma:* Am häufigsten betroffen sind die A. lienalis und die A. renalis, die durch eine angeborene *fibromuskuläre Mediadysplasie* vorgeschädigt sind und vor dem 50 Lebensjahr Aneurysmen bilden.
- *Pulmonalarterien-Aneurysma:* Sie sind selten und beruhen in der Hälfte der Fälle auf einer *Mediadysplasie* der *Pulmonalarterie* (meist Hauptstamm) im Rahmen einer gleichzeitigen angeborenen kardiovaskulären Fehlbildung (meist offener Ductus arteriosus Botalli).

Atherosklerotisches Aneurysma

Pathogenese: Diese Aneurysmen (65% aller Aneurysmen, ♂:♀ = 5:1) gehören zu den häufigsten Aneurysmaformen und können in echter oder dissezierender Form auftreten. Sie bevorzugen wie die Atherosklerose selbst die Bauchaorta unterhalb der Nierenarterienabgänge (Ausnahme: dissezierende Aneurysmen) sowie die Poplitealregion (oft beidseitig).
- *Atherosklerotisches Aneurysma verum* (vgl. Abb. 9.**16**): Es ist darauf zurückzuführen, dass die proliferative Kapazität der Mediamyozyten erschöpft ist. Dies hat einen progredienten Myozytenschwund mit konsekutivem Kontraktilitätsverlust und Gefäßdilatation zur Folge. Als Folge davon bleiben alle weiteren Gefäßwandschäden unrepariert, bis schließlich die Gefäßwand insgesamt so geschwächt ist, dass sie dem intravaskulären Blutdruck allmählich nachgibt.
- *Atherosklerotisches Aneurysma dissecans:* Der Entstehungsmechanismus dieser Aneurysmen wurde bereits bei der Atherosklerose (S. 423) skizziert. Ausgangspunkt ist ein geschwüriger Aufbruch einer flächenhaft ausgedehnten atherosklerotischen Plaque

ins Gefäßsystem. Im weiteren Verlauf wird Blut in die durch die atheromatösen Herde aufgelockerte Gefäßwand eingepresst. Das atherosklerotische Aneurysma kommt in 90% der Fälle als nichtentzündliche Form, in 10% der Fälle als entzündliche Variante vor:
- *Nichtentzündliches Aneurysma:* Histologisch besteht bei der echten und bei der dissezierenden Form die Aneurysmawandung aus atherosklerotisch geschädigter Gefäßwand bzw. Wandanteilen. Das Lumen ist meist mit einem Abscheidungsthrombus angefüllt.
- *Entzündliches Aneurysma:* Diese weniger häufige Form der Bauchaortenaneurysmen ist dadurch geprägt, dass die atheromatösen Herde durch ein recht dichtes lymphozytäres Infiltrat abgegrenzt werden. Diese entzündlichen Infiltrate finden sich entweder in diffuser Form, als perivaskuläre Anhäufungen von Entzündungszellen oder als lymphfollikelähnliche Ansammlungen. In einigen Fällen kann sogar eine entzündliche Endarteriitis der Vasa vasorum auftreten.

✚ Faustregel: Ein Bauchaortenaneurysma ist meist vom atherosklerotischen Typ.

✚ Faustregel: Aneurysmadurchmesser – Rupturneigung:
- Aneurysma < 5 cm → kaum Ruptur;
- Aneurysma > 10 cm → Ruptur in 50% der Fälle.

✚ Komplikationen: Die klinische Konsequenz dieser Aneurysmen hängt grundsätzlich von ihrer Größe und ihrer Lage ab. Verschlüsse der Becken-, Nieren- und Mesenterialarterien können entweder durch die Vergrößerung oder Embolisierung des Thrombus oder durch Kompression des Aneurysmasackes erfolgen. Die große pulsierende Masse des Aneurysmas kann wie ein Tumor einen raumfordernden Prozess simulieren und zur Druckatrophie benachbarter Gewebe (z.B. Wirbelsäule, Darm, Trachea, Ösophagus) führen. Schließlich können atherosklerotische Aneurysmen spontan (ab 5 cm Durchmesser!) oder durch Verletzung (horizontales Dezelerationstrauma) rupturieren.

Dissezierendes Aneurysma

Pathogenese: Dissezierende Aneursymen (8% aller Aneurysmen) haben weder eine einheitliche Ätiologie noch eine gemeinsame Pathogenese. Sie sind vielmehr die gemeinsame klinisch-pathologische Endstrecke verschiedenartiger Gefäßerkrankungen. Hierzu gehören:
- angeborene Defekte der Gefäßwand (Marfan-Syndrom),
- entzündliche Gefäßwanddestruktion (Lues),
- metabolische Gefäßwandläsion (Atherosklerose),
- hämodynamische Fehlbelastung der Gefäßwand (Hypertonie),
- traumatische Gefäßwandläsion (Stichverletzung).

Morphologie: Den dissezierenden Aneurysmen liegt, sofern sie nicht durch entzündliche, atherosklerotische oder traumatische Faktoren verursacht sind, meist eine zystische Medianekrose zugrunde (vgl. Abb. 9.**13**).

+ **Klinisch** werden dissezierende Aneurysmen je nach Ausbreitung folgendermaßen klassifiziert:
  – Typ I: Ausdehnung über Aorta ascendens hinaus;
  – Typ II: Beschränkung der Aorta ascendens;
  – Typ III: Beginn in Aorta descendens: Ausdehnung bis Diaphragma (Typ IIIa) oder darüber hinaus (Typ IIIb).

+ **Symptomatik:** Starker „Decrescendo-Brustschmerz" mit Wanderungstendenz, neurologische spinale Symptomatik, Hypotonie.

+ **Komplikationen:** Vom Verlauf her unterscheidet man folgende sechs Komplikationsformen des dissezierenden Aneurysmas:
  1. *Intramurales Hämatom* ohne sekundäre Verbindung mit dem Aortenlumen durch Intimaeinriss und ohne Ausbreitungstendenz; der Intimaeinriss führt oft zur Aorteninsuffizienz.
  2. *Nach distal fortschreitende Wanddissektion* ohne zweiten Durchbruch nach innen. In diesem Fall wächst das Aneurysma dissecans nach kaudal und engt, oft zeitlich gestaffelt, die Abgänge der Aortenbogenäste, der Interkostal-, Viszeral- und Lumbalarterien ein → Durchblutungsstörungen des Gehirns und der Arme, des Rückenmarks (Paraplegie), der Niere (Urämie), des Darms (Ileus) und schließlich der Beine (Claudicatio).
  3. *Ruptur der falschen Blutbahn nach außen*, was zu Herzbeuteltamponade, Hämatothorax, retroperitonealem Hämatom und Hämaskos führen kann und in 75 % aller dissezierenden Aneurysmen einen tödlichen Ausgang nimmt.
  4. *Distaler Einbruch des neuen Blutweges in die alte Strombahn*, was klinisch der sog. Spontanheilung entspricht.
  5. *Thrombotische Obliteration* der falschen Strombahn.
  6. *Verlegung der alten Strombahn* – meist in Höhe der Aortenbifurkation – durch den Kopf der Wanddissektion mit akuter Ischämie der unteren Körperhälfte.

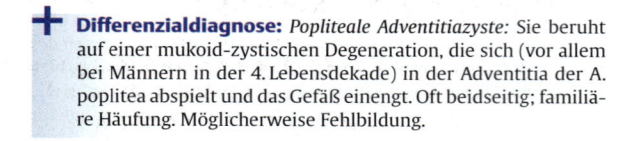

+ **Differenzialdiagnose:** *Popliteale Adventitiazyste:* Sie beruht auf einer mukoid-zystischen Degeneration, die sich (vor allem bei Männern in der 4. Lebensdekade) in der Adventitia der A. poplitea abspielt und das Gefäß einengt. Oft beidseitig; familiäre Häufung. Möglicherweise Fehlbildung.

Luisches Aneurysma

Dieses Stadium der Lues manifestiert sich meist im „Mannesalter" (40–55 Jahre: ♂ : ♀ = 3 : 1).

Pathogenese (s. auch S. 253): Das luische Aneurysma ist eine typische Manifestation der tertiären Lues (= kardiovaskuläre Lues). Die tertiäre Lues ist dadurch gekennzeichnet, dass die floriden Organveränderungen im Stadium II, das ja mit erheblicher Treponemämie einhergeht, mit zunehmender zellgebundener Immunität zurückgehen. Der Anstieg der zellgebundenen Immunität erreicht im Stadium III sein Maximum und ist für die Entstehung der epitheloidzelligen Granulome mit Verkäsung (= Gumma, S. 253) sowie für die drastische Treponemenbeseitigung verantwortlich.

Formalpathogenetisch werden im Rahmen dieser Tertiärlues in erster Linie die kleinen Gefäße im gesamten Körper in Form einer Endarteriitis obliterans befallen, was sich dann in zweiter Linie auf die Aorta in Form einer Mesaortitis luica auswirkt. Die Folge der spezifischen Aortenentzündung ist schließlich ein Aneurysma verum.

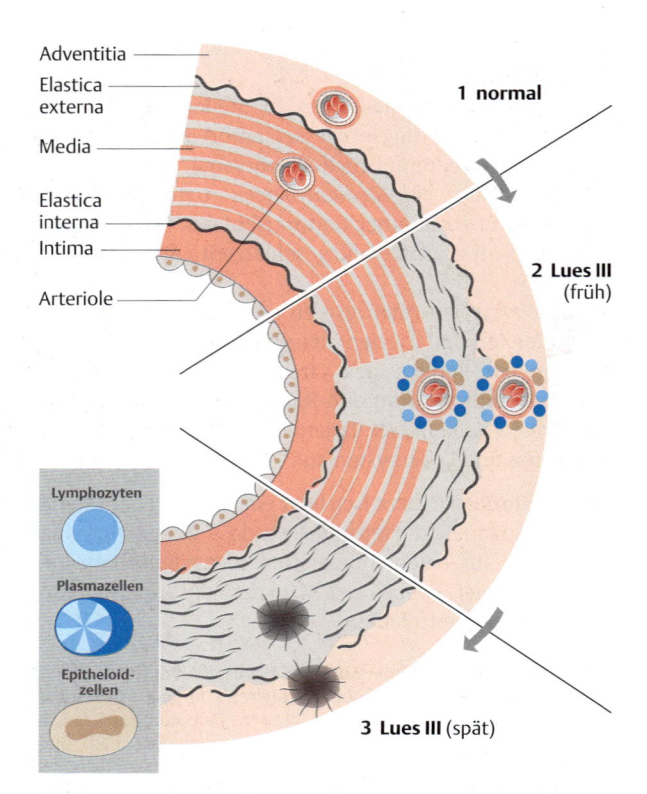

Abb. 9.**18** **Heubner-Endarteriitis luica** in der Aorta, Stadien. In der Frühphase mit einem plasmolymphohistiozytären perivaskulären Infiltrat, in der Spätphase mit Vernarbung und Elastikalücke.

Morphologie (Abb. 9.**18**, 9.**19**):
- *Endarteriitis obliterans:* Im Sekundärstadium der Lues gelangen die Treponemen im Rahmen einer Sepsis auch in die Lunge, wo sie durch spezifische humorale Antikörper immobilisiert und agglutiniert werden. Von dort aus werden sie in die mediastinalen Lymphknoten abtransportiert und bleiben dort jahrelang „lebende Gefangene". Sowie jedoch die humorale Immunität abnimmt und bevor die zelluläre Immunität ihre volle Effektivität erreicht hat, entwischen die Treponemen und wandern über die mediastinalen Lymphwege in die Aortenadventitia, wo sie aufgrund ihrer ungewöhnlich großen Penetrationsfähigkeit die Wände der Vasa vasorum durchdringen. Sie lösen im Tertiärstadium der Lues eine zellvermittelte Überempfindlichkeitsreaktion Typ IV aus, was sich histologisch in perivaskulären Plasmazellinfiltraten und kleinherdigen Nekrosen äußert, denen die Media und Elastika zum Opfer fallen (Abb. 9.**19**). Diese entzündlichen Wandschäden werden durch eine reaktive Intimafibrose gedeckt, die das Lumen stellenweise einengt. Die Heubner-Endarteriitis luica betrifft in ihrer klassischen Form die Zerebralarterien, kann aber auch in allen Gefäßen beobachtet werden, die durch ein Gumma ziehen (Abb. 9.**18**).
- *Mesaortitis luica:* Mit Fortschreiten der Erkrankung werden die bis in das mittlere Mediadrittel reichenden Vasa vasorum mit einem herdförmigen lympho-

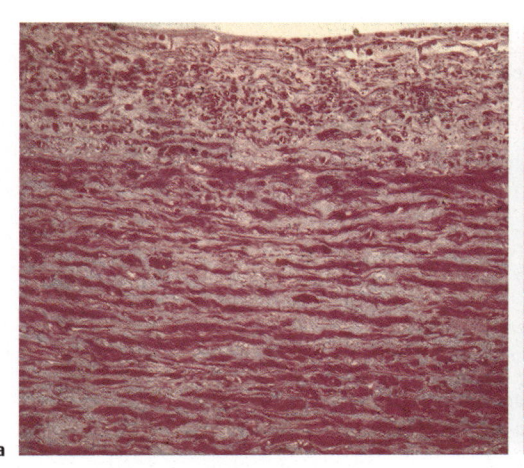

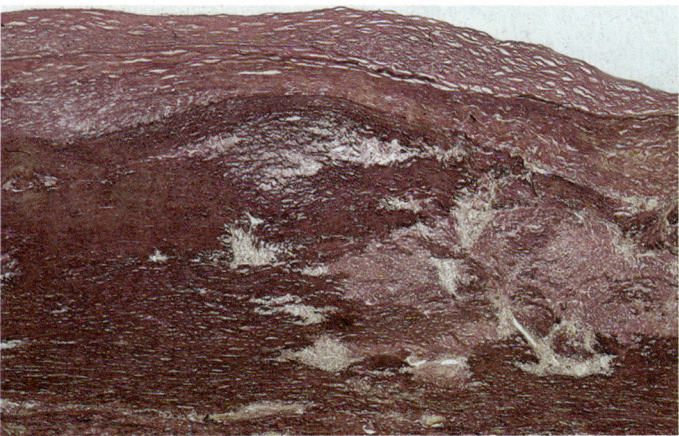

Abb. 9.19 Mesaortitis luica, Histologie:
a Normalaorta mit blätterteigartig geschichtetem lamellärem Elasticasystem (EvG, Vergr. 1:50);
b Mesaortitis luica mit mottenfraßartiger Zerstörung der Elasticalamellen (EvG, Vergr. 1:50).

plasmazellulären Infiltrat und Makrophagen durchsetzt, so dass die Stellen als miliare Gumma imponieren. Die Obliteration dieser Gefäße führt zur ischämischen Nekrose der Aortamyozyten und zur herdförmigen Zerstörung der elastischen Lamellen (Abb. 9.18, 9.19), was eine sekundäre Atherosklerose mit entsprechender Gefäßwandschwächung nach sich zieht. Die nachträgliche Schrumpfung der Gefäßnarben ruft Kontraktionsvorgänge hervor, so dass die innere Aortenoberfläche insgesamt einen baumrindenartigen Aspekt mit feinen Längsfalten erhält.
- *Luisches Aortenaneursyma:* Folge der allgemeinen Gefäßwandschwächung ist meist ein sackförmiges Aneurysma verum, das in der Regel im Bereich von Aorta ascendens und proximalem Aortenbogen lokalisiert ist und nie ganz bis an das Diaphragma heranreicht.

Faustregel: Luische Aortenaneurysmen sind meist thorakal, praktisch nie abdominal.

Komplikationen: Bei Übergriff der entzündlichen und aneurysmatischen Prozesse auf den Anulus fibrosus des Herzens entsteht eine Aorteninsuffizienz. Ferner werden die Koronararterien stenosiert, so dass pektanginöse Beschwerden auftreten.

Mykotische Aneurysmen

Sie sind selten und entstehen dadurch, dass Bakterien (z. B. Endocarditis ulceropolyposa; S. 479) in den Vasa vasorum großer Gefäße oder in mittelgroßen Gefäßen steckenbleiben und die Gefäßwand zerstören. Eine andere Möglichkeit besteht darin, dass das Erregermaterial von außen (z. B. Katheter) in die Gefäßwand verschleppt wird.

Arteriovenöse Aneurysmen

Definition: Dies sind abnorme Verbindungen zwischen einer Arterie und ihrer Begleitvene (klinisch: Schwirrgeräusch) in Form einer arteriovenösen Fistel.

Pathogenese: Sie können entstehen a) als kongenitale Fehlbildung, b) durch Ruptur eines Arterienwandaneurysmas in die Nachbarvene, c) durch Stich- oder Granatsplitterverletzung (Krieg!) und d) durch entzündliche Nekrose benachbarter Gefäße. In allen Fällen kommt es auch zu einer aneurysmatischen Ausweitung des betroffenen Venenstückes (= Varix aneurysmaticus).

9.1.2 Entzündliche Läsionen

Jedes Gefäß kann in einen allgemeinen oder spezifischen Entzündungsprozess einbezogen werden (= Arteriitis). Dieser läuft aber mit Ausnahme der Septikopyämie lokalisiert ab. Neben den bakteriellen und spezifischen Arteriitiden (S. 436) gibt es eine Reihe von Gefäßerkrankungen, bei denen immunpathologische Prozesse im Zentrum der Pathogenese stehen (Tab. 9.3). Je nach vorherrschender Gewebeveränderung lassen sich die Gefäßentzündungen in nekrotisierende, riesenzellhaltige und proliferierende Arteriitiden unterteilen.

9.1.2.1 Nekrotisierende Arteriitis

Bei diesen Arterienentzündungen wird der pathogenetisch wesentliche Entzündungsvorgang durch Immunkomplexe ausgelöst.

Panarteriitis nodosa

Syn.: Periarteriitis nodosa Kussmaul-Maier, klassische Polyarteriitis nodosa

Definition: Seltene Erkrankung aus dem Formenkreis der primär systemischen Vaskulitiden mit Befall der mittelgroßen und kleinen Arterien vom muskulären Typ, die über einen autoaggressiven Entzündungsprozess zu tastbaren perlschnurartigen Gefäßverdickungen führt.

Tabelle 9.3 Klassifikation primärer systemischer Vaskulitiden[1]

Gefäßbefall	Entzündungsform	Besonderheit
Vaskulitis großer Gefäße		
Riesenzellarteriitis (Arteriitis temporalis)	riesenzellig, granulomatös	oft mit Polymyalgia rheumatica assoziiert Alter: > 50 J
Takayasu-Arteriitis	riesenzellig, granulomatös	Alter: < 50 J
Vaskulitis mittelgroßer Gefäße		
Panarteriitis nodosa	nekrotisierend	ohne Glomerulonephritis Alter: jung-adult
Kawasaki-Syndrom	nekrotisierend	mit mukokutanem Lymphknotensyndrom[2] Alter: (Klein-)Kinder
Vaskulitis kleiner Gefäße		
Wegener-Vaskulitis	nekrotisierend-granulomatös	mit Glomerulonephritis, granulomatöser Entzündung im Respirationstrakt, c-ANCA[3] Alter: > 40 J
Churg-Strauss-Syndrom	nekrotisierend-granulomatös	granulomatöse Entzündung im Respirationstrakt, Asthma bronchiale, Eosinophilie, p-ANCA[4]
Mikroskopische Polyangiitis	nekrotisierend	meist pulmonale Vaskulitis, immer mit Glomerulonephritis, kaum Immundepots in situ, p-ANCA
Schoenlein-Henoch-Purpura	nekrotisierend	IgA-dominante Immundepots in situ, Hautbefall → Purpura, Darmbefall, IgA-Nephropathie, Arthralgien Alter > 20 J
Kutane leukozytoklastische[5] Vaskulitis		anamnestisch Medikamenteneinnahme isolierter Hautbefall → Purpura, makulopapulöses Exanthem, kaum Immundepots Alter: postpubertär

[1] nach internationaler Konsensuskonferenz 1994
[2] mukokutanes Lymphknotensyndrom: akutes Fieber, Schleimhautentzündung; Hände und Füße: Palmarerythem, Ödem; Stammexanthem, zervikale Lymphadenitis
[3] c-ANCA = cytoplasmatische Anti-Neutrophilenzytoplasma-Antikörper
[4] p-ANCA = perinukleäre ANCA
[5] leukozytoklastisch, gr. „leukozytenspaltend" (wegen Leukozytenapoptose)

Mittleres Alter: 45 Jahre; ♂:♀ = 3:1

Pathogenese: Diese Arteriitis ist ätiologisch noch ungeklärt. Sie tritt beim Erwachsenen bevorzugt post- oder parainfektiös im Rahmen einer HBV, HCV, Streptokokken- oder Yersinieninfektion auf, bei Kindern oft im Rahmen einer Enterovireninfektion. Daneben gibt es auch paraneoplastische Verläufe. Kausalpathogenetisch steht eine Überempfindlichkeitsreaktion Typ III auf eines der genannten Antigene im Mittelpunkt. Weshalb diese Gefäßentzündung dann einen Autoaggressionscharakter erhält, ist noch unklar. Die Panarteriitis nodosa geht demnach von der Intima aus und greift allmählich auf die Media und Adventitia über. Die Bezeichnung Panarteriitis ist demzufolge aus pathogenetischer Sicht besser.

Morphologie: Die Panarteriitis nodosa läuft in folgenden 3 Stadien ab (Abb. 9.**20**), wobei typischerweise alle 3 Stadien in verschiedenen Gefäßen oder in ein und demselben Gefäß nebeneinander vorkommen:

- *Stadium der fibrinoiden Nekrose:* Intima und Media einer Arterie sind sektorförmig durch eine fibrinoide Nekrose zerstört. Formalpathogenetisch handelt es sich um ein Präzipitationsfibrinoid (S. 43). Diese Nekroseherde sind anfänglich durch ein Granulozyteninfiltrat umrahmt und werden auf der Lumenseite der Gefäßwand durch einen Thrombus abgedeckt (Abb. 9.**21**).
- *Stadium des Granulationsgewebes:* Die Nekrose umfasst den ganzen Gefäßsektor und führt nach Schwächung der Gefäßwand zu Aneurysmen, in denen sich meist lumenverschließende Abscheidungsthromben bilden. Das demarkierende Leukozyteninfiltrat besteht jetzt vorwiegend aus Lymphozyten, Plasmazellen, Makrophagen sowie Eosinophilen in wech-

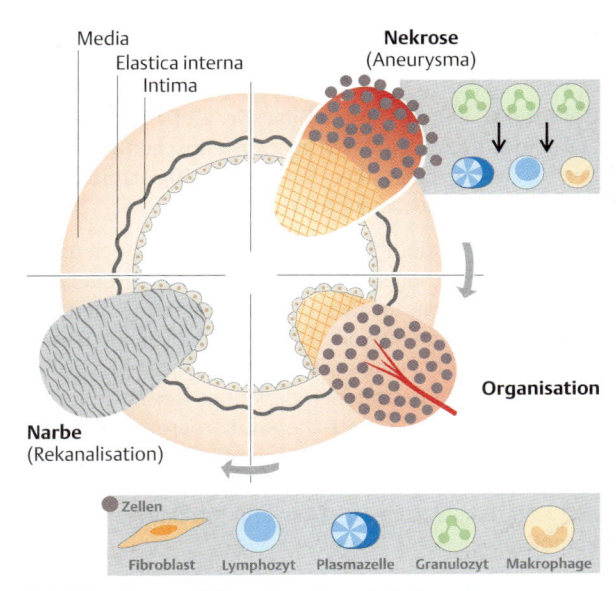

Abb. 9.20 Panarteriitis nodosa: Formale Pathogenese.

selnder Menge. Es ist im Adventitiabereich und perivaskulären Bindegewebe besonders kräftig ausgebildet (Name: Periarteriitis) und bildet so kleine, makroskopisch bereits sichtbare Knötchen (Name: nodosa). Von hier aus dringen auch Kapillarsprossen samt Fibroblasten in die Nekrosezone ein.
- *Narbenstadium:* Das Granulationsgewebe organisiert die Nekrose samt Thrombus, wandelt den Entzündungsschaden in ein Narbengewebe um und rekanalisiert das obliterierte Gefäßsegment. Bei den betroffenen Patienten kommen alle drei Stadien der Gefäßaffektion nebeneinander vor. Unter Therapie mit Prednisolon und Cyclophosphamid überwiegt das Narbenstadium. Histologisch findet man an solchen geheilten Gefäßstellen eine stenosierende Intimafibrose, eine Elastikaruptur und Fibrosierung der Media-Adventitia.

✚ Vorkommen: Haut, Gelenke, Vasa nervorum, Muskulatur, Intestinum, Nieren, Hoden und andere Organe unter Aussparung der Lungenzirkulation.

✚ Komplikationen: In 75% der Fälle sind Nieren, in 65% das Herz und in 60% die Leber beteiligt. Die entzündlich-thrombotischen Gefäßverschlüsse führen zu einer absoluten und/oder relativen temporären Ischämie, was sich klinisch in Arthralgien (60%), Neuralgien (50%), Myalgien (30%) sowie Hodenschmerzen und pathologisch-anatomisch in fleckförmigen Organinfarkten äußert. In über der Hälfte der Fälle können angiographisch vor allem im viszeralen Stromgebiet Aneurysmen beobachtet werden (Abb. 9.21 c). Im Hautbereich finden sich selten die knötchenartigen Läsionen (entzündliche Aneurysmata), häufiger umschriebene Nekrosen oder ein Livedo reticularis (= ringförmige Zyanose und abgeblasstes Zentrum vorwiegend im Bereich der unteren Extremität).

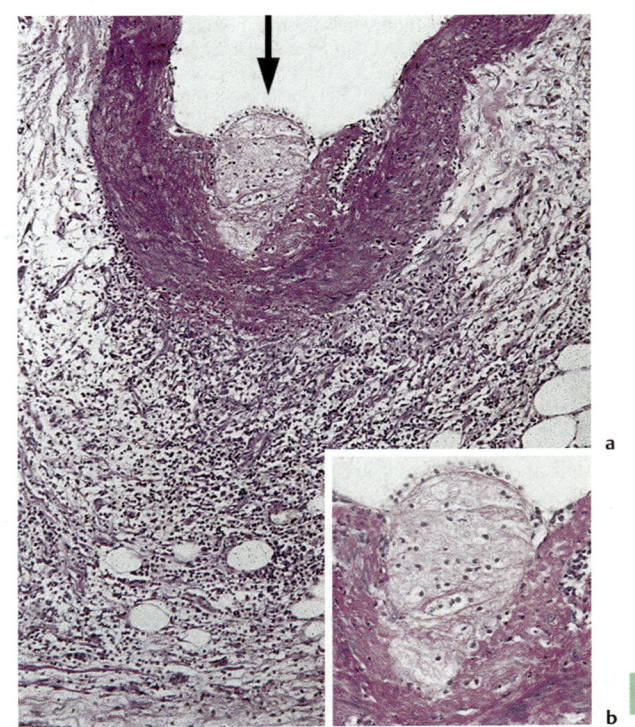

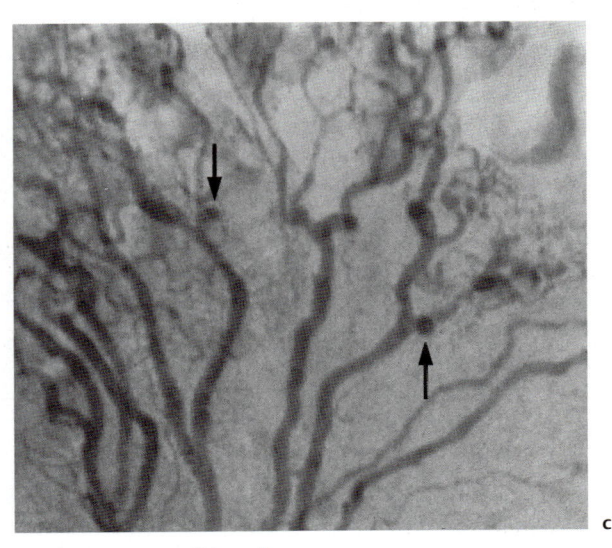

Abb. 9.21 Panarteriitis nodosa:
a, b Frühes Stadium mit fibrinoider Nekrose (Pfeil), Abscheidungsthrombus (Th) und perifokaler transmuraler Entzündung (PAS, Vergr. a 1 : 50, b 1 : 100);
c angiographische Darstellung der entzündlichen Aneurysmen im Bereiche der Mesenterialgefäße.

Prognose: Die Krankheit kann grundsätzlich ausheilen, deshalb lohnt zur Vermeidung von Organschäden eine frühzeitige aggressive Therapie. Die häufigsten Todesursachen sind Urämie, Myokardinfarkt, Herzinsuffizienz und gastrointestinale Blutungen.

Mikroskopische Panarteriitis

Syn.: mikroskopische Polyangiitis, Panarteriitis nodosa Typ Wohlwill

Definition: Diese Form der Panarteriitis ist durch eine nekrotisierende Entzündung kleiner Gefäße wie Kapillaren, Venulen, und Arteriolen gekennzeichnet.

Pathogenese (vgl. S. 192): Die Entzündung steigt nicht zu den mittelkalibrigen Gefäßen vom muskulären Typ auf und stellt folglich eine „Small Vessel Disease" dar, die sich an den inneren Organen, Haut und Schleimhäuten manifestiert. Auslösende Ursachen sind offenbar verschiedene Antigene (mit Ausnahme des HBs die gleichen wie der klassischen Panarteriitis nodosa), die eine Überempfindlichkeitsreaktion Typ III auslösen (daher Syn.: Überempfindlichkeitsvaskulitis). Im Gegensatz zur klassischen Panarteriitis nodosa sind in den meisten Fällen ANCA, aber kaum Immundepots in situ nachweisbar (daher Syn.: pauci-immune Vaskulitis). Bei den ANCA handelt es sich um Antikörper gegen Myeloperoxidase, die sich im Granulozytenzytoplasma immunfluoreszenzmikroskopisch perinukleär lokalisieren (= pANCA).

Morphologie: Die Entzündung spielt sich schwerpunktmäßig in der Lungenendstrombahn und an den Nierenglomeruli ab. Die Gefäßveränderung besteht in einer fibrinoiden Nekrose (= Präzipitationsfibrinoid), die von apoptotisch zerfallenen Neutrophilen und Eosinophilen durchsetzt wird. Oft beherrschen deren Kerntrümmer (apoptotic bodies) das Bild (daher Syn.: leukozytoklastische Vaskulitis). Im Gegensatz zur klassischen Panarteriitis nodosa fehlen Granulome, und alle Gefäßläsionen sind im gleichen histologischen Stadium anzutreffen, was auf eine episodenhafte Exposition gegenüber Immunkomplexen hinweist.

Klinisch gleicht die Erkrankung einem Morbus Wegener (ohne Granulombildung). Sie macht vor allem durch eine respiratorische Insuffizienz mit Hämoptysen und durch eine Niereninsuffizienz mit Hämaturie und Proteinurie auf sich aufmerksam. Darmschmerzen und -blutungen, Herzbeschwerden, Muskelschmerzen und -schwäche sowie flohstichartige Purpurablutungen (Purpura Schoenlein-Henoch) zeigen, dass auch andere Organsysteme betroffen sein können. Die Therapie ist identisch mit der bei Morbus Wegener.

Churg-Strauss-Arteriitis

Syn.: allergische Granulomatose Churg-Strauss

Definition: Seltene granulomatöse Gefäßentzündung aus dem Formenkreis der primär systemischen Vaskulitiden im Gefolge eines allergischen Bronchialasthmas mit Blut- und Gewebeeosinophilie.

Pathogenese: Ätiologisch ist die Erkrankung noch ungeklärt. Kausalpathogenetisch spielt eine T_{H2}-Helferzell-dominierte allergische Reaktionslage der humoralen und zellulären Immunantwort (Überempfindlichkeitsreaktion Typ III und IV) eine auslösende und/oder perpetuierende Rolle. Die betroffenen Patienten weisen in ihrem Blut sehr oft zytoplasmatische Antikörper mit Spezifität gegen lysosomale Granulozytenprotease 3 (= anti-PR3) oder gegen Myeloperoxidase (= MPO) auf; zusätzlich finden sich hohe Serum-IgE-Titer und IgE-haltige Immunkomplexe.

Morphologie: Die Churg-Strauss-Arteriitis gleicht der Wegener-Arteriitis, indem sie sich vorwiegend an kleinen Arterien der Lunge abspielt und eine granulomatöse Entzündungskomponente aufweist. Im Gegensatz dazu aber dominiert bei ihr ein Eosinophileninfiltrat.

Klinik: Die Diagnose lässt sich sicher stellen, wenn 4 der folgenden 6 Symptome vorliegen:
- langjähriges allergisches Asthma bronchiale,
- Bluteosinophile > 10%,
- Mono-/Polyneuropathie,
- paranasale Pansinusitis mit radiologischer Sinusverschattung,
- migratorische eosinophile Lungeninfiltrate,
- Gewebeeosinophilie.

Therapeutisch genügt vielfach eine etwas mildere Immunsuppression mit Corticosteroiden alleine oder in Kombination mit einem Antimetaboliten.

Wegener-Vaskulitis

Definition: Seltene granulomatöse Vaskulitis aus dem Formenkreis der primär systemischen Vaskulitiden im Rahmen einer rhinopulmonal und renal sich manifestierenden, als Wegener-Granulomatose bezeichneten Autoaggressionskrankheit (S. 578). Prädilektionsalter: 4. Lebensdekade. ♂ > ♀.

Pathogenese: Die Ätiologie ist unklar. Den bei diesen Patienten nachweisbaren, diagnostisch wegweisenden zytoplasmatischen Anti-Neutrophilenzytoplasma-Auto-AK (= cANCA) mit Spezifität für die neutrale, lysosomale Granulozytenserinproteinase 3 (= PR3) scheint eine pathogenetisch entscheidende Rolle zuzukommen. Demzufolge werden im Rahmen eines (Staphylokokken-)Infektes proinflammatorische Zytokine wie TNF-α und IL-1 (S. 209) gebildet. Diese bewirken, dass auf der Oberfläche von Granulozyten und Endothelzellen Adhäsionsmoleküle sowie auch Granulozytenproteinase 3 und andere lysosomale Enzyme wie Myeloperoxidase (MPO),

Cathepsin G und Elastase auftauchen. Dort werden sie als Auto-AG frei zugänglich. Folglich können sie durch cANCA erkannt oder durch α1-Antitrypsin neutralisiert werden. Mittlerweile haben sich die Granulozyten mit Hilfe der Adhäsionsmoleküle an die Endothelzellen angeheftet und werden über PR3-Anti-PR3-Immunkomplexe, die an Fc-IgG-Rezeptoren gebunden haben, stark aktiviert und setzen toxische Sauerstoffmetabolite frei. Diese wiederum schädigen nach oxidativer Inaktivierung des α1-Antitrypsins zusammen mit den Proteasen die umliegenden Endothelzellen und bilden damit den Auftrakt zu einer nekrotisierenden Vaskulitis. Dies erklärt, weshalb Immunkomplexablagerungen bei der Wegener-Vaskulitis nicht diese zentrale Rolle spielen wie bei der Lupusnephritis. Aus dem gleichen Grunde weist die begleitende, rapid progressive Glomerulonephritis im Gegensatz zur Lupusnephritis kaum Immunkomplexablagerungen auf („pauciimmune" Glomerulonephritis).

Morphologie: Die Wegener-Arteriitis gleicht dem Frühstadium einer Panarteriitis nodosa, unterscheidet sich aber morphologisch in folgenden Punkten von ihr:
- *Gefäßkaliber:* Betroffen sind vor allem kleine Arterien, Kapillaren und Venolen.
- *Lokalisation:* In erster Linie ist die nekrotisierende Arteriitis im Respirationstrakt zu finden und wird in der Regel von einer Glomerulonephritis begleitet.
- *Histologie:* Die nekrotisierende Gefäßentzündung ist überall im gleichen Stadium und geht mit einer granulomatösen Entzündung einher, die zu multiplen Gefäßverschlüssen führt. Dies äußert sich in ulzerösen Veränderungen im oberen Respirationstrakt (vor allem in Nasennebenhöhlen), herdförmigen Lungeninfarkten (vor allem Unterlappen) und nekrotisierender Glomerulonephritis.

+ Klinik: Für eine zuverlässige Diagnose eines Morbus Wegener müssen neben einem positiven cANCA-Befund mindestens zwei der folgenden Kriterien erfüllt sein:
- *Nasen-Mund-Rachen-Befall* in Form von hämorrhagisch-eitriger Rhinitis, Sinusitis, Glottis-/Subglottisstenose, Sattelnase (S. 578);
- *Lungenbefall* in Form irregulärer, antibiotikaresistenter Infiltrate und einschmelzender Kavernen;
- *Nierenbefall* in Form eines nephritischen Sediments und einer rapid-progressiven Glomerulonephritis;
- *histologisch gesichertes Wegener-Granulom*/granulomatöse Vaskulitis.

+ Therapie: trotz partieller Erfolge mit Cyclophosphamid und Steroiden unbefriedigend.

Lupusarteriitis

Pathogenese: Siehe S. 187.

Morphologie: Beim systemischen Lupus erythematodes (S. 187) findet man als Folge der immunkomplexinduzierten Gewebe- und Zellschädigung ähnliche Gefäßveränderungen wie bei der Panarteriitis nodosa mit einer fibrinoiden Nekrose, der Media und Elastika diffus und

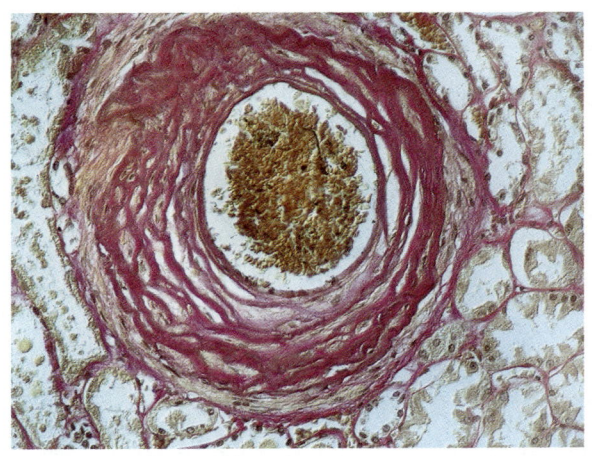

Abb. 9.22 **Lupus erythematodes:** „Zwiebelschalenarteriopathie" (EvG, Vergr. 1 : 100).

nicht segmental anheimfallen (Abb. 9.22). Das entzündliche Infiltrat ist weniger stark ausgeprägt. Thrombotische Gefäßverschlüsse und Aneurysmabildungen fehlen. Syn- und metachrone Schädigungen der Endothel- und Muskelzellen, die vermutlich durch lösliche Faktoren zytotoxischer T-Zellen ausgelöst werden, bewirken über eine Plättchenaggregation die Freisetzung von PDGF und damit auch die fibrotische Gefäßwandreparatur. Dadurch kommt es vor allem in Lymphknoten und Milz zu einer konzentrisch stenosierenden Gefäßwandsklerose, die auch als sog. zwiebelschalenartige Media-Intima-Proliferation (engl. onion-skinning) bezeichnet wird. Ähnliche Gefäßveränderungen mit Bevorzugung der Niere und Extremitäten sind auch für die progressive systemische Sklerose (= progressive Sklerodermie) typisch.

9.1.2.2
Riesenzellarteriitis

Riesenzellarteriitiden kommen in zwei Spielarten vor. Die eine konzentriert sich in ihrer klassischen Form auf die Temporalarterie und/oder extrakranielle Karotisäste, die andere auf die Aorta und/oder auf deren großen Äste. Formalpathogenetisch liegt in beiden Fällen eine riesenzellige Arteriitis zugrunde, zur der sich oft eine granulomatöse Entzündungsreaktion hinzugesellt.

Arteriitis temporalis

Syn.: Morbus Horton, Horton-Arteriitis

Definition: Häufigste Gefäßerkrankung aus dem Formenkreis der primär systemischen Vaskulitiden, der ein autoaggressiver, typischerweise riesenzelliger Entzündungsprozess unter Bevorzugung extrakranieller Karotisäste, vor allem der Temporalarterie (daher Bezeichnung: Arteriitis temporalis/cranialis) zugrunde liegt (Abb. 9.23).

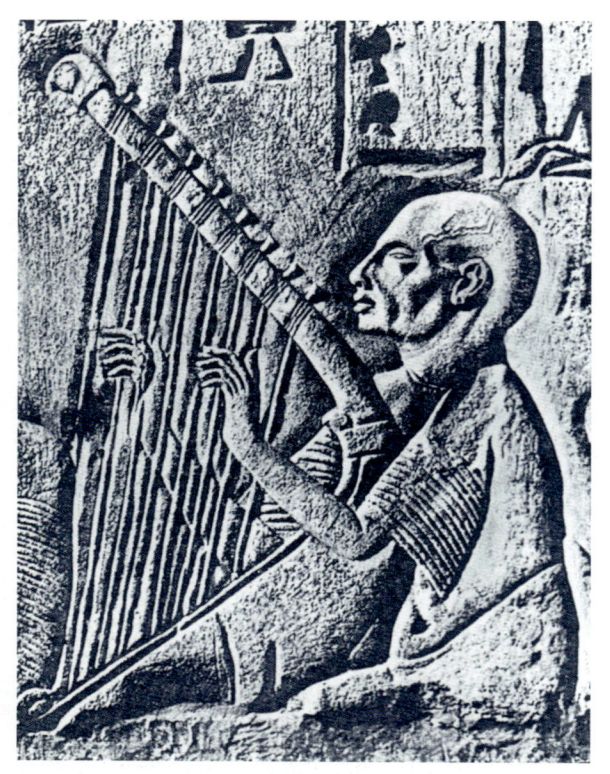

Abb. 9.23 **Arteriitis temporalis:** Blinder Harfenspieler mit prominenter geschlängelter Temporalarterie. Amarna (Ägypten), Grab des Paatenemheb 1550 v. Chr.

Pathogenese: Die ätiologisch noch ungeklärte Erkrankung geht mit einer autoaggressiven Entzündung einher, bei der auf dem Boden einer immungenetischen Prädisposition (HLA-DR4-Expression) – möglicherweise nach mikrobieller und/oder aktinischer Vorschädigung – Überempfindlichkeitsreaktionen Typ III und IV ausgelöst werden. Dies erklärt die Ablagerung von Immunkomplexen auf Elastikatrümmern und eine Nekrose, der die Mediamyozyten zum Opfer fallen, die entzündliche Infiltration des geschädigten Gefäßstückes mit Lymphozyten, Plasmazellen, Makrophagen und Riesenzellen sowie die Assoziation mit Autoimmunkrankheiten.

Morphologie: Die Arteriitis temporalis liegt histologisch in 3 Mustern vor, die den verschiedenen zeitlichen Stadien der Erkrankung entsprechen dürften.

- *Klassische Form:* Histologisch ist der betroffene Gefäßabschnitt durch eine Intima-Media-begrenzte Myozytennekrose mit Zersplitterung der Elastica interna gekennzeichnet. Oft sind mehrkernige Riesenzellen anzutreffen, die an Elastikasplittern angeheftet sind (Abb. 9.24; 9.25 a). Der Nekrosebezirk wird durch ein schütteres Granulationsgewebe umrahmt, in dem Lymphozyten, Plasmazellen und Histiozyten enthalten sind. In nahezu der Hälfte der Fälle finden sich noch histiozytäre Granulome. Über der entzündlich veränderten Intima sind Thromben abgelagert, die das Gefäß verschließen können.
- *Unspezifische Entzündungsform:* In diesem Fall hat der Prozess die ganze Gefäßwand mit einem dichten Leukozyteninfiltrat aus Neutrophilen, Lymphozyten und Eosinophilen erfasst. Eine Sekundärthrombose des Gefäßes kann hinzukommen.
- *Fibrosierende Form:* Hier überwiegt im histologischen Bild die reaktive Intimafibrose, die das Gefäß obliteriert, hinzu kommen Narben in der Elastica interna und Media.

Sie kann, wenn auch selten, in den großen Extremitäten- und Viszeralgefäßen auftreten und ist oft mit einer Polymyalgia rheumatica vergesellschaftet, die klinisch durch akute Schulterschmerzen und/oder (morgendliche) Gliedersteifigkeit, hohe BSG sowie Patientenalter > 65 Jahre charakterisiert ist.
Altersgipfel: 6.–7. Lebensdekade. ♀:♂ = 2 : 1

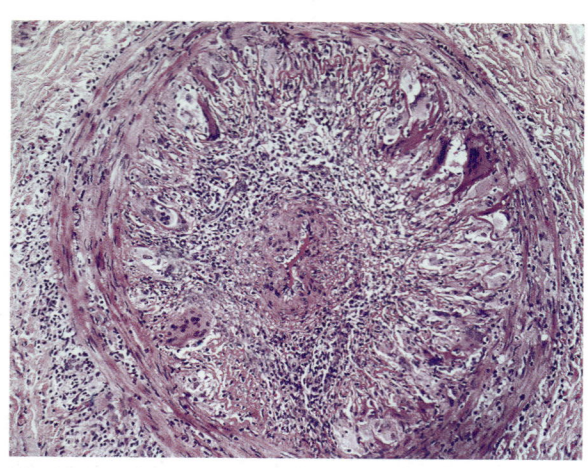

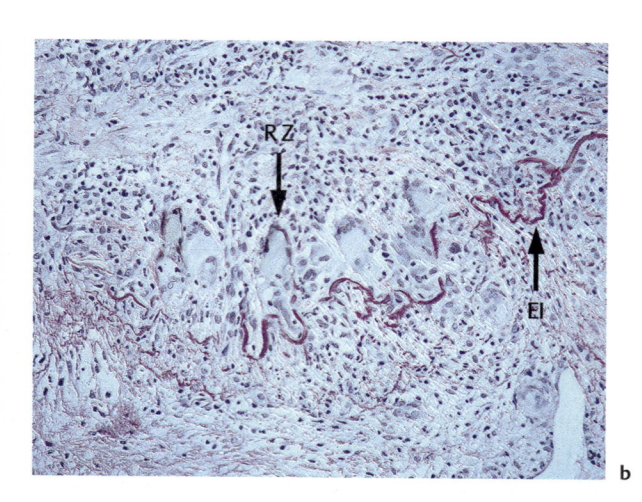

Abb. 9.24 **Arteriitis temporalis** (klassische Form):
a Im Intima-Media-Bereich finden sich zahlreiche Myozytennekrosen mit reaktiver granulierender, obstruierender Entzündung (HE, Vergr. 1 : 75).
b An der Intima-Media-Grenze sind mehrkernige ungeordnete Riesenzellen (RZ) an Fragmente der Elastica interna (EI) angeheftet (HE, Vergr. 1 : 200).

+ **Klinisch** geht die Arteriitis temporalis mit erhöhter BSG, Kopf- und Gesichtsschmerzen und in 50% der Fälle infolge Arteriitis ophthalmica mit Erblindung (Claudicatio visualis) einher. Die wurmförmig verdickte Schläfenarterie (vgl. Abb. 9.23) ist außerordentlich druckempfindlich. Die Diagnose wird durch Biopsie und Histologie gestellt. Typischerweise sind immer längere Gefäßstrecken befallen. Dazwischen können aber auch gesunde Gefäßabschnitte liegen (sog. skip-lesions). Daher sind für die histologische Untersuchung immer mindestens 2 cm lange Gefäßstücke notwendig. Gelegentlich beidseitiger Schläfenarterienbefall.

+ **Therapie:** Eine sofortige Corticoidbehandlung kann den Patienten vor dem Erblinden retten.

+ **Merke:** TABAK-Diagnostik der Arteriitis temporalis:
  – **T**emporalarterie: Verdickung, Pulsation oder Druckschmerz;
  – **A**rterien: Biopsiebefund;
  – **B**SG: Erhöhung > 50 in 1. Stunde;
  – **A**lter: > 50 Jahre;
  – **K**opfschmerz.

Takayasu-Arteriitis

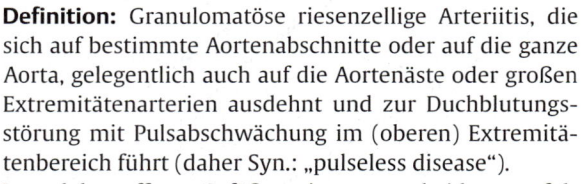

Definition: Granulomatöse riesenzellige Arteriitis, die sich auf bestimmte Aortenabschnitte oder auf die ganze Aorta, gelegentlich auch auf die Aortenäste oder großen Extremitätenarterien ausdehnt und zur Durchblutungsstörung mit Pulsabschwächung im (oberen) Extremitätenbereich führt (daher Syn.: „pulseless disease").
Je nach betroffener Gefäßprovinz unterscheidet man folgende Hauptformen:
- Typ I: Aortenbogenbefall (Syn.: Aortenbogensyndrom),
- Typ Ia: Aorta-ascendens-Befall mit Aneurysma,
- Typ II: thoracoabdominale Aorta,
- Typ III: gesamte Aorta (Typ I + II),
- Typ IV: Pulmonalarterienbefall.

Geographische Häufung im Orient. Inzidenz: 0,3 : 100 000. Altersgipfel < 40 J. ♂ : ♀ = 1 : 7.

Pathogenese: Die Ätiologie der Takayasu-Arteriitis ist noch unklar. Da sich in einigen Fällen zirkulierende Antikörper gegen Arterienwandmaterial nachweisen ließen, steht auch bei dieser Erkrankung ein immunpathologischer Prozess im Mittelpunkt.

Morphologie: Das Frühstadium dieser Arteriitis besteht in einer unspezifischen Entzündung, die in Form eines lymphoplasmazellulären Infiltrates entlang der Vasa vasorum von der Adventitia auf die Media übergreift und an der Adventitia-Media-Grenze lokalisiert ist. Später entstehen hier entzündliche Granulome vom Tuberkulosetyp mit Lymphozyten, Epitheloidzellwall, geordneten Riesenzellen und vereinzelt auch zentrale Nekrosen, in deren Umgebung die elastischen Lamellen zerstört sind (Abb. 9.25 b). Schließlich erfasst der Entzündungsprozess die gesamte Gefäßwand und löst einen sklerosierenden reparativen Wandumbau aus, der vor allem über die reaktive Intimafibrose zu einer drei- bis vierfachen Wandverdickung führt. Dadurch wird das gesamte Gefäßlu-

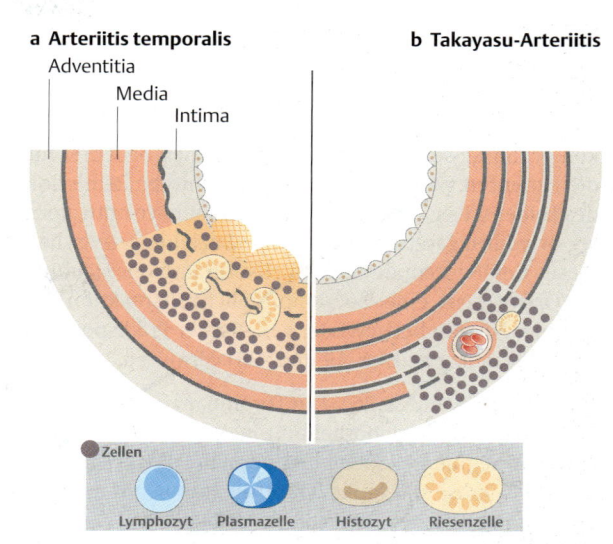

Abb. 9.25 Arteriitis temporalis und Takayasu-Arteriitis: Formalpathogenetische Unterschiede:
a Arteriitis temporalis: riesenzellhaltige Entzündung mit granulierendem Einschlag an Intima-Media-Grenze;
b Takayasu-Arteriitis: granulomatöse Entzündung an Media-Adventitia-Grenze.

men, vor allem aber die Ostien der abgehenden Gefäßäste schlitzartig so eingeengt, dass sie leicht thrombotisch verschlossen werden.

+ **Klinisch** stehen anfänglich allgemeine Krankheitszeichen wie subfebrile Temperaturen, Erbrechen und Gewichtsverlust im Vordergrund. Die Zeichen der lokalen Durchblutungsstörung treten erst später auf und richten sich nach der Lokalisation der Gefäßentzündung. Bemerkenswerterweise korreliert die Blutkörperchensenkungsgeschwindigkeit sehr gut mit dem Krankheitsverlauf. Eine Corticoidtherapie verspricht Remissionen.

9.1.2.3
Proliferierende Arteriitis

Diese eigenständigen Arteriitiden gehören nicht zu den systemischen, immunpathogenetisch bedingten Vaskulitiden und stellen folglich eine Sonderform dar. Der klinisch wichtigste Vertreter ist die Thrombangiitis obliterans, die hier besprochen wird.

Thrombangiitis obliterans

Syn.: Morbus Winiwarter-Buerger

Definition: Segmental thrombosierende, rezidivierende Entzündung, die sich an mittelgroßen und kleinen Unterschenkel- und auch Unterarmarterien abspielt, gelegentlich Begleitvenen und -nerven mit einbezieht und mit hohem Zigarettenkonsum assoziiert ist.

Geographische Häufung in Israel, Japan und Indien. Altersgipfel: 20–40 Jahre. ♂ : ♀ = 5 : 1.

Pathogenese: Die Ätiologie des Morbus Buerger ist noch ungeklärt. Pathogenetisch steht das Nikotin absolut im Mittelpunkt der Erkrankung, denn sie findet sich nahezu ausschließlich bei starken Zigarettenrauchern, und ein kompromissloser Verzicht auf das Rauchen bedeutet für die Patienten gleichzeitig auch eine klinische Remission des Leidens. Es gilt der Satz: „You cannot have both, your leg or your cigarettes". Diese enge Beziehung zwischen dieser Gefäßentzündung, dem Nikotin und der Häufung im Orient lässt eine Überempfindlichkeitsreaktion gegenüber Nikotin bei gewisser genetischer Prädisposition (mit Prävalenz von HLA-A9 und -B5) vermuten.

Morphologie (Abb. 9.**26**): Die Thrombangiitis obliterans beginnt mit einer endotheliointimalen Entzündungsreaktion in Segmenten kleiner Arterien in Form einer fibrinoiden Nekrose mit leukozytärer Reaktion, auf die bald ein thrombotischer Verschluss erfolgt. Im weiteren Krankheitsverlauf werden auch Segmente größerer Arterien einbezogen und thrombotisch verschlossen. Das Leukozyteninfiltrat durchsetzt nun auch die Media und

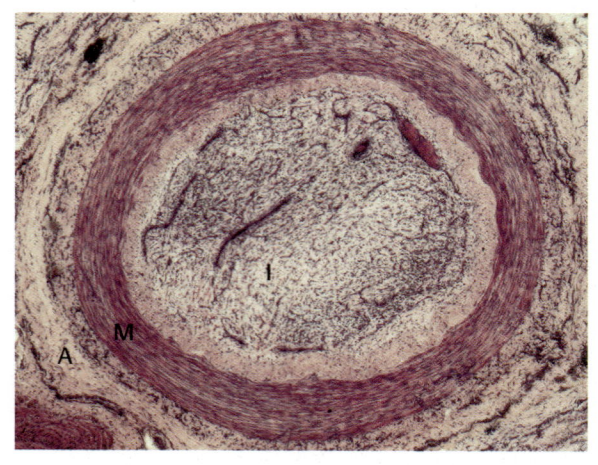

Abb. 9.**27 Thrombangiitis obliterans:** Histologie im Organisationsstadium. Beachte die intakte, nichtsklerotische Media. I = Intima; M = Media; A = Adventitia. (HE, Vergr. 1 : 35).

die Adventitia, wobei die Elastica interna wohl wegen des erhöhten Antielastintiters im Serum zwar aufgesplittert, nie aber wie bei der Atherosklerose völlig zerstört wird. Von der Adventitia her sprosst jetzt ein kapillarreiches Granulationsgewebe ein, das zusammen mit eingewanderten Makrophagen, Leukozyten und Plasmazellen das fibrinoid-nekrotische und thrombotische Material wieder beseitigen und die verschlossene Gefäßstrecke rekanalisieren kann. Als Endzustand bleibt schließlich eine polsterförmige Intimanarbe zurück (Abb. 9.**27**), die oft bis in die Media hineinreicht. In dieser Intimanarbe spielen sich auch die Rezidive der Thrombangiitis ab. Später pfropft sich oft noch eine Atherosklerose auf, die sich aber allein schon dadurch vom Morbus Buerger unterscheidet, dass sie mit einem völlig anderen Lipidstoffwechsel in der Gefäßwand einhergeht. So weist die atherosklerotische Intima einen gegenüber der Norm fünffach erhöhten Phospholipid- und Cholesteringehalt auf, die thrombangiitische Intima nicht.

Klinik: Die Thrombangiitis obliterans ist klinisch durch folgende Symptome gekennzeichnet:
- *früher Krankheitsbeginn*: in der Regel zwischen dem 20. und 40. Lebensjahr, jedoch vereinzelt auch früher;
- *primär periphere Verschlusslokalisation* mit segmentalem Gefäßbefall, bevorzugt an den unteren und oberen Extremitäten: arterielle Verschlusskrankheit vom peripheren Typ (S. 428);
- *Phlebitis migrans* (S. 447), die der klinischen Manifestation der Arterienerkrankung Monate bis Jahre vorausgehen kann und sie begleitet;
- *schubweisen Krankheitsverlauf*;
- *keine Atherosklerose-Risikofaktoren* außer Rauchen!

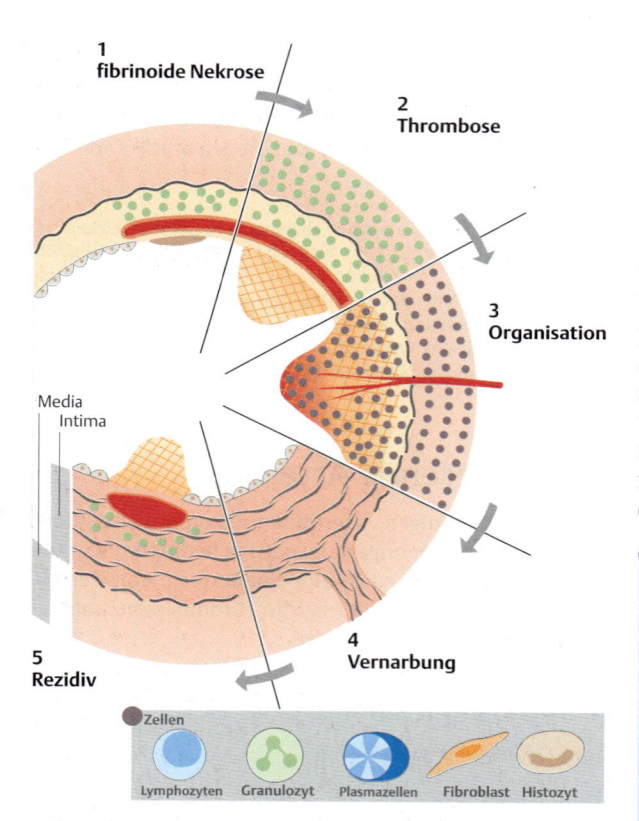

Abb. 9.**26 Thrombangiitis obliterans:** Formale Pathogenese und Stadienverlauf:
1. Fibrinoide Nekrose (rot) im Intimabereich mit leukozytärer Umgebungsreaktion;
2. Thrombose (orange) auf Nekrosebezirk;
3. Organisation der Thrombose samt Nekrose durch einsprossendes Granulationsgewebe;
4. Vernarbung des ehemaligen Nekrosebezirkes mit reaktiver Intimafibrose;
5. Rezidiv in vernarbter Intima.

9.1.3 Funktionelle Läsionen

Neben entzündlichen und/oder thrombotischen Gefäßverschlüssen können auch Spasmen der arteriellen Gefäße zu einer absoluten und relativen Ischämie im Versorgungsgebiet führen.

Arterienspasmus

Definition: Ein echter Spasmus ist eine Kontraktion der Gefäßmuskulatur und führt zu einer pathologischen Stenose oder einem Verschluss des betroffenen Gefäßes.

Pathogenese: Solche Spasmen können ausgelöst werden durch Traumen (meist Quetschung), durch Einnahme von Ergotamin oder Methysergid (vor allem bei Migräne), durch Bleivergiftung, durch Entzündungsreiz einer Thrombophlebitis (= Phlegmasia coerulea dolens), durch zum Teil irrtümliche intraarterielle Injektion von Strophanthin, Kurzzeitnarkotika oder Röntgenkontrastmittel, durch intravenöse Strophanthingaben bei Kreislaufschock (= nichtokklusive Mesenterialischämie) oder spontan ohne erkennbare Ursache. Folge ist ein segmentaler Gefäßkrampf, der meist in den muskulären Stammarterien der Extremitäten auftritt (= non-occlusive disease).

Morbus Raynaud

Syn.: primäres Raynaud-Syndrom

Definition: Eigenständige Angioneuropathie ohne übergeordnete organische Ursache.

Pathogenese: Im Vordergrund steht ein intermittierendes Sistieren des Blutstromes vor allem in den Fingerarterien, das eine enge Beziehung zur Umgebungstemperatur hat und durch eine zentralnervöse Störung der peripheren Vasomotorik bedingt ist. Dabei findet man degenerative Zellveränderungen in den parasympathischen Ganglien.

Klinik: Die klinische Symptomatologie des Morbus Raynaud besteht in einer symmetrischen, relativ-temporären, meist kurz dauernden (15–30 min) Ischämie der Akren (zuerst nur an Händen, Daumen ausgenommen), die durch niedrige Außentemperatur oder Erregung ausgelöst wird. Sie äußert sich im Trikolore-Phänomen (weiß-blau-rot) in Form einer initialen Leichenblässe ("Totenfinger"), begleitet von Parästhesien, auf die eine Zyanose und schließlich eine Rötung, manchmal mit Schmerzen, folgen. Im Spätstadium können bei 15% der Patienten trophische Veränderungen mit Wachstumsstörungen der Nägel und sehr schmerzhafte Punktnekrosen der Fingerkuppen auftreten. Betroffen sind in 80% der Fälle meist junge Frauen mit vegetativer Dystonie.

Raynaud-Syndrom

Syn.: Raynaud-Phänomen

Beim sekundären Raynaud-Syndrom handelt es sich um eine im Fingerbereich lokalisierte Gefäßsymptomatik mit anfallartigen Ischämiezuständen bei lokalen und/oder generalisierten organischen Arterienobliterationen.

9.1.4 Neoplastische Läsionen

Siehe S. 450

9.2 Venen

Die grundsätzlich wie die Arterien aufgebauten Venen dienen dem im Niederdruck erfolgenden Blutrückstom zum Herzen. Er wird durch zwei wesentliche Vorrichtungen gesteuert: a) durch die Venenklappen, die den hydrostatischen Druck auf die Venenwandung unterteilen und einen Rückstrom verhindern, b) durch sog. Muskel- und Gelenkpumpen. Die Effektivität dieser „Pumpen" kommt dadurch zustande, dass Faserzüge von Ligamenten und Faszien ins perivaskuläre Bindegewebe der tiefen Beinvenen einstrahlen und bei jeder aktiven und passiven Bewegung der unteren Extremitäten die Venen ausweiten und verengen. Diese Muskel- und Gelenkpumpen werden je nach Region bezeichnet als: a) Zehen-Fußsohlen-Pumpe, b) Sprunggelenkspumpe, c) Wadenmuskelpumpe, d) Kniegelenkspumpe, e) Oberschenkelmuskelpumpe und f) Saugpumpe unter dem Leistenband. Sie bilden in ihrer Gesamtheit das „Saugherz der unteren Extremitäten". Bei sitzender (Sekretärin), stehender (Friseur) und liegender Lebensweise (Bettlägrigkeit) werden diese Saugherzen außer Betrieb gesetzt. Daraus ergibt sich, dass die häufigsten Venenerkrankungen Folge eines Blutrückstaus – meist im Bereich der unteren Extremitäten – sind. Dies äußert sich in einer Ausweitung der geschlängelt verlaufenden Vene im betroffenen Venenabschnitt in Form einer Varikose. Diese **metabolische Läsion** ist das venöse Gegenstück zum arteriellen Aneurysma. Von einem bestimmten Schweregrad an wirkt sich die Varikose als thrombogener Gefäßwandfaktor aus und leitet ebenso wie der fehlende venöse Blutrückstrom die Entstehung eines Thrombus ein. Dessen entzündlich inszenierte Organisation imitiert klinisch eine Venenentzündung in Form einer sog. Thrombophlebitis. Sie ist verständlicherweise wesentlich häufiger als die eigentlichen **entzündlichen Läsionen** der Venen in Form der Phlebitiden.

9.2.1 Metabolische Läsionen

Diesen Venenwandveränderungen liegt vornehmlich eine Störung des Strukturstoffwechsels (Extrazellulärmatrix) der Mediamyozyten zugrunde.

Varikose

Definition: Varizen (Varix, lat.: Knoten) sind knotig ausgeweitete, geschlängelt verlaufende Venen und werden in der Volksmedizin auch als „Krampfadern" (got.: krampa, langobardisch: krampfen = alt, krumm) bezeichnet. Sie treten in drei Formen auf: a) Stammvarizen der Venenhauptstämme, b) retikuläre Varizen der Nebenäste und c) Besenreiservarizen der kleinen Sammelvenen.

Häufigkeit: Von den 50-Jährigen hat jeder zweite „Beinbeschwerden", jeder zweite eine leichte, jeder sechste eine ausgeprägte Varikosis. Jeder 13. leidet an einer leichten, jeder 20. an einer ausgeprägten chronisch venösen Insuffizienz, jeder 16. an einer Thrombophlebitis (= Venenthrombose!) und jeder 66. hat eine Lungenembolie durchgemacht. Die Varizen überwiegen am linken Bein (♂ = ♀).

Pathogenese: Ätiologisch sind die primären von den sekundären Varizen abzugrenzen:
- *Primäre Varizen:* Sie basieren auf einer Venenwandschwäche, deren Erblichkeit in 75 % der Fälle mit primärer Varikose nachgewiesen werden kann. Als auslösende Faktoren gelten: stehende Berufe (z. B. Servirerin), sitzende Berufe mit mangelnder Bewegung („population who strain at stool develop varicose veins"), mehrere Schwangerschaften, chronische Obstipation, Adipositas, Alkoholkrankheit und Einnahme hormoneller Antikonzeptiva.
- *Sekundäre Varizen:* Dieser Varizentyp kommt dadurch zustande, dass im Venenabflusssystem ein Hindernis durch einen Kollateralkreislauf überbrückt werden muss. Dies führt bei der Leberzirrhose zu Ösophagusvarizen und bei thrombotischer Verlegung der tiefen Beinvenen zu oberflächlichen Varizen.

Formale Pathogenese: Bei den primären und sekundären Beinvarizen wird der Venendruck erhöht, die Venen erweitern sich (= Phlebektasie) samt der Venenklappenkommissur, so dass eine relative Klappeninsuffizienz der Vv. communicantes entsteht. Diese Venen verbinden die durch eine Faszienplatte voneinander getrennten oberflächlichen und tiefen Venen. Folge dieser Klappeninsuffizienz ist eine retrograde Druckübertragung von den tiefen in die oberflächlichen Venen; bei jeder Muskelkontraktion wird das Blut von der Tiefe in die Oberfläche gepresst und weitet die oberflächlichen Venen aus. Das morphologische Korrelat davon sind knotenförmige Venenaussackungen und -schlängelungen.
Ähnlich wie bei der hypertonen Vaskulopathie der Arterien reagiert auch die Venenwand auf die unphysiologische Druckerhöhung zunächst mit einer Myozytenproliferation (vermutlich durch T-Zell-abhängige Wachstumsfaktoren), später auch mit vermehrter Fasersynthese infolge Umwandlung der k-Myozyten zu m-Myozyten. Dabei wird zwar die Venenwand durch Kollagen-Typ-I-reiches Fasergewebe verstärkt (= Phlebosklerose), gleichzeitig werden aber die einzelnen Myozyten so auseinandergedrängt, dass ihre metabolische Koppelung über die Nexus (S. 28) allmählich erlischt. Dadurch gehen mehr und mehr die Mediamyozyten apoptotisch zugrunde, bis die Venenwand so schwach wird, dass sie dem Blutdruck nachgibt und aussackt. Wie bei der Atherosklerose kommt auch bei der Varikose den Blutplättchen (PDGF!) und Thromben ein wesentlicher Proliferationseffekt für die Myozyten zu.

Morphologie: Die varikösen Venen sind knotenförmig dilatiert (= Phlebektasie) und geschlängelt. Die Venenwand ist unregelmäßig breit: An Dilatationsstellen verdünnt und in Nachbarstellen kompensatorisch durch eine Intimafibrose und Mediahyperplasie verdickt (Abb. 9.28). Die Elastika ist rupturiert und der Zwischenraum zwischen den Myozytenproliferaten und Kollagenfasern gelegentlich mit herdförmigen Verkalkungen angefüllt (= Phlebosklerose).

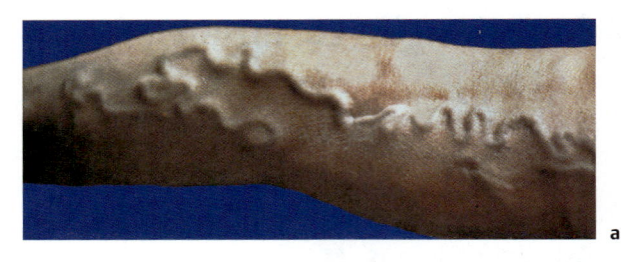

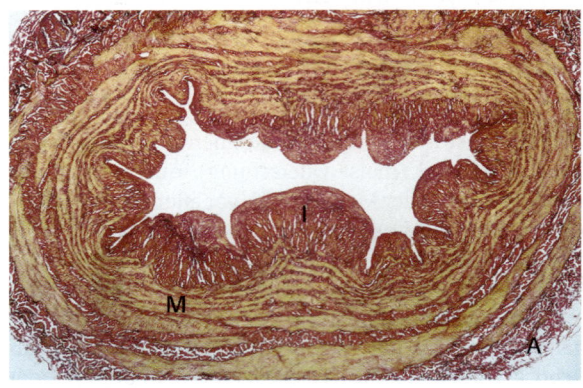

Abb. 9.28   **Varikose:**
a Primäre Varizen mit geschlängeltem Verlauf der ektatischen Venen (Phlebektasie);
b Phlebosklerose mit polsterförmiger Intimafibrose (I), lamellär verdickter Media (M) und fibrosierter Adventitia (A), (EvG, Vergr. 1 : 35).

+ Komplikationen:
- *Blutungen* durch Platzen der Varixknoten bei Bagatelltrauma,
- *Thrombose* (S. 405) der Varixknoten (klinisch: Thrombophlebitis),
- *ekzematöse Hautveränderungen* mit vermehrter Pigmentierung und kutaner Sklerose,
- *Ulcus cruris venosum* durch stauungsbedingte Ernährungsstörung im Rahmen des postthrombotischen Symptomenkomplexes,
- *Beinschmerzen* (infolge Abflussstörung) vor allem nach längerem Sitzen und nachts.

9.2.2 Entzündliche Läsionen

Phlebitis

Definition und Pathogenese: Eine Venenentzündung (= Phlebitis, phlebs, gr. = Vene) beginnt je nach Entzündungsausbreitung mit einer der folgenden Formen:
- *Periphlebitis* infolge Übergreifen der Entzündung aus der Umgebung meist im Rahmen einer ausgedehnten bakteriell-eitrigen Entzündung auf die Venenwand.
- *Endophlebitis* mit lumenseitigem Entzündungsbeginn. Sie wird entweder durch eine Septikopyämie, durch einen eitrig einschmelzenden Thrombus oder durch kontaminierte Venenkatheter ausgelöst.

Sobald die Entzündung das Endothel ergriffen hat, bildet sich ein Thrombus aus, so dass eine Thrombophlebitis vorliegt. Bei der „Thrombophlebitis" des Klinikers, handelt es sich um eine Venenthrombose mit beginnender Organisation, die eine Phlebitis vortäuscht.

+ Klinisch kommen die Venenentzündungen in folgenden Formen vor:
- *Bakteriell* fortgeleitete Phlebitis (z. B. bei Karbunkel);
- *Thrombophlebitis* infolge putrider Aufweichung des Thrombus;
- *Phlebitis migrans*: Hier handelt es sich um eine rezidivierende idiopathische Thrombophlebitis der oberflächlichen Venen, meist bei Männern im mittleren Alter, die sprunghaft von einer Körperregion auf die andere übergreift. Sie wird paraneoplastisch beim Pankreaskarzinom und in der Initialphase der Thrombangiitis obliterans beobachtet.
- *Endophlebitis obliterans* (Mondor-Krankheit): Sie beruht auf einer lokalisierten idiopathischen Phlebitis der subkutanen Venen der Brustwand und Bauchdecke, die mit strangförmigen Weichteilverdickungen einhergeht.
- *Phlegmasia* (gr. = Entzündung) *alba dolens*: Hier liegt ein hochgradiges, blasses und schmerzhaftes Beinödem bei tiefer Oberschenkel- oder Beckenvenenthrombose vor.
- *Phlegmasia coerulea dolens*: In diesem Fall pfropft sich auf eine Thrombophlebitis (meist: Phlebitis migrans) plötzlich eine absolute Ischämie auf, die durch einen entzündlich bedingten Gefäßspasmus hervorgerufen wird. Diese Venenentzündung schreitet unter starken Schmerzen bis zur Gangrän (= venöse Gangrän) fort.
- *Phlegmasia rubra dolens*: Plötzlich einsetzende schmerzhafte Schwellung einer Extremität mit Hautrötung infolge ausgedehnter Venenthrombose, kombiniert mit Periarteriitis.
- *Paget-Schroetter-Syndrom*: In Enge zwischen Schlüsselbein und 1. Rippe durch anstrengende Armbewegung (Tennisspiel) ausgelöste Achselvenenthrombose (thrombose par l'effort). Als Folge davon ist der Arm plötzlich geschwollen, steif und zyanotisch.
- *Kavathrombose-Syndrom* (oft untere Hohlvene): Meist als Komplikation einer tiefen Bein-/Beckenvenenthrombose. Folgen davon: Lumboabdominalschmerz, Ödem der unteren Körperhälfte, Miktions-, Defäkationsstörung, Psoaskontraktur, Anurie (bei Nierenvenenstopp), unter Umständen venöse Beingangrän.
- *Postthrombotisches Syndrom*: Ursprünglich hat vor 1–10 Jahren eine akute tiefe Beinvenen-Thrombophlebitis vorgelegen. Sie wird zwar im Rahmen der Thrombusorganisation rekanalisiert, dabei werden aber auch die Venenklappen zerstört, so dass eine chronisch venöse Stauung der unteren Extremitäten resultiert. Folgen davon sind: Schmerzen und Schwellung der Beine, Verdickung, Rötung und Schwellung der Haut, pigmentiertes Hautekzem, Ulcus venosum postthromboticum.

9.2.3 Neoplastische Läsionen

Siehe S. 450

9.3 Lymphgefäße

Die Menge der im menschlichen Körper pro Tag gebildeten Lymphflüssigkeit ist nicht genau bekannt. 2,5 l Lymphe fließen pro Tag über den Ductus thoracicus und den Ductus lymphaticus dexter dem Venenblut zu, was aber keineswegs der tatsächlich transportierten Lymphe entspricht. Zu berücksichtigen ist, dass unter physiologischen Gegegenheiten bis zu 70 % der in einem Lymphknoten ankommenden Lymphflüssigkeit hier wieder resorbiert werden. Würde die interstitielle Flüssigkeit nicht über die Lymphgefäße abtransportiert und im Interstitium verbleiben, würde ein Mensch nach ca. 24 Stunden im hypovolämischen Schock sterben. Es geht aber nicht nur um den Abtransport dieser Flüssigkeitsmenge, sondern auch um verschiedenartige im Interstitium gelöste Substanzen, die sog. lymphpflichtigen Substanzen („lymphpflichtige Last"). Sie sind in ihrer biologischen Wertigkeit der Retention harnpflichtiger Stoffe vergleichbar.

Die lymphpflichtigen Lasten setzen sich aus folgenden Faktoren zusammen:
- *Lymphpflichtige Proteinlast:* Die interstitielle Flüssigkeit enthält unter physiologischen Gegebenheiten reichlich Plasmaproteine, welche die Endstrombahn verlassen haben, sowie Substanzen des lokalen Zellmetabolismus.
- *Lymphpflichtige Wasserlast.* Sie ist eng mit der Proteinlast verbunden. Ihr Volumen wird vor allem durch den onkostatischen Druck der interstitiellen Eiweiße und des Blutplasmas, den Kapillardruck und den interstitiellen Flüssigkeitsdruck sowie durch den Kapillarfiltrationskoeffizienten bestimmt.
- *Lymphpflichtige Zelllast:* Im Interstitium sind Zellen vorhanden, die es über die Lymphgefäße wieder verlassen. Unter physiologischen Gegebenheiten sind es Lymphozyten, wenige Granulozyten und Erythrozyten, Makrophagen und wohl auch immunakzessorische Zellen. Unter pathologischen Verhältnissen, vor allem bei der akuten Entzündung, treten in der Lymphe vermehrt Granulozyten und Erythrozyten auf.
- *Lymphpflichtige Fettlast:* Sie betrifft in erster Linie die Lymphgefäße des Dünndarms, die sich unter physiologischen Verhältnissen bei der Fettresorption mit Chylomikronen füllen.

Diese lymphpflichtigen Lasten werden, sowie sie vermehrt anfallen, durch eine Erhöhung der Transportkapazität = Lymphzeitvolumen) „entsorgt". Das höchstmögliche Lymphzeitvolumen beträgt etwa das Zehnfache desjenigen in Ruhe. Wird es von der anflutenden Menge an lymphpflichtigen Lasten überfordert, so entsteht ein Lymphödem (s. u.).

Das Lymphgefäßsystem gliedert sich in a) initiale Lymphgefäße (= Lymphkapillaren), b) sog. Präkollektoren und c) Kollektoren (Lymphstämme). Das initiale Lymphgefäß ist mit den Blutkapillaren weder strukturell noch funktionell vergleichbar. Es ist zur Aufnahme eines Teiles der Gewebeflüssigkeit, die etwa 10% der im Bereich der Blutkapillaren filtrierten Flüssigkeit ausmacht, durch sein spezielles Konstruktionsprinzip in besonderem Maße geeignet. Das initiale Lymphgefäß besteht aus flachen Endothelien, die durch „Tight Junctions" miteinander verbunden sind. Bei einem kollabierten initialen Lymphgefäß ist das Gefäß bei sich stark überlappenden Endothelfortsätzen geschlossen. Bei Erhöhung des interstitiellen Druckes entstehen zwischen den Endothelüberlappungen Durchflusszonen, die bei einer Erhöhung des intravasalen Druckes wieder geschlossen werden (Ventilfunktion, open junction system). Die Präkollektoren haben zum Teil noch eine resorbierende Funktion, sind aber überwiegend Leistungssysteme, die mit Lymphgefäßklappen ausgestattet sind. Es sind hintereinander aufgereiht, von Klappe zu Klappe reichende kontraktile Segmente (= „Lymphangiome"), die funktionell eher mit dem Bauprinzip des Herzens (Mikrolymphherz), nicht aber mit dem Blutgefäßsystem verglichen werden können. In das Lymphleitungssystem ist auch der Lymphknoten eingebunden. Die operative Entfernung von Lymphknoten hat deshalb einen negativen Einfluss auf den Lymphtransport, vor allem dann, wenn eine ganze Lymphknotengruppe ausgeräumt wurde.

Lymphgefäßerkrankungen sind entweder primär oder sekundär. Die primären darunter stellen die seltenen **ontogenetischen Läsionen** dar. Sie sind immer **funktionelle Läsionen** und führen letztlich zur Bildung von Lymphödemen (S. 418).

9.3.1 Ontogenetische Läsionen

Diese Läsionen stellen Funktionsstörungen dar und führen meist schon im frühen Säuglingsalter zu einem (primären) Lymphödem (S. 418). Man unterscheidet folgende Typen:
- *Lymphgefäßagenesie:* Sie ist mit dem Leben nicht vereinbar und führt zum intrauterinen Fruchttod.
- *Lymphgefäßaplasie:* Sie betrifft in der angeborenen Form nur die Lymphkapillaren. Die Präkollektoren und Lymphstämme hingegen sind existent.
- *Lymphangiodysplasie:* Sie ist die Ursache des primären Lymphödems (S. 418).
- *Lymphgefäßhypoplasien* existieren als familiäre und sporadische Formen. Bei einem Teil der Fälle gehen sie mit anderen, teils erblichen Fehlbildungen wie Klippel-Trénaunay-Syndrom (S. 419), Ullrich-Turner-Syndrom (S. 419), Noonan-Syndrom[1] und Skleronychie-Syndrom[2] einher.
- *Lymphgefäßhyperplasien* stellen Erweiterungen von Lymphkollektoren dar und imponieren klinisch als Lymphangiektasien. Zu dieser Form der Lymphgefäßanomalien gehören auch die Lymphzysten, die aber ebenso erworben sein können.
- *Kongenitales zystisches Hygrom (= nuchale Zysten):* Diese prä- und perinatal auftretenden Malformationen der Lymphgefäße haben eine Inzidenz von 1 : 6000. In 60% der Fälle liegt eine Chromosomenaberration (z. B. Trisomie 21, Turner-Syndrom) vor. Oft bestehen gleichzeitig multiple Organfehlbildungen wie Herzfehler, Lungenhypoplasie und Darmmalrotation). Das zystische Hygrom tritt überwiegend im Kopf-Hals-Bereich und im Mediastinum auf.

---

[1] Pseudo-Turner-Syndrom: männlicher Hypogenitalismus bei normalem Karyogramm, selten X0/XY-Mosaik.
[2] Skleronychie-Syndrom = yellow-nail-Syndrom: Nagelwachstumsverlangsamung, Lymphödem, asthmoide Bronchitis.

Die oft monströsen Gewebeauftreibungen können meist schon intrauterin diagnostiziert werden und sind in der Regel nicht mit dem Leben vereinbar. Sie bestehen aus einem ödematösen Gewebe mit multiplen zystischen Lymphgefäßaussackungen. Die Frage, ob die zystischen Hygrome den Lymphangiomen zuzurechnen sind, ist noch nicht geklärt. Tatsache ist, dass beide dort entstehen, wo am Ende der 5. Schwangerschaftswoche die entwicklungsgeschichtlich bedeutsamen primären Lymphsäcke (vor allem im Bereich des jugulären Lymphsackes) entstehen.

Chylöser Reflux

Definition: Rückfluss von Dünndarmlymphe bei primärer oder sekundärer, partieller oder kompletter Behinderung des physiologischen Abtransportes chylushaltiger (chylos, gr. = Saft) Lymphe.

Pathogenese: Je nach Entstehungsmechanismen unterscheidet man folgende Formen:
- *Primärer chylöser Reflux:* Aufgrund einer Dysplasie, Aplasie oder Atresie der Cisterna chyli, des Ductus thoracicus oder enteraler Lymphgefäße kommt es zu Lymphrückstau, Lymphgefäßerweiterung und Umgehungskreisläufen, die sich je nach Lokalisation, thorakal oder abdominal, an den serösen Häuten oder Organen (Herz, Lunge, Leber, Niere, Darm), der Dermis, den äußeren Genitalien oder an der unteren Extremität manifestieren können. Die Lymphgefäßerweiterung kann so weit fortschreiten, dass Lymphzysten (Chyluszysten) entstehen, wenn sie nicht vorher platzen. In diesem Fall tritt Chylus aus. Je nach dem Ort der Ruptur sprechen wir von einem chylösen Pleuraerguss, einem Chyloperikard, einer chylösen Pneumonie, einem chylösen Aszites (Chylaskos), einem chylösen Urin (Chylurie) oder einem chylösen Gelenkerguss (Chylarthros). Die chylösen Zysten im Bereich der äußeren Genitalien (Penis, Skrotum, Labien) werden oft verkannt und als Condylomata acuminata (S. 242) fehlgedeutet.
Zu beachten sind auch die prominenten Umgehungskreisläufe, die sich bei einer primären Verlegung des Ductus thoracicus einstellen können. Fälschlicherweise können diese Gefäße für einen Ductus thoracicus gehalten werden. Wird ein solches Gefäß in Verkennung der Gefäßsituation chirurgisch unterbunden, können sich postoperativ gewaltige (iatrogene) chylöse Ergüsse und Organbeeinträchtigungen einstellen.
Zum chylösen Reflux, der durch eine primäre Entwicklungsstörung der Lymphgefäße bedingt ist, gehört auch der Reflux bei der sog. Lymphangio(leio)myomatose. Diese Gefäßmissbildungen findet man im Mediastinum, im Retroperitoneum und in der Lunge. Typische Komplikationen sind ein Chylothorax, Chyloperikard, Chylaskos oder eine Chylurie.
- *Sekundärer chylöser Reflux:* Er ist Folge einer erworbenen Lymphabflussstörung oder Blockade der Cisterna chyli oder des Ductus thoracicus. Meist handelt es sich um Verschlüsse in Form einer Lymphangiomatosis carcinomatosa. Auch Lymphome können zur Lymphabflussstörung führen. Zu bedenken sind schließlich auch Lymphgefäßverletzungen nach traumatischen Ereignissen oder nicht vermeidbaren thoraxchirurgischen Eingriffen.

9.3.2 Entzündliche Läsionen

Lymphangitis

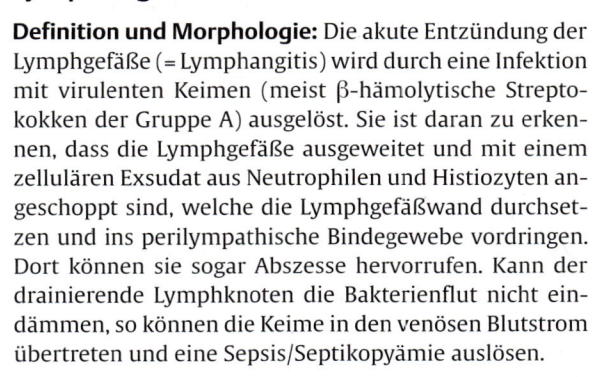

Definition und Morphologie: Die akute Entzündung der Lymphgefäße (= Lymphangitis) wird durch eine Infektion mit virulenten Keimen (meist β-hämolytische Streptokokken der Gruppe A) ausgelöst. Sie ist daran zu erkennen, dass die Lymphgefäße ausgeweitet und mit einem zellulären Exsudat aus Neutrophilen und Histiozyten angeschoppt sind, welche die Lymphgefäßwand durchsetzen und ins perilymphatische Bindegewebe vordringen. Dort können sie sogar Abszesse hervorrufen. Kann der drainierende Lymphknoten die Bakterienflut nicht eindämmen, so können die Keime in den venösen Blutstrom übertreten und eine Sepsis/Septikopyämie auslösen.

Klinisch fällt die akute Lymphangitis in Form schmerzhafter, subkutaner roter Streifen auf, die den Lymphgefäßen entlang bis zu den druckschmerzhaft vergrößerten, regionalen Lymphknoten verlaufen. Gelegentlich kann eine Lymphbahnentzündung ohne fassbare bakterielle Infektion über Jahre hinweg rezidivieren (= chronische Lymphangitis). Sie begleitet oft örtliche Thrombophlebitiden und mündet in ein chronisches Lymphödem ein.

9.3.3 Neoplastische Läsionen

Hierzu gehören folgende Neubildungen von Lymphgefäßstrukturen:
- Lymphangiome,
- Lymphangiomatose,
- Lymphangiomyom/-myomatose,
- Lymphangiosarkome.

Sie werden im Kontext mit den anderen Gefäßtumoren besprochen (S. 450 ff).

9.4 Gefäßneubildungen

Da die **neoplastischen Läsionen** von arteriellen und venösen Blutgefäßen, von Lymphgefäßen und von Kapillaren ausgehen können, werden sie im folgenden Kapitel zusammen besprochen. Die Gefäßtumoren umspannen ein Spektrum, das von Wucherungen ganzer Biträume bis zu Tumoren reicht, die nur aus endothel- oder/und perizytenartigen Zellen bestehen. Zu den häufigsten Weichteiltumoren, beim Kind zu den häufigsten Tumoren überhaupt, gehören die gutartigen Hämangiome, bei denen das anfänglich kapilläre Wachstumsmuster mit der Zeit in ein kavernöses übergeht. Gelegentlich sind sie Teilkomponente eines Fehlbildungssyndroms, was einmal mehr darauf hinweist, dass die Grenze zwischen ontogenetischen und neoplastischen Läsionen fließend sein kann. Neben diesen gutartigen Gefäßtumoren gibt es auch die wesentlich selteneren malignen Gefäßtumoren. Unter ihnen sind das gelegentlich durch physikalisch-chemische Noxen induzierte Hämangiosarkom sowie das virusassoziierte Kaposi-Sarkom hervorzuheben.

Diese Tumoren können von allen zellulären Bauelementen eines Gefäßes ausgehen. Die histologische Zuordnung der Tumorzellen kann manchmal schwierig sein. Endothelzellen sind ultrastrukturell an den zigarettenförmigen Von-Willebrand-Faktor-haltigen Zytoplasmakorpuskeln (Weibel-Palade-Korpuskeln) identifizierbar, immunhistochemisch an der Expression von Gerinnungsfaktor VIII, CD34 sowie Vimentin und lektinhistochemisch an der Expression von Rezeptoren des Ulex-europaeus-Agglutinins (UEA-I) in Form des sog. H-Antigens, das eine Vorläufersubstanz der Determinanten von Blutgruppe A und B darstellt. Die Perizyten haben die Eigenart, histiozytäre oder fibrozytäre Eigenschaften anzunehmen, und zeigen eine immunhistochemisch nachweisbare Expression von Aktin und Vimentin; ultrastrukturell sind sie einzeln von einer Basalmembran und Kollagenfaserfilz umgeben. Leiomyozyten sind ultrastrukturell an Mikropinozytosebläschen und Aktinfilamenten, immunhistochemisch an der Expression vom Desmin (an paraffineingebettetem Material schlecht nachweisbar!) und Aktin erkennbar.

9.4.1 Neoplastische Läsionen

9.4.1.1 Hämangiome

Die häufigste Art der gutartigen Gefäßtumoren – die Hämangiome – stellen gewucherte Blutgefäße dar und sind in 75% der Fälle schon bei der Geburt erkennbar. Ihr weiteres biologisches Verhalten ist triphasisch: Während der ersten 6 Lebensmonate wachsen sie, bleiben während des Kleinkindalters stationär und zeigen, wenn sie nicht systemisch auftreten, nach dem 5. Lebensjahr eine spontane Rückbildungstendenz. Es stellt sich somit die Frage, ob es sich um eine Neoplasie oder um eine angeborene, hamartomatöse Gefäßanomalie handelt.

Kapilläres Hämangiom

Definition: Gutartiger Tumor aus englumigen erythrozytenhaltigen Kapillaren.

Diese häufigste Form aller Hämangiome hat ihren Hauptsitz in der Haut (50% im Hals- und Kopfbereich) oder Schleimhaut. Die kapillären Hämangiome sind oft schon bei der Geburt vorhanden.

Morphologie: Ihre Größe variiert außerordentlich und reicht von einigen Millimetern bis zu mehreren Zentimetern. Histologisch bestehen diese Gefäßtumoren aus gewucherten Kapillaren, die dicht zusammen liegen und von einem feinen Retikulinfasernetz umgeben sind. Aufgrund des Gefäßreichtums haben die Hämangiome meist eine rötliche Eigenfarbe.

+ Komplikationen: Bei Kleinkindern können diese Tumoren sehr groß werden (Riesenhämangiome); dabei ist in den „ausgelatschten" Gefäßräumen die Blutströmung so verlangsamt, dass es (sehr selten) über Thrombozytenaggregation und Gerinnungsfaktorenverbrauch zur hämorrhagischen Diathese mit Thrombozytopenie im Sinne einer Verbrauchkoagulopathie kommen kann. Dies wird auch als Kasabach-Merritt-Syndrom (= Angiectasia cavernosa multiplex fibrinopenica) bezeichnet.

Kavernöse Hämangiome

Definition: Gutartiger Tumor aus weiten erythrozytenhaltigen Gefäßräumen.

Dieser Gefäßtumor kommt vor allem bei Kindern, gelegentlich bereits konnatal im Neugeborenenalter vor. Es ist besonders in den parenchymatösen Organen wie Leber, Gehirn, Niere, Milz und Lunge, vor allem aber in der Haut zu finden.

Morphologie: Die kavernösen Hämangiome bestehen histologisch aus gewucherten dilatierten Bluträumen, die mit Endothel ausgekleidet sind, nur teilweise von einer muskulären Wand umgeben werden und Erythrozyten enthalten (Abb. 9.**29**).

Sonderformen der Hämangiome
- *Intramuskuläres Hämangiom:* Dieser Hämangiomtyp ist in der Hälfte der Fälle angeboren und in 20% der Fälle traumatisch bedingt. Die intramuskulären Hämangiome wachsen expansiv zwischen den Muskelfasern und können ein malignes infiltrierendes Wachstum nachahmen, sind aber gutartig.
- *Hämangiom vom Granulationsgewebetyp:* Diese polypoide Form eines kapillären Hämangioms kommt im Bereich der Haut und Schleimhäute vor und ist wegen seiner mechanischen Exposition meist oberflächlich ulzeriert. Dies hat eine entzündliche Überlagerung zur Folge, so dass die Läsion den

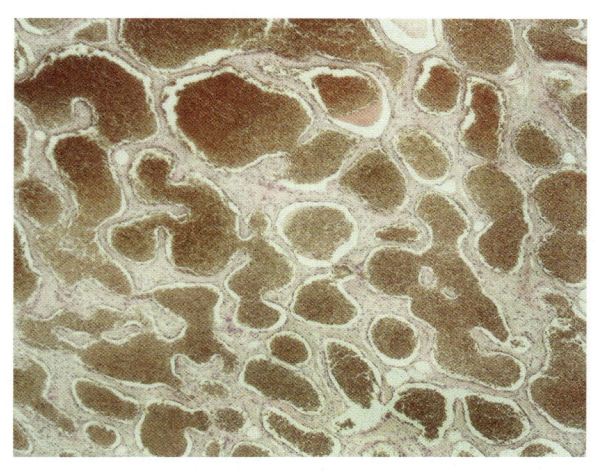

Abb. 9.29 **Kavernöses Hämangiom** mit sinusartigen Blutgefäßräumen (HE, Vergr. 1 : 25).

Charakter von Granulationsgewebe erhält (daher Syn.: Granulationsgewebepolyp). Früher glaubte man, dass ursächlich eine Infektion mit pyogenen Keimen (daher Syn.: Granuloma pyogenicum) vorliegt. Unkomplizierte Läsionen sind aber ulzerationsfrei. Die an sich benigne Läsion neigt zu Spontanregression, aber auch zu Rezidiven.
- *Generalisierte Hämangiomatose:* Hämangiome sind gelegentlich auf der Basis einer embryonalen Fehlbildung Teilkomponente einer Systemerkrankung und gehen mit anderen Fehlbildungen einher. Die wichtigsten Formen dieser an sich seltenen klinischen Syndrome sind in Tab. 9.4 zusammengefasst.
- *Bazilläre Angiomatose:* Die pseudoneoplastische Gefäßwucherung kommt nur bei immunkompromittierten Patienten vor und wird durch Bartonella henselae aus der Ordnung der Rickettsiales hervorgerufen. Es handelt sich um rötliche Hautpapeln, die histologisch aus gewucherten Kernatypien in den epitheloiden Endothelien bestehen. Sie unterscheiden sich vom Hämangiom des Granulationsgewebetyps durch reichlich Neutrophile im Stroma und durch die versilberten stäbchenförmigen Bakterien. Keimreservoir ist die Hauskatze.

Lymphangiom

Definition: Seltener gutartiger Tumor der Lymphgefäße, der einzelnen oder multipel auftreten kann, was dann als Lymphangiomatose bezeichnet wird.

Mehr als 50% der Lymphangiome sind bereits zum Zeitpunkt der Geburt präsent, und 90% bis zum Ende des 2. Lebensjahres.

Morphologie: Lymphangiome können ähnlich wie Blutgefäßtumoren als kapilläre, kavernöse oder als zystische Lymphangiome auftreten. Bevorzugte Lokalisationen sind Kopf, Hals, Axilla, Thorax, obere Extremität und Mediastinum. Lymphangiome nehmen selten an Größe zu und bestehen aus endothelial begrenzten Lymphgefäßen, die oft mit einer asymmetrisch formierten Gefäßmuskulatur ausgestattet sind. Die Abgrenzung gegenüber Blutgefäßtumoren kann schwierig sein. Ein aussichtsreicher Unterscheidungsmarker ist möglicherweise der VEGF-Rezeptor 3 (vascular endothelial growth factor C receptor 3), der sich spezifisch an normalen Lymphendothelien darstellen lässt.

Glomustumor

Definition: Beim Glomustumor (= Glomangiom) handelt es sich um einen ungewöhnlichen benignen Tumor der Haut und des submukösen Bindegewebes, der sich im Gegensatz zu den Tumoren des Glomus caroticum (= Paragangliom) von gewucherten arteriovenösen Kapillaranastomosen herleitet. Bei den gewucherten Tumorzellen handelt es sich ultrastrukturell um m-Myozyten (S. 422), die vermutlich von den Perizyten abstammen.

Manifestationsalter: 20 – 40. Lebensjahr, ♂ = ♀.

Morphologie: Der Glomustumor ist bläulichrot und meist einige Millimeter groß. Er besteht histologisch aus gewucherten weiten Bluträumen, die dickwandig sind und von Endothelien ausgekleidet werden. Dazwischen liegen breite Zellstränge aus polygonalen Zellen mit monomorphen Kernen und gut ausgebildetem, granulärem aktinhaltigem Zytoplasma.

Klinik: Die Glomustumoren haben ihren Hauptsitz im Bereich der Hände und Finger (vor allem im Nagelbett) sowie im Mittelohr (= Mittelohrpolyp). Der Tumor verursacht typische paroxysmale Schmerzen, oft unerträglich stark.

Tabelle 9.4 Generalisierte Hämangiomatosen (H.)

Syndrom	Pathologie
Sturge-Weber (enzephalotrigeminale H.)	verkalkende kapilläre und venöse Hämangiome der Leptomeninx und kavernöse Hämangiome der Gesichtshaut (meist 2. Trigeminusast) mit Glaukom
Von-Hippel-Lindau (zerebelloretinale H.)	teleangiektatische Gefäßtumoren (kapilläres Hämangioblastom) an Retina und Leptomeninx, eventuell kombiniert mit polyzystischen Organen (Lunge, Niere)
Klippel-Trenaunay	kavernöse Hämangiome (= Naevus flammeus) meist an einer Extremität mit Status varicosus, umschriebenem Riesenwuchs und arteriovenösen Fisteln und Aneurysmen
Maffucci	multiple kavernöse Hämangiome in der Subkutis und Enchondrome mit sarkomatöser Entartungstendenz
infantile Hämangiomatose der Leber	multiple, kapillär-kavernöse Hämangiome mit arteriovenösen Fisteln in Leber (Hepatomegalie), Haut und Schleimhäuten
Blue-Rubber-Bleb-Nävus-Syndrom	multiple kavernöse Hämangiome in Subkutis und im Gastrointestinaltrakt (= Gummiblasennävussyndrom)

9.4.1.4
Hämangioperizytom

Definition: Seltener, langsam wachsender Gefäßtumor mit unsicherer Dignität, der sich von perizytenartigen Zellen herleitet und durch ein zelldichtes Gewebebild mit klaffenden, hirschgeweihförmigen sinusoidalen Gefäßen charakterisiert ist.

Der Tumor kommt beim Kindesalter praktisch nie vor. Mittleres Alter 45 J. Manifestationsort: untere Extremitäten (Hüfte) und Retroperitoneum.

Morphologie: Diese Gefäßtumoren sind weich, meist klein und umschrieben. Histologisch bestehen sie aus proliferierten rundlichen oder spindelförmigen uniformen Zellen, die in Gruppen nahezu radiär jeweils um ein zentrales kapillarartig enges oder sinusoidal geweitetes, hirschgeweihförmiges Gefäß herum angeordnet sind. Die zytoplasmareichen Zellen werden von einem Retikulumfasernetz umsponnen (Abb. 9.30). Immunhistochemisch exprimieren die Tumorzellen CD34 und Vimentin, Gerinnungsfaktor XIIIa, aber im Gegensatz zu Endothelzellen keinen Faktor VIII.

+ Klinik: Die Dignität dieser Tumoren lässt sich aufgrund der Histologie nie mit Sicherheit feststellen. Alle Hämangioperizytome sollten deshalb als potenziell maligne bezeichnet werden. Mehr als 30% der Tumoren weisen eine maligne Gangart auf und metastasieren (vorwiegend in die Lunge). Eine unvollständige Resektion führt meist zu einem Lokalrezidiv. Wie beim Hämangioendotheliom sollen die Hämangioperizytome des Säuglingsalters meist gutartig sein.

9.4.1.5
Hämangioendotheliom

Definition: Inhomogene Tumorgruppe aus gewucherten, epitheloid-dicht angeordneten Endothelien (= epitheloider Typ) oder aus spindelzelligen, um dilatierte Gefäßräume herum gruppierten Endothelien (= spindelzelliger Typ) unsicherer Dignität.

Diese Tumoren sind selten, kommen in jedem Alter vor und finden sich vornehmlich in der Haut, aber auch in Leber, Lunge und Knochen.

Morphologie: Makroskopisch handelt es sich um einen festen, langsam wachsenden Tumor, der auf der Schnittfläche rötlich und gegenüber der Umgebung schlecht abgegrenzt ist. Eine unvollständige Resektion im Gesunden führt deshalb immer zu Rezidiven (gelegentlich auch lymphonoduläre Metastasierung und/oder multifokales Wachstum!). Histologisch können die neoplastischen Endothelien infolge „embryonaler Unreife" Atypien und Mitosen aufweisen. Zur histologischen Identifizierung ist meist eine lektinhistochemische (UEA-I) und/oder immunhistochemische (CD34-, Faktor-VIII-Expression) Analyse notwendig.

+ Klinik: Das Tumorleiden entwickelt sich langsam. Die Prognose ist meist günstig.
 – Epitheloidzelliger Typ: 10% der Fälle entwickeln Rezidive, 30% Metastasen;
 – Spindelzelliger Typ: Rezidive in 70% der Fälle.

9.4.1.6
Kaposi-Sarkom

Definition: Virusinduzierte oder zumindest virusassoziierte neoplastische Wucherung endothelartiger Zellen, die mit der Ausbildung mehrerer Tumorherde in der Haut beginnt (= dermale Form), später in einem Teil der Fälle sich auf Schleimhäute und Lymphknoten und schließlich auch innere Organe ausdehnen kann (= generalisierte Form) und dessen Verlauf vom Immunstatus des Patienten dirigiert wird.

Pathogenese: Histogenetisch leitet sich das Tumorgewebe – ultrastrukturell und immunhistochemischen Befunden zufolge – in erster Linie von Endothelien und modifizierten glatten Muskelzellen her.

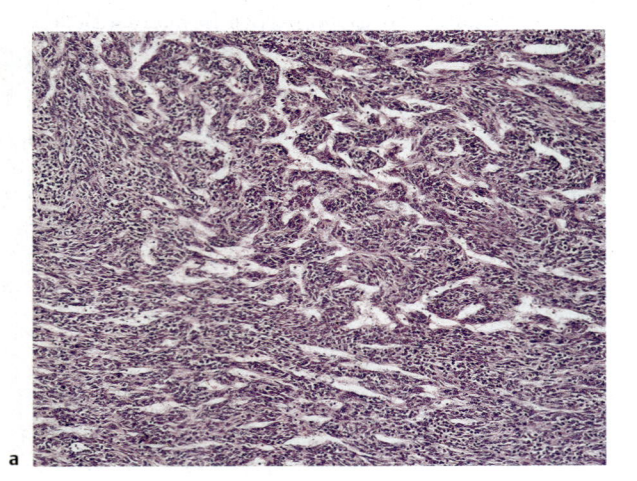

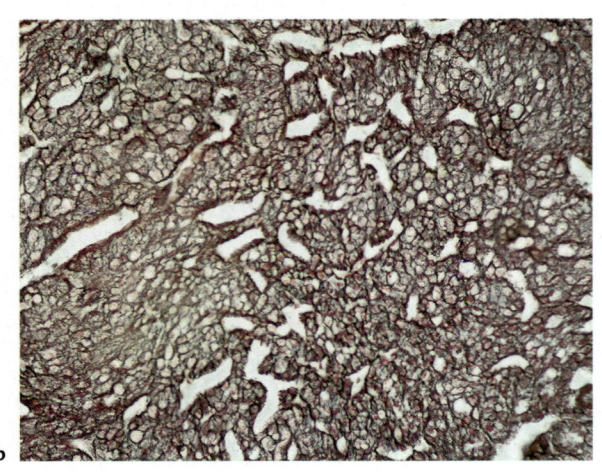

Abb. 9.30 **Hämangioperizytom:**
a Tumorgewebe mit hirschgeweihartigen Gefäßen (HE, Vergr. 1 : 100);
b Umspinnung der Tumorzellen durch versilberbare Retikulinfasern (Versilberung, Vergr. 1 : 100).

Molekularpathologisch geht sowohl den nicht HIV-induzierten Formen als auch den AIDS-assoziierten Formen (s.u.) des Kaposi-Sarkoms eine Entzündungsreaktion voraus (initiales Entzündungsinfiltrat!), die auf einer Infektion mit HHV-8[1] beruht, indem es über sein LNA-1 (latent nuclear antigen) die Expression von p53 unterdrückt, die Proliferationsblockade durch RB-Protein unterläuft und in Kooperation mit dem Hras-Onkogen die Endothelzellen transformiert. Als Folge davon werden eine Reihe entzündlicher Zytokine wie TNF-α und IL-1 gebildet, welche die Expression des angiogenetischen Wachstumsfaktors bFGF (basischer Fibroblastenwachstumsfaktor) durch die Endothelzellen in die Wege leiten, so dass diese sich selbst dauernd zur Proliferation zwingen. Damit aber die Endothelzellen wachsen können, brauchen sie nicht nur ein Proliferationssignal durch einen angiogenetischen Faktor wie bFGF, sondern auch ein topologisches Orientierungssignal seitens der Extrazellulärmatrix wie Fibronektin, durch das die Endothelzellen spindelförmig werden. Das tat-Protein der HIV-1-Viren imitiert diesen Fibronektineffekt und bringt auch die Endothelzellen dazu, bestimmte Integrine zu exprimieren, die als tat-Rezeptoren fungieren. Dadurch wird die Wirkung des tat-Proteins prolongiert. Außerdem bewirkt das tat-Protein auch noch die Bildung einer Kollagenase, die zur Auflösung der Basalmembran geeignet ist. Nun können die Endothelzellen wuchern, wandern und infiltrativ ins Gewebe hineinwachsen. Dies erklärt, weshalb die AIDS-Variante des Kaposi-Sarkoms besonders aggressiv wächst und eine schlechte Prognose hat.

Morphologie: Makroskopisch macht das Kaposi-Sarkom folgende Stadien durch:
- *Makula-Stadium:* indolenter, fleckförmiger rötlich-violetter Fleck.
- *Plaque-Stadium:* leichte bräunlich-rote Hauterhebung.
- *Nodularstadium:* aggressiv wachsender, zum Teil ulzerierender, braun-roter Tumorknoten häufig assoziiert mit lymphonodulärer und viszeraler Beteiligung.

Histologisch erinnern die frühen Hautläsionen an ein Granulationsgewebe. Später kommen noch dünnwandige Gefäßwucherungen ähnlich einem kapillären Hämangiom hinzu. Mit der Zeit beginnen spindelförmige Zellen in Nähe der Endothelien zu wuchern und bilden ein Spindelzellstroma, das anfänglich fibroblastenähnlich, später anaplastisch ist. Dieses Stroma bildet schlitzförmige Spalten mit Erythrozyten darin, aber auch als Extravasate (Abb. 9.31) darum, was später als Hämosiderinablagerung imponiert. Es verdrängt das anfängliche Leukozyteninfiltrat aus Lymphozyten (T-Helferzellen) und Histiozyten. Damit verschlechtert sich auch die Prognose.

Klinik: Das Kaposi-Sarkom kommt klinisch in folgenden Formen vor:
- *Chronische (klassische) Form:* Keine HIV-Assoziation. Bevorzugung von Männern aus der 6. Lebensdekade aus Polen, Russland, Italien und Zentralafrika. Assoziiert mit malignen Lymphomen, Leukämie oder anderweitig alteriertem Immunstatus. Protrahierter Verlauf, oft über Jahre; mehr lokal-aggressives Wachstum. Beginn mit multiplen rötlichen bis braunschwarzen Hautflecken vor allem im Unterschenkel- und Fußbereich mit spontaner Regressionsneigung. Mit der Zeit breiten sich die Herde über den ganzen Körper aus und können geschwürig zerfallen. Nach Jahren Übergreifen der Tumorkrankheit auf Lymphknoten und innere Organe.
- *Lymphadenopathische Form:* (Vermutlich) keine HIV-Assoziation. Bevorzugung von Kindern Zentralafrikas. Hier dominiert der primäre Lymphknotenbefall ohne Haut-, aber mit Organbeteiligung. Rascher, fataler und generalisierter Verlauf.
- *Transplantationsassoziierte Form:* Tritt gelegentlich als Ausdruck einer defekten zellulären Immunität bei Transplantatempfängern (vor allem mediterrane Juden) meist in generalisierter viszeraler Form auf.
- *AIDS-Form:* HIV-assoziiert. Etwa 30% der AIDS-Patienten entwickeln ein Kaposi-Sarkom. Beginn mit klassischer Hautmanifestation, zusätzlich bei der Hälfte der Patienten eine Lymphknoten- und bei einem Drittel Organbeteiligung.

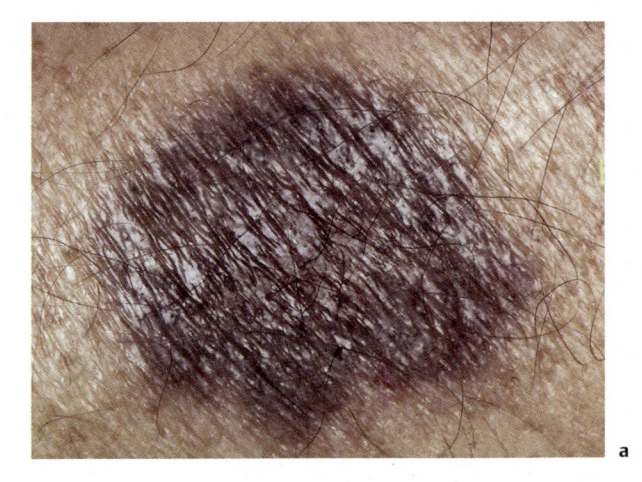

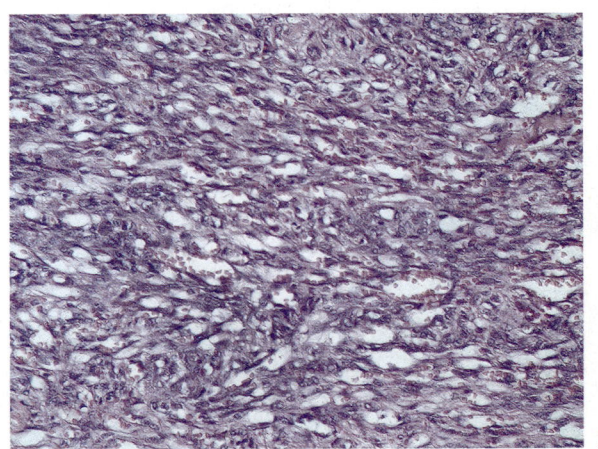

Abb. 9.31 Kaposi-Sarkom:
a Makroskopisch bräunlicher Hauttumor (meist multipel);
b histologisch aus gewucherten schlitzförmigen Gefäßspalten mit spindeligen Tumorendothelien bestehend (HE, Vergr. 1 : 100).

---

[1] HHV-8 = humanes Herpesvirus 8 = KSHV = Kaposi sarcoma associated herpes virus → kausalpathologisch involviert in Kaposi-Sarkom und bestimmte lymphoproliferative Läsionen

9.4.1.7
Angiosarkom

Definition: Sammelbegriff für eindeutig maligne Tumoren, die eine endotheliale Differenzierung aufweisen, ungeachtet, ob solche Tumorendothelien sich von Blut- oder von Lymphgefäßen herleiten. In diesen Begriff gehen die früheren Bezeichnungen wie malignes Hämangioendotheliom, Hämangiosarkom und Lymphangiosarkom ein.

Die Angiosarkome gehören zu den seltensten Formen der Weichteilsarkome.

Pathogenese: Je nach auslösendem Faktor unterscheidet man folgende Formen:
- *Idiopathisches kutanes Angiosarkom:* Es bevorzugt ältere Patienten (♂ ≥ ♀) und bei diesen den Kopf-Hals-Bereich. Schlechte Prognose.
- *Lymphödem-assoziiertes Angiosarkom* (Abb. 9.**32b, c**): Als „Stewart-Treves-Syndrom" bevorzugt es – volar beginnend – den Unterarmbereich von Frauen nach Mastektomie und Beseitigung der Axillarlymphknoten wegen Mammakarzinom mit konsekutivem 10–20 Jahre lang bestehendem Lymphödem. Schlechte Prognose.
- *Postirradiation-Angiosarkom:* Es bevorzugt den Haut-/Parenchymbereich der Mamma etwa 10 Jahre nach vorheriger Bestrahlung.
- *Weichteil-Angiosarkom:* Dies ist die seltenste Angiosarkomvariante. Es bevorzugt tiefes Weichteilgewebe der Extremitäten und Abdomen, kommt in jedem Alter vor (♂ : ♀ = 2 : 1) und ist oft mit anderen Läsionen wie angeborene Hämangiomatose, Implantatlager (Metallimplantate) und Umgebung anderer Tumoren assoziiert.
- *Organ-Angiosarkom* (S. 497).

Morphologie: Die oberflächlichen Tumoren fallen als rötliche Plaque oder Knoten auf. Auf der Schnittfläche imponiert ein Angiosarkom als unscharfe, oft schwammartige hämorrhagische Läsion mit markig-weißlicher Komponente. Histologisch besteht er aus gewucherten Gefäßspalten, die mit atypischen Endothelzellen austapeziert sind (Abb. 9.**32**). Der ultrastrukturelle Nachweis von Weibel-Palade-Korpuskel sowie der immunhistochemische Nachweis von Gerinnungsfaktor VIII, von CD34 (= Antigen hämatopoetischer Vorläuferzellen) und von CD31 (= Plättchen-/Endotheladhäsionsmolekül) sind diagnos-

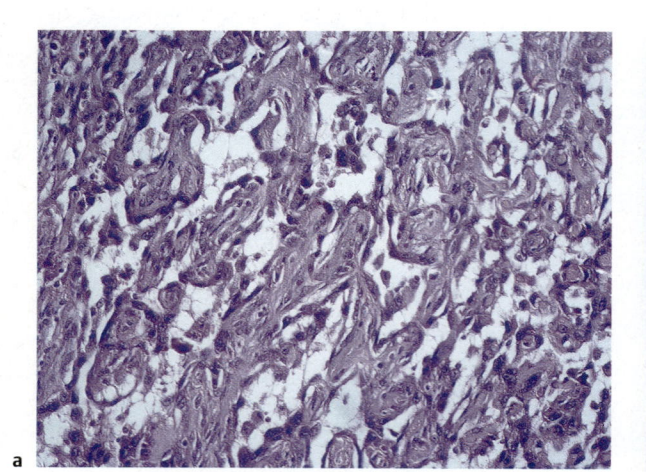

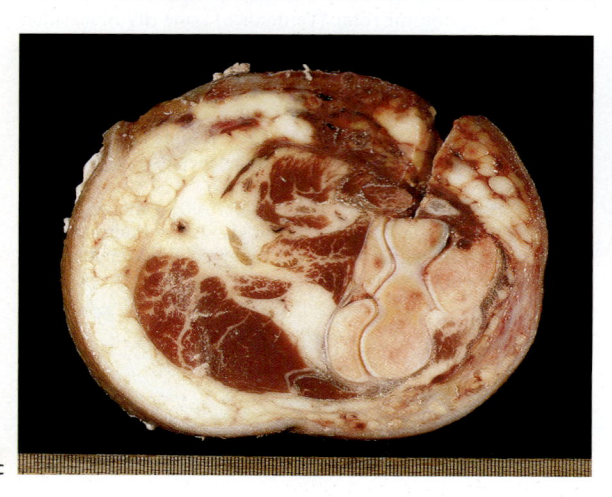

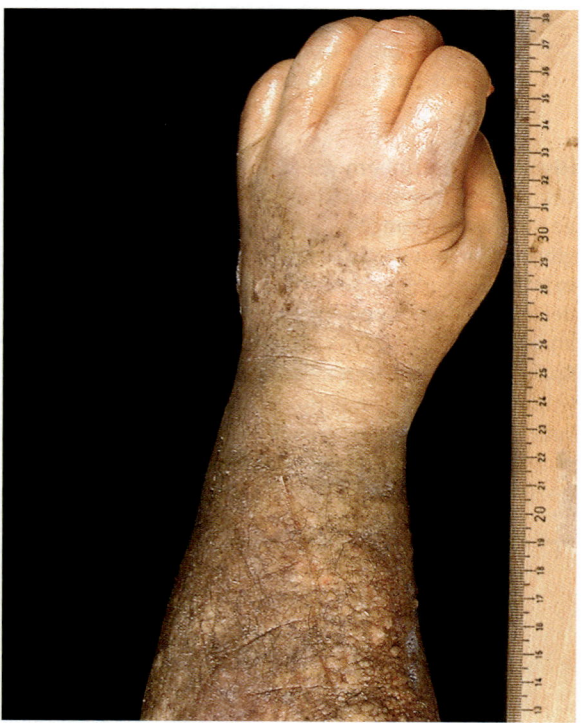

Abb. 9.32 Angiosarkom:
a Histologie: Tumor aus neoplastisch gewucherten, teleangiektatischen Gefäßen, die von atypischen Endothelzellen ausgekleidet werden (HE, Vergr. 1 : 100);
b Stewart-Treves-Syndrom: Tumorbefall des Unterarms bei Lymphödem;
c Stewart-Treves-Syndrom: Tumorausdehnung im Unterarmweichteilgewebe im Querschnitt.

tisch hilfreich, zumal ein Angiosarkom Spindelzellkarzinome und maligne Melanome imitieren kann.

9.4.1.8
Intimasarkom

Definition: Bezeichnung für die seltenen primären Sarkome der großen Gefäße wie Aorta und Pulmonalarterie (beim Erwachsenen).

Morphologie: Es handelt sich um spindelzellige und differenzierte Tumoren, die von der Intima ausgehen, okklusiv ins Lumen einwachsen und dadurch embolisieren können (Abb. 9.33). Immunhistochemisch exprimieren sie immer Vimentin, gelegentlich Aktin. Prognose: sehr schlecht.

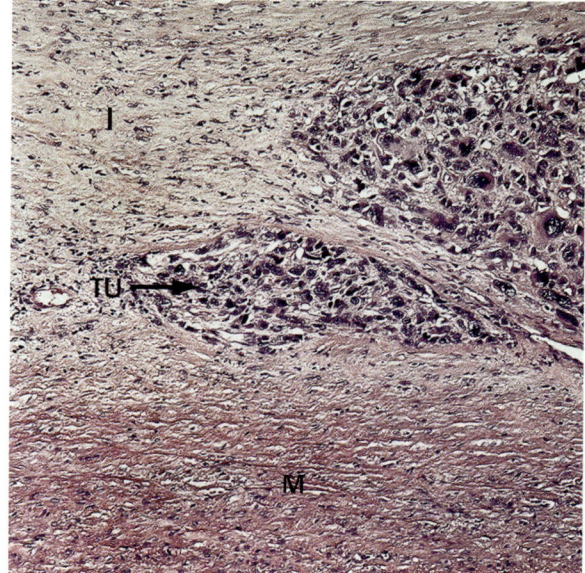

Abb. 9.33 **Intimasarkom** aus undifferenzierten Spindelzellen (TU) in der Aortenintima (I), M = Media (HE, Vergr. 1 : 100).

9.5
Herzfehlbildungen

Das Herz (Abb. 9.34) besteht aus drei funktionell voneinander verschiedenen Gewebeschichten: Dem Endokard als Herzinnenhaut einschließlich Klappenapparat, dem Myokard als Motor und dem aus Epi- und Perikard bestehenden Herzbeutel. All diese Gewebeschichten können isoliert erkranken. Da die angeborenen Herzfehler aber **ontogenetische Läsionen** des Herzens darstellen und meist alle Herzwandschichten betreffen, werden sie im folgenden Abschnitt gesondert besprochen.

Die endgültige Morphologie eines angeborenen Herzfehlers ist mitgeprägt von Adaptationsvorgängen des Herzens an die fehlerhafte Hämodynamik, wie sie sich während der Embryofetalzeit aus der Störung der normalen Herzentwicklung ergeben hat. Diese kann auf Genmutationen, Chromosomenaberrationen und/oder exogene Noxen zurückgehen. Obschon jedes 100. Kind mit einem Herzfehler geboren wird, verteilen sich etwa 85 % aller Herzfehler auf folgende Fehlbildungsformen:

- *Vorhof- und Ventrikelseptumdefekte:* mit hämodynamischer Verbindung der Vorhöfe oder der beiden Herzkammern;
- *offener Ductus arteriosus:* mit fetaler Gefäßverbindung zwischen Truncus oder linker A. pulmonalis und Aorta;
- *Transposition der großen Gefäße:* in Form einer vertauschten Lagebeziehung der A. pulmonalis und der Aorta zur Ventrikelebene;
- *Aortenisthmusstenose:* mit isolierter Aortenenge in unmittelbarer Nähe des Ductus arteriosus;
- *proximale Aorten- und Pulmonalstenose:* mit isolierter Stenose im Abgangsbereich von Aorta und Truncus pulmonalis;
- *Fallot-Tetralogie:* mit Pulmonalstenose, Ventrikelseptumdefekt, nach rechts überreitender Aorta und rechtsventrikulärer Hypertrophie;

9.5.1
Ontogenetische Läsionen

Allgemeine Definition: Fehlbildungen des Herzens (= Vitia cordis congenita) und der herznahen Gefäße sind angeborene, makroskopisch sichtbare Abweichungen von der normalen Struktur des Herzens und der großen Gefäße, die aktuell oder potenziell klinisch relevant sind. Sie stellen die häufigsten Herzerkrankungen im Kindesalter dar.

Etwa 1% aller Kinder – nicht lebensfähige eingeschlossen – werden mit einem Herzfehler geboren. Trotz dieser hohen Inzidenz und trotz eines enormen Formenreichtums stellt eine relativ kleine Gruppe von nur 7 Formen den weitaus größten Anteil, nämlich 84 % aller Herzfehler. Für die tägliche Praxis genügen deshalb detaillierte Kenntnisse dieser im Folgenden ausführlicher dargestellten Gruppe von Herzfehlern.

Allgemeine Pathogenese: Die Ursachen eines Herzfehlers sind im Einzelfall selten zu eruieren. Grundsätzlich lassen sich etwa 10 % der Fehlbildungen auf einfach mendelnde Erbfaktoren, 10 % auf rein exogene Noxen, 20 % auf Chromosomenaberrationen und etwa 60 % auf das Zusammenspiel genetischer Faktoren wie die während der embryofetalen Entwicklung exprimierten HOX-Gene und peristatischer Faktoren wie Rötelnviren, Thalidomid und Retinolsäure zurückführen.

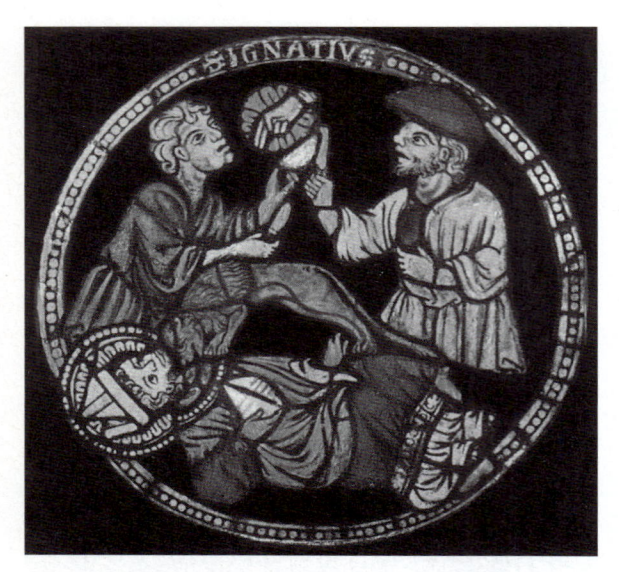

Abb. 9.34 Herzobduktion: Früheste mittelalterliche Darstellung einer Obduktion mit Herzuntersuchung aus dem Märtyrerfenster des Freiburger Münsters (13. Jahrhundert). Dargestellt ist der heilige Ignatius von Antiochia, der „ad bestias" verurteilt, von einem Löwen getötet wurde. Da er zu Lebzeiten von sich sagte, er trüge seinen Gott in seinem Herzen, öffneten die Schergen seinen Thorax, entnahmen das Herz und schnitten es auf, um zu sehen, ob das wahr sei.

Da sich während der gesamten Embryogenese große Teile des Herzens in Entwicklung befinden, ist dieses Organ für teratogene Noxen besonders anfällig, was viele und vielfältige Fehlbildungen zur Folge hat. Obschon die Orthogenese noch nicht für alle Regionen des Herzens gesichert ist – dies gilt vor allem für die konotrunkale Herzregion und die Entwicklung der Bulbus- und Konusderivate, insbesondere der kompletten Transposition der großen Gefäße (S. 460) – werden zum besseren Verständnis im folgenden Abschnitt den wichtigsten Herzfehlern die jeweils bedeutsamen orthologen Schritte der Embryonalentwicklung vorangestellt. Darüber hinaus muss man aber wissen, dass zur endgültigen Gestalt eines Herzfehlers außer der primären Schädigung noch hämodynamische Einflüsse sowie adaptative und kompensatorische Reaktionen seitens des Herzens selbst beitragen.

Die in Tab. 9.5 wiedergegebene Übersicht über die Herzfehlerbildungen basiert auf einer Klassifizierung nach

Tabelle 9.5 Klassifikation der kongenitalen Herzfehler nach anatomischen Gesichtspunkten

Fundamentale Form- und Massenfehler

1. Akardie/Hemikardie

Form- und Stellungsfehler des ganzen Herzens

1. Ectopia cordis
2. Situs inversus
3. Situs ambiguus (Ivemark)

Tabelle 9.5 Fortsetzung

Form- und Stellungsfehler der Trennwände

Grobe Fehler

1. Cor biloculare und Truncus arteriosus communis
2. Cor triloculare
 a) biventriculare
 b) biatriatum
3. Truncus arteriosus communis (versus) (Abb. 9.35)

Partielle Fehler

1. AV-Kanal
 a) komplett
 b) inkomplett
2. Vorhofseptumdefekte
 a) Ostium-primum-Defekt
 b) Ostium-secundum-Defekt
 c) offenes Foramen ovale
3. Ventrikelseptumfekte
 a) Pars-membranacea-Defekt
 b) Pars-muscularis-Defekt
4. Unvollständige Trennung von Aorta und A. pulmonalis
 a) aortopulmonale Fistel
 b) (funktionell:) Offenbleiben des Ductus arteriosus

Lageanomalien der arteriellen Ostien an der Herzbasis

1. Transposition der großen Arterien
2. komplette Dextroposition der Aorta (double outlet right ventricle)
3. Reitende Aorta
 a) bei Eisenmenger-Komplex
 b) bei Fallot-Tetra- bzw. Pentalogie

Atresien und Stenosen der großen Arterien

1. Aortenatresie bei hypoplastischem Linksherzkomplex
2. Aortenatresie bei Pseudotruncus pulmonalis
3. Aortenstenose proximal
 a) Konus (subvalvulär)
 b) Ostium (valvulär)
 c) supravalvulär
4. Aortenisthmusstenosen
 a) infantiler Typ (mit offenem Ductus arteriosus)
 b) Erwachsenentyp (mit geschlossenem Ductus arteriosus)
5. Pulmonalarterienatresie bei Pseudotruncus aortalis
 a) Infundibulum (infravalvulär)
 b) Ostium (valvulär)
 c) supravalvulär

Anomalien der Segelklappen

1. Trikuspidalklappe
 a) Atresie bzw. Stenose
 b) Dysplasie (Ebstein)
2. Mitralklappe
 a) Atresie bzw. Stenose

Fehlmündungen der großen Venen

1. Persistenz der linken oberen Hohlvene
2. Transposition der Lungenvenen

Anomalien der Koronararterien

1. Ursprung einer Koronararterie aus dem Truncus pulmonalis
2. koronare AV-Fistel

9.5 Herzfehlbildungen

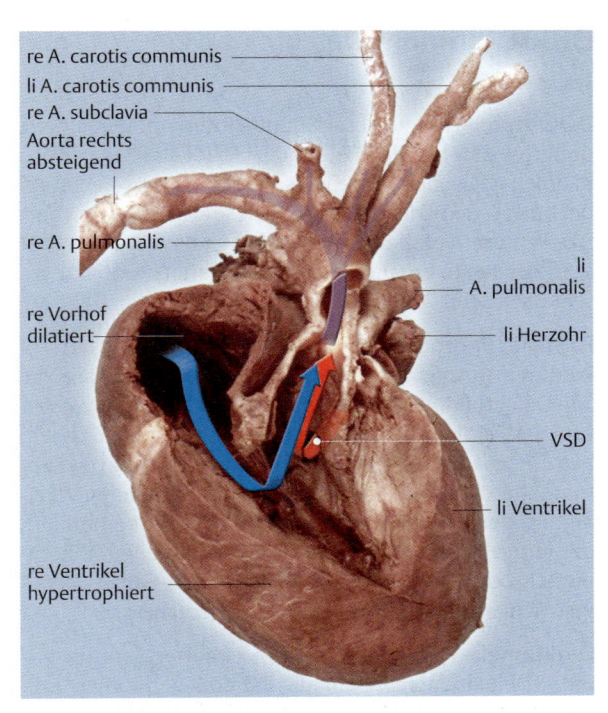

Abb. 9.35 Truncus arteriosus communis verus: Blick von rechts auf das Ventrikelseptum mit hochsitzendem Ventrikelseptumdefekt.

Labels: re A. carotis communis, li A. carotis communis, re A. subclavia, Aorta rechts absteigend, re A. pulmonalis, re Vorhof dilatiert, li A. pulmonalis, li Herzohr, VSD, li Ventrikel, re Ventrikel hypertrophiert

anatomischen Gesichtspunkten, weil sich damit auch die kompliziertesten Fehlbildungen zwanglos einordnen lassen.

9.5.1.1 Vorhofseptumdefekte

Syn.: atrialer Septumdefekt, ASD

Orthologie: In der 5. Entwicklungswoche wächst zwischen rechtem und linkem Anteil des ursprünglich gemeinsamen Vorhofes eine erste Scheidewand, das Septum primum, von hinten oben nach unten, engt so die noch offene Verbindung zwischen den Vorhöfen – das Foramen primum – immer weiter ein und verschließt auch die distalen Abschnitte desselben am Ende vollständig durch Vereinigung mit den Endokardkissen der Kammerscheidewand (Tab. 9.5). Doch noch bevor dieser Verschluss des Foramen primum abgeschlossen ist, reißt eine Öffnung im oberen Anteil des Septum primum – das Foramen secundum – ein. In der 6. Entwicklungswoche wächst nun rechts vom Septum primum eine zweite Scheidewand, das Septum secundum, ein Stück weit vor, so dass es das Foramen secundum gerade eben kulissenförmig deckt, eine von rechts nach links gerichtete Durchströmung aber noch möglich ist. Der von Septum primum und Septum secundum gebildete Kanal ist das *Foramen ovale*. Wenn nach der Geburt die Lungen entfaltet und durchströmt werden, entsteht ein Druckgefälle vom linken zum rechten Vorhof. Dadurch wird der obere Abschnitt des Septum primum an das festere Septum secundum angelegt und verwächst in der Regel mit diesem.

Definition: Arteriovenöse (links-rechts) Shunt-Vitien infolge angeborener offener Verbindungen zwischen den beiden Vorhöfen.

Die ASD machen etwa 10 % aller angeborenen Herzfehler aus.

Offenes Foramen ovale

Definition: Ein offen gebliebenes Foramen ovale ist eine hämodynamische, klappenventilartige Lücke im Vorhofseptum (und kein Vorhofseptumdefekt im eigentlichen Sinne).

Pathogenese: Bis zur 4. Lebenswoche bleibt das Foramen ovale in der Regel offen. In ungefähr 25 % der Fälle ist es auch im Erwachsenenalter noch anatomisch offen, wegen des höheren Drucks im linken Vorhof aber funktionell geschlossen. Nur wenn im rechten Vorhof ein höherer Druck herrscht, z. B. bei einer Lungenarterienembolie, öffnet sich das Foramen ovale wieder, so dass es zu einem Rechts-links-Shunt kommt → paradoxe Lungenembolie (S. 409), periphere Zyanose.

Ostium-secundum-Defekt

Syn.: Fossa-ovalis-Defekt, Septum-secundum-Defekt

Definition: Dieser Defekt (= ASD II) besteht aus einer oder mehreren Eröffnungen in der Region der Fossa ovalis. Da die Fossa-ovalis-Region unterschiedlich groß sein kann, sind diese Herzfehler sehr größenvariabel, wobei die größten unter ihnen die gesamte Fossa-ovalis-Region umfassen. Grundsätzlich ist der Defekt allseits von septalem Gewebe umschlossen (Abb. 9.36).

Formale Pathogenese: Wenn der physiologische Einriss im oberen Anteil des Septum primum, der normalerweise zur Ausbildung des Ostium secundum führt, an falscher Stelle erfolgt oder zu groß ist, kann er von dem Septum secundum nicht oder nicht vollständig gedeckt werden. Eine Persistenz des (fehlerhaften) Ostium secundum ist die Folge. Es handelt sich also nicht um ein defektes Septum secundum, sondern um einen Defekt nach Art des Ostium secundum im Septum primum. Der experimentelle Beweis für diese Hypothese steht allerdings bis heute noch aus.

Funktionelle Pathogenese: Postnatal steigt infolge der vermehrten Lungendurchströmung der Druck im linken Vorhof an. Je nach Größe des Vorhofseptumdefektes kommt es dann zum Links-rechts-Shunt mit Volumenbelastung des rechten Herzens, was eine Hypertrophie des rechten Ventrikels und eine pulmonale Hypertonie nach sich zieht.

Komplikationen: Mit zunehmender Hypertrophie des rechten Ventrikels und zunehmendem Strömungswiderstand in den Lungen kann es in fortgeschrittenen Stadien sekundär auch zu einer Shunt-Umkehr mit Fehlströmung des Blutes von rechts nach links und konsekutiver Zyanose kommen (Eisenmenger-Reaktion).

Prognose: Die operative Korrektur zwischen dem 5. und 10. Lebensjahr ist die Therapie der Wahl. Ohne Behandlung überleben die Patienten mit großem Ostium-secundum-Defekt – bedingt durch die pulmonale Hypertonie und damit verbundene häufige pulmonale Infektionen – in der Regel nicht das 40. Lebensjahr.

Ostium-primum-Defekt

Syn.: ASD I

Definition: Arteriovenöses Shunt-Vitium mit fehlendem, unmittelbar über der Ebene der Atrioventrikular-(AV-)Klappen gelegenem Anteil des Vorhofseptums bei intakten Mitral- und Trikuspidalklappen sowie intaktem Ventrikelseptum. Oberhalb des Defektes ist das Foramen ovale in der Regel erhalten, kann aber bereits pränatal geschlossen sein.

Formale Pathogenese: Die isolierte Form des ASD-I kommt zwar nur ganz selten vor, beweist aber, dass die zur Defektbildung führende Störung allein das Wachstum des Septums (ohne Beteiligung der Endokardkissen) betreffen kann. Meist ist die Wachstumsstörung des Septums allerdings mit einer mangelhaften/fehlenden Vereinigung der Endokardkissen der AV-Region kombiniert, die je nach Schweregrad mit einem partiellen, inkompletten oder kompletten persistierenden Canalis atrioventricularis (Tab. 9.6, Abb. 9.37) einhergeht.

Funktionelle Pathogenese: Beim isolierten Septum-primum-Defekt entsprechen die hämodynamischen Störungen denen beim Ostium-secundum-Defekt. Bei den wesentlich häufigeren Kombinationen des ASD) mit Endokardkissendefekten (Tab. 9.6) kommen – abhängig vom Grad der Schädigung – zu dem Links-rechts-Shunt auf Vorhofebene noch eine Insuffizienz der Mitralklappe und/oder der Tricuspidalklappe sowie ein Links-rechts-Shunt auf Ventrikelebene hinzu.

+ Komplikationen:
1. hypertone pulmonale Vaskulopathie (S. 601),
2. pulmonale Infekte infolge Vorschädigung durch pulmonalen Hochdruck,
3. rezidivierende bakterielle Endokarditis.

+ Prognose: Nur beim isolierten ASD I ist die Prognose ähnlich günstig wie beim ASD II. Bei Kombinationen mit Endokardkissendefekten sind die Überlebenschancen aber limitiert. Ein kompletter AV-Kanal führt meistens schon vor dem 10. Lebensjahr zum Tode. Patienten mit einem kompletten AV-Kanal oder einem ASD I mit Mitralklappeninsuffizienz haben eine Lebenserwartung von 20 Jahren.

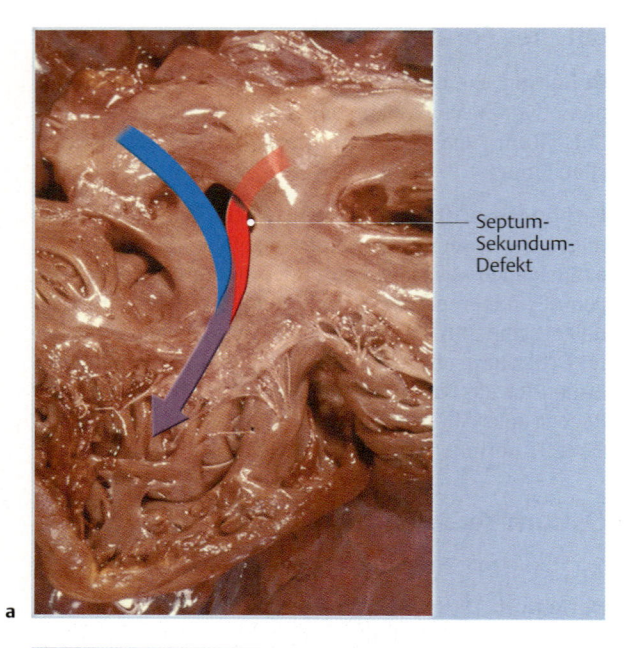

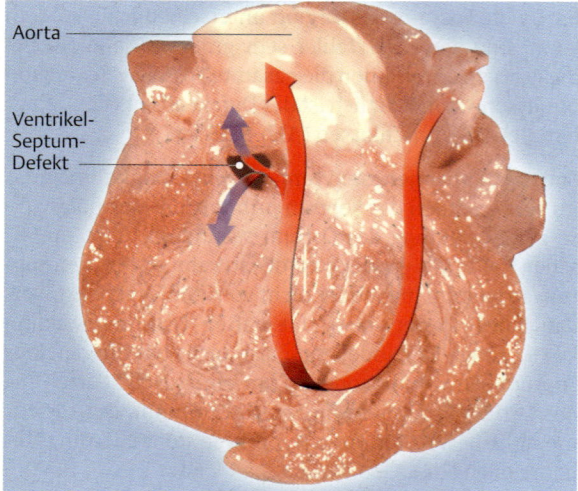

Abb. 9.36 **Vorhof-/Ventrikelseptumdefekte:**
a Septum-secundum-Defekt (46-jährige Frau);
b Ventrikelseptumdefekt (1-jähriger Knabe; Original: Böhm).

Tabelle 9.6 Formale Pathogenese von Septum-primum-Defekt (ASD I) und AV-Kanal

Pathogenese	Resultierender Defekt	Anatomische Details
Isolierte Wachstumsstörung des Septum interatriale primum	isolierter Septum-primum-Defekt (ASD I)	basale Begrenzung des Defektes durch AV-Klappen
Grad I: Wachstumsstörung des Septum interatriale primum und Endokardkissendefekt	partiell persistierender Canalis atrioventricularis	ASD I + basale Spaltung im septalen Trikuspidalsegel (selten) oder im aortalen Mitralsegel (häufig), intaktes Ventrikelseptum
Grad II: Wachstumsstörung des Septum interatriale primum und Endokardkissendefekt	inkomplett persistierender Canalis atrioventricularis	großer ASD I; Spaltung beider AV-Klappen-Ringe, jedoch Zweiteilung des gemeinsamen AV-Ostiums durch anterior-posteriore Gewebebrücke; intaktes Ventrikelseptum
Grad III: Wachstumsstörung des Septum interatriale primum und Endokardkissendefekt	komplett persistierender Canalis atrioventricularis	großer ASD I + gemeinsame AV-Klappe ohne septale Segel + Defekt des oberen Ventrikelseptums

9.5 Herzfehlbildungen **459**

Funktionelle Pathogenese: In der Regel besteht hämodynamisch ein Links-rechts-Shunt. Das resultierende Shunt-Volumen hängt in erster Linie von der Größe und nicht von der Lage des Defektes ab und ist für das Ausmaß der zusätzlichen rechtsventrikulären Volumenbelastung verantwortlich. Der Strömungswiderstand im Lungenkreislauf hingegen ist entscheidend für eine zusätzliche rechtsventrikuläre Druckbelastung und für das Ausmaß der zusätzlichen linksventrikulären Volumenbelastung.

Morphologie: Je nach Lokalisation unterscheidet man folgende Formen:
- *perimembranöser infrakristaler VSD:* hochsitzender, subaortal gelegener Defekt im Bereich der Pars membranacea (Abb. 9.**38**);
- *muskulärer VSD:* im muskulären Septum gelegener, allseits von Muskulatur umschlossener Defekt; meist kleiner, gelegentlich multipel.

✚ Klinik: Pathophysiologie und Klinik hängen bei den VSD von der Größe des jeweiligen Defektes ab:
– Roger-Defekt (= Morbus Roger): Hier handelt es sich um einen kleinen (muskulären) Defekt des Ventrikelseptums in variabler Position, der zwar ein lautes systolisches Geräusch verursacht („viel Lärm um nichts"), funktionell aber bedeutungslos bleibt.
– *Kleine Defekte* (≤ 0,5 cm, < 30% des Aortenklappendurchmessers) → nur eine leichte Steigerung der Lungendurchströmung (etwa um den Faktor 2).

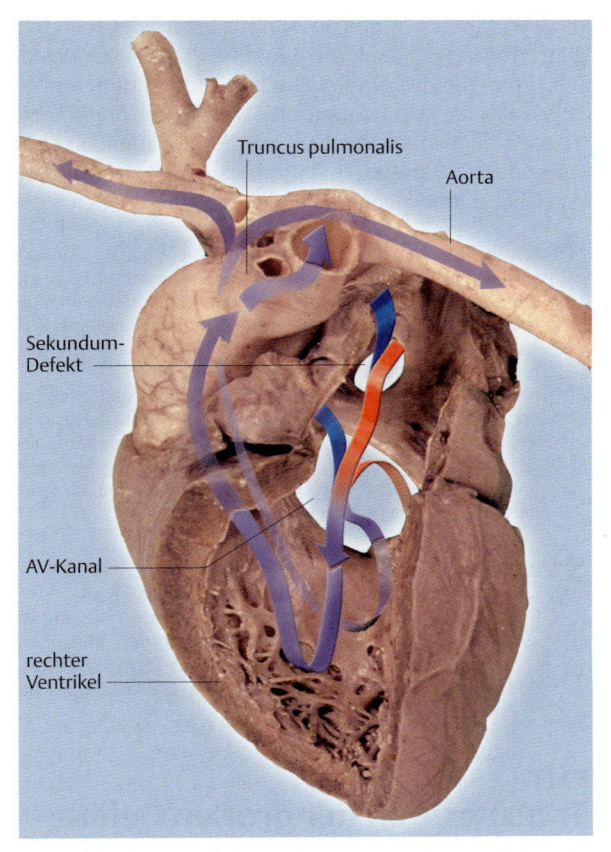

Abb. 9.**37 Septum-primum-Defekt** und komplett persistierender Atrioventrikularkanal (vgl. Tab. 9.**6**)

9.5.1.2
Ventrikelseptumdefekte

Syn.: VSD

Orthologie: Vor der 6. Entwicklungswoche entsteht zwischen dem rechten und linken Kammeranteil eine muskuläre Scheidewand, das Septum interventriculare, durch appositionelles Wachstum der mittleren Wandabschnitte. Sie ist somit aus morphogenetisch unterschiedlichen Komponenten zusammengefügt. Zunächst bleibt zwischen ihrem oberen Rand und den beiden Endokardkissen, die durch ihre Vereinigung den AV-Kanal ebenfalls in einen linken und einen rechten Anteil trennen, noch eine Verbindung zwischen beiden Kammern offen, das Foramen interventriulare. Der Verschluss erfolgt in der 8. Entwicklungswoche. Dabei entsteht der membranöse Teil des Ventrikelseptums.

Definition: Häufige Gruppe der arteriovenösen (links-rechts) Shuntvitien mit Defekt im Bereich des Ventrikelseptums.

Häufigkeit: etwa 30% aller angeborenen Herzfehler, häufigste kongenitale Herzvitien.

Formale Pathogenese: Durch mangelhaftes Wachstum und/oder Ausbleiben der Vereinigung der verschiedenen Strukturkomponenten des Ventrikelseptums können in all seinen Bereichen Defekte variabler Größe entstehen.

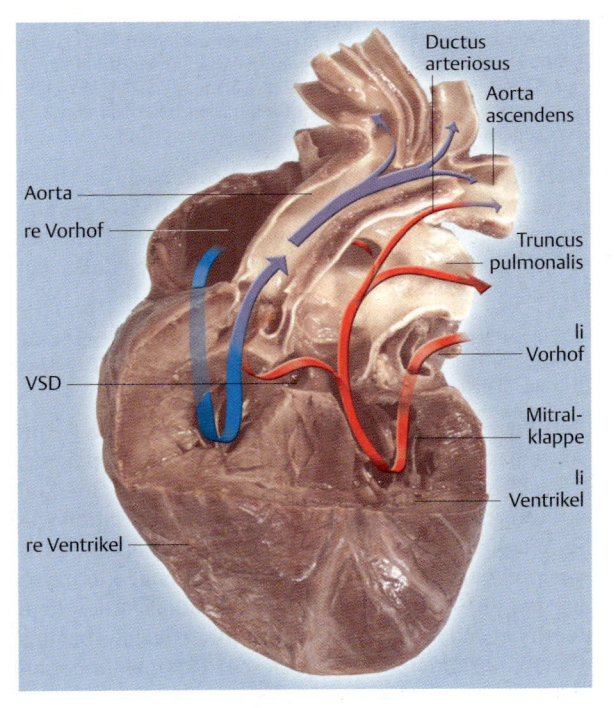

Abb. 9.**38 Transposition der großen Gefäße** mit Verbindung der beiden parallel geschalteten Kreisläufe über einen offenen Ductus arteriosus. Einblick in beide Ventrikel von ventral. Beachte: Die Crista supraventricularis des rechten Ventrikels liegt jetzt subaortal, und an den Anulus fibrosus der Mitralklappe grenzt jetzt unmittelbar die Pulmonalklappe an.

- *Mittelgradige Defekte* (1–1,5 cm) führen nur in der Systole zu einem nennenswerten Shunt-Volumen. Da dieses sogleich in den Lungenkreislauf ausgeworfen wird, ist die Volumenbelastung des rechten Herzens nur gering, die Lungendurchströmung allerdings schon auf das Zwei- bis Vierfache gesteigert.
- *Große Defekte* (> 2 cm). Bei ihnen besteht auch schon in der Diastole ein Druckausgleich zwischen beiden Ventrikeln → rechtsventrikuläre Volumenbelastung → pulmonale Hypertonie. Durch die vermehrte Lungendurchströmung kommt es schließlich auch zur Volumenbelastung des linken Vorhofes und des linken Ventrikels.

Prognose: Sie ist von der VSD-Größe abhängig:
- *Kleine Defekte:* Sie schließen sich teilweise spontan durch reaktive Endokardveränderungen.
- *Mittelgradige Defekte im Septum membranaceum:* Spontanverschluss durch Verwachsung der Defektränder mit dem septalen Segel der Trikuspidalklappe möglich.
- *Große Defekte:* Ohne operative Behandlung sterben die Kinder meist innerhalb des 1. Lebensjahres. Limitierend ist vor allem die Lungenschädigung, die ihrerseits pulmonale Infektionen begünstigt. Da der linke und rechte Schenkel des His-Bündels jeweils an den Rand des Defektes verlagert ist, sind bei der operativen VSD-Korrektur Verletzungen des Reizleitungssystems möglich.

9.5.1.3
Offener Ductus arteriosus Botalli

Syn.: Patent Ductus arteriosus (= PDA)

Orthologie: Im fetalen Kreislauf fließen über diese Verbindung zwei Drittel des vom rechten Ventrikel geförderten Blutes unter Umgehung der Lungen direkt in die Aorta. Unter normalen Bedingungen ist der Ductus bereits innerhalb weniger Minuten bis Stunden nach der Geburt funktionell verschlossen. Der anatomische Verschluss der Lichtung vollzieht sich durch Obliteration innerhalb von 2–10 Wochen.

Definition: Ein wenig häufigeres arteriovenöses (links-rechts) Shunt-Vitium infolge einer über die Neugeborenenperiode hinaus funktionierenden fetalen Gefäßverbindung zwischen Truncus pulmonalis oder linker Pulmonalarterie und Aorta.

Häufigkeit: etwa 5 % aller angeborenen Herzfehler. Er kommt in etwa 5–10 % der Fälle zusammen mit anderen Herzvitien, aber auch mit extrakardialen Fehlbildungen vor. ♂ : ♀ = 1 : 2.

Pathogenese: Entscheidend für den normalerweise unmittelbar nach der Geburt eintretenden funktionellen Verschluss des Ductus arteriosus ist offenbar eine Konstriktion der glatten Muskulatur. Diese Konstriktion wird in Abhängigkeit von einer eindeutigen genetischen Disposition durch Faktoren wie a) zunehmende Blutoxygenierung, b) Einnahme von Prostaglandinsynthesehemmern wie Indometacin und c) Noradrenalingabe begünstigt. Frühgeborene (mit Hypoxieschäden) und Kinder mit Rötelnembryopathie sind häufig von einem PDA betroffen.

Morphologie: Länge und Kaliber des persistierend offenen Duktus variieren individuell. Makroskopisch ist die Intima des Ductus persistens im Gegensatz zur geriffelten oder faltigen Intima des Duktus beim Neugeborenen glatt. Histologisch fehlt die Apoptose der inneren Wandschichten, die der physiologischen Obliteration vorausgeht. Pathologisch-anatomisch ist das Vitium nur in Form a) einer länger als 2 Wochen postpartal klaffenden Lichtung oder b) einer länger als 3 Monate postpartal fehlenden Obliteration zu diagnostizieren.

Klinik: Bei offenem Ductus arteriosus liegt hämodynamisch ein Links-rechts-Shunt vor, der mit einer vermehrten Lungendurchströmung und erhöhter linksventrikulärer Volumenbelastung verbunden ist. Nach Ausbildung einer (hyperkinetischen) pulmonalen Hypertonie (S. 601) kommt auch eine vermehrte Druckarbeit des rechten Ventrikels hinzu.
Bei Shunt-Umkehr infolge Erhöhung des Pulmonalarteriendruckes mit Einstrom des venösen Blutes in die Aorta descendens stellt sich zusätzlich eine Zyanose ein (untere Extremitäten, linke Hand > Kopf, rechte Hand); denn die linke A. subclavia geht unmittelbar oberhalb der Duktusmündung ab und kann aus dieser ungesättigtes Blut erhalten.

Komplikationen:
1. bakterielle *Endocarditis valvularis* (rechts häufig!);
2. *Endarteriitis des Truncus pulmonalis* (seltener) wegen Intimaläsion (jet-lesion) durch Auftreffen des Blut„pressstrahls"; aus der Duktusmündung auf die Trunkusgefäße;
3. *Aneurysma der Duktuswandung* (selten) → Aneurysmaruptur/Thrombembolie.

9.5.1.4
Transposition der großen Gefäße

Syn.: TGA

Definition: Seltene Gruppe venoarterieller (rechts-links) Shunt-Vitien mit vermehrtem Blutfluss in der Lunge, wegen Vertauschung der Lagebeziehung von A. pulmonalis und Aorta zur Ventrikelebene.

Häufigkeit: etwa 5 % aller angeborenen Herzfehler.

Formale Pathogenese: Aktuelle experimentelle Studien weisen darauf hin, dass die Einwanderung von Zellen der Neuralleiste eine wesentliche Rolle bei der Entwicklung des Ausflusstraktes des Herzens (konotrunkale Region) spielt, zumal mehrere konotrunkale Fehlbildungen mit Translokationen oder Deletionen des Chromosoms 22 assoziiert sind, von denen die meisten bei der Entwicklung der Neuralleiste eine Rolle spielen.

Funktionelle Pathogenese: Bei intakten Herzscheidewänden und geschlossenem Ductus arteriosus sind kleiner und großer Kreislauf nicht wie üblich hintereinander, sondern parallel geschaltet. Ein Neugeborenes mit TGA kann deshalb nur überleben, wenn bei ihm zwischen den beiden Kreisläufen a) auf Vorhof- oder Ventrikelebene oder b) über einen persistierenden Ductus arteriosus eine oder mehrere Verbindungen (= Shunts) bestehen (vgl. Abb. 9.**38**).
Außer dem Typ der Kommunikation zwischen Lungen- und Körperkreislauf ist für die hämodynamische Situation auch der Druckgradient zwischen beiden Kreisläufen entscheidend, und dieser wiederum hängt besonders

von dem Strömungswiderstand in den Lungengefäßen ab. Solange der Druck in der Pulmonalarterie niedriger ist als in der Aorta, fließt, z. B. über einen offen gebliebenen Ductus arteriosus, Blut aus der Aorta in die Pulmonalarterie. Dies führt zu einer Verstärkung der Lungendurchströmung und früher oder später zu einem Widerstandshochdruck im venösen Kreislauf und konsekutiver Shunt-Umkehr mit Abströmen venösen Blutes in den Körperkreislauf und Entwicklung einer Zyanose.

Morphologisch unterscheidet man folgende Formen:
- *Typische komplette einfache Transposition:* In diesem Falle entspringt die Aorta ascendens aus dem rechten Ventrikel und liegt rechts ventral vom Truncus pulmonalis; dieser entspringt aus dem linken Ventrikel und liegt dorsal von der Aorta. Beide AV-Klappen sind offen, normal strukturiert und liegen regelrecht. Der muskuläre Konus, der sich normalerweise unterhalb des Truncus pulmonalis befindet, das gesamte Pulmonalostium umschließt und einen muskulären Trennwall zwischen Pulmonal- und Trikuspidalklappe bildet, liegt jetzt subaortal. Anstelle der Aortenklappe grenzt jetzt die Pulmonalklappe unmittelbar an den Anulus fibrosus der Mitralklappe (Abb. 9.38).
- *Korrigierte Transposition:* In diesem Fall kann die Lageanomalie der großen Gefäße durch Transposition der Ventrikel und/oder der Vorhöfe entweder nur anatomisch, d. h. ohne Korrektur der Funktion, oder auch funktionell korrigiert sein. Bei der häufigsten Form der „Korrektur", einer funktionell korrigierten Transposition, entspringt die Aorta in relativ ventraler Position aus einem links gelegenen und an den linken Vorhof angeschlossenen, anatomisch aber rechten Ventrikel; und der Truncus pulmonalis entspringt in relativ dorsaler Position aus einem rechts gelegenen, anatomisch aber linken Ventrikel, der an den rechten Vorhof angeschlossen ist. Die physiologische Umschlingung der beiden Gefäße fällt bei dieser Form weg, so dass sie parallel zueinander aufsteigen.

Prognose: Sie hängt wesentlich von der Austauschmöglichkeit zwischen den beiden Kreisläufen ab.
- *Funktionell korrigierte Transposition:* gute Prognose, zumal sehr selten Kombination mit zusätzlichen extrakardialen Fehlbildungen.
- *Unkorrigierte Transposition:* notfallmäßige Operation bereits am 1. Lebenstag entweder mit einem Ballonkatheter (sog. Rashkind-Manöver) oder durch eine Atrioseptotomie → Links-rechts-Shunt auf Vorhofebene. Später: operative Vorhofumkehr oder Switch-Operation (Austausch der Arterien an ihrer Basis). Häufigste Todesursache: Herzversagen, Pneumonie, zerebrale Hypoxie.

9.5.1.5
Aortenisthmusstenose

Syn.: Coarctatio aortae

Definition: Ein eher seltenes Herzvitium infolge isolierter, obstruktiver Aortenenge unmittelbar neben dem Ductus arteriosus.

Häufigkeit: etwa 5% aller angeborenen Herzfehler.

Formale Pathogenese: Sie ist noch nicht geklärt. Diskutiert werden a) ein Zusammenhang zwischen dem physiologischen Verschluss des Ductus arteriosus und der Entstehung der juxtaduktalen Stenose sowie b) eine primär segmentale Störung der embryonalen Aortenentwicklung. Häufung bei bestimmten Chromosomenaberrationen; Leitsymptom beim X0-Status (= Turner Syndrom).

Funktionelle Pathogenese: Sie ist je nach Stenosetyp verschieden:
- *Infantiler Typ:* Hier staut sich das Blut vor der Stenose und somit proximal des offenen Ductus arteriosus im linken Herzen und in der Lunge. Ein großer Teil des venösen Blutes aus rechtem Ventrikel und Truncus pulmonalis fließt deshalb unter Umgehung der Lungen über den Ductus arteriosus in die Aorta descendens. Eine schwere Zyanose der unteren Körperhälfte ist die Folge dieses Rechts-links-Shunts. Der Blutdruck ist proximal und distal der Stenose etwa gleich → keine Kollateralen zur Stenoseumgehung.
- *Adulter Typ:* Hier liegt die Stenose distal der ehemaligen Mündung des jetzt geschlossenen Ductus arteriosus. Dadurch besteht ein hohes Druckgefälle zwischen Brust- und Bauchaorta → Kollateralentwicklung vor allem über die Aa. mammariae, die Aa. intercostales (Druckusuren am Rippenunterrand) und die Aa. gastricae. Trotz Kollateralen bleibt im proximalen Abschnitt der Aorta und im Bereich ihrer Äste eine Hypertonie bestehen → linksventrikuläre Hypertrophie und frühzeitige Arteriosklerose der betroffenen Gefäße.

Morphologie: Der Gefäßquerschnitt ist bei der Aortenisthmusstenose wesentlich kleiner als im Bereich des physiologischen Isthmus (präduktales Segment distal der linken A. subclavia), dessen Durchmesser gegenüber Aorta ascendens und descendens um ein Drittel reduziert ist. Neben mehreren selteneren Varianten der Aortenisthmusstenose kommen hauptsächlich 2 Formen vor:
- *infantiler Typ* mit präduktaler Stenose und meist offenem Ductus arteriosus (Abb. 9.39)
- *adulter Typ* mit postduktaler Stenose und meist geschlossenem Ductus arteriosus.

Klinik: Schwacher bis fehlender Femoralispuls; hoher Blutdruck in den oberen, niedriger Blutdruck in den unteren Extremitäten. Strömungsgeräusche über den Rippen.

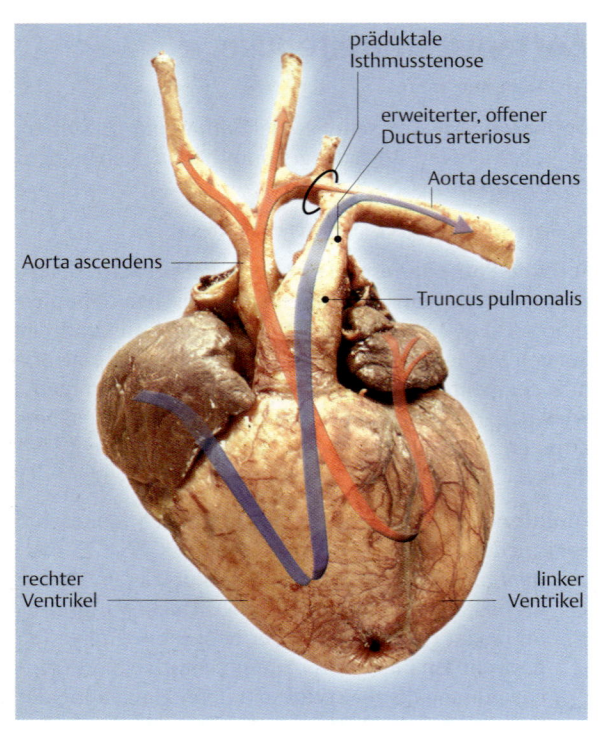

Abb. 9.39 Präduktale Aortenisthmusstenose mit offenem Ductus arteriosus. Blick auf den rechten Vorhof und rechten Ventrikel mit ektatischem Truncus pulmonalis und ektatischem Ductus arteriosus.

Prognose: Sie hängt wesentlich vom Stenosetyp ab:
- *Infantiler Typ:* Ohne operative Korrektur liegt die Lebenserwartung der betroffenen Kinder unter 4 Jahren. 80% sterben aber bereits innerhalb der ersten 3 Lebensmonate.
- *Adulter Typ:* Häufige Komplikationen sind Gefäßwandrupturen und intrakranielle Blutungen. Ohne operative Korrektur beträgt die mittlere Lebenserwartung dieser Patienten 35 Jahre.

9.5.1.6 Proximale Aorten- und Pulmonalstenose

Definition: Recht häufige Herzvitien infolge funktionell wirksamer Enge im Bereich des Ventrikelausganges bei intaktem Ventrikelseptum.

Häufigkeit: etwa 15% aller angeborenen Herzfehler.

Formalpathogenetisch liegt eine asymmetrische Septierung des Ausflusstraktes zugrunde, wodurch entweder eine aortale oder eine pulmonale Enge entsteht. In extremen Fällen kann dabei das betroffene Gefäß sogar atretisch (ohne Lumen) sein.

Kausalpathogenetisch gilt auch hier das für die konotrunkalen Fehlbildungen bereits Gesagte. Störungen des HOX-Gens spielen ebenso eine Rolle wie andere genetische Störungen der Embryonalentwicklung, exogene Schäden und Kombinationen von beiden. So findet man bei der Trisomie 13 der Maus valvuläre und supravalvuläre Pulmonalstenosen.

Funktionelle Pathogenese: Mit Ausnahme der subvalvulären muskulären Stenosen ist hämodynamisch weniger die Lokalisation als der Grad der Stenose von Bedeutung. Nachteilig wirkt sich in der Regel erst eine Verringerung der Durchflusskapazität auf 30% der Norm aus.

- *Aortenstenose:* Sie ruft eine Hypertonie im linken Ventrikel mit Erhöhung des enddiastolischen Druckes und eine zunehmende Hypertrophie des Ventrikels hervor. Im Stadium der Dekompensation → Blutrückstau über den linken Vorhof → pulmonale Hypertonie. Bei der supravalvulären Aortenstenose sind die Koronararterien dem gleichen erhöhten Blutdruck samt seinen Folgen ausgesetzt wie der Ventrikel. Bei subvalvulärer Aortenstenose unterhalb der Koronararterienostien ist eine Minderversorgung des Myokards möglich.
- *Isolierte Pulmonalstenose:* Hier führt die Erhöhung des Blutdruckes in der rechten Kammer zu einer Ventrikelhypertrophie. Als Folge der verringerten Lungendurchblutung kommt es zu einer starken peripheren Sauerstoffausschöpfung. Eine Zyanose tritt jedoch in der Regel erst nach Dekompensation des rechten Ventrikels auf.

Morphologisch unterscheidet man je nach Lokalisation der isolierten Stenosen im Abgangsbereich von Aorta und Truncus pulmonalis folgende Formen:

- *Valvuläre Stenose:* Sie ist in beiden großen Gefäßen die weitaus häufigste Form (Abb. 9.40). Die Semilunarklappen erscheinen zu klein, deformiert, unregelmäßig verdickt oder sind unvollständig voneinander getrennt. Nicht selten findet sich auch eine kuppelförmige, nach distal gewölbte Membran mit zentraler Öffnung und Raphen, die die ehemaligen Kommissuren noch andeuten. In Abhängigkeit vom Stenosegrad kann das Gefäß distal der Stenose hypoplastisch, seltener auch normal weit oder dilatiert sein.

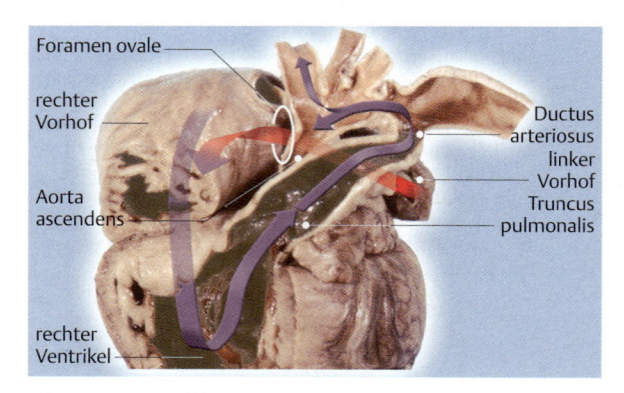

Abb. 9.40 Aortenklappenatresie und Hypoplasie der Aorta ascendens. Blick in den hypertrophierten rechten Ventrikel mit ektatischem Truncus pulmonalis. Intrauterin wurden die Herzkranzarterien retrograd über den offenen Ductus arteriosus versorgt.

9.5 Herzfehlbildungen

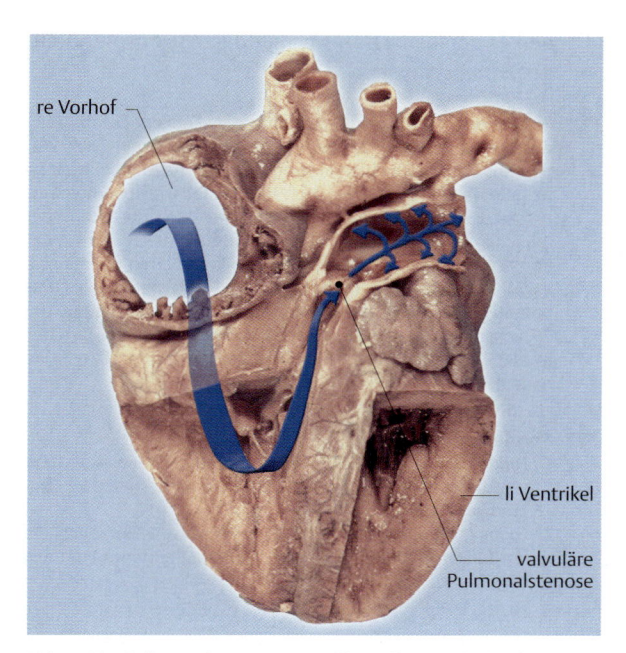

Abb. 9.41 Pulmonalstenose. Mäßiggradige subvalvuläre und hochgradige valvuläre Enge mit poststenotischer Dilatation des Truncus pulmonalis; Hypertrophie des rechten Ventrikels und des rechten Vorhofes.

- *Supravalvuläre Stenosen:* Bei diesen wesentlich selteneren Stenosen findet man variable Formen von membranösen Hindernissen, sanduhrförmigen Einschnürungen bis hin zur langstreckigen Hypoplasie.
- *Subvalvuläre Stenosen* (= Konus-/Infundibulumstenosen): Im Falle einer subvalvulären Aortenstenose unterscheidet man einen fibrösen Typ (= Ringleistenstenose) von einem muskulären Typ, der zum Formenkreis der Kardiomyopathien (= idiopathische, obstruktive, subvalvuläre Aortenstenose, S. 485) gehört. In gleicher Weise unterscheidet man auch bei der subvalvulären Pulmonalstenose eine isolierte Stenose (Abb. 9.41) in Form eines fibromuskulären Bandes an der Untergrenze des Infundibulums und eine sehr selten isoliert vorkommende muskuläre Form, die bei der Fallot-Tetralogie abgehandelt wird (s. u.).

Prognose: Sie ist je nach Stenoseregion unterschiedlich:
- *Aortenstenose:* Ohne operative Korrektur sterben 25% der Kinder im 1. Lebensjahr infolge Links- und Rechtsherzinsuffizienz. 40% der Patienten sterben vor dem 60 Lebensjahr. Bei etwa 1% entwickelt sich im Stenosebereich eine Endokarditis.
- *Pulmonalstenose.* Sie führt ohne operative Korrektur meist zur Rechtsherzinsuffizienz. Mittlere Lebenserwartung: 15–30 Jahre.

9.5.1.7
Fallot-Tetralogie

Definition: Wenig häufige Kombination von Fehlbildungen und adaptativen Formveränderungen des Herzens mit Rechts-links-Shunt, charakterisiert durch folgende Komponenten:
- Stenose(n) im Bereich der pulmonalen Ausflussbahn,
- Ventrikelseptumdefekt,
- über dem Ventrikelseptumdefekt nach rechts überreitende Aorta,
- Hypertrophie des rechten Ventrikels.

Kausale Pathogenese: Diesem Komplex liegt eine Entwicklungsstörung zugrunde, unter anderem infolge fehlerhaften Ablesens des HOX-Gens mit Stenose (S. 316) des pulmonalen muskulären Konus, Fehlposition der Crista supraventricularis und Ausbleiben der Fusion zwischen Konusmuskulatur und muskulärem Ventrikelseptum. Daraus resultiert ein hochsitzender Ventrikelseptumdefekt mit Defekt der Pars membranacea (Abb. 9.42). Die Pulmonalstenose betrifft überwiegend das Infundibulum des rechten Herzens, seltener die Pulmonalklappe bzw. den supravalvulären Bereich.

Formale Pathogenese: Die Muskulatur des zu engen Infundibulums wird zunehmend hyperplastisch und verstärkt dadurch die Obstruktion der Ausflussbahn. Wegen des Blutrückstaus vor der Pulmonalstenose strömt das Blut aus der rechten Kammer über den Ventrikelseptumdefekt in die Aorta ab. Daraus resultiert schon intrauterin eine Dilatation der Aorta mit Ausdehnung des Ostiums über die Ebene des Ventrikelseptums hinaus. Das Über-

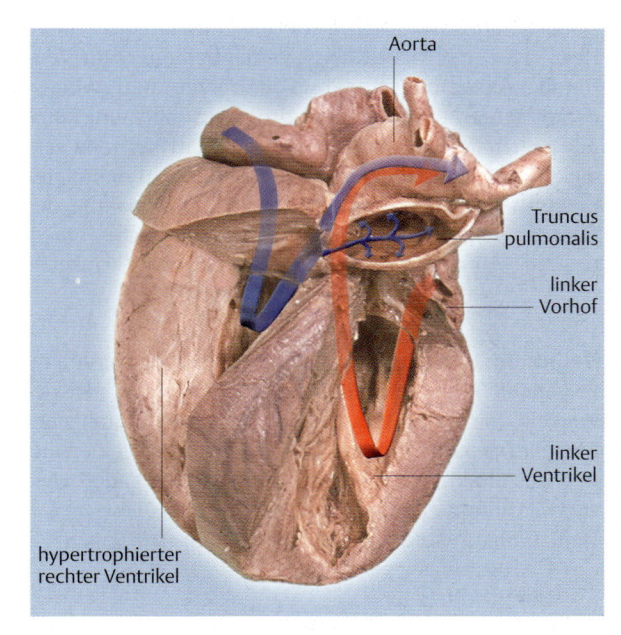

Abb. 9.42 Fallot-Tetralogie: Einblick in den stark hypertrophierten rechten Ventrikel und den Truncus pulmonalis. Valvuläre Pulmonalstenose, Ventrikelseptumdefekt und nach rechts überreitende Aorta.

reiten der Aorta kann also allein als adaptative Formveränderung entstehen.

Nur bei wenigen Fällen liegt eine primäre Dextroposition der Aorta vor. Bei dieser Form der Fehlbildung stellt das Überreiten der Aorta eine graduelle Zwischenstufe zur kompletten Transposition des Aortenostiums in den rechten Ventrikel dar (sog. double-outlet-right-ventricle, vgl. Tab. 9.**5**).

Abhängig vom Grad der Pulmonalstenose hypertrophiert der rechte Ventrikel. Auch diese Komponente der Fallot-Tetralogie ist also eine adaptative Formveränderung.

Funktionelle Pathogenese: Der postnatale Verlauf wird durch den Verlauf der Pulmonalstenose bestimmt:
- *Geringgradige Pulmonalstenose:* Ausreichende Blutdurchströmung der Lunge. Über den Ventrikelseptumdefekt „shuntet" oxygeniertes Blut von links nach rechs → Aorta führt sauerstoffreiches Mischblut → nur geringe Zyanose.
- *Hochgradige Pulmonalstenose:* Frühzeitiger Rechts-links-Shunt → Pulmonalisstamm, Lungengefäße und linker Vorhof erhalten zu wenig Blut und werden hypoplastisch → hochgradige Zyanose und allgemeine Hypoxie.

+ Prognose: Beim Säugling kann die Lungendurchblutung durch eine aortopulmonale Fensterung (Operation nach Waterston) oder durch eine Anastomosierung von A. subclavia und A. pulmonalis (Operation nach Blalock-Taussig) palliativ verbessert werden. Die operative Korrektur durch Resektion der muskulären Stenose bzw. Implantation eines Gefäß- oder Kunststoffflickens zur Erweiterung der valvulären oder supravalvulären Region ist erst bei größeren Kindern möglich. Ohne operative Korrektur erreichen nur 10 % der Patienten das 20. Lebensjahr. Die mittlere Lebenserwartung beträgt 12 Jahre. Kinder mit hochgradiger Pulmonalstenose sterben bereits im frühen Alter.

+ Sonderformen:
- *Fallot-Trilogie:* Kombination von Pulmonalstenose, Vorhofseptumdefekt und Rechtsherzhypertrophie, meist geringgradige Zyanose;
- *Fallot-Pentalogie:* zusätzlich zum Morbus Fallot noch ein Vorhofseptumdefekt (oder ein funktionell offenes Foramen ovale).

9.6 Herzleistungsstörungen

Die Störungen der Herzleistung stellen **funktionelle Läsionen** dar, die als Anpassungsreaktionen des gesamten Herzens an hämodynamische Fehlbelastungen, kardiale Fehldurchblutungen oder Traumata, Fehlbildungen oder genetisch bedingte Erkrankungen aufzufassen sind.

Hämodynamische Fehlbelastungen durch angeborene Herz- oder erworbene Klappenfehler behindern die Ventil- oder Austreibungsfunktion des Herzens und zwingen es zur Mehrarbeit. Folglich wird zunächst über eine kompensatorische Hypertrophie nur die Ventrikelwand verdickt (= kompensatorische Hypertrophie), zu der später noch eine Überlastungshyperplasie mit Zunahme des Ventrikelvolumens hinzukommt (= exzentrische Hypertrophie). Ab einem gewissen Schwellenwert (kritisches Herzgewicht von 500 g) sind diese kardialen Anpassungsmechanismen ausgereizt. Das Herz wird insuffizient. Dies drückt sich darin aus, dass ein Teil des in der Systole auszuwerfenden Blutvolumens in der Herzhöhle verbleibt und sich bei der linksventrikulären Insuffizienz in die Lunge, bei rechtskardialer Insuffizienz in besonders dehnbare Organvenen des großen Kreislaufes (Leber, Milz) zurückstaut.

Ischämische Herzkrankheit: Dies ist ein klinischer Sammelbegriff für alle Krankheitsbilder mit einem Missverhältnis von Sauerstoffangebot und -nachfrage im Myokard. Der überwiegende Teil von ihnen beruht auf strukturellen oder funktionellen Stenosen der Koronararterien.

Definition: Unter Störungen der Herzleistung werden im Folgenden Krankheitsbilder zusammengefasst, bei denen ein Missverhältnis besteht zwischen Blutangebot und Blutnachfrage in der Gewebeperipherie einerseits und der Effektivität des zur Verfügung stehenden Herzens als Pumpsystem andererseits.

Demzufolge gehören zu den Herzleistungsstörungen:
- Überlastungshypertrophie,
- Herzinsuffizienz,
- koronare Herzkrankheit,
- Herztrauma.

Orthologie: Das normale Herzgewicht eines Mannes beträgt 300–350 g, das einer Frau 250–300 g. (Wandstärke rechter Ventrikel, gemessen 1 cm unterhalb der A. pulmonalis = 2–3 mm; Wandstärke linker Ventrikel, gemessen 1 cm unterhalb der Aortentaschenklappe, = 1,2 cm.) Es gilt die „Faustregel": Die Größe des Herzens entspricht derjenigen der Patientenfaust.

9.6.1 Überlastungshypertrophie

Kausale Pathogenese: Angeborene Herzfehlbildungen (S. 455) führen durch Behinderung der Ventil- und/oder Austreibungsfunktion des Herzens zu einer erhöhten

Druck- und/oder Volumenbelastung. Die Hypertonie hat eine Druckbelastung zur Folge, während Erkrankungen der Herzklappe im Rahmen einer Endokarditis, je nachdem ob eine Klappenstenose oder -insuffizienz resultierte, zur Druck- bzw. Volumenbelastung des Herzens führen. Ischämische, entzündliche oder metabolische Myokarderkrankungen hingegen behindern zwar ebenso wie einengende Erkrankungen des Herzbeutels die Austreibungsfunktion des Herzens, rufen aber keine Überlastungshypertrophie hervor. Bei einer erhöhten Druck- oder Volumenbelastung des Herzens wird der Herzmuskel gezwungen, einen erhöhten Widerstand zu überwinden oder ein größeres Volumen zu bewältigen. Diese erhöhte Herzleistung hat zwangsläufig eine Überfunktion der Herzmuskelzellen zur Folge. Sie stellt eine chronische subletale Zellschädigung dar, auf welche die Kardiomyozyten mit einer Anpassungsreaktion antworten, die mit einer Leistungssteigerung verbunden ist (S. 118). Sie äußert sich als Herzhypertrophie und wird bei Überschreiten eines Schwellenwertes (Herzgewicht 500 g) durch eine Anpassungsreaktion mit Leistungsminderung abgelöst, was klinisch als Herzinsuffizienz imponiert.

Tierexperimentell konnte nachgewiesen werden, dass eine Myokarddehnung eine verstärkte Expression von Protoonkogenen wie c-fos, c-myc und c-ras hervorruft, auf die eine Hypertrophie der Myozyten folgt. Dies würde dafür sprechen, dass eine vermehrte Dehnung in der Pathogenese der Herzhypertrophie eine wichtige Rolle einnimmt. Am Anfang der formalpathogenetischen Kette steht eine chronische Druckbelastung mit einer anhaltenden Erhöhung der systolischen Wandspannung. Darunter versteht man diejenige Kraft, die pro Einheitsfläche Myokard wirksam ist. Diese systolische Wandspannung bewirkt, dass in den Myokardmyozyten neue Myofibrillen in paralleler Anordnung gebildet werden, was eine allseitige Zunahme der Ventrikelwanddicke ohne Vergrößerung des Ventrikelinnenvolumens zur Folge hat (= konzentrische Herzhypertrophie). Bei chronischer Volumenbelastung hingegen wird in der Füllungsphase das Volumen vergrößert und die initiale diastolische Wandspannung erhöht. Dies wiederum hat zur Folge, dass in den Myokardmyozyten der kontraktile Apparat durch Synthese neuer Sarkomere verlängert wird, so dass die Ventrikelwanddicke und das Kammervolumen (Radius) proportional zunehmen (= exzentrische Herzhypertrophie). Diese Vergrößerung des Kammervolumens trägt dazu bei, den ventrikulären Füllungsdruck im Normbereich zu halten (Abb. 9.43).

Die Überlastungshypertrophie des Herzens beruht auf dem Mechanismus einer „kompensatorischen Hypertrophie". Es ist zur Zeit umstritten, ob und inwieweit bei schwerer Herzinsuffizienz, ggf. bei Überschreiten des kritischen Herzgewichtes von etwa 500 g eine sog. Überlastungshyperplasie eintritt. Umstritten ist hier insbesondere, ob Herzmuskelzellen sich tatsächlich teilen können und wenn ja, in welchem Ausmaß dies funktionell von Bedeutung ist.

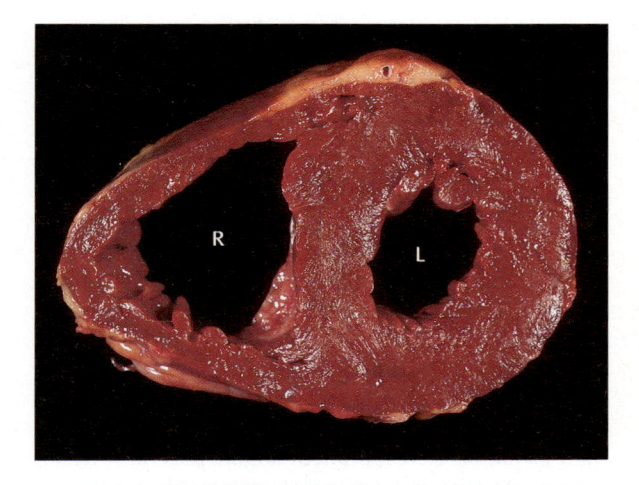

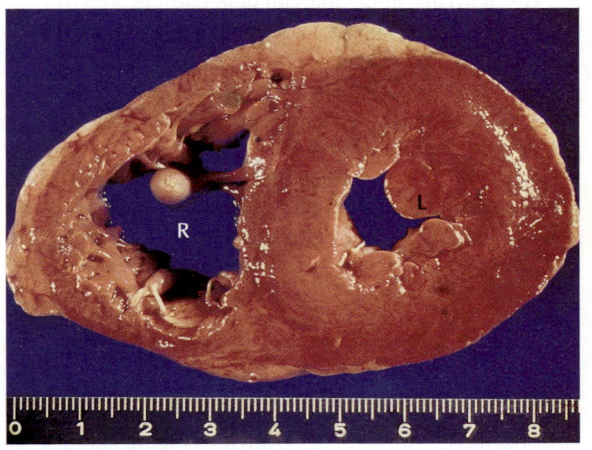

Abb. 9.**43** **Herzhypertrophie:**
a Normalherz im Querschnitt durch linken (L) und rechten Ventrikel (R);
b konzentrische Hypertrophie des linken Ventrikels (L).

Kompensatorische Hypertrophie

Pathogenese: Die Herzmuskelhypertrophie beginnt (im Tierexperiment) mit einer Mitochondrienvermehrung in den Myokardmyozyten. Damit wird zunächst der vermehrte Energieverbrauch gedeckt, und die Arbeitsbedingungen werden verbessert. Erst einige Tage später wird auch der kontraktile Apparat in Form der Myofibrillen vergrößert, so dass das Herz auch mehr Leistung erbringen kann. Nun schließt sich eine Phase an, in der die Mitochondrienmenge (durch Hypertrophie der bestehenden Mitochondrien) und Myofibrillenmenge in gleichen Proportionen zunehmen. Darauf folgt schließlich eine Phase, in der die Wachstumsrate des kontraktilen Apparates (= Myofibrillen) und des Erregungsleitungssystems (T-System des sarkoplasmatischen Retikulums) die Wachstumsrate der Mitochondrien und der Zellkerne übersteigt.

Die subendokardialen Myozyten reagieren auf die Überlastung anders: In den Myokardmyozyten dieser Herzmuskelschicht hält das adaptive Mitochondrienwachstum nicht mit dem Myofibrillenwachstum Schritt. Der gesamte Kapillarquerschnitt ist hier kleiner als in der epikardialen Muskelschicht und erklärt unter anderem die vermehrte Ischämieempfindlichkeit der subendokardialen Myozyten (S. 471).

Morphologie: Histologisch sind die hypertrophierten Herzmuskelzellen dicker, länger und verzweigter als normal belastete Myokardmyozyten. Die Zellkerne sind durch Polyploidisierung länger und größer, was oft bis zum 16fachen des normalen Chromosomensatzes gehen kann.

Das Kapillarnetz scheint beim Menschen mit dem durch die Hypertrophie bedingten vermehrten Sauerstoffbedarf zu wachsen, so dass die Kapillarzahl pro Zelle konstant bleibt. Im Tierexperiment konnte dies nicht bestätigt werden. Hier findet man im hypertrophierten Herzen zwar eine Vergrößerung des gesamten Kapillarquerschnitts, die aber mehr durch Dilatation als durch Längenwachstum der vorhandenen Kapillaren erreicht wird. Im normalen linken Ventrikel ist die Hälfte aller Muskelzellen in der Äquatorebene zirkulär angeordnet. Diese Muskelanordnung wird auch bei der Druckbelastung beibehalten. Bei der Volumenbelastung tritt jedoch – ähnlich wie in den Arterien bei der Hypertonie – eine leichte Entspiralisierung der ventrikulären Muskelzellzüge auf, wobei die entstandenen Zwischenräume mit kollagenfaserigem Bindegewebe aufgefüllt werden.

Überlastungshyperplasie

Pathogenese: Obgleich es Hinweise dafür gibt, dass beim Überschreiten des kritischen Herzgewichtes und/oder bei einer schweren Herzinsuffizienz die Kardiomyozyten nicht nur hypertrophieren, sondern sich auch im Sinne einer Hyperplasie mitotisch vermehren, ist es immer noch umstritten, ob Kardiomyozyten tatsächlich fakultativ postmitotisch sind. Es ist deshalb auch schwierig einzuschätzen, ob eine solche Hyperplasie überhaupt funktionell zu Buche schlägt. Wie auch immer, das Verhältnis zwischen Muskelzellen und Blutkapillaren bleibt erhalten. Bezieht man dabei die Kapillarlänge auf das gesamte Herzvolumen, dann nimmt die gesamte Kapillarlänge im überlastungshyperplastischen Herzen zwar zu, die relative Kapillarlänge pro Volumeneinheit Myokardmuskulatur bleibt jedoch hinter der des nicht hypertrophierten Herzens zurück. Die physiologische Herzhypertrophie eines Sportlers unterscheidet sich grundsätzlich von der pathologischen Herzhypertrophie bei herzkranken Patienten: Beim Sportler wird die Herzhypertrophie vor allem durch isotonische Belastung und Ausdauertraining ausgelöst; das Herzgewicht überschreitet selten 500 g. Beim Herzkranken hingegen führt die chronische Druck- und Volumenbelastung über eine Expression eines „fetalen Genprogramms" zu einer Veränderung der Myokard- und Interstitiumproteine. Die Leistungsreserven werden maximal ausgeschöpft, so dass ein solches Herz keiner weiteren zusätzlichen Belastung mehr gewachsen ist. Es erfüllt nicht mehr das Soll an Schlagvolumen und wird insuffizient.

9.6.2 Herzinsuffizienz

Definition: Die Herzinsuffizienz ist als „terminale Läsion" klinisch definiert. Man versteht darunter denjenigen Zustand eines Patienten, in dem trotz genügenden venösen Blutangebotes das Herz nicht mehr in der Lage ist, den gesamten Organismus seinen Bedürfnissen entsprechend mit Blut zu versorgen.

Um bei unzureichender Förderleistung des Herzens die Perfusion der inneren Organe zu gewährleisten, treten folgende kardiale und periphere zirkulatorische Kompensationsmechanismen in Aktion:
- *kardiale Mechanismen:* Frank-Starling Mechanismus, Katecholamine, myokardiale Hypertrophie;
- *periphere Mechanismen:* Vasokonstriktion, insbesondere durch Aktivierung des Renin-Angiotensin-Systems und des sympathischen Nervensystems sowie von Zytokinen.

Diese peripheren Mechanismen tragen dazu bei, einen adäquaten Perfusionsdruck der lebenswichtigen Organe zu erhalten. Die erhöhte Nachlast erschwert jedoch die Förderleistung des Herzens und trägt somit zur Progression der Herzinsuffizienz bei.

Sowie diese kompensatorischen Mechanismen nicht mehr ausreichen und/oder sich auf andere Organsysteme auswirken, wird klinisch das Syndrom einer Herzinsuffizienz manifest. So steigert die Erhöhung des diastolischen Kammervolumens und -drucks über den Frank-Starling-Mechanismus zwar die Herzleistung, zieht aber gleichzeitig bei Linksherzinsuffizienz eine systematische Blutstauung nach sich. Dieser Zustand wird im angloamerikanischen Sprachraum treffend als „Congestive Heart Failure" bezeichnet.

Pathogenese: Die auslösenden ätiologischen Faktoren einer Herzinsuffizienz sind in Tab. 9.7 zusammengestellt.

Morphologie: Das pathologisch-anatomische Substrat einer Herzinsuffizienz ist in der Regel die Herzdilatation. Sie kann akut und folglich ohne vorherige Anpassungshypertrophie auftreten oder als Endstadium einer chronischen Herz-Kreislauf-Störung eine Überlastungshyperplasie ablösen.

Akute myogene Insuffizienz

Bei der akuten Herzdilatation ist die Herzvergrößerung durch eine Dehnung der Myokardiozyten bedingt, so dass die Kammerwand dünner wird. Dabei werden die Herzmuskelfasern länger und dünner, indem einerseits die Aktin-Myosin-Filamente über das physiologische Maß auseinandergleiten und andererseits die Glanzstreifen samt Nexus dehiszent werden. Dadurch wiederum

Tabelle 9.7 Ätiologische Faktoren der Herzinsuffizienz

Primär mechanisch bedingte Herzinsuffizienz	
– Drucküberlastung	Hypertonie, Klappenstenosen, Lungenembolie
– Volumenüberlastung	Klappeninsuffizienz, Shunt, Überinfusion
– Bewegungsbehinderung	Perikarditis, Herzbeuteltamponade
– reaktive Überlastung durch Muskelfaserverlust	Myokardinfarkt, Myokarditis, Myokardfibrose
Primär biochemisch bedingte Herzinsuffizienz	
– Elektrolytstörung	endokrin, renal, diuretisch
– Stoffwechselstörung	Ischämie, Hypoxie, Hyperkapnie, Azidose, Beri-Beri, Hyperthyreose, Siderosen, Amyloidose
– pharmakologisch bedingte Störungen	Betarezeptorenblocker, Barbiturate, Halothan
Myokarditis	
Primäre Alteration des Zytoskeletts	
Genetische Faktoren	

$$T = (p \times r) \times 2\,h^{-1}$$

(T = Wandspannung, p = Druck im Ventrikel, r = Ventrikelradius, h = Ventrikelwanddicke)

gilt, dass die Wandspannung, die der Ventrikel während der Systole aufbringen muss, um einen bestimmten systolischen Druck aufrechtzuerhalten, beim kugelförmigen idealisierten Ventrikel proportional dem Druck und dem Ventrikelradius ist. Dies bedeutet, dass das insuffiziente Herz allein durch die Dilatation des Ventrikels (vergrößerter Ventrikelradius) mehr Arbeit (erhöhte Wandspannung) aufbringen muss. Hinzu kommt, dass sich mit der Zeit das Verhältnis von Myokardmyozytenquerschnitt zu Kapillarquerschnitt, das bereits in der Kompensationsphase kritisch war, derart verschlechtert, dass einzelne Myokardmuskelzellen zugrunde gehen. Die noch erhaltenen Herzmuskelzellen rutschen durch die Herztätigkeit in die frei gewordenen Lücken, die ihrerseits durch narbiges Bindegewebe zusätzlich verfestigt werden. Auf diese Weise wird der Ventrikel noch stärker ausgeweitet, seine Wand aber wird durch Veränderung des Muskelzellgefüges dünner. Diese Herzerweiterung nennt man myogene Gefügedilatation. Sie bringt es im weiteren Verlauf mit sich, dass bei jeder Systole die Spannkraft noch zusätzlich erhöht wird und dass das Herz während der isovolumetrischen Phase der Systole einen Teil seiner Arbeit nur für die Volumenverkleinerung aufbringen muss, der ihm schließlich bei der Auswurfarbeit fehlt. Gleichzeitig geraten dadurch die einzelnen Myokardzellen in eine abnorme Zug- und Druckbelastung, was strukturelle Folgen hat: Ein Teil der kontraktilen Myofibrillen geht verloren. Die Glanzstreifen weichen auseinander, so dass mit der Zeit die für die elektromechanische Koppelung wichtigen Nexus zwischen den Muskelzellen fehlen.

Die ventrikuläre Hypertrophie hat aber nicht nur eine quantitative Adaptation mit Vergrößerung der Herzmuskelzellen, sondern auch eine Reihe von qualitativen Anpassungserscheinungen zur Folge, die zunächst zur Entlastung des Herzens „gedacht" sind. So führen eine erhöhte Wandspannung (erhöhte Vordehnung) und vermutlich auch humorale Faktoren wie Katecholamine und Angiotensin I zu einer gesteigerten Expression von Kollagen und atrialem natriuretischem Peptid in den Herzfibroblasten und Myokardzellen. Ersteres wirkt über eine interstitielle Fibrose der Ventrikelausweitung entgegen, Letzteres entlastet über eine verstärkte Diurese und Inhibierung des Renin-Aldosteron-Mechanismus das Herz. Andere Proteine wie die sarkoplasmatische ATPase werden jedoch nur noch vermindert gebildet. Da dieses Enzym nach der Kontraktion das Calcium wieder in das sarkoplasmatische Retikulum zurückpumpt, bewirkt seine Verminderung eine verzögerte Myokardrelaxation in der frühen Diastole und damit eine verminderte Herzfüllung. Die fibrosebedingte Myokardversteifung und die verzögerte Myokardrelaxation wiederum erhöhen den diastolischen Kammerdruck, was sich in den vorgelagerten Venen in Form einer pulmonalvenösen Stauung äußert.

werden die elektromechanische Koppelung und die Muskelkontraktion beeinträchtigt. Eine weitere Dilatation der Herzkammer wird durch das Kollagenfasernetz und das Peri- und Epikard verhindert. Die entscheidende Ursache für das Herzversagen scheint aber eine Verminderung der zur Verfügung stehenden energiereichen Phosphate zu sein. Dementsprechend findet man Schädigungszeichen in den Myokardmitochondrien. Dieser Insuffizienztyp des Myokards wird folglich auch Mangelinsuffizienz genannt.

Chronische myogene Insuffizienz

Pathogenese: In diesem Falle geht die Dilatation des Herzens allmählich von einer Hypertrophie aus, so dass Peri- und Epikard mitwachsen können. Infolgedessen nimmt die Herzdilatation bei der chronischen Insuffizienz größere Ausmaße an als bei der akuten Insuffizienz. Im weiteren Gegensatz zur akuten Insuffizienz beruht die Herzdilatation bei der chronischen Insuffizienz zunächst auf einem echten Wachstum aller Herzwandschichten. Dabei werden in den Myokardmyozyten neue Sarkomere gebildet. Sie führen zwar zu einer relativen Verlängerung der Herzmuskelfasern, tragen aber kaum zur Verbesserung der Kontraktionskraft bei, weil sie zum einen nicht achsengerecht angeordnet und zum anderen durch abnorm verbreitete Z-Bänder und Fibrillendesorganisation nicht funktionsgerecht strukturiert sind.
Die Dilatation eines Herzventrikels wirkt sich auch noch aus einem anderen Grund ungünstig auf die Ventrikelmechanik aus: Nach dem LaPlace-Gesetz

Noradrenalin – bereits in frühen Stadien der chronischen Herzinsuffizienz vermehrt – stimuliert über myokardiale β-Rezeptoren das Adenylatzyklasesystem und bewirkt dadurch eine Down-Regulation der β-Rezeptoren, was zusammen mit der Zunahme von inhibitorischen G-Proteinen eine Hemmung der Adenylatzyklase bedeutet.

Morphologisch ist die Herzinsuffizienz an der Herzdilatation und gleichsam als Komplikation davon an den entsprechenden Rückstauungszeichen in den Organen des großen und des kleinen Kreislaufs zu erkennen. Diese sind je nach Links- oder Rechtsherzinsuffizienz verschieden.

- *Linksherzinsuffizienz:* Der Spitzenbereich des aufgeschnittenen linken Ventrikels zeigt normalerweise den Umriss eines gotischen Bogens, während beim dilatierten und folglich insuffizienten Herzen ein abgerundeter Umriss der linken Kammerspitze nach Art eines romanischen Bogens zu sehen ist. Das Trabekelsystem ist außerdem durch den erhöhten Wanddruck abgeflacht.
- *Rechtsherzinsuffizienz:* Das insuffizient gewordene rechte Herz ist an seiner massiven Ausweitung, vor allem des Conus pulmonalis auf dem Boden eines Cor pulmonale (S. 392), zu erkennen. Die pathologisch-anatomischen und klinischen Konsequenzen für die anderen Organe beruhen auf einem Unvermögen des rechten Ventrikels, das über den venösen Schenkel des großen Kreislaufes zufließende Blut in ausreichender Menge in den kleinen Kreislauf zu pumpen. Infolgedessen staut sich das Blut im gesamten Venensystem des großen Kreislaufes, vor allem im Pfortadersystem mit seinen speicherungsfähigen Lebersinus.

Klinik der Linksherzinsuffizienz:
- *Lunge:* Die Blutmenge, die dem linken Ventrikel aus dem kleinen Kreislauf zufließt, wird unvollständig in den großen Kreislauf geworfen und staut sich über die Lungenvenen in die Lungenkapillaren zurück. Sowie der hämodynamische Druck in der Lungenendstrombahn den onkotischen Druck (= 25 – 30 mmHg) übersteigt, wird ein eiweißarmes Ödem (S. 417) abgepresst. Diesen Zustand bezeichnet man als intraalveoläres Lungenödem (S. 602). Er bedeutet für den Patienten eine lebensbedrohliche Atemnot.
  Überschreitet der erhöhte hydrostatische Druck in den Lungenkapillaren den onkotischen Druck nicht, so entsteht eine pulmonale Hypertonie im weiteren Sinne (S. 391). Diese kann über längere Zeit anhalten, bis sie durch ein finales Lungenödem abgelöst wird. Diese chronische Blutstauung in der Lunge hat zur Folge, dass einerseits immer wieder kleine Kapillareinrisse mit entsprechenden hämorrhagischen Blutungen auftreten und andererseits das mit Flüssigkeit gestaute Interstitium der Alveolen durch eine Kollagenfaservermehrung vor dem Zerplatzen geschützt wird (= zyanotische Lungenfibrose, S. 603).
- *Bronchien:* Der venöse Rückstau hat auch ein interstitielles Ödem in der Bronchialschleimhaut zur Folge und zieht eine vermehrte Schleimproduktion mit entsprechendem Hustenreiz und Auswurfvermehrung nach sich → Dyspnoe ohne Bronchialspasmus (Asthma cardiale).
- *Nieren:* Die reduzierte kardiale Förderleistung hat auch eine renale Minderperfusion mit verstärkter renaler Reninfreisetzung zur Folge → angiotensinvermittelte periphere Vasokonstriktion, → ADH- und Aldosteronausschüttung → Wasser- und Natriumretention. Dadurch wird das zirkulierende Blutvolumen erhöht, was einen Anstieg des enddiastolischen Kammervolumens und -drucks zur Folge hat und in abhängigen Körperpartien (vor allem untere Extremitäten) Ödeme nach sich zieht. Sobald sich das Blut auch in den Vorhof zurückstaut, wird er dilatiert. Diese Vorhofdilatation wirkt über eine Ausschüttung von ANP (atrialem natriuretischen Peptid) dem exzessiven Blutvolumen entgegen. Ist jedoch die Störung der Nierendurchblutung schwer genug, so lösen die retinierten Stickstoffverbindungen eine Azotämie aus.
- *Gehirn:* In weit fortgeschrittenen Fällen beobachtet man eine hypoxische Enzephalopathie.
- *Stauungsergüsse* (kardiale Ödeme, s. S. 417).

Klinik der Rechtsherzinsuffizienz:
- *Leber:* Die Lebersinus sind in den perivenösen (= zentralen) Läppchenarealen ausgeweitet. Bei Druck auf die Leber füllen sich in halbsitzender Stellung dementsprechend die Jugularvenen (= hepatojugulärer Reflux). Wie bei der Stauungslunge wird auch die Stauungsleber durch eine Stauungsinduration verfestigt, was auch als „Cirrhose cardiaque" bezeichnet wird.
- *Milz:* Ähnlich wie bei der Leber sind auch in der Milz die Sinus ausgeweitet, blutgefüllt und das Organ entsprechend vergrößert (= rechtskardiale Stauungsmilz). Bei länger bestehender Milzstauung wird durch Fibrosierung der Sinuswände das in den Frühphasen zerfließende Organgewebe verfestigt und die Milzkapsel durch bindegewebiges Hyalin weißlich verändert[1].
- *Nieren:* Blutstauung? generalisierte Ödeme (kardiale Anasarka oder Aszites).

Therapie der Herzinsuffizienz: Falls eine Korrektur der zugrunde liegenden Herzinsuffizienzursache nicht möglich ist, werden folgende Therapieprinzipien angewandt:
- Verbesserung der Pumpfunktion des Herzens mit Digitalisglykosiden und/oder anderen positiv-inotropen Substanzen;
- Reduktion des erhöhten Wasser- und Natriumbestandes mit Diuretika und alimentärer Kochsalzrestrikion;
- Entlastung des Herzens mit entsprechender Verminderung der Ventrikelwandspannung durch venöse und arterielle Vasodilatation. Die arterielle Vasodilatation vermindert den arteriellen Blutdruck und erleichtert die Förderung des Schlagvolumens; venöse Vasodilatanzien senken diastolisches Kammervolumen und -druck und vermindern damit die pulmonalvenöse Stauung (Reduktion der Luftnot).
- In ansonsten therapierefraktären Fällen wird heute auch eine Herztransplantation durchgeführt.

9.6.3
Koronare Herzkrankheit

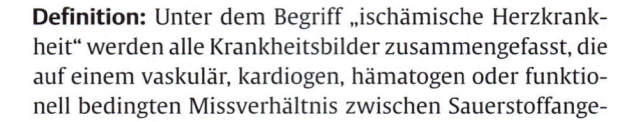

Definition: Unter dem Begriff „ischämische Herzkrankheit" werden alle Krankheitsbilder zusammengefasst, die auf einem vaskulär, kardiogen, hämatogen oder funktionell bedingten Missverhältnis zwischen Sauerstoffange-

---

[1] „Weiße Milz": Sie galt den Militärärzten der österreich-ungarischen Monarchie im 19. Jahrhundert, die an den Grenzgebieten des Balkans stationiert waren, als untrügliches Zeichen für das Vorliegen eines „Vampirs".

Tabelle 9.8 **Spektrum der koronaren Herzkrankheit:** Klinik, Pathogenese, Pathologie

Krankheitsbild	Pathogenese	Pathologisch-anatomisches Korrelat
Stabile Angina pectoris	Stenose und/oder Spasmus mit relativer temporärer Ischämie bei Arbeit Dauer: Minuten	keine Nekrosen im Myokard
Instabile Angina pectoris	relative temporäre Ischämie in Ruhe (meist bei Plaqueruptur und sekundärem nichtokklusivem Thrombus) Dauer: Minuten, intermittierend über Stunden	disseminierte Einzelzellnekrosen → diffuse Fibrosierung
Herzinfarkt	absolute anhaltende Ischämie meist infolge Plaqueruptur und okklusivierendem Thrombus	ausgedehnte Nekrose (anämischer Infarkt)
Linksherzinsuffizienz	Kontraktilitätsabnahme des linken Ventrikels	ausgedehnte Nekrosen und/oder Apoptosen, ausgedehnte Vernarbung (= Infarktschwiele)
Kombinierte Links- und Rechtsherzinsuffizienz	Überlastung des rechten Ventrikels	eventuell Nekrose im Kammerseptum → sekundärer Septumdefekt Links-rechts-Shunt
Mitralinsuffizienz	ischämischer Papillarmuskelschaden, Papillarmuskelschrumpfung	Papillarmuskelnekrose: – Papillarmuskelabriss (früh) – Papillarmuskelfibrose (spät)
Asynergie des linken Ventrikels	regionale Kontraktionsanomalie des Myokards (dyskinetischer Bezirk)	Herzwandaneurysma, Perforation, Herzbeuteltamponade
Herzrhythmusstörungen	Reizbildungsstörung	Infarktzone = elektrisch instabil
	Reizleitungsstörung (v. a. Reentry)	Nekrose des Reizleitungssystems
Sekundenherztod	direkte Infarktfolge (häufig)	akute Mitralinsuffizienz, Herzbeuteltamponade, akute myogene Herzinsuffizienz
	AV-Knoten-Zerstörung (selten)	z. B. fibromuskuläre Dysplasie der AV-Knoten-Arterie
Asymptomatische koronare Herzkrankheit	Pathogenese? (pathologisches Belastungs-EKG)	keine Nekrosen im Myokard

bot (= Blutversorgung) und -bedarf des Myokards beruhen. Dabei wird die Sauerstoffversorgung des Myokards vor allem durch Stenosen im koronaren Gefäßsystem gedrosselt, was als Koronarinsuffizienz bezeichnet wird.

Der klinische Begriff „koronare Herzkrankheit" beschränkt sich auf alle diejenigen Fälle, bei denen die mangelhafte Sauerstoffversorgung des Myokards auf einer stenosierenden Erkrankung (Atherosklerose) der Herzkranzgefäße beruht. Das klinische Spektrum der koronaren Herzkrankheit ist samt entsprechenden pathologisch-anatomischen Korrelaten in Tab. 9.8 zusammengestellt.

In Nordamerika erleidet jährlich eine halbe Million Menschen einen Myokardinfarkt. In der Bundesrepublik rechnet man mit etwa 200 000 Neuerkrankungen jedes Jahr. Während die Häufigkeit der koronaren Herzkrankheit in den 50- bis 70er-Jahren zunehmend war, ist dieser Trend in den letzten Jahren in den USA rückläufig. Trotzdem stellt eine koronare Herzkrankheit die am häufigsten zum Tode führende Organerkrankung dar.

9.6.3.1
Koronarstenosen

Pathogenese: Die besondere Neigung der Herzkranzgefäße, gerade im proximalen Abschnitt eine Atherosklerose zu entwickeln, ist zwar noch ungeklärt, könnte aber damit zusammenhängen, dass sie von allen Organarterien aufgrund ihrer Ventrikelnähe am meisten den systolischen Druckstößen ausgesetzt sind. Hinzu kommt, dass der koronare Gefäßbaum durch die Organform zahlreiche Richtungsänderungen erfährt, so dass die Koronararterien vermehrt Scherkräften ausgesetzt sind, auf welche die Gefäßwand bereits physiologischerweise mit einer Intimafibrose reagiert (Abb. 9.44).

- *Atherosklerose:* Die Atherosklerose der Herzkranzgefäße ist die häufigste Ursache der koronaren Herzkrankheit. Sie bevorzugt das männliche Geschlecht. Der Altersgipfel liegt bei Männern zwischen dem 55. und 60. Lebensjahr, bei Frauen 10 Jahre später. Die Entstehung der Koronaratherosklerose wird vermutlich durch die gleichen Risikofaktoren begünstigt wie die Atherosklerose der anderen Gefäße (S. 423).

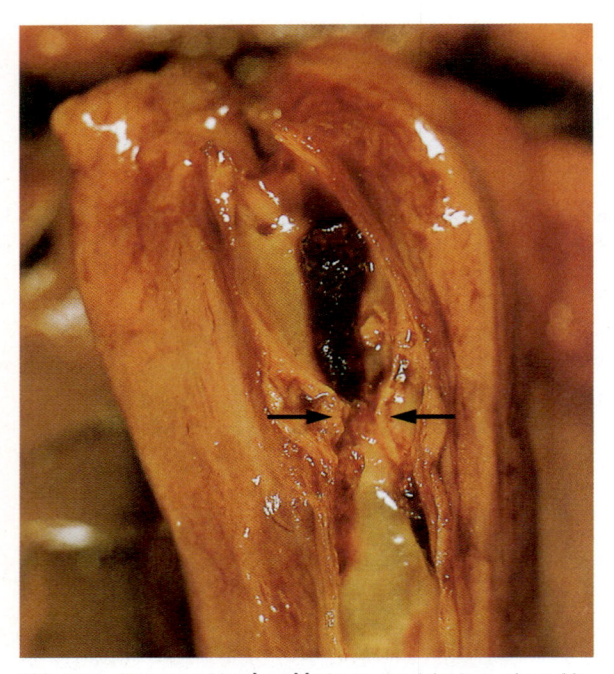

Abb. 9.44 Koronare Herzkrankheit: Im Bereich einer atherosklerotischen Plaquefissur hat sich ein intraintimal-intraluminaler Thrombus gebildet (Pfeile), auf den sich ein okklusiver intraluminaler Thrombus aufgepfropft hat. Dieser typische Befund ist die Grundlage der Fibrinolysetherapie beim Herzinfarkt (Original: Schwarzkopf).

- *Arteriosklerose intramuraler Koronargefäße:* Die kleinen intramuralen Arterien der Ventrikel- und der Papillarmuskulatur erfahren mit zunehmendem Alter eine von der Erkrankung der extramuralen Kranzgefäße weitgehend unabhängige Intimafibrose (S. 432). Bei Hypertonie und Diabetes mellitus können diese strukturellen Gefäßveränderungen zur Verengung der Gefäße führen. Die Koronarangiographie, bei der nur große Gefäße dargestellt werden, kann daher völlig normale Koronararterien zeigen. Diese „Wipfeldürre" des koronaren Gefäßbaumes wird auch als „Small Vessel Disease" bezeichnet.
- *Koronarspasmen und koronare Vasokonstriktionen* treten meist im Bereich atherosklerotischer Plaques auf und sind das Korrelat einer Dysbalance zwischen vasodilatierenden Faktoren wie Stickstoffmonoxid (= NO) und vasokonstringierenden Faktoren wie Endothelin und anderen spasmusauslösenden Substanzen. Zu diesen gehören neben α-adrenergen und parasympathischen Mechanismen, Histamin und Serotonin auch die Produkte der Arachidonatkaskade in Form der Prostaglandine und Leukotriene. Das Zustandekommen eines Koronarspasmus in atherosklerotischen Gefäßen lässt sich durch folgende Arbeitshypothese erklären:
Über den atherosklerotischen Plaques arterieller Gefäße ist das Endothel geschädigt, so dass es weniger (kurz wirksame) vasodilatatorische Faktoren wie Stickstoffmonoxid (= NO, frühere Bezeichnung: endothelial derived relaxing factor = EDRF) bildet. Das NO hemmt die Plättchenaggregation, so dass eine NO-Verminderung die Plättchenthrombenbildung begünstigt. Dies wiederum hat zur Folge, dass in diesem Gefäßbereich die Thrombozyten vasokonstringierende Substanzen wie Thromboxan-A2 und Serotonin freisetzen und dass ebenso wie im Rahmen der Plaquefissur (S. 426) Thrombin entsteht, das ein potenter Induktor von Endothelin-1 ist. In den atherosklerotischen Plaques ist der Gehalt an Endothelin-1 wegen der zahlreichen Endothelinproduzenten in Form von Makrophagen, Mediamyozyten und Endothelzellen stark erhöht. Dieses Gewebehormon wirkt nicht nur selbst gefäßverengend, sondern steigert auch die Empfindlichkeit gegenüber anderen vasokonstringierenden Substanzen und nimmt somit eine Schlüsselrolle beim Spasmus atherosklerotischer Gefäßabschnitte ein.
- *Embolische Koronarokklusion.*
- *Aneurysmatische Koronarokklusion* bei Übergreifen eines dissezierenden Aortenaneurysmas auf die Koronararterienabgänge.
- *Arteriitis:* entzündliche Mitbeteiligungen der Koronararterien im Rahmen einer systemischen Vaskulitis.

Angina pectoris

Allgemeine Definition: Die Angina pectoris stellt ein klinisches Syndrom dar, das durch einen ischämiebedingten, paroxysmalen Thoraxschmerz charakterisiert ist.

Klinik: Die Angina pectoris tritt häufig bei körperlicher Belastung, teilweise aber auch spontan auf. Der Schmerz wird häufig als Druck oder Brennen verspürt, tritt typischerweise retrosternal auf, kann aber in linken Arm, Halsregion und Epigastrium ausstrahlen. Je nach Dauer und Häufigkeit der Angina pectoris entstehen dabei im Myokard reversible oder irreversible Zellschäden.

Stabile Angina pectoris

Definition: In diesem Fall sind die pektanginösen Beschwerden seit Monaten konstant und treten nur bei größeren Anstrengungen auf.

Pathogenese: Die stabile Angina pectoris geht pathogenetisch mit einer temporären akuten relativen (S. 415) oder einer chronischen relativen Myokardischämie (S. 415) einher. Dauert dabei der Sauerstoffmangel nicht mehr als 15 min, so findet man reversible Myokardveränderungen in Form von Mitochondrienschwellung (S. 20) und Relaxation der Sarkomere, was auf die Störung der ATP-Bildung und der Kontraktilität hinweist. Sowie jedoch die Ischämiephasen länger als 20 min anhalten, gehen die Myokardmyozyten im Versorgungsgebiet des stenosierten Herzkranzgefäßes vereinzelt und in kleinen Gruppen zugrunde. Die Myozyten der Papillarmuskeln und der subendokardialen Myokardschicht des linken Ventrikels sind dabei zuerst betroffen. Die zugrunde gegangenen Zellen werden durch ein narbiges Bindegewebe ersetzt, das als disseminierte Myokardschwiele bezeichnet wird.

Instabile Angina pectoris

Definition: Klinischer Sammelbegriff für pektanginöse Beschwerden, die bei Belastung oder in Ruhe neu aufgetreten sind oder an Intensität und/oder Häufigkeit zugenommen haben.

Pathogenese: Der Übergang von einer stabilen in eine instabile Angina pectoris wird heute überwiegend auf die Ruptur einer atherosklerotischen Plaque zurückgeführt, zu der eine passagere Vasokonstriktion durch vasoaktive Plättchensubstanzen und Endothelin-1 erschwerend hinzukommen kann. Aus einer anfänglich oft geringen Läsion entwickelt sich zunächst ein kleiner, aber rasch wachsender Thrombus. Ein wandadhärenter Thrombus löst dabei eine instabile Angina pectoris aus. Meist wird er vor der vollständigen Gefäßverstopfung mit Hilfe der endogenen Fibrinolyse teilweise wieder aufgelöst. Der Restthrombus wird organisiert und führt über eine entsprechende Gefäßstenose zu einer stabilen Angina pectoris. Patienten mit instabiler Angina pectoris weisen sowohl bei der Koronarangiographie als auch bei der Obduktion meist hochgradige proximale Stenosen zumindest einer großen Koronararterie auf. Dabei sind in Fällen mit Zunahme der pektanginösen Beschwerden Hauptstammstenosen und Dreigefäßstenosen häufig, während bei Fällen mit neu aufgetretener Angina pectoris hochgradige Eingefäßstenosen überwiegen. Hinzu kommt, dass bei Patienten mit instabiler Angina pectoris exzentrische Koronarstenosen und thrombotische Auflagerungen wesentlich häufiger sind als bei Patienten mit stabiler Angina pectoris. Das Myokard zeigt pathologisch-anatomisch oft eine diffuse interstitielle Myokardfibrose, welche die disseminiert zugrunde gegangenen Herzmuskelzellen zwar ersetzt, aber eine chronische myogene Herzinsuffizienz mit Gefügedilatation zur Folge hat, wenn sie nicht durch ein akutes Infarktgeschehen unterbrochen wird. In den verbleibenden Herzmuskelzellen ist der Mitochondriengehalt wesentlich reduziert, was auf die gedrosselte Leistungsfähigkeit und Bewegungsarmut der betreffenden Myokardregion hinweist (im angloamerikanischen Schrifttum als „Stunned Myocardium" = starres Myokard bezeichnet). Dieses durch wiederholte Ischämien geschädigte Myokard zieht eine prolongierte Ventrikeldysfunktion nach sich. Grundsätzlich ist diese Myokardschädigung immer noch reversibel.

Angina pectoris varians

Definition: Bei dieser Anginaform (= Printzmetal-Angina) treten die pektanginösen Beschwerden ohne erkennbare Ursache in Ruhe und nur selten bei Belastung auf. Während der Anfälle zeigt das EKG (bizarre) Hebungen der ST-Strecke, was auf eine transmurale Myokardischämie zurückzuführen ist.

Pathogenese: Ursächlich liegt ein angiographisch nachweisbarer Spasmus einer Koronararterie zugrunde, der bis zum Gefäßverschluss führen kann. Dieser Gefäßspasmus spielt sich meist in erheblich stenosierten Koronararterien ab, kann aber in seltenen Fällen auch bei Patienten mit unauffälligen Herzkranzgefäßen beobachtet werden.

Klinik: Da selbst atherosklerotisch veränderte Koronargefäße noch eine Tonusregulation aufweisen – insbesondere bei exzentrischer Gefäßstenosierung –, verbessern Medikamente wie Calciumantagonisten und Nitroverbindungen, welche die glatte Muskulatur der extramuralen Kranzgefäße relaxieren, die Koronardurchblutung.

9.6.3.2
Herzinfarkt

Allgemeine Definition: „Herzinfarkt" ist eine klinische Diagnose. Sein pathologisch-anatomisches Korrelat ist eine Koagulationsnekrose eines größeren Myokardbezirkes in Form eines anämischen Infarktes infolge einer absoluten Koronarinsuffizienz mit absoluter anhaltender Ischämie im Versorgungsgebiet eines der drei Koronarhauptstämme.

Der akute Herzinfarkt und seine Spätfolgen sind in 25% der Fälle die Todesursache in den unter Atherosklerose leidenden Industrienationen. Die Anzahl der letal verlaufenden Herzinfarkte nimmt progredient mit dem Alter zu und erreicht beim Mann einen Häufigkeitsgipfel in der 6. Lebensdekade, bei der Frau in der 7. Dekade.

Allgemeine Pathogenese: Zwischen dem 35. und 55. Lebensjahr haben die Männer ein sechsmal größeres Risiko als Frauen, an einem Herzinfarkt zu erkranken. Im höheren Alter, nach Wegfall des „Östrogenschutzes" der Frau (S. 424), gleicht sich diese Geschlechtsabhängigkeit wieder aus. Patienten, die mit einem der „großen Vier" der Atherosklerose (Hypertonie, Hypercholesterinämie, Zigarettenrauchen, Diabetes mellitus) belastet sind, erleiden bereits in jüngeren Jahren einen Herzinfarkt. Der Einfluss der körperlichen Aktivität (Ausgleichssport) auf die Inzidenz des Herzinfarktes ist weniger der Atheroskleroserückbildung als der Ausbildung und Ausweitung des koronaren Kollateralsystems und der Beeinflussung des Lipoproteinstoffwechsels (S. 83) zuzuschreiben. Der Myokardinfarkt ist in 95% der Fälle im linken Ventrikel lokalisiert und umfasst meist alle Wandschichten (= transmuraler Infarkt), in einigen Fällen jedoch nur die subendokardiale Zone des Myokards (= Innenschichtinfarkt).

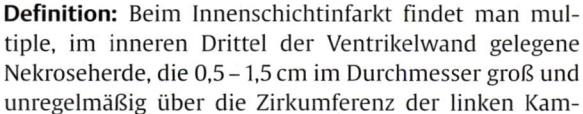

Innenschichtinfarkt

Definition: Beim Innenschichtinfarkt findet man multiple, im inneren Drittel der Ventrikelwand gelegene Nekroseherde, die 0,5–1,5 cm im Durchmesser groß und unregelmäßig über die Zirkumferenz der linken Kammerwand verteilt sind (= „Mosaikinfarkt").

Pathogenese: Meist liegt eine erheblich stenosierende Atherosklerose in einem oder mehreren der drei Hauptkoronarstämme zugrunde, die in der überwiegenden Zahl der Fälle atheromatös vollständig verschlossen sind. Es ist möglich, dass hier ein zusätzlicher funktioneller Verschluss der intramuralen Gefäße vorliegt.

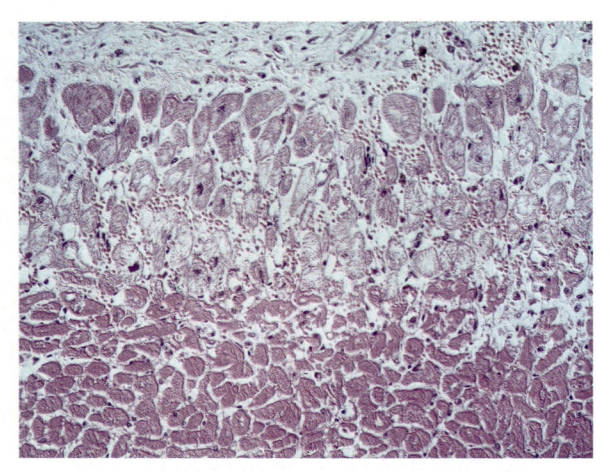

Abb. 9.45 **Innenschichtinfarkt** mit Abblassung der subendokardialen Kardiomyozyten (HE, Vergr. 1 : 100).

Morphologie: Die für den Innenschichtinfarkt (Abb. 9.45) typischen multiplen Nekroseherde sind makroskopisch in der ersten Phase der Infarktentstehung wegen ihrer geringen Größe kaum als lehmgelbe Herde zu erkennen. Nach 1–2 Tagen heben sie sich aber aufgrund des hämorrhagischen Randsaumes (s. u., Transmuralinfarkt) deutlich vom übrigen Myokard ab. Der kleine Durchmesser der einzelnen Nekroseherde bringt es auch mit sich, dass sie bereits innerhalb von 2–3 Wochen in weißliche Narbenherde umgewandelt sind.

Komplikationen: selten Herzwandaneurysma, Herzbeuteltamponade oder Perikarditis; häufig im weiteren Verlauf Entwicklung eines transmuralen Myokardinfarktes.

Transmuraler Herzinfarkt

Definition: Beim transmuralen Infarkt handelt es sich um die klassische Erscheinungsform des Herzinfarktes. In diesem Falle wird ein mehrere Zentimeter großer Herzwandabschnitt, meist des linken Ventrikels, nekrotisch, wobei die Infarzierung alle drei Wandschichten umfasst.

Kausale Pathogenese: Aufgrund der bisherigen intravitalen und postmortalen Untersuchungen beruht der transmurale Herzinfarkt auf einer absoluten anhaltenden Ischämie. Diese ist durch mindestens einen der folgenden Prozesse auslösbar:
- *primäre koronare Thrombose* meist infolge einer Plaqueruptur (S. 426) bei stenosierender Arteriopathie der extramuralen Herzkranzgefäße, wobei der Thrombus nach dem Infarktereignis durch die fibrinolytische Aktivität der Koronarendothelien aufgelöst und folglich nicht mehr nachweisbar sein kann;
- *primären Gefäßspasmus* (vgl. Printzmetal-Angina) stenosierter oder unauffälliger Koronargefäße mit sekundärer Thrombusauflagerung während oder nach dem Infarktereignis;
- *primäre Myokardmangelinsuffizienz* (S. 466) infolge Überlastung bei stenosierender Arteriopathie der intramuralen Koronararterienäste (S. 468).

Bei etwa 90 % der Patienten mit transmuralem Myokardinfarkt findet man eine verschließende Koronarthrombose, aufgesetzt auf eine rupturierte Plaque. Die Plaqueruptur dürfte sowohl auf mechanischen Ursachen als auch auf entzündlichen Reaktionen im Bereich der Schulterregion der Plaque beruhen. Bei den restlichen 10 % der Patienten lässt sich kein verschließender Koronarthrombus beobachten. Koronarangiographische Untersuchungen haben gezeigt, dass die Häufigkeit, mit der bei Patienten mit frischem Infarkt eine Koronarthrombose nachgewiesen werden konnte, mit der Dauer des Intervalls zwischen Beginn der Infarktsymptomatik und der Angiographie abnimmt. Diese Erkenntnisse haben wesentlich dazu beigetragen, dass heute der Koronarthrombose infolge Plaqueruptur eine Führungsrolle bei der kausalen Pathogenese des Herzinfarktes zugeschrieben wird. Ferner hat die Tatsache, dass es innerhalb kurzer Zeit nach Infarktbeginn möglich ist, mit thrombolytischen Substanzen den verschließenden Koronarthrombus aufzulösen, zu einem neuen Therapieprinzip des akuten Herzinfarktes geführt.

Formale Pathogenese: Sowie der Blutdurchfluss in einem Koronargefäß unter 25 % der Norm fällt, treten irreversible Schäden an den Herzmuskelzellen auf, die den Funktionsstoffwechsel des Myokards zum Stillstand bringen. Sie werden im Wesentlichen dadurch eingeleitet, dass sich in der Ischämiephase der Energiestoffwechsel von aerober Glykolyse auf anaerob umstellt. Gleichzeitig bleiben aber auch durch den mangelhaften Spüleffekt des stagnierenden Blutes Stoffwechselschlacken im Gewebe liegen (trübe Schwellung). Die unkontrolliert in die Myokardzellen einströmenden Calciumionen imprägnieren die Mitochondrienmatrix, und die Myofibrillen relaxieren (= hypoxische Herzdilatation), so dass die Herzarbeit in diesem Bereich still steht. Ferner wird durch die Zellschädigung die Membranphospholipase aktiviert, welche die Zellmembran durchlöchert, so dass – bei 90 % der Patienten serologisch nachweisbar – intrazytoplasmatische Enzyme wie Kreatinphosphokinase, Lactatdehydrogenase sowie Troponin I und Troponin T[1] entweichen. Die aktivierte Phospholipase leitet auch die Bildung von Entzündungsmediatoren in Form von Prostaglandinen und Leukotrienen ein, von denen ein Teil für die febrilen Temperaturen (in 75 % der Fälle nachweisbar) und die Leukozytose, aber auch für die Leukozyteneinwanderung und Endothelschädigung in der Reperfusionsphase verantwortlich ist.

---

[1] Troponin = Regulatorprotein für die calciumvermittelte Muskelkontraktion

Die gestörte Membranfunktion der Herzmuskelzellen im Infarktgebiet lässt sich elektrokardiographisch erfassen: Zunächst bricht der Elektrolytgradient zusammen, was sich in Form der ST-Hebung im EKG (= Verletzungsstrom) manifestiert. Auch dieses Verletzungspotenzial bricht zusammen, sobald die Membranfunktion völlig erloschen ist. Dadurch bildet sich die ST-Hebung wieder zurück.

Die Myokardischämie wird aber nicht nur von einer Koagulationsnekrose, sondern vor allem in der Frühphase auch von einem Apoptosemechanismus begleitet. Das makroskopisch erkennbare Infarktgebiet entspricht nie einer scharf begrenzten Nekrosezone und wird immer von einer perinekrotischen Zone umgeben, die epikardwärts liegt und reversibel geschädigte Myokardzellen enthält.

Bei Wiederdurchblutung eines zuvor verschlossenen Gefäßes werden das nekrotische und perinekrotische Infarktareal wieder mit oxygeniertem Blut versorgt. Paradoxerweise ist dieser Prozess jedoch mit einer weiteren Myokardschädigung verbunden. Die Ischämie hat nämlich nicht nur zur Schädigung der Myozyten, sondern auch der Gefäßendothelien geführt. Das hat zur Folge, dass Stickstoffmonoxid und Prostazyklin nur noch in vermindertem Maße gebildet werden und die Endothelien vermehrt Adhäsionsmoleküle wie ICAM-1 für Granulozyten exprimieren. Dies zieht in der Reperfusionsphase eine Granulozyten-Endothel-Interaktion mit Bildung von toxischen Sauerstoffmetaboliten sowie eine Behinderung der Mikrozirkulation nach sich. Folglich nimmt die Infarktgröße erst in der Reperfusionsphase ihr endgültiges Ausmaß an. Durch die Reperfusion werden die geschädigten Kardiomyozyten mit Calciumionen überflutet und fallen in einen „Dauerkrampf", was sich histologisch als Kontraktionsbandnekrose manifestiert.

Hat sich im stenosierten Gefäßbereich ein Thrombus gebildet, so kann stromaufwärts ein Stagnationsthrombus entstehen. Dieser ist dann dafür verantwortlich, dass sich – vor allem bei vorbestehender diffuser Koronarstenose – der anfängliche Nekroseherd innerhalb von Stunden oder Tagen steppenbrandartig ausdehnt (Appositionsinfarkt).

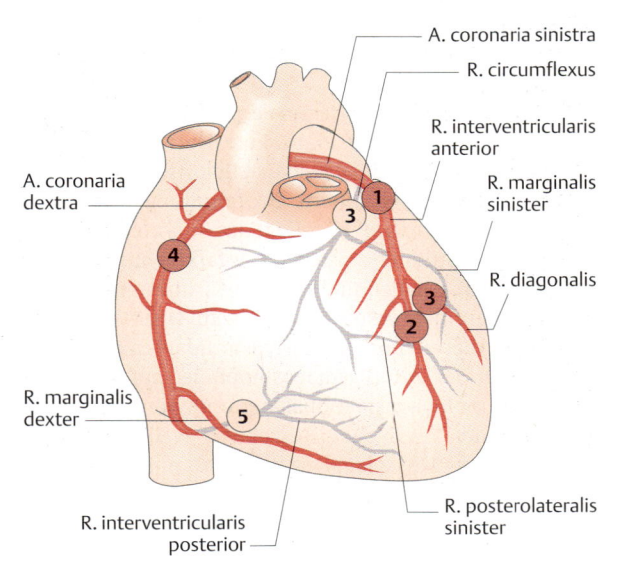

Abb. 9.**46** Prädilektionsstellen des Gefäßverschlusses bei den verschiedenen Infarkttypen (vgl. Tab. 9.**9**).

Im Rahmen eines Herzinfarktes, vor allem wenn er infolge seiner Größe zur Herzinsuffizienz führt, kann eine allgemeine arterielle Hypotonie auftreten. Die Folge davon ist ein verminderter Perfusionsdruck in den übrigen, nicht verschlossenen Koronararterien, die möglicherweise aber stenosiert sind. Dies begünstigt die Entstehung eines neuen Infarktes im Versorgungsgebiet dieser minderperfundierten Koronargefäßäste. Tritt er noch in der Akutphase des Infarktgeschehens an einer anderen Stelle als der Erstinfarkt auf – was sehr häufig ist – , so bezeichnet man ihn als Infarktrezidiv.

Die Lokalisation des Herzinfarktes in Abhängigkeit von entsprechenden Koronarstenosen ist in Tab. 9.**9** und Abb. 9.**46** zusammengestellt.

Tabelle 9.**9** Lokalisation des Herzinfarktes bei Normalversorgungstyp der Koronararterien

Verschlossene Arterie[1]	Infarktlokalisation	Häufigkeit
1. Anfangsteil des R. interventricularis anterior	großer Vorderwandspitzeninfarkt ventroapikal	50%
2. Mittel- oder Endteil des R. interventricularis anterior	mittelgroße Vorderwandinfarkte supraapikal, anteroseptal	
3. R. circumflexus	Seitenwandinfarkte apikolateral, basolateral	20%
4. A. coronaria dextra	Hinterwandinfarkte posteroapikal, posteroseptal, posterobasal	30%
5. linker und rechter R. interventricularis und R. circumflexus = Dreigefäßerkrankung	große kombinierte Vorder-Hinterwand-Infarkte, große Septuminfarkte	selten

[1] Ordinalzahlen korrespondieren mit denjenigen in Abb. 9.**46**

Morphologie: Der makroskopische Aspekt eines Herzinfarktes hängt davon ab, wie lange ein Patient das Infarktereignis überlebt hat:

- *Sekundenherztod (= Herzschlag):* In diesen Fällen sind makroskopisch nur eine akute Herzdilatation und ein Gefäßverschluss festzustellen. Histologisch fallen allenfalls vergröberte Querstreifungen auf.
- *Akuter Herzinfarkt:* Hier liegt das Infarktereignis länger als 5 Stunden zurück. Das Infarktgebiet blasst ab, ist leicht erhaben und erscheint frühestens nach 12 Stunden makroskopisch lehmgelb. Histologisch fallen in diesem Bezirk die Myokardiozyten durch eine verstärkte Zytoplasmaeosinophilie auf. Sie sind nicht mehr kontraktionsfähig und werden im Rahmen der residualen Herzaktion wellig gestaucht (= wellige Muskelzelldeformation). Auffälligerweise sind die Myozyten in solchen Arealen nicht wie üblich durch die Autolyse fragmentiert (Abb. 9.47). Im Nekroserandbereich, wo noch eine gewisse Restperfusion vorhanden ist, oder in Gebieten mit postischämischer Reperfusion begegnet man der Kontraktionsbandnekrose die auf dem Boden einer Calciumüberladung mit Verschmelzung mehrerer Sarkomere (= Dauerspasmus) unter Überdehnung der I-Bande zustande kommt (Abb. 9.48). Die Z-Bänder und die Glanzstreifen bleiben zunächst erhalten. Allmählich wandern in die Nekrosezone einige Granulozyten ein. Bereits am 4. Tag beginnt die Organisation des Infarktgebietes. Sie entspricht einer Wundheilung (S. 333).
- *Subakuter Herzinfarkt:* Bei diesen Patienten liegt der Infarktbeginn 2–4 Wochen zurück. Das ganze Nekrosegebiet ist durch ein kapillarreiches Granulationsgewebe umsäumt. Die darin enthaltenen Granulozyten und Makrophagen weichen das nekrotische Material durch ihre proteolytischen Fermente auf

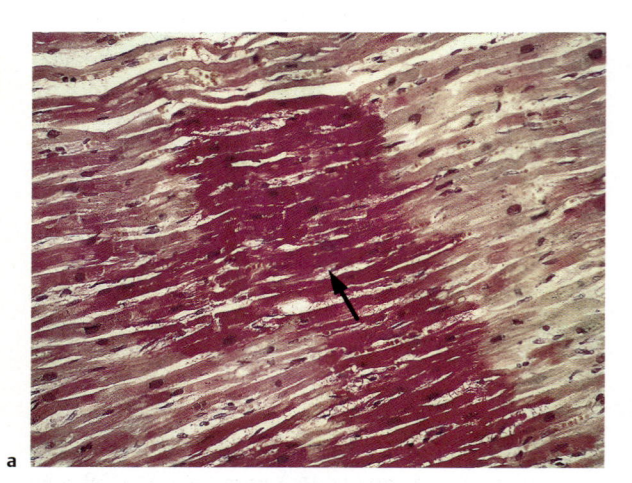

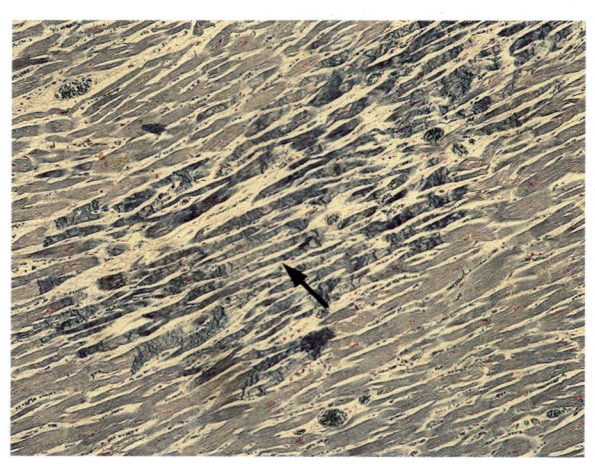

Abb. 9.**47** **Frischer Myokardinfarkt:**
a Umschriebene kernlose Nekrosezone (Pfeil) im Myokard (Lee-Färbung, Vergr. 1 : 100);
b Zone (Pfeil) mit scholligem Zytoplasmazerfall = Kontraktionsbandnekrose (Luxol-fast-blue; Vergr. 1 : 50).

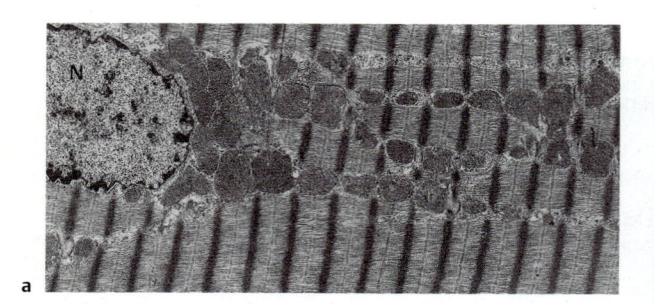

Abb. 9.**48** **Kontraktionsbandnekrose** beim Herzinfarkt (Vergr. **a** 1 : 1000, **b** 1 : 2500; Autopsiematerial) (N = Zellkern):
a Normale Myokardzellen;
b Kontraktionsbandnekrose durch Sarkomerenverschmelzung (Pfeile).

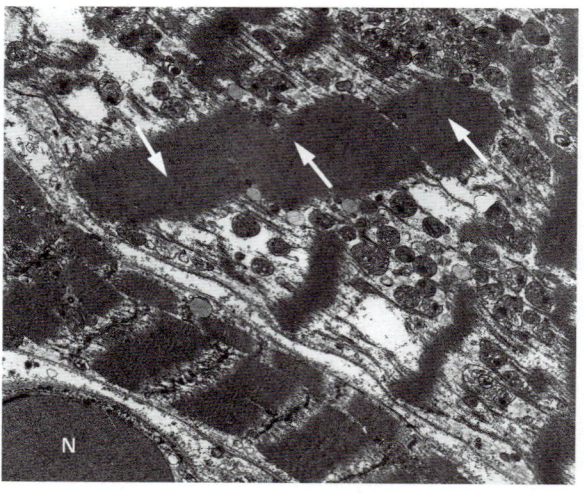

9.6 Herzleistungsstörungen

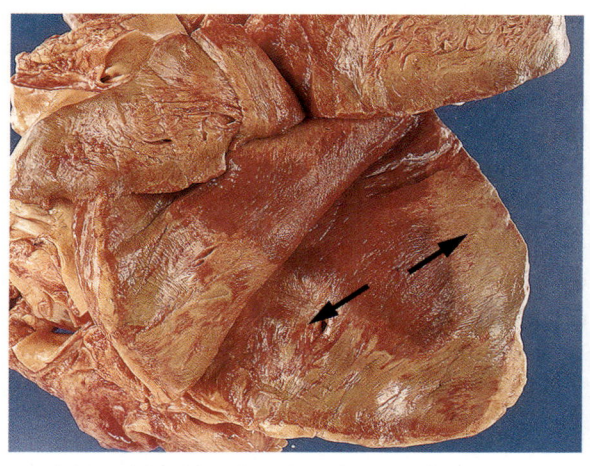

Abb. 9.49 **Frischer Hinterwandinfarkt**, auf das Septum übergreifend, imponierend als lehmgelber Bezirk (Pfeile).

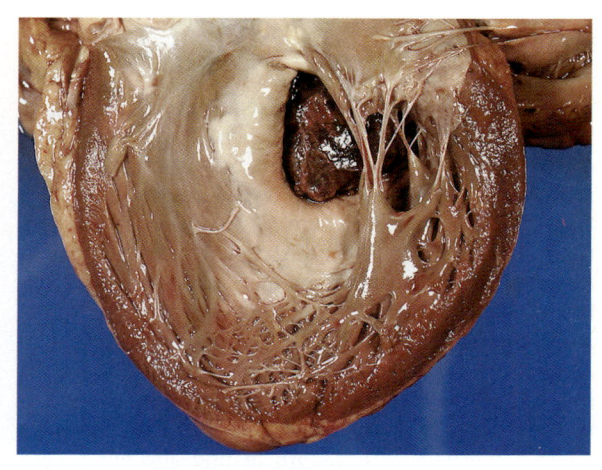

Abb. 9.50 **Chronisches Herzwandaneurysma** im Hinterwandbereich mit erheblicher Endokardfibrose.

und transportieren es ab. Dieses Granulationsgewebe ist imstande, innerhalb von 10 Tagen einen 1 mm breiten Nekrosestreifen abzuräumen. Makroskopisch erscheint das Infarktzentrum gelb und wird von einem roten Randsaum (= Granulationsgewebe) umgeben (Abb. 9.49). Nimmt die proteolytische Aufweichung des Myokards größere Ausmaße an, so spricht man von einer Myomalazie, welche die Gefahr der Herzwandruptur – vor allem bei körperlicher Tätigkeit – in sich birgt.

- **Alter Infarkt:** Nach mehr als 6 Wochen schließlich ist die Nekrosezone resorbiert und durch ein kollagenfaserreiches Narbengewebe repariert. Das Infarktgebiet imponiert jetzt makroskopisch als derbe, weißliche Bindegewebeschwiele.

Komplikationen: Die klinischen Erscheinungsformen dieser Infarktkomplikationen gehören ins Bild der koronaren Herzkrankheit:

1. *Sekundenherztod* (= Herzschlag): Ursächlich wird eine ischämisch ausgelöste Herzrhythmusstörung angenommen, insbesondere primäres Kammerflimmern oder ventrikuläre Tachykardien, die in Kammerflimmern, selten in eine Asystolie übergeht.
2. *Kardiogener Schock:* Wenn etwa die Hälfte der linksventrikulären Muskelmasse ischämisch geschädigt ist, genügt die kardiale Auswurfleistung dem Kreislauf nicht mehr.
3. *Pericarditis epistenocardica:* Entzündliche Mitreaktion des Epiperikards etwa 2 Tage nach dem Infarktereignis. Das entzündliche Exsudat kann vor allem bei Patienten mit Antikoagulanzientherapie hämorrhagisch sein.
4. *Parietale Endokardthrombose:* Die von der Nekrosezone ausgehende Entzündungsreaktion greift auch auf das Endokard über, so dass sich gewöhnlich während der 1. Woche, unterstützt durch lokale Bewegungsstörungen der Herzwand, eine flächenhafte Endokardthrombose entwickelt. Sie ist bevorzugt im Trabekelwerk des linken Ventrikels zu finden und bildet in 20% der Fälle eine gefährliche Quelle arterieller Embolie.
5. *Herzwandaneurysma:* Es wird durch die nekrose- oder narbenbedingte Myokardschwächung hervorgerufen und klinisch als Asynergie bezeichnet. Das Herzwandaneurysma tritt akut auf, wenn der frische Nekrosebezirk so aufgeweicht wird, dass die Herzwand dem Innendruck nachgibt und sich in zunehmendem Maße ausstülpt. Das chronische Herzwandaneurysma hingegen leitet sich von der geringen Elastizität der Infarktschwiele ab. Sie gibt mit der Zeit der unentwegten mechanischen Belastung nach, so dass die Herzwand an dieser Stelle sehr dünn wird und sich in zunehmendem Maße ausstülpt (Abb. 9.50).
6. *Herzwandruptur:* Bei 10% aller tödlichen Infarkte führt die Proteolyse des Nekroserandgebietes, die immer zwischen dem 3. und 10. Tag im Rahmen der Infarktorganisation auftritt, zu einer gefährlichen Myokardaufweichung, was auch als Myomalazie bezeichnet wird. Die Nekrose kann sämtliche Wandschichten erfassen. In diesem Falle hält die Herzwand den Innendruck nicht mehr aus und reißt ein (Herzwandruptur), so dass Blut in den Herzbeutel strömt, bis dieser mit Blut austamponiert ist und alle Herzaktionen unmöglich macht (Herzbeuteltamponade).
7. *Mitralklappeninsuffizienz:* Diese Komplikation entsteht dadurch, dass die höchst ischämieempfindlichen Papillarmuskeln – bei Hinterwandinfarkten häufig betroffen – narbig schrumpfen oder aber akut abreißen, was eine akute Mitralinsuffizienz zur Folge hat. Eine relative Mitralinsuffizienz hingegen kann bei chronischem Herzwandaneurysma wegen einer zunehmenden Erweiterung des Anulus fibrosus oder einer dilatativen Kardiomyopathie auftreten.
8. *Herzrhythmusstörungen:* Sie können bei nahezu allen Infarktpatienten innerhalb der ersten 3 Tage nachgewiesen werden. Die elektrisch instabile Zone liegt zunächst in der Infarktzone selbst (Kammerflimmern), später in den Randzonen des Infarktes (ventrikuläre Extrasystolen). Aber auch durch Verletzungsströme in der „perinekrotischen Zone" und durch das infarktbedingte Versagen des linken Ventrikels und Vorhofes (supraventrikuläre Extrasystolen) können Herzrhythmusstörungen ausgelöst werden.
9. *Chronische ischämische Kardiomypathie* (= chronische ischämische Herzkrankheit) in Form einer ausgeprägten dilatativen Kardiomyopathie (S. 486).

Therapie: Grundsätzlich gilt es die koronare Durchblutung zu verbessern. Dies kann entweder medikamentös (z.B. Nitrate, Calciumantagonisten) oder chirurgisch geschehen. Das therapeutische Prinzip des Herzinfarktes besteht in der Bekämpfung des Schmerzes, des kardiogenen Schockes und der Herzinsuffizienz sowie in der Frequenz-Rhythmus-Regulierung und Antikoagulation. Ferner sollten die Risikofaktoren beseitigt werden.

Prognose: Neben der Größe und Lokalisation des Herzinfarktes kommt der Beseitigung der Risikofaktoren (S. 423) eine große Bedeutung zu. Eine wesentliche Rolle spielt dabei die kontrollierte Bewegungstherapie („Renne um dein Leben!").

9.7 Endokard

Das Endokard stellt die innerste Herzschicht dar und lässt sich mit der Gefäßintima vergleichen. Je nach Lokalisation im Herzwand-, Herzklappen- oder Sehnenfadenbereich muss man ein parietales, valvuläres und chordales Endokard mit einheitlichem Bauplan unterscheiden. Demzufolge wird das Endokard durchgehend von einem Endothel ausgekleidet, das auf einer dünnen gefäßfreien Bindegewebeschicht sitzt. Hier spielen sich auch alle entzündlichen und metabolischen Endokardveränderungen ab. Jede Herzklappe hat drei Ränder: a) Ansatzrand, b) freien Rand und c) Schließungsrand. Verständlicherweise werden am Schließungsrand die Endothelzellen am meisten mechanisch beansprucht und abgenutzt. Dies erklärt, weshalb diese Klappenregion eine „Achillesferse" darstellt.

Neben den bereits bei den Herzfehlbildungen besprochenen ontogenetischen Läsionen ist das Endokard auch durch metabolische und entzündliche Läsionen gefährdet:

Metabolische Läsionen des Endokards beruhen auf Störungen des bindegewebigen Strukturstoffwechsels und spielen sich vor allem am parietalen oder am valvulären Endokard ab. Bei den prädominant parietalen Läsionen handelt es sich um die verschiedenen Formen der Endokardfibrosen, die entweder (vermutlich) virus- oder (sicher) tumorassoziiert sind. Bei den vorwiegend valvulären Läsionen handelt es sich um Veränderungen der Herzklappen oder des Klappenstützgerüsts in Form von verkalkenden Versteifungen oder myxoiden Aufweichungen.

Entzündliche Läsionen imponieren als Endokarditiden, deren morphologisches Korrelat durch reparative Anpassungsreaktionen an nekrotisierende Endokarddefekte geprägt ist. Ursächlich gehen sie auf die Einwirkung von Bakterien als Ganzes oder von gestreuten Bakterienprodukten oder auf fehlgesteuerte antibakterielle Abwehrprozesse zurück. Aber auch primär autoaggressiv verlaufende Immunreaktionen können Ursachen einer Endokarditis sein.

Die metabolischen und entzündlichen Läsionen münden irgendwann in ihrem Verlauf in eine **funktionelle Läsion** ein, indem die betroffenen Herzklappen in Form eines Herzvitiums ineffizient werden.

Neoplastische Läsionen des Endokards sind sehr selten. Die häufigste unter ihnen ist das Myxom.

Orthologie: Normale Klappenumfänge des Herzens:
- Mitralklappe: 9,0–11,0 cm,
- Aortenklappe: 7,0–8,0 cm,
- Pulmonalklappe: 6 cm,
- Trikuspidalklappe: 11 cm.

9.7.1 Metabolische Läsionen

Mit dem Begriff metabolische Endokarderkrankungen (Endokardosen) werden alle nichtentzündlichen und nichtneoplastischen Veränderungen des Endokards zusammengefasst. Sie beruhen auf Störungen des bindegewebigen Strukturstoffwechsels, deren Pathogenese teilweise noch ungeklärt ist.

Endomyokardfibrose ☐☐☐

Definition: Fibrose, die hauptsächlich das Myokard betrifft und das Endokard verdickt.

Die Endomyokardfibrose ist vor allem in Zentralafrika, wo auch das Burkitt-Lymphom häufig ist, recht oft anzutreffen. Sie kommt bei Kindern und Erwachsenen vor.

Pathogenese: Die Ursache ist noch ungeklärt. Es werden Überempfindlichkeitsreaktionen auf virale und/oder parasitäre Infektionen sowie auf alimentäre Faktoren wie serotoninreiche Ernährung (Bananen) diskutiert (daher Syn.: tropische Endomyokardfibrose). Formalpathogenetisch gleicht die tropische Endomyokardfibrose der Endocarditis parietalis fibroplastica (s. u.).

Morphologie: Am häufigsten ist der linke Ventrikel (mit Bevorzugung der Spitzenregion und des hinteren Mitralklappensegels) durch diese Fibrose betroffen. Histologisch findet man im Endokard eine Hyalinisierung (S. 40) des endokardialen Bindegewebes, das zum Myokard hin auch lymphozytäre Entzündungsinfiltrate aufweist, die auf die intramuralen Gefäße übergreifen können. Parietale Thromben sind ebenso häufig wie eine Begleitperikarditis. Die Krankheit führt rasch über eine biventrikuläre Herzinsuffizienz zum Tod.

Paraneoplastische Endokardfibrose ☐☐☐

Syn.: Hedinger-Syndrom, karzinoidassoziierte Endokardfibrose

Definition: Im Rahmen eines Karzinoids paraneoplastisch ausgelöste Endokardfibrose.

Pathogenese: Die Tumorzellen des Dünndarmkarzinoids (S. 706) bilden Serotonin und Bradykinin. Diese rufen eine Drucksteigerung im kleinen Kreislauf hervor. Die subendokardiale Zellproliferation in der rechten Herzhälfte dürfte der proliferationsstimulierenden Wirkung des Serotonins auf Fibroblasten zuzuschreiben sein.

Morphologisch ist das Endokard in der rechten Herzhöhle so verdickt, dass es einen knorpelähnlichen Aspekt erhält. Die Trikuspidalklappe beteiligt sich an diesem

Prozess unter dem Bild einer auf die Sehnenfäden übergreifenden schrumpfenden Vernarbung: Endocarditis valvularis tricuspidalis fibrosa retrahens.

Aortenklappenverkalkung

Definition: Primär degenerative Kalkablagerungen in den Aortenklappen.

Im Alter von 55 Jahren weisen etwa 5% der Menschen (♀>♂) derartige Ablagerungen auf. Diese Häufigkeit steigt danach mit jedem folgenden Jahr um 1% an. Die Aortenklappenverkalkung ist die häufigste Ursache einer isolierten Aortenstenose.

Pathogenese: Die Ursache ist unklar (deshalb: primär degenerative Aortenklappenverkalkung). Man muss folglich eine dystrophische Verkalkung im Rahmen der hämodynamischen Belastung annehmen, ähnlich der Arterienverkalkung. Dabei spielen apoptotische Untergänge von m-Myozyten eine zentrale Rolle. Denn in ihnen stauen sich bei den betroffenen Patienten lipofuszinhaltige Telolysosomen an, die, als Matrixlysosomen in den Extrazellularraum freigesetzt, als Kalkfänger fungieren (S. 133). Eine Kalkablagerung auf Kollagen und elastischen Fasern fehlt.

Morphologisch sind die Aortenklappen massiv verkalkt, besonders am Ansatzrand und an der Stelle der stärksten Biegung, ohne dass dabei die Kommissuren verwachsen sind. Dadurch bleibt mit der Zeit nur noch eine kleine stenosierte Klappenöffnung übrig.

✚ Differenzialdiagnose: Von der valvulären Aortenstenose gibt es vier ätiologisch verschiedene Formen:
- *kogenitale Klappenfehlbildung* (valvuläre Stenose);
- *rheumatische Aortenstenose* infolge Kommissurenverwachsung (meist im Rahmen einer multivalvulären Erkrankung mit sekundärer Verkalkung);
- *sekundäre Verkalkung* bei Klappenfehlbildung (Manfestationsalter: 6. Lebensdekade);
- *primär degenerative Verkalkung* normaler (nicht entzündlich veränderter, nicht fehlgebildeter) Aortenklappen (Manifestationsalter: 8.–9. Lebensdekade).

Anulus-fibrosus-Verkalkung

Definition und Pathogenese: Diese degenerative Läsion hat formalpathogenetisch große Ähnlichkeiten mit der Aortenklappenverkalkung, betrifft aber meist nur den Mitralklappenring, ohne die Klappensegel zu verändern.

Morphologie: Makroskopisch imponiert sie als weißer, kalkharter Wulst im Bereich des Klappenansatzrandes. Funktionell führt die Anulus-fibrosus-Verkalkung zur Mitralinsuffizienz.

Mitralklappenprolaps

Syn.: Barlow-Syndrom

Definition: Diese Klappenerkrankung ist dadurch gekennzeichnet, dass das hintere oder beide Mitralklappensegel überdehnbar sind und während der Systole in den linken Vorhof zurückschlagen.

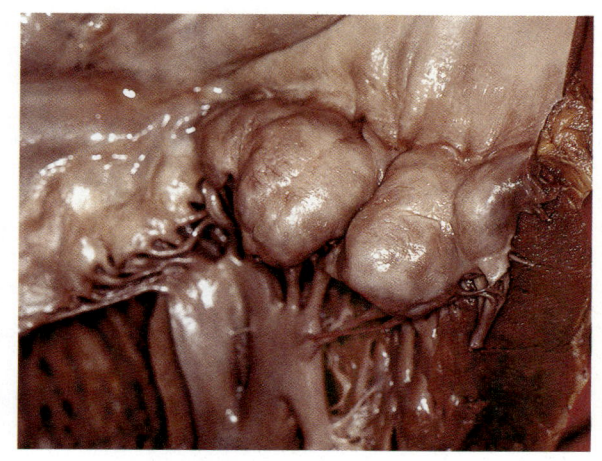

Abb. 9.**51 Mitralklappenprolaps-Syndrom** mit fallschirmartig umgestülpten Mitralsegeln.

Häufigkeit: Sie kommt etwa bei 5% der Bevölkerung vor. Ähnliche Veränderungen finden sich auch an den Aortenklappen.

Pathogenese: Die auslösende Ursache des Mitralklappenprolapses ist noch ungeklärt. Es gibt Fälle mit autosomal dominanter Vererbung sowie sporadische Fälle. Eine Beziehung zum Marfan-Syndrom (S. 44) wird vermutet, zumal das Klappenstützgerüst eine myxoide Degeneration, kaum Kollagen-Typ-I-Fibrillen, dafür aber eine Proteoglykananreicherung aufweist.

Morphologisch sind die Klappen samt den Sehnenfäden verdickt und fallschirmartig vergrößert (Abb. 9.51).

✚ Klinisch manifestiert sich der Mitralklappenprolaps als mittsystolischer Klick und kann mit einer Mitralinsuffizienz einhergehen. Außerdem besteht ein erhöhtes Risiko für eine infektiöse Endokarditis.

9.7.2 Entzündliche Läsionen

Unter einer „Endokarditis" versteht man eine Entzündung der Herzinnenhaut, die sich – mit Ausnahme der bakteriellen Endokarditisformen – in einer fibrinösen Entzündungsreaktion äußert. Makroskopisch ist dabei die fibrinöse Komponente in Form von thrombotischen Auflagerungen wegleitend. Eine Endokardentzündung kann sich als valvuläre, chordale oder parietale Endokarditis manifestieren. Bei der valvulären Form spielt sich dabei der Entzündungsprozess immer an der Achillesferse der Herzklappe – dem Schließungsrand – ab; vorzugsweise an den Klappen der linken Herzhöhle.

Jede Endokarditisform wird geprägt durch das Zusammenspiel gewebezerstörender Nekrose und reparativer Prozesse (Fibrose), was bei den bakteriellen Endokarditiden je nach Virulenz des Erregers und Resistenz des Organismus in die eine oder andere Richtung gelenkt wird. In Tab. 9.10 werden Makroskopie, Entzündungsform und Ätiologie der verschiedenen Endokarditisformen einander gegenübergestellt.

Tabelle 9.10 **Endokarditis:** Makroskopie, Entzündungsform und Ätiologie der verschiedenen Endokarditiden (= E.)

Makroskopie	Entzündungsform	Ätiologie	
E. verrucosa simplex	serofibrinös	abakteriell	Schock Marasmus Paraneoplasie
		postinfektiös	rheumatisches Fieber
E. thrombotica (atypisch verrukös)	fibrinös → proliferierend	autoimmun	Typ Libman-Sacks
E. ulcerosa	akut granulozytär, nekrotisierend	bakteriell	Sepsis: Erreger hoher Virulenz
E. thromboulcerosa	subakut granulozytär, nekrotisierend → proliferierend	bakteriell	Sepsis lenta: Streptococcus viridans
E. parietalis fibroplastica Löffler	eosinophil-granulozytär, fibrinös → proliferierend	allergisch	

9.7.2.1
Infektiöse Endokarditis

Allgemeine Definition: Endokarditiden, die meist bakteriell ausgelöst werden (bakterielle Endokarditis) und in kurzer Zeit über eine Klappenzerstörung schwere systemische Kreislaufstörungen nach sich ziehen (Tab. 9.11).

Allgemeine Pathogenese: Neben Neutropenie, Immundefekten, Diabetes mellitus und Leberzirrhose ist auch die intravenöse Applikation rauschvermittelnder Drogen prädisponierend. Grundsätzlich kann sich dabei eine infektiöse Endokarditis auf einer strukturell regelrechten Herzklappe entwickeln. Meist sind jedoch die betroffenen Klappen durch a) angeborene Vitien (vor allem Fallot-Tetralogie), b) Mitralklappenprolaps-Syndrom, c) stenosierende Verkalkung, d) künstliche Herzklappen, e) Herzkatheterismus und mittlerweile selten auch durch f) postrheumatische Vitien vorgeschädigt. Diese Klappenveränderungen lösen folgende Kettenreaktion aus: Klappenvitium → Strömungswirbel → Endothelschädigung → Plättchenthromben → bakterielle Besiedelung. Die Eintrittspforten der Erreger sind vor allem orale Infektionen (Gingivitis, Zahnextraktion, Tonsillitis), intravenöser, intrakardialer oder intraurethraler Katheterismus, urogene, enterogene oder pneumogene Infektionen.

Akute infektiöse Endokarditis

Definition: Herzklappenentzündung, die im Rahmen einer schweren Sepsis bei erheblich herabgesetzter Resistenz des Gesamtorganismus in weniger als 40 Tagen zur massiven Klappenschädigung führt.

Pathogenese: Bei den eingeschleppten Erregern handelt es sich vor allem um Streptokokken (50%) und Staphylokokken (35%). Bei verminderter Resistenz und entsprechend reduzierter Infektabwehr des Patienten siedeln sich die Erreger auf der vorher intakten Herzklappe ab. Dabei wird nahezu ausschließlich entweder nur die Aortenklappe oder nur die Mitralklappe befallen. Eine Sonderstellung nimmt die „Hippie-Endokarditis" ein, bei der in der Hälfte der Fälle die Trikuspidalklappe befallen wird und die Erreger durch die intravenöse Selbstinjektion

Tabelle 9.11 **Bevorzugte Lokalisation der verschiedenen Endokarditisformen** (= E.)

Endokarditisform	Mitralklappe	Aortenklappe	Trikuspidal- klappe	Pulmonalklappe	Parietales Endo- kard
Akute bakterielle E.	+++	+++	∅	∅	∅
Hippie-E.	+	+	+++	∅	∅
Subakute bakterielle E.	++	+++	+	∅	rechter Vorhof (+)
Rheumatische E.	+++	+	(+)	(+)	linker Vorhof (+)
E. verrucothrombotica (Schock-E., Tumor-E.)	+++	++	+	∅	Vorhöfe (+)
E. thrombotica Libman-Sacks	+++	∅	+++	∅	linker Vorhof, Ventrikel (+)
E. parietalis fibroplastica Löffler	∅	∅	∅	∅	linker, rechter Ventrikel +++

von rauschvermittelnden Drogen mit unsterilem Werkzeug in die Blutbahn gelangen: allen voran Staphylococcus aureus (50%), aber auch Candida und Staphylococcus epidermidis. Bei wenigen Patienten (5 %) mit akut bakterieller Endokarditis schlägt der Erregernachweis fehl.

Morphologie: Das pathologisch-anatomische Korrelat der akuten bakteriellen Endokarditis ist die Endocarditis ulcerosa. Makroskopisch findet man anfänglich auf der Herzklappe flache rötliche Ulzerationen. Im fortgeschrittenen Stadium sieht die Klappe angefressen aus und ist manchmal mit zentimetergroßen Thrombuspfropfen behangen, die von Bakterien durchsetzt sind. Diese Thrombusmassen können die Klappenzerstörung überdecken und das Klappenostium verlegen.

Histologisch ist der Ulkusgrund durch ein Granulationsgewebe gegen das gesunde Gewebe abgegrenzt und auf der Blutseite mit Plättchen- und Fibrinauflagerungen austapeziert. In diesem thrombotischen Material sind dichte Bakterienwolken zu erkennen, die bis an die freie blutumspülte Oberfläche reichen und somit kontinuierlich in die Blutbahn abgegeben werden können.

Klinik: Septische Temperaturen; wiederholt positive Blutkulturen. Wegen des raschen Krankheitsverlaufes sind Herzgeräusche nur in der Hälfte der Fälle nachweisbar.

Komplikationen: Die ulzeröse Endokarditis greift im Gegensatz zur abakteriellen verrukösen Endokarditis nicht selten auch auf das chordale Endokard der Papillarmuskeln und das parietale Endokard des Vorhofs über. Die Folge davon sind Sehnenfädenabrisse mit perakuter, oft tödlicher Klappeninsuffizienz sowie eine Vorhofendokarditis mit gelegentlichem Durchbruch in das Ventrikelseptum. Das nekrotische Klappenmaterial ist wie die Thrombuspfröpfe bakteriell dicht besiedelt und wird leicht mit dem Blut stromabwärts verschleppt, wo es zu bakterieller Embolie und Septikopyämie führt.

Subakute infektiöse Endokarditis

Definition: Bakterielle Herzklappenzerstörung (daher Syn.: subakute bakterielle Endokarditis), die länger als 40 Tage dauert und sich mit mehr oder weniger ausgeprägter Fiebersymptomatik über mehrere Wochen hinschleppen kann (daher Syn.: Endocarditis lenta)

Pathogenese: Diese Endokarditisform pfropft sich mit Vorliebe auf kongenitale oder erworbene Herzvitien auf. Deshalb sind die Patienten meist älter als 50 Jahre. Sie wird vor allem durch α- oder γ-hämolysierende Streptokokken ausgelöst (75% der Fälle Viridansstreptokokken, 5% Enterokokken), die weniger toxisch sind als die β-hämolysierenden Formen, sowie durch Keime der normalen Schleimhautflora wie Cardiobacterium hominis, Haemophilus influenzae, Actinobacillus actinomycetemcomitans und Eikenella corrodens. Damit eine Infektion angeht, müssen die Erreger auf der Klappenoberfläche haften bleiben. Dies gelingt den dextranbildenden Viridansstreptokokken als Mitgliedern der oralen Keimflora offenbar besonders gut.

Geprägt wird die subakute bakterielle Endokarditis durch eine verzögerte, wenn auch vorhandene Erregerabwehr, was klinisch an den hohen Antikörpertitern (komplementbindende und opsonisierende Antikörper) zu erkennen ist. Dadurch wiederum können sich die pathogenen Keime zwar nicht in größerem Umfang vermehren, bilden aber toxische Produkte. Diese leiten die Bildung von Immunkomplexen und Infektallergien ein und führen zu lokalen und/oder systemischen Gewebeschädigungen.

Morphologie: Das pathologisch-anatomische Korrelat der subakuten bakteriellen Endokarditis ist die Endocarditis ulceropolyposa (Endocarditis thromboulcerosa). Makroskopisch fällt eine Ulzeration der betroffenen Herzklappe auf, die bis zur völligen Zerstörung der meist narbig vorgeschädigten Klappe führen kann. Diesem Klappenulkus sind polypöse zentimetergroße Thrombusmassen mit bröckelig-weicher Beschaffenheit aufgelagert. Histologisch ist der Ulkusgrund im Bereich der Herzklappe von einem kapillarreichen Granulationsgewebe umsäumt. Der polypöse Thrombus enthält Bakteriengruppen, die von Fibrin und Plättchen umgeben und im Gegensatz zur akuten Endokarditisform auch oberflächlich umhüllt sind. Die äußerste Schicht des Thrombus wird schließlich durch einen Granulozytenkranz gebildet (Abb. 9.**52**).

Komplikationen:
1. *Sehnenfadenabriss:* Klappenzerstörung und Übergriff auf das chordale Endokard mit Sehnenflächenabriss sind in etwa einem Drittel der Fälle zu befürchten.
2. *Klappeninsuffizienz* durch Sehnenfadenabriss oder Klappenstenose nach narbiger Abheilung nach entsprechender antibiotischer Therapie. Am meisten betroffen sind Aorten- und Mitralklappe.
3. *Myokardiale Ringabszesse:* Gelegentlich mit Perforation von Aorta, Interventrikularseptum oder freier Ventrikelwand oder mit Infiltration des Reizleitungssystems.
4. *Eitrige Perikarditis*
5. *Embolie:* Die entsprechenden Emboli stammen aus der äußersten Schicht der Klappenthromben und enthalten folglich kaum oder gar keine Bakterien. Somit entstehen bei der subakuten Endokarditis oft blande Infarkte; mit Vorliebe in Niere, Herz und Gehirn, aber auch in Milz und Lunge.
6. *Mykotisches Aneurysma:* Enthält ein Embolus gelegentlich lebende Streptokokken, so sind diese meist nicht in der Lage, sich am Ort der Absiedlung rasch zu vermehren und einen metastatischen Abszess zu bilden. Sie vermehren sich, wie bereits auf der Herzklappe selbst, nur langsam im embolisierten Gefäß, zerstören aber dafür die Wandung und verursachen ein mykotisches Aneurysma.
7. *Immunkomplexvaskulitis:* Sie wird durch eine Bakterienantigen-Antikörper-Reaktion ausgelöst, spielt sich vorwiegend an den Arteriolen und Kapillaren ab und erklärt die häufige Nierenbeteiligung (75%) in Form einer Löhlein-Herdnephritis oder diffusen Glomerulonephritis. In der Haut imponiert diese Gefäßaffektion als Osler-Knötchen.

Endocarditis rheumatica

Definition: Die rheumatische Endokarditis ist eine Teilkomponente des rheumatischen Fiebers (= akuter Gelenkrheumatismus), das eine Zweiterkrankung nach vorausgegangenem Streptokokkeninfekt darstellt.

Pathogenese: siehe S. 232. Die rheumatische Endokarditis befällt in fast 100% der Fälle die am meisten druckbelastete Mitralklappe, in 25% auch noch die Aortenklappe, während die Trikuspidal- und Pulmonalklappen in der Regel nicht betroffen sind (vgl. Tab. 9.11).
Die kausale Pathogenese beruht auf einer Endokardentzündung infolge Bildung von Immunkomplexen mit Autoimmuncharakter (s. granulomatöse Entzündung, S. 225). Die formale Pathogenese läuft in folgenden drei Stadien ab:

- *Endocarditis serosa:* Sie wird durch die Komplementaktivierung der bereits erwähnten Immunkomplexe ausgelöst und beginnt in der hämodynamischen Achillesferse der Herzklappe, am Schließungsrand. Bei der Obduktion bekommt man die seröse Endokarditis mit ihrer rötlich-glasigen Klappenaufquellung kaum noch zu Gesicht, zumal dieses akute Entzündungsstadium sehr kurz ist. Histologisch ist das Klappengewebe in seiner faserigen Schicht zunächst durch ein seröses Exsudat mit eingewanderten Makrophagen aufgelockert; die Kollagenfasern zeigen wegen der Ablagerung von Immunkomplexen eine fibrinoide Nekrose (S. 43). Später umgeben die Makrophagen die fibrinoide Nekrose herdförmig nach Art der Aschoff-Knötchen (S. 231). Diese buckeln sich wegen ihrer oberflächlichen Lage in den Blutstrom vor und veranlassen an diesen Stellen eine Plättchenaggregation und Bildung von Plättchenthromben, womit bereits das nächste Stadium begonnen hat:
- *Endocarditis verrucosa:* Nach einigen Wochen haben sich entlang des Klappenschließungsrands 1–2 mm große wärzchenförmige Thromben abgelagert, die durch einwandernde Lymphozyten und Plasmazellen sowie einsprießende Kapillaren in Zusammenarbeit mit den Histiozyten organisiert werden, folglich nicht mehr ohne Verletzung wegwischbar sind und auch nicht embolisch verschleppt werden können. Ist der Entzündungsschub durch entsprechende Antibiotikatherapie oder spontan abgeklungen, folgt das letzte Stadium:
- *Rheumatisches Klappenvitium (= Narbenstadium):* Die granulomatöse Entzündung wird durch Narbengewebe ersetzt. Die Folgen sind: Klappenverdickung, Klappenschrumpfung, Klappenverwachsungen, wozu sich später regressive Veränderungen in Form von Verkalkungen hinzugesellen. Oft befällt die rheumatische Endokarditis sowohl Herzklappen (= Endocarditis valvularis) als auch die Sehnenfäden (= Endocarditis chordalis) und das parietale Endokard meist des linken Vorhofs (= Endocarditis parietalis).

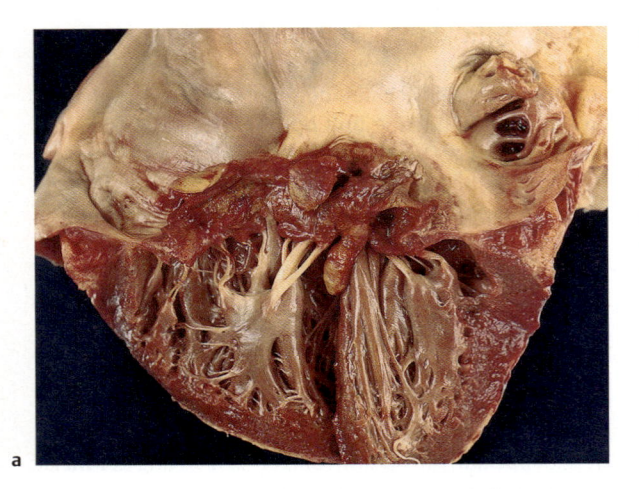

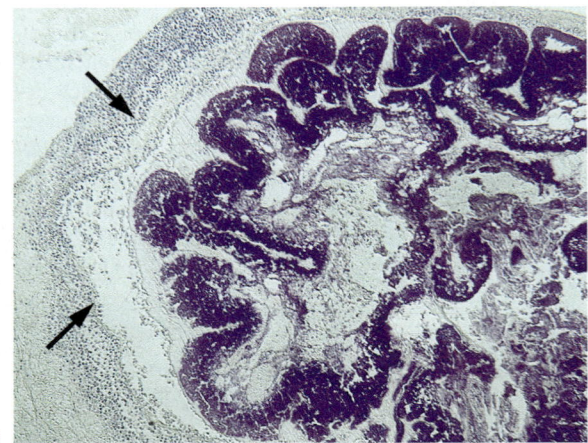

Abb. 9.52 Endocarditis ulceropolyposa (Endocarditis thromboulcerosa):
a Der Schließungsrand der vorgängig stenosierten Mitralklappe ist durch den Ulzerationsprozess tiefgreifend zerstört. Auf die Ulzera haben sich zapfenartige Fibrinabscheidungen aufgelagert.
b Histologisch finden sich im Zentrum der „Fibrinpolypen" blauviolette Bakterienhaufen, in der Peripherie ein Granulozytensaum (Pfeil) (Kresylviolett, Vergr. 1 : 50).

9.7.2.2
Nichtinfektiöse Endokarditis

Allgemeine Definition: Dies sind Endokardentzündungen, denen keine Sepsis mit virulenten Erregern zugrunde liegt und die mehrheitlich charakterisiert sind durch locker auf die Endokardoberfläche aufgelagerte sterile Thromben (daher Synonym: abakterielle Endokarditis).

Allgemeine Pathogenese: Bei diesen Endokarditiden stehen Entzündungsprozesse im Vordergrund, die entweder durch Immunkomplexe und/oder Komplementaktivierung ausgelöst werden. Dafür wiederum kann ein bakterieller (z.B. rheumatische Endokarditis), viraler (z.B. Lupusendokarditis) oder Tumorantigenkontakt (z.B. marantische Endokarditis) oder eine Endotoxinämie (z.B. Schockendokarditis, Schrittmacherendokarditis) verantwortlich sein.

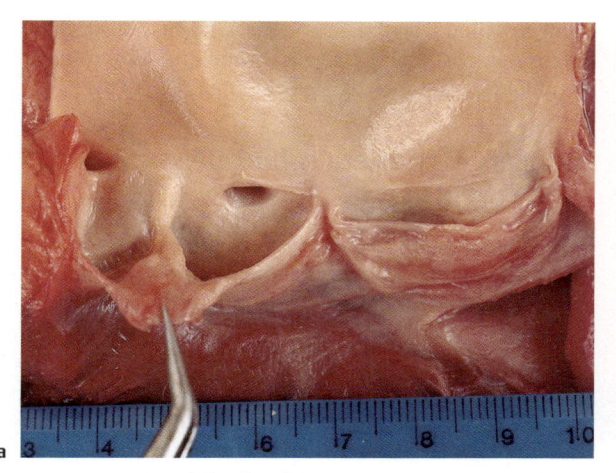

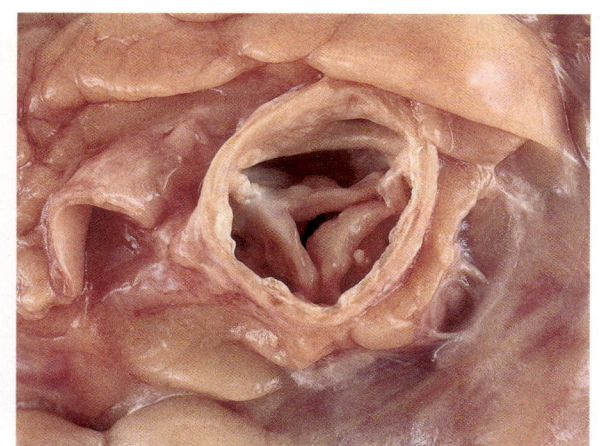

Abb. 9.**53** **Postendokarditische Läsionen** der Herzklappen:
a Hochgradige Kommissurenverwachsung der Aortenklappen (Pfeil);
b Knopflochstenose der Aortenklappe.

Dementsprechend findet man am Herzen folgende makroskopische Zeichen einer rheumatischen Endokarditis, die von entsprechenden Komplikationen begleitet werden:

Komplikationen:
1. *Mitralvitium:* Die zunehmende Kommissurenverwachsung der Segelklappen führt zusammen mit der Verdickung des Schließungsrands, auf die sich noch eine regressive Verkalkung aufpfropfen kann, zu einer Klappenschrumpfung in Querrichtung, so dass je nach Schweregrad eine fischmaulartige oder knopflochförmige Mitralstenose entsteht. Gesellt sich, was beim rheumatischen Fieber oft der Fall ist, noch eine chordale Endokarditis hinzu, so werden die Ränder der verbleibenden Mitralöffnung durch Schrumpfung und Verwachsung der Sehnenfäden nach unten gezogen (= sagittale Klappenschrumpfung). Dies führt zu einer Trichterdeformität der Mitralklappen und entsprechender Klappeninsuffizienz.
2. *Aortenvitium:* Die Aortenklappe ist beim rheumatischen Fieber meist zusammen mit der Mitralklappe befallen. Die Kommissurenverwachsung der Taschenklappen (Abb. 9.**53 a**) bewirkt eine transversale Klappenschrumpfung, was funktionell eine Aortenstenose bedeutet. Meist gesellt sich noch eine narbige Verdickung der Klappenränder hinzu (= sagittale Schrumpfung), so dass auch die Aortenklappen zusätzlich insuffizient werden. In der Diastole ist der Strahl des zurückströmenden Blutes nahezu punktförmig auf das Endokard gerichtet, so dass an dieser Stelle eine Endokardfibrose eintritt (= Zahn-Insuffizienzklappe). Die Knopflochstenose der Aortenklappe (Abb. 9.**53 b**) führt zusammen mit der Insuffizienz zu einer erheblichen Mehrarbeit des linken Ventrikels mit entsprechender Myokardhypertrophie.

Klinik: Der klinische Verlauf eines rheumatischen Fiebers lässt sich in folgende Stadien einteilen:
– *Akutes rheumatisches Fieber:* Der Erstinfekt mit β-hämolytischen Streptokokken der Gruppe A dauert bei Kindern, die Klappenfehler entwickeln, etwa 120 Tage (ohne Herzbeteiligung 90 Tage) und ist bei Erwachsenen mit 40 Tagen wesentlich kürzer. Nach einem Intervall von 1–2 Wochen kommt es dann zur Zweiterkrankung in Form des akuten rheumatischen Fiebers.

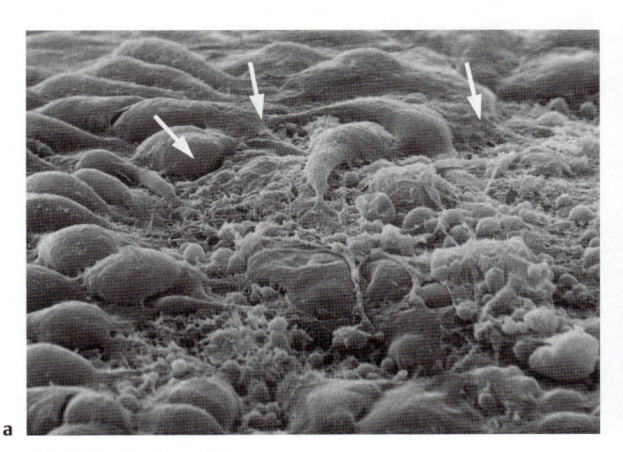

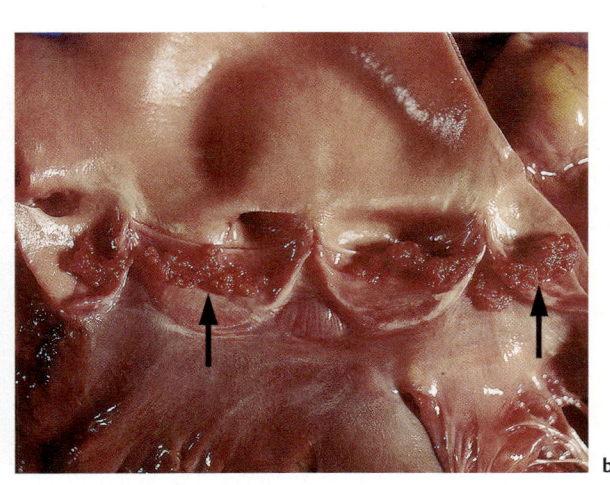

Abb. 9.**54** **Endocarditis verrucosa:**
a Herdförmige Endothelzerstörung mit Plättchenablagerung (Pfeile) im Bereich des Klappenschließungsrandes (REM, Vergr. 1 : 5000);
b wärzchenförmige Plättchenthromben im Bereiche des Klappenschließungsrandes (Pfeile).

- *Rezidivierende Endokarditis:* Grundsätzlich sind alle β-hämolytischen Streptokokken der Gruppe A imstande, ein rheumatisches Fieber auszulösen (die rheumatogenen vorwiegend akutes rheumatisches Fieber, die nephritigenen vor allem akute Glomerulonephritis induzierend). Somit sind beim Reinfekt andere Streptokokken für die rezidivierende Endokarditis verantwortlich als beim Primärinfekt. Dabei treten die Rezidive innerhalb der ersten Jahre häufig und nach 10 Jahren kaum noch auf.
- *Chronisch rheumatische Karditis:* Damit wird eine Herzentzündung bezeichnet, bei der die rheumatische Entzündung länger als 6 Monate anhält und immer wieder aufflackert, ohne dass ein weiterer Streptokokkeninfekt nachgewiesen werden kann. Konkommittierende Virusinfekte werden diskutiert.

Endocarditis verrucothrombotica

Definition: Gruppe von nichtinfektiösen und nichtdestruierenden Herzklappenentzündungen in Form steriler Thrombenauflagerungen auf den Klappenschließungsrändern (= Endocarditis thrombotica).

Pathogenetisch liegt diesen Endokarditiden eine Hyperkoagulabilität mit systemischer Aktivierung von Gerinnungsfaktoren zugrunde, wie sie allein oder in Verbindung mit Endotheldefekten entsteht durch: Tumorzerfallsprodukte (z. B. Schleim von Adenokarzinomen), Kachexie, Endotoxinämie, Kreislaufschock, Herzkatheterismus (daher Syn.: Endocarditis marantica, Tumor-, Schockendokarditis).

Morphologie: Im Gefolge der Hyperkoagulabilität werden die Thrombozyten an den Schließungsrändern der Herzklappen abgeklatscht (Abb. 9.54) und bilden zunächst wärzchenförmige, bis 1 mm große Plättchenthromben entlang den Klappenschließungsrändern (= Endocarditis verrucosa simplex). Später können thrombotische Ablagerungen zustande kommen, die wesentlich größer als 1 mm sind (= Endocarditis thrombotica). Meist sind die Herzklappen der linken Herzhöhle befallen (Tab. 9.11).

Endocarditis thrombotica

Syn.: Libman-Sacks-Endocarditis

Definition: Manifestationsform der als „Kollagenosen" zusammengefassten immunpathologischen Systemerkrankungen (S. 187). Sie wurde in ihrer klassischen Form für den systemischen Lupus erythematodes (S. 187) beschrieben.

Morphologie: Die Endocarditis thrombotica beim Lupus erythematodes ist pathologisch-anatomisch an den 2–4 mm großen, grobwarzigen thrombotischen Ablagerungen auf dem Klappenschließungsrand zu erkennen. Diese können sich auf die Kammer- und Vorhofseite der Mitral- und Trikuspidalklappen ausdehnen und sind oft auch auf den Sehnenfäden zu finden. Das Klappenstützgerüst weist anfänglich eine fibrinoide Kollagennekrose (S. 43) auf und wird später von einem die Fibrinplättchenthromben organisierenden Granulationsgewebe durchsetzt. Die grobwarzigen Thromben werden leicht vom Blutstrom embolisch verschleppt (Tab. 9.11).

Endocarditis parietalis fibroplastica

Syn.: Löffler-Endocarditis

Definition: Diese Endokarditis geht offenbar auf ein allergisch-hyperergisches Geschehen zurück und ist wegen folgender Eigenheiten eine Sonderform der nichtinfektiösen Endokarditiden:
- Sie geht mit einer Bluteosinophilie einher (sog. Hypereosinophiliesyndrom).
- Sie erfasst das Endo- und Myokard und ist somit eine Endomyokarditis.
- Sie befällt nahezu ausschließlich das parietale Endokard (vorwiegend Apex des linken Ventrikels).

Vorwiegend sind Männer um die 4. Lebensdekade betroffen (Ursache?).

Pathogenetisch scheinen Eosinophilenzerfallsprodukte (major basic protein) den initialen Endothelschaden zu setzen, was eine endomyokardiale Nekrose nach sich zieht.

Morphologie: Die Löffler-Endokarditis zeigt formalpathogenetisch im Frühstadium eine eosinophile Endo-, Myo- und Perikarditis mit dominierender Infiltration durch Eosinophile; (sub-)endokardial entwickelt sich ein faserreiches Narbengewebe. Dies gibt letztlich dem Endokard einen sehnig-weißlichen Aspekt und beeinträchtigt die Herzaktionen im linken Ventrikel. Parietale Thromben treten über dem entzündeten Endokard auf (Abb. 9.55). Die Perikardentzündung kann regressiv verkalken und zu einem Panzerherz (S. 497) führen.

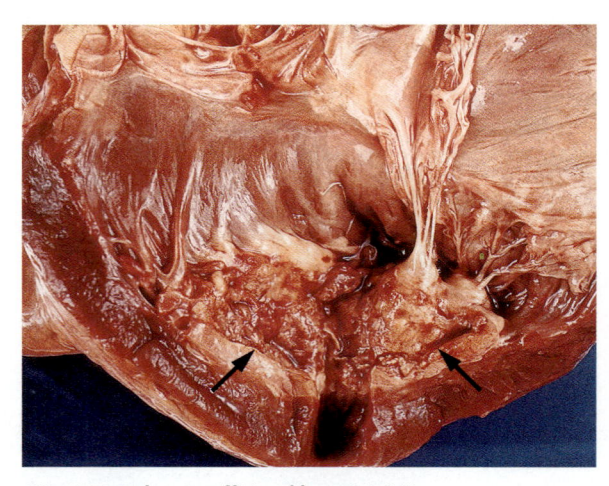

Abb. 9.55 Zahn-„Insuffizienzklappe" (Pfeil).

9.7.3
Funktionelle Läsionen

Mitralstenose

Definition: Entzündlich bedingte Mitralklappenvernarbung mit reduzierter Klappenöffnungsfläche.

Pathogenese: Die Klappenstenose ruft folgende pathogenetische Kettenreaktion hervor: Stenose → linksventrikuläre Einflussstörung → Blutstau vor dem linken Ventrikel → linksatrialer Druckanstieg mit Vorhofdilatation (Thrombusneigung!) → Anstieg des Pulmonalvenendrucks → Anstieg des pulmonalen Kapillardrucks. Folgen davon: a) intraalveoläres Lungenödem, b) Rechtsherzhypertrophie via Lungenhochdruck und c) linksventrikuläre Atrophie wegen reduziertem Blutvolumen.

Mitralinsuffizienz

Definition: Akute oder chronische Schlussunfähigkeit der Mitralklappe.

Pathogenese: Ätiologisch wird sie ausgelöst durch:
- Ruptur oder narbige Verkürzung des Papillarmuskels bei Herzinfarkt,
- endokarditische Klappenschädigung,
- Lockerung einer Klappenprothese,
- Mitralklappenprolaps,
- erhebliche Linksherzdilatation.

Formalpathogenetisch ruft die Mitralinsuffizienz folgende pathogenetische Kettenreaktion hervor: Insuffizienz → systolischer Blutrückfluss vom linken Ventrikel zum Vorhof → Erhöhung der Pumparbeit → linksventrikuläre Hypertrophie → Linksherzinsuffizienz.

Aortenstenose

Definition: Angeborene oder erworbene Einengung der Aortenklappe mit Entleerungsstörung des linken Ventrikels.

Pathogenese: Ätiologisch wird sie ausgelöst durch:
- postinflammatorische Vernarbung (Endocarditis rheumatica),
- Aortenklappenverkalkung.

Die Aortenstenose ruft folgende formalpathogenetische Kettenreaktion hervor: Stenose → vermehrte linksventrikuläre Druckarbeit → linksventrikuläre (konzentrische) Hypertrophie (S. 465) → später: enddiastolische Volumenerhöhung → Ventrikeldilatation (exzentrische Hypertrophie).

Aorteninsuffizienz

Definition: Schlussunfähigkeit der Aortenklappe.

Pathogenese: Ätiologisch wird sie ausgelöst durch:
- endokarditische Klappenschädigung,
- postinflammatorische Klappenverkürzung,
- Aorta-ascendens-Aneurysma.

Die Aorteninsuffizienz ruft folgende formalpathogenetische Kettenreaktion hervor: Insuffizienz → diastolischer Blutrückfluss in linke Kammer → Erhöhung der Volumenarbeit → linksventrikuläre rasch exzentrische Hypertrophie (S. 465). Gelegentlich auch Behinderung des Bluteinflusses in die Koronarien → sekundäre Myokardischämie.

9.7.4
Neoplastische Läsionen

Herzmyxom

Definition: Echte Neoplasie in Form eines polypoiden gallertigen Tumors, der von pluripotenten, endokardialen Mesenchymzellen ausgeht und zu Rezidiven sowie zur Tumorembolie neigt.

Das Myxom macht 30% aller primären Herztumoren aus. Es ist meist (75%) in der Fossa ovalis des linken Vorhofs, seltener im rechten Vorhof oder in den Ventrikeln lokalisiert. Es kommt sporadisch oder familiär, singulär oder multipel vor.
- *Sporadische Myxome:* Prädilektionsalter 6. Lebensdekade; meist singulär (♂:♀ = 1:3).
- *Familiäre Myxome:* Prädilektionsalter 3. Lebensdekade; in 30% der Fälle multipel (♂:♀ = 3:1).

Morphologie: Makroskopisch handelt es sich um eine kugelig-polypöse oder zottige Geschwulst (Abb. 9.56a) mit gallertiger Schnittfläche, auf der auch regressive Veränderungen (Hämorrhagien, Verkalkungen) vorkommen. Histologisch findet man in einer schleimigen Grundsubstanz sternförmige primitive Mesenchymzellen mit einem spärlichen Zytoplasma. Diese sind teilweise strangförmig zu kapillarähnlichen Strukturen (mit Erythrozyten) zusammengelagert und können, wenn auch selten, sogar drüsig angeordnet sein (Abb. 9.56b).

Klinik: Neben Fieber und allgemeinem Krankheitsgefühl durch Interleukin-6-Produktion einiger Myxome machen diese Tumoren durch Verlegung der Klappenebene und Embolisierung auf sich aufmerksam. In autosomal vererbten, selten in sporadischen Fällen sind die Myxome mit anderen Läsionen folgendermaßen syndromal assoziiert:
- *NAME-Syndrom:* Gesichts**n**ävi, **A**trial**m**yxome, **E**pheliden;
- *LAMB-Syndrom:* **L**entiginose, **A**trial**m**yxome, Hautmyxome, **b**laue Nävi;
- *Myxomkomplex:* kardiale und kutane Myxome, primäre mikronoduläre Nebennierenrindendysplasie, Hypophysenadenom, Sertoli-Zell-Tumor (großzellig, verkalkend).

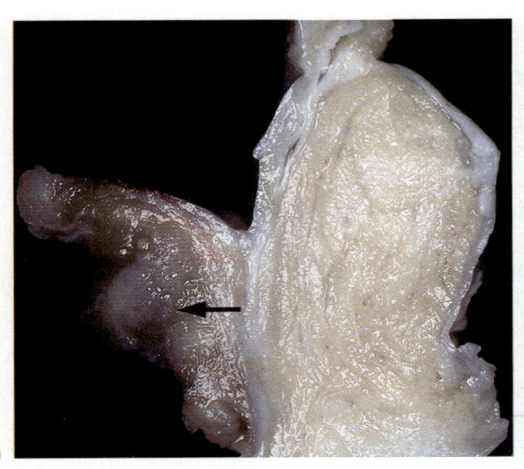

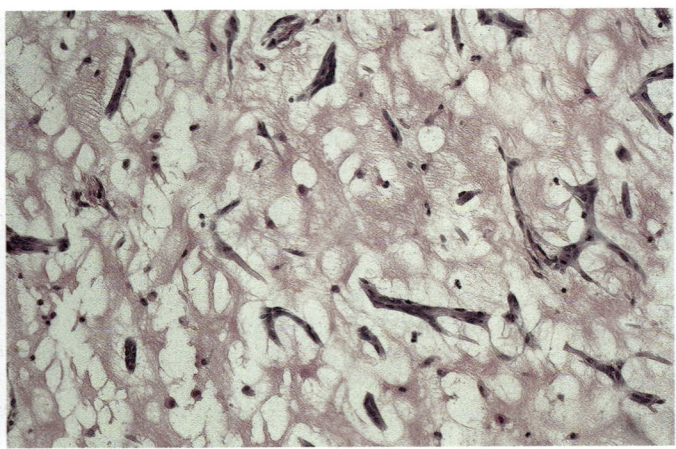

Abb. 9.56 Herzmyxom (Vorhofmyxom):
a Gallertig-polypoide Geschwulst aus
b primitiven, zu kapillarähnlichen Strukturen zusammengelagerten Zellen in einem myxoiden Stroma (PAS, Vergr. 1 : 135).

Papilläres Fibroelastom

Definition: Dies ist ein avaskuläres Papillom des Endokards, das meist im Klappenbereich lokalisiert ist.

Morphologie: Es imponiert als etwa 1 cm große Läsion mit zottenförmigen Ausläufern, die histologisch aus Fibroblasten, eingebettet in eine mukopolysaccharid- und elastinfaserhaltige Grundsubstanz, bestehen und mit einem Endothel überzogen sind.

Metastasen

Eine isolierte Metastasierung ins Endokard mit Tumorabsiedelung auf der Endokardoberfläche im Sinne einer kavitären Metastasierung kommen nur bei etwa 5 % aller ins Herz metastasierenden Tumoren vor. Dabei bleiben die Herzklappen von jeglicher Metastasierung ausgespart.

9.8 Myokard

Der Herzmuskel ist der eigentliche Motor des Herzens. Grundsätzlich reagiert das Myokard, das hauptsächlich aus intermitotischen Myokardmyozyten aufgebaut ist, auf subletale Zellschädigungen mit einer zellulären Hypertrophie, auf letale Zellschädigung mit einem fibrotischen Ersatz und Umbau der Herzwandmuskulatur. Da das Myokard außerordentlich sauerstoffempfindlich ist, sind die ischämischen Herzmuskelschäden von großer klinischer Bedeutung. Aus diesem Grund wurden sie in einem eigenen Abschnitt „Koronare Herzkrankheit" besprochen. Im Folgenden werden nur die isoliert das Myokard betreffenden metabolischen und entzündlichen Läsionen abgehandelt.

Metabolische Läsionen des Myokards beruhen auf Störungen derjenigen Stoffwechselvorgänge, die dem Zustandekommen und der Aufrechterhaltung der myokardialen Struktur und Funktion dienen. Sie werden als Kardiomyopathie bezeichnet. Die primären Formen unter ihnen hängen nicht mit anderen Herzerkrankungen zusammen und sind meist ätiologisch noch nicht geklärt, während die sekundären Formen im Gefolge bekannter Grundkrankheiten oder anderweitiger Läsionen entstehen und deren myokardiale Manifestationsform darstellen.

Entzündliche Läsionen werden als Myokarditis bezeichnet und können viral, bakteriell oder parasitär ausgelöst sein. Ein anderer Teil von ihnen beruht auf immunpathologischen Prozessen.

Bei den **neoplastischen Läsionen** des Myokards handelt es sich meist um Metastasen, wohingegen primäre Myokardtumoren in Form von Rhabdomyomen und Rhabdomyosarkomen sehr selten sind.

9.8.1
Metabolische Läsionen

9.8.1.1
Primäre Kardiomyopathie

Allgemeine Definition: Unter einer primären Kardiomyopathie versteht man eine Dysfunktion des Herzmuskels, deren Ätiologie zum Teil noch unbekannt ist und die pathogenetisch mit keiner anderen Herzerkrankung zusammenhängt. Diese primären Kardiomyopathien sind seltene Herzkrankheiten und werden vornehmlich nach funktionell-klinischen Gesichtspunkten eingeteilt in:

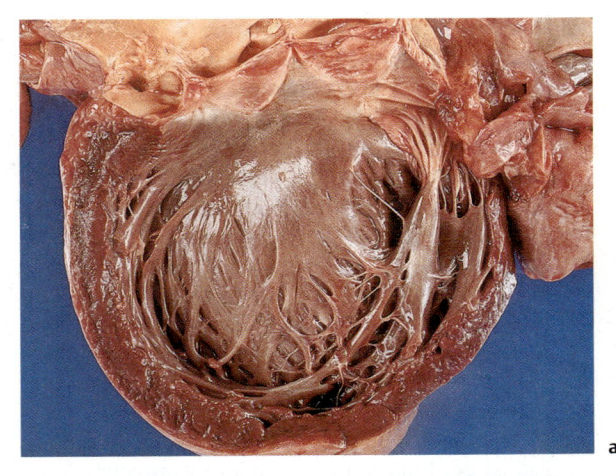

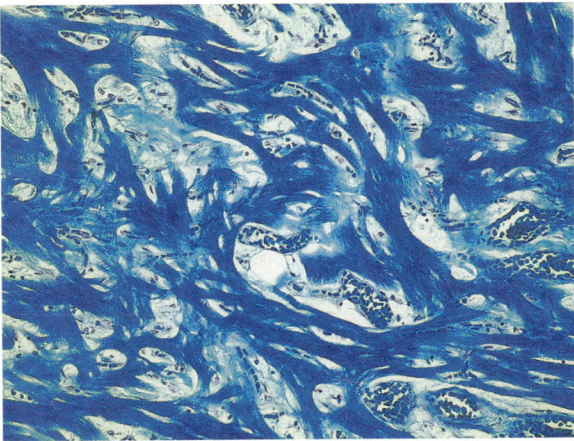

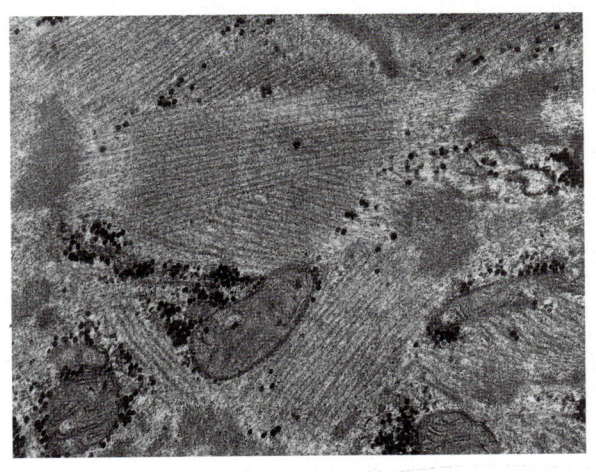

- *hypertrophische Kardiomyopathie* mit massiver Vermehrung der ventrikulären Muskelmasse, mit oder ohne Obstruktion der ventrikulären Ausflussbahn;
- *kongestive Kardiomyopathie* mit massiver Dilatation beider Herzventrikel und großem endsystolischem und enddiastolischem Ventrikelvolumen;
- *obliterative oder restriktive Kardiomyopathie* mit fibrotischer und/oder thrombotischer Einengung der Herzhöhle.

Hypertrophische Kardiomyopathie

Definition: Seltene, ätiologisch ungeklärte Myokardhypertrophie meist infolge Mutation einer Proteinkomponente des kontraktilen Apparates mit oder ohne Einengung der linksventrikulären Ausflussbahn und ohne ventrikuläre Dilatation.

Manifestationsalter: meist um das 3. Lebensjahrzehnt

Pathogenese: Meist handelt es sich um ein autosomal dominant vererbtes Leiden mit variabler Penetranz; gelegentlich kommt die Erkrankung auch rezessiv vererbt vor. Der genetische Defekt betrifft alle vier Gene, welche die folgenden Proteine des kardialen kontraktilen Apparates kodieren:

- *β-Myosinschwerketten* (35%) oder *Myosinleichtketten* (1%);
- *Troponin T* (15%) oder *α-Tropomyosin* (5%), die nach entsprechender Calciumbindung die Myosin-Aktin-Interaktion in Gang setzen, wobei Aktin die ATP-ase in den Kopfstücken des Myosins stimuliert und die Kraftentwicklung entlang der Aktinfilamente auslöst;
- *Myosinbindungsprotein C* (15%), das den Kontraktionsvorgang moduliert.

Die fehlerhaft synthetisierten Proteine bringen offenbar die Myofibrillenanordnung durcheinander, so dass es zur Texturstörung des Myokards kommt.
Sekundäre Formen der hypertrophen Kardiomyopathie treten auf bei a) Speicherkrankheiten wie Glykogenose Typ II und III und b) bei Kindern diabetischer Mütter.

Morphologie: Die formalpathogenetisch entscheidende Texturstörung lässt sich histologisch von den Myokardzellen bis in die Ultrastruktur zu den Sarkomeren und Myofibrillen hinein verfolgen. Die Herzmuskelfasern sind nicht wie üblich parallel zueinander angeordnet,

Abb. 9.**57** **Hypertrophische Kardiomyopathie:**
a (symmetrische) hypertrophische linksventrikuläre Kardiomyopathie;
b histologische Texturstörung der Kardiomyozyten (Luxol-fast-blue, Vergr. 1 : 100);
c ultrastrukturelle Texturstörung der Sarkomeren (EM, Vergr. 1 : 20000; Original: Mall).

sondern durchflechten sich kreuz und quer. Das Gleiche gilt für die Sarkomere in einer Herzmuskelzelle, die nicht achsenparallel, sondern ungeordnet verlaufen. Schließlich sind zahlreiche Myofibrillen gar nicht zu Sarkomeren vereinigt (Abb. 9.**57**).

Die hypertrophische Kardiomyopathie (= KMP) kommt in zwei Varianten vor; die eine geht mit einer Ventrikelobstruktion einher, die andere nicht.

- *Hypertrophische KMP mit Obstruktion:* Aus noch ungeklärten Gründen hat der genetische Defekt im kontraktilen Apparat eine Hypertrophie des Ventrikelseptums unterhalb der Aortenklappe zur Folge, so dass der aortale Ausflusstrakt eingeengt (Syn.: idiopathische hypertrophische Subaortenstenose) und während der Systole das Öffnen der Mitralsegel behindert wird. Meist ist auch das parietale Endokard im Ausflusstrakt verdickt, und die intramuralen Myokardgefäße zeigen eine sklerosierende Vaskulopathie.
- *Hypertrophische KMP ohne Obstruktion:* In diesem Fall ist der linke Ventrikel nahezu symmetrisch hypertrophiert und die freie Ventrikelwand hinter dem hinteren Mitralsegel nicht verdickt, so dass der systolische Blutausfluss nicht beeinträchtigt wird.

+ Komplikationen sind Vorhofflimmern, parietale Thromben mit arterieller Embolie, Aufpfropfung bakterieller Endokarditiden und Sekundenherztod.

Dilatative Kardiomyopathie

Syn.: kongestive Kardiomyopathie

Definition: Endzustand verschiedener Herzmuskelerkrankungen im Sinne einer „terminalen Läsion", charakterisiert durch eine progressive Hypertrophie und Dilatation des Herzens und kompliziert durch eine massiv verminderte Auswurfleistung.

Die dilatative Kardiomyopathie ist wesentlich häufiger als die hypertrophe Form. Sie kommt in jedem Lebensalter vor, gehäuft aber zwischen der 3. und 5. Lebensdekade.

Pathogenese: Nach dem derzeitigen Kenntnisstand lassen sich diese Kardiomyopathieformen wie folgt untergliedern:

- *Idiopathische Formen:* Sie sind am häufigsten und ätiologisch noch ungeklärt.
- *Genetische Formen:* In etwa 30% der Fälle kommt diese Kardiomyopathieform familiär vor und folgt einem autosomal dominanten oder autosomal rezessiven Vererbungsmuster. Dabei ist vornehmlich das Dystrophingen betroffen. Bei Fällen mit X-chromosomalem Vererbungsmuster liegen Deletionen im mitochondrialen Genom vor, so dass entweder die Enzyme der oxidativen Phosphorylierung oder der β-Oxidation von Fettsäuren betroffen sind. Ein Defekt auf dem Chromosom 14 geht mit einer rechtsventrikulären Kardiomyopathie einher.
- *Virusassoziierte Formen:* Bei einer Vielzahl von Patienten können Bestandteile von Coxsackie-B- und von Enteroviren nachgewiesen werden, was mit der Bildung autoreaktiver Antikörper gegen myokardiales Sarkolemm einhergeht. Diese Kardiomyopathieform findet man auch bei AIDS-Kindern.
- *Peripartale Formen* (= *peripartale Kardiomyopathie*): Sie sind selten und treten – vermutlich multifaktoriell ausgelöst – bei Frauen in der späten Schwangerschaft oder einige Wochen nach der Geburt auf.
- *Sekundäre Formen* (s. u.) ausgelöst durch chronische Ischämie, Alkoholkrankheit, Hämochromatose, Doxorubicin, Daunorubicin oder Sarkoidose.

Morphologie: Für die kongestive Kardiomyopathie ist die hochgradige Dilatation (exzentrische Hypertrophie) beider Herzkammern im Sinne eines Cor bovinum typisch (= dilatative Kardiomyopathie). Das Endokard ist wie das Myokard fleckförmig fibrosiert, die Herzmuskulatur weist aber keine Texturabweichungen auf. Histologisch fällt das Nebeneinander atrophischer und hypertrophischer Myokardiozyten auf. Ultrastrukturell findet man degenerative Zeichen in Gestalt einer frustranen Mitochondriose und Anhäufung von Telolysosomen.

+ Komplikationen: progressive Herzinsuffizienz oder Arrhythmie (mit oder ohne Embolie). Daran sterben über 50% der Patienten innerhalb der ersten 2 Jahre. Therapie der Wahl: Herztransplantation.

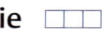

Restriktive Kardiomyopathie

Syn.: obliterative Kardiomyopathie

Definition: Kardiomyopathien, charakterisiert durch eine primäre Minderung der ventrikulären Compliance mit konsekutiv beeinträchtigter Ventrikelfüllung während der Diastole (bei weitgehend regelrechter linksventrikulärer Auswurffunktion).

Pathogenese und Morphologie: In dieser Gruppe sind die verschiedenen, bereits besprochenen Endomyokardfibrosen (S. 476) zusammengefasst. Sie kommen bereits im Kindesalter vor und sind sehr selten. Durch die massive fibrotische Endokardwucherung wird das Ventrikellumen erheblich eingeengt. Die sekundären Formen der restriktiven Kardiomyopathie treten auf bei kardialer Amyloidose und radiogener Endomyokardfibrose.

9.8.1.2
Sekundäre Kardiomyopathie

Definitionsgemäß ist bei den sekundären Kardiomyopathien die Ätiologie der Myokarderkrankung bekannt (z. B. Alkoholkardiomyopathie), oder sie weisen pathologisch-anatomische Veränderungen auf, die bekannten Krankheitsbildern zugeordnet werden können (z. B. Altersamyloidose des Myokards).

Alkoholische Kardiomyopathie

Definition: Es handelt sich um eine Herzmuskelerkrankung, die durch chronische Alkoholkrankheit (S. 144) gehäuft bei 55-jährigen Männern auftritt und bei rechtzeitiger Alkoholabstinenz reversibel ist. Die alkoholische Kardiomyopathie wurde auch als „Münchner Bierherz" bezeichnet.

Pathogenese: Weshalb es beim chronischen Alkoholismus zu einer Myokardiopathie kommt, ist im einzelnen noch nicht geklärt. Zweifelsohne schädigt der Alkohol (Ethanol), wie bereits erwähnt (S. 144), die mitochondriale Proteinsynthese (vor allem Untereinheiten der Cytochrome und der ATPase) sowie die mitochondriale Biogenese. Dies erklärt, weshalb in den Herzmuskelzellen Riesenmitochondrien mit parakristallin verklumpten Enzymanteilen auftreten und weshalb die Atmungskette unterbrochen ist. Schließlich kommen beim Alkoholkranken eine B_1-Hypovitaminose und Magnesiummangelsymptomatik hinzu.

Morphologie: Das Herz ist vergrößert und überschreitet bei weitem das kritische Herzgewicht von 500 g. Die linke Kammer ist dabei exzentrisch hypertrophiert, die rechte vor allem dilatiert. Histologisch fallen eine feinfleckige Myokardfibrose sowie ein Nebeneinander von hypertrophierten, atrophierten und verfetteten Muskelfasern auf.

Medikamentöse Kardiomyopathien

Prinzipiell kann nahezu jedes Medikament, wenn es hoch genug dosiert wird, das Myokard empfindlich schädigen. Besonders hervorgehoben werden müssen folgende Medikamentengruppen:
- *Herz- und Kreislaufmittel* wie Herzglykoside, Chinidin, Katecholamine. Die Katecholamine führen dabei offenbar über eine Calciumüberladung der Myozyten und/oder Vasospasmus zu fokalen Myozytolysen mit Kontrakturbandnekrosen.
- *Wehenhemmer* (= Tokolytika);
- *Glucocorticoide;*
- *Zytostatika* wie Doxorubicin und Daunorubicin. Sie scheinen die Kardiomyozyten über einen ähnlichen Mechanismus zu schädigen wie das Diphtherieexotoxin, was an einer Zytoplasmavakuolisierung und degenerativen Zellverfettung erkennbar ist (Abb. 9.**58**);
- *Nukleosidanaloga* (Didanosin); Wirkmechanismus wie bei Anthrazyklinen;
- *Psychopharmaka* wie trizyklische Antidepressiva, Lithium.

Metabolische Kardiomyopathien

Schließlich treten Kardiomyopathien auch bei angeborenen oder erworbenen Störungen des Intermediärstoffwechsels (z. B. Morbus Pompe), des Elektrolytstoffwechsels (z. B. Hämochromatose, Hypokaliämie, Hyperkalzämie) oder bei endokrinen Störungen (z. B. Hyperthyreose) auf.

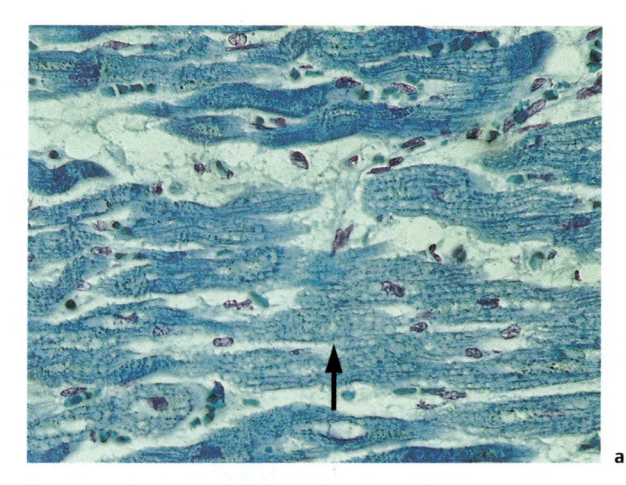

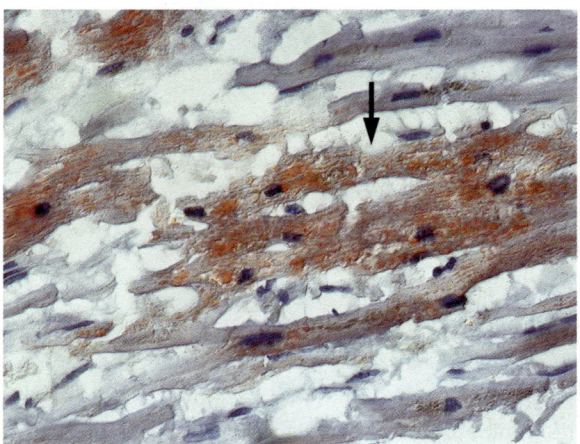

Abb. 9.**58 Medikamentöse Kardiomyopathie** (Typ Anthrazyklin):
a Mikrovakuoläre Zytoplasmadegeneration (Pfeil) der Kardiomyozyten (Luxol-fast-blue, Vergr. 1 : 100);
b feintropfige degenerative Verfettung (Pfeil) der Kardiomyozyten (Ölrot, Vergr. 1 : 100).

9.8.2
Entzündliche Läsionen

Allgemeine Definition: Da im Myokard physiologischerweise einzelne Lymphozyten vorkommen (weniger als 5 Lymphozyten pro Gesichtsfeld bei 400facher Vergrößerung; Testung an mindestens 20 Testfeldern), gilt für die Myokarditis (Dallas-Definition): „Eine entzündliche Myokardinfiltration mit Nekrosen und/oder Degeneration der umgebenden Myokardiozyten, die nicht typisch ist für die ischämische Myokardschädigung im Rahmen der koronaren Herzkrankheit."
Je nach Myokarditistyp findet man eine unterschiedliche topographische Verteilung der Entzündungsherde (Abb. 9.**59**). Kausale und formale Pathogenese zeigen die Tab. 9.**12** und 9.**13**.

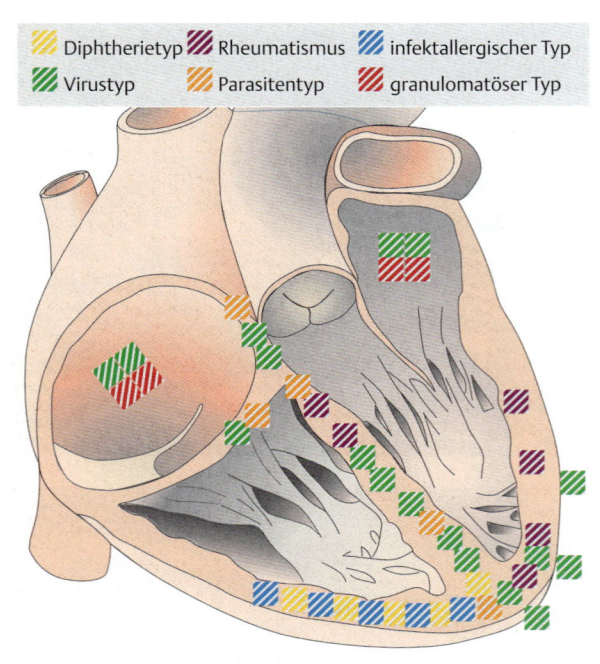

Abb. 9.59 Topographie der Myokarditistypen.

Legende: Diphtherietyp, Rheumatismus, infektallergischer Typ, Virustyp, Parasitentyp, granulomatöser Typ

legentlich im Rahmen von Infektionen mit primär nichtkardiotropen Viren auftretenden Myokarditiden werden als Begleitmyokarditis bezeichnet.

Pathogenese: Die Virusmyokarditis ist die häufigste Myokarditisform und wird meist durch Coxsackie-A und B und durch andere Enteroviren ausgelöst. Gelegentlich wird sie auch bei CMV-, HIV- und Influenzainfektion beobachtet.

Grundsätzlich zerstört ein kardiotropes Virus die Herzmuskelzellen direkt, kann aber – für die Coxsackieviren bewiesen – die Myokardzellen auch indirekt vernichten, indem es offenbar eine T-Zell-vermittelte Immunreaktion auslöst. Dies ist darauf zurückzuführen, dass solche Viren in ihrem Kapsid Glykoproteine enthalten, die molekulare Ähnlichkeiten mit Glykoproteinen der Myokardmyozyten-Zellmembran aufweisen. Die T-Zell-vermittelte Zytotoxizität richtet sich somit sowohl gegen die Viren und die viral infizierten Zellen mit Virusantigenen auf der Zellmembran als auch gegen die Herzmuskelzellen selbst (molekulares Mimikry).

Morphologie: Die frühesten Veränderungen der Virusmyokarditis bestehen in einer Hypereosinophilie der Herzmuskelzellen und einem serösen Exsudat mit einzelnen Entzündungszellen. Später zerfallen die Myokardiozyten schollig, lösen sich teilweise auf und werden von einem T-lymphozytären Infiltrat mit eingewanderten Histiozyten umsäumt (Abb. 9.60). Das Endstadium einer Virusmyokarditis ist eine erhebliche interstitielle Myokardfibrose mit kompensatorischer Herzhypertrophie (= kongestive Kardiomyopathie). Regressive Verkalkungen können ebenso wie Einschlusskörperchen in den

Virale Myokarditis

Definition: Primäre, durch Viren mit ausgeprägter Kardiotropie ausgelöste Herzentzündung, die meist das Perikard im Sinne einer Peri-Myokarditis mitbetrifft. Die ge-

Tabelle 9.12 Kausalpathogenetische Myokarditisformen

Kausalpathogenetische Myokarditisform		Myokarditis-Prototyp
Infektiöse Myokarditis	viral	Coxsackievirusmyokarditis
	bakteriell-eitrig	septikopyämische Myokarditis
	bakteriell-spezifisch	granulomatöse Myokarditis
	fungal	Aspergillusmyokarditis (Abb. 9.62)
	parasitär	Toxoplasmosemyokarditis, Chagas-Myokarditis
Toxische Myokarditis	medikamentös-toxische M.	Medikamentenmyokarditis
	bakteriell-toxische M.	Diphtheriemyokarditis
Hyperergische Myokarditis	medikamentös-allergisch	Überempfindlichkeitsmyokarditis
	bakteriell-allergisch	infektallergische Myokarditis
	parasitär-allergisch	eosinophile Myokarditis
Autoaggressive Myokarditis	rheumatisches Fieber	Myocarditis rheumatica
	rheumatoide Arthritis	Autoimmunmyokarditis
	Riesenzellmyokarditis	Fiedler-Myokarditis
Histoinkompatibilitätsmyokarditis	Abstoßungsmyokarditis	Transplantatmyokarditis

Tabelle 9.13 Formalpathogenetische Myokarditisformen

Entzündungsursache	1. Entzündungstyp 2. Entzündungsausbreitung	\multicolumn{6}{c}{Entzündungszellen*}	Entzündungstopographie
		G	H	L	P	R	E	
Virus (Coxsackievirus)	1. serös-nekrotisierend →	–	++	++	–	–	–	Vorhofhinterwand, AV-Region, Ventrikelseptum, Apex (Begleitperikarditis)
Spirochäten: – Borreliose	1. Einzelnekrosen 2. parenchymatös	–	–	+	–	–	–	linker Ventrikel AV-Region
– Syphilis	1. granulomatös 2. parenchymatös	–	++	+	++	+	–	v. a. Ventrikel
Pyogene Bakterien:	1. abszedierend/phlegmonös 2. septisch-metastastisch/per contingentatem	+++	–	–	–	–	–	v. a. Ventrikel
Bakterientoxine: – Diphtherie – Scharlach	1. serös-nekrotisierend 2. parenchymatös	(+)	(+)	++	–	–	–	rechter, linker Ventrikel Reizleitungssystem
Bakterienantigene: – rheumatische Myokarditis	1. granulomatös 2. interstitiell	(+)	++	(+)	+	(+)	–	linker Ventrikel, -Septum, Pulmonalkonus
Protozoen: – Toxoplasmose – Leishmaniose	1. Einzelnekrosen 2. parenchymatös	–	(+)	–	–	+	–	AV-Region Ventrikelseptum, Apex
Pilze – Candida – Aspergillus	1. fokal-nekrotisierend 2. parenchymatös	+	(+)	–	(+)	–	–	v. a. Ventrikel
Parasiten: – Ascaris lumbricoides	1. serös-hyperergisch 2. interstitiell	–	–	–	–	–	++	v. a. Ventrikel (Begleitperikarditis)
Arzneimittel – toxisch: – Katecholamine	1. Einzelnekrosen 2. parenchymatös	+ +	– –	– –	– –	– –	– (+)	v. a. Ventrikel
Arzneimittel – hyperergisch: – Penicillin – Phenylbutazon – Sulfonamide	1. hyperergisch/granulomatös 2. interstitiell	–	+	–	–	+	+	subendokardiales Myokard
Kollagenosen – autoimmun: – rheumatoide Arthritis	1. granulomatös 2. interstitiell	–	++	+	–	+	–	v. a. Ventrikel
Idiopathisch: – Fiedler-Myokarditis	1. nekrotisierend-riesenzellig 2. interstitiell-parenchymatös	–	++	++	–	+	–	linker Ventrikel, Septum
Sarkoidose	1. granulomatös 2. interstitiell	–	++	+	++	–	–	linker Ventrikel, -Septum
Transplantatmyokarditis	1. nekrotisierend 2. interstitiell-parenchymatös	–	+	++	–	–	–	v. a. Ventrikel

* G = Granulozyten; H = Histiozyten; L = Lymphozyten; P = Plasmazellen; R = Riesenzellen; E = Eosinophile

Myokardzellkernen auf der Fährtensuche nach Viren hilfreich sein.

+ Klinisch: Es ist üblich, je nach Schwerpunkt der Symptomatik, von einer Myokarditis (Sinustachykardie, Rhythmusstörungen, Herzvergrößerung, Fieber, Leukozytose) oder von einer Perikarditis (Retrosternalschmerz, Fieber, Perikardreiben) zu sprechen. Eine solche Trennung ist aber oft weder klinisch noch pathologisch-anatomisch möglich.

Bakterielle Myokarditis

Definition: Durch eine bakterielle Infektion ausgelöste, meist eitrige Myokarditis, bei der im Myokard kulturell und/oder mikroskopisch Bakterien nachgewiesen werden können.

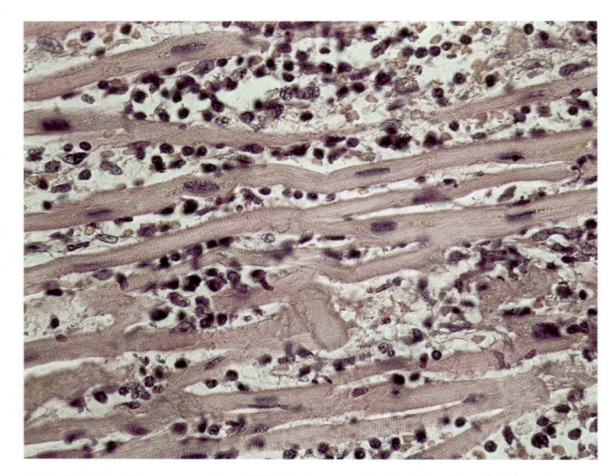

Abb. 9.**60** **Virusmyokarditis** (= interstitielle Myokarditis) mit zum Teil straßenförmigem lymphohistiozytärem Infiltrat (HE, Vergr. 1 : 150).

Pathogenese: Im Vergleich zu den Virusmyokarditiden oder zur Chagas-Krankheit sind bakterielle Formen selten. Sie entstehen meist im Rahmen einer Septikopyämie (S. 221) oder gehen per continuitatem von einer bakteriellen Endokarditis oder von einer Perikarditis (= Schalenmyokarditis) aus.

Morphologie: Makroskopisch sind die bakteriellen Formen bereits an den Eiterherden im Myokard in Form stecknadelkopfgroßer Abszesse, seltener auch streifenförmiger Eiterstraßen erkennbar. Diese Eiterherde werden meist von einem hämorrhagischen Randsaum umgeben. Mikroskopisch findet man im Zentrum der granulozytenreichen Abszesse dichte Bakterienkolonien, häufig in Assoziation mit thrombosierten kleinen intramuralen Gefäßen.

+ **Sonderform:** *Borrelien-Myokarditis:* Die durch Zeckenbiss übertragenen Erreger Borrelia burgdorferi ruft eine akute lymphozytäre Myokarditis hervor. Sie macht klinisch durch eine Linksherzinsuffizienz und einen atrioventrikulären Block auf sich aufmerksam.

Infekttoxische Myokarditis

Definition: Nicht durch die Bakterien selbst, sondern durch Bakterientoxine ausgelöste Myokardentzündung (Prototyp: Diphtheriemyokarditis).

Pathogenese: Das Corynebacterium diphtheriae bildet ein Ektotoxin, das in der Zielzelle einerseits die ribosomale Proteinsynthese (S. 260) und andererseits den carnitinvermittelten Transport langkettiger Fettsäuren in die Mitochondrien blockiert (S. 79). Die Folge davon ist, dass die Herzmuskelzellen verfetten und zugrunde gehen.

Morphologisch ist die heute selten gewordene diphtherische Myokarditis an den ausgedehnten, herdförmigen Herzmuskelnekrosen sowie an der verstärkten Eosinophilie, am schnolligen Zerfall des Sarkoplasmas (wachsartige Degeneration) und der feinvakuolären Verfettung (Abb. 9.61) zu erkennen. Das gefäßführende myokardiale Bindegewebe reagiert mit einer serösen Exsudation und einer geringen lymphohistiozytären mitunter auch granulozytären Infiltration. Als Folge der disseminierten Zellnekrosen gehen auch der Zellzusammenhalt und damit der funktionell-synzytiale Charakter des Myokards verloren: Das Herz erweitert sich, es geht sozusagen „aus dem Leim", was zum akuten Herztod führen kann. Die Nekroseherde werden mit der Zeit organisiert und fibrosiert. Da die diphtherische Myokarditis die rechte Kammerwand bevorzugt, findet man dort die feinnetzigen (nie groben) Myokardnarben. Die gleichen Myokardveränderungen in ähnlichen Lokalisationen komplizieren gelegentlich auch Infektionskrankheiten wie Gasbrand, bakterielle Ruhr und Scharlach.

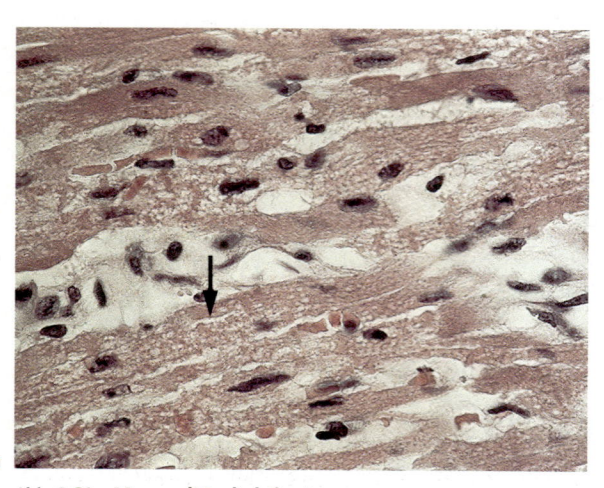

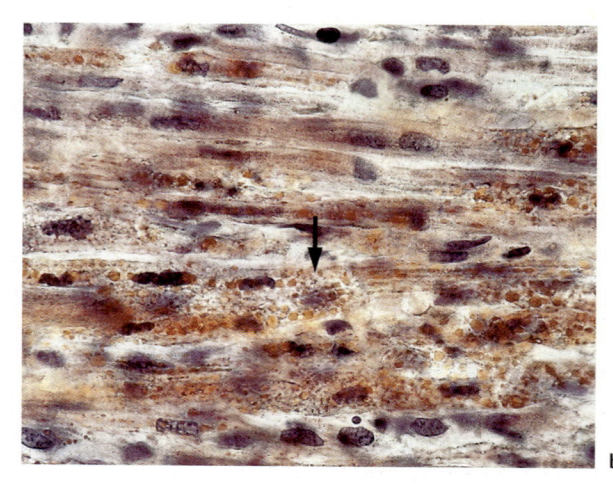

Abb. 9.**61** **Myocarditis diphtherica:**
a Scholliger Myokardiozytenzerfall mit vakuolärer Degeneration (HE, Vergr. 1 : 150).
b In Vakuolen finden sich Fetttropfen (Herzmuskelverfettung; Ölrot, Vergr. 1 : 150).

Mykotische Myokarditis ▢▢▢

Gar nicht so seltene Myokarditisform vor allem bei Leukämiepatienten mit chemotherapeutisch erzeugter Agranulozytose und/oder T-Zell-Defekt. Meist Aspergillus- oder Candidainfektion mit septischer Streuung ins Myokard. Das Myokard ist in solchen Fällen dicht durch eine Pilzmyzel durchsetzt (Abb. 9.**62**). Die Myokardiozyten gehen wegen der Pilztoxine zugrunde, was zwangsläufig eine hypozelluläre Myokardentzündung nach sich zieht.

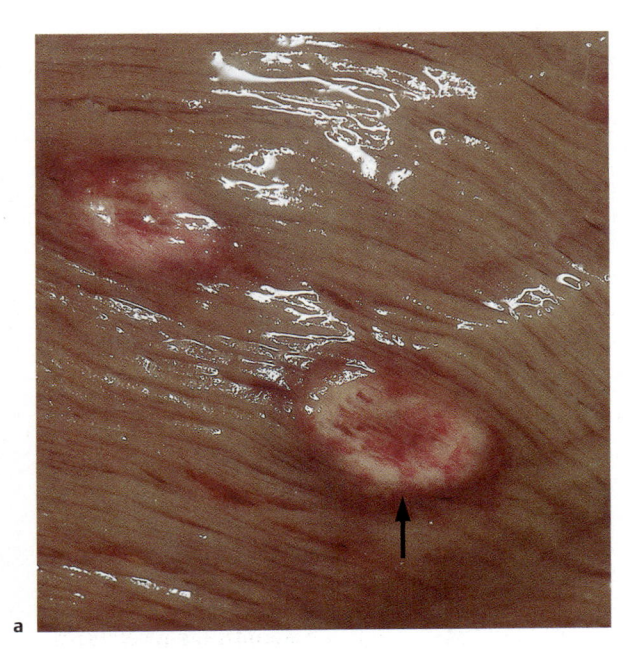

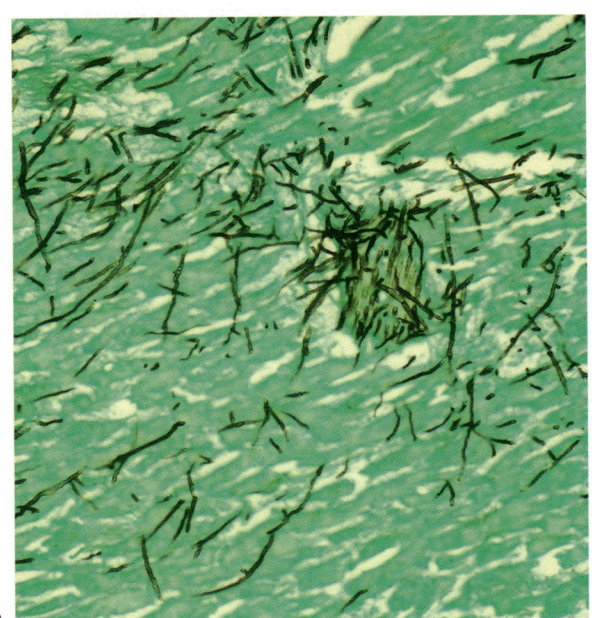

Abb. 9.**62 Myocarditis mycotica** bei Aspergillussepsis:
a Rundlicher Pilzherd im Myokard (Pfeil);
b Pilzmyzel im Myokard (Grocott, Vergr. 1 : 100).

Toxoplasmosemyokarditis ▢▢▢

Die Infektion mit Toxoplasma gondii kann beim Menschen (ohne Altersbevorzugung) selten auch einmal zu einer Myokarditis führen. Dabei dringen diese Protozoen in die Herzmuskelzellen ein (S. 270), vermehren sich als Zellparasiten in einer Pseudozyste, bis diese platzt und die Erreger ins umgebende Gewebe ausschwärmen (Abb. 9.**63**). Die zerstörten Herzmuskelfasern werden von einem lymphozyten- und granulozytenhaltigen Infiltrat umgeben. Die Toxoplasmose-Myokarditis führt in 50% der Fälle zum tödlichen Herzversagen, in den anderen Fällen tritt eine Ausheilung mit Vernarbung ein. Sie wird gehäuft bei AIDS-Patienten beobachtet.

Chagas-Myokarditis ▣▣▢

Syn.: Chagas-Krankheit

Pathogenese: Diese Myokarditis wird durch das Protozoon Trypanosoma cruzi hervorgerufen (S. 267).

Morphologie: In der Frühphase findet man herdförmige Myokardnekrosen, umrandet durch ein lymphozyten- und makrophagenreiches Infiltrat. Teilweise können die Parasiten in Pseudozysten der Herzmuskelzellen gefunden werden. Durch die disseminierte Muskelzerstörung gerät der linke Herzventrikel nach Monaten buchstäblich „aus dem Leim" und wird so dilatiert, dass – vor allem im Spitzenbereich – ein Herzwandaneurysma mit transparenter, dünner Wandung entsteht.
Typisch für die chronische Verlaufsform ist die Zerstörung der Nervenzellen in den kardialen Ganglien, was zu den typischen Reizbildungs- und Reizleitungsstörungen führt. Thromboembolien, Herzinsuffizienz, Meningoenzephalitis sowie Megaösophagus und Megakolon sind häufige Begleitkomplikationen.

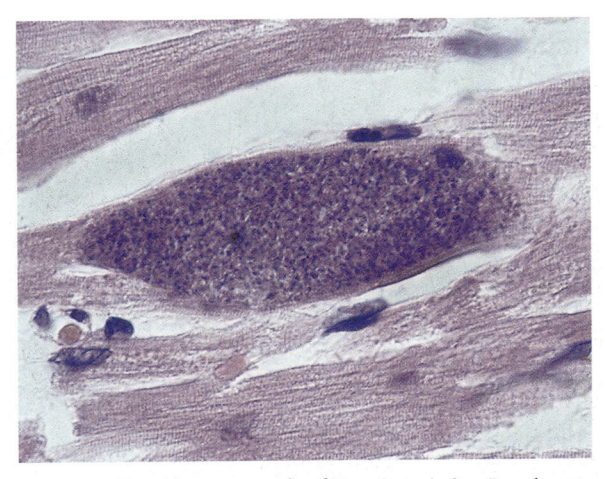

Abb. 9.**63 Toxoplasmosemyokarditis** mit typischer Pseudozyste (HE, Vergr. 1 : 200).

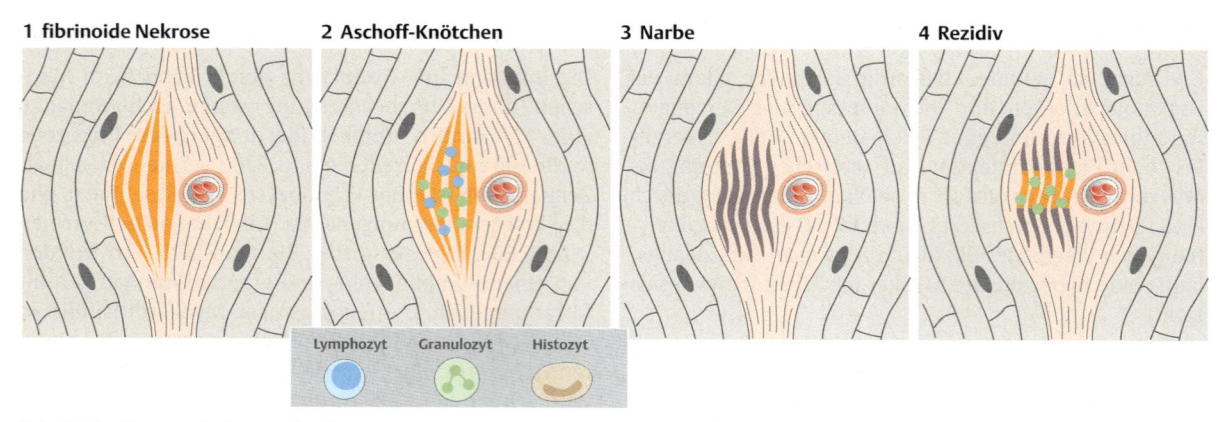

Abb. 9.64 **Rheumatische Myokarditis:** Stadien.

Rheumatische Myokarditis

Pathogenese: Im Rahmen des rheumatischen Fiebers kommt es etwa bei der Hälfte der Patienten zur Ablagerung von Antigen-Antikörper-Komplexen im subendokardialen Gewebe, im perivaskulären Bindegewebe des Myokards und am Sarkolemm der Myokardmyozyten mit entsprechendem Komplementverbrauch.
Gleichwohl ist die Pathogenese der rheumatischen Myokarditis noch teilweise unklar und führt im Myokard zu einer granulomatösen Entzündung, die in 3 Phasen verläuft (Abb. 9.64):

- fibrinoide Nekrose der Kollagenfasern (Präzipitationsfibrinoid, S. 43),
- perivaskuläres rheumatisches Granulom (= Aschoff-Knötchen),
- feinfleckige Myokardfibrose mit perivaskulären Narben.

Morphologie: Die rheumatischen Granulome (S. 231; Abb. 9.65) liegen bevorzugt in der linken Ventrikelwand, und zwar im Bindegewebezwickel zwischen Mitralklappenansatz und Aortenursprung und in den Papillarmuskeln. Dies mag auch die Ursache für die ektopischen Foci sein, die zu Tachyarrhythmien und Vorhofflimmern führen können.

Überempfindlichkeitsmyokarditis

Definition: Herzmuskelentzündung infolge medikamentös induzierter Überempfindlichkeitsreaktion.

Pathogenetisch liegt dieser Myokarditis eine Überempfindlichkeitsreaktion vom verzögerten Typ zugrunde, die durch bestimmte Arzneimittel aus der Gruppe der Antibiotika (Ampicillin, Chloramphenicol, Sulfonamide), Antiphlogistika (Phenylbutazon, Indometacin), Antidepressiva (Amitriptylin), Antiepileptika (Diphenylhydantoin) und Diuretika (Spironolacton) ausgelöst werden.

Morphologie: Das pathologisch-anatomische Korrelat einer Überempfindlichkeitsmyokarditis ist die eosinophile Myokarditis. Sie befällt hauptsächlich die muskelstarken Wandabschnitte der linken Kammer und das Kammerseptum und verleiht dem Myokard eine teigige Beschaffenheit mit gelblich-rötlichen Flecken.
Histologisch beherrscht eine subendokardial betonte, interstitielle Myokarditis das Bild. Sie ist charakterisiert durch zahlreiche Myozytolysen sowie ein lymphozytäres Infiltrat mit auffällig vielen eosinophilen Granulozyten. Die kleinen Intramuralgefäße weisen meist Zeichen einer Überempfindlichkeitsvaskulitis auf.

Klinisch imponieren zunächst eine Bluteosinophilie, Urtikaria und Fieber sowie unspezifische kardiologische Symptome. Erst später tauchen eine Herzvergrößerung, im EKG ST-Senkungen und Reizleitungsstörungen auf, die schließlich im allgemeinen Herzversagen gipfeln.

Granulomatöse Myokarditis

Diese seltenen Myokarditiden sind histologisch gekennzeichnet durch das Auftreten von Granulomen. Sie betreffen vorwiegend den muskelstarken Wandabschnitt der linken Kammer und das Kammerseptum. Man findet

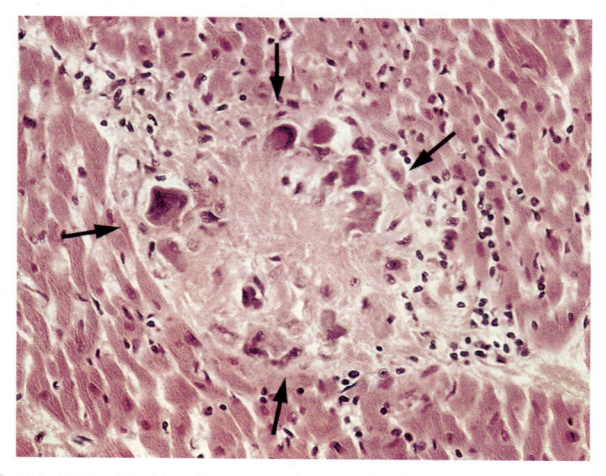

Abb. 9.65 **Floride rheumatische Myokarditis** mit blühendem Aschoff-Granulom (Pfeile) (HE, Vergr. 1 : 100).

diese Myokarditisform bei nahezu 20 % der Patienten mit Sarkoidose, während eine Myokardbeteiligung bei Tuberkulose und Syphilis eine Rarität darstellt.

Riesenzellmyokarditis

Syn.: Fiedler-Myokarditis; akute idiopathische Riesenzellmyokarditis

Definition: Akut und progredient verlaufende, isoliert das Myokard jüngerer Patienten betreffende Entzündung ungeklärter Ätiologie, die morphologisch durch ausgedehnte Myokardnekrosen in Begleitung von Riesenzellen charakterisiert ist.

Pathogenese: Ätiologisch ist diese Myokarditisform nicht geklärt. Möglicherweise wird die Riesenzellmyokarditis durch eine Virusinfektion ausgelöst. Da sie gehäuft zusammen mit chronischen Organentzündungen wie Hashimoto-Thyreoiditis und Colitis ulcerosa auftritt, lässt sich vermuten, dass sie durch einen autoaggressiven Entzündungsverlauf perpetuiert wird.

Morphologisch fällt diese Myokarditis durch einen nichteitrigen, herdförmigen Untergang von Myokardiozyten auf, der von einer resorptiven lymphohistiozytären Entzündung begleitet wird. In auffälliger Weise treten im Grenzbereich zwischen Entzündung und vitalem Myokard Riesenzellen auf, die sich aufgrund ihrer Zellmarkerkonstellation sowohl von den Myokardiozyten als auch von den Histiozyten herleiten (Abb. 9.**66**).

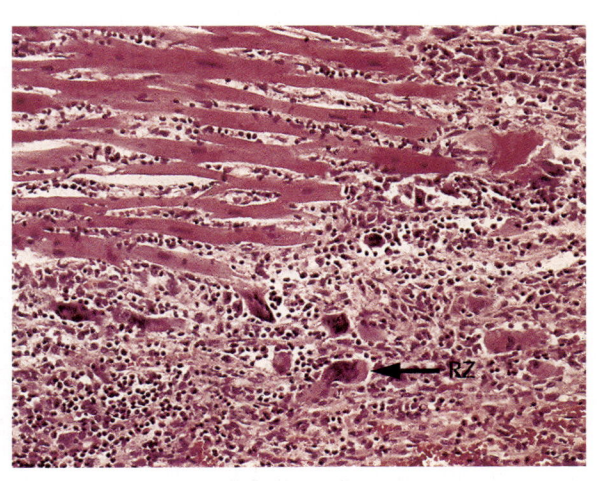

Abb. 9.66 Akute idiopathische Riesenzellmyokarditis (RZ = Riesenzelle; HE, Vergr. 1 : 150; Original: Schaefer).

✚ **Sonderform** der Myokarditis: Transplantationskardiopathie
– Die Abstoßungsreaktion eines transplantierten Herzens ist eine besondere Form der entzündlichen Herzkrankheit. Im Wesentlichen handelt es sich um eine Myokarditis, deren histologisches Bild von der immunsuppressiven Behandlungsstrategie geprägt wird: Bei einer Ciclosporin-A-Therapie weisen ausgeprägte perivaskuläre und interstitielle lymphohistiozytäre Infiltrate auf eine akute Abstoßungsreaktion hin. In schweren Fällen kommt noch eine fokale Myokardiozytennekrose und schließlich eine hämorrhagische Vaskulitis mit Mediamyozytennekrosen hinzu. Eine chronische Abstoßungsreaktion ist durch eine diffuse, konzentrische Intimafibrose der kardialen Arterien und Arteriolen sowie durch eine progressive interstitielle Fibrose charakterisiert.

9.8.3 Neoplastische Läsionen

Rhabdomyom

Gutartiger Herzwandtumor, der sich von den Kardiomyozyten herleitet. Dieser häufigste primäre Herztumor im Kindesalter (60%) kommt im Myokard aller Herzabschnitte vor und ist meist bereits bei der Geburt nachweisbar. Meist (90%) sind sie multipel und oft (60%) sind sie mit einem Bourneville-Pringle-Syndrom (S. 1105) vergesellschaftet. Sie sind durchschnittlich 3,5 cm groß und können beträchtlich an Größe zulegen. Spontanregressionen werden beobachtet.

Rhabdomyosarkom

Bösartiger primärer Herzwandtumor, der sich von den Kardiomyozyten herleitet. Dieser sehr seltene Herztumor bevorzugt Patienten in der 2. Lebensdekade.

Metastasen

Die sekundären und somit metastatischen Tumoren der Herzwand sind wesentlich häufiger als die primären Herzwandtumoren. Von allen ins Herz metastasierenden Tumoren setzen 40% Myokardmetastasen. Grundsätzlich wird das Myokard bevorzugt von solchen Tumoren befallen, die sich hämatogen ausbreiten. So metastasiert vor allem das maligne Melanom in etwa 30% der Fälle ins Myokard, gefolgt vom Mamma- und Bronchialkarzinom mit jeweils etwa 1%. Leukämien und maligne Lymphome hingegen involvieren in rund einem Drittel der Fälle des Myokard. Schließlich wachsen die Tumoren der Umgebung wie Mamma, Bronchus, Ösophagus und Mediastinum ins Myokard ein, was meist von einem hämorrhagischen Pleuraerguss flankiert wird.

9.9 Perikard

Der Herzbeutel besteht aus einem viszeralen (= Epikard) und einem parietalen Blatt (= Perikard). Er wird durch das Zölomepithel (= Mesothel) ausgekleidet und enthält normalerweise 20 ml einer bernsteinfarbenen Flüssigkeit. Seine Funktion ist noch nicht völlig geklärt. Stark vereinfacht bedeutet der Herzbeutel für das Herz ein Schutz- und Gleitorgan sowie eine Überdehnungsbremse. Da das Epikard nahtlos in das Perikard übergeht, werden nahezu alle Herzbeutelaffektionen als Perikarderkrankungen bezeichnet.

Wie Patienten mit **ontogenetischen Läsionen** in Form von Perikarddefekten sowie Patienten mit operativer Perikardentfernung zeigen, ist der Herzbeutel nicht unbedingt lebensnotwendig. Er reagiert aber auf eine große Zahl **zirkulatorischer, entzündlicher** und **neoplastischer Läsionen** und lenkt so oft bei einer ernsten Herzerkrankung die Aufmerksamkeit auf sich. Manchmal wird aber auch eine Herzbeutelerkrankung von der Dramatik des Hauptleidens so überschattet, dass sie klinisch als solche gar nicht diagnostiziert wird. Dies erklärt auch die Diskrepanz zwischen der Zahl der Perikarderkrankungen im autoptischen Untersuchungsgut von 5% und der nur zu einem kleinen Teil bereits in der Klinik erkannten Fallzahl. Von großer klinisch-pathologischer Relevanz sind die **entzündlichen Läsionen** des Herzbeutels in Form der Perikarditiden: zum einen, weil sie durch Fibrinexsudation schmerzhaft sind, zum anderen, weil sie entweder durch Vermehrung der Herzbeutelflüssigkeit oder durch nachträgliche Vernarbung die Herzaktionen behindern.

9.9.1 Zirkulatorische Läsionen

Der Herzbeutel wird im Wesentlichen durch Äste der A. thoracica und A. phrenica superior versorgt und enthält eine Endstrombahn, die auf toxische Metabolite (z. B. Urämie), Störungen des hydrostatischen oder onkotischen Druckes sowie Ischämie empfindlich reagiert.

Hydroperikard

Definition: Ansammlung von über 150 ml seröser Flüssigkeit im Herzbeutel.

Pathogenese: Bei Herzversagen mit erhöhtem Venendruck, bei Leberzirrhose oder Nierenversagen mit reduziertem onkotischem Druck wird aus der perikardialen Endstrombahn eine eiweißarme Flüssigkeit (Transsudat) abgepresst und sammelt sich im Herzbeutel an, was als Perikarderguss bezeichnet wird. Schreitet dieser Prozess langsam fort, so wächst der Herzbeutel mit, und es können Perikardergüsse von mehr als 500 ml zustande kommen, ohne die diastolische Vorhoffüllung zu behindern. Entwickelt sich jedoch das Grundleiden und damit der Transsudationsprozess rasch, so kommt es zur Herzbeuteltamponade. Sie entsteht dadurch, dass rasch intraperikardiale Drucke von über 10 mmHg erreicht werden, die das zuführende Venensystem komprimieren und die kardiale Auswurfleistung tödlich drosseln.

Peri-/Epikardblutungen

Blutungen im Bereich des Herzbeutels können entweder fleckförmig ins Gewebe, meist des Epikards, oder profus in den Herzbeutel (mit oder ohne vorbestehenden Erguss) erfolgen:

- *Epikardpetechien:* Ihnen liegt eine Diapedeseblutung (S. 399) zugrunde. Die meisten Epikardpetechien basieren einerseits auf einer Asphyxie (Erstickungstod) oder akuten Ischämie (Sekundenherztod), andererseits auf einer hämorrhagischen Diathese (S. 399) und sind im Bereich der atrioventrikulären Grenze zu sehen. Petechiale Epikardblutungen bei Leukämien sind oft über das ganze Herz verteilt.
- *Hämatoperikard:* Es ist nie Folge einer eigenständigen Perikarderkrankung und beruht meist auf einer Rhexisblutung (S. 398). Demzufolge findet man ein Hämatoperikard bei traumatischer oder infarktbedingter Herzwandruptur, bei entzündlicher, traumatischer oder aneurysmatischer Ruptur der Aorta oder der Kranzgefäße oder einer Perikardkarzinose (s. u.). Da in nahezu allen Fällen das Hämatoperikard rasch auftritt, kommt es dementsprechend zu einer tödlichen Herzbeuteltamponade.

9.9.2 Entzündliche Läsionen

Allgemeine Definition: Gruppe von Perikardentzündungen (= Perikarditis), die hämatogen, durch eine Herzbeutelverletzung oder per continuitatem entstehen können. In der Regel stellt die Perikarditis keine eigenständige Grundkrankheit dar, sondern ist in den meisten Fällen eine Begleiterkrankung.

Allgemeine Pathogenese: Auf dem Blutweg führen entweder pathogene Keime (= mikrobielle Perikarditis) oder toxische Stoffwechselschlacken (= Ausscheidungsperikarditis) zu einer Herzbeutelentzündung, während lokale Herzmuskelnekrosen das Epi- und Perikard in Mitleidenschaft ziehen (= reaktive Perikarditis). Das Reaktionsspektrum des Herzbeutels auf eine Schädigung ist begrenzt und beginnt meist mit einer exsudativen Entzündungsreaktion. Darauf folgen eine Resorption und Organisation des Exsudates durch das Mesothel und das gefäßführende Perikardstroma, was meist in eine Fibrosierung der Herzbeutelblätter einmündet.

9.9.2.1
Akute Perikarditis

Die akuten Perikarditiden werden in ihrer pathologisch-anatomischen und klinischen Phänomenologie durch die exsudative Entzündungsreaktion geprägt, wobei der entsprechende Herzbeutelerguss, wie in diesem Falle das Exsudat bezeichnet wird, je nach der Ursache der Perikarditis verschieden ist und mit Einschränkung gewisse Rückschlüsse auf die Grundkrankheit zulässt.

Idiopathische Perikarditis

Syn.: primäre Perikarditis, isolierte Perikarditis

Definition: Akute, ätiologisch ungeklärte Herzbeutelentzündung.
Häufigkeit: macht etwa ein Drittel aller Herzbeutelentzündungen aus. Manifestationsalter: bevorzugt 4. Lebensdekade ($♂ : ♀ = 10 : 1$).

Pathogenese: Die Ätiologie ist nach wie vor unklar. Als pathogenetisch relevante Faktoren werden Viren, Allergene und Toxine in Erwägung gezogen. Die idiopathische Perikarditis beruht formalpathogenetisch auf einer fibrinösen Perikarditis mit lymphoplasmozytärer Infiltration der Perikardblätter.

Morphologie: Je nach Schweregrad der Entzündung kann man einen serofibrinösen oder fibrinös-hämorrhagischen Erguss punktieren. In einem Drittel aller Fälle kommt es zu Rezidiven mit Herzbeutelverschwielung in Form einer konstriktiven Perikarditis.

+ Klinik: Das klinische Bild ist durch den akuten Beginn, Fieber, Retrosternalschmerz (infolge Erguss), Perikardreiben (infolge Fibrinausschwitzung) und typische EKG-Veränderungen (infolge Epikardbeteiligung) gekennzeichnet.

Virusperikarditis

Pathogenese: Zahlreiche Virusinfektionen – allen voran die Coxsackie-B-Viren – verursachen, wie bereits erwähnt, nicht selten neben einer Myokarditis auch eine Perikarditis in Form einer Perimyokarditis.

Morphologie: Die Virusperikarditiden sind klinisch und pathologisch-anatomisch der idiopathischen Perikarditis sehr ähnlich und lassen oft Geweberverkalkungen im Perikard in Form einer verkalkten Pericarditis constrictiva (s. u.) zurück.

Pericarditis tuberculosa

Häufigkeit: etwa 7 % aller Perikarditiden, 5 % aller Tuberkulosefälle; bevorzugt junge Männer

Pathogenese: Die tuberkulöse Perikarditis wird meist auf hämatogenem Wege oder per continguitatem durch Übergriffe der Hiluslymphknotentuberkulose auf das Perikard, selten auf lymphogenem Weg ausgelöst.

Morphologisch überwiegen serös-hämorrhagische Ergüsse, die wegen der chronisch-entzündlichen Herzbeutelauflockerung erstaunliche Dimensionen von zum Teil über 1 l annehmen können. Die beiden Herzbeutelblätter sind durch die Auflagerung von Fibrinfetzen trüb und weisen eine hyperämische Gefäßzeichnung auf. Nach Abstreifen des Fibrins kommen die 1–7 mm großen, graugelben Tuberkel zum Vorschein. Histologisch erkennt man auf der Peri- und Epikardoberfläche ein Granulationsgewebe mit Granulomen vom Tuberkulosetyp (S. 228), das säurefeste Stäbchen enthält. Das Myokard wird meist früh und ausgiebig mitbetroffen. Der Erguss wird ganz oder teilweise resorbiert; die Herzbeutelblätter werden im Rahmen der chronischen Entzündung erheblich fibrotisch verdickt und verwachsen oft strangförmig (= Accretio pericardii) oder vollständig (= Syncretio pericardii) miteinander. Dadurch wird der Herzbeutel so eng, dass er für das Herz zum Schnürkorsett wird (= Pericarditis constrictiva). Seit der Einführung der antituberkulösen Chemotherapie fehlen die Perikardverkalkungen, die früher für die Tuberkulose typisch waren.

+ Klinisch fallen der schleichende Beginn, subfebrile Temperaturen, hohe BSG bei fehlender Leukozytose, Perikarditis-EKG und Herzvergrößerung auf.

Pericarditis purulenta

Häufigkeit: etwa 0,5 % aller Perikarditiden

Pathogenese: Die Häufigkeit der eitrigen Perikarditiden ist seit der antibiotischen Frühbehandlung bakterieller Infektionskrankheiten erheblich zurückgegangen und kommt meist nur noch im Rahmen einer Sepsis oder Septikopyämie vor. Ätiologisch kommen in erster Linie pyogene Bakterien wie Strepto-, Staphylo- und Pneumokokken, selten aber auch Pilze in Betracht.

Morphologie: Das pathologisch-anatomische Bild wird durch eine fibrinös-eitrige Entzündungsreaktion (S. 213) geprägt, die zu einem Perikardempyem führt. Der Übergriff der eitrigen Entzündung auf das Myokard ruft eine „Schalenmyokarditis" hervor, die – wie der Name sagt – die äußerste Myokardschicht des ganzen Herzens schalenartig erfasst.

+ Klinik: Die purulente Perikarditis ist ein sehr ernstes Krankheitsbild, an das immer gedacht werden sollte, wenn der Patient hohes Fieber, abnorme Tachykardie und Dyspnoe, Perikardreiben und abgeschwächte Herztöne aufweist.

9.9.2.2
Kollagenosenperikarditis

Mit dem Rückgang der eitrigen Perikarditis in der Antibiotikaära werden in zunehmendem Maße die immunpathologischen Systemerkrankungen (= Kollagenosen) zur Hauptursache der Perikarditis. Dies gilt vor allem für die pädiatrische Patientengruppe.

Pericarditis rheumatica

Pathogenese: Beim rheumatischen Fieber mit Herzbeteiligung (S. 232) ist der Herzbeutel fast immer betroffen. Dies wird aber nur in etwa 15% der Fälle klinisch diagnostiziert.

Morphologie: Anfänglich findet man eine serofibrinöse Perikarditis mit Aschoff-Knötchen (S. 231) im Rahmen einer Pankarditis, d.h. dann, wenn alle drei Herzwandschichten in den Entzündungsprozess einbezogen sind. Später (vor allem nach mehreren Rezidiven) verwachsen und vernarben die Herzbeutelblätter miteinander und führen zu einer Pericarditis constrictiva (s. u.).

Klinik: Perikardreiben und Zeichen des rheumatischen Fiebers führen zur Diagnose.

Lupusperikarditis

Beim Lupus erythematodes disseminatus (S. 187) gehört die entzündliche Beteiligung der serösen Häute – und somit auch des Perikards – zum klinischen Bild. Typisch für die Lupusperikarditis sind das serofibrinöse Exsudat mit Perikardreiben und LE-Phänomen. Eine ähnliche Perikarditisform findet man bei etwa 50% aller Patienten mit rheumatoider Arthritis (S. 1170). Als Endstadium kann in beiden Fällen eine konstriktive Perikarditis das Krankheitsbild komplizieren.

9.9.2.3
Allergisch-hyperergische Perikarditis

Gemeinsames Merkmal dieser Perikarditiden ist eine serofibrinöse Entzündungsreaktion, die auf Corticosteroide anspricht und durch folgende Prozesse ausgelöst werden kann:
- *Serumkrankheit* nach Serotherapie bei Tetanus, Diphtherie, Botulismus etc.,
- *Medikamente* wie jodhaltige Röntgenkontrastmittel, Antibiotika,
- *Postmyokardinfarktsyndrom* mit Perikarditis, 2–3 Wochen nach dem Infarkt,
- *Postkardiotomiesyndrom,* 2–3 Wochen nach der Herzoperation.

9.9.2.4
Urämische Perikarditis

Definition: Die urämische Perikarditis begleitet in etwa 5% das akute und in etwa 30% das chronische Nierenversagen, und zwar immer dann, wenn die Reststickstoffwerte 120 mg/100 ml übersteigen.

Pathogenese: Aus pathogenetischer Sicht handelt es sich um eine Ausscheidungsperikarditis, wobei in dem mit „urämischen Giften" (chemische Natur s. S. 840) überladenen Organismus die terminale Endstrombahn in Perikard, Magenschleimhaut und Lunge zur Entgiftung herangezogen wird. Das hat zur Folge, dass die Kapillarendothelien in diesen Organen geschädigt werden. Im Herzbeutel herrscht eine fibrinöse Entzündungsreaktion vor, die als Prototyp einer fibrinösen Perikarditis aufzufassen ist.

Morphologie: Die Fibrinausschwitzung an der Oberfläche der Herzbeutelblätter zeigt je nach Entwicklungsstadium folgende morphologische Merkmale:
- *Akute fibrinöse Perikarditis:* Makroskopisch erkennt man anfänglich feinste, wegwischbare Fibrinfäden, die sich später zu zottenartigen Aggregaten zusammenlagern und quer zur Längsachse des Herzens angeordnet sind (Abb. 9.67). Histologisch ist das Perikard von einem schütteren granulo- und lymphozytären Infiltrat durchsetzt.
- *Subakute fibrinöse Perikarditis:* Etwa 5 Tage nach dem Beginn der Perikarditis sprosst vom Epi- und Perikard her ein kapillarreiches Granulationsgewebe in die Fibrinauflagerungen ein, so dass sie nicht mehr von der Perikardoberfläche weggewischt werden können. Dieses Granulationsgewebe zergliedert mit seinen proteasenreichen Leukozyten den Fibrinfilz zungenförmig mit Histiozyten in den Resorptionshöfen.
- *Perikardschwiele:* Kann die Urämie rechtzeitig behandelt werden, ist durchaus eine Restitutio ad inte-

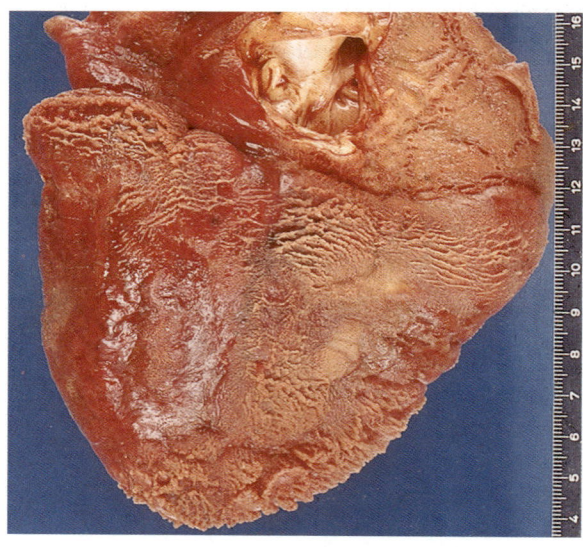

Abb. 9.**67** **Fibrinöse Perikarditis** bei Urämie (Zottenherz).

grum möglich. Ansonsten kommt es zur Chronifizierung der Perikarditis (s. u.).

9.9.2.5
Chronische Perikarditis

Allgemeine Definition: Unter einer chronischen Perikarditis versteht der Kliniker eine Herzbeutelentzündung, die länger als 3 Monate anhält. Sie geht von einer akuten Perikardentzündung aus und kommt in zwei klinisch relevanten Formen vor. Die eine Form führt zur Kompression des Herzens, die andere nicht:

Chron. nichtkonstriktive Perikarditis

Definition: Chronische Herzbeutelentzündungen, die durch Persistenz des Perikardergusses und weniger durch die Perikardverwachsungen gekennzeichnet sind.

Pathogenese: Bei dieser chronischen Perikarditisform kommen ursächlich in erster Linie Tuberkulose, Urämie, Kollagenosen, aber auch Pilzerkrankungen in Betracht; auch das Chyloperikard (Ductus-thoracicus-Arrosion) und die idiopathische Cholesterinperikarditis gehören hierher.
Das Ausmaß der Ergussbildung hängt zum einen von der Intensität der exsudativen Entzündungsreaktion und zum anderen von der Resorptionskapazität des Herzbeutels ab. Entzündliche und vernarbende Prozesse zerstören die Resorptionsfähigkeit des Perikards; ein besonders eiweißreiches Exsudat steigert durch Erhöhung des onkotischen Druckes die Ergussbildung. Eine Behinderung der Herzaktion durch den Erguss tritt in diesen Fällen nicht ein, weil die Bildung des Perikardergusses nicht sofort, sondern langsam einsetzt. Die Perikardwandung kann sich also anpassen, ohne dass es zur Drucksteigerung im Herzbeutel kommt. Dementsprechend sind die klinischen Symptome bei der nichtkonstriktiven Perikarditis wenig ausgeprägt.

Morphologie: Das pathologisch-anatomische Korrelat dazu wird von der akuten Perikarditis geprägt, die der chronischen Form zugrunde liegt.

Chron. konstriktive Perikarditis

Definition: Unter diesem klinischen Begriff sind Erkrankungen zusammengefasst, bei denen es durch Exsudation und Vernarbung mit und ohne Verkalkung zur anhaltenden Drucksteigerung im Herzbeutel kommt, welche die diastolische Füllung des Herzens behindert.

Pathogenese: Im Gegensatz zur nichtkonstriktiven Perikarditis lässt sich bei der konstriktiven Form in nahezu der Hälfte der Fälle keine auslösende Ursache ermitteln; in zwei Dritteln kann klinisch ein akutes Stadium festgestellt werden. Unter den bekannten Ursachen überwiegt die Tuberkulose über die sonstigen infektiösen oder traumatischen Herzbeutelentzündungen.

Morphologie: Das pathologisch-anatomische Gegenstück zur chronischen konstriktiven Perikarditis ist die Herzbeutelverwachsung in Form der Concretio pericardii oder des Panzerherzens.
- *Concretio pericardii:* In diesem Falle ist der Herzbeutelspalt narbig obliteriert, und die Herzbeutelblätter sind miteinander verwachsen, ohne dass es dabei zu Kalkablagerungen kommt. Diese Perikarditisform ist für die Tuberkulose nach tuberkulostatischer Behandlung typisch.
- *Panzerherz:* Es wird durch eine chronische konstriktive Perikarditis hervorgerufen, in deren Verlauf es in etwa 50 % der Fälle zur Einlagerung von Kalkspangen kommt. Diese liegen bevorzugt im Bereich der Vorhof-Kammer-Grenze, des Sulcus interventricularis, des rechten Ventrikels und in zwerchfellnahen Abschnitten. Das Schwielengewebe ist hyalinisiert (Zuckergussaspekt), das Myokard durch die Kompression atrophisch. Die auslösende Ursache der Verkalkung ist in der Regel ein Hämatoperikard, das seinerseits einen traumatischen oder viralentzündlichen Ursprung haben kann.

+ Klinisch fällt die Diskrepanz zwischen den hochgradigen kardialen Stauungserscheinungen und den geringgradigen objektiven Herzbefunden auf. Das Therapieprinzip besteht in einer operativen Befreiung der Herzkammern von den korsettartigen Schwielen.

9.9.3
Neoplastische Läsionen

Perikardmesotheliom

Definition: Sehr seltener, maligner Tumor des perikardialen Mesothels.

Pathogenese und Morphologie: Der Tumor geht oft mit einer Asbestexposition einher. Er dehnt sich als knotige Massen in der Perikardhöhle aus. Das histologische Wachstumsmuster teilen sich die Perikardmesotheliome mit den Pleuramesotheliomen.

Angiosarkom

Definition: Insgesamt seltener maligner Tumor mit endothelialer Differenzierung, charakterisiert durch vaskuläre Gebilde, die durch atypische Endothelien ausgekleidet werden. Als häufigstes Herzsarkom ist es meist in der rechten Vorhofwand lokalisiert.

Morphologie: Das Herzwandangiosarkom (Abb. 9.68 a) entsteht bevorzugt im Perikard und spart oft das Myokard aus. Demzufolge macht es immer durch einen hämorrhagischen Perikarderguss auf sich aufmerksam. Histologie und Prognose teilt es mit den Angiosarkomen anderer Lokalisation.

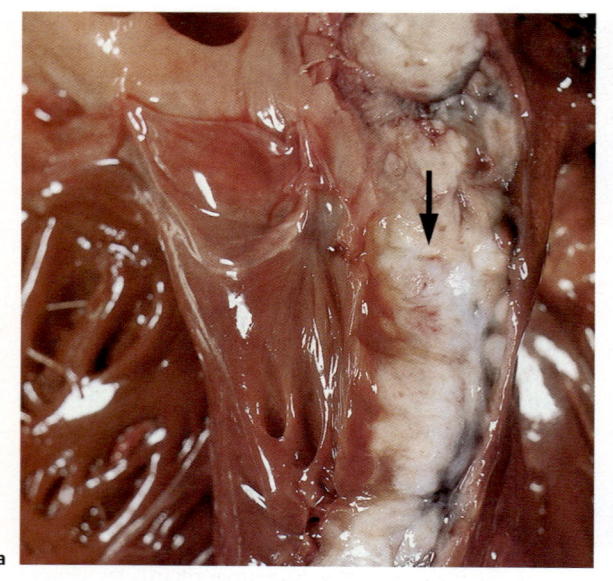

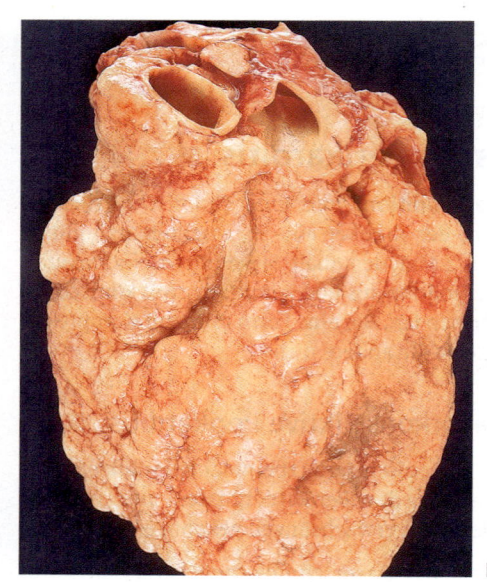

Abb. 9.68 **Perikardtumoren:**
a Primäres Herzwand-Angiosarkom (Pfeil);
b Perikardsarkomatose bei primärem uterinen Leiomyosarkom.

Metastasen

Von allen ins Herz metastasierenden Tumoren setzen 55% Peri-/Epikardmetastasen, am häufigsten Bronchial- und Mammakarzinome.

Perikardmetastasen gehen bevorzugt auf Tumoren mit lymphogener Metastasierungsneigung zurück. Die Tumormetastasen überziehen als knoten- und/oder plattenförmige Gewebemassen das Perikard (= Perikardkarzinose, -sarkomatose, -blastomatose) und werden von einer reaktiven meist hämorrhagischen Perikarditis begleitet (Abb. 9.68b).

Der Stofftransport erfolgt im Organismus hauptsächlich mit dem Blut und über die Organe des kardiovaskulären Systems. Seine Bestandteile können, falls sie Molekül- oder Makromolekülgröße haben, passiv durch die Wandung der Endstrombahn geschleust werden oder, falls sie zellulären Charakter haben, diese selbst durchwandern. Diese korpuskulären Elemente im Blut dienen in gewisser Weise wiederum dem Transport, und zwar von Nährstoffen, Abwehrstoffen oder Gerinnungssubstanzen. Dabei haben die Erythrozyten, Granulozyten und Thrombozyten kein festes gewebliches „Zuhause", während die Lymphozyten „Wohnrecht" in Lymphknoten, Milz und Thymus haben. Die Erkrankungen dieser Zellen und Gewebe werden im Folgenden besprochen: *„Hämatopoetisches und lymphopoetisches System".*

10 Hämatopoetisches und lymphatisches System

H.-E. Schaefer, H.K. Müller-Hermelink, T. Rüdiger, A. Marx, E.W. Herbst, U.-N. Riede

10.1 Hämatopoese *500*
- 10.1.1 **Stammzellläsionen** *503*
- 10.1.2 **Hereditäre Zytopenien** *504*
  - Multilineäre Defekte *504*
  - Unilineäre Defekte *505*
- 10.1.3 **Erworbene Zytopenien** *506*
  - Erworbene Panzytopenie *506*
  - Erworbene Neutropenie *506*
  - Erworbene Thrombopenie *507*
  - Erworbene Anämien *509*
- 10.1.4 **Hereditäre Dysfunktionen** *517*
  - Hereditäre Anämien *517*
  - Hereditäre Neutrophilendefekte *522*
  - Hereditäre Thrombozytendefekte *524*
- 10.1.5 **Neoplastische Läsionen** *525*
  - Akute myeloische Leukämien *526*
  - Chronische myeloproliferative Erkrankungen *532*
  - Myelodysplastische Syndrome *538*
  - MDS-CMPD-Läsionen *541*

10.2 Milz *543*
- 10.2.1 **Ontogenetische Läsionen** *543*
- 10.2.2 **Zirkulatorische Läsionen** *543*
- 10.2.3 **Entzündliche Läsionen** *545*
- 10.2.4 **Metabolische Läsionen** *546*
- 10.2.5 **Funktionelle Läsionen** *546*
- 10.2.6 **Tumorartige Läsionen** *547*
- 10.2.7 **Neoplastische Läsionen** *547*

10.3 Lymphknoten *548*
- 10.3.1 **Entzündliche Läsionen** *548*
  - Reaktive Hyperplasie/Lymphadenitis *548*
  - Lymphadenitis *550*
- 10.3.2 **Tumorartige Läsionen** *553*
- 10.3.3 **Neoplastische Läsionen** *554*
  - Hodgkin-Lymphome *555*
  - Non-Hodgkin-Lymphome *558*
  - Histiozytische/Dendritische Zell-Proliferationen *567*
  - Mastozytische Proliferationen *569*

10.4 Thymus *570*
- 10.4.1 **Ontogenetische Läsionen** *570*
- 10.4.2 **Entzündliche Läsionen** *571*
- 10.4.3 **Tumorartige Läsionen** *571*
- 10.4.4 **Neoplastische Läsionen** *571*
  - Thymome *571*
  - Seltene Tumoren *574*

10.1 Hämatopoese

Abkürzungen: KM = Knochenmark; LN (Mehrzahl LNN) = Lymphknoten (Lymphonodus); Hb = Hämoglobin

Gemessen an Zellzahl und Volumen stellt das Blut das größte Organ des menschlichen Körpers dar. Seine lebensnotwendigen Funktionen sind vielfältig: Das Erythrozyten-Hb vermittelt den Austausch von O_2 und CO_2; Granulozyten und Monozyten beteiligen sich an der Individualitätswahrung gegenüber Mikroorganismen; Lymphozyten des T- und B-Zell-Systems bauen die adaptive Immunität auf; Thrombozyten garantieren in Verbindung mit den humoralen Koagulationsfaktoren eine Hämostase. Das Blutplasma ist schließlich das Transportmedium für eine Reihe lebenswichtiger Stoffe. Die folgende Darstellung ist auf die Hämatopoese im engeren Sinne, also auf Läsionen der Erythro-, Thrombo-, Granulo- und Monozyten und ihre Vorläuferzellen fokussiert.

Funktionelle Läsionen der hämatopoetischen Zellreihen äußern sich zum einen in angeborenen und/oder erworbenen Ausfällen bestimmter Funktionen (Dysfunktionen) oder in angeborenen/erworbenen Formen der „Hämozytopenien".

– *Hämozytopenien:* Ist das hämatopoetische Fließgleichgewicht gestört, so mangelt es an Blutzellen. Eine einmalige Strahlenbelastung (1500 cGy) oder hoch dosierte Zytostatika zerstören den Stammzellspeicher und sind über eine totale Aplasie des Stammzell- und Produktionsspeichers binnen 10 Tagen tödlich. Eine entsprechende Regeneration lässt sich durch eine Transplantation isolierter Stammzellen erreichen. Zytopenien sind gelegentlich auch das Resultat von verdrängenden KM-Metastasen, Myelofibrose oder Lebenszeitverkürzung peripherer Blutzellen. Schließlich können auch angeborene oder erworbene Defekte die Funktion der Stammzell- und Produktionsspeicher stören. Eine Bildungsstörung aller 3 hämatopoetischer Zelllinien wird mit dem klinischen Begriff einer schweren aplastischen Anämie bezeichnet, die definitionsgemäß nicht nur mit einem Mangel an Erythrozyten (Anämie), sondern auch an Granulo- und Thrombozyten verbunden ist.

– *Anämien:* Unter einer Anämie im engeren Sinne ist jede Reduktion der Erythrozytenzahl und/oder des Hb-Gehaltes des Blutes zu verstehen. Die Störung der Hb-Synthese kann entweder genetisch bedingt sein oder auf Eisenmangel, Bleivergiftung oder erythropoetischer Mitochondriopathie bei Myelodysplasie (Typ: Ringsideroblastose) beruhen. Eine Erythrozytopenie geht entweder auf eine eingeschränkte Bildung (Typ: Erythropoetinmangel) oder Lebenszeitverkürzung der Erythrozyten (Typ: hämolytische Anämien) oder beides (Typ: Folsäure-/Vitamin-B_{12}-Mangel) zurück. Im letzteren Fall resultieren hyperchrome, mit Hb überladene Erythroblasten, die vorzeitig zugrunde gehen; die an sich hyperplastische Erythropoese arbeitet in diesem Fall ineffektiv. Anämien aufgrund einer Lebenszeitverkürzung der Erythrozyten können als „korpuskuläre" Anämien genetisch bedingt sein und auf einem Defekt ihrer Membranstruktur (Typ: Kugelzellanämie) oder ihrer Enzymbestückung (Typ: Glucose-6-Phosphat-Dehydrogenase-Mangel) basieren. Bei erworbenen Anämien ist die Verweildauer von Erythrozyten in der Blutzirkulation wegen Blutungen oder meist immunpathologisch bedingter Hämolyse verkürzt.

– *Granulozytopenien:* Analog zur Pathogenese der Anämien können Granulozytopenien auf primären Störungen der Granulozytopoese oder auf einer Lebenszeitverkürzung der Blutgranulozyten beruhen. Beides wird häufig durch Medikamentenunverträglichkeit ausgelöst. Seltener sind genetische Defekte. Granulozytopenien können wegen einer paralysierten Infektabwehr in eine Agranulozytose mit letalem Ausgang übergehen. Granulozytäre Funktionsmängel wegen erblicher Defekte bestimmter Enzyme oder Adhäsionsmoleküle wirken sich gelegentlich bei normaler oder erhöhter Granulozytenzahl gleich aus.

– *Thrombozytopenien:* Sie beruhen auf primären Bildungsstörungen der Megakaryozyten oder häufiger auf einer Lebenszeitverkürzung von Blutplättchen in der Peripherie wegen immunpathologischer Insulte (Typ: ITP). Die Funktion und Anzahl der Thrombozyten kann auch auf genetischer Basis beeinträchtigt sein, dies äußert sich mit petechialen Blutungen aus kleinen Gefäßen als „thrombozytopenische" oder „thrombozytopathische" Purpura.

Tumorartige Läsionen sind die „Hämozytosen":

– *Erythrozytosen:* Eine nicht neoplastisch bedingte Erythrozytenvermehrung (Polyglobulie) resultiert aus einer Erythropoetinstimulation der Erythropoese bei chronischem O_2-Mangel oder erniedrigtem O_2-Partialdruck, paraneoplastischer Überproduktion oder exogener Zufuhr (Typ: Doping) von Erythropoetin.

– *Granulozytosen:* Bei vielen Entzündungen und einigen Tumorerkrankungen nimmt die Neutrophilenzahl zu, was kurzfristig auf einer Entleerung des granulozytären KM-Reifungsspeichers beruht, langfristig aber eine Stimulation des Proliferationsspeichers durch granulozytopoetische Wachstumsfaktoren und proinflammatorische Zytokine voraussetzt. Erreicht dabei die resultierende Neutrophilie Extrem-

werte, wird die als „leukämoide Reaktion" bezeichnet.
- *Thrombozytosen:* Reaktiv treten sie besonders bei chronisch entzündlichen Erkrankungen (Typ: Morbus Crohn) auf, kombiniert mit entsprechender Megakaryozytenvermehrung.

Neoplastische Läsionen: Die Leukämien (gr. leukos-haima, gr. = weißes Blut) sind leukozytäre Neoplasien:
- *Akute und chronische Leukämien:* Neoplastisch transformierte Stammzellen können autonom proliferieren und/oder eine überschießende Produktion von Zellen der nachgeordneten Kompartimente auslösen. Im Rahmen „chronischer myeloproliferativer Syndrome" werden ausreifende Blutzellen aller 3 hämatopoetischen Zelllinien (Polycythaemia vera, primäre Osteomyelofibrose) oder vorwiegend der granulozytopoetischen (chronische myeloische Leukämie) oder thrombozytopoetischen (essenzielle Thrombozythämie) Zelllinie gebildet. Im Gegensatz dazu zeichnet sich die Gruppe der akuten myeloischen Leukämien durch eine oft unilinear neoplastische Transformation von Stammzellen oder nachgeordneten Vorläuferzellen aus, von denen sich Blasten oder andere unreife Zellen des Proliferationskompartimentes ableiten.
- *Myelodysplasien:* Zwar können Leukämien aus einer singulären genomischen Anomalie entstehen; in vielen Fällen gehen Leukämien jedoch nach Art einer Mehrschritttumorigenese aus präleukämischen Vorstadien hervor, die mit Funktionsstörungen der Hämatopoese verbunden sind; sie werden als „Myelodysplasie" zusammengefasst. Im Vordergrund stehen oft sog. refraktäre, d. h. nicht aus einem therapeutisch behebbaren Mangelzustand sich ableitende Anämien oder sonstige Zytopenien. In vielen Fällen zeigt das KM eine ineffektive Hyperplasie der Erythropoese oder der übrigen hämatopoetischen Zelllinien.

Orthologie: Die ersten Erythrozyten treten in erythroblastischen Zellinseln im Dottersackmesoderm auf. Sie sind groß, kernhaltig und weisen ein „embryonales Hb" auf, das sich aus den Typen Gower I, II und Portland zusammensetzt (Tab. 10.1). Die embryonale Hämatopoese wird zwischen der 6. und 10. Woche fließend durch die fetale Hämatopoese in der Leber und in geringerem Maße auch in der Milz ersetzt. Die dort gebildeten Erythrozyten sind kernlos und enthalten überwiegend das fetale HbF. In der 2. Hälfte der Schwangerschaft erstreckt sich die fetale Erythropoese zunehmend auf die sich entwickelnden Markräume des Skeletts. Megakaryozyten und granulopoetische Zellen treten etwa ab dem 3. Monat auf. Zum Zeitpunkt der Geburt konzentriert sich die Hämatopoese auf den Markraum. Das HbF wird zunehmend durch adultes HbA ersetzt. Außer HbA_1 wird in geringem Umfang, vorwiegend erst postnatal, HbA_2 gebildet. Nach der Geburt schwindet HbF und ist im Alter von 30 Wochen normalerweise durch HbA ersetzt. Unter pathologischen Bedingungen – wie bei den β-Thalassämien – kann HbF auch im Erwachsenenalter persistieren.

Zum Zeitpunkt der Geburt machen die Markräume 1,5 % des Körpervolumens aus und dehnen sich bis zum Erwachsenenalter auf einen Volumenanteil von 4,7 % aus, so dass sie bei Neugeborenen und Erwachsenen nur teilweise von hämatopoetischen Zellen beansprucht werden. Zwischen dem Kindes- und dem Erwachsenenalter vollzieht sich eine Konzentration der Hämatopoese auf das Achsenskelett, während die peripheren Röhrenknochen Fettmark enthalten. Nur in den proximalen Epiphysen und Metaphysen von Humerus und Femur überdauert auch im Erwachsenenalter hämatopoetisches KM in kleinen Inseln. Beim Erwachsenen macht das hämatopoetische KM etwa 1 l aus, wobei aber mindestens 50 % auf Fettzellen entfallen.

Funktionelle Histoarchitektur: Die im KM gebildeten reifen Blutzellen treten über besondere Sinusstrukturen in die Blutzirkulation ein, die sich ihnen vorübergehend lückenförmig öffnen und damit verhindern, dass Blutbestandteile unselektioniert ins extravasale Markparenchym eintreten (Blut-Mark-Barriere).
- *Sinusendothelien:* Sie können außer neugebildeten Blutzellen auch benachbart gelegene phagozytäre Retikulumzellen durchlassen. Diese Makrophagen fangen in den Sinuslumina mit ihren pseudopodienartigen Fortsätzen unter anderem gealterte Erythrozyten ab. Sinusendothelien nehmen mikropartikuläre Fremdstoffe aus der Blutzirkulation auf und speichern sie. Diese Fähigkeit erklärt die „Sinusendothelsiderose", die immer dann auftritt, wenn parenteral Eisen (Therapieeisen) substituiert wird. Die engen funktionellen Beziehungen zwischen phagozytären Retikulumzellen des KM und den Sinusendothelien erklärt den vom Freiburger Pathologen Ludwig Aschoff experimentell begründeten Begriff des „retikuloendothelialen Systems" (RES).
- *Hämatopoese-Topographie:* Da die Erythrozyten und Thrombozyten sich nicht aktiv amöboid bewegen können, liegen ihre Vorläuferzellen bereits in Sinusnähe. Granulozytopoetische Vorläuferzellen in Form von Promyelo- und Myelozyten besiedeln bevorzugt Zonen um das Trabekelendost sowie um die Arteriolenadventitia. Das normale Erwachsenen-KM enthält etwa 10^9 Megakaryozyten sowie $0,4 \times 10^{12}$ Erythroblasten und $0,5 \times 10^{12}$ granulozytische Vorläuferzellen. Die Verhältniszahl aller erythropoetischen Zellen zu den granulozytopoetischen beträgt 0,3 bis 0,4. Sie wird von der Tatsache beeinflusst, dass unter Normalbedingungen fast 30 % der granulozytopoetischen KM-Zellen aus nicht mehr teilungsfähigen reifen Granulozyten bestehen, die als „granulozytäre Markreserve" bei entsprechender Stimulation (Entzündung!) rasch ausgeschüttet werden können.
- *Plasmazellen:* Das KM enthält physiologischerweise 1,8 % (Schwankungsbereich 0,2–2,2 %) Plasmazellen. Sie liegen typischerweise in unmittelbarer Umgebung schmaler, kapillarartiger Blutgefäße, welche die Arteriolen mit den Sinus des KM verbinden (perimeterarterioläre Lage) und bilden überwiegend IgG. Von ihnen leiten sich sowohl „benigne klonale Plasmozy-

Tabelle 10.1 **Physiologische Hämoglobintypen des Menschen**

Hb-Typ		Heterotetramere Molekülstruktur
Embryonales Hb		
	Portland	$\zeta_2\gamma_2$
	Gower I	$\zeta_2\varepsilon_2$
	Gower II	$\alpha_2\varepsilon_2$
Fetales HbF		$\alpha_2\gamma_2$
Adultes HbA		
	HbA_1	$\alpha_2\beta_2$
	HbA_2	$\alpha_2\delta_2$

tosen" im Rahmen „monoklonaler Gammapathien unbestimmter Signifikanz" (MGUS) als auch „maligne multiple Myelome" (Plasmozytom) sowie die seltenen „solitären Myelome" ab.
- *Lymphozyten*: Im KM-Ausstrich finden sich normalerweise 15% (Schwankungsbereich 10–22%) Lymphozyten. Ein Teil von ihnen stammt aus dem zirkulierenden Blut, ein Teil von ihnen ist im Markparenchym angesiedelt, und zwar entweder dispers oder herdförmig nach Art von Marklymphknötchen. Sie sind im Kleinkindesalter häufiger und bei immunpathologischen Prozessen vermehrt.

Hämatopoetische Regeneration: Die Lebensdauer der Blutzellen ist begrenzt und schwankt zwischen Stunden (Granulozyten) und Monaten (Erythrozyten). Täglich müssen 490 Milliarden Blutzellen ersetzt werden. Dieser gewaltige Zellumsatz setzt voraus, dass sich die Zellen folgender hämatopoetischer KM-Kompartimente durch spezifische Wachstumsfaktoren in einem kontrollierten Fließgleichgewicht befinden (vgl. S. 330 ff).
- *Stammzellspeicher*: Aus einem Pool ruhender, primitiver, nicht determinierter und insofern zunächst multipotenter Stammzellen rekrutieren sich determinierte Stammzellen. Zur Aufrechterhaltung des Stammzellspeichers liefern Mitosen multipotenter Stammzellen sowohl primitive als auch schrittweise determinierte Stammzellen.
- *Produktionsspeicher*: Als Vorläufer der reifen Blutzellen leiten sich Erythroblasten und Promyelozyten von determinierten Stammzellen ab, die sich durch hintereinandergeschaltete Mitosen in einem Verhältnis von 1:32 oder 1:64 vermehren und dabei irreversible Differenzierungsschritte durchlaufen. Analog entwickeln sich Megakaryozyten amitotisch mit einer entsprechenden Polyploidisierung.
- *Ausreifungsspeicher*: Das hämatopoetische KM enthält unter physiologischen Bedingungen bis zu 30% der die gesamte granulozytopoetische Zellpopulation ausmachenden Reserve bereits segmentkernig ausgereifter Granulozyten, die wenn nötig rasch ausgeschüttet werden können. Zum Reifungsspeicher rechnen auch die Retikulozyten, also jugendliche Erythrozyten, die in den ersten 3 Tagen nach ihrer Kernausstoßung vorübergehend noch Hb synthetisieren, in geringer Zahl im Blut zirkulieren oder in der Milz terminal reifen.
- *Funktionsspeicher*: Er umfasst die Erythro-, Thrombo-, Granulo- und Monozyten des Blutes.

Reaktionsmuster

Adaptative Hämatopoeseexpansion: Bei pathologisch gesteigerter Hämatopoese oder bei Leukämie reduziert sich der Anteil der Fettzellen am hämatopoetischen KM. Zusätzlich dehnt sich die Hämatopoese zentrifugal auf das Fettmark des peripheren Skeletts aus, während das rote KM normalerweise auf die (Femur-)Metaphyse beschränkt ist.

Ineffektive Erythropoese: In diesem Falle sind die Erythroblasten zwar vermehrt, aber zu keiner adäquaten Erythrozytenbildung fähig, weil Erythrozyten und Erythroblasten bereits im KM zugrunde gehen. Dadurch ist die Erythropoese kompensatorisch hyperplastisch und im Skelettsystem so expandiert, dass es himbeerrot aussieht.

Extreme, konstitutionelle Hämatopoeseexpansion: Bei lebenslanger hämatopoetischer Hyperplasie – wie bei Thalassämien oder kongenitalen dyserythropoetischen Anämien – verdrängt die Hämatopoese nicht nur das Fettmark, sondern auch Knochenstrukturen → Osteoporose der Wirbelkörper mit Deckplatteneindellung → „Fischwirbelbildung". Die Hämatopoese kann sich dabei zusätzlich unter Auflösung der Lamina externa auf das Periost ausdehnen, das damit reagiert, dass es neue schmale, radiär gestellte Knochenfortsätze in Form von „Spicula" (spiculum, lat. Stachel) bildet. Diese fallen radiologisch besonders an der Oberfläche der Schädelkalotte als „Bürstenschädel" auf.

Hämolyse (= „Blut-Auflösung" → Erythrozytenzerstörung): Je nach Lokalisation des Erythrozytenabbaus unterscheidet man folgende Hämolyseformen:
- *Extravasale (phagozytäre) Hämolyse:* Analog dem physiologischen, alterungsabhängigen Erythrozytenabbau, den Makrophagen der Milz und zu 70% des KM bewerkstelligen, werden Erythrozyten, die in den Marksträngen der Milz steckenbleiben, weil sie geschädigt, „verfremdet" oder nur eingeschränkt verformbar sind, vorzeitig von lienalen Makrophagen abgefangen und abgebaut. Bei chronischen Zuständen hypertrophiert die rote Milzpulpa → Splenomegalie. Dabei läuft folgende pathogenetische Kettenreaktion ab: Makrophagen zerlegen Hb in Globin und Häm → Hämabbau zu Bilirubin (S. 102) → Resultat: hämolytische Anämie mit prähepatischem Ikterus ohne Hb-Urie.
- *Intravasale (physikalisch-chemische) Hämolyse:* Dabei gehen die Erythrozyten wegen komplementbedingter, physikalisch-chemischer Schädigung vornehmlich innerhalb der Blutgefäße zugrunde. Das ins Plasma abgegebene Hb dissoziiert in $\alpha\beta$-Dimere und bindet an Haptoglobin (α_2-Globulin). In dieser Form wird es rezeptorvermittelt in die Leberzelle aufgenommen und wie beim makrophagozytären Abbau in Bilirubin umgewandelt, glukuronisiert und ausgeschieden. Alternativ kann der Hb-Haptoglobin-Komplex auch rezeptorvermittelt von Makrophagen aufgenommen werden. Bei ausgeprägter intravasaler Hämolyse fällt viel Hb an und wird viel Haptoglobin verbraucht. Nicht haptoglobingebundenes Hb oxidiert zu Met-Hb (= Ferri-Hb), das in Globin und Ferrihäm dissoziiert. Letzteres wird an hepatozellulär gebildetes Hämopexin gebunden und rezeptorvermittelt von den Hepatozyten aufgenommen und abgebaut. Bei extremer Hämolyse kann das Ferrihämin nach gering affiner Bindung an Albumin auch von den Hepatozyten abgebaut werden. Sind diese Hb-Transportkapazitäten überfordert, treten Hb-Dimere in den Primärharn über → Hb-Urie mit rotbraunem Urin sowie Hb-Reabsorption in den proximalen Tubulusepithelien → Nachweis von Hämosiderin, gebunden an tubuläre Fragmente (= Hämosiderinurie).

Ferrotoxische Organsiderose: Chronische Anämien führen a) wegen einer gesteigerten intestinalen Eisenaufnahme mit tendenzieller RHS-Hämosiderose und b) wegen parenteraler Eisenzufuhr im Rahmen therapeutischer Bluttransfusionen zu einer progredienten RHS-Hämosiderose. Sekundär werden die Organzellen von Leber,

Herz und Endokrinium exzessiv mit Eisen beladen und nehmen wegen der „Haber-Weiss-Reaktion" Schaden. Dabei besteht der 1. Schritt in: $O_2^- + Fe^{+++} \rightarrow O_2 + Fe^{++}$. Im 2. Schritt folgt: $Fe^{++} + H_2O_2 \rightarrow Fe^{+++} + \cdot OH + OH^-$, das daraus resultierende ·OH (Hydroxylradikal) schädigt die Gewebe im Sinn einer „sekundären Hämochromatose". Therapeutische Konsequenz: Chelatmedikation mit Desferrioxamin → renale Eisenausscheidung.

Polyglobulie: Diese nichtneoplastische Vermehrung der absoluten Erythrozytenzahl (Erythrozytose) bei normalen Leukozyten- und Thrombozytenzahlen tritt als „relative Polyglobulie" bei Einbußen des Plasmavolumens (Hämokonzentration) auf, wogegen eine „absolute Polyglobulie" bei Krankheiten beobachtet wird, die mit einer verminderten Gewebeoxygenierung (= hypoxische Erythrozytose) und einer konsekutiv vermehrten Erythropoetinbildung in der Niere einhergehen. Ursachen einer absoluten Polyglobulie sind:
- *kardiale* Polyglobulien bei Herzvitien und Herzinsuffizienz,
- *pulmonale* Polyglobulien bei alveolärer Hypoventilation,
- *Höhenpolyglobulien* bei vermindertem atmosphärischem O_2-Druck,
- *hämoglobinopathische* Polyglobulien bei atypischem Hb,
- *endokrine* Polyglobulien bei Hyperkortizismus, -androgenismus, -thyreose,
- *paraneoplastische* Polyglobulien bei Nieren- und Leberzellkarzinomen wegen Bildung erythropoetinähnlicher Substanzen.

Leukämoide Reaktion: Dies ist eine extreme Neutrophilie bei langfristiger Stimulation des myelopoetischen Proliferationsspeichers im Rahmen von Entzündungen und Paraneoplasien, die durch granulozytopoetische Wachstumsfaktoren und proinflammatorische Zytokine ausgelöst wird.

10.1.1
Stammzellläsionen

Orthologie: Der erwachsene Mensch enthält in seinen etwa 5 l Blut 24 Trillionen ($2,4 \times 10^{13}$) Blutzellen, die etwa ein Drittel aller Körperzellen ausmachen. Die weißen und roten Blutkörperchen bleiben unterschiedlich lang in der Blutzirkulation: Neutrophile 7 – 10 Stunden, Monozyten 1 – 4 Tage, Thrombozyten 10 Tage, Erythrozyten 4 Monate und Lymphozyten wegen ihrer Rezirkulation zwischen lymphatischen und anderen Organen verschieden lang. Die 5×10^{11} Zellen, die täglich aus der Blutzirkulation ausscheiden, müssen durch die Hämatopoese ersetzt werden.

- *Hämatopoetische Stammzellen:* Der enorme tägliche Blutzellverlust wird durch die „asymmetrische Stammzellregeneration und Stammzellproliferation", die allen Erneuerungsgeweben gemeinsam ist (S. 330), wieder ausgeglichen. Morphologisch handelt es sich bei diesen Stammzellen um „Blasten" mit spärlichen Zytoplasma und chromatindichtem Kern. Am Anfang der hämatopoetischen Ahnenreihe steht die „multipotente Stammzelle". Von ihr leiten sich nach weiteren Teilungsschritten die „pluripotenten Stammzellen" ab. Durch weitere asymmetrische Teilungen gehen aus ihr weitere pluripotente Stammzellen sowie eine Tochterzelle hervor. Da sie proliferativ monoklonale Stammzellkolonien bildet, wird sie auch als „Colony-forming Unit" bezeichnet, von der wiederum die lymphatischen (CFU-L) oder die granulo-, erythro-, mono- und megakaryozytopoetischen (CFU-GEMM) Zelllinien abstammen. Von dieser Ebene leiten sich die determinierten Stammzellen ab, die als BFU-E (burst forming units erythropoesis) in die Erythropoese, als CFU-Meg in die Megakaryozytopoese, als CFU-Eo in die Eosinophilopoese und als CFU-Bas in die Basophilopoese einmünden. Die zunächst für die Monozyto- und die neutro-

Tabelle 10.2 **Hämatopoetische Wachstumsfaktoren des Menschen**

Faktor	Genlocus	Herkunftszelle	Zielzelle	Hämatologisches Produkt
G-CSF	17q11.2 – 21	Monozyten/Fibroblasten	CFU-G	Neutrophile
GM-CSF	5q23 – 31	T-Zellen, Endothelien, Fibroblasten, Makrophagen	CFU-GM, CFU-G, CFU-M, CFU-Eo, CFU-Mix, BFU-E, CFU-Meg	Neutro-/Eosinophile; Monozyten/Makrophagen; Erythro-, Megakaryozyten
M-CSF (CSF-1)	1p13 – 21	Makrophagen, Endothelien	CFU-M	Monozyten/Makrophagen
IL-3 (multi-CSF)	5q23 – 31	T-Zellen	CFU-Mix, CFU-M, CFU-G, CFU-M, CFU-Eo, CFU-Meg, BFU-E	Neutro-, Eosino-, Basophile; Monozyten/Makrophagen; Erythro-, Megakaryozyten, Mastzellen
SCF (c-kit-Ligand)	12q22	medulläre und lienale Stromazellen	diverse CFU, Myeloblasten, Myelozyten, Mastzellen	diverse Blutzellen, Mastzellen
Thrombopoetin	3q27 – 28	Lebermakrophagen	CFU-Meg	Megakaryo-, Thrombozyten
Erythropoetin (EPO)	7q21	renale juxtaglomeruläre Zellen	BFU-E, CFU-E, Erythroblasten	Erythrozyten

phile Granulozytopoese gemeinsame Entwicklungsstufe CFU-GM spaltet sich in Vorläufer der neutrophilen Granulozyto- (CFU-G) und der Monozytopoese (CFU-M) auf.
- *Hämatopoetische Wachstumsfaktoren:* Die Proliferation und Differenzierung dieser Stammzellen wird von Wachstumsfaktoren gesteuert. Sie werden in Anlehnung an den CFU-Begriff als „Colonie-stimulierende Faktoren" (CSF) bezeichnet und von Stromazellen des KM und/oder von T-Zellen gebildet und meist parakrin, teilweise wie das Erythro- und Thrombopoetin auch auf endokrinem Wege sezerniert. Die wichtigsten unter ihnen sind in Tab. 10.2 zusammengestellt. Neben einer Beteiligung weiterer Interleukine (IL-4, -6, -11 und -12) ist der Stammzellfaktor (SCF) als Ligand des vom Protoonkogen c-kit kodierten Oberflächenrezeptors (eine Rezeptor-Tyrosinkinase, CD117) bedeutsam, zumal er die Wirkung von IL-3, GM-CSF und EPO potenziert. Etliche der genannten Wachstumsfaktoren (wie EPO und GM-CSF) sind als rekombinante Proteine medikamentös verfügbar.

Hämatopoetische Transplantation

Definition: Therapeutische Übertragung hämatopoetischer Stammzellen von einem Individuum auf das andere (mittlerweile häufig).

Pathogenese: Stammzellen/CFU exprimieren typischerweise das Oberflächenantigen CD34, das mit zunehmender Differenzierung wieder verschwindet. Im normalen KM machen CD34-positive Stammzellen nur etwa 0,1 % aller kernhaltigen Zellen aus. Mithilfe dieses Antigens lassen sich die Stammzellen aus dem Blut isolieren und danach transplantieren. Zwar sind Stammzellen im peripheren Blut selten, sie können aber mit speziellen Methoden als „periphere Blutstammzellen" (PBSZ) angereichert werden, um danach entweder bei primärer Aplasie der Hämatopoese oder nach einer kombiniert zytostatisch und radiogen erzeugten KM-Verödung (= Myeloablation) im Rahmen der Leukämiebehandlung das hämatopoetische KM zu regenerieren.

Klinik: Indikation zur Stammzelltransplantation: angeborene schwere Immundefekte, akute Leukämien, chronische myeloische Leukämie und aplastische Anämie. Nach erfolgter Transplantation droht die „Graft-versus-Host"-Reaktion.

Graft-versus-Host-Disease

Definition: Durch zytotoxische Spender-T-Zellen vermittelte Abstoßungsreaktion mit apoptotischem Zelluntergang vorwiegend in Haut und Intestinum als Folge einer Transplantation hämatopoetischer Zellen (= GvHD).

Pathogenese: Von den multipotenten Stammzellen oder aus KM-Transplantaten leiten sich auch T-Lymphozyten des Spenders ab, die bei unzureichender HLA-Identität die Empfängerzellen zytotoxisch angreifen. Die Folge davon ist ein apoptotischer Untergang von Basalzellen der Epidermis, der Mundschleimhaut sowie von Epithelzellen der Dünn- und Dickdarmschleimhaut. Über das Ausmaß einer GvHD informieren Haut- oder Schleimhautbiopsien. Eine milde Graft-versus-Host-Reaktion (S. 185) kann insofern erwünscht sein, als zytotoxische T-Zellen des Spenders in der Lage sind, residuale leukämische Zellen des Empfängers zum Absterben zu bringen (graft-versus-leukaemia-reaction = GvLR).

10.1.2
Hereditäre Zytopenien

Allgemeine Definition: Seltene Gruppe genetisch bedingter Zytopenien, die entweder mehrere hämatopoetische Zelllinien betreffen und zu einer Panzytopenie führen, oder nur eine bestimmte Zelllinie betreffen mit konsekutiver unilineärer Zytopenie.

Pathogenese: Etwa ein Drittel der pädiatrisch relevanten Zytopenien ist genetisch bedingt, wobei eine Heredität insofern nicht immer gegeben ist, als De-novo-Mutationen nicht selten sind und wegen der oft geringen Lebenserwartung nicht vererbt werden können.

10.1.2.1
Multilineäre Defekte

Fanconi-Anämie

Syn.: familiäre, infantile perniziosaähnliche Anämie

Definition: Häufigste hereditäre Zytopenie wegen chromosomalem Brüchigkeitssyndrom. Sie zeigt sich mit dem Bild einer progredienten makrozytären Anämie mit ineffektiver Hämatopoese, dysplastischen Neutrophilenveränderungen in Form von Pseudo-Pelger-Kernen, zunehmender Thrombopenie und charakteristischen „konstitutionellen" Störungen.

Häufigkeit: Heterozygotenfrequenz 1 : 200.

Pathogenese: Dieses komplexe autosomal rezessiv erbliche Krankheitssyndrom beruht auf Defekten von „Caretaker-Genen" in Form der DNA-Reparatur-Gene (= FANC-Gene) mit konsekutiver Chromosomenbrüchigkeit (S. 352). Die Chromosomenbrüche sind in vitro unter anderem durch Alkylanzien oder Mitomycin C provozierbar. Der Defekt betrifft unter anderem die Behebung der durch UV-Strahlen ausgelösten Dimerbildung von Pyrimidinen. Die resultierende genomische Instabilität prädisponiert zur Entwicklung von Leukämien und soliden Tumoren.

Molekularpathologie: In den betroffenen Familien sind alternativ unterschiedliche Gene verantwortlich. Bei den homozygoten Merkmalsträgern sind bisher mindestens 8 verschiedene Genmutationen identifiziert. Die jeweiligen Genprodukte ergänzen sich in ihrer DNA-reparierenden Funktion, so dass die unterschiedlichen Funktionsdefekte durch In-vitro-Zellfusion ausgeglichen werden, als ob Blinde mit Tauben kooperierten. Durch diesen experimentellen Ansatz lassen sich mindestens 8 Komplementierungsgruppen mit ihren individuellen Genloci identifizieren:
- FANC-A: 16 q24.3,
- FANC-B: 13 q12.3 ≡ BRCA2,
- FANC-C: 9 q22.3,
- FANC-D1: 13 q12.3 ≡ FANC-B,
- FANC-D2: 3 p25.3,
- FANC-E: 6 p22-p21,
- FANC-F: 11 p15,
- FANC-G: 9 p13.

Die Erkrankung zeigt eine phänotypische Variabilität, die offenbar nicht vom primären Gendefekt abhängt, sondern durch epigenetische Faktoren wie individuell verschiedene metabolische Ursachen beeinflusst wird.

Morphologie: Es existieren variable Phänotypen. Nachstehend geschildert ist der klassische Typ:
- *KM:* Anfänglich Stigmen einer „ineffektiven Erythropoese" (S. 502) mit perniziosaähnlicher Anämie (Megaloblastose, Kernanomalien und Chromatinabsprengungen), die myelodysplastische Züge aufweist; später Übergang in KM-Aplasie mit Panzytopenie.
- *Konstitutionelle Störungen:* Daumen-/Radiushypoplasie; Minderwuchs; Hypogenitalismus; Mikrozephalie, -ophthalmie; Strabismus; Hufeisennieren; axilloinguinale Café-au-lait-Flecken.

Shwachman-Diamond-Syndrom ☐☐☐

Syn.: Shwachman-Bodian-Diamond-Syndrom (SBDS)

Definition: Sehr seltene, autosomal rezessiv erbliche Mutation des SBDS-Gens mit Neutro- und Thrombozytopenie, Anämie mit erhöhtem HbF-Gehalt der Erythrozyten, terminaler Panzytopenie und exokriner Pankreasinsuffizienz.

Pathogenese: Die Mutation betrifft das SBDS-Gen (Locus: 7q11), dessen Produkt bei Tieren und Pflanzen vorkommt und eine Funktion im RNA-Metabolismus hat.

Morphologie: Im KM ist die Granulozytopoese primär hypoplastisch; sekundär können eine Myelodysplasie und akute myeloische Leukämie auftreten; daneben Pankreaslipomatose mit exokriner Insuffizienz.

> **Klinik:** Im Kleinkindesalter persistente oder rekurrierende Neutropenie → Infektneigung mit Maldigestionssymptomatik, Wachstumsverzögerung und Steatorrhoe ähnlich einer zystischen Pankreasfibrose (jedoch normale Schweiß-Elektrolytwerte, keine chronischen Atemwegsinfekte, bessere Lebenserwartung). Gelegentlich auch mentale Retardierung, meta- und epiphysäre Dysplasien und Minderwuchs.

10.1.2.2
Unilineäre Defekte

Diamond-Blackfan-Anämie ☐☐☐

Syn.: Erythrogenesis imperfecta

Definition: Sehr seltene, autosomal rezessiv erbliche, progressive Hypoplasie der Erythropoese mit makrozytärer Anämie bei regulärer Granulo- und Thrombozytopoese.

Molekularpathologie: Ursächlich ist das DBA-1-Gen (Locus: 19q13.2) mutiert, das ein ribosomales Protein S19 kodiert. In Einzelfällen: balancierte Translokation t(X;19)(p21;q13). In einigen Familien mit autosomal dominantem Erbgang Mutation des DBA2-Gens (Locus: 8p23.3-p22).

Morphologie: Die Läsion äußert sich schon im 1. Lebensjahr in Form einer makrozytären Anämie. Im weiteren Verlauf gehäuft Leukämien; gelegentlich noch kraniofaziale Dysmorphismen und Daumenanomalien ähnlich wie bei Fanconi-Anämie.

Kongenitale dyserythropoetische Anämien ☐☐☐

Definition: Sehr seltene, heterogene Anämiegruppe (CDAN) mit „ineffektiver Erythropoese" (S. 502) in Kombination mit typspezifischen zytologischen Anomalien, die eine gewisse Analogie zu erworbenen myelodysplastischen Syndromen oder auch zu avitaminotischen makroblastären Anämien zeigen.

Pathogenese und Morphologie: Klassische Erscheinungsformen dabei sind:
- *Typ I:* Autosomal rezessiv erbliche Mutationen des CDAN-1-Gens (Locus: 15q15), dessen Produkt Codanin-1 vermutlich für die Integrität der Kernhülle und Anheftung der Mikrotubuli verantwortlich ist. Megaloblastoide Veränderungen mit Makrozytose und internukleärer Brückenbildung zwischen sich teilenden Erythroblasten.
- *Typ II:* Autosomal rezessive Mutation des CDAN-2-Gens (Locus: 20q11.2). Bi- und multinukleäre Erythroblasten mit multipolaren Mitosen. Speicherung eines optisch anisotropen, mikrofibrillären Materials in phagozytären Retikulumzellen in Form von Pseudo-Gaucher-Zellen.
- *Typ III:* Autosomal dominante Mutation des CDAN-3-Gens (Locus: 15q21). Multinukleäre Gigantoerythroblasten mit bis zu 12 Zellkernen und Makrozytose.

> **Klinik:** Die Merkmalsträger dieser Anämie erreichen das Erwachsenenalter. Die lebenslange Adaptation an den Zustand erklärt, weshalb in einigen Fällen die Diagnose erst im fortgeschrittenen Lebensalter gestellt wird.

Agranulocytosis infantilis hereditaria ☐☐☐

Syn.: Kostmann-Syndrom

Definition: Sehr seltener, autosomal rezessiv erblicher Defekt; charakterisiert durch die Akkumulation nicht ausreifender Promyelozyten im KM mit hochgradiger Neutropenie wegen eines Defekts des G-CSF-Rezeptors.

Pathogenese: Außer der zunächst in Südschweden beobachteten Agranulozytose sind weltweit analoge Formen „schwerer kongenitaler Neutropenien" beschrieben worden, denen unterschiedliche Mutationen von Rezeptoren für hämatopoetische Wachstumsfaktoren zugrunde liegen.

Molekularpathologie: Bei der Mutation des G-CSF3 R-Gens (Locus: 1p35-p34.3) ist die Wirkung des besonders unter Einfluss von endotoxinstimulierten Makrophagen gebildeten CSF3 beeinträchtigt. Bei Mutation des Gens für die Neutrophilenelastase 2 (ELA2, Locus:

19 p13.3) ist die neonatale Entwicklung der Granulozytopoese zusätzlich im weiteren Verlauf mit erhöhtem AML-Risiko (s. u.) verbunden.

Klinik: Unbehandelte Kinder sterben bereits im 1. Lebensjahr. Dieser Funktionsdefekt kann durch eine Medikation mit rekombinantem G-CSF teilweise überwunden werden.

Kongenitale amegakaryozytäre Thrombozytopenie

Definition: Sehr seltene, isolierte erbliche Megakaryozytenaplasie mit konsekutiver Thrombopenie.

Molekularpathologie: Der Defekt beruht auf einer Mutation des MPL-Gens (myeloproliferatives Leukämievirus-Onkogen = Thrombopoetin-Rezeptor-Gen; Locus: 1p34).

Morphologie: Im KM findet sich eine Aplasie der Megakaryozyten trotz massiv erhöhter Serumkonzentration von Thrombopoetin, während die granulo- und erythropoetische Zelllinien zunächst intakt sind. Bei etwa der Hälfte der Patienten werden in den ersten Lebensjahren auch die übrigen hämatopoetischen Zelllinien hypoplastisch → aplastische Anämie. In einigen Fällen kommen noch eine Herzfehlbildung, ein myelodysplastisches Syndrom sowie eine akute myelomonozytäre Leukämie (S. 538, S. 531) hinzu.

10.1.3
Erworbene Zytopenien

10.1.3.1
Erworbene Panzytopenie

Definition: Häufiges, weitgehendes (= hypoplastische Panmyelopathie) oder vollständiges (Panmyelophthise) Versiegen der Erythro-, Granulo- und Thrombozytopoese mit Entwicklung einer Panzytopenie (Granulozytopenie/Agranulozytose, Thrombozytopenie und Anämie).

Hiervon abzugrenzen sind diejenigen Zytopenien, die sich aufgrund eines stark erhöhten Verbrauches der betreffenden Blutzellen entwickeln und mit einer kompensatorisch gesteigerten, jedoch nicht ausreichenden Proliferation im KM einhergehen.

Pathogenese: Ursächlich wird in erster Linie ein Defekt und/oder eine Schädigung des Stammzellen- und/oder des Proliferationsspeichers im KM angenommen und zwar durch:
- *chemische Faktoren* wie Benzol, Zytostatika, Chloramphenicol, Phenylbutazon, Goldpräparate;
- *ionisierende Strahlen* wie Radioisotope.

Morphologie: Vollständiges Fehlen der Vorstufen aller 3 Zellreihen im KM.

Klinik: Der Verlauf wird vom Ausmaß und den Folgen der Anämie (Dyspnoe und Tachykardie), der Granulozytopenie (Infektneigung) und der Thrombozytopenie (hämorrhagische Diathese) bestimmt.
Therapie: Ursachenbeseitigung. Substitutionstherapie mit Blutzellkonzentraten, KM-Transplantation.

10.1.3.2
Erworbene Neutropenie

Definition: Recht häufige Mangelzustände an Neutrophilen wegen gestörter oder ineffektiver Neubildung, beschleunigter Elimination oder Verschiebung aus dem Zirkulationspool.

Pathogenese: Pathogenetisch (Tab. 10.3) und klinisch sind folgende Mechanismen wichtig:
- *Genetische (okkulte) Enzymdefekte* im Arzneimittelabbau: Dies gilt exemplarisch für das Thyreostatikum Carbimazol (Thiamazol, Favistan). Es wird bei den betroffenen Patienten zu toxischen Metaboliten abgebaut, die über eine Proliferationsstörung eine

Tabelle 10.3 Typen der erworbenen Neutropenien

Neutropenie Typ und Pathogenese	Auslösende Noxen
Typ 1 Proliferationsstörung der Granulozytopoese	
– obligat und dosisabhängig	ionisierende Strahlung, Zytostatika
– Idiosynkrasie, genetisch determiniert, dosisabhängig	Carbimazol, Phenothiazin, Sulfonamide u. a.
– Idiosynkrasie, hypersensitivitätsbedingt	Chloramphenicol, Goldsalz, Benzol u. a.
Typ 2 Ineffektive Hyperplasie der Granulozytopoese	Alkoholkrankheit, Folat- oder Vitamin-B_{12}-Mangel, Chloramphenicol
Typ 3 A. Beschleunigte Neutrophileneliminierung B. Agranulozytose Typ Schultz	Hypersplenismus, Endotoxin, Lupus erythematodes Aminopyrin (Pyramidon) als Hapten(-AK) gegen Neutrophile
Typ 4 Kombination von 2 Neutropeniefaktoren	Übergang Typ 3 (nach Stammzellerschöpfung) in Typ 1
Typ 5 Pseudo-/Shift-Neutropenie aus dem Zirkulationspool	Plasmaexpander, Histamin

Agranulozytose auslösen und in der Gravidität teratogen wirken (Choanenatresie, Athelie).
- *Haptenwirkung eines Arzneimittels*, das in dieser Form an Neutrophile oder ihre Vorläuferzellen bindet (Abb. 10.**1**) und nach vorangegangener Sensibilisierung bei Reexposition die Neutrophilen immunotoxisch zerstört (dosisunabhängig!).
- *Ionisierende Strahlen, Zytostatika:* Sie schädigen auch die übrige Blutbildung und blockieren im schwersten Falle die Hämatopoese total → „schwere aplastische Anämie".

Klinik: Sie hängt vom pathogenetischen Mechanismus ab:
- *Neutropenie wegen proliferationsgeschädigter Granulozytopoese:* Latenzzeit bis zu 2–3 Wochen, weil die Transitzeit des Proliferationskompartiments (Entwicklungsreihe: Myeloblast, Promyelo-, Myelo-, Metamyelo-, Granulozyt) 66–227 Stunden und die Transitzeit des Maturationskompartimentes (Verweildauer segmentkerniger Neutrophiler im KM vor ihrer Auswanderung ins Blut) 20–224 Stunden dauern kann.
- *Haptenbedingte Neutropenien:* Latenzzeit ist kurz, wenn sich die zytotoxischen Antikörper primär gegen reife Neutrophile richten; das KM reagiert mit einer kompensatorischen Hyperplasie von Promyelozyten und Myelozyten. Dieses scheinbar paradoxe Bild kann eine leukämische Proliferation vortäuschen (Prototyp: aminopyrinbedingte Agranulozytose Typ Schultz).

10.1.3.3
Erworbene Thrombopenie

Allgemeine Definition: Es handelt sich um eine verminderte Plättchenzahl wegen eingeschränkter Thrombozytopoese des KM oder häufiger wegen verkürzter Lebenszeit der Thrombozyten in der Blutzirkulation.

Immunthrombozytopenische Purpura

Syn.: ITP (früher: Morbus maculosus Werlhof, idiopathische thrombozytopenische Purpura)

Definition: Disseminierte punktförmige Haut- und Schleimhautblutungen wegen antithrombozytärer Antikörper.

Pathogenese: Auslösend sind antithrombozytäre Antikörper der Klassen IgG vorwiegend bei chronischer ITP oder IgM bei akuter ITP besonders im Kindesalter. Sie binden häufig an Epitope der Plättchen-Glykoproteine GPIIb/IIIa. Alternativ lagern sich bei parainfektiöser akuter ITP antivirale Antikörper als Immunkomplexe an die Thrombozytenoberfläche. Die Antikörperbeladung kann folgende Konsequenzen haben:
- *Aktivierung der Komplementkaskade* bis zum membranattackierenden Komplex C5b-C9 → intravasale Plättchendestruktion,
- *Bindung an Fc-Rezeptoren* der Makrophagen sowie C3b-Fixation → Plättchendestruktion in Leber und besonders in Milz. Dabei ist die Expression der Fc-Rezeptoren auf Makrophagen variabel und wird durch Infekte und Östrogene hochreguliert, was die erhöhte ITP-Neigung bei Infekten sowie bei Frauen und Schwangeren erklärt.

Morphologie: Die gesteigerte lienale Phagozytose von Thrombozyten mit ihrem hohen Gehalt an Membranlipiden induziert eine schaumzellige Lipidspeicherung in den Makrophagen (Abb. 10.**2**). Bei chronischer ITP wandelt sich ein Teil dieser Lipide in Zeroid um. Als Korrelat einer chronisch gesteigerten Antikörperbildung treten in der Milz vergrößerte Sekundärfollikel mit kapillär-arteriolärer Hypervaskularisation und Obliteration ihrer Marginalsinus auf. Ab einer Thrombozytopenie < 100 000/μl reagiert das hämatopoetische KM mit einer kompensatorischen Hyperplasie der Megakaryozyten. Als Ausdruck einer überstürzten Thrombozytenneubildung treten im peripheren Blut Riesenplättchen (sog. Makrothrombozytopenie) auf, wie sie allerdings auch bei genetisch bedingten Thrombozytopenien vorkommen.

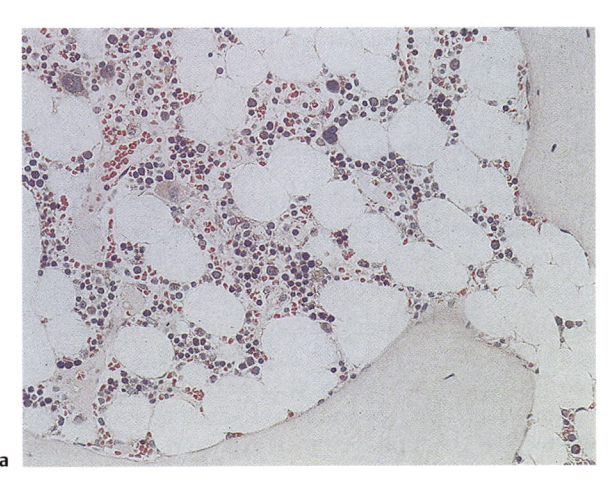

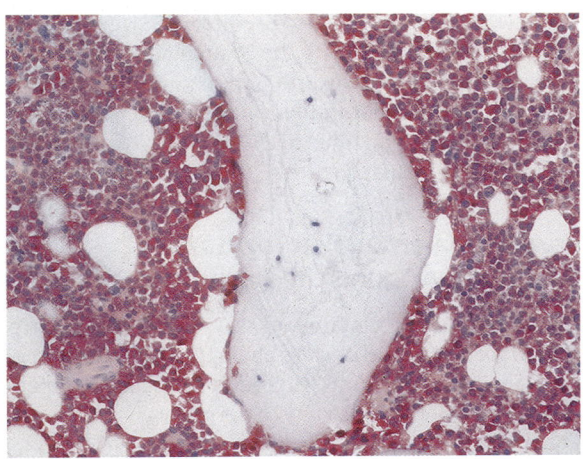

Abb. 10.**1** **Agranulozytose** (= Granulozytenaplasie) bei Unverträglichkeit gegenüber Leponex (Psychopharmakon):
a Komplette Agranulozytose: keine chlorazetatesteraseroten Neutrophilenvorstufen (HC, Vergr. 1 : 100);
b überschießende Regeneration nach Medikation mit G-CSF in der Heilungsphase mit massenhaft chlorazetatesteraseroten Neutrophilenvorstufen (HC, Vergr. 1 : 100).

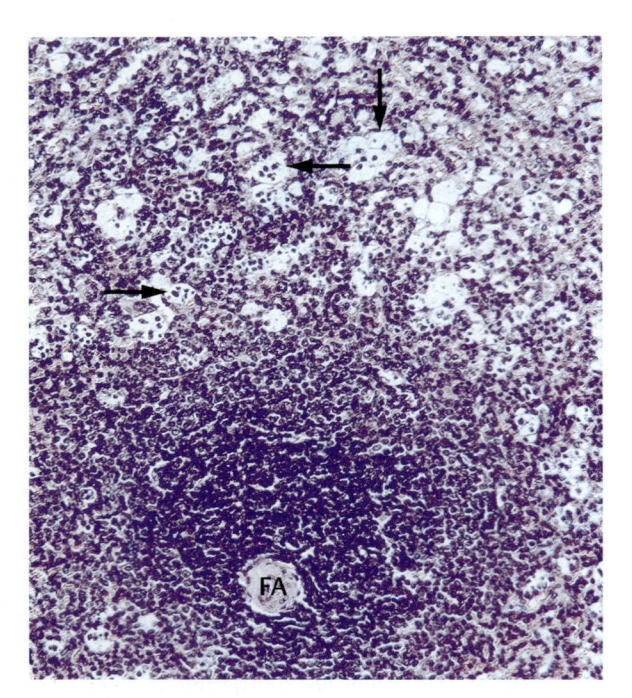

Abb. 10.2 **Morbus Werlhof:** In den Pulpasträngen liegen zahlreiche Histiozyten (Pfeile) mit phagozytiertem, granulärem Material (Thrombozytentrümmer). FA = atrophische Milzfollikel wegen Corticoidtherapie (PAS, Vergr. 1:250).

+ Klinik: Typische Symptomatik mit a) thrombinbedingter Thromboseneigung, b) hämorrhagischer Diathese (Petechien der Haut und Schleimhäute, in Extremfällen auch Ekchymosen). Gefürchtet sind Intrazerebralblutungen nach inadäquatem Trauma. Derartige Manifestationen sind in der Regel erst bei Thrombozytopenien < 30000/μl zu erwarten. Wegen der kausalen Pathogenese (s. o.!) sind in derartigen Fällen eine Abregulation phagozytärer Fc-Rezeptoren durch niedrig dosierte Corticosteroide oder Danazol (ein Androgenanalog), eine funktionelle Blockade von Fc-Rezeptoren durch Gammaglobulininfusionen und als ultima Ratio eine Splenektomie indiziert.

+ Verlaufsformen:
1. *Akute ITP:* Vorwiegend im Kindesalter kann 1-2 Wochen nach viralen Infekten akut eine ITP auftreten. Rückbildung bei 80% der Patienten spontan binnen 6 Monaten.
2. *Chronische ITP:* Häufigste Autoimmunerkrankung des hämatopoetischen Systems. Prädilektionsalter: 2.-3. Lebensdekade (♀ >> ♂). Auftreten a) primär ohne erkennbare Ursache, b) sekundär in Verbindung mit anderen Autoimmunerkrankungen (Morbus Basedow, rheumatoide Arthritis, SLE), c) als „Evans-Syndrom" kombiniert mit autoimmunhämolytischer Anämie oder d) kombiniert mit CLL.
3. *Medikamentös induzierte ITP:* Sensibilisierende Medikamente wie Chinin, Chinidin, Sulfonamide oder Goldsalze binden als Hapten an Glykoproteine der Plättchenoberflächen (GPIb/IX oder GPIIb/IIIa). Gegen diese Neoantigene werden Antikörper gebildet, wobei bei sensibilisierten Patienten schon geringe Dosen genügen. So können in Limonaden enthaltene, geringe Chinindosen (Bitterstoffe) genügen, um – in heißen Sommermonaten gehäuft – die Cocktail-Purpura („purpura on the rocks") zu induzieren.
4. *Heparin-induzierte ITP (= HIT):* Auslösung durch Antikörper gegen einen Komplex aus Plättchenfaktor-4 (PF4) mit hochmolekularem Heparin im Rahmen einer Thromboseprophylaxe. Bindung des PF4-Heparin-IgG-Immunkomplexes an thrombozytäre FcγI-Rezeptoren. Dies löst folgende Reaktionskette aus: starke Plättchenaktivierung mit Freisetzung thrombogener Substanzen und PF4 → PF4 komplexiert zusätzlich mit endothelialem Heparansulfat → vaskuläre IgG-Bindung → Endothelschädigung. Aus diesen Prozessen resultiert eine Prothrombin-Thrombin-Konversion → tiefe Beinvenenthrombose sowie arterielle Verschlüsse (Myokardinfarkt, periphere Gangrän). Klinische Konsequenz: obligatorische Plättchenzählung, weil am Anfang des Prozesses ein Thrombozytenabfall steht.
5. *Neonatale ITP:* Peripartale Zerebralblutungen drohen, wenn bei chronischer ITP der Mutter diaplazentar antithrombozytäres IgG maternofetal übertragen wird.
6. *Neonatale Allo-Immun-Thrombozytopenie (= NAIT):* In diesem Falle werden Anti-Pl^{A1}-IgG-Antikörper diaplazentar von der Mutter auf den Fetus übertragen, wenn der Fetus das bei 98% der weißen Bevölkerung vertretene Plättchenantigen Pl^{A1} (HPA1a) vom Vater geerbt hat und die Pl^{A1}-negative Mutter (meistens Pl^{A2}/HPA1b-positiv) Antikörper gegen fetale Plättchen bildet. Ein entsprechender Übertritt fetaler Plättchenantigene in die mütterliche Zirkulation ist ab der 14. Schwangerschaftswoche möglich. Die NAIT löst bei 10-20% der Kinder prä- oder postnatale Zerebralblutungen aus, die bei 5% tödlich sind; im Überlebensfall → Hydrozephalus oder Porenzephalie.
7. *Post-Transfusions-Purpura (= PTP):* Analog zur NAIT kann eine wiederholte Übertragung Pl^{A1}-positiven Spenderblutes eine Sensibilisierung von Pl^{A1}-negativen Erwachsenen auslösen.

Pseudothrombozytopenie

Definition: In-vitro-Artefakt in Form falsch niedriger Thrombozytenwerte bei automatisierter Plättchenbestimmung.

Inzidenz: 1:1000 bei einer ITP-Inzidenz von 1:10000!

Pathogenese: Da Thrombozyten überwiegend mit Zählautomaten im EDTA-antikoagulierten Blut bestimmt werden, besteht die Gefahr, dass EDTA durch Entzug divalenter Kationen (Ca^{++}) Kryptantigene und Epitope besonders im GPIIb/IIIa-Komplex exponiert. Gegen diese können Antikörper wie Kälteagglutinine, die in vivo an sich unwirksam sind, in vitro Erythrozytenaggregate bilden, so dass die automatische Plättchenzählung falsch niedrige Thrombozytenwerte liefert. Grob orientierend lässt sich eine Pseudothrombozytopenie über eine semiquantitative Abschätzung der Thrombozytenmenge in Blutausstrichen ausschließen.

Erworbene amegakaryozytäre thrombozytopenische Purpura

Definition: Durch primäre Megakaryozyten-Hypoplasie, selten auch -Aplasie im KM bedingte Thrombozytopenien (im Gegensatz zur ITP mit ihrer typischen kompensatorischen Megakaryozyten-Hyperplasie).

Pathogenese: Als auslösende Ursachen kommen alle KM-hemmenden Substanzen in Betracht:
- *Medikamente* mit recht selektiver Megakaryozytenschädigung: Diuretika (Thiazide), Östrogene und Anagrelid (Inhibitor der zyklischen AMP-Phosphodiesterase).

- *Alkoholkrankheit* mit toxischer Megakaryozytensuppression oft in Kombination mit Fehlernährung (Folatmangel) und Leberzirrhose; Verstärkung der Thrombozytopenie durch vermehrte lienale Plättchensequestration bei portaler Splenomegalie.
- *AIDS-assoziierte* Thrombozytopenie durch dysplastische Megakaryozyten mit verminderter thrombozytopoetischer Kompetenz (Ursache?).

10.1.3.4
Erworbene Anämien

Allgemeine Definition: „Anämie" ist ein Sammelbegriff für Zustände, bei denen die zirkulierende Erythrozytenmasse und folglich auch der Hb-Wert und/oder Hämatokrit im peripheren Blut unter die altersentsprechende und geschlechtsspezifische Norm abgesunken sind.

Normwerte: Die normalen Messwerte der Erythrozyten sind alters- und geschlechtsabhängig. Dazu gehören neben Hb-Konzentration, Hämatokrit (Hk) und Erythrozytenzahl noch folgende Parameter:
- *MCV* (mean corpuscular volume) = mittleres Volumen des Einzelerythrozyten,
- *MCH* (mean corpuscular Hb) = mittlerer Hb-Gehalt des Einzelerythrozyten = Hb_E,
- *MCHC* (mean corpuscular Hb concentration) = mittlere Hb-Konzentration im Erythrozytenvolumen,
- *RCDW* (red cell distribution width) = Histogramm der erythrozytären Größenverteilung.

Diese Normwerte sind geschlechts- und altersabhängig. Beim Neugeborenen betragen Hb 16,5 g/dl, Hk 51%, Erythrozytenzahl 4,7 T/l, MCV 108 fl, MCH 34 pg, MCHC 33 g/dl. Besonders die Hb-Konzentration fällt nach der Geburt mit einem Tiefpunkt in der Altersphase zwischen 2 und 6 Monaten ab: Hb 11,5 g/dl, Hk 35%, Erythrozytenzahl 3,8 T/l, MCV 91 fl, MCH 30 pg, MCHC 33 g/dl. Bis zur Adoleszenz steigt das Hb unter Entwicklung eines ♀/♂ Geschlechtsunterschiedes an, der bis zur Menopause beibehalten wird: Hb 14,0/15,5 g/dl, Hk 41/36%, Erythrozytenzahl 4,6/4,0 T/l, MCV 90/80 fl, MCH 30/26 pg, MCHC 34/31 g/dl. Das geringere Hb bei ♀ erklärt sich aus einer geringeren Verfügbarkeit von Eisen für die Hb-Synthese, da die Menstruationsblutungen die Eisenbilanz negativ beeinflussen. Nach der Menopause tritt eine unvollständige Angleichung der ♀-Normwerte an den ♂-Referenzbereich ein.

Allgemeine Erythrozytenmorphologie (RBC = red blood cells): Die unterschiedlichen Anämieursachen bedingen, dass die normale RBC-Scheibenform (= Diskozyt) oft verändert ist. Diese charakteristischen Formveränderungen sind im Blutausstrich, Schnittpräparat oder Rasterelektronenmikroskop darstellbar. Differenzialdiagnostisch wichtig sind folgende tabellarisch zusammengestellte Läsionen:

Anisozytosen (anisos, gr. ungleich) → pathologische Zellgrößen:
- *Mikrozyt* = zu kleine RBC, MCV < 80 fl;
- *Makrozyt* = zu große RBC, MCV > 100 fl;
- *Megalozyt* = extrem große RBC, MCV > 110–150 fl (Prototyp: megaloblastäre Anämie).

Poikilozytosen (poikilos, gr. bunt) → pathologische Zellformen:
- *Akanthozyt* (akantha, gr. = Dorn) = RBC mit langen, dornförmigen Fortsätzen (Prototyp: A-β-Lipoproteinämie);
- *Anulozyt* (anulus, lat. = Ring) = abnorm dünne RBC, deren vermindertes Hb ringförmig auf die Zellperipherie verlagert ist. Syn.: Leptozyt (leptos, gr., zart);
- *Bite-Zellen* (bite, engl. = Biss) = RBC mit bissförmigem Randdefekt; Syn.: „tell tale cells", engl. = „Klatschmaulzellen" wegen Silhouetten-Aspekt (Prototyp: medikamenteninduzierte Hämolyse);
- *Burr-Zelle* (burr, engl. = Klette) = RBC mit vielen, kleinen, spitzen Fortsätzen; Syn.: Echinozyt (echinos, gr. = Igel);
- *Dakryozyt* (dakryos, gr. = Träne) = tränentropfenförmige RBC (Prototyp: Osteomyelofibrose);
- *Drepanozyt* (drepane, gr. = Sichel) = sichelförmige RBC mit parakristallinem HbS. Syn.: Sichelzelle (Prototyp: Sichelzellanämie);
- *Elliptozyt* = elliptische RBC mit meist erhaltener zentraler Abplattung (Prototyp: hereditäre Elliptozytose);
- *Kodozyt* (kodon, gr. = Glocke) = glockenförmige RBC mit niedrigem MCH. Bei flacher Ausbreitung im Ausstrichpräparat → „Schießscheibenzellen" (engl. „target cells") (Prototyp: Thalassämie);
- *Ovalozyt* = ovaloide RBC ohne zentrale Aufhellung. Syn.: Sphäroelliptozyt. (Prototyp: südostasiatisch-hereditäre Ovalozytose);
- *Schizozyt/Schistozyt* (schistos, gr. = gespalten) = zwei-/dreizipfliges RBC-Fragment. Syn.: Fragmentozyt (Prototyp: mechanisch-hämolytische Anämie);
- *Sphärozyt* (sphaira, gr. = Kugel) = kugelförmige RBC ohne zentrale Ausbildung (Prototyp: Kugelzellanämie);
- *Stomatozyt* (stomatos, gr. = Mund) = RBC mit asymmetrischer, schlitzförmiger Eindellung (Prototyp: hereditäre Stomatozytose).

Anisochromasie (gr. = ungleiche Färbung) → pathologische Anfärbbarkeit:
- *Anisochromasie* = variable RBC-Färbung mit Eosin aufgrund wechselnden Hb-Gehaltes;
- *Hyperchromasie* = erhöhter RBC-Hb-Gehalt;
- *Hypochromasie* = erniedrigter RBC-Hb-Gehalt;
- *Polychromasie* = diffus gesteigerte Affinität der RBC für basische Farbstoffe aufgrund erhöhten RNA-Gehaltes; typisch für jugendliche RBC (= Retikulozyten);
- *Retikulozyt* = RBC mit netzartig basophiler Struktur (Substantia reticulofilamentosa), die nur bei Supravitalfärbung mit basischen Farbstoffen durch Brückenbindungen von freien Ribosomen sichtbar wird.

Einschlusskörper in RBC:
- *Cabot-Ringe* = Strukturen in Form einer Null oder Acht als fragliche Kernmembranresiduen (Prototyp: schwere Anämie);
- *Heinz-Körper* = 0,5–2 µm große, solitäre/multiple, meist membranassoziierte Einschlüsse, nur bei Supravitalfärbung mit Brilliantkresylblau (Prototyp: enzymopathisch-hämolytische Anämien, Thalassämien);
- *Howell-Jolly-Körper* = bis zu 3 µm große Kernreste (Prototyp: splenoprives Blutbild bei Milzaplasie/Splenektomie);
- *Basophile Tüpfelung* = multiple, gleichmäßig verteilte, punktförmige, intensiv basophile Nukleotidaggregate (Prototyp: Bleivergiftung).

Blutungsanämie

Definition: Häufige Gruppe von Anämien wegen akutem oder chronischem Blutverlust.

Pathogenese: Sie ist in Abhängigkeit vom zeitlichen Verlauf unterschiedlich:
- *Akuter Blutverlust:* Ein massiver akuter Blutverlust wird im Überlebensfall, primär aber mit einem gewissen Zeitintervall, durch Blutplasma ersetzt, so dass erst nach 48–72 Stunden der niedrigste Hämatokritwert und somit das Ausmaß der Anämie erkennbar wird. Als Folge davon wird über eine gesteigerte Erythropoetinausschüttung die Erythropoese stimuliert (Abb. 10.3) → vermehrte Ausschwemmung von Retikulozyten (maximale Retikulozytenzahl ≥ 15%; erst 7 Tage später).
- *Chronischer Blutverlust:* Häufigste Ursachen dafür sind
  - *Magen-Darm-Blutung* wegen peptischer Ulzera, Refluxösophagitis, Karzinome, Hämorrhoiden;
  - *Genitalblutung* in Form von Menorrhagien infolge Genitalkarzinomen.

In all diesen Fällen entwickelt sich eine Anämie nur dann, wenn der Blutverlust nicht durch eine erhöhte Regenerationsleistung der erythropoetischen Vorstufen ausgeglichen werden kann oder wenn durch die Blutung die Eisenspeicher entleert sind (Eisendepletion). In letzterem Falle entsteht eine Eisenmangelanämie.

Eisenmangelanämie

Definition: Häufigste Anämieform infolge negativer Bilanz im Eisenstoffwechsel oder Erschöpfung der körpereigenen Eisenreserven.

Pathogenese: Die wichtigsten Ursachen einer Eisenmangelanämie sind:

- *Blutverlust* (häufigste Ursache);
- *Mehrbedarf:* Schwangerschaft, Stillperiode, Säuglings-/Kleinkindalter, Infektionskrankheit;
- *Minderresorption:* Gastritis-Achlorhydrie, Gastrektomie, Malabsorption;
- *Mangelernährung:* Vegetarier/„Veganer"[1], Mehl-, Ziegenmilchernährung, Hunger, Anorexie.

Da das Eisen größtenteils in hämhaltige Verbindungen wie Flavinenzyme der Atmungskette und Hb eingebaut wird, wirkt sich ein Eisenmangel immer sowohl auf die Zellatmung als auch auf den Sauerstofftransport aus. Der Eisenmangel manifestiert sich schrittweise: Zuerst werden die Eisenspeicher (Ferritin und Hämosiderin) in den KM-Retikulumzellen entleert, danach wird das zirkulierende Serumeisen vermindert, und erst dann werden die eisenhaltigen Hämverbindungen betroffen. Während die Masse des Serumeisens an Transferrin gebunden ist, werden an sich nur minimale Eisenmengen im Blut als Ferritineisen transportiert. Dieser Serumferritinspiegel hängt von der Höhe der Eisenspeicher (Ferritin, Hämosiderin) im RHS und anderen Zellen wie Hepatozyten ab. Dafür ist der Serumferritinspiegel ein guter Indikator für die Verfügbarkeit von Eisen (Cave: erhöhter Serumferritinspiegel auch bei Tumor-/Infektanämie, s. S. 511).

Morphologie: Im KM findet man eine gesteigerte (bei extremem Eisenmangel oder Veganern hypoplastische) Erythropoese, zytoplasmaarme Normoblasten, eine Sideroblastenminderung (S. 539) sowie eine Eisendepletion in den Retikulumzellen. Durch den Eisenmangel und die nachfolgend verminderte Hb-Synthese sind die ausgeschwemmten Erythrozyten klein und enthalten zuwenig Hb (mikrozytär-hypochrome Anämie), das sich in der Erythrozytenperipherie konzentriert → Anulozyten. Erhöhte osmotische Resistenz.

> **Klinik:** Bei gravierendem Eisenmangel wird anstelle von Fe^{++} Zink in Protoporphyrin eingebaut → Bestimmung des Zink-Hb-Spiegels. Die eisenmangelbedingte Flavinenzymdefizienz wirkt sich vor allem auf das Proliferationsverhalten der Mausergewebe aus:
> - *Atrophie und Dyskeratose* des *oropharyngealen Epithels* in Form einer Zungenatrophie (Zungenbrennen), Mundwinkelrhagaden (Perlèches).
> - *Plummer-Vinson-Syndrom* in Form der Symptomentrias a) mikrozytäre Anämie, b) atrophische Glossitis und c) sideropenische Dysphagie mit stenosierender Ösophagitis wegen netzartiger Membranen in der oberen Ösophagusenge (Präkanzerose!). Die Läsionsneigung der Schleimhäute beruht auf der Vernetzungsstörung der Basalmembrankollagene wegen Ineffektivität der Fe^{++}-abhängigen Prolinhydroxylase (S. 36).
> - *Atrophie und Verhornungsstörung im Epidermisbereich* in Form struppiger Haare, brüchig-konkaver Fingernägel (Koilonychie) und trockener, faltig-rissiger Haut.

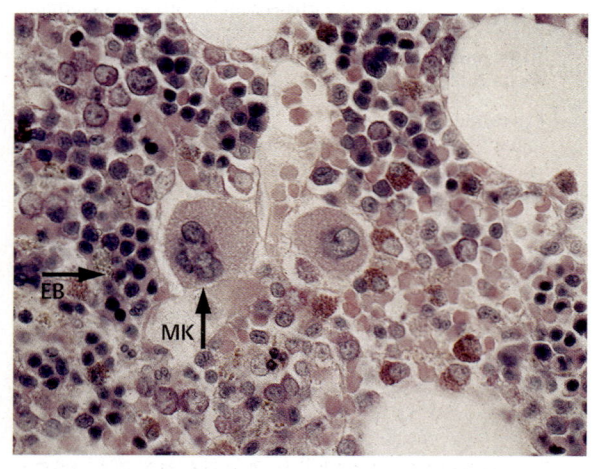

Abb. 10.3 **Blutungsanämie:** KM mit hyperplastischer Erythropoese, vielen Erythroblasten (EB), MK = Megakaryozyt (Giemsa, Vergr. 1 : 200).

---

[1] Sie essen auch keine Eier und Milchprodukte.

Tumor-/Infektanämie

Syn.: engl. Akronym **ACD** = **A**naemia of **C**hronic **D**iseases

Definition: Häufigste erworbene, meist mittelgradige Blutarmut im Rahmen akuter oder chronischer Infekte, Tumorkrankheiten und chronisch rheumatoider Arthritis, charakterisiert durch eine meist normoblastische Hypoplasie der Erythropoese bei erhöhtem Ferritineisengehalt der phagozytären Retikulumzellen im KM.

Pathogenese: Dieses Anämie-Szenario ist die Resultante nachstehend geschilderter Mechanismen, bei denen proinflammatorische Zytokine wie IL-1, -6, TNFα sowie IFα und -β im Mittelpunkt stehen, und lässt die Tumor-/Infektanämie gewissermaßen als „Zytokin-vermittelte Anämie" apostrophieren:

- *Verkürzung der erythrozytären Lebenszeit.*
- *Blockierte Eisenreutilisation* durch das Makrophagensystem (RHS): Vor allem die proinflammatorischen Zytokine IL-1 und TNFα bewirken, dass die phagozytären Retikulumzellen des RHS bei erhöhter Translation von Apoferritin-mRNA Ferritineisen speichern. Das Eisen aus dem Erythrozytenabbau wird nun vermehrt in Apoferritin eingebaut und teilweise der Erythropoese und der Weitergabe an Transferrin entzogen. So entsteht ein funktioneller Eisenmangel. Da ein Teil des Ferritins aus Makrophagen an die Blutzirkulation abgegeben wird, ist der Serumferritinspiegel im Gegensatz zu einem primären Eisenmangel gesteigert.
- *Relativer Erythropoetinmangel* mit konsekutiver Erythropoesehemmung: TNFα hemmt in Verbindung mit IL-1 die Sekretion von Erythropoetin und drosselt dadurch die Erythropoese. Während üblicherweise die Erythropoetinkonzentration im Serum proportional zum Ausmaß der Anämie reaktiv ansteigt, bleibt diese Reaktion bei ACD aus → Therapieerfolg mit hochdosiertem, rekombinantem Erythropoetin.

Morphologie: Sie konzentriert sich auf Blut und Knochenmark:

- *Blut:* normochrome und normozytäre (in schweren Fällen hypochrome) Anämie mit erniedrigtem Serumeisen (Vortäuschung einer Eisenmangelanämie!) und erhöhtem Serumferritin;
- *KM:* normoblastische Hypoplasie der Erythropoese bei gesteigertem Ferritineisengehalt der phagozytären Retikulumzellen.

＋ Diagnostik: Das wasserlösliche Ferritin ist im Gegensatz zum wasserunlöslichen Hämosiderin frei im Zytosol der Makrophagen verteilt, so dass es bei unsachgemäß durchgeführter Fixation an Ausstrichen oder Beckenkammbiopsien in Lösung gehen kann. Deshalb: Präzipitation durch geeignete Fixanzien für die korrekte Berliner-Blau-Reaktion.

＋ Achtung: Gelegentlich ist eine ACD mit einem anderweitigen Eisenmangel (Blutverlust) kombiniert, so dass das Speichereisen in den phagozytären Retikulumzellen fehlt.

Makro-megaloblastäre Anämien

Allgemeine Definition: Gruppe von Anämien, gekennzeichnet durch abnorme Erythroblasten im KM, die bei vergrößertem Zelldurchmesser abnorm viel Hb enthalten, eingeschränkt ebenso veränderte Erythrozyten bilden und auf einen Mangel an Folsäure oder Vitamin B_{12} zurückgehen.

Allgemeine Pathogenese: Bei diesen Anämien ist die DNA-Synthese samt Proliferation in den myeloischen Zellen beeinträchtigt, während die RNA-Synthese und damit auch die Hb-Bildung ungestört weiterlaufen. Dies hat zur Folge, dass die Kernreifung der Zytoplasmadifferenzierung nachhinkt. Dadurch entstehen Megaloblasten mit großen, teils entrundeten, teils leptochromen Kernen und überschüssig Hb-haltigem Zytoplasma, aber auch Granulozyten mit hypersegmentierten Kernen und Megakaryozyten mit sehr kleinen, hyperlobulierten Kernen. Die Megaloblasten und Megalozyten gehen vorzeitig im KM (= intramedulläre Hämolyse) und im peripheren Blut zugrunde (S. 502). Grundsätzlich basiert eine megaloblastäre Anämie entweder auf einem Mangel an Vitamin B_{12} oder an Folsäure. Zunächst wird deren physiologische Rolle besprochen:

Orthologie: Vitamin B_{12} und Folat sind Coenzyme bei der DNA-Synthese. Ihr Mangel bewirkt eine Verzögerung der nukleären, aber nicht der zytoplasmatischen Zellreifung und hemmt die mitotische Aktivität einer Zelle.

- *Vitamin B_{12}* ist eine kobalthaltige (= Cobalamin), porphyrinähnliche Ringverbindung, die zwar im Kolon von den Darmbakterien synthetisiert wird, aber dort nicht resorbiert werden kann. Es muss deshalb durch tierische Nahrung (Fleisch, Milch, Eier) aufgenommen werden. Etwa 2 mg davon werden in der Leber und weitere 2 mg außerhalb davon gespeichert, was für etwa 3 Jahre reicht. Nach oraler Aufnahme bildet es mit dem R-Protein des Speichels einen säureresistenten Komplex, der im alkalischen Mileu des Dünndarms proteolytisch gespalten wird. Das entkoppelte Vitamin (= extrinsic factor) verbindet sich mit einem Glykoprotein (= intrinsic factor, IF) der Magenbelegzellen zu einem resistenten Cobalamin-IF-Komplex, der nach Entkoppelung des Cobalamin vom IF über einen spezifischen Rezeptor (= Cubilin) der Ileumenterozyten calciumabhängig resorbiert wird. Danach wird es im peripheren Blut an Transcobalamin II (unter anderem aus der Leber) gebunden und gelangt schließlich an seine Bestimmungsorte wie Leber und KM. Die bei myeloischen Leukämien vermehrt gebildeten Transcobalamine I und III aus Granulozyten sind nicht zur effizienten Weitergabe des Vitamins geeignet und können daher eine Transportstörung auslösen.
- Als Methylcobalamin vermittelt Vitamin B_{12} die Transmethylierung zwischen **M**ethyl**t**etra**h**ydro**f**olat (MTHF) und **T**etra**h**ydro**f**olat (THF) bzw. die Methylierung von Homocystein zu Methionin. Ein primärer oder sekundärer Mangel des von der Folsäure abgeleiteten THF hemmt die für die DNA-Synthese essenzielle Thymidylatsynthese und damit die Bildung von Thymidinmonophosphat aus Desoxyuridinmonophosphat. Zellulärer Transport und Speicherung von MTHF sind bei Cobalaminmangel gehemmt; daraus resultiert ein ineffektiv erhöhter Folatspiegel im Serum, eine Situation, die auch als „Folsäurefalle" bezeich-

net wird. Pauschal betrachtet stehen also Cobalamin und Folat in einem gegenseitigen Abhängigkeitsverhältnis.
- *Folsäure* ist in (rohen) Nährstoffen wie Gemüse enthalten, aber hitzeempfindlich, und wird im proximalen Jejunum resorbiert. Die Folatreserven im Körper sind mäßig. Im Blut ist das Folat an ein Trägerprotein gebunden. Es beteiligt sich in seiner aktiven Form (Tetrahydrofolsäure) an der Kohlenstoffübertragung für die CH$_3$-Gruppe von Thymin und beeinflusst somit auch die DNA-Synthese.

Anaemia perniciosa

Syn. (früher): Biermer-Addison-Anämie

Definition: Eine vor der Entdeckung des Vitamin B$_{12}$ letal verlaufende Anämie vom megaloblastischen Typ, meist wegen einer Cobalamin-Resorptionsstörung, die durch eine IF-Defizienz infolge atrophischer Autoimmungastritis (Gastritis Typ A) hervorgerufen worden ist.

Vorkommen: gehäuft Nordeuropäer mit Blutgruppe A und vorzeitiger Ergrauung. Manifestationsalter: 4–8. Lebensdekade (♀ > ♂).

Pathogenese: Da die Cobalaminreserve vor allem in der Leber mit 4 mg erheblich ist und der Tagesbedarf nur 1 µg beträgt, dauert es Jahre, bis sich eine Resorptionsblockade abrupt mit dem Vollbild der Megaloblastose bemerkbar macht. Dieser liegt meist eine chronisch atrophische Korpusgastritis zugrunde, bei der oft humorale Antikörper, aber auch eine zellgebundene Immunreaktion gegen Magenbelegzellen sowie gegen den Intrinsic Factor vorliegen. Die Letzteren blockieren entweder die Vitamin-B$_{12}$-Bindung oder die Resorption des mit dem Intrinsic Factor komplexierten Vitamin B$_{12}$. Zusammenfassend hat ein klinisch relevanter Cobalaminmangel folgende Ursachen:
- *erworbener* Cobalaminmangel (häufig):
  - *primärer IF*-Mangel wegen Autoimmungastritis (meist) oder nach Gastrektomie;
  - *Mangelernährung*: nur bei extremen Vegetariern (= „Veganern");
  - *intestinale Malabsorption*: nach Ileumresektion oder chronischer Ileitis wie Morbus Crohn;
  - „*Blind-Loop-Syndrom*" mit kompetitiver Cobalaminbindung an pathologische Darmflora;
  - *Fischbandwurmbefall* (Diphyllobothrium latum);
- *genetisch bedingter* Cobalaminmangel (sehr selten):
  - *Mutation des Ileumrezeptors* Cubilin (Genlocus: 10 q 12.1);
  - *IF-Mutation* (Genlocus: 11 q 13);
  - *mutationsbedingte Transcobalamin-II-Defizienz* (Genlocus: 22 q 11.2-qter).

Die resultierende B$_{12}$-Hypovitaminose hat folgende Effekte:
- *Beeinträchtigung der DNA-Synthese* wegen Thymidinmangel mit konsekutiver Verlängerung des Zellzyklus in der S-Phase → Hemmung des physiologischerweise hochproliferativen Regenerationspools der Erythro- und Granulopoese sowie des Orogastrointestinaltrakts.
- *Beeinträchtigung des Fettsäureabbaus:* Ein extremer Cobalaminmangel ist mit einem Coenzym-Defekt von Desoxyadenosyl-Cobalamin verbunden und löst folgende pathogenetische Kettenreaktion aus: Methylmalonyl-Coenzym-A wird nicht mehr zu Succinyl-Coenzym-A konvertiert → Unterbrechung des Succinylweges innerhalb des Zitratzyklus → Anstau von Methylmalonat und Propionat → vermehrte Bildung (vermutliche auch atypischer) Fettsäuren und Einbau derselben in neurale Lipide → irreversible Demyelinisierung im ZNS.

Morphologie: Die entscheidenden Veränderungen finden sich im KM, Blut, Verdauungstrakt und ZNS:
- *KM:* Es zeigt die Stigmen einer „ineffektiven Erythropoese" mit Expansion in die peripheren Markräume des Skelettsystems (S. 502). Dabei entstehen bei intakter Hb-, aber verzögerter DNA-Synthese Megaloblasten mit überhöhtem Hb-Gehalt, die teilweise Megalozyten bilden, sofern sie nicht vorzeitig apoptotisch zugrunde gehen (Abb. 10.**4**). Die Störung der DNA-Synthese betrifft auch die Granulo- und Megakaryozytopoese, so dass „riesenstabkernige Metamyelozyten" entstehen sowie Megakaryozyten mit sehr kleinen, aber hypersegmentierten Kernen.
- *Blut:* Es besteht eine ausgeprägte megalozytäre, hyperchrome, anisopoikilozytotische Anämie bei MCV-Werten von 110–160 fl. Bei schweren Verlaufsformen können auch eine Neutropenie mit hypersegmentierten Granulozyten und eine Thrombozytopenie auftreten.
- *Verdauungstrakt:* Die gestörte Epithelregeneration äußert sich in:
  - *Glossitis atrophicans* Typ Möller-Hunter mit glänzend-glatter fleischiger Oberfläche;
  - *intestinaler Zottenatrophie* der Dünndarmschleimhaut → Malabsorption, Diarrhoe;
  - *chronisch atrophischer Korpusgastritis* oft mit intestinaler Metaplasie → Magenkarzinom.
- *ZNS:* Bei 75% der unbehandelten Patienten funikuläre Myelose (S. 1066).

Klinik: Die Erkrankung fällt mit folgendem Symptomensextett auf:
- *megaloblastäre Anämie* mit Leukopenie und hypersegmentierten Leukozyten, geringgradiger Thrombopenie; dramatische Besserung innerhalb von Stunden bis Tagen nach parenteraler Substitution;
- *Vitamin-B$_{12}$-Mangel* im Blut, keine Resorption bei oraler Vitamin-B$_{12}$-Applikation (negativer Schilling-Test);
- *Serumantikörpern* gegen Intrinsic Factor;
- *hämolytischem Subikterus* mit indirekter Hyperbilirubinämie, strohgelbem Hautkolorit und Freisetzung von Laktatdehydrogenase infolge Lebenszeitverkürzung der Megalozyten und -blasten;
- *histaminrefraktärer Achlorhydrie* infolge atrophischer Gastritis → Magenkarzinom;
- *funikulärer Myelose* (S. 1066); sie kann der Anämie vorauseilen.

Folsäuremangelanämie

Definition: Ätiologisch heterogene, recht häufige Anämiegruppe makroblastären Typs wegen Folsäuremangel, aber ohne neurologische Symptomatik.

10.1 Hämatopoese

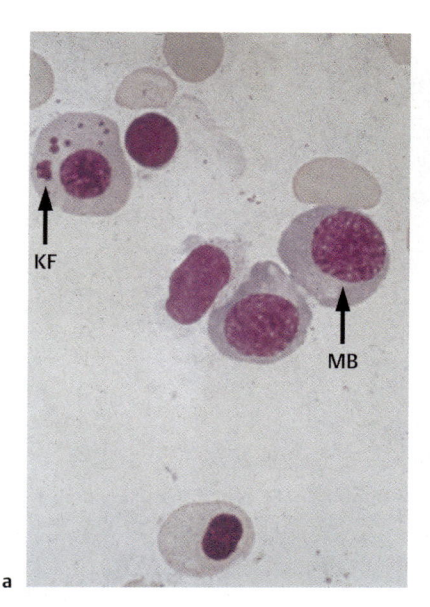

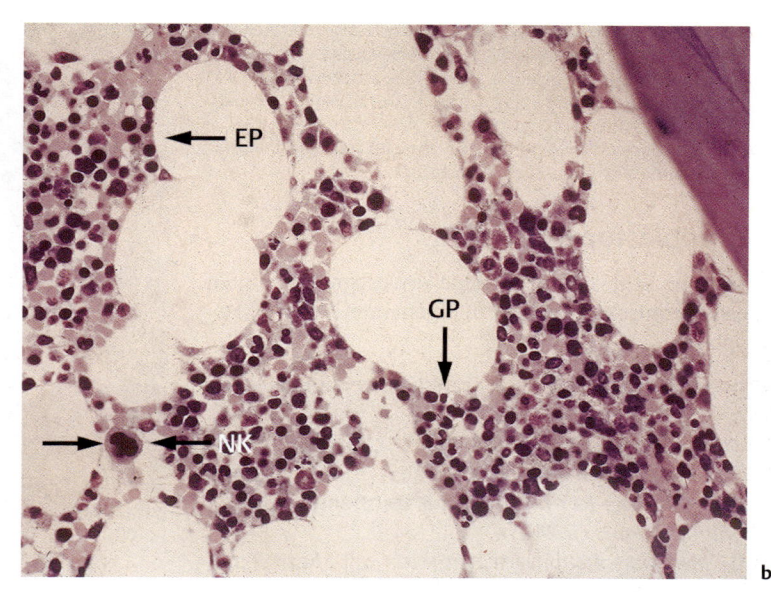

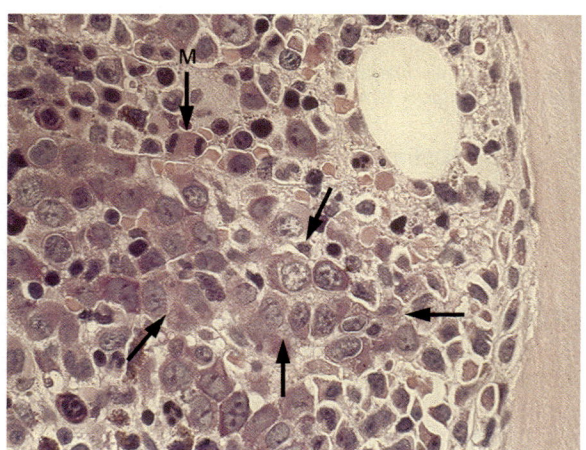

Abb. 10.4 Perniziöse Anämie:
a KM-Ausstrich mit polychromatischen, vergrößerten Erythroblasten (= Megaloblasten, MB) und Ausbildung von Kernfragmenten (KF) infolge Mitosestörung (Pappenheim, Vergr. 1:600);
b normales KM mit normaler Verteilung von Fettmark und blutbildendem Mark; GP = Granulopoese, EP = Erythropoese, MK = Megakaryozyt (Giemsa, Vergr. 1:250).
c KM mit hyperplastischer megaloblastärer Erythropoese (pfeilmarkierter Herd); M = Mitose;

Pathogenese: Der zugrunde liegende Folsäuremangel kann folgendermaßen verursacht sein:
- *Aufnahmeverminderung:* Mangel-/Fehlernährung (zu lang gekochtes Gemüse), Malabsorption (Sprue; Dünndarmresektion, -kurzschlussoperation), Alkoholkrankheit, Antikonvulsiva (Dilantin), orale Antikonzeptiva;
- *Mehrbedarf:* Gravidität, Kindheit, Tumorkrankheit, hämolytische Anämien, reaktiv-hyperplastische Hämatopoese, myeloproliferative Erkrankungen;
- *Tumortherapie:* Folsäureantagonisten (Methotrexat), Inhibitoren der Purin-, Pyrimidin-, Thymidylatsynthese, Alkylanzien.

Morphologie und Klinik: Schleichende Anämieentwicklung. Blutbild, KM (mit geringerer Makroblastose) und Verdauungstrakt zeigen ähnliche, eher geringer ausgeprägte Veränderungen als bei der perniziösen Anämie. Cave: Schwangerschaft → Neuralrohrdefekte.

Sonderformen:
1. *Alkoholtoxische Makroblastose* (bei >80% aller Alkoholkranker): Kausalpathogenetisch beruht sie auf dem Zusammenwirken folgender Faktoren: a) Folsäuremangel (50%), b) direkt beeinträchtigter Nukleinsäurestoffwechsel, c) Pyridoxinmangel mit Ringsideroblastose (S. 539) und d) alkoholtoxischer Leberschädigung. Resultierendes Blutbild: poikilozytotische makroblastäre Anämie mit Akantho-, Echino- oder Kodozyten. *Merke*: Verkehrsrecht: Ein persistent erhöhter MCV-Wert bestätigt fortbestehende Sucht und ist ein Argument für die Fortsetzung eines Führerscheinentzugs.

2. *Orotazidurie:* sehr seltener, autosomal rezessiv vererbter Defekt des Pyrimidinstoffwechsels mit exzessiver Orotsäureausscheidung wegen Mangels an Orotidyldecarboxylase und Orotidylpyrophosphorylase (Typ I) oder an Decarboxylase (Typ II). Therapie: täglich 1–1,5 g Uridin.
3. *Lesch-Nyhan-Syndrom* (S. 97): „Kindergicht" mit megaloblastärer Anämie. Therapie: Adeninsubstitution.

Erythroblastopenien

Definition: Sehr seltene Gruppe erworbener Anämien wegen chronischer oder vorübergehender Erythroblastenaplasien.

Pathogenese: Sie ist je nach Krankheitsverlauf verschieden:
- *Akute Formen:* Sie bilden sich meist nach kurzer Zeit spontan zurück und treten auf bei:
  - *Parvovirus-B19-Infektion* mit transienter Erythroblastopenie (S. 243),
  - *Medikamentenunverträglichkeit* mit Antikörperbildung gegen Stammzellen,
  - *Urämie* → Erythropoetinmangel,
  - *Endokrinopathien:* Hypothyreose, Hypoandrogenismus, Hypopituitarismus, Hypokortizismus.
- *Chronische Formen* wegen antierythroblastischem T-Zell-Klon mit epiphänomenaler Entwicklung von Thymomen (50 % der Fälle) in pathogenetischer Analogie zur Myasthenia gravis.

Morphologie: Diese Anämieformen zeichnen sich durch eine Verminderung (= Hypoplasie) oder durch ein vollständiges Fehlen (= Aplasie) kernhaltiger Erythrozytenvorstufen im KM aus (Abb. 10.5), wobei die Granulo- und Megakaryozytopoese unauffällig sind oder bei chronischen Formen sekundär betroffen sein können.

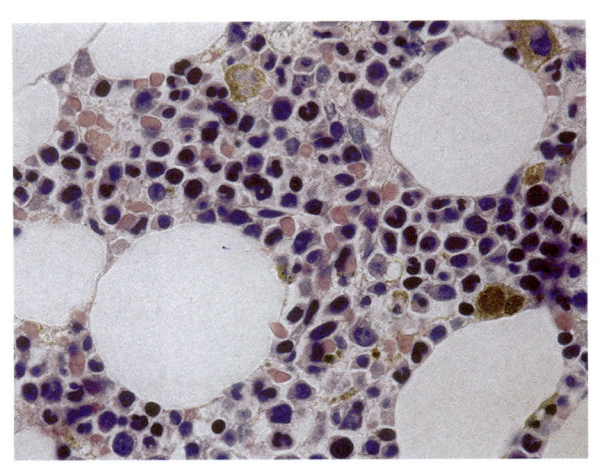

Abb. 10.**5** **Erythroblastophthise:** KM mit völligem Erythroblastenschwund und fehlenden Erythropoesenestern (Giemsa, Vergr. 1 : 100).

Erworbene hämolytische Anämien

Syn.: extrakorpuskulär-hämolytische Anämien (Ausnahme: paroxysmale nächtliche Hämoglobinurie = korpuskuläre hämolytische Anämie)

Allgemeine Definition: Heterogene Gruppe erworbener Anämien, bei denen normal strukturierte Erythrozyten vorzeitig wegen einer von außen angreifenden Noxe in Form einer extra- oder intravasalen Hämolyse zugrunde gehen.

Allgemeine Pathogenese (Tab. 10.4.): Allen korpuskulär- (S. 517) und extrakorpuskulär-hämolytischen Anämien gemeinsam sind:
- abnormer Erythrozytenabbau mit verkürzter Erythrozytenlebensdauer,
- Anhäufung von Hb und Hb-Abbauprodukten wie Bilirubin (Ikterus!) und Hämosiderin,

Tabelle 10.**4** **Erworbene extrakorpuskulär-hämolytische Anämien:** Ätiologie und Pathogenese

Anämietyp (= A.)	Ätiologie	Pathogenese der Hämolyse
Parasitär-hämolytische A.	Malariaplasmodien Bartonella bacilliformis	intraerythrozytärer Parasitismus
Toxisch-hämolytische A.	Sulfonamide Anilin Schlangengifte Streptokokken Blei	SulfHb-Bildung MetHb-Bildung Phospholipase Streptolysin Hämsynthesestörung
Physikalisch-hämolytische A.	mechanisch thermisch	Marsch-Hb-Urie mikroangiopathisch-hämolytische Anämie Herzklappenersatz Verbrennung
Immunhämolytische A.	Blutgruppenunverträglichkeit	Isoimmunantikörper
Autoaggression	Autoimmunreaktion Medikamente	Wärmeagglutinine Kälteagglutinine Überempfindlichkeitsreaktionen

- Steigerung der Erythropoese im KM und Retikulozytose im Blut.

Im Folgenden werden die immun- und mechanisch-hämolytischen Anämien näher besprochen.

Isoimmunhämolytische Anämien

Allgemeine Definition: Es handelt sich um eine insgesamt seltene Gruppe extrakorpuskulär-hämolytischer Anämien, die durch Isoimmunantikörper gegen arteigene, aber individuumsfremde Blutgruppenantigene ausgelöst werden. Wichtigstes Beispiel dieser Gruppe ist der nachstehend besprochene Morbus haemolyticus neonatorum.

Morbus haemolyticus neonatorum

Syn.: fetale Erythroblastose

Definition: Immunhämolytische Anämie beim Fetus und Neugeborenen, hervorgerufen durch plazentagängige, antierythrozytäre Antikörper der Mutter.

Pathogenese: Auslösende Ursache ist eine Blutgruppenunverträglichkeit zwischen Mutter und Kind. In leichten Fällen liegt eine AB0-Inkompatibilität vor (meist: Mutter = 0, Kind A), in schweren Fällen eine Inkompatibilität im Rhesussystem (Mutter = Rh–, Kind = Rh+). Hat bei Inkompatibilität im Rhesussystem (gegen D-Faktor) keine vorherige Sensibilisierung (Abort, Bluttransfusion!) stattgefunden, so verläuft die 1. Schwangerschaft in der Regel normal. Durch die meist während der Entbindung auftretenden fetomaternalen Mikrotransfusionen wird die Mutter immunisiert und produziert innerhalb von 2 Monaten nichtplazentagängige IgM-Antikörper (= Isoagglutinine). Bei erneutem Antigenstimulus bei einer 2. Schwangerschaft (oder Bluttransfusion) bildet die Mutter IgG-Isoantikörper. Diese treten über die Plazenta in den Fetus über, wo sie mit den Erythrozyten Komplexe bilden und eine Komplementlyse sowie einen makrophagozytären Abbau der Erythrozyten (Hämolyse) hervorrufen. Dies hat eine Anämie, Gewebehypoxie und Hyperbilirubinämie zur Folge.

Morphologie: Sie wird durch den Schweregrad der Erkrankung bestimmt:
- *Neugeborenenanämie:* Dies ist der leichteste Grad. Das periphere Blutbild zeigte eine Makrozytose, geringe Poikilozytose sowie eine Retikulozytose und Ausschwemmung kernhaltiger Erythroblasten (Normoblasten).
- *Icterus gravis neonatorum:* Er entspricht dem mittleren Schweregrad der Erkrankung und wird durch die Hyperbilirubinämie geprägt. Er führt unbehandelt oft zum Tode. In KM, Leber und Milz findet sich eine kompensatorisch hyperplastische Erythropoese (= Erythroblastosis fetalis).
- *Hydrops universalis congenitus:* Bei dieser schweren, nicht mit dem Leben vereinbaren Verlaufsform entsteht durch eine hypoxische Schädigung in Verbindung mit einem kardialen Rückstau (wegen anämiebedingter Herzinsuffizienz) in die terminale Strombahn eine allgemeine Wassersucht (Hydrops). Die Hypoxie schädigt zudem Leber (perivenuläre Hepatozyten), Niere (proximale Tubuli) und Gehirn (Hirnkerne).
- *Gehirn* (Bilirubin-Enzephalopathie). Es ist der Bilirubinüberflutung aus folgenden Gründen nicht gewachsen:
  – Die fetale Leber kann noch nicht ausreichend Bilirubin konjugieren; unkonjugiertes Bilirubin ist lipidlöslich und kann ins Hirngewebe eindringen.
  – Ganglienzellen enthalten im Gegensatz zu den Epithelzellen von Leber, Niere und Darm kein intrazelluläres Bilirubinträgerprotein (= Ligandin).
  – Die fetale Blut-Hirn-Schranke ist noch für freies Bilirubin durchlässig.

Im Gehirn binden Bilirubin und Biliverdin fest an Lipide der Ganglienzellen, so dass diese zugrunde gehen. Die Bilirubinablagerung färbt vor allem den Stammganglienbereich (inneres Pallidumglied und Nucleus subthalamicus), wo die Ganglienzellen dicht beisammenliegen, grüngelb (= Kernikterus).

Autoimmunhämolytische Anämien

Allgemeine Definition: Sehr seltene Gruppe extrakorpuskulär-hämolytischer Anämien wegen zirkulierender Antikörper gegen körpereigene Erythrozyten mit direkter oder indirekter Hämolyse.

Pathogenetisch unterscheidet man folgende Formen:
- primäre, idiopathische Formen;
- sekundäre Formen im Rahmen einer Grundkrankheit:
  – *lymphoproliferative Erkrankungen* (maligne Lymphome, Plasmozytom),
  – *paraneoplastische Syndrome,*
  – *Autoimmunkrankheiten* (systemischer Lupus erythematodes),
  – *Infektionskrankheiten* (Lues, Tuberkulose, Virus- und Mykoplasmainfekte),
  – *Medikamente* (Penicillin, Cephalosporine, Chinin).

Das resultierende Krankheitsbild wird vom Typ des jeweiligen Antikörpers und seiner Komplementbindungsfähigkeit bestimmt. Dabei handelt es sich um folgende Autoantikörper:
- *IgG-Antikörper* (= inkomplette Antikörper): Sie sind zu klein, um die Distanz zwischen 2 Erythrozyten zu überbrücken, so dass die Erythrozyten kaum agglutinieren. Vornehmlich lienaler Erythrozytenabbau → Hämolyse (S. 502).
- *IgM-Antikörper* (= komplette Antikörper): Sie sind groß genug, um die Distanz zwischen 2 Erythrozyten zu überbrücken, so dass die Erythrozyten agglutinieren. Vornehmlich intravasale Komplementlyse der Erythrozyten → Hämolyse (S. 502).

✚ **Verlaufsformen:**
1. *Wärmeautoantikörper-Anämien:* Dies ist die häufigste Form einer immunhämolytischen Anämie. Der auslösende IgG-Antikörper (= wärmereaktiver Autoantikörper) bindet bei Körpertemperatur an die Erythrozytenoberfläche und entsteht a) idiopathisch (50% der Fälle), b) bei Autoimmunerkrankungen, c) lymphoproliferativen Läsionen, d) Neoplasien oder e) medikamentös. Die mit IgG-beladenen Erythrozyten reagieren mit den Fc-Rezeptoren auf Monozyten und Milzmakrophagen und werden teilweise inkomplett phagozytiert. Wegen der Membranschädigung nehmen die Erythrozyten Kugel- und Tassenform an. Symptomentrias: a) chronische Anämie, b) Stomato-/Sphärozytose, c) Splenomegalie.
2. *Kälteautoantikörper-Anämien:* Der auslösende IgM-Antikörper (= Kälteagglutinin) entsteht passager a) akut in der Erholungsphase von Infektionskrankheiten (Mykoplasmenpneumonie, infektiöse Mononukleose), b) chronisch bei lymphoproliferativen Läsionen oder c) idiopathisch. Er lagert sich bei entsprechend niedrigen Temperaturen, die naturgemäß vor allem in den Akren erreicht werden, auf den Erythrozyten ab → Komplementbindung → Erythrozytenagglutination → intravasale Hämolyse. Symptomentrias: a) Akrozyanose, b) Raynaud-Phänomen, c) chronische Anämie.
3. *Kältehämolysin-Anämien* (paroxysmale Kältehämoglobinurie): Auslösende IgG-Antikörper sind gegen die Blutgruppe P gerichtet (= Kältehämolysin) und entstehen im Rahmen von Infektionen wie Mykoplasmenpneumonien, Masern, Mumps und „Grippe". Bei niedrigen Temperaturen binden sie an Erythrozyten und fixieren Komplement. Es kommt aber erst nach Erwärmung über eine Komplementaktivierung zur intravasalen Hämolyse. Symptomenduett: a) kälteinduzierte hämolytische Attacken, b) Hb-Urie.

Mechanisch-hämolytische Anämien

Allgemeine Definition: Seltene Gruppe extrakorpuskulär-hämolytischer Anämien wegen übermäßiger Exposition der Erythrozyten gegenüber Scherkräften mit konsekutiver mechanischer Schädigung.

Allgemeine Pathogenese: Ursächlich gehen diese Anämien vor allem auf Alloprothesen der Herzklappen sowie auf Mikroangiopathien zurück.
Nachstehend wird auf die mikroangiopathisch-hämolytische Anämie näher eingegangen.

Mikroangiopathisch-hämolytische Anämie

Definition: Seltene Anämieform wegen mechanischer Erythrozytenschädigung in stenotisch veränderter Endstrombahn.

Pathogenese: Bei mikroangiopathischen Läsionen wie DIG-Syndrom (S. 403), hämolytisch-urämischem Syndrom (S. 401), ITP (S. 507) und disseminierter Haemangiosis carcinomatosa treten multiple lokale, netzartige Gerinnsel in Form von Fibrinfäden auf, welche die Gefäßlumina durchkreuzen, so dass die Erythrozyten daran aufprallen und und zerschellen (= Fragmentozyten).

Morphologie: Nachweis von Fragmentozyten (= Schistozyten) im peripheren Blut (Abb. 10.6). Hämosiderinspeicherung im RHS von Leber, Milz und KM, zum Teil auch in proximalen Tubulusepithelien der Niere (= Rindensiderose).

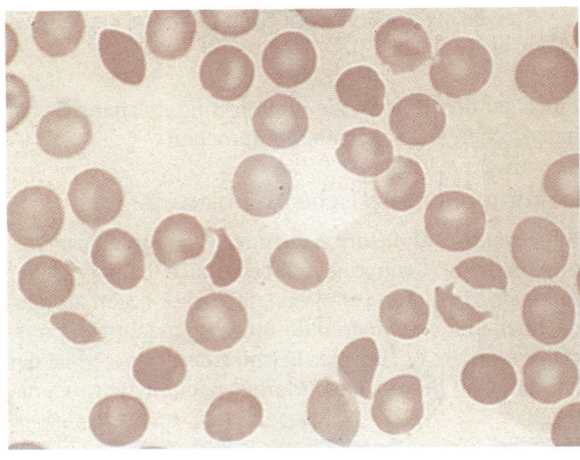

Abb. 10.**6** **Schistozyt** bei mikroangiopathisch-hämolytischer Anämie (REM, Vergr. 1 : 1000; nach Bessis).

Paroxysmale nächtliche Hämoglobinurie

Syn.: Marchiafava-Micheli-Anämie; PNH

Definition: Sehr seltene korpuskulär-hämolytische Anämie mit intravasaler Hämolyse wegen erworbenen Defekts eines transmembranösen Verankerungsmoleküls.

Pathogenese: Es handelt sich um eine erworbene klonale Erkrankung auf dem Boden einer somatischen Mutation einer pluripotenten KM-Stammzelle. Die Mutation betrifft das transmembranöse Verankerungsmolekül Phosphatidylinositol-Glykan-A (PIGA-Gen; Locus: Xp22.1). Dies hat zur Folge, dass bestimmte daran gebundene Proteine wie das CD59, das den alternativen Aktivierungsweg des Komplementsystems rasch ausschaltet, auf der Oberfläche von Erythrozyten sowie auch von Leuko- und Thrombozyten praktisch fehlen. Das macht einen Teil der Erythrozyten gegenüber dem Komplementsystem so empfindlich, dass bereits eine geringfügige Aktivierung durch die physiologischerweise nachts erhöhte enterale Endotoxinresorption ausreicht, um eine hämolytische Krise hervorzurufen. Als Reaktion darauf ist die Erythropoese hyperplastisch; gelegentlich gibt es hypo- oder aplastische Phasen.

✚ **Klinik:** Bei 25% der Patienten entwickeln sich anfallsweise auftretende „nächtliche Hämolysen mit morgendlicher Hb-Urie"; bei den übrigen Patienten besteht lediglich eine chronische Hämolyse ohne Hb-Urie. Hämosiderinurie auch außerhalb der Hb-Urie-Phasen. Häufig entwickeln sich rezidivierende Thromben in hepatischen, portalen und zerebralen Venen (Budd-Chiari-Syndrom), ferner renale Tubulusnekrosen, Papillenspitzennekrosen mit fatalem Ausgang. Wegen der NO-Absorption im Blut durch dimeres Hb gelegentlich auch Achalasie (Ösophagospasmus). Bei 5% der Patienten → Übergänge in AML (S. 526), was sich aus der Tatsache erklärt, dass es sich um eine somatische Mutation einer pluripotenten Stammzelle handelt. Mittlere Überlebenszeit: 10 Jahre.

10.1.4
Hereditäre Dysfunktionen

10.1.4.1
Hereditäre Anämien

Syn.: hereditäre korpuskulär-hämolytische Anämien

Allgemeine Definition: Je nach Ethnie häufige, erbliche Anämien, bei denen die Ursache für den vorzeitigen Erythrozytenabbau genetisch bedingt ist und in den Erythrozyten selbst liegt. Je nachdem, welche Erythrozytenstruktur vom Defekt betroffen ist, unterscheidet man:
- *membranopathische Anämien* wegen Zytoskelett- und/oder Membrandesintegration (Prototyp: Sphärozytose),
- *enzymopathische Anämien* wegen qualitativer oder quantitativer Enzymdefizienz (Prototyp: G-6-PD-Mangel, Pyruvatkinase-Mangel),
- *Hb-pathische Anämien* wegen qualitativer oder quantitativer Hb-Synthese-Störung (Prototyp: Sichelzellanämie, Thalassämie).

Orthologie der Erythrozytenstruktur und -funktion: Die Formkonstanz und mechanische Belastbarkeit der Erythrozyten wird durch eine spezielle Konstruktion von Zellmembran und submembranärem Zytoskelett gewährleistet. Der Dachkonstruktion des Münchner Olympiastadions ähnlich ist die Doppellipidschicht der Zellmembran unterfüttert von einem Membranskelett mit einem hexagonalen Netzwerk von Spektrin als Hauptprotein. Spektrin ist ein in sich verdrillter Strang aus je einer α- und einer β-Kette, der vertikal einerseits über das Protein Ankyrin in einem transmembranösen Ionentransporter (Band 3) verankert ist, der HCO_3^- gegen Cl^- austauscht, andererseits über das Protein 4.1 in dem transmembranösen Glykophorin-A. Seitlich sind die Ketten untereinander mit F-Aktin und Tropomyosin verknüpft. Diese Verknüpfung bildet mit dem Protein 4.1 und mit Adducin einen quarternären Junktionskomplex, der an die zytosolische Domäne des transmembranären Glykophorin-C bindet. Außerdem sind noch weitere Membranproteine identifiziert. Dazu gehören das Ionentransporterprotein Stomatin und das ATP-bindende Oberflächenprotein 4.2 (Pallidin). Schließlich hängt die Erythrozytenform auch vom Aufbau der Lipiddoppelschicht (Cholesterin- oder Sphingomyelingehalt) ihrer Außenmembran ab.

Membranopathische Anämien

Allgemeine Pathogenese: Hereditäre oder erworbene Veränderungen des Membranskeletts oder der äußeren Zellmembran führen zu verschiedenen Formanomalien der Erythrozyten (S. 509). Die Auflistung der wichtigsten genetisch bedingten Zytoskelettanomalien, die zu einer membranopathischen Anämie führen (Tab. 10.5) zeigt, dass eine bestimmte erythrozytäre Formanomalie durch eine Mutation verschiedener Gene oder durch verschiedene Mutationen eines Gens verursacht sein kann.

Hereditäre Sphärozytose

Syn.: Kugelzellanämie

Definition: Häufige, korpuskulär-hämolytische, lebenslange Anämie vom membranopathischen Typ mit Abkugelung der Erythrozyten wegen eines erblichen Zytosklettdefektes mit verminderter Deformierbarkeit, erhöhter Verletzbarkeit und gesteigert lienalem Abbau.

Inzidenz: Nordeuropa bis 1 : 5000 (wahrscheinlich wegen Symptomarmut bei ausreichend kompensatorischer erythropoetischer Hyperplasie unterschätzt). Vererbungsmodus: etwa 75 % der Fälle autosomal dominant (♂:♀ = 1 : 1).

Pathogenese: All diesen Anämien ist ein mutationsbedingter Defekt eines membranassoziierten Proteins der Erythrozyten gemeinsam (vgl. Tab. 10.5). Da die zugrunde liegende Funktionsstörung dieser Anämieform von der Art der durchaus variablen genetischen Defekte abhängt, schwankt ihre Symptomatik enorm. Die entsprechenden Gene können in Form von a) Missense-, b) Nonsense-, c) Deletions-, d) Insertions- oder e) Splicing-Defekten mutiert sein. Unabhängig von der Mutationsart verlassen zunächst normal konfigurierte Erythrozyten (Diskozyten) das KM. Doch jede zirkulationsbedingte Erythrozytendeformierung führt dazu, dass das fehlerhafte Zytoskelett nach und nach aus seiner Verankerung gerissen wird und die Erythrozytenoberfläche abnimmt. Dabei sind die Erythrozyten anfänglich leicht asymmetrisch eingebuchtet (Stomatozyt), kugeln sich schließlich

Tabelle 10.**5** Hereditäre erythrozytäre Membranopathien

Erythrozytenform, Anämietyp	Defektes Protein	Gen	Genlocus
Sphärozytose, Elliptozytose	A-Spektrin (Proteinbande 1)	SPTA1	1q21
Sphärozytose, Elliptozytose	B-Spektrin (Proteinbande 2)	SPTB	14q24.1-q24.2
Sphärozytose	Ankyrin	ANKA1	8p11.1-p11.2
Südostasiatische Sphärozytose, Ovalozytose, Akanthozytose	Anionenaustauscher-1 (Proteinbande 3)	SLC4A-1	17q12-q21
Elliptozytose	Protein 4.1	EPB41	1p36.2-p34
Japanische Sphärozytose	Pallidin (Protein 4.2)	EPB42	15q15-q21
Stomatozytose	Stomatin (Proteinbande 7)	EPB72	9q34.1
Elliptozytose	Glycophorin A (Proteinbande PAS-1)	GYPA	4q28-q31
Elliptozytose	Glycophorin C (Proteinbande PAS-2)	GYPC	2q14-q21

ab (Sphärozyt) und werden unverformbar. Während sich der Diskozyt um mehr als 200 % verformen lässt, genügt schon eine Verformung des Sphärozyten um knapp 5 %, damit er platzt → mechanische Hämolyse (S. 502). Die mangelhafte Verformbarkeit der Kugelzellen ist auch Grundlage ihrer verminderten osmotischen Resistenz. Dadurch bleiben sie während der Milzpassage in den Marksträngen stecken. Dabei werden die Sphärozyten dehydriert, und ihre Membran wird durch makrophagozytäre Sauerstoffradikale geschädigt, so dass sie teilweise von den Milzmakrophagen abgebaut werden. Die Milz reagiert darauf mit einer Hyperplasie der roten Pulpa → Splenomegalie.

Morphologie: Es stehen Blut-, KM- und Milzveränderungen im Vordergrund:
- *Blut:* Es liegt eine mikrozytäre, anisozytotische und normo- bis hyperchromatische Anämie vor (Mikrosphärozytose), die von einer vermehrten Retikulozytenausschwemmung begleitet wird. Im Blutausstrich fehlt den Erythrozyten die zentrale Aufhellung (= Sphärozyten); sie sind kugelförmig (Abb. 10.7).
- *KM:* Wie bei anderen Formen der hämolytischen Anämien ist die Erythropoese bei normaler Granulozyto- und Thrombozytopoese hochgradig hyperplastisch → Reaktionsmuster „extreme konstitutionelle Hämatopoeseexpansion" (S. 502).
- *Milz:* Splenomegalie mit Gewichten von 600–2000 g. Die erheblich verbreitete rote Pulpa enthält strotzend mit Erythrozyten angefüllte Markstränge bei nahezu leeren Milzsinus. Makrophagozytäre Erythrozytenphagozytose (Hämophagozytose). Hämosiderin wird nur wenig gespeichert.
- *Konstitutionsanomalien* (fakultativ): Turmschädel mit gotischem Spitzbogengaumen, Mikrophthalmus, Syndaktylien, Polydaktylien und Klumpfuß.

Klinik: Ausmaß der Anämie hängt von der Balance zwischen (lienaler) Hämolyse und kompensatorischer erythropoetischer Hyperplasie ab.
- *Hämolytische Krise* mit indirekter Hyperbilirubinämie (Ikterus) bei sonst stabilem Verlauf, wenn infektbedingt (EBV) der lienale Erythrozentenabbau (gelegentlich zusammen mit sekundärem Folsäure- oder Vitamin-B$_{12}$-Mangel) gesteigert ist.
- *Aplastische, nichthämolytische Krisen* (am häufigsten!) durch eine Infektion mit dem Parvovirus B19 (S. 243).
- *Cholelithiasis* mit Pigmentsteinen (50 % der Fälle) zwischen 10. und 30. Lebensjahr.
- *Extrahämatopoetische Manifestationen:*
  – degenerative neuromuskuläre Läsionen vor allem in Rückenmark und Myokard (bei einigen Familien), weil Ankyrin und β-Spektrin auch von Muskel- und ZNS-Zellen gebildet werden;
  – renotubuläre Azidose (autosomal dominant) wegen defektem Anionenaustauscher (Proteinbande 3).

Therapie: Splenektomie, aber Gefahr des OPSI-Syndroms (S. 547).

Sonderform: *Erworbene Sphärozytose:* Regelmäßig bei immunhämolytischen Anämien wegen progressivem Membranverlust antikörperbeladener Erythrozyten durch inkomplette Phagozytose.

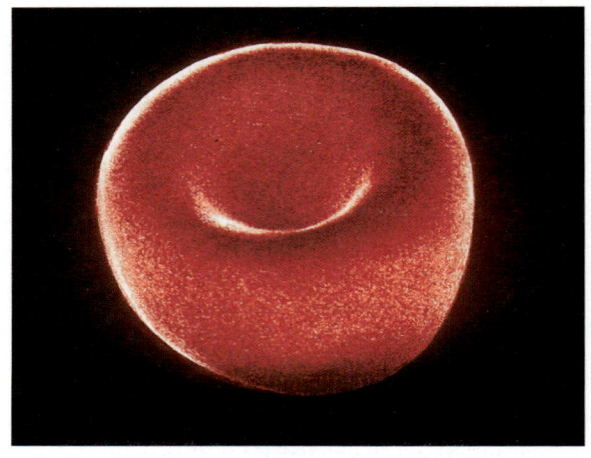

Abb. 10.**7** **Stomatozyt** bei Kugelzellanämie (REM, Vergr. 1 : 1000; nach Bessis).

Enzymopathische Anämien

G-6-PD-Mangel

Syn.: nichtsphärozytär-hämolytische Anämie

Definition: Sehr häufige, korpuskulär-hämolytische Anämie vom enzymopathischen Typ wegen X-chromosomal (inkomplett dominant) vererbtem Glucose-6-Phosphat-Dehydrogenase-Mangel, der je nach Mutation eine ständige oder nur unter bestimmten Bedingungen auftretende Hämolyse durch Ansammlung freier Sauerstoffradikale in den Erythrozyten hervorruft.

Häufigkeit: Neben dem Diabetes mellitus häufigste erbliche Stoffwechselkrankheit (> 200 000 000 Menschen der Weltbevölkerung). Genfrequenz im Mittelmeerbereich: 3–50 %. In Deutschland: Häufung in früheren römischen Besatzungszonen um Frankfurt und entlang der Mosel. Häufung in schwarzafrikanischer, mediterraner und südostasiatischer Bevölkerung → erhöhte Resistenz gegenüber der Malaria tropica (nur bei ♀).

Pathogenese: Eine hämolytische Krise wird ausgelöst durch:
- *Medikamente,* aus deren oxidativem Katabolismus Sauerstoffradikale entstehen (Primaquin, Adriamycin, Acetanilid, Doxorubicin, Isobutylnitrit, Methylenblau, Nitrofurantoin, Sulfacetamid, Sulfamethoxazol u. a.).
- *Vicia faba:* In dieser im Mittelmeerbereich verbreiteten Bohnenpflanze kommen Pyrimidinverbindungen vor mit identischer Wirkung wie die oben genannten Medikamente → Favismus (= Hämolyse nach Bohnengericht).
- *Azidose* (Diabetes mellitus) mit Vermehrung von Superoxidradikalen in Erythrozyten.
- *Entzündliche Burst-Reaktion* der Neutrophilen mit Bildung von Superoxidradikalen.

Toxische Superoxidradikale wie O$_2^-$ werden durch Superoxiddismutase in H$_2$O$_2$ umgewandelt, das über Glutathionperoxidase unter Verbrauch von reduziertem Glutathion und Bildung von oxidiertem Glutathion eliminiert wird. Der aus dem primären G-6-PD-Defekt erwachsende NADPH-Mangel löst bei abnorm anfallenden Mengen von Sauerstoffradikalen folgende pathogenetische Kettenreaktion aus: NADPH-Mangel → mangelhafte Reduktion oxidierten Glutathions → O_2^--Akkumulation → oxidative Erythrozytenschädigung. Diese ist bedingt einerseits durch die Hb-Präzipitation infolge Disulfidbrücken des Glutathions mit Hb-Thiolgruppen und andererseits durch Lipidoxidation der Erythrozytenmembran mit konsekutiver oxidativer Vernetzung von Zytoskelettbestandteilen wie Spektrin. Die Zytoskelettläsion führt zur Bildung von Sphärozyten und einer Poikilozytose, die Hb-Präzipitation zu Heinz-Körpern, die teilweise bei der Milzpassage unter Hinterlassung kleiner Defekte herausgelöst werden, so dass „Bite-Cells" entstehen. Schließlich werden diese Erythrozyten vorzeitig in der Milz abgebaut. G-6-PD ist auch am Energiehaushalt der Neutrophilen beteiligt und liefert das Substrat für die NADPH-Oxidase. Sein Mangel beeinträchtigt somit den ersten Schritt in der oxidativ-bakteriziden Kaskade.

Molekularpathologie: Die metabolische Kapazität des reifen Erythrozyten fokussiert sich a) auf den glykolytischen Abbau von Glucose zu Lactat mit ATP- und NADH-Bildung und b) auf den Pentosephosphat-Shunt. Bei Letzterem wird durch Glucose-6-Phosphat-Dehydrogenase (G-6-PD) Glucose-6-Phosphat in 6-Phosphogluconat umgewandelt und NADPH gebildet. Eine ATP-Bildung über die Glykolyse ist besonders für die Integrität der Erythrozytenmembran wichtig, während eine genügende NADH-Menge erforderlich ist, um anfallendes Met-Hb zu Hb zu reduzieren. Schließlich dient NADPH der Reduktion von oxidiertem Glutathion → Schutz vor Schäden durch oxidative Radikale.
Das G-6-PD-Gen (Locus: Xq28) ist meist durch eine Missense-Mutation verändert (> 300 Varianten). Bei ♂ ist der G6 PD-Mangel in allen Erythrozyten ausgeprägt (homozygoter Defekt). Bei ♀ finden sich, je nachdem, ob das normale oder das defekttragende X-Chromosom in einem Erythrozyten inaktiviert worden ist (Lyon-Hypothese), eine G-6-PD-defekte und eine normale Erythrozytenpopulation (heterozygoter Defekt).

Morphologie: Während der Erythrozytenschädigungsphase tauchen im peripheren Blut „Bite Cells" mit Heinz-Körpern (Abb. 10.8) auf. Im KM: hyperplastische Erythropoese, vermehrte Retikulozytenausschwemmung.

✚ Klinik: Folgende Varianten eines G-6-PD-Defekts führen zur klinisch relevanten Hämolyse:
1. *Sporadisch, hereditäre nichtsphärozytär-hämolytische Anämie* wegen Mutation der NADP-bindenden Enzymdomäne → meist permanente, neonatal besonders schwere Hämolyse.
2. *Mittelmeermutante* (mediterrane Mutationstypen) mit permanenter, vom Erythrozytenalter unabhängiger Minderung der Enzymaktivität. Hier lösen auch wiederholte Expositionen erneute, schließlich lebensbedrohliche Hämolysen aus. Die Verbindung solcher hämolytischen Krisen mit dem Verzehr der Bohne „Vicia fava" begründet den seit der Antike bekannten Begriff des „Favismus".
3. *Afrikanische Mutante* der schwarzafrikanischen Bevölkerung (vor 80 000 Jahren durch Punktmutation entstandene G-6-PD-Isoform = G6 PD-A) → reduzierte Enzymstabilität mit Verkürzung der normalerweise 60 Tage betragenden Halbwertzeit. Deshalb macht sich der Defekt nur in alten Erythrozyten bemerkbar. Eine Reexposition nach Tagen oder Wochen löst keine weitere Hämolyse aus, weil die jüngeren Erythrozyten durch ihren zunächst ausreichenden G-6-PD-Gehalt geschützt sind.

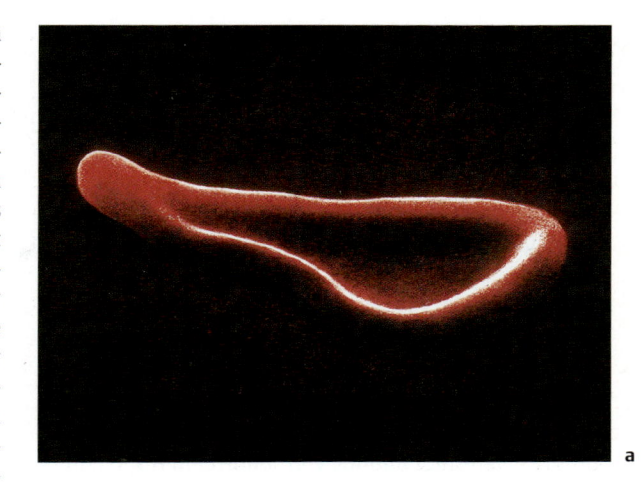

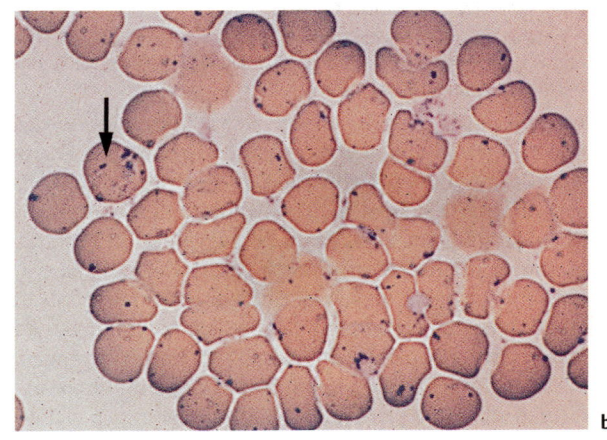

Abb. 10.8 **Enzymopathische Erythrozytenveränderungen:**
a Dakrozyt bei Glucose-6-PD-Mangel (REM, Vergr. 1 : 1000; nach Bessis);
b Heinz-Körper (Pfeile) als intraerythrozytäre Hb-Präzipitate (HE, Vergr. 1 : 200).

Pyruvatkinase-Mangel

Definition: Häufige, autosomal rezessiv vererbte, korpuskulär-hämolytische Anämie wegen erythrozytärer Enzymopathie der anaeroben Glykolyse.

Heterozygotenhäufung in nordeuropäischen Ethnien 1%, in chinesischen Ethnien relativ häufig.

Pathogenese und Morphologie: Aufgrund eines hereditären Pyruvatkinasemangels produzieren die Erythrozyten zu wenig ATP. Die bei den homozygoten Merkmalsträgern in unterschiedlichen Schweregraden zu beobachtende chronische hämolytische Anämie könnte theoretisch auf einen ATP-Mangel bezogen werden; jedoch ist eine tatsächliche ATP-Defizienz bei den betroffenen Patienten nicht nachweisbar. Die Erythrozyten zeigen keine wesentlichen morphologischen Veränderungen. Der Defekt kann nur biochemisch nachgewiesen werden. Der in seiner Art unklare Hämolysemechanismus scheint mit einer vermehrten Sequestration von Retikulozyten durch die Milz in Zusammenhang zu stehen. Jedenfalls werden nach Splenektomie ein Anstieg der Retikulozytenzahl und eine Besserung der Anämie beobachtet.

✚ Klinik: Symptomatik reicht von Erwachsenen mit voll kompensierter Hämolyse bis zu Kindern mit frühzeitig auftretender Hämolyse. Bei chronischer Hämolyse: polychromatische, aniso- und poikilozytotische Anämie, Ikterus und Splenomegalie.

Sichelzellenanämie

Syn.: Drepanozytose

Definition: Vorwiegend bei der schwarzen Bevölkerung vorkommende, häufigste Hb-Pathie wegen autosomal dominant vererbter Bildung von abnormem Hb-S (hämoglobinopathische Anämie).

Prävalenz: schwarze Bevölkerung Afrikas und Amerikas. In den USA sind 8% der Schwarzen, in den Malariaendemiegebieten 30% der Schwarzen heterozygote Merkmalsträger.

Pathogenese: Ursächlich liegt eine Punktmutation des Kodon 6 des β-Globingens (Locus: 11p15.5) mit Ersatz von Glutamin durch Valin vor. Das resultierende Sichelzell-Hb HbS zeichnet sich gegenüber dem normalen HbA_1 dadurch aus, dass es im desoxygenierten Zustand, im sauren pH-Bereich oder nach Zusatz von 2,3-Glycerophosphat schlecht löslich ist und vom normalen Sol- in einen Gelzustand übergeht. Schließlich polymerisiert es irreversibel zu parakristallin-spiralförmigen Strängen, die sich parallel zur Zellmembran anlagern. Dadurch verformen sich die Erythrozyten bei niedrigem pO_2 sichelförmig (= Sichelzellen). Mit ihrer starren Form lösen „gesichelte" Erythrozyten vasookklusive und hämolytische Komplikationen aus.

Morphologie und Klinik hängen wesentlich vom Zygotiestatus ab (Abb. 10.**9**):

- *Heterozygote Drepanozytose:* Wegen des Verhältnis HbA:HbS von etwa 3:2 tritt eine Sichelung nur unter extremer Hypoxidose auf, deshalb normale Lebenserwartungen und Leistungsfähigkeit:
  - *Minimalsymptomatik* (allenfalls): Minderdurchblutung der renalen Vasa recta renis → reduzierte Urinkonzentration, minimale Papilleninfarkte, Hämaturie und erhöhtes Thromboembolierisiko;
  - *akute Sichelzellkrisen:* nur bei extremer Hypoxidose wie schlecht geleiteter Narkose oder Höhenflug ohne Luftdruckkompensation (schwarze US-Soldaten im Vietnam-Krieg);
  - *Malariaresistenz*: erhöhte Resistenz gegen Plasmodium falciparum (S. 271). Dieser genetische Vorteil hat zu einer positiven Selektion in der schwarzafrikanischen, arabischen und asiatischen Bevölkerung geführt.
- *Homozygote Drepanozytose:* Mittlere Überlebenszeit 15 Jahre. Erstmanifestation nach dem 6. Lebensmonat wegen Ersatz des protektiv wirksamen HbF durch HbS in Form von:
  - *„Hand-Foot-Disease":* extrem schmerzhafte, bis zum Abschluss des Phalangenwachstums am Ende des 2. Lebensjahres anhaltende Hand-Fuß-Schwellung wegen Gefäßverschlüssen durch verklumpte Erythrozyten, die wegen sauerstoffzehrendem Extremitätenwachstum gesichelt sind; Kutis mit Fettzellschwund und massiver, VEGF-induzierter Neoangiogenese.
  - *Vasookklusive Krisen:* paroxysmale Myalgien wegen muskulärer Minderdurchblutung. Disseminierte Infarkte in Gehirn, Nieren (Papillenspitzennekrosen), Milz (multiple Infarkte bis zur Vernarbung), Haut (Ulcera cruris). Priapismus (S. 936).
  - *Proliferative Retinopathie* wegen VEGF-induzierter Kapillarproliferation.

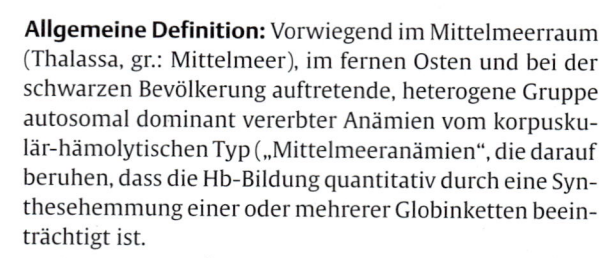

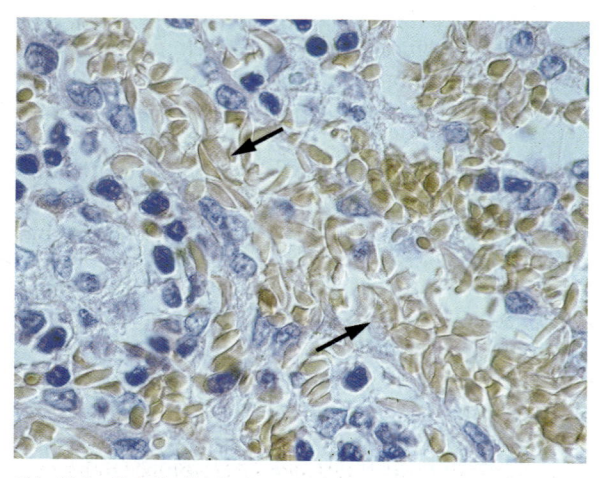

Thalassämien

Allgemeine Definition: Vorwiegend im Mittelmeerraum (Thalassa, gr.: Mittelmeer), im fernen Osten und bei der schwarzen Bevölkerung auftretende, heterogene Gruppe autosomal dominant vererbter Anämien vom korpuskulär-hämolytischen Typ („Mittelmeeranämien", die darauf beruhen, dass die Hb-Bildung quantitativ durch eine Synthesehemmung einer oder mehrerer Globinketten beeinträchtigt ist.

Inzidenz: hoch in der Äquatorialzone ↔ positive Selektion wegen relativer Malariaresistenz der Merkmalsträger.
- *β-Thalassämie:* Genfrequenz in äquatorialafrikanischer Bevölkerung 2–20%; Inzidenz bei USA-Schwarzen: 20:100000, bei Mittelmeerbevölkerung 10:100000.
- *α-Thalassämie:* weltweit häufigste Hämoglobinopathie. Sie dominiert in (Südost-)Asien und Afrika.

β-Thalassämien

Allgemeine Definition: Je nach Ethnie häufige Gruppe von Anämien, der eine (von über 100 möglichen) erbliche Mutation des β-Globin-Gens für das adulte HbA_1 ($\alpha_2\beta_2$), teils auch der δ-Kette (beide auf Chromosom 11) zugrunde liegt, ohne dass die Synthese der α-Ketten beeinträchtigt ist.

Abb. 10.**9 Sichelzellanämie** mit „Sichelung" der Erythrozyten (Pfeil) in Milzsinus durch Hypoxidose (HE, Vergr. 1:100).

Allgemeine Pathogenese: Bei den β-Thalassämien sind üblicherweise die β-Gene zwar zahlenmäßig normal, das entsprechende Genprodukt ist aber wegen folgender Punktmutationen fehlerhaft:
- Mutationen der *Promotorregion* mit Transkriptionsstörungen;
- Mutationen des *mRNA-Splicings* mit falsch lokalisierter oder ausgebliebener Entfernung von *mRNA-Anteilen im Intron-/Exonbereich* → abnorme mRNA;
- Mutation der Peptidketten-Termination mit vorzeitiger Beendigung der mRNA-Translation.

Als Folge davon werden entweder kein ($β^0$) oder nur minimale Mengen ($β^+$) des Genproduktes gebildet. Fetales HbF ($α_2γ_2$) persistiert ersatzweise in Erwachsenen-Erythrozyten → Diagnostik! Der autosomal dominante Erbgang bedingt unterschiedliche Anämiegrade, von denen die schwerste klinische Verlaufsform im Folgenden näher beschrieben wird.

Thalassaemia major

Syn. Cooley-Anämie

Definition: Schwere Verlaufsform einer β-Thalassämie mit transfusionsbedürftiger hypochromer Anämie und einer Lebenserwartung von etwa 15 Jahren wegen homozygotem, komplettem oder fast komplettem Bildungsdefekt von β-Globin ($β^0/β^0$, $β^0/β^+$ oder $β^+/β^+$).

Morphologie: Da β-Globin-Ketten weder am Aufbau des embryonalen noch des fetalen Hb beteiligt sind, werden die Kinder zunächst ohne wesentliche Krankheitserscheinungen geboren. Mit postnatal fortschreitendem Schwund des fetalen HbF ohne Ersatz durch adultes HbA_1 entwickelt sich spätestens in der 2. Hälfte des 1. Lebensjahres eine zunehmende schwere Anämie. Sie manifestiert sich folgendermaßen:
- *Blut:* hochgradige hypochrome mikrozytäre, anisopoikilozytäre Anämie mit Ausschwemmung von Normoblasten. Die Erythrozyten sind glockenförmig (Kodozyten) und bilden im Ausstrich „Schießscheibenzellen". Da die normal gebildete Erythrozytenmembran ein gemindertes Zellvolumen umschließt, zeigen Kodozyten eine extrem gesteigerte osmotische Resistenz. Wegen der fehlenden Bildung von β-Globin entwickeln sich abnorme, instabile Präzipitate von α-Globin in Form von Heinz-Körpern, welche die Zellen destabilisieren.
- *KM:* Stigmen der „ineffektiven Erythropoese" (S. 502) →
- *Skelettanomalien:* Reaktionsmuster der „extremen, konstitutionellen Hämatopoeseexpansion" (S. 502). Bürstenschädel, charakteristische Vorwölbung der Frontalschädel- und Maxillarregion.
- *Ferrotoxische Organsiderose* (S. 502).

✚ Klinische Formen mit abgeschwächtem Verlauf:
- *1. Thalassaemia intermedia:* mittelschwere, heterozygote β-Thalassämie wegen eingeschränkter Bildung von β-Globin-Ketten, charakterisiert durch mittelgradige Hämolyse und hyperplastische Erythropoese.
  Morphologie: Nur gering ausgeprägte, für die Thalassaemia major typische Skelettanomalien. Pigmentgallesteine (S. 794) wegen gesteigertem Erythrozyten-/Hb-Umsatz. Prognose: gut.
- *2. Thalassaemia minor:* geringgradige β-Thalassämie wegen der heterozygoten β-Globin-Kettensituation $β^0/β$ oder $β^+/β$ mit tendenziell hypochromer Anämie und uneingeschränkter körperlicher Leistungsfähigkeit oder Lebenserwartung.
  Morphologie: im Blut in geringer Ausprägung Kodozyten. Da keine α-Globin-Präzipitate auftreten, besteht keine wesentliche Hämolyse. Auch entwickeln sich keine primären und sekundären Merkmale einer ineffektiven Erythropoese (S. 502). Geringe HbF-Persistenz.

α-Thalassämien

Allgemeine Definition: Gruppe von Anämien wegen teilweiser oder vollständiger Deletion von α-Globinketten-Genen.

Allgemeine Pathogenese: In der Evolution hat sich das α-Globin-Gen verdoppelt. Die beiden Gene HBA_1 und HBA_2 liegen auf dem Locus 16 pter-p13.3 nebeneinander. Je nach Anzahl der bei dieser Thalassämieform ausfallenden Gene sind 4 verschiedene Defektsituationen möglich.
- *cis-Defekt:* Betroffen sind 2 Gene eines gleichen Chromosoms. Vorkommen: Asiaten, Melanesier.
- *trans-Defekte:* Betroffen ist jeweils ein Allel auf beiden Chromosomen. Vorkommen: Schwarze.

Da α-Globin bereits am Aufbau des embryonalen Hb Gower II ($α_2ζ_2$) und des fetalen Hb ($α_2γ_2$) beteiligt ist, äußert sich zumindest der homozygote totale Defekt der α-Globinketten-Bildung im Gegensatz zur β-Thalassämie bereits vor der Geburt. Je nach Genotyp unterscheidet man verschiedene Varianten, von denen im Folgenden die schwerste Verlaufsform näher besprochen wird.

Hydrops fetalis

Definition: Schwerste Form einer α-Thalassämie wegen komplettem Defekt aller 4 α-Globin-Gene mit exzessiver Ödembildung in der Fetalperiode.

Pathogenese: Der Defekt aller vier α-Globin-Gene (−/−) geht mit der Bildung von Hb Bart einher, bei dem es sich um tetramere γ-Globin ($γ_4$) handelt. Hb Bart ist nicht nur instabil, sondern hat auch eine pathologische Affinität zu Sauerstoff und schränkt deshalb die Abgabe von Sauerstoff ans Gewebe ein. Ein Defekt aller 4 Allele ist nur von Eltern mit heterozygoten cis-Deletionen zu erwarten. Die Instabilität des Hb Bart führt einerseits zu einer hämolytischen Anämie und zur einer massiven Gewebehypoxie und stört andererseits die Synthesetätigkeit der Leber → in Fetalperiode: Hypalbuminämie, chronische Herzinsuffizienz und Ödembildung (Hydrops fetalis).

Klinik: keine Therapiemöglichkeit. Dennoch möglichst frühe vorgeburtliche Diagnose, weil gesteigertes Risiko einer Schwangerschaftstoxikose. Die betroffenen Kinder sterben in utero oder kurz nach Geburt.

Abgeschwächte Verlaufsformen:
- *1. HbH-Krankheit:* mittelschwere Anämie wegen Defekts von 3 Allelen (α-/−), ähnlich dem Bilde einer Thalassaemia intermedia mit Splenomegalie, ineffektiver Erythropoese, mentaler Retardierung und anderen Entwicklungsstörungen.
  Pathogenese: Dem Hämoglobin H (HbH) liegt eine abnorme Tetramerbildung von β-Globin (β$_4$) zugrunde, die allerdings erst postnatal, mit Auftreten von adultem Hb auffällt. Die instabilen β$_4$-Globin-Komplexe bilden Heinz-Körper. Die Erythrozyten sind hypochrom und poikilo-kodozytotisch.
- *2. α-Thalassämie-1:* minimale Anämieform ähnlich dem Bilde einer β-Thalassaemia minor wegen 2 dysfunktioneller Loci in cis- oder trans-Position (α-/α-).
- *3. α-Thalassämie-2:* asymptomatischer Zustand (= silent carrier) mit nur einem singulären Gendefekt (α-/αα). Häufigste Thalassämieform bei USA-Schwarzen.

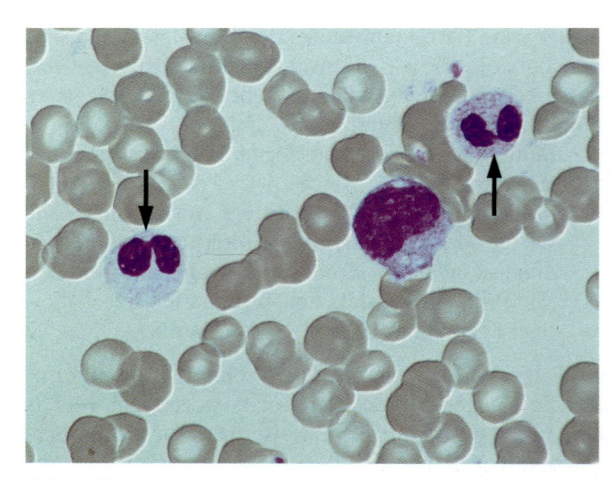

Abb. 10.**10** **Pelger-Hüet-Anomalie** mit Mindersegmentierung der Neutrophilenkerne (Papenheim, Vergr. 1 : 200).

10.1.4.2
Hereditäre Neutrophilendefekte

Allgemeine Definition: Sehr seltene Krankheitsgruppe, die auf einem genetisch bedingten Defekt einer bestimmten Funktion der neutrophilen Granulozyten beruht.

Allgemeine Pathogenese: Zwar sind die einzelnen Erkrankungen selten, sie verdeutlichen aber die Auswirkung der einzelnen Leukozytenfunktionen. Neutrophile Granulozyten können vielfältige hereditäre Anomalien aufweisen. Ein Teil von ihnen geht lediglich mit einer Formanomalie einher, ohne dass es dabei zu einer wesentlichen Funktionseinbuße kommt. Prototyp ist die „Pelger-Hüet-Anomalie", bei der die Zellkerne wegen dem autosomal dominant mutierten Laminin-B-Rezeptor-Gen (Locus: 1q21.1) mindersegmentiert sind (Abb. 10.**10**). Ein anderer Teil ist schwer funktionell gestört und zeigt nur teilweise morphologische Stigmata. Sie werden nachstehend besprochen.

Migrationsdefekte

Orthologie: Im Rahmen der Leukotaxis wandern Neutrophile aus postkapillären Venulen ins Entzündungsgebiet ein. Dieser komplexe Vorgang der Leukozytentransmigration (S. 205) wird durch Liganden vermittelt, die teils konstitutiv, teils erst unter dem Einfluss proinflammatorischer Zytokine an der Oberfläche von Neutrophilen und Endothelien exprimiert werden. Dazu gehören:
- *L-Selektin* auf der Leukozytenoberfläche und *E-*, *P-Selektin* auf der entzündlich stimulierten Endotheloberfläche. Resultat der Selektin-Selektin-Ligand-Bindung: initiale Leukozytenadhäsion → „Leucocyte Rolling" (S. 205).
- *β$_2$-Integrine:* Diese Adhäsionsmoleküle, die als konstanten Partner CD18 und variabel CD11 a, b oder c enthalten, binden auf der Oberfläche entzündlich stimulierter Endothelien an interzelluläre Adhäsionsmoleküle (ICAM). Resultat: stabile Leukozytenadhäsion → transendotheliale Neutrophilenmigration (S. 205).

Allgemeine Pathogenese: Bei einigen Fällen mit defekter Infektabwehr werden zwar im KM regulär Neutrophile gebildet, die im Rahmen entzündlicher Prozesse auch vermehrt im Blut auftreten, was bis zu einer „leukämoiden Reaktion" (S. 503) reichen kann. Sie sind aber nicht imstande, zum Entzündungsort vorzudringen.
Den nachstehend besprochenen Funktionsstörungen der Neutrophilen liegen bestimmte genetische Defekte solcher Adhäsionsmoleküle zugrunde.

Leukozyten-Adhäsions-Defizienz I

Definition: Seltene autosomal rezessiv vererbte Infektneigung wegen mutierter β$_2$-Integrin-Untereinheit (= LAD Typ I).

Pathogenese: Der Defekt betrifft das CD18 (Genlocus: 21q22.2), das Integrinen wie LFA-1 und Mac-1 gemeinsam ist. Die Folge ist eine gestörte Granulozytentransmigration bei (in vitro nachweisbarer) erhaltener Bakterizidie. Charakteristisch sind „leukämoide Reaktionen" auf einen Entzündungsstimulus mit bis zu 100 000 Zellen/μl ohne Eiterbildung. Die heterogene klinische Symptomatik beruht auf unterschiedlich lokalisierten Mutationen innerhalb des CD18-Proteins.

Klinik: In schweren Fällen manifestiert sich der genetische Defekt schon unmittelbar nach der Geburt mit einer progressiven Nabelschnurinfektion. Patienten mit leichteren Manifestationen können das Erwachsenenalter erreichen. Typisch sind während der Dentition auftretende, auch später rezidivierende, progressive Gingivitiden mit Periodontitis, perirenale Abszesse und rezidivierende, gangränöse Hautentzündungen.

Leukozyten-Adhäsions-Defizienz II

Syn.: Rambon-Hasharon-Syndrom

Definition: Sehr seltene erbliche Infektneigung wegen mutationsbedingter Defizienz der Sialyl-Lewis-X-Strukturen (= LAD Typ II).

Pathogenese: Der Defekt beruht auf einer Mutation der GDP-D-Mannose-4,6-Dehydratase, die GDP-Mannose in GDP-Fucose umwandelt, so dass generell die fucoseabhängige Bildung von Sialyl-Lewis-X-Strukturen ausbleibt. Der Defekt betrifft nicht nur die Selektine, sondern auch erythrozytäre Glykoproteine.

> **Klinik:** Die Symptomatik ist ähnlich wie bei LAD Typ I, wobei das Ausmaß der Infektgefährdung eher geringer ist. Begleitend treten komplexe Entwicklungsstörungen wie kraniofaziale Dysmorphien und neurologische Defekte auf.

Bakterizidie-Defekte

Chédiak-Higashi-Syndrom

Definition (S. 27): Sehr seltene, autosomal rezessiv vererbte, Lysosomenkrankheit, charakterisiert durch Phagozytendefekt und okulokutanen Albinismus.

Pathogenese: Wegen der Mutation des LYST-Gens, das intrazelluläre **lys**osomale **T**ransportprozesse reguliert (Locus: 1q42.1-q42.2), neigen die lysosomalen Granula in Granulo-, Lympho-, Thrombozyten und NK-Zellen, aber auch die Mastzellgranula und die Melanosomen zu einer abnormen Fusion und sind deshalb massiv vergrößert (granulärer Gigantismus), konsekutiv aber auch numerisch reduziert. Diese Fehlbildung hat nachstehende Konsequenzen:
- *rezidivierende Infektionen* mit grampositiven Bakterien wegen beeinträchtigter Chemotaxis, granulozytärer Degranulation und konsekutiver Bakterizidiestörung schon im Kleinkindalter;
- *okulokutaner Albinismus* wegen gestörter Melanosomenbildung → stahlgraue Haare bei eigentlich Schwarzhaarigen (S. 114);
- *hämorrhagische Diathese* wegen gestörter Thrombozytenfunktion.

> **Klinik:** Bei etwa 85% der Patienten tritt im Rahmen einer rezidivierenden Infektion eine „akzelerierte Phase" mit generalisierter Lymphadenie, lymphomatoider Proliferation in Leber, Milz und KM → zunehmende Panzytopenie → terminal viral ausgelöstes Hämophagytosesyndrom. Gelegentlich spinozerebelläre Degeneration und präseniler Parkinsonismus.

Progressive infantile septische Granulomatose

Syn.: Chronic Granulomatous Disease = CGD

Definition: Seltene Erkrankung mit chronisch rezidivierenden Infekten im frühen Kindesalter wegen genetisch bedingtem Defekt der oxidativen Bakterizidie durch neutrophile Granulozyten.

Orthologie: Normalerweise lösen die Adhärenz neutrophiler Granulozyten an Mikroorganismen und deren Phagozytose eine „Respiratory Burst Reaction" mit gesteigertem Sauerstoffverbrauch, vermehrter Bildung von NADPH und Aktivierung von NADPH-Oxidase aus. Letztere bildet als kurzlebiges Radikal das Superoxidanion (O_2^-), das mittels Superoxiddismutase in H_2O_2 umgewandelt wird. Die in den Primärgranula der Neutrophilen enthaltene Myeloperoxidase verwendet H_2O_2 als Substrat zur Bildung des Halidradikals Hypochlorit (Oxidation von Cl^- zu ClO^-). Dessen oxidative Radikalwirkung tötet phagozytierte Bakterien und Pilze ab. Die resultierenden Sauerstoff- und Halidradikale sind nicht nur für Mikroorganismen, sondern auch für den Wirtsorganismus hoch toxisch. Damit sie gezielt nur innerhalb einer Heterophagievakuole gebildet werden, unterliegt die Aktivierung des Schlüsselenzyms NADPH-Oxidase Sicherheitskauteln, ähnlich einem nur mit mehreren Schlüsseln zu öffnenden Tresor brisanten Inhalts. Dadurch wird die NADPH-Oxidase erst aktiv, wenn eine Reihe genetisch unabhängig kodierter Proteine gezielt fusionieren und in der Membran einer Heterophagievakuole den aktiven Komplex bilden. Dem liegen folgende molekulare Prozesse zugrunde: Die NADPH-Oxidase besteht zunächst aus Zytochrom-b_{558} und dem Glykoprotein gp91^{phox} (phox = Phagozytenoxidase), das vom CYBB-Gen (Locus: Xp21.1) kodiert wird. Zur endgültigen Aktivierung muss dieser Komplex mit den zytosolischen Proteinen p47^{phox}, kodiert vom NCF1-Gen (Locus: 7q11.23), und p67^{phox}, kodiert vom NCF2-Gen (Locus: 1q25), puzzleartig fusionieren. Am Aufbau von Zytochrom-b_{558} ist das Protein p22^{phox}, kodiert vom CYBA-Gen (Locus: 16q24), beteiligt.

Pathogenese: Mutationen eines der oben genannten Gene führen zu einem Funktionsausfall von NADPH-Oxidase. Bei 75% der Patienten ist das auf dem X-Chromosom lokalisierte CYBB-Gen gestört → X-gonosomale NADPH-Oxidase-Defekte bei Knaben. Die bei den betroffenen Mädchen vorhandene, halbnormale Gendosis reicht aus, um die heterozygote Defizienz funktionell zu überdecken. Als Konduktorinnen übertragen sie den Defekt jedoch in die 2. männliche Generation. Mutationen der übrigen, nicht auf dem X-Chromosom lokalisierten Komponenten des NADPH-Oxidase-Komplexes erklären, weshalb auch Mädchen erkranken.

Morphologie: Stellvertretend für das Versagen einer granulozytären Erregerabwehr in der vordersten Abwehrfront sucht der Organismus der Erregerpersistenz mit langlebigen Makrophagen und einer konsekutiv gesteigerten Immunstimulation zu begegnen, indem er ubiquitär, besonders aber in den LNN, histiozytäre Granulome bildet.

> **Symptomatik** bereits im Kleinkindalter: rekurrierende Infekte mit Leukozytose, disseminierte Abszessbildung (Haut, Hirn, LNN, perianal etc.) und septische Symptomatik. Oft Tod im Kleinkindalter.

> **Diagnostik** des NADPH-Oxidase-Defekts mit dem **NBT**-Test in vitro (**Ni**tro**b**lau**t**etrazolium).
> Erregerspezifische oxidative Bakterizidie bei CGD:
> - *Katalasefreie Erreger* wie Lactobacillus und Streptokokken: Kaum beeinträchtigte Bakterizidie, weil der Metabolismus der Keime geringe H_2O_2-Mengen produziert, die als Substrat für die bakterizide Myeloperoxidase ausreichen.
> - *Katalasehaltige Erreger* wie Staphylococcus aureus, Chromobacterium violaceum, Pseudomonas cepacia, Escherichia coli, Salmonella sp., Serratia marcescens und Pilze (Aspergillus sp., Candida sp.) setzen mittels ihrer Katalase das von ihnen gebildete H_2O_2 rasch in Wasser und Sauerstoff um, vernichten so das Substrat der Myeloperoxidase und sind daher vermehrt pathogen.

Myeloperoxidasedefekt

Definition: Wenig häufige Infektneigung wegen autosomal rezessiv erblichem Defekt der Myeloperoxidase (= MPO) in Neutrophilen und Monozyten.

Inzidenz des totalen Defekts: 1:4000, des partiellen Defekts 1:2000.

Pathogenese: Aufgrund einer Missense-Mutation wird ein abnormes, funktionsuntüchtiges Protein gebildet, das immun-, aber nicht enzymhistochemisch nachweisbar ist. Die Myeloperoxidase (MPO-Genlocus: 17q23.1) in Neutrophilen und Monozyten ist zwar für die oxidative Bakterizidie wichtig, ihr hereditärer Defekt beeinträchtigt jedoch die Erregerabwehr nur wenig, (vermutlich) weil die primär durch die NADPH-Oxidase generierten Sauerstoffradikale auch ohne Umwandlung zu H_2O_2 toxisch sind. Darüber hinaus können Spuren von Eisenkationen H_2O_2 bakterizid umsetzen.

Morphologie: Vom Defekt betroffen sind die im Promyelozytenstadium gebildeten Primärgranula.

Sekundärgranula-Defekt

Definition: Seltene, autosomal rezessiv vererbte, durch schwere Infektverläufe gekennzeichnete Erkrankung wegen fehlender Sekundärgranula in den Neutrophilen.

Pathogenese: Bei der Phagozytose von Bakterien fusionieren die Granula neutrophiler Granulozyten in einer bestimmten Sequenz mit den Heterophagievakuolen:
- *1. Schritt*: Innerhalb von Sekunden verschmelzen zunächst die (spezifischen) Sekundärgranula (so genannt, weil in Myelozyten während der 2. Phase der Granulogenese gebildet) und ergießen ihren bakteriziden Inhalt (vornehmlich Defensine, Laktoferrin, Cobalamin-Transportprotein und Integrine) in die Heterophagievakuole.
- *2. Schritt*: Sobald der Inhalt der Heterophagievakuole einen sauren pH-Wert erreicht hat, der für die in den Primärgranula vorhandenen sauren Hydrolasen optimal ist, fusionieren die in Promyelozyten gebildeten Primärgranula (azurophilen Granula) mit den Hetrophagievakuolen.

Bei den Patienten ist das CEBPE-Gen (Locus: 7q21-q23) mutiert, dessen Produkt als Transkriptionsfaktor innerhalb der neutrophilen Granulogenese die Bildung von Sekundärgranula übergeordnet steuert. Folglich fehlen die Sekundärgranula, während die Synthese der Inhaltsstoffe wie Laktoferrin in „Nicht-Neutrophilen"-Zellen normal abläuft.

Morphologie: Die Neutrophilen haben keine Sekundärgranula und abnorme, oft bilobulierte Kerne.

Klinik der betroffenen Kinder: schwerste, lebensbedrohliche Infektverläufe.

CD11/CD18-Defekt

Syn.: „Job-Syndrom" nach der alttestamentarischen Gestalt Hiob, mit dem die christliche Religionslehre das unverschuldete Leiden zu rechtfertigen sucht

Definition: Seltenes, autosomal rezessiv vererbtes Leiden, charakterisiert durch chronisch rezidivierende, zur Abszessbildung neigende Infekte in Haut und Atemwegen.

Pathogenese: Unter anderem enthalten Sekundärgranula die Integrine CD11/CD18, die für Adhärenz, Chemotaxis und Ingestion besonders von Staphylokokken notwendig sind. Diese Prozesse sind durch Defizienz dieser Glykoproteine (Genlocus: 4q21) behindert.

Klinik: IgE-Vermehrung (> 2500 IU/ml) mit Eosinophilie. Atypische Ekzeme, Abszesse wegen Staphylokokkeninfekt in Haut und Atemwegen. Mukokutane Candidiasis. Raue und vergröberte (Gesichts-)Haut.

Glutathion-Synthetase-/-Peroxidase-Defekt

Definition: Seltene genetische oder erworbene Defekte mit autooxidativer Granulozytendysfunktion.

Pathogenese: Die aus der Oxidation von NADPH resultierenden Sauerstoffradikale sind nicht nur bakterizid, sondern, wenn sie ins Zytoplasma austreten, auch für die Neutrophilen selbst toxisch. Katalase und Glutathion-Peroxidase wirken dem entgegen, wobei die Katalase nur hohe H_2O_2-Konzentrationen, die selenhaltige Glutathion-Peroxidase auch minimale Spuren von H_2O_2 eliminiert. Genetische Defekte der Glutathion-Synthetase/-Peroxidase → Granulozytenschädigung.

Klinik: zum Teil Hyperbilirubinämie. Endemischer Selenmangel in Zentralchina wegen huminsäurehaltigem Trinkwasser → Glutathion-Peroxidase-Defizienz → Kashin-Beck-Krankheit (arthrotische Skelettdysmorphie mit Minderwuchs).

10.1.4.3

Hereditäre Thrombozytendefekte

Allgemeine Definition: Hereditäre, hämorrhagische Diathesen vom thrombozytopathischen Typ mit verlängerter Blutungszeit, Petechien und mukokutanen Ekchymosen.

Diese Syndrome sind zwar selten, aber der komplexen Struktur und Funktion der Plättchen entsprechend sehr vielfältig (Tab. 10.**6**).

Allgemeine Pathogenese: Die thrombogene Plättchenfunktion verläuft in mehreren Schritten: Primäre Plättchenadhäsion auf Endothelschaden → irreversible Plättchenaggregation → sekretorische Freisetzung von Plättchengranula → prokoagulatorische Thrombozytenfunktion. Alle diese Schritte können mutationsbedingt gestört sein. Dabei kann die Plättchenzahl normal, in etlichen Fällen aber auch vermindert sein; einige Defekte, wie das Bernard-Soulier- oder das Gray-Platelet-Syndrom fallen

Tabelle 10.6 Hereditäre Thrombozytopathien

Krankheit	1. Defekt 2. Genlocus 3. Erbgang	1. Plättchenzahl 2. Plättchenstruktur
Adhäsionsdefekte		
Bernard-Soulier-Syndrom	1. GPIb/IX 2. 23 q1.2. 17 pter-p12 3. Rezessiv	1. Erniedrigt 2. Riesenplättchen
Aggregationsstörungen		
Thrombasthenie[1)] Glanzmann-Naegeli	1. GPIIb 2. 17 q21.32 3. Rezessiv	1. Normal 2. Normal
Thrombasthenie[1)] Glanzmann	1. GPIIIa 2. 17 q21.32 3. Autosomal dominant	1. Normal/erhöht 2. Riesenplättchen
Sekretionsdefekte von Thrombozytengranula		
Gray-Platelet-Syndrom	1. α-Granula 2. ? 3. Autosomal-dominant	1. Erniedrigt 2. Große graue Plättchen
Storage-Pool-Erkrankung	1. δ-Granula 2. ? 3. Autosomal-dominant	1. Normal 2. Verkleinert
Wiskott-Aldrich Syndrom	1. δ-Granula, CD43 2. Xp11.4-p11.21 3. X.-gonosomal	1. Erniedrigt 2. Verkleinert
Prokoagulatorische Defekte		
Scott-Syndrom	1. Faktor X-, Prothrombinaktivierung 2. ? 3. Autosomal-rezessiv	1. Normal 2. Normal

[1)] asthenos gr. = schwach, leistungsunfähig

schon im panoptisch gefärbten Blutausstrichpräparat wegen typischer Struktur- oder Größenanomalien auf. Eine gewisse Sonderstellung nimmt die Thrombasthenie Glanzmann-Naegeli ein, bei der wegen Mutationen der Glykoproteine IIb oder IIIa die Integrinfunktion des Fibrinogenrezeptors GPIIb/IIIa (= Integrin α_{IIb}/β_3; CD41, CD61) gestört ist und, abgesehen von einer hämorrhagischen Diathese, die in vitro messbare Retraktion frischer Blutgerinnsel ausbleibt.

Da sich die ursächlichen Mutationen nicht immer auf Thrombozyten beschränken, wird verständlich, dass genetisch bedingte Plättchendefekte oft auch von Störungen anderer Zellsysteme begleitet sein können. Dies verdeutlicht das im Folgenden besprochene Krankheitsbild.

Wiskott-Aldrich-Syndrom

Pathogenese: Hier sind vordergründig der Aufbau der δ-Granula in Thrombozyten und die Expression des Oberflächenglykoproteins Sialophorin (= CD43, GP115, Leukosialin) defekt. Ursächlich ist jedoch ein auf dem X-Chromosom lokalisiertes WPS-Gen mutiert, das eine übergeordnete Funktion als Signaltransduktionsadapter in Verbindung mit cdc-42 hat, einem niedermolekularen GTP-bindenden Protein. Die hieraus resultierende Deregulation einer nachgeordneten Signaltransduktion erklärt eine Kaskade nachgeordneter Phänomene, wie die Minderexpression von CD43, das als Bindungspartner für ICAM-1 eine zentrale Rolle in der Zelladhäsion von Granulozyten, Monozyten und Lymphozyten spielt.

Klinik: Die Folgen sind: T-Zell-Defekt mit Infektneigung, erniedrigtes IgM bei erhöhtem IgA und IgE, Vaskulitis, hämolytische Anämie mit Eisenmangel, hämorrhagische Diathese. Lebenserwartung: 10 Jahre.

10.1.5 Neoplastische Läsionen

Allgemeine Definitionen: Unter dem von R. Virchow bei der Betrachtung von Augenhintergrundgefäßen eines CML-Patienten geprägten Begriff Leukämie (= weißes Blut) versteht man eine systemische, autonome Proliferation eines abnormen hämatopoetischen Zellklons, die mit einer mehr oder weniger ausgeprägten Zellausschwemmung ins periphere Blut einhergeht (vgl. Abb. 10.11 a).

Allgemeine Klassifikation: Je nach Wachstumskinetik unterscheidet man:
- *akute Leukämien* mit hohem Malignitätsgrad,
- *chronische Leukämien* mit niedrigem Malignitätsgrad.

Akute myeloische Leukämien können ohne Vorstadium „de novo" entstehen. Analog den soliden Tumoren sind jedoch auch präneoplastische Läsionen bekannt, aus denen sich die „sekundären" akuten myeloischen Leukämien entwickeln. Diese Präleukämien sind entsprechende Vorstadien und manifestieren sich als „myelodysplastische Syndrome". Da sie ausnahmslos mit einer irreversiblen und insofern auch lebensbegrenzenden Störung der blutbildenden KM-Funktion verbunden sind, haben sie einen höheren Krankheitswert als die klassischen Präkanzerosen solider Tumoren, die lokal begrenzt und durch Vorsorgemaßnahmen beherrschbar sind.

Die WHO teilt die präneoplastischen und neoplastischen Prozesse der Hämatopoese ein in:
- *akute myeloische Leukämien,*
- *chronische myeloproliferative Erkrankungen,*
- *myelodysplastische Syndrome,*
- *myelodysplastisch-myeloproliferative Erkrankungen.*

10.1.5.1
Akute myeloische Leukämien

Allgemeine Definition: Sammelbegriff (= AML) für akute, unbehandelt innerhalb von Wochen und Monaten letal verlaufende Neoplasien hämatopoetischer Zellen mit proliferativer Autonomie und Differenzierungsblock.
Als Arbeitsbezeichnung werden gelegentlich alle nichtlymphatischen akuten Leukämien als „akute nonlymphoide Leukämien" zusammengefasst.

Inzidenz (weltweit) der akuten Leukämien: 4 : 100 000, davon 70% AML-Fälle. Inzidenz bei Erwachsenen > 60 Jahre: 10 : 100 000. Mittleres Alter: 60 Jahre. Vorkommen auch im 1. Lebensjahr.

Allgemeine Pathogenese: Die Ursache einer Leukämie ist zwar nicht in jedem Einzelfall geklärt, aber folgende Faktoren müssen bei ihrer Entstehung in Betracht gezogen werden:
- *Genetische Faktoren:* Patienten mit Trisomie 21 (Down-Syndrom) oder Neurofibromatose Typ 1 erkranken wesentlich häufiger an einer Leukämie als die Normalbevölkerung. Bei zahlreichen Leukämien liegen teils typische Chromosomenanomalien vor.
- *Ionisierende Strahlen,* sei es bei Opfern von Strahlenunfällen (Kernreaktordefekte) oder von Nuklearwaffen (Hiroshima und Nagasaki), begünstigen Leukämien (Latenz: bis 5 Jahre).
- *Leukämogene Chemikalien:* a) Benzol, b) Alkylanzien, c) Topoisomerase-II-Inhibitoren wie Epipodophyllotoxin, Etoposid oder Teniposid. Nach Behandlung damit kann sich schon nach knapp 3 Jahren überwiegend eine AML vom monozytären/myelomonozytären Typ entwickeln.
- *Leukämogene Viren:* Sie sind bei verschiedenen Tierarten (einschließlich Primaten), aber noch nicht beim Menschen beschrieben.

Allgemeine Malignitätsfaktoren: Zu ihnen gehören:
- *Proliferationskinetik:* meist kurze Zellverdopplungszeit → rasches Wachstum.
- *Differenzierungsblock:* Im Gegensatz zur CML werden bei der AML Blasten gebildet, die nicht phagozytieren und, falls erythro- oder megakaryopoetische Zelllinien involviert sind, auch außerstande sind, funktionstüchtigen Erythro- und/oder Thrombozyten zu produzieren. Anfänglich können im Blut neben leukämischen Blasten noch normale Granulozyten vorkommen, die von einer residualen normalen Hämatopoese abstammen. Da zwischen den leukämischen Blasten und solchen segmentkernigen Granulozyten im peripheren Blut keinerlei Übergangsformen vorkommen – wie bei chronisch myeloproliferativen Erkrankungen üblich – wird dies als „Hiatus leucaemicus" (hiatus, lat. = Spalt) bezeichnet.
- *Hämatopoeseverdrängung:* Die leukämischen Blasten einer AML besetzen diejenigen Stromazonen des KM, die für das Gedeihen einer normalen Hämatopoese notwendig sind und verdrängen sie gewissermaßen mechanisch. Gleichzeitig konkurrieren sie um die von spezifischen Stromazellen gebildeten hämatopoetischen Zytokine → Anämie. Sie tritt wegen der 100-tägigen Lebenszeit der Erythrozyten langsamer ein als die verdrängungsbedingte Granulo- und Thrombozytopenie. Deren Folgen sind eine Agranulozytose mit Verlust der Infektabwehr und eine Thrombozytopenie mit hämorrhagischer Diathese.

Allgemeine Klinik: Eine AML wird von folgenden Komplikationen begleitet, die auch ihren letalen Ausgang besiegeln:
1. **Blastäre hyperleukozytotische Syndrome:** Extreme leukämische Blastenausschwemmungen von 50 000 – 100 000 Zellen/µl können lebensbedrohlich sein. Dies trifft zwar auch für die ALL zu. Bei vergleichsweise gleich hoher Zellkonzentration sind aber Komplikationen bei AML häufiger, weil deren Blasten größer sind, damit die Blutviskosität höher ist und die Blasten folglich dazu neigen, in kleinen Gefäßen zu agglomerieren. Dies wird als „vaskuläre Leukookklusion" oder „Blastostase" bezeichnet und bringt folgende Läsionen mit sich:
   - *ZNS-Zirkulationsstörungen* mit Sehstörungen, Benommenheit, Ataxie und Delirium.
   - *Leukaemic Nodules:* Beim unbehandelten/therapierefraktären AML können intravasale blastäre Zusammenballungen in Form intrazerebraler Knoten über entsprechende Gefäßrupturen intrakraniale letale Hämorrhagien auslösen (Abb. 10.**11**).
   - *Alveolokapillärer Block:* Die anflutenden Blasten verstopfen die Lungenkapillaren und blockieren dadurch den alveolokapillären Gasaustausch → Erstickung.
   - *Therapieprinzip:* a) Leukapherese, gefolgt von b) zytostatischer Therapie gegen Blastostase, c) Allopurinol gegen Nierenversagen wegen zytolysebedingter Hyperurikämie.
2. **Extramedulläre leukämische Infiltrate:** Sie treten bei einer AML regelmäßig auf, können prinzipiell in allen Organen vorkommen und den Krankheitsverlauf durch folgende Läsionen komplizieren:

- *Organvergrößerungen* (Megalien). Allerdings ist deren Ausmaß vergleichsweise geringer als bei den chronisch myeloproliferativen Erkrankungen. Frühe Splenomegalie bei AML Typ M5.
- *Hyperplastische Gingivitis:* Leukämische Infiltrate können zusammen mit der darniederliegenden Infektabwehr hämorrhagisch-entzündliche Schleimhautschwellungen – insbesondere der Gingiva – hervorrufen. Scheinbar „unmotiviert" ist die hyperplastische Gingivitis „Verdachtsymptom" einer sich entwickelnden AML (Typen M4 und M5).
- *Papulomakulöse Hautinfiltrate:* In generalisierter Form sind sie ein Erstsymptom vor allem der AML Typ M5.
- *Myeloblastome* (= granulozytopoetische Sarkome, Chlorome). Damit werden diejenigen Infiltrate im Initialstadium einer AML bezeichnet, die gelegentlich tumorbildend sind. Dabei spielt der Name „Chlorom" auf die grüne Farbe solcher Tumoren an, deren leukämische Zellen viel Myeloperoxidase mit grünlicher Eigenfarbe (chloros, gr. = grün) enthalten. Sie werden primär oder als frühe Manifestation einer AML – vor allem bei AML Typ M2 der Kinder – in Orbita, Periost, Hoden, Ovarien oder LNN beobachtet. Perineurale, epidurale oder paravertebrale Infiltrationen komprimieren Rückenmark oder Nerven → sensible/motorische Defekte, Harnretention oder Paralyse. Chlorome können auch sekundär in CML-Spätstadien auftreten (S. 534).
3. **Meningeosis leucaemica:** Die leukämischen Zellen infiltrieren gelegentlich die Meningen, wo sie sich dem Zugriff von Zytostatika entziehen, weil diese die Blut-Hirn-Schranke nicht überwinden können. Dies macht eine intrathekale Applikation von Zytostatika und/oder eine ZNS-Bestrahlung notwendig. Diagnose: Zytozentrifugation (Sedimentation) des Liquor cerebrospinalis → Blasten mit Nachweis von Peroxidase, Chlorazetatesterase, AML-typische Zellmarker oder Auer-Stäbchen.

Allgemeine Klassifikationen: Die verschiedenen AML-Formen werden wie folgt klassifiziert:
- *WHO-Klassifikation:* Sie trägt der Tatsache Rechnung, dass bei AML-Varianten chromosomale Aberrationen vorliegen können, zu denen noch sekundäre, also im Verlauf eines präleukämischen myelodysplastischen Syndroms aufgetretene Aberrationen hinzukommen. Unter diesen kommt eine kleine Zahl stereotyp vor. Diese „Recurrent genetic Anomalies" haben eine typische Zytomorphologie, bilden prognostisch einheitliche Entitäten und werden gesondert therapiert. Die WHO-Klassifikation (Tab. 10.**7**) bezieht somit neben zytomorphologischen auch zytogenetische und tumorigene Kriterien wie leukämogene Pharmaka mit ein. Aus diesen kombinierten Diagnosekriterien resultieren Überschneidungen, die es erlauben, eine bestimmte AML-Form sowohl nach zytogenetischen als auch nach FAB-Kriterien zu klassifizieren.

In der Praxis stützt sich die erforderlich rasche Erstdiagnose meist auf die
- *FAB-Klassifikation* der French-American-British Cooperative Group (Tab. 10.**8**): Sie basiert auf dem Grundprinzip, dass die unreifen, durch Funktions- und Differenzierungsverluste ausgezeichneten leukämischen Zellpopulationen gewissermaßen eingefrorene Entwicklungsstadien einer normalen Häma-

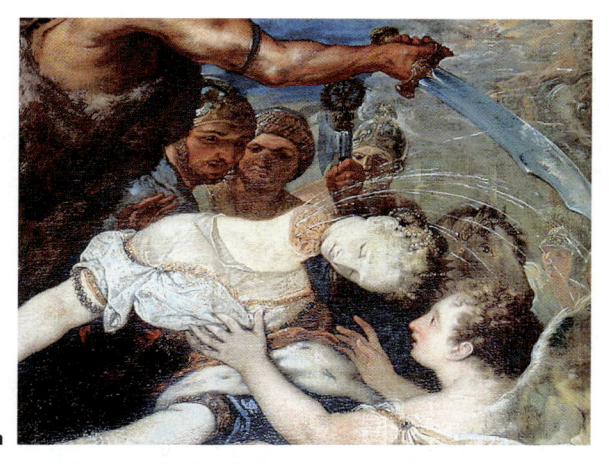

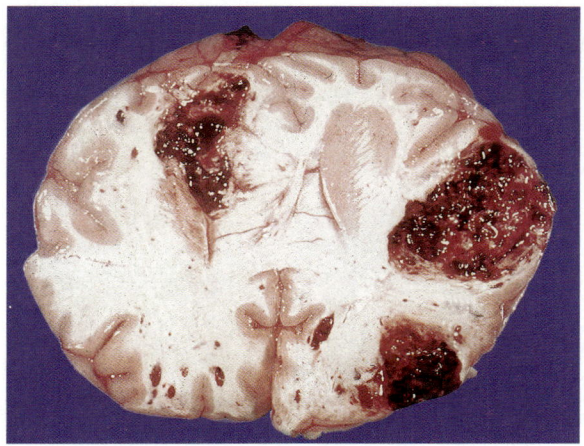

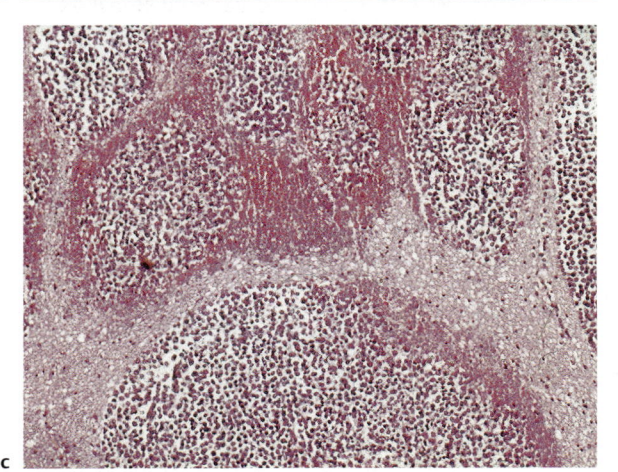

Abb. 10.**11** **AML:** Blastenausschwemmung und blastäre ZNS-Komplikationen:
a Enthauptung der heiligen Katharina von Alexandrien: Aus ihren Halsadern fließt „weißes Blut" → Leukämie (Altarbild im Freisinger Dom von Johann Andreas Wolff 1701);
b leukostatisch dilatierte Hirnkapillare bei akuter myelomonozytärer Leukämie mit Chlorazetatesterase-positiven granulopoetischen Zellen (rot) und Chlorazetat-negativen monozytoiden Vorläuferzellen unter vollständiger Verdrängung der Erythrozyten (HC, Vergr. 1 : 150);
c Leukaemic Nodules bei AML mit Blastenanstieg (> 100000/μl) mit blastenreichen raumfordernden Hämatomen wegen Rhexisblutung leukostatischer Gefäße.

Tabelle 10.7 **Akute myeloische Leukämien:** WHO- und FAB-Klassifikation (MDS = Myelodysplastisches Syndrom, MDS/MPD = myelodysplastisch-myeloproliferatives Syndrom, KM = KM)

WHO-Klassifikation	FAB
AML mit stereotypen genetischen Anomalien	
– *AML:* t(8;21)(q22;q22)	M2
– *AML:* inv(16)(p13q22) oder t(16;16)(p13;q22)	M4eo
– *akute Promyelozyten-Leukämie:* t(15;17)(q22;q12)	M3 oder M3v
Varianten: t(11;17)(q23;q21), t(5;17)(q32;q12), t(11;17)(q13;q21)	
– *AML mit Aberrationen von Chromosom 11 q23* [ähnlich: t(9;11) oder t(11;19)] Spontan bei Kindern/nach DNA-Topoisomerase-II-Inhibitor-Gabe	≈ M4, M5
AML mit multilinearer Dysplasie	
– *AML mit Dysplasie mindestens zweier myeloischer Zelllinien* meist mit Megakaryozyten-Beteiligung	
Vorherige Therapie: keine;	
Entstehung: de novo oder aus MDS oder MDS/MPD;	
Typisch: komplexe Chromosomenaberration;	
Dysgranulopoese: Pseudo-Pelger-Zellen, hypogranuliertes Zytoplasma, bizarre Kernsegmentierung; Panzytopenie.	
AML und MDS therapieinduziert	
– *AML und MDS als Chemotherapiefolge*	
Vorherige Therapie: Alkylanzien, DNA-Topoisomerase-II-Inhibitoren und/oder Radiotherapie	
Typisch: klonale zytogenetische Anomalie ähnlich der „AML mit multilinearer Dysplasie"	
AML ohne anderweitige Kategorisierungskriterien	
– *minimal differenzierte AML:* < 3% Blasten Myeloperoxidase-positiv	M0
– *AML, myeloblastisch ohne Reifungstendenz – Myeloblastenleukämie* Myeloblasten > 90% aller nichterythropoetischer Zellen , > 3% Blasten Myeloperoxidase-positiv	M1
– *AML mit Reifungstendenz:* Blasten (> 20% im Blut oder KM) mit Neigung zu neutrophil granulozytärer Ausreifung KM: „transpromyelozytäre Maturation": > 10% Neutrophile unterschiedlicher Reifung, < 20% monozytäre Elemente)	M2
– *akute myelomonozytäre Leukämie* KM: > 20% Blasten, > 20% neutrophile und monozytäre Vorläuferzellen	M4
– *akute monoblastisch/monozytäre Leukämie* KM: > 80% Monoblasten, Promonozyten und Monozyten 1. Prädominant monoblastisch 2. Prädominant monozytisch	M5 M5a M5b
– *akute erythroide Leukämien:* 1. Erythroleukämie: KM: > 50% Erythroblasten, > 20% Myeloblasten 2. Reine erythroide Leukämie – Erythrämische Myelose: KM > 80% abnorme Erythroblasten	 M6a M6b
– *akute Megakaryoblasten-Leukämie:* KM: > 50% Blasten/Vorläuferzellen mit variabler megakaryozytärer Ausreifung Variante: AML-M7 bei Down-Syndrom, zum Teil mit spontaner Remission (sog. transiente myeloproliferative Erkrankung)	M7
– *Akute Basophilen-Leukämie:* Zytogenese: basophil myeloische Zellreihe	M2 baso
– *akute Panmyelose mit Myelofibrose:* KM: akute panmyeloische Proliferation mit progressiver Myelofibrose	(M7)
– *Myelosarkom* – (extramedulläres) granulozytisches Sarkom – Chlorom	(M2, M4eo)
Akute Leukämien mit unbestimmter Linienzugehörigkeit	
– *undifferenzierte akute Leukämie:* Blasten ohne lymphatische / myeloische Markerexpression; häufige Expression von HLA-DR, CD34, CD38, TdT oder CD7	–
– *bilineare akute Leukämie:* Minimaldifferenzierung mit myeloischen und lymphatischen Blasten	
– *biphänotypische akute Leukämie:* Blasten mit Koexpression myeloischer und lymphatischer (T-/B-phänotypisch) Marker	(M0, M1)

10.1 Hämatopoese

Tabelle 10.8   **Akute myeloische Leukämien:** FAB-Klassifikation

FAB-Typen	Charakteristika
M0	akute myeloische Leukämie mit minimaler myeloischer Differenzierung
M1	Myeloblastenleukämie ohne Ausreifung
M2	Myeloblastenleukämie mit transpromyelozytärer Ausreifungstendenz
M3	akute Promyelozytenleukämie
M4	akute myelomonozytäre Leukämie (Monozytenleukämie Typ Naegeli)
M5 M5a M5b	akute Monozytenleukämie (Monozytenleukämie Typ Schilling) Monoblastenleukämie Monozytenleukämie
M6 M6a M6b	akute erythrämische Leukämien Erythroleukämie erythrämische Myelose
M7	Megakaryoblastenleukämie

topoese darstellen. Danach lassen sich anhand klassischer zytomorphologischer und -chemischer Charakteristiken verschiedene AML-Typen unterscheiden, die frühe Entwicklungsstufen der Granulo-, Mono-, Erythrozytopoese, der megakaryozytären Zelllinie oder übergeordnete Stammzellentwicklungen nachahmen. Die jeweiligen AML-Typen werden mit den Kürzeln M0 bis M7 bezeichnet.

AML Typ (M0)/M1   [1)]

Definition: „Akute Myeloblastenleukämie ohne Ausreifung", deren leukämische Blasten einem sehr frühen granulozytopoetischen Stadium entsprechen.

Morphologie: Die Blastenzellkerne sind meist rund, haben ein homogen verteiltes Chromatin und variabel prominente Nukleolen. Das eher spärliche Zytoplasma ist entweder ungranuliert oder enthält wenige peroxidasehaltige Primärgranula. Eine leukämische Blastenpopulation gehört nur dann sicher zur granulozytopoetischen Zelllinie, wenn als „Goldstandard" manche von ihnen zumindest vereinzelte Granula enthalten, die enzym- oder immunhistochemisch Myeloperoxidase (= MPO) enthalten, weil diese ausschließlich in der neutrophilen Granulozytopoese und in reifen Monozyten, nicht aber in Zellen der lymphatischen Reihe vorkommt. Anhand ihres MPO-Gehalts lassen sich unterscheiden:

- *peroxidasearmer M1-Typ* (< 10% MPO-positive Blasten): prognostisch ungünstig.
- *peroxidasereicher M1-Typ* (> 10% MPO-positive Blasten): prognostisch günstiger.

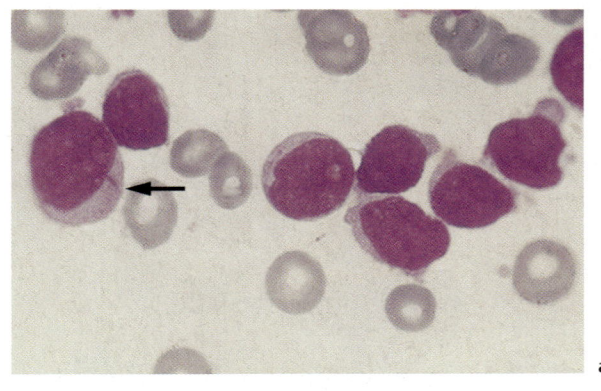

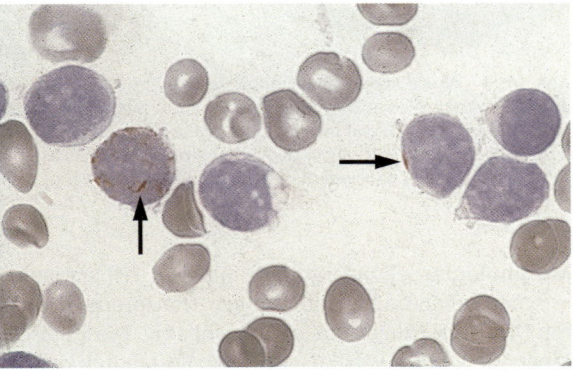

Abb. 10.**12**   **Akute myeloische Leukämie**, FAB-Typ M1:
a Blutausstrich: monomorphe Blasten mit spärlichem Zytoplasma. In einzelnen Zellen wenig azurophile Granula sowie ein Auer-Stäbchen (Pfeil) (Pappenheim, Vergr. 1 : 200);
b Myeloperoxidase-Färbung: Ein Teil der Blasten reagiert negativ. Zwei Zellen mit braun gefärbten Auer-Stäbchen (Pfeil) sowie vereinzelte positive (azurophile) Granula (HC, Vergr. 1 : 200).

Pathognomonisch sind die stäbchenförmig-kristalloid fehlstrukturierten, MPO-positiven Primärgranula der Blasten. Sie sind vor allem in der MPO-Färbung deutlich (Abb. 10.**12**), werden nach ihrem Erstbeschreiber als „Auer-Stäbchen" bezeichnet und treten bereits bei beginnender AML auf.

AML Typ M2

Definition: „Akute Myeloblastenleukämie mit Ausreifung" der leukämischen Blasten. Diese sind wie bei der AML Typ M1 zwar gering differenziert, reifen jedoch in der MPO-positiven Subpopulation aus, indem sie Sekundärgranula bilden, wie sie nur nach dem Promyelozytenstadium in der myelozytären Entwicklungsphase vorkommen.

Molekularpathologie: Die meisten Patienten zeigen eine reziproke Translokation t(8;21) mit einer Genfusion AML1/ETO (ETO = eight twenty-one = 8.21 = chromosomale Bruchstelle). Deshalb werden sie von der WHO den genetisch charakterisierten Entitäten t(8;21) (vgl. Tab. 10.**7**) zugerechnet. Das hieran beteiligte Produkt des AML1-Gens interagiert mit dem Core-binding-Factor β (CBFβ) und bildet einen für die normale Hämatopoeseregulation wichtigen Transkriptionsfaktor für IL-3, GM-CSF, CSF1, MPO und für den T-Zell-Rezeptor. Aus der Fusion mit dem ETO-Gen auf Chromosom 8 resultiert ein leukämogenes Onkoprotein.

[1)] gilt im Folgenden für Erwachsene

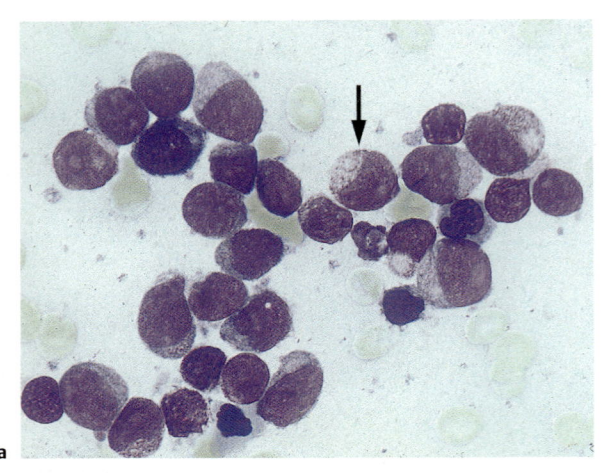

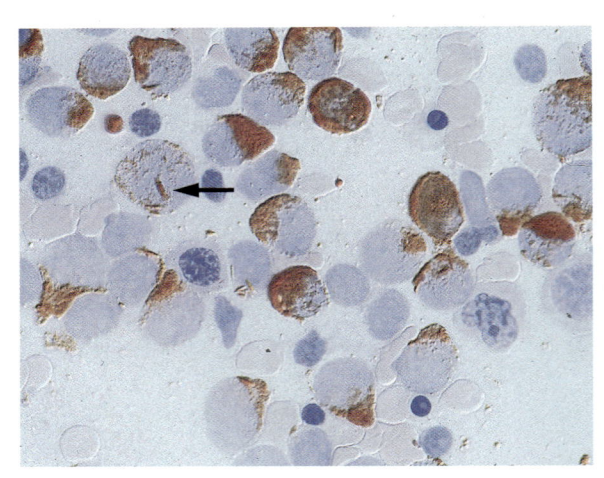

Abb. 10.**13** **Akute myeloische Leukämie**, FAB-Typ M2:
a KM-Ausstrich: Neben Blasten finden sich auch transpromyelozytär ausreifende Zellen, die sich durch gebuchtete, myelozytenähnliche Kerne und ein deutlich granuliertes Zytoplasma (Pfeil) auszeichnen (Pappenheim, Vergr. 1:200).
b Myeloperoxidase-Färbung: Neben negativ reagierenden Blasten finden sich unterschiedlich ausreifende Zellen mit teils starker Peroxidase-Aktivität (braun), daneben Auer-Stäbchen (Pfeil) (HC, Vergr. 1:200).

Morphologie: Sekundärgranula in einem Teil der leukämischen Zellen sind Ausdruck einer „transpromyelozytären Differenzierung" und laktoferrinhaltig. Dieses eisenbindende Protein wird als obligater Bestandteil der Sekundärgranula in Zellen der normalen Granulozytopoese erst im Myelozytenstadium gebildet. Ähnlich wie bei M1 können bei der M2 prominente Auer-Stäbchen auftreten. Die transpromyelozytär ausreifenden leukämischen Zellen kommen nur im KM(-Ausstrich) und kaum im Blut(-Ausstrich) vor (Abb. 10.**13**). Dieses gegenüber der normalen Granulozytopoese inverse Verhalten mit Präferenz von Blasten im Blut bei partieller Ausreifung im KM ist für die AML Typ M2 sehr charakteristisch.

+ Klinik: Die AML Typ M2 hat unter zystostatischer Therapie eine relativ gute Prognose.

AML Typ M3

Definition: „Akute Promyelozytenleukämie" mit Differenzierungsstopp auf Promyelozyten-Niveau.

Molekularpathologie: Etwa 90% der Patienten weisen eine Translokation t(15;17) unter Beteiligung des RARα-Gens für den Retinoic Acid Rezeptor α (Locus: 17q21) und des PML-Gens (Promyelozytenleukämie-Gen; Locus 15q22) auf. Dadurch wird das Fusionsgen PML/RARα gebildet. Dieses blockiert die terminale Differenzierung von Promyelozyten zu Myelozyten und Granulozyten und hemmt deren Apoptose. Da auch bei varianten Translokationen stets das Chromosom 17 beteiligt ist, wird die akute Promyelozytenleukämie in der WHO-Klassifikation zur AML-Gruppe mit stereotypen Aberrationen gerechnet.

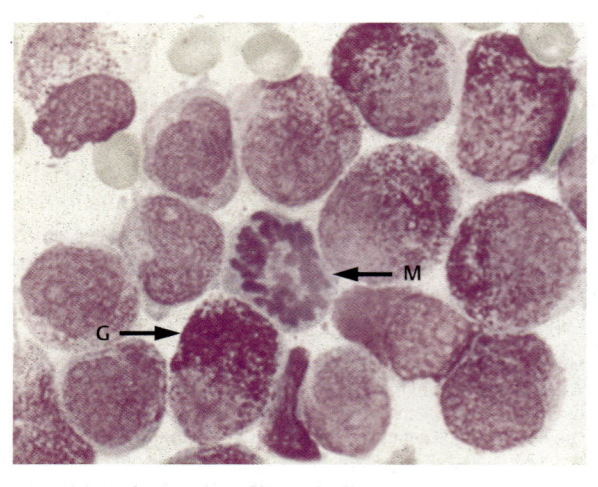

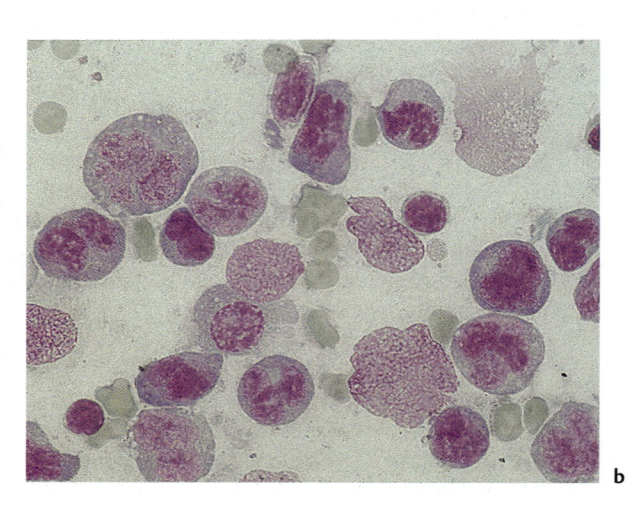

Abb. 10.**14** **Akute Promyelozytenleukämie:**
a FAB-Typ M3: große Promyelozyten mit dichter azurophiler Granulation des Zytoplasmas (G), Mitose (M) im KM-Ausstrich (Pappenheim, Vergr. 1:200);
b FAB-Typ M3y (= mikrogranuläre Variante): Im KM-Ausstrich überwiegend Blasten mit plump lobulierten Kernen, keine azurophile Granulation (Pappenheim, Vergr. 1:200).

Morphologie: Im KM tritt eine einheitliche Population von Promyelozyten mit reichlich azurophilen Primärgranula (Abb. 10.14) und hohem MPO-Gehalt auf. Auch die für Primärgranula typischen Proteasen, insbesondere die paraffingängige und somit diagnostisch wichtige „Chlorazetatesterase", kommen in diesen Zellen reichlich vor. Dies gilt gelegentlich auch für die Auer-Stäbchen. Zu den Besonderheiten von AML Typ M3 gehört ein oft aleukämischer Verlauf: Trotz dichter KM-Infiltration mit leukotischen Promyelozyten treten diese Zellen nicht oder nur in geringer Zahl im Blut auf, das phänotypisch eher durch eine Agranulozytose auffällt.

+ **Klinik:** Die M3-Promyelozyten neigen dazu, prokoagulatorische Faktoren freizusetzen, die zu einem DIG-Syndrom (S. 403) führen → Verbrauchskoagulopathie → hämorrhagische Diathese → Tod innerhalb weniger Tage. Deshalb bei AML-M3: rasche Diagnose und Therapie. AML-Typ-M3-Varianten sind agranulär und enthalten MPO nur im RER.

+ **Therapieprinzip** mit all-trans-Retinolsäure (ATRA). Dies löst folgende Reaktionskette aus: Aktivierung von Caspase 3 → Proteolyse des Fusionsproteins → Ausdifferenzierung der leukämischen Promyelozyten → keine Freisetzung von Prokoagulanzien → kein DIG-Syndrom. In einem zweiten Schritt wird diese AML-Form zytostatisch therapiert → Heilung/Langzeitremission bei 90% der Patienten.

AML Typ M4

Syn. (früher): Monozytenleukämie Typ Naegeli

Definition: Als „akute myelomonozytäre Leukämie" wird eine Gruppe von Leukämien klassifiziert, bei denen gemischt Vorläufer der neutrophilen Granulozytopoese und der Monozytopoese proliferieren.

Molekularpathologie: Ein Teil der Fälle ist mit chromosomalen Translokationen, Deletionen oder Inversionen unter Beteiligung des MLL-Gens (Locus: 11q23; MLL = mixed lineage leucemia gene) verbunden. Alterationen dieses Gens (durch Nahrungsflavonoide begünstigt) können auch zu ALL führen. In einigen Fällen wird die leukämogene Alteration dieses Gens durch eine Therapie mit Alkylanzien oder Topoisomerase-II-Inhibitoren ausgelöst. Diese Fälle sind in der WHO-Klassifikation gesondert aufgeführt.

Morphologie: Die AML Typ M4 macht etwa 15–25% aller AML-Fälle aus. Sie kann aus einer akut leukämischen Konversion einer zunächst chronischen myelomonozytären Leukämie resultieren. Der unterschiedlich weit ausreifende monoblastische und monozytische Anteil muss mindestens 30% ausmachen, wobei die monozytäre Zellreihe enzymzytochemisch durch den Nachweis eines monozytentypischen Isoenzyms der Esterase möglich ist (Abb. 10.15). In den granulozytopoetisch differenzierenden Blasten können Auer-Stäbchen vorkommen.

AML Typ M5

Syn. (früher): akute Monozytenleukämie Typ Schilling

Definition: „Akute Monozytenleukämie", charakterisiert durch eine leukämische Zellpopulation mit fast ausschließlich (>90%) monozytopoetischer Differenzierung.

Morphologie: Bei der unreifen Variante Typ M5a treten in KM und Blut ausschließlich nicht ausreifende Monozy-

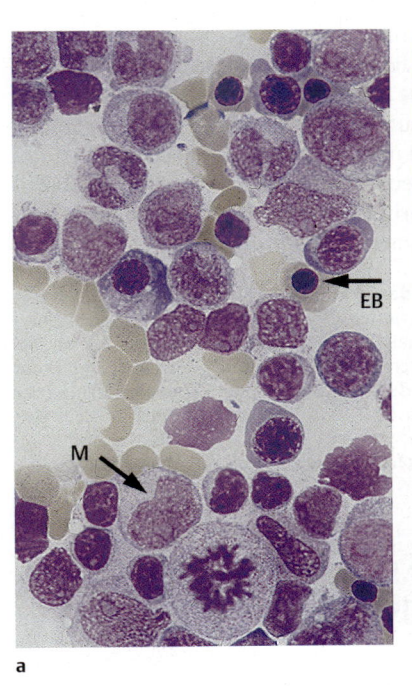

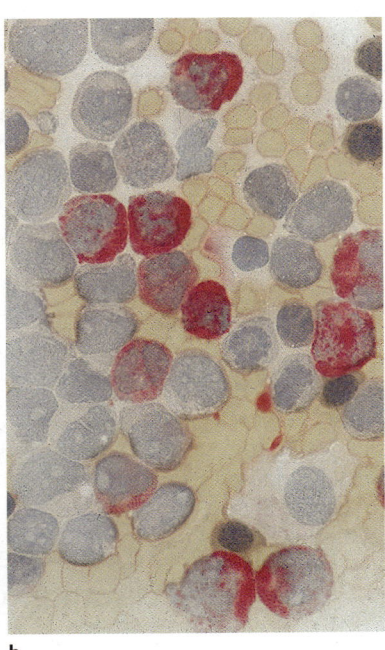

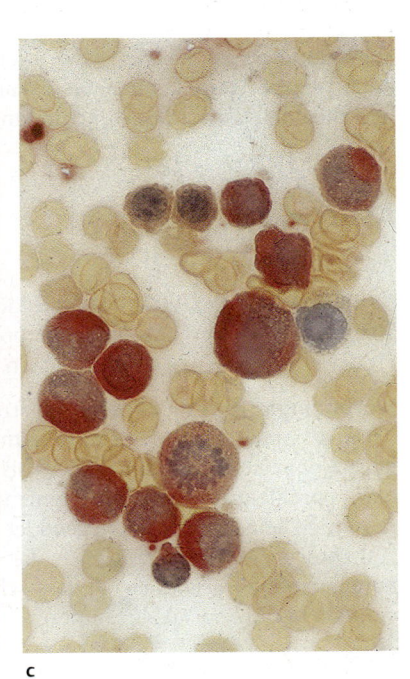

Abb. 10.**15** **Akute myelomonozytäre Leukämie**, FAB-Typ M4 (komplementäre Färbungen an KM-Ausstrichen):
a Neben einigen Erythrozyten und wenigen Erythroblasten (EB) überwiegt eine zum Teil blastäre leukämische Zellpopulation mit teils gebuchteten, monozytenartig lobulierten Kernen (M) neben myelozytären Zellformen; Mitose (Pappenheim, Vergr. 1:200).
b Chlorazetatesterase-Reaktion: Nur der granulozytopoetische Anteil der leukämischen Zellpopulation ist positiv (rot). Die monozytopoetischen Vorstufen sind negativ (HC, Vergr. 1:200).
c Monozytenesterase: Die monozytopoetischen Vorstufen reagieren positiv (intensiv braun) (HC, Vergr. 1:200).

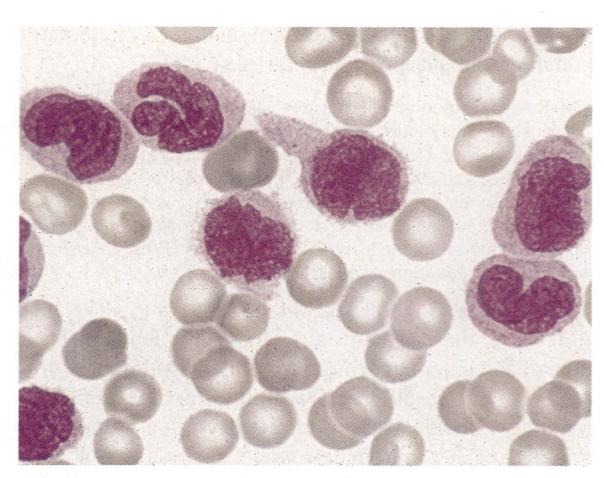

Abb. 10.16 Akute Monozytenleukämie, FAB-Typ M5 b im Blutausstrich: überwiegend reife Monozyten mit tief gebuchteten Kernen und einem zart granulierten Zytoplasma (Pappenheim, Vergr. 1 : 200).

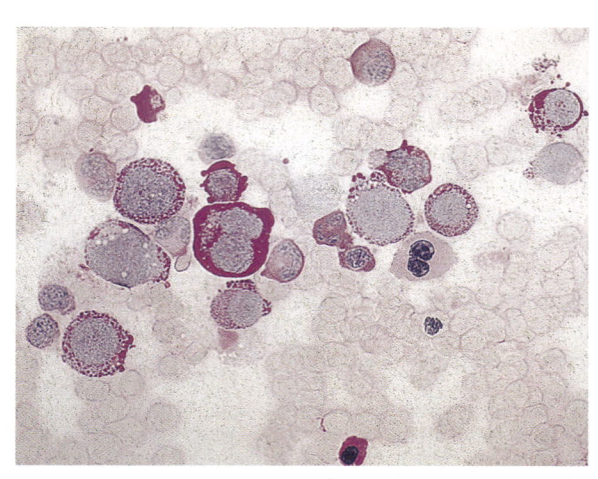

Abb. 10.17 Akute Erythroblastenleukämie, Subtyp der erythrämischen Myelose, FAB-Typ M6 b im KM-Ausstrich: abnorme, teils doppelkernige Erythroblasten mit im Gegensatz zu normalen Erythroblasten PAS-rotgefärbter, teils tropfenförmiger, teils konfluentmassiver Glykogenspeicherung (PAS, Vergr. 1 : 200).

toblasten auf, während bei der ausreifenden Variante Typ M5 b besonders im Blut neben Monozytoblasten viele ausgereifte Monozyten vorkommen (Abb. 10.16), die im Gegensatz zu Monozytoblasten feingranulär verteilte Myeloperoxidase aufweisen. Monozytoblasten und Monozyten enthalten ähnlich wie bei der AML Typ M4 charakteristischerweise die monozytenspezifische Esterase. Ferner sezernieren sie exzessiv Lysozym, das die Wandstruktur grampositiver Bakterien spaltet (daher Syn.: Muramidase), ins Blut. Dies führt über eine Lysozymurie zur renotubulären Schädigung → Nierenversagen. Charakteristischerweise können die leukämischen Monozyten chemotaktisch in ein Entzündungsgebiet einwandern.

AML Typ M6

Syn.: Di-Guglielmo-Syndrom

Definition: „Akute Erythroleukämie M6" mit mindestens 50 % der gesamten KM-Zellpopulation ausmachender Proliferation abnormer Erythroblasten.

Morphologie: Neben Erythroblasten treten unterschiedliche Varianten von Myeloblasten mit Auer-Stäbchen oder Monozytoblasten auf. Anders als bei der Erythroblastenproliferation im Rahmen einer Polycythaemia vera werden keine Erythrozyten gebildet. Im weiteren Verlauf dieses AML-Typs kann sich die erythroblastische Komponente zurückbilden, so dass schließlich die Phänotypen M1, M2 oder M4 resultieren.

+ **Klinische Sonderform:** *Erythrämische Myelosen:* Damit bezeichnet man Varianten der AML Typ M6 mit teils aleukämischem Verlauf, bei denen fast ausschließlich Erythroblasten proliferieren. Charakteristisch ist die Bildung von hochgradig atypischen Erythroblasten, auch von Riesenzellen, die pathologischerweise PAS-positives Glykogen speichern (Abb. 10.17).

AML Typ M7

Definition: „Akute Megakaryoblastenleukämie", charakterisiert durch eine Proliferation von vorwiegend megakaryozytären Vorläuferzellen mit breitem Variantenspektrum.

Morphologie: Die prinzipiell megakaryozytäre Differenzierungstendenz derartiger Blasten ist nur an der immunhistochemischen Expression von CD61 (Plättchenglykoprotein IIb/IIIa) oder am enzymzytochemischen Nachweis einer „Plättchenperoxidase" und/oder einer „Plättchenesterase" erkennbar. Ohne diese Merkmale lassen sie sich kaum von Lymphoblasten oder agranulären Myeloblasten unterscheiden. In manchen Fällen finden sich auf den leukämischen Megakaryoblasten abortive Ablösungen primitiver Blutplättchen in Form oberflächlicher Knospungen (Abb. 10.18 a, b).

+ **Klinische Sonderform:** *Akute Myelofibrose:* Neben den rein blastär differenzierten Fällen kommen auch fließende Übergänge mit partieller megakaryozytärer Differenzierung vor. Bei solchen Varianten treten die abnormen Megakaryozyten nur im KM auf, die durch PDGF- und/oder Zytokinstimulation der Stromazellen rasch das KM fibrotisch veröden → aleukämischer Verlauf. Fazit: meist „Punctio sicca"; Diagnose nur anhand einer Beckenkammbiopsie möglich (Abb. 10.18 c).

Chronische myeloproliferative Erkrankungen

Syn. nach WHO: Chronic Myeloproliferative Diseases = CMPD

Allgemeine Definition: Sammelbegriff für proliferative Prozesse der Hämatopoese, die einen mehrjährigen chronischen Verlauf nehmen und in ihrer klinischen Symptomatik und morphologischen Manifestation gewisse

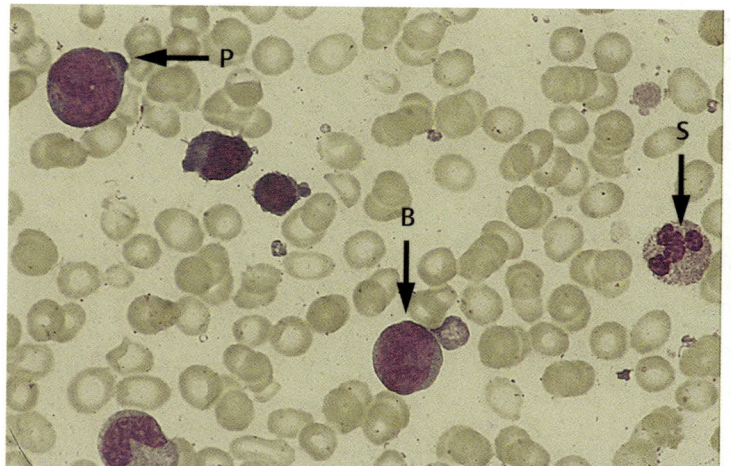

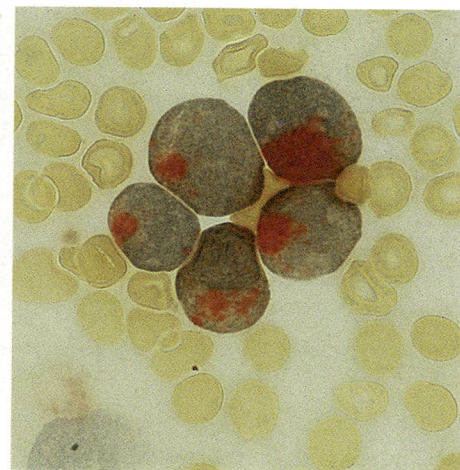

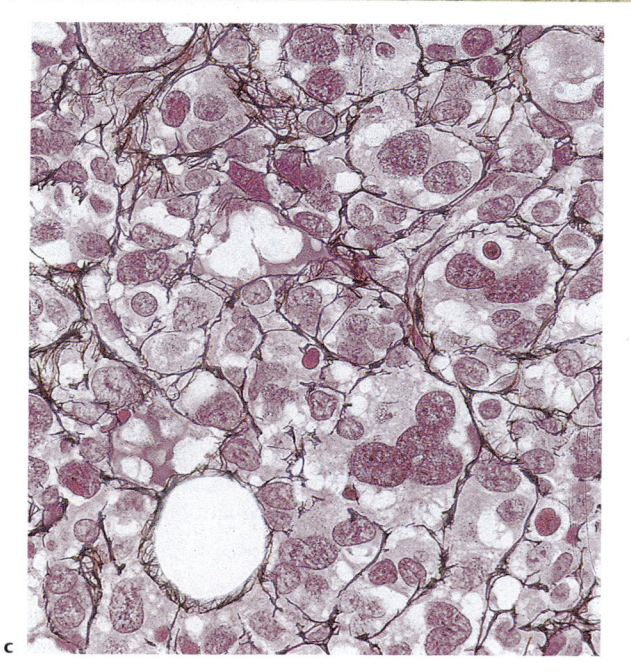

Abb. 10.18 Akute Megakaryoblastenleukämie, FAB-Typ M7:
a Blutausstrich: Neben einem segmentkernigen Granulozyten sowie einem Metamyelozyten treten Blasten mit spärlichem, agranulärem und intensiv basophilem Zytoplasma auf, das zum Teil knospenförmige Protuberanzen bildet. Sie sind Ausdruck einer abortiven Plättchenbildung (Pappenheim, Vergr. 1:200);
b Plättchenesterase im Zytoplasma der Blasten (Braunfärbung): Dieses Enzym unterscheidet sich von der Monozytenesterase durch eine Substratrestriktion, die nur eine Hydrolyse von α-Naphthyl-Acetat, nicht aber von α-Naphthyl-Butyrat-Acetat erlaubt (HC, Vergr. 1:200);
c Beckenkammbiopsie: dichte Infiltrate aus Megakaryoblasten mit fließenden Übergängen zu megakaryozytenähnlichen größeren Zellformen, die in ein hochgradig verdichtetes argyrophiles Gitterfasernetz eingelagert sind (Versilberung, Vergr. 1:200).

Überlappungen zeigen. Dies liegt daran, dass die jeweiligen klonalen Proliferationen von neoplastischen Stammzellen ausgehen, die in mehrere hämatopoetische Zelllinien ausdifferenzieren können. Die WHO subsumiert darunter die in Tab. 10.9 aufgeführten Entitäten.

Inzidenz: Europa und Nordamerika 6–9 : 100 000; Altergipfel: 5. und 6. Lebensdekade.

Allgemeine Pathogenese: Zumindest für die klassischen CMPD-Formen wird eine neoplastische Transformation pluripotenter oder multipotenter hämatopoetischer Stammzellen vermutet, die entweder zu einer trilineären (PCV), vorwiegend granulo- (CML) oder megakaryozytären (ET) Proliferation führt. Allerdings ist eine entsprechende molekulargenetische Ursache nur für die CML erwiesen. Die kausale Pathogenese individueller CMPD-Fälle ist meist ungeklärt. Wie bei der AML kommen physikalisch-chemische (ionisierende) Mutagene in Betracht.

Allgemeine Morphologie: Das primäre chronische Stadium einer CMPD ist dadurch gekennzeichnet, dass die hämatopoetischen Zellen proliferieren, wobei neben unreifen Vorstufen mit Linksverschiebung des Blutbildes durchaus funktionsfähige reife Granulo-, Thrombo- und/oder Erythrozyten gebildet werden. Eine derartige zwar neoplastische, aber partiell noch effektive Hämatopoese unterscheidet sich grundsätzlich von den myelodysplastischen Syndromen (MDS), die – von Ausnahmen abgesehen –, durch eine ineffektive Hämatopoese (S. 502) gekennzeichnet sind.

Biphasische CMPD-Evolution: In ihrem jahrelangen Verlauf zeigen besonders CML, PCV und OMF einen biphasischen Gestaltwandel, der vor allem bei der CML mit einer Aktivierung von Onkogenen verbunden ist und wegen zunehmender Anämie und Mangel an funktionstüchti-

Tabelle 10.9   Chronische myeloproliferative Erkrankungen (CMPD): WHO-Klassifikation

MPS-Typ	Zytogenetische Läsion	Häufigkeit
Chronische myeloische Leukämie (= CML) – chronische Phase – Akzelerationsphase, Blastenschub	t(9;22)(q34;q11) t(9;22)(q34;q11) +8, +Ph, +19, i(17q), t(3;2)(q26;22)	100% 100% 80%
Polycythaemia rubra vera (= PCV)	+8, +9, del(20q), del(13q), del(1p11)	≈ 15%
Chronische idiopathische Myelofibrose/Osteomyelofibrose (= OMF)	+8, del(20q), del(13q), del(1p11)	≈ 35%
Essenzielle Thrombozythämie (= ET)	+8, del(13q)	≈ 5%
Chronische Neutrophilenleukämie	+8, +9, del(20q), del(11q14)	≈ 10%

gen Blutzellen die Prognose verschlechtert. Er wird unter dem Begriff des „Akzelerationsstadiums" subsumiert. und kann sich in Folgendem äußern:
- *Terminale KM-Fibrosierung* (Osteosklerose): Sie wird darauf zurückgeführt, dass die nichtneoplastischen KM-Fibroblasten durch Zytokine und Wachstumsfaktoren wie PDGF und TGF-β aktiviert werden, wie sie insbesondere von den abnormen Thrombo- und Megakaryozyten bei CMPD sezerniert werden.
- *Blastäre Konversion* mit Dominanz unreif-blastärer Zellen im KM.

Chronische myeloische Leukämie

Syn.: CML = chronische granulozytische Leukämie, chronische myelogene Leukämie

Definition: Vorwiegend granulozytopoetische Proliferation, ausgehend von einer leukämogenen Mutation auf Stammzellniveau mit Bildung eines sog. „Philadelphia-Chromosoms".

Häufigkeit: 15–20% aller Leukämiefälle; Inzidenz (weltweit): 1–2 : 100 000. Manifestationalter: 5.–6. Lebensdekade (♂ > ♀).

Molekularpathologie: In der chronischen Phase einer CML tritt obligat eine Transformation t(9;22)(q34;q11) auf, die mit der Entwicklung des Philadelphia-Chromosoms (s. u.) einhergeht. In der Blastenkrise oder Akzelerationsphase gesellen sich weitere zytogenetische Anomalien und/oder Suppressorgendefekte (p53, Rb1) und/oder Onkogenaktivierungen hinzu (c-myc, p16, cdkn-2A, N-ras), AML1 (Locus: 21q.22.3), EVI-1 (ecotropic viral integration site 1 = Homolog des Onkogens der murinen myeloischen Leukämie, Genlocus: 3q26). Sie sind in Tab. 10.9 aufgelistet.

Philadelphia-Chromosom: Bei der obligaten Translokation t(9;22) fusionieren Sequenzen des bcr-Gens mit dem abl-1-Protoonkogen (S. 346). Dieser Vorgang ist mit einer deutlichen Verkleinerung des Chromosoms 22 verbunden, das nach dem Ort seiner Entdeckung als „Philadelphia-Chromosom" (= Ph1) bezeichnet wurde. Die Lokalisation des Bruchpunktes im bcr-Gen ist variabel. Die daraus resultierenden abnormen Fusionsgene kodieren für unterschiedlich große Fusionsproteine, die mit der Entwicklung variabler CML-Phänotypen einhergehen. Das häufigste Fusionsgen ist das p210; es hat die Funktion einer rezeptorunabhängigen Proteintyrosinkinase und steigert die Transkription des c-myc und indirekt auch von c-bcl-2 mit konsekutiver Unterdrückung der Apoptose. In seltenen Fällen resultieren größerer Fusionsproteine wie das p230, das vor allem die Neutrophilenbildung stimuliert. Kürzere Fusionsproteine (p190) kommen bei Ph1-positiven ALL-Formen vor. Deshalb gilt folgende Faustregel: „Jede klassische CML geht mit einer bcr-/abl-Fusion einher, aber nicht jede bcr-/abl-Fusion mit einer klassischen CML einher".

Chronische CML-Phase

Definition: Initial ohne wesentliche Anämie, später aber mit zunehmender Leukozytose einhergehende, 2–3 Jahre dauernde Phase einer CML mit einem Blastenanteil unter 2%.

Morphologie: Betroffen sind folgende Gewebe:
- *Blut:* Es ist leukämisch, zytologisch bunt („buntes" Blutbild) und umfasst das gesamte Spektrum von reifen segmentkernigen Granulo-, Metamyelo-, Myelo- und wenigen Promyelozyten (Abb. 10.19). Häufig sind Baso- oder auch Eosinophile vermehrt. Gelegentlich sind noch qualitativ abnorme Thrombozyten und Riesenplättchen eingestreut. Frühe Vorstufen in Form ungranulierter Blasten machen weniger als 2% aus. Im Gegensatz zur reaktiven entzündlichen Neutrophilie enthalten die bei der CML vermehrten Neutrophilen wenig alkalische Phosphatase; dies dient zur semiquantitativen Bestimmung des „ALP-Index" (Alkalische-Leukozytenphosphatase-Index).
- *KM:* Hier dominiert das Reaktionsmuster „adaptative Hämatopoeseexpansion" (S. 502). Makroskopisch äußert sich dies in einer grau-grünlichen KM-Farbe,

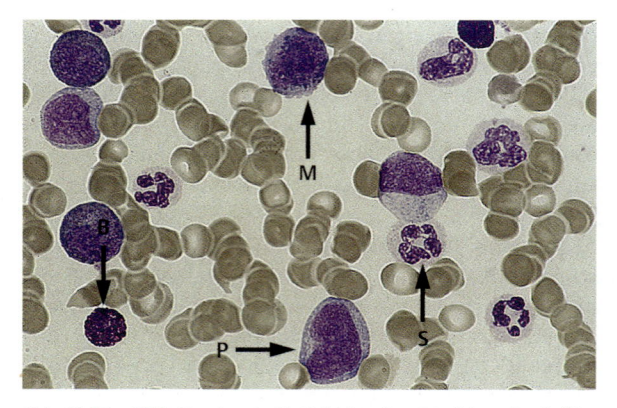

Abb. 10.19   **CML:** Das bunte Blutbild ist charakterisiert durch fließende Übergänge zwischen Promyelozyten (P), Myelozyten (M) und segmentkernigen Granulozyten (S). Ein basophiler Granulozyt (B) tritt mit einer sehr dichten Granulation in Erscheinung (Pappenheim, Vergr. 1 : 200).

weil das Hb-Rot der Erythropoese durch das Myeloperoxidase-Grün der Granulozytopoese (Verdoperoxidase) verdrängt wird. Die fakultativ ebenfalls vermehrten Megakaryozyten sind wegen einer überstürzten Reifung deutlich kleiner und weisen hypolobulierte Zellkerne auf. Solche „Mikromegakaryozyten" sind für die CML typisch. Das Speichereisen ist in den phagozytären KM-Retikulumzellen reduziert oder fehlt. Etwa bei 10% der Patienten treten „Pseudo-Gaucher-Zellen" auf, die als Folge eines gesteigerten phagozytären Zellumsatzes lichtoptisch transparente, sekundäre Lysosomen enthalten. Diese unterscheiden sich durch ihren doppelbrechenden ultrastrukturell-fibrillären Inhalt vom nichtdoppelbrechenden ultrastrukturell-tubulären Inhalt beim Morbus Gaucher (S. 86).
- *Leukämische Organinfiltrate:* Wie bei anderen Leukämien typisch, breitet sich die neoplastische Proliferation in Form extramedullärer Infiltrate besonders auf die Sinusoide der Leber sowie auf die rote Milpulpa aus → Hepatosplenomegalie. In späteren Stadien können hieraus Zirkulationsstörungen mit schmerzhaften anämischen Milzinfarkten und Perisplenitis resultieren. Weniger raumfordernd sind auch andere Organe (LNN) leukämisch infiltriert.
- *Chlorome:* Eher in späteren Krankheitsstadien und besonders nach der früher üblichen Therapie mit dem alkylierenden Busulfan können umschriebene leukämische Infiltrate vor allem in der Haut als „sekundäre Chlorome" Tumorcharakter annehmen (S. 527).

CML-Transformationsphasen

Definition: Gestaltwandel einer CML mit Verschlechterung der Prognose wegen zunehmender Anämie und Mangel an funktionstüchtigen Blutzellen.

Morphologisch unterscheidet man die beiden Formen:
- *Akzelerationsphase:* Die (neoplastischen) Blasten sind in Blut und KM stark vermehrt; gelegentlich auch vermehrt Blutbasophile. Fakultativ können eine Thrombozytopenie, eine persistente Thrombozytose und/oder eine starke Vermehrung von Retikulin- und Kollagenfasern im KM auftreten → KM-Fibrose (s. o.).
- *Blastenphase:* Eine „Blastenkrise" äußert sich durch eine Vermehrung unreifer Vorläuferzellen (agranulärer Blasten) auf über 20% in Blut und KM. Phänotypisch entwickelt sich das Bild einer akuten blastären Leukämie. Dabei handelt es sich meistens (70% der Fälle) um blastäre Vorläuferzellen der Granulozytopoese (Myeloblasten), fakultativ auch der Erythro- oder Megakaryopoese; in 20–30% treten aber auch Lymphoblasten auf. Umgekehrt proportional zur Blastenexpansion sind funktionstüchtige Granulozyten reduziert → tödliche Infekte. Im KM oder anderen Organen kommen auch tumorförmige Blastenherde ohne leukämische Zellausschwemmung vor.

Klinik: schwere Allgemeinerscheinungen, wie Gewichtsverlust, Nachtschweiß und Anämie.

Sonderform: atypische CML s. Tab. 10.**11**.

Chronische idiopathische Myelofibrose ☐☐☐

Syn.: Sie reflektieren das variable Erscheinungsbild: Myelosklerose mit myeloischer Metaplasie: chronisch idiopathische Myelofibrose (CIMF), Osteomyelofibrose (OMF), Osteomyelosklerose, chronische granulozytisch megakaryozytäre Myelose (CGMM).

Definition: Sammelbegriff für myeloproliferative Erkrankungen mit folgenden Charakteristiken:
- *Verlauf:* mehrere Jahre, chronisch;
- *extramedulläre Blutbildung* aus proliferierender Granulo-, Erythro- und Megakaryozytopoese;
- *primäe KM-Fibrose* (Myelofibrose), kombiniert mit späterer Osteomyelosklerose.

Inzidenz: 0,5–1,5 : 100 000; Altersgipfel: 7. Dekade.

Molekularpathologie: Bei etwa einem Drittel der Fälle finden sich variable zytogenetische Anomalien wie Deletionen del(13q) und del(20q) oder teils partielle +1(q), teils komplette Trisomien +8 und/oder +9.

Morphologie: Das Krankheitsbild entwickelt sich phasenhaft:
- *Präfibrotische/zelluläre Phase:* Oft schleichender Krankheitsbeginn. Er äußert sich in einer gelegentlich zufällig entdeckten Splenomegalie und einer variabel hyperplastischen Hämatopoese mit initial minimaler KM-Fibrose → früh einsetzende Anämie mit Poikilozytose.
- *Progressive Fibrosephase:* Zunächst sind im KM die Retikulin-, später die Kollagenfasern vermehrt. Die Fettzellen sind oft eigentümlich peritrabekulär angeordnet. Auffällig ist eine abnorme Herdbildung atypischer Megakaryozyten mit großen, wolkenartig konfigurierten oder ballonierten Kernen. Mit fortschreitender Fibrose klaffen die KM-Sinusoide und enthalten intravasale Erythroblasteninseln und Megakaryozten. Die Granulozytopoese hingegen bevorzugt das extrasinusoidale, fibrosierte Markparenchym. Parallel zur Fibrose wird oft mindermineralisiertes Osteoid mit Einengung des Markraums abgelagert.
- *Terminale Verödungsphase:* Schließlich wirkt die Osteosklerose raumfordernd, so dass das KM mit schwindender Hämatopoese narbig verödet (Abb. 10.**20**). Umgekehrt proportional zum Hämatopoesedefekt entwickelt sich in den KM-Gefäßen eine „intravasale Blutbildung" und in Leber und Milz eine „extramedulläre Blutbildung" (engl. myeloid metaplasia), ohne die defiziente Markfunktion wettzumachen. Dieser Prozess hat folgende Konsequenzen:
  – *Hypersplenismus* wegen Splenogigantie und Hepatomegalie (S. 546). Wegen der behinderten Milzpassage werden die Erythrozyten beschädigt und zu Dakryozyten umgewandelt.

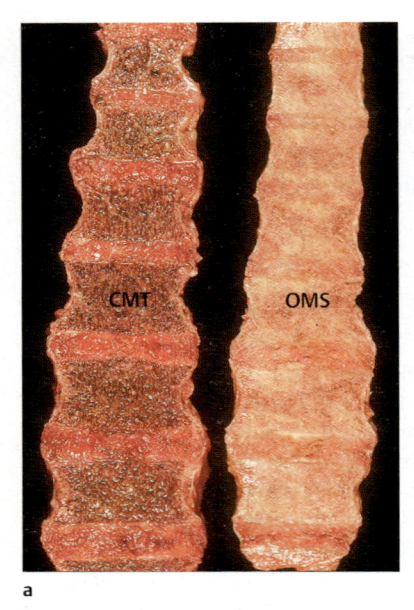

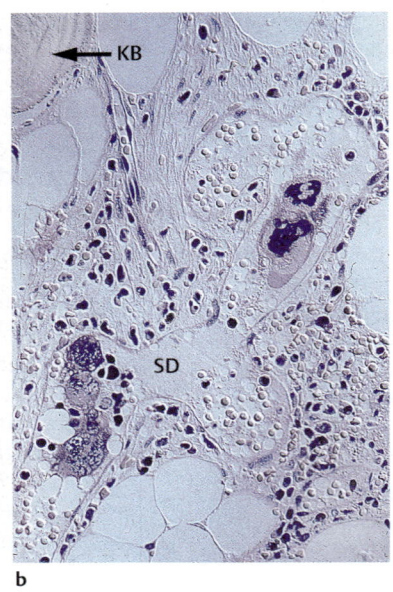

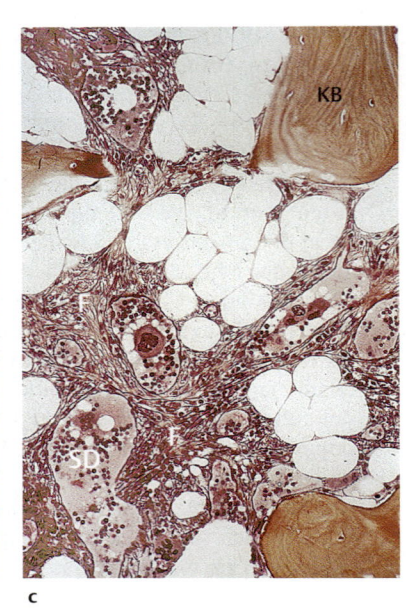

Abb. 10.20 Osteomyelosklerose:
a Grau-weißlich fibrosiertes Femurmark bei Osteomyelosklerose (OMS), zum Vergleich hämorrhagisch-aplastisches KM nach Chemotherapie (CHT);
b erhebliche argyrophile Markfibrose (F); KB = Knochenbälkchen (Versilberung, Vergr. 1:200);
c extreme Sinusoiddilatation (SD) im KM (Interferenzkontrast, Vergr. 1:200).

– *Leukoerythroblastisches Blutbild:* Im Blut treten Erythroblasten auf, die von granulozytären Vorstufen (Myelozyten) begleitet werden. Im weiteren Verlauf können eine Leuko- und Thrombozytopenie eintreten. Im Gegensatz zur CML ist der ALK-Index erhöht.

Klinik: Der Verlauf ist durch den trilineären Zellmangel (Anämie, Gerinnungsstörung, Infekte) und die extreme Splenomegalie (Verdrängungssymptomatik, schmerzhafte Milzinfarkte) bestimmt. Transformationsrisiko in AML: 5–30%. Mittlere Lebenserwartung: 3–5 Jahre.

Klinische Sonderform: a) thrombozythämische Primärphase mit herdförmiger Proliferation abnormer Megakaryozyten, b) CGMM: thrombozythämische und CML-artig leukämische Primärphase; c) polyzythämische Frühphase.

Essenzielle Thrombozythämie

Definition: Seltenes, vermutlich klonales myeloproliferatives Syndrom mit persistierender Thrombozytose, die den Grenzwert von 600000/µl erheblich übersteigt.
Inzidenz: etwa 1–2,5:100000. 1. Häufigkeitsgipfel in 3. Lebensdekade (♂ >> ♀), 2. Häufigkeitsgipfel in 5.–6. Lebensdekade (♂ = ♀).

Pathogenese: Nur 5–10% der Patienten weisen variable zytogenetische Anomalien auf.

Morphologie: Starke Vermehrung gleichmäßig verteilter oder kleine Gruppen bildender Megakaryozyten ohne zytologische Anomalien, die vollständig zu großen polyploiden Formen ausreifen. Im peripheren Blut sind die Thrombozyten vermehrt, teils anisozytotisch, teils riesig (Riesenplättchen). Auf Blutausstrichen können sie wegen der pathologischen Aggregationsneigung verklumpen. Die Granulozyto- und Erythropoese sind allenfalls minimal hyperplastisch.

Klinik: Diagnosestellung erst nach Ausschluss einer sekundären (transienten) Thrombozytose, die durch entzündlich granulomatöse, infektiöse Prozesse oder Tumorerkrankungen ausgelöst sein kann. Die Symptomatik wird durch die pathologische Thrombozytenfunktion dominiert:
– *Thrombotische Symptomatik* (etwa 20% der Patienten) mit abnorm lokalisierter Venenthrombose und/oder Arterienthrombose und/oder disseminierten Mikrothromben → variable Symptomatik: transiente zerebrale Ischämie, digitale Durchblutungsstörung mit Parästhesie, Gangrän.
– *Erythromelalgie:* Handschmerzen und Palmarerythem wegen pathologisch gesteigerter thrombozytärer Prostanoidbildung (Therapie: Zyklooxygenasehemmer Acetylsalicylat).
– *Hämorrhagische Thrombozythämie:* Wegen abnormer thrombozytärer Aggregationsneigung entwickelt sich folgende pathogenetische Kettenreaktion: gesteigerter Verbrauch von Gerinnungsfaktoren → paradoxe hämorrhagische Diathese mit Schleimhautblutungen → sekundäre Eisenmangelanämie → kompensatorische erythropoetische KM-Hyperplasie.
– *Milz:* Sie ist allenfalls minimal vergrößert (Thrombozytensequestration und -abbau gesteigert). Die in diesen Fällen kontraindizierte Splenektomie löst wegen des Fortfalles der thrombozytenabbauenden Funktion eine exzessive „splenoprive Thrombozytose" aus.

Prognose: Meist jahrzehntelanger indolenter Verlauf mit einer allenfalls minimalen sekundären KM-Fibrose.

Polycythaemia vera

Definition: Seltene Entität aus dem Formenkreis der „myeloproliferativen Syndrome", gekennzeichnet durch eine trilineäre neoplastische Hämatopoese mit Erythro-, Granulo- und Thrombozytose und einen biphasischen chronischen Verlauf.

Inzidenz: 8–10 : 100 000; Altersgipfel: 5.–6. Lebensdekade (♂ : ♀ = 1 : 1).

Pathogenese: Die Läsion beruht auf einer ätiologisch noch ungeklärten, neoplastischen Transformation multipotenter Stammzellen mit zytogenetischen Anomalien bei nur 10–20 % der Patienten. Die betroffenen erythropoetischen Stammzellen sind von der physiologischen Steuerung durch Erythropoetin und dessen Rezeptor unabhängig und haben eine hundertfach gesteigerte Sensitivität gegenüber Wachstumsfaktoren wie IGF-1 und IL-3.

Die Erkrankung hat bei Aderlasstherapie eine Lebenserwartung von mehr als 10 Jahren. Der Tod tritt wegen thrombotisch-hämorrhagischer Komplikationen ein. Die Polycythaemia vera verläuft in 2 Phasen, die im Folgenden besprochen werden.

Polyzythämische Phase

Morphologie: Im KM zeigt sich das Reaktionsmuster der „adaptativen Hämatopoeseexpansion" (S. 502) (Abb. 10.21). Daneben fällt noch eine abnorm herdbildende Megakaryozytose mit unterschiedlichen zytologischen Anomalien der oft extrem vergrößerten Megakaryozyten auf. Die KM-Sinusoide sind prall blutgefüllt und erweitert. Eine extramedulläre Blutbildung entwickelt sich besonders in Leber und Milz. Die typische Splenomegalie geht teils auf die hyperviskositätsbedingte Perfusionbehinderung, teils auf die gesteigerte Blutzellsequestration zurück. Die massive Hyperplasie einer normoblastisch effizienten Erythropoese bewirkt eine Polyglobulie (S. 503), die von einer meist 400 000/μl überschreitenden Thrombozytose und einer Neutrozytose mit erhöhtem ALK-Index begleitet wird.

Klinik und Komplikationen: Die wichtigsten Symptome und Folgeveränderungen gehen auf die Erhöhung des Blutvolumens und der Blutviskosität sowie auf den hohen Zellumsatz zurück:
1. *Plethora:* Wegen massiver Erhöhung von Erythrozytenmasse, Hämatokrit und zirkulierendem Blutvolumen sind alle Organe und Gewebe strotzend blutgefüllt; Leber und Milz sind vergrößert. Zyanotisch-rote Gesichtsfarbe wegen viskosiätsbedingter schlechter Blutoxygenierung (Name: Polycythaemia *rubra* vera).
2. *Thrombophilie* wegen Thrombozytose und Bluthyperviskosität im Abdominalbereich (V. portae, V. lienalis, Mesenterialarterien). Daneben myokardiale und zerebrale Durchblutungsstörungen.
3. *Hämorrhagien* infolge Thrombozytendefekten und Plethora im Nasopharynx, im Gastrointestinaltrakt; oft peptische Ulzera wegen überschüssigem Basophilen-Histamin.
4. *Sekundäre Gicht* infolge vermehrter Zellkernzerstörung.
5. *Progressiver Eisenmangel* mit Eisendepletion der phagozytären Retikulumzellen im KM mit konsekutiver Bildung hypochromer Erythrozyten bei massiv gesteigerter Erythropoese, rezidivierenden Gastrointestinalblutungen und Aderlassbehandlung.
6. *Aquagener Pruritus* (Auslösung durch warmes Wasser) in Form eines peinigenden Juckreizes sowie Erythromelalgie (vgl. essenzielle Thrombozythämie) abhängig vom Hämokritwert und der lokalen Präsenz von Gewebemastzellen. Besserung durch Zyklooxygenase-Inhibition.

Transformationsphase

Morphologie: Die Blutbildung wird im KM durch eine sekundäre Myelofibrose (postpolyzythämische Myelofibrose) behindert, so dass gelegentlich die Markräume bis zur Osteomyelosklerose (etwa 30 % der Patienten) veröden. Bei knapp 5 % der Patienten findet eine akut leukämische Transformation statt, die auch durch die unverzichtbare zytostatische Therapie oder Applikation von ^{32}P bedingt sein kann. Abgesehen von offenen AML unterschiedlichen Typs entwickeln sich teilweise auch „quasi-myelodysplastische Zustände".

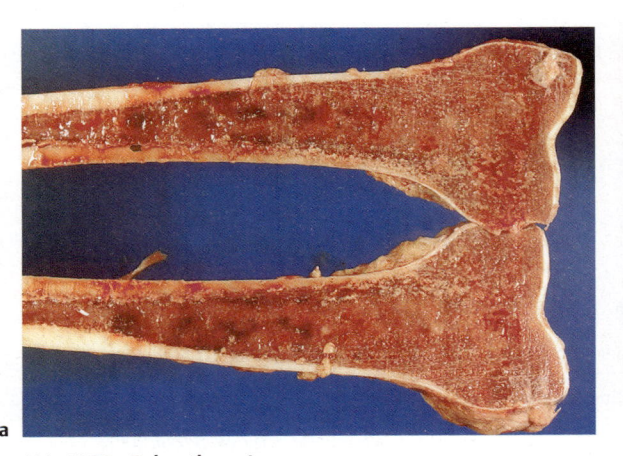

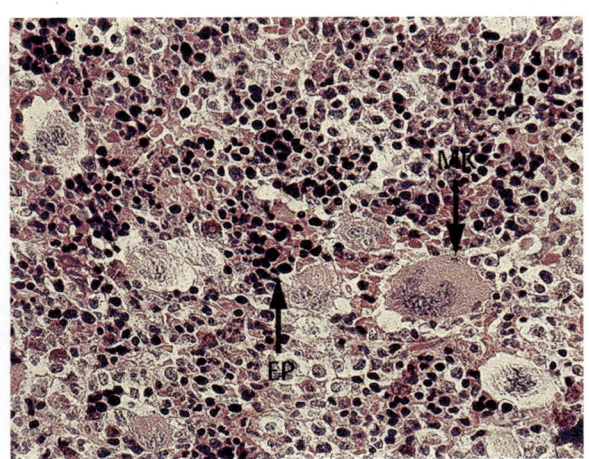

Abb. 10.21 **Polycythaemia vera:**
a Hochgradig hyperplastisches blutbildendes KM im Femur;
b Die KM-Hyperplasie betrifft alle drei Zellsysteme: Erythropoese (= EP), Granulozytopoese und Megakaryopoese (MK); daher kein Fettmark (Giemsa, Vergr. 1 : 100).

Klinik: Übergang der PVC in eine Anämie und Zytopenie. Wegen exzessiver extramedullärer Blutbildung zunehmende Präsenz von Erythroblasten und granulozytopoetischen Elementen im peripheren Blut (s. primäre Osteomyelofibrose). Akute leukämische Transformation → „myelodysplastische Zustände".

10.1.5.3
Myelodysplastische Syndrome

Syn.: MDS

Allgemeine Definition: Sammelbegriff für eine Gruppe mutmaßlich oder erwiesen klonaler Erkrankungen der Hämatopoese, die sich im Gegensatz zu CML oder CMPD bei normozellulärem oder hyperplastischem KM zytopen entwickeln und folglich Stigmen einer „ineffektiven Erythropoese" (S. 502) aufweisen.

Inzidenz: 3 : 100 000, Altersgipfel: 65 Jahre.

Allgemeine Pathogenese: Ähnlich wie die AML kann auch das MDS durch Chemikalien (Benzol), Strahlenbelastung oder Alkylanzien ausgelöst werden und bei genetischer Prädisposition (Fanconi-Anämie S. 504) schon im Kindesalter auftreten. Rauchen soll das MDS-Risiko verdoppeln. Da die Erkrankung nach oft jahrelangem Verlauf in eine AML übergehen kann, wurde sie als „Präleukämie" oder „präleukämisches Syndrom" bezeichnet. Die aktuelle WHO-Klassifikation unterscheidet die in Tab. 10.**10** aufgelisteten Entitäten.

Allgemeine Molekularpathologie: Neben funktionellen Störungen der Hämatopoese sind Dysplasien einer oder mehrerer hämatopoetischer Zelllinien für die einzelnen MDS-Entitäten charakteristisch, aber nur teilweise nachweisbar. Häufige Anomalien sind partielle oder totale Verluste der Chromosomen 5,7 oder Y, Deletionen del(17 p), del(20q), Anomalien von Chromosom 3, Trisomie 8 oder p53-Mutationen. Eine bisweilen kaskadenartige Sequenz mehrerer Aberrationen führt zu komplexen Aberrationen mit zunehmendem Leukämierisiko.

Komplikationen: a) leukämische Transformation, b) Granulozytopenie → Infekt → Tod, c) Thrombozytopenie → hämorrhagische Diathese → Tod, d) Anämien → ferrotoxische Organsiderose durch Eisenüberladung infolge gehäufter Bluttransfusionen (S. 502).

Refraktäre Anämie

Definition: Myelodysplastisches Syndrom (= RA) mit unilinear die Erythropoese betreffender Störung, bei der im KM die Erythroblasten normal verteilt oder (häufiger) wegen ineffektiver Erythropoese hyperplastisch sind.

Molekularpathologie: In etwa 25% der Fälle zytogenetische Anomalien → MDS-typischer klonaler Charakter.

Morphologie (Abb. 10.**22**): Zu den zytologischen Kriterien einer Dysplasie gehören:
- Makroblastose,
- Erythroblasten mit Doppelkernen,
- unregelmäßige Kernprofile mit Chromatinabsprengungen,
- PAS-positive abnorme Glykogenspeicherung mit Zytoplasmavakuolisierung.

Tabelle 10.**10** Myelodysplastische Syndrome (MDS): WHO-Klassifikation

MDS-Typ	Blut	KM
RA = refraktäre Anämie	Anämie	erythroblastische Dysplasie, <5% Blasten, <15% Ringsideroblasten
RARS = RA mit Ringsideroblasten	Anämie, biphasische Anisochromasie der Erythrozyten	erythroblastische Dysplasie, >15% Ringsideroblasten, <5% Blasten
RCMD = refraktäre Cytopenie mit multilineärer Dysplasie	Bi- oder Panzytopenie, keine/seltene Blasten ohne Auer-Stäbchen <1000/µl Monozyten	10% dysplastische Zellen in ≥2 hämatopoetischen Zelllinien <5% Blasten ohne Auer-Stäbchen <15% Ringsideroblasten
RCMD-RS = refraktäre Cytopenie mit multilineärer Dysplasie und Ringsideroblasten		10% dysplastische Zellen in ≥2 myeloischen Zelllinien, <5% Blasten ohne Auer-Stäbchen, >15% Ringsideroblasten
RAEB = RA mit exzessiven Blasten	Zytopenie, <1000/µl Monozyten	uni- oder multilineare Dysplasie
RAEB-1	<5% Blasten ohne Auer-Stäbchen	5–9% Blasten ohne Auer-Stäbchen
RAEB-2	5–10% Blasten mit/ohne Auer-Stäbchen	10–19% Blasten mit/ohne Auer-Stäbchen
MDS mit isolierter 5q-Deletion (5q-)-Syndrom:	hyperchrome Anämie, normale Plättchenzahl/Thrombozytose, <5% Blasten	sphäronukleäre Dysplasie der Megakaryozyten, makroblastische Erythropoese, <5% Blasten ohne Auer-Stäbchen

10.1 Hämatopoese **539**

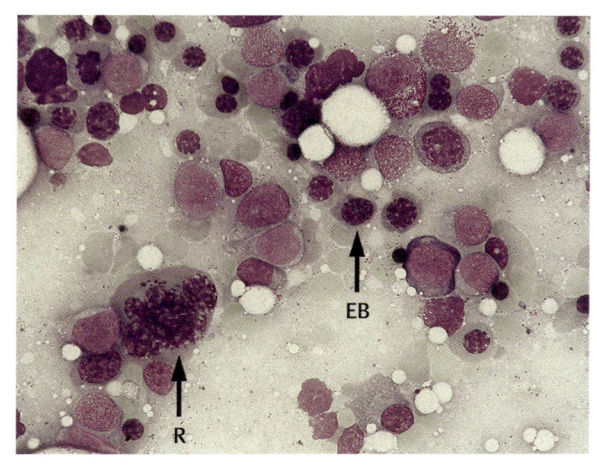

Abb. 10.**22 Refraktäre Anämie**, FAB-Typ RA: KM-Ausstrich mit starker Erythroblastenvermehrung (EB). Dabei handelt es sich zum Teil um normal erscheinende Formen, daneben treten aber auch doppelkernige Zellen sowie eine erythroblastische Riesenzelle (R) mit einem bizarr lobulierten Kern, kleine Chromatinabsprengungen und einem polychromatischen Zytoplasma auf (Pappenheim, Vergr. 1 : 200).

Keines dieser Kriterien beweist eine RA. Myeloblasten sind bei RA nicht vermehrt und machen im Blut weniger als 1 % und im KM weniger als 5 % aus. Ringsideroblasten (s. MDS vom Typ RARS) sind selten (< 15 %).

Klinik: RA ist eine Ausschlussdiagnose a) nach Ausschluss anderweitiger Formen mit ineffektiver Erythropoese und b) Persistenz der Läsion auch unter ausreichender Substitution von Folsäure und/oder Vitamin B$_{12}$ bei Minimalbeobachtungszeit von 6 Monaten. Häufigkeit: etwa 50 % aller MDS-Fälle.

RA mit Ringsideroblasten

Syn.: sideroblastische Anämie, sideroachrestische Anämie

Definition: Myelodysplastisches Syndrom (= RARS), gekennzeichnet durch eine abnorme Anreicherung von Eisen in der mitochondrialen Matrix zahlreicher Erythroblasten.

Häufigkeit von RARS innerhalb des MDS: 10–20 %; mittlere Lebenserwartung: 6 Jahre. Das Risiko einer akut leukämischen Transformation ist mit 1–2 % gering.

Pathogenese: Die Ätiologie ist unbekannt. Klonale chromosomale Aberrationen kommen nur in knapp 10 % der Fälle vor. Pathognomonisch sind die „Ringsideroblasten".

Physiologischerweise unterscheidet man folgende 2 Typen von Sideroblasten:
– *Sideroblast physiologischen Typs:* Dies ist ein Erythroblast, der Berliner-Blau-positive Siderosomen, also nicht in Häm inkorporiertes Eisen in granulärer Form enthält. Unter physiologischen Bedingungen enthält etwa ein Drittel der ausgereiften Erythroblasten 1–3 Sideringranula in Form eines Ferritinkomplexes in einer Vakuole (Siderosomen). Ihr Eisengehalt wird nach der Kernausstoßung auf die jugendlichen Erythrozyten (Retikulozyten) übertragen und für die Hb-Synthese verwendet. Normalerweise dient das siderosomale Eisen in der Milz für die terminale Hb-Synthese der Retikulozyten → nur eisenfreie Erythrozyten im Blut.

– *Sideroblast lysosomalen Typs:* Bei ihm ist das gespeicherte Ferritin denaturiert, das nach Bindung an eine Protein- und Lipidmatrix intralysosomal abgelagert wird. Vorkommen: Makroblasten bei schwerer Alkoholkrankheit, Megaloblasten bei perniziöser Anämie.

„Ringsideroblasten" unterscheiden sich von diesen Sideroblasten durch zahlreiche Berliner-Blau-positive Granula, die – nur in Ausstrichpräparaten sichtbar – den Kern ringförmig umgeben. Es handelt sich dabei um Mitochondrien, die wegen gestörter Hämsynthese Ferrioxid-/Ferriphosphat-Mizellen enthalten. Bei der teilweise intramitochondrialen Hämsynthese muss zweiwertiges Eisen über die Ferrochelatase in den Porphyrinring eingefügt werden. Eine Beeinträchtigung des intramitochondrialen Redox-Potenziales mit Verschiebung des Gleichgewichtes zwischen drei- und zweiwertigem Eisen zugunsten des dreiwertigen führt zur Präzipitation von Ferrioxid und Ferriphosphat, das sich bei genügend hoher Konzentration mit Berliner Blau anfärbt. Eine derartige mit Eisenspeicherung verbundene erythroblastische Mitochondriopathie mit Bildung mitochondrialer Siderosomen verzögert die Erythroblastenreifung, behindert die Hämsynthese und führt zur Anämie.

Morphologie (Abb. 10.**23**): Eine irreversible Bildung von Ringsideroblasten ist diagnoseweisend. Da die sichere Unterscheidung von Sideroblasten und Ringsideroblasten problematisch sein kann, sollen nach der WHO-Definition mindestens 15 % der KM-Erythroblasten das „Ringsideroblasten-Phänomen" zeigen, wobei mindestens zwei Drittel der Kernzirkumferenz von Siderosomen umgeben sein sollen. Myeloblasten, wie sie bei anderen Formen eines MDS und insbesondere bei AML vermehrt sind, sollen maximal 5 % ausmachen. Das KM fällt wegen

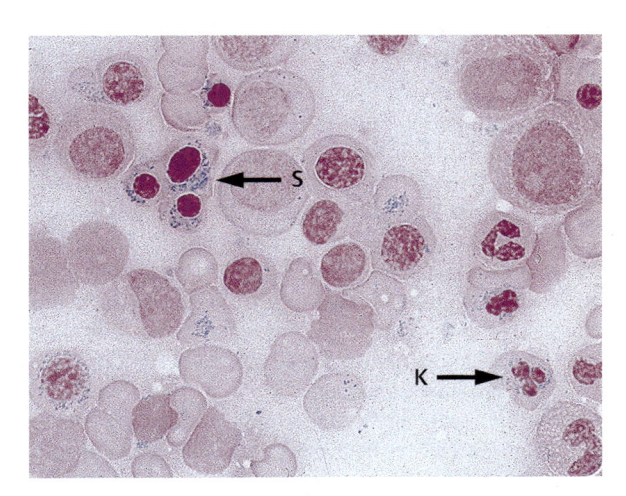

Abb. 10.**23 Ringsideroblasten bei MDS**, FAB-Typ RARS: In der Berliner-Blau-Färbung treten Erythroblasten auf, die teils vollständig, teils schiefförmig von dicht gelagerten mitochondrialen Siderosomen umgeben werden (S). Ein Teil dieser Ringsideroblasten zeigt auch unregelmäßig konturierte, zum Teil kleeblattförmige Kernprofile (K). Darüber hinaus finden sich auch Erythrozyten, die analog zu den kernhaltigen Erythroblasten haufenförmig angeordnete Siderosomen des mitochondrialen Types enthalten (Berliner-Blau, Vergr. 1 : 200).

einer ineffektiven Erythropoese (S. 502), das rote Blutbild wegen eines Dimorphismus der teils normochromen, teils hypochromen Erythrozyten auf. Diese „Anisochromasie" ist darauf zurückzuführen, dass zumindest im RARS-Initialstadium neben dem myelodysplastischen auch noch normale Erythroblastenklone existieren, die normale Erythrozyten produzieren. Warum sich aber die myelodysplastischen Ringsideroblasten im Laufe der Erkrankung auf Kosten der normalen Erythroblasten ausdehnen, ist noch unklar.

Differenzialdiagnose: „Ringsideroblastische Anämien" außerhalb des MDS:
1. *medikamentöse Formen* wegen a) Mangel/Inaktivierung von Pyridoxin (= Cofaktor der δ-Amino-Lävulinsäure-Synthetase) durch Alkohol, Isoniazid; b) mitochondriale Proteinsynthesehemmung durch Chloramphenicol;
2. *hereditäre Formen* wegen a) Mutation der Pyridoxin-Bindungstasche von δ-Amino-Lävulinsäure-Synthetase, b) mDNA-Deletion.

RA mit multilinearer Dysplasie

Definition: Myelodysplastisches Syndrom (RCMD), gekennzeichnet durch eine Bi- oder Panzytopenie, verbunden mit dysplastischen Veränderungen von mindestens 10% der Zellen zweier oder aller myeloischer Zelllinien ohne wesentliche Blastenexpansion (KM ≤ 5%).

Häufigkeit: RCMD etwa 25% aller MDS, RCMD-RS etwa 15% aller MDS.

Molekularpathologie: Klonale chromosomale Anomalien bei etwa 50% der Patienten in Form von Monosomie 5 oder 7, Trisomie 8 oder Deletionen del(5 q) del(7) oder del(20q).

Morphologie: Die Dysplasien können jede hämatopoetische Zelllinie betreffen:
- *Erythropoese:* Hier finden sich irreguläre Kernprofile, eine abnorme Glykogenspeicherung in Form PAS-roter, tropfen- oder schollenförmiger Zytoplasmaeinschlüsse.
- *Granulozytopoese:* Hier fallen „Pseudo-Pelger-Zellen" auf. Bei diesen handelt es sich um ausgereifte Neutrophile mit nicht oder nur bilobulär segmentierten Kernen (vgl. Abb. 10.**10**), die wegen ihrer fehlenden Kernsegmentierung mit Blasten verwechselt werden können, sich aber von diesen durch ihre hohe Chromatindichte unterscheiden. Mit oder ohne Pseudo-Pelger-Kernanomalie können dysplastische Neutrophile auch hypogranuliert sein und keine/kaum Myeloperoxidase enthalten, was auch als Paraneutrophilie bezeichnet wird.
- *Megakaryozytopoese:* In zytoplasmatisch ansonsten ausgereiften Megakaryozyten sind die Zellkerne hypolobuliert, abnorm klein und treten solitär (mononukleärer Megakaryozyt) oder multipel ohne internukleäre Kernbrücke (polynukleäre Megakaryozyten) auf.

Prognose: mittlere Überlebenszeit etwa 33 Monate. Übergang in RAEB oder AML bei ≥ 10% der Patienten.

RA mit Blastenexzess

Definition: Myelodysplastisches Syndrom (RAEB), gekennzeichnet durch einen Myeloblastenanteil im KM von 5 – 19%. Da ein Myeloblastenanteil von 20% und mehr bereits die Diagnose einer AML begründet, handelt es sich bei der RAEB um eine „präleukämische Entität" mit hohem Risiko zur akut leukämischen Transformation.

Häufigkeit: etwa 40% aller MDS-Fälle. Manifestationsalter: > 50 Jahre.

Molekularpathologie: Bei 30 – 50% der Patienten finden sich identische zytogenetische Anomalien wie bei RCMD.

Morphologie: Zusätzlich zu den RCMD-identischen Dysplasiezeichen muss definitionsgemäß der Myeloblastenanteil vermehrt sein. Zumindest ein Teil der Myeloblasten enthält in dem sonst agranulären Zytoplasma die diagnostisch bedeutsamen Auer-Stäbchen. Immunhistochemie: nicht obligater CD34-Nachweis (Stammzellantigen); FACS-analytische Myeloblastenidentifizierung durch die myeloischen Antigene CD13, CD33 und CD117. „ALIP-Phänomen" (= abnorme Lokalisation immaturer Präkursoren): Es besteht in einer kleinherdigen Blastenanordnung außerhalb jener periarteriolär adventitiellen oder peritrabekulären KM-Zonen, die normalerweise für die Ansiedlung immaturer Vorläuferzellen dienen.

Klinik: Folgen der Zytopenie mit Anämie, Thrombo- und/oder Neutropenie.

Prognose: Die Wahrscheinlichkeit einer akut leukämischen Transformation beträgt für RAEB-1 25% und für RAEB-2 33%. Bei den aus RAEB quasi postmyelodysplastisch hervorgehenden AML handelt es sich um prognostisch ungünstige, sog. sekundäre AML-Formen (mittlere Überlebenszeit: etwa 18 Monate).

5q-minus-Syndrom

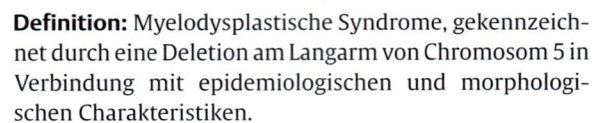

Definition: Myelodysplastische Syndrome, gekennzeichnet durch eine Deletion am Langarm von Chromosom 5 in Verbindung mit epidemiologischen und morphologischen Charakteristiken.

Manifestation: vorwiegend höheres Alter (♀ >> ♂). Häufigkeit von 5q-Syndrom innerhalb MDS: etwa 15%.

Molekularpathologie: Die Deletion am Langarm von Chromosom 5 betrifft mit variabel lokalisierten Bruchpunkten die Banden 5q13.3 bis 5q31.1 und tangiert damit die Gene für hämatopoetisch relevante Zytokine wie IL-3,4,5, CSF1, GM-CSF, und die Rezeptoren CFS-1 R (Protoonkogen: cFMC), PDGF-R und den Glucocorticoidrezeptor.

Morphologie: Übereinstimmend mit der Tendenz zur Thrombozytose sind im KM die Megakaryozyten vermehrt (Abb. 10.**24**). Sie präsentieren sich unter dem Bild der „sphäronukleären Dysplasie", indem bei ihnen trotz ausgereiftem Zytoplasma die Kernlobulierung, wie sie für die normale Megakaryozytenreifung typisch ist, ausbleibt. Dementsprechend sind ihre Kerne meist kreisrund, vereinzelt auch halbkreis- bis hantelförmig. In Frühstadien können auch Megakaryozyten mit normaler Kernlobulierung vorkommen, wobei nur die sphäronukleären Formen eine Deletion del(5q) aufweisen. Der Ery-

10.1 Hämatopoese

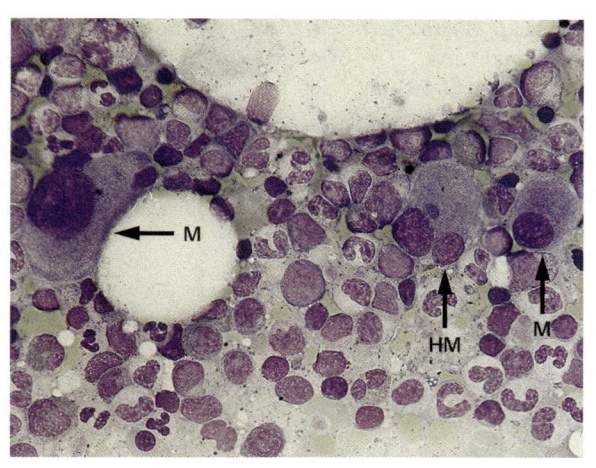

Abb. 10.24 **5 q-minus- Syndrom** im KM-Ausstrich: 3 dysplastische Megakaryozyten mit kreisrunden Kernprofilen (M). In Bildmitte ein Megakaryozyt mit hantelförmiger Kernstruktur (HM) und dem Phänomen einer sog. sphäronukleären Dysplasie. Trotzdem reichlich zart granuliertes, insofern ausgereiftes Zytoplasma (Pappenheim, Vergr. 1:200).

throblastenanteil im KM kann im Sinne einer ineffektiven Erythropoese (S. 502) gesteigert sein, kombiniert mit Makroblastose oder fakultativer Ringsideroblastose.

+ **Klinik:** Im Vordergrund steht eine progrediente, meist hyperchrome und refraktäre Anämie, begleitet von einer normalen, oft auch gesteigerten Thrombozytenzahl.

+ **Prognose:** Der Status eines 5q-minus-Syndroms kann jahrelang bestehen. Bei Ausbildung zusätzlicher zytogenetischer Anomalien kann das Syndrom jedoch in eine AML übergehen.

10.1.5.4
MDS-CMPD-Läsionen

Syn.: myelodysplastisch-myeloproliferative Erkrankungen

Allgemeine Definition: Es handelt sich um eine Gruppe chronisch verlaufender Erkrankungen, die Elemente myelodysplastischer und myeloproliferativer Syndrome kombiniert präsentieren, wobei dysmorphe und dysfunktionelle Zellveränderungen mit einer teils leukämisch verlaufenden Proliferation einer oder mehrerer hämatologischer Zelllinien verbunden sind (Tab. 10.11). Ein Teil dieser Erkrankungen (wie die CMML) wurde früher den MDS oder (wie die atypische CML) den CMPD zugeordnet.

CMML

Syn.: Chronische myelomonozytäre Leukämie

Definition: Eine durch persistierende Monozytose (Blutmonozytenzahl > 1000/μl), dysplastische Stigmata in einer oder mehrerer myeloischer Zelllinien charakterisierten Erkrankung (= CMML), bei Blastenzahl in Blut und KM von maximal 19% und fehlendem bcr-/abl-Fusionsgen.

Inzidenz: 10–15/100 000; Manifestationsalter: 65–75 Jahre (♂ : ♀ = 1,5–3 : 1).

Molekularpathologie: 20–40% der Patienten mit CMML zeigen variabel-unspezifische Anomalien wie Trisomie 8, Deletion del(7q), strukturelle 12p-Anomalien, isolierte Inversion i(17q). Chromosom 11q23-Anomalie → Übergang in AML. Bei 40% findet sich eine myeloische Dauerproliferation wegen N-ras-Punktmutation.

Morphologie: Sie ist charakterisiert durch:
- *Monozytopoese:* Im peripheren Blut (Abb. 10.25) sind die Monozyten zahlenmäßig vermehrt und überwiegend ausgereift. Ihre Zellkerne sind so irregulär lobuliert, dass sie sich oft von denjenigen stabkerniger Neutrophiler kaum abgrenzen lassen. Die reifen Mono- sowie Promonozyten und Monozytoblasten exprimieren Monozytenesterase.

Tabelle 10.11 Myelodysplastisch-myeloproliferative Erkrankungen

Typ der Erkrankung	Hämatopathologie
Chronische myelomonozytäre Leukämie	Blut: persistierende Monozytose > 1000/μl, Myelo-, Promyelozyten, keine bcr/abl-Genfusion
– CMML-1	Blut:< 5% Blasten, KM:< 10% Blasten
– CMML-2	Blut: 5–9% Blasten, KM: 10–19% Blasten
– CMML mit Eosinophilie	zusätzlich: Bluteosinophilie < 1500/μl
Atypische chronische myeloische Leukämie	Blut: dysplastische Neutrophilie, > 10% Metamyelo-, Myelo- und Promyelozyten, < 2% Basophile, < 10% Monozyten KM: dysplastische granulozytopoetische Proliferation, fakultativ mit erythro-/megakaryopoetischer Dysplasie < 20% Blasten im Blut oder KM keine bcr/abl-Genfusion
Juvenile myelomonozytäre Leukämie	Alter: 9–14 Jahre Blut: Monozytose > 1000/μl (dysplastische, vorwiegend Neutrophile und Vorstufen > 10.000/μl) KM: kombinierte granulo-/monozytopoetische Proliferation, erythropoetische Dysplasie mit vermehrter Hb-F-Bildung keine bcr/abl-Genfusion

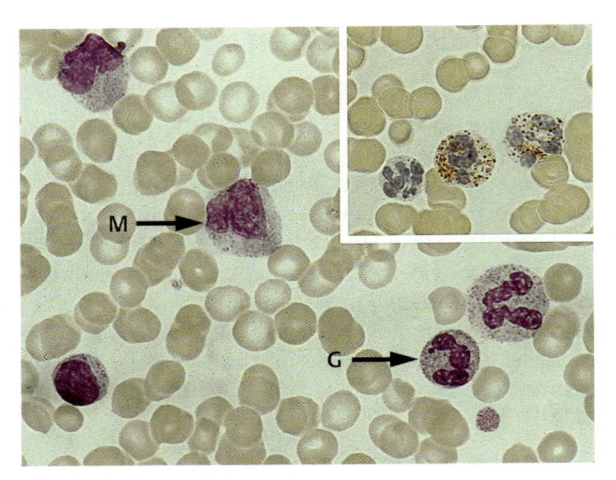

Abb. 10.25 Chronische myelomonozytäre Leukämie:
a Blutausstrich mit 2 neutrophilen segmentkernigen Granulozyten (G) und 2 monozytären Zellformen (M) (Pappenheim, Vergr. 1 : 200);
b Inset: segmentkernige Granulozyten mit stark abgeschwächter oder fehlender Peroxidase-Aktivität im Sinne einer sog. Paraneutrophilie (HC, Vergr. 1 : 200).

- *Granulozytopoese*: Sie ist variabel verändert. In einigen Fällen besteht eine Neutropenie, kombiniert mit einer hypoplastischen Hämatopoese; in anderen Fällen findet sich im Blut eine leukämische Neutrophilie mit Linksverschiebung, Ausschwemmung von Myelo- und Promyelozyten neben einer höhergradig hyperplastischen Granulozytopoese. Hinzu kommt, dass die Neutrophilen oft ihre Granulation und Myeloperoxidase verloren haben, was auch als „Paraneutrophilie" bezeichnet wird.
- *Erythropoese:* Sie ist meist bei gleichzeitiger makrozytärer Anämie hypoplastisch. Aus dyserythropoetischen Zellelementen können eine Megaloblastose, nukleäre Dysplasie oder auch Ringsideroblasten hervorgehen.
- *Megakaryopoese:* Sie ist variabel verändert. Anomalien mit Bildung von Mikromegakaryozyten, wie bei CML, oder auch Megakaryozyten mit irregulär hyper- oder hypolobulierten Zellkernen kommen vor. Ihre Ineffizienz äußert sich in einer unterschiedlich stark ausgeprägten Thrombozytopenie. In einigen Fällen kann sich eine sekundäre argyrophile Fibrose entwickeln. Die KM-Retikulumzellen speichern oft viel Zeroidgranula (meerblaue Histiozyten).

Daneben finden sich extramedulläre Infiltrate in Leber, Milz und LNN mit eher geringer Splenomegalie. In den LNN fällt oft eine tumorbildende Proliferation plasmozytoider Monozyten oder plasmozytoider T-Zellen auf, die eine Expression der T-Zell-Antigene CD2, CD4 und CD5, kombiniert mit CD14, CD43, CD56 und dem Makrophagenantigen CD68 aufweisen.

✚ Klinik: Die klinische Symptomatik ist durch folgende Trias charakterisiert: a) ausgeprägte, überwiegend hyperchrome Anämie, b) hämorrhagische Diathese wegen Thrombozytopenie, c) gestörte Infektabwehr wegen der funktionellen Mono-/Granuloyztendysplasie.

✚ Prognose: Etwa 15–30% der Fälle gehen in eine AML über (vorwiegend AML4 nach FAB) = „subakute myelomonozytäre Leukämie". Mittlere Überlebenszeit: 20–40 Monate.

JMML

Syn.: Juvenile myelomonozytäre Leukämie

Definition: Myelodysplastisch-myeloproliferative Erkrankung des Kindesalters mit kombiniert granulo- und monozytopoetischer Proliferation und entsprechend leukämischem Blutbild, meist kombiniert mit Dysplasie der Erythro- und Megakaryozytopoese.
Inzidenz (Altersklasse 0–14 Jahre) 1,3 : 1 000 000. Häufigkeit: < 2,3% aller Leukämien im Kindesalter (♂:♀ = 2 : 1).

Molekularpathologie: 200- bis 500fach erhöhtes Risiko für Patienten mit Neurofibromatose Typ 1. Auch ohne Manifestation einer NF-1 zeigt das NF-1-Gen häufig ein Heterozygotieverlust → Deregulation des c-ras → Hyperreagibiliät auf GM-CFS. In etwa 50% der Fälle Monosomie 7. Kein bcr/abl-Fusionsgen.

Morphologie: Diese Leukämie ist durch folgende Trias charakterisiert:
- *Blut:* Monozyten über 1000/µl wie bei CMML, daneben reife Granulozyten samt Vorstufen (teils Pseudo-Pelger-Läsion), Erythroblasten und Thrombozytopenie wegen Megakaryozytenhyperplasie. Im Gegensatz zur AML liegt die Blastenzahl in Blut und KM unter 20%.
- *KM:* kombinierte Proliferation von granulo- und monozytopoetischen Vorstufen mit einem Blastenanteil unter 20%; teilweise makroblastische Erythropoese mit vermehrter HbF-Bildung.
- *Extramedullär-leukämische Infiltrate:* dadurch Hepatosplenomegalie, gelegentlich Ausdehnung auf Respirationstrakt und bei 50% der Patienten auf die Haut in Form makulopapulöser Infiltrate; bei Neurofibromatose-Patienten zusätzlich Café-au-lait-Flecken.

✚ Klinik: Anämie, Thrombozytopenie. Entzündlich-infektiöse Symptome wie Fieber, Abgeschlagenheit, Bronchitis und Tonsillitis bei polyklonaler Hypergammaglobulinämie und erhöhtem Serumlysozym. In einigen Fällen Spontanremissionen. Übergang in eine AML bei 10–20% der Patienten. Mittlere Überlebenszeit 0,5–4 Jahre.

Milz

Die Milz (= Splen, Lien) ist als sekundäres Immunorgan beim gesunden Erwachsenen etwa 150 g schwer. Sie enthält, von einer wenig reißfesten Kapsel umhüllt, ein zellreiches Parenchym. Dies ist aus 2 funktionell selbständigen Einheiten aufgebaut: aus der weißen und der roten Pulpa (vgl. Abb. 5.**5**, S. 164). Damit ist sie in der Lage, angeschwemmten Stoffwechselmüll in ihren Zellen des Makrophagensystems (RHS) zu speichern (**metabolische Läsionen**) sowie angeflutete Antigene in der weißen Pulpa zu verarbeiten. Dies erklärt, weshalb die Milz bei jeder massiven Auseinandersetzung des Organismus mit einem Antigen in Form einer **entzündlichen Läsion** (Splenitis) mitreagiert und weshalb ihr angeborener oder erworbener Verlust eine **funktionelle Läsion** in Form einer herabgesetzten immunologischen Primärantwort mit sich bringt. Auch hämodynamisch ist die Milz in 2 funktionelle Kompartimente gegliedert (vgl. Abb. 5.**5**, S. 164): das „schnelle" und das „langsame" Kompartiment. Der größte Teil des Milzblutes gelangt zunächst in die Mantelplexus der roten Pulpa und tritt erst nach einer gewissen Verweildauer (oft Stunden) von dort aus in die Milzsinus über (= langsames Kompartiment).

Da die engen Durchtrittschlitze der Milzsinus die Erythrozytenpassage erheblich behindern, ist die Milz auch in der Lage, überalterte Blutzellen (vor allem Erythrozyten) auszumerzen. Aus dieser besonderen Histoarchitektur der Milz erklärt sich die Tatsache, dass jede abnorme Milzvergrößerung, aber auch Veränderungen der Fließeigenschaften für die Blutzellen eine Verlängerung der Milzpassage (Hypersplenismus) und einen vermehrten Abbau nach sich ziehen. Nur ein kleiner Teil des Milzblutes passiert die Milzsinus direkt, um die Milz über die Milzvene wieder zu verlassen (= schnelles Kompartiment).

Insgesamt ist die Milz mit ihren dehnfähigen Milzsinus wie ein Überlaufbecken in den Blutstrom integriert. Die **zirkulatorischen Läsionen** bestehen deshalb beim Rechtsherzversagen in einer kardialen, bei Pfortaderunwegsamkeiten in einer portalen Stauungsmilz, während allgemeine Minderdurchblutungen eine Milzatrophie, einen örtlichen Durchblutungsstopp oder einen Milzinfarkt nach sich ziehen. Die primären und sekundären **neoplastischen Läsionen** der Milz in Form von soliden Tumoren sind Raritäten. Da aber die Milz auch eine Stätte der extramedullären Blutbildung und ein Immunorgan darstellt, wird verständlich, weshalb sie bei myelo- und lymphoproliferativen Erkrankungen sehr oft mitbeteiligt ist.

Ontogenetische Läsionen

Alienie: Eine solche vollständige Milzaplasie ist äußerst selten und meist Teilaspekt eines Ivemark-Syndroms, bei dem aufgrund einer Schädigung eines polytopen morphogenetischen Feldes neben einer Alienie kardiale und gastrointestinale Entwicklungsstörungen vorkommen.

Polyspleniesyndrom: In diesem Falle liegt eine Fehlbildung vor, bei der die Milz in zahlreiche, bis kirschgroße Korpuskel unterteilt ist, was mit Lageanomalien der Brust- und Bauchorgane (Situs inversus) vergesellschaftet ist.

Nebenmilz (= Spleniculus): Wird sie von einem Milzarterienast versorgt, handelt es sich um ein Lien succenturiatus; versorgt sie eine andere Arterie, bezeichnet man sie als Lien accessorius. Bei den häufigen Nebenmilzen handelt es sich um einzelne oder multiple, oft nur kirschgroße Milzen im Bereiche des Lig. gastrolienale oder Pankreasschwanzes, manchmal auch im Mesenterium. Nebenmilzen können auch im Rahmen einer Milzruptur entstehen, indem traumatisch versprengtes Milzgewebe an anderen Stellen im Peritonealraum anwächst.

Klinik: Die klinische Bedeutung einer Nebenmilz liegt darin, dass bei einer Reihe von hämatologischen Erkrankungen wie familiärer Sphärozytose, thrombozytopenischer Purpura (ITP) oder Hypersplenismus eine Milzexstirpation das therapeutische Mittel der Wahl darstellt. Eine intraoperativ übersehene Nebenmilz stellt in solchen Fällen den Therapieerfolg infrage.

Zirkulatorische Läsionen

Orthologie: Die Milz steht über die Milzvene einerseits (über die Vv. gastricae breves) mit der oberen Hohlvene, andererseits mit dem Pfortadersystem in Verbindung und wird arteriell durch die Milzarterie versorgt.

Milzinfarkte

Pathogenese: Die Milzinfarkte kommen in folgenden Varianten vor:
- *Anämische Milzinfarkte:* Sie sind am häufigsten und beruhen entweder auf einem thrombembolischen Verschluss oder einer perivaskulär-leukämischen Einengung eines Milzarterienasts (Abb. 10.**26**), so dass die Blutversorgung nicht mehr ausreicht.

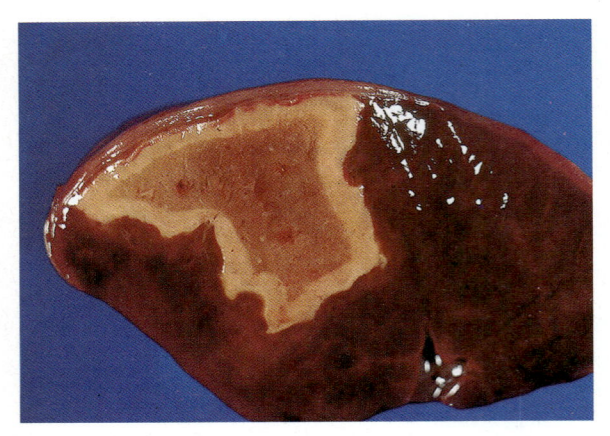

Abb. 10.26 **Anämischer Milzinfarkt** als scharf begrenzter lehmgelber Bezirk.

- *Hämorrhagische Milzinfarkte* sind eine Rarität und beruhen entweder auf einer Stieldrehung der Milz und/oder Milzvenenthrombose.
- *Multiinfarkte* in Form multipler, syn- und metachron enstandener kleiner Infarkte. Sie sind ein Hinweis einerseits auf eine Affektion der Milzarterie durch a) Panarteriitis nodosa, b) Wegener-Arteriitis oder c) hypertone Arteriolonekrose, andererseits auf eine d) intravasale Mikrothrombenbildung bei DIG-Syndrom (S. 403), e) Erythrozytenverklumpung durch Sichelung bei Sichelzellenanämie (S. 520) oder auf eine Streuung im Rahmen einer Septikopyämie.

Morphologie: Makroskopisch imponiert der blande anämische Milzinfarkt als dreieckiges, anfänglich dunkelrot verfestigtes, später (mehrere Tage) schwefelgelbes Gebilde (= Dreiecksinfarkt) mit hyperämisch-rotem Randsaum, dessen Basis der Milzkapsel aufsitzt (Abb. 10.26). Als Restzustand bleiben trichterförmige Einziehungen zurück. Heilen mehrere solcher Einzelinfarkte aus, so resultiert eine „Lappenmilz" (= Lien lobatus). Übersäen jedoch viele kleine Infarkte (Multiinfarkte) in Form kleiner Flecken das Milzparenchym, so resultiert eine „Fleckmilz", die letztlich wegen der fortschreitenden Parenchymvernarbung zur vollständigen Milzatrophie führt („Autosplenektomie").

Kardiale Stauungsmilz

Definition: Häufige, durch chronischen venösen Blutrückstau bedingte, meist geringgradige Milzvergrößerung bei Rechtsherzinsuffizienz (= kongestive Splenomegalie).

Pathogenese: Ursächlich liegt ein Versagen des rechten Herzventrikels vor, so dass sich das venöse Blut ins Hohlvenensystem zurückstaut. Dort weicht es in diejenigen Organe aus, die durch venöse Sinus eine gewisse Speicherkapazität besitzen. Dies sind Leber und Milz.

Morphologie: Die akute Stauungsmilz ist anfänglich kaum vergrößert, obschon ihre Sinus ausgeweitet und strotzend mit venösem Blut gefüllt sind. Sie neigt aber im Gegensatz zur portalen Stauungsmilz kaum zur Hyperplasie. Dadurch wird die unnachgiebige Milzkapsel gespannt, die Schnittfläche düsterrot und die rote Pulpa mit dem Messer abstreichbar. Hält die Rechtsherzinsuffizienz länger an, so werden das Retikulinfasernetz (= Kollagen Typ III) in der roten Pulpa und das Kollagenfaserwerk der Kapsel mechanisch stabilisiert, was auch als „zyanotische Milzinduration" bezeichnet wird. Die Milz ist jetzt vergrößert, ihr Parenchym samt Kapsel fibrösweißlich verfestigt, gelegentlich herdförmig hyalinisiert. Dies entspricht der chronischen Stauungsmilz. Ihr Gewicht übersteigt selten 500 g.

Klinik: Die kardiale Stauungsmilz wird nicht durch Funktionsstörungen in Form eines Hypersplenismus kompliziert. Im Gegensatz zur Rechtsinsuffizienz kommt es bei einer Linksherzinsuffizienz wegen des verminderten linksventrikulären Blutausstoßes nicht zu einer Blutstauung sondern zu einer Milzatrophie.

Portale Stauungsmilz

Definition: Häufige, durch chronischen Rückstau von intestinalem Venenblut bedingte, meist hochgradige Milzvergrößerung vorwiegend bei Leberzirrhose (= kongestive Splenomegalie).

Pathogenese: Für das Zustandekommen einer portalen Stauungsmilz ist meist eine (alkoholtoxische) Leberzirrhose (selten auch eine Milzvenenthrombose oder extrahepatische Pfortaderthrombose) verantwortlich. Dabei kommt es im Rahmen der portalen Hypertonie zu einem Rückstau venösen Blutes aus dem intestinalen Resorptionsgebiet in die Milz.

Morphologie: Die Milz ist meist stark vergrößert (Gewicht bis 1000 g), was durch die Hyperplasie der Milzsinus samt des Mantelplexus bedingt ist. Die rote Pulpa stellt der Druckbelastung ein kräftiges Fasergerüst entgegen. Die Sinusendothelien können dabei so dicht zusammenliegen, dass ein drüsenartiger Aspekt entsteht (= Fibroadenie). Gelegentlich tritt Blut in die Pulpa aus. Solche Areale (Abb. 10.27) werden in verkalkte, hämosideringetränkte Narbenknötchen umgewandelt (= Gandy-Gamna-Knötchen). Sie sind makroskopisch stecknadelkopfgroß und braun. Die Milzfollikel sind oft kaum erkennbar. Die leberzirrhoseassoziierten Splenomegalie nimmt wahrscheinlich nicht nur wegen der besonderen Hämodynamik ein besonderes Ausmaß an, sondern beruht vermutlich auch auf einer Pulpastimulation durch Substanzen wie Endotoxine und Leukotriene, die normalerweise in der Leber metabolisiert werden. Die Milzkapsel ist wie bei der chronischen kardialen Stauungsmilz fibrös verfestigt und stellenweise, vor allem bei der Milzvenenthrombose, flächig weißlich-hyalinisiert (Zuckergussmilz) (Abb. 2.36, S. 40).

Klinik: Die portale Stauungsmilz wird durch Funktionsstörungen in Form eines Hypersplenismus kompliziert.

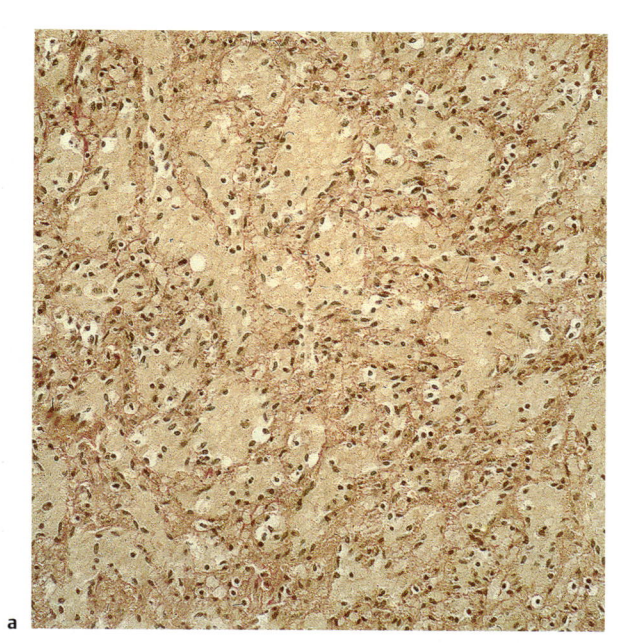

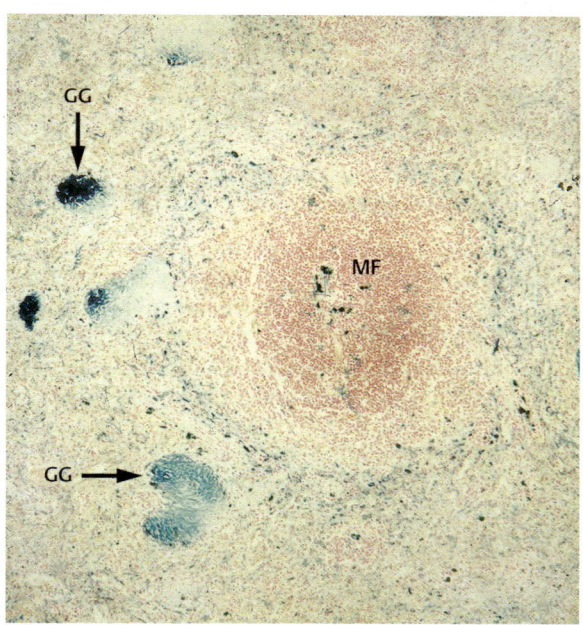

Abb. 10.27 **Portale Stauungsmilz:**
a Fibroadenie;
b Gandy-Gamna Knötchen (GG) mit positiver Eisenreaktion als Zeichen einer älteren Blutung (MF = Milzfollikel) (Berliner-Blau-Reaktion, Vergr. 1:85).

10.2.3
Entzündliche Läsionen

Ähnlich wie die LNN reagiert auch die Milz bei jeder Auseinandersetzung des Organismus mit Antigenen. Meistens kommt es dabei zu einer unspezifischen Splenitis. Das Auftreten von Granulomen in der Milz bei einer sog. spezifischen Entzündung ist wesentlich seltener (= spezifische Splenitis, granulomatöse Splenitis).

Unspezifische Splenitis

Definition: Diffuse entzündliche Veränderungen des Milzparenchyms, die keine Rückschlüsse auf die Entzündungsätiologie zulassen.

Pathogenese: Bei nahezu allen bakteriellen Infektionskrankheiten wird die Milz in Mitleidenschaft gezogen, indem das Entzündungsgeschehen sich im „langsamen Milzkompartiment" abspielt. Dementsprechend sind die Sinus und Mantelplexus der roten Pulpa hyperämisch und mit einem Exsudat durchtränkt, das aus Granulozyten, Makrophagen, Fibrin und Immunglobulinen besteht. Letztere stammen aus den aktivierten Keimzentren der Milzfollikel und den oft vermehrten Plasmazellen der roten Pulpa. Durch Einwirkung der Granulozytenproteasen wird das Milzparenchym zerfließlich, aber auch brüchig (Cave: Milzruptur).
Bei Infektionen mit Erregern wie Corynebacterium diphtheriae, hämolytischen Streptokokken oder Anthraxbazillen, die starke Zellgifte bilden, greift der Entzündungsprozess direkt auch auf die Milzfollikel (und Lymphfollikel!) über, so dass die Keimzentren nekrotisch (beim Milzbrand hämorrhagisch-nekrotisch) zugrunde gehen können. Auch bei der infektiösen Mononukleose findet man wie bei den LNN typische Milzveränderungen in Form einer „bunten Pulpahyperplasie" mit massenhaft Lymphozyten und Plasmazellen sowie auch Lymphoblasten nicht nur in der weißen, sondern auch in der roten Pulpa, aber ohne Follikelhyperplasie (Rupturneigung).
Die akute entzündliche Milzschwellung fehlt regelmäßig bei der diffusen Peritonitis, denn bei ihr übernehmen die Peritonealmesothelien die entzündungsklärende Funktion von RHS-Zellen. Bei akuter Sepsis und massiver Resistenzschwäche kann die akute entzündliche Milzschwellung fehlen.
Sowie die Entzündungserreger über längere Zeit im Organismus ihr Unwesen treiben (z. B. bei Sepsis lenta, Malaria), gewinnen die proliferativen Prozesse gegenüber der Exsudation die Oberhand: Die Milzfollikel als Stätte der humoralen Immunität sind adäquat vergrößert; parallel dazu sind die Plasmazellen und die Makrophagen vermehrt; das Milzparenchym wird durch eine Faserverstärkung des Stromas verfestigt.

Morphologisch lässt sich eine akute von der chronischen unspezifischen Splenitis unterscheiden:
- *Akute, entzündliche, spodogene Milzschwellung* (spodos, gr. aschgrau): Die Milz ist vergrößert, die Milzkapsel gespannt und oft mit Fibrinausschwitzungen bedeckt (= Perisplenitis fibrinosa). Da sich in der roten Pulpa des Milzparenchyms neben der Hyperämie zahlreiche Granulozyten befinden, ist die Schnittfläche homogen graurot und durch die granulozytären Proteasen entzündlich aufgelockert. Folglich lässt sich von der Schnittfläche reichlich Pulpabrei abstreichen. Dies ist bei einer Sepsis besonders ausgeprägt (septische Splenitis).
- *Chronisch entzündliche Milzschwellung:* Von der grauviolettroten Schnittfläche der vergrößerten Milz

lässt sich nur wenig Pulpabrei abstreifen, denn das Milzparenchym ist fibrös verfestigt. Der erhöhte Innendruck der Milz ruft zahlreiche Mikroeinrisse und -blutungen hervor. Dies hat zur Folge, dass die Milzkapsel durch einen Filz aus kollagenen und elastischen Fasern mit Eisen- und Kalkimprägnationen verfestigt wird, dadurch erhält die Milzkapsel einen weißlich-hyalinisierten Aspekt (Zuckergussmilz) mit teils knorpelartiger Verdickung, was auch als Perisplenitis pseudocartilaginea (Perisplenitis callosa) bezeichnet wird (Abb. 2.**36**, S. 40).

- *Spodogener Milztumor:* Er sieht entzündlich aus, beruht aber auf gesteigerten Resorptionsvorgängen in der Milz, wie sie oft bei nekrotisch zerfallenden Tumoren vorkommen. Histologisch steht die Granulozyteninfiltration im Hinter-, die Makrophagenvermehrung im Vordergrund.

Granulomatöse Splenitis

Definition: Granulomatöses Reaktionsmuster der Milz.

Pathogenese: Die Milz reagiert auf folgende Zustände mit einer granulomatösen Entzündungsreaktion:
- *Systeminfektionen* wie (Miliar-)Tuberkulose, mykobakterielle Histiozytose durch atypische Mykobakterien, Spirochätosen wie Lues und Lyme-Krankheit, Brucellose, Yersiniose, Typhus abdominalis, Listeriose, Katzenkratzkrankheit;
- *Speicherkrankheiten* wie Morbus Gaucher, Morbus Niemann-Pick;
- *Granulozytendefekt:* septische Granulomatose;
- *Autoaggressionskrankheiten:* Wegener-Granulomatose;
- *Unklare Ätiologie:* Sarkoidose.

Morphologie: In der Regel ist die Milz bei diesen Entzündungen enorm vergrößert und meist mit makroskopisch sichtbaren weißlichen Körnchen, den Granulomen, übersät. Bei vielen granulomatösen Entzündungen gibt der Granulomaufbau einen Hinweis auf die auslösende Ursache.

10.2.4
Metabolische Läsionen

Die Milz wird als Organ des Makrophagensystems häufig auch zum Ablagerungsort von Stoffwechselprodukten. So findet man eine erhebliche Splenomegalie mit Speichermakrophagen (= Schaumzellen), vor allem bei Störungen des Fettstoffwechsels wie Sphingolipidosen (Morbus Gaucher, Morbus Niemann-Pick) und Hyperlipoproteinämien. Die Speichermakrophagen liegen dabei in den Mantelplexus und engen dadurch die Milzsinus ein. Bei der Amyloidose (S. 45) erfolgt die Ablagerung der β-Fibrillen entweder diffus im Extrazellularraum der roten Pulpa (= Schinkenmilz) oder im Follikelinterstitium der weißen Pulpa (= Sagomilz) (vgl. Abb. 2.**42**, S. 46).

10.2.5
Funktionelle Läsionen

Hypersplenismus

Definition: Klinischer Begriff für eine Splenomegalie (jeglicher Art), die mit einem Mangel aller 3 Zelllinien im peripheren Blut (Panhämozytopenie) bei gleichzeitiger KM-Hyperplasie einhergeht.

Pathogenese: Die Veränderung des peripheren Blutbildes lässt sich mit den besonderen zirkulatorischen Verhältnissen in der Milz erklären: Jede Milzvergrößerung führt zu einer Vergrößerung des langsamen Kompartiments mit Hyperplasie der roten Pulpa samt Sinusendothelien und damit zu einer zeitweiligen „Hamsterung" der Blutzellen darin. Die konsekutive Panhämozytopenie erklärt sich aus der Kombination folgender Mechanismen: Auf der einen Seite wird durch die Zellhamsterung in der Milz ein Großteil der zirkulierenden Blutzellen aus dem Verkehr gezogen, auf der anderen Seite wird durch die Hyperplasie des langsamen Kompartimentes auch die Fähigkeit der Milz zu vermehrtem Blutzellabbau gesteigert. Ob KM-hemmende Milzhormone eine Rolle spielen, ist fraglich.

Splenose

Definition: Seltene Autotransplantation von Milzgewebe nach traumatischem Kapseleinriss.

Pathogenese: Zerreißungen der Milzkapsel (z. B. nach abdominalem Prellungstrauma) sind wegen der Verblutungsgefahr ohne chirurgische Intervention lebensbedrohlich. Anlässlich solcher Milzrupturen können aber auch Zellen der roten und weißen Pulpa in das Abdomen austreten und zu multiplen, höchstens kirschkerngroßen Herden an der Peritonealoberfläche anwachsen (= peritoneale Splenose). Diese Implantationsherde sind besonders nach Splenektomie zu einer begrenzten kompensatorischen Hyperplasie fähig. Sie wirken sich auf den Organismus insofern günstig aus, als sie die normale Produktion opsonierender Faktoren wie Properdin (Komplementfaktor) und Tuftsin (Oligopeptid) aufrechterhalten.

Asplenie

Definition: Zustände mit iatrogener oder funktioneller totaler Beseitigung funktionierenden Milzparenchyms (Milzverlustzustände) im Sinne einer terminalen Läsion.

Pathogenese: Eine Asplenie kann durch folgende Mechanismen ausgelöst werden:
- *chirurgische Splenektomie* mit Entfernung einer funktionierenden Milz;
- *iatrogene Milzatrophie* durch Corticosteroidetherapie, Bestrahlung;
- *Autosplenektomie* mit krankheitsbedingter Auslöschung der Milzfunktion wegen multipler Milzinfarkte, Sichelzellanämie, Colitis ulcerosa oder Malabsorptionssyndrom.

10.2 Milz

+ Komplikationen: gesteigerte Infektanfälligkeit → Extremfall OPSI-Syndrom.

+ OPSI-Syndrom: „Overwhelming Postsplenectomy Infection". Tage bis Jahre nach Milzverlust auftretendes, meist fulminant, aber nicht immer tödlich verlaufendes Syndrom, das durch eine Septikopyämie, Meningitis und/oder Pneumonie gekennzeichnet ist. Ursächlich liegt eine erhöhte Infektanfälligkeit zugrunde, die a) auf eine gestörte Interaktion von Makrophagen mit immunkompetenten Zellen sowie b) auf einen Properdinmangel mit ineffektiver Opsonierung und fehlerhafter Nebenschlussaktivierung des Komplementsystems zurückgeht → erhöhte Infektanfälligkeit (vor allem für Pneumo-, Meningokokken, E. coli, Haemophilus influenzae und Staphylokokken). Morbidität/Mortalität: bei Kindern höher als bei Erwachsenen. Häufige Komplikation: Schock mit DIG-Syndrom (S. 403).

10.2.6 Tumorartige Läsionen

Milzzysten

Definition: Seltene, nichtparasitär erzeugte zystische Milzveränderungen.

Morphologie: Meist solitäre, bis zu 10 cm große Zysten mit folgender Einteilung:
- *Epitheliale Milzzysten* (10% aller Milzzysten): Sie gehen von versprengtem Zölomepithel aus, sind dünnwandig und werden meist durch ein zur Plattenepithelmetaplasie neigendes Mesothel ausgekleidet (= echte Milzzysten). Seröser Inhalt.
- *Nichtepitheliale Milzzysten* (90% aller Milzzysten): Sie gehen vermutlich auf eine resorbierte Milzblutung zurück (= falsche Milzzysten). Dicke fibrosierte Zystenwand mit nekrotisch-hämorrhagischem Inhalt und resorptiver Umgebungsentzündung. Rupturgefahr.

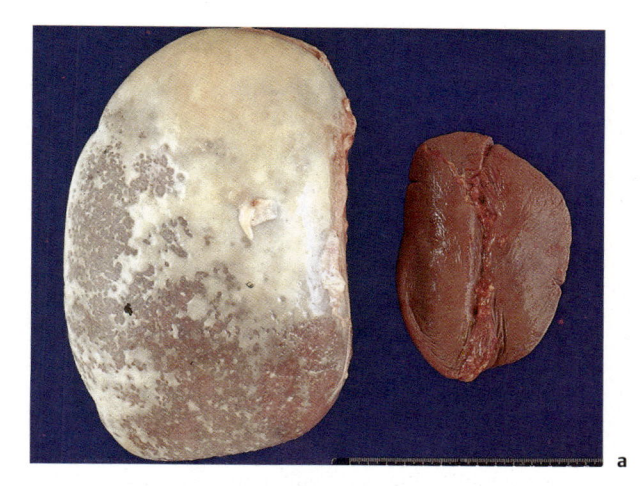

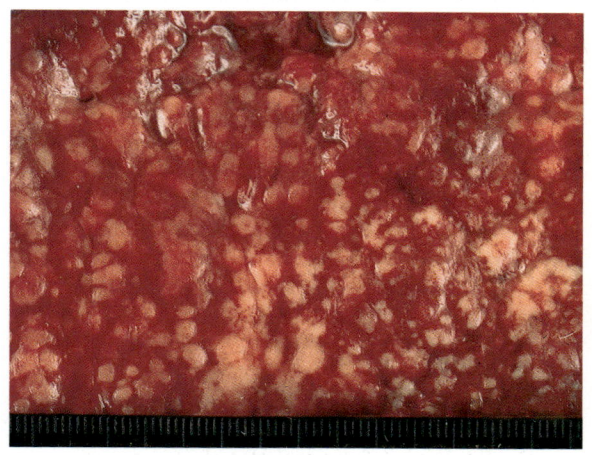

Abb. 10.**28** **Neoplastischer Milzbefall:**
a Splenomegalie wegen CML mit Kapselhyalinose → weiße Milz (S. 40); rechts: Normalmilz;
b Übersäumung der Schnittfläche durch multipe Lymphomherde bei follikulärem Non-Hodgkin-Lymphom (Grad II).

10.2.7 Neoplastische Läsionen

Die Milz ist mit Ausnahme von Leukämien und malignen Lymphomen selten neoplastisch lädiert.

Primäre Tumoren der Milz, seien es gutartige in Form von Hamartomen und Hämangiomen, seien es bösartige in Form von Hämangiosarkomen, sind überaus selten.

Sekundäre Milztumoren in Form von Metastasen kommen etwa bei 5% aller metastasierenden Karzinome vor (am meisten bei undifferenzierten Magen-, Mamma- und Bronchialkarzinomen, aber auch malignen Melanomen). Dies entspricht der Metastasenhäufigkeit in den Nieren.

In Anbetracht der Tatsache, dass der größte Teil des Blutes durch die Mantelplexus fließt, ist die Metastasenfrequenz der Milz recht gering. Dies liegt an der bereits erwähnten besonderen Zellzerstörungskapazität der Milz. Inwieweit sie noch durch antiblastische und antimetastatische Faktoren unterstützt wird, bedarf noch weiterer Klärung. Ganz anders sieht es bei den Neoplasien der myeloischen Zellreihe aus, die allesamt zur Neubildung gleichartiger Zellen in der roten Pulpa führen, während bei lymphatischen Leukämien und malignen Lymphomen vornehmlich die weiße Pulpa neoplastische Lymphozyten beheimatet (Abb. 10.**28**).

10.3 Lymphknoten

Über die Lymphe schleppen Makrophagen partikuläre Substanzen in den LN ein oder phagozytieren sie hier. Makrophagen finden sich besonders im Bereich der medullären Sinus (Sinusmakrophagen) und in der LN-Pulpa (Pulpamakrophagen). Eine funktionelle Sonderstellung nehmen die Makrophagen des Keimzentrums (Sternhimmelmakrophagen, Kerntrümmermakrophagen) ein, die ausschließlich dem Zellabbau dienen.

Das B-Zell-Kompartiment ist in Primär- und Sekundärfollikel strukturiert. Primärfollikel bestehen vorwiegend aus kleinen B-Lymphozyten (naiven B-Lymphozyten und Gedächtnis-B-Zellen) und follikulären dendritischen Zellen. Letztere können (als einzige Zellen des Körpers) an ihren langen Zellausläufern nichtdenaturiertes Antigen binden und den B-Lymphozyten als professionelle antigenpräsentierende Zellen zugänglich machen. Nach Antigenkontakt bilden sich in den Primärfollikeln Keimzentren aus, und sie werden so zu Sekundärfollikeln. Die naiven B-Zellen werden dann um die Keimzentren herum verlagert und bilden die Mantelzone. In den Keimzentren vermehren sich die B-Zellen zunächst stark. Gleichzeitig mit der Proliferation treten physiologisch auf DNA-Ebene in den Antigenbindungsregionen der Ig-Gene somatische Hypermutationen auf, welche die Antigenbindungseigenschaften der Antikörper ändern. (Fehlsteuerungen dieser somatischen Hypermutation bilden die Grundlage für genetische Veränderungen, die vielen **neoplastischen Läsionen** in Form maligner Lymphome zugrunde liegen.) In Wechselwirkung mit den an follikulären dendritischen Zellen präsentierten Antigenen werden B-Zellen mit guten Antigenbindungseigenschaften positiv selektioniert. Viele der primär gebildeten Zentroblasten und Zentrozyten, die keine ausreichend spezifischen Antikörper bilden, gehen lokal durch Apoptose zugrunde und werden durch die follikulären „Sternhimmelmakrophagen" phagozytiert.

Die thymusabhängige T-Zell-Region findet sich in der parakortikalen Zone. Antigenreaktive T-Zellen werden hier spezifisch zur Proliferation und Differenzierung aktiviert und induzieren die verschiedenen Effektorwege. Antigenpräsentierende Zellen der T-Zell-Region sind die interdigitierenden Zellen, die aus Vorläufern im LN gebildet werden oder diesen als Langerhans-Zellen aus der Epidermis oder als dendritische Zellen über die afferente Lymphe erreichen. Diese interdigitierenden Zellen des Parakortex nehmen Antigene auf, prozessieren sie und präsentieren sie den T-Zellen. Alle diese zellulären Akteure der Immunität wirken bei den vielfältigen Formen der **entzündlichen Läsionen** mit.

Orthologie: s. Kap. 5, Immunpathologie.

10.3.1 Entzündliche Läsionen

10.3.1.1 Reaktive Hyperplasie/Lymphadenitis

Allgemeine Definition: Reaktive LN-Hyperplasien werden im deutschen Sprachgebrauch auch als „chronische Lymphadenitis" bezeichnet, obwohl die LN-Vergrößerung (klinische Bezeichnung: Lymphadenie) manchmal ganz akut entsteht und die Gewebevermehrung weniger eine Entzündung des LN als eine funktionelle Hyperplasie der LN-Kompartimente darstellt. Bei der reaktiven Hyperplasie antwortet der LN auf entzündliche Veränderungen im Zuflussgebiet einer Noxe und stellt Effektorzellen wie Plasmazellen und zytotoxische T-Zellen für die Entzündungsreaktion bereit, während sich bei den eigentlichen Entzündungen des LN-Parenchyms (z. B. bei lymphotroper Virusinfektion) auch die Effektorphase der Entzündung im LN abläuft. Bei einer Lymphadenitis lassen sich die im Folgenden besprochenen Elementarreaktionen des B- und T-Zell-Kompartimentes unterscheiden.

Reaktionsmuster des B-Zell-Kompartiments

Reaktive follikuläre Hyperplasie

Definition: Häufigste LN-Alteration im Rahmen einer immunologischen Stimulation des B-Zell-Kompartiments mit T-Zell-abhängigen Antigenen.

Morphologie: Die LN-Rinde enthält zahlreiche, unterschiedlich stark hyperplastische Lymphfollikel mit Keimzentren, die von einer breiten Mantelzone umgeben sind, wobei sich diese follikuläre Hyperplasie auf die äußere Rinde beschränken oder über den gesamten Kortex samt Parakortex ausdehnen kann. Je nach Einwirkungsdauer und Persistenz des Antigens sowie der individuellen Disposition findet man Follikel in verschiedenen Stadien: Anfänglich sind sie zentroblastenreich, gehen aber nach wenigen Tagen wegen des apoptotischen Zellabbaus in das sog. „Sternhimmelbild des Keimzentrums" über (Abb. 10.**29**). Etwas später ist das Keimzentrum typischerweise geschichtet, wobei basal eine zentroblasten- und apikal eine zentrozytenreiche Zone imponiert. Nach einigen Wochen sind die Keimzentren „ausgebrannt" und zentrozytenreich (regressive Transformation).

Diese Follikelreaktion ist meist auch mit einer Plasmazellvermehrung in der kortikalen Pulpazone und in den

trifft vor allem für kontributäre LNN chronisch bakteriell-eitriger Infektionen zu. Eine ausgeprägte follikuläre Hyperplasie ist meist mit einer sinusoidalen B-Zell-Reaktion des Rand- und der Intermediärsinus in Form der sog. unreifen Sinushistiozytose (monozytoiden B-Zell-Reaktion) assoziiert. Dabei finden sich dicht gepackte, aktivierte B-Lymphozyten durchmischt mit einigen Immunoblasten innerhalb der Rand- und Intermediärsinus und unter dem Randsinus in der Follikelaußenzone.

Pathologische follikuläre Hyperplasie

Definition: Tumorartige LN-Vergrößerung bei Kindern oder Jugendlichen mit besonderer Disposition zur Hyperergie oder immunologischen Regulationsstörung, die unter Umständen bei banalen Infekten rezidiviert.

Morphologie: In den vergrößerten LNN fallen histologisch eine „atypische exzessive follikuläre Hyperplasie" oder eine „progressive Keimzentrumsreaktion" auf.

Reaktionsmuster des T-Zell-Kompartiments

Reaktive Hyperplasie der Parakortikalzone

Definition: Morphologisches Korrelat einer primären T-Zell-Antwort auf Immunstimulus.

Pathogenese: Man findet diese Läsion vorwiegend bei lymphotropen Virusinfektionen und einigen anderen bakteriellen und Protozoeninfektionen oder bei Zuständen der verzögerten Immunität, oft in Kombination mit einer follikulären Hyperplasie.

Morphologie: Vermehrung der Strukturbestandteile der Parakortikalzone wie T-Zellen, epitheloiden Venulen, interdigitierenden Retikulumzellen und einzelnen Blasten.

Bunte Pulpahyperplasie

Definition und Morphologie: Morphologisches Korrelat einer starken Aktivierung des T-Zell-Kompartimentes, bei der neben kleinen Lymphozyten zahlreiche mittelgroße und große aktivierte blastische Zellformen auftreten, die oft T-Zellen und Plasmazellvorläufern entsprechen.

Dermatopathische Lymphadenitis

Definition: Absolut gutartige LN-Vergrößerung im Abflussgebiet juckender Hauterkrankungen wie Neurodermitis und Ekzem oder kutaner T-Zell-Lymphome.

Morphologie: In der parakortikalen thymusabhängigen Region finden sich sog. Tertiärknötchen. Der Lymphozytengehalt in diesen Knoten ist jedoch gering. Sie werden fast ausschließlich von sich eng verzahnenden, aktivierten interdigitierenden Retikulumzellen und Langerhans-Zellen gebildet. Zwischen den Ausläufern dieser Retikulumzellen finden sich aktivierte T-Lymphozyten. Am

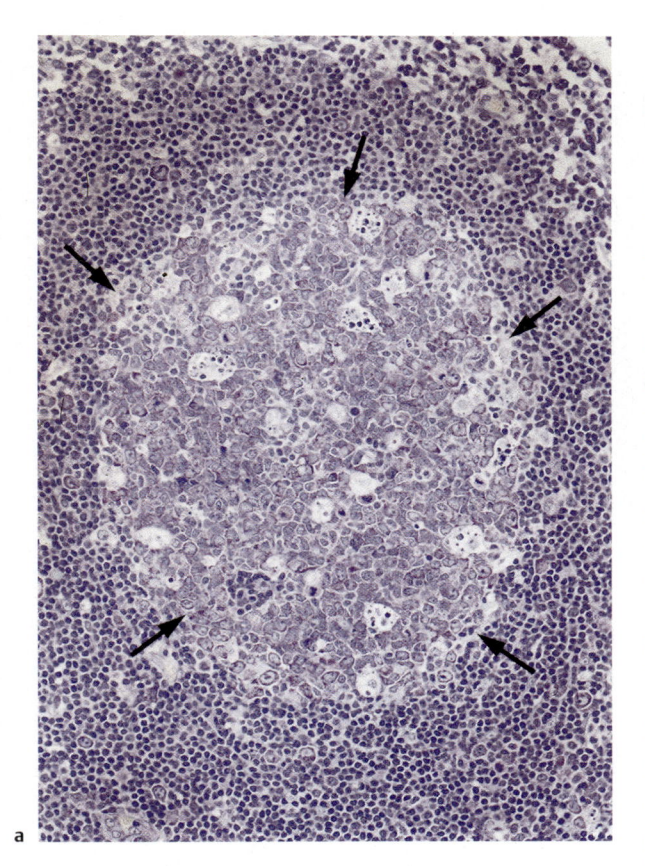

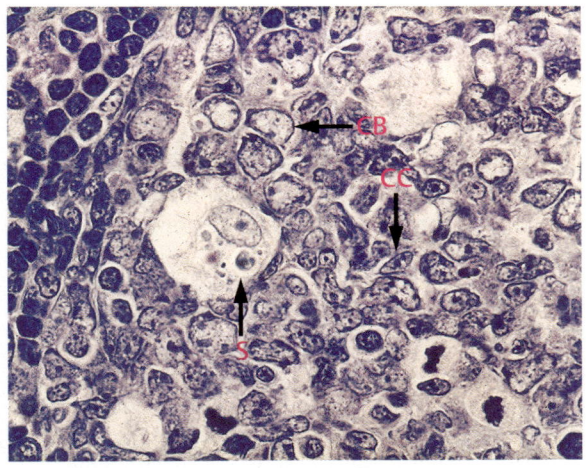

Abb. 10.29 LN mit hyperplastischem Lymphfollikel:
a Im Innern des Follikels ein Keimzentrum (Pfeilmarkierung) mit mitotisch aktiven Zentroblasten und Zentrozyten, dazwischen Apoptosekörper-phagozytierende Makrophagen (= Sternhimmelzellen). Außen eine perifollikuläre Mantelzone aus kleinen Lymphozyten (Giemsa, Vergr. 1 : 75);
b Ausschnitt: Zentrozyten mit gekerbten Kernen (CC) und dichtem Chromatin, Zentroblasten mit vesikulärem Kern und lockerem Chromatin (CB) und Sternhimmelzellen (S) (Giemsa, Vergr. 1 : 200).

perisinusoidalen Marksträngen vergesellschaftet. Allerdings kann eine extreme Plasmazellvermehrung (Plasmozytose) auch ohne follikuläre Hyperplasie aus einer Aktivierung von Gedächtnis-B-Zellen hervorgehen. Dies

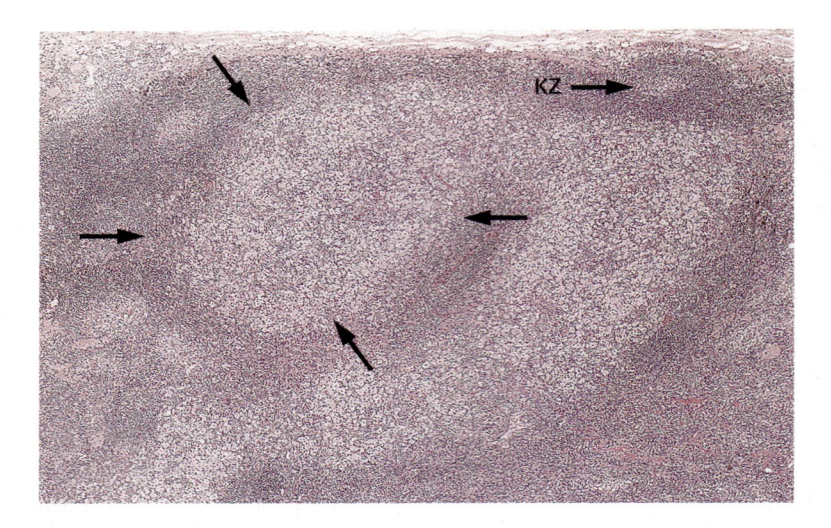

Abb. 10.30 Dermatopathische Lymphadenitis: LN mit regressiv verkleinertem Keimzentrum (KZ). Daneben knotige Proliferation der T-Zone (Pfeilmarkierung). Sie wirkt wegen der zahlreichen antigenpräsentierenden Zellen in Form der interdigitierenden Retikulumzellen hell (HE, Vergr. 1 : 25).

Rande dieser Knoten kommen meist kleinere Herde von Makrophagen vor, die Melanin und Lipopigmente enthalten (Abb. 10.30), die durch stetes Kratzen aus der Haut freigesetzt werden.

Sinusreaktionen

In den Rand- und Intermediärsinus spielt sich die erste immunologische Reaktion des LN mit nicht-körpereigenem Material ab. Dies widerspiegelt sich in der Sinushistiozytose wider, die in einer starken Vermehrung von Sinusendothelien, Makrophagen und Lymphozyten (monozytoiden B-Zellen) im Bereich verbreiterter Rand- und Marksinus besteht. Dabei unterteilt man in:

- *Reife Sinushistiozytose* (= Sinuskatarrh): In diesem Fall unterscheidet man folgende Reaktionen
  - einfache histiozytäre Reaktionen auf eingeschwemmtes partikuläres oder lipoides Material im Abflussgebiet von Infektionsherden oder staubexponierten Organen;
  - Reaktionen im Karzinomabflussgebiet mit Vermehrung von Sinuswandzellen und Makrophagen;
  - Reaktion im Abflussgebiet pyogener Infektionen mit erheblicher Vermehrung von neutrophilen Granulozyten und Monozyten, wobei die Entzündung als banale eitrige Entzündung auf das LN-Gewebe übergreifen kann.
- *Unreife Sinushistiozytose* (= monozytoide B-Zellreaktion) mit Vermehrung der monozytoiden B-Zellen im Bereiche der Rand- und Marksinus (s. o.).

10.3.1.2

Lymphadenitis

Allgemeine Definition: Häufiges, vielfältiges LN-Reaktionsmuster auf verschiedene exo- oder endogene Noxen mit quantitativ abnormem Ablauf der oben beschriebenen Elementarreaktionen. Sie werden je nach Verlauf in akute oder chronische Verlaufsformen unterteilt und machen klinisch als schmerzhafte LN-Vergrößerung (Lymphadenie) auf sich aufmerksam.

Allgemeine Pathogenese: Bei den erregerbedingten Lymphadenitiden ist eine Analyse, gelegentlich auch eine Isolierung des mutmaßlichen Erregers in oder aus dem lymphatischen Gewebe bedeutsam. Bei bekanntem Erreger lässt sich meist histologisch entscheiden, ob es sich um eine „gewöhnliche" oder um eine „außergewöhnliche" LN-Reaktionsform handelt. Diese Frage stellt sich besonders bei LN-Biopsien von Patienten mit erworbener Immunsuppression.

Banale eitrige Lymphadenitis

Definition: Besonders bei Kindern und Jugendlichen vorkommende, durch Fortleitung aus dem Zuflussgebiet eines bakteriellen Entzündungsherdes entstandene LN-Entzündung.

Pathogenese: Als Erreger finden sich oft Streptokokken, gelegentlich Staphylokokken.

Morphologie: Histologisch fallen als Substrat der eitrigen Entzündung Granulozyten in den LN-Sinus und der perisinusoidalen Pulpa auf, die selten zur Bildung kleiner Abszesse ausufern. Meist besteht gleichzeitig eine follikuläre Hyperplasie, die gelegentlich auch mit einer aktivierten parakortikalen Pulpa kombiniert ist. Fast immer greift die entzündliche Reaktion auf die LN-Kapsel über (Perilymphadenitis).

Klinisch besteht eine oft unilateral lokalisierte, schmerzhafte LN-Vergrößerung.

Granulomatöse Lymphadenitis

Allgemeine Definition: Ätiologisch heterogene Gruppe von LN-Entzündungen mit charakteristischer granulomatöser Entzündungsreaktion.

Tabelle 10.12 **Retikulär-abszedierende Lymphadenitis:** assoziierte Krankheiten

Krankheit	Erreger	Befallene LNN	Klinisches Leitsymptom	Prädisposition
Pseudotuberkulöse Lymphadenitis	Yersinia pseudotuberculosis	mesenteriale, iliozökale LNN	Appendizitis	Knaben
Katzenkratzkrankheit	Bartonella henselae	regionale LNN (oft obere Extremität)	schmerzhafte LNN-Schwellung	Jugendliche, Katzenfreunde
Lymphogranuloma venereum	Chlamydia lymphogranulomatis	inguinale LNN	„4. Geschlechtskrankheit"; schmerzhafte LNN-Schwellung	Promiskuität
Mykotische Lymphadenitis	z. B. Aspergillus ssp.	je nach Eintrittspforte	schmerzhafte LNN-Schwellung	mäßiggradige Abwehrreaktion

Aus dieser Gruppe werden die pseudotuberkulöse Lymphadenitis als Beispiel einer retikuklär-abszedierenden und die Toxoplasmoselymphadenitis als Beispiel einer kleinherdig-epitheloidzelligen Lymphadenitis besprochen

Retikulozytär-abszedierende Lymphadenitis

Syn.: histiozytär-eitrige, subakut nekrotisierende granulomatöse Lymphadenitis

Definition: Wenig häufiges, meist bakteriell ausgelöstes entzündliches LN-Reaktionsmuster, gekennzeichnet durch das Auftreten von Granulomen vom Pseudotuberkulosetyp.

Pathogenese und Klinik der wichtigsten assoziierten Krankheiten zeigt Tab. 10.12.

Lymphadenitis toxoplasmotica

Syn.: Piringer-Lymphadenitis

Definition: Recht häufige, durch Toxoplasma gondii hervorgerufene Lymphadenitis mit klinisch latentem oder symptomatischem Verlauf.

Pathogenese (S. 270): Meist mit dem Verzehren von rohem Fleisch wird der Erreger oral aufgenommen. Er ruft eine sich langsam entwickelnde, unilaterale und schmerzlose Vergrößerung und Verhärtung der Hals-LNN hervor, so dass oft unter Tumorverdacht biopsiert wird.

Morphologie: Das histologische Bild ist durch eine kleinherdige Epitheloidzellreaktion geprägt, die von der Pulpa ausgeht und auf die Basis der Keimzentren übergreift. Hinzu kommen eine deutliche Perilymphadenitis mit Ansammlung von Lymphozyten und Plasmazellen in der Umgebung der kleinen Kapselvenen, eine ausgeprägte follikuläre Hyperplasie mit sinusoidaler B-Zell-Reaktion und eine bunte Pulpahyperplasie mit aktivierten lymphatischen Zellen und Immunoblasten. Diese LN-Veränderungen sind für die akute Toxoplasmenlymphadenitis typisch (Abb. 10.31), aber nicht spezifisch und heilen (mit oder ohne Behandlung) folgenlos ab.

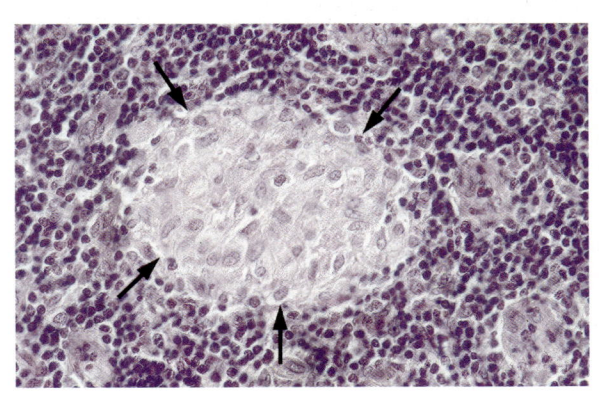

Abb. 10.31 **Kleinherdige Epitheloidzellreaktion** (Pfeilmarkierung) bei Lymphadenitis toxoplasmotica (HE, Vergr. 1 : 100).

Weitere Krankheitsbilder mit epitheloidzellig-granulomatöser Komponente sind in Tab. 10.13 zusammengestellt.

Virale Lymphadenitis

Syn.: virusassoziierte Lymphadenitis

Allgemeine Definition: Virusassoziierte LN-Veränderung bei einer Infektion mit lymphotropen Viren, bei der die Follikelreaktion zu Gunsten einer zellulären zytotoxischen Abwehr insofern in den Hintergrund tritt, als in der parakortikalen Pulpa verschiedene Lymphozytenpopulationen aktiviert und proliferiert sind (sog. bunte Pulpahyperplasie).

Allgemeine Pathogenese: Dieses Bild der virusassoziierten Lymphadenitis tritt bei Infektionen mit verschiedenen Herpesviren wie HSV, CMV, EBV und VZV ebenso auf wie bei postvakzinärer Lymphadenopathie, dabei können Viruseinschlusskörper (meist bei schweren Verlaufsformen) auf eine virale Ätiologie hinweisen. Von den verschiedenen virusassoziierten Lymphadenitiden werden wegen ihrer besonderen Bedeutung die EBV-, Rubeolen- und die Masernlymphadenitis gesondert besprochen.

Tabelle 10.**13** **Epitheloidzellige Lymphadenitis:** assoziierte Krankheiten

Krankheit	Erreger	Befallene LNN	Histologie	Klinik
Toxoplasmose	Toxoplasma gondii	zervikal, nuchal	kleine Epitheloidzellherde, follikuläre Hypertrophie, Sinuskatarrh, Perilymphadenitis	meist asymptomatisch, manchmal Gehirn-, Netzhautbeteiligung
Mononucleosis infectiosa	Epstein-Barr-Virus	vor allem Oropharynx	kleinherdige Epitheloidzellherde (im Spätstadium)	Pfeiffer-Drüsenfieber (In Adoleszenz)
Sarkoidartige Läsion	Tumorzerfallsprodukte	Tumorabflussgebiet	kleinherdige Epitheloidzellreaktion	prognostisch günstiges Zeichen
Sarkoidose	?	bilateral hilär	zentripetal fibrosierende Epitheloidzellgranulome	stadienabhängig
Tuberkulose	Mycobacterium tuberculosis		Epitheloidzellgranulome, zum Teil mit Nekrose	stadienabhängig
Atypische Mykobakteriose	MOTT: mycobacteria other than M. tuberculosis	zervikal	Epitheloidzellgranulome mit Nekrose	im Kindesalter

Infektiöse Mononukleose

Syn.: Pfeiffer-Drüsenfieber

Definition: Recht häufige durch Epstein-Barr-Viren (S. 241) ausgelöste, fieberhafte Allgemeinerkrankung, die mit einer Lymphadenitis (Name: Drüsenfieber) Blutlymphozytose und der Bildung heterophiler Antikörper (Paul-Bunnell-Test) einhergeht und sich vorwiegend im Jungendalter manifestiert.

Pathogenese: siehe S. 241

Morphologie und Komplikationen: Die meisten Veränderungen finden sich in:
- *Blut:* Ausschwemmung von monozytenähnlichen T-Lymphozyten (Syn.: infektiöse Mononukleose) mit auffälligen azurophilen Granula (= virale Reizformen).
- *LNN:* (zervikale) Lymphadenitis, begleitet von einer nekrotisierenden Tonsillitis. In frühen Stadien findet sich neben einer Follikelhypertrophie mit polyklonaler blastärer Transformation der B-Lymphozyten eine „bunte Pulpahyperplasie". In späteren und häufiger biopsierten Läsionen überwiegen Rasen aktivierter zytotoxischer T-Lymphozyten. Außerdem treten abartige blastäre Zellformen auf, die den Hodgkin-Zellen und Sternberg-Reed-Riesenzellen täuschend ähnlich sind. Diese Reaktion ist Ausdruck einer spezifischen, gegen die infizierten B-Lymphozyten gerichteten Immunreaktion. Sie geht meist mit einer Elimination virusreplizierender Lymphozyten einher. Selten: totale oder subtotale LN-Nekrose wegen apoptotischer Autodestruktion durch zytotoxische Lymphozyten. In der postinfektiösen Latenzphase persistiert EBV in einzelnen kleinen B-Lymphozyten.
- *Milz:* in 50% der Fälle begleitende entzündliche Splenomegalie mit Rupturgefahr.
- *Leber:* meist virale Begleithepatitis mit intrasinusoidalen Lymphozyteninfiltraten.
- *Gehirn:* gelegentlich perivaskuläre mononukleäre Infiltrate. Selten Meningoenzephalitis.

Röteln-Lymphadenitis

Definition: Wenig häufige, durch Rubellaviren ausgelöste Lymphadenitis als Teilerscheinung einer allgemeinen, durch ein feinfleckiges Exanthem gekennzeichneten Infektionskrankheit (Röteln).

Pathogenese: siehe S. 243

Morphologie: Bunte Pulpahyperplasie und Follikelvergrößerung vor allem nuchaler LNN. Keine Nekrosen. Gelegentlich Venulenvermehrung.

Masern-Lymphadenitis

Definition: Wenig häufige, durch Masernviren ausgelöste Lymphadenitis als Teilerscheinung einer allgemeinen Infektionskrankheit mit fleckförmigem Exanthem (Name: Masern!).

Pathogenese (s. S. 245): In der Prodromalphase und somit vor Ausbruch des Masernexanthems breitet sich das Virus im lymphatischen Gewebe aus. Dabei sind die sog. Warthin-Finkeldey-Riesenzellen besonders im Bereich der Keimzentren typisch, die durch Konfluenz der Keimzentrumszellen und der follikulären dendritischen Zellen entstehen. Nach Ausbruch des Exanthems verschwinden die Riesenzellen innerhalb weniger Tage, durch spezifische Antikörperwirkung oder durch zelluläre Zytotoxität gegen die von diesen Zellen exprimierten masernvirusspezifischen Antigene, was einen passageren Lymphozytenverlust und eine immunologische Anergie des Patienten nach sich zieht. Die Lymphfollikel sind entsprechend regressiv verkleinert und zellarm.

Histiozytär-nekrotisierende Lymphadenitis ▯▯▯

Syn.: Kikuchi-Lymphadenitis

Definition: Sehr seltene, folgenlos ausheilende nekrotisierende Lymphadenitis vermutlich infektiöser Genese und mit meist solitärem Befall der Hals-LNN junger Frauen.

Vorkommen: Asien (Japan), selten in Europa. Jahreszeitliche Häufungen im Frühsommer (♀ >> ♂).

Morphologie: In der Frühphase sind die Parakortikalzone verbreitert sowie zytotoxische T-Lymphozyten aktiviert und so proliferiert, dass sie ein lokalisiertes tumorartiges Infiltrat erzeugen. Später geht unter der LN-Kapsel das Gewebe ohne Bindung an anatomische Gegebenheiten und ohne begleitendes Granulozyteninfiltrat keilförmig apoptotisch zugrunde. Das tote Zellmaterial wird schließlich histiozytär resorbiert. Dabei sind diese Histiozyten oft so mit Phagozytosematerial vollgestopft (Abb. 10.32), dass ihr Zellkern an den Rand gedrängt wird (= crescentic histiocytes).

➕ **Klinik:** „Tumorverdacht" wegen lokalisierter Manifestation und hoher Proliferationsrate. Folgenlose Ausheilung.

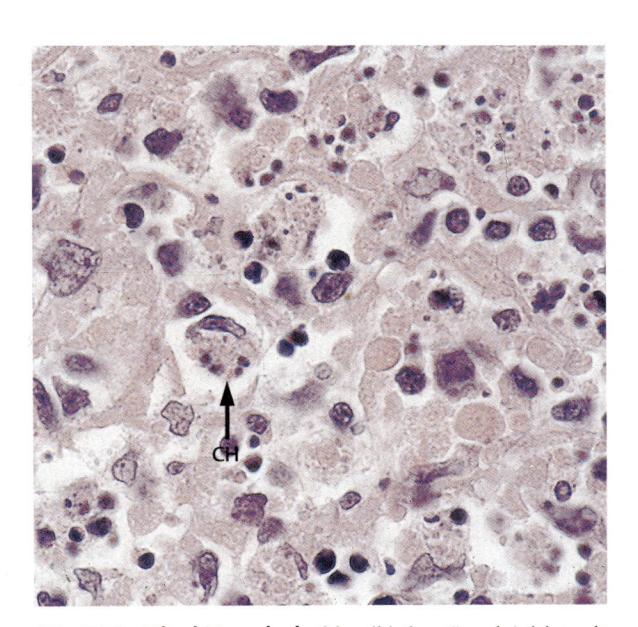

Abb. 10.32 **Kikuchi-Lymphadenitis** (histiozytär-nekrotisierende Lymphadenitis: Ausschnitt aus einer keilförmigen Nekrosezone in der verbreiterten Parakortikalzone mit apoptotischen Kerntrümmern, wo so heftig Histiozyten (crescentic histiocytes = CH) phagozytiert werden, dass deren Zellkern an den Rand gedrückt wird (HE, Vergr. 1 : 100).

HIV-Lymphadenopathie ▯▯▯

Definition: Im Verlauf des HIV-induzierten AIDS auftretende, häufige und charakteristische LN-Veränderungen, deren Histologie mit dem Erkrankungsstadium korreliert.

Initiale, virusbedingte Lymphadenitis: Schon wenige Wochen nach der Infektion, etwa zum Zeitpunkt der Serokonversion, schwellen die LNN leicht an, was histologisch einer uncharakteristischen virusbedingten Lymphadenitis entspricht.

➕ **Klinik:** initiale Lymphadenie mit uncharakteristischer influenzaähnlicher Symptomatik.

Irreguläre Follikelhyperplasie: Nach Überstehen einer variablen Latenzphase treten meist generalisierte LNN-Schwellungen auf. In dieser Krankheitsphase beträgt die Zahl der $CD4^+$-T-Zellen unter 200/μl. Histologisch sieht man in den frühen Stadien eine exzessive folliculäre Hyperplasie mit ungewöhnlich großen konfluierenden und zentroblastenreichen Keimzentren. Follikuläre dendritische Zellen binden das HI-Virus an ihre langen Zellausläufer und stellen ein Virusreservoir dar. Später infiltrieren zytotoxische Lymphozyten die Follikel und zerstören das Netzwerk der follikulären dendritischen Zellen. In der Pulpa finden sich vermindert $CD4^+$-T-Lymphozyten.

➕ **Klinik:** primäre generalisierte Lymphadenopathie (generalisiertes Lymphadenopathiesyndrom), die mehr als 2 extrainguinale LN-Stationen betrifft und > 2 Monate bestehen bleibt.

Progressive Follikeldestruktion: Im weiteren Verlauf werden die mantelzonenfreien Follikelregionen samt Keimzentren zerstört („Follikelkollaps"), dazu begleitende Venulenproliferation.

➕ **Klinik:** Stadium der AIDS-related Complex.

Follikelatrophie: Schließlich werden die LNN bei dominierender Angioneogenese von Follikeln depletiert. Im interfollikulären Raum dominieren Plasmazellen und Makrophagen.

➕ **Klinisch** entspricht dies dem atrophischen Stadium der HIV-assoziierten Lymphadenopathie. Bei AIDS-Patienten treten gehäuft Non-Hodgkin-Lymphome (s. u.), sowie Infektionen mit opportunistischen Keimen auf. Schließlich ist ein LNN-Befall durch ein Kaposi-Sarkom allein oder in Kombination mit den vorgenannten LNN-Veränderungen möglich.

10.3.2 Tumorartige Läsionen

Morbus Castleman ▯▯▯

Syn.: angiofollikuläre LN-Hyperplasie

Definition: Seltene, nicht reaktive tumorartige, generalisierte oder lokalisierte LN-Vergrößerung (am häufigsten zervikal oder mediastinal).

Vorkommen: in fast allen Altersgruppen (♂:♀ = 1:1).

Pathogenese und Morphologie: Makroskopisch können die betroffenen LNN bis zu 15 cm groß werden. Histologisch und pathogenetisch unterscheidet man folgende beiden Typen:

- *Hyalin-vaskulärer Typ* (häufiger): Dies ist eine primär klonale Erkrankung der follikulären dendritischen Zellen, deren Proliferation zu einem charakteristischen „zwiebelschalenartigen" Aufbau der hyalinisierten Follikel führt. Außerdem findet sich eine starke Vermehrung der epitheloiden Venulen, weshalb die Läsion auch als „angiofollikuläre LN-Hyperplasie" bezeichnet wird. Die begleitende Pulpahyperplasie ist für die Lymphadenie verantwortlich (Abb. 10.**33**).
- *Plasmazellulärer Typ* (seltener): Für sein Zustandekommen ist eine pathologische Überproduktion von IL-6 (Wachstumsfaktor für Plasmazellen) im LN veranwortlich, die teils endogen-idiopathisch, teils auf eine Infektion mit humanem Herpesvirus 8 (= HHV-8, Kaposi-Sarcoma-Herpesvirus) verursacht ist. Histologisch diminiert wiederum eine zwiebelschalenartige Follikelveränderung, aber mit interfollikulärem Rasen reifer polyklonaler Plasmazellen. Häufig ist die Erkrankung durch multifokale und rezidivierende LN-Vergrößerungen charakterisiert.

+ Klinik: Die klinischen Symptome sind auf die Wirkung des pleiotropen Wachstumsfaktors IL-6 zurückzuführen. Sie bestehen vornehmlich aus der interleukinbedingten Endokrinopathie. Diese manifestiert sich unter dem Bild des POEMS-Syndroms (Polyneuropathie, Organomegalie, Endokrinopathie, monoklonale Gammopathie, Skin-Lesions).

10.3.3
Neoplastische Läsionen

Allgemeine Definition: Maligne Lymphome sind Neoplasien des lymphatischen Gewebes, die von verschiedenen Entwicklungsstadien der Lymphozyten ausgehen und zytologisch den unterschiedlichen Differenzierungsformen reifer B- oder T-Lymphozyten ähneln.

Aus historischen Gründen unterscheidet man zwischen Hodgkin-Lymphomen und Non-Hodgkin-Lymphomen. Seitdem man aber weiß, dass nicht nur Non-Hodgkin-Lymphome, sondern auch Hodgkin-Lymphome von B-Lymphozyten ausgehen können, ist der biologische Hintergrund dieser Unterteilung fragwürdig, aber wegen der unterschiedlichen Klinik und Therapie noch gerechtfertigt. So treten Hodgkin-Lymphome häufig lokalisiert auf und breiten sich auf benachbarte LNN vorzugsweise in axialer Richtung aus. Non-Hodgkin-Lymphome hingegen breiten sich häufig schon primär disseminiert auf unterschiedlich lokalisierte LNN und KM aus oder manifestieren sich extranodal in Geweben außerhalb von LNN.

Allgemeine Inzidenz: 5–7 : 100 000. Dies entspricht in Deutschland etwa 12 000 Neuerkrankungen pro Jahr. Häufigkeit: etwa 3% aller malignen Tumoren, wobei 40% Hodgkin-Lymphome und 60% Non-Hodgkin-Lymphome sind.

Allgemeine Pathogenese: Neben einer veränderten Altersstruktur der Bevölkerung durch die längere Lebenserwartung sind vor allem erworbene Immundefekte oder Autoimmunerkrankungen prädisponierend. Daneben können maligne Lymphome im Rahmen von Infektionen entstehen. Dies gilt für das Epstein-Barr Virus und lymphotrope Viren wie das HTLV-1, ein Retrovirus, das im Zusammenhang mit T-Zell-Lymphomen in Japan und der Karibik (S. 247) steht. Extranodale mukosaassoziierte Lymphome des Magens können bei Infektion mit Helicobacter pylori auftreten.

Allgemeine Klassifikation: Die international gültige WHO-Klassifikation der malignen Lymphome wurde 2001 verabschiedet. Sie orientiert sich an den Differenzierungsstadien der Lymphozyten und enthält auch Konzepte und Prinzipien der früher in Europa verwendeten KIEL-Klassifikation.

Diese WHO-Klassifikation unterscheidet Krankheitsentitäten, Varianten und prognostische Faktoren.
- *Entität:* Dies ist eine durch Pathologen unterscheidbare Erkrankung, die anhand ihrer pathogenetischen, morphologischen, immunhistochemischen, genetischen und klinischen Charakteristika definiert ist und ein bestimmtes therapeutisches Vorgehen

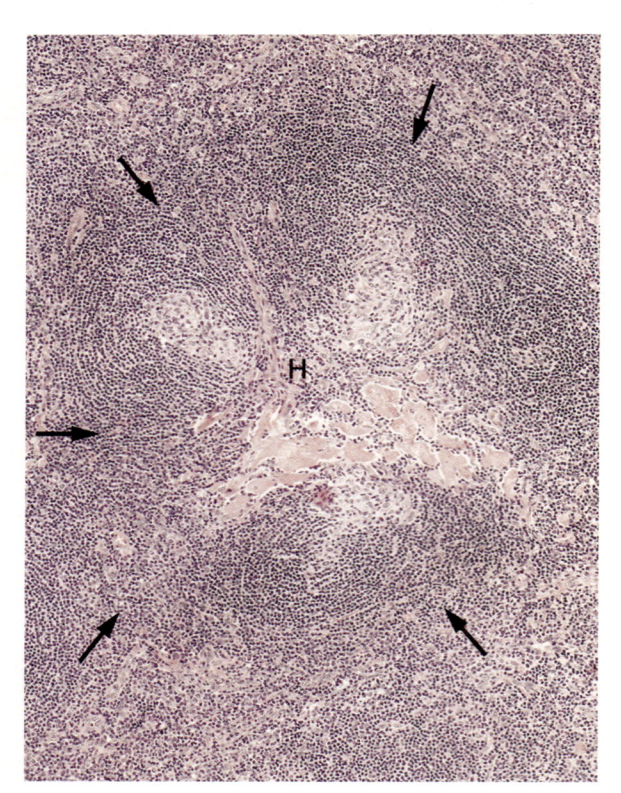

Abb. 10.**33 Morbus Castleman,** hyalin-vaskulärer Typ: Das Keimzentrum ist stark hyalinisiert (H) und die Mantelzone zwiebelschalenartig deformiert (Pfeilmarkierung) (HE, Vergr. 1 : 150).

verlangt. Viele Lymphome werden nach ihrer Morphologie und dem immunologischen Phänotyp der Lymphozytendifferenzierung sowie dem Entstehungsort (nodal, extranodal oder primär leukämisch) definiert. Weitere Definitionskriterien sind chromosomale Aberrationen und klinische Präsentation.
- *Varianten* stellen histologisch oder klinisch ungewöhnliche Spielarten eines Lymphoms dar, die meist besondere Risikoprofile besitzen (günstig oder ungünstig).
- *Prognostische Faktoren* können morphologisch, immunhistochemisch, molekularbiologisch oder klinisch definiert sein. Die meisten von ihnen gelten für definierte Patientenkollektive (Alter, Krankheitsstadium) und die jeweiligen Therapieformen. Klinisch wird die Prognose mit einem „International Prognostic Index" (= IPI) innerhalb der jeweiligen Krankheitsentität bestimmt.

10.3.3.1
Hodgkin-Lymphome

Syn.: Lymphogranulomatose, Morbus Hodgkin

Definition: Sammelbegriff für wenig häufige, ätiologisch heterogene maligne Lymphome, deren neoplastische Zellen aus mehrkernigen Riesenzellen (= Sternberg-Reed-Zellen), großen Blasten (= Hodgkin-Zellen) und deren Varianten bestehen und von einem entsprechenden entzündlichen nicht-neoplastischen Infiltrat umgeben werden.
Der inflammatorische Hintergrund des klassischen Hodgkin-Lymphoms besteht aus Lymphozyten, Plasmazellen, Histiozyten und eosinophilen Granulozyten, wobei T-Lymphozyten teilweise rosettenförmig um die Tumorzellen angeordnet sind. Für die Diagnose eines Hodgkin-Lymphoms müssen die neoplastische und die inflammatorische Komponente vorhanden sein. Denn vergleichbare blastäre Zellen können auch bei reaktiven Erkrankungen wie infektiöser Mononukleose, in Non-Hodgkin-Lymphomen oder sogar in entdifferenzierten Karzinomen und Melanomen vorkommen.

Inzidenz: 2–4 : 100 000, Häufigkeit: 25–40% aller Lymphome. 1. Gipfel 2.–3. Lebensdekade, 2. Gipfel: 6. Lebensdekade (♂ > ♀).

Pathogenese: Die Ätiologie der Hodgkin-Lymphome ist noch ungeklärt. Etwa 50% der Fälle sind mit EBV assoziiert, was möglicherweise zu folgender pathogenetischer Kettenreaktion führt: EBV-Infektion → Immortalisierung der Zielzellen durch das virale LMP-1-Protein → Überexpression von Zytokinen wie IL-4, -5 und TGFβ → nonneoplastisches Entzündungsinfiltrat.

Morphologie: Die Diagnose hängt vom Nachweis folgender typischer Tumorzellen ab (Abb. 10.**34**):
- *Sternberg-Reed Zellen:* Dies sind meist vereinzelt oder in Gruppen gelegene, mehrkernige Riesenzellen mit 2 bis 5 Kernen, die jeweils im Zentrum einen prominenten eosinophilen Nukleolus („Eulenaugenaspekt") aufweisen. Ihr breites Zytoplasma ist schwach basophil.

Daneben treten noch folgende Tumorzellvarianten auf:
- *Hodgkin-Zelle:* Dies ist die mononukleäre Variante der Sternberg-Reed-Zellen mit ebenso prominentem Nukleolus.
- *Lakunarzelle:* Bei dieser Variante der Sternberg-Reed-Zellen ist das Zytoplasma in einem solchen Übermaß vorhanden, dass es bei der üblichen Formalinfixation schrumpft. Die Zellen scheinen deshalb in einer Lücke (lat. lacuna) zu liegen. Ihre Nukleolen sind oft multipel und von mittlerer Größe. Diese Zellen sind für die nodulär-sklerosierende Hodgkin-Variante charakteristisch.
- *L- & H-Zellen* (= lymphocytic and histiocytic cells): Diese großzellige Variante besitzt einen (gelegentlich mehrere) Zellkern, dessen Form mit Popcorn vergleichbar ist (Popcorn-Zellen). Sie sind für die nodulär Lymphozyten-prädominante Hodgkin-Variante charakteristisch.

Aufgrund histologischer und phänotypischer Eigenheiten lassen sich die Hodgkin-Lymphome in den klassischen und den nodulär Lymphozyten-prädominanten Typ untergliedern (Tab. 10.**14**, 10.**15**). Die jeweiligen Normalzellen entsprechen B-Lymphozyten unterschiedlicher Entwicklungsstadien:
- *Klassisches Hodgkin-Lymphom:* Die Tumorzellen haben somatisch hypermutierte Ig-Gene, können aber keine Antikörper produzieren. Eigentlich hätten sie deswegen durch Apoptose in der Keimzentrumsreaktion zugrunde gehen müssen. Weshalb sie dennoch überleben (Apoptoseresistenz), ist noch nicht geklärt. Lokalisation und Immunphänotyp sprechen dafür, dass die Tumorzellen postfollikulären B-Lymphozyten entsprechen. Die typischen Tumorzellen des klassischen Hodgkin-Lymphoms in Form der Hodgkin-Zellen und Sternberg-Reed-Zellen exprimieren CD30 und CD15 als typische Antigene und sind in etwa 20% der Fälle EBV-assoziiert.
- *Noduläres lymphozyten-prädominantes Hodgkin-Lymphom:* Die Tumorzellen produzieren Antikörper und befinden sich im Zyklus der somatischen Hypermutation. Sie entsprechen damit den blastären B-Lymphozyten der Keimzentrumsreaktion. Im Gegensatz zu den Tumorzellen des klassischen Hodgkin-Lymphoms exprimieren sie immunhistochemisch weder CD30 noch CD15, dafür aber das B-Zell-Antigen CD20, Immunglobuline und epitheliales Membranantigen (EMA).

Allgemeine Klinik der Hodgkin-Lymphome: Symptomatikformen:
- *A-Symptomatik:* keine Allgemeinbeschwerden;
- *B-Symptomatik:* Allgemeinbeschwerden in Form von Gewichtsverlust, Fieber und Nachtschweiß → Prognoseverschlechterung.

Abb. 10.34 Hodgkin-Lymphome, Tumorzellen:
a Hodgkin-Zelle: einkernige Tumorzelle (HE, Vergr. 1:200);
b Sternberg-Reed-Zelle: mehrkernige Tumorzelle (HE, Vergr. 1:200);
c Sternberg-Reed-Zelle mit CD30-Expression (IH, Vergr. 1:200);
d Lakunarzelle: mit Zytoplasmaretraktion (Giemsa; Vergr. 1:200);
e Popcorn-Zellen (HE, Vergr. 1:100).

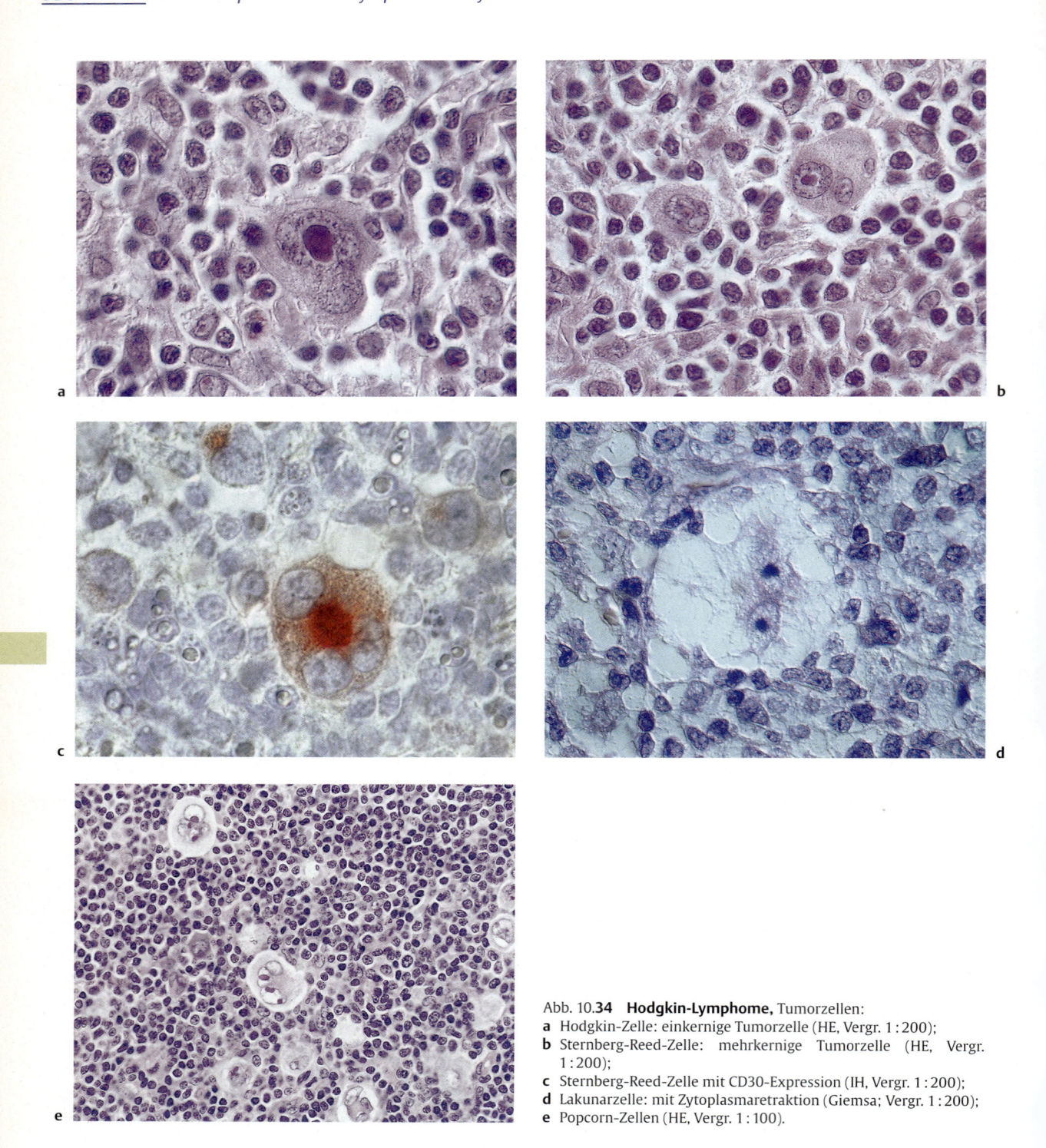

Tabelle 10.14 **Hodgkin-Lymphom:** Immunologischer Phänotyp der Entitäten

Typ	CD30	CD15	EMA	CD20	J-Kette	Ig-Leichtketten
Klassisches Hodgkin-Lymphom	+	+/–	–	–/+	–	–
Noduläres Lymphozyten-prädominantes Hodgkin-Lymphom	–	–	+	+	+	+

Tabelle 10.15 **Hodgkin-Lymphome:** Synopsis

Hodgkin-Subtyp	Neoplastische Zellen		Entzündliches Begleitinfiltrat			Histologie			Mediastinale Lymphome	Alter, Geschlecht
	Zytologie[1]	CD-Muster	Lymphozyten	Neutrophile	Eosinophile	Nekrose	Sklerose	Läsion		
Nodulär Lymphozyten-prädominant	SR-Z -/(+) L&H-Z +++	CD30 - CD15 - CD20 +	+++	-	-	-	-	nodulär	selten (5%)	35 Jahre ♂ > ♀
Lymphozytenreich, klassisch	SR-Z (+) H-Z +	CD30 + CD15 +	+++	-	(+)	-	-	diffus/nodulär	selten (15%)	40 Jahre ♂ > ♀
Nodulär-sklerosierend, klassisch	SR-Z + LC-Z ++	CD30 + CD15 +	++	+	++	+	-/(+) streifig	nodulär	meist (80%)	30 Jahre ♀ > ♂
Mischtyp, klassisch	SR-Z + H-Z ++	CD30 + CD15 +	++	++	++	-	-	diffus	oft (40%)	35 Jahre ♂ > ♀
Lymphozytenarm, klassisch	SR-Z + H-Z +++ atypische H-Z +	CD30 + CD15 +	(+)	-	-	-	++ diffus	diffus	selten	50 Jahre ♂ > ♀

[1] Z = Zellen, SR-Z = Sternberg-Reed-Zellen, H-Z = Hodgkinzellen, LC-Z = Lakunarzellen / (+) selten, + vorhanden, +++ viel

- **Ann-Arbor-Klassifikation** der Krankheitsstadien → entscheidend für Prognose und Therapie:
  - *Stadium I:* Befall einer LN-Region oder einer extralymphatischen Lokalisation;
  - *Stadium II:* Befall von 2 benachbarten LN-Regionen auf einer Zwerchfellseite, zusätzlicher Befall einer extralymphatischen Lokalisation;
  - *Stadium III:* Befall von LN-Regionen oder extralymphatische Lokalisationen ober- und unterhalb des Zwerchfells;
  - *Stadium IV:* disseminierter extralymphatischer Befall mit oder ohne LN-Befall.

- **Prognose:** Mit stadienadaptierter Polychemotherapie auch in fortgeschrittenen Stadien gut. 5-Jahres-Überlebensquote: 80%.

Klassisches Hodgkin-Lymphom

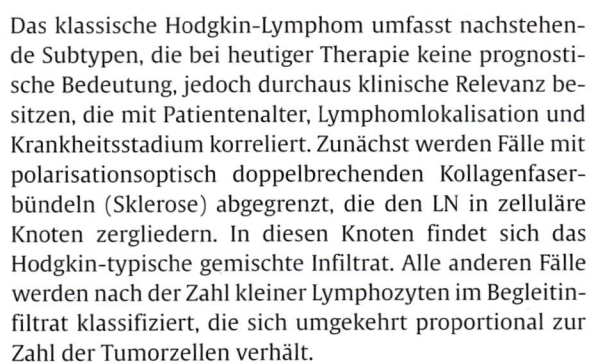

Das klassische Hodgkin-Lymphom umfasst nachstehende Subtypen, die bei heutiger Therapie keine prognostische Bedeutung, jedoch durchaus klinische Relevanz besitzen, die mit Patientenalter, Lymphomlokalisation und Krankheitsstadium korreliert. Zunächst werden Fälle mit polarisationsoptisch doppelbrechenden Kollagenfaserbündeln (Sklerose) abgegrenzt, die den LN in zelluläre Knoten zergliedern. In diesen Knoten findet sich das Hodgkin-typische gemischte Infiltrat. Alle anderen Fälle werden nach der Zahl kleiner Lymphozyten im Begleitinfiltrat klassifiziert, die sich umgekehrt proportional zur Zahl der Tumorzellen verhält.

- *Nodulär sklerosierende Form:* Sie macht 60% aller Hodgkin-Lymphome aus und befällt bevorzugt mediastinale und supraklavikuläre LNN, in 25% der Fälle auch die Milz. Die LNN sind durch Skleroseareale knotig zergliedert (Abb. 10.**35a**). Keine Kapselüberschreitung. Makroskopisch sind die befallenen LNN auf der Schnittfläche knotig fischfleischartig, oft erkennbar nekrotisch verändert.
- *Lymphozytenreiche (klassische) Form:* Sie macht 5% aller Hodgkin-Lymphome aus, befällt meist einzelne LNN (limitiertes Krankheitsstadium) und durchsetzt diese diffus ohne Kapselüberschreitung.
- *Mischtyp/gemischte Zellularität:* Er macht 25% aller Hodgkin-Lymphome aus und kann alle LN-Stationen befallen. Meist diffuse LN-Durchsetzung ohne Kapselüberschreitung. Gewöhnlich ist auch die Milz in Form von weißlichen, bis zu 2 cm großen Tumorknoten befallen, was ihr den Aspekt einer grobgriebigen Wurst (= „Bauernwurstmilz") verleiht (Abb. 10.**35b**).
- *Lymphozytenarme Form* (Syn.: Hodgkin-Sarkom): Sie macht weniger als 5% aller Hodgkin-Lymphome aus. Die LNN sind diffus fibrosiert und enthalten recht viele, teils atypische Hodgkin-Zellen. Meist diffuse LN-Durchsetzung ohne Kapselüberschreitung. Oft Endstadium einer gemischtzelligen Form.

Lymphozyten-prädominantes Hodgkin-Lymphom

Syn.: Paragranulom

Es macht weniger als 5% aller Hodgkin-Lymphome aus und befällt einen LN nur partiell, wobei – meist vor dem Hintergrund vergrößerter, unscharf begrenzter B-Zell-Follikel, untermischt mit epitheloiden Histiozyten – Popcorn-Zellen imponieren.

10.3.3.2
Non-Hodgkin-Lymphome

Syn.: NHL

Allgemeine Definition: Es handelt sich um wenig häufige Neoplasien des lymphatischen Gewebes, die in 85 % der Fälle von B-Lymphozyten, in etwa 15 % der Fälle von T- oder NK-Zellen ausgehen (= NHL).

Prinzipiell voneinander abzugrenzen sind:
- *Vorläufer-Zell-Neoplasien*, deren Zellen sehr frühen Lymphozytenstadien entsprechen;
- *periphere Lymphome*, deren Zellen ein reifes Differenzierungsstadium der B-/T-Lymphozyten aufweisen. Sie werden deshalb nach der korrespondierenden Normalzelle klassifiziert.

Nur etwa zwei Drittel der Non-Hodgkin-Lymphome entstehen in LNN und somit primär nodal. Häufige extranodale Primärlokalisationen sind Magen, KM und Haut. Da sich viele von ihnen klinisch manifest oder unbemerkt leukämisch bzw. subleukämisch verhalten, ist die Unterscheidung zwischen Leukämie und Lymphom als Beschreibung der klinischen Präsentation zu werten, trägt aber nicht zur systematischen Differenzierung der verschiedenen Tumorentitäten bei.

Im Folgenden werden die klinisch wichtigsten Non-Hodgkin-Lymphome nach der WHO-Klassifikation besprochen (Tab. 10.**16**, 10.**17**, 10.**18**).

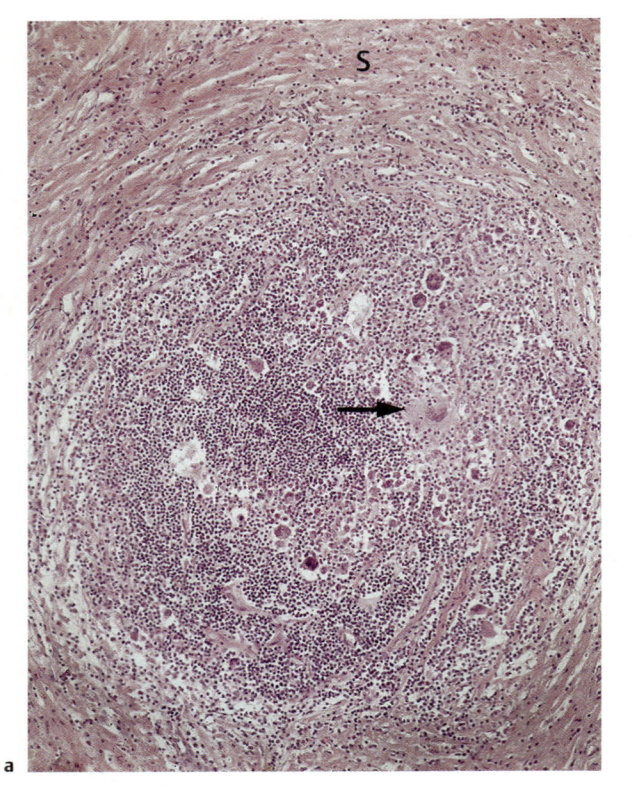

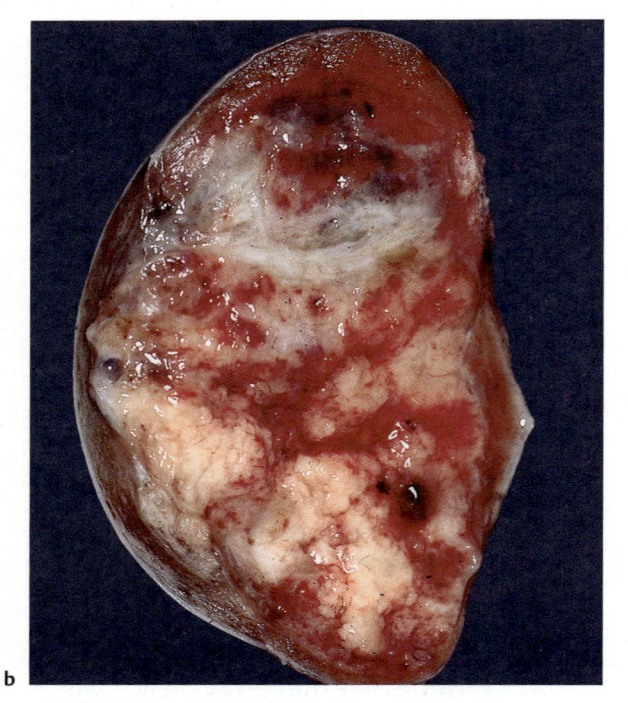

Abb. 10.**35** **Hodgkin-Lymphom:**
a Nodulär-sklerosierende Form mit fibrotisch-sklerosierender Zergliederung (S) des LN-Parenchyms; daneben Hodgkin-Zellen (Pfeil) (HE, Vergr. 1:100);
b Mischtyp mit Milzbefall in Form einer „Bauernwurstmilz".

Tabelle 10.**16** **Maligne Non-Hodgkin-Lymphome:** B-Zell-Neoplasien, WHO-Klassifikation

Vorläufer-B-Zell-Neoplasien
Vorläufer-B-lymphoblastische Leukämie/Lymphom
Reife B-Zell-Neoplasien
chronische lymphatische Leukämie/lymphozytisches Lymphom
B-Zell-prolymphozytisches Lymphom
Mantelzelllymphom
follikuläres Lymphom
extranodales Marginalzonen-B-Zell-Lymphom des mukosa-assoziierten lymphatischen Gewebes (MALT-Lymphom)
nodales Marginalzonen-B-Zell-Lymphom
Splenisches Marginalzonen-Lymphom
lymphoplasmozytisches Lymphom
Haarzellleukämie
Plasmazellmyelom
solitäres Plasmozytom des Knochens
extramedulläres Plasmozytom
diffuses großzelliges B-Zell Lymphom
– mediastinales großzelliges B-Zell-Lymphom vom Thymus
– intravaskuläres großzelliges B-Zell-Lymphom
– primäres Ergusslymphom
Burkitt-Lymphom/-Leukämie
lymphomatoide Granulomatose
lymphoproliferative Erkrankungen nach Transplantation

Tabelle 10.17 **Maligne Non-Hodgkin-Lymphome:** T-Zell- und NK-Zell-Neoplasien, WHO-Klassifikation

Vorläufer-T-Zell-Neoplasien
Vorläufer-T-lymphoblastische Leukämie/Lymphom
blastisches NK-Zell-Lymphom
Reife T-Zell- und NK-Zell-Neoplasien
T-Zell-prolymphozytische Leukämie
T-Zell-großzellige granuläre lymphatische Leukämie
aggressive NK-Zell-Leukämie
adulte T-Zell-Leukämie/Lymphom
extranodales NK-/T-Zell-Lymphom vom nasalen Typ
enteropathieassoziiertes T-Zell-Lymphom
hepatosplenisches T-Zell-Lymphom
subkutanes Pannikulitis-ähnliches T-Zell-Lymphom
Mycosis fungoides
Sézary Syndrom
primär kutanes anaplastisches großzelliges Lymphom
peripheres T-Zell-Lymphom, unspezifiziert
angioimmunoblastisches T-Zell-Lymphom
anaplastisches großzelliges Lymphom
lymphomatoide Papulose

Lymphoblastische Lymphome

Syn.: Precursor-lymphoblastisches Lymphom, akute lymphoblastische Leukämie

Definition: Vorläuferzellneoplasien, die von den frühesten Vorstufen der B- und T-Lymphozyten im KM und Thymus abstammen und meist mit einem leukämischen Blutbild einhergehen (daher Syn.: akute lymphoblastische Leukämie).

Häufigkeit: 2% aller Non-Hodgkin-Lymphome, mittlere Überlebenszeit: 2–3 Jahre.
- *T-Zell-Typ*: Manifestationsalter: Adoleszenz (♂:♀ = 2:1). Hauptlokalisation: wegen Thymusbefall als Mediastinaltumor → obere Einflussstauung.
- *B-Zell-Typ*: Manifestationsalter: 30 Jahre (♂ < ♀). Hauptlokalisation: primär in KM, Blut und LNN.

Pathogenese: Die Lymphoblasten unterscheiden sich dadurch von peripheren B- und T-Zellen, dass bei ihnen auf der Zelloberfläche noch keine funktionierenden Antigenrezeptoren ausgebildet sind, so dass sie noch nicht spezifisch auf ein Antigen reagieren können.

Molekularpathologie: Zytogenetisch weisen lymphoblastische Lymphome vom T-Zell-Typ Umlagerungen der Gene für die β- und γ-Ketten der T-Zell-Rezeptoren auf, während bei den entsprechenden Lymphomen vom B-Zell-Typ meist eine Umlagerung der Ig-Schwerketten-Gene vorliegt.

Morphologie: Histologisch findet man diffuse Infiltrationen durch kleine und mittelgroße Blasten mit hoher proliferativer Aktivität, die immunhistochemisch neben Pan-T- oder -B-Zell-Antigenen auch zusätzlich Marker unreifer Lymphozyten, wie terminale Desoxynukleotidyl-Transferase (TdT), CD99 und/oder CD10, exprimieren (Abb. 10.36). In LNN, KM und Blut stößt man auf verschiedene atypische Lymphoblasten, die im Gegensatz zu myeloischen Zellen obligat Peroxidase- und Chlorazetatesterase-negativ reagieren, häufig jedoch schollenförmig verteiltes, PAS-positives Glykogen enthalten; sie imponieren makroskopisch als graue Herde. In der Leber konzentrieren sich die Blasteninfiltrate im Gegensatz zu den

Tabelle 10.18 **Maligne B-Zell-Lymphome:** immunologische Phänotypen

	CD 20	CD5	CD 23	CD 10	CD3	CD 30	Translokation	Beteiligte Gene	Funktionelle Folge
B-CLL	+	+	+	–	–	–			
Folliküläres Lymphom	+	–	–	+	–	–	t(14;18)	bcl-2 IgH[1]	bcl-Überexpression und Deregulation, Apoptoseinhibition
Mantelzelllymphom	+	+	–	–	–	–	t(11;14)	Cyclin-D1 IgH	Cyclin D1-Überexpression, unregulierte Zellzyklusprogression
Extranodales Marginalzonen-B-Zell-Lymphom vom MALT-Typ	+	–	–	–	–	–		API2 MALT1	deregulierte Apoptose
Diffuses großzelliges B-Zell-Lymphom	+	–	–	+/–	+	–/+			
Burkitt-Lymphom	+	–	–	+	–	–	t(8;14)	c-myc IgH	c-myc-Überexpression, unregulierte Zellzyklusprogression
Großzellig-anaplastisches Lymphom	–	+/–	–	–	+	+	t(2;5)	NMP ALK	Überexpression der ALK-Kinase (Tyrosinkinase)
Peripheres T-Zell-Lymphom	–	+	–	–	+	–			

1 IgH: Ig-Schwerketten-Gen

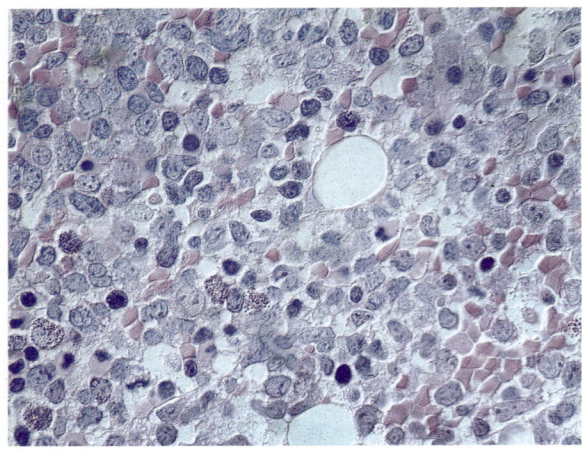

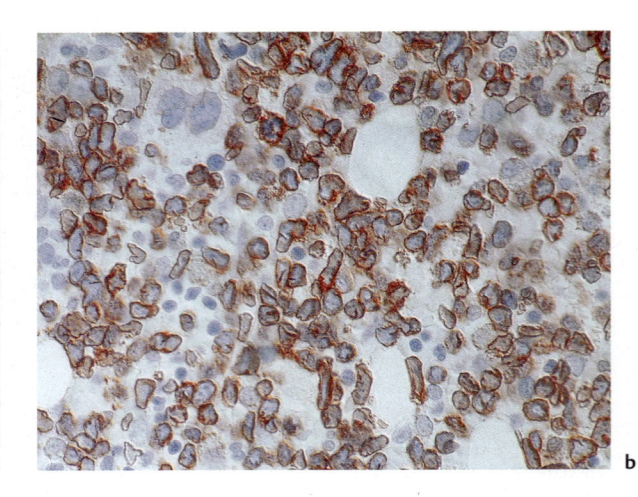

Abb. 10.36 Akute lymphoblastische Leukämie (T-ALL):
a Dichter Rasen aus monotonen blastären Zellen mit körnigem Chromatin (Giemsa, Vergr. 1 : 200).
b Die Blasten exprimieren den Pan-T-Zell-Marker CD3 (IH, Vergr. 1 : 200).

myeloischen Leukämieformen auf die Portalfelder. Typisch ist die Blasteninfiltration des ZNS in Form der „Meningeosis leucaemica" (S. 1107).

> **Klinik:** Im Erwachsenenalter ohne Behandlung → rasch tödlicher Verlauf. Im Kindesalter mit Chemotherapie → Vollremissionen mit völliger KM-Normalisierung (Heilung!). Wegen der Meningeosis leucaemica muss ZNS gesondert therapiert werden.

Periphere B-Zell-Lymphome

Chronische lymphatische Leukämie vom B-Typ

Syn.: B-CLL, kleinzelliges B-Zell-Lymphom

Definition: Neoplasie nichtaktivierter, reif aussehender kleiner Lymphozyten, die meist leukämisch ausgeschwemmt werden (B-CLL) und nur selten als lokalisierte Tumorerkrankung auffallen (kleinzelliges B-Zell-Lymphom). Die Erkrankung führt über eine Wucherung der lymphatischen Zellen in LNN, Leber, Milz und anderen Organen klinisch zu entsprechenden Organvergrößerungen. Die systemische LNN-Infiltration – unter dem histologischen Bild eines kleinzelligen lymphozytischen Lymphoms – wurde früher auch als „chronische Lymphadenose" bezeichnet.

Häufigkeit: 6% aller Non-Hodgkin-Lymphome; Altersgipfel: 65 Jahre (♂ : ♀ = 1 : 1).

Molekularpathologie: In etwa 50% der Fälle liegt eine 13q14-Deletion vor. Patienten mit einer 17p13-Deletion des p53-Suppressorgens oder einer Deletion am Langarm des Chromosoms 11 sind meist therapierefraktär und weisen eine frühe Transformation in ein hoch malignes Lymphom auf. Etwa 55% der Fälle zeigen unmutierte Gene für Ig-Rezeptoren wie naive B-Lymphozyten und haben ebenfalls eine deutlich schlechtere Prognose. Schließlich können bei etwa 45% der Fälle somatische Mutationen wie in postfollikulären Gedächtniszellen nachgewiesen werden.

Morphologie: Zunächst findet man im KM nur feine graue Infiltratinseln. Später gesellt sich eine generalisierte LN-Schwellung hinzu. Die vergrößerten LNN (und das KM) sind im interfollikulären Bereich oder in den B-Zonen von kleinzelligen lymphoiden Infiltraten durchsetzt, die in Pseudofollikeln in Form von Proliferationszentren organisiert sind und eine niedrige Proliferationsrate haben. Mit ihrem charakteristischen immunhistochemischen Phänotyp (CD5$^+$, CD20$^+$, CD23$^+$) lassen sich die Zellen der B-CLL von anderen lymphatischen Leukämien oder Lymphomen unterscheiden. Nach und nach werden das gesamte vorbestehende lymphatische LN-Parenchym sowie das KM ersetzt. Fast regelmäßig werden die neoplastischen Lymphozyten ins periphere Blut ausgeschwemmt, was als periphere Blutlymphozytose durch B-Lymphozyten auffällt (Abb. 10.37).

Im peripheren Blut entwickelt sich mit fortschreitender Krankheitsdauer zunehmend eine relative und absolute Lymphozytose. Es handelt sich dabei um kleine bis mittelgroße Lymphozyten. Typisch ist ihre mechanische Labilität im Ausstrich, was sich häufig in Form zerquetschter Kernreste (Gumprecht-Kernschatten) äußert. Bei weiterer Progression der Erkrankung machen sich noch eine massive Hepatomegalie mit leukämischen Infiltraten in den Portalfeldern (Abb. 10.37 c) und eine Splenomegalie mit erheblicher Infiltration der weißen, später auch der roten Pulpa durch neoplastische Lymphozyten bemerkbar.

> **Klinik:** Meist wegen inzidenteller Lymphozytose, (generalisierter) Lymphadenopathie und Splenomegalie auffällig. Meist KM-Mitbefall. Die wichtigsten klinischen CLL-Symptome sind durch folgende Läsionen erklärbar:
> – *Anämie*: wegen Verdrängung der Erythropoese durch CLL und/oder Autoimmunhämolyse;
> – *hämorrhagische Diathese* wegen Verdrängung der Megakaryozytopoese durch CLL und konsekutiver Thrombozytopenie → lebensbedrohliche Blutung;
> – *Infektanfälligkeit* wegen Verdrängung der normalen immunkompetenten B- und T-Zellen durch die CLL → Immuninsuffizienz (unter Umständen Hypogammaglobulinämie) bei 40% der Patienten mit B-Symptomatik.

10.3 Lymphknoten 561

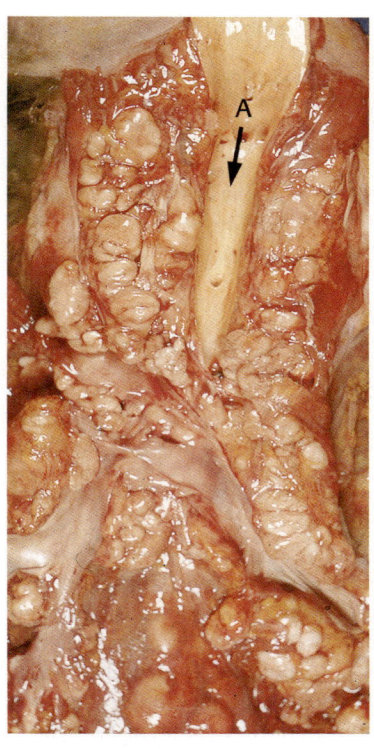

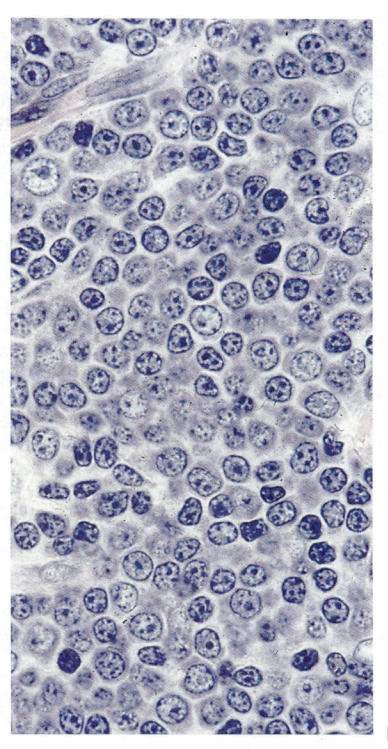

Abb. 10.37 B-CLL:
a Multiple paraortale Lymphompakete; Aorta (A);
b LN: Proliferationszentrum mit Prolymphozyten und Paraimmunoblasten, die nach außen zu kleinen Lymphozyten ausreifen (Giemsa, Vergr. 1 : 200);
c Leber: portale Infiltrate (P) (EvG, Vergr. 1 : 75).

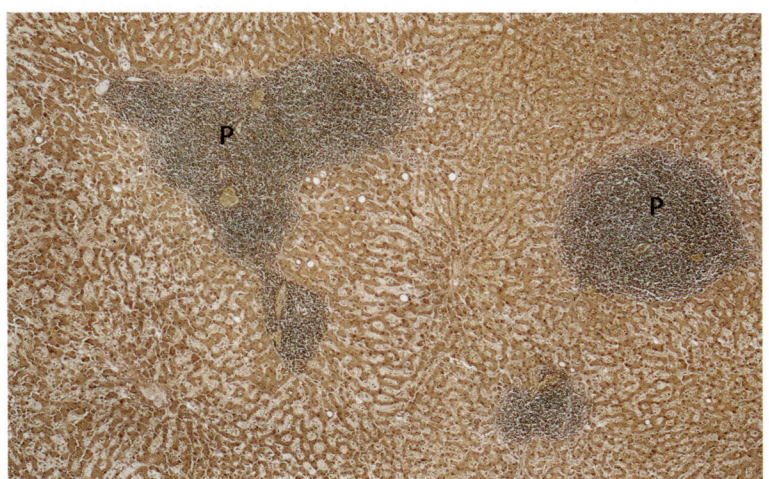

⊕ Prognose: Oft Lebenserwartung wie altersentsprechende Bevölkerung. Mittlere Überlebenszeit: 5–8 Jahre.

Follikuläre Lymphome

Definition: Neoplasien aus B-Zellen der Keimzentren mit follikulärem Wachstumsmuster.

Häufigkeit: 25% aller Non-Hodgkin Lymphome; Altersgipfel: 60 Jahre (♀ > ♂).

Pathogenese: Diese Lymphome kommen dadurch zustande, dass ihre kaum proliferativ aktiven Zellen apoptoseresistent sind und die Struktur der Keimzentren (Follikel) nachbilden (Abb. 10.38).

Molekularpathologie: Dies liegt an der balancierten Translokation zwischen den Chromosomen 14 und 18, die das bcl-2-Gen (auf Chromosom 18) unter die Kontrolle des Ig-Schwerketten-Promoters (auf Chromosom 14) bringt. Da Immunglobuline in B-Zellen physiologischerweise immer exprimiert werden, wird durch die genetische Deregulation das antiapoptotisch wirkende bcl-2-Gen überexprimiert. Dadurch können die klonalen Tumor-B-Zellen auch unabhängig von ihrer Antikörperproduktion im Keimzentrum überleben.

Morphologie: Die LN-Histoarchitektur ist durch neoplastische Follikel zerstört. Diese liegen oft Rücken an Rücken dicht zusammen und infiltrieren auch das perinodale Gewebe. Sie enthalten keine Keimzentren mit Kerntrümmermakrophagen und sind gegenüber der Umgebung unscharf abgegrenzt. Zytologisch findet man in ihnen überwiegend Zentrozyten und nur wenige Zentro-

Klinik: mittlere Überlebenszeit: 5–10 Jahre bei folgenden Manifestationsformen:
- *Nodale Manifestation:* zunächst lokalisierte, später generalisierte indolente Lymphadenopathie mit Bevorzugung des Retroperitoneums. Bei bis zu 20% der Patienten Progression zu diffusem großzelligen B-Zell-Lymphom (oft schon zum Zeitpunkt der Erstdiagnose bestehend).
- *Extranodale Manifestation:* in Haut und Duodenum. Im Gegensatz zur nodalen Manifestation bleiben sie lokalisiert, ohne Progredienz.

Mantelzelllymphom

Definition: Neoplasie naiver B-Zellen der Mantelzone des follikulären Keimzentrums.

Molekularpathologie: Beim Mantelzelllymphom (Tab. 10.18) liegt eine balancierte Translokation t(11;14) vor, wobei das Cyclin-D1-Gen auf Chromosom 11 (Zellzyklusregulator am Übergang der G1- zur S-Phase) unter die Kontrolle des Ig-Promoters gerät und konstitutiv überexprimiert wird.

Morphologie: Mantelzelllymphome besitzen auch einen charakteristischen zellulären Phänotyp. Dabei handelt es sich um überwiegend naive B-Lymphozyten der Mantelzone des Keimzentrums. Die Tumorzellen exprimieren in charakteristischer Weise neben B-Zell-Markern Cyclin-D1 und weisen in variablem Umfang eine Kerneinkerbung auf. Sie können den LN diffus oder mehr oder weniger nodulär infiltrieren. Gelegentlich bilden sie einen breiten Mantel um residuale Follikel.

Klinik: Mittlere Überlebenszeit: 1,5–3 Jahre. Anfangs (häufig) neoplastische Infiltration des Waldeyer-Rachenrings (Abb. 10.39), meist jedoch bereits mit generalisierter Lymphadenopathie. Sonderform: „lymphoide Polypose" mit zahlreichen kleinen tumorförmigen Infiltraten in Dünn- und Dickdarmmukosa. Seltene Manifestationsform: primäre Splenomegalie, leukämisches Blutbild und KM-Infiltration.

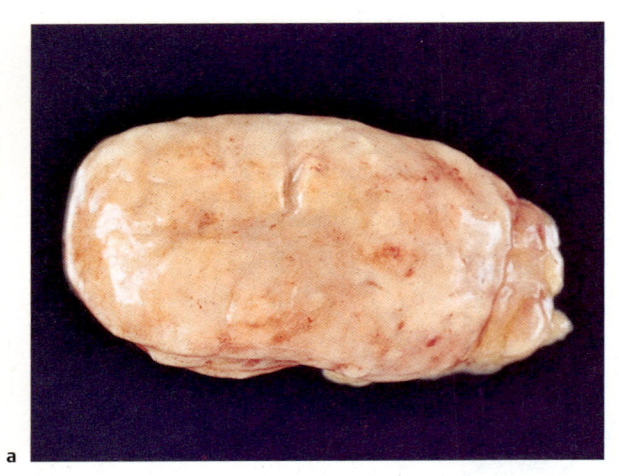

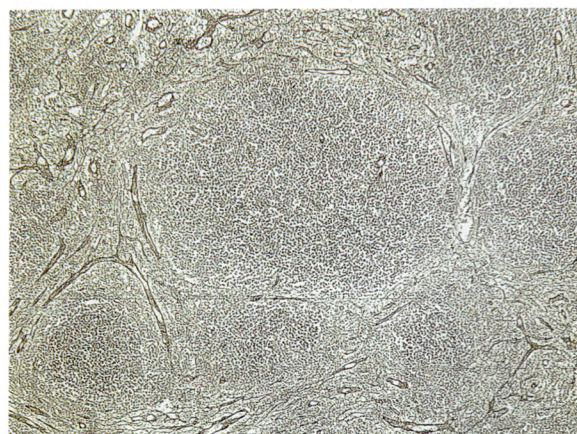

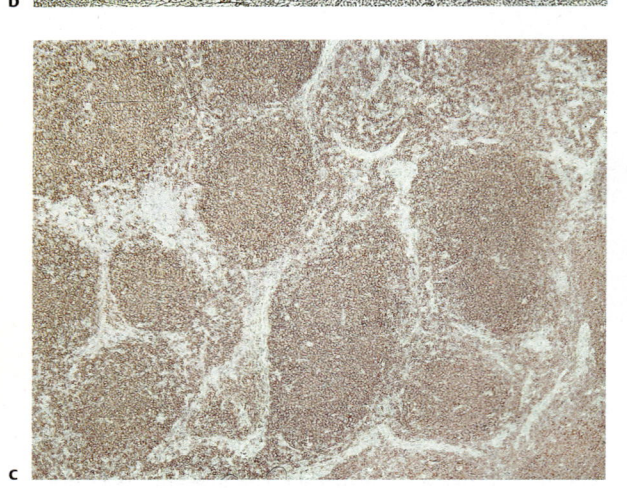

Abb. 10.**38 Follikuläres Lymphom:**
a LN-Schnittfläche mit angedeutet knotigen Infiltratherden;
b follikulläre Infiltratherde ohne umgebende Mantelzone (EvG, Vergr. 1:75);
c Expression von CD20 durch lymphoide Zellen in den follikulären Herden (IH, Vergr. 1:75).

blasten. Immunhistologisch kann man die bcl-2-Überexpression in den neoplastischen Follikeln nachweisen; die Proliferationsaktivität ist gegenüber reaktiven Follikeln geringer.

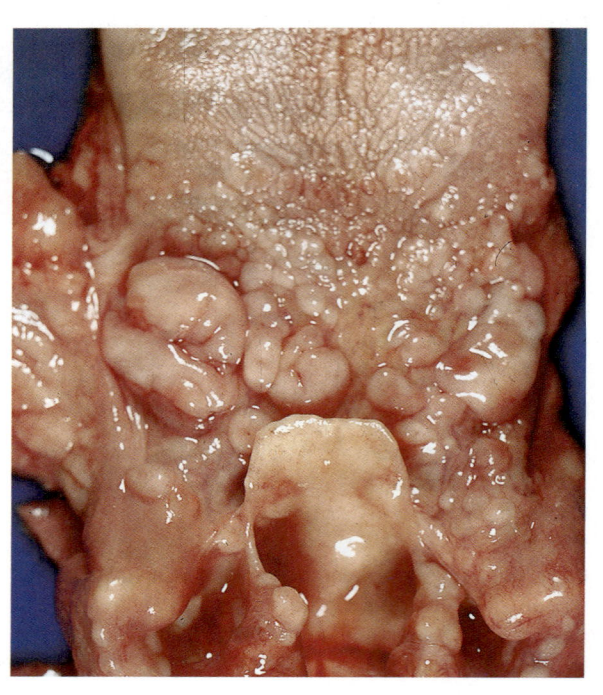

Abb. 10.**39 Mantelzelllymphom** mit typischer neoplastischer Infiltration des Waldeyer-Rachenringes.

Marginalzonen-B-Zell-Lymphome

Allgemeine Definition: Seltene, niedrig maligne Lymphomgruppe mit Bevorzugung der perifollikulären Marginalzone entweder im LN bzw. in der Milz oder extranodal im MALT.

Häufigkeit: 5% aller Non-Hodgkin-Lymphome. Altersgipfel: 6. Lebensdekade (♀ > ♂).

Allgemeine Morphologie: Unter molekularbiologischen, immunhistochemischen und klinischen Aspekten lassen sich diese Lymphome in folgende Entitäten unterteilen:
- *nodale* Marginalzonen-B-Zell-Lymphome,
- *splenische* Marginalzonen-B-Zell-Lymphome,
- *extranodale* Marginalzonen-B-Zell-Lymphome vom MALT-Typ (s. u.).

Extranodales Marginalzonen-B-Zell-Lymphom vom MALT-Typ

Pathogenese: Im Rahmen einer chronischen Entzündung und/oder Autoimmunerkrankung kann sich lymphatisches Gewebe auch in Organen ansiedeln, die primär keine Lymphozyten enthalten. Beispiele hierfür sind der Magen bei der Typ-A-Gastritis, die Speicheldrüsen beim Sjögren-Syndrom und die Schilddrüse bei der Hashimoto-Thyreoiditis. Im Magen führt eine Infektion mit Helicobacter pylori zu einer chronischen Gastritis, bei der im entzündlichen Infiltrat auch Lymphfollikel gebildet werden. Aus diesem neu gebildeten lymphatischen Gewebe können klonale Wucherungen hervorgehen, deren Zellen einem postfollikulären Differenzierungsstadium von B-Lymphozyten entsprechen. Das Resultat sind „extranodale Marginalzonen-B-Zell-Lymphome vom MALT-Typ des Magens".

Molekularpathologie: Zunächst handelt es sich häufig um eine noch über die T-Zellen regulierte Erkrankung, die von der Helicobacterinfektion abhängig ist. Obwohl es sich um eine klonale Tumorerkrankung handelt, kann sich bei etwa 70% der Patienten das Lymphom durch antibiotische Helicobactereradikation zurückbilden. Später bewirken zusätzliche mutagene Alterationen eine Lymphomprogression (Resistenz gegen Antibiotikatherapie) und eine Transformation in großzellige, aggressive B-Zell-Lymphome.
In anderen Fällen liegt bei dieser Lymphomerkrankung eine balancierte Translokation t(11;18) vor, wobei ein Apoptoseinhibitor (API-2) unter die Kontrolle eines in postfollikulären B-Lymphozyten exprimierten Regulatorgens (MALT-1-Gen; Locus 18q21; Genprodukt Paracaspase) gerät und gelegentlich auch mit ihm fusioniert → Apoptoseinhibition. Solche Magenlymphome reagieren meist nicht auf eine Helicobactereradikation, transformieren aber nicht in ein aggressives Lymphom.

Morphologie: Die Marginalzonen-B-Zell-Lymphome zeichnen sich histologisch durch kleine, unregelmäßig gestaltete Lymphozyten mit rundlichen oder ovalären Kernen und einem mittelbreiten, hellen Zytoplasma aus, die die Umgebung um reaktive Follikel mit Keimzentren infiltrieren und dort proliferieren. Dabei ist bemerkenswert, dass die Tumorlymphozyten in die gastralen Drüsenepithelien einwandern und sie zerstören (= lymphoepitheliale Läsion; Abb. 10.**40**).

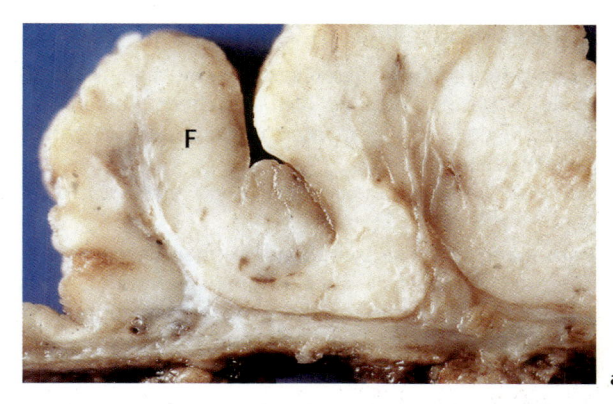

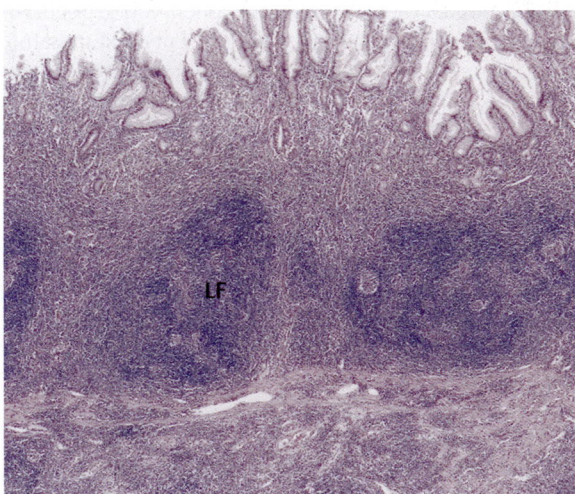

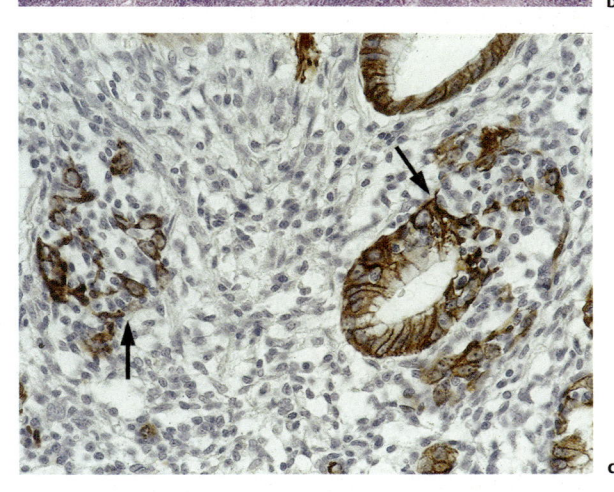

Abb. 10.**40** **Extranodales Marginalzonenlymphom** vom MALT-Typ des Magens:
a Infiltratbedingte Faltenhyperplasie (F) der Magenschleimhaut bei chronischer Helicobacter-pylori-Infektion;
b lymphoide Infiltration der Magenschleimhaut in der Umgebung von Lymphfollikeln (LF) (Giemsa, Vergr. 1:25);
c neoplastische Lymphozyten durchwandern (Pfeil) das Zytokeratin-exprimierende Drüsenepithel in Form einer „lymphoepithelialen Läsion" (IH, Vergr. 1:150).

Diffuses großzelliges B-Zell-Lymphom

Definition: Häufigste, heterogene Gruppe maligner Non-Hodgkin-Lymphome mit histologischem Aufbau aus großzelligen Tumorelementen und raschem, aggressivem Wachstum.

Häufigkeit: 30% aller Non-Hodgkin-Lymphome, Altersgipfel: 65 Jahre (♂ > ♀).

Pathogenese: Diese Lymphome können de novo oder aufgrund sekundärer Chromosomenaberrationen aus vorbestehenden, primär niedrig malignen Lymphomen, wie follikulärem Lymphom, CLL und Marginalzonen-B-Zell-Lymphom, hervorgehen.

Morphologie: Diese Lymphome gehen von großen Tumorzellen aus, die entweder auf der Entwicklungsstufe blastärer Keimzentrumszellen (Zentroblasten) oder postfollikulärer Plasmazellvorläufer (Immunoblasten, Plasmoblasten) stehengeblieben sind (Abb. 10.41). Diese Tumorzellen zerstören diffus das lymphatische Parenchym und wachsen über die LN-Kapsel hinaus.

Burkitt-Lymphom

Definition: In westlichen Industrieländern sehr seltenes, in Äquatorialafrika sehr häufiges, hoch aggressives, sehr schnell wachsendes Lymphom, das in folgenden Varianten auftritt:

- *Endemische Variante:* Sie findet sich bei äquatorialafrikanischen Kindern, wo es primär Kiefer- und Schädelskelett befällt (Abb. 10.42a). Sie ist häufig mit einer Malaria- und EBV-Infektion assoziiert, was vermutlich über eine T-Zell-Suppression dazu führt, dass die EBV-Infektion fehlerhaft bewältigt wird. Sie dürfte für die tumorspezifische chromosomale Translokation verantwortlich sein.
- *Sporadische Variante:* In Europa treten Burkitt-Lymphome seltener und sporadisch auf. Sie sind nicht EBV-assoziiert, zeigen jedoch auch die Burkitt-spezifischen Translokationen. Der Tumor manifestiert sich primär häufig extranodal als „abdominale Tumormasse".

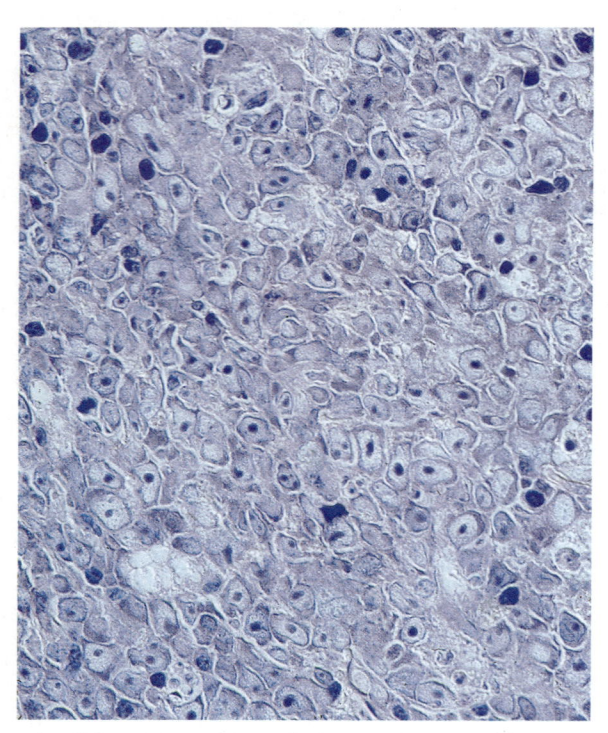

Abb. 10.41 **Diffus großzelliges B-Zell-Lymphom**: blastäre Zellelemente (Immunoblasten) mit prominenten, zentralen Einzelnukleolen (Giemsa, Vergr. 1:150).

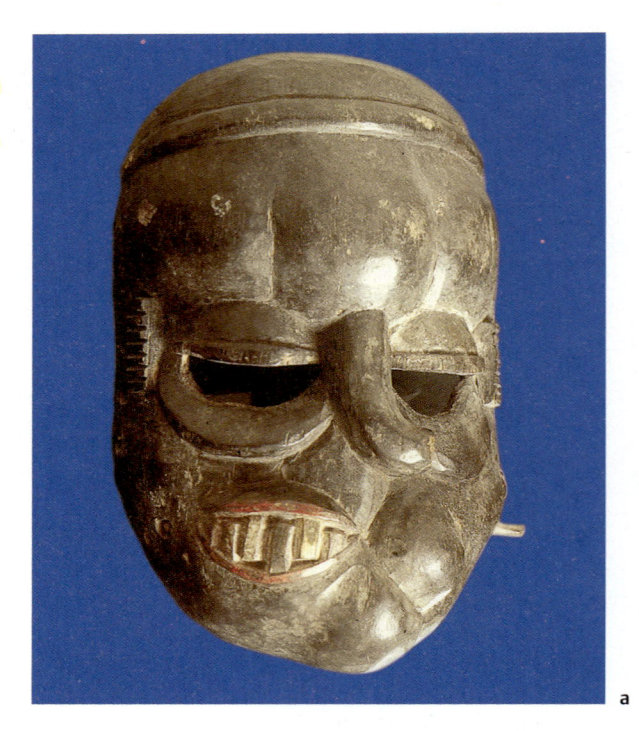

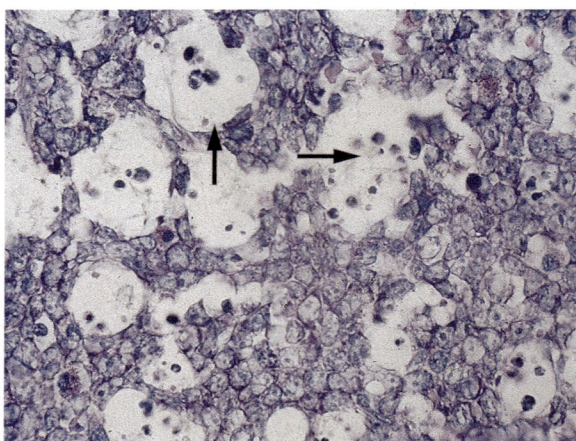

Abb. 10.42 **Burkitt-Lymphom:**
a Westafrikanische Totenmaske mit Burkitt-Lymphom-typischem Tumor am Oberkiefer (Original: Seeliger);
b in den zytokohäsiv-zelldichten Rasen kleiner blastärer Zellen zahlreiche eingestreute Kerntrümmermakrophagen („Sternhimmelzellen", Pfeile) (Giemsa, Vergr. 1:200).

- *AIDS-assoziierte Variante:* Sie ist in 30% der Fälle EBV-assoziiert.

Molekularpathologie: Entscheidend ist die Deregulation des c-myc, was darauf beruht, dass das c-myc-Gen auf Chromosom 8q durch eine balancierte Translokation t(8;14), t(2;8) oder t(8;22) in den Bereich von Ig-Schwer- oder Leichtketten-Genen gerät. Dies zieht eine konstitutionelle Überexpression des c-myc-Gens nach sich. Dieses Gen ist für die Zellzyklusprogression verantwortlich. Seine Deregulation bewirkt eine Dauerproliferation und gleichzeitig eine Differenzierungshemmung der B-Lymphozyten. Demzufolge gehören diese Lymphome mit einer Tumorverdoppelungszeit von 1–2 Tagen zu den am schnellsten wachsenden Tumoren und haben eine Proliferationsrate von 100%.

Morphologie: Der Tumor besteht aus einem monotonen Infiltrat von Tumorzellen, die den kleinen Zentroblasten der Keimzentrumsreaktion entsprechen und sich oft gegenseitig eindellen. Neben der extrem vielen Mitosen sind auch zahlreiche Apoptosen typisch. Die apoptotischen Kerntrümmer werden von großen, gleichmäßig im Tumor verteilten Makrophagen phagozytiert. Diese werden dadurch zu Kerntrümmermakrophagen und verleihen in ihrer Gesamtheit dem Tumorgewebe das charakteristische „Sternhimmelbild" (Abb. 10.42b).

Periphere T-Zell-Lymphome

Definition: In westlichen Industrienationen wenig häufige, immunphänotypisch sich überlappende Gruppe von Lymphomen, die von T-Zellen und natürlichen Killerzellen (NK-Zellen) ausgehen und allgemein aggressiver wachsen als entsprechende B-Zell-Lymphome.

Häufigkeit: In westlichen Industrienationen etwa 10% aller NHL; in Ostasien (Japan, Taiwan) etwa 30%.

Pathogenese und Morphologie: Die peripheren T-Zell-Lymphome zeichnen sich durch ein sehr variables histologisches Bild aus. Dabei beginnen die neoplastischen Zellen meist in den T-Zonen des Parakortex zu wuchern und werden wegen ihrer Interleukin-Produktion von einer ausgeprägten Proliferation der Venulen (high endothelial venules) und von einem oft so erheblichen Entzündungsinfiltrat begleitet, dass sie demgegenüber in den Hintergrund treten können.

Etwa 50% dieser Lymphome manifestieren sich extranodulär und werden nach ihrer Primärmanifestation als nasale, intestinale oder kutane T-Zell-Lymphome bezeichnet. Sie gehen oft mit einem definierten klinischen Syndrom einher, das mit Histologie und Immunphänotyp korreliert. Somit ist für die Klassifikation und Therapie dieser Lymphome die Klinik mit entscheidend.

Im Folgenden werden einige klinische bedeutsame Entitäten näher besprochen.

Mycosis fungoides

Definition: Seltenes peripheres T-Zell-Lymphom mit ausgeprägtem Epidermotropismus.

Pathogenese: Bei den neoplastischen Zellen handelt es sich um T-Zellen, meist mit Helferzellmarkern (CD3+, CD4+, CD30-), die in charakteristischer Weise hirnrindenartig gelappte Kerne (= zerebriforme Kerne) haben und pleomorphe Zellbilder entwickeln (Lutzner-Zellen). Sie sind um S-100-Antigen- (und CD1a-) exprimierende interdigitierende Retikulumzellen (= Langerhans-Zellen) herumgruppiert und wegen epidermaler Homing-Rezeptoren (CLA-Antigen = cutaneous lymphocyte antigene) ausgeprägt epidermotrop.

Morphologie: Die Mycosis fungoides (Abb. 10.43) verläuft stadienartig:

- *Stadium I = prämykosides (ekzematoides) Stadium* in Form einer juckenden, unspezifischen Dermatitis mit einem im oberen Coriumdrittel lokalisierten perivaskulären Entzündungsinfiltrat aus kleinen Lymphozyten, Histiozyten und vereinzelten neutrophilen Granulozyten.
- *Stadium II = Plaque-Stadium* in Form plattenartiger Hauterhebungen, die histologisch jetzt folgende pathognomonische Veränderungen aufweisen: a) Einzelzellinfiltration oder Ansammlungen neoplastischer Lymphozyten in der Epidermis (Pautrier-Abszesse), b) Basalmembrandefekte, c) pleomorphes neoplastisches Infiltrat.
- *Stadium III = Tumorstadium* mit rundlichen, tomatenähnlichen oder pilzförmigen Tumoren, die häufig exulzerieren.
- *Stadium IV mit Hauttumoren und dermatopathischer Lymphadenitis* (S. 549), aber noch ohne neoplastische LN-Beteiligung.
- *Stadium V mit neoplastischer Beteiligung der peripheren und viszeralen LNN.* Dabei sind die T-Zonen durch ein neoplastisches lymphozytäres Infiltrat verbreitert, das Lymphozyten mit zerebriformen Kernen (= Lutzner-Zellen) und selten auch Riesenzellen mit wenigen Kernen und mittelgroßen Nukleolen (= Mycosis-fungoides-Zellen) enthält. Daneben findet man Histiozyten, Granulozyten und Plasmazellen.

Klinik: Altersgipfel 6.–9. Lebensdekade. Chronischer Verlauf mit Überlebenszeit nach Diagnosestellung bis 10 Jahre.

Sézary-Syndrom

Definition: Seltene (vermutlich) Verlaufsvariante der Mykosis fungoides, charakterisiert durch Erythrodermie, Lymphadenopathie und zirkulierende abnorme T-Lymphozyten.

Morphologie: Dieses Syndrom zeigt einen primären leukämischen Verlauf, ähnlich dem Bild einer CLL. Die neoplastischen Zellen gehören wie bei der Mycosis fungoides zu den T-Helfer-Zellen und zeigen den gleichen immunhistochemischen Phänotyp. Ihr Zellkern ist analog derjenigen bei der Mycosis fungoides zerebriform gegliedert (= Sézary-Zellen). Primär sind KM und LNN kaum infiltriert. Dementsprechend sind die LNN – im Gegensatz zur CLL – auch kaum vergrößert. Dagegen ist oft, aber nicht immer, die Haut diffus bis unter die Epidermis mit Leukä-

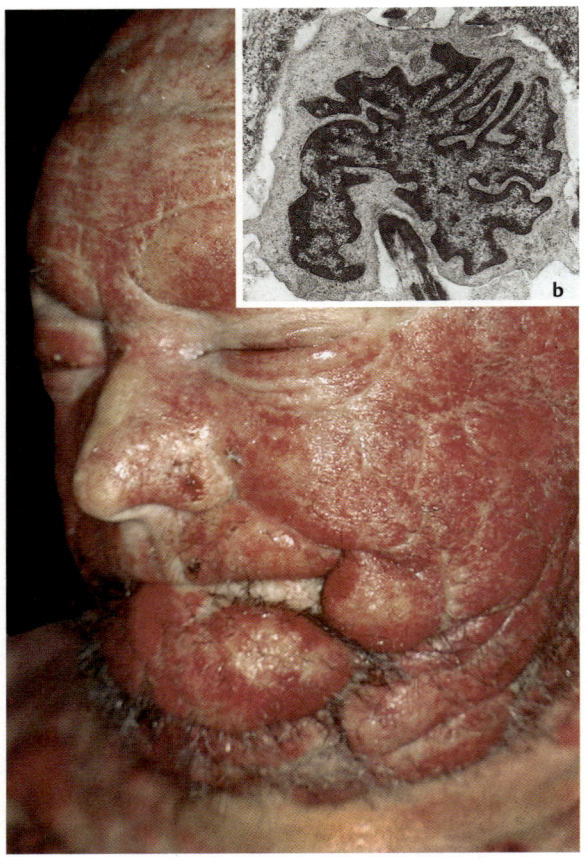

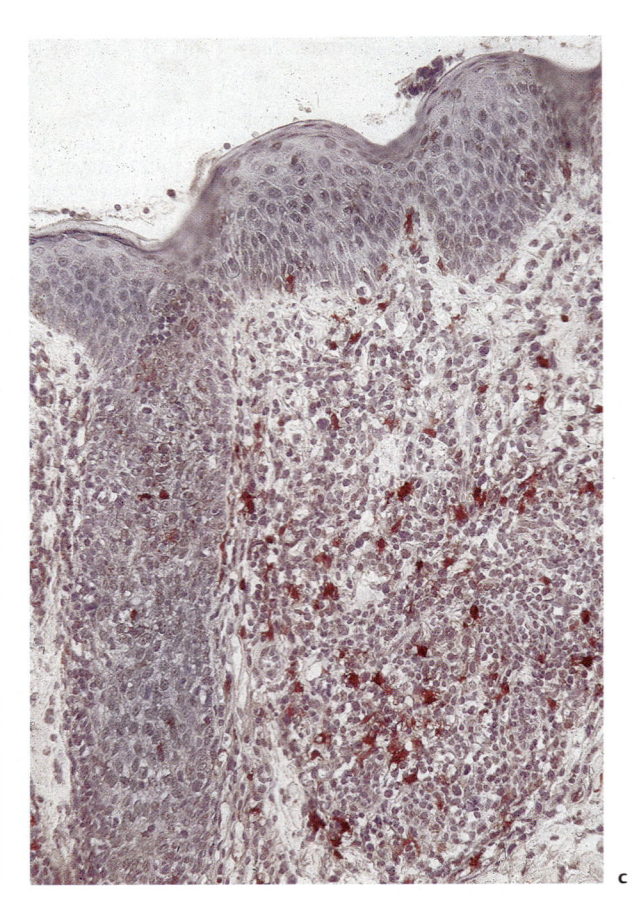

Abb. 10.43 Mycosis fungoides:
a Diffuse tumoröse Hautinfiltration (Facies leontina);
b (Inset) Lutzner-Zelle mit typischer hirnrindenartiger Kerneinbuchtung (TEM, Vergr. 1 : 1000).
c Plaque-Stadium-II: Hautinfiltration durch lymphoide Zellen um S-100-Antigen-exprimierende Langerhans-Zellen (IH; Vergr. 1 : 150);

miezellen infiltriert. Gleichzeitig entwickelt sich ein für den Patienten quälendes erythematöses Exanthem.

Angioimmunoblastisches T-Zell-Lymphom

Syn.: angioimmunoblastische Lymphadenopathie (AILT)

Definition: Seltene neoplastische Erkrankung der CD4⁺-T-Lymphozyten mit komplexen Veränderungen der LN-Histoarchitektur nach Art einer reaktiven Entzündung (Namensgebung!).
Altersgipfel: 65 Jahre (♂ > ♀).

Pathogenese: Dieses Lymphom präsentiert sich oft als fieberhafte Allgemeinerkrankung mit generalisierter Lymphadenopathie und Hepatosplenomegalie. Molekularpathologisch finden sich in 60% der Fälle TCR-Umlagerungen.

Morphologie: Die normale Histoarchitektur der betroffenen LNN ist zerstört. Stattdessen finden sich eine eigenartige Proliferation follikulärer dendritischer Zellen sowie eine Hyperplasie der epitheloiden Venulen (high endothelial venules). Die neoplastischen, hochproliferativen T-Helfer-Zellen sind polymorph und liegen meist in der Umgebung von Gefäßen.

Klinik: In der Regel systemische Erkrankung mit KM-Befall, begleitet von:
- exanthematösen Hautläsionen,
- polyklonaler Gammopathie (Ig-Vermehrung im Serum),
- autoimmunhämolytischer Anämie,
- zirkulierenden Immunkomplexen
- autoreaktiven Antikörpern.
- Infektneigung wegen paraneoplastischem Immundefekt → Prognoseverschlechterung.

Therapie: Komplette Remission (bei 50% der Patienten) durch Prednison mit oder ohne Chemotherapie möglich.

Großzellig anaplastisches T-Zell-Lymphom

Definition: Heterogene Gruppe de novo entstandener, peripherer T-Zell-Lymphome aus großen, CD30-positiven, zytoplasmareichen Tumorzellen, die nichtreaktiven T-Lymphozyten zugeordnet werden können (daher anaplastisch) mit disseminierter nodaler und extranodaler Manifestation.
Altersverteilung: bimodal, Jugend- und Altersgipfel (♂ >> ♀).

Molekularpathologie: Die Tumorzellen leiten sich von T-Zellen und von Nullzellen her und weisen somit keine B- oder T-Zell-Marker auf.

Zytogenetisch zeichnet sich über die Hälfte der Fälle durch eine Translokation t(2;5)(p23;q35) aus. Dadurch gerät die ALK-Kinase von 2p23 unter den Einfluss des Promoters des konstitutiv exprimierten Nucleophosmin-Gens auf 5q35. Das chimärische Genprodukt kann durch den Antikörper ALK-1 nachgewiesen werden.

Morphologie: Der LN wird durch ein typisch großzelliges Infiltrat zerstört, das teilweise ein derart zytokohäsives Wachstumsmuster aufweist, dass es karzinomähnlich wird.

Therapie: Durch aggressive Chemotherapie oft komplette Remission möglich. Prognose bei ALK-1-Lymphomen unter agressiver Chemotherapie: 5-Jahres-Überlebensrate über 80%.

10.3.3.3
Histiozytische/Dendritische Zell-Proliferationen

Orthologie: Unter „dendritischen Zellen"/„dendritischem Zellsystem" versteht man professionelle immunakzessorische Zellen des T-Zell-Systems. Sie müssen von „follikulären dendritischen Zellen" abgegrenzt werden, denn diese sind immunakzessorische Zellen des B-Zell-Systems.
- *Dendritische Zellen des T-Zell-Systems:* Zwischen dem Makrophagensystem und dem dendritischen Zellsystem bestehen insofern enge Wechselbeziehungen, als sich die dendritischen Zellen des T-Zell-Systems aus einer pluripotenten hämopoetischen KM-Stammzelle über monozytoide Vorläuferzellen herleiten. Außerdem stellen die Blutmonozyten auch die Vorläuferzellen des histiozytären Systems dar. Eine charakteristische, unreife Population dieser Zellen entwickelt sich als Langerhans-Zellen zwischen den Keratinozyten von Epidermis/Schleimhäuten und weist charakterische membranassoziierte, pentalaminär aufgebaute Organellen in Form der Birbeck-Granula auf. Nachdem die Lymphomzellen ein Fremdantigen aufgenommen haben, verlassen sie die Haut und wandern über die afferenten Lymphgefäße in den LNN, wo sie als interdigitierende Zelle oder dendritische Zelle das Antigen mit Hilfe von MHC-Klasse-II-Moleküle korrespondierenden T-Zellen präsentieren und diese dadurch aktivieren (S. 162). Reife dendritische Zellen können ein Fremdantigen vermutlich nur noch in geringem Umfang aufnehmen und phagozytieren, aber nicht mehr präsentieren.
- *Follikuläre dendritische Zellen* sind immunakzessorische Zellen des B-Zell-Systems. Sie entwickeln sich aus mesenchymalen Vorläuferzellen und können über diese offenbar auch im adulten Gewebe neu entstehen. Sie stammen nicht von zirkulierenden Vorläuferzellen oder KM-Stammzellen ab, weil sie selbst bei Langzeittransplantaten des KM immer das genetische Profil des Empfängers aufweisen.

Tumoren dieser Zellsysteme sind selten. Im Folgenden werden die Langerhans-Zell-Histiozytose, das histiozytische Sarkom und Tumoren der follikulären dendritischen Zellen besprochen.

Langerhans-Zell-Histiozytose

Syn.: Histiozytosis X, eosinophiles Granulom, Hand-Schüller-Christian Erkrankung, Letterer-Siwe Erkrankung

Definition: Seltene klonale Proliferation der antigenpräsentierenden dendritischen Zellen des T-Zell-Systems, die durch die Expression von CD1a und S-100-Protein sowie durch den ultrastrukturellen Nachweis von Birbeck-Granula charakterisiert ist.

Inzidenz: etwa 5:1 000 000; Bevorzugung der Weißen. Prädilektionsalter: Kindheit ($\male > \female$).

Pathogenese: Ungeklärt. Prädisponierend scheinen neonatale Infektionen, die Exposition gegen Lösungsmittel und das Fehlen üblicher Impfungen während der Kindheit zu sein. Die Langerhans-Zell-Histiozytose kann auch bei malignen Lymphomen oder bei akuten Leukämien sekundär vorkommen. Die pulmonale Langerhans-Zell-Histiozytose des Erwachsenen tritt immer im Gefolge von Zigerettenrauchen auf und stellt möglicherweise eine eigene und reaktive Krankheitsentität dar.

Morphologie: Das histologische Schlüsselelement der Erkrankung (Abb. 10.**44**) ist die Wucherung neoplastischer Langerhans-Zellen in einer für die Erkrankung typischen histologischen Gesamtsituation. Die Langerhans-Zellen sind durch ihren gefalteten und dudelsackartig gebuchteten Zellkern mit feiner Chromatinstruktur gekennzeichnet. Ihr breites Zytoplasma ist in der Giemsa-Färbung grau-blau. In der charakteristischen Umgebung dieser Zellproliferate sind in unterschiedlicher, bis zu abszessartiger Dichte eosinophile Granulozyten angehäuft. Zu ihnen gesellen sich reaktive Makrophagen, die manchmal osteoklastenartig mehrere Kerne aufweisen. Ultrastrukturell sind sie durch tennisschlägerförmige Birbeck-Granula, immunhistochemisch durch CD1a, S-100-Protein und das Antigen Langerin charakterisiert.

Klinische Verlaufsformen:
1. *Solitäres eosinophiles Granulom:* Dies ist eine „unifokale Läsion" mit Bevorzugung des Skelettsystems in Form ausgestanzt wirkender Osteolyseherde in Schädelknochen, Femurdiaphysen, Becken- und Rippenknochen. Es befällt selten LNN, Haut oder Lunge. Betroffen sind meist ältere Kinder oder Erwachsene.
2. *Morbus Hand-Schüller-Christian:* Dies ist eine „multifokale Einzelsystem-Läsion" mit multiplen Herden in einem Organsystem. Sie manifestieren sich als granulomartige, landkartenförmige Destruktionsherde vorwiegend im Schädelknochen (→ „Landkartenschädel") und dehnen sich ins angrenzende Gewebe wie die Orbita (→ Exophthalmus), Hypophyse (→ Diabetes insipidus) oder Alveolarknochen (→ Zahnausfall) aus. Betroffen sind meist jüngere Kinder.
3. *Morbus Letterer-Siwe:* Dies ist eine sehr seltene, „multifokale Multisystem-Läsion" mit multiplen Herden innerhalb mehrerer Organsysteme in Knochen, Haut, Leber, Milz, LNN und Lunge, was hauptsächlich in Form von Hepatosplenomegalie, Lymphadenopathie, Knochenläsionen und Panzytopenie auffällt. Betroffen sind Kinder mit Fieber.
4. *Pulmonale Langerhans-Zell-Histiozytose* (pulmonale Histiozytose-X): Dies ist eine „multifokale Einzelsystem-Läsion". Dabei ist die Lunge zigarettenrauchender Erwachsenen beidseitig mit kleinen (<2 mm) Knötchen übersät, die im Lungeninterstitium liegen. Rückbildung nach Zigarettenabstinenz.

Prognose: Der klinische Verlauf der Erkrankung ist aus der Histologie nicht mit Sicherheit vorhersehbar. Denn eine unifokale Läsion kann bei ungefähr 10% der Patienten in eine multifokale multisystemische Erkrankung übergehen. Als Faustregel korreliert der klinische Verlauf dieser Erkrankung umgekehrt proportional mit der Anzahl der zum Zeitpunkt der Diagnose befallenen Organsysteme. Doch es gibt auch Ausnahmen:

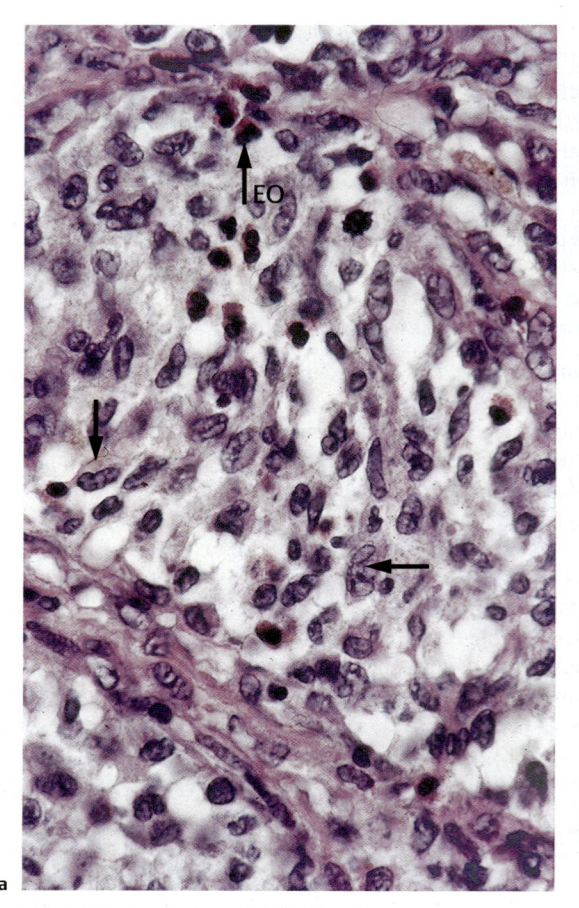

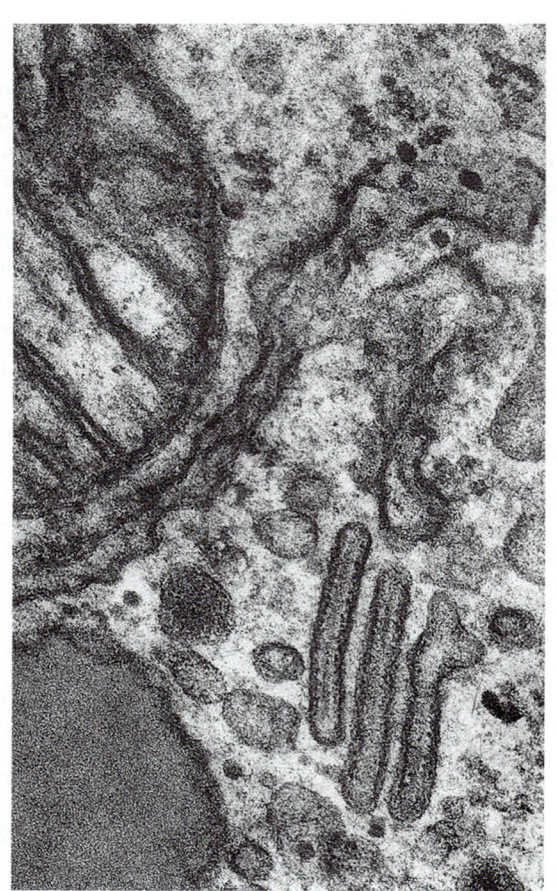

Abb. 10.44 Langerhans-Zell-Histiozytose:
a Dichtes Infiltrat aus Zellen mit dudelsackförmigen Kernen, denen einige Eosinophile (EO) beigemengt sind (HE, Vergr. 1 : 150);
b Birbeck-Granula (Pfeil) mit pentalaminärem Aufbau (TEM, Vergr. 1 : 5000).

- Multisystemische Läsion ohne Knochenläsionen ist prognostisch schlecht.
- Multisystemische Läsion mit multiplen Knochenläsionen ist prognostisch gut.

Differenzialdiagnose: Von diesen Tumoren abzugrenzen ist das Langerhans-Zell-Sarkom: Dies ist eine eindeutig maligne Neoplasie mit histiozytischen Markern wie CD68 und Lysozym sowie Markern für Langerhans-Zellen wie CD1a und S-100-Protein. Häufig Befall mehrerer Organe wie LNN, Leber, Milz, Lunge und Knochen.

Histiozytisches Sarkom

Definition: Maligne Proliferation von Zellen mit histologischen Eigenschaften und immunhistochemischen Markern von reifen Gewebemakrophagen (Histiozyten), aber nicht von dendritischen Zellen. Tumorförmige Neoplasien, die im Rahmen einer akuten monoblastischen oder myelomonozytären Leukämie auftreten, gehören nicht dazu; sie gelten als jeweilige Tumorphase.

Häufigkeit: äußerst selten. Manifestationsalter: 4. Lebensdekade, mittlere Überlebenszeit: 2 Jahre (♂ >> ♀).

Morphologie: Etwa ein Drittel der Fälle entsteht im LN oder lymphatischen System, ein Drittel findet sich solitär oder multipel in der Haut, und ein Drittel ist extranodal (meist im Intestinaltrakt) lokalisiert. Selten manifestiert sich die Läsion systemisch und wird dann als histiozytisches Lymphom oder maligne Histiozytose bezeichnet.

Follikuläre dendritische Zell-Sarkome

Definition: Seltene neoplastische Proliferation spindelförmig-ovaloider Zellen mit histologischen und immunologischen Eigenschaften follikulärer dendritischer Zellen. Diese Tumoren werden dem Malignitätsgrad nach bezeichnet. G1-Neoplasien gelten dabei als Tumor und G3-Neoplasien als Sarkom.

Morphologie: Diese Tumoren werden meist in (zervikalen) LNN beobachtet, kommen vereinzelt auch extranodal vor. Die zugrunde liegende neoplastische Läsion besteht aus dicht gelagerten spindeligen oder ovaloiden Zellen in faszikulärem und storiformem, manchmal synzytialem Wachtumsmuster, meist vor dem Hintergrund residualen lymphatischen Gewebes. Die Lymphozyten zwischen den Spindelzellen sind häufig B-Lymphozyten (wie in reaktiven Follikeln). Typisch sind Desmoplakin-haltige Desmosomen. Charakteristische Markerantigene wie CD21, CD35 und CD23 werden entweder allein oder in Kombination exprimiert.

+ Klinik: Lokalrezidive bei 50% der Patienten nach kompletter chirurgischer Entfernung ohne adjuvante Radio- oder Chemotherapie.
Metastasen entstehen bei etwa 25% der Patienten. Die Sarkomvariante metastasiert lymphogen. Primäre Tumoren in der Milz (und sekundär in der Leber) können mit einer EBV-Infektion assoziiert sein und verhalten sich klinisch wie entzündliche Pseudotumoren.

+ Prognose: etwa wie niedrigmalignes Weichteilsarkom.

10.3.3.4
Mastozytische Proliferationen

Allgemeine Definiton: Gewebemastzellen (Mastozyten) finden sich in allen Organen und Weichgeweben und enthalten histaminspeichernde, metachromatische basophile Granula. Grundsätzlich unterscheidet man folgende Mastzellvermehrungen im Gewebe:
- *Reaktive Mastzellproliferationen*: Sie sind rückbildungsfähig und kommen bei vielen chronischen, vorwiegend immunologisch dominierten Entzündungen vor.
- *Mastozytosen*: Dies sind echte Neoplasien in Form einer monoklonalen Proliferation und Akkumulation von Mastzellen in einem oder mehreren Organsystemen. Da die Gewebemastzellen sich von hämopoetischen Vorläuferzellen herleiten, können Mastozytosen gelegentlich auch mit einer hämatopoetischen Erkrankung assoziiert sein. Die Bandbreite der Mastozytosemanifestationen reicht von spontan sich zurückbildenden Hautläsionen bis zu aggressiven, hoch malignen Tumoren. Klinisch ist die folgende Unterscheidung bedeutungsvoll:
  - *kutane Mastozytose* mit Befall der Haut ohne Beteiligung der inneren Organe;
  - *systemische Mastozytose* mit Befall von mindestens einem extrakutanen Gewebe oder Organ, mit oder ohne Hautbeteiligung.

Kutane Mastozytose
Urticaria pigmentosa

Definition: Kutane Mastozytose, meist in Form makulopapulöser Effloreszenzen, die mit lokaler Hyperpigmentierung und mit Hautjucken nach mechanischer Irritation einhergeht.

Morphologie: Bei den unterschiedlich großen, braungelblichen Hautflecken ist die Dermis massiv mit Mastzellen infiltriert. Die Gewebemastzellen können aber nur mit Giemsa-Färbung oder nach enzymhistochemischem Nachweis der Mastzellentryptase identifiziert werden. In konventionell gefärbten Gewebeschnitten fallen die Mastzellen oft nur als perivaskuläre Spindelzellaggregate auf. Sie lösen nach mechanischer Reizung über eine Histaminfreisetzung eine Urtikaria aus. Gleichzeitig werden dadurch die ortsständigen Melanozyten aktiviert, und die Haut wird gebräunt. Keine Lymphozyteninfiltrate. Eine kutane Mastozytose kann selten auch als Plaque oder Knötchen imponieren.

+ Klinik: Betroffen sind meist Kinder bei der Geburt oder in den ersten 6 Lebensmonaten. Spontanregression in der Adoleszenz. Im Erwachsenenalter meist Manifestation in der 3.–4. Lebensdekade. Urtikariasymptomatik nach heißem Bad oder mechanischer Hautirritation (= Darier-Zeichen). Positiver Dermographismus.

Systemische Mastozytose

Definition: Neoplastische Mastzellwucherung mit Infiltration von KM, Milz, LNN, Leber und Gastrointestinaltrakt mit oder ohne Hautinfiltration.

Molekularpathologie: Allen systemischen Mastozytosen ist eine Mutation des c-kit gemeinsam. Dieses Protoonkogen kodiert für einen Tyrosinkinaserezeptor und ist für die Entwicklung der Mastzellen wichtig. Die Mutation betrifft meist das Codon 816. Hieraus resultiert eine spontane Aktivierung des Tyrosinkinaserezeptors. Hier setzt eine Therapie mit Tyrosinkinaserezeptor-Inhibitoren an.

Morphologie: Diese Mastozytenwucherung kommt in 3 Varianten vor:
- *Indolente systemische Mastozytose* mit Urticaria-pigmentosa-Bild und Organbeteiligung (KM, Milz, LNN, Leber) ohne progressive Organdestruktion. Die Prognose ist günstig.
- *Maligne (aggressive) Mastozytose:* Diese bösartige Mastzellneoplasie kommt fast ausschließlich im höheren Lebensalter vor. Sie befällt Milz (95%), KM (90%), Leber (85%), LNN (75%) und nur selten die Haut. Histologisch ist die lymphatische Grundstruktur von LNN und Milz durch die Mastozyteninfiltrate mit begleitender Fibroblasten- und Kapillarwucherung herdförmig aufgehoben. Im KM finden sich multifokale Läsionen, die bei scharfer Abgrenzung gegenüber der Hämatopoese peritrabekulär oder perivaskulär lokalisiert sind. Die einzelnen Herde bestehen aus Mastzellen und eingestreuten Lymphozyten, Eosinophilen und Fibroblasten. Systemische Mastozytosen sind gelegentlich mit myeloproliferativen Erkrankungen assoziiert. Prognose: schlecht.
- *Mastzellleukämie* mit leukämischer Ausschwemmung. Prognose: fatal.

+ Klinik der systemischen Mastozytosen: Aufgrund der Histaminfreisetzung durch die neoplastischen Mastzellen fällt folgende Symptomatik auf:
- *anaphylaktische Reaktion,* zum Teil mit Pruritus nach Einnahme bestimmter Speisen, von Alkohol oder Medikamenten (Salizylate), bei Temperaturwechsel;
- *Knochenschmerzen, -fraktur* wegen konsekutiver Osteoporose und/oder Osteoserose;
- *Magen-Darm-Trakt:* Bauchschmerzen, Diarrhoe, peptische Ulzera;
- *Respirationstrakt:* Keuchen, Dyspnoe, Rhinorrhoe;
- *Blut:* Eosinophilie, Mastozytose.

10.4 Thymus

Der Thymus spielt als primäres lymphatisches Organ eine zentrale Rolle bei der Entwicklung der T-Lymphozyten, insbesondere jener, die αβ-T-Zell-Rezeptoren tragen. Die physiologische und nicht reversible Abnahme des lymphatischen Thymusgewebes beginnt nach der Geburt, setzt sich bis ins hohe Alter fort und wird als Altersinvolution bezeichnet. Die stressinduzierte, aber lange reversible Thymusatrophie nennt man akzidentelle Involution. **Ontogenetische Läsionen** wie Thymusaplasie, -hypoplasie oder -dysplasie beruhen auf T-Zell-Reifungsstörungen und gehen meist mit schweren kombinierten Immundefekten einher. Zu den wichtigsten **entzündlichen Läsionen** zählt die für die meisten Myasthenia-gravis-Fälle typische lymphofollikuläre Thymushyperplasie (= Thymitis). Zu den **tumorartigen Läsionen** rechnet man die „echte" Thymushyperplasie und die überschießende Thymusregeneration (= rebound hyperplasia) nach Radio- oder Chemotherapie sowie die Thymuszysten. Zu den **neoplastischen Läsionen** gehören die Thymome, neuroendokrine, Keimzell- und mesenchymale Tumoren sowie maligne Lymphome

Orthologie: Die ursprünglich paarige epitheliale Thymusanlage entwickelt sich ab der 6. Schwangerschaftswoche (SSW) aus dem Entoderm der 3. Schlundtasche und wahrscheinlich auch aus Anteilen des 2.–4. Kiemenbogens. Sie wandert bis zum Ende der 8. SSW nach mediokaudal bis vor den Aortenbogen ins vordere obere Mediastinum. Ab der 8. SSW tauchen in der Thymusanlage myotubenartige, nicht innervierte Skelettmuskelzellen (= Myoidzellen) auf, die fetale Acetylcholinrezeptoren exprimieren. Die Gliederung des Thymus in Rinde (Kortex) und Mark (Medulla) wird ab der 10. SSW erkennbar und ist in der 16. SSW abgeschlossen. Die kortikomedulläre Differenzierung des Thymus setzt die Besiedlung durch unreife lymphohämatopoetische Stammzellen und deren Differenzierung zu reifen T-Zellen ab der 9. SSW voraus und geht ab der 10.–12. SSW mit der Entwicklung von zwiebelschalenartig angeordneten und keratinisierten Epithelstrukturen in der entstehenden Medulla einher (Hassall-Körperchen). Ab der 12. SSW sind dendritische Zellen, ab der 16. SSW thymische B-Lymphozyten in der Medulla zu finden. Der Kortex ist selbst bei schweren Entzündungen frei von B-Lymphozyten.
Die Funktion des Thymus ist die Erzeugung reifer T-Lymphozyten. Der bei Geburt bis zu 35 g schwere Thymus nimmt postnatal noch wenige Wochen an Gewicht zu (bis ca. 50 g). Danach beginnt bis 35. Lebensjahr eine rasch kontinuierliche Atrophie (Altersinvolution) des lymphoepithelialen Parenchyms auf etwa 20% der Ausgangsmenge. Die Pubertät hat darauf keinen wesentlichen Einfluss. Nach dem 35. Lebensjahr setzt sich die Involution verlangsamt bis ins hohe Alter fort. Im Rahmen von akuten oder chronischen Stresssituationen wie Trauma, Sepsis, Schock und Kachexie oder durch Corticosteroid-, Chemo- oder Radiotherapie kann die Thymusatrophie unter bevorzugtem Verlust kortikaler Thymozyten beschleunigt werden. Diese „akzidentelle Involution" ist im Gegensatz zur „Altersinvolution" reversibel.

10.4.1 Ontogenetische Läsionen

Aplasie

Definition: Sehr seltene Entwicklungsstörung der 3. und 4. Schlundtasche mit fehlender Thymusanlage.

Pathogenese: Die Thymusaplasie ist häufig mit einer Aplasie der Nebenschilddrüsen kombiniert und wird dann als Di-George-Syndrom (S. 195) bezeichnet. Beim inkompletten Di-George-Syndrom ist die Thymusaplasie nur inkomplett, und im Halsbereich finden sich stark hypoplastische, aber ektope, histologisch regelhafte Thymusstrukturen.

Thymusdysplasie

Definition: Seltene Thymusfehlbildung, gekennzeichnet durch a) Thymusverkleinerung, b) fehlende kortikomedulläre Gliederung, c) Reduktion lymphoider Zellen und d) meist fehlende Hassall-Körperchen bei regelhafter Thymusanlage im Mediastinum.

Pathogenese: Thymusdysplasien sind immer mit schweren kombinierten Immundefekten assoziiert (S. 193). Diesen liegen jedoch kaum primäre Störungen der Thymusepithelzellen zugrunde, sondern verschiedene primäre Störungen der T-Zell-Entwicklung.

> **Klinik:** Eine KM-Transplantation bei Thymusdysplasie-assoziierten Immundefekten behebt nicht nur den Immundefekt, sondern auch die Thymusdysplasie. Die normale Entwicklung des Thymusepithelgerüstes hängt somit von einer regelhaften T-Zell-Entwicklung ab und weist auf ein „Zwiegespräch" (= cross-talk) zwischen Lymphozyten und Thymusepithelzellen hin. Eine Ausnahme davon bilden folgende Läsionen:
> – „Nude-(nackt)"Phänotyp bei Mäusen und Ratten. Er ist charakterisiert durch Thymusdysplasie mit schwerem kombiniertem Immundefekt, Haarlosigkeit und Alopezie. Ihm liegt eine Mutation des Transkriptionsfaktors WHN (= winged helix-nude) zugrunde. WHN wird nicht in den T-Zellen, sondern selektiv in den Thymus- und Haarwurzelepithelien exprimiert. Der entsprechende, mit Alopezie einhergehende schwere Immundefekt kommt auch beim Menschen vor.
> – *Ataxia teleangiectasia* und *Wiskott-Aldrich-Syndrom*: Sie können mit einer Thymusdysplasie assoziiert sein.
>
> Primäre B-Zell-Defekte werden nicht von Thymusentwicklungsstörungen begleitet, können aber bei rezidivierenden Infekten eine akzidentelle Involution auslösen (s. o.).

Ektopes Thymusgewebe

Definition: Sehr seltene Fehlbildung mit atypischer Lokalisation des Thymus, die in Kombination mit orthotopem Thymusgewebe als akzessorischer Thymus bezeichnet wird.

Pathogenese: Die orthotope Thymuslage setzt die physiologische Wanderung der Thymusanlage ins vordere obere Mediastinum voraus (s. o.). Durch behinderte oder überschießende Wanderung kann versprengtes Thymusgewebe ein- oder beidseitig im Hals- und Thoraxbereich zwischen Schädelbasis und Zwerchfell, meist in der Nähe von Schild- und Submandibulardrüse vorkommen.

Klinik: inkomplettes Di-George-Syndrom (s. o.). Es ist die häufigste Ursache ektopen hypoplastischen Thymusgewebes und wird von einem schweren Immundefekt begleitet.

Thymushypoplasie

Dies ist ein für das Alter zu kleiner Thymus bei ansonsten normaler Histomorphologie, meist im Rahmen eines inkompletten Di-George-Syndroms (S. 195). Davon abzugrenzen sind die Alters- und die akzidentelle Involution.

10.4.2
Entzündliche Läsionen

Lymphofollikuläre Thymitis

Syn.: lymphofollikuläre Thymushyperplasie

Definition: Seltene, ätiologisch ungeklärte Entzündungsreaktion des Thymus mit Ausbildung von Lymphfollikeln im Thymusmark.

Pathogenese: Im Gegensatz zur echten Thymushyperplasie ist bei der lymphofollikulären Thymitis das Thymusepithel nicht vermehrt und das kortikale T-Zell-Kompartiment unverändert. Die lymphofollikuläre Thymitis kommt bei einigen Erkrankungen mit neuromuskulärer, hämato- und immunologischer Symptomatik vor:
- *Myasthenia gravis* (S. 1125);
- *Autoimmunerkrankungen* wie Lupus erythematodes, rheumatoide Arthritis, Morbus Basedow und Addison (Zusammenhang mit lymphofollikulärer Thymitis?);
- *aplastischen Anämien* in Form einer reinen Erythroblastophthise, aber auch zusammen mit Granulo- und Thrombozytopenie (Zusammenhang mit lymphofollikulärer Thymitis?).

Klinik: Thymektomie bei Thymitis-assoziierter Myasthenia gravis.

10.4.3
Tumorartige Läsionen

Thymushyperplasie

Definition: Die echte Thymushyperplasie stellt eine altersinadäquate, nicht-neoplastische Vermehrung von histologisch normalem Thymusparenchym dar. Sie wird von vielen Autoren mit der lymphofollikulären Thymitis gleichgesetzt (lymphofollikuläre Thymushyperplasie).

Pathogenese: In den meisten Fällen ist die Ursache der echten Thymushyperplasie unbekannt (idiopathisch). Bekannte Ursachen sind: Morbus Addison, Anenzephalie, Beckwith-Wiedemann-Syndrom und überschießende Thymusregeneration (= rebound hyperplasia) nach Radio- oder Chemotherapie.

Thymuszysten

Kongenitale Thymuszysten: Meist einkammerige und dünnwandige Zysten mit kubischer, selten plattenepithelialer Auskleidung und serösem Inhalt. Oft ektope Lage im Halsbereich.

Erworbene Thymuszysten: Sie sind meist mehrkammerig und enthalten ein hämorrhagisches oder nekrotisches Material. Ihre Wände sind dick, können verkalken und werden meist von Platten-, selten von kubischem, zylindrischem oder respiratorischem Epithel ausgekleidet. Sie treten im Rahmen von Entzündungsprozessen oder Lymphominfiltraten auf.

Differenzialdiagnose: a) zystische Thymome, b) Keimzelltumoren, c) perikardiale und d) bronchogene Zysten.

10.4.4
Neoplastische Läsionen

10.4.4.1
Thymome

Definition: Sehr seltene Neoplasien des Thymusepithels, begleitet von einer erheblich variierenden Zahl reaktiver Lymphozyten und einer Raumforderung im vorderen und meist oberen Mediastinum.

Vorkommen: sehr selten. In etwa 50% der Fälle benigne. Manifestationsalter: 3.–6. Lebendekade (♂:♀ = 1:1).

Molekularpathologie: Über die molekularbiologischen Mechanismen der Thymomentstehung ist bislang nur wenig bekannt. Thymome weisen charakteristische genetische Aberrationen auf, die sie von anderen Mediastinaltumoren unterscheiden. Dies gilt vor allem für Veränderungen auf dem Langarm von Chromosom 6 (6q23.3.-25.3). Grundsätzlich korreliert dabei die Zahl der genetischen Veränderungen mit der biologischen Aggressivität. Bemerkenswert ist außerdem die Ähnlichkeit genetischer Veränderungen von WHO-Typ-B3-Thymomen und Kolorektalkarzinomen. Bei beiden Tumorarten sind das APC-Gen (Locus: 5q21) und das Tumorsuppressorgen p53 (Locus: 11p13) mutiert.

Morphologie: Makroskopisch handelt es sich meist um 4–8 cm große, lobulär gegliederte Tumoren mit grauweißer Schnittfläche, die bis 20 cm groß werden können (Abb. 10.**45**).
- *Gutartige Thymome* sind bindegewebig abgekapselt und wachsen höchstens minimal invasiv.
- *Maligne Thymome* infiltrieren oft tief in mediastinales Fettgewebe, Lunge, Perikard oder große Mediastinalgefäße. Regressive Veränderungen (Nekrosen, Blutungen, Zysten) sind häufig. Am häufigsten metastasieren sie in die Pleura. Fernmetastasen sind selten.

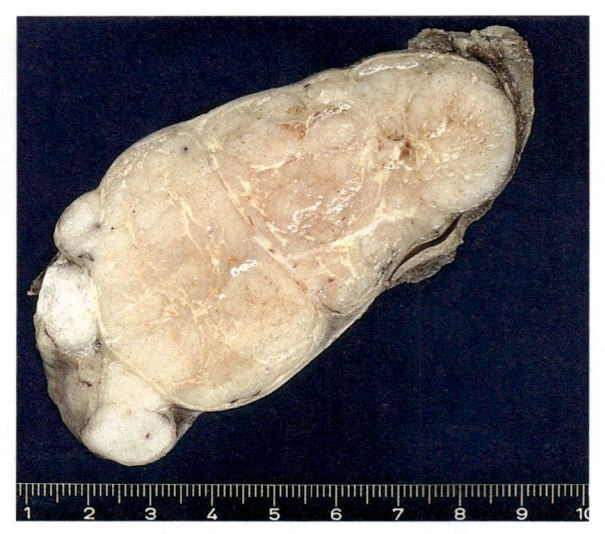

Abb. 10.45 Thymom mit typisch lobulierter Parenchymgliederung auf der Schnittfläche.

Histologisch enthalten die benignen und malignen Thymome der Kategorie I als einzige Tumoren des Menschen neben neoplastischen Epithelzellen eine variable Anzahl nichtneoplastischer, CD1a-positiver unreifer T-Lymphozyten. Diese benignen und malignen Kategorie-I-Thymome können wie der normale Thymus unreife Stammzellen aufnehmen, um deren Differenzierung zu reifen T-Lymphozyten zu fördern. Sie werden daher als „thymusähnliche (organotypische) Thymome" bezeichnet und gehen mit einer paraneoplastischen Myasthenia gravis (S. 1125) einher. Ihre Tumorzellen gleichen histologisch und funktionell den verschiedenen normalen Thymusepithelzellen in Thymuskortex oder -medulla und lassen sich unterteilen, wie in Tab. 10.**19** und Abb. 10.**46** dargestellt.

Malignitätskriterien der Thymome: Dies sind a) ein eindeutig infiltratives Wachstum durch die Thymomkapsel hindurch ins parathymische Fettgewebe und/oder in die Nachbarorgane sowie b) die Metastasierung. Diese Malignitätskriterien gelten uneingeschränkt für die Thymome der WHO-Typen B1 – B3 und C. Medulläre und gemischte Thymome (WHO Typ A und AB) infiltrieren äußerst selten in Nachbarorgane und metastasieren praktisch nie. Nach vollständiger Entfernung verhalten sie sich auch dann klinisch gutartig, wenn sie bereits durch die Tumorkapsel hindurch das mediastinale Fettgewebe und vereinzelt sogar die Lunge infiltrieren.

Medulläre Thymome (WHO Typ A)

Diese benignen Tumoren bestehen aus spindeligen Epithelzellen (mit uniformen Kernen) in oft wirbeliger, rosetten- und/oder drüsenartiger Anordnung mit nur wenigen (meist reifen) Lymphozyten.

Gemischte Thymome (WHO Typ AB)

Diese benignen Tumoren bestehen aus 2 mehr oder weniger abgrenzbaren Komponenten:
- *epithelreichen Arealen* mit spindelförmigen Epithelzellen in wirbeliger oder zugförmiger Anordnung mit eingestreuten einzelnen Lymphozyten;
- *lymphozytenreichen Knoten* mit einzelnen, sternförmigen Epithelien im Hintergrund.

Maligne Thymome der Kategorie I

Diese Tumoren sind niedrig (WHO Typ B1) bis mäßig maligne (WHO Typ B3) und weisen kaum, höchstens in mäßigem Umfang Zellatypien auf. Lokalrezidive und Metastasen sind recht häufig. Die Thymome dieser Kategorie sind folgendermaßen untergliedert:

Prädominant kortikale Thymome (WHO Typ B1): Sie sind meist groß, ahmen weitgehend die Differenzierung des Thymuskortex und der Medullainseln nach und sind lobulär gegliedert (Syn.: organoide Thymome). Sie bestehen aus:

Tabelle 10.**19 Thymome:** Klinisch-pathologische Klassifikation

Kategorie	Histologischer Typ	WHO-Typ
Benigne Thymome	medulläres Thymom	A
	gemischtes Thymom	AB
Maligne Thymome Kategorie I	prädominant kortikales Thymom	B1
	kortikales Thymom	B2
	hoch differenziertes Thymuskarzinom	B3
Maligne Thymome Kategorie II	Plattenepithelkarzinom	C
	Lymphoepitheliom-ähnliches Karzinom	
	Basalzellkarzinom	
	Mukoepidermoidkarzinom	
	Adenokarzinom	
	sarkomatoides Karzinom	
	anaplastisches Karzinom	

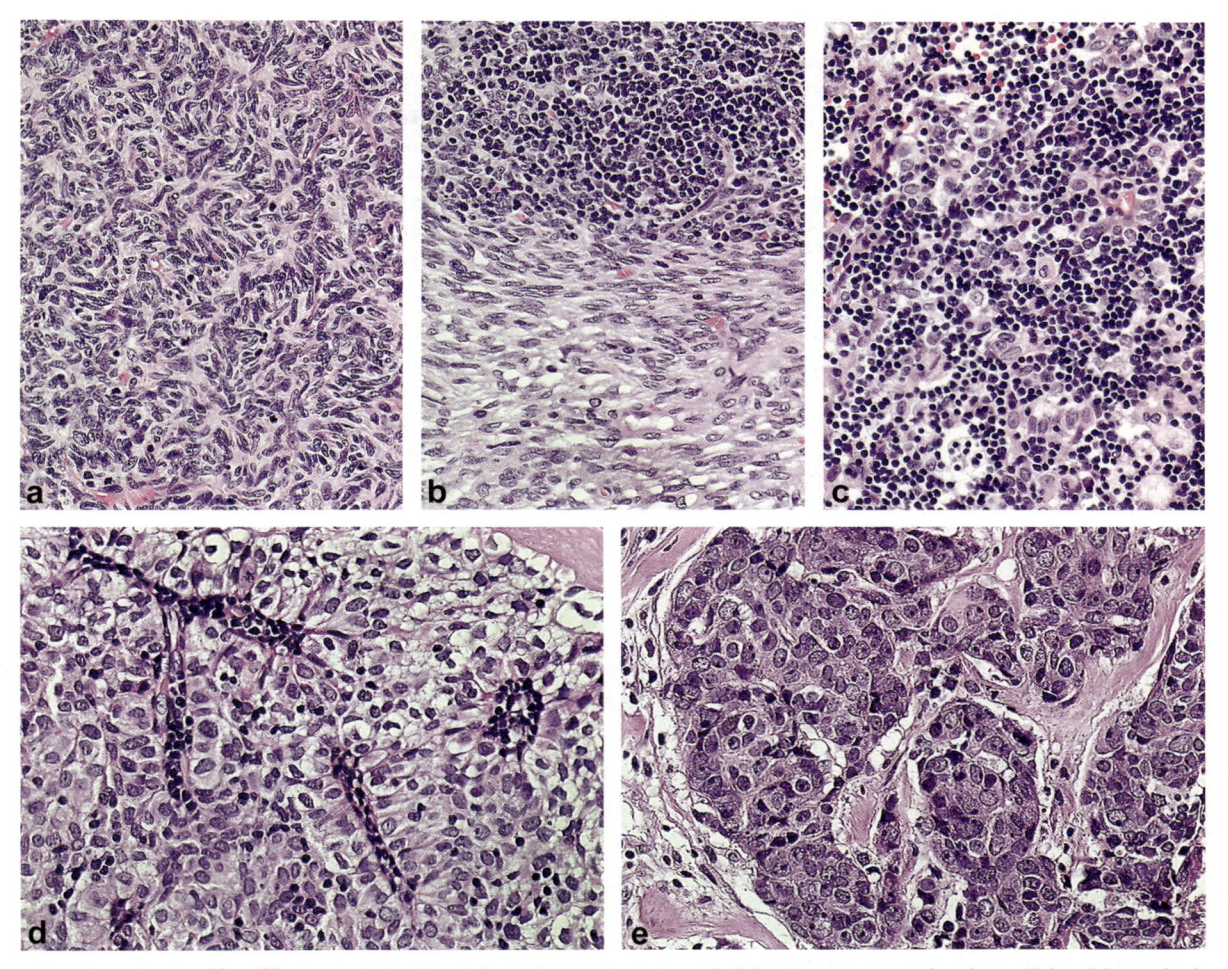

Abb. 10.46 Thymomklassifikation nach der Morphologie der neoplastisch-epithelialen Komponente und nach Anteil der nichtneoplastischen lymphozytären Komponente. Unreife T-Lymphozyten sind ausschließlich in den Thymomen vom WHO Typ A, AB und B, nicht aber in den Thymuskarzinomen (WHO Typ C) nachweisbar.
a *Benignes, lymphozytenarmes medulläres Thymom (WHO Typ A)* mit charakteristischem spindelzelligem Aspekt der neoplastischen Epithelzellen;
b *benignes Thymom vom Mischtyp (WHO Typ AB)* mit Kombination aus lymphozytenarmen, spindelzelligen (medullären) Arealen und Abschnitten mit zahlreichen unreifen T-Lymphozyten;
c *malignes (kortikales) Thymom vom WHO-Subtyp B2* mit zahlreichen vergrößerten, vesikulären Zellkernen mit mäßig prominenten Nukleolen;
d *malignes kortikales Thymom vom WHO-Subtyp B3:* relativ lymphozytenarmer Tumor mit charakteristischen sog. perivaskulären Räumen (Pfeil) und palisadenartiger Anordnung der perivasal gelegenen Tumorzellen;
e malignes, wenig differenziertes plattenepitheliales Thymuskarzinom mit hochgradigen zytologischen Atypien (HE, Vergr. 1 : 200).

- kortikalen, lymphozytenreichen Abschnitten mit Epithelzellen und Kerntrümmermakrophagen,
- medullären Inseln mit lockeren Lymphozytenrasen und oft eingestreute Hassall-Körperchen.

Kortikale Thymome (WHO Typ B2): Sie sind aus breiten, bindegewebig abgegrenzten Epithelzellformationen aufgebaut, die dem äußeren Kortex des normalen Thymus ähneln. Zwischen die prominenten Epithelzellen eingestreut ist eine gleich große Zahl unreifer lymphoider CD1 a⁺-Zellen.

Hoch differenzierte Thymuskarzinome (WHO Typ B3): Hier überwiegen mittelgroße Epithelzellen in palisadenartiger Anordnung zu Bindegewebesepten und Gefäßen hin mit wenigen, aber konstant eingestreuten, unreifen lymphoiden CD1 a⁺-Zellen.

Maligne Thymome der Kategorie II (WHO Typ C)

Sie sind nicht thymomähnlich aufgebaut und gehören deshalb auch nicht zu den organotypischen Thymustumoren. Ihre Zellen weisen keine morphologisch funktionellen Ähnlichkeiten zu den normalen Epithelzellen des Thymuskortex oder der -medulla auf und sind mäßig- bis hochgradig atypisch. CD1 a⁺-Zellen fehlen. Die Thymome dieser Kategorie sind mit wenigen Ausnahmen hochmaligne und nicht mit einer Myasthenia gravis assoziiert. Sie werden wie die Karzinome anderer Lokalisation typisiert (Tab. 10.**19**).

Klinik der Thymome: Da viele Thymome über lange Zeit verdrängend wachsen, können sie, sofern sie nicht mit einer Myasthenia gravis vergesellschaftet sind, über Jahre und Jahrzehnte unbemerkt bleiben. Thymome mit einem Durchmesser von über 15 cm (vereinzelt bis 30 cm) sind keine Seltenheit. Klinisch machen sie durch a) Kompression der Nachbarorgane, b) obere Einflussstauung, c) Belastungsdyspnoe oder d) Dysphagie wegen Infiltration des N. phrenicus auf sich aufmerksam. Sie können mit folgenden paraneoplastischen Autoimmunerkrankungen assoziiert sein:
- paraneoplastischer *Myasthenia gravis* (S. 1125);
- weiteren paraneoplastischen *Autoimmunerkrankungen;*
- hämatologischen Läsionen wie aplastischer Anämie, Granulo-, Panzytopenie und Hypogammaglobulinämie.

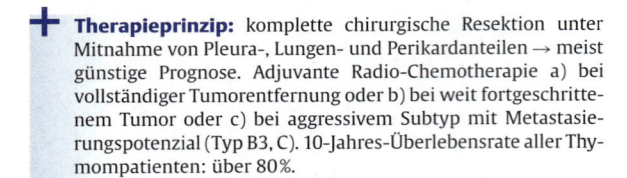

Therapieprinzip: komplette chirurgische Resektion unter Mitnahme von Pleura-, Lungen- und Perikardanteilen → meist günstige Prognose. Adjuvante Radio-Chemotherapie a) bei vollständiger Tumorentfernung oder b) bei weit fortgeschrittenem Tumor oder c) bei aggressivem Subtyp mit Metastasierungspotenzial (Typ B3, C). 10-Jahres-Überlebensrate aller Thymompatienten: über 80%.

10.4.4.2
Seltene Tumoren

Neuroendokrine Tumoren: Karzinoide und kleinzellige Karzinome des Thymus sind nach der neuen WHO-Klassifikation keine Kategorie-II-Thymome, sondern eine eigene Tumorgruppe.

Keimzelltumoren (Pathogenese?): Meist handelt es sich um Seminome, Teratome (nur bei ♂), Dottersacktumoren, embryonale Karzinome und gemischte Keimzelltumoren.

Maligne Lymphome: Sie sind häufiger als Keimzelltumoren. Meist handelt es sich um ein Hodgkin-Lymphom, T-lymphoblastisches Lymphom, großzellig-anaplastisches Lymphom, großzellig-mediastinales B-Zell-Lymphom oder um ein B-Zell-Lymphom vom MALT-Typ.

Sowohl das hämato- als auch das lymphopoetische System übernehmen wichtige Funktionen des Stofftransportes. Im Folgenden werden Erkrankungen desjenigen Organsystems besprochen, das im Austausch mit Kohlensäure der Beladung der Erythrozyten mit Sauerstoff dient und mit Schadstoffen der Atemluft fertig werden muss: „Respiratorisches System".

11 Respiratorisches System

U.-N. Riede, U. Costabel

11.1	**Nase und Nasennebenhöhlen** 576	**11.5**	**Lunge** 600
11.1.1	**Entzündliche Läsionen** 576 Akute Rhinitis 576 Chronische Rhinitis 576 Granulomatöse Rhinitis 578 Sinusitis (paranasalis) 579	11.5.1	**Zirkulatorische Läsionen** 601 Pulmonale Hypertonie 601 Lungenödem 602 Lungenembolie 605 Lungeninfarkt 605
11.1.2	**Tumorartige Läsionen** 579	11.5.2	**Metabolische Läsionen** 606 Alveolarproteinose 606 Atelektasen 606 Emphyseme 607 Emphysematöse Läsionen 610
11.1.3	**Neoplastische Läsionen** 580 Gutartige Tumoren 580 Bösartige Tumoren 581		
11.2	**Rachen** 582	11.5.3	**Entzündliche Läsionen** 611 Pneumonien 611 Lungentuberkulose 622 Sarkoidose 628 Staublungenkrankheiten 628 Interstitielle Lungenfibrose 632
11.2.1	**Ontogenetische Läsionen** 582		
11.2.2	**Entzündliche Läsionen** 583 Akute Tonsillitis 583 Chronische Tonsillitis 584 Nekrotisierende Tonsillitis 584		
11.2.3	**Neoplastische Läsionen** 585	11.5.4	**Neoplastische Läsionen** 636 Gutartige Tumoren 636 Bronchialkarzinome 636 Bronchuskarzinoid 640 Metastasen 641
11.3	**Kehlkopf** 587		
11.3.1	**Entzündliche Läsionen** 588 Larynxödeme 588 Akute Laryngitis 588 Chronisch unspezifische Laryngitis 588 Laryngitis tuberculosa 589	**11.6**	**Brustfell** 642
		11.6.1	**Funktionelle Läsionen** 642 Pneumothorax 642 Hydrothorax 642 Hämatoserothorax 643 Chylothorax 643
11.3.2	**Neoplastische Läsionen** 589 Larynxpapillome 589 Larynxkarzinom 590	11.6.2	**Entzündliche Läsionen** 643 Pleuritis sicca 643 Pleuritis exsudativa 644
11.4	**Tracheobronchialsystem** 592	11.6.3	**Neoplastische Läsionen** 644 Lokalisierter fibröser Pleuratumor 644 Malignes Pleuramesotheliom 644 Metastasen 647
11.4.1	**Ontogenetische Läsionen** 592		
11.4.2	**Metabolische Läsionen** 592 Bronchusstenosen 592 Bronchiektasen 593		
11.4.3	**Entzündliche Läsionen** 595 Akute Tracheobronchitis 595 Akute Bronchitis 596 Chronische Bronchitis 596 Bronchiolitis 597 Asthma bronchiale 599		
11.4.4	**Neoplastische Läsionen** 600		

Nase und Nasennebenhöhlen

Da die Einatmungsluft oft nicht der Körpertemperatur angepasst ist und reichlich belebte und unbelebte Stoffe enthält, die für den Organismus schädlich sein können, weist das Luftleitungssystem des Respirationstraktes in seinem Anfangsteil gewissermaßen eine Klimaanlage auf. Diese sorgt über eine venöse Gefäßschlange für die entsprechende Aufwärmung, über eine Schleimabsonderung für die Befeuchtung und über den Mukoziliarapparat für die Reinigung.

Diese funktionelle Gewebsanordnung macht verständlich, weshalb **entzündliche Läsionen** in Form von Rhinitiden und Sinusitiden zu den häufigsten Erkrankungen der Nase und der Nasennebenhöhlen gehören. *Akut* werden sie durch eine übertriebene Abwehrreaktion gegenüber Allergenen wie Blütenpollen (Heuschnupfen), durch eine vasomotorische Fehlsteuerung oder viralbakterielle Invasionen ausgelöst, wobei eine angeborene oder erworbene Störung der Zilienmotilität das Aufflammen einer Entzündung begünstigt. Bei *chronischen* Entzündungsverläufen dominieren überschießend hyperplastische oder verkümmernd atrophische Reaktionsmuster der Schleimhäute, die je nach Ätiologie von *granulomatösen* Entzündungsreaktionen überlagert werden können. Die hyperplastischen Rhinitisformen können in ihrer Maximalvariante ebenso **tumorartige Läsionen** hervorrufen wie die Acne rosacea in Form des Rhinophyms, was einmal mehr die rege Verknüpfung der entzündlichen und tumorartigen Läsionen belegt.

Bei den **neoplastischen Läsionen** dominieren die Papillome. Sie sind gelegentlich virusassoziiert und gehen ähnlich wie ein Teil der *Nasenkarzinome* auf Holz- oder Nickelstaubexpositionen zurück. Schließlich manifestieren sich in dieser äußersten Region des Respirationstraktes manchmal auch *periphere T-Zell-Lymphome* in Form des letalen Mittelliniengranuloms, die wie die Karzinome im Nasenrachen oft Epstein-Barr-Virus-assoziiert sind.

Entzündliche Läsionen

Akute Rhinitis

Die akuten Rhinitisformen haben im Gegensatz zu den chronischen meist eine virale oder allergische Genese und gehen dann mit einer serös-schleimigen (= katarrhalischen) Entzündungsreaktion einher, die sich klinisch in einer Verstopfung der oberen Atemwege und einem Schnupfen äußert. Die bakteriellen Rhinitiden (meist als Superinfektion) gehen dagegen mit einer katarrhalisch-eitrigen Entzündung (= Rhinitis mucopurulenta, S. 215) einher.

Rhinitis viralis

Siehe seröse Entzündungsformen (S. 211).

Rhinitis vasomotorica

Pathogenetisch beruht sie auf einer Überempfindlichkeit der Nasenschleimhaut gegenüber Faktoren wie Temperaturwechsel, Luftfeuchtigkeitsänderung, Alkohol, Staub, seelische Belastung, hormonelle Dysbalance.

Morphologie: serös-katarrhalische Entzündung.

Rhinitis allergica

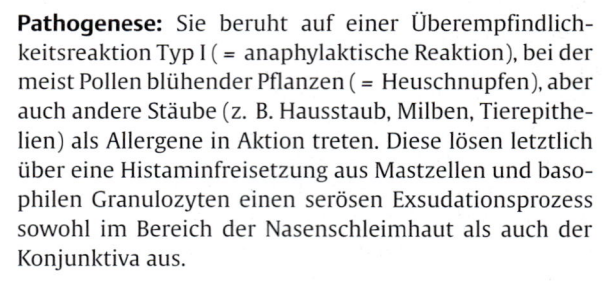

Pathogenese: Sie beruht auf einer Überempfindlichkeitsreaktion Typ I (= anaphylaktische Reaktion), bei der meist Pollen blühender Pflanzen (= Heuschnupfen), aber auch andere Stäube (z. B. Hausstaub, Milben, Tierepithelien) als Allergene in Aktion treten. Diese lösen letztlich über eine Histaminfreisetzung aus Mastzellen und basophilen Granulozyten einen serösen Exsudationsprozess sowohl im Bereich der Nasenschleimhaut als auch der Konjunktiva aus.

Morphologie: Das Stroma der Nasenschleimhaut ist mit dem serösen Exsudat (= Ödem) durchtränkt und mit Eosinophilen, Lymphozyten und Plasmazellen durchsetzt. Das respiratorische Epithel zeigt eine hyalin aufgequollene Basalmembran sowie eine Becherzellvermehrung; die ortsständigen Schleimdrüsen sind hypertrophiert (Abb. 11.**1**).

Chronische Rhinitis

Eine immer wieder auftretende allergische Rhinitis oder eine langdauernde Schleimhautreizung durch Schadstoffe oder durch Fehlbelüftung der Nase (z. B. Septumdeviation) geht mit der Zeit in eine chronische und unspezifische Entzündung über, die entweder von einer polypösen Hypertrophie oder einer Atrophie der Schleimhaut begleitet wird (Abb. 11.**2**). Daneben findet man in selteneren Fällen auch chronisch-granulomatöse Entzündungen der Nasenschleimhaut.

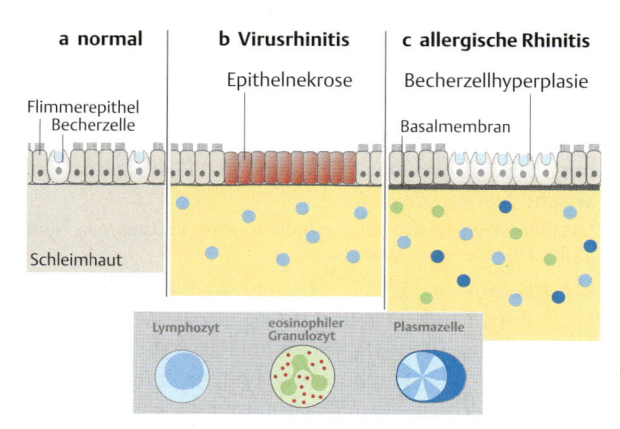

Abb. 11.1 Akute Rhinosinusitisformen:
a Normalschleimhaut mit Flimmerepitheldecke;
b virale Form mit Epithelnekrose (rot) und Lymphozyteninfiltrat;
c allergische Form mit Becherzellmetaplasie, Basalmembranverdickung sowie Infiltration durch Eosinophile, Lymphozyten und Plasmazellen.

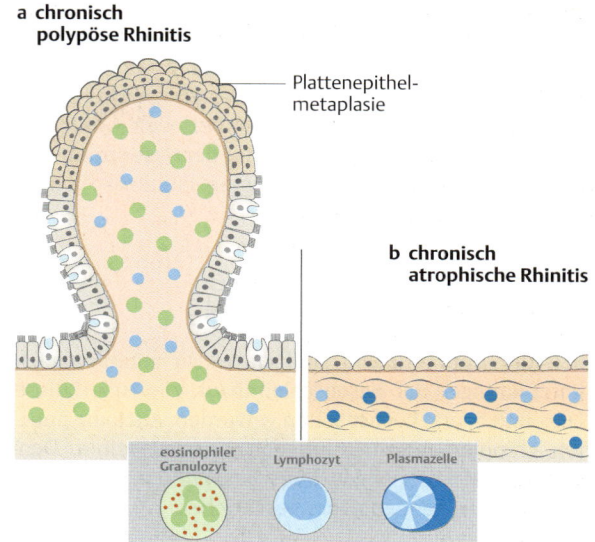

Abb. 11.2 Chronische Rhinosinusitisformen:
a polypöse Form mit Plattenepithelmetaplasie und Eosinophilie;
b atrophische Form mit Plattenepithelmetaplasie.

Chronisch hyperplastische (polypöse) Rhinitis

Pathogenese und Ätiologie: Die zugrunde liegende Gewebereaktion weist zwar auf eine allergische Genese hin, die wenigsten Patienten sind aber Atopiker, und nur 0,5 % aller Atopiker leiden an Nasenschleimhautpolypen; die Ätiologie ist somit noch nicht geklärt.

Morphologie: In der oft polypenartig geschwollenen Schleimhaut (= chronisch polypöse Rhinitis/Sinusitis; Abb. 11.3) findet man hyperämische Gefäße, ein lymphoplasmozytäres Infiltrat, zum Teil in Form von Lymphfollikeln, und eine Hyperplasie der Schleimdrüsen und Becherzellen (Abb. 11.2 a). Eine Infiltration mit eosinophilen Granulozyten verrät die Überempfindlichkeitsreaktion. Durch die chronische Entzündung wird das respiratorische Epithel mehrschichtig (= regeneratorisches Epithel) und/oder wandelt sich in das physikalisch-chemisch robustere Plattenepithel (= Plattenepithelmetaplasie) um. Je länger eine chronisch polypöse Rhinitis oder Sinusitis besteht, desto mehr ist das Schleimhautstroma sklerosiert.

+ Klinik: Verlegung der oberen Atemwege (Behinderung der „Nasenatmung"), Behinderung der Nasennebenhöhlenbelüftung.

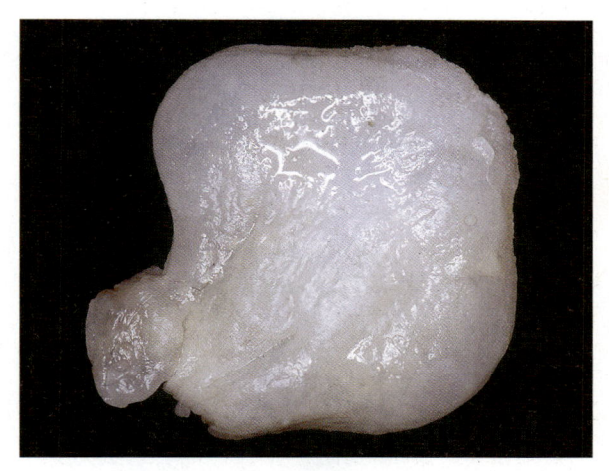

Abb. 11.3 Inflammatorischer Nasen(schleimhaut)polyp.

Chronisch atrophische Rhinitis

Pathogenese: Die pathogenetisch entscheidenden Faktoren der einzelnen chronisch atrophischen Rhinitisformen sind in Tab. 11.1 aufgeführt.

Tabelle 11.1 Pathogenetische Faktoren der chronisch atrophischen Rhinitisformen

Rhinitisform	Epidemiologie	Pathogenetische Faktoren
Rhinitis sicca anterior		staubige, trockene, heiße Luft; Teilkomponente des Sicca-Syndroms (S. 191)
Rhinitis atrophicans nonfoetida	♂ >> ♀; oft in Pubertät beginnend	staubige, trockene, heiße Luft; weiter Meatus nasi, Infektionen, Urämie, Bronchiektasen
Rhinitis atrophicans foetida	♀; meist in der Pubertät beginnend	Klebsiella-pneumoniae-ssp.-ozaenae-Infektion

Morphologisch steht die fortschreitende Atrophie der Schleimhaut mit Plattenepithelmetaplasie, entzündlicher Veröden der Terminalgefäße und Atrophie des Muschelknochens im Vordergrund. Das eingedickte Sekret kann sekundär mit Fäulniskeimen besiedelt werden, so dass ein süßlich-fauliger Geruch aus der Nase strömt, was dieser Rhinitisform auch den Namen „Stinknase" eingetragen hat (Abb. 11.**2 b**).

11.1.1.3
Granulomatöse Rhinitis

Seit der Antibiotikaära sind chronisch granulomatöse Entzündungen der Nasenschleimhaut, wie Tuberkulose, Lues und Lepra, höchst selten geworden. Auch die anderen granulomatösen Rhinitisformen sind selten. Dennoch werden sie wegen ihres besonderen Krankheitswertes im Folgenden näher beschrieben.

Lupus vulgaris

Dieser ist eine tuberkulöse Hautmanifestation bei Hyperergie. Sie besteht in einem braunroten Knötchen, das im Hautniveau liegt und sich langsam destruierend ausdehnt. Der Lupus vulgaris heilt narbig unter Zerstörung akralen Gewebes (Mutilation) ab. Er bewirkt im Nasenbereich eine Zerstörung des knorpeligen Nasenseptums, was klinisch als Totenkopfgesicht (Abb. 11.**4**) imponiert (psychische Belastung!).

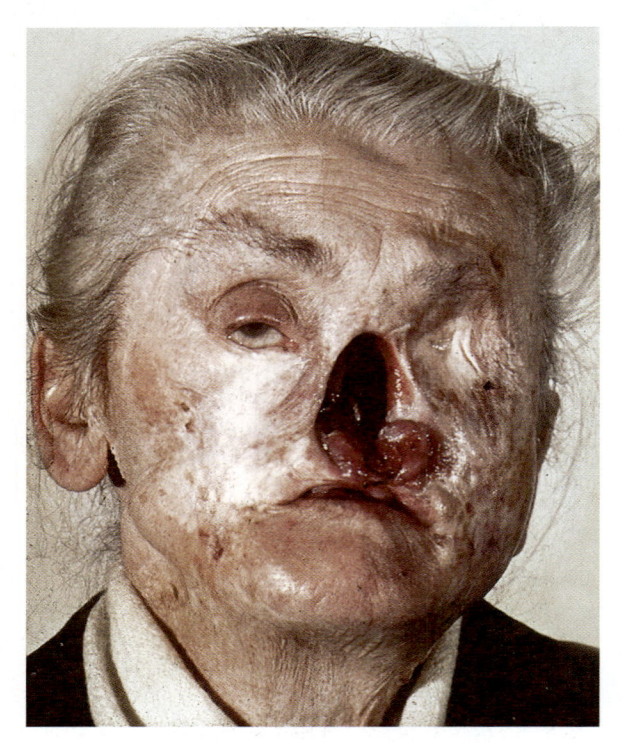

Abb. 11.**4** **Lupus vulgaris** bei Rhinitis tuberculosa mit Nasenseptumzerstörung (Original: Mittermayer).

Rhinosklerom

Ätiologie: Diese chronisch progressive granulomatöse Rhinitis wird durch den Erreger Klebsiella pneumoniae ssp. rhinoscleromatis (S. 254) verursacht, der wegen seiner Schleimkapsel der Abtötung durch Phagozytose entwischt.

Das Rhinosklerom ist in unseren Breiten selten, in Osteuropa, Nordafrika und Indonesien häufiger.

Morphologisch bildet die entzündlich veränderte Schleimhaut polypöse und fibrosierende Wucherungen mit Plattenepithelmetaplasien und Ulzerationen an der Oberfläche. Im lymphoplasmozytären Infiltrat findet man zahlreiche Makrophagen mit einem wabigen Zytoplasma (= Phagosomenreichtum), die Klebsiellen enthalten (= Mikulicz-Zellen).

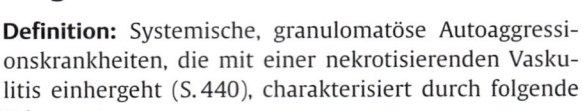

Wegener-Granulomatose

Definition: Systemische, granulomatöse Autoaggressionskrankheiten, die mit einer nekrotisierenden Vaskulitis einhergeht (S. 440), charakterisiert durch folgende Trias:
- akute nekrotisierende Granulome im oberen (Nasen-, Mundrachen) und/oder unteren (Lunge) Respirationstrakt,
- fokal nekrotisierende, teilweise granulomatöse Vaskulitis kleiner Arterien,
- nekrotisierende (pauciimmune) Glomerulonephritis.

Fälle, bei denen diese Trias nur teilweise ausgeprägt ist, werden als limitierte Wegener-Granulomatose bezeichnet. (Insgesamt seltene Erkankung, ♂ > ♀, Bevorzugung der 4. Lebensdekade.)

Pathogenese: Diese Systemerkrankung beginnt mit einem fieberhaften Infekt, der meist in den oberen Atemwegen (= rhinogene Granulomatose) und manchmal metachron in der Lunge selbst (= pulmogene Granulomatose) lokalisiert ist. Sie geht typischerweise mit einer granulomatösen Entzündung und einer nekrotisierenden Vaskulitis (S. 440) einher.

Morphologie: Die Granulome beim Morbus Wegener sind entweder diskret und bestehen aus Histiozytenagglomeraten, untermischt mit einzelnen Riesenzellen, oder konfluieren zu geographisch konfigurierten Nekrosen, die von einem Histiozytenwall und einem lymphoplasmozytären Infiltrat mit geordneten und ungeordneten Riesenzellen und neutrophilen, gelegentlich auch eosinophilen Granulozyten umgeben werden. Diese Granulome finden sich im Gewebe und sind auch Teilkomponente der Wegener-Vaskulitis, die in typischer Weise durch herdförmig segmentale, fibrinoide Nekrosen charakterisiert ist (Abb. 11.**5**). Als Folge davon werden die betroffenen Gefäße okkludiert, und das von ihnen versorgte Gewebe unterliegt einer infarktoiden Nekrose, so dass oberflächliche Gewebestrukturen wie die Rachenschleimhaut ulzerös, parenchymatöse Strukturen wie das Lungengewebe kavernös zerfallen.

11.1 Nase und Nasennebenhöhlen

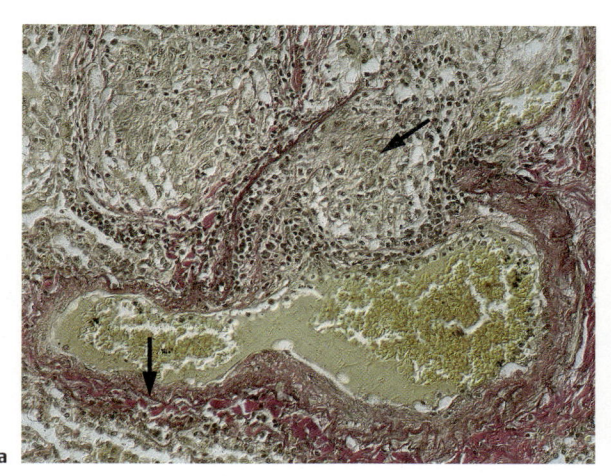

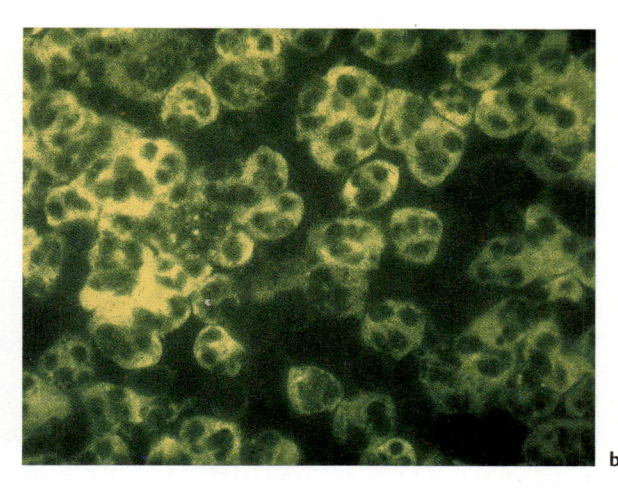

Abb. 11.5 Rhinogene Wegener-Granulomatose:
a Wegener-Vaskulitis: sektorförmig nekrotisierende Vaskulitis einer mittelkalibrigen Arterie mit histiozytär-epitheloidzelligen Granulomen (EvG, Vergr. 1:75);
b antizytoplasmatische Antikörper, dargestellt an humanen Granulozyten (beachte die Kernaussparung) nach Überschichtung mit Patientenserum (Anti-IgG gegen azurophile Granulozytengranula; Immunfluoreszenz, Vergr. 1:300; Original: Peter).

Klinik: Die Erkrankung verläuft stadienartig:
- **Initialstadium:** Fokales Entzündungsgeschehen mit lokoregionärer ulzeröser Rhinitis-Sinusitis und eitrig-blutigem Nasensekret in Begleitung einer nekrotisierenden Vaskulitis. Letztere kann bei einer Nasenknorpelnekrose zur Ausbildung einer Sattelnase führen (Schleimhautbiopsie!). Danach Ausdehnung auf den Nasenrachen und kanalikuläre Ausbreitung in Form einer Laryngotracheobronchitis → Ausdehnung auf die Lunge in Form knötchenförmiger Läsionen. Eventuell Mikrohämaturie wegen Glomerulonephritis.
- **Generalisationsstadium:** Die granulomatös nekrotisierende Entzündung greift vor allem auf folgende Organe über:
  - *Lunge:* in Form knotiger und/oder konfluierender, zur Kavernisierung neigender Nekrosen und alveolärer Lungenblutung;
  - *Niere:* in Form einer Immunkomplexnephritis (S. 826) mit Mikrohämaturie;
  - *Gefäße:* in Form einer systemischen Vaskulitis.

Prognose: Ohne Therapie erfolgt der Tod nach 1 Jahr.

11.1.1.4
Sinusitis (paranasalis)

Pathogenese: Eine akute oder chronische Entzündung der Nasennebenhöhlen (= Sinusitis) kann
- *rhinogen* (primäre Rhinitis),
- *sinogen* (= Entzündungsübergriff von einer Nasennebenhöhle auf die andere),
- *odontogen* (primäre Entzündung im Zahnwurzelbereich) oder
- *hämatogen* bei Allgemeininfektion

verursacht sein. Die Chronifizierung einer Sinusitis wird zum einen durch Störungen des Sekretabflusses infolge Septumdeviation, enger Ostien, gestörter mukoziliärer Reinigungsfunktion (s. Immotile-Zilien-Syndrom, S. 31) und vorbestehender allergischer Rhinitis begünstigt und zum anderen durch Typ und Virulenz des Erregers beeinflusst. Die formale Pathogenese der Sinusitis entspricht derjenigen der Rhinitis.

Komplikationen einer eitrigen Sinusitis:
1. *Sinusempyem* mit Eiteransammlung in den Sinus,
2. *Osteomyelitis* und subperiostale Abszessbildung und Fistelung,
3. *Orbitalphlegmone* bzw. Orbitalabszess,
4. *subdurale oder epidurale Abszesse*, Leptomeningitis und Hirnabszesse,
5. *Mukozelenbildung* durch Ostienverschluss mit konsekutivem Sekretstau und Höhlenausweitung, bei entsprechender Eiteransammlung resultiert eine Pyozelenbildung,
6. *Pilzbesiedelung* (z.B. durch Aspergillus fumigatus: Höhlenaspergillose).

11.1.2
Tumorartige Läsionen

Zu ihnen gehören die häufigen „Polypen" der Nasenschleimhaut in Form der sinuchoanalen Polypen, die bereits im Rahmen der chronisch-hyperplastischen Rhinitis besprochen worden sind, sowie das Rhinophym.

Rhinophym

Definition und Pathogenese: Dies ist die Maximalvariante einer Acne rosacea, die sich bei Männern nach der 5. Lebensdekade bemerkbar macht und sich auf die Nase konzentriert. Auslösende Faktoren sind: Alkohol („Weinnase"), heiße Getränke und Speisen sowie Gewürze. Ätiologisch wird eine Allergie auf die parasitären Talgdrüsenmilben (= Demodex folliculorum) angenommen.

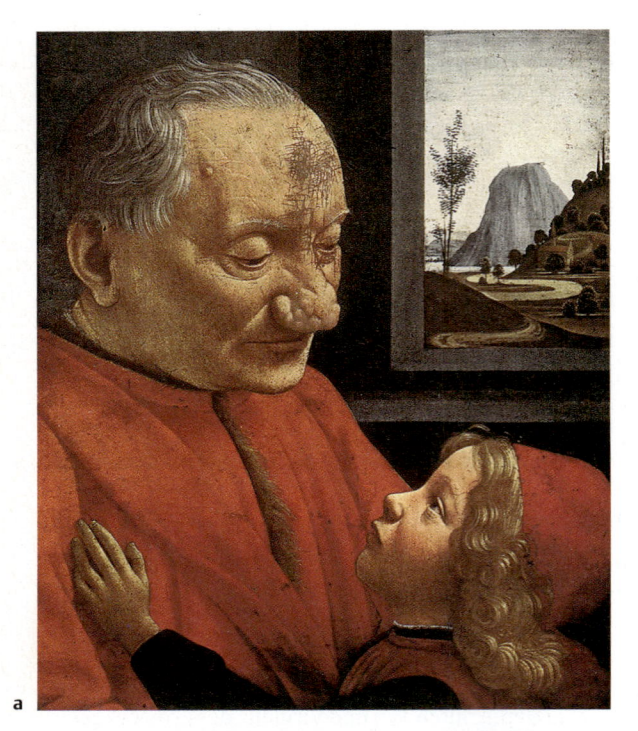

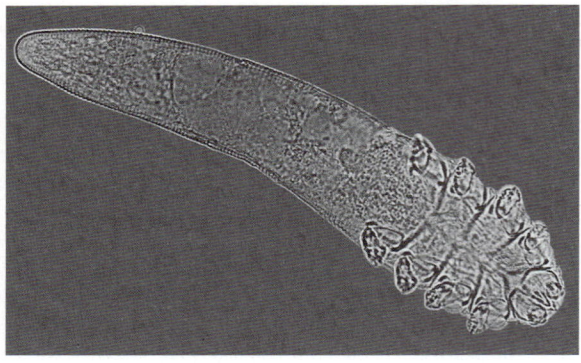

Abb. 11.6 **Rhinophym:**
a Kartoffelnase: Von D. Ghirlandaio im Jahr 1488 n.Chr. im Bild „Großvater und Enkel" festgehalten. Ein literarisch-prominentes Opfer dieser Erkrankung war Ovidius naso (!), der weinselige Dichter und Verfasser der Ars amandi (Liebeskunst).
b Demodex folliculorum: Die Talgdrüsenmilbe als mutmaßlicher Mitverursacher des Rhinophyms. Parasit aus dem Talg der Nasenhaut isoliert (Vergr. 1:200; Original: Schaefer).

Morphologisch findet man eine knollenartige Verunstaltung der Nase („Kartoffelnase"), der histologisch eine Talgdrüsenhyperplasie mit Verstopfung der Ausführgänge durch Hornmassen zugrunde liegt, begleitet von einem chronischen Entzündungsinfiltrat mit Teleangiektasien (Rötung = Rosazea) (Abb. 11.**6**).

11.1.3
Neoplastische Läsionen

Auch von den Geweben der Nase, weniger der paranasalen Sinus, gehen gelegentlich benigne und auch maligne Tumoren aus, die sich in ihrem biologischen Verhalten und histologischen Aufbau nicht von den entsprechenden Tumoren anderer Körperregionen unterscheiden (Abb. 11.**7**).
Bei den gutartigen Tumoren der Nasenregion machen die Nasenpapillome den Hauptanteil aus. Sie kommen in zwei histologischen Spielarten vor: als Plattenepithelpapillom und als Übergangsepithelpapillom; sie sind größtenteils virusassoziiert (HPV-Typ 6/11; S. 242).

11.1.3.1
Gutartige Tumoren

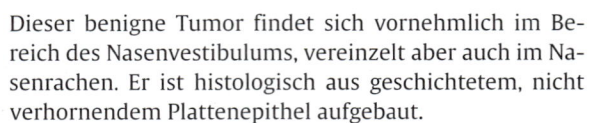

Plattenepithelpapillom

Dieser benigne Tumor findet sich vornehmlich im Bereich des Nasenvestibulums, vereinzelt aber auch im Nasenrachen. Er ist histologisch aus geschichtetem, nicht verhornendem Plattenepithel aufgebaut.
Altersgipfel: 5.–6. Lebensdekade. ♂ > ♀

Übergangsepithelpapillom

Syn.: Papillom der Schneider-Membran, Transitorialzellpapillom

Pathogenetisch werden bei diesem benignen Tumor eine chronische Entzündung (vgl. Nickelexposition, S. 637) sowie eine virale Beteiligung diskutiert. Er macht 25 % aller Nasenhöhlentumoren aus und geht vom respiratorischen Epithel aus.
Altersgipfel: 3.–4. Lebensdekade. ♂ : ♀ = 2 : 1.

Morphologie: Das Übergangsepithelpapillom ist meist in einer Nasenhöhle lokalisiert und kann sich auf die Umgebung ausdehnen oder multipel auftreten. Es sieht äußerlich wie ein Polyp aus, hat eine grauweiße Schnittfläche und blutet leicht. Das Übergangsepithelpapillom hat zwei Wachstumsmuster:

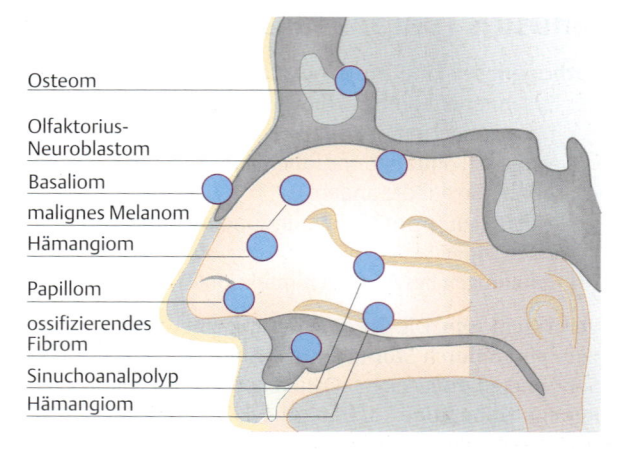

Abb. 11.**7** Lokalisation der wichtigsten Nasen- und Nasennebenhöhlentumoren.

- *Exophytischer Typ*: Er wächst mit blumenkohlartiger Oberfläche pilzförmig über das Mukosaniveau (Sonderform: Zylinderepithelpapillom).
- *Invertierter Typ*: Er wächst mit glatter Oberfläche endophytisch unter das Mukosaniveau; Lokalisation: laterale Wand Nase/Paranasalsinus. Er muss wegen seiner hohen Rezidivquote möglichst radikal entfernt werden.

Histologisch zeigt der Tumor gefältelte Bänder aus Zylinderepithel mit Plattenepithelmetaplasien auf einem locker faserigen Stroma. Regressive Veränderungen und entzündliche Stromainfiltrate kommen vor. Beim invertierten Typ findet man auch Plattenepitheldysplasien (S. 362) und Zellatypien. Er gilt deshalb als potenziell maligne.

> **Klinisch** bildet das Übergangsepithelpapillom (vor allem der invertierte Typ) meist (70%) Rezidive und geht schließlich bei 3% der Patienten in ein Übergangsepithelkarzinom über.

11.1.3.2
Bösartige Tumoren

Nasenkarzinome

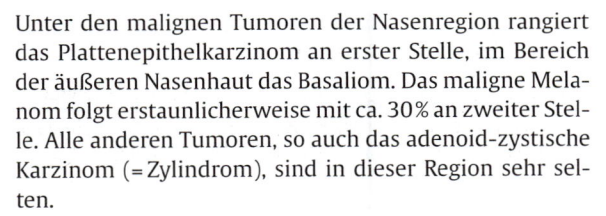

Unter den malignen Tumoren der Nasenregion rangiert das Plattenepithelkarzinom an erster Stelle, im Bereich der äußeren Nasenhaut das Basaliom. Das maligne Melanom folgt erstaunlicherweise mit ca. 30% an zweiter Stelle. Alle anderen Tumoren, so auch das adenoid-zystische Karzinom (= Zylindrom), sind in dieser Region sehr selten.

Pathogenese: Bei der pathogenetischen Erörterung der Nasenschleimhauttumoren sind Nickel und Holzstaub besonders hervorzuheben. Nickel ruft bei den Arbeitern der Nickel verarbeitenden Industrie über eine chronische Rhinitis und Plattenepithelmetaplasien schließlich Plattenepitheldysplasien hervor. Wenn diese nicht rechtzeitig zytologisch erkannt werden (Vorsorgeuntersuchung), gehen sie in Plattenepithelkarzinome über (als Berufserkrankung anerkannt: BeKV Nr. 4109). Ähnliches gilt für den Holzstaub, der bei entsprechender Exposition mit der Induktion von Adenokarzinomen vergesellschaftet ist (bei Eichen-/Buchenholzstaubexposition als Berufserkrankung anerkannt: BeKV Nr. 4203).
Die Plattenepithelkarzinome dieser Region wachsen zunächst lokal infiltrierend, metastasieren lymphogen und nur selten hämatogen.

Letales Mittelliniengranulom

Syn.: nasales angiozentrisches T-Zell-Lymphom; midline malignant reticulosis; malignes Mittelgesichtsgranulom; Granuloma gangraenescens

Definition: Periphere T-Zell-Neoplasie unter dem Bild eines granulomatösen Prozesses, der zum geschwürigen Zerfall des Mittelgesichts führt.

Pathogenese: Aus DNA- und immunhistochemischen Untersuchungen geht hervor, dass es sich um eine maligne Proliferation eines T-Lymphozyten-Klons handelt, die in eine monoklonale T-Zell-Neoplasie nach Art eines malignen Non-Hodgkin-Lymphoms vom peripheren Typ übergeht (S. 565). Bei der Tumorgenese des Mittelliniengranuloms spielen meist Epstein-Barr-Viren (vor allem in China und Japan) eine entscheidende Rolle.

Morphologie: Das Granulom ist meist im Nasenvestibulum oder -septum lokalisiert. Das zelluläre Infiltrat setzt sich aus atypischen Lymphozyten zusammen, die um eine kleine Vene herum gruppiert sind (= angiozentrisches Lymphom) und enthält in variabler Menge auch Plasmazellen und neutrophile Granulozyten. Das Mittelliniengranulom wird von ausgedehnten Nekrosen begleitet, die für die Zerstörung des umliegenden Gewebes verantwortlich sind. Im Gegensatz zu der Wegener-Granulomatose fehlen aber die Riesenzellen und die nekrotisierende Vaskulitis. Die gleiche Läsion kommt auch in der Lunge vor und wird dort als „lymphomatoide Granulomatose" bezeichnet.

> **Therapie:** Lokale Bestrahlung → etliche Jahre krankheitsfrei.

Olfaktoriusneuroblastom

Syn.: Ästhesioneuroblastom

Definition: Seltener hochmaligner neuroendokriner Tumor aus der Gruppe der „Small-Round-Cell"-Tumoren mit Prädilektionsstelle im oberen Teil der Nasenhöhle. Er leitet sich von neuroendokrinen Zellen der Olfaktoriusschleimhaut her.

Morphologie: Der Tumor wächst in läppchenartig gegliederten Nestern proliferierender neuroblastenartiger Zellen mit interzytoplasmatischem fibrillärem Hintergrund und umgebendem Bindegewebestroma. Pseudorosettenartige Zellformationen kommen vor. Immunhistochemisch exprimieren die Tumorzellen meist Synaptophysin, oft auch neuronenspezifische Enolase und Chromogranin. Die vorwiegend in der Zellnestperipherie vorkommenden Stützzellen exprimieren das S-100-Antigen.

Pathologische TNM-Klassifikation der Kieferhöhlentumoren:

pT1	Tumor auf Antrumschleimhaut begrenzt, keine Knochenarrosion,
pT2	Tumor infiltriert Infrastruktur, harter Gaumen, Nase,
pT3	Tumor infiltriert entweder Wange, Orbitaboden, Ethmoid, Kieferhöhlenwand,
pT4	Tumor infiltriert Orbitainhalt und benachbarte Strukturen,
pN1	ipsilaterale, solitäre Lymphknotenmetastase ≤ 3 cm,
pN2	ipsilaterale, solitäre oder multiple Lymphknotenmetastase > 3 cm bis 6 cm,
pN3	Lymphknotenmetastase > 6 cm.

Nasopharyngealtumoren: Siehe S. 586.

> **Klinik:** Diese Tumoren haben eine große Metastasierungsneigung. Chirurgische Resektion in Kombination mit Chemotherapie schafft Rezidivfreiheit für 10 Jahre und mehr.

11.2 Rachen

Der Rachen (= Pharynx) lässt sich in drei Etagen aufteilen: den Nasopharynx (= Epipharynx), den Oropharynx (= Mesopharynx) und den Hypopharynx (= Kehlkopfrachen). Sein struktureller Werdegang ist eng mit der Rückbildung der Kiemenbögen und -taschen verbunden. Eine Störung dieses Prozesses führt zu **ontogenetischen Läsionen** in Form der Halszysten und -fisteln.

Der Rachen enthält in Form der Rachen-, Gaumen- und Zungenmandeln, die zum mukosaassoziierten lymphatischen Gewebe (= MALT) zählen und zusammen den lymphatischen Rachenring bilden, ein wichtiges Funktionselement. Ihm kommt die Rolle eines Wach-und Sicherheitsdienstes zu, der sich mit einwandernden Mikroorganismen auseinander zu setzen hat. Demzufolge gehören die **entzündlichen Läsionen** zu den klinisch häufigsten Reaktionsmustern dieser Region. Sie gehen mit einer tumorartigen Gewebevermehrung einher und engen diesen Bereich des Respirationstraktes ein, was folglich als Enge (= *Angina*) bezeichnet wird. Unter den **neoplastischen Läsionen** werden das *juvenile Angiofibrom* wegen seiner Assoziation mit dem Adoleszentenalter und das *Nasopharyngealkarzinom* wegen seiner nicht seltenen Assoziation mit Epstein-Barr-Viren besonders hervorgehoben.

11.2.1 Ontogenetische Läsionen

Die embryologische Entwicklung des Pharynx aus dem Kiemendarm durchläuft verschiedene Stadien mit Umwandlung und Rückbildung der Kiemenbögen und der Kiementaschen (= Schlundtaschen). Störungen dieser Vorgänge rufen angeborene Fehlbildungen hervor, von denen die Halsfisteln und Halszysten hervorzuheben sind (zur Definition von Fistel und Zyste s. S. 224, S. 302):

Laterale Halsfistel

Pathogenese: Laterale Halsfisteln sind angeboren und beruhen auf einer Entwicklungsstörung des Kiemenbogenapparates in Form einer Persistenz von Kiemengängen.

Morphologie: Die lateralen Fisteln münden über dem Vorderrand des M. sternocleidomastoideus. Der Fistelgang reicht bis ins Tonsillenbett, wird durch Platten- und Zylinderepithel ausgekleidet und ist rundzellig infiltriert.

✚ **Klinik:** Die lateralen Halsfisteln rezidivieren postoperativ bei 10 % der Patienten.

Laterale Halszyste

Pathogenetisch leiten sie sich wie die lateralen Halsfisteln von Residuen des Kiemenbogenapparates ab. Daneben wird eine Zystenbildung von heterotopem Speicheldrüsenepithel sowie eine Verlagerung von Nasopharynxepithel diskutiert; dagegen sprechen aber die meist fehlenden Sinusstrukturen im lymphatischen Anteil der Zystenwand.

Morphologie: Die lateralen Halszysten liegen oft im Bereich des Sternokleidomastoideus-Vorderrandes, wo auch meist ihre Fistelgänge münden. Diese Zysten werden zunächst von einem respiratorischen Flimmerepithel ausgekleidet, das sich zum Zeitpunkt der klinischen Manifestation aber meist metaplastisch in Plattenepithel transformiert hat, so dass in der Zystenflüssigkeit massenhaft Hornschuppen gefunden werden. Außen wird das Epithel von tonsillenartig organisiertem lymphatischen Gewebe ohne Sinus ummantelt.

✚ **Differenzialdiagnose:** Okkulte Tonsillen- und Hypopharynxkarzinome können gelegentlich „laterale Halszysten" in Form zystischer Lymphknotenmetastasen imitieren.

✚ Die postoperative Rezidivquote ist mit etwa 1 % gering.

Mediane Halszyste

Pathogenese: Diese Halszysten stammen aus Resten eines nicht obliterierten Ductus thyreoglossus.

Morphologie: Die medianen Halszysten können naturgemäß vom Zungenbein bis zum Jugulum reichen und liegen in der Halsmitte. Sie sind meist von einem Zylinderepithel ausgekleidet und können gelegentlich in ihrer Wandung Schilddrüsengewebe enthalten.

✚ **Komplikationen:** Iatrogene Manipulationen sind in nahezu 90 % der Fälle die Ursache für eine Fistelbildung der medianen Halszysten (= mediane Halsfistel) und nur in 10 % der Fälle, meist bei Kleinkindern, führt eine infektbedingte Spontanperforation einer medianen Halszyste zu entsprechender Fistelung.

✚ Die postoperative Rezidivquote der medianen Halszyste ist mit nahezu 30 % sehr hoch.

Entzündliche Läsionen

Pharyngitis

Die Pharyngitis ist eine Entzündung der Rachenschleimhaut. Die *akute* Form hat meist eine virale Ätiologie und umfasst nur die oberflächliche Schleimhaut. Die *chronische* Pharyngitis hingegen beruht meist auf einer chronischen Schleimhautreizung durch Allergene oder physikalisch-chemische Faktoren (z.B. Tabakrauch). In diesem Falle reagieren auch die tieferen Gewebeschichten des Pharynx und führen wie bei der chronischen Rhinitis zu einer chronisch atrophischen oder chronisch hyperplastischen Entzündung.

Tonsillenhyperplasie

Syn.: adenoide Vegetationen, Adenoide

Pathogenese: Besonders im Kindesalter neigen die Rachen- und Gaumenmandeln zu einer oft hochgradigen Vergrößerung, der histologisch eine follikuläre Hyperplasie mit Entwicklung florider Sekundärfollikel zugrunde liegt. Sie ist das morphologische Korrelat einer im Kindesalter ausgeprägten immunologischen Reaktionsbereitschaft. Diese Tonsillenhyperplasie behindert die Nasenatmung und erzwingt eine Mundatmung.

+ **Komplikationen** vor allem der Mundatmung sind: Rhinopharyngobronchitis, Karies, Sprachbehinderung, Gaumendeformation, Tubenventilationsstörung mit Hörbehinderung infolge eines Seromukotympanons und chronisch-rezidivierender Otitis media (S. 215).

Akute Tonsillitis

Allgemeine Pathogenese: Wegen seiner anatomischen Lage und seinem einheitlichen Gewebeaufbau erkrankt bei Infektionen durch unspezifische Erreger meist der gesamte lymphatische Rachenring. Dessen entzündliche Schwellung bewirkt eine nahezu konzentrische Einengung des Schlundes, was sich vor allem beim Schluckakt bemerkbar macht und als Angina (lat.: Enge) bezeichnet wird.

Wie bereits erwähnt, ist die Rachenregion durch verschiedene Vorkehrungen gegen eine Erregerinvasion gewappnet, es sei denn, die Erreger verfügen über spezielle Haftmechanismen. Dies trifft für einige Erreger zu (Tab. 11.2). Darüber hinaus ist es einigen Erregern im Bereich des oberen Respirationstraktes, vor allem bestimmten Viren, möglich, passiv durch Lücken im Epithelbelag in den Organismus einzudringen (= Persorption). Die darauf folgende Angina ist aber weniger Folge einer örtlichen Erregervermehrung, sondern beruht vielmehr auf folgender Kausalkette: primäre Virämie → Virusvermehrung in anderen Organen → sekundäre Virämie → Interferenz mit dem Immunsystem → Produktion von Antikörpern, die sowohl gegen die Viren als auch gegen bestimmte körpereigene Zellantigene gerichtet sind → Nekrose → bakterielle Superinfektion → Entzündungsperpetuierung mit Schwellung des lymphatischen Rachenrings.

Angina catarrhalis

Definition: Die katarrhalische Angina stellt die frühe Form einer bakteriellen Entzündung dar. Als Erreger kommen meist hämolysierende Streptokokken (= Strep-

Tabelle 11.2 Kausale Pathogenese der wichtigsten Angina- und Pharyngitisformen

Pharyngitis/Angina	Erreger	Invasionsmodus
Angina catarrhalis Angina lacunaris	pyogene Streptokokken (Staphylokokken)	Erreger-M-Protein → solide Bindung mit Pharynxepithel
Angina Plaut-Vincent (nekrotisierende Angina)	Treponema vincenti mit Fusobakterien und Mundflora (= „endogene Anaerobier")	lokale Ischämie (Nekrose) → Keimbesiedelung
Rachendiphtherie; (nekrotisierende Angina)	Corynebacterium diphtheriae	Erregerhaftung an Epithelrezeptor
Monozytenangina = Pfeiffer-Drüsenfieber; (nekrotisierende Angina)	Epstein-Barr-Virus (= DNA-Virus)	Erregerpersorption Lymphotropie B-Zell-Transformation T-Zonen-Hypertrophie
Maserntonsillitis; (nekrotisierende Angina)	Morbillivirus (= RNA-Virus)	Erregerpersorption Unterdrückung der zellgebundenen Immunität Riesenzellbildung Exanthem
Grippepharyngitis	Influenzaviren (Typ A, B)	Virushämagglutinin → Erregerhaftung an Epithelrezeptor Flimmerepithelschädigung bakterielle Superinfektion

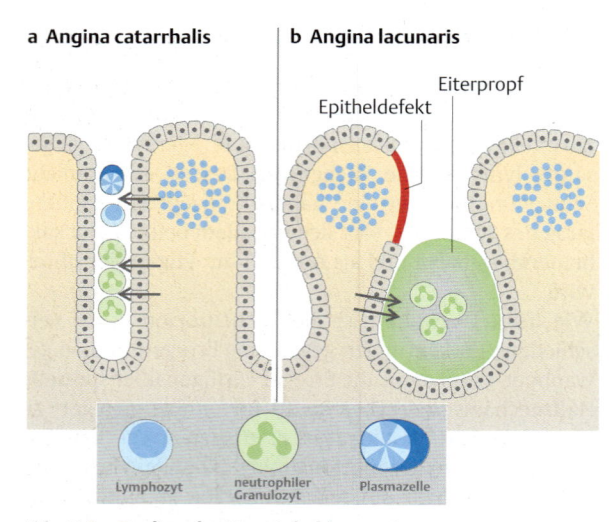

Abb. 11.8 Stadien der Streptokokkenangina:
a Angina catarrhalis mit serös-leukozytärer Reaktion;
b Angina lacunaris mit Epitheldefekten und eitrigen Tonsillarpfröpfen.

tokokkenangina) in Betracht (Tab. 11.2), wobei die Erreger aerogen oder durch Schleimhautkontakt (z.B. Küssen) übertragen werden und mit ihren Toxinen das Gewebe zerstören.

Morphologisch ist die betreffende Tonsille durch Hyperämie gerötet und geschwollen. Das tonsilläre Gewebe zeigt hyperplastische Lymphfollikel sowie eine Infiltration mit Lymphozyten und in zunehmendem Maße auch mit Granulozyten (= serös-leukozytäre Entzündungsreaktion). Meist klingt eine katarrhalische Angina nicht ab und geht in eine eitrige Angina über.

Angina lacunaris

Definition: Dies ist die eitrige Tonsillitisform, die sich pathogenetisch von der katarrhalischen Tonsillitis herleitet.

Morphologisch beherrscht eine fibrinös-eitrige Entzündungsreaktion die Szene, so dass Eiterpfröpfe aus proteolysierten Epithelien, Leukozyten, Fibrin und Bakterienkolonien in die tonsillären Krypten abgesondert werden, die auf der geröteten Tonsillenoberfläche als gelblichweiße Stippchen imponieren (Abb. 11.8).

+ **Komplikationen** treten je nach Erreger in Form von intra-, peri- und retrotonsillären Abszessen oder Phlegmonen auf und können in schweren Fällen bis zur tonsillogenen Sepsis reichen, was aber seit der Einführung der Antibiotikatherapie recht selten geworden ist. Immer noch gefürchtet ist die infektallergische Reaktion 2 Wochen nach einer Infektion mit β-hämolysierenden Streptokokken in Form des rheumatischen Fiebers (S. 1169).

Chronische Tonsillitis

Definition: Unter einer chronischen Tonsillitis versteht man klinisch eine allmählich entstehende, chronisch entzündliche Veränderung der Tonsille mit wechselnd starker klinischer Symptomatik, die innerhalb von Jahren zu lokalen oder allgemeinen Erkrankungserscheinungen führt.

Mit dieser klinischen Definition werden somit alle diejenigen chronisch entzündlichen Tonsillenveränderungen abgegrenzt, die zwar bei jedem erwachsenen „Tonsillenträger" vorkommen, aber keinen Krankheitswert besitzen.

Pathogenese: Die Abheilung der ulzerösen Kryptendefekte sowie der tonsillären Entzündungsschäden führt zusammen mit chronisch rezidivierenden Entzündungsschüben einerseits zur narbigen Zergliederung des Tonsillengewebes und andererseits zur Bildung von epithelausgekleideten Kryptenzysten. In diesen Zysten staut sich Zelldetritus an, in dem auch virulente Keime gleichsam „überwintern" können (Abb. 11.9, 11.10). Dies erklärt, weshalb von solchen keimbesiedelten Kryptenzysten und von der chronischen Peritonsillitis eine Fokalinfektion ausgehen kann, die Rezidive oder postinfektiöse Zweiterkrankungen hervorruft.

+ **Zweiterkrankungen:** Streptokokken sind schwache Antikörperbildner und erzeugen keine Immunität. Sie sind aber in der Lage, den Organismus zu sensibilisieren und eine infektallergische Zweiterkrankung hervorzurufen. Dazu gehört die Poststreptokokken-Glomerulonephritis (S. 827) sowie das rheumatische Fieber (S. 1169).

Nekrotisierende Tonsillitis

Bestimmte pathogene Keime und Viren (Tab. 11.2) führen zu einer nekrotisierenden Tonsillenentzündung. Ihre Pathogenese wird im Folgenden dargestellt:

Angina Plaut-Vincent

Pathogenese: Die auslösenden Erreger dieser Anginaform (Tab. 11.2) können als „endogene Anaerobier" nur dann in Aktion treten, wenn in der Mundhöhle eine nekrosebedingte Durchblutungsstörung (z.B. Gingivitis, nach Zahnextraktion) besteht.

Morphologisch ist diese Anginaform durch eine nekrotisierende Entzündungsreaktion gekennzeichnet, die meist an einem oberen Tonsillenpol als schmierig belegtes Ulkus beginnt, über Wochen anhält und auf die Gegenseite übergreifen kann.

Monozytenangina

Pathogenese: Das ätiologisch entscheidende Epstein-Barr-Virus infiziert die menschlichen B-Lymphozyten, so dass sie ein Membranantigen exprimieren, gegen das T-

11.2 Rachen   **585**

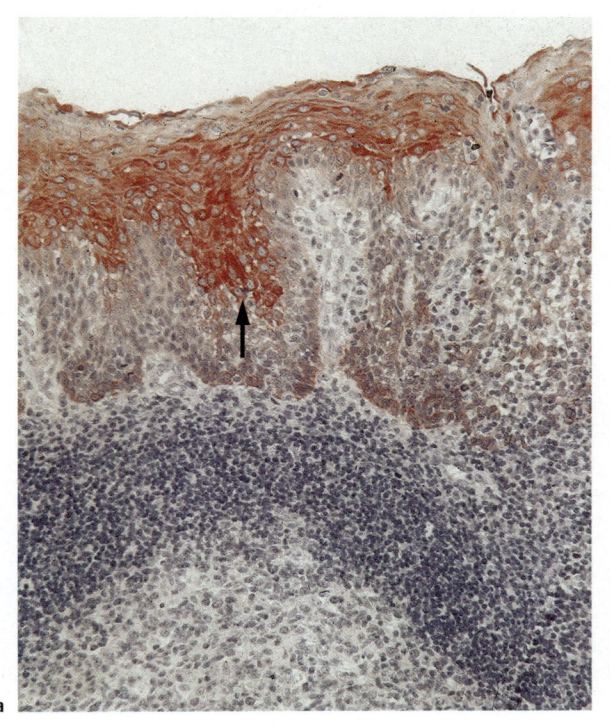

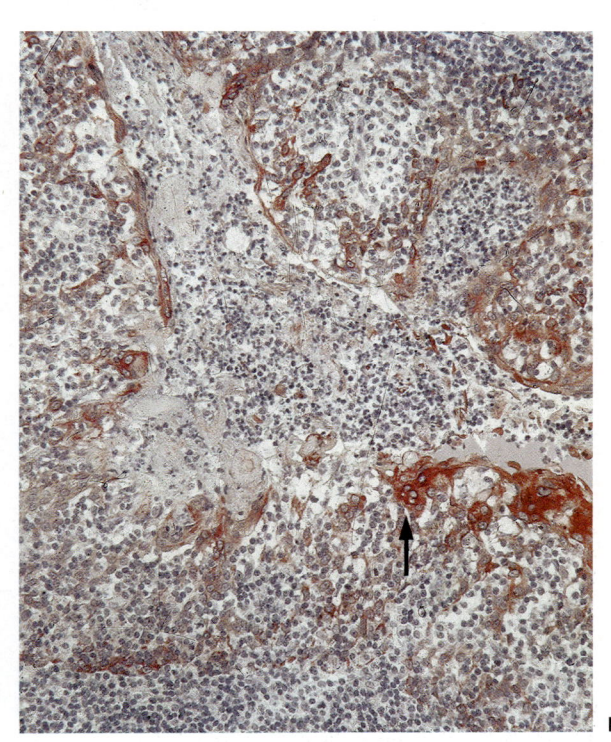

Abb. 11.**9** **Chronische Tonsillitis** (Immunhistochemie, Vergr. 1 : 100):
a Normale Tonsille mit intaktem, zum Teil spongiotisch aufgelockertem Krypten(platten)epithel oben; unten lymphatisches Gewebe;
b granulozytäre Durchwanderung des Kryptenepithels mit Zelldetritus in Krypte (rötliche Plattenepitheldarstellung mit dem Zytokeratinantigen Lu5).

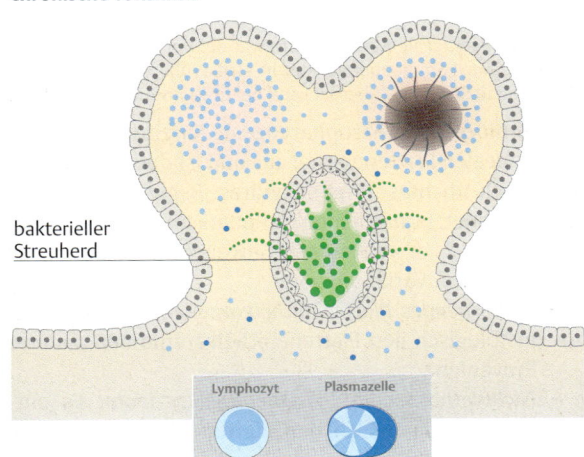

Abb. 11.**10** **Chronische (z. T. vernarbende) Tonsillitis** mit bakteriellem Streuherd (grün) in narbig abgeschnürten Krypten.

Zellen aktiviert werden (s. S. 241). Diese aktivierten T-Lymphozyten imponieren als monozytenartige Zellen (= Mononukleose); die Stimulation des T-Zell-Systems bewirkt eine Volumenvergrößerung der T-Zonen.

Morphologisch ist die Monozytenangina durch eine pseudomembranös nekrotisierende Angina gekennzeichnet und wird von einer Schwellung der Lymphknoten (= Pfeiffer-Drüsenfieber), Tonsillen, Leber und Milz sowie von einer Vermehrung atypischer Lymphozyten im Blut (= Mononucleosis infectiosa) begleitet. Das lymphatische Gewebe zeigt das histologische Bild einer bunten Pulpahyperplasie.

Masernangina

Pathogenese: Siehe S. 245.

Morphologisch fällt die Masernangina als eine nekrotisierende Tonsillitis auf. Sie markiert meist den Auftakt der Masern.

11.2.3
Neoplastische Läsionen

Unter dem Begriff **Rachentumoren** sind im Folgenden die Tumoren des Nasopharynx und Oropharynx (Abb. 11.**11**) zusammengefasst, zumal der lymphatische Rachenring sich auf beide anatomische Regionen ausdehnt. *Benigne* Weichteiltumoren können sowohl im Naso- als auch im Oropharynx vorkommen, sind aber verglichen mit den *malignen* Neoplasien (= 10%) wesentlich seltener. Von diesen malignen Rachentumoren sind nahezu zwei Drittel Karzinome. Dabei ist das Tonsillenkar-

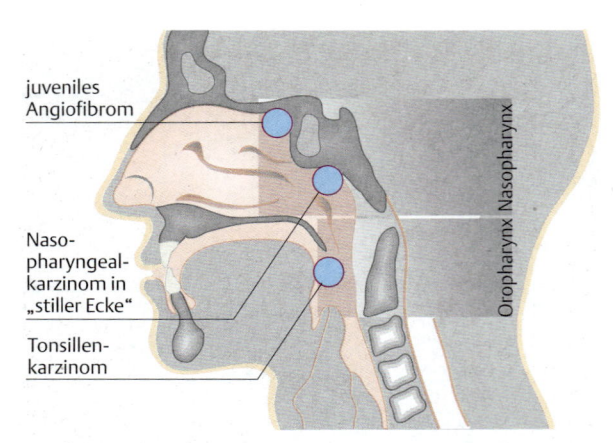

Abb. 11.11 **Tumoren im Nasopharynx- und Oropharynxbereich:** häufigste Lokalisation.

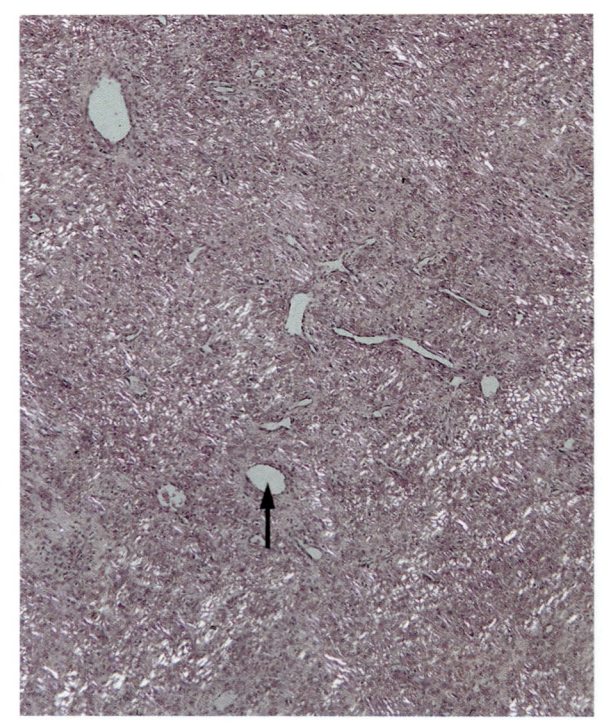

Abb. 11.12 **Angiofibrom** mit fibrös umscheideten, gewucherten Gefäßen (HE; Polarisationsoptik Vergr. 1 : 100).

zinom nach dem Larynxkarzinom der häufigste Tumor der oberen Atemwege. Darüber hinaus kann der lymphatische Rachenring naturgemäß Sitz eines malignen Lymphoms (in 25 % aller Rachenmalignome) oder einer leukämischen Manifestation sein. Schließlich können in der Rachenregion auch maligne Schleimhautmelanome (S. 963) vorkommen. Bei Kindern überwiegen Sarkome; sie machen 5 % aller Rachenmalignome aus.

Juveniles Angiofibrom

Pathogenese: Bei diesem benignen Tumor wird eine dyshormonelle Gefäßfehlbildung vermutet, die Testosteron-, aber keine Östrogen-/Progesteronrezeptoren enthält, von den Myofibroblasten ausgeht und nur bei Jünglingen bis zum Alter von 25 Jahren vorkommt.

Das juvenile Angiofibrom ist in unseren Breiten selten, im Fernen Osten häufiger anzutreffen.

Morphologie: Dieser Tumor wächst breitbasig von der hinteren Rachenwand zur Schädelbasis vor, hat eine weißlich-rötliche Schnittfläche und keine Bindegewebekapsel. Histologisch besteht er aus gewuchertem Blutgefäß mit dicker und dünner Wandung und fibröser Umschneidung und wird oberflächlich von einem respiratorischen Epithel, zum Teil mit Plattenepithelmetaplasien überzogen (Abb. 11.12). Regressive Veränderungen sind häufig.

Klinisch können die juvenilen Angiofibrome rezidivieren und sich nach der Pubertät spontan zurückbilden.

Nasopharyngealkarzinom

Pathogenese: Der Nasopharynx gilt als „stille Ecke" der malignen Neoplasien, weil seine primären Tumoren klein und symptomlos bleiben, bis sie durch Metastasen auf sich aufmerksam machen. Zu der offensichtlichen ethnischen Prädisposition (s. u.) kommt noch eine virale Genese hinzu, zumal die DNA des Epstein-Barr-Virus in allen nasopharyngealen Tumorzellen (aber nicht in den Lymphozyten des Begleitinfiltrates) nachgewiesen werden kann (S. 241).

Das nasopharyngeale Karzinom ist zwar auf der westlichen Hemisphäre selten, kommt aber gehäuft in Afrika (überwiegend bei Kindern) und in Südchina (überwiegend bei Erwachsenen) vor.

Morphologie: Das nasopharyngeale Karzinom geht vom pharyngealen Plattenepithel aus und ist durch ein unterschiedlich dichtes lymphozytäres Begleitinfiltrat gekennzeichnet. Es hat seinen Hauptsitz im Dach des Nasopharynx und kommt je nach Gewebedifferenzierung in folgenden drei Varianten vor:

- *Verhornendes Plattenepithelkarzinom:* Es entspricht histologisch den Plattenepithelkarzinomen anderer Provenienz.
- *Nichtverhornendes Plattenepithelkarzinom:* Es entspricht histologisch den Plattenepithelkarzinomen anderer Provenienz.
- *Anaplastisches Karzinom* (Syn.: *lymphoepitheliales Karzinom*): In diesem Falle liegen die unscharf begrenzten Tumorzellen in einem synzytialen Zellverband zusammen. Ihre Kerne haben prominente Nukleolen. Das Karzinom geht vom tonsillären Kryptenepithel aus und ist durch ein dichtes lymphozytäres Infiltrat gekennzeichnet, das als Immunreaktion auf ein virales Antigen aufgefasst wird. Dieser Karzinomtyp kommt außer im Nasopharynx auch im Hypopharynx und in den Tonsillen vor (Abb. 11.13).

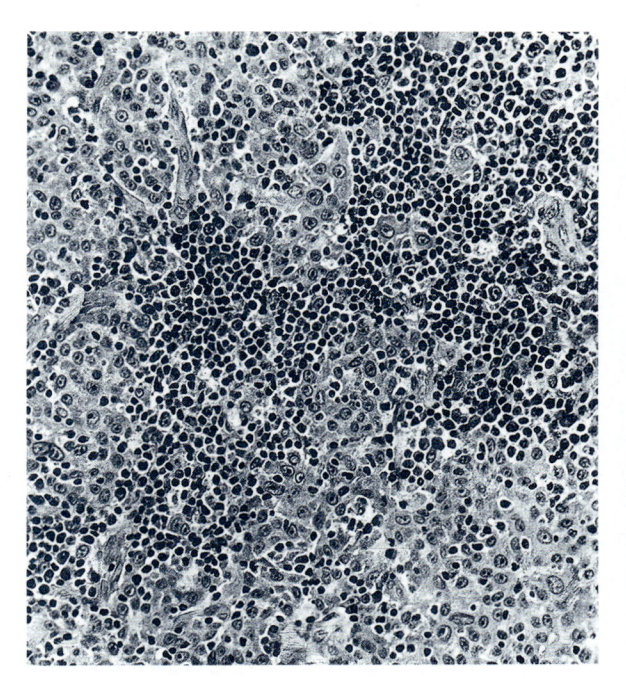

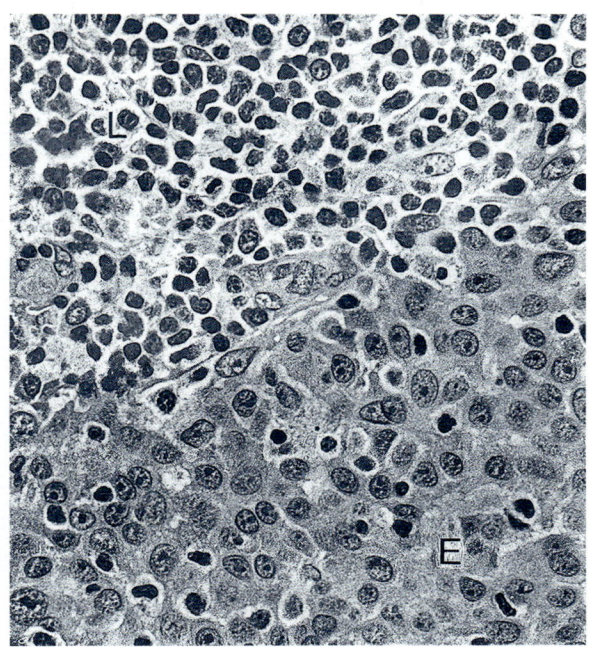

Abb. 11.**13** **Nasopharyngeales Karzinom vom lymphoepithelialen Typ** (L = Lymphozyten; E = Tumorepithelien). **a** Vergr. 1 : 200; **b** Vergr. 1 : 400 (HE).

Immunhistochemisch sind Zytokeratin und epitheliales Membranantigen die verlässlichsten Marker des Nasopharyngealkarzinoms.

+ **Klinik:** Das nasopharyngeale Karzinom breitet sich rasch lymphogen aus und ist außerordentlich strahlensensibel. Es bewirkt erst spät Symptome wie eine Behinderung der Nasenatmung. Die schlechteste Prognose haben die Karzinome mit simultaner Verhornung und Anaplasie.

+ **Differenzialdiagnose:** Vom Nasopharyngealkarzinom abzugrenzen sind bestimmte lymphoblastische Lymphome, die einen epitheldichten Zellverband nachahmen können (Immunhistochemie!).

Pathologische TNM-Klassifikation der Nasopharyngealtumoren:

pT1	Tumor auf nasopharyngealen Unterbezirk begrenzt,
pT2	Tumor überschreitet nasopharyngealen Unterbezirk,
pT3	Tumor infiltriert Nasenhöhle und/oder Oropharynx,
pT4	Tumor infiltriert Schädelbasis und/oder Hirnnerv(en),
pN1	unilaterale Lymphknotenmetastasen ≤ cm, über Supraklavikulargrube,
pN2	bilaterale Lymhknotenmetastasen ≤ 6 cm, über Supraklavikulargrube,
pN3	Lymphknotenmetastasen ≥ 6 cm, in Supraklavikulargrube.

11.3 Kehlkopf

Der Kehlkopf (= Larynx) ist der kranialste Teil der Luftröhre und für die Stimmbildung strukturell besonders ausgestattet. Beim Schluckakt wird er durch den Kehldeckel verschlossen. **Funktionelle Läsionen** im Bereich des Kehlkopfes machen sich deshalb klinisch in Form von Heiserkeit und/oder Verschlucken oft früh bemerkbar. Bei den **entzündlichen Läsionen**, den Laryngitiden, kommt wegen der besonderen Schwellfähigkeit der Schleimhaut im Eingangsbereich des Kehlkopfes noch eine (akute) Erstickungsgefahr hinzu. In dieser Hinsicht unterscheiden sich die Laryngitiden von den Entzündungen im Nasen- und Rachenbereich, die ansonsten die gleichen entzündlichen Reaktionsmuster aufweisen. Ähnlich wie in der Nasenregion dominieren unter den **neoplastischen Läsionen** Papillome und Karzinome. Dabei sind die Papillome oft mit Papillomviren, die Larynxkarzinome oft mit Nikotin- und Alkoholexzess assoziiert.

11.3.1
Entzündliche Läsionen

Die Schleimhaut im Bereich des Kehlkopfeingangs ist besonders schwellfähig. Dies macht sich bei hämodynamisch oder bei onkotisch bedingtem Ödem (S. 417) sowie bei allergisch, entzündlich oder toxisch bedingtem Ödem in Form einer rasch fortschreitenden Erstickungssymptomatik bemerkbar. Im Übrigen zeigt der Larynx die gleichen Entzündungsmuster wie der Pharynx und die Nasenregion.

11.3.1.1
Larynxödeme

Entzündlich-toxisches Larynxödem

Pathogenese: Dieser Ödemform liegt eine diffuse seröse Entzündung der laryngealen Schleimhaut zugrunde. Sie wird durch folgende Faktoren ausgelöst:
- *infekttoxisch*, z. B. durch Scharlach- oder Diphtherietoxine,
- *physikalisch*, z. B. durch Hitze eines Brandherdes, Rauch,
- *chemisch*, z. B. durch ätzende Gase, Smog (= Industrieabgase), Insektengifte, Urämiegifte,
- *allergisch*, z. B. durch Arzneimittel, Nahrung, Würmer (Askariden).

Angioneurotisches Ödem

Definition: Beim angioneurotischen Ödem (= Quincke-Ödem) handelt es sich um eine Weichteilschwellung, die aus völligem Wohlempfinden spontan auftritt, 2–3 Tage anhält und über Jahre rezidiviert. Die Ödeme sind im Gesicht, im oberen Respirationstrakt (Erstickung!) und im Intestinaltrakt (Aszites) lokalisiert.

Pathogenese: Ursächlich liegt dem Quincke-Ödem meist eine allergische oder physikalische Noxe, selten ein kongenitaler Defekt des C1-Inhibitors (Esterasehemmer im Komplementsystem) zugrunde, wobei es episodenhaft zur C1-Aktivierung und damit verbunden zur Abspaltung des „C-Kinin" vom C2 kommt. Dieses C-Kinin steigert die Gefäßpermeabilität und löst damit die Ödembildung aus (S. 209). Gelegentlich kommen auch idiopathische Fälle vor.

Morphologie: Die schwellfähige Haut der Augenlider, Lippen, Hals und Genitale zeigt unscharfe und unförmige Auftreibungen. Die Schleimhaut von Larynx, Epiglottis, Trachea und Bronchien ist ödematös geschwollen. Histologisch findet man lediglich eine ödematöse Auflockerung der Submukosa und spärliche perivaskuläre Lymphozyteninfiltrate.

11.3.1.2
Akute Laryngitis

Sie wird meist durch Infekte ausgelöst, weniger häufig aber auch durch Rauch-, Abgas- und Staubbelästigung. Je nach Erreger (S. 210) findet man eine serös-schleimige, eine eitrig-katarrhalische oder eine fibrinös-eitrige Entzündung. Für Diphtherie ist die pseudomembranös-nekrotisierende Laryngitis (S. 214) typisch.

Krupp

Mit Krupp wird eine mit bellend-heiserem Husten einhergehende Rachenentzündung bezeichnet.

Der klassische Krupp ist die Laryngitis diphtherica (ausgelöst durch Corynebacterium diphtheriae), bei welcher der Rachen durch weißliche bis grün-gelbliche, membranartige Beläge in Form von Pseudomembranen austapeziert ist (s. kruppöse Entzündung, S. 214).

+ Differenzialdiagnose: Eine vergleichbare Laryngitis findet man gelegentlich a) bei einer Maserninfektion, die überdies eine Diphtheriesuperinfektion begünstigt (Masern-Krupp) und b) bei Infektionen mit Grippe auslösenden Viren (Grippe-Krupp).

+ Klinisch resultiert neben dem Grundleiden ein bellender Husten („Schafshusten"), inspiratorischer (manchmal auch exspiratorischer) Stridor, Dyspnoe.

Pseudokrupp

Syn.: Spasmodischer Krupp

Diese Schleimhautentzündung im Subglottisraum (= Laryngitis hypoglottica) oder am Kehlkopfeingang (= Laryngitis epiglottica) ist im Kleinkindesalter besonders ausgeprägt. Ursächlich werden vor allem Luftverschmutzungen und/oder virale Infekte (Parainfluenza) angeschuldigt.

+ Klinik: Bellender Husten, inspiratorischer Stridor, Erstickungsanfälle.

11.3.1.3
Chronisch unspezifische Laryngitis

Pathogenese: Heilt eine Kehlkopfentzündung wegen unzureichender Behandlung oder Schonung oder fortbestehender Reizung (Staub, Nikotin) nicht aus, so geht die akute Laryngitis in die chronische Entzündungsform über und kann letztlich entzündliche Pseudotumoren (= Polypen) induzieren.

Chron. katarrhalische Laryngitis

Sie manifestiert sich in einer entzündlichen walzenförmigen Stimmlippenverdickung mit vermehrter Gefäßzeichnung, die histologisch auf einer serösen Exsudation und einer lymphozytären Infiltration beruht.

Chron. hyperplastische Laryngitis

Es finden sich lappige, polypoide Schleimhautveränderungen im Bereich der Stimm- oder Taschenfalten (oder diffus) durch ein subepitheliales Ödem (= Reinke-Ödem) mit Fibrosierung. Das Epithel ist reaktiv verdickt und kann verhornen (= Leukoplakie).

> **Klinik:** Heiserkeit, Reizhusten. Jede länger als 4 Wochen andauernde Heiserkeit ist tumorverdächtig!

> **Sonderformen der Laryngitis:**
> - *Stimmlippenpolyp* mit a) fibrös-teleangiektatischem oder b) gelatinösem Aufbau (= Sängerknötchen, Abb. 11.**14a**).
> - *Stimmlippenknötchen* bei Überbeanspruchung mit Fibrosierung (= „Hühnerauge" der Stimmlippe).

11.3.1.4
Laryngitis tuberculosa

Pathogenese: Sie entsteht meist sputogen, d. h. durch Absiedelung ausgehusteter Tuberkelkeime bei einer offenen Lungentuberkulose (S. 622), ist aber seit der Einführung der tuberkulostatischen Chemotherapie selten geworden.

Morphologie: Makroskopisch findet man breitflächige Infiltrate, vorwiegend im Bereich der Taschenbänder, der Larynxhinterwand und an der laryngealen Epiglottisfläche. Diese Entzündungsinfiltrate führen dabei meist durch nekrotische Verkäsung zu Ulzerationen und Perichondritis, seltener über eine überschießende Granulationsgewebebildung zu tumorähnlichen Gewebewucherungen (Abb. 11.**14b**).

11.3.2
Neoplastische Läsionen

Im Bereich des Larynx können selten einmal auch mesenchymale Tumoren vorkommen. Am häufigsten sind die benignen, vor allem aber die malignen Epitheltumoren:

11.3.2.1
Larynxpapillome

Allgemeine Definition: Die Larynxpapillome sind epitheliale Schleimhautwucherungen mit blumenkohlartigem Aussehen, die breitbasig oder gestielt sein können (Abb. 11.**15**).
Ihr pathobiologisches Verhalten hängt vom Alter des Patienten ab. Sie machen klinisch früh durch Heiserkeit, Husten, Dyspnoe auf sich aufmerksam.

Juveniles Larynxpapillom

Pathogenese: Die juvenilen Papillome haben eine virale Genese (HPV Typ 6 und Typ 11). Dafür sprechen auch ihr meist multiples Auftreten in Form einer Papillomatose sowie ihre ausgesprochene Rezidivneigung, die allerdings mit zunehmendem Alter abnimmt. (Mehrheitlich in der 1. Lebensdekade.)

Morphologisch handelt es sich um nicht verhornende Plattenepithelpapillome, bei denen das gefältelte Plattenepithel auf einem spärlichen, fingerförmig verzweigten Stroma sitzt. Die juvenilen Papillome dehnen sich diffus auf die Stimmbänder und die übrige Kehlkopfschleimhaut aus und können in seltenen Fällen auch den Tracheobronchialbaum und die Lunge besiedeln.

> **Prognose:** Juvenile Papillome rezidivieren zwar, entarten aber in der Regel nie, es sei denn, sie werden bestrahlt. Eine spontane Rückbildung der Tumoren kommt vor.

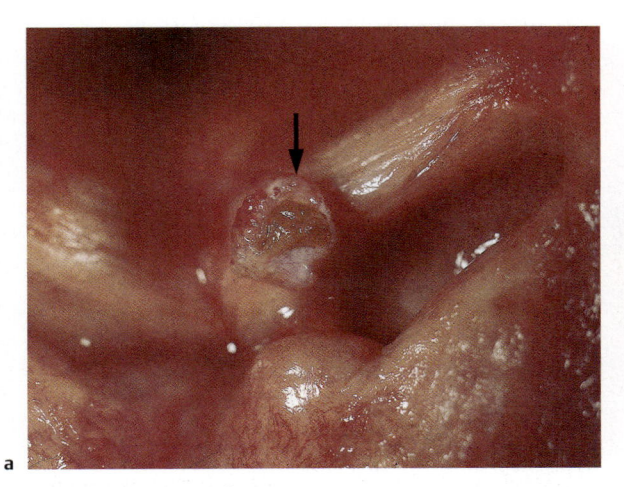

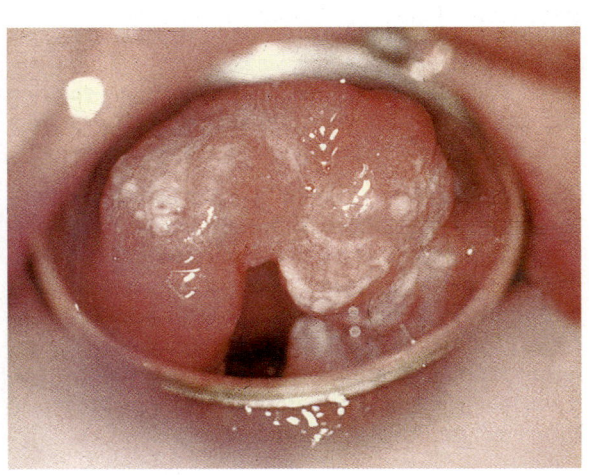

Abb. 11.**14 Laryngitisformen:**
a chronisch-hyperplastische Laryngitis in Form eines Stimmlippenpolypen (gelatinöser Typ);
b Laryngitis tuberculosa mit tumorartiger Granulationsgewebewucherung.

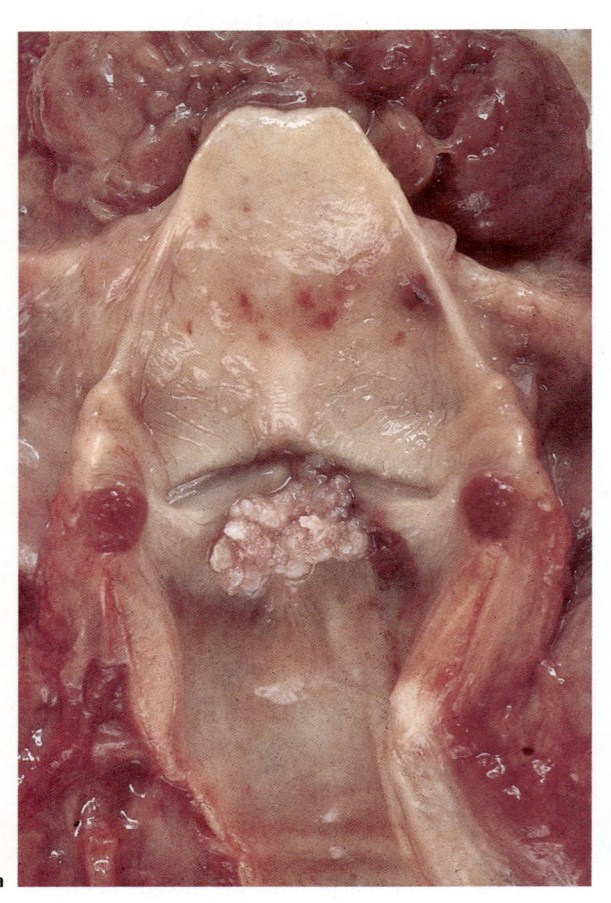

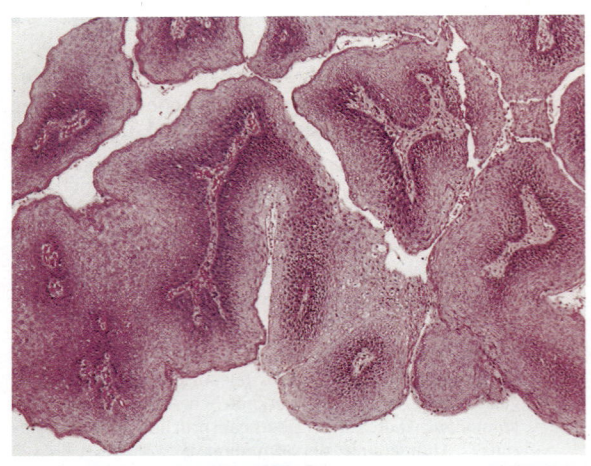

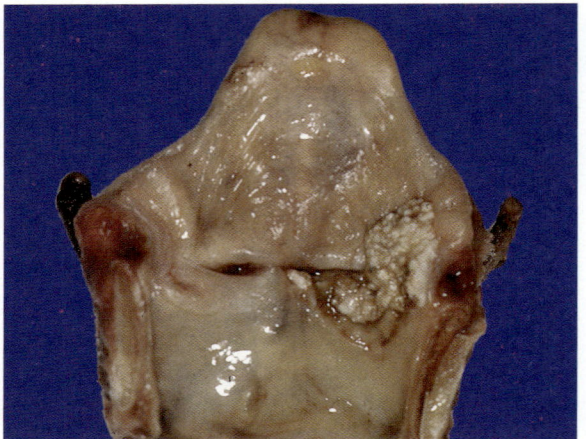

Abb. 11.15 Larynxtumoren:
a Larynxpapillom (adulter Typ): breitbasiger, blumenkohlartiger Tumor im Glottisbereich.
b Histologisch besteht das Papillom aus gefälteten Plattenepithelien, die einem fingerförmig sich aufzweigenden Stroma aufsitzen und plattenepitheltypisch stratifiziert sind (HE, Vergr. 1 : 80).
c Subglottisches Larynxkarzinom

Adultes Larynxpapillom

Pathogenese: Diese Tumoren sind ebenfalls assoziiert mit humanen Papillomviren. Sie können, vor allem wenn sie rezidivieren, in etwa 20% der Fälle maligne entarten und sind deshalb aus klinischer Sicht als Präkanzerosen aufzufassen. (Bevorzugt Männer im Erwachsenenalter.)

Morphologie: Beim adulten Typ des Larynxpapilloms handelt es sich histologisch ebenfalls um ein Plattenepithelpapillom, das aber im Gegensatz zum juvenilen Typ Verhornungserscheinungen aufweist und meist solitär im Bereich der Stimmbänder als breitbasiger Tumor imponiert (Abb. 11.15 a, b). Sowie Zellatypien oder Tumorrezidive vorkommen, besteht Malignitätsverdacht. In seltenen Fällen einer Papillomatose kann sich der Prozess in Form einer Bronchialpapillomatose ausdehnen.

11.3.2.2
Larynxkarzinom

Definition und Pathogenese: Die Kehlkopfkarzinome machen etwa 1% aller Organkrebse aus. Dabei handelt es sich nahezu ausnahmslos um Plattenepithelkarzinome (kleinzellige Larynxkarzinome sind demgegenüber eine Rarität).

Sie kommen vorwiegend bei Männern (♂ : ♀ = 10 : 1) in der 6. Lebensdekade vor und sind in der Hälfte der Fälle Stimmbandkarzinome.

Dies macht auch verständlich, weshalb bei diesen Patienten anamnestisch oft eine chronisch hyperplastische Laryngitis mit Leukoplakie sowie ein exzessiver Zigaretten- und Alkoholgenuss eruiert werden können. Da im Larynxbereich sich Atem- und Verdauungstrakt kreuzen, wird bei einer Karzinogenexposition immer das gesamte anatomische „Feld" geschädigt (= Feldkanzerisierung) (S. 344). Folglich weisen diese Patienten gehäuft syn- und metachrone Karzinome im Larynx- und Ösophagusbereich auf.

Molekularpathologisch scheint der recht häufige Verlust genetischen Materials auf dem Langarm des Chromosom 7 (de17 q22 q34) ein frühes Ereignis in der Karzinogenese des Larynxkarzinoms zu sein. Er dürfte mit der Aktivierung des c-met-Protoonkogens auf dem Chromosom 7 q31 in Verbindung stehen. Bei Rauchern mit Alkoholabusus findet sich häufig eine p53-Überexpression.

Morphologie: Die Larynxkrebse weisen mehrheitlich ein ulzerös-endophytisches, selten ein verrukös-exophytisches Wachstumsmuster auf. Dementsprechend imponieren sie meist als geschwürig zerfallende Tumoren. Histologisch kommen dabei folgende Typen des Plattenepithelkarzinoms vor:

- *Plattenepithelkarzinom:* Es macht 98% der Fälle aus.
- *Verruköses Karzinom:* Es kommt in 1,5% der Fälle vor mit niedrigem Malignitätsgrad und guter Prognose.
- *Spindelzelliges Plattenepithelkarzinom:* Es liegt in 0,5% der Fälle vor mit hohem Malignitätsgrad und schlechter Prognose (Sarkom als Differenzialdiagnose!).

Lokalisation und Prognose (Abb. 11.**16**). Je nach Sitz des Larynxkarzinoms liegt eine andere Lymphknotenbeteiligung und eine andere Prognose vor:

1. Supraglottisches Karzinom
Es macht erst bei Übergriff auf die Stimmbänder Symptome (Heiserkeit) und hat zum Zeitpunkt der Diagnose meist schon Lymphknotenmetastasen gesetzt.

2. Glottiskarzinom (= Stimmbandkarzinom)
Es wird wegen seiner frühen Symptomatik (Heiserkeit) und der spärlichen lymphatischen Versorgung dieser Kehlkopfetage vor der Lymphknotenmetastasierung entdeckt. Die Prognose ist deshalb günstig.

3. Subglottisches Karzinom
Auch hier treten die Lymphknotenmetastasen vor der klinischen Diagnose auf, so dass wie beim subglottischen Karzinom die Prognose weniger günstig ist als beim Stimmbandkarzinom (Abb. 11.**15 c**).

4. Hypopharynxkarzinom
Hier eilt wegen der guten Lymphdrainage die metastatische Tumorzellverschleppung (Lymphknotenmetastasen im Kieferwinkel) der klinischen Symptomatik (geringe Dysphagie, Fremdkörpergefühl) noch schneller voraus. Die Prognose ist entsprechend schlecht.

Pathologische TNM-Klassifikationen:

Supraglottisches Karzinom

pT1	Tumor infiltriert einen Unterbezirk, Stimmband beweglich,
pT2	Tumorausdehnung auf mehrere Unterbezirke,
pT3	Tumor auf Larynx begrenzt, Stimmbandfixation,
pT4	Tumor überschreitet Larynxregion.

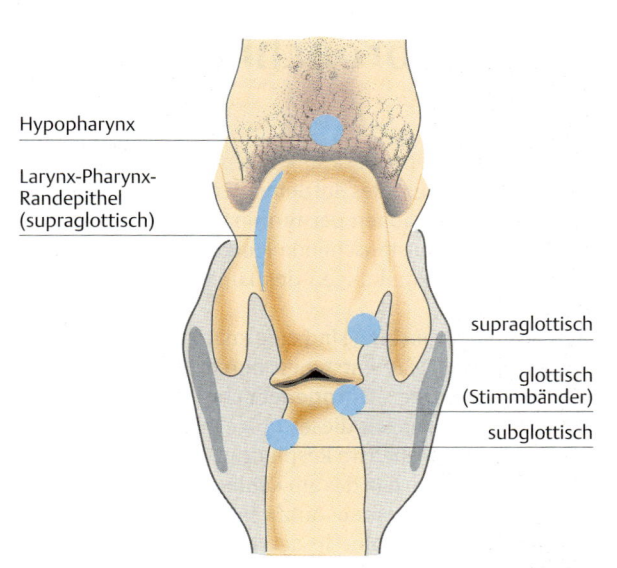

Abb. 11.**16** Etagen des Kehlkopfkarzinoms.

Glottiskarzinom

pT1 a	einseitiger Stimmbandbefall, beweglich,
pT1 b	beidseitiger Stimmbandbefall, beweglich,
pT2	Tumorausdehnung auf Supra- und Subglottis,
pT3	Tumor auf Larynx begrenzt, Stimmbandfixation,
pT4	Tumor überschreitet Larynxregion.

Subglottisches Karzinom

pT1	Tumor begrenzt auf Subglottis, Stimmband beweglich,
pT2	Tumorausdehnung auf Stimmband auf mehr oder weniger bewegliches Stimmband,
pT3	Tumor auf Larynx begrenzt, Stimmbandfixation,
pT4	Tumor überschreitet Larynxregion.

Hypopharynxkarzinom

pT1	Tumor auf Hypopharynxunterbezirk begrenzt, ≤ 2 cm,
pT2	Tumorausdehnung auf mehrere Unterbezirke, ohne Larynxfixation, > 2 cm bis 4 cm,
pT3	Tumorausdehnung auf mehrere Unterbezirke, mit Larynxfixation, > 4 cm,
pT4	Tumor überschreitet Hypopharynxregion in Nachbarschaft.

N-Kategorien für alle Larynx- und Hypopharynxkarzinome:

pN1	ipsilaterale, solitäre Lymphknotenmetastase ≤ 3 cm,
pN2	ipsilaterale, solitäre oder multiple (bilateral, kontralateral) Lymphknotenmetastase > 3 cm bis 6 cm,
pN3	Lymphknotenmetastase > 6 cm.

Tracheobronchialsystem

Im Folgenden werden Erkrankungen der Trachea und der großen Bronchien, des luftleitenden Systems also, besprochen; die Läsionen der terminalen Bronchiolen, denen bereits gasaustauschende Funktion zukommt, werden bei den Erkrankungen des Lungenparenchyms behandelt.

Trachea und Bronchien sind eine anatomische und funktionelle Einheit. Sie entstehen durch Ablösung aus der Vorderdarmanlage. **Ontogenetische Läsionen** gehen folglich auf Störungen dieses Prozesses zurück. Trachea und Bronchien stellen im Respirationstrakt ein luftleitendes Röhrensystem dar, das am Kehlkopf beginnt und nach zahlreichen dichotomen Aufzweigungen unter progredienter Kaliberabnahme in den terminalen Bronchiolen endet. Diese Verästelung sowie die entsprechende Wandstabilität ist bei den **metabolischen Läsionen** aufgrund von Störungen des Strukturstoffwechsels, die meist proteolytisch beherrscht werden, so beeinträchtigt, dass eine abnorme Einengung in Form von Stenosen oder eine abnorme Ausweitung in Form von Bronchiektasen resultieren. Damit aber fehlen die wesentlichen Voraussetzungen zu einem wirksamen Hustenstoß, der in Verbindung mit einem intakten Mukoziliarapparat für die Reinigung des luftleitenden Tracheobronchialsystems sorgt („man hustet mit dem Bronchus"). Eine Verschmutzung dieses Röhrensystems durch belebte oder unbelebte Partikel oder eine Überempfindlichkeit der Bronchialschleimhaut darauf löst **entzündliche Läsionen** in Form von Bronchitiden aus. Sie können ihrerseits den bronchialen Strukturstoffwechsel in Mitleidenschaft ziehen, so dass ein pathogenetischer Teufelskreis entsteht. Dies erklärt, weshalb die resultierenden funktionellen Läsionen größtenteils darin bestehen, dass der Patient seine Ausatmungsluft nicht mehr los wird (chronisch-obstruktive Ventilationsstörung).

Da die **neoplastischen Läsionen** mehrheitlich von Epithelien peripherer Bronchien und Bronchiolen ausgehen, werden die Bronchialkarzinome als häufigste Tumorgruppe des Respirationstraktes zusammen mit den Tumoren des gasaustauschenden Systems besprochen.

Ontogenetische Läsionen

Der Tracheobronchialbaum trennt sich in der vierten Embryonalwoche durch ein bindegewebiges Septum vom Vorderdarm ab. Wird dieser Prozess gestört, so entstehen *Ösophagotrachealfisteln*; wird er blockiert, so fehlt eine Lungenanlage (*Agenesie*).

Störungen der Bronchialknospung können zur Bildung von *Nebenlungen* führen. Diese werden auch als Lungensequester bezeichnet, weil sie weder eine bronchiale Verbindung mit der Lungenhauptmasse noch zum Truncus pulmonalis besitzen, sondern über eine gesonderte Arterie direkt von der Aorta versorgt werden. Die *intralobären Sequester* liegen dabei vor allem im posterobasalen Segment der linken Lunge und sind durch chronisch pneumonische Prozesse, die letztlich zur Wabenlunge führen, gekennzeichnet. Die *extralobären Sequester* liegen hingegen vorwiegend in der linken oberen Thoraxhälfte und sind durch eine bronchiolenartige Konfiguraton des Lungenparenchyms charakterisiert.

Ein defekter Aufbau der Bronchialwand mit Fehlen stabilisierender Wandelemente (z.B. Knorpelspangen) ruft *kongenitale Bronchialzysten*, aber auch *Bronchiektasen* (s. u.) hervor. Sie treten solitär oder multipel auf, können einen Lungenlappen einnehmen (= Pneumatozele) und stehen selten noch mit dem Bronchialbaum in Verbindung.

Metabolische Läsionen

Diesen Erkrankungen des Tracheobronchialsystems liegt eine Störung des Strukturstoffwechsels mit Überwiegen der proteolytischen Schädigung der Extrazellulärmatrix zugrunde. Dies kann ein zu enges oder zu weites Bronchialsystem nach sich ziehen.

Bronchusstenosen

Allgemeine Definition: Bei den Tracheobronchostenosen handelt es sich um herdförmige, passagere oder irreversible Lumeneinengungen, die entweder von außen (= *Kompressionsstenose*), von der Wandung (= *Deformationsstenose*) oder von innen her (= *Obturationsstenose*) erfolgen. Allen Stenosen gemeinsam ist der Sekretrückstau mit Infektneigung und einer poststenotischen Bronchienerweiterung (= Bronchiektasen).

Kompressionsstenosen

Pathogenese: Häufigste Ursachen dieser Stenose sind beim Erwachsenen Knotenstruma, primäre oder sekundäre Mediastinaltumoren sowie paratracheale Lymphknotenmetastasen. Beim Kind sind es vor allem die vergrößerten Hiluslymphknoten beim tuberkulösen Primäraffekt (S. 624). Diese Prozesse komprimieren die Trachea und/oder Bronchien derart, dass an dieser Stelle nur noch ein sichelförmiges Restlumen zurückbleibt. Schließlich führt der fortwährende Kompressionsdruck auf die Tracheobronchialwand zur Drucknekrose. Im Trachealknorpel werden Gewebeproteasen (S. 41) aktiviert, die das knorpelige Stützgerüst aufweichen (= Tracheomalazie). Das Resultat ist eine partielle Säbelscheidentrachea.

Deformationsstenosen

Pathogenese: Bei den Deformationsstenosen wird die Tracheobronchialwand durch entzündliche, narbige sowie degenerative Prozesse entweder so aufgeweicht oder verhärtet, dass durch die damit verbundene Wanddeformierung eine funktionelle Stenose entsteht.

Totale Säbelscheidentrachea

Es handelt sich um arthroseähnliche Degeneration im Trachealknorpel mit lysosomalbedingtem Proteoglykanverlust, fehlerhafter Kollagenfasersynthese und -vernetzung (= Asbestfaserung, S. 37), Knorpelverkalkung und Knochenbildung. Im Endzustand sind die trachealen Knorpelspangen hufeisenförmig zusammengebogen und die Pars membranacea ausgeweitet. Makroskopisch imponiert dies als totale Säbelscheidentrachea.

Am häufigsten bei Männern in der 7. Lebensdekade

Rekurrierende Polychondritis

Hier werden im Rahmen eines Autoaggressionsprozesses durch die Bildung von Knorpelantikörpern (S. 59) unter anderem die Knorpelspangen des Tracheobronchialbaumes proteolytisch aufgeweicht, so dass das luftleitende Röhrensystem kollabiert. Dadurch wird vor allem die Exspiration erheblich erschwert, wenn nicht sogar unmöglich gemacht.

Bronchitis deformans

Dieser Stenoseform begegnet man bei der Tuberkulose (S. 622) oder Silikose (S. 629) der Bronchiallymphknoten, wenn die Bronchialwand in den Entzündungsprozess mit einbezogen wird. Die daraus resultierende Bronchialwandverformung ist dabei entweder Folge der entzündlichen Wandzerstörung oder der stenosierenden Vernarbung. Den gleichen pathologischen Vorgang trifft man auch bei der Abheilung von Tracheotomiewunden an.

Tracheobronchopathia osteoplastica

Bei dieser 1910 zuerst von L. Aschoff in Freiburg beschriebenen Läsion kommt es aus noch ungeklärten Gründen zur Bildung von Knorpel-Knochen-Herden in der bindegewebigen Wandung des Tracheobronchialbaumes, und zwar zwischen den Knorpelspangen meist unterhalb der epithelialen Basalmembran. Diese Erkrankung engt zwar das Tracheobronchiallumen ein, gefährdet aber den Patienten weniger durch eine Störung der Luftleitung als durch die Behinderung der Intubation im Rahmen einer Anästhesie.

Obturationsstenosen

Sie werden entweder durch aspirierte Fremdkörper (bei Kindern, Bewusstlosen, Geisteskranken) oder durch intrabronchial wachsende Bronchustumoren hervorgerufen. Sie führen, je nachdem ob sie inspiratorisch oder exspiratorisch das Lumen verschließen, zu einer Minderbelüftung (= Herdatelektase) oder Überblähung (= Herdemphysem) der abhängigen Lungenpartien.

11.4.2.2
Bronchiektasen

Allgemeine Definition: Der subsegmentäre Bronchus lässt sich von proximal nach peripher in eine Wurzel-, Mittel- und Endstrecke unterteilen. Unter einer Bronchiektase versteht man eine Erkrankung der Bronchusendstrecke, die mit einer abnormen, irreversiblen Bronchienausweitung einhergeht. Dabei wird der Bronchiendurchmesser wesentlich größer als der Durchmesser des begleitenden Pulmonalarterienastes, der normalerweise gleich groß ist.

Pathogenese: Die Bronchiektasen sind keine ätiologische Einheit, sondern beruhen auf verschiedenen pathogenetischen Faktoren, die teilweise auch zusammenwirken und aus noch ungeklärten Gründen die Eigenart haben, dass sie a) oft nur in einem Lungenlappen (oder sogar Segment) wirksam werden und nicht auf andere Lungenbezirke übergreifen, dass sie b) meist in der Kindheit vorkommen und c) oft mit anderen Krankheiten zusammentreffen. Die verschiedenen pathogenetisch wichtigen Faktoren sowie die entsprechende Bronchiektasenmorphologie sind in Tab. 11.3 zusammengestellt.

Bronchiektaseformen: Nach makroskopischen Kriterien unterscheidet man sackförmige und zylindrische Bronchiektasen. Diese Einteilung stimmt zwar mit dem bronchographischen Befund überein, lässt aber keine pathogenetischen Rückschlüsse zu:
- *Sackförmige Bronchiektasen:* Sie enden blind in Gruppen blasiger bis zystischer Hohlräume, die vom subsegmentären Bronchus ausgehen, aber nie die Pleura erreichen.
- *Zylindrische Bronchiektasen:* Sie gehen von den Subsegmentbronchien aus und lassen sich bis nahe an die Pleura verfolgen.

Eine andere Einteilung bezieht auch die Pathohistologie mit ein und gibt Anhaltspunkte für die Entstehung der betreffenden Bronchiektasen (Tab. 11.3).

Sackförmige Bronchiektasen

Pathogenetisch steht bei diesem Bronchiektasentyp ein Sekretstau im Vordergrund. Dieser kann verursacht sein durch
- angeborene Bronchusfehlbildungen in Form einer gestörten dichotomen Bronchusverzweigung oder fehlender Knorpelspangen (Abb. 11.17),

Tabelle 11.3 **Pathogenetische Einteilung der Bronchiektasen (= B.)**

Ätiologie	Morphologie	Lokalisation
Angeborene Bronchiektasen		
Bronchusentwicklungsstörung mit bronchialer Ramifikationsstörung	sackförmige B.	Unterlappen
Bronchusfehlbildung mit fehlendem Bronchialknorpel		
Erworbene Bronchiektasen mit genetischer Prädisposition		
Kartagener-Syndrom mit – defektem Mukoziliarapparat – viralen Infekten	follikuläre B. (= zylindrische B.)	Unterlappen
Zystische Fibrose (Mukoviszidose) mit – Dyskrinie mit Sekretretention – Sekundärinfektion	sackförmige B.	Unterlappen
Erworbene Bronchiektasen ohne genetische Prädisposition		
Bronchoobstruktive B. bei Bronchusverschluss	atelektatische B. (= zylindrische B.)	in abhängiger Region, oft rechter Mittellappen
Bronchookklusive B. bei narbiger Bronchuseinengung		
Traktions-B. bei fibrosierenden Lungenerkrankungen wie UIP, Sarkoidose	zylindrische B.	Unterlappen betont
Postpneumonische B. – frühkindliche Viruspneumonie: B.-Manifestation vor Schulalter	follikuläre B. (= zylindrische B.)	oft isolierte Segmente im linken Unterlappen
– Frühkindliche Bronchopneumonie: B.-Manifestation in 2. Lebensdekade	sackförmige B.	Unterlappen herdförmig betont

UIP: gewöhnliche interstitielle Pneumonie (usual interstitial pneumonia)

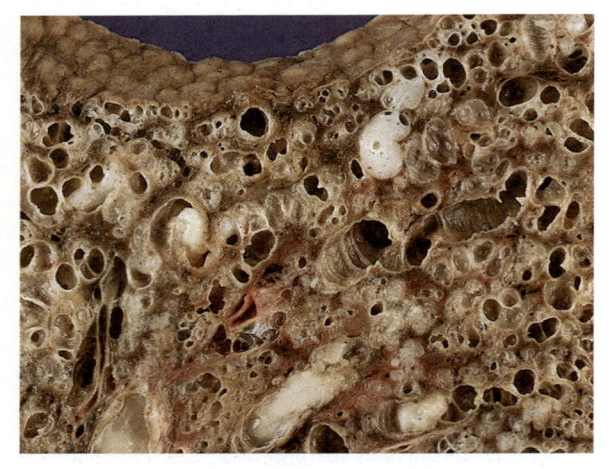

Abb. 11.17 **Angeborene sackförmige Bronchiektasen.** Die Bronchiallumina sind teilweise mit eingedicktem weißlichen Sekret angefüllt.

- Bindegewebeschwäche der Bronchialwand,
- Produktion eines viskösen Schleims bei Mukoviszidose (S. 54) oder
- Bronchopneumonie im frühen Kindesalter.

Morphologie: Die sackförmigen Bronchiektasen findet man in klassischer Weise nur in einzelnen bronchopulmonalen Segmenten eines Lungenlappens. Sie sind mit eitrigen Schleimmassen gefüllt und weisen eine sehr dünne Wandung auf, in der kaum Muskulatur, Knorpel oder elastische Fasern vorkommen. Sie werden von einer lymphoplasmozytär infiltrierten Schleimhaut mit regeneratorisch verdicktem Flimmerepithel ausgekleidet, das stellenweise Plattenepithelmetaplasien aufweist. Die sackförmigen Bronchiektasen endigen entweder blind oder sind durch entzündlich-stenosierende Prozesse von poststenotischen Bronchienaufzweigungen abgeschnürt. Die venösen Gefäße in den Bronchiektasenwänden sind varikös dilatiert und bilden teilweise arteriovenöse Anastomosen (Abb. 11.17).

Atelektatische Bronchiektasen

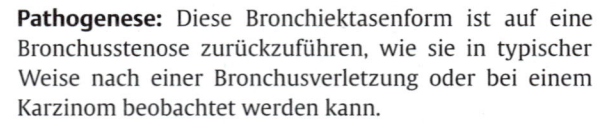

Pathogenese: Diese Bronchiektasenform ist auf eine Bronchusstenose zurückzuführen, wie sie in typischer Weise nach einer Bronchusverletzung oder bei einem Karzinom beobachtet werden kann.

Morphologie: Frische Bronchusstenosen führen zur bronchiektatischen Bronchusdilatation ohne strukturelle Wandveränderungen und sind deshalb nach Beseitigung des Hindernisses reversibel. Alte Bronchusstenosen verursachen durch Sekretabflussstörungen *zylindrische Bronchiektasen*, deren Wände lymphoplasmozytär infiltriert, zum Teil auch nekrotisch und fibrotisch umgewandelt sind. Da die abhängigen Alveolen nicht mehr belüftet werden, kollabieren sie und werden atelektatisch (S. 606) (Abb. 11.18).

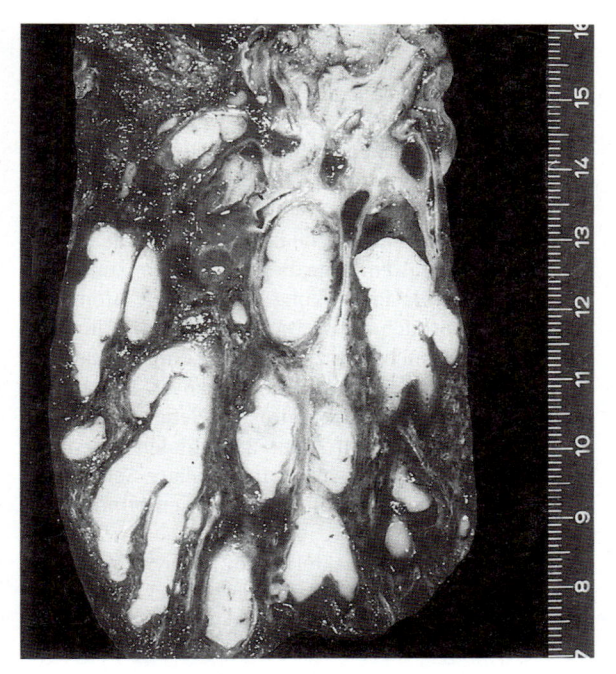

Abb. 11.18 Atelektatische zylindrische Bronchiektasen, bis an die Pleura heranreichend. Die Lumina sind mit eingedicktem Sekret ausgefüllt (57-jähriger Patient).

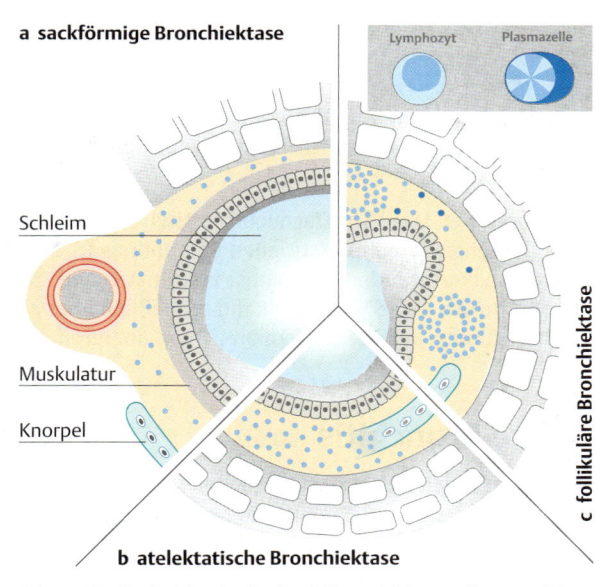

Abb. 11.19 **Pathohistologie der 3 Bronchiektasenformen** (blau: Schleimsekret):
a sackförmige Bronchiektase;
b atelektatische Bronchiektase;
c follikuläre Bronchiektase.
Die außenliegenden gitterförmigen Strukturen symbolisieren die vom jeweiligen Bronchus belüfteten Alveolen.

Da der rechte Mittellappenbronchus eng, lang und besonders dicht von Lymphknoten umgeben ist und in seiner Wandung wenig Knorpelspangen enthält, manifestieren sich die atelektatischen Bronchiektasen hier besonders häufig.

Follikuläre Bronchiektasen

Pathogenetisch gibt es einen Zusammenhang zwischen einer Virusinfektion und diesem Bronchiektasentyp, wobei eine genetische Prädisposition vorhanden sein kann oder nicht (vgl. Tab. 11.3).

Morphologie: Die follikulären Bronchiektasen sind meist zylindrisch, können aber bei längerdauerndem Sekretrückstau sackförmig aufgetrieben werden. Sie befallen oft einzelne bronchopulmonale Segmente im linken Lungenunterlappen. Histologisch sind sie durch dichte Lymphozyteninfiltrate mit Lymphfollikelbildung in ihrer Wandung gekennzeichnet. Schleimhautulzerationen, Plattenepithelmetaplasien und Knorpeldestruktionen kommen vor (Abb. 11.**19**c).

Klinik: Bronchiektasen sind klinisch am faulig riechenden, in großen Mengen produzierten Morgensputum (= *maulvolle Expektoration*) zu erkennen. Sie führen häufig zur *Hämoptoe*, bei Besiedelung mit pyogenen Keimen zu *Lungen-* und *Hirnabszessen* und bei Besiedelung mit dem Schimmelpilz Aspergillus fumigatus zu einer *Höhlenaspergillose* (= Aspergillom). Da in ihrem Verlauf einerseits peribronchiales Lungenparenchym zerstört und andererseits aufgrund der Schleimobstruktion schlecht belüftet wird, führen die Bronchiektasen zur *obstruktiven Ventilationsstörung und respiratorischen Insuffizienz*, was – zusammen mit den arteriovenösen Kurzschlüssen zur Umgehung der unbelüfteten Lungenbezirke – zum *Cor pulmonale* führen kann. Schließlich kann der chronische Entzündungsherd der Bronchiektasen eine *Amyloidose* (S. 45) in die Wege leiten.

11.4.3 Entzündliche Läsionen

Akute Schleimhautentzündungen neigen dazu, sich im ganzen Respirationstrakt auszubreiten, und sind oft Teilkomponente einer „Erkältungskrankheit", die meist im Nasen-Rachen-Raum beginnt und in die tieferen Atemwege absteigt. Chronische Schleimhautentzündungen hingegen sind seltener infektbedingt, sondern werden meist durch physikalisch-chemische Reizung ausgelöst und unterhalten und von sekundären Infektionen begleitet.

11.4.3.1 Akute Tracheobronchitis

Pathogenetisch steht bei dieser Erkrankung ein viraler Infekt im Vordergrund, der meist bei Patienten mit geschwächter Resistenz (z. B. Kleinkinder und kachektische Patienten) durch Myxo-, Adeno- oder Rhinoviren ausgelöst wird.
Eine kaltfeuchte Witterung und trockene, überheizte Wohnräume begünstigen den Entzündungsprozess. Daneben kann aber auch eine Exposition mit chemischen

Schadstoffen – sei es im Rahmen der Umweltverschmutzung (z. B. Schwefeldioxid), sei es im Rahmen der beruflichen Tätigkeit (z. B. Ammoniakgase) – eine akute Schleimhautentzündung der oberen Atemwege hervorrufen. Bakterielle Superinfektionen komplizieren oft das Krankheitsbild.

Morphologie: Die Virustracheobronchitis beginnt mit einer lymphozytären interstitiellen Entzündung (S. 212), mündet in eine pseudomembranöse nekrotisierende Tracheobronchitis ein (S. 214) und kann schließlich über eine Bronchiolitis auf das Lungenparenchym übergreifen.

11.4.3.2
Akute Bronchitis

Je nach Ätiologie der Bronchitis beherrscht eine andere Entzündungsreaktion das histologische und klinische Bild. Die wesentlichen Bronchitisformen sind in Tab. 11.**4** zusammengestellt.

11.4.3.3
Chronische Bronchitis

Definition: Die chronische Bronchitis ist klinisch definiert. Man versteht darunter eine Atemwegserkrankung mit persistierendem oder immer wieder auftretendem Husten und Auswurf an den meisten Tagen von mindestens drei aufeinanderfolgenden Monaten während mindestens zwei aufeinanderfolgenden Jahren.
Die chronische Bronchitis, das Lungenemphysem und die Bronchiektasen werden als „chronisch-obstruktive Lungenerkrankungen" zusammengefasst.

Die chronische Bronchitis beginnt meist in der 4. Lebensdekade und bevorzugt das männliche Geschlecht („Der einzige Reiz, den alte Männer haben, ist der Hustenreiz").

Ätiologie: Die Ursache der chronischen Bronchitis ist noch nicht befriedigend geklärt. Es sind eine Reihe von endogenen Faktoren, wie zystische Fibrose (= Mukoviszidose), IgA-Mangel und Kinozilien-Dysplasie bekannt, welche die Entstehung dieses Krankheitsbildes begünstigen. Hinzu kommen folgende exogene Faktoren:
- *Zigarettenrauch* (mit seinen Aldehyden, Kohlenwasserstoffen, Oxidanzien und Nitrosaminen) bei Rauchern und passiven Mitrauchern (= Raucherhusten),
- *Industrieabgase* in Form von Schwefeldioxid und Metalloxiden,
- *Hitzeexposition* bei Stahlkochern, Gießern und Kalkbrennern,
- *klimatische Belastung* in Form von Nebel und feuchter Kälte,
- *Infektionen* mit Haemophilus influenzae und Streptococcus pneumoniae.

Pathogenese: Die chronische Bronchitis ist eine Erkrankung der großen Atemwege, beginnt jedoch, zumindest beim Raucher, als Erkrankung der kleinen Atemwege (= chronische Bronchiolitis). Dabei werden die Flimmerzellen in den Bronchiolen zerstört und durch Becherzellen ersetzt. Diese sondern einen viskösen Schleim ab (= Dyskrinie), der, weil die sputogene Reflexzone erst in den Bronchien beginnt, die Bronchiolen verstopft. Gleichzeitig wird dadurch der mukoziliäre Selbstreinigungsmechanismus im Bronchialsystem empfindlich gestört.
Die Granulozyten und Bakterien im Bronchialsekret geben Proteasen ab, die normalerweise durch Inhibitoren weitgehend inaktiviert werden. Das Proteasen-Antiproteasen-Gleichgewicht ist aber bei der Bronchiolitis so gestört, dass die freien Proteasen in den Bronchiolen die Oberhand bekommen. Die Folge davon ist schließlich eine chronische destruktive Bronchiolitis und Peribronchiolitis, die durch den begleitenden Fibrosierungsprozess zunächst zur Obstruktion und zur chronischen Entzündung der Bronchien führt und später zum zentrolobulären Emphysem überleitet.

Morphologie: Die chronische Bronchitis beginnt meist als katarrhalische Entzündung und kann später in eine atrophische Entzündungsform übergehen (Abb. 11.**20**). Dementsprechend unterscheidet man die folgenden Formen der chronischen Bronchitis.

Chron. katarrhalische Bronchitis

Dies ist die häufigste Form. In diesem Falle ist die gesamte Bronchialschleimhaut auf Schleimabsonderung eingestellt.

Morphologie und Pathogenese: Das Flimmerepithel ist regenerativ verdickt und zeigt eine ausgedehnte Becherzellhyperplasie, die seromukösen Bronchialdrüsen sind hyperplastisch und weisen eine Hypertrophie ihrer muköen Anteile auf. Im Bronchialepithel finden sich herdförmige Plattenepithelmetaplasien, die den mukoziliä-

Tabelle 11.**4** Ätiologie und Entzündungsformen der akuten Bronchitiden

Bronchitisform (= B.)	Entzündungsreaktion	Ätiologie
Katarrhalische B.	serös-schleimig	Reizgase, Bordetella pertussis, Grippeviren
Eitrige B.	eitrig-schleimig	pyogene Keime
Fibrinöse B.	fibrinös-pseudomembranös	Influenza- und Parainfluenzaviren, toxische Gase
Nekrotisierende B.	nekrotisierend-pseudomembranös	Corynebacterium diphtheriae, Scharlach, Transplantatpneumopathie

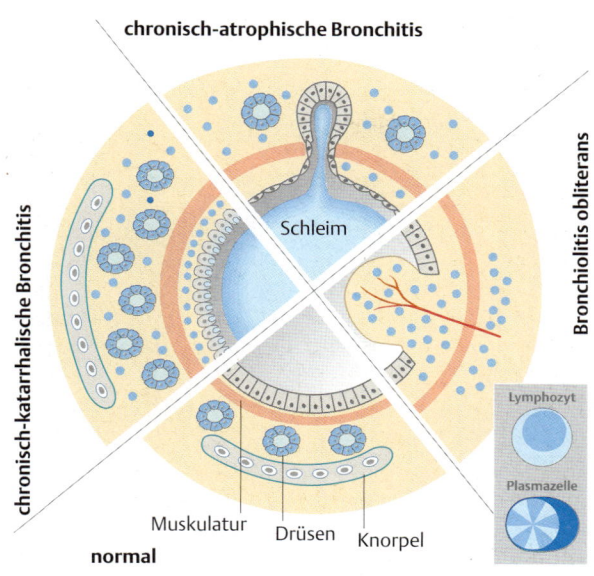

Abb. 11.20 **Bronchitisformen:** Pathohistologie (blau: Schleim).

ren Reinigungsmechanismus zusätzlich beeinträchtigen, was die Keimbesiedlung begünstigt. Das Stroma der Schleimhaut ist ödematös aufgelockert und mit lymphoplasmozytären Elementen (überwiegend CD8$^+$-Lymphozyten) sowie mit Granulozyten (z. T. Eosinophile) infiltriert. Der Bronchialknorpel ist im Gegensatz zur Bronchiektase nicht verändert; die Bronchialmuskulatur kann (wegen des Hustens) individuell verschieden hyperplastisch verdickt sein.

Chronisch atrophische Bronchitis

Die Besiedlung mit pathogenen Keimen führt durch die rezidivierenden schleimig-eitrigen Entzündungsschübe zur allmählichen Zerstörung der Bronchialwand: Das Flimmerepithel metaplasiert zu resistenterem Plattenepithel, die Bronchialdrüsen werden im Rahmen der chronischen Entzündung samt dem Bronchialknorpel durch narbiges Bindegewebe ersetzt. Dabei sind oft die Drüsenausführungsgänge der Segment- und Subsegmentbronchien so stark dilatiert, dass sie in der Bronchographie als Divertikel imponieren (Abb. 11.**21 a**). Die Bronchialmuskulatur weicht in der Regel quantitativ nicht von der Norm ab, lediglich bei der sog. asthmoiden Bronchitis wird eine Muskelverbreiterung beobachtet.

11.4.3.4
Bronchiolitis

Allgemeine Definition: Im Gegensatz zur Bronchitis konzentriert sich der pathogenetische Prozess bei den verschiedenen Formen der Bronchiolitis auf die kleinen luftleitenden Atemwege. Sie stellen meist kein eigenständiges klinisches Krankheitsbild dar, sondern sind vielmehr ein Reaktionsmuster des Lungenparenchyms auf verschiedene Schädigungen (vgl. Abb. 11.**20**).

Obliterative Bronchiolitis

Syn.: Konstriktiv obliterierende Bronchiolitis, reine Bronchiolitis obliterans

Definition: Es handelt sich um eine progressive, narbigstenosierende („*konstriktiv obliterierend*"), auf die Bronchiolen beschränkte („*reine*") Entzündung mit ungünstiger Prognose und Bevorzugung des Kindesalters.

Ätiologie: Auslösende Faktoren sind:
- *transplantationsassoziierte Immunreaktionen* wie Graft-versus-Host- und Lungentransplantat-Abstoßungsreaktion (vgl. Abb. 11.**21 b**),
- *autoaggressive Entzündungen* aus dem Formenkreis der Kollagenosen,
- *Arzneimittelüberempfindlichkeitsreaktionen* (Gold, Penicillamin),
- *Infektionen* durch Viren und Mykoplasmen,
- *inhalative* Noxen,
- *idiopathisch*.

Morphologie: Die Erkrankung beginnt mit einer Nekrose des Bronchialepithels und entzündlicher Infiltration der Bronchiolenwand durch Lymphozyten, Histiozyten und Granulozyten. Darauf folgt eine konzentrisch einengende Wandfibrose, die bis zur narbigen Obliteration fortschreiten kann. Die distal davon gelegenen Luftwege werden lediglich überbläht.

Klinik: Rasch progrediente Dyspnoe, Husten, radiologisch Lungenaufhellung ohne Infiltrate. Schlechte Prognose.

BOOP-Syndrom

Definition: Das „Bronchiolitis obliterans organisierende Pneumonie"-Syndrom stellt ein polyätiologisch ausgelöstes Schädigungsmuster des Lungenparenchyms dar. Es ist charakterisiert durch ein pfropfartiges Granulationsgewebe, das von den Bronchiolen ausgeht (erster Namensteil: Bronchiolitis obliterans) und sich bis in die Alveolen hinein erstreckt (zweiter Namensteil: organisierende Pneumonie).

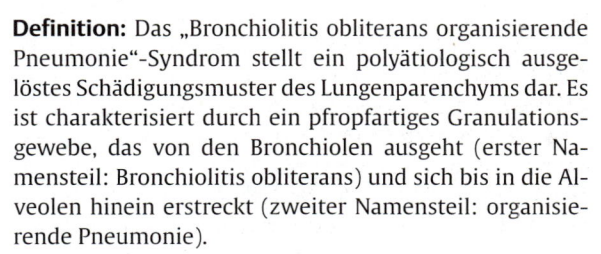

Ätiologie: Die auslösende Ursache des BOOP-Syndroms ist in den meisten Fällen unklar; vermutlich gingen ihnen Infektionen mit Adeno-, respiratorischen Synzytial-, Masern- und Influenzaviren oder mit Bordetella pertussis voraus. Gelegentlich kommt dieses Syndrom nach Giftgasexposition, im Rahmen von Autoaggressionserkrankungen und von Bronchusobstruktionen vor.

Morphologie: Am Anfang des pathogenetischen Prozesses steht die Zerstörung des Bronchiolarepithels, was eine fibrinös-eitrige Exsudation in die distalen Atemwege nach sich zieht. Diese Pfröpfe aus Fibrin, Zellschutt und Granulozyten werden von der Submukosa aus durch ein fibroblastenreiches Granulationsgewebe organisiert. Die Granulationsgewebepfröpfe werden anschließend teilweise epithelialisiert und können die peripheren Atemwege einschließlich der Alveolen verlegen, so dass sich

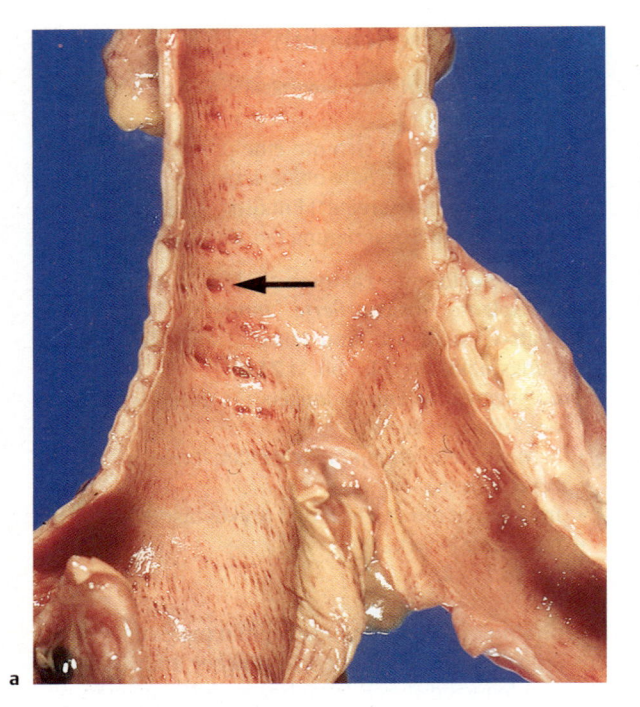

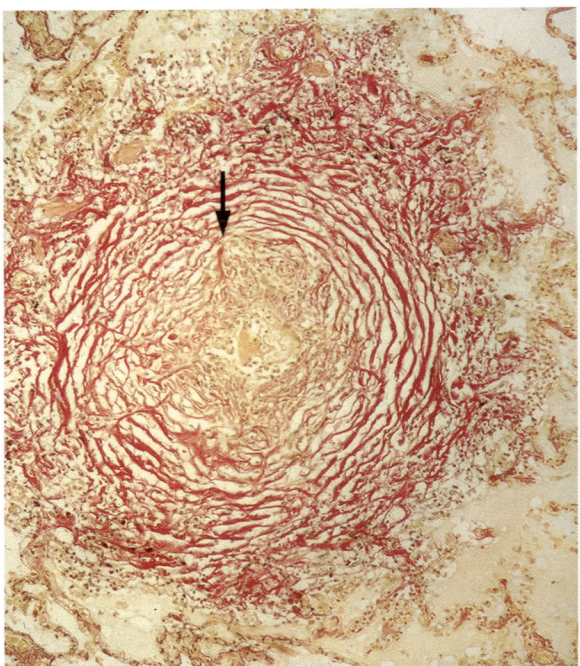

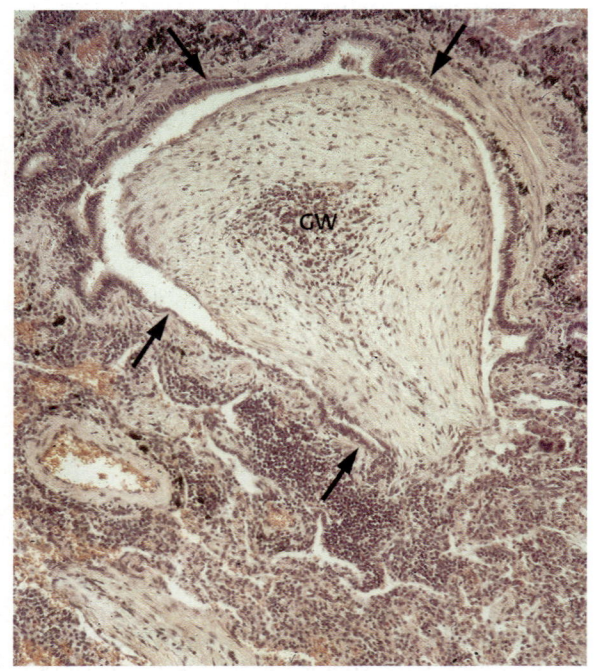

Abb. 11.21 Chronische Bronchitis/Bronchiolitis:
a Chronische Bronchitis mit sackförmigen Schleimhautherniationen (Pfeil);
b obliterative Bronchiolitis bei Graft-versus-Host-Disease;
c BOOP-Syndrom mit Granulationsgewebepfröpfen (GW) in den Bronchiolen (Pfeile; HE, 1 : 100).

dort resorptiv-verfettende Makrophagen ansammeln (vgl. Abb. 11.21 c).

Klinik: Akuter Beginn mit Dyspnoe, Husten und Fieber, radiologisch multiple Verschattungsherde. Gutes Ansprechen auf Corticosteroide. Prognose exzellent (Ausnahme: Autoaggressionskrankheiten).

Transplantatpneumopathie

Pathogenese und Morphologie: Transplantationen von Herz und beiden Lungen oder Einzellungentransplantationen werden vor allem bei irreversiblen Zuständen mit pulmonaler Hypertonie (S. 601) und bei Endzuständen fibrotisch-destruktiver Lungenaffektionen (S. 632) durchgeführt. Je nach zeitlichem Verlauf der Abstoßungsreaktion unterscheidet man dabei folgende Formen der Transplantatpneumopathie:

- *Akute Abstoßung:* Sie tritt im Verlaufe der ersten drei Monate nach Transplantation auf und macht durch Fieber, Oberlappeninfiltrate und progrediente Hypoxie auf sich aufmerksam. Histologisch notiert man ein perivaskuläres Lymphozyteninfiltrat, das auf die Bronchien und Alveolen übergreifen kann. Bei entsprechender Gefäßthrombosierung gesellt sich noch eine akute nekrotisierende Bronchiolitis hinzu.
- *Chronische Abstoßung:* Hier steht entweder eine obstruktive Transplantatvaskulopathie (S. 184) oder eine konstriktiv-obliterierende Bronchiolitis (s. o.) im Vordergrund.

11.4.3.5
Asthma bronchiale

Definition: Das Asthma bronchiale (Asthma, gr. = Kurzatmigkeit) ist pathophysiologisch definiert: Man versteht darunter eine Atemwegserkrankung mit Hyperreagibilität, die durch eine vorübergehende (reversible), sich wiederholende Dyspnoe infolge generalisierter (entzündlicher) Bronchialobstruktion charakterisiert ist. Diese wiederum ändert sich spontan oder medikamentös, ist zumindest im Anfangsstadium voll reversibel und beruht auf einer vermehrten Reagibilität der Bronchien auf Allergene, physikalisch-chemische Reize sowie auf Irritationen des psychoneuroimmunologischen Systems.
Häufig: 5% der Bevölkerung leiden darunter.

Ätiologie: Die auslösenden Mechanismen des Bronchialasthmas sind breit gefächert und teilweise noch wenig geklärt. Für die klinische Praxis hat sich die grobschematische Untergliederung in exogenes (extrinsic) und endogenes (intrinsic) Asthma bewährt. Mischformen kommen vor.
- *Exogen allergisches Asthma* (= extrinsic asthma): In diesem Fall setzt das Bronchialasthma meist in der Kindheit ein und ist oft mit Heuschnupfen, Ekzem oder Neurodermitis kombiniert (Atopiker). Das exogen-allergische Asthma basiert auf einer Überempfindlichkeitsreaktion Typ I (= Sofortreaktion, S. 176) und wird durch exogene Antigene, welche die IgE-Produktion stimulieren, ausgelöst. Die größte Bedeutung haben dabei Inhalationsallergene wie Pollen, Hausstaub (Milben), Mehlstaub, Tierhaare, Schuppen, Federn und Schimmelpilzsporen (vor allem Aspergillus sp.). Ferner können auch Nahrungsmittelallergene und Parasitenantigene einen Asthmaanfall auslösen. Manchmal kann die Bronchialobstruktion nicht als isolierte Sofortreaktion, sondern erst 2–8 h nach Allergenexposition auftreten (= Spätreaktion, S. 178).
- *Endogenes Asthma* (= intrinsic asthma): Diese Asthmaform ist nichtallergischer Genese, tritt meist erst im Erwachsenenalter auf und bevorzugt Frauen. Das endogene Asthma ist durch das Fehlen einer IgE-vermittelten Bronchialobstruktion gekennzeichnet und ist bei Erkrankungsbeginn im Erwachsenenalter wesentlich häufiger als die exogen-allergische Form. Es geht in typischer Weise mit Infekten und chronisch-polypöser Rhinosinusitis einher.

Auf dem Boden des beiden Asthmaformen gemeinsamen hyperreagiblen Bronchialsystems können auch die folgenden Stimuli einen Asthmaanfall auslösen:
- *Medikamente* (z. B. Acetylsalicylsäure und andere Prostaglandinsynthesehemmer),
- *Infekte,*
- *körperliche Anstrengung* (exercise asthma),
- *physikalische inhalative Reize* (Temperaturunterschiede, Kälte, Nebel, Dämpfe, Rauch, Staub),
- *chemische inhalative Reize* (= irritativ-toxisches Asthma
- *psychischer Stress* (z. B. Angst).

Pathogenese: Allen Asthmaformen liegt eine pathogenetisch wenig geklärte Überempfindlichkeit der Atemwege zugrunde, die auch als „hyperreagibles Bronchialsystem" bezeichnet wird. Wegbereiter hierfür dürften eine Entzündung und Eosinophileninfiltration der Bronchialschleimhaut sein. Die Bronchien werden normalerweise durch die Adrenalinstimulation der β_2-Rezeptoren und eine konsekutive Erhöhung des intrazellulären Gehalts an zyklischem Adenosinmonophosphat (c-AMP) dilatiert.
Dieser Vorgang soll bei Asthmatikern wegen einer „Down-Regulation" der β_2-Rezeptoren gestört sein. Ferner führt eine Vagusstimulation zur Bronchokonstriktion, Vagushemmung zur Bronchodilatation.
Schließlich wirken Entzündungsmediatoren wie Histamin, Leukotriene und Prostaglandine in einer gemeinsamen Aktion auf Bronchialmuskulatur, Schleimhaut und bestimmte Schleimdrüsen ein, wobei die Mastzellen und Makrophagen als primäre mediatorfreisetzende Zellen chemotaktisch Eosinophile anlocken und dafür sorgen, dass sich diese Zellen auf den Endothelien der Bronchialgefäße festsetzen und ins Gewebe auswandern. Dort werden sie zu den sekundären mediatorfreisetzenden Zellen. Das Resultat ist die *Trias*
- Bronchospasmus,
- Schleimhautödem,
- Dyskrinie.

Im Rahmen der Humanpathogenese des allergischen Asthmas wird den T_{H2}-Lymphozyten und deren Zytokinen eine besondere regulatorische Rolle zugeschrieben: IL-4 schaltet die B-Lymphozyten auf IgE-Produktion um (Immunglobulinklassen-Switch), IL-5 ist einer der stärksten Aktivierungs- und Wachstumsfaktoren für Eosinophile, und IL-10 hemmt die Funktion der gegensinnig wirkenden T_{H1}-Lymphozyten.

Morphologie: Unsere Kenntnisse über die pathologische Anatomie des Bronchialasthmas beschränken sich auf diejenigen Patienten, die in einem Asthmaanfall verstorben sind. Makroskopisch fallen dabei die Schleimpfröpfe in den Bronchien und das Fehlen eines destruktiven Lungenemphysems – trotz radiologischer Zeichen der Lun-

a normal

Muskulatur
Knorpel
Drüsen
Schleim
Eosinophiler

b Asthma bronchiale
Charcot-Leyden-Kristalle

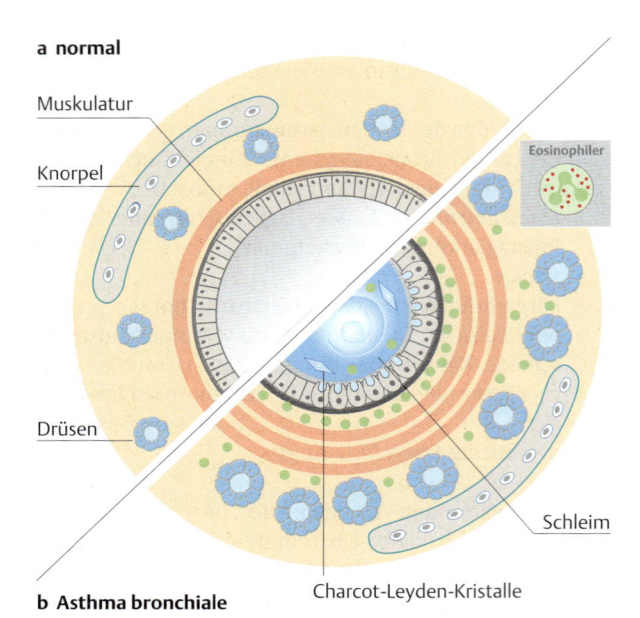

Abb. 11.**22** **Asthma bronchiale:** Pathohistologie der Bronchusveränderung
a Normale Verhältnisse;
b Zustand bei Asthma bronchiale.

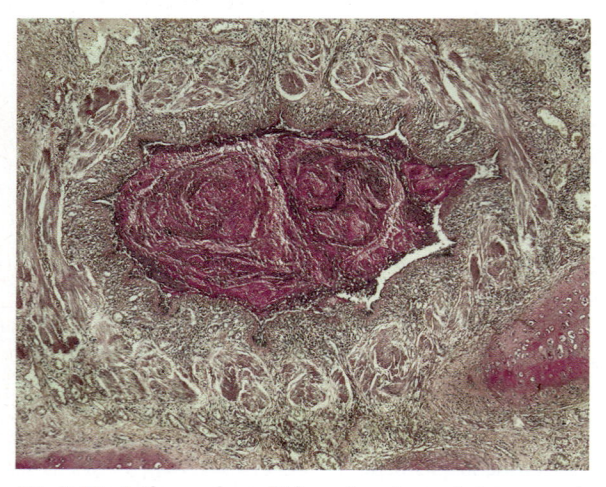

Abb. 11.**23** **Asthma bronchiale:** Bronchusveränderung mit Schleimhautobstruktion und Curschmann-Spirale. Färbung: **a** PAS (Vergr. 1 : 100).

genüberblähung – auf. Man findet in den Bronchien als Zeichen des Bronchobronchiolospasmus eine hypertrophierte Bronchialmuskulatur. Die Hyperplasie der Schleimdrüsen und der Becherzellen weist auf die Überproduktion eines zähen Schleimes hin, der infolge eosinophileninduzierter mukoziliärer Dyskinesie mit den desquamierten Epithelien spiralartige Strukturen bildet. Diese werden als Curschmann-Spiralen bezeichnet. In den Schleimpfröpfen der Atemwege findet man auch die wetzsteinförmigen sog. Charcot-Leyden-Kristalle, die sich von der Zellmembran zugrunde gegangener Eosinophiler herleiten und aus Lysophospholipase bestehen. Eosinophile Granulozyten infiltrieren beim Bronchialasthma nämlich zusammen mit Lymphozyten die Bronchialschleimhaut. Sie setzen Epithelschäden und lösen eine ödematöse Schwellung der Submukosa (= Endourtikaria) sowie eine Aufquellung der epithelialen Basalmembran (= Glashaut) aus (Abb. 11.**22**, 11.**23**).

✚ **Therapie:** Sie umfasst Allergenkarenz (wenn möglich), Hyposensibilisierung sowie eine bronchodilatatorische und antiinflammatorische Medikation.

Trotz eines Asthmaleidens sind Patienten zu körperlichen Höchstleistungen fähig: so der Asthmatiker und neunfache Schwimm-Olympiasieger von 1968 und 1972 Mark A. Spitz (USA).

11.4.4 Neoplastische Läsionen

Die Trachea ist im Gegensatz zum Larynx und zu den Bronchien selten Primärsitz eines Tumors. Dabei scheint beim Erwachsenen das untere Trachealdrittel eine Prädilektionsstelle zu sein. Unter den gutartigen mesenchymalen Tumoren sind die Fibrome, unter den epithelialen die Adenome am häufigsten. Trachealpapillome entwickeln sich meist im Zusammenhang mit Larynxpapillomen (S. 589). Unter den seltenen Trachealkarzinomen nimmt das Plattenepithelkarzinom mit 75% den Löwenanteil ein, gefolgt von den adenoidzystischen Karzinomen (15%). Bei den sekundären Trachealkarzinomen handelt es sich meist um durchgebrochene Schilddrüsentumoren.

11.5 Lunge

Die Hauptaufgabe der Lunge (gr. pneuma; lat. pulmo) besteht in der Vermittlung des Gasaustausches zwischen Blut und Atemluft im Bereich der alveolokapillären Membran. Wird dieser Prozess gestört, so entwickelt sich eine respiratorische Insuffizienz in Form einer arteriellen Hypoxie mit oder ohne Hyperkapnie. Diese *funktionellen Läsionen* lassen sich folgendermaßen untergliedern:

– *Alveoläre Hypoventilation.* Sie liegt vor, wenn die Alveolen global minderbelüftet sind. In den meisten Fällen findet man die Ursache in der Lunge selbst; dies gilt vor allem für fortgeschrittene Stadien chronisch-obstruktiver Atemwegserkrankungen. Als extrapulmonale Ursachen kommen krankhafte Veränderungen der Atemmechanik oder Atemregulation in Betracht.

– *Verteilungsstörungen:* Hierbei kommt es aufgrund verschieden starker Stenosen der peripheren Atemwege zu einer inhomogenen Verteilung des eingeatmeten Luftvolumens in der Lunge mit einem Nebeneinander von hypo- und hyperventilierten Lungenabschnitten.
– *Diffusionsstörungen:* In diesen Fällen ist der diffusionsbedingte Gastransport von den Alveolen ins Lungenkapillarblut erniedrigt. Die Sauerstoffdiffusion kann in der Gasphase (Lungenemphysem), in der alveolokapillären Membran (Oberflächenreduktion oder Verdickung) oder in der Blutflüssigkeitsphase (verkürzte Kontaktzeit zwischen Erythrozyten und Membran) vermindert sein.

Um eine adäquate Durchblutung des Lungenparenchyms zu gewährleisten, verfügt die Lunge über einen eigenen sog. pulmonalen Blutkreislauf. **Zirkulatorische Läsionen** gehen auf hämodynamische Störungen zurück, die sich im Bereich der Makrozirkulation global in Form der Lungenembolie abspielen. Betreffen sie vorwiegend die Mikrozirkulation, führen sie zu einem Lungenödem.

Die **metabolischen Läsionen** umfassen diejenigen Abläufe im Struktur- und Funktionsstoffwechsel, die in der Lunge eine optimale Gasaustauschoberfläche garantieren. Dies ist zum einen die Synthese von Surfactant, eines „Mittels zur Oberflächenentspannung", die im molekularen Bereich den Alveolenkollaps vermeidet und dadurch verhindert, dass die funktionelle Alveolaroberfläche verkleinert wird. Zum anderen ist es die Proteaseinhibierung im peripheren Lungengewebe, die im histologischen Bereich eine Alveolenüberblähung und damit wiederum eine Reduktion der Alveolaroberfläche verhindert. Störungen der Surfactantsynthese liegen der *Alveolarproteinose* und den verschiedenen *Atelektaseformen* zugrunde, während die *destruktiven Emphysemformen* auf proteolytischen Entgleisungen beruhen.

Die Lunge ist auch Eintrittspforte für gas- und staubförmige Schadstoffe sowie für Mikroorganismen. Deshalb ist gerade in der Lunge die Vielfalt an **entzündlichen Läsionen** besonders groß. Erregerbedingte Entzündungen des Lungenparenchyms manifestieren sich in Form von *Pneumonien*. Dabei stellen die Pneumonien eine beschränkte Zahl an Reaktionsmustern auf eine Vielzahl von Erregern dar, die teilweise – wie bei der Tuberkulose – von granulomatösen Entzündungsreaktionen begleitet sein können. Staublungenkrankheiten imponieren als *Pneumokoniosen* bei Exposition mit anorganischen Stäuben und als *exogen-allergische Alveolitis* bei Exposition mit organischen Stäuben. Eine Reihe von ätiologisch zum Teil noch ungeklärten entzündlichen Läsionen spielt sich hauptsächlich im interstitiellen Lungengewebe ab und mündet in ein uniformes Reaktionsmuster ein, das letztlich zu einer *interstitiellen Lungenfibrose* führt.

Die Exposition mit gas- bzw. staubförmigen oder mikrobiellen Noxen erklärt auch die Tatsache, dass die Lunge in zunehmendem Maße (vor allem durch das Zigarettenrauchen) Sitz von **neoplastischen Läsionen** ist. Unter ihnen beherrschen die *Bronchialkarzinome* die Szene, die insgesamt eine schlechte Prognose haben. Sie manifestieren sich entweder in der Lungenperipherie (periphere Karzinome), im zentralen Lungenbereich (zentrale Karzinome) oder wachsen diffus (diffuse Karzinome). Bei den letzteren handelt es sich um vermutlich virusassoziierte *bronchioloalveoläre Karzinome,* die sich offenbar von Alveolarepithelien herleiten. Unter den zentralen Karzinomen dominieren die *kleinzelligen Karzinome,* deren Zellen neuroektodermale Charakteristika aufweisen, während bei den peripheren Karzinomen *nichtkleinzellige Tumorformen* vorherrschen, bei denen – mehr oder weniger ausgeprägt – Merkmale von Platten- oder Drüsenepithelien eruierbar sind.

11.5.1
Zirkulatorische Läsionen

Die Lunge ist das Erfolgsorgan des kleinen Kreislaufs. Dementsprechend wirken sich Kreislaufstörungen der Lunge (z.B. Lungenembolie) immer auch auf das rechte Herz aus, und Störungen des linken Herzens (z.B. Mitralstenose) beeinträchtigen stets die Lungendurchblutung. Störungen der pulmonalen Mikrozirkulation schließlich gehen entweder von der alveolokapillären Membran aus (z.B. toxisches Lungenödem) oder ziehen sie in Mitleidenschaft (z.B. Schocklunge).

Das außerordentlich dichte Gefäßnetz der Lungenendstrombahn bringt es mit sich, dass die Lunge Blutvolumina aufnehmen kann, die weit über die Norm hinausgehen. Dieses Blut staut sich teils prä-, teils intramortal (Kammerflimmern) in der Lunge an, so dass die Obduktion oft Lungengewichte um 400 g ergibt. Wie Untersuchungen an sofort verstorbenen Opfern eines Verkehrsunfalles gezeigt haben, beträgt das durchschnittliche Normalgewicht der linken Erwachsenenlunge 230 g, das der rechten 280 g.

11.5.1.1
Pulmonale Hypertonie

Die pulmonale Hypertonie stellt einen arteriellen Hochdruck im kleinen Kreislauf (Lungenkreislauf) dar und ist in ihrer allgemeinen Kausalpathogenese bei den generalisierten Kreislaufstörungen besprochen (S. 391). Die unmittelbaren Auswirkungen der pulmonalen Hypertonie auf die Lungen spiegeln sich an den Veränderungen der Lungengefäße in Form der pulmonalen hypertonen Vaskulopathie wider. Sie wird wegen ihrer diagnostischen und prognostischen Bedeutung im Folgenden besprochen.

Hypertone Pulmonalvaskulopathie

Pathogenese: Der erhöhte Druck schädigt die großen elastischen Lungengefäße später als die kleinen muskulären Gefäße:

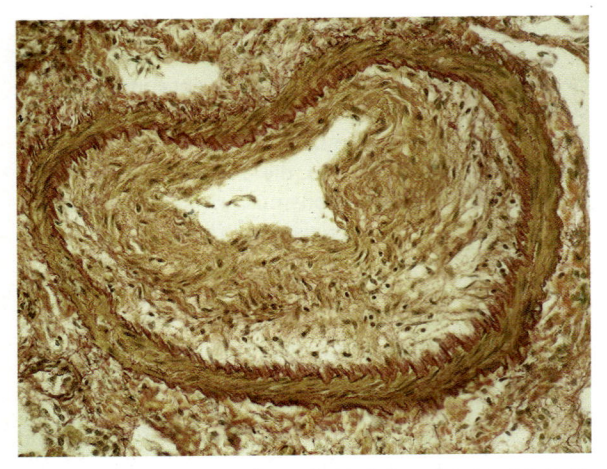

Abb. 11.24 **Hypertone pulmonale Vaskulopathie Grad 2** (EvG-Färbung, Vergr. 1 : 300).

- *Elastische Lungenarterien* (= *Pulmonalsklerose*): Ähnlich wie bei der Hypertonie im großen Kreislauf läuft auch im kleinen Kreislauf die Anpassungsreaktion über die Mediamyozyten ab. Die Media wird durch Hyperplasie der Muskelzellen und der elastischen Fasern verdickt. Später proliferieren auch die Myozyten im subintimalen Raum, verbreitern ihn durch Faservermehrung und engen das Gefäßlumen ein; Letzteres imponiert histologisch als Intimafibrose (Abb. 11.24). Bei längerem Bestehen der pulmonalen Hypertonie gesellen sich eine mukoide Degeneration der Mediamyozyten (S. 54) und eine Mediawandatrophie hinzu, was gelegentlich zu einer Aneurysmabildung führt. Ähnlich wie bei der allgemeinen Arteriosklerose entstehen auch bei der Pulmonalsklerose atheromatöse Beete, die verkalken und ulzerieren sowie zu thrombotischen Ablagerungen führen können.
- *Muskuläre Lungenarterien:* Diese regulieren hauptsächlich die arterielle Blutversorgung der Lunge. Die hypertoniebedingten Veränderungen dieser Lungengefäße lassen sich in zeitlich aufeinanderfolgende Schweregrade einteilen. Ihre Morphologie und ihr Vorkommen sind in Tab. 11.5 zusammengestellt.

11.5.1.2
Lungenödem

Allgemeine Definition: Unter dem Begriff Lungenödem versteht man eine Flüssigkeitsansammlung in der Lunge, die im alveolären Interstitium beginnt und sich bis in die Alveolen fortsetzen kann. Je nach Lokalisation des Ödems spricht man von einem interstitiellen oder von einem intraalveolären Lungenödem.

Pathogenese: Das Lungenödem ist auf die gleichen pathogenetischen Faktoren zurückzuführen wie die peripheren Ödeme (S. 416). Dies sind:
- hydrostatischer Druck,
- osmotischer Druck,
- onkotischer Druck,
- Permeabilität der alveolokapillären Membran,
- Transportkapazität der Lymphgefäße.

Aus klinisch-pathophysiologischer Sicht unterscheidet man kardiale von nichtkardialen Lungenödemen. Beide Ödemformen verlaufen biphasisch, wobei in der Akutphase die Exsudation (= respiratorische Transsudation) und in der Spätphase die Fibroblastenproliferation im Vordergrund steht.

Kardiales Lungenödem

Syn.: Hydrostatisches Lungenödem

Pathogenese: Das kardiale Lungenödem beruht auf einem erschwerten Blutrückfluss zum linken Herzen und wird durch alle Herzveränderungen ausgelöst, die mit einer Insuffizienz der linken Herzkammer einhergehen. Zunächst verursacht die Blutstauung vor dem linken Herzen eine passive Hyperämie der Lunge, was auch als akute Stauungslunge bezeichnet wird. Dabei wird durch Erhöhung des intrapulmonalen Blutdruckes eine eiweißarme Flüssigkeit (= Transsudat) abgepresst, die zunächst über das Interstitium der Alveolenwand und das Alveolarlumen ins Tracheobronchialsystem gelangt → brodelndes Auskultationsgeräusch (Abb. 11.25 a). Dies dürfte auf der unterschiedlichen Festigkeit der interzellulären Zellverkittungen beruhen: Die alveolären Endothelien sind durch schmale und lockere Zonulae occluden-

Tabelle 11.5 **Hypertone pulmonale Vaskulopathie:** Schweregrade

Schweregrad	Histologie	Vorkommen (H. = pulmonale Hypertonie)
Grad 1	Mediahyperplasie, Arteriolenbefall	Frühphase aller H.-Formen, chronisch vasokonstriktive H.
Grad 2	Mediahyperplasie mit Intimafibroelastose, konzentrische Gefäßobliteration	alle H.-Formen, primäre H.
Grad 3	plexiforme Veränderungen = Kapillarwucherungen (organisierter Thrombus), angiomatoide (= angiomähnliche) Wucherung	vasokonstriktive H. nie chronisch passive H. selten, chronisch hypervolämische H. meistens
Grad 4	nekrotisierende pulmonale Arteriitis	Spätphase chronisch passiver und hypervolämischer H., chronisch vasoobstruktive H.

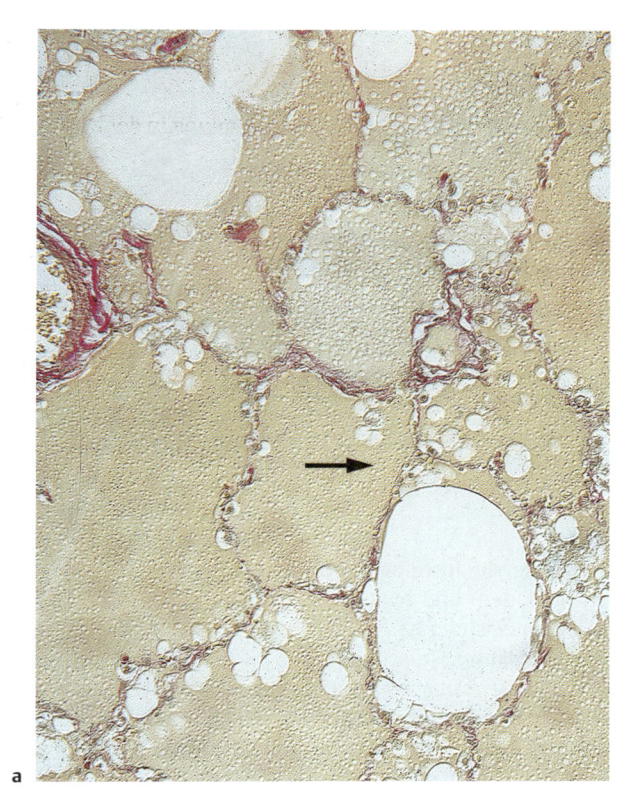

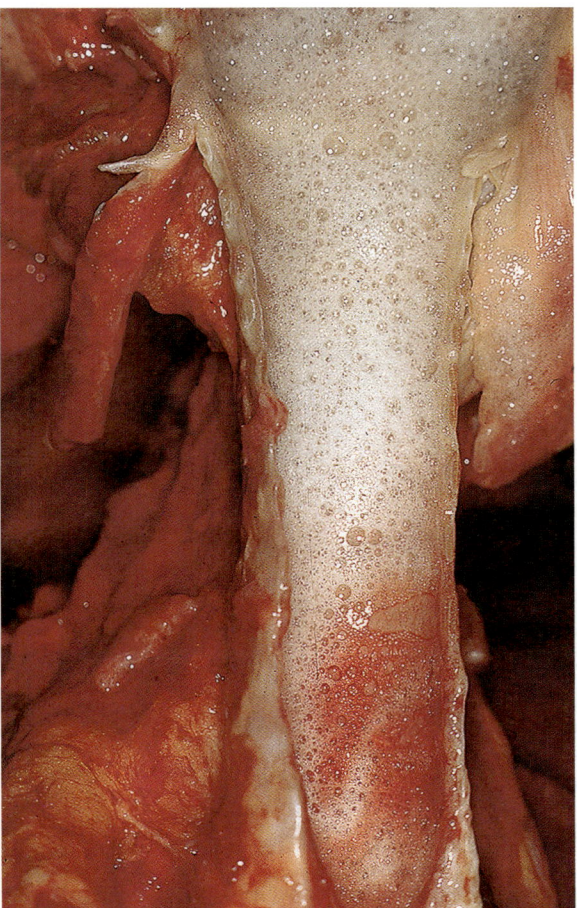

tes, die alveolären Epithelien (= Alveozyten) hingegen durch breite und dichte Zonulae occludentes miteinander verbunden. Bildet sich die Lungenstauung nicht zurück, so proliferieren die Lungenfibroblasten und verfestigen das fibröse Stützgerüst der Alveolenwand, was als chronische Stauungslunge bezeichnet wird.

Morphologie: Das pathologisch-anatomische Korrelat des akuten kardialen Lungenödems ist die rote Stauungsinduration; bei der chronischen Stauungslunge ist es die braune Stauungsinduration.

- *Rote Stauungsinduration:* Die Lunge ist blutreich, oft über 700 g schwer und hat eine düsterrote Schnittfläche, von der eine schaumige Flüssigkeit abfließt. Histologisch fallen in den Alveolarwänden die blutgefüllten Kapillaren auf, die manchmal sogar die Alveolenlichtung einengen können (= angiektatische Alveolarkompression). Das alveoläre Interstitium ist ödematös verbreitert. In den Alveolen findet man neben dem intraalveolären Ödem abgeschilferte Alveolarepithelien und selten als Hämorrhagiefolge auch Erythrozyten (Abb. 11.25b).
- *Braune Stauungsinduration:* Nun ist die Lunge nicht nur durch Blutstauung, sondern auch durch die Faservermehrung verfestigt. Histologisch sind die Alveolarwände samt der alveolokapillären Membran sklerosiert und verbreitert. Dadurch werden die Kapillaren von der gasaustauschenden Oberfläche abgedrängt und die Diffusion für den Sauerstoff erschwert. Im Alveolarlumen liegen zahlreiche Makrophagen, die als Zeichen des Erythrozytenabbaus mit gelbbräunlichem Hämosiderin (S. 101) beladen sind. Diese werden zum Teil auch ausgehustet und dann als „Herzfehlerzellen" bezeichnet. Diese histologischen Veränderungen erklären den makroskopischen Aspekt der chronischen Stauungslunge: Die Schnittfläche der Lunge ist kupferbraun, und die Konsistenz vermehrt (= braune Induration).

Nichtkardiales Lungenödem

Syn.: Permeabilitätslungenödem; DAS = diffuses Alveolarschadensyndrom

Pathogenese und Morphologie: Eine ganze Reihe exogener und endogener Noxen (Tab. 11.6) schädigen auf dem Blut- und/oder Luftweg die alveolokapilläre Membran. Darauf reagiert das Lungengewebe mit einem monotonen Reaktionsmuster, das als „diffuses Alveolarschadensyndrom" (= DAS) bezeichnet wird (Abb. 11.26). Je nachdem, ob es sich um eine inhalative oder hämatogen wirksame Noxe handelt, steht die Schädigung der Alveolarepithelien oder der alveolären Kapillaren am Anfang

◀ Abb. 11.25 **Stauungslunge:**
a Alveoläres (kardiales) Lungenödem mit schaumigem Ödem im Tracheobronchialsystem;
b akutes intraalveoläres Lungenödem mit Verlegung der Alveolen durch das Ödem (EvG. Vergr. 1 : 100);

Tabelle 11.6   Ätiologische Faktoren des nichtkardialen Lungenödems

Noxe	Pathogenese	Krankheitsbild
Sauerstoff (inhalativ)	toxische Sauerstoffmetabolite → Alveozyten	Beatmungslunge (= Sauerstoffpneumonitis)
Busulfan (hämatogen), Bleomycin (hämatogen)	Zytostatika → Alveozyten	Busulfanlunge, Bleomycinlunge
Heroin (hämatogen)	Opiate → Hypothalamus → Hirndruckerhöhung → adrenerge Reaktion	neurogenes Lungenödem
Urämie (hämatogen)	Urämietoxin → Lungenendothel	urämische Pneumonitis
Sepsis (hämatogen)	Endotoxine → Lungenendothel	Schocklunge (S. 394)
Bestrahlung	Endothel- und Alveozytenschädigung (im Spätstadium mit Vaskulopathie)	Bestrahlungspneumonitis
Viren (meist aerogen)	virusbedingte zytotoxische Alveozytenschädigung	Viruspneumonie (Frühphase)

eines biphasischen Prozesses, der in seiner formalen Pathogenese große Ähnlichkeiten mit der Schocklunge (S. 394) hat.

- *Akutphase:* Sie dauert etwa eine Woche und wird durch Freisetzung von Entzündungsmediatoren ausgelöst. Diese setzen eine serofibrinöse Exsudationsreaktion im Bereich der Lungenendstrombahn in Gang, die histologisch durch ein interstitielles Lungenödem und hyaline Membranen (Abb. 11.27) gekennzeichnet ist.
- *Spätphase:* Sie schließt sich an die akute Phase an und ist durch einen fehlregeneratorischen Umbau der Alveolenwand charakterisiert. Dies liegt zum einen daran, dass die membranösen Alveozyten Typ I,

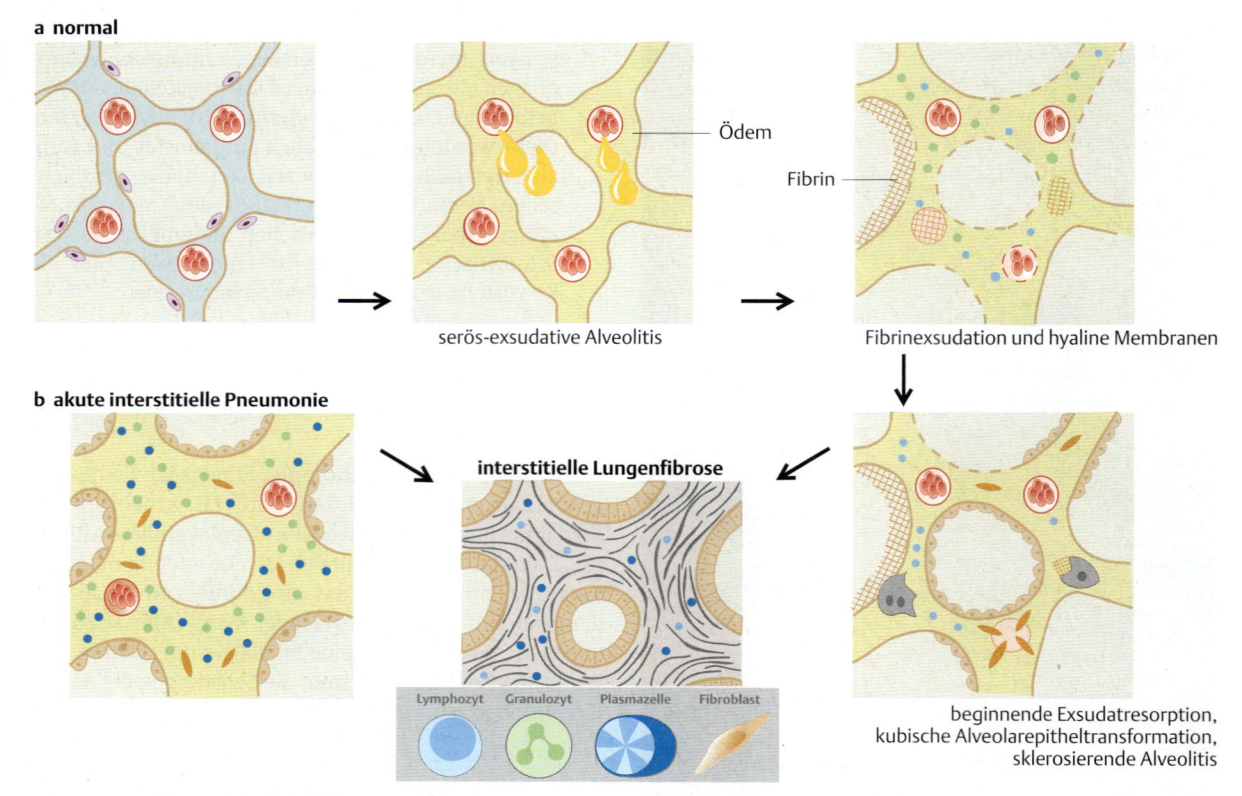

Abb. 11.26   **Diffuses Alveolarschadensyndrom (= DAS):** formale Pathogenese
a Toxische Kapillarschädigung → serös-exsudative Alveolitis → Fibrinexsudation und hyaline Membranen, beginnende Exsudatresorption → kubische Alveolarepitheltransformation, sklerosierende Alveolitis → interstitielle Lungenfibrose
b akute interstitielle Pneumonie mit Übergang in eine interstitielle Lungenfibrose als Endzustand mit kubischer Epitheltransformation (gelb = Ödem, orange = Fibrin).

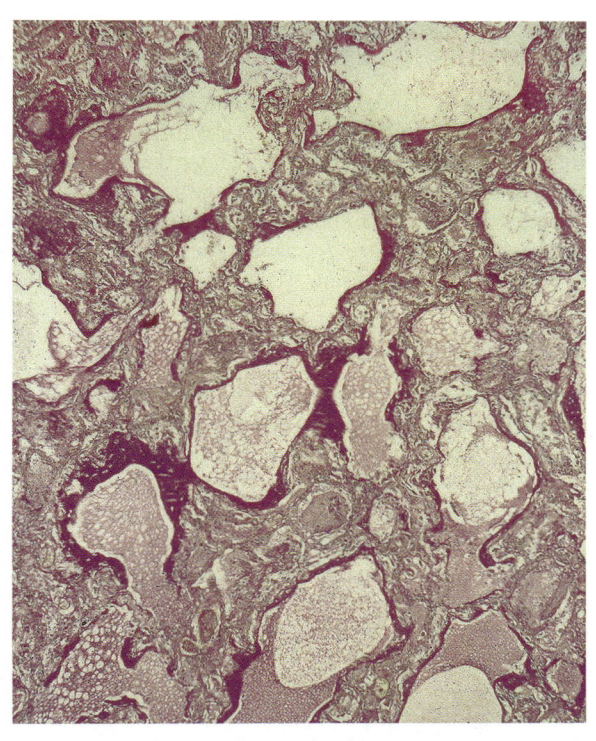

Abb. 11.**27** **Hyaline Membranen (HM)** bei urämischer Pneumonitis in Form rötlicher Alveolen„häutchen" (PAS, Vergr. 1 : 250).

die für den Gasaustausch spezialisiert sind, als irreversibel-postmitotische Zellen bei einer Nekrose durch die intermitotischen granulären Alveozyten Typ II ersetzt werden müssen. Histologisch imponiert dies als kubische Epitheltransformation. Außerdem führt die Alveozytenschädigung über eine defekte Surfactantproduktion zu Mikroatelektasen. An diesen Stellen kollabieren die lädierten Alveolarwände samt der darin befindlichen Lungenendstrombahn. Sie werden durch proliferierende Lungenfibroblasten verdickt und verödet („sklerosierende Alveolitis"), so dass multiple „Kollapsfibrosen" das Parenchym durchziehen und die Lungenfunktion erheblich beeinträchtigen.

Klinik: Das resultierende klinische Krankheitsbild ist eine respiratorische Insuffizienz mit „Blutverteilungsstörung" und „Diffusionsstörung" für Sauerstoff. Sie wird bei bekannter Ätiologie als ARDS (adult respiratory distress syndrome = Atemnotsyndrom des Erwachsenen), bei unbekannter Ätiologie als AIP (acute interstitial pneumonia) bezeichnet (S. 634).

11.5.1.3
Lungenembolie

Die Lunge stellt innerhalb des Kreislaufsystems einen „Schlammfänger" dar. Mit dem Blutstrom können Thromben, Fett, Luft, Zellen und Parasiten (vgl. Abb. 8.**19 a, b**, S. 409) in die Lunge verschleppt werden und im arteriellen Schenkel der Lungengefäße stecken bleiben. Dieser Vorgang wird als Lungenembolie bezeichnet. Seine Pathogenese und Folgeerscheinungen sind bei den intravaskulären Transportstörungen besprochen (S. 409).

Klinik: Das Spektrum der Lungenemboliesymptome ist groß; es reicht vom sofortigen Tod bis zur Beschwerdefreiheit. Leider teilt die Lungenembolie die Symptomentrias Dyspnoe, Thoraxschmerz und Schock mit dem Herzinfarkt und wird deshalb oft falsch beurteilt. Die Vorgeschichte (z. B. tiefe Beinvenenthrombose) und der weitere Verlauf mit Hämoptoe und Pleurareiben sind hilfreich. Die Prognose der Lungenembolie ist bei effektiver Behandlung (Thrombolyse, in Ausnahmefällen Embolektomie) und Prophylaxe gut.

11.5.1.4
Lungeninfarkt

Pathogenese: Da die Lunge über eine doppelte Gefäßversorgung verfügt, wobei die Pulmonalarterien vom rechten Herzen und die Bronchialarterienäste vom linken Herzen versorgt werden, kommt es bei einem embolischen Verschluss eines Pulmonalarterienastes *nur bei einer* gleichzeitigen Linksherzinsuffizienz (z. B. Mitralstenose) zu einem Lungeninfarkt (vgl. Abb. 8.**21**, S. 410). In diesem Fall ist nämlich der Druck in den Bronchialarterien zu gering, um die pathologische Einflussstauung in den Pulmonalvenen suffizient zu überwinden, so dass die Blutsäule stehenbleibt und das Lungengewebe durch die nahezu absolute Ischämie zugrunde geht. Wegen der geringen Restversorgung über die bronchopulmonalen Gefäßanastomosen bleibt noch eine kleine Restdurchblutung bestehen. Infolgedessen tritt das Blut aus den Kapillaren der absterbenden Alveolarwände in die Alveolenlichtung aus, so dass der Lungeninfarkt (mit wenigen Ausnahmen) stets hämorrhagisch ist.

Morphologie: Sie ändert sich je nach Infarktalter:
- *Akuter Infarkt:* Hier ist ein keilförmiger Bezirk betroffen, dunkelrot und leberfest. Die Basis des Infarktkeiles bildet die Pleura. In der hilusseitigen Spitze liegt das embolisierte Gefäß. Der Lungeninfarkt wird immer von einer Infarktpleuritis mit hämorrhagischem Erguss begleitet. Wird ein Lungeninfarkt nicht resorbiert, so resultiert ein chronischer Infarkt.
- *Chronischer Infarkt:* Dabei wird das infarzierte Lungenparenchym nekrotisch, blasst ab und wird graugelblich. Nach etwa zwei Wochen wird der ehemals hämorrhagische Infarktbezirk durch ein Granulationsgewebe resorbiert und organisiert. Dadurch wird er mit der Zeit (wegen der Hämosiderinablagerung) in eine bräunliche Infarktnarbe umgewandelt. Findet die durch eingewanderte Leukozyten proteolytisch aufgelockerte Infarktzone Anschluss an einen Bronchus, so wird das nekrotische Gewebe unter Zurücklassung einer „Infarktkaverne" abgehustet. Wird die Infarktumgebung wegen der mangelhaften Belüftung sekundär mit Keimen besiedelt, so entsteht eine „Infarktpneumonie". In ihrem Gefolge kann sich eine Infarktkaverne mit Eiter anfüllen.

11.5.2
Metabolische Läsionen

Die Endothelien der Lungenkapillaren haben, wie bereits erwähnt (S. 602), auch wichtige metabolische Funktionen und sind z. B. mit einer Lipase am Fettabbau beteiligt. Das Gleiche gilt auch für die Alveolarepithelien und Alveolarmakrophagen, die für die Synthese und Beseitigung des Antiatelektasefaktors (= Surfactant) verantwortlich sind. Der Surfactant besteht hauptsächlich aus Dipalmitoyl-Lecithin, wird von Alveozyten Typ II gebildet und in Form lamellärer Korpuskel intrazytoplasmatisch gespeichert. Nach seiner Sekretion und Umwandlung zu tubulärem Myelin setzt er wie ein Spülmittel die große Oberflächenspannung zwischen Luft und Alveolenwand herab. Dadurch werden die Lungenbläschen entfaltet, und die Atemarbeit wird verkleinert. Somit können die metabolischen Lungenerkrankungen entweder von Stoffwechselstörungen des Lungengewebes selbst oder von allgemeinen Stoffwechselstörungen ausgehen. Dementsprechend zählen wir folgende Affektionen ebenfalls zu den metabolischen Lungenerkrankungen:
- *Alveolarproteinose:* Überproduktion von Surfactant,
- *Atelektasen:* Störung der Surfactantsynthese
- *Emphysem:* Defekt der Proteinasehemmung.

11.5.2.1
Alveolarproteinose

Pathogenese: Dieser seltenen, chronisch verlaufenden Lungenerkrankung liegt vermutlich wegen einer Mutation des GM-CSF-Rezeptors[1] eine Überproduktion oder Reutilisationsstörung von Surfactant und Surfactantapoproteinen durch Alveozyten Typ II und eine gedrosselte Alveolenreinigung durch die Alveolarmakrophagen zugrunde. In den Alveolen entstehen somit breite multilamelläre Gebilde aus tubulärem Myelin, die den Gasaustausch behindern.

Morphologie: Die Alveolen sind von einem kubischen Epithel aus hyperplastischen Alveozyten Typ II austapeziert und mit einem homogenen, feingranulären PAS-positiven Material angefüllt. Die Lungenschnittfläche erscheint makroskopisch graugelb und fest.

> **Klinisch** leiden die Patienten an progressiver Lungeninfiltration mit Dyspnoe, produktivem Husten und Infekten (gehäuft Nokardiose). Durch therapeutische Lavagen lassen sich die Lipoproteine aus den Alveolen entfernen. Die milchigtrübe (statt klare) Lavagespülflüssigkeit ist pathognomonisch.

11.5.2.2
Atelektasen

Definition: Es handelt sich um eine kurzfristige oder dauernde Belüftungsstörung der Lungen, die mit einem reduzierten oder vollständig fehlenden Luftgehalt einhergeht und entweder die ganze Lunge oder nur Lungenteile betrifft. Je nach Entstehungsmechanismus unterscheidet man primäre (= angeborene) und sekundäre (= erworbene) Atelektasen.

Angeborene Atelektasen

Pathogenese: Bei der angeborenen Atelektase bleibt die Lunge unentfaltet, so dass sie bei der Schwimmprobe untergeht. Pathogenetisch kommen folgende Prozesse in Betracht:
- *Verstopfung der Atemwege* durch Aspiration von Fruchtwasser oder Schleim,
- *mangelhafter Atemantrieb* durch Schädigung der Medulla oblongata,
- *Störung der Surfactantsynthese* mit Ausbildung hyaliner Membranen.

Hyaline Membrankrankheit

Definition und Pathogenese: Diese Erkrankung wird auch „Atemnotsyndrom des Neugeborenen" (neonatal respiratory distress syndrome = RDS) genannt. Es beruht auf einer defekten Surfactantsynthese und einem Unvermögen, lamelläre Korpuskel zu tubulärem Myelin umzuwandeln. Ausschlaggebend sind Frühgeburt, Lungenunreife, Asphyxie und diabetische Stoffwechsellage einzeln und in Kombination. Dies erklärt sich daraus, dass die Surfactantsynthese durch Hormone wie Cortisol, Insulin, Prolaktin und Thyroxin moduliert wird. Dabei wirken eine Hypothyreose (z. B. wegen Radiojodspeicherung bei Kernreaktorunfall) und ein Hyperinsulinismus (wegen mütterlichem Diabetes) der corticosteroidgesteuerten Bildung von Surfactantlipiden und -apoproteinen entgegen.

Morphologisch besteht bei der hyalinen Membrankrankheit eine diffuse Atelektase beider Lungen. Die Alveolen sind aufgrund des Surfactantmangels kollabiert, während der Alveolargang und die respiratorischen Bronchiolen ektatisch und mit hyalinen Membranen bedeckt sind (vgl. Abb. 11.26). Diese bestehen ultrastrukturell aus Fibrin und alveozytärem Zellschutt. Nach ein bis zwei Tagen treten Leukozyten und Makrophagen auf, welche die hyalinen Membranen auflösen und phagozytieren.

> **Prognose:** Die hyaline Membrankrankheit führt trotz maschineller Beatmung bei etwa 30 % der Kinder innerhalb der ersten drei Tage zum Tod aufgrund respiratorischer Insuffizienz.

---

[1] GM-CSF = granulozyte macrophage colony-stimulating factor

Erworbene Atelektasen

Pathogenese: Diese sekundären Atelektasen beruhen auf folgenden Mechanismen und werden auch nach diesen benannt:
- *Kollapsatelektasen:* Normalerweise wird die Lunge durch den negativen Pleuradruck im Thorax aufgespannt. Tritt Luft in den Pleuraraum (Pneumothorax, S. 642), so schnurrt die Lunge unter Erhaltung ihrer Form hiluswärts zusammen.
- *Kompressionsatelektase:* Pleuraergüsse, raumfordernde intrathorakale Prozesse (z. B. Tumoren, große Emphysemblasen) oder Zwerchfellhochstand pressen die Lungen zusammen. Das Resultat ist in jedem Falle eine Atelektase.
- *Resorptionsatelektasen:* In diesen Fällen wird der Bronchus durch einen Tumor, Schleimpfropf oder Fremdkörper verlegt, die Luftzufuhr unterbrochen und die Luft im poststenotischen Lungengewebe resorbiert, so dass wiederum eine Atelektase entsteht.

Klinik: *Akute Atelektasen* sind reversibel; *chronische Atelektasen* gehen in eine atelektatische Lungeninduration über, die auf einer interstitiellen Fibrosierung und Intimafibrose der kleinen Lungengefäße beruht. Klinisch führen Atelektasen zu einer restriktiven Ventilationsstörung.

11.5.2.3

Emphyseme

Definition: Das Lungenemphysem ist definiert als eine abnorme, anhaltende Erweiterung des respiratorischen Anteils der Lunge distal des terminalen Bronchiolus (= Lungenazinus), die durch Destruktion hervorgerufen wird.

Da alle Emphysemarten direkt oder indirekt mit einer Störung von Abbau und/oder Synthese des alveolären Stützgerüstes einhergehen, gliedern wir das Emphysem in die Gruppe der metabolischen Lungenerkrankungen ein. Im weiteren Sinne werden aber auch andere pathologische Luftfüllungszustände (s. emphysematöse Läsionen) als Lungenemphysem bezeichnet.

Pathogenese: Das Stützgerüst des Lungenazinus mit seinen Alveolarwänden besteht aus kollagenem und elastischem Fasermaterial und Proteoglykanen. Somit erstaunt es nicht, wenn man im Tierexperiment durch Verabreichung von Elastase oder anderen Proteasen (wie Proteinase-3; S. 41) ein diffuses Lungenemphysem erzielen kann. Diese Enzyme kommen auch in den Alveolarmakrophagen und Neutrophilen vor und greifen in der Lunge das Elastin, aber nicht das Kollagen an. Auf diese Weise entstehen Elastinfragmente, die chemotaktisch wirksam sind und die Blutmonozyten als Vorläufer der Alveolarmakrophagen anlocken. Dadurch ergibt sich ein Teufelskreis, an dessen Anfang und Ende die proteolytische Zerstörung des alveolären Stützgerüstes steht. Normalerweise werden beim Menschen diese Proteasen zur Erregerabwehr eingesetzt und, sowie sie im Überschuss vorhanden sind, durch Proteinaseinhibitoren im Serum, darunter das α$_1$-Antitrypsin (S. 41), unschädlich gemacht. Diese Proteinaseinhibitoren können nun beim Menschen entweder aufgrund eines genetischen Defekts in nur unzureichender Menge vorhanden sein oder durch Oxidanzien aus Zigarettenrauch oder Entzündungszellen inaktiviert werden. Schließlich führen chronische Entzündungsprozesse in der Lunge sowie cadmium- und schwefeldioxidhaltige Dämpfe zu einer derart gesteigerten Proteasenfreisetzung, dass das Proteinaseinhibitorsystem nicht ausreicht.

Dies könnte zwar erklären, weshalb eine chronische Bronchitis, Zigarettenrauchen und Exposition gegenüber Industrieabgasen für die Entstehung des Lungenemphysems prädisponieren, schließt aber letztlich nicht die Lücken im derzeitigen pathogenetischen Verständnis des menschlichen Lungenemphysems.

Da das Lungenemphysem morphologisch definiert ist, ist es sinnvoll, die verschiedenen Lungenemphysemtypen auch nach morphologischen Kriterien zu klassifizieren. Dabei hat sich gezeigt, dass der Emphysemeinteilung nach Azinusbefall auch eine pathogenetische Bedeutung zukommt:

Zentroazinäres Emphysem

Definitionsgemäß ist bei diesem Emphysemtyp lediglich der proximale Azinusteil in Gestalt der respiratorischen Bronchiolen befallen und destruktiv ausgeweitet (Abb. 11.28).

Es manifestiert sich in der Regel nie vor der 4., meist in der 6. Lebensdekade (♂ : ♀ = 3 : 1).

Pathogenetisch spielt beim zentroazinären Emphysem eine chronisch destruktive Bronchiolitis (= small airway disease) eine entscheidende Vorreiterrolle, die beim Ausatmen über einen Ventilmechanismus Luft in den Alveolen zurückhält. Je nach Staubexposition unterscheidet man folgende Emphysemformen:
- *Zentroazinäres Emphysem mit Staubeinlagerung* (Syn.: Bronchitisemphysem):
  In diesem Fall gelangen die inhalierten Staubpartikel in die terminalen Bronchiolen und bleiben dort zunächst liegen, weil hier keine Flimmerepithelien und keine schleimbildenden Becherzellen die Fremdstoffe abfangen und abtransportieren. Dafür sind in diesem Bereich die Alveolarmakrophagen zuständig. Sie phagozytieren die Staubpartikel, setzen aber auch Proteasen frei und leiten eine chronische Bronchiolitis ein (Abb. 11.29), daher das Synonym Bronchitisemphysem.
- *Zentroazinäres Emphysem ohne Staubeinlagerung* (Syn.: Oxidanzienemphysem):
  Bei Patienten mit diesem Emphysemtyp lassen sich anamnestisch meist eine chronische Bronchitis, Zigarettenrauchen und/oder Industrieabgasexposition (Smog) eruieren. Die schädliche Wirkung dieser Faktoren konzentriert sich wiederum auf die respiratorischen Bronchiolen, weil sie über keinen mukoziliaren Reinigungsmechanismus verfügen. Sie lösen eine chronische Entzündung der respiratorischen

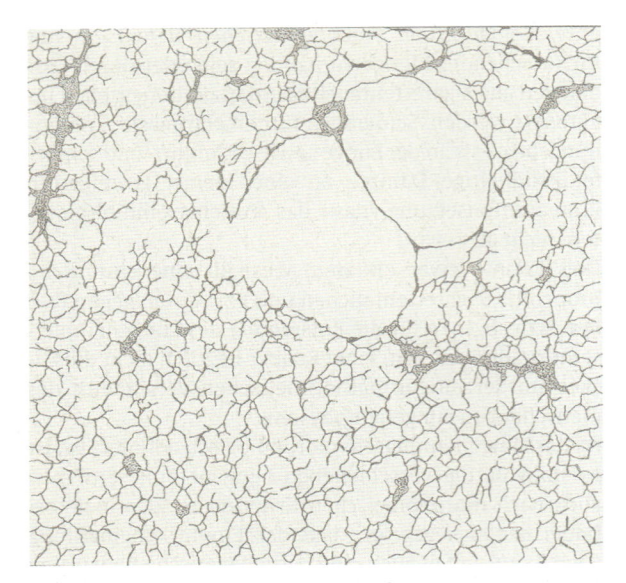

Abb. 11.28 Zentroazinäres Lungenemphysem: Beachte den zuführenden Bronchiolus respiratorius sowie die enge Beziehung des Lungenarterienastes zum emphysematösen Hohlraum.

- Zigarettenrauch (zusammen mit Nikotin) → Anlockung und Aktivierung von Neutrophilen und Makrophagen in den Lungenalveolen → Freisetzung von Elastase aus Neutrophilen und elastolytischen Proteasen aus Makrophagen,
- Zigarettenrauch selbst sowie die von ihm in den Neutrophilen ausgelöste Bildung reaktiver Sauerstoffmetabolite → Oxidation der für die Proteasen spezifischen Tasche im α_1-Antitrypsin-Molekül (Syn.: Proteinaseinhibitor) → Intensivierung und Verlängerung der Proteasewirkung auf das alveoläre Stützgerüst → Alveolen„aufweichung" → Überblähung.

Morphologie: Das zentroazinäre Emphysem bevorzugt oft die Lungenoberlappen und führt selten zu einer nennenswerten Volumenvergrößerung der Lunge. Histologisch sind die respiratorischen Bronchiolen ausgeweitet und von einem peribronchiolären und granulozyten- oder lymphozytenhaltigen Infiltrat umgeben. Die Alveolen, die das emphysematös veränderte Lungengewebe umgeben, sind oft Sitz einer chronischen Entzündungsreaktion.

Panazinäres Emphysem

Syn.: Proteinaseinhibitor-Emphysem

Definition und Pathogenese: Dieser Emphysemtyp ist seltener als das zentroazinäre Emphysem, obschon Letzteres in die panazinäre Form übergehen kann. Es betrifft alle Azinusanteile und tritt fast regelmäßig bei Homozygoten mit α_1-Antitrypsin-Mangel auf (S. 41) (Abb. 11.**30**), vor allem, wenn sie Zigaretten rauchen. Heterozygote haben kein erhöhtes Emphysemrisiko. (Bevorzugt bei Frauen in der 4. Lebensdekade.)

Dieser Emphysemtyp kann auch beim Marfan-Syndrom vorkommen (S. 44).

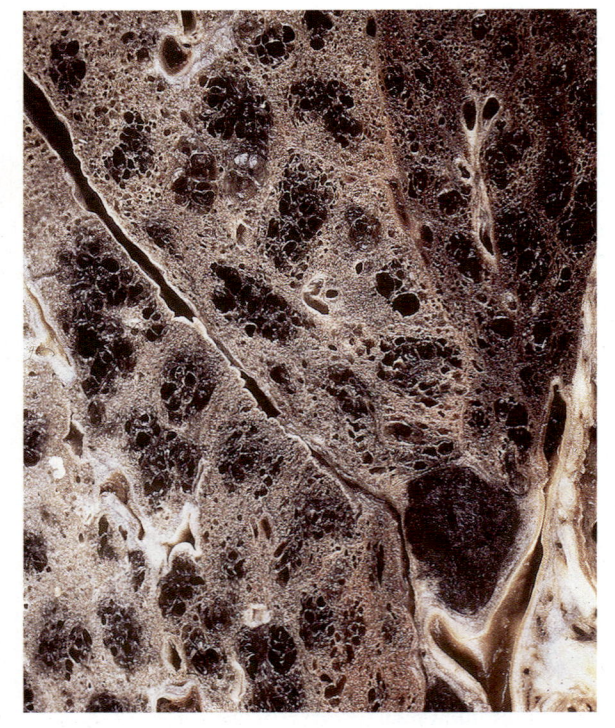

Abb. 11.29 Zentroazinäres Lungenemphysem eines Bergarbeiters mit Staubeinlagerung (Lupenvergr. 1 : 3).

Bronchiolen sowie eine Alveozytenabschilferung[2] aus. Außerdem führen diese inhalativen Noxen vom Typ „Zigarettenrauch" im Lungenparenchym zu einer pathogenetischen Kettenreaktion:

---

[2] Dies zusammen entspricht der als RBILD (= respiratory bronchiolitis associated interstitial lung disease) bezeichneten Lungenveränderung

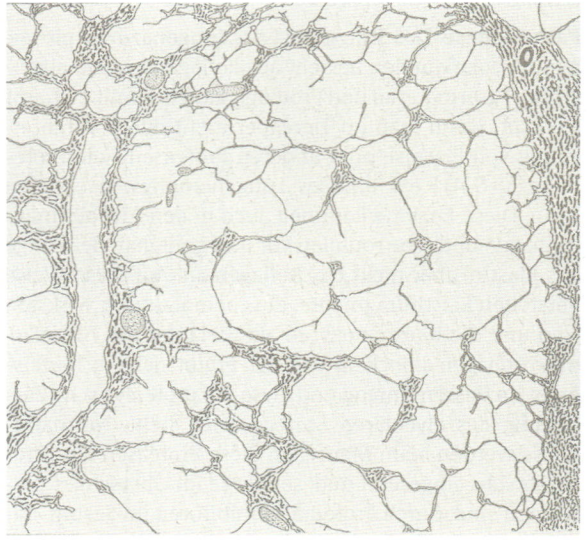

Abb. 11.30 Panazinäres Lungenemphysem.

11.5 Lunge

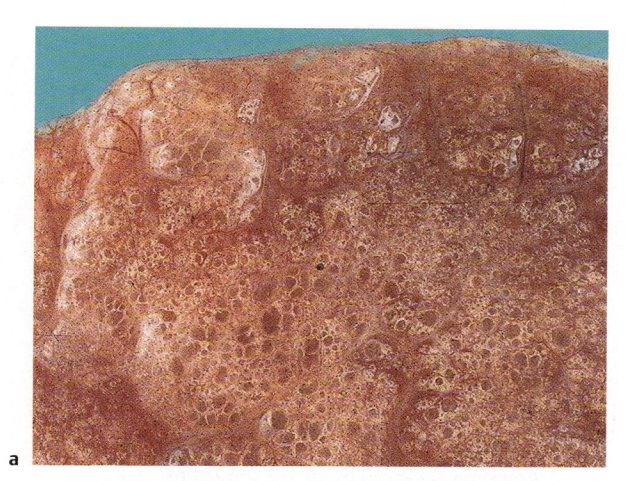

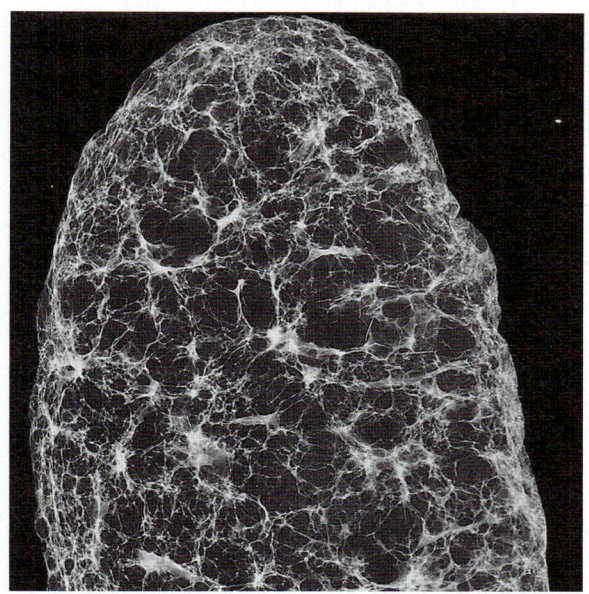

Abb. 11.31 Panazinäres Lungenemphysem:
a Pleuraseite, Lupenvergrößerung 1 : 3 (Aufsicht);
b feingewebliche Röntgenaufnahme nach vorgängiger Formalindampffixation des Lungengewebes.

Tabelle 11.7 Klinische Unterschiede zwischen panazinärem und zentroazinärem Emphysem

Pink Puffer („rosa Keucher"): reiner Emphysemtyp	Blue Bloater („blauer Aufgedunsener"): reiner Bronchitistyp
panazinäres Emphysem mager, nicht zyanotisch schwere Dyspnoe Hypoxie, Normokapnie gelegentlicher Reizhusten	zentrozinäres Emphysem adipös, zyanotisch leichte Dyspnoe Hypoxie, Hyperkapnie produktiver, häufiger Husten
Thoraxradiologie: – verminderte Gefäßzeichnung – Überblähung	Thoraxradiologie: – vermehrte Gefäßzeichnung – kaum Überblähung
Tod meist in respiratorischer Insuffizienz	Tod meist in Rechtsherzinsuffizienz

Morphologie: Dieser Emphysemtyp bevorzugt die Lungenunterlappen. Die Lungen sind voluminös und bestehen histologisch aus abnorm großen Alveolarräumen, die durch Einrisse benachbarter alveolärer Trennwände entstanden sind und sich im subpleuralen Bereich blasenförmig ausweiten können (= Bullae). Die verbleibenden Alveolenwände sind stellenweise fibrotisch verdickt und im Vergleich zur Normallunge gefäßärmer. Entzündliche Infiltrate, wie sie für das zentroazinäre Emphysem typisch sind, fehlen (Abb. 11.31).

> **Klinisch** hat der Patient mit einem panazinären Emphysem eine typische Symptomatik, die in allem das Gegenteil des zentroazinären Emphysems ist. Die entsprechenden klinisch pathologischen Charakteristika sind in Tab. 11.7 zusammengestellt.

Periazinäres Emphysem

Definition: Beim periazinären (= paraseptalen) Emphysem sind die distalen Anteile des Azinus befallen, die an das Bindegewebe der Pleura und/oder der Interlobularsepten angrenzen. Es hat Beziehungen zur bullösen Lungenerkrankung, einer angeborenen Lungenentwicklungsstörung, sowie zum idiopathischen Spontanpneumothorax (S. 642).

Pathogenese: Auch beim periazinären Emphysem findet man eine histologische Schwachstelle, die in der Verankerung der hauchdünnen Alveolen im strapazierfähigen Bindegewebe besteht. Häufige ruckartige Hustenstöße im Rahmen einer chronischen Bronchitis dürften sich hier mechanisch-destruktiv auswirken.

Morphologie: Das periazinäre Emphysem ist oft mit den anderen Emphysemformen vergesellschaftet und ist meist an der Vorder- oder Rückseite der Oberlappen, manchmal auch auf der Rückseite der Unterlappen anzutreffen.

Narbenemphysem

Definition und Pathogenese: Das Narbenemphysem lässt keine anatomische Abhängigkeit zum Lungenazinus erkennen und wird deshalb auch als irreguläres Emphysem bezeichnet. Definitionsgemäß liegt es immer im Einflussbereich von pulmonalen Narbenprozessen. Offensichtlich hat beim Narbenemphysem der Entzündungsprozess mit seiner proteolytischen Aktivität auf das angrenzende Lungengewebe übergegriffen.

Morphologisch findet man in diesen Fällen Riesenalveolarräume, teilweise umgeben von kollabierten und vernarbten Alveolenwänden.

> **Komplikationen** der chronischen destruktiven Emphysemformen:
> 1. *Bullöses Emphysem:* Der destruktive Prozess kann bei allen aufgeführten Emphysemformen lokal so akzentuiert sein, dass subpleural, meist im Lungenspitzenbereich, blasenartige Lufträume (= Bullae) > 1 cm entstehen;

Tabelle 11.8 **Interstitielle Lungenerkrankungen:** Klassifikation

Bekannte Ätiologie

- **Inhalative Noxen**
  - anorganische Stäube (Silikose, Asbestose)
  - organische Stäube (exogen-allergische Alveolitis)
  - Gase, Dämpfe (Nitrosegase)
  - chronische Aspirationspneumonie
  - infektiöse Erreger: Bakterien (z. B. Tuberkulose, Klebsiellen) Mykoplasmen, Chlamydien (Psittakose), Pilze (Candida, Aspergillus), Viren (Masern, Varizellen), Protozoen (Toxoplasma gondii), Parasiten (Askariden, Pneumocystis carinii)

- **Nichtinhalative Noxen**
  - Medikamente (z. B. Bleomycin)
  - Paraquat
  - Strahlenpneumonitis
  - Kreislaufstörungen (Schocklunge)
  - Lymphangiosis carcinomatosa
  - Speicherkrankheiten (Morbus Gaucher, Amyloidose)

Unbekannte Ätiologie

- idiopathische Lungenfibrose
- Sarkoidose (s. o.)
- Histiozytosis X
- assoziiert mit Kollagenosen
- Lungenvaskulitiden
- Lungenhämorrhagien
- eosinophile Pneumonien
- Alveolarproteinose

2. obstruktive respiratorische Insuffizienz (Tab. 11.8);
3. *Cor pulmonale*;
4. *peptisches Magenulkus* (bei 20% der Patienten), vermutlich wegen der begleitenden rechtskardialen Stauungsgastropathie.

11.5.2.4
Emphysematöse Läsionen

Definition: Von den oben aufgeführten destruktiven Emphysemformen sind Zustandsbilder abzugrenzen, die mit einer Lungenüberblähung oder Luftansammlung in der Lunge einhergehen, aber nie zu einer chronisch obstruktiven Symptomatik führen. Sie werden von einigen Autoren noch zum Formenkreis des Lungenemphysems gerechnet.

Pathogenetisch unterscheidet man folgende Mechanismen:

- *Obstruktives Überblähungsemphysem:* Dieser Emphysemtyp basiert darauf, dass die Luftwege ventilartig derart verlegt sind, dass bei der Inspiration Luft zwar ins Lungenparenchym hineingelangt, es aber bei der Exspiration nicht wieder verlassen kann, so dass ein „akutes Emphysem" entsteht. Ursächlich kommen dafür in Betracht:
  - aspirierte Fremdkörper,
  - aspiriertes Wasser (beim Ertrinken),
  - intrabronchialer Schleim (beim Status asthmaticus),
  - entzündliche Bronchusstenosen (Syn.: bronchiolo-/bronchostenotisches Emphysem),
  - kongenitale Bronchuswandschwäche,
  - kongenitale Alveolenhypoplasie in einem Lungensegment (Syn.: kongenitales Emphysem).

  Dadurch wird der Bronchus nach Art eines Rückschlagventils verlegt. Eine andere Möglichkeit ist ein Totalverschluss eines Bronchus (Tumor, Fremdkörper) mit Ventilation des poststenotischen Gewebes über bronchioloalveoläre Verbindungen (Kohn-Poren).

- *Kompensatorisches Emphysem:* Es tritt in der Restlunge nach Pneumektomie auf und ruft zwar eine Überblähung, aber keine Zerstörung der Alveolen hervor.

- *Altersemphysem* (Syn.: primär atrophisches Emphysem, chronisch substanzielles Emphysem): Diese Lungenveränderung des alternden Menschen sollte aus pathogenetischer Sicht besser als „senile Lungenüberdehnung" bezeichnet werden, denn das Altersemphysem beruht auf einer alveolären Gefügedilatation im Rahmen der altersbedingten Degeneration des Bindegewebes. Vermutlich ist der fassartig erweiterte Thorax (= Fassthorax) bei diesen Patienten weniger Folge als mitauslösende Ursache der senilen Lungenüberdehnung. Morphologisch sind die Luftwege in einem Azinus gleichförmig ausgeweitet und die Alveolarwände geringfügig fibrotisch verstärkt. Zeichen der Entzündung, der Destruktion oder des Verlustes an elastischen Fasern fehlen.

- *Interstitielles Emphysem:* Dieser Emphysemtyp entsteht, wenn das Lungenparenchym durch forcierte Inspiration bei Überdruckbeatmung, Reanimation, Keuchhusten oder Fremdkörperaspiration einreißt, so dass Luft ins Lungeninterstitium eingepresst wird, aber durch einen entsprechenden Ventilmechanismus in der Exspirationsphase nicht mehr entweichen kann. Die Luftblasen sammeln sich im Bindegewebe der Lungensepten und wandern zum Hilus, wo sie ein Mediastinal- oder Hautemphysem hervorrufen können.

11.5.3 Entzündliche Läsionen

Die Lungen sind täglich 10 000 Liter keimhaltiger Luft ausgesetzt. Dass sie dennoch normalerweise keimfrei sind, liegt an folgender Phalanx an *Abwehrmechanismen:*
- *Alveoläre Clearance:* Sie beruht:
  - auf dem von den Alveozyten produzierten Surfactant, der inhaliertes Staub- und Keimmaterial passiv ins Alveolarlumen lenkt,
  - auf den Alveolarmakrophagen, die dieses Material in den Alveolen phagozytieren, abtöten und über die Lymphbahnen abtransportieren (makrophagozytäre Clearance),
  - auf einem suffizienten Abtransport von lymphpflichtiger intraalveolärer Flüssigkeit.
- *Tracheobronchialclearance:* Die inhalierten Keime werden durch Tracheobronchialschleim fixiert und meist durch darin befindliche Stoffe wie Lysozym, IFG und s-IgA unschädlich gemacht. Außerdem werden die inhalierten Fremdpartikel durch den Mukoziliarapparat aktiv aus der Lungenperipherie zu den zentral gelegenen reflexogenen Zonen des Tracheobronchialsystems transportiert und über den Hustenreflex via Sputum nach außen geschleudert.

In diesem Abschnitt werden folgende entzündliche Lungenerkrankungen besprochen:
- *Pneumonien* mit akutem oder chronischem Verlauf,
- „spezifische" granulomatöse Lungenentzündungen – Tuberkulose und Sarkoidose,
- *Staublungenerkrankungen* – Pneumokoniosen und exogen-allergische Alveolitis,
- *interstitielle Lungenfibrosen* als pathogenetisch noch wenig geklärte Endzustände eines entzündlichen „diffusen Alveolarschadens".

11.5.3.1 Pneumonien

Allgemeine Definition: Als Pneumonie (= Lungenentzündung) bezeichnet man im deutschen Sprachraum eine Entzündung des am Gasaustausch beteiligten Lungenparenchyms. Im englischen Schrifttum wird der Pneumoniebegriff auf die mikrobiell ausgelösten Lungenentzündungen beschränkt, während die physikalisch-chemisch induzierten Entzündungen als Pneumonitis und die allergisch-toxischen Lungenveränderungen als Alveolitis bezeichnet werden. Die im Lungeninterstitium ablaufenden Entzündungen werden klinisch unter dem Begriff „interstitielle Lungenerkrankungen" zusammengefasst (Tab. 11.**8**).

Allgemeine Pathogenese: Allen Pneumonien liegt eine Störung der tracheobronchopulmonalen Abwehrphalanx zugrunde (Tab. 11.**9**).
Je nachdem, ob sich eine Pneumonie auf eine vorbestehende Lungenschädigung aufpfropft oder nicht, unterscheidet man:
- *primäre Pneumonie:* ohne nennenswerte Lungenvorschädigung,
- *sekundäre Pneumonie:* mit Lungenvorschädigung.

Pneumonieausbreitungstypen

Lobärpneumonie: In diesen Fällen überrumpeln die Erreger einen meist resistenzgeminderten Organismus und breiten sich uneingeschränkt über das infektiöse Exsudat in allen Alveolen eines oder mehrerer Lungenlappen aus. Lediglich die Pleura bietet den Erregern Einhalt. Die für die Erregerabwehr geeignete Entzündungsreaktion hinkt nach (Abb. 11.**32**).

Herdpneumonie: Die Ausbreitung und Vermehrung der Keime bleiben in diesem Falle wegen der adäquaten exsudativen Entzündungsreaktion meist auf die Lobuli beschränkt, betreffen aber mehrere Lungenlappen. Dabei kommt es je nach Infektionsmodus und Erregerausbreitung zu verschiedenen *Formen:*
- *Bronchopneumonie:* bei aerogenem Infektionsmodus und endobronchialer Erregerausbreitung,
- *konfluierte Herdpneumonie:* mit Ausdehnung und Zusammenfließen der Entzündungsherde einer Bronchopneumonie bei Resistenzminderung (Alkoholiker, Agranulozytose, Greise usw.) (vgl. Abb. 11.**39**),
- *peribronchiale Herdpneumonie:* bei aerogenem Infektionsmodus durchwandern die Erreger (z. B. Masernviren) oder deren Toxine (z. B. Diphtherie) die Bronchialwand, ohne sich weiter endobronchial ausbreiten zu können, und besiedeln das peribronchiale Bindegewebe (= extraalveoläres Interstitium) und die peribronchialen Alveolen,
- *septikopyämische Herdpneumonie:* bei hämatogenem Infektionsmodus bilden sich in der Lungenperipherie gelegene, meist subpleurale Entzündungsherde.

Alveoläre Pneumonien: Da sich bei den Lobär- und Herdpneumonien der entzündlich exsudative Prozess in den Alveolenlichtungen abspielt, werden sie auch als alveoläre Pneumonien (= „typische" Pneumonien) zusammengefasst.

Interstitielle Pneumonie: In diesem Falle manifestiert sich der Entzündungsprozess im alveolären (d. h. in der Alveolenwand) oder extraalveolären Interstitium (d. h. im peribronchovaskulären Bindegewebe). Ein alveoläres Exsudat, wie es für eine „gewöhnliche" Pneumonie typisch ist, fehlt. Die interstitielle Pneumonie wird deshalb auch als „atypische" Pneumonie bezeichnet (s. u.). Davon betroffen sind vorwiegend Patienten mit angeborenem oder erworbenem Immundefekt.

Alveoläre Pneumonien

Da den verschiedenen Erregern kein spezifisches morphologisches Ausbreitungsmuster zugeordnet werden

Tabelle 11.9 **Schädigungsmechanismen** der physiologischen Erregerabwehr bei den Lungenentzündungen

Schutzmechanismus	Kausalpathogenetischer Schädigungsmechanismus	Pathologisches Resultat
Alveozytäre Epithelbarriere	virale/fungale Erregerlektine →	Erregerhaftung auf Alveozyten → Kolonisation
	Bakterien-/Pilztoxine →	Alveozytennekrose → Keiminvasion
	viraler zytopathischer Effekt →	Alveozytennekrose → Keiminvasion
Alveozytäre Surfactantsynthese	Bakterienphospholipasen Inhalation toxischer Reizstoffe Aspiration (Wasser, Magensaft)	interstitielles Lungenödem (= diffuses Alveolarschadensyndrom), Atelektase → Keimretention
Makrophagenclearance	Bakterien-Polysaccharidkapsel →	Phagozytose-Flucht → Keimpersistenz
	Bakterien-Zytotoxine →	Mph-Killing[1] → Keimpersistenz
	An-/Hyperoxie →	Mph[1]-Schädigung → Keimpersistenz
Schleim-Bakterizidie	Bakterienproteasen →	s-IgA-Zerstörung → Kolonisation
Lymphogene Alveolarclearance	Keimresistenz →	s-IgA-Ineffektivität → Kolonisation
	kardiales oder toxisches Lungenödem →	Keimnährboden → Kolonisation
Muköziliare Clearance	Immotile-Zilien-Syndrom →	Ziliendysplasie
	Zilientoxine →	Zilien „lähmung" → Mukostase → Kolonisation
	inhalative Noxen →	Zilienverlust
Zelluläre Mikrobenabwehr	Dysfunktion der Neutrophilen →	Keimpersistenz
	Störung der Neutrophilen-Bildung →	Agranulozytose → Pilzinfektion
	B-Zell-Defekt →	IgG-Mangel → Opsonierungsdefekt → Kolonisation
	T-Zell-Defekt →	opportunistische Infektion[2]
Hustenreflex	Bronchiektasie, Dyskrinie	
	Myopathie, Thoraxtrauma	Mukostase → Kolonisation → Pneumonie
	Koma, Areflexie	

[1] Mph = (Alveolar-)Makrophagen
[2] opportunistischer Keim: physiologischerweise apathogener Keim, der bei Immundefekt pathogen wird

kann, sind im Folgenden die Pneumonien nach ätiologischen Gesichtspunkten und Häufigkeit geordnet:

Pneumokokkenpneumonie

Definition: Die Pneumokokkenpneumonie ist eine plötzlich einsetzende Infektionskrankheit, die schlagartig einen ganzen oder mehrere Lungenlappen befällt.

➕ Unter den ambulant erworbenen Pneumonien sind bei den adulten Patienten Pneumokokken, bei den Schulkindern Mycoplasma pneumoniae die häufigsten Ursachen einer Lobärpneumonie.

Pathogenese: Diese Pneumonie wird durch Streptococcus pneumoniae (= Pneumokokken) hervorgerufen, vor allem durch Typ I, aber auch durch Typ II und III. Diese Erreger entgehen wegen ihrer Polysaccharidkapseln (M-Protein) der Phagozytose und vermehren sich in den Alveolen, vornehmlich in Anwesenheit eines eiweißreichen Ödems. Aus diesem Grunde sind Patienten mit gestörtem mukoziliarem Transport (z. B. bei chronisch obstruktiven Lungenerkrankungen) oder vorbestehendem Lungenödem (z. B. bei Herzinsuffizienz) besonders gefährdet. Die Pneumokokken rufen im Bereich der Alveolenwand eine seröse Exsudation hervor und schädigen durch ihr Zellgift Pneumolysin die Surfactantsynthese. Die Auskleidung der Alveolen ist, ebenso wie der Verschluss der Alveolarporen, unzureichend, so dass sich das infektiöse Ödem in dem wegen der bakteriellen IgA1-Protease und C5a-Protease schutzlosen Lungenparenchym transalveolär auf einen oder mehrere Lungenlappen ausdehnen kann.

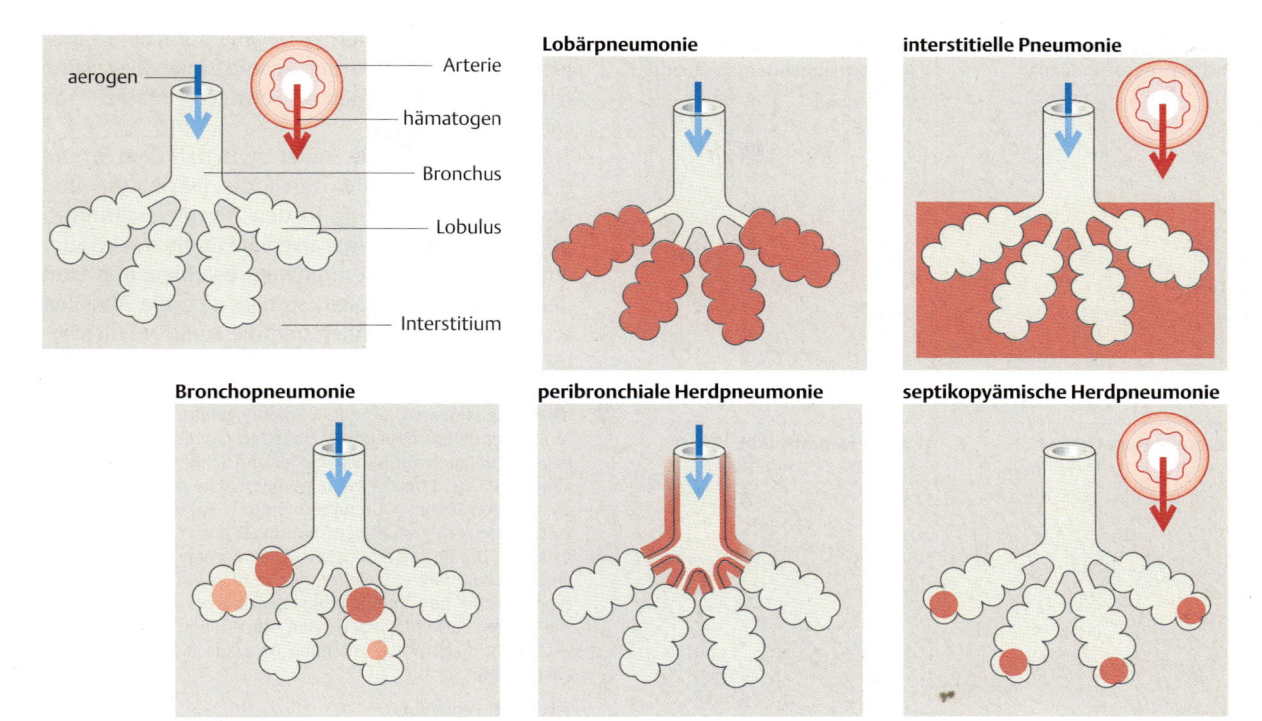

Abb. 11.32 **Pneumonietypen:** Ausbreitung und Infektionsmodus (blauer Pfeil: aerogen; roter Pfeil: hämatogen).

Morphologie: Das klassische pathologisch-anatomische Korrelat der Pneumokokkenpneumonie ist eine Lobärpneumonie, bei der die exsudative Entzündungsreaktion (S. 211) ohne adäquate Therapie stadienartig fortschreitet (Abb. 11.33). Darüber hinaus können die Pneumokokken auch Herdpneumonien hervorrufen.

- *Anschoppungsstadium:* Es dauert 1–2 Tage und wird formalpathogenetisch von einer serösen Entzündungsreaktion (S. 211) beherrscht. Histologisch findet man in den Alveolen ein eiweißreiches, zunächst seröses Exsudat mit Erythrozyten, abgelösten Alveolarepithelien und kaum Granulozyten. Die Kapillaren sind prall mit Blut gefüllt und ausgeweitet. Dadurch ist der befallene Lungenlappen blutreich, dunkelrot und schwer und weist eine vermehrte Konsistenz auf. Von der Schnittfläche quillt auf Druck eine trübe graurote, schaumige Flüssigkeit ab (Abb. 11.33 a).
- *Stadium der roten Hepatisation* (gr. hepar = Leber): Es tritt am 3. Tag ein und wird durch eine hämorrhagische und allmählich einsetzende fibrinöse Entzündungsreaktion charakterisiert. Histologisch weisen die Alveolen blutgefüllte Kapillaren auf und sind mit Fibrin aus extravasalen Erythrozyten gefüllt. Granulozyten dringen zunächst nur vereinzelt in den Alveolarraum ein. Jetzt findet man auch eine fibrinöse Begleitpleuritis. Makroskopisch gewinnt der Lungenlappen eine leberfeste und brüchige Konsistenz (= rote Hepatisation). Die Lungenschnittfläche ist dunkelrot, gekörnt (= Fibrinpfröpfe) und trocken (Abb. 11.33 b).
- *Stadium der grauen Hepatisation:* Das Krankheitsbild erreicht am 4.–6. Tag seinen Höhepunkt und ist dadurch gekennzeichnet, dass die fibrinöse Exsudation zunehmend von einer Granulozytentransmigration überlagert wird (Abb. 11.33 c, 11.34). Histologisch sind die Alveolen, Alveolargänge und Bronchioli respiratorii mit einem dichten fibrinösen Exsudat angefüllt, das über die sog. Kohn-Poren in die Nachbaralveolen fließt. Die Blutkapillaren sind ebenso wie die Alveolenlichtungen mit herbeigelockten neutrophilen Granulozyten angefüllt. Dies hängt damit zusammen, dass der Organismus in der Zwischenzeit typenspezifische Antikörper gegen die Pneumokokken produziert hat, die den Makrophagen ihre phagozytotische und keimzerstörende Arbeit erleichtern. Die Makrophagen geben dabei leukotaktische Stoffe für die Neutrophilen ab und verstärken so ihr bakterizides und proteolytisches Potenzial. Makroskopisch ist die Schnittfläche der Lunge dadurch grau, noch körniger, trockener und brüchiger als vorher. Leberähnlich verfestigte Lungenlappen (= graue Hepatisation) erreichen mit zunehmender Exsudatmenge ein maximales Volumen und können bis 2 kg schwer werden. Sie verdrängen dadurch die anderen Lungenteile.
- *Stadium der gelben Hepatisation:* Es beginnt mit dem 7. Tag und ist formalpathogenetisch durch eine eitrige Entzündungsreaktion in den Alveolen gekennzeichnet. Histologisch sieht man in den Alveolen die eingewanderten, zum Teil nekrotischen und verfetteten Granulozyten sowie das durch die Granulozy-

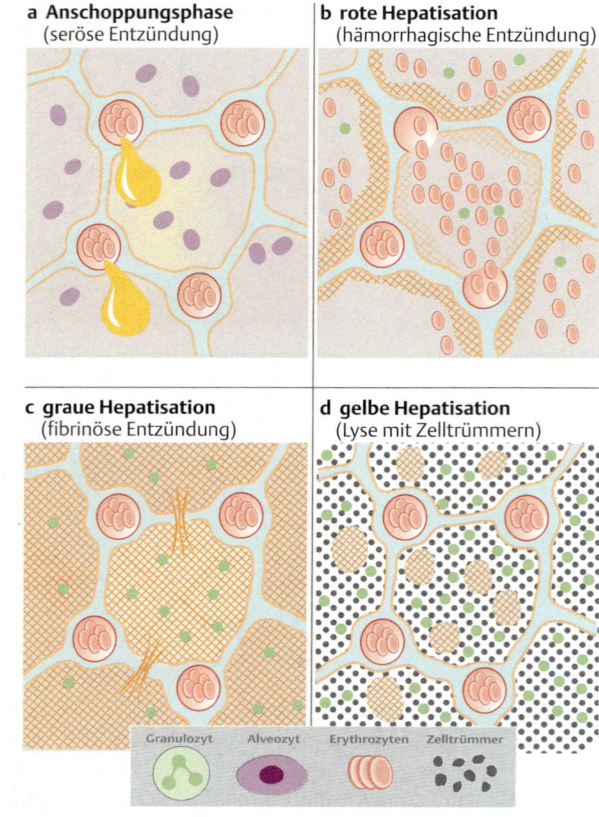

Abb. 11.33 Phasen der Lobärpneumonie:
a Anschoppungsphase (seröse Entzündung);
b rote Hepatisation (hämorrhagische Entzündung);
c graue Hepatisation (fibrinöse Entzündung);
d gelbe Hepatisation (Lyse mit Kerntrümmern).

tenproteasen aufgelöste Fibrin. Die alveoläre Mikrozirkulation ist wieder voll im Gange. Makroskopisch wird jetzt die Schnittfläche der Lunge feucht verwaschen und durch die fettige Degeneration der Granulozyten gelblich. Von der Schnittfläche fließt eine trübschmierige, später eitrige Masse ab (Abb. 11.33 d, 11.35).

- *Stadium der Lyse:* Sie findet zwischen dem 7. und 9. Tag statt und wird durch die Fibrinolyse und Makrophagenreinigung in den Alveolenlichtungen geprägt. Das verflüssigte alveoläre Exsudat wird zum einen Teil auf dem Lymphweg resorbiert und zum anderen Teil abgehustet, so dass sich die Alveolen wieder entfalten können und die Lunge wieder belüftet wird.

Klinik: Die Pneumokokkenpneumonie gehört zu den häufigsten Pneumonieformen der zu Hause erkrankten Patienten und beginnt plötzlich mit hohem Fieber und Schüttelfrost. Das entzündliche Ödem bewirkt eine perkutorische Dämpfung sowie ein Knisterrasseln (= Crepitatio indux). Später kommt zum rostbraunen erregerhaltigen Sputum oft noch ein Herpes labialis hinzu. Die Resorption dauert 4–8 Wochen und wird durch einen Fieberanfall eingeleitet, der zeitlich mit dem Auftreten typenspezifischer Pneumokokkenantikörper zusammenfällt. Die Lungen entfalten sich wieder, was am Entfaltungsknistern (= Crepitatio redux) zu erkennen ist. Danach hört man Bronchialatmen.

Therapie: Penicillin G.

Komplikationen der Lobärpneumonien:
1. *Chronische Pneumonie:* Sie tritt ein, wenn die Auflösung des Infiltrates unvollständig erfolgt, was bei entzündlicher Pulmonalarterienthrombose, Bronchialobstruktion oder einer gleichzeitig bestehenden Lungenerkrankung (z. B. Bronchialkarzinom) oft der Fall ist. Dies hat zur Folge, dass ein kapillärreiches Granulationsgewebe in das fibrinreiche Exsudat einsprosst und dieses wie jede fibrinöse Entzündung (S. 213) resorbiert und organisiert (Abb. 11.36). Dabei wandeln schließlich die Fibroblasten das ehemals belüftete Gewebe in eine faserreiche Narbe um, so dass das Lungengewebe eine fleischartige Konsistenz erhält (= Karnifikation)
2. *Lungenabszess:* Bei Infektionen mit Typ-III-Pneumokokken sowie bei Alkoholikern und Diabetikern nimmt die Lobär-

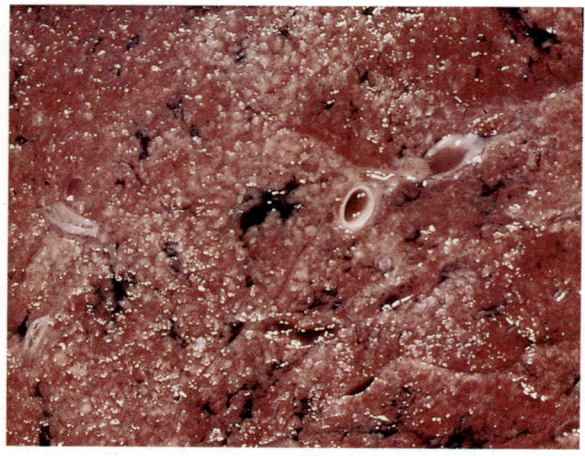

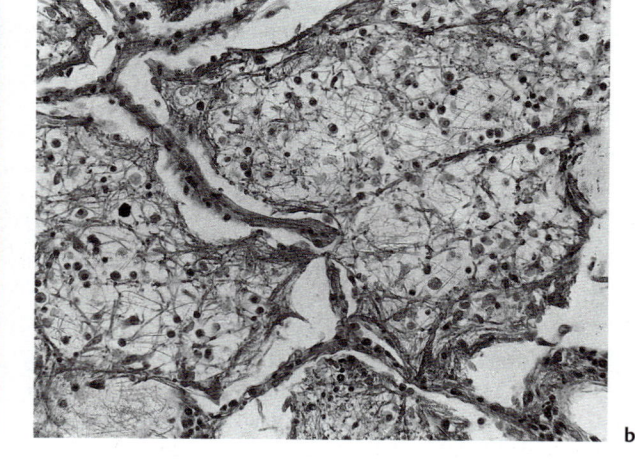

Abb. 11.34 Lobärpneumonie, Stadium graue Hepatisation:
a Makroskopisch grau-gekörnte leberfeste Lungenschnittfläche;
b fibrinöse Exsudation in die Alveolen, teilweise durch die Alveolarporen (= Kohn-Poren) von einer Alveole in die andere überlaufend (Pfeil) (HE, Vergr. 1 : 400).

11.5 Lunge

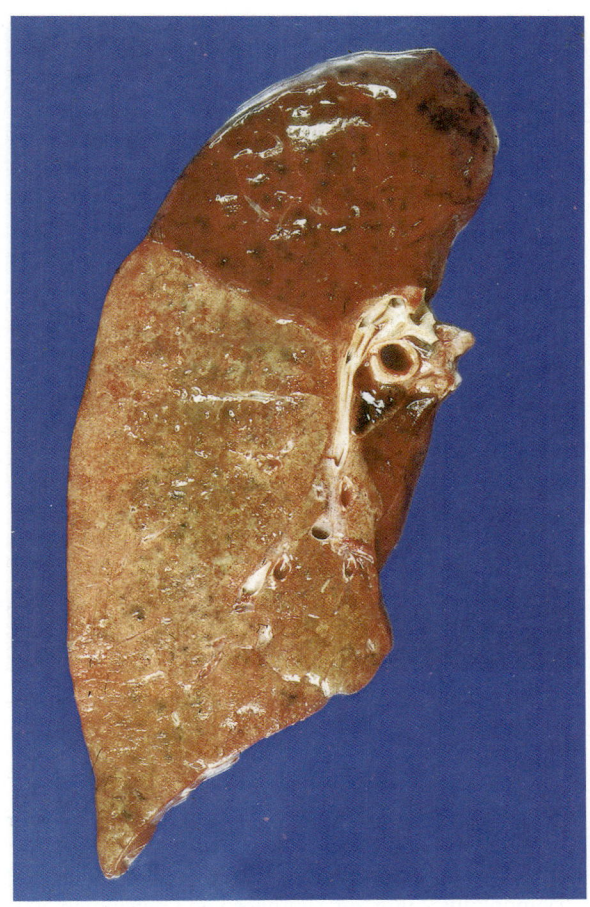

Abb. 11.**35 Lobärpneumonie,** Stadium gelbe Hepatisation (86-jähriger Patient). Beachte den homogenen Befall eines ganzen Lungen(unter)lappens.

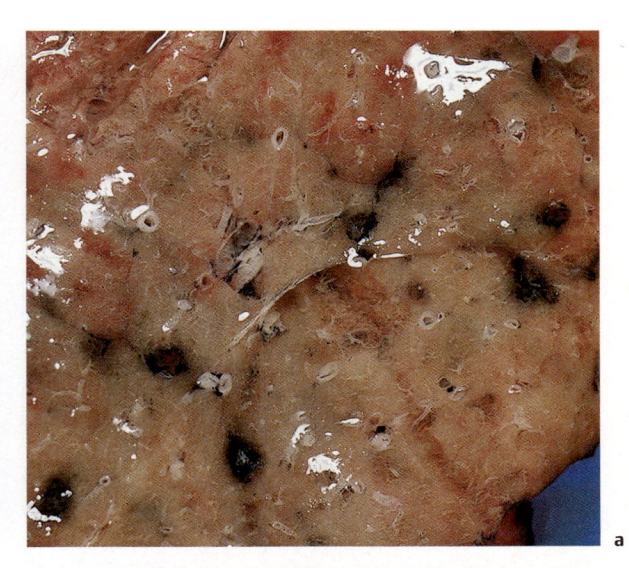

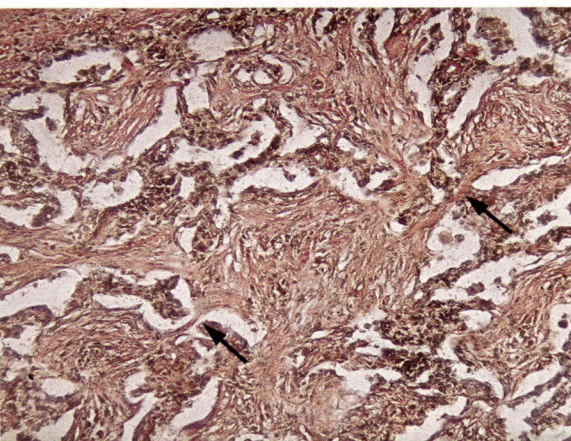

Abb. 11.**36 Chronisch karnifizierende Pneumonie:**
a Lungenschnittfläche homogen grau-fest;
b narbige Alveolenverödung durch fibroblastenreiches Gewebe, das über Kohn-Poren von einer Alveole in die andere fließt (EvG, 1:200).

pneumonie oft einen schweren Verlauf, der zur nekrotischen Einschmelzung von Lungengewebe in Form von Abszessen führt.
3. *Pleuraempyem:* Jede Pneumokokkenpneumonie wird von einer fibrinösen Pleuritis (= schmerzhaftes Pleurareiben) begleitet, die bei entsprechender Erregerbesiedelung in ein meist gekammertes Pleuraempyem übergehen kann (S. 644).

Staphylokokkenpneumonie

Definition: Bei etwa 25% der hospitalisierten Pneumoniepatienten findet man eine Infektion mit Staphylococcus aureus (= nosokomiale Infektion; nosokomeinon, gr. = Krankenhaus). Diese Pneumonieart verläuft besonders schwer, weil es sich meist um antibiotikaresistente Keime handelt.

Allgemeine Pathogenese: Der Infektionsmodus ist entweder aerogen-bronchogen oder hämatogen (z.B. bei Pyodermie). Die Staphylokokken sind wegen ihrer Polysaccharidkapseln „Phagozytoseflüchter", enthalten Zytotoxine, z.B. die Hämolysine, und Leukozidine, mit denen sie Endothelien, Erythro- und Granuolzyten zerstören, und können mit Hilfe einer Koagulase den örtlichen Blut- und damit Leukozytennachschub unterbinden. Die resultierende Gewebeschädigung ist somit enzymatisch-toxisch determiniert. Die Staphylokokken rufen in der Regel eine Herdpneumonie, selten auch einmal eine Lobärpneumonie hervor.

Je nach Fortschreiten des Entzündungsprozesses kann man die beiden folgenden Pneumonieformen beobachten:

Hämorrhagische Bronchopneumonie

Pathogenese: Sie tritt entweder als Sekundärpneumonie bei Grippepneumonien oder bei Patienten mit vorbestehendem Lungenödem auf, das für die Erregervermehrung besonders gut geeignet ist (Abb. 11.37, 11.38).

Morphologie: Makroskopisch findet man disseminierte, 3–4 cm große dunkelrote brüchige Herde, die auf der

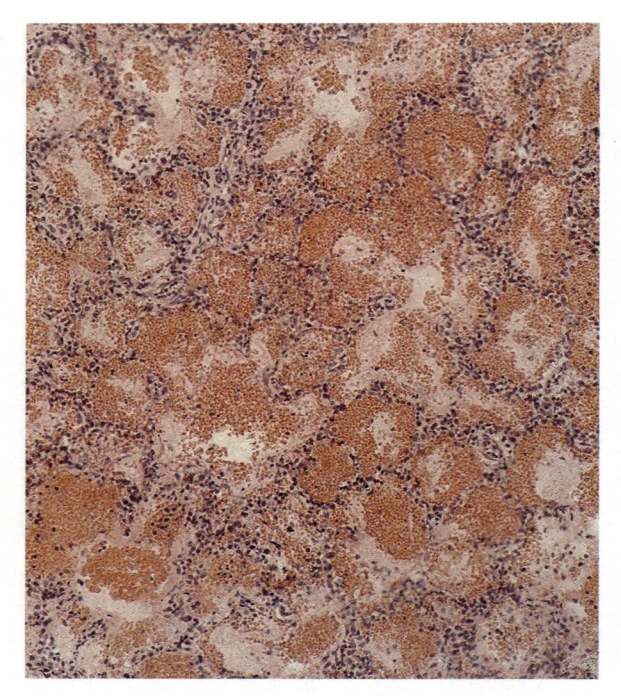

Abb. 11.37 Hämorrhagische Staphylokokkenbronchopneumonie als sekundäre Enzündung nach Grippepneumonie (72-jährige Patientin). Die Alveolen sind strotzend mit Erythrozyten angeschoppt (HE, Vergr. 1 : 150).

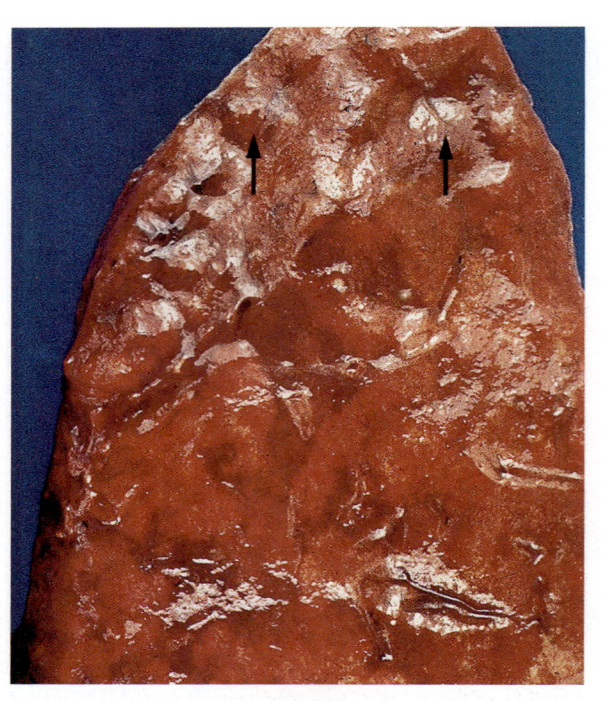

Abb. 11.38 Konfluierende Bronchopneumonie. Beachte die Vorbuckelung der Entzündungsherde auf der Schnittfläche (66-jähriger Patient).

Schnittfläche erhaben sind und teilweise konfluieren (meist Unterlappen → Pleuraempyem). Histologisch macht sich die starke Toxinwirkung bemerkbar: Die alveolären Kapillaren sind so geschädigt, dass eine hämorrhagische Entzündungsreaktion (S. 217) einsetzt. Dementsprechend sind die Alveolen mit einem erythrozytenreichen, granulozytenarmen Exsudat angefüllt (Abb. 11.37), während Nekrosen oder Gewebeeinschmelzungen fehlen.

Eitrige Herdpneumonie

Histologisch ist die Mukosa der Bronchien und Bronchiolen zerstört und mit einem fibrinös-eitrigen Exsudat belegt. Im Lungenparenchym selbst erkennt man verschieden große Herde mit einer eitrigen Entzündung, die konfluieren, abszedieren und fisteln können. Die benachbarten Alveolen sind mit Granulozyten, Erythrozyten, Fibrin und Bakterienwolken angefüllt (Abb. 11.39).

Haemophilus-influenzae-Pneumonie

Pathogenese: Das gramnegative Bakterium ist ein klassischer Schleimhautparasit des Nasen-Rachen-Raums:
- wegen der Polysaccharidkapsel, die ihn vor Phagozytose schützt,
- wegen seiner sIgA1-Protease,
- wegen seines ziliotoxischen Faktors, mit dem er die Mukoziliarclearance stoppt.

Da er für seine Hämsynthese Hämin (daher Namensteil „haemophilus") und zur Synthese von Coenzymen NAD benötigt, gedeiht er vor allem in Lungen nach vorausgegangenen hämorrhagischen Infekten mit Keimen wie Influenzaviren (daher Namensteil „influenzae") und Staphylococcus aureus, bei denen Erythrozyten zugrunde gehen. Von den zu Hause erkrankten Pneumoniefällen gehen etwa 20% auf eine Haemophilus-influenzae-Infektion zurück.

Morphologie: Die Infektionserkrankung beginnt als katarrhalisch-eitrige Laryngotracheobronchitis und entwickelt sich auf hämatogenem oder bronchogenem Weg zur eitrigen Bronchopneumonie mit Nekrose der Bronchialwand meist in den Unterlappen.

Klebsiellenpneumonie

Definition und Pathogenese: Diese Pneumonieform wird durch den gramnegativen Erreger Klebsiella pneumoniae (Syn.: Friedländer-Bazillus) verursacht. Der Keim ist wegen seiner PAS-positiven Kapsel ein „Phagozytoseflüchter", was ihn zusammen mit seiner Resistenz gegen den membranattackierenden Komplex C5a6–9 zu einem Parasiten des Nasen-Rachen-Raums macht. Mit Exotoxinen löst er rasch Gewebenekrosen aus, während Endotoxine für Fieberschübe sorgen. Die Klebsiellenpneumonie macht etwa jeweils 10% der häuslichen und der nosokomialen Pneumonien aus. Chronische Alkoholiker, Diabetiker und andere chronisch Kranke sind besonders gefährdet.

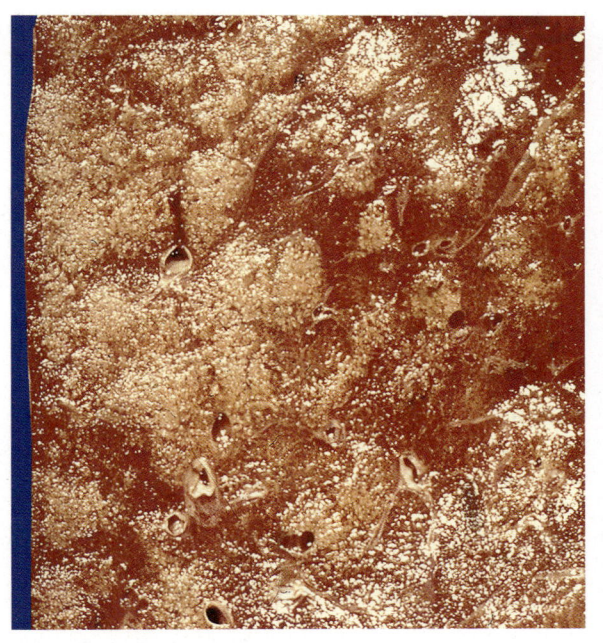

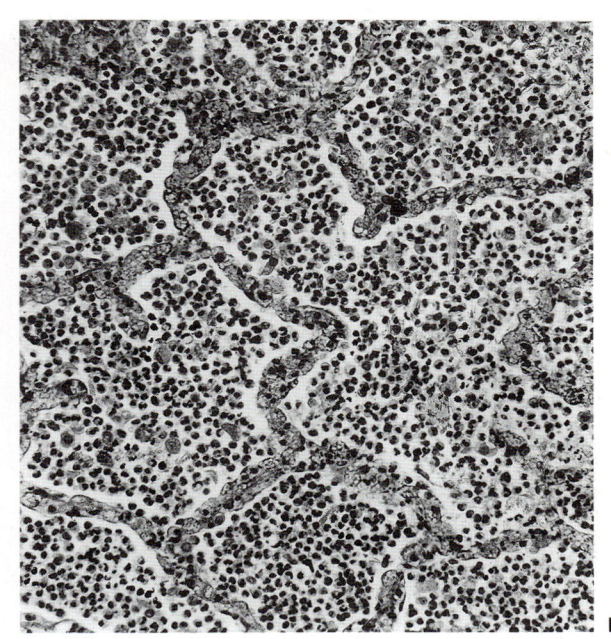

Abb. 11.39 Konfluierte eitrige Herdpneumonie (Staphylokokken):
a Gruppierte, feingranulierte Pneumonieherde auf der Schnittfläche;
b intraalveoläre eitrige Entzündung (AW = Alveolenwand) (HE, Vergr. 1 : 200).

Morphologie: Klebsiellen bewirken meist eine Lobärpneumonie (selten eine Herdpneumonie), die sich aber von der Pneumokokkenpneumonie durch folgende Merkmale unterscheidet:
- *Schleimbildung* durch Erreger auf der Schnittfläche als fadenziehendes Sekret erkennbar, als zähschleimiges ziegelrotes Sputum auffallend,
- *frühe Gewebenekrotisierung* mit Neigung zur Abszedierung und Höhlenbildung nach Abhusten,
- *Tendenz zu Pleuraempyemen* wegen Fistelneigung.

Pseudomonaspneumonie

Pathogenese: Fast alle Patienten mit Pseudomonaspneumonie werden im Krankenhaus angesteckt (nosokomiale Pneumonie). Der Erreger Pseudomonas aeruginosa bildet zytotoxische Exotoxine, Proteasen und Phospholipasen und ist so imstande, bestimmte für die Opsonierung wichtige Komplementfaktoren (S. 170), den Surfactant und die Granulozyten selbst zu zerstören. Besonders gefährdet sind chronisch kranke Patienten, Patienten mit Tracheostoma und Kinder mit zystischer Fibrose (S. 54).

Morphologisch verursacht Pseudomonas je nach Infektionsmodus folgende 2 Pneumonieformen:
- *Septikopyämische Herdpneumonie:* In diesen Fällen findet man eine thrombosierende Vaskulitis der kleinen Lungenarterien und -venen. Das perivaskuläre Lungenparenchym zeigt Alveolen mit nekrotischen Wänden, die durch die Toxin- und Enzymwirkung der Erreger zwar mit einem hämorrhagischen, aber fibrin- und granulozytenarmen Exsudat angefüllt sind. Man hat diese Pneumonieform wegen des fehlenden Entzündungsinfiltrates auch als „areaktiv" (besser: hypozellulär) bezeichnet. Makroskopisch fallen die Entzündungsgebiete als zentimetergroße Herde mit grau-gelb-nekrotischem Zentrum und hämorrhagischem Randsaum auf, die einem Lungeninfarkt ähnlich sind (= infarktoide Pneumonie). Hämorrhagisch-eitrige Pleuraergüsse fehlen selten.
- *Inhalative Pneumonie:* Nach Kolonialisierung der oberen Atemwege und konsekutiver Aspiration lösen die Erreger eine diffuse Bronchopneumonie mit Bildung von Mikroabszessen aus, die von Hämorrhagien umgeben sind. In diesem Falle fehlt eine thrombosierende Vaskulitis, dafür steht die enzymatischtoxische Gewebsschädigung durch den Erreger im Vordergrund.

Atypische Pneumonien

Allgemeine Definition: Bei den „atypischen Pneumonien" handelt es sich um einen klinischen Begriff für primäre Pneumonien, die symptomatologisch von der klassischen, primären bakteriellen Pneumonie abweichen, klinisch wegen einer akuten respiratorischen Insuffizienz und radiologisch wegen fleckförmiger Infiltrate auffallen, denen pathohistologisch keine alveoläre Exsudation, sondern eine Entzündung des alveolären Interstitiums zugrunde liegt. Patienten mit konsumierenden Krankheiten, Alkoholismus und Immundefekten sind besonders gefährdet.

Die wichtigsten Erreger, die eine atypische Pneumonie hervorrufen, sind in Tab. 11.**10** zusammengestellt.

Mykoplasmenpneumonie

Pathogenese: Diese Pneumonieform wird vom wandlosen Bakterium Mycoplasma pneumoniae (S. 256) hervorgerufen und macht etwa ein Drittel aller Pneumoniefälle bei nichthospitalisierten Patienten aus. Der Erreger haftet spezifisch auf Flimmerepithelien des Respirationstraktes, wobei ein besonderes Adhäsionsprotein (168-kD-Protein) den Fortgang der Entzündungsreaktion bestimmt. Bei einem erneuten Kontakt wird das Lungengewebe noch dichter lymphohistiozytär infiltriert, die zelluläre Immunität wird vorübergehend supprimiert, die humorale Immunität zwar angekurbelt, bleibt aber ineffektiv. Betroffen sind meist Patienten unter 40 Jahren.

Morphologie: Das Infiltrat ist meist einseitig im Unterlappen lokalisiert und wenig dicht. Histologisch liegt eine lymphohistiozytäre Entzündung vor, die sich von den Bronchiolen (akute Bronchiolitis) auf das alveoläre Interstitium (interstitielle Pneumonie) ausdehnt. Eine purulente Entzündungskomponente spricht für eine bakterielle Superinfektion.

Klinik: allmählicher Beginn mit trockenem Reizhusten und Fieber. Die klinischen Befunde sind im Vergleich zum Röntgenbefund oft gering. Zu besonders schweren Verlaufsformen kommt es bei immunkompromittierten Patienten.

Zytomegaliepneumonie

Pathogenese: siehe S. 239.

Morphologie: Typisch für die Zytomegaliepneumonie ist eine interstitielle Pneumonie mit Alveolarhämorrhagie in miliar herdförmiger oder diffuser Ausprägung, bei der histologisch epitheliale, bis zu 30 µm große *Riesenzellen* mit bis zu 10 µm großen Kerneinschlusskörpern typisch sind. Diese Einschlusskörperchen findet man vorwiegend in Alveozyten (Abb. 11.**40**).

Masernpneumonie

Pathogenese: Siehe S. 245. Masernviren können vor allem bei Kindern mit primärer oder sekundärer Störung des Immunsystems eine Pneumonie hervorrufen.

Morphologie: Die Viren führen zu einer Nekrose des respiratorischen Epithels und bewirken eine Fusion der Alveozyten Typ II. Dabei entstehen mehrkernige Riesenzellen mit nukleären Einschlusskörpern. Das pathologisch-anatomische Korrelat einer Masernpneumonie ist eine

Tabelle 11.**10** **Atypische Pneumonien** bei immunologischen Störungen

Pneumonie	Erreger	Pathologische Anatomie
Mykoplasmen-P[1]	Mycoplasma pneumoniae	aktue Bronchiolitis → interstitielle Pneumonie
Ornithose-P (Papageienkrankheit)	Chlamydia psittaci	peribronchiale HP[2] mit Interstitiuminfiltrat
Q-Fieber-P	Coxiella burneti	HP mit interstitiellem Infiltrat
Zytomegalie-P	Zytomegalovirus (CMV)	diffuse interstitielle P mit DAS[3] oder miliare hämorrhagisch-nekrotisierende HP
Masern-P	Masernviren	peribronchiale HP, interstitielle P (vgl. Abb. 11.41)
Herpes-P[1]	Herpes-simplex-Virus (HSV) (meist Typ 1)	hämorrhagisch-nekrotisierende HP, interstitielle P
Adenovirus-P	Adenoviren	nekrotisierende peribronchiale HP, interstitielle P
Pneumozystis-P	Pneumocystis carinii	interstitielle Plasmazell-P (S. 272), (Plasmazellen fehlen bei AIDS!)
Aspergillose	(meist) Aspergillus fumigatus	nekrotisierende hämorrhagische Broncho-P eosinophile P
Soor-P	Candida albicans	abszedierende HP, Stadienverlauf wie Tuberkulose (S. 621)
Mukormykose	Mukorazeen	nekrotisierende hämorrhagische Broncho-P

[1] P = Pneumonie
[2] HP = Herdpneumonie
[3] DAS = diffuses Alveolarschadensyndrom (ARDS)

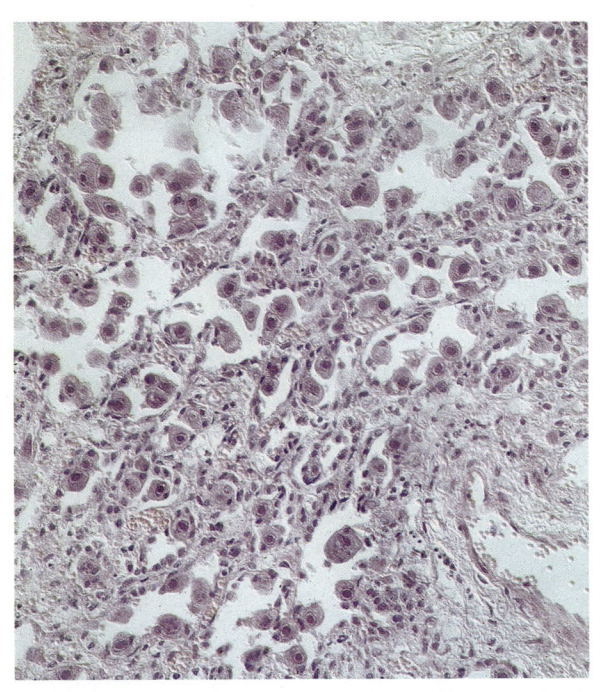

Abb. 11.**40** **Zytomegaliepneumonie.** Interstitielle Pneumonie mit gigantischen Riesenzellen (Pfeile) und virushaltigen Kerneinschlüssen (Eulenaugenkerne) (HE, Vergr. 1 : 200).

Riesenzellenbronchitis, an die sich eine peribronchitische Herdpneumonie anschließt. Sie geht schließlich in eine diffuse interstitielle Pneumonie über. Dabei herrscht im alveolären Interstitium ein lymphohistiozytäres Infiltrat vor (Abb. 11.**41**).

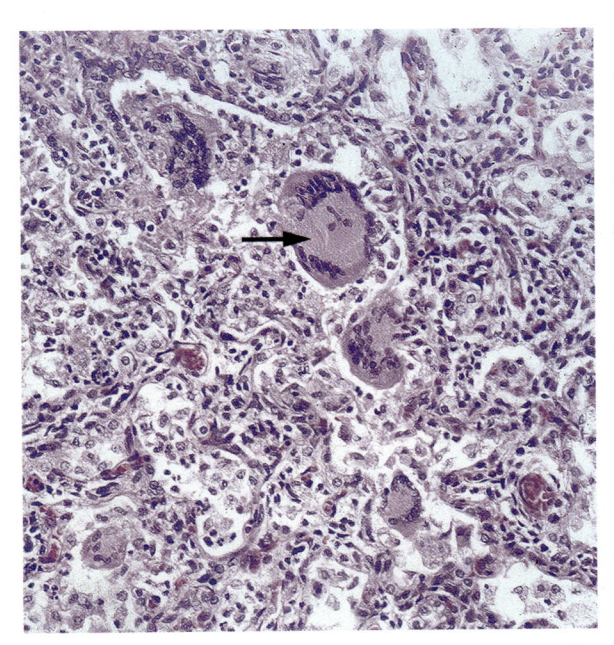

Abb. 11.**41** **Masernpneumonie** mit mehrkernigen Riesenzellen (RZ). AW = Alveolarwand (HE, Vergr. 1 : 400).

Grippepneumonie

Pathogenese: Die Grippepneumonie wird durch *Influenzaviren* hervorgerufen, die eine besondere Affinität zum respiratorischen Epithel und zu den Alveolarepithelien haben (S. 244). Nach einer Infektion mit Grippeviren geht folglich die Epithelauskleidung der Bronchien- und der Alveolenwand zugrunde.

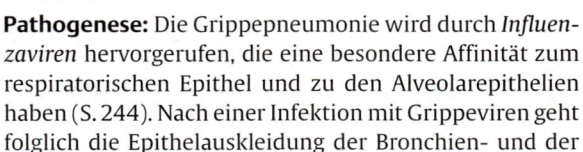

Morphologie: Die Schädigung der Lungenkapillaren führt zunächst zur Bildung eines serösen, später eines hämorrhagischen Exsudats. Die Bronchusschleimhaut ist dadurch gerötet und geschwollen. Die Alveolen hingegen kollabieren. Sie sind wegen der unterbrochenen Surfactantsynthese teilweise mit hyalinen Membranen austapeziert und enthalten ein lymphozytäres Infiltrat. Später wird das Nekrosegebiet bakteriell besiedelt (oft Haemophilus influenzae oder Staphylokokken).
Die Grippepneumonie ist eine hämorrhagische Bronchopneumonie. Sie imponiert makroskopisch als „bunte Pneumonie", weil hier bei bakterieller Superinfektion rote Herde (= Hämorrhagie), graue Herde (= Fibrinexsudation) und gelbe Herde (Nekrose, Eiter) nebeneinander vorkommen. Ohne bakterielle Superinfektion dominiert eine interstitielle (hämorrhagische) Pneumonie mit nekrotisierender Bronch(iol)itis.

Komplikation ist neben der bakteriellen Besiedlung (Antibiotikaprophylaxe) manchmal ein *Reye-Syndrom* in Form einer Leukoenzephalitis mit Leberverfettung (S. 737).

Pneumozystispneumonie

Pathogenese: Diese Pneumonie wird durch Pneumocystis carinii hervorgerufen (Pneumozystose). Früher beobachtete man sie auf Frühgeborenenstationen, sie ist aber seit Einführung der Bestrahlung der Raumluft mit ultravioletten Strahlen zur Seltenheit geworden. Heute stellt die Pneumozystose die häufigste Erstmanifestation und die häufigste opportunische Infektion bei AIDS-Patienten dar.

Morphologie: Das pathologisch-anatomische Korrelat einer Pneumozystispneumonie ist eine „diffuse interstitielle Pneumonie." Dabei hat die dichte lymphoplasmozytäre Infiltration des alveolären Interstitiums dem Krankheitsbild die Bezeichnung interstitielle Plasmazellpneumonie eingetragen. Die Alveolarlichtungen sind mit schaumigen bis honigwabenartigen Erregermassen angeschoppt, in denen nach Methenamin-Silberfärbung oder PAS-Reaktion die „fungalen Zysten" zu erkennen sind (Abb. 11.**42**). Bei AIDS-assoziierten Fällen fehlt das sonst typische plasmazelluläre Entzündungsinfiltrat weitgehend.

Klinik: trockener Husten, Dyspnoe, Fieber

Prognose: Jeder Pneumozystisinfekt bedeutet Abwehrsenkung auf ein niedrigeres Niveau.

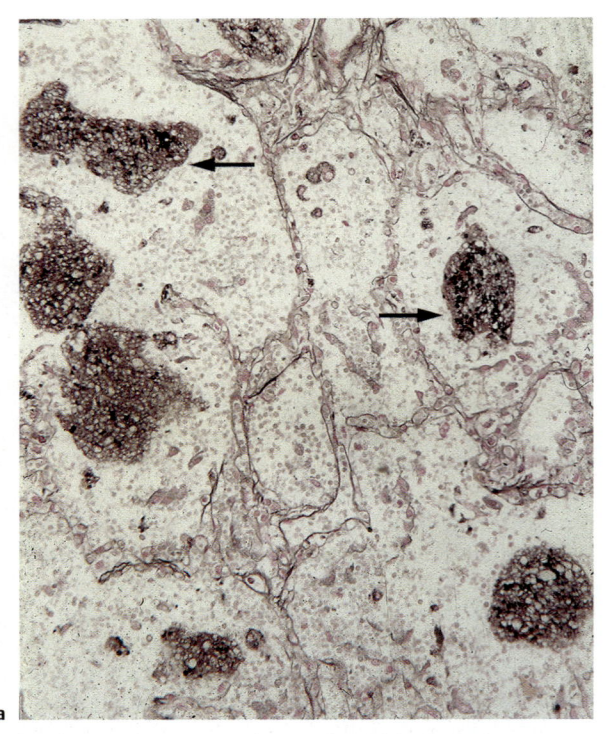

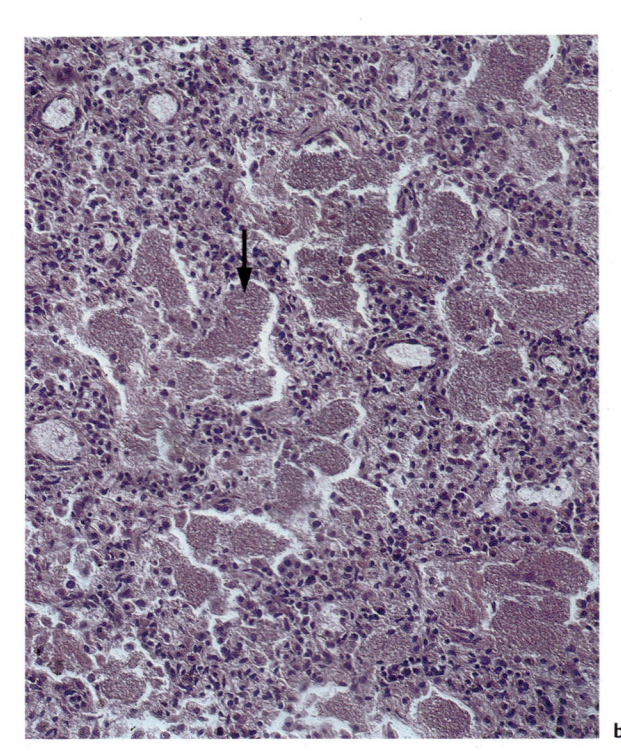

Abb. 11.42 **Pneumozystispneumonie** mit intraalveolären Erregerzysten:
a Spärliches entzündliches Infiltrat bei AIDS-Patient (Grocott-Färbung, Vergr. 1 : 100);
b lymphoplasmozytäres interstitielles Infiltrat bei einem Säugling (HE, Vergr. 1 : 50).

Pilzpneumonien

Allgemeine Pathogenese: Pilzinfektionen manifestieren sich in erster Linie im Hautbereich und in zweiter Linie in der Lunge. Ursächlich handelt es sich bei den in Europa erworbenen Pneumonien meist um opportunistische Keime (vgl. Tab. 11.10). Patienten mit allgemeiner Resistenzschwäche (Kachexie), angeborenen oder erworbenen Störungen des Immunsystems, defekten oder fehlenden Granulozyten sind besonders gefährdet.

Aspergilluspneumonie

Je nach Aspergillusart und je nach Abwehrlage und Sensibilisierung eines Patienten gegenüber diesen Pilzen kommt es zur nichtinvasiven (= allergischen Form) oder zur invasiven (= nekrotisierenden Form) Lungenaspergillose.

Nichtinvasive (allergische) bronchopulmonale Aspergillose

Ätiologie und Pathogenese: Sie wird meist durch Aspergillus fumigatus (lat. = rauchgrau) oder Aspergillus clavatus (clava, lat. = Keule), die den Käse- und Getreideschimmel darstellen, ausgelöst. Deshalb sind Malzarbeiter und Käser gefährdet, wenn sie Antikörper vom IgE- und IgG-Typ gegen diese Keime gebildet haben und beim Pilzkontakt eine Typ-I- und Typ-III-Überempfindlichkeitsreaktion gegen Aspergillusantigene entwickeln. Es handelt sich also um eine Kombination von Asthma bronchiale und exogen-allergischer Alveolitis (S. 631).

Morphologisch ist dieses Krankheitsbild als eosinophile Herdpneumonie charakterisiert, die sich vor allem in der Lungenperipherie abspielt. Hier findet man kollabierte, von eosinophilen Granulozyten durchwanderte Alveolen. Die Bronchienveränderungen entsprechen einer Bronchitis bei Asthma bronchiale. Außerdem kann sich noch eine exogen-allergische Alveolitis (S. 631) aufpfropfen.

Klinik: Asthma bronchiale, Eosinophilie, rezidivierende pulmonale Infiltrate mit systemischen Symptomen, Nachweis von Aspergillen im Sputum, intrakutane Sofort- und Spätreaktionen gegen Aspergillen, spezifische IgE- und IgG-Antikörper im Serum; sackförmige zentrale Bronchiektasen.

Invasive (nekrotisierende) Aspergillusbronchopneumonie

Ätiologie: Betroffen sind immundefiziente Patienten mit Anergie, besonders wenn bei ihnen gleichzeitig eine Agranulozytose besteht und die Phagozytose der Pilzsporen durch Corticoidtherapie unterdrückt wird.
Dies zieht je nach Anergie und Gewebsvorschädigung eine der folgenden pathogenetischen Reaktionen nach sich:

- *Geringe Anergie:* inhalative Keimaufnahme → Pilztoxinbildung, Pilzinvasion auf Schleimhaut beschränkt → tracheobronchiale Schleimhautnekrose → pseudomembranöse Tracheobronchitis.
- *Geringe Anergie + Lungenvorschädigung* (z. B. Chemotherapie, Pneumonie): transbronchiale Pilzinvasion → mykotoxische Lungenparenchymschädigung mit Gewebeeinschmelzung → Kavernenbildung nach Abhusten der Nekrose → perifokale, aber keine intravasale Pilzinvasion → chronisch nekrotisierende Lungenaspergillose (Syn.: semiinvasive Lungenaspergillose) (monatelanger Verlauf).
- *Schwere Anergie:* transbronchiale Pilzinvasion → mykotoxische Lungenschädigung → intravasaler Pilzeinbruch in kleine Pulmonalarterien → Pilzhyphen wachsen durch Gefäßwand hindurch → myzetal-thrombotische Vaskulitis → Gefäßverschluss → infarktoide Lungenparenchymnekrose (Koagulationsnekrose) in Form einer sog. Zielscheibenläsion (target lesion): Eine solche myzetale Zielscheibenläsion (Abb. 11.43) fällt als rundlicher, verfestigter Pneumonieherd mit folgender Konfiguration auf:
  - *Innen:* düsterroter Herd mit myzetal-thrombotischer Vaskulitis im Zentrum und Infarktnekrose, die von dem kokardenförmigen Pilzmyzel radiär durchzogen wird.
  - *Mitte:* grau-rötliche, auf der Schnittfläche feinkörnige Zone, bestehend aus fibrinös-exsudativer Entzündung (wegen Anergie meist hyperzellulär!).
  - *Außen:* düsterroter Randsaum wegen (fibrinös-) hämorrhagischer Entzündung; keine Pilzmyzelien.

Wenn sich bei einem Patienten die Abwehrlage verbessert, so kann eine Pilznekrose von einer granulomatösen Entzündung mit Granulomen vom Tuberkulosetyp umsäumt werden. Verschlechtert sich der Zustand des Patienten jedoch, kann es zu einer Pilzsepsis kommen.

Soorpneumonie

Ätiologie und Pathogenese: Der Erreger dieser Pneumonie ist meist Candida albicans. Dieser Hefepilz ist ein physiologischer Schleimhautparasit, der innerhalb der physiologischen Keimflora die Oberhand gewinnt. Der Erreger führt erst dann zu einer Pneumonie, wenn eine bahnende Grundkrankheit vorliegt. Besonders gefährdet sind hospitalisierte Patienten. Sowie die schützende Epithelbarriere durch Entzündung, Verletzung oder Verbrennung durchbrochen ist, kommt es zur Pilzsepsis und dabei wiederum in erster Linie eben zur Soorpneumonie.

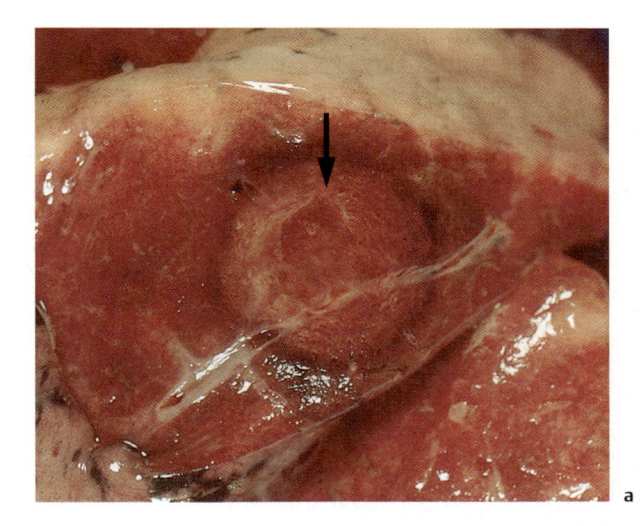

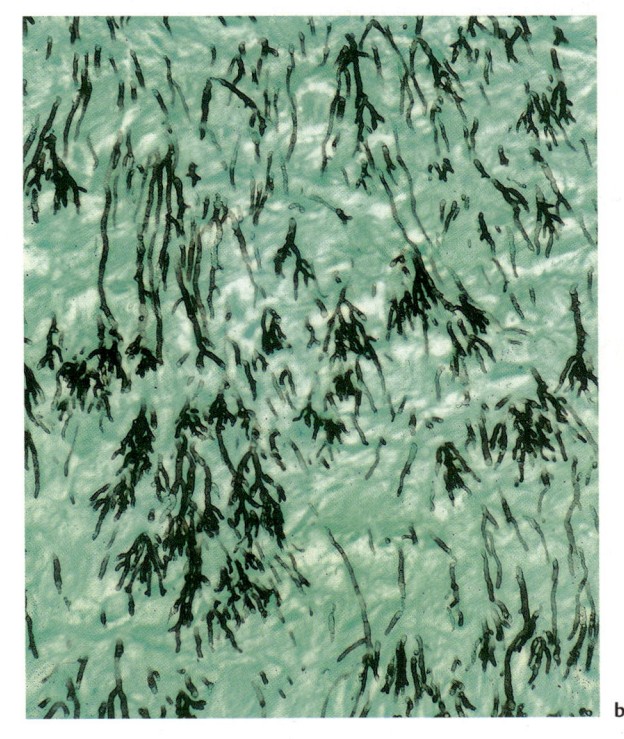

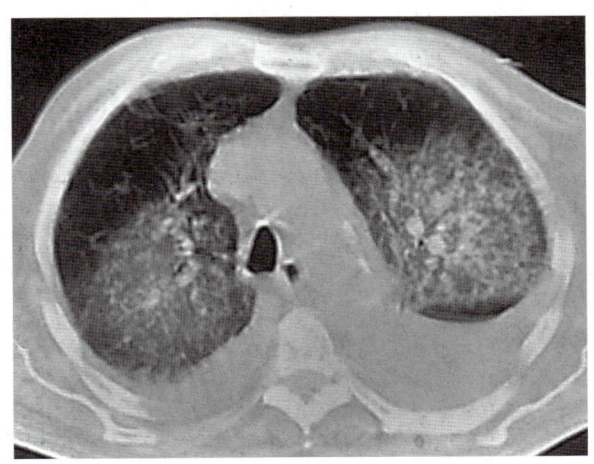

Abb. 11.**43** **Aspergilluspneumonie**
a Target Lesion auf der Schnittfläche;
b Aspergillusmyzel (Grocott, Vergr. 1 : 200);
c Thorax-CT mit retikulärem Infiltrat.

Morphologisch findet man eine abszedierende, peribronchiale Herdpneumonie. Bei mäßiggradiger Anergie entsteht sie auf endobronchial-bronchogenem Wege und imponiert als abszedierend-hämorrhagische, peribronchiale Herdpneumonie mit radiologisch diffus-retikulärer Entzündung (wegen der interstitiellen Entzündung). Bei schwerer Anergie kommt es zu einer hämatogenen Erregerausbreitung, die als bilateral miliare (milium, lat. = Hirsekorn) Herdpneumonie imponiert und makroskopisch wie bei der Aspergillose „Zielscheibenläsionen" entwickelt. Allerdings sind hier im Zentrum Candidamyzelien und (meist) unseptierte, unverzweigte Hyphen zu sehen.

Sekundäre Pneumonien

Allgemeine Pathogenese: Nahezu jede der aufgeführten primären Pneumonien kann sich als sekundäre Pneumonie einem vorbestehenden Lungenschaden aufpfropfen. Dabei neigen kardiale Lungenödeme zur viralen Besiedlung. Toxische Lungenödeme werden, ebenso wie Gewebenekrosen, von Bakterien überwuchert, während Lungenschäden bei Immundefekten oft von Pilzen besiedelt werden.

Hypostatische Pneumonie

Pathogenese: Sie gehört zu den häufigsten Pneumonieformen und kommt dadurch zustande, dass bei bettlägerigen Patienten die paravertebralen und basalen Lungenabschnitte schlecht belüftet und durchblutet werden. Hinzu kommt noch ein Sekretstau in den Bronchien, der meistens den Auftakt zur bakteriellen Besiedlung gibt.

Morphologisch imponiert diese Form der Lungenentzündung als konfluierte Herdpneumonie in den Lungenunterlappen.

Aspirationspneumonie

Pathogenese: Das Einatmen von Fremdmaterial führt je nach Beschaffenheit des Aspirates zu Atelektasen, Pneumonie oder diffuser Alveolarschädigung. Besonders gefährdet sind benommene Bettlägerige und Bewusstlose bei Erbrechen.
- *Akute Aspirationspneumonie:* In diesem Falle wird Magensaft (selten Äthanol oder Meerwasser) aspiriert, der durch seine proteolytischen und toxischen Inhaltsstoffe die Alveolarwände diffus schädigt (= Mendelson-Syndrom) und zu einem der Schocklunge ähnlichen Krankheitsbild (= diffuser Alveolarschaden, S. 603) führt. Erst bei bakterieller Besiedlung entsteht ein Lungenabszess oder eine Lungengangrän.
- *Chronische Aspirationspneumonie:* Hier steht die Aspiration von nichtreizenden Fremdkörpern (z. B. Erdnüssen) im Vordergrund, die zur Atelektase und chronischen Pneumonie führen, was als Bronchopneumonie mit segmentaler Verschattung imponiert.

Peribronchiektatische Pneumonie

Sie entsteht durch bakterielle Besiedelung des in den ausgeweiteten Bronchien rückgestauten Sekrets und führt im Thoraxröntgenbild zu streifigen Verdichtungen, vorwiegend im Bereich der basalen Unterlappensegmente.

11.5.3.2
Lungentuberkulose

Definition: Die Lungentuberkulose ist eine ansteckende Erkrankung, die sich als akute oder als chronisch granulomatöse Lungenparenchymentzündung (S. 623) manifestiert und beim Menschen vor allem durch Mycobacterium tuberculosis (Typus humanus oder Typus bovinus) ausgelöst wird.

Kausale Pathogenese: Wenn die gewebetoxische Komponente des Erregers das histologische Geschehen beherrscht, so tritt eine exsudativ-käsige Reaktion auf; wenn jedoch die zellgebundenen Immunitätsmechanismen ausgebildet sind, kommt es zur proliferativ-produktiven Reaktion (Abb. 11.**44**).

Reaktionsformen

Exsudativ-käsige Reaktion

Sie beginnt in der Lunge unter dem Bild einer Pneumonie.

Gelatinöse Herdpneumonie: In dieser frühen Phase der Infektion mit hoher Virulenz des Keims und geringer Resistenz des Organismus breiten sich die Bakterien endobronchial aus und vermehren sich ungestört. Sie schädigen die Alevolarwand und rufen eine Desquamation der Alevolarepithelien sowie eine fibröse exsudative Entzündungsreaktion hervor, an der sich anfänglich auch neutrophile Granulozyten beteiligen, was makroskopisch als grau-glasige, wenige Zentimeter große Herde imponiert.

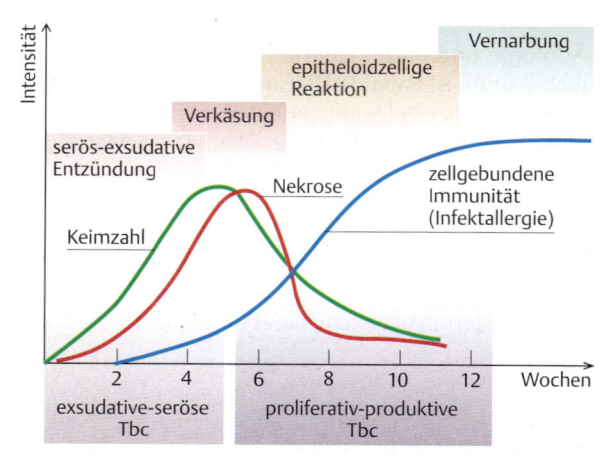

Abb. 11.**44** **Kausale Pathogenese der Tuberkulose.** Abhängigkeit der Entzündungsreaktion von der Infektallergie und von der zellgebundenen Immunität.

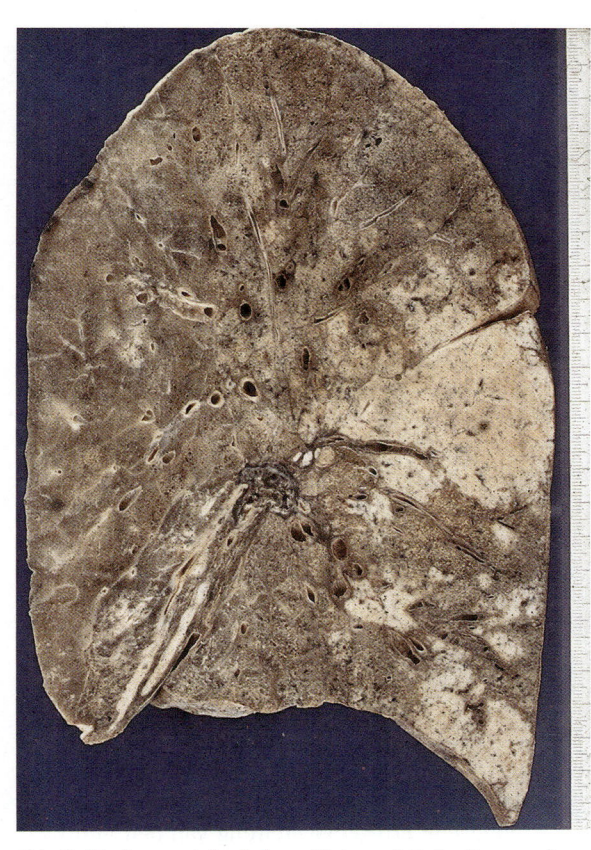

Abb. 11.45 **Lungentuberkulose:** Käsige, gelatinöse Pneumonie.

Die gelatinöse Herdpneumonie wird meist im Primärstadium (= Primärherd) beobachtet, kann aber auch im Postprimärstadium wieder auftreten.

Käsige Bronchopneumonie: Sie geht aus der gelatinösen Herdpneumonie hervor. Formalpathogenetisch entscheidend sind dabei einerseits die Keimvermehrung und die Überempfindlichkeitsreaktion Typ IV, die erst nach einigen Wochen voll in Gang kommt. Jetzt geht das Lungengewebe samt den Granulozyten zugrunde und erinnert makroskopisch an krümeligen Frischkäse, was dieser entzündlichen Nekroseform auch die Bezeichnung „Verkäsung" eingetragen hat (Abb. 11.**45**). Die Nekroseherde werden von Epitheloidzellen und Makrophagen umgeben. Gelingt es diesen, die Erreger zu vernichten, verkalkt der Entzündungsherd und heilt ab. Wenn das nicht gelingt, entsteht die ulzerös-käsige Form:

Ulzerös-käsige Bronchopneumonie: In diesem Falle dehnt sich die nekrotische Gewebeeinschmelzung aus, und die proteolytisch verflüssigten Nekrosemassen werden über einen entzündlich arrodierten Bronchus angehustet. Zurück bleibt ein Hohlraum (= tuberkulöse Kaverne. Diese Pneumonieformen, die rasch fortschreiten, findet man vor allem bei Patienten mit geschwächter Resistenz; sie können im Primärstadium und im Postprimärstadium auftreten. Sie werden in der Volksmedizin als „galoppierende Schwindsucht" bezeichnet (Abb. 11.**47**).

Proliferativ-produktive Reaktion

Durch die innerhalb von mehreren Wochen zunehmende Immunität (vornehmlich zellgebunden) nimmt die Keimzahl ab. Die restlichen Keime werden durch eine chronisch granulomatöse Entzündung mit den Granulomen vom Tuberkulosetyp (vgl. Abb. 5.**54**, S. 228) bekämpft. Je nachdem, ob der Entzündungsherd auf hämatogenem oder bronchogenem Weg entstanden ist, kommt es zur Ausbildung eines Tuberkuloms oder von azinös-nodösen Streuherden:

Tuberkulom: Damit wird ein mehrere Zentimeter großer tuberkulöser Rundherd bezeichnet, der auf hämatogenem Wege entstanden ist. Er entspricht in seinem histologischen Aufbau einem vergrößerten tuberkulösen Granulom (= Tuberkel).

Azinös-nodöse Streuherde: Sie gehen von einer Kaverne aus und entstehen folglich bronchogen. Diese Herde imponieren makroskopisch als einige Millimeter große, kleeblattförmige, weißgraue Herde (Abb. 11.**45**, 11.**47 c**). Histologisch entspricht jedes „Blatt" einem Tuberkel in einem Lungenazinus, der „Blattstiel" dem terminalen Bronchiolus. Bei guter Resistenz und damit bei guter Infektimmunität heilen diese Streuherde rasch ab. Es entsteht eine zirrhotische Tuberkulose:

Zirrhotische Lungentuberkulose: Sie entsteht in Form von schiefergrauen Narben anstelle des normalen Lungengewebes. Die ursprüngliche Kaverne wird dabei meist so narbig ummauert, dass sie offen bleibt und weiterstreut, so dass man oft eine zirrhotische Lungentuberkulose in den Oberlappen und azinös-nodöse Streuherde in den Unterlappen findet.

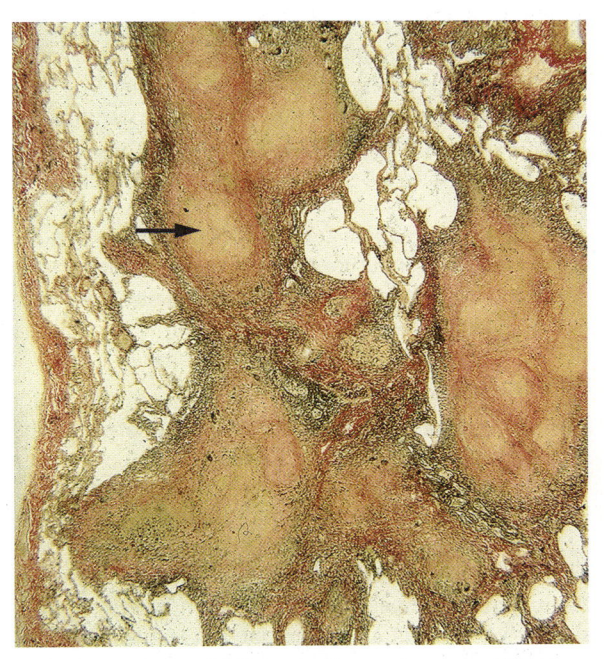

Abb. 11.**46** **Lungentuberkulose:** Azinös-nodöse Form (EVG, Vergr. 1:25).

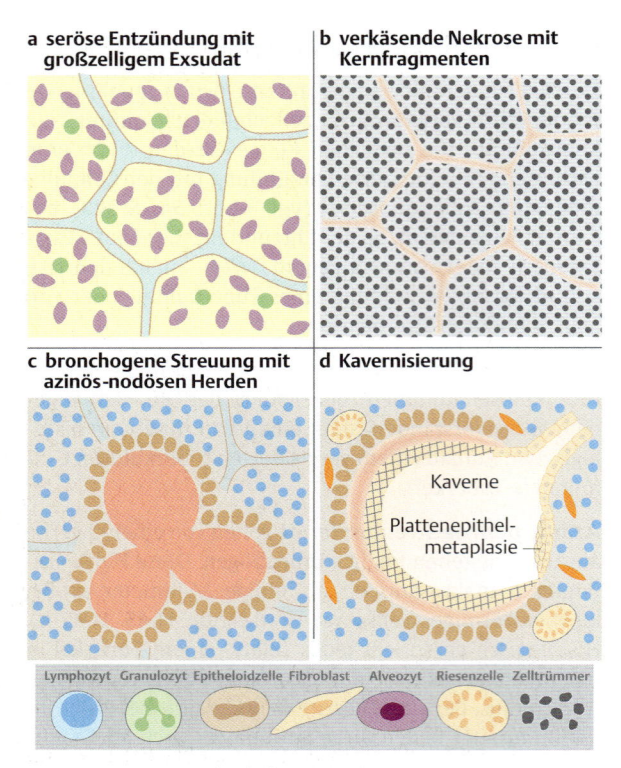

Abb. 11.47 Lungentuberkulose: Formalpathogenese
a Beginn als seröse Entzündung mit großzelligem Exsudat;
b verkäsende Nekrose mit Kernfragmenten;
c bronchogene Streuung mit azinös-nodösen Herden;
d Abtransport des nekrotischen Materials unter Zurücklassung einer Kaverne (mit Plattenepithelmetaplasie).

Lungentuberkulosestadien

Die Lungentuberkulose verläuft, wie die meisten chronischen Entzündungen mit Granulomen vom Tuberkulosetyp, in folgenden 3 Stadien:
- Primäraffekttuberkulose (= Primärstadium),
- hämatogene Generalisation (= Sekundärstadium),
- Postprimärtuberkulose, Organtuberkulose (= Tertiärstadium).

Jedes dieser drei Stadien geht mit der Ausbildung besonderer Lungenveränderungen einher, die pathognomonisch sind und formalpathogenetisch von der jeweiligen Entzündungsreaktion bestimmt werden.

Primäraffekttuberkulose

Pathogenese und morphologische Korrelate: In diesem Fall beherrscht die exsudative Entzündungsreaktion die Szene, denn die Keime sind virulent, der Organismus ist jedoch ohne spezifische Antikörper schutzlos. Ebenso fehlt die Überempfindlichkeitsreaktion Typ IV, so dass der Organismus diesbezüglich eine Normergie aufweist. Da im Lungenobergeschoss ein höherer Sauerstoffpartialdruck vorherrscht als in den unteren Lungenregionen, stellt dieser Lungenabschnitt für die Tuberkelerreger einen optimalen Nistplatz dar. Das pathologisch-anatomische Korrelat des Primärstadiums (Abb. 11.48) ist zunächst der Primärkomplex, der weiter fortschreiten kann.

- *Primärkomplex:* Er beginnt als subpleural gelegener Primärherd (= Lungenpol). Dieser sog. Ghon-Herd ist in den am besten belüfteten Lungenabschnitten nahe dem Interlobulärspalt des Lungenmittelgeschosses (unterer Teil des Lungenoberlappens oder oberer Anteil des Mittel-/Unterlappens) zu finden (Abb. 11.48 a). Er besteht (s. o.) zunächst aus einer gelatinösen, später aus einer käsigen Bronchopneumonie. Dabei wird meist auch die Pleura in den Entzündungsprozess mit einbezogen, und es entwickelt sich eine Pleuritis sicca, die von einer Pleuritis exsudativa mit serofibrinösem Erguss abgelöst wird. Die Tuberkelbakterien werden größtenteils auf dem Lymphwege zu den regionären Hiluslymphknoten abtransportiert und rufen dort eine käsige Lymphadenitis hervor (= Lymphknotenpol). Meist verläuft das Primärstadium klinisch stumm. Lungenpol und Lymphknotenpol heilen bei guter Abwehrlage oft mit Hilfe eines granulomatösen Entzündungsgewebes ab, indem sie bindegewebig abgekapselt werden und etwa nach Ablauf eines Jahres verkalken. In solchen tuberkulösen Kalkherden können aber immer noch vitale Tuberkelbakterien vorhanden sein.
- *Lymphonoduläre Hilustuberkulose:* Dehnt sich die lymphogene Erregerausbreitung von den Bifurkationslymphknoten auf die nachgeschalteten paratrachealen und tracheobronchialen Lymphknoten aus, so entsteht die lymphonoduläre Hilustuberkulose (Abb. 11.48 b). Die Hiluslymphknoten sind knollig so

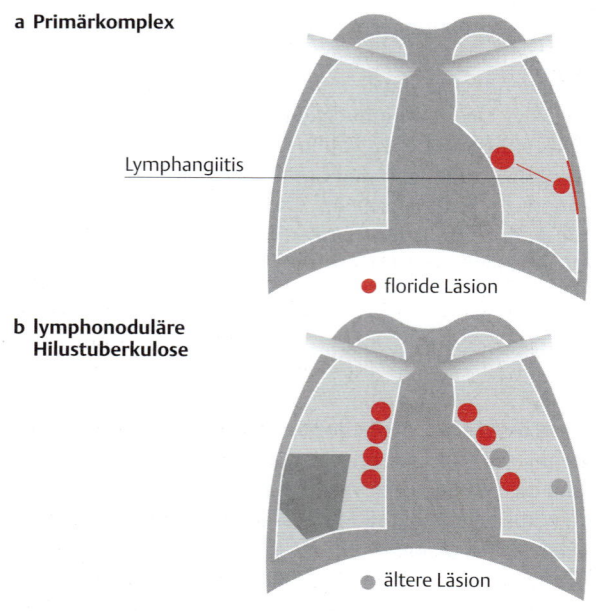

Abb. 11.48 Primäraffekttuberkulose:
a Primärkomplex im Lungenmittelgeschoss mit subpleuralem Primärherd, Begleitpleuritis, Lymphangiitis und käsiger Hiluslymphadenitis;
b lymphonoduläre Hilustuberkulose und Mittellappensyndrom.

verdickt (= Kartoffeltuberkulose), dass sie einen Bronchus hochgradig einengen können. Dies hat prästenotisch eine Bronchiektasie (S. 593) und poststenotisch eine Atelektasenbildung, meist im Mittellappenbereich, zur Folge, was klinisch auch als Mittellappensyndrom (= Epituberkulose) bezeichnet wird.

- *Lymphonoduläre Perforationsphthise:* Eine ernste Komplikation ergibt sich, wenn ein verkäster Hiluslymphknoten in einen benachbarten Bronchus durchbricht, so dass keimhaltiges nekrotisches Material in das betreffende Lungensegment eingeatmet wird und zu einer Aspirationstuberkulose führt, die rasch fortschreitet. Bei schlechter Abwehrlage, wie sie bei Säuglingen oder Patienten mit Immundefekten vorhanden ist, kommt es zur Primärherdphthise.
- *Primärherdphthise:* In diesem Fall schreitet die ulzerös-käsige Bronchopneumonie im Bereich des Primärherdes rasch zur Primärherdkaverne fort, bis schließlich die nekrotische Gewebeeinschmelzung auch einen Bronchus erfasst, so dass die Erreger bronchogen in die übrige Lunge ausgesät werden.

Hämatogene Generalisation

Pathogenese: Wird im Rahmen der Hiluslymphknotentuberkulose ein Gefäß arrodiert, so werden die Tuberkelerreger auf dem Blutwege verschleppt. Dies hat eine hämatogene Erregeraussaat in den gesamten Organismus zur Folge. Die hämatogene Generalisation geht meist von der käsigen Lymphadenitis des Primärkomplexes aus (= Frühstreuung), manchmal auch von einer reaktivierten Hiluslymphknotentuberkulose oder Organtuberkulose (= Spätstreuung). In der Regel gelangen dabei die Erreger mit der Lymphe über den Venenwinkel in den Blutstrom.

Verlaufsformen: Die hämatogene Aussaat schlägt in einer gewissen Abhängigkeit von Alter und Resistenz des Patienten sowie Virulenz und Anzahl der Keime bestimmte Ausbreitungswege ein (Abb. 11.49):

- *Typhoide Form:* Bei hoher Virulenz und gleichzeitigem Immundefekt wird der schutzlose Organismus von den Tuberkelbakterien förmlich überrumpelt und überschwemmt. Es entsteht ein äußerst akut verlaufendes Krankheitsbild, bei dem die septisch-toxische Gewebezerstörung quasi ohne zelluläre Gegenwehr (d.h. ohne zelluläres Infiltrat) dominiert und klinisch an der typhusähnlichen Symptomatik erkannt wird. Diese typhoide Form der hämatogenen Aussaat wird auch als „Landouzy-Sepsis" (Syn.: perakute Tuberkulosepsis, Tuberculosepis acutissima) bezeichnet.
- *Meningeale Form:* In diesem Fall liegt eine erhebliche Erregerüberschwemmung vor, die bei mäßiger Resistenz zur Keimabsiedelung in nahezu allen Organen (= Miliartuberkulose) führt, wobei die Meningitis tuberculosa das Bild und den Ausgang der Erkrankung bestimmt.

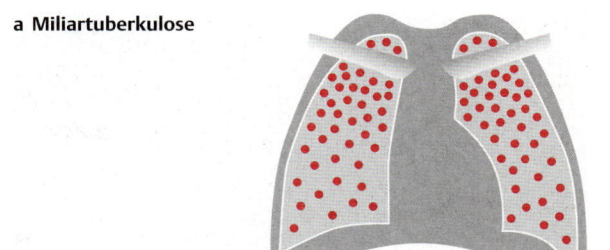

a Miliartuberkulose

● floride Läsion

b apikaler Reinfekt

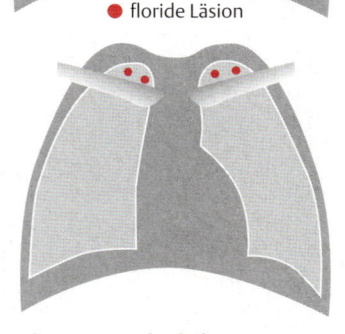

Abb. 11.**49** **Sekundärstadium der Lungentuberkulose:**
a Miliartuberkulose;
b apikaler Reinfekt (Simon-Spitzenherd).

- *Pulmonale Form:* Dies ist die leichtere Form der hämatogenen Erregeraussaat. Sie konzentriert sich bei geringer Keimzahl auf die gut oxygenierte Lunge oder befällt bei etwas größerer Keimzahl auch noch wenige Organe des großen Kreislaufs. Dementsprechend unterscheidet man bei dieser Verlaufsform:
  – lokalisierte hämatogene Herdbildung,
  – Miliartuberkulose.

Lokalisierte hämatogene Herdbildung der pulmonalen Form

Pathogenese: In diesem Fall zeigt der Organismus eine gute Infektallergie (= Hyperergie) und Infektimmunität, so dass nur noch wenige Tuberkelbakterien ausgeschwemmt werden können, die mit einer proliferativen Entzündungsreaktion bekämpft werden. Sie siedeln sich mit Vorliebe in den Lungenspitzen ab, weil hier der Sauerstoffpartialdruck im Gewebe hoch, die Durchblutung jedoch relativ gering ist (= apikaler Reinfekt, Abb. 11.49 b).

Morphologie: Die tuberkulösen Herde des apikalen Reinfektes werden als Simon-Spitzenherde bezeichnet. Sie sind mehrere Millimeter groß und gehen immer auch mit einer apikalen Pleuritis einher. Bei guter Infektimmunität heilt dieser Prozess ab, so dass nur noch ein verkalktes Knötchen und eine apikale Pleuranarbe zurückbleiben, die wegen ihrer Kohlenstaubablagerung schiefrig-grau aussieht (= schiefrig indurierte Spitzenschwiele; indurare, lat. = verhärten). Bei mäßiger Resistenz kommt es zur Verkäsung und kavernösen Einschmelzung des Spitzenherdes, was bei entsprechender Progredienz zum Einbruch in einen Bronchus und damit im Tertiärstadium zur bronchogenen Streuung führt. Sowie sich jedoch die

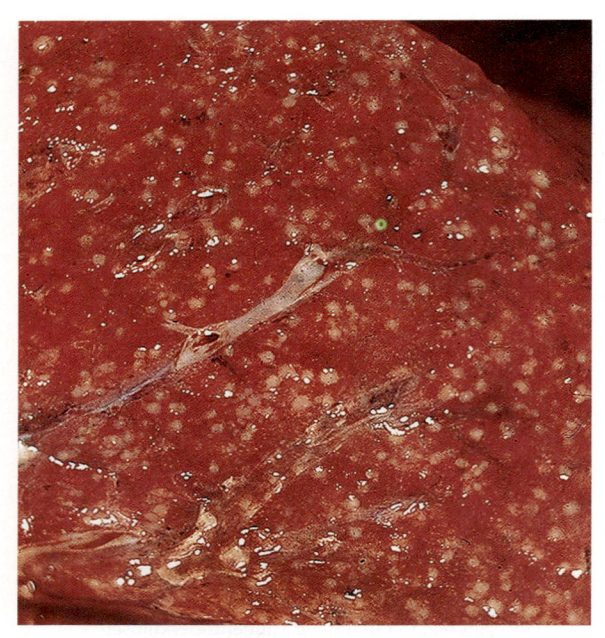

Abb. 11.50 **Pulmonale Miliartuberkulose:** Makroskopie.

Infektimmunität verbessert, wird der verkäste Spitzenherd samt seinen Keimen durch Narbengewebe und Verkalkung abgekapselt (= Kreideherd), kann aber bei Resistenzminderung wieder aufblühen und im Tertiärstadium zum Streuherd werden.

Miliare Streuung der pulmonalen Form

Pathogenese: Formalpathogenetisch entspricht die Miliartuberkulose einer Septikopyämie. Sie kommt dadurch zustande, dass der Organismus eine schlechte Infektimmunität besitzt und mit Erregern überschwemmt wird. Je nach Alter des Patienten ändert sich auch die Streuquelle: Bei Säuglingen und bei Patienten mit Immundefekt ist es die Primärherdphthise, im Adoleszentenalter ist es meist der nicht abgeheilte Primärkomplex, beim Erwachsenen eine Organtuberkulose (tuberkulöse Epididymitis, Salpingitis, Spondylitis, bei Greisen meist eine reaktivierte Lymphknotentuberkulose.

Morphologie: Die miliare Lungentuberkulose zeichnet sich dadurch aus, dass beide Lungen sowie andere Organe mit zahlreichen, 1–2 mm großen Knötchen durchsetzt sind, die makroskopisch als Milien und radiologisch als „Schneegestöber" imponieren (Abb. 11.**50**). Wiederum sind die Lungenobergeschosse bevorzugt. Histologisch handelt es sich je nach Infektimmunität um verkäste Herde oder um spezifische Granulome (= Tuberkel; S. 228). Eine hämatogene Pleuritis exsudativa fehlt selten.

Postprimäre Lungentuberkulose

Pathogenese: Hierbei werden die Erreger ausgestreut (chronische Streutuberkulose) und führen zur Parenchymzerstörung (Lungenphthise) (Abb. 11.**51**). Die Streuung beginnt als:

- Reaktivierung (Exazerbation) alter (sub-)apikaler Streuherde nach unterschiedlich langer Latenz,
- Superinfektion noch nicht erloschener Läsionen,
- Reinfektion nach abgelaufener Erkrankung.

Primärherdphthise: Sie kommt über die bronchogene Aussaat einer Primärherdkaverne zustande und greift so rasch um sich, dass sie innerhalb weniger Monate zum Tode führt (= galoppierende Schwindsucht).

Bronchialtuberkulose: Sie entsteht dadurch, dass im Rahmen einer lymphonodulären Hilustuberkulose des Primärstadiums oder eines apikalen Reinfektes des Sekundärstadiums ein Bronchusast arrodiert wird, so dass sich die Keime direkt auf der Bronchialschleimhaut absiedeln können. Die Folge davon ist eine knotig-ulzeröse Bronchitis (Abb. 11.**51**).

Infraklavikuläres Frühinfiltrat:

Pathogenese: Es kommt manchmal auf aerogenem Wege bei einem exogenen Reinfekt zustande. Meist aber entsteht es bronchogen entweder durch Reaktivierung eines Simon-Spitzenherdes oder eines alten Lungenherdes.

Morphologie: Das infraklavikuläre Frühinfiltrat (= Assmann-Infiltrat) (Abb. 11.**51 a**) ist 2–3 cm groß und liegt im Lungenobergeschoss. Im Thoraxröntgenbild ist es meist unterhalb des Schlüsselbeins zu finden. Das weitere Schicksal hängt von der Infektimmunität und der Therapie ab. Eine erfolgreiche Therapie führt zur Abheilung des verkästen Herdes mit Vernarbung und Verkalkung. Ist dies nicht der Fall, so wird der Herd des infraklavikulären Frühinfiltrates nach Einschmelzung und Abhusten zur Frühkaverne. Das gleiche Schicksal hat auch der Simon-Spitzenherd.

Kavernöse Lungentuberkulose:

Morphologie: Die kavernöse Lungentuberkulose beginnt als Frühkaverne, endet ohne adäquate Therapie als chronische Kaverne und stellt das morphologische Korrelat der offenen Tuberkulose dar. Als „offen" wird sie deshalb bezeichnet, weil die infektiösen Tuberkelbakterien direkt mit der Atemluft des Patienten in Kontakt kommen, durch den Hustenvorgang nach außen geschleudert werden und auf aerogenem Wege andere Menschen anstecken können.

- *Frühkaverne:* Sie kann im Primärstadium aus dem Primärherd, im Sekundärstadium aus dem Simon-Spitzenherd und im Tertiärstadium aus dem infraklavikulären Frühinfiltrat hervorgehen und steht mit dem Ableitungsbronchus in Verbindung (= offene Tuberkulose). Durch das Husten gelangt infektiöses Material in die übrige Lunge oder nach Verschlucken des Sputums in den Gastrointestinaltrakt. Meist bleibt es aber nicht bei der entzündlichen Arrosion des Bronchus. Auch sein Begleitgefäß wird arrodiert, so dass das Sputum blutig wird (= Hämoptyse). Größere Blutungen führen zum Bluthusten (= Hämoptoe) und bestürzen Patient und Arzt gleichermaßen.

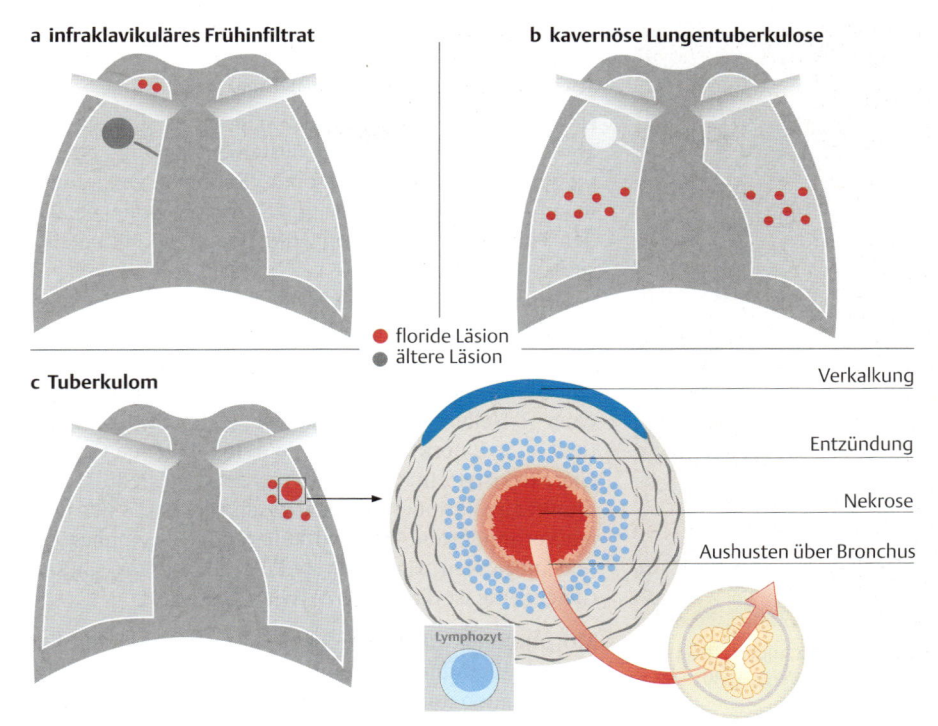

Abb. 11.51 Formen der Postprimärtuberkulose:
a Infraklavikuläres Frühinfiltrat (Assmann-Infiltrat);
b kavernöse Lungentuberkulose mit kleeblattförmigen azinös-nodösen Tuberkuloseherden;
c Tuberkulom mit typischer Schichtung: zentrale Nekrose (rot), entzündlich verändertes Lungengewebe mit perifokalem zellulärem Infiltrat, teilweise verkalkte Bindegewebekapsel (blau).

- *Chronische Kaverne:* Mit der Zeit stellt sich ein gewisser Gleichgewichtszustand zwischen entzündlicher Gewebeeinschmelzung und reparativem spezifischem Granulationsgewebe ein. Die ungereinigte, mit Käsemasse ausgekleistete Kaverne wird allmählich vom Bronchus her mit Plattenepithel austapeziert, und das nekrotische Wandmaterial verkalkt, so dass die chronische, nunmehr gereinigte Kaverne offen bleibt (Abb. 11.52). Meist werden die Gefäße in der Kavernenumgebung durch eine entzündliche Intimafibrose (S. 432) verschlossen. Bei einigen Patienten schreitet aber die entzündliche Schädigung der Gefäßwand schneller fort als die fibrotische Obliteration. Dadurch entsteht über eine tuberkulöse Vaskulitis ein mykotisches Aneurysma (S. 437), das durch die intrathorakale Druckerhöhung beim Husten leicht einreißt und zur tödlichen Aneurysmaruptur führt, was klinisch als Blutsturz imponiert (Abb. 11.53).

Azinös-nodöse Lungentuberkulose: Sie geht von einer Kaverne aus und entsteht bei guter Resistenz (vgl. Abb. 11.51 b, Abb. 11.46, 11.47 c). Das morphologische Korrelat ist die Ausbildung kleeblattförmiger Streuherde (S. 623).

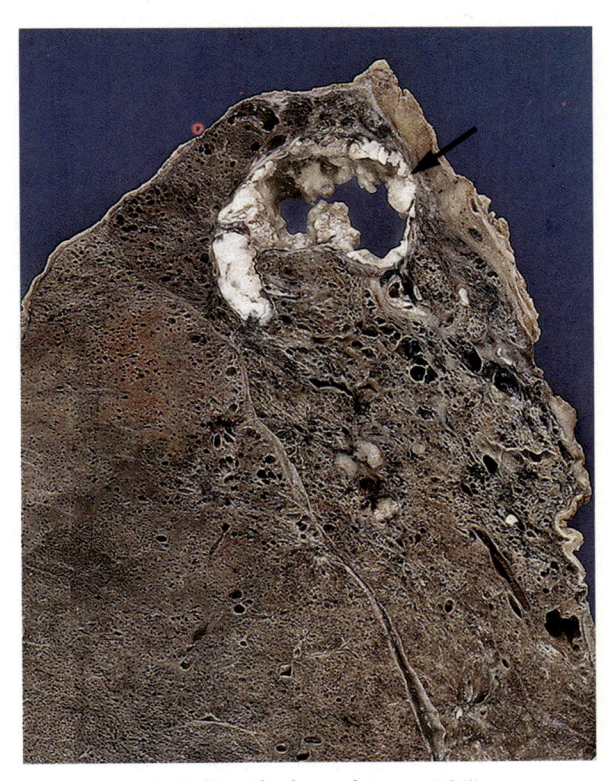

Abb. 11.52 Tuberkulöse Oberlappenkaverne (Pfeil).

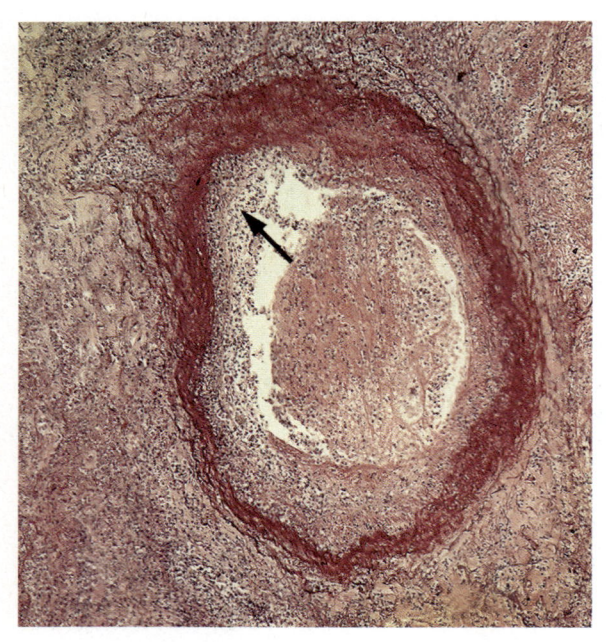

Abb. 11.53 Mykotisches Aneurysma eines Gefäßes (Pfeil) im Wandbereich einer tuberkulösen Kaverne (EvG, Vergr. 1 : 80).

Tuberkulom: Darunter versteht man einen mehrere Zentimeter großen Rundherd (vgl. Abb. 11.**51c**), der in einer vernarbten und verkalkten Bindegewebekapsel virulente Erreger enthalten kann und ruht, bis er aktiviert wird. Manchmal schreitet die verkäsende Nekrose in ihm jedoch fort, bis ein Anschluss an einen Bronchus gefunden ist. Dies hat die bronchogene Streuung, eine Bronchialtuberkulose und/oder eine schubweise fortschreitende Lungentuberkulose zur Folge.

+ **Komplikationen** der Lungentuberkulose:
  1. *Narbenemphysem* (S. 609) durch narbigen Ersatz des tuberkulös zerstörten Lungengewebes,
  2. *tuberkulöse Lungenzerstörung* (= destroyed lung) im Rahmen einer zirrhotischen Lungentuberkulose mit Vernarbung, Atelektasen und Bronchiektasen,
  3. *Narbenkarzinom* (= Kavernenkarzinom): in der Lungenperipherie gelegene Adenokarzinome, entstanden meist über die Epitheldysplasien in den chronischen Lungenkavernen (S. 639),
  4. *Cor pulmonale* (S. 392) durch die restriktive und obstruktive Ventilationsstörung,
  5. *Aspergillom* (S. 265) infolge sekundärer Besiedlung des nekrotischen Kavernenmaterials mit Aspergilluskeimen (= sog. Höhlenaspergillose),
  6. *mykotisches Aneurysma* (S. 437) durch Übergreifen der Entzündung auf die Gefäßwand; bei Ruptur Hämoptoe und Blutsturz,
  7. *Pleuraempyem* bei Übergreifen eines subpleuralen Käseherdes auf die Pleura, meist mit der Bildung einer bronchopulmonalen Fistel verbunden,
  8. *sekundäre Amyloidose* (S. 48) im Rahmen der chronischen Entzündung,
  9. *terminale gelatinöse Pneumonie* oder miliare Aussaat bei Zusammenbruch der Infektabwehr (= Anergie).

11.5.3.3

Sarkoidose

Syn.: Morbus Boeck (- Besnier-Schaumann)

Definition: Bei der Sarkoidose handelt es sich um eine ätiologisch noch ungeklärte Systemerkrankung, charakterisiert durch (nichtverkäsende) Epitheloidzellgranulome in zahlreichen Organen und Geweben, wobei bei 90% der Patienten Lunge und Hiluslymphknoten befallen sind.

Inzidenz in Europa: 10 : 100 000. In China und Südostasien ist die Krankheit nahezu unbekannt (♀ : ♂)

Pathogenese: Siehe S. 226. Immunologisch ist die Krankheit durch eine verstärkte zelluläre Immunreaktion mit einer T-Helferzell-Lymphozytose (CD4-:CD8-Zell-Quotient > 3 : 1, normal: ≤ 3 : 1) in den befallenen Organen charakterisiert. Im Gegensatz hierzu ist die zelluläre Immunität im peripheren Blut abgeschwächt, was sich in einer verminderten Anzahl zirkulierender T-Lymphozyten und negativen Hauttests (= kutane Anergie) äußert. Gleichzeitig ist die B-Zell-Aktivität gesteigert.

Morphologie: Die Sarkoidose geht histologisch mit Epitheloidzellgranulomen einher. Fast immer sind Hiluslymphknoten und Lungen befallen. Dem bereits geschilderten pathogenetischen Konzept entsprechend (S. 226) lassen sich in der Lunge histologisch folgende Stadien unterscheiden:

- *Initialstadium* mit lymphozytenreicher Alveolitis und wenigen kleinen Granulomen,
- *mittleres Stadium* mit floriden zellreichen Granulomen,
- *Spätstadium* mit Vernarbung der Granulome und ausgedehnter interstitieller Lungenfibrose.

Während die Lungenveränderungen in den beiden ersten Stadien noch reversibel sind, bleiben im Fibrosestadium Funktionsausfälle zurück.

+ **Klinik** (vgl. Tab. 11.11): Thoraxradiologisch unterscheidet man folgende 4 Manifestationen:
  – bihiläre Lymphadenopathie,
  – bihiläre Lymphadenopathie mit Lungenherden,
  – nur Lungenherde → Übergang in Fibrose,
  – (schrumpfende) Lungenfibrose.
  Die beste Prognose hat die von Anfang an akut verlaufende Sarkoidoseform (Löfgren-Syndrom) mit Hiluslymphomen, Fieber, Erythema nodosum und Arthralgien. Sie bildet sich in den meisten Fällen im Verlauf von 1 – 2 Jahren spontan zurück. Ungünstiger ist die primär chronische Verlaufsform der Sarkoidose, die wenig Symptome verursacht.

Therapie: Corticoide.

11.5.3.4

Staublungenkrankheiten

Normalerweise werden die Staubpartikel der Einatmungsluft in den oberen Atemwegen abgefangen und über den Mukoziliarapparat wieder aus dem Organismus geschafft. Lediglich Staubpartikel mit einem Durchmesser unter 5 μm erreichen die terminalen Bronchiolen und

Tabelle 11.**11** **Sarkoidose:** Klinische Manifestationen

Organmanifestation	Klinische Symptome	Häufigkeit[1]
Uveoparotitis (= Heerfordt-Syndrom)	„Knötcheniritis"[2], Uveitis[3], granulomatöse Parotitis, Keratokonjuktivitis durch Kalkablagerungen	5–25%
Hautbefall (= papulöse Dermatose)	Erythema nodosum, papulöse Dermatose (im Gesicht = Lupus pernio)	10%
Hepatosplenomegalie	pathologische Enzymwerte, Ikterus	75%
Ostitis cystica multiplex Jüngling	granulomatös-zystische Knochendestruktion von Finger, Zehen, Mittelhand-/-fußknochen	5%
Gelenkbefall	Arthralgien	
Hirnnervenbefall	Nn. I, II, V (sensorischer Teil), VII	1%

[1] prozentuale Häufigkeit aller Sarkoidosefälle
[2] nodöse Iridozyklitis = granulomatöse Regenbogenhautentzündung
[3] Uvea = Aderhaut

gelangen schließlich in die Alveolen. Je nachdem, ob es sich um anorganische oder organische Stäube handelt, beherrscht eine physikalisch-chemisch ausgelöste (= Pneumokoniose) oder eine allergische (= exogen-allergische Alveolitis) Entzündungsreaktion das Bild:

Pneumokoniosen

Pneumokoniose: pneuma, gr. Luft, Lunge, konios, gr. = Staub → „Staublungenkrankheit"

Allgemeine Definition: Pneumokoniosen stellen Lungenerkrankungen dar, die durch inhalierte anorganische Stäube ausgelöst werden. Sie sind größtenteils als Berufserkrankungen anerkannt. Bei den meisten Pneumokoniosen ist das pathogene Staubmaterial kristallin und enthält Quarz (= SiO_2) oder Silikate (= $Me_x\text{-}SiO_4$).

Allgemeine Pathogenese: Die inhalierten Staubpartikel werden, in den Alveolen angelangt, zunächst von den Alveolarmakrophagen phagozytiert und anschließend via alveoläres Interstitium zu dem im peribronchovaskulären Bindegewebe beginnenden Lymphgefäßsystem abtransportiert. Die siliziumhaltigen Mikrokristalle gehen mit den Proteinen und Phospholipiden der Phagosomenmembran kovalente Bindungen ein, so dass die Membran geschädigt wird. Außerdem besitzen die frisch inhalierten Mikrokristalle (im Gegensatz zu den älteren) auf ihrer Oberfläche freie Radikale, welche die Zellschädigung intensivieren. Als Folge davon setzt ein Teufelskreis ein: Staubpartikelinhalation → Phagozytose durch Alveolarmakrophagen → Makrophagenschädigung → Freisetzung von Proteasen und Lipidmediatoren → Entzündung → Wiederfreisetzung der Staubpartikel (zelluläre Regurgitation).
Die Makrophagen, die nicht mit den aufgenommenen Staubteilchen fertig werden, geben nun Faktoren wie γ-Interferon, IL-1, TNFα, Fibronektin, PDGF und fibrogene Zytokine ab, welche die Lungenfibroblasten zur Proliferation und zur Kollagensynthese antreiben. Auf diese Weise entsteht eine chronische granulomatöse Entzündung mit Granulomen vom Fremdkörpertyp (S. 233). Durch den parallel dazu verlaufenden Vernarbungsprozess wird ein Teil der pathogenen Staubpartikel in hyalinisiertes Bindegewebe eingemauert, so dass das Granulom schichtweise an Größe zunimmt. Durch die fortgesetzte Staubexposition und durch den im Lungengewebe stetig sich wiederholenden Prozess „Staubphagozytose ← → Staubfreisetzung" treten aber an der Granulomperipherie immer wieder freie Staubpartikel auf und unterhalten den chronischen Entzündungsvorgang im Lungeninterstitium. Dies zieht eine interstitielle Lungenfibrose und ein zentroazinäres Lungenemphysem (S. 607) nach sich.

Silikose

Definition: Unter einer Silikose versteht man eine im Allgemeinen chronisch fortschreitende Lungenfibrose, die durch die Inhalation von quarzhaltigem Staub verursacht wird.

Pathogenese: Die Silikose wird nur nach Inhalation von Quarzstaub (= Siliziumdioxid) oder von quarzhaltigen Mischstäuben beobachtet. Die pathogenen Staubpartikel müssen „lungengängig" sein und eine Teilchengröße von 0,5–0,6 µm haben. Gefährdet sind Arbeiter im Bergbau, der steinverarbeitenden Industrie, Keramik- und Putzmittelindustrie sowie Gussputzer und Sandstrahlreiniger. Die Silikose tritt nach einer Staubexpositionszeit zwischen 18 Monaten und 30 Jahren auf.

Morphologie: Das pathologisch-anatomische Charakteristikum einer Lungensilikose sind die 2–5 mm großen Silikosegranulome (Abb. 11.**54**).
Histologisch sind sie konzentrisch geschichtet und lassen ein zellfreies Zentrum aus hyalinisiertem Bindegewebe erkennen, das von einem zellarmen kollagenreichen Gewebe umgeben ist. Darin findet man Gewebespalten mit eingeschlossenen doppelbrechenden Siliziumdioxidkristallen. In der äußeren Schicht spielt sich eine chronische Entzündung mit zahlreichen staubphagozytierenden Makrophagen (= Koniophagen) und einem Lympho-

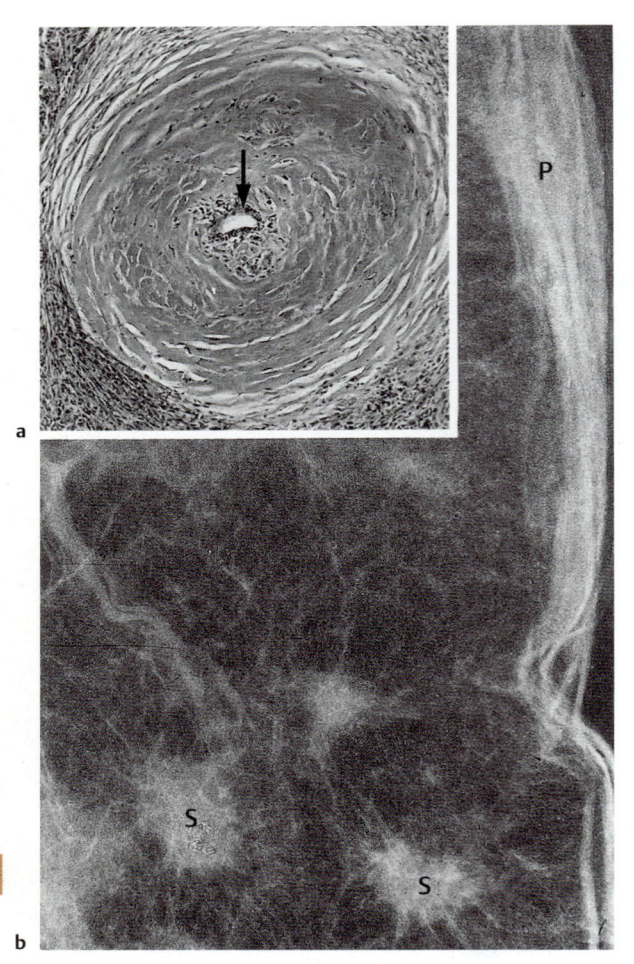

Abb. 11.54 Lungensilikose:
a Feingewebliches Röntgenbild einer Lungensilikose nach vorgängiger Formalindampffixation. P = Pleura; S = Silikoseknötchen;
b altes Silikoseknötchen mit zentralem Gefäß (HE, Vergr. 1 : 100).

Klinik: Die Silikose verläuft in drei Stadien mit unterschiedlichem Schweregrad:
- *Grad I:* Hiluslymphknotenvergrößerung und fein-retikuläre Zeichnung der Lungenperipherie,
- *Grad II:* knötchenförmige Verschattung in den Mittelfeldern (= Schneegestöberlunge),
- *Grad III:* Verschmelzung der Knötchen zu größeren Schwielen (= Ballungen).

Komplikationen:
1. chronische Bronchitis (S. 596),
2. Narben- und/oder zentroazinäres Lungenemphysem (S. 609),
3. Silikotuberkulose als Verbindung einer Silikose mit einer aktiven Lungentuberkulose. Quarzstaubexponierte Patienten erkranken etwa 100-mal häufiger an Tuberkulose als die übrige Bevölkerung,
4. Cor pulmonale: Die Silikose führt mit der Zeit zu einer restriktiven und obstruktiven Ventilationsstörung und kann schließlich im chronischen Cor pulmonale enden (S. 392).

zyteninfiltrat ab. Da bei der Silikose die granulomatöse Entzündung dort entsteht, wo die staubbeladenen Makrophagen gleichsam ihren Müll abladen, findet man die Silikosegranulome im perivaskulären und im peribronchiolären Bindegewebe. Aus diesem Grunde können in älteren Silikosegranulomen oft noch Reste obliterierter Gefäße und Bronchiolen nachgewiesen werden (Abb. 11.54).

Makroskopisch findet man diese Granulome vornehmlich in den Mittelgeschossen der Lunge. Sie konfluieren später zu mehreren zentimetergroßen Konglomeratknoten und treten entsprechend der Lymphabtransportroute auch in den paratracheobronchialen Lymphknoten sowie im subpleuralen Bindegewebe auf. In der Folge reagiert das extraalveoläre Lungeninterstitium (= peribronchovaskuläres Bindegewebe) mit einer progressiven Fibrose und das Pleuragewebe mit einer Pleurafibrose.

Silikatosen (Asbestose)

Definition: Silikatosen sind progressive Lungenfibrosen, die durch die Inhalation von Silikaten (= Siliziumtetroxid, SiO) hervorgerufen werden.

Ätiologie und Pathologie der wichtigsten Silikatosen sind in Tab. 11.12 zusammengestellt. Im Folgenden wird nur die Asbestose ausführlich besprochen, weil sie im Gegensatz zu den anderen Pneumokoniosen maligne Lungen- oder Pleuratumoren hervorrufen kann.

Pathogenese: Die Asbestose wird durch hydratisierte Silikate hervorgerufen. Diese sind vor allem als Industrie- und Umweltstäube von besonderer Bedeutung (S. 143) und rufen über den bereits beschriebenen Mechanismus eine chronische Entzündung hervor, unter der die Bronchial- und Alveolarepithelien sowie die Pleuramesothelien besonders leiden (Tab. 11.12).

Morphologie: Die Asbestose beginnt als desquamative interstitielle Pneumonie mit Abschilferung der geschädigten Alveolarepithelien und intraalveolärer Anhäufung von asbestfaserphagozytierenden Makrophagen. Später mündet die Asbestose in eine diffuse interstitielle Lungenfibrose ein, deren Schweregrad von der herdförmigen bis zur fibrös-zystischen Fibrose reicht. Sie ist besonders in den Mittel- und Unterfeldern ausgeprägt. Histologisch beweisend sind die Asbestkörperchen. Diese sind etwa 20 µm lang, haben keulenförmige Enden und werden von einem eisenhaltigen Mantel umhüllt (vgl. Abb. 4.20, S. 143). Als Asbestexpositionsindikatoren gelten die Pleuraplaques (S. 644).

Komplikationen:
1. *periphere Adenokarzinome* im Bereich der Unterlappenbronchien,
2. *Mesotheliome* der Pleura und des Peritoneums (S. 644),
3. *Cor pulmonale* (S. 392).

Tabelle 11.12 Ätiologie und pathologische Anatomie der Silikatosen

Silikatose	Ätiologie (Beruf)	Pathologische Anatomie
Asbestose	hydratisierte (S. 143) faserförmige Silikate	interstitielle Lungenfibrose, periphere Lungenadenokarzinome, Mesotheliome (S. 644)
Bauxitfibrose (= Aluminiumlunge)	Silikate und Aluminiumhydroxid	interstitielle Lungenfibrose, Pleuraverschwartung
Berylliose	Beryllium-Aluminium-Silikate (Berylliumbergbau), Berylliummetapulver (Leuchtröhren)	interstitielle Lungenfibrose mit Granulomen vom Sarkoidosetyp (S. 226)
Kaolinpneumokoniose	hydratisiertes Aluminiumsilikat (Papier-, Keramikindustrie)	herdförmige interstitielle Lungenfibrose
Siderokoniose	eisenhaltige Silikate und Quarz (Erzbergbau)	interstitielle Lungenfibrose mit Silikosegranulomen (vgl. Abb. 11.54)
Talkumpneumokoniose	hydratisierte, faserförmige Magnesiumsilikate (Gummiverarbeitung)	interstitielle Lungenfibrose mit Granulomen vom Fremdkörpertyp (S. 233)

Kohlenstaubpneumokoniose

Definition: Es handelt sich um eine Lungenerkrankung, die bei Kohlenbergarbeitern nach 10–20 Jahren Bergarbeit durch Einatmung von Kohlenstaub hervorgerufen wird und entweder als einfache Kohlenstaubpneumokoniose oder als progressiv-massive Fibrose vorkommt. Die Kohlenstaubpneumokoniose gehört zu den ältesten Berufserkrankungen des Menschen.

Pathogenese: Für das Ausmaß der Lungenschädigung ist der Quarzanteil des inhalierten Staubes ausschlaggebend. Da Kohlenstaub eine große Absorptionsfläche für Serumproteine bildet, wird angenommen, dass solche Staub-Protein-Komplexe antigene Eigenschaften haben, auf die der Organismus reagiert. Dies könnte auch erklären, weshalb in einigen Fällen die Kohlenstaubpneumokoniose von einer rheumatoiden Arthritis begleitet wird (= Caplan-Syndrom).

Morphologie: 2 Formen werden unterschieden:
- *Einfache Kohlenstaubpneumokoniose* (= *reine Anthrakose*): In diesem Fall wird der Kohlenstaub in den Alveolen rund um die respiratorischen Bronchiolen herum abgelagert und ruft über eine Bronchiolitis ein zentroazinäres Lungenemphysem hervor (Abb. 11.55). Das gesamte subpleurale Lungengewebe wird schwarz (= Anthrakose).
- *Progressiv-massive Fibrose* (= *Anthrakosilikose*): Bei massiver fortgesetzter Kohlenstaubexposition in Kombination mit Silikaten tritt zum zentroazinären Emphysem noch eine erhebliche Lungendestruktion hinzu. Histologisch findet man spinnenförmige Staubknötchen, bestehend aus Kohlenstaub und einstrahlenden Kollagenfasern. In der Peripherie der Staubknötchen sieht man ein lymphozytäres Infiltrat, im Zentrum oft ein obliteriertes oder zerstörtes Gefäß. Manchmal findet man in den größeren Staubknötchen Gewebezerfallshöhlen (= Phthisis atra), die auf die lokale Ischämie zurückzuführen sein

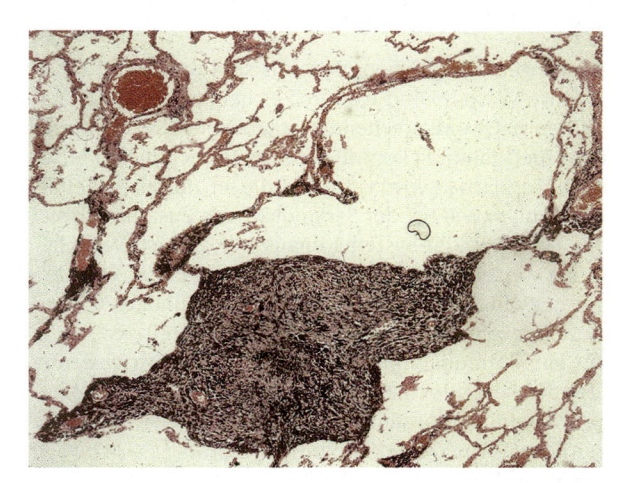

Abb. 11.**55** **Anthrakoselunge (reine Anthrakose)** (Pfeil) (HE, Vergr. 1 : 150).

dürften. Diese veranlasst auch, zusammen mit der Entzündung, den fibrotischen Lungenumbau und das perifokale Emphysem. Die Hiluslymphknoten sind oft durch die Speicherung des anthrakotischen Staubes so entzündlich vergrößert, dass sie Gefäße und Bronchien erheblich stenosieren.

Exogen-allergische Alveolitis

Definition: Unter dem Begriff exogen-allergische Alveolitis werden Lungenerkrankungen zusammengefasst, die durch Inhalation von organischen Stäuben mit allergenen Eigenschaften hervorgerufen werden (= Überempfindlichkeitspneumonie). Bei dem pathogenen Staubmaterial handelt es sich vor allem um thermophile Aktinomyzeten, Schimmelpilze und Vogelproteine. Bei entsprechender beruflicher Exposition wird sie als Berufserkrankung anerkannt (BeKV Nr. 4201).

Pathogenese: Die ätiologisch entscheidenden Inhalationsantigene und die entsprechenden Krankheitsbilder

Tabelle 11.13 Ätiologische Faktoren der Lungenerkrankungen mit exogen-allergischer Alveolitis

Krankheitsbezeichnung	Inhaliertes Allergen	Antigenquelle
Vogelzüchterlunge	Proteine aus Exkrementen, Federn, Blut	Züchter und Halter von Tauben, Hühnern, Wellensittichen usw.
Farmerlunge	Thermoactinomyces vulgaris	schimmeliges Heu
Drescherlunge	Micropolyspora faeni	schimmeliges Getreide
Befeuchterfieber	Thermoactinomyces candidus	verunreinigte Luftbefeuchter
Bagassose	Thermoactinomyces saccharii	schimmelige Zuckerrohrrückstände
Korkstaublunge	Penicillium frequentans	Korkproduktion
Sequoiose	Graphium-Arten	Rotholzsägereien
Malzarbeiterlunge	Aspergillus clavatus	Malzproduktion
Käsewäscherlunge	Penicillium casei	Schimmel auf Käselaibern

der exogen-allergischen Alveolitis sind in Tab. 11.13 aufgeführt. Weshalb und wodurch es bei den einzelnen Patienten nach entsprechender Staubexposition zu dieser Lungenerkrankung kommt, ist immer noch nicht befriedigend erklärt. Es wird vermutet, dass in diesen Einzelfällen, ähnlich wie bei der Sarkoidose, das Zusammenspiel des T- und B-Zell-Systems unausgewogen ist. Viele Befunde weisen darauf hin, dass die betroffenen Patienten auf das inhalierte Antigen mit Überempfindlichkeitsreaktionen vom Typ III sowie vom Typ IV (S. 180) reagieren. Für eine immunkomplexvermittelte Gewebeschädigung (Typ III) sprechen die IgG-Antikörper (= Präzipitine) gegen das Inhalationsantigen im Serum sowie der akute zeitliche Ablauf der Erkrankung (Symptome 6–24 h nach Exposition). Für eine zellvermittelte Reaktion (Typ IV) sprechen die für die Erkrankung typischen Granulome vom Sarkoidosetyp.

Morphologie: Die exogen-allergische Alveolitis ist histologisch als granulomatöse interstitielle Lungenentzündung charakterisiert. Typisch für diese Entzündung ist ein lymphoplasmozytäres Infiltrat, dem Epitheloidzellen, Makrophagen und mehrkernige Riesenzellen beigemengt sind. Dieses Infiltrat verdichtet sich zu miliaren Granulomen (Überempfindlichkeitsgranulome) vom Sarkoidosetyp (S. 226). Es beginnt in der Nähe des terminalen Bronchiolus und setzt sich später bis in die Alveolen fort. Ein BOOP-Syndrom (S. 597) fehlt selten.
Im Spätstadium nach chronischer Allergenexposition trifft man einen zystisch-fibrotischen Umbau des Lungenparenchyms an, was äußerlich an der knotigen leberzirrhoseähnlichen Pleurabuckelung zu erkennen ist.

+ Klinisch findet man bei den Patienten mit exogen-allergischer Alveolitis in der Anamnese eine entsprechende Staubexposition, die zu einer restriktiven Ventilations- und einer Diffusionsstörung führt. Nur bei Prophylaxe gegenüber einer entsprechenden Exposition ist die Prognose gut.

11.5.3.5
Interstitielle Lungenfibrose

Allgemeine Definition: Unter dem Begriff „interstitielle Lungenfibrose" werden Lungenerkrankungen zusammengefasst, die aus einer im Lungeninterstitium sich abspielenden Entzündung hervorgehen.
Einen Überblick über die Differenzialdiagnose der „interstitiellen Pulmonalfibrose" gibt Tab. 11.14.

Allgemeine Pathogenese: Formalpathogenetisch entwickeln sich die interstitiellen Lungenfibrosen aus einer meist chronisch verlaufenden interstitiellen Pneumonie. Diese entsteht:
- durch inhalative Noxen wie anorganische oder organische Stäube,
- durch mikrobielle Noxen wie Viren oder Bakterientoxine,
- durch Medikamente wie Zytostatika,
- durch hämodynamische Belastung,
- durch Urämiegifte,
- durch physikalische Noxen wie Bestrahlung,
- durch immunologische Noxen wie autoaggressive Antikörper bei den Kollagenosen
- im Rahmen von Systemerkrankungen wie der Sarkoidose
- idiopathisch ohne bekannte Ursache.

Idiopathische Lungenfibrose

Internationale Abkürzung: IPF; Syn.: kryptogene fibrosierende Alveolitis

Definition: Sonderform der chronisch fibrosierenden interstitiellen Pneumonien ohne anderweitige Organmanifestation, die im Biopsiematerial histologisch als „gewöhnliche interstitielle Pneumonie" (internat. Abkürzung: UIP; Syn.: usual interstitial pneumonia) imponiert und folgende Kennzeichen aufweist:

Tabelle 11.14 Differenzialdiagnose der „interstitiellen Pulmonalfibrose"

Krankheit	1. Pathogenese 2. ÜLZ[1] 3. Geschlecht 4. Altersgipfel 5. Corticoideffekt	1. „Steckbrief-Beschreibung" 2. pulmonale Prädilektion 3. Fibrose (= F.)[2] 4. Entzündung (= E.) 5. Endstadium
UIP (usual interstitial pneumonia)	1. ? 2. < 5 Jahre 3. ♂ ≫ ♀ 4. 55 J 5. gering	1. „fokal-heterogene interst. F." (Mix: Normalparenchym + interst. F. + DAS[3]) 2. basal-bilateral, subpleural 3. fokale interst.., kollagenfaserreiche F. 4. minimale, chron.- interst. E. + Alveozyten-II-Hyperplasie 5. muskulär-zirrhotische Bienenwabenlunge
AIP (acute interstitial pneumonia = Hamman-Rich-Syndrom)	1. ? 2. ≪ 5 Jahre 3. ♀ = ♂ 4. 20–40 J 5. gering	1. rapid-fatale, diffus-heterogene interst.-F." (DAS ohne Ätiologie) 2. diffus, Mittelgeschoss, basal, bilateral 3. fokale interst.., fibroblastenreiche F. + Kollaps-F. + hyaline Membranen 4. geringe, chron.- interst. E., + Alveozyten-II-Hyperplasie 5. Bienenwabenlunge (gelegentlich)
NSIP (non-specific interstitial pneumonia)	1. ? 2. > 5 Jahre 3. ♀ > ♂ 4. 50 J 5. gut	1. „fokal-homogene interst. F. in den Mustern 3. und 4. 2. fokal, Untergeschoss, bilateral 3. kollagenfaserreiche F. + Minimal-E. oder 4. floride, chron.- interst. E. + Minimal-F. 5. Bienenwaben-Herde (sehr selten)
DIP (desquamative interstitial pneumonia)	1. Rauchen 2. > 10 Jahre 3. ♀ > ♂ 4. 40 J 5. gut	1. „intraalveoläre Makrophagen-Pneumonie" 2. Dreieck: Hilus-Subpleura (Costophrenischer Winkel: frei) 3. minimale alveolär- interst. Fibrosierung 4. geringe chron.- interst. F. + intrabronchiale, -alveoläre Makrophagen 5. keine Bienenwabenlunge
RBILD (respiratory bronchiolitis-associated interstitial lung disease)	1. Rauchen 2. > 10 Jahre 3. ♀ > ♂ 4. 40 Jahre 5. gut	1. „bronchiolozentrische interst.-entzündliche F." 2. diffus, Oberlappen 3. geringe, peribronchioläre, alveoläre F. + Alveozyten-II-Hyperplasie 4. chron. peribronchioläre E. + intrabronchioläre, -alveoläre Makrophagen 5. keine Bienenwabenlunge
BOOP (bronchiolitis obliterans-organising pneumonia syndrome)	1. ? 2. Heilung 3. ♀ = ♂ 4. 50–60 J 5. gut	1. „obliterierende Bronchiolitis + organisierende Pneumonie" 2. herdförmig, multipel, bilateral (peripher) 3. fibrosierte, intrabronchioläre Granulationsgewebspfröpfe 4. chronisch-resorptive, alveoläre Pneumonie 5. keine Bienenwabenlunge
LIP (lymphozytic interstitial pneumonitis)	1. Präneoplasie 5. ?	1. ist. Lymphomatose 2. „angiozentrische, ist., lymphozytäre Proliferation" 3. diffus, bilateral, Untergeschosse 4. keine F. 5. peribronchioläre, alveoläre, ist. Lymphozyteninfiltrate 4. keine Bienenwabenlunge
PH X (pulmonale Histiozytosis X)	1. Rauchen 2. ? 3. ♀ = ♂ 4. 30 Jahre 5. –	1. „noduläre interst., fibrosierende, Histiozytenproliferation" 2. bilateral, nodulär, Obergeschosse, Pneumothorax 3. fokale, sternförmige interst. F. (+ zentrale Nekrose) 4. interst. Histiozyten-Proliferation + Eosinophileninfiltrat 5. Bienenwabenlunge (oft)

[1] ÜLZ = durchschnittliche Überlebenszeit
[2] interst. = interstitiell (alveolär/extraalveolär)
[4] DAS = diffuses Alveolarschadensyndrom

- *Anamnese:* keine anderweitigen Ursachen, keine Teilkomponente einer Kollagenose,
- *Klinik:* restriktive respiratorische Insuffizienz mit Gasaustauschstörung,
- *Bildgebung:* basale retikuläre Zeichnung bei geringer Milchglastrübung der beiden basalen Lungenfelder,
- *Histologie oder bronchoalveoläre Lavage (BAL):* keine Hinweise auf andere Diagnose.

Prävalenz: 5 : 100000 Einwohner. Geschlechtsverteilung: ♂ > ♀, Altersgipfel: 5. Lebensdekade. Häufung in Industriezentren, familiäre Häufung.

Pathogenese: Definitionsgemäß ist die kausale Pathogenese der IPF unbekannt. Aufgrund von lungenbioptischen und BAL-Untersuchungen lässt sich folgende (noch hypothetische) formalpathogenetische Kettenreaktion skizzieren:

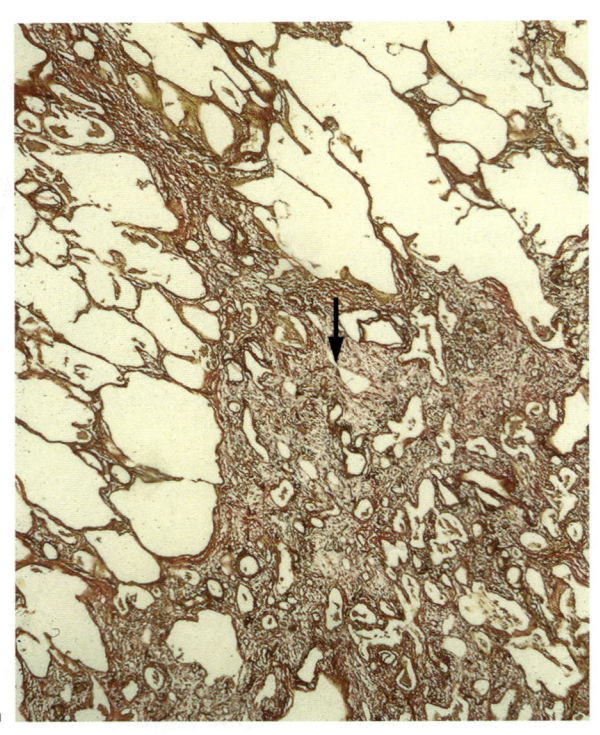

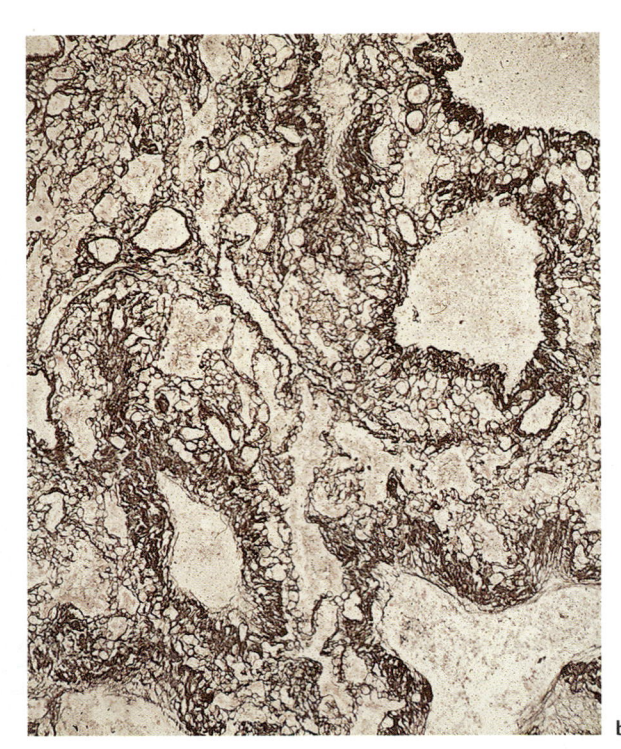

Abb. 11.56 Idiopathische Lungenfibrose (Typ UIP):
a Lungenfibroseherde untermischt mit belüfteten Alveolen (EvG, Vergr. 1:50);
b Fibrosierung des alveolären Lungeninterstitiums (Versilberung, Vergr. 1:150).

Alveolenschädigung (Immunkomplexe?) → Aktivierung der mobilen pulmonalen Makrophagen (= Alveolarmakrophagen) und/oder der sessilen pulmonalen intravaskulären Makrophagen → Makrophagen geben Entzündungsmediatoren ab → Granulozytenadhäsion in der Lungenstrombahn → Leukozytentransmigration in die Alveolen (nachweisbar in der BAL) → Granulozytenaktivierung → Granulozyten setzen Protease, toxische Sauerstoffmetabolite und Eikosanoide frei. Dies hat folgende Konsequenzen:
- Schädigung von Alveozyten, Abschilferung von Alveozyten und Alveolarmakrophagen („Desquamation"), gelegentlich auch alveozytäre Synzytienbildung („Riesenzellbildung") → Störung der alveozytären Surfactantbildung → „Alveolenkollaps"
- Schädigung von pulmonalen Kapillarendothelien → „exsudative (interstitielle) Alveolitis".

Pulmonale Makrophagen sezernieren Zytokine (IL-1, IL-2, IL-6) und Wachstumsfaktoren (PDGF, IGF-1, TNF), mit den sie die lymphozytär geprägte Entzündung und die Proliferation von Fibroblasten, aber auch von regenerierenden Alveozyten unterhalten → „sklerosierende Alveolitis" → narbige Verödung von Kapillaren und der kollabierten Alveolen → „Kollapsfibrosen" mit Ersatz der membranösen Alveozyten Typ I durch kubische Alveozyten Typ II → „kubische Epithelregeneration der alveolären Restlumina.

Alveolen werden von der Durchblutung und Beatmung abgeschnitten → Progredienz der interstitiellen Fibrosierung → Wucherung von Myofibroblasten→ Bildung breiter Narbenfelder mit glattmuskulären Zügen → „muskuläre Lungenzirrhose" → Überblähung der noch belüftbaren, meist bronchiolären Parenchymabschnitte zu zystischen epithelialisierten Hohlräumen → „Honigwaben-Aspekt" der Lunge = „Wabenlunge" (engl. Syn.: honeycomb lung).

Morphologisch ist die UIP (als der Prototyp der interstitiellen Pneumonien) eine fleckförmig ausgeprägte Lungenfibrose, die sich mit weitgehend unveränderten Lungenarealen abwechselt. Die Entzündung konzentriert sich auf das alveoläre und extraalveoläre Lungeninterstitium, ist lymphoplasmozytär geprägt und verbreitet die Alveolarsepten, die durch kubische Regeneratepithelien ausgekleidet sind. Die Fibrosierung spielt sich dabei sowohl im alveolären als auch extraalveolären Interstitium ab und kommt auch dadurch zustande, dass Alveolen kollabieren und nachträglich flächig-narbig organisiert werden (Kollapsfibrosen). Die Fibrosierung besteht vorwiegend aus einer Kollagenfaseranreicherung (= inaktive Fibrose). Nur hier und dort kommen einzelne Fibroblastenherde vor (= aktive Fibrose).

Im Endstadium imponiert die Erkrankung als Wabenlunge (Abb. 11.57) mit bereits makroskopisch erkennbaren Zysten. Im Interstitium ist das Kapillarbett durch gewucherte Myofibroblasten und kollagenreiche Narben verödet, die bis in die peribronchioläre Bindegewebsscheide wuchern (= muskuläre Lungenzirrhose) (Abb. 11.56).

+ **Klinisch** fällt diese Erkrankung bei Patienten in der 3. bis 5. Lebensdekade als respiratorische Insuffizienz mit Husten, Dyspnoe und Zyanose auf, die im Durchschnitt 4 Jahre nach der Diagnosestellung zum Tode des Patienten führt. Bezeichnenderweise sprechen diese Fälle nicht oder nur schlecht auf Corticosteroide an.

+ **IPF-Sonderformen:** Sie sind wegen ihrer klinischen Bedeutung besonders hervorzuheben:
  - *Akute interstitielle Pneumonie (=AIP, Syn.: Hamman-Rich-Syndrom)* (Abb. 11.58): Es handelt sich um eine fulminant verlaufende, innerhalb weniger Monate zum Tode führende Lungenfibrose). Sie ist diffus bilateral entwickelt. Histolo-

11.5 Lunge   **635**

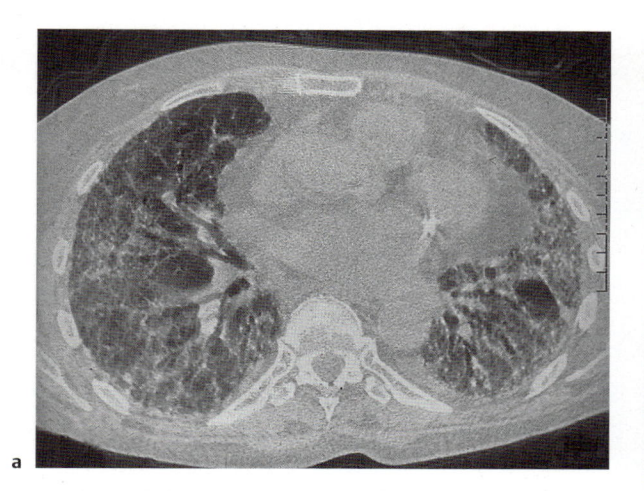

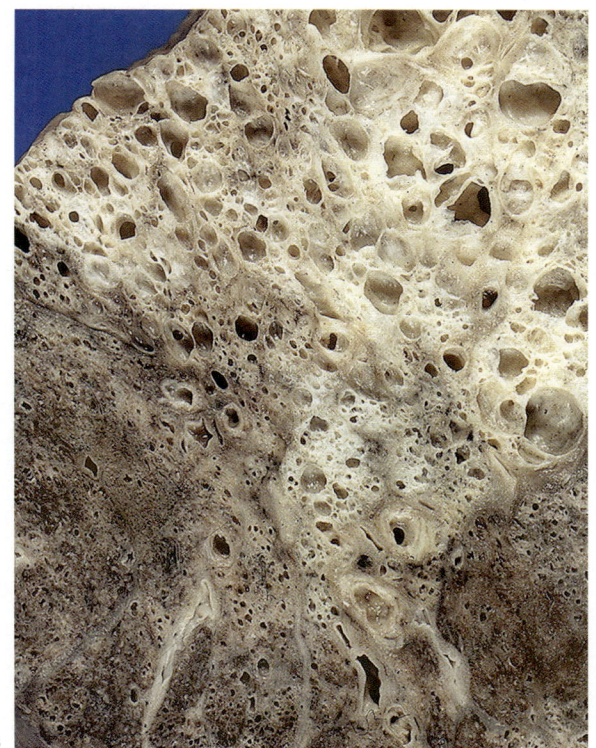

Abb. 11.**57**   **Idiopathische Lungenfibrose** (Endstadium):
a Thorax-CT mit retikulär-streifiger Lungenfibrose;
b Lungenschnittfläche: „Honigwabenaspekt" wegen Überblähung der nicht fibrosierten Restlunge.

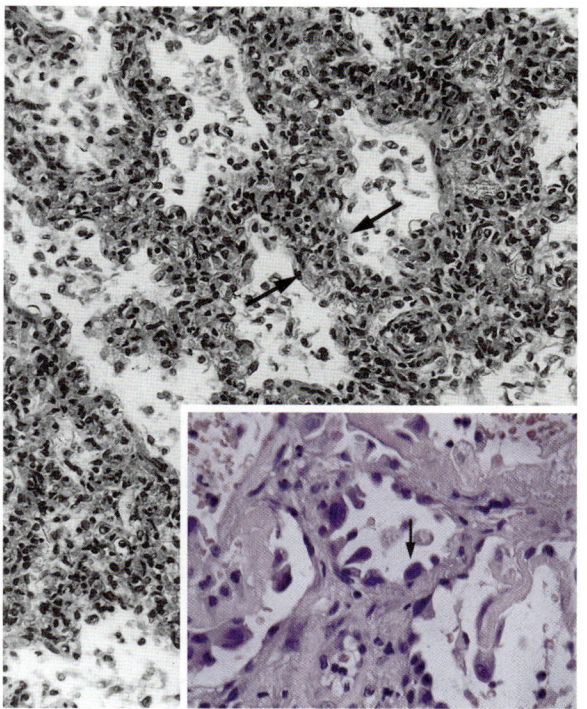

Abb. 11.**58**   **Akute interstitielle Pneumonie** (AIP):
a Lymphozytäres Infiltrat im Interstitium mit Fibroblastenproliferation (HE, Vergr. 1 : 100);
b Alveolarwand ausgekleidet mit hyperplastischen Alveozyten Typ II (= „kubische Epitheltransformation") (HE, Vergr. 1 : 200).

gisch dominiert eine fokale interstitielle fibroblastenreiche Fibrose, untermischt mit sog. Kollapsfibrosen und hyalinen Membranen, wohingegen im Interstitium eine geringe lymphozytär geprägte Entzündung vorherrscht. Die Alveolardeckzellen sind hyperplastisch und im Sinne einer kubischen Epitheltransformation verändert. Die verbleibenden Alveolen werden durch die Beatmungstherapie oft herdförmig überbläht. Eine AIP entspricht morphologisch einem „diffusen Alveolarschadensyndrom" ohne bekannte Ätiologie.

- *Unspezifische interstitielle Pneumonie (= NSIP, nonspecific interstitial pneumonia)*: Es handelt sich um eine über Jahre sich hinziehende Lungenfibrose meist unbekannter Ätiologie. Sie ist herdförmig in den Untergeschossen lokalisiert. Histologisch imponiert sie entweder als kollagenfaserreiche Fibrose mit chronischer Minimalentzündung oder als floride chronische Entzündung des Interstitiums mit Minimalfibrose. Sie spricht gut auf Corticoidtherapie an.
- *Desquamative interstitielle Pneumonie (= DIP)*: Es handelt sich um eine bei Rauchern auftretende, geringe Lungenfibrose mit typischer Ansammlung von Alveolarmakrophagen in peribronchiolären Alveolen und Bronchiolen sowie mit einer geringen chronischen Begleitentzündung. Die DIP ist im Hilus- und Subpleuralbereich lokalisiert. Kommt noch eine bronchiolozentrische entzündliche Fibrose von Bronchiolarwänden, Alveolargang und Alveolen hinzu, so wird dies als „Respiratory Bronchiolitis Interstitial Lung Disease" (= RBILD) bezeichnet.

Pneumopathie bei Graft-versus-Host-Disease

Im Rahmen einer Graft-versus-Host-Disease (GvHD) wird die Lunge in Form folgender pulmonaler Reaktionsmuster in Mitleidenschaft gezogen:
- *Komplikation von Pneumonien,* ausgelöst durch (in der Reihenfolge ihrer Häufigkeit): Zytomegalievirus, Bakterien, seltener: Herpes simplex, Pilze, Pneumocystis carinii,
- *idiopathische interstitielle Pneumonie* (bei GvHD-Dauer länger als 3 Monate) in Form von:
  - chronisch interstitieller Pneumonie, „not otherwise specified" (= CIP-NOS),
  - lymphozytärer interstitieller Pneumonie (= LIP),
  - diffusem Alveolarschadensyndrom (= DAS) mit hyalinen Membranen und kubischer Epitheltransformation,
  - obliterativer Bronchiolitis,
  - lymphozytärer Bronchiolitis (sehr selten).

11.5.4 Neoplastische Läsionen

Unter den an sich seltenen nichtepithelialen Tumoren wie Lipomen, Fibromen, Neurofibromen, Leiomyomen und Angiomen sind die Hamartochondrome am häufigsten. Der benigne *Klarzelltumor* ist differenzialdiagnostisch von Metastasen eines Nierenzellkarzinoms abzutrennen. Die überwiegend gutartigen mesenchymalen Tumoren sind ebenso wie die seltenen gutartigen Bronchialadenome und das Bronchuskarzinoid (S. 640) oft symptomlos und werden in der Regel bei Röntgenreihenuntersuchungen zufällig entdeckt.

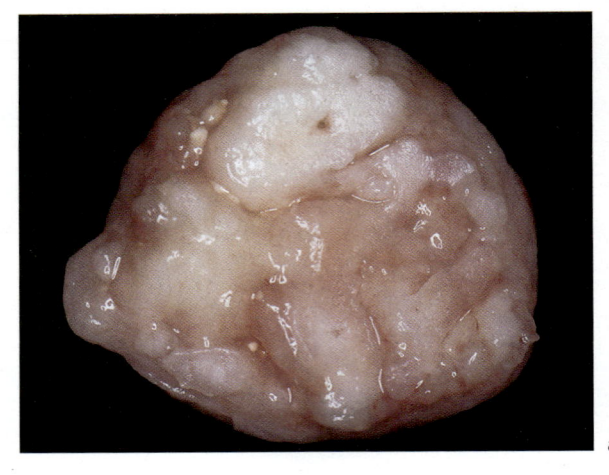

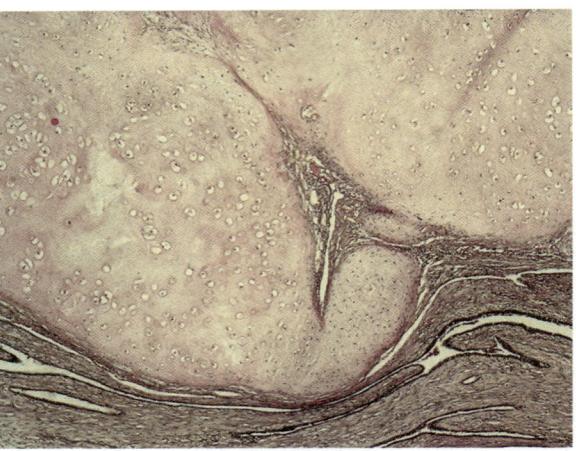

Abb. 11.59 Hamartochondrom der Lunge:
a Knotiger, solider abgekapselter Lungentumor;
b histologisch lappenförmiges reifes Knorpelgewebe mit hirschgeweihförmig komprimierten Epithelstreifen (HE, Vergr. 1:50).

11.5.4.1 Gutartige Tumoren

Hamartochondrom

Definition: Es handelt sich um einen gutartigen Tumor – von der WHO zu den hamartomatösen Fehlbildungen gezählt – aus gewuchertem Knorpelgewebe mit Bronchialepithelspalten bestehend. Er manifestiert sich zwischen dem 4. und 5. Lebensjahrzehnt.

Morphologie: Der Tumor imponiert als peripher gelegener Rundherd und wird von einer Pseudokapsel atelektatischen Lungengewebes umgeben. Histologisch besteht er hauptsächlich aus reifem Knorpelgewebe, das hirschgeweihartig Bronchialepithelspalten mit anhaftendem fibroadipösem Gewebe umschließt (Abb. 11.59).

11.5.4.2 Bronchialkarzinome

Allgemeine Definition: Unter dem Begriff Bronchialkarzinome werden hochmaligne Lungentumoren zusammengefasst, die sich entweder von den Oberflächenepithelien der Bronchial-/Bronchiolenwand herleiten oder von Zellen des diffusen neuroendokrinen Systems. Die extrem seltenen Karzinome der Bronchialwanddrüsen (meist adenoid-zystische Karzinome) werden nicht dazu gerechnet.

Allgemeine Ätiologie: Die Bronchialkarzinome manifestieren sich in der Regel in der 6. Lebensdekade und bevorzugen zur Zeit das männliche Geschlecht ($\male:\female = 5:1$). Dies ist vor allem auf den Zigarettenkonsum zurückzuführen. Dies wird sich in den nächsten Jahren ändern, da mittlerweile die rauchende Frau „gesellschaftsfähig" ist und von der Zigarettenindustrie durch entsprechende Reklame „bearbeitet" wird. Es ist sattsam bekannt, dass im Zigarettenkondensat Karzinogene und Kokarzinogene in Form von polyzyklischen Kohlenwasserstoffen angereichert sind. Dies vermag zwar Ärzte, aber nicht den Raucher zu überzeugen. Vielmehr beansprucht der Zigarettenraucher für sich das Bild des Abenteurers, des Draufgängers, Kosmopoliten und Individualisten. Dieses Raucherimage wird von der Zigarettenindustrie und Sponsoren des Hochrisikosports gezielt in ihrer Werbung genutzt.

Außer dem Tabakrauch sind noch weitere inhalative Noxen bekannt, welche die Entstehung von Lungenkrebsen begünstigen:
- radioaktive Stäube (z. B. Uranbergbau),
- Asbest,
- Silikate,
- Arsen (z. B. Winzer),
- Chromdämpfe (Industrie),
- Kokereirohgase (Industrie),
- Nickeldämpfe (Industrie).

Sie bedeuten je nach Exposition eine gewerbliche Krebsgefährdung, machen aber weniger als 1 % aller Bronchialkarzinome aus.

Molekularpathologie: Die Entstehung der Bronchialkarzinome vollzieht sich in mehreren Stufen, bei denen eine genetische Prädisposition in Bezug auf Karzinogenaktivierungs- und -deaktivierungsenzyme erklärt, weshalb manche Individuen trotz entsprechender Exposition kein Karzinom entwickeln. In einer frühen Phase der Karzinomentstehung findet man (vor allem beim kleinzelligen Karzinom) einen Allelverlust der Chromosomen 3p, 13q und 17p. Damit geht den betreffenden Zellen beim Chromosom 3 Genmaterial für die Codierung eines Rezeptors von Thyroxin und Retinsäure – beides Differenzierungsfaktoren – verloren, während beim Chromosom 13q das RB- und beim Chromosom 17p das p53-Tumorsuppressorgen abhanden kommt. Im weiteren Verlauf gesellt sich noch eine Aktivierung von Onkogenen aus der myc- und ras-Familie (S. 348) hinzu. Bei den bronchioloalveolären Karzinomen wird, zumal der gleiche Tumortyp beim Schaf durch Retroviren ausgelöst wird, eine virale Ätiologie vermutet.

Allgemeine Makroskopie: Die Bronchialkarzinome werden am häufigsten in der rechten Lunge angetroffen, und dort wiederum im Oberlappen, was vermutlich auf die bessere Belüftung sowie auf die Häufung der Narbenkarzinome in diesem Bereich zurückzuführen sein dürfte. Je nachdem, in welchem Abschnitt des Bronchialsystems der Krebs entsteht, unterscheidet man folgende Karzinomtypen:
- *Zentrales hilusnahes Karzinom:* Dies ist mit etwa 70% der häufigste topographische Typ. Er geht bevorzugt von der Schleimhaut der Segment- und Subsegmentabschnitte aus und liegt zwar im röntgenologisch schwer fassbaren Bereich des Lungenkerns, ist aber bronchoskopisch zugänglich. Poststenotisch findet sich meist eine Retentionspneumonie. Histologisch dominieren hier kleinzellige Karzinome (65%) und Plattenepithelkarzinome (30%) (Abb. 11.60).
- *Periphere Bronchialkarzinome:* Sie machen etwa 25 % aller topographischen Typen aus. Sie haben im Gegensatz zu den zentralen Karzinomtypen keine makroskopisch nachweisbare Beziehung zu einem größeren Bronchus und entstehen im Lungenmantel, röntgenologisch als Rundherd nachweisbar (Abb. 11.61). Histologisch handelt es sich dabei meist um Adenokarzinome und großzellige Bronchialkarzinome (s. u.), sehr selten um pulmonale Blastome (S. 381).
- *Diffus infiltrierende Lungenkarzinome:* Sie gehören mit etwa 2,5 % zu den seltenen topographischen Typen. Histologisch sind es meist bronchioloalveoläre Karzinome (s. u.). Sie bilden schleimig-glasige Infiltrate und ahmen das Bild einer Pneumokokken- oder Klebsiellenpneumonie nach.

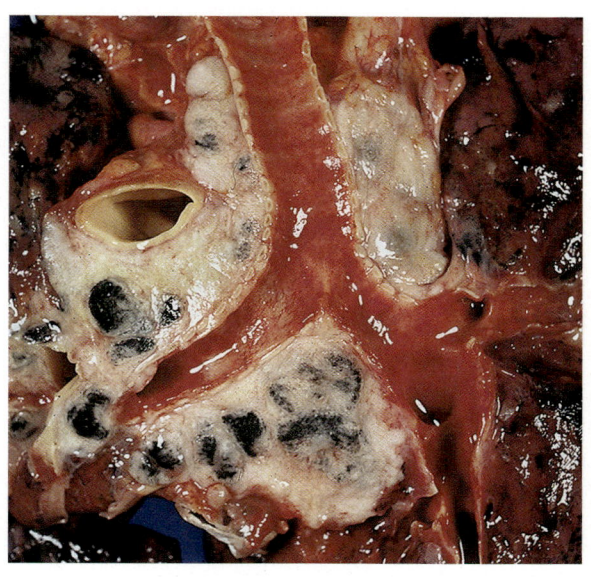

Abb. 11.**60** **Zentrales Bronchialkarzinom** mit Ummauerung der Trachealbifurkation.

Allgemeine Histogenese: Das Epithel des Tracheobronchialbaums einschließlich der Alveolen ist entwicklungsgeschichtlich ein Kopfdarmderivat. Es ist somit entodermalen Ursprungs und differenziert sich zu Flimmerepithelien, schleimbildenden Becherzellen, Clara-Zellen und Alveozyten. Die Bronchialschleimhaut enthält aber auch Zellen des sog. diffusen endokrinen Systems (S. 1029), die unter hypoxischen Bedingungen proliferieren und eine Reihe von Neuropeptidhormonen produzieren. Die Histogenese der Bronchialkarzinome ist noch unklar. Plausibel scheint ihre Herleitung von einer „primitiven entodermalen Stammzelle mit vielseitigem Differenzierungspotenzial". Dafür spricht die Tatsache, dass in der Lunge ein beträchtlicher Teil der Plattenepithelkarzinome drüsige und nahezu alle Adenokarzinome plattenepitheliale Gewebsmuster exprimieren, die beim kleinzelligen Bronchialkarzinom gelegentlich sogar kombiniert vorkommen.

– *Paraneoplastische Syndrome:*
  Folgende Syndrome entstehen dadurch, dass die Zellen der Bronchialkarzinome (besonders die kleinzelligen Karzinome) gelegentlich Polypeptide mit Hormonaktivität (= ektope „Hormon"bildung) und/oder immunologisch aktive Substanzen mit Eigenschaften autoreaktiver Antikörper bilden:
  – Cushing-Syndrom infolge ACTH-Überproduktion (v. a. bei kleinzelligen Karzinomen),
  – Schwartz-Bartter-Syndrom mit Hyponatriämie infolge unmäßiger ADH-Bildung (v. a. bei kleinzelligen Karzinomen),
  – Hyperkalzämiesyndrom infolge Bildung von Parathormon, parathormonartigen Polypeptiden (v. a. Plattenepithelkarzinom),
  – Hypokalzämiesyndrom wegen Calcitoninbildung
  – Karzinoidsyndrom wegen Serotoninausschüttung (v. a. bei Karzinoiden und neuroendokrinen Karzinomen)
  – Lambert-Eaton-Myasthenie-Syndrom,
  – Polyneuropathie,
  – hypertrophe pulmonale Osteoarthropathie (Pierre-Marie-Bamberger-Syndrom) mit hyperplastischer Periostitis im Diaphysen-Phalangenbereich, Trommelschlegelfinger mit Weichteilschwellungen, vereinzelt auch mit Phlebitis saltans (v. a. bei Adenokarzinomen).

Plattenepithelkarzinom

Definition und Pathogenese: Es entsteht als häufigster Tumor des unteren Respirationstraktes auf dem Boden irritativer Plattenepithelmeta- und später -dysplasien der Schleimhautepithelien an den Aufzweigungsstellen der Segment- und Subsegmentbronchien (Zigarettenrauchexposition!). Es beginnt unizentrisch als kleine stenosierende Plaque, wächst relativ langsam, erst exophytisch-polypös ins Bronchuslumen (Sputumzytologie!), dann infiltrativ ins angrenzende Lungenparenchym und breitet sich oft zentripetal in den peribronchialen Bindegewebestrumpf aus. Es metastasiert daher früh in die regionalen Hiluslymphknoten (vgl. Abb. 11.60).

Das Plattenepithelkarzinom macht etwa 40% aller Bronchialkarzinome aus, ♂ > ♀.

Morphologie: *Makroskopisch* ist der Tumor grauweißmarkig und zeigt oft regressive Veränderungen in Form von Nekrosen, Blutungen und Zysten. *Histologisch* weist dieser Karzinomtyp je nach Differenzierungsgrad Merkmale eines Plattenepithels auf. Diese bestehen in:
- intrazytoplasmatischer Keratinbildung, erkennbar am gleißend-eosinophilen Zytoplasma, und extrazytoplasmatischer Verhornung in Form der Hornkugeln sowie in
- Desmosomen (S. 34) in Form von Interzellularbrücken.

Klinik: Wegen seines anfänglich bronchoobstruktiven Wachstums wird das Plattenepithelkarzinom klinisch früher auffällig als die anderen Bronchialkarzinome. Therapieprinzip: „Stahl und Strahl": Tumortotalexstirpation mit Nachbestrahlung. Bei fortgeschrittenem Karzinom „Chemikal" = adjuvante oder neoadjuvante Chemotherapie, bei Inoperabilität alleinige Chemotherapie. Von allen Bronchialkarzinomen haben die hochdifferenzierten verhornenden Plattenepithelkarzinome die bessere Prognose (Spätmetastasen). Die mittlere Überlebenszeit ohne Behandlung beträgt 7 Monate.

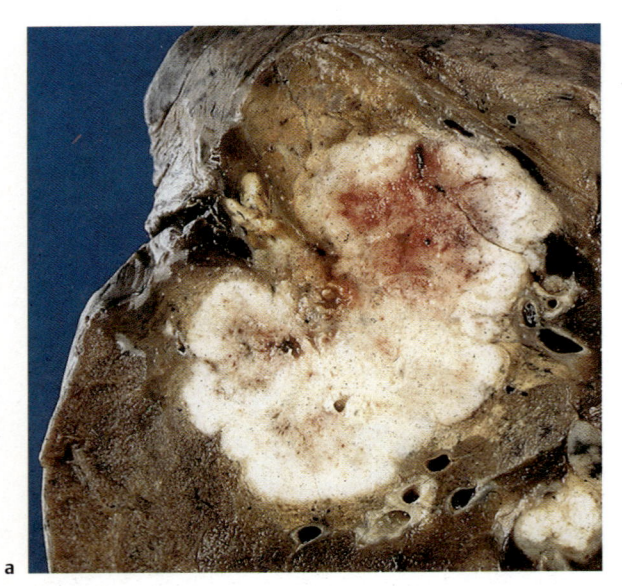

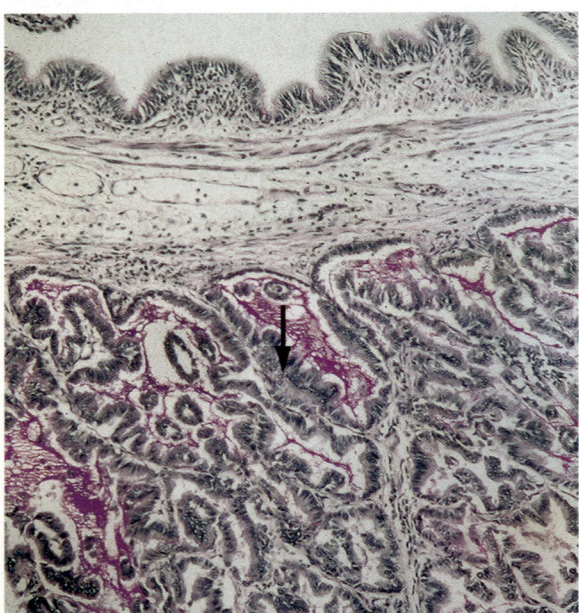

Abb. 11.61 Peripheres Bronchialkarzinom
a Makroskopie des subpleural gelegenen Tumors;
b Histologie: schleimbildendes Adenokarzinom. Vgl. normales Bronchialschleimhautepithel (oben) (PAS, Vergr. 1 : 100).

Allgemeine Klinik der Bronchialkarzinome:
- *Lokale Tumorinvasionsfolgen* (meist spät): Husten, Dyspnoe, Nachtschweiß, Bluthusten, Thoraxschmerz, obstruktive „Pneumonie", Pleuraerguss.
- *Mediastinale Invasionsfolgen*:
  – Nerveninvasionssyndrom: Heiserkeit (N. recurrens), Zwerchfelllähmung (N. phrenicus). Der sog. „Pancoast-Tumor", der im Lungenspitzenbereich entsteht und direkt in Plexus brachialis und Halssympathikus einwächst, führt über Sympathikusfasern zu einem Horner-Syndrom (Miosis, Lidptose, Enophthalmus) und über den Plexus brachialis zu einer Armschwäche (brachiale Plexopathie)
  – Obere-Hohlvenen-Syndrom wegen tumoröser Cava-Obstruktion
  – Perikarderguss, Herzarrhythmie wegen Tumorinvasion des Herzens
  – Dysphagie wegen Ösophagusinvasion

Kleinzelliges Bronchialkarzinom

Definition: Es handelt sich um einen hochmalignen Lungentumor aus anaplastischen, zytoplasmaarmen Zellen, die Reste einer neuroendokrinen Differenzierung aufweisen. Er wird von einigen Autoren zusammen mit dem Bronchuskarzinoid (s. u.) zu den bronchialen „neuroendokrinen Karzinomen" gezählt.

Es ist mit 15 % das zweithäufigste Bronchialkarzinom ($\male = \female$).

Pathogenese: Das kleinzellige Bronchialkarzinom ist eng mit inhalativen Noxen wie dem Zigarettenrauch korreliert und entsteht folglich mit Vorliebe in den zentralen Abschnitten des Bronchialbaums.

Morphologie: Diese Tumoren wachsen sehr rasch und weisen dementsprechend oft regressive Veränderungen in Form von Nekrosen auf. Sie breiten sich frühzeitig fingerförmig in den peribronchialen und perivaskulären Lymphspalten aus und metastasieren früh: lymphogen in hiliäre Lymphknoten und hämatogen nach dem Lungentyp (S. 370; Abb. 11.**62 a**). Histologisch besteht der Tumor charakteristischerweise aus Zellen mit einer extrem verschobenen Kern-Plasma-Relation. Die Tumorzellkerne sind homogen heterochromatisch dicht, so dass histologisch die Nukleolen nicht erkennbar sind, und dellen sich gegenseitig oft (nuclear molding). Die Zellgrenzen sind undeutlich (Abb. 11.**62 b**).

Da sich die Zellen dieser Karzinome von Zellen mit neuroendokriner Differenzierungspotenz herleiten, bilden sie entsprechende histologische Muster in Form von Pseudorosetten (S. 1093), Tubuli und Rippen und exprimieren die embryonale Form des neuralen Zelladhäsionsmoleküls (N-CAM), was die schlechte Kohäsion der Zellen und die leichte Quetschbarkeit des Gewebes bei der Entnahme erklärt (Abb. 11.**63 a**). Immunhistochemisch exprimieren diese in 70 % der Fälle Synaptophysin, praktisch nie Chromogranin, kein hoch-, dafür aber niedermolekulares Zytokeratin.

Die internationale Lungenkrebskommission empfiehlt folgende histologische Einteilung:
- *(reine) kleinzellige Karzinome:* aus rundlichen bis spindelförmigen Zellen mit spärlichem Zytoplasmasaum,
- *gemischte klein- und großzellige Karzinome* mit einer großzelligen Subpopulation (s. u.),
- *kombinierte kleinzellige Karzinome* mit Plattenepithel- und/oder Adenokarzinomanteilen.

+ Klinik: Therapieprinzip: Erst „Chemikal", dann „Strahl". Bei frühen Tumorstadien („limited disease") zuerst „Strahl" zur Tumorverkleinerung und Lymphknotenverödung dann „Stahl." (Eventuell Hirnschädelbestrahlung zur Metastasenprophylaxe). Gleichwohl haben die kleinzelligen Karzinome eine schlechte Prognose. Eine noch schlechtere Prognose haben die gemischt-kleinzelligen Karzinome. Die durchschnittliche Überlebenszeit ohne Behandlung beträgt 2 Monate.

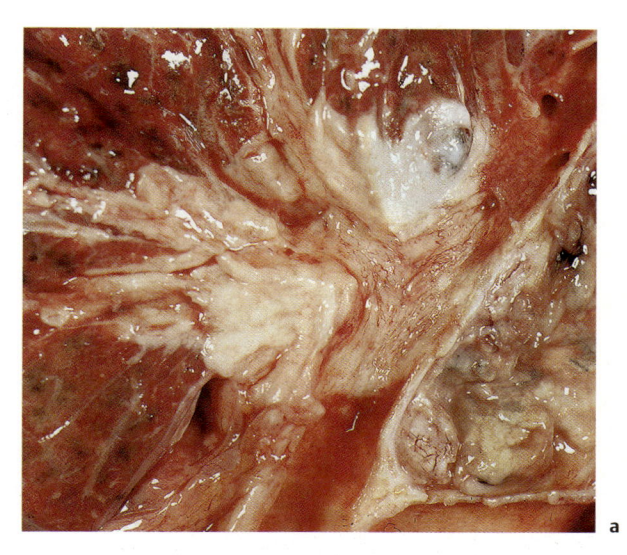

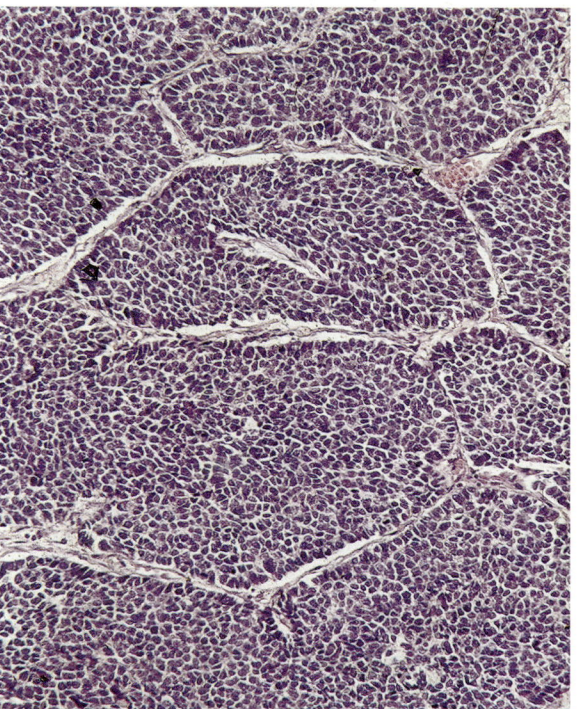

Abb. 11.**62 Zentrales Bronchialkarzinom**
a Fingerförmige Tumorausbreitung entlang Bronchialästen;
b kleinzelliges Bronchialkarzinom mit solidem Aufbau (HE, Vergr. 1 : 150).

Adenokarzinome

Definition: Maligne Lungentumoren, die sich herleiten von
- schleimbildendem Bronchialepithel → bronchogene Adenokarzinome
- Clara-Zellen und/oder Alveozyten Typ II → bronchioloalveoläre Karzinome.

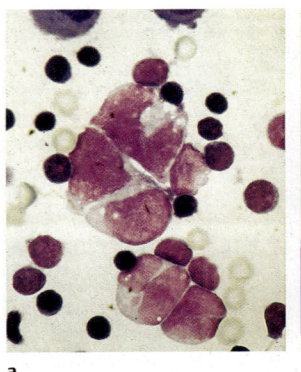

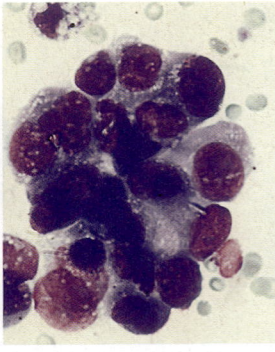

Abb. 11.63 Feinnadelaspirationszytologie (Papanicolaou-Färbung, Vergr. 1 : 1000):
a Kleinzelliges Bronchialkarzinom mit Kerneindellungen;
b Adenokarzinom.

Die Adenokarzinome sind von allen Lungenkrebsen am dritthäufigsten, und sie sind der häufigste Krebstyp der Raucherinnen und der Nichtraucher.

Pathogenese: Adenokarzinome kommen besonders häufig in der Lungenperipherie vor, wo auch die meisten Narbenprozesse stattfinden. Dementsprechend sind die Adenokarzinome auch die häufigste histologische Form der *Narbenkrebse*.

✚ Für beide Adenokarzinomtypen gelten die gleichen Therapieprinzipien wie bei den Plattenepithelkarzinomen.

Bronchogene Adenokarzinome

Morphologie: *Makroskopisch* sind die Tumoren rundlich, weiß-gelblich mit zentralen Nekrosen und, je nach gebildeter Schleimmenge, auch glasig; sie penetrieren oft in die Pleura. *Histologisch* liegen sie in folgenden Differenzierungsformen vor (Abb. 11.63 b):
- azinär (tubulär), zum Teil verschleimend,
- papillär,
- adenosquamös,
- solide mit Einzelzellverschleimung.

Alle bronchogenen Adenokarzinome zeigen wegen ihrer Kopfdarmherkunft eine Doppelexpression von CEA und Keratin; sie bilden oft Amylase vom Speicheldrüsentyp.

Metastasierung: Die bronchogenen Adenokarzinome brechen früh in die Pleurahöhle durch und setzen kavitäre Metastasen (Pleurakarzinose). Ebenso metastasieren sie früh lymphogen (oft ohne nennenswerte Lymphknotenvergrößerung), vor allem aber hämatogen nach dem Lungentyp (S. 370); und setzen häufiger als die anderen Bronchialkarzinomtypen intrapulmonale Metastasen. Hirnmetastasen sind oft Erstsymptom!

Bronchioloalveoläres Adenokarzinom

Definition und Pathogenese: Dieses Karzinom wird auch als *Alveolarkarzinom* bezeichnet. Es kompliziert gehäuft fibrosierende Lungenerkrankungen und entsteht multifokal.

Morphologie: Durch die multifokale Entstehung infiltriert das Karzinom diffus ins Lungengewebe und ahmt eine Lobärpneumonie oder karnifizierende Pneumonie nach. Histologisch findet man schleimbildende Zylinderepithelien, die in typischer Weise die vorbestehenden Alveolarsepten austapezieren (Abb. 11.64). Da der Tumor sehr große Schleimmassen produzieren kann (große Sputummengen!) und kaum Kernanaplasien aufweist, wurde er früher auch als Lungenadenomatose bezeichnet.

✚ **Klinik:** Der Tumor setzt früh hämatogene Metastasen, hat aber im Vergleich zu den übrigen bronchogenen Adenokarzinomen eine bessere Prognose. Die mittlere Überlebenszeit ohne Behandlung beträgt 8 Monate.

Großzellige Bronchialkarzinome

Definition: Bei den großzelligen Bronchialkarzinomen handelt es sich nicht um eine einheitliche Tumorkategorie, sondern – wie elektronenmikroskopische Untersuchungen zeigten – um einen histologischen Sammeltopf aus entdifferenzierten Plattenepithel- und Adenokarzinomen, vereinzelt aber auch neuroendokrinen Karzinomen.

Sie machen 10% aller Bronchialkarzinome aus, ♂ > ♀.

Morphologie: Die recht scharf begrenzten, rundlichen Tumoren mit grau-weißlicher Schnittfläche bevorzugen die Lungenperipherie. Sie bestehen histologisch aus großen zytoplasmareichen Tumorzellen (Extrem: klarzellige Variante) mit plumpen Nukleolen und deutlichen Zellgrenzen sowie manchmal auch bizarren Riesenzellen. Die meisten dieser Tumoren sind zytokohäsiv; die nichtzytokohäsiven sind dicht entzündlich infiltriert.

✚ **Klinik:** Die großzelligen Karzinome verhalten sich biologisch wie die Adenokarzinome und metastasieren früh hämatogen nach dem Lungentyp (S. 370). Ihre mittlere Überlebenszeit ohne Behandlung beträgt 4 Monate, die schlechteste Prognose hat der riesenzellige Subtyp. Therapieprinzip: wie die Plattenepithelkarzinome.

11.5.4.3
Bronchuskarzinoid

Definition: Es handelt sich um einen niedrig malignen Tumor des „diffusen neuroendokrinen Systems" (S. 1029).

Es macht 2% aller Bronchialkarzinome aus und häuft sich in der 4. Lebensdekade (♂ : ♀ = 1 : 1).

Pathogenese: Der Tumor weist keine kausale Beziehung zum Rauchen auf und ist biologisch mit den gastrointestinalen Karzinoiden vergleichbar. Er gehört zur gleichen

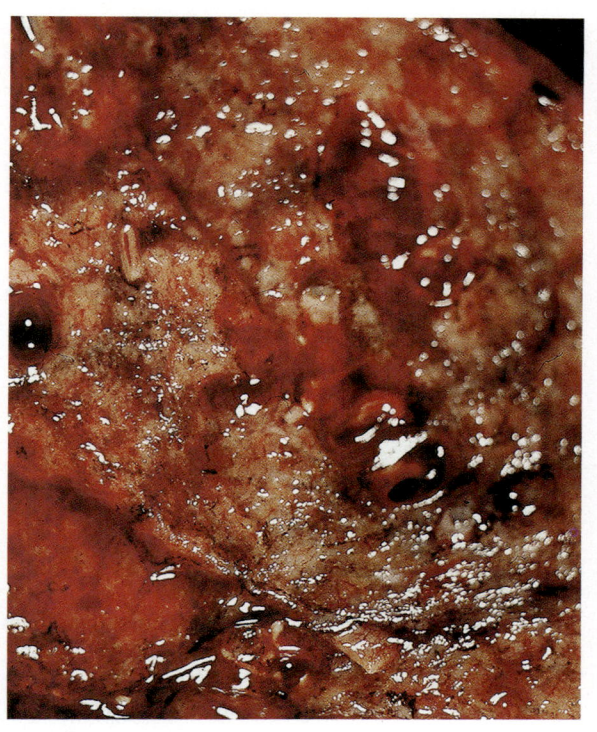

Abb. 11.64 Bronchioloalveoläres Karzinom:
a Diffuser (pneumonieartiger) Tumor;
b Tumorzellen tapezieren Alveolen aus (HE, Vergr. 1 : 100).

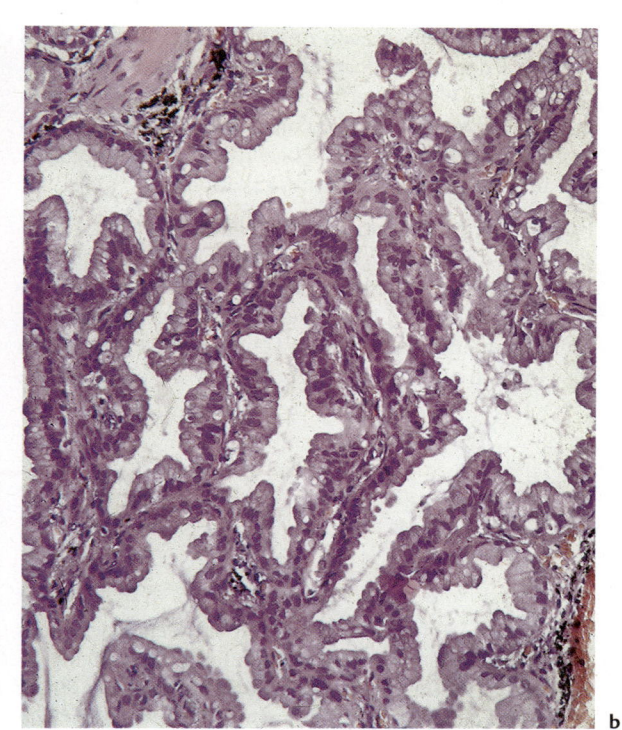

histogenetischen Tumorfamilie wie die kleinzelligen Bronchialkarzinome und exprimiert N-CAM (S. 352) und NSE, im Unterschied zu diesen aber auch Chromogranin.

Morphologie: Die Tumoren sind rundlich und scharf begrenzt. Sie haben eine weißlich-rosa Schnittfläche meist ohne Nekrosen und werden zwar oft von einer intakten Schleimhaut überzogen (negative Sputumzytologie!), haben aber bei Diagnosestellung meist die Bronchialknorpelgrenze bereits überschritten. Durch ihr infiltratives Wachstum können sich sanduhrförmige Tumoren mit endobronchialen, intramuralen und extrabronchialen Anteilen entwickeln. Der intrabronchiale Anteil ragt oft zapfenförmig ins Bronchiallumen und führt zur Stenose mit prästenotischer Sekretretention, Atelektase und Retentionspneumonie.

Je nach Topographie unterscheidet man:
- zentrale (hilusnahe) Karzinoide (80%),
- periphere (pleuranahe) Karzinoide (20%).

Klinik: Die Bronchuskarzinoide sind teilweise endokrin aktiv und bilden dann vor allem Serotonin. Die zentralen Karzinoide wachsen langsam und metastasieren kaum, die peripheren selten. 5-Jahres-Überlebenszeit: 90%.

Sonderform *atypisches Karzinoid:* Es gehört wie das „gewöhnliche" Karzinoid zu den Tumoren des „diffusen neuroendokrinen Systems" und exprimiert Chromogranin; seine Zellatypien, Proliferationsrate (Mitosen!) und Metastasierungstendenz sind jedoch größer, und die Prognose ist dementsprechend schlechter. Folglich hat es einen intermediären Malignitätsgrad.

Pathologische TNM-Klassifikation der Lungentumoren:

- **pT1** Tumor ≤ 3 cm, auf Lunge begrenzt (Hauptbronchus und Pleura frei),
- **pT2** Tumor > 3 cm, (≥ 2 cm von der Carina entfernt), Befall von Hauptbronchus und viszeraler Pleura; subtotale Atelektase oder Obstruktionspneumonie,
- **pT3** Tumor jeglicher Größe (< 2 cm von der Carina entfernt) mit Infiltration in Brustwand, Zwerchfell, mediastinale Pleura und parietales Perikard; totale Atelektase oder Obstruktionspneumonie,
- **pT4** Tumor jeglicher Größe mit Infiltration in Mediastinum, Herz, große Gefäße, Trachea, Ösophagus, Wirbelkörper oder Pleuritis carcinomatosa

- **pN1** ipsilaterale peribronchiale und/oder hiläre Lymphknotenmetastasen,
- **pN2** ipsilaterale mediastinale und/oder subcarinale Lymphknotenmetastasen,
- **pN3** wie N1/N2, aber kontralaterale Lymphknotenmetastasen sowie ipsi- oder kontralaterale Metastasen in Skalenus- oder Supraklavikularlymphknoten.

11.5.4.4 Metastasen

Nahezu die Hälfte aller bösartigen Tumoren metastasiert ab einer gewissen Größe in die Lunge. Meist handelt es sich dabei um Einzelmetastasen, die einer chirurgischen Resektion zugänglich sind. Zellen extrapulmonaler Primärtumoren können auf dem Blut-, Lymph- oder Luftweg in die Lungen gelangen und zu Metastasen heranwachsen oder im Rahmen einer Systemerkrankung die Lunge mit erfassen.

Lymphogene Metastasen imponieren als feinfiligranes Netzwerk der mit Tumorzellen angeschoppten Lymphgefäße auf der Pleuraoberfläche und entlang der Lungensepten. Dieser Prozess wird als Lymphangiosis carcinomatosa und Pleurakarzinose bezeichnet und kompliziert vor allem Magen- und Mammakarzinome.

Hämatogene Metastasen entstehen durch Verschleppung über das Hohlvenensystem, manchmal nach vorhergehender Ausbreitung im Ductus thoracicus. Sie stammen meist von Nierenzell- und Kolorektalkarzinomen, die häufig nur einzelne Lungenmetastasen setzen und folglich einer Metastasenchirurgie zugänglich sind.

Die meisten embolisierten Zellen gehen in Fibrin- oder Plättchenthromben zugrunde, die anderen bilden Rundherde, nachdem sie die Kapillarwand durchwachsen haben oder wachsen in den großen Gefäßen zu Tumorzapfen heran.

Aspirationsmetastasen findet man fast nur bei entarteter Larynxpapillomatose (S. 590).

Systemerkrankungen wie Leukämien (S. 525) und maligne Lymphome (S. 554) beziehen oft die Lunge in den Krankheitsprozess mit ein.

11.6 Brustfell

U.-N. Riede

Die Pleura (= Brustfell) bekleidet als *Pleura parietalis* (= Rippenfell) die Thoraxwand, setzt sich an der Lungenwurzel auf die Lungen fort und überzieht sie als *Pleura visceralis* (= Lungenfell). Durch einen negativen Druck im Pleuraraum bleibt die Lunge darin entfaltet und funktionsfähig. Die Bewegungsfreiheit der Lungen während der Atemexkursion garantiert die unter dem Mesothel liegende bindegewebige Verschiebeschicht. In ihr verläuft die Drainage von Lymphe aus dem pleuranahen Lungenparenchym. Sie wird wesentlich durch die Atmungsbewegungen unterstützt, welche durch Zug und durch Retraktion auf die Lymphgefäße einwirken. Überschüssige Pleuraflüssigkeit wird rasch durch Vermittlung der Mesothelzellen aus dem Pleuraspalt resorbiert, solange der onkotische Druck im Blut wesentlich größer ist als die Summe aus dem hydrostatischen Druck im großen und kleinen Kreislauf und dem onkotischen Druck in der Pleura selbst.

Daraus ergibt sich, dass die häufigsten Pleuraaffektionen als **funktionelle Läsionen** auf sich aufmerksam machen, denn jede Änderung des Pleurainhaltes in Form von Luft (*Pneumothorax*), Serum (*Hydrothorax*), Blut (*Hämatothorax*) oder Lymphe (*Chylothorax*) vermindert die Effektivität der Atemtätigkeit. Ebenso klinisch bedeutsam sind die **entzündlichen Läsionen,** denn das seröse Exsudat führt wiederum zum Hydrothorax und das fibrinöse Exsudat zum schmerzhaften Aufeinanderreiben, mit der Zeit auch zur Verwachsung der Pleurablätter. Diese Brustfellentzündungen werden als *Pleuritis* bezeichnet. Bei den **neoplastischen Läsionen** überwiegen die *metastatischen* Absiedelungen von Zellen extrapleuraler Primärtumoren über die primären Pleuratumoren in Form der *Mesotheliome*. Letztere sind meist maligne und bei entsprechender Asbestexposition als Berufserkrankung anerkannt.

11.6.1 Funktionelle Läsionen

11.6.1.1 Pneumothorax

Definition: Es handelt sich um eine Ansammlung von Luft oder Gas (z. B. Narkosegas) im Pleuraraum (= „Gasbrust").
Pathogenetisch **unterscheidet man folgende Formen:**
- Traumatischer Pneumothorax (z. B. Stichverletzung!),
- *Spontanpneumothorax:* Betroffen sind leptosome Männer oft mit kongenitaler Bindegewebeschwäche in Form eines Marfan-Syndroms oder α1-Antitrypsin-Mangels, bei denen über ein „Air-Trapping" eine Emphysemblase entstanden und geplatzt ist, wobei inhalatives Zigarettenrauchen unterstützend wirkt.

Der Spontanpneumothorax geht immer mit einer „reaktiven eosinophilen Pleuritis" einher. Diese ist durch ein Infiltrat gekennzeichnet, das neben Eosinophilen und Lymphozyten zahlreiche resorptive Histiozyten und histiozytäre Riesenzellen enthält.

11.6.1.2 Hydrothorax

Definition: Bei einem Hydrothorax ist der Pleuraraum mit größeren Mengen seröser Flüssigkeit angefüllt (= Pleuraerguss), was pathogenetisch auf einem entzündlichen oder nichtentzündlichen Prozess beruht.

Nichtentzündliche Pleuraergüsse

Bei der *Linksherzinsuffizienz* wird der Pleuraerguss durch eine Drucksteigerung vor dem linken Herzen in den Lungenkapillaren abgepresst. Bei der *Rechtsherzinsuffizienz* beruht der Pleuraerguss auf einem venösen Rückstau vor dem rechten Herzen, der einerseits eine Drucksteigerung im venösen Kapillarschenkel und andererseits eine Abflussbehinderung der pleuralen Lymphdrainage mit sich zieht.

Dieser Mechanismus wird durch die Natriumretention im Rahmen eines sekundären Aldosteronismus noch unterstützt. Er kann aber auch durch eine Adiuretinfehlregulation mit entsprechender Wasserretention erreicht werden, wie dies oft im Rahmen eines paraneoplastischen Syndroms (Schwartz-Bartter-Syndrom) oder von Pneumonien der Fall ist. Ein nichtentzündlicher Pleuraerguss kann aber auch auf eine Lymphabflussstörung im Rahmen einer Lymphangiosis carcinomatosa oder auf eine Dysproteinämie mit entsprechender Verminderung des onkotischen Druckes zurückzuführen sein (S. 417).

Entzündliche Pleuraergüsse

Die entzündlichen Pleuraergüsse sind das Resultat einer exsudativen Entzündungsreaktion (S. 201). Je nach Menge des Exsudates unterscheidet man trockene und feuchte Pleuritisformen.

11.6.1.3
Hämatoserothorax

Der Hämatoserothorax ist dadurch gekennzeichnet, dass der Pleuraerguss größere Blutmengen enthält. Er bedeutet immer, solange er nicht traumatisch entstanden ist, ein Signum mali ominis und sollte in jedem Fall die Fahndung nach einem primären oder metastatischen Pleuratumor veranlassen. Lungeninfarkte, Lungentuberkulose und Asbestpleuritis kommen erst in zweiter Linie als Ursachen in Betracht.

11.6.1.4
Chylothorax

Beim Chylothorax findet man einen milchig-fettigen Pleuraerguss. Er beruht meist auf einer tumorbedingten Stenose oder traumatischen Verletzung des Ductus thoracicus, seltener auf einer Klappeninsuffizienz der pulmonalen und mediastinalen Lymphgefäße oder Thrombosierung der linken V. subclavia.

11.6.2
Entzündliche Läsionen

1.6.2.1
Pleuritis sicca

Pathogenese: Sie beruht auf einem toxischen Kapillarschaden und ist als fibrinöse Pleuritis dadurch gekennzeichnet, dass die Pleuragefäße hyperämisch und die Pleurablätter leukozytär infiltriert und mit Fibrinausschwitzungen überzogen sind (Abb. 11.65a). Das Fibrin-

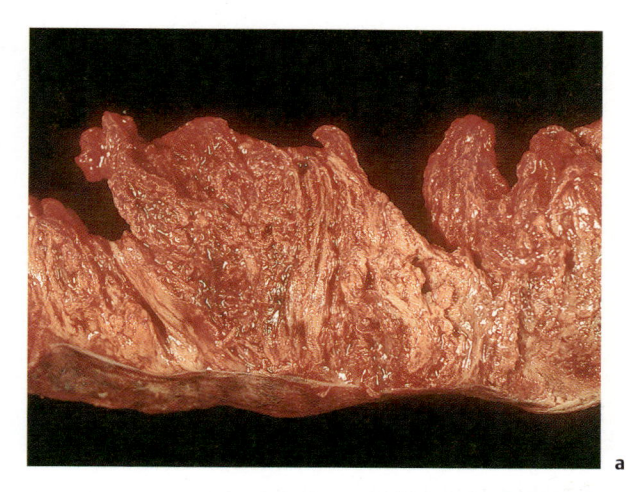

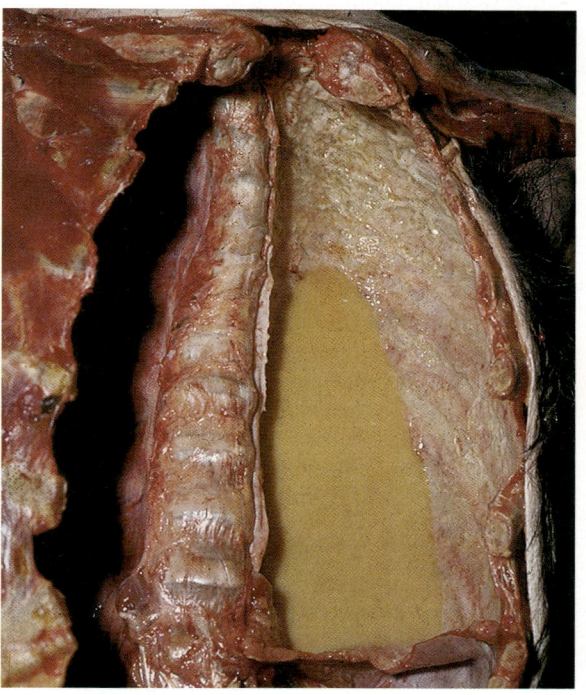

Abb. 11.**65 Pleuritis:**
a Fibrinöse Pleuritis („Zottenpleura") im Querschnitt;
b Pleuraempyem mit fibrinös-eitriger Pleuritis (hier: parietalis).

netz wird durch die Atembewegung der Lunge zottenförmig zusammengeschoben (vgl. Zottenherz, Abb. 9.**67**, S. 496). Auskultatorisch ist dieser schmerzhafte Prozess als „Lederreiben" zu erkennen. Die Pleuritis sicca ist meist nur ein Durchgangsstadium zu einer exsudativen Pleuritis. Bei der Ausheilung der trockenen Pleuritis verwachsen die entzündlich geschädigten Pleurablätter und werden bei längerem Entzündungsverlauf zu Pleuraschwarten. Sie entstehen durch eine Wucherung von Myofibroblasten, die abartig vernetztes Kollagen (= Hyalin) und Elastinvorläufer produzieren. Aus diesem Grunde imponieren die Pleuraschwarten oft als zuckergussähnliche Platten, welche die Lungen fokal wie ein kontraktiles Korsett einschnüren und zu sog. peripheren Rundatelektasen führen können.

Differenzialdiagnostisch von der Pleuraschwarte abzugrenzen sind die *Pleuraplaques*. Dies sind umschriebene Verdickungen der parietalen Pleura aus Kollagen-Typ-I-reichem Bindegewebe. Sie kommen fast nur bei asbestexponierten Patienten vor. Typisch sind der beidseitige Befall mit Bevorzugung der lateralen Brustwand, in jedem Fall aber des Diaphragmas unter Aussparung der kostophrenischen Winkel, sowie eine Größenzunahme innerhalb von 5 Jahren. Das Risiko eines Pleuraplaqueträgers, ein Bronchialkarzinom zu entwickeln, ist etwa zwei- bis dreimal so hoch wie bei Personen mit vergleichbarer Asbestexposition, aber ohne Pleuraplaquebildung.

11.6.2.2
Pleuritis exsudativa

Pathogenese: Auch diese Pleuritisform beruht auf einer exsudativen Entzündungsreaktion, geht aber immer mit größeren Flüssigkeitsansammlungen im Pleuraraum einher. Der Pleuraerguss kann dabei je nach Ätiologie serofibrinös (Tuberkulose), eitrig (Eitererreger) oder hämorrhagisch (Tumoren) sein.

Die serofibrinöse Pleuritis ist die häufigste Form der Pleuraentzündung und findet sich vor allem bei Pneumonien, Tuberkulose, Urämie und Lungeninfarkt. Da im Gegensatz zur fibrinösen Pleuritis die entzündeten Pleurablätter durch einen Erguss voneinander getrennt sind, klagt der Patient nicht über respiratorische Pleuraschmerzen. Mitunter entwickelt sich im Anschluss an eine Pneumonie mit Eitererregern (S. 616) eine purulente Pleuritis und damit ein Pleuraempyem (Abb. 11.**65 b**). Die Resorption eines solchen eiterhaltigen Ergusses ist langwierig und wird oft von einer allmählich einsetzenden Pleuraverwachsung eingeholt, die das Empyem abkapselt.

Sonderform der Pleuritis exsudativa: *exsudative Asbestpleuritis:* Sie tritt schon nach kurzer Latenzzeit von 3–5 Jahren nach Asbestexposition auf und imponiert oft als hämorrhagischer, gelegentlich auch beidseitiger Erguss. Diese Pleuritis kann unter Bildung einer Kugelatelektase („Pseudotumor"!) ausheilen.

+ Komplikation der Pleuritis: Bricht eine eitrige Pneumonie mit oder ohne Pleuraempyem ins Mediastinum durch, so entsteht eine Mediastinitis. Ihr pathogenetisches Spektrum wird im Folgenden besprochen.

Mediastinitis

Pathogenese: Diese lebensbedrohliche, meist hämatogen-arteriell ausgelöste Entzündung des Mediastinalraumes tritt unter folgenden Bedingungen auf:
- *deszendierende Entzündung* von Mundhöhle (Mundbodenphlegmone), Oropharynx (Retrotonsillarabszess) oder Larynx,
- *traumatische* oder *iatrogene Perforation* bei Broncho-, Ösophago-, Mediastinoskopie,
- *fremdkörper-* oder *tumorbedingte Perforation* von Bronchus, Pleura oder Ösophagus,
- *Spontanperforation:* Boerhavesyndrom,
- *selten hämatogen oder lymphogen* von benachbarten Eiterherden ausgehend.

Morphologie: Die Mediastinitis ist meist im oberen Mediastinum lokalisiert und kommt in folgenden morphologischen Varianten vor:
- *Akute phlegmonös-eitrige Mediastinitis:* Sie ist selten, prognostisch ungünstig und breitet sich rasch diffus aus. Sie geht mit einer eitrigen Thrombophlebitis zahlreicher kleiner Venen einher.
- *Chronisch-abszedierende Mediastinitis* mit Ausbildung eines umschriebenen Mediastinalabszesses: Sie ist prognostisch günstiger, weil der Eiterprozess lokal beschränkt bleibt.
- *Tuberkulöse Mediastinitis:* Sie imponiert als kalter Abszess und stammt von einer tuberkulösen Osteomyelitis der Umgebung. Sie macht kaum klinische Symptome.

11.6.3
Neoplastische Läsionen

11.6.3.1
Lokalisierter fibröser Pleuratumor

Syn.: Lokalisiertes fibröses Mesotheliom

Definition: Es handelt sich um einen seltenen, meist gutartigen, der Pleura aufsitzenden Tumor des submesothelialen Bindegewebes mit geringer Rezidivneigung.

Morphologie: Der bis zu kleinmandarinen-große Tumor sitzt der Pleura visceralis auf; er enthält spindelige Zellen, die zusammen mit ihrer fibrösen Extrazellulärmatrix ein faserig-wirbeliges Gewebsmuster exprimieren. Die Tumorzellen leiten sich von primitiven mesenchymalen Zellen her und exprimieren dementsprechend CD34, einen Marker primitiver (hämatopoetischer) Stammzellen (Abb. 11.**66**). Bei unvollständiger Resektion neigt der Tumor zur Rezidivierung. Gelegentlich kann der Tumor eine maligne Gangart einschlagen. Dies ist histologisch an (fokalen) Zellpolymorphien und -nekrosen erkennbar.

11.6.3.2
Malignes Pleuramesotheliom

Definition: Maligne Mesotheliome sind Tumoren, die von den serösen Häuten ausgehen und Wachstumsmuster des Zölomepithels imitieren. Die malignen Mesotheliome kommen vorwiegend in der Pleura (70%) und im Peritoneum (28%) vor, nur selten im Perikard und lediglich vereinzelt in der Tunica vaginalis testis und im Ovar. Altersgipfel: 5. Lebensdekade. ♂ : ♀ = 9 : 1.

Pathogenese: Bei den meisten Patienten mit einem malignen Mesotheliom lässt sich eine berufliche und/oder umweltbedingte Exposition mit Asbest- oder Glasfaserstäuben (S. 143) eruieren. Aus diesem Grunde wird das maligne Mesotheliom als Berufserkrankung anerkannt (BeKV Nr. 4105). Außerdem spielt eine Veränderung des mesothelialen Genoms durch Bestrahlung, Radioisotope und Viren eine pathogenetisch wichtige Rolle.

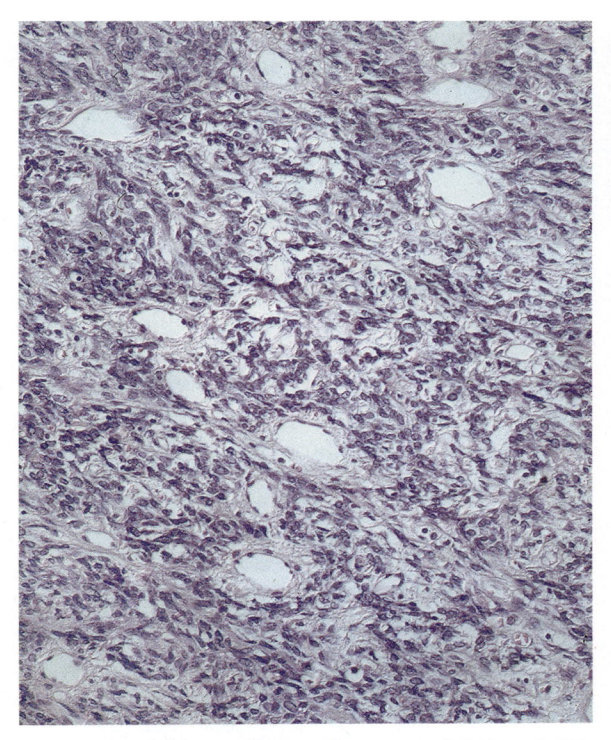

Abb. 11.66 **Lokalisierter fibröser Pleuratumor** (HE, Vergr. 1:50).

Morphologie: Die Dignität des Mesothelioms lässt sich bereits am makroskopischen Bild ablesen: benigne Mesotheliome sind im Allgemeinen umschriebene derbe, 1–3 cm große Knoten; maligne Mesotheliome hingegen sind diffus-emphysemartig wachsende, knötchenhaltige Tumoren (Abb. 11.**67**).

Aus dem histologischen Aufbau der Pleura mit Serosadeckzellen (= Mesothelien) und bindegewebiger Endopleura ergibt sich zwangsläufig, dass die Mesotheliome eine epitheliale und mesenchymale Komponente enthalten. Je nach Vorherrschen der einen oder anderen Komponente oder einer Kombination unterscheidet man folgende Mesotheliomtypen (Abb. 11.**68**):
- *fibröses Mesotheliom,*
- *mesotheliales Mesotheliom,*
- *biphasisches Mesotheliom.*

Der mesotheliale Typ dominiert im Peritoneum, der fibröse (= sarkomatöse) Typ hingegen in der Pleura. Histologisch findet man in einem mesenchymalen Stroma plumpe Tumorepithelien mit angedeuteter Hohlraumbildung in Form von Tubuli, Zysten und Spalten. Darin lässt sich typischerweise ein PAS-negativer, aber Alcianblau-positiver und somit nichtepithelialer Schleim aus sauren Mukopolysacchariden nachweisen. Ultrastrukturell weisen die Tumorzellen Bürstensaumstrukturen (Abb. 11.**69**) und Desmosomen auf.

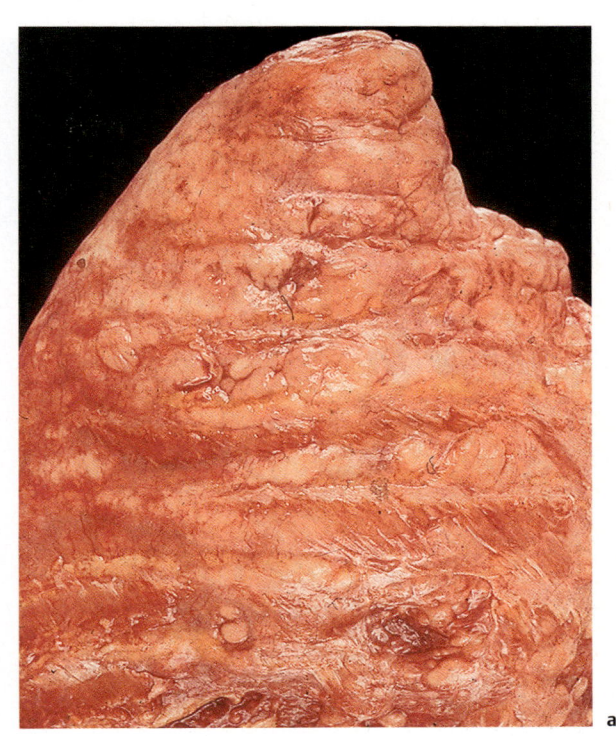

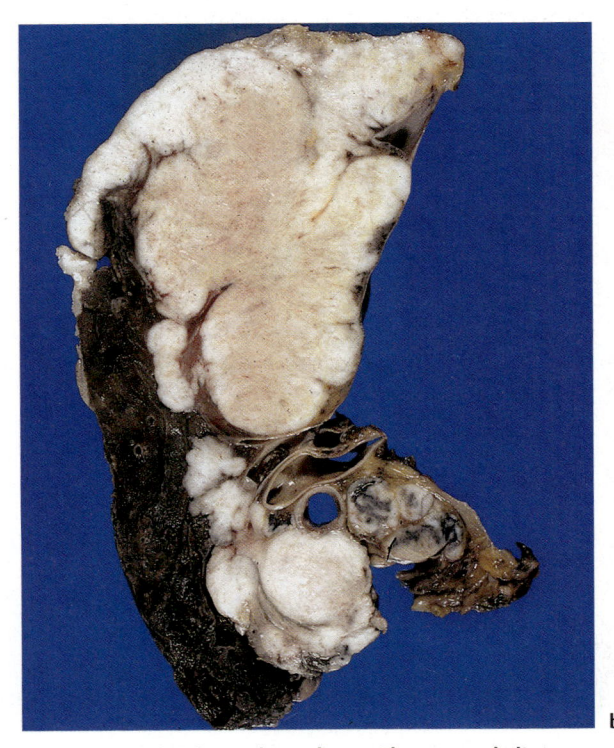

Abb. 11.**67** **Makroskopie des malignen Pleuramesothelioms:**
a Flächenhafte Tumorausdehnung in der Pleura;
b Tumor infiltriert auch das Lungenparenchym;

Immunhistochemie: Alle malignen Mesotheliome exprimieren Zytokeratin und Calretinin (calciumretinierendes Protein). Die fibrösen Subtypen exprimieren auch Vimentin. Da sich die Mesotheliome im Gegensatz zu den

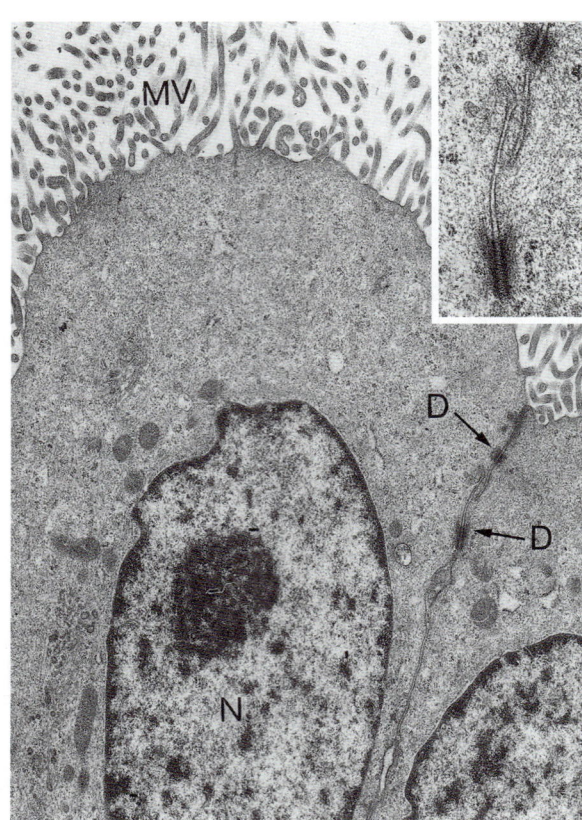

Abb. 11.**69 Ultrastruktur einer malignen Mesotheliomzelle** (N = Nucleus) (Vergr. 1 : 5000). Beachte die epithelialen Differenzierungen in Form von Desmosomen (D) und Bürstensaum (MV) (Einschub: Vergr. 1 : 15 000).

Bronchialkarzinomen nicht vom Kopfdarmgewebe herleiten, exprimieren sie in der Regel auch kein CEA (karzinoembryonales Antigen).

> **Klinik:** Die malignen Mesotheliome breiten sich primär diffus in den Pleurablättern aus und metastasieren selten (thorakale, hiläre und mediastinale Lymphknoten, kontralaterale Pleura und Lunge, Leber). Dyspnoe, Husten und Thoraxschmerzen mit hämorrhagischem Erguss und ipsilateraler Mediastinalverschiebung (einfacher Pleuraerguss: kontralaterale Mediastinalverschiebung!) sind die häufigsten Symptome. Die meist hämatogene Metastasierung erfolgt bei 30 – 50% der Patienten nach dem Lungentyp. Die Prognose ist schlecht: 3-Jahres-Überlebensrate nach radikaler Pleurektomie 15 – 40%. Die mittlere Lebensdauer nach Diagnosestellung beträgt beim epithelialen Typ 17 Monate, beim sarkomatösen Typ 7 Monate. Die Pleuramesotheliom-Nadelbiopsie muss zur Vermeidung einer Impfmetastase immer an derselben Stelle entnommen werden, damit sie der Chirurg bei der Mesotheliomresektion mitentfernen kann (Abb. 7.**39**, S. 371).

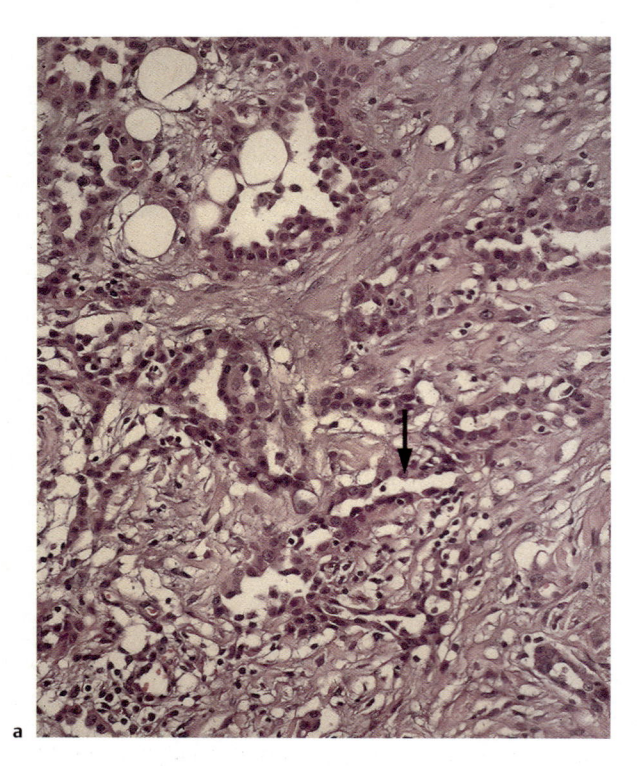

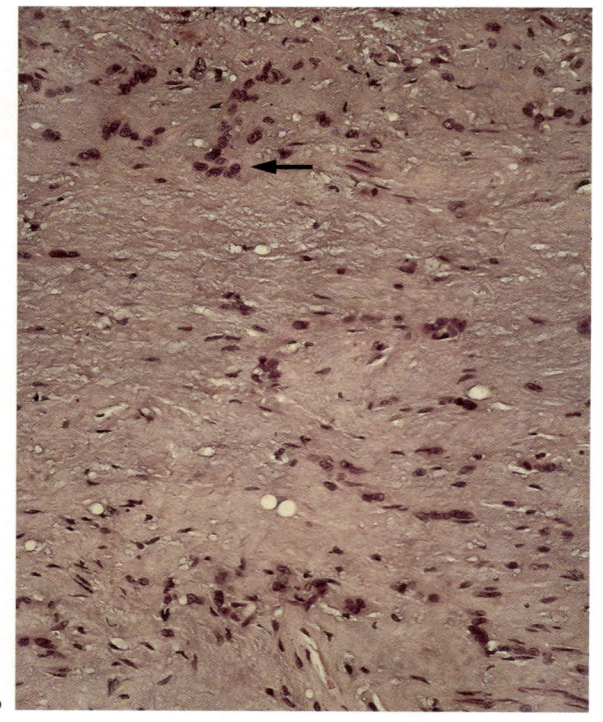

Abb. 11.**68 Histologie des Pleuramesothelioms**
a Mesothelialer (epithelialer) Subtyp mit lumenartigen Formationen (HE, Vergr. 1 : 100);
b sarkomatöser Subtyp mit Einzeltumorzellen im Tumorstroma (HE, Vergr. 1 : 100).

Pathologische TNM-Klassifikation der Pleuratumoren:

pT1	Tumorbefall der ipsilateralen parietalen und/oder viszeralen Pleura,
pT2	Tumorinfiltration in ipsilaterale Lunge, endothorakale Faszie, Zwerchfell, Perikard,
pT3	Tumorinfiltration in ipsilaterale Brustwandmuskulatur, Rippen, Mediastinalgewebe,
pT4	Tumorinfiltration in kontralaterale Pleura, Lunge, Peritoneum, Intraabdominalorgane, Halsgewebe,
pN1	ipsilaterale peribronchiale und/oder hiläre Lymphknoten,
pN2	ipsilaterale mediastinale und/oder subcarinale Lymphknotenmetastasen,
pN3	kontralaterale mediastinale hiläre ipsi- oder kontralaterale Skalenus- oder Supraklavikularlymphknotenmetastasen.

11.6.3.3 Metastasen

Definition: Dies sind Tumormetastasen, die auf lympho- oder hämatogenem Wege die Pleura erreicht haben.

- **Lymphogene Pleurametastasen** gehen meist von Bronchial-, Magen- und Mammakarzinomen aus und imponieren als Lymphangiosis carcinomatosa.
- **Hämatogene Pleurametastasen** gehen meist von extrathorakalen Primärtumoren aus und übersäen die Pleuraoberfläche mit Tumorknötchen, was auch als Pleurakarzinose bezeichnet wird. Eine Pleurakarzinose ist immer mit einer (oft hämorrhagischen) Ergussbildung und einer Tumorzellabschilferung verbunden. Dies macht die zytologische Untersuchung des Pleurapunktates zu einem wichtigen diagnostischen Hilfsmittel.

Das respiratorische System gewährleistet die ausreichende Beladung der Erythrozyten mit dem für die Zellatmung wichtigen Sauerstoff. Sie ermöglicht aber auch auf dem gleichen Wege die Entsorgung von Kohlensäure, die bei der Zellatmung übrig bleibt. Somit konzentriert sich in der Lunge die Aufnahme und Abgabe von Stoffen ganz auf den oxidativen Stoffwechsel. Damit aber alle funktionell miteinander verzahnten Stoffwechselvorgänge uneingeschränkt ablaufen können, muss der Organismus relativ große Nahrungsmengen aufnehmen, um daraus nach entsprechender mechanischer, chemischer und enzymatischer Aufarbeitung in einem eigens dafür geschaffenen Organsystem eine relativ geringe Menge geeigneter organischer und anorganischer Verbindungen auslesen zu können. Dieses Organsystem stellt eine eingestülpte innere Oberflächenstruktur dar und wird wie die äußere Oberfläche unseres Körpers teilweise bakteriell besiedelt. Seine Erkrankungen werden im Folgenden besprochen: *„Digestorisches System"*.

12 Digestorisches System

A. von Herbay, G. R. Krekeler, U.-N. Riede

12.1 Mundhöhle 651

12.1.1 **Ontogenetische Läsionen** 651
Gesichts-/Mundhöhlenspalten 651
Zungenfehlbildungen 651
Schleimhautanomalien 652
Gesichtsfehlbildungen 652
Halszysten und Halsfisteln 652

12.1.2 **Entzündliche Läsionen** 652
12.1.3 **Metabolische Läsionen** 654
12.1.4 **Tumorartige Läsionen** 654
12.1.5 **Präkanzeröse Läsionen** 655
12.1.6 **Neoplastische Läsionen** 657

12.2 Kauapparat 658

12.2.1 **Ontogenetische Läsionen** 658
Zahnanomalien 658
Kieferzysten 659

12.2.2 **Entzündliche Läsionen** 659
12.2.3 **Tumorartige Läsionen** 661
Epulis 661
Zentrales Riesenzellgranulom 662
Odontom 663
Fibröse Dysplasie 663
Odontogene Kieferzysten 663

12.2.4 **Neoplastische Läsionen** 664

12.3 Speicheldrüsen 665

12.3.1 **Ontogenetische Läsionen** 665
12.3.2 **Funktionelle Läsionen** 666
12.3.3 **Entzündliche Läsionen** 666
Bakterielle Sialadenitis 667
Virale Sialadenitis 667
Obstruktive Sialadenitis 667
Autoimmune Sialadenitis 668

12.3.4 **Tumorartige Läsionen** 669
12.3.5 **Neoplastische Läsionen** 669
Speicheldrüsenadenome 669
Speicheldrüsenkarzinome 671
Maligne Lymphome 672

12.4 Speiseröhre 672

12.4.1 **Ontogenetische Läsionen** 673
12.4.2 **Funktionelle Läsionen** 673
Motilitätsstörungen 673
Kardiainsuffizienz/Hiatushernie 675

12.4.3 **Zirkulatorische Läsionen** 675
12.4.4 **Entzündliche Läsionen** 676
Gastro-ösophageale Refluxkrankheit 676
Infektiöse Ösophagitis 676

12.4.5 **Neoplastische Läsionen** 677
Gutartige Tumoren 678
Ösophaguskarzinom 678

12.5 Magen 680

12.5.1 **Ontogenetische Läsionen** 680
12.5.2 **Funktionelle Läsionen** 681
Motilitätsstörungen 681
Sekretionsstörungen 681
Ulkuskrankheit 683

12.5.3 **Zirkulatorische Läsionen** 684
12.5.4 **Entzündliche Läsionen** 686
Autoimmune Gastritis 686
Heliobacter-pylori-Gastritis 687
Chemisch-toxische Gastritis 688
Unklassifizierte Gastritiden 689

12.5.5 **Tumorartige Läsionen** 689
12.5.6 **Neoplastische Läsionen** 690
Adenom 690
Flache Epitheldysplasie 690
Magenkarzinom 691
Endokrine Tumoren 693
Maligne Lymphome 694
Mesenchymale Tumoren 694

12.6 Dünndarm 695

12.6.1 **Ontogenetische Läsionen** 695
12.6.2 **Funktionelle Läsionen** 697
Primäre Malassimilationen 697
Sekundäre Malassimilationen 697
Peptisches Ulcus duodeni 697
Mukoviszidose 697
Chronische intestinale Pseudoobstruktion 697
Ileus 697

12.6.3 **Zirkulatorische Läsionen** 698
12.6.4 **Entzündliche Läsionen** 700
Virale Enteritis 700
Bakterielle Enteritis 700
Protozoische Enteritis 703
Nahrungsmittel-Enteropathien 703
Morbus Crohn 705

12.6.5	**Tumorartige Läsionen** 706		12.8	**Analkanal** 726
12.6.6	**Neoplastische Läsionen** 706		12.8.1	**Ontogenetische Läsionen** 727
	Endokrine Tumoren 706		12.8.2	**Funktionelle Läsionen** 727
	Mesenchymale Tumoren 707		12.8.3	**Zirkulatorische Läsionen** 727
	Intestinale Lymphome 707		12.8.4	**Entzündliche Läsionen** 727
	Epitheliale Tumoren 708		12.8.5	**Tumorartige Läsionen** 728
12.7	**Dickdarm** 709		12.8.6	**Neoplastische Läsionen** 729
12.7.1	**Ontogenetische Läsionen** 709			Analkanaltumoren 729
12.7.2	**Funktionelle Läsionen** 710			Analrandtumoren 730
12.7.3	**Zirkulatorische Läsionen** 711		**12.9**	**Bauchfell** 730
12.7.4	**Entzündliche Läsionen** 712		12.9.1	**Funktionelle Läsionen** 730
	Bakterielle Kolitis 713		12.9.2	**Entzündliche Läsionen** 731
	Protozoische Kolitis 714		12.9.3	**Tumorartige Läsionen** 732
	Virale Kolitis 715		12.9.4	**Neoplastische Läsionen** 732
	Iatrogene Kolitis 715			
	Idiopathische Kolitis 716			
	Appendizitis 718			
12.7.5	**Tumorartige Läsionen** 719			
	Hyperplastischer Polyp 719			
	Inflammatorischer Polyp 719			
	Juveniler Polyp 720			
	Peutz-Jeghers-Syndrom 721			
12.7.6	**Neoplastische Läsionen** 721			
	Adenom 721			
	Familiäre adenomatöse Polypose 723			
	Kolorektales Karzinom 723			
	Warthin-Lynch-Syndrom 725			
	Kolitis-assoziiertes Karzinom 725			
	Endokrine Tumoren 726			
	Mesenchymale Tumoren 726			
	Maligne Lymphome 726			

12.1 Mundhöhle

Die Mundhöhle bildet den Eingang in den Verdauungstrakt. Anatomisch wird sie von den Lippen, dem Mundboden, den Wangen und dem Gaumen umgrenzt. Am Zungengrund geht sie in den Mundrachenraum über (= Pharynx; S. 582). Der gesamte Mundraum wird von Plattenepithel ausgekleidet. Die physiologische Funktion der Mundhöhle ist die erste Aufnahme von Nahrung, damit ist sie zugleich auch Eintrittspforte für eine große Anzahl von Schadstoffen und mikrobiellen Krankheitserregern. Um dieser Anforderung entsprechen zu können, ist sie mit Abwehrmechanismen in Form der intakten Epitheldecke, eines Spüleffekts des Speichels und eines mukosaassoziierten lymphatischen Gewebes ausgestattet. Die embryologische Entwicklung der Mundhöhle ist eng mit der des Gesichts und der Nasenhöhlen verbunden. Zu den häufigeren **ontogenetischen Läsionen** gehören Gesichtsspalten, vor allem im Bereich von Lippen-Kiefer-Gaumen. **Entzündliche Läsionen** sind auf eine Vielzahl von infektiösen Erregern und nichtinfektiösen Noxen zurückzuführen. Physikalische und chemische Schadstoffe lösen aber nicht nur entzündliche, sondern vor allem auch **tumorartige** sowie **präkanzeröse Läsionen** aus. Letztere erscheinen oftmals als ein weißlicher, nicht wegwischbarer Fleck (= Leukoplakie), dessen histologisches Korrelat ein dysplastisches Plattenepithel bildet. Präkanzeröse Leukoplakien sind bereits **neoplastische Läsionen**. Sie können in ein invasives Plattenepithelkarzinom übergehen.

12.1.1 Ontogenetische Läsionen

Orthologie: Die Mundhöhle entwickelt sich gemeinsam aus dem obersten Abschnitt des entodermalen Darmrohres (= Schlunddarm) und dem Ektoderm der Mundbucht. Ihre Eingangsöffnung (= Mundspalt) wird von den fünf Gesichtswülsten umgeben. Die beiden medialen Nasenwülste fusionieren in der 6. Embryonalwoche, und es entsteht der *primäre Gaumen*. Gleichzeitig verschmelzen sie auch mit dem Oberkieferfortsatz, der dem ersten Schlundbogen entspricht. Ab der 7. Embryonalwoche wachsen vom Oberkieferfortsatz aus zwei Gaumenplatten nach innen, sie richten sich auf und verschmelzen bis zur 11. Embryonalwoche. Dabei entsteht der *sekundäre Gaumen*, der den primitiven Rachenraum in die Nasenhöhle, die definitive Mundhöhle und den Rachen unterteilt. Entlang der Verschmelzungszone der beiden lateralen Nasenwülste mit dem Oberkieferfortsatz entsteht bis zur 10. SSW der Tränennasengang.

12.1.1.1 Gesichts-/Mundhöhlenspalten

Definition: Häufige Fehlbildungen in Form von Spaltbildungen im Gesichts-Mund-Bereich.
Inzidenz 1 : 1000 Neugeborene (♂ > ♀).

Pathogenese: Diese Spalten entstehen auf dem Boden von Störungen in den Fusionszonen der embryonalen Gesichtswülste mit dem Oberkiefer. Etwa 20 % sind genetisch bedingt, etwa 80 % treten sporadisch auf. Als Risikofaktoren gelten Infektion durch Rötelnviren im 1. Trimenon, Alkoholkrankheit, Diabetes mellitus und Vitamin-A-Mangel.

- *Lippen-Kiefer-Spalten:* Störungen bei der Verschmelzung von einem medialen Nasenwulst und dem Oberkieferfortsatz (Tractus nasopalatinus) in der 5.–6. Embryonalwoche führen zu vollständigen oder unvollständigen paramedianen Spaltbildungen der Oberlippe (= Cheiloschisis; „Hasenscharte"). Häufig reichen die Spalten bis in den Oberkiefer (= Gnathoschisis). Die Spaltlinie geht meist zwischen dem ersten und zweiten Schneidezahn hindurch (Abb. 12.1).
- *Gaumenspalten:* Störungen bei der Aufrichtung und Verschmelzung der Gaumenplatten (in der 7.–11. Embryonalwoche) führen zu Spaltbildungen im Gaumen (= Palatoschisis). Diese können einseitig kombiniert mit Lippen-Kiefer-Spalten vorliegen (= Cheilognathopalatoschisis) oder doppelseitig sein („Wolfsrachen"). Eine Minimalform ist eine kleine Spaltbildung nur am weichen Gaumen, die zur Uvula bifida (= Spaltuvula) führt.

Klinik: Die kombinierten Störungen beeinträchtigen den Saug- und Schluckakt schon beim Kleinkind erheblich. Dies bedingt die Gefahr von Nahrungsaspirationen → Aspirationspneumonie.

12.1.1.2 Zungenfehlbildungen

Faltenzunge

Relativ häufig (Prävalenz: 2000 : 100 000) kommt eine spaltenförmige Furchung der Zungenoberfläche (= Lingua plicata) vor. Diese 0,2–0,6 cm tiefen Furchen sind relativ symmetrisch und vornehmlich im vorderen Drittel der Zunge ausgebildet. Sie begünstigen die Ansammlung von abgeschilferten Epithelzellen, Bakterien und Nahrungsresten und lassen so lokale Entzündungen entstehen.

Zungenfesselung

Das Zungenbändchen (= Frenulum; zwischen Zungenunterfläche und Mundboden) ist deutlich verkürzt oder verdickt (Prävalenz: 20 : 100 000). Hieraus resultiert eine eingeschränkte Beweglichkeit der Zunge (= Ankyloglossie) → Sprachstörungen oder Fehlbiss.

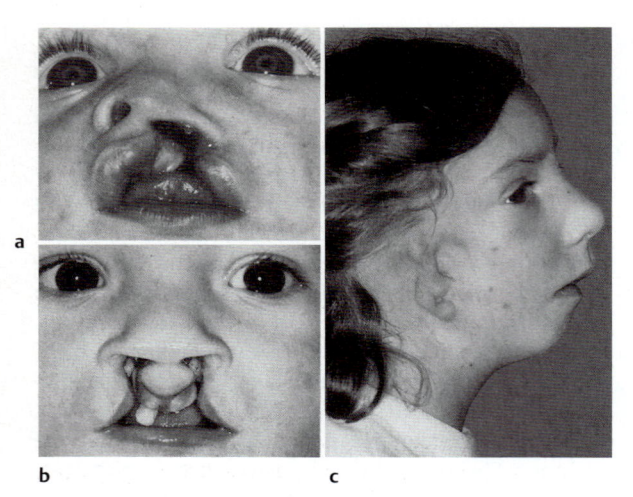

Abb. 12.1 **Gesichtsfehlbildungen:**
a Vollständige linksseitige Lippen-Kiefer-Gaumen-Spalte;
b vollständige beidseitige Lippen-Kiefer-Gaumen-Spalte;
c Dysostosis mandibulofacialis: fliehendes Kinn, Ohrdysplasie.

12.1.1.3
Schleimhautanomalien

Talgdrüsenheterotopie

Syn.: Fordyce-Anomalie

In der Schleimhaut der Wangen sind oft auch Talgdrüsen vorhanden, vornehmlich in Nähe zur Lippe. Diese Normvariante ist gelegentlich als kleine gelbliche Papeln auffällig.

12.1.1.4
Gesichtsfehlbildungen

TCOF-Syndrom

Syn.: Dysostosis mandibulo-facialis, Treacher-Collins-Franceschetti-Syndrom

Dieses TCOF-Fehlbildungssyndrom umfasst phänotypisch eine Dysmorphie des Gesichts mit Hypoplasie des Os zygomaticum, antimongoloider Augenstellung, Augen- und Ohrfehlbildung, Gaumenspalte, Mikrogenie und Retrognathie bei Hypoplasie der Mandibula (vgl. Abb. 12.1 c). Genetische Grundlage ist eine autosomal dominant vererbliche Mutation im TCOF1-Gen[1] (Locus: 5q32–q33.1) (Inzidenz: 2 : 100 000).

12.1.1.5
Halszysten und Halsfisteln

Siehe Abschnitt Rachen, S. 582

---

[1] TCOF 1-Funktion: Transkriptionsfaktor in kraniofazialer Entwicklung.

12.1.2
Entzündliche Läsionen

Entzündungen der Mundschleimhaut (= Stomatits) haben recht verschiedene Ursachen. Sie können sich beschränken auf die Lippe (= Cheilitis), die Zunge (= Glossitis) oder das Zahnfleisch (= Gingivitis; s. S. 660). Relativ häufig sind Infektionen mit Viren, ferner mit Bakterien oder Pilzen. Individuelle Ursachen können ferner sein: mechanische Noxen wie z. B. Zahnprothesen, thermische Noxen wie heiße Speisen oder Getränke, chemische Noxen wie Rauchen, Alkohol und Medikamente sowie allergische Reaktionen. Eine ätiologisch orientierte Klassifikation ist aber erst teilweise etabliert. Im Allgemeinen werden die verschiedenen Formen einer Stomatitis gemäß ihrem klinischen Erscheinungsbild kategorisiert.

Stomatitis catarrhalis

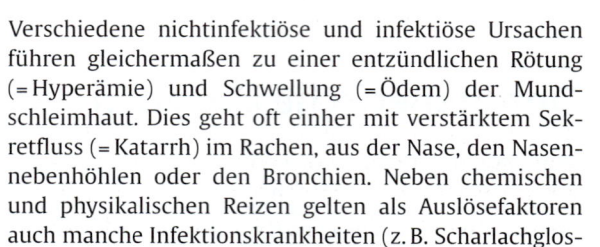

Verschiedene nichtinfektiöse und infektiöse Ursachen führen gleichermaßen zu einer entzündlichen Rötung (= Hyperämie) und Schwellung (= Ödem) der Mundschleimhaut. Dies geht oft einher mit verstärktem Sekretfluss (= Katarrh) im Rachen, aus der Nase, den Nasennebenhöhlen oder den Bronchien. Neben chemischen und physikalischen Reizen gelten als Auslösefaktoren auch manche Infektionskrankheiten (z. B. Scharlachglossitis, Masernstomatitis).

Stomatitis aphthosa

Definition und Morphologie: Aphthen sind kleine ulzeröse Läsionen der Mundschleimhaut, meist 0,1–0,5 cm messend, die von einem schmalen geröteten Randsaum umgeben sind. Sie können einzeln oder auch in geringer Anzahl auftreten (Aphthosis), weitere Schleimhautläsionen liegen jedoch nicht vor. Häufigste Lokalisationen von Aphthen sind die Wangen-, Lippen- und Zungenschleimhaut (Prävalenz: ca. 50 000 : 100 000).

Pathogenese: Meist ist keine direkte Ursache ersichtlich (habituelle Aphthen). Folgende Störungen werden in Betracht gezogen:
- *Immunregulationsstörung*: Es bestehen Assoziationen mit bestimmten HLA-Antigenen (-B12, -B51; s. u.), mit Veränderungen in Subpopulationen der T-Lymphozyten (niedriger CD4/CD8-Quotient); gehäuftes Auftreten in Stresssituationen.
- *Mukosale Barrierenstörung*: Eine verminderte Dicke der Mundschleimhaut resultiert bei verschiedenen Mangelzuständen, z. B. Mangel an Folsäure, Vitamin B_{12}, Eisen, oder auch in bestimmten hormonellen Phasen des weiblichen Monatszyklus.
- *Antigenbelastung*: bakterielle oder virale Fremdantigene → zellvermittelte zytotoxische Reaktion mit Epithelschädigung.

Klinik: Auch kleine Aphthen sind schmerzhaft. Ein Großteil der Bevölkerung ist betroffen. Oft Auftreten der Aphthen in wiederholten Schüben (= rekurrierende aphthöse Stomatitis).

+ Sonderformen:
1. *Behçet-Syndrom:* Eine Kombination von multiplen und etwas größeren oralen Aphthen, genitalen Ulzera, entzündlichen Veränderungen am Auge sowie weitere Stigmata charakterisiert dieses Krankheitsbild. Disponierend sind offenbar bestimmte Allele des der MHC-Klasse-I-Kette verwandten Gens A, die benachbart dem HLA-B51-Gen auf Chromosom 6p lokalisiert sind. Eine autoimmune Pathogenese wird angenommen.
2. *Morbus Crohn:* Einzelne Patienten haben im Rahmen ihrer Darmerkrankung (s. dort) auch Aphthen in der Mundhöhle. Deren Pathogenese ist unklar.

Stomatitis ulcerosa

Bei schlechter Mundhygiene, aber auch infolge gestörter Abwehrlage kann eine bakterielle Mischinfektion der Mundflora zur einfachen oder ulzerösen Entzündung führen. Diese ist durch Schwellung, Rötung und in schweren Fällen zusätzlich durch pseudomembranöse Beläge charakterisiert. Sonderform: Lues.

Stomatitis necroticans

Diese besonders schwere Verlaufsform einer ulzerösen Stomatitis kommt teilweise im Rahmen einer Agranulozytose vor, aber auch unter anderen ungünstigen Bedingungen, z. B. als „Wangenbrand" bei Kleinkindern mit Mangelernährung (= Noma), nach schweren Infekten oder zytostatischer Therapie sowie bei AIDS-Patienten. Ausgangspunkt der nekrotisierenden Entzündung ist meist das Zahnfleisch.

Soorstomatitis

Definition: Infektiöse Besiedelung der Mundschleimhaut durch den Hefepilz Candida albicans (= muköse Candidiasis).

Pathogenese: S. 264

Morphologie. Die Pilze infiltrieren in das oberflächliche Plattenepithel und bewirken Defekte (= Erosionen), sie können aber auch vorbestehende ulzeröse Läsionen besiedeln. Charakteristisch ist die konsekutive Ausbildung von weißlichen, schwer abwischbaren Belägen aus Zelldetritus und Pseudomyzelien von C. albicans. Entsprechend der (normalen oder reduzierten) Immunabwehrlage tritt inkonstant ein leukozytäres Infiltrat auf.

+ Sonderformen:
1. *Erythematöse Candidiasis:* Hierbei ist das makroskopische Erscheinungsbild durch die entzündliche Rötung der Schleimhaut geprägt, während membranöse Beläge (weitgehend) fehlen.
2. *Glossitis rhombica mediana:* Sie ist eine weitere Variante, bei der vornehmlich ein rautenförmiges Areal in der Mittellinie der Zunge betroffen ist. Die frühere Sichtweise, es handle sich um eine ontogenetische Läsion, ist widerlegt.

Herpesstomatitis

Definition und Pathogenese: Eine Infektion mit dem Herpes-simplex-Virus Typ 1 (HSV-1) bewirkt zytopathische Effekte am Plattenepithel (S. 237). Diese führen zur Bildung von meist zahlreichen kleinen Bläschen, entweder an den Lippen (= Herpes labialis), am Zahnfleisch (= Gingivitis herpetica) oder an der Mundschleimhaut (= Stomatitis herpetica).

Morphologie: Mit dem Aufplatzen von Herpesbläschen entstehen kleine erosive Schleimhautdefekte, die von gelblichem Fibrinexsudat belegt sind. Durch Zusammenfließen eng benachbarter Läsionen können auch größere Ulzera entstehen.
Mikroskopisch sind die zytopathischen Effekte des Virus als eosinophile Kerneinschlüsse, ballonierte Kerne, Fusionen zu multinukleären Riesenzellen sowie als Akantholyse (= Lösung der interzellulären Verbindungen) sichtbar.

+ Differenzialdiagnose: Ähnliche Läsionen werden auch durch andere humane Herpesviren (HSV-2, VZV) und durch verschiedene Typen von Coxsackieviren hervorgerufen (Herpangina).

Erythema migrans

Definition und Morphologie: Diese entzündliche Veränderung ist durch ein kurzfristiges Auftreten von geröteten, scharf begrenzten, landkartenförmigen Arealen an der Zunge gekennzeichnet (= Lingua geographica). Die Läsionen verschwinden nach einigen Tagen, während benachbart neue gerötete Areale auftreten (migrans, lat. = wandernd).

Pathogenese: Ursache und Entwicklung sind bislang unbekannt. Möglicherweise handelt es sich um eine Hypersensitivitätsreaktion bei disponierten Personen. Inwieweit ein Bezug zur Psoriasis vorliegt, ist unklar, zumal histologisch ähnliche Veränderungen in Form der Munroe-Mikroabszesse auftreten.

Lichen ruber planus

Definition und Pathogenese: S. 948

Morphologie. Sie entspricht derjenigen bei der Hautmanifestation. Es kommt zu einer Verbreiterung (= Akanthose) und Verhornung des Plattenepithels. Makroskopisch ist dies als eine weißliche Streifung auffällig (Wickham-Streifen; Abb. 12.**2**).

+ Komplikation: Ein kleiner Teil der Patienten (etwa 2%) entwickelt im Verlauf ein Plattenepithelkarzinom in der Mundhöhle (überwiegend ♀ > 50 Jahre).

Granulomatöse Cheilitis

Deskriptive Bezeichnung für verschiedene Entzündungen an der Lippe, denen histologisch ein Ödem und ein leukozytäres Infiltrat mit Ausbildung von Epitheloidzellgranulomen gemeinsam ist. Hieraus resultiert makros-

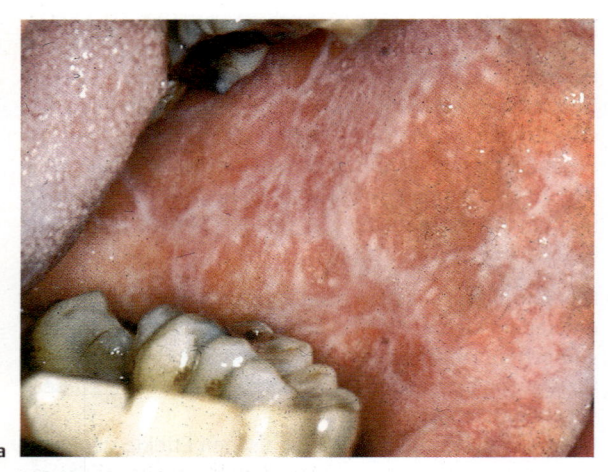

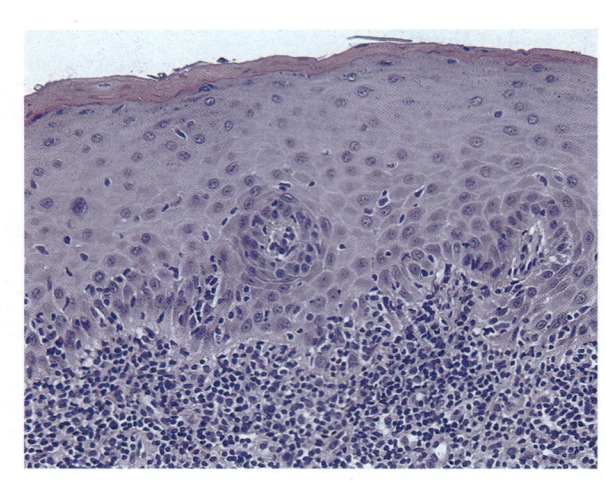

Abb. 12.2 Lichen ruber planus:
a Weißliche, netzförmig angeordnete Verhornungen der Wangenschleimhaut (Wickham-Streifen);
b bandförmiges subepitheliales Infiltrat von Lymphozyten, das auch in die untere Schicht des parakeratotisch verhornten Plattenepithels hineinreicht (HE, Vergr. 1 : 50).

kopisch eine meist herdförmige Schwellung einer oder beider Lippen.

12.1.3
Metabolische Läsionen

Verschiedene erworbene Stoffwechselstörungen führen zu sichtbaren Veränderungen in der Mundhöhlenschleimhaut, vor allem an der Zunge und am Zahnfleisch.
- *Makroglossie:* bei Akromegalie, Amyloidose, hypothyreotischem Myxödem;
- *Zungenpapillenatrophie:* bei Vitamin-B_{12}-Mangel, Diabetes mellitus, Leberkrankheiten;
- *Xerostomie* (= Mundtrockenheit): bei Vitamin-A- oder -B-Mangel, bei Eisenmangel, als Nebeneffekt von Medikamenten wie Parasympatholytika; beim Sjögren-Syndrom (s. S. 668);
- *schwarze Haarzunge* (Lingua nigra): infolge Nikotinabusus, Antibiotikatherapie, schlechter Mundhygiene oder Mangelernährung. Hyperkeratose der filiformen Papillen median am Zungenrücken; die dunkle Farbe resultiert aus Pigmentablagerungen von Bakterien, Tabak oder Nahrungsresten;
- *bläuliche Zungenverfärbung:* bei Methämoglobinämie;
- *braune Zungenverfärbung:* bei Morbus Addison;
- *schwarzer Gingivasaum:* Verfärbung an der marginalen Gingiva bei chronischer Bleivergiftung infolge Bildung von Bleisulfid durch Bakterien in den Zahnfleischtaschen (s. S. 141);
- *Zahnfleischblutungen:* bei hämorrhagischer Diathese, Vitamin-C-Mangel;
- *ulzerös-nekrotisierende Gingivitis:* bei Vitamin-C-Mangel (= Skorbut);
- *Gingivahyperplasie:* in der Schwangerschaft (vgl. Abb. 12.8 b), bei Medikation mit dem Antiepileptikum Hydantoin (vgl. Abb. 12.8 c), dem Immunsuppressivum Ciclosporin A oder dem Calciumantagonisten Nifedipin.

12.1.4
Tumorartige Läsionen

Physikalische und andere Noxen lösen nicht nur entzündliche Reaktionen, sondern auch manche tumorähnlich erhabene Läsionen aus. Diese ebenfalls reaktiven Gewebeveränderungen sind biologisch durchweg gutartig, selbst wenn sie rezidivieren.

Irritationsfibrom

Definition: Recht häufige, lokale reaktive fibröse Hyperplasie in der Submukosa („Pseudofibrom") ohne Malignitätsrisiko.

Pathogenese: Wiederholte lokale Reize, vor allem durch scharfe Zahnränder oder Zahnprothesen auf die benachbarte Mundschleimhaut, stehen im Vordergrund (Prothesenreizfibrom). Bei deren Fortdauer treten daher auch nach einer chirurgischen Exzision nicht selten Rezidive auf.

Morphologisch liegt eine breitbasige, gestielte oder gelappte erhabene Läsion vor, mit einem dichten kollagenfaserigen Bindegewebe in der Submukosa. Die überkleidende Schleimhaut wird vorgewölbt und ist intakt, sie kann aber im Kuppenbereich leicht verdickt sein (eventuell einfache Leukoplakie). Atypien fehlen. Nur manchmal ist auch ein leukozytäres Infiltrat vorhanden.

Mukozele

Zystische Vergrößerung im Bereich einer der vielen kleinen Speicheldrüsen in der Mundhöhle. (s. S. 669, Abschnitt Speicheldrüsen.)

Sublinguale Sialozele

Speichelgangzyste der Glandula sublingualis, die infolge eines behinderten Sekretabflusses aus einem Ausführungsgang entsteht (s. S. 669). Sie imponiert als kugelige Vorwölbung am Mundboden und kann bis zu mehreren Zentimetern groß werden.

Das Synonym Ranula (von lat. rana, Frosch) beschreibt die makroskopische Ähnlichkeit mit der sog. Schallblase am Mundboden des Laubfrosches Hyla hyla.

Granuloma pyogenicum

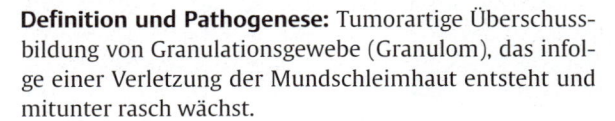

Definition und Pathogenese: Tumorartige Überschussbildung von Granulationsgewebe (Granulom), das infolge einer Verletzung der Mundschleimhaut entsteht und mitunter rasch wächst.

Morphologie: Das Granulationsgewebe nimmt oft eine kugelige Form an, es kann 1 cm oder größer werden und ist teilweise läppchenartig gegliedert. Die Oberfläche ist oft glatt und von Fibrinexsudat belegt. Der angiomähnliche Gefäßreichtum bedingt bei Kontakt oder auch spontan heftige Blutungen. Die Läsion ist analog zum pyogenen Granulom der Haut aufgebaut.

Sonderform: Epulis granulomatosa (s. S. 661).

12.1.5 Präkanzeröse Läsionen

In der Mundhöhle kann eine Reihe von besonderen Schleimhautveränderungen beobachtet werden, die entweder nie, gelegentlich (= fakultative Präkanzerose) oder sehr häufig (= obligate Präkanzerose) zu einem invasiv wachsenden Karzinom fortschreiten.

Leukoplakie

Definition: Sammelbezeichnung für weißliche fleckförmige Schleimhautläsionen, die nicht wegwischbar sind (d. h. deskriptive Diagnose). Sowohl reaktive und entzündliche als auch präneoplastische und neoplastische Läsionen können makroskopisch als Leukoplakie erscheinen. Gemäß dieser allgemein gebräuchlichen Definition entspricht in der Praxis nur ein kleinerer Teil (etwa 10%) präkanzerösen Läsionen im eigentlichen Sinne.

WHO-Klassifikation: Weißliche fleckförmge Schleimhautläsionen, die nicht als lokale reaktive Läsion oder anderweitig kategorisiert werden können (d. h. deskriptive Ausschlussdiagnose).

Pathogenese: Für die Entstehung von präkanzerösen Leukoplakien, und ebenso für Plattenepithelkarzinome, sind folgende Faktoren bedeutsam, die jeweils bevorzugt in bestimmten Unterabschnitten der Mundhöhle einwirken:

- *Tabak:* a) in gerauchter Form → Präkanzerosen an Mundboden, Zunge, Gaumen und Lippe (nicht am Zahnfleisch), b) in gekauter Form (Kautabak) → Präkanzerosen in Backentaschen.
- *Alkohol:* Wirkung synergistisch mit Tabakrauchen. Da Rauchen und Alkohol in mehreren Unterabschnitten des oberen Aerodigestivtraktes einwirken, treten häufig multifokale präkanzeröse Leukoplakien sowie mehrfache Karzinome im Kopf-Hals-Bereich auf. Dieser Effekt wird als Feldkanzerisierung bezeichnet (S. 344).
- *Humane Papillomviren* (vor allem HPV-16 und -18) werden häufig in Leukoplakien nachgewiesen. Ihre pathogenetische Rolle ist aber noch umstritten, da sie häufig auch in vermeintlich normaler Mukosa vorkommen.
- *Endogene Faktoren* wie schlechter Ernährungzustand mit Vitamin-A-Mangel und/oder Eisenmangel.
- *UV-Strahlung:* vor allem an der Unterlippe.

Morphologie und Typisierung: Makroskopisch lassen sich folgende 2 Formen unterscheiden, die aber nur annäherungsweise die präkanzerösen Leukoplakien erkennen lassen:

- *Inhomogene Leukoplakien:* Ungleichmäßige weiße Farbe; ihre Oberfläche erscheint warzig, knotig (Abb. 12.3 a) oder ulzerös. Oft Vorliegen von Dysplasien. Malignitätsrisiko: größer; Prognose: weniger günstig.
- *Homogene Leukoplakie:* Flacher weißer Fleck mit annähernd gleichmäßiger Verbreiterung des Plattenepithels (Abb. 12.3 b). Die Oberfläche kann dabei eben, faltig, runzelig oder bimssteinartig erscheinen. Dysplasien fehlen oder sind geringen Grades (s. o.). Malignitätsrisiko: gering; Prognose: günstig.

Histologie: Der namensgebenden weißlichen Farbe der fleckförmigen Läsionen liegen folgende Gewebeveränderungen zugrunde, die oft auch gemeinsam vorhanden sind:

- *Plattenepithelverdickung* (= Akanthose), welche die submuköse Durchblutung weniger durchscheinen lässt;
- *Plattenepithelverhornung*, meist in Form einer Hyperortho-, seltener Hyperparakeratose;
- *lymphozytäre entzündliche Infiltrate* fakultativ.

Dysplasien sind histologisch definierte präkanzeröse Leukoplakieformen (s. S. 362). Sie sind durch folgende Merkmale charakterisiert:

- *zelluläre Atypien:* Hyperchromasie und Pleomorphie der Zellkerne, erhöhte Kern-Plasma-Relation, plumpe Nukleolen;
- *abnorme Epithelausreifung*: Verlust der polaren Zellorientierung, suprabasale Mitosen, vorzeitige Verhornung von Einzelzellen.

Die Folge davon ist eine abnorme Schichtung des Plattenepithels bei intakter Basalmembran (= orale intramukosale Neoplasie).

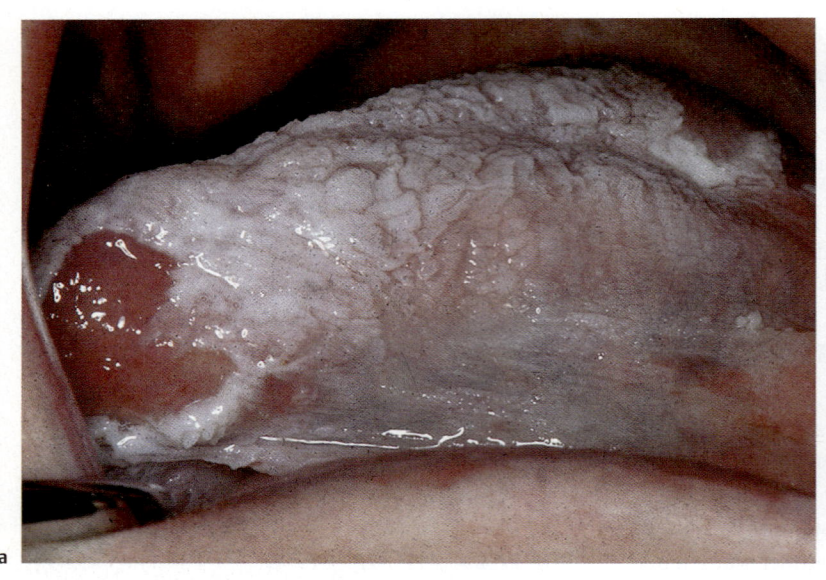

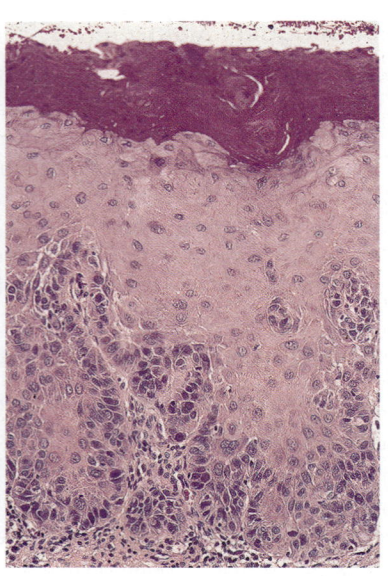

Abb. 12.3 Leukoplakie:
a inhomogene Leukoplakie am Zungenrand;
b homogene Leukoplakie mit Dysplasie Grad I mit hyperparakeratotischer Epithelverdickung und Zellatypien im unteren Epitheldrittel (HE, Vergr. 1 : 50).

Graduierung: Epitheldysplasien werden gemäß ihrer intramukosalen Ausdehnung in folgende 3 Grade eingeteilt, und von einem nichtinvasiven Karzinom abgegrenzt:
- *Grad I* (geringgradige Dysplasie) ist begrenzt auf die basalen und suprabasalen Zelllagen (entspricht etwa dem unteren Mukosadrittel).
- *Grad II* (mittelgradige Dysplasie) erstreckt sich von der basalen Zelllage bis in den mittleren Anteil des Stratum spinosum (entspricht etwa den unteren zwei Dritteln der Mukosadicke).
- *Grad III* (schwergradige Dysplasie) reicht bis nahe an die Oberfläche heran (entspricht mehr als zwei Dritteln der Mukosa).
- *Carcinoma in situ* (hochgradige Dysplasie) umfasst die gesamte Mukosadicke bis hin zur oralen Oberfläche, aber ohne Durchbruch der Basalmembran.

Im angloamerikanischen Raum werden die Dysplasiegrade I und II als Low-Grade-Dysplasia zusammengefasst, während der Dysplasiegrad III und ein Carcinoma in situ zusammen als High-Grade-Dysplasia bezeichnet werden.

+ Klinik: Die biologische Dignität kann oft rein makroskopisch im Einzelfall nicht sicher beurteilt werden. Daher gelten Leukoplakien in der klinischen Praxis relativ pauschal als Präkanzerosen. Dies begründet ihre regelmäßige bioptische Abklärung.

+ Differenzialdiagnose der Leukoplakien: Das Plattenepithel der Mundschleimhaut ist i. Allg. unverhornt und erscheint gleichmäßig durchblutet (fleischfarben). Verschiedene reaktive Veränderungen der Epitheldicke können zu einer lokalen weißlichen Farbveränderung führen. Beispiele:
1. *Friktionale Keratose* durch wiederholtes Reiben z. B. von scharfkantigen kariösen Zähnen oder Prothesen an der Wange oder Zunge.
2. *Wangenbeißerkeratose* infolge wiederholter Bissverletzungen beim Kauakt (Morsicatio buccarum), z. B. durch Zahnfehlstellungen.
3. *Raucherleukokeratose* als Reaktion auf die intraorale Hitzeentwicklung, die besonders beim Pfeifenrauchen ausgeprägt ist → häufigste Lokalisation: Gaumen („Rauchergaumen"; Abb. 12.**4**).
4. *Haarleukoplakie.* Als ursächlich gilt eine Infektion mit Epstein-Barr-Virus. Die meisten Fälle werden bei HIV-infizierten Personen, gelegentlich auch bei Organtransplantierten beobachtet. Vornehmlich am lateralen Zungenrand treten charakteristische vertikale Streifen auf. Deren histologisches Korrelat bildet eine Hyperplasie des Plattenepithels mit Hyperparakeratose. Dysplasien fehlen.
5. *Hereditäre Leukokeratose* (Syn.: weißer Schwammnävus): Seltene Erkrankung infolge Mutation in Genen für die Zytoskelettfilamente Keratin 4 (auf Chromosom 12 q) und Keratin 13 (auf Chromosom 17 q). Makroskopisch ist die Wangenschleimhaut diffus oder multifokal verdickt, dabei aber auch schwammartig weich. Histologisch liegt eine markante Vakuolisierung von Keratinozyten in der Stachelzellschicht vor, teilweise auch eine perinukleäre Verdichtung von Keratinfilamenten.

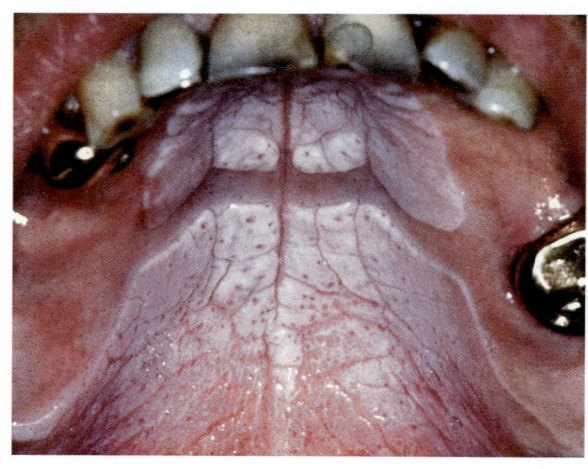

Abb. 12.4 Leukokeratose bei Raucher am harten Gaumen. Die roten Stippchenherde entsprechen den entzündeten Ausführungsgängen von kleinen Speicheldrüsen.

Erythroplakie

Siehe S. 936

12.1.6
Neoplastische Läsionen

Tumoren der Mundhöhle entsprechen ganz überwiegend plattenepithelialen Neoplasien. Deren Vorkommen weist erhebliche geographische Unterschiede auf. Dies widerspiegelt vornehmlich die unterschiedlichen Gewohnheiten und Lebensbedingungen von Menschen in den verschiedenen Regionen der Welt, speziell hinsichtlich des Umgangs mit Tabak und Alkohol. Weniger häufig sind Tumoren der kleinen Speicheldrüsen (s. S. 669) und Lymphome. Selten kommen primäre Sarkome oder Melanome der Mundschleimhaut vor.

Papillom

Definition und Morphologie: Gutartiger Tumor des Plattenepithels. Er wächst exophytisch und wird meist bis 0,5 cm groß. Histologisch besteht er aus papillären Komplexen ausdifferenzierender Plattenepithelzellen, die Oberfläche erscheint zottig.

Diese Tumoren treten relativ häufig und in jedem Lebensalter auf ($\male : \female = 1 : 1$). Sie sind vor allem im Bereich des Gaumens, ferner an der Wange und Zunge lokalisiert.

Pathogenetisch spielen oftmals humane Papillomviren ein Rolle, vor allem HPV-6 und HPV-11. Der Infektionsweg ist allerdings unklar. Die Inkubationszeit beträgt wahrscheinlich 3 – 12 Monate.

Granularzelltumor

Definition: Gutartiger, nichtepithelialer Tumor an der Zunge, dessen Zellen ein fein granuliertes Zytoplasma haben und Differenzierungsmerkmale von neuroglialen Zellen aufweisen.

Morphologie: Makroskopisch imponiert ein knotiger Herd im Zungenkörper, meist 1 – 3 cm groß. Die Zungenoberfläche wird leicht vorgewölbt, ist örtlich verdickt und erscheint weißlich (= Leukoplakie). Histologie: Charakteristisch sind Verbände großer Zellen mit kleinen Kernen und unscharfen Zellgrenzen (Abb. 12.**5**). Ihr breites Zytoplasma besitzt zahlreiche kleine Granula. Sie entsprechen Telolysosomen, die Abbauprodukte von Zellorganellen oder Myelin enthalten. Immunhistochemisch exprimieren die Tumorzellen das S100-Protein.

Orales Plattenepithelkarzinom

Definition: Maligner plattenepithelialer Tumor der Mundschleimhaut.

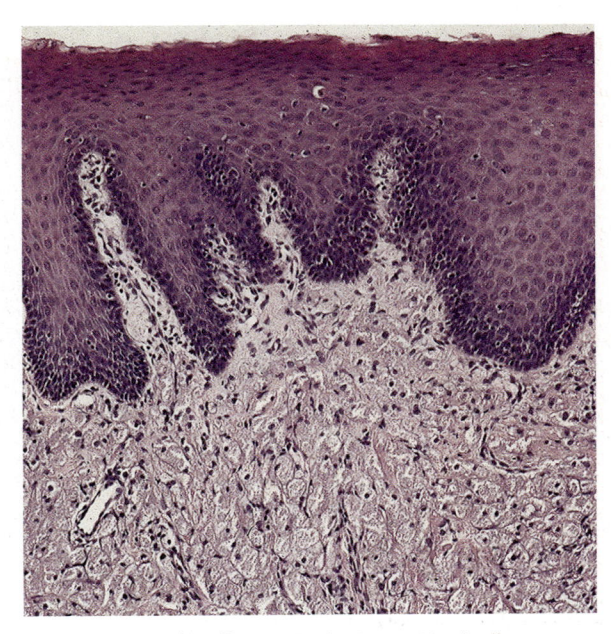

Abb. 12.**5 Granularzelltumor** in der Zunge. Unmittelbar angrenzend an das Plattenpithel sind Verbände von Tumorzellen gelegen. Diese haben ein breites Zytoplasma mit kleinen eosinophilen Granula (HE, Vergr. 1 : 50).

Inzidenz: etwa 5 : 100 000. Manifestationsalter: > 50 Jahre; $\male \gg \female$. Karzinome kommen in der Mundhöhle weniger häufig vor als im Pharynx oder Larynx. Zusammengenommen beträgt der relative Anteil der Mundhöhlenkarzinome unter allen Kopf-Hals-Tumoren etwa 20%. Am häufigsten sind dabei Karzinome der Zunge (Anteil etwa 10%) und am Mundboden (etwa 5%).

Pathogenese: s. präkanzeröse Läsionen, S. 655

Molekularpathologie: Dem Prozess der Karzinogenese in der Mundschleimhaut entspricht genetisch eine Häufung von Alterationen in mehreren verschiedenen Genen. Besondere Bedeutung wird dabei Funktionsverlusten der wachstumskontrollierenden Tumorsuppressorgene p53 (auf Chromosom 17 q) und Rb (auf Chromosom 13 q) zuerkannt. Die Rolle von aktivierten Onkogenen ist bislang noch weniger klar.

Morphologie: Makroskopisch erscheinen Tumoren in frühem Stadium entweder flach als Erythroplakie oder als Leukoplakie (vgl. Abb. 12.**3 a**). Vor allem fortgeschrittene orale Plattenepithelkarzinome wachsen exophytisch-polypös oder endophytisch, in der Regel mit zentraler Ulzeration und derbem Rand (Abb. 12.**6**).
Histologie. Der Grad der histologischen Differenzierung ist oft innerhalb eines Tumors variabel (Tumorheterogenität):
- *Gut differenzierte Karzinome* (= Grad I) enthalten Komplexe von basaloiden und weitgehend ausdifferenzierten Keratinozyten mit Interzellularbrücken, eine Verhornung findet statt, Mitosen sind nicht zahlreich.
- *Mittelgradig differenzierte Karzinome* (= Grad II).
- *Gering differenzierte Karzinome* (= Grad III) haben stärker pleomorphe und weniger ausdifferenzierte Tumorzellen, kaum Verhornung, Mitosen sind zahlreicher.

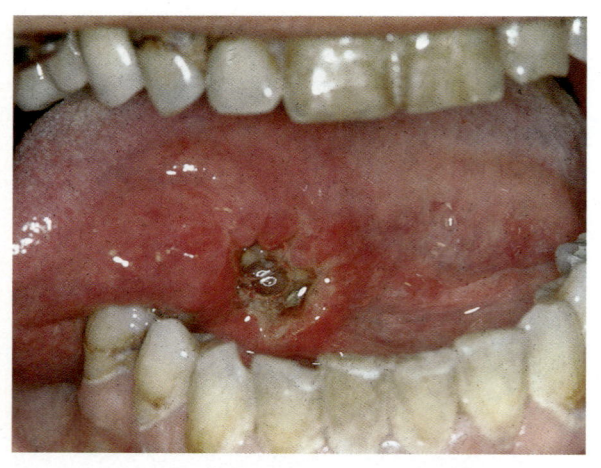

Abb. 12.6 Plattenepithelkarzinom am linksseitigen Unterrand der Zunge/Mundboden. Der ulzerierte Tumor wird erst sichtbar, wenn die Zunge zur rechten Seite hin gewendet ist (46-jähriger Mann).

Metastasierung: Eine lymphogene Metastasierung erfolgt zumeist in die ipsilateralen regionären Lymphknoten. Da Karzinome der Zunge und des Mundbodens oftmals an der Mittellinie lokalisiert sind, führen sie nicht selten zu bilateralen Lymphknotenmetastasen. Hämatogene Absiedlungen treten vor allem in Leber, Lunge und Knochen auf.

Pathologische TNM-Klassifikation der Mundhöhlenkarzinome:

- **pT1** Tumor $\leq 2{,}0$ cm,
- **pT2** Tumor $> 2{,}0 \leq 4{,}0$ cm,
- **pT3** Tumor $> 4{,}0$ cm,
- **pT4** Tumor infiltriert in Nachbarstrukturen, z. B. Knochen oder Haut,
- **pN0** keine Lymphknotenmetastasen,
- **pN1** solitäre ipsilaterale Lymphknotenmetastase ($\leq 3{,}0$ cm),
- **pN2** solitäre ipsilaterale Lymphknotenmetastase ($> 3{,}0 \leq 6{,}0$ cm); multiple ipsilaterale Lymphknotenmetastasen; bilaterale oder kontralaterale Lymphknotenmetastasen ($\leq 6{,}0$ cm),
- **pN3** jede regionäre Lymphknotenmetastase $> 6{,}0$ cm,
- **pM1** Fernmetastasen.

12.2 Kauapparat

Der Kauapparat umfasst die Zähne, die Kieferknochen und die Kaumuskulatur. Jeder Zahn besteht aus einer besonderen Hartsubstanz (= Dentin), der eine Krone aus hartem Zahnschmelz (= Enamelum) aufsitzt und die zentral von gallertigem Zahnmark (= Pulpa) ausgefüllt wird. Jeder Zahn wird durch spezialisierte Schleimhaut (= Gingiva) umsäumt und durch einen Zahnhalteapparat (= Parodontium) in einer Tasche des Kieferknochens (= Alveole) verankert. **Ontogenetische Läsionen** treten erst nach der Geburt auf, am häufigsten handelt es sich um odontogene Kieferzysten. Die am weitesten verbreiteten Zahnerkrankungen sind die **entzündlichen Läsionen**: Karies und Parodontitis. Beide haben eine bakterielle Pathogenese und beide führen, auf unterschiedlichen Wegen, langfristig zum Zahnverlust. Manche Fälle einer lokalisierten Gingivitis verlaufen mit einer knotenförmigen Wucherung des Zahnfleisches (= Epulis). Sie werden insofern auch als **tumorartige Läsionen** eingeordnet, zusammen mit Knochenprozessen, odontogenen Zysten und Hamartomen. Echte **neoplastische Läsionen** sind demgegenüber selten. Sie umfassen Knochentumoren im Kiefer sowie odontogene Tumoren des Epithels (Ameloblastom u. a.) und Mesenchyms.

12.2.1 Ontogenetische Läsionen

Orthologie: Die Entwicklung der Zähne erfolgt in drei Phasen. Sie beginnt in der Embryonalzeit mit der zweifachen Anlage von Milchgebiss und bleibendem Gebiss. Im Kleinkindesalter erfolgt der Durchbruch des Milchgebisses (20 Milchzähne; fünf je Kieferquadrant). Im Schulkindesalter beginnt der Zahnwechsel, die Milchzähne werden bis zum Alter von 10–12 Jahren ersetzt. Danach kommt es zum Durchbruch der hinteren großen Backenzähne, der letzte meist zwischen dem 18. und 22. Lebensjahr („Weisheitszahn"). Das gesunde Gebiss eines Erwachsenen umfasst 32 Zähne (acht je Kieferquadrant).

12.2.1.1 Zahnanomalien

Von langfristiger Bedeutung sind hauptsächlich die Abnormalitäten der bleibenden Zähne. Zu unterscheiden sind folgende Arten.

Formanomalien

Man unterscheidet a) Makrodontie (= zu große Zähne), b) Mikrodontie (= zu kleine Zähne) und c) Dentes confusi (= Zahnverschmelzung).

Zahlanomalien

Man unterscheidet a) Hypoodontie, bei der einzelne Zähne (meist Weisheitszahn) nicht angelegt sind, meist sporadisch; b) Hyperodontie in Form überzähliger Zähne, meist Weisheitszähne oder mittlere Schneidezähne; sehr selten.

Strukturanomalien

Amelogenesis imperfecta

Pathogenese: Bei dieser Gruppe seltener, genetisch determinierter Erkrankungen führen Funktionsdefekte der

Ameloblasten zur Aplasie, Hypoplasie, oder Hypokalzifikation des Zahnschmelzes. Bislang wurden hereditäre Mutationen im Gen für die Schmelzmatrixproteine Amelogenin (Locus; Xp22.1–22.3 und Y) und Ameloblastin (Locus: 4q21) entdeckt.

Morphologie: Milchzähne und bleibende Zähne sind von dieser Strukturanomalie in gleicher Weise betroffen. Die Zähne erscheinen meist glanzlos-grau oder gelblich, die bleibenden Zähne später auch bräunlich. Sie werden rasch kariös zerstört.

Dentinogenesis imperfecta

Pathogenese: Diese Gruppe umfasst verschiedene, autosomal dominant vererbliche Formen einer defekten Dentinbildung. Die dafür verantwortlichen Gene liegen im Bereich von Chromosom 4q12–23 und kodieren für Proteine wie das „Dentin-Sialophosphoprotein", das nach Bindung an Kollagen Typ I die Entstehung von Calciumapatit steuert. Man unterscheidet folgende Formen der Dentinogenesis imperfecta (DGI):
- DGI Typ I: assoziiert mit Osteogenesis imperfecta (S. 39).
- DGI Typ II: keine Assoziation mit Osteogenesis imperfecta; Inzidenz: 1 : 8000 Neugeborene.
- DGI Typ III: assoziiert mit Osteogenesis imperfecta (S. 39), klinisch ähnlich wie DGI Typ I oder II, aber mit mehrfach freiliegender Zahnpulpa bei dünner Dentindecke der durchgebrochenen Zähne.

Morphologie: Die Zahnkronen im Milch- und Dauergebiss sind bläulich-transparent („Glaszähne"). Der Dentinkern des Zahnes wird frühzeitig aufgebaut, der Kontakt zwischen Dentin und Schmelz lockert sich. Der Schmelz wird daher frühzeitig rissig und springt teilweise ab.

12.2.1.2
Kieferzysten

Odontogene Zysten

Aus Resten der embryonalen Zahnleiste oder der embryonalen Wurzelscheide (= Malassez-Epithelinseln) oder im Epithel eines Zahnfollikels entstehen häufig odontogene Kieferzysten. Sie erscheinen meistens im Erwachsenenalter als eine tumorartige Läsion (S. 661).

Nicht-odontogene Zysten

Im Bereich von ehemaligen Fusionszonen bei der embryonalen Entwicklung von Mundhöhle und Gesicht treten selten nicht odontogene Kieferzysten in Erscheinung, meist erst im Erwachsenenalter.

Nasopalatinale Zyste: In der ehemaligen Fusionszone des sekundären Gaumens (= Tractus nasopalatinus) lokalisiert (Region 11/12 oder 21/22), von zylindrischem Flimmerepithel oder Plattenepithel ausgekleidet (d. h. Epithel wie in Nasen- oder Mundhöhle).

Globulomaxilläre Zyste: In der ehemaligen Fusionszone des Processus globularis von einem medialen Nasenwulst mit dem Oberkieferfortsatz, d. h. intraossär lokalisiert (Region 12/23 oder 22/23); von mehrschichtigem Plattenepithel oder Flimmerepithel ausgekleidet (d. h. Epithel wie in Nasen- oder Mundhöhle).

Nasolabiale Zyste (Syn.: nasoalveoläre Zyste): Sie ist in der ehemaligen Verschmelzungszone eines lateralen Nasenwulstes mit dem Oberkieferfortsatz (= Rinne des Ductus nasolacrimalis), d. h. extraossär an die Maxilla angrenzend lokalisiert (Region 12/13 oder 22/23). Sie wird von Zylinderepithel, eventuell auch Becherzellen ausgekleidet (d. h. Epithel wie im Tränennasengang).

12.2.2
Entzündliche Läsionen

Zahnkaries

Definition: Diese häufigste Zahnerkrankung entspricht einem bakteriell ausgelösten, fortschreitenden Abbauprozess der Zahnhartsubstanz (lat. caries = Fäulnis).

Pathogenese: Die Auslösung und der Verlauf eines kariösen Prozesses sind multifaktoriell bedingt. Im Zentrum stehen Bakterien der Mundflora und Kohlenhydrate aus der Nahrung (unter anderem „Süßigkeiten").
- *Bildung von Zahnbelag:* Durch Einwirkung bakterieller Enzyme bilden sich aus Glykoproteinen im Speichel Beläge an der Zahnoberfläche (oraler Biofilm).
- *Plaquebakterien:* Bakterien besiedeln den Biofilm. Das Plaquebakterium Streptococcus mutans bildet eine Matrix aus Dextranen, an der andere Bakterien anhaften (= Plaques). Modifizierend wirken hierbei der Speichelfluss und das sekretorische IgA im Speichel.
- *Säurebildung:* Plaquebakterien wie Streptococcus mutans, Lactobacillus casei, Actinomyces naeslundii sind in der Lage, Kohlenhydrate aus der Nahrung zu organischen Säuren abzubauen.
- *Apatitauflösung:* Die Säuren lösen unter anderem Calciumapatit aus dem Zahnschmelz heraus. Bei einer Imbalance mit der Remineralisierung (Fluor) führt dies zur Aufweichung des Zahnschmelzes.
- *Dentinzerstörung:* Bei weiterem Fortschreiten wird auch das Dentin zerstört und die Pulpahöhle erreicht.

Morphologie: Kleine kariöse Läsionen sind entweder als kreidigweiße Flecke (infolge Entkalkung) oder auch als dunkle Farbveränderung auffällig (infolge eines Pigments, das durch chemische Reaktion zwischen Proteinen in der Plaque und bakteriellen Aldehyden entsteht). Typische Prädilektionsstellen sind die Fissuren und Grübchen an der Zahnoberfläche, die Kontaktflächen benachbarter Zähne und der Zahnhals.

Komplikationen: Pulpitis (s. u.), Zahnverlust.

Pulpitis

Definition und Pathogenese: Eine akute oder chronische Entzündung des Zahnmarks, durch folgende Faktoren hervorgerufen (Abb. 12.7):
- *bakteriell* durch eine bis zum Zahnmark hin penetrierende Karies (= Caries profunda); dies ist der weitaus häufigste Fall;
- *chemisch-toxisch* durch Zahnfüllungsmaterialien, z. B. Kunststoffe;
- *thermisch* durch Überhitzen bei der zahnärztlichen Präparation;
- *mechanisch* durch Traumatisierung bei der Zahnokklusion, z. B. wegen überhöhter Füllungen oder Kronen.

Morphologie: In der gallertigen Pulpa entsteht zunächst eine Hyperämie, der eine seröse Exsudation folgt. Abhängig von der Virulenz der eingeschleppten Bakterien entsteht bei akuter Pulpitis oft ein Pulpaabszess. Bei einer chronisch verlaufenden Pulpitis bildet sich öfters ein Granulationsgewebe, das polypös aus der offenen Pulpahöhle herausragt (= Pulpapolyp). Meistens führt die akute oder chronische Pulpitis letztlich zur Pulpanekrose („toter Zahn").

Klinisch äußert sich die akute Pulpitis als starker anhaltender, mitunter pochender Zahnschmerz. Der Maler und Poet Wilhelm Busch (1832 – 1907) hat es so beschrieben:

> Das Zahnweh, subjektiv genommen,
> ist ohne Zweifel unwillkommen;
> doch hat's die gute Eigenschaft,
> dass man dabei die Lebenskraft,
> die man nach außen oft verschwendet,
> auf einen Punkt nach innen wendet
> und hier energisch konzentriert.

Mit dem Pulpatod enden dann meist die heftigen Schmerzen („Totenstille").

Komplikationen: Wird der chronisch-entzündliche Prozess über die Wurzelkanäle oder die haarfeinen Kanälchen im Dentin auf das periapikale Gewebe fortgeleitet, resultiert dort eine lokale granulierende Entzündung (= periapikale Ostitis). Durch Knochenabbau entsteht Platz für ein apikales Zahngranulom, eventuell bildet sich eine radikuläre Zyste aus (s. dort). Infektionen können sich auch weiter in die benachbarten Weichteile des Gesichts bzw. Halses ausbreiten (Abszess; Phlegmome). Seltener ist eine eitrige Osteomyelitis im Kieferknochen.

Gingivitis

Definition: Sammelbezeichnung für verschiedene Formen von reaktiven Schleimhautveränderungen, die auf das Zahnfleisch (Gingiva) beschränkt sind.

Pathogenese: Unter denjenigen Faktoren, die eine Zahnfleischentzündung auslösen können, sind folgende am häufigsten:
- *Plaquebakterien* wegen mangelnder Mundhygiene;
- *Zahnstein* in Form harter Beläge am Zahnhals, die durch Niederschläge mineralischer Substanzen (vor allem aus Calciumcarbonat) aus dem Speichel entstehen, vornehmlich gegenüber den Ausführungsgängen großer Speicheldrüsen;
- *lokales Mikrotrauma* durch überstehende Zahnkronen oder Zahnfüllungen.

Morphologie: Eine einfache marginale Gingivitis besteht in einer Hyperämie (= Rötung) und Ödem (= Schwellung) des marginalen Zahnfleisches (Abb. 12.8a). Die Auflockerung des Gewebes begünstigt Verletzungen schon bei leichtem Kontakt (Zahnfleischbluten, z. B. beim Zähneputzen). Histologisch liegt ein leukozytäres Infiltrat von wechselhafter Dichte vor.

Komplikationen: Aus einer persistierenden Gingivitis resultiert eine lokale Atrophie der Gingiva (= Zahnfleischschwund). Dies kann zur Bildung einer Tasche am Zahnrand führen. (s.u.: Parodontitis).

Differenzialdiagnostisch kommen reaktive nichtentzündliche Gingivareaktionen in Betracht, die unter anderem durch eine Schwangerschaft (Abb. 12.8b) oder bestimmte Medikamente (Abb. 12.8c) hervorgerufen werden.

Parodontitis

Definition: Klinischer Sammelbegriff für Entzündungsprozesse, die zu einem Abbau im Zahnhalteapparat führen. Die frühere Bezeichnung Parodontose ist obsolet, seitdem bekannt ist, dass es sich um eine meist bakteriell bedingte Entzündung handelt.

Pathogenese und Morphologie: Die Bildung einer Zahnfleischtasche bei Gingivitis (s. o.) entspricht gewissermaßen einer Vorphase der Parodontitis. Diese Tasche

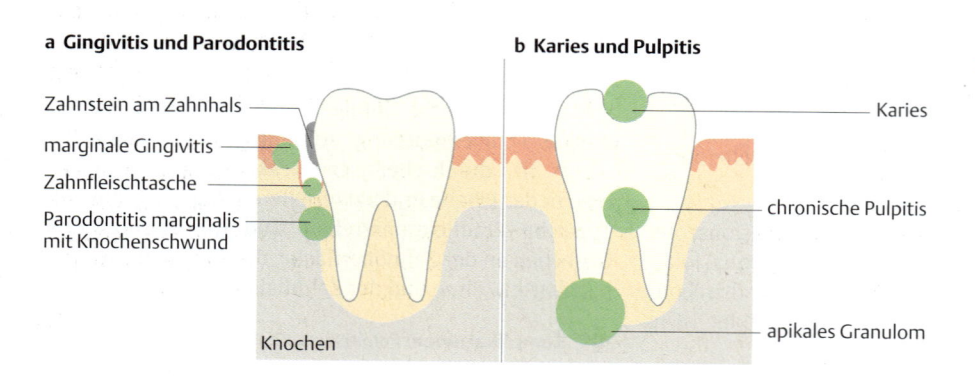

Abb. 12.7 Entzündliche Zahnerkrankungen.

a Gingivitis und Parodontitis
- Zahnstein am Zahnhals
- marginale Gingivitis
- Zahnfleischtasche
- Parodontitis marginalis mit Knochenschwund
- Knochen

b Karies und Pulpitis
- Karies
- chronische Pulpitis
- apikales Granulom

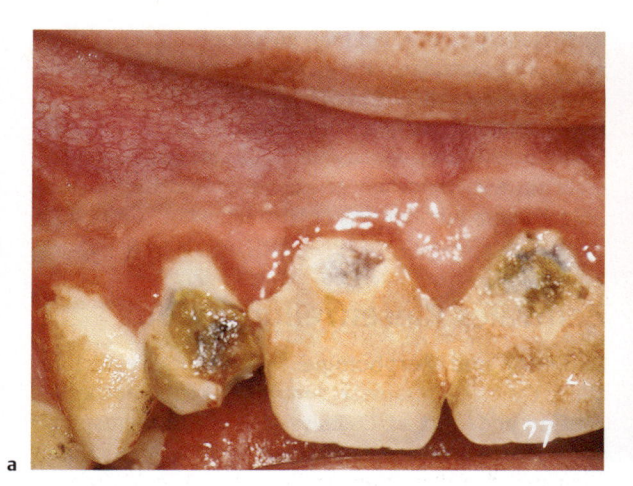

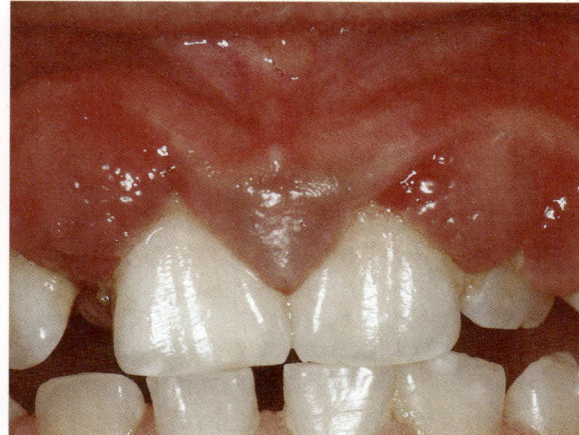

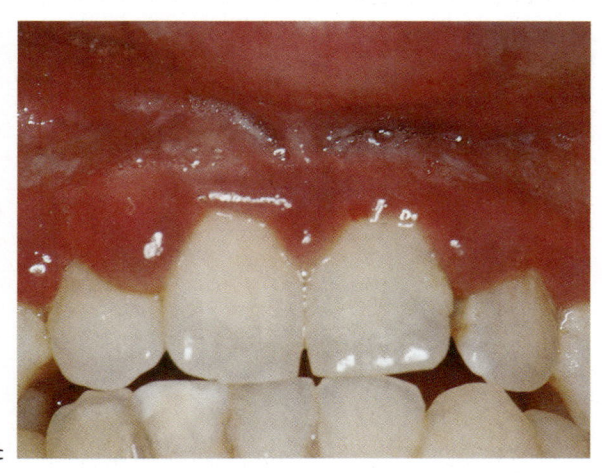

Abb. 12.8 **Zahnfleischveränderungen:**
a Gingivitis als Mitreaktion bei massiven bakteriellen Zahnbelägen;
b hormonell bedingte Hyperplasie der Gingiva (Schwangerschaft);
c medikamentös bedingte Hyperplasie der Gingiva (Hydantoin).

entspricht einer Nische, in der vornehmlich durch Einwirkung von Bakterien der Mundflora (z. B. Porphyromonas gingivalis, Actinobacillus actinomycetemcomitans u. a.) eine chronische Entzündung unterhalten wird (= Parodontitis marginalis). Durch Abbau des Desmodonts, als Teil des Zahnhalteapparates, und Knochenschwund der Alveole geht die Verankerung des Zahnes teilweise verloren (= Parodontitis profunda). Dies führt zur Zahnlockerung.

+ Komplikation: Zahnausfall.

12.2.3
Tumorartige Läsionen

Manche Fälle einer chronischen Gingivitis führen zu einer umschriebenen Verdickung des Zahnfleisches, die makroskopisch wie ein Tumor erscheint. Andere Formen tumorartiger Läsionen sind odontogene Kieferzysten und odontogene Hamartome sowie Knochenläsionen (S. 663).

12.2.3.1
Epulis

Sammelbezeichnung für verschiedene Formen einer örtlich umschriebenen, knotenförmigen Verdickung des Zahnfleisches (gr. epi-oulon = auf dem Kiefer) (vgl. Abb. 12.9 a).

Granulomatöse Epulis

Syn.: Granuloma pyogenicum

Pathogenese: Als auslösend gilt eine entzündliche Reizung des Periosts. Ferner sind hormonelle Einflüsse bedeutsam: Diese lokalisierte Form einer hyperplastischen Gingivitis tritt gehäuft in der Schwangerschaft auf.

Morphologie: Diese halbkugelige Läsion hat, neben einem leukozytären Infiltrat im Interstitium der Gingiva, zusätzlich ein überschießendes, stark vaskularisiertes Granulationsgewebe (= Epulis granulomatosa). Dementsprechend ist sie stark gerötet, sie blutet leicht und heftig. Das überkleidende Plattenepithel ist meist defekt.

Fibromatöse Epulis

Pathogenese: Oftmals entsteht diese Läsion sekundär aus einer granulomatösen Epulis (s. o.), mitunter tritt sie aber spontan auf. Offenbar handelt es sich um ehemaliges Granulationsgewebe, das nach Abklingen der Entzündung in ein faserreiches Bindegewebe umgewandelt wurde.

Morphologie: Die knötchenförmige Läsion besteht aus einem kollagenfaserreichen Bindegewebe. Sie wird von intaktem Plattenepithel überdeckt. Je nach Durchblutung ist der makroskopische Aspekt blass bis fleischfarben.

Peripheres Riesenzellgranulom

Pathogenese: Wahrscheinlich handelt es sich um eine reaktive Gewebeveränderung auf eine lokale Reizung.

Morphologie: Dieses extraossäre, tumorartige Granulationsgewebe (Granulom) an der Gingiva enthält histologisch viele Fibroblasten und mehrkernige Riesenzellen vom Osteoklastentyp (= Epulis gigantocellularis = Riesenzellepulis). Blutungen führen zu einem bläulich-bräunlichen Aspekt. (Abb. 12.**9**).

Die Bezeichnung „peripher" bezieht sich hier auf die extraossäre Lokalisation der Läsion, in Abgrenzung zum intraossär im Kieferknochen gelegenen „zentralen" Riesenzellgranulom mit identischer Histologie (s. u.).

12.2.3.2
Zentrales Riesenzellgranulom

Definition und Morphologie: Diese wahrscheinlich reaktive Läsion ist intraossär (zentral) im Kieferknochen lokalisiert und führt zur Osteolyse. Histologisch entspricht sie einem zellreichen Granulationsgewebe mit zahlreichen mehrkernigen Riesenzellen vom Osteoklastentyp, sie ist also analog zum peripheren Riesenzellgranulom an der Gingiva (s. o.).

Hauptlokalisation: Unterkiefer; Manifestationsalter: < 30 Jahre (♀ ≥ ♂).

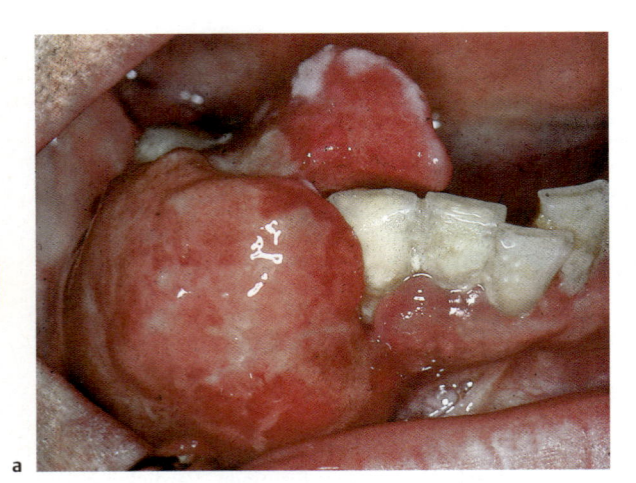

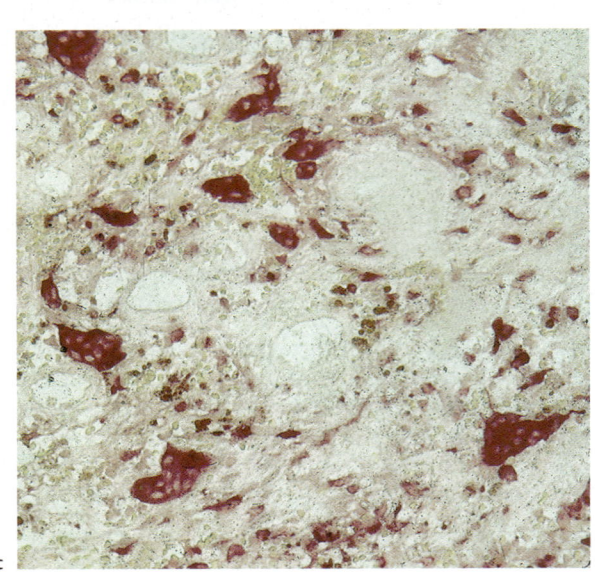

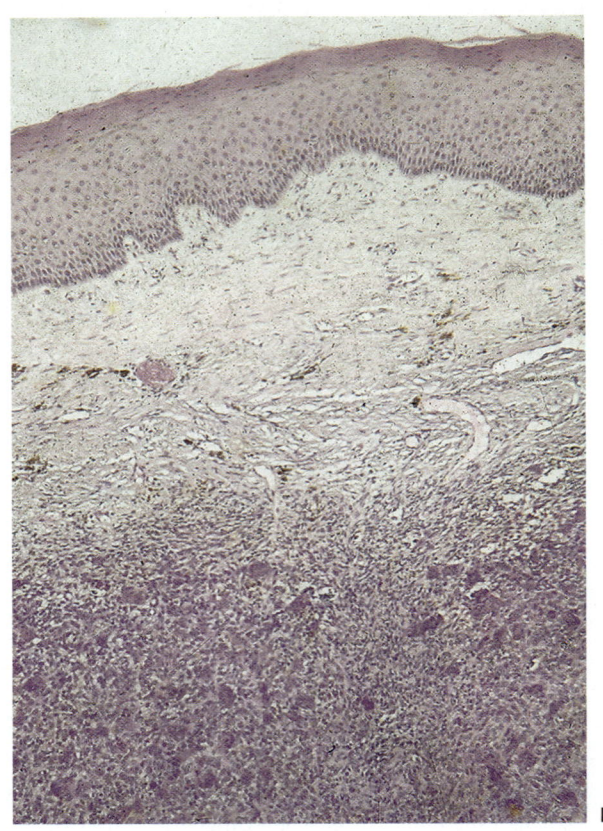

Abb. 12.**9** Peripheres Riesenzellgranulom der Gingiva:
a Tumorartiger Befund in Region 43/44;
b Granulationsgewebe mit zahlreichen mehrkernigen Riesenzellen (HE Vergr. 1:75);
c ähnliche Differenzierung der Riesenzellen wie osteoklastäre Riesenzellen (positive Reaktion für tartratresistente saure Phosphatase).

12.2.3.3
Odontom

Definition: Eine tumorartige Fehlbildung (= Hamartom), die differenziertes epitheliales und mesenchymales Zahngewebe bzw. Zahnhartsubstanz enthält. Diese Läsion wächst nur während der Zahnbildungsphase.

Morphologie: Histologisch liegen alle am Aufbau des Zahnes beteiligten Gewebetypen (Schmelz, Dentin, Zement, Pulpa) gemischt vor. Nach Abschluss des Wachstums bleibt kein oder nur wenig Epithel zurück. Gemäß der Textur können folgende Formen unterschieden werden:

- *Verbundtyp (= composite odontoma):* Die Gewebetypen sind annähernd regelmäßig miteinander verbunden, sie bilden mehrere, zahnartig aufgebaute kleine Gewebepartikel („Dentikel"). Konsistenz: hart.
- *Zusammengesetzter Typ (= complex odontoma):* Die Gewebetypen sind unregelmäßiger zusammengesetzt. Konsistenz: teilweise weicher.

12.2.3.4
Fibröse Dysplasie

Siehe S. 1152

12.2.3.5
Odontogene Kieferzysten

Definition: Sammelbezeichnung für Hohlräume im Ober- oder Unterkiefer, die von odontogenem Epithel ausgekleidet werden. Dies Epithel entspricht entweder Resten der embryonalen Zahnleiste, einer Zahnanlage oder Resten der embryonalen Wurzelscheide (= Malassez-Epithelinseln). Solche odontogenen Zysten kommen recht häufig vor.

Pathogenese: Entzündlich oder dysontogenetisch (Abb. 12.**10**).

Radikuläre Zyste

Definition und Pathogenese: Diese weitaus häufigste Form einer Kieferzyste (> 80 %) entsteht im Bereich einer Zahnwurzelspitze, selten auch lateral der Wurzel (lat. radix). Sie entwickelt sich fast immer als Folge einer periapikalen Entzündung nach dem Pulpatod des Zahnes (s. o.). Über einen bislang ungeklärten Mechanismus induziert die chronische Entzündung eine Proliferation von ortsständigen Malassez-Epithelinseln (s. o.). Epithelzellstränge wachsen in das periapikale Granulationsgewebe (= apikales Granulom), das zentral zerfällt, und kleiden das entstehende Lumen aus. Durch Wachstum des Epithels formt sich die Zyste weiter aus und kann sich durch osmotische Vorgänge vergrößern. Der angrenzende Kieferknochen wird um- und abgebaut. Diese häufigen Zysten bilden sich fast ausschließlich an bleibenden Zähnen und nur selten an Milchzähnen.

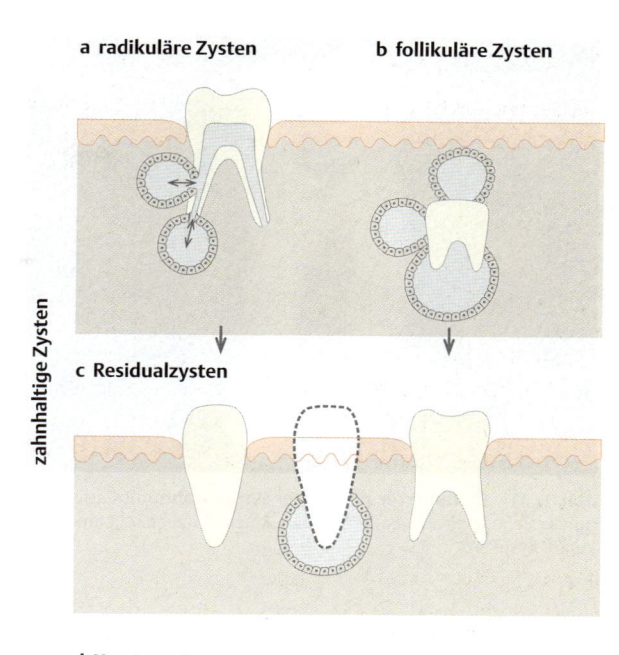

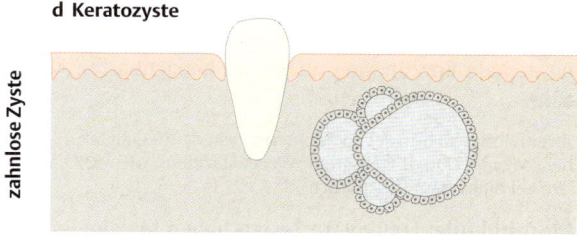

Abb. 12.**10** **Odontogene Kieferzysten,** häufige Formen:
a Radikuläre Zyste, apikal und lateral;
b follikuläre Zyste, koronar, lateral, und periapikal;
c Residualzyste nach Zahnextraktion;
d odontogene Keratozysten, ein- und mehrkammrig.

Manifestationsalter: 20.–40. Lebensjahr; Lokalisation: Oberkiefer > Unterkiefer.

Morphologisch sind radikuläre Zysten stets einkammrig und meist 0,5–1,5 cm groß, sie können aber auch größer werden (Abb. 12.**11**). Das Epithel ist flach oder mehrschichtig, und unverhornt. Die Wand besteht aus einem Granulationsgewebe, die äußere Hülle aus Bindegewebe, das an den Knochen angrenzt.

Sonderform: Residualzyste.
Wird nach der Extraktion eines pulpatoten Zahnes, oder nach einer Wurzelspitzenresektion, Granulationsgewebe belassen, kann sich auch erst dann eine radikuläre Zyste ausbilden („Residualzyste"). Ebenso können nach unvollständiger Entfernung einer radikulären Zyste Lokalrezidive entstehen.

Follikuläre Zyste

Definition und Pathogenese: Diese einkammerigen Kieferzysten umschließen meist die Krone eines noch nicht durchgebrochenen Zahnes und hängen immer an dessen Halsbereich. Sie entstehen durch zentralen Zerfall und

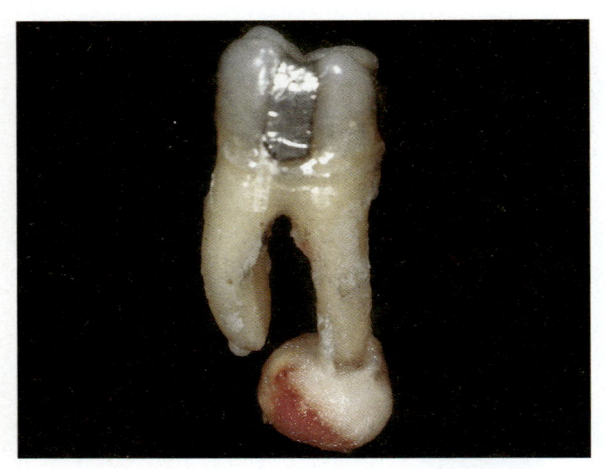

Abb. 12.11 **Extrahierter pulpatoter Backenzahn** mit Caries profunda (siehe Inlay auf der Zahnkrone). Einer Wurzel hängt eine radikuläre Zyste an.

Flüssigkeitsansammlung innerhalb des epithelialen Zahnfollikels. Auslösend ist wahrscheinlich eine fortgeleitete entzündliche Reaktion aus der Umgebung, z. B. eine apikale Entzündung an einem benachbarten Milchzahn.

Zweithäufigste Form der odontogenen Zysten; Altersgipfel: 2. – 4. Lebensdekade; Hauptlokalisation: Weisheitszähne (UK > OK), vor allem bei fehlendem Durchbruch (♂ : ♀ = 2 : 1).

Morphologie: Follikuläre Zysten haben histologisch ein schmales, wenig ausdifferenziertes Epithel. Ihre Wand entspricht meist entzündungsfreiem Bindegewebe. Sekundär auftretende Entzündungen führen eine Verdickung und Ausdifferenzierung des Epithels herbei.

+ **Komplikation:** In einem kleineren Teil der Fälle entstehen aus dem Zystenepithel Tumoren (s. Abschnitt Ameloblastome).

Sonderform: Durchbruchszyste (Eruptionszyste).
Sie findet sich gelegentlich beim Durchbruch eines Zahnes (engl. eruption cyst). Sie ist ebenfalls um die Zahnkrone herum ausgebildet, liegt aber teilweise außerhalb des Kieferknochens und wölbt daher die Schleimhaut oft vor. Der histologische Befund meist durch die entzündliche Genese geprägt.

Odontogene Keratozyste

Definition: Diese Zysten werden von einem verhornenden Plattenepithel ausgekleidet.

Dritthäufigste Form der odontogenen Zysten; Prädilektionsalter: 10.–40. Lebensjahr; Hauptlokalisation: Unterkieferwinkelbereich (♂ : ♀ = 1 : 1).

Pathogenese: Sie entstehen mutmaßlich aus der epithelialen Zahnleiste oder deren Resten. Der auslösende Faktor für ihre Entwicklung ist bislang unbekannt (Sonderfall: Basalzellnävussyndrom; s. u.). Oft haben sie keinen direkten Bezug zu einem Zahn („zahnlose Zysten")

Morphologie: Primär sind die Zysten einkammerig. Das Plattenepithel ist dünn, es verhornt para- oder orthokeratotisch. Durch Proliferation und Abfaltungen des Epithels können Tochterzysten entstehen, so dass sekundär eine mehrkammrige Keratozyste vorliegt.

+ **Klinik:** Die Keratozysten wachsen expansiv, verdrängend, ähnlich wie ein zystischer Tumor. Nach Operation besteht eine hohe Rezidivneigung.

+ **Sonderform:** Basalzellnävussyndrom (= Gorlin-Goltz-Syndrom).
Multiple und bilaterale Keratozysten im Kiefer, die oftmals schon in jungem Lebensalter vorliegen, sind ein geläufiger Teilaspekt dieses seltenen, autosomal dominant vererbten Krankheitsbildes. Seine genetische Grundlage ist eine Mutation im PTCH-Gen auf Chromosom 9q22.3 (s. S. 955). Der Phänotyp dieses Syndroms umfasst unter anderem:
– Keratozysten des Kieferknochens,
– multiple Basalzelltumoren (in jungem Alter),
– palmoplantare Dyskeratosen,
– Rippen- oder Skelettanomalien,
– ovarielle Fibrome, Medulloblastom.

12.2.4
Neoplastische Läsionen

Die häufigsten Tumoren des Kauapparates sind Läsionen des Kieferknochens (s. S. 1153). Tumoren des Zahngewebes (= odontogene Tumoren) sind selten. Das Spektrum widerspiegelt die embryologische Entwicklung der Zahnanlage. Es umfasst benigne Tumoren des odontogenen Epithels (= ameloblastische Tumoren), des odontogenen Ektomesenchyms sowie die mischdifferenzierten (= ameloblastisch-mesenchymalen) Tumoren. Odontogene Karzinome sind sehr selten, Sarkome sind Raritäten.

Ameloblastom

Definition: Gutartiger, aber lokal invasiv wachsender Tumor mit einer Differenzierung wie das odontogene (= ameloblastische) Epithel. Ein Teil der Tumoren entsteht auf dem Boden einer follikulären Kieferzyste.

Das seltene Ameloblastom ist der relativ häufigste Tumor des Zahngewebes. Hauptlokalisation: Unterkiefer (ca. 70% im Kieferwinkel). Manifestationsalter: 4.–5. Lebensdekade (♂ >> ♀).

Morphologie: Der Tumor wächst anfangs meist solide. Im Verlauf entstehen dann oft Zysten, so dass ein multizystischer Tumor entsteht (Röntgenbild: „seifenblasenartige" Kieferaufhellung; Abb. 12.12 a). Das expansive Wachstum erfolgt ohne scharfe Begrenzung.
Histologisch liegen vornehmlich zwei Wuchsformen vor, Mischformen sind häufig:
- *Follikulärer Typ:* Die Tumorzellen bilden separate Nester mit zylindrischen Epithelzellen am äußeren Rand, und mit Komplexen von sternförmigen Zellen im Zentrum. Durch Spaltbildungen im Zentrum können sekundär kleine Zysten entstehen.
- *Plexiformer Typ:* Die Tumorzellen bilden geflechtartig (= plexiform) miteinander verbundene Stränge kubischer Epithelien (Abb. 12.12 b).

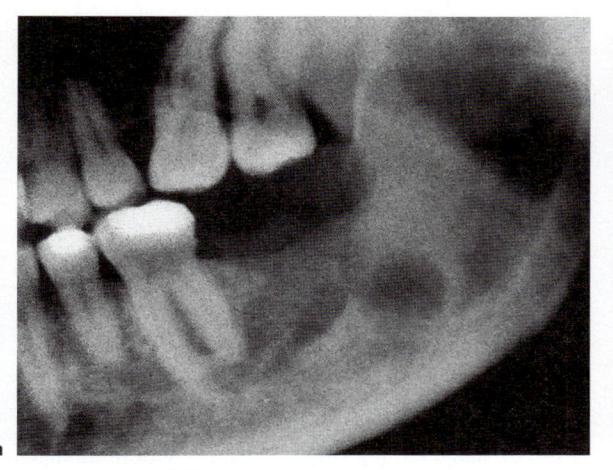

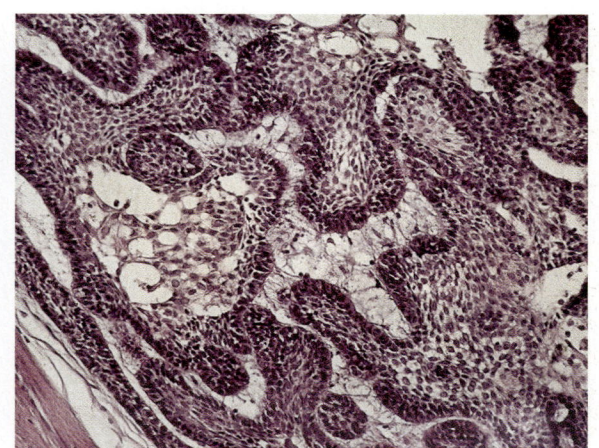

Abb. 12.12   Ameloblastom
a Röntgenbild mit seifenblasenartiger Aufhellung im Unterkiefer;
b geflechtartige Verbände epithelialer Tumorzellen (plexiformer Typ).

Klinik: Die Läsion wächst langsam und verursacht keine Schmerzen. Größere Tumoren führen zur Auftreibung des Kieferknochens mit Verdrängung und Lockerung der benachbarten Zähne. Infolge der unscharfen Begrenzung wird eine Resektion im Gesunden angestrebt. Rezidivneigung 25 %.

Malignes Ameloblastom

Definition und Morphologie: Der epitheliale Tumor hat eine ameloblastomähnliche Differenzierung, weist aber zusätzlich zytologische und histologische Merkmale der Malignität auf (Zellatypien, invasives Wachstum). Er kann metastasieren.

Klinik: Diese sehr seltene Form eines odontogenen Karzinoms kann sekundär aus einem benignen Ameloblastom hervorgehen, aber auch ohne vorherigen Tumor entstehen.

Eine pathologische TNM-Klassifikation der seltenen odontogenen Tumoren ist noch nicht etabliert.

12.3 Speicheldrüsen

Die drei großen Kopfspeicheldrüsen und die kleinen Mundspeicheldrüsen sind jeweils läppchenartig gegliedert. Sie bestehen gemischt aus serösen und muzinösen Drüsenazini sowie einem System von Ausführungsgängen. Zusammen bilden sie täglich etwa 0,5 – 1 l Speichel im Mund. Zu den geläufigen **ontogenetischen Läsionen** gehören ektopes Lymphknotengewebe innerhalb der Parotis und heterotopes Speicheldrüsengewebe in zervikalen Lymphknoten. **Funktionelle Läsionen** umfassen Störungen der Bildung und Absonderung des Speichels. Deren Ursachen sind vielfältig. Häufig handelt es sich um mittelbare Folgen einer Entzündung. Nur ein kleiner Teil ist unmittelbar auf eine Erkrankung des Drüsenparenchyms selbst zurückzuführen (= Sialadenose). Eine Obstruktion der Ausführungsgänge ist die häufigste Ursache für **entzündliche Läsionen.** Die meisten Formen einer Sialadenitis sind insofern nichtinfektiöser Genese und verlaufen chronisch. Sie können mitunter zu einer ausgeprägten Fibrose führen und so als **tumorartige Läsion** auffallen. Die meisten **neoplastischen Läsionen** entsprechen epithelialen Tumoren. Der häufigste Tumortyp ist dabei das pleomorphe Adenom. Mesenchymale Tumoren dominieren im Kindesalter.

12.3.1 Ontogenetische Läsionen

Orthologie: Die Speicheldrüsen entwickeln sich aus dem Ektoderm, gemeinsam mit dem Epithel der Mundhöhle. Als erstes findet in der 6. Embryonalwoche die Anlage der Glandula submandibularis statt. Es folgen bis zur 9. Embryonalwoche die Anlagen der Parotis und der Sublingualis. Am Ende des 3. Monats haben alle Speicheldrüsen ihre definitive Lokalisation erreicht. Diesem ersten Entwicklungsstadium mit dichotom verzweigter Gangsprossung folgt bis Ende des 7. Schwangerschaftsmonats eine zweite Phase der primitiven Läppchengliederung und Ausbildung eines Gangsystems. Erst ab dem 8. Monat findet eine strukturelle Reifung des Epithels statt, die sich nach der Geburt noch weiter fortsetzt.

Angeborene isolierte Fehlbildungen einer der großen Speicheldrüsen sind sehr selten. Sie kommen meistens im Rahmen komplexer branchiogener Fehlbildungssyndrome vor, in Form von:

- *Aplasie und Hypoplasie*: einseitiges oder beidseitiges Fehlen/Fehlanlage einer Drüse;
- *Dystopie:* abnormale Lage einer der Speicheldrüsen, bei regelrechtem Aufbau;
- *Ektopie:* zusätzliches Speicheldrüsengewebe mit eigenem Ausführungsgang (vor allem im Randbereich der kapsellosen Parotis).

12.3.2
Funktionelle Läsionen

Orthologie: Der Speichelsaft (Saliva) wird zu etwa 95% in den drei paarigen Kopfspeicheldrüsen gebildet, die ein qualitativ und quantitativ unterschiedliches Sekret produzieren. Die vielen kleinen Mundspeicheldrüsen liefern zusammen etwa weitere 5% vom gesamten Speichelvolumen. Es beträgt zusammen etwa 0,5–1,0 l pro Tag. Aus dem primären Sekret der Azini werden im Gangsystem Wasser und Elektrolyte teilweise resorbiert. Der sezernierte Speichelsaft besteht zu 99% aus Wasser, er enthält Elektrolyte und Bicarbonat (zur Regulation des pH-Werts in Mundhöhle und Speiseröhre) sowie Proteine, unter anderem verdauungsaktive Enzyme (Amylase), sekretorisches Immunglobulin (sIgA) und Lysozym sowie Wachstumsfaktoren.

Verschiedene Störungen der Bildung und Sekretion des Speichels resultieren symptomatisch in quantitativen oder qualitativen Abnormalitäten:
- *Sialorrhoe:* gesteigerte Speichelabsonderung bei a) parasympathischer Stimulation, b) Schwangerschaft, c) Zahndurchbruch bei Kindern, d) Erkrankungen der Mundschleimhaut und Zunge, e) Zerebralparetikern mit gestörtem Mundschluss;
- *Hyposialie:* Verminderung der Speichelabsonderung a) bei Exsikkose, Alkoholkrankheit und Kachexie, b) bei erhöhtem Sympathikotonus (auch medikamentös), c) bei Drüsenparenchymverlust (Sicca-Syndrom; s. u.);
- *Dyschylie:* qualitativ anormale Speichelsaftbildung bei a) Medikamentenkonsum, b) Nikotinkonsum, c) Mangelernährung (oft bei Alkoholkrankheit), c) angeborenen Stoffwechselstörungen wie Mukoviszidose.

Diese Dysfunktionen sind mehrheitlich sekundäre Folgen einer Entzündung in der Speicheldrüse (s. u.), teilweise aber auch Ausdruck einer primären Störung im Drüsenparenchym.

Sialolithiasis

Pathogenese: Speichelsteine entstehen als Folge einer Dyschylie. Der qualitativ abnormale Speichelsaft hat eine erhöhte Viskosität, die zu scholligen Komplexen von Mukoglykoproteiden führt (=Gelbildung). Diese organische Matrix bildet den Kern für eine Präzipitation von anorganischen Salzen, speziell von Calciumphosphat und -carbonat.

Prädilektionsalter: >40 Jahre; Hauptlokalisation: Speichelgang der Submandibularis ($♂ >> ♀$).

Komplikationen: Eine Einklemmung eines Speichelsteins bedingt kolikartige Schmerzattacken. Der Sekretfluss aus dem nachgeschalteten Drüsengewebe wird obstruiert (s. Abschnitt chronische Sialadenitis).

Sialadenose

Definition: Seltene Erkrankung des Drüsenparenchyms mit Stoffwechsel- und Sekretionsstörungen ohne Vorliegen einer Entzündung. Sie geht mit einer schmerzlosen, meist beidseitigen Schwellung der Parotis einher.

Manifestationsalter: 40–50 Jahre ($♂ = ♀$).

Pathogenese: Diese Erkrankung ist oft assoziiert mit a) endokrinen Störungen wie Diabetes mellitus, Hypothyreose; b) Mangelernährung wie Eiweiß-, Vitaminmangel, Alkoholkrankheit; c) Medikamenten wie Hypertensiva, Psychopharmaka. Kausalpathogenetisch wird eine Störung im autonomen Nervensystem angenommen.

Morphologisch sind die Drüsenazini deutlich vergrößert, ihr Durchmesser ist teilweise mehr als verdoppelt. Das Zytoplasma der Azinuszellen enthält vermehrte Granula, die unterschiedlich ausgereift sein können. Die Zellkerne sind nach basalwärts verlagert. Ultrastrukturell sind zusätzlich degenerative Veränderungen an den Nerven nachzuweisen.

Klinik: Symptomatisch resultieren eine Dyschylie und Hyposialie. Die schmerzlose Schwellung der großen Speicheldrüsen imponiert wie ein Tumor.

Mukoviszidose

Definition und Pathogenese: s. S. 54.

Morphologie: Die Ausführungsgänge werden von abnormalem Sekret ausgefüllt (vor allem Submandibulardrüse). Langfristig führt diese Obstruktion zu zystischen Gangerweiterungen und zur Atrophie sowie Fibrose des Drüsenparenchyms (daher Syn.: „zystische Fibrose").

12.3.3
Entzündliche Läsionen

Entzündungen in den Speicheldrüsen (=Sialadenitis) werden traditionell in akute und chronische Formen unterteilt. Die akut verlaufenden Formen haben fast immer eine infektiöse Ätiologie (bakteriell, viral). Die Mehrzahl der Fälle nimmt einen chronischen Verlauf, ihre Ätiologie ist unterschiedlich. Unabhängig von den auslösenden Faktoren sind die Wege der einwirkenden Noxe von pathogenetischer Bedeutung (duktal-kanalikulär, hämatogen, lymphogen).

12.3.3.1
Bakterielle Sialadenitis

Ein verminderter Speichelfluss (= Hyposialie) ermöglicht ein retrogrades Aufsteigen von Bakterien aus der Mundhöhle in die Speicheldrüsengänge. Häufige Erreger sind Streptokokken der Gruppe A und Staphylococcus aureus. Zu Beginn der duktogenen akuten Entzündung enthalten die Gänge im Lumen eitriges Sekret, periduktal ist ein Ödem ausgebildet. Im Verlauf dieser eitrigen Sialadenitis werden die Gangepithelien zerstört, die akute Entzündung greift dann weiter auf das Drüsenparenchym über.

12.3.3.2
Virale Sialadenitis

Parotitis epidemica

Definition und Pathogenese: Diese tyische Kinderkrankheit (= Mumps) wird durch eine Tröpfcheninfektion mit dem Mumpsvirus (S. 245) ausgelöst, das über die Mund- oder Nasenhöhle aufgenommen wird. Nach lokaler Virusvermehrung kommt es zur Virämie und dabei zur Infektion der Parotis.

Morphologie. Histologisch führt die virale Infektion zu zytopathischen Effekten speziell an den serösen Azinuszellen und zu deren Nekrose. Dies geht mit lymphozytärer und plasmazellulärer Infiltration und interstitiellem Ödem einher. Es resultiert eine beidseitige Schwellung der Parotis („Hamsterbacken").

> **+ Komplikationen:** Die akute Infektion verläuft öfters unbemerkt. Im Rahmen der Virämie können auch andere Organe viral infiziert werden und entzündliche Läsionen aufweisen, vor allem Gehirn, Hoden, Ovarien und Pankreas. Die mögliche Spätfolge einer Mumpsorchitis kann Infertilität sein.

CMV-Sialadenitis

Definition: Eine Infektion mit dem Zytomegalovirus (CMV, S. 239) kommt vornehmlich durch intrauterine Infektion beim Neugeborenen sowie bei Erwachsenen mit Immunabwehrschwäche vor.

Morphologie: Ihr histologisches Merkmal sind stark vergrößerte Epithelzellen (=Zytomegalie) mit markanten Kerneinschlusskörperchen in den Speichelgängen (Eulenaugenphänomen). Nekrosen der Epithelien fehlen. Je nach Immunitätslage kommt noch eine lymphozytäre interstitielle Infiltration hinzu (Abb. 12.13).

12.3.3.3
Obstruktive Sialadenitis

Definition: Chronische Entzündung einer Speicheldrüse als Folge einer mechanischen Behinderung des Speichelflusses (= Obstruktion).

Häufigste Form einer chronischen Sialadenitis. Hauptlokalisation: große Speicheldrüsen. Altersgipfel: 5. Dekade (♂:♀ = 1 : 1).

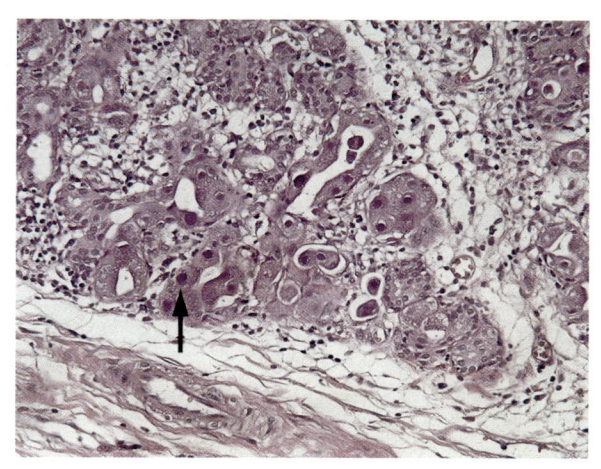

Abb. 12.**13** **CMV-Sialadenitis** mit typischen Eulenaugenzellen infolge viraler Kerneinschlüsse (HE, Vergr. 1 : 200).

Pathogenetisch bedeutsam sind zwei Faktoren:
- *Mechanische Gangobstruktion:* Sie wird in großen Speicheldrüsen meistens durch Speichelsteine hervorgerufen, ferner durch Gang- oder Mündungsstrikturen oder Kompression von außen (z.B. Tumor). In den kleinen Speicheldrüsen sind es bevorzugt lokale Entzündungen.
- *Speicheleindickung?* Entstehung von Mikrokonkrementen infolge Dyschylie.

Morphologie: Histologisch sind die Speichelgänge oftmals nur mäßig erweitert, periduktulär sind herdförmige lymphozytäre Infiltrate vorhanden. Die ektatischen Lumina enthalten eingedicktes („scholliges") Sekretmaterial, auch Extravasate von Sekret können vorkommen. Stärker ausgeprägte intraglanduläre Gangektasien gehen mit Veränderungen des Gangepithels und einer Atrophie nachgeschaltercher Azini einher sowie mit dichterer und diffus verteilter leukozytärer Infiltration. In fortgeschrittenen Fällen liegt eine ausgeprägte Fibrose des Drüsengewebes bei hochgradiger Atrophie der Drüsenazini vor.

> **+ Klinische Verlaufsform:** Trotz ihrer relativen Häufigkeit ist die obstruktive Sialadenitis kein klinisch etabliertes Krankheitsbild. Statt dessen werden klinisch öfter 2 besondere Verlaufsformen unterschieden:
>
> **1. Chronisch rezidivierende Parotitis**
> Klinisch definiertes Krankheitsbild mit rezidivierenden schmerzhaften Schwellungen der Parotis, einseitig oder alternierend, selten beidseitig. Pathogenetisch wird ein multifaktorielles Geschehen mit Obstruktion angenommen. Als mögliche anatomische Disposition gilt eine verstärkte Abknickung des relativ langen Ausführungsgangs, was folgende pathogenetische Kettenreaktion nach sich zieht: Sekretabflussstörung → Gangektasien → Sekreteindickung → Entzündungsreaktion.
>
> Neben der schmerzhaften Schwellung (Kieferklemme) haben die Patienten oft ein sichtbar verändertes Speichelsekret aus der Parotis (milchig, körnig, oder eitrig). Eine Hyposialie tritt selten auf (Kompensation durch die anderen Speicheldrüsen).

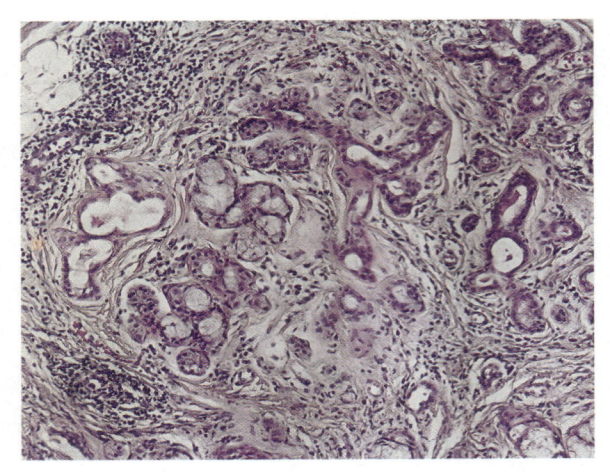

Abb. 12.**14 Chronische Sialadenitis submandibularis** mit weitgehender Zerstörung des Drüsenparenchyms, Fibrose und nur noch geringem entzündlichem Infiltrat (HE, Vergr. 1 : 100).

2. **Chronisch sklerosierende Sialadenitis submandibularis (Küttner-Tumor)**
Primär obstruktive Sialadenitis mit Schwellung der Submandibulardrüse mit fortschreitender Parenchymdestruktion, interstitieller Fibrose und tumorähnlichem derbem Tastbefund (Erwachsenenalter).

Neben einer lithogenen, obstruktiven Sekretionsstörung werden auch interkurrente bakterielle Infektionen sowie eine besondere immunpathologische Reaktion als mögliche pathogenetische Faktoren angesehen.

Im Verlauf wird das sekretorische Parenchym reduziert, während das fibröse Narbengewebe zunimmt (Abb. 12.14). In fortgeschrittenen Fällen ist auch die lobuläre Architektur zerstört („Speicheldrüsenzirrhose").

12.3.3.4
Autoimmune Sialadenitis

Syn.: Sjögren-Syndrom, „Sicca-Syndrom"

Definition: Immunologisch bedingte Speicheldrüsenentzündung im Rahmen einer systemischen Autoimmunkrankheit (S. 185), die sich auf Speichel- und Tränendrüsen konzentriert, aber oft auch exokrine Drüsen in anderen Organen mit einbezieht (z. B. Bronchialdrüsen).

Nach der rheumatoiden Arthritis ist das Sjögren-Syndrom die zweithäufigste systemische Autoimmunerkrankung. Manifestationsalter: 5. und 6. Lebensdekade. Assoziationen mit weiteren Autoimmunkrankheiten sind häufig (♀ ≫ ♂).

Pathogenese: siehe S. 191.

Morphologie: Im Anfangsstadium liegen periduktale Infiltrate von Lymphozyten und Plasmazellen vor, teilweise mit Ausbildung von organoiden Lymphfollikeln, nur herdförmig kommt es zur Atrophie von Drüsenazini. Im Verlauf nimmt dann die Infiltration durch B-Lymphozyten zu (klonale Lymphoproliferation; „erworbenes lymphatisches Gewebe") (Abb. 12.15a).
Die autoimmune Reaktion zerstört die Gangepithelien (Schaltstücke, Streifenstücke). Da die basalen Myoepithelzellen ausgespart werden, können diese reaktiv pro-

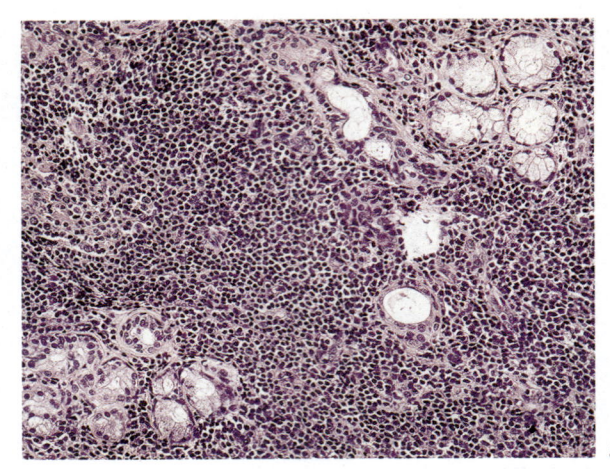

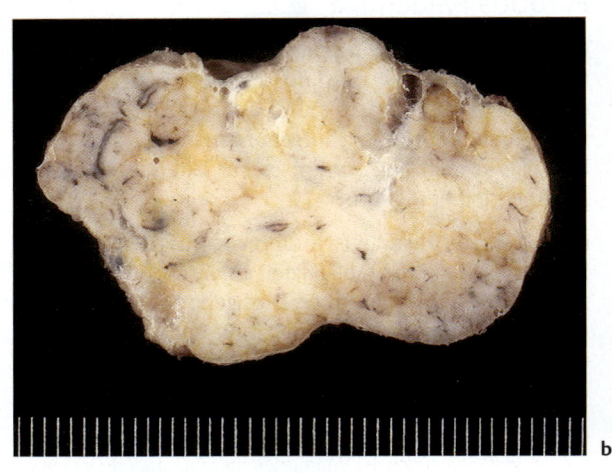

Abb. 12.**15 Autoimmune Sialadenitis:**
a Lippenbiopsie mit dichter lymphoplasmozytärer Infiltration im Interstitium;
b Glandula submandibularis, von lymphatischen Infiltraten (= weißlichen Herden) durchsetzt, das atrophierte Drüsenparenchym durch Fettgewebe ersetzt.

liferieren. Das Drüsengewebe besteht in dieser Phase aus lymphozytären Infiltraten und myoepithelialen Zellinseln (myoepitheliale Sialadenitis). Im Spätstadium liegt dann eine nahezu vollständige Atrophie des Drüsenkörpers vor (Abb. 12.15b).

Klinik (s. S. 192): Anfänglich sind wegen der lymphozytären Infiltration die Speicheldrüsen vergrößert. Später ruft die Drüsenatrophie eine Trockenheit der Mundschleimhaut (= Xerostomie) und Konjuktiven hervor (Keratoconjunctivitis sicca; „Sicca-Syndrom").

Komplikation: Bei einem kleinen Teil der Patientinnen entstehen im Verlauf maligne Lymphome, vornehmlich B-Zell-Lymphome vom Marginalzonentyp, sowie eine polyklonale Hypergammaglobulinämie mit Serumhyperviskosität.

Bioptische Diagnostik: Um eine perkutane Biopsie aus der Parotis zu vermeiden, werden kleine Speicheldrüsen aus der Lippe biopsiert. Dort ist die autoimmune Sialadenitis durch ein diffuses, sehr dichtes Infiltrat von Lymphozyten charakterisiert (> 10–50 Zellen pro 4 mm²) (Abb. 12.15a), während myoepitheliale Inseln fehlen.

12.3.4
Tumorartige Läsionen

In etwa drei von vier Fällen einer tumorösen Vergrößerung von Speicheldrüsen liegt keine Neoplasie vor. Neben den Sialadenosen (s.o.) und dem sog. Küttner-Tumor der Submandibularis (s.o.) handelt es sich dabei vor allem um Zysten.

Mukozele

Definition: Häufige, zum Teil reversible, zystische Vergrößerung der kleinen Mundspeicheldrüsen.

Pathogenetisch gehen sie auf eine partielle Obstruktion eines Ausführungsganges und/oder auf eine Sekretionsstörung zurück.

Morphologie: Nur selten werden diese Zysten größer als 1 cm. Sie wölben die überkleidende Mundschleimhaut kugelig vor. Histopathologisch sind zwei Typen zu unterscheiden:
- *Retentionstyp.* Erweiterung der Ausführungsgänge durch Schleimmassen, die nicht anterograd abfließen. Das auskleidende Gangepithel ist intakt, die Zellen sind abgeflacht. Der retinierte Schleim dickt ein und kann verkalken.
- *Extravasationstyp.* Bei Epithelruptur gelangen Schleimmassen ins Interstitium (= Extravasation) → Organisation des Schleimextravasats durch makrophagenhaltiges Granulationsgewebe (= „Schleimgranulom", Muziphagengranulom). Bevorzugte Lokalisation: Unterlippe (Beißtrauma).

Sialozele

Definition: Seltenere Gangzysten in den großen Speicheldrüsen.

Pathogenetisch gehen sie meist auf Abschnürungen eines großen Ausführungsganges zurück. Diese können mechanisch, entzündlich oder anatomisch bedingt sein.

Morphologie: Speichelgangzysten der Parotis werden durchschnittlich 2–3 cm groß. Sie enthalten eingedicktes Sekret und auch Mikrolithen. Ranula sublingualis: s. S. 655.

12.3.5
Neoplastische Läsionen

Tumoren sind am häufigsten in der größten Mundspeicheldrüse lokalisiert, der Parotis. Mehr als 90% der Neoplasien in den drei paarigen großen und fast alle Tumoren der kleinen Speicheldrüsen entsprechen epithelialen Tumoren. Mesenchymale Tumoren kommen häufiger im Kindesalter vor, vornehmlich handelt es sich um Hämangiome. Nichtepitheliale Tumoren bei Erwachsenen entsprechen überwiegend Lipomen und Neurinomen, ferner malignen Lymphomen. Sarkome sind rar.

12.3.5.1
Speicheldrüsenadenome

Allgemeine Definition: Speicheldrüsenadenome sind benigne epitheliale Tumoren, ihre histologische Differenzierung ist recht vielgestaltig. Je nach der Lokalisation prädominieren bestimmte histologische Typen. Die meisten Formen kommen häufiger bei Frauen vor als bei Männern. Obgleich es sich um benigne Tumoren handelt, können sie bei unvollständiger chirurgischer Entfernung oder infolge einer Ruptur während der Operation lokal rezidivieren. Im Folgenden werden die klinisch wichtigsten Tumoren vorgestellt.

Mischtumor

Syn.: pleomorphes Adenom

Definition: Ein benigner, oft kapselbegrenzter Tumor mit vielgestaltiger (= pleomorpher) Histoarchitektur, aber ohne zelluläre Polymorphie. Er besteht gemischt aus epithelialen und modifizierten myoepithelialen Zellen (sog. benigner Mischtumor). Neben solitären Tumoren können gelegentlich – metachron oder synchron – auch multiple Läsionen vorkommen.

Häufigster Speicheldrüsentumor (relativer Anteil 50%); Hauptlokalisation: große Speicheldrüsen; Hauptmanifestationsalter: 45 Jahre (♂ < ♀).

Morphologie: Der Primärtumor (Abb. 12.**16a**) ist nodulär, etwaige Rezidivtumoren sind meist multinodulär. Die epithelialen Tumorzellen bilden strangförmige, gangförmige oder kompakte Verbände oder sind bienenschwarmähnlich verteilt. Sie gehen ohne scharfe Grenze in das Stroma über (Abb. 12.**16b**). Dieses kann mukoid, myxoid oder chondroid strukturiert sein. Die Relation von Epithel zu Stroma ist sehr variabel (= „pleomorphe" Histoarchitektur). Die bindegewebige Tumorkapsel ist inhomogen.

+ **Klinisch** imponiert der Tumor als langsam wachsende, asymptomatische Raumforderung. Seine Konsistenz wird durch die extrazelluläre Matrix geprägt (myxoid = weich; chondroid = derb).

+ **Komplikationen:**
  1. *Lokalrezidive:* s.o.
  2. *Fazialisummauerung:* Besonders Parotismischtumoren können den intraglandulär verlaufenden N. facialis ummauern → Risiko einer postoperativen Fazialisparese.
  3. *Maligne Entartung:* Bei etwa 5% der Fälle entwickelt sich innerhalb des pleomorphen Adenoms ein Karzinom. Dies Risiko steigt zeitabhängig: von ca. 1% innerhalb von 5 Jahren auf ca. 10% nach mehr als 15 Jahren Dauer. Im Durchschnitt sind Patienten mit Karzinom um 13 Jahre älter als jene mit pleomorphem Adenom.

Warthin-Tumor

Syn.: Adenolymphom

Definition: Ein Adenom in der Parotis, zusammengesetzt aus papillären und zystischen Epithelverbänden, die aus einem zweireihigen Epithel mit eosinophilem Zytoplasma aufgebaut sind und von einem lymphatischen Stroma mit Follikeln umgeben werden. Der Begriff Warthin-Tu-

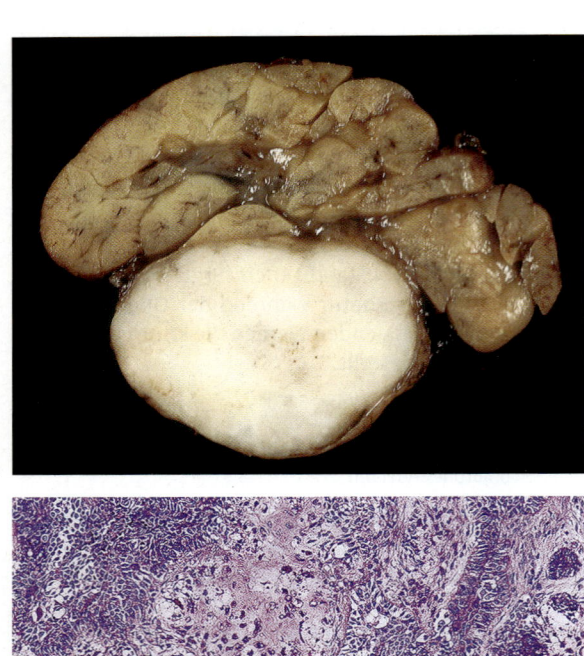

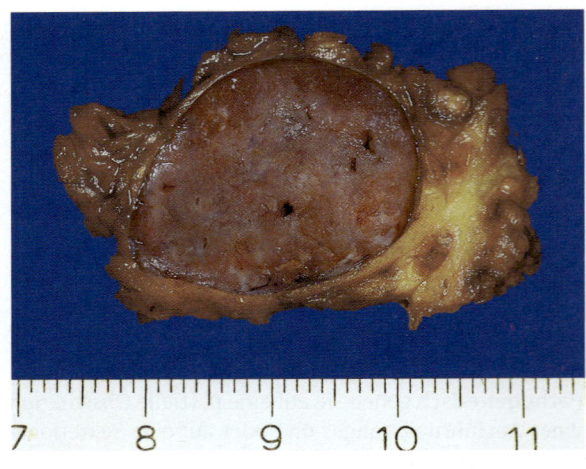

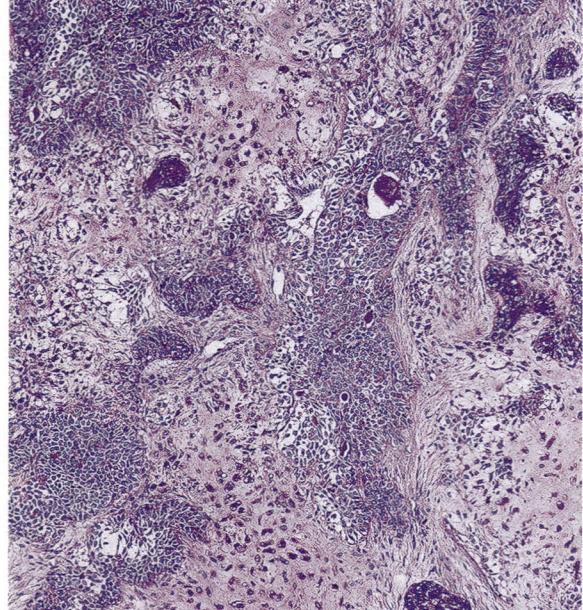

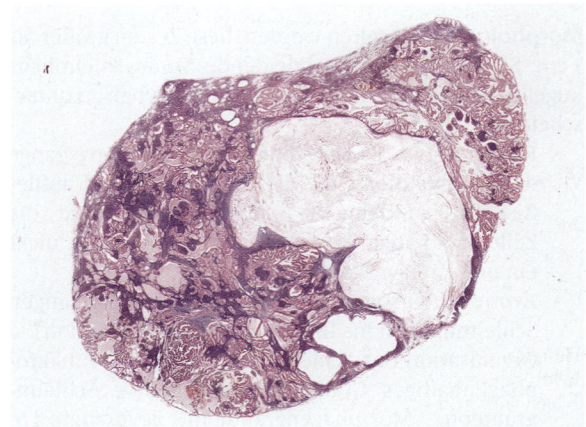

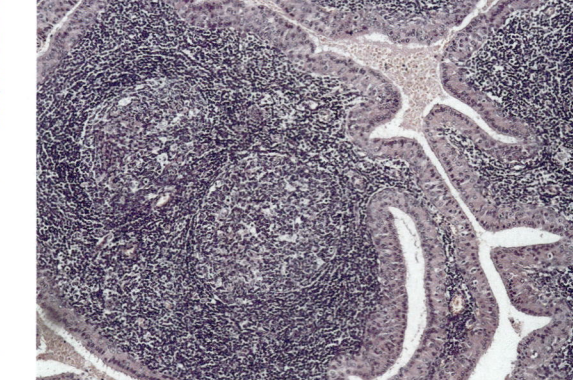

Abb. 12.16 Pleomorphes Adenom:
a Scharf umgrenzter Tumorknoten in der Glandula submandibularis (68-jährige Frau);
b Komplexe aus Tumorzellen, die ohne scharfe Grenze in ein knorpelähnliches Stroma übergehen (HE, Vergr. 1 : 50).

mor will die mögliche Verwechslung des benignen Adenolymphoms mit einem malignen Lymphom umgehen.

Zweithäufigster benigner Speicheldrüsentumor (Anteil etwa 10%); Lokalisation: nahezu exklusiv in der Parotis, zumeist am unteren Pol, sowie in heterotopem Speicheldrüsengewebe in paraparotidealen Lymphknoten. Vorkommen solitär oder als multiple Tumoren (syn- oder metachron). Altersgipfel: 6.–7. Lebensdekade, oft Raucher (♂:♀ = 10:1).

Pathogenese: Die exklusive Lokalisation spricht für eine Entwicklung aus dystopen Ausführungsgängen innerhalb von intraglandulärem lymphatischem Gewebe (Abb. 12.17a). Das Zytoplasma des Gangepithels ist eosinophil-onkozytär transformiert. Der neoplastische Charakter der Läsion wird somit in Frage gestellt.

Abb. 12.17 Warthin-Tumor (Adenolymphom) der Parotis:
a Kapselartig begrenzter Tumorknoten mit brauner Farbe (infolge Zytochromgehalts);
b zwischen den epithelialen Tumorzellen gelegenes lymphatisches Stroma (HE, Vergr. 1 : 10);
c onkozytäre Tumorzellen mit eosinophilem Zytoplasma (HE, Vergr. 1 : 100).

Morphologie: Die Tumoren sind gut umgrenzt und haben oft eine bindegewebige Pseudokapsel (Abb. 12.17a). Das Epithel ist zweireihig, die innere Schicht ist hochzylindrisch, die basale Schicht polygonal. Charakteristisch ist das feingranuläre eosinophile Zytoplasma, entsprechend vielen Mitochondrien (Abb. 12.**17b, c**). Der Anteil des lymphatischen Stromas ist recht variabel.

Klinik: Schmerzlose, oft fluktuierende Schwellung (wegen des flüssigen Inhalts) im unteren Anteil der Parotis. Weniger als 10% der Patienten haben akut einsetzende Schmerzen und beobachten eine kurzfristige Größenzunahme (= Warthin-Syndrom), wohl infolge einer Extravasation von Zysteninhalt und retrograder Infektion. Szintigraphische Tumordarstellung möglich (Radiotechnetium).

12.3.5.2
Speicheldrüsenkarzinome

Etwa ein Drittel aller Speicheldrüsentumoren entspricht malignen epithelialen Tumoren. In Anbetracht der absoluten Häufigkeit von Adenomen in der Parotis ist nur eine Minderzahl der Tumoren in den großen Speicheldrüsen maligne, während etwa die Hälfte der Tumoren in den kleinen Mundspeicheldrüsen Karzinomen entspricht.

Mukoepidermoides Karzinom

Definition: Mischdifferenzierter maligner Tumor mit schleimbildenden und plattenepithelial differenzierten Zellen, oft auch mit einer intermediären Zellkomponente.

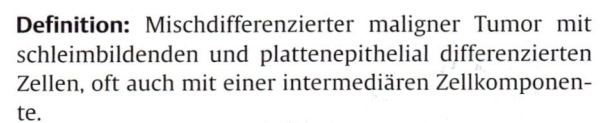

Häufigster Typ eines Speicheldrüsenkarzinoms (etwa 15% aller Speicheldrüsentumoren); Lokalisation: häufiger in den großen als in den kleinen Speicheldrüsen. Breites Altersspektrum (♀ > ♂).

Pathogenese: Ein bekannter Risikofaktor ist eine vorausgegangene Strahlenbelastung (Krebstherapie, Atombombenopfer) nach einem Intervall von 10–30 Jahren.

Morphologisch sind diese Karzinome teilweise eingekapselt. Sie enthalten meist solide und kleinzystische Partien. Histologisch überwiegen schleimbildende Anteile oder die intermediären Zellkomplexe (Abb. 12.**18**). Die epidermoide Komponente des Tumors verhornt nur gelegentlich. Aufgrund histologischer Kriterien werden eine gering maligne (d. h. besser ausdifferenzierte) und eine hoch maligne Variante (weniger differenziert, diffuser infiltrierend) unterschieden.

Klinik: Meist lokal infiltrierendes Tumorwachstum → Schmerzen, Dysphagie, Parästhesien. Inhomogene Tumorränder → oft unvollständige chirurgische Exision → häufige Lokalrezidive.

Polymorphes niedriggradiges Adenokarzinom

Definition: Maligner Tumor mit polymorpher Histoarchitektur, aber isomorpher Zytologie der Tumorzellen und geringem Metastasierungspotenzial.

Zweithäufigstes Speicheldrüsenkarzinom (etwa 10% aller Speicheldrüsentumoren). Lokalisation: fast nur in den kleinen Mundspeicheldrüsen, vor allem am Gaumen. Altersgipfel: 60 Jahre (♂:♀ = 1:2).

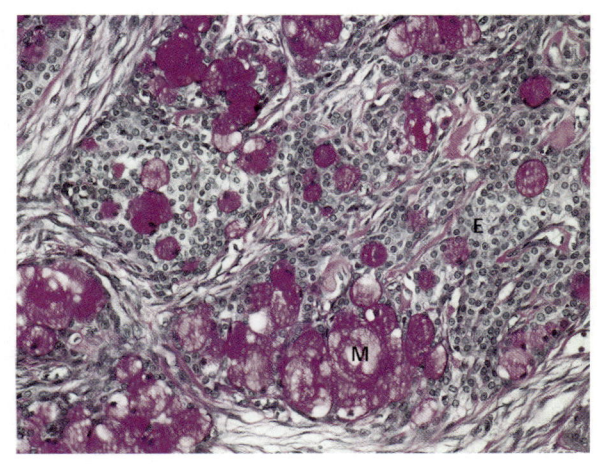

Abb. 12.**18** **Mukoepidermoides Karzinom** mit nebeneinander liegenden schleimbildenden (M) und intermediär-epidermoiden (E) Tumoranteilen.

Morphologie: Der Tumor wächst expansiv und infiltrierend, eine Kapsel fehlt meistens. Die Tumorzellen sind klein und isomorph, die Kerne ovalär und wenig chromatindicht. Die namensgebende Polymorphie der Histoarchitektur fasst die Heterogenität der Wachstumsmuster zusammen, die zwischen verschiedenen Tumoren dieses Typs besteht, aber auch innerhalb eines individuellen Tumors vorliegen kann. Das Stroma ist oft hyalinisiert. Häufig liegt eine Nervenscheideninvasion vor → Rezidivneigung.

Azinuszellkarzinom

Definition: Niedrig maligner Tumor, dessen Zellen zumindest teilweise ähnlich wie seröse Azinuszellen differenziert sind.

Häufigkeit: etwa 5% aller Speicheldrüsentumoren. Lokalisation: am häufigsten Parotis, nur selten kleine Mundspeicheldrüsen. Altersgipfel: 45 Jahre (♂:♀ = 2:3).

Morphologie: Der Primärtumor ist zumeist mononodulär, eine Kapsel fehlt oder ist inkomplett ausgebildet. Die Histoarchitektur ist recht vielfältig: solide, mikrozystisch, papillär-zystisch oder follikulär. Die einzelnen Tumorzellen ähneln teils Azinuszellen, teils Gangepithelien, sind vakuolisiert oder haben ein klares Zytoplasma. Nur die azinusähnlichen Zellen enthalten PAS-positive Sekretgranula. Immunhistologisch ist Amylase nachweisbar.

Klinik: Lokale Rezidive und Metastasen in den regionären Lymphknoten treten bei etwa einem Drittel der Patienten auf.

Adenoid-zystisches Karzinom

Definition: Ein aggressiv infiltrierender Tumor mit charakteristischer Histoarchitektur in Form siebartig durchlöcherter Epithelstränge und später Metastasierung.

Häufigkeit: etwa 5% aller Speicheldrüsentumoren; Lokalisation: große und kleine Speicheldrüsen vor (insbesondere am Gaumen). Altersgipfel: 4–6. Lebensdekade (♂:♀ = 2:3).

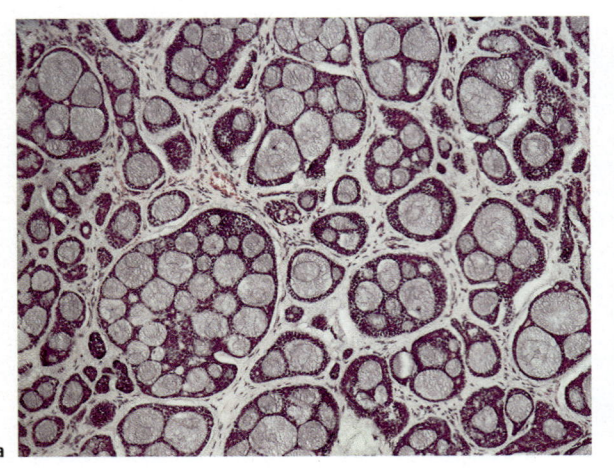

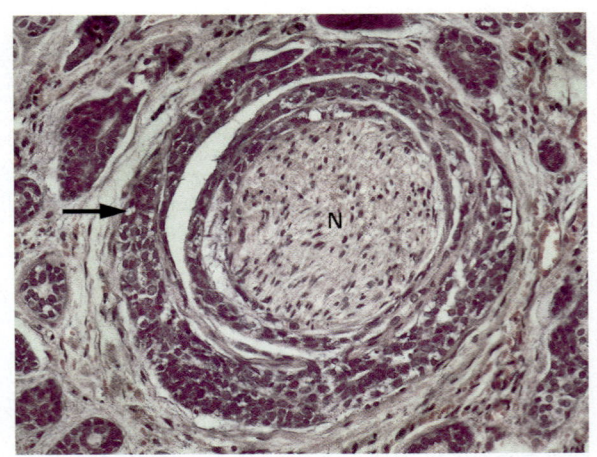

Abb. 12.19 **Adenoid-zystisches Karzinom:**
a Tumorzellen bilden tubuläre und kribriforme Verbände.
b Tumorgewebe (Pfeil) infiltriert entlang einer Nervenscheide (N = Nerv) (HE, Vergr. 1 : 150).

Morphologie: Histologisch sind die Tumorzellen überwiegend wie Myoepithelien differenziert, d. h. wie die dem Lumen abgewendeten Zellen, und nur teilweise wie Gangepithelien. Sie bilden wechselnd solide, gangartige tubuläre (= adenoide) oder glanduläre (kribriforme; sog. zystische) Strukturen mit dazwischen liegenden zylindrischen Räumen („Schweizer-Käse-Muster"; Abb. 12.19 a). Jene Räume entsprechen meistens Pseudolumina, die von myoepithelialen Tumorzellen umgrenzt und von einer Matrix ausgefüllt werden. Ein Charakteristikum ist die Neigung zur Infiltration entlang von Nervenscheiden (= Neurotropismus) und von Blutgefäßen (Abb. 12.19 b).

+ **Klinik:** Das aggressive lokale Wachstum, vor allem die perineurale und perivaskuläre Infiltration, begrenzen öfters die Möglichkeit einer radikalen Tumorexzision → hohe Rezidivrate.

+ **Metastasierung:** vornehmlich in regionären Lymphknoten, seltener späte hämatogene Metastasierung in die Lunge.

Pathologische TNM-Klassifikation der Karzinome der drei großen Kopfspeicheldrüsen:

pT1	Tumor ≤ 2,0 cm ohne extraparenchymale Ausdehnung,
pT2	Tumor > 2,0 ≤ 4,0 cm, ohne extraparenchymale Ausdehnung,
pT3	Tumor > 4,0 cm oder Tumor mit extraparenchymaler Ausdehnung,
pT4a	Tumorinfiltration von Haut, Unterkiefer, innerem Gehörgang oder N. facialis,
pT4b	Tumorinfiltration von Schädelbasis oder Processus pterygoideus oder Umwachsung der A. carotis,
pN1	solitäre, ipsilaterale Lymphknotenmetastase (≤ 3,0 cm),
pN2	solitäre ipsilaterale Metastase > 3,1 ≤ 6,0 cm oder multiple ipsilaterale Lymphknotenmetastasen ≤ 6,0 cm oder bilaterale oder kontralaterale Metastasen (keine > 6,0 cm),
pN3	Lymphknotenmetastase > 6,0 cm, solitär oder multipel.

Maligne Lymphome

Etwa 5 % der extranodalen Lymphome (s. S. 563) entstehen primär innerhalb von großen Speicheldrüsen. Ganz überwiegend handelt es sich um B-Zell-Lymphome. Diese entstehen oftmals, aber nicht immer, vor dem Hintergrund einer Autoimmunsialadenitis (s. o.). Die Patienten sind vornehmlich Frauen im Alter über 60 Jahren.

Speiseröhre

Die Speiseröhre (Ösophagus) ist ein 25 cm langes, von Plattenepithel augekleidetes Hohlorgan. Sie entwickelt sich aus dem embryonalen Vorderdarm, teilweise gemeinsam mit der Luftröhre. Dementsprechend ist eine der häufigeren **ontogenetischen Läsionen** ein segmentärer Verschluss des Ösophagus (= Atresie), der mit einer Fistel zwischen Trachea und Ösophagus kombiniert ist. Die **funktionellen Läsionen** entsprechen verschiedenen Störungen der Motilitätskoordination, die zu Schluckbeschwerden (= Dysphagie) oder zu Schmerzen beim Schluckakt führen (= Odynophagie). Die weitaus häufigste funktionelle Erkrankung ist eine Insuffizienz des ösophagogastralen Verschlussmechanismus. Sie wird oftmals durch die Verlagerung eines Teils vom Magen durch den Zwerchfellschlitz (= Hiatushernie) hervorgerufen. Unter den **zirkulatorischen Läsionen** haben speziell Blutungen eine praktische Bedeutung. Sie gehen oft von knötchenförmigen Erweiterungen des subepithelialen Venenplexus aus, die bei portalvenöser Hypertonie einen Umgehungskreislauf bilden. **Entzündliche Läsionen** werden mitunter durch Infektionen, zum größten Teil jedoch durch einen Rückfluss (= Reflux) von saurem Mageninhalt in die Speiseröhre hervorgerufen. Diese gastroösophageale Refluxkrankheit ist weit verbreitet. Zu ihren möglichen Langzeitkomplikationen gehören auch **neoplastische Läsionen**, konkret ein Adenokarzinom im unteren Ösophagus. Eine anderes Risikoprofil haben dagegen die häufigeren Plattenepithelkarzinome des Ösophagus. Diese treten vornehmlich bei Alkoholkranken und Rauchern auf. Die frühen Tumorstadien vergehen meist unbemerkt, denn erst lokal fortgeschrittene Tumoren rufen Symptome hervor.

12.4.1 Ontogenetische Läsionen

Orthologie: Die Speiseröhre entwickelt sich aus dem embryonalen Vorderdarm (foregut). Beginnend in der 4. Embryonalwoche schnürt sich die gemeinsame Anlage der Luftröhre und Lunge vom Vorderdarm ab, dabei bildet sich vorübergehend von kaudal nach kranial ein Septum oesophagotracheale aus. Mit dem Descensus des Herzens erfolgt ab der 7. Embryonalwoche eine Längsstreckung des Vorderdarms, dabei entsteht die Schlauchform der Speiseröhre. Aus dem entodermalen einschichtigen Zylinderepithel entwickelt sich von der 16. Woche an bis zum Geburtstermin ein mehrschichtiges Plattenepithel. Aus Zellen des viszeralen Mesoderms gehen die weiteren Schichten der Ösophaguswand hervor.

Magenschleimhaut-Heterotopie

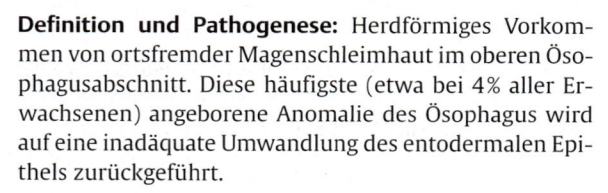

Definition und Pathogenese: Herdförmiges Vorkommen von ortsfremder Magenschleimhaut im oberen Ösophagusabschnitt. Diese häufigste (etwa bei 4% aller Erwachsenen) angeborene Anomalie des Ösophagus wird auf eine inadäquate Umwandlung des entodermalen Epithels zurückgeführt.

Morphologisch kontrastiert die von Zylinderepithel überkleidete Magenschleimhaut, unter anderem wegen ihrer anderen Kapillarisierung, scharf zum weißlichen Plattenepithel des Ösophagus. Histologisch sind fast immer Drüsen vom Korpustyp vorhanden; eine ektope Bildung von Magensäure ist daher möglich.

+ Komplikationen: meistens keine. Selten Ulzeration oder Vernarbungen.

Ösophagusatresie

Definition: Angeborener segmentärer Verschluss des Ösophaguslumens, am häufigsten im oberen thorakalen Abschnitt.

Inzidenz: etwa 1 : 2000 Neugeborene. In den meisten Fällen (ca. 85%) ist zusätzlich aboral der Atresie eine Fistel zwischen der Trachea und dem mittleren Ösophagus vorhanden (Abb. 12.**20**). Bei knapp der Hälfte der Kinder liegen zusätzliche Anomalien vor.

Pathogenese: Die Aufteilung des Vorderdarms in der 4. Embryonalwoche erfolgt nicht symmetrisch. Die Anlage der Speiseröhre bildet eine dünnere und die Anlage der Luftröhre eine dickere entodermale Epithelrinne. Eine Störung bei der Abschnürung führt daher fast immer zur Atresie des Ösophagus, aber nur selten zur Atresie der Trachea.

+ Klinik: Ösophagusatresien verursachen häufig in der Schwangerschaft ein Polyhydramnion. Die physiologisch verschluckte Amnionflüssigkeit kann nicht bis in den fetalen Dünndarm gelangen, um dort resorbiert zu werden. Nach der Geburt: Erstickungsanfälle wegen Milchübertritts aus der oberen Speiseröhre in die Luftröhre.

Vorderdarmzysten/-duplikaturen

Sehr selten kommt es zu segmentären Doppelbildungen in jenem Abschnitt des embryonalen Vorderdarms, aus dem der Ösophagus entsteht. Mehrheitlich haben diese Anomalien keine direkte Verbindung zur Speiseröhre, sie sind ihr benachbart im hinteren Mediastinum lokalisiert (= Vorderdarmzysten). Alle Wandschichten sind ausgebildet, die Schleimhaut entspricht oftmals zylindrischem Flimmerepithel, mitunter auch Plattenepithel oder Magenmukosa. Nur manche Doppelbildungen haben tatsächlich eine Verbindung zum Lumen des Ösophagus (= Duplikaturen).

12.4.2 Funktionelle Läsionen

Orthologie: Aufgabe der Speiseröhre ist der aktive Weitertransport der Nahrung aus der Mundhöhle in den Magen. Ein spezieller Schließmechanismus am ösophagogastralen Übergang verhindert den Rückfluss von Mageninhalt in die Speiseröhre.

Störungen dieser zwei physiologischen Funktionen führen zu Schluckbeschwerden (= Dysphagie), Schmerzen beim Schluckakt (= Odynophagie), Zurückströmen von Nahrungsbrei in die Speiseröhre (= Reflux) oder gar in den Mund (= Regurgitation) → Aspirationsgefahr.

12.4.2.1 Motilitätsstörungen

Motilitätsstörungen des Ösophagus umfassen verschiedene muskuläre und nervale Erkrankungen, die alle zu einer unkoordinierten propulsiven Motorik der Speiseröhre führen. Dies können primäre Erkrankungen des Ösophagus oder sekundär den Ösophagus beteiligende systemische Erkrankungen sein.
Neben den geläufigen Formen (s. u.) führen auch manche systemische Myopathien wie Myasthenia gravis oder progressive Muskeldystrophie, manche die Muskulatur mit einbeziehende systemische Autoimmunerkrankun-

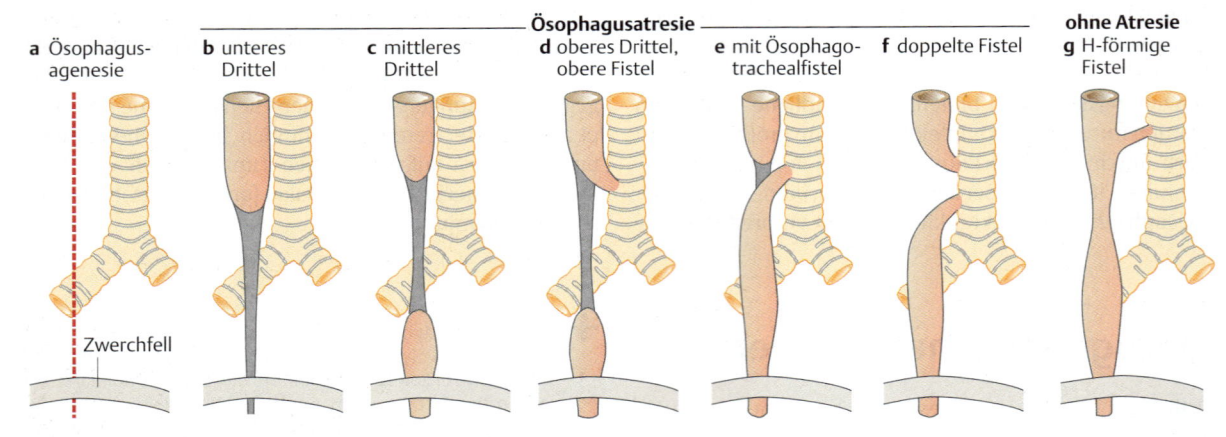

Abb. 12.20 Speiseröhre, Fehlbildungen.

- a Ösophagusagenesie
- Ösophagusatresie: b unteres Drittel, c mittleres Drittel, d oberes Drittel, obere Fistel, e mit Ösophagotrachealfistel, f doppelte Fistel
- ohne Atresie: g H-förmige Fistel

gen wie progressive systemische Sklerodermie und Dermatomyositis sowie auch entzündliche und neoplastische Läsionen im hinteren Mediastinum zu Schluckstörungen.

Achalasie

Definition: Seltene, motorische Erkrankung mit funktioneller Obstruktion der unteren Speiseröhre. Charakteristisch ist eine fehlende Erschlaffung (gr. A-chalasie) der Muskulatur im unteren Ösophagus beim Schluckvorgang. Die Folge ist ein stark erhöhter Muskeltonus (= sog. Kardiospasmus). Zusätzlich liegt meistens auch eine langstreckige Hypoperistaltik vor. Altersmedian: etwa 30 Jahre (♂ : ♀ = 1 : 1).

Pathogenese: Die fehlende Relaxation der Schließmuskulatur ist offenbar Konsequenz einer fehlerhaften Innervierung, die als Folge eines erworbenen Verlustes inhibitorischer Neurone im Ösophagus auftritt. Die Ursache jener sekundären Aganglionose (s. u.) ist bislang noch unbekannt.

Morphologie: Makroskopisch ist der unterste Ösophagus enggestellt, die Muskelschicht ist inkonstant verdickt. Prästenotisch ist das Lumen stark dilatiert (= Megaösophagus). Infolge der Stase von Nahrungsbrei wird die Schleimhaut oft lädiert. Histologisch fehlen die intrinsischen Neurone im Plexus myentericus des Ösophagus weitgehend oder vollständig (= Hypo- oder Aganglionose). Oft liegen auch entzündliche Infiltrate oder eine Fibrose des Nervenplexus vor. Wohl sekundär ist die glatte Muskulatur degeneriert.

Komplikationen: Therapeutisch erforderliche wiederholte mechanische Aufdehnungen der Enge → Perforationsrisiko. Langfristig entsteht bei etwa 5 % der Patienten ein Ösophaguskarzinom.

Zenker-Divertikel

Definition: Erworbene säckchenförmige Wandausstülpung im zervikalen Abschnitt des Ösophagus.

Pathogenese: Infolge unkoordinierter Aktion der verschiedenen Schlundmuskeln und erhöhtem intraluminalem Druck stülpt sich die Ösophaguswand im Bereich einer anatomischen Muskellücke aus (dem Laimer-Dreieck am Unterrand des Hypopharynx). Diese Aussackung vergrößert sich im Laufe von Jahren.

Morphologisch ist das Divertikel ein rundlicher Blindsack. Es enthält alle drei Schichten der Ösophaguswand. Die mit Plattenepithel bedeckte Schleimhaut kann entzündlich verändert, mitunter auch erodiert sein.

Komplikationen: Stase von Nahrung im Blindsack → Ulzeration → selten Perforation.

Dysphagia lusoria

Definition: Seltene Dysphagieform wegen mechanischer Kompression des Ösophagus durch eine abnormal verlaufende Arterie im oberen Mediastinum.

Pathogenese: Diese als A. lusoria bezeichnete anatomische Variante geht erst nach den beiden Aa. carotides und der linken A. subclavia vom Aortenbogen ab. Sie verläuft im hinteren Mediastinum von links nach rechts, dabei überquert sie den oberen Ösophagus. Erst dann geht sie in die rechte A. subclavia über.

12.4.2.2
Kardiainsuffizienz/Hiatushernie

Orthologie: Der mittels intraluminaler Druckmessung (= Manometrie) definierte untere Ösophagussphinkter hat kein anatomisches Korrelat. Er entsteht funktionell. Dabei wirken folgende Faktoren anteilig zusammen:
- Muskeltonus des unteren Ösophagus und der Magenkardia,
- externe Kompression durch das Zwerchfell,
- anatomische Verankerung des Ösophagus am Zwerchfell,
- intraabdominaler Druck.

Definition: Defekter Schließmechanismus am ösophagogastralen Übergang, der zeitweilig einen Rückfluss von Mageninhalt in die Speiseröhre (= Reflux) ermöglicht (Prävalenz: 10000 : 100000).

Pathogenese: Störungen aller vier Teilfaktoren können den vollständigen Kardiaverschluss beeinträchtigen. Sehr häufig liegt eine Hiatushernie vor. Sie besteht in einer Verlagerung des oralen Magenanteils nach endothorakal infolge einer Erweiterung des Zwerchfellschlitzes (Hiatus oesophagei) (Abb. 12.21). Zwerchfell und Ösophagus rücken auseinander und können daher nicht mehr beim Kardiaverschluss zusammenwirken. Eine andere, ebenfalls häufige Ursache sollen transiente Tonusschwankungen der Ösophagus- und Kardiamuskulatur sein.

Klinik: Viele Betroffene leiden an einem gastroösophagealen Reflux von saurem Magensaft. Er wird als Sodbrennen, als saurer Geschmack im Mund, mitunter aber auch als „Herzschmerz" wahrgenommen.

Komplikation: gastroösophageale Refluxkrankheit (s. u.).

12.4.3
Zirkulatorische Läsionen

Orthologie: Die arterielle Blutversorgung des Ösophagus erfolgt über mehrere kleine Äste, die von benachbarten Arterien abgehen (unter anderem Brustaorta, Aa. intercostales, Aa. bronchiales). Der venöse Abfluss geschieht über ein submuköses Venengeflecht, das vornehmlich in die V. azygos und V. hemiazygos mündet. Nur im untersten Abschnitt erfolgt der Abfluss teilweise auch zur Pfortader hin. Eine Besonderheit bildet im untersten Ösophagusabschnitt ein palisadenartiges System von parallel verlaufenden kleinen Venen in der Lamina propria, in dem ein bidirektionaler Blutfluss möglich ist.

Schleimhautblutungen

Mechanische oder peptische Verletzungen der Schleimhaut oder erosive Entzündungen können Blutungen verursachen. Begünstigend ist eine hämorrhagische Diathese.

Ösophagusvarizen

Definition: Knötchenförmige Erweiterungen der Venengeflechte in der unteren Speiseröhre.

Pathogenese: Je nach zugrunde liegender hämodynamischer Störung lassen sich folgende 2 Formen unterscheiden:

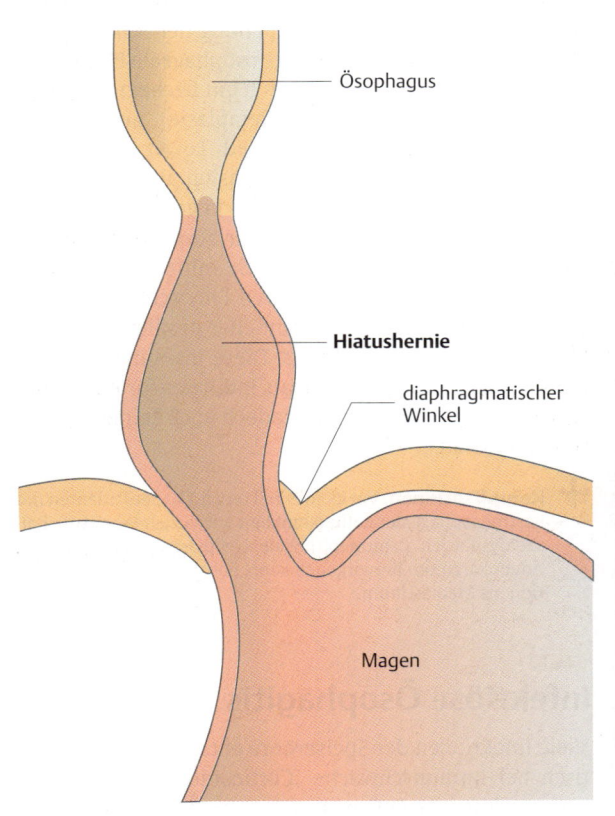

Abb. 12.21 **Hiatushernie.** Eine Erweiterung der anatomischen Durchtrittsstelle des Ösophagus am Zwerchfell ermöglicht die Verlagerung des oralen Magenanteils nach thorakal. Gleichzeitig rückt damit das untere Ösophagusdrittel weiter nach oral.

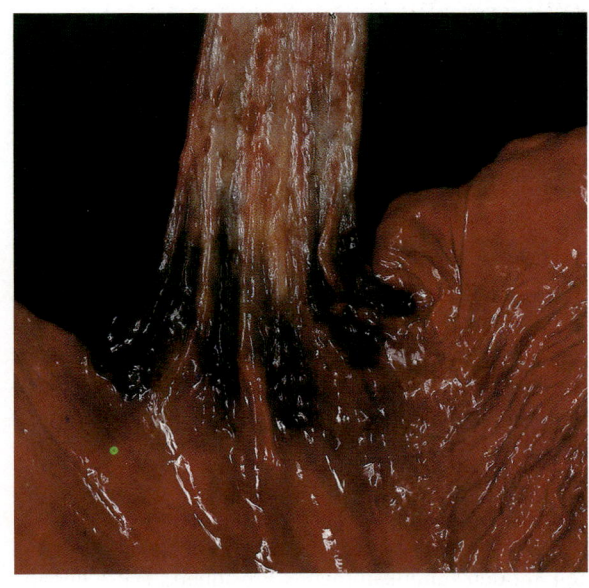

Abb. 12.22 **Ösophagusvarizen** bei portaler Hypertonie infolge Leberzirrhose wegen Alkoholismus. Die subepithelialen Venen sind bleistiftdick und wölben die Mukosa vor. Zusätzlich besteht auch eine kongestive Gastropathie (Mann, 47 Jahre).

- *Stromaufwärtsvarizen* (Abb. 12.**22**): Infolge portaler Hypertonie (S. 755) bildet sich ein venöser Umgehungskreislauf. Über den submukösen Plexus im Ösophagus und die V. azygos und V. hemiazygos gelangt das portalvenöse Blut vorbei an der Leber zur oberen Hohlvene.
- *Stromabwärtsvarizen:* Hier besteht eine Abflussbehinderung im Zuflussgebiet der oberen Hohlvene (z. B. obere Einflussstauung).

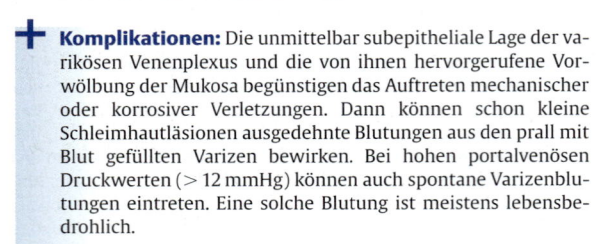

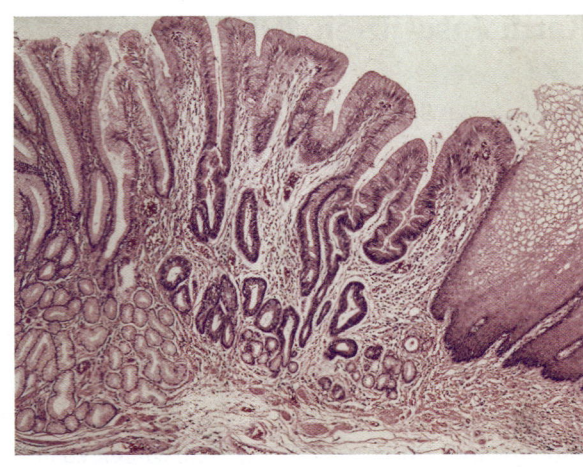

✚ Komplikationen: Die unmittelbar subepitheliale Lage der varikösen Venenplexus und die von ihnen hervorgerufene Vorwölbung der Mukosa begünstigen das Auftreten mechanischer oder korrosiver Verletzungen. Dann können schon kleine Schleimhautläsionen ausgedehnte Blutungen aus den prall mit Blut gefüllten Varizen bewirken. Bei hohen portalvenösen Druckwerten (> 12 mmHg) können auch spontane Varizenblutungen eintreten. Eine solche Blutung ist meistens lebensbedrohlich.

Abb. 12.**23** **Barrett-Ösophagus** (CELLO, s. Text) mit Becherzellmetaplasie (HE, Vergr. 1 : 100).

12.4.4
Entzündliche Läsionen

Verschiedene Noxen können eine Schädigung der Ösophagusschleimhaut bewirken und eine entsprechende Reaktion hervorrufen (= Ösophagitis). Die wohl häufigste Ursache ist der Rückfluss von Mageninhalt. Andere häufige Ursachen sind chemisch-toxische Irritationen durch Medikamente oder Alkohol. Weniger häufig sind Infektionen. Weitere, seltene Ursachen sind Korrosionen durch Säuren, Laugen oder andere chemische Lösungen.

12.4.4.1
Gastro-ösophageale Refluxkrankheit ▪▪▫

Syn.: GERD: amerikanisches Akronym für **G**astro-**E**sophageal **R**eflux **D**isease.

Definition: Vorkommen eines abnormalen Rückflusses von Mageninhalt in den Ösophagus (= Reflux), und alle dadurch ausgelösten reaktiven Veränderungen im Ösophagus und an der Kardia.
Die frühere Bezeichnung Refluxösophagitis ist demnach ein Teilaspekt der weit verbreiteten Refluxkrankheit.

Pathogenese: Der Reflux ist immer Folge einer Kardiainsuffizienz (s. o.). Das Plattenepithel der Speiseröhre ist gegenüber dem sauren Magensaft weniger resistent, als die Magenschleimhaut. Die Neutralisation von Magensaft erfolgt im Ösophagus nahezu ausschließlich durch verschluckten Speichel → entzündliche Schleimhautläsion.

Morphologie: Makroskopie: Die initialen peptischen Läsionen entsprechen oberflächlichen Schleimhautdefekten auf den Faltenkämmen (= Erosionen). Diese können longitudinal oder zirkumferenziell konfluieren. Dehnen sie sich zur Tiefe hin aus, entstehen Ulzera. Nach ihrer Abheilung hinterlassen sie meist narbige Strikturen. Histologie: Die reaktiven Veränderungen umfassen ein leukozytäres Infiltrat (Lymphozyten, eosinophile Granulozyten) und oft auch eine gesteigerte Regeneration und Verbreiterung des ösophagealen Plattenepithels (= Leukoplakie). Bei einem Teil der Patienten entwickelt sich ferner ein:

Barrett-Ösophagus. Bei rund 10 % der Patienten mit Refluxkrankheit tritt eine Defektheilung der Schleimhautläsionen auf. Ist das ortsständige ösophageale Plattenepithel im unteren Ösophagus durch ein becherzellhaltiges Zylinderepithel (intestinale Metaplasie) ausgekleidet (engl. Cylindric Epithelium Lined Lower Esophagus; Akronym CELLO), so wird diese Läsion als Barrett-Ösophagus bezeichnet. Die zugrunde liegende Metaplasie der Schleimhaut entsteht entweder durch aktive Umdifferenzierung von pluripotenten Stammzellen des Ösophagusepithels oder passiv durch Einwachsen von Magenschleimhaut, weil diese schneller proliferiert als das Plattenepithel des Ösophagus. Diese intestinalen Metaplasie (Abb. 12.**23**) gilt heute als Indikator für ein erhöhtes Krebsrisiko, sie entspricht jedoch noch keiner präkanzerösen Läsion.

✚ Komplikationen: Ein kleiner Teil (etwa 1 %) der Patienten mit gastroösophagealer Refluxkrankheit entwickelt langfristig Epitheldysplasien (= intraepitheliale Neoplasie), aus denen ein Adenokarzinom hervorgehen kann. Sehr selten: Ulkusperforation ins Mediastinum.

12.4.4.2
Infektiöse Ösophagitis

Viele Infektionen der Speiseröhre entstehen opportunistisch bei Immunschwäche (Corticoidtherapie, Immunsuppression nach Organtransplantation, Leukämie- oder andere Tumorpatienten, AIDS). Am häufigsten liegt dann eine Soorösophagitis vor. Wesentlich seltener sind virale Infektionen (CMV, HSV).

Soorösophagitis

Diese mykotische Entzündung wird durch Candida albicans hervorgerufen. Sie kommt entweder isoliert oder gleichzeitig mit einer Soorstomatitis vor (s. S. 653), mit der sie die morphologischen Befunde teilt (Abb. 12.24). Eine Soorösophagitis wird häufiger bei immunkompetenten Personen beobachtet als bei Patienten mit Immunschwäche.

Herpesösophagitis

Vornehmlich das Herpes-simplex-Virus 1 (HSV-1) führt bei immunschwachen Patienten zu bläschenförmigen Effloreszenen. Nach Platzen der Herpesbläschen entstehen aphthöse Erosionen. Histologisch entsprechen die Bläschen einer Ablösung des Epithels von der Basalmembran und Interzellularbrücken. Die infizierten Epithelzellen am Rand der Aphthen haben charakteristische Kerneinschlüsse.

Medikamentöse Ösophagitis

Verschiedene Medikamente können ihren Wirkstoff bereits im Ösophagus freisetzen und dadurch lokal die Schleimhaut angreifen. Dies ist vor allem dann der Fall, wenn Tabletten im Ösophagus anhaften („steckenbleiben"). Begünstigend dafür sind die 3 anatomischen Engen: am Ösophagusmund, in Höhe der Trachealbifurkation und oberhalb der Kardia. Meist resultieren ulzeröse Läsionen.

Korrosive Ösophagitis

Pathogenese und Morphologie: Versehentlich (Haushaltsunfall von Kindern) oder in suizidaler Absicht getrunkene Säuren, Laugen oder andere flüssige Chemikalien führen zu Verätzungen (= Korrosionen). Diese entsprechen oft langstreckigen Nekrosen der Schleimhaut und auch tieferer Wandschichten der Speiseröhre.

> **Komplikation:** Akute Verätzungen können auch zur Perforation des Ösophagus und Mediastinitis führen. Wird die Akutphase überlebt, heilen die Läsionen unter starker Narbenbildung ab → Stenosen → lebenslange Dysphagie.

Spontanruptur

Syn.: Boerhaave-Syndrom

Definition und Pathogenese. Ein vollständiger Riss aller Wandschichten der Speiseröhre tritt mitunter ohne ersichtliche Ursache auf. Viele Patienten haben zuvor erbrochen; daher wird ein perakuter Anstieg des intraluminalen Drucks als ursächlich angenommen.

Morphologie: Die Einrisse der Wand sind meist 1–3 cm lang und vornehmlich im unteren Drittel lokalisiert. Gelegentlich entsteht am Rand ein intramurales Hämatom.

> **Komplikation:** Der Austritt von mikrobiell kontaminiertem Speisebrei in das Mediastinum führt rasch zur Ausbildung einer eitrigen Mediastinitis (S. 644). Hohe Letalität.

12.4.5
Neoplastische Läsionen

Benigne Tumoren sind im Ösophagus seltener als bösartige. Die benignen Tumoren entsprechen vornehmlich mesenchymalen Geschwülsten, während benigne epitheliale Neoplasien selten sind. Die Malignome umfassen zu rund 90% Plattenepithelkarzinome und zu rund 10% Adenokarzinome im Barrett-Ösophagus. Alle anderen malignen Tumoren, wie Melanome, Lymphome oder Sarkome sind Raritäten.

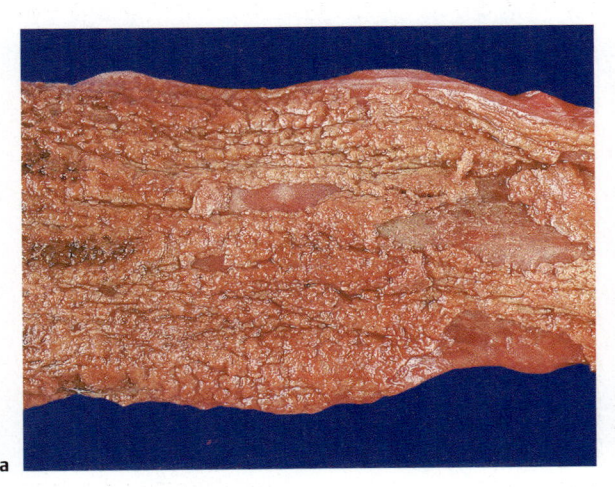

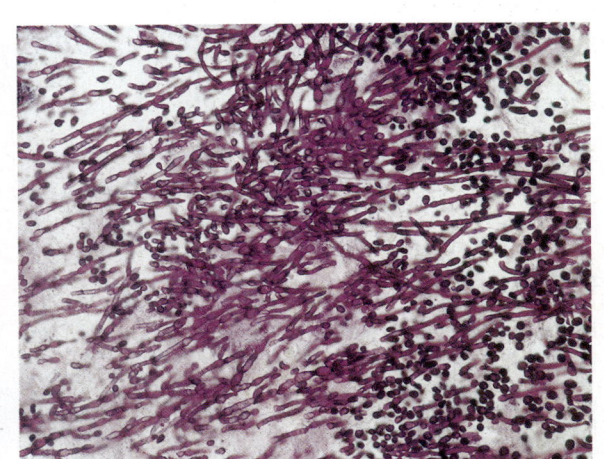

Abb. 12.24 **Soorösophagitis:**
a Makroskopisch ausgeprägte Soorösophagitis mit Pseudomembranen;
b Erosion mit Pilzmyzelien (PAS, Vergr. 1:100).

Von diesen neoplastischen Läsionen sind folgende tumorartige Läsionen abzugrenzen:
- *Glykogenakanthose* in Form linsengroßer flacher Epithelverdickungen wegen Glykogeneinlagerung,
- *papilläre Epithelhyperplasie/Papillomatose* in Form fibroepithelialer Polypen, oft im Gefolge von Gastrointestinaltumoren.

Gutartige Tumoren

Leiomyom

Definition: Gutartiger Tumor mit glattmuskulärer Differenzierung.

Morphologie: Schon ab einer Größe von weniger als 1 cm wölbt der intramurale Tumorknoten die Mukosa nach endoluminal vor. Größere Tumoren behindern zunehmend die Motilität. Histologisch sind die Tumoren ganz überwiegend spindelzellig.
Leiomyome werden von jenen mesenchymalen Tumoren abgegrenzt, die nur teilweise glattmuskulär differenziert sind, zum Teil histologisch auch epitheloid erscheinen. Jene ca. 20% werden als Stromatumoren kategorisiert. (s. Abschnitt Magen, S. 680). Sarkome sind rar.

Papillom

Definition: Gutartiger plattenepithelialer Tumor, der meist im mittleren Ösophagus vorkommt.

Morphologie: Der Tumor ist polypös erhaben und misst oft weniger als 1 cm. Sein Plattenepithel ist verbreitert und dabei papillär aufgefaltet, die reguläre mehrfache Schichtung ist erhalten. Im unteren Drittel können geringe Atypien vorliegen. Nicht immer sind im oberflächlichen Epithel zytopathische Viruseffekte (= Koilozyten) als Ausdruck einer Infektion mit humanen Papillomviren (HPV) nachweisbar.

Ösophaguskarzinom

Sammelbegriff für ätiologisch und morphologisch unterschiedliche Karzinome, die primär im Ösophagus entstehen.

Plattenepithelkarzinom

Definition: Maligner plattenepithelialer Tumor des Ösophagus.

Inzidenz in Deutschland: 5 : 100000; Manifestationsalter über 60 Jahre (♂ : ♀ = 3 : 1).

Pathogenese: Verschiedene exogene oder endogene Faktoren sind an der Entstehung eines Plattenepithelkarzinoms der Speiseröhre beteiligt (Tab. 12.1). Die praktisch größte Bedeutung kommt dabei der Kombination von hohem Alkoholkonsum und Zigarettenrauchen zu. Keine Rolle spielt offenbar die gastroösophageale Refluxkrankheit.
Formalpathogenetisch gehen einem invasiven ösophagealen Plattenepithelkarziom präkanzeröse Läsionen in Form von Epitheldysplasien (= intraepithelialen Neoplasien) voraus (Abb. 12.25). Ein invasives Karzinom liegt vor, wenn die neoplastischen Epithelien die Basalmemb-

Tabelle 12.1 **Plattenepithelkarzinom des Ösophagus:** Pathogenetische Faktoren

Exogene Faktoren
Alkoholkrankheit
Zigarettenrauchen
Nitrosamine (Obstschnäpse)
Mykotoxine (Schimmelpilze)
HPV
Heißer Tee
Achalasie
Strahlenbedingte Strikturen
Laugenverätzung
Mangelzustände (Vitamin A, Zink, Folsäure, Eisen)
Endogene Faktoren
Familiäre Tylosis (nichtepidermolytische palmoplantare Keratose)

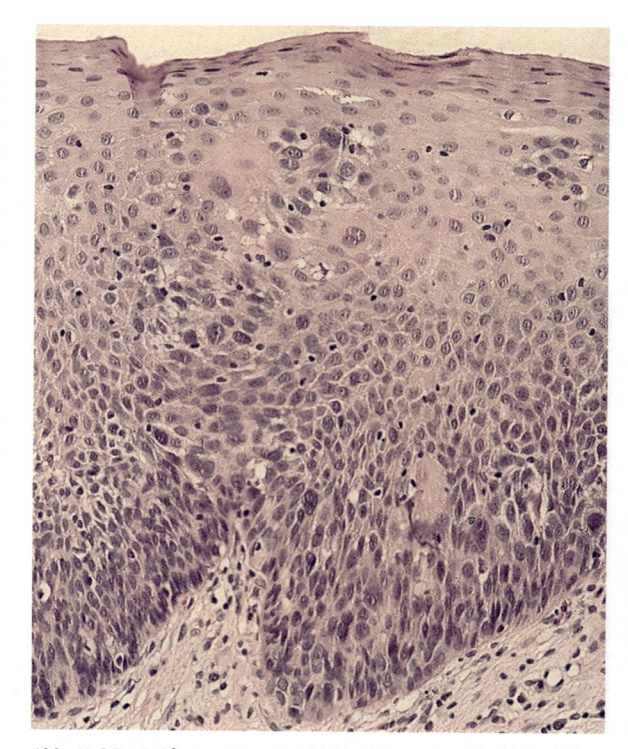

Abb. 12.**25 Präkanzeröse Epitheldysplasie** des Ösophagus mit Aufhebung der plattenepitheltypischen Schichtung und atypischen Zellen, vor allem im unteren Drittel (HE, Vergr. 1 : 150).

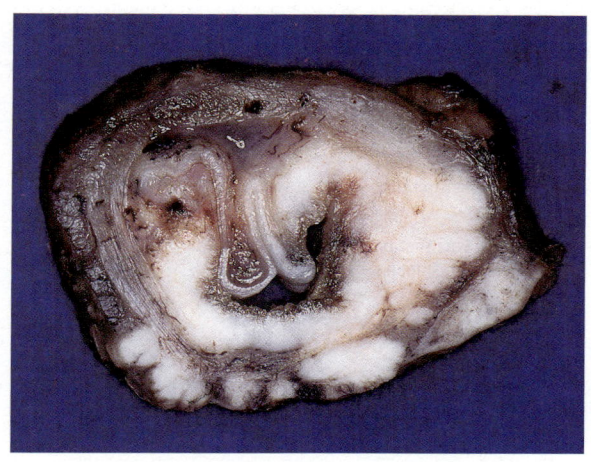

Abb. 12.26 **Plattenepithelkarzinom** des Ösophagus im fortgeschrittenen Stadium. Der Tumor hat die Schleimhaut zerstört und die Wandung durchsetzt.

ran durchbrechen und die Lamina propria mucosae infiltrieren. Etwa 15% der Karzinome entstehen im oberen Drittel, etwa 40% im mittleren und etwa 45% in unteren Drittel, wobei eine Assoziation zu den anatomischen Engstellen besteht.

Molekularpathologie: Verschiedene genetische Veränderungen führen kumulativ zur Entwicklung eines Karzinoms. Hierzu gehören unter anderem:
a) *Tumorsuppressorgen-Inaktivierung:*
   – TOC-Gen (**T**ylosis **O**esophageal **C**ancer; Genlocus 17q25 auf Chromosom 17q),
   – p53-Gen (auf Chromosom 17P13.1);
b) *Onkogen-Aktivierung:* unter anderem mit Amplifizierung von Cyclin D1 und c-myc.

Morphologie: Makroskopisch wächst das Ösophaguskarzinom in 3 Hauptformen:
- *ulzerierend-endophytisch* (60%) mit horizontalem Einwachsen in die Ösophaguswand und vertikaler Infiltration von Ösophagus (Abb. 12.26) und Nachbarorganen;
- *infiltrierend* (25%) mit primär intramuraler Tumorausbreitung und häufig resultierender sanduhrförmiger Stenose;
- *polypoid-exophytisch* (15%) mit Wachstum ins Ösophaguslumen.

Histologisch bilden die Tumorzellen oft plattenepitheliale Komplexe aus atypischen Keratinozyten, ohne oder mit Hornperlenbildung. Gering differenzierte Plattenepithelkarzinome sind durch kompaktere Verbände von anisomorphen Tumorzellen charakterisiert.

✚ **Klinik.** s. S. 680.

Adenokarzinom

Definition: Maligner epithelialer Tumor mit drüsiger Differenzierung, der auf den Ösophagus beschränkt ist. Fast alle Tumoren sind im unteren Ösophagusdrittel lokalisiert. Gemäß dieser neuen Definition werden ösophageale Adenokarzinome erstmals klar abgegrenzt von denjenigen im ösophagogastralen Übergangsbereich (s. Abschnitt Magen, S. 680).

Inzidenz: etwa 0,6 : 100 000; Altersmedian: etwa 70 Jahre (♂ : ♀ = 4 : 1).

Pathogenese: Mehr als die Hälfte der Patienten hat eine symptomatische gastroösophageale Refluxkrankheit. Demgegenüber sind Rauchen und Alkoholkonsum keine bedeutsamen Risikofaktoren. Die meisten, aber keineswegs alle Adenokarzinome entstehen nachweislich in einem Barrett-Ösophagus. Präkanzeröse Vorläuferläsionen eines Adenokarzinoms sind Dysplasien (= intraepitheliale Neoplasien) im Zylinderepithel. Ein Karzinom liegt vor, wenn die neoplastischen Drüsen die Basalmembran durchbrechen und das mukosale Stroma infiltrieren.

Morphologie: Makroskopisch unterscheiden sich Adenokarzinome wenig von Plattenepithelkarzinomen; sie wachsen etwas häufiger endophytisch-polypös. Histologisch (Abb. 12.27) umfassen Adenokarzinome im distalen Ösophagus das gleiche Spektrum wie die Adenokarzinome im ösophagogastralen Übergangsbereich (s. Abschnitt Magen, S. 680). Die Mehrzahl ist gering differenziert. Gelegentlich kommen gemischt differenzierte adenosquamöse Karzinome vor.

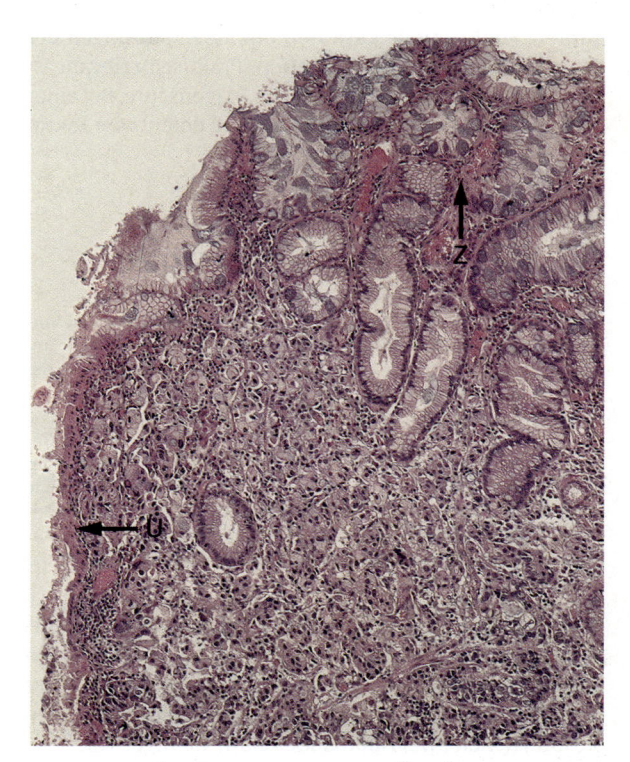

Abb. 12.27 **Adenokarzinom im unteren Ösophagus** bei Barrett-Ösophagus. An der Oberfläche sind noch metaplastische Drüsen mit Becherzellen und Zylinderepithelien vorhanden (Pfeil Z). Die Mukosa wird durch atypische kleintubuläre Drüsen infiltriert. Das Adenokarzinom ist exulzeriert (Pfeil U) (HE, Vergr. 1 : 100).

> **Klinik** der plattenepithelialen und adenoiden Ösophaguskarzinome: In den prognostisch günstigen Frühstadien ist das Tumorleiden asymptomatisch. Es wird entweder zufällig oder bei einer systematischen Suche entdeckt. Erst fortgeschrittene, tief in die Wand infiltrierte Karzinome oder größere exophytische Tumoren führen zu progressiven Schluckbeschwerden und einer Stenose. Da die Diagnose meist erst in symptomatischen Tumorstadien gestellt wird, liegt die 5-Jahres-Überlebensrate bei etwa 5%.
>
> **Metastasierung:** Frühzeitig erfolgt eine regionale lymphogene Metastasierung, später eine hämatogene Metastasierung vom Kava- oder Pfortadertyp.

Pathologische TNM-Klassifikation der Ösophaguskarzinome

pTis	Karzinom ohne Invasion (in situ),
pT1	Tumor infiltriert Mukosa oder Submukosa,
pT2	Tumor infiltriert Muscularis propria,
pT3	Tumor infiltriert Adventitia,
pT4	Tumor infiltriert Nachbarstrukturen (z. B. Lunge),
pN0	keine Lymphknotenmetastasen,
pN1	regionäre Lymphknotenmetastasen,
M0	keine Fernmetastasen nachweisbar,
M1	Fernmetastasen.

12.5 Magen

Der Magen entwickelt sich aus dem embryonalen Vorderdarm (foregut). Unter seinen **ontogenetischen Läsionen** kommen am häufigsten die infantile hypertrophe Pylorusstenose sowie heterotopes Pankreasgewebe vor. Die komplexe arterielle Blutversorgung des Magens gewährleistet, dass nur selten Ischämien auftreten. Insofern entsprechen die **zirkulatorischen Läsionen** vornehmlich venösen Abflusshemmnissen, Mikrozirkulationsstörungen oder diffusen Schleimhautblutungen. Sie können zu einer symptomatischen oberen Gastrointestinalblutung führen. **Funktionelle Läsionen** umfassen Störungen der Magenmotorik und der Sekretion. Praktisch relevant ist vor allem eine Hypersekretion von Magensäure. Bei einer Dysbalance zwischen aggressiven und defensiven Faktoren entstehen Schleimhautschäden und reaktiv dann **entzündliche Läsionen**. Drei Formen einer Gastritis mit unterschiedlicher Ätiologie sind häufig: autoimmune Gastritis (Typ A), bakterielle, durch Helicobacter pylori induzierte Gastritis (Typ B) sowie chemisch-toxisch induzierte Gastritiden (Typ C). Unter den **tumorartigen Läsionen** sind hyperplastische Polypen der Magenschleimhaut weitaus am häufigsten, sie haben kein malignes Potenzial. Die **neoplastischen Läsionen** umfassen seltener benigne Tumoren wie Adenome und benigne Stromatumoren. Häufiger sind maligne Tumoren, speziell das Magenkarzinom. Weniger häufig sind Stromatumoren und maligne Lymphome.

12.5.1 Ontogenetische Läsionen

Orthologie: Der Magen entwickelt sich aus dem embryonalen Vorderdarm (foregut). Seine Anlage entsteht zwischen der 5. und 8. Embryonalwoche. Bis zur 6. Embryonalwoche ist die Längsachse des Magens nach vorne ausgerichtet. Danach bedingt ein asynchrones Längenwachstum eine virtuelle Drehung der Längsachse um etwa 90° im Uhrzeigersinn, zusätzlich erfolgt dabei auch eine leichte Kippung nach kaudal. Im Rahmen dieser Entwicklungsbewegungen des Magens wird gleichzeitig auch das dorsal und ventral anhängende Mesenterium mit verlagert. Die Aussackung des dorsalen Mesenteriums bildet hinter dem gedrehten Magen die Bursa omentalis. Aus dem ventralen Mesenterium werden das Omentum minus sowie das Lig. falciforme.

Angeborene Fehlbildungen der Magenform wie Atresie, Mikrogastrie, Duplikatur (= Magen mit zwei parallelen Lumina), angeborene Divertikel, Lageanomalien oder Volvulus sind selten. Dagegen kommen die im Folgenden besprochenen zwei Anomalien relativ häufiger vor.

Infantile hypertrophe Pylorusstenose

Definition: Magenausgangsstenose infolge wulstiger Hypertrophie des Pylorussphinktermuskels.

Vorkommen: etwa 0,3% der Neugeborenen (♂:♀ = 4:1).

Pathogenese: Ein angeborenes Fehlen der interstitiellen Zellen von Cajal im Pyloruskanal bedingt eine gestörte Sphinkterrelaxation. Der resultierende Spasmus ruft eine muskuläre Hypertrophie hervor.

> **Klinik:** Erst ab der 3. oder 4. Lebenswoche tritt schwallartiges Erbrechen nach der Fütterung auf. Zur Therapie erfolgt eine operative Spaltung des hypertrophierten Sphinkters, keine Resektion.

Pankreasheterotopie

Definition und Pathogenese: Dysontogenetisch verlagertes Pankreasgewebe im Pylorus-, Antrumbereich.

Vorkommen: etwa 1–2% der Bevölkerung.

Morphologie: Typischerweise liegt das heterotope Pankreasgewebe in den äußeren Wandschichten. Es bedingt dort eine herdförmige Induration oder Stenose. Histologisch ist heterotopes Pankreas nur manchmal komplett ausdifferenziert und weist Gänge, exokrine Azini und endokrine Inseln auf. Häufiger besteht es nur aus Gängen und Azini. Mitunter sind nur Gangstrukturen innerhalb von Muskelgewebe gelegen (myoepitheliales Hamartom).

+ **Klinik:** Meistens handelt es sich um einen Zufallsbefund, oft wird aber auch ein maligner Tumor simuliert.

12.5.2 Funktionelle Läsionen

Orthologie: Der Magen hat zwei Hauptaufgaben. Zum Ersten dient er als ein Reservoir, das die aufgenommene Nahrung mit dem Magensaft durchmischt. Danach wird der Nahrungsbrei weiter in den Dünndarm transportiert. Diese motorische Funktion wird von der Muskelschicht ausgeführt und ist neural gesteuert. Zum Zweiten produziert der Magen einen verdauungsaktiven Saft, der die biochemische Auftrennung der Nahrung fortsetzt, und zudem Faktoren (R-bindendes Glykoprotein, Intrinsic Factor), die für den Transport und die Resorption von Vitamin B_{12} (= Cobalamin) im Dünndarm essenziell sind. Diese sekretorischen Funktionen werden von der Mukosa ausgeführt, sie sind neural und humoral reguliert.

12.5.2.1 Motilitätsstörungen

Die meisten Störungen der Magenmotorik sind neuropathisch bedingt. Sie gehen in der Regel ohne ein morphologisch fassbares Korrelat einher. Dies gilt auch für die diabetische Gastroparese (Magenlähmung) bei diabetischer Neuropathie. Viszerale Myopathien des Magens sind recht selten.

12.5.2.2 Sekretionsstörungen

Unter verschiedenen Umständen kann die Sekretion der Magenschleimhaut nicht dem Bedarf entsprechen. Von dem unscharf definierten Sammelbegriff „Dyspepsie" sind zwei spezielle Formen einer Mindersekretion und drei Syndrome mit einer Übersekretion abzugrenzen. Eine verminderte Abgabe eines oder mehrerer Sekretionsprodukte der Magenschleimhaut ist nahezu immer die sekundäre Folge einer anderen Magenerkrankung oder einer Operation, die zu einer verminderten Anzahl von Parietalzellen geführt hat.

Dyspepsie

Klinische Sammelbezeichnung für verschiedene funktionelle Störungen des Magens, welche zu einer subjektiven Schmerzsymptomatik führen („Reizmagen"). Nur teilweise ist ein morphologisches Korrelat fassbar.

Achlorhydrie

Definition und Pathogenese: Eine stark verminderte oder fehlende Sekretion von Säure durch die Parietalzellen führt zu einem abnormal hohen pH-Wert des Magensafts. Ursächlich kommen dafür folgende Faktoren in Betracht:
- Magen(teil-)resektion;
- Atrophie der Korpusschleimhaut;
- Suppression der endogenen Stimulation von Parietalzellen, z. B. infolge Blockade von H_2-Rezeptoren oder Vagotomie;
- selektive Hemmung der Protonenpumpe in Parietalzellen.

+ **Komplikationen:** Der Mangel an Magensäure, der oft mit einem Mangel an Pepsin einhergeht, bedingt eine gestörte Verdauungsleistung. Ferner begünstigt der Verlust der bakteriziden Säure bakterielle Infektionen, die dann allerdings meistens im Darm auftreten. Gegenregulativ wird eine G-Zell-Hyperplasie hervorgerufen (s. dort).

Intrinsic-Factor-Mangel

Definition und Pathogenese: Eine verminderte Sekretion von Intrinsic Factor und R-bindendem Glykoprotein infolge reduzierter Parietalzellen bewirkt zunächst eine Vitamin-B_{12}-Malabsorption. Diese kann funktionell längere Zeit durch den Abbau von endogenen Reserven an Vitamin B_{12} kompensiert werden (> 3 Jahre), erst danach tritt ein Vitamin-B_{12}-Mangel ein.

+ **Komplikationen:** Ein manifester Vitamin-B_{12}-Mangel führt, über eine Störung des Folsäuremetabolismus, zu einer reduzierten Purinsynthese und bedingt so eine allgemeine Störung der DNA-Synthese. Davon betroffen sind besonders die rasch proliferierenden Zellen → ineffektive Hämatopoese mit megaloblastärer Anämie, Demyelinisierung und axonale Degeneration von peripheren Nerven und Rückenmark (funikuläre Myelose).

+ **Therapie:** Bei parenteraler Substitution von Cobalamin verläuft die durch Vitamin-B_{12}-Mangel bedingte megaloblastäre Anämie heute keineswegs perniziös (= bösartig). Ihre historische Bezeichnung als perniziöse Anämie ist insofern überholt.

Hypertrophe exsudative Gastropathie

Syn.: Ménétrier-Syndrom

Definition: Ausgeprägte Vergrößerung der Schleimhautfalten und Vergröberung des Reliefs im Magen (= Riesenfalten), die mit einer stark vermehrten Sekretion der Magengrübchen einhergeht (= exsudative Gastropathie). Häufiger sind nur umschriebene Abschnitte im Magen (meist Korpus) betroffen.
Prädilektionsalter: ab der 5. Lebensdekade (♂:♀ = 3:1).

Pathogenese: Die Ursache dieser seltenen Magenerkrankung ist unbekannt. Das vermehrt abgegebene proteinreiche Sekret ist offenbar eine mittelbare Folge der

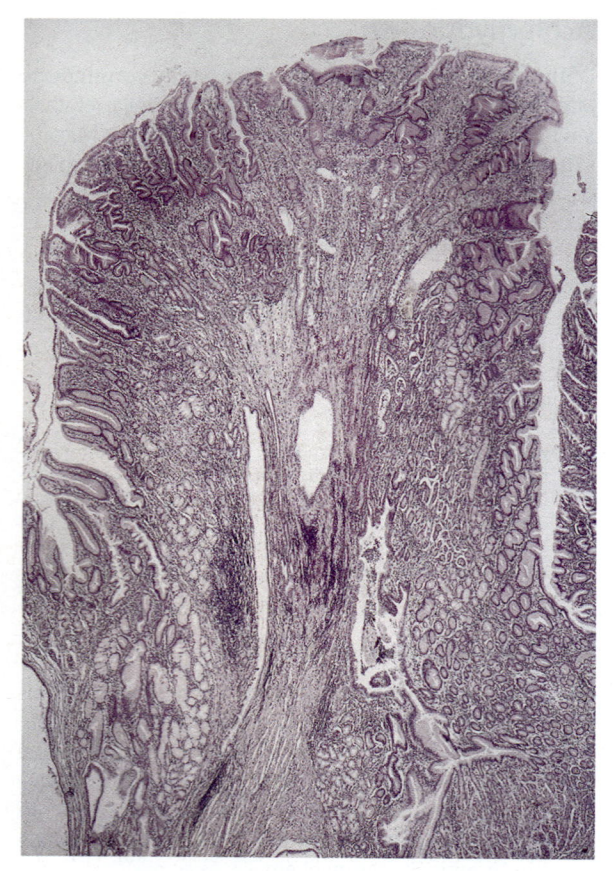

Abb. 12.**28** **Riesenfalte im Magenkorpus**, bedingt durch eine ausgeprägte foveoläre Hyperplasie (HE, Vergr. 1:20).

numerischen Zunahme von foveolären Zylinderepithelien.

Morphologie: Histologisch liegt eine ausgeprägte Verlängerung der Magendrüsen vor (= foveoläre Hyperplasie), speziell mit Vermehrung von ausdifferenzierten schleimbildenden Zylinderepithelien (Abb. 12.**28**). Mit deren Ausdehnung in die Tiefe der Magendrüsen werden die anderen Epithelien verdrängt und z. B. im Korpus die Parietalzellen reduziert. Ein entzündliches Infiltrat fehlt in der Regel.

✚ **Klinisch** steht der Eiweißverlust (Hypalbuminämie) oder eine Dyspepsie im Vordergrund der Symptomatik.

✚ **Komplikation:** Das Ménétrier-Syndrom gilt als eine Krebsrisikoerkrankung (= precancerous condition).

✚ **Differenzialdiagnose:** Riesenfalten kommen außer bei der hypertrophen exsudativen Gastropathie auch bei der glandulären Hyperplasie (s. u.), und bei der lymphozytischen Gastritis vor (s. u.). Die deskriptive Bezeichnung „Riesenfaltenmagen" ist inhaltlich somit heterogen.

G-Zell-Hyperplasie

Definition: Numerische Zunahme der gastrinbildenden neuroendokrinen Zellen im Antrum, die mit einer Hypergastrinämie einhergeht.

Pathogenese: Als ursächlich wird eine nervale oder hormonale Stimulation der G-Zellen angesehen. Auslösend ist meistens eine Achlorhydrie, die über eine gastrinvermittelte Stimulation der Parietalzellen gegenreguliert werden soll.

Morphologie: Histologisch sind die vermehrten G-Zellen disseminiert in der unteren Hälfte der Antrumdrüsen gelegen. Die Schleimhaut wird dabei nicht verdickt und erscheint insofern unauffällig.

✚ **Komplikationen:** Kurzfristige Konsequenz der Hypergastrinämie ist eine gesteigerte Säuresekretion im Korpus und Fundus – sofern noch ausreichend Parietalzellen vorhanden sind. Mögliche Folge sind peptische Ulzera. Eine andere, langfristige Konsequenz ist eine Stimulation der Proliferation neuroendokriner Zellen im Korpus und Fundus (s. Abschnitt neuroendokrine Tumoren).

Glanduläre Hyperplasie

Syn.: Zollinger-Ellison-Syndrom

Definition: Starke Vergrößerung der magenspezifischen azidopeptischen Drüsen im Korpus und Fundus, die mit einer numerischen Zunahme vor allem der Parietalzellen einhergeht.

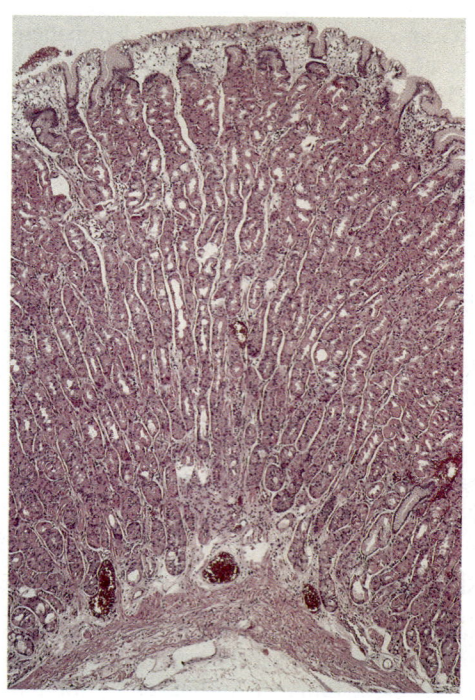

Abb. 12.**29** **Magenkorpus mit glandulärer Hyperplasie.** Die tubulären Drüsen sind verlängert und enthalten vermehrte Parietalzellen (mit rot angefärbtem Zytoplasma) (PAS, Vergr. 1:20).

Pathogenese: Fast immer liegt eine ausgeprägte und langfristige Hypergastrinämie vor, deren Ursache nahezu immer ein gastrinbildender Tumor (Gastrinom) ist. Das Gastrin stimuliert die Sekretion und das Wachstum der Magendrüsenepithelien.

Morphologie: Die Schleimhaut ist verdickt, das Faltenrelief vergröbert (= Riesenfalten). Histologisch sind die Korpusdrüsen stark verlängert (= glanduläre Hyperplasie). Insbesondere die Parietalzellen sind numerisch vermehrt (Abb 12.**29**).

Klinik: Hyperazidität, rezidivierende peptische Ulzera (s. u).

12.5.2.3 Ulkuskrankheit

Syn.: Gastroduodenale Ulkuskrankheit

Definition: Zusammenfassende Bezeichnung für das Vorkommen von einzelnen oder mehreren, umschriebenen Schleimhautdefekten im Magen (= Ulcus ventriculi) oder Duodenum (= Ulcus duodeni), die über die Mukosa hinausgehend tiefer in die Organwand reichen.
Die Tiefenausdehnung einer Schleimhautläsion ist endoskopisch und mittels Röntgenuntersuchung nicht immer klar ersichtlich. Daher werden die Bezeichungen Erosion (= auf Mukosa begrenzter Defekt) und Ulkus (= über Mukosa hinausgehender Defekt) klinisch nicht immer exakt verwendet.

Altersspektrum: Kindes- bis hohes Erwachsenenalter. Durchschnittlich treten Ulcera duodeni eine Dekade früher auf als Ulcera ventriculi.

Pathogenese: Die traditionelle Bezeichnung peptisches Ulkus beschreibt die Pathogenese von gastroduodenalen Ulzera nur unvollständig. In das Konzept einer Dysbalance von schleimhautaggressiven und -defensiven Faktoren ist heute auch eine Infektion mit dem Bakterium Helicobacter pylori (s. Abschnitt Gastritis) mit einzubeziehen.
- *Aggressive Faktoren:*
  - endogene Faktoren:
    - vermehrte Sekretion von Magensäure,
    - vermehrte Sekretion von Pepsin I und II,
    - Gallereflux,
    - Magenwandischämie (Stress);
  - exogene Faktoren:
    - Alkohol,
    - Medikamente wie Acetylsalicylsäure und Corticoide mit Hemmung der Prostaglandinsynthese,
    - Helicobacter pylori – je nach den Virulenzfaktoren ruft die Infektion eine direkte Zytotoxizität oder eine abnormale Säuresekretion hervor, wahrscheinlich infolge einer Dysregulation deren physiologischer Kontrolle.
- *Defensive Faktoren:*
  - intakte Epithelschicht,
  - Bicarbonatsekretion zur Neutralisation von HCl,
  - Muzinsekretion: Muzingelschicht kann vom Pepsin nicht durchdrungen werden → Verhinderung der lokalen Proteolyse,
  - intakte Magenwanddurchblutung.

Morphologie: Lokalisation der Gastroduodenalulzera:
- *Magenulzera* liegen am häufigsten an der kleinen Kurvatur („in der Magenstraße"), und zwar am häufigsten an der Grenze von Antrumtyp- zur Korpustypmukosa. Am zweithäufigsten sind sie im präpylorischen Antrum sowie im Pyloruskanal lokalisiert.
- *Duodenalulzera* sind vornehmlich unmittelbar postpylorisch im Bulbus duodeni gelegen. Mitunter liegen sich auch zwei Ulzera an Vorder- und Hinterwand gegenüber (kissing ulcers).

In den meisten Fällen lässt sich anhand der morphologischen Befunde auf das Alter einer ulzerösen Läsion zurückschließen (Abb 12.**30**):
- *Akutes Ulkus:* Es ist meist kreisrund, sein Rand liegt meist im Niveau der Schleimhaut. Durch die Retraktion der Muscularis mucosae werden die Ulkusränder treppenartig verformt. Histologisch ist der Ulkusgrund durch eine fibrinoide Nekrose charakterisiert, die von Granulozyten demarkiert wird.

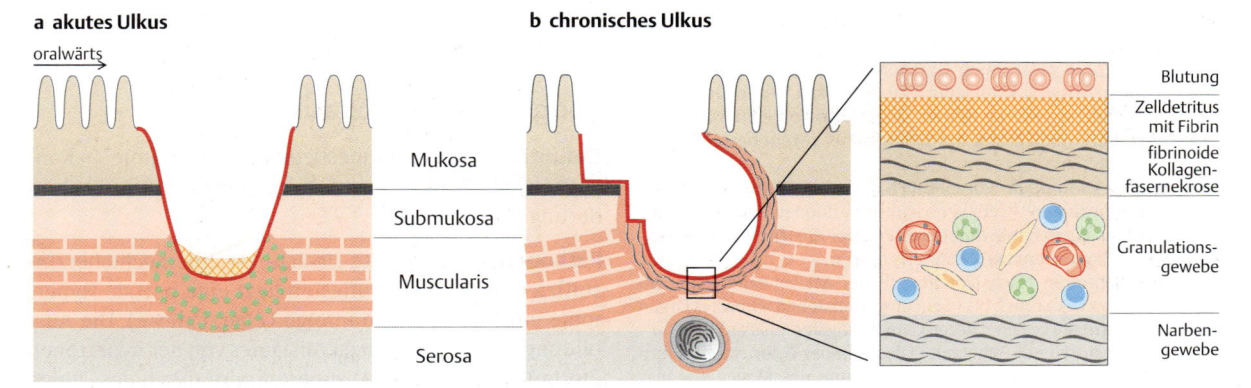

Abb. 12.**30 Akutes (a) und chronisches (b) gastroduodenales Ulkus** mit typischer Schichtung des Ulkusgrundes.

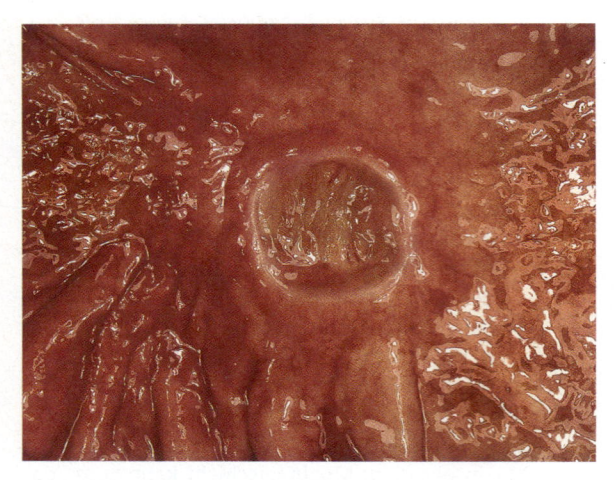

Abb. 12.31 **Chronisches Magenulkus** mit Randwall.

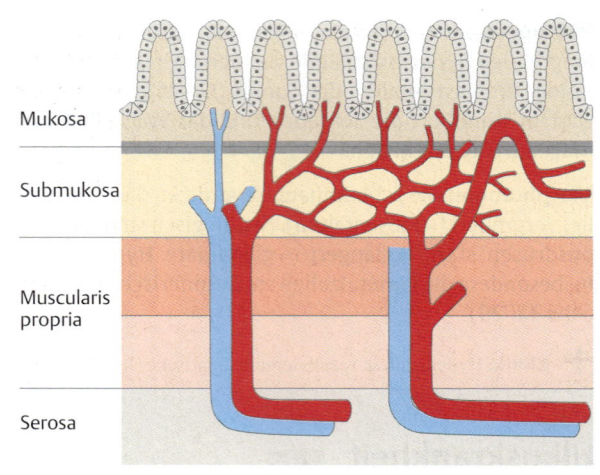

Abb. 12.32 **Gefäßtopographie** im Magen. Die großen Äste der Aa. gastricae und Aa. gastroepiploicae durchqueren von außen her die Muskelschicht und steigen in die Submukosa auf. Dort verzweigen sie sich und bilden ein arterielles Geflecht. Gelegentlich – vor allem im Bereich des oberen Magendrittels – wölben sich großkalibrige Arterien schlingenartig gegen die Mukosa vor.

- *Chronisches Ulkus*: Sein Rand ist wallartig erhaben, denn von dort geht die Epithelregeneration aus (Abb. 12.**31**). Dabei ist die reaktiv proliferierende Mukosa oft verdickt (= foveoläre Hyperplasie) und die Submukosa fibrosiert (Ulcus callosum). Der Ulkusgrund weist folgende charakteristische Schichtung auf:
  - Detrituszone: Fibrinexsudat mit Leukozyten und Zellschutt (= Detritus),
  - Granulationsgewebe,
  - Narbengewebe.

Je nach Größe der Ulzeration kommt es, meist innerhalb von wenigen Wochen, zur Defektheilung der Mukosa. Abgeheilte Ulzera hinterlassen mitunter sternförmig auf das Ulkus zulaufende Schleimhautfalten (= Faltensterne).

Klinik: Manche Ulkuspatienten sind asymptomatisch, viele jedoch haben Schmerzen, am häufigsten im Epigastrium lokalisiert.

Komplikationen der Ulkuskrankheit:
1. *Blutung*: Trifft der Ulkusgrund auf eine größere Vene oder gar auf eine Arterie, dann kann durch Gefäßarrosion eine bedeutsame akute Blutung eintreten (Abb. 12.**32**). Häufiger jedoch wird ein Blutungsereignis durch eine reaktive Thrombosierung und Intimafibrose verhindert.
2. *Gedeckte Perforation*: Bei tiefen chronischen Ulzera verhindert die granulierende und vernarbende Entzündung im Ulkusgrund zwar einen Durchbruch des Ulkus. Die Entzündungsreaktion kann jedoch zu fibrinösen Verklebungen mit Nachbarstrukturen führen. Diese Adhäsion kann dann eine weitere Abdichtung des tiefen Ulkus gegenüber der freien Bauchhöhle sein.
3. *Freie Perforation*: Vornehmlich die an der Vorderwand gelegenen akuten Ulcera ventriculi oder duodeni können bis zur freien Bauchhöhle durchbrechen. Der Austritt von Mageninhalt kann dann zur Peritonitis führen.
4. *Penetration*: Nach Durchbruch der Magenwand kann ein akutes Ulkus auch bis in ein unmittelbar benachbartes Organ eindringen (= penetrieren), am häufigsten ins Pankreas.
5. *Narbenstenose*: Abgeheilte Ulzera in der Pylorusregion hinterlassen oft eine narbige Einengung des Magenausgangs (= narbige Pylorusstenose).
6. *Pylorusinsuffizienz*: Ulzera im Pyloruskanal können eine Schädigung des Muskelsphinkters auslösen und so eine Verschlussinsuffizienz des Pylorus bewirken. Deren Folge ist ein Reflux von Duodenalsaft und Galle in den Magen.
7. Eine *maligne Entartung* von nicht abheilenden chronischen Ulzera kommt wahrscheinlich gar nicht vor. Durchaus realistisch ist dagegen die Verwechslung eines kallösen Ulkus mit einem ulzerierten Magenkarzinom (s. dort).

12.5.3 Zirkulatorische Läsionen

Orthologie: Die arterielle Versorgung des Magens erfolgt über den Truncus coeliacus. Unmittelbar vom Truncus geht die A. gastrica sinistra ab, die zur kleinen Kurvatur hinzieht und dort mit der A. gastrica dextra zusammentrifft. Entlang der großen Kurvatur ziehen die A. gastroepiploica sinistra und dextra, beide werden mittelbar vom Truncus versorgt. Anastomosen untereinander sowie zur A. mesenterica superior gewährleisten funktionelle Reserven. Die Magenvenen verlaufen weitgehend parallel zu den Arterien. Von der kleinen Kurvatur wird das venöse Blut direkt, von der großen Kurvatur indirekt (über die V. mesenterica inferior und Milzvene sowie über die V. gastroepiploica und V. mesenterica superior) in die Pfortader abgeleitet.

Kongestive Gastropathie

Definition: Eine stauungsbedingte Hyperämie (= Kongestion) der Schleimhaut infolge venöser Abflussbehinderung.

Pathogenese: Häufigste Ursache ist eine Rechtsherzinsuffizienz, am zweithäufigsten liegt eine portale Hypertonie vor (vornehmlich infolge Leberzirrhose). Die Ausbildung eines Umgehungskreislaufes von der hypertonen Pfortader hin zur V. cava superior wird durch das Fehlen von Venenklappen in den Magenvenen begünstigt.

Morphologisch ist die hyperämische Schleimhaut wie bei einer Entzündung gerötet. Am stärksten betroffen ist die Fundusregion. Besonders bei der chronischen portalvenösen Hypertonie können sich im Magenfundus Varizen bilden. Histologisch sind die kleinen Gefäße ektatisch und prall mit Blut angefüllt. Interstitielle leukozytäre Infiltrate fehlen (daher Stauungsgastropathie, nicht Stauungsgastritis).

Hämorrhagische Erosionen

Definition: Oberflächliche Schleimhautdefekte mit Verletzung des mukosalen Kapillarnetzes und konsekutiver diffuser Sickerblutung (Abb. 12.**33**).

Etwa 50% der Patienten, die Acetylsalicylsäure-Tabletten einnehmen, haben Magenbeschwerden. Ein Teil von ihnen hat blutende Erosionen.

Pathogenetisch liegt, ähnlich wie bei der Ulkuskrankheit, eine Dysbalance zwischen aggressiven und protektiven Schleimhautfaktoren vor. Dabei stehen folgende Auslösemechanismen im Vordergrund:
- *Medikamente* wie Acetylsalicylsäure, vermutlich vermittelt durch einen Venolenspasmus;
- *Stress*, z. B. bei Patienten auf Intensivstation mit Minderdurchblutung der Magenschleimhaut;
- *Alkoholexzesse*;
- *septischer Kreislaufschock* mit/ohne Verbrauchskoagulopathie → Kapillarschädigung, Mikrothromben.

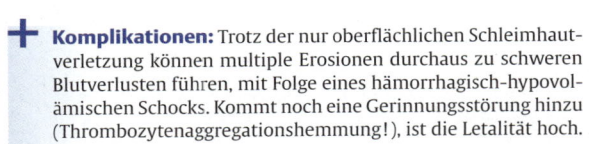

> **Komplikationen:** Trotz der nur oberflächlichen Schleimhautverletzung können multiple Erosionen durchaus zu schweren Blutverlusten führen, mit Folge eines hämorrhagisch-hypovolämischen Schocks. Kommt noch eine Gerinnungsstörung hinzu (Thrombozytenaggregationshemmung!), ist die Letalität hoch.

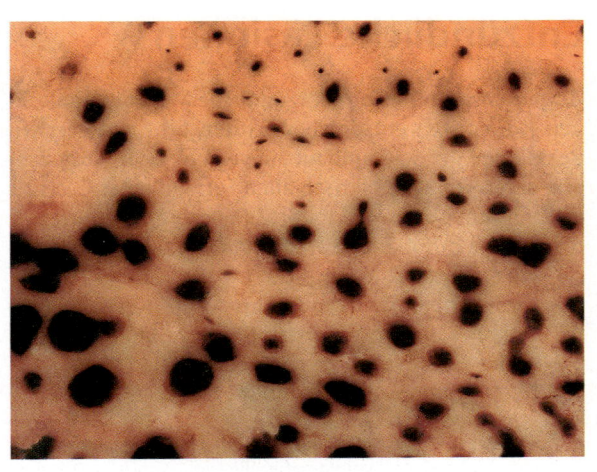

Abb. 12.**33** **Hämorrhagische Erosionen** im Magen. Die multiplen Schleimhautdefekte erscheinen schwärzlich, weil sich die Blutauflagerungen unter der Einwirkung von Magensäure zu Hämatin verändert haben.

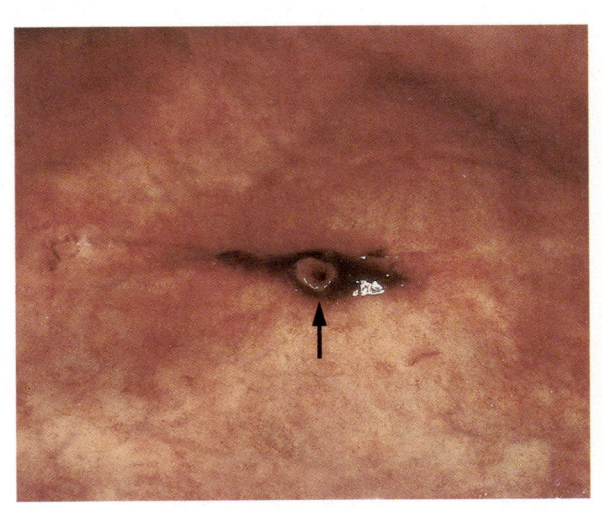

Petechiale Schleimhautblutungen

Punktförmige Blutungen in der Magenschleimhaut treten bevorzugt im Fundus auf. Sie entsprechen Diapedeseblutungen und gehen auf eine hämorrhagische Diathese zurück (S. 399).

Mallory-Weiss-Syndrom

Definition: Besondere Form einer akuten Magenblutung infolge von Einrissen der Kardiamukosa (oder distalen Ösophagusschleimhaut) nach heftigem Erbrechen oder Hustensalven.

Pathogenese und Morphologie: Auslösend ist meistens ein Alkoholexzess. Wohl infolge des akuten Druckanstiegs beim Erbrechen tritt ein (oder mehrere) in Längsrichtung verlaufender Riss auf (Dehnungslinien).

> **Klinik:** Blutiges Erbrechen, mitunter auch Teerstuhl.

Abb. 12.**34** **Dieulafoy-Ulkus.** In der Tiefe des Schleimhautdefektes ist die Arrosion einer dickwandigen Arterie zu erkennen, die abnormal in die oberflächennahe Submukosa hineinreicht.

Dieulafoy-Ulkus

Syn.: Exulceratio simplex

Seltene Arrosionsblutung eines abnormal großkalibrigen Arterienastes (bis zu 3 mm Durchmesser), der in die obere Submukosa hinreicht. Häufigste Lokalisation ist die kleine Kurvatur im Fundusbereich. Die abnormale Arterie traumatisiert offenbar lokal die Mukosa. Bereits eine kleine Ulzeration kann so zu einer heftigen Blutung führen (Abb. 12.**34**).

12.5.4
Entzündliche Läsionen

Allgemeine Definition: Entzündliche Magenerkrankungen (= Gastritis) entsprechen akuten oder chronischen Reaktionen der Schleimhaut auf verschiedene Noxen sowie deren Folgen. Praktisch allen Formen einer Gastritis gemeinsam ist eine vermehrte leukozytäre Infiltration der Lamina propria. Entsprechend dem zellulären Infiltrat sind zu unterscheiden:
- *chronische Gastritis* mit Lymphozyten und Plasmazellen (= langlebigen Entzündungszellen),
- *aktive (akute) Gastritis* mit neutrophilen Granulozyten (= kurzlebigen Entzündungszellen).

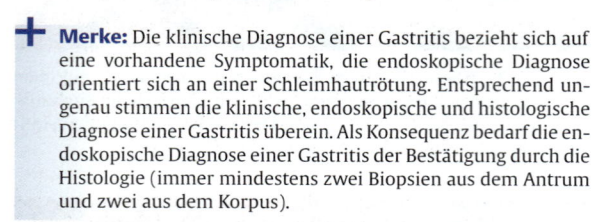

Merke: Die klinische Diagnose einer Gastritis bezieht sich auf eine vorhandene Symptomatik, die endoskopische Diagnose orientiert sich an einer Schleimhautrötung. Entsprechend ungenau stimmen die klinische, endoskopische und histologische Diagnose einer Gastritis überein. Als Konsequenz bedarf die endoskopische Diagnose einer Gastritis der Bestätigung durch die Histologie (immer mindestens zwei Biopsien aus dem Antrum und zwei aus dem Korpus).

Klassifikation: Entzündliche Magenerkrankungen werden gemäß ihrer Ätiologie kategorisiert, sofern diese bekannt ist. Mehr als 95 % der Fälle lassen sich einem von drei Typen einer chronischen Gastritis zuordnen, die sich einfach mit den Initialen ihrer Ätiologie merken lassen:
- Gastritis Typ A = autoimmune Gastritis,
- Gastritis Typ B = bakterielle Gastritis,
- Gastritis Typ C = chemisch-toxische Gastritis.

12.5.4.1
Autoimmune Gastritis

Definition: Chronische Entzündung der Schleimhaut im Magenkorpus und -fundus, die langsam fortschreitend zur Drüsenkörperatrophie führt. Mehr als 90 % der Patienten haben im Serum nachweisbare Antikörper gegen Parietalzellen und gegen den Intrinsic Factor (Gastritis Typ A).

Häufigkeit: etwa 1 % aller Gastritisfälle (♂ < ♀).

Pathogenese: Noch weitgehend unklar. Es besteht keine Assoziation mit einem bestimmten HLA-Typ. Die Antikörper gegen Parietalzellen und Intrinsic Factor sind wahrscheinlich ein Epiphänomen des Untergangs von Parietalzellen und nicht dessen Ursache. Derzeit wird eine durch T-Lymphozyten induzierte gesteigerte Apoptose – bei gleichzeitig fehlender Regeneration – als Pathomechanismus der Atrophie vermutet.

Morphologie: Histologisch wird das Interstitium der Korpusdrüsen mäßig dicht von Lymphozyten und Plasmazellen infiltriert, der Drüsenkörper erscheint im frühen Stadium noch intakt (Abb. 12.35). Meistens sind basal in der Mukosa auch Lymphfollikel vorhanden, während lymphozytäre Infiltrate im Drüsenepithel (lymphoepitheliale Läsionen) fehlen. Erst im Verlauf wird die Zahl der Parietalzellen zunehmend reduziert, die Drüsen enthalten dann relativ mehr schleimbildende Epithelien und einzelne neuroendokrine Zellen. Im fortgeschrittenen Stadium fehlen die Parietalzellen vollständig, die Drüsen sind verkürzt (= Atrophie).

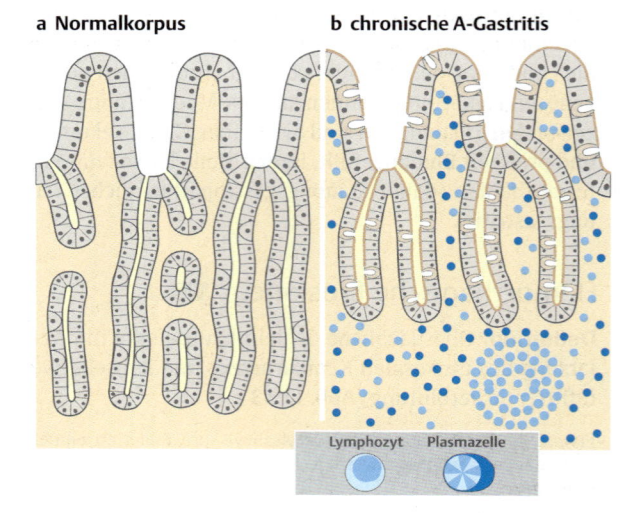

Abb. 12.**35** **Autoimmune Gastritis.** Die Drüsen im Korpus sind verkürzt (= Atrophie), teilweise sind sie ersetzt durch Drüsen mit Becherzellen (= intestinale Metaplasie). Das Stroma ist mäßig dicht von Lymphozyten und Plasmazellen infiltriert.

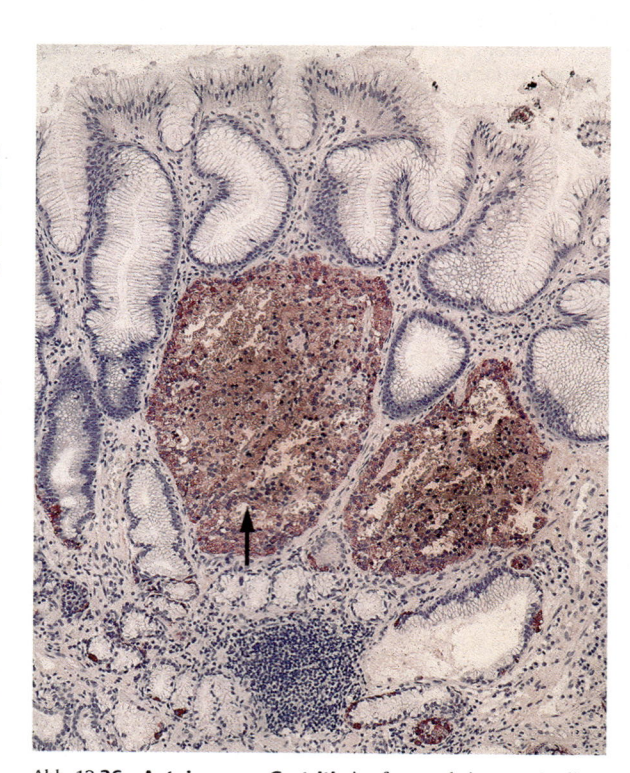

Abb. 12.**36** **Autoimmune Gastritis** im fortgeschrittenen Stadium der Atrophie. Die Korpusdrüsen sind verkürzt und enthalten keine Parietalzellen mehr. Die neuroendokrinen Zellen sind nodulär proliferiert (Immunhistochemie: Chromogranin-A, Vergr. 1 : 50).

+ Komplikationen: Aus dem Parietalzellverlust resultiert eine Achlorhydrie (s. o.). Deren mittelbare Folge ist eine G-Zell-Hyperplasie mit der möglichen Konsequenz neuroendokriner Tumoren (Abb. 12.**36**). Des Weiteren resultiert eine fehlende Produktion des Intrinsic Factors. Sie führt zur Vitamin-B_{12}-Malabsorption und langfristig zum Vitamin-B_{12}-Mangel → Störung der DNA-Synthese → u. a. megaloblastäre Anämie. Langfristig geht eine chronisch atrophische Gastritis (Typ A) mit einem erhöhten Magenkarzinomrisiko einher.

12.5.4.2
Helicobacter-pylori-Gastritis

Definition: Chronische Entzündung der Magenschleimhaut mit Schwerpunkt im Antrum, verursacht durch eine nichtinvasive Infektion mit dem spiralförmigen Bakterium Helicobacter pylori (Gastritis Typ B).

Mehr als 80 % aller entzündlichen Magenerkrankungen sind durch eine Helicobacter-pylori-Infektion bedingt. Faustregel: etwa 20 % der 20-Jährigen und etwa 60 % der über 60-Jährigen sind mit Helicobacter pylori infiziert.

Pathogenese: Nach peroraler Infektion mit Helicobacter pylori erfolgt eine bakterielle Besiedelung der Magenschleimhaut. Die Bakterien (Abb. 12.**37**) nisten sich vornehmlich im Schleim der Zylinderepithelien des Antrums ein (Namensteil „pylori"). Sie verfügen unter anderem über eine Ureaseaktivität, die es ihnen ermöglicht, trotz des sauren Milieus im Magen fortzuleben. Das Keimwachstum wird durch Gastrin gefördert. Bakterielle Antigene rufen eine Immunreaktion hervor, die indirekt die Mukosa schädigt. Neben Proteasen und Oxidasen bilden manche Bakterienstämme zusätzlich zytotoxische Produkte, wie das CagA- und das VacA-Protein (vacuolating cytotoxin), die direkt die Epithelzellen lädieren.

Morphologie: Die Typ-B-Gastritis beginnt meist im Antrum. Oft dehnt sie sich retrograd in den Korpus aus, wird aber eher selten zu einer Pangastritis. Makroskopisch imponiert die Entzündung als fleckförmige oder flächenhafte Rötung. Histologisch enthält das Antrum ein Infiltrat von Lymphozyten und Plasmazellen, die annähernd diffus verteilt im Stroma vorkommen. Granulozyten sind, sofern vorhanden, vornehmlich im Bereich der Drüsenhälse angesiedelt (Abb. 12.**37 b**, 12.**38**, 12.**39**). Im Falle der Ausdehnung der Entzündung vom Antrum bis in den Korpus beschränkt sich das leukozytäre Infiltrat auf das interfoveoläre Stroma (= Oberflächengastritis im Korpus), während das Interstitium des Drüsenkörpers – im Unterschied zur autoimmunen Gastritis – frei von Entzündungszellen bleibt. Lymphfollikel können im Antrum und Korpus vorkommen.

+ Klinik: Magenschmerzen, Völlegefühl, Aufstoßen. Nach Eradikation von H. pylori bildet sich das Infiltrat binnen 4 – 6 Wochen weitgehend oder vollständig zurück.
Nicht alle Infizierten haben eine symptomatische Gastritis. Hierfür sind unterschiedliche Virulenzfaktoren bei verschiedenen Helicobacter-pylori-Stämmen verantwortlich.

+ Bioptische Diagnostik: Die Beurteilung von endoskopischen Magenbiopsien erfolgt nach der Sydney-Klassifikation. Danach wird der Schweregrad einer Typ-B-Gastritis durch die Dichte des lymphozytären und plasmazellulären Infiltrats charakterisiert. Ausdruck der entzündlichen Aktivität sind das Vorhandensein von neutrophilen Granulozyten und deren Dichte.

+ Komplikationen:
1. *Gastroduodenale Ulkuskrankheit* (S. 683): Sie kommt vornehmlich bei Infektion mit besonders pathogenen Stämmen von Helicobacter pylori vor. Zu den bislang bekannten Virulenzfaktoren gehören unter anderem die Proteine, die durch die bakteriellen Gene CagA und VacA kodiert werden.
2. *Magenkarzinom:* Weniger als 1 % der mit Helicobacter pylori infizierten Personen bekommen später ein **Magenkarzinom**. Aber 60 % der Patienten mit Magenkrebs sind oder waren mit Helicobacter pylori (vor allem mit virulenten VacA+ und CagA+ Stämmen) infiziert.
3. *Magenlymphome:* Eine Infektion mit Helicobacter pylori gilt als teilursächlich für die Ausbildung des mukosaassoziierten lymphatischen Gewebes (MALT) im Magen. Darin entste-

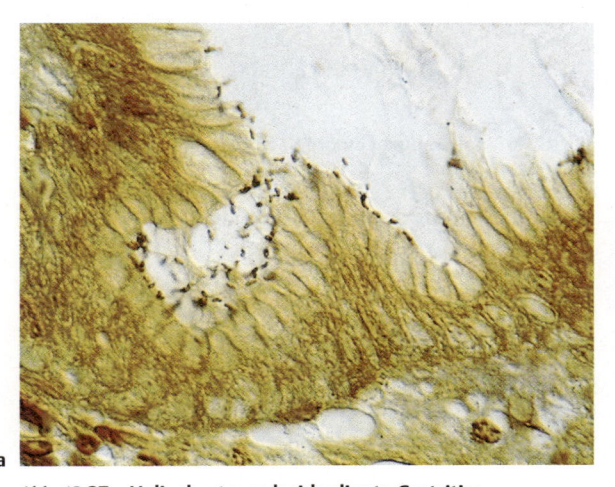

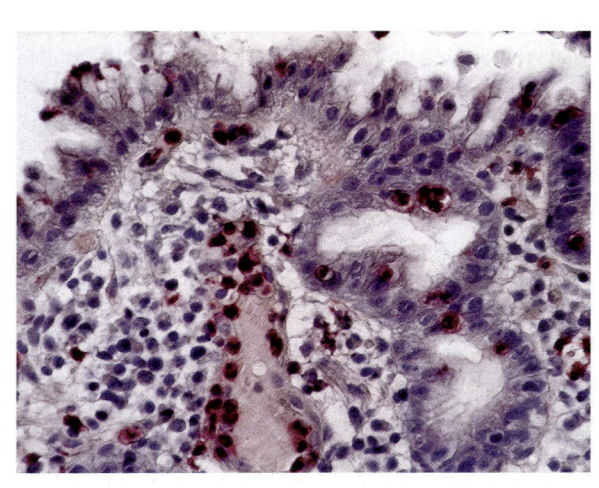

Abb. 12.37 Helicobacter-pylori-bedingte Gastritis:
a Zahlreiche Bakterien haben die Mukosaoberfläche besiedelt (Versilberung; Interferenzkontrast, Vergr. 1 : 200).
b Die entzündliche Aktivität wird durch das Infiltrat von Granulozyten ausgedrückt (histochemische Darstellung der neutrophilen Granulozyten mittels Chloracetatesterasereaktion, Vergr. 1 : 200).

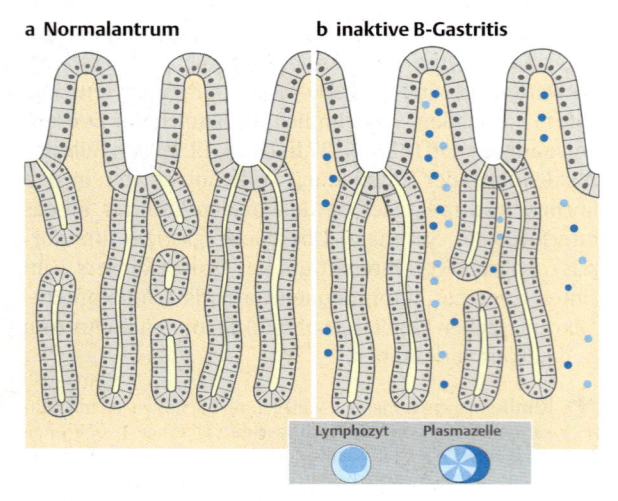

Abb. 12.38 Inaktive Gastritis Typ B. Die Drüsen im Antrum sind kaum verändert. Das Stroma enthält ein geringes Infiltrat von Lymphozyten und Plasmazellen.

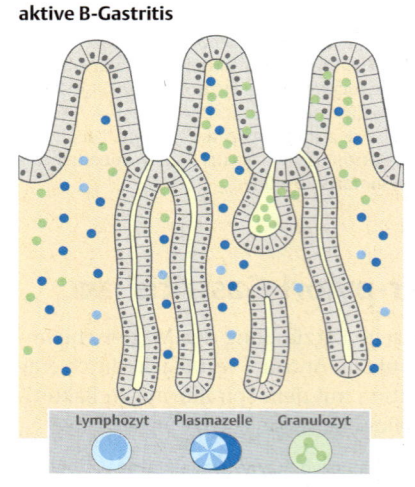

Abb. 12.39 Aktive Gastritis Typ B. Das Stroma enthält neben Lymphozyten und Plasmazellen zusätzlich Granulozyten. Diese infiltrieren auch das Epithel.

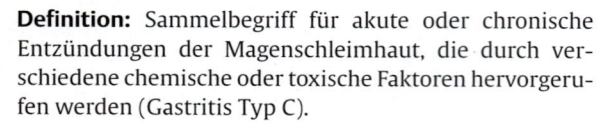

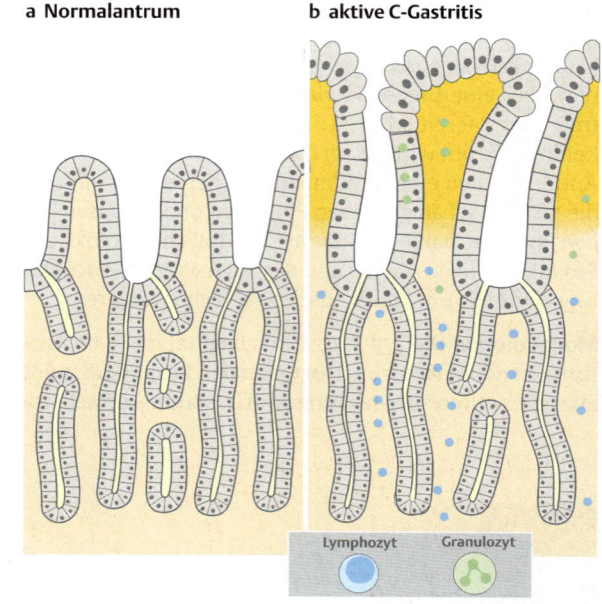

hende klonale B-Zell-Infiltrate können durch helicobacter-spezifische T-Zellen zur Proliferation stimuliert werden. Unklar ist, weshalb weniger als 0,1 % der infizierten Personen später ein MALT-Lymphom des Magens entwickeln.

12.5.4.3
Chemisch-toxische Gastritis

Definition: Sammelbegriff für akute oder chronische Entzündungen der Magenschleimhaut, die durch verschiedene chemische oder toxische Faktoren hervorgerufen werden (Gastritis Typ C).

Zweithäufigste Gastritisform (etwa 15 % aller Gastritiden). Je nach der Art der individuellen Noxe variiert die Geschlechtsverteilung: Analgetika: ♂ < ♀. Alkohol: ♂ > ♀; Gallereflux: ♂ = ♀.

Pathogenese: Die schädigenden Faktoren können endogener oder exogener Herkunft sein. Häufigste endogene Noxen sind Galle und Pankreassaft, die aus dem Duodenum in den Magen zurückfließen. Häufige exogen zugeführte Noxen sind Alkohol sowie Medikamente wie Acetylsalicylsäure, andere nichtsteroidale Antiphlogistika sowie Corticosteroide.

Morphologie: Makroskopisch variiert die Lokalisation der Läsionen je nach der Noxe. In den Magen zurückfließende Galle führt meist im präpylorischen Antrum zu reaktiven Veränderungen. Im Falle eines operierten Magens sind die refluxbedingten Läsionen an der Anastomose und im Restmagen ausgebildet. Konsum von Alkohol führt bevorzugt entlang der kleinen Kurvatur zu Mukosaläsionen. Medikamentös bedingte Läsionen manifestieren sich häufig im präpylorischen Antrum.
Histologisch führt der chronische Gallereflux zu einem interfoveolären Ödem, während ein granulozytäres Infiltrat oft nur spärlich vorhanden ist oder fehlt

Abb. 12.40 Gallerefluxbedingte Gastritis:
a Normale Mukosa;
b interfoveoläres Ödem, geringe foveoläre Hyperplasie und spärliches lymphozytäres Infiltrat.

(Abb. 12.40). Statt Gastritis ist daher alternativ auch der Begriff „Refluxgastropathie" gebräuchlich.

Sonderform: Korrosive Gastritis mit ähnlicher Pathogenese und Histologie wie die korrosive Ösophagitis (s. S. 677) → Magenperforation → Peritonitis.

Unabhängig von der Ursache tritt im Verlaufe einer chronischen Gastritis die im Folgenden besprochene einheitliche Form der Defektheilung auf.

Intestinale Metaplasie

Definition: Umwandlung der Magenschleimhaut in eine intestinal differenzierte Schleimhaut, die fast immer mit einer numerischen Atrophie differenzierter Magendrüsen einhergeht.

Morphologie: Makroskopisch erscheint die intestinalmetaplastische Schleimhaut rötlicher als die normale Magenmukosa. Verwechslungen mit einer entzündlichen Rötung sind möglich. Die Metaplasie kann entweder nur herdförmig sein, häufiger jedoch liegt sie multifokal vor, seltener ist sie flächenhaft ausgedehnt. Histologisch sind anstelle der regulären Magendrüsen Drüsen vom intestinalen Typ vorhanden, mit Becherzellen, Paneth-Körnerzellen und teilweise auch mit enterozytenartigen Saumzellen.

+ Komplikation: Obgleich die Metaplasie selbst keine präkanzeröse Läsion darstellt, ist sie ein Indikator für ein individuell erhöhtes Magenkarzinomrisiko (s. u.).

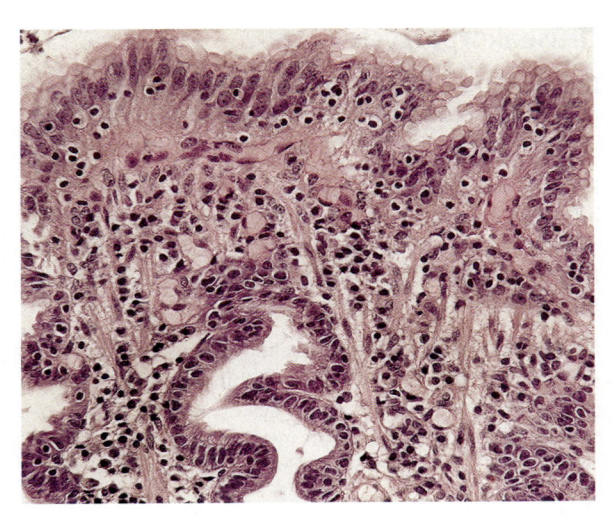

Abb. 12.**41 Lymphozytische Gastritis.** Charakteristisch ist eine dichte Infiltration des Oberflächenepithels durch Lymphozyten, die zusätzlich zum Infiltrat in der Lamina propria vorliegt (HE, Vergr. 1 : 100).

12.5.4.4 Unklassifizierte Gastritiden

Neben den 3 häufigen Gastritistypen A, B, C sowie den sehr seltenen Fällen einer infektiösen Gastritis durch andere definierte Erreger (CMV, HSV; Pilze vor allem bei immunkompromittierten Patienten) kommen gelegentlich noch weitere Gastritisformen vor (relativer Anteil: zusammen ca. 5%). Da deren Ätiologie unbekannt ist, werden sie ersatzweise gemäß ihrem histologischen Leitbefund bezeichnet.

Lymphozytische Gastritis

Chronische Gastritis mit markanter Vermehrung von intraepithelialen Lymphozyten (>25 Lymphozyten pro 100 Epithelzellen), die zusätzlich zum lymphozytären Stromainfiltrat vorliegt (Abb. 12.41). In einem Teil der Fälle ist die Schleimhaut in Sinne von Riesenfalten vergröbert.

Eosinophile Gastritis

Chronische Gastritis (oder auch Enteritis, Kolitis) mit herdförmigem oder diffusem dichtem Eosinophileninfiltrat, meist auch mit Eosinophilie im peripheren Blutbild, bei Ausschluss einer Parasitose oder eines Hypereosinophiliesyndroms. Als Ursache wird eine Nahrungsmittelallergie vermutet. Je nach Schwerpunkt der Infiltratlokalisation lassen sich folgende Subtypen mit unterschiedlicher Symptomatik charakterisieren:
- *Mukosatyp* (ca. 60%): Bauchschmerzen, Übelkeit, Erbrechen;
- *Muskularistyp* (ca. 30%): tumorartiger Befund oder Stenose;
- *Serosatyp*: (ca.10%): Aszites mit Eosinophilie.

Granulomatöse Gastritis

Gastritis mit zusätzlicher Ausbildung von Granulomen unterschiedlichen Typs. In den meisten Fällen bleibt die Genese unklar (= idiopathische Formen). Mitunter handelt es sich um die Teilmanifestation eines Morbus Crohn, oder es liegt assoziiert eine andere Erkrankung vor (z. B. maligner Tumor, Vaskulitis, Sarkoidose).

12.5.5 Tumorartige Läsionen

Mit dem Begriff „Polyp" werden alle Läsionen bezeichnet, die über das normale Schleimhautniveau erhaben sind. In diesem deskriptiven Sinne entsprechen Polypen entweder neoplastischen oder tumorartigen Läsionen. Im Magen sind mehr als 90% aller Polypen nichtneoplastisch, weniger als 10% entsprechen Neoplasien.

Hyperplastischer Polyp

Definition: Erhabene Schleimhautläsion, die an umschriebener Stelle aus einer Verlängerung der oberflächlichen Drüsenabschnitte hervorgeht (= fokale foveoläre Hyperplasie, etwa 85% aller Magenpolypen).

Morphologie: Das Polypenstroma ist ödematös, teilweise auch leukozytär infiltriert. Teilweise liegt gleichzeitig eine intestinale Metaplasie vor. Mehr als die Hälfte ist kleiner als 1 cm, fast alle Polypen sind weniger als 2 cm groß. Sie alle haben praktisch kein Malignitätspotenzial.

+ Komplikation: Nur aus den selteneren Polypen über 2 cm Größe gehen gelegentlich Karzinome hervor.

Drüsenkörperzysten

Definition: Kleinzystische Erweiterung von einzelnen oder mehreren Magendrüsen im Fundus- oder Korpusbereich (etwa 5 % aller Magenschleimhautpolypen).

Pathogenese: Diese Zysten kommen meist sporadisch oder therapieinduziert vor (Protonenpumpenhemmer), seltener treten sie im Rahmen der familiären adenomatösen Polypose (S. 723) auf. Als Ursache wird eine funktionell-sekretorische Störung vermutet.

Morphologie: Multiple Drüsenkörperzysten bedingen makroskopisch rundliche Vorwölbungen der Mukosa (= Polyposis ventriculi). Diese Zysten haben keine Epithelatypien und kein malignes Potenzial (Abb. 12.42).

12.5.6
Neoplastische Läsionen

Neoplasien sind im Magen seltener als tumorartige Läsionen. Sie entsprechen gutartigen oder bösartigen epithelialen oder nichtepithelialen Tumoren.

12.5.6.1
Adenom

Definition: Gutartiger epithelialer Tumor mit drüsiger Differenzierung und makroskopisch polypösem Aspekt. Die neoplastischen Drüsen werden durch ein atypisches Epithel ausgekleidet.

Morphologie: Histologisch sind Magenadenome zumeist tubulär aufgebaut, villöse Adenome sind selten. Die neoplastischen Drüsen sind irregulär verzweigt und liegen dicht nebeneinander, eine Stromainvasion fehlt (= Abgrenzung zum Karzinom). Die Tumorzellen sind kubisch bis zylindrisch, sie haben vergrößerte, vermehrt chromatindichte Kerne und ein basophiles Zytoplasma.

12.5.6.2
Flache Epitheldysplasie

Definition: Intraepitheliale Neoplasie mit atypischen Drüsenformationen von atypischen Epithelien, die in einer flachen Mukosa vorkommt und meist vor dem Hintergrund einer intestinalen Metaplasie entsteht. Ein invasives Wachstum fehlt (= präkanzeröse Läsion).

Morphologie: Histologisch sind flache Epitheldysplasien identisch mit Adenomen. Beide Läsionen entsprechen epithelialen Neoplasien. Ihre Unterscheidung beruht allein auf dem makroskopischen Aspekt: Adenome sind zirkumskripte und erhabene Läsionen (Abb. 12.43).

+ Klinik: erhöhtes Karzinomrisiko, vor allem bei hochgradigen Dysplasien → endoskopisch-bioptische Überwachung.

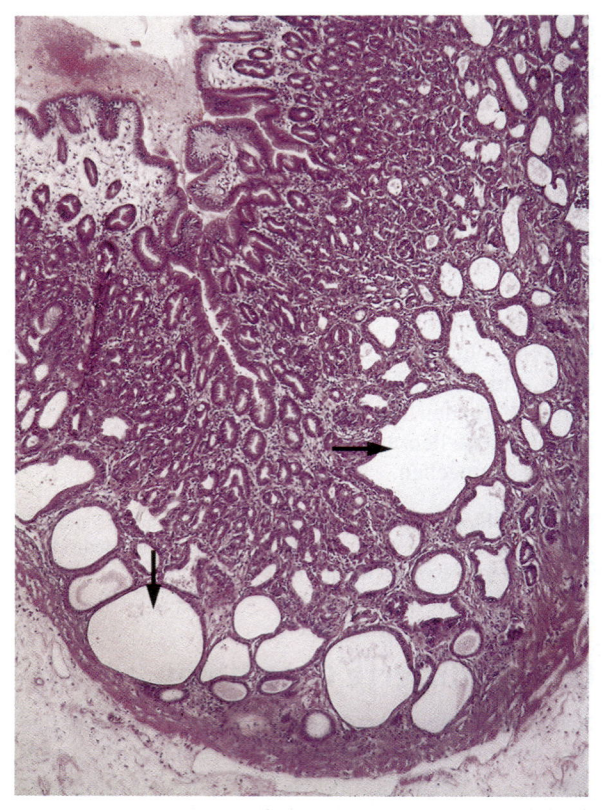

Abb. 12.**42 Drüsenkörperzysten im Magenkorpus.** Die kleinzystisch erweiterten Drüsen benötigen Platz, hierbei wird die Mukosa zum Lumen hin vorgewölbt (HE, Vergr. 1 : 20).

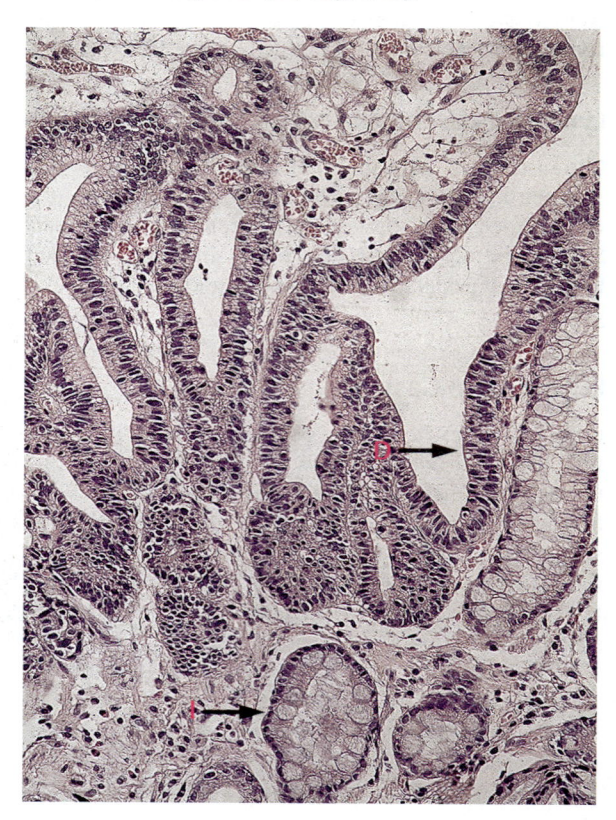

Abb. 12.**43 Intestinale Metaplasie (I) und Epitheldysplasie (D)** (flache intraepitheliale Neoplasie) (HE, Vergr. 1 : 100).

12.5.6.3
Magenkarzinom

Definition: Sammelbegriff für alle malignen epithelialen Tumoren, die von der Magenschleimhaut ausgehen.

Inzidenz in Mitteleuropa in den letzten 50 Jahren stetig abnehmend; aktuell 20:100000; Altersmedian bei Erstdiagnose >70 Jahre (♂ = ♀).

Pathogenese: Kausalpathogenetisch kommen für die Entstehung eines Magenkarzinoms folgende Faktoren in Betracht:
- *Ernährung*: Konsum von getrockneten, geräucherten und gesalzenen Speisen (Pökelsalz) → massive Aufnahme von Nitraten → Umwandlung derselben durch Bakterien (vor allem in nicht gekühlten Speisen) zu karzinogenen Nitriten und Nitrosaminen. Verzehr von frischem Gemüse und Zitrusfrüchten mit hohem Antioxidanziengehalt (Vitamine A, C, E) wirken dem entgegen.
- *Helicobacter-pylori-induzierte Gastritis* mit Atrophie und intestinale Metaplasie;
- *autoimmune Gastritis* mit Atrophie und intestinaler Metaplasie;
- *chronische Magenerkrankungen:* Ménétrier-Syndrom, operierter Magen;
- *genetische Faktoren:* (s. u.).

Gemeinsames pathogenetisches Bindeglied bilden oftmals eine Atrophie und intestinale Metaplasie (s. o.). Letztere beinhaltet zwar eine erhöhte Wahrscheinlichkeit, dass ein Karzinom entstehen wird (= präkanzeröser Umstand; precancerous condition). Aber erst, wenn innerhalb der Metaplasie eine Dysplasie entstanden ist, liegt eine präkanzeröse Läsion (precancerous lesion; Präkanzerose) vor.

Formalpathogenetisch entsteht ein Magenkarzinom durch infiltrierendes Wachstum von dysplastischem Epithel (= Vorläuferläsion) in das Schleimhautstroma. Diese Invasion geht zumeist von flachen Dysplasien innerhalb einer intestinalen Metaplasie aus, nur seltener von Adenomen. Da die Magenschleimhaut über Lymphgefäße verfügt, können bereits mukosainvasive Karzinome lymphogen metastasieren (s. Abschnitt Frühes Magenkarzinom).

Molekularpathologie: Ein frühzeitige Ereignis bei der Entwicklung einer Dysplasie in einer intestinalen Metaplasie ist eine Mutation oder ein Verlust des Tumorsuppressorgens p53 (auf Chromoson 17 p). Ein Allelverlust des APC-Gens (auf Chromoson 5 q) disponiert zur Entstehung von Adenomen. Allgemein geht die Entwicklung eines Magenkarzinoms mit einer Häufung mehrerer genetischer Ereignisse einher, die unter anderem für eine autokrine Bildung von Wachstumsfaktoren und deren Rezeptoren verantwortlich sind. Speziell bei diffusen Karzinomen (s. u.) liegt eine Mutation im CDH1-Gen vor (Lokus: 16q22.1), das für das Zelladhäsionsmolekül E-Cadherin kodiert.

Morphologie: Etwa 30% der Magenkarzinome sind im Antrum gelegen, 20% im Korpus oder Fundus, 15% an der Kardia. Rund 35% der Tumoren erstrecken sich über mehr als einen Abschnitt.

Aus dem Bemühen heraus, die insgesamt wenig günstige Prognose von Magenkarzinomen zu verbessern, erfährt das frühe Stadium des Magenkarzinoms eine besondere klinische Aufmerksamkeit.

Frühes Magenkarzinom

Syn.: early gastric cancer

Definition: Klinische Bezeichnung für jedes invasive Magenkarzinom, das bei der histologischen Untersuchung am Magenexzidat in seinem Wachstum noch auf die Mukosa oder Submukosa beschränkt ist. Lymphknotenmetastasen können aber bereits vorliegen.

Abb. 12.**44 Magenkarzinom**, Makroskopie:
a Normale Mukosa;
b frühes Magenkarzinom, auf die Mukosa beschränkt; die Mukosa ist verdickt;
c fortgeschrittenes Magenkarzinom mit Infiltration aller Wandschichten, die Schichten sind nicht mehr klar abzugrenzen.

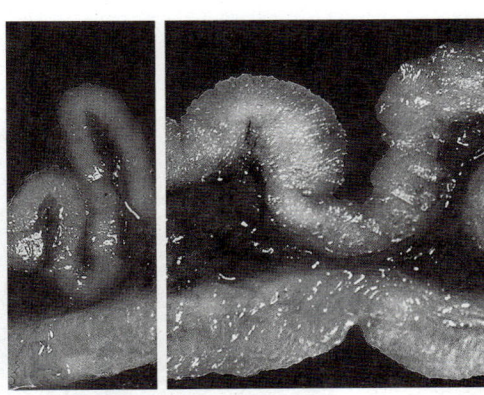

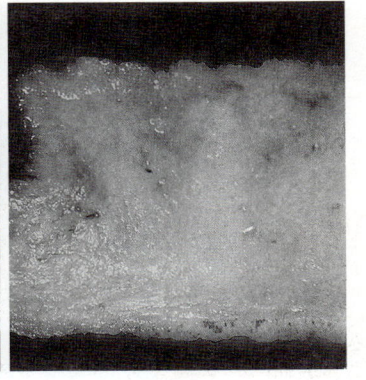

Morphologie: Zum Zweck der endoskopischen Früherkennung von Karzinomen wurde eine Einteilung der Wuchsformen vorgenommen. Am häufigsten liegt ein leicht eingesunkener Tumorherd vor (Typ IIc; bei ca. 70 % der Patienten). Seltener sind polypoide (Typ I), flach-erhabene (Typ IIa), komplett flache (Typ IIb) oder aber ulzeröse Läsionen (Typ III) (Abb. 12.**44 b**).

Fortgeschrittenes Magenkarzinom

Definition: Jedes Magenkarzinom, das die Muskelschicht oder tiefer infiltriert hat.

Morphologie: Makroskopisch lassen sich vier Wuchsformen unterscheiden (Abb 12.**45**), denen aber keine weitere praktische Bedeutung zukommt:

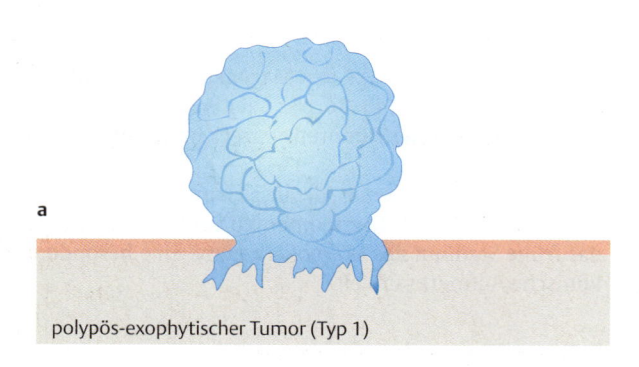

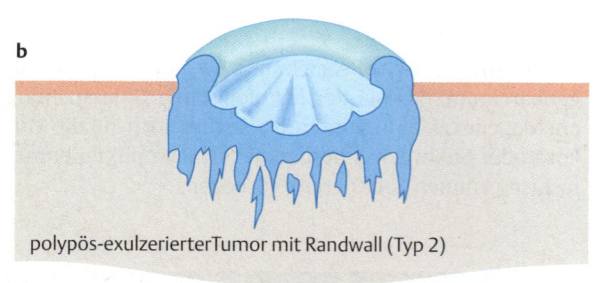

- *Typ 1:* polypös-exophytischer Tumor mit blumenkohlartiger Oberfläche (Abb. 12.**46**);
- *Typ 2:* polypöser, kraterförmig ulzerierter Tumor mit wallartigem Rand (Ringwallkarzinom);
- *Typ 3:* flacher ulzeröser Tumor mit unscharfem Rand;
- *Typ 4:* flacher infiltrativer Tumor mit unscharfem Rand (Abb. 12.**47 a**).

Histologisch hat sich eine einfache Kategorisierung bewährt, die 85 % aller Magenkarzinome in eine der nachstehend aufgeführten 2 Hauptformen einordnen lässt:

- *Karzinom vom intestinalen Typ* (etwa 60 %): Der Name beschreibt den pathogenetischen Hintergrund einer intestinalen Metaplasie der Magenschleimhaut (s. o.). Diese Karzinome sind histologisch ähnlich differenziert wie kolorektale Adenokarzinome und bilden drüsige Verbände. Die Tumoren diesen Typs wachsen meist lokal begrenzt. Die Tumorzellen bilden intestinale oder gastrale Muzine.
- *Karzinom vom diffusen Typ* (etwa 40 %). Der Name beschreibt das diffuse infiltrierende Tumorwachstum. Der Tumorrand ist oft nicht klar erkennbar → Problem bei Radikaloperation. Ein Teil dieser Tumoren besteht aus siegelringartigen Zellen (Abb. 12.**47 b**). Da den Tumorzellen bestimmte Zelladhäsionsmoleküle fehlen (s. o.), bilden sie kaum drüsige Verbände und infiltrieren disseminiert.

Diese zwei histologischen Typen (= Lauren-Klassifikation) korrelieren nur ungenau mit den vier Typen der makroskopischen Wuchsform (= Borrmann-Klassifikation).

Subtypen der Adenokarzinome: Alternativ zur dualen Lauren-Klassifikation lassen sich die Adenokarzinome des Magens auch nach ihren Wuchsmustern kategorisieren:
- papilläres Adenokarzinom,
- tubuläres Adenokarzinom,
- muzinöses Adenokarzinom,
- Siegelringzellkarzinom.

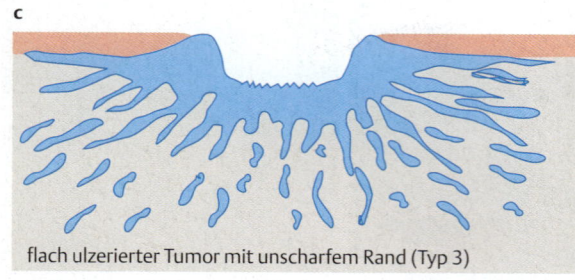

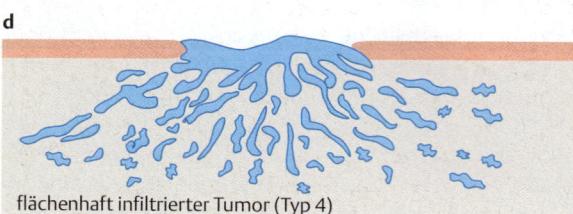

Abb. 12.**45** **Magenkarzinome**, makroskopische Wuchsformen.

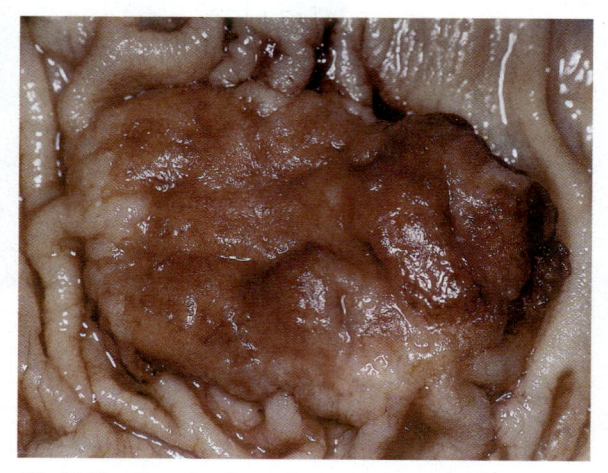

Abb. 12.**46** **Magenkarzinom**, flach-polypös erhaben (Typ 1).

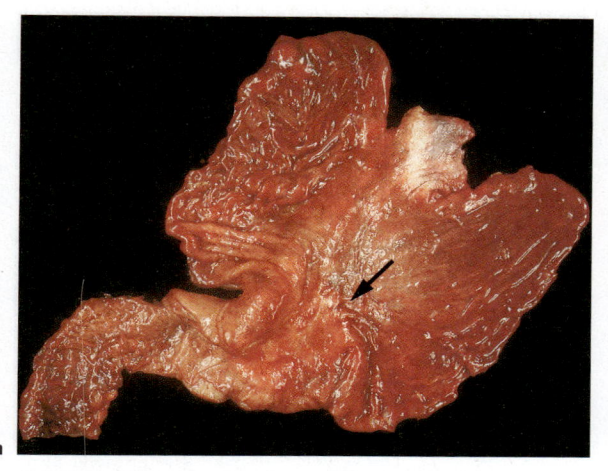

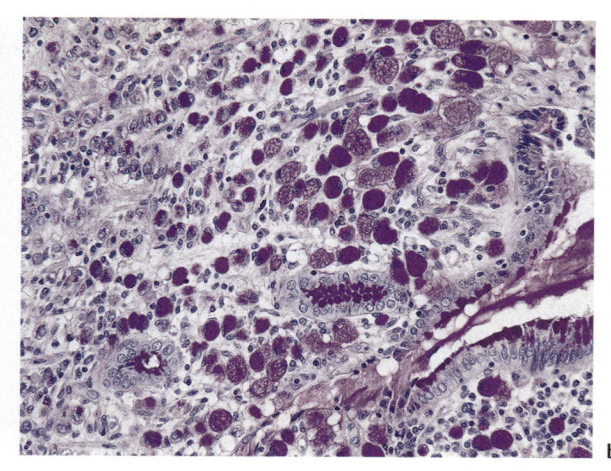

Abb. 12.47 Magenkarzinom vom diffusen Typ:
a Mit flach-infiltrierender Wuchsform (Typ 4, Pfeil);
b diffuser Typ mit Einzelzellverschleimung unter Bildung von Siegelringzellen. Histochemischer Schleimnachweis mittels PAS-Reaktion (Vergr. 1:20).

Klinisch bleibt das Magenkarzinom in seinem frühen Stadium stumm. Erst mit tiefer Wandinfiltration entstehen Symptome. Der Dichter Theodor Storm (1817–1888), selbst einem Magenkarzinom erlegen, hat dessen Symptomarmut folgendermaßen geschildert:

> Ein Punkt nur ist es, kaum ein Schmerz,
> nur ein Gefühl, empfunden eben;
> und dennoch spricht es stets darin,
> und dennoch stört es Dich zu leben.
>
> Wenn Du es andern klagen willst,
> so kannst Du's nicht in Worte fassen.
> Du sagst Dir selber: „Es ist nichts!"
> und dennoch will es Dich nicht lassen.
>
> So seltsam fremd wird Dir die Welt
> und leis verlässt Dich alles Hoffen.
> Bis Du es endlich, endlich weißt,
> dass Dich des Todes Pfeil getroffen.

Prognose: Die 5-Jahres-Überlebensrate aller Patienten mit einem Magenkarzinom beträgt etwa 15–30%. Die Prognose ist umso schlechter,
– je tiefer der Tumor die Magenwand infiltriert hat,
– je diffuser das Karzinom infiltriert,
– je geringer der Tumor differenziert ist,
– je weiter proximal im Magen das Karzinom lokalisiert ist.

Metastasierung: Ein lokal fortgeschrittenes Magenkarzinom (vor allem vom diffusen Typ) breitet sich meist kontinuierlich in benachbarte Strukturen und Organe aus:
– *Lymphogene Metastasen* liegen mitunter schon in frühen Tumorstadien vor. Sie sind in den regionären Lymphknoten im Bereich der kleinen und großen Kurvatur und Milzhilus ausgebildet. Von dort aus können sie mit dem Lymphstrom in den Ductus thoracicus gelangen und dann retrograd in die linksseitigen supraklavikulären Lymphknoten (Virchow-Drüse).
– *Hämatogene Metastasierungen* erfolgen zumeist gemäß dem Pfortadertyp. Demnach kommen am häufigsten Lebermetastasen vor. Eine besondere Variante ist die oft bilaterale Metastasierung ins Ovar (Krukenberg-Tumor, S. 872).
– *Kavitäre Metastasierung.* Vornehmlich das Siegelringzellkarzinom führt nach Penetration der Serosa zu einer Peritonealkarzinose.

Pathologische TNM-Klassifiktion der Magenkarzinome:

pT1 Tumor infiltriert Mukosa oder Submukosa,

pT2a Tumor infiltriert die Muskelschicht,

pT2b Tumor infiltriert die Subserosa,

pT3 Tumor penetriert die Serosa am Magen, aber nicht Nachbarstrukturen,

pT4 Tumor infiltriert Nachbarstrukturen,

pN0 Tumorfreie regionäre Lymphknoten,

pN1 Metastasen in 1–6 regionären Lymphknoten,

pN2 Metastasen in 7–15 regionären Lymphknoten,

pN3 Metastasen in > 15 regionären Lymphknoten,

pM1 Fernmetastasen.

12.5.6.4 Endokrine Tumoren

Definition: Tumoren des neuroendokrinen Systems, die sich in ihrer hoch differenzierten Form (= Karzinoid) je nach Lokalisation, Ausdehnung, Größe, Gefäßeinbrüchen und Funktion benigne oder niedrig maligne, in der gering differenzierten Form (= schlecht differenziertes neuroendokrines Karzinom) hingegen hoch maligne verhalten.

Pathogenese: Diese Magentumoren entstehen meist infolge einer langfristigen Hypergastrinämie. Diese beruht häufig auf einer G-Zell-Hyperplasie im Antrum, wegen Achlorhydrie im Rahmen einer Korpusatrophie. Seltener liegt primär ein gastrinproduzierender Tumor im Duodenum oder Pankreas vor. Das Gastrin stimuliert vorwiegend die Proliferation der Enterochromaffin-like-(ECL-)Zellen im Korpus und Fundus. Das Wachtum der Läsionen erfolgt stufenweise: über eine lineare, später noduläre

Hyperplasie, die dann (ab einer Tumorgröße > 0,5 mm) zur Neoplasie fortschreitet.

Morphologie: Makroskopisch sind mitunter multiple kleine und flache Polypen im Korpus und Fundus sichtbar. Histologisch zeigen diese Tumoren das charakteristische Gewebemuster von Karzinoiden (S. 706).

Die häufigen kleinen multiplen Tumoren in Korpus und Fundus sind praktisch immer benigne, sofern sie kleiner als 1 cm und beschränkt auf Mukosa und Submukosa sind. Tumoren bis 2 cm Größe sind teilweise maligne (Metastasierungsfrequenz etwa 20%). Die seltenen solitären Tumoren im Antrum haben dagegen eine höhere Metastasierungsrate.

> **Klinik:** Wegen der geringen Tumorgröße und der meist fehlenden endokrinen Aktivität i. Allg. keine eigenständige Symptomatik. Im Vordergrund steht meist eine ursächliche Achlorhydrie.

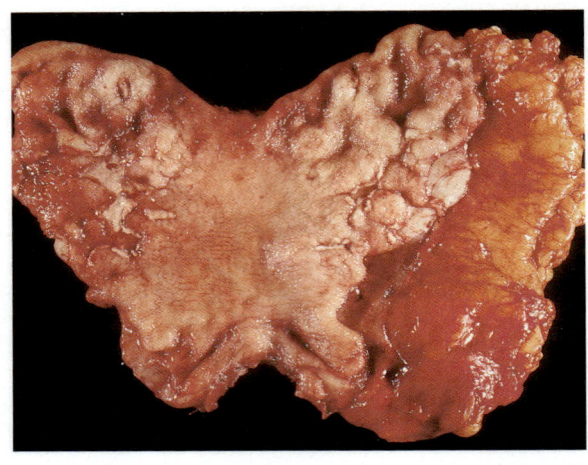

Abb. 12.**48** **Malignes Lymphom** des Magens mit unregelmäßiger Verdickung und Ulzeration der Korpusschleimhaut.

12.5.6.5
Maligne Lymphome

Definition: Maligne Tumoren lymphatischer Zellen, die im MALT-Gewebe des Magens entstanden oder schwerpunktmäßig im Magen lokalisiert sind. Fast alle entsprechen B-Zell-Lymphomen (MALT = mucosa-associated lymphoid tissue).

Häufigkeit: etwa 5% aller Magentumoren. Der Magen ist die häufigste Lokalisation von primär extranodalen Lymphomen.

Pathogenetisch spielt bei einem Teil der gastralen B-Zell-Lymphome eine chronische Infektion mit Helicobacter pylori eine Rolle. Dabei stimuliert die T-zelluläre Immunreaktion gegen Helicobacter pylori anfänglich die klonale Expansion von B-Zellen mit Homing-Rezeptoren für die Magenschleimhaut. Die Zellproliferation ist dabei nach Eradikation von Helicobacter anfangs noch reversibel. Erst später wird die klonale B-Zell-Proliferation autonom. Eine Transformation kleinzelliger (niedrig maligner) zu hoch malignen Lymphomen ist möglich.

Morphologie: Makroskopisch führt die neoplastische Infiltration zu einer mehr oder weniger umschriebenen Verdickung der Mukosa, die daher oftmals ein auffällig vergröbertes Faltenrelief aufweist. Mit zunehmender Ausdehnung des lymphomatösen Infiltrats treten Ulzerationen auf. (Abb. 12.**48**).

Histologisch handelt es sich bei den kleinzelligen Lymphomen der B-Zell-Reihe meist um Marginalzonenlymphome. In der Frühphase sind die Tumorzellen dabei oft perifollikulär im MALT angesiedelt. Später infiltrieren sie dicht das Stroma und zerstören allmählich die präexistenten Follikel. Charakteristischerweise dringen Lymphomzellgruppen destruktiv ins Magenepithel (= lymphoepitheliale Läsionen). Die hoch malignen Lymphome mit ihren blastären Zellelementen infiltrieren demgegenüber diffus in die Magenwandung.

> **Klinik:** Magenlymphome wachsen oftmals langsam und bleiben lange asymptomatisch. Erst in lokal fortgeschrittenem Stadium werden sie, ebenso wie hoch maligne Lymphome anderer Lokalisation, durch Komplikationen auffällig (Blutung, Perforation; nur selten Stenose).

Stadieneinteilung extranodaler Lymphome des Magens:

Stadium E I	auf Mukosa und Submukosa beschränktes Lymphom,
Stadium E II	Lymphominfiltration in die tiefere Magenwand ohne Lymphknotenbeteiligung,
Stadium E III	Magenlymphom mit regionaler Lymphknotenbeteiligung,
Stadium E IV	Magenlymphom mit extraabdominaler Lymphknotenbeteiligung oder disseminierter Infiltration (z. B. Knochenmark).

12.5.6.6
Mesenchymale Tumoren

Definition: Sammelgruppe von benignen und malignen Tumoren mit einer Differenzierung wie Zellen des bindegewebigen Stromas. Sie lässt sich wie folgt untergliedern:
- *hochdifferenzierte Tumoren*: Leiomyom, Neurinom, Lipom, Angiom; analoge Sarkome;
- *gastrointestinale Stromatumoren* (= GIST) mit meist unvollständiger oder gemischter Differenzierung, vor allem glattmuskulär, enteroglial, nerval (Abb. 12.**49**).

Häufigkeit: etwa 5% aller Magentumoren; GIST > echte Leiomyome.

Molekularpathologie: Maligne GIST weisen oft Mutationen im c-kit-Onkogen auf, das einen Tyrosinkinaserezeptor (CD117) für den Stammzellfaktor CD34 kodiert.

Morphologie: Makroskopisch sind mesenchymale Magentumoren intramural gelegen, ihre Form ist rundlich oder hantelförmig. Lumenseitig wird die Mukosa vorgewölbt, die infolge lokaler Ischämie ulzerieren kann. Nach außen wird die Serosa vorgestülpt. Das Zentrum großer Tumoren ist oft regressiv-zystisch verändert.

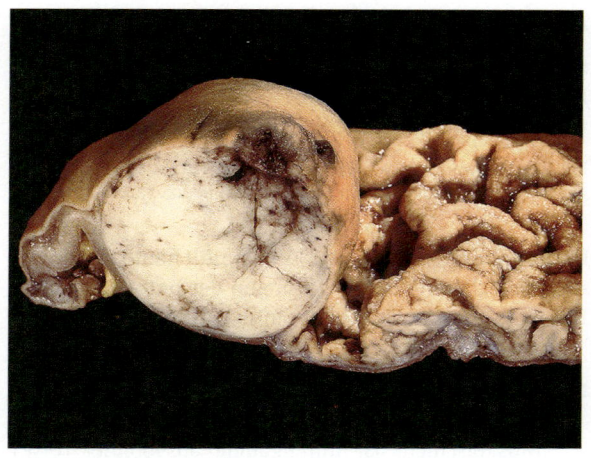

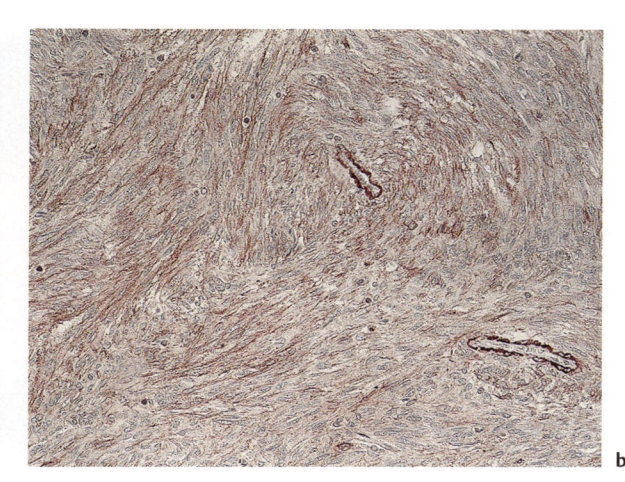

Abb. 12.49 Magen: GIST (gastrointestinaler Stromatumor):
a Scharf begrenzter Tumor, die Mukosa vorbuckelnd;
b immunhistochemisch nachweisbare Aktinexpression in den spindelförmigen Tumorzellen (ICH, Aktin; Vergr. 1 : 100).

Histologisch bestehen die meisten GIST aus spindelförmigen Zellen (= spindelzelliger Stromatumor). Daneben kommen auch Tumoren mit epithelähnlichen, dicht gelagerten Zellen vor (= epitheloider Stromatumor), ebenso gemischt spindelzellige und epitheloide Tumoren.

Dignität: Da diese Tumoren aus der Magenwand hervorgehen, bieten die Wandschichten keine verlässliche Orientierung hinsichtlich einer Invasivität. Ersatzweise werden Stromatumoren anhand ihrer Größe (< 5 cm: benigne; > 5 cm: grenzwertig oder maligne) sowie der Mitosezahl bewertet.

12.6 Dünndarm

Der Dünndarm erfüllt mehrere physiologische Funktionen. Im Vordergrund stehen die biochemische Aufspaltung (= Digestion) sowie die Aufnahme (= Resorption) von Nahrungsstoffen. Daneben bildet er eine Barriere gegenüber peroral aufgenommenen Fremdantigenen. Ferner gewährleistet er den gerichteten Weitertransport der Nahrung. Unter den **ontogenetischen Läsionen** ist die Rückbildungsstörung des embryonalen Dottergangs in Form des Meckel-Divertikels am häufigsten. **Funktionelle Läsionen** umfassen sowohl Resorptionsdefekte als auch Störungen des Weitertransports der Nahrung durch den Dünndarm. Der Dünndarm wird durch Äste des Truncus coeliacus und der Aorta abdominalis versorgt, die miteinander über Kollateralen in Verbindung stehen. Bis es zu einer **zirkulatorischen Läsion** in Form eines Mesenterialinfarktes kommt, ist meist der Verschluss von mehr als einem arteriellen Endast erforderlich. Die **entzündlichen Läsionen** des Dünndarms können infektiöse, nahrungsmittelbedingte und -allergische, teilweise auch noch unbekannte Ursachen haben. Im Rahmen verschiedener entzündlicher Dünndarmerkrankungen wird die Mukosa strukturell verändert, bis hin zu einer Zottenatrophie. Häufigste Ursache für einen solchen Umbau der Schleimhaut ist eine Unverträglichkeit gegenüber dem Getreideprotein Gluten. Das entsprechende Krankheitsbild wird im Kindesalter als Zöliakie und beim Erwachsenen als glutensensitive Sprue bezeichnet. Die verschiedenen **tumorartigen Läsionen** imponieren wie im gesamten Magen-Darm-Trakt als Schleimhautpolypen. Echte **neoplastische Läsionen** sind wesentlich seltener als im Magen oder Dickdarm. Gelegentlich kommen neuroendokrine Tumoren, Lymphome und intestinale Stromatumoren vor. Adenome und Karzinome sind im Dünndarm vergleichsweise selten.

12.6.1 Ontogenetische Läsionen

Orthologie: Das Duodenum entsteht aus dem embryonalen Vorderdarm (foregut), Jejunum und Ileum aus dem Mitteldarm (midgut). Infolge der raschen Proliferation des entodermalen Epithels kann das Darmlumen vorübergehend in der 6. Embryonalwoche verschlossen werden. Es wird dann jedoch wieder kurzfristig rekanalisiert. Die embryonale Verbindung des Mitteldarms zum extraembryonalen Dottersack, der Dottergang, bildet sich nach der Obliteration der Chorionhöhle vollständig zurück. Während des abschnittsweise ablaufenden Längenwachstums wird der Darm in Relation zur Bauchwand virtuell um etwa 270° gedreht. Erst nach der Geburt, mit Übernahme seiner physiologischen Aufgaben in der Verdauung, erfährt der Dünndarm seine definitive anatomische und funktionelle Differenzierung.

Meckel-Divertikel

Definition: Häufige angeborene Fehlbildung in Form einer Ausstülpung des terminalen Ileums an der antimesenterialen Seite, etwa 30–70 cm vor der Ileozökalklappe (Prävalenz: 1000 : 100 000).

Pathogenese: Persistenz von intraabdominalen Anteilen des embryonalen Dottergangs (= Ductus omphaloentericus), der sich normalerweise bis zur 8. Embryonalwoche vollständig zurückbildet. Nach der Geburt wächst das angeborene Meckel-Divertikel mit dem Ileum mit.

Morphologisch liegt eine unterschiedlich große, säckchen- oder schlauchförmige Ausstülpung aller Wandschichten nach Art eines echten Divertikels vor. Die Mukosa entspricht dem adulten Ileum. Etwa 10 % der Fälle enthalten zusätzlich auch heterotopes Pankreasgewebe oder Magenkorpusmukosa (Abb. 12.**50**).

Klinik: meist zeitlebens asymptomatisch. Gelegentlich entstehen blutende peptische Ulzera. Selten: Invagination oder Perforation.

Heterotopien

Bei etwa 1–2 % der Bevölkerung befindet sich im Dünndarm ortsfremdes, ausdifferenziertes Gewebe. Heterotope Magenkorpusschleimhaut ist vornehmlich im Duodenum lokalisiert, sie ersetzt herdförmig die ortstypische Mukosa. Heterotopes Pankreasgewebe ist häufig im mittleren und oberen Duodenum lokalisiert. Fast immer ist es intramural gelegen. Meist ist es nur inkomplett differenziert (nur exokrine Azini und kleine Gänge, keine endokrinen Inseln).

Atresien und Stenosen

Definition: Angeborener vollständiger Verschluss des Dünndarmlumens (= Atresie) oder unvollständige Öffnung des Lumens (= innere Stenose).

Prävalenz: etwa 1 : 500–1000 Neugeborene (oft Früh- und Mangelgeborene); Hauptlokalisation: Jejunum und Ileum; ca 25 %: multiple Atresien.

Pathogenese: Als häufigste Ursache gilt heute eine intrauterine Ischämie. Echte Störungen der ontogenetischen Rekanalisation des „Midgut" in der 6. Embryonalwoche sind wohl selten.

Morphologisch sind 3 Typen zu unterscheiden:
- *Typ 1:* membranöser Verschluss nur des Lumens, die Muskelschicht ist durchgängig ausgebildet (etwa 10 % der Fälle).
- *Typ 2*: Verschluss des Lumens und Unterbrechung auch der äußeren Wandschichten. Die atretischen Darmenden werden durch einen bindegewebigen Strang verbunden. Das Mesenterium ist intakt (etwa 50 % der Fälle).
- *Typ 3*: wie Typ 2, zusätzlich Trennung der Darmenden und Defekt im Mesenterium (etwa 40 % der Fälle) (Abb. 12.**51**).

Malrotation

Definition und Morphologie: Störungen der orthograden Darmrotation, wie eine unvollständige Drehung (= Malrotation Typ 1) oder eine gegensinnige Drehrichtung (= Typ 2), resultieren in verschiedenen Lageanomalien des Darms, einschließlich eines partiellen oder kompletten Situs inversus.

Klinik: Mehr als die Hälfte der Fälle manifestiert sich in den ersten Lebensmonaten, vor allem infolge eines Volvulus. Öfters liegen kombiniert noch andere Anomalien vor.

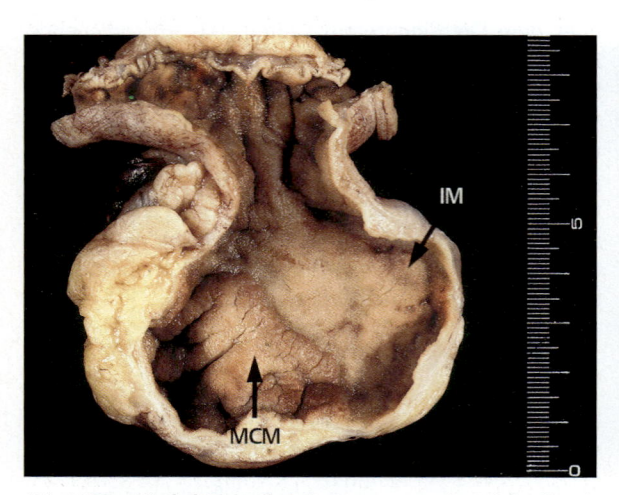

Abb. 12.**50** **Meckel-Divertikel:** Ileumsegment mit säckchenförmiger Ausstülpung. Die Schleimhaut im Divertikel ist teils flach (rechts; histologisch Ileummukosa), anderenteils ist sie wulstig erhaben (links; histologisch heterotope Magenkorpusmukosa).

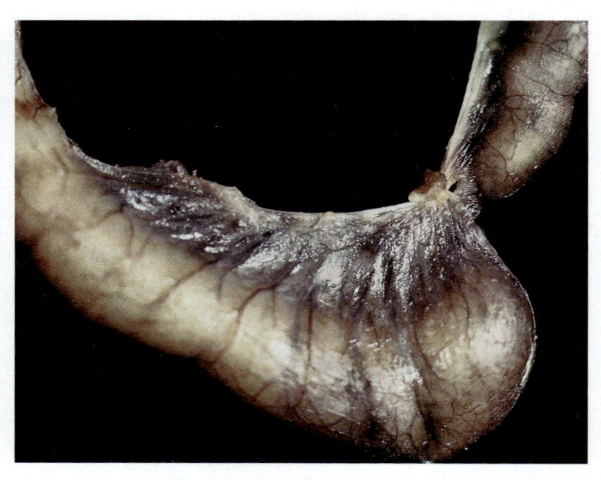

Abb. 12.**51** **Dünndarmatresie** mit segmentärer, vollständiger Unterbrechung des Darmkanals. Zusätzlich ist ein Defekt des Mesenteriums vorhanden. Das orale Darmende ist blindsackartig erweitert. (Neugeborenes, 2 Tage alt).

Duplikaturen ▢▢▢

Definition: Segmentäre Doppelbildungen (= Duplikaturen) des Darms.

Pathogenese: Störungen der physiologischen Rekanalisation des Darmrohres in der 7. Embryonalwoche können u. a. zur Ausbildung eines zweiten Lumens führen. Mit der nachfolgenden Entwicklung der äußeren Wandschichten können dann kurz- oder langstreckige Doppelbildungen entstehen.

Morphologie: Die seltenen Darmduplikaturen haben nur fakultativ eine Verbindung zum Darmlumen und kommen am häufigsten im Ileozökalbereich vor. Ihre Form ist entweder rundlich (= sphärische Duplikaturen; Syn.: kongenitales Divertikel, enterogene Zyste) oder schlauchförmig (= tubuläre Duplikaturen). Alle Wandschichten sind ausgebildet, die Mukosa entspricht adultem oder fetalem Epithel.

Klinik: Intestinale Duplikaturen werden oft erst im Erwachsenenalter symptomatisch, wenn sie lokale entzündliche Komplikationen hervorrufen.

12.6.2
Funktionelle Läsionen

Orthologie: Der Dünndarm erfüllt mehrere Aufgaben. Er dient der biochemischen Aufspaltung (= Digestion) und der Aufnahme (= Resorption) von Nahrungsstoffen; hierfür ist die reguläre Zottenstruktur der Mukosa erforderlich, denn sie vergrößert die funktionelle Oberfläche. Er bildet eine epitheliale und immunologische Barriere, transportiert die Nahrung aus dem Magen weiter zum Kolon (= Motilität) und enthält Zellen des diffusen neuroendokrinen Systems.

Primäre Malassimilationen ▢▢▢

Definition: Sammelbegriff für Störungen der Digestion (= Maldigestion) und der Resorption (= Malabsorption). Als primäre Formen werden jene Erkrankungen zusammengefasst, deren Ursache unmittelbar in den Epithelzellen des Dünndarms (= Enterozyten) lokalisiert ist. Dies sind vor allem:
- Enzymdefekte im Bürstensaum (= Mikrovilli) sowie ferner
- intrazelluläre Transport- und Stoffwechseldefekte der Enterozyten. Hierzu gehören vor allem folgende Krankheitsbilder:
- Lactoseintoleranz (s. S. 74).
- A-β-Lipoproteinämie (s. S. 82).

Sekundäre Malassimilationen ■▢▢

Definition: Gruppe erworbener Schädigungen des intestinalen Oberflächenepithels und anderer Mukosaschädigungen, die den Verdauungsvorgang beeinträchtigen. Überwiegend handelt es sich um Folgen einer entzündlichen Dünndarmerkrankung wie Zöliakie und Sprue (S. 703) oder einer operativen Darmverkürzung.

Klinisch werden primäre und sekundäre Formen einer mukosalen Funktionsstörung sowie einige weitere Erkrankungen als Malassimilationssyndrom zusammengefasst, die mit chronischen Durchfällen als gemeinsamem Leitsymptom einhergehen. Der Begriff Malabsorptionssyndrom ist zwar nicht völlig inhaltsgleich, wird aber oft als Synonym verwendet

Peptisches Ulcus duodeni
Siehe S. 683.

Mukoviszidose
Siehe S. 54.

Chronische intestinale Pseudoobstruktion ■▢▢

Definition: Sammelbegriff für verschiedene seltene
- angeborene oder erworbene Myopathien der intestinalen Muskulatur, sowie
- Neuropathien im enteralen Nervensystem, die ohne mechanische Ursache die Darmmotorik schwer beeinträchtigen (= *Pseudo*-Obstruktion) und klinisch mit einem chronischen Subileus oder Ileus einhergehen.

Morphologie: Der Darm ist makroskopisch weitgehend unauffällig, die Darmwand ist primär nicht verdickt. Erst im weiteren Krankheitsverlauf, vor allem nach Operationen, treten sichtbare sekundäre Veränderungen auf. Histologisch ist bei den Myopathien mitunter eine vakuoläre Degeneration der glatten Muskelzellen erkennbar. Die Neuropathien sind teilweise durch eine abnormale Anzahl von enteralen Neuronen zu definieren, selten kommen markante intranukleäre Einschlusskörper vor.

12.6.2.1
Ileus ■■■

Definition: Extremform einer intestinalen Motilitätsstörung mit komplettem Stopp der Darmpassage (= Darmverschluss). Ursächlich kann ein mechanisches Hindernis (= mechanischer Ileus) oder eine motorische Lähmung (= paralytischer Ileus) vorliegen.

Morphologie aller Ileusformen: Das Sistieren der Darmperistaltik führt über einen Aufstau des Darminhalts und gärungsbedingte Gasbildung zur Ausweitung und Dehnung des Darms. Die gleichzeitige Störung der Mikrozirkulation hat zur Folge, dass größere Flüssigkeitsmengen samt Elektrolyten ins Darmlumen einsickern. Im Röntgenbild präsentiert sich dies als Flüssigkeitsspiegel und stehende Darmschlingen.

+ Komplikationen aller Ileusformen: Diese leiten sich von folgender pathogenetischer Kettenreaktion her: Fehlende Darmperistaltik → Mikrozirkulationsstörung → Flüssigkeitsverlust ins Darmlumen → hypovolämischer Schock → Darmbakterien gelangen passiv vom Darmlumen in Darmwandgefäße (bakterielle Translokation, Sepsis) oder in den Peritonealraum (Translokationsperitonitis).

Mechanischer Ileus

Verschiedene Faktoren können einen mechanischen Darmverschluss bedingen. Je nachdem, ob dabei auch ein Verschluss der mesenterialen Gefäße erfolgt, sind zu unterscheiden (Abb. 12.**52**):

- *Strangulationsverschlüsse* mit Abschnürung der mesenterialen Blutgefäße durch:
  - Einklemmung von vorgefallenen Darmsegmenten in Bruchpforten (= inkarzerierte Hernie),
  - innere Einstülpung eines Darmsegmentes (Abb. 12.**53**) in aboraler Richtung (= Invagination),
  - Verschlingung eines hypermobilen Darmsegments (= Volvulus), vor allem bei Malrotation und Fixationsanomalien;

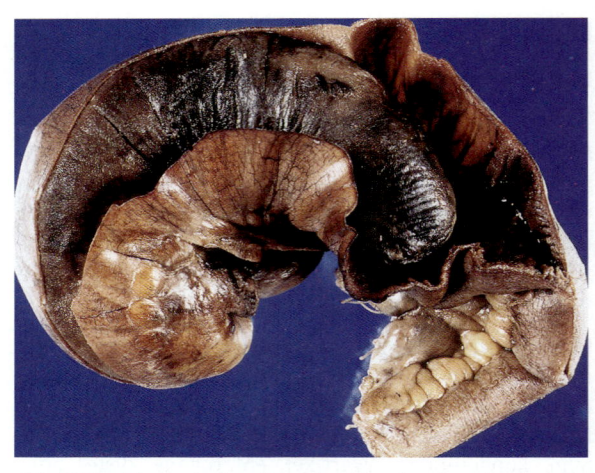

Abb. 12.**53 Mechanischer Ileus** bei Dünndarminvagination. Ein Abschnitt ist anterograd in das Lumen eingestülpt und wird eingescheidet (= invaginiert). Das Lumen wird ausgefüllt und ist praktisch verschlossen.

- *Obturationsverschlüsse* ohne Verschluss der Mesenterialgefäße durch:
  - Abknickung eines Darmsegments an narbigen Verwachsungssträngen (= Briden),
  - Einklemmung von Anteilen der Darmwand in Bruchpforten (= Littré-Hernie),
  - narbige Darmwandstenosen, z. B. nach Ischämie oder bei Morbus Crohn,
  - tumorbedingte Stenosen,
  - Fremdkörper, z. B. Gallenstein.

Paralytischer Ileus

Pathogenetisch liegt eine akute schlaffe oder spastische Lähmung der Darmmuskulatur vor, die folgendermaßen ausgelöst werden kann:

- *reflektorisch* durch abdominales Trauma (z. B. Unfall, Operation), Torsion intraperitonealer Organe, Gallenstein- oder Nierensteinkolik, Pankreatitis;
- *toxisch-metabolisch* bei Peritonitis, Urämie, Porphyrie, Laktatazidose (diabetisches Koma), schwerer Elektrolytentgleisung;
- *vaskulär* bei Mesenterialarterienverschluss.

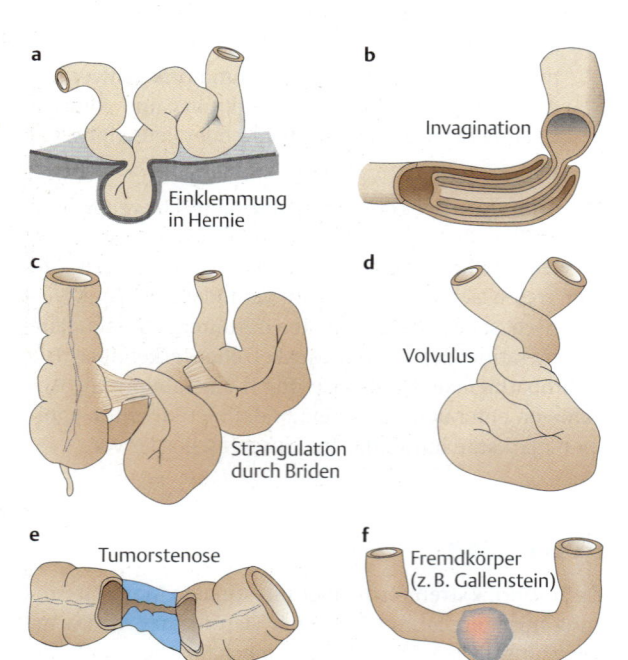

Abb. 12.**52 Ursachen eines Darmverschlusses.**

a Einklemmung in Hernie
b Invagination
c Strangulation durch Briden
d Volvulus
e Tumorstenose
f Fremdkörper (z. B. Gallenstein)

12.6.3 Zirkulatorische Läsionen

Orthologie: Die arterielle Durchblutung des Duodenums erfolgt über Äste des Truncus coeliacus. Jejunum und Ileum werden von Ästen der A. mesenterica superior versorgt. Zwischen diesen Ästen sind mehrfache Anastomosen ausgebildet. Sie ermöglichen im Falle eines einfachen Astverschlusses eine weiterhin ausreichende Durchblutung. Ihre Endäste kommen von der mesenterialen Seite her zum Darm, dort bilden sie subserös und intramural ein wandumgreifendes Geflecht. Der venöse Abfluss aus dem Dünndarm erfolgt über die mesenterialen Venen und die Pfortader zur Leber.

Allgemeine Pathogenese: Eine intestinale Ischämie wird sowohl durch den Zustand der Gefäße als auch durch die Hämodynamik beeinflusst. Dabei führt eine systemische Minderdurchblutung wie im Schock oder eine lokale Störung der Blutverteilung wie bei starker Dilatation, je nach Ausmaß und Zeitdauer, zu Nekrosen der Darmmukosa (= Innenschichtischämie) oder aller Darmwandschichten (= transmurale Nekrose). Deren Punctum maximum liegt an der antimesenterialen Seite, weil sich dort die Peripherie der Blutversorgung befindet → typische Perforationsstelle.

Mesenterialinfarkt

Definition: Segmentale ischämische Darmnekrose infolge kompletten Verschlusses (= Okklusion) einer Mesenterialarterie oder eines ihrer Äste ohne ausreichende arterielle Kollateralversorgung.

Pathogenetisch liegt eine absolute, anhaltende Ischämie vor, die durch Embolien bedingt ist. Diese gehen häufig von einem Quellthrombus im linken Herzvorhof aus oder entsprechen einer Cholesterinembolie von atherosklerotischen Plaques aus der Aorta abdominalis. Weitere, seltenere Ursachen sind Thromboembolien ausgehend von einer Endokarditis.

Morphologie: Makroskopisch ist das betroffene Segment anfänglich anämisch blass-grau. Später strömt dann Blut aus Kollateralgefäßen in das Infarktgebiet ein, so dass ein hämorrhagischer Infarkt entsteht. Während das Zentrum des ischämischen Segments histologisch eine transmurale Wandnekrose aufweist, liegt in den Randbezirken lediglich eine Innenschichtnekrose vor (Abb. 12.54a). Begleitend ist meistens eine fibrinöse Peritonitis ausgebildet.

+ Komplikationen: Perforation, Peritonitis; Kreislaufschock.

Nichtokklusive intestinale Ischämie

Definition: Multifokale oder segmentale Nekrosen infolge relativer Minderdurchblutung des Darm ohne Gefäßverschluss. Oft liegen gleichzeitig Läsionen im Dünn- und Dickdarm vor (= ischämische Enterokolopathie).

Pathogenese: Häufige Ursachen sind Herzinsuffizienz und schockbedingte Kreislaufzentralisation, seltener sind arterielle Spasmen. Solche hämodynamischen Faktoren können vorbestehende intestinale Gefäßstenosen aggravieren. Das Ausmaß der ischämischen Schäden hängt von Zeitdauer der Ischämie, der Größe der versorgten Gebiete und von ihrer kollateralen Blutversorgung ab.

Morphologie: Vornehmlich sind mukosale Nekrosen ausgebildet (= Innenschichtschaden). Je nach Ausmaß betreffen sie entweder nur die Zotten oder die gesamte Mukosa (Abb. 12.54a). Als Reaktion auf eine ischämische Schädigung erfolgt bereits nach wenigen Stunden eine leukozytäre Infiltration (= ischämische „Enteritis"). Diese

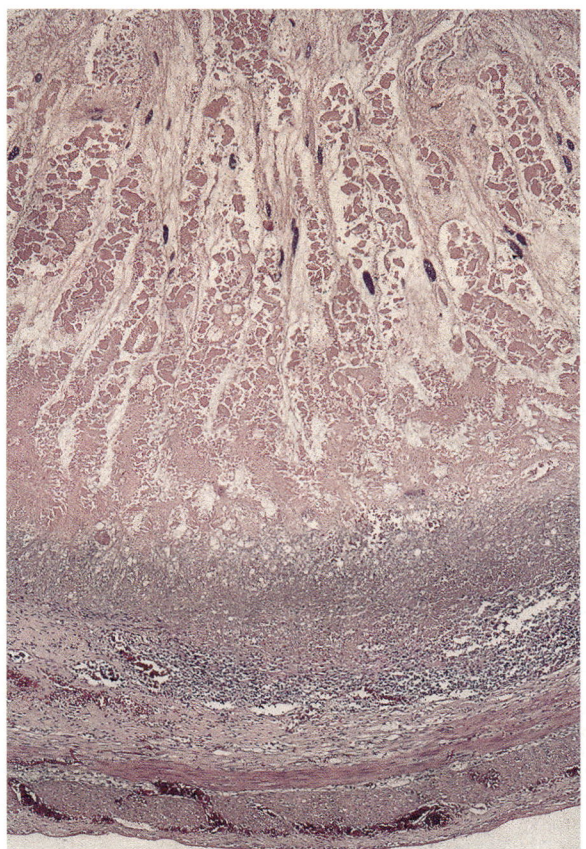

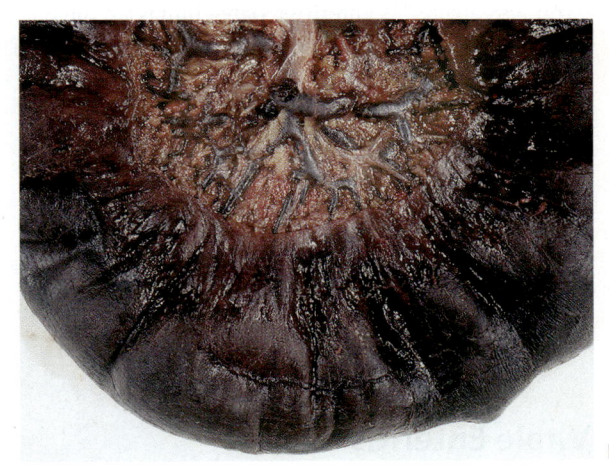

Abb. 12.54 **Darmischämie:**
a Innenschichtnekrose des Dünndarms; nur noch schattenhaft sind die Schleimhautzotten als amorphe zellkernlose Struktur zu erahnen. Submukös wird die Nekrose von Granulationsgewebe demarkiert. Die Muskelschicht ist vital.
b Hämorrhagische Infarzierung des Dünndarms bei Mesenterialvenenthrombose. Die darmnahen Venenäste werden von thrombotischem Material ausgefüllt (32-jähriger Mann).

demarkiert den Rand zwischen vitalem und nekrotischem Gewebe. Die nekrotische Mukosa löst sich ab, so dass ein Ulkus entsteht. Die Mukosa kann danach vom Rand her regenerieren. Als Defektheilung von transmuralen Nekrosen können über die Ausbildung eines resorptiven Granulationsgewebes narbige Strikturen zurückbleiben (= Stenose).

Mesenterialvenenthrombose

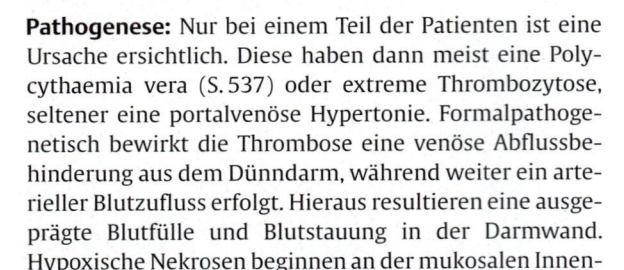

Pathogenese: Nur bei einem Teil der Patienten ist eine Ursache ersichtlich. Diese haben dann meist eine Polycythaemia vera (S. 537) oder extreme Thrombozytose, seltener eine portalvenöse Hypertonie. Formalpathogenetisch bewirkt die Thrombose eine venöse Abflussbehinderung aus dem Dünndarm, während weiter ein arterieller Blutzufluss erfolgt. Hieraus resultieren eine ausgeprägte Blutfülle und Blutstauung in der Darmwand. Hypoxische Nekrosen beginnen an der mukosalen Innenschicht und dehnen sich weiter transmural aus.

Morphologisch ist die Darmwand livide verfärbt (Abb. 12.54 b), ihre Konsistenz ist leicht vermehrt. Die venösen Gefäße sind stark ektatisch und hyperämisch. Ausgedehnte Blutungen ins Gewebe sind vorhanden (= hämorrhagische Infarzierung). Eine begleitende fibrinöse Peritonitis fehlt oder ist nur gering ausgebildet.

12.6.4
Entzündliche Läsionen

Recht verschiedene Ursachen können reaktive Veränderungen der Schleimhaut im oberen oder unteren Dünndarm hervorrufen (= Enteritis). Dabei umfassen die entzündlichen Erkrankungen im tiefen Duodenum und Jejunum ein spezielles Spektrum. Abzugrenzen davon sind die Entzündungen im Ileum (= Ileitis), die oft auch mit einer Kolitis einhergehen (= Ileokolitis). Letztere werden daher gemeinsam mit den entzündlichen Dickdarmerkrankungen dargestellt (S. 712).

Die Klassifikation der entzündlichen Erkrankungen im oberen Dünndarm orientiert sich an der Ätiologie der jeweiligen Entzündung. Meist handelt es sich um infektiöse, nahrungsmittelbedingte oder idiopathische Formen ohne bekannte Ursache.

12.6.4.1
Virale Enteritis

Die Mehrzahl der akuten intestinalen Infektionen wie die „Darmgrippe" und die „Reisediarrhoen" sind viral bedingt. Als häufigste enteropathogene Viren gelten das Rotavirus, manche Adenoviren sowie das Norwalk-Virus. Da ihr diagnostischer Nachweis nur ausnahmsweise erfolgt, lässt sich ihre effektive Inzidenz nur schätzen.

Rotavirusenteritis

Pathogenese: Besonders bei Kleinkindern führen Rotaviren der Gruppe A häufig zu akuten Durchfallerkrankungen. Dieses RNA-Virus enthält in seinem äußeren Mantel ein Hämagglutinin (VP4-Protein), das enzymatisch im oberen Dünndarm durch Trypsin gespalten wird, so dass das Virus seine volle Infektiosität gewinnt. Die Schädigung des virusinfizierten intestinalen Epithels führt sekundär zum vorübergehenden Lactasemangel. Dieser bedingt eine Kohlenhydratmalabsorption und konsekutiv eine osmotische Diarrhoe (S. 74).

Morphologie: Histologisch gehen die viralen Schädigungen des Epithels an den Zottenspitzen einher mit einem Infiltrat von neutrophilen Granulozyten, Lymphozyten und Plasmazellen.

12.6.4.2
Bakterielle Enteritis

Zahlreiche Bakterien wie Yersinia enterocolitica, Yersinia pseudotuberculosis und Escherichia-coli-Stämme (S. 255) können eine Enteritis auslösen. Zu den meldepflichtigen Infektionskrankheiten gehören nach dem Infektionsschutzgesetz:
- epidemische infektiöse Enteritis und Enterokolitis sowie alle übrigen Formen mikrobiell bedingter Lebensmittelvergiftungen (vor allem Infektionen mit toxinbildenden Stämmen von Staphyloccocus aureus und Escherichia coli),
- Cholera,
- Typhus abdominalis, Paratyphus,
- Darmtuberkulose,
- Salmonellose (S. 255),
- Shigellenruhr (S. 255, S. 713).

Bakterielle Durchfallerkrankungen können durch verschiedene Mechanismen ausgelöst werden:
- Aufnahme präformierter Toxine in mikrobiell kontaminierter Nahrung (vor allem Staphylococcus aureus, Clostridium perfringens);
- Infektion mit Mikroorganismen, die sich im Darmlumen vermehren und dort ein Toxin bilden (= nichtinvasive Enteritiserrreger);
- Infektion mit Bakterien, die im Darm die Mukosabarriere zerstören (= enteroinvasive Erreger) und teilweise auch über eine hämatogene Streuung systemisch wirksam werden.

Im Folgenden werden einige klinisch wichtige, bakteriell ausgelöste Dünndarmentzündungen besprochen:

Cholera

Definition: Akute Durchfallerkrankung durch eine nichtinvasive intestinale Infektion mit dem gramnegativen Stäbchenbakterium Vibrio cholerae.

Die historische Bezeichnung als Cholera asiatica geht auf erstmals um 1830 aus Indien nach Mitteleuropa eingeschleppte Epidemien zurück. Heute kommen Choleraepidemien vor allem in Asien (endemisch), Mittleren Osten, Afrika und Südamerika vor.

Pathogenese: Die Infektion erfolgt über kontaminiertes Trinkwasser. Erregerreservoir sind vor allem warme Küsten- und Flussgewässer. Der infizierte Mensch ist Ausscheider. Zentraler Virulenzfaktor der Choleravibrionen ist ein Enterotoxin (Molekulargewicht 84).

Molekularpathologie: Über die B-Komponente dieses Toxins haften die Bakterien vermittels eines Glykolipidrezeptors (GM_1-Gangliosid) an den Epithelzellen im Jejunum an, während die A-Komponente in die epitheliale Zellmembran eindringt und dort die Adenylatzyklase aktiviert. Die vermehrte Produktion von cAMP aktiviert das sekretorische Chloridtransportsystem der Kryptenepithelien und hemmt das resorptive Natriumtransportsystem der Zottenepithelien. Folge ist eine exzessive Elektrolyt- und Wasserabgabe, was im Kolon durch Resorption nicht mehr kompensiert werden kann (deshalb: sekretorische Diarrhoe).

Morphologie: Der Dünndarm wird anfangs von weißgrauer Flüssigkeit mit weißlichen Flocken ausgefüllt, die Mukosa ist dabei intakt. Diese Flüssigkeit enthält abgeschilferte Epithelien und kommaförmige Bakterien, jedoch keine Leukozyten. Erst im fortgeschrittenen Stadium treten schockbedingte, ischämische Schleimhautnekrosen auf.

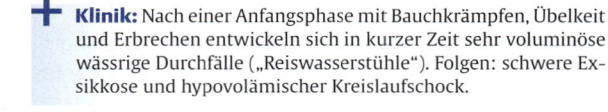

> **Klinik:** Nach einer Anfangsphase mit Bauchkrämpfen, Übelkeit und Erbrechen entwickeln sich in kurzer Zeit sehr voluminöse wässrige Durchfälle („Reiswasserstühle"). Folgen: schwere Exsikkose und hypovolämischer Kreislaufschock.

Typhus/Paratyphus

Definition: Systemische Infektionskrankheiten, hervorgerufen durch eine invasive intestinale Infektion mit (S. 254) Salmonella typhi (= Typhus abdominalis) oder Salmonella paratyphi (= Paratyphus).

Pathogenese: Die Infektion erfolgt oral, meist durch kontaminiertes Wasser oder Speisen. Einziges Erregerreservoir ist der Mensch (= Ausscheider). Nach Invasion der Dünndarmschleimhaut gelangen die Salmonellen lymphogen über den Ductus thoracicus in die Blutbahn (= Bakteriämie). Von dort erfolgt eine Verteilung in die Zellen des Monozyten-Makrophagen-Systems. Nach Erregervermehrung erfolgen neue Schübe einer Bakteriämie, so dass viele Organe infiziert werden (unter anderem Leber, Gallenblase, Ileum) und die ersten Symptome auftreten (= Ende der Inkubationszeit von etwa 7–14 Tagen).

Morphologie: Der weitere pathogenetische Ablauf widerspiegelt sich am Dünndarm in folgenden, makroskopisch fassbaren Stadien, die jeweils etwa 1 Woche dauern:
- *1. Stadium:* Markige Schwellung infolge Hyperplasie des lymphatischen Gewebes (Abb. 12.55) mit hirnmarkähnlicher Schnittfläche, begleitet von einer mesenterialen Lymphknotenschwellung. Histologisch liegt eine Vermehrung von Lymphozyten und Plasmazellen vor, dazwischen befinden sich unscharf begrenzte Infiltrate von großen Makrophagen (= Typhusknötchen).

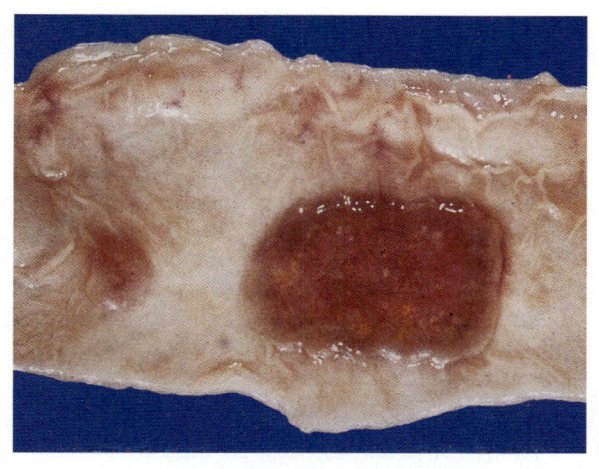

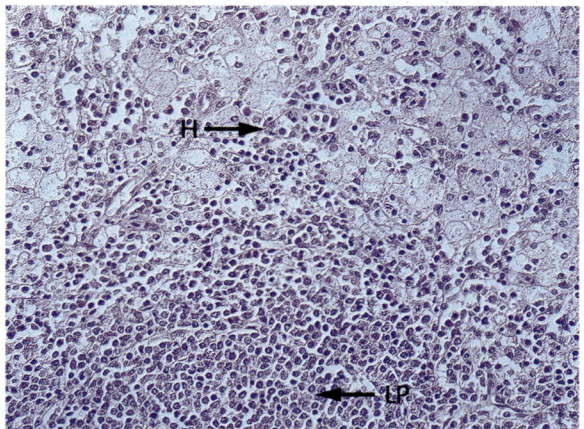

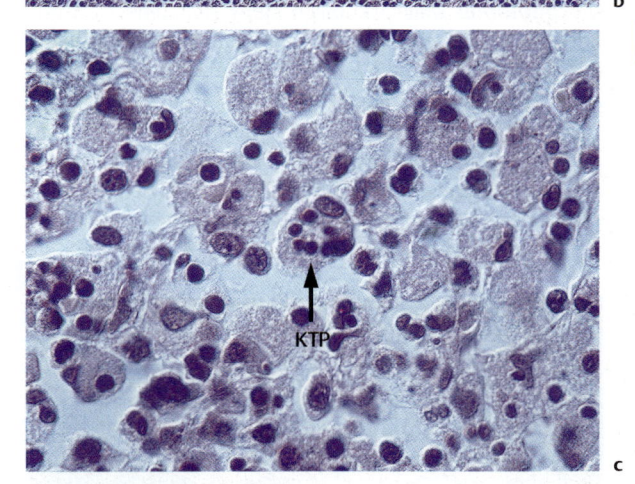

Abb. 12.**55** **Typhus abdominalis:**
a Stadium der markigen Schwellung einer Peyer-Plaque (Pfeil) im terminalen Ileum;
b Typhom: histiozytäres Granulom mit massenhaft Histiozyten (H) und lymphoplasmazellulärem Infiltrat (LP) (HE, Vergr. 1 : 100);
c Typhom: Kerntrümmermakrophage (KTP) = „Rindfleischzellen" (HE, Vergr. 1 : 100).

- *2. Stadium (Nekrose):* Im Rahmen der immunologischen Zerstörung der Salmonellen werden bakterielle Endotoxine freigesetzt, die zusammen zu einer

Nekrose im lymphatischen Gewebe führen. Oberflächlich entsteht ein Schorf von bröckeligem graugelbem Gewebe. Der Nekrosebezirk kann bis zur Muscularis propria reichen.
- **3. Stadium (Geschwürbildung):** Das nekrotische Gewebe wird zunächst von Granulozyten umgrenzt (demarkiert), dann infiltriert und proteolytisch aufgeweicht, und letztlich abgestoßen. Dabei entstehen Gewebedefekte (= Ulzera) → Perforationsgefahr.
- **4. Stadium (Abheilung):** Durch Granulationsgewebe von Ulkusgrund und Epithelregeneration von den Rändern aus wird der geschwürige Gewebedefekt organisiert. Eine Narbe entsteht.

Klinik: Unbehandelt verläuft der Abdominaltyphus über etwa 4 Wochen mit hohem Fieber, Kopf- und Bauchschmerzen, dann erythematös-makulösem Exanthem (= Roseola), später Benommenheit (gr. typhos = Nebel) und Durchfällen („Erbsensuppenstühle"); hohe Letalität. Auch nach Abklingen der Symptomatik sind die Patienten noch eine Zeitlang Ausscheider der Typhusbakterien.

Komplikationen sind vorwiegend Darmblutungen und -perforation. Sie treten vor allem dann auf, wenn keine antibiotische Behandlung erfolgt.

Darmtuberkulose

Definition: Seltene, invasive intestinale Infektion mit Mycobacterium tuberculosis.

Pathogenese: s. S. 261.

Morphologie: Makroskopisch stellt sich eine Darmtuberkulose vor allem im terminalen Ileum und rechtsseitigen Kolon dar. Sie präsentiert sich in zwei Formen, die auch gemeinsam vorliegen können:
- *ulzeröse Form* mit meist multiplen und flachen Schleimhautgeschwüren, die dem zirkulären Verlauf der intramuralen Lymphgefäße folgen (Abb. 12.**56**);
- *hypertrophische Form* mit Darmwandverdickung infolge von Vernarbungen.

In den meisten Fällen sind auch an der Serosa des Darms kleine Knötchen (= Tuberkel) ausgebildet. Ferner sind die regionären Lymphknoten des Darmes ebenfalls tuberkulös.

Histologisch liegt, wie in anderen Organen, eine Entzündung mit Granulomen vom Tuberkulosetyp vor (s. S. 228).

Sonderformen: Atypische Mykobakteriosen. Infektionen mit anderen Mykobakterien als den „typischen" Tuberkulosebakterien. Am weitaus häufigsten handelt es sich dabei um Infektionen mit Mycobacterium avium und Mycobacterium intracellulare.

Morbus Whipple

Definition: Seltene, invasive Infektion des oberen Dünndarms durch das grampositive Stäbchenbakterium Tropheryma whipplei, die entsprechend einer systemischen Infektionskrankheit oft auch mit extraintestinalen Manifestationen einhergeht.

Inzidenz: 0,4 : 100 000; Altersmedian: 55 Jahre (♂ : ♀ = 4 : 1).

Pathogenese: Prädisponierend scheint eine immunologische Störung zu sein. Nach wahrscheinlich peroraler Infektion wird Tropheryma whipplei im oberen Dünndarm in Makrophagen aufgenommen, dort aber nur langsam zerstört, so dass Bakterien und deren Abbauprodukte längerfristig in Lysosomen verbleiben. Die mit Bakterien beladenen Makrophagen werden zu den mesenterialen Lymphknoten transportiert, was den Lymphfluss behindert und einen Rückstau in der Mukosa und den abdominalen Lymphknoten begünstigt. Über den Ductus thoracicus ist eine hämatogene Streuung in andere Organe, vor allem in das Gehirn, möglich.

Morphologie: Die Dünndarmmukosa enthält ein dichtes Infiltrat von Makrophagen mit PAS-positiven Partikeln

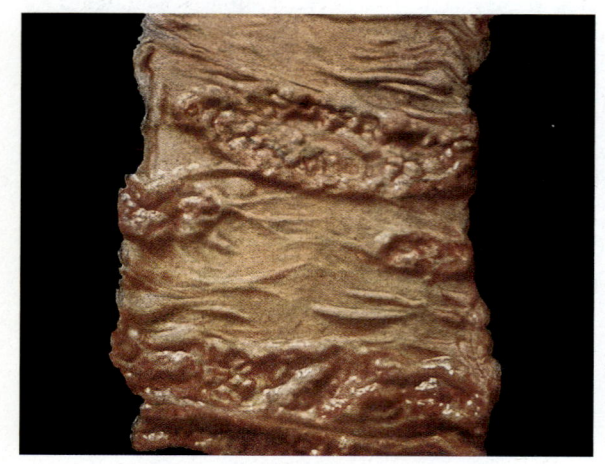

Abb. 12.**56** **Dünndarmtuberkulose** mit zirkulär verlaufenden Ulzerationen (Original: Roessle).

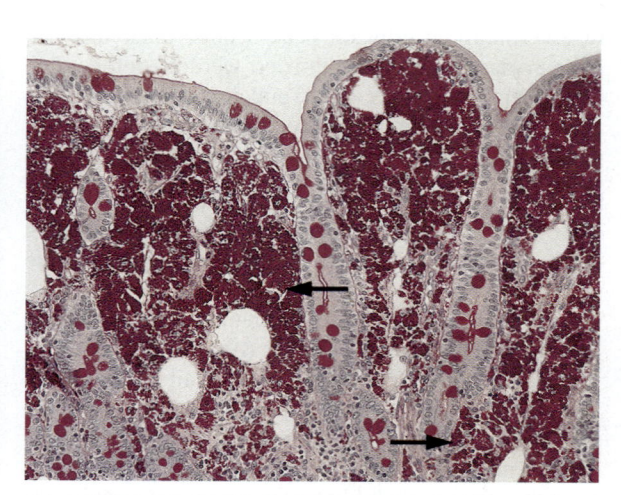

Abb. 12.**57** **Morbus Whipple.** Die Dünndarmschleimhaut ist sehr dicht von Makrophagen (Pfeil) mit rot angefärbten (= PAS-positiven) granulären Partikeln im Zytoplasma infiltriert. Zusätzlich liegen Ablagerungen von Lipidtropfen vor.

(= Lysosomen mit phagozytierten Bakterien). Durch ihre Anhäufung werden die Zotten verbreitert (Abb. 12.57). Ablagerungen von Lipidtropfen führen zu einer makroskopisch sichtbaren weißlichen Stippchenfelderung der Mukosa.

> **Klinik:** Das Krankheitsbild ist sehr vielgestaltig (häufige Differenzialdiagnose). Nur etwa zwei Drittel der Patienten haben ein Malabsorptionssyndrom. Weitere Symptome sind: Arthralgien, Fieber, abdominale oder periphere Lymphknotenschwellungen, seröse Ergüsse, Endokarditis, Anämie, zerebrale Störungen. Bei effizienter antibiotischer Behandlung ist eine komplette Remission möglich. Ohne Therapie oft tödlicher Verlauf.

12.6.4.3 Protozoische Enteritis

Giardiasis

Definition: Nichtinvasive Infektion mit dem Protozoon Giardia lamblia (früher: Lamblia intestinalis).

Pathogenese: s. S. 269.

Morphologie: Histologisch sind am intakten Epithel der regelrecht gestalteten Dünndarmmukosa zahlreiche Trophozoiten von Giardia lamblia angelagert (Abb. 12.58). Im Stroma fehlt meist ein reaktives leukozytäres Infiltrat.

> **Klinik:** Nur teilweise intermittierende Diarrhoe, deren Pathogenese ungeklärt ist. Oft asymptomatisch. Meldepflichtig gemäß Infektionsschutzgesetz.

12.6.4.4 Nahrungsmittel-Enteropathien

Allgemeine Definition: Gruppe von Dünndarmerkrankungen, deren Ätiologie unmittelbar in der Nahrung begründet ist. Sie umfasst alimentär verursachte Infektionen (s.o.), Nahrungsmittelallergien sowie nichtallergische Unverträglichkeitsreaktionen gegenüber bestimmten Proteinen in der Nahrung.

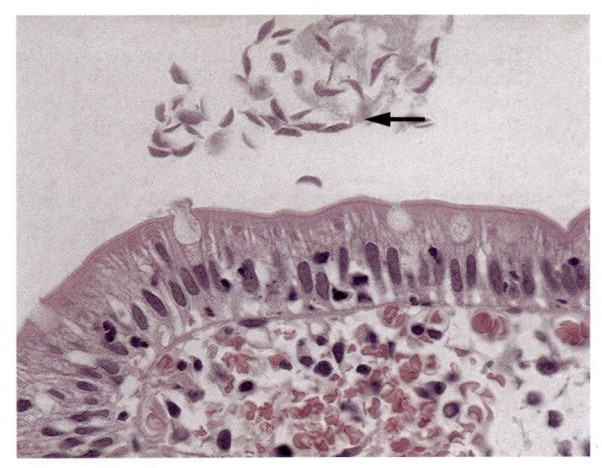

Abb. 12.58 **Giardiasis.** Auf der Zottenoberfläche sind zahlreiche sichelförmige Trophozoiten von Giardia lamblia gelegen (15-jährige Frau mit IgG-Mangel).

Nahrungsmittelallergien

Definition: Atopische Überempfindlichkeitsreaktionen der Darmschleimhaut auf Proteine in der Nahrung.

Pathogenese: s. S. 176. Häufigste Allergene bei Kindern und Erwachsenen sind Kuhmilchproteine (= Kuhmilchprotein-Intoleranz).

Morphologie: Charakteristischerweise ist die Mukosa von vermehrten Eosinophilen und Mastzellen infiltriert. Eine Zottenatrophie fehlt.

> **Klinik:** Nur ein Teil der Patienten hat intestinale Symptome (epigastrische Schmerzen, Übelkeit, Erbrechen; Diarrhoe). Meistens stehen extraintestinale Symptome wie Urtikaria und atopisches Ekzem im Vordergrund.

Glutensensitive Sprue

Definition: Entzündliche Dünndarmerkrankung mit meist totaler Zottenatrophie (= Sprue) infolge nichtallergischer Unverträglichkeit des Weizenkleberproteins Gluten und ähnlicher Getreideproteine.
Aus historischen Gründen wird die Erkrankung je nach Patientenalter unterschiedlich bezeichnet:
- *Zöliakie* bei Manifestation im Kindesalter,
- *einheimische Sprue* bei Manifestation im Erwachsenenalter.

Prävalenz (in Deutschland): etwa 25 : 100 000 Einwohner. Die Erstdiagnose wird in jedem Lebensalter gestellt. Häufigkeitsgipfel: Kleinkindesalter und im 5. Lebensjahrzehnt.

Pathogenese: Disponierend für die Erkrankung ist ein besonderer HLA-Status (DQ2 A1*0501, B1*0201). Die Prävalenz dieser Genotypen variiert geographisch sehr stark, nur ein kleiner Teil der Genträger erkrankt. Gluten (und ähnliche Getreideproteine) kommen weit verbreitet vor, unter anderem in Weizen, Roggen, Gerste, Dinkel und Grünkern. Viele alltägliche Lebensmittel enthalten Spurenanteile von Gluten. Biochemisch lässt sich Gluten in das alkohollösliche Gliadin und das unlösliche Glutenin auftrennen. Das Gliadin ist ein *Pro*lin- und Glut*amin*-reiches Polypeptid (= *Prolamin*). Wie das Gliadin und andere Prolamine in der Nahrung bei disponierten Personen zur Entzündung und Zottenatrophie führen, ist bislang weitgehend unklar. Derzeit wird eine mögliche autoimmune Reaktion gegen das Enzym Gewebetransglutaminase diskutiert.

Morphologie: Der spruetypische Umbau der Dünndarmschleimhaut ist durch folgende Befunde charakterisiert, die stets gemeinsam vorliegen (Abb. 12.59):
- *Zottenatrophie*: ganz oder nahezu vollständige Verkürzung der villösen Schleimhautauffaltungen. Das Verhältnis von Zottenlänge zu Kryptenhöhe beträgt weniger als 1 : 1 (normal 3 : 1). Zusätzlich kann das intestinale Epithel einen defekten Bürstensaum aufweisen.
- *Kryptenhyperplasie*: Verlängerung der Krypten, die mit einer gesteigerten mitotischen Aktivität einhergeht (= Hyperregeneration des Epithels).

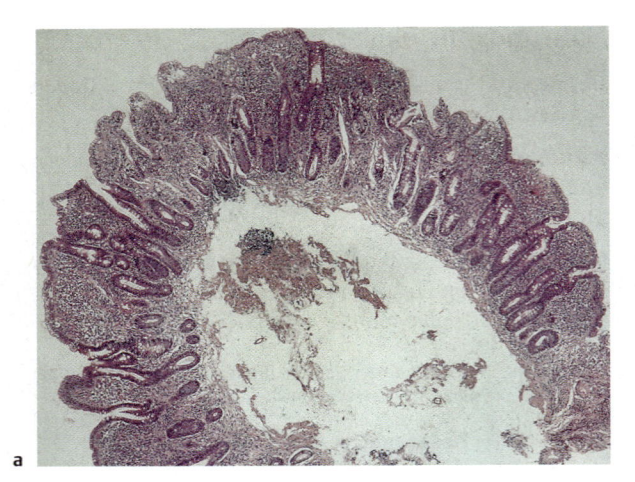

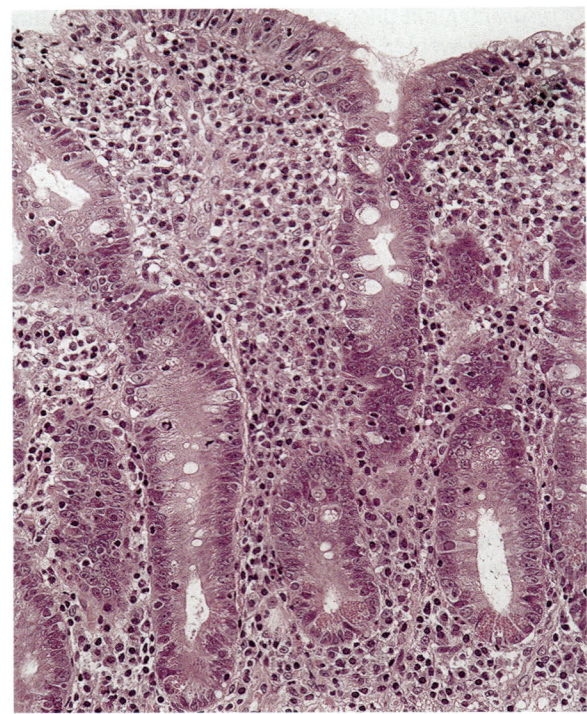

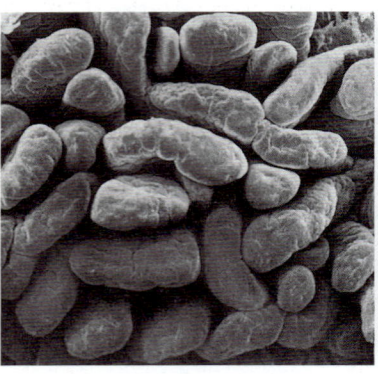

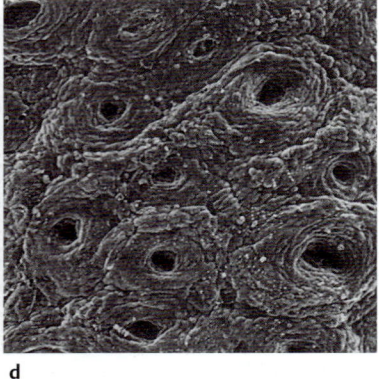

Abb. 12.**59** **Spruetypischer Umbau** der Dünndarmschleimhaut:
a Übersicht: endoskopische Zangenbiopsie: totale Zottenatrophie und zelluläre Infiltration im Stroma (Vergr. 1 : 5);
b Ausschnitt: komplette Zottenatrophie, hyperregeneratorische Kryptenhyperplasie intraepitheliale Lymphozyteninfiltration, plasmazelluläres Stromainfiltrat (Vergr. 1 : 50);
c zum Vergleich: normale Dünndarmmukosa mit Zotten (REM, Vergr. 1 : 600);
d spruetypische flache Mukosa infolge Zottenatrophie. Die Kryptenöffnungen sind direkt an der Oberfläche (REM, Vergr. 1 : 600) (Original: H. Koch, Freiburg).

- *Intraepitheliale Lymphozytose*: vermehrte Infiltration von T-Lymphozyten zwischen den Enterozyten.
- *Leukozytäres Infiltrat*: Im Schleimhautstroma sind zahlreiche Plasmazellen, einige Lymphozyten, jedoch nur wenige eosinophile Granulozyten und keine neutrophilen Granulozyten vorhanden (d. h. kein allergisches Reaktionsmuster).

Der spruetypische Schleimhautumbau ist im tiefen Duodenum und oberen Jejunum meistens flächenhaft, mitunter eher fleckförmig verteilt und reicht praktisch nie bis ins terminale Ileum hinein.

Klinik: Sekundäre Malassimilation, die sich je nach Alter unterschiedlich auswirkt:
- *Kindesalter:* nahezu immer voluminöse, salbenartige Fettstühle (= Steatorrhoe) mit Gedeih-/Wachstumsstörung;
- *Erwachsenenalter:* meist mono- oder oligosymptomatische Manifestation (z. B. Anämie infolge Eisen- oder Folsäuremangel, Osteomalazie infolge Vitamin-D-Mangel). Nur etwa 30 % der Patienten leiden an chronischen Durchfällen.

Assoziierte Erkrankungen: Bei der glutensensitiven Sprue treten bei einem kleinen Teil der Patienten assoziierte Krankheiten auf:
1. *Dermatitis herpetiformis Duhring*. Etwa 5 % der Patienten leiden auch an einer glutensensitiven Hauterkrankung, deren Effloreszenzen Herpesbläschen (= herpetiform) gleichen. Diagnostisch entscheidend ist der Nachweis von granulären IgA-Ablagerungen entlang der epidermalen Basalmembran in einer Hautbiopsie.
2. *Autoimmunerkrankungen*. Etwa 5 % der kindlichen Patienten haben auch einen insulinabhängigen Diabetes mellitus, etwa 3 % der jungen erwachsenen Patienten eine Autoimmunthyreoiditis.
3. *Enteropathieassoziiertes Lymphom* (S. 708).

- **Differenzialdiagnosen:** Ein sprueartiger Umbau der Schleimhaut mit Malassimilationssyndrom kommt auch bei anderen Dünndarmerkrankungen vor. Diese rein phänotypisch definierte, heterogene Gruppe macht zusammen etwa 10% aller Spruefälle aus:
  1. *Refraktäre Sprue:* Klinisch definierte, seltene Sprueform, bei der die Patienten trotz strikt glutenfreier Diät keine symptomatische und mukosale Verbesserung aufweisen (= diätrefraktäre Sprue). Eine Ursache ist nicht bekannt.
  2. *Kollagene Sprue:* Seltene Spruevariante mit histologisch markantem breitem, subepithelialem Kollagenband. Zumindest ein Teil der Patienten ist glutensensitiv, eine Rückbildung des Kollagenbandes ist dann bei glutenfreier Diät möglich.
  3. *Tropische Sprue:* Spruesonderform in tropischen Ländern. Pathogenetisch liegt eine chronische bakterielle Fehlbesiedlung des Dünndarms vor. Eine antibiotische Therapie führt meist zur kompletten Remission. Keine Glutensensitivität.
  4. *Hypogammaglobulinämische Sprue:* Ein angeborener oder erworbener Mangel von Immunglobulin kann eine mikrobielle Fehlbesiedelung des Dünndarms begünstigen → plasmazelluläre Mukosainfiltration und subtotale Zottenatrophie. Der Befund ist reversibel. Keine Glutensensitivität.
  5. *Enteropathieassoziiertes Lymphom:* Seltene, ausschließlich bei Erwachsenen beobachtete Spruevariante meist ohne Glutensensitivität. Meta- oder synchron zur Enteropathie tritt eine besondere Form intestinaler T-Zell-Lymphome auf (S. 708).

- **Prognose:** Bei strikter glutenfreier Diät ist die Symptomatik vollständig reversibel und der Schleimhautbefund verbessert sich.

Glutensensitive Enteropathie

Definition: Sammelbegriff für die Gesamtheit aller bekannten histopathologischen Veränderungen in der Dünndarmschleimhaut bei Patienten mit Glutensensitivität.

Morphologie: Folgende Läsionen stellen eine Zusammenstellung von beobachteten histologischen Befunden dar, sie entsprechen aber keinen zeitlich gestaffelten Krankheitsstadien:
- *Typ-0-Läsion:* morphologisch unauffällige Mukosa, bei gleichzeitigem Nachweis von IgA-Anti-Gliadin-Antikörpern im Jejunalsaft;
- *Typ-1-Läsion:* Dünndarmmukosa mit normaler Zottenstruktur und vermehrtem intraepithelialem Lymphozyteninfiltrat;
- *Typ-2-Läsion:* Mukosa mit intakter Zottenstruktur, geringer Kryptenhyperplasie und intraepithelialem Lymphozyteninfiltrat;
- *Typ-3-Läsion:* Mukosa mit Zottenatrophie, plasmazellulärem Infiltrat in der Lamina propria und intraepithelialem Lymphozyteninfiltrat (= spruetypischer Befund, s. o.);
- *Typ-4-Läsion:* atrophische Mukosa ohne leukozytäres Infiltrat.

- **Klinik:** Die Läsionen vom Typ 0, 1 und 2 führen zu keiner intestinalen Symptomatik. Sie werden klinisch derzeit als eine „latente Sprue" verstanden. Nur ein Teil der Patienten mit Glutensensitivität hat einen spruetypischen Schleimhautbefund im Dünndarm. Der andere Teil der Patienten (solche mit isolierter Dermatitis herpetiformis Duhring, Familienangehörige) weist andere oder aber keine Läsionen der Darmschleimhaut auf.

12.6.4.5 Morbus Crohn

Definition: Eine ätiologisch ungeklärte (= idiopathische), chronisch verlaufende, ulzerierende, oftmals transmurale Darmentzündung, die sich vornehmlich segmental im terminalen Ileum ausbildet (= Ileitis terminalis; engl. regional ileitis), aber in fast allen Abschnitten des Verdauungstraktes vorkommen kann (S. 716). Sie wird zusammen mit der Colitis ulcerosa zur Gruppe der „inflammatory bowel diseases" (=IBD) gerechnet.

Inzidenz: 5:100000; Prävalenz (wegen langem Verlauf) etwa 100:100000; Altersgipfel: 3. Lebensdekade (♂:♀ = 1:1).

Pathogenese: Die ungeklärte Ätiologie beruht möglicherweise auf verschiedenen Faktoren bzw. deren Zusammenwirken:
- *Immunregulationsstörung:* Die chronische Entzündung bewirkt eine Dauerstimulation des intestinalen Immunsystems. Für das fehlende Abklingen der Entzündung wird eine Störung der normalerweise fein regulierten Immunreaktion angenommen. Derzeit wird das Konzept einer Immuntoleranzstörung favorisiert.
- *Genetik:* Bei wenigen Patienten (< 1%) liegt eine familiäre Häufung von Erkrankungsfällen vor. Bei betroffenen Geschwistern wurde ein erstes Gen identifiziert, das NOD2[1], dessen Mutation einen Suszeptibilitätsfaktor darstellt. NOD2-Protein wirkt als intrazellulärer Rezeptor für bakterielle Produkte in Monozyten und führt eine Aktivierung des nukleären Transkriptionsfaktors NFϰB1 herbei.
- *Rauchen:* Weibliche Raucher haben ein fünffaches, männliche Raucher ein zweifach höheres Erkrankungsrisiko.
- *Ernährung:* Häufung von Morbus Crohn in Ländern mit hohem Pro-Kopf-Verzehr einer ballaststoffarmen Nahrung, die reich an raffinierten Zuckern und gehärteten Fetten ist.
- *Infektion:* Experimentelle Untersuchungen legen eine mögliche Infektion mit atypischen Mykobakterien wie Mycobacterium paratuberculosis oder eine persistierende Infektion mit Masernviren nahe.

Morphologie: Makroskopisch charakteristisch ist eine diskontinuierliche Ausdehnung der ulzerierenden Entzündung innerhalb eines oder mehrerer Darmsegmente (Abb. 12.**60**). Die Ulzerationen sind zum Teil linear ausgerichtet („Schneckenspur") und verlaufen vor allem mesenterialseitig. Durch das Nebeneinander von multiplen kleineren Ulzera und Ödem entsteht oft ein höckrig gefeldertes Darmrelief („Pflastersteinaspekt"). An der Serosaseite demarkiert sich ein entzündetes, oft 10–30 cm langes Segment durch eine sklerolipomatöse Überwachsung.

---

[1] Nucleotid-binding oligomerization domaine 2 = CRAD-15 caspase-recruitment domain protein 15; Genlokus: 16q12, dieser wird auch als IBD-1-Lokus bezeichnet (=inflammatory bowel disease)

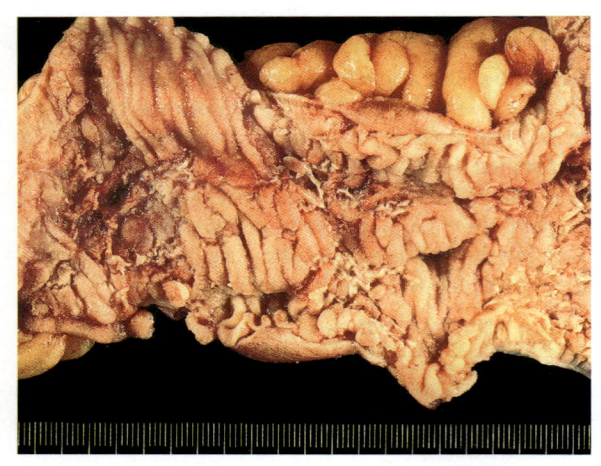

Abb. 12.60 Morbus Crohn im Jejunum: Nebeneinander liegen ulzerierende Entzündung und intakte Mukosa vor (= diskontinuierliche Entzündung).

Histologisch erfasst die Entzündung meistens alle Wandschichten (= transmurale Entzündung). Dabei ist das leukozytäre Infiltrat nicht gleichmäßig verteilt. Die Mukosa ist weniger dicht infiltriert als die tieferen Wandschichten (= disproportionierte Entzündung). Weitere Charakteristika sind: submuköses Ödem, submuköse Lymphangiektasien sowie submuköse und perimuskuläre Infiltrate aus multifokalen Ansammlungen lymphatischer Zellen (= lymphoidzellige Aggregate). Bei etwa 40% der Patienten findet man histologisch uneinheitliche, unter anderem epitheloidzellige Granulome. Die ulzerösen Läsionen entstehen gehäuft über Lymphfollikeln, entwickeln sich aber auch in anderen Arealen. Die Ulzera sind teils flach-oberflächlich (aphthöse Ulzera), teils messerschnittartig V-förmig (fissurale Ulzera) entwickelt.

Klinik: Patienten mit Morbus Crohn im Ileum haben meist Durchfälle und Bauchschmerzen (> 75%). Ein Teil weist zusätzlich Gewichtsverlust, Fieber oder extraintestinale Symptome auf. Das vielgestaltige Bild der Erkrankung bedingt oft einen langen Weg zur Diagnose.

Komplikationen: Folgende sind recht häufig:
1. *Stenosen:* Sie sind Folgen der transmuralen Entzündung. Meist wirken verschiedene Mechanismen wie Ödem, Fibrose und Umbau der muskulären Textur zusammen. Seltener sind sie Folge eines intramuralen Abszesses oder einer myenterischen Ganglioneuritis.
2. *Fisteln:* Durch Ausdehnung fissuraler Ulzera zur Tiefe hin entwickeln sich Fisteln. Deren Abgang liegt meist mesenterialseitig und vor einem Passagehindernis wie einer Stenose oder Ileozökalklappe, die Fisteln verlaufen dann gedeckt im Mesenterium. Neben kompletten Fisteln zu Nachbarorganen (unter anderem Sigma, Harnblase), zur Bauchwand und Haut (Analbereich!) kommen auch inkomplette, blind endende Fisteln vor (engl sinus). Mitunter liegt ein komplexes Fistelsystem vor.
3. *Abszesse:* Sie entstehen begleitend zu Fisteln.
4. *Entzündlicher Konglomerattumor:* Durch Adhäsion an benachbarten Darmschlingen kann sich ein tumorartiges Schlingenkonglomerat bilden. Ein solcher entzündlicher Pseudotumor des Dünndarms wurde historisch als Intestinalgranulom bezeichnet; dies führte ursprünglich auch zur Bezeichnung der Erkrankung als granulomatöse Enteritis.
5. *Lokalrezidiv:* Nach einer Resektion des erkrankten Segments bildet sich bei der Mehrzahl der Patienten in Anastomosennähe erneut eine chronische Entzündung aus.
6. *Karzinome* treten, im Gegensatz zum Dickdarm, im Dünndarm nicht vermehrt auf.

12.6.5
Tumorartige Läsionen

Verschiedene intestinale Läsionen erscheinen zwar wie ein Tumor, sie entsprechen jedoch keiner Neoplasie. Am häufigsten handelt es sich um eine noduläre Hyperplasie der Brunner-Drüsen im Duodenum und um dysontogenetische Gewebeheterotopien (S. 337), seltener um Hamartome.

Noduläre Brunner-Drüsen-Hyperplasie

Vergrößerung der intramukosalen und submukösen Brunner-Drüsen im Duodenum mit Vermehrung der Azini und knotiger Vorwölbung der überkleidenden Mukosa.

Hamartome

Definition: s. S. 381.

Morphologie: Die seltenen hamartomatösen Dünndarmpolypen kommen entweder sporadisch oder im Rahmen folgender seltener Polyposissyndrome vor:
- *Peutz-Jeghers-Syndrom:* s. Abschnitt Dickdarm;
- *Juvenile Polypose:* s. Abschnitt Dickdarm;
- *Cowden-Syndrom:* Dieses „Multiple Hamartoma Syndrome" trägt den Namen der ersten Familie, bei es beobachtet wurde. Molekulare Ursache ist eine autosomal dominant vererbliche Mutation im PTEN-Gen (auf Chromosom 10q). Der Phänotyp umfasst unter anderem histologisch variable Hamartome im Magen-Darm-Trakt, kutane Papeln und weitere Stigmata.

12.6.6
Neoplastische Läsionen

Obwohl der Dünndarm etwa zwei Drittel der Gesamtlänge des Verdauungstrakts einnimmt, treten darin deutlich seltener Neoplasien auf als im Magen oder Dickdarm. Unter ihnen sind endokrine Tumoren, mesenchymale Tumoren und Lymphome deutlich häufiger als Adenome und Karzinome. Ihr Vorkommen variiert dabei erheblich zwischen Duodenum, Jejunum und Ileum.

12.6.6.1
Endokrine Tumoren

Definition: Tumoren des neuroendokrinen Systems im Dünndarm, die sich in ihrer hoch differenzierten Form (= Karzinoid) je nach Lokalisation, Ausdehnung, Größe,

Gefäßeinbrüchen und Funktion benigne oder niedrig maligne, in der gering differenzierten Form (= schlecht differenziertes neuroendokrines Karzinom) hingegen hoch maligne verhalten.

Häufigster Dünndarmtumor, Inzidenz: 1 : 100 000; Prädilektionsstelle: 75% der Fälle im Ileum. Altersmedian: etwa 65 Jahre.

Morphologie: Makroskopisch fallen diese Tumoren als flach-erhabene Knoten auf. Bei etwa 30% der Patienten finden sich multiple Tumoren in einem Darmsegment. Histologisch bilden sie die gleichen Wachstumsmuster aus wie andere Tumoren des diffusen neuroendokrinen Zellsystems (s. S. 1030) (Abb. 12.61).

+ **Klinisch** werden die Patienten erst durch metastasenbedingte Symptome auffällig. Etwa 25% der Ileumtumoren bewirken ein Karzinoidsyndrom (S. 1031), ein Teil der Duodenumtumoren ein Gastrinomsyndrom. Die Jejunumtumoren sind fast immer endokrin inaktiv.

+ **Metastasierung** erfolgt fast nur bei Tumoren > 1 cm, dann vor allem in die regionären Lymphknoten und extranodal in das Mesenterium. Dabei werden die Mesenterialmetastasen wesentlich größer als der Primärtumor (Abb. 12.61 a). Nur mitunter tritt eine Peritonealkarzinose auf. Hämatogene Lebermetastasen sind häufig, Knochenmetastasen selten.

Eine TNM-Klassifikation ist für neuroendokrine Karzinome nicht etabliert.

12.6.6.2
Mesenchymale Tumoren

Definition und Morphologie: s. Abschnitt Magen (S. 680).

Diese heterogene Tumorgruppe tritt im Dünndarm selten auf. Etwa die Hälfte der Fälle ist im Jejunum lokalisiert, etwa ein Drittel im Ileum. Das Altersspektrum ist breit.

12.6.6.3
Intestinale Lymphome

Definition: Maligne Tumoren von lymphatischen Zellen, die extranodal im mukosaassoziierten lymphatischen

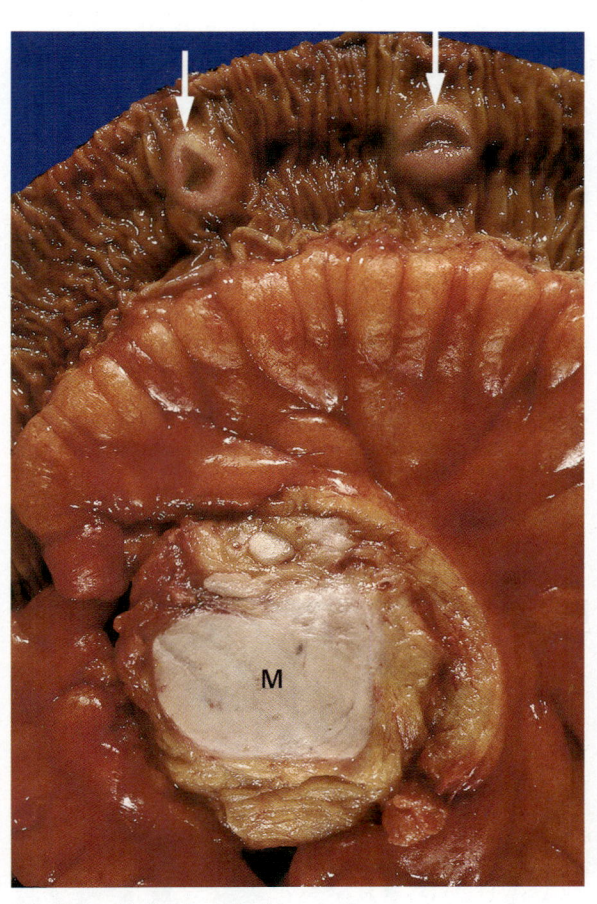

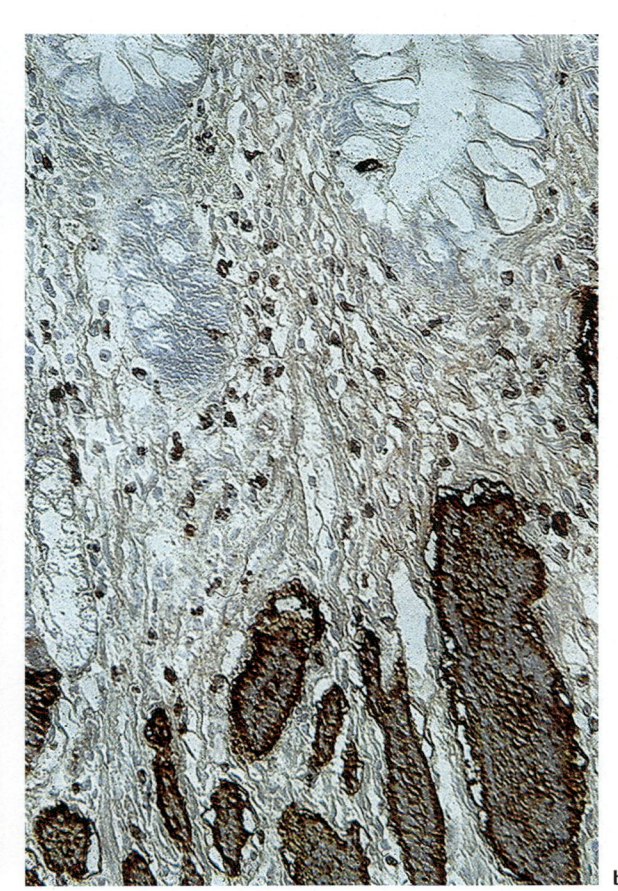

Abb. 12.**61 Endokrines Karzinom** im Ileum:
a Kleine Primärtumoren im Ileum (Pfeile) mit einer großen Metastase (M) im Mesenterium;
b Serotoninnachweis (braunrot) in den Tumorzellen (Immunhistochemie, Serotonin, Vergr. 1 : 100).

Gewebe des Dünndarms auftreten. Nur ein Teil entspricht jenen Lymphomtypen, die auch primär nodal vorkommen, wie z. B. ein Burkitt-Lymphom.

Inzidenz: etwa 0,2 : 100 000. Die Mehrzahl entspricht B-Zell-Lymphomen. Hauptlokalisation: Ileum lokalisiert.

Morphologie: Makroskopisch imponieren alle intestinalen Lymphome meist als flach-erhabene Läsionen. Je nach Größe und Tiefe der Wandinfiltration sind sie zentral ulzeriert.

> **Klinik:** Die meisten Lymphome werden erst im Stadium der transmuralen Infiltration wegen einer Stenose oder einer Perforation eines tief exulzerierten Lymphoms auffällig. Ein Teil der Patienten hat ein primäres oder sekundäres Immunglobulinmangelsyndrom oder ist immunkompromittiert.

Klassifikation: S. 694 (wie bei Magenlymphomen).

MALT-Typ-Lymphom

Definition: Intestinales B-Zell-Lymphom, dessen Tumorzellen immunphänotypisch ähnlich differenziert sind wie die B-Zellen der Marginalzone von Lymphfollikeln (= Marginalzonenlymphom).

Morphologie: Die Tumorzellen infiltrieren zunächst die Randzonen von reaktiven Follikeln des MALT (Mucosa Associated Lymphoid Tissue) im Dünndarm sowie das Schleimhautstroma. Eine Transformation in ein sekundär großzelliges Lymphom ist möglich.

Intestinales T-Zell-Lymphom

Definition: Ausschließlich im Jejunum Erwachsener vorkommendes, malignes T-Zell-Lymphom, dem oft monatelang eine sprueförmige Enteropathie vorangegangen ist (= enteropathieassoziiertes T-Zell-Lymphom). Die Enteropathie ist bei mehr als der Hälfte der Patienten nicht glutensensitiv.

Morphologie: Histologisch sind die Lymphomzellen meist deutlich größer als intraepitheliale Lymphozyten und oft pleomorph. Sie exprimieren das Zelloberflächenmolekül CD 103, das die humanen mukosalen T-Lymphozyten charakterisiert.

12.6.6.4
Epitheliale Tumoren

Dünndarmadenom

Definition: Benigne epitheliale Dünndarmtumoren mit drüsiger Differenzierung, die einzeln oder multipel, sporadisch oder hereditär auftreten können:
- *Sporadische Duodenaladenome* kommen selten und zumeist in Nähe der Papilla Vateri bei Patienten über 50 Jahren vor.
- *Sporadische Jejunum-/Ileumadenome* sind Raritäten.
- *Familiäre adenomatöse Polypose (FAP):* Hier treten, bei mehr als 90 % der Patienten schon in jungem Alter, neben den Kolorektaladenomen (S. 721) auch multiple Adenome im Duodenum auf (selten auch im Jejunum).

Mokelukarpathologie: noch wenig aufgeklärt. Das konstante Vorkommen von kleinen duodenalen Adenomen bei FAP-Patienten weist auf eine wahrscheinliche Rolle des APC-Gens (auf Chromosom 5 q) bei der Tumorigenese hin.

Morphologie: Makroskopisch erscheinen Dünndarmadenome nahezu immer als flache, breitbasige Polypen, die histologisch analog zum Dickdarm tubulär oder villös gestaltetet sind.

Dünndarmkarzinom

Definition: Seltener, maligner epithelialer Dünndarmtumor mit drüsiger Differenzierung.

Hauptlokalisation: Duodenum. Altersspektrum: 30 bis über 80 Jahre.

Pathogenese: Meist sporadischer Tumor; nur ein Viertel der intestinalen Adenokarzinome entsteht in Adenomen. Es ist insofern keine allgemeine „Adenom-Karzinom-Sequenz" gegeben.

Molekularpathologie: Im Unterschied zum Dickdarm weisen sporadische Karzinome im Dünndarm meist keine Mutation im APC-Gen (auf Chromosom 5 q) und keinen DNA-Replication-Error-Phänotyp auf. Statt dessen liegen öfters Deletionen im Bereich des SMAD4-Gens vor (auf Chromosom 18 q), was auf eine Störung im Signalweg von TGF (Transforming Growth Factor) β hinweist.

Morphologie: Sporadische Dünndarmkarzinome sind teilweise recht klein (1 – 2 cm), haben gleichwohl bereits alle Wandschichten infiltriert und stenosieren das Lumen (Abb. 12.62). Karzinome, die in breitbasigen Adenomen entstehen, lassen sich meist nicht vom großen Adenom unterscheiden (Problem bei der klinischen Verlaufskontrolle).

> **Klinik:** Nur ein kleiner Teil der Fälle ist mit einer der folgenden Krankheiten assoziiert, wobei die Zusammenhänge nicht immer klar sind:
> - familiäre adenomatöse Polypose (FAP),
> - Hereditary nonpolyposis colorectal Cancer (HNPCC),
> - glutensensitive Sprue,

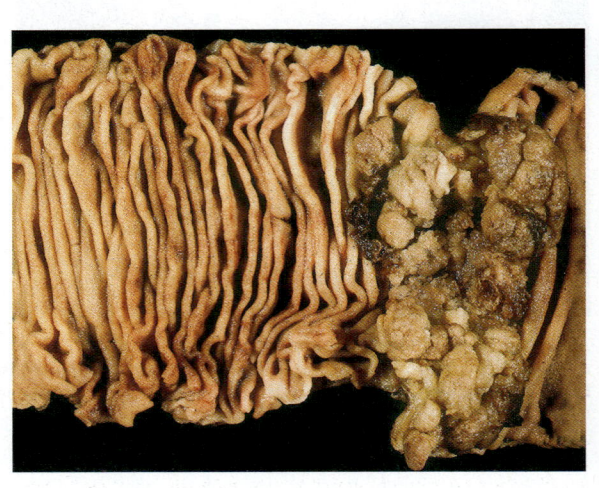

Abb. 12.**62** **Adenokarzinom** im Jejunum: flach-polypöser Tumor.

- hypogammaglobulinämische Sprue,
- Colitis ulcerosa (im Ileum),
- Morbus Crohn (im gesamten Dünndarm).

Pathologische TNM-Klassifikation der Dünndarmkarzinome (nicht für maligne endokrine Tumoren):

pT1	Tumor infiltriert Mukosa oder Submukosa,
pT2	Tumor infiltriert Muscularis propria,
pT3	Tumor infiltriert Subserosa oder ≤ 2 cm ins Mesenterium oder Retroperitoneum,
pT4	Tumor durchbricht viszerales Peritoneum oder infiltriert > 2 cm tief in benachbarte Organe/Strukturen,
pN0	keine regionären Lymphknotenmetastasen,
pN1	Metastasen in regionären Lymphknoten.

12.7 Dickdarm

Der Dickdarm (Kolon) transportiert den Nahrungsbrei weiter und dickt ihn dabei durch Resorption von Wasser und Elektrolyten ein. Sein gerader Endabschnitt (Rektum) dient als Reservoir für die fäkale Biomasse. Die wichtigsten **ontogenetischen Läsionen** sind ein segmentäres Fehlen von Ganglien mit enteralen Neuronen (Aganglionose) sowie anorektale Stenosen und Verschluss (Atresie). **Funktionelle Störungen** kommen oft vor, sie gehen aber nur teilweise mit morphologischen Befunden einher. **Zirkulatorische Läsionen** entsprechen meist Ischämien, teilweise aber auch erworbenen Gefäßanomalien, die Quelle für erhebliche Blutverluste sein können. **Entzündliche Läsionen** sind recht häufig, sie haben vielfältige Ursachen. Für manche Formen einer Kolitis ist die Ursache jedoch noch unklar. Diese idiopathischen chronisch entzündlichen Darmerkrankungen sind allein anhand ihres morphologischen Phänotyps zu charakterisieren. Ganz verschiedene Läsionen können über das normale Schleimhautniveau hinausragen und werden dann als Polyp bezeichnet. Seltener handelt es sich dabei um **tumorähnliche Läsionen**, die vor allem hyperplastische, entzündliche und hamartomatöse Polypen umfassen. Die meisten kolorektalen Polypen entsprechen jedoch **neoplastischen Läsionen**, ganz überwiegend Adenomen. Aus ihnen entstehen etwa 90 % der Adenokarzinome im Kolon und Rektum, die zu den häufigsten Krebserkrankungen gehören.

12.7.1 Ontogenetische Läsionen

Orthologie: Das rechtsseitige Kolon vom Zökum bis hin zur linken Flexur entsteht aus dem embryonalen Mitteldarm (midgut). Das linksseitige Hemikolon und Rektum entstehen aus dem embryonalen Hinterdarm (hindgut). Bis zur 8. Embryonalwoche findet ein erstes rasches Längenwachstum statt, dabei erfolgt eine virtuelle Drehung um etwa 180° gegen den Uhrzeigersinn. Nach der 8. Embryonalwoche erfolgt dann die Ausbildung des Kolonrahmens, sie geht mit einer weiteren virtuellen Drehung um etwa 90° einher. Zum Abschluss der orthograden Rotation verschmelzen die Mesenterien vom Colon ascendens und Colon descendens mit der dorsalen Bauchwand und werden so fixiert.

Neben den seltenen Störungen der intestinalen Drehung in Form einer unvollständigen Drehung (Malrotation Typ 1) oder eine Drehrichtung im Uhrzeigersinn (Malrotation Typ 2) kommen im Dickdarm – bei 1 : 15 000 Neugeborenen und somit seltener als im Dünndarm – angeborene Atresien (Verschluss) und Stenosen vor. Häufiger dagegen sind angeborene Innervationsstörungen, von denen nachstehend die Aganglionose exemplarisch besprochen wird.

Aganglionose

Orthologie: Der Dickdarm wird vornehmlich durch das enterale Nervensystem (ENS) versorgt. Seine mehr als 100 Millionen Nervenzellen (= intrinsische Neurone) sind im Plexus myentericus und im Plexus submucosus in Ganglien zusammengelagert. Zusätzlich wird der Dickdarm noch durch sympathische und parasympathische Nervenfasern versorgt, deren Nervenzellen außerhalb der Darmwand gelegen sind (= extrinsische Neurone vom peripheren Nervensystem, PNS). Das ENS und PNS werden vom zentralen Nervensystem (ZNS) übergeordnet reguliert.

Definition: Angeborenes Fehlen der enteralen Nervenzellen in den Ganglien der beiden intramuralen Plexus (Plexus submucosus und Plexus myentericus) in einem Abschnitt des Kolons.

Inzidenz: 1 : 3000 Neugeborene (♂ : ♀ = 3 : 1).

Pathogenese: Das aganglionäre Kolonsegment wird ausschließlich durch Fasern extrinsischer Neurone innerviert. Die unbalancierte Innervation führt zu einer funktionellen Engstellung. Oralwärts davon entsteht passiv eine prästenotische Dilatation.

Molekularpathologie: Die genetische Grundlage ist uneinheitlich und bisher nur für 30 % der Patienten etabliert. Ein Teil hat Mutationen im RET-Gen (auf Chromosom 10q), ein anderer Teil zeigt Mutationen im Gen des Endothelinrezeptors Typ B (auf Chromoson 13q), seines Liganden Endothelin-3 (auf Chromosom 20q) oder im Gen eines modifizierenden Faktors (auf Chromosom 21q). Etwa 5 % der Patienten hat eine Trisomie 21.

Morphologie: Je nach Ausdehnung und Lokalisation der Aganglionose entwickeln sich folgende Krankheitsformen:
- *Morbus Hirschsprung* (85 %): Hierbei betrifft die Aganglionose in variabler Ausdehnung nur das Rektum und Sigma. Nur das aganglionäre Segment ist enggestellt, das prästenotische Kolon hingegen ist dilatiert. Die historische Bezeichnung als Megacolon congenitum beschreibt insofern einen Folgezustand.

- *Langsegmentale Aganglionose* (10%): Hierbei erstreckt sich das Fehlen intrinsischer Neurone vom Rektum über das Sigma weiter nach oralwärts im Kolon, z. B. bis ins Transversum. Nur das prästenotische Kolon ist dilatiert.
- *Zuelzer-Wilson-Syndrom* (5%): Bei Aganglionose entlang des ganzen Dickdarms ist das gesamte Kolon eng gestellt (= Mikrokolon). Konsekutiv ist das Ileum dilatiert.

Histologisch ist die Wand des aganglionären Segments regelrecht geschichtet. Anstelle von Ganglien mit enteralen Neuronen sind intermyenterisch und submukös nur hypertrophe Bündel von Nervenfasern aus extrinsischen, vor allem parasympathischen (cholinergen) Neuronen und enteralen Gliazellen gelegen (Abb. 12.**63**).

Klinisch imponiert eine chronische Obstipation, die üblicherweise bereits im Neugeborenen- und Kleinkindesalter manifest wird. Zur Therapie erfolgt meist zunächst eine Stuhlableitung mittels Kolostoma. Zu passender Zeit wird später das enge Segment reseziert, unter Erhalt der Kontinuität des Kolons und des analen Muskelsphinkters.

12.7.2 Funktionelle Läsionen

Funktionelle Störungen des Dickdarms kommen häufig und in fast jedem Lebensalter vor. Bei Erwachsenen werden sie großenteils zusammengefasst als irritables Kolon. Davon abzugrenzen sind einige besondere Erkrankungen, die oftmals Folgen degenerativer Veränderungen sind.

Irritables Kolon

Syn.: Reizkolon; engl. irritable bowel syndrome

Definition: Klinischer Sammelbegriff für Störungen der Motilität oder der epithelialen Resorption, ohne dass morphologisch fassbare Befunde vorliegen.

Klinik: vielfältige Symptomatik, z. B. chronische Obstipation, Bauchschmerzen oder Durchfälle.

Sigmadivertikulose

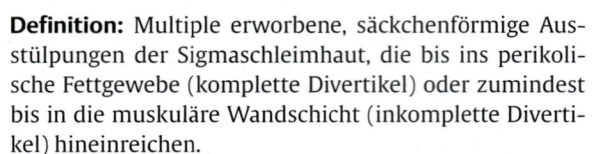

Definition: Multiple erworbene, säckchenförmige Ausstülpungen der Sigmaschleimhaut, die bis ins perikolische Fettgewebe (komplette Divertikel) oder zumindest bis in die muskuläre Wandschicht (inkomplette Divertikel) hineinreichen.

Prävalenz: mit dem Lebensalter ansteigend. Fast nie bei Personen < 35 Jahren. In Mitteleuropa leidet etwa ein Drittel der 60-Jährigen und etwa die Hälfte der 80-Jährigen an einer Kolondivertikulose. (♂:♀ = 1:1).

Pathogenese: Sigmadivertikel entsprechen Herniationen der Schleimhaut, wahrscheinlich als Resultante zwischen intraluminalem Druck und Kolonwandschwäche

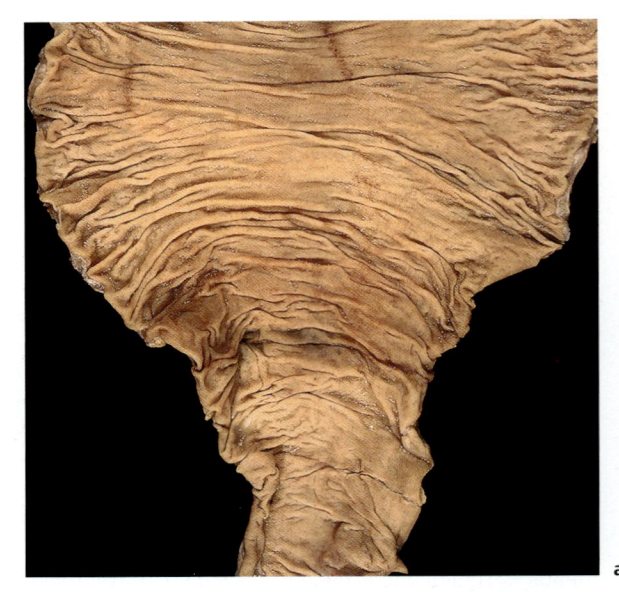

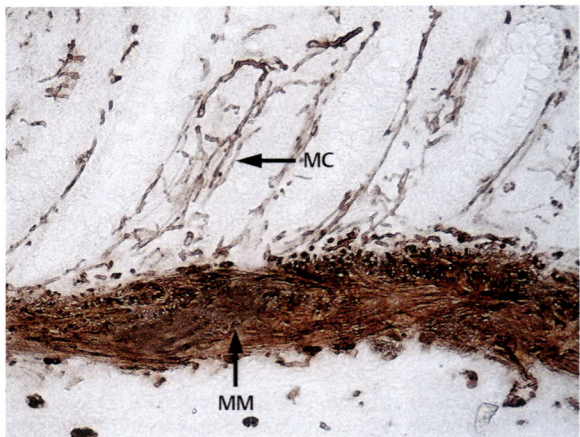

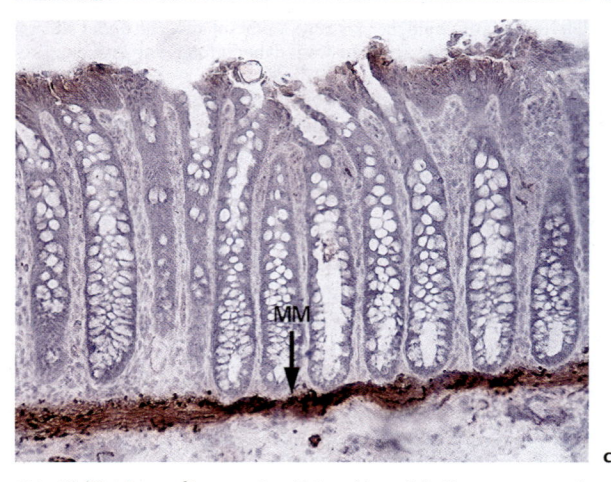

Abb. 12.**63 Aganglionose** im Kolon (Acetylcholinesterase; a, b Vergr. 1 : 120):
a Der aganglionäre Abschnitt (rechts) ist enger als das prästenotisch stark dilatierte Kolon (links).
b Im aganglionären Segment tritt eine Vermehrung parasympathischer cholinerger Nervenfasern in der Mukosa einschließlich Muscularis mucosae auf.
c Normalkolon: kaum parasympathische Fasern in der Mukosa (Original: v. Deimling).

(= Pulsationsdivertikel). Dabei wirken die folgenden Faktoren mit:
- *„Bindegewebeschwäche"* bei entsprechender familiärer/genetischer Prädisposition und höherem Lebensalter.
- *Motilitätsstörung des Kolons* im Rahmen einer „chronischen Obstipation" wegen ballaststoffarmer Ernährung.
- *Intraluminale Druckerhöhung:* Kontraktionen der propulsiven Motorik können im Sigma zu einer abnormalen Segmentierung führen. Dabei können abschnittsweise besonders hohe intraluminale Druckwerte vorliegen (> 90 mmHg).
- *Muskularishypertrophie* infolge Tonuserhöhung („Mehrarbeit" bei Koteindickung) mit Elastizitätsminderung.
- *Anatomische Schwachstellen*: Dies sind jene Lücken in der Muskelschicht neben den Tänien, durch die die Blutgefäße geradlinig zwischen Serosa und Submukosa verlaufen.

Morphologie: Die muskuläre Wandschicht des Sigmas ist praktisch immer verdickt. Die einzelnen Divertikel sind meist kleiner als 1 cm und liegen zwischen den mesenterialen und antimesenterialen Tänien (Abb. 12.**64**). Sie sind über einen schmalen intramuralen „Hals" mit dem Darmlumen verbunden. Ihre auskleidende Mukosa entspricht der hernierten Sigmaschleimhaut.

Klinik und Komplikationen: In der Mehrzahl der Fälle bleibt die Divertikulose subjektiv unbemerkt, teilweise sogar dann, wenn leichte Komplikationen vorliegen:
1. *Divertikulitis:* Bei Retention von fäkaler Biomasse entsteht reaktiv eine mukosale Entzündung im Divertikel.
2. *Gedeckte Perforation:* Eine Ulzeration im Divertikel, z. B. mechanisch durch Kotsteine, führt zur Perforation. Tritt der Defekt in einem Divertikel neben der Taenia mesenterica auf, wird er vom perikolischen Fettgewebe „gedeckt" → Abszess im Mesosigma (= Peridivertikulitis), oft begleitet von einer lokalen Peritonitis.
3. *Freie Perforation:* Perforation eines Divertikels neben einer Taenia libera → Perforation in freie Bauchhöhle → fäkale Peritonitis.
4. *Fisteln:* Abszesse im Mesosigma und die lokale Peritonitis können auch auf benachbarte Organe übertragen werden (= transferierte Entzündung). Am häufigsten entstehen Fisteln hin zur Harnblase (kolovesikal), seltener zur Bauchwand (kolokutan) oder zum Ileum (koloenteral).
5. *Stenosen:* Die muskuläre Verdickung wie auch Vernarbungen und Adhäsionen nach Peridivertikulitis können eine segmentale Stenose hervorrufen → tumorartige Obstruktion.
6. *Entzündlicher Pseudotumor:* Im Extremfall können Stenose und chronische oder floride Entzündung einen entzündlichen Konglomerattumor hervorrufen, der auch Nachbarorgane einbezieht.
7. *Segmentale Kolitis:* Wohl als Folge einer polypoiden Vorwölbung der Mukosa kann sich auch im Lumen des divertikeltragenden Kolonsegments eine mukosale Entzündung ausbilden (= divertikuloseassoziierte Kolitis).

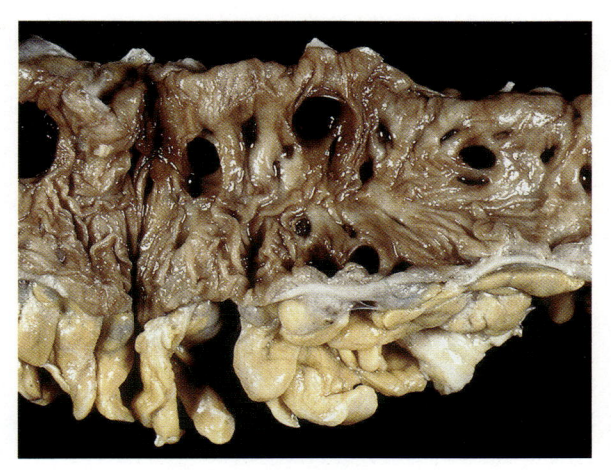

Abb. 12.**64** **Sigmadivertikulose** mit zahlreichen Divertikelöffnungen.

Ileus

Definition und Pathogenese: s. Dünndarm, S. 697.

Komplikationen: Infolge der hohen Bakteriendichte im Dickdarm (Keimzahl: etwa 10^{12}/g Darminhalt) begünstigt eine Stase eine bakterielle Einwanderung. Deren Folge ist dann entweder eine bakterielle Translokation (aus dem Lumen über die Blutgefäße in den Kreislauf), entsprechend einer Bakteriämie, oder eine Peritonitis.

12.7.3 Zirkulatorische Läsionen

Orthologie: Die arterielle Durchblutung des rechten Hemikolons bis hin zur linken Flexur erfolgt über Äste der A. mesenterica superior. Das linksseitige Kolon bis hin zum mittleren Rektum wird von Ästen der A. mesenterica inferior versorgt. Nur im Übergangsbereich an der linken Flexur sind Anastomosen zwischen oberer und unterer Mesenterialarterie ausgebildet. Ihre Endäste bilden subserös und intramural im Kolon ein zirkumferenzielles Geflecht. Der venöse Abfluss erfolgt über die mesenterialen Venen und die Pfortader zur Leber. Das untere Rektum (und der Analkanal) werden teilweise von Ästen der A. iliaca interna versorgt, der venöse Abfluss erfolgt von dort teilweise nicht in die Pfortader.

Arterielle Ischämie

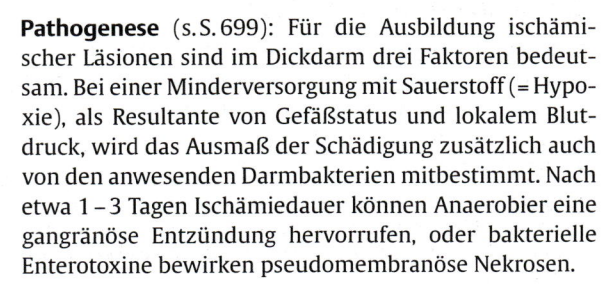

Pathogenese (s. S. 699): Für die Ausbildung ischämischer Läsionen sind im Dickdarm drei Faktoren bedeutsam. Bei einer Minderversorgung mit Sauerstoff (= Hypoxie), als Resultante von Gefäßstatus und lokalem Blutdruck, wird das Ausmaß der Schädigung zusätzlich auch von den anwesenden Darmbakterien mitbestimmt. Nach etwa 1–3 Tagen Ischämiedauer können Anaerobier eine gangränöse Entzündung hervorrufen, oder bakterielle Enterotoxine bewirken pseudomembranöse Nekrosen.

Morphologie: Die ischämischen Läsionen sind im Dickdarm, dem Versorgungsgebiet eines verschlossenen arteriellen Astes entsprechend, segmental und zirkumferen-

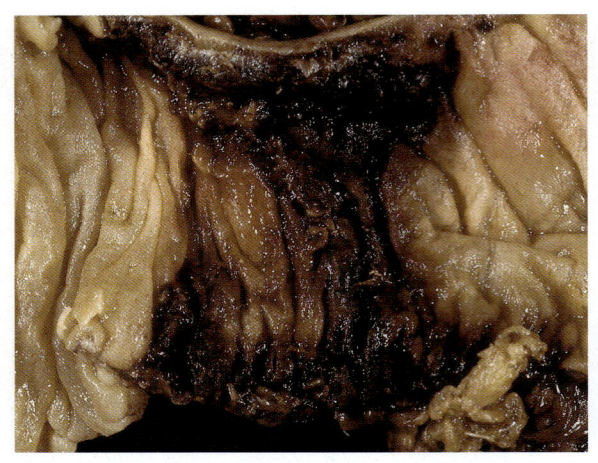

Abb. 12.**65** **Ischämische Nekrose im Kolon** mit segmentaler und zirkumferenzieller Ausdehnung.

ziell ausgebildet. Die Anatomie der Gefäßversorgung bedingt, dass wie im Dünndarm entweder Innenschichtnekrosen oder transmurale Nekrosen vorliegen können (Abb. 12.65). Deren Punctum maximum ist an der antimesenterialen Seite (= typische Perforationsstelle).
Die Histologie entspricht weitgehend der der ischämischen Dünndarmläsionen (s. S. 699)

Vaskuläre Ektasien

Syn.: Angiodysplasie (obgleich keine angeborene Gefäßläsion!)

Definition: Sammelbezeichnung für erworbene Anomalien der mukösen und submukösen Dickdarmgefäße in Form von abnormal erweiterten Gefäßknäueln.

Inzidenz: < 1000 : 100 000; Manifestationsalter: meist 6. Dekade.

Pathogenese: Die Gefäßveränderungen sind vermutlich teils degenerativ bedingt, teils Folge einer geringgradigen venösen Abflussbehinderung im Bereich der Muskelschicht. Die Obstruktion führt über eine venöse Stase zum Verlust der präkapillären Sphinkter, so dass sich neben venösen Ektasien auch arteriovenöse Kurzschlüsse und letztlich auch arterielle Ektasien bilden.

Morphologie: Mehr als die Hälfte dieser Gefäßanomalien sind im Zökum und Aszendens lokalisiert. Die abnormalen Gefäße entsprechen Venulen, Kapillaren und auch Arteriolen. Sie bilden in der Mukosa oder Submukosa Gefäßnäuel mit ektatischen Lumina (Hyperämie) und abnorm dünner, leicht lädierbarer Wandung (Abb. 12.66).

+ Klinik: Vaskuläre Ektasien sind Ursache von etwa 20% der Blutungen im unteren Intestinaltrakt. Diese können chronisch intermittierend oder massiv und akut lebensbedrohlich sein (Abb. 12.**66** b).

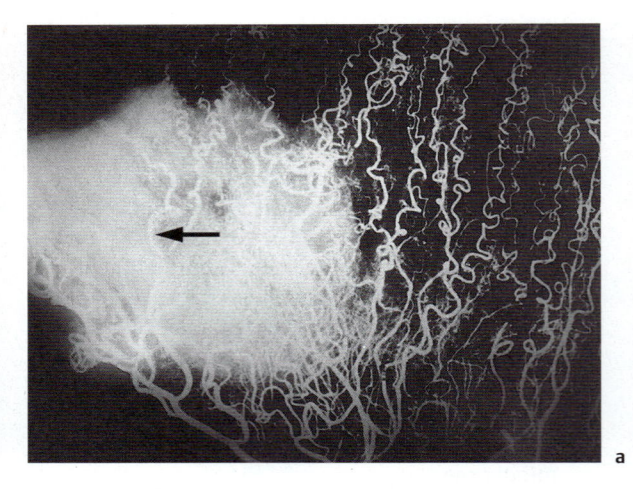

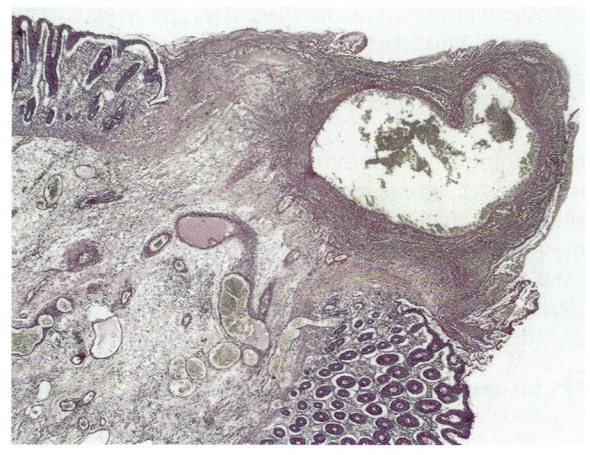

Abb. 12.**66** **Vaskuläre Ektasie im Kolon:**
a Arteriographie eines Operationspräparates: Austritt von Röntgenkontrastmittel aus abnormalen Gefäßknäueln (Original: Nöldge);
b Histologie: abnormes ektatisches Blutgefäß in der oberen Submukosa, Nekrose der Mukosa (HE, Vergr. 1 : 75).

12.7.4 Entzündliche Läsionen

Orthologie: Obschon die Kolonschleimhaut permanent mit einer großen Anzahl von Erregern (bis 10^{12} Bakterien pro Gramm fäkaler Biomasse) konfrontiert ist, treten im Kolon vergleichsweise nur selten Infektionskrankheiten auf, was zum einen auf die gemischte Zusammensetzung der Bakterienflora (colonisation resistance), zum anderen auf das mukosaassoziierte Immunsystem zurückzuführen ist (Ökosystem Darm).

Allgemeine Definition: Größere Gruppe von reaktiven Veränderungen der intestinalen Schleimhaut, die auf eine Schädigung hin erfolgen. Ihre Klassifikation orientiert sich an der Ätiologie (Tab 12.2). Das Spektrum ist wesentlich breiter als bei den Entzündungen im Magen und oberen Dünndarm. Der Begriff der entzündlichen Darmerkrankungen umfasst akut oder chronisch verlaufende Erkrankungen:

- nur im Ileum (= Ileitis),
- gemeinsam im Ileum und Kolon (= Enterokolitis),
- nur im Kolon (= Kolitis).

Tabelle 12.2 **Entzündliche Darmerkrankungen:** Ätiologie und Prototypen

Auslösemechanismus	Auslösefaktor	(Prototypische) Erkrankung
Infektiös	enteroinvasive Bakterien enterotoxische Bakterien enterohämorrhagische Bakterien Viren Protozooen	Bazillenruhr Clostridienkolitis EHEC-Kolitis CMV-Kolitis Amöbenruhr
Ischämisch	thrombotische Okklusion Vasospasmus Vaskulitis	Darminfarkt ischämische Kolopathie
Allergisch	Nahrungsmittelallergene Arzneimittel	Kuhmilch-Proktitis Sulfasalazinkolitis (?)
Medikamentös	Antibiotika Zytostatika (hochdosiert) nichtsteroidale Antiphlogistika (NSAID)	pseudomembranöse Kolitis „Mukositis" NSAID-Kolopathie
Radiogen	Bestrahlung	radiogene Enterokolitis
Chirurgisch	Ausschaltung eines Darmsegments ileoanalar Pouch	Diversionskolitis Pouchitis
Mechanisch	Divertikulose Rektumprolaps	assoziierte Kolitis Mukosaprolapssyndrom
Immunologisch	Neutropenie Agammaglobulinämie allogene Knochenmarktransplantation Autoantikörper (?)	neutropenische Kolitis ulzeröse Ileokolitis Graft-versus-Host-Disease lymphozytäre Kolitis
Idiopathisch	?	Morbus Crohn Colitis ulcerosa

12.7.4.1
Bakterielle Kolitis

Bakterielle Infektionen führen, entsprechend den dabei wirksamen Pathogenitätsfaktoren, zu verschiedenen Läsionen der Darmschleimhaut. Sogar verschiedene Stämme einer einzigen Bakterienspezies können unterschiedliche Reaktionen bewirken. Eine allein auf den Bakteriennamen bezogene Klassifikation ist daher oftmals nicht ausreichend, um das jeweils resultierende Krankheitsbild zu beschreiben. Unter kausalpathogenetischen Gesichtspunkten unterscheidet man die im Folgenden besprochenen Formen (s. Dünndarm; S. 700).

Enteroinvasive Infektionen

Prototyp: Shigellenruhr

Definition: Gruppe akuter Durchfallerkrankungen, die durch Erreger ausgelöst werden, die wie Shigella dysenteriae die Darmschleimhaut schädigen, indem sie in sie eindringen.

Pathogenese: Nach peroraler Infektion (kontaminierte Nahrung, Flüssigkeit) können Bakterien wie Stämme von Shigella, Salmonella, Escherichia coli, Campylobacter jejuni und Yersinia am Darmepithel anhaften (= Adhärenz). Mittels besonderer Oberflächenproteine (Invasine) dringen sie in Epithelzellen ein, wo sie Exotoxine produzieren. Unter diesen blockiert das Shigatoxin die epitheliale Proteinsynthese und wirkt dadurch zytotoxisch. Ferner bewirkt es eine gesteigerte Produktion von cAMP, mit Folge einer epithelialen Sekretion von Wasser und Elektrolyten.

Morphologie: Das Eindringen der Bakterien in die Schleimhaut führt zunächst zum Schleimhautödem (katarrhalisches Stadium). Später entwickelt sich eine pseudomembranös-nekrotisierende Entzündung mit gelbgrauen Belägen (pseudomembranöses Stadium). Diese kann bis zur Bildung tiefer Schleimhautulzerationen fortschreiten (ulzeröses Stadium), die leukozytär demarkiert sind.

> **Klinik** der Shigellenruhr: fieberhafte Ruhr (= Durchfallerkrankung mit krampfartigen Bauchschmerzen; ruor: mittelhochdeutsch für „Rühren im Bauch"). Anfänglich wässrig-schleimige Stühle (weiße Ruhr), später blutige Stühle (rote Ruhr).

Enterotoxische Infektionen

Prototyp: Clostridium-difficile-Kolitis

Definition: Gruppe akuter Durchfallerkrankungen, ausgelöst durch pathogene Stämme von Clostridium difficile, die über ein toxisches Peptid (= Enterotoxin) die Schleimhaut schädigen, ohne selbst in sie einzudringen.

Pathogenese: Nach Infektion mit exo- oder endogenen Keimen (s. antibiotikainduzierte Kolitis) bilden pathogene Stämme von Clostridium difficile Exotoxine. Das Exotoxin A stört die Enterozytenfunktion und löst einen Elektrolyt- und Flüssigkeitsverlust aus; das Exotoxin B schädigt das aktinhaltige Zytoskelett der Enterozyten.

Morphologie: Die Kolonschleimhaut ist mit meist stippchenförmigen, etwa 2–3 mm großen gelblichen Belägen übersät, die nicht abwischbar sind. Sie bestehen aus Schleim, Fibrin und Zelldetritus (Abb. 12.**67**). Nur in den ausgeprägten Fällen bilden sich flächenhafte Pseudomembranen. Histologisch ist die Mukosa unauffällig oder ödematös, mangels bakterieller Invasion fehlt eine leukozytäre Infiltration. Am Epithel sind zytopathische Effekte in Form eines starken Schleimverlustes („explodierende Krypten") erkennbar.

Klinik: akute Bauchschmerzen, Fieber, profuse schleimig-blutige Durchfälle. Mitunter auch schwere Verläufe mit toxischem Megakolon, erhöhte Letalität.

Enterohämorrhagische Infektionen

Prototyp: EHEC-Kolitis

Definition: Gruppe akuter Durchfallerkrankungen, hervorgerufen durch enterohämorrhagische Bakterien wie Escherichia coli, die eine hämorrhagische Nekrose der Darmwand auslösen, diese aber nicht durchdringen.

Pathogenese: Nach exogener Infektion mit besonderen Stämmen von Escherichia coli (am häufigsten Serotyp O157:H7) produzieren diese im Darm shigaähnliche Exotoxine (= Verotoxine). Diese schädigen nicht nur die Enterozyten, sondern auch die Endothelzellen von Kapillaren, so dass Schleimhautblutungen resultieren.

Klinik: akute Erkrankung mit blutigen Stühlen. Bei einem Teil der Patienten entwickelt sich ein hämolytisch-urämisches Syndrom (S. 401) oder eine thrombotisch-thrombozytopenische Purpura (S. 401).

12.7.4.2
Protozoische Kolitis

Hierzu gehören in erster Linie die amöbeninduzierte Kolitis bei immunkompetenten Patienten und die kryptosporidieninduzierte Kolitis bei immunkompromittierten Patienten (AIDS). Letztere macht als latente Infektion oder als selbstlimitierende Durchfallerkrankung auf sich aufmerksam.

Amöbenkolitis

Definition: Durch (entero-)invasive Infektion mit dem Protozoon Entamoeba histolytica ausgelöste Durchfallerkrankung.

Pathogenese (s. S. 270): Entamoeba histolytica ist weltweit verbreitet und kommt vor allem in tropischen Ländern vor. Peroral über kontaminiertes Wasser oder Speisen aufgenommene Zysten von Entamoeba histolytica besiedeln den menschlichen Wirt. Innerhalb des Darms kann eine Zyste zu acht Trophozoiten ausreifen. Diese können unter anderem proteolytische und zytotoxische Enzyme produzieren, die Gewebenekrosen hervorrufen („Histolysen").

Morphologie: Die Gewebenekrosen entsprechen meist flachen Ulzerationen (Abb. 12.**68a**). Im Nekroseschorf sind meist zahlreiche Trophozoiten enthalten, die oft Erythrozyten phagozytiert haben (Abb. 12.**68b**). Den Ulkusgrund bildet ein Saum von Granulationsgewebe.

Klinik und Komplikationen: Die invasive Amöbiasis führt zu blutigen oder schleimigen Durchfällen sowie Bauchschmerzen (Amöbenruhr). Tiefe Ulzera können zur Darmwandperforation führen, Fisteln und narbige Stenosen entstehen lassen. Ferner können sich lokal tumorartige Entzündungsherde bilden (Amöbome). Nach Invasion in Blutgefäße werden Amöben hämatogen in die Leber, seltener auch in andere Organe verschleppt und führen dort zu Schäden (Amöbenabszess; s. S. 768).

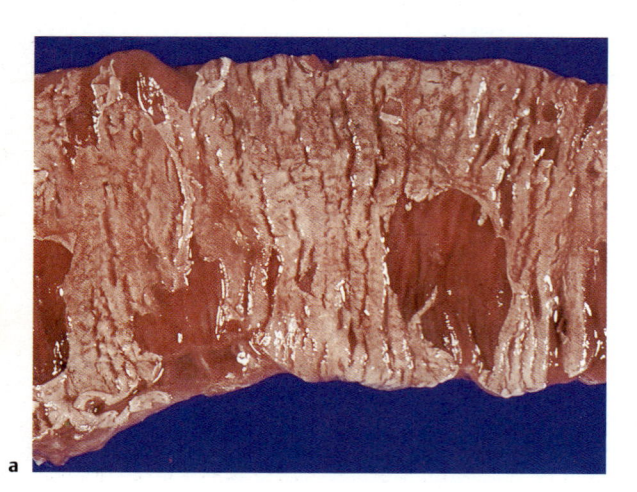

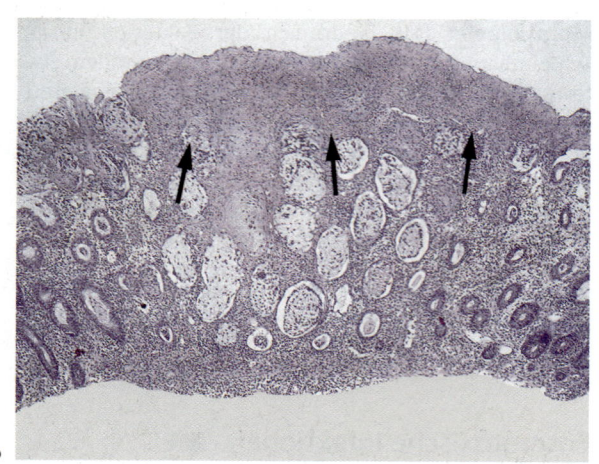

Abb. 12.67 Pseudomembranöse Kolitis, hier induziert durch eine Antibiotikatherapie und hervorgerufen durch Toxine von Clostridium difficile (**a**) mit nicht wegwischbaren Belägen (**b**) aus Schleim, Fibrin und Zelldetritus (Pfeile) (HE, Vergr. 1 : 50).

12.7 Dickdarm

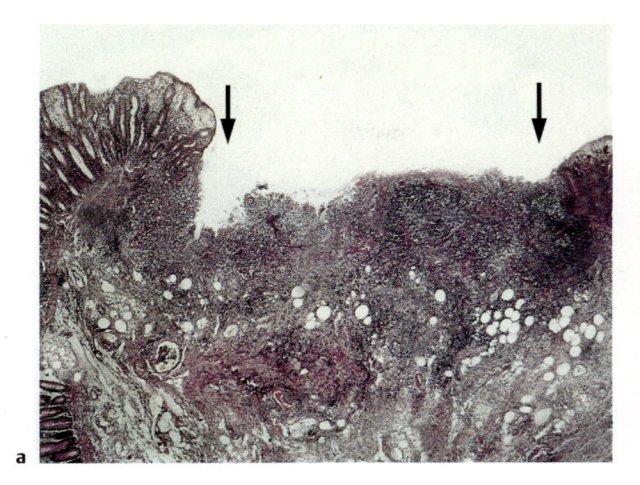

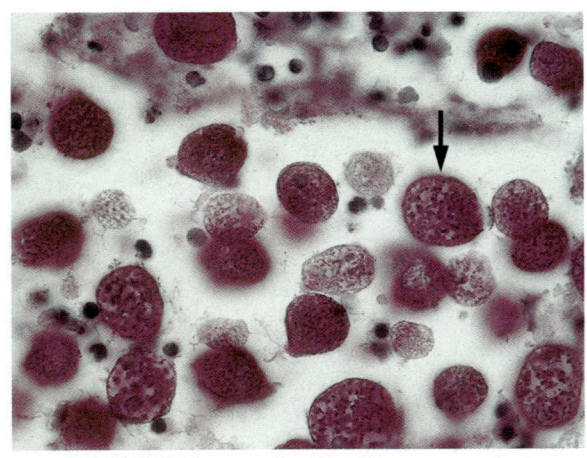

Abb. 12.68 Amöbenkolitis:
a Die Amöben haben eine umschriebene Nekrose der Mukosa in Form eines Ulkus (Pfeile) hervorgerufen. (HE, Vergr. 1:20).
b Im Ulkusschorf sind die Erreger nachweisbar (PAS, Vergr. 1:250).

12.7.4.3
Virale Kolitis

CMV-Kolitis

Pathogenese: Betroffen sind vorwiegend immunkompromittierte Patienten (AIDS, iatrogene Immunsuppression). Die Infektion mit CMV (s. S. 239) manifestiert sich im Darm überwiegend am Kapillarendothel. Nur bei einem Teil der Infizierten entstehen Schleimhautdefekte, möglicherweise infolge einer gestörten Mikrozirkulation.

Morphologie: Ulzeröse Läsionen sind meist klein und oberflächlich (Abb. 12.69). Sie können jedoch auch tiefer in die Darmwand reichen und bei Abheilung narbige Strikturen hinterlassen. Ein leukozytäres Infiltrat ist, je nach dem Grad der Immunschwäche, nicht in allen Fällen entwickelt.

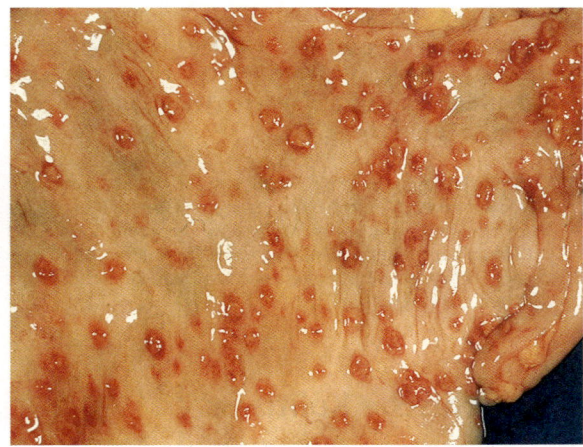

Abb. 12.69 CMV-Kolitis. Multiple kleine Ulzerationen im Kolon (bei AIDS).

12.7.4.4
Iatrogene Kolitis

Ätiologisch und symptomatisch uneinheitliche Gruppe entzündlicher Darmerkrankungen (vgl. Tab. 12.2), die durch verschiedene therapeutische Maßnahmen hervorgerufen werden.

Antibiotikainduzierte pseudomembranöse Kolitis

Definition: Eine durch oral oder intravenös verabreichte Antibiotika ausgelöste, letztlich aber durch das toxinbildende Clostridium difficile bewirkte Entzündung, die sich nur im Dickdarm abspielt und durch sichtbare Beläge in Form von Pseudomembranen gekennzeichnet ist.

Pathogenese: Praktisch alle Antibiotika verändern das Ökosystem Darm, weil sie immer nur einen Teil der residenten Bakterienflora im Kolon abtöten. Im ungünstigen Falle kann dabei die physiologische „Colonisation Resistance" unterlaufen werden, so dass pathogene Bakterien einen Selektionsvorteil bekommen. Folge davon ist, dass die bei etwa 10% der gesunden Personen im Kolon vorkommenden Clostridium difficile pathogen werden und Enterotoxine produzieren, mit denen sie über eine Zellschädigung die namengebenden pseudomembranösen Läsionen auslösen.

Morphologie: s. S. 714.

Radiogene Kolitis

Pathogenese (s. S. 155): Eine Strahlentherapie schädigt neben dem Darmepithel in erster Linie die Gefäßendothelien (= Strahlenvaskulopathie, S. 153) innerhalb des Bestrahlungsfelds, was eine Störung der Mikrozirkulation (auch außerhalb des Bestrahlungsfeldes) nach sich zieht.

Morphologie: Die sichtbaren Veränderungen entsprechen langfristig im Wesentlichen denjenigen einer Ischämie. Ein Teil der Patienten weist ein chronisches Schleimhautödem auf, ein anderer Teil lokalisierte oder segmentale Ulzerationen.

> **Klinik:** Die radiogene Kolitis kann Monate, Jahre oder auch erst Jahrzehnte nach einer vorausgegangenen Bestrahlungstherapie manifest werden. Am häufigsten tritt sie im Sigma oder Rektum nach einer Bestrahlung eines Karzinomes von Cervix oder Corpus uteri auf. Dementsprechend sind die Mehrzahl der Patienten Frauen.

12.7.4.5
Idiopathische Kolitis

Bei einem Teil der Patienten mit einer chronisch entzündlichen Darmerkrankung (CED) ist die Ätiologie ungeklärt (= idiopathisch). Anhand des Phänotyps lassen sich 2 Erkrankungen unterscheiden: Morbus Crohn und Colitis ulcerosa.

Morbus-Crohn-Kolitis

Definition (s. S. 705): Diese idiopathische Entzündung kann in allen Teilen des Kolons vorkommen, sie betrifft aber meist nur Abschnitte des rechten oder linken Kolons (= Crohn-Kolitis). Oft erfasst die Erkrankung gemeinsam das terminale Ileum und Kolon (= Ileokolitis Crohn).

Pathogenese: s. S. 705

Morphologie: Die charakteristischen makroskopischen und histologischen Veränderungen (Abb. 12.70) gleichen denen im Dünndarm (S. 705). Zusätzlich sind jedoch im Kolon oft noch inflammatorische Polypen vorhanden, deren Form und Größe recht variabel ist.

> **Komplikationen:** Neben den beim Morbus Crohn im Dünndarm beschriebenen Komplikationen treten im Dickdarm noch folgende auf:
> 1. *Perianale Fisteln/Abszesse:* Sie entstehen im supraanalen Rektum oder Analkanal und dehnen sich innerhalb des analen Muskelsphinkters aus (S. 706). Sie bewirken starke Schmerzen beim Stuhlgang. Eine andere Konsequenz ist die teilweise Zerstörung des Schließmuskels, gerade auch durch Vernarbungen, mit der Folge einer eingeschränkten Kontinenz.
> 2. *Karzinom.* Bei einem kleinen Teil der Patienten entstehen nach mehr als 10 Jahren Krankheitsdauer im erkrankten Dickdarm kolorektale Karzinome. Risikomerkmale sind: flächenhafte Ausdehnung der Kolitis (insbesondere Pankolitis) und ein jüngeres Alter bei Krankheitsbeginn.

Colitis ulcerosa

Definition: Eine ätiologisch ungeklärte, kontinuierlich entlang der Oberfläche ausgedehnte und weitgehend auf die Mukosa beschränkte chronische Entzündung, die mit blutig-schleimigen Darmentleerungen einhergeht (= IBD, S. 705) und sich meist vom Rektum aus oralwärts erstreckt.
Prävalenz: etwa 50 : 100 000; Altersmedian bei Erkrankungsbeginn etwa 30 Jahre (♂ : ♀ = 1 : 1).

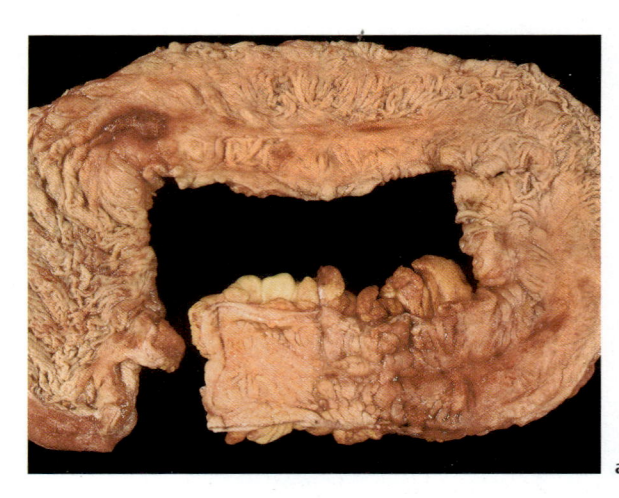

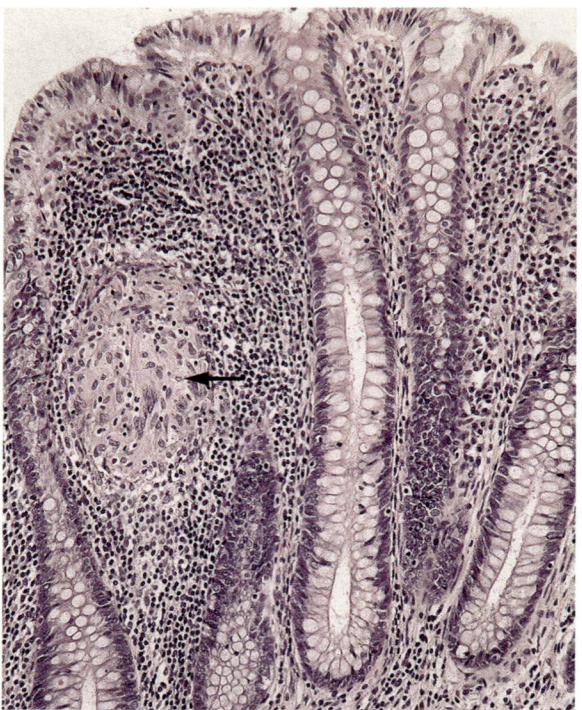

Abb. 12.**70 Morbus Crohn:**
a Diskontinuierliche Ausdehnung der Entzündung mit einem befallenen Segment von der rechten Flexur bis ins Transversum (oben, links) und einem zweiten im Sigma (unten, rechts);
b Mukosa mit einem mäßig dichten, vornehmlich lymphozytären Infiltrat. Zusätzlich ist ein kleines epitheloidzelliges Granulom vorhanden (HE, Vergr. 1 : 50).

Pathogenese: Ähnlich wie beim Morbus Crohn wird eine multifaktorielle Pathogenese angenommen, bei der genetische und Umweltfaktoren zusammenwirken:
- *Immunregulationsstörung:* Die Persistenz einer chronischen Entzündung dürfte als Folge einer dysregulierten Immunreaktion auf einer Dysbalance pro- und kontrainflammatorischer Effekte beruhen. Das lymphozytäre Infiltrat rekrutiert sich bei der aktiven Colitis ulcerosa vornehmlich aus reifen B-Zellen des peripheren Immunsystems (IgG- > IgA-Plasmazel-

len). Offenbar wird damit ein Defekt im mukosalen Immunsystem kompensiert.
- *Genetik:* Bei weniger als 1% der Patienten liegt eine familiäre Häufung von Erkrankungsfällen vor. Bei ihnen wurde ein erstes Gen identifiziert, MUC3 (MUC = Muzinkodierendes Gen) (auf Chromosom 7q22). Es kodiert für ein intestinales Muzin. Seine Mutanten gelten als Suszeptibilitätsfaktor.
- *Rauchen:* Raucher haben ein etwas geringeres Risiko als Nichtraucher, an einer Colitis ulcerosa zu erkranken.

Morphologie: Bei mehr als 90% der Patienten geht die Erkrankung vom Rektum aus und erstreckt sich individuell variabel nach oral. Bei etwa 25% der Patienten dehnt sich die Colitis ulcerosa über die linke Flexur hinaus ins rechte Hemikolon aus (ausgedehnte Kolitis) oder erfasst das gesamte Kolon (Pankolitis). Bei etwa 3% der Patienten findet sie retrograd Anschluss an das präsvalvuläre Ileum (retrograde Anschlussileitis; Abb. 12.**71 a**).
Makroskopisch ist die kontinuierliche Ausdehnung der Erkrankung charakteristisch. (Abb. 12.**71 b**). Bei längerem Verlauf und Therapie gibt es in dieser Hinsicht aber auch Ausnahmen, indem Areale mit aktiver und inaktiver Entzündungsphase nebeneinander vorliegen (Abb. 12.**71 b**). Ein Umbau der muskulären Textur führt zu einer Abflachung des Schleimhautreliefs und zur Raffung der Darmlänge. Dadurch geht die typische Dickdarmhaustrierung verloren (Röntgenbild: „Fahrradschlauch"-Aspekt). Floride Entzündungsphasen sind dadurch gekennzeichnet, dass die Mukosa gerötet sowie leicht verletzlich ist (Spontanblutung) und Fibrin- und Blutauflagerungen aufweist. Teilweise (aber nicht immer) können auch Ulzera ausgebildet sein. Am Rand von ulzerösen Läsionen entstehen oft inflammatorische Polypen (s. u.).
Histologie: Die floride Phase ist durch eine ausgeprägte Hyperämie und ein diffus verteiltes, plasmazellreiches Entzündungsinfiltrat in der Mukosa gekennzeichnet. Mehrfach sammeln sich in den Kryptenlumina Neutrophile in Form von „Kryptenabszessen" an. Mitunter finden sich hyperplastische Lymphfollikel. Im Verlauf der Erkrankung wird immer auch die Kryptenarchitektur verändert (Verkürzung, unregelmäßige Verzweigung). In inaktiven Phasen fehlen die Schleimhauthyperämie sowie die Kryptenabszesse. Das plasmazelluläre Infiltrat ist deutlich verringert, während die Veränderung der Kryptenarchitektur persistiert (= Defektheilung).

+ Komplikationen:
1. *Fulminante Kolitis:* Kolitis mit besonders schwerer Entzündungsaktivität und entsprechend ausgeprägter Symptomatik. Ihr morphologisches Korrelat ist eine Ausdehnung der Entzündung in die Submukosa und teilweise auch noch tiefer in die Darmwand. Bei dieser tief intramuralen Ausdehnung nimmt die Dichte des leukozytären Infiltrats von der Mukosa zur Tiefe hin ab (proportionale Entzündung).
2. *Toxisches Megakolon:* Infolge der tief intramuralen Ausdehnung können Veränderungen in der Muskelschicht und am Plexus myentericus eine Dilatation von Kolonsegmenten (meist Transversum) hervorrufen.

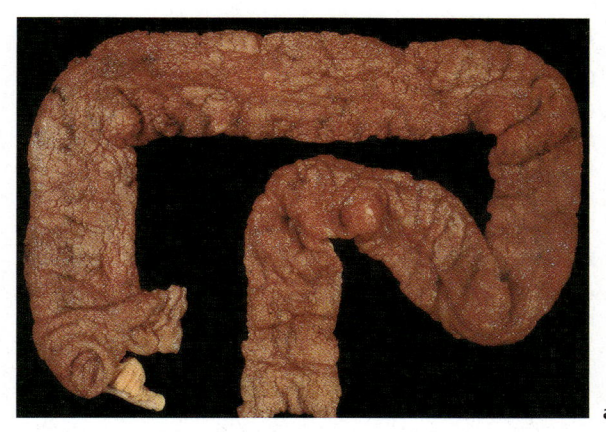

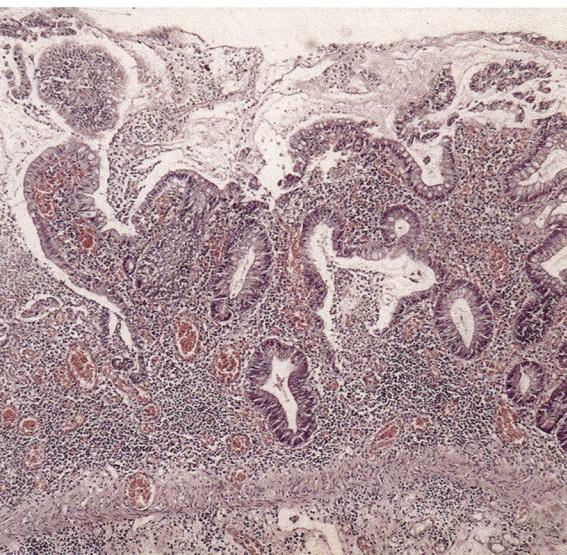

Abb. 12.**71 Colitis ulcerosa:**
a Entlang des gesamten Kolons ist die Schleimhaut kontinuierlich umgebaut und entzündlich gerötet. Die Entzündung reicht retrograd ins anschließende Ileum.
b Aktive Colitis ulcerosa. Die Mukosa ist hyperämisch, das Stroma enthält ein dichtes, plasmazellreiches Infiltrat, mehrere Kryptenabszesse sind vorhanden, zum Teil mit Fibrinexsudat zur Oberfläche. Die Submukosa ist weitgehend entzündungsfrei (HE, Vergr. 1:20).

3. *Perforation:* Vor allem beim toxischen Megakolon kann die infolge tiefer Ulzerationen verdünnte Darmwand zerreißen → Peritonitis.
4. *Fisteln:* Als weitere Folge der tief intramuralen Ausdehnung entwickeln sich mitunter vom Kolon zu benachbarten Strukturen hin fistelnde Entzündungsstraßen.
5. *Karzinome:* Bei einem Teil der Patienten entstehen nach mehr als 10 Jahren Krankheitsdauer kolorektale Karzinome (S. 723). Risikomerkmale sind: flächenhafte Ausdehnung der Kolitis (insbesonders Pankolitis), jüngeres Alter bei Krankheitsbeginn, Assoziation der Colitis ulcerosa mit primär sklerosierender Cholangitis (S. 786). Nachweisbare Vorläuferläsionen sind Epitheldysplasien. Diese werden wie folgt unterteilt:
   – *niedriggradige Dysplasien:* in Form hypertropher adenomartig gewucherter Krypten. Dessen Epithel ist 2–3-reihig mit basal gelegenen, polar ausgerichteten, stiftförmigen Kernen.
   – *hochgradige Dysplasien:* in Form hyperplastischer Krypten. Dessen Epithel ist mehrschichtig mit apolaren, anisomorphen und hyperchromatischen Kernen, die bis in die oberen Epithelhälfte hineinragen.

12.7.4.6
Appendizitis

Definition: Häufigste eigenständige, entzündliche Abdominalerkrankung in Form einer isolierten Entzündung der Appendix vermiformis mit akutem oder chronisch rezidivierendem Verlauf.

Inzidenz: etwa 500 : 100000; Altersspektrum: Kleinkind- bis Seniorenalter. Altersgipfel: 2.–3. Lebensdekade ($\male : \female = 1 : 1$).

Pathogenese: In den meisten Fällen ist die Ursache einer akuten Appendizitis nicht bekannt. Als mögliche Faktoren gelten:

- *Entleerungsstörung* infolge von Hyperplasie des MALT-Systems, Kotsteine (= Koprolith), Fremdkörper wie unverdaubaren Nahrungsbestandteilen, Würmer wie Enterobius vermicularis (Abb. 12.**72**), narbige Stenose oder Tumoren (selten).
- *Anatomischer Feinbau:* Die einheitliche äußere Lage der Muskelschicht behindert die kurzfristige Dehnungsfähigkeit der Appendix
- *Mikrozirkulationsstörung:* Bei stark erhöhtem intraluminalem Druck (> 85 cm H_2O) kann die intramurale Perfusion reduziert werden → fokale Ischämie.
- *Bakterielle Infektion*: vor allem durch Invasion von residenten Darmbakterien, die in (ischämische) Mukosadefekte eindringen.
- *Appendixdivertikel:* Diese meist erworbenen, zum Teil wohl auch angeborenen Wandausstülpungen begünstigen eine Fäzesretention und bei einer Entzündung eine Perforation.

Morphologisch läuft die akute Appendizitis nahezu fahrplanmäßig in folgenden Stadien ab:

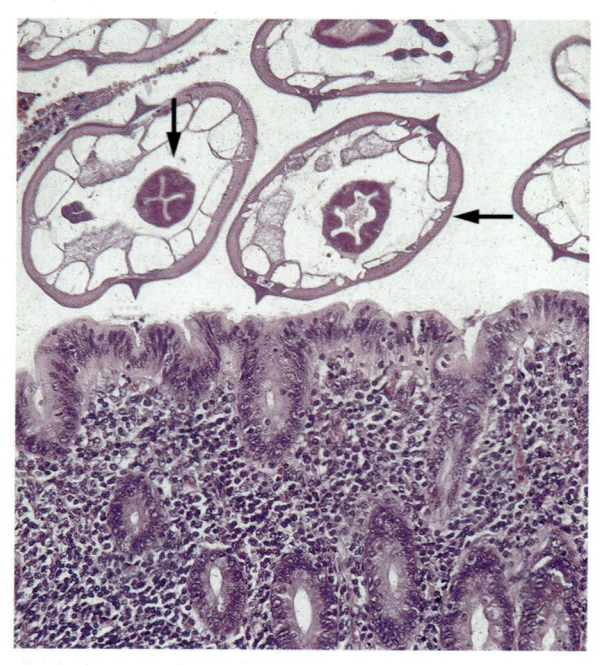

Abb. 12.**72** **Appendix vermiformis** mit Madenwürmern (Enterobius vermicularis, Pfeile) im Lumen (HE, Vergr. 1 : 100).

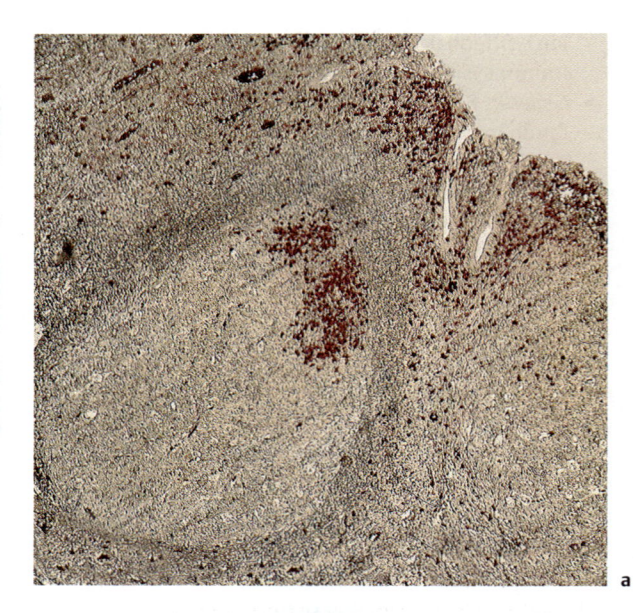

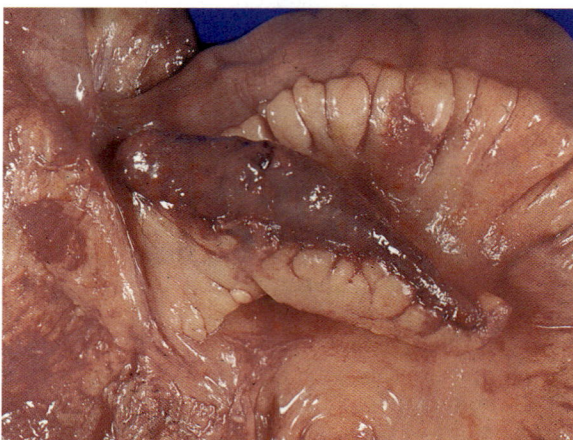

Abb. 12.**73** **Akute Appendizitis:**
a Frühes Stadium: Neutrophile Granulozyten (rot angefärbt) sind in die erodierte Mukosa und in den Randbereich eines Lymphfollikels eingewandert (HC: Chloracetatesterase, Vergr. 1 : 85).
b Phlegmonöses Stadium: Die Spitze des Wurmfortsatzes ist kolbig aufgetrieben, die Serosa fibrinös-eitrig belegt.

- *Appendicitis erosiva* (etwa 6 Stunden nach Beginn der Symptomatik): In der Frühphase liegt herdförmig eine oberflächliche Schleimhautläsion vor. Die Wandung ist ödematös verdickt und die Serosa wegen der kapillären Hyperämie gerötet.
- *Appendicitis (ulcero-)phlegmonosa* (etwa nach 6–24 Stunden): Ausgehend von der primären Läsion entwickelt sich eine granulozytäre Infiltration, die letztlich alle Wandschichten ergreift. Die Schleimhaut geht fokal zugrunde und lässt Ulzera zurück. Die Serosa ist mit Fibrin belegt (= Periappendizitis) (Abb. 12.**73**).
- *Appendicitis gangraenosa* (etwa nach 24–48 Stunden): Die fortschreitende Gewebeeinschmelzung führt zu Wandnekrosen der Appendix. Makroskopisch ist der Wurmfortsatz düsterrot und zundrig. Die Serosa ist mit eitrigem Exsudat belegt.

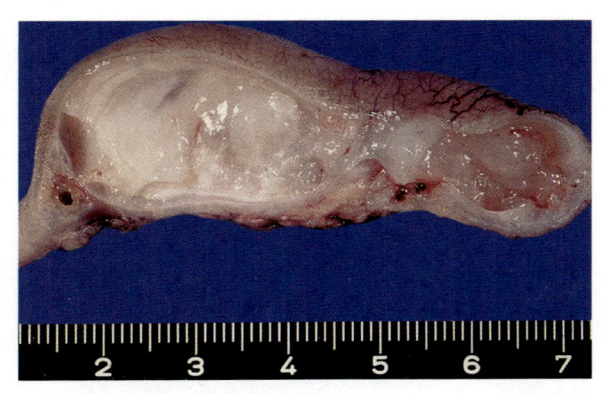

Abb. 12.**74** **Obstruktive Mukozele** der Appendix mit angestautem schleimigem Sekret im erweiterten Lumen.

✚ Verlauf und Komplikationen:
1. *Perforation:* Im gangränösen Stadium wird die Appendixwand brüchig und bricht durch. Dieser Befund liegt bei etwa 20 % der Patienten zum Zeitpunkt der Operation vor. Die Perforation kann „gedeckt" ins Mesenteriolum oder „frei" in die Bauchhöhle erfolgen.
2. *Eitrige Peritonitis:* Bei freier Perforation entsteht zunächst lokal im Unterbauch, bei weiterem Fortschreiten diffus im gesamten Bauchraum eine eitrige Peritonitis.
3. *Perityphlitischer Abszess:* Bei fibrinöser Verklebung der entzündeten Appendix mit benachbarten Darmschlingen, Omentum majus und parietalem Peritoneum kann sich eine lokale, eitrig einschmelzende Entzündung ausbilden.
4. *Transferierte Enterokolitis:* Ausgehend von diesem Abszess kann die Entzündung weiter auf das benachbarte Zökum oder Ileum fortgeleitet werden.
5. *Verwachsungen:* Ausgedehnte narbige Adhäsionen des Peritoneums nach einer abgeheilten Periappendizitis können später einen Bridenileus und bei Frauen auch eine Funktionsstörung der Eileiter hervorrufen → Sterilität, Extrauteringravidität.
6. *Narbige Stenose:* Grundsätzlich kann nur eine erosive Appendizitis vollständig ausheilen. In allen anderen Stadien ist nur eine Defektheilung möglich. Diese äußert sich in einer narbigen Stenose oder vollständigen Obliteration.
7. *Mukozele:* Bei fortgesetzter Produktion von Schleim durch die Mukosa, aber stenosebedingter Abflussstörung führt die Schleimretention zur Vergrößerung der Appendix (Abb. 12.**74**). Bei Ruptur der obstruktiven Mukozele entsteht ein Pseudomyxoma peritonei (S. 733).
8. *Chronische Appendizitis:* Defektheilungen einer akuten Entzündung begünstigen Rezidive. Bei narbiger Wandverdickung ist das Risiko einer Perforation vermindert.

12.7.5
Tumorartige Läsionen

Allgemeine Definition: Als Polyp (gr. poly pous = Vielfüßler) wird jede über das Niveau der Darmschleimhaut erhabene Läsion bezeichnet. In diesem weit gefassten Sinn entsprechen die Polypen als raumfordernder Prozess entweder neoplastischen oder nichtneoplastischen, aber tumorähnlichen Gewebeläsionen. Polypen kommen im Darm meist einzeln oder in geringer Anzahl vor. Sind sie multipel, so bezeichnet man dies als „Polyposis coli".

12.7.5.1
Hyperplastischer Polyp

Definition: Erhabene Schleimhautläsion mit verlängerten, auch leicht erweiterten Krypten und einem schleimbildenden dysplasiefreien Zylinderepithel.

Neben den Adenomen ist dies der zweithäufigste Dickdarmpolyp. Prävalenz: etwa 10 % der Erwachsenen: Altersgipfel: > 50 Jahre.

Pathogenese: Wahrscheinlich entstehen diese Polypen infolge einer gestörten lokalen Regulation der Proliferation, Differenzierung und Apoptose von Epithelzellen („Dyskinesie des Zellumsatzes").

Morphologie: Hyperplastische Polypen sind flach, breitbasig und meistens klein (< 1,0 cm), Am weitaus häufigsten kommen sie im Rektum und Sigma vor. Oft liegen einige, selten viele hyperplastische Polypen vor. Histologisch ist das Kryptenepithel verlängert und teilweise mikropapillär aufgefaltet („Sägeblattaspekt"), die Epithelzellen entsprechen schleimbildenden Zylinderepithelien und Becherzellen. Signifikante Kernatypien fehlen (Abb. 12.**75**).

✚ **Klinik:** keine Symptome. Kaum Malignitätspotenzial. Makroskopisch ist eine Verwechslung mit kleinen Adenomen möglich. Eine familiäre hyperplastische Polypose ist nicht bekannt.

12.7.5.2
Inflammatorischer Polyp

Definition: Erhabene Schleimhautläsion mit verlängerten, teilweise verzweigten, dysplasiefreien Kryptenformationen in einem oft verbreiterten, leukozytär infiltrierten Stroma.

Pathogenese: Diese Polypen entstehen meist im Randbereich von Erosionen und Ulzerationen einer Colitis ulcerosa durch überschießende Epithelregeneration. Sie bleiben auch nach vollständigem Abklingen der Entzündung zurück (= postinflammatorischer Polyp).

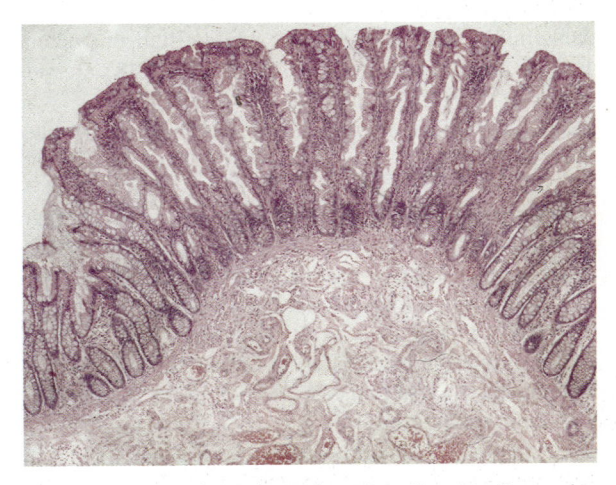

Abb. 12.**75** **Hyperplastischer Polyp.** Die verlängerten Krypten haben oberflächennah ein sägezahnartig aufgefaltetes Epithel (HE, Vergr. 1 : 10).

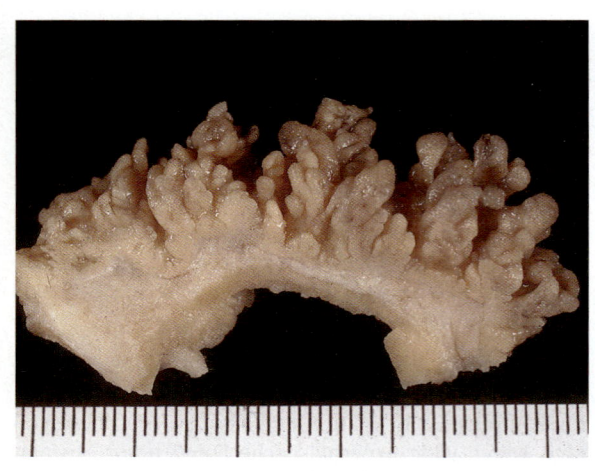

Abb. 12.76 **Inflammatorische Polypen** im Kolon, als Residualzustand einer vormals aktiven idiopathischen Colitis ulcerosa (36-jähriger Mann).

Morphologie: Die meisten dieser Polypen sind fadenförmig (filiform). Ihre Größe variiert von wenigen Millimetern bis 2 cm, nur gelegentlich sind sie noch größer. Da sie weit ins Lumen hineinragen und pendulieren, sind sie leicht verletzbar. Entsprechend häufig sind ihre Spitzen entzündlich verändert und weisen reaktive Epithelatypien auf. Durch muzinöse oder fibrinöse Adhäsionen agglomerieren dicht stehende inflammatorische Polypen zu Büscheln (Abb. 12.76).

Klinik: Kleine Polypen sind meist asymptomatisch. Riesige polypöse Massen können, ähnlich wie fäkale Massen, symptomatische Propulsionen auslösen oder das Lumen obstruieren. Selbst große inflammatorische Polypen haben kein malignes Potenzial.

12.7.5.3

Juveniler Polyp

Definition: Herdförmige Schleimhautvorwölbung mit verzweigten und zystisch erweiterten Drüsen, die von schleimbildenden Epithelzellen gebildet sind, und einem breiten ödematösen Stroma (Abb. 12.77, 12.78). Sie gelten als Hamartome.

Solitäre juvenile Polypen kommen selten, aber in jedem Lebensalter vor. Altersmedian: etwa 30 Jahre. Die Bezeichnung „juvenil" geht auf die historische Beobachtung der ersten Fälle bei Kindern zurück.

Pathogenese: Als Entstehungsmechanismen werden vermutet:
- *abnorme Schleimretention* in den Krypten (= Retentionszysten) infolge lokaler Entzündungsreaktion mit
- *dysregulierter Zellkinetik:* überschießende Epithelproliferation infolge lokaler Entzündung;
- *allergische Reaktion* (vgl. Polypen in der Nase);
- *hamartomatöse* Läsion.

Morphologie: Die juvenilen Polypen sind rundlich und 0,5–3 cm groß. Ihre glatte Oberfläche ist im Kuppenbereich häufig erodiert und mit Fibrin belegt. Im Stroma

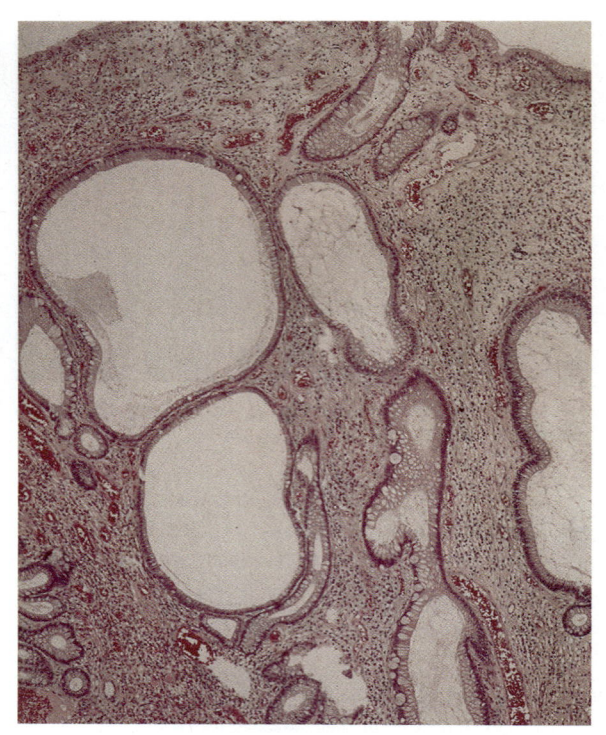

Abb. 12.77 **Juveniler Polyp** im Kolon mit mukostatisch ausgeweiteten Krypten.

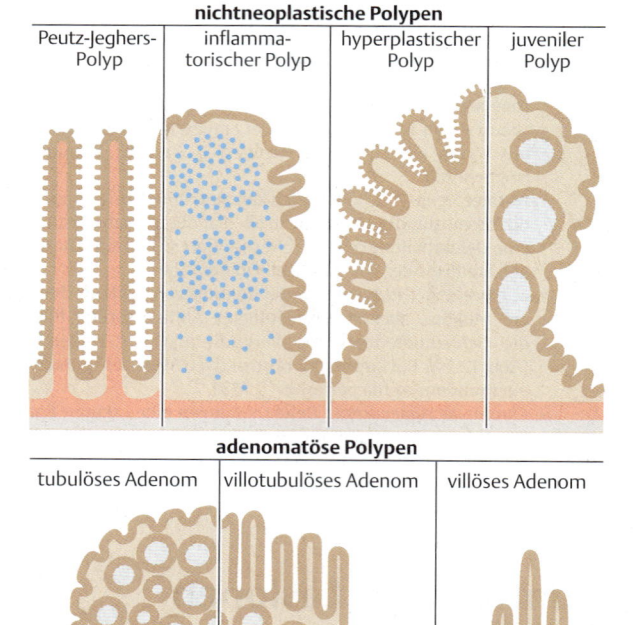

Abb. 12.78 **Nichtneoplastische und adenomatöse Polypen im Kolon.**

enthalten sie ektatische, ansonsten normale Krypten (Abb. 12.77).

+ Klinik: Diese Polypen werden meist durch Blutungen auffällig (bei Erosion). Nach vollständiger Entfernung keine Rezidive. Kein Malignitätspotenzial.

Juvenile intestinale Polypose

Definition: Seltenes, autosomal dominant vererbliches Syndrom mit Entwicklung einer variablen Anzahl (5 bis >200) hamartomartiger Polypen vom juvenilen Typ in Kolon, Dünndarm oder Magen.

Molekularpathologie: Hereditäre Mutation im MADH4-Gen[1] auf Chromosom 18q oder dem PTEN-Gen[2] auf Chromosom 10q. Das MADH4-Gen gehört zu den „Landscaper-Genen". Sein Produkt ist ein Protein der Signaltransduktion, es reguliert die Expression von bestimmten Genen nach rezeptorvermittelter Aktivierung im Zellkern. Das PTEN-Gen-Produkt ist an der Zell-Matrix-Interaktion beteiligt.

Morphologie: Etwa 80% der hereditären juvenilen Polypen sind identisch mit den solitären. Die restlichen 20% sind villös aufgebaut und haben nur wenig Stroma. Im Unterschied zur familiären adenomatösen Polypose kommen sie überwiegend in der rechten Kolonhälfte vor.

+ Komplikationen: Bei etwa 20% der Patienten treten bereits im jungen Lebensalter kolorektale Karzinome auf, die sich aus Epitheldysplasien innerhalb der Polypen entwickeln.

12.7.5.4
Peutz-Jeghers-Syndrom

Definition: Seltenes, autosomal dominant vererbtes Syndrom mit Entwicklung multipler hamartomatöser Polypen eigenen Typs im gesamten Magen-Darm-Trakt und einer mukokutanen, vor allem perioralen Pigmentierung sowie weiteren Stigmata (s. u.).

Molekularpathologie: Hereditäre Mutation im STK-11-Gen[3] auf Chromosom 19p. Das Produkt dieses „Landscaper-Gens" ist eine Serin-Threonin-Kinase, die an der intrazellulären Regulation von Differenzierungsprozessen beteiligt ist.

Morphologie: Diese Polypen sind unterschiedlich groß, oft gestielt, teilweise aber auch breitbasig. Histologisch sind die gestielten Polypen durch ein baumartig verzweigtes glattmuskuläres Stroma charakterisiert, dem verlängerte Drüsen mit ausdifferenziertem Epithel aufsitzen (= Polyp vom Peutz-Jeghers-Typ; vgl. Abb. 12.78a). Bei den breitbasigen Polypen kommen in tieferen Wandschichten gelegentlich pseudoinvasive Einschlüsse von ausdifferenzierter Mukosa vor.

+ Klinisch ist das Peutz-Jeghers-Syndrom unter anderem mit folgenden Läsionen assoziiert:

---

[1] MADH4-Gen: **M**others-**a**gainst-**D**ecapentaplegic-(MAD-) **H**omologue.
[2] PTEN-Gen: **P**hosphatase and **ten**sin homologue
[3] STK = **S**erin-**T**hreonin-**K**inase Nr. 11

- *endokrinen Ovarialtumoren* (sex cord tumor with anular tubules) → eventuell Pubertas praecox;
- *endokrinen Hodentumoren* (large cell calcifying Sertoli tumor) → eventuell Gynäkomastie.

+ Komplikationen:
- *untere Gastrointestinalblutung* wegen Torsion und Invagination der gestielten Polypen;
- *etwa zweifach erhöhtes Malignomrisiko*, vor allem außerhalb des Magen-Darm-Trakts: in Mamma, Pankreas, Lunge, Ovarien, Cervix uteri; meistens erst ab 40. Lebensjahr.

12.7.6
Neoplastische Läsionen

Dickdarmtumoren sind recht häufig. Sie entsprechen überwiegend (>95%) Adenomen und Karzinomen. Wesentlich seltener sind endokrine Tumoren, Stromatumoren und maligne Lymphome.

12.7.6.1
Adenom

Syn. (obsolet): adenomatöser Polyp

Definition: Gutartiger, polypös erhabener epithelialer Tumor der Dickdarmschleimhaut mit drüsiger Differenzierung.

Häufigkeit: 80–90% aller Polypen im Dickdarm sind adenomatöse Polypen. Manifestationsalter: ab dem 40. Lebensjahr. Ein Viertel aller Erwachsenen im Alter über 60 Jahre hat asymptomatische Adenome.

Pathogenese: Etwa 98% der Adenome entsteht sporadisch und somit ohne Assoziation mit einer anderen Erkrankung. Als prädisponierende Umweltfaktoren gelten:
- ballaststoffarme Ernährung;
- viel „rotes Fleisch" (vom Schwein, Rind);
- viel tierische Fette;
- Mangel an Vitaminen A, E und C.

Formalpathogenetisch gehen die kolorektalen Adenome von einer einzelnen Drüse (= Krypte) aus und sind somit monoklonal. Von der kryptenbasalen Proliferationszone aus wachsen Tumorzellen aufwärts. An der Oberfläche dehnen sie sich superfiziell spreitend aus, wachsen invertiert zwischen benachbarten Krypten in die Mukosa ein oder infiltrieren retrograd in Krypten (Abb. 12.78e, g, 12.79). Dieses expansive Wachstum geht mit einer virtuellen Verlagerung der proliferationsaktiven Zone an die Oberfläche einher.

Molekularpathologie: s. familiäre adenomatöse Polypose; S. 723.

Morphologie: Die Mehrzahl der kolorektalen Adenome tritt im Rektum und Sigma auf. Drei Wuchsformen sind zu unterscheiden, die allerdings nur unscharf mit den histologischen Typen (s. u.) korrelieren:
- gestielte Adenome (Abb. 12.80),
- schmalbasige (= taillierte) Adenome,
- breitbasige (= sessile) Adenome.

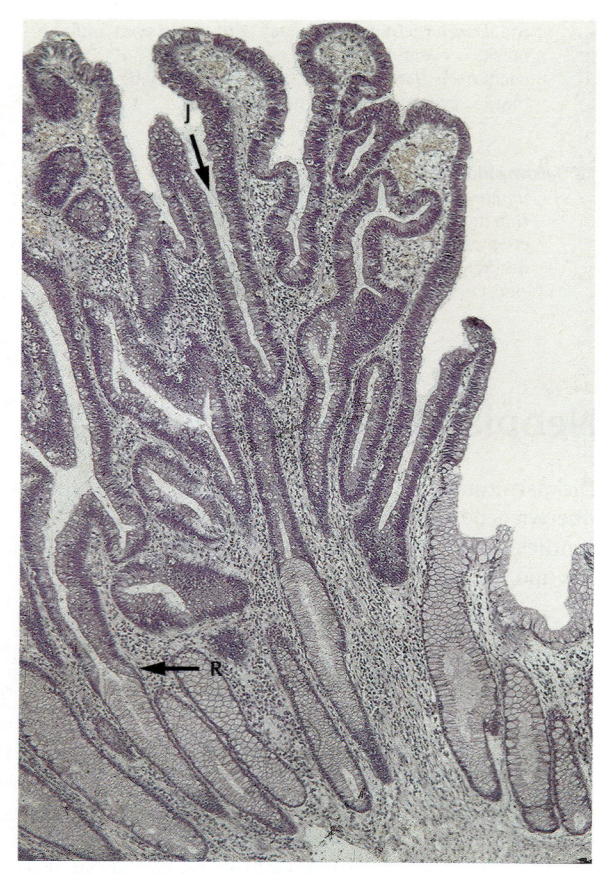

Abb. 12.79 Frühes Adenomstadium. Von der Oberfläche her sind neoplastische tubuläre Drüsen invertiert in die Mukosa eingewachsen (Pfeil I), und dehnen sich zwischen den Krypten aus. Zusätzlich sind neoplastische Drüsen retrograd in präexistente Krypten eingewachsen (Pfeil R) (HE, Vergr. 1 : 50).

Histologisch bestehen alle Adenomtypen aus atypischen Drüsenformationen von atypischen Epithelzellen (= Epitheldysplasie). Unterschiede bestehen dabei im Hinblick auf das Ausmaß der drüsigen Ausdifferenzierung, Kerngröße und -form, Chromatinverteilung, Nukleolengröße und Mitosezahl. Diese führen zur Bewertung als gering- oder hochgradige Dysplasie. Daneben werden gemäß dem Feinbau folgende Adenomtypen unterschieden (vgl. Abb. 12.78 e – g):

- *Tubuläres Adenom* (ca. 75% der Fälle): Dies ist durch verzweigte tubuläre Drüsen charakterisiert („knäuelförmige Drüsenschläuche"). Sie werden durch ein atypisches Zylinderepithel ausgekleidet, das je nach Differenzierung viel, wenig oder keinen Schleim bildet. Diese Muzine sind meist qualitativ anders als normaler Kryptenschleim. Stroma ist oft nur gering vorhanden, die neoplastischen Drüsen liegen dann Rücken an Rücken.
- *Villöses Adenom* (ca. 5% der Fälle): Histologisch sind sie durch zottenartig langgestreckte (= villöse) atypische Zylinderepithelverbände charakterisiert, die sich annähernd geradlinig von der Muscularis mucosae bis zur Oberfläche erstrecken. Je nach Differen-

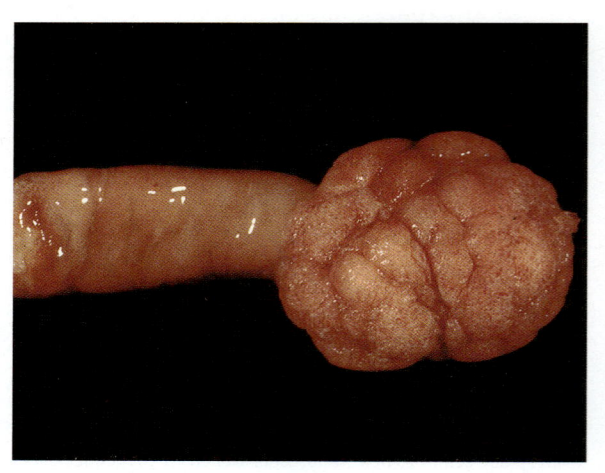

Abb. 12.80 Gestieltes Kolonadenom: Der polypöse Tumor sitzt einer normalen Mukosa auf (Operationspräparat).

zierung findet im Zytoplasma noch eine Schleimbildung statt. Das Stroma ist nur schmal. Adenome diesen Typs wachsen mehr in die Breite als in die Höhe.
- *Tubulovillöses Adenom* (ca. 20% der Fälle): Gemischter Adenomtyp: teils tubulär und teils villös aufgebaut, wobei jede dieser Gewebestrukturen mindestens 20% des gesamten Adenoms einnimmt.

Prognose: Adenome sind potenzielle Vorläuferläsionen eines Adenokarzinoms. Etwa 20% der Patienten mit einem unbehandelten Adenom entwickelt im Verlauf von 20 Jahren ein Karzinom (= Adenom-Karzinom-Sequenz). Das Krebsrisiko erhöht sich, wenn mehrere Adenome vorliegen. Der praktisch wichtigste Indikator ist dabei die Größe eines Adenoms. Bei endoskopisch abgetragenen Polypen liegen vor:
- Adenom bis 1 cm → Karzinom in < 1%,
- Adenom bis 2 cm → Karzinom in 6%,
- Adenom bis 3 cm → Karzinom in 30%,
- Adenom bis 4 cm → Karzinom in 40%,
- Adenom > 4 cm → Karzinom in 70%.

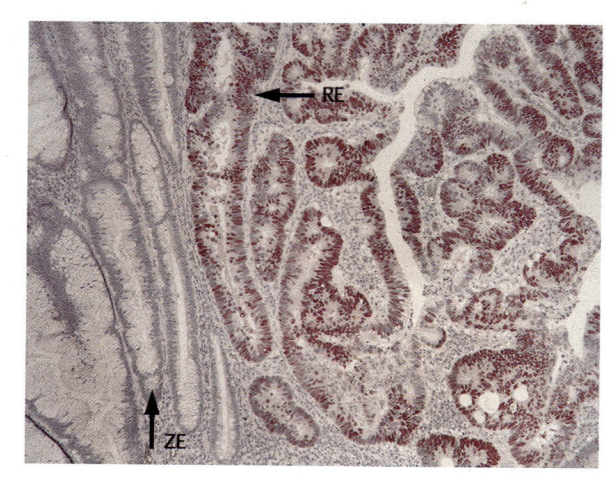

Abb. 12.81 Kolonadenom mit hochgradiger Dysplasie. Nebeneinander liegen atypisch verzweigte Drüsen mit schleimbildenden Zylinderepithelien (Pfeil ZE) und hochgradig dysplastische Zellverbände aus polymorphen Epithelien (Pfeil PE), die in den Kernen ein mutiertes p53-Protein akkumulieren (IH, p53; Vergr. 1 : 100).

Differenzialdiagnose: Die Abgrenzung eines Adenoms von einem Adenokarzinom hängt alleine davon ab, ob Tumorzellen die Muscularis mucosae durchbrochen haben und in die Submukosa eingedrungen sind (Abb. 12.**81**). Der Begriff eines „intramukosalen Karzinoms" (= Carcinoma in situ) wird im Dickdarm nicht angewandt.

12.7.6.2
Familiäre adenomatöse Polypose

Syn.: FAP

Definition: Seltenes, autosomal dominant vererbtes Syndrom mit Entwicklung von mehr als 100 (oft sogar >1000) adenomatösen Polypen im gesamten Kolon, meistens zusätzlich auch im Duodenum und anderen Abschnitten des Magen-Darm-Traktes, sowie weiteren Stigmata.

Pathogenese: Die Mutation des APC-Gens (s. u.) disponiert zur Entstehung von Hunderten kleiner (<0,5 cm), gut differenzierter Adenome, die meist erst ab dem 20. Lebensjahr sichtbar sind. Durch die Akkumulation zusätzlicher, sporadischer genetischer Ereignisse werden im Verlaufe vieler Jahre aus Einzelnen der kleinen Adenome größere Tumoren (Abb. 12.**82**). Durchschnittlich mehr als 20 Jahre nach dem Auftreten der ersten kleinen Adenome liegt ein invasives Karzinom vor.

Molekularpathologie: Bei den meisten Patienten liegt eine hereditäre Mutation des APC-„Türwächter"-Gens (Adenomatöse-Polyposis-Coli-Gen, S. 351) vor. Sein dadurch verändertes Genprodukt bindet nicht wie sonst an das Zytoskelettprotein β-Catenin, so dass der Zell-Zell-Zusammenhalt gelockert wird. Vielmehr bindet es Tcf-Lef-Zellwachstumsfaktor und kurbelt dadurch die Zellproliferation an.

Morphologie: Histologisch handelt es sich fast nur um tubuläre Adenome. Villöse Adenome sind selten.

Klinik: Die kumulative Inzidenz von kolorektalen Karzinomen bei unbehandelten FAP-Patienten liegt langfristig (nach >35 Jahren Beobachtungsdauer) bei annähernd 100%. Außer der adenomatösen Polypose sind noch weitere Läsionen mit einer FAP assoziiert:
– multiple Drüsenkörperzysten im Magenkorpus und -fundus, ohne Malignitätspotenzial;
– mesenteriale Fibromatose, eine tumorähnliche Bindegewebeproliferation (= „Desmoidtumor" S. 732), meistens 1–2 Jahre nach abdominaler Operation, mitunter aber auch spontan;
– Congenital Hypertrophy of Retinal Pigment Epithelium;
– Osteome im Unterkiefer;
– multiple Epidermiszysten („Atherome").

12.7.6.3
Kolorektales Karzinom

Definition: Sammelbegriff für alle malignen epithelialen Primärtumoren des Kolons, einschließlich des Rektums (aber ohne Analkanal), mit drüsiger Differenzierung.
Inzidenz: etwa 70 : 100 000; Altersmedian bei Erstdiagnose: 70 Jahre (♂ : ♀ = 1 : 1).

Pathogenese: Nur für etwa 10% aller kolorektalen Karzinome ist eine Assoziation mit einer anderen, ursächlichen Erkrankung ersichtlich: FAP (s.o.), HNPCC (s.u.), und Colitis ulcerosa (s. S. 716). Rund 90 % der Karzinome gelten als sporadisch. Disponierende Faktoren: s. Adenome (S. 721).

Präkanzeröse Vorläuferläsionen eines kolorektalen Karzinoms sind:
- *polypöse Adenome* bei >90% aller kolorektalen Karzinome → Adenom-Karzinom-Sequenz;
- *flache, nichtpolypöse Adenome* vermutlich bei HNPCC-assoziierten Karzinomen;
- flach-erhabene und flache Epitheldysplasien bei den kolitisassoziierten Karzinomen (s. S. 717).

Molekularpathologie: Der Adenom-Karzinom-Sequenz entspricht auf molekularer Ebene eine mehrstufige Sequenz genetischer Ereignisse. Sie umfasst sowohl die Inaktivierung von Tumorsuppressorgenen wie auch die Aktivierung von Onkogenen (Tab. 12.**3**). Das Grundprinzip einer Akkumulation von mehreren Veränderungen in verschiedenen Genen ist inzwischen relativ gut dokumentiert, während die Reihenfolge der genetischen Ereignisse weniger gesichert ist.

Morphologie: Die kolorektalen Karzinome entstehen in rund 50% der Fälle im Rektum, weitere 25% im Sigma. Die übrigen Tumoren treten annähernd gleich verteilt im Zökum, Aszendens, Transversum und Deszendens auf. Sporadische Mehrfachkarzinome kommen vor. Häufiger treten sie nacheinander auf (metachrone Karzinome), seltener gleichzeitig (synchrone Karzinome).
Makroskopisch wachsen kolorektale Karzinome in diesen drei Formen:
- *schüsselförmig-exulzerierter Typ* (häufigster Typ): Tumor mit aufgeworfenem Randwall (= „Ringwallkarzinom") und kraterförmiger zentraler Ulzeration (Abb. 12.**83 a**). Nach längerem Bestehen kann er sich umwandeln in einen
- *polypös-exophytischen Typ* (zweithäufigster Typ): blumenkohlartiger Tumor (fast immer: „Karzinom-aus-Adenom"), der sich scharf von der gesunden Darmschleimhaut abgrenzt (Abb. 12.**83 b**);

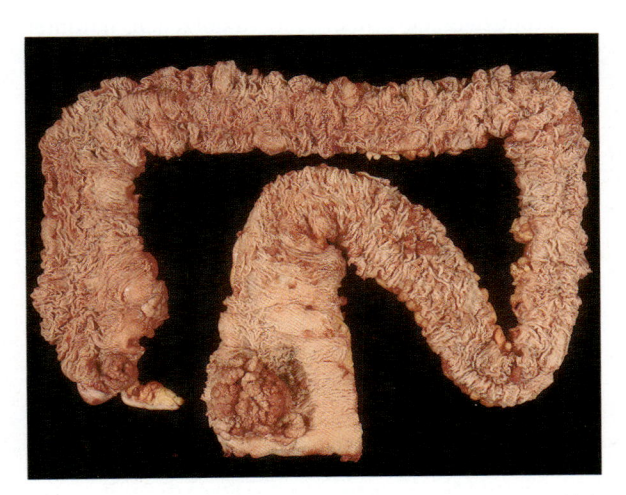

Abb. 12.**82** **Familäre adenomatöse Polypose** mit Hunderten kleiner adenomatöser Polypen, zwei sessilen Polypen im Zökum und Colon ascendens und einem großen Polypen (Pfeil) im unteren Rektum mit frühinvasivem Karzinom (= Adenom-Karzinom-Sequenz) (54-jähriger Mann).

Tabelle 12.3 **Stufenmodell der molekularen Entwicklung vom kolorektalen Adenom zum Karzinom** (nach Vogelstein) mit hypothetischer Reihung der Ereignisse

a) Chromosomale Läsion b) Genetische Läsion	Zellbiologische Veränderung	Histologische Läsion
		normales Kolonepithel
1. a) 5q21 (LOH/M) b) APC-Funktionsverlust	Verlust der Zell-Zell-Adhäsion, Enthemmung der Proliferation	epitheliale Hyperproliferation
2. b) DNS-Hypomethylierung	DNA-Funktionsfehler	frühes (kleines) Adenom
3. a) 12p12 (M) b) K-ras-Aktivierung	Deregulierung eines Abschaltmechanismus in der Zellaktivierung	intermediäres Adenom
4. a) 18q21 b) DCC (LOH/M)	defektes Zelladhäsionsmolekül → keine Kontakthemmung der Proliferation	spätes (großes) Adenom
5. a) 17p13 b) p53 (LOH/M)	Verlust der DNA-Reparatur-Kontrolle, Verlust der Zellzykluskontrolle	invasives Karzinom
6. Weitere Gene wie 17q21	Defekt der Antimetastasierungsgene	metastasierendes Karzinom

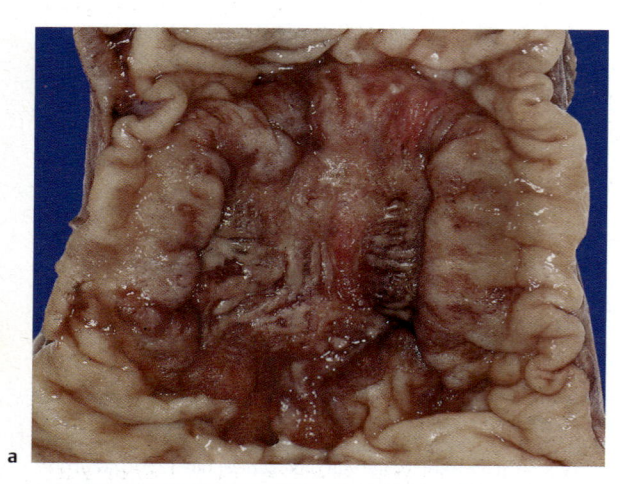

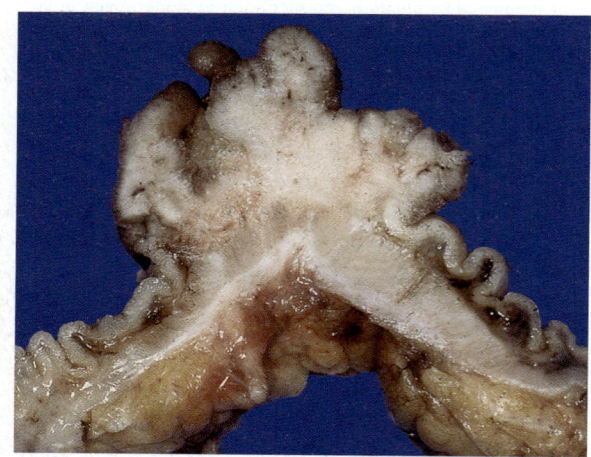

Abb. 12.**83** **Kolorektalkarzinom**, Wuchsformen:
a schüsselförmig-ulzerierender Typ;
b exophytisch-polypöser Typ.

- *diffus-infiltrierender Typ* (selten) mit meistens geringer Differenzierung.

Histologisch handelt es sich bei mehr als 90 % der Tumoren um ein Adenokarzinom, das hauptsächlich in folgenden beiden Varianten vorkommt:
- *Adenokarzinom* (ca. 70 % der Fälle) mit atypischen Drüsen in tubulärer, villöser (= papillärer) oder kribriformer Anordnung. Im Rahmen der Tumorheterogenität können anteilig auch Abschnitte mit extrazellulärer Schleimsekretion vorliegen (< 50 %). Der Differenzierungsgrad ist variabel (Grad I – III).
- *Muzinöses Karzinom* (ca. 20 % der Fälle): Adenokarzinom mit ausgedehnter extrazellulärer Schleimbildung, die mehr als 50 % der Tumorfläche einnimmt. Entsprechend erscheint der Tumor gallertig-glasig („Gallertkarzinom"). Histologisch liegen schleimproduzierende zylindrische Tumorzellen, mitunter auch Nester von atypischen Becherzellen vor („Siegelringzellen"). Muzinöse Karzinome werden durchweg als Grad III kategorisiert, ihre Prognose ist schlechter.

Seltenere histologische Varianten:
- *Siegelringzellkarzinom*: vorwiegend aus disseminierten Zellen mit intrazellulärer Schleimretention, meist bei jungen Patienten mit Colitis ulcerosa;
- *kleinzelliges (neuroendokrines) Karzinom* vornehmlich im Rektum;
- *undifferenziertes Karzinom*;
- *medulläre Karzinome:* undifferenzierte Karzinome mit hoher genetischer Instabilität; bei Fällen mit HNPCC (s. u.).

+ Klinik: Kolorektale Karzinome sind im frühen Stadium asymptomatisch. Erst fortgeschrittene Tumoren verursachen Symptome, die zur Diagnostik Anlass geben:
- *anale Blutung* wegen oberflächlicher Tumorulzeration: meist okkult, gelegentlich sichtbar als Blut auf dem Stuhl → Anämie;
- *Stenosierung* → prästenotischer Kotstau → Ileus;

– *veränderte Defäkation:* Flatulenz, Obstipation im Wechsel mit Diarrhoe;
– *Perforation* → Peritonitis, Fistelung in Nachbarorgane.

Metastasierung:
– *Lymphogene Metastasen* treten fast immer zuerst in den regionären Lymphknoten auf (pN1 oder pN2), die für jeden Abschnitt des Dickdarms anatomisch definiert sind. Adenokarzinome führen relativ häufiger zu Lymphknotenmetastasen als muzinöse Karzinome. Lymphogene Fermetastasen sind recht selten (pM1).
– *Hämatogene Metastasierung* erfolgt gemäß dem Pfortadertyp zunächst in die Leber (pM1). Eine Ausnahme bilden die tief sitzenden, supraanalen Rektumkarzinome. Sie metastasieren gemäß dem Kavatyp und führen bevorzugt zu Lungenmetastasen (pM1).
– *Per continuitatem* werden benachbarte Stukturen und Organe infiltriert (pT4): Bauchwand, Dünndarm; vom Rektum aus die Samenblasen (oder Vagina), vom Zökum aus das Sigma oder Duodenum.
– *Kavitäre Metastasierung:* Sie verläuft meist entlang von Nervenscheiden (pN1) und führt gelegentlich zu einer Peritonealkarzinose (pM1).

Pathologische TNM-Klassifikation der kolorektalen Karzinome:
pT1 Tumor infiltriert die Submukosa,
pT2 Tumor infiltriert bis in Muscularis propria,
pT3 Tumor infiltriert bis in Subserosa oder in nicht peritoneal überkleidetes perikolisches Gewebe,
pT4 Tumor penetriert das viszerale Peritoneum und/oder infiltriert direkt in benachbarte Organe/Strukturen,

pN0 tumorfreie regionäre Lymphknoten,
pN1 Metastasen in 1–3 regionale Lymphknoten,
pN2 Metastasen in ≥ 4 regionalen Lymphknoten,

pM1 Fernmetastasen.

Die einzelnen Angaben für T-, N- und M- Stadien werden meistens noch zusammengefasst zu einem Tumorstadium. International gebräuchlich ist dafür eine historische Klassifikation nach Dukes (Abb. 12.**84**).

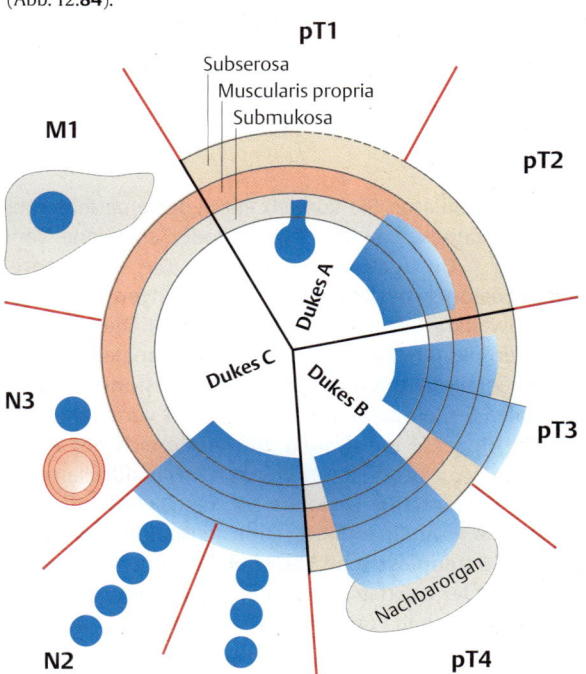

Abb. 12.84 Postoperative histopathologische Klassifikation kolorektaler Karzinome: pTNM-Stadien und Dukes-Stadien A, B, C.

12.7.6.4
Warthin-Lynch-Syndrom

Syn.: *Hereditary NonPolyposis Colon Cancer*; Akronym: HNPCC

Definition: Seltenes, autosomal dominant vererbtes Syndrom infolge Mutation eines Gens für die DNA-Reparatur mit Entwicklung eines kolorektalen Karzinoms schon vor dem 50. Lebensjahr, ohne vorhergehende adenomatöse Polypose.

Molekularpathologie: Genetische Grundlage ist eine hereditäre Mutation in einem DNA-Reparatur-Gen. Bislang sind bei HNPCC-Familien Mutationen in fünf verschiedenen „DNA-Mismatch-Repair-Genen", die zu den „Caretaker-Genen" gehören, bekannt:
– *hMLH1* (auf Chromosom 3 p), bei ca. 60% der Patienten,
– *hMSH2* (auf Chromosom 2 p), bei ca. 35% der Patienten,
– *hPMS1* (auf Chromosom 2 q), bei ca. 1% der Patienten,
– *hPMS2* (auf Chromosom 7 p), bei ca. 1% der Patienten,
– *hMSH6* (auf Chromosom 2 p), bei ca. 1% der Patienten.

Die angeborene Punktmutation bedingt, dass spontan auftretende Fehler bei der DNA-Replikation (replication errors) nicht zuverlässig korrigiert werden. Dies begünstigt eine Akkumulation sporadischer genetischer Veränderungen. Karzinome bei HNPCC-Patienten weisen eine markante genetische Instabilität auf, die als Mikrosatelliteninstabilität nachgewiesen werden kann.

Morphologie: Karzinome beim HNPCC-Syndrom treten wesentlich häufiger im rechtsseitigen Kolon auf als die anderen Kolonkarzinome. Histologisch entsprechen sie oft mischdifferenzierten Adenokarzinomen oder drüsenlosen Karzinomen mit vornehmlich soliden Zellverbänden und vielen intratumoralen Lymphozyten (= medulläre Karzinome). Charakteristisch, aber nur inkonstant vorhanden ist eine Entzündungsreaktion mit lymphoidzelligen Aggregaten am Tumorrand.

Klinik: Diese Tumoren werden erst in fortgeschrittenem Stadium erkannt, wenn Stenosen oder enterokutane Fisteln vorliegen. Die Diagnose HNPCC wird dann erst epikritisch gestellt. Für den Zweck klinischer Studien wurden erstmals 1991 die sog. *Amsterdam-Kriterien* formuliert. Seit einer Revision 1999 wird auch das familiäre Auftreten von Karzinomen des Endometriums, des Dünndarms, der Harnleiter oder des Nierenbeckens als mögliches Kriterium für ein HNPCC betrachtet.

12.7.6.5
Kolitis-assoziiertes Karzinom

Syn.: glanduläre intraepitheliale Neoplasie

Definition: Primäres Adenokarzinom im Kolon oder Rektum von Patienten mit langjährig vorbestehender Colitis ulcerosa oder Morbus-Crohn-Kolitis.

Nach 30 Jahren Verlaufsdauer entwickeln kumulativ etwa 15% der Patienten mit Colitis ulcerosa ein kolorektales Karzinom (Risikoindikatoren: S. 717). Das mediane Alter bei Tumordiagnose liegt ca. bei 42 Jahren. Bei ausgedehnter Morbus-Crohn-Kolitis besteht ein 20faches Risiko für Dickdarmkrebs.

Pathogenese: Vorläuferläsion sind flach-erhabene oder flache, nichtinvasive Epitheldysplasien (S. 717), die bereits einer neoplastischen Läsion entsprechen. Erst bei nachweislicher Invasion von dysplastischen Epithelkomplexen in die Submukosa liegt ein Adenokarzinom vor.

Morphologie: Kolitiskarzinome kommen in allen Abschnitten des Kolons vor, zur Hälfte im Rektum und Sigma. Sie sind oft nur leicht erhaben und infiltrieren gelegentlich so diffus die Kolonwand, dass die Mukosa nicht abgehoben wird und nur eine Wandstarre auf ein solch „okkultes" Karzinom hindeutet. Histologisch handelt es sich überwiegend um muzinöse Karzinome, oft auch um Siegelringzellkarzinome.

+ Klinik: Erst in fortgeschrittenen Stadien rufen die Karzinome eine Symptomatik hervor, die schwer von der vorbestehenden Kolitis abzugrenzen ist.

12.7.6.6
Endokrine Tumoren

Definition: Tumoren des neuroendokrinen Systems im Kolorektalbereich, die sich in ihrer hoch differenzierten Form (= Karzinoid) je nach Lokalisation, Ausdehnung, Größe, Gefäßeinbrüchen und Funktion benigne oder niedrig maligne verhalten, in der gering differenzierten Form (= schlecht differenziertes neuroendokrines Karzinom) hingegen hoch maligne. Sie sind in dieser Region meist endokrin inaktiv, asymptomatisch und wachsen langsam.
Inzidenz: < 1 : 100 000; Prädilektionsstelle: Rektum; Altersmedian: 60 Jahre.
Morphologie: Die Tumoren sind flach-erhaben (= Polyp). Sie erstrecken sich von der basalen Mukosa in die Submukosa. Ihre histologischen Muster entsprechen den Karzinoiden (s. S. 1030). Bei einem Teil der Rektumtumoren lässt sich immunhistochemisch eine Hormonproduktion nachweisen, am häufigsten Enteroglukagon und pankreatisches Polypeptid.

+ Prognose: Submukös expandierende Tumoren bis 2 cm Größe sind fast immer benigne, sofern sie nicht Gefäße infiltrieren. Erst größere Karzinoide oder solche mit Infiltration der Muskelschicht werden als maligne bewertet (Syn.: gut differenziertes endokrines Karzinom).

12.7.6.7
Mesenchymale Tumoren

Benigne oder maligne Tumoren des Binde- und Stützgewebes treten im Dickdarm noch seltener auf als im Magen oder Dünndarm. Sie umfassen vorwiegend hoch differenzierte Lipome oder Leiomyome, ferner Angiome (vor allem im Rektum). Seltener sind die weniger differenzierten gastrointestinalen Stromatumoren (S. 694). Das Altersspektrum ist breit.

12.7.6.8
Maligne Lymphome

Definition: Wesentlich seltener als in Magen und Dünndarm entstehen primär im Dickdarm Tumoren lymphatischer Zellen (Inzidenz < 0,1 : 100 000). Diese entsprechen überwiegend extranodalen Lymphomen der B-Zell-Reihe, besonders vom Typ eines Mantelzelllymphoms. Häufiger dagegen wird die Kolonmukosa sekundärer Manifestationsort eines primär nodalen Lymphoms oder eines extranodalen Magenlymphoms.

Morphologie: Die neoplastischen B-Zellen bilden zumeist multiple herdförmige Infiltrate im Bereich von Lymphfollikeln. Deren Vergrößerung führt zur Vorwölbung der Schleimhaut und makroskopisch zum Aspekt einer lymphomatösen Polypose.

12.8
Analkanal

Die Analregion umfasst den Analkanal, den Analrand und die perianale Haut. Als Analkanal wird dabei jener Abschnitt des Darmausgangs bezeichnet, dessen Wand die Analschließmuskeln bilden. Er beginnt bereits etwa 2 cm oberhalb der Linea dentata und endet nach etwa 4 cm Länge am Rand zur perianalen Haut mit Haaren (= Analrand). Der obere Analkanal hat eine Rektummukosa, der mittlere Abschnitt eine Transitionalzonenmukosa. Ab der Linea dentata wird der untere Analkanal von Plattenepithel ausgekleidet. Die Linea dentata entspricht einem Zusammentreffen von Ausläufern wulstiger länglicher Auffaltungen der Mukosa vom oberen Analkanal (Columnae anales) und klappenähnlicher Auffaltungen am kranialen Rand der Mukosa vom unteren Analkanal (Valvulae anales). Deren Falten bilden die Analkrypten.
Die **ontogenetischen Läsionen** entsprechen überwiegend fehlerhaften Lichtungsbildungen (anorektale Atresien). **Funktionelle Läsionen** sind Störungen der Analschließmuskulatur. Sie können entweder eine fehlende Rückhaltefähigkeit (= Inkontinenz) oder aber eine Verstopfung (= Obstipation) hervorrufen. Die **zirkulatorischen Läsionen** bestehen aus Veränderungen des venösen Schwellkörpers im mittleren Analkanal. Die weit verbreiteten Hämorrhoiden führen oft zu peranalen Blutungen. Ebenfalls häufig sind **entzündliche Läsionen**. Neben fissuralen Schleimhauteinrissen sind dies vor allem anorektale Abszesse und Fisteln, die im Bereich der Analkrypten und der dort einmündenden Perianaldrüsen entstehen. **Tumorartige Läsionen** kommen sehr häufig vor, insbesondere Analhautfalten (fibröse Analpolypen). Seltener sind **neoplastische Läsionen** des Epithels. Sie gehen entweder von den Drüsen der Rektumtypmukosa im oberen Analkanal, vom Epithel der analen Transitionalzone oder vom Plattenepithel im unteren Analkanal aus. Die analen Plattenepithelkarzinome entstehen oft aus besonderen präkanzerösen Läsionen.

12.8.1 Ontogenetische Läsionen

Orthologie: Der Analkanal entwickelt sich gemeinsam aus der embryonalen Kloake und dem embryonalen Hinterdarm (hindgut). Das Ektoderm der Kloakenmembran wächst in der 5. Embryonalwoche ein als Sinus urogenitalis, der Anlage von Harnblase und Allantois. Zugleich entsteht ein Septum urorectale zwischen dem Hinterdarm und dem Sinus urogenitalis, die zunächst beide in eine gemeinsame Kloake münden. Vorübergehend ist die Kloake in der 4.–5. Embryonalwoche noch weiter nach kaudal verlängert, danach bildet sich der Schwanzdarm (tailgut) zusammen mit der Schwanzanlage vollständig zurück. Nach weiterer Umwandlung rupturiert die Kloakenmembran in der 7. Embryonalwoche. Ab diesem Zeitpunkt besteht eine Verbindung des Darmrohres zur Amnionhöhle.

Atresien

Definition: Häufigste angeborene Fehlbildung des Enddarms in Form eines fehlerhaft ausgebildeten Darmausgangs (Vorkommen: etwa 1 : 5000 Neugeborene).

Morphologie: Die Analatresien manifestieren sich in verschiedenen Etagen. Der Darm endet entweder unterhalb, oberhalb oder auf Höhe der Levatormuskelschlinge. Unter Berücksichtigung der fakultativ vorhandenen, geschlechtsspezifischen Fisteln zu den Nachbarorganen werden (gemäß der Melbourne-Klassifikation) 11 Typen bei Knaben und 16 Typen bei Mädchen unterschieden.

> **Klinik:** Fast alle anorektalen Atresien fallen bereits unmittelbar nach der Geburt auf. Nur selten werden anorektale Stenosen erst im jungen Erwachsenenalter diagnostiziert.

Schwanzdarmzysten

Definition: Sehr selten manifestieren sich retrorektale zystische Hamartome, meist als präsakrale Raumforderung im Erwachsenenalter. Sie leiten sich aus Relikten des embryonalen Schwanzdarms her. Diese Tailgut-Zysten werden von Epithel des fetalen Intestinaltrakts oder des adulten Analkanals ausgekleidet.

12.8.2 Funktionelle Läsionen

Funktionelle Störungen der Analschließmuskulatur können entweder eine fehlende Rückhaltefähigkeit (Inkontinenz) oder aber eine Verstopfung (anale Obstipation) hervorrufen. Viele Funktionsstörungen sind nerval bzw. reflektorisch bedingt, sie haben kein charakteristisches morphologisches Korrelat. Die sichtbaren Veränderungen am Sphinktermuskel entsprechen meistens Folgen von entzündlichen Erkrankungen (s. u.) sowie Verletzungen bei einer vaginalen Entbindung.

12.8.3 Zirkulatorische Läsionen

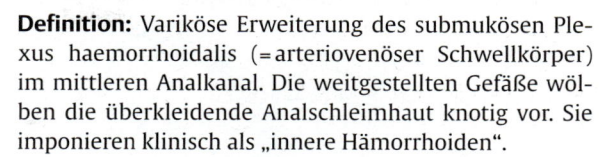

Hämorrhoiden

Definition: Variköse Erweiterung des submukösen Plexus haemorrhoidalis (= arteriovenöser Schwellkörper) im mittleren Analkanal. Die weitgestellten Gefäße wölben die überkleidende Analschleimhaut knotig vor. Sie imponieren klinisch als „innere Hämorrhoiden".
Prävalenz: etwa 50% der Erwachsenen; Altersmedian > 30 Jahre.

Pathogenese: Hämorrhoiden entstehen fast immer durch Zusammenwirken folgender Faktoren:
- individuelle Prädisposition („Bindegewebeschwäche"),
- sitzende Tätigkeiten,
- chronische Obstipation mit verlängertem forciertem Pressen bei der Defäkation,
- Schwangerschaft mit venöser Stase in der Beckenregion.

Obschon der venöse Abfluss des Plexus haemorrhoidalis Anastomosen mit der V. portae besitzt, reichen selbst die hohen Druckwerte in der Pfortader, wie sie im Gefolge einer Leberzirrhose entstehen, nicht aus, um Hämorrhoiden zu erzeugen.

Morphologie: Typischerweise liegen drei knotig ausgeweitete Gefäßkonvolute vor, welche die Analschleimhaut – projiziert auf ein Uhrziffernblatt – in 3-Uhr-, 7-Uhr- und 11-Uhr-Position vorwölben.

> **Komplikationen und Klinik:** Bereits kleine oberflächliche, defäkationsbedingte Schleimhauteinrisse können zu heftigen Blutungen aus den hyperämischen Varizen führen. Typisches Symptom sind frische, hellrote Blutauflagerungen auf dem Stuhlgang oder Toilettenpapier. Größere Hämorrhoidalknoten prolabieren und werden durch den Analring abgeklemmt („äußere Hämorrhoiden"; Abb. 12.**85**) und können thrombosieren. Nach Organisation werden sie fibrös umgewandelt und imponieren dann als polypöse Schleimhautgebilde (s. u.).

Perianalthrombose

Definition: Thrombose einer submukösen Vene im unteren Analkanal, am Übergang der Schleimhaut zur behaarten Haut des Analrands (Abb. 12.**85**).

> **Klinik:** Diese schmerzhaften Knoten werden klinisch auch als „äußere Hämorrhoiden" bezeichnet.

12.8.4 Entzündliche Läsionen

Entzündungen im Bereich des Analkanals sind oft auf dessen besondere Anatomie zurückzuführen. Häufiger Ausgangspunkt sind die Analkrypten in Höhe der Linea dentata. Dort münden auch die Ausführungsgänge der Perianaldrüsen (= Proktodäaldrüsen) ein. Diese verzweigten tubuloalveolären Drüsen sind submukös oder

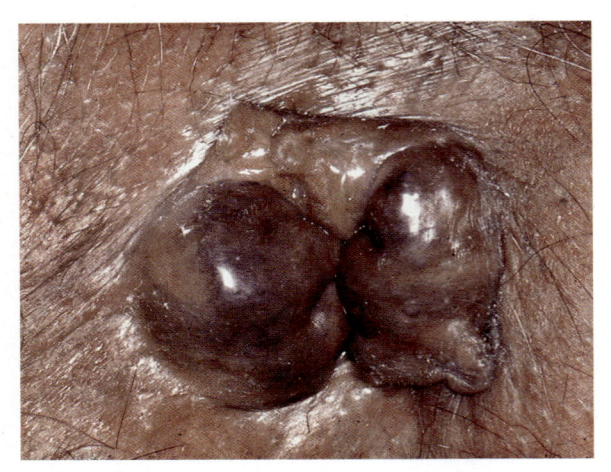

Abb. 12.**85** „Äußere" **Hämorrhoiden** mit Prolaps (Original: Brühl).

intersphinkterisch gelegen. Sie werden teils von analem Plattenepithel, teils von Zylinderepithel ausgekleidet.

Anitis

Definition: Entzündung der Schleimhaut im mittleren und unteren Analkanal. Sie kann auch auf die perianale Haut übergreifen (Perianitis).

Pathogenese: Nahezu ausnahmslos handelt es sich um eine Begleiterscheinung anderweitiger Entzündungsprozesse, am häufigsten einer chronischen Durchfallerkrankung, seltener eines rektalen Mukosaprolaps.

Morphologie: Die entzündete Analschleimhaut ist hyperämisch gerötet, was von einer gesteigerten Schleimsekretion und/oder serösen Exsudation begleitet wird.

+ Klinik: Nässen, anhaltender Juckreiz, brennende Schmerzen.

Analfissur

Definition: Oberflächliche Einrisse der plattenepithelialen Schleimhaut im unteren Analkanal, meist im Bereich des unteren äußeren Schließmuskelrandes („bei 6 Uhr in Scheitel-Steiß-Lage").

Pathogenese: Ursächlich ist meistens eine Verletzung oder Überdehnung der Mukosa bei der Defäkation, mit Folge einer lokalen Ischämie. Seltener sind Verletzungen, z. B. durch Thermometer oder analen Geschlechtsverkehr. Begünstigend ist eine vorbestehende Reizung oder Entzündung der Schleimhaut, z. B. Analekzem.

+ Klinik: starke Schmerzen während und nach dem Stuhlgang → reaktiv gesteigerte Sphinkterkontraktion → Stuhlretention mit Eindickung → Defäkationshemmung → Verstärkung der Analfissur (ein Circulus vitiosus).

Anorektale Abszesse

Definition: Abszess s. S. 224.

Pathogenese: Sie entstehen vornehmlich im Bereich der Analkrypten im mittleren Analkanal. Die dort mögliche Retention von fäkalem Material begünstigt das retrograde Eindringen pathogener Bakterien entlang der Ausführungsgänge in die Perianaldrüsen. Ein konsekutives entzündliches Ödem behindert den Sekretabfluss aus den Drüsen und begünstigt die Ausbildung einer eitrigen Entzündung. Lokale Abszesse können in bzw. um die Perianaldrüsen vorliegen oder entlang von benachbarten Gewebespalten.

Perianale Fisteln

Definition: Fistel s. S. 224.

Pathogenese: Sie entstehen primär ähnlich wie die anorektalen Abszesse, sekundär durch Abszesskomplikationen oder als gelegentliche Komplikation des Morbus Crohn (= perianaler Morbus Crohn). Die Fistelstraßen verlaufen vorwiegend entlang anatomisch vorgegebener Gewebespalten. Sie können entweder „blind" im Bindegewebe endigen oder durch die Perianalhaut durchbrechen. Am häufigsten verlaufen sie intersphinkterisch, gelegentlich auch transsphinkterisch. Beim perianalen Morbus Crohn sind oft multiple Fistelgänge ausgebildet.

+ Komplikationen: Die Perianalfisteln heilen oft mit einer Defektheilung ab → Ineffizienz des Analschließmuskels.

12.8.5
Tumorartige Läsionen

Tumorähnliche, aber nicht neoplastische Läsionen sind im Analkanal wesentlich häufiger als echte Neoplasien.

Fibröser Analpolyp

Syn.: Mariske, hypertrophe Analpapille, Anodermalpolyp

Definition: Sehr häufige polypöse Auffaltung der plattenepithelialen Schleimhaut des unteren Analkanals mit bindegewebigem (fibrösem) Stroma.

Pathogenese: Diese Polypen entstehen im Randbereich von Fissuren oder Fisteln. Gelegentlich sind sie ein Folgezustand abgeheilter Thrombosen in Hämorrhoidalknoten.

Condyloma acuminatum

Siehe S. 242.

Inflammatorischer kloakogener Polyp

Definition: Prolaps der Schleimhaut (= Polyp) vom mittlerem Analkanal (= kloakogenes Epithel) mit sekundärer entzündlicher Veränderung.

Morphologie: In der vorgewölbten, leukozytär infiltrierten Schleimhaut sind die Drüsen der analen Transitionalzone verlängert, wobei charakteristischerweise glattmuskuläre Faserzüge von der Muscularis mucosae in die Lamina propria einstrahlen.

Neoplastische Läsionen

Analkanaltumoren

Die überwiegende Mehrzahl dieser Tumoren sind Karzinome. Seltener sind maligne Melanome, noch seltener mesenchymale Tumoren (♀:♂ > 3:1).

Anale intraepitheliale Neoplasie

Definition: Präkanzeröse Läsion innerhalb des Plattenepithels im Analkanal (= AIN). Der Begriff AIN ersetzt die Bezeichnungen Dysplasie und Carcinoma in situ sowie die Bezeichnungen analer Morbus Bowen und bowenoide Papulose.

Pathogenese: Einen wesentlichen Risikofaktor spielt eine Infektion mit dem humanen Papillomvirus (HPV) Typ 16, wobei Patienten mit analen Kohabitationspraktiken besonders gefährdet sind.

Morphologie: Makroskopisch ist die Läsion als weißlich-flaches Areal (= Leukoplakie) oder als warziger Herd erkennbar. Histologisch ist dort das Plattenepithel verbreitert und unregelmäßig geschichtet, und es enthält einzelne atypische, teils dyskeratotische Zellen. Die AIN werden in Grad I – III unterteilt, wobei Grad III einem Carcinoma in situ entspricht (Abb. 12.**86**).

Plattenepithelkarzinom

Definition: Seltener maligner epithelialer Tumor im Analkanal mit plattenepithelialer („epidermoider") Differenzierung.

Inzidenz: etwa 0,5 : 100 000; Altersmedian: etwa 60 Jahre (♂ > ♀).

Pathogenese: Aus der Vorläuferläsion, der analen intraepithelialen Neoplasie (s. o.), entsteht bei Durchbruch der epithelialen Basalmembran ein invasives Karzinom. Es infiltriert lokal, superfiziell und zur Tiefe in die Sphinktermuskulatur. Nach Lymphgefäßeinbruch entstehen Metastasen in den regionären Lymphknoten (perirektal, parailiakal, inguinal).

Morphologie: Makroskopisch wachsen diese Tumoren a) polypös-exophytisch (selten), oft mit zentralem Ulkuskrater oder b) endophytisch-infiltrierend (häufig). Histologisch kommen sie in folgenden Varianten vor:
- *Basaloider Typ* (etwa 65%): Charakteristisch sind solide Nester aus kleineren (basaloiden) Tumorzellen, die in der Peripherie der Tumorzapfen mitunter palisadenartig angeordnet sind und im Zentrum Nekrosen aufweisen (historisches Syn.: kloakogenes Karzinom).
- *Großzellig-nichtverhornender Typ* (etwa 30%): Charakteristisch sind große polymorphe Tumorzellen mit deutlichen Zellgrenzen, die kleinherdig oder trabekulär angeordnet sind. Verhornungen fehlen.
- *Großzellig-verhornender Typ* (etwa 5%) mit ausgedehnten Verhornungserscheinungen in Form von Hornperlen.

Klinik: früh: Juckreiz, brennende Schmerzen, Druckgefühl, Blutabgang; spät: Obstruktionssymptome. Metastasierung in Inguinallymphknoten.

Adenokarzinom

Definition: Maligner Tumor, der von der rektumidentischen Schleimhaut des oberen Analkanals ausgeht und sich morphologisch nicht von den rektalen Adenokarzinomen unterscheiden lässt. Die teilweise vom supraanalen Rektum abweichenden regionären Lymphabflussgebiete bedingen eine Trennung der Adenokarzinome im oberen Analkanal von jenen im supraanalen Rektum.

Pathogenese: Primäre Adenokarzinome können, wenn auch selten, ausgehen a) von Perianaldrüsen, b) von präexistenten Fisteln (perianaler Morbus Crohn). Die Schleimproduktion von muzinösen Adenokarzinomen kann wie eine entzündliche Fistelsekretion erscheinen.

Pathologische TNM-Klassifikation der Analkanalkarzinome
- pT1 Tumorgröße ≤ 2,0 cm,
- pT2 Tumorgröße > 2,0 ≤ 5,0 cm,
- pT3 Tumor > 5,0 cm,
- pT4 Tumor jeder Größe, der in Nachbarorgane (Vagina, Harnröhre, Harnblase) infiltriert,

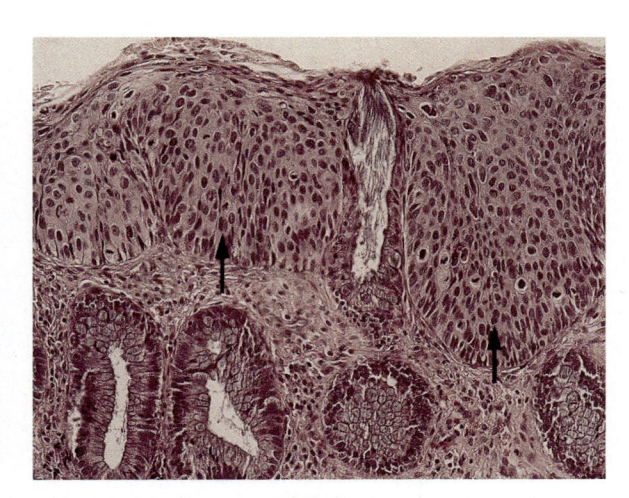

Abb. 12.**86 Anale intraepitheliale Neoplasie** mit abnormer Schichtung und Atypien des Plattenepithels in der Übergangszone (Pfeile) (HE, Vergr. 1 : 100).

pN0 keine regionären Lymphknotenmetastasen,
pN1 Metastasen in perirektalen Lymphknoten,
pN2 Metastasen unilateral in parailiakalen oder inguinalen Lymphknoten,
pN3 Metastasen bilateral in parailiakalen oder inguinalen Lymphknoten.

Anorektales Melanom

Siehe auch S. 960.

Definition: Maligner melanozytischer Tumor, der primär im Analkanal entsteht. Er gehört zur Gruppe der juxtakutanen Schleimhautmelanome.

Häufigkeit: etwa 10% der analen Malignome. Altersmedian: etwa 60 Jahre (♀:♂ = 3:1).

Pathogenese: Dieses Melanom entsteht an einem Ort, wohin kein Sonnenlicht kommt. Die Ätiologie ist bislang unbekannt. Sein zellulärer Ausgang wird den Melanozyten zugeordnet, die im Plattenepithel der Analkanalmukosa vorkommen.

Morphologie: Der Tumor wächst meistens in den oberen Analkanal vor, daher wird er häufig als anorektales Melanom bezeichnet. Sein Farbaspekt (schwarz, braun, hell) widerspiegelt den variablen Pigmentgehalt. Histologisch sind die Tumorzellen häufiger epitheloid als spindelig. Die Proliferationsaktivität ist meistens hoch.

12.8.6.2
Analrandtumoren

Sie entsprechen benignen und malignen Tumoren der äußeren Haut und Hautanhanggebilde (S. 951)

12.9
Bauchfell

Die Bauchhöhle wird von einem Bauchfell (= Peritoneum) ausgekleidet. Es besteht an der Oberfläche aus den kubischen Mesothelzellen, darunter liegt ein spezialisiertes Bindegewebe mit zahlreichen Lymph- und Blutgefäßen. Ein Teil des Bauchfells überkleidet die Innenseite der Bauchhöhle (= Peritoneum parietale), ein anderer Teil die Organe in der Bauchhöhle (= Peritoneum viscerale). Beide Peritonealblätter gewährleisten eine Verschieblichkeit der Bauch- und Beckenorgane untereinander. Diese Gleitfähigkeit wird durch geringe Mengen seröser Flüssigkeit ermöglicht, die von den Mesothelien produziert wird. Die Kapazität des Bauchfells zur Transsudation und Resorption von Wasser, Elektrolyten und Partikeln gleicht der einer Dialysemembran.

Funktionelle Läsionen entsprechen vornehmlich abnormalen Flüssigkeitsansammlungen im Bauchraum (= Aszites). Eine andere geläufige Läsion sind flächenhafte und strangförmige Verwachsungen des Bauchfells (= Briden), welche die Verschieblichkeit der Bauch- und Beckenorgane einschränken. Briden sind praktisch immer Folgezustand von Operationen oder von **entzündlichen Läsionen** (= Peritonitis). Diese haben zumeist eine infektiöse Ursache, können aber auch abakteriell entstehen. Verschiedene benigne **tumorartige Läsionen** können disseminierte Knötchenherde ausbilden und so das Vorliegen eines Tumorleidens vortäuschen. Unter den echten **neoplastischen Läsionen** sind sekundäre Tumoren wesentlich häufiger als die seltenen Primärtumoren des Peritoneums, z. B. das maligne Mesotheliom.

12.9.1
Funktionelle Läsionen

Aszites

Definition: Ansammlung eines großen Volumens von meist klarer, bernsteinfarbener Flüssigkeit in der Bauchhöhle („Bauchwassersucht"). Der Eiweißgehalt des Aszites liegt meist unter 25 g/l (= Transsudat) mit allerdings niedrigeren Albuminwerten als im Serum.

Pathogenese (s. S. 416): Die Aszitesbildung hat im Wesentlichen folgende Ursachen:
- *portale Hypertonie* infolge Leberzirrhose, Budd-Chiari-Syndrom, Pfortaderthrombose;
- *Rechtsherzversagen* mit konsekutiver venöser Stauung;
- *Eiweißmangel* (Hypalbuminämie) infolge verminderter Synthese in der Leber oder erhöhtem Verlust → Verminderung des onkotischen Drucks.

Morphologie: Die Peritonealoberfläche bleibt beim serösen Aszites nahezu unverändert glatt. Zytologisch liegen fast ausschließlich abgeschilferte Mesothelzellen vor.

+ Sonderformen:
- *entzündlicher Aszites* (häufig): bei lokaler oder diffuser Peritonitis → erhöhter Eiweißgehalt (= Exsudat);
- *hämorrhagischer Aszites* (häufig): vor allem bei Neoplasien, seltener infolge peritonealer Tuberkulose;
- *chylöser Aszites* (selten): meist infolge Lymphgefäßruptur, seltener wegen Lymphangiom → „Chylaskos";
- *muzinöser Aszites* (selten): bei Pseudomyxoma peritonei (s. u.).

Komplikationen: Neben den unmittelbaren zirkulatorischen und metabolischen Auswirkungen treten mittelbar auch mechanische Folgen auf, unter anderem Atembehinderung durch Zwerchfellhochstand, zunehmende körperliche Immobilisation, Hernien der Bauchwand.

Briden

Definition: (Häufige) strangförmige bindegewebige Verwachsungen des Bauchfells.

Pathogenese: Folgezustand einer narbigen Defektheilung nach entzündlich-fibrinöser Verklebung von benachbarten Strukturen in der Bauchhöhle. Vielfältige Ursachen sind möglich.

Komplikationen: Einschränkung oder Fehlleitung der Darmmotilität → Drehung einer Darmschlinge um ihre eigene Achse (= Volvulus) → Abschnürung von Darmschlingen samt deren Mesenterium (= Strangulation). Alle diese Läsionen können letzlich zum Subileus oder Ileus führen.

Hernie

Definition: Ausstülpungen des Bauchfells durch Lücken in der Bauchwand („Bruch"), die oft mit dem Vortreten von Eingeweiden aus der Bauchhöhle einhergehen.

Pathogenese: Durch erworbene oder angeborene Defekte in den verschiedenen Faszien- oder Muskelschichten der Bauchwand enstehen Lücken, in die sich das parietale Peritonerum einstülpen kann. Dabei sind zu unterscheiden:
- *Bruchpforte* als Lücke an besonderen Stellen der Bauchwand, z. B. Leistenkanal, Bauchnabel, Laparotomienarbe;
- *Bruchsack* als ausgestülpter Teil des parietalen Peritoneums;
- *Bruchhülle* als Strukturen, die den Bruchsack umgeben;
- *Bruchinhalt* als Inhalt des Brucksacks in Form von Eingeweideteilen;
- *Bruchwasser* als seröses Transsudat des gereizten Bauchfells im Bruchsack.

Komplikationen: Bei kompletter Einklemmung des Bruchinhalts (= Inkarzeration) werden auch die versorgenden Blutgefäße abgeklemmt → Ischämie der eingeklemmten Eingeweideteile → Nekrose, Peritonitis.

12.9.2 Entzündliche Läsionen

Alle entzündlichen Erkrankungen des Bauchfells jeglicher Ätiologie werden als Peritonitis (= Bauchfellentzündung) bezeichnet. Sie können entweder örtlich begrenzt sein (lokale Peritonitis) oder das gesamte Bauchfell erfassen (diffuse Peritonitis). Je nach zeitlichem Verlauf können akute von chronischen Formen unterschieden werden.

Bakterielle Peritonitis

Definition: Häufigste, meist akut verlaufende, eitrige Bauchfellentzündung, die klinisch als „akutes Abdomen" imponiert.

Pathogenese: Die bakterielle Infektion des Peritoneums erfolgt häufig auf endogenem, selten auf exogenem Wege. Infektionswege sind dabei:
- *Perforation* im Intestinaltrakt wie peptisches Duodenalulkus, Appendizitis, Sigmadivertikulose, Anastomoseninsuffizienz → Keime der örtlichen Darmflora gelangen in Bauchhöhle („Perforationsperitonitis");
- *Bakterientranslokation* infolge Ischämie oder bei Abwehrschwäche infolge Leberzirrhose; hier gelangen die Keime passiv vom Darmlumen in die Bauchhöhle („Translokationsperitonitis", „Spontanperitonitis");
- *Keimeinschleppung* anlässlich Aszitespunktion, Laparoskopie, minimalinvasiver Abdominalchirurgie, Peritonealdialyse („iatrogene Peritonitis");
- *hämatogene* Bakterienstreuung in Bauchhöhle bei Sepsis („metastatische Peritonitis").

Morphologie: Ein Exsudat von Fibrin, vermischt mit Leukozyten und Bakterien, führt zu lokalen oder diffusen Eiterbelägen des Peritoneums, welche die Bauchfellblätter miteinander verkleben lassen. Dabei werden die Mesothelzellen schwer geschädigt. Im Verlauf bildet sich in der Subserosa ein Granulationsgewebe aus, welches das Exsudat organisiert.

Komplikationen der Peritonitis:
1. *Paralytischer Ileus:* s. S. 698.
2. *Septischer Schock:* vor allem wegen Endotoxinämie bei Infektion mit gramnegativen Keimen.
3. *Interenterische Empyeme:* Durch fibrinöse Verklebungen kann im günstigen Falle ein Infektionsherd abgetrennt werden, so dass eine Ausbreitung der zunächst lokalen Peritonitis zur diffusen Peritonitis verhindert wird. Verbleibt das eitrige Exsudat in abgegrenzten Abschnitten des Bauchraumes, werden diese lokalen Eiteransammlungen als Empyem (bzw. ungenau auch als Abszesse) bezeichnet.
4. *Interenterische Verwachsungen:* Überlebt der Patient die akute Phase, hinterbleiben oftmals narbige Verwachsungen (Adhäsionen, Briden, s.o.).

Abakterielle Peritonitis

Definition: Seltenere, initial nichteitrige, akut oder chronisch verlaufende Bauchfellentzündung.

Pathogenese: Ganz verschiedene Reizfaktoren und Erkrankungen können auslösend wirken:
- *endogene Faktoren:* a) Sekrete: Galle, Magensaft; b) Konkremente: Mekonium; c) Metabolite: Urämie, akute Porphyrie → „toxische Peritonitis";
- *exogene Faktoren:* a) bariumhaltiges Röntgenkontrastmittel; b) talkumhaltiges Handschuhpuder → Fremdkörperperitonitis; c) chronische ambulante Peritonealdialyse → sklerosierende Peritonitis;
- *seltene Erkrankungen:* manche Kollagenosen und das hereditäre familiäre Mittelmeerfieber gehen mit einer serösen Peritonitis einher (Serositis).

12.9.3
Tumorartige Läsionen

Verschiedene gutartige Gewebeprozesse können disseminierte oder herdförmige Verdickungen des Bauchfells hervorrufen. Diese erscheinen vielfach täuschend ähnlich wie ein Tumor. Hierzu gehören:
- *Splenosis:* versprengtes Milzgewebe (s. S. 546) reorganisiert sich zu knotigen Herden.
- *Endometriose:* versprengtes Endometrium (s. S. 338) wächst in das subseröse Bindegewebe des Peritoneums oder auch weiter ins Bauchwandgewebe ein.
- *Deziduose:* Umwandlung von gestagensensitiven Bindegewebezellen des Peritoneums oder von versprengten endometrialen Stromazellen (s. o.) zu deziduaähnlichen Zellen mit breitem Zytoplasma (in der späten Schwangerschaft).

12.9.4
Neoplastische Läsionen

Die meisten Tumoren im Bauchfell sind sekundäre epitheliale Tumoren in Rahmen einer kavitären Metastasierung. Seltener sind Primärtumoren. Diese umfassen mesenchymale Tumoren im Mesenterium, wie Lymphangiome, Fibromatosen, Lipome oder Hämangiome, ferner das maligne peritoneale Mesotheliom und seine Varianten.

Lymphangiom

Definition: Tumoröse Läsion im Mesenterium bzw. Retroperitoneum, die aus ektatischen Lymphgefäßen besteht. Rund zwei Drittel sind im Mesenterium des Dünndarms gelegen, die übrigen im Omentum maius und Mesokolon.

Pathogenese: Lymphangiome entsprechen wahrscheinlich einem Hamartom der Lymphangiogenese. Die oft zu beobachtende Vergrößerung entspricht eher einer Vermehrung des flüssigen Zysteninhalts als einem echten Zellwachstum.

Morphologie: s. S. 449

Mesenteriale Fibromatose

Syn.: Desmoidtumor (desmos, gr. = Band)

Definition: Seltene, tumoröse Wucherung von subserösen Myofibroblasten im Mesenterium.

Pathogenese: Teilaspekt der familiären adenomatösen Polypose (S. 723) mit Manifestation 1–2 Jahre nach einer abdominalen Operation oder einem anderen Trauma. Gelegentlich sporadisch in Assoziation mit Hyperöstrogenismus oder Schwangerschaft.

Morphologie: s. S. 1174

Klinik und Komplikationen: Oftmals handelt es sich um einen Zufallsbefund. Nach einer Phase des schnellen Wachstums kann sich die Läsion spontan zurückbilden („ausbrennen") und tumorartige Knoten oder Platten aus zellarmem Fasergewebe hinterlassen, histologisch ähnlich einem Ligament (daher der Name „Desmoid"). Metastasen treten nicht auf, wohl aber lokale Rezidive nach Resektion. Bei Ummauerung von Mesenterialgefäßen → chronische Ischämie; Kurzdarmsyndrom.

Peritoneales malignes Mesotheliom

Definition: Seltener maligner Primärtumor des Peritoneums mit mesothelialer Differenzierung.

Inzidenz: etwa 0,05 : 1 000 000; Altersmedian: etwa 60 Jahre (♂ : ♀ = 4 : 1).

Pathogenese: Ein Teil der männlichen Patienten war asbestexponiert. Die mittlere Latenzzeit zwischen Asbestexposition und Tumordiagnose beträgt etwa 25 Jahre. Daneben spielen offenbar auch noch andere Faktoren ein Rolle.

Morphologie: Der Tumor wächst charakteristischerweise entlang der peritonealen Oberfläche, mit folgenden makroskopischen Mustern:
- *diffuser Typ* mit flächenhafter oder plattenartiger, mehrere Zentimeter dicker Ausdehnung (Abb. 12.**87**),
- *multinodulärer Typ* mit Millimeter bis Zentimeter großen Tumorknoten.

Die Histologie entspricht dem Pleuramesotheliom (S. 644).

Klinik: Blähbauch, Verdauungsstörung, Gewichtsabnahme, maligner Aszites. Gelegentlich sekundäre Infiltration in die Organe der Bauchhöhle. Lymphknoten- und Fernmetastasen sind nicht selten.

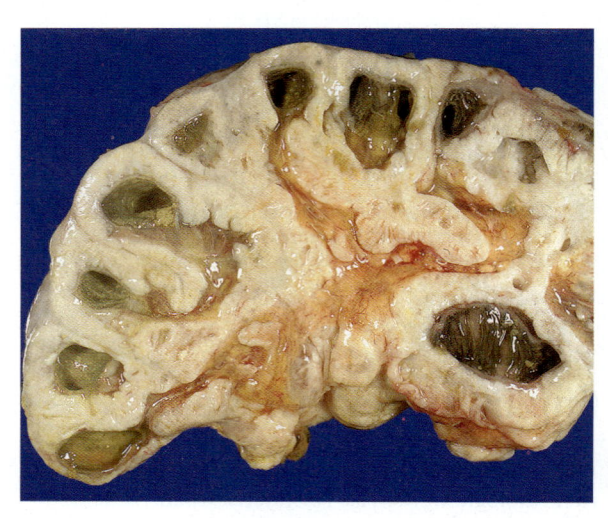

Abb. 12.**87** Peritoneales Mesotheliom (diffuser Typ) mit flächenhafter Ausdehnung entlang der peritonealen Oberfläche und Umwachsung der Darmschlingen.

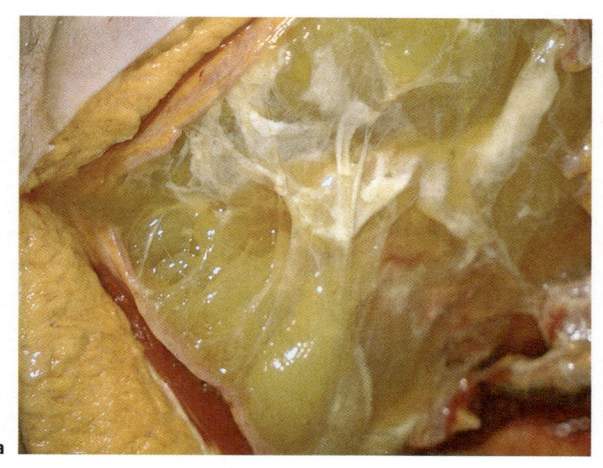

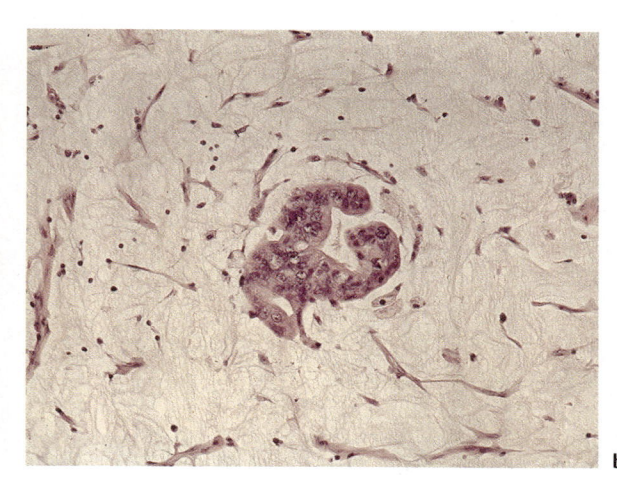

Abb. 12.88 **Pseudomyxoma peritonei:**
a Gallertbauch mit geleeartiger Ausfüllung des Bauchraums von Schleimmassen;
b Komplexe von atypischen Epithelzellen schwimmen innerhalb von Schleimmassen (51-jährige Frau mit rupturiertem muzinösem Zystadenokarzinom der Appendix; HE, Vergr: 1 : 100).

Pseudomyxoma peritonei

Definition: Klinische Sammelbezeichnung für eine Ansammlung von Schleimmaterial in der Bauchhöhle, unabhängig davon, ob gleichzeitig auch schleimbildende Epithelien vorliegen.

Pathogenese und Morphologie: Folgende 3 Formen sind zu unterscheiden:
- *Azelluläre Form* (selten): Schleimansammlung ohne Epithelimplantate. Ursächlich liegt meist eine geplatzte obstruktive Mukozele der Appendix vor. Prognose: gut (Abb. 12.88 a).
- *Zelluläre Form ohne Atypien* (häufig): Schleimansammlung mit vitalen Implantaten eines muzinösen Epithels ohne Zellatypien. Ursächlich liegt dann meist ein muzinöses Zystadenom der Appendix, gelegentlich auch ein muzinöser Borderline-Tumor des Ovars vor (disseminierte peritoneale Adenomuzinose). Prognose: intermediär.
- *Zelluläre Form mit Atypien* (weniger häufig): Schleimansammlung mit Implantaten von atypischen Einzelzellen (Siegelringzellen) oder adenoiden schleimbildenden Zellgruppen mit Atypien (Abb. 12.88 b). Ursächlich liegt ein muzinöses Zystadenokarzinom der Appendix, seltener des Ovars oder ein anderweitiger Tumor des Verdauungstraktes zugrunde. Prognose: ungünstig.

Peritonealkarzinose

Definition: Sammelbegriff für eine disseminierte peritoneale Metastasierung durch verschiedene maligne epitheliale Tumoren.

Pathogenese: Meist liegt ein fortgeschrittenes Ovarialkarzinom oder ein Magenkarzinom vom diffusen Typ (Siegelringzellen) vor. Weitere geläufige Primärtumoren sind ein duktales Pankreaskarzinom (meist im Schwanz), ein kolorektales Adenokarzinom, ein lobulär-invasives Mammakarzinom (Siegelringzellen) oder seltener das Becherzellkarzinoid der Appendix (Siegelringzellen). Die Tumorzellen besiedeln bevorzugt den Mesenterialansatz und als tiefste Stelle der Bauchhöhle bei Frauen die Excavatio rectouterina (Douglas-Raum), bei Männern die Excavatio rectovesicalis.

Komplikationen: Eine fortgeschrittene Karzinose reduziert die funktionelle Kapazität des Bauchfells, Wasser zu resorbieren. So entsteht häufig ein maligner hämorrhagischer Aszites (mit zytologisch nachweisbaren Tumorzellen). Oft werden vom Peritoneum aus sekundär die Bauch- oder Beckenorgane tumorös infiltriert.

Der Gastrointestinaltrakt dient der Aufbereitung des Nahrungsbreis zu resorbierbaren Nähr- und Baustoffen. Was als unverdaulich übrigbleibt, wird als Kot ausgeschieden. Damit dieser Verdauungsprozess reibungslos ablaufen kann, schaltet der Organismus noch eine Reihe von enzymatischen Zerkleinerungsmaschinen in Form proteolytischer Sekrete der Bauchspeicheldrüse, aber auch Fettemulgierungsmittel in Form der in der Leber gebildeten Galle ein. Im folgenden Kapitel werden deshalb Erkrankungen solcher Organe besprochen, die Zulieferorgane des Magen-Darm-Traktes sind: das *hepatopankreatische System*.

13 Hepatopankreatisches System

L. Bianchi, H. Denk, M. Stolte, A. Walch, U.-N. Riede

13.1	**Leberparenchym** 736	**13.2**	**Intrahepatische Gallenwege** 780
13.1.1	**Reaktionsmuster** 736	13.2.1	**Reaktionsmuster** 780
	Intrazelluläre Akkumulationen 736	13.2.2	**Ontogenetische Läsionen** 783
	Degenerative Zellläsionen 739	13.2.3	**Entzündliche Läsionen** 784
	Regeneration 743	13.2.4	**Terminale Läsionen** 787
	Fibrosen 744		Leberzirrhose 787
	Leberzirrhose 746		Folgekrankheiten 789
	Portalfeldkonfiguration 746		Neoplastische Läsionen 791
13.1.2	**Ontogenetische Läsionen** 747	**13.3**	**Extrahepatische Gallenwege** 792
	Anatomische Leberanomalien 747	13.3.1	**Ontogenetische Läsionen** 793
	Gefäßanomalien 748	13.3.2	**Metabolische Läsionen** 793
13.1.3	**Metabolische Läsionen** 748		Cholesteatose 793
13.1.4	**Zirkulatorische Läsionen** 750		Cholelithiasis 793
	Systemische Läsionen 750	13.3.3	**Entzündliche Läsionen** 795
	Intrahepatische Kreislaufstörungen 751	13.3.4	**Neoplastische Läsionen** 797
	Pfortaderhochdruck 755	**13.4**	**Pankreas** 798
13.1.5	**Entzündliche Läsionen** 755	13.4.1	**Ontogenetische Läsionen** 799
	Akute Virushepatitis 755	13.4.2	**Metabolische Läsionen** 800
	Chronische Hepatitis 759	13.4.3	**Entzündliche Läsionen** 801
	Ätiologische Hepatitisformen 761	13.4.4	**Neoplastische Läsionen** 805
	Begleithepatitis 766		Pankreasadenome 805
	Fokale Leberentzündung 768		Pankreaskarzinome 806
	Transplantationsläsionen 769		
13.1.6	**Toxische Läsionen** 770		
	Alkoholhepatopathien 770		
	Toxische Hepatopathien 772		
	Graviditätshepatopathie 773		
13.1.7	**Terminale Läsionen** 774		
13.1.8	**Tumorartige Läsionen** 774		
13.1.9	**Neoplastische Läsionen** 774		
	Benigne Tumoren 774		
	Maligne Tumoren 775		
	Metastasen 779		

13.1 Leberparenchym

Die Leber (lat. hepar) kann ihre zahlreichen Aufgaben nur dann erfüllen, wenn ihr funktioneller Aufbau eine ordnungsgemäße Durchblutung und einen ungestörten Abfluss der Galle gewährleistet. Dieser Anforderung wird bereits in der Organogenese Rechnung getragen, so dass sich die meisten **ontogenetischen Läsionen** in Störungen der Gefäß- und/oder Gallengangarchitektur äußern. Da die intrahepatischen Gallengänge sich von den gleichen Vorläuferzellen herleiten wie die Leberparenchymzellen (= Hepatozyten), werden ihre Veränderungen getrennt von denjenigen der extrahepatischen Gallengänge besprochen. Darüber hinaus sind Erkrankungen der intrahepatischen Gallengänge eine „Domäne der Internisten" und Erkrankungen der extrahepatischen Gallengänge eine „Domäne der Chirurgen".

Auf der Suche nach der kleinsten morphologisch fassbaren Funktionseinheit der Leber wurden verschiedene Modelle entwickelt (Abb. 13.1). Unter ihnen hat das Leberläppchen wegen seiner leichten histologischen Orientierbarkeit einen deskriptiven, der Leberazinus mit seinen drei mikrozirkulatorischen Zonen einen funktionellen Stellenwert. Ein „Komplexazinus" besteht aus drei „einfachen Leberazini", die von einem gemeinsamen Gefäßstiel versorgt werden. Jedem der Modelle liegt eine normalerweise einzellige, plattenförmige Anordnung der Hepatozyten zugrunde, die je nach Schnittaspekt als Lebertrabekel oder als Leberzellplatten bezeichnet werden und auf die „terminale hepatische Venule" (= Zentralvene) zulaufen.

Als größte Drüse des menschlichen Organismus – sie wiegt normalerweise 1500 g – nimmt die Leber Stoffe aus dem Blut auf, vor allem aus dem intestinalen Einzugsgebiet, verstoffwechselt und „entgiftet" sie. Daneben baut sie aber auch Blutfarbstoff aus zugrunde gegangenen Erythrozyten ab und sorgt dafür, dass Cholesterin über die von ihr produzierte Galleflüssigkeit ausgeschieden wird. Da die Leber wegen ihrer organspezifischen Makrophagen ins Makrophagensystem eingebunden ist, verwundert es nicht, dass sie in einige angeborene Stoffwechselstörungen involviert ist, und sei es nur, dass sie bestimmte Schlüsselstoffe speichert. Demzufolge sind alle **metabolischen Läsionen** der Leber gewissermaßen auch **funktionelle Läsionen**. Die klinisch auffälligsten sind dabei Störungen der Bilirubin- und Galleausscheidung, die bereits bei den Störungen des Pigmentstoffwechsels besprochen wurden und als Ikterus/Cholestase auffallen.

Entzündliche Läsionen können je nach Ätiologie und Erreger lymphozytären, granulomatösen oder abszedierenden Charakter haben. Bei einigen viralen Erkrankungen ist die Leber nur ein Seitenschauplatz einer allgemeinen Infektionskrankheit. Solche Leberaffektionen werden deshalb als (Virus-)Begleithepatitis bezeichnet und von den eigentlichen Virushepatitiden abgegrenzt. Letztere werden durch solche Viren ausgelöst, die es ganz besonders auf die Leberzellen abgesehen haben (Hepatotropismus). Dabei sind aktivierte Lymphozyten in der Lage, hepatotrope Viren zu eliminieren, was aber für die betroffenen Hepatozyten den Tod bedeutet. Diese lymphozytären Scharmützel können sich in Form einer chronischen Hepatitis jahrelang hinziehen, bis schließlich die ursprüngliche Histoarchitektur der Leber wegen des entzündlich-narbigen Umbaus nicht mehr zu erkennen ist. Dazu sind aber auch einige chemische Schadstoffe, z. B. Alkohol, und Arzneimittel im Rahmen **toxischer Läsionen** sowie bestimmte Abfallprodukte des Stoffwechsels im Rahmen metabolischer Läsionen imstande. Dank ihrer außergewöhnlichen Regenerationsfähigkeit – die Leber steckt Schädigungen von bis zu zwei Dritteln des Gesamtgewebes ohne weiteres weg! – kann sie eine permanente oder schubweise Zellzerstörung bis zu einem gewissen Grad ausgleichen. Beeinträchtigen aber die Leberschäden die funktionelle Histoarchitektur (Leberazinus) mit Bildung von Narbengewebe und portokavaler Umleitung der intrahepatischen Mikrozirkulation, so resultiert ein knotiger Leberumbau mit narbiger Schrumpfung, was man als Leberzirrhose bezeichnet. Diese **terminale Läsion** ist gleichsam eine gemeinsame Endstrecke aller schweren ontogenetischen, metabolischen, entzündlichen und toxischen Läsionen und impliziert eine tiefgreifende irreversible Leberschädigung. Sie stellt letztlich ein Bindeglied zu den **neoplastischen Läsionen** einerseits in Form der Leberzellkarzinome und andererseits in Form von Cholangiokarzinomen dar. Entsprechend dem Gefäßreichtum der Leber dominieren unter den benignen Tumoren die Hämangiome. Dieser Gefäßreichtum macht die Leber auch zu einem häufigen Absiedlungsort für Tumorzellen aus anderen Organen.

13.1.1 Reaktionsmuster

Die Leber ist zwar außerordentlich anpassungsfähig, beantwortet aber die Vielzahl an Schädigungen mit recht wenigen, aber gut definierten Reaktionsmustern. Sie werden deshalb im Folgenden den eigentlichen Lebererkrankungen vorangestellt.

13.1.1.1 Intrazelluläre Akkumulationen

Derartige Schäden führen nicht zwangsläufig zum Zelltod. In der Regel gehen sie mit einer mehr oder weniger umschriebenen Anhäufung von Stoffwechselmetaboliten, Sekret- oder Syntheseprodukten einher oder beruhen auf einer pathologischen Organellenvermehrung.

13.1 Leberparenchym

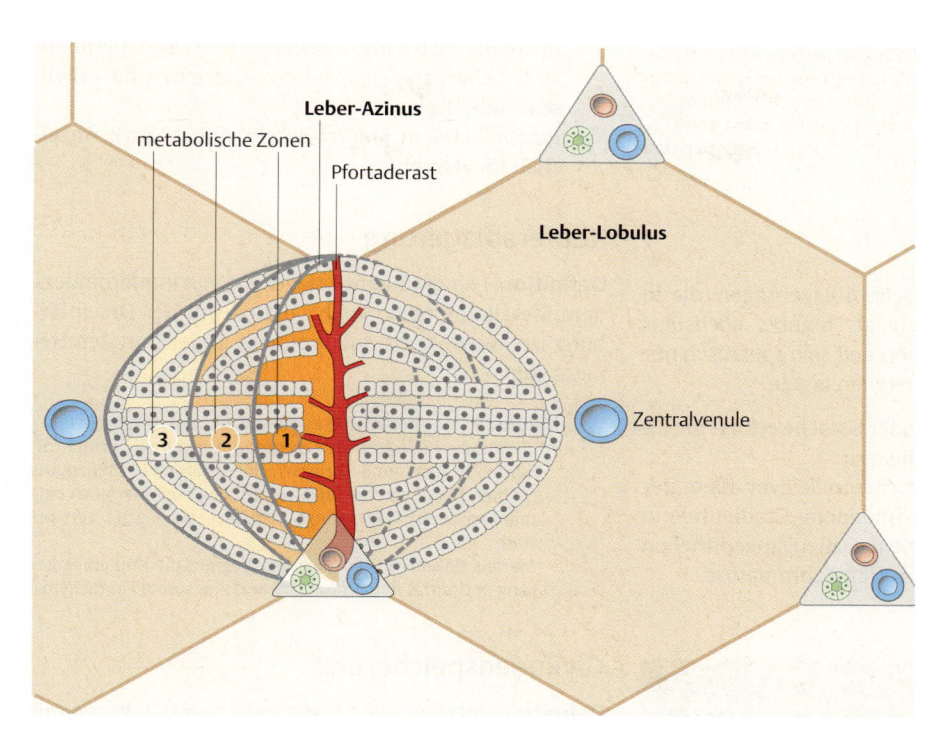

Abb. 13.1 Funktionseinheit der Leber: wichtigste Modelle. Braun: das sechseckige Kiernan-Leberläppchen (Lobulus) mit der zentralen hepatischen Venule (= Zentralvene) im Zentrum und den Portalfeldern in der Peripherie. Es wird immer noch zur Beschreibung von Leberparenchymschäden benutzt.

Orange bis gelb: der ovaloide Rappaport-Leberazinus mit einem terminalen Pfortaderast (rot) als Achse und der „Zentralvene" in der Peripherie. In diesem Leberazinus lassen sich drei metabolische Zonen abgrenzen: Die Zone 1 ist nährstoffreich, die Zone 3 nährstoffarm. Diese zonale Gliederung tritt besonders bei Blutstauung, ischämischen, toxischen und viralen Nekrosen zutage.

Leberzellverfettung

Allgemeine Definition: Es handelt sich um eine intrazelluläre Triglyzeridanhäufung, die konventionell-histologisch wegen der fixationsbedingten Herauslösung der Fette als leere Zytoplasmavakuolen imponieren (Abb. 13.2). Je nach Größe der Fetttropfen unterscheidet man die im Folgenden dargestellten Formen.

Grobtropfige Verfettung

Definition: Diese kern- bis zellgroßen Fetttropfen sind nicht membranumhüllt.

Pathogenese: Sie entsteht im Rahmen einiger Erkrankungen, die mit dem Fettstoffwechsel interferieren, vermutlich durch Vereinigung ursprünglich kleiner Fetttropfen. Ist mehr als die Hälfte des Leberparenchyms verfettet, bezeichnet man dies als Fettleber.

✚ **Klinik:** Diese Läsion ist typisch für Alkoholkrankheit, Adipositas und Diabetes mellitus.

Kleintropfige Verfettung

Definition: Die feinen Fetttropfen, nicht größer als der Zellkern, sind membranumhüllt und bilden Fettvakuolen.

Pathogenese: Die akute, ausschließlich feintropfige Leberverfettung geht auf eine Störung der mitochondrialen β-Oxidation zurück. Sie ist besonders gefährlich, weil sie nicht nur aus akkumulierten Triglyzeriden besteht, sondern auch aus toxischen(!) freien Fettsäuren.

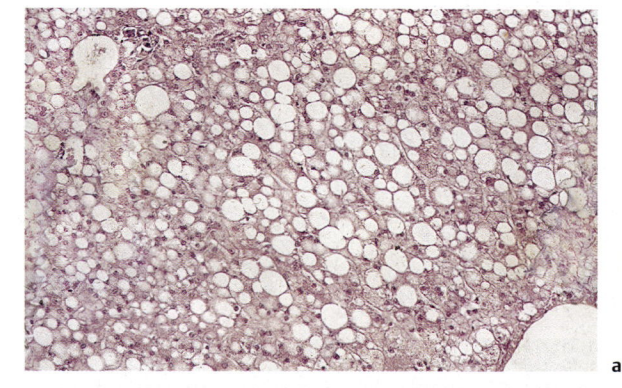

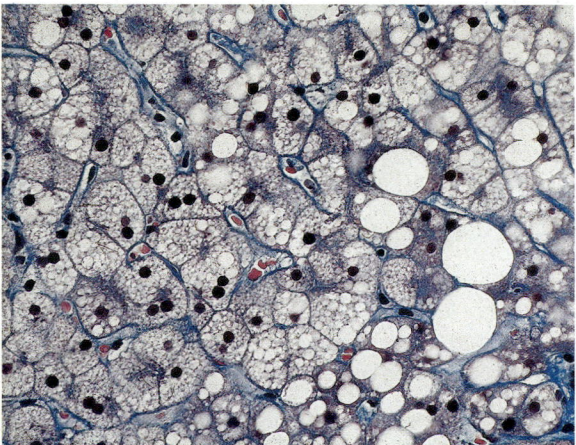

Abb. 13.2 Hepatozelluläre Verfettungsmuster:
a Großtropfige Verfettung (HE, Vergr. 1 : 100);
b gemischttropfige Verfettung (CAB, Vergr. 1 : 100).

Klinik: Diese Läsion ist typisch für Schwangerschaftsfettleber, Reye-Syndrom bei Kindern, Wirkung bestimmter Medikamente wie Tetrazykline; selten für akute schwere Alkoholintoxikation. Häufig kommt es dabei zu einem akuten Koma ohne Leberzellnekrose, weil die gesamte Mitochondrienfunktion lahmgelegt ist.

Eisenablagerung

Definition: Intrazytoplasmatische Ablagerungen, die in der konventionellen Histologie als braune, höchstens 1 μm große Körnchen erscheinen und sich spezifisch mit der Berliner-Blau-Reaktion darstellen lassen.

Pathogenese: Je nach auslösender Ursache erfolgt die Eisenablagerung in folgenden Mustern:
- *Prädominant in Leberparenchymzellen* vor allem der Periportalzone mit abnehmendem Gradienten in Richtung Zentralvene sowie in Gallengangepithelien (Abb. 13.3 a): Anzeichen für Hämochromatose.
- *In Kupffer-Zellen* und in zwei bis drei Lagen perilobulärer Leberparenchymzellen: Anzeichen für ethylische Siderose.
- *Prädominant in Kupffer-Zellen* (Abb. 13.3 b): Anzeichen für Hämolyse.

Kupferablagerung

Definition: Feingranuläre Ablagerung von kupferbindendem Metallothionein, das bevorzugt mit der Orceinfärbung nachweisbar ist; prädominant in periportalen Hepatozyten.

Klinik: Die intrahepatische Kupferablagerung ist typisch für:
- *Chronische cholestatische Lebererkrankungen* wie primär biliäre Zirrhose und primär sklerosierende Cholangitis (S. 786), bei denen die intrahepatischen (seltener auch extrahepatischen) Gallengänge erheblich oder ganz zerstört sind;
- *Morbus Wilson* (S. 70): Auch hier beginnt die Kupferablagerung periportal und erfasst später das gesamte Parenchym.

Glykogenspeicherung

Definition: Intrazelluläre Speicherung von Glykogen mit Vergrößerung und Aufhellung des Zytoplasmas sowie mit prominenter Zeichnung der Zellmembran (Pflanzenzell-Aspekt).

Klinik: Die Läsion kommt bei den verschiedenen genetisch bedingten Glykogenspeicherkrankheiten (S. 71) vor. Eine besondere histologische Erscheinungsform ist das Amylopektin bei Glykogenose Typ IV, das einer HBs-Antigen-haltigen Milchglaszelle sehr ähnlich ist.

Korpuskuläre Zytoplasmaeinschlüsse

Definition: Rundliche, als Globuli (Kügelchen) oder Granula (Körnchen) imponierende Einschlüsse im hepatozellulären Zytoplasma.

α_1-Antitrypsin-Korpuskel: 1–10 μm große, eosinophil-hyaline, nach Diastaseverdauung PAS-positive Korpuskel in periportalen Hepatozyten aus α_1-Antitrypsin, die bezüglich des Leberläppchens zentripetal abnehmend im rauen endoplasmatischen Retikulum (RER) akkumulieren.

Klinik: Diese Korpuskel sind für einen hereditären α_1-Antitrypsin-Mangel (S. 41) typisch.

Fibrinogen: Eosinophil-hyaline Korpuskel aus Fibrinogen (immunhistochemische Sicherung!), die im RER akkumulieren.

Klinik: Diese Korpuskel sind für die sehr seltene Fibrinogenspeicherkrankheit typisch.

Megamitochondrien (S. 20): Hyaline, am besten in der CAB-Färbung als brillantrote, PAS-negative Korpuskel erkennbar. Sie können bis zu kerngroß werden (Abb. 13.4)

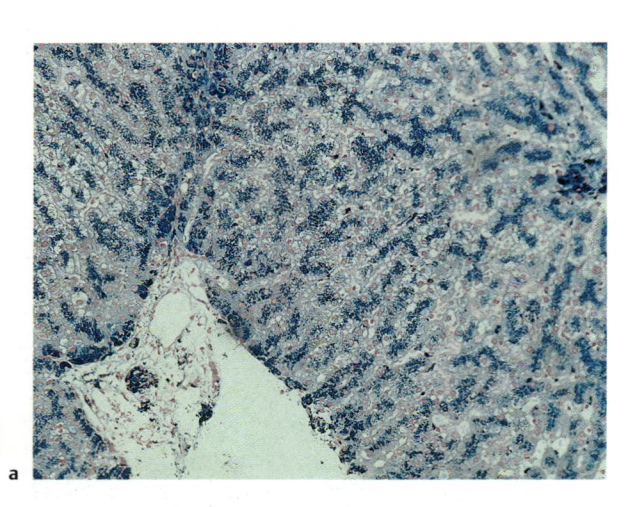

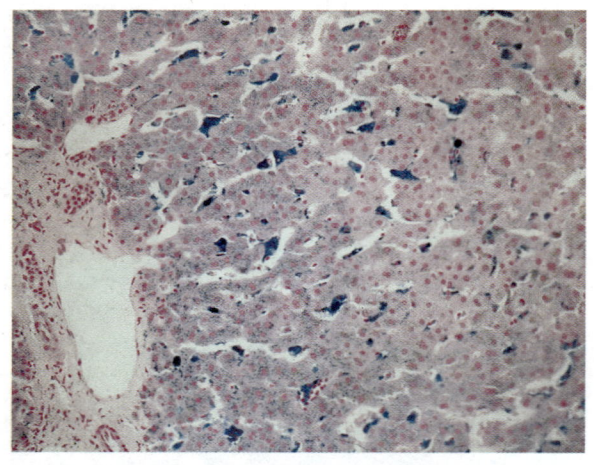

Abb. 13.3 **Hepatische Eisenablagerungsmuster:**
a Ablagerung in Hepatozyten und Gallengangepithelien; Prototyp: Hämochromatose (Berliner Blau, Vergr. 1:75);
b Ablagerung in Kupffer-Zellen; Prototyp: Hämolyse (Berliner Blau, Vergr. 1:75).

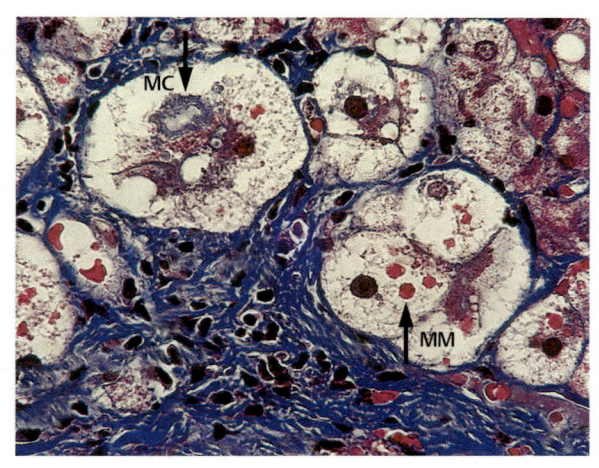

Abb. 13.**4 Megamitochondrien** als korpuskuläre Zytoplasmaeinschlüsse (MM) sowie intrazytoplasmatische Schlieren in Form von Mallory-Körpern (MC) bei ethylischer Steatohepatitis (CAB, Vergr. 1:200).

und besitzen Kugel- oder Zigarrenform. Davon zu unterscheiden sind die PAS-positiven Lysosomen, die sich in der CAB-Färbung blau anfärben.

+ **Klinik:** Die Megamitochondrien sind indikativ für die ethylische oder nichtethylische Steatohepatitis (S. 770). Sie treten sehr rasch auf und verschwinden mit dem Sistieren der Noxe.

Lipofuszingranula in Form bräunlich pigmentierter, bevorzugt peribiliärer Körnchen in Hepatozyten (S. 26): Sie treten physiologischerweise im höheren Alter auf (braune Leberatrophie). Die gleiche Veränderung findet man auch bei schweren Erkrankungen mit Kachexie oder langjährigem Phenacetinabusus.

Zeroidgranula: Sie imponieren als lipofuszinähnliche, bräunliche, PAS-positive, diastaseresistente feinstkörnige Pigmentgranula in Kupffer-Zellen und Makrophagen (Zeroidmakrophagen; S. 26). Sie markieren den phagozytotischen Abräumzustand von zugrunde gegangenen Leberzellen (Nekrosezeroid).

Nichtkorpuskuläre Zytoplasmaläsionen

Milchglaszellen (ground glass cells): Ihnen liegt eine massive Proliferation des glatten endoplasmatischen Retikulums (SER, S. 17) zugrunde, die dem Zytoplasma der überdies vergrößerten Leberzellen einen milchglasartigen Aspekt verleiht. Sie kommen in folgenden Varianten vor:
- *Fokale (einschlussartige) Zytoplasmahomogenisierung* wegen überschießender HBs-Produktion bei Virushepatitis B (Abb. 13.**5** a) im SER;
- *diffuse Zytoplasmahomogenisierung* wegen überschießender Bildung von SER durch Induktion arzneimittelabbauender Enzyme (S. 18).

Mallory-Korpuskel (Pathogenese, Morphologie s. S. 32): Dies sind unregelmäßig begrenzte, pfützenförmige, eosinophile und hyaline Gebilde aus kollabiertem Zytoskelett im perinukleären Zytoplasma der Leberzellen (Abb. 13.**5** c–e).

+ **Klinik:** Mallory-Körper treten bei folgenden Leberkrankheiten auf:
  - ethyltoxischer Hepatitis zusammen mit Maschendrahtfibrose (s. u.);
  - nichtethylischer Steatohepatitis (= NASH) bei Adipositas, Diabetes mellitus, Corticoidtherapie, medikamentös-toxische Schädigung z. B. durch Perhexilenmaleat;
  - Morbus Wilson (S. 70);
  - intestinaler Bypass-Anlage wegen Adipositas, Bulimie;
  - rezidivierender, nodulärer febriler Pannikulitis (Morbus Weber-Christian);
  - Abetalipoproteinämie;
  - cholestatischen Mallory-Korpuskeln (s. u.) bei schwerer chronischer Cholestase als Zeichen der raschen Progredienz eines Leberleidens zur Leberzirrhose oder -insuffizienz.

13.1.1.2
Degenerative Zellläsionen

Sie basieren oft auf einer irreversiblen Zellschädigung, die letztlich zum Zelltod und damit zur Nekrose (S. 127) führt und manifestieren sich in den im Folgenden besprochenen Formen.

Hydropische Zellschwellung

Definition: Aufgrund von Wassereinstrom mit Ballonierung einhergehende Zellschwellung (ballooning degeneration) in zentrilobulären Abschnitten.

Pathogenese (S. 17, 31): Die entsprechenden Ionenpumpen werden durch ischämische Hypoxidose, Zellgifte oder immunologische Zytotoxizität gewissermaßen paralysiert → Wassereinstrom.

Morphologie: Die Leberzellen sind stark geschwollen, das Zytoplasma ist so rarefiziert, dass nur noch blasse, schwach eosinophile, wolkig bis netzartige Reste zurückbleiben, die meist perinukleär oder gelegentlich entlang der Zellmembran kondensieren (Ballonzellen). Wegen der zugrunde liegenden Membranschäden können die betroffenen Zellen zu mehrkernigen Zellen konfluieren. Schließlich schwillt auch der erblassende Zellkern und löst sich auf (Karyolyse). Laborchemisch drückt sich dies in erhöhten Werten der Aminotransferasen aus. Die hydropische Zellschwellung (S. 17) ist grundsätzlich reversibel. Sie ist ein fakultatives Vorstadium der lytischen Zellnekrose (s. u.) und ist von der ethylischen Klarzellbildung abzutrennen.

+ **Klinik:** Die Läsion findet man vorwiegend bei ikterischer Virushepatitis, seltener bei medikamentös-toxischer Leberschädigung.

Lytische Zellnekrose

Definition: Mit Auflösung der Zell- und Kernmembran (Zyto-, Karyolyse) einhergehender Zelluntergang als fakultative Folge einer hydropischen Zellschwellung.

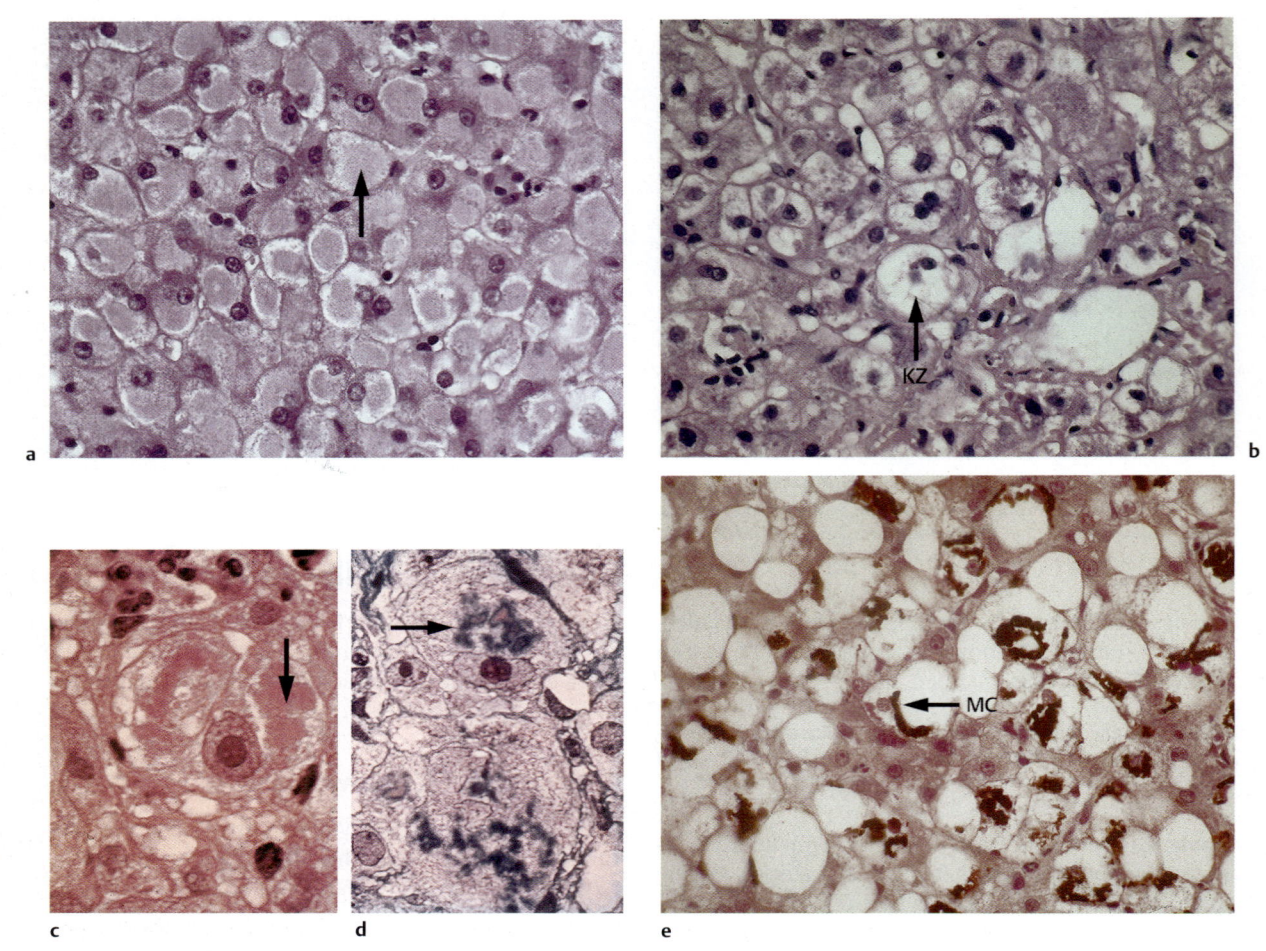

Abb. 13.5 **Amorphe hepatozelluläre Zytoplasmaeinschlüsse:**
a Milchglashepatozyten: Mit homogenem, feingranulärem Zytoplasma (Pfeil) als Ausdruck einer SER-Hyperplasie, in diesem Fall HBs-Antigen im glatten endoplasmatischen Retikulum (HE, Vergr. 1 : 100);
b steatohepatitische Klarzelle (KZ; HE, Vergr. 1 : 100);
c–e Mallory-Körper (MC) als ubiquitinisiertes, intrazytoplasmatisches Hyalin (**c** HE, **d** CAB, **e** IH-Ubiquitin; Vergr. 1 : 300).

Morphologie: Lytische Zellnekrosen erscheinen als Einzelzell-, häufiger als Gruppen- oder konfluierende Nekrosen (s. u.). Sie spielen (z. B. bei Virushepatitis) quantitativ eine wichtigere Rolle als die apoptotischen Schrumpfnekrosen. Da sie aber im Gegensatz zu diesen sehr rasch von Makrophagen und Kupffer-Zellen phagozytiert und weggeräumt werden, sind sie kurzlebig und fallen weniger auf.

Klinik: Die Läsion kommt vorwiegend bei Virushepatitiden vor.

Steatohepatitische Klarzellen

Definition: Durch Retraktion und Kollaps des keratinhaltigen Zytoskeletts entstandene helle, „wasserklare" Leberzellen (= alkoholische Klarzellen, cellules claires éthyliques).

Morphologie: Die betroffenen, vorwiegend perivenulär gelegenen Hepatozyten sind geschwollen, im Vollstadium wasserklar und abgerundet (vgl. Abb. 13.5 b). Ihre Zellmembran ist im Gegensatz zu (virus-)hepatitisch geschwollenen Zellen wie mit Bleistift scharf konturiert. Ihr Zellkern ist samt Nukleolus (im Gegensatz zu virushepatitisch geschwollenen Zellen) anabol vergrößert.

Netznekrose

Definition: Netzartige Zytoskelettkondensation in geschwollenen Hepatozyten der Azinuszone 1. Sie tritt vorwiegend bei lang dauernder Cholestase auf, typischerweise infolge portalen Gallengangschwunds.

Pathogenese: Vermutlich wegen der Detergenzienwirkung von Gallesalzen (Cholatstase) kollabiert das zytokeratinhaltige Zytoskelett zu einer strähnigen Netzstruktur. Gleichzeitig wird es durch Gallesalze (farblos) und durch

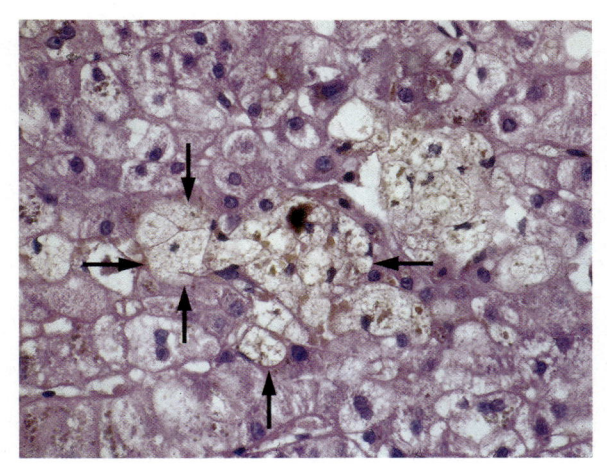

Abb. 13.**6** **Netznekrose der Leberzelle** (Pfeile): netzartig-gallig beschlagenes, hydropisch degeneriertes Zytoplasma (HE, Vergr. 1 : 100).

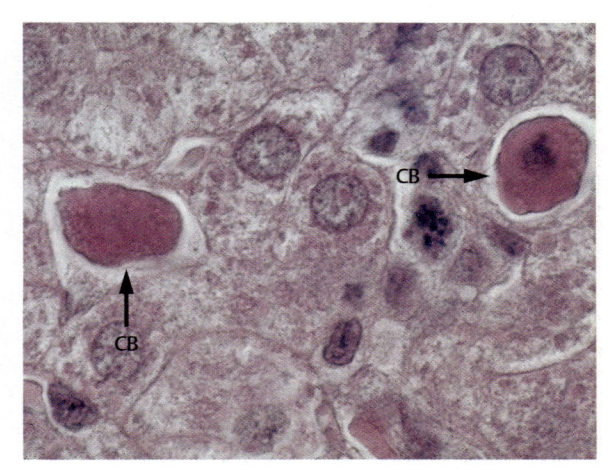

Abb. 13.**7** **Letale Hepatozytenschäden**: Councilman-Bodies (CB; HE, Vergr. 1 : 200).

Bilirubin (gelbbraun) imprägniert. Durch die Akkumulation von Kupfer (Orceinfärbung!) kommt noch ein granulärer Aspekt hinzu. Das weitere Schicksal besteht darin, dass das geschädigte Zytoskelett entweder zu cholestatischen Mallory-Korpuskeln umgewandelt wird oder dass die Zelle schließlich zugrunde geht (Abb. 13.**6**).

Apoptotischer Zelltod

Definition, Pathogenese und Morphologie (S. 124, 131): Es handelt sich um ein Absterben von Zellen mittels eines „Todesprogramms", das von der Zelle selbst oder nach entsprechender Kontaktnahme („kiss of death") von Abwehrzellen (Lymphozyten) des Organismus ausgelöst wird. Es führt schließlich zur Schrumpfnekrose der betroffenen Zelle in Form einer Einzelzellnekrose. Je nachdem, auf welcher Stufe der Apoptose die sterbende Zelle histologisch erfasst wird, resultieren folgende charakteristische Läsionen:

- *Azidophile Körper* (= azidophile Degeneration, Councilman-Korpuskel/-Bodies): Die Veränderung beginnt mit einer kondensationsbedingten Zytoplasmaeosinophilie und homogenen Pyknose des Zellkerns. Wegen der Kondensation verformt sich die sterbende Zelle zu rhomboiden oder zeltförmigen Gebilden („Pannendreieck-Zellen"). Sie rundet sich schließlich ab und verliert den Kontakt zu den Nachbarzellen. Da sie in dieser Form offenbar schlecht phagozytierbar ist, bleibt sie – wahllos im Leberläppchen verteilt – als isolierter azidophiler Korpuskel (Councilman-Bodies) liegen (Abb. 13.**7**).
- *Apoptosekörper*: In diesem Fall zerbröselt der Zellkern (Karyorrhexis), und die sterbende Zelle zerfällt explosionsartig in mehrere Teile. Diese werden von umliegenden Histiozyten oder benachbarten Leberzellen phagozytiert.

Klinik: Azidophile Korpuskel sind als Einzelzellnekrosen typisch bei:
- Virushepatitis,
- Zelltod von Leberzellen bei Piecemeal-Nekrose,
- Zelltod von Gallengangepithelien bei Transplantatabstoßung oder Graft-versus-Host-Disease.

Flecknekrose

Syn.: spotty necrosis

Definition: Dies sind kleine, über das Läppchen wahllos verteilte, lymphohistiozytäre fokale Zellaggregate, in denen histologisch keine hepatozellulären Reste (mehr) nachweisbar sind. Sie verraten jedoch den vorausgegangenen, meist apoptotischen Zelltod (Abb. 13.**8 a**).

Da Funktion und Regeneration des Leberparenchyms eng mit der Histoarchitektur verbunden sind, ist es wichtig zu wissen, in welchem Umfang und Verteilungsmuster der Nekroseprozess die Läppchenstruktur oder den Leberazinus zerstört hat. Dabei werden neben den bereits erwähnten Einzelzellnekrosen folgende diagnostisch wichtige Gruppenzellnekrosen unterschieden.

Konfluierende Nekrose

Definition: Sie besteht aus einer großen Gruppe (> 15 Zellen) aneinanderliegender Leberzellen mit meist lytischer Zellnekrose in typischer territorialer Lokalisation und Ausbreitung.

Pathogenese: Diese Nekroseform beginnt in Nähe der Zentralvenulen und kann sich entlang der mikrozirkulatorisch peripheren Azinuszonen (Zone 3) ausbreiten. Dies erklärt ihre Bogenform im histologischen Schnittbild und entspricht räumlich einem aufgespannten Regenschirm (Abb. 13.**9**). Eine perivenuläre konfluierende Nekrose wird oft durch eine narbenfreie Regeneration gedeckt. Sowie sie aber ausgedehnt und brückenbildend

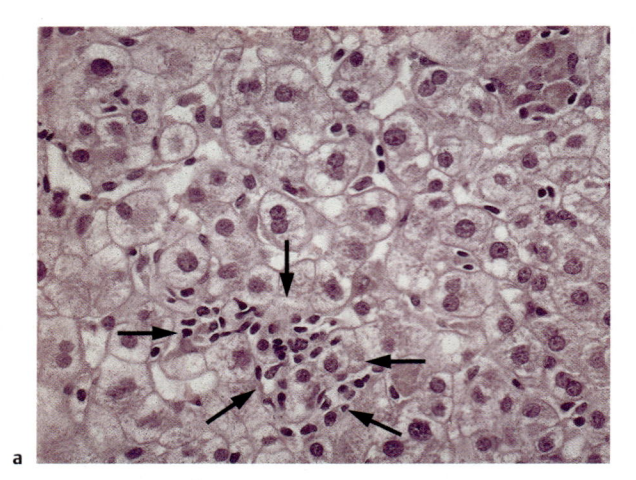

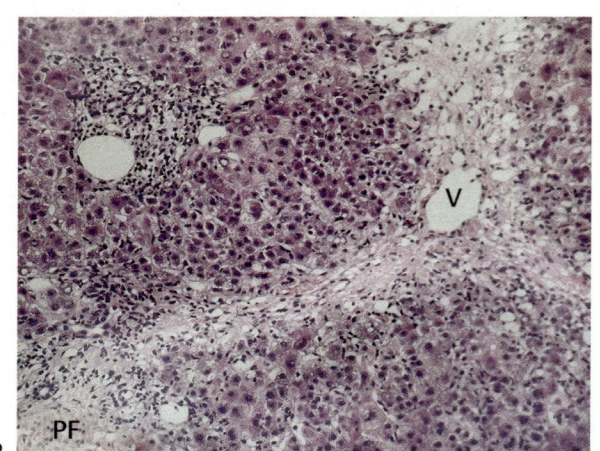

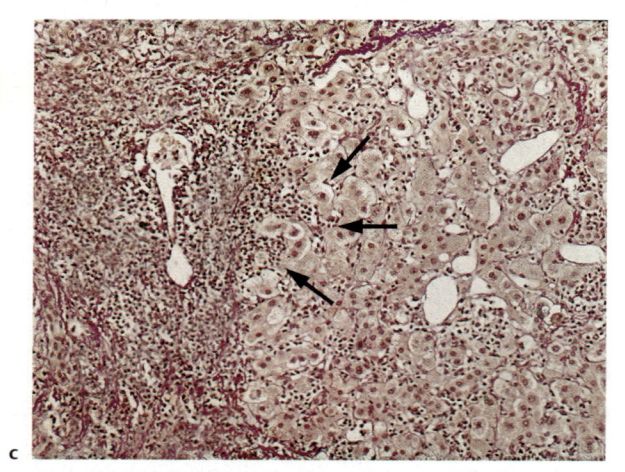

Abb. 13.8 **Lebernekrosen** (Pfeile):
a Flecknekrose (spotty necrosis) (HE, Vergr. 1 : 100);
b zentroportale Brückennekrose (V = Zentralvene, PF = Portalfeld; HE, Vergr. 1 : 50);
c Piecemeal-Nekrose (EvG, Vergr. 1 : 50).

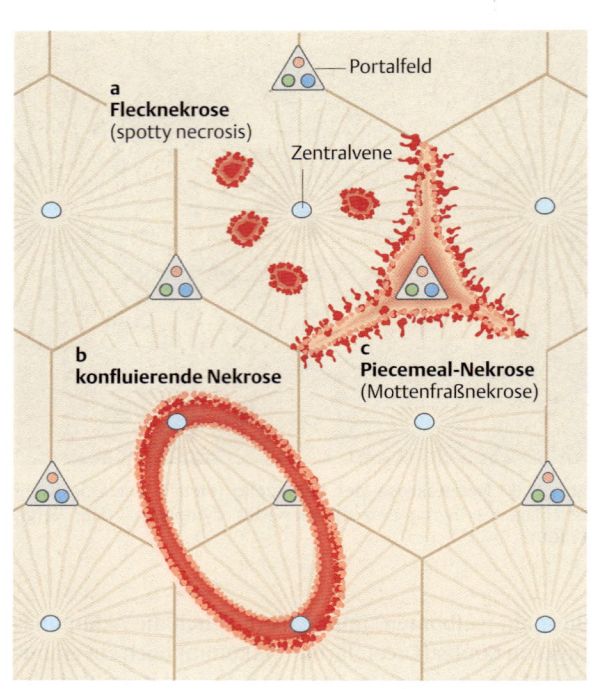

Abb. 13.**9 Hauptnekrosetypen** in Abhängigkeit von der Lokalisation im Leberläppchen:
a Flecknekrose (spotty necrosis);
b konfluierende Nekrose;
c Piecemeal-Nekrose (Mottenfraßnekrose).

- *Konfluierende Brückennekrose:* Sie ist so ausgedehnt, dass sie verschiedene vaskuläre Provinzen der hepatoazinären Mikrozirkulation verbindet.
  - *Zentrozentrale Brückennekrose:* Sie dehnt sich der Peripherie der Zone 3 des Komplexazinus entlang aus und verbindet folglich zentrolobuläre Zentralvenule mit Zentralvenule. Da diese Form der Brückennekrose die Mikrozirkulation nur wenig tangiert, heilt sie meist folgenlos ab.
  - *Zentroportale Brückennekrose:* Sie ist oft mit Piecemeal-Nekrosen (s. u.) assoziiert, umfasst den einfachen Azinus (Abb. 13.**8 b**) und verbindet Zentralvenule mit Portalfeld, was die Bildung von portozentralen Septen und die Etablierung von portozentralen Shunt-Gefäßen nach sich zieht. Dieses Nekrosemuster läuft der ursprünglichen Mikrozirkulation zuwider und kann folglich die Matrize zum zirrhotischen Leberumbau sein. Ohne Piecemeal-Nekrosen ist eine Ausheilung möglich.
  - *Portoportale Brückennekrose:* Sie läuft als periportale Nekrose entlang der Azinuszone 1 und verbindet somit Portalfeld mit Portalfeld (Abb. 13.**9**). Diese Nekrose ist nicht vom lytischen Typ, sondern wird durch Ausläufer primär periportaler Piecemeal-Nekrosen gebildet. In ihrem Rahmen entstehen portoportale, aktive Septen, die nicht mit der Mikrozirkulation interferieren. Vorkommen: chronisch biliäre Erkrankungen, (selten) aktive chronische Hepatitis.

ist (s. u.) und zu einem Kollaps des Gitterfasergerüstes (Retikulinfasergerüsts) führt, kann sie narbige „passive Septen" nach sich ziehen und damit die läppchengerechte Parenchymregeneration verhindern. Im Einzelnen unterscheidet man folgende Formen:

- *Multizonale Nekrose*: Sie entstehen über lytische Leberzellnekrosen, die folgende Ausmaße annehmen können:
  - *Panlobuläre Nekrose:* Sie geht von der Azinuszone 3 aus und erfasst das ganze Leberläppchen.
  - *Multilobuläre Nekrose:* Sie erfasst mehrere Leberläppchen.
  - *massive Nekrose:* Sie dehnt sich auf die ganze Leber aus (fulminante Hepatitis).

Klinik: Diese Nekrosen sind typisch für Medikamente wie Paracetamol(-Intoxikation), Halothan oder Phenprocoumon, Toxine wie Tetrachlorkohlenstoff, Pilzvergiftung (Knollenblätterpilz = Amanita phalloides) oder Hepatitisviren (vor allem D)

Piecemeal-Nekrose

Definition: Chronische, lympho(histio)zytär entzündliche Zerstörung einzelner Leberzellen oder kleiner Zellgruppen an der Parenchym-Mesenchym-Grenze (daher Syn.: Interphasen-Hepatitis) als Zeichen einer chronisch-progressiven Leberdestruktion. Sie ist somit periportal oder periseptal (Abb. 13.8c) gelegen und „nagt" gewissermaßen das Leberparenchym von außen her an (daher Syn.: Mottenfraßnekrose).

Pathogenese: Diese Nekroseform geht auf eine virale, medikamentös-toxische, autoimmune oder idiopathische Ursache zurück und wird durch die Kontaktnahme von CD8$^+$-zytotoxischen T-Zellen mit der Leberzellmembran dominiert, was als Peripolese und bei vollständiger Invagination von Lymphozyten in die Leberzelle als Emperipolese bezeichnet wird und stellt über den „Kiss of Death" den Auftakt zum apoptotischen Zellsterben dar (S. 124). Die resultierenden winzigen Apoptosekörper fallen meist inmitten des dichten Lymphozyteninfiltrates histologisch nicht auf. Durch die Piecemeal-Nekrosen wird somit die hepatozelluläre Grenzlamelle zum lobulären Leberparenchym durchbrochen. Dadurch wird das läppchenperiphere Parenchym nach und nach abgeschmolzen und durch neu gebildetes Bindegewebe in Form „aktiver Septen" (s. u.) ersetzt, was von Duktulusproliferationen (S. 744) begleitet sein kann. Gelegentlich umfassen Piecemeal-Nekrosen zusammen mit neugebildeten Duktuli, Blutgefäßen und Fasern ärmelartig den Portaltrakt und täuschen dadurch eine Portalfeldverbreiterung vor (Ärmelnekrose). Die übrig gebliebenen Leberzellen regenerieren, werden hyperplastisch und gruppieren sich zu Tubuli oder Rosetten, die von einem schmalen Saum neugebildeter Kollagenfasern umscheidet werden. Gelegentlich erscheinen überlebende, oft hyperplastische Leberzellen als zelluläre „Gefangene" im fibrös verbreiterten Portalfeld (trapped liver cells) und sind Zeugen abgelaufener Piecemeal-Nekrosen.

Klinik: Piecemeal-Nekrosen sind typisch für chronisch destruktive Leberprozesse: chronisch aktive Hepatitis, Morbus Wilson, primär biliäre Zirrhose und primär sklerosierende Cholangitis.

Regeneration

Orthologie: Die Leber hat ein hohes Regenerationspotenzial. Dies bewerkstelligt sie mit Hilfe folgender Zelllinien:
- *Fakultative hepatozelluläre Stammzellen*: eine fakultativ postmitotische Subpopulation reifer Hepatozyten aus der Azinuszone 1. Sie füllt den Parenchymverlust z. B. nach Zweidrittelhepatektomie oder nach kleineren perivenulären lytischen Zellnekrosen durch Proliferation wieder auf (Abb. 13.10).
- *Bipotente Vorläuferzellen* in Form duktulärer Ovalzellen: Sie finden sich in den am weitesten peripher gelegenen portalen Ductuli und können sich zu Cholangio- oder Hepatozyten differenzieren. Sie proliferieren nach ausgedehnten Lebernekrosen in Form von Duktulusproliferaten, die sich anschließend zu Hepatozyten umwandeln.
- *Omnipotente Stammzellen* aus dem Knochenmark: In die Portalvenen injiziert, siedeln sie sich periduktulär in der Leber an und wandeln sich über eine Zwischenstufe in Form duktulärer Ovalzellen zu Hepatozyten um. Damit werden grundsätzlich faszinierende Möglichkeiten eröffnet, tiefgreifende Leberschäden therapeutisch anzugehen.

Hepatozelluläre Regenerationszeichen

Dies sind die Folgenden:
- *Doppelreihige Leberzellplatten:* Diese sind durch Retikulinfaserfärbung besonders deutlich darstellbar.
- *Hepatozelluläre Anisokaryose:* Die ausgeprägte Größenvariabilität der Leberzellkerne markiert ihre Polyploidisierung und ist Ausdruck von Leberschäden.
- *Hepatozellulärer Pflastersteinaspekt* (cobblestone lesion): Vergrößerte, stark aufgehellte Hepatozyten sind kopfsteinpflasterartig angeordnet und engen oft die Sinusoide ein. Häufig Bildung doppelschichtiger Leberzellplatten (Prototyp: Hepatitis C).
- *Hepatozelluläre Dysplasie* (S. 777): Sie ist durch eine ausgeprägte Variabilität der Leberzellen hinsichtlich Kerngröße, -form und -chromatin (Hyperchromasie) gekennzeichnet. Prototyp: Hepatitis B.

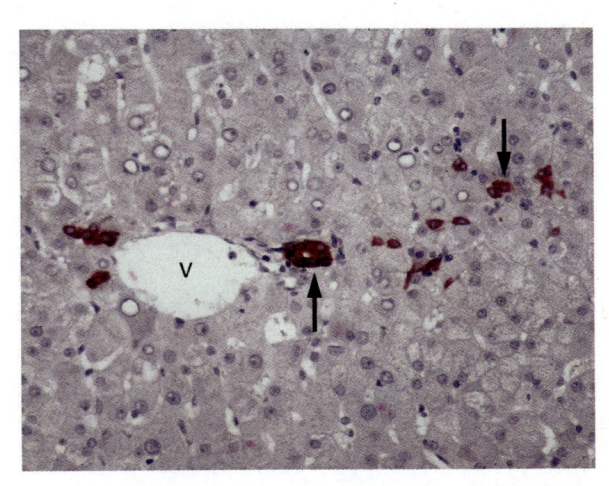

Abb. 13.**10** **(Fakultative) hepatozelluläre Stammzellen** in der Umgebung des Gallenganges (Pfeile) und eines terminalen Duktulus. V: Venule (Zytokeratin-19-Expression) (IH, Vergr. 1 : 100).

Duktuläre Regenerationszeichen

Diese duktuläre Reaktion ist an der Vermehrung kleiner Ductuli meist am Rande eines Portalfeldes zu erkennen und kommt in 2 Varianten vor.

Elongationstyp (= typische Duktulusproliferation): Er entsteht durch mitotische Aktivität präexistenter Duktulusepithelien, wobei die neugebildeten Ductuli ausreifen. Sie sind länglich, besitzen deutliche Lumina, lagern sich typischerweise um ein Portalfeld mit Ballonkonfiguration herum und werden als „marginale Duktulusproliferation" bezeichnet (Abb. 13.**11 a**).

✚ **Klinik:** Diese Läsion weist auf einen akuten kompletten, mechanischen (extrahepatischen) Gallengangverschluss hin.

Verzweigungstyp (= atypische Duktulusproliferation): Er leitet sich einerseits über eine Aktivierung, Proliferation und Differenzierung von bipotenten Vorläuferzellen ab, andererseits über eine duktuläre Metaplasie von fakultativen postmitotischen Hepatozyten der Azinuszone 1, wobei die neugebildeten Ductuli nicht ausreifen und „anarchisch" aussehen. Sie zweigen sich meist ohne Lumina auf, verlassen oft die marginale Zone der Periportalumgebung (Abb. 13.**11 b**) und infiltrieren ebenso oft (in Begleitung von Entzündungszellen und Fibrose) das umgebende Leberparenchym. Da sie sich später metaplastisch in Leberzellen umwandeln können, wird verständlich, dass konfluierende (massive) Lebernekrosen fast immer von einer atypischen Duktulusproliferation begleitet werden, von welcher der Ersatz des verlorengegangenen Lebergewebes ausgeht.

✚ **Klinik:** Diese Läsion weist auf einen chronischen inkompletten Verschluss größerer Gallengänge oder größere konfluierende Nekrosen hin.

Knotige Leberregeneration

Noduläre Regeneration: Ausgehend von einzelnen Leberzellen führt eine zentrifugale Regeneration zu Bildung unterschiedlich großer hepatozellulärer Knötchen:
- *Mikronoduläre Knötchen*: ≤ 3 mm; Knoten enthalten keine oder höchstens eine vereinzelte, meist exzentrisch gelegene Venule.
- *Makronoduläre Knötchen*: > 3 mm; Knoten enthalten meist mehrere (Abfluss-)Venulen.

✚ **Diagnostik:** Umgeben von einem variabel breiten Bindegewebemantel (= septal-anuläre Fibrose) kommen diese Regenerate bei allen ätiologischen Leberzirrhoseformen vor.

Noduläre regenerative Hyperplasie: Sie entspricht einer knotigen Regeneration und Hyperplasie der Azinuszonen 1 und 2, assoziiert mit einer Kompressionsatrophie der internodulären Azinuszone 3 ohne inter- oder perinoduläre Bindegewebesepten. Die Läsion ist Folge einer tiefgreifenden Störung der hepatischen Mikrozirkulation. Sie äußert sich durch erhöhte Werte cholestaseanzeigender Enzyme im Serum (alkalische Phosphatase, γ-GT) und in Spätstadien oft mit einer portalen Hypertonie. Vorläuferläsion ist häufig eine hepatoportale Sklerose (S. 745).

13.1.1.4
Fibrosen

Bei den fibrotischen Prozessen der Leber spielen die im Disse-Raum gelegenen Ito-Zellen die Hauptrolle. Denn sie wandeln sich unter dem Einfluss folgender Faktoren zu kollagenproduzierenden Myofibroblasten um:
- Zytokinen wie TNFα und IL-1 aus eingewanderten Entzündungszellen;
- Zytokinen und Wachstumsfaktoren aus entzündlich gereizten Zellen der Leber wie Hepatozyten, Kupffer-Zellen und Sinusendothelien, Gallengangepithelien;
- Destabilisierung der Extrazellulärmatrix mit konsekutiver Lockerung des Stützgerüstes;
- direkter Reizung der Ito-Zellen durch Toxine.

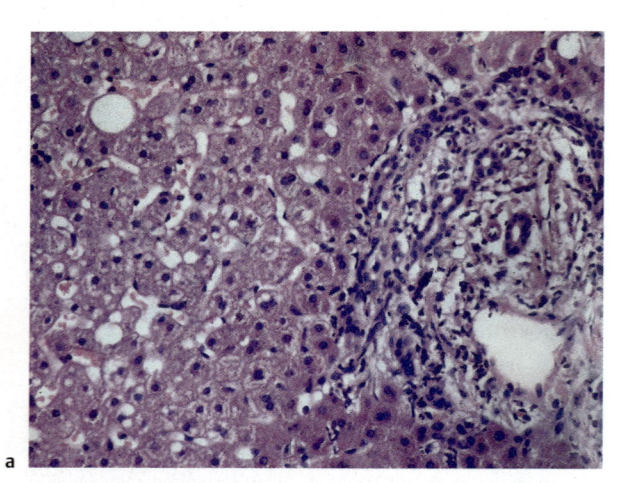

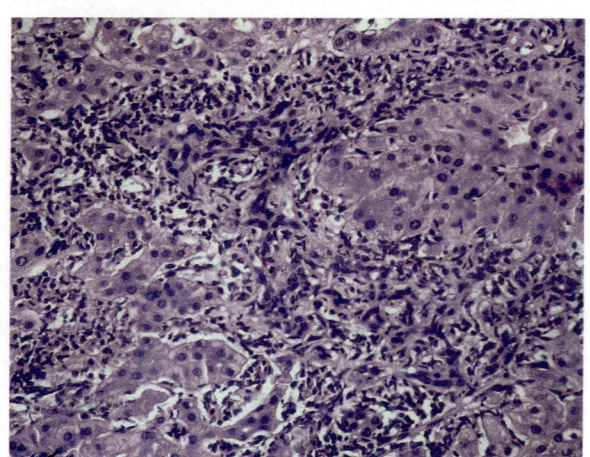

Abb. 13.**11** **Duktuläre Regenerationsmuster:**
a Elongationstyp (HE, Vergr. 1 : 50);
b Verzweigungstyp (HE, Vergr. 1 : 50).

Auf die nachstehend besprochenen Schädigungen reagiert die Leber mit verschiedenen Fibrosierungsmustern, bei denen in typischer Weise zunächst Kollagen Typ III, später Typ I und schließlich (fakultativ) Elastin abgelagert wird.

Maschendrahtfibrose

Definition: Perizentrale perivenuläre, grundsätzlich reversible Fibrose unter Bildung eines Maschendrahtes, wie er für Hühnerställe verwendet wird (Syn.: chicken wire fibrosis).

Pathogenese und Morphologie: Bei der alkoholischen oder nichtalkoholischen Steatohepatitis (S. 770) beginnt die Fibrosierung in der perivenulären Läppchenregion und umschlingt zunächst mit Kollagenfasern Typ III (= Retikulinfasern), später vorwiegend mit Kollagenfasern Typ I einzelne Hepatozyten oder kleine Hepatozytengruppen. Diese Fibrose schreitet unter dem Bilde eines Maschendrahtes entlang der Azinuszone 3 (vgl. Abb. 13.12a) fort. Die zentrilobulären Zentralvenen sind sklerotisch in den Fibrosierungsprozess mit einbezogen. Dabei kann das entstehende perivenuläre fibrotische Maschenwerk ohne zirrhotischen Umbau (s. u.) zu einem postsinusoidalen kollagenfasrigen „Staudamm" ausufern und eine nichtzirrhotische, ethylische portale Hypertonie vom postsinusoidalen Typ nach sich ziehen. Schreitet diese Fibrosierung jedoch fort, so können Bindegewebesepten (s. u.) entlang Zone 3 bogenförmig als zentroportale Septen das Portalfeld erreichen und damit die spätere Leberzirrhose festlegen.

Portalfibrose

Definition: Klinisch meist bedeutungslose Vermehrung van-Gieson-roter Kollagenfasern im oder unmittelbar um das Portalfeld, meist bei chronischen sekundär biliären Erkrankungen wie chronischer Cholangitis, primär biliärer Zirrhose und primär sklerosierender Cholangitis.

Hepatoportale Sklerose

Definition: Sklerose der Portalfelder in Verbindung mit einer fibrotischen Obliteration (meist) der Portalvenenäste, die zu einer nichtzirrhotischen portalen Hypertonie führen kann.

Pathogenese: Dieser Sklerose liegen thrombotische, rekanalisierte Verschlüsse peripherer Portalvenenäste (selten Arterien) zugrunde, die im Rahmen einer Arsenintoxikation, Methotrexatbehandlung oder Einnahme von Kontrazeptiva oder anabolen Steroiden zustande kommen. Sie führen zu einer narbigen Obliteration und exzentrischen Wandfibrose der betroffenen Gefäße. Dies zieht folgende pathogenetische Kettenreaktion nach sich: hepatoportale Sklerose → Abflussstörung des Portalblutes → Überdruck in intrahepatischen Portalvenenästen → überdruckbedingte Herniation von Inlet-Venen ins Parenchym → Bildung von „Megasinusoiden" → portale Hypertonie vom präsinusoidalen Typ.

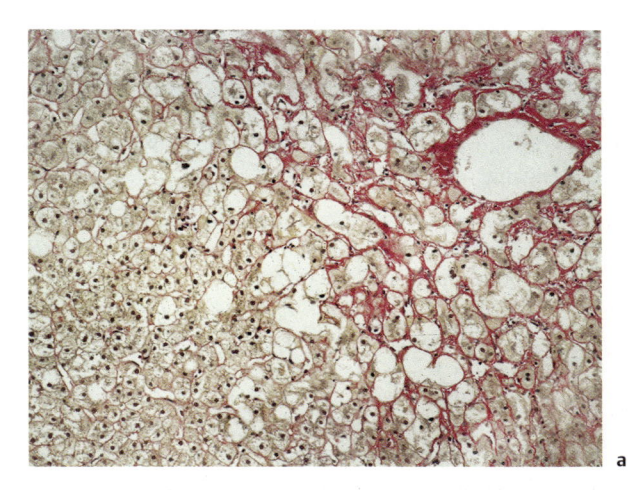

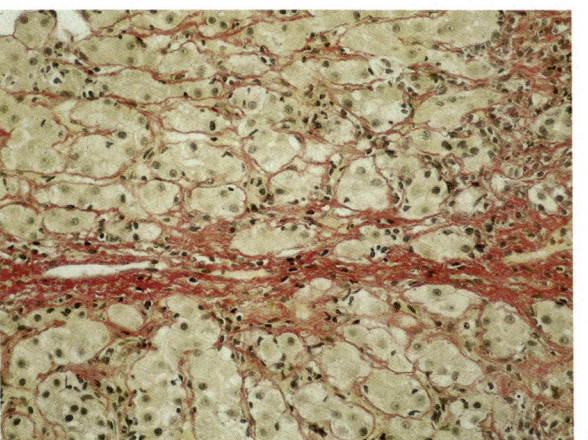

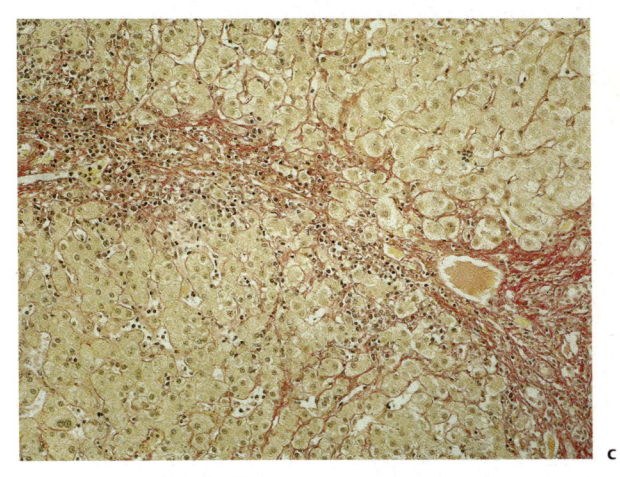

Abb. 13.**12** **Hepatische Fibrosierungsmuster:**
a Maschendrahtfibrose (Sirius-Rot, Vergr. 1 : 50);
b passives Septum (EvG, Vergr. 1 : 75);
c aktives Septum (EvG, Vergr. 1 : 75).

Konzentrische Periduktalfibrose

Definition: Zwiebelschalenartige konzentrische Fibrose (Perisklerose) um präterminale Gallengänge (Abb. 13.**47**) mit konsekutiver ischämischer Atrophie und terminalem Gallengangsschwund.

Pathogenese: Dieses Fibrosemuster ist das Hauptmerkmal der primär/sekundär sklerosierenden Cholangitis (Syn.: fibroobliterative Cholangitis).

Septale Fibrose

Definition: Im Gefolge von Lebernekrosen oder Entzündungen auftretende, mit Narbenbildung einhergehende Kollagenfaserablagerung in Form von Septen (Bindegewebesepten); zusammen mit Parenchymknoten Hauptmerkmal der Leberzirrhose.

Pathogenese: Formalpathogenetisch lassen sich folgende Typen unterscheiden:
- *Aktive Septen:* Sie entsprechen einer sich ins Leberparenchym fortsetzenden Piecemeal-Nekrose. Dementsprechend gehen sie von lymphohistiozytär-entzündlich infiltrierten Portalfeldern aus, verlaufen meist geschlängelt, sind selbst lymphohistiozytär infiltriert und werden oft von Piecemeal-Nekrosen flankiert (Abb. 13.**12c**).
- *Passive Septen:* Sie entstehen immer dann, wenn das perivenuläre Gitterfasergerüst im Rahmen konfluierender Nekrosen kollabiert ist. Sie sind meist arm an Entzündungszellen, scharf demarkiert und verlaufen bogenförmig entlang der Azinuszone 3 (Abb. 13.**12b**). Formal unterscheidet man:
  – *Inkomplette Septen:* Sie enden blind im Leberparenchym.
  – *Kompletten Septen:* Sie verbinden benachbarte portale und/oder zentrale Mikrozirkulationsgebiete miteinander. Beispiele hierfür sind die zentrozentralen Septen oder die portokavalen Septen.

> **Klinik:** Die aktiven Septen sind für eine aktive chronische Hepatitis charakteristisch.
> Die kompletten passiven Septen sind aus folgenden Gründen klinisch besonders relevant:
> – Sie bilden einen azinusperipheren fibrösen Staudamm und verursachen dadurch eine portale Hypertonie.
> – Sie beherbergen neugebildete portokavale Shunt-Gefäße und verursachen dadurch eine hepatische Enzephalopathie (S. 790).

Kollapsfibrose

Durch pan- oder multilobuläre Nekrosen jeglicher Ätiologie hervorgerufener Kollaps des Gitterfasergerüstes, der durch ein Fasergewebe aus Kollagen Typ I ersetzt wird. Sie hinterlassen große, oft makroskopisch bereits erkennbare, meist entzündlich infiltrierte Narbenfelder.

13.1.1.5
Leberzirrhose

Definition: Irreversibler Endzustand nach verschiedenen Lebererkrankungen in Form eines fein-, grob- oder gemischtknotigen nodulären fibrotischen Parenchymumbaus mit Zerstörung der funktionellen Histoarchitektur, unter der vor allem die Hämodynamik leidet.

Pathogenese (S. 787): Die umbaubedingten Knotenstrukturen werden fibrotisch umringt, was als fibrotischer postsinusoidaler Staudamm den Blutabfluss aus der Leber behindert und eine portale Hypertonie vom postsinusoidalen Typ mit sich bringt. Diese Septen enthalten intrahepatische portokavale Shuntgefäße, die zusammen mit den extrahepatischen portokavalen Shunts für die „portale Enzephalopathie" verantwortlich sind.

Morphologie und Klinik: Siehe S. 787.

13.1.1.6
Portalfeldkonfiguration

Eine Reihe von Krankheiten geht mit einer typischen Konfiguration der Portalfelder einher.
- *Reguläre Dreieckkonfiguration:* unverändertes (prä-) terminales Portalfeld.
- *Vergrößerte Dreieckkonfiguration:* Prototyp: chronische gering aktive Hepatitis. Portalfeldvergrößerung ohne veränderte Außenkontur, ohne Fibrose, aber mit dichter lymphozytärer Infiltration bei intakter Parenchym-Mesenchym-Interphase.
- *Ausgefranste Dreieckkonfiguration:* Prototyp: mäßiggradig aktive chronische Hepatitis. Vergrößertes fibrosiertes Portalfeld mit dichtem lymphozytärem Infiltrat (Lymphfollikelbildung) und Unterbrechung der Parenchym-Mesenchym-Interphase durch Piecemeal-Nekrosen.
- *Ahornblattkonfiguration:* Prototyp: sehr stark aktive chronische Hepatitis. Zungenförmige ins Leberläppchen vordringende Piecemeal-Nekrosen mit ahornblattförmiger Konfiguration der lobulären Histoarchitektur.
- *Ballonkonfiguration:* Prototyp: mechanischer Verschluss intra- oder extrahepatischer Gallengänge. Abrundung und ödematöse Aufhellung des Portalfeldes mit Proliferation der marginalen Gallengänge (Elongationstyp). Der ursprüngliche zentrale Gallengang ist trotz mechanischem Gallengangverschluss unverändert.
- *Spinnenbeinkonfiguration:* Prototyp: ethyl-/nichtethyltoxische sklerosierende Leberschädigung. Entzündungszellarmes Portalfeld mit langen, schlanken spinnenbeinartigen Ausläufern in Form inkompletter Bindegewebesepten.

13.1.2
Ontogenetische Läsionen

Orthologie: Die Leber entsteht aus einer epithelialen Knospe (hepatischem Divertikulum) im distalen Vorderdarmabschnitt. Diese wächst ins Septum transversum ein, vergrößert sich und gliedert sich in zwei Teile. Aus dem kleineren kaudalen geht die Gallenblase samt extrahepatischer Gallenwege hervor, während sich aus dem größeren kranialen Abschnitt die Leber herleitet, indem aus ihm entodermale Zellen aussprossen und mehrreihige Epithelplatten bilden. Diese finden Anschluss an die Sinusoide, die sich aus einem von den Dottersackvenen gespeisten Plexus entwickelt haben, so dass ein weitmaschiges Schwammwerk mit Blut in den Hohlräumen entsteht.

Diejenigen Leberzellen, die mit dem gefäßführenden portalen Mesenchym Kontakt bekommen, bilden einen (vielfach perforierten) Zylinder in Form einer Duktalplatte (Abb. 13.**13**) um das zunächst noch gallenganglose Portalfeld. An diese legt sich eine zweite diskontinuierliche Leberzellschicht, so dass die Duktalplatte aus einem inneren „Hemdärmel" und einem äußeren (diskontinuierlichen) „Kittelärmel" besteht. Ab der 12. Schwangerschaftswoche wird diese „doppelärmlige" Duktalplatte umgebildet. Portales Mesenchym wächst durch die Lücken der Duktalplatte hindurch und separiert dadurch zahlreiche Tubuli, die so als endgültige intrahepatische Gallengänge ins Portalfeld eingegliedert werden Die übrigen Anteile der Duktalplatte werden ebenso apoptotisch abgebaut wie die überschüssigen Gallengangtubuli. Die Bildung der intrahepatischen Gallengänge schreitet nach und nach vom Hilus zur Leberperipherie fort und ist hier nicht in jedem Falle bei der Geburt bereits abgeschlossen, so dass in den ersten postpartalen Wochen noch unterschiedliche Stadien der hepatischen Duktogenese vorkommen können.

13.1.2.1
Anatomische Leberanomalien

Leberagenesie: Sie ist äußerst selten und wird in der Regel von weiteren schweren Organfehlbildungen begleitet, die nicht mit dem Leben vereinbar sind.

Lageanomalien kommen im Rahmen eines Situs inversus totalis, eines Situs inversus abdominalis oder bei angeborenen Zwerchfellhernien vor (vgl. Abb. 2.**23**, S. 31).

Akzessorische Leberlappen sind gar nicht so selten. Sie haben meist keinen Krankheitswert. Der medial der Gallenblase gelegene Lobus accessorius Riedel geht vom rechten Leberlappen aus und kann bei der palpatorischen Untersuchung der Gallenblase mit einem Gallenblasentumor verwechselt werden.

Von diesen angeborenen Anomalien sind folgende erworbene Formen abzugrenzen:

Zwerchfellfurchen: Sie verlaufen sagittal meist auf der Kuppe des rechten Leberlappens und werden durch den Druck hypertrophierter Zwerchfellmuskelbündel gegen die Leber ausgelöst. Dementsprechend sind sie ein Zeichen für chronisch obstruktive Lungenerkrankungen (vor allem Lungenemphysem) und somit häufig.

Schnürfurchen: Sie verlaufen quer über die Oberfläche vor allem des rechten Leberlappens. Sie gehen auf Deformierungen der unteren Thoraxapertur (z. B. Kyphoskoliose) oder Schnürleibchen (historisch: Korsetts) zurück (Abb. 13.**14** a).

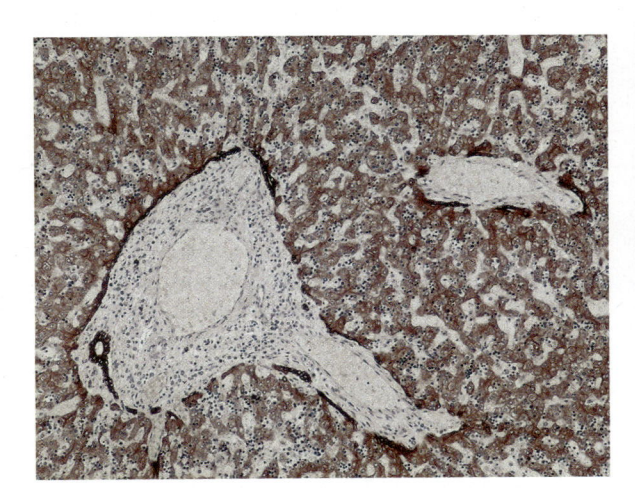

Abb. 13.**13** **Duktalplatte** nach immunhistochemischer Zytokeratindarstellung (CK-7) bei einem 20 Wochen alten Fetus (IH, Vergr. 1:50).

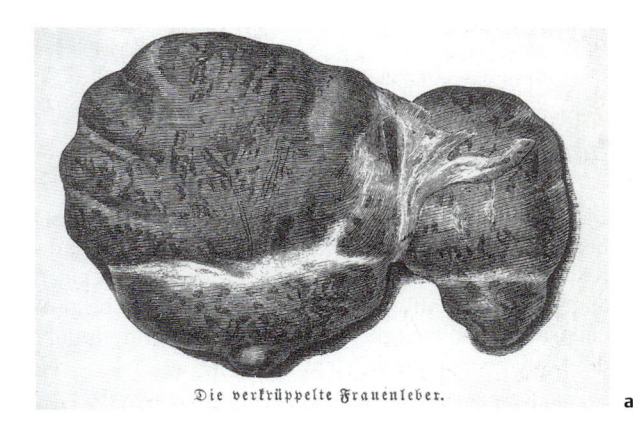

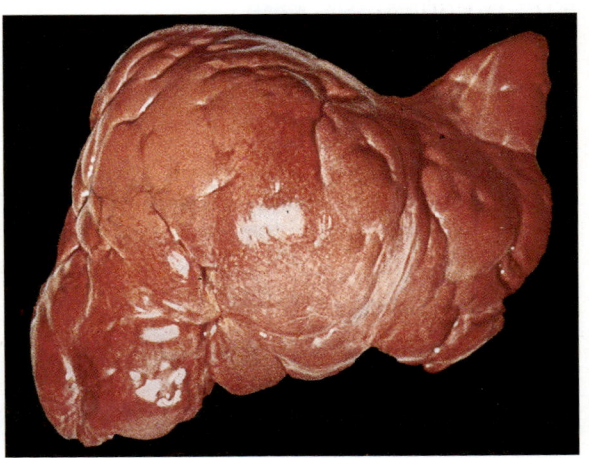

Abb. 13.**14** **Formanomalien der Leber:**
a Schnürfurchen in Form von quer über die Oberfläche verlaufender Korsettschnürfurche und sagittal verlaufenden Zwerchfellschnürfurchen. Ein zeitkritisches Dokument zur Anprangerung der ungesunden Lebensweise der ein modisches Schnürkorsett tragenden Frauen (aus: „Die Gartenlaube"; Illustriertes Familienblatt. Ernst Keil Verlag, Leipzig 1855, S. 213);
b Hepar lobatum: Die schweren Parenchymschäden im Rahmen der luischen Hepatitis werden durch tiefe narbige Einziehungen ersetzt, die der Leber ein lappiges Aussehen geben (Original: Roessle).

Hepar lobatum (= Lappenleber): Infolge tiefer narbiger Einziehungen nach gummöser Hepatitis im Rahmen einer Tertiärlues (Abb. 13.**14b**).

13.1.2.2
Gefäßanomalien

Leberarterienaberrationen: Sie sind recht häufig, funktionell meist bedeutungslos, aber für die Interpretation von Angiogrammen der Leberpforte und für den Chirurgen wichtig.

Pfortaderanomalien: Das Spektrum der Pfortaderanomalien umfasst a) den präduodenalen Verlauf der Pfortader, b) obstruktive intravasale Klappenbildungen, c) Pfortaderduplikaturen, d) kavernöse Pfortadertransformationen sowie e) Pfortaderhypoplasien und -atresien. Die stenosierenden Pfortaderanomalien rufen eine portale Hypertonie (S. 755) hervor.
Gelegentlich kann die Leber auch im Rahmen der hereditären Teleangiektasie (Morbus Osler, S. 399) mitbetroffen sein.

13.1.3
Metabolische Läsionen

Die Leber ist als Drehscheibe im Intermediärstoffwechsel bei nahezu allen Stoffwechselstörungen direkt oder indirekt beteiligt. In diesem Abschnitt werden nur diejenigen angeborenen Stoffwechselkrankheiten näher besprochen, bei denen die Leber von Anfang an im Mittelpunkt des Krankheitsprozesses steht.

Ikterus/Cholestase

Siehe S. 105

Hämochromatose

Definition: Autosomal rezessiv vererbte Eisenspeicherkrankheit mit progredienten, systemischen Organläsionen wegen ungesteuerter, erhöhter intestinaler Eisenresorption.

Pathogenese: Siehe S. 67.

Morphologie: Makroskopisch fällt die Leber im Anfangsstadium nur durch die rostbraune Parenchymfarbe auf, zu der sich im unbehandelten Spätstadium ein feinknotiger Umbau in Form einer sog. Pigmentzirrhose hinzugesellt. Sie ist von der alkoholtoxischen Leberzirrhose mit sekundärer Eisenspeicherung (eisenhaltige Alkoholika) zu unterscheiden.
Histologisch findet man eine Leberzellsiderose mit vom Portalfeld zur Zentralvene hin abnehmendem Gradienten bei vergleichsweise geringer Siderose der Kupffer-Zellen (Leberzellsiderose:Kupffer-Zell-Siderose = 3 : 1). Bei der Hämochromatose speichern auch die Gallengangzellen und vaskulären Endothelien Hämosiderin, was jedoch auch bei Eisenüberladung im Rahmen einer sekundären Siderose vorkommen kann. Durch die zytotoxische Wirkung des ionisierten Eisens gehen die periportalen Leberzellen, die am stärksten eisenhaltig sind, zugrunde. Dies hat eine reaktive Entzündung und eine um sich greifende portale Fibrose zur Folge. Mit fortschreitender Parenchymzerstörung bilden sich portoportale Septen aus und leiten (etwa vom 40. Lebensjahr an) den zirrhotischen Umbau des Leberparenchyms ein (vgl. Abb. 13.**3a**). Mit zunehmender Krankheitsdauer speichern auch die Kupffer-Zellen das eisenhaltige Pigment, so dass die ursprüngliche Parenchymsiderose in zunehmendem Maße auch von einer Mesenchymsiderose begleitet wird. Schließlich entwickelt sich in etwa 30% aller hämochromatotischen Leberzirrhosen ein Leberzellkarzinom.

+ Differenzialdiagnose: Die genetische Analyse der HFE-Mutationen erlaubt es, eine primäre Siderose (= Hämochromatose) von einer erworbenen sekundären Siderose sowie eine homozygote von einer heterozygoten, nur gering eisenspeichernden Hämochromatose zu unterscheiden. Bei der homozygoten Hämochromatose wird Eisen auch in den Epithelien der Magenkorpusdrüsen gespeichert, weshalb früher die Magenschleimhautbiopsie zur Differenzialdiagnose gegenüber sekundären Siderosen herangezogen wurde.

+ Therapie: Entleerung der Eisenspeicher durch Aderlässe bei homozygoter Hämochromatose. Frühdiagnostik! Nach Transplantation speichert die transplantierte Leber erneut Eisen.

Morbus Wilson

Definition: Seltene, autosomal rezessiv vererbte Kupferspeicherkrankheit, die auf einer biliären Ausscheidungsstörung für Kupfer beruht und zu einer Kupferakkumulation in Leber, Hirnkernen und Augenkornea mit entsprechender Organschädigung führt.

Pathogenese: Siehe S. 70.

Morphologie: Die Erkrankung beginnt in der Leber mit einer asymptomatischen Kupferanhäufung und endet über eine progressive Parenchymzerstörung (S. 70) in einer Leberzirrhose. Je nach Akkumulations- und Ausschleusungsstadium kann der Kupfernachweis im Lebergewebe negativ ausfallen. Abgesehen vom histochemischen Kupfernachweis gibt es keine „Wilson-spezifischen" histologischen Leberveränderungen.
- *Asymptomatisches Stadium:* Die Leber ist makroskopisch weitgehend unauffällig. Histologisch sind die Leberzellen ungleich groß, meist feintropfig verfettet und enthalten gehäuft Glykogenkerne. Periportal findet man in den Hepatozyten eine Lipofuszinose, oft zusammen mit kupferhaltigen Granula. Die Portalfelder sind geringgradig lymphozytär infiltriert. Sowie die zytotoxische Schwelle des gespeicherten Kupfers überschritten wird, gehen die Hepatozyten zugrunde (Abb. 13.**15**). Dabei kommt es in der Folge aufgrund individueller Unterschiede zu unterschiedlichen klinischen und pathohistologischen Leberschädigungsmustern:

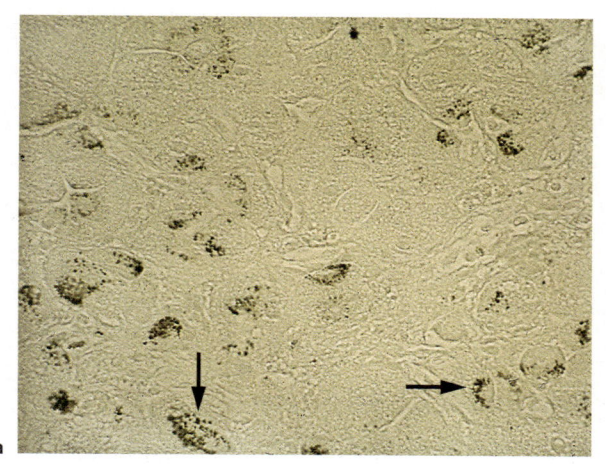

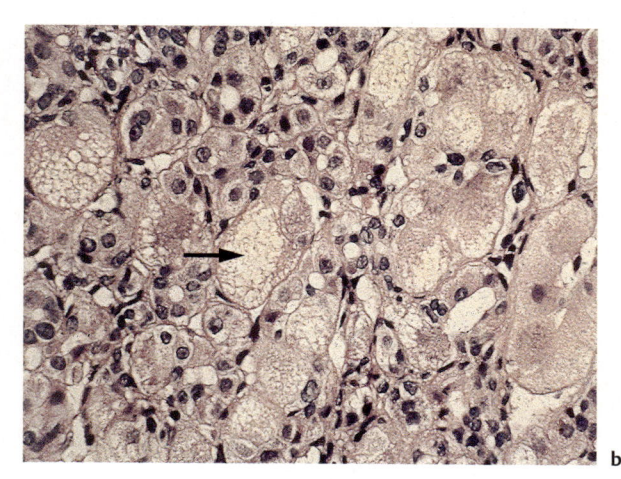

Abb. 13.15 Morbus Wilson:
a Peribiliäre Kupferretention in Form kleiner schwärzlicher Körnchen (Pfeile) in den Hepatozyten (Vergr. 1 : 200);
b chronisch aggressive Hepatitis mit lymphozytärer Parenchymzerstörung und lytischen Nekrosen der Hepatozyten (Pfeil) (HE, Vergr. 1 : 200).

- *Akute Hepatitis:* Histologisch stehen lytische Einzelzellnekrosen mit lymphozytärem Entzündungsinfiltrat im Vordergrund, zu dem sich eine hepatozelluläre und kanalikuläre Cholestase hinzugesellt.
- *Fulminante Hepatitis:* Sie tritt vor allem bei jüngeren Patienten auf und geht mit konfluierenden massiven Parenchymnekrosen einher, so dass ein Leberkoma resultiert. Die massive Kupferfreisetzung aus dem nekrotischen Lebergewebe bewirkt eine systemische Kupfervergiftung mit entsprechender hämolytischer Anämie.
- *Chronisch aktive Hepatitis:* Mit der Zeit entwickelt sich eine chronisch aktive Hepatitis (Abb. 13.15b) mit Piecemeal-Nekrosen, marginalen Duktulusproliferationen und septaler Fibrose.
- *Leberzirrhose:* Oft verläuft der Morbus Wilson subklinisch und wird erst erkannt, wenn das Endstadium einer meist makronodulären (gelegentlich auch mikronodulären) Leberzirrhose vorliegt.

Klinischer Verlauf:
– *Phase I:* asymptomatische Kupferspeicherung in der Leber;
– *Phase II:* zytotoxischer Kupfereffekt mit Leberzellnekrose, Kupferfreisetzung und hämolytischer Anämie;
– *Phase III:* asymptomatische Kupferspeicherung in Gehirn und anderen Organen, Manifestation des Kayser-Fleischer-Kornealringes;
– *Phase IV:* neurologische Störungen infolge Kuprotoxikose.

Diagnostik: Sie beruht auf der Erhebung folgender Parameter:
– quantitative Kupferbestimmung in der Leber (> 250 μg/g Trockengewicht);
– Leberbiopsie: Histologie mit Kupferfärbung;
– verminderter Coeruloplasminwert im Blut;
– Kupferausscheidung im 24-Stunden-Urin vor und nach Gabe von D-Penicillamin;
– Familienanamnese.

Therapie: D-Penicillamin (Chelatkomplexbildner), Lebertransplantation.

α_1-Antitrypsin-Mangel

Definition: Erbliche Erkrankung, die auf einer genetisch determinierten Mindersekretion eines α_1-Protease-Inhibitors (frühere Bezeichnung: α_1-Antitrypsin) mit entsprechender Akkumulation in den Leberzellen beruht.

Pathogenese: Siehe S. 41.

Morphologie: Die entsprechende Lebererkrankung manifestiert sich je nach Lebensalter in folgenden drei Formen:
- *Neonatale (Riesenzell-)Hepatitis* (meist mit Gallengangschwund): Sie tritt vor allem beim PiZZ-Phänotyp in etwa 10 % der Fälle auf. Histologisch findet man eine hepatozelluläre und kanalikuläre Cholestase sowie eine Hepatozytenballonierung (S. 739), die bis zu lytischen Epithelnekrosen mit entsprechender Entzündungsreaktion fortschreiten. Die Hepatozyten des Neugeborenen haben die Tendenz, zu synzytialen Riesenzellen zu fusionieren (Riesenzellhepatitis). In den Portalfeldern fehlen oft die Gallengänge (Armut an intrahepatischen Gallengängen = Gallengang-„Atresie"). Nach der 12. Lebenswoche lassen sich im hepatozellulären Zytoplasma die charakteristischen, PAS-positiven α_1-Antitrypsin-Kugeln (S. 42) nachweisen. Etwa 75 % der Riesenzellhepatitiden heilen aus.
- *Infantile Leberzirrhose:* Etwa vom 12. Lebensjahr an kann sich eine meist mikronoduläre Leberzirrhose entwickeln, die eine Lebertransplantation nötig macht.
- *Adulte Lebererkrankung:* Etwa 15 % aller Patienten vom PiZZ-Typ (selten andere Phänotypen) entwickeln erst im Erwachsenenalter eine Lebererkran-

kung in Form einer chronisch aktiven Hepatitis mit Übergang in eine meist makronoduläre Leberzirrhose fort und führt entweder über eine portale Hypertonie oder über eine Leberinsuffizienz zum Tode. In einem Teil der Fälle mit neonataler Hepatitis klingt der Leberparenchymschaden ab, und die Leberenzymwerte sowie das histologische Bild normalisieren sich. In diesen Fällen kommt es dann im frühen Erwachsenenalter zur Ausbildung eines destruktiven Lungenemphysems.

Klinik: Die neonatale Hepatitis manifestiert sich als prolongierter cholestatischer Neugeborenenikterus. Sie schreitet in einem Teil der Fälle im frühen Kindesalter zur infantilen Leberzirrhose fort und führt entweder über eine portale Hypertonie oder über eine Leberinsuffizienz zum Tode. In einem Teil der Fälle mit neonataler Hepatitis klingt der Leberparenchymschaden ab, und die Leberenzymwerte sowie das histologische Bild normalisieren sich. In diesen Fällen kommt es dann im frühen Erwachsenenalter zur Ausbildung eines destruktiven Lungenemphysems.

Diagnose: Bestimmung des α_1-Antitrypsins im Blut. Phänotypisierung und histologische Aufarbeitung der Leberbiopsie mit immunhistochemischem Nachweis von α_1-Antitrypsin.

Therapie: Lebertransplantation → Heilung.

13.1.4
Zirkulatorische Läsionen

Allgemeine Pathogenese: Diese Läsionen stellen Folgezustände einer krankhaft veränderten Leberdurchblutung mit oder ohne krankhafte Veränderung der Blutgefäße dar. Die Vielzahl der auf sie einwirkenden Noxen beantworten die Lebergefäße mit folgenden dilatativen oder okklusiven leberspezifischen Reaktionsmustern:

- *Zentrilobuläre Sinusdilatation:* Bei rechtskardialem Versagen beruht sie auf einer stauungsbedingten Dilatation der Lebersinus im Bereiche der Azinuszone 3 und wird von einer Atrophie der Leberzellplatten begleitet. Eine gleichartige Sinusdilatation im Bereich der Azinuszone 1 findet sich nach Einnahme oraler Kontrazeptiva.
- *Peliosis hepatis:* Dieses Reaktionsmuster bevorzugt keine Läppchenregion, imponiert als hochgradige, fokale Sinusdilatation und besteht aus blutgefüllten Hohlräumen ohne eigene Wand. Prototyp: Doping mit anabolen Steroiden.
- *Endothelitis:* Dieses Reaktionsmuster ist durch das „Festkleben" von Lymphozyten am Endothel portaler und zentrolobulärer Venulen charakterisiert, das sich von der Basalmembran ablöst. Prototyp: Graftversus-Host-Disease der Leber, akute Transplantatabstoßung.
- *Obliterative Endarteriitis:* Dieses Reaktionsmuster besteht in einer subintimalen fibrotischen Obstruktion hepatischer Arterienäste in Verbindung mit einer Ansammlung lipidbeladener Makrophagen (Schaumzellen). Prototyp: chronisch vaskuläre Transplantatabstoßung.
- *Venookklusive Erkrankung* (venoocclusive disease, VOD): Dieses Reaktionsmuster ist charakterisiert durch eine fibrotische subintimale Einengung der läppchenzentralen Venulen, die sich unter dem Bild einer zentrilobulären Fibrose um die Zentralvenulen herum ausdehnt. Prototyp: Intoxikation mit Pyrrolizidinalkaloiden; heute meist Azathioprin nach Knochenmarktransplantation.

Durchblutungsstörungen der Leber treten bei systemischer Beeinträchtigung der Blutzirkulation auf oder beruhen auf einem der beschriebenen vaskulären Reaktionsmuster, die prä-, intra- oder posthepatisch lokalisiert sein können. Aus hämodynamischer Sicht unterscheidet man dabei Zu- und Abflussstörungen der Leber.

13.1.4.1
Systemische Läsionen

Die Leber ist aufgrund ihrer Sinusoide ein wichtiges Blutauffangsystem und enthält in Form der perivenulären Azinuszone 3 eine mit Sauerstoff kritisch versorgte Kreislaufperipherie. Dementsprechend gehen Rechtsherzversagen, Kreislaufschock sowie Verbrauchskoagulopathie nie spurlos an der Leber vorüber.

(Kardiale) Stauungsleber

Definition: Häufige, massive venöse Hyperämie der Leber, die entweder auf eine Blutabflussbehinderung in den Lebervenen, auf ein Rechtsherzversagen oder auf eine Pericarditis constrictiva zurückgeht und somit zu den Abflussstörungen gezählt wird.
Je nach Dauer der Blutstauung resultieren unterschiedliche Leberveränderungen.

Akute Stauungsleber

Pathogenese: Die Blutstauung besteht erst seit wenigen Stunden.

Morphologie: Makroskopisch ist die Leber dunkel-blaurot, vergrößert und weist abgerundete Ränder auf. Auf der Schnittfläche fallen rote, punktförmig eingesunkene Bezirke auf. Sie entsprechen den blutreichen Zentralvenulen und den erweiterten läppchenzentralen Sinusoiden.
Histologisch findet man bei der einfachen akuten Blutstauung im Bereich des Läppchenzentrums strotzend mit Blut gefüllte und erweiterte Lebersinusoide (Reaktionsmuster: perivenuläre Sinusdilatation). Diese drücken auf die Leberzellplatten und verschmälern sie (Stauungsatrophie). Sowie sich zur Blutstauung noch ein Kreislaufschock hinzugesellt, kann es zu perivenulären konfluierenden Nekrosen kommen.

Subakute Stauungsleber

Pathogenese: Die Blutstauung besteht seit einigen Tagen. Hämodynamisch pfropft sich auf eine passive venöse Hyperämie noch eine Hypoxie in den zentrolobulären Regionen auf.

Morphologie: Makroskopisch zeigt die Leber eine Schnittfläche, die an welkendes Herbstlaub erinnert (Herbstlaubleber). Dabei findet man ein Netzwerk von dunklen blauroten Stauungsstraßen, das von gelbbraunen verfetteten Leberparenchymherden umsäumt wird. Histologisch gesellen sich zur passiven Hyperämie in den läppchenzentralen Leberanteilen eine hypoxische Verfettung und Nekrose des Parenchyms hinzu, deren Ausprägung gegen die Portalfelder hin abnimmt.

Chronische Stauungsleber

Pathogenese: Die Blutstauung besteht anhaltend oder intermittierend seit mehreren Wochen.

Morphologie: Makroskopisch ist die Leber anfänglich vergrößert, erst in Spätstadien verkleinert und dunkelblaurot. Auf der Schnittfläche fallen dunkelrote Stauungsstraßen auf. Sie verbinden die Läppchenzentren miteinander und sind durch Druckatrophie der Leberzellplatten entstanden. Die Schnittfläche (Abb. 13.16a) erinnert an diejenige einer Muskatnuss (Muskatnussleber). Histologisch entwickelt sich bei lang anhaltender Blutstauung um die zentral- und sublobulären Venen herum eine Fibrose, die sich teilweise auch auf die Lebersinusoide erstreckt (Stauungsinduration). Die Fibrosierung der stauungsgeschädigten Zone 3 des Leberazinus führt zu entzündungsfreien zentrozentralen (und teilweise auch portozentralen) fibrösen Septen (Abb. 13.16b). Das Leberparenchym reagiert mit einer nodulären regenerativen Hyperplasie (S. 744), so dass ein nodulärer Aspekt entsteht. Dies wird zwar als „Cirrhose cardiaque" bezeichnet, stellt aber keine echte Leberzirrhose dar.

Schockleber

Definition: Häufige, schockbedingte, perivenuläre konfluierende Parenchymnekrosen mit gelegentlich reaktiver Duktulusproliferation und duktulärer Cholestase.

Pathogenese: Bei anhaltendem Kreislaufschock versagt wegen des gestörten Blutzuflusses auch die hepatische Kreislaufperipherie. Die perivenulären Gewebeabschnitte gehen zugrunde, so dass gelegentlich die arteriell besonders gut versorgte Zone 1 des Leberazinus geradezu skelettiert wird (Abb. 13.**17**).

Eklampsieleber

Definition: Seltene, sinusoidale Durchblutungsstörung der Leber im Rahmen einer Eklampsie (S. 905).

Pathogenese: Als Eklampsie wird eine Spätgestose kurz vor, während oder nach der Geburt bezeichnet, die mit einer disseminierten intravasalen Gerinnung und entsprechender Verbrauchskoagulopathie einhergeht. Eine Eklampsie wird dadurch ausgelöst, dass Gewebethrombokinase (z. B. bei vorzeitiger Plazentalösung) in die Zirkulation gelangt. Infolgedessen fällt das Fibrin in den periportalen Lebersinusoiden aus (Azinuszone 1), was disseminierte Gruppennekrosen nach sich zieht.

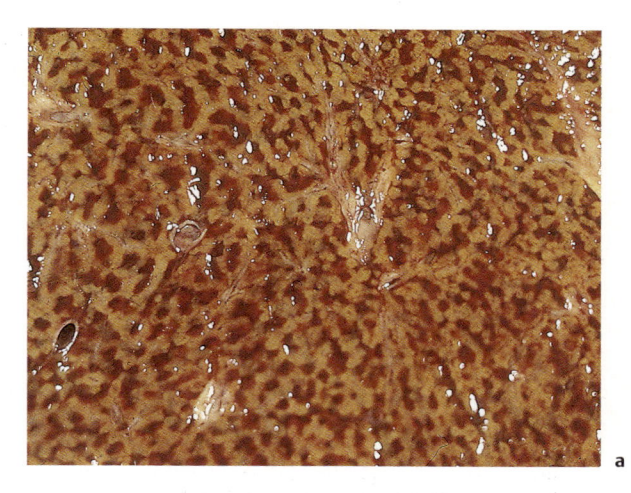

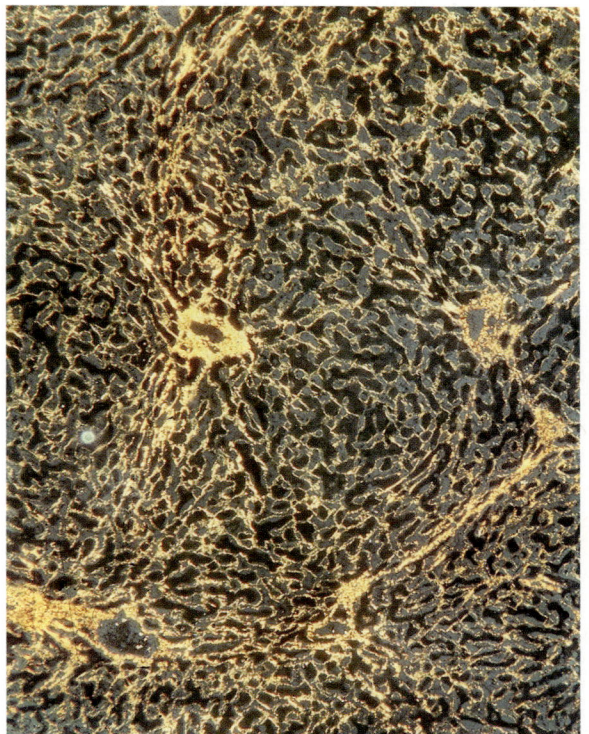

Abb. 13.**16** **Chronische Blutstauung der Leber:**
a Muskatnussleber: Die dunkel eingesunkenen Bezirke entsprechen atrophischem, blutgestautem Lebergewebe.
b Fibrotischer Leberparenchymumbau. Kollagenfasernetz gelb aufleuchtend (Gomorri-Versilberung, Polarisationsoptik; Vergr. 1 : 50).

Intrahepatische Kreislaufstörungen

Diese Form der Kreislaufstörung wird durch Strömungshindernisse in der Leber selbst verursacht. Dabei ist pathophysiologisch entscheidend, ob der zirkulatorische Engpass vor den Sinusoiden (präsinusoidal) oder nach der Einmündung der Lebersinusoide in die Lebervenen (postsinusoidal) liegt, denn im ersten Fall sind die Zu-

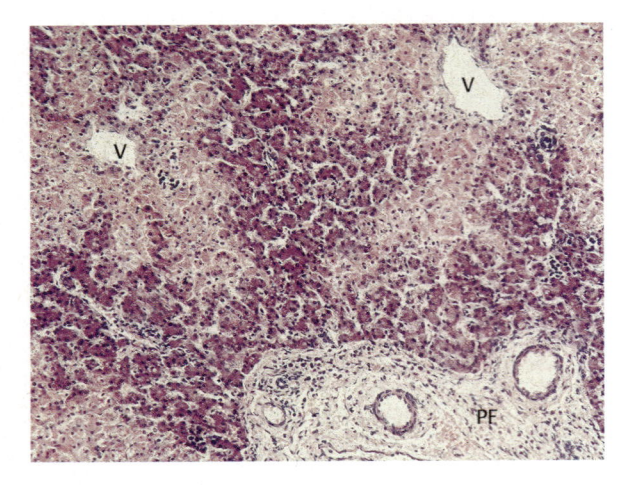

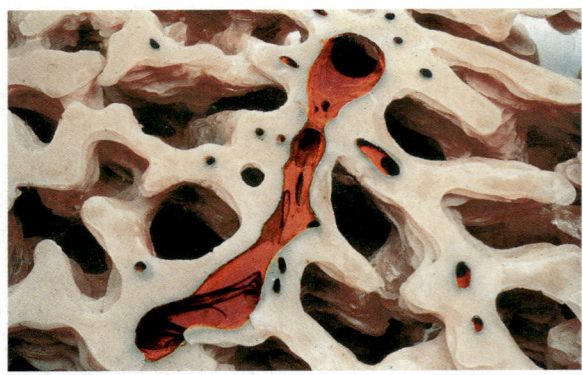

Abb. 13.17 Schockleber:
a Peripher azinäre (läppchenzentrale) Lebernekrosen beim Kreislaufschock. (V = Zentralvenule, PF = Portalfeld; HE, Vergr. 1 : 250).
b Die dreidimensionale Rekonstruktion des erhaltenen Lebergewebes mit Wachsplatten zeigt, dass die Azini ein schwammartiges Continuum bilden (rot angefärbt: arterielle Gefäße).

flusswege (Zuflussstörungen), im zweiten Fall die Abflusswege (Abflussstörungen) beeinträchtigt.

Postsinusoidaler Block

Der postsinusoidale Block kommt in den im Folgenden besprochenen Formen vor.

Budd-Chiari-Syndrom

Definition: Gruppe von Erkrankungen mit teilweisem oder vollständigem Verschluss der großen Lebervenen (trunkuläre Form der Lebervenenobstruktion).
Vorkommen: selten. Prädilektionsalter: 2. und 3. Lebensdekade.

Pathogenese: Meist handelt es sich um einen thrombotischen Verschluss der großen Lebervenen oder unteren Hohlvene. Ursächlich lassen sich folgende Gründe ermitteln:
- *hämatologisch:* myeloproliferatives Syndrom, Sichelzellanämie, paroxysmale nächtliche Hämoglobinurie;
- *neoplastisch:* Leberzellkarzinom, Lebermetastasen, Nierenzellkarzinom mit Kavaeinbruch;
- *entzündlich:* Leberabszesse, systemischer Lupus erythematodes, Colitis ulcerosa;
- *medikamentös-toxisch:* hormonelle Kontrazeptiva, Gravidität, anabole Steroide, Thioguanin, Senecio-Alkaloide;
- *traumatisch:* Leberverletzung, chirurgischer Abdominaleingriff;
- *aktinisch:* Strahlenschädigung;
- *idiopathisch.*

Morphologie: Je nachdem, ob der Gefäßverschluss rasch oder langsam, total oder subtotal erfolgt, weist die Leber das Bild einer akuten, subakuten oder chronischen Blutstauung auf. Die Leber ist meist stark vergrößert (bis > 2 kg!). Bei einem schnellen Verschluss wird das Blut hochgradig perivenulär gestaut und das Parenchym in Azinuszone 3 ausgedehnt nekrotisch. Bei einem langsamen Verschluss entspricht das histologische Bild meist einer hochgradigen subakuten Stauungsleber.

Klinik: Bauchschmerzen, Hepatomegalie mit Vergrößerung des Lobus caudatus im Computertomogramm (typisch!), portale Hypertonie, Aszites, mäßiger Ikterus, hepatorenales Syndrom.

Therapie: rasche Anlage eines portosystemischen Shunts. Unbehandelt hat die Erkrankung eine hohe Letalität. 5-Jahres-Überlebensrate bei chronischem Verlauf: 50 %.

Venookklusionskrankheit

Syn.: VOD; Endophlebitis hepatica obliterans, hepatic venoocclusive disease

Definition: Seltenes Reaktionsmuster der Leber, das auf einem progredienten fibrösen Verschluss der kleinen und mittelgroßen intrahepatischen Venen beruht (radikuläre Form der Lebervenenobstruktion).

Pathogenese: Diese postsinusoidale Blockierung des Leberkreislaufs kommt endemisch in Jamaika und im Mittleren Osten vor, wo aus Senecio- und Krotalaria-Arten Tee hergestellt wird, der (ähnlich wie Huflattichtee) Pyrrolizidinalkaloide enthält. Es wird daher angenommen, dass solche und ähnliche Pflanzengifte über den Intestinaltrakt zum Pfortadersystem gelangen, wo sie die Endothelien der kleinen Gefäße schädigen. Dies zieht einen Entzündungsprozess (Endophlebitis) nach sich, der durch Fibrin- und Plättchenthromben die Einmündung der Lebersinusoide in die Lebervenen blockiert, so dass diese allmählich über eine stenosierende Intimafibrose verschlossen werden. In westlichen Industrienationen findet sich dieses Reaktionsmuster wenige Wochen nach allogener Knochenmarktransplantation, bei immunsuppressiver und zytostatischer Therapie (vor allem Azathioprin).

Morphologie: Histologisch liegt mit der fibrotischen Okklusion der intrahepatischen Lebervenen ein typisches

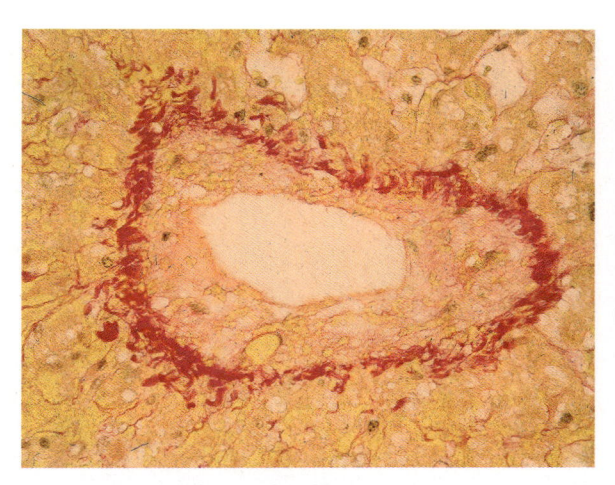

Abb. 13.**18 Venookklusionskrankheit** mit konzentrischer Lumeneinengung einer Venule (Sirius, Vergr. 1 : 150).

Reaktionsmuster vor (Abb. 13.**18**). In ihrem Drainagegebiet sind im frischen Stadium die Lebersinusoide strotzend mit Erythrozyten gefüllt und die perivenulären Leberabschnitte nekrotisch. Diese Parenchymveränderung kann umschrieben sein und einem Zahn-Infarkt (Abb. 13.**20**) gleichen. Später werden diese Veränderungen durch Parenchymatrophie und perivenuläre Fibrose ersetzt.

Klinik: Hepatomegalie, Leberschmerzen, Bauchauftreibung (wegen Aszites, Obstipation), portale Hypertonie → Coma hepaticum. Ausheilung teilweise möglich; selten Übergang in Leberzirrhose.

Sinusoidale Läsion

Peliosis hepatis

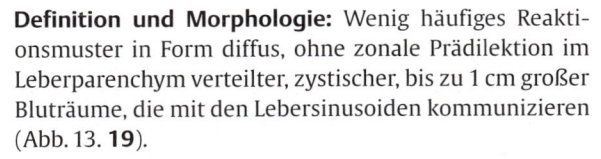

Definition und Morphologie: Wenig häufiges Reaktionsmuster in Form diffus, ohne zonale Prädilektion im Leberparenchym verteilter, zystischer, bis zu 1 cm großer Bluträume, die mit den Lebersinusoiden kommunizieren (Abb. 13. **19**).

Pathogenese: Obgleich der Entstehungsmechanismus der Peliosis hepatis noch nicht geklärt ist, wird vermutet, dass sie von einer „Aufweichung" des sinusoidalen Stützgerüstes ausgeht. Dabei ist noch ungeklärt, ob es sich primär um eine Schädigung des Endothels oder der Ito-Zellen handelt. Die Peliosis hepatis wird bei Personen beobachtet, die mit oralen Antikonzeptiva, anabolen Steroiden (Doping, Potenzsteigerung bei „älteren Herren mit tiefer gelegten Jeans"!), Azathioprin, Methotrexat und anderen Zytostatika behandelt worden sind. Bei AIDS-Patienten entwickelt sie sich als Teilkomponente einer bazillären Angiomatose, die durch eine Infektion mit Bartonella henselae ausgelöst wird.

Klinik: meist symptomlos. Komplikationen: Ruptur der Zysten mit intraabdominaler Blutung und Hämaskos.

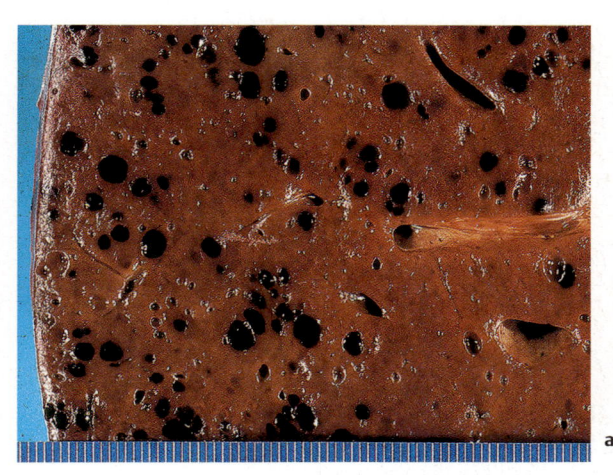

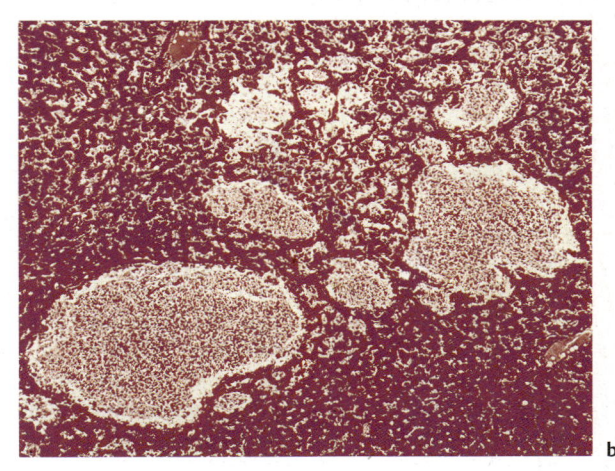

Abb. 13.**19 Peliosis hepatis:**
a Peliose mit multiplen zystischen Bluträumen in der Leber nach langjährigem Anabolika- und Corticosteroidabusus;
b zystische Bluträume in der Leber mit Mikrothrombus (HE, Vergr. 1 : 75).

Hepatozelluläre Sinuseinengung

Der Blutabfluss aus den Sinus kann auch dadurch erschwert sein, dass die Leberzellen toxisch und/oder entzündlich geschwollen, durch Speicherung von Metaboliten (Leberzellverfettung) oder durch Hyperplasie vergrößert sind → gelegentlich portale Hypertonie.

Präsinusoidaler Block

Allgemeine Definition: Siehe S. 789.

Pfortaderthrombose

Definition: Wenig häufige, thrombotische Verlegung der Pfortader (= Pylephlebothrombose, pyle, gr, Pforte), bei der der Blutfluss im Leberparenchym nur bei einem totalen Verschluss gestört ist.

Pathogenese: Auf der Basis der nachstehend aufgeführten thrombogenen Trias tritt die Pfortaderthrombose unter folgenden Bedingungen ein:

- *Hyperkoagulabilität* wie bei myeloproliferativem Syndrom, traumatischer Leberquetschung, oraler Antikonzeption, Schwangerschaft;
- *Hämostase* mit verlangsamtem venösem Blutstrom wie bei kongenitaler Leberfibrose, Leberzirrhose, Leberzellkarzinom mit Pfortadereinbruch, komprimierenden portalen Lymphknotenmetastasen;
- *Vaskulopathie* in Form einer Pfortaderentzündung (Pylephlebitis) bei fortgeleiteter Appendizitis, Nabelvenenentzündung, Thrombophlebitis migrans, Cholangitis, Leberabszess, zytostatikabedingter Gefäßschädigung.

Morphologie: Die Auswirkung der Pfortaderthrombose hängt davon ab, wo die Pfortader verschlossen ist und wie rasch der Verschluss eintritt:
- *Akuter thrombotischer Pfortaderstammverschluss:* Er bewirkt selten eine hämorrhagische Infarzierung des vorgeschalteten Abflussgebietes (Dünndarminfarkt). Daneben entwickelt sich rasch eine portale Hypertonie mit Splenomegalie, Umgehungskreislauf und Ösophagusvarizenblutung. Der Tod tritt meist im hypovolämischen Schock ein.
- *Langsamer Pfortaderstammverschluss:* Dabei kann das verschlossene Gefäßstück durch einen Kollateralkreislauf umgangen werden. Der Thrombus wird rekanalisiert und imponiert im Kontrastphlebogramm als „Pfortader-Kavernom". Oft finden sich feinste portoportale Thrombembolien in die feinsten Pfortaderäste mit Entwicklung einer hepatoportalen Sklerose (S. 745) und einer nodulären regenerativen Hyperplasie (S. 744).

Klinik: Splenomegalie, normale Lebergröße, normale Leberfunktion, Ösophagus-/Fundusvarizen, selten Aszites, eventuell nichtzirrhotische portale Hypertonie.

Zahn-Pseudoinfarkt

Syn.: rot-atrophischer Pseudoinfarkt der Leber

Definition: Pseudoinfarkt der Leber, der auf einen Verschluss eines intrahepatischen Pfortaderastes zurückgeht und als landkartenförmige hochgradige Hyperämiezone auffällt.

Pathogenese: Liegt zum Verschluss des Pfortaderastes gleichzeitig eine rechtskardiale Stauungshyperämie vor, so reicht die Blutzufuhr zwar noch aus, die Sinusoide mit Blut zu füllen, der Blutdruck im Strömungsgebiet (vis a tergo) ist aber so gering, dass nur eine verlangsamte Parenchymdurchströmung möglich ist. Deshalb atrophieren hier die Leberzellen.

Morphologie: Der Zahn-Pseudoinfarkt imponiert als dunkelroter, keilförmiger Herd, der mit seiner Basis der Leberkapsel aufsitzt (Abb. 13.20). Histologisch zeichnet er sich durch eine hochgradige passive Hyperämie mit Sinusdilatation und Verschmälerung der Leberzellplatten aus. Nennenswerte Parenchymnekrosen fehlen, weshalb die Kriterien eines echten Infarktes nicht erfüllt sind.

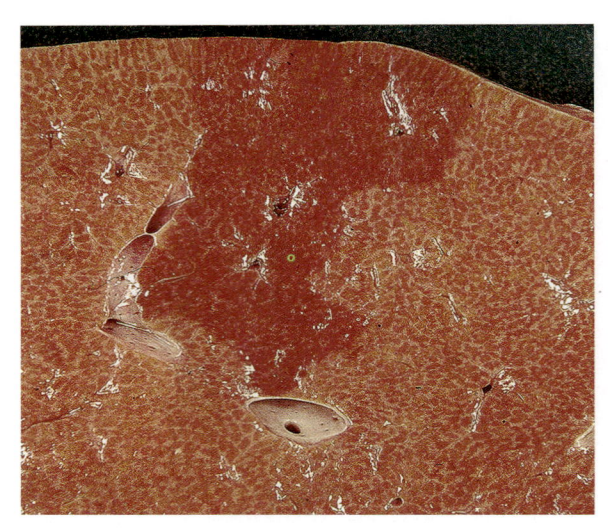

Abb. 13.**20** **Zahn-(Pseudo-)Infarkt** der Leber.

Klinik: meist asymptomatisch.

Leberinfarkt

Definition: Ischämische Leberparenchymnekrose durch Verschluss eines Leberarterienastes.

Pathogenese: Da die Pfortader den Sauerstoffbedarf der Leber nicht immer allein deckt, kann es beim thrombotischen Verschluss (oder Spasmus) eines Leberarterienastes auch bei durchgängiger Pfortader zu ischämischen, lehmgelben, landkartenförmigen Infarkten (Abb. 13.21) kommen. Sie sind aber wegen der doppelten Blutversorgung der Leber durch A. hepatica und V. portae nicht sehr häufig.

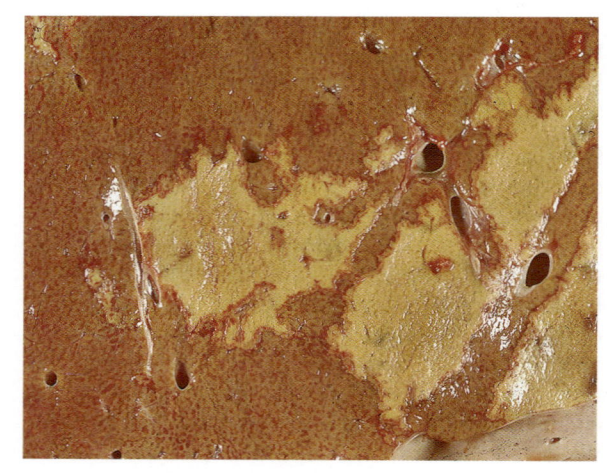

Abb. 13.**21** **Lehmgelber Leberinfarkt**, nicht ganz frisch, nach thromboembolischem Verschluss des Leberarterienstammes bei Endocarditis ulceropolyposa (Original: Ihling).

13.1.4.3
Pfortaderhochdruck

Definition: Lange andauernde Erhöhung des Blutdruckes im Stammgebiet der Pfortader über 10 mmHg (portale Hypertonie) wegen Abflussbehinderung des Pfortaderblutes.

Pathogenese: Je nachdem, wo der portale Blutfluss behindert ist, unterscheidet man folgende Formen der portalen Hypertonie:
- *Prähepatischer Pfortaderhochdruck* (selten): Hier liegt das Passagehindernis im Bereich des extrahepatischen Pfortadersystems in Form einer Pfortaderthrombose. Diese kann durch Leberzirrhose, Pfortaderentzündung (Pylephlebitis), Umbilikalsepsis, Tumoren, Operation und Hyperkoagulabilität (z. B. orale Antikonzeptiva) hervorgerufen sein.
- *Intrahepatischer Pfortaderhochdruck* (häufig): Hier liegt das Passagehindernis in der Leber selbst und kann somit auf einer Behinderung des Blutstroms beruhen: a) präsinusoidal (intrahepatische Pfortaderverschlüsse, kongenitale Leberfibrose, Sarkoidose, selten Leberzirrhose), b) sinusoidal (Peri-/Sinusoidalfibrose, metabolische Hepatozytenvergrößerung) oder c) postsinusoidal (chronisch-ethylische Steatohepatitis ohne Zirrhose, Venookklusionskrankheit, Leberzirrhose).
- *Posthepatischer Pfortaderhochdruck* (selten): Hier liegt das Passagehindernis im Bereich des Blutabflusses aus der Leber. Dies kann an einer Unwegsamkeit im Bereich der Leber- oder unteren Hohlvene, an einer Pericarditis constrictiva oder an einer Herzinsuffizienz liegen.

+ Klinik: Die portale Hypertonie macht durch nachstehend aufgeführte, bei der Leberzirrhose (S. 787) näher erörterte Komplikationen auf sich aufmerksam:
- *Portale Umgehungskreisläufe*: Dies sind vor allem die Ösophagusvarizen. Demgegenüber spielen das Caput medusae sowie Anastomosen mit den Mesenterialvenen und den Vv. testiculares/ovaricae eine untergeordnete Rolle. Hämorrhoiden sind nicht Folge einer portalen Hypertonie (S. 727).
- *Aszites*.
- *Portale Stauungsmilz* mit den entsprechenden hämatologischen Folgen (s. S. 544).

13.1.5
Entzündliche Läsionen

Allgemeine Definition: Als Hepatitis bezeichnet man eine meist diffuse entzündliche Schädigung des Leberparenchyms mit blutchemischen Zeichen des Leberzellschadens (Aminotransferasenerhöhung) und Zeichen der Leberfunktionsstörung.

Allgemeine Pathogenese: Eine Hepatitis wird hauptsächlich durch Viren, bestimmte Bakterien wie Leptospiren, Immunmechanismen oder durch medikamentös-toxische Faktoren ausgelöst. Die meisten Viruserkrankungen zeigen eine bestimmte Organbevorzugung, was man als Organotropismus bezeichnet. Demzufolge ist es sinnvoll, diejenigen Hepatitiden, die durch hepatotrope Viren ausgelöst werden, als Virushepatitiden zu bezeichnen und sie von denjenigen Leberentzündungen abzugrenzen, die systemische Viruserkrankungen begleiten können (Virusbegleithepatitis). Je nach zeitlichem Verlauf unterscheidet man:
- *akute Hepatitis* mit Krankheitsverlauf von ≤ 2 Monaten,
- *protrahierte Hepatitis* mit Krankheitsverlauf von 3–6 Monaten,
- *chronische Hepatitis* mit Krankheitsverlauf von > 6 Monaten.

13.1.5.1
Akute Virushepatitis

Allgemeine Definition: Unterschiedlich häufige, mit Zelluntergang einhergehende Entzündung des Leberparenchyms, die durch hepatotrope Viren wie Hepatitis-A-Virus (HAV), Hepatitis-B-Virus (HBV), Hepatitis-C-Virus (HCV), Hepatitis-D-Virus (HDV) und Hepatitis-E-Virus (HEV) ausgelöst wird. Außerdem werden noch weitere Hepatitisviren vermutet. Bei intakter immunologischer Abwehr ist sie zeitlich limitiert.

In Tab. 13.1 werden die wesentlichen pathogenetischen und klinischen Merkmale der Virushepatitiden dargestellt.

+ Allgemeine Klinik der akuten Virushepatitiden: Wird ein Patient mit einem Hepatitisvirus exponiert so kann dies für ihn nachstehende Konsequenzen haben:
- *Asymptomatische Infektion*: Hier sind nur Virusantikörper und pathologische Leberenzymwerte auffallend.
- *Akute Virushepatitis*: Sie verläuft phasenartig:
  - anikterische Phase: Malaise mit Müdigkeit, Übelkeit, Erbrechen, Inappetenz, Fieber, Muskel- und Gliederschmerzen, Diarrhoe, vergrößerte, druckschmerzhafte Leber;
  - ikterische Phase (nicht bei allen Patienten): Ikterus (konjugierte Hyperbilirubinämie) = Gelbsucht, helle Stühle (wegen verminderter Gallesalze im Stuhl), Pruritus (wegen retinierter Gallesalze), verlängerte Prothrombinzeit, gering erhöhte Werte für die alkalische Phosphatase im Serum.
- *Fulminante Hepatitis* mit massiver Leberparenchymnekrose.
- *Chronische Hepatitis* mit oder ohne Progression in eine Leberzirrhose.
- *Carrier-Status*: In diesem Falle ist der Patient zwar entweder „gesund" oder symptomlos an einer chronischen Infektion erkrankt, kann das Virus aber übertragen.

Die ätiologisch verschiedenen Virushepatitiden können teilweise mit gleichartigen histologischen Leberveränderungen einhergehen (Abb. 13.22). Je nachdem, ob dabei der Leberzelluntergang rasch oder langsam um sich greift, unterscheidet man die im Folgenden besprochenen akuten Hepatitisformen.

Tabelle 13.1 Charakteristika der verschiedenen Virushepatitiden

	Hepatitis A	Hepatitis B	Hepatitis C	Hepatitis D	Hepatitis E
Erreger	RNA-Virus (Picornaviridae)	DNA-Virus (Hepadna-Gruppe)	RNA-Virus (Flaviviridae)	inkomplettes RNA-Virus, HBV als Helfer	RNA-Virus (Flaviviridae)
Erregernachweis	Stuhl	Blut, Sekrete	Blut, Sekrete	Blut	Stuhl
Endemiegebiet	Mittelmeerländer	Asien, Afrika	weltweit	Süditalien, Südamerika	Indien, Afrika, Südost- und Zentralasien, Mexiko
Risikogruppen	Urlauber	Drogenabusus, Homosexuelle, Promiskuität, medizinisches Personal	Drogenabusus, Homosexuelle, (Transfusion), (Hämophile)	Drogenabusus, Transfusion	Urlauber
Übertragung	fäkal-oral	parenteral, Intimkontakt	parenteral, häufig: community acquired	parenteral	fäkal-oral
Inkubationsdauer	15–45 Tage	45–160 Tage	14–180 Tage	etwa 100 Tage	40 Tage
Krankheitsverlauf	etwa 4 Wochen, meist unkompliziert	4–9 Wochen, meist schwer	9 Wochen, oft klinisch nicht fassbar	simultan oder sukzedan zu B-Hepatitis	wie Hepatitis A (erhöhte Letalität bei Schwangeren)
Chronizität	–	+ (10%)	++ (>50%)	Koinfektion: 80%, Superinfektion?	–
Carrier-Status	–	+	+	+	–

Akute (klassische) Hepatitis mit Einzelzellnekrosen

Syn.: spotty necrotic hepatitis

Definition: Akute Leberparenchymentzündung mit Prädominanz von wahllos über sämtliche Leberläppchen verteilten, disseminierten Einzelzellnekrosen und fleckförmigen lymphohistiozytären Infiltraten.

Pathogenese: Ursächlich kommen alle Hepatitisviren in Betracht.

Morphologie: Makroskopisch ist die Leber vergrößert, gerötet und von verminderter Konsistenz. Je nach Ausprägung des fakultativ auftretenden Ikterus kann sie auch grüngelb verfärbt sein. Das gesamte histologische Bild ist bunt, vielgestaltig und zeigt neben einer vermehrten mitotischen Aktivität und intaktem Gitterfasergerüst folgende 2 Nekrosetypen:
- *disseminierte apoptotische Einzelzellnekrosen* in Form azidophiler Korpuskel (Councilman-Korpuskel),
- *hydropische Zellschwellung und lytische Zellnekrose* meist perivenulär gruppiert (S. 739).

Diese intralobulären Nekrosen werden von einem lymphohistiozytären Infiltrat (Flecknekrosen) umrahmt, das sich auch gleichmäßig in den Portalfeldern verteilt. Gelegentlich kommt noch eine kanalikuläre und hepatozelluläre Cholestase in zentralen Läppchenabschnitten hinzu (cholestatische Virushepatitis). Dieses histologische Grundmuster wird je nach Entzündungsphase (vgl. Abb. 13.22) modifiziert:
- *Akutphase:* Neben den beiden Formen der Zellnekrosen herschen Lymphozyten vor, zu denen sich einzelne Plasmazellen hinzugesellen können. Die Kupffer-Zellen sind aktiviert.
- *Abräumphase:* Die geschädigten Leberzellen werden durch knötchenförmig gruppierte Histiozyten (Kupffer-Zellen) abgeräumt. Als Zeichen ihrer lebhaften Phagozytosetätigkeit bleiben Siderin und Zeroidpigment (S. 26) in ihrem Zytoplasma zurück. Sie dominieren jetzt. Der Gewebeschaden ist durch die Leberzellregeneration (S. 332) wieder ausgebessert. Das lymphozytäre Infiltrat zieht sich schließlich aus dem Leberläppchen zurück.

Klinik: Verlauf meist benigne (= limitiert), symptomlos, anikterisch, ikterisch oder cholestatisch. Nur etwa 30% der Fälle werden klinisch manifest. In der Regel Ausheilung ohne anatomische Residuen.

Differenzialdiagnose: a) Nicht-Hepatitis-Viren (EBV, CMV) in Form einer Virusbegleithepatitis, b) medikamentös-toxische Hepatitis vom Virustyp.

13.1 Leberparenchym   **757**

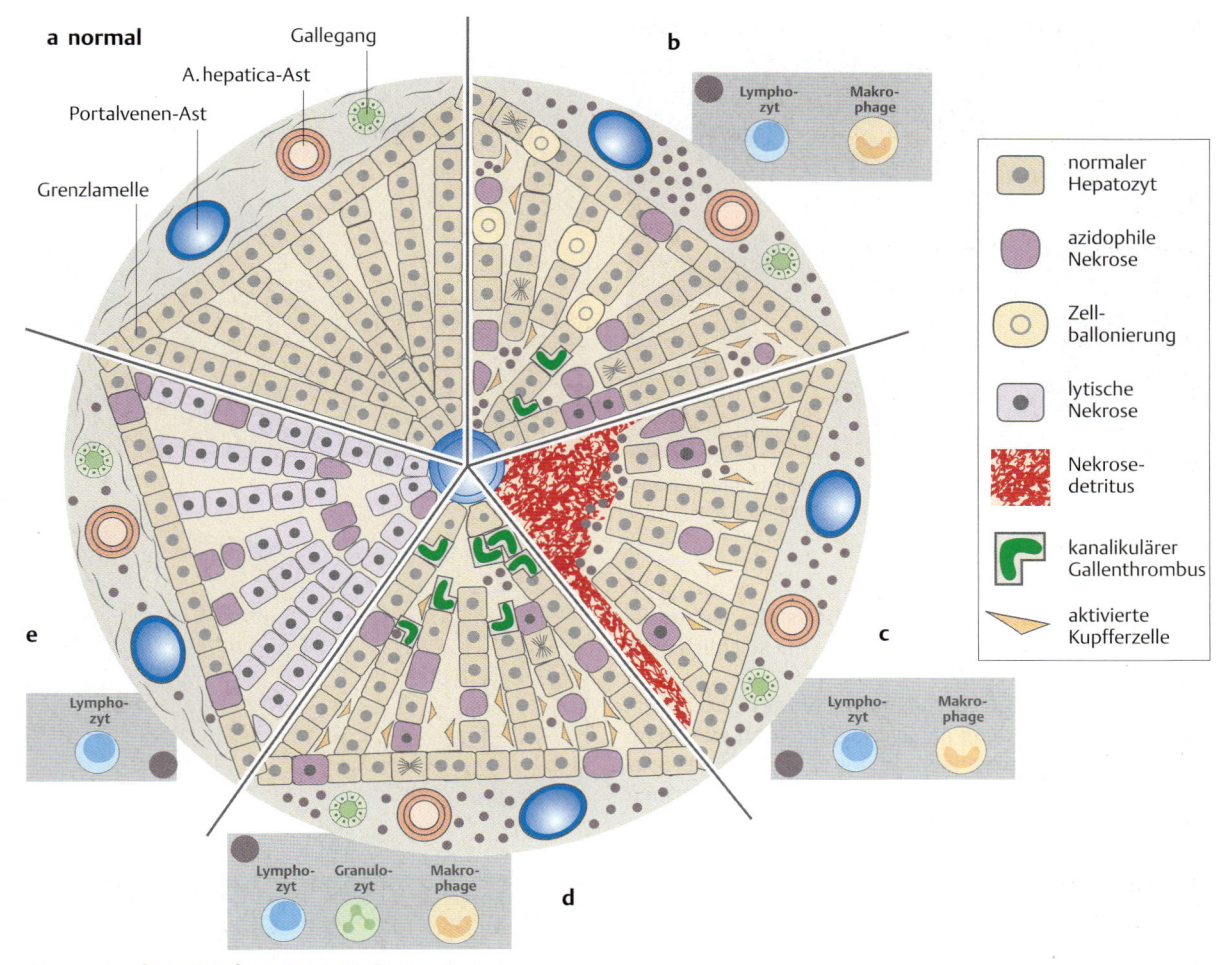

Abb. 13.22 Akute Virushepatitis, wichtigste Formen:
a Normales Leberläppchen mit Portalfeld;
b akute (lobuläre) ikterische Virushepatitis mit disseminierten Einzelzellnekrosen, azinozentraler Zellballonierung, Doppel-/Mehrkernigkeit, Proliferation von Kupffer-Zellen, geringer kanalikulärer Cholestase, lymphohistiozytärem Portalfeldinfiltrat;
c akute Hepatitis mit konfluierender Brückennekrose (in Azinuszone 3), zusätzlich Einzelzellnekrosen und lymphohistiozytäres Portalfeldinfiltrat;
d akute Virushepatitis mit cholestatischem Einschlag: wie **b**, aber stärkere kanalikuläre Cholestase und Galleseen; lymphohistio(granulo)zytäres Portalfeldinfiltrat;
e akute dystrophe Virushepatitis mit totalen oder subtotalen Nekrosen (Leberzelldissoziation), fehlender Mesenchymreaktion (durch Kupffer-Zellen), kaum lymphozytärer Portalfeldinfiltration.

Akute Hepatitis mit konfluierenden Brückennekrosen

Syn.: subakut nekrotisierende Hepatitis, subakute (rote) Leberdystrophie

Definition: Akute Leberparenchymentzündung mit Nekrosen ausgedehnter Gruppen aneinanderliegender Leberzellen, die verschiedene mikrozirkulatorische Läppchenareale überbrücken

Pathogenese: Auslösefaktoren sind HBV, oft mit Ko- oder Superinfektion durch HDV, HAV, HEV, seltener HCV. Formalpathogenetisch spielt wahrscheinlich eine endotoxinbedingte Aktivierung von TNFα und IL-6 eine zentrale Rolle.

Morphologie: Makroskopisch ist die Leber klein (600–900 g) und gleicht einer venösen Stauungsleber, weil die konfluierenden Nekrosen rot imponieren (Abb. 13.**22c,** 13.**23**). Histologisch dominieren konfluierende Nekrosen vom Typ „lytische Leberzellnekrose". Sie umfassen größere Zellgruppen (> 12 Zellen), starten in perivenulären Läppchenabschnitten und breiten sich entlang Azinuszone 3 aus, können aber die Zone 2 miterfassen (Abb. 13.**24a**), wobei ihr Ausmaß von Läppchen zu Läppchen stark variiert. Außerhalb dieser Brückennekrosen finden sich je nach Ätiologie (s. u.) in unterschiedlicher Ausprägung Einzelzellnekrosen und regenerative doppelreihige Leberzellplatten. Cholestatische Verlaufsformen können einen mechanischen Gallengangverschluss imitieren. Dementsprechend findet man oft eine

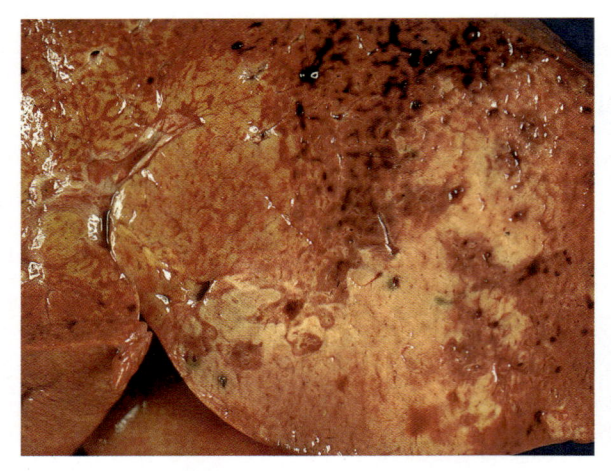

Abb. 13.**23** **Subakute gelbe (und rote) Leberdystrophie** mit ausgedehnter Verfettung, Nekrosen und Hämorrhagien.

duktuläre (anstatt kanalikuläre) Cholestase, Duktulusproliferate (S. 744) und Portalinfiltrate mit reichlich neutrophilen Granulozyten.
Gelegentlich kollabiert und kondensiert das Gitterfasergerüst, was die Bildung passiver Septen nach sich zieht. Aus den prognostisch ungünstigeren zentroportalen Brückennekrosen können bei chronischen Verlaufsformen zentroportale Septen mit Shunt-Gefäßen hervorgehen, welche die Matrize zur Leberzirrhose legen.

Klinik: protrahierter Verlauf, länger als bei der klassischen akuten Virushepatitis (Bezeichnung: „subakute" Hepatitis). Häufig cholestatischer Verlauf (20% der Fälle). Übergang in eine chronische Hepatitis (10–20%) oder in eine hepatitische Leberzirrhose (35–40%). Ausheilung mit oder ohne Fibrose bei etwa 25% der Patienten. Bei etwa 20%: Leberinsuffizienz, die eine Lebertransplantation notwendig machen kann.

Differenzialdiagnose: medikamentös-toxische Hepatitis vom allergischen oder autoimmunen Typ; ischämiebedingte Nekrosen.

Akute Hepatitis mit panlobulären (massiven) Nekrosen

Syn.: fulminante Hepatitis, akute (gelbe) Leberdystrophie

Definition: Fulminant verlaufende Leberparenchymentzündung, deren Hauptmerkmal in pan- und multilobulären Nekrosen vom Typ „lytische Zellnekrosen" besteht und entweder die ganze Leber (= massive Nekrose) oder große Teile der Leber (= submassive, subtotale Nekrosen) befällt.

Pathogenese: Ähnlich der akuten Hepatitis mit konfluierenden Brückennekrosen; oft Intoxikationen.

Morphologie: Makroskopisch ist die Leber verkleinert (1000–1200 g), schlapp wie ein Waschlappen und von einer gerunzelten Kapsel („Kleid zu groß") umhüllt. Ihre Schnittfläche ist düsterrot, selten auch gelb. Bleibt sie

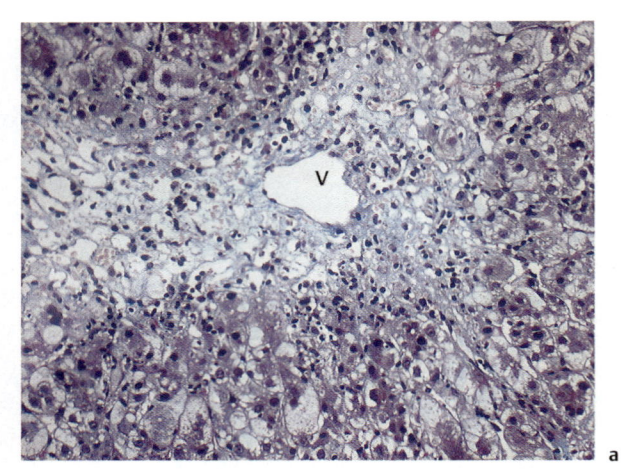

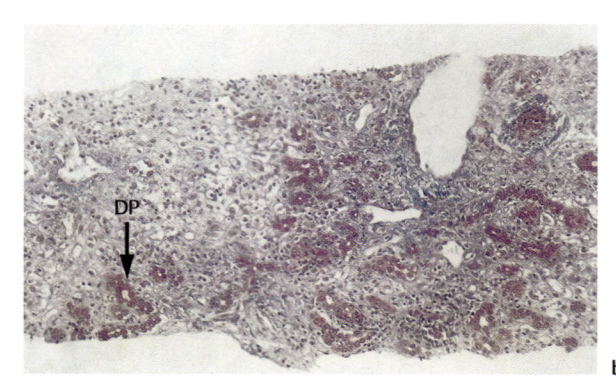

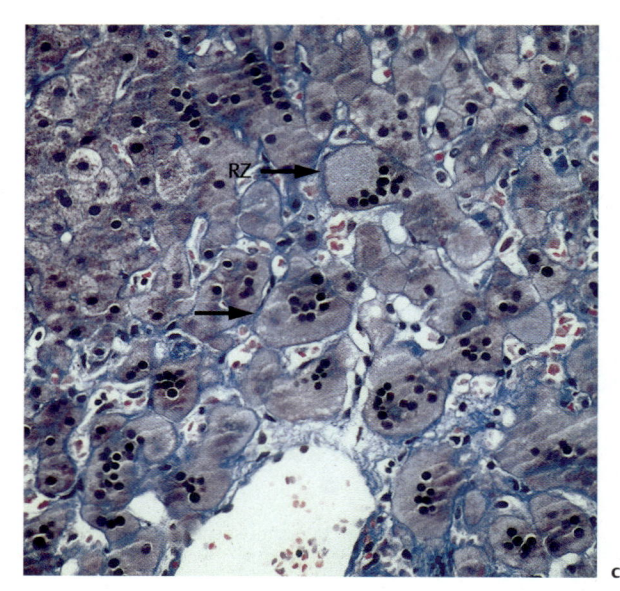

Abb. 13.**24** **Akute virale Hepatitisformen:**
a Konfluierende Brückennekrosen entlang Azinuszone 3 (V = Venule; CAB, Vergr. 1 : 75);
b panlobuläre massive Nekrosen mit Zellschutt im Gitterfasergerüst und massiver Duktulusproliferation (DP; Masson, Vergr. 1 : 50);
c adulte Riesenzellhepatitis mit synzytialen Riesenzellen (RZ) und weitgehend fehlender Entzündungsreaktion (HE, Vergr. 1 : 100).

längere Zeit offen liegen, wird sie wegen der postmortalen Proteolyse von einem weiß-gelben, Leucin- und Tyrosinkristalle enthaltenden Film bedeckt. Histologisch dominieren panlobuläre Nekrosen. Das Gitterfasergerüst ist über große Areale hinweg wie ausgekämmt und enthält nur noch Zellschutt (vgl. Abb. 13.**22 e**, 13.**24 b**). Ein entzündliches Infiltrat ist nur spärlich entwickelt. Oft ist die periportale Grenzlamelle noch erhalten. Je nach Stadium sind die marginalen Ductuli mehr oder weniger stark proliferiert (S. 744) und werden von neutrophilen Granulozyten umsäumt.

> **Klinik:** Sie macht etwa 1% aller Virushepatitiden aus und heilt höchst selten nach Überbrückung der Leberinsuffizienz durch Hämofiltration völlig läppchengerecht ohne Narben oder narbig mit knotigen Regeneraten ohne zirrhotischen Umbau ab. Letalität vor der Ära der Lebertransplantation: > 90%. Je nach Verlaufsform unterscheidet man:
> - *perakute Dystrophie:* Tod innerhalb von weniger als 10 Tagen,
> - *akute Dystrophie:* Tod nach 10–20 Tagen.

> **Differenzialdiagnose:** direkt toxische Lebernekrose durch Amanitin (Knollenblätterpilz), CCl_4, Phosphor, Chloroform, Halothan; toxische Nekrosen oft mit Verfettung vergesellschaftet.

Lobuläre Hepatitis mit Piecemeal-Nekrose

Syn. Interface-Hepatitis

Definition: Akute Hepatitis, die zusätzlich zum Bild einer „klassischen Hepatitis mit Einzelzellnekrosen" noch periportal gelegene Piecemeal-Nekrosen (s. o.) aufweist und wegen ihrer kritischen Prognose auch als „akute Hepatitis mit möglichem Übergang in Chronizität" bezeichnet wird.

Pathogenese: Grundsätzlich ist bei diesen Patienten die Immunabwehr gegenüber einem Hepatitisvirus abgeschwächt. Die Ursache dafür kann in einem intravenösen Drogenabusus („Hippie-Hepatitis") oder in einer venerischen Infektion liegen, bei alten Patienten auch spontan sein.

Morphologie: Histologisch sind die Portalfelder erheblich entzündlich vergrößert, wobei Lymphozyten mit unterschiedlicher Beimengung von Plasmazellen das Bild beherrschen. Die periportalen Grenzlamellen sind durch Piecemeal-Nekrosen (vgl. Abb. 13.**8 c**) durchbrochen (= periseptale interface hepatitis). Diese setzen sich in der Ausbildung aktiver Septen (S. 746) fort, die gelegentlich von Piecemeal-Nekrosen flankiert werden. Bei Patienten mit intravenösem Drogenabusus finden sich gelegentlich portale Talkgranulome und eosinophile Leukozyteninfiltrate (Junk-Granulome). Die Piecemeal-Nekrosen deuten auf Chronizität hin.

> **Klinik:** Diese Verlaufsform einer Virushepatitis nimmt somit eine Zwischenstellung zwischen akuter und etablierter chronischer Hepatitis ein. Ihr Verlauf ist ungewiss: Übergang in echte chronische Hepatitis ist häufig, aber auch eine Ausheilung nach protrahiertem Verlauf möglich.

Adulte Riesenzellhepatitis

Definition: Akute Hepatitis mit schwerem, protrahiertem cholestatischem Verlauf, histologisch charakterisiert durch zahlreiche, mehrkernige, synzytiale hepatozelluläre Riesenzellen.

Pathogenese: Diese Hepatitis ist multifaktoriell ausgelöst. Etwa 50% der Patienten zeigen Autoimmunphänomene wie antinukleäre Antikörper und/oder Antikörper gegen glatte Muskulatur (IgG-Erhöhung). Etwa 5–10% der Fälle sind durch Paramyxoviren, HAV, HBV, HCV oder EBV ausgelöst oder HIV-assoziiert. Weitere 5–10% sind medikamentös-toxisch bedingt. Die Histogenese der Riesenzellen ist noch umstritten.

Morphologie: Die histologisch auffällige Riesenzellbildung ist mit azidophilen Einzelzellnekrosen, selten mit lytischen konfluierenden Nekrosen vergesellschaftet. Die zelluläre Entzündungsreaktion ist oft stark gedrosselt und kann nahezu fehlen (vgl. Abb. 13.**24 c**). Die Cholestase ist vom kanalikulären Typ und meist sehr stark ausgeprägt.

> **Klinik:** meist schwerer protrahierter cholestatischer Verlauf, Kombination mit primär sklerosierender Cholangitis ist bekannt. Die Autoaggressionsfälle sprechen gut auf Corticosteroide an. Bei ca. 50% der Patienten Übergang in echte chronische Hepatitis und/oder rasch in Zirrhose.

13.1.5.2

Chronische Hepatitis

Definition: Sammelbegriff für entzündliche Leberkrankheiten unterschiedlicher Ätiologie, die klinisch bei weitgehend asymptomatischem Verlauf nachweislich länger als 6 Monate bestehen und als histologisches Charakteristikum eine schwere portale/periportale Entzündung aus prädominant lymphozytären/plasmazellulären Elementen besitzen. Die chronischen Verlaufsformen der unspezifisch-reaktiven Hepatitis sowie der Alkoholhepatitis (alkoholinduzierten Fettleberhepatitis) werden nicht dazu gezählt.

Ätiologie einer chronischen Hepatitis:
- *virale Formen:* HBV-, HCV-, HDV-Infektion;
- *autoaggressive Formen:* Autoimmunhepatitis;
- *medikamentös-toxische Formen:* Nitrofurantoin, α-Methyldopa, Isoniazid;
- *metabole Formen:* Morbus Wilson, α_1-Antitrypsin-Mangel;
- *kryptogene Formen:* ohne Virusmarker und ohne Autoimmunphänomenologie.

Morphologie (Abb. 13.**25**): Neben der konstanten, dominierenden lymphozytären Portalfeldentzündung sind nachstehende fakultative Leberveränderungen typisch:
- *Nekrosen:* periportale Piecemeal-Nekrosen (= Schlüsselphänomen) → langsame Zirrhoseent-

760 13 Hepatopankreatisches System

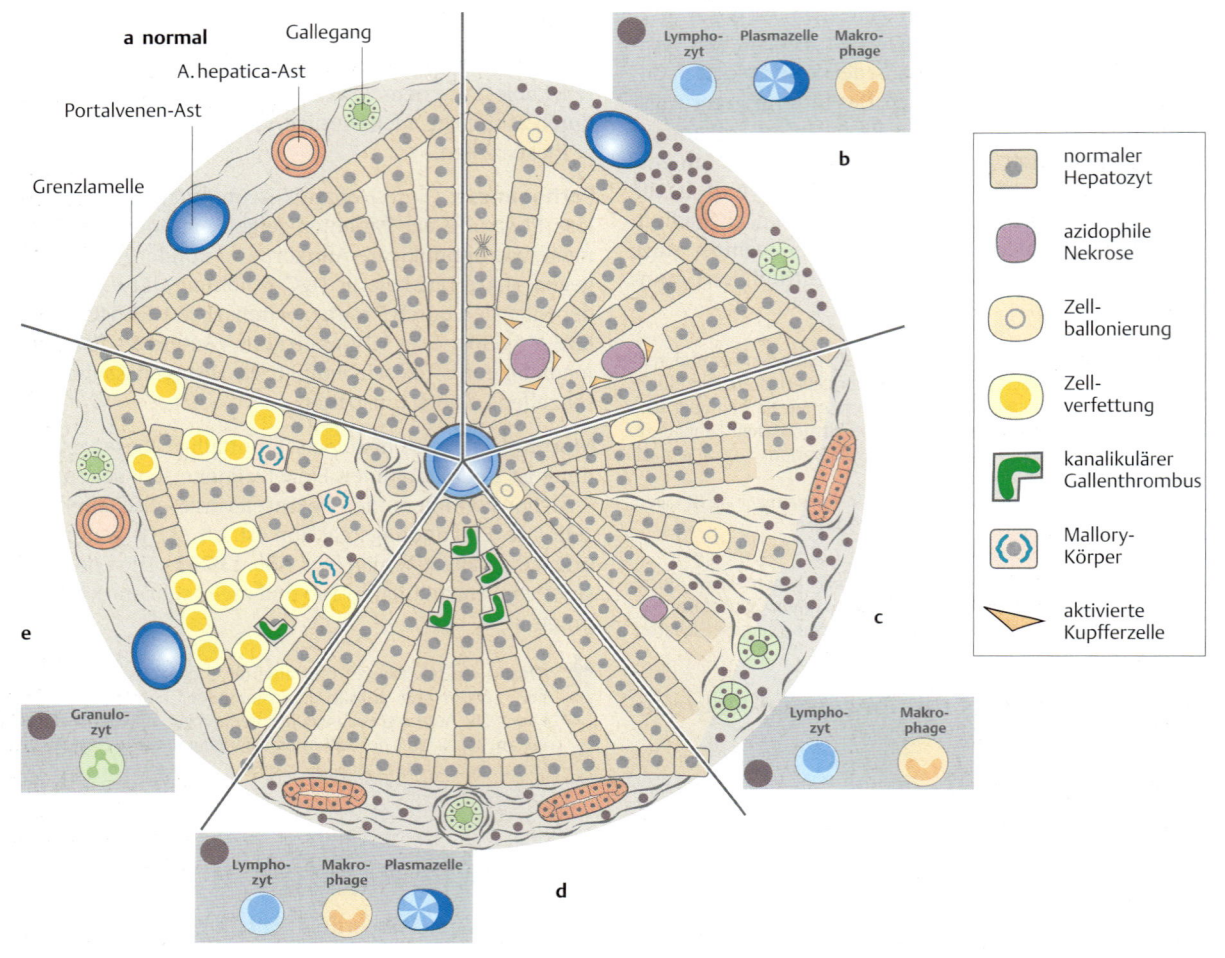

Abb. 13.**25** **Wichtigste chronische Leberentzündungen:**
a Normales Leberläppchen mit Portalfeld;
b chronische, wenig aktive Hepatitis mit prädominant lymphozytärem Infiltrat des Portalfelds sowie Einzelzellnekrosen mit Aktivierung der Kupffer-Zellen;
c chronische, stark aktive Hepatitis mit Piecemeal-Nekrosen, Grenzlamellendefekt, duktulären Proliferaten und lymphohistiozytärem Infiltrat im Portalfeld;
d subakute (primär/sekundär) sklerosierende Cholangitis mit Perisklerose des Gallengangs, Duktulusproliferation vom Elongationstyp und Cholestase;
e chronische, floride, sklerosierende (alkoholische/nichtalkoholische) Steatohepatitis mit prädominant perivenulärer Läsion in Form von Mallory-Körpern, Neutrophilen, lytischen Nekrosen und Maschendrahtfibrose.

wicklung; (konfluierende) Brückennekrosen → rasche Zirrhoseentwicklung. Einzelzellnekrosen: nur geringe pathogenetische Bedeutung;
- *Lymphozyteninfiltrat*: portale Follikelbildung; (akute) lobuläre Entzündung;
- *Gallengangläsion*: „Hepatitistyp", geringgradige Duktulusproliferation;
- *Leberzellanordnung:* rosettenförmige Anordnung im Mesenchym-Parenchym-Grenzbereich;
- *Cholestase;*
- *Läppchenstruktur:* Störung der Histoarchitektur bis zum zirrhotischen Umbau.

Um die Prognose abschätzen und die therapeutische Strategie bei einer chronischen Hepatitis festlegen zu können, sind vor allem Grading und Staging wichtig:
- *Grading* (Aktivität): Es hängt mehr vom Ausmaß der Piecemeal-Nekrosen und der lobulären nekroseassoziierten Entzündung ab als von der Portalentzündung (Abb. 13.**26**). Dementsprechend lassen sich langsame Formen ohne Piecemeal-Nekrosen (gering aktive Hepatitis) von rasch progredienten Formen mit Piecemeal-Nekrosen (aktive Hepatitis) abgrenzen (Abb. 13.**25 b, c**).
- *Staging* (Erkrankungsstadium): Es gibt das Ausmaß von Fibrose und zirrhotischem Parenchymumbau an.

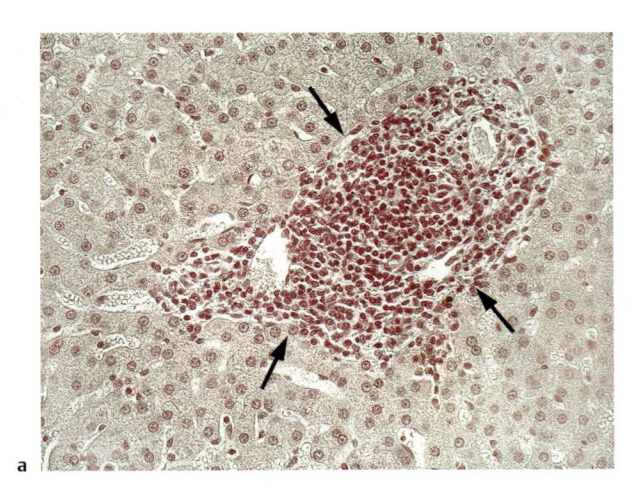

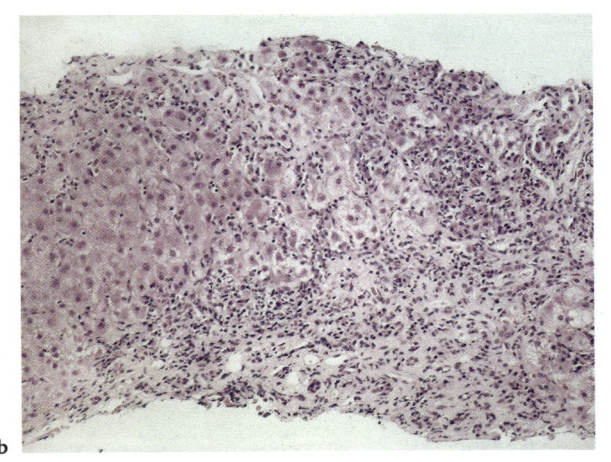

Abb. 13.26 Chronische Hepatitis:
a Wenig aktive Hepatitis mit rein portalem, prädominant lymphozytärem Infiltrat (VG, Vergr. 1 : 100);
b stark aktive Hepatitis mit dichtem, läppchenzergliederndem Lymphozyteninfiltrat und Brückennekrosen (HE, Vergr. 1 : 100).

+ **Allgemeine Klinik** der chronischen Hepatitiden: Uncharakteristisch, oft symptomarm, je nach Ätiologie mit serologischen Virus-/Autoimmunmarkern. Bei 30 % der Patienten beginnt die Krankheit akut, bei 70 % schleichend mit Müdigkeit, Oberbauchbeschwerden und/oder Oligo-Amenorrhoe. Danach sehr variabler weiterer Verlauf:
  – *rasche Progredienz* → Leberversagen und/oder Leberzirrhose;
  – *protrahiert-schubweiser Verlauf* mit Spontanremissionen und Verschlechterungsschüben.

13.1.5.3
Ätiologische Hepatitisformen

Die einzelnen Hepatitisformen können klinisch akut und chronisch verlaufen und ein entsprechendes histologisches Korrelat entwickeln. Nachstehend werden deshalb die einzelnen Formen klinisch relevanter Hepatitiden nach ätiologischen Gesichtspunkten besprochen. Die medikamentös ausgelösten hepatitisartigen Leberschäden werden bei den medikamentös-toxischen Läsionen abgehandelt.

Virushepatitis A

Syn. (früher): Hepatitis epidemica

Definition: Durch HAV ausgelöste, akute limitierte Leberentzündung ohne Chronizität.

Häufigkeit: 20 % aller Virushepatitiden; Inzidenz in Ländern mit hohem Lebensstandard und entsprechend guter Hygiene rückläufig; früher: typische Infektion des Kindesalters. Sie durchseuchte die Bevölkerung Mitteleuropas zur Hälfte, diejenige der Mittelmeerländer nahezu vollständig.

Pathogenese: Nach oraler Aufnahme gelangen die HAV in die Leber; nach deren Replikation noch während der infektiösen Phase über die Galle in den Stuhl (Nachweis). Die maximale Virusausscheidung findet sich bereits vor der klinischen Manifestation der Erkrankung. Als zellschädigende Mechanismen werden diskutiert:
  • zytopathischer Effekt des Virus,
  • Immunreaktionen.

Es werden ausreichend virusneutralisierende und somit protektive Antikörper vom IgM- und IgG-Typ (Diagnose!) produziert.

Morphologie: Es liegt eine „akute (klassische) Hepatitis mit Einzelzellnekrosen" vor, bei der sich die Nekrosen und die meist plasmazellulär geprägte Entzündung auf dem Höhepunkt der Erkrankung in den periportalen Zonen konzentrieren (Periportalhepatitis, aber ohne Piecemeal-Nekrosen). Bei ikterischen Verlaufsformen zeigen sich noch perivenuläre kanalikuläre Cholestasen ohne perivenuläre Entzündung (vgl. Abb. 13.**22 b**).

+ **Klinik:** Die Hepatitis A verläuft akut, wird nie chronisch und entwickelt keinen Carrier-Status. Im Erwachsenenalter zeigt sie bei etwa 90 % der Patienten ikterische, im Kindesalter bei etwa 65 % anikterische Verläufe. Nur bei etwa 1 % der Patienten kommt es zu einem fulminanten Verlauf.
Weitere Symptome: Diarrhoe (Kinder 60 %), Arthralgie (Erwachsene 30 %), Emesis (Kinder 65 %, Erwachsene 25 %). Nach Ablauf der Erkrankung resultiert eine bleibende Immunität durch protektive Anti-HA-IgG-Antikörper.

+ **Diagnose:** Anti-HA-IgM-Antikörper im Serum, HAV-Nachweis im Stuhl.

Virushepatitis B

Syn. (früher): Inokulationshepatitis, Serumhepatitis, Transfusionshepatitis

Definition: Durch HBV ausgelöste Leberentzündung mit schweren Verlaufsformen, Chronizität in 10 % der Fälle und erhöhtem Risiko für die Entwicklung eines Leberkarzinoms.

Häufigkeit: etwa 50 % aller akuten Virushepatitiden (USA, Schweden). Sie gehört mit etwa 200 Millionen ansteckungsfähigen Virusträgern weltweit zu den häufigsten Infektionskrankheiten.

Pathogenese: Das HBV-Genom besteht aus einem als Core-Protein bezeichneten Nukleokapsid (HBc-Antigen), einem Prä-Core-Protein (HBe-Antigen), einem Hüll-Glykoprotein (Surface-Antigen, HBs-Antigen), einer DNA-Polymerase mit Reverse-Transkriptase-Aktivität und einem X-Protein (HBX), das als transkriptionaler Transaktivator fungiert. Immunhistochemisch spielen HBs und HBc eine wichtige Rolle:

- *HBs-Antigen:* Es ist im Zytoplasma und/oder in der Zellmembran der Hepatozyten lokalisiert (13.**27 a, b**) und wird immunhistochemisch in folgenden beiden Mustern exprimiert:
  - *Membranöse Expression* auf Höhe der Zellmembran. Sie ist nahezu immer mit HBc-Antigen assoziiert und markiert zuverlässig die Replikation des HBV.

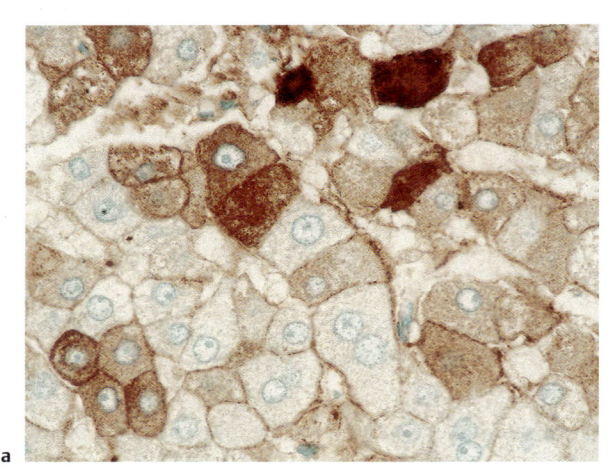

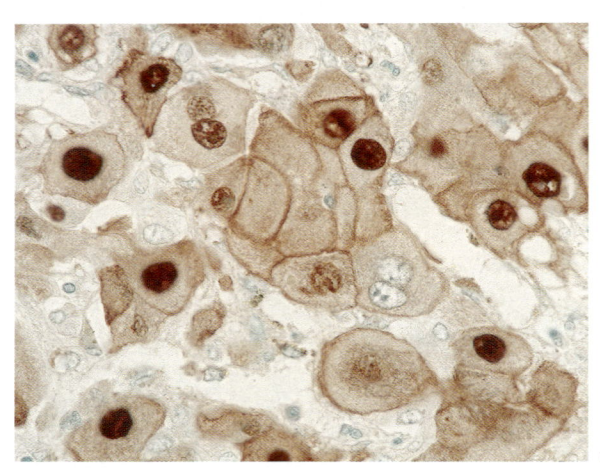

Abb. 13.27 Virushepatitis B:
a Immunhistochemische Darstellung des HBs-Antigens im Zytoplasma oder auf der Zellmembran mit entsprechendem Gitteraspekt der infizierten Hepatozyten unter Aussparung der Zellkerne (IH, Vergr. 1 : 150);
b elektronenmikroskopische Darstellung des HBs-Antigens im SER (Pfeil) des Hepatozytenzytoplasmas;
c HBc im Zellkern (Pfeil) (EM, Vergr. 1 : 20000);
d immunhistochemische Darstellung des HBc im Zellkern und schwächer auch im Zytoplasma (IH; Vergr. 1 : 150).

– *Intrazytoplasmatische Expression.* Sie ist unabhängig von der Virusreplikation und beruht auf einer massiven HBs-Produktion in einem hyperplastischen SER, was sich histologisch als Zeichen der Chronizität in den Milchglaszellen widerspiegelt. Außerdem ist sie ein Hinweis für die HBV-Integration ins Wirtsgenom und markiert den nicht- oder wenig replikativen HBV-Träger.
- *HBc-Antigen:* Es markiert die HBV-Replikation und kann intranukleär oder zytoplasmatisch exprimiert werden (Abb. 13.**27c, d**). Wird es, wie bei immunsupprimierten Patienten, im Überschuss intranukleär exprimiert so imponiert der Kern der betreffenden Zelle wegen seiner homogenen feinsten Körnelung in der konventionell-histologischen Färbung als „Sandkern".

Das HBV wird parenteral übertragen und ist im Blut und in Drüsensekreten vorhanden (Erregernachweis!). Er gelangt folglich durch Bluttransfusion, durch Hämodialyse, durch Muttermilch hepatitiskranker Mütter und durch Schleimhautkontakte (Geschlechtsverkehr) in den Organismus.

Um diese HBV-induzierte Infektionskrankheit erfolgreich zu überstehen, setzt der Organismus zelluläre sowie humorale Immunreaktionen in Form HBV-neutralisierender Antikörper ein. Dabei ist die Expression von HBs- und HBc-Antigen auf der Zelloberfläche entscheidend, die zusammen mit MHC-Klasse-I-Molekülen über CD8$^+$-T-Lymphozyten die virusinfizierten Leberzellen zerstören. In der Mehrzahl der Fälle gelingt dies, so dass die Hepatitis folgenlos ausheilen kann. Bei 10% der Patienten nimmt die Hepatitis einen chronischen Verlauf. Als Ursachen werden eine fehlerhafte Immunantwort und/oder HBV-Mutanten vermutet.

Morphologie: Meist liegt eine „akute (klassische) Hepatitis mit Einzelzellnekrosen" vor (vgl. Abb. 13.**22b**). Daneben kommen in 1% der Fälle fulminante Verlaufsformen mit konfluierenden oder panlobulären (massiven) Nekrosen mit oder ohne Ikterus vor (oft infolge von HDV-Superinfektionen). Übergänge in eine chronische Hepatitis (S. 759) finden sich bei 10% der Patienten. Charakteristisch ist die in allen Entzündungsphasen zu beobachtende, perivenulär betonte lobuläre Entzündung mit gleichzeitiger hepatozellulärer Kernpolymorphie (Dysplasie).

+ Klinik: Je nachdem, ob es dem Organismus gelingt, sich der Viren zu entledigen oder nicht, heilt die Hepatitis B aus, oder der Patient bleibt über längere Zeit Virusträger (=Carrier). Als solcher kann er zwar klinisch gesund, aber ansteckungsfähig sein oder verschiedene Formen einer chronischen Virushepatitis aufweisen. Das Hepatitis-B-Virus ruft demnach folgende Verläufe und Komplikationen hervor:
- akute Virushepatitis,
- nichtprogressive chronische Hepatitis,
- progressive chronisch aktive Hepatitis → Leberzirrhose,
- fulminante (panlobuläre) Hepatitis mit massiven Nekrosen,
- asymptomatischer Carrier-Status mit oder ohne Krankheitsprogression,
- Prädestination für zusätzliche Hepatitis-D-Infektion,
- Leberzellkarzinom (Risiko: 1:200).

+ Verlauf: Der klinische Verlauf ist zum Teil an folgenden Mustern der Virusantigenexpression (vor allem HBc-Antigen) im Lebergewebe erkennbar (Abb. 13.**28**):
- *Akute limitierte Hepatitis B:* Dies ist die häufigste Reaktion eines immunkompetenten Wirts auf eine HBV-Infektion. Die Immunantwort ist effizient; alle virusbefallenen Hepatozyten werden eliminiert, so dass bei Seropositivität für HBs-Antigen im Lebergewebe schon auf dem Höhepunkt der klinisch akuten Hepatitis keine HBV-Komponenten mehr nachgewiesen werden. Eine Flecknekrosenhepatitis bei Gewebenegativität für HB-Antigen weist mit hoher Wahrscheinlichkeit auf einen limitierten Verlauf hin (Abb. 13.**28 I**).
- *Chronische Hepatitis B*: In diesem Falle sind 3 Infektionsphasen mit unterschiedlichen Expressionsmustern zu unterscheiden (Abb. 13.**28 II – IV**):
  - *Generalisierter HBc-Typ* (=Frühphase der chronischen HBV-Infektion): Er steht am Beginn dieser chronischen Hepatitis, wobei mehr als 60% der Leberzellen HBc-Antigen exprimieren. Aufgrund einer partiellen „Immunparalyse" läuft die Virusreplikation ungebremst auf Hochtouren. Im Blut sind HBs-Antigen, Anti-HBs-IgM und HBe-Antigen positiv. Anti-HBe-Antikörper fehlen. Die Entzündungsreaktion hingegen ist nur minimal (Minimalhepatitis). Klinisch symptomarm, niedrige Aminotransferasewerte.
  - *Fokaler HBc-Typ* (= Kampfphase): Nach etwa 6 Jahren ohne Behandlung etabliert sich eine spezifische Immunantwort. Dadurch werden viele, aber nicht alle HBc-exprimierenden Hepatozyten mittels Nekrosen eliminiert Die Entzündungsreaktion ist heftiger, vor allem im Läppchenbereich, wobei die Histoarchitektur gelegentlich bis zum zirrhotischen Umbau gestört werden kann. Am Ende dieser „Kampfphase" werden zunehmend virusreplizierende Hepatozyten beseitigt, und im Serum treten Anti-HBe-Antikörper auf. Klinisch häufig (aber nicht immer) symptomatischer Verlauf mit erhöhten Werten der Aminotransferasen, was einer chronisch aktiven Hepatitis mit Piecemeal-Nekrosen entspricht und gelegentlich von einer extrahepatischen Symptomatik (infolge zirkulieren-

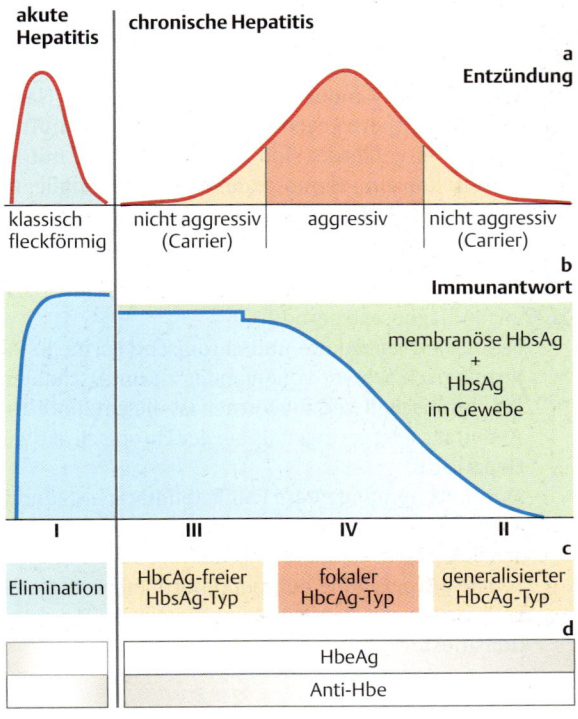

Abb. 13.**28** **Virushepatitis B:** klinische Verlaufsparameter.

der Antikörper), Arthritis, systemischer Vaskulitis, Glomerulonephritis und essenzieller Kryoglobulinämie begleitet wird.
- *HBc-freier HBs-Typ* (= HBe-Konversion): Im Verlauf weiterer 4–6 Jahre nimmt die Entzündungsantwort ab. Im Lebergewebe ist kein HBc-Antigen mehr nachweisbar. Die Entzündungsreaktion ist meist noch geringer als beim generalisierten HBc-Typ (Minimalhepatitis). Klinisch oft symptomarm mit niedrigen Aminotransferasewerten. Die virale DNA ist jetzt ins Wirtsgenom integriert → HBc-freier, nichtreplikativer Virusträger („Carrier-Status").

Therapie: Eine Immunsuppressionstherapie (cave!) würde zwar zu einer Drosselung der Entzündung mit Besserung der Aminotransferasewerte führen, gleichzeitig aber auch zu einer permissiven Steigerung der HBc-Synthese im Lebergewebe. Demgegenüber bewirkt eine Interferontherapie unter Inkaufnahme einer vorübergehend aufflackernden lobulären Entzündung mit Anstieg der Aminotransferasewerte ein Versiegen der HBc-Synthese (Eliminationsschub) mit HBe/Anti-HBe-, gelegentlich sogar HBs/AntiHBs-Serokonversion.

Virushepatitis C

Syn. (früher): Non-A-non-B-Hepatitis

Definition: Durch HCV ausgelöste Leberentzündung mit chronischem Verlauf bei mehr als 60% der Patienten, Übergang in eine Leberzirrhose und erhöhtem Risiko für die Entwicklung eines hepatozellulären Karzinoms.

Häufigkeit: etwa 20% der Hepatitiden; großes replikatives Reservoir im Drogenmilieu!

Pathogenese: Das HCV ist ein lineares einsträngiges RNA-Virus mit ausgeprägter genetischer Instabilität; häufigen Mutationen und „Quasispezies". Dies erschwert die Entwicklung einer entsprechenden Vakzine und erklärt das wiederholte Aufflackern von Leberschädigungsphasen im Verlauf der Krankheit. Es wird vorwiegend parenteral übertragen. Etwa 90% der Posttransfusionshepatitiden sind HCV-induziert (Beweis durch den Nachweis von Antikörpern gegen HCV, Virusnachweis mittels PCR). Infektionsgefährdet sind Drogenabhängige mit intravenösem Konsum, Homosexuelle und Hämophile. Im zeitlichen Verlauf einer Hepatitis C folgen zytotoxische Zellschäden unmittelbar auf immunvermittelte.

Morphologie: Folgende Läsionen sind charakteristisch, aber nicht diagnosesichernd:
- *Verlaufsformen:* Akute und chronische Formen sind histologisch schwer voneinander zu unterscheiden. Bei chronischen Verlaufsformen ist die entzündliche Aktivität meist geringer als bei der chronisch aktiven Hepatitis B.
- *Portalfeld:* lymphozytäre Follikelbildung; entzündliche Gallenganglasionen häufiger als bei Hepatitis B.
- *Leberläppchen:* lobuläre Entzündungsreaktion ohne zonale Bevorzugung bei monomorphen, verfetteten Leberzellen mit kopfsteinpflasterartigem Regenerationsmuster.

Klinik: Meist protrahierter Verlauf; oft (> 60% der Fälle) Chronizität. Die unterschiedlichen Genotypen sind therapeutisch unterschiedlich beeinflussbar. Bei chronischen Verläufen ist der episodenhafte Wechsel von erhöhten und normalen Werten der Serumaminotransferasen typisch. Diese Transferasen können aber auch konstant erhöht oder normal sein.

Virushepatitis D

Syn.: Deltahepatitis

Definition: Durch ein inkomplettes, HBV-abhängiges RNA-Virus (= HDV) ausgelöste Leberentzündung, die bei gleichzeitiger HBV-Infektion als „Helfer" (= Koinfektion) meist abheilt und nach vorheriger HBV-Infektion (= Superinfektion) meist über einen chronisch-progressiven Verlauf in eine Zirrhose einmündet.

Häufigkeit: etwa 10% aller akuten Virushepatitisfälle.

Pathogenese: Das HDV (Abb. 13.29) benötigt zu seiner Replikation HBV als Helferviren und tritt somit gleichzeitig oder im Anschluss an eine HBV-Infektion auf. Im Blut wird das HDV von einer HBs-Hülle umgeben. HDV scheint direkt zytopathogen zu sein. Das HDV-Kodierungsprodukt ist das nukleär oder zytoplasmatisch exprimierte HD-Antigen (Deltaantigen), das die Expression von HBc-Antigen unterdrückt.

Morphologie: Histologisch finden sich bei akuten und chronischen Verlaufsformen regelmäßig schwere lobuläre Entzündungen, oft mit konfluierenden Nekrosen. Ähnlich wie das HBc-Antigen lässt sich HDV immunhistochemisch vorwiegend im Zellkern und weniger im Zytoplasma nachweisen. Die HBc-Antigen-Expression wird durch replizierendes HDV stark gedrosselt.

Klinik: Je nach Infektionsmodus resultieren folgende Verläufe:
- *Koinfektion mit HBV:* Bei etwa 5% der Patienten fulminante Hepatitis, bei 90% Abheilung mit Immunität. Nur selten Chronizität.

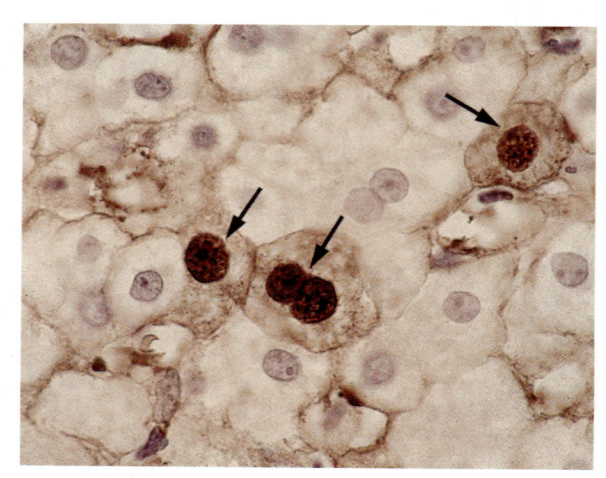

Abb. 13.**29** **Virushepatitis D:** Nachweis von Hepatitis-D-Virus-Antigen in Leberzellkernen und Zytoplasma mit Immunperoxidasereaktion. Die virushaltigen Zellkerne (Pfeile) sind durch ein braunes Reaktionsprodukt markiert (IH; Vergr. 1 : 200).

– *Superinfektion mit HBV*: Bei etwa 10% der Patienten fulminante Hepatitis, bei etwa 15% akute schwere Hepatitis mit Abheilung, bei etwa 80% Chronizität. Wird ein nichtreplikativer, asymptomatischer HBs-Antigen-Träger symptomatisch, so ist er sehr wahrscheinlich HDV-superinfiziert.

Virushepatitis E

Definition: Durch HEV ausgelöste limitierte Hepatitis ohne Chronizität und ohne Carrier-Status.

Die Erkrankung tritt vor allem in Indien, Südost- und Zentralasien sowie Mexiko epidemisch auf. Sporadische Infektion bei Urlaubern in dieser Region.

Pathogenese: Die Erkrankung wird durch das im Stuhl nachweisbare HEV aus der Gruppe der RNA-Viren auf fäkal-oralem Wege (z. B. über Trinkwasser) hervorgerufen. Die Pathogenese der Leberzellschädigung ist noch unklar.

Morphologie: Kein pathognomonisches, aber ähnliches Bild wie bei Hepatitis A.

Klinisch verläuft die Erkrankung ähnlich einer Hepatitis A. Bei Schwangeren kann sie mit hoher Letalität (20% der Fälle) verbunden sein.

Autoimmunhepatitis

Definition: Meist chronisch progrediente (selten auch akute!), i. Allg. hochaktive und virusnegative Hepatitisform, die mit der Bildung zirkulierender autoreaktiver Antikörper einhergeht und auf eine immunsuppressive Therapie gut anspricht.

Morphologie: Es gibt keine pathognomonische Histologie für die Autoimmunhepatitis. Ebensowenig unterscheiden sich die verschiedenen klinischen Subtypen voneinander. Gleichwohl sind folgende histologische Veränderungen für eine Autoimmunhepatitis charakteristisch, aber nicht beweisend:
- *Entzündungsgrad:* sehr hoch → hohe Aktivität;
- *Entzündungsinfiltrat:* chronisches lymphozytäres Infiltrat mit Plasmazelldominanz;
- *Leberzellanordnung:* Rosettenbildung in Nähe von Piecemeal-Nekrosen (Abb. 13.**30**);
- *Überlappungssyndrome*: sowohl serologisch als histologisch Überlappungen mit einer primär biliären Zirrhose oder mit einer primär sklerosierenden Cholangitis möglich (wichtig für therapeutische Strategie!).

Klinik: Aufgrund serologischer klinischer Befunde lassen sich folgende Subtypen unterscheiden:
– *Typ 1:* Die führenden Antikörper sind gegen doppelsträngige DNA (= ANA) und gegen F-Aktin der glatten Muskulatur (= SMA) gerichtet ($\male : \female = 1 : 4$). Ein Altersgipfel um das 10.–20. Lebensjahr, ein weiterer um das 45.–70. Lebensjahr. IgG stark erhöht. Häufige Assoziation mit HLA-B8, -DR3, -DR4. Assoziierte Immunopathien: Hashimoto-Thyreoiditis, Morbus Basedow, Colitis ulcerosa. Ohne Behandlung bei 45% der Patienten rasche Zirrhoseentwicklung.

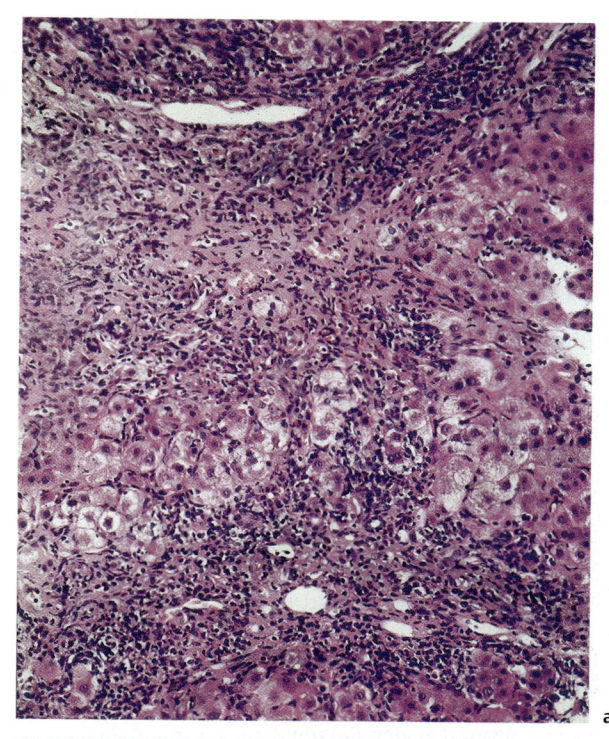

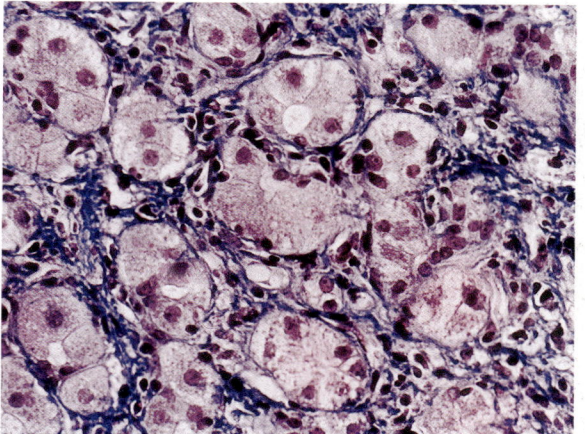

Abb. 13.**30 Chronisch aktive Autoimmunhepatitis:**
a Zerstörung der Läppchenarchitektur mit blau gefärbten aktiven Bindegewebesepten, die einzelne Hepatozyten einschließen (cell trapping) (CAB, Vergr. 1 : 100);
b hepatozelluläre Rosettenbildung (CAB, Vergr. 1 : 200).

– *Typ 2:* Die führenden Antikörper sind gegen mikrosomale Antigene gerichtet, insbesondere gegen das Cytochrom-P450-IID6 aus Leber und Niere (kidney) (= Anti-LKM-1) ($\female \gg \male$). Prädilektionsalter: 2–14 Jahre. IgG mäßig erhöht. Assoziation mit HLA-B14, -DR3, -C4a-Q0. Assoziierte Immunopathien: Vitiligo, Diabetes mellitus Typ I, Hashimoto-Thyreoiditis. Ohne Behandlung Zirrhoseentwicklung bei mehr als 80% der Patienten.
– *Typ 3:* Die führenden Antikörper sind gegen lösliche Leberantigene (SLA) gerichtet, identisch mit Leber-/Pankreasantigenen in Form der Zytokeratine 8 und 18 ($\female : \male = 9 : 1$). Prädilektionsalter 30–50 Jahre. IgG mäßig erhöht. Eine HLA-Assoziation ist nicht gesichert. Assoziierte Immunopathien wie bei Typ 1.

+ Symptomatik (in der Reihenfolge der Häufigkeit): Ikterus, entfärbter Stuhl/brauner Urin, Hepatomegalie, Leberhautzeichen, Splenomegalie, Aszites. Beschwerden: Müdigkeit, Übelkeit/Schwindel, Gewichtsverlust.

+ Therapie: Alle klinischen Subtypen (außer den Überlappungssyndromen) sprechen gut auf Corticosteroide an.

13.1.5.4
Begleithepatitis

Allgemeine Definition: Unter diesem Begriff werden solche Läsionen des Leberparenchyms zusammengefasst, die im Rahmen von Infektionskrankheiten oder anderweitig ausgelöster Erkrankungen auftreten, ohne eine hepatitistypische klinische Symptomatik hervorzurufen.

Virusbegleithepatitis

Definition: Gruppe viraler Leberentzündungen bei systemischer Virusinfektion, die meist (mit Ausnahme der Gelbfieberhepatitis) keinen obligaten Bestandteil des allgemeinen Krankheitsbildes darstellt.

Pathogenese: Zu den auslösenden Erregern gehören in Mitteleuropa (in der Reihenfolge der Häufigkeit): Epstein-Barr-Virus (EBV), Zytomegalovirus (CMV), Varizella-Zoster-Virus (VZV) und Herpes-simplex-Virus (HSV). Diese Viren schädigen die Organe durch einen direkten zytopathogenen Effekt. Sie spielen bei immundefizienten Patienten (Organtransplantation, Immunsuppression, AIDS) eine besondere Rolle.
Selten, und auch dann nur bei Kleinkindern, können Coxsackie-Viren eine Begleithepatitis auslösen. In Mittel- und Südamerika und Afrika kommt das Gelbfiebervirus endemisch vor.

Morphologie: Histologisch finden sich folgende typische Läsionen:
- *EBV-Hepatitis:* Hier beherrscht eine hochgradige lymphoplasmazelluläre Infiltration der Portalfelder das Bild, das oft von Piecemeal-Nekrosen begleitet wird. Charakteristisch sind kettenartig angeordnete Lymphozyteninfiltrate in den Sinus in Kombination mit Epitheloidzellgranulomen.
- *CMV-Hepatitis:* Um viral infizierte Leberzellen (Einzelzellnekrosen) finden sich anfänglich kranzförmige leukozytäre Satelliteninfiltrate; später kommen noch Epitheloidzellgranulome hinzu. Beim Neugeborenen liegt eine Riesenzellhepatitis mit Cholestase vor. Die typischen basophilen Kerneinschlüsse (Eulenaugenzellen) fehlen bei intakter Immunabwehr und finden sich nur bei Immundefizienz.
- *Herpeshepatitis:* Eine herpetische Hepatitis durch HSV oder VZV findet sich praktisch nur bei Neugeborenen oder immundefizienten Patienten. Je nach Schweregrad des Immundefektes treten im Leberparenchym Gruppennekrosen (Abb. 13.**31**) oder massive Nekrosen mit entsprechend fulminantem Verlauf auf. Eine Entzündungsreaktion fehlt oder ist

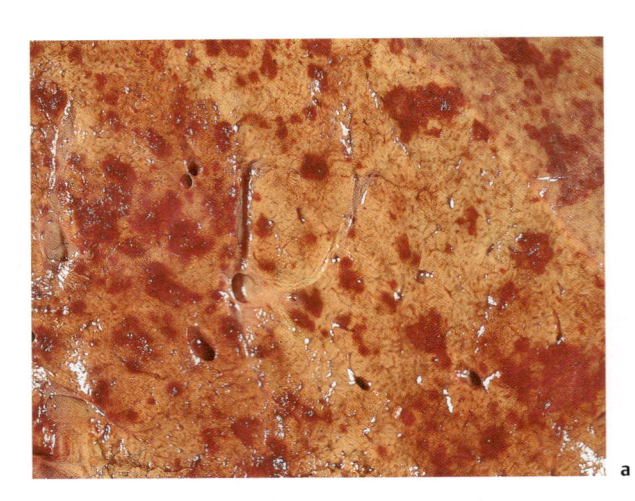

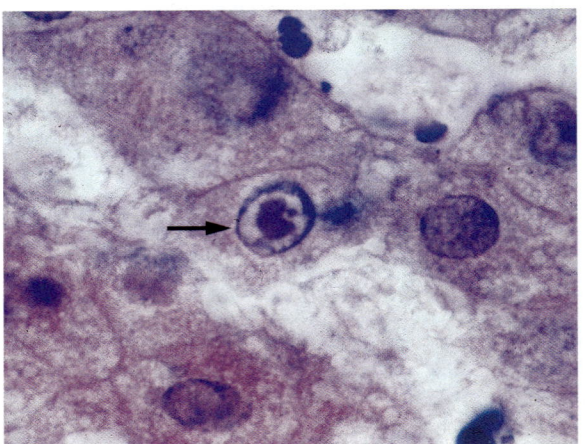

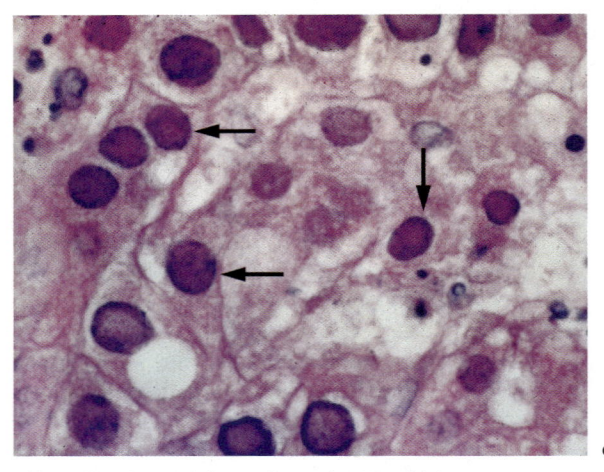

Abb. 13.**31 Hepatitis herpetica** nach HSV-Infektion:
a Leberschnittfläche mit ausgedehnten Nekroseherden;
b virale Kerneinschlüsse Cowdry Typ A als Zeichen der raschen Virusreplikation (HE, Vergr. 1 : 200);
c virale Kerneinschlüsse Cowdry Typ B als Zeichen einer geringen Virusreplikation (HE, Vergr. 1 : 200).

minimal. Am Rande der Nekrosen imponieren Hepatozyten mit homogen-eosinophilen Kerneinschlüssen (S. 239). Dabei werden 2 Typen von Kerneinschlüssen beobachtet:

– *diffus-homogene, schwach basophile Einschlüsse*: Ausdruck hochreplikativer Infektion;
– *eosinophile Einschlüsse mit hellem Saum*: Ausdruck wenig replikativer Infektion;
• *Gelbfieberhepatitis:* Typisch sind vorwiegend konfluierende Nekrosen der Azinuszone 2. In den übrigen Zonen finden sich Councilman-Korpuskel. Die Entzündungsreaktion tritt gegenüber der Nekrose in den Hintergrund.

Granulomatöse Leberentzündung

Definition: Entzündlich-granulomatöse Begleitreaktion der Leber im Rahmen einer Infektionskrankheit, Systemerkrankung oder Arzneimittelreaktion (Abb. 13.32).

Pathogenese: Diese entzündliche Leberparenchymveränderung stellt eine Reaktion des hepatischen Makrophagensystems dar, wobei je nach Ätiologie histiozytäre oder epitheloidzellige Granulome entstehen. Die meisten Lebergranulome sind Bestandteil einer ursächlich heterogenen, generalisierten Erkrankung im Sinne einer „Granulomatose". Einige wenige unter ihnen entstehen primär in der Leber und bleiben auf sie beschränkt.
Ätiologie, Pathologie und Klinik einiger granulomatöser Hepatitiden sind beispielhaft in Tab. 13.2 zusammengestellt.

Hepatolienale Bilharziose

Definition: Parasitäre Erkrankung, die durch Schistosoma mansoni oder japonica hervorgerufen wird und sich vorwiegend in der Leber abspielt.

Pathogenese (s. S. 273): Die in der Mesenterial- und Milzvene abgelegten Parasiteneier gelangen über die Pfortader zur Leber und rufen eine rezidivierende Pylephlebitis (Pfortaderentzündung) mit periadventitieller Fibrose hervor. Infolgedessen werden die Pfortaderäste pfeifengerade verengt (sog. Pfeifenstielfibrose).

Morphologie: Histologisch findet man in den fibrosierten Portalfeldern Schistosomeneier, die von Epitheloidzellgranulomen und einem schwarzen, eisennegativen „Schistosomen"-Pigment umlagert werden. Dieses Pigment wird auch von den Kupffer-Zellen gespeichert.

Klinik: Hepatosplenomegalie, nichtzirrhotische portale Hypertonie. Selten zirrhotischer Leberumbau.

Unspezifisch-reaktive „Hepatitis"

Definition: Unter diesem Begriff werden unterschiedliche, herdförmige oder diffuse Entzündungsreaktionen in der Leber als unspezifische Begleitreaktionen des Lebermesenchyms (z. B. bei Entzündungs- oder Tumorgeschehen im Pfortadereinzugsgebiet) zusammengefasst, die zwar häufig sind, aber nicht Ausdruck einer eigenständigen Lebererkrankung.

Pathogenese: Offenbar gelangen im Rahmen von fieberhaften Infekten, entzündlichen oder neoplastischen Darmerkrankungen sowie bei der Verabreichung bestimmter Medikamente Fremdantigene über die Blutbahn in die Leber. Dort werden sie abgefangen und lösen eine Entzündungsreaktion aus. Solange dadurch keine pathologischen Leberenzymwerte erzeugt werden, haben sie keinen eigenständigen Krankheitswert. Sie zeigen aber immer eine meist extrahepatische Grundkrankheit an.

Morphologie: Histologisch findet man in herdförmiger Ausprägung eine lymphohistiozytäre Infiltration in den Portalfeldern. Im Leberläppchen trifft man aktivierte und proliferierte Kupffer-Zellen sowie lymphogranulozytäre Infiltrate.

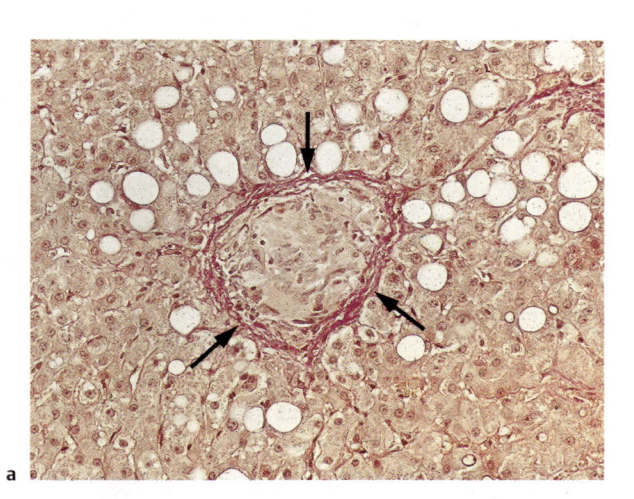

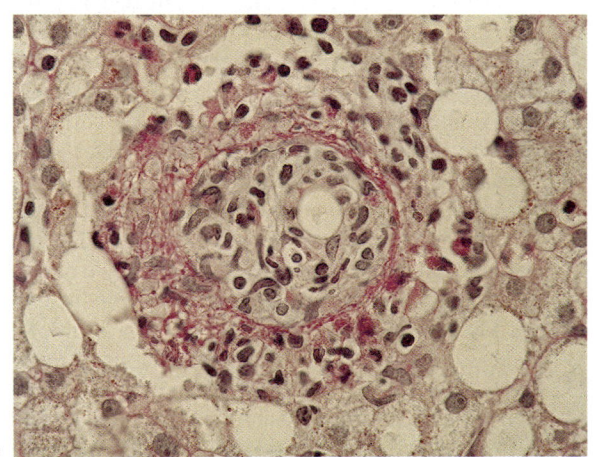

Abb. 13.32 **Granulomatöse Hepatitis:**
a Sarkoidosehepatitis mit Epitheloidzellgranulom (Pfeile) (VG, Vergr. 1 : 150);
b Q-Fieber-Hepatitis mit Fibrinringgranulom (PAS, Vergr. 1 : 150).

Tabelle 13.2 Ursachen und differenzialdiagnostische Kriterien der wichtigsten granulomatösen Hepatitiden

Ursache	Granulomtyp	Begleitveränderungen	Klinik/Serologie
Sarkoidose	Epitheloidzellgranulom mit zentripetaler Fibrose	gering	Mediastinallymphome, negativer Tuberkulintest eventuell nichtzirrhotische portale Hypertonie vom postsinusoidalen Typ
Primär biliäre Zirrhose (PBC)	vorwiegend portale Epitheloidzellgranulome	Gallengangläsionen	antimitochondriale Antikörper (AMA Typ M2)
Morbus Crohn	Epitheloidzellgranulome	herdförmige Verfettung, cholangitische Komponente (small duct PSC S. 786)	intestinale Symptomatik (oft fehlend)
Tuberkulose	Tuberkulosetyp	reaktive Hepatitis	positive Tuberkulinreaktion, Allgemeinsymptomatik!
Lues	Tuberkulosetyp	plasmazellreiches Infiltrat, Vaskulitis	positive serologische Reaktionen
Brucellose	Mischzellgranulom	unspezifische reaktive Hepatitis	klinisches Bild (Fiebertyp), Serologie
Rickettsiose	Mischzellgranulom mit Fibrinring um zentralen Fetttropfen, peripheres lymphohistiozytäres Infiltrat	reaktive Hepatitis	Fieber, Exanthem, Serologie (atypische Pneumonie)
Pilze	zum Teil Pseudotuberkulosetyp (Pilznachweis)	reaktive Hepatitis	Serologie
Schistosomiasis	Pseudotuberkulosetyp (Wurmeier)	Gewebeeosinophilie, schwarzes eisennegatives Pigment in Kupffer-Zellen	Serologie, Anamnese (Reisen), nichtzirrhotische portale Hypertonie vom präsinusoidalen Typ
Medikamente	undeutliche Epitheloidzellgranulome im Parenchym oder Portalfeld	Hepatitis oder Cholestase, (Gewebeeosinophilie)	Medikamentenanamnese
Fremdkörper	Fremdkörpertyp (Polarisationsoptik)	unspezifische reaktive Hepatitis	Anamnese (Drogenabusus, Hämodialyse)

13.1.5.5

Fokale Leberentzündung

Abszedierende Entzündung

Definition: Einzelne oder multiple, durch Bakterien oder Parasiten hervorgerufene entzündlich-granulozytäre Einschmelzungsherde im Leberparenchym.

Pathogenese: Die Erreger können auf hämatogenem, kanalikulärem oder lymphogenem Wege oder per continuitatem in die Leber gelangen und sie lokal einschmelzen. Pathogenetisch unterscheidet man folgende Formen des Leberabszesses:

- *Pylephlebitische Abszesse:* In diesem Fall sind die Erreger (meist Bakterien der Coligruppe) über die Pfortader in die Leber gelangt. Ausgangspunkt ist entweder eine phlegmonöse Appendizitis, eine ulzeröse Entzündung im portalen Quellgebiet oder ein neonataler Nabelinfekt. Die pylephlebitischen Abszesse sind multipel, gelb und den Pfortaderastaufzweigungen entsprechend kleeblattartig in der Tiefe des Parenchyms zu finden.
- *Septikopyämische Abszesse:* Sie sind das Resultat einer Bakterienembolie in die Leberarterienäste und treten im Rahmen einer Sepsis (Septikopyämie) auf. Sie sind meist disseminiert, stecknadelkopfgroß, gelb und oft subkapsulär zu finden.
- *Cholangitische Abszesse:* Sie gehen von einer eitrigen Cholangitis (S. 784) aus und sind den Gallengangaufzweigungen entsprechend röhren- oder blattartig geformt. Sie sind oft gelbgrün und in der Tiefe des Leberparenchyms anzutreffen.
- *Amöbenabszesse:* Sie entstehen ebenfalls auf portalem Wege, wenn Entamoeba histolytica (S. 270) im Rahmen einer Amöbenruhr vom Dickdarm in die Leber gelangt. Zunächst resultieren amöbeninduzierte Histolysen (Name: histolytica!) in Form multipler Nekrosen (keine echten Abszesse) oder abgekapselter Gewebezerfallhöhlen. Selten gehen aus ihnen über eine nachträgliche bakterielle Besiedelung und Leukozytenimmigration sekundäre gelbe Abszesse hervor.

Leberechinokokkose

Definition: Durch den kleinen Hundebandwurm Echinococcus granulosus oder den Fuchsbandwurm Echinococcus multilocularis ausgelöste, mit Zystenbildung einhergehende Leberparasitose.

Pathogenese: Siehe S. 275.

Morphologie: Sie weist je nach Echinokokkenspezies folgende Charakteristiken auf:
- *Echinococcus granulosus* (= Echinococcus cysticus): In diesem Fall bilden sich vorwiegend im rechten Leberlappen singuläre, im Extremfall bis zu kinderkopfgroße, prall mit Flüssigkeit gefüllte Finnenzysten (Hydatiden). Umschlossen von einer narbigen Faserkapsel des Wirtes, die von einem epitheloidzelligen Granulationsgewebe mit Eosinophilen umgeben wird, besteht die parasitäre Zystenaußenschicht aus einer achatartig geschichteten, kernfreien Chitinmembran (Membrana laminans), die innen von einer Keimzellschicht ausgekleidet wird (Nachweis mit PAS-Färbung). Aus deren Proliferation resultieren Brutkapseln mit multiplen Skolizes.
- *Echinococcus multilocularis* (= Echinococcus alveolaris): Der Befall äußert sich in multiplen, kaum millimetergroßen, dicht gelagerten Zysten. Beim Menschen bilden sich darin meist keine Skolizes, weil die Wachstumsbedingungen zu schlecht sind. Trotzdem kann er zu einer tumorartigen, infiltrativ-destruktiven Wucherung mit zentraler Nekrose führen.

Klinik:
- *Echinococcus granulosus:* Ab einer Größe von 10 cm rufen Hydatiden eine Verdrängungssymptomatik hervor, wobei die fluktuierenden Tochterzysten darin einen typischen Palpationsbefund (Hydatidenschwirren) mit sich bringen. Die Hydatidenflüssigkeit ist ein starkes Antigen → Bildung humoraler Antikörper (IgE, IgG). Bei Zystenruptur besteht deshalb die Gefahr eines anaphylaktischen Schocks. Diagnose: Serologie, bildgebende Verfahren.
- *Echinococcus multilocularis:* Je nach Pathogenität des Bandwurmstammes und der HLA-Typ-abhängigen Immunität des Wirts kommt es zur ausgedehnten, tödlich verlaufenden, tumorartigen Leberdestruktion oder zur latenten, spontan ausheilenden Infestation unter Zurücklassung von narbig verkalkten Residuen. Zur Vermeidung von Rezidiven Resektion wie bei einem bösartigen Tumor weit im Gesunden. Diagnose: Serologie

13.1.5.6
Transplantationsläsionen

Transplantatabstoßung

Definition: Leberschädigung aufgrund komplexer, zellulärer und humoraler Immunreaktion auf Fremdantigene (vorwiegend Histokompatibilitätsantigene).

Pathogenese und Morphologie: Je nach zeitlichem Verlauf unterscheidet man:

- *Hyperakute Abstoßung:* Sie beruht auf einer antikörpervermittelten Typ-II-Überempfindlichkeitsreaktion. Bei ihr dominiert die Endothelzerstörung.
- *Akute (zelluläre) Abstoßung:* Hier werden infolge einer T-Zell-vermittelten Typ-IV-Überempfindlichkeitsreaktion in erster Linie die Gallengangepithelien sowie die Endothelzellen portaler und zentrilobulärer Venulen und erst in zweiter Linie die Hepatozyten attackiert. Typisch ist dabei die histologische Trias der Gallenganglasion vom „Verwerfungstyp" (S. 783). Diese Läsionen können sich bei adäquater Therapie wieder zurückbilden oder aber in eine chronische Abstoßungsreaktion übergehen.
- *Chronische duktopenische Abstoßung:* Sie ist einerseits gekennzeichnet durch eine progrediente Zerstörung portaler Gallengänge vom „Verwerfungstyp" mit konsekutivem „Gallengangschwundsyndrom" (= vanishing bile duct syndrome) und andererseits durch eine chronisch obliterative Transplantatvaskulopathie (S. 184) mit konsekutiver ischämischer Hepatozytenballonierung und inselförmigem Parenchymschwund.

Klinik: Diagnose ausschließlich durch Leberbiopsie. Im Rahmen einer Lebertransplantation können folgende Komplikationen auftreten, die sich histologisch fassen lassen:
- iatrogene Gallengangstriktur, Blutversorgungsstörung;
- opportunistische Infektionen unter der Immunsuppression, vor allem CMV-Cholangiopathie;
- medikamentös-toxische Gallenganglasionen;
- Rezidiv der Grundkrankheit wie primär biliäre Zirrhose;
- immunsuppressionsbedingte Neoplasien wie EBV-assoziierte B-Zell-Lymphome.

Graft-versus-Host-Hepatopathie

Definition: Angriff von transplantierten Spenderlymphozyten auf Wirtslebergewebe (vor allem auf Gallengänge).

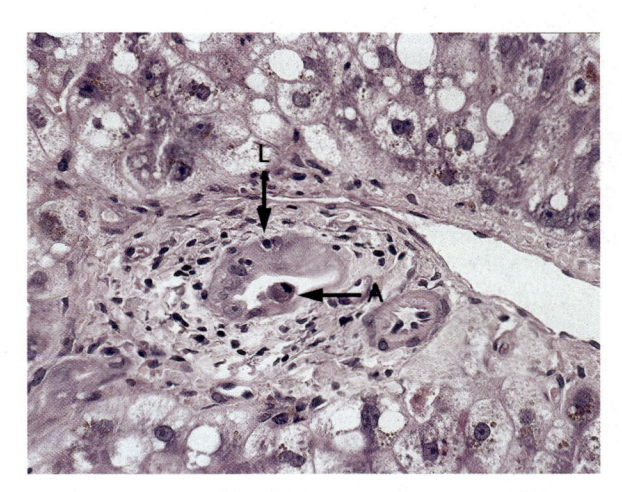

Abb. 13.33 **Graft-versus-Host-Hepatopathie** mit apoptotischem Untergang der Gallengangepithelien (A = apoptotische Epithelzelle, L = epithelinvasiver Lymphozyt; HE, Vergr. 1 : 200).

Pathogenese: Siehe S. 185.

Morphologie: Da bei der Graft-versus-Host-Disease (GvHD) transplantierte immunkompetente Lymphozyten HLA-Antigene und somit auch Gewebe des Empfängers attackieren, gleichen die Veränderungen bei der GvHD denjenigen einer Transplantatabstoßung. Typisch ist dabei (Abb. 13.**33**) die histologische Trias der Gallenganglläsion vom „Verwerfungstyp" (S. 783) mit schwerer Cholestase. Ebenso gehen bei der chronischen GvHD in zunehmendem Maße Gallengänge zugrunde → Gallengangschwundsyndrom (= vanishing bile duct syndrome).

+ Klinik: Im Rahmen einer Knochenmarktransplantation können die gleichen Komplikationen auftreten wie bei der Transplantatabstoßung.

13.1.6 Toxische Läsionen

13.1.6.1 Alkoholhepatopathien

Allgemeine Definition: Durch Alkoholkrankheit hervorgerufene Leberschäden, die sich nacheinander (in der Reihenfolge des Schweregrades und der zeitlichen Entwicklung) als Alkoholfettleber, Alkoholhepatitis und Alkoholzirrhose manifestieren. Sie gehören zu den häufigsten Leberschäden.

Allgemeine Pathogenese der alkoholinduzierten Organschädigung siehe S. 144.
Zwischen Dauer sowie Menge des Alkoholkonsums und der nachfolgenden Leberparenchymschädigung besteht eine signifikante, lineare Beziehung.
Grundsätzlich sind Frauen gegenüber Alkohol empfindlicher als Männer. Bei einem regelmäßigen Konsum von mehr als 60 g Alkohol pro Tag tritt bei allen Menschen eine Alkoholfettleber auf, die sich aber nach entsprechender Abstinenz innerhalb von 2–4 Wochen wieder vollständig zurückbilden kann. Werden mehr als 120 g Alkohol pro Tag konsumiert, so ist mit der Entwicklung eines chronischen Leberschadens zu rechnen.
Die kausale Pathogenese des alkoholtoxischen Leberparenchymschadens ist nur teilweise geklärt. Folgende Faktoren dürften dabei wesentlich zusammenwirken:
- *Acetaldehydbedingte Zellschädigung:* Sie entsteht direkt toxisch und/oder wegen Bildung von Acetaldehyd-Protein-Addukten, die auf der Zellmembran exprimiert immunologische Reaktion auslösen.
- *Interferenz mit dem mikrosomalen Entgiftungssystem* (= mikrosomales mischfunktionelles Oxidationssystem P-450).
- *Intrazelluläre Anreicherung von reaktiven Sauerstoffmetaboliten* mit Zellmembranschädigung durch gesteigerte Lipidperoxidation.
- *Wegen Protonenüberschuss* verminderte Fettsäureoxidation; Steigerung der Neutralfettsynthese, Verzögerung der hepatischen Lipidabgabe, vermehrte VLDL-Produktion, Hyperlipidämie.

- *Hypovitaminosen* A, B_1, B_6, B_{12}, K und D.
- *Fibrose* (Pathogenese S. 744).

Ethylische Fettleber

Definition: Konstanteste (in 90–95% der Fälle) und früheste Läsion nach langzeitiger Alkoholkrankheit in Form einer Verfettung von mehr als 50% des Leberparenchyms (Alkoholfettleber).

Pathogenese: Durch die Verstoffwechslung des Alkohols zu Acetaldehyd entsteht ein Überschuss an Wasserstoffionen (erhöhter NADH-/NAD-Quotient). Diese Protonen werden über eine vermehrte Synthese von α-Glycerophosphat und Fettsäuren verbraucht, so dass Triglyzeride entstehen. Es resultiert eine Hyperlipidämie. Außerdem werden die Wasserstoffionen als Brennstoff bei der oxidativen Phosphorylierung zur ATP-Gewinnung anstelle von C-2-Fragmenten aus Fettsäuren gebraucht, so dass die Fettsäuren vermindert in die β-Oxidation eingeschleust werden.

Morphologie: Histologisch (vgl. Abb. 13.**25e**) findet man zunächst eine läppchenzentrale Verfettung der Leberzellen. Sie ist anfänglich fein- und später grobtropfig (vgl. Abb. 13.**2a, b**), wobei eine feintropfige Verfettung bei einem Alkoholkranken einen kürzlichen Alkoholexzess aufdeckt. Spätestens nach 4 Wochen Alkoholkarenz verschwindet die Verfettung wieder. Die empfohlene Alkoholabstinenz kann demnach notfalls durch eine Leberbiopsie überprüft werden. Mit der Zeit gehen die massiv verfetteten Hepatozyten in Form lytischer Einzelzellnekrosen zugrunde. Sie werden von Kupffer-Zellen abgeräumt (Resorptionsknötchen). Wird dabei Fett frei, so gruppieren sich darum Histiozyten, einige Lymphozyten und Granulozyten zu Lipophagengranulomen.

+ Klinik der ethylischen Fettleber: Hepatomegalie mit vollständiger Reversibilität bei Alkoholabstinenz.

+ Differenzialdiagnose der Leberverfettung: In den westlichen Industrienationen wird eine Leberverfettung in der Reihenfolge ihrer Häufigkeit ausgelöst durch: a) Adipositas, b) Diabetes mellitus, c) Alkoholkrankheit, d) Hepatitis C, e) Medikamente wie Steroide, f) Toxine wie Pilzvergiftung, Cocain.

Ethylische Steatohepatitis

Definition: Inkonstante Leberschädigung, die nur bei 15–50% der Patienten mit länger als 5 Jahre anhaltender Alkoholkrankheit auftritt.

Pathogenese: Siehe S. 745

Morphologie: Histologisch (Abb. 13.**34**) entsteht sie meist in einer Alkoholfettleber und beginnt läppchenzentral mit der Bildung von steatohepatitischen Klarzellen (vgl. Abb. 13.**5b**) und Megamitochondrien. Diese geschädigten Hepatozyten enthalten in ihrem Zytoplasma Mallory-Korpuskel (S. 32). Es werden neutrophile Granulozyten angelockt (vgl. Abb. 13.**5c–e**), welche die betroffenen Zellen teilweise umlagern (Satellitose). Die Cho-

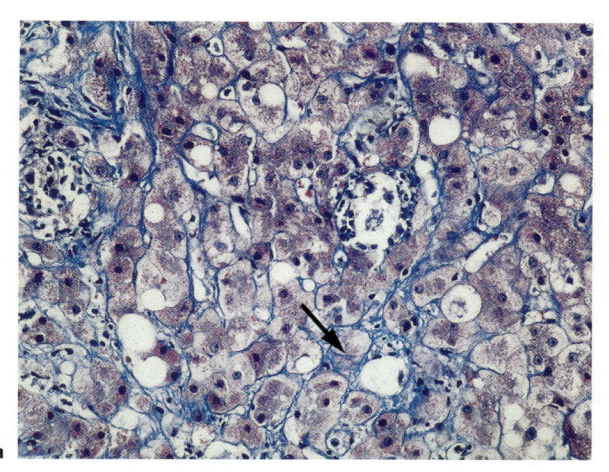

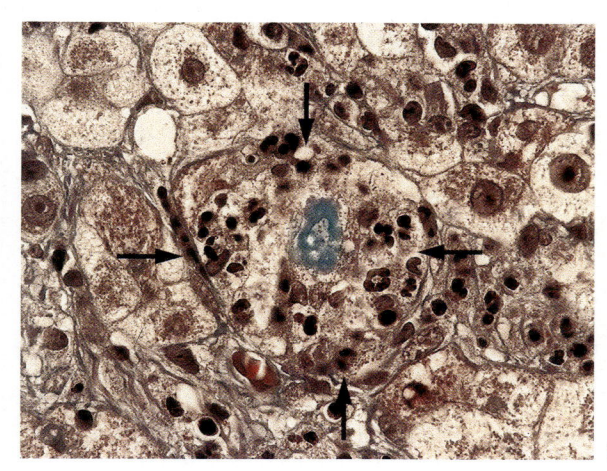

Abb. 13.34 Alkoholhepatitis:
a Leberzellverfettung mit rundlicher Maschendrahtfibrose (CAB, Vergr. 1 : 100);
b Leberzelle mit Mallory-Körpern. Sie werden von neutrophilen Granulozyten umlagert wie das Lagerfeuer von Schakalen (Pfeile) (CAB, Vergr. 1 : 300).

lestase äußert sich in Form von kanalikulären Gallethromben.

Die Leberfibrose beginnt gleichfalls im Läppchenzentrum und ruft um die zentralen hepatischen Venulen herum eine Sklerosierung (Venulosklerose) sowie eine Umrahmung einzelner Leberepithelien in Form der perivenulären Maschendrahtfibrose hervor (vgl. Abb. 13.12a). Dies kann schon vor der Entwicklung einer Leberzirrhose zu einem postsinusoidalen Ausflussblock und damit zu einer portalen Hypertonie führen. Ausgedehntere, schwere perivenuläre Parenchymuntergänge werden durch eine charakteristische zentrale hyaline Sklerose gedeckt.

Im weiteren Verlauf dehnt sich dieser Sklerosierungsprozess entlang der Azinuszone 3 zum Portalfeld hin aus, so dass eine „Spinnenbeinkonfiguration" (S. 746) desselben resultiert. Im Gefolge der perivenulären Hepatozytenuntergänge regeneriert das Leberparenchym in Form einer Duktulusproliferation mit periduktulärer Faserbildung.

+ Klinik: Die ethylische Steatohepatitis zeigt folgende Verlaufsformen:
1. *Asymptomatisch-anikterische, nicht floride Form*: Sie ist bis auf eine perivenuläre Sklerose bei strenger Alkoholkarenz reversibel.
2. *Akute floride Form*: oft mit Fieber, Leukozytose und Ikterus. Sie kann rasch progredient verlaufen und bei etwa 40% der Patienten nach etwa 2,5 Jahren zur Leberzirrhose und zum Leberversagen führen.
3. *Zieve-Syndrom:* Es ist charakterisiert durch eine Alkoholfettleber (oder Alkoholhepatitis), Hyperlipoproteinämie Typ V, hämolytische Anämie (Kupffer-Zell-Siderose) und Cholestase.
4. *Hepatische Porphyria cutanea tarda* mit Uroporphyrinurie, bei entsprechender genetischer Prädisposition durch Alkoholabusus auslösbar.
5. *Lipomatose:* metabolisch bedingte subkutane Fettgewebewucherung (vor allem bei Männern) im Hals- (Büffelnacken) und Oberarmbereich.

+ Differenzialdiagnose der Steatohepatitis: Eine histologisch gleichartige Steatohepatitis findet man auch bei Nichtalkoholkranken in Form einer nichtethylischen Steatohepatitis (nonalcoholic steatohepatitis = NASH). Sie ist mit einem breitgefächerten Spektrum aus ätiologischen Faktoren verknüpft: weibliches Geschlecht, Adipositas, Diabetes mellitus, Bulimie, intestinaler Bypass, Steroidbehandlung, Medikamente wie Amiodaron und Tamoxifen. Kausalpathogenetisch spielen bei dieser Hepatitisform eine Endotoxinämie mit Bildung von TNFα, eine Aktivierung der Zyklooxygenase sowie toxische Sauerstoffmetabolite mit Lipidperoxidation eine entscheidende Rolle.

Ethylische Leberzirrhose

Definition: Im Rahmen einer Alkoholkrankheit auftretende Leberzirrhose (S. 144).

Pathogenese: Bei anhaltender Alkoholkrankheit ist der Schritt von der Steatohepatitis zur Leberzirrhose klein und kann sich bereits innerhalb von 3 Monaten vollziehen. Allerdings kann sich eine ethylische Leberzirrhose auch ohne vorherige manifeste ethylische Steatohepatitis entwickeln.

Morphologie: Histologisch entstehen portozentrale aktive Bindegewebesepten, die das Leberparenchym zirrhotisch umbauen. Die ethylische Zirrhose kann sich mit oder ohne Verfettung, mit oder ohne Steatohepatitis präsentieren und wird oft von einer gering- bis mittelgradigen Siderose begleitet. Die ethylische Leberzirrhose ist zunächst (und typischerweise) feinknotig. Bei strikter Alkoholabstinenz wird sie wegen der einsetzenden Regeneration grobknotig.

+ Klinik: Neben den Symptomen der portalen Hypertonie kommen oft noch folgende Läsionen hinzu: Osteoporose und Spinnenangiome der Haut. Bei Männern hat die pathologische Östrogenmetabolisierung in der Leber eine Gynäkomastie und Abdominalglatze (Verlust der Geschlechtsbehaarung), bei Frauen gelegentlich eine Virilisierung zur Folge.

13.1.6.2
Toxische Hepatopathien

Allgemeine Definition: Unterschiedlich häufige Leberschäden, die durch chemische Stoffe in Form von exogenen Giften oder Arzneimitteln ausgelöst werden. Die Auslöserstoffe werden je nach Dosis-Wirkungs-Beziehung als obligate (= voraussagbare) oder fakultative (= nicht voraussagbare) Hepatotoxine bezeichnet.

Obligate Hepatotoxine

Definition: Schadstoffe, die voraussagbar bei allen damit exponierten Individuen nach Überschreiten einer Grenzdosis Leberschäden hervorrufen, die tierexperimentell reproduzierbar sind und ein konstantes Schädigungsmuster zeigen. Latenzzeit: kurz und konstant.

Pathogenese: Je nachdem, ob die Schadstoffe die Leberzellen direkt schädigen oder nur indirekt auf deren Stoffwechsel einwirken, unterscheidet man:
- *Direkte obligate Hepatotoxine:* Sie schädigen die Leberzellen auf physikalisch-chemischem Weg. Dazu gehören CCl_4, Chloroform, Pilzgifte (Amanitin im Knollenblätterpilz) und Phosphor. Die entscheidenden Schädigungsmechanismen sind in Tab. 13.3 zusammengestellt. Die resultierende Zellschädigung besteht in einer Leberzellverfettung und meist läppchenzentralen (konfluierenden) Nekrosen.
- *Indirekte obligate Hepatotoxine:* Sie schädigen die Leberzelle nicht direkt, sondern interferieren mit spezifischen enzymatischen Stoffwechselschritten oder mit Schlüsselmolekülen, welche die optimale Zellfunktion garantieren. Dazu gehören vor allem Zytostatika, Antibiotika (Tetrazykline), Analgetika (Paracetamol) und Hormone (C_{17}-alkylierte Steroide). Die resultierende Zellschädigung besteht in Zellverfettung, Nekrose und Cholestase. Die Leberzellverfettung geht auf eine Beeinträchtigung der Synthese von Proteinen, Apolipoproteinen und VLDL zurück und kann fein- oder grobtropfig sein. Die Zellnekrosen können ganz bestimmten Läppchenzonen (meist zentrolobulär) zugeordnet werden. Die Cholestase ist entweder die Folge einer selektiven Störung des Bilirubinstoffwechsels oder einer Beeinträchtigung der Gallensekretion und/oder Interferenz mit Galletransportproteinen.

Fakultative Hepatotoxine

Definition: Schadstoffe – vorwiegend Medikamente – die dosisunabhängig und nur bei einer kleinen Gruppe von Patienten Leberschäden hervorrufen, die sich im Tierexperiment nicht reproduzieren lassen. Latenzzeit: variabel (bis zu Monaten).

Pathogenese: Derartige Leberschäden sind häufig und gewinnen durch gesteigerten Medikamentengebrauch sowie durch Verwendung pflanzlicher Substanzen der Alternativmedizin (z. B. Teemixturen der traditionell-chinesischen Medizin und der einheimischen Heilkunde) an Bedeutung. Sie imitieren histologisch nichtmedikamentös bedingte Lebererkrankungen. Die zugrunde liegenden kausalpathogenetischen Faktoren sind in Tab. 13.3 zusammengestellt. Dabei ist zu beachten, dass sich die einzelnen darin aufgeführten pathogenetischen Typen gegenseitig nicht ausschließen.

Die resultierenden Leberschäden beruhen auf:
- *vorbestehender oder während Medikation erworbener Stoffwechselabnormität* des Patienten selbst mit genetisch bedingter Bildung abnormer toxischer Metabolite;
- *Überempfindlichkeitsreaktionen* (immunallergische Hepatitis), oft assoziiert mit der Bildung autoreaktiver Antikörper wie ANA, AMA und SMA;
- *Autoimmunreaktionen* mit Attackierung von Selbstantigenen („echte" Autoimmunhepatitis) und Bildung von mikrosomalen (LKM-2, gegen Cytochrom-P450-IIC9) oder mitochondrialen (AMA-M6) autoreaktiven Antikörpern.

Morphologie: Die resultierende Zellschädigung besteht in hepatitischen oder cholestatischen Leberschäden, die nicht für ein bestimmtes Hepatotoxin pathognomonisch sind. Sie sind nur im klinischen Kontext zu sichern und

Tabelle 13.3 Pathogenetische Mechanismen bei obligaten und fakultativen Hepatotoxinen

Toxin	Wirkung	Kausalpathogenese
Obligates Hepatotoxin	direkt	Bildung kovalenter Bindungen Bildung freier Radikale → Lipidperoxidation Bildung toxischer Sauerstoffmetabolite Gluthathionverarmung
	indirekt	Interferenz eines Wirkstoffmetaboliten mit hepatozellulärem Schlüsselmolekül
Fakultatives Hepatotoxin	metabolisch	genetisch bedingte Bildung abnormer, toxischer Metabolite Gluthathionverarmung
	immunologisch	Attacke gegen verändertes „Selbst" = „immunallergische Hepatitis" Attacke gegen Selbstantigen = „Autoimmunhepatitis"

werden wie folgt nach histologischen Gesichtspunkten eingeteilt, wobei der Hepatitis-, Cholestase- und der gemischte Hepatitis-Cholestase-Typ am häufigsten sind:
- *Medikamentöse Hepatitis:* Als Faustregel gilt: Jede histologische Läsion, die vom Bild einer klassischen Virushepatitis abweicht, sei es durch auffällig scharf begrenzte konfluierende Nekrosen, zusätzliche Granulome, Eosinophileninfiltrate, Gallengangläsionen oder inhomogene Portalfeldinfiltrate, ist auf eine medikamentöse Schädigung verdächtig. Dabei imitieren einige Arzneimittel/Drogen folgende Hepatitisformen:
    - *Virushepatitistyp*: nichtsteroidale Antiphlogistika, trizyklische Antidepressiva, Ecstasy. Sulfonamide, Tuberkulostatika, Monoaminooxidasehemmer. Dabei können Acetylsalicylat, Isoniazid, α-Methyldopa und Nitrofurantoin das Bild einer chronisch aktiven Hepatitis hervorrufen.
    - *Riesenzellhepatitistyp:* Ecstasy, Clomethiazol;
    - *Mononukleosetyp:* Antikonvulsiva;
    - *Steatohepatitistyp:* Amiodaron, Calciumkanalblocker;
    - *Granulomatöse-Hepatitis-Typ:* Allopurinol, Sulfonamide, Carbamazepin;
    - *Unspezifisch-reaktive-Hepatitis-Typ*: Acetylsalicylsäure, Thyreostatika.
- *Medikamentöse Cholestase:* In diesen Fällen zeigt sich eine perivenuläre kanalikuläre Cholestase entweder ohne nennenswerte Begleitentzündung („reine" intrahepatische Cholestase) oder mit einer cholestasebedingten Abräumentzündung. Auslösend sind vor allem C_{17}-alkylierte oder kontrazeptive Steroide.
- *Medikamentöse gemischte hepatitische Cholestase:* Durch Medikamente wie Chlorpromazin, Ajmalin, Enalapril oder Amoxicillin kommt es zu einer Hepatitis, kombiniert mit Cholestase und häufig portalen entzündlichen Gallengangläsionen und/oder „Cholangiolitis". Bei Fortsetzung der Medikation kann eine duktopenische Leberzirrhose entstehen.
- *Medikamentöse Leberfibrose:* Bestimmte Hepatotoxine wie Arsenverbindungen, Vinylchlorid, Kupfersulfat und A-Hypervitaminose erzeugen direkt eine perisinusoidale Fibrose. Dadurch behindern sie den Abfluss des Pfortaderblutes auch ohne Zirrhose → nichtzirrhotische, meist präsinusoidale portale Hypertonie. Methotrexat tut dies nur in Kombination mit einer Alkoholkrankheit.
- *Medikamentöse Vaskulopathie* (wie VOD, Thromben mit Budd-Chiari-Syndrom, S. 752).
- *Medikamentöse tumorartige oder neoplastische Läsionen* wie noduläre regeneratorische Hyperplasie, Leberzelladenom, Leberzellkarzinom, Angiosarkom (S. 454).

Graviditätshepatopathie

Bereits die normale Schwangerschaft ist mit folgenden hepatobiliären Funktionsänderungen verbunden:
- erhöhte Cholesterinsekretion in die Galle,
- verminderte Gallensäuresynthese,
- verminderte enterohepatische Gallensäurenzirkulation,
- erhöhte Lithogenität der Galle.

Man unterscheidet 2 im Folgenden besprochenen Ikterusformen.

Icterus in graviditate

Definition: Mit Ikterus einhergehende Lebererkrankung der Mutter, die nicht im Zusammenhang mit der Schwangerschaft steht.

Pathogenese: Aus pathogenetischer Sicht handelt es sich um nachstehend aufgeführte Erkrankungen:
- *Mütterliche Virushepatitis:* Üblicherweise wird durch die Schwangerschaft eine Virushepatitis nicht verschlechtert. Ebensowenig kommt es zu fetalen Fehlbildungen. Bei der Geburt besteht im Falle einer Hepatitis B ein Infektionsrisiko des Kindes.
- *Chronische Hepatitis jeglicher Ursache:* Sie wurde ebenso wie eine primär biliäre Zirrhose oder ein Morbus Wilson bei Schwangeren beobachtet. Komplikationen ergeben sich für den Fetus durch die medikamentöse Therapie.
- *Medikamentenikterus:* Verursacher sind vor allem Chlorpromazin wegen Hyperemesis; Nitrofurantoin wegen Pyelonephritis; Tetrazykline mit prognostisch schlechter (ausschließlich feintropfiger!) Leberverfettung in Kombination mit Mitochondrienschäden.
- *Cholelithiasis:* Das Gallensteinleiden mit seinen Begleiterscheinungen wie mechanischer Cholestase, Cholezystitis und akuter Pankreatitis kommt bei Schwangeren wegen der vermehrten Lithogenität der Galle und der verminderten Gallenblasenkontraktilität häufiger vor.

Icterus e graviditate

Definition: Lebererkrankung der Mutter, die ursächlich mit der Schwangerschaft in Zusammenhang steht und nach der Geburt meist rückläufig ist.

Pathogenese: Für die Leberschädigung entscheidend sind abnorme kindliche Metabolite und/oder eine abnorme Leberfunktion der Mutter (?).
- *Schwangerschaftscholestase:* Sie soll im Zusammenhang mit einer hormonellen Umstellung während der Schwangerschaft entstehen, wobei es Hinweise auf eine familiäre Prädisposition gibt (Heterozygotie für MDR3, S. 104). Die Erkrankung beginnt meist im letzten Schwangerschaftsdrittel mit Juckreiz und

wechselnd ausgeprägtem Ikterus. Dieser bildet sich nach der Entbindung zurück. In der Leberbiopsie findet sich eine reine Cholestase wie bei steroidbedingter Cholestase.
- *Akute Schwangerschaftsfettleber:* Diese Erkrankung ist pathogenetisch noch nicht vollständig geklärt. Es wurde festgestellt, dass ein Gen für die Langketten-3-Hydroxylacyl-CoA-Dehydrogenase mutiert ist, was zu einer Oxidationsstörung langkettiger Fettsäuren führt. Dabei zeigen die Feten bezüglich der Mutation eine Homozygotie, während die Mutter eine Heterzygotie aufweist. Histologisch dominiert eine (ausschließlich) feintropfige Verfettung der Leberzellen.

Klinik: epigastrische Schmerzen, Kopfschmerzen, Übelkeit, Erbrechen, Ikterus und schließlich Koma. Es kommen aber auch asymptomatische Fälle vor.

Prognose: hohe maternale und fetale Letalität. Bei Früherkennung und Geburtseinleitung sowie Intensivpflege ist eine Restitutio ad integrum möglich.
Eklampsie und Präeklampsie: siehe S. 905

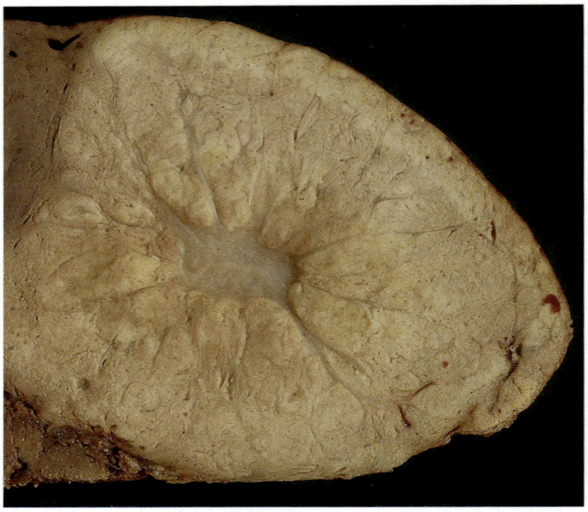

Abb. 13.**35 Fokal noduläre regeneratorische Hyperplasie** in Form kapselloser Leberknoten.

13.1.7
Terminale Läsionen

Leberzirrhose

Siehe S. 787

13.1.8
Tumorartige Läsionen

Noduläre regenerative Hyperplasie

Definition: Regenerativ knotige Leberparenchymwucherung.

Pathogenese: Sie ist vaskulär. Oft liegt eine (ältere) Portalvenenthrombose oder eine rechtskardiale Leberstauung, seltener eine Arteriitis zugrunde. Die Läsion ist mit anderen Grundkrankheiten assoziiert, die mit vaskulären Störungen einhergehen. Dazu gehören: Einnahme oraler Antikonzeptiva oder anaboler Steroide, Krankheiten mit Immunkomplexbildung (rheumatoide Arthritis, systemische Sklerose) oder Antiphospholipidantikörpern, Kryoglobulinämie oder myelo- bzw. lymphoproliferative Erkrankungen. Häufig ist die hepatoportale Sklerose eine Vorläuferläsion.

Morphologie: Nichtzirrhotische, diffuse, regenerativknotige Umwandlung des Leberparenchyms mit Knoten von 1–2 mm Größe, ohne perinoduläre Kapselbildung (Abb. 13.**35**). Das Parenchym zwischen solchen Knoten (meist Azinuszone 3) ist atrophisch und enthält gestaute Sinus.

13.1.9
Neoplastische Läsionen

13.1.9.1
Benigne Tumoren

Kavernöses Hämangiom

Definition: Häufiger gutartiger Lebertumor vaskulärer Histogenese.

Morphologie: Makroskopisch wird der Tumor meist bis zu 2 cm groß, liegt subkapsulär und kann gelegentlich diagnostische (Leberpunktion!) oder operative Eingriffe (Cholezystektomie!) durch Blutungen komplizieren. Riesenhämangiome (bis 20 cm) sind selten. Histologie siehe S. 450.

Juveniles Hämangioendotheliom

Definition: Seltener, meist gutartiger mesenchymaler Lebertumor.

Nach dem Hepatoblastom häufigster Lebertumor des Kindes. Manifestation: 1.–6. Lebensmonat.

Morphologie: Der Tumor kann als solitärer Knoten, häufiger aber als multizentrischer Tumor ohne Bindegewebekapsel auftreten. Er geht mit kardiovaskulären Fehlbildungen, Hämolysen und Thrombozytopenie einher. Histologisch besteht er aus anastomosierenden Gefäßräumen, die durch ein einschichtiges (Typ I) oder mehrschichtiges (Typ II) Endothel ausgekleidet werden. Diese Gefäßräume dringen im Gegensatz zu den Hämangiomen zwischen die Lebertrabekel vor. Der Tumor ist an sich gutartig, Metastasen kommen vereinzelt (Typ II) vor.

Klinik: Gefürchtete Komplikation: Kasabach-Merritt-Syndrom (disseminierte intravasale Gerinnung zunächst im Tumor, später systemisch → Verbrauch von Thrombozyten und Gerinnungsfaktoren; Herzversagen)

Leberzelladenom

Definition: Benigner Tumor aus hepatozytenartigen Epithelien.

Inzidenz: abnehmend. Der Tumor bevorzugt Frauen im gebärfähigen Alter.

Pathogenese: Das Spektrum der Auslösefaktoren variiert im Wesentlichen mit dem Alter und Geschlecht:
- *Frauen*: Einnahme oraler Kontrazeptiva (wegen neuer Kontrazeptiva abnehmende Inzidenz);
- *Männer*: Einnahme steroidhaltiger „Potenzpillen" oder Anabolika in „Mucki-Buden";
- *Kinder*: angeborene Stoffwechselkrankheiten wie Glykogenose Typ I, III und IV.

Morphologie: Makroskopisch sind die Leberzelladenome 2–15 cm groß, weich, scharf abgegrenzt und weisen eine gelb-bräunliche Schnittfläche auf. Histologisch besteht der Tumor aus Leberzellplatten, die im Gegensatz zu den einschichtigen normalen Leberzellplatten zwei- oder mehrschichtig sind. Die wegen ihres Glykogenreichtums meist hellzytoplasmatischen Leberepithelien werden von einem regelrechten Retikulumfasergerüst umgeben. Die Lebersinusoide sind oft schlitzförmig komprimiert und gelegentlich in Form einer Peliose ektatisch (Ruptur und Blutung!). Keine Läppchenstruktur: Portalfelder und zentrale hepatische Venulen fehlen (Abb. 13.**36**). Oft ist nur eine unvollständige Tumorkapsel entwickelt.

Differenzialdiagnose:
1. *Fokal noduläre Hyperplasie:* Die Läsion lässt sich steckbriefartig als „fokale Leberzirrhose" mit zentraler/parazentraler sternförmiger Narbe bezeichnen. Im Gegensatz zum Leberadenom sind Portalfelder und Zentralvenulen vorhanden. Sie enthalten zahlreiche proliferierte Ductuli und große hyperplastische Gefäße mit Intimaverbreiterung.
2. *Herdförmige, noduläre Transformation* (= noduläre regenerative Hyperplasie) s.o.
3. *Hoch differenziertes trabekuläres Leberzellkarzinom* (s. u.). Die histologische Abgrenzung kann gelegentlich unmöglich sein.

13.1.9.2 Maligne Tumoren

Hämangiosarkom

Es tritt vor allem nach Exposition gegenüber Vinylchlorid, Arsen und Thorotrast auf (S. 454).

Hepatoblastom

Definition: Seltener, bösartiger embryonaler Lebertumor, der sich von Leberstammzellen herleitet und aus einer epithelialen und mesenchymalen Komponente aufgebaut ist (= bösartiger embryonaler Lebermischtumor), wobei die epithelialen Zellelemente primitiven Leberparenchymzellen gleichen.

Häufigkeit: Der Tumor macht beim Kleinkind zwar nur etwa 50% aller malignen, aber etwa 25% aller pädiatrischen Lebertumoren überhaupt aus; Manifestationsalter: vor dem 5. Lebensjahr. In einigen Fällen ist der Tumor eine Teilkomponente von Fehlbildungssyndromen wie Down-, Beckwith-Wiedemann- oder FAP-Syndrom ($♂:♀ = 2:1$).

Morphologie: Makroskopisch ist der Tumor oft sehr groß, gut abgegrenzt und von Blutungen und Nekrosen durchsetzt. Histologisch (Abb. 13.**37**) kommt der Tumor entweder als gemischte Form (häufiger), als rein epitheliale Form (seltener) oder als anaplastische Form (Rarität) vor. Dabei besteht die mesenchymale Komponente aus einem primitiven zellreichen Bindegewebe, das gelegentlich zu Knorpel oder Osteoid ausreift. Die epitheliale Komponente setzt sich aus folgenden Zelltypen zusammen:
- *Embryonaler Epitheltyp:* Hier dominieren kleine spindelige Zellen, die rosetten- und strangförmig angeordnet sind.
- *Fetaler Epitheltyp:* Hier herrschen polygonale hepatozytenähnliche Zellen mit einem hellen Zytoplasma vor, die oft mehrschichtig trabekulär angeordnet

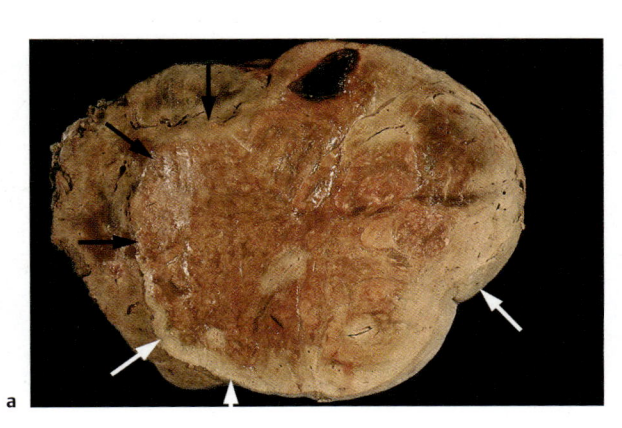

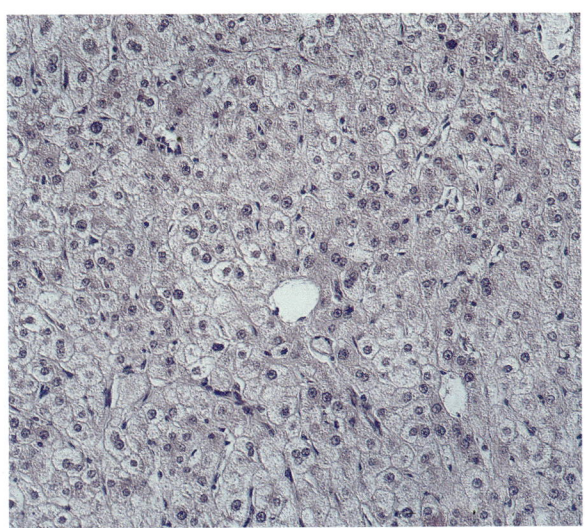

Abb. 13.**36** **Leberzelladenom:**
a Abgekapselter brauner Lebertumor;
b Tumor aus isomorphen Hepatozyten ohne Sinusoide (HE, Vergr. 1:100).

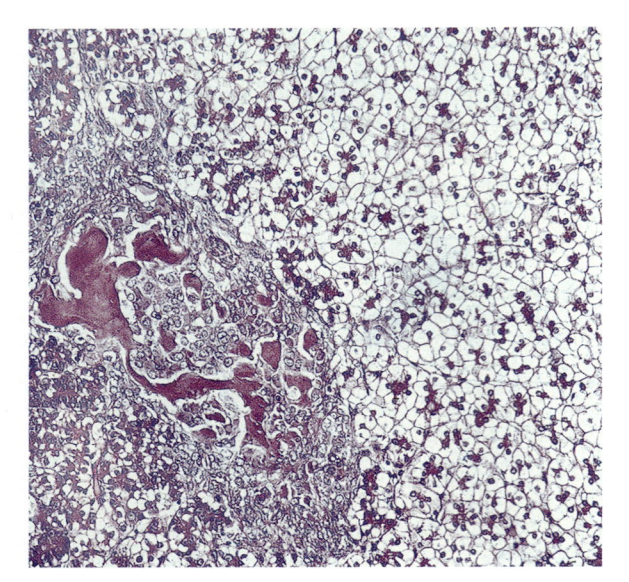

Abb. 13.37 **Hepatoblastom** vom gemischten Typ mit hellzytoplasmatisch-hepatoiden Epithelkomplexen und einer mesenchymalen osteoidbildenden Komponente (HE, Vergr. 1 : 100).

Tabelle 13.4 **Pathogenetisch relevante Faktoren primärer Lebertumoren**

Noxengruppe	Einzelnoxe
Viral	Hepatitis-B-Viren
	Hepatitis-C-Viren
Chemisch	Monovinylchlorid (häufig: Angiosarkom), Arsen, Nitrosamine als Co-Karzinogen
Medikamentös	androgene Steroide → HCC östrogene Steroide → Adenome Azathioprin
Alimentär	Alkohol, Zigarettenrauchen, Mykotoxine (Aflatoxin)
Radiogen	Thorotrast (häufig: Angiosarkome)
Metabolisch	Hämochromatose, α_1-Antitrypsin-Mangel, Tyrosinämie Typ 1, Galaktosämie, Glykogenose
Hepatogen	Leberzirrhose als Promotor

sind. Lebersinusoide und Gallekanälchen können ebenso vorhanden sein wie extramedulläre Blutbildungsherde.

Klinik: sehr rasches Tumorwachstum, rascher Gewichtsverlust. Erhöhte Serumspiegel für AFP, CEA, HCG.

Therapie: Frühe Teilhepatektomie oder Lebertransplantation kann Heilung bringen; ansonsten führt der Tumor rasch infolge Blutung, Leberversagen und Metastasierung zum Tode.

Leberzellkarzinom

Syn.: hepatozelluläres Karzinom; internationale Abkürzung: HCC

Definition: Maligne epitheliale Neoplasie der Leberparenchymzellen (= hepatozelluläres Karzinom) mit geographisch unterschiedlicher Häufigkeit.

Inzidenz: in den westlichen Industrienationen zwar selten, weltweit aber häufig, wobei die Inzidenz direkt mit dem prozentualen Anteil der HBV-Träger an der Gesamtbevölkerung zusammenhängt:
- Hochinzidenzzone: 30 – 120 : 100 000; bei 6 – 14 % HBV-Trägern in der Bevölkerung; China, Südostasien, Afrika (Südsahara),
- Mittelinzidenzzone: 8 – 25 : 100 000; bei 2 – 5 % HBV-Trägern in der Bevölkerung; Japan, Südeuropa,
- Niederinzidenzzone: 1 – 4 : 100 000; bei weniger als 0,5 % HBV-Trägern in der Bevölkerung; USA, Nord- und Mitteleuropa.

Manifestationsalter: in Hochinzidenzzonen meist vor, in Niederinzidenzzonen meist nach dem 50. Lebensjahr (♂ : ♀ = 4 : 1).

Pathogenese: Die wesentlichen an der Tumorigenese des HCC beteiligten Faktoren sind in Tab. 13.4 zusammengestellt. Unter ihnen sind folgende Faktoren besonders hervorzuheben:
- *Viren:* HBV-Prävalenz korreliert mit der HCC-Inzidenz (s. o). In Populationen mit mittlerer HCC-Inzidenz und mittlerer HBV-Prävalenz sind bis zu zwei Drittel der Fälle mit HCV-Hepatitis/-Zirrhose assoziert. In Populationen mit hoher HBV-Prävalenz sind HBV-negative HCC-Fälle oft HCV-positiv.
- *Alkohol:* vierfach gesteigertes HCC-Risiko für Alkoholkranke (vor allem in westlichen Industrienationen).
- *Hämochromatose:* HCC-Entwicklung in mehr als 30 % der entsprechenden Zirrhosen.
- *Aflatoxin* (Gift des Schimmelpilzes Aspergillus) aus feucht gelagerten Nahrungsmitteln (Getreide, Reis) ist vor allem in Afrika und Südostasien mit HCC-Entstehung assoziiert.
- *Leberzirrhose:* Bei mehr als 60 % der Patienten ist ein HCC zirrhoseassoziiert. Da hinter den grobknotigen Zirrhosen eine größere regenerative Aktivität steckt, erklärt sich deren höhere Assoziation mit HCC von 20 %; in mikronodulären Zirrhosen 3 – 7 % HCC. Dabei dürfte die Zirrhose als HCC-Promotor fungieren.

Der Manifestation eines HCC geht die Entwicklung von präkanzerösen Läsionen voraus (s. u.).

Molekularpathologie: Offenbar werden im Rahmen einer Leberzirrhose bipotente hepatische Vorläuferzellen, von denen nach einer Schädigung die Regeneration der Hepatozyten und der interhepatischen Gallengänge ausgeht, lädiert, indem bei ihnen die Chromosomen 1 und 9 umstrukturiert werden (rearrangement). Bei der HBV-Infektion geschieht dies durch die Integration des Virusgenoms in die zelluläre DNA. Dem Virusprotein HB-X kommt dabei die Funktion eines aktivierenden Transkriptionsfaktors zu, und ein anderes Fragment des Virusgenoms wird in das Gen des Zellzyklusregulators Cyclin A inkorporiert. Die Folge davon ist eine Dauerproliferation. Die Rolle des HCV bei der Leberkarzinogenese ist noch unklar. Mykotoxine (vor allem Aflatoxin B1) und Pyrrolizidine wirken dabei als Synkarzinogene und synthetische Östrogene als Co-Karzinogene. Aflatoxin B1 unterstützt die Dauerproliferation und Ausreifungshemmung der hepatischen Vorläuferzellen, indem es eine Mutation des p53-Tumorsuppressorgens auslöst. Die Entwicklung der Leber-

13.1 Leberparenchym

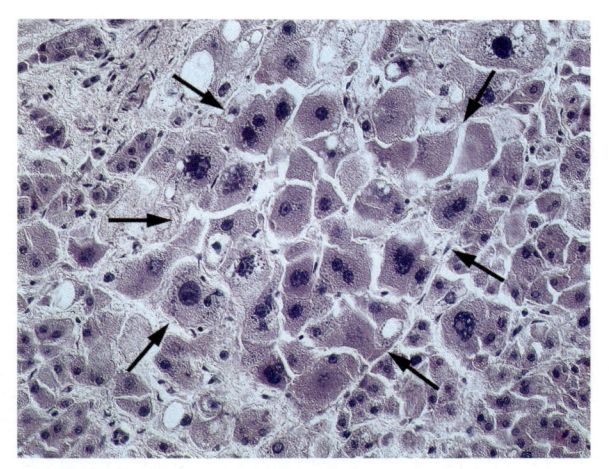

Abb. 13.38 Großzellige präkanzeröse Leberdysplasie (Vergr. 1 : 100).

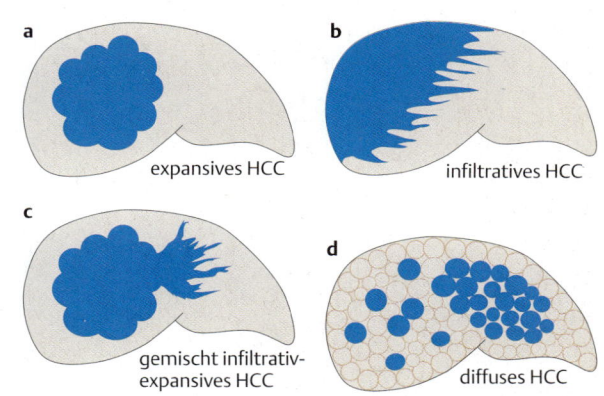

Abb. 13.39 Hepatozelluläres Karzinom (HCC): Makroskopische Manifestationsformen:
a Expansives HCC;
b infiltratives HCC;
c gemischtes infiltrativ-expansives HCC;
d diffuses HCC.

zellkarzinome vollzieht sich über entsprechende Vorstufen wie eine adenomatöse Hyperplasie.

Präkanzeröse Läsionen: Folgende Leberveränderungen gehen der Entwicklung eines HCC voraus:
- *Präkanzeröse Leberzelldysplasie:* Die großzellige Variante (Abb. 13.38) besteht aus oft mehrkernigen Leberzellgruppen, deren Kerne polymorph und oft bizarr sind, aber kaum proliferieren. Sie entspricht somit wohl lediglich einer „Bystander"-Veränderung. Bei der kleinzelligen Variante hingegen bestehen Gruppen von zytoplasmaarmen Zellen, die kleiner und basophiler als Hepatozyten sind und erheblich proliferieren.
- *Dysplastische Knoten:* Diese Knoten (0,5 – 3 cm groß) finden sich meist in zirrhotischen Lebern und weisen unterschiedliche Dysplasiegrade auf. Eisenfreie Knoten in hämochromatotischen Zirrhosen sind präkanzerös. Die Abgrenzung einerseits zu Regeneratknoten, andereseits zu HCC-Knoten ist oft sehr schwierig. Sie entspricht wohl einer echten Präkanzerose.

Morphologie: Makroskopisch präsentiert sich das HCC in 4 Varianten (Abb. 13.39), die auch für die Diagnostik mittels bildgebender Verfahren relevant sind. Allen gemeinsam ist eine bunt-scheckige, gelbbräunliche Schnittfläche mit hellgelben Nekrosen, düsterroten Blutungsherden und – wegen der gelegentlichen Gallebildung – grünbraunen Abschnitten (Abb. 13.40 a,b):
- *Infiltrativer HCC-Typ* (Invader-Typ): Große, unscharfbegrenzte Tumormasse, die in das umgebende Lebergewebe einwächst und kleine Satellitenknoten bildet. Häufig Tumorthrombus in Pfortader. Vorkommen: mit/ohne Leberzirrhose; 30 % aller HCC.

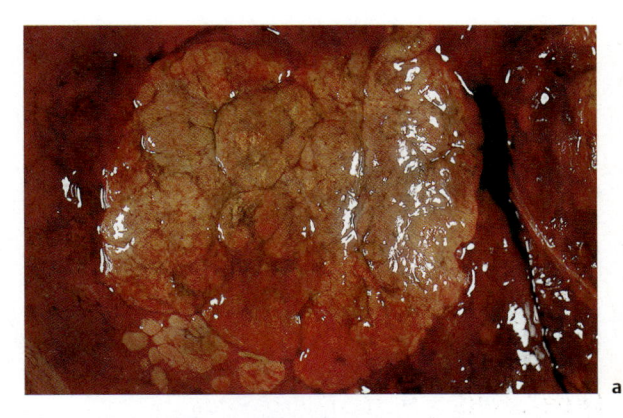

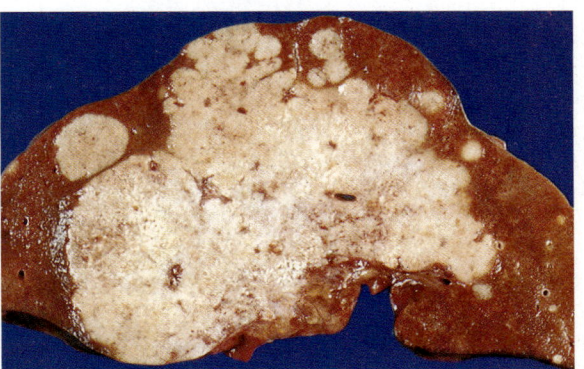

Abb. 13.40 Leberzellkarzinom, Makroskopie:
a Expansionstyp (histologisch fibrolamellärer Subtyp);
b Infiltrationstyp.

- *Expansiver HCC-Typ* (Pusher-Typ): Ein oder mehrere, variabel scharf begrenzte Tumorknoten, oft mit fibröser Kapsel. Selten Tumorthrombus in Pfortader. Vorkommen: mit/ohne Zirrhose; 10 % aller HCC.

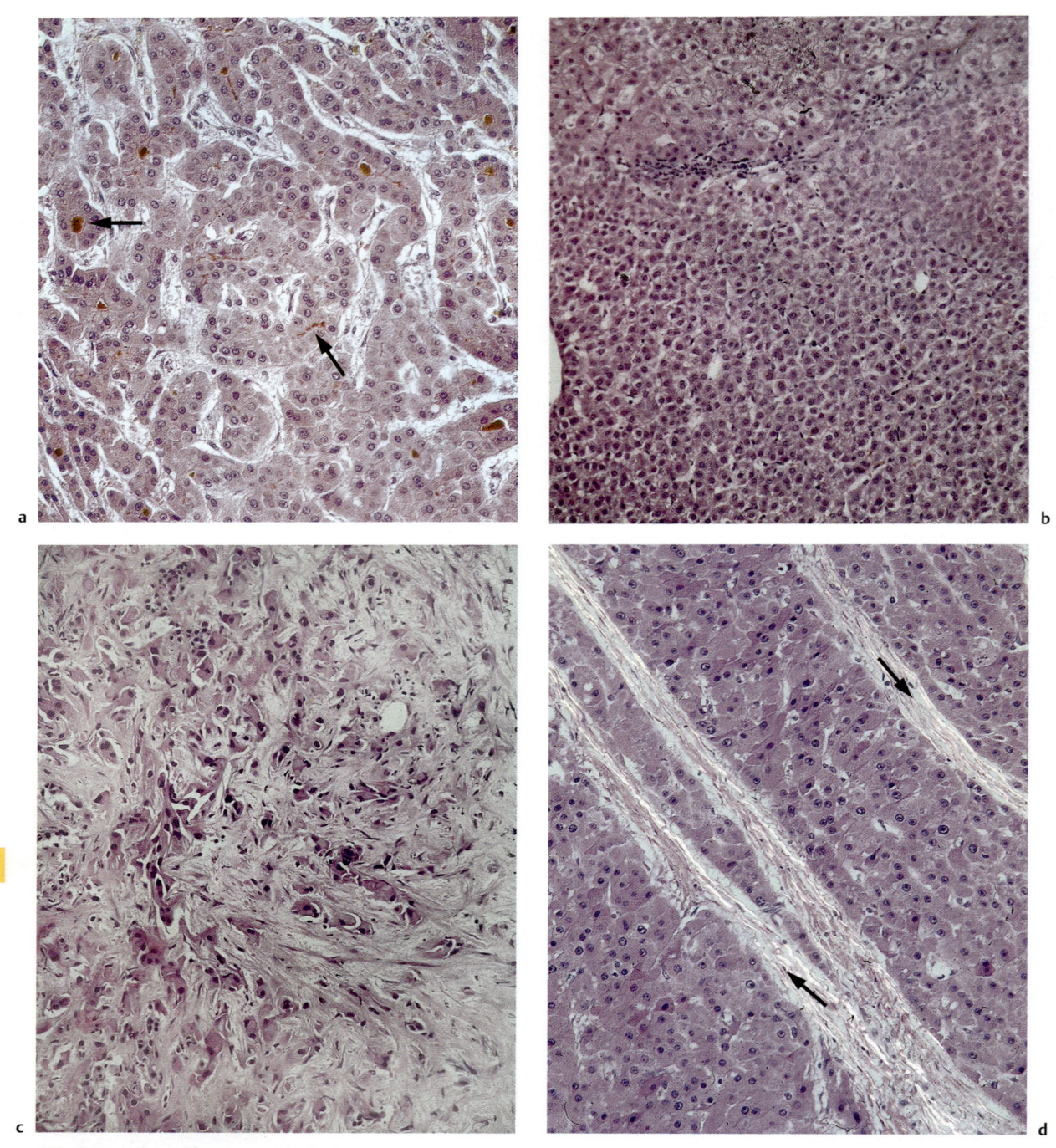

Abb. 13.**41** **Leberzellkarzinom**, Histologie:
a Trabekulärer Typ mit interzellulärer Gallesekretion (HE, Vergr. 1 : 100);
b kompaktzelliger Typ (Vergr. 1 : 100);
c szirrhöser Typ (HE, Vergr. 1 : 100);
d fibrolamellärer Typ, Pfeile: kollagenfasrige Lamellen (HE, Polarisationsoptik, Vergr. 1 : 85).

- *Gemischter expansiv-infiltrativer HCC-Typ:* Ein oder mehrere expansive Tumorknoten, bei denen eine Tumorzellpopulation die ursprüngliche Tumorkapsel durchbricht und wie beim infiltrativen Typ die Umgebung infiltriert. Häufig Tumorthrombus in Pfortader. Vorkommen mit/ohne Zirrhose; 30% aller HCC.

- *Diffuser HCC-Typ* (zirrhotomimetischer Typ): Multiple kleine (< 1 cm) Tumorknoten nahezu ausnahmslos in zirrhotischer Leber, wobei die HCC-Knoten oft kaum von den zirrhotischen Regeneratknoten zu unterscheiden sind. Häufig Tumorthrombus in Pfortader; 10% aller HCC.

Histologisch wird das HCC in 4 Malignitätsgrade unterteilt (G1 = hoch differenziert, G4 = undifferenziert) und wächst in folgenden Mustern:
- *Trabekulär-sinusoidaler Typ:* Dies ist das häufigste histologische Wachstumsmuster, von dem sich die anderen Typen herzuleiten scheinen. Dementsprechend handelt es sich meist um hoch differenzierte HCC (Grad I–II), bei denen die polygonalen, hepatozytenähnlichen Tumorzellen in mehrschichtigen Leberzellplatten wachsen und unterschiedlich weite, endothelausgekleidete sinusoidale Bluträume umschließen (Abb. 13.**41 a**). Das Gitterfasergerüst ist oft nur schwach ausgebildet oder fehlt.
- *Pseudoglandulärer Typ:* Er kommt i. Allg. in Kombination mit dem trabekulären Typ vor, wobei die meist hoch differenzierten Tumorzellen azinäre Strukturen bilden. Deren Lichtungen ähneln Canaliculi und können ein schwach eosinophiles, teils auch grüngalliges Material enthalten (Differenzialdiagnose: cholangiozelluläres Karzinom).
- *Kompakter Typ:* Er besteht aus breiten, vielschichtigen Zellplatten, die durch schlanke Bindegewebesepten voneinander abgetrennt sind. Typische Lebersinusoide fehlen (Abb. 13.**41 b**).
- *Szirrhöser (spindelzellig, sarkomatoider) Typ:* Er ist durch eine exzessive Ablagerung eines zellarmen sklerosierten Bindegewebes zwischen den meist mäßig differenzierten Tumorzellsträngen charakterisiert. Dieses Wachstumsmuster wird vor allem nach Bestrahlung, Chemotherapie und Nekrosen beobachtet (Abb. 13.**41 c**).
- *Fibrolamellärer Typ:* Er macht 5 % aller HCC aus, ist nur selten mit einer Leberzirrhose oder HBV-Infektion assoziiert und bevorzugt jüngere Patienten (90 % < 35 Jahre; ♂ : ♀ = 1 : 1). Er wächst als expansiver Typ, ist abgekapselt und folglich gut resezierbar. Er besteht aus soliden, von kollagenhaltigen Bindegewebelamellen durchzogenen Zellplatten mit eosinophilgranulärem Zytoplasma (Mitochondrienreichtum; Abb. 13.**41 d**). Der Tumor metastasiert vorwiegend lymphogen, weniger hämatogen (vom Kavatyp). Gelegentlich AFP-Erhöhung (< 10 % der Patienten).
- *Sklerosierender Typ:* Er macht 3 % aller HCC aus und ist bei mehr als der Häfte der Patienten zirrhoseassoziiert. Sein Gewebe ist zentral auffällig sklerosiert → „krebsnabelartiges" Bild. Typisch ist ein erhöhtes Serumcalcium bei erniedrigten Phosphatwerten in Abwesenheit von Knochenmetastasen. Vermutlich handelt es sich um ein besonderes cholangiozelluläres Karzinom. Metastasierung vorwiegend lymphogen, weniger hämatogen (vom Kavatyp).
- *Kombiniertes hepatozellulär-cholangiozelluläres Karzinom:* Es macht 1–2 % aller HCC aus. Angesichts der gemeinsamen, kanzerisierten Stammzelle erstaunt seine Existenz nicht.

Zytologie: Das HCC besteht in der Regel aus polygonalen Zellen mit heterochromatisch dichten Kernen und scholligem, basophilem Zytoplasma. Höher differenzierte HCC produzieren teilweise noch Galle. Aber auch hyaline Zytoplasmaeinschlüsse wie α1-Antitrypsin-, AFP- oder Fibrinkugeln weisen als Ausdruck einer gestörten Proteinsekretion auf das Vorliegen eines HCC hin. Gelegentlich finden sich auch Mallory-Korpuskel. Darüber hinaus tritt das HCC noch in folgenden zytologischen Varianten auf:
- *Verfettungstyp*: mit fein-grobtropfiger Verfettung;
- *Klarzelltyp*: mit hellem, pflanzenzellartigem Zytoplasma durch Glykogenspeicherung;
- *Riesenzelltyp:* undifferenzierte HCC-Formen ohne trabekuläres Muster mit polymorphen, teils riesenzelligen Zellelementen.

Immunhistochemie: Folgende Marker weisen auf ein HCC hin:
- *HepPar-1:* spezifischer monoklonaler Antikörper gegen Lebermitochondrien;
- *pCEA:* polyklonaler Antikörper zum Nachweis von Canaliculi.

Klinik: zunächst unspezifische Symptomatik, maskiert durch hepatische Grundkrankheit. Serologie: Erhöhung von AFP (30 % der Fälle in Europa) und Des-γ-Carboxy-Prothrombin. Dann „Knick" im Krankheitsverlauf. Prognose: schlecht (Überlebenszeit < 6 Monate; Ausnahme: fibrolamellärer Karzinomtyp). Neigung zu Einbruch in Venen → Pfortaderthrombose. Paraneoplastische Syndrome (S. 383) wie Polyglobulie, Hypercholesterinämie und Hypoglykämie kommen vor.

Therapie: palliative Hemihepatektomie wegen Strahlen- und Chemotherapieresistenz. Lebertransplantation.

Metastasierung aller HCC-Typen: erst spät und spärlich lymphogen in Lymphknoten der Leberpforte, noch seltener hämatogen nach dem Kavatyp in Lungen, Skelettsystem oder Nebennieren. Tod wegen Komplikationen seitens der portalen Hypertonie, Leberinsuffizienz oder tumorbedingter Rupturblutung.

Pathologische TNM-Klassifikation der Lebertumoren

pT1:	solitärer Tumor ohne Gefäßinvasion;
pT2:	solitärer Tumor mit Gefäßinvasion oder multiple Tumoren ≤ 5 cm in größter Ausdehnung;
pT3:	multiple Tumoren > 5 cm in größter Ausdehnung oder Tumoren mit Befall eines größeren Astes der V. portae oder der Vv. hepaticae;
pT4:	Tumor(en) mit direkter Invasion von Nachbarorganen, ausgenommen Gallenblase, oder Tumor(en) mit Perforation des viszeralen Peritoneums;
pN1:	regionäre Lymphknotenmetastasen;
pM1:	Fernmetastasen.

13.1.9.3
Metastasen

Definition: Häufigste von einem extrahepatischen Primärtumor ausgehende, sekundäre Lebertumoren.

Pathogenese: Das makroskopische Erscheinungsbild dieser Tumoren hängt wesentlich von ihrem Entstehungsmechanismus ab. Als Primärtumoren kommt bei einer Lebermetastasierung in der Reihenfolge ihrer Häufigkeit in Betracht: Bronchus, Kolon, Pankreas, Mamma, Magen, unbekannter Primärtumor, Ovar, Prostata, Gal-

lenblase, Cervix uteri, Nieren, Melanom, Harnblase/Ureter, Ösophagus, Hoden, Endometrium, Schilddrüse.
- *Hämatogene Metastasen:* Liegt der Primärtumor im Magen-Darm-Bereich, so erfolgt die Metastasierung nach dem Pfortadertyp; liegt der Primärtumor an anderer Stelle, so setzt er Metastasen vom Lungen- oder vom Kavatyp.
- *Lymphogene Metastasen:* Sie gehen meist von Karzinomen der großen Gallenwege oder von Magen-Pankreas-Karzinomen aus.
- *Maligne Systemerkrankungen* (z. B. Leukämien oder maligne Lymphome) können ebenfalls die Leber befallen. Dabei dehnt sich das Tumorinfiltrat bei der myeloischen Leukämie diffus auf das Leberparenchym aus, während es sich bei Neoplasien der lymphatischen Reihe vor allem auf die Portalfelder konzentriert und gelegentlich grobknotig sein kann. Primäre hepatische Non-Hodgkin-Lymphome kommen vor.

Morphologie: Lebermetastasen imponieren makroskopisch als markig-weißliche Knoten, die infolge eines zentralen Zerfalls oberflächlich eingedellt sind (Krebsnabel). Bei den Systemerkrankungen fällt eine vergrößerte Leber auf, die auf der Schnittfläche meist diffus grauweiß gezeichnet ist (Abb. 7.**40**, S. 372).
Faustregel: Die Metastasenmorphologie erlaubt gewisse Rückschlüsse auf den Primärtumor:
- wenige große Metastasen → Kolonkarzinom
- viele kleine Metastasen → Bronchial-, Mammakarzinom.

13.2

Intrahepatische Gallenwege

Für die Emulgierung von Fetten werden im Dünndarm große Mengen an Galleflüssigkeit benötigt. Dementsprechend produziert die Leber täglich etwa 0,5 l Galle und leitet sie über intra- und extrahepatische Gallengänge in den Dünndarm ab. Die intrahepatischen Gallengänge (= Duktuli und Duktus) gehen wie die Hepatozyten aus der Duktalplatte hervor (vgl. Abb. 13.**13**). Dies erklärt, weshalb bei ausgedehnten Lebernekrosen aus den bipotenten Vorläuferzellen (duktalen Ovalzellen) zunächst Duktulusproliferate entstehen, die sich später zu Hepatozyten umwandeln.

Ontogenetische Läsionen gehen im Wesentlichen darauf zurück, dass die bei der embryonalen Leberentwicklung auftretende „doppelärmlige" Duktalplatte postnatal nicht umgewandelt wird. Resultate sind Erkrankungen wie cholangiodysplastische kongenitale Leberfibrose, Morbus Caroli und Leberzysten bei kongenitaler Zystenniere. **Entzündliche Läsionen** stellen Cholangitiden dar; sie werden entweder dadurch hervorgerufen, dass bei Galleabflussstörungen Keime aus den extrahepatischen Gallenwegen in die intrahepatischen Gallengänge aufsteigen, oder dass ohne vorausgegangene Gallenwegsläsion die intrahepatischen Gallenwege einer autoaggressiven Entzündung zum Opfer fallen. **Neoplastische Läsionen** gehen in erster Linie von den kleinen intrahepatischen Gallengängen aus und führen zu den intrahepatischen Cholangiokarzinomen. Grundsätzlich gilt die Faustregel: Erkrankungen intrahepatischer Gallenwege sind eine Domäne der Internisten.

13.2.1

Reaktionsmuster

Auf die große Zahl von Noxen, die eine Leberkrankheit induzieren können, reagieren die intrahepatischen Gallengänge mit bestimmten wiederkehrenden Mustern. Diejenigen unter ihnen, die prototypische, klinisch relevante Gallengangläsionen darstellen, werden nachstehend besprochen (Abb. 13.**42**).

Perinataler Duktopenietyp

Syn. (früher): kongenitale intrahepatische Gallengangatresie
Definition: Bei der perinatalen Verminderung von intrahepatischen Gallengängen ist im Portalfeld das Verhältnis von Gallengang zu Portalarterie auf unter 0,5 verschoben (normal 0,9–1,8). Demzufolge finden sich Portalfelder, die eine Arterie aufweisen, aber keinen begleitenden Gallengang.

Pathogenese: Der zugrunde liegende Gallengangsverlust beruht vermutlich auf einer destruktiven Cholangitis. Die Läsion stellt eine Form des „Gallengangverlust-Syndroms" dar (s. u.).

Adulter Duktopenietyp

Definition: Zunehmender Gallengangverlust beim Erwachsenen infolge destruktiver Rarefizierung intrahepatischer Gallengänge (Gallengangverlust-Syndrom des Erwachsenen).

Pathogenese: Ursächlich hierfür sind: primär biliäre Zirrhose, primär sklerosierende Cholangitis, Graft-versus-Host-Disease, Transplantatabstoßung, idiopathische Duktopenie, einige Formen lang andauernder medikamentös-toxischer oder mechanisch-obstruktiver Cholestasen.

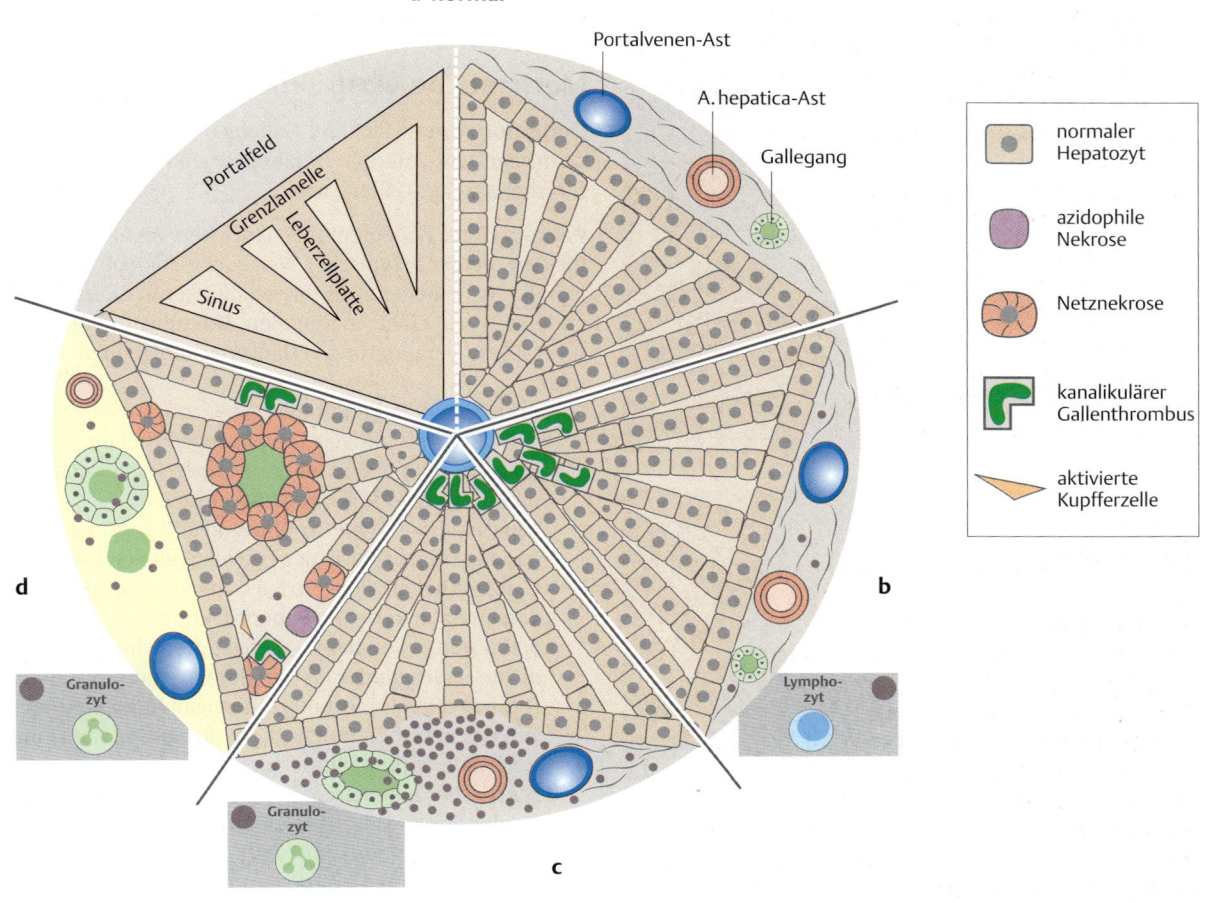

Abb. 13.42 Klinische Cholestasesyndrome, Histologie:
a Normales Leberläppchen mit Portalfeld;
b reine, intrahepatisch bedingte Cholestase mit perivenulärer Cholestase;
c eitrige Cholangitis mit perivenulärer Cholestase, granulozytär zerstörte Gallengänge und Grenzplatte, Portalfeldverbreiterung;
d extrahepatischer Verschlussikterus mit Netznekrosen und Galleseen; ödematöses Portalfeld mit intraduktalen Gallezylindern und Galleextravasaten.

Cholangiodysplastischer Typ

Definition: Persistenz fetaler Gallengangstrukturen wegen fehlender Remodellierung der fetalen Duktalplatte (Cholangiodysplasie)

Pathogenese: Diese Fehlbildung findet sich als isoliertes Mikrohamartom (von-Meyenburg-Komplex), bei infantiler polyzystischer Erkrankung, kongenitaler Leberfibrose (cholangiodysplastische Pseudozirrhose) und Morbus Caroli (Abb. 13.**43 a**).

Hepatitistyp

Definition: Entzündliche Veränderungen der kleineren portalen Gallengänge (Durchmesser < 50 µm) in Form einer mehrreihigen Aufschichtung und mit vorwiegend lymphozytär durchsetztem Epithel (Abb. 13.**43 b**).

Pathogenese: Dieses ausgesprochen herdförmige Reaktionsmuster kommt bei verschiedenen Formen der Virushepatitis vor (vor allem Hepatitis C) und ist mit der „lymphoepithelialen Läsion" beim Sjögren-Syndrom vergleichbar. Die duktale Basalmembran bleibt unversehrt, weshalb auch kein Gallengangschwund und kein cholestatisches Syndrom folgen.

Primär-biliäre-Zirrhose-Typ

Definition: Herdförmige, segmentale, lymphozytär-entzündliche (also nichteitrige) Destruktion vor allem der größeren portalen Gallengänge (Durchmesser 40–80 µm) mit konsekutivem Gallengangschwund.

Pathogenese: Das Gangepithel wird durch CD8+- und/ oder CD4+-TH1-Lymphozyten infiltriert, was schließlich über apoptotischen Epithelschwund und Basalmembranzerstörung (Abb. 13.**46**) zum totalen Verlust der Gal-

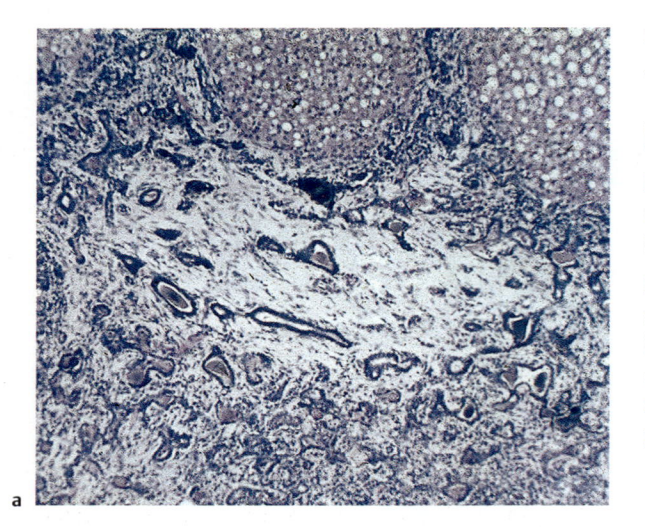

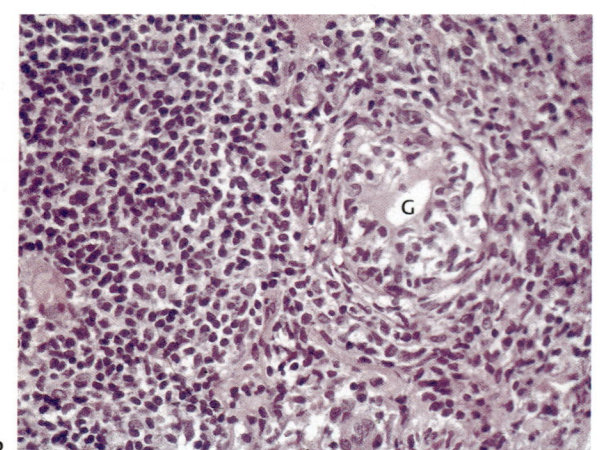

Abb. 13.43 Intrahepatische Gallengänge: Reaktionsmuster:
a Cholangiodysplastischer Typ mit Persistenz der Duktalplatte und fehlender Portalvene (HE, Vergr. 1 : 100);
b hepatitischer Typ mit lymphozytärer Durchsetzung des Gallengangs (G; HE, Vergr. 1 : 100).

lengänge führt (adulter Duktopenietyp). Diese Gallenggangläsion wird typischerweise von Epitheloidzellgranulomen flankiert.

Primär-sklerosierende-Cholangitis-Typ

Definition: An den großen intrahepatischen Gallengängen (Durchmesser > 80 μm) sich abspielende, den ganzen Gangverlauf erfassende, mit obliterativ-fibröser Entzündung einhergehende Gangläsion.

Pathogenese: Als Folge der entzündlichen Destruktion fibrosieren die intrahepatisch-septalen und die interlobulären Gallengänge konzentrisch-zwiebelschalenartig in Form einer Perisklerose (Abb. 13.47). Dadurch werden die Gangepithelien gewissermaßen „erdrosselt" und so lange zur Apoptose gebracht, bis keine Gallengänge mehr vorhanden sind (adulter Duktopenietyp). Im Portalfeld bleibt anstatt derer gelegentlich ein auf Querschnitten rundlicher Bindegewebepfropf gewissermaßen als „Grabstein" zurück.

Mechanische-Obstruktion-Typ

Definition: Breitgefächerte Gallenggangläsionen bei mechanischer Obstruktion extrahepatischer oder größerer intrahepatischer Gallengänge.

Pathogenese: Bei einem mechanischen Verschluss sind die Portalfelder in typischer Weise „cholangioobstruktiv" lädiert, was einerseits zu ihrer Ballonkonfiguration und anderseits zu einer marginalen Duktulusproliferation führt. Diese Veränderung verläuft nach folgendem Fahrplan:

- *Initialläsion:* Polymorphie und verstärkte Basophilie der mitotisch aktiven Gallengangepithelien. Selten Epithelatrophie und noch seltener (eigentlich ein paradoxer Befund!) Gangausweitung.
- *Langzeitläsion:* Hypertrophie und teils sogar pseudopapilläre Hyperplasie der geschlängelt verlaufenden Gangepithelien. Eine eitrige Gangentzündung zeugt von einer bakteriellen Superinfektion.
- *Spätläsion* bei totalem Gallengangverschluss: Eingedickte Gallezylinder im Ganglumen sind sehr selten. Die betroffenen portalen Gallengänge können wegen des erhöhten Innendrucks platzen, so dass eine freie Gallenpfütze zurückbleibt. Häufiger sind konzentrische zwiebelschalenartige Perisklerosen wie bei der primär sklerosierenden Cholangitis (= sekundär sklerosierende Cholangitis) → adulter Duktopenietyp (vgl. Abb. 13.**25 d**).

Medikamentös-toxischer Typ

Definition: Durch Medikamente oder Toxine ausgelöstes, meist reversibles Reaktionsmuster der kleinsten Gallengänge (Durchmesser < 50 μm) unterschiedlicher Histologie.

Pathogenese: Zahlreiche Medikamente und Toxine wie Chlorpromazin, Ajmalin, synthetische Penicilline, Allopurinol und Paraquat schädigen vermutlich die Gallengänge über ihre rezirkulierenden enteralen Metaboliten.

Morphologie: Diese Läsionen sehen je nach Noxe und Stadium anders aus und können sich gegenseitig überlagern:

- *Epithelschädigung* mit Abflachung, Vakuolisierung und apoptotischen Schrumpfnekrosen;
- *Epithelregeneration* mit Kerngrößenvariation und Mitosen;
- *Begleitentzündung* durch lymphohistiozytäres Infiltrat, häufig in Kombination mit eosinophilen und/oder neutrophilen Granulozyten. Nur selten Gallenggangschwund.

Verwerfungstyp

Definition: Grundsätzlich ähnliche Läsion der terminalen und präterminalen Gallengänge (Durchmesser < 50 μm) bei Transplantatabstoßung und Graft-versus-Host-Disease (GvHD)

Pathogenese: In beiden Fällen attackieren HLA-inkompatible Lymphozyten das Lebergewebe, vor allem die Gallengänge, und führen zu folgender histologischer Trias:
- *Degenerative Gallengangläsion* mit Epithelinfiltration durch CD8⁺-Lymphozyten und konsekutiver Zytoplasmavakuolisierung, nukleärer Atypie, Apoptose bis hin zur Abstoßung von Gangepithelien ins Lumen. Diese Epithelveränderungen werden auch unter dem Begriff Dysplasie zusammengefasst. Resultat: adulter Duktopenietyp.
- *Endothelitis* efferenter Venulen und portaler Venenäste mit typischem Festkleben der Lymphozyten auf der Endotheloberfläche mit „Abhebung" der Endothelzellen von ihrer Basalmembran.
- *Entzündliche Portalfeldinfiltration* vornehmlich durch aktivierte Lymphozyten.

13.2.2
Ontogenetische Läsionen

Infantile obstruktive Cholangiopathie

Allgemeine Definition: (Veralteter) Sammelbegriff für eine Reihe seltener, hepatobiliärer Erkrankungen mit (post-)infektiöser und/oder genetischer Ätiologie, die früher als kongenitale Fehlbildungen gedeutet wurden. Dazu gehören:
- neonatale Riesenzellhepatitis,
- extrahepatische Gallengang„atresie",
- intrahepatische Gallengang„atresie".

Allgemeine Pathogenese: Diese Cholangiopathien können unterschiedliche Ursachen haben, die im Folgenden besprochen werden.

Intrahepatische Gallengang„atresie"

Definition: Seltene Krankheitsgruppe mit mangelhafter Aus-/Rückbildung bereits angelegter intrahepatischer Gallengangstrukturen und entsprechender „Armut" an intrahepatischen Gallengängen. Sie kommt in folgenden Varianten vor:
- *Syndromatische Form* (arteriohepatische Dysplasie, Alagille-Syndrom): Bei dieser angeborenen Leberfehlbildung findet man gleichzeitig kraniofaziale Dysplasien, Herz- und Skelettfehlbildungen.
- *Nichtsyndromatische Formen:* Sie kommen beim α₁-Antitrypsin-Mangel, bei Mukoviszidose, kongenitalem Reovirus-3-, Röteln- sowie Zytomegalovirusinfekt und Störungen des Gallensäurestoffwechsels vor.

Morphologie: Makroskopisch ist die Leber ikterisch (gelb-grün) verfärbt. Histologisch findet man wenige, kaum fibrosierte Portalfelder mit einer Armut an intrahepatischen Gallengängen (perinataler Duktopenietyp). Zum Teil fehlen auch Blutgefäße ganz oder teilweise. Das hochgradig cholestatische Leberparenchym reagiert auf den behinderten Galleabfluss mit einer Entzündung, was in einen zirrhotischen Leberumbau einmünden kann.

Therapie: Lebertransplantation.

Kongenitale hepatische Fibrose

Definition: Fibrosierende Lebererkrankung mit autosomal rezessivem Erbgang, die sich meist im Kindesalter bemerkbar macht.

Pathogenese: Formalpathogenetisch liegt eine Duktalplattenpersistenz mit Fibrose vor. Es besteht eine Beziehung zum Morbus Caroli, bei dem zusätzlich intrahepatische Gallengänge divertikelartig ausgeweitet sind (Tab. 13.**5**), andererseits auch zu einigen Leberzysten.

Morphologie: Die Leber ist hart und wird auf der Schnittfläche von grauweiß-netzigen Bindegewebesträngen durchzogen. Histologisch besteht eine diffuse portale und periportale Fibrose. Die entsprechenden Bindegewebesepten umrahmen einzelne Leberläppchen oder Läppchengruppen und enthalten zahlreiche dilatierte Gallengänge (Ductuli), die vor allem entlang der hepatoportalen Grenzlamelle angeordnet sind (cholangiodysplastisches Reaktionsmuster) und einer Persistenz der fetalen Duktalplatten entsprechen.

Komplikationen: portale Hypertonie, biliäre Infektionen mit Cholangitis.

Konnatale Leberzysten

Definition: Seltene Leberläsion in Form von einfachen oder multipeln Zysten in der Leber (Abb. 13.**44**), oft mit

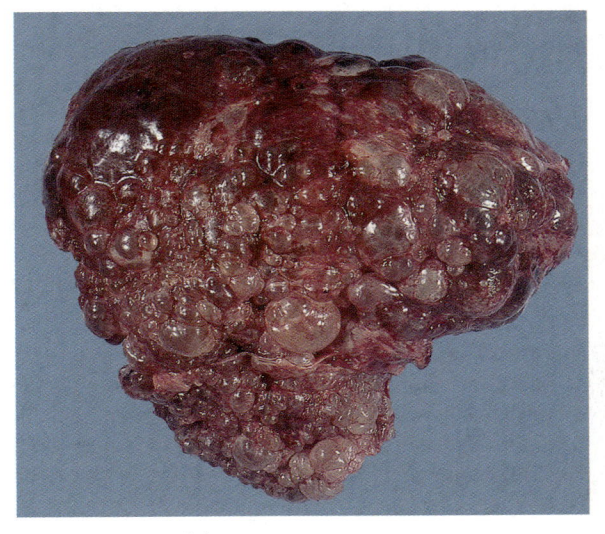

Abb. 13.**44** **Zystenleber.**

Tabelle 13.5 Formen der konnatalen Leberzysten

	Zystische Leberfehlbildung	Erbgang; Pathogenese	Morphologie	Klinik
Typ I	einfache Zyste	?, zum Teil sporadisch	solitäre Leberzyste	Verdrängungssymptomatik; Karzinomentstehung möglich
Typ II	kongenitale polyzystische Erkrankung:			
	infantiler Typ	autosomal rezessiv; kein Anschluss der intrahepatischen Gallengänge an Abführgänge	multiple kommunizierende Leberzysten und Zystennieren	portale Hypertonie, früher Tod
	adulter Typ	autosomal dominant	mehrere große Leberzysten, zum Teil mit Nierenzysten	portale Hypertonie
Typ III	Mikrohamartome (v.-Meyenburg-Komplexe); Cholangiodysplasie	Duktalplattenpersistenz	5 mm große, grauweiße Herde mit gewucherten, zum Teil zystischen Gallengängen	
			– einzeln	→ keine Symptome
			– multipel (exzessiv)	→ portale Symptome
Typ IV	Caroli-Krankheit	Duktalplattenpersistenz mit entzündlicher Kanalikulusstriktur	divertikelartige Dilatation intrahepatischer Gallengänge in fibrosierten Portalfeldern	Cholangitis, Cholelithiasis, (Gallengangkarzinome)
Typ V	Choledochuszysten	(s. extrahepatische Gallenwegserkrankung)		Zusammenhang mit Turner-Syndrom

Fehlbildungen in anderen Organen kombiniert (infantile polyzystische Erkrankung).

Morphologie: Die konnatalen, meist von Zylinderepithel ausgekleideten Leberzysten sind differenzialdiagnostisch von den parasitären Leberzysten abzugrenzen. Häufig Kombination mit Cholangiodysplasie.

Die wichtigsten Formen der konnatalen Leberzysten sind in Tab. 13.5 zusammengestellt.

+ **Klinik:** Sind die Leberzysten groß und zahlreich, so wirken sie raumfordernd und können über einen präsinusoidalen Block einen Pfortaderhochdruck auslösen. Im Ultraschall sind sie echofrei. Erhöhtes Risiko für Cholangiokarzinom.

13.2.3
Entzündliche Läsionen

Eitrige Cholangitis

Pathogenetisch liegt meist eine aufsteigende Keimbesiedelung aus den großen extrahepatischen Gallenwegen bei behindertem Galleabfluss vor, bei unvollständigem Verschluss häufiger als bei vollständigem. Daneben spielt auch eine hämatogene Keimeinschleppung eine wichtige Rolle.

Morphologie: In den Portalfeldern findet sich eine Infiltration mit Granulozyten. In leichten Fällen umgeben diese die Gallengänge nur. In schweren Fällen aber infiltrieren und zerstören sie diese (Abb. 13.45) und leiten die Entwicklung biliärer Leberabszesse ein. Bleibt die Entzündung bestehen (meist wegen einer extrahepati-

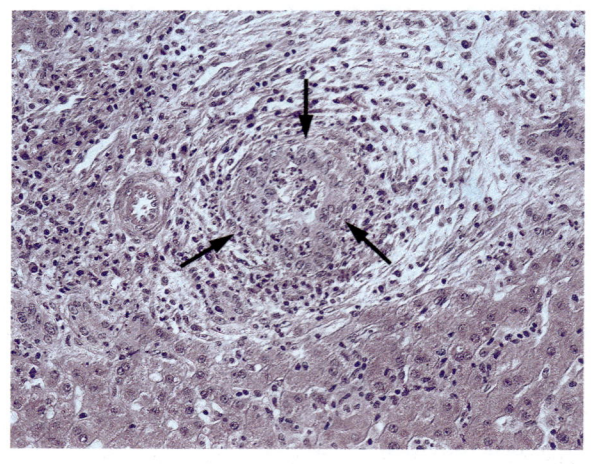

Abb. 13.45 **Eitrige Cholangitis** mit leukozytärer Zerstörung (Pfeilmarkierung) des Gallengangepithels (HE, Vergr. 1 : 100).

schen Obstruktion), so entwickelt sich eine chronische intrahepatische Cholangitis. Dabei wird das periduktale entzündliche Infiltrat im Verlaufe von Monaten und Jahren von einer progressiven periduktalen, zwiebelschalenartigen Fibrose (= Perisklerose) begleitet. Schließlich kann sich über das Reaktionsmuster vom Typ „mechanische Obstruktion" eine sekundär sklerosierende Cholangitis bis hin zur sekundären biliären Leberzirrhose entwickeln.

+ **Klinik:** Die steinbedingte, obstruktive Cholangitis ist durch die Charcot-Trias charakterisiert: 1. Fieber, 2. Ikterus, 3. Oberbauchschmerz. Die chronische Cholangitis ist vor allem im Alter symptomarm.

Nichteitrige sekundäre Cholangiopathie

Definition: Verschlussbedingte Veränderungen von Portalfeld und fakultativ auch von portalen Gallengängen, die sich unabhängig von bakterieller Infektion oder erhöhtem hydrostatischem Druck entwickeln.

Pathogenese: Die Läsion ist aber tierexperimentell durch hohe Dosen von Gallensäuren induzierbar, so dass ein intrahepatischer Überschuss an toxischer Lithocholsäure die Veränderungen auszulösen scheint.

Morphologie: Histologisch findet man einerseits eine hochgradige perivenuläre Cholestase und andererseits eine nahezu pathognomonische Portalfeldläsion in Form von Ballonkonfiguration, marginaler Duktulusproliferation vom Elongationstyp und begleitender periduktulärer Fibrose bei schütterem Lymphozyteninfiltrat und Fibroblastenvermehrung. Bei lang dauernder Läsion bilden sich portoportale Septen.

Primär biliäre Zirrhose

Definition: Autoimmunopathie mit autoaggressiver, chronisch progredienter, entzündlicher, nichteitriger Destruktion kleiner intrahepatischer Gallengänge, die nach jahrelangem Verlauf zu deren Schwund und zur Leberzirrhose führt. Da es bei dieser Erkrankung Jahre dauert, bis eine Zirrhose vorliegt, ist die Bezeichnung „chronische, nichteitrige, destruierende intrahepatische Cholangitis" korrekter.
Inzidenz: 5 : 1 000 000; Manifestationsalter: 5. Lebensdekade ($\male$: $\female$ = 1 : 10).

Pathogenese: Ursache und Entstehungsweise der primär biliären Zirrhose sind noch nicht völlig geklärt. Kausalpathogentisch werden eine Überempfindlichkeitsreaktion Typ III mit Bildung histotoxischer Immunkomplexe sowie eine Überempfindlichkeitsreaktion Typ IV mit zellvermittelter Autoaggression ähnlich einer Graft-versus-Host-Disease diskutiert. Dabei sind folgende zirkulierende autoreaktive Antikörper charakteristisch, die aber keine pathogenetisch entscheidende Rolle spielen:
- *Antimitochondriale Antikörper* (Abb. 13.**46a**) in Form von Anti-M2 (in 95% der Fälle Hauptmarker). Sie sind gegen eine Komponente des Pyruvatdehydrogenase-Komplexes im Bereich der Mitochondrieninnenmembran gerichtet. Ihre Entstehung lässt sich möglicherweise mit der Tatsache erklären, dass Mitochondrien und gramnegative Bakterien gleiche (für die primär biliäre Zirrhose spezifische) Antigendeterminanten besitzen, wie sie von Mutanten aus der Enterobactergruppe mit defekter Polysaccharidkapsel in immunogener Form gebildet werden.
- *Antikörper gegen anderweitige Epitope* wie Gallengangepithelien, glatte Muskulatur und Zellkerne; außerdem positive Rheumafaktoren.

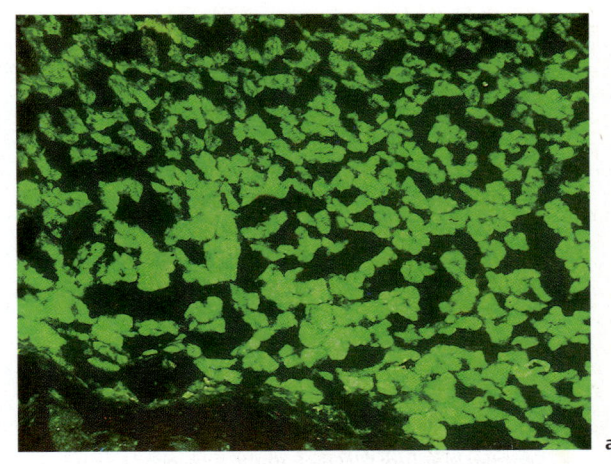

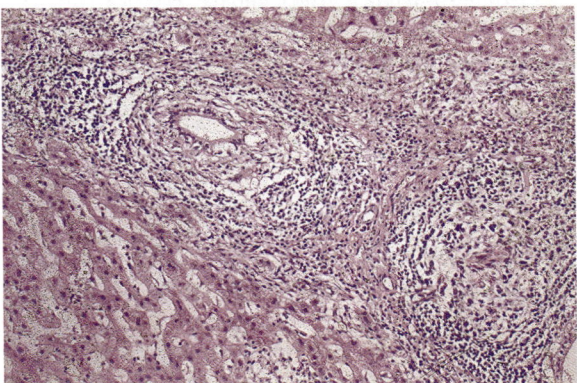

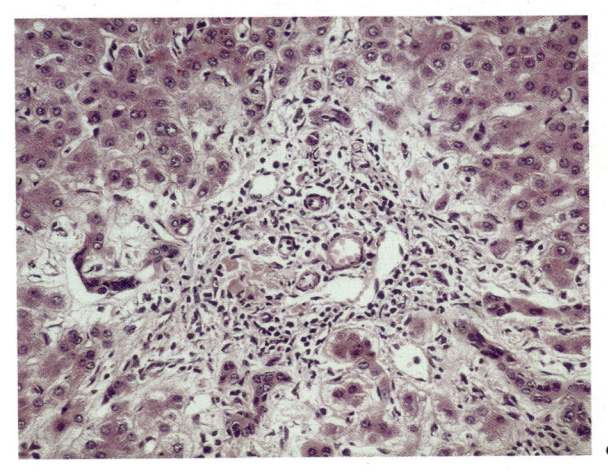

Abb. 13.**46** Primär biliäre Zirrhose:
a Autoreaktive Antikörper gegen Mitochondrien (= AMA): immunfluoreszenzmikroskopischer Nachweis durch Überschichtung eines mitochondrienreichen Gewebes (hier: Belegzellen der Rattenmagenschleimhaut) mit Patientenserum (Vergr. 1 : 50);
b lymphozytäre Infiltration des Portalfeldes und dadurch induzierte Apoptose der Gallengänge (GG) (Pfeile) (HE, Vergr. 1 : 250);
c entzündlich infiltriertes Portalfeld mit zerstörtem Gallengang und marginaler Duktulusproliferation (HE, Vergr. 1 : 75).

Morphologie: Makroskopisch ist die Leber meist vergrößert. Im Endstadium findet man eine mittelgrobknotige Leberzirrhose mit ausgeprägter Cholestase (duktopenische Zirrhose). Histologisch läuft die Erkrankung in folgenden 4 Stadien ab, die in ähnlicher Weise auch für die primär sklerosierende Cholangitis gelten, aber unabhängig sind von dem charakteristischen Reaktionsmuster der Gallengänge (Abb. 13.**46 b, c**):

- *Portales Stadium I:* Diese Frühläsion entspricht einer chronischen, nichteitrigen, destruierenden intrahepatischen Cholangitis. Die Portalfelder sind lymphoplasmazellulär infiltriert, teilweise unter Bildung von Lymphfollikeln. Die Lymphozyten zerstören segmental das Gallengangepithel samt Basalmembran (Abb. 13.**46 b**), flankiert von epitheloidzelligen Granulomen.
- *Periportales Stadium II:* An der Peripherie der Portalfelder setzt jetzt eine marginale Duktusproliferation ein (Abb. 13.**46 c**). Dazu gesellen sich Piecemeal-Nekrosen.
- *Septales Stadium III:* Nach und nach veröden und vernarben die Portalfelder nach dem Reaktionsmuster „adulter Duktopenietyp", was von einer periportalen Kupferakkumulation mit Ausbildung cholestatischer Mallory-Korpuskel begleitet wird (Gallengangverlustsyndrom). Gleichzeitig dehnen sich die Piecemeal-Nekrosen aus und bilden portoportale Brückennekrosen.
- *Zirrhosestadium IV:* Mit den portoportalen Bindegewebesepten etabliert sich eine biliäre duktopenische Leberzirrhose. Erst jetzt macht sich die Ausscheidungsstörung des Leberparenchyms in Form einer kanalikulären Cholestase, eines Ikterus und einer hepatozellulären Kupferakkumulation bemerkbar. Mit dem Verlust der Gallengänge verschwinden auch die Entzündungsinfiltrate samt Granulomen. Obschon alle Stadien der Erkrankung unter dem Begriff „primär biliäre Zirrhose" zusammengefasst werden, ist erst im diesem letzten Stadium eine Zirrhose morphologisch fassbar.

Klinik: Zunächst asymptomatischer Verlauf (bis 10 Jahre). Treten Juckreiz (primäres Leitsyndrom), Xanthome und Zeichen einer Cholestase auf (Erhöhung der alkalischen Phosphatase bei normalen Aminotransferase-und Bilirubinwerten), so entsteht meist innerhalb von 5 – 10 Jahren eine Leberzirrhose. Die mittlere Überlebenszeit korreliert mit der klinischen Symptomatik: Bei asymptomatischen Patienten ist sie kaum eingeschränkt; bei ausgeprägtem Ikterus beträgt sie kaum mehr als 2 Jahre.

Diagnostik: Da die Gallengangdestruktionen herdförmig und zu unterschiedlichen Zeitpunkten auftreten, sind in Leberbiopsiezylindern mit weniger als 10 Portalfeldern Fehldiagnosen möglich. Immunologisch sind AMA-M2 Hauptmarker der Erkrankung.
In Frühstadien findet sich auch AMA-M9, in Spätstadien AMA-M4 und -M8. IgM ist erhöht, IgG meist normal. Etwa 5 % der Fälle sind AMA-negativ, gelegentlich aber ANA-(Antinukleäre-Antikörper-)positiv. Sie werden als Immuncholangitis (besser: PBC-Syndrom) bezeichnet.
Gelegentlich Assoziation mit anderen Autoimmunopathien wie Sjögren-Syndrom, progressiv systemischer Sklerose, CREST-Syndrom (S. 189); rheumatoider Arthritis, Hashimoto-Thyreoiditis, renal tubulärer Azidose.

Therapieprinzip: im Frühstadium Ursodesoxycholsäure (günstiger Einfluss auf Symptomatik, besonders Juckreiz), im Spätstadium Lebertransplantation.

Primär sklerosierende Cholangitis

Definition: Wahrscheinlich autoaggressive Erkrankung der intra- und/oder extrahepatischen Gallenwege, die ohne vorausgegangene Gallenwegserkrankung oder Cholelithiasis mit einer stenosierenden Kaliberschwankung einhergeht und über eine Duktopenie zur biliären Leberzirrhose führt.

Pathogenese: Ätiologisch ist die primär sklerosierende Cholangitis nicht geklärt. Folgende pathogenetische Ursachen scheinen ausschlaggebend zu sein:
- *genetische Faktoren* infolge überzufälliger Assoziation mit HLA-B8;
- *autoaggressive Faktoren* infolge zirkulierender Immunkomplexe sowie der gehäuften Kombination mit Colitis ulcerosa (70% der Patienten) sowie der gelegentlichen Assoziation mit anderen Autoaggressionserkrankungen.

Morphologie: Makroskopisch ist die Leber oft etwas vergrößert, ikterisch und in Spätstadien zirrhotisch umgebaut. Histologisch ist die Erkrankung oft nur herdförmig charakteristisch ausgeprägt, während in anderen Abschnitten eine unspezifische Cholangitis vorliegt. Typisch ist eine Portalfeldverbreiterung infolge periduktalen Ödems mit geringem, vorwiegend plasmazellulärem Entzündungsinfiltrat. Um die Gallengänge entwickelt sich die diagnostisch wichtige zwiebelschalenartig geschichtete Perisklerose (S. 746). Atrophie und allmählich einsetzende narbige Zerstörung (adulter Duktopenietyp; Abb. 13.**47 b**) sind die Folge. Schließlich wird nach und nach der zirrhotische Umbau eingeleitet. Das Lebergewebe antwortet darauf mit dem Reaktionsmuster einer duktulären Regeneration vom Elongations-, seltener vom Verzweigungstyp (Abb. 13.**47 a**). Somit läuft die Erkrankung in ähnlichen Stadien ab wie die primär biliäre Zirrhose.

Klinik: *70%-Regel:* 70% der Patienten sind a) Männer, b) jünger als 45 Jahre, c) pANCA-positiv, d) leiden an einer Colitis ulcerosa und zeigen e) einen Befall der großen und kleinen Gallengänge. Mehr als 50% der Patienten versterben innerhalb von 6 Jahren nach Diagnosestellung im Leberversagen.

Diagnostisch steht eine persistierende obstruktive Cholestase mit Erhöhung der alkalischen Phosphatase und γ-Glutamyltranspeptidase im Vordergrund. Im endoskopisch retrograden Cholangiogramm (ERCP) findet sich das typische „Perlschnurbild" der Gallengänge in Form abwechselnder Gangdilatationen und -stenosen (Abb. 13.**47 a**). Nicht selten sind auch Kinder betroffen.

Überlappungssyndrome (overlap syndromes): Autoimmunhepatitis, primär biliäre Zirrhose und primär sklerosierende Cholangitis können sowohl laborchemisch als auch histologisch kombiniert sein. Die entsprechende Diagnose ist therapeutisch wichtig. Denn die hepatitische Komponente, der „Antreiber" der Zirrhose, lässt sich durch Gabe von Corticoiden unterdrücken, während die cholangitische Komponente mit Ursodesoxycholsäure behandelt wird.

13.2.4
Terminale Läsionen
13.2.4.1
Leberzirrhose ■■■

Allgemeine Definition: Gemeinsames Endstadium ätiologisch unterschiedlicher Lebererkrankungen, charakterisiert durch einen fibrotisch-knotigen Umbau der Leberarchitektur, der durch Nekrose, Entzündung, Regeneration und Bildung von Bindegewebesepten verursacht wird und Durchblutung und Funktion des Organs beeinträchtigt.

Sind in einer zirrhotisch umgebauten Leber Zellnekrosen und Entzündungsinfiltrate nachweisbar, so handelt es sich um eine floride oder fortschreitende (aktive) Leberzirrhose. Fehlen diese Veränderungen, so spricht man von einer stationären (inaktiven) Leberzirrhose. Die Prognose ist mit einer 5-Jahres-Überlebensrate von 25% insgesamt schlecht.

Ätiologische Zirrhosetypen: Bei einem Teil der Leberzirrhosen (besonders der aktiven) kann die Ursache klinisch oder pathohistologisch eruiert werden. Dementsprechend unterscheidet man:

- *Alkoholische Leberzirrhose:* In westlichen Industrienationen der häufigste Zirrhosetyp (60%). Im Restparenchym ist zum Teil noch eine floride Steatohepatitis oder perivenuläre Maschendrahtfibrose erkennbar.
- *Hepatitische Leberzirrhose:* Weltweit häufigster Leberzirrhosetyp: dominierend in Mittelmeerländern, Afrika und Asien (in Mitteleuropa etwa 20%). Pathognomonisch ist der histologische und/oder serologische Virusnachweis.
- *Metabolische Leberzirrhose:* Endstadium angeborener Stoffwechselstörungen wie Hämochromatose, Morbus Wilson, α_1-Antitrypsin-Mangel.
- *Biliäre Leberzirrhose:* Folge einer primären oder sekundären Gallenwegsentzündung oft mit Duktopenie; Häufigkeit in Mitteleuropa etwa 5% (s. Gallenwegserkrankungen).
- *Medikamentös-toxische Leberzirrhose* (selten).
- *Stauungszirrhose:* bei rechtskardialer Stauung, Budd-Chiari-Syndrom und Venookklusionskrankheit.
- *Kryptogene Leberzirrhose* mit ungeklärter Ätiologie; Häufigkeit in Mitteleuropa etwa 10–20%.

Formalpathogenetische Zirrhosetypen: Je nachdem, ob der zirrhotische Umbau durch Parenchymnekrosen, Parenchym- oder Gallengangentzündung zustande kommt, unterscheidet man:

- *postnekrotische Zirrhose* durch Vernarbung im Anschluss an Reaktionsmuster „massive Nekrosen" und „Brückennekrosen";
- *hepatitische Zirrhose* nach chronischer, äußerst selten nach akuter Hepatitis; eine fulminante Hepatitis mit massiven Nekrosen hinterlässt – falls der Patient überlebt – in der Regel keine Zirrhose;

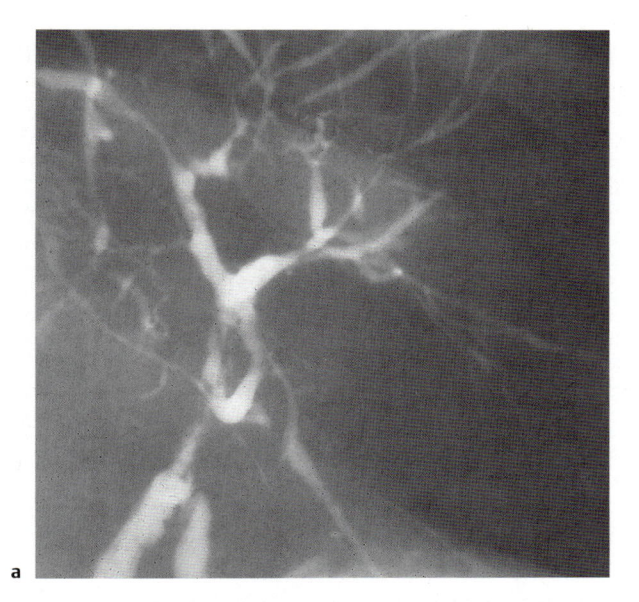

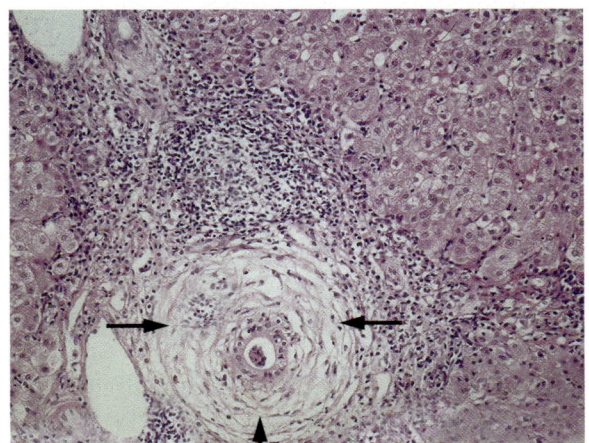

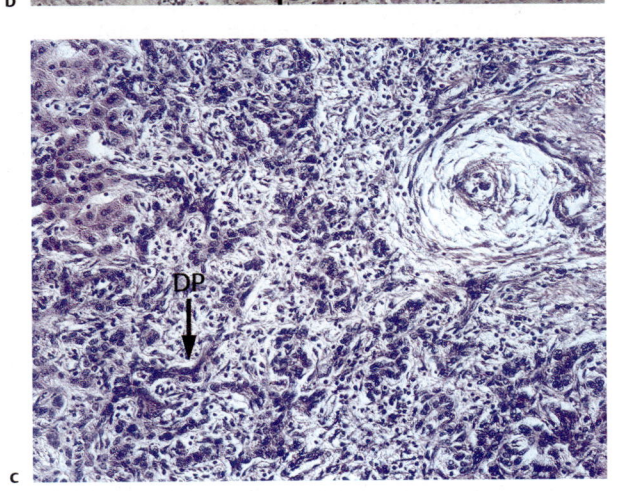

Abb. 13.**47** **Primär sklerosierende Cholangitis:**
a unregelmäßige Dilatation (Perlschnuraspekt) der radiologisch dargestellten Gallengänge (ERCP; Original: Blum).
b Chronisches portales Entzündungsinfiltrat mit periduktulärer (Pfeilmarkierung) Fibrosierung (HE, Vergr. 1 : 100);
c periportale Duktulusproliferation (DP) vom Verzweigungstyp (HE, Vergr. 1 : 100);

- *biliäre Zirrhose* durch aktive, von den Portalfeldern ausgehende Bindegewebesepten im Anschluss an chronische primäre oder sekundäre Gallenwegserkrankungen.

Morphologische Zirrhosetypen: Da bei den Leberzirrhosen die Ursache und die Pathogenese oft nicht geklärt werden können, hat sich international die deskriptive Einteilung der Leberzirrhosen in mikro- und makronoduläre Formen durchgesetzt. Sie lässt zwar keine verbindliche Aussage zur Ätiologie zu, dient aber der Dokumentation laparoskopischer Befunde und der internationalen Verständigung.

Mikronoduläre Leberzirrhose

Syn.: monolobuläre Zirrhose, portale Zirrhose, Laennec-Zirrhose

Definition: Umbau der Leberarchitektur mit maximal 3 mm großen Knötchen.

Pathogenese. Dieser Leberzirrhosetyp wird durch folgende Prozesse ausgelöst:
- *nutritiv-toxisch:* Alkohol, selten Hepatotoxine;
- *chronisch entzündlich:* chronische Hepatitis;
- *metabolisch:* angeborene Stoffwechselstörungen, S. 41).

Demgegenüber sind biliäre und Stauungszirrhosen mittelgrobknotig und oft keine echte Zirrhosen.

Morphologie: Makroskopisch ist die derbe Leber oft verkleinert und gleicht dem Panzer einer Schildkröte. Die Schnittfläche besteht aus gleichmäßigen, maximal 3 mm großen Parenchymknoten („reguläre" Zirrhose, Abb. 13.48 a). Histologisch sind die Leberläppchen durch Bindegewebesepten in kleine Segmente zerlegt, aus denen Regeneratknoten hervorgehen (Abb. 13.48 c). Diese stellen folglich Pseudoläppchen dar und enthalten nur selten eine zentrale hepatische Venule (monolobuläre Leberzirrhose). In den Portalfeldern proliferieren die Ductuli und dringen in die Septen ein.

Makronoduläre Leberzirrhose

Syn.: postnekrotische Zirrhose, multilobuläre Zirrhose

Definition: Umbau des Leberparenchyms mit unterschiedlich großen Knoten, auf jeden Fall mehr als 3 mm.

Pathogenese: Ursächlich liegt eine nekrotisierende Leberschädigung vor, die durch eine Regenerationsphase abgelöst oder schubweise unterbrochen wird. Dementsprechend findet man diesen Zirrhosetyp bei Hepatitiden jeglicher Ätiologie. Außerdem kann eine makronoduläre Leberzirrhose auch nach Beseitigung des Hepatotoxins wie Alkohol von regenerierenden monolobulären Knoten ausgehen. Dies ist einer der Gründe, weshalb die Zirrhosemorphologie keinen Rückschluss auf die Zirrhoseätiologie erlaubt.

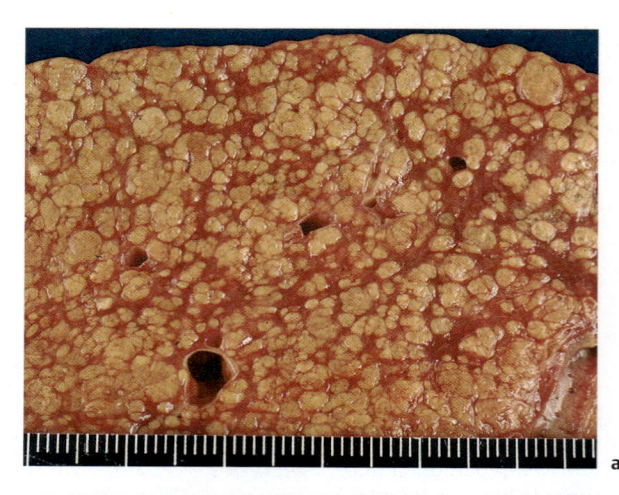

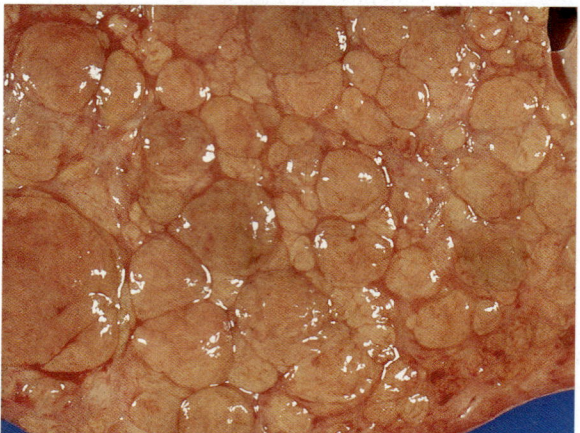

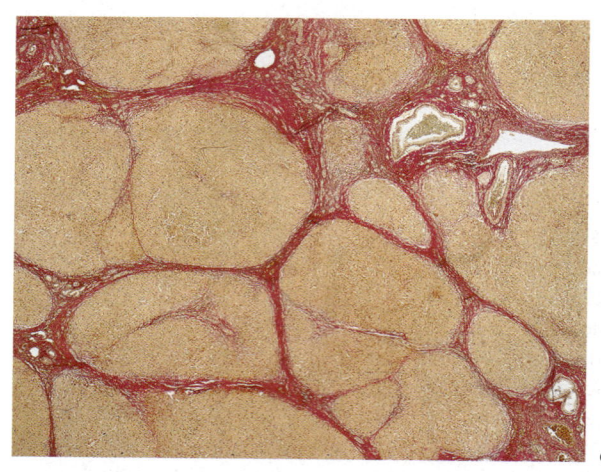

Abb. 13.48 **Leberzirrhose:**
a Mikronoduläre Leberzirrhose mit feinknotig umgebautem Leberparenchym. Die Knoten sind maximal 5 mm groß; die Leberkapsel ist nahezu glatt.
b Makronoduläre Leberzirrhose mit grobknotigem Umbau des Leberparenchyms. Die Knoten sind bis zu 3 cm groß. Die Leberkapsel ist höckerig.
c Histologie einer Leberzirrhose (alkoholische Fettzirrhose) mit fibrös-narbiger Parenchymzergliederung. Rot = Kollagenfaserzüge (VG, Vergr. 1 : 120).

Morphologie: Makroskopisch ist die harte Leber oft verkleinert, und ihre Schnittfläche besteht aus unterschiedlich großen Parenchymknoten von 3 mm bis 5 cm Größe (Abb. 13.**48 b**), die oft mit 1–5 cm großen Narbenfeldern kombiniert sind. Histologisch findet man als Folge von multilobulärer Parenchymnekrose und -kollaps breite Bindegewebeareale. Zusätzliche Bindegewebesepten umrahmen knotige Leberparenchyminseln. In diesen großen Knoten sind (gelegentlich mehrere) Portalfelder und Zentralvenen zusammengerückt.

13.2.4.2
Folgekrankheiten

Alle Komplikationen und Folgekrankheiten einer Leberzirrhose können auf folgende histologische Hauptphänomene zurückgeführt werden:
- *postsinusoidaler „Kollagenstaudamm"* → portale Hypertonie vom postsinusoidalen Typ;
- *intra-/extrahepatische portokavale-Shunt-Gefäße* → portale Enzephalopathie und Coma hepaticum;
- *Regeneratknoten* → hepatozelluläres Karzinom.

Intrahepatische Zirkulationsstörung

Der zirrhotische Umbau der hepatischen Histoarchitektur bewirkt intrahepatische Zirkulationsstörungen, die auf folgenden 3 Mechanismen beruhen:
- *Störung des Blutabflusses* aus dem Parenchym (post- und intrasinusoidaler Block) durch bindegewebige Abriegelung der Pseudolobuli von den Zentralvenen (= postsinusoidaler kollagener Staudamm); häufig;
- *Störung des Bluteinflusses* ins Parenchym (präsinusoidaler Block) durch Abriegelung der Pseudolobuli von den Portalfeldern (sehr selten);
- *portokavale Shunt-Bildungen* in Form intrahepatischer Umgehungskreisläufe durch portovenöse und arterioportale Shunts.

Es resultieren eine Erhöhung des Blutdruckes im Pfortadersystem (portale Hypertonie) sowie eine unzureichende Leberfunktion, da Substanzen, die vom Pfortaderblut zur Verstoffwechselung in die Leber transportiert werden, durch intrahepatische Umgehungskreisläufe teilweise am Leberparenchym vorbeigeleitet werden (zirkulatorische Leberinsuffizienz). Diese Störung der Leberfunktion wird durch zusätzliche extrahepatische Shunts noch verstärkt, weil wegen der Druckerhöhung im Pfortadersystem das Blut auf dem Weg des geringsten Widerstandes – d. h. über vorbestehende, normalerweise hämodynamisch nicht beanspruchte Anastomosen – an der Leber vorbei in die Hohlvene fließt und diese zu varikösen Venengeflechten ausweitet. Bei der portalen Hypertonie sind die folgenden Umgehungskreisläufe klinisch wichtig:
- *Ösophagusvarizen:* Durch Rückstau des Pfortaderblutes in die Magenvenen werden submuköse Venengeflechte im Magenfundus und im distalen Ösophagus zu Varizen erweitert. Aus diesen Venen fließt das Blut über die V. azygos der V. cava superior zu. Die Varizen liegen im Ösophagus und Magenfundus unter einer dünnen Schleimhautschicht und sind deshalb leicht verletzlich. Mehr als 30 % der Zirrhosepatienten mit Ösophagusvarizen erliegen binnen 5 Jahren einer tödlichen Varizenblutung.
- *Caput medusae:* Diese konzentrisch auf den Nabel (Abb. 13.**49**) zulaufenden subkutanen Varizen entstehen durch Wiedereröffnung der Nabelvene im Lig. teres hepatis und führen das Blut der oberen und der unteren Hohlvene zu.
- *Portale Stauungsmilz* (S. 544) mit ihren hämatologischen Folgen → Hypersplenismus, Panzytopenie.

Aszites

Definition: siehe S. 730.

Pathogenese: Diese häufige Komplikation einer Leberzirrhose in Form einer Bauchwassersucht (S. 730) beruht auf dem Zusammenwirken folgender Faktoren:
- *Vermehrte Lymphproduktion* wegen des blockierten Blutabflusses aus der Leber (am wichtigsten!). Laparoskopisch sind die Lymphgefäße auf der Leberoberfläche varikös erweitert. Aus ihnen tritt die Aszitesflüssigkeit aus („weinende Leber").
- *Vermehrter Flüssigkeitsaustritt aus den Kapillaren* durch erhöhten hydrostatischen Druck im Rahmen der portalen Hypertonie.
- *Verminderter onkotischer Druck* wegen Hypalbuminämie im Rahmen der reduzierten hepatischen Syntheseleistung.
- *Sekundärer Hyperaldosteronismus* mit gesteigerter Natriumrückresorption durch Blutversackung im prähepatischen Stromgebiet mit entsprechender Hypovolämie und verminderter Nierendurchblutung.

> **Klinik:** Mit dem Auftreten eines Aszites verschlechtert sich die Prognose der Leberzirrhose wegen der dadurch bedingten weiteren Komplikationen:
> – erhöhtes Risiko einer Gastrointestinalblutung;
> – spontane bakterielle (Translokations-)Peritonitis;
> – hepatorenales Syndrom;
> – hepatopulmonales Syndrom.

Leberinsuffizienz

Definition: Recht häufiger klinischer Zustand, der durch ausgedehnte Leberparenchymzerstörung und/oder Bildung von portokavalen Shuntgefäßen mit entsprechender Beeinträchtigung der Lebergesamtfunktion hervorgerufen wird.

Pathogenese: Bei einer Leberinsuffizienz fallen nicht nur die Entgiftungsfunktion, sondern auch entscheidende intermediäre Stoffwechselwege, die Synthese verschiedener Serumfaktoren sowie die Exkretionsfunktion aus. Die Synthesestörung äußert sich in einer Hypalbu-

minämie und in einer Verminderung der von der Leber produzierten Gerinnungsfaktoren (Blutungsneigung!). Der Ausfall der exkretorischen Leistung zeigt sich in Cholestase und Ikterus. Die Beeinträchtigung der metabolischen Funktion betrifft:
- *Kohlenhydratstoffwechsel:* hepatischer Diabetes mellitus (reduzierte Glucosetoleranz, verminderte Glykogensynthese), Hypoglykämien;
- *Lactatazidose;*

- *Pharmakodynamik*: gestörte Inaktivierung von Steroidhormonen vor allem der Östrogene → Gynäkomastie (Abb. 13.**49 b**), geringere Toleranz gegenüber bestimmten Arzneimitteln.

Komplikationen

Eine Leberinsuffizienz zieht auch immer andere Organsysteme in Mitleidenschaft, so dass die im Folgenden besprochenen Syndrome resultieren können.

Hepatische Enzephalopathie: Neurologische und psychische Symptome, die im Rahmen von Lebererkrankungen mit entsprechenden Stoffwechselstörungen auftreten. Sie können bis zum Coma hepaticum führen, sind aber potenziell reversibel. Für das Zustandekommen einer hepatischen Enzephalopathie werden die folgenden Mechanismen diskutiert:
- *Unzureichende Elimination endogener Neurotoxine:* Das über intra- und extrahepatische Umgehungskreisläufe an der Leber vorbeigeführte Blut aus dem Intestinaltrakt enthält Substanzen wie Ammonium sowie durch Darmbakterien gebildete Mercaptane, kurz- und mittelkettige Fettsäuren und Phenole. Sie werden normalerweise durch die Leber aus dem Pfortaderblut eliminiert oder entgiftet. Vermutlich wirken diese Gifte (Neurotoxine) bei der Auslösung der hepatischen Enzephalopathie synergistisch.
- *Veränderungen intrazerebraler Neurotransmitter samt Rezeptoren:* Besonders zu erwähnen ist hier die γ-Aminobuttersäure (= GABA; von Darmbakterien gebildet), die infolge einer Veränderung der Blut-Liquor-Schranke bei Lebererkrankungen eine neurodepressive Wirkung hat. Hinzu kommt eine erhöhte Dichte von GABA-Rezeptoren in synaptischen Membranen. Das Serotonin löst eine gesteigerte Schlafbereitschaft und erniedrigte motorische Aktivität aus.
- *Bildung falscher Neurotransmitter* wie Octopamin (durch Bakterien im Kolon gebildet). Sie verdrängen physiologische Neurotransmitter.

Klinik: latentes Vorstadium ohne augenfällige Symptome. Manifeste Formen der hepatischen Enzephalopathie reichen von Störung der Feinmotorik (Stadium 1) bis zur Bewusstlosigkeit (Leberkoma, Stadium IV).

Leberkoma (= Coma hepaticum): Dies ist das Endstadium einer hepatischen Enzephalopathie. Aus pathogenetischer Sicht unterscheidet man folgende beiden Formen:
- *Leberausfallkoma*: Parenchym intakt, aber Bypass des Blutes durch intra- und extrahepatische portokavale Shunts → portokavale Enzephalopathie;
- *Leberzerfallkoma* durch Leberzellschädigung.

Folgende Faktoren können eine hepatische Enzephalopathie aggravieren und zu einem Leberkoma führen:
- *Nekroseschub*;
- *gastrointestinale Blutung* (Ösophagusvarizen) → portaler Blutdruckabfall → hepatische Minderdurchblutung → Eiweißüberlastung;

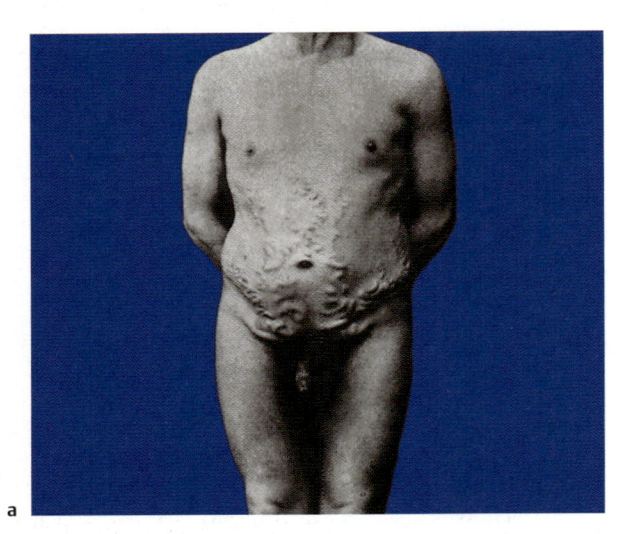

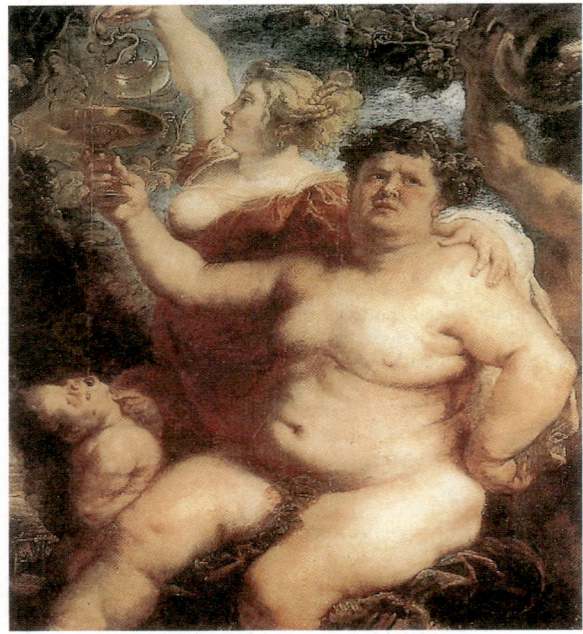

Abb. 13.49 Terminale hepatische Läsionen:
a Caput medusae in Form subkutaner, auf den Nabel zulaufender Varizen (34-jähriger Mann). Die namengebende Gorgo medusa, ein Ungeheuer der griechischen Mythologie, hatte anstatt Haare Schlangen auf dem Kopf, was so schrecklich war, dass jeder, der dies sah, tot umfiel.
b Bacchus (Gott des Weines und Rausches) von Rubens als Prototyp eines chronischen Alkoholkranken mit aufgedunsenem Abdomen, Gynäkomastie und offenbar auch Libidoverlust dargestellt (Pieter Paul Rubens, 1577–1640).

- *funktionelle Überlastung* des restlichen Leberparenchyms durch Ernährungsfehler (Nahrungseiweiße!).

Dieser Zusammenhang war offenbar bereits W. Shakespeare (1554–1616) bekannt: So lässt er den Trunkenbold Junker Christoph in Szene 3 des 1. Aktes des Schauspiels „Was ihr wollt" sagen : ... „Never in your life, I think: unless you see canary put me down. Methinks, sometimes, I have no more wit than a Christian or an ordinary man has: but I'm a greater eater of beef, and I believe that does harm to my wit".

Hepatorenales Syndrom (HRS): Dies ist ein funktionelles Nierenversagen bei akuter oder chronischer Hepatopathie (ohne vorherige Niereninsuffizienz anderer Ätiologie).
- *HRS-Typ 1:* rasch-progredienter Verlauf;
- *HRS-Typ 2:* eingeschränkte Nierenfunktion auf stabilem Niveau. Pathogenetisch beruht dieses Syndrom auf der Bildung vasoaktiver Substanzen (Mechanismus?) wie Endothelin-2, Bradykinin über das renale Kininsystem sowie NO über endotoxinaktivierte NO-Synthase. Dadurch wird das Renin-Angiotensin-System aktiviert. Es resultiert eine renale Minderperfusion mit konsekutiv erhöhter renaler Natrium- und Wasserretention. Werden Nieren eines HRS-Patienten transplantiert, so funktionieren sie einwandfrei.

Hepatopulmonales Syndrom (HPS): Funktionelles Lungenversagen wegen Minderperfusion bei Leberinsuffizienz (ohne vorherige respiratorische Insuffizienz anderer Ätiologie). Pathogenetisch beruht dieses Syndrom auf einer Generierung vasoaktiver Substanzen (Mechanismus?) wie Endothelin-1 und NO über endotheliale NO-Synthase.
Dadurch wird die Lunge vermindert perfundiert. Es resultiert eine verminderte Oxygenierung des Blutes. In akuten Fällen tauchen gefäßtoxische Metabolite auf, die ein „Diffuses-Alveolarschaden-Syndrom" mit interstitiellem Lungenödem (S. 603) auslösen.

Hepatozelluläres Karzinom

Siehe S. 776.

13.2.5
Neoplastische Läsionen

Gallengangadenom

Definition: Seltener, gutartiger Tumor, wahrscheinlich im Sinne eines Hamartoms von peribiliären Drüsen (= peribiliäres Drüsenhamartom).

Morphologie: Der Tumor manifestiert sich bei Patienten im mittleren Lebensalter in Form von gewucherten, englumigen gallengangähnlichen Strukturen, die von einem einreihigen Zylinderepithel ausgekleidet und in ein reichliches Stroma eingebettet sind (Abb. 13.**50**).

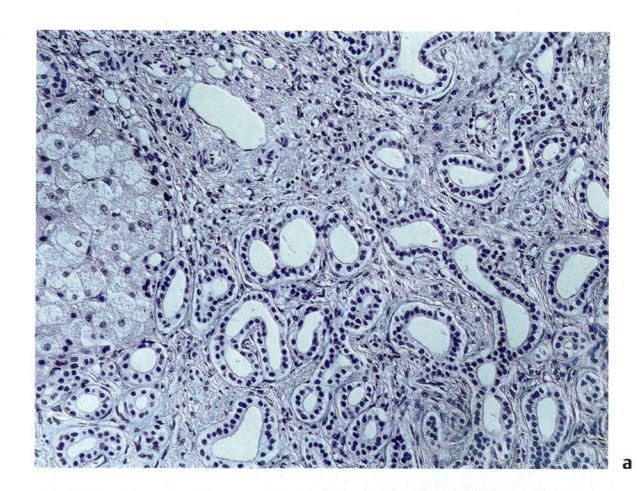

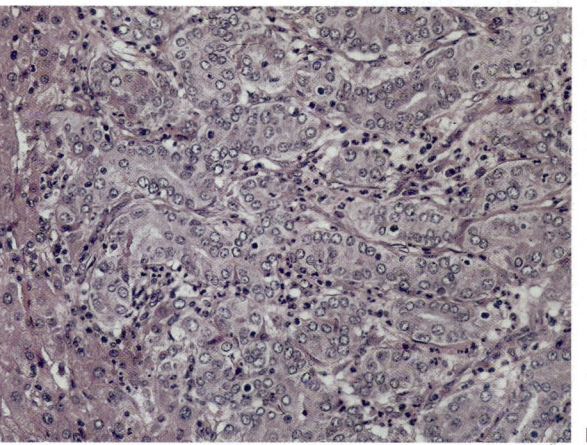

Abb. 13.**50 Gallengangtumoren:**
a Gallengangadenom mit gewucherten Drüsenschläuchen in einem Portalfeld (HE, Vergr. 1 : 100);
b hoch differenziertes Cholangiokarzinom aus Rücken an Rücken-liegenden Drüsenschläuchen (HE, Vergr. 1 : 100).

Differenzialdiagnose: Die Gallengangadenome sind von den Mikrohamartomen (Von-Meyenburg-Komplexen) und vor allem von Metastasen eines Adenokarzinoms (Mammakarzinom) und einer Miliartuberkulose abzugrenzen.

Cholangiokarzinom

Syn.: intrahepatisches Cholangiokarzinom, cholangiozelluläres Karzinom (CCC)

Definition: Maligner Lebertumor, der den Phänotyp intrahepatischer Gallengangepithelien aufweist.

20% aller malignen Lebertumoren; es ist – mit Ausnahme von Südostasien – somit seltener als das Leberzellkarzinom. Manifestationsalter: 6. Lebensdekade, etwas später als das Leberzellkarzinom (♂:♀ = 1 : 1).

Pathogenese: Ausgangszelle dieses Tumors dürfte die bipotente Vorläuferzelle der Periportalzone sein. Im Gegensatz zum Leberzellkarzinom besteht keine kausale Beziehung zu Leberzirrhose, Hepatitis B oder C. Die hohe Inzidenz in Südostasien geht vor allem auf eine Infestati-

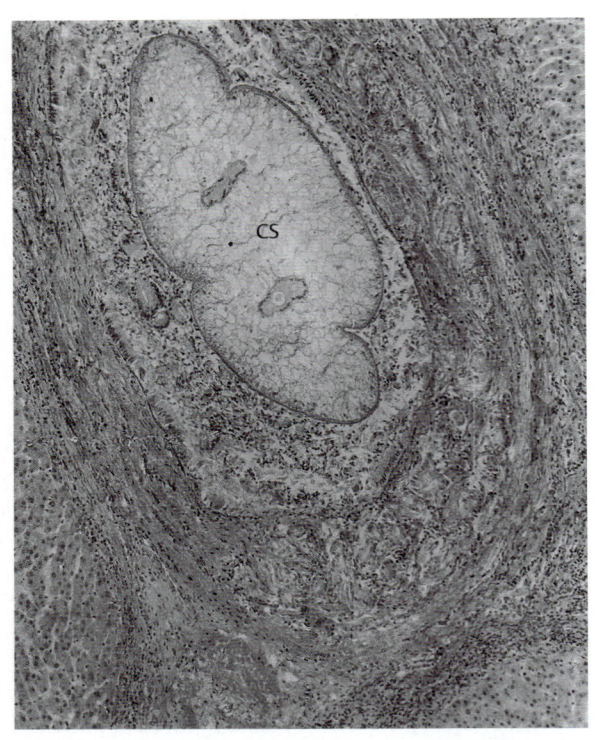

Abb. 13.51 **Leberegel** (Clonorchis sinensis = CS) in einem Gallengang mit Cholangitis und beginnender Leberzirrhose (HE, Vergr. 1:85).

sche Gallensteine (besonders in Japan), jedwede Art von Leberzysten und primär sklerosierende Cholangitis sowie Colitis ulcerosa.

Morphologie: Makroskopisch unterscheidet man einen peripheren Typ von einem zentralhilären Typ (Differenzialdiagnose: Klatskin-Tumor). Ähnlich wie beim Leberzellkarzinom zeigt der Tumor ein knotiges oder diffuses Wachstum, wobei die Schnittfläche durch den großen Bindegewebegehalt derb-weißlich erscheint. Zum Zeitpunkt der Diagnose hat der Tumor meist die großen Gallengänge komprimiert, einen obstruktiven Ikterus (Cholestase) ausgelöst und portale Lymphknotenmetastasen gesetzt. Histologisch handelt es sich meist um gut differenzierte, stark sklerosierende Adenokarzinome. Dabei ahmen die kubisch-zylindrischen Tumorzellen gallengangartige tubuläre Formationen nach, die in einem gefäßarmen Stroma eingebettet sind (vgl. Abb. 13.50b). Die Tumorzellen können Schleim bilden und exprimieren immunhistochemisch – im Gegensatz zu den Hepatozyten – das hochmolekulare Zytokeratin CK-19. Auf die kombinierten hepatozellulären-cholangiozellulären Karzinome wurde bereits hingewiesen.

Klinik: Das Cholangiokarzinom wächst langsam und ruft wegen seiner meist peripheren Lokalisation erst spät klinische Symptome hervor (Oberbauchbeschwerden, Appetitlosigkeit, Gewichtsabnahme, Ikterus). Es breitet sich zunächst intrahepatisch aus, metastasiert häufiger und früher als das Leberzellkarzinom und zwar lymphogen (70%) und erst zuletzt hämatogen.

Therapie: Das CCC spricht auf Chemotherapie nicht an. Die einzige Therapie ist entweder eine chirurgische Resektion oder eine Lebertransplantation. Dennoch ist die Prognose sehr schlecht. Nur wenige Patienten leben länger als 1 Jahr nach der Diagnosestellung.

on mit Leberegeln zurück (vorwiegend Clonorchis sinensis), die als Larven in die intrahepatischen Gallengänge einwandern, dort ausreifen (Abb. 13.51) und obstruktive Entzündungen auslösen. Als weitere Risikofaktoren gelten Aflatoxin, anabole Steroide, Thorotrast, intrahepati-

13.3 Extrahepatische Gallenwege

Von der täglich produzierten etwa 0,5 l Galle wird, um Engpässe im Nachschub zu vermeiden, ein Teil in der Gallenblase zurückbehalten. **Ontogenetische Läsionen** bestehen vor allem in zu engen oder zu weiten Gallengängen. Ersteres hat einen Gallenrückstau in der Leber zur Folge (Cholestase), Letzteres einen Keimaufstieg aus dem Darm. Da mit der Gallenflüssigkeit ein Teil des Cholesterins und des Bilirubins ausgeschieden wird, gehen die wichtigsten **metabolischen Läsionen** der extrahepatischen Gallengänge von einer Übersättigung der Galle mit solchen Stoffen aus. Dies führt letztlich zur Gallensteinbildung (Cholelithiasis) und zieht **entzündliche Läsionen** in Form einer Gallengang- oder Gallenblasenentzündung (Cholangitis, Cholezystitis) nach sich. Umgekehrt kann aber auch eine primäre Gallenwegsentzündung eine Cholelithiasis inszenieren: durch eine Störung entweder des Gallenabflusses oder der Gallenzusammensetzung. Außerdem können sich an den Gallenwegen auch Entzündungsprozesse abspielen, die, einmal begonnen, mit der Zeit das Leberparenchym in Mitleidenschaft ziehen. Das Resultat ist wiederum eine **terminale Läsion** in Form der biliären Leberzirrhose. **Neoplastische Läsionen** können von Epithelien der extrahepatischen Gallengänge oder der Gallenblase ausgehen. Grundsätzlich gilt die Faustregel: Erkrankungen der extrahepatischen Gallenwege sind eine Domäne des Chirurgen.

13.3.1
Ontogenetische Läsionen

Gallengangatresie

Definition: Seltene, angeborene progressive Lumenreduktion oder Obliteration der extrahepatischen Gallengänge. Die extrahepatische Gallengangatresie gehört zum Formenkreis der infantilen obstruktiven Cholangiopathie (S. 783) und führt zu einem verlängerten unphysiologischen Neugeborenenikterus.

Inzidenz 1 : 8000 Lebendgeborene

Pathogenese: Diese ätiologisch offenbar heterogene Erkrankung lässt sich in folgende beiden pathogenetischen Gruppen untergliedern:
- *angeborene Formen* (sehr selten) durch Chromosomenanomalien mit kardiovaskulären, digestiven und splenischen Fehlbildungen;
- *erworbene Formen* wegen viraler Infekte in der Perinatalperiode (Reovirus-3, Rotavirus, Rötelnvirus, CMV).

Morphologie: Die Atresie betrifft entweder nur die extrahepatischen Gallengänge (Typ I), die intrahepatischen Gallengangabschnitte (Gallenganghypoplasie; Typ II) oder extra- und intrahepatische Gallengänge (Typ III). Es finden sich massive periportale Duktulusproliferation (im Gegensatz zur intrahepatischen Gallengangatresie). Auf Querschnitten durch das Lig. hepatoduodenale in Höhe der Atresie findet man anstelle eines Gallengangs entweder nur einen Bindegewebestrang oder kleine Gangreste.

+ Therapie: Ohne chirurgische Intervention sterben die Kinder innerhalb der ersten 2 Lebensjahre an Kernikterus, Leberversagen oder Zirrhosefolgen → Porto-Enterostomie nach Kasai: Anastomose zwischen angeschnittener Leberpforte mit offenen Gallengängen und intestinaler Y-förmiger Roux-Anastomose.

Gallengangektasie

Definition: Bei der idiopathischen Gallengangektasie (extrahepatische Gallengangzysten, Choledochuszysten) handelt es sich um zystische Ausweitungen der extrahepatischen Gallenwege.

Sie sind nicht allzu selten und bei Japanern häufiger als bei Weißen; Manifestationsalter: meist nach dem 10. Lebensjahr.

Pathogenese: Es wird eine angeborene Wandschwäche oder Entzündung vermutet.

Morphologie: Es liegt eine zystische Gallengangausweitung vor, die sich auf die extra- und/oder intrahepatischen Gallenwege erstrecken kann. Histologisch ist die Zystenwandung dünn und wird von einer gallig verfärbten Schleimhaut ausgekleidet. Nach abgelaufener Entzündung kann sie narbig verdickt sein. Gelegentlich kommt es zur Bildung von Gallekonkrementen.

+ Komplikationen: aszendierende Cholangitis, Cholangiolithiasis, Pankreatitis, Zystenwandkarzinom.

Gallenblasenfehlbildungen

Formanomalien der Gallenblase in Form von Agenesie oder einer Gallenblasenverdoppelung sind sehr selten und meist ohne klinische Bedeutung. Lediglich die intrahepatische Gallenblase geht oft mit Entzündung und Konkrementbildung einher.

13.3.2
Metabolische Läsionen

13.3.2.1
Cholesteatose

Syn.: Stippchengallenblase, Cholesterose

Definition: Sehr häufige, klinisch symptomlose Cholesterinakkumulation in Makrophagen der Gallenblasenschleimhaut.

Pathogenese: Ursächlich kommen ein erhöhter Cholesteringehalt der Blasengalle (vgl. lithogene Galle), eine intravesikale Gallenstauung und eine murale Lymphabflussstörung in Betracht. Dies hat zur Folge, dass in der Gallenblasenschleimhaut pathologisch vermehrt Lipide (vor allem Cholesterin) resorbiert und von Makrophagen gespeichert werden.

Morphologie: Durch die nesterförmige Ansammlung von lipidspeichernden Makrophagen (Schaumzellen) entstehen in der Gallenblasenschleimhaut stecknadelkopfgroße, teils netzig-konfluierende gelbliche Stippchen („Erdbeergallenblase"; Abb. 13.52).

13.3.2.2
Cholelithiasis

Definition: Auftreten von Konkrementen aus Gallebestandteilen (Gallensteinen) in der Gallenblase (Cholezystolithiasis) und/oder in den Gallengängen (Cholangiolithiasis).

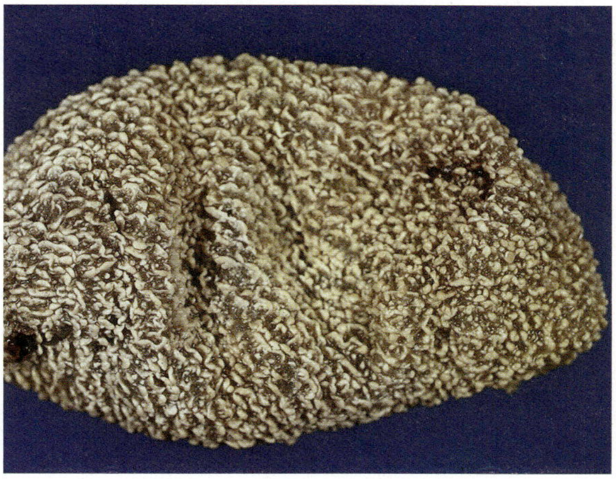

Abb. 13.**52 Cholesteatose:** Die Schleimhaut ist von gelblichen Stippchen übersät.

Häufigkeit: häufig in westlichen Industrienationen, fehlend bei den ostafrikanischen Massai. Betroffen sind vor allem Patienten entsprechend der „5-F-Regel": female, fat, forty, fertile, fair – d.h. blonde Frauen mit den Risikofaktoren Fettleibigkeit, mehreren Schwangerschaften und „höherem Lebensalter" (♂:♀ = 1:2).

Allgemeine Pathogenese: Das pathogenetische Prinzip der Gallensteinbildung besteht darin, dass das fettlösliche Gallecholesterin durch Einbau in Gallesäure-/Phospholipid-(Lecithin-)Mizellen zunächst in Lösung gehalten wird. Dabei bilden hydrophile Hydroxylgruppen die Außenschicht und gewährleisten die Wasserlöslichkeit, während hydrophobe Steroidgruppen das innere Milieu bilden. Somit besteht ein äquivalentes Verhältnis von Gallensäuren und Phospolipiden zu Cholesterin. Wird dieses Gleichgewicht durch ein Zuviel an Cholesterin gestört, resultiert eine lithogene Galle. Für die Entstehung von Gallesteinen müssen folglich verschiedene exogene und endogene Faktoren zusammenkommen:

- *Lithogene Galle:* Übersättigung der Galle mit präzipitierenden Substanzen wie Cholesterin, Bilirubin und Calciumionen. Dabei sind unkonjugiertes Bilirubin und Calciumbilirubinat im Gegensatz zu konjugiertem Bilirubin schlecht wasserlöslich.
- *Verminderung amphiphiler (hydro-lipophiler) Gallensäuren.*
- *Überwiegen von Nukleationsfaktoren,* z.B. in der Gallenblase produzierte Muzine, die Cholesterin ausfällen.

Sind diese 3 Voraussetzungen erfüllt, entstehen durch Übersättigung der Galle mit Cholesterin und/oder Bilirubin Mikrokristalle, die unter dem Einfluss weiterer Faktoren, z.B. verzögerte Gallenblasenentleerung, zu Gallensteinen heranwachsen.

Cholesterinsteine

Pathogenese: Diese Konkremente lassen sich als Stoffwechselsteine apostrophieren. Denn sie treten bei Adipositas, Diabetes mellitus Typ II, Hyperlipoproteinämie Typ IV, bei Malabsorption von Gallesäuren im Rahmen terminaler Ileumerkrankungen und bei Therapie mit Lipidsenkern auf.
Sie beruhen auf einer biliären Cholesterinübersättigung, die auf einen der folgenden beiden Mechanismen zurückgeht:

- *gesteigerte biliäre Cholesterinsekretion* (typisch für adipöse und/oder diabetische Steinträger);
- *verminderte Sekretionsrate der Gallensäuren,* die das Cholesterin in Form von Mizellen in Lösung halten (typisch für nichtadipöse Steinträger).

Morphologie: Cholesterinsteine sind meist solitär. Ihre Oberfläche ist feinhöckrig, die Bruchfläche gelblich radiär-strahlig, kristallin und leicht transparent (Abb. 13.**53 a**).

Cholesterin-Pigment-Steine

Pathogenese: Diese Konkremente lassen sich ebenfalls als Stoffwechselsteine ansehen, denn sie haben die gleichen Risikofaktoren wie die Cholesterinsteine. Sie machen etwa 80 % aller Gallensteine aus.

Morphologie: Sie kommen entweder als solitäre rundliche Steine (= Tonnensteine; Abb. 13.**53 b, c**) oder multipel in Form facettierter Steine mit pyramidenartiger Grundform vor. Auf der Bruchfläche findet man eine jahresringartige Schichtung mit gelblichen, braunschwarzen und weißlichen Anteilen.

Schwarze Pigment-Kalk-Steine

Pathogenese: Diese Konkremente lassen sich als „Bilirubin-Gallensäure-Mangel-Steine" umschreiben. Denn sie entstehen ohne biliäre Infektion im Rahmen von Leberzirrhose oder Hämolysen, aber immer dann, wenn vermehrt unkonjugiertes Bilirubin ausgeschieden wird und wenn der Gallensäurepool sowie die biliäre Gallensäurereexkretion vermindert sind.

Morphologie: Diese Konkremente sind 2–6 mm groß, schwarz, multipel und haben eine maulbeerförmige Oberfläche (Abb. 13.**53 d**).

Braune (erdige) Pigmentsteine

Pathogenese: Diese Konkremente lassen sich als Entzündungs- oder Obstruktionssteine apostrophieren und gehen auf eine Infektion der Gallenwege durch anaerobe Keime zurück, welche β-Glukuronidase, Phospholipase-1 und Gallesalzhydrolasen freisetzen (E. coli). Dadurch entstehen unkonjugiertes Bilirubin, unkonjugierte Gallesalze und freie Fettsäuren. Im Rahmen der Entzündung werden schließlich aus den Gallengangepithelien Calciumionen freigesetzt, so dass Bilirubincarbonat und -phosphat ausfallen, die als Nukleatoren für die weitere Steinbildung fungieren. Zu Galleabflussstörungen führende Erkrankungen sind in diesen Fällen Risikofaktoren. Die häufigen bakteriellen und parasitären Infektionen des biliären Systems erklären das gehäufte Auftreten der braunen Pigmentsteine im Orient und in Japan.

Morphologie: Diese Konkremente sind eiförmig oder zylindrisch, krümelig und rotbraun.

+ Allgemeine Klinik des Gallensteinleidens. Es tritt in 3 Schweregraden auf:
- „stummer" Gallenstein ohne Symptome,
- symptomatischer Gallenstein mit Cholestase und/oder Gallenkoliken,
- „akute Galle" mit akuter Gallenwegsentzündung.

+ Therapie: Nicht verkalkte Cholesterinsteine können durch orale Gabe von Ursodesoxycholsäure aufgelöst werden; Lithotripsie mittels Schockwellen oder laparoskopische Cholezystektomie.

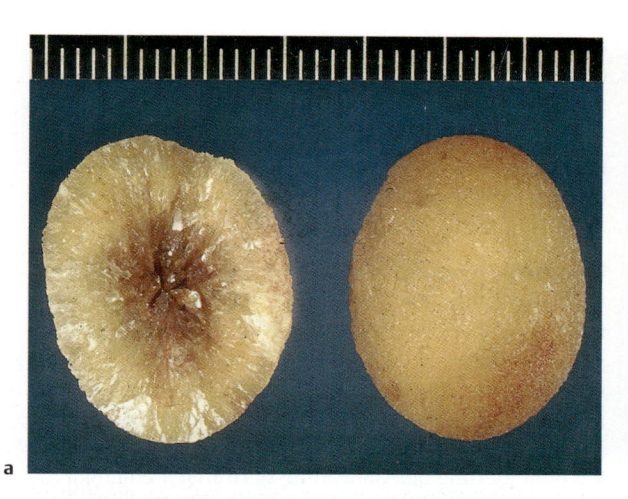

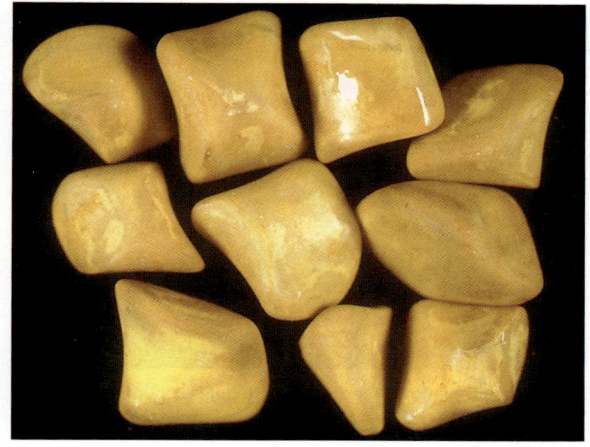

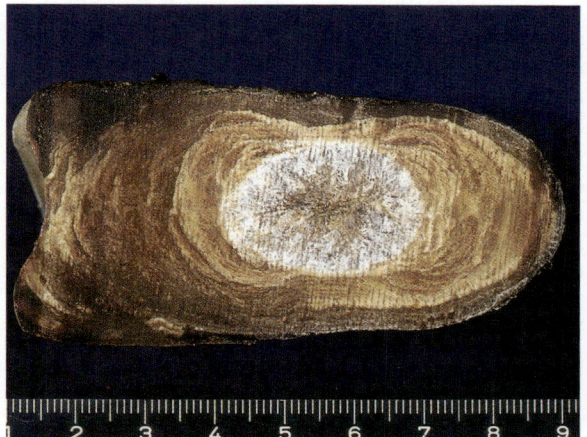

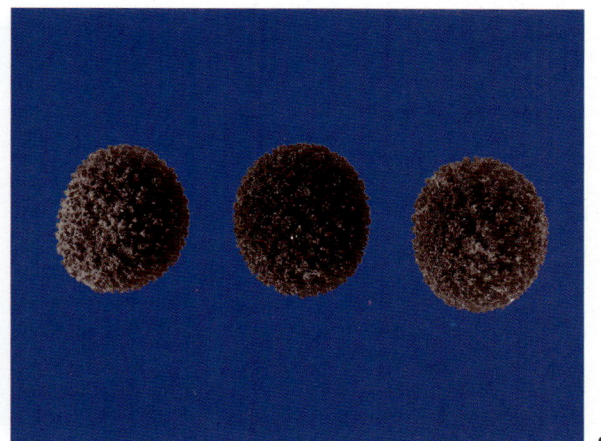

Abb. 13.53 Gallensteine:
a Solitärer Cholesterinstein (Bruchfläche);
b multiple facettierte Cholesterinsteine;
c Cholesterin-Pigment-Stein (Tonnenstein), Schnittfläche;
d schwarze Pigment-Kalk-Steine.

✚ Komplikationen aller Gallensteine:
1. *Bakterielle Cholezystitis*, Cholangitis.
2. *Wandulzeration* durch steinbedingte Drucknekrosen.
3. *Diffuse Peritonitis* infolge Perforation der Gallenblasenwand.
4. *Biliodigestive Fistel* bei Ausdehnung der entzündlichen Gewebezerstörung auf Nachbarorgane; durch eine derartige Fistel treten gelegentlich Steine hindurch → Gallensteinileus infolge Verlegung des Darmlumens.
5. *Gallekoliken* durch Übertritt von Steinen mit einer Größe < 1 cm in die Gallenwege (Merke: kleine Steine verursachen meist schwerere Komplikationen als große Steine.).
6. *Mechanischer Ikterus* (= Cholestase) infolge Obstruktion des Ductus hepaticus oder choledochus durch Gallenstein; länger anhaltender Verschluss → cholangitische (sekundär biliäre) Leberzirrhose (heute wegen chirurgischer Intervention sehr selten), Gallenblasen- oder Choledochuskarzinome.
7. *Akute biliäre Pankreatitis* bei gemeinsamer Mündung von Ductus choledochus und Ductus pancreaticus.
8. *Mirizzi-Syndrom* durch steinbedingtes Druckulkus im Ductus cysticus mit zunehmender Stenosierung des Ductus hepaticus.
9. *Gallenblasenkarzinom:* Risiko insgesamt 0,2 % aller Gallesteinpatienten.

13.3.3
Entzündliche Läsionen

Akute Cholezystitis/Cholangitis

Definition: Häufige, bakteriell und/oder mechanisch-chemisch ausgelöste, akute Entzündungen der Gallenblasenwand und/oder der extrahepatischen Gallenwege.

Manifestationsalter: meist jenseits der 4. Lebensdekade; vor allem Frauen (♀:♂ = 3:2) besonders bei Adipositas, Diabetes mellitus und Gravidität.

Pathogenese: Sie ist je nach Lokalisation der Entzündung verschieden.
- *Akute Cholezystitis:* Hier spielen mechanisch-chemische Faktoren wie Gallensteine mit Abflussbehinderung und eine cholesterinübersättigte (lithogene) Galle eine Hauptrolle bei der Entzündungsauslösung.
- *Akute Cholangitis:* Im Gegensatz zur Pathogenese der Cholezystitis dominiert hier meist eine zusätzliche Keimbesiedelung, überwiegend aszendierend, selte-

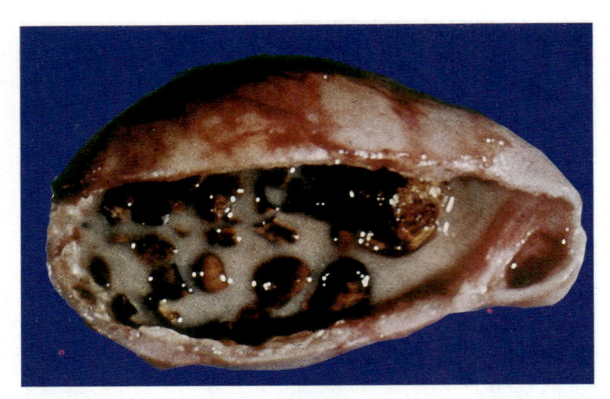

Abb. 13.54 Gallenblasenempyem bei Cholezystolithiasis.

ner hämatogen (E. coli, Enterokokken, Streptokokken). Begünstigend wirkt ein Reflux von Pankreassaft. Dies erklärt, weshalb nach Papillotomie oder endoskopisch retrograder Cholangiographie bakterielle Infektionen und eitrige Gallenwegsentzündungen sehr häufig sind.

Morphologie:
- *Akute Cholezystitis:* Die Gallenblase ist meist vergrößert und weist eine gerötete Serosa mit Fibrinauflagerungen auf; die Gallenblasenwandung ist meist ödematös verdickt. Je nach Schweregrad der Entzündungsreaktion beobachtet man histologisch Schleimhauterosionen oder Ulzerationen (ulzeröse Cholezystitis), oft vergesellschaftet mit Blutungen (hämorrhagisch-ulzeröse Cholezystitis), was zur Hämobilie führen kann. Gelegentlich durchsetzt das granulozytäre Infiltrat diffus die gesamte Gallenblasenwand (ulzerophlegmonöse Cholezystitis), was oft entzündlich-thrombotische Gefäßverschlüsse mit konsekutiver Wandnekrose nach sich zieht (gangränöse Cholezystitis). Bei entsprechender Abflussstörung sammelt sich das eitrige Exsudat im Lumen an (Gallenblasenempyem; Abb. 13.54). Bei Infektionen mit gasbildenden Erregern (vor allem bei Diabetikern) lässt sich dies radiologisch in den Gallenwegen nachweisen (empyematöse Cholezystitis).
- *Akute Cholangitis:* Hier findet man die gleichen histologischen Veränderungen wie bei der Cholezystitis.

+ Klinik: Kolikartiger oder dumpfer Oberbauchschmerz, Fieber, Übelkeit, Erbrechen.

+ Komplikationen (ohne adäquate Therapie): Perforation, Peritonitis, Sepsis; Pankreatitis; Leberabszesse.

Chronische Cholezystitis

Definition: Eine über mehrere Monate sich erstreckende, meist in Schüben verlaufende Gallenblasenentzündung, die sich an eine akute Cholezystitis anschließen kann (sekundär chronische Cholezystitis) oder gelegentlich auch ohne akutes Initialstadium entsteht (primär chronische Cholezystitis).

Die chronische Cholezystitis ist die häufigste Gallenwegserkrankung und kann von einer chronischen Cholangitis begleitet werden.

Pathogenetisch liegen die gleichen Faktoren vor wie bei der akuten Cholezystitis, wobei in den meisten Fällen Gallensteine die Hauptursache sind.

Morphologie: Makroskopisch ist die Gallenblase durch narbige Wandverdickung anfänglich etwas vergrößert. Die Schleimhaut ist entweder narbig atrophisch und abgeflacht oder zeigt, falls eine zusätzliche floride Entzündung vorliegt, umschriebene Ulzera mit Fetzen grünbrauner Auflagerungen. Im Lumen finden sich häufig Konkremente und gelegentlich eine eingedickte Galle. Bei Behinderung des Galleabflusses durch Steineinklemmung wird Bilirubin aus der Galle durch die Gallenblasenwand resorbiert. Dadurch sammelt sich eine pigmentfreie, farblose Flüssigkeit in der Gallenblase an, was als „Gallenblasenhydrops" bezeichnet wird. Ist die Gallenblase mit klarem Schleim gefüllt, so handelt es sich um eine „Mukozele". Enthält sie eine wegen ihres reichlichen Calciumcarbonatgehaltes schmierig-milchige Masse, so bezeichnet man dies als „Kalkmilchgalle". Nach jahrelangem Krankheitsverlauf schrumpft schließlich die Gallenblase oft um ein Konkrement narbig zusammen (Schrumpfgallenblase), oder ihre narbig hyalinisierte Wand verkalkt (Porzellangallenblase).

Histologisch gibt es 2 Haupttypen:
- *Hyperplastische Form:* Dabei kann es entweder zu einer einfachen Schleimhauthyperplasie (Cholecystitis hyperplastica) oder zu einer Schleimdrüsenhyperplasie (Cholecystitis glandularis proliferans), zu einer Hyperplasie und Verlagerung des Schleimhautepithels in eine hypertrophe Muskularis (Adenomyomatose) oder zu einer Hyperplasie neuraler Strukturen (Neuromatose) kommen.
- *Atrophische Form:* Hier herrschen die sklerosierende Wandfibrose und Schleimhautatrophie vor (Cholecystitis sclero-atrophicans), zu der sich eine Verkalkung hinzugesellen kann (Cholecystitis calcificans). Schließlich kann bei beiden Formen Galle in intramuralen Schleimhautausstülpungen präzipitieren, so dass es um die Cholesterinkristalle zu einer granulomatösen Entzündungsreaktion in Form von Cholegranulomen oder einer xanthogranulomatösen Cholezystitis kommen kann.

+ Komplikationen der Cholezystitis:
1. *Gallensteinbildung* (Cholelithiasis, s. o.);
2. *Gallenblasenperforation* mit Cholaskos und Peritonitis;
3. *biliodigestive Fisteln* (in Duodenum, Kolon oder Magen);
4. *retrograde Cholangitis* mit sekundär biliärer Zirrhose;
5. *Gallenblasenkarzinom* (vor allem bei Cholecystitis chronica calcificans).

13.3.4
Neoplastische Läsionen

Im Bereich der Gallenblase und der extrahepatischen Gallenwege kommen als Rarität auch Adenome und mesenchymale Tumoren vor. Am häufigsten aber sind Karzinome.

Extrahepatisches Gallengangkarzinom

Syn.: extrahepatisches Cholangiokarzinom, Adenokarzinom extrahepatischer Gallengänge

Definition: Seltener maligner Tumor, der von den Epithelien der extrahepatischen Gallengänge ausgeht und unterschiedliche Wachstumsmuster bildet.
Manifestationsalter: 5.–8. Lebensdekade (♂:♀ = 1,5:1) und kommt besonders häufig bei Juden, Indianern und Japanern vor.

Pathogenese: Die Ätiologie dieser Karzinome ist unbekannt. Nur in etwa 40% der Fälle liegt eine Kombination mit Cholelithiasis vor. Ein erhöhtes Risiko für ein extrahepatisches Gallengangkarzinom besteht bei länger als 10 Jahre dauernder Colitis ulcerosa, primär sklerosierender Cholangitis sowie bei Parasitenbefall der Gallenwege, z. B. Clonorchis sinensis (vgl. Abb. 13.**51**).

Morphologie: Makroskopisch imponieren diese Tumoren – vor allem bei szirrhösem Wachstumsmuster – als Strikturen oder diffuse Wandverdickungen; papilläre Adenokarzinome behindern die Durchlässigkeit der Gallenwege durch polypöse Tumormassen. Im klinischen Krankengut treten die Gallengangkarzinome am häufigsten im Bereich des Ductus cysticus auf. Histologisch bildet der Tumor papilläre, intraduktal-knotige oder diffus-infiltrativ-szirrhöse Wachstumsmuster, oft mit desmoplastischer Begleitreaktion.

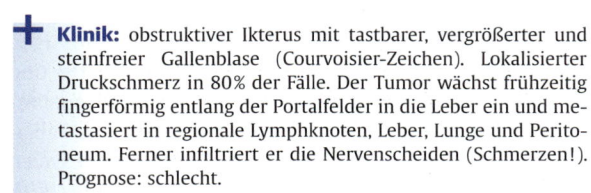

＋ Klinik: obstruktiver Ikterus mit tastbarer, vergrößerter und steinfreier Gallenblase (Courvoisier-Zeichen). Lokalisierter Druckschmerz in 80% der Fälle. Der Tumor wächst frühzeitig fingerförmig entlang der Portalfelder in die Leber ein und metastasiert in regionale Lymphknoten, Leber, Lunge und Peritoneum. Ferner infiltriert er die Nervenscheiden (Schmerzen!). Prognose: schlecht.

＋ Sonderformen des Gallengangkarzinoms:
1. *Bifurkationskarzinom (=Klatskin-Tumor):* Dieser am Zusammenschluss des linken und rechten Ductus hepaticus gelegene Tumor ist meist sehr klein und wird oft als entzündliche Stenose fehlgedeutet. Er wächst langsam, zeigt regressive Verkalkungen und führt selten zu Fernmetastasen. Er zeichnet sich aus durch das klinische Bild einer kleinen, leeren Gallenblase (also kein Courvoisier-Zeichen) mit cholestatischem Ikterus, Pruritus und Gewichtsverlust.
2. *Ampulla-Vateri-Karzinom:* Dieses Adenokarzinom geht von der Ampullenschleimhaut aus und springt als kleiner Tumorknoten in das Duodenum vor (Abb. 13.55). Er entsteht ähnlich wie die kolorektalen Karzinome auf dem Boden einer Adenom-Karzinom-Sequenz, so dass bioptisch gelegentlich nur der Adenomanteil erfasst wird. Die Prognose der Ampullenkarzinome ist besser als die der Pankreaskarzinome, weil sie klinisch sehr früh durch einen intermittierenden Verschluss auf sich aufmerksam machen. Eine sekundäre Pankreatitis entsteht erst, wenn nicht nur die große Papille mit dem Ductus pancreaticus major, sondern auch das „Überlaufventil" (kleine Papille mit Ductus pancreaticus minor) verstopft werden. Risikofaktor: primär sklerosierende Cholangitis, Colitis ulcerosa.

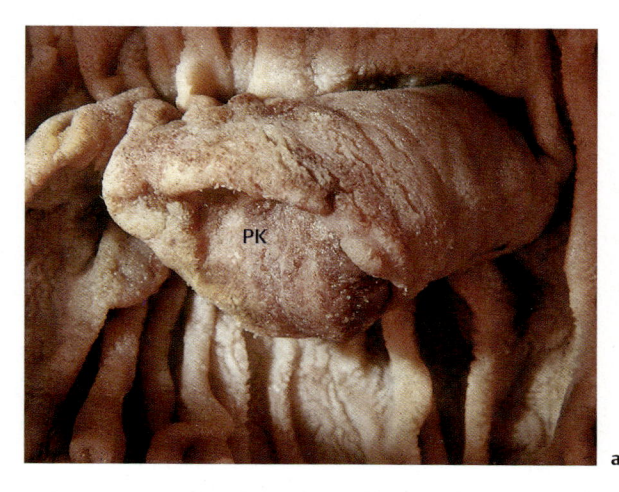

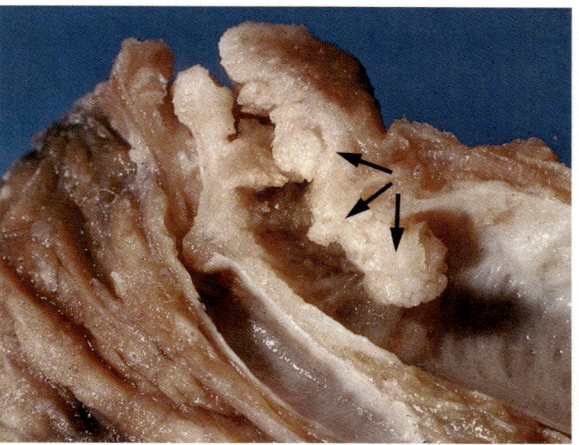

Abb. 13.55 Papillenkarzinome:
a Knopfartiges Vorstülpen des Karzinoms (PK) ins Duodenallumen;
b Ampullenausweitung (A) bei Sekretstau durch intraampulläres Papillenkarzinom (Pfeile).

Gallenblasenkarzinom

Definition: Wenig häufiger maligner, vom Gallenblasenepithel ausgehender Tumor.
Inzidenz: in den westlichen Industrienationen 2,5:100000; Manifestationsalter: meist nach 5. Lebensdekade (♂:♀ = 1:3).

Pathogenese: Die Ursache der Gallenblasenkarzinome ist noch ungeklärt. Als Risikofaktoren gelten chronisch rezidivierende Cholezystitiden und Gallensteine, die sich bei 90% der Betroffenen nachweisen lassen.

Morphologie: Gallenblasenkarzinome sind überwiegend schleimbildende Adenokarzinome, die entweder diffus infiltrierend, knotig oder polypoid-exophytisch wachsen. Sie können in einer chronisch entzündlich verdickten Steingallenblase leicht übersehen werden. Folgende Merkmale sind für den Tumor typisch:

- weißlich-markige Infiltrate in der Gallenblasenwand
- Tumorinfiltration ins Leberbett oder ins Lig. hepatoduodenale
- sekundäres „Hineinziehen" der Gallenblase in die Leber (wegen der Desmoplasie des Karzinoms).

Histologisch sind die Adenokarzinome unterschiedlich gut differenziert und weisen eine szirrhös-desmoplastische Stromareaktion sowie eine Nervenscheideninfiltration auf.

+ Komplikationen: Gallenblasenkarzinome werden oft erst in einem fortgeschrittenen Stadium entdeckt; sie entwickeln frühzeitig portale Lymphknotenmetastasen, Lebermetastasen und eine Peritonealkarzinose. Durch Einengung der großen Gallengänge entsteht – oft Spätsymptom – ein schmerzloser Ikterus.

Pathologische TNM-Klassifikation von Gallenblasenkarzinomen

pT1a: Tumor infiltriert Gallenblasenschleimhaut,
pT1b: Tumor infiltriert Gallenblasenmuskulatur,
pT2: Tumor infiltriert perimuskuläres Bindegewebe; keine Ausbreitung jenseits der Serosa oder in die Leber,
pT3: Tumor perforiert Serosa (viszerales Peritoneum) und/oder infiltriert direkt die Leber und/oder eine Nachbarstruktur wie Magen, Duodenum, Kolon, Netz, extrahepatische Gallengänge,
pT4: Tumor infiltriert Stamm der Pfortader oder A. hepatica communis oder mindestens 2 Nachbarstrukturen/-gewebe.

Pathologische TNM-Klassifikation von Karzinomen der extrahepatischen Gallengänge

pT1: Tumor auf Gallengang beschränkt,
pT2: Tumor infiltriert jenseits des Gallengangs (perifibromuskuläres Gewebe),
pT3: Tumor infiltriert Nachbarstrukturen wie Leber, Gallenblase, Pankreas und/oder unilaterale Äste der Pfortader (rechts/links) oder der A. hepatica propria (rechts/links),
pT4: Tumor infiltriert eine/mehrere Nachbarstrukturen wie Hauptstamm der Pfortader oder ihrer Äste bilateral, A. hepatica communis oder Nachbarstrukturen wie Kolon, Magen, Duodenum, Abdominalwand.

Pathologische TNM-Klassifikation der Ampulla-Vateri-Karzinome:

pT1: Tumor auf Ampulle oder Papillensphinkter begrenzt,
pT2: Tumorinfiltration in Duodenalwand,
pT3: Tumorinfiltration in Pankreasgewebe,
pT4: Tumorinfiltration ins peripankreatische Weichgewebe und/oder andere Nachbarorgane/-Strukturen.

13.4 Pankreas

Das Pankreas (Bauchspeicheldrüse) geht aus einer als hepatopankreatischer Ring bezeichneten Zone hervor. Diese muss sich zum Erreichen der endgültigen Gestalt zu einer einheitlichen Organanlage zusammenlagern. **Ontogenetische Läsionen** bestehen folglich meist in einem ringförmigen oder zweigeteilten Organ. Das Pankreas produziert täglich etwa 1 l Bauchspeichel durch das Zusammenwirken von Azinus- und duktalen Zellen. Die Azinuszellen bilden eine Reihe von Verdauungsenzymen wie Amylase, Lipase, Trypsin und Chymotrypsin, die unter dem Einfluss von neuralen und hormonellen Faktoren (Cholezystokinin) als Proenzyme in das Gangsystem sezerniert werden, um im Duodenum durch Enterokinasen in die aktive Form übergeführt zu werden. Lediglich Amylase und Lipase werden bereits in aktiver Form abgegeben. Die duktalen Zellen steuern unter dem Einfluss von Sekretin noch Kationen, Anionen, Wasser und Muzine bei. Der Vorgang der Bauspeichelsekretion wird im Rahmen **metabolischer Läsionen** beeinträchtigt, sei es, dass überschüssiges Fettgewebe das Drüsengewebe verdrängt (Pankreaslipomatose), sei es, dass eine exzessive Eisenspeicherung das Drüsengewebe zerstört (Hämochromatose), sei es, dass fehlerhafte Chloridkanäle das Sekret untransportierbar machen (Mukoviszidose). Der Bauspeichel enthält eiweiß-, fett- und kohlenhydratspaltende Enzyme, die zur Aufschließung des Nahrungsbreis im Dünndarm benötigt werden. Damit diese aggressiven Substanzen aber nicht ihre eigene Produktionsstätte angreifen, werden die Proteasen und Phospholipasen in einer inaktiven Form abgegeben, während die Lipasen, für die es im Pankreasgangsystem kein Substrat gibt, in aktiver Form freigesetzt werden.

Die Sekretion und Zusammensetzung des Bauchspeichels unterliegt einer vagalen und endokrinen Steuerung. Dabei lösen die gastrale Salzsäure sowie eine Vagusreizung die Absonderung eines wässrig-dünnflüssigen Bauchspeichels aus (Hydrochylus), während Fette und Proteine im Nahrungsbrei für die Abgabe eines enzymreichen Bauchspeichels sorgen (Proteochylus). Die Tatsache, dass im Pankreasgewebe solche gewebeaggressiven Stoffe täglich in großen Mengen gebildet werden, birgt auch die Gefahr, dass Lücken im Sicherungssystem auftreten. Das Resultat sind **entzündliche Läsionen** in Form einer Pankreatitis. Diese kann akut zur Nekrose des ganzen Pankreas und des umliegenden Fettgewebes führen oder als chronische Pankreatitis so lange schubweise verlaufen, bis das ganze exokrine Gewebe zerstört ist. Die nekrotischen Bezirke imponieren nach entsprechendem Abräumen nekrotischen Materials als Pseudozysten. Sie stellen **tumorartige Läsionen** dar, von denen die echten **neoplastischen Läsionen** abzutrennen sind. Unter ihnen sind die gutartigen Pankreastumoren im Vergleich zu den Pankreaskarzinomen selten.

13.4.1
Ontogenetische Läsionen

Orthologie: Die meisten Pankreasfehlbildungen basieren auf einer Störung der Organogenese. Die Bauchspeicheldrüse entwickelt sich aus dem Entoderm des Darmes in der Zone, die als hepatopankreatischer Ring des Duodenums bezeichnet wird. Das Pankreas selbst entsteht aus einer dorsalen und einer ventralen Anlage, die durch Aneinanderrücken zu einem einheitlichen Organ verschmelzen. Die ventrale Pankreasanlage liefert das Material für den unteren Pankreaskopfteil und bildet sich nicht zurück; die dorsale Pankreasanlage liefert die Hauptmasse der Bauchspeicheldrüse. Während ursprünglich die Ausführungsgänge der beiden Pankreasanlagen als selbstständige Gänge in das Duodenum münden, bildet sich nach der Verschmelzung der Pankreasanlagen eine Ganganastomose aus, so dass der Endteil des Ductus pancreaticus major vom Ausführungsgang der ventralen Anlage gebildet wird. Der Endteil des Ductus pancreaticus major mündet zusammen mit dem Ductus choledochus in der Papilla major duodeni, während der Ausführungsgang der dorsalen Anlage über den Ductus pancreaticus minor in der Papilla minor duodeni mündet. Letztere bildet sich allerdings in etwa einem Drittel der Fälle zurück.

Pankreasagenesie

Definition: Sehr seltenes, dysontogenetisch bedingtes Fehlen des Pankreas.

Pathogenese: Hierbei wird das Pankreas überhaupt nicht angelegt oder verkümmert während der Organogenese. Dies kommt meist nur bei nicht lebensfähigen Feten zusammen mit multiplen Organfehlbildungen vor. Ebenfalls selten ist eine Pankreashypoplasie durch Verkümmerung der dorsalen Anlage.

Pancreas anulare

Definition: Seltener Zustand mit ringförmigem Pankreas im mittleren Duodenumteil.

Pathogenese: Ein ringförmiges Pankreas kommt selten in seiner primitiven Form vor, wobei das Pankreas einen Gewebering bildet, der das Duodenum umschließt. Meistens ist ein Ringteil in Verbindung mit regelrechter Korpus- und Schwanzregion ausgebildet (Abb. 13.56).

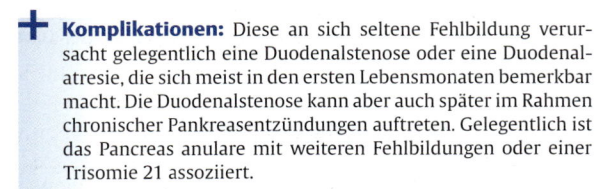

+ **Komplikationen:** Diese an sich seltene Fehlbildung verursacht gelegentlich eine Duodenalstenose oder eine Duodenalatresie, die sich meist in den ersten Lebensmonaten bemerkbar macht. Die Duodenalstenose kann aber auch später im Rahmen chronischer Pankreasentzündungen auftreten. Gelegentlich ist das Pancreas anulare mit weiteren Fehlbildungen oder einer Trisomie 21 assoziiert.

Pancreas divisum

Definition: Fehlende Fusion des kleinen Pankreasganges mit dem großen, mit oder ohne Ausbildung zweier getrennter Drüsen.

Pathogenese: Diese Fehlbildung beruht auf einer ausbleibenden Vereinigung der dorsalen Pankreasanlage mit der ventralen, so dass 2 getrennte Drüsen vorliegen (extrem selten). Daneben wird von den Gastroenterologen auch dann von einem Pancreas divisum gesprochen, wenn sich zwar die beiden Drüsenanlagen zu einer kompakten Bauchspeicheldrüse vereinigt haben, ohne dass dabei die Ausführungsgänge die Vereinigung mitmachen. Dies entspricht einem embryonalen Gangverlaufstyp. Er kommt etwa bei 10 % der Menschen vor.

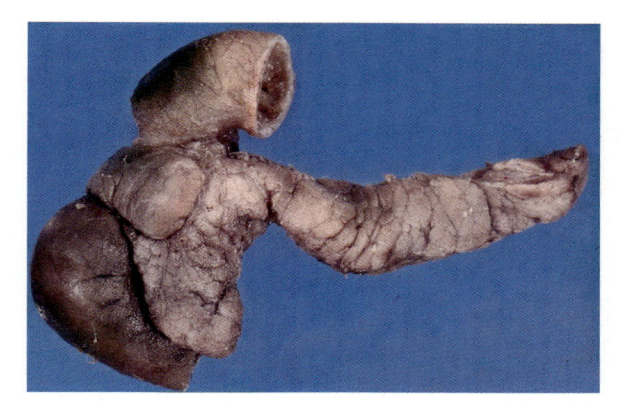

Abb. 13.**56** Pancreas anulare.

+ **Komplikationen:** Diese Fehlbildung fördert die Entstehung einer chronischen Pankreatitis in demjenigen Pankreassegment, das über die kleinere Papille drainiert wird.

Pankreasheterotopien

Definition: Recht häufige Verlagerung von Pankreasgewebe in den extrapankreatischen Intestinaltrakt.

Pathogenese: Heterotopes Pankreasgewebe kann entweder nur aus dem Gangsystem oder sowohl aus Drüsen als auch aus Ganganlagen (mit oder ohne Pankreasinseln) bestehen. Pankreasheterotopien kommen fast überall im Gastrointestinaltrakt vor: im Magen, Duodenum (am häufigsten) und übrigen Dünndarm, manchmal auch innerhalb eines Meckel-Divertikels oder in der Gallenblase.

+ **Komplikationen:** Pankreasheterotopien kommen bei etwa 5 % der Bevölkerung vor und können Ausgangspunkt für einen entzündlichen Pseudotumor im Papillenbereich sein, der sich aus ektopem Pankreasgewebe, Pseudozysten und Narbengewebe zusammensetzt. Dies wird klinisch auch als ektope Pankreatitis bezeichnet. Duodenale Pankreasheterotopien in Papillennähe können folgende Kettenreaktion auslösen: Pankreasheterotopie → Duodenalwandzysten → chronische Entzündung in der „Rinne" zwischen Duodenum, Ductus choledochus und Pankreaskopf → „Rinnenpankreatitis" → Choledochusstenose.

Angeborene Pankreaszysten

Im Rahmen angeborener zystischer Erkrankungen finden sich auch im Pankreas Zysten. Sie sind von einem einschichtigen Epithel ausgekleidet und können solitär oder multipel sein (Zystenpankreas, Abb. 13.**57**).

+ **Klinik:** Diese Läsionen sind selten. Ein kongenitales Zystenpankreas ist oft assoziiert mit Zystennieren vom adulten Typ oder mit einem Von-Hippel-Lindau-Syndrom (S. 1106). Differenzialdiagnostisch sind diese Zysten von entzündlichen Pankreaszysten oder von neoplastischen zystischen Läsionen zu unterscheiden.

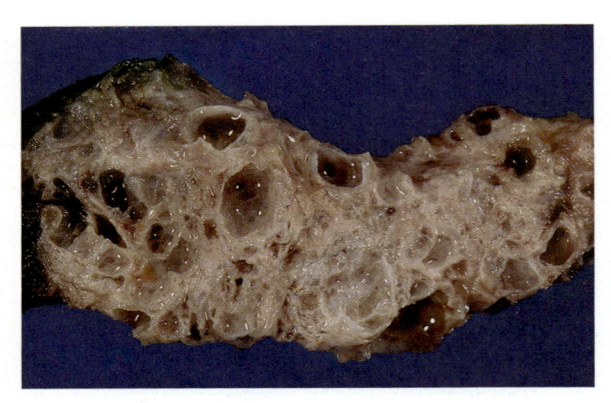

Abb. 13.**57** Zystenpankreas.

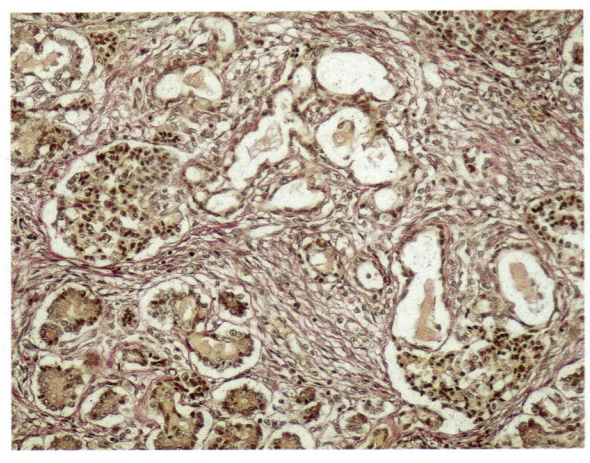

Abb. 13.**58** **Zystische Pankreasfibrose** (Mukoviszidose) mit mukostasebedingter, zystischer Dilatation der Ausführgänge und konsekutiver Fibrose (EvG, Vergr. 1 : 75).

13.4.2 Metabolische Läsionen

Pankreaslipomatose

Definition: Häufige Vermehrung des interstitiellen Fettgewebes innerhalb des Pankreas ohne begleitenden Schwund von exokrinem Pankreasparenchym.

Pathogenetisch besteht eine noch ungeklärte Beziehung zu Adipositas, Hyperlipidämie und zur Organalterung.

Morphologisch sind die Lobuli in Größe und Form unverändert, was einer lipomatösen Pseudoatrophie des Pankreas entspricht.

+ Komplikationen: Das intrapankreatische Fettgewebe kann bei einer Pankreatitis Ausgangspunkt für eine lipolytische Fettgewebenekrose werden.

Lipomatöse Pankreasatrophie

Syn.: Shwachman-Diamond-Syndrom

Definition: Seltene, autosomal rezessiv vererbte lipomatöse Pankreasatrophie, assoziiert mit Leukopenie, metaphysären Dysostosen und Wachstumsverzögerung.

Morphologie: Das exokrine Pankreas ist vermindert, die Lobuli und Azini sind vermutlich wegen einer unvollständigen Regeneration entsprechend reduziert. Demgegenüber besteht eine kompensatorische Wucherung des interstitiellen Fettgewebes. Knochenmarkpathologie S. 505.

+ Klinik: rezdivierende Infektionen; Pankreasinsuffizienz bereits im Kindesalter.

Zystische Pankreasfibrose

Definition: Zur Insuffizienz führende progressive Pankreasschädigung im Rahmen einer Mukoviszidose.

Pathogenese: siehe S. 55.

Morphologie: Als Folge der Chloridkanalstörung wird das Pankreassekret eingedickt und staut sich zurück. Bereits im Säuglingsalter werden die kaum ausdifferenzierten Azini ausgeweitet und die azinären Epithelien atrophisch. Im Drüseninterstitium macht sich in zunehmendem Maße eine Fibrose breit. Mit zunehmender Krankheitsdauer weitet das zähe Sekret hier Ausführungsgänge samt den Azini zystisch aus und dickt zu geschichteten Sekretkugeln ein, von denen eine Steinbildung ausgehen kann. Nun tritt im Interstitium zur Fibrose noch ein resorptives Entzündungsinfiltrat aus lymphoplasmazellulären Elementen und Histiozyten hinzu. Dadurch wird der Untergang des Drüsenparenchyms vorangetrieben. Nach 1 – 2 Jahren ist das Endstadium der Pankreaserkrankung erreicht. Die Bauchspeicheldrüse ist stark geschrumpft, und die Azini sind größtenteils zerstört oder kleinzystisch umgewandelt. Sie enthalten ebenso wie die zystisch erweiterten Reste des Ausführungsgangs ein eingedicktes Sekret (Abb. 13.**58**).

+ Komplikationen: Pankreasinsuffizienz mit Malabsorption, Fettstühlen und Entwicklungsstörung sowie sekundärer Diabetes mellitus.

Pankreashämochromatose

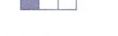

Definition: Pankreasschädigung im Rahmen der genetisch bedingten Eisenspeicherkrankheit,.

Pathogenese (s. S. 67): Im Rahmen dieser idiopathischen Eisenspeicherkrankheit, die zunächst die Leber betrifft, werden nach Eisenfreisetzung aus der Leber und Umverteilung im Körper auch der exokrine und der endokrine Anteil des Pankreas geschädigt. Dies zieht eine Ablagerung von Hämosiderin sowie eine progrediente Parenchymfibrose nach sich.

Morphologie: Makroskopisch ist die Bauchspeicheldrüse durch die Eisenablagerung rostbraun und durch die Fibrose „eisenhart" verfestigt (Rost-Pankreaszirrhose). Histologisch findet man eine diffuse fibröse Parenchymzerstörung mit Hämosiderinablagerung in Interstitium, Drüsenazini und Pankreasinseln.

> **Klinisch** wird nur selten eine Insuffizienz des exokrinen, häufig jedoch des endokrinen Pankreas in Form eines sekundären Diabetes mellitus beobachtet. Dies hat der idiopathischen Hämochromatose zusammen mit der bräunlichen Hautpigmentierung (S. 114) die Bezeichnung Bronzediabetes eingetragen.

13.4.3 Entzündliche Läsionen

Allgemeine Definition: Als Pankreatitis wird eine Gruppe von Erkrankungen der Bauchspeicheldrüse bezeichnet, bei denen je nach Auslösemechanismus eine Selbstverdauung des Drüsenparenchyms (Autodigestion) in Form einer Kolliquationsnekrose, eine leukozytäre Entzündungsreaktion oder eine progressive Parenchymfibrose vorherrschen.

Eine Pankreatitis kann ein einmaliges Ereignis sein oder schubweise verlaufen. Je nach klinischem Verlauf und Auslösefaktoren unterscheidet man verschiedene Formen. Ihre Unterschiede hinsichtlich Geschlecht, Manifestationsalter, Morphologie und klinischem Verlauf sind in Tab. 13.6 zusammengestellt.

Akute infektiöse Pankreatitis

Definition: Seltene, plötzlich einsetzende, viral und/oder bakteriell ausgelöste Entzündung der Bauchspeicheldrüse mit meist mildem klinischem Verlauf.

Pathogenese: Meist dürfte eine Mitbeteiligung der Bauchspeicheldrüse im Rahmen einer Viruserkrankung nach Infektion vor allem mit Mumps-, Coxsackie-Viren oder CMV vorliegen, wobei im Tierexperiment eine Infektion mit Coxsackie-Viren nur nach vorheriger bakterieller Infektion eine Pankreatitis nach sich zieht. Seltener ist eine (Mit-)Beteiligung des Pankreas nach hämatogener Bakterienaussaat.

Morphologisch sind für diese Pankreatitisform disseminierte Azinuszellnekrosen typisch, die von einer resorptiven histio-granulo-lymphozytären Entzündungsreaktion begleitet werden, ohne dass es zu autodigestiven Fettgewebenekrosen kommt.

> **Klinik:** milde Verlaufsform → Restitutio ad integrum.

Akute nichtinfektiöse Pankreatitis

Definition: Häufigere, plötzlich einsetzende Entzündung der Bauchspeicheldrüse unterschiedlicher Ätiologie, die primär autodigestiv-nekrotisch beginnt und sekundär durch eine resorptiv-leukozytäre Entzündungsreaktion überlagert wird und klinisch meist einen schweren Verlauf nimmt.

Inzidenz: 20 : 100000; Letalität: 1 : 100000; ♂ (meist 4. Lebensdekade): ♀ (meist 6. Lebensdekade) = 1 : 1.

Pathogenese: Ätiologisch kommen die unten in Tabelle 13.7 zusammengestellten Auslösemechanismen in Betracht.

Auf Grund des heutigen Kenntnisstandes kommen folgende pathogenetische Mechanismen in Betracht:
- *Schädigung der Azinusepithelien* auf funktioneller Ebene mit Störung der intrazytoplasmatischen Transportvorgänge, so dass die Verdauungsproenzyme in den Zymogengranula nicht mehr getrennt von den aktivierenden lysosomalen Proteasen sezerniert werden, sondern noch im Zytoplasma aufeinander treffen. Dies führt dazu, dass die Verdauungsenzyme

Tabelle 13.6 **Pankreatitisformen:** Pathogenese, Morphologie und Klinik

Pankreatitisform (= P.)	Auslösefaktoren	Alter/Geschlecht	Morphologie	Verlauf
Akute infektiöse P.	Mumps-, Coxsackie-Viren, CMV, Bakterien		disseminierte Azinuszellnekrosen mit interstitiellem Leukozyteninfiltrat, keine Fettgewebenekrosen	mild
Akute nichtinfektiöse P.	meist: Alkoholkrankheit, Gallengangobstruktion; selten: Trauma/Schock, medikamentös, toxisch, metabolisch, genetisch, idiopathisch	5. Lebensdekade; ♂ : ♀ = 1 : 1	disseminierte Fettgewebenekrosen hämorrhagische Pankreas-, Fettgewebenekrosen → Zystenbildung	mild schwer
Chronische primäre P.	meist Alkoholkrankheit mit Pankreatolithiasis und/oder Gangobstruktion	4. Lebensdekade; ♂ : ♀ = 9 : 1	rezidivierende Nekrosen mit chronischer Entzündung → progressive Fibrose	progredient
Chronische sekundäre P.	primäre Pankreasgangobstruktion → Pankreatitis		prästenotisches histiolymphozytäres Infiltrat mit Vernarbung	progredient

Tabelle 13.**7 Akute nichtinfektiöse Pankreatitis:** Ätiologische Faktoren

Ätiologischer Faktor	Häufigkeit/Geschlechtsdominanz
Alkoholkrankheit → „alkoholische Pankreatitis"	50%/♂
Gallenstein mit Papillenobstruktion → „biliäre Pankreatitis"	30%/♀
Kreislaufschock, Cholesterinembolie Abdominaltrauma, -chirurgie Medikamente: Thiaziddiuretika, Azathioprin, Furosemid Hyperlipoproteinämie Typ I, V Hyperkalzämie (Hyperparathyreoidismus) Autosomal dominant vererbte Pankreatitis (Mutation des kationischen Trypsinogen-Gens = PRSS-1)	10%
Idiopathische Pankreatitis	10%

schon in den Azinusepithelien aktiviert werden. Für diesen Mechanismus sind vor allem Alkohol, Toxine und Hypoxie ausschlaggebend.
- *Schädigung der Azinusepithelien* auf struktureller Ebene mit konsekutiver Epithelnekrose sowie Freisetzung und Aktivierung der Verdauungsenzyme innerhalb des Pankreas durch Einwirkung toxischer, traumatischer, ischämischer und infektiöser Faktoren.
- *Obstruktionsbedingter Sekretstau* mit/ohne Gallerückfluss ins Pankreasgewebe infolge gallensteinbedingter Papillenobstruktion oder alkoholbedingter intraduktaler Konkrementbildung.

Alle 3 Mechanismen haben schließlich zur Folge, dass pankreatische Verdauungsenzyme im Pankreasparenchym, -gangsystem und/oder intra- und peripankreatischen Fettgewebe freigesetzt werden. Dabei kann die Lipase ohne vorherige Aktivierung wirken und lipolytische Nekrose im intra-/peripankreatischen Fettgewebe auslösen, wogegen Trypsin als Hauptvertreter der pankreatischen Verdauungsenzyme vorher lysosomal-proteolytisch aktiviert werden muss. Dann aber aktiviert es andere Enzymvorstufen wie Prophospholipase und Proelastase und ruft dadurch schwere Gewebe- und Gefäßschäden hervor. Gleichzeitig setzt es aus Präkallikrein das aktive Kallikrein frei und stößt damit das Kinin-, Gerinnungs- und Komplementsystem an. Das bewirkt, dass sich diese (Entzündungs-)Mediatorsysteme gegenseitig aufschaukeln und macht verständlich, dass es selten bei einer lokalen Entzündung in Form einer akuten nekrotisierend-hämorrhagischen Entzündung des Pankreas bleibt (Abb. 13.59). Es kommt stattdessen zu einer kaum beherrschbaren systemischen Entzündungsreaktion, die letztlich in einer disseminierten intravasalen Koagulopa-

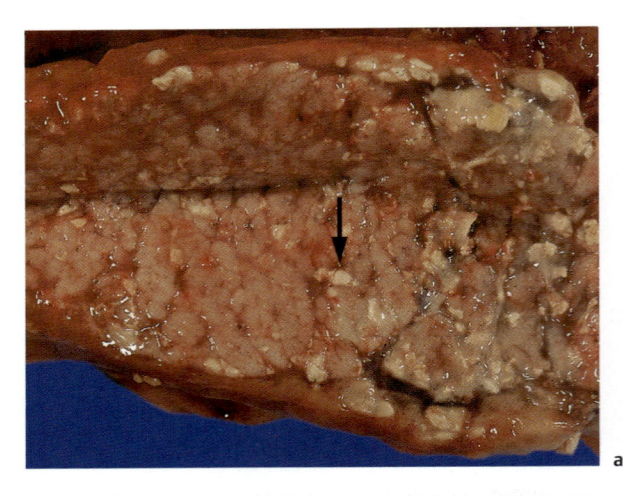

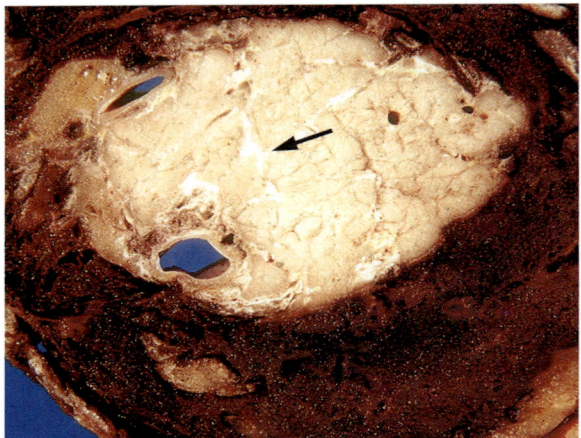

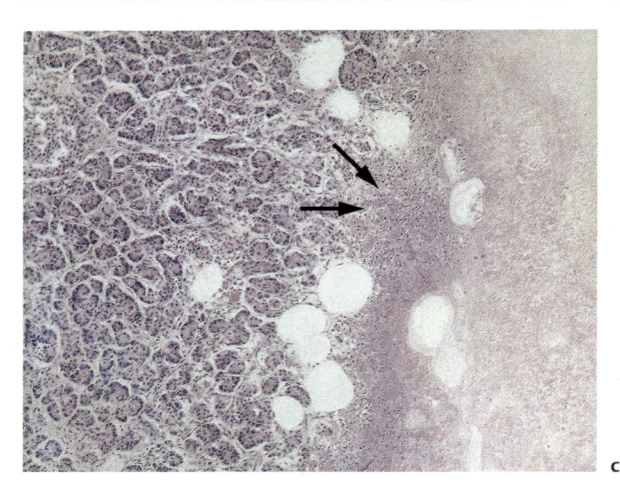

Abb. 13.**59 Akute Pankreatitis:**
a Geringgradige segmentäre Pankreasschwanzpankreatitis mit makroskopisch erkennbaren kerzenwachstropfenähnlichen Nekrosen (Pfeil);
b ausgedehnte, akute Pankreatitis; auf dem Querschnitt ist das Pankreasgewebe milchig verquollen, das intraparenchymatöse Fettgewebe durch Verkalkung weißlich (Pfeil), während sich im peripankreatischen Gewebe eine hämorrhagische Entzündung ausbreitet;
c histologischer Ausschnitt aus der Pankreasnekrose aus **b** mit nur noch schattenhaft erkennbaren Drüsenstrukturen (Pfeile) infolge Kolliquationsnekrose (HE, Vergr. 1 : 100).

thie, Kreislaufschock und Multiorganversagen gipfeln kann.

Morphologie: Das pathologisch-anatomische Bild der akuten Pankreatitis hängt von der Dauer und vom Schweregrad der Erkrankung ab. Dementsprechend unterscheidet man eine milde und eine schwere Verlaufsform.

- *Milde Form:* Sie ist durch peripankreatische Fettgewebenekrosen gekennzeichnet, die als stecknadelgelbe Herde auf der Pankreasoberfläche imponieren (Steatonekrosen, S. 131). Im Pankreasparenchym entwickelt sich über eine Schädigung der Endstrombahn eine seröse Entzündung in Form eines interstitiellen Ödems (sog. Speichelödem), so dass die Bauchspeicheldrüse anschwillt und an Größe zunimmt. Durch den Abtransport des Speichelödems über die Lymphgefäße in die Blutbahn lassen sich laborchemisch in diesem Stadium der Pankreatitis eine Hyperamylasämie und Hyperlipasämie nachweisen. Die Fettgewebenekrosen werden später durch ein histiogranulozytäres Entzündungsinfiltrat demarkiert und resorbiert. Zurück bleibt eine interstitielle Fibrose.
- *Schwere Form:* In diesem Falle kommt es zusätzlich zu den lipasevermittelten Steatonekrosen noch zu proteasen- und elastasevermittelten Parenchym- und Gefäßnekrosen. Die lipolytischen Steatonekrosen dehnen sich vorwiegend im peripankreatischen Fettgewebe aus und greifen auf die kleinen Venen der peripheren Pankreasläppchen und deren Gänge über. Dadurch entstehen vornehmlich in der Pankreasperipherie große konfluierte Fettgewebenekrosen mit Blutungen (Abb. 13.**59 b, c**). Erfasst der nekrotisierende Entzündungsprozess auch das Pankreasparenchym, so resultieren oft segmentförmige hämorrhagische Nekrosen, die sich auf die Kopf- oder Schwanzregion beschränken, gelegentlich aber auch das omentale, mesenteriale, retroperitoneale und perirenale Fettgewebe mit einbeziehen.

Was wird aus den hämorrhagischen Nekrosefeldern? Die kleinen Nekroseareale (< 3 cm) werden histiozytär resorbiert und fibrotisch organisiert. Die größeren Nekroseareale (> 3 cm) enthalten Detritusmaterial sowie hämatinisiertes Blut und werden durch ein organisierendes Granulationsgewebe von der vitalen Umgebung abgegrenzt. Wird nun das Nekroseareal durch Keime der Darmflora besiedelt, so entstehen Pankreasabszesse. Meist aber wird die bindgewebig abgekapselte Nekrose aufgelöst, so dass pankreatische Pseudozysten ohne eigene Epithelauskleidung übrig bleiben.

✚ Klinik: akut einsetzende gürtelförmige Abdominalschmerzen mit Erhöhung der α-Amylase und Lipase im Serum und/oder Urin. Da diese Pankreasenzymwerte meist nur in den ersten 24 Stunden im Serum erhöht sind, schließen entsprechende Normalwerte eine akute Pankreatitis nicht aus. Der Nachweis eines Speichelödems oder von Pankreasnekrosen durch Ultraschall oder Computertomographie ist aussagekräftiger, da diese mehrere Tage nach Beginn der Pankreatitis bestehen bleiben. Die akute Pankreatitis kann tödlich verlaufen, ein einmaliges Ereignis sein oder rezidivieren und in eine chronische Pankreatitis übergehen.

✚ Komplikationen: Wenn die auslösende Ursache und/oder die Begleitkomplikationen (z. B. Pseudozysten) der akuten milden Pankreatitis eliminiert werden, so erholt sich das Pankreas in der Regel klinisch, funktionell und pathologisch-anatomisch vollständig. Ansonsten kommt es zu folgenden Komplikationen:
1. *Pseudozysten* mit Ruptur in freie Bauchhöhle, gelegentlich auch Fistelung und Arrosionsblutung;
2. *Pankreasabszess:* zunächst steril, später bakteriell besiedelt → Peritonitis, Sepsis;
3. *Subileus;*
4. *Phlebothrombosen* (peripankreatisch und peripher);
5. *Toxischer Kreislaufschock* infolge proteolytischer Aktivierung der Entzündungsmediatorkaskaden, mit Schocklunge und akutem Nierenversagen;
6. *Verbrauchskoagulopathie* infolge Blutgerinnungsstörung durch eingeschwemmte Proteasen;
7. *Stoffwechselentgleisung* (Hyperglykämie, Hypertriglyzeridämie und Hypokalzämie).

Chronische primäre Pankreatitis

Definition: Seltene, ätiologisch heterogene Gruppe von Pankreaserkrankungen, bei denen aufgrund wiederholter Entzündungsschübe Drüsenparenchym untergeht und zunehmend unter Deformierung des Gangsystems fibrotisch ersetzt wird (Inzidenz: 10 : 100 000).

Pathogenese: Neben der dominierenden chronischen Alkoholkrankheit kommen noch die in Tab. 13.**8** zusammengestellten Auslösemechanismen in Betracht.

Obgleich die formale Pathogenese der chronischen primären Pankreatitis noch weitgehend ungeklärt ist, muss man davon ausgehen, dass eine chronische Pankreatitis die Folge mehrfacher, akuter, autodigestiv-nekrotischer Entzündungsschübe ist, die nur kleine Parenchymbezirke betreffen und sich im perilobulären und periduktalen Interstitium abspielen. Durch deren narbig-fibrotische Abheilung werden die betroffenen Abschnitte des Ausführungsgangs ausweitend und/oder verengend defor-

Tabelle 13.**8 Chronische primäre Pankreatitis:** Ätiologische Faktoren

Ätiologischer Faktor	Häufigkeit
Alkoholkrankheit → „alkoholische Pankreatitis"	ca. 70%
Hyperkalzämie (Hyperparathyreoidismus)	selten
Autosomal-dominant vererbte Pankreatitis (PRSS-1, Trypsinogen-Gen-Mutation)	
Unterernährung (nonalkoholische tropische Pankreatitis)	
Idiopathische Pankreatitis	ca. 30%

miert, so dass das Pankreassekret kaum abfließen kann. In der Folge dickt das calciumreiche Sekret ein. Es entstehen Konkremente, die ihrerseits den Sekretabfluss behindern, und das prästenotische Parenchym wird atrophisch und später fibrotisch ersetzt. Bei alkoholkranken Patienten wird diese Sekretionsstörung dadurch ausgelöst, dass der langjährige Alkoholkonsum offensichtlich den Proteingehalt im Pankreassekret erhöht (Proteodyschylie) und den Gehalt an Lithostatin (Calciumpräzipitation verhinderndes Protein) vermindert. Die Proteinpräzipitate verkalken zu Calciumcarbonatsteinen (Pankreatolithiasis), welche die kleinen Ausführgänge verstopfen und schädigen, so dass das darumliegende Parenchym zugrunde geht und fibrotisch ersetzt wird. Dies macht verständlich, weshalb eine chronische Pankreatitis anfänglich fokal-segmental und erst später diffus entwickelt ist.

Morphologisch unterscheidet man je nach Pankreatitisdauer folgende Formen:

- *Frühphase:* Die Bauchspeicheldrüse ist nur herdförmig fibrosiert, meist in Nachbarschaft zu einer Pseudozyste, deren verdickte bindegewebige Kapsel mit resorptiven, hämosiderinbeladenen Histiozyten durchsetzt ist. Die lymphozytär-entzündlich infiltrierte Fibrose konzentriert sich noch auf die Läppchenperipherie. Da es je nach Lokalisation des entzündlich veränderten Pankreassegmentes zu klinischen Fehldiagnosen kommen kann, ist es sinnvoll, die unten genannten Sonderformen zu unterscheiden.
- *Spätphase:* Die Bauchspeicheldrüse ist nun diffus fibrosiert und narbig geschrumpft. Dementsprechend sind die Ausführgänge narbig verzogen, unregelmäßig dilatiert und enthalten rundliche bis korallenförmige, bis zu 1 cm große, calciumcarbonathaltige Speichelsteine (Pankreatolithiasis; Abb. 13.**60 c**). Diese können sich bei langjährigem Verlauf wieder auflösen, Ähnliches gilt für die Pseudozysten. Histo-

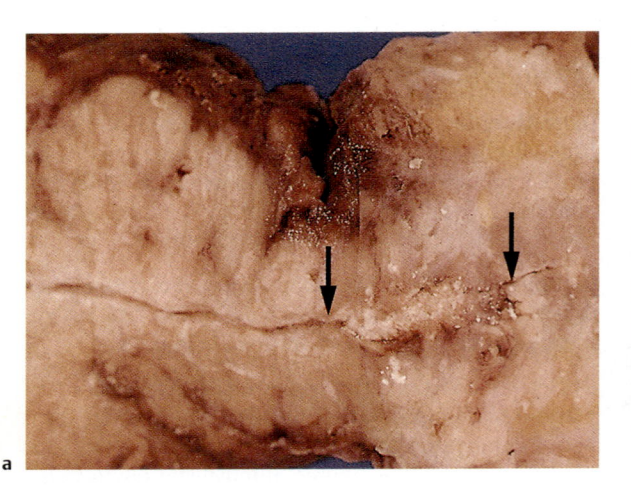

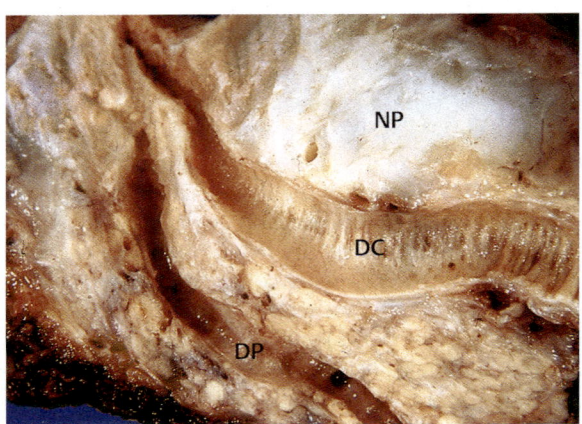

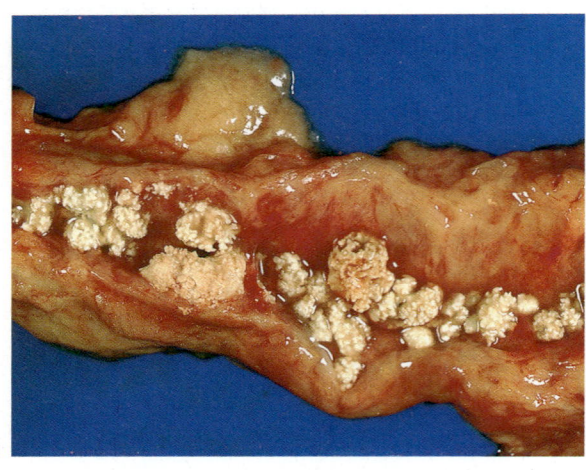

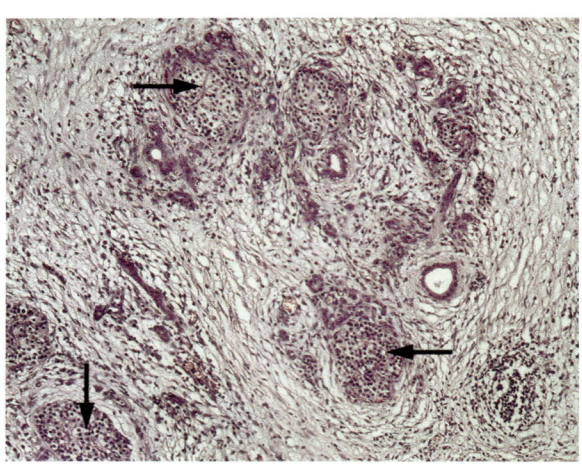

Abb. 13.**60 Chronische Pankreatitisformen:**
a Segmentäre chronische Schwanzpankreatitis (Pfeile);
b Rinnenpankreatitis: Narbenplatte (NP) in der anatomischen Rinne zwischen Pankreaskopf, Duodenalwand und Ductus choledochus (DC = Ductus choledochus, DP = Ductus pancreaticus);
c chronische Pankreatitis mit Speichelsteinbildung: weitgehende grauweiße Vernarbung und Atrophie des exokrinen Pankreasparenchyms mit zahlreichen maulbeeerförmigen Calciumcarbonatsteinen im unterschiedlich stark ausgeweiteten Ductus pancreaticus major;
d chronische Pankreatitis mit fibrotisch-sklerosierten Pankreasinseln (Pfeile) und kleinen fibrosierten Parenchymresten (PAS, Vergr. 1 : 75).

logisch hat sich die Fibrose auf das ganze Läppchen ausgedehnt (Abb. 13.**60d**). Da die Ausführgangepithelien, Pankreasinseln und Blutgefäße gegenüber der tryptischen Autodigestion resistenter sind als das Azinusepithel, findet man histologisch im vernarbten, gering lymphozytär infiltrierten Pankreasgewebe nur noch a) ektatische Ausführgänge mit mukoider Transformation oder papillärer Hyperplasie ohne oder mit Dysplasien im Sinne von „pankreatischen intraepithelialen Neoplasien" (= PanIN, s. u.), b) fibrotisch skelettierte Pankreasinseln, c) intimafibrotisch obliterierte Arterienäste, d) kleine Azinusreste.

+ Sonderformen der segmental fibrosierenden Pankreatitis:
1. *Schwanzpankreatitis:* In diesem Fall beschränkt sich der Entzündungsprozess auf die Pankreasschwanzregion, was oft nach intraabdominalen traumatischen oder chirurgischen Gewebeschäden, aber auch nach abgelaufener akuter Pankreatitis der Fall ist (Abb. 13.**60a**).
2. *Rinnenpankreatitis:* Sie ist im Operationsgut recht häufig und morphologisch durch eine segmentale Vernarbung des dorsokranialen Pankreaskopfes gekennzeichnet die zu einer peripankreatischen Narbenplatte in der anatomischen Rinne zwischen Pankreaskopf, Ductus choledochus und Duodenum führt (Abb. 13.**60b**). Dieser Vernarbungsprozess ruft häufig Duodenal- und Choledochusstenosen hervor, was vom Kliniker oft als Tumor fehlgedeutet werden kann. Die Rinnenpankreatitis dürfte ein Restzustand einer abgelaufenen segmentalen akuten Pankreatitis oder einer abgelaufenen Pankreatitis in einer duodenalen Pankreasheterotopie darstellen.
3. *Divisumpankreatitis:* In diesem Fall liegt ein (entzündlicher) Fibrosierungsprozess des exokrinen Pankreas mit Verschmelzung beider Organanlagen bei embryonalen Gangsystemen vor. Dabei können sowohl die Drainagegebiete des Ductus pancreaticus major als auch des Ductus pancreaticus minor vom Entzündungsgeschehen betroffen sein. Die kausale Pathogenese dieser Pankreatitis ist noch unklar; ein Abflusshindernis des Bauchspeichels im Bereich der großen oder kleinen Papille wird diskutiert.

+ Klinik: Sie hängt vom Stadium der Erkrankung ab:
- *Frühstadium:* akute Pankreatitisschübe mit intermittierenden Schmerzattacken (epigastrischer Gürtelschmerz);
- *Spätstadium:* Dauerschmerz; Nachweis von Pankreasverkalkungen und Gangdeformierungen mit bildgebenden Verfahren;
- *Endstadium:* Folgen des (sub-)totalen Parenchymverlusts → Zeichen der Pankreasinsuffizienz: Obstipation, Diarrhoe, pankreatogener Diabetes mellitus, Steaotorrhoe.

+ Komplikationen: Pseudozysten (s. akute Pankreatitis), Maldigestion mit Gewichtsverlust und Resistenzminderung, Choledochusstenosen mit mechanischem Ikterus. Duodenum-, Kolonstenosen, erhöhtes Risiko für ein Pankreaskarzinom (vor allem bei Vorliegen von pankreatischen intraepithelialen Neoplasien und/oder hereditären Pankreatitiden).

Chronische sekundäre Pankreatitis

Definition: Häufigere, ätiologisch heterogene Form der chronischen Pankreatitis, der primär eine Unwegsamkeit des Pankreashauptganges zugrunde liegt, die von einer subtotalen Stenose bis zur vollständigen Verlegung reichen kann (chronische sekundäre obstruktive Pankreatitis).

Pathogenese: Bei diesen Pankreatitisformen wird der Ductus pancreaticus major am häufigsten durch einen Pankreaskopftumor wie ein Papillenkarzinom, seltener durch einen in Papillennähe eingeklemmten Gallenstein oder durch eine peripankreatische Pseudozyste empfindlich eingeengt oder verschlossen.

Morphologie: Gewissermaßen stromaufwärts vom Passagehindernis ist das exokrine Pankreasgewebe atrophisch und vor allem periduktal fibrosiert, so dass die Pankreasinseln dichter zusammen liegen. Das Gangsystem ist hochgradig ausgeweitet (keine Konkremente!). Im Spätstadium wird der mehr oder weniger gleichmäßig ausgeweitete Pankreashauptgang von einem fibrolipomatösen Gewebe umgeben, das nur noch kleine Gangelemente und Pankreasinseln enthält.

+ Klinik: erst im Spätstadium Pankreasinsuffizienz.

13.4.4
Neoplastische Läsionen

An dieser Stelle werden nur die exokrinen Pankreastumoren besprochen. Sie machen etwa 10% aller Tumoren des Verdauungstraktes aus. Die endokrinen Pankreastumoren sind im Kapitel 18 (Endokrines System) abgehandelt (S. 1035). Im Pankreasgewebe können grundsätzlich auch mesenchymale Tumoren vorkommen, sie sind jedoch ausgesprochen selten. Die Mehrzahl der gutartigen und bösartigen Pankreastumoren leitet sich histogenetisch entweder von den Ausführungsgangepithelien her (häufig) oder von den Azinuszellen (selten).

13.4.4.1
Pankreasadenome

Allgemeine Definition: Sehr seltene, gutartige Pankreastumoren, die von duktalen (zentroazinären) Zellen, von Azinuszellen oder von beiden (gelegentlich mit Beimischung von insulären Zellen) ausgehen.

Allgemeine Morphologie: Diese Tumoren imponieren entweder als Papillome, als solide Adenome oder können zystische Wachstumsmuster aufweisen.

Muzinöses Zystadenom

Definition: Dies ist ein Tumor, der bei sorgfältiger histologischer Aufarbeitung meist histologische Malignitätskriterien aufweist und folglich besser als „muzinöse zystische Neoplasie mit potenzieller Malignität" zu bezeichnen ist. Er ist das pankreatische Gegenstück zum ovariellen muzinösem Zystadenom.

Etwa 2% aller Pankreastumoren; Altersgipfel: 50 Jahre (♀:♂ = 9:1).

Morphologie: Der 3–20 cm große Tumor wächst vorwiegend im Korpus-Schwanz-Bereich und bildet große Zysten. Sie werden von einem einreihigen, schleimbildenden Zylinderepithel ausgekleidet, das papillenartige

Strukturen bildet und von einer Art „ovariellem Stroma" umgeben wird. Die muzinösen Zystadenokarzinome wachsen jedoch langsamer und metastasieren später als die soliden Pankreaskarzinome.

Mikrozystisches Adenom

Syn.: seröses mikrozystisches Adenom

Definition: Sehr seltener, benigner Tumor aus zahlreichen kleinen Zysten um eine zentrale Narbe.

Etwa 1% aller Pankreastumoren; Altersgipfel: 65 Jahre (♀:♂ = 7:1).

Morphologie: Der Tumor wird oft größer als 10 cm und weist auf der Schnittfläche eine typische schwammartige Struktur auf (Abb. 13.**61**). Histologisch besteht er aus kleinen Zysten, die durch eine kubische Epithelreihe ausgekleidet sind. Das Zytoplasma der Tumorepithelien ist wegen seines Glykogenreichtums hell.

Klinik: Das mikrozystische Adenom muss bei alten, symptomfreien Patienten nicht entfernt werden. Sitzt der Tumor jedoch im Pankreaskopfbereich und ruft eine Obstruktionspankreatitis oder einen Verschlussikterus hervor, so ist eine operative Beseitigung erforderlich.

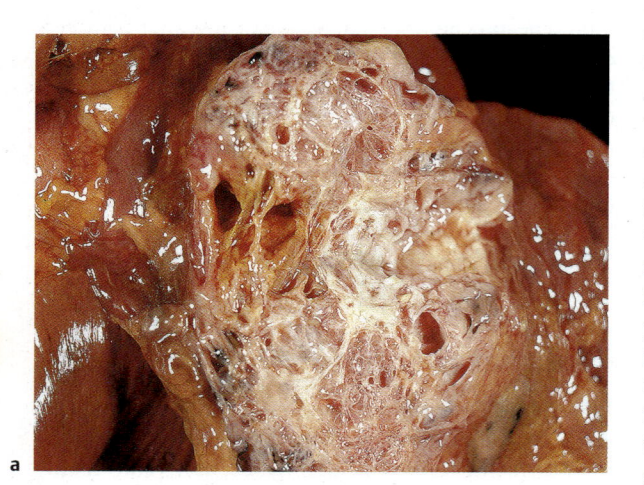

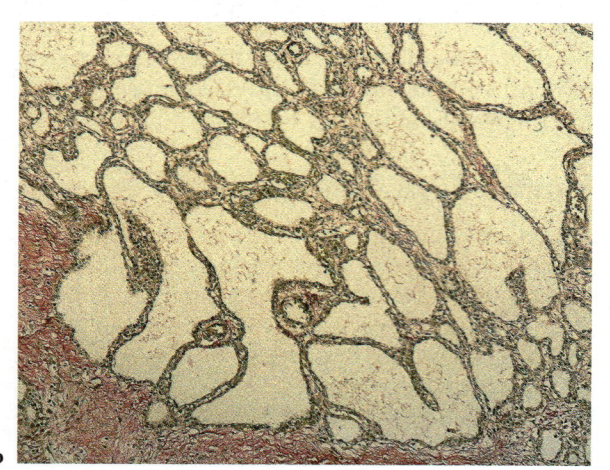

Abb. 13.**61** **Mikrozystisches Pankreasadenom:**
a Umschriebener mikrozystischer Tumor im Pankreasgewebe;
b histologischer Tumoraufbau (EvG, Vergr. 1:50).

13.4.4.2
Pankreaskarzinome

Der überwiegende Teil der bösartigen Pankreasgeschwülste sind Karzinome. Die wesentlich selteneren Sarkome treten bevorzugt im Kindesalter auf und kommen lediglich bei 1% aller malignen Pankreastumoren vor.

Duktales Adenokarzinom

Definition: Maligner, meist im Pankreaskopfbereich lokalisierter epithelialer Tumor (Pankreaskopfkarzinom) aus schleimbildenden glandulären Formationen, welche die mittelgroßen und kleinen Pankreasgänge nachahmen (duktales Adenokarzinom).

Etwa 90% aller Pankreastumoren. Inzidenz in den westlichen Industrienationen 10:100000. Er ist besonders häufig in den USA, weniger häufiger in Deutschland, der Schweiz und Italien. Manifestationsalter: 40.–60. Lebensjahr (♂:♀ = 1,5:1).

Pathogenese: Die Ursache der Pankreaskarzinome ist immer noch unklar. Umfangreiche epidemiologische Studien haben für folgende Faktoren ein erhöhtes Pankreaskarzinomrisiko ergeben: Zigarettenrauchen, langjährige Pankreatitis (vor allem die sehr seltene, genetisch bedingte Pankreatitis) sowie die Assoziation mit einem der in Tab. 13.**9** aufgeführten Prädispositionssyndrome.

Analog zu den kolorektalen Karzinomen gehen die duktalen Pankreaskarzinome von Vorläuferläsionen in Form der pankreatischen intraepithelialen Neoplasien (PanIN) aus, die nach ihrem Dysplasiegrad eingeteilt werden (Abb. 13.**62**). Diese Karzinomvorstufen können schrittweise über folgende Sequenz in ein invasives Gangkarzinom übergehen: normales Gangepithel → flache Epithelläsion (PanIN-I) → papilläre Epithelwucherung ohne Atypie (PanIN-II) → papilläre/kribriforme Epithelwucherung mit Atypien (PanIN-III). Diese intraduktalen Läsionen kommen gehäuft in der Nachbarschaft duktaler Adenokarzinome vor. Inwieweit sie eine chronische Pankreatitis auslösen oder von ihr induziert werden, ist noch ungeklärt.

Molekularpathologisch liegt meist eine mutationsbedingte Aktivierung des Ki-ras-Onkogens vor, die bereits in PanIN-I-Läsionen gefunden werden. In PanIN-II-Läsionen finden sich eine Expression von c-erbB2 sowie eine Inaktivierung von p16 (CDKN-2 A), einer zyklinabhängigen Kinase mit negativer Zellzyklusregulation (Hemmung der Zellteilung). Die Inaktivierung der Suppressorgene p53 und des DPC4 (deleted in pancreatic carcinoma locus 4 → Signalübertragung von Genen der TGFβ-Familie) sind weitere molekularpathologische Ereignisse, die sich häufig (70–95%) in duktalen Adenokarzinomen, gelegentlich jedoch bereits in PanIn-II- und -III-Läsionen finden, aber nicht spezifisch sind.

Morphologie: Makroskopisch sind diese Tumoren derbweißlich und weisen sowohl im Primärtumor als auch in den Metastasen neben zentralen Nekrosen auch perifokale Bindegewebeneubildungen auf. Die ohnehin schon unscharfen Tumorränder werden dadurch noch undeutlicher, zumal sie in den Vernarbungsprozess der begleitenden chronisch obstruktiven Pankreatitis miteinbezogen werden. Die Pankreas- und Choledochusgangab-

Tabelle 13.9 Mit Pankreaskarzinom assoziierte, hereditäre Tumorprädispositionssyndrome

Syndrom	Mutiertes Gen	Relatives Erkrankungsrisiko
Peutz-Jeghers-Syndrom	Serin-/Threonin-Kinase (STK-11)	125
Hereditäre Pankreatitis	Protease-Serin-1 (PRSS-1)	85
Familiäres Pankreaskarzinom	?	35
Familiäres Multiple-Muttermale-und-Melanom-Syndrom (FAMMM)	zyklinabhängige Kinase 2 A (CDKN-2 A)	15
Familiäres Mamma-/Ovarialkarzinom	BRCA-2	5

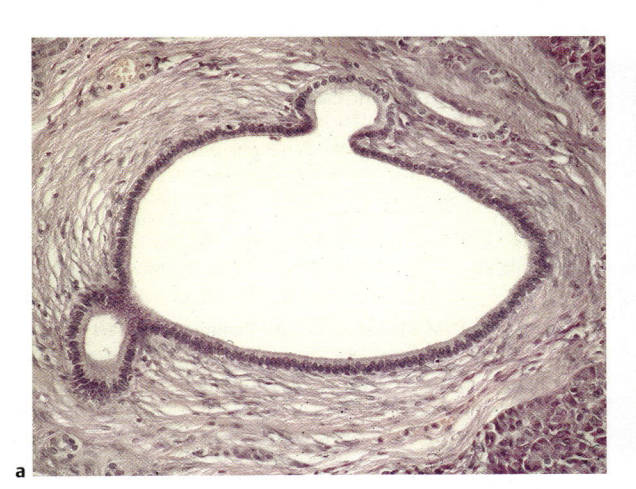

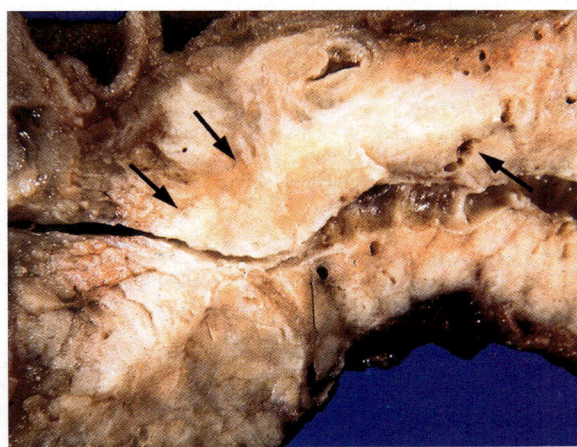

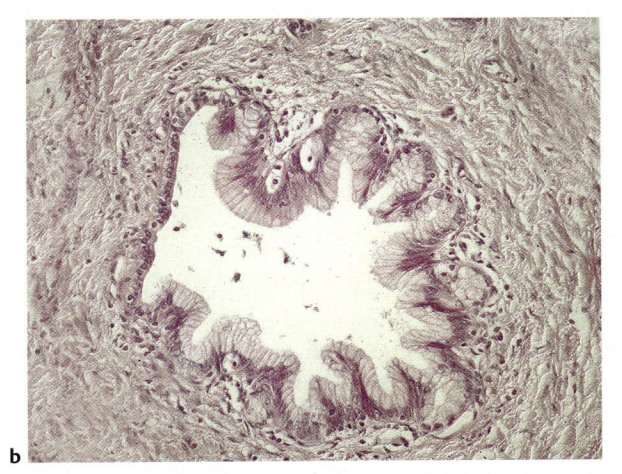

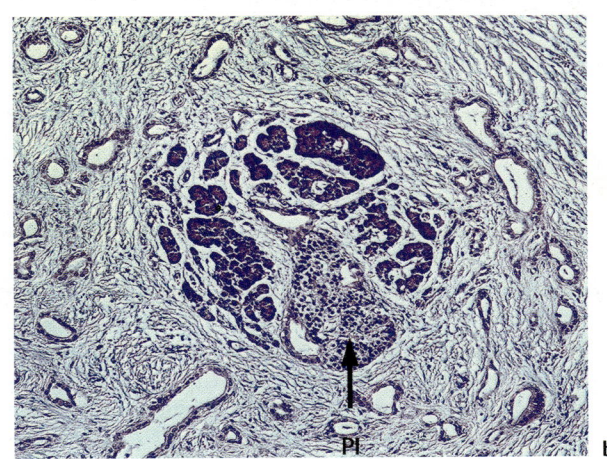

Abb. 13.62 **Pankreatische intraepitheliale Neoplasien (PanIN):**
a Normaler Pankreasgangabschnitt (HE, Vergr. 1 : 100);
b PanIN Grad II mit papillärer Epithelkonfiguration (HE, Vergr. 1 : 150).

Abb. 13.63 **Pankreaskopfkarzinom:**
a Unscharfer Tumorherd (Pfeil) mit Stenose des Ductus pancreaticus major;
b Adenokarzinom mit zentraler Pankreasinsel (PI), umgeben von exkretorischem Pankreasgewebe (HE, Vergr. 1 : 100).

schnitte proximal des Tumors sind durch die Obstruktion stark ausgeweitet (**13.63 a**).

Histologisch weisen die duktalen Adenokarzinome des Pankreas verschiedene Grade der Gewebeausreifung auf. Gut differenzierte Tumoren bilden dicht gelagerte Tumordrüsenschläuche mit polarer Anordnung der wenig polymorphen Zylinderepithelien bei gleichmäßiger Schleimproduktion (schleimbildendes Adenokarzinom). Für die weniger differenzierten Karzinome ist das Nebeneinander hoch differenzierter Drüsenformationen und wenig ausgereifter tubulärer Strukturen typisch. Charakteristisch sind die intensive desmoplastische Stromareaktion, was den Tumoren histologisch einen szirrhösen, makroskopisch einen derben Aspekt verleiht, sowie die

Nervenscheideninvasion (90%). Immunhistochemisch exprimieren die duktalen Pankreaskarzinome CEA (Abb. 13.**63 b**).

+ **Histologische Sonderformen** des duktalen Adenokarzinoms:
  1. *Muzinöses nichtzystisches Adenokarzinom* (= Gallertkarzinom): selten.
  2. *Siegelringkarzinom* mit Einzelzellverschleimung: sehr selten. Sehr schlechte Prognose.
  3. *Adenosquamöses Karzinom* mit verhornenden Plattenepithelanteilen: selten.
  4. *Undifferenziertes (anaplastisches) Karzinom*: pleomorphgroßzellig oder spindelzellig; sehr schlechte Prognose.
  5. *Pleomorph-riesenzelliges Karzinom* mit mehrkernigen Riesenzellen vom osteoklastären Typ: sehr selten. Etwas bessere Prognose als rein duktale Adenokarzinome.
  6. *Gemischtes duktal-endokrines Karzinom*: sehr selten.

+ **Klinik:** häufig dumpfer epigastraler Schmerz (wegen Nervenscheideninvasion), Gewichtsverlust, schmerzloser Ikterus, sekundäre obstruktive Pankreatitis → Maldigestion. Bei 25% der Patienten Thrombophlebitis (migrans); selten: Endocarditis thrombotica marantica.

+ **Diagnostik:** a) bildgebende Verfahren: Gangabbruch im Ductus choledochus/pancreaticus; b) erhöhte Serumwerte für CEA und CA19–9.

+ **Metastasierung:** Diese Karzinome haben zum Zeitpunkt der Diagnose oft die Organgrenze überschritten und infiltrieren ins peripankreatische Fettgewebe und/oder ins Peritoneum sowie in umliegende Hohlorgane wie Duodenum, Magen, Kolon. Sie brechen frühzeitig in Lymphgefäße ein und dehnen sich in Nervenscheiden aus. Außerdem sind sie äußerst metastasenfreudig, was in keinem Verhältnis zu ihrer Größe steht:
  - *lymphogene Metastasierung* → paraduodenale und suprapankreatische Lymphknoten;
  - *hämatogene Metastasierung* → Leber (65%), Lunge/Pleura (25%), Skelettsystem (10%);
  - *kavitäre Metastasierung* → Peritoneum.

Azinuszellkarzinom

Definition: Seltener maligner, von den Drüsenazini ausgehender Pankreastumor, meist im Pankreasschwanz.
Etwa 1% aller Pankreaskarzinome; Manifestationsalter: 5. Lebensdekade ($♀:♂ = 1:2,5$).

Morphologie: Makroskopisch unterscheidet sich das Azinuszellkarzinom kaum vom duktalen Adenokarzinom. Histologisch findet man in gut differenzierten Tumorarealen azinäre und trabekuläre Zellverbände. Die Tumorzellen haben ein eosinophiles, feinkörniges Zytoplasma und zeigen eine PAS-positive Reaktion im apikalen Zellpol, aber nicht im Azinuslumen. Sie enthalten elektronenmikroskopisch nachweisbare Zymogengranula mit Amylase, $α_1$-Antitrypsin sowie Lipase und sind als pathobiologische Besonderheit sekretorisch aktiv.

+ **Klinik:** Bei einer Reihe von Patienten, überwiegend Männern über 60 Jahren, tritt bei sekretorisch-aktiven Azinuszellkarzinomen gelegentlich Lipase ins Blut über, was mit einer disseminierten Pannikulitis, Polyarthropathie und Bluteosinophilie einhergeht. Die Azinuszellkarzinome metastasieren – wenn überhaupt – erst sehr spät. Somit ist ihre Prognose recht gut.

Pathologische TNM-Klassifikation der Pankreastumoren

- **pT1:** Tumor ≤ 2 cm, auf Pankreas begrenzt,
- **pT2:** Tumor > 2 cm, auf Pankreas begrenzt,
- **pT3:** Tumor breitet sich jenseits des Pankreas, aber nicht in Truncus coeliacus oder A. mesenterica superior aus,
- **pT4:** Tumor infiltriert auch Truncus coeliacus oder A. mesenterica superior.
- **pN1:** regionäre Lymphknotenmetastasen.

In der Leber werden Stoffe auf- und umgebaut und viele davon auch in eine ausscheidungsfähige Form gebracht. Einen Teil davon, wie die Abbauprodukte des Blutfarbstoffes, entsorgt die Leber über die Galle selbst. Den anderen Teil sowie die in kleinen Mengen stetig anfallenden Stoffwechselschlacken reicht sie an ein Organsystem weiter, das sich im Verlauf der Entwicklung auf die Absonderung und Ausscheidung solcher Schadstoffe spezialisiert hat. Die Erkrankungen dieses Systems werden im folgenden Kapital besprochen: „*Uropoetisches System*".

14 Uropoetisches System

U.-N. Riede, H.-J. Rumpelt, G. Sauter, O. Schmid, St. Störkel

14.1 Nieren 810

14.1.1 Ontogenetische Läsionen 810
Nierenagenesie 811
Nierendystopien 811
Nierenzysten/Zystennieren 811

14.1.2 Zirkulatorische Läsionen 813
Renovaskulopathien 813
Arterielle Störungen 815
Venöse Störungen 816
Kreislaufschock 816

14.1.3 Metabolische Läsionen 817
Kongenitale Tubulopathien 817
Erworbene Tubulopathien 817
Diabetische Nephropathie 819
Harnsäurenephropathie 820
Leichtkettennephropathie 820
Nierenamyloidose 821
Nephrokalzinose 822
Eklampsieniere 822
Hereditäre Glomerulopathie 822

14.1.4 Entzündliche Läsionen 824
Glomerulonephritis 824
Primäre GN 827
Sekundäre GN 833
Glomerulonephritische Schrumpfniere 834
Tubulointerstitielle Nephritis 835

14.1.5 Terminale Läsionen 840
Akutes Nierenversagen 840
Chronische Niereninsuffizienz 840
Hepatorenales Syndrom 841

14.1.6 Neoplastische Läsionen 841
Mesenchymale Tumoren 841
Epitheliale Tumoren 842
Pädiatrische Nierentumoren 847

14.2 Ableitende Harnwege 849

14.2.1 Ontogenetische Läsionen 850

14.2.2 Metabolische Läsionen 851
Urolithiasis 851

14.2.3 Entzündliche Läsionen 852
Akute bakterielle Urozystitis 852
Chronische (unspezifische) Urozystitis 852
Chronisch granulomatöse Urozystitis 852
Urozystitis-Sonderformen 853

14.2.4 Tumorartige Läsionen 854

14.2.5 Neoplastische Läsionen 854
Urothelneoplasien 854
Nichturotheliale Neoplasien 857

14.2.6 Funktionelle Läsionen 858

14.1 Nieren

Abkürzung: GN = Glomerulonephritis

Entwicklungsgeschichtlich gehen beide Nieren aus zwei getrennten Blastemen hervor, dem metanephrogenen Gewebe und der Ureterknospe, die sich gegenseitig induktiv beeinflussen. Läuft dabei etwas „schief", resultieren die recht häufigen **ontogenetischen Läsionen**. Die wichtigsten darunter sind die verschiedenen Formen der Zystennieren (polyzystische Nierenerkrankungen). Beide Nieren eines Erwachsenen wiegen zusammen 250 g. Die kleinste morphologisch fassbare Funktionseinheit der Nieren ist das Nephron. Es besteht aus einem Glomerulus und dem zugehörigen Tubulus, der den Primärharn ableitet. Dieser mündet in ein Sammelrohr, das viele Nephrone drainiert und die Verbindung zum Nierenbecken herstellt. Um das tägliche Soll an 150 l Primärharn produzieren zu können, müssen die Nieren pro Minute von 1 l Blut durchströmt werden. Störungen der Nierendurchblutung, sei es durch Verlegung, sei es durch funktionelle Ausschaltung von bestimmten Gefäßstrecken des großen Kreislaufs, führen zu **zirkulatorischen Läsionen**. Diese können auf hämodynamische oder auf vaskuläre Störungen zurückgehen. Da täglich aus den 150 l Primärharn außer 148,5 l Wasser auch eine Reihe wichtiger Substanzen über aktive transmembranöse Transportmechanismen der Tubulusepithelien zurückgewonnen werden, erstaunt es nicht, dass bestimmte Enzym- und/oder Membrandefekte **metabolische Läsionen** zur Folge haben. Dabei werden bestimmte Stoffe – meist Metabolite des Eiweiß- oder Kohlenhydratstoffwechsels – entweder pathologischerweise im Harn ausgeschieden oder im Nierengewebe abgelagert. Je nach auslösender Ursache gehen diese Prozesse von den Glomeruli (Glomerulonephrosen) oder den Tubuli (Tubulusnephrosen) aus. Abhängig davon, ob die Glomeruli oder das Interstitium primärer Schauplatz einer **entzündlichen Läsion** sind, handelt es sich um eine Glomerulonephritis oder um eine tubulointerstitielle Nephritis. Die verschiedenen Glomerulonephritiden werden meist durch Immunkomplexe hervorgerufen, die über den Blutstrom eingeschwemmt werden. Im Gegensatz zu Entzündungen in den meisten anderen Geweben tritt bei einer Glomerulonephritis das zelluläre Entzündungsinfiltrat nur in wenigen Fällen in den Vordergrund. Das histologische Bild wird vielmehr durch eine Reaktion von Mesangium und Kapselepithel geprägt. Dazu gesellen sich mehr oder weniger ausgeprägte Veränderungen der Basalmembran, die ja bei entsprechender Exposition die Antigene absiebt. Wenn die interstitielle Nephritis als bakteriell inszenierte Entzündung in den ableitenden Harnwegen beginnt und über das Nierenbecken (= Pyelon) ins Nierenparenchym aufsteigt, wird sie als Pyelonephritis bezeichnet. Die seltenere nichtbakterielle interstitielle Nephritis stellt meist eine Überempfindlichkeitsreaktion auf virale oder bakterielle Antigene oder Arzneimittel dar. Lange schwelende Entzündungen der Niere führen schließlich infolge Vernarbung bis zur glomerulonephritischen oder pyelonephritischen Schrumpfniere. Solche Nieren weisen als **terminale Läsion** eine irreversible Niereninsuffizienz auf. Grundsätzlich können von allen Geweben, die am Aufbau der Niere beteiligt sind, **neoplastische Läsionen** ausgehen. Die klinisch wichtigsten unter ihnen sind im Kindesalter das Nephroblastom (Wilms-Tumor) und im Erwachsenenalter das Nierenzellkarzinom. Der Wilms-Tumor ist durch einen Verlust des WT1-Tumorsuppressorgens charakterisiert, das normalerweise das Tumorwachstum unterdrückt und die Gewebedifferenzierung fördert. Dementsprechend ist er aus einem embryonal anmutenden Gewebe aufgebaut und oft mit anderen Fehlbildungen assoziiert. Das Nierenzellkarzinom geht von den renalen Tubuli aus.

14.1.1 Ontogenetische Läsionen

Orthologie: In der frühen Embryogenese entwickeln sich aus dem intermediären Mesoderm der linke und rechte nephrogene Gewebestrang. Aus ihm gehen nacheinander unter dem Einfluss von HOX-Genen (S. 316) drei Nierengenerationen in Form des Pro-, Meso- und Metanephros hervor. Während sich die beiden Ersteren in kraniokaudaler Richtung nacheinander wieder zurückbilden, entsteht die permanente Nachniere (Metanephros) aus zwei Anlagen: a) metanephrogenem Gewebe und b) Ureterknospe (Ausstülpung des Urnierengangs = Wolff-Gang). Bleibt die Ureterknospenbildung infolge einer Differenzierungsstörung des Wolff-Ganges in seinem kaudalen Ende aus, so resultiert eine Nierenagenesie. Beide Anlagen beeinflussen sich gegenseitig induktiv in ihrem weiteren Wachstum und in ihrer Differenzierung. Eine Störung dieses Prozesses führt zur zystischen Nierendysplasie.
Im weiteren Verlauf wandert die Ureterknospe in dorsokraniale Richtung vor und dringt in das metanephrische Blastem ein, das sich kappenförmig über die Ureterknospe legt. Das kraniale Ende der Ureterknospe wird zum Nierenbecken, der Stiel zum Ureter. Das Nierenbecken teilt sich weiter in Nierenkelche auf, von denen jeweils die Sammelrohre unter dichotomer Teilung auswachsen. Jedes blind endende Sammelrohr induziert im angrenzenden metanephrischen Mesenchym die Ausbildung der Glomeruli und der uropoetischen Tubuli. Stand früher im pathogenetischen Verständnis der Zystennieren ein gestörter Anschluss der neugebildeten Nephrone an das Sammelrohrsystem im Vordergrund, werden heute morphogenetische Störungen im Verlauf der Organogenese in Form von Läsionen der HOX-Gene (S. 316) oder einer überschießenden Reagibilität auf Wachstumsfaktoren verantwortlich gemacht, auf die sich noch eine Beeinträchtigung der tubulären Funktion mit konsekutiver Proteinurie aufpfropft. Die Nieren werden zunächst im kleinen Becken angelegt, verlagern sich aber im Verlaufe der Entwicklung in die Lumbalregion, wobei sie durch eine arterielle Gabel hindurchtreten, die durch die Umbilikalarterien gebildet wird. Störungen dieses Prozesses führen zur Nierendystopie.

14.1.1.1
Nierenagenesie

Definition: Sehr seltenes, ein- oder doppelseitige Fehlen der Nieren, Nierenarterien und Ureteren.

Morphologie: Man unterscheidet:
- *Doppelseitige Nierenagenesie* (Arenie): Sie ist mit dem Leben nicht vereinbar und häufig mit Gesichtsfehlbildungen (renofaziale Dysplasie) sowie mit Lungenhypoplasie kombiniert.
- *Einseitige Nierenagenesie:* Sie ist häufig mit Fehlbildungen der Genitalorgane kombiniert (vgl. Abb. 6.18, S. 302). Die gegenseitige Niere ist hypertrophiert und wird infolge Überlastung gelegentlich insuffizient.

14.1.1.2
Nierendystopien

Definition: Entwicklung des definitiven Metanephros an ektoper Stelle mit konsekutiver Fehllage der Niere (Nierenektopie).
- *Beckenniere:* In diesem Fall steigt die Niere nicht aus der Beckenregion auf. Die Ureteren bleiben kurz; die Blutversorgung erfolgt aus der tiefen Beckenaorta oder den Iliakalgefäßen.
- *Hufeisenniere:* Sie entsteht dadurch, dass beide Nieren beim Durchtritt durch die Arteriengabel so nahe aneinander gedrückt werden, dass sie am unteren Pol miteinander verwachsen. Ihr Aszensus wird durch eine Verbindung mit der A. mesenterica inferior verhindert.

✚ **Klinisch** prädisponieren diese Lageanomalien der Nieren zu Pyelonephritiden und behindern gelegentlich den Geburtsvorgang.

14.1.1.3
Nierenzysten/Zystennieren

Allgemeine Definition: Zystennieren stellen eine heterogene Gruppe von prognostisch ungünstigen Nierenerkrankungen dar, denen wegen angeborener oder erworbener Ursachen die Ausbildung multipler flüssigkeitsgefüllter, mit Epithel ausgekleideter Hohlräume gemeinsam ist. Davon abzugrenzen sind die häufigen, einzeln vorkommenden Nierenzysten, die nie mit einer Niereninsuffizienz einhergehen und prognostisch günstig sind.

Allgemeine Pathogenese der Zystennieren: Zystische Nierenerkrankungen sind recht häufig und werden bei 1–3% aller Autopsien festgestellt. Sie sind oft eine Teilkomponente von Fehlbildungssyndromen und dementsprechend mit anderen zystischen Organfehlbildungen kombiniert. Als mögliche formalpathogenetische Mechanismen für die zugrunde liegende Zystenbildung werden folgende 3 Mechanismen diskutiert:

- *intratubuläre Druckerhöhung* infolge distaler Tubulusobstruktion (Epithelhyperplasie) und/oder tubulärer Funktionsstörung mit konsekutiver Proteinurie (vermutlich bei Narbennieren und dialysepflichtigen Nieren);
- *Basalmembrandefekt* mit pathologischer Nachgiebigkeit der tubulären Wandung (vermutlich bei familiärer juveniler Nephronophthise);
- *morphogenetisch bedingte, tubuläre Epithelhyperplasie* mit Synthesestörung basalmembranartiger extrazellulärer Matrix (vermutlich bei polyzystischer Nephropathie).

Abhängig von Pathogenese und Manifestationsalter unterscheidet man verschiedene Formen der Zystennieren. Diese sind in Tab. 14.1 zusammengestellt. Die wichtigsten unter ihnen werden im Folgenden besprochen.

Adulte polyzystische Nephropathie

Syn.: autosomal dominante (adulte) polyzystische Nierenerkrankung, Zystennieren des Erwachsenen, polyzystische Nierendysplasie Potter Typ III

Definition: Häufige, autosomal dominant vererbte Nierenfehlbildung mit vorwiegend doppelseitiger polyzystischer Degeneration des Nierenparenchyms in Form von Zystennieren und Progredienz zur Niereninsuffizienz im Erwachsenenalter.

Inzidenz 1 : 1000. Altersmäßiger Manifestationsgipfel: 2.–4. Lebensdekade ($\delta:\female = 1:1$).

Pathogenese: Die genetische Läsion ist heterogen und beruht auf einer (rezessiven) Mutation der PKD-Gene (= **p**olycystic **k**indney **d**isease). Ihre Genprodukte sind die Polycystine, die nicht nur in den Tubulusepithelien, sondern auch in anderen Zellen exprimiert werden.

Molekularpathologie: Die beiden am besten untersuchten Polycystine sind das Polycystin-1 und -2:
- PKD-1 auf Chromosom 16 p13.3 kodiert das „Polycystin-erste Hauptfunktion": Aktivierung und Stabilisierung der Ionenkanaleigenschaften von PKD-2.
- PKD-2 auf Chromosom 4 q21–23 kodiert für das „Polycystin-zweite Hauptfunktion": Kanalprotein, das sich zusammen mit Polycystin-1 zu einem Calciumkanal zusammensetzt.

Die Mutation dieser PKD-Gene zieht folgende pathogenetische Kettenreaktion nach sich: Mutation beider PKD-Allele → Störung tubulärer Ionenkanäle → Störung der tubulären Signaltransduktion → Störung der tubulären Morphogenese und Flüssigkeitssekretion → Zystenbildung.

Morphologie: Die Nieren sind stark vergrößert, mehrere Kilogramm schwer und enthalten massenhaft bis zu mehrere Zentimeter große Zysten (vgl. Abb. 14.1 b). Diese können in allen Abschnitten der Nephren auftreten, sind dünnwandig und werden von einem kubischen Epithel ausgekleidet. Sie enthalten eine urinartige, meist klare, gelegentlich trübe Flüssigkeit. Die Tubuli sind trotz Zysten durchgängig. Zwischen den Zysten findet man zahlreiche normale Nephren, die über Jahre hinweg eine ausreichende Nierenfunktion aufrechterhalten. Das Interstitium ist oft fibrosiert und entzündlich verändert.

Tabelle 14.1 Formen der Zystennieren/Nierenzysten

Zystennierentyp (Potter-Typ)	1. Manifestationsalter 2. Vererbungsmodus 3. Lokalisation	Morphologie	Komplikationen/ Begleiterkrankungen
Infantile, polyzystische Nephropathie (Typ I)	1. Neugeborene, Säuglinge 2. Autosomal rezessiv 3. Doppelseitig	stark vergrößerte Nieren mit 1–2 mm großen Sammelrohrzysten (Abb. 14.1 a)	Niereninsuffizienz, Leberfibrose
Dysplastische Zystenniere (Typ II)	1. Säuglinge, Kleinkinder 2. Nicht erblich 3. Ein-/doppelseitig	polyzystische Nieren ohne normale Nephren, kortikale Zysten	obstruktive Ureteren- und Blasenfehlbildungen, rezidivierende Harnwegsinfekte
Adulte polyzystische Nephropathie (Typ III)	1. 20.–40. Lebensjahr 2. Autosomal dominant 3. Doppelseitig	stark vergrößerte Nieren mit Zysten in allen Nephronabschnitten (Abb. 14.1 b)	häufig Leberzysten, Hirnbasisarterienaneurysmen, Pyelonephritis, Hypertonie, Urämie
Familiäre Nephronophthise	– Jugendalter: autosomal rezessiv – Erwachsenenalter: autosomal dominant – Adoleszenzalter: sporadisch, doppelseitig	Schrumpfnieren mit feingranulärer Oberfläche; chronisch-sklerosierende interstitielle Nephropathie mit distalen Tubuluszysten	Nephronophthisenkomplex: mentale Retardierung, Retinopathia pigmentosa, Leberfibrose, Knochenanomalie, Ataxie, Kolobom, renaler Salzverlust, Urämie
Markschwammniere	1. Erwachsene 2. Sporadisch 3. 80% bilateral	Sammelrohrzysten in den Papillen mit Konkrementen	rezidivierende Harnwegsinfekte, Urolithiasis
Erworbene zystische Nephropathie	1. Jedes Lebensalter 2. Nicht erblich 3. Dialysebedingt	ähnlich wie adulte polyzystische Nephropathie	chronische Niereninsuffizienz
Einfache Nierenzysten	1. Jedes Lebensalter 2. Nicht erblich 3. Ein- oder doppelseitig	solitäre oder multiple, bis 5 cm große Zysten (Abb. 14.1 c)	selten Pyelonephritis

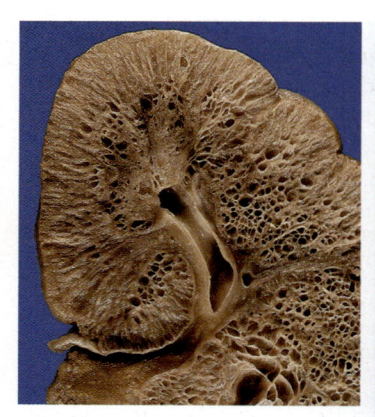

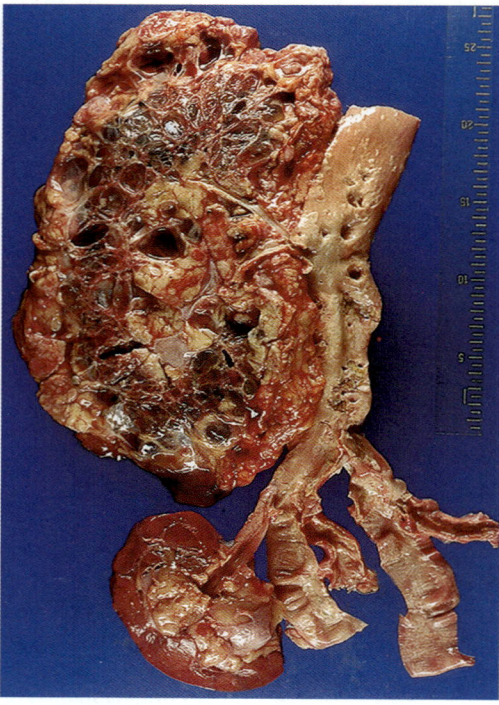

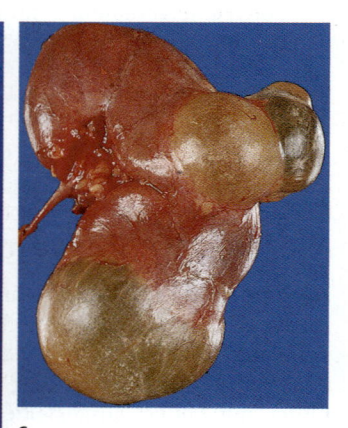

Abb. 14.1 **Zystennieren:**
a Infantile dysplastische Zystenniere (Typ Potter I) mit schwammartiger Umgestaltung des Parenchyms (Schwammniere);
b adulte polyzystische Niere (Typ Potter III) an regelrechter Stelle mit Transplantatniere in Iliakalgabel;
c solitäre Nierenzysten.

Klinik: Die adulte Form der Zystenniere ist häufig kombiniert mit Leberzysten (40%), seltener mit Pankreas-, Milz-Lungen-Zysten sowie mit beerenförmigen Aneurysmen der Hirnbasisarterien (40%). Gelegentlich gleichzeitig Mitralklappenprolapssyndrom. Die Erkrankung wird häufig durch eine Pyelonephritis mit/ohne Nephrolithiasis kompliziert, die zur Niereninsuffizienz mit Urämie führt. Erste Symptome treten in der 5. Lebensdekade auf, oft als Hämaturie.

Infantile polyzystische Nephropathie

Syn.: Zystenniere vom infantilen Typ, autosomal rezessive (infantile) polyzystische Nierenerkrankung, polyzystische Nierendysplasie Potter Typ I, Schwammniere

Definition: Seltene, autosomal rezessiv vererbte, bilaterale Zystennieren mit Manifestation im Neugeborenen-/Säuglingsalter (Inzidenz: 1 : 10000–20000).

Morphologie: Die Nieren sind bereits bei der Geburt wegen einer diffusen Ektasie der bis zu 2 mm weiten Sammelrohre symmetrisch erheblich vergrößert (je 300 g). Die Nierenoberfläche ist gleichmäßig mit Bläschen gewissermaßen übersät (vgl. Abb. 14.1 a). Auf der Schnittfläche finden sich zylindrisch ausgeweitete Sammelrohre in radiärer Ausrichtung innerhalb der Pyramiden (Sammelrohrzysten), was den Nieren einen schwammartigen Aspekt verleiht (= Schwammniere).

Klinik: Verlauf in folgenden beiden Varianten:
- Tod im Nierenversagen innerhalb der ersten 8 Monate. Über die Hälfte aller Sammelrohre ist ektatisch. Leberfibrose.
- Nierensymptomatik erst nach 3 Monaten bis zu 5 Jahren. Nur ein Fünftel aller Sammelrohre ist ektatisch. Erhebliche portale Leberfibrose vom cholangiodysplastischen Typ (Gallengangsektasie).

Nierenzysten

Definition: Häufige sporadische, meist solitäre Zyste in der Niere mit Auskleidung durch ein tubuläres Epithel.

Pathogenese: Der kugelförmige Hohlraum entsteht aus einem Nephronabschnitt, nachdem dieser dauerhaft (etwa durch Vernarbung) die Verbindung zu seinem Nephron verloren hat. Die Zyste wächst durch die Flüssigkeitsansammlung, wird bis zu 5 cm groß und komprimiert dadurch das umgebende Nierengewebe.

Komplikationen: Ruptur, Infektion, Blutung. Bei großer Zystenzahl muss eine Zystennierenerkrankung abgeklärt werden.

14.1.2
Zirkulatorische Läsionen

14.1.2.1
Renovaskulopathien

Fibromuskuläre Dysplasie

Siehe S. 431.

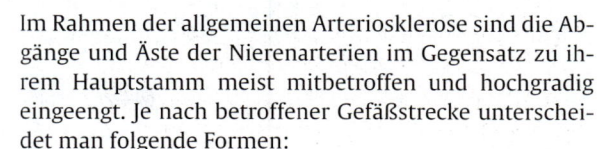

Arteriosklerose

Im Rahmen der allgemeinen Arteriosklerose sind die Abgänge und Äste der Nierenarterien im Gegensatz zu ihrem Hauptstamm meist mitbetroffen und hochgradig eingeengt. Je nach betroffener Gefäßstrecke unterscheidet man folgende Formen:
- *Zentrale Nierenarteriensklerose* (= Abgangsstenose der Nierenarterie): Sie hat eine Minderdurchblutung der ganzen Niere und eine entsprechende „zentralarterielle Schrumpfniere" zur Folge, die histologisch einem Subinfarkt gleicht. Bei einseitiger Manifestation resultiert eine Aufschaukelung des Renin-Angiotensin-Mechanismus → renovaskuläre Hypertonie. Der juxtaglomeruläre Apparat ist hypertrophiert.
- *Periphere Nierenarteriensklerose* (= Stenose der Nierenarterienäste oder intrarenaler Arterien) mit stenosierender Intimafibrose: Sie führt in Abhängigkeit vom Kaliber des betroffenen Gefäßes zu zentimetergroßen, unregelmäßig begrenzten, dunkelroten eingezogenen Narben der Nierenoberfläche.

Arteriolosklerose/-hyalinose

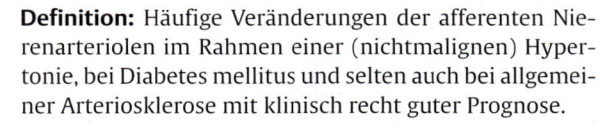

Definition: Häufige Veränderungen der afferenten Nierenarteriolen im Rahmen einer (nichtmalignen) Hypertonie, bei Diabetes mellitus und selten auch bei allgemeiner Arteriosklerose mit klinisch recht guter Prognose.

Prädilektionsalter: meist nach dem 60. Lebensjahr (♂:♀ = 1 : 1).

Pathogenese: Hypertonie (S. 387).

Morphologie: Makroskopisch sind die Nieren bei starker Ausprägung verkleinert und weisen eine rote, feingranulierte Oberfläche auf (rote Granularatrophie). Diese Granulierung kommt durch 1–3 mm große subkapsuläre Rindennarben mit dazwischen liegenden intakten Rindengebieten zustande, die noch gut durchblutet und daher rot sind. Auf der Schnittfläche ist die Rindenzone verschmälert, das Mark gut erhalten. Histologisch findet man Veränderungen, wie sie für eine hypertone Arterio-/Arteriolopathie (S. 429) typisch sind. Diese Veränderungen beeinträchtigen die Nierendurchblutung, was zunächst eine geringe Vermehrung der mesangialen Matrix sowie eine herdförmige, segmentale Glomerulussklerosierung zur Folge hat. Später verödet der Glomerulus hyalin. Schließlich atrophiert das ganze Nephron und geht unter (Abb. 14.2).

Klinik: Hypertonie. Da nur wenige Patienten an Urämie sterben → Bezeichnung als „benigne" Hypertonie.

Arteriolonekrose

Mit fibrinoider Wandnekrose einhergehende Läsion der renalen Arteriolen bei Erkrankungen der endotheliotropen Nephroangiopathien (s. u.).

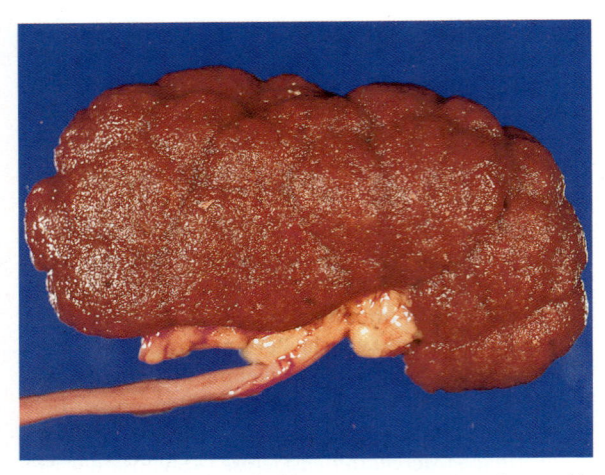

Abb. 14.2 **Renale Arteriolosklerose** mit roter Granularatrophie der Niere.

Arteriitis

Alle systemischen Arterienentzündungen können auch die Nierenarterien mit einbeziehen. Sie sind in absteigender Häufigkeit in Tab. 14.2 aufgelistet. Im Folgenden wird auf die Panarteriitis nodosa näher eingegangen.

Panarteriitis nodosa

Definition und Pathogenese: s. S. 437.

Morphologie: Etwa 90% aller Patienten mit Panarteriitis nodosa zeigen einen Nierenbefall. Je nach Verlaufsform unterscheidet man an der Niere folgende Formen:
- *Makroskopische Form*: Betroffen sind vorwiegend die Interlobular- und Arkuataarterien (Aneurysmabildung!), aber nicht die Glomeruli. Die Nieren sind durch multiple grobfeldrige Infarkte (typisch!), Infarktnarben, Subinfarkte und dazwischen liegende hypertrophische Parenchymbezirke verändert.
- *Mikroskopische Form*: Betroffen sind die Glomeruli, vereinzelt auch die Arteriolen und peripheren Inter-

lobulararterien. Histologisch findet man eine pauciimmune nekrotisierende extrakapilläre Glomerulonephritis, selten eine granulomatöse Arteriitis. Da keine größeren Arterienäste befallen sind, fehlen makroskopische Rindennarben.

✚ Klinik: Angiographischer Nachweis der intrarenalen entzündlichen Aneurysmata. Die meisten Patienten entwickeln eine Hypertonie. 5-Jahres-Überlebensrate 20%.

Endotheliotrope Nephroangiopathie

Definition: Histologisch gleichförmiges Reaktionsmuster der Nierenarterien und -glomeruli auf eine primäre Endothelschädigung, die toxisch, infektiös oder immunologisch ausgelöst sein kann.

Pathogenese: Die Ursache ist je nach Patientenalter verschieden:
- *Kinder*: In diesen oft epidemischen Fällen liegt ein postinfektiöses hämolytisch-urämisches Syndrom (S. 401) wegen Bildung endotheliotoxischer shigaartiger Verotoxine vor.
- *Erwachsene*: Diesen meist sporadischen Fällen liegt eine maligne Nephrosklerose, Ciclosporintherapie, Sklerodermie, sytemischer Lupus erythematodes, EPH-Gestose oder vaskuläre Abstoßungsreaktion einer Transplantatniere zugrunde.

Morphologie: Das histologische Bild gleicht weitgehend demjenigen der thrombotisch-thrombozytopenischen Purpura, beschränkt sich aber auf die Nieren. Diese sind meist nicht verkleinert und zeigen auf der Oberfläche petechiale Blutungen. Die Nierenveränderungen variieren überdies mit dem Krankheitsstadium:
- *Akutes Stadium:* Im Mittelpunkt steht die bis zur Nekrose reichende Endothelschädigung der betroffenen Gefäße (Arteriolonekrose). Dies hat zur Folge, dass unter dem Bild einer fibrinoiden Nekrose fibrinhaltige Plasmabestandteile in die Gefäßwand einsickern, was meist mit einer thrombotischen Gefäßverstopfung einhergeht. Sind die Glomerulusendothelien (mit-)betroffen, so quillt deren Kapillarwand auf, und die Kapillarschlingen sind wegen Mikrothrombosierung und Hämostase vergrößert. Das Mesangium kann segmental aufgelöst sein.
- *Chronisches Stadium:* Auf den protrahierten Endothelschaden reagiert die Wand nahezu aller intrarenaler Arterien mit einer sog. Zwiebelschalenarteriopathie (S. 441). Dies hat zur Folge, dass die kontributären Glomeruli wegen der Minderdurchblutung kollabieren und sich ihre Schlingenkonvolute am Gefäßpol in girlandenförmiger Fältelung zusammenziehen. Endotheliotoxisch geschädigte glomeruläre Kapillarschlingen sind verdickt und doppelkonturiert. In einigen Glomeruli sind die Schlingen ischämisch kollabiert, wenn nicht sogar nekrotisch, und ihre Basalmembranen girlandenförmig gefältelt. Im juxtaglomerulären Apparat sind die renin-

Tabelle 14.2 **Systemische Arteriitiden** (in absteigender Häufigkeit) und betroffene Nierengefäßstrecke

Arteriitisform	Bevorzugte renale Gefäßprovinz
Wegener-Granulomatose	Arteriolen, Glomeruli
Systemischer Lupus erythematodes	Glomeruli, intratubuläre Kapillaren (Arteriolen)
Panarteriitis nodosa – Makroform – Mikroform	Interlobär-, Arcuataarterien Glomeruli, Arteriolen
Riesenzellarteriitis (sehr selten)	Nierenarterienhauptstamm
Thrombangiitis obliterans (Rarität)	Nierenarterienhauptstamm

produzierenden epitheloiden Zellen hyperplasiert. Bei exzessiver Hypertonie findet man vor allem in Hilusnähe segmentale Mesangium- und Kapillarwandnekrosen.

Klinik: Sie ist phasenabhängig:
- *Akutphase:* prolongierte Oligoanurie → dialysepflichtige akute Niereninsuffizienz;
- *Spätphase:* dialysepflichtige chronische Niereninsuffizienz, hochgradige arterielle Hypertonie. Rekurrenz möglich.

14.1.2.2
Arterielle Störungen

Einengungen des präanalen oder intrarenalen Gefäßabschnitts führen zu diffusen oder lokalisierten Minderdurchblutungen der Niere. Dabei bleiben, je nachdem wie rasch, wie schwerwiegend und wie lange die Nierenperfusion insuffizient ist, unterschiedliche Nierenschäden zurück.

Anämischer Niereninfarkt

Definition: Seltener Folgezustand nach einer akuten, absoluten anhaltenden Ischämie in einem Nierenareal (S. 413) wegen okklusiver Vaskulopathie der Nierenarterie oder eines ihrer Äste.

Pathogenese: Ursächlich liegt meist eine Thromboembolie aus dem linken Herzen mit embolischem Verschluss eines Nierenarterienstammes oder eines seiner Äste vor. Seltenere Verschlusskrankheiten sind eine stenosierende Arteriosklerose, Panarteriitis nodosa oder eine Cholesterinembolie (führt meist zu Subinfarkten).

Morphologie: Größe und Form der anämischen Niereninfarkte entsprechen dem Versorgungsgebiet der verschlossenen Endarterie:
- *A.-arcuata-Verschluss* → quaderförmiger, zentimetergroßer Rindeninfarkt, der die gesamte Rindendicke umfasst (Abb. 14.3 a);
- *Interlobulararterienverschluss* → kegelförmiger Rindeninfarkt mit Kegelbasis an der Nierenkapsel;
- *Nierenarterienstammverschluss* → Infarzierung der gesamten Niere (sehr selten).

Der anämische Niereninfarkt selbst ist zunächst als lehmgelbes Areal mit allmählich auftauchender hämorrhagischer Randzone zu erkennen. Lediglich ein schmaler subkapsulärer Nierenparenchymstreifen ist noch vital, weil er über Kollateralen der Kapselarterien versorgt wird. Im Verlauf von Monaten wird das Infarktgebiet über ein resorptives Granulationsgewebe zu einem kraterförmigen oder plateauartig abgesunkenen Rindendefekt abgebaut.

Klinik: inkonstant Flankenschmerz und Makrohämaturie.

Nierensubinfarkt

Definition: Sehr seltener Folgezustand nach einer chronisch anhaltenden, relativen Ischämie im Versorgungsgebiet eines Arterienastes.

Pathogenese: Ursächlich liegt meist eine stenosierende Arteriopathie (arteriosklerotischer, entzündlicher oder neoplastischer Natur) eines Nierenarterienastes vor, die im Versorgungsgebiet über eine chronische Mangeldurchblutung dazu führt, dass das Nierenparenchym ganz oder teilweise (meist am Nierenpol) ohne Nekrose schrumpft.

Morphologie: Makroskopisch fallen diese Subinfarkte an der Nierenoberfläche als eingezogene Areale auf (Abb. 14.3 b). Histologisch sind die Tubuli hochgradig atrophisch, während die Glomeruli lange unverändert bleiben, weil sie gegenüber Sauerstoffmangel weniger vulnerabel sind. Später, nachdem die atrophischen Tubuli verschwunden sind, liegen die Glomeruli dicht beieinander.

Klinik: renale Hypertonie.

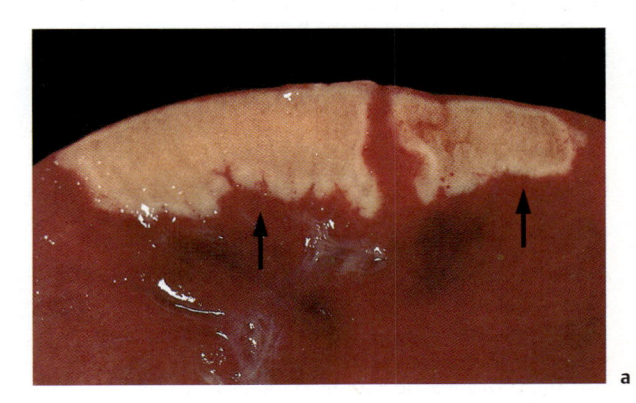

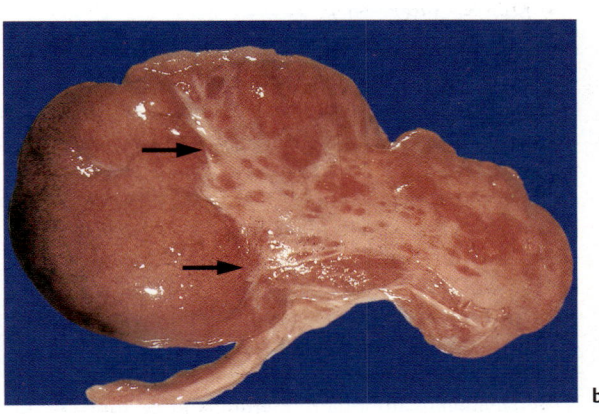

Abb. 14.3 Niereninfarkte:
a Anämische Niereninfarkte mit hämorrhagischen Randzonen (Pfeile);
b Subinfarkt mit narbiger Schrumpfung des oberen Nierenpols (Pfeile) infolge hochgradiger Gefäßstenose.

14.1.2.3
Venöse Störungen

Stauungsnieren

Sie werden durch eine venöse Einflussstauung vor dem insuffizienten rechten Ventrikel hervorgerufen. Die Nieren sind dadurch vergrößert und blutreich, wobei auf der Schnittfläche vor allem das Mark dunkel-blaurot erscheint. Bei länger dauernder Stauung werden die Nieren durch eine interstitielle Fibrosierung (= Stauungsinduration) verfestigt.

Nierenvenenthrombose

Ihr Ursachenspektrum umfasst Nierentrauma und -kompression, nephritisches Syndrom, vor allem im Rahmen der membranösen Glomerulonephritis, Schwangerschaft und orale Kontrazeptiva. Die resultierende Behinderung des Blutabflusses führt dazu, dass die Niere anschwillt. Die Nierenvenenthrombose verstärkt zwar eine vorbestehende Proteinurie, verursacht diese aber nicht.

Hämorrhagischer Niereninfarkt

Er geht auf eine sich rasch entwickelnde Thrombose einer großen Nierenvene zurück. Bei langsamer Entstehung können sich noch Kollateralen entwickeln und den hämorrhagischen Infarkt verhindern (sehr selten!).

14.1.2.4
Kreislaufschock

Syn.: prärenales akutes Nierenversagen (= ANV); Schocknieren

Definition: Pathologisch-anatomische Nierenveränderungen beim Kreislaufschock, die mit einer rasch auftretenden, potenziell reversiblen Niereninsuffizienz (akutem Nierenversagen) einhergehen.

Pathogenese: s. S. 395.

Morphologie: Makroskopisch sind die Nieren durch funktionelle Ausschaltung aus dem Blutkreislauf wegen eines erhöhten Wassergehaltes schwer (bis zu 250 g), weich und blass. Die Rinde ist wegen der Ischämie blass, das Mark wegen der rechtskardialen Insuffizienz und der damit verbundenen venösen Hämostase düsterrot.
Histologisch findet man in diesen Nieren Tubuli mit flachen, nekrotischen (Einzel-/Gruppennekrosen) Epithelien: In den Tubuli selbst liegen hyaline Zylinder (Tamm-Horsfall-Protein-Zylinder) sowie Zellfragmentzylinder aus abgeschnürten apikalen Blasen (Kuppenblasen) der ischämisch geschädigten Tubuli. Bei längerer Dauer des Nierenversagens imponieren lymphozytäre Infiltrate im Interstitium der Rinden-Mark-Grenze.
Beim akuten Nierenversagen durch embolische Verstopfung der Arteriolen und Glomeruli im Rahmen einer disseminierten intravasalen Koagulopathie (geburtshilflicher, septischer Schock und Endotoxinschock) findet man bilaterale ischämische Nierenrindennekrosen. Diese

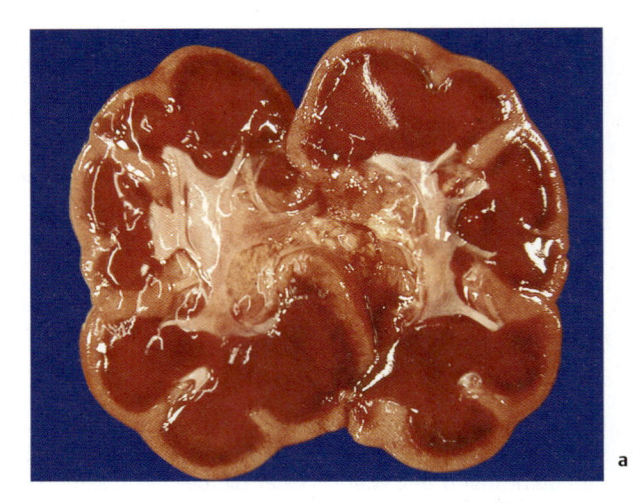

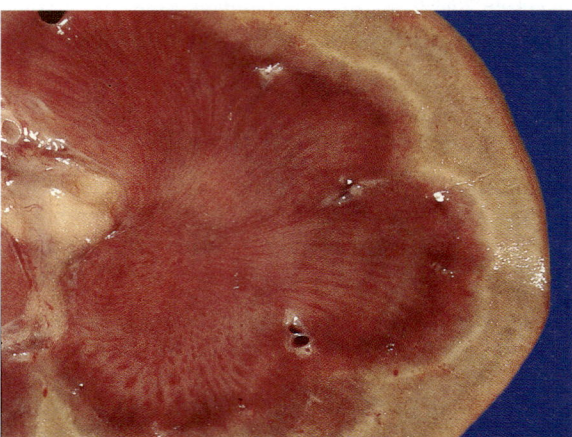

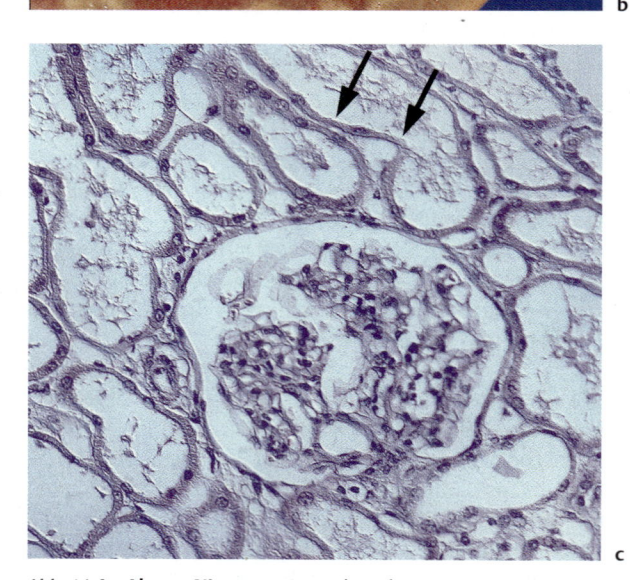

Abb. 14.**4** **Akutes Nierenversagen (ANV):**
a Schnittfläche: blasse, anämische Rindenzone; zyanotische, blutgestaute Markzone, scharfe Mark-Rinden-Grenze;
b nicht ganz frische Nierenrindennekrosen infolge Mikrothrombosierung wegen akuter Pankreatitis;
c Histologie: Abflachung der Tubulusepithelien (Pfeile) wegen Sequestrierung des ischämiebedingten apikalen Zellödems (Interferenzkontrast, HE, Vergr. 1 : 100).

sind 1–2 mm groß und reichen oft bis zur Mark-Rinden-Grenze (Abb. 14.4).

Klinik: Sie verläuft phasenartig:
- *Oligo-anurische Phase:* akut einsetzende Einschränkung (Oligurie) oder völliges Ausbleiben (Anurie) der Urinbildung. Niedriges spezifisches Uringewicht wegen reduzierter tubulärer Konzentrationsleistung. Anstieg harnpflichtiger Substanzen im Blut.
- *Polyurisch-hyposthenurische Phase:* Nach Kreislauferholung und Überbrückung der anurischen Phase durch Dialysebehandlung → Wiederaufnahme der Urinbildung. Dabei wird wegen der zunächst noch nicht ausreichend wiederhergestellten Rückresorptions- und Konzentrationsleistung der Tubulusepithelien vorübergehend überschießend Harn gebildet.

Prognose: Sie hängt vorwiegend von der Therapiemöglichkeit der primären Schockursache ab. Die Schockniere selbst hat eine gute Prognose.

14.1.3 Metabolische Läsionen

Allgemeine Definition: Es handelt sich um eine ätiologisch heterogene Gruppe primär nichtentzündlicher Läsionen, die sich entweder vornehmlich an den Tubuli, an den Glomeruli oder beiden Strukturen abspielen. Dementsprechend lassen sich diese Läsionen in folgende beide Hauptgruppen untergliedern:

- *Tubulopathien:* Aufgrund einer ursächlichen oder konsekutiven Störung der tubulären Rückresorption und/oder tubulären Integrität werden Stoffe in den Tubulusepithelien gespeichert oder in den Tubuluslumina so angereichert, dass sie zylinderartige Pfröpfe aus kristallinen Präzipitaten bilden. Die Folge sind tubulointerstitielle Schäden.
- *Glomerulopathien:* Aufgrund von vaskulären, metabolischen und hereditären Faktoren ausgelöste Störungen der glomerulären Filtration infolge pathologischer Umstrukturierung der Glomeruli.

14.1.3.1 Kongenitale Tubulopathien

Allgemeine Definition: Ätiologisch heterogene Gruppe seltener angeborener Störungen der tubulären Rückresorption infolge von genetisch bedingten Defekten entweder des Aminosäurestoffwechsels oder des Transportes durch die Tubulusmembranen.

Pathogenese, Klinik und Morphologie der wichtigsten kongenitalen Tubulopathien sind in Tab. 14.3 aufgelistet.

14.1.3.2 Erworbene Tubulopathien

Allgemeine Definition: Es handelt sich um eine ätiologisch heterogene Gruppe toxisch bedingter Tubulusschädigungen, die meist mit einem akuten Nierenversagen oder einer tiefgreifenden Störung der Tubulusfunktion einhergehen.

Tabelle 14.3 Formen der angeborenen Tubulopathien

Tubulopathie	1. Vererbung 2. Pathogenese (Defekt)	Klinik/Pathogenese
Renale Glukosurie	1. Autosomal dominant 2. Tubulärer Glucosetransporterdefekt (GLUT1)	isolierte Glukosurie bei Normoglykämie
Phosphatdiabetes	1. X-chromosomal dominant 2. PHEX-Gendefekt mit reduzierter Phosphatrückresorption und reduzierter enteraler Calcium-Phosphat-Resorption	Hypophosphatämie, Hyperphosphaturie
Zystinurie	1. Autosomal rezessiv 2. Defektes Membrantransportprotein für dibasische Aminosäuren	erhöhte Ausscheidung dibasischer Aminosäuren (Zystinurie)
Zystinose	1. Autosomal rezessiv 2. Lysosomale Speicherkrankheit, defektes Trägerprotein für schwefelhaltige Aminosäuren	Fanconi-Syndrom (S. 96)
Renotubuläre Azidose – proximaler Typ – distaler Typ	1. Autosomal dominant 2. Defekt der H$^+$-Ionen-Rückresorption in – proximalen Tubuli – distalen Tubuli	Azidose
Renaler Diabetes insipidus	1. X-chromosomal rezessiv (?) 2. Vasopressinresistenz der Sammelrohre	Polyurie, Polydipsie, Dehydratation
Fanconi-Syndrom	1. Hereditär oder erworben 2. Tubuläre Transportstörung von Glucose, Elektrolyten und Aminosäuren	Glukosurie, Aminoazidurie, Hyperkaliurie, Hyperphosphaturie, Hyperkalzurie, Proteinurie

Ischämische Tubulopathie

S. akutes Nierenversagen, S. 840

Toxische Tubulopathien

Definition: Gruppe seltener Nierenschädigungen, die durch verschiedene Tubulotoxine (Tab. 14.4) ausgelöst werden und nach rückresorptionsbedingter Anreicherung derselben in den Tubulusepithelien diese strukturell und/oder funktionell schädigen.

Pathogenese: Die wichtigsten Tubulotoxine und ihre renalen Folgen sind in Tab. 14.4 aufgeführt.

Morphologie: Die Tubulusepithelien sind entweder vakuolär degeneriert, hydropisch geschwollen oder nekrotisch zerfallen. Bei der Diethylenglykolvergiftung (mit Frostschutzmittel gepanschter Wein!), bei C-Hypervitaminose oder Halothannarkose (bei entsprechender Stoffwechseldisposition) werden die entsprechenden Ausgangssubstanzen zu Oxalat verstoffwechselt. Dieses kristallisiert in den Nierentubuli zu Calciumoxalat aus (sekundäre Oxalose) und verstopft die Tubuli, so dass die Nieren akut, ohne vorherige Epithelschädigung versagen. Diese tubulären Läsionen werden auch unter dem Begriff „obstruktive Tubulopathien" zusammengefasst.

✚ Klinik: renale Funktionseinschränkung oder akutes Nierenversagen mit weitgehend gleicher funktioneller Pathogenese wie bei der Schockniere.

Hypokaliämische Tubulopathie

Pathogenese: Ursache ist ein chronischer Kaliumverlust (Tab. 3.2, S. 69).

Morphologie: Hauptstückepithelien mit grober Vakuolisierung und PAS-positiver Granula in den Sammelrohren. Später diffuse Tubulusatrophie ohne Begleitentzündung.

✚ Klinik: reversible gestörte Konzentrationsleistung der Niere (Isosthenurie), Übelkeit, Diarrhoe.

Tubuläre Speicherungen

Definition: Ätiologisch heterogene Gruppe von Nierenfunktionsstörungen mit Speicherung bestimmter Substanzen in den Tubulusepithelien infolge vermehrten Antransportes, verminderten Abtransportes oder verminderten Abbaus endozytotisch aufgenommener Substanzen.

Morphologie: Je nach Art des tubulär gespeicherten Materials entwickelt sich eine besondere Nierenmorphologie. Die resultierende Funktionsstörung wurde früher als Nephrose bezeichnet.

- *Eiweißspeicherung:* Sie äußert sich in einer starken Zytoplasmaeosinophilie der proximalen Tubulusepithelien mit Schwellung und Ablagerung von eiweißspeichernden Lysosomen in Form PAS-positiver hyaliner Tropfen (= hyalintropfige Veränderung).
- *Myoglobinspeicherung:* Gespeichert werden Myoglobin und Hämoglobin (Chromoproteine) nach Myolysen und Hämolysen (Hämolyseniere). Die Substanzen werden teilweise in den proximalen Tubulusepithelien abgelagert und können in den Tubuluslichtungen zu Chromoproteinzylindern mit bräunlicher Eigenfarbe ausfallen (= Chromoproteinnephrose, Crush-Niere) → akutes Nierenversagen.
- *Bilirubinspeicherung:* Die Nieren sind gelbgrün und vergrößert. Bei schwerer Hyperbilirubinämie kann Bilirubin in Tropfenform in den proximalen Tubulusepithelien liegenbleiben (ikterische Nephrose). Bei Cholestase bleibt das Cholat (cholämische Nephrose) in den Tubuluslichtungen liegen und bildet grüngelbe Gallepigmentzylinder.
- *Fettspeicherung:* Bei gravierenden Proteinurien können in den Epithelien der proximalen Tubuli und in Histiozyten des Interstitiums neben den Eiweißen

Tabelle 14.4 Zusammenstellung der wichtigsten Tubulotoxine und ihrer Wirkungen (ANV = akutes Nierenversagen)

Tubulotoxin	Tubulusschädigung	Klinik
Quecksilber	Nekrose proximaler Tubulusepithelien	ANV
Blei	Bleieinschlusskörperchen in proximalen Tubulusepithelkernen, Glomerulosklerose	Fanconi-Syndrom
Cadmium	Cadmiumspeicherung in proximalen Tubulusepithelien	Fanconi-Syndrom
Tetrachlorkohlenstoff	Nekrose proximaler Tubulusepithelien	ANV
Diethylenglykol	Nekrose proximaler Tubulusepithelien mit intraluminalen Calciumoxalatablagerungen	ANV
Gentamicin	Nekrose proximaler Tubulusepithelien	ANV
Zytostatika (Cisplatin, Methotrexat)	Cisplatin: dosisabhängige Megalisierung der Tubulusepithelien samt Kern Methotrexat: tubuläre Nekrosen	Funktionseinschränkung
Ciclosporin	dosisabhängige Epithelzellvakuolisierung, Riesenmitochondrien, Mikroverkalkungen, Tubulusatrophie, stenosierende Arteriolosklerose	Funktionseinschränkung

14.1.3.3
Diabetische Nephropathie

Syn.: Kimmelstiel-Wilson-Syndrom

Definition: Spektrum aller durch einen Diabetes mellitus verursachten Nierenschäden, die sich an den renalen Arteriolen und an den Glomeruli abspielen.

Pathogenese des Diabetes mellitus (S. 1033): Die diabetische Glomerulosklerose ist eine Manifestationsform der diabetischen Mikroangiopathie, die beim Typ-I-Diabetes häufiger ist als beim Typ-II-Diabetes. Formalpathogenetisch steht die Verbreiterung der Basalmembran im Vordergrund. Sie beruht auf einem gesteigerten Anbau und einem verminderten mesangiozytären Abbau von Basalmembrankollagenen. Diese enthalten vermehrt Glukosyl-Galaktosyl-Disaccharide und vermindert Sialinsäure und Heparansulfat. Dies hat zur Folge, dass die Filtrationsbarriere gegenüber kleinmolekularen Proteinen funktionell erheblich beeinträchtigt ist, folglich resultiert eine glomeruläre Permeabilitätsstörung.

Morphologie: Makroskopisch sind die Nieren leicht vergrößert und weisen bei begleitender Arteriolosklerose eine feingranuläre Oberfläche auf (vgl. Abb. 14.**2**). Je nach Diabetesdauer findet man folgende histologische Veränderungen:

- *Frühstadium:* Die Nieren sind vergrößert und hell (große weiße Nieren). Die Glomeruli sind vergrößert und ihre Mesangiumzellen proliferiert.
- *Spätstadium:* Die Nieren bieten das Bild einer „weißen Granularatrophie". Betroffen sind die renalen Arteriolen, Glomeruli und Tubuli:
  - *Diabetische Arteriolopathie*: Dabei sind die glomerulären Hilusgefäße im Sinne einer Arteriolosklerose, übergehend in eine Arteriohyalinose (S. 430), verändert. Dadurch werden subkapsuläre Rindennarben hervorgerufen.
  - *Diabetische Glomerulopathie*: Sie beginnt mit einer glomerulären Hyperperfusion und konsekutiven Glomerulushypertrophie →
  - *Diffuse diabetische Glomerulosklerose* (Abb. 14.**6**): Wegen der diabetischen Störung ist der Aufbau der Basalmembran gestört, was bei diffuser Vermehrung der mesangialen Matrix eine homogene Verdickung der glomerulären Basalmembran mit „großer Proteinurie" zur Folge hat.
  - *Noduläre diabetische Glomerulosklerose (Kimmelstiel-Wilson):* Die Verbreiterung des Mesangiums durch knotenförmige Ablagerung eines PAS-positiven Materials im Mesangium schreitet fort. Häufig wird dieses Material auch tropfenförmig zwischen der Bowman-Kapsel und dem Kapselepithel deponiert (Kapseltropfen), und Plasmasubstanzen sickern zwischen Basalmembran und Deckzellen ein (fibrinoide Kappen).
  - *Diabetische Tubulopathie:* Bei schwerer Glukosurie (Blutzuckerspiegel > 500 mg/dl) speichern die Tubulusepithelien die glomerulär filtrierte Glucose in Form von Glykogen, so dass sie ein pflanzenzell-

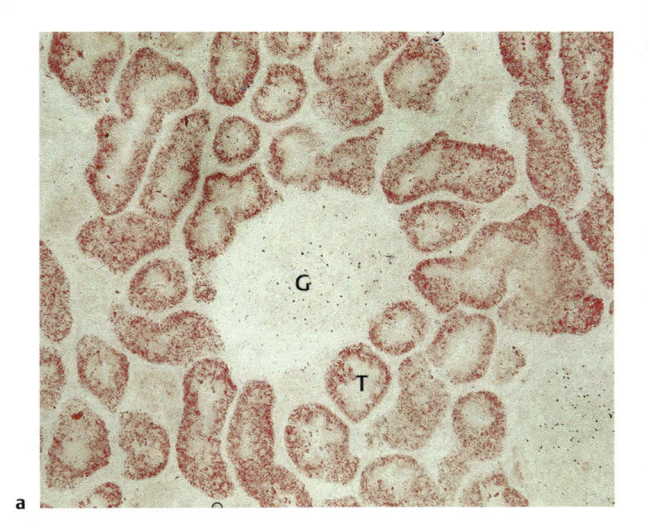

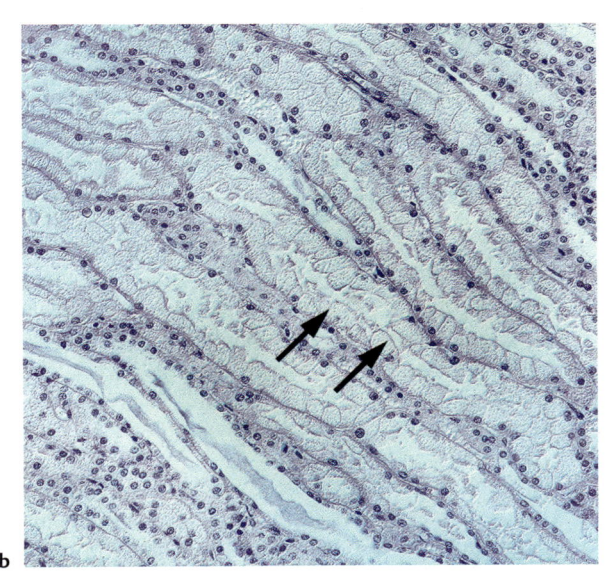

Abb. 14.5 Erworbene Tubulopathien:
a Lipoidnephrose mit tubulärer Lipidspeicherung; G = Glomerulus, T = uropoetische Tubuli (Fettfärbung, Vergr. 1 : 100);
b osmotische Nephrose wegen Dextraninfusion mit vakuoliger Aufblähung der Tubulusepithelien (Pfeile) (Interferenzkontrast, HE, Vergr. 1 : 75).

rückresorbierte Lipoproteine (Abb. 14.**5 a**) gespeichert werden. Die Nieren sind vergrößert und blass (= Lipoidnephrose).
- *Zuckerspeicherung:* Sie beruht auf der vermehrten Rückresorption von Zuckerlösung (Dextran, Hydroxyethylstärke) und ist an einer feinvakuolären Schwellung der Hauptstückepithelien erkennbar (= osmotische Nephrose). Diese entspricht auf ultrastruktureller Ebene einem Lysosomenhydrops und ist auch in den Leberepithelien, Kupffer-Zellen und Knochenmarkmakrophagen zu finden (Abb. 14.**5 b**).

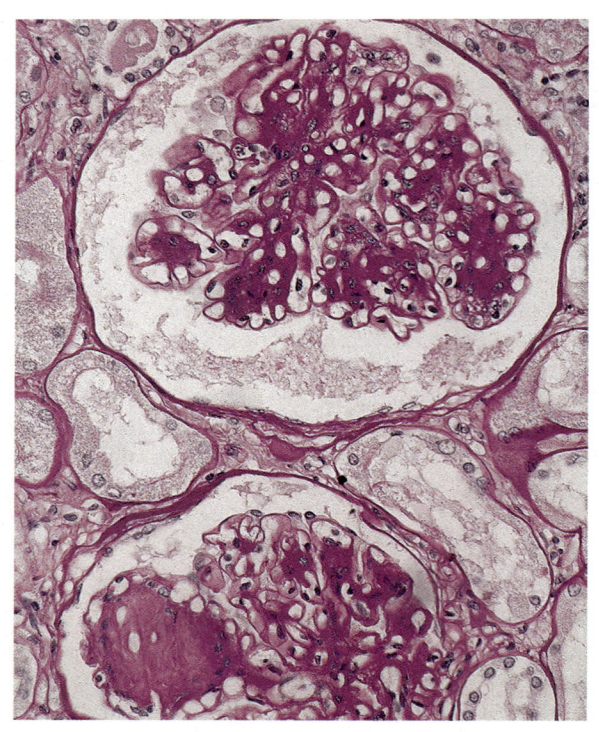

Abb. 14.6 Diabetische Glomerulopathie in Form einer diffusen, teilweise nodulären Glomerulosklerose (PAS, Vergr. 1 : 150).

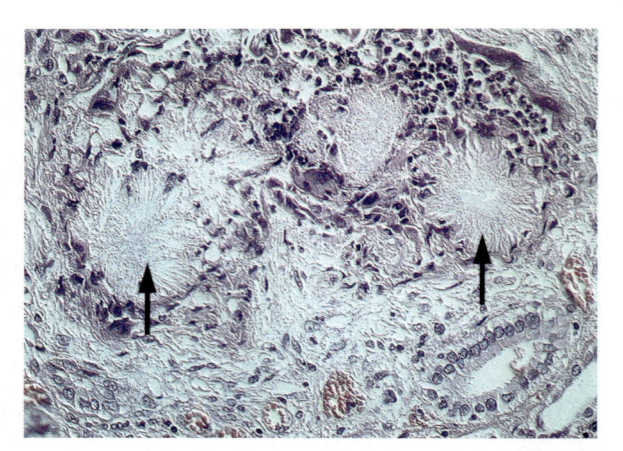

Abb. 14.7 Uratnephropathie mit interstitiellen Gichttophi und perifokaler Entzündung (HE, Vergr. 1 : 100).

artiges Aussehen erhalten (Armanni-Ebstein-Zellen). Außerdem speichern die Nieren im Rahmen der Proteinurie Proteine und werden dadurch groß und hell.

Klinik: Sie ist je nach Krankheitsphase verschieden:
– *Anfangsphase:* glomeruläre Hyperfiltration und große Proteinurie mit nephrotischem Syndrom und renaler Hypertrophie;
– *Spätphase:* schleichender langwieriger Verlauf bis zur Niereninsuffizienz. Gelegentlich Komplikation durch Pyelonephritis und Papillenspitzennekrosen.

14.1.3.4
Harnsäurenephropathie

Syn.: Uratnephropathie

Definition: Wenig häufige tubulointerstitielle Nierenschädigung im Rahmen einer Hyperurikämie wegen Harnsäureausfällung.

Ätiologie und Pathogenese der Hyperurikämie: s. S. 97.

Morphologie: Je nach Pathogenese und Verlauf kommt es zu folgenden Nephropathietypen:
- *Akute Harnsäurenephropathie:* Bei fulminantem Zellzerfall, vorwiegend im Rahmen einer zytostatischen Tumorbehandlung, resultiert eine sekundäre Hyperurikämie. Wegen des erhöhten Urin-pH-Werts präzipitiert das Urat und blockiert (vorwiegend) in den Sammelrohren den Harnabfluss. Ein konsekutives akutes Nierenversagen folgt. Makroskopisch findet man in den Nierenpapillen weißliche Streifen, bei denen es sich histologisch um kristalline, doppelbrechende Ablagerungen von Natrium- und Ammoniumurat in den Sammelrohren handelt. Diese Veränderungen werden als Harnsäureinfarkte (infarcire, lat.: vollstopfen) bezeichnet.
- *Chronische Harnsäurenephropathie:* Bei der primären Hyperurikämie (Gichtkrankheit) gelangen die Harnsäurekristalle nach Tubuluszerstörung ins renale Interstitium. Dort können sie ähnlich wie im Gelenkbereich (S. 1165) zu Gichttophi aggregieren (= Gichtniere), eine Entzündung vom Fremdkörpertyp auslösen und dadurch die Markpyramiden zerstören (Abb. 14.**7**).
- *Nephrolithiasis* (S. 851): bei 30% der Gichtpatienten mit rezidivierenden Harnwegsinfekten (Pyelonephritis), unbehandelt bis zur terminalen Schrumpfniere fortschreitend.

Wegen der häufigen Assoziation der Gicht mit einer Hypertonie wird die Gichtnephropathie oft noch von einer hypertonen Arteriolosklerose (Ursache oder Folge der Hypertonie) und einer konsekutiven Glomerulosklerose mit reaktiver, bis zur Hyalinisierung fortschreitenden Mesangiumverbreiterung begleitet → Niereninsuffizienz.

Klinik: Todesursache meist Urämie bei Hyperurikämie und Hypertonie.

14.1.3.5
Leichtkettennephropathie

Syn.: Plasmozytomniere, Myelomniere

Definition: Gruppe seltener Nierenerkrankungen infolge pathologischer Einschwemmung von monoklonalen Immunglobulinleichtketten (= monoklonale Gammopathie) ins Blut mit Glomerulo- und Tubulopathie.

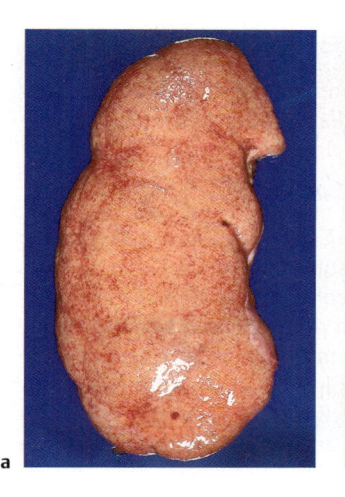

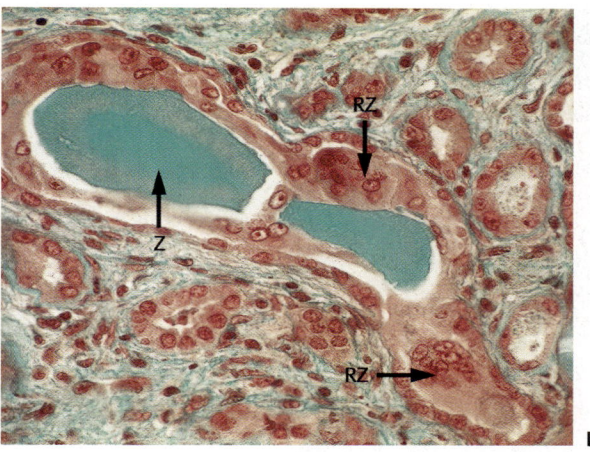

Abb. 14.8 Plasmozytomniere:
a Große blasse Niere;
b histologisch intratubuläre Zylinderbildung und Fremdkörperentzündung (RZ = resorptive Riesenzellen) (Trichromfärbung, Vergr. 1 : 150).

Pathogenese: Die von den Plasmazellen gebildeten ϰ- und λ-Leichtketten können physiologischerweise wegen ihrer geringen Größe den glomerulären Filter passieren. Sie gelangen über den Primärharn in die proximalen Tubuli, wo sie rückresorbiert und lysosomal abgebaut werden, so dass sie im normalen Urin nicht mehr auftauchen. Im Fall einer monoklonalen Gammopathie bei Morbus Waldenström und Plasmozytom oder einer monoklonalen Plasmazellexpansion unsicherer maligner Potenz wird die Niere mit diesen Leichtkettenproteinen geradezu überschwemmt. Überschreitet im Primärharn die Konzentration der Leichtketten die tubuläre Rückresorptionskapazität, werden sie im Urin als Bence-Jones-Proteine (Paraproteine) nachweisbar.

Morphologie: Je nachdem, wie und wo die Paraproteine in der Niere abgelagert werden resultieren nachstehende Veränderungen:
- *Harnzylindernephropathie:* Bei sauren pH-Werten bilden die Paraproteine zusammen mit dem physiologischen Tamm-Horsfall-Protein (= Glykoprotein der tubulären Glykokalix) in den distalen Tubulusabschnitten kompakte Präzipitate, die in Form hyaliner Zylinder die Tubuli verlegen und gleichzeitig toxisch schädigen. Bereits in den Tubuli werden sie von Makrophagen attackiert, die zu Fremdkörperriesenzellen fusionieren. Sowie die umgebenden Tubulusepithelien zerstört sind entwickelt sich an diesen Stellen eine chronische, teils granulomatöse Entzündungsreaktion, in deren Folge das Interstitium fibrosiert (Abb. 14.8). Makroskopisch sind die Nieren blass, groß und fest.
- *Leichtkettenglomerulopathie:* In diesen seltenen Fällen lagern sich die monoklonalen Leichtkettenproteine im Innenschichtbereich der Lamina densa der glomerulären Basalmembran als ein elektronenmikroskopisch nachweisbares, homogen-dichtes Band ab. Darauf reagiert das Mesangium mit einer vermehrten Matrixbildung, so dass das gleiche histologische Bild einer nodulären Glomerulosklerose entsteht wie bei der diabetischen Nephropathie (s. o.). Die Unterscheidung ist jedoch immunhistochemisch möglich.
- *Leichtkettentubulopathie:* In diesen sehr seltenen Fällen kristallisieren die rückresorbierten Leichtkettenproteine in den Lysosomen proximaler Tubulusepithelien kantig-stäbchenförmig aus und schädigen sie. Resultat: Tubulopathie nach Art eines erworbenen Fanconi-Syndroms.
- *Leichtkettenamyloidose* (s. u.): bei 5–25% der Plasmozytompatienten.

Klinik der Leichtkettennephropathie:
- *Chronische Niereninsuffizienz* mit Proteinurie, selten auch Bence-Jones-Proteinurie (= prognostisch ungünstig). Bei Nicht-Leichtketten-Proteinurie liegt eine Leichtkettenamyloidose (s. u.) oder -glomerulopathie vor.
- *Akutes Nierenversagen* mit Oligurie infolge Proteinpräzipitation wegen Dehydratation, Hyperkalzämie (infolge Plasmozytom-begleitender Osteolyse mit hyperkalzämischer Tubulopathie) und/oder nephrotoxischer Antibiose bei interkurrentem Infekt.
- *Sekundäre Pyelonephritis* wegen präzipitatbedingter Harnwegsobstruktion (sehr selten).

14.1.3.6
Nierenamyloidose

Definition: Wenig häufige Nierenerkrankung im Rahmen einer Amyloidose, mit prädominanter Glomerulopathie oder Vaskulopathie.

Pathogenese der Amyloidose (S. 45): Die Niere ist bei der AL-Amyloidose (15%), AA-Amyloidose (über 50%) und der AF-Amyloidose (25%) mitbetroffen, die alle immunhistochemisch differenziert werden können. Dabei kann die Nierenmanifestation früh oder spät im Verlauf der generalisierten Amyloidose auftreten.

Morphologie: Makroskopisch sind die Nieren vergrößert, blassgelb und von gummiartiger Konsistenz; eine Nierengewebescheibe kann glasig transparent sein, je nach Menge des eingelagerten Amyloids, vor allem aber wegen der Proteinspeicherung. Histologisch unterscheidet man folgende beide Formen:

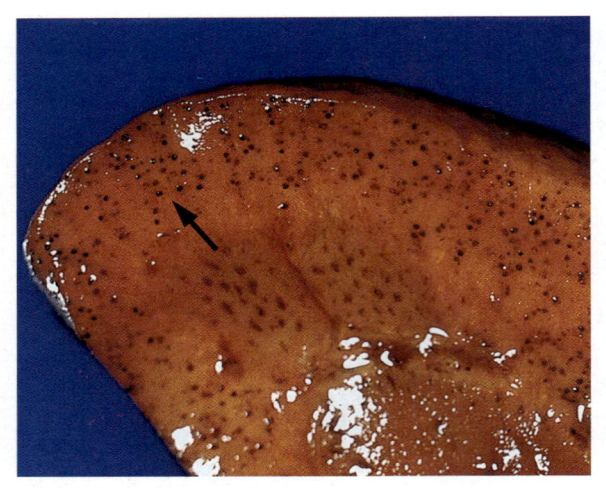

Abb. 14.9 Amyloidoseniere: braunschwarze Anfärbung der Glomeruli (Pfeil) mit Kongorot (Vergr. 1 : 4).

- *Glomeruläre Amyloidose:* Das Amyloid wird in diesem Fall bevorzugt im Mesangium in zentrifugaler Ausbreitung abgelagert (Abb. 14.9). Es erfasst allmählich die Peripherie der Glomerulusschlingen, indem es die Basalmembran durchsetzt und die Schlingenlichtungen obliteriert, was eine Verödung der Glomeruli zur Folge hat. Die Amyloidfibrillen werden zuerst in den proteoglykanreichen Anteilen der Basalmembran abgelagert. Dies könnte den Verlust der glomerulären Filterfunktion mit Proteinurie erklären. Mit zunehmender Progredienz veröden die Glomeruli, und das Amyloid wird auch in den Gefäßen abgelagert. Gleiche Histologie bei allen Amyloidformen.
- *Vaskuläre Amyloidose:* Hier findet die Amyloidablagerung vor allem in den Arterienästen und Arteriolen mit Einbeziehung des glomerulären Gefäßpols, aber auch im perikapillären Interstitium statt. Bei renovaskulärer Amyloidablagerung tritt keine Proteinurie auf.

Klinik: nephrotisches Syndrom, Niereninsuffizienz, Hypertonie, schlechte Prognose.

Differenzialdiagnostisch müssen folgende beide, sehr seltenen Läsionen von der Amyloidniere abgegrenzt werden. Sie gehen meist mit einem nephrotischen Syndrom einher und führen in wenigen Jahren zur Niereninsuffizienz:
1. *Fibrilläre Glomerulonephritis:* Glomerulopathie wegen Einlagerung Kongorot-negativer Fibrillen, die doppelt so dick sind wie Amyloidfibrillen, in Basalmembran und Mesangium → Verdickung derselben, jedoch keine Zellvermehrung. Immunhistochemie: Ablagerung von IgG und C3 entlang der Kapillarwände.
2. *Immunotaktoide Glomerulonephritis:* Glomerulopathie wegen subendothelialer, mesangialer, inter- und perimembranöser Einlagerung von Bündeln aus Mikrotubuli, die viermal so dick sind wie Amyloidfibrillen → Verbreiterung der Kapillarschlingen samt Mesangien. Immunhistochemie: Ablagerung von IgG und C3, C1q sowie κ- oder λ-Leichtketten.

14.1.3.7
Nephrokalzinose

Definition: Seltene Nierenfunktionsstörung infolge einer tubulointerstitiellen Verkalkung im Rahmen einer Hyperkalzämie.

Pathogenese: S. 66 und Tab. 3.2, S. 69.

Morphologie: Die ersten Calciumablagerungen treten in Mitochondrien und Lysosomen auf (Zellverkalkung), was lichtoptisch nachzuweisen ist. Später kommt es zu Kalkablagerungen im Bereich der tubulären Basalmembran, im Mark ausgeprägter als in der Rinde, weil die medulläre Calciumkonzentration höher ist als die kortikale. Darüber hinaus treten Kalkzylinderablagerungen und Kalkschollen im Interstitium auf. Massive Kalkablagerungen und Zylinderbildungen werden in Analogie zur Gicht als „Kalkinfarkt" (infarzire, lat. vollstopfen) bezeichnet. Von der Verkalkung sind auch die Arterien betroffen.

Klinik: chronische mangelhafte renale Konzentrationsleistung (seltener: tubuläre Azidose, „Salzverlustnephritis") → Übergang in progressives Nierenversagen.

14.1.3.8
Eklampsieniere

Definition: Seltene Nierenerkrankung im letzten Schwangerschaftsdrittel, die klinisch mit Ödemen **(E)**, Proteinurie **(P)** und Hypertonie **(H)** einhergeht (EPH-Gestose) und prädominant eine Glomerulopathie darstellt.

Pathogenese: Die EPH-Gestose tritt als a) primäre Gestose bei Erstgravida oder b) als Pfropfgestose bei vorbestehender Nephropathie oder essenzieller Hypertonie auf. Dabei stehen Endothelschäden im Vordergrund, vermutlich durch Einwirkung toxischer Stoffe aus der Plazenta, von Gerinnungsprodukten und Hypertonie.
Die EPH-Gestose heilt nach der Entbindung ab, gelegentlich unter Hinterlassung von glomerulären Strukturdefekten.

Morphologie: Sie entspricht der einer endotheliotropen Nephropathie (s. o.).

14.1.3.9
Hereditäre Glomerulopathie

Syn.: hereditäre Nephritis

Es handelt sich um eine sehr seltene Gruppe hereditärer familiärer Nierenerkrankungen, bei denen ein primärer Nierenschaden mit nephritischer Symptomatik wegen einer primären Strukturstörung der glomerulären Lamina densa im Vordergrund steht.

Alport-Syndrom

Definition: Sehr seltene, genetisch heterogene Erkrankung mit dominierender nephritischer Symptomatik, begleitet von Innenohrschwerhörigkeit und Strukturschäden im Bereich der Augenlinsen und Kornea.

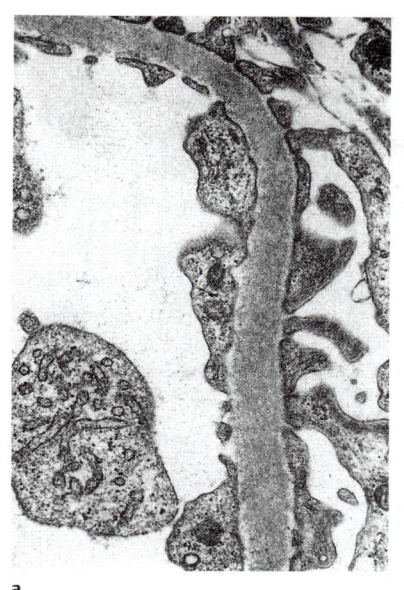

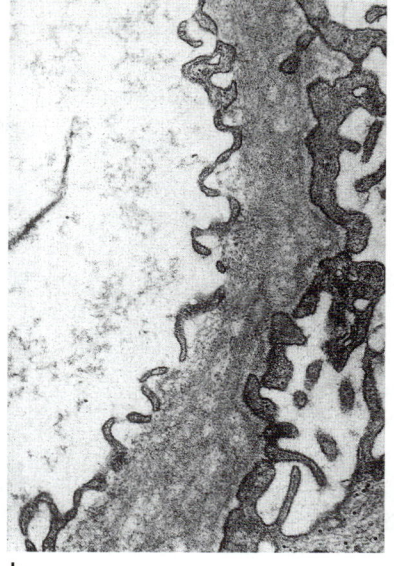

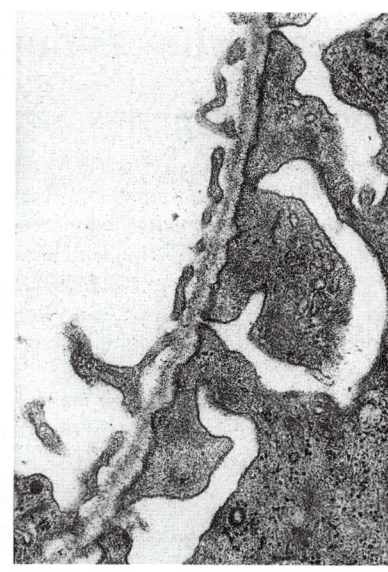

Abb. 14.10 Angeborene Defekte der glomerulären Basalmembran (EM, Vergr. 1 : 5000):
a Normale Basalmembran einer Glomerulusschlinge;
b Alport-Syndrom mit netzartiger Aufsplitterung der Basalmembran;
c „Dünne-Basalmembran-Syndrom" mit hochgradiger Basalmembranverdünnung.

Pathogenese: Bei meist X-chromosomal dominantem Vererbungsmodus betrifft der Gendefekt die α_5-Kette des Kollagens Typ IV der Basalmembranen, das in Niere, Auge, Innenohr, Lunge und Gehirn vorkommt. Es nimmt insofern eine wichtige Rolle in der Embryonalentwicklung der glomerulären Basalmembran ein, als es die Fusion der epithelialen und der endothelialen Basalmembran steuert.

Morphologie: Neben normalen finden sich vereinzelte unreife Nierenglomeruli. Die Schlingenkonvolute darin weisen oft auffällig kleine Querschnitte auf. Der ultrastrukturelle Befund der glomerulären Basalmembran ist pathognomonisch: Teilweise ist die Basalmembran extrem dünn, teilweise ist sie verdickt und enthält eine aufgesplitterte, netzig verwobene Lamina densa (splitting and thinning lesion). Darin sind Lipidtropfen und körnige Filtrationsrückstände abgelagert (Abb. 14.10).
Immunhistochemie: keine Immunkomplexablagerungen. Mit zunehmender Krankheitsdauer tritt eine fokale und segmentale Glomerulosklerose auf, die bis zur Glomerulusverödung führt. Daneben findet sich eine interstitielle Nephritis mit progredienter Tubulusatrophie.

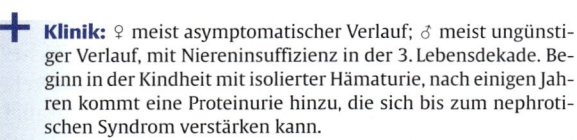

✚ **Klinik:** ♀ meist asymptomatischer Verlauf; ♂ meist ungünstiger Verlauf, mit Niereninsuffizienz in der 3. Lebensdekade. Beginn in der Kindheit mit isolierter Hämaturie, nach einigen Jahren kommt eine Proteinurie hinzu, die sich bis zum nephrotischen Syndrom verstärken kann.
- *Niere:* familiäre Nephritis mit Hämaturie, Proteinurie und progredientem Nierenversagen;
- *Auge:* Lenticonus anterior (= kegelartige Ausstülpung des vorderen Augenlinsenpols), Linsendislokation, Katarakt;
- *Ohr:* Innenohrschwerhörigkeit.

Dünne-Basalmembran-Syndrom

Syn.: thin membrane disease, benigne familiäre Hämaturie

Definition: Recht häufige Krankheitsentität in Form einer asymptomatischen Hämaturie wegen diffus dünner glomerulärer Basalmembran (ohne Augen- und Innenohrsymptomatik).

Pathogenese: Bei meist autosomal dominantem Vererbungsmodus (gelegentlich auch sporadisch) liegt ein Defekt derjenigen Gene vor, die α_3- und α_4-Ketten des Kollagens Typ IV kodieren.

Morphologie: Histologisch weitgehend normale Nierenstruktur, jedoch mit nach Versilberung abnorm dünner glomerulärer Basalmembran (Abb. 14.10c). Diese zeigt ultrastrukturell eine Lamina densa < 100 nm, was der normalen Basalmembranbreite eines 1-Jährigen entspricht. (Ab 4. Lebensjahr beträgt ihre Breite normalerweise 250–300 nm).

✚ **Klinik:** isolierte asymptomatische, persistierende Mikrohämaturie (in etwa der Hälfte der Fälle jedoch auch kleine Proteinurie), gute Prognose. Differenzialdiagnostische Abgrenzung gegenüber IgA-Nephritis.

14.1.4
Entzündliche Läsionen

14.1.4.1
Glomerulonephritis

Allgemeine Definition: Die Glomerulonephritis (= GN) ist eine beidseitige entzündliche Nierenerkrankung, bei der obligat die Glomeruli (Glomerulitis) und häufig auch das Niereninterstitium (Nephritis) betroffen sind. Dabei entstehen die primären GN ohne erkennbare Grundkrankheit, die sekundären GN im Rahmen von Systemkrankheiten und/oder anderer extrarenaler Grundkrankheiten.

Zum besseren Verständnis der nosologischen GN-Entitäten werden zunächst die morphologischen und klinisch-funktionellen Grundreaktionen des Nierenglomerulus besprochen.

Glomeruläre Reaktionsmuster: Ein Glomerulus stellt ein Gefäßknäuel aus sechs bis acht Kapillaren dar, das durch Teilung der afferenten Arteriole entsteht und sich wieder zur efferenten Arteriole zusammenfindet, aus der das interstitielle peritubuläre Kapillarnetz hervorgeht. Dementsprechend ziehen diejenigen Ursachen, die eine Entzündung der Glomeruli verursachen, oft auch das postglomeruläre Kapillarnetz in Mitleidenschaft. Die nicht filtrierten, großmolekularen Blutbestandteile, zu denen auch die entzündungsauslösenden Immunglobuline und Komplementfaktoren gehören, werden in den Glomeruluskapillaren so stark konzentriert wie in keinem anderen Kapillargebiet des Organismus. Daher spielen sich humorale immunpathologische Entzündungsprozesse vornehmlich in den Glomeruli ab. Als Folge davon verschlechtert sich die Filterwirkung der glomerulären Basalmembran, so dass im Urin höhermolekulare Eiweiße (Proteinurie) und/oder sogar Erythrozyten (Hämaturie) auftreten. Die Bauelemente eines Glomerulus werden im Rahmen einer Glomerulitis charakteristischerweise derart umgewandelt, dass die jeweilige Strukturveränderung zur Bezeichnung einer GN-Entität herangezogen wird. Das Spektrum dieser Veränderungen ist in Tab. 14.5 zusammengestellt.

Die glomerulären Bauelemente wie Kapillaren, Podozyten, Mesangium und Kapselmembran können im Rahmen einer GN mit verschiedenen, im Folgenden besprochenen Reaktionsmustern antworten.

Kapilläre Reaktionsmuster:
- *Dickenänderung der Basalmembran*: Die Basalmembran wird von den Endothel- und Epithelzellen (= Podozyten) bedeckt und auch gebildet, wobei das innere Drittel der Lamina densa den Endothelzellen zuzuschreiben ist, die äußeren zwei Drittel den Podozyten. Die makromolekularen Bestandteile der Basalmembran haben eine Halbwertszeit von wenigen Monaten und müssen stetig ersetzt werden. Dieser Prozess vollzieht sich aber nur dann in geordneten Bahnen, wenn die Oberflächen der Endothel-/Epithelzellen mit der Lamina densa fest verbunden sind. Wird eine der beiden Zellarten von der Lamina densa abgedrängt, etwa durch Immundepots in der Lamina rara, so hat dies folgende Auswirkungen:
  – Verdünnung der Lamina densa, weil sie vom Materialnachschub der Endothelzelle und Podozyten abgeschnitten ist.
  – Unmittelbar auf der Endothelzell- und Podozytenoberfläche lagert sich eine zunächst sehr dünne, später dicker werdende, lamellär-netzige Basalmembranschicht ohne Kontakt zur Lamina densa ab, weil der Nachschub für die Basalmembranbildung unvermindert weiterläuft und das Interponat die Fusion der ursprünglichen Lamina densa verhindert.
- *Doppelkonturierung der Basalmembran* (mesangiale Interposition): Unter bestimmten Umständen schieben sich die Fortsätze der Mesangiumzellen in den Subendothelialraum (= Lamina rara interna) bis weit auf die freie Kapillarschlinge vor (oft auch zirkulär) und drängen die Endothelzellen von der Lamina densa der Basalmembran ab (= mesangiale Interposition). Das von den Endothelzellen im Rahmen des regulären Turn-over gebildete Baumaterial für die Basalmembran kann nun nicht mehr mit der Lamina densa verschmelzen. Folglich besteht nun die Kapillärwand aus folgenden Schichten: Endothel – subendotheliale Basalmembran – Mesangiumzellfortsatz – podozytäre Basalmembran – Podozyt. Lichtmikroskopisch wirkt eine solche Basalmembran verdickt und nach Versilberung wegen der zwei parallel verlaufenden Basalmembranlamellen doppelkonturiert.
- *Verplattung der podozytären Fußfortsätze* (frühere Bezeichnung: Fußfortsatzverschmelzung): Normalerweise umfassen die Podozyten mit ihren zahlrei-

Tabelle 14.5 **Klinisch relevante Glomerulusveränderungen:** Topographie, Ausdehnung und Bezeichnung

Bezeichnung der Läsion	Topographie/Ausdehnung der Läsion
Diffus	alle Glomeruli einer Niere
Fokal	einzelne Glomeruli einer Niere
Segmental	einzelne Schlingen eines einzelnen Glomerulus
Global	alle Schlingen eines einzelnen Glomerulus (intra- oder extrakapillär)
Endo-/intrakapillär	Raum innerhalb der glomerulären Basalmembran (umfasst Mesangium, Kapillarlumina und Endothelzellen)
Extrakapillär	Raum außerhalb der glomerulären Basalmembran (umfasst Kapselraum mit umgebenden parietalen und viszeralen Epithelzellen)
Membranös	glomeruläre Basalmembran
Mesangial	Mesangium

chen fingerförmigen Fußfortsätzen von außen die Kapillarschlingen. Bei erhöhter Permeabilität der Basalmembran für Eiweiße ziehen die Podozyten in Abhängigkeit vom Proteinverlust ihre Fußfortsätze ein und bedecken gewissermaßen als „fingerlose Handteller" lückenlos die Kapillaraußenfläche.
- *Glomeruläre Hyalinose* wegen Einlagerung von vaskulärem Hyalin. Es besteht aus präzipitierten Plasmaeiweißen (IgG, Komplementfaktoren) und füllt meist kugelförmig die Lichtung einer Kapillarschlinge aus.

Mesangiale Reaktionsmuster: Die Kapillarschlingen eines jeden Glomerulus sind an einer eigenen Stromaachse aus Mesangiumzellen aufgehängt, die am Gefäßpol zusammenläuft und mit den Muskelzellen der afferenten und efferenten Arteriole in Verbindung steht. Die Mesangiumzellen bilden die mesangiale Matrix. Je nach Störung der mesangialen Zellproliferation und/oder Matrixbildung resultieren folgende histologische Reaktionsmuster:
- *Mesangiumverdickung* durch Zell-und/oder Matrixvermehrung: Ist sie stark ausgeprägt, so wird die Gliederung des Schlingenkonvoluts in Kapillarläppchen deutlich. Dementsprechend resultiert ein lobuläres oder noduläres Bild.
- *Mesangiale Zellvermehrung* infolge Proliferation der Mesangiumzellen und/oder Einwanderung von Monozyten.
- *Mesangiale Sklerosierung* infolge vermehrter Bildung mesangialer Matrix: Ist diese zellarm und knotenförmig ausgebildet, so bezeichnet man dies als noduläre Glomerulosklerose.
- *Mesangiolyse* infolge Auflösung einer bestimmten Mesangiumregion: Ist diese lokal begrenzt, so weiten sich die angrenzende Kapillarstrecke aus → Kapillaraneurysma.

Reaktionsmuster der Glomeruluskapsel: Der glomeruläre Kapselraum wird parietal von den Kapselepithelzellen und viszeral (schlingenseitig) von den Podozyten eingerahmt. Eine eigenständige Erkrankung der Glomeruluskapsel gibt es nicht. Grundsätzlich lassen sich folgende Veränderungen der Glomeruluskapsel und des Kapselraumes voneinander abgrenzen:
- *Verdickung/Aufsplitterung der Basalmembran* im Bereich der Glomeruluskapsel: meist bei Entzündungen in der glomerulären Umgebung.
- *Auflösung der glomerulären Kapsel und der Basalmembran:* vor allem bei Erkrankungen mit Halbmondbildung (s. u.).
- *Schlingenadhärenz* (Synechie): in Form meist punktförmiger, oft auch flächiger Verwachsungen eines glomerulären Schlingenläppchens mit der Glomeruluskapsel ohne wesentliche Zellvermehrung.
- *Halbmondbildung:* Diese Läsion beginnt damit, dass die Wand einer oder mehrerer glomerulärer Kapillärschlingen vollständig defekt ist, so dass Fibrin in den Kapselraum austritt und polymerisiert. Als Folge davon proliferieren die viszeralen und parietalen Kapselepithelien, füllen den Kapselraum aus und drücken das Schlingenkonvolut gegen den Gefäßpol, so dass halbmondförmige Gebilde entstehen. Frische, bis 2 Wochen alte derartige Halbmonde bestehen nur aus Zellen, mehr oder minder untermischt mit Fibrin. Danach ordnen sich proliferierte Kapselepithelien zu Pseudotubuli an und umgeben sich mit einer eigenen Basalmembran. Zwischen solchen Pseudotubuli werden allmählich Kollagenfasern eingelagert, und der Halbmond vernarbt. Darin bleiben wenige atrophische spindelförmige Epithelzellen übrig. Derart vernarbte Halbmonde sind histologisch geschichtet und lassen sich so auch bei langen Krankheitsverläufen von uncharakteristisch fibrosierten Kapselräumen unterscheiden.
- *Glomeruläre Verödung:* Sie kommt in folgenden 5 Varianten vor:
  – Kollaps des Schlingenkonvoluts infolge Minderperfusion,
  – Sklerose des Schlingenkonvoluts,
  – Hyalinose des Schlingenkonvoluts,
  – Fibrosierung des Kapselraums,
  – Vernarbung von Halbmonden.

Ablagerungsmuster der Immunkomplexe: Die Lokalisation der in den glomerulären Schlingen abgefangenen Immunkomplexe hängt zum einen von Ladung und struktureller Integrität der Basalmembran und zum anderen von Größe und Ladung der Immunkomplexe ab. Treten unlösliche, im Antikörperüberschuss gebildete große Immunkomplexe auf, so werden sie vom RHS eliminiert, ohne an den Glomeruli Schaden anrichten zu können. Bilden sich stark kationische Immunkomplexe mittlerer Größe, so werden sie vor allem auf der Basalmembranaußenseite als höckerartige Gebilde (humps) abgelagert. Stark anionische Antigene und die damit in Verbindung stehenden Immunkomplexe mittlerer Größe werden dagegen vor allem auf der Basalmembraninnenseite subendothelial abgelagert, was bei ladungsneutralen Antigenen vorwiegend im Mesangium der Fall ist (vgl. Abb. 14.**15**).

Allgemeine Kausalpathogenese: Die Ätiologie einer GN ist in der Mehrzahl der Fälle noch ungeklärt (Tab. 14.**6**). Nur in einem kleinen Prozentsatz ergeben sich Anhaltspunkte für eine anderweitige Grundkrankheit oder das Vorliegen eines der nachstehend aufgeführten Antigene:
- *Renale Antigene:* Dazu gehören a) epitheliale Antigene aus Akanthosomen und Zellmembran (Plasmalemm), b) endotheliale Antigene (Plasmalemm, Podoendin), c) Basalmembranantigene (Goodpasture-Antigen, Laminin, Endaktin, Nidogen) und d) mesangiale Antigene.
- *Nichtrenale (implantierte) Antigene:* Dazu gehören Streptokokken-, Staphylokokken-, Treponemen-, Malariaantigene, virale und medikamentöse Antigene, autologe Antigene wie DNA und tumorassoziierte Antigene.

Tabelle 14.6 Kausalpathogenetische GN-Typen

GN-Typ	Humanpathologisches Korrelat
In-situ-Immunkomplex-GN *durch renale Antigene:* – Masugi-Nephritis – Heyman-Nephritis *durch nichtrenale Antigene:* Poststreptokokken-GN	extrakapilläre GN membranöse GN endokapilläre GN
GN durch zirkulierende Immunkomplexe	Poststreptokokken-GN mesangioproliferative GN
T-Zell-vermittelte GN	„Minimal-Change"-GN
komplementvermittelte GN	membranoproliferative GN Typ 2

Allgemeine Formalpathogenese: In dieser Hinsicht zählen die GN zum Formenkreis der Überempfindlichkeitsreaktionen und lassen sich auf die im Folgenden besprochenen vier Grundtypen (entsprechend der Tab. 14.6) zurückführen, die teilweise tierexperimentell reproduzierbar sind.

1. In-situ-Immunkomplex-GN

GN durch renale Antigene (Antibasalmembran-GN)

Klassisches Tierexperiment: *Masugi-Nephritis (= nephrotoxische Nephritis):* In diesem Fall handelt es sich um eine GN, die durch fixierte endogene Gewebeantigene ausgelöst wird. Dabei wird Enten der Brei von Kaninchennieren mit den darin befindlichen Basalmembranantigenen injiziert. Gegen sie entwickeln die Enten Antikörper (heterologe AK). In einem weiteren Schritt werden diese AK Kaninchen injiziert und aktivieren nach rascher Fixierung an die glomeruläre Basalmembran das Komplementsystem, so dass die Glomerulusschlingen durch Vermittlung der Neutrophilen geschädigt werden (= 1. heterologe Phase). Eine 2. autologe Phase besteht darin, dass eine superponierte Antigen-Antikörper-Reaktion auftritt. Dabei verbinden sich Kaninchenantikörper (autologe AK) mit einem Komplex aus Entenantikörper und Basalmembranantigen des Kaninchens. Diese 2. Phase spielt sich unter Komplementaktivierung in den Glomeruli ab. Es entsteht eine GN.

Humanpathologisches Äquivalent: extrakapilläre GN mit linearem Ablagerungsmuster der Immunkomplexe entlang der Basalmembran (Abb. 14.11 a).

Klassisches Tierexperiment: *Heymann-Nephritis:* In diesem Fall handelt es sich um eine GN, die durch fixierte endogene Gewebeantigene ausgelöst wird. Die GN wird dadurch erzeugt, dass man Ratten mit Bürstensaumanteilen proximaler Nierentubuli aus körpereigenem Nierenrindengewebe immunisiert. Bei dem auslösenden Antigen handelt es sich um ein Glykoprotein (Megalin) mit Homologie zum LDL-Rezeptor, komplexiert mit einem kleineren „Rezeptor-assoziierten-Protein", das sowohl im tubulären Bürstensaum als auch in den glomerulären Podozyten vorkommt. In diesen Zellen wird es über die Achse RER-Golgi-Feld zu den Akanthosomen (= coated pits) auf der Zellmembranoberfläche gebracht und mit Neuraminsäure ummantelt. Demzufolge wird seine Antigenität erst nach Einwirkung von Neuraminidase frei (neuraminidasehaltige Bakterien und Viren!). Die autoreaktiven Antikörper binden nun an die Megalinkomplex-haltigen Akanthosomen der glomerulären Epithelzellen im Bereich der Fußfortsätze. Die Folge ist eine Komplementaktivierung. Allmählich werden die Immunkomplexe von der epithelialen Zellmembran abgeschilfert (shedding) und aggregieren in der autologen Phase zu größeren immunhistochemisch nachweisbaren Immundepots im Bereich der epithelialen Filtrationsschlitze.

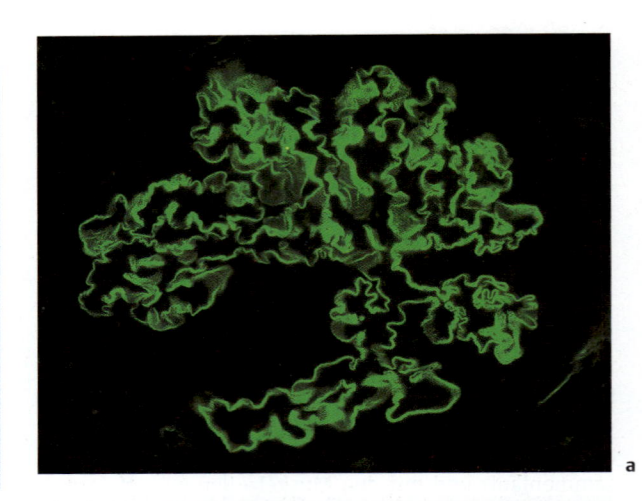

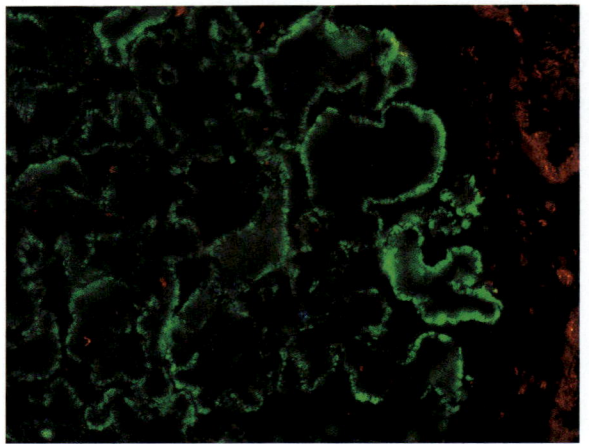

Abb. 14.11 **IgG-Ablagerungsmuster:** Immunfluoreszenz
a Lineares Muster: Prototyp Antibasalmembran-GN (Vergr. 1 : 200);
b granuläres Muster: Prototyp membranöse GN (Vergr. 1 : 200).

Humanpathologisches Äquivalent: membranöse GN (= perimembranöse GN).

GN durch nichtrenale (= implantierte) Antigene

In diesem Fall handelt es sich um eine GN, die durch folgende nichtrenale (nichtglomeruläre) Antigene aus der Blutzirkulation ausgelöst werden:
– *exogene Antigene* wie Bakterien-, Viren-, Parasitenprodukte, Arzneimittel,
– *endogene Antigene* in Form kationischer Moleküle wie DNA.

Die Besonderheit dieser GN besteht nun darin, dass diese Antigene so in die Basalmembran oder Zellmembran glomerulärer Zellen „eingepflanzt" werden, dass sie zu jeder Zeit mit in der Zirkulation auftauchenden Autoantikörpern reagieren können. Dadurch entstehen granuläre oder heterogene Ablagerungsmuster von Immunglobulinen.

Humanpathologisches Äquivalent: GN bei systemischem Lupus erythematodes.

2. GN durch zirkulierende Immunkomplexe

Klassisches Tierexperiment: *Serumnephritis:* In diesem Fall wird Kaninchen Rinderalbumin als Fremdantigen im Überschuss intravenös injiziert. Die vom Kaninchen gegen das Rinderalbumin gebildeten Antikörper werden dem Rind injiziert. Es bilden sich lösliche Antigen-Antikörper-Komplexe, die Komplement aktivieren. Sie zirkulieren im Blut und erzeugen bei ihrer Passage durch die glomeruläre Basalmembran eine akute entzündliche Reaktion mit Schlingenschädigung (Erhöhung der Durchlässigkeit) und Zellproliferation. Sie penetrieren die glomeruläre Basalmembran und werden auf der Basalmembranaußenseite (subepithelial) als höckerartige Gebilde (= humps) abgefangen, was immunfluoreszenzmikroskopisch ein peripheres granuläres Ablagerungsmuster (Abb. 14.11 b) ergibt.

Humanpathologisches Korrelat: Poststreptokokken-GN.

3. T-Zell-vermittelte GN

Bei einigen GN-Formen wie den glomerulären Minimalveränderungen lassen sich zwar keine Immunglobulinablagerungen, jedoch Infiltrate aus Lymphozyten feststellen, die in vitro mit glomerulären Antigenen reagieren.

4. Komplementvermittelte GN

Bei der „Dense-Deposit"-GN (membranoproliferative GN Typ II) wird das Komplementsystem über den alternativen Weg aktiviert, was eine entzündliche Glomerulusschädigung ohne Immunglobulinablagerung zur Folge hat.

✚ Allgemeine Klinik der GN: Die geschilderten strukturellen Glomerulusveränderungen führen zu bestimmten klinischen Veränderungen, welche die GN-Diagnostik bestimmen:
- *Proteinurie* (kleine Proteinurie ≤ 3,0 g Eiweiß/Tag; große Proteinurie > 3,0 g Eiweiß/Tag): Sie basiert auf einer geschädigten Filterfunktion der glomerulären Basalmembran. Ihr histologisches Korrelat ist die Proteinnephrose (s. u.). Geht durch Proteinurie mehr Albumin verloren als die Leber nachliefern kann, so resultiert nach einer gewissen Zeit ein
  - *nephrotisches Syndrom.* Dieses ist gekennzeichnet durch Hypalbuminämie, Hypercholesterinämie und generalisierte Ödeme. Von dieser glomerulären Proteinurie abzugrenzen ist die
  - *tubuläre Proteinurie:* Die glomeruläre Basalmembran lässt normalerweise kleinmolekulare Eiweiße wie β$_2$-Mikroglobulin und Leichtketten durch. Sie werden anschließend von den proximalen Tubulusepithelien vollständig rückresorbiert. Sind diese geschädigt, so ist ihre Rückresorptionskapazität eingeschränkt, und die niedermolekularen Eiweiße erscheinen im Urin.
- *Hämaturie:* Sie kann auf Schäden im Glomerulus (glomeruläre Hämaturie) oder im funktionell nachgeschalteten Teil (postglomeruläre Hämaturie) beruhen. Bei einer glomerulären Hämaturie werden die Erythrozyten durch Löcher in den Glomerulusschlingen hindurchgequetscht und dauerhaft deformiert (Befund: dysmorphe Erythrozyten im frischen Urin). Bei postglomerulärer Hämaturie wie interstitieller Entzündung oder Tumor fehlen Erythrozytendeformierungen.
- *Hypertonie:* Eine GN führt häufig über die begleitende Mikrozirkulationsstörung und den Renin-Angiotensin-Mechanismus zum renalen Hochdruck. Dieser wiederum kompliziert das zugrunde liegende Nierenleiden durch folgende pathogenetische Kettenreaktion: GN → Hypertonie → hypertone Vaskulopathie → Perfusionsstörung der nachgeschalteten Nephrone → kleinherdiger Parenchymuntergang (hypertone Nephropathie).

Im folgenden Text werden die verschiedenen klinisch relevanten, pathologisch-anatomisch fassbaren GN-Entitäten nach formalpathogenetischen Gesichtspunkten klassifiziert.

Primäre GN

Dies ist ein Sammelbegriff für eigenständig auftretende GN-Formen ohne erkennbare Grundkrankheit.

Endokapilläre GN

Syn.: exsudative GN, postinfektiöse GN, akute GN, endothelio-mesangiale GN

Allgemeine Definition: Akut einsetzende, postinfektiöse Immunkomplex-GN mit rascher Ausheilung, die von einem akuten nephritischen Syndrom in Form von Hämaturie, Proteinurie (mit/ohne Ödeme) und Hypertonie begleitet wird.

Häufigkeit: < 5% aller GN im Biopsiegut. Manifestationsalter: Jugendliche (♂ : ♀ = 2 : 1).

Allgemeine Pathogenese: Kausalpathogenetisch handelt es sich um eine Immunkomplexnephritis vom Serumnephritistyp, die unter folgenden Bedingungen auftritt:
- *Poststreptokokken-GN* (häufig): nach Infektion mit β-hämolysierenden Streptokokken der Gruppe A (nephritogene Streptokokken);
- *Non-Streptokokken-GN* (selten): nach Infektion mit Staphylo-, Meningo-, Pneumokokken, Viren (HBV, HCV, HIV, EBV), Protozoen (Leishmanien, Toxoplasmen, Plasmodien);
- *GN durch endogene AG:* systemischer Lupus erythematodes.

Nachstehend wird aus der Gruppe der endokapillären GN exemplarisch die Poststreptokokken-GN besprochen.

Poststreptokokken-GN

Definition: Eine mittlerweile selten gewordene, 1–4 Wochen nach Streptokokkeninfektion des oberen Respirationstraktes (Pharyngitis) oder der Haut (Impetigo) auftretende GN vom endokapillären Typ bei Kindern und Jugendlichen.

Pathogenese: In der Latenzzeit nach der Streptokokkeninfektion werden Antikörper gegen streptokokkale Antigene wie Endostreptolysin und erythrogene Toxine gebildet. Die dadurch entstehenden Immunkomplexe gelangen über die Blutzirkulation in die Glomerulusschlingen, lagern sich dort ab und locken chemotaktisch neutrophile Leukozyten an.

Morphologie: Makroskopisch sind die Nieren geschwollen und mit kleinen, flohstichartigen Blutungen übersät (Abb. 14.12 a), bei denen es sich histologisch um intratubuläre Erythrozytenzylinder handelt. Die Glomeruli sind vergrößert und weisen je nach GN-Stadium folgende Veränderungen auf.
- *Frühphase:* In den glomerulären Kapillarlichtungen finden sich zahlreiche Granulozyten und Monozyten, die zusammen mit Mikrothromben und abgelösten Endothelzellen die Kapillarlichtungen ver-

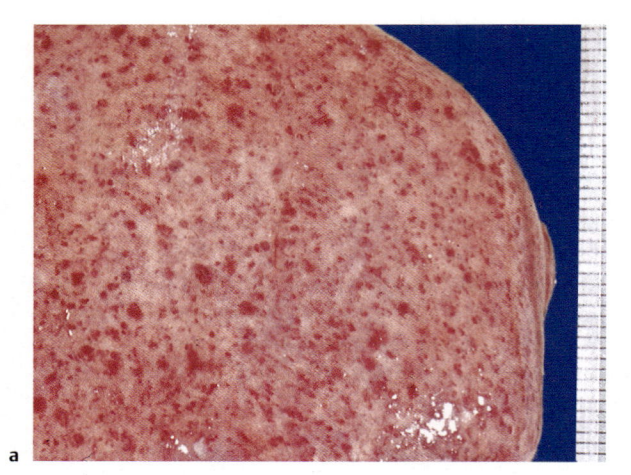

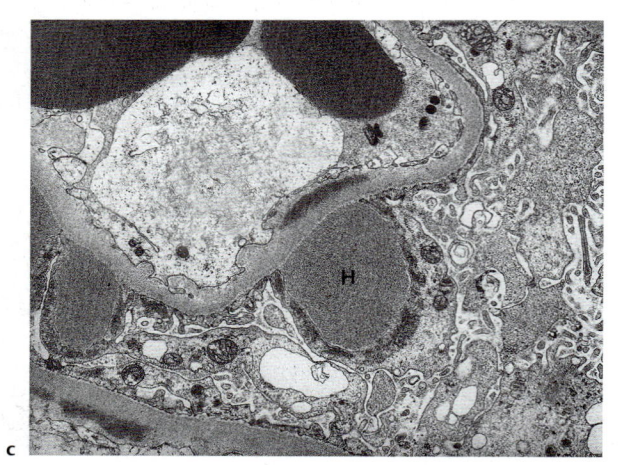

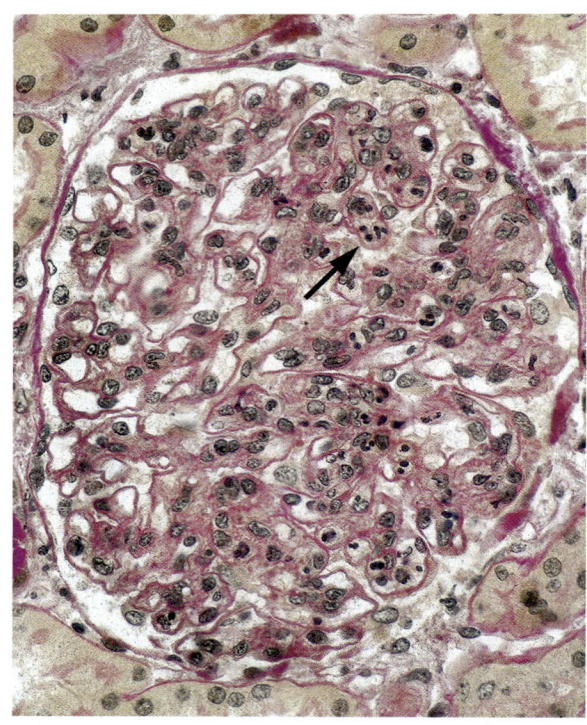

Abb. 14.12 Endokapilläre Glomerulonephritis (Poststreptokokkentyp):
a Niere mit flohstichartigen Blutungen auf der Nierenoberfläche;
b Glomeruli mit Granulozyteninfiltraten (Pfeil) und Endothelzell-/Mesangiumzellproliferation (PAS, Vergr. 1:300);
c höckerartige, elektronendichte Immundepots (humps = H) unter der Basalmembran (EM, 1:3000).

stopfen (Abb. 14.12b). Auf der Außenseite der Basalmembran finden sich grobklumpige Immundepots (Abb. 14.12c), meist aus IgG und C3-Komplement, die ultrastrukturell als höckerartige Ablagerungen (= subepitheliale Humps; engl. Höcker) und immunhistochemisch als grobe Granula auf den Kapillarschlingen (peripher-granuläres Ablagerungsmuster) auffallen.
- *Spätphase:* Mit der Zeit reagiert das Mesangium mit einer Zellproliferation und lagert ebenfalls Immundepots ein, wobei sich diese gleichmäßig im gesamten Schlingenkonvolut verteilen (Sternhimmelmuster). Schließlich bilden sich zunächst die kapillären, später die mesangialen Läsionen wieder zurück. Lediglich beim sog. Girlandentyp der Poststreptokokken-GN bleiben große, meist zahlreiche Kapillardepots bestehen, und die GN geht in die chronische Phase über.

Klinik: Im Anschluss an einen Streptokokkeninfekt plötzlich einsetzendes, akutes nephritisches Syndrom in Form einer Hämaturie, Proteinurie, Hypertonie, verminderter glomerulärer Filtration und Retention von Natrium und Wasser (Ödembildung, vor allem Lidödeme). Wichtige Serumparameter: Antistreptokokkenantigentiter, Kryoglobulinämie.

Prognose: bei Kindern gut, in 95% der Fälle Ausheilung ad integrum; nur selten Übergang in eine mesangioproliferative GN mit Entwicklung einer terminalen Niereninsuffizienz. Selten und in schweren Fällen Entwicklung einer extrakapillären Komponente. Bei Erwachsenen nur in 60% der Fälle Ausheilung.

Extrakapilläre GN

Syn.: rapid progressive GN, Halbmond-GN, intra-extrakapillär proliferative GN

Definition: Sammelbegriff für ätiologisch heterogene GN-Formen, die mit einer glomerulären Halbmond-Bildung reagieren und unbehandelt in wenigen Wochen bis Monaten zur Niereninsuffizienz führen.

Etwa 5% aller GN (♂ >>> ♀).

Pathogenese: Je nach Ätiologie unterscheidet man folgende Subtypen, die ihrerseits als primäre oder als sekundäre GN vorkommen können:
- *Typ I = Anti-Glomerulusbasalmembran-Typ* (5%): Ursächlich liegen autoreaktive Antikörper gegen das sog. Goodpasture-Antigen der Basalmembran vor (s. u.), die in einigen Fällen nur gegen das glomeruläre Basalmembranantigen gerichtet sind, in anderen

Fällen sowohl das glomeruläre als auch das pulmonale Basalmembranantigen attackieren (= Goodpasture-Syndrom).

- **Typ II = Immunkomplextyp** (10%): Darunter werden Fälle mit anderweitiger Immunkomplex-GN zusammengefasst, die wegen einer besonders hochgradigen Schädigung der glomerulären Kapillaren mit einer Halbmondbildung reagieren und folglich eine schlechte Prognose haben. Meist handelt es sich um Komplikationen im Verlauf einer postinfektiösen oder membranoproliferativen GN.
- **Typ III = pauciimmuner Typ** (90%): Bei diesem GN-Typ lassen sich im Serum keine Antibasalmembranantikörper oder Immunkomplexe nachweisen, dafür aber in den meisten Fällen ANCA (Antineutrophilenzytoplasma-Antikörper). Dies bedeutet, dass dieser GN-Subtyp größtenteils eine Organmanifestation einer generalisierten Vaskulitis wie Wegener-Granulomatose, mikroskopische Polyarteriitis und Hypersensitivitätsarteriitis darstellt. Nur selten kommt dieser GN-Subtyp auch idiopathisch vor.

Morphologie: Die Nieren sind makroskopisch leicht vergrößert und können auf ihrer Oberfläche punktförmige Blutungen aufweisen. Da diese GN-Form schubweise verläuft, können zeitlich unterschiedliche glomeruläre Reaktionsmuster nebeneinander vorkommen. Am auffälligsten sind die unterschiedlich frischen oder älteren Halbmondbildungen (Abb. 14.**13**). Sie können innerhalb weniger Tagen auftreten. Die glomeruläre Umgebung ist oft entzündlich infiltriert (Periglomerulitis). Je nach GN-Typ finden sich folgende ultrastrukturelle und immunhistochemische Veränderungen:

- **Typ I:** keine elektronendichten Immundepots, Basalmembranrupturen, immunhistochemisch lineare IgG- und C3-Ablagerungen in der Basalmembran;
- **Typ II:** elektronendichte Immundepots mit entsprechendem immunhistochemischem Befund gemäß zugrunde liegendem GN-Typ;
- **Typ III:** keine elektronendichten Immundepots, keine immunhistochemischen Ablagerungen (pauciimmune GN!).

Klinik: Diagnosestellung nur anhand bioptischer Histologie. Oft akutes Nierenversagen, wobei für den aktuellen Funktionsverlust vor allem der Schweregrad der sekundären tubulointerstitiellen Schädigung verantwortlich ist. In 25% der Fälle Dialysepflichtigkeit, in 50% Oligurie und in 30% Hypertonie. Proteinurie, (Makro-)Hämaturie. Rasch einsetzende Therapie (Glucocorticoide, Zytostatika, Plasmapherese) → Rettung der Nierenfunktion.

Prognose: bei Fällen mit Halbmondbefall von mehr als 80% der Glomeruli → chronische Dialysepflichtigkeit. Bei Fällen mit weniger als 50% Befall → Prognose eher günstig.

Membranöse GN

Syn.: epimembranöse GN, perimembranöse GN

Definition: Diffuse Immunkomplex-GN mit rein kapillärer perlschnurartiger Immundepotbildung ausschließlich auf der Außenseite (Lamina rara externa) der glomerulären Basalmembran und nephrotischem Syndrom.

Vorkommen: etwa 10% aller Nierenbiopsien, in Europa gehäuft bei Patienten mit HLA-DR3. Häufigste De-novo-GN in Nierentransplantat. Altersmedian: 40 Jahre (♂:♀ = 2:1).

Pathogenese: Diese GN trägt bei den idiopathischen Formen Wesenszüge der Heymann-Nephritis bei der Ratte (s. o.). Wegen der fehlenden Entzündungszellreaktion dürfte die Komplementaktivierung bis zum „membranattackierenden Komplex" (= C5b–C9) für die pathologische Durchlässigkeit der glomerulären Kapillarschlingen verantwortlich sein. Diese GN kommt in folgenden beiden Formen vor:

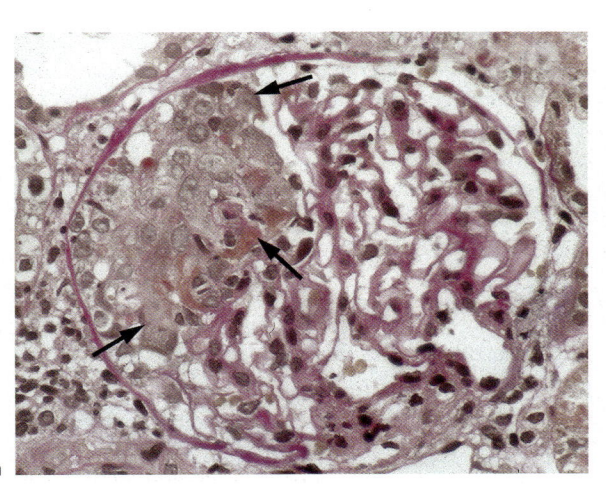

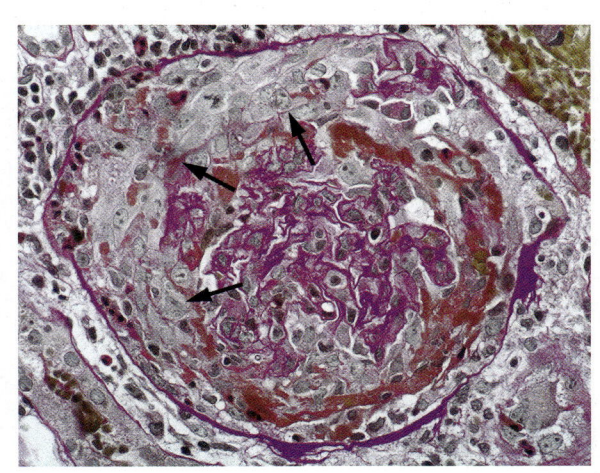

Abb. 14.13 Rapid progressive Glomerulonephritis:
a Frische Halbmondbildung (Pfeil) durch Kapselepithelwucherung (PAS, Vergr. 1:100);
b alte Halbmondbildung (Pfeile) mit beginnender hyaliner Glomerulusverödung (PAS, Vergr 1:100).

- *primäre GN* (80% der Fälle): Nach Exposition gegenüber einem (noch nicht identifizierten) endogenen Antigen entstehen leicht lösliche Immunkomplexe, die subepithelial abgelagert werden. Diese GN-Form stellt somit eine Autoimmunkrankheit dar.
- *sekundäre GN* (20% der Fälle): Bei ihr spielen exogene Antigene eine Rolle, die über einen beschränkten Zeitraum einwirken. Dazu gehören folgende Antigene:
  - *Medikamente, Drogen* (D-Penicillamin, Gold, Quecksilber, Captopril, nichtsteroidale Antiphlogistika, Heroin);
  - *Virusantigen* (HBs-Antigen);
  - *mikrobielle Antigene* (Lues, Malaria, Schistosomiasis, Filariasis);
  - *tumorassoziierte Antigene* (Paraneoplasie bei Bronchus-, Kolonkarzinom, malignem Melanom);
  - *Autoantigene* (Lupus erythematodes, rheumatoide Arthritis);
  - *Hormonantigene* (Insulin bei Diabetes mellitus, Thyreoglobulin bei Thyreoiditis).

Morphologie: Histologisch steht eine zahnradartige Verdickung der glomerulären Basalmembran (Abb. 14.14) mit entsprechend starr-offenen Kapillarlichtungen im Vordergrund (fast keine glomeruläre Zellproliferation!). Ultrastrukturell zeigt sich, dass diese Veränderung auf einer subepithelialen Ablagerung von Immunkomplexen beruht.

Immunhistochemisch zeigen die Immundepots ein peripher-granuläres Muster und bestehen aus IgG und Komplement (Perlschnurmuster). Diese Immundepots durchlaufen einen langsamen (monatelangen) Alterungsprozess. Dieser kann folgenden ultrastrukturellen Stadien zugeordnet werden, die sich wegen des chronischen, oft schubartig sich intensivierenden GN-Verlaufs auch überlappen können:

- *Stadium I*: perimembranöse Immundepots, keine Veränderung der Lamina densa;
- *Stadium II*: Spikes-artige Neubildung der Basalmembran zwischen den Depots (Abb. 14.14) mit zahnradartiger Basalmembranverformung;
- *Stadium III*: Basalmembran-Spikes verschmelzen über den Depots und umschließen diese;
- *Stadium IV*: Auflösung der Depots unter Hinterlassung von Höhlen (Kettengliedaspekt), die mit der Zeit kollabieren;
- *Stadium V*: Rückbildung der Basalmembranveränderungen.

Klinik: meist nephrotisches Syndrom. Anfangs selektive, später unselektive, oft sehr hohe Proteinurie (bis > 30 g/Tag). Mikrohämaturie häufig. Hypertonie meist erst im Spätstadium. Verlauf stark variabel mit schleichendem Beginn. In 25% Spontanremissionen des nephrotischen Syndroms. Bei 10–30% der Patienten wechseln Remissionen und Rezidive ab.

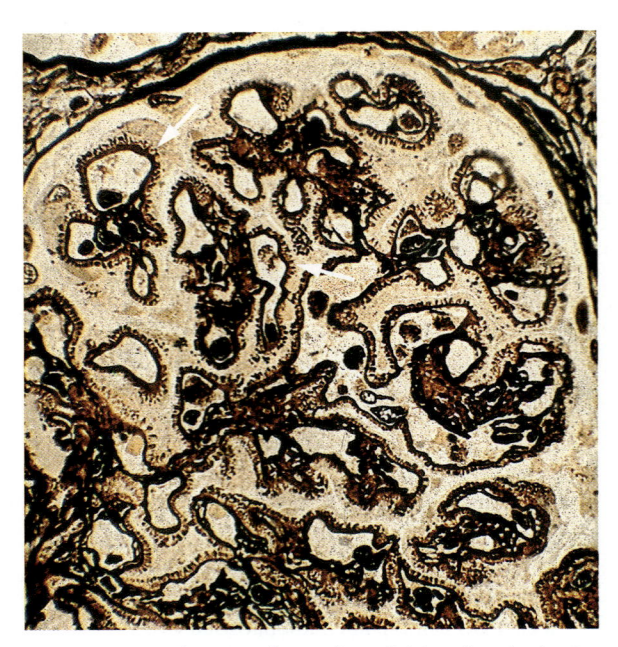

Abb. 14.**14** **Membranöse Glomerulonephritis:** zahnradartige Deformierung der glomerulären Basalmembran durch Spikes-artige Basalmembranneubildungen (Pfeile), dazwischen etwas heller erscheinende Immunkomplexablagerungen (Methenaminsilber-Reaktion, Vergr. 1 : 500).

Prognose: Je stärker das nephrotische Syndrom, desto häufiger entwickelt sich eine chronische Niereninsuffizienz. Verlauf unbehandelter Patienten nach 5 Jahren: bei 50% komplette oder partielle Remission, bei 10–20% Tod oder Dialyse.

Mesangioproliferative GN

Allgemeine Definition: Keine Krankheitsentität, sondern häufiges glomeruläres Reaktionsmuster, das durch die Proliferation der Mesangiumzellen mit konsekutiver Mesangiumverbreiterung charakterisiert ist und im Rahmen anderweitiger GN auftritt.

Häufigkeit: 50% aller GN im Einsendematerial; Altersmedian: 30 Jahre (♂ > ♀).

Allgemeine Pathogenese: Diese GN-Form beobachtet man unter folgenden Bedingungen:
- *Folgephase* der endokapillären GN (Poststreptokokken-GN, Abb. 14.15),
- *Systemerkrankungen* wie Lupus erythematodes oder Purpura Schoenlein-Henoch,
- *IgA-Nephritis* (Morbus Berger).

IgA-Nephritis

Syn.: Morbus Berger, mesangioproliferative IgA-Nephritis

Definition: Weltweit häufigste GN mit IgA-Depots in einem verbreiterten, mit Matrix angereichertem Mesangium.

Häufigkeit: 25% des Nierenbiopsiegutes. Altersgipfel: 30 Jahre (♂:♀ = 3:1).

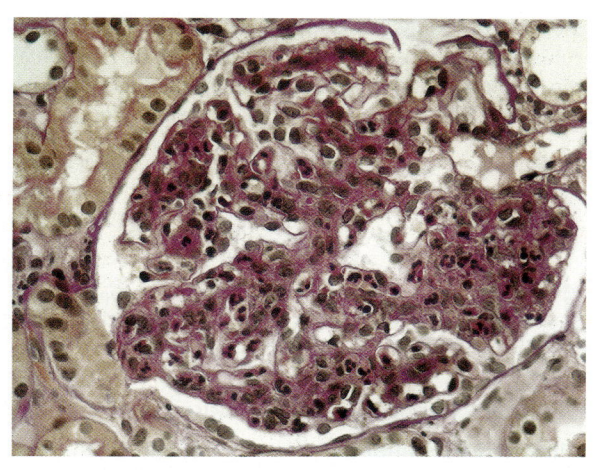

Abb. 14.15 **Mesangioproliferative Glomerulonephritis** (poststreptokokkale Form) mit Mesangiumzellproliferation und Mesangiumverbreiterung (PAS, Vergr. 1 : 300).

Pathogenese: Ursächlich wird folgende pathogenetische Kettenreaktion vermutet: lokale chronische Infektion (bei bestimmtem HLA-Phänotyp) → Immunderegulation → Bildung von polymerem (statt oligomerem) IgA im MALT → verzögerter Abbau in der Leber → viel polymeres IgA im Serum → Abfangen von IgA-Immunkomplexen im Mesangium → alternative Komplementaktivierung → TGF-β-vermittelte Mesangiumproliferation. Diese Arbeitshypothese erklärt, weshalb die IgA-Nephritis als sekundäre GN gehäuft bei folgenden Erkrankungen vorkommt:
- *chronisch-entzündliche Darmerkrankungen* mit abnormer IgA-Bildung: Glutenenteropathie, Morbus Crohn, Colitis ulcerosa;
- *chronische Lebererkrankungen* mit defekter IgA-Clearance: Leberzirrhose;
- *Purpura Schoenlein-Henoch* (S. 400).

Morphologie: Histologisches Grundmuster ist eine meist deutlich fokal und segmental betonte Mesangiumverbreiterung infolge einer Vermehrung von Matrix und Mesangiumzellen, wobei die Matrix dominiert. Immunhistochemie: diffuse granuläre Ablagerung von IgA (zum Teil auch IgG) und Komplement (C1q, C3) im gesamten Mesangium, die ultrastrukturell aus meist großflächig konfluierenden, elektronendichten Depots besteht. Prognostisch ungünstige Reaktionsmuster sind: Kapseladhärenz, Sklerosierung einzelner Läppchen und Halbmondbildungen.

Klinik: Viele Fälle werden wegen einer schubweisen Makrohämaturie meist wenige Stunden nach banalem Infekt der oberen Luftwege entdeckt. Danach meist kleine Proteinurie und persistierende Mikrohämaturie. Verlauf: stark variable, meist langsame Progredienz mit Hypertonie als „Progredienzfaktor".

Prognose: Nach 10 Jahren leben 50% der Patienten mit normaler Nierenfunktion, 30% mit terminaler Niereninsuffizienz.

Membranoproliferative GN

Syn.: mesangiokapilläre GN

Die membranoproliferative GN kommt als Typ I und Typ II vor, kann sich als primäre oder sekundäre GN manifestieren und betrifft meist Kinder und junge Erwachsene. Beide Typen sind durch eine Reihe von gemeinsamen Merkmalen verbunden, stellen aber wahrscheinlich getrennte Entitäten dar.

Membranoproliferative GN Typ I

Definition: Seltene Immunkomplex-GN mit reaktiven mesangialen und kapillären Veränderungen in Form einer Doppelkonturierung der Kapillarwände.

Pathogenese: Es handelt sich um eine Immunkomplex-GN meist ohne bekannte auslösende Ursache, bei der bei 30% der Patienten im Serum ein sog. Nephritisfaktor nachweisbar ist. Von dieser idiopathischen Form ist die sekundäre membranoproliferative GN Typ I im Rahmen von einer Hepatitis B, systemischem Lupus erythematodes, Kryoglobulinämie, Heroinabhängigkeit, AIDS, Malaria und Sarkoidose abzugrenzen.

Morphologie: Die Glomeruli sind diffus erheblich vergrößert, ihre Mesangien unterschiedlich stark durch mesangiale Zellen und Matrix verbreitert. In ihren Kapillären finden sich sichelförmige subendotheliale Immundepots in einem immunhistologisch grobklumpigen Ablagerungsmuster. In diesen Depots dominieren Komplementfaktoren (C1q und C3) und in geringerem Maße Immunglobuline wie IgG. Die Immundepots lösen bei den Mesangiumzellen das Reaktionsmuster „mesangiale Interposition" mit konsekutiver Verdickung und „Doppelkonturierung" der glomerulären Kapillarwände („Straßenbahnschienen-Aspekt") aus. Bei akutem Beginn finden sich in den Kapillarschlingen reichlich Granulozyten, so dass eine Verwechslung mit einer postinfektiösen endokapillär-proliferativen GN möglich ist. In schweren Fällen beobachtet man das Reaktionsmuster „Halbmondbildung".

Klinik: Beginn akut nach Infekten vorwiegend des oberen Respirationstrakts oder schleichend chronisch. Meist unselektive Proteinurie mit nephrotischem Syndrom; fast immer Mikrohämaturie.

Prognose: ungünstig. Nach 5 Jahren sind 50% der Patienten dialysepflichtig.

Membranoproliferative GN Typ II

Syn.: dense deposit disease, membranoproliferative GN mit intramembranösen Depots

Definition: Seltene GN, offenbar aus dem Formenkreis der Autoaggressionskrankheiten mit bandartigen intramembranösen, elektronendichten Immundepots.

Pathogenese: Ursächlich steht die Aktivierung des Komplementsystems auf dem alternativen Weg im Mittelpunkt, die durch den sog. C3-Nephritisfaktor (C3NeF)

ausgelöst wird. Dieser stellt einen autoreaktiven Antikörper vom IgG-Subtyp III gegen den C3bBb-Enzymkomplex dar. Er stabilisiert in ähnlicher Weise wie Properdin diesen Komplex, so dass über eine Aktivierung des alternativen Weges permanent C3 verbraucht wird, was sich klinisch in einer persistierenden C3-Hypokomplementämie äußert.

Morphologie: Unterschiedlich stark ausgeprägte Mesangiumverbreiterung wie bei der membranoproliferativen GN Typ I, jedoch ohne Doppelkonturierung der glomerulären Basalmembran. Die glomeruläre, zum Teil auch tubuläre und interstitiell-kapilläre Basalmembran wird aber dadurch verdickt, dass ein PAS-positives, elektronendichtes Material (Lipidkomponente) in die Lamina densa (Abb. 14.16) in Form bandartiger Depots (dense deposit disease) eingelagert wird. Immunhistochemisch lassen sich keine Immunglobuline, dafür aber kurze lineare C3-Ablagerungen (teilweise auch granulär im Mesangium) längs der Kapillarwände, auch der Glomeruluskapsel und der tubulären und interstitiell-kapillären Basalmembran feststellen. Im Mesangium finden sich grobgranuläre, C3-positive Ablagerungen.

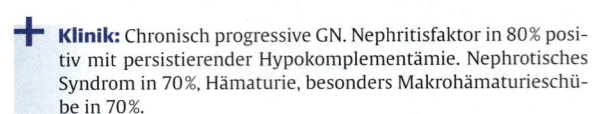

+ Klinik: Chronisch progressive GN. Nephritisfaktor in 80% positiv mit persistierender Hypokomplementämie. Nephrotisches Syndrom in 70%, Hämaturie, besonders Makrohämaturieschübe in 70%.

+ Prognose: wie bei membranoproliferativer GN Typ I; Assoziation mit partieller Lipodystrophie. Nahe 100% Rekurrenzrate im Nierentransplantat.

Minimal-Change-GN/Fokale-Sklerose-Komplex

Allgemeine Definition: Es handelt sich um einen Oberbegriff für die „Minimal-Change-Nephrose" und die „fokale Sklerose", wobei noch ungeklärt ist, ob es sich um jeweils zwei Krankheitsentitäten oder um zwei Varianten einer Krankheitsentität handelt.

Minimal-Change-GN

Syn.: Minimalläsionen, Minimal-Change-Nephropathie, minimale GN mit nephrotischem Syndrom, Lipoidnephrose (des Kindes)

Definition: Häufige Glomerulopathie, die klinisch durch ein prognostisch günstiges, steroidsensibles nephrotisches Syndrom und ultrastrukturell durch das Reaktionsmuster einer „Fußfortsatzverplattung" der Podozyten charakterisiert ist.

Häufigkeit: etwa 50% der pädiatrischen und 30% aller Nierenbiopsien ($\male > \female$).

Pathogenese: Ursache unbekannt, familiäre Häufung kommt vor. Folgende Fakten sprechen dafür, dass es sich um einen Zytokineffekt dysfunktioneller T-Lymphozyten auf die glomeruläre Basalmembran handelt, was dazu führt, dass glomeruläre Polyanionen mit negativer Basalmembranladung verloren gehen und die Zell-Matrix-Adhäsion defizient wird:

- Assoziation mit bestimmten HLA-Haplotypen (HLA-DR8 und -DR7);
- Assoziation mit Störungen der T-Zell-vermittelten Immunität (prophylaktische Immunisierung, Maserninfektion, Morbus Hodgkin);
- Assoziation mit Überempfindlichkeitsreaktionen Typ I (Ekzem, atopische Rhinitis);
- Wiederauftreten der Proteinurie nach Nierentransplantation;
- Therapieerfolg mit Ciclosporin A, teilweise auch mit Steroiden.

Morphologie: Die Nieren sind groß und wegen der Eiweißspeicherung blass. Histologisch sind die betroffenen Glomeruli normal oder weisen eine geringe Matrix- und Zellvermehrung auf (Abb. 14.17). Ultrastrukturell sind die Fußfortsätze der Podozyten verplattet. In den Hauptstücktubuli finden sich hyalintropfige Eiweiß- sowie rückresorbierte Lipidablagerungen (= Lipoidnephrose).

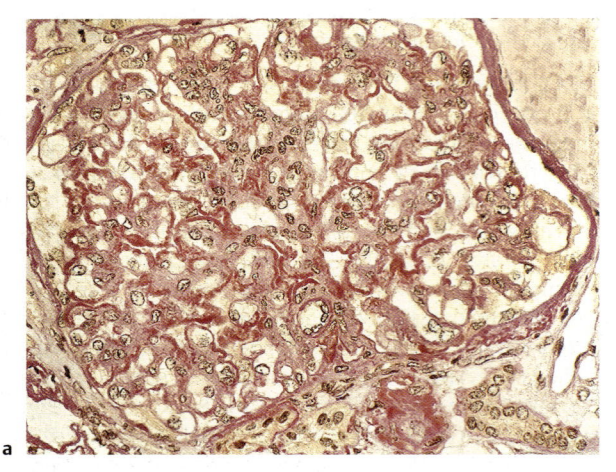

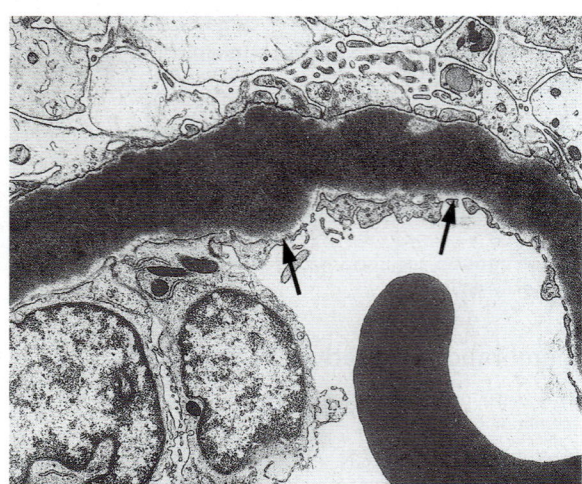

Abb. 14.**16** **Membranoproliferative Glomerulonephritis Typ II:**
a Unregelmäßig-plump verdichtete glomeruläre Basalmembran (EvG, Vergr. 1 : 200);
b elektronendichte Ablagerungen (Pfeile) in der Lamina densa der Basalmembran (EM, Vergr. 1 : 2500).

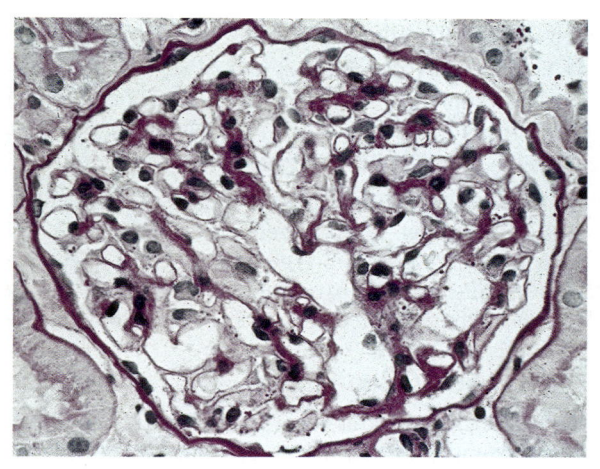

Abb. 14.**17** **Minimal-Change-Glomerulonephritis** mit kaum auffälligen Glomeruli (PAS, Vergr. 1 : 300).

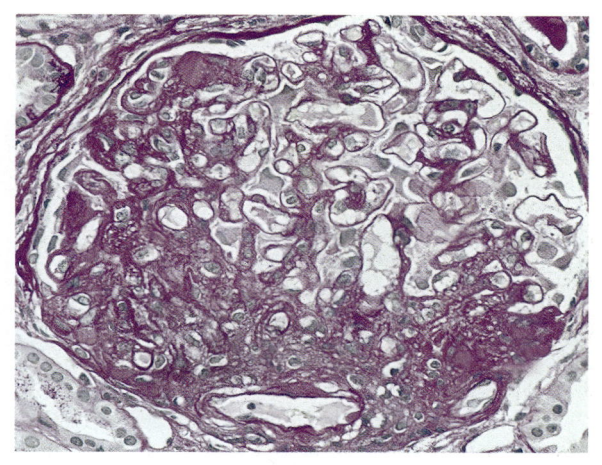

Abb. 14.**18** **Fokale Sklerose des Glomerulus** mit fibrotischer Sklerosierung eines Schlingensegmentes (PAS, Vergr. 1 : 300).

Immunhistochemie: keine pathologischen Ablagerungen. Nach längerem Verlauf können in einzelnen Fällen geringe mesangiale IgM- und Komplementablagerungen auftreten (sog. IgM-Nephropathie).

+ Klinik: in Schüben verlaufendes nephrotisches Syndrom mit selektiver Proteinurie. Ödeme wegen Hypoproteinämie; Hypercholesterinämie und Mikrohämaturie in 20%. Typischerweise steroidsensibel. Verlaufsvarianten: a) nur ein oder zwei Schübe, b) „Frequent Relapser", c) partielle Steroidresistenz.

+ Prognose: auch bei häufigen Rezidiven günstig.

Fokale Sklerose

Syn.: fokal segmentale Sklerose, Minimalläsionen mit fokaler und segmentaler Sklerose, fokal segmental sklerosierende Glomerulopathie

Definition: Progressive, fokale und segmentale glomeruläre Sklerosierung mit steroidresistentem nephrotischem Syndrom.

Manifestationsalter: Kinder und junge Erwachsene. Familiäre Häufung kommt vor (♂ >> ♀).

Pathogenese: Ungeklärt.

Morphologie: Histologisch sind die Glomeruli vermutlich wegen der Hyperperfusion erheblich vergrößert. In auffälliger Weise sind in segmentaler und fokaler Verteilung einzelne Schlingenläppchen wegen Einlagerung eines PAS-positiven Materials hyalinisiert und enthalten endotheliale Schaumzellen. Immunhistochemisch entsprechen diese Depots einem grob-granulären Ablagerungsmuster von unspezifisch „abgefangenem" IgM und/oder C3-Komplement. Die betroffenen Glomerulusschlingen sind teilweise mit der Glomeruluskapsel verwachsen (Synechie) und vernarben (Abb. 14.**18**). Die nicht betroffenen Glomeruli erscheinen histologisch völlig normal, zeigen aber ultrastrukturell eine Fußfortsatzverplattung der Podozyten. Typisch ist die Hyalinose der efferenten Arteriolen. Im späteren Verlauf: Tubulusatrophie und interstitielle Fibrose.

+ Klinik: steroidresistentes nephrotisches Syndrom mit langsam progredientem Verlauf. Biopsieresultat/Therapiekonzept bei Kindern mit steroidresistentem nephrotischem Syndrom: a) Minimal-Change-Läsion → Weiterführung der Immunsuppression mit guten Remissionschancen; b) fokale Sklerose → Prednisolon + Ciclosporin. Bei 60% der Patienten Hypertonie.

+ Prognose: bei 50% der Patienten Rekurrenz nach Nierentransplantation. Nach 6 Jahren bei 30% terminale Niereninsuffizienz.

Sekundäre GN

Es handelt sich um einen Sammelbegriff für Glomerulonephritiden, die im Rahmen einer Systemerkrankung auftreten. Sie haben kein eigenständiges pathohistologisches Substrat, sondern zeigen die Reaktionsmuster der beschriebenen primären GN-Formen. Die klinisch wichtigsten sekundären GN-Formen sind in Tab. 14.**7** zusammengestellt.

Goodpasture-Syndrom

Definition: Sehr seltene Erkrankung aus dem autoaggressiven Formenkreis, charakterisiert durch eine hämorrhagisch-nekrotisierende Lungenentzündung und eine rapid-progressiv verlaufende Antibasalmembran-GN.

Prädilektionsalter: 3. Lebensdekade (♂ : ♀ = 3 : 1).

Pathogenese: Bei dem betroffenen Patienten dominiert HLA-DR2. Bei ihnen wird aus noch ungeklärten Gründen nach einer Virusinfektion, nach Kohlenwasserstoffinhalation, nach Medikamenteneinnahme (Rifampicin, D-Penicillamin) oder paraneoplastisch das ansonsten verborgene (kryptogene) Basalmembranantigen freigelegt. Dieses „Goodpasture-Antigen" wird durch die nichtkollage-

Tabelle 14.7 **Sekundäre Glomerulonephritis (GN) bei Systemkrankheiten:** Ätiologie und Pathogenese

Systemkrankheit	1. Ätiologie (AK = Antikörper) 2. Pathogenese
Goodpasture-Syndrom	1. Autoreaktive AK gegen 28-kD-Peptid des NC1-Kollagen-α3 (IV) (= Goodpasture-Antigen) 2. Antibasalmembran-GN
Systemischer Lupus erythematodes	1. Autoreaktive AK gegen DNA, Histonproteine 2. Immunkomplexvaskulitis → Serumnephritistyp
Morbus Wegener	1. Autoreaktive antizytoplasmatische AK 2. Komplementvermittelte zytotoxische Vaskulitis
Panarteriitis nodosa (mikroskopische Form)	1. (Postinfektiöse) AK 2. Immunkomplexvaskulitis vom Serumnephritistyp
Purpura Schoenlein-Henoch	1. AK gegen Fremd-AG (Erreger, Allergene) 2. Immunkomplexvaskulitis (small vessel disease)

ne Domäne 1 der α3-Kette des Typ-IV-Kollagens der Basalmembran repräsentiert. Gegen dieses werden Antikörper gebildet. Dementsprechend findet man immunchemisch nachweisbare lineare Ablagerungen (vgl. Abb. 14.11 a) IgG-haltiger Antibasalmembranantikörper entlang der Basalmembran der Nierenglomeruli und der Lungenalveolen.

Morphologie und Klinik: Niere wie extrakapilläre GN Typ I, Lunge mit Alveolarhämorrhagie.

Nephritis bei SLE

Syn.: Lupusnephritis

Definition: Häufige sekundäre GN bei systemischem Lupus erythematodes (SLE) (40–90% aller Fälle mit SLE).

Pathogenese: s. S. 187.

Morphologie: Je nach Art und Menge der Immunkomplexe, die sich im glomerulären Schlingenkonvolut sowie in den intertubulären Kapillaren ablagern, entstehen variable GN-Bilder. Dabei gilt die Faustregel: Mischbilder aus membranöser, mesangialer und membranoproliferativer GN sind hochverdächtig auf eine SLE-Nephritis.
Die morphologischen Läsionen der Lupusnephritis werden nach einem Vorschlag der WHO folgendermaßen klassifiziert:
- *Klasse-I-Läsionen:* normales Nierengewebe,
- *Klasse-II-Läsionen:* mesangiale GN mit mäßiggradiger Zellproliferation,
- *Klasse-III-Läsionen:* fokal-segmentale GN.
- *Klasse-IV-Läsionen:* diffuse GN mit hochgradiger Zellproliferation,
- *Klasse-V-Läsionen:* membranöse GN.
- *Klasse-VI-Läsionen:* sklerosierende GN.

Wegener-Granulomatose

Definition und Pathogenese (S. 578): Bei dieser Autoaggressionskrankheit sind autoreaktive Antikörper gegen Neutrophilengranula (c-ANCA) entscheidend. Sie geht mit einer Immunkomplex-GN einher (s. o.).

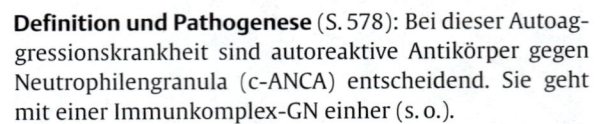

Morphologie: Das histologische Bild entspricht meist demjenigen einer nekrotisierenden extrakapillären GN vom pauciimmunen Typ (vgl. Abb. 14.13). Demzufolge sind 75% aller Fälle mit pauciimmuner extrakapillärer GN Manifestationsformen einer Wegener-Granulomatose.

Purpura Schoenlein-Henoch

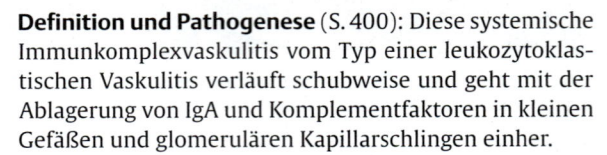

Definition und Pathogenese (S. 400): Diese systemische Immunkomplexvaskulitis vom Typ einer leukozytoklastischen Vaskulitis verläuft schubweise und geht mit der Ablagerung von IgA und Komplementfaktoren in kleinen Gefäßen und glomerulären Kapillarschlingen einher.

Morphologie: IgA-GN mit kräftiger Mesangiumzellproliferation, in schweren Fällen fokale Schlingennekrosen mit Halbmondbildungen.

+ Klinik: petechiale Blutungen (Purpura) in Haut und Darm, Arthralgien und eine nach > 2 Monaten eintretende IgA-GN. Kleine Proteinurie, Mikrohämaturie, nephrotisches Syndrom in 20%.

Glomerulonephritische Schrumpfniere

Definition: Terminale Läsion als Endstadium nicht mehr klassifizierbarer GN mit erheblicher Nierenschrumpfung (Nierengewicht > 70 g).

Morphologie: Makroskopisch sind die Nieren blass und verkleinert (Abb. 14.19a) Dies liegt daran, dass wegen der glomerulären Verödung das peritubuläre Kapillarnetz, das aus den efferenten Arteriolen der Glomeruli stammt, nach und nach verschwindet. Darunter leiden auch die Tubuli. Sie atrophieren und verschwinden. Aufgrund dieses Parenchymverlustes rücken die vernarbten Glomeruli dichter zusammen, die Arterien werden korkzieherartig gestaucht und als Folge der Minderperfusion zunehmend intimafibrotisch obliteriert. Das makroskopische Resultat ist eine grobgranulierte Nierenoberfläche im Sinne einer „weißen Granularatrophie" mit verwaschener Mark-Rinden-Grenze und schlechter Dekapsulierbarkeit. Histologisch sind mehr als 70% der Glomeruli komplett hyalinisiert und zeigen folgende typische Veränderungen:
- Kapselverdickung mit alten Halbmondbildungen,
- Verwachsungen der glomerulären Schlingen mit der Kapsel,
- (mikrozystische) Tubulusausweitung (Abb. 14.19b) mit Tubulusatrophie und Interstitiumfibrose → „sekundäre Zystennieren",
- hypertone Vaskulopathie der intrarenalen Arterien.

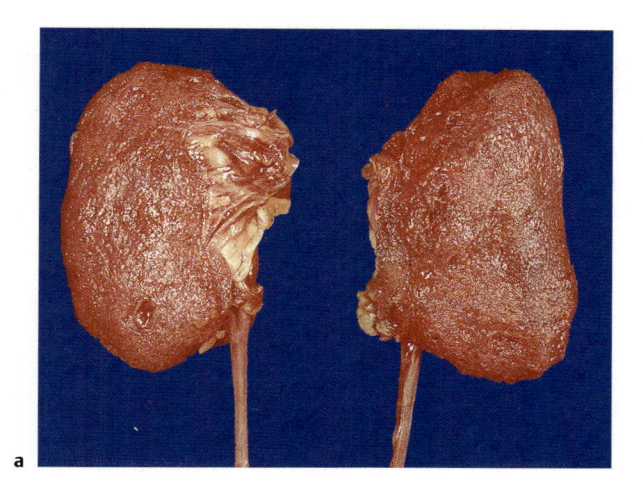

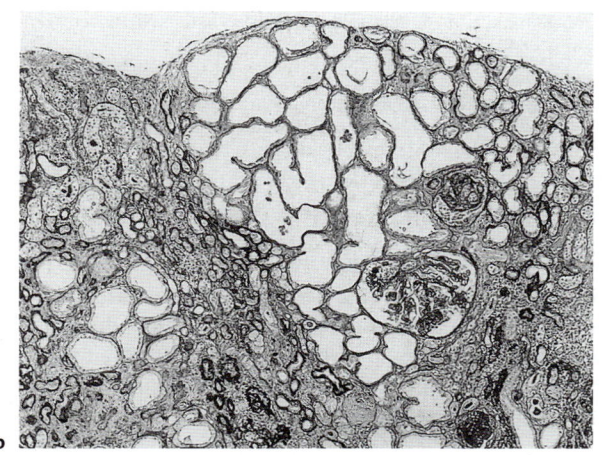

Abb. 14.19 Glomerulonephritische Schrumpfniere (Endstadium):
a Beidseitig hochgradige Organschrumpfung;
b Atrophie, Fibrose und Ausweitungen der Nephrone mit Pseudostrumaaspekt (PAS, Vergr. 1:50).

Klinik: terminale Läsion (S. 840) in Form einer Urämie → Dialyse.

14.1.4.2
Tubulointerstitielle Nephritis

Allgemeine Definition: Es handelt sich um einen Sammelbegriff für entzündliche Läsionen des renalen Interstitiums mit Einbeziehung der Tubuli, die nicht im Rahmen einer Glomerulonephritis oder einer Vaskulitis auftreten. Sie können je nach Typ ein- oder doppelseitig auftreten.

Bakterielle tubulointerstitielle Nephritis

Akute Pyelonephritis

Syn.: akute bakterielle destruierende interstitielle Nephritis

Definition: Häufige, akut auftretende, unspezifisch-bakteriell ausgelöste Entzündung des renalen Interstitiums, die entweder von einem entzündeten Nierenbecken (Pyelitis) ausgehend ins Nierenparenchym aufsteigt oder bei hämatogener Entstehung eine akute bakterielle interstitielle Nephritis auslöst, ohne dass dabei die Nierenbecken obligat betroffen sind (♀:♂ = 3:1).

Pathogenese: Als Erreger kommen vor allem uropathogene Escherichia coli, seltener Klebsiellen, Proteus und Enterobacter aus der eigenen Fäkalflora in Betracht. Dabei sind folgende Faktoren prädisponierend:
- *Alter und Geschlecht*: Bis zur 4. Lebensdekade dominiert wegen der kürzeren Urethra das weibliche Geschlecht (vor allem in der Schwangerschaft), nach der 6. Lebensdekade wegen der durch eine Prostatahyperplasie bedingten Harnabflussstörung das männliche Geschlecht.
- *Metabolische Läsionen*: Diabetes mellitus, Gicht, Oxalose, Hyperkalzämie;
- *Harnabflussstörungen*: angeborene/erworbene Harnwegsobstruktionen, vesikoureteraler Reflux;
- *Vorschädigungen* von Harnwegen und Nierenparenchym: Katheterismus, Narben, Obstruktionen;
- *Abwehrdefekt*: Immunsuppression, Immundefekt.

Eine derartige Nephritis entsteht auf eine der folgenden Weisen:
- *Aszendierende Entstehung:* In diesen Fällen liegen meist Harnabflussstörungen vor, die eine urostatisch bedingte Schleimhautschädigung auslösen und damit eine kanalikulär-aufsteigende Keimbesiedelung ermöglichen. Diese erfolgt primär in der Urethra. Danach dringen die Erreger über die Harnblase ins Nierenbecken vor, haften mit besonderen Adhäsionsmolekülen (Adhäsinen) an entsprechenden Rezeptoren des Urothels, vermehren sich und lösen zunächst eine Urozystitis (Infektion des unteren Harntrakts) aus, die mit der Zeit bis in die Nieren aufsteigen kann.
- *Hämatogene Entstehung:* Sie ist weniger häufig als die aszendierende Entstehung und tritt vorwiegend im Rahmen einer Septikopyämie auf. Nur selten stammen die Erreger von einer Harnwegsinfektion mit nephrotropen Keimen. Die septikopyämischen Nierenläsionen lassen sich oft erst autoptisch nachweisen. Dabei werden hoch virulente, hämatogen verschleppte Keime (meist Staphylokokken, Escherichia coli) bereits in den Glomeruli (1. Kapillarfilter) abgefangen, wo sie einen embolisch-eitrigen Entzündungsherd (= embolisch-eitrige Herdglomerulitis) hervorrufen. Demgegenüber bleiben niedrig virulente Bakterien (Gleiches gilt für Pilze!) erst in den Vasa recta der Markregion (2. Kapillarfilter) stecken. Dort rufen sie wiederum eine embolisch-eitrige Entzündung hervor (= embolisch-eitrige Marknephritis), die als längliche kleine Eiterausscheidungsherde imponieren (= Ausscheidungsnephritis). Von diesen embolischen Eiterherden kann sich, wenn es der Patient erlebt, der Entzündungsprozess weiter ausdehnen.

Morphologie: Makroskopisch sind die Nieren meist vergrößert. Ihre Oberfläche ist mit stecknadelkopfgroßen, gelblichen Eiterherden übersät, die von einem hämorrhagisch-roten Randsaum umgeben werden und gelegentlich konfluieren können (Abb. 14.**20a**). Auf der Schnittfläche sind die eitrigen Abszessherde meist streifenförmig angeordnet (= Eiterstraßen) und in der Markregion häufiger zu beobachten als im übrigen Nierenparenchym. Die subkapsulären Abszesse (= perinephritische Abszesse) können gelegentlich ins pararenale Fettgewebe durchbrechen (= paranephritische Abszesse).
Histologisch findet man im renalen Interstitium abszedierende, oft straßenförmige Einschmelzungsherde (Abb. 14.**20b**) mit dichter granulozytärer Infiltration, zu der bei einer Septikopyämie noch Bakterienrasen hinzukommen können. Die entzündliche Destruktion umfasst definitionsgemäß Interstitium samt Tubuli und greift auf Glomeruli über. Dementsprechend findet man in der epithelialen Wandung sowie im Lumen der Tubuli reichlich Granulozyten (Abb. 14.**20b**). Das entsprechende Korrelat im Urinsediment sind die granulären Zylinder (Leukozytenzylinder).

+ **Klinik:** Fieber, heftiger plötzlich einsetzender Flankenschmerz, Bakteriurie mit Leukozytenbeimengung (Pyurie) sowie häufiges (Pollakisurie) und schmerzhaftes Wasserlassen (Dysurie). Das Auftreten von Leukozytenzylindern spricht für eine Beteiligung des Nierenparenchyms, da diese nur in den Tubuli entstehen. Bei schweren Verläufen Oligoanurie; tödlicher Ausgang infolge Urosepsis möglich. Bei Abheilung radiäre Narbenbildung. Oft Übergang in chronische Pyelonephritis. Selten Komplikation durch Papillennekrose → akutes Nierenversagen (S. 840).

+ **Lokalisation:** Bei aszendierendem Infektionsmodus ist diese Nephritisform ein- oder doppelseitig, bei hämatogenem Infektionsmodus meist doppelseitig ausgeprägt.

Chronische Pyelonephritis

Syn.: chronische bakterielle interstitielle Nephritis

Definition: Häufige chronische, durch Bakterien und/oder Bakterienbestandteile ausgelöste Entzündung des Niereninterstitiums mit in Schüben fortschreitender, schließlich narbiger Parenchymdestruktion unter Einbeziehung des Nierenmarks und Nierenbeckens.

Häufigkeit: 7% im Autopsiegut; 20% aller Fälle mit chronischer Niereninsuffizienz. Altersgipfel: obstruktive Form im Erwachsenenalter; nichtobstruktive Form im Kindesalter (♀:♂ = 3:1).

Pathogenese: Die chronische Pyelonephritis geht aus einer rezidivierenden oder ungenügend behandelten akuten Nephritis hervor. Dabei sind obstruktive Harnwegsprozesse (s. o.) wie doppelseitige Nierenläsion bei urethraler Obstruktion, einseitige Nierenläsion bei einseitiger Ureterstenose (Urolithiasis) in Verbindung mit Infektionen (Escherichia coli, Enterokokken, Staphylococcus aureus) ausschlaggebend. Außerdem wird eine immunpathologische Kreuzreaktion von Bakterienwand- mit Tubulusantigenen angenommen.

Morphologie: Makroskopisch sind die Nieren verkleinert. Sie zeigen eine höckerige Oberfläche mit groben narbigen und rötlichen Einziehungen. Mit zunehmender Zahl konfluieren die Narbenherde im Rindenbereich; sie werden vom noch erhaltenen Nierenparenchym inselförmig überragt. Sowie das gesamte Rindenparenchym vernarbt ist, resultiert eine erheblich verkleinerte pyelonephritische Schrumpfniere.
Histologisch findet man im vernarbten Interstitium schüttere bis dichte lymphoplasmazelluläre Infiltrate, zu denen bei akut aufgepfropften Entzündungsschüben noch eine granulozytäre bis eitrige Entzündung hinzukommen kann. Die Tubuli werden durch den Entzün-

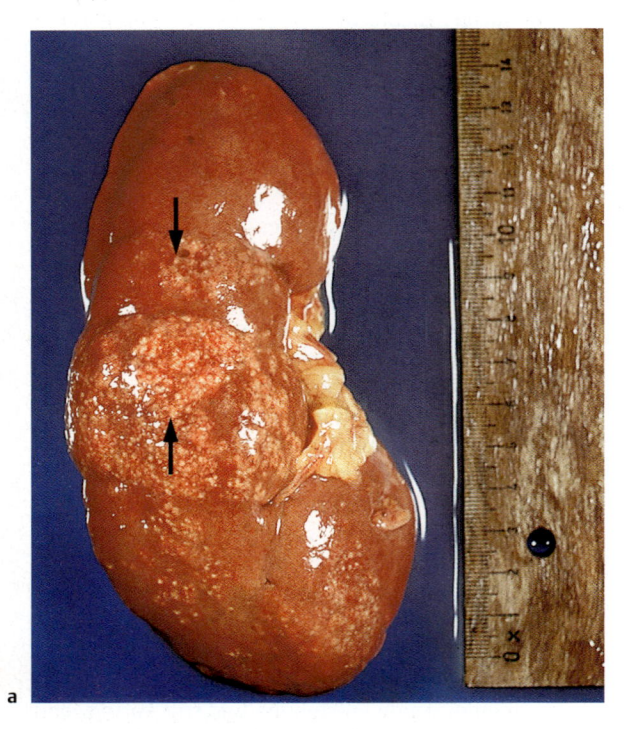

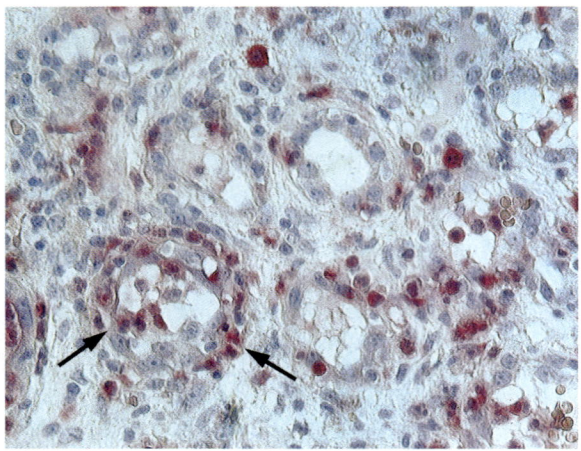

Abb. 14.**20** **Akute abszedierende Pyelonephritis:**
a Auf der Rindenoberfläche zahlreiche gelbliche Abszesse (Pfeil);
b Ausschnitt aus dem Markbereich: Die Tubuli werden von Granulozyten durchwandert (Pfeile) und zerstört (Vergr. 1:250).

dungsprozess entweder vollständig zerstört oder sind in den Narbenbezirken atrophisch. Dabei sind sie von einem abgeflachten Epithel ausgekleidet und enthalten in den ausgeweiteten Lichtungen PAS-positives, kolloidhaltiges Material aus Harnmukoid, so dass ein strumaartiges Gewebebild entsteht (= Pseudostrumaaspekt, „Thyreoidisation"). Dieses Harnmukoid besteht vorwiegend aus Tamm-Horsfall-Protein. Dieses kann durch Tubuluswanddefekte in das Interstitium austreten und seinerseits einen chronischen Entzündungsprozess auslösen. In den Narbenfeldern sind die Glomeruli größtenteils hyalin verödet oder zeigen einen Schlingenkollaps. Die intrarenalen Gefäße weisen bei stärkerer Schrumpfung eine reaktive Intimafibrose auf. Gesellt sich sekundär noch eine renale Hypertonie hinzu, werden die Gefäßläsionen durch eine hypertone Vaskulopathie überlagert. Das Nierenkelchsystem und das Nierenbecken sind wegen der Vernarbungsprozesse im Nierenmark charakteristisch verzogen (Radiologie!).

Klinik: entweder langer, symptomloser Verlauf oder akute rekurrierende Pyelonephritis mit Klopfschmerz des Nierenlagers, Pyurie, Bakteriurie, subfebrilen Temperaturen und Hypertonie. Im Spätstadium entwickelt sich bei doppelseitiger Erkrankung eine Niereninsuffizienz.

Sonderform: *Xanthomatöse Pyelonephritis:* Aus unbekannter Ursache treten in diesen Fällen vor allem bei Proteusinfektion neben den bereits beschriebenen Veränderungen im Interstitium auch lipidhaltige Schaumzellen (Histiozyten) und manchmal dominierende Epitheloidzellgranulome mit Riesenzellen auf (Verwechslung mit Tuberkulose!), die sich gelegentlich nach Art einer tumorartigen Läsion auf die Markkegel konzentrieren. Die Pyelonephritis ist dabei immer einseitig und wird von folgender Trias begleitet: Harnwegsobstruktion, Phosphatsteine, Leukozytenfunktionsstörung (welche?).

Refluxnephropathie

Definition: Nicht seltene Form der Nierenschädigung durch retrograden Urinfluss aus der Harnblase bis in die Nieren während des miktionsbedingten intravesikalen Druckanstiegs.

Pathogenese: In diesen Fällen werden die Erreger aufgrund einer strukturell oder funktionell insuffizienten Vesikoureteralklappe von der Harnblase via Ureter ins Nierenbecken zurückgespült (vesikoureteraler Reflux). Dieser Reflux beruht auf einer rechtwinkligen (statt schrägen) Uretereneinmündung in die Harnblase, so dass bei intravesikalem Druckanstieg das untere intramurale Ureterende nicht komprimiert wird. Dieser Refluxmechanismus kann primär oder sekundär sein:
- *Primärer vesikoureteraler Reflux:* Er ist angeboren, kann bereits intrauterin bestehen und dann die Nierenentwicklung stören. Da im Rahmen des natürlichen Organwachstums der Ureter schließlich doch noch schräg durch die Harnblasenwand verläuft, verliert sich der Reflux meist nach einigen Jahren spontan.
- *Sekundärer vesikoureteraler Reflux:* Er ist Folge einer Ureterobstruktion wie Ureteralklappe oder Ureterfehlbildung wie Ureterdoppelung.

Der Urin fließt über die Sammelrohre (Ductus Bellini) der Markpyramiden in die Niere zurück, und zwar besonders über die zusammengesetzten Pyramiden. Diese liegen regelmäßig am oberen und unteren Nierenpol und und enden nicht in einer Spitze, sondern in einem Plateau, in das die Bellini-Gänge ohne wirksamen Verschlussmechanismus einmünden (intrarenaler Reflux). Der chronisch rezidivierende Urinrückfluss geht mit erheblichen Druckspitzen einher.

Morphologie: Je nach Schwere und Dauer entstehen unterschiedliche Schäden, die von kleinen asymptomatischen Nierenpolnarben bis zur Ureterektasie (Hydroureter) und Nierenbeckenektasie (Hydronephrose) reichen. Sie sind bei Kindern und Jugendlichen eine ernste Hypertonieursache. In jedem Fall neigen die betroffenen Nieren zur bakteriellen Infektion, so dass eine akute Entzündung des Nierenbeckens (akute eitrige Pyelitis) sich über die Papillen auf das renale Interstitium ausdehnen kann. Das Resultat ist eine chronische Pyelonephritis.

Klinik: Alleiniger Reflux ist symptomlos. Auffälliges Symptom bei Refluxnephropathie: Hypertonie im Kindesalter. Tubulärer Funktionsverlust mit Polyurie und Nykturie. Phänomen der doppelten Miktion: stechender Nierenschmerz bei Miktion, Minuten später erneuter Harndrang. Radiologisch asymmetrisch verzogene Nieren (vor allem Kelchsysteme). Eine Bakteriurie kann vorhanden sein oder fehlen.

Urogenitaltuberkulose

Definition: Häufigste Form einer extrapulmonalen Organtuberkulose (bei 5% der Patienten mit einer Lungentuberkulose).

Pathogenese: Von einem pulmonalen, seltener von einem anderen Primärherd aus kommt es im Rahmen einer hämatogenen Generalisation zur Infektion beider Nieren im Rindengebiet. Damit beginnt das parenchymatöse Stadium:
- *Parenchymatöses Stadium:* Im Nierenrindenbereich findet man kleine miliare Tuberkel. Diese können ausheilen oder nach einer Latenzzeit von etwa 10 Jahren in ein ulzerokavernöses Stadium übergehen.
- *Ulzerokavernöses Stadium I:* Dabei verkäsen die tuberkulösen Rindenherde, so dass die Mykobakterien über die Tubuli in die Nierenpapillen gelangen und dort ein tuberkulöses Geschwür hervorrufen, das in den Nierenkelch durchbricht. Dadurch werden nun Tuberkelbakterien und Granulozyten im Urin ausgeschieden: Die deszendierend-kanalikuläre Urotuberkulose beginnt. In ihrem Rahmen kann das gesamte ableitende Harnwegssystem samt den darin drainierende Genitaldrüsen (Prostata, Samenbläschendrüsen, Nebenhoden) betroffen werden.
- *Ulzerokavernöses Stadium II:* mit Papillendestruktionen und Kavernen in ein bis zwei Kelchgruppen.
- *Ulzerokavernöses Stadium III:* In diesem irreparablen Endstadium der Nierentuberkulose sind nahezu sämtliche Kelchgruppen zerstört. Gesellt sich nun noch eine entzündliche Stenose des Harnleiters hin-

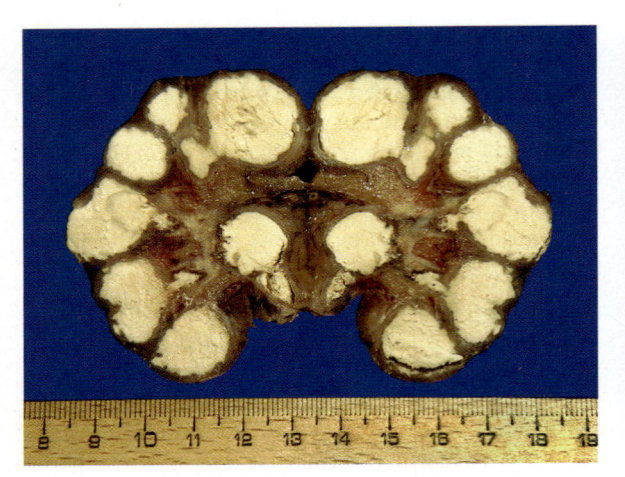

Abb. 14.21 **Tuberkulöse Mörtelniere** mit eingedicktem Nekrosematerial in Nierenbecken und -kelchen.

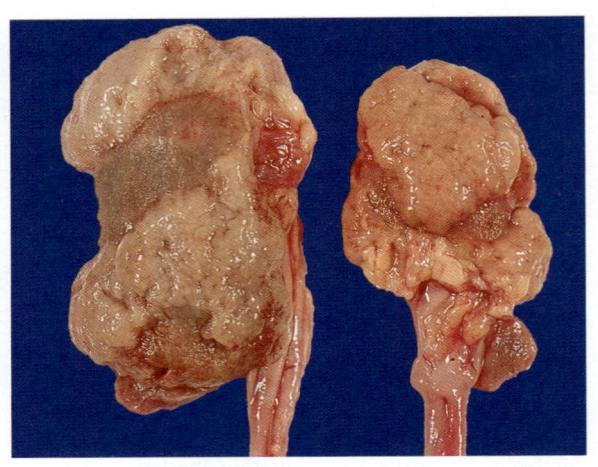

Abb. 14.22 **Pyelonephritische Schrumpfniere** mit grobhöckerigen Einziehungen des Parenchyms.

zu, bleibt das verkäste Material im Nierenbecken liegen. Der Verkäsungsprozess dehnt sich allmählich auf das ganze Nierenparenchym aus, so dass vom ursprünglichen Nierengewebe nur noch eine wenige Millimeter dicke Narbenkapsel übrigbleibt. Diese enthält mörtelartig eingedicktes und verkalktes Nekrosematerial (= Kittniere, Mörtelniere) (Abb. 14.21). Durch narbigen Verschluss des Harnleiters kann der tuberkulöse Prozess abgeriegelt werden, so dass die Granulozyten- und Bakterienausscheidung im Harn aufhört. Schleimhautveränderungen im Harnleiter und in der Harnblase können abklingen, so dass bei gesunder zweiter Niere der Eindruck einer Heilung entsteht: „Autonephrektomie". Allerdings ist auf eine solche Spontanheilung kein Verlass, denn in den Kittnieren finden sich unzählige Mykobakterien, die erneut auf dem Blutweg in die Lunge streuen können.

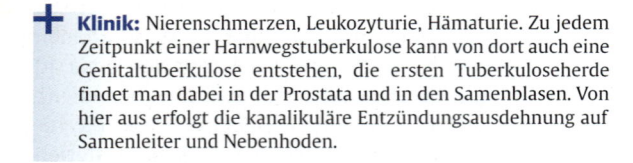

Klinik: Nierenschmerzen, Leukozyturie, Hämaturie. Zu jedem Zeitpunkt einer Harnwegstuberkulose kann von dort auch eine Genitaltuberkulose entstehen, die ersten Tuberkuloseherde findet man dabei in der Prostata und in den Samenblasen. Von hier aus erfolgt die kanalikuläre Entzündungsausdehnung auf Samenleiter und Nebenhoden.

Pyelonephritische Schrumpfniere

Definition: Terminale Läsion als Endstadium nicht mehr klassifizierbarer Pyelonephritiden mit erheblicher Nierenschrumpfung (Nierengewicht < 70 g).

Morphologie: Makroskopisch zeigen die Nieren eine meist grobhöckerige Oberfläche (Abb. 14.22) mit narbigen roten Einziehungen und sind wegen ausgedehnter Kapselverwachsungen kaum dekapsulierbar. Auf der Schnittfläche ist die Rindenzone verschmälert, die Mark-Rinden-Grenze verwaschen, das Hilusfettgewebe im Sinne einer Vakatfettwucherung vermehrt und die Papillen entweder entzündlich „angenagt" oder nekrotisch. Histologisch finden sich neben einer chronischen, zum Teil rezidivierenden Entzündung im Interstitium eine ausgeprägte Fibrose und radiäre Narben, wobei die entsprechenden Glomeruli oft lange erhalten bleiben, aber enger zusammenrücken. Die Tubuli der betroffenen Nephrone sind atrophiert, dilatiert und enthalten ein kolloidähnliches Uromukoid (sog. Pseudostrumafelder, Thyreoidisation). Die Nierenarterienäste weisen unterschiedliche Grade einer hypertonen Vaskulopathie mit entsprechender Intimafibrose auf.

Abakterielle tubulointerstitielle Nephritis

Akute, lymphoplasmazelluläre interstitielle Nephritis

Syn.: akute, nichteitrige interstitielle Nephritis, akute nichtdestruierende interstitielle Nephritis

Definition: Seltene, allergisch ausgelöste, akut verlaufende, doppelseitige nichtbakterielle Entzündung, mit dominanter lymphoplasmozellulärer Infiltration von Interstitum und Tubuli, ohne Parenchymdestruktion.

Häufigkeit im Autopsiegut: 1%. Keine Altersbevorzugung (♂:♀ = 1:1).

Pathogenese: Die akute, nichtdestruktive interstitielle Nephritis tritt unter folgenden Bedingungen auf:
- *medikamentös-allergisch* (häufigste Ursache) im Rahmen einer Behandlung mit a) Antibiotika (Sulfonamiden, Penicillinen, Tetrazyklinen), b) Analgetika (Metamizol), c) nichtsteroidalen Antiphlogistika (Phenylbutazon);
- *infektallergisch (parainfektiös)* im Rahmen viraler oder bakterieller Infektionen (z. B. Röteln, Q-Fieber, Scharlach, Abdominaltyphus, Leptospirose);
- *idiopathisch* ohne eruierbare Ursache.

Morphologie: Die Nieren sind makroskopisch groß, geschwollen und leicht dekapsulierbar. Sie haben eine blasse Schnittfläche mit verwaschener Mark-Rinden-Grenze und düsterroten Papillen. Histologisch ist das Niereninterstitium durch ein Ödem mit Auseinanderdrängung der Tubuli und Störung der Nierenperfusion verbreitert. Das entzündliche Infiltrat besteht aus Lymphozyten, Plasmazellen, Histiozyten und – vor allem bei allergischer Genese – aus Eosinophilen. Die Lymphozyten und Histiozyten dringen in die Tubuli ein (Tubulitis). Deshalb sind die Tubuli in unterschiedlichem Maße nekrotisch oder regenerieren, wohingegen die Glomeruli intakt bleiben.

+ **Klinik:** Plötzlicher Beginn mit einer akuten Niereninsuffizienz (wegen der funktionellen Unterbrechung der strukturellen Feinabstimmung der Tubuli mit Interstitium im Rahmen des „Haarnadelgegenstromprinzips". Daneben Fieber, Exanthem- und Bluteosinophilie. Bei 75% der Patienten Hämaturie, gelegentlich Proteinurie.

+ **Prognose:** meist folgenlose Ausheilung nach Beseitigung der Ursache und rechtzeitiger Therapie.

Chronische, nichtdestruierende interstitielle Nephritis ☐☐☐

Definition: Seltene, abakterielle Entzündung, die beide Nieren betrifft, sich im Interstitium abspielt und zur Parenchymsklerosierung führt.

Pathogenese: Nur in einzelnen Fällen geht diese Nephritisform aus einer nicht ausgeheilten akuten interstitiellen Nephritis hervor. Weitere seltene Ursachen sind Marchiafava-Hämoglobinurie, chronische Schwermetallvergiftung (Blei, Cadmium), Refluxnephropathien und Systemkrankheiten wie Plasmozytom. In den Balkanländern tritt sie aus immer noch unbekannten Gründen endemisch auf (sog. Balkannephritis). Ferner kompliziert sie Nierenfehlbildungen wie Nephronophthise und medulläre Zystennieren (s. o.).

In den meisten Fällen (90%) geht sie auf einen langjährigen Abusus von Analgetika zurück. Diese besondere Nephritisform wird im Folgenden besprochen:

Analgetikanephropathie ☐☐☐

Definition: Seltene, chronische tubulointerstitielle Nephritis mit renaler Papillennekrose auf dem Boden einer langjährigen exzessiven Einnahme von Analgetikamischpräparaten.

Häufigkeit: 1% aller Dialysepatienten. Altersgipfel: 45.–55. Lebensjahr (♀ >> ♂).

Pathogenese: Ursächlich handelt es sich dabei in erster Linie um Phenacetin- oder Paracetamolmetabolite, die sich unter dem Einfluss von mikrosomalen Mischoxygenasen in reaktive Metabolite umwandeln. Sie binden kovalent an Zellproteine und lösen somit eine Zellschädigung aus, wobei die Menge des eingenommenen Arzneimittels (in Kilogramm!) Hand in Hand mit der Schwere der Erkrankung geht. Da sich die toxischen Arzneimittelmetabolite im Markbereich anreichern, schädigen sie dort die Kapillarendothelien und Tubulusepithelien. Die

Folge davon ist eine lumenverschließende Kapillarsklerose mit nachfolgender Tubulus-, später Papillennekrose, was seinerseits wiederum einen Harnrückstau ins Nierenparenchym im Sinne einer Nephrohydrose nach sich zieht.

Morphologie: Makroskopisch handelt es sich meist um doppelseitige Schrumpfnieren mit einer glatten oder grobhöckerigen Oberfläche und einer verwaschenen Mark-Rinden-Grenze auf der Schnittfläche. Die Papillen weisen sehr oft Nekrosen auf (Abb. 14.23) und sind zum

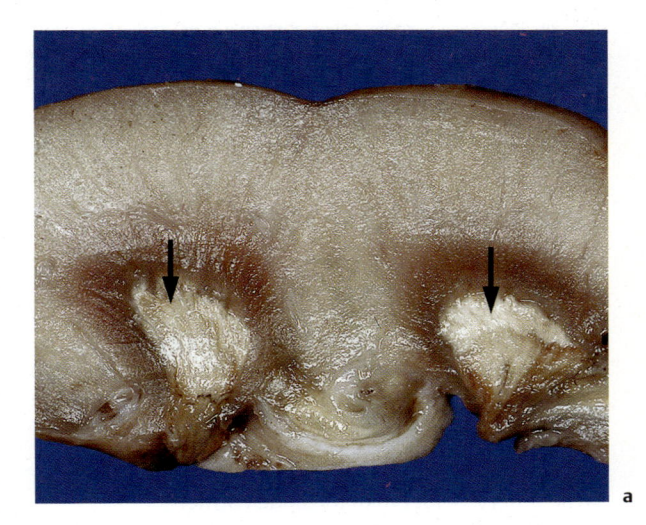

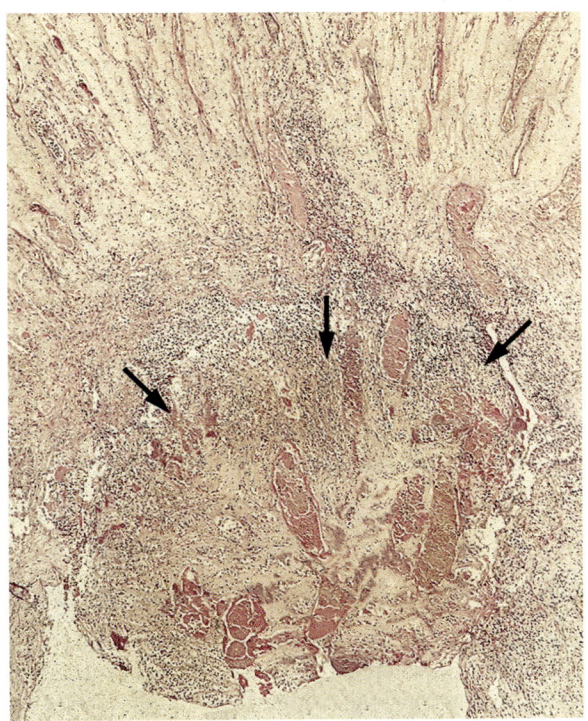

Abb. 14.23 Nichtbakterielle interstitielle Nephritis (Analgetikanephritis) mit Papillennekrose (Pfeile):
a Makroskopie;
b Histologie (HER, Vergr. 1:25).

Teil vollständig sequestriert (= Papillennekrosen). Histologisch findet man in 80% aller „Analgetika-Abuser" eine (diagnostisch wichtige) homogene Basalmembranverbreiterung der Kapillaren im Nierenmark und besonders der submukösen Kapillaren in Harnblase und Ureter (Kapillarosklerose). Das Niereninterstitium bietet das Bild einer unspezifischen, chronisch vernarbenden Entzündung mit atrophischen Tubuli, die (vor allem bei Phenacetinabusus) ein feingranuläres Lipofuszinpigment enthalten.

+ Klinik: schleichende Einschränkung der Nierenfunktion → Niereninsuffizienz. Anämie und milchkaffefarbenes Hautkolorit, Braunfärbung von Leber, Rippenknorpel und Harnwegsschleimhaut. Fehlende weiße Lunulae der Fingernägel. 13fach erhöhtes Risiko für Tumoren des Harntrakts in Form von papillären Urothelkarzinomen des Nierenbeckens (S. 854).

14.1.5
Terminale Läsionen

14.1.5.1
Akutes Nierenversagen

Definition: Sammelbegriff für ein häufiges, pathogenetisch vielseitiges Krankheitsbild, gekennzeichnet durch einen rasch einsetzenden, grundsätzlich aber reversiblen Ausfall der Nierenfunktion.

Pathogenese: Je nach Hauptgewicht der Schädigungsursache unterscheidet man folgende Formen:
- *Prärenale Form:* Sie geht hauptsächlich auf einen Kreislaufschock zurück und ist durch eine renovaskuläre Widerstandserhöhung mit Abnahme von Durchblutung und Filtration ohne Nachweis einer geschädigten Tubulusfunktion charakterisiert. Meist gehen zunächst nur vereinzelte Gruppen von Tubuluszellen zugrunde.
- *Renale Form:* a) wegen primärer Schädigung der Tubulusepithelien durch Nephrotoxine (Tab. 4.4, S. 140), die meist große Teile des proximalen Tubulus in Mitleidenschaft ziehen, b) wegen extrakapillärer GN (exsudativer GN) und c) wegen akuter interstitieller Nephritis oder akuter Pyelonephritis.
- *Postrenale Form* wegen Abflussbehinderung.

Alle Formen des akuten Nierenversagens teilen sich pathophysiologisch eine gedrosselte glomeruläre Filtrationsrate.

14.1.5.2
Chronische Niereninsuffizienz

Definition: Endstadium vieler Nierenkrankheiten, charakterisiert durch die Unfähigkeit der Nieren zur ausreichenden Ausscheidung harnpflichtiger Endprodukte des Eiweißstoffwechsels und eine konsekutive Konzentrationserhöhung dieser stickstoffhaltigen Substanzen im Blut (vor allem Kreatinin und Harnstoff). Das Terminalstadium einer chronischen Niereninsuffizienz wird als Urämie (= „Harnstoff im Blut") bezeichnet.

Prävalenz: 5 : 100 000, aufgrund folgender Grundkrankheiten: Diabetes mellitus 30%, Glomerulonephritis 20%, Pyelonephritis 20%, Zystennieren 8%, vaskuläre Nierenerkrankungen 4,5%.

Pathogenese: Durch die allmählich erlöschende Nierenfunktion werden Wasser, Elektrolyte und harnpflichtige Schlackenstoffe im Organismus retiniert. Dazu gehören Harnstoff, Kreatinin, Harnsäure und verschiedene toxische Stoffe wie Guanidine, Phenolderivate, Kresole und toxische Peptide, die als „Urämiegifte" an den vielfältigen Organschäden teilhaben. Ihr Zustandekommen beruht auf dem Zusammenwirken folgender pathogenetischer Prozesse:
- *Niedermolekulare „Urämiegifte":* Sie sind, was therapeutisch nutzbar ist, dialysierbar und reichern sich nach vorheriger Diffusion an den inneren und äußeren Körperoberflächen an. Dort schädigen sie die Kapillaren und die bedeckenden Schleimhäute oder serösen Häute, was sich als serofibrinöse Entzündungsreaktion äußert (Abb. 9.67, S. 496). Dies gilt vor allem für den Harnstoff, der die Quartärstruktur der Proteine schädigt, falls nicht gleichzeitig (wie physiologischerweise der Fall) protektive Metabolite vom Typ Methylamin vorhanden sind.
- *Störung des Elektrolythaushaltes* mit Natrium- und Kaliumretention sowie Störung des Säure-Basen-Haushaltes mit beeinträchtigter H-Ionen-Sekretion und Bicarbonatrückresorption. Dadurch entwickelt sich eine metabolische Azidose.
- *Urämische Osteomalazie:* Da die Phosphatresorption natriumabhängig ist, kommt es erst spät zu einer Phosphatretention. Durch die entsprechende Hyperphosphatämie gelangt Phosphat in das Darmlumen und bildet dort mit Calcium schwer lösliche Komplexe, welche die intestinale Calciumresorption einschränken. Darüber hinaus kommt es bei Überschreitung des Löslichkeitsproduktes von Calciumphosphat zur Ausfällung von Calciumphosphaten im Gewebe. Dadurch sinkt die Plasmakonzentration des ionisierten Calciums ab, was durch die verminderte Bildung des biologisch wirksamen 1,25-Dihydroxycholecalciferols in der Niere unterstützt wird. Die resultierende Hypokalzämie löst einen sekundären Hyperparathyreoidismus aus und erzeugt eine urämische Osteomalazie. Gleichzeitig scheint dem Parathormon auch eine toxische (zumindest neurotoxische) Wirkung zuzukommen, die sich durch Parathyreoidektomie beheben lässt.
- *Anämie:* Der Schwund metabolisch aktiven Nierenparenchyms hat darüber hinaus auch einen Erythropoetinmangel mit entsprechender Anämie zur Folge.

Morphologie: Die wichtigsten klinischen und pathologisch-anatomischen Befunde, die das terminale Stadium einer chronischen Niereninsuffizienz charakterisieren, sind in Tab. 14.8 zusammengestellt.

Tabelle 14.8 **Urämiesymptome:** Klinik, Pathogenese, Morphologie

Klinisches Symptom	Morphologie	Pathogenese
Psychosyndrom, Coma uraemicum	Hirnödem	Hyperparathyreoidismus, Elektrolytstörung, „Urämiegifte"
Polyneuritis	deymelinisierende Neuropathie	Elektrolytstörung
Foetor uraemicus		Ausscheidung der „Urämiegifte"-, azidotische Hyperventilation (Kußmaul-Atmung)
Paralytischer Ileus		Elektrolytstörung
Diarrhoe, gastrointestinale Blutung	katarrhalische bis pseudomembranöse Gastroenterokolitis	„Urämiegift"-Ausscheidung
Interstitielles Lungenödem (urämische Flüssigkeitslunge)	diffuses Alveolarschadensyndrom	
Pleurareiben	fibrinöse Pleuritis	
Perikardreiben	fibrinöse Perikarditis (Zottenherz, Abb. 9.67)	
Herzrhythmusstörungen		Elektrolytstörung
Renale Anämie Hämorrhagische Diathese	normozytäre Anämie	Erythropoetinmangel, toxische Hämolyse urämisch-toxische Thrombozyten-/Kapillarschädigung
Uridiosis	Harnstoffkristalle auf der Haut (urämischer „Schnee")	Harnstoffausscheidung durch Schweißdrüsen
Blassgelbe Haut		Anämie
Renale Osteopathie	Osteoidvermehrung, Fibroosteoklasie, Knochenmassenänderung	sekundärer Hyperparathyreoidismus

+ **Klinisch** verläuft die chronische Niereninsuffizienz in folgenden Stadien:
1. *Stadium der vollständigen Kompensation* mit Einschränkung der glomerulären Filtrationsrate ohne Erhöhung der Retentionswerte.
2. *Stadium der kompensierten Retention* mit erhöhten Retentionswerten (Kreatinin > 1,2 mg/dl). Bestehen klinisch keine weiteren Urämiesymptome, so wird dieser Zustand als Azotämie bezeichnet.
3. *Stadium der dekompensierten Retention (Präurämie)* mit Auftreten von urämischen Symptomen (Tab. 14.8), die durch eine konservative Therapie beherrschbar sind.
4. *Terminalstadium (Urämie)* mit konservativ-therapeutisch nicht beherrschbaren Urämiesymptomen. Eine Besserung ist nur noch mit chronischer Hämodialyse oder durch Nierentransplantation möglich.

14.1.5.3
Hepatorenales Syndrom

Siehe S. 791

14.1.6
Neoplastische Läsionen

Das uropoetische Nierenparenchym ist mesodermalen Ursprungs. Eine Untergliederung der Nierentumoren in mesenchymale und epitheliale Tumoren ist somit phänomenologisch und nicht histogenetisch. Dementsprechend können die „Nierenkarzinome" sarkomatöse Züge annehmen und metastasieren – wie Sarkome – bevorzugt hämatogen.

14.1.6.1
Mesenchymale Tumoren

Die Mehrzahl der mesenchymalen Nierentumoren ist gutartig. Nicht zuletzt wegen ihrer geringen Größe sind sie klinisch meist bedeutungslos. Die primär malignen unter ihnen sind eine Rarität. Sie gehören zu den Sarkomen und führen rasch zum Tode. Wegen ihrer besonderen klinischen Bedeutung werden folgende 4 Tumoren gesondert besprochen.

Nierenkapseltumoren

Definition: Recht häufige Gruppe gutartiger Nierenrindentumoren, die oft auch als „Kapsulom" apostrophiert werden (Inzidenz: 10% aller Autopsiefälle).

Pathogenese: Die Tumoren entstehen aus dem pluripotenten Nierenblastem der Nierenkapsel.

Morphologie: Histologisch handelt es sich meist um Leiomyome, Fibrome, Lipome oder variable Kombinationen aus diesen Geweben.

Renomedullärer Interstitialzelltumor

Syn.: medulläres Fibrom

Definition: Häufiger Tumor der Markpyramiden (Inzidenz: bis 50% der Autopsiefälle).

Pathogenese: Dieser Tumor geht von den Interstitiumzellen des Nierenmarks aus.

Morphologie: Es handelt sich um einen rundlichen, blass-grauen Tumor, der in der Mitte der Markpyramide liegt. Histologisch besteht er aus uniformen kleinen, spindeligen Zellen, die Prostaglandin produzieren. Im Interstitium des Tumorzentrums ist Amyloid abgelagert.

✚ **Klinik:** Prostaglandinsekretion. Der Tumor hat keine Beziehung zur Blutdruckregulation.

Juxtaglomerularzelltumor

Definition: Sehr seltener gutartiger, Renin produzierender Nierentumor.

Altersmedian: 20 Jahre (♀:♂ = 2:1).

Pathogenese: Der Tumor geht von den juxtaglomerulären Zellen aus. Diese Zellen stellen besondere myoepitheliale Mediazellen in den Vasa afferentia dar. Dementsprechend geht der Tumor mit einer übermäßigen Reninproduktion einher.

Morphologie: Die meist solitären kleinen Tumoren bestehen histologisch aus uniformen polygonalen eosinophilen Zellen, in denen ultrastrukturell intrazytoplasmatische Reninkristalle nachgewiesen werden können.

✚ **Klinik:** Hypertonie in Verbindung mit Hypokaliämie und Hyperaldosteronismus. Diese Symptome verschwinden nach Tumorexstirpation.

Angiomyolipom

Definition: Häufigster benigner mesenchymaler Nierentumor mit variabler Zusammensetzung aus Fett, glatten Muskelzellen und dickwandigen Gefäßen, der sporadisch oder familiär auftreten kann.

Häufigkeit: 1% aller operierten Nierentumoren. Vorkommen, Lokalisation und Multiplizität des Tumors hängen vom Vererbungsmodus ab:

- *Familiäre Fälle*: 50% aller Angiomyolipomfälle. Häufig bei Patienten mit tuberöser Sklerose. Bilaterale, multifokale, kleine und folglich asymptomatische Tumoren. Altersgipfel 3.–4. Lebensdekade.
- *Sporadische Fälle*: 50% aller Angiomyolipomfälle. In der Normalbevölkerung insgesamt selten. Singuläre, unilaterale große und folglich symptomatische Tumoren. Altersgipfel 4.–6. Lebensdekade.

Pathogenese: Der Tumor geht von den perivaskulären epitheloiden Zellen aus. Bei Patienten (S. 1105) mit tuberöser Sklerose (TSC) entstehen die Tumoren bei autosomal dominantem Erbgang wegen eines Verlustes des TSC1-Gen (Locus: 9q34) oder des TSC2-Gens (Locus: 16p13.3).

Morphologie: Das Angiomyolipom erscheint abgekapselt und imponiert makroskopoisch meist als Lipom. Es setzt sich histologisch aus reifen Fettzellen, spindeligen und epitheloiden glatten Muskelzellen und aus geschlängelten, dickwandigen Blutgefäßen (Abb. 14.**24**) zusammen. Immunhistochemisch exprimiert der Tumor Aktin und HMB-45. Gelegentlich weist er polymorphe Zellelemente und zahlreiche Mitosen auf, infiltriert das perirenale und/oder pelvine Fettgewebe. Er kann sich sogar in regionären Lymphknoten, Milz sowie Leber manifestieren und in die Nieren- oder obere Hohlvene eindringen. Gleichwohl ist auch in diesen Fällen der Tumor nicht maligne. Lediglich das seltene, rein epitheloide Angiomyolipom kann in in Einzelfällen maligne entarten.

✚ **Klinik:** Verdrängungssymptomatik bei sporadischen Einzeltumoren. Der Tumor metastasiert nicht. Heilung bei vollständiger Tumorentfernung.

14.1.6.2
Epitheliale Tumoren

Die überwiegende Mehrzahl der Nierentumoren tritt sporadisch auf; lediglich 1% ist hereditär und schließt nahezu alle Nierentumortypen (s. u.) ein.

Allgemeine Pathogenese: Im Tierexperiment lassen sich Nierenzelladenome und -karzinome durch aromatische Kohlenwasserstoffe und Amine, Nitrosamine, Aflatoxine, Östrogene, Blei, Bestrahlung und Geflügelleukämievirus auslösen. Beim Menschen liegen diesbezüglich wenig gesicherte Daten vor. So führt eine erhöhte Arbeitsplatzkonzentration des Lösungsmittels Trichlorethylen zu sog. „Hot-Spot"-Mutationen im VHL-Gen (s. u.), die zusammen mit einem Polymorphismus des „Multi-Drug-Resistance"-Gens (MDR1-Gens) das Risiko erhöhen, an einem Nierenzellkarzinom zu erkranken. Außerdem sind Cadmiumarbeiter, Zigarren-/Pfeifenraucher sowie Patienten mit chronischer Niereninsuffizienz (Dialysepatienten) oder angeborenen Zystennieren besonders gefährdet, einen epithelialen Nierentumor zu entwickeln.

Allgemeine Histogenese: Die epithelialen Nierentumoren gehen von unterschiedlich differenzierten Zellen des Nephron- oder Sammelgangsystems aus und können

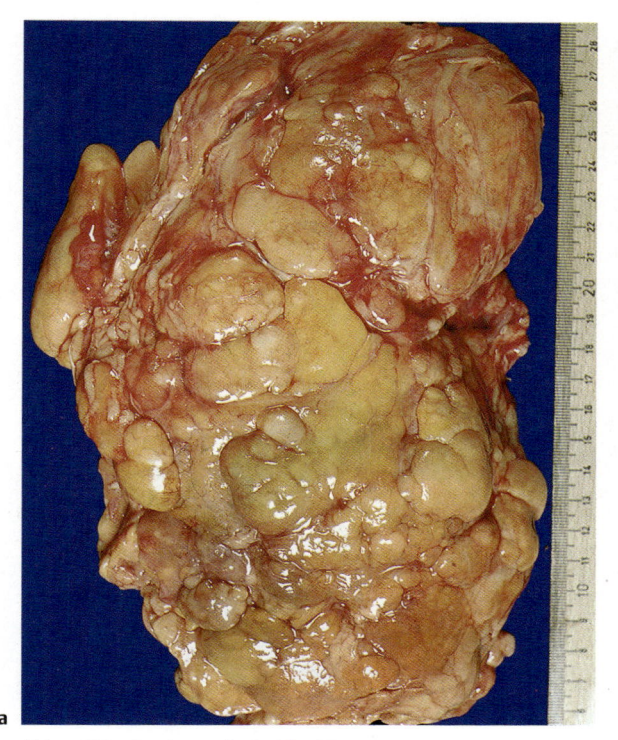

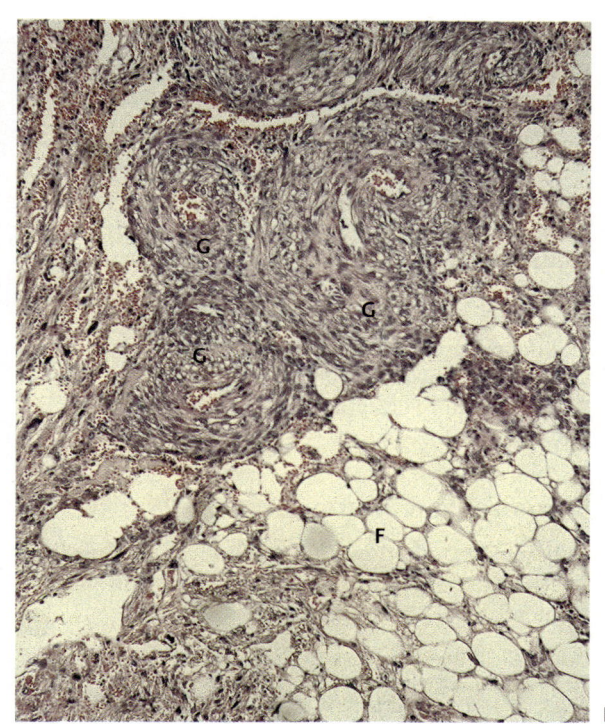

Abb. 14.24 Angiomyolipom der Niere:
a Makroskopie: multiple Tumoren in Form von Angiomyolipomen bei einem Patienten mit tuberöser Sklerose;
b Tumor mit Proliferation von Gefäßen (G), glatter Muskulatur und Fettgewebe (F), (EvG, Vergr. 1:250).

mitunter wieder metanephrische Differenzierungen aufweisen, die im normalen Nierenparenchym nicht mehr vorhanden sind. Die Tumorzellen exprimieren meist epitheliale (Keratin) und mesenchymale (Vimentin) Zytoskelettanteile sowie Antigene, die für ein bestimmtes Tubulussegment spezifisch sind. Dabei können alle histoarchitektonischen Abwandlungen eines Tubulus ausgebildet werden, so dass zystische, tubulopapilläre oder solide Wachstumsmuster resultieren.

Nierenzelladenome

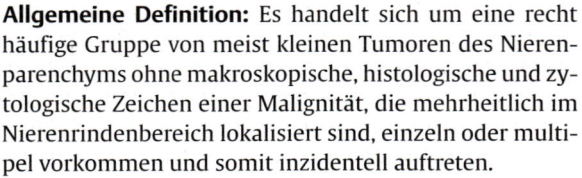

Allgemeine Definition: Es handelt sich um eine recht häufige Gruppe von meist kleinen Tumoren des Nierenparenchyms ohne makroskopische, histologische und zytologische Zeichen einer Malignität, die mehrheitlich im Nierenrindenbereich lokalisiert sind, einzeln oder multipel vorkommen und somit inzidentell auftreten.
Die im Folgenden besprochenen histologischen Subtypen sind klinisch relevant.

Papillärer Typ

Pathogenese: Die Zellen dieses Tumors (häufigster Nierenadenomtyp) leiten sich von den proximalen Tubulusepithelien ab.

Molekularpathologisch ist der Tumor durch eine Trisomie 7, 17 und eine Mutation des c-met auf Chromosom 7 q31 gekennzeichnet. Dieses Protoonkogen kodiert für einen Tyrosinkinaserezeptor.

Morphologie: Makroskopisch ist er oft mit Rindennarben assoziiert, die im Rahmen einer Arterio-Arteriolosklerose entstanden sind. Außerdem ist er meist keilförmig, grau-gelblich und subkapsulär gelegen. Histologisch dominiert ein papilläres oder tubulopapilläres Wachstumsmuster aus kleinen, basophil-kubischen Epithelien mit Schaumzellansammlungen im Interstitium.

Onkozytärer Typ

Pathogenese: Die Tumorzellen leiten sich von den Schaltzellen des Sammelrohres ab (5% aller Nierenadenome).

Molekularpathologisch findet sich entweder eine Translokation t(5;11) (q35;q13), deren Bruchpunkt 11 q13 unmittelbar im Genbereich zentraler Atmungskettenenzyme liegt, oder eine Monosomie -Y, -1.

Morphologie: Makroskopisch ist das renale Onkozytom lobulär aufgebaut, kann teilweise eine beträchtliche Größe annehmen und weist häufig eine zentrale Narbe auf. Histologisch weist der Tumor ein solides oder azinäres Wachstumsmuster aus großen Zellen mit eosinophilem gekörntem Zytoplasma auf. Dies liegt an den massenhaft im Zytoplasma angereicherten Granula, die sehr großen Mitochondrien mit lamellär gelagerten Cristae entsprechen und die charakteristische rehbraune Eigenfarbe des Tumors auf der Schnittfläche erklären.

Metanephrogener Typ

Pathogenese: Dieser sehr seltene Adenomtyp leitet sich wahrscheinlich von einem persistierenden Blastem her.

Molekularpathologisch soll eine Mutation eines Tumorsuppressorgens auf Chromosom 2 p13 verantwortlich sein.

Morphologie: Makroskopisch handelt es sich um einen rundlichen Tumor mit beiger Farbe und randständigen Verkalkungen. Histologisch ist dieses Adenom durch komprimierte, somit nahezu solide erscheinende, undifferenzierte Nierentubuli charakterisiert, die von einem undifferenzierten kleinzelligen Epithel ohne nennenswerte mitotische Aktivität ausgekleidet werden. Häufige Assoziation mit Polyzythämie, Hämaturie und Hypertonie.

Nierenzellkarzinome

Allgemeine Definition: Gruppe häufiger, maligner epithelialer Tumoren des Nierenparenchyms, die sich von renalen Tubulusepithelien herleiten.

Häufigkeit: 3% aller bösartigen Tumoren, beim Erwachsenen 85% aller bösartigen Nierengeschwülste. Inzidenz: 5:100000; Altersgipfel: sporadische Tumorformen 60 Jahre, familiäre Tumorformen 20–40 Jahre. Die meisten Nierenzellkarzinome treten sporadisch (d. h. nichtfamiliär) auf, knapp 5% von ihnen sind hereditär (familiär), dann aber oft doppelseitig und/oder multifokal.

Allgemeine Morphologie: Das Nierenzellkarzinom ist zum Zeitpunkt seiner Diagnose meist zwischen 3 und 15 cm groß. Es wird meist zufällig im Rahmen einer sonographischen Abdomenuntersuchung entdeckt, weil es erst von einer gewissen Größe an und somit relativ spät mit Symptomen wie Makrohämaturie, Flankenschmerz und Flankentumor auf sich aufmerksam macht. Ist der Tumor noch klein und somit noch gut differenziert, komprimiert er häufig das umgebende Nierenparenchym zu einer Pseudokapsel. Dies erleichtert dem Urologen die lokale Resektion. Von einer gewissen Größe an buckelt der Tumor entweder die Oberfläche eines Nierenpols vor oder zerstört auf breiter Front das Nierengewebe. Jetzt bricht er auch in perirenales Fettgewebe, Nierenbecken und große Venen (Nierenvenen, untere Hohlvene) ein, was sich durch die Neigung zur hämatogenen Metastasierung bemerkbar macht. Die Schnittfläche der meisten Nierenzellkarzinome ist von Nekrosen, Blutungen, Verkalkungen, Narben und zystischen Regressionen durchsetzt (Abb. 14.25). Dies erklärt die charakteristische, außerordentlich bunte Schnittfläche (gelb, rötlich, braun, grau-weiß).

Histologisch lässt sich das Nierenzellkarzinom in die im Folgenden besprochenen Typen untergliedern, die aufgrund molekularpathologischer Untersuchungen offenbar auch klinisch relevante Entitäten bilden.

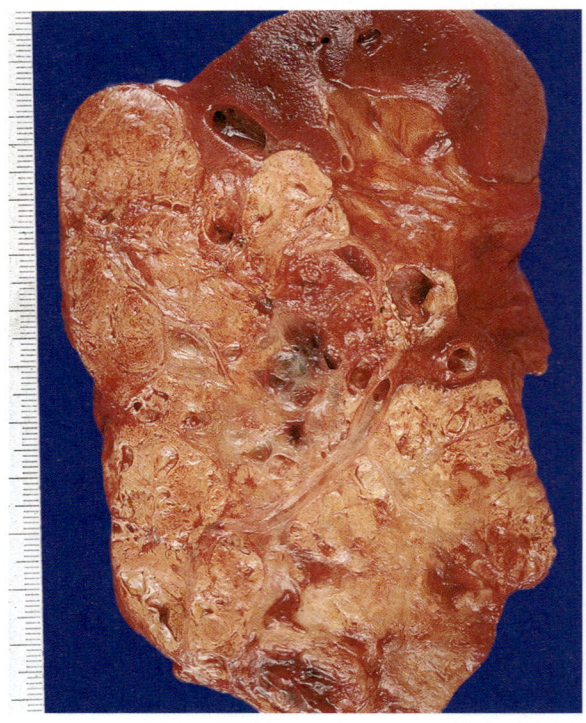

Abb. 14.**25** **Nierenzellkarzinom:** Buntes makroskopisches Schnittbild mit gelblichen Nekrosen, markigen Abschnitten und roten Hämorrhagien.

Klarzelliger Typ

Pathogenese: Der Tumor (mit 75% der häufigste Nierenkarzinomtyp) zeigt in Form von Bürstensaumantigenen wie Villin Merkmale proximaler Tubuli und tritt sporadisch oder hereditär auf.

Molekularpathologisch liegt beiden Varianten eine Mutation oder Deletion des VHL-Suppressorgens (Von-Hippel-Lindau-Gen) auf Chromosom 3 p25–26 zugrunde. Dadurch fehlt in den Tumorzellen des entsprechende Genprodukt in Form des pVHL. Als Folge davon wird der HIF-1α (Hypoxie-induzierender Faktor) so stabilisiert, dass er sich in der Zelle anreichert. Dies wiederum bringt die vermehrte Expression folgender Wachstumsregulatoren mit sich: a) TGF-α und -β mit Ankurbelung der Zellproliferation, b) p27 mit Lockerung der Zellzyklusarretierung und c) VEGF mit Stimulation der Angioneogenese. Dementsprechend ist der Tumor erheblich von Blutgefäßen durchsetzt.

Morphologie: Histologisch ist dieser Karzinomtyp durch ein solides Wachstumsmuster großer Zellen mit klartransparentem Zytoplasma charakterisiert (Abb. 14.**26 a**). Dies ist auf deren hohen Gehalt an Neutralfetten und Glykogen zurückzuführen und gibt den Tumorzellen nicht nur das Aussehen von Pflanzenzellen, sondern auch von Nebennierenrindenzellen. Aus diesem Grunde wurde diese Form des Nierenkarzinoms früher als hypernephroides Karzinom bezeichnet. Die Zellkerne sind bei den hoch differenzierten Karzinomformen klein und hyperchromatisch, bei den undifferenzierten Formen anaplastisch und mitosereich.

Papillärer Typ

Pathogenese: Der Tumor (mit etwa 10% der zweithäufigste Nierenkarzinomtyp) weist wie der klarzellige Typ antigene Merkmale des proximalen Tubulus auf und kommt in einer sporadischen und in einer hereditären Form vor.

Molekularpathologisch steht die Mutation des c-met auf 7q31 im Mittelpunkt, was zur Folge hat, dass der ras-Weg in der Signaltransduktion kontinuierlich aktiviert, die Zellmigration gesteigert und die Apoptoserate reduziert wird. Im Rahmen der Adenom-Karzinom-Sequenz (vgl. Kolorektalkarzinome) gesellen sich zur Trisomie 7 und Tri- und Tetrasomie 17 der papillären Nierenzelladenome noch eine Überexpression auf Chromosom 16, 12 und 3q und ein Verlust auf 9p13 hinzu, was auf zytogenetischer Ebene die Tumorprogression verdeutlicht.

Morphologie: Histologisch ist das papilläre Karzinom aus kubischen (Subtyp 1) oder eosinophil-zylindrischen Epithelien (Subtyp 2) aufgebaut, die einem fingerförmig sich verzweigenden, gefäßhaltigen Bindegewebestiel aufsitzen (Abb. 14.26b).

Chromophober Typ

Pathogenese: Der Tumor (etwa 5% aller Nierenkarzinome) leitet sich von den Schaltzellen des kortikalen Sammelrohres her, die sich nicht vom Metanephros, sondern von der Ureterknospe herleiten. Der Tumor kommt sporadisch und in familiärer Form vor.

Molekularpathologisch steht ein massiver Verlust an Chromosomen (Monosomie 1, 2, 6, 10, 13, 17, 21 und -Y) im Vordergrund. Die familiäre Tumorform (Birt-Hogg-Dubé-Syndrom) zeigt einen charakteristischen Defekt des Chromosoms 17 p11.2 (Tumorsuppressorgen!).

Morphologie: Histologisch besteht das chromophobe Karzinom aus voluminösen Zellen, deren helles, feinretikuläres Zytoplasma von zahlreichen, ultrastrukturell nachweisbaren Mikrovesikeln durchsetzt und von einer kräftig entwickelten Zellmembran umgeben wird (Abb. 14.26c). Sie färben sich typischerweise mit kolloidalem Eisen an (Hale-Färbung) und enthalten kleine, irregulär gebuchtete Zellkerne. Das Wachstumsmuster ist solide, es finden sich keine Tumornekrosen. Die Prognose ist gegenüber den anderen Tumortypen sehr günstig.

Sammelgangtyp

Pathogenese: Der Tumor (ca. 1% aller Nierenkarzinome) leitet sich von den Hauptzellen der Sammelrohre (Bellini-Gänge) her.

Molekularpathologisches Charakteristikum: Verluste von Chromosom 8 p.13.

Morphologie: Der Tumor besteht histologisch aus gewucherten Gangstrukturen in einem reich entwickelten Stroma. Er entwickelt sich in den zentralen Markarealen und infiltriert rasch durch die Niere das perirenale Fettgewebe. Deswegen weist er von allen Nierenkarzinomen die schlechteste Prognose auf: Nahezu 90% aller Patienten versterben innerhalb von 6 Monaten nach Diagnosestellung (Abb. 14.26d).

Tubulomuzinöser Typ

Pathogenese: Der Tumor (<1% aller Nierenkarzinome) leitet sich seinem Antigenprofil zufolge von Abschnitten des distalen Nephrons und Sammelrohres her.

Molekularpathologisch weist er wie das chromophobe Nierenzellkarzinom erhebliche, jedoch andersartige chromosomale Verluste auf (Monosomie 1, 4, 6, 8, 9, 13, 14, 15 und 22).

Morphologie: Histologisch besteht der Tumor aus weitgehend uniformen, hellen, teilweise spindeligen Epithelien ohne nennenswerte mitotische Aktivität, die tubuläre und trabekuläre Strukturen bilden und von einer charakteristischen interstitiellen Schleimablagerung begleitet werden. Der Tumor hat nur ein geringes malignes Potenzial. Seine Prognose ist gut.

Transitionalzelliger Typ

Pathogenese: Dieser sehr seltene Subtyp des Nierenkarzinoms entwickelt sich in den zentralen Markregionen aus den Bellini-Gängen, deren Zellen eine urotheliale Differenzierungspotenz haben.

Molekularpathologisch: ähnliche Läsionen wie bei den progredienten Urothelkarzinomen (s. u.).

Morphologie: Histologisch zeigt dieser Nierentumortyp alle jene morphologischen Merkmale, wie sie für ein Transitionalzellkarzinom typisch sind. Folgerichtig neigen diese Tumoren auch vornehmlich zu Lymphgefäßeinbrüchen. Dies ist bei der operativen Tumorentfernung zu berücksichtigen (Entfernung des Ureters mit Manschette bis zur Harnblase).

Neuroendokriner Typ

Pathogenese: Der sehr seltene Nierenkarzinomtyp besitzt molekularpathologische Charakteristika, wie sie auch für andere neuroendokrine Tumoren typisch sind.

Morphologie: Der Tumor zeigt das breite morphologisches Spektrum der neuroendokrinen Tumoren, das vom kleinzellig-undifferenzierten Karzinom (Prototyp: kleinzelliges Bronchialkarzinom) bis hin zum hoch differenzierten Tumor (Prototyp: Karzinoid) reicht. Allen gemeinsam ist die immunhistochemisch nutzbare Expression von neurogenen (S-100, NSE) und endokrinen (Chromogranin A, Synaptophysin) Antigenen.

Unklassifizierter Typ (NOS)

Pathogenese: Diese Tumorgruppe (<1% aller Nierenkarzinome) weist komplexe chromosomale Aberrationen auf. Ihre Diagnose ist nur nach Ausschluss aller klassifizierten Tumortypen erlaubt.

Morphologie: Der meist große Nierentumor infiltriert früh die Nachbarschaft und besteht aus einem sarkomartig-undifferenzierten (Abb. 14.26e), mitosereichen Tumorgewebe, das von zahlreichen Nekrosen und Blutungen durchsetzt wird. Seine Prognose schlecht.

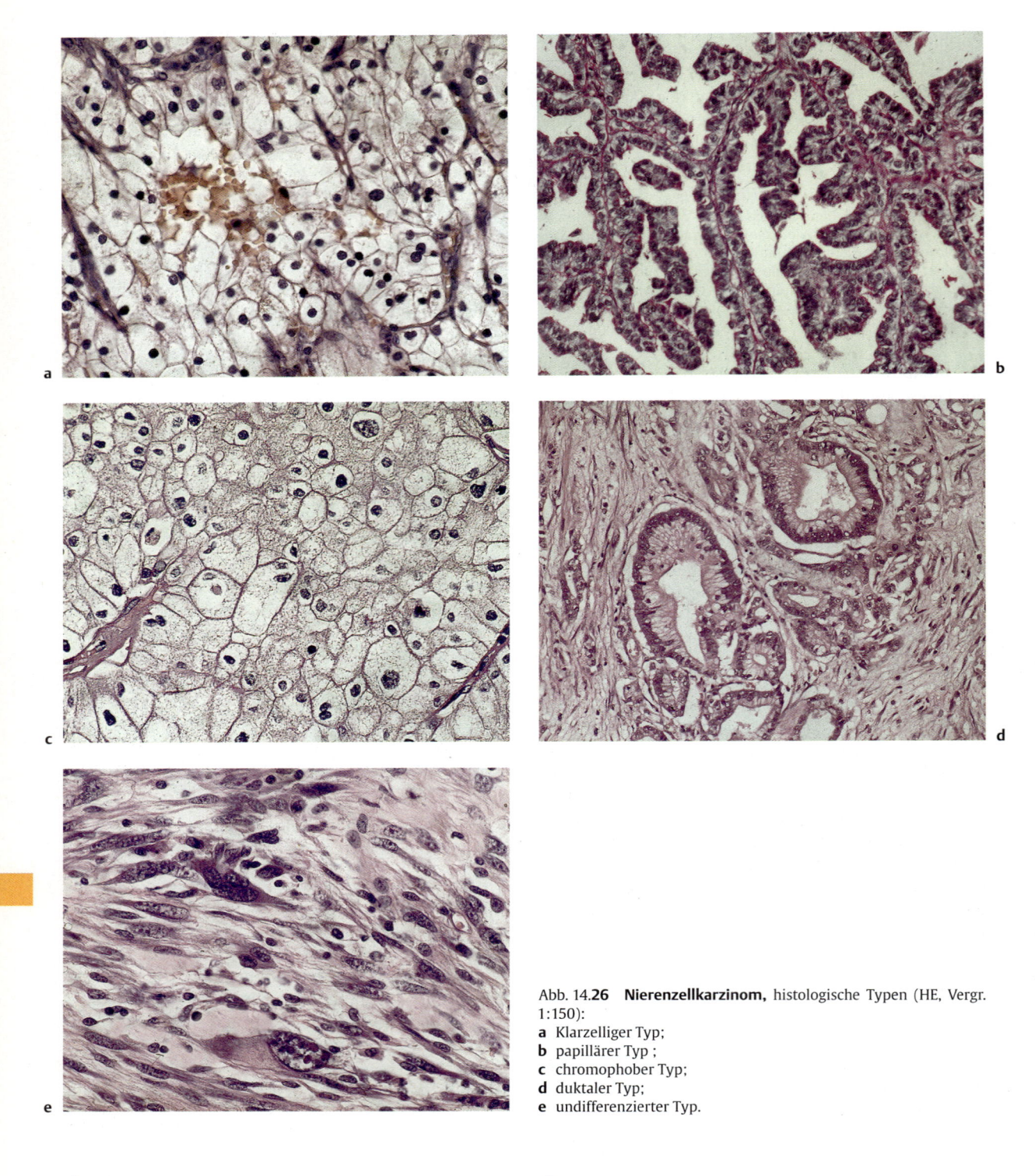

Abb. 14.26 **Nierenzellkarzinom,** histologische Typen (HE, Vergr. 1:150):
a Klarzelliger Typ;
b papillärer Typ;
c chromophober Typ;
d duktaler Typ;
e undifferenzierter Typ.

Klinik: Die Nierenzellkarzinome werden erst in fortgeschrittenen Stadien symptomatisch und fallen auf wegen: Hämaturie (10%), Flankenschmerz, Fieber (15%), Polyglobulie (10%), Letzteres wegen seiner Erythropoetinfreisetzung. Gelegentlich wird der Tumor auch von paraneoplastischen Syndromen wie Polyzythämie, Hyperparathyreoidismus, Hypertonie oder Cushing-Syndrom begleitet.

Therapieprinzip: Das Nierenzellkarzinom ist weitgehend chemo- und strahlenresistent. Geringer Therapieerfolg mit immunologischen Strategien. Therapie der Wahl: Tumorresektion, bevorzugt lokale Resektion in Form einer Enukleation oder Polresektion.

Prognose: Sie hängt vom Tumortyp, -Stadium und Malignitätsgrad ab. 5-Jahres-Überlebensrate bei Patienten ohne Metastasen: 70%.

Metastasierung: Beim Nierenzellkarzinom wird der Primärtumor häufig erst nach diagnostischer Abklärung einer Metastase entdeckt. Recht typisch sind Spätmetastasen. Die meisten Nierenzellkarzinomtypen metastasieren hämatogen nach dem Kavatyp in die Lungen (50%), ins Skelettsystem (30%), in die Leber (30%), ins Gehirn und in die kontralaterale Niere. Eine lymphogene Metastasierung wird bei bis zu 35% der Patienten beobachtet, was jedoch prognostisch kaum relevant ist. Für Spätmetastasen charakteristisch ist ihre ungewöhnliche Lokalisation wie Orbita, Nase und Haut sowie die Metastasenregression nach Entfernung des Primärtumors.

Pathologische TNM-Klassifikation der Nierenzellkarzinome

pT1a	Tumor ≤ 4,0 cm,
pT1b	Tumor > 4,0 cm ≤ 7,0 cm,
pT2	Tumor > 7,0 cm, auf Niere begrenzt,
pT3a	Tumorausbreitung in Nebenniere oder Perirenalgewebe, aber innerhalb Gerota-Faszie,
pT3b	infradiaphragmale makroskopische Tumorinfiltration in Wandung oder Lumen der V. cava oder V. renalis,
pT3c	supradiaphragmale makroskopische Tumorinfiltration in Wandung oder Lumen der V. cava oder V. renalis,
pT4	Tumorinfiltration außerhalb Gerota-Faszie,
pN1	Metastase(n) in 1 regionären Lymphknoten,
pN2	Metastase(n) in mehren regionären Lymphknoten,
pM1	Fernmetastasen.

14.1.6.3

Pädiatrische Nierentumoren

Allgemeine Definition: Es handelt sich um eine Gruppe nahezu ausschließlich im Kindesalter vorkommender Tumoren, die vornehmlich aus blastemartigen, epithelialen und mesenchymalen Zellen/Komponenten zusammengesetzt sind.

In diese Gruppe gehören a) das Nephroblastom (85% aller kindlichen Nierentumoren) b) das mesoblastische Nephrom (5%), c) das multilokuläre zystische Nephrom (2%), d) das Klarzellsarkom (4%) und e) der Rhabdoidtumor (2%). Unter diesen Tumoren ist das Nephroblastom klinisch am wichtigsten. Es wird nachstehend exemplarisch für diese Tumorgruppe vorgestellt.

Nephroblastom

Syn.: Wilms-Tumor[1]

Definition: Häufigster primärer maligner Nierentumor des Kindesalters aus primitivem blastemischem Gewebe, das Strukturen der embryonalen Niere nachahmt.

Inzidenz: 8 : 1 000 000. Manifestationsalter: 50% erkranken vor dem 3. Lebensjahr, 90% vor dem 6. Lebensjahr. Bilaterales Vorkommen bei 5% (♂:♀ = 1 : 1,5).

Pathogenese: Der Wilms-Tumor (Abb. 14.27) ist ein Paradebeispiel eines dysontogenetischen Tumors (S. 380), der von undifferenzierten metanephrischen Blastemzellen abstammt. Er kommt in sporadischer oder hereditärer Form (1–2%) vor und kann mit einer Hypertrophie der einen Körperseite (Hemihypertrophie), urogenitalen oder neuralen Fehlbildungen assoziiert sein. Der Tumor ist in sehr seltenen Fällen (2%) eine Teilkomponente eines der folgenden Syndrome, die gewissermaßen „präkanzeröse Konditionen" des Wilms-Tumors darstellen:

- *WAGR-Syndrom:* gehäuftes Auftreten des **W**ilms-Tumors in Assoziation mit **A**niridie des Auges (Aniridielokus auf Chromosom 11p13 in Nähe des WT-Genlokus), (Uro-)**G**enitalfehlbildungen wie Kryptorchismus, Hypospadie und Hermaphroditismus und mentale **R**etardierung;
- *Denys-Drash-Syndrom:* gehäuftes Auftreten des Wilms-Tumors in Assoziation mit mesangialer Glomerulosklerose und männlichem Pseudohermaphroditismus;
- *Beckwith-Wiedemann-Syndrom:* gehäuftes Auftreten des Wilms-Tumors in Assoziation mit Omphalozele, Makroglossie, Gigantismus, Niere-Pankreas-Leber-Visceromegalie, unreif-dysplastischer Nierenüberschuss-Fehlbildung mit Nebeneinander von Mark- und Rindengewebe (Abb. 7.16, S. 350), untermischt mit nephroblastären Knötchen, aus denen sich Wilms-Tumoren bilden (= Nephroblastomatose; Abb. 14.27b). Gehäuftes Auftreten von Hepatoblastomen, Rhabdomyosarkomen und Nebennierenrindenkarzinomen;
- *Perlman-Syndrom:* gehäuftes Auftreten des Wilms-Tumors in Assoziation mit fetalem Gigantismus, bilateraler Nephromegalie, Nephroblastomatose und Kryptorchismus;
- *Simpson-Golabi-Behemel-Syndrom:* gehäuftes Auftreten des Wilms-Tumors in Assoziation mit kraniofazialen Anomalien, mentaler Retardierung und übermäßigem Wachstum.

Molekularpathologie: Dem Wilms-Tumor liegt eine komplexe genetische Alteration zugrunde. Dabei nimmt die konstitutionelle Deletion bestimmter Tumorsuppressorgene eine Schlüsselrolle ein. Dies betrifft folgende Gene:

- *WT-1-Gen* auf Chromosom 11p13. Sein Genprodukt kontrolliert die Transkription von Wachstumsfaktoren wie IGF-II und PDGFα und steuert in der Embryogenese die Expression von Entwicklungsgenen wie dem Müller-Gang-Inhibierungsfaktor (MIF).
- *WT-2-Gen* auf Chromosom 11p15. Sein Genprodukt reguliert ebenfalls die Transkription von IGF-II sowie embryonale Wachstumsfaktoren.
- *WT-3-Gen* auf Chromosom 16q.

Der Ausfall dieser Gene erklärt, weshalb einerseits die Differenzierung des Blastems in einen epithelialen und einen mesenchymalen Phänotyp und andererseits die Gonaden-, Urogenital- und Neuralentwicklung so beeinträchtigt wird, dass entsprechende Fehlbildungen und Mehrfachtumoren auftreten. In diesem Zusammenhang kommt der gestörten Zell-Zell-Interaktion mit Dauerexpression der embryonalen Form des N-CAM (neurales Zelladhäsionsmolekül) eine besondere Bedeutung zu. Denn es wird normalerweise nur im embryonalen Hirngewebe und in der Ureterknospe exprimiert und

---

[1] Der Erstbeschreiber M. Wilms rettete im 1. Weltkrieg einem französischen „Feind" mit Kehlkopfdiphtherie durch Laryngotomie das Leben, infizierte sich aber selbst daran und starb 1918.

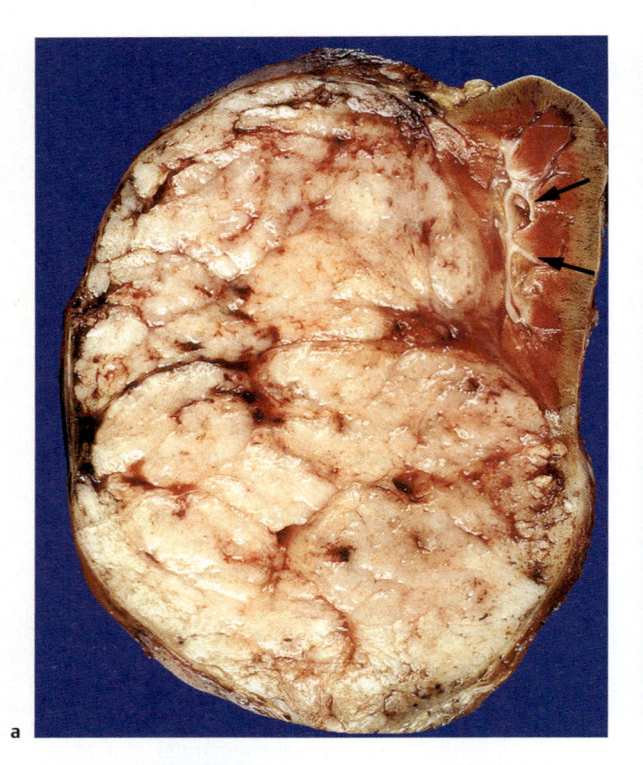

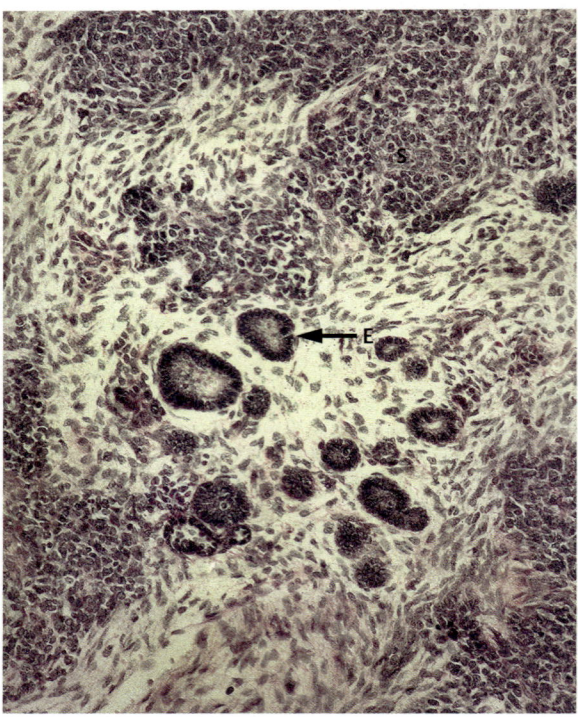

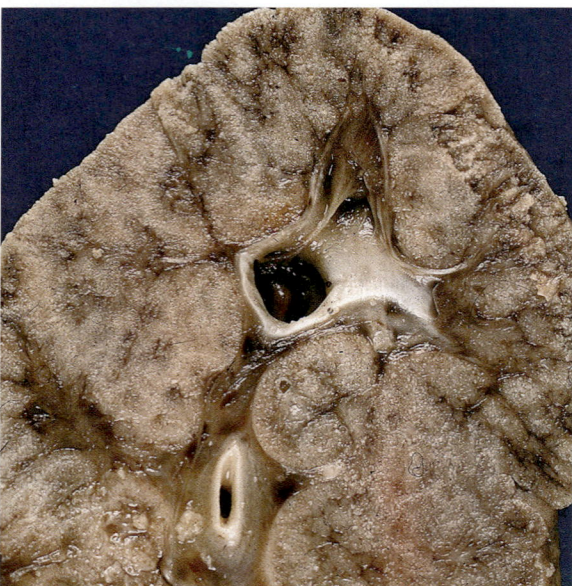

Abb. 14.27 Nephroblastom (Wilms-Tumor):
a Großer fleischiger Tumor mit Verdrängung der Restniere (Pfeile).
b Nephroblastomatose beim Beckwith-Wiedemann-Syndrom. Die abnorm vergrößerten Nieren zeigen anstatt einer geordneten Mark-Rinden-Gliederung ein Mischmasch aus hellem, hyperplastischem Rindengewebe und dunkelbraunem, hypoplastischem Markgewebe. Die Nierenpapillen sind nur als dünne Stränge angelegt (Original: Böhm).
c Histologie: Tumoraufbau aus epithelialer (E), blastemischer und Stromakomponente (S) (HE, Vergr. 1:150).

hebt dort die Zell-Zell-Adhäsion auf, die für die morphogenetische Bewegung der Zellen ein Hindernis ist.

Schließlich hängen nach heutigem Kenntnisstand das Zustandekommen des Wilms-Tumors und seine Assoziation mit Urogenital- und Neuralfehlbildungen von folgenden Faktoren ab:
– *Autokrine Stimulation* mit dem insulinartigen Wachstumsfaktor (IGF-II).
– *Unvollständige Gonadotropinsynthese*: Die Genloci für den IGF samt Rezeptor sowie für die Gonadotropin-β-Kette sind ebenfalls auf dem Chromosom 11p lokalisiert.
– *Mutationsform des betroffenen WT-Gens:* So bewirkt eine homozygote WT-1-Deletion eine renale und gonadale Agenesie, eine heterozygote Deletion ein WAGR-Syndrom, eine dominante Missense-Punktmutation ein Denys-Drash-Syndrom, während beim Beckwith-Wiedemann-Syndrom Frameshift-Mutationen und ein „Genomic Imprinting" den Ausschlag geben. Außerdem ist noch entscheidend, ob es sich um eine Keimbahn- oder um eine somatische Mutation handelt.

Morphologie: Der Wilms-Tumor ist im Mittel 500 g schwer, weich und eingekapselt. Makroskopisch zeigt er eine graue, fischfleischartige Schnittfläche, durchsetzt mit Blutungen und Nekrosen, Zysten und fibrösen Septen. Der Tumor hat eine ausgesprochene Neigung, in

Hohl- und Nierenvene einzubrechen. Histologisch ist der klassische Wilms-Tumor triphasisch aufgebaut und setzt sich aus unterschiedlichen Mustern blastemischer, epithelialer und stromaler Zellen zusammen (Abb. 14.27c):
- *Blastemische Komponente:* Sie ist sehr zellreich und besteht aus zytoplasmaarmen, mitotisch aktiven Zellen mit kleinen hyperchromatischen Kernen.
- *Epitheliale Komponente:* Sie ist aus unreifen tubulären und glomerulären Gebilden zusammengesetzt.
- *Stromale Komponente:* Sie besteht aus primitiven Stromazellen in einem myxoid-fibrösen Gewebe, die sich in alle mesenchymalen Ausrichtungen wie Binde-, Muskel-, Knochen-, Knorpel-, Fett- und Nervengewebe weiter differenzieren können.

In prognostischer Hinsicht ist die folgende histologische Untergliederung der Wilms-Tumoren relevant:
- „gute" Histologie: Nachweis von ausdifferenzierten Zellen in Form vieler Tubuli und ausgereifter Bindegewebe wie Fettgewebe;
- „schlechte" Histologie: Nachweis von Anaplasie mit riesenkernigen Tumorzellen, bizarren Mitosefiguren, Tumorzellhyperchromasie, dominanten Stromakomponenten und fehlenden Tubuli. Die Rezidiv- und Letalitätsrate beträgt nahezu 50%.

+ Klinik: Die Symptomatik der Wilms-Tumoren ist eindrucksvoll: (sicht-)tastbarer Oberbauchtumor (85%), Abdominalschmerzen (35%), initiale (Makro-)Hämaturie (25%), Fieber (20%) und akutes Abdomen (10%). Jeder vierte Patient weist bei der Diagnosestellung bereits Fernmetastasen in Lunge und/oder Leber auf.

+ Therapie: Tumorstadium I und II: Nephrektomie und Chemotherapie; alle höheren Stadien erhalten zusätzlich eine Radiotherapie.

+ Prognose: Mit diesem Therapieschema lässt sich bei Kindern unter 2 Jahren eine 5-Jahres-Überlebensrate von 90% erreichen. Die Gesamtheilungsrate bei unilateralen Nephroblastomen beträgt 80%, im Falle anaplastischer Tumoranteile jedoch nur 4%.

Tumorstadien beim Wilms-Tumor

Stadium I: Tumor beschränkt auf die Niere und komplett entfernt;
Stadium II: mikroskopischer Residualtumor; Tumor penetriert die Nierenkapsel;
Stadium III: makroskopischer Tumorbefall des Abdomens, Lymphknotenbefall, diffuse peritoneale Kontamination bei Tumorruptur;
Stadium IV: hämatogene Metastasen;
Stadium V: bilateraler Nierenbefall bei Diagnosestellung.

14.2 Ableitende Harnwege

Die ableitenden Harnwege bestehen aus dem Nierenbecken, den Ureteren, der Harnblase und der Urethra. Fast alle Anteile der ableitenden Harnwege sind von einem Übergangsepithel (Urothel, Transitionalepithel) ausgekleidet. Dies ist ein mehrschichtiges Epithel aus vier bis sieben Zelllagen mit palisadenartig zum subepithelialen Stroma hin ausgerichteten Basalzellen, das oberflächlich von besonderen Deckzellen zum Lumen hin abgeschirmt wird. Diese werden wegen ihrer Schirmform auch als Umbrella-Zellen bezeichnet. Da alle Abschnitte der ableitenden Harnwege ein gleichartiges histologisches Reaktionsmuster aufweisen, lassen sich ihre Erkrankungen gemeinsam abhandeln.

Unter den **ontogenetischen Läsionen** ist die Spaltharnblase (Ecstrophia vesicae) bezüglich Häufigkeit und klinischer Bedeutung am wichtigsten. Andere Harnwegsfehlbildungen gehen oft mit Einengungen der ableitenden Harnwege einher, was zu einem Harnaufstau im Nierenbecken mit Ausweitung desselben und Schädigung des Nierenparenchyms führt (Hydronephrose). Eine Hydronephrose kann auch durch erworbene Obstruktionen hervorgerufen werden. Bei den **metabolischen Läsionen** ist das Harnsteinleiden (Urolithiasis) am bedeutsamsten. Die Urolithiasis ist häufig Folge von Stoffwechselstörungen und/oder Harnwegsinfekten und zieht ihrerseits **entzündliche Läsionen** nach sich. Diese wiederum werden nach der Topographie als Urozystitis, Ureteritis, Urethritis oder Pyelitis bezeichnet und betreffen oft mehrere Abschnitte der ableitenden Harnwege. Ein Teil von ihnen imponiert als **tumorartige Läsion,** vor allem, wenn sie sich im Harnröhrenbereich abspielen. **Neoplastische Läsionen** des Urothels sind von besonderer klinischer Relevanz, da es den im Harn konzentrierten kanzerogenen Verbindungen besonders ausgesetzt ist. Solche Urotheltumoren entwickeln sich stufenweise, machen durch Blutharnen auf sich aufmerksam und können zytologisch aufgespürt werden. Meistens handelt es sich um nichtinvasive papilläre Tumoren mit hoher Rezidivneigung, aber ausgezeichneter Prognose. Invasiv wachsende Tumoren des Urothels sind prognostisch wesentlich ungünstiger, insbesondere wenn die Tumorinvasion über die Lamina propria hinaus geht.

14.2.1 Ontogenetische Läsionen

Kelchdivertikel

Syn.: Kalixzysten

Definition: Sehr selten auftretende zystenartige Hohlräume im Hilusgebiet der Niere.

Pathogenese: Ursächlich spielen neben kongenitalen Fehlbildungen auch Steineinklemmungen oder gereinigte nachträglich epithelialisierte Abszesse eine Rolle. Die Divertikel können Ausgangspunkt rezidivierender Infekte sein.

Morphologie: Von Urothel ausgekleidete Zysten, die durch einen schmalen Gang mit einem Nierenkelch in Verbindung stehen.

Numerische Ureteranomalien

Ureter duplex: Doppelureter über den gesamten Verlauf von der Harnblase bis zur Niere (2 Ureteren mit 2 Ureterostien und 2 Nierenbecken).

Ureter fissus: Spaltureter in Form einer vorzeitigen Uretergabelung in kranialer Richtung, wobei der Ureter in zwei getrennte Nierenbecken einmündet (1 Ureterostium, 2 Nierenbecken).

Ureter bifurcatus: Gabelureter in Form einer blind endenden Duplikatur des Ureters, gelegentlich kompliziert durch Infektionen und Steinbildung im blinden Ende.

Topographische Ureteranomalien

Heterotope Uretermündung: Hier mündet das kaudale Ureterende nicht am normalen Ort sondern in verschiedenen Bereichen des Urogenitaltraktes (z. B. Trigonum vesicae, Pars prostatica urethrae, Ductus ejaculatorius, Gartner-Gang). Ursache ist eine gestörte Trennung der Ureterknospe vom Wolff-Gang. Komplikationen: Harninkontinenz, Dys- und/oder Pyurie.

Retrokavaler Ureter: Verlauf des rechten Ureters hinter der V. cava inferior. Ursache ist eine Entwicklungsstörung des unteren Hohlvenensystems. Komplikation: Harnabflussstörungen.

Formale Ureteranomalien

Megaureter: Diese hochgradige Ureterausweitung geht entweder auf eine Verengung des transvesikalen distalen Ureterabschnitts oder auf eine muskuläre Tonus-/Peristaltikstörung im distalen Ureter zurück.

Ureterabgangsfalten: Von Urothel ausgekleidete Klappen. Komplikation: sekundäre Harnwegsinfekte und/oder Hydronephrose (s. u.).

Urachus-Rückbildungsstörung

Vesikoumbilikalfistel: Fehlende Rückbildung des Urachus mit Ausbildung einer Fistel zwischen Nabel und kranialer Harnblasenhälfte. Die Fistel wird durch Zylinderepithel oder Urothel ausgekleidet und von glatter Muskulatur umgeben.

Urachuszyste: Persistenz von Epithelresten im residuellen Urachus, die nicht dessen ganze Länge einnehmen. Als Folge davon kann es zur Ausbildung von ein- oder mehrkammrigen Urachuszysten kommen. Differenzialdiagnostisch müssen Zysten des Ductus omphaloentericus abgegrenzt werden. Komplikationen: Harnwegsinfekt, Urachuskarzinom.

Ecstrophia vesicae

Syn.: Spaltharnblase

Definition: Klinisch wichtigste und häufigste Harnblasenfehlbildung in Form einer Ausstülpung der Harnblase nach außen.

Inzidenz 1 : 10000 Lebendgeborene (♂ : ♀ = 1 : 8).

Pathogenese: Ursächlich liegt eine Hemmungsfehlbildung im Bereich der vorderen Kloakenmembran vor. Diese verhindert die Entwicklung der vorderen Bauchwand unterhalb des Nabels, der Harnblasenvorderwand, der Genitalhöcker und der Symphyse. Beim später erfolgenden Einbruch der Kloakenmembran entsteht ein großer Defekt in der vorderen Bauchwand mit einer sich nach außen öffnenden Harnblase (Spaltharnblase). Dabei geht die Harnblasenschleimhaut kontinuierlich in die Bauchhaut über. Bei männlichen Neugeborenen zeigt der Penis eine komplette Epispadie mit fehlender Glans penis.

Klinik: Unbehandelt kommt es zur Pyelonephritis. Auch nach operativer Korrektur besteht ein erhöhtes Risiko für Harnwegsinfekte und Neoplasien der Harnblase.

Kongenitale Harnblasendivertikel

Definition: Ausstülpungen der Harnblasenwandung (alle Wandschichten).

Pathogenese: Ursächlich beruht diese Läsion auf einer angeborenen Wandschwäche der Harnblase. Solche Divertikel können sehr groß werden (über 5 l Fassungsvermögen!) und sind nicht selten multipel.

Klinik: Prädisposition zu Entzündung und Steinbildung.

14.2.2
Metabolische Läsionen
Urolithiasis ■■■

Definition: Häufige Läsion in Form einer Konkrementbildung von Harnbestandteilen im Lumen oder in Blindsäcken ableitender Harnwege.

Prävalenz: große geographische und ethnische Unterschiede: Sehr selten bei Schwarzen. Häufung in trockenen, heißen und Gebirgsregionen mit hoher Schweißabsonderung. Manifestation bereits im Kindesalter.
Inzidenz: 500 : 100 000 (deutschsprachiges Gebiet); steigende Prävalenz mit zunehmendem Lebensalter; Altersgipfel 3.–5. Lebensdekade (♂ > ♀).

Pathogenese: Während bei einigen Patienten mit Harnsteinleiden eine angeborene Stoffwechselstörung wie Gicht, Cystinurie oder primäre Oxalurie zugrunde liegt, kann in der Mehrzahl der Fälle keine sichere Ätiologie ermittelt werden. Neben einer familiären Prädisposition und entsprechender Ernährung (eiweiß- und fettreiche Kost) ist für die Entstehung der unterschiedlichen Harnsteintypen das Zusammenwirken folgender Faktoren entscheidend:
- *Konzentration der im Urin gelösten Salze:* Sie wird allgemein durch Dehydratation gesteigert. Calciumreiche Steine wie Calciumoxalat-, Calciumphosphat-, teilweise auch Calciumcarbonatsteine entstehen mehrheitlich im Rahmen einer Hyperkalzämie. Gastrointestinale Erkrankungen (Steatorrhoe) mit vermehrter Oxalatresorption sollen zusätzlich die Bildung von Calciumoxalatsteinen fördern. Bei Urat- und Cystinsteinen liegt eine entsprechende angeborene Stoffwechselkrankheit mit vermehrter Ausscheidung dieser Substanzen im Urin vor.
- *Mangel an Komplexbildnern:* Die Ausfällung von Calcium wird durch Phosphat, die Ausfällung von Oxalat durch Magnesium verhindert, was zum Teil therapeutisch nutzbar ist.
- *Urin-pH-Wert:* Der Urin-pH hat einen entscheidenden Einfluss auf die Löslichkeit der verschiedenen Urinsalze. Alkalischer Urin, wie er beim Vorhandensein harnstoffspaltender Bakterien vorkommt, begünstigt die Bildung von Magnesium-, Ammonium-, Phosphat- und Calciumphosphatsteinen. Stark saurer Urin fördert das Auftreten von Uratsteinen.
- *Inhibitoren der Steinbildung:* Verschiedene natürliche Steinbildungsinhibitoren kommen im Urin in Form von Pyrophosphaten und Peptiden vor. Ihr Mangel begünstigt die Kristallbildung.
- *Kristallnukleatoren:* Verschiedene Substanzen wie Zelldetritus (Papillensequester), Blutkoagel und Bakterien spielen eine wichtige Rolle als Kristallisationszentren.

Morphologie: Harnsteine werden hauptsächlich in den Kelchen des Nierenbeckens und in der Harnblase gebildet. Im Nierenbecken ist ihr Auftreten in 80% der Fälle

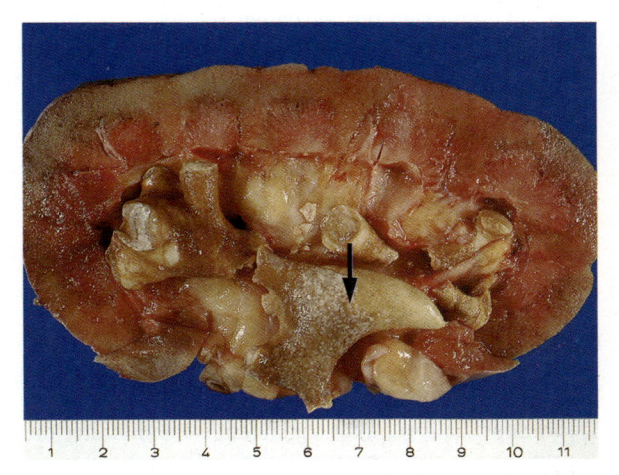

Abb. 14.**28 Nephrolithiasis** mit multiplen Nierenbeckenausgusssteinen (Pfeil).

Tabelle 14.**9 Harnsteine:** Zusammensetzung, Morphologie und Pathogenese

Zusammensetzung	Häufigkeit	Oberfläche, Größe	Form, Konsistenz, Farbe	Urin-pH	Grunderkrankung
Calciumoxalat (CaOx), Whewellit (CaOx-Monohydrat), Weddellit (Ca-Ox-Dihydrat), Calciumoxalatphosphat	70%	unregelmäßig, zackig	maulbeerförmig, hart, schwarzbraun	überwiegend pH-unabhängig	Oxalose, Malabsorption, unklare Ätiologie
Calciumphosphat, Carbonat-/Hydroxylapatite, Brushite (Calciumhydrogenphosphate)	10%	glatt, unregelmäßig, mehrere Zentimeter	bröckelig, grauweiß	alkalisch	Hyperkalzurie, unklare Ätiologie
Magnesium-Ammonium-Phosphat (=Struvit)	10%	rau, mehrere Zentimeter	hirschgeweihförmig, hart/bröckelig, weißlichgelb	alkalisch	Harnwegsinfekte
Urat	5–20%	glatt, ovalär, groß	weich/hart, gelbbraun	sauer	Hyperurikämie
Cystin	0,5–2%	glatt, kristallin, groß	wachsartig, gelb	sauer	Cystinurie

einseitig. Die Größe variiert vom Nierenbeckenausgussstein bis zum „Nierensand" (Abb. 14.**28**). Form, Farbe, Konsistenz und Brüchigkeit der Nierensteine hängen von ihrer chemischen Zusammensetzung ab (Tab. 14.**9**) und lassen deshalb schon makroskopisch Rückschlüsse auf diese zu.

Klinik: Konkremente führen häufig zu einer Mikro- oder Makrohämaturie. Infektionen sind gehäuft. Kleine Steine, die in den Ureter abgehen lösen kolikartige Schmerzen aus. Bei länger dauerndem Ureterverschluss → Hydroureter/Hydronephrose.

14.2.3
Entzündliche Läsionen

Die verschiedenen Abschnitte der ableitenden Harnwege sind histologisch gleichartig aufgebaut. Dementsprechend reagieren sie auf einen Entzündungsreiz mit gleichartigen pathohistologischen Mustern. Zudem kommen Entzündungen der einzelnen Harnwegsabschnitte (Urozystitis, Pyelitis, Urethritis) meist in Kombination vor. Es ist deswegen sinnvoll, sie gemeinsam zu besprechen. Im Folgenden wird zur Vereinfachung nur die Urozystitis angeführt. Weitaus am häufigsten ist im deutschsprachigen Raum die bakterielle Urozystitis. In anderen geographischen Gebieten ist die chronisch-granulomatöse Urozystitis (insbesondere bei Bilharziose) bedeutender. Daneben existiert eine Gruppe von teils morphologisch, teils klinisch definierten Sonderformen.

14.2.3.1
Akute bakterielle Urozystitis

Definition: Häufige, akut verlaufende Entzündung der Harnblase mit ausgeprägter klinischer Symptomatik.

Pathogenese: Die bakterielle Entzündung der ableitenden Harnwege ist eine häufige Erkrankung des Kleinkindesalters und erwachsener Frauen. Wegen der geringeren Länge der weiblichen Urethra mit ihrer anatomischen Nähe zum Anus erkranken Frauen etwa zehnmal häufiger an Harnwegsinfekten als gleichaltrige Männer.
Grundsätzlich wirkt jede Form einer Harnabflussstörung mit Urostase oder ureterovesikalem Reflux infektionsbegünstigend, weil der Ausfall des physiologischen Spüleffektes des Urins das Anwachsen relevanter Bakterienmengen begünstigt. Eine weitere häufige Ursache für Harnwegsinfekte ist auch die Katheterisierung, bei der nicht nur Keime in die oberen Harnwege verschleppt werden, sondern auch die schützende Urothelschicht samt Schleimhaut-IgA verletzt wird. Letzteres gilt auch für die Urolithiasis. Schließlich sind auch Diabetes mellitus und Schwangerschaft wegen einer reduzierten Abwehrlage infektionsbegünstigend.
Die banale Urozystitis wird meistens durch Escherichia coli, Enterokokken, Proteus oder Staphylokokken verursacht.

Morphologie: Makroskopisch bestehen in der Akutphase eine Rötung und Schwellung der Schleimhaut, zu der gelegentlich auch Ulzerationen hinzukommen können. Histologisch finden sich je nach vorherrschendem Exsudat eine seröse, hämorrhagische, eitrige oder pseudomembranös-nekrotisierende Entzündung.

Klinik: Die Harnblasenschleimhaut ist wegen der Entzündung äußerst sensibel. Jede Füllungsdehnung wird deshalb von ihr als Entleerungsreiz empfunden und ruft einen häufigen Harndrang in Abständen von 15–20 min (= Pollakisurie) hervor. Bei der Endkontraktion berühren sich die entzündlich veränderten Teile der Harnblasenschleimhaut im Halsbereich, was einen typischen Endschmerz (Algurie) und eine Schleimhautblutung (terminale Makrohämaturie) zur Folge hat.

14.2.3.2
Chron. (unspezifische) Urozystitis

Definition: Häufige, chronisch-rezidivierend verlaufende Harnblasenentzündung.

Pathogenese: Diese Urozystitisform geht meist auf rezidivierende bakterielle Entzündungen zurück und wird vor allem bei Paraplegikern oder Patienten mit Urinverweilkathetern beobachtet.

Morphologisch sind die betroffenen Schleimhautbezirke graurot getrübt. Histologisch besteht ein unspezifisches Granulationsgewebe und/oder eine lymphoplasmohistiozytäre Entzündung. Das im Entzündungsbereich liegende Urothel weist häufig eine Plattenepithelmetaplasie auf.
Wie bei der akuten Entzündung zeigt das Epithel im Entzündungsbereich häufig reaktive Kernatypien, die dysplastischen Veränderungen ähneln.

14.2.3.3
Chron. granulomatöse Urozystitis

Bilharziosis urogenitalis

Definition: In Afrika und im Nahen Osten (Niltal) weit verbreitete, durch Schistosoma haematobium verursachte Harnblasenentzündung.

Pathogenese: Die auf hämatogenem Weg im Harnblasenbereich abgelagerten Wurmeier rufen eine granulomatöse Entzündung der Harnblasenwand hervor.

Morphologie: Makroskopisch imponiert diese Entzündung anfänglich als polypoide Schleimhautvorwölbung, später als feingranuläre Schleimhautveränderung. Die Granulome vom Pseudotuberkulosetyp (Abb. 14.**29**) enthalten im Zentrum abgestorbene, zum Teil auch noch lebende Schistosomeneier (sog. Eituberkel, „Sandkornurozystitis"). Im späteren Krankheitsverlauf kann es zur ausgeprägten diffusen, manchmal herdförmig betonten Ver-

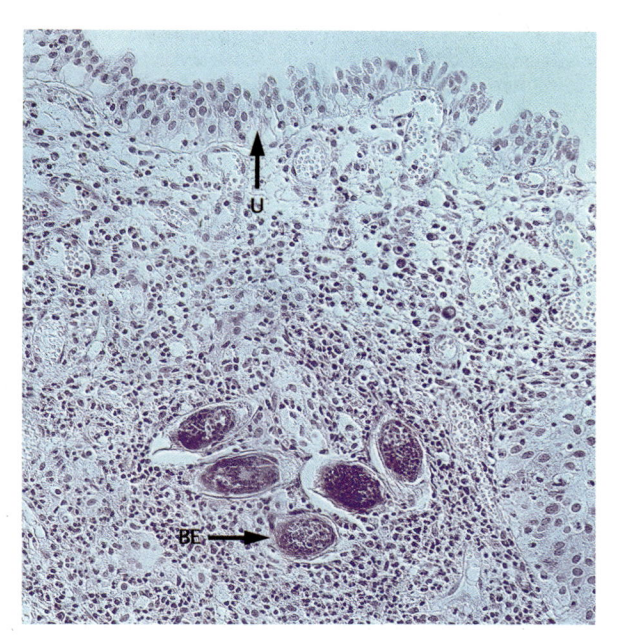

Abb. 14.**29** **Bilharzioseurozystitis** mit vitalen Schistosomeneiern (BEI); U = Urothelschicht (PAS, Vergr. 1:150).

narbung der Harnblasenwand kommen, zum Teil mit sekundären Ureterstenosen und Hydronephrose oder Pyelonephritis. Im Rahmen der chronischen Entzündung metaplasiert das Urothel zu Plattenepithel, was mit einem deutlich erhöhten Risiko für Plattenepithelkarzinome verbunden ist.

Urocystitis tuberculosa

Pathogenese: Sie geht hauptsächlich kanalikulär-deszendierend von einer durch Mycobacterium tuberculosis induzierten Nierentuberkulose aus.

Morphologisch finden sich dabei, insbesondere in der Gegend der Ureterostien, multiple hirsekorngroße graugelbliche Herde. Diese miliaren Tuberkel können durch Verkäsung ulzerieren.

Sonderform: *BCG-Urozystitis:* Zur immunstimulatorischen Behandlung oberflächlicher Harnblasenkarzinome wird der Bacille Calmette-Guérin (mitigierter Lebendimpfstoff aus Mycobacterium bovis) instilliert. Dieser löst eine epitheloidzellig-granulomatöse Entzündung aus, die der Urocystitis tuberculosa gleicht, aber die innere Schicht der Harnblasenwand bevorzugt und außerdem zahlreiche ungeordnete Riesenzellen aufweist.

14.2.3.4
Urozystitis-Sonderformen

Urocystitis follicularis: Lymphozytäre Infiltration der Lamina propria ungeklärter Ätiologie mit Ausbildung von keimzentrenhaltigen Lymphfollikeln, welche die Schleimhaut ohne hämorrhagischen Randsaum in Form hirsekorngroßer Körnchen vorbuckeln. Differenzialdiagnose: Tuberkulose.

Urocystitis cystica: Dies ist ein historischer Begriff, keine Entzündung! Dabei handelt es sich um intraepitheliale Zysten mit dünner Wandung, die von Zylinder- (Urotheltyp) oder schleimbildenden (Kolontyp) Epithelien ausgekleidet sind und eine klare Flüssigkeit enthalten. Sie entstehen innerhalb von submukösen Epithelaussprossungen (Von-Brunn-Epithelnester) und ragen als bläschenförmige Gebilde ins Lumen hinein (Abb. 14.**30**). Die praktisch immer multipel und in relativ großer Zahl auftretenden Zysten können im Ausscheidungsurogramm als multiple Blasentumoren fehlinterpretiert werden. Gelegentlich stellen sie ein Harnabflusshindernis dar.

Interstitielle Urozystitis: Ätiologisch unklarer chronischer Entzündungsprozess, der die gesamte Harnblasenwand betrifft. Im Bereich der Schleimhaut können Schleimhautnekrosen entstehen (Hunner-Ulkus). Das histologische Bild ist unspezifisch. Das entzündliche Infiltrat ist lymphozytenreich und enthält eosinophile Granulozyten, Mastzellen (diagnostisch wichtig!) und manchmal mehrkernige Riesenzellen. Kinin- und neuropeptidvermittelte dysurische Urozystitis. Bei längerem Verlauf entsteht eine Schrumpfharnblase. Erhöhtes Risiko für Harnblasenkarzinome (♀ >>> ♂).

Hämorrhagische Urozystitis: In diesem Falle ist die Harnblasenschleimhaut hämorrhagisch entzündet. Ursächlich geht sie entweder auf eine zytostatische Chemotherapie bei Tumorleiden („Chemozystitis"), BK-Virus- (vor allem nach Knochenmarkstransplantation) oder Adenovirusinfektion zurück. Makrohämaturie.

Malakoplakie: Die seltene Erkrankung manifestiert sich überwiegend in der Harnblase, weniger häufig in Urethra und Nierenbecken. Ätiologisch liegt eine Störung des lysosomalen Abbaus von Kolibakterien vor. Makroskopisch bestehen wenige Zentimeter große, gelbliche Schleimhautvorwölbungen, in denen man histologisch zahlreiche Histiozyten erkennen kann. Diese enthalten mikrongroße, konzentrisch geschichtete, verkalkte und eisenhaltige Korpuskel (Michaelis-Gutmann-Körper). Diese Korpuskel entsprechen unvollständig lysosomal abgebauten Resten von Kolibakterien. Weiter enthält das charakteristische Entzündungsinfiltrat Lymphozyten und Plasmazellen in wechselnden Anteilen.

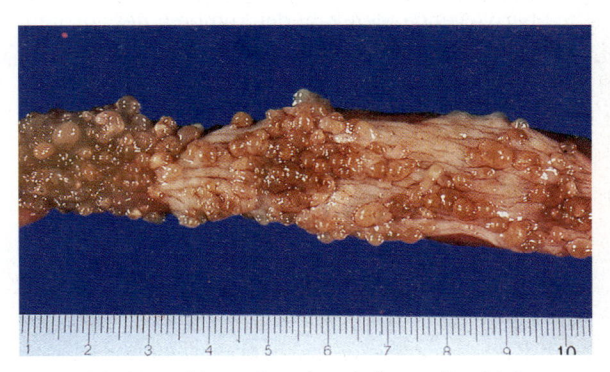

Abb. 14.**30** **Ureteritis cystica** mit perlschnurartigen Mukosazystchen.

14.2.4
Tumorartige Läsionen

Urethralkarunkel

Definition: Häufige, tumorartige entzündlich-reaktive Harnröhrenveränderung, meist im Bereich des Meatus externus der Urethra auftretend.

90% aller „Urethraltumoren", (nahezu ausschließlich) bei postmenopausalen Frauen.

Morphologie: Makroskopisch handelt es sich um solitäre, bis 2 cm im Durchmesser große, knotige, rote, bei Berührung oft leicht blutende tumoröse Schleimhautveränderungen. Histologisch besteht die Läsion aus einem stark vaskularisierten Granulationsgewebe. Insbesondere im Meatus externus urethrae ist die Läsion häufig von metaplastischem Plattenepithel überzogen.

Klinik: asymptomatisch oder schmerzhaft mit Blutungen.

Condyloma acuminatum

Definition: Sexuell übertragbare, durch humane Papillomviren Typ 6, 11 und 18 induzierte Plattenepithelpapillome mit Bevorzugung des Meatus externus urethrae.

Häufigkeit: 30% aller Urethraltumoren des Mannes; Altersgipfel: 3.–5. Lebensdekade.

Morphologie: Makroskopisch finden sich multiple, maximal 1 cm lange, spitze warzenartige Tumoren (Feigwarzen) von grauroter Farbe. Histologisch zeigen sie einen schlanken Bindegewebestiel, der von einem hyperplastisch-dysplastischen Plattenepithel mit Dyskeratosen und Koilozyten (Plattenepithelzellen mit perinukleärer Spaltbildung und dysplastischen Kernen) überzogen wird. Offenbar kein Risiko für maligne Entartung.

14.2.5
Neoplastische Läsionen

Die meisten Tumoren der ableitenden Harnwege liegen in der Harnblase (92%). Neoplasien des Nierenbeckens (6%) und der Ureter (2%) sind deutlich weniger häufig. Die überwiegende Mehrzahl der Tumoren der ableitenden Harnwege geht vom Urothel aus. Mesenchymale Tumoren wie Leiomyome, Neurofibrome oder Hämangiome sind demgegenüber eine Rarität.

14.2.5.1
Urothelneoplasien

Allgemeine Definition: Unter diesem Begriff werden im Folgenden gutartige, präinvasive und invasive neoplastische Wucherungen des Urothels zusammengefasst.

Häufigkeit: wie Bronchialkarzinome. Industrienationen > Entwicklungsländer; Stadtbewohner > Landbewohner. Manifestationsalter: 50.–80. Lebensjahr (♂:♀ = 3:1).

Pathogenese: Das Urothelkarzinom der Harnblase ist neben dem Bronchialkarzinom ein illustratives Beispiel für eine Neoplasie, die vorwiegend durch exogene Noxen (nachstehend aufgeführt) induziert wird:
- *Nikotinabusus* (Zigarettenrauchen) in Abhängigkeit von den „Pack-Years" und der Rauchgewohnheit;
- *Arylaminexposition*, vor allem mit 2-Naphthylamin (verursachte früher den „Anilinkrebs") bei Arbeitern der chemischen Industrie 15–40 Jahre nach Erstexposition;
- *langjährige chronische Entzündung* der ableitenden Harnwege, vor allem bei Schistosomiasis oder Paraplegikern;
- *langjähriger Analgetikaabusus* mit Phenacetin;
- *Langzeitimmunsuppression* mit Cyclophosphamid.

Wichtige Charakteristika der Urothelneoplasien ist ihre große Neigung, multizentrisch aufzutreten und nach Beseitigung eines Tumorherdes an einer anderen Stelle zu rezidivieren. Das Urothelkarzinom wird deswegen häufig als „urotheliale Systemkrankheit" aufgefasst. Für ihre Multizentrizität sind folgende beide Mechanismen verantwortlich:
- *Feldeffekt*: Die tumorauslösenden toxischen Substanzen „attackieren" das gesamte Urothel der ableitenden Harnwege (Feldkanzerisierung), so dass in verschiedenen Zellen und an verschiedenen Stellen unterschiedliche genetische Schäden mit- oder nacheinander (syn-, metachron) auftreten.
- *Klonale Ausbreitung*: Bei diesem Mechanismus wird eine bestimmte Stelle im Urothel neoplastisch transformiert. Von dort aus gelangen neoplastische Zellen an eine andere Stelle, entweder indem sie nach Ablösung mit dem Urin verschleppt werden oder indem sie über die im normalen Urothel permanent ablaufende Zellmigration ihren Ort wechseln. Am neuen Ort angelangt wachsen sie zu einem Tumor heran.

Molekularpathologie: Familiäre Urothelkarzinome sind eine Rarität. Deutlich häufiger sind sie bei der endemischen Balkannephropathie und geringgradig gehäuft auch beim hereditären Kolonkarzinom, wo die Urotheltumoren den oberen Harntrakt (Ureter, Pyelon) bevorzugen und häufig Defekte der Mismatch-Repair-Gene und eine Mikrosatelliteninstabilität aufweisen. Aufgrund molekularbiologischer Untersuchungen lassen sich zwei völlig unterschiedliche Typen von Urothelneoplasien abgrenzen:
- *Niedrig maligne, genetisch stabile Urothelneoplasien:* Sie weisen eine geringe Anzahl von chromosomalen Aberrationen auf. Verluste von Chromosom 9 stehen im Vordergrund. Sowohl auf 9p als auch auf 9q werden für das Urothelkarzinom mehrere relevante Tumorsuppressorgene vermutet. Eines davon dürfte p16 sein, eine cyclinabhängige Kinase auf 9p21. Polysomien – meist Tetrasomien – kommen bei etwa der Hälfte dieser Tumoren vor. Demgegenüber sind p53-Mutationen sehr selten. Diese Tumoren sind so gut nie invasiv. Ihr Progressionsrisiko zu einem invasiv wachsenden Tumor ist minimal.
- *Hoch maligne, genetisch instabile Urothelneoplasien:* Sie weisen eine Vielzahl chromosomaler Aberrationen auf. Das p53-Suppressorgen ist in mehr als 50% der Fälle mutiert. Histologisch

handelt es sich bei diesen Tumoren entweder um nichtinvasive Neoplasien mit hochgradigen zytologischen Atypien (Carcinoma in situ: pTaG3) und hohem Progressionsrisiko oder um bereits invasiv gewachsene Tumoren.

Allgemeine Morphologie: Die urothelialen Neoplasien lassen sich in folgende 3 Gruppen einteilen, die unter formalpathogenetischen Gesichtspunkten auseinander hervorgehen und/oder ineinander übergehen:
- flache Urothelläsionen,
- nichtinvasive Urotheltumoren,
- invasive Karzinome.

Flache Urothelläsionen

Es handelt sich um eine Gruppe urothelialer Läsionen im Bereiche der ableitenden Harnwege, die makroskopisch keine Tumoren bilden, sondern flach sind. Sie stellen teils präneoplastische, teils neoplastische aber nie invasive Läsionen dar. Man unterscheidet:
- *Urothelhyperplasie:* Diese Läsionen sind bereits neoplastisch, weil bei ihnen häufig genetische Aberrationen vorliegen, insbesondere ein Verlust von Chromosom 9. Sie sind meist flach und nur selten papillär. Makroskopisch fällt die Läsion kaum auf. Histologisch findet man eine deutliche Verbreiterung des Urothels (> 7 Zelllagen), ohne eindeutig nachweisbare zytologische Atypien. Selten Progression in einen nichtinvasiven papillären Tumor.
- *Urothelatypie:* Seine biologische Bedeutung ist noch unklar. Die histologische Schlüsselveränderung des Urothels besteht in eindeutigen zytologischen Atypien, die aber zu wenig ausgeprägt sind, um sie mit Sicherheit einer neoplastischen Läsion zuzuordnen. Bis zu einem gewissen Ausmaß kommen solche Kernatypien auch bei entzündlichen Veränderungen vor.
- *Urotheldysplasie:* Die histologische Schlüsselveränderung des Urothels besteht in zytologischen Atypien. Diese sind einerseits so ausgeprägt, dass mit Sicherheit von einer neoplastischen Veränderung auszugehen ist; andererseits sind die Atypien aber nicht hochgradig genug, um die Läsion als Carcinoma in situ einzustufen. Genetische Veränderungen sind bei Dysplasien nur wenig untersucht. Möglicherweise gibt es hier zwei genetisch unterschiedliche Gruppen, die Vorläuferläsionen von papillären, nichtinvasiven Tumoren (pTaG1/G2) oder auch von In-situ-Karzinomen sein können.
- *Carcinoma in situ:* Diese Urothelläsion geht mit hochgradigen Kernatypien einher und entspricht einem Urothelkarzinom Grad III (Abb. 14.31). Sie ist genetisch instabil. Dementsprechend ist ihr Progressionsrisiko mit 50% sehr hoch. Makroskopisch ist die Harnblasenschleimhaut in diesem Bereich oftmals uncharakteristisch gerötet und samtartig verdickt; eine polypös-papilläre Tumorbildung fehlt (Differenzialdiagnose: Urozystitis).

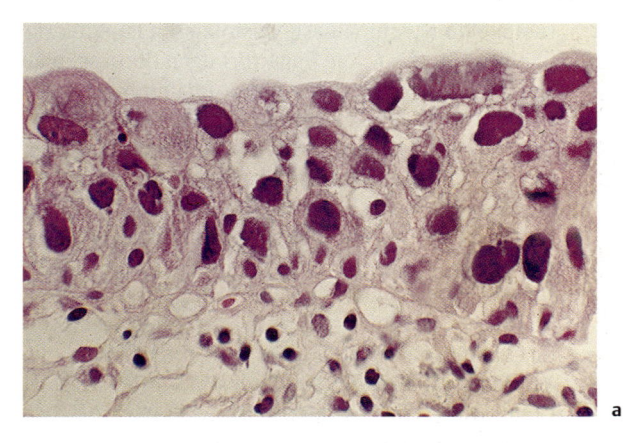

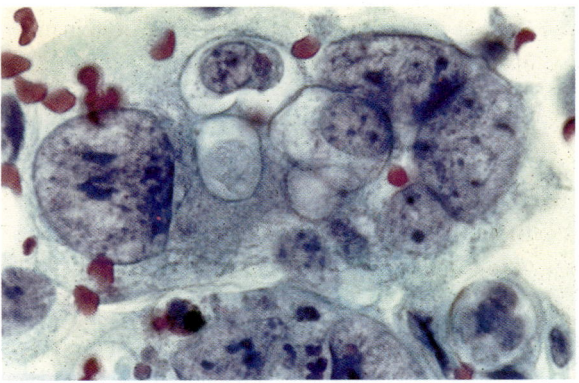

Abb. 14.**31 Urotheliales Carcinoma in situ:**
a Histologie: Ersatz der Urotheldecke durch atypische Epithelien ohne urotheltypische Schichtung (HE, Vergr. 1:100) ;
b Spülzytologie: atypische Epithelkomplexe (Pap., Vergr. 1:1000).

Nichtinvasive Urotheltumoren

Definition: Dies ist ein Sammelbegriff für Urothelneoplasien unterschiedlicher Dignität, die makroskopisch nicht flach, sondern tumorbildend sind, nicht in die Umgebung infiltrieren und meist einen papillären Aufbau aufweisen.

Einteilung: Seit langem wird versucht, für diese Tumorkategorie eine Einteilung zu finden, die international akzeptiert wird. Bis vor kurzem wurden mehr als 95% der nichtinvasiven Urotheltumoren als papilläre Urothelkarzinome bezeichnet. Auch die aktuellste WHO-Klassifikation dieser Tumoren von 2003 stellt diesbezüglich ein „Work in Progress" dar, indem sie den Karzinombegriff zumindest für eine Gruppe dieser Tumoren vermeidet. Denn biologisch handelt es sich bei den meisten nichtinvasiven Urotheltumoren um genetisch stabile „gutartige" Tumoren mit sehr niedrigem Progressionsrisiko. Die wenigen „gefährlichen" Tumoren finden sich in der Kategorie der nichtinvasiven papillären Karzinome mit hohem Malignitätsgrad. Demnach unterscheidet die WHO nunmehr folgende Tumorkategorien:
- *Exophytisches Papillom*: seltener, benigner Urotheltumor (< 1% aller Harnblasentumoren). Er ist makroskopisch in den meisten Fällen (typisches Uro-

thelpapillom) schmalbasig, histologisch feingliedrig papillär aufgebaut. Die fingerförmigen fibrovaskulären Papillen werden von einem unauffälligen Urothel mit typischer Schichtung und oberflächlich von Umbrella-Zellen bedeckt. Für die Diagnose ist der dünne Urothelüberzug der Papillen entscheidend. In der Regel umfasst dieser nicht mehr als 7 Zelllagen. Prognose: geringe Rezidivquote, minimales Progressionsrisiko.

- *Invertiertes Papillom:* seltener, benigner Urotheltumor (< 1 % der Harnblasentumoren). Makroskopisch erscheint er als solider Tumor mit glatter Oberfläche, der die Oberfläche des auskleidenen Urothels vorbuckelt. Mikroskopisch besteht ein charakteristisches Bild. Vom histologisch unauffälligen oberflächlichen Urothel sprossen scharf begrenzte, miteinander anastomosierende urotheliale Zellstränge in die Stromatiefe (Abb. 14.**32**). Es besteht keine gesicherte Beziehung zwischen invertierten Urothelpapillomen und den anderen Formen papillärer Urotheltumoren. Prognose: minimale Rezidivquote, kein Progressionsrisiko.

- *Papilläre Tumoren mit niedrigem Malignitätspotenzial:* Sie sind wenig häufig und gleichen makroskopisch einem Papillom. Histologisch sind der geordnete Aufbau des Urothels und das Vorliegen von nur minimalen Zellatypien pathognomonisch. Die basalen Zellen des Urothels sind palisadenartig ausgerichtet. Das Urothel ist typisch geschichtet, von Umbrella-Zellen bedeckt und breiter als 7 Zelllagen. Prognose: relevante Rezidivquote (30–50 %), minimales Progressionsrisiko (< 5 %), wobei spätere invasive Neoplasien Zweittumoren darstellen dürften. 10-Jahres-Überlebensrate > 95 %.

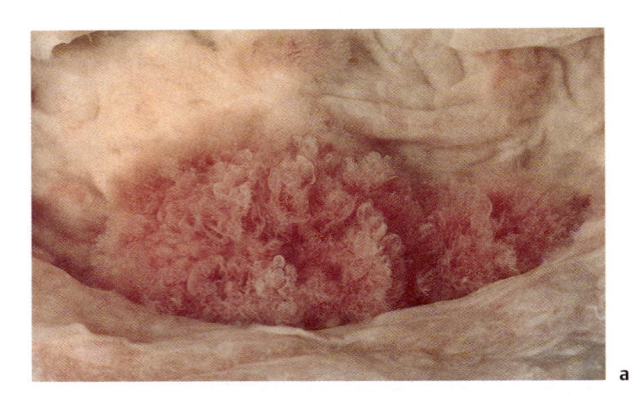

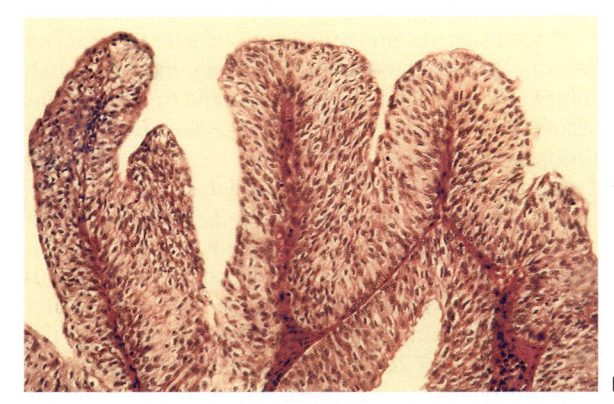

Abb. 14.**33 Harnblasenpapillom:**
a Rasen aus zarten zottenartigen Papillenstrukturen. Sie sind wegen ihres Gefäßreichtums rötlich → Hämaturie wegen leichter Verletzlichkeit.
b Harnblasenpapillom mit weitgehend urotheltypischer Schichtung (HE, Vergr. 1:100).

- *Nichtinvasive papilläre Karzinome mit niedrigem Malignitätsgrad* (non-invasive papillary low grade carcinoma): Häufige Form der Harnblasenkarzinome. Ihr Aufbau gleicht demjenigen der papillären Tumoren mit niedrigem Malignitätspotenzial. Das bedeckende Urothel ist zwar geordnet, die zytologischen Atypien sind aber etwas deutlicher ausgeprägt als bei papillären Urotheltumoren mit niedrigem Malignitätspotenzial. Mitosen kommen vor (Abb. 14.**33**). Prognose: hohe Rezidivquote (50–70 %), minimales Progressionsrisiko (< 5 %), wobei spätere invasive Neoplasien Zweittumoren darstellen dürften. 10-Jahres-Überlebensrate > 95 %.

- *Nichtinvasive papilläre Karzinome mit hohem Malignitätsgrad* (non-invasive papillary high grade carcinoma): Sie machen 10–20 % der nichtinvasiven papillären Harnblasenkarzinome aus. Für die Diagnose ist der Verlust des urotheltypischen „geordneten" Tumoraufbaus bei gleichzeitigem Vorliegen von mäßig- bis hochgradigen Zellatypien entscheidend. Die Mitoserate kann hoch sein. Mindestens ein Teil dieser Neoplasien (besonders diejenigen mit ausgeprägten Zellatypien) gehört in die Kategorie der genetisch instabilen Neoplasien mit zahlreichen gene-

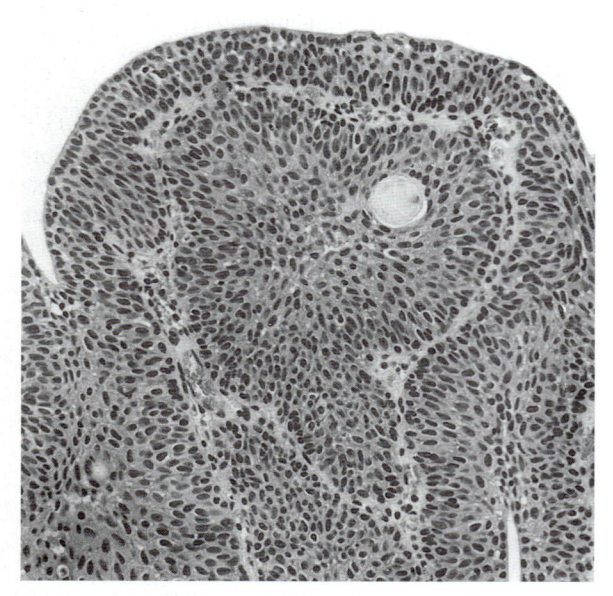

Abb. 14.**32 Papilläres Urothelpapillom vom invertierten Typ** mit Überdeckung durch ein weitgehend normales Urothel (H E, Vergr. 1:100).

tischen Aberrationen. Prognose: hohe Rezidivquote (50–70%), hohes Progressionsrisiko (15–30%).

Invasive Karzinome

Definition: Sammelbegriff für Urothelkarzinome, die meist von einem Carcinoma in situ, gelegentlich auch von einem papillären Tumor ausgehen und in ihre nähere und weitere Umgebung infiltrieren.

Morphologie: Makroskopisch fallen sie als pilzförmig-plump ins Harnblasenlumen hineinwachsende Tumoren auf (Abb. 14.**34**). Histologisch zeigen die Tumoren ein nest- bis strangförmiges, oft auch wegen der Zytodiskohäsivität diffuses Wachstumsmuster. Die Invasionsfront besteht meist aus diskontinuierlich wurzelförmigen, selten plumpzapfigen Urothelwucherungen. Diese Tumoren gehören ebenfalls zu den genetisch instabilen Neoplasien. Histologisch handelt es sich meist um Grad-III-Tumoren, seltener um Grad-II-Tumoren; invasive Grad-I-Tumoren sind eine Ausnahme. Bei etwa 20% der invasiven Urothelkarzinome finden sich neben den urothelial differenzierten Anteilen metaplastische Tumoranteile mit plattenepithelialer oder adenomatöser Differenzierung. Invasive Urothelkarzinome wachsen zunächst in die Harnblasenwandung, später in Nachbarorgane ein und metastasieren (Abb. 14.**34b**).

+ **Klinik der Urothelneoplasien:** Die zarten, im Harn flottierenden zottenförmigen Tumorpapillen sind stark vaskularisiert und leicht verletzlich. Dies erklärt weshalb bei diesen Tumoren die Makrohämaturie *das* klinische Leitsymptom darstellt. bei etwa 20% der Patienten bestehen zystitische Beschwerden mit Pollakisurie und Dysurie.

+ **Komplikationen:** Bei den nichtinvasiven Tumoren stellen Rezidive die häufigste Komplikation dar. Vor allem bei Tumoren, die Ureter oder Urethra infiltrieren, kann es zu obstruktiven Symptomen mit Hydronephrose mit oder ohne Begleitpyelonephritis kommen. Weiter können Blutungsprobleme sowie Beschwerden durch Tumorinfiltration von Nachbarorganen entstehen.

+ **Prognose:** Die Prognose von urothelialen Neoplasien hängt von der genetischen Stabilität, Invasivität und Tumorstadium ab: Tumorstadium pT1: hohe Rezidivquote, Progression zu muskelinvasivem Karzinom bei 25% der Patienten. Tumorstadium pT2–4: nur 30% der Patienten leben länger als 3 Jahre nach der Erstdiagnose.

+ **Metastasierung:** lymphogen in regionale Lymphknoten; hämatogene Metastasierung vom Kavatyp bevorzugt in Lunge, Skelettsystem und Leber.

14.2.5.2
Nichturotheliale Neoplasien

Folgende Tumoren kommen sehr selten in der Harnblase vor:
- *Plattenepithelkarzinom*: Sie bestehen ausschließlich aus Plattenepithelkomplexen, müssen von Urothelkarzinomen mit Plattenepithelmetaplasie abgegrenzt werden und sind meist hoch maligne. Sie entstehen bevorzugt auf dem Boden chronischer Entzündungen. In westlichen Industrienationen sind sie selten (5% aller Harnblasenkarzinome). Wegen seiner Assoziation zur Bilharziose ist das Plattenepithelkarzinom der Harnblase im Niltal (Ägypten) besonders häufig. Präkanzerose dürfte dabei eine verhornende Plattenepithelmetaplasie in Form der Xerosis vesicae sein.
- *Adenokarzinom*: Solche Tumoren bestehen ausschließlich aus glandulären Epithelkomplexen und müssen von Urothelkarzinomen mit glandulärer Metaplasie abgegrenzt werden. Primär von der Harnblase ausgehende Adenokarzinome sind sehr selten (<1% aller Harnblasenkarzinome). Sie sind hoch maligne und entwickeln sich entweder aus adenomatösen Metaplasien (vom Kolontyp), aus Urachusresten oder sind mit einer Harnblasenekstrophie assoziiert. Wenn drüsig aufgebautes Karzinomgewebe in der Harnblase auftritt, handelt es sich

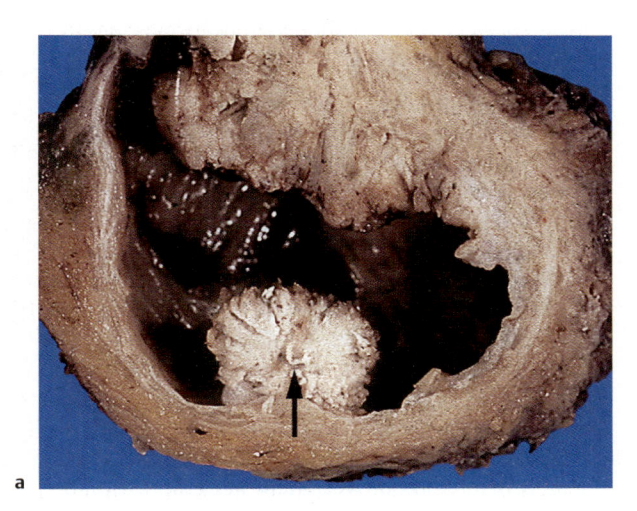

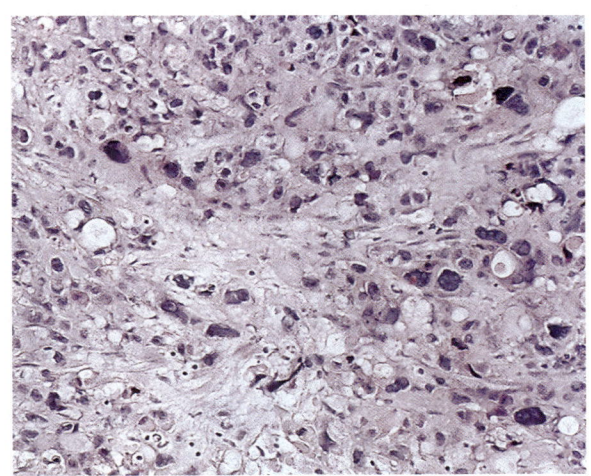

Abb. 14.34 Papilläres Harnblasenkarzinom:
a Invasiv wachsender papillärer Tumor (Pfeil) in der Harnblase;
b undifferenziertes Urothelkarzinom mit erheblicher Kernpolymorphie (HE, Vergr. 1:200).

meist um von außen infiltrierende Karzinome. Diese gehen bevorzugt vom Endometrium, Rektum/Kolon oder der Prostata aus.
- *Kleinzellige Karzinome:* Diese hoch malignen Tumoren sind sehr selten (<0,5% aller Harnblasenkarzinome) und gleichen histologisch den kleinzelligen Bronchialkarzinomen (Differenzialdiagnose!).
- *Leiomyosarkom:* Dies ist das häufigste Sarkom der Harnblase im Erwachsenenalter. Es ist im Kindesalter eine Rarität. Makroskopisch imponiert es oft als polypoide, ins Lumen vorwachsende Gewebemasse.
- *Rhabdomyosarkom:* Dieser Tumor kommt zwar insgesamt in der Harnblase selten vor stellt aber den häufigsten Harnblasentumor im Kindesalter dar (Altersgipfel: <5 Jahre; ♀ > ♂). Er wächst in seiner embryonalen Variante in charakteristischer traubenförmig-polypoider Form (Botryoid-Sarkom) ins Harnblasenlumen.

Pathologische TNM-Klassifikation der Harnblasenkarzinome

Pta	nichtinvasives papilläres Karzinom,
pTis	Carcinoma in situ,
pT1	Tumor infiltriert Suburothelialgewebe,
pT2a	Tumor infiltriert oberflächliche Muskulatur (innere Hälfte),
pT2b	Tumor infiltriert tiefe Muskulatur (äußere Hälfte),
pT3a	Tumor infiltriert mikroskopisch Perivesikalgewebe,
pT3b	Tumor infiltriert makroskopisch Perivesikalgewebe,
pT4a	Tumor infiltriert Prostata/Uterus, Vagina,
pT4b	Tumor infiltriert Becken- oder Bauchwand,
pN1	solitäre Lymphknotenmetastase (≤ 2,0 cm),
pN2	solitäre Lymphknotenmetastase > 2,0 cm ≤ 5,0 cm oder multiple Lymphknotenmetastasen zusammen ≤ 5,0 cm,
pN3	Lymphknotenmetastase > 5,0 cm.

Pathologische TNM-Klassifikation der Nierenbecken- und Ureterkarzinome

pTa	nichtinvasives papilläres Karzinom,
pTis	Carcinoma in situ,
pT1	Tumor infiltriert das Suburothelialgewebe,
pT2	Tumor infiltriert Muskularis,
pT3	Tumor infiltriert Periurethralgewebe oder Nierenparenchym,
pT4	Tumor infiltriert in Nachbarorgane oder via Niere Perirenalgewebe,
pN1	solitäre Lymphknotenmetastase (≤ 2,0 cm),
pN2	solitäre Lymphknotenmetastase > 2,0 cm ≤ 5,0 cm oder multiple Lymphknotenmetastasen,
pN3	Lymphknotenmetastase > 5,0 cm.

Pathologische TNM-Klassifikation der Urethraltumoren

pTa	nichtinvasiver papillärer Tumor,
pTis	Carcinoma in situ,
pT1	Tumor infiltriert bis ins Suburothelialgewebe,
pT2	Tumor infiltriert Corpus spongiosum oder Prostata oder Periurethralmuskulatur,
pT3	Tumor infiltriert Corpus cavernosum oder über Prostata hinaus oder vordere Vagina oder Harnblasenhals,
pT4	Tumor infiltriert in Nachbarorgane,
pN1	solitäre Lymphknotenmetastase (≤ 2,0 cm),
pN2	solitäre Lymphknotenmetastase > 2,0 cm ≤ 5,0 cm oder multiple Lymphknotenmetasen.

14.2.6
Funktionelle Läsionen

Die klinisch wichtigsten Funktionsstörungen im Bereich der ableitenden Harnwege sind die Harninkontinenz und die organische Harnabflussstörung:
- *Harninkontinenz:* unwillkürlicher Harnabgang wegen Versagens des vesikalen Schließmuskels.
- *Harnabflussstörungen:* Als Faustregel liegt eine organische Harnabflussstörung immer dann vor, wenn ein Harnwegsinfekt bei lege artis durchgeführter Antibiotikatherapie länger als 2–3 Wochen besteht oder rezidiviert. Bleibt der Infekt über längere Zeit bestehen, resultiert eine pathologisch-anatomisch fixierte Ausweitung der ableitenden Harnwege, unter der schließlich das Nierenparenchym in Form der Hydronephrose leidet. Sie wird nachstehend besprochen.

Hydronephrose

Definition: Häufige Ausweitung des Nierenbeckens und der Nierenkelche mit sekundärer Druckatrophie des umgebenden Nierengewebes.

Pathogenese: Ursache ist immer eine Abflussbehinderung mit Harnstau. Bei einer einseitigen Hydronephrose liegt die Abflussbehinderung oberhalb der Harnblase. Bei doppelseitigen Hydronephrosen sind Abflussstörungen unterhalb der Ureteren wahrscheinlicher als zwei voneinander unabhängige Obstruktionen. Auch bei kompletter Obstruktion der Harnwege bleibt die glomeruläre Filtration noch über lange Zeit erhalten. Deshalb steigt vorübergehend der intraluminale Flüssigkeitsdruck oberhalb des Abflusshindernisses an, und die Lichtungen der ableitenden Harnwege werden ausgeweitet. Später nimmt der Flüssigkeitsdruck wieder ab, die Nierendurchblutung sinkt, und das Nierenparenchym atrophiert. Ob die Nierenparenchymreduktion vor allem auf eine Druckatro-

Tabelle 14.10 **Hydronephrosen:** Ursachen

Kongenital	– Urethraatresie
	– Vas aberrans zum unteren Nierenpol
	– Klappenbildung in Ureter/Urethra
	– Nephroptose
	– vesikoureteraler Reflux
Erworben	– Nierenbecken- oder Ureterstein
	– sequestrierte Papillennekrose
	– Tumoren (Niere, Urothel, Portio)
	– Prostatitis, Prostatahyperplasie, -tumoren
	– Ureteritis, Urethritis
	– Retroperitonealfibrose
	– Strahlenfibrose, Ureterstenose
	– postinflammatorische Narbenstriktur
	– neurogene Harnblasenlähmung
	– Schwangerschaft (reversibler Harnstau)
	– Uterusprolaps

phie oder eine druckbedingte Minderdurchblutung zurückzuführen ist, ist unklar. Die wichtigsten kongenitalen und erworbenen Ursachen der Hydronephrosen sind in Tab. 14.**10** zusammengestellt.

Morphologie: Die betroffenen Nieren sind makroskopisch erheblich vergrößert (bis zu 20 cm im Längsdurchmesser). Auf der Schnittfläche beherrscht eine hochgradige Dilatation des Nierenbeckens das Bild. Das Nierenparenchym ist druckatrophisch, die Pyramiden abgeflacht und die Papillen obliteriert (= hydronephrotische Sackniere; Abb. 14.**35**). Bei den tiefen Harnwegsobstruktionen gesellt sich noch eine Ureterausweitung dazu. Histologisch findet man atrophische Tubuli und ein fibrosiertes Interstitium. Die Glomeruli veröden recht spät. Die anfänglich hypertrophierte glatte Muskulatur von Nierenbecken und/oder Ureter wird später fibrös ersetzt.

✚ Komplikationen: Die Urostase begünstigt bakterielle Infektionen (Pyonephrose), die Entstehung von Harnsteinen und führt bei doppelseitiger Hydronephrose zu Urämie.

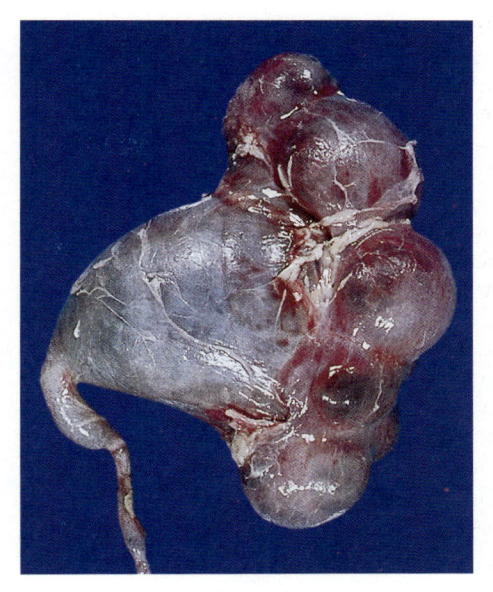

Abb. 14.**35**   **Hydronephrotische Sackniere.**

Die Entwicklung der Harnorgane hängt, vor allem während der frühen Embryonalentwicklung, eng mit der Entstehung des Reproduktionssystems in Form der Geschlechtsorgane zusammen. Auch beim Erwachsenen ist die enge Beziehung beider Systeme noch erkennbar. So funktioniert beim Mann die distale Harnröhre als Ableitungsweg für Harn und Samen, bei der Frau sind Vagina und Urethra zwar getrennt, münden aber in ein gemeinsames Vestibulum ein. Die weiblichen Geschlechtsorgane stellen aus entwicklungsgeschichtlicher Sicht gleichsam eine Grundausstattung dar, die im Gegensatz zu den männlichen Genitalorganen auch ohne Mithilfe der Gonaden entstehen. Im folgenden Kapitel werden deshalb im Anschluss an das uropoetische System die Erkrankungen des weiblichen Genitales vor denjenigen des männlichen besprochen (die Erkrankungen der Brustdrüse als modifizierte Schweißdrüse werden bei den Hautkrankheiten abgehandelt): „*Weibliches Genitalsystem*".

15 Weibliches Genitalsystem und Plazenta

J. Torhorst, N. Freudenberg, U.-N. Riede

15.1	**Eierstöcke** 862	
15.1.1	Ontogenetische Läsionen 862	
15.1.2	Entzündliche Läsionen 862	
15.1.3	Tumorartige Läsionen 863	
	Ovarialzysten 863	
	Ovarialstromahyperplasie 864	
	Ovarialstromaödem 864	
15.1.4	Neoplastische Läsionen 864	
	Benigne Epitheltumoren 864	
	Maligne Epitheltumoren 865	
	Stromatumoren 868	
	Keimzelltumoren 870	
	Metastasen 871	
15.2	**Eileiter** 872	
15.2.1	Ontogenetische Läsionen 872	
15.2.2	Entzündliche Läsionen 872	
15.2.3	Tumorartige Läsionen 873	
15.2.4	Neoplastische Läsionen 874	
15.3	**Gebärmutter** 874	
15.3.1	Ontogenetische Läsionen 874	
15.4	**Endometrium** 876	
15.4.1	Zirkulatorische Läsionen 876	
15.4.2	Funktionelle Läsionen 876	
15.4.3	Entzündliche Läsionen 878	
15.4.4	Tumorartige Läsionen 879	
15.4.5	Präkanzeröse Läsionen 880	
15.4.6	Neoplastische Läsionen 881	
	Endometriumkarzinome 881	
	Stromatumoren 883	
	Müller-Mischtumoren 883	
15.5	**Myometrium** 884	
15.5.1	Tumorartige Läsionen 884	
15.5.2	Neoplastische Läsionen 885	
15.6	**Cervix uteri** 887	
15.6.1	Entzündliche Läsionen 887	
15.6.2	Tumorartige Läsionen 888	
15.6.3	Präkanzeröse Läsionen 888	
15.6.4	Neoplastische Läsionen 891	
15.7	**Scheide** 894	
15.7.1	Ontogenetische Läsionen 894	
15.7.2	Entzündliche Läsionen 895	
15.7.3	Tumorartige Läsionen 895	
15.7.4	Präkanzeröse Läsionen 895	
15.7.5	Neoplastische Läsionen 895	
15.8	**Äußeres Genitale** 896	
15.8.1	Entzündliche Läsionen 897	
15.8.2	Tumorartige Läsionen 899	
15.8.3	Präkanzeröse Läsionen 899	
	Nichtneoplastische Epithelläsionen 900	
	Vulväre intraepitheliale Neoplasien 901	
15.8.4	Neoplastische Läsionen 901	
15.9	**Plazenta** 902	
15.9.1	Ontogenetische Läsionen 902	
	Nabelschnur-Läsionen 902	
	Amnion-Läsionen 902	
	Plazentare Formabweichungen 903	
	Zottenreifungsstörungen 903	
15.9.2	Funktionelle Läsionen 903	
	Insertionsstörungen 903	
	Ablösungsstörungen 904	
15.9.3	Zirkulatorische Läsionen 905	
15.9.4	Entzündliche Läsionen 906	
15.9.5	Neoplastische Läsionen 906	

15.1 Eierstöcke

Für die Ausbildung eines normalen Eierstocks (= Ovars) ist das Vorhandensein von zwei X-Chromosomen Voraussetzung. Die Gonosomen bringen im weiteren Verlauf lediglich die initiale Determination der Geschlechsorgane in Gang; das endgültige morphologische Geschlecht beruht auf der inkretorischen Funktion der Gonaden. Die **ontogenetischen Läsionen** der Ovarien fallen in Form einer Zwittrigkeit (Intersexualität) und/oder Gonadendysgenesie auf. Die Ovarien entwickeln sich wie die Hoden aus der Keimdrüsenfalte. Das peritoneale Mesothel (Zölomepithel) an dieser Stelle wurde früher Keimepithel genannt. Es umgibt das reife Ovar und stülpt sich ebenso wie die einwandernden Urgeschlechtszellen ins ovarielle Stroma ein. Dieses Epithel reagiert auf Geschlechtshormone. Aus Resten des Zölomepithels können Zysten hervorgehen, die als **tumorartige Läsionen** auffallen.

Die **neoplastischen Läsionen** können entweder vom Zölomepithel, von den potenziell endokrin aktiven Stromazellen oder von Keimzellen ausgehen. Tumoren des Zölomepithels neigen zur Doppelseitigkeit und Malignität. Sie sind meist serös oder muzinös differenziert. Ihr Sekretprodukt staut sich im Tumorinneren an, so dass Zysten entstehen (Zystadenome). Daneben kann das neoplastische Zölomepithel aber auch urotheliale, plattenepitheliale und endometrioide Differenzierungsmuster aufweisen. Ihre Fähigkeit, Hormone zu bilden, behalten die Stromazellen des Ovars oft auch nach neoplastischer Transformation bei. Bei den Keimzelltumoren des Ovars findet man die gleichen histologischen Typen wie beim Hoden. Die seltenen **entzündlichen Läsionen** entstehen meist über eine fortgeleitete Salpingitis.

15.1.1 Ontogenetische Läsionen

Hermaphroditismus verus

Pathogenese: Bei 80% der Patienten liegt eine Chromosomenkonstellation 46 XX vor, gelegentlich ein Mosaik, vereinzelt 46 XY.

Morphologie: In diesen Fällen sind bei ein und demselben Patienten eindeutig differenziertes Hoden- und Ovarialgewebe vorhanden. Dieses kommt entweder in einer gemeinsamen Gonade (Ovotestis) oder in zwei verschiedenen Gonaden (Ovar und Testis) getrennt vor. Ein Uterus ist meist vorhanden. Der Phänotyp der Patienten reicht von normal weiblich bis normal männlich. Die Gonadentumoren, die bei diesen Patienten auftreten können, sind meist Dysgerminome/Seminome.

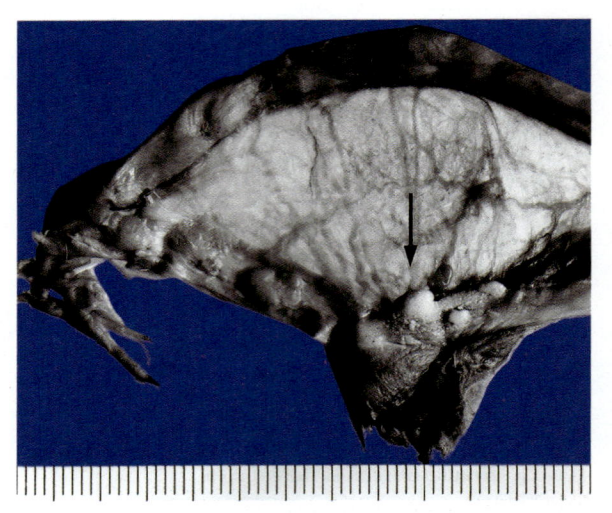

Abb. 15.1 **Turner-Syndrom:** Tube und dysgenetisches Ovar (Pfeile: Streak-Gonade).

Gonadendysgenesie

Ätiologie: Hier wird immer eine numerische Aberration der Geschlechtschromosomen beobachtet. Bei etwa der Hälfte der Patienten liegt eine 45-X-Monosomie vor.

Morphologie: Während in der frühen Fetalperiode noch Keimzellen vorhanden sind, finden sich bei allen Patientinnen in der Pubertät anstelle der Ovarien nur strangförmige Gebilde (Abb. 15.1), die aus Ovarialstroma ohne Keimzellen bestehen *(Streak-Gonaden)*. Tuben, Uterus und Vagina sind zwar angelegt, bleiben aber infantil.

✚ **Klinik des Turner-Syndroms:** s. Tab. 6.4, S. 290. 20–30% der Patientinnen entwickeln bis zum 20. Lebensjahr Ovarialtumoren, meist in Form von Gonadoblastomen oder Dysgerminomen/Seminomen. Deshalb wird eine prophylaktische Gonadenentfernung empfohlen.

15.1.2 Entzündliche Läsionen

Entzündliche Veränderungen des Ovars (= Oophoritiden) entstehen nahezu ausnahmslos im Rahmen einer Salpingitis und führen zu einem entzündlichen Konglomerattumor aus Tube und Ovar. Dabei sind Tubo-Ovarial-Abszesse eine typische Form der Ovarialbeteiligung. Die Entzündung bleibt in diesen Fällen meist auf die Ovarialoberfläche beschränkt und behindert die zyklischen Ovarprozesse nicht.

15.1.3 Tumorartige Läsionen

Komplikationen: Alle Ovarialgeschwülste (Zysten und Tumoren) machen bei folgenden Komplikationen klinisch durch ein akutes Abdomen auf sich aufmerksam:
- *Stieldrehung*: Sie wird durch abrupte Bewegungen (Tanzen, Springen) ausgelöst und führt durch Unterbindung des venösen Rückflusses zu einer hämorrhagischen Infarzierung. Dadurch erscheint die Geschwulst bei der Operation ödematös und düsterrot verfärbt. Ein Teil der zystischen Ovarialtumoren platzt gelegentlich (Zystenruptur).
- *Ruptur*: Hier entleert sich der Zysteninhalt ins freie Abdomen, was entweder eine (Fremdkörper-)Peritonitis, ein Pseudomyxoma peritonei (S. 733) oder eine peritoneale Tumoraussaat zur Folge haben kann.

15.1.3.1 Ovarialzysten

Sie sind sehr häufig und gehen von Derivaten der Follikel sowie von Einstülpungen oder Heterotopien des Zölomepithels aus.

Follikelzysten

Pathogenese: Meist anovulatorischer (persistierender) Follikel.

Morphologie: Die Follikelzysten können einzeln oder multipel in einem oder in beiden Ovarien vorkommen und bis zu 10 cm groß werden. Sie enthalten eine wasserklare Flüssigkeit. Histologisch werden sie durch eine regressiv veränderte Granulosa und eine teilweise luteinisierte Thekazellschicht ausgekleidet.

Theka-Lutein-Zysten

Pathogenese: Sie entstehen aus dem Keimepithel durch kontinuierliche Gonadotropinstimulation ohne Follikelsprung. Ursache für den hohen Gonadotropinspiegel sind Trophoblasttumoren oder eine medikamentöse Ovulationsinduktion.

Morphologie: Diese Zysten treten einzeln oder multipel auf und werden histologisch durch eine Granulosa- und luteinisierte Theka-interna-Schicht ausgekleidet. Hinzu kommt die herdförmige Luteinisierung des übrigen Ovarialstromas (= Hyperthekose).

Stein-Leventhal-Syndrom

Syn.: Polyzystische Ovarkrankheit

Definition: Dieses Syndrom umfasst doppelseitige, polyzystische Ovarien mit Oligo-/Amenorrhoe, Sterilität und oft auch mit Hirsutismus und Adipositas infolge einer komplexen hormonellen Fehlsteuerung mit Unterdrückung der Ovulation.

Inzidenz: etwa 5% aller Frauen, vor allem in der 2. und 3. Lebensdekade. Familiäre Häufung.

Pathogenese: Bei der hormonellen Fehlsteuerung besteht eine gesteigerte hypothalamische Produktion von LHRF (LH-Relasing Factor) mit erhöhter hypophysärer Abgabe von LH (Luteinisierungshormon). Als Folge davon bilden die Theka-interna-Zellen als LH-Zielzellen vermehrt Androstendion, das durch die Aromatase des Fettgewebes in Östrogen umgewandelt wird. Die erhöhten Östrogenspiegel wiederum hemmen die hypophysäre Inkretion von FSH (follikelstimulierendem Hormon), weswegen die Ovulation ausbleibt. An dieser FSH-Suppression ist auch das von den Granulosazellen gebildete Inhibin (ein Glykoprotein) beteiligt. Eine alternative Transformation von Androstendion zu Testosteron bewirkt erhöhte Testosteronspiegel. Diese hormonellen Veränderungen unterhalten die Anovulation; der kontinuierliche Hyperöstrogenismus erhöht das Risiko für ein Endometriumkarzinom (gelegentlich auch Mammakarzinom).

Morphologie: Als Folge des Hyperandrogenismus persistieren die Follikel und werden zu Follikelzysten, was eine beidseitige Ovarvergrößerung auf das Zwei- bis Fünffache der Norm zur Folge hat. Auf der Schnittfläche haben solche Ovarien einen sog. „Austernaspekt": Die Ovarialrinde ist fibrotisch verbreitert und gefäßreich, was aber kein mechanisches Ovulationshindernis bedeutet, weil eine medikamentöse Ovulationsinduktion noch möglich ist. Subkortikal reihen sich zahlreiche höchstens 1 cm große Follikelzysten in Form von Theka-Lutein-Zysten perlschnurartig auf. Wegen der ausbleibenden Ovulation fehlen Corpora lutea und Corpora albicantia. Ein Teil der Follikel wird bei normaler Primärfollikelzahl atretisch.

Klinik: In der Prämenarche oft Adipositas (20%). In der 3. Lebensdekade manifestiert sich eine Anovulation mit Oligo-/Amenorrhoe verbunden mit Infertilität (60%), Hirsutismus und Virilisierung (40%). Keilexzision aus den Ovarien durchbricht heilend den Circulus vitiosus der hormonalen Fehlregulation.

Corpus-luteum-Zysten

Sie entwickeln sich dadurch, dass die Verödung eines zystischen Corpus luteum so verlangsamt ist, dass die Lichtung durch Fibroblasten ausgekleidet und die Rückbildung der Granulosa-Lutein-Zellen aufgehalten wird. Infolgedessen geht die Progesteronbildung weiter; was klinisch einer Corpus-luteum-Persistenz gleichkommt. Mit der Zeit hyalinisieren die Luteinzellen: Aus der Corpus-luteum-Zyste wird eine endokrin inaktive Corpus-albicans-Zyste.

Klinik: Amenorrhoe.

Zölomepithelzysten

Pathogenese: Sie entstehen dadurch, dass Einstülpungen des Zölomepithels in die Ovarialrinde durch Retention der von den Epithelien gebildeten serösen Flüssigkeit zystisch ausgeweitet werden.

Morphologie: Die Zysten sind häufig, werden nur wenige Millimeter groß und sind von mesothelartigen Zellen ausgekleidet.

Endometriosezysten

Pathogenese: S. 338.

Morphologie: Makroskopisch unterscheidet man:
- multiple, wenige Millimeter große, violettrote Herde an der Ovarialoberfläche,
- solitäre oder multiple, mehrere Zentimeter große Zysten mit eingedickten, dunkelbraunroten Blutmassen (= Schokoladenzysten), bis ins Innere des Ovars reichend.

Beide Formen können zu zyklischen intraperitonealen Blutungen und damit zu ausgedehnten Verwachsungen führen. Histologisch ist für die Diagnosesicherung der Nachweis von Endometriumdrüsen samt umgebendem endometrialem Stroma notwendig. In alten Endometriosezysten wird das auskleidende Epithel durch Narbengewebe zerstört. Darin findet man zahlreiche hämosiderinspeichernde Histiozyten.

15.1.3.2
Ovarialstromahyperplasie

Sie tritt im Allgemeinen bei peri- oder postmenopausalen Frauen bilateral auf und besteht in einer tumorartigen Rindenverbreiterung. Histologisch findet sich ein zellreiches Ovarialstroma mit eingestreuten Luteinisierungsherden. Die Ovarialstromahyperplasie kann zum Hyperöstrogenismus mit entsprechend erhöhtem Risiko für ein Endometriumkarzinom führen.

Eine seltene Form der Stromahyperplasie ist das „Schwangerschaftsluteom", das einseitig meist im 3. Trimenon auftritt und sich nach der Geburt spontan zurückbildet. In diesem Falle sind ein Drittel der Mütter und zwei Drittel der Töchter bei der Geburt virilisiert.

15.1.3.3
Ovarialstromaödem

Diese seltene, meist einseitig bei Kindern oder jungen Erwachsenen auftretende Stromaveränderung soll auf einer Torsion des Ovars beruhen und kann ebenfalls zur Virilisierung führen. Das Ovar ist durch ein Ödem erheblich vergrößert. Histologisch findet man im ödematös aufgelockerten Stroma in einigen Fällen luteinisierte Zellen.

15.1.4
Neoplastische Läsionen

Dem histologischen Aufbau des Ovars entsprechend, werden die Ovarialtumoren von der WHO und FIGO (Fédération Internationale de Gynécologie et d'Obstétrique) in folgende Gruppen unterteilt:
- epitheliale Ovarialtumoren vom Zölomepithel (Oberflächenepithel) ausgehend, zur Doppelseitigkeit neigend, gelegentlich multipel im Peritonealraum entstehend,
- Stromatumoren,
- Keimzelltumoren.

15.1.4.1
Benigne Epitheltumoren

Das Zölomepithel hat die Potenz, sich zu Plattenepithel, Urothel, muzinösem oder endometrioidem Epithel zu differenzieren.

Seröses Zystadenom

Definition: Ein benigner, ein- oder mehrkammriger zystischer Tumor mit serösem Inhalt und unterschiedlichem Stromagehalt, der ein- oder doppelseitig vorkommt.

Das seröse Zystadenom macht ca. 25% aller gutartigen Ovarialtumoren aus. Es manifestiert sich zwischen der 3. und 5. Lebensdekade.

Morphologie: Makroskopisch imponiert der Tumor als mehrere Zentimeter große Zyste mit pergamentartiger, dünner Wandung. Er kann mehrfach gekammert sein (Abb. 15.2) und enthält eine klare, bernsteinfarbene Flüssigkeit. Die einfachen serösen Zystadenome weisen eine spiegelnd glatte, die papillären serösen Zystadenome eine teilweise warzige Innenfläche auf. Histologisch wird die Zystenwand samt den papillären Strukturen von einem einreihigen, regelmäßigen Epithel bedeckt, das demjenigen der Tubenschleimhaut entspricht. Im Tumorstroma kommen in etwa 25% der Fälle Psammomkörper vor. Sonderformen:

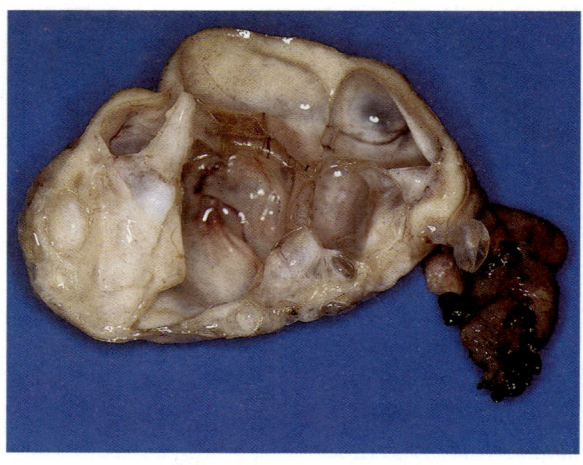

Abb. 15.**2** **Zystadenom** des Ovars, aufgebaut aus mehreren Zysten mit glatter Innenfläche.

- *Zystadenofibrome* weisen als Variante der serösen Zystadenome plumpere Papillen und größere Stromaanteile auf.
- *Adenofibrome* stellen die solide Variante des Zystadenofibroms dar.

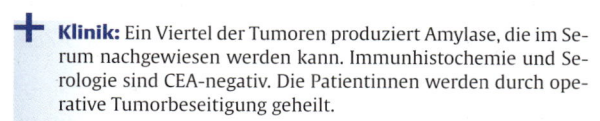

+ Klinik: Ein Viertel der Tumoren produziert Amylase, die im Serum nachgewiesen werden kann. Immunhistochemie und Serologie sind CEA-negativ. Die Patientinnen werden durch operative Tumorbeseitigung geheilt.

Muzinöses Zystadenom

Definition: Ein benigner, ein- oder mehrkammriger zystischer Tumor mit fadenziehendem Inhalt, der selten doppelseitig auftritt.

Das muzinöse Zystadenom macht ca. 20% aller benignen Ovarialtumoren aus, Manifestation meist zwischen dem 3. und 5. Lebensjahrzehnt.

Morphologie: Makroskopisch sind diese Tumoren meist sehr groß und können über 10 kg schwer werden. Sie sind meist gekammert und enthalten einen zähen Schleim. Histologisch ist die Zysteninnenwand glatt oder papillär gestaltet und wird von einem schleimbildenden (weniger als vier Zellagen breiten) Zylinderepithel ausgekleidet, wie es in der Cervix uteri vorkommt. Darin eingestreut findet man in einigen Fällen auch neuroendokrine Zellen (vgl. Abb. 15.**4 a**).

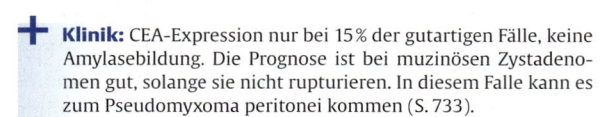

+ Klinik: CEA-Expression nur bei 15% der gutartigen Fälle, keine Amylasebildung. Die Prognose ist bei muzinösen Zystadenomen gut, solange sie nicht rupturieren. In diesem Falle kann es zum Pseudomyxoma peritonei kommen (S. 733).

Brenner-Tumor

Definition: Ein von F. Brenner als Oophoroma folliculare beschriebener ovarieller Zweikomponententumor aus Epithelnestern und Tumorstroma. Histologisch leitet er sich vom Zölomepithel her mit histologischen und ultrastrukurellen Ähnlichkeiten zum Urothel.

Der Brenner-Tumor macht ca. 1,5% aller Ovarialtumoren aus. Er ist in 25% der Fälle mit einem muzinösen Zystadenom kombiniert. Manifestationsalter: 5. Lebensdekade.

Morphologie: Makroskopisch handelt es sich um einen derben, rundlichen, mehrere Zentimeter großen Tumor, der histologisch aus zwei Komponenten besteht (Abb. 15.**3**):
- *soliden oder kleinzystischen Epithelinseln* aus rundlichen, urothelähnlichen Zellverbänden, die kaffeebohnenförmig gekerbte, monomorphe Kerne enthalten, wie sie auch in den Walthard-Zellnestern vorkommen.
- *kollagenfaserreichem Stroma* mit spindelförmigen Zellelementen.

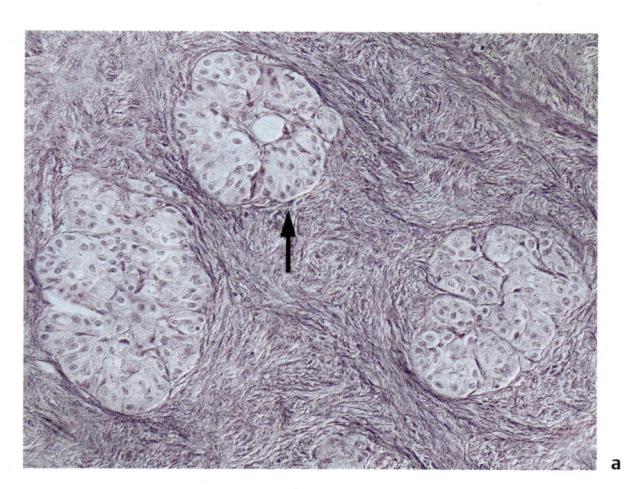

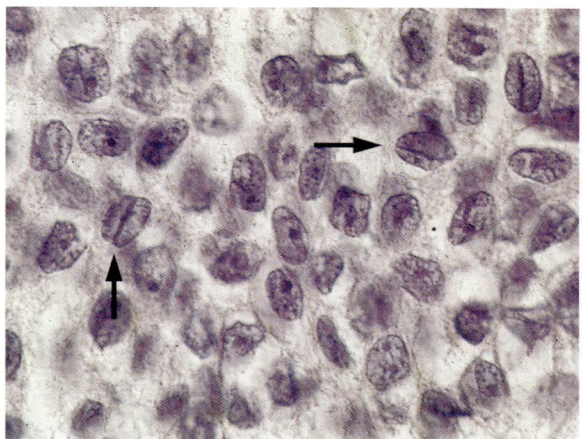

Abb. 15.**3 Brenner-Tumor** des Ovars:
a Solide, teils kleinzystische Epithelinseln im Ovarstroma (HE, Interferenzkontrast, Verg. 1 : 100);
b Tumorzellkerne mit kaffeebohnenförmiger (Pfeile) Einkerbung (HE, Vergr. 1 : 400).

+ Klinik: Die meisten Brenner-Tumoren verhalten sich klinisch benigne, können zum Teil Östrogen produzieren; nur etwa 0,5 – 9% sind maligne.

15.1.4.2
Maligne Epitheltumoren

Die malignen Ovarialtumoren machen etwa 25% aller weiblichen Genitaltumoren aus, etwa 90% von ihnen sind epithelial. Manifestationsalter: zwischen der 5. und 6. Lebensdekade.

Pathogenese: Die genaue Ursache des Ovarialkarzinoms ist unbekannt. Als Risikofaktoren gelten:
- familiäre Veranlagung (Ovarialkarzinomfamilien, Ovarial-Mamma-Karzinom-Familien, Li-Fraumeni-Syndrom, Kolonkarzinomfamilien),
- lange reproduktive Phase mit anovulatorischen Zyklen,

- unverheiratete Frauen und verheiratete Frauen mit geringer Geburtenzahl
- Gonadendysgenesie.

Molekularpathologie: Bei den Ovarialkarzinomen sind vor allem BRCA-1 (auf Chromosom 17q21) und BRCA-2 (auf Chromosom 13q12) bedeutsam, denn beide Tumorsuppressorgene sind bei familiärem Auftreten in Form einer Keimbahnmutation betroffen. Ein Drittel aller Patientinnen mit Ovarialkarzinom exprimiert hohe Spiegel von HER2/neu, was prognostisch ungünstig ist.

Oft gehen bei den Ovarialkarzinomen Genmaterial im Bereich der Chromosomen 1p, 3p, 6q, 17q (BRCA-1-Gen, S. 351) und 11p und damit entsprechende Tumorsuppressorgene verloren. Zusätzlich kann das c-ras überexprimiert werden.

+ Über 75 % der Patientinnen haben erhöhte Serumwerte für den Marker CA-125 (= cancer antigen 125), ein hochmolekulares Glykoprotein.

Niedrig-maligne Karzinome

Definition: Bei diesen auch als *Borderline-Tumoren* bezeichneten Geschwülsten sind Gewebe- und Zellatypien nachweisbar. Trotz ausführlicher histologischer Untersuchung (ein Gewebeblock pro 1 cm Tumordurchmesser) kann aber kein invasives Tumorwachstum nachgewiesen werden. Sie werden auch Karzinome mit niedrigem Malignitätspotenzial genannt.

Diese Tumoren machen etwa 5 – 30 % aller Ovarialkarzinome aus und treten bei etwas mehr als 10 % der Patientinnen in beiden Ovarien auf.

Morphologie: Makroskopisch können die niedrig malignen Ovarialkarzinome nicht von den entsprechenden Zystadenomen unterschieden werden. Allerdings sind Nekroseherde ein Signum mali ominis. Histologisch charakteristisch ist ein mehrschichtiges Epithel mit geringen Kernatypien und vereinzelten Mitosen, ohne dass ein invasives Wachstum nachgewiesen werden kann (vgl. Abb. 15.4 b).

- *Seröse Borderline-Tumoren* bilden mehrschichtige Epithelknospen mit vereinzelten Mitosen und Epithelatypien.
- *Muzinöse Borderline-Tumoren:* Bei ihnen darf die neoplastische Epitheldecke nicht breiter als 3 Zelllagen sein.

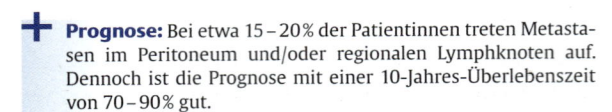

+ **Prognose:** Bei etwa 15 – 20 % der Patientinnen treten Metastasen im Peritoneum und/oder regionalen Lymphknoten auf. Dennoch ist die Prognose mit einer 10-Jahres-Überlebenszeit von 70 – 90 % gut.

Hoch-maligne Karzinome

Seröses Zystadenokarzinom

Definition: Zystischer und/oder solider, maligner Ovarialtumor mit Nekrosen und Hämorrhagien.

Dies ist der häufigste histologische Typ der Ovarialkarzinome (35 – 70 %). Manifestationsalter: zwischen der 5. und 6. Lebensdekade; mit fortschreitendem Tumorstadium auch bilateral (30 – 50 %) auftretend (Abb. 15.4c).

Morphologie: Makroskopisch sind die Tumoren meist mehrere Zentimeter groß, mehrkammerig und weisen solide und papilläre Partien auf (Abb. 15.5). Letztere werden regelmäßig auch auf der Tumoroberfläche beobachtet. Verwachsungen mit der Umgebung lassen vermuten, dass der Tumor über das Ovar hinaus infiltriert. Histologisch (vgl. Abb. 15.6a) ist die Ausbildung filigraner Epithelpapillen charakteristisch, die teilweise Psammomkörper enthalten. Daneben kommen aber auch solide Areale und Drüsenformationen vor. Zell- und Kernatypien sind unterschiedlich ausgeprägt.

+ **Klinik:** Die moderne Standardtherapie beim Ovarialkarzinom mit Metastasen besteht in einer möglichst radikalen chirurgischen Entfernung von Primärtumor und Metastasen mit anschließender adjuvanter Polychemotherapie. Der Therapie-

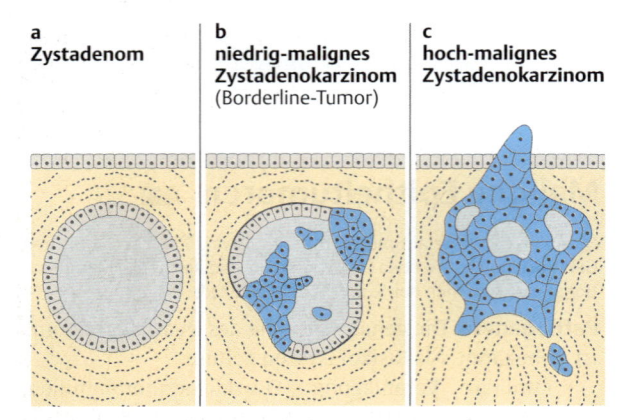

Abb. 15.4 **Epitheliale Ovarialtumoren:** Histologische Dignitätskriterien
a Zystadenom: scharf begrenzte Zyste mit einreihigem regelmäßigem Epithelbelag;
b niedrig-malignes Zystadenokarzinom: scharf begrenzte Zyste mit Proliferation des Epithels ins Lumen sowie mit Epithelatypien;
c hoch-malignes Zystadenokarzinom: Invasives Wachstum zusätzlich zu den Kriterien von **b**.

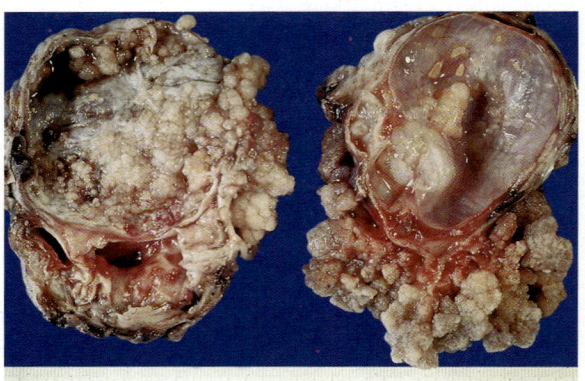

Abb. 15.5 **Hochmalignes Zystadenokarzinom** des Ovars mit papillären Proliferationen sowohl in die Zyste selbst als auch zur Peritonealhöhle hin.

erfolg wird mittels nichtinvasiver (Ultraschall, Computertomographie) und invasiver (Spülzytologie, Laparoskopie, Second-Look-Laparotomie) Techniken kontrolliert. Da ein Teil der Ovarialkarzinome auch Steroidhormonrezeptoren exprimiert, wird zusätzlich eine endokrine Therapie erwogen.

+ Metastasierung: Der Tumor metastasiert vor allem kavitär ins Peritoneum und setzt lymphogene sowie selten hämatogene Metastasen.

Muzinöses Zystadenokarzinom

Definition: Zystischer und/oder solider, maligner Ovarialtumor mit Nekrosen, Hämorrhagien und schleimiger Schnittfläche.

Er macht etwa 5–20 % aller invasiver Ovarialkarzinome aus und befällt nur in 10–20 % der Fälle beide Ovarien.

Morphologie: Makroskopisch sind diese Tumoren bis zu 50 cm groß und weisen neben zystischen Partien auch solide Areale auf. Sie enthalten Schleim. Papilläre Strukturen sind sehr viel seltener als bei den serösen Ovarialkarzinomen. Histologisch (Abb. 15.6 b) werden die zystischen Formationen von einem atypischen, schleimbildenden Epithel ausgekleidet, das stellenweise mehr als drei Zellagen bildet. Da diese drüsigen Formationen bereits von Bindegewebe umgeben sind, ist die Beurteilung des invasiven Verhaltens schwieriger als bei den serösen Ovarialkarzinomen. Immunhistochemisch exprimieren alle muzinösen Zystadenokarzinome CEA.

+ Therapie: s. „seröses Zystadenokarzinom".

+ Metastasierung: Muzinöse Zystadenokarzinome wachsen vor allem in die umgebenden Gewebe ein und zeigen eine geringere Tendenz zur lymphogenen Metastasierung als die serösen Ovarialkarzinome.

Endometrioides Karzinom

Definition: Maligner Ovarialtumor mit endometriumartiger Drüsenkonfiguration.

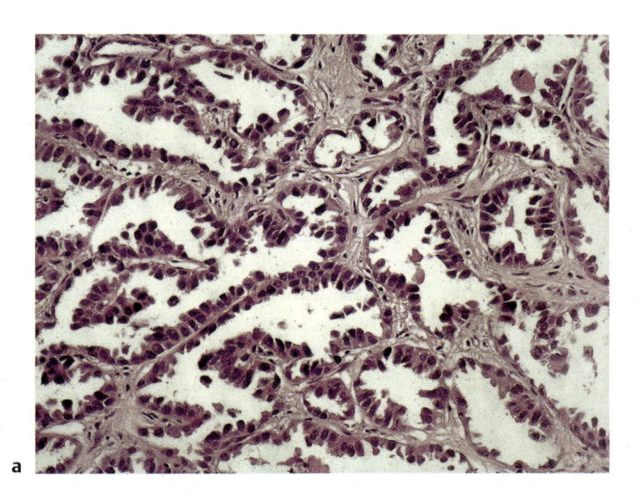

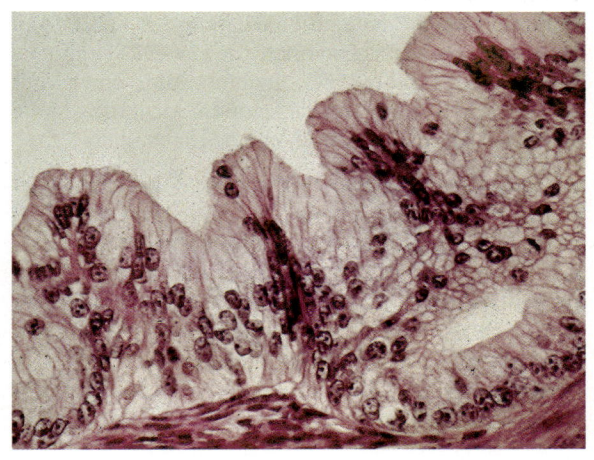

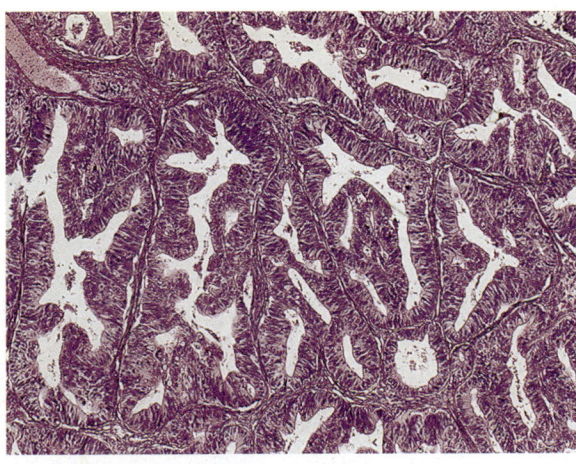

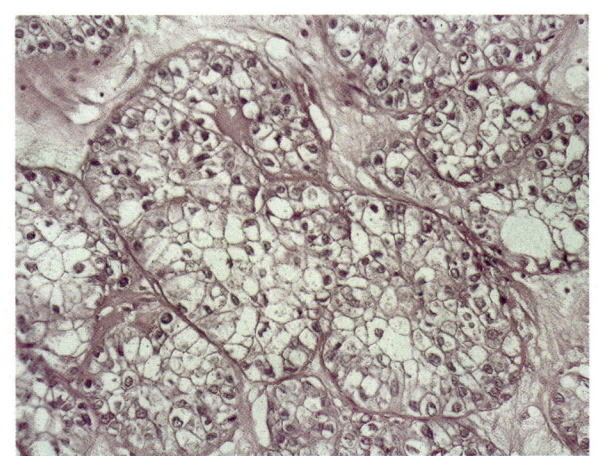

Abb. 15.6 Ovarialkarzinome:
a Serös-papilläres Adenokarzinom;
b muzinöses Adenokarzinom;
c endometrioides Adenokarzinom;
d klarzelliges Karzinom.

Es macht 10–25% der invasiven Ovarialkarzinome aus. Diese Streubreite erklärt sich teilweise durch die unterschiedlichen diagnostischen Kriterien: Ein Teil der Autoren fordert das gleichzeitige Vorkommen einer Endometriose. Diese ist aber keine diagnostische Bedingung, denn sie wird lediglich in 5–10% der Fälle gefunden. Bilateralität 15–30%; Koinzidenz mit uterinem Endometriumkarzinom etwa 10%.

Morphologie: Makroskopisch sind diese Tumoren meist solide; histologisch gleichen sie einem Endometriumkarzinom (Abb. 15.**6c**). Entsprechende Borderline-Tumoren ähneln einer atypischen Hyperplasie endometrialer Drüsen (s. S. 881).

+ Klinik: Wie bei den serösen Zystadenokarzinomen.

Klarzelliges Karzinom

Syn.: Mesonephroides Karzinom

Definition: Maligner Ovarialtumor aus hellzytoplasmatischen Zellen mit embryonal mesonephrischer Konfiguration.

Dieser Tumor macht 5–10% aller Ovarialkarzinome aus und bevorzugt die 5. Lebensdekade.

Pathogenese: Die häufige Assoziation des hellzelligen Ovarialkarzinoms mit Endometriose (25–50%), mit entsprechenden Tumoren des Endometriums sowie mit dem endometrioiden Ovarialkarzinom rechtfertigen die Annahme, dass sich es vom Zölomepithel herleitet.

Morphologie: Makroskopisch unterscheidet sich dieser Tumor nicht von den anderen, bisher erwähnten Ovarialkarzinomen. Histologisch ist er charakterisiert durch trabekuläre, zystische oder papilläre Drüsenformationen, die aus hellen Epithelien (Glykogenreichtum) aufgebaut sind. Daneben finden sich in typischer Weise „Kragenknopfzellen", die ein spärliches Zytoplasma, aber große, hyperchromatische Zellkerne aufweisen und sich ins Drüsenlumen vorstülpen (Abb. 15.**6d**).

Undifferenzierte Ovarialkarzinome

Dies sind Tumoren, die keine der bisher erwähnten histologischen Strukturen aufweisen. Sie machen etwa 5–20% aller Ovarialkarzinome aus.

+ Undifferenzierte Ovarialkarzinome haben eine schlechte Prognose, da sie häufig erst in einem fortgeschrittenen Stadium entdeckt werden.

Karzinosarkom

Dieser sehr seltene Ovarialtumor hat eine sehr schlechte Prognose und entspricht histologisch dem endometrialen Karzinosarkom.

15.1.4.3
Stromatumoren

Als Ursprungsgewebe dieser Tumoren werden einerseits die Zölomepithelstränge (sex-cords) und andererseits das endokrin aktive Ovarialstroma angesehen. Dementsprechend werden sie in der WHO-Klassifikation der Ovarialtumoren auch als „Sex Cord Stromal Tumors", als „Ovarielle-Keimstrang-Stroma-Tumoren" bezeichnet. Die Stromatumoren exprimieren im Gegensatz zu den Karzinomen vielfach Inhibin (= Glykoprotein).

+ Klinik: Die meisten Stromatumoren sind gutartig. Sie können Steroidhormone produzieren. Bei mehr als der Hälfte der Patientinnen findet man klinische Zeichen einer endokrinen Aktivität, und je nachdem, welches Sexualhormon von dem Tumor gebildet wird, treten folgende Symptome auf:
– *Hyperöstrogenismus:* in der Präpubertät als Pubertas praecox, postpubertär Blutungsstörungen infolge Endometriumhyperplasie oder -karzinom,
– *Hyperandrogenismus* mit Virilisierung (selten).

+ Prognose: Eine Eigentümlichkeit dieser Tumoren ist die Tatsache, dass der morphologische Befund nicht mit dem biologischen Verhalten des Tumors korreliert: meist benigne.

Granulosazelltumor

Definition: Ein potenziell maligner Tumor aus granulosazellartigen Tumorzellen.

Dieser Tumor macht etwa 1–2% aller Ovarialtumoren und etwa 30% aller ovariellen Stromatumoren aus. Er ist der häufigste östrogenproduzierende Tumor, kann aber auch Progesteron und Testosteron bilden. Er manifestiert sich meist nach dem 40. Lebensjahr, kommt aber auch im Kindesalter vor.

Morphologie: Makroskopisch sind die Tumoren häufig kleiner als 15 cm, weisen einen lappigen Aufbau und eine solide, weißgelbe Schnittfläche auf, die durch Blutungen und Nekrosen zystisch umgewandelt sein kann. Histologisch besteht der Tumor aus granulosazellartigen Tumorzellen in follikulärer, trabekulärer oder diffus-insulärer Anordnung. Die mikrofollikulären Anteile enthalten in kleinen Hohlräumen geschichtete Basalmembrandepots und apoptotische Tumorzellen (= Call-Exner-Körper), während die makrofollikulären Anteile aus Zysten bestehen, die an Graaf-Follikel erinnern (Abb. 15.**7**).

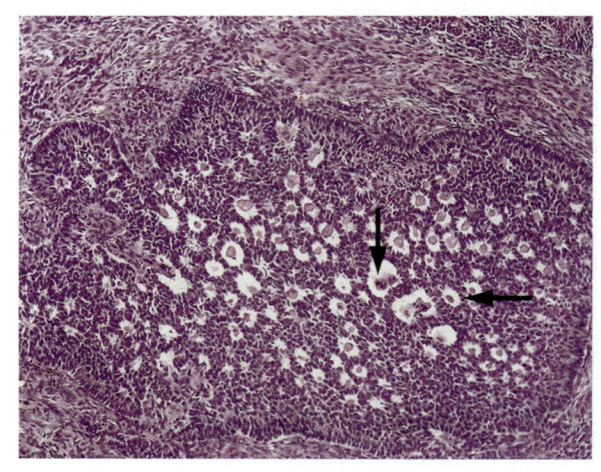

Abb. 15.**7 Granulosazelltumor** des Ovars: Mikrofollikulär gebaute Tumorstränge mit Call-Exner-Körperchen (Pfeil) (HE, Vergr. 1 : 100).

Trabekuläre und diffuse (sarkomartige) Wuchsformen sind Zeichen einer geringeren Differenzierung. Die neoplastischen Granulosazellen enthalten einen großen ovalen Kern mit kaffeebohnenartiger Einkerbung, umgeben von einem spärlichen Zytoplasma. Immunhistochemisch exprimieren die Tumorzellen Vimentin, kein Panzytokeratin, kein epitheliales Membranantigen (= EMA), aber immer Inhibin. Da letzteres auch im Serum vorkommt, dient es als Therapieverlaufsparameter. Zwischen den Granulosazellen kommen auch Thekazellwucherungen vor, wobei die Thekazellpartien reich an versilberbaren Retikulinfasern sind, die Granulosapartien jedoch nicht.

Verlauf: Jeder Granulosazelltumor muss als potenziell maligne betrachtet werden. Etwa 30% verhalten sich klinisch maligne, indem sie sich lokal infiltrierend ausdehnen, aber selten metastasieren. Spätrezidive sind möglich.

Thekazelltumor

Definition: Ein aus lipidspeichernden Stromazellen (Theka-, Theka-Lutein-Zellen) bestehender, fast ausnahmslos benigner Ovarialtumor, der Östrogene produzieren kann und nur selten bilateral auftritt.

Der Tumor ist selten und tritt vorwiegend nach der Menopause auf.

Morphologie: Makroskopisch ist der Tumor kugelig scharf begrenzt und weist eine derbe, gelbhomogene Schnittfläche auf (Abb. 15.8a). Histologisch sind die epitheloiden Thekazellen mit wasserklarem Zytoplasma feuerradartig oder wirbelförmig angeordnet, werden von Kollagenfasern umsponnen und enthalten in ihrem Zytoplasma Lipide. Immunhistochemie: Expresssion von Vimentin und Inhibin. Zytogenetisch weisen diese Tumoren gehäuft eine Trisomie 12 auf.

Klinik:
- Prämenopausentumor: (sekundäre) Amenorrhoe;
- Postmenopausentumor: proliferative Stimulation des Endometriums in Form einer Endometriumhyperplasie bis zum Endometriumkarzinom. Gelegentlich Meigs-Syndrom mit Hydrothorax und Aszites (S. 416).

Ovarialfibrom

Definition: Ovarialtumor aus spindeligen kollagenfaserbildenden Zellen.

Es macht etwa 4% aller Ovarialtumoren aus. Das mittlere Manifestationsalter ist 50 Jahre; Ausnahme: Basalzellnävussyndrom mit bilateralen Ovarialtumoren bei jüngeren Patientinnen.

Morphologie: Makroskopisch handelt es sich um kugelige, derbe Tumoren mit weißlicher Schnittfläche. Sie bestehen histologisch aus kollagenfaserreichen, zum Teil storiformen Zügen mit eingeschlossenen Fibroblasten (Abb. 15.8b). Zytogenetisch weisen diese Tumoren gehäuft eine Trisomie 12 auf, was ihre histogenetische Verwandtschaft zu den Thekomen unterstreicht.

Klinik: Die Tumoren sind nahezu ausnahmslos benigne und gehen bei einem Drittel der Patientinnen mit einer Aszitesbildung und nur in etwa 1% mit einem Meigs-Syndrom (Aszites und Hydrothorax) einher.

Sertoli-Leydig-Zell-Tumor

Syn.: Androblastom.

Definition: Seltener, meist einseitiger und benigner Ovarialtumor aus Sertoli- und/oder Leydig-Zellen, die in über der Hälfte der Fälle Androgene, vereinzelt auch Östrogene produzieren.

Vorkommen vornehmlich bei jungen Frauen in der 3. Lebensdekade. Einzelfälle mit familiärer Häufung!

Morphologie: Makroskopisch weisen die kugeligen Tumoren einen Durchmesser von 0,5–22 cm auf. Sie sind auf der Schnittfläche solider oder zystisch und graugelb. Histologisch bestehen sie aus:

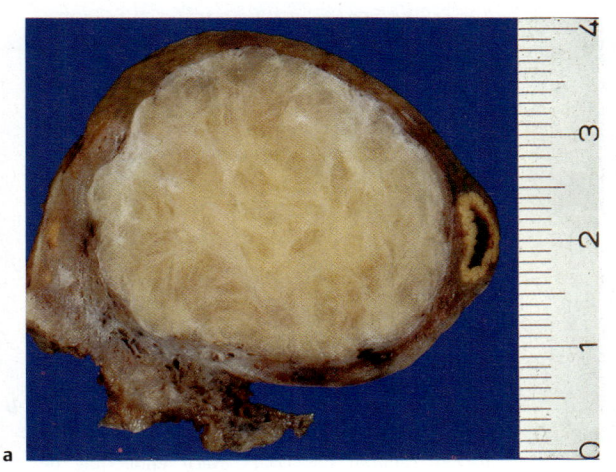

Abb. 15.8 **Stromatumoren** des Ovars:
a Thekazelltumor mit gelblicher homogener Schnittfläche;
b Ovarialfibrom mit derber weißlicher Schnittfläche.

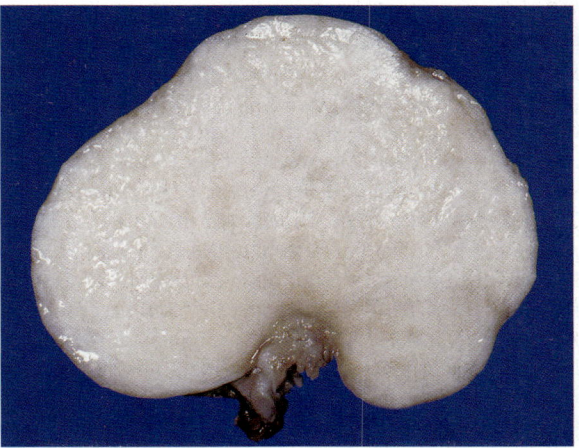

- *Sertoli-Zellen* mit blassem Zytoplasma in trabekulär-tubulärer Anordnung und Koexpression von Vimentin und Keratin,
- *Leydig-Zell-Nestern* mit eosinophil-feingranulärem Zytoplasma,
- *undifferenziertem Stroma,* teils mit chrondroider, teils mit rhabdomyoider Differenzierung.

Leydig- und Sertoli-Zellen exprimieren obligat Inhibin (serologischer Verlaufsparameter!). Große Areale von undifferenziertem blastenartigem Stroma werden bei Tumoren mit malignem Verlauf beobachtet.

Klinik: Eine Defeminisierung und Virilisierung tritt bei 50–80% der Patientinnen auf. Eigentümlicherweise sind diese endokrinen Manifestationen bei den hoch differenzierten Tumorformen seltener (25%) als bei den weniger differenzierten (75%). Bei den wenig differenzierten Tumoren kommen zu 7–27% lokale Rezidive und/oder Metastasen vor.

15.1.4.4
Keimzelltumoren

Diese Tumoren gehen von den Keimzellen des Ovars aus; histologisch ähnliche Tumoren kommen auch im Hoden vor. Bei 95% der Fälle handelt es sich um differenzierte, gutartige Teratome.

Dysgerminom

Definition: Maligner Tumor aus undifferenzierten primordialen Keimzellen, der dem Seminom des Hodens entspricht. Etwa 15% sind doppelseitig.

Der Tumor manifestiert sich vorwiegend zwischen dem 10. und 30. Lebensjahr und macht 1–3% aller Ovarialmalignome und etwa 40% aller malignen Keimzelltumoren aus..

Pathogenese: Dysgerminome leiten sich vom pluripotenten, undifferenzierten Keimzellen (gehäuft mit XXY-Chromosomentyp) her. Es ist der häufigste Ovarialtumor bei Patientinnen mit Gonadendysgenesie und X0-Karyotyp.

Morphologie: Makroskopisch handelt es sich um solide, kugelige Tumoren (Durchmesser bis 50 cm), mit weicher, homogener, graugelblicher Schnittfläche. Die Histologie des Dysgerminoms entspricht derjenigen des Hodenseminoms, wobei die Tumorzellverbände durch Stromasepten lobuliert sind und aus großen, zytoplasmareichen Tumorzellen mit großen, bläschenförmigen Kernen und prominenten Nukleolen bestehen. Die Tumorzellen sind PAS-positiv. Sie exprimieren obligat Plazenta-alkalische Phosphatase (=PLAP), Vimentin und Zytokeratin (vgl. Abb. 16.**10**, S. 921). HCG-haltige Trophoblastenriesenzellen (vgl. Abb. 15.**39**) können vereinzelt nachgewiesen werden. Der Aufbau des Tumorstromas ist sehr variabel: In den einen Tumoren besteht es lediglich aus zarten Septen, in anderen Tumoren kommt noch eine ausgedehnte lymphoplasmohistiozytäre Infiltration vor, gelegentlich sogar mit Ausbildung von Epitheloidzellgranulomen.

Klinik: Das Dysgerminom metastasiert lymphogen. Im Frühstadium sind Operation und Nachkontrolle das Standardvorgehen. Dank seiner ausgesprochenen Chemosensibilität (cisplatinhaltige Medikamente) ist die Prognose auch in fortgeschrittenen Stadien sehr gut. Kombination mit anderen aggressiven Keimzelltumoren wie Chorionkarzinom, Dottersacktumor, embryonales Karzinom kommen vor und bestimmen die Prognose.

Teratome

Definition: S. 380.

Pathogenese: Diese Tumoren stammen „parthenogenetisch" von Keimzellen nach der ersten Meiose ab und sind infolgedessen im Allgemeinen aus Elementen aller drei Keimblätter aufgebaut, die je nach Differenzierungsgrad reif oder unreif sein können.

Differenzierte (gutartige) Teratome

Diese Tumorgruppe macht etwa 20% aller Ovarialtumoren und etwa 95% aller Keimzelltumoren aus und manifestiert sich größtenteils zwischen dem 2. und 6. Lebensjahrzehnt. Ein bilateraler Befall wird bei 10–15% der Patientinnen beobachtet.

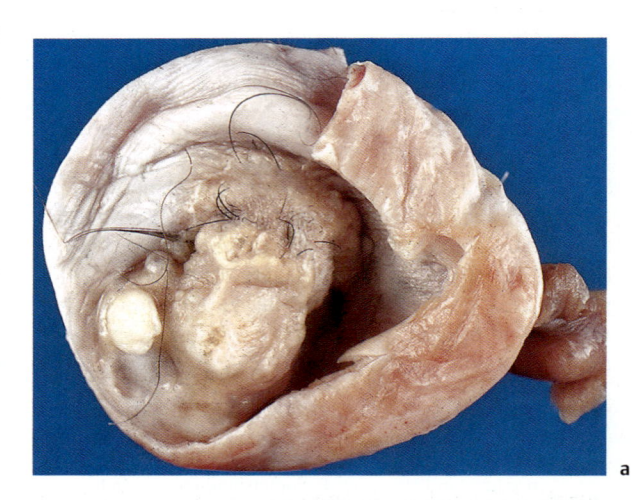

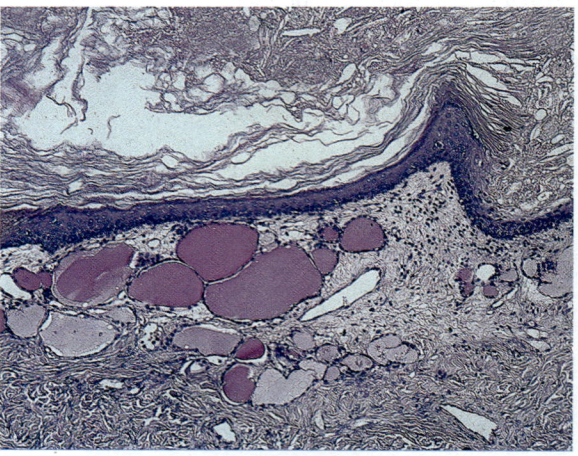

Abb. 15.**9 Adultes Teratom** des Ovars:
a Reifes zystisches Teratom des Ovars. Nach Entleerung der Talgmasse im Zysteninneren werden der Kopfhöcker mit Haarbüschel sowie ein vollständiger ausgebildeter Zahn sichtbar (Pfeil);
b epithelausgekleideter Zystenbalg mit reifem Schilddrüsengewebe in der Wandung (HE, Vergr. 1:50).

Morphologie: Meist handelt es sich um einen zystischen Tumor mit Derivaten aller drei Keimblätter. Makroskopisch sind diese Tumoren bis zu 50 cm groß und enthalten in ihren Zysten Talg oder seröse Flüssigkeit. Auf der Schnittfläche fallen ein oder mehrere „Kopfhöcker" auf, die Haare und/oder Zähne enthalten (Abb. 15.**9 a**). Große Areale mit Nervengewebe sind durch ihre homogene, weiche Beschaffenheit gekennzeichnet und sollten ausführlich untersucht werden, da undifferenziertes und somit malignes Gewebe am ehesten hier gefunden wird. Histologisch findet man am häufigsten (75%) ausdifferenzierte Haut samt Anhanggebilden, Fettgewebe und glatte Muskulatur, seltener (30–60%) respiratorische Schleimhaut, Knochen-, Knorpel-, Gehirn-, Gastrointestinal- und Schilddrüsengewebe.

Daneben kommen auch monophasische Teratome vor, bei denen nur Gewebedifferenzierungen eines einzigen Keimblattes vorliegen:
- *Epidermoidzyste* mit reiner Epidermisauskleidung ohne Hautanhanggebilde,
- *Struma ovarii*, ausschließlich oder überwiegend aus Schilddrüsengewebe bestehend (Abb. 15.**9 b**),
- *Karzinoid*, vom gastrointestinalen oder respiratorischen Epithel eines reifen Teratoms ausgehend (S. 380), gelegentlich mit Struma ovarii kombiniert.

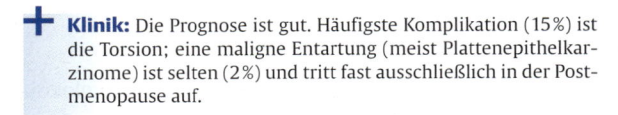

+ **Klinik:** Die Prognose ist gut. Häufigste Komplikation (15%) ist die Torsion; eine maligne Entartung (meist Plattenepithelkarzinome) ist selten (2%) und tritt fast ausschließlich in der Postmenopause auf.

Malignes Teratom

Dieser sehr seltene Tumor macht etwa 2% aller Ovarialmalignome aus und kommt nahezu ausschließlich bei Kindern und Jugendlichen vor.

Morphologie: Makroskopisch ist der Tumor meist sehr groß und weist eine solide oder kleinzystische Schnittfläche mit weicher Konsistenz auf. Histologisch enthält er wenig differenzierte Abkömmlinge aller drei Keimblätter, die mit embryonalen Zellstrukturen untermischt sind. Es gilt die Regel: je größer der Gehalt an unreifem Gewebe und an neuroektodermalem Gewebe, desto höher der Malignitätsgrad des Tumors.

+ **Klinik:** Rasches Tumorwachstum, frühe Implantationsmetastasen im pelvinen und abdominalen Peritoneum und Omentum. Metastasierung ins kontralaterale Ovar möglich. Die Prognose nach operativer Entfernung und Kombinationschemotherapie ist gut: Etwa 90% der Patientinnen erreichen Langzeitremissionen. Als klinische Verlaufsparameter bieten sich (wenn exprimiert!) Serum-AFP (wenn Dottersackstrukturen vorhanden sind) und β-HCG (wenn synzytiotrophoblastäre Elemente vorhanden) an.

Dottersacktumor

Vgl. Kapitel 16, S. 922.

Von den malignen Keimzelltumoren des Ovars sind 20–35% Dottersacktumoren; die Hälfte der Patientinnen ist jünger als 20 Jahre.

+ Die Prognose ist in Frühstadien ausgezeichnet. In späteren Stadien wird durch Operation und Chemotherapie noch eine Heilung in 30–50% erreicht.

Pathologische TNM-Klassifikation der Ovarialtumoren:

- **pT1** Tumor auf Ovar beschränkt:
- **pT1a** einseitig, intakte Kapsel,
- **pT1b** beidseitig, intakte Kapsel,
- **pT1c** Kapseldurchbruch, Peritonealkarzinose.
- **pT2** Tumorausbreitung im Becken:
- **pT2a** Uterus-Tuben-Befall,
- **pT2b** andere Beckengewebe,
- **pT2c** Peritonealkarzinose.
- **pT3** Peritonealmetastase jenseits Becken und/oder Lymphknotenmetastasen:
- **pT3a** mikroskopische Metastasen,
- **pT3b** makroskopische Metastasen (≤ 2 cm);
- **pT3c** makroskopische Metastasen (> 2 cm).
- **pN1** Regionale Lymphknotenmetastasen.

Metastasen

10–15% der malignen Ovarialtumoren sind Metastasen. Sie sind meist bilateral entwickelt. Der Primärtumor ist

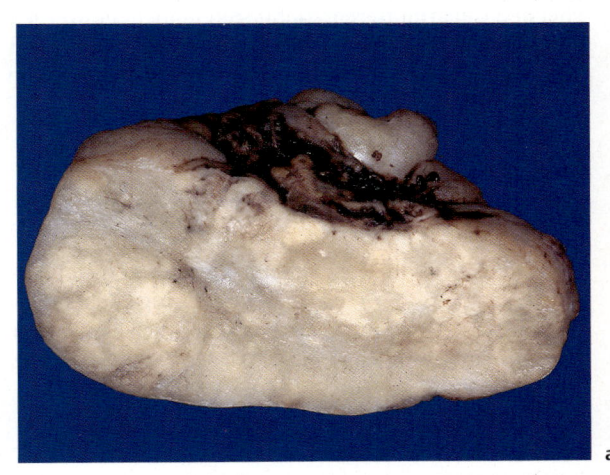

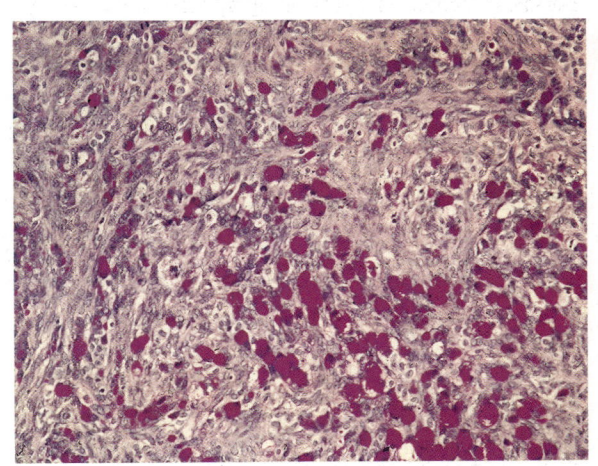

Abb. 15.**10 Krukenberg-Tumor** bei Siegelringzellkarzinom des Magens:
a Großer markiger Ovarialtumor;
b Stromainfiltration durch verschleimende Einzelzellen (PAS, Vergr. 1 : 100).

bei etwa 30% der Fälle ein Endometriumkarzinom; Mammakarzinome und gastrointestinale Tumoren bei jeweils 15–20%. Eine besondere histopathologische Form der Ovarialmetastasen ist der Krukenberg-Tumor.

Krukenberg-Tumor: Das Ovarialstroma ist von einzelnen oder kettenartig angeordneten Tumorsiegelringzellen durchsetzt. Darauf reagiert das Stroma mit einer starken Proliferation und Zellaktivierung (Abb. 15.**10**). Ein Hyperöstrogenismus sowie eine Virilisierung kommen in einzelnen Fällen vor.

+ **Primärtumor** ist bei den meist jüngeren Patientinnen in der Reihenfolge der Häufigkeit: ein Gastrointestinal-, Mamma- oder Genitaltumor, der oft jeweils sehr viel kleiner als die Ovarialmetastase ist.

15.2 Eileiter

Ein Eileiter (= Tuba uterina, Salpinx) entwickelt sich wie der Uterus aus den Müller-Gängen. **Ontogenetische Läsionen** treten deshalb meist zusammen mit Uterusfehlbildungen auf. Aus Resten von Müller- und Wolff-Gängen können Zysten entstehen. Sie imponieren als **tumorartige Läsionen.** Da die Tuben über die Gebärmutterhöhle und Scheide direkt mit der Außenwelt in Verbindung stehen, gehen **entzündliche Läsionen** meist mit entsprechenden Gebärmutterentzündungen einher. Sie werden als Salpingitis bezeichnet und beziehen oft die Ovarien über eine kanalikulär aufsteigende Infektion mit ein. Eine solche Salpingo-Oophoritis wird auch Adnexitis genannt. Daneben kommen aber auch hämatogen inszenierte Salpingitiden vor. Vermutlich werden im Rahmen solcher Entzündungen endometriale Schleimhautepithelien verschleppt und wachsen in der Tubenwand an, so dass weitere tumorartige Läsionen entstehen (Endometriose, Salpingitis isthmica nodosa). Alle entzündlichen Tubenwandumbauten verzögern den Transport des befruchteten Eies, so dass es sich bereits in der Tubenwand einnistet. Das Resultat ist eine Tubargravidität.

15.2.1 Ontogenetische Läsionen

Sie treten meist im Zusammenhang mit Uterusfehlbildungen auf (S. 874). Eine isolierte beidseitige Tubenfehlbildung ist selten. Demgegenüber wesentlich häufiger ist die beidseitige Tubenhypoplasie.

Tubenhypoplasie

Diese gar nicht seltene Läsion unbekannter Ätiologie betrifft beide Eileiter. Sie imponiert bei der makroskopischen Inspektion als mäanderförmig gewundene Tuben, deren muskuläre Wandanteile ausgesprochen hypoplastisch sind, so dass das Gefäßnetz durchscheint und prominent wird.

+ **Klinik:** erschwerte Konzeption, primäre Sterilität.

15.2.2 Entzündliche Läsionen

Akute Salpingitis

Pathogenese: Die Salpingitis (= Tubenentzündung) ist in den letzten 10 Jahren erheblich häufiger geworden. Früher wurde sie vor allem durch Neisseria gonorrhoeae verursacht, was heute nur noch für etwa ein Drittel der Fälle zutrifft. Die wichtigsten Erreger sind heute Staphylokokken, Streptokokken, Escherichia coli und Proteus. Etwa 30% der Salpingitiden werden bei Trägerinnen von Intrauterinpessaren beobachtet. In diesen Fällen sind Chlamydien (oft klinisch stumm) oder Aktinomyzeten häufige Erreger. Gleichzeitige Mehrfachinfektionen sind nicht selten. Die Salpingitis geht meist von einer Zervizitis oder Endometritis aus und entsteht kanalikulär aszendierend.

Morphologie: Makroskopisch ist die Tube hyperämisch und geschwollen. Aus dem Fimbrienende entleert sich bei den eitrigen Salpingitiden anfänglich Eiter, der sich später in der Tube zu einer Pyosalpinx aufstaut. Histologisch ist das Stroma der ödematösen Schleimhautfalten unabhängig vom Erreger granulozytär infiltriert. Das Tubenepithel ist stellenweise zerstört, so dass die Schleimhautfalten miteinander verkleben können. In schweren Fällen entwickelt sich eine phlegmonöse Salpingitis, die von einer fibrinös-eitrigen Peritonitis begleitet wird.

+ **Klinik:** Fieber, Unterbauchschmerzen.

Chronisch unspezifische Salpingitis

Pathogenese: Wird eine akute Salpingitis nicht durch eine adäquate Behandlung abgefangen, so geht sie in das chronische Stadium über; es kann aber auch im Rahmen von Reinfekten entstehen. Im Gegensatz zur akuten Salpingitis bleibt die Entzündung aber nicht auf die Tube beschränkt, sondern greift auch auf das gleichseitige Ovar

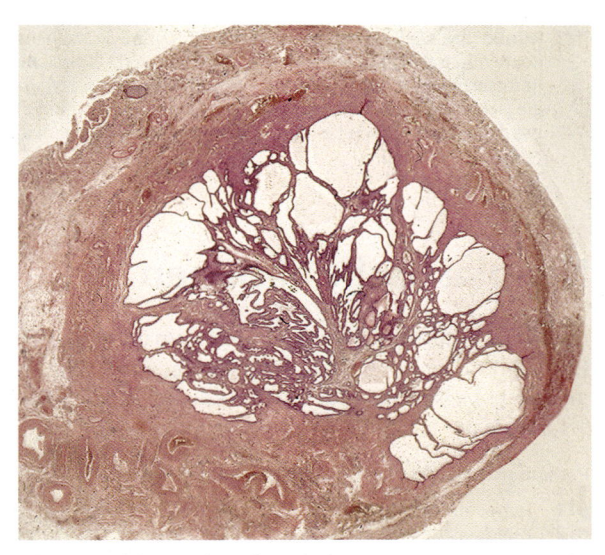

Abb. 15.11 **Chronische Salpingitis** mit labyrinthartig miteinander verwachsenen Schleimhautfalten (HE, Vergr. 1 : 20).

über. Damit wird die akute Salpingitis zur chronischen Salpingo-Oophoritis (= Adnexitis).

Morphologie: Makroskopisch ist das Fimbrienende entzündlich verschlossen, die Tubenlichtung mit Eiter (= Pyosalpinx) oder nach dessen Resorption mit Exsudat (= Hydrosalpinx) gefüllt. Nahezu ausnahmslos ist die Tube mit dem Ovar oder anderen Organen des kleinen Beckens verwachsen, so dass eiterhaltige Hohlräume entstehen können (= Tuboovarialabszesse). Histologisch treten zum granulozytären Infiltrat noch Lymphozyten, Plasmazellen, Histiozyten und Fibroblasten hinzu. Die Schleimhautfalten sind durch Bindegewebswucherungen labyrinthartig miteinander verwachsen (Abb. 15.**11**). Herdförmig, vor allem im Bereich des ehemaligen Fimbrienendes, kommt es zur reaktiven Hyperplasie des Tubenepithels in Form unregelmäßiger Drüsenformationen, die nicht mit einem Karzinom verwechselt werden dürfen. Auch das Mesothel im Bereich der Serosaverwachsungen kann reaktiv hyperplastisch sein und eine karzinomatöse Veränderung vortäuschen.

+ Klinik: Anhaltende Unterbauchschmerzen, subfebrile Temperaturen, Komplikationen in Form von Tubargravidität oder Sterilität.

Salpingitis tuberculosa

Pathogenese: Zwar werden nur 5 % aller Salpingitiden durch Mycobacterium tuberculosis hervorgerufen, die tuberkulöse Salpingitis stellt aber die häufigste Form der weiblichen Genitaltuberkulose dar. Die Infektion erfolgt meist hämatogen, selten lymphogen von einer primären Darmtuberkulose oder Harnblasentuberkulose ausgehend. Betroffen sind vor allem Frauen zwischen dem 20. und 35. Lebensjahr.

Morphologie: Meist sind beide Tuben befallen. Makroskopisch entspricht der Befund einer chronischen, unspezifischen Adnexitis, wobei allerdings der Fimbrientrichter meist offen bleibt. Knötchenförmige Granulome an der Serosaoberfläche werden nur selten angetroffen. Auch histologisch steht das Bild einer unspezifisch chronischen Salpingitis im Vordergrund. Diagnostisch wegleitend sind Proliferationen des Tubenepithels und Granulome vom Tuberkulosetyp. Der Nachweis säurefester Stäbchen gelingt nicht immer.

+ Differenzialdiagnose: Weitere, jedoch seltenere Ursachen einer granulomatösen Salpingitis sind Sarkoidose, Morbus Crohn, Schistosomiasis oder Fremdkörper im Anschluss an eine Salpingographie.

15.2.3
Tumorartige Läsionen

Zysten

Hydatiden: Dies sind Zysten mit papierdünner Wandung und einreihiger Epithelauskleidung, die eine klare, seröse Flüssigkeit enthalten. Sie leiten sich von Einschlüssen des Zölomepithels her.

Parovarialzysten: Diese Zysten sind dünnwandig; sie werden von einem einreihigen, kubischen Epithel ausgekleidet und können mehrere Zentimeter groß werden. Sie leiten sich von den Resten des Wolff-Ganges her.

+ Klinik: Durch Stieldrehung können Parovarialzysten klinische Symptome verursachen.

Salpingitis isthmica nodosa

Definition: Dies ist eine tumorartige Läsion, bei der zahlreiche, kleindrüsige Strukturen die Tubenwandung durchsetzen und knotenförmig auftreiben. Sie tritt uterusnah meist doppelseitig auf.

Pathogenese: Ursächlich werden eine Entzündung oder eine Adenomyosis der Tube diskutiert. Bevorzugt betroffen sind Frauen im geschlechtsreifen Alter.

Morphologie: Man findet divertikelartige Ausstülpungen der Tubenschleimhaut in der Pars isthmica der Tube. Die reaktive Hyperplasie der umgebenden Muskulatur führt zu knotigen, bis zu 2 cm im Durchmesser großen Auftreibungen der Tube.

+ Klinik: Häufigste Komplikationen: Extrauteringravidität, Sterilität.

Endometriose

Siehe S. 879, Abb. 15.**22**.

Tubargravidität

Definition: Ansiedelung und Entwicklung eines befruchteten Eies im Eileiter anstatt im Cavum uteri.

Pathogenese: Ursache der ektopischen Implantation des befruchteten Eies ist eine Verzögerung des Eitransportes, was meist auf Serosa- oder Mukosaverwachsungen nach Salpingitis, Schleimhautdivertikel, auf eine Salpingitis isthmica nodosa oder gelegentlich auch auf operative Eingriffe wie Tubensterilisation und -rekonstruktion zurückzuführen ist. Durch den verzögerten Eitransport bildet sich der Trophoblast des befruchteten Eies bereits in der Tube und gewinnt hier auch Anschluss an die mütterlichen Gefäße. Da eine ausreichende, die Invasion des Chorionepithels hemmende Deziduaentwicklung der Tubenschleimhaut fehlt, durchsetzt der Trophoblast meist die gesamte Tubenwandung. Die mangelhafte Ausbreitungsmöglichkeit der Fruchtanlage führt zu einem tubaren Abort mit Fruchtabgang in die Tubenlichtung oder zu einer Tubenruptur nach außen mit intraperitonealer Blutung.

Klinik: Bei klinischem Verdacht einer Tubargravidität kann heute durch Bestimmung von β-HCG im Blut und Ultraschalluntersuchung die Diagnose frühzeitig gestellt werden, so dass die lebensgefährlichen Blutungskomplikationen verhindert werden können. Die Tube kann unter Umständen organerhaltend operiert werden.

15.2.4
Neoplastische Läsionen

Gutartige Tubentumoren wie Adenomatoidtumoren (S. 886), Leiomyom (S. 885), benignes Teratom, Hämangiom, Lipom, Neurinom und Wolff-Adenom sind ebenso selten wie die Adenokarzinome oder Sarkome der Tube.

Pathologische TNM-Klassifikation der Tubentumoren:

- **pT1** Tumor auf Tube begrenzt;
- **pT2** Tumorausbreitung im Becken;
- **pT3** Peritonealmetastasen jenseits des Beckens und/oder regionale Lymphknotenmetastasen.

15.3
Gebärmutter

Der Uterus (= Gebärmutter) einer gesunden, nicht schwangeren Frau ist birnengroß und lässt sich untergliedern in den Gebärmutterkörper (Corpus uteri), der als Trag-, Ernährungs- und Austreibungsorgan des Schwangerschaftsproduktes dient, und in den Gebärmutterhals (Cervix uteri), der die Funktion einer Keimbarriere hat. Die Zervix ragt mit der Portio vaginalis in die Scheide hinein. Die Uteruswand ist bei der gesunden, nicht graviden Frau 1–2 cm dick und dreischichtig aufgebaut. Sie besteht aus Endometrium, Myometrium und Parametrium. Im Folgenden werden zunächst die **ontogenetischen Läsionen** der Gebärmutter als Ganzes besprochen. Danach werden die Erkrankungen der Zervix, des Endo- und Myometriums abgehandelt, da sie nicht nur unterschiedliche Aufgaben haben, sondern auf Noxen auch unterschiedlich reagieren und damit funktionell eigenen Organsystemen enstprechen, was in der Gliederung dieses Abschnitts zum Ausdruck kommt.

Da der Uterus wie die Vagina durch Verschmelzung der beiden Müller-Gänge entsteht, fallen seine ontogenetischen Läsionen durch vollständige oder unvollständige Verdoppelungen von Uterus und/oder Vagina auf.

15.3.1
Ontogenetische Läsionen

Normalerweise entsteht der Uterus (= Gebärmutter) durch Verschmelzung der mittleren Abschnitte der beiden Müller-Gänge. Eine fehlende Verschmelzung an bestimmten Stellen oder entlang des gesamten Verlaufes der Müller-Gänge ist die Ursache für alle Doppelfehlbildungen des Uterus (Abb. 15.**12**). Solche Fusionsstörungen sind oft mit einer Trisomie verknüpft. Die eigentlichen Anlagestörungen des Uterus in Form von Agenesie und Aplasie hingegen sind häufig mit Nierenfehlbildungen assoziiert und gehen auf eine Mutation des WT-1-Suppressorgens zurück.

Klinik: Die Fehlbildungen können zu Aborten oder Frühgeburten führen. Wenn bei Doppelfehlbildung ein Uterushorn keinen Anschluss an den Introitus vaginae hat (vgl. Abb. 15.**12 i**), kommt es zu einer schmerzhaften Hämatometra durch Retention des Menstrualblutes.

Uterus duplex

Das durch die Gangverschmelzung entstandene Septum zwischen den beiden Gängen bildet sich nicht zurück. Dadurch entsteht ein doppelter Uterus. Bei gleichzeitiger Verdoppelung der Vagina handelt es sich um einen Uterus didelphys (Abb. 15.**12 a, b, g**).

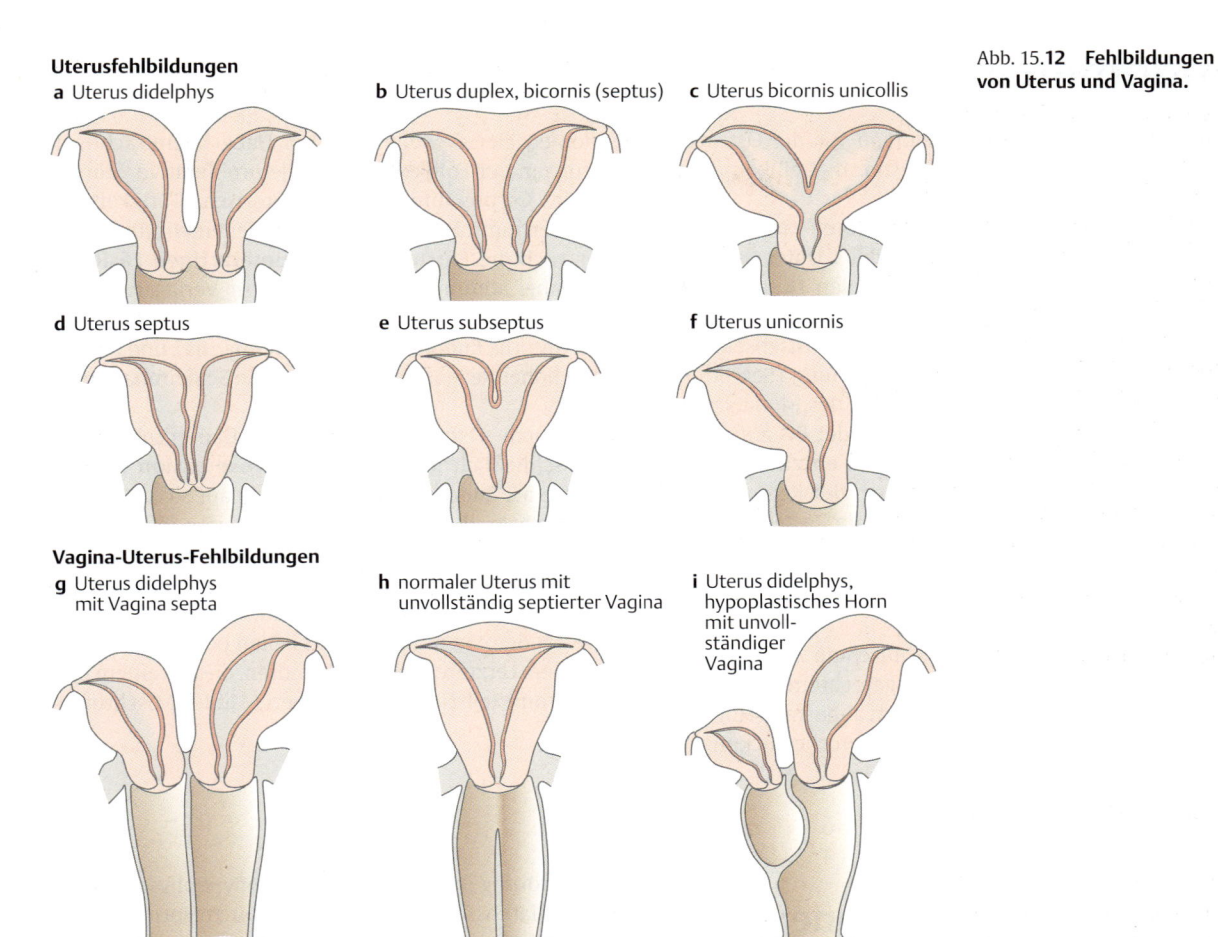

Uterusfehlbildungen
a Uterus didelphys
b Uterus duplex, bicornis (septus)
c Uterus bicornis unicollis
d Uterus septus
e Uterus subseptus
f Uterus unicornis

Vagina-Uterus-Fehlbildungen
g Uterus didelphys mit Vagina septa
h normaler Uterus mit unvollständig septierter Vagina
i Uterus didelphys, hypoplastisches Horn mit unvollständiger Vagina

Abb. 15.12 **Fehlbildungen von Uterus und Vagina.**

Uterus bicornis

Bei vielen Säugetieren ist dieser Zustand normal. Er beruht auf einer fehlenden Fusion des distalen Teiles der beiden Müller-Gänge. Dadurch hat der Uterus zwei Hörner, die in eine gemeinsame Vagina einmünden (Abb. 15.**12 b, c**).

Uterus arcuatus

Das bei der Fusion entstandene Septum zwischen den beiden Müller-Gängen bleibt in seinem proximalen Anteil erhalten, so dass der Fundus uteri in der Mitte leicht eingezogen ist.

Uterus bicornis unicollis

Er entsteht durch eine Rückbildung des Septums in der Zervix bei Septumpersistenz im Corpus uteri (Abb. 15.**12 c**).

Testikuläre Feminisierung

In diesem Falle besteht ein weiblicher Phänotyp (Chromosomenkonstellation 46 XY). Der Sinus urogenitalis ist scheidenähnlich ausgebildet. Ein Uterus fehlt meist, kann aber rudimentär ausgebildet sein (S. 914, Tab. 16.**1**, Abb. 16.**2**).

Konnatales adrenogenitales Syndrom

Das weibliche Genitale zeigt eine Virilisierung (Chromosomenkonstellation 46 XX). Uterus und Ovarien sind hypoplastisch. Der Vaginaleingang kann durch eine Leiste verschlossen sein.

15.4

Endometrium

Das Endometrium ist ein Endorgan für die Östrogene (Follikelhormon) und das Progesteron (Gelbkörperhormon).

Die Konzentration der Hormonrezeptoren variiert im Endometrium während des Monatszyklus. Unter Östrogeneinfluss proliferieren die endometrialen Drüsenepithelien und Stromazellen (Proliferationsphase), unter Progesteroneinfluss hingegen setzen die Drüsensekretion und die deziduale Stromazellumwandlung (Sekretionsphase) ein (Abb. 15.**13 a, b**). Am Ende des Monatszyklus wird die Schleimhaut schließlich wieder bis auf die Basalschicht abgestoßen. Folglich treten **entzündliche Läsionen** (Endometritis) vor allem bei der Retention von körpereigenem Gewebe (endometriale Reste) oder körperfremdem Material (Intrauterinpessar, IUP) oder bei erloschener Abstoßung des Endometriums (Greisenalter) auf.

Funktionelle Läsionen fallen klinisch an Zyklusanomalien, histologisch an nichtzyklusgerechtem Endometriumaufbau auf. Sie können auf einem abnormen Hormongehalt oder auf einer abnormen Rezeptorbestückung des endometrialen Gewebes beruhen. Dabei beeinträchtigen Störungen der Follikelfunktion die proliferative, Störungen des Corpus luteum die sekretorische Tätigkeit des Endometriums. Eine abnorme Östrogeneinwirkung leitet aber auch die Entstehung von **tumortartigen Läsionen** ein. Dabei kommt es gelegentlich zur Verlagerung von Endometriumdrüsen ins gleichzeitig verdickte Myometrium (interne Endometriose = Adenomyosis), und bei örtlicher hoher Rezeptordichte entstehen Schleimhautpolypen.

Eine durch Östrogene ausgelöste Dauerproliferation kann schließlich in eine **präkanzeröse Läsion** übergehen, die als Endometriumhyperplasie auf sich aufmerksam macht und ohne ärztliches Eingreifen in ein Endometriumkarzinom übergehen kann. **Neoplastische Läsionen** des Endometriums können – wenn auch viel seltener – von den Stromazellen (endometriale Stromatumoren) oder von pluripotenten Zellen der Müller-Gänge ausgehen. Letzteres führt zu Tumoren, die aus einem Epithel-Stromazell-Gemisch bestehen (Müller-Mischtumoren).

15.4.1

Zirkulatorische Läsionen

Apoplexia uteri

Definition: Symptomarme Diapedeseblutung des Uterus auf dem Niveau von Endometrium – innerer Myometriumschicht.

Pathogenese: Diese diffuse Blutung ins Korpusendometrium wird durch eine Stauungshyperämie vor allem bei Rechtsherzinsuffizienz und bei lokaler Blutabflussstörung ausgelöst, wobei eine Gefäßsklerose im senil involutierten Endometrium prädisponierend ist.

Morphologie: Histologisch sind die oberflächlichen Anteile des endometrialen Stromas diffus mit frischeren oder älteren Hämorrhagien durchsetzt.

15.4.2

Funktionelle Läsionen

Die zyklischen Veränderungen der Steroidhormone (Östrogen und Progesteron) werden durch hypothalamische Freisetzungshormone (releasing hormones) und Gonadotropine gesteuert. Normalerweise reagiert das Korpusendometrium homogen auf eine Veränderung der Hormonspiegel. Infolgedessen weist ein nichtzyklusgerechter histologischer Aufbau des Endometriums auf einen gestörten hormonellen Zyklus hin. Ob die Ursache dieser Zyklusstörung im Ovar, in der Adenohypophyse oder im Hypothalamus liegt, lässt sich nur durch Hormonanalysen ermitteln.

Klinik: Eine solche Störung äußert sich in Zyklusanomalien oder in Infertilität. Bei den Zyklusanomalien unterscheidet man dabei folgende beide Blutungstypen:
- *Metrorrhagie* in Form einer nicht zyklusgerechten Abstoßungsblutung (bei fehlender Schwangerschaft oder hämorrhagischer Diathese),
- *Menorrhagie* in Form einer abnormen (zu lang, zu stark) Menstruationsblutung.

Je nachdem, welche Hormonstörung im Vordergrund steht, kommt es zu folgenden, in Abb. 15.**13** dargestellten funktionellen Veränderungen des Endometriums.

Fehlende Ovarialfunktion

Pathogenese: Fehlende Funktion beider Ovarien durch Aplasie, Ovarektomie oder Bestrahlung.

Morphologisch ist das Endometrium atrophisch. Es enthält in einem dichten, spindelzelligen Stroma nur noch spärliche Drüsenreste mit abgeflachten Epithelien.

Follikelinsuffizienz

Pathogenese: In diesem Falle bildet der Follikel nur noch unzureichende Östrogenmengen.

Morphologie: Dementsprechend ruht das Endometrium und enthält in einem dichten, spindelzelligen Stroma

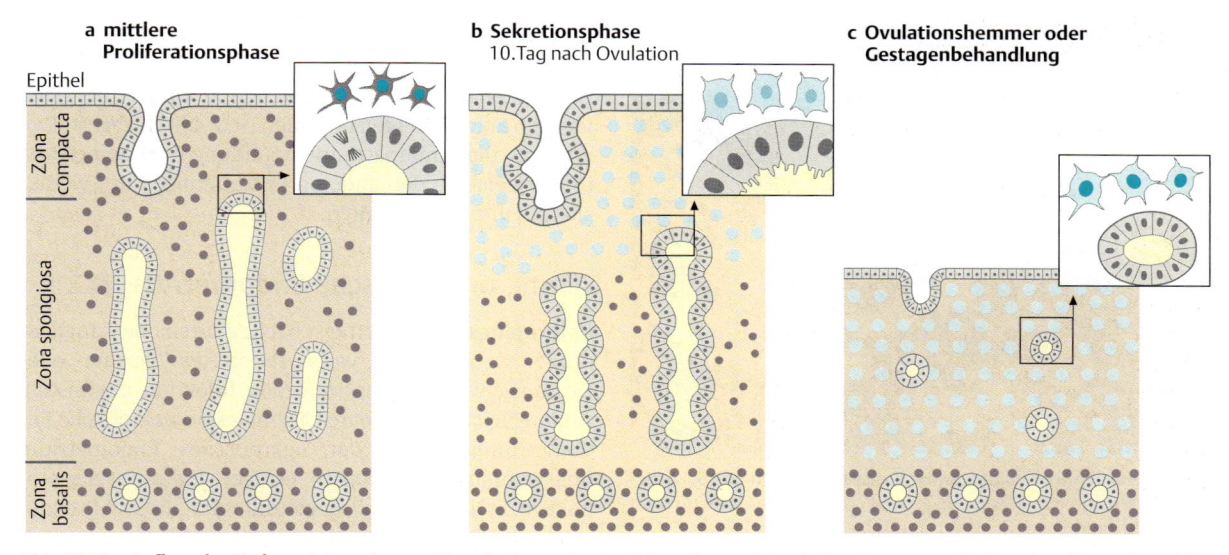

Abb. 15.13 Aufbau des Endometriums im regulären Zyklus und unter Behandlung mit Ovulationshemmern: Die Zona basalis reagiert nicht auf die unterschiedlichen Hormonspiegel. In der Zona spongiosa finden sich viele Drüsen und wenig Stroma. In der Zona compacta (nahe dem Uteruskavum) wenig Drüsen und viel Stroma. Einschub: Ausschnittsvergrößerung der Drüsenepithelien und Stromazellen.
a In der Proliferationsphase zeigen Drüsenepithel und Stroma viele Mitosen.
b In der späten Sekretionsphase (ab dem 10. Tag nach der Ovulation) sind die Stromazellen pseudodezidual umgewandelt.
c Unter Behandlung mit Ovulationshemmern ist die Schichtung in Kompakta und Spongiosa aufgehoben, die Stromazellen sind pseudodezidual umgewandelt, die Drüsen im Gegensatz zur Sekretionsphase atrophisch.

schmale Schläuche von Endometriumdrüsen mit kubischer Epithelauskleidung.

Follikelpersistenz

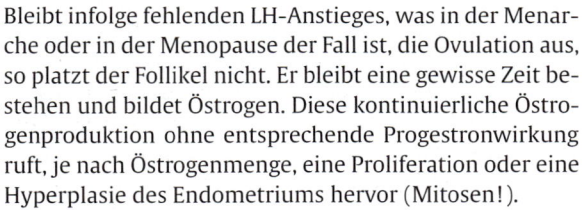

Bleibt infolge fehlenden LH-Anstieges, was in der Menarche oder in der Menopause der Fall ist, die Ovulation aus, so platzt der Follikel nicht. Er bleibt eine gewisse Zeit bestehen und bildet Östrogen. Diese kontinuierliche Östrogenproduktion ohne entsprechende Progestronwirkung ruft, je nach Östrogenmenge, eine Proliferation oder eine Hyperplasie des Endometriums hervor (Mitosen!).

- *Unterwertige Proliferation:* Sie geht entweder auf einen insuffizienten persistierenden Follikel oder auf einen anovulatorischen Zyklus zurück. Das Endometrium verharrt während des ganzen Zyklus in einer frühen Proliferationsphase.
- *Gesteigerte Proliferation:* Bei langdauernder Follikelpersistenz, bei gehäuft anovulatorischen Zyklen oder bei progesteronrefraktärem Endometrium proliferiert das Endometrium unter dem Östrogeneinfluss ununterbrochen und verbreitert sich. Die unterschiedlich weiten Drüsen werden von einem hochzylindrischen Epithel ausgekleidet und sind von einem spindelzelligen, herdförmig ödematösen Stroma umgeben. Die gesteigerte Proliferation ist das Vorstadium der Hyperplasie (S. 880, Abb. 15.**18 a, b**).

Corpus-luteum-Insuffizienz

Entwickelt sich nach dem Eisprung das Corpus luteum nicht regelrecht oder verschiebt sich das Östrogen-Progesteron-Verhältnis aus anderen Gründen zugunsten des Östrogens, so kann sich im Endometrium keine normale Sekretionsphase entwickeln. Es resultiert eine unterwertige Sekretionsphase. Je nach Ursache der Corpus-luteum-Insuffizienz findet man folgende Endometriumveränderungen:

- *Unterwertige Sekretion mit koordinierter Reifungsstörung:* Sie beruht auf einem zentralen Defekt der LH-Produktion. In diesem Falle zeigt am Zyklusende das Endometrium eine homogene, gleichartige Verzögerung der zyklischen Entwicklung.
- *Unterwertige Sekretion mit dissoziierter Reifungsstörung:* Sie beruht auf einer ovariell bedingten Corpus-luteum-Insuffizienz und äußert sich histologisch in einem Nebeneinander
  - von Endometriumdrüsen, in einem dem Zyklustag entsprechenden Sekretionsstadium
  - von unterentwickelten Endometriumdrüsen mit abortiven Sekretionszeichen.

Corpus-luteum-Persistenz

Pathogenese: Im Rahmen einer zentralen Regulationsstörung oder wegen einer Corpus-luteum-Zyste produziert das Corpus luteum in diesem Fall Progesteron ohne gleichzeitig bestehende Schwangerschaft über den 28. Zyklustag hinaus. Dadurch kann sich das Endometrium nicht auflösen. Die Abstoßung ist verzögert.

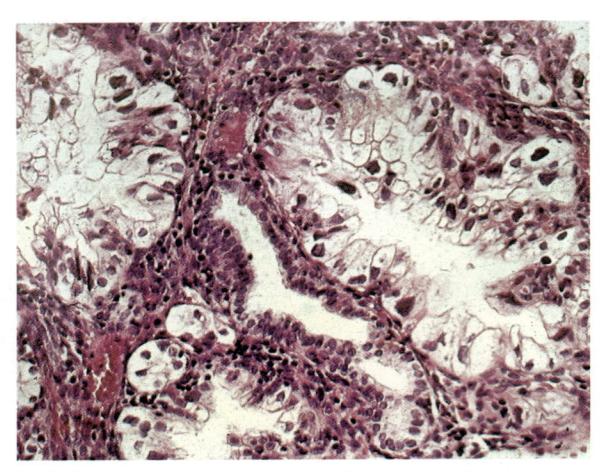

Abb. 15.**14 Endometrium: Arias-Stella-Phänomen** mit polymorphen heterochromatischen Zellkernen in sternförmig konfigurierten Endometriumdrüsen (HE, Vergr. 1 : 200).

Morphologie: Die sezernierenden Endometriumdrüsen sind teilweise sternförmig kollabiert, hämorrhagisch durchsetzt oder noch stellenweise erhalten. Im zelldichten Stroma findet man Fibrinthromben.
Unter dem Einfluss hoher Steroidspiegel bei hohen Gonadotropinspiegeln oder unter Clomifentherapie proliferiert das Drüsenepithel des Endometriums herdförmig stark. Die Endometriumdrüsen sind sternförmig konfiguriert und bestehen aus hellen Zellen mit polymorphen, hyperchromatischen Zellkernen (= Arias-Stella-Phänomen). Diese Veränderung (Abb. 15.**14**) ist recht typisch für eine abgestorbene Gravidität mit primärem Fruchttod (bei intra- oder extrauteriner Schwangerschaft) sowie für eine Blasenmole (S. 907), denn in beiden Fällen produziert das Trophoblastepithel weiterhin bzw. überschießend Gonadotropine. Gelegentlich wird das ganze Endometrium entweder als Membranstück oder in Form eines Uterusausgusses abgestoßen (= Dysmenorrhoea membranacea).

Exogene Sexualhormone

Alleinige Östrogenbehandlung: Sie unterdrückt die Ovulation und bewirkt eine unregelmäßige Proliferation der Endometriumdrüsen, die in eine Hyperplasie übergehen kann.

Alleinige Progesteronbehandlung: Sie verhindert über einen Feedback-Mechanismus die Ovulation. Bei Langzeitbehandlung verschwinden die Endometriumdrüsen vollständig (fibröse Atrophie), was sich bei Endometriose (S. 879) und neoplastischer Endometriumhyperplasie therapeutisch nutzen lässt.

Kombinierte Östrogen-Progesteron-Behandlung: Ovulationshemmer mit Östrogen und Progesteron führen nach längerer Einnahme zu einer Drüsenatrophie, kombiniert mit großzelliger Umwandlung des Stromas (vgl. Abb. 15.**13c**).

15.4.3
Entzündliche Läsionen

Da die Zona functionalis des Endometriums, die meist von den Entzündungen betroffen ist, zyklisch abgestoßen wird, ist die Endometriumentzündung (= Endometritis) im Vergleich zu den anderen Entzündungen des weiblichen Genitales sehr selten.

Akute, unspezifische Endometritis

Pathogenese: Sie tritt meist nach Aborten oder langdauernden Geburten auf, wobei retiniertes Plazenta- oder Deziduagewebe die aufsteigende Infektion begünstigt. Andere, leicht infizierbare Läsionen sind nekrotische Endometriumpolypen oder nekrotisches Endometrium über submukösen Myomen. Erreger sind meist Streptokokken, Escherichia coli, Bacteroides fragilis und Pseudomonas sp. Obwohl die Salpingitis gonorrhoica kanalikulär-aszendierend entsteht, ist eine akute Endometritis mit diesem Erreger eine Rarität.

Morphologie: Man findet histologisch eine dichte granulozytäre Infiltration des Endometriums mit Zerstörung der Drüsenepithelien und Ausbildung von Mikroabszessen. Die Entzündung kann ohne entsprechende Behandlung auf das Myometrium, Parametrium und Adnexe übergreifen.

Chronisch unspezifische Endometritis

Pathogenese: Wie bei der akuten Endometritis. Prädisponierend wirken Intrauterinpessare. Von ihnen gehen des öfteren Aktinomykosen des kleinen Beckens aus. Weiterhin gefährdet ist auch das senil atrophische Endometrium nach der Menopause, denn es ist gegenüber aufsteigenden Infekten weniger resistent und erfährt keine Funktionalisabstoßung mehr. Durch entzündlich-narbige Obliteration des Zervikalkanals kann es durch Rückstau des entzündlichen Sekretes zu einer Pyometra kommen, während entzündliche Verwachsungen des Cavum uteri zur sekundären Amenorrhoe führen (Asherman-Syndrom).

Morphologie: Vor allem das lumennahe Endometrium (Stroma und Drüsenepithelien) ist von einem lymphoplasmazellulären Infiltrat durchsetzt.

Endometritis tuberculosa

Pathogenese: Sie ist in den westlichen Industrienationen selten. Die tuberkulöse Endometritis entsteht fast immer im Rahmen einer Salpingitis tuberculosa und führt zur Sterilität.

Morphologie: Histologisch findet man die typischen Granulome vom Tuberkulosetyp, allerdings meist ohne Verkäsung.

15.4.4
Tumorartige Läsionen

Endometriose

Definition: Unter einer Endometriose versteht man eine Endometriumektopie, die an den hormonellen zyklischen Veränderungen teilnimmt. Sie wird je nach Lokalisation (Abb. 15.**15**) bezeichnet als
- *Endometriosis genitalis interna* (= Adenomyosis) mit Verlagerung von Endometrium ins Myometrium,
- *Endometriosis genitalis externa* mit Verlagerung von Endometrium in extrauterine Gewebe,
- *Endometriosis extragenitalis* mit Verlagerung von Endometrium in extragenitale Gewebe wie z. B. Darm, Blase oder Lunge.

Pathogenese: Die verschiedenen Endometrioseformen werden auf einen oder mehrere der folgenden (noch hypothetischen) Mechanismen zurückgeführt:
- *Regurgitationstheorie:* Endometriumverschleppung über eine retrograde Peristaltik bei der Menstruation via Tuben in die Peritonealhöhle.
- *Vaskulo-lymphatische Disseminationstheorie:* Endometriumverschleppung in Lunge und Lymphknoten.
- *Induktionstheorie:* Präexistente, pluripotente Zellen („Müller-Mesenchym") im Uterus, Vagina und Organen/Geweben des kleinen Beckens werden über einen multifaktoriell gesteuerten Mechanismus zu Endometriumherden umgewandelt. Ein Teil der Faktoren stimuliert offenbar aber auch das Myometrium und bewirkt die obligate Myometriumhyperplasie.

Die Tatsache, dass endometriotisches Gewebe im Gegensatz zum regulären Endometrium über eine eigene Aromatase selbst Östrogene bilden kann, unterstreicht die Verschiedenheit der beiden Gewebe.

Adenomyosis

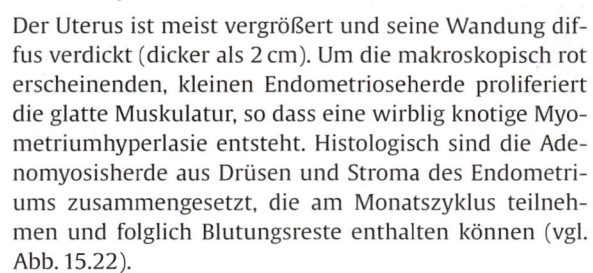

Der Uterus ist meist vergrößert und seine Wandung diffus verdickt (dicker als 2 cm). Um die makroskopisch rot erscheinenden, kleinen Endometrioseherde proliferiert die glatte Muskulatur, so dass eine wirblig knotige Myometriumhyperlasie entsteht. Histologisch sind die Adenomyosisherde aus Drüsen und Stroma des Endometriums zusammengesetzt, die am Monatszyklus teilnehmen und folglich Blutungsreste enthalten können (vgl. Abb. 15.22).

Betroffen sind meist Frauen in der 4. und 5. Lebensdekade. Bei etwa 25 % der Fälle besteht eine gleichzeitige Endometriosis externa.

Klinik: Leitsymptome sind Hypermenorrhoe und Dysmenorrhoe.

Endometriosis genitalis externa

Zunächst tritt die Endometriose meist in Form kleiner, rötlicher Knötchen in Erscheinung. Da diese zyklisch bluten, dehnen sie sich zu blutig durchsetzten Bezirken oder Zysten (= Schokoladezysten) aus. Diese Blutungsherde werden durch ein Granulationsgewebe organisiert, was Verwachsungen und narbige Stenosen zur Folge haben kann. Gelegentlich bleibt von Endometrioseherden nur noch ein Narbengewebe mit hämosiderinbeladenen Histiozyten zurück.

Klinik: Zyklische Unterbauchbeschwerden, Sterilität, Darmobstruktion.

Endometriumpolyp

Definition: Dies ist eine lokalisierte, gestielte oder breitbasige Endometriumwucherung (Abb. 15.**16**) im Sinne einer hormonell stimulierten umschriebenen Hyperplasie und nicht eines echten Tumors.

Der Endometriumpolyp gehört zu den häufigsten Veränderungen im Kürettagenmaterial und ist oft multipel.

Morphologie: Histologisch bestehen die Endometriumpolypen aus meist ruhenden, atrophischen oder zystisch umgewandelten Drüsenschläuchen in einem fibrosierten, oft auch gefäßreichen Stroma. Bleiben die Endometriumpolypen längere Zeit im Uteruskavum, so nehmen sie an Größe zu und werden sekundär durch die Entzündung und oberflächliche Nekrosen oder Stieldehnung verändert. Eine maligne Entartung ist möglich (2 %).

Klinik: Meno-/Metrorrhagie

Abb. 15.**15** **Endometriosis genitalis externa und extragenitalis:** Lokalisation
1 = Cervix uteri (60 %);
2 = Ovarien (55 %);
3 = Cavitas rectouterina (25 %);
4 = Harnblasendach (20 %);
5 = Lig. latum (10 %);
6 = Mesosalpinx (8 %);
7 = intestinale Foci (5 %);
8 = Salpingitis isthmica nodosa (4 %).

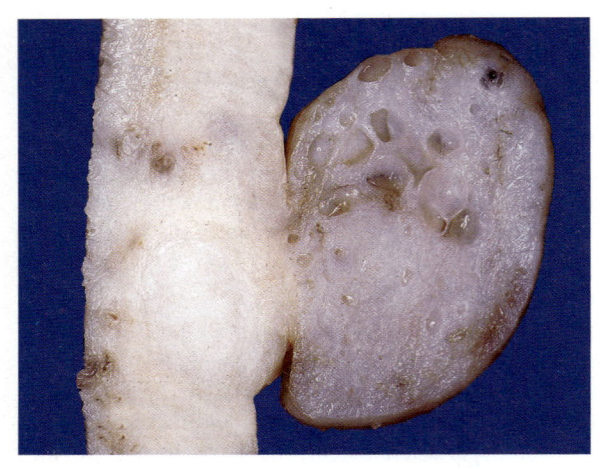

Abb. 15.**16** **Gestielter Schleimhautpolyp** (P) des Endometriums (E) mit fibrös-zystischer Schnittfläche (Matronenpolyp).

Plazentarpolyp

Dies sind polypöse Reste von Dezidua und/oder Plazentarzotten nach der Geburt; ein Tumor liegt somit nicht vor.

15.4.5
Präkanzeröse Läsionen

Im Wesentlichen handelt es sich dabei um präkanzeröse Endometriumhyperplasien, die in einem unausgewählten Kürettagenkollektiv etwa 8–10% ausmachen. Auf diese bezieht sich der folgende Abschnitt.

Pathogenese: Wichtigster ätiologischer Faktor ist der Hyperöstrogenismus, hervorgerufen durch
- anovulatorische Zyklen,
- vermehrte Umwandlung von Androstendion der Nebennierenrinde zu Östrogenen im Fettgewebe bei Adipositas
- Östrogentherapie in der Perimenopause
- selten: östrogenproduzierende Tumoren oder Hyperplasien des Ovarialstromas (Hiluszellhyperplasien).

Morphologie: Makroskopisch ist das hyperplastische Endometrium breiter als 5 mm und kann das Endometrium diffus oder herdförmig betreffen. Histologisch unterscheidet man die folgenden 3 Hyperplasieformen (Abb. 15.**17**):
- einfache Hyperplasie (früher: glandulär-zystische H.) (Abb. 5.**17 a**),
- komplexe Hyperplasie (früher: adenomatöse H.) (Abb. 5.**17 b**),
- atypische Hyperplasie (einfache/komplexe H. mit Atypien) (Abb. 5.**17 c**).

Einfache Hyperplasie

Das Endometrium ist ausgesprochen verdickt und lässt schon bei schwacher Vergrößerung eine zystische Durchsetzung (Schweizer-Käse-Aspekt) erkennen. Das Drüsenepithel ist (abhängig vom Dilatationsgrad der Zysten) einreihig bis mehrschichtig und zeigt, zusammen mit dem reichlichen Stroma, die Charakteristiken der späten Proliferationsphase. Sowie das Endometrium eine für die Ernährung kritische Höhe erreicht hat, treten herdförmige, hämorrhagische Nekrosen und Fibrinthromben in

a einfache Hyperplasie   b komplexe Hyperplasie   c komplexe Hyperplasie mit Atypien

Abb. 15.**17** **Formen der Endometriumhyperplasie:** Bei allen ist die Schichtung in Zona spongiosa und compacta aufgehoben. Von der einfachen (**a**) zur komplexen (**b**) Hyperplasie nehmen die Zahl der Drüsen pro Flächeneinheit und die Mitoseaktivität zu, der Anteil des Stromas nimmt ab. Bei der atypischen adenomatösen Hyperplasie (**c**) finden sich Epithelatypien sowie eine Dos-à-Dos-Stellung der Drüsen und intrapapilläre Epithelwucherungen (vgl. Abb. 15.**18 b**).

15.4 Endometrium 881

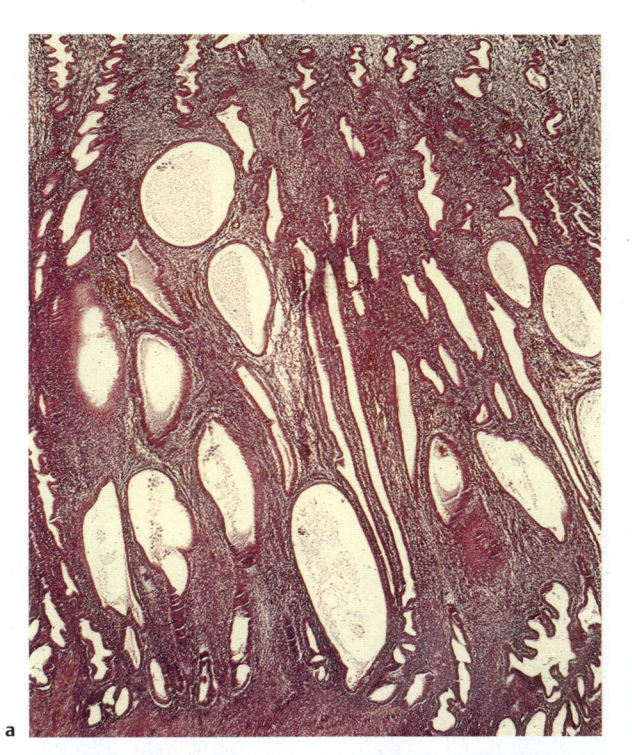

noch durch wenig Stroma voneinander getrennt. Dazwischen findet man Herde endometrialer Schaumzellen (vgl. Abb. 15.17b). Sie sind unregelmäßig geformt, englumig und liegen dicht beieinander. Das Drüsenepithel ist oft mehrschichtig. Zapfenförmig ins Lumen hineinreichende Epithelwucherungen kommen vor. Im Stroma findet man Herde von Schaumzellen (Abb. 15.18b).

Atypische Hyperplasie

Zusätzlich zum histologischen Bild der einfachen oder der komplexen Hyperplasie finden sich Atypien der Epithelzellkerne: Die Kerne sind vergrößert, polymorph, abgerundet (statt oval), zeigen scholliges Chromatin und deutlich Nukleolen (vgl. Abb. 15.17c).

Prognose und Therapie: Nach einer Beobachtungszeit von 1–20 Jahren erkranken 2% der Patientinnen mit Hyperplasie ohne Atypie und etwa 25% der Patientinnen mit atypischer Hyperplasie an einem Endometriumkarzinom (Abb. 15.17c). Die Abgrenzung einer komplexen Hyperplasie mit Atypien vom Frühstadium eines hochdifferenzierten Adenokarzinoms kann schwierig sein. Postmenopausale Patientinnen werden deshalb heute bei beiden Diagnosen hysterektomiert. Bei jungen Frauen mit Kinderwunsch kann nach Abklärung der Ursache des Hyperöstrogenismus eine Gestagentherapie versucht werden.

15.4.6
Neoplastische Läsionen

15.4.6.1
Endometriumkarzinome

Definition: Dies sind die häufigsten invasiven Karzinome des weiblichen Genitaltraktes und stellen meist Adenokarzinome dar.

Diese Tumoren machen 40% aller Malignome des weiblichen Genitaltraktes aus. Sie manifestieren sich kaum vor der Menopause (vorwiegend in der 7. Lebensdekade) und dann bevorzugt bei Patientinnen mit Adipositas, Diabetes mellitus, Hypertonie und Infertilität (mit anovulatorischen Zyklen).

Pathogenetisch lassen sich Endometriumkarzinome in folgende 2 Gruppen unterteilen:
- *Hyperöstrogenismus-assoziierte Karzinome:* Sie entstehen im Allgemeinen auf dem Boden einer Hyperplasie, sind meist gut endometrioid differenziert und ahmen somit Endometriumdrüsen nach. Der wichtigste bekannte Risikofaktor bei diesen Tumoren ist ein Hyperöstrogenismus unterschiedlicher Provenienz. Die kokarzinogene Wirkung der Östrogene auf das Endometrium ist heute gesichert. Übergewicht (Konversion von adrenalen und ovariellen Androgenvorläufern in Östrogene) steigert, Zigarettenrauch mindert das Endometriumkarzinomrisiko (mikrosomale Enzyminduktion → Senkung des Östrogenspiegels). Molekulargenetisch findet man gehäuft einen Allelverlust in der 10q23-Region.

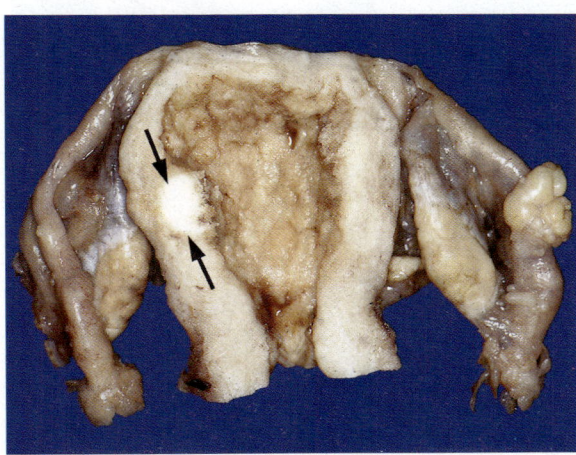

Abb. 15.18 Endometriumhyperplasie:
a einfache Hyperplasie;
b komplexe und atypische Hyperplasie: knotige Endometriumoberfläche mit Übergang (Pfeile) in ein Endometriumkarzinom (Hysterektomiepräparat).

den dilatierten Venen auf (15.18a). Die einfache Hyperplasie kann in eine komplexe Hyperplasie übergehen.

Klinik: Verlängerte und verstärkte anovulatorische Abbruchblutung.

Komplexe Hyperplasie

Die mitotisch aktiven Drüsen werden von einem mehrreihigen Zylinderepithel ohne Kernatypien ausgekleidet, sie entsprechen histologisch Drüsen in der Proliferationsphase. Diese sind meist englumig und werden nur

➕ **Prognose:** Patientinnen, die wegen Menopausebeschwerden oder Osteoporose mit Östrogen behandelt werden, sollten ein Östrogen-Gestagen-Kombinationspräparat erhalten und ebenso wie Patientinnen, die wegen eines Mammakarzinoms mit Tamoxifen behandelt werden, in guter ärztlicher Überwachung stehen. Endometriumkarzinome werden deshalb in dieser Risikogruppe in fast ausschließlich heilbaren Frühstadien entdeckt.

- *Endometriumkarzinome ohne Hyperöstrogenismus:* Diese Tumoren sind geringer differenziert als die Hyperösterogenismus-assoziierten und ahmen Gewebemuster ovarieller Tumoren in Form serös-papillärer und hellzelliger Karzinome nach. Molekulargenetisch kommt gehäuft ein Allelverlust in der 1 p-Region vor.

➕ **Prognose:** Diese Tumoren haben eine schlechtere Prognose als Hyperöstrogenismus-assoziierte Karzinome und betreffen vorwiegend ältere Patientinnen.

Adenokarzinome

Morphologie: Die meisten endometrialen Adenokarzinome wachsen polypös-exophytisch (polypöses Endometriumkarzinom) und breiten sich selten diffus endophytisch wachsend im ganzen Cavum uteri aus (Abb. 15.**19**). Histologisch handelt es sich größtenteils um Adenokarzinome mit unterschiedlicher Differenzierung, aber einheitlichem immunhistochemischem Muster: CEA-negativ, Doppelexpression von Keratin (Zytokeratin 18) und Vimentin. Die Tumoren bestehen aus gewucherten, englumigen Drüsen, die teilweise papilläre intraluminale Proliferationen sowie eine dichte Dos-à-Dos-Stellung aufweisen. Die mitotisch aktiven Tumorepithelien enthalten plumpe Nukleolen. Prognostisch wichtig sind neben dem Tumortyp:
- Differenzierungsgrad, der vom Anteil solid-undifferenzierter Tumorabschnitte abhängt,
- Invasionstiefe ins Myometrium,
- Tumorausdehnung.

Bei 60% der Patientinnen sind die Tumoren endometrialdrüsig differenziert (Adenokarzinom endometrioider Typ); bei 20% sind die Tumordrüsen endozervikal differenziert (muzinöses Adenokarzinom; Cave: Verwechslung mit muzinösem Zervixkarzinom!); bei etwa einem Drittel finden sich Plattenepithelmetaplasien. Sind diese gutartig, handelt es sich um ein Adenokankroid, sind sie bösartig, handelt es sich um ein adenosquamöses Karzinom. Bei wenig-differenzierten Tumoren ist das drüsenimitierende Wachstumsmuster durch solide Tumorzellstränge ganz oder teilweise ersetzt.

Serös-papilläre/klarzellige Karzinome

Serös-papilläres Karzinom: Morphologisch entspricht es dem serös-papillären Ovarialkarzinom. Es entsteht oft in Endometriumpolypen und hat eine diffus endophytische Wachstumsneigung. Keine Expression von Östrogenrezeptoren.

Hellzelliges (klarzelliges) Karzinom: Morphologisch gleicht es dem hellzelligen Karzinom in Ovar, Zervix und Vagina. Es besteht histologisch aus solid-drüsigen und/oder papillär angeordneten, hellzytoplasmatischen Epi-

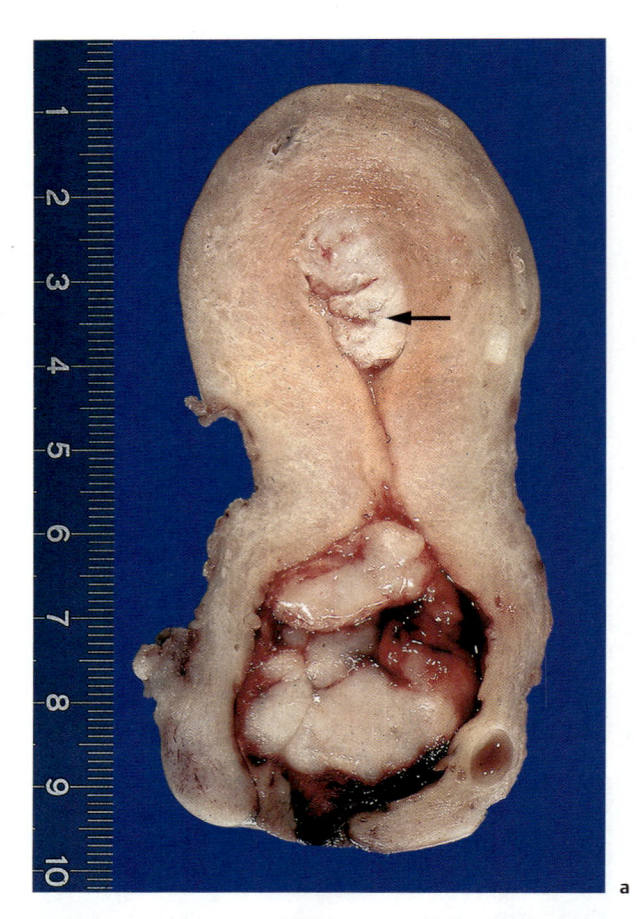

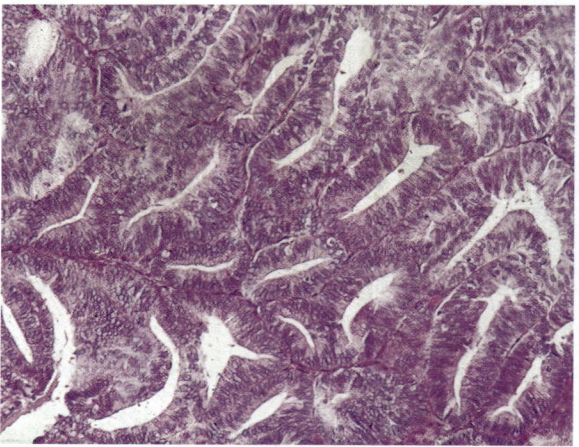

Abb. 15.**19** Endometriales Adenokarzinom:
a Der polypöse Tumor geht vom Endometrium aus (Pfeil) und wächst infiltrativ bis zur Zervix (unten) vor (Stadium pT2).
b Histologisch ist der Tumor gut differenziert (Grad I), er besteht aus Rücken an Rücken konfigurierten tubulären Proliferaten in (HE, Vergr. 1 : 150).

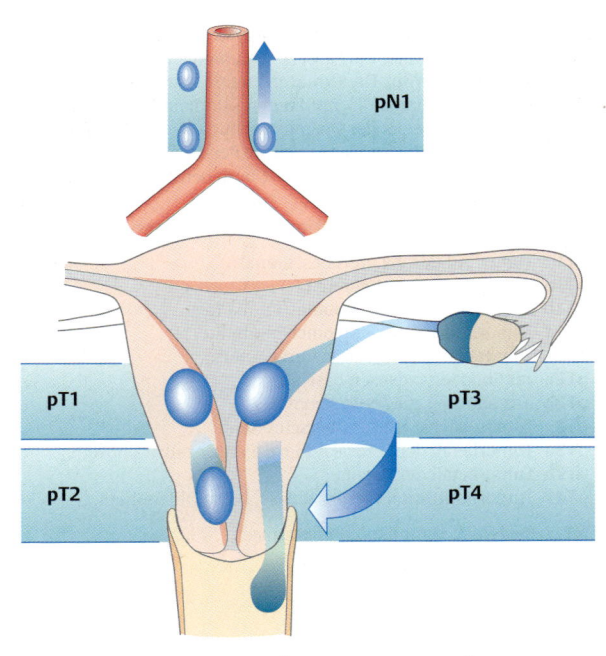

Abb. 15.20 Invasives Korpuskarzinom: Tumorstadien
pT1 (FIGO I) Tumor auf den Korpus beschränkt;
pT2 (FIGO II) Tumorinfiltration der Zervix;
pT3 (FIGO III) Tumorinfiltration außerhalb des Uterus, aber innerhalb des kleinen Beckens;
pT4 (FIGO IVa) Tumorinfiltration der Schleimhaut von Harnblase oder Rektum und/oder Ausbreitung außerhalb des kleinen Beckens;
pN1 Metastasen in den regionären Lymphknoten.

thelien, die in den papillären Formationen meist kragenknopfförmig sind. Auffällig sind in jedem Fall die deutlichen Zellgrenzen.

Klinik der Endometriumkarzinome: Die Mehrzahl der Endometriumkarzinome macht sich in Form von peri- oder postmenopausalen Blutungsstörungen bemerkbar. In diesen Fällen ist zur Diagnose und Stadienbestimmung eine fraktionierte Kürettage angezeigt. Die Adenokarzinome des Endometriums infiltrieren lokal umliegende Bindegewebe und Organe; lymphogen metastasieren sie in regionale Lymphknoten (vor allem paraaortal und iliakal) (Abb. 15.20). Die hämatogene Metastasierung erfolgt meist als Kavatyp. Die 5-Jahres-Überlebenszeit beträgt bei den Adenokarzinomen zusammen nach operativer Therapie fast 75 %; sie ist bei den sekretorischen Sonderformen besser, bei den klarzelligen und papillären Adenokarzinomen schlechter. Je höher differenziert ein Endometriumkarzinom, desto stärker die Expression von Hormonrezeptoren und desto besser das Ansprechen auf eine Gestagentherapie, die nur bei inoperablen Fällen im fortgeschrittenen Tumorstadium angewandt wird.

15.4.6.2
Stromatumoren

Definition: Seltene Tumoren, die vom Stroma des Endometriums ausgehen.

Morphologie: Sie kommen in folgenden Varianten vor:
- *Stromaknoten:* Umschriebener, kleiner Tumor meist im Endometrium, bestehend aus Stromazellen mit histologischen Charakteristiken der Proliferationsphase (einzelne Mitosen pro 10 Gesichtsfelder bei 400facher Vergrößerung). Gutartig.
- *Gering malignes Stromasarkom* (= endolymphatische Stromamyose): Infiltrierender Tumor mit und ohne Gefäßeinbrüche. Er kann über den Uterus hinauswachsen und kommt gelegentlich auch extrauterin vor. Er besteht aus Stromazellen mit Charakteristiken der Proliferationsphase (weniger als 10 Mitosen pro 10 Großvergrößerungsgesichtsfelder). Der Tumor kann viele Jahre nach der Hysterektomie rezidivieren und metastasieren.
- *Hochmalignes Stromasarkom* (= undifferenziertes Stromasarkom). Ein rasch wachsendes, frühzeitig metastasierendes Sarkom aus polymorph-atypischen Spindelzellen zum Teil mit leio-, rhabdomyo- und osteosarkomatöser Differenzierung (mehr als 10 Mitosen pro 10 Großvergrößerungsgesichtsfelder).

15.4.6.3
Müller-Mischtumoren

Definition: Diese seltenen Endometriumtumoren gehen von pluripotenten Stammzellen des Müller-Ganges aus.

Morphologie: Je nachdem, welche Komponente vorherrscht und/oder maligne entartet ist, unterscheidet man folgende Tumorformen:
- *Adenofibrom:* Diese benigne Variante besteht aus plump-papillären, epithelial-bedeckten Drüsenformationen mit großer Ähnlichkeit zu den Mamma-Adenofibromen. Man findet sie in der Postmenopause und meist in der Zervix.
- *Adenosarkom:* Es geht durch maligne Entartung des Stromas aus einem Adenofibrom hervor. Dementsprechend findet man tubuläre Formation mit Ähnlichkeit zu proliferierenden Endometriumdrüsen in einem sarkomatösen Stroma (Abb. 15.21). Letzteres besteht entweder nur aus entarteten Wucherungen von Stromazellen oder enthält darüber hinaus noch rhabdomyo- und chondroblastäre Elemente. Der polypoide oder sessile, oft auch zystische Tumor hat wegen seiner geringen Myoinvasivität einen geringen Malignitätsgrad. Betroffen sind oft ältere, postmenopausale Frauen.
- *Maligner mesodermaler Mischtumor* (= maligner Müller-Mischtumor, Karzinosarkom): In diesem Falle sind sowohl die epitheliale als auch die Stromakomponente maligne entartet, so dass muzinöse, klarzellige oder endometroide und plattenepitheliale Karzinomformationen neben fibrosarkomatösen und/oder chondro-/rhabdomyoksarkomatösen Anteilen nebeneinander vorkommen. Der Tumor ist hoch maligne und meist polypoid konfiguriert. Betroffen sind nur postmenopausale Frauen.

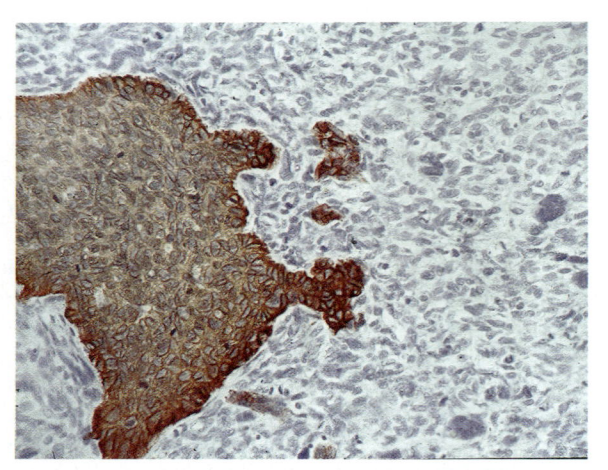

Abb. 15.**21** **Uterines Adenosarkom** mit zytokeratinexprimierendem Epithel und polymorphzelliger zytokeratinnegativer Stromakomponente (IH, Zytokeratin, Vergr. 1 : 100).

+ Klinik der Endometriumsarkome: Alle Endometriumsarkome fallen durch eine rasche Volumenzunahme des Uterus und Blutungen auf. Die Tumoren metastasieren frühzeitig lymphogen in regionale Lymphknoten und hämatogen nach dem Kavatyp. Da sie bei der Diagnosestellung in etwa 75% der Fälle bereits metastasiert oder das kleine Becken infiltriert haben, ist die Prognose schlecht (5-Jahres-Überlebensrate 10–40%).

Pathologische TNM-Klassifikation der Corpus-uteri-Tumoren:

pT1 Tumor auf Corpus uteri beschränkt:
pT1a auf Endometrium begrenzt;
pT1b Tumorinfiltration ≤ Myometriumhälfte;
pT1c Tumorinfiltration > Myometriumhälfte.
pT2 Tumorausbreitung nur in Cervix uteri:
pT2a auf Endozervixdrüsen beschränkt;
pT2b Ausdehnung auf Zervixstroma.
pT3 Tumor wächst Uterus überschreitend:
pT3a Tumorbefall der Serosa, Adnexe, Peritonealkarzinose;
pT3b Tumorbefall der Vagina.
pT4 Tumorinfiltration von Harnblase, Darmschleimhaut.

N1   Regionäre Lymphknotenmetastasen.

15.5 Myometrium

Das Myometrium ist als Muskelschicht des Uterus recht weit von der Gebärmutterhöhle entfernt. Folglich sind seine **entzündlichen Läsionen** selten und dann meist Begleiterscheinungen einer Endometritis. Da das Myometrium vorwiegend aus glatten Muskelzellen aufgebaut ist, bestehen seine **neoplastischen Läsionen** vor allem aus glattmuskulären Tumoren. Die gutartigen von ihnen, die Leiomyome, sind sehr häufig und gehen aus einer einzigen Mutterzelle hervor: sie sind monoklonal. Eine maligne Entartung eines solchen Tumors zu einem Leiomyosarkom ist sehr selten.

15.5.1 Tumorartige Läsionen

Endometriose: Siehe S. 879 und Abb. 15.**15**, 15.**18**, 15.**22**.

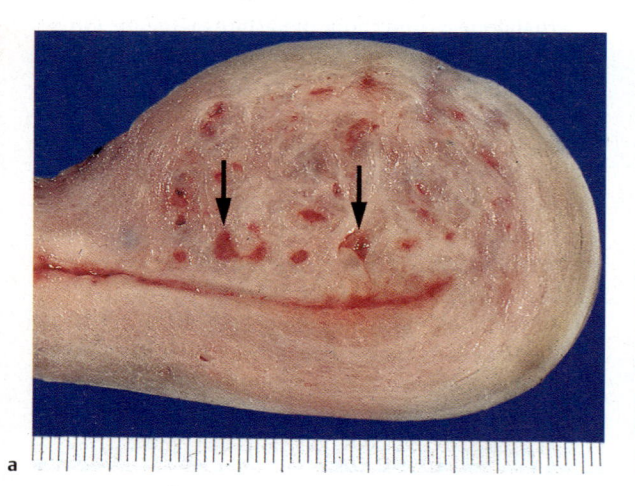

Abb. 15.**22** **Endometriose** des Uterus:
a Endometriosis interna;
b Endometriuminseln (Pfeil) im Myometrium (HE, Vergr. 1 : 20).

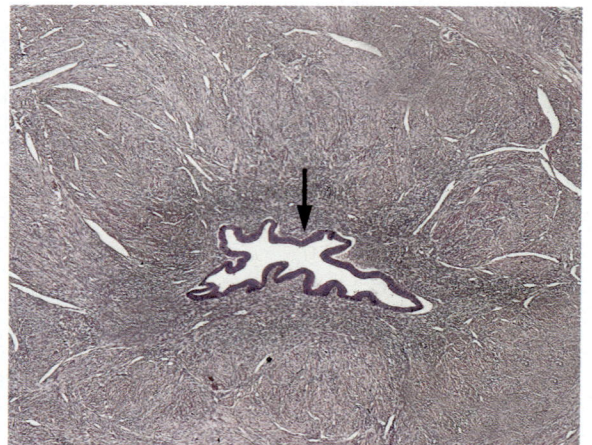

15.5.2 Neoplastische Läsionen

Leiomyom

Definition: Ein gutartiger Tumor, bestehend aus glatten Muskelzellen mit unterschiedlichem Kollagenfasergehalt.

Diese Tumoren sind im Uterus häufig multipel und werden bei etwa 30% der geschlechtsreifen Frauen gefunden.

Pathogenese: Diese Tumoren stammen von einer einzigen Mutterzelle des Myometriums (vermutlich auch von den Gefäßwandmyozyten) ab und sind folglich „monoklonale Tumoren".

Molekularpathologisch spielen Wachstumsfaktoren wie EGF, PDGF und Insulin (S. 346) eine wachstumsregulierende Rolle. Das Gleiche gilt für Östrogen, denn im reproduktiven Alter enthalten die Leiomyome Östrogenrezeptoren, während sie sich in der Postmenopause sowie durch Gonadotropin-releasing-Hormon-Antagonisten (und entsprechenden Hypoöstrogenismus) wieder zurückbilden können. Eine maligne Entartung ist selten (0,1–0,7%) und geht meist von symplastischen (atypischen) Leiomyomen (s.u.) aus, die eine sog. Double-Minute-Chromosomenläsion in Form amplizierter extrachromosomaler DNA aufweisen.

Morphologie: Die Myome sind größtenteils im Corpus uteri zu finden. Je nach Lokalisation innerhalb der Uteruswand unterscheidet man folgende Myomtypen (Abb. 15.**23**).

- *Seröse Myome:* Sie sind manchmal gestielt und entwickeln sich entweder in die Peritonealhöhle oder ins Lig. latum (intraligamentäre Myome) hinein. Durch Stieldrehung und nachfolgende hämorrhagische Infarzierung können sie zu einem akuten Abdomen führen.
- *Intramurale Myome* (häufigste Lokalisation): Sie deformieren den Uterus zu einem knolligen Gebilde.
- *Submuköse Myome* (seltene Lokalisation): Sie können gestielt sein, entwickeln sich ins Cavum uteri hinein und schädigen das Endometrium, so dass es zu Metrorrhagien und Menorrhagien kommt. Sie können auch die Plazentahaftung beeinträchtigen → Spontanaborte. Im Uterushalsbereich sind sie ein Geburtshindernis; wenn sie über den Zervikalkanal nach außen prolabieren, ziehen sie Ulzerationen und Infektionen nach sich.
- *Uterus myomatosus* mit multiplem Auftreten von Myomen im gesamten Uterus.

Makroskopisch imponieren die Myome als scharf begrenzte Kugelgeschwülste mit faserig-weißer Schnittfläche. Gelblich homogene Areale sind sarkomverdächtig. Histologisch bestehen die Myome aus Bündeln sich durchflechtender, teils wirbelförmig angeordneter, glatter Muskulatur, die in ein unterschiedlich stark ausgeprägtes kollagenfaseriges Stroma eingebettet ist. Regressive Veränderungen in Form von Verkalkungen oder Hyalinisierungen kommen vor. Nekrosen können vor allem in submukösen Leiomyomen vorkommen, sind aber immer malignitätsverdächtig (Abb. 15.**24a, b**).

Sonderformen des Leiomyoms:
- *Zellreiches Leiomyom* mit erhöhtem Zellreichtum (im Vergleich zur Umgebung) mit weniger als 4 Mitosen pro 10 Gesichtsfelder (bei 400facher Vergrößerung).
- *Symplastisches Leiomyom* mit vergrößerten, polymorphen Kernen, mitunter auch Bildung von mehrkernigen Riesenzellen; jedoch weniger als 4 Mitosen pro 10 Gesichtsfelder (bei 400facher Vergrößerung).
- *Intravenöse Leiomyomatose* mit Gefäß„einbruch" und wurmartigem, intravaskulärem Weiterwachstum (u.U. bis in rechten Herzventrikel).
- *Potenziell malignes Leiomyom* mit mehr als 5 und weniger als 10 Mitosen pro zehn Gesichtsfelder (bei 400facher Vergrößerung).

Leiomyosarkom

Definition: Ein maligner Tumor der glatten Muskulatur (mit mehr als 10 Mitosen in 10 Gesichtsfeldern bei 400facher Vergrößerung oder mehr als 5 Mitosen pro 10 Gesichtsfelder bei gleichzeitiger Zellpolymorphie und Nekrosen).

Der Tumor macht etwa 1% aller Uteruskrebse aus, kommt erst nach dem 3. Lebensjahrzehnt vor und betrifft meist Frauen in der 6. Lebensdekade.

Pathogenese: Die Leiomyosarkome gehen meist aus atypischen (symplastischen) Leiomyomen hervor.

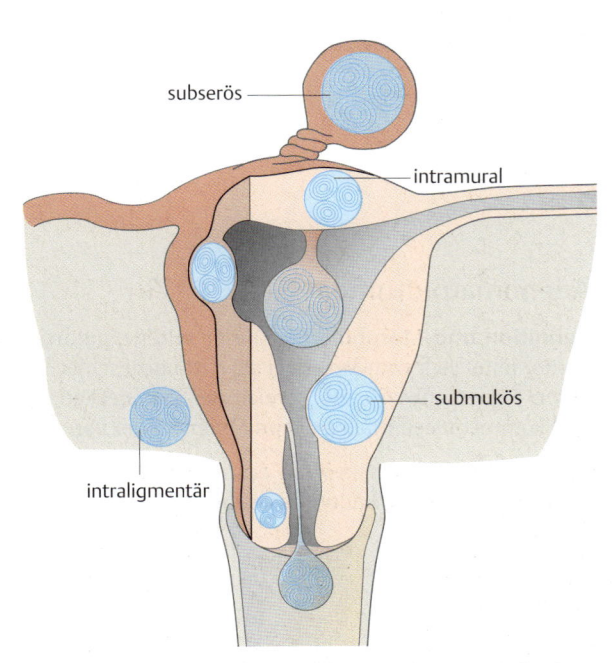

Abb. 15.**23** **Leiomyom des Uterus:** Verschiedene Lokalisationsmöglichkeiten und Komplikationen
- subserös, intraligamentär → Stieldrehung → akutes Abdomen;
- intramural: Verdrängungssymptomatik;
- submuköses Myom → Uteruskontraktion, Menometrorrhagien, Expulsion in Vagina.

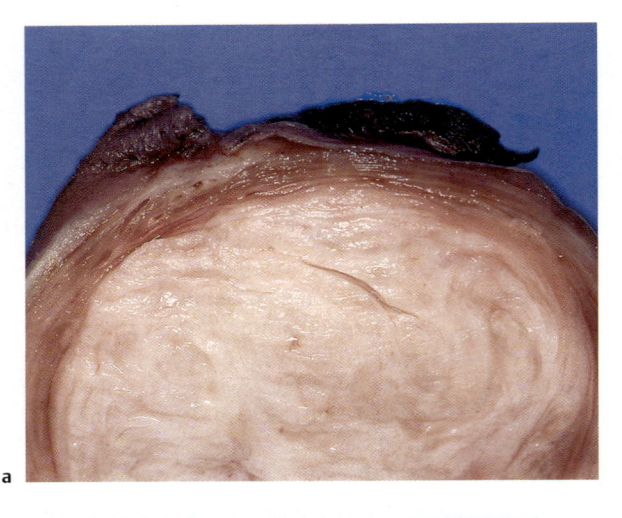

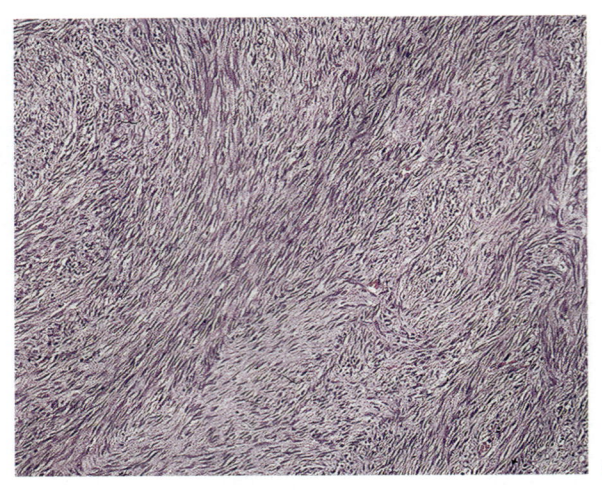

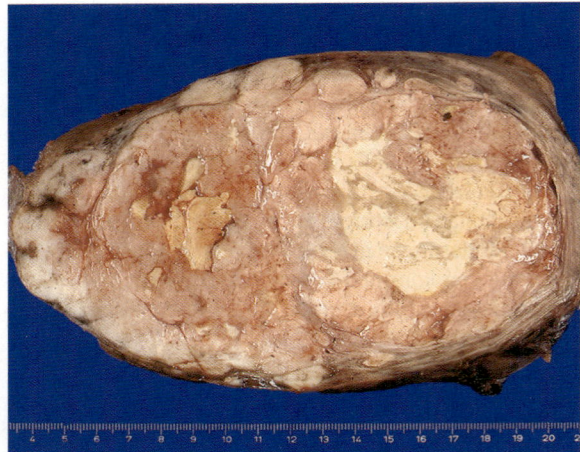

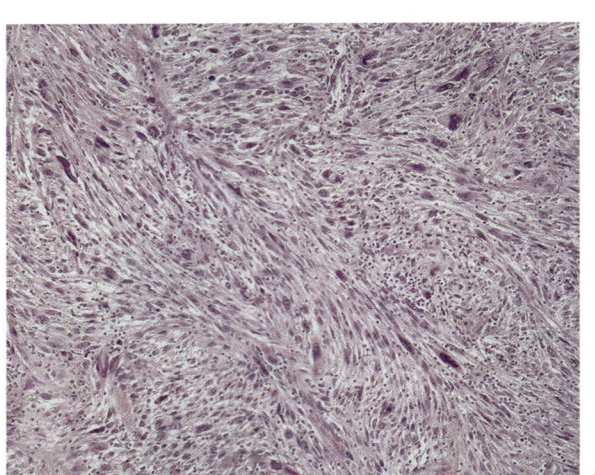

Abb. 15.**24** **Leiomyomatöse Uterustumoren:**
a Uterusmyomknoten;
b benignes Leiomyom mit isomorphen Zellen (HE, Vergr. 1 : 100);
c Leiomyosarkom des Uterus als markig-nekrotischer Tumor;
d Leiomyosarkom mit Zellpolymorphie (HE, Vergr. 1 : 100).

Morphologie: Makroskopisch ist ein Teil der Leiomyosarkome nicht von einem Leiomyom zu unterscheiden. Homogen weiche, gelbliche Tumoren mit Infiltration ins Myometrium, Endometrium oder Parametrium, mit Gefäßinvasion oder mit Nekrose sind bereits makroskopisch sarkomverdächtig. Histologisch findet man im Gegensatz zu einem Myom keinen geflechtartigen Aufbau mehr. Die Zellen zeigen polymorphe, hyperchromatische Kerne und bilden teilweise auch Riesenzellen. Die relevantesten Malignitätskriterien sind jedoch neben einer Gefäßinvasion der Mitosereichtum und die Nekrosen (Abb. 15.**24 c**, **d**).

Klinik: Rasche Uterusvergrößerung mit Blutungen; vorwiegend hämatogene Metastasierung; 5-Jahres-Überlebensrate 50 %.

Adenomatoidtumor

Definition und Morphologie: Dieser seltene, gutartige Tumor leitet sich vom Mesothel ab, tritt bei geschlechtsreifen Frauen subserös im Bereich der Tubenecken auf und kommt gelegentlich auch im Myometrium vor.

Morphologie: Makroskopisch erinnert er an ein Leiomyom oder an einen Endometrioseherd. Histologie siehe S. 928.

15.6 Cervix uteri

Die Zervix schließt als Gebärmutterhals den Zugang zur Gebärmutterhöhle (Cavum uteri) und erfüllt zwei wichtige Aufgaben: Zum einen verhindert sie den unerwünschten Austritt der Leibesfrucht, zum anderen den unerwünschten Eintritt von infektiösen Erregern. Dieser Grenzwächterfunktion zufolge spielen sich die meisten Auseinandersetzungen der Gebärmutter mit Erregern im Zervixbereich ab. Das Aufeinanderstoßen des zervikalen Drüsenepithels mit dem vaginalen Plattenepithel in der sog. Transformationszone macht diese Zone zu einer besonders exponierten Stelle im weiblichen Genitale. Denn das auf die Portiooberfläche verlagerte Drüsenepithel ist dem unablässigen Dauerbeschuss von Glykogenolyse und Proteolyse seitens der Scheidenflora nicht gewachsen; es ist gezwungen, die permanent auftretenden Zelldefekte durch eine auf Hochtouren laufende Regeneration zu decken. Das labile Gleichgewicht dieser Dauerreparatur wird durch jede zusätzliche Belastung gestört.

Die meisten infektiösen Erreger rufen erosive Gewebeveränderungen hervor. Gelegentlich wird bei solchen **entzündlichen Läsionen** (Zervizitis) ein Drüsenepithelabschnitt besonders für Gestagene sensibel und beginnt sich polypös oder papillär zu vermehren. Ein gesteigertes Zellwachstum des Plattenepithels kann aber auch durch bestimmte Viren (Papillomviren) – oft aber auch ohne fassbare Ursache – ausgelöst werden, so dass im einfachsten Fall zur Zervixentzündung noch eine sog. kondylomatöse Gewebeveränderung hinzukommt. Auf deren Boden entstehen **präkanzeröse Läsionen** in Form von Plattenepithelatypien, die ohne adäquate Behandlung in ein Zervixkarzinom übergehen können. Offenbar kann die entzündlich-regenerative Dauerläsion der Zervix bei unphysiologischer Belastung zu einer **neoplastischen Läsion** ausufern.

15.6.1 Entzündliche Läsionen

Definition: Meist mikrobiell hervorgerufene, mit abnormer vaginaler Sekretabsonderung (= Fluor) einhergehende Entzündung der drüsig konfigurierten Zervixschleimhaut (= Zervizitis).

Pathogenese: Das Erregerspektrum umfasst in erster Linie Trichomonas vaginalis, Haemophilus vaginalis, Chlamydia trachomatis, Candida albicans und Neisseria gonorrhoeae, während Streptokokken, Staphylokokken und Enterokokken eine untergeordnete Rolle spielen. Infektionen mit Herpesviren gehen lediglich mit herdförmigen Bläschenbildungen und Erosionen einher, lösen aber keine klinisch manifeste Zervizitis aus. Einen wichtigen Schutzfaktor stellt dabei der zervikale Schleimpfropf dar, der unter Östrogeneinfluss flüssiger wird und in der Menstruationsphase fehlt.

Hinzu kommt die zweiteilige zervikale Epitheldecke aus unverhornendem vaginalem Plattenepithel und aus zervikalem schleimbildendem Drüsenepithel, die im Bereiche der sog. Transformationszone aufeinanderstoßen. Beim Kind liegt diese Transformationszone am Anfang des Zervikalkanals, bei der geschlechtsreifen Frau verschiebt sie sich vor allem in der Schwangerschaft und bei Verwendung gestagenhaltiger Antikonzeptiva auf die Portiooberfläche, was als „Ektopie" bezeichnet wird. Bei der Greisin liegt diese Zone wieder im Zervikalkanal. Dieses Drüsenepithel ist den glykogenolytischen und proteolytischen Attacken seitens der Scheidenflora nicht gewachsen. Es befindet sich deshalb in einem reparativen Dauerzustand und wandelt sich unablässig in ein resistenteres Plattenepithel um (Plattenepithelmetaplasie).

Diese Transformationszone ist deshalb eine besonders gefährdete Stelle im weiblichen Genital. Zusätzliche Schädigungen der Zylinderepitheldecke rufen deshalb eine akute oder chronische Entzündung der Cervix uteri (Zervizitis) hervor. Dabei haben infektiöse Keime vor allem dann einen biologischen Vorteil, wenn einer oder mehrere der folgenden Faktoren die Zervixschleimhaut belasten:

- *hormonelle Umstellung* mit Androgeneinfluss,
- *Promiskuität* mit Spermienproteolyse,
- *Meno-/Metrorrhagie* mit Erhöhung des pH-Werts,
- *mangelnde Hygiene*,
- *fehlender Zervixschleimpfropf* bei Menstruation, Abort, Geburt und diagnostischen Eingriffen.

Morphologie: Bei Betrachtung der Zervixoberfläche mit Lupenvergrößerung (= Kolposkopie) fällt bei den betroffenen Frauen eine verquollene, unebene Zervixschleimhaut mit flammender Rötung und Gefäßinjektion auf. Darüber hinaus ist die Portio mit einem gelblichen klebrigen Sekret bedeckt (Abb. 15.**25**). Histologisch findet man meist eine unspezifische Entzündung, die teilweise mit Schleimhauterosionen (= entzündliche echte Erosionen) einhergeht und nach ihrer Ausheilung zu Schleimretentionszysten (= Ovula Nabothii) führen kann. Die Regeneration von Zylinder- und Plattenepithelien sieht gelegentlich präkanzerösen Epithelatypien ähnlich.

✚ Klinik: Brennen bei der Miktion, eitriger (infektiöser!) Fluor. Chlamydien- und gonorrhoische Zervizitis sind sexuell übertragbar.

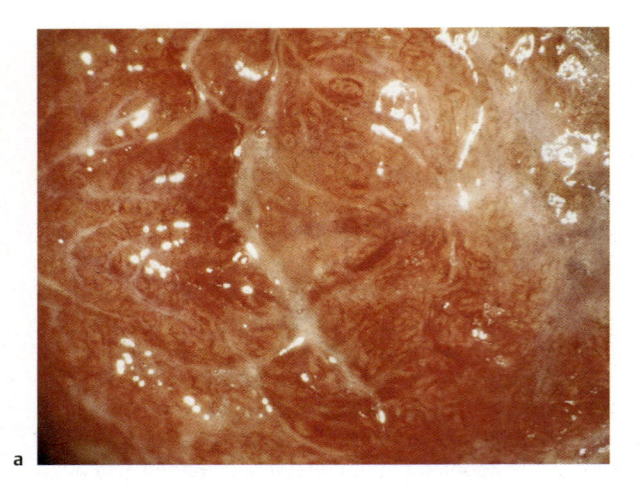

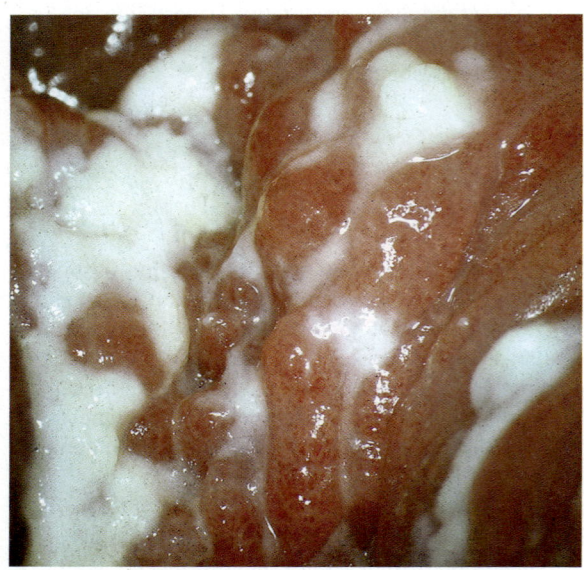

Abb. 15.25 **Infektiöse Zervizitis:**
a Chlamydienzervizitis mit flammender Rötung infolge Gefäßinjektion und einem zum Teil weggewaschenen gelblich-klebrigen Sekret;
b Soorzervizitis (Originale: Petersen).

15.6.2 Tumorartige Läsionen

Glandulär-papilläre Ektopie

Definition und Morphologie: Sie kommt im geschlechtsreifen Alter oder unter künstlicher Hormonzufuhr (Ovulationshemmer) vor, wobei sich die Transformationszone Plattenepithel–Zylinderepithel in die Peripherie der Portio vaginalis uteri verschiebt, so dass der größte Teil der Ektozervix von Zylinderepithel bedeckt wird. Die Schleimhaut erscheint polypös hyperplastisch, was histologisch auf einer mikroglandulären Hyperplasie der Zervixschleimhaut beruht und nicht mit einem Tumor verwechselt werden darf (= Pseudoerosion).

Differenzialdiagnose: In der Schwangerschaft kann auch das Stroma der hyperplastischen Zerivxschleimhaut dezidual umgewandelt sein, so dass eine Verwechslungsmöglichkeit mit einem Plattenepithelkarzinom besteht.

Zervixpolyp

Definition und Morphologie: Es handelt sich um eine Schleimhauthyperplasie (infolge abnormer Hormonsensibilität?), die breitbasig oder gestielt von der Endozervix ausgeht und nur selten größer als 3 cm wird. Histologisch findet man je nach Vorherrschen von Epithel oder Stroma zystische oder fibröse Polypen. Oberflächliche Nekrosen, Entzündungen und Plattenepithelmetaplasien sowie eine Dezidualisierung des Stromas während der Schwangerschaft kommen vor.

Klinik: Die Zervixpolypen sind meist symptomlos. Sie können Fluor oder Kontaktblutungen hervorrufen. Eine maligne Entartung ist extrem selten.

Endometriose siehe S. 879

Kondylomatöse Läsion

Pathogenese: Die kondylomatöse Läsion (= Condyloma planum) ist bedingt durch die Infektion der zervikalen Plattenepithelzellen mit humanem Papillomvirus (HPV). Die Identifikation der HPV-Subtypen hat klinische Bedeutung, da ein Teil der kondylomatösen Läsionen mit präkanzerösen Plattenepithelveränderungen und Karzinomen assoziiert ist. In diesen werden durch Hybridisierungstechniken vor allem die Typen 16, 18, 31 und 33 gefunden, während in gutartigen Läsionen die Typen 6, 11 und 42 vorherrschen.

Morphologie: Histologisch besteht das teilweise verbreiterte Plattenepithel aus vergrößerten Zellen, deren Zytoplasma pflanzenzellartig umgewandelt ist (Zytoplasmaödem), während die Zellkerne pyknotisch polymorph erscheinen und von einer perinukleären Spalte umgeben werden (= koilozytäre Veränderung). Außerdem findet man gelegentlich mehrkernige epitheliale Riesenzellen (Abb. 15.26). Aus der Histologie kann nicht geschlossen werden, welcher Virussubtyp die Infektion verursacht hat.

15.6.3 Präkanzeröse Läsionen

Definition: Alle Präkanzerosen der Portio, von der leichten Dysplasie bis zum Carcinoma in situ, werden unter dem Begriff zervikale intraepitheliale Neoplasie (= CIN) zusammengefasst. Sie spielt sich in erster Linie am Plattenepithel ab, kann aber auch (selten) die zervikalen Drüsen betreffen und wird dann als zervikoglanduläre intraepitheliale Neoplasie (= CGIN) bezeichnet (s.u.).

15.6 Cervix uteri **889**

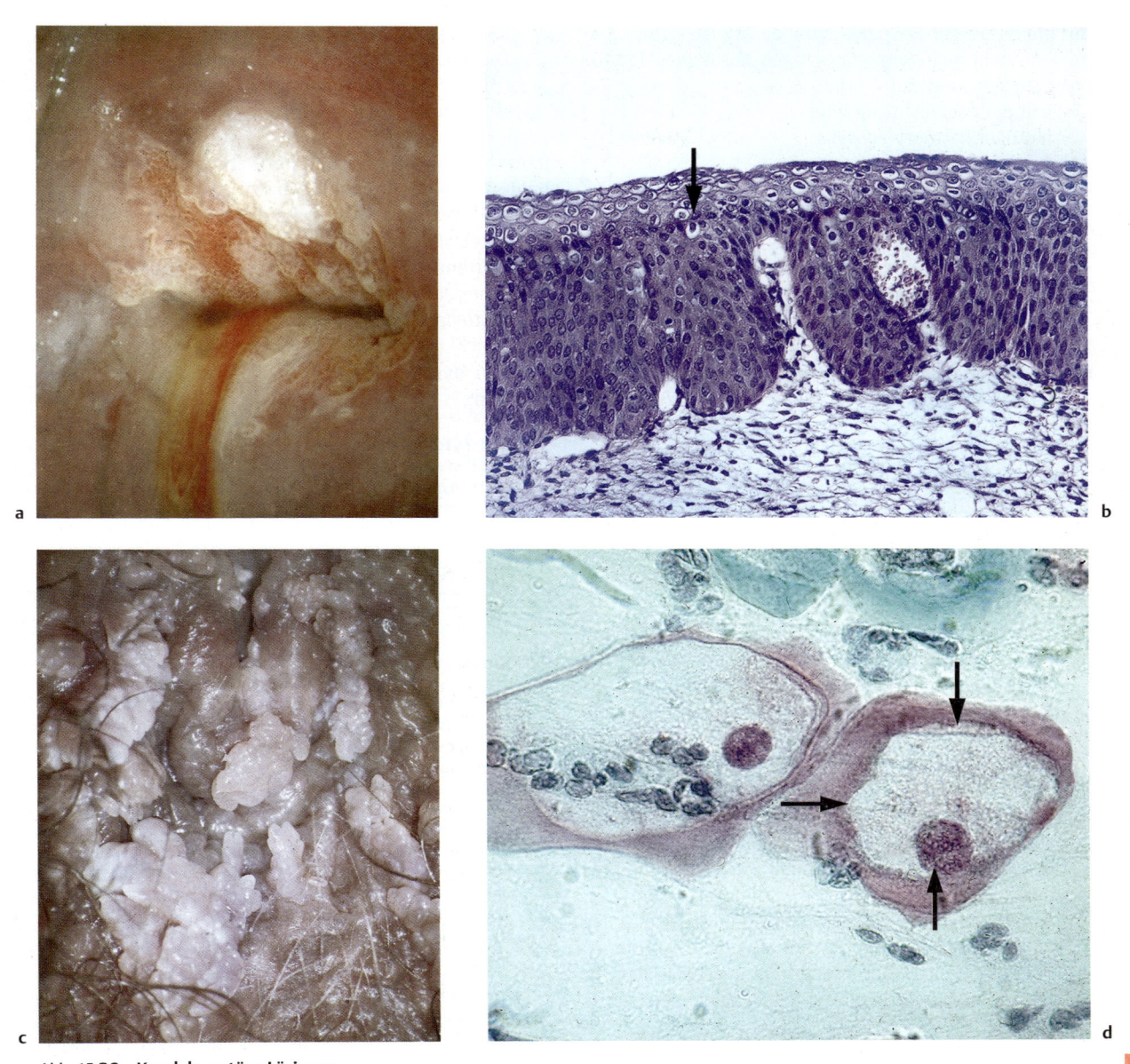

Abb. 15.26 Kondylomatöse Läsionen:
a Flache kondylomatöse Läsion (= Condyloma planum) des Plattenepithels der Portio;
b Zytoplasmavakuolen und Kernpyknose in der oberflächlichen Epithelschicht (HE, Vergr. 1:200);
c Condyloma acuminatum der Vulva (a u. c Originale: Petersen);
d koilozytäre leichte Dysplasie der Plattenepithelien mit perinukleärer Hofbildung (Pfeile) und Kernheterochromasie (Interferenz-Kontrast, Pap.-Vergr. 1:600).

CIN-Läsionen

Pathogenese: An keinem anderen Gewebe des Menschen ist die Karzinomentwicklung morphologisch so ausführlich untersucht worden wie am Plattenepithel der Cervix uteri. Sie spielt sich in der Grenzzone Plattenepithel – Zylinderepithel ab. Diese Zone liegt während der Geschlechtsreife im Bereich der Ektozervix und verschiebt sich mit zunehmendem Alter (vor allem nach der Menopause) in den Zervikalkanal. Dies hat zur Folge, dass bei älteren Frauen Präkanzerosen kolposkopisch schwieriger zu erfassen sind als bei jüngeren Frauen. Das diagnostische Schwergewicht liegt in diesen Fällen auf einer endozervikalen Zytologie oder Histologie.

Wesentliche Voraussetzung für die Entstehung von Plattenepithelatypien ist die Plattenepithelmetaplasie des zervikalen Zylinderepithels. Diese geht von der Reservezellschicht aus. Etwa 75% der Dysplasien und fast 100% der In-situ-Karzinome werden im metaplastisch entstandenen Plattenepithel der Umwandlungszone gefunden. Ursächlich wird in zunehmendem Maße eine Infektion mit humanen Papillomviren (s.o., S. 242) in Verbindung

mit gleichzeitiger Herpes-, Zytomegalovirus- und Chlamydieninfektion in Betracht gezogen, zusätzliche Prädispositionsfaktoren sind:
- früher Geschlechtsverkehr,
- häufiger Partnerwechsel,
- mangelnde Hygiene,
- chronische Entzündungen,
- Ehemänner/Dauersexualpartner mit Peniskarzinom,
- Sexualkontakt mit Männern, deren (weitere!) Partnerinnen an einem Zervixkarzinom leiden,
- Zigarettenrauchen.

Morphologie: Als Dysplasie bezeichnet man eine Läsion, bei der das Epithel ganz oder teilweise durch Zellen unterschiedlicher Atypiegrade ersetzt ist (S. 362).
- *Leichte Dysplasie (CIN I):* Hier findet man nur eine leichte Veränderung der Polarität und der basoapikalen Epithelschichtung. Die Zellkerne sind etwas vergrößert und etwas ungleich groß.
- *Mittelschwere Dysplasie (CIN II):* Die Veränderungen liegen zwischen einer leichten und schweren Dysplasie.
- *Schwere Dysplasie (CIN III):* Hier steht die Zellatypie im Vordergrund. Die Epithelschichtung ist weitgehend aufgehoben; lediglich die oberflächlichen Zellen zeigen noch eine gewisse Ausreifung, indem sie in abgeflachter Form die Oberfläche bedecken. Das atypische Plattenepithel kann auch auf der Schiene der Basalmembran in Zervixdrüsen vorwachsend diese verdrängen. Schwere (koilozytäre) Dysplasien sind meist mit einer HPV-Infektion assoziiert, wobei HPV-Subtyp 16 und 18 zur malignen Entartung prädestinieren.
- *Carcinoma in situ (CIN IV):* In diesem Falle zeigt das Epithel alle zellulären Merkmale eines Karzinoms. Eine basoapikale Differenzierung und Polarisierung fehlen. Anstatt horizontal sind die Zellen meist vertikal zur Oberfläche ausgerichtet. Mitosen sind häufig. Die Basalmembran wird nicht durchbrochen (Abb. 15.**27**). Die verstärkte Angiogenese im Stroma ist kolposkopisch und histologisch nachweisbar.

Je nach zytologischem Bild unterscheidet man folgende beide Typen des Carcinoma in situ:
- *Reservezelltyp:* Dieser häufigste histologische Typ leitet sich von den parabasalen Reservezellen des Plattenepithels her und imponiert durch ein monotones Zellbild innerhalb der ganzen Epitheldecke.
- *Plattenepitheltyp:* Dieser Typ ist seltener, im Vergleich zum Reservetyp polymorph, und die einzelnen dysplastischen Epithelien neigen zur Verhornung.

CIN-Zytologie: Die Zytodiagnostik der Cervix uteri ist eine etablierte Methode bei der Krebsvorsorge der Frau und hat wesentlich dazu beigetragen, dass die Inzidenz des invasiven Zervixkarzinoms zurückgegangen ist. Die Beurteilung eines ekto- und endozervikalen Abstrichs (Exfoliativzytologie) erfolgt nach der von Papanicolaou angegebenen Gruppeneinteilung (Gruppen nach Pap I bis V). Die zytologischen Befunde der einzelnen Pap-Gruppen und ihre klinischen Konsequenzen sind in Tab. 15.**1** und Abb. 15.**28** dargestellt.

Klinik: Die Epithelatypien können sich bei mindestens 3-jähriger Nachkontrolle bei 40–60% der Fälle mit Dysplasien und 25% der Fälle mit Carcinoma in situ wieder zurückbilden. Ein Teil der Läsionen bleibt jedoch jahrelang bestehen. Bei 50–70% der Fälle entwickelt sich aus einem Carcinoma in situ ein invasives Karzinom. Demzufolge ist das Carcinoma in situ als *Präkanzerose* einzustufen.
Im Mittel benötigt eine Dysplasie bis zur Entwicklung eines Carcinoma in situ 3–12 Jahre, ein Carcinoma in situ bis zur Entwicklung eines makroinvasiven Karzinoms noch einmal 3–15 Jahre. Die Behandlung der zervikalen Präkanzerosen wird heute bei Frauen, die eine Hysterektomie ablehnen, mit nichtinvasiven Techniken durchgeführt (Kryochirurgie, CO_2-Laser, Elektrokauterisierung, Konisation mit chirurgischem oder elektrischem Messer).

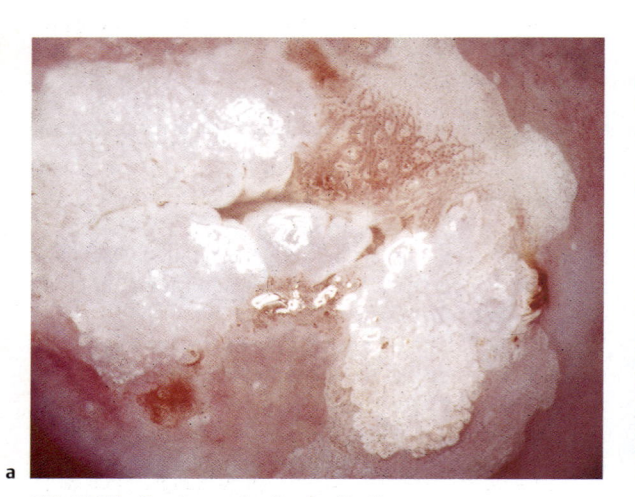

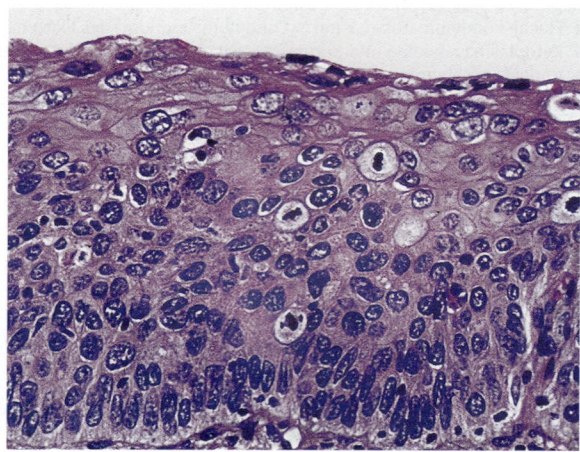

Abb. 15.**27** Carcinoma in situ der Portio:
a Epithelverdickung und Gefäßneubildungen auf der Portio (kolposkopischer Aspekt; Original: Wagner);
b vertikale Schichtung undifferenzierter zytoplasmaarmer Zellen des Plattenepithels (HE, Verg. 1 : 200).

Tabelle 15.1 **Klassifikation zytologischer Befunde des Zervixkarzinoms und seiner Vorstadien** (Auszug aus der Münchner Nomenklatur II)

Gruppe	Zytologischer Befund	Empfehlung
I	Normales, altersentsprechendes Zellbild, einschließlich leichter entzündlicher und degenerativer Veränderungen sowie bakterieller Zytolysen	keine
II	Deutliche entzündliche Veränderungen an Zellen des Platten- und zervikalen Zylinderepithels. Zellen aus Regenerationsepithel, unreife metaplastische Zellen, stärkere degenerative Zellveränderungen, Para- und Hyperkeratosezellen. Normale Endometriumzellen, auch nach der Menopause. Ferner spezielle Zellbilder wie follikuläre Zervizitis, Zellveränderungen bei IUP, Zeichen einer HPV-Infektion ohne wesentliche Kernveränderungen, Zeichen einer HSV- oder CMV-Infektion	ggf. zytologische Kontrolle, Zeitabstand je nach klinischem Befund, eventuell nach vorheriger Entzündungsbehandlung oder Hormongabe
III D	Zellen einer Dysplasie leichten bis mäßigen Grades (Zeichen einer HPV-Infektion in Form einer Koilozytose sollten besonders erwähnt werden)	zytologische Kontrolle in 3 Monaten
IV a	Zellen einer schweren Dysplasie oder eines Carcinoma in situ (Zeichen einer HPV-Infektion sollten besonders erwähnt werden)	histologische Klärung, ausnahmsweise zytologische Kontrollen
IV b	Zellen einer schweren Dysplasie oder eines Carcinoma in situ, Zellen eines invasiven Karzinoms nicht auszuschließen	histologische Klärung
V	Zellen eines malignen Tumors – Zellen eines Plattenepithelkarzinoms (verhornend/nicht-verhornend) – Zellen eines Adenokarzinoms, möglichst mit Hinweis, ob endometrialen, endozervikalen oder extrauterinen Ursprungs – Zellen sonstiger maligner Tumoren	histologische Klärung
III	Unklarer Befund – schwere entzündliche, degenerative oder iatrogene Zellveränderungen, die eine sichere Beurteilung zwischen gut- und bösartig nicht zulassen – auffällige Zellen eines Drüsenepithels, deren Herkunft aus einem Karzinom nicht sicher auszuschließen ist, möglichst mit Hinweis, ob endometrialen, endozervikalen oder extrauterinen Ursprungs	je nach klinischem Befund kurzfristige zytologische Kontrolle oder sofortige histologische Abklärung

CGIN-Läsionen

Pathogenese: An gleicher Stelle wie die häufigeren, plattenepithelialen CIN-Läsionen, in der Grenzzone Plattenepithel – Zylinderepithel des Zervikalkanals finden sich wesentlich seltener auch sog. intraepitheliale Neoplasien, die von den Zervixdrüsen ausgehen. Sie teilen sich ihre Entstehungsgeschichte mit den CIN-Läsionen, werden als zervikoglanduläre intraepitheliale Neoplasien bezeichnet (= CGIN) und wie die CIN-Läsionen eingeteilt.

Therapie: wie bei CIN.

15.6.2
Neoplastische Läsionen

Allgemeine Definition: Gruppe von gut- und bösartigen Tumoren, die von der Cervix uteri ausgehen. Die benignen Tumoren sind außer den Leiomyomen in dieser Region extrem selten. Bei den malignen Tumoren handelt es sich meist um Plattenepithel- und weniger um Adenokarzinome, wohingegen neuroendokrine Karzinome, Rhabdomyosarkome und Non-Hodgkin-Lymphome höchst selten von der Cervix uteri ausgehen. Ebenso selten sind metastatische Tumorabsiedelungen in diesem Bereich.

Sie machen etwa 20% aller Malignome des weiblichen Genitaltraktes aus. Dabei handelt es sich bei etwa 80% um Plattenepithelkarzinome, bei 10% um Adenokarzinome.

Plattenepithelkarzinom

Pathogenese: Dieses Karzinom stellt den häufigsten Genitalkrebs der Frauen unter 50 Jahren dar, ist aber bei Nonnen und bei jüdischen Frauen (bessere Sexualhygiene der Männer wegen Beschneidung) sehr viel seltener. Die Hälfte dieser Zervixkarzinome wird durch HPV-Typ 16 und 18 (sowie 52 und 58) (mit)verursacht, wobei deren E7-Onkoprotein einerseits das RB- und das p53-Tumorsuppressorgen inaktiviert und andererseits mit dem ras-Onkogen kooperiert. Dadurch wird das Zellwachstum enthemmt und beschleunigt (S. 350).

Morphologie: Das plattenepitheliale Zervixkarzinom liegt im Frühstadium nahezu ausschließlich innerhalb der Umwandlungszone Plattenepithel → Zylinderepithel. Dabei können folgende drei Formen des invasiven Wachstums unterschieden werden:
- *Carcinoma in situ mit minimaler Stromainvasion (pT1a1):* Dabei findet man, ausgehend von einem Carcinoma in situ, lediglich Tumorzellgruppen, welche die Basalmembran durchbrechen. Derartige Veränderungen findet man bei höchsten 10% aller Carcinomata in situ.

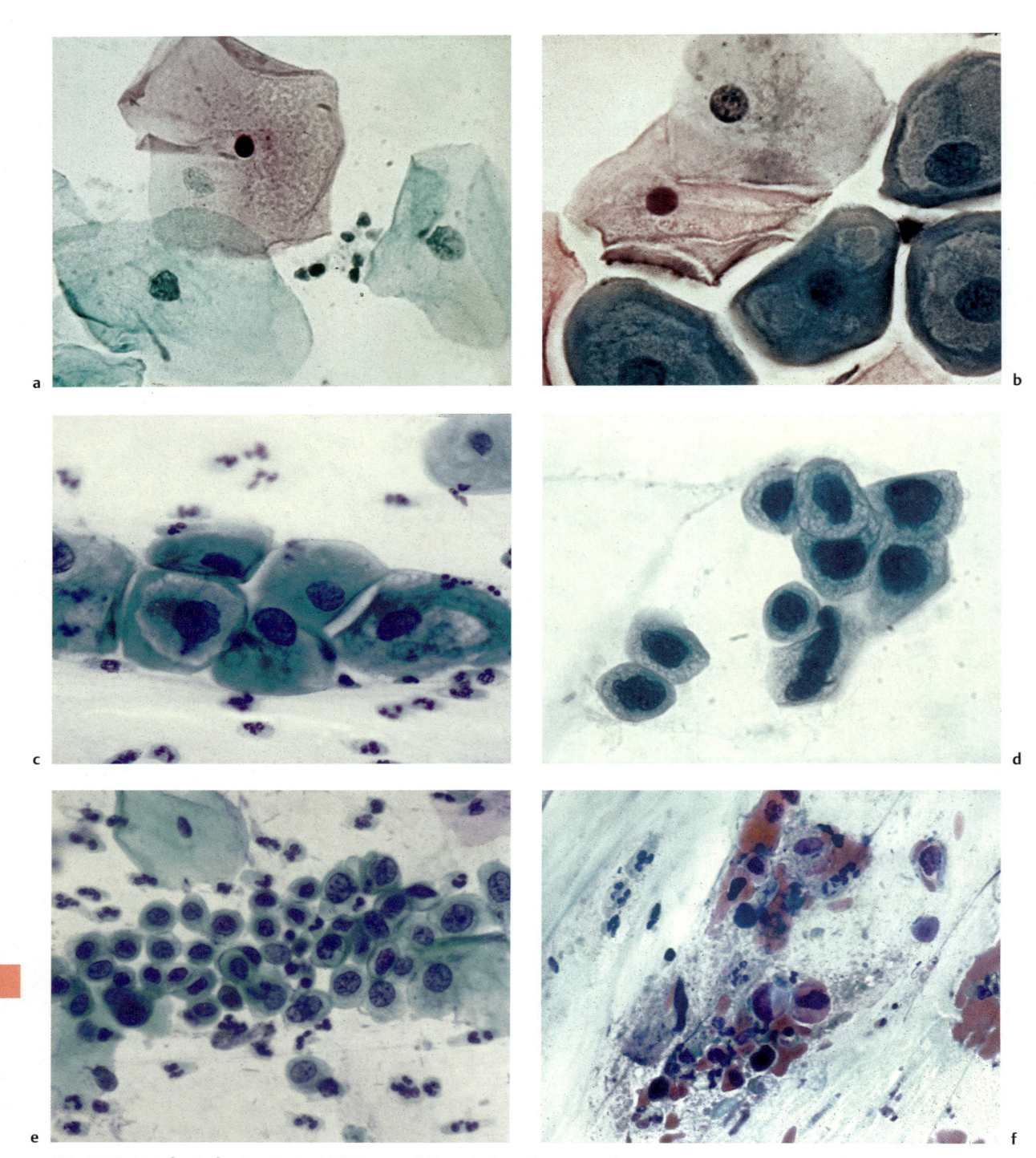

Abb. 15.28 Zytologie der Cervix uteri (Färbung nach Papanicolaou, Vergr. 1 : 400):
a Regelrechtes Zellbild eines ektozervikalen Abstrichs der geschlechtsreifen Frau mit unauffälligen Superfizial- (1) und Intermediärzellen (2): Zytologische Gruppe I;
b Plattenepithelmetaplasie in einem Zervixabstrich: zytologische Gruppe II;
c Zellbild bei leichter koilozytärer (HPV-induzierter) Dysplasie des zervikalen Plattenepithels: zytologische Gruppe IIID (CIN I);
d Zellbild bei schwerer Dysplasie des zervikalen Plattenepithels: zytologische Gruppe IVa (CIN III);
e Zellbild bei Carcinoma in situ des zervikalen Plattenepithels: zytologische Gruppe IVa (CIN III);
f Zellbild bei invasiv wachsendem Plattenepithelkarzinom der Zervix mit atypischen Plattenepithelien und einer tumortypischen Zerfallskomponente: zytologische Gruppe V.

15.6 Cervix uteri

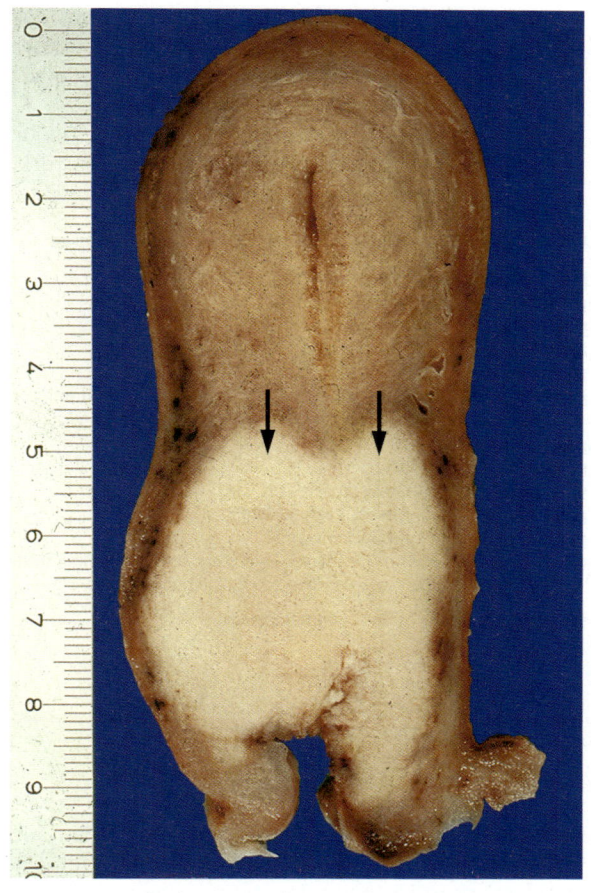

Abb. 15.29 Makrokarzinom der Cervix uteri: Infiltration und Destruktion der Zervix durch ein Plattenepithelkarzinom (pfeilmarkiertes weißes Gewebe).

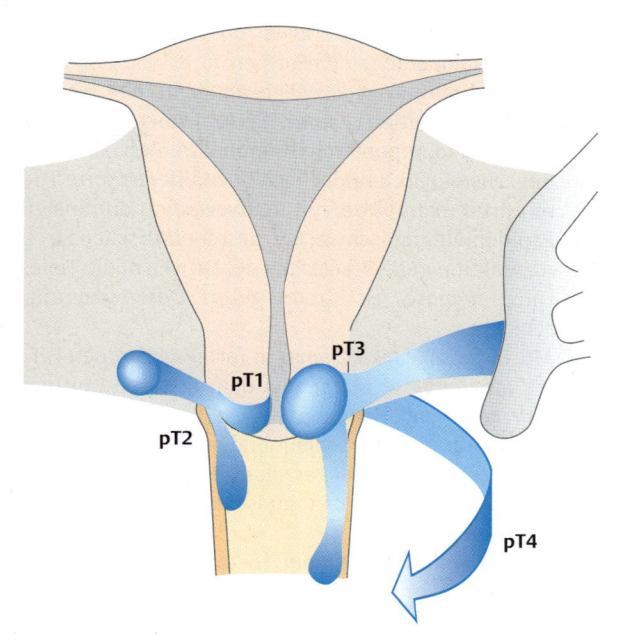

Abb. 15.30 Invasives Zervixkarzinom: Tumorstadien
pT1 (FIGO I) Tumor auf die Zervix beschränkt;
pT2 (FIGO II) Tumorinfiltration der proximalen zwei Drittel der Vagina und/oder des uterusnahen Parametriums;
pT3 (FIGO III) Tumorinfiltration des unteren Drittels der Vagina und/oder bis zur Beckenwand;
pT4 (FIGO IVa) Tumorinfiltration der Schleimhaut von Harnblase oder Rektum und/oder Tumorinfiltration außerhalb des kleinen Beckens.

Therapie: Konisation oder einfache Hysterektomie. Rezidivrate 2%.

- *Mikrokarzinom (pT1 a2):* In diesem Falle dringt der Tumor höchstens 5 mm, von der Basalmembran aus gemessen, ins darunterliegende Stroma ein und dehnt sich an der Oberfläche maximal 7 mm aus.

Therapie: Bei Mikrokarzinomen ohne Gefäßinvasion ist eine Hysterektomie allein ausreichend. Rezidivrate 5%.

- *Makrokarzinom:* Damit bezeichnet man Plattenepithelkarzinome mit bereits klinisch auffälliger Invasivität. Makroskopisch wächst dieses Zervixkarzinom entweder exophytisch-blumenkohlartig oder endophytisch infiltrierend (Abb. 15.29) oder ulzerierend. Histologisch kommt der Tumor in einer a) verhornenden Variante (häufig), b) großzelligen nichtverhornenden Variante (selten) und c) kleinzelligen nichtverhornenden Variante (Rarität) vor. Letztere verhält sich besonders aggressiv.

Metastasierung der plattenepithelialen Zervixkarzinome: Sie breiten sich mit Vorliebe kontinuierlich auf die Nachbarorgane aus und setzen in vielen Fällen frühzeitig Lymphknotenmetastasen. Hämatogene Metastasen vom Kavatyp treten erst spät auf (Abb. 15.30).

Therapie der plattenepithelialen Zervixkarzinome: Neben der Radikaloperation kann durch Hochvoltbestrahlung die gleiche Heilungsrate erreicht werden. Dabei muss berücksichtigt werden, dass ein Großteil der Patientinnen bei der Diagnosestellung jung ist (30% unter 45 Jahre) und eine gute Prognose hat (5-Jahres-Heilung 70%). Bei solch langen Überlebenszeiten macht sich einerseits die Strahlenwirkung am Bindegewebe (Urozystitis, Proktitis, Retroperitonealfibrose) und andererseits die Möglichkeit einer strahlenbedingten Tumorinduktion bemerkbar.

Adenokarzinom

Dieses Karzinom macht 15% aller Zervixmalignome aus.

Pathogenese: Es kann eine langjährige Einnahme gestagenhaltiger Hormonpräparate zugrunde liegen. Diese machen das endozervikale Drüsenepithel für HPV-Viren (Typ 16, 18) empfänglicher. Überdies teilen sich die zervikalen Adenokarzinome mit den Endometriumkarzinomen folgendes Risikoquartett: Infertilität, Adipositas, Diabetes mellitus und Hypertonie.

Morphologie: Die zervikalen Adenokarzinome unterscheiden sich von ihren histologischen Gegenstücken im

Endometrium durch die Expression von CEA (S. 359). Man unterscheidet folgende Formen:
- *Minimal abweichende Adenokarzinome:* Sie weisen eine Assoziation zum Peutz-Jeghers-Syndrom (S. 721) und imponieren als granuläre Zervixaufrauung. Histologisch finden sich hochdifferenzierte Tumordrüsenkomplexe mit teilweise intraluminaler Papillenbildung, schwacher desmoplastischer Stromareaktion und Verlagerung der Drüsen in die Tiefe. Die Prognose ist trotz guter Differenzierung schlecht.
- *Muzinöses Adenokarzinom:* In fortgeschrittenen Fällen als polypöse Masse aus dem äußeren Muttermund quellend. Histologisch bestehen sie aus gewucherten atypischen, schleimbildenden Drüsen.
- *Endometrioides Adenokarzinom:* Histologie wie Endometriumkarzinom. Prognose von allen Zervixkarzinomen am besten.
- *Adenosquamöses Karzinom:* Histologie wie beim Endometriumkarzinom. Setzt früher pelvine Lymphknotenmetastasen als reine Adenokarzinome. Schlechte Prognose.
- *Klarzelliges Karzinom:* Pathogenetisch besteht Zusammenhang mit Diethylstilböstroltherapie in utero. Histologisch wie beim entsprechenden Endometriumkarzinomtyp. Schlechte Prognose.
- *Serös-papilläres Adenokarzinom:* Aggressiver Tumor mit gleicher Histologie wie das ovarielle Gegenstück. Hohe Serumspiegel von CA-125. Schlechte Prognose.

Pathologische TNM-Klassifikation der Cervix-uteri-Tumoren:

pT1	Tumor auf Uterus begrenzt:
pT1a	Diagnose durch Histologie;
pT1a1	Invasionstiefe ≤ 3 mm, -breite ≤ 7 mm;
pT1a2	Invasionstiefe: ≤ 5 mm, -breite: ≤ 7 mm;
pT1b	Tumor > T1a2.
pT2	Tumorausbreitung jenseits des Uterus (Beckenwand unteres Vaginaldrittel tumorfrei):
pT2a	Parametrien frei;
pT2b	Parametrien infiltriert.
pT3	Tumorausdehnung jenseits T2:
pT3a	Tumorbefall unteres Vaginadrittel;
pT3b	Tumorbefall der Beckenwand.
pT4	Tumorbefall von Harnblasen- oder Rektumschleimhaut und/oder Überschreiten der Grenze des kleinen Beckens.
pN1	Regionäre Lymphknotenmetastasen.

15.7 Scheide

Die Vagina (= Scheide) entsteht durch Verschmelzung der Müller-Gänge und des Sinus urogenitalis zu einer anfänglich soliden, später ausgehöhlten Vaginalplatte. Störungen dieses Prozesses führen zu **ontogenetischen Läsionen** in Form einer fehlenden oder fehlerhaften vaginalen Durchgängigkeit. Veränderungen im Aufbau des hormonsensiblen Plattenepithels wirken sich auch auf die vaginale Flora aus und rufen **entzündliche Läsionen** in Form von Kolpitiden hervor. Treten dabei örtlich überschießende granulierende Entzündungsreaktionen auf, so können sie als **tumorartige Läsionen** imponieren. Die **neoplastischen Läsionen** der Vagina gehen meist vom auskleidenden Plattenepithel aus. Ihnen gehen ähnlich wie im Vulva- und Zervixbereich meist **präkanzeröse Läsionen** voraus. Selten können Vaginaltumoren sich auch von Resten des Müller- und des Urnierenganges ableiten, was einmal mehr zeigt, dass ontogenetische und neoplastische Läsionen sich überschneiden können.

15.7.1 Ontogenetische Läsionen

Orthologie: Die Vagina (= Scheide) entsteht durch Verschmelzung der entodermalen Müller-Gänge und des mesodermalen Sinus urogenitalis. Das blinde Ende der medial fusionierten Müller-Gänge wächst als solide Gewebeplatte (Vaginalplatte) gegen den Sinus urogenitalis vor. Durch Aushöhlung dieser Bindegewebeplatte entsteht die Vagina. Das Vaginallumen bleibt zunächst von der Lichtung des Sinus urogenitalis durch eine dünne Bindegewebeplatte (Hymen) getrennt. Die ursprünglich parallel zu den Müller-Gängen verlaufenden Wolff-Gänge bilden sich beim weiblichen Geschlecht wieder zurück.

Hymenalatresie: Infolge fehlenden Durchbruchs des Müller-Hügels.

Aplasia vaginae: Infolge Agenesie der Vaginalplatte. Der Uterus ist, wenn überhaupt vorhanden, rudimentär.

Mayer-v.-Rokitansky-Küster-Hauser-Syndrom: Es liegt eine Kombination von Fehlbildungen der Niere (Agenesie, Beckenniere), Uterus (Aplasie) und Vagina (Aplasie) vor.

Atresia vaginae: Infolge ausgebliebener Aushöhlung der Vaginalplatte.

Vagina septa: Infolge ausgebliebener Resorption des zentralen Vaginalplattenanteils wird die Vagina durch ein sagittales Bindegewebsseptum unterteilt. Diese Hemmungsfehlbildung wird bei Mädchen beobachtet, deren Mütter im ersten Drittel der Schwangerschaft mit Diethylstilböstrol zur Abortprophylaxe behandelt worden sind. Damit vergesellschaftet sind auch eine Adenosis vaginae sowie hellzellige Adenokarzinome der Vagina (bei 7- bis 28-Jährigen).

Vagina duplex: Infolge Fusionsstörung der Müller-Gänge kommt es zur Doppelfehlbildung von Vagina, Uterus und oft auch Urethra (vgl. Abb. 15.**12 g – i**).

15.7.2
Entzündliche Läsionen

Allgemeine Pathogenese: Jede Störung des vaginalen pH-Wertes begünstigt die Besiedelung der Vagina mit pathogenen Keimen. Dementsprechend findet man bei Mädchen vor der Pubertät und bei Frauen nach der Menopause häufig eine Vaginalentzündung (= Kolpitis). In beiden Fällen ist der pH-Wert neutral; zum einen, weil die östrogeninduzierte Plattenepithelproliferation noch nicht, zum anderen, weil sie nicht mehr vorhanden ist.

Trichomonadenkolpitis

Pathogenese: Diese häufige Vaginalentzündung wird durch das Protozoon Trichomonas vaginalis hervorgerufen und durch Geschlechtsverkehr übertragen.

Morphologie: Das histologische Bild der akuten oder chronischen Entzündung ist unspezifisch. Erosionen, Ulzera oder Pseudomembranen kommen vor. Im zytologischen Abstrich können durch die Entzündung präkanzeröse Epithelatypien vorgetäuscht werden. In der symptomlosen Latenzphase lassen sich Erreger im Zervix- oder Urethraabstrich nachweisen (vgl. Abb. 15.**31 h**) (S. 269).

+ Klinik: Trichomonadenkolpitis wird in der späten Sekretionsphase des Menstruationszyklus oder während der Schwangerschaft symptomatisch. Man findet eine akute Kolpitis mit gelblich-schaumigem, übelriechendem Fluor, später auch eine Vulvitis mit Juckreiz.

Gardnerellakolpitis

Pathogenese: Diese unspezifische Kolpitis ist häufig und wird durch Haemophilus vaginalis (Gardnerella vaginalis) hervorgerufen. Die Infektion erfolgt durch Geschlechtsverkehr.

Morphologie: Der Erreger ist als kurzes, gramnegatives Stäbchen im Vaginalsekret innerhalb der Plattenepithelien nachweisbar. Da der Erreger nur die oberflächlichen Plattenepithelzellen befällt, kommt es nicht zu einer Entzündung des Schleimhautstromas.

+ Klinik: Unangenehm riechender Fluor sowie Juckreiz und Brennen der Vagina.

Soorkolpitis

Pathogenese: S. 264.

15.7.3
Tumorartige Läsionen

Adenosis vaginae

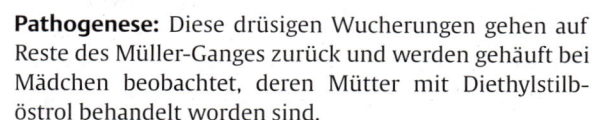

Pathogenese: Diese drüsigen Wucherungen gehen auf Reste des Müller-Ganges zurück und werden gehäuft bei Mädchen beobachtet, deren Mütter mit Diethylstilböstrol behandelt worden sind.

Morphologie: Histologisch handelt es sich um gewucherte Drüsen, die von einem Epithel ausgekleidet werden, wie es im Zervix-Korpus-Bereich oder in der Tube vorkommt. Das Epithel kann auch auf die Vaginaloberfläche hinauswachsen. Diese Bezirke sind dann jodnegativ.

+ Metastasierung: Eine maligne Entartung kommt zwar vor, ist aber selten.

Retentionszysten

Sie gehen entweder von traumatisch verlagertem Plattenepithel, von Resten des Müller- oder Gartner-Gangs oder von Endometrioseherden aus.

Fornixgranulation

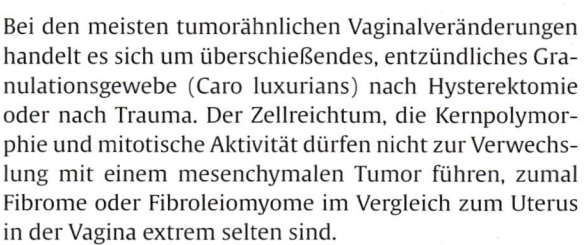

Bei den meisten tumorähnlichen Vaginalveränderungen handelt es sich um überschießendes, entzündliches Granulationsgewebe (Caro luxurians) nach Hysterektomie oder nach Trauma. Der Zellreichtum, die Kernpolymorphie und mitotische Aktivität dürfen nicht zur Verwechslung mit einem mesenchymalen Tumor führen, zumal Fibrome oder Fibroleiomyome im Vergleich zum Uterus in der Vagina extrem selten sind.

15.7.4
Präkanzeröse Läsionen

Die vaginalen Präkanzerosen entsprechen histologisch denjenigen an der Vulva und Portio (S. 888).

15.7.5
Neoplastische Läsionen

Plattenepithelkarzinom

Das primäre Vaginalkarzinom ist selten und macht nur etwa 1 % aller bösartigen Geschwülste des weiblichen Genitaltraktes aus. Zu 95 % handelt es sich um Plattenepithelkarzinome. Das mittlere Erkrankungsalter liegt bei 60 Jahren.

Pathogenese: Als Risikofaktoren werden mechanische Reize wie Pessar, Prolaps, Hysterektomie und chronisch entzündliche Reize angenommen. Hinzu kommen bei etwa 20 % der Patientinnen HPV-Typ-16-Infektionen. Der Tumor entsteht gelegentlich multizentrisch. In etwa 25 % der Fälle ist ein Portiokarzinom vorausgegangen.

Morphologie: Das Vaginalkarzinom wächst wie das Vulvakarzinom entweder papillär-exophytisch oder ulzerierend-endophytisch und imponiert histologisch als Plattenepithelkarzinom mit unterschiedlichem Ausreifungsgrad.

+ Metastasierung: Der Tumor dehnt sich kontinuierlich auf das umliegende Bindegewebe und auf die umliegenden Organe aus, metastasiert lymphogen in die regionalen Lymphknoten, aber selten hämatogen in die Lunge.

+ Klinik: Blutabgang, Fluor, Symptome durch lokale Tumorkomplikationen.

Adenokarzinom

Pathogenese: Ursächlich kommt vor allem eine Behandlung der Mutter während der Gravidität mit Diethylstilböstrol in Betracht. Das Adenokarzinom geht dabei von einer Adenosis vaginae aus und manifestiert sich vor allem zwischen dem 10. und 20. Lebensjahr.

Morphologie: Die polypösen Wucherungen im oberen Vaginaldrittel bestehen histologisch aus einem hellzelligen Adenokarzinom, wie es auch in Zervix, Endometrium und Ovar vorkommt.

Sarcoma botryoides

Definition: Bei diesem seltenen Vaginalsarkom handelt es sich um eine Sonderform des embryonalen Rhabdomyosarkoms (S. 1130), das vermutlich von embryonal verlagerten Zellen der Urnierenanlage ausgeht.

Der Tumor kommt meist bei Mädchen unter 5 Jahren vor.

Morphologie: Der Tumor imponiert makroskopisch als traubenförmig polypös gewuchertes Gewebe, meist gallertiger Konsistenz, das die ganze Vagina ausfüllen kann. Histologisch sind die fibroblastenähnlichen Tumorzellen unterhalb des Schleimhautepithels verdichtet (Kambium) und liegen in einer myxoiden Grundsubstanz. Ultrastrukturell lassen sich in den Zellen primitive Sarkomeren darstellen (vgl. Abb. 20.11, S. 1131). Immunhistochemie: Desminexpression.

+ Metastasierung: Der Tumor metastasiert frühzeitig lymphogen und hämatogen, er hat eine sehr schlechte Prognose.

Pathologische TNM-Klassifikation der Vaginaltumoren:
- **pT1** Tumor auf Vagina begrenzt;
- **pT2** Tumorausbreitung auf Paravaginalgewebe (ohne Beckenwand);
- **pT3** Tumorausdehnung auf Beckenwand;
- **pT4** Tumorinfiltration von Harnblasen-, Rektummukosa, jenseits des kleinen Beckens.
- **pN1** Metastasierung in die Beckenlymphknoten.

Metastasen

Metastasen werden in der Vagina doppelt so häufig angetroffen wie primäre Karzinome. Dabei handelt es sich zu 50% um primäre Zervixkarzinome, zu 15% um primäre Endometrium- und zu 10% um primäre Nierenzellkarzinome.

15.8 Äußeres Genitale

Das äußere Genitale der Frau (= Vulva) leitet sich vom Ektoderm ab. **Ontogenetische Läsionen** in Form von Hemmungsmissbildungen kommen hier nicht vor. Die seltenen Fehlbildungen der Vulva treten meist im Rahmen von anorektalen oder urogenitalen Fehlbildungssyndromen auf. Entwicklungsstörungen wie Klitorishypertrophie, Labienverschmelzung und Vulvahypoplasie gehen entweder auf mütterliche oder exogene Androgene oder auf eine abnorme endogene Androgensynthese zurück. Da die Vulva in dem mit unverhorntem Plattenepithel ausgekleideten Abschnitt durch Vaginalsekret permanent feucht gehalten, aber nicht wie die Mundhöhle durch Speichel gespült wird, stellt sie ein geeignetes Terrain für die Entstehung **entzündlicher Läsionen** (= Vulvitis) dar. Wegen ihrer besonderen Exposition beim Geschlechtsverkehr ist sie ein Hauptmanifestationsort von Geschlechtskrankheiten. Ihre topographische Nähe zum After erklärt, weshalb sie auch bei einer oralen Soormykose (Transport der Keime durch Verschlucken) beteiligt ist. Viele genitale Soorfälle sind überdies mit einer temporär insuffizienten Ovarialfunktion assoziiert. Unter den **tumorartigen Läsionen** sind wie beim Penis die spitzen Kondylome hervorzuheben. Diejenigen Vulvaerkrankungen, die sich ganz auf das vulväre Plattenepithel konzentrieren, werden – wie der Lichen sclerosus – in nichtneoplastische Epithelläsionen, in vulväre intraepitheliale Neoplasien (VIN) und in gemischte Epithelläsionen untergliedert. Die verschiedenen VIN-Stadien gehören zur Gruppe der **präkanzerösen Läsionen** und gehen ohne ärztliche Intervention gehäuft in invasive Vulvakarzinome über. Die **neoplastischen Läsionen** der Vulvaregion können aber auch von den Drüsen dieser Region ausgehen.

15.8.1
Entzündliche Läsionen

Die ständig feucht gehaltene Vulvaregion ist bei mangelhafter Hygiene ein günstiges Milieu für die Entstehung von Infekten. Außerdem können unsachgemäße Kleidung (enge Jeans), übermäßiger Gebrauch von Desinfektionsmitteln, Seifen und Intimsprays auf mechanisch-chemischem Wege zu Entzündungen der Vulva (= Vulvitis) führen.

Vulvavestibulitis

Neben den mikrobiell ausgelösten Vulvitiden gibt es gar nicht selten eine sog. Vulvavestibulitis, bei der keine Erreger, wohl aber eine lymphozytäre Entzündungsreaktion, verbunden mit einer schmerzhaften Überempfindlichkeit des Vestibulum vaginae, beobachtet wird, was eine Dyspareunie zur Folge hat.

Ulcus molle

Definition: Beim Ulcus molle (= weicher Schanker) handelt es sich um eine akute, fast ausschließlich durch Geschlechtsverkehr übertragene bakterielle ulzeröse Vulvitis, die durch Haemophilus ducreyi hervorgerufen wird. Die Erkrankung ist in Mitteleuropa selten (Tab. 5.15, S. 251).

Morphologie: Makroskopisch findet man zackig begrenzte Ulzera von 1–2 mm Durchmesser, die später zu größeren Gewebedefekten konfluieren. Die umgebende Vulva ist geschwollen, aber nicht verhärtet. Histologisch unterminiert das Ulkus die Haut oder Schleimhaut und wird durch ein Granulationsgewebe demarkiert, das später vernarbt.

+ Klinik: Die Erkrankung ist schmerzhaft. Regionaler Lymphknotenbefall bei 30% der Fälle. Züchtung der Keime aus dem Ulkusabstrich ist schwierig.

Lymphogranuloma venereum

Definition: Dies ist eine durch Geschlechtsverkehr übertragene granulomatöse Vulvitis, die durch Chlamydien (S. 255) hervorgerufen wird und klinisch vor allem wegen der regionalen Lymphadenitis auffällt.

Morphologie: Makroskopisch besteht die Primärläsion in einem schmerzlosen, kleinen Ulkus der Vulva, das nach einigen Tagen abheilt. Nach wenigen Tagen bis Wochen tritt eine massive regionäre Lymphadenitis der inguinalen und parailiakalen Lymphknoten auf. Die Lymphknoten schmelzen ein, so dass es mit der Zeit zu Haut- oder Darmfisteln kommt. Histologisch findet man das typische Bild einer retikulozytär abszedierenden Lymphadenitis mit Granulomen vom Pseudotuberkulosetyp (Abb. 5.57, S. 231).
Narbenstadium: Nach mehreren Jahren entwickeln sich Strikturen der befallenen Hohlorgane und, als Folge der Lymphabflussstörung, eine Elephantiasis der Anogenitalregion (S. 418).

+ Klinik: Die Inkubationszeit beträgt wenige Wochen. Erregernachweis im aspirierten Eiter, durch Intrakutantest nach Frei und Komplementbindungsreaktion.

Granuloma inguinale

Definition: Dies ist eine durch Geschlechtsverkehr übertragbare, chronisch ulzeröse Infektionskrankheit, die vor allem Haut und Lymphgefäße des Anogenitalbereiches befällt und durch Calymmatobacterium granulomatis hervorgerufen wird.

Morphologie: Makroskopisch entwickelt sich aus einer Papel ein Ulkus im Vulvabereich, welches im Verlaufe von Jahren auf die Haut, Anus, Leisten und Unterbauch übergreifen kann. Eine wesentliche Lymphadenitis besteht nicht. Histologisch findet man im Bereich des Ulkusgrundes ein unspezifisches Granulationsgewebe mit unscharf begrenzten mischzelligen Granulomen mit großen Histiozyten (Abb. 15.31c). Diese enthalten in zahlreichen Vakuolen die Erreger (= Donovan-Körperchen). Im Randbereich der Geschwüre findet man eine pseudokarzinomatöse Proliferation des Plattenepithels.

Vulvitis luica

Definition und Pathogenese: S. 253.

Luischer Primäraffekt: Makroskopisch entwickelt sich nach einer Inkubationszeit von 3–4 Wochen eine derbe Papel, die in ein derbes Geschwür mit scharfem Rand (Abb. 15.32a) übergeht (Ulcus durum) und nach 4–6 Wochen spontan abheilt. Multiple Herde sind im weiblichen Genitale durch Abklatscheffekt häufiger als beim Mann. Eine regionäre Lymphadenitis tritt 3–4 Tage nach dem Primäraffekt auf.
Histologisch besteht die Papel aus einem kapillarreichen Bindegewebe mit fibrinoiden Nekrosen, das zunächst von neutrophilen Granulozyten, später von Lymphozyten und Plasmazellen durchsetzt wird. Die Gefäße in diesem Bereich zeigen eine Endarteriitis (S. 436) mit entsprechender lokaler Durchblutungsstörung.

Luische Sekundärläsion: Makroskopisch kann im Rahmen der hämatogenen Streuung etwa 2–5 Monate nach der Primärinfektion das generalisierte makulopapulöse Exanthem auch an der Vulva beobachtet werden, wo es infolge lokaler Besonderheiten zur Entstehung des Condyloma latum kommt. Dabei handelt es sich um breite, erodierte Papeln, die histologisch neben dem Granulationsgewebe noch eine massive Plattenepithelhyperplasie aufweisen.

Luische Tertiärläsion: Makroskopisch werden an der Vulva bei der tertiären Syphilis (etwa 5–30 Jahre nach Primärinfektion) selten Gummata (S. 229) getroffen. Die knotigen Infiltrate sind im Zentrum nekrotisch und kön-

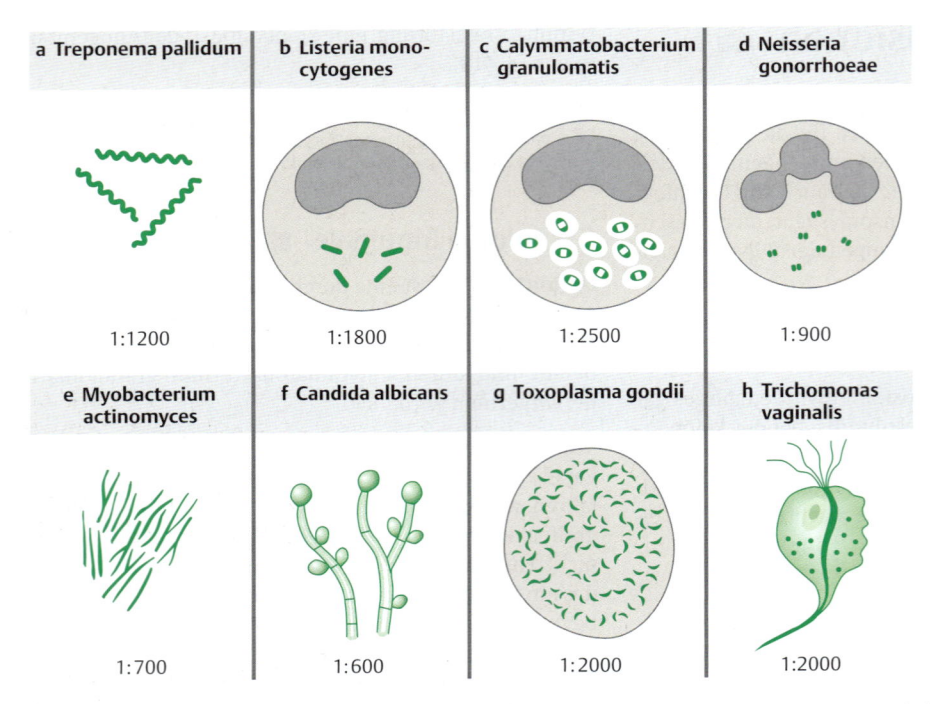

a Treponema pallidum	b Listeria monocytogenes	c Calymmatobacterium granulomatis	d Neisseria gonorrhoeae
1:1200	1:1800	1:2500	1:900
e Myobacterium actinomyces	f Candida albicans	g Toxoplasma gondii	h Trichomonas vaginalis
1:700	1:600	1:2000	1:2000

Abb. 15.**31** **Erreger gynäkologischer Infektionen** (schematische Darstellung mit Vergrößerungsangabe):
a Lues: korkenzieherartige gewundene Spirochäten;
b Listeriose: kurze plumpe Stäbchen im Zytoplasma von Histiozyten;
c Granuloma inguinale: kurze plumpe Stäbchen mit verdichteten Enden im Zytoplasma von Histiozyten (= Donovan-Körperchen);
d Gonorrhoe: Diplokokken im Zytoplasma von neutrophilen Granulozyten;
e Aktinomykose: fadenförmige myzelähnlich angeordnete Bakterien;
f Soor: Pseudomyzel aus septierten Pseudohyphen ohne echte Verzweigungen mit Sporen am Ende der Hyphen oder im Bereich der Septen;
g Toxoplasmose: halbmond- oder sichelförmige Bradyzoiten in einer Zyste;
h Trichomoniasis: Protozoon mit mehreren Geißeln und undulierender Zellmembran.

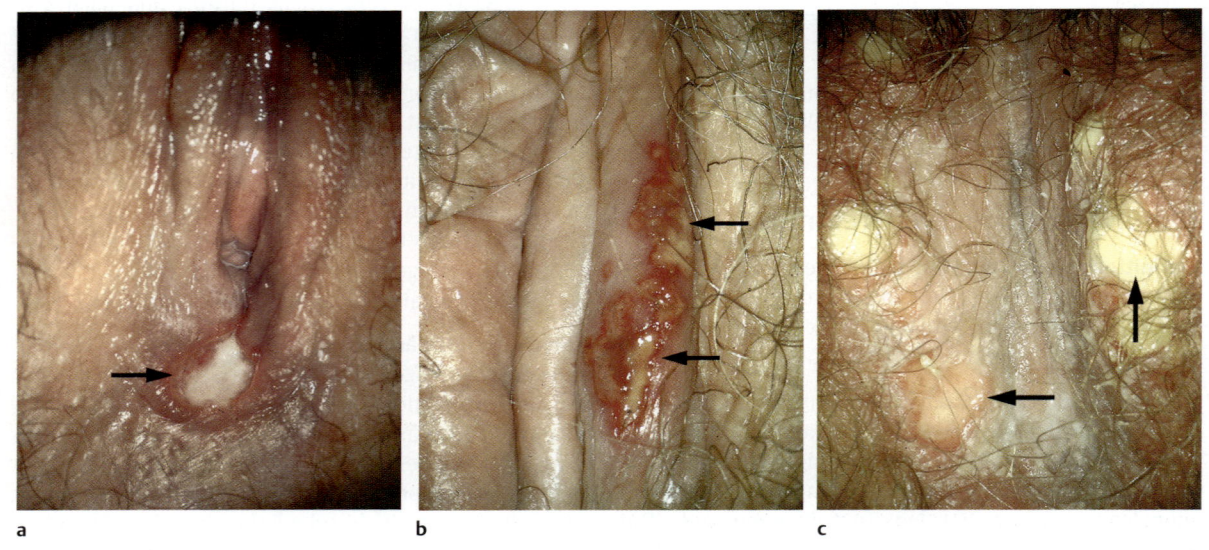

Abb. 15.**32** **Vulvitis-Formen:**
a Luischer Primäraffekt (Ulcus durum);
b Vulvitis herpetica;
c Morbus Behçet der Vulva.

nen durch Ulzeration eine ausgedehnte Gewebezerstörung herbeiführen. Histologisch findet man am Rande der Nekrose Granulome vom Tuberkulosetyp (Abb. 5.**54**, S. 228). Die Treponemen (vgl. Abb. 15.**31a**) sind in allen drei Stadien durch Versilberung histologisch nachweisbar.

Herpesvulvitis

Definition und Pathogenese: Dies ist eine durch Herpes hominis Typ II (selten Typ I) ausgelöste Vulvaentzündung (= Vulvitis herpetica), die nach einer Inkubationszeit von 2–5 Tagen zur Bildung intraepidermaler oder subepidermaler Blasen führt (S. 237). Die Vulvitis herpetica ist häufiger als die bisher erwähnten venerischen Vulvainfektionen.

Morphologie: Am Rande der intra- oder subepidermalen Blase (Abb. 15.**32b**) zeigt das Plattenepithel Milchglaskerne und/oder charakteristische intranukleäre Einschlusskörperchen sowie epitheliale, mehrkernige Riesenzellen. Solche Zellen sind auch im zytologischen Abstrich nachweisbar. Bei Ulzerationen sind die charakteristischen Epithelveränderungen weniger leicht zu finden.

Klinik: Die Ulzera sind sehr schmerzhaft. Vagina oder Portio sind häufig mitbefallen. Differenzialdiagnostisch sollte der gar nicht so seltene Morbus Behçet (S. 653) in Betracht gezogen werden, der mit Corticoiden behandelt werden kann (Abb. 15.**32c**).

Soorvulvitis

Diese durch verschiedene Candidaarten ausgelöste Vulvainfektion wird bei etwa 20 % eines unausgewählten gynäkologischen Krankengutes beobachtet.

Pathogenese: S. 264.

Morphologie: Auf der geröteten und geschwollenen Vulva finden sich grauweiße bis gelbliche Beläge, in denen man histologisch und zytologisch die Pilze nachweisen kann (vgl. Abb. 15.**31f**).

Klinik: Starker Juckreiz; Vagina meist mitbefallen.

Unspezifische Bartholinitis

Die vulvovaginal gelegenen Bartholin-Drüsen können bakteriell infiziert werden. Die häufigsten Erreger sind dabei Neisseria gonorrhoeae, gelegentlich auch Staphylokokken. Im Rahmen der chronisch vernarbenden Entzündung kommt es zu Verschluss des Ausführungsganges und entsprechendem Sekretstau, der als Zyste imponiert und klinisch tumorverdächtig erscheint.

15.8.2
Tumorartige Läsionen

Condyloma acuminatum

Siehe S. 242.

Molluscum contagiosum

Siehe S. 237, Abb. 5.**61**.

Endometriose

Pathogenese (S. 879): Die Vulva ist eine seltene Lokalisation der Endometriose, die sich in Operationsnarben entwickeln kann.

Morphologie: Tyisch sind zystische Veränderungen des Endometriums in den Endometrioseherden. Die rezidivierenden Blutungen führen zu starker Fibrose.

Vulvazysten

Retentionszysten: Sie können im Rahmen einer chronischen Entzündung von Bartholin-Drüsen (Bartholin-Zyste), Vestibulardrüsen oder Hautanhangsdrüsen ausgehen und zu einer tumorartigen Vergrößerung der befallenen Drüsen führen.

Traumatische Epithelzysten: Diese sind meist von Plattenepithel ausgekleidet.

Dysontogenetische Zysten: Sie leiten sich vom Sinus urogenitalis ab und enthalten ein schleimbildendes Zylinderepithel.

Dysontogenetische Zysten

Es handelt sich um Zysten des Gartner-Gangs oder des Wolff-Gangs. In diesen Fällen wird das auskleidende kubische Epithel von glatter Muskulatur umgeben.

15.8.3
Präkanzeröse Läsionen

Einer internationalen Nomenklaturempfehlung zufolge werden die (nichtinfektiösen) Erkrankungen des vulvären Plattenepithels eingeteilt in:
- nichtneoplastische Epithelläsionen,
- vulväre intraepitheliale Neoplasien,
- gemischte Epithelläsionen.

15.8.3.1
Nichtneoplastische Epithelläsionen

Lichen sclerosus

Syn.: Lichen sclerosus et atrophicus, Kraurosis

Definition: Diese Läsion ist eine chronisch entzündliche Vulvaveränderung, die nur selten in ein Vulvakarzinom übergeht, aber in 50% der Fälle mit ihm vergesellschaftet ist.

Betroffen sind vor allem Frauen nach der Menopause, selten auch Kinder.

Pathogenese: Sie ist beim Lichen sclerosus noch ungeklärt. Endokrine Faktoren wie Östrogenmangel und ungenügendes Ansprechen auf Androgene werden diskutiert.

Morphologie: Betroffen ist die Vulva einschließlich der großen und kleinen Schamlippen, gelegentlich auch das Perineum und die Perianalregion. Dabei ist die Haut weißlich, pergamentartig atrophisch und der Introitus vaginae eingeengt. Histologisch ist das Plattenepithel der Vulva unter Verlust der Retezapfen verschmälert, das subepitheliale Stroma hyalinisiert und bandartig lymphozytär infiltriert (Abb. 15.33). Übergänge zu hypertrophischen Epithelläsionen sind häufig. Zusätzlich können präkanzeröse Epithelatypien auftreten.

Klinik: Grau-weißliche Labienhaut. Juckreiz. Infektionsneigung. Sie entsteht häufig multizentrisch; dementsprechend hoch ist ihre Rezidivquote nach lokaler Behandlung.

Plattenepithelhyperplasie

Definition und Pathogenese: Meist liegt eine chronische Irritation auf dem Boden einer Neurodermitis zugrunde. Spezifische Läsionen oder vulväre Dermatosen werden nicht dazu gezählt.

Der größte Teil der Patientinnen ist prämenopausal.

Morphologie: Die Läsion besteht in einer plattenartigen weißlichen Epithelverdickung im Bereich der großen Labien oder Mons pubis. Histologisch geht sie mit einer Hyperplasie (Akanthose, Papillomatose) sowie zum Teil mit einer parakeratotischen Verhornung des Vulvaplattenepithels (= Leukoplakie) einher. Das subepitheliale Stroma ist nur gering ödematös aufgelockert und unterschiedlich dicht durch Lymphozyten infiltriert. Ohne gleichzeitige Epithelatypie ist das Entartungsrisiko minimal.

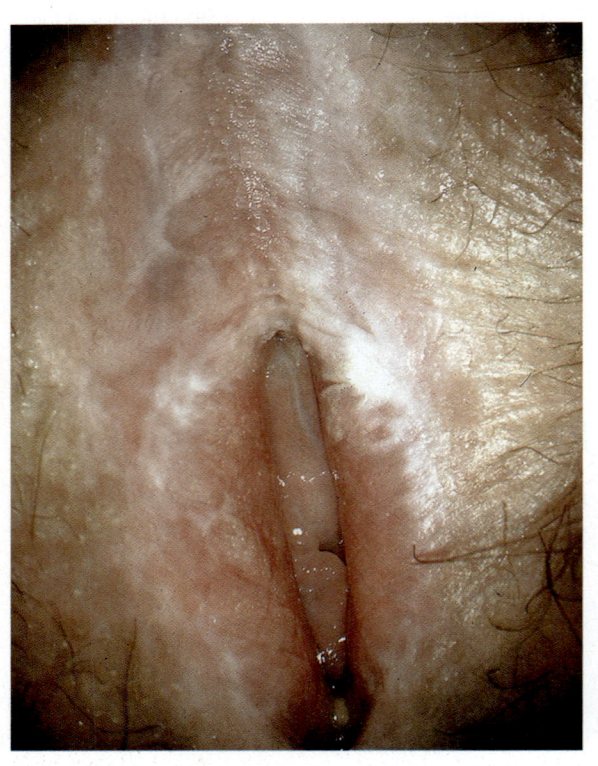

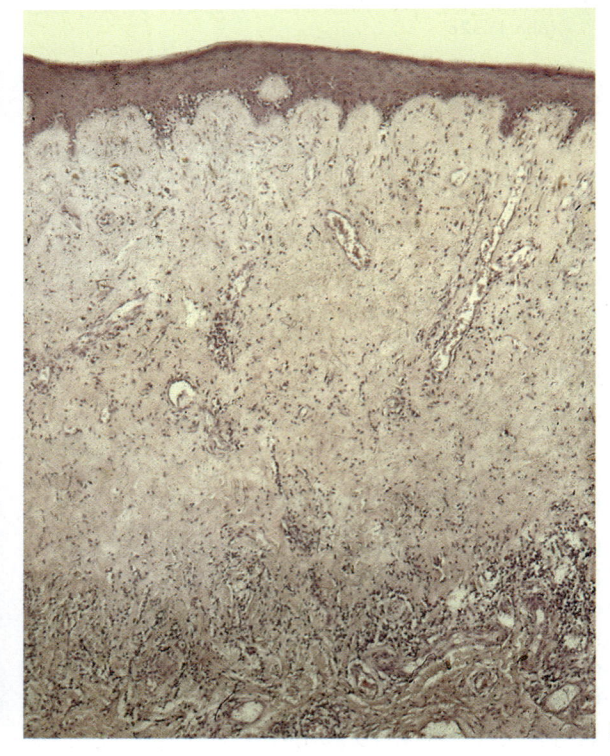

Abb. 15.**33** **Lichen sclerosus vulvae:**
a Weißliche, pergamentartig atrophische Labienschleimhaut;
b Lichen sclerosus mit Hyalin-sklerosierter Dermis und bandförmigem Lymphozyteninfiltrat (HE, Vergr. 1 : 75).

15.8.3.2
Vulväre intraepitheliale Neoplasien

Definition: Unter diesem Begriff (= VIN) werden alle präkanzerösen Läsionen des Vulvaepithels von der leichten Dysplasie bis zum Carcinoma in situ zusammengefasst.

Mittleres Erkrankungsalter: 35 Jahre.

Pathogenese: HPV-Assoziation zu 75%. Die Läsion kann in normaler, hyperplastischer, kondylomatöser und in lichenifizierter Vulvahaut auftreten und ist meist multifokal.

Morphologie: Die VIN-Läsionen werden ähnlich wie die CIN-Läsionen graduiert. Sie treten in folgenden histologischen Mustern auf, die gelegentlich auch kombiniert sein können:
- *Reservezelltyp* (= basaloid VIN), ausgehend und geprägt von der Wucherung der parabasalen Epithelzellen in die oberen Epithelschichten.
- *Bowenoider Typ* (= verruköse VIN) mit überstürzter Verhornung der Epithelien und Koilozytose (Zeichen der HPV-Infektion!), wobei die VIN-Läsion der CIN III vom plattenepithelialen Typ entspricht.

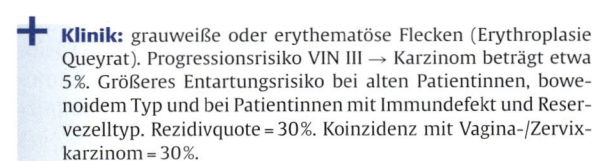

+ Klinik: grauweiße oder erythematöse Flecken (Erythroplasie Queyrat). Progressionsrisiko VIN III → Karzinom beträgt etwa 5%. Größeres Entartungsrisiko bei alten Patientinnen, bowenoiden Typ und bei Patientinnen mit Immundefekt und Reservezelltyp. Rezidivquote = 30%. Koinzidenz mit Vagina-/Zervixkarzinom = 30%.

15.8.4
Neoplastische Läsionen

Die Morphologie der meisten benignen Vulvatumoren wird in Kapitel 17 „Haut und Anhanggebilde" besprochen. Hier besonders zu erwähnen ist das Hidradenom.

Etwa 3% aller malignen Tumoren des weiblichen Genitaltrakes sind Vulvatumoren. Hauttumoren, wie Morbus Paget (S. 976), Basaliom (S. 955), malignes Melanom (S. 960) und Weichteilsarkome (S. 964) kommen zwar im Vulvabereich vor, sind aber selten. Der mit 90% weitaus häufigste Vulvakrebs ist das Plattenepithelkarzinom.

Hidradenom

Definition: Dies ist ein seltener, häufig asymptomatischer Tumor, der von den apokrinen Schweißdrüsen der Vulva ausgeht.

Morphologie: Der Tumor ist meist kleiner als 2 cm und scharf begrenzt. Er besteht histologisch aus stark verzweigten, papillär-adenomatösen Epithelproliferationen, die ein invasives Wachstum vortäuschen können. Sie lassen aber, ähnlich wie die intraduktalen Papillome der Mamma, zwei Zelltypen (Epithel- und Myoepithelzellen) erkennen.

Plattenepithelkarzinom

Pathogenese: Dieser maligne Tumor entsteht bei 25% der Patientinnen multizentrisch, wobei Erkrankungen wie Lichen sclerosus in Verbindung mit Epithelatypien, Condyloma acuminatum, chronische venerische Infektionskrankheiten VIN und Carcinoma in situ (Morbus Bowen, Erythroplakie Queyrat) prädisponierend sind.

Morphologie: Das Vulvakarzinom (Abb. 15.34) wächst entweder ulzerierend-endophytisch oder polypös-exophytisch mit nachträglich geschwürigem Zerfall. Histologisch handelt es sich meist um hochdifferenzierte Plattenepithelkarzinome. Das „Verköse Karzinom" ist eine seltene Sonderform mit geringer Invasionstendenz.

Bartholin-Drüsen-Karzinom

Dieser Tumor macht etwa 1% aller Vulvakrebs aus.

Morphologie: Histologisch handelt es sich um ein Adenokarzinom des Drüsenparenchyms oder um ein Plattenepithelkarzinom des Ausführganges.

+ Da das Karzinom der Bartholin-Drüse oft als Zyste fehldeutet wird, kommt die Therapie meist zu spät. Dementsprechend ist die Prognose schlecht.

Vulväres Paget-Karzinom

Ein superfiziell die Epidermis infiltrierendes Karzinom mit Hautrötung in Analogie zum Paget-Krebs der Mamille. Histogenetisch werden ein Schweißdrüsenkarzinom

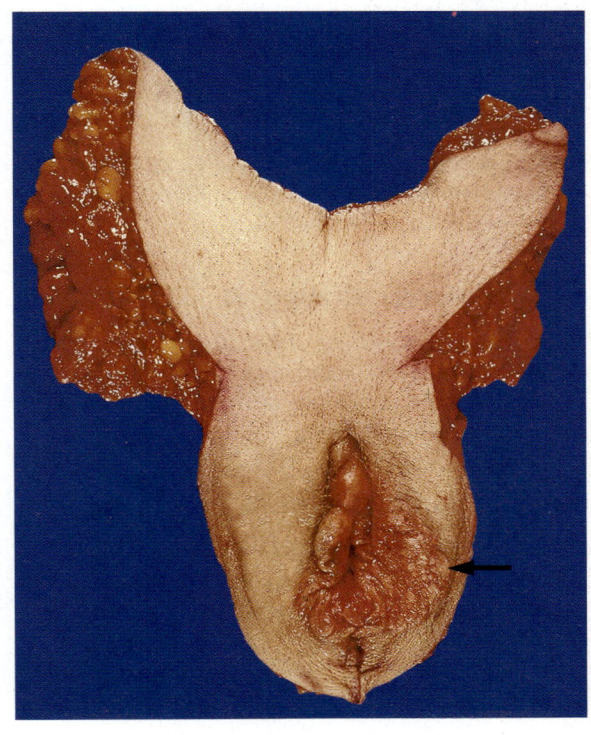

Abb. 15.**34** **Vulvakarzinom** (Vulvektomiepräparat).

oder eine Entartung pluripotenter Basalzellen diskutiert (S. 976, Abb. 17.**41 b**).

Pathologische TNM-Klassifikation der Vulvatumoren:

- **pT1** Tumor ≤ 2 cm auf Vulva und/oder Perineum begrenzt;
- **pT2** Tumor > 2 cm auf Vulva und/oder Perineum begrenzt;
- **pT3** Tumor in untere Urethra, Vagina, Anus;
- **pT4** Tumorinfiltration in Schleimhaut von Harnblase, Rektum Urethra oder Tumorfixation am Knochen;
- **pN1** unilaterale Lymphknotenmetastasen;
- **pN2** bilaterale Lymphknotenmetastasen.

15.9 Plazenta

Die menschliche Plazenta (= Mutterkuchen) besteht aus einem mütterlichen (maternalen) und kindlichen (fetalen) Teil. Ersterer umfasst die Dezidua und die Plazentarsepten, letzterer die vom Amnionepithel bedeckte Chorionplatte mit den Zottenbäumen. **Ontogenetische Läsionen** können die Nabelschnur, die Eihüllen oder die Plazenta selbst betreffen (wobei sich die wichtigsten plazentaren Fehlbildungen auf die Zottenstruktur konzentrieren) oder in einer falschen Implantation in der Gebärmutterhöhle bestehen. Sie ziehen **funktionelle Läsionen** nach sich. Der enorme Gefäßreichtum der Plazenta erklärt, weshalb bei ihr **zirkulatorische Läsionen** häufig sind. Sie beruhen in erster Linie auf Gefäßverengungen oder -verstopfungen und können **funktionelle Läsionen** in Form einer verfrühten Ablösung (Abort) nach sich ziehen. **Entzündliche Läsionen** (Plazentitis) entstehen entweder auf- oder absteigend entlang den Genitalwegen oder hämatogen im Rahmen einer allgemeinen Infektionskrankheit. Die **neoplastischen Läsionen** der Plazenta werden in nichttrophoblastäre und in trophoblastäre Geschwülste unterteilt. Letztere nehmen unter den Tumoren insofern eine Sonderstellung ein, als sie sich vom kindlichen Gewebe herleiten und folglich für den mütterlichen Organismus ein körperfremdes Gewebe darstellen, das überdies die genuine Neigung besitzt, ins mütterliche Gewebe einzudringen. Unter diesen schwangerschaftstrophoblastären Läsionen gibt es Proliferationen abnormer Trophoblasten, die als **tumorartige Läsionen** einzustufen sind, sowie echte trophoblastäre Tumoren. Prototyp letzterer Gruppe ist das Chorionkarzinom.

15.9.1 Ontogenetische Läsionen

15.9.1.1 Nabelschnur-Läsionen

Solitäre Nabelschnurarterie

Sie kommt bei Einlingsgeburten und bis zu 6% bei Zwillingsgeburten vor. Komplikationen: Kindstod 14%; zusätzliche Fehlbildungen 20–50%.

Nabelschnurverkürzung

Eine zu kurze Nabelschnur (unter 30 cm) kann unter der Geburt durch Zugwirkung zu einer Minderdurchblutung, zu vorzeitiger Plazentalösung oder, extrem selten, zu einer Uterusinversion führen.

Nabelschnurüberlänge

Eine zu lange Nabelschnur (über 70 cm) birgt die Gefahr des Nabelschnurvorfalls, der Nabelschnurumschlingung oder -knotenbildung und dadurch der fetalen Mangeldurchblutung.

Falsche Nabelschnurknoten

Sie entstehen entweder durch variköse Gefäßausweitungen, durch umschriebene, knäuelartige Gefäßverlängerungen oder durch eine herdförmige Verdickung der Wharton-Sulze. Sie sind klinisch bedeutungslos.

15.9.1.2 Amnion-Läsionen

Amnionstränge

Sie entstehen durch Ein- oder Abrisse des Amnions (z.B. nach Traumen) und können zu Abschnürungen an der Kopf-Nacken-Beuge oder an Extremitäten führen. Dabei bleiben die Amnionstränge mit diesen Stellen des Fetus verwachsen.

Amnion nodosum

Hierbei finden sich knotige Auflagerungen, die aus amorphem Material oder Plattenepithel bestehen. Letzteres entwickelt sich entweder durch Metaplasie des Amnionepithels oder durch Implantation fetaler Epidermis im Rahmen eines chronischen Fruchtwassermangels (Oligohydramnion).

15.9.1.3
Plazentare Formabweichungen

Pathogenese: Sie gehen auf eine Implantation des befruchteten Eies an einem ungewöhnlichen Ort zurück. Dadurch wird die Zottenrückbildung an denjenigen Plazentastellen mit der geringsten Versorgung durch mütterliches Blut gestört.

Morphologie: Die häufigsten Veränderungen sind:
- *Placenta bi- bzw. tripartita* mit einem mehrfach gelappten Aufbau der Plazenta,
- *Nebenplazenta* mit Trennung von der Hauptplazenta durch einen Eihautsteg.

In beiden Fällen kann die Nabelschnur zwischen den Lappen inserieren (= velamentöser Nabelschnuransatz). Da auch die versorgenden chorialen Gefäße ohne Stabilisierung durch Plazentarzotten auf der Eihaut liegen, können sie einreißen, vor allem, wenn die Gefäße im Bereich des Geburtsweges liegen, und zur fetalen Blutung und Hypoxie führen.
- *Placenta extrachorialis:* Dabei ist der Durchmesser des Zottenkörpers größer als derjenige der Chorionplatte (Unterschied mindestens 4 cm). Durch eine Falte aus Chorion, Amnion und nekrotischen Zotten entsteht auf der kindlichen Seite ein weißer Wall (Placenta circumvallata). Diese Veränderung hat nur selten klinische Bedeutung.

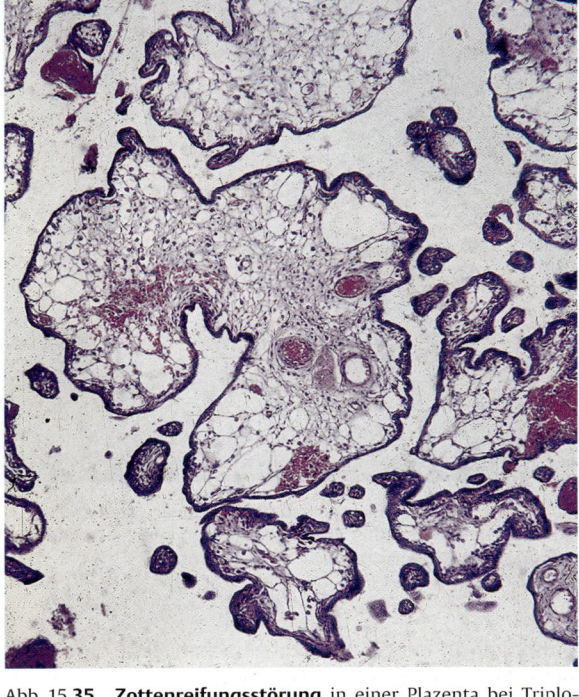

Abb. 15.**35** **Zottenreifungsstörung** in einer Plazenta bei Triploidie: Zottenverplumpung mit zystischer hydropischer Zottendegeneration („Lochzotten") und Hypovaskularisierung (HE, Vergr. 1 : 85).

15.9.1.4
Zottenreifungsstörungen

Darunter versteht man eine qualitative, quantitative und/oder zeitliche Störung der Zottenverzweigung und der Zottenstruktur, die herdförmig oder diffus ausgeprägt sein kann.

Zottenreifungsverzögerung

Syn.: Maturitätsarrest

Pathogenese: Folgende Faktoren werden diskutiert:
- Eibett-Missverhältnisse,
- maternale Stoffwechselstörung (z. B. Diabetes mellitus),
- Intrauterininfektion,
- Chromosomenanomalie,
- Arteriendysplasie der Nabelschnur,
- Rhesusblutgruppen-Inkompatibilität.

Morphologie: Die Chorionzottenausreifung bleibt auf einem frühen Entwicklungsstadium stehen. Die Zottendurchmesser sind groß (geringe spezifische Oberfläche); das Zottenstroma ist hypovaskularisiert und hydropisch geschwollen (Abb. 15.35). Das Trophoblastepithel ist hypoplastisch und neigt zu pseudozystenartigen Invaginationen.

Zottenfrühreife

Syn.: Prämaturität

Pathogenese: Hierfür werden nachstehende Faktoren diskutiert:
- plazentare Durchblutungsstörung,
- gesamtmaternale Durchblutungsstörung (Raucherin),
- plazentare Hypoplasie.

Morphologie: Die Zotten reifen lange vor dem Geburtstermin aus, was mit einer Hypervaskularisierung der Zotten einhergeht.

15.9.2
Funktionelle Läsionen

15.9.2.1
Insertionsstörungen

Pathogenese: S. 874.

Ektope Gravidität

Über 90% der ektopen Graviditäten (= Extrauteringravidität) kommen in der Tube vor (Abb. 15.36), der Rest in Ovar, Peritonealhöhle oder Cervix uteri. Eine Eiimplantation im Bereich der Zervix führt zur Entwicklung einer Placenta praevia (0,5% aller Geburten). Ein Drittel aller

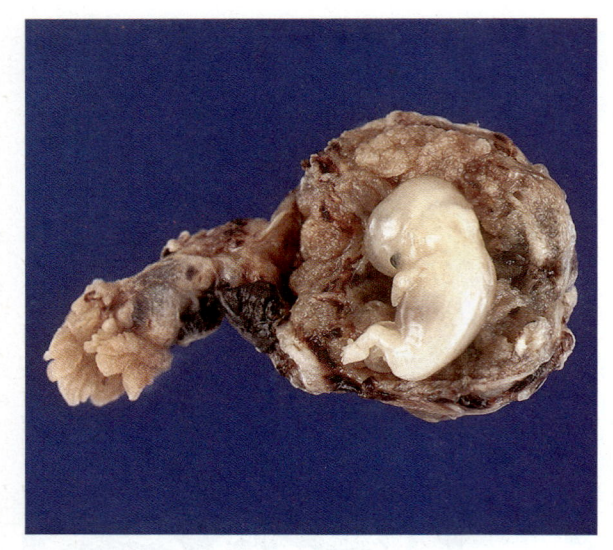

Abb. 15.36 **Tubenschwangerschaft** als Beispiel einer Extrauteringravidität: 8 Wochen alter Embryo mit getrennten Zehen und physiologischem Nabelbruch; links Fimbrientrichter

Blutungen in der Spätschwangerschaft geht darauf zurück. Ein gemeinsames Charakteristikum der ektopen Schwangerschaften ist eine unterentwickelte Dezidua.

Placenta accreta

Placenta accreta, increta und percreta sind verschiedene Formen einer intrauterinen Insertion bei fehlender Dezidua. Die Veränderung betrifft meist nur einen Teil der Plazenta und wird bei etwa 20% der Fälle mit einer Placenta praevia beobachtet, weil sich in der Zervixschleimhaut keine regelrechte Dezidua entwickeln kann. Das Gleiche gilt bei submukösen Leiomyomen oder bei Vernarbungen des Endometriums. Bei der Placenta acccreta sind die Zotten dem Myometrium lediglich angelagert, bei der Placenta increta oder percreta wird das Myometrium von den Zotten infiltriert und durchbrochen.

Klinik: Unvollständige Ablösung bei der Geburt mit der Gefahr uteriner Blutungen und aufsteigenden Infekten.

15.9.2.2
Ablösungsstörungen

Abort

Definition: Beendigung der Schwangerschaft bis zur 20. Schwangerschaftswoche bei einem Fetusgewicht unter 500 g.

Die Frage nach dem Anteil der Schwangerschaften, die mit einem Spontanabort enden, ist nicht genau zu beantworten. Man vermutet etwa 50%. Besonders in der sehr frühen Schwangerschaft kann es zu unbemerkten Spontanaborten kommen. In letzter Zeit hat diese Frage wieder an Aktualität gewonnen, da der Anteil ausgetragener Schwangerschaft nach In-vitro-Fertilisation mit der Erfolgsrate von normalen Schwangerschaften verglichen werden muss.

Pathogenese: Als Ursache eines Frühabortes kommen folgende Prozesse in Betracht:
- *Entwicklungsstörungen:* Bei Aborten bis zur 6. Woche wird bei 70% und bei späteren Aborten bei 20–50% der Fälle eine Chromosomenanomalie nachgewiesen. Dabei handelt es sich fast immer um eine nichtvererbte De-novo-Anomalie. Eine weitere wichtige Abortursache ist die Infektion des Fetus. Die häufigsten Erreger, die zur Embryopathie führen, sind Rötelnviren, Zytomegaloviren und Listeria monocytogenes.
- *Störungen des Implantationsbetts* beruhen auf Uterusfehlbildungen, submukösen Leiomyomen, chronischer Endometritis oder Gefäßveränderungen in Myometrium und Dezidua bei Hypertonie oder Diabetes mellitus der Mutter. Eine ungenügende Produktion von β-HCG durch den Trophoblasten hat zur Folge, dass das Corpus luteum im Ovar nur noch unzureichende Östrogen- und Progesteronmengen bildet. Dadurch ist das Endometrium nicht mehr in der Lage, den Embryo regelrecht zu ernähren.
- *Fehlende Immuntoleranz:* Normalerweise wird das haplodifferente „Transplantat" Embryo/Fetus vom „Empfänger" Mutter durch blockierende Faktoren gegen väterliche, vererbte Fremdantigene des Embryos nicht abgestoßen. Bei vielen Frauen mit habituellem Abort fehlen diese Schutzfaktoren.

Morphologie: Bei der Abortkürettage wird nach Absterben des Embryos häufig eine hydropische Zottenumwandlung beobachtet. Dabei ist das Zottenstroma gefäßlos und ödematös aufgetrieben, teilweise auch hyalinisiert, das Trophoblastenepithel normal oder atrophisch. Die histologischen Veränderungen bei Plazentarinfekten werden auf S. 906 besprochen. Die Kürettage nach induziertem Abort (z. B. nach Prostaglandingaben) zeigt regelrechtes Plazentargewebe und Anteile einer herdförmig nekrotischen, granulozytär infiltrierten Dezidua ohne bakteriellen Infekt.

Unvollständige Plazentalösung

Die häufigste Ursache einer unvollständigen Plazentalösung ist die Placenta accreta. Das zurückgebliebene Plazentargewebe kann zu Blutungsstörungen führen und einen aufsteigenden Infekt begünstigen.

Vorzeitige Plazentalösung

Pathogenese: Wenn sich die Plazenta mit der innersten Deziduaschicht von der übrigen Schleimhaut ablöst, bevor das Kind geboren ist, dann entsteht ein Retroplazentarhämatom. Infolgedessen kann sich der Uterus nicht kontrahieren, und die Blutzufuhr zu den eröffneten Spiralarterien wird nicht gedrosselt. Die Ursache eines solchen Retroplazentarhämatoms können Veränderungen der Deziduagefäße bei EPH-Gestose oder anderen Gefäßerkrankungen oder selten auch einmal ein Trauma sein.

Die entsprechende Blutung bleibt entweder auf den Retroplazentarraum beschränkt oder nimmt Anschluss an die Vagina bzw. an die Amnionhöhle, selten dehnt sie sich auf das Myometrium aus.

Morphologie: Makroskopisch haftet der Plazenta auf der mütterlichen Seite ein Blutgerinnsel an, das die Kotyledonen komprimiert und in die Plazenta eindringt.

+ Klinik: Kindliche Mortalität 30–60%; Gefährdung der Mutter durch eine Verbrauchskoagulopathie (S. 403) durch Einschwemmung von Thrombokinase in die mütterliche Blutbahn.

+ Komplikationen: Furchtwasserembolie: Bei schneller, mit starken Kontraktionen ablaufender Geburt oder selten auch nach Oxytocinstimulation des Myometriums wird Fruchtwasser in die mütterliche Zirkulation gepresst, was infolge Thromboplastinausschwemmung einen Kreislaufschock und eine disseminierte, intravasale Gerinnungsstörung zur Folge haben kann.

15.9.3 Zirkulatorische Läsionen

Plazentarinfarkt

Pathogenese: Ursache eines Plazentarinfarktes ist eine Störung im mütterlichen Kreislauf: Bei Erkrankungen oder Risikofaktoren wie Hypertonie, EPH-Gestose und Nikotinabusus kommt es zunächst zu Gefäßspasmen und später zu thrombotischen Gefäßverschlüssen und dadurch zu einer beeinträchtigten Perfusion des intervillösen Raumes. In der Folge legen sich die Zotten aneinander, Fibrin wird an der Zottenoberfläche ausgefällt, und schließlich geht das Trophoblastepithel samt dem Zottenstroma zugrunde. Kleine umschriebene Infarkte in Randbezirken reifer Plazenten sind physiologisch. Bei Erkrankungen des mütterlichen Gefäßsystems hingegen können sie sehr ausgedehnt sein und zur fetalen Mangelentwicklung oder sogar zum Fruchttod führen.

+ Klinik: Die funktionelle Bedeutung einer bindegewebigen Gefäßobliteration oder eines thrombotischen Verschlusses der Zottengefäße ist nicht einfach zu beurteilen, da sie meist bei Totgeburten beobachtet werden. Die Veränderungen können deshalb sowohl Ursache als auch Folge einer Plazentainsuffizienz und des Fruchttodes sein. Sicher sind sie nicht als Ursache eines Plazentarinfarktes anzusehen.

Fetofetales Transfusionssyndrom

Bei 15–30% der monochoreal-diamniotischen Zwillinge kommt es zum fetofetalen Transfusionssyndrom (s. S. 319): Über Gefäßanastomosen in der Plazenta erhält dabei der eine Zwilling einen Teil des Blutes vom zweiten Zwilling. Der anämische Zwilling ist kleiner und leichter und zeigt große, ödematöse Zotten mit engen Gefäßen, während der blutreiche Zwilling normal entwickelt ist und altersentsprechende Zotten mit prall gefüllten Gefäßen erkennen lässt (vgl. Abb. 6.**37a, b**, S. 319).

EPH-Gestose

Syn.: Präeklampsie

Definition: Dies ist ein variables, schwangerschaftsspezifisches Syndrom, das klinisch mit Ödem (E), Proteinurie (P) und Hypertonie (H) einhergeht. Die EPH-Gestose ist eine der häufigsten Grundkrankheiten, die zu einer Plazentainsuffizienz führen.

Pathogenese: Die Ätiologie dieses Syndroms ist nach wie vor ungeklärt. Pathogenetisch steht folgender Mechanismus im Mittelpunkt: Genetisch und/oder immunologisch gestörte Umwandlung des invadierenden Zytotrophoblasten in ein reguläres vaskuläres Plazentabett → Überwiegen der Vasokonstriktion wegen vermehrter Bildung von Thromboxan, Angiotensin und Endothelin bei unterwertiger Vasodilatation aufgrund verminderter Synthese von Prostaglandinen der E-Reihe → uteroplazentare Ischämie. Folgen davon sind:
- *Hypertonie* wegen der Vasokonstriktion,
- *DIG* (disseminierte intravaskuläre Gerinnungsstörung) wegen konsekutiver Endothelschädigung.

Morphologie: Am Gefäßsystem der Mutter spielen sich die wichtigsten pathologischen Veränderungen ab: In der Frühphase einer EPH-Gestose werden die Uterusarterien verengt. Im weiteren Verlauf entwickelt sich eine fibrinoide Nekrose und obliterierende Intimafibrose. Durch die mangelnde Blutversorgung kommt es zu sekundären Plazentaveränderungen:
- *Retroplazentarhämatom* mit vorzeitiger Plazentalösung (15%),
- *Plazentarinfarkte* (häufiger und ausgedehnter als in Normalplazenten),
- *Obliteration von Stammzottenarterien* (30%).

Histologisch entwickeln die Endzotten in den minderdurchbluteten Plazentaarealen Synzytiotrophoblasten-Kernhaufen. Das Zottenstroma ist gefäßarm. Die Basalmembranen von Gefäßen und Trophoblastenepithel sind verdickt.

+ Klinik: Die Gestosen der späten Schwangerschaft manifestieren sich in folgenden Formen:
 - *HELLP-Syndrom* (**H**ypertension, **E**levated **l**iver enzmyes, **L**ow **P**latelets).
 - *EPH-Gestose* mit Proteinurie, Ödem und Hypertonie (= Präeklampsie).
 - *Eklampsie* (eklampein, gr. aufblitzen) = schwerste Form der Gestosen. Sie ist durch folgende Läsionen geprägt:
   - Niere: Glomerulusschlingendefekt → Proteinurie, Hypertonie; glomeruläre Mikrothrombosierung mit Plättchenverbrauch → Anurie. Extremform: renokortikale Nekrose → akutes Nierenversagen.
   - Gehirn: perivaskuläre Hämorrhagien → Kopfschmerzen, Augenflimmern, Krampfanfälle → Koma.
   - Leber: akute Fettleber, periportale Leberzirrhose → Ikterus, pathologische Leberenzymwerte.
   - Letalität: Mutter bis 5%, Kind bis 50%.

15.9.4 Entzündliche Läsionen

Akute bakterielle „Plazentitis"

Bei etwa 10–20% aller Geburten wird eine aszendierende Plazentainfektion nachgewiesen.

Pathogenese: Erreger sind meist Escherichia coli, Staphylokokken, Streptokokken oder Gardnerella vaginalis. Die Infektion der Plazenta erfolgt am häufigsten
- kanalikulär-aszendierend von der Vagina,
- seltener hämatogen über das Blut der Mutter oder von einem Infektionsherd in der Dezidua,
- kanalikulär-deszendierend von einer Salpingitis.

Von der bakteriellen Infektion werden zuerst die Eihäute erfasst (= Chorioamnionitis), von dort aus kann sich die Entzündung auf die Chorionplatte der Plazenta und die Nabelschnur ausbreiten. Die Plazentazotten selbst sind nur sehr selten betroffen; in diesen Fällen kommt es zur Sepsis des Fetus.

Morphologie: Makroskopisch sind die Eihäute sulzig graugrün verfärbt. Histologisch (Abb. 15.37) finden sich die Zeichen einer akuten eitrigen Entzündung.

> **Klinik:** Eine akute Plazentitis wird durch vorzeitigen Blasensprung, langen Geburtsverlauf oder unsachgemäße Abortinduktion begünstigt.

Placentitis listerica

Pathogenese: In diesem Falle tritt die Plazentaentzündung im Rahmen einer Allgemeininfektion mit Listeria monocytogenes (vgl. Abb. 5.81, S. 259) (versilberbares Stäbchen) auf. Die Listeriose ist für etwa 1 % der perinatalen Todesfälle verantwortlich. Von der Listerienplazentitis ausgehend, kann es zu einer tödlichen Allgemeininfektion des Fetus mit kleinherdiger Nekrose in vielen Organen (= Granulomatosis infantiseptica) kommen (S. 324, Abb. 6.45).

Morphologie: Histologisch beobachtet man eine akute granulozytäre Villitis mit Zottennekrose oder Granulome vom Pseudotuberkulosetyp.

Placentitis luica

Die diaplazentare Übertragung von Treponema pallidum erfolgt meist nach dem 3. Schwangerschaftsmonat, ist aber heute eine extreme Rarität geworden. Die entsprechenden histologischen Veränderungen können nicht sicher von einer Zottenfibrose und Gefäßobliteration unterschieden werden, wie sie im Rahmen eines Fruchttodes anderer Ursache auftreten. Gelegentlich findet man eine herdförmige Villitis und Perivaskulitis von Stammzottenarterien mit reichlich Plasmazellen.

Placentitis toxoplasmotica

Nach diaplazentarem Erregerübertritt kommt es zur lymphohistiozytären Villitis. Granulome (vgl. Abb. 10.31, S. 551) sowie eine Endangiitis sind selten. Die Parasiten sind am ehesten als Zysten in den Eihäuten zu finden (vgl. Abb. 5.94, S. 271).

Placentitis rubeolica

Das Rötelvirus kann bei einer Infektion im ersten Trimenon neben Fehlbildungen zu jeder Zeit der Schwangerschaft auch eine Plazentitis hervorrufen. Diese ist histologisch durch Endothelnekrosen mit typischen eosinophilen Einschlusskörperchen sowie herdförmigen Trophoblastenepithelnekrosen gekennzeichnet. Im Spätstadium kommt noch eine obliterierende Endangiitis hinzu (S. 243).

Placentitis cytomegalica

Eine Infektion mit Zytomegaloviren führt zu einer granulozytären oder lymphoplasmazellulären Infiltration des Zottenstromas. Typische Einschlusskörperchen finden sich in den stark vergrößerten Endothel- oder Stromazellen (vgl. S. 239).

15.9.5 Neoplastische Läsionen

Die tumorartigen Proliferationen und die echten Tumoren der Plazenta sind nicht häufig. Sie werden folgendermaßen eingeteilt:
- *Nichttrophoblastäre Tumoren:*
  - Chorangiome,
  - Teratome,
  - Metastasen;
- *Schwangerschaftstrophoblastäre Läsionen* (aus dem Formenkreis der Gestational trophoblastic Diseases) in Form von Proliferationsstörungen abnormer Trophoblasten sowie echten trophoblastären Tumoren:

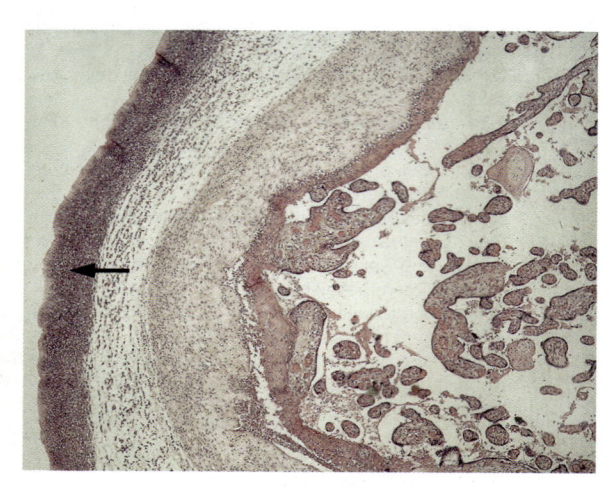

Abb. 15.37 **Eitrige Chorioamnionitis** (Pfeil).

- Blasenmole,
- invasive Blasenmole,
- Chorionkarzinom,
- trophoblastärer Plazentabetttumor.

Chorangiom

Definition und Pathogenese: Dies ist eine Gefäßgeschwulst entsprechend einem gutartigen Hämangiom. Das Chorangiom ist durch eine herdförmige Proliferation von Angioblasten bei der Plazentaentwicklung entstanden und wird bei etwa 1 % aller Plazenten beobachtet.

Morphologie: Makroskopisch wird der kugelige Tumor durch eine Bindegewebekapsel umgeben; die Schnittfläche ist dunkelrot oder grau. Histologisch entsprechen die grauen Bezirke einer soliden Angioblastenproliferation, die roten Partien einer Kapillarproliferation.

Klinik: Komplikationen sind selten, aber in Form von Blutungen schwerwiegend.

Blasenmole

Definition: Dies ist eine proliferative Läsion mit präkanzeröser Potenz, charakterisiert durch eine ödematöse, gefäßlose Zottenauftreibung, begleitet von einer abnormen Wucherung des Zyto- und Synzytiotrophoblastepithels. Je nachdem, ob die Läsionen die Plazenta ganz oder nur teilweise erfassen, handelt es sich um eine komplette oder eine partielle Blasenmole.

Blasenmolen manifestieren sich meist bei jungen Erwachsenen und treten in Mitteleuropa mit einer Häufigkeit von 1 : 1500–2000 Geburten auf.

Ätiologie: Die Ursache dieser Trophoblastenwucherung ist ungeklärt. Als Risikofaktoren gelten:
- alte Erstgebärende,
- junge Erstgebärende mit vorangegangener Blasenmole.

Kausalpathogenese: Den Blasenmolen liegt eine abnorme Eizellbefruchtung zugrunde, die bei der partiellen Blasenmole anders ist als bei der kompletten:
- *Komplette Blasenmole:* In diesem Fall wird eine Eizelle ohne funktionierende DNA (sog. „leere" Eizelle) entweder
  - durch ein haploides Spermium befruchtet (= 90 %), so dass bei der nachfolgenden DNA-Reduplikation eine Eizelle mit einem homozygoten väterlichen 46XX-Genom resultiert (46YY-Zellen sind nicht lebensfähig!), oder
  - durch zwei Spermien mit jeweils einem 23 X- und 23 Y-Genom befruchtet (= 10 %), so dass ein heterozygotes väterliches 46XY-Genom entsteht.
- *Partielle Blasenmole:* Hier liegt eine Triploidie infolge Befruchtung einer haploiden Eizelle mit zwei haploiden Spermien oder mit einem meiotisch nicht reduzierten, diploiden Spermium zugrunde. Folglich resultiert meist eine XXY-(60 %) und XXX- (40 %) und nur selten eine XYY-Konstellation. Der umgekehrte Fall, dass eine meiotisch nicht reduzierte diploide Eizelle von einem haploiden Spermium befruchtet wird, führt zwar zur Triploidie, aber nicht zur Molenschwangerschaft.

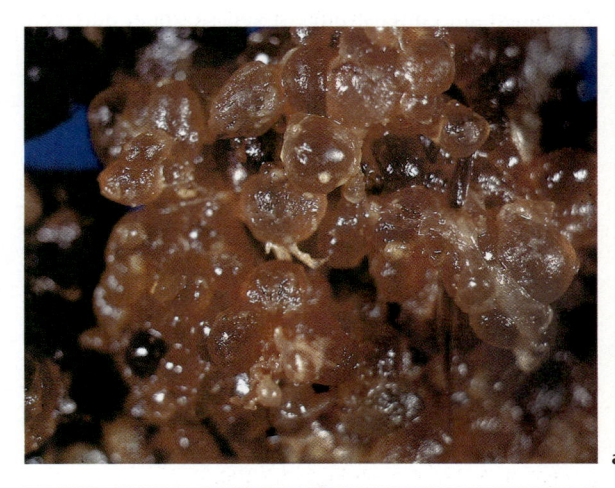

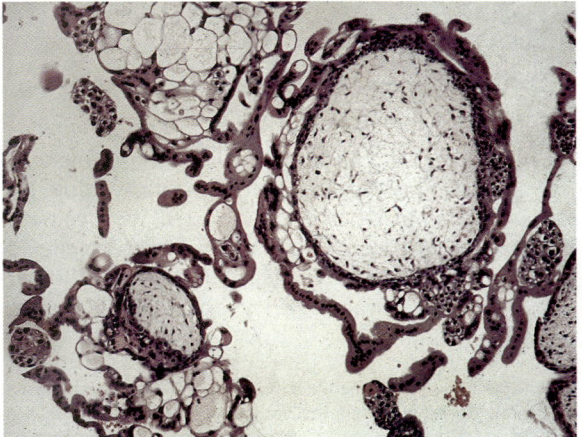

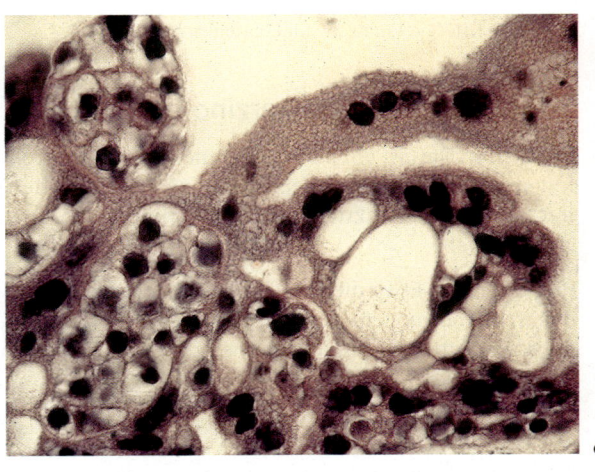

Abb. 15.**38** **Blasenmole:**
a Makroskopie; Aufbau aus multiplen, bis zu 1,5 cm großen Blasen;
b Histologie; blasig aufgetriebene gefäßlose Zotten mit breiter Trophoblastenschicht (HE, Vergr. 1 : 20);
c starke Proliferation und geringe Atypie des Trophoblasten (Synzytio- und Zytotrophoblast) (HE, Vergr. 1 : 60).

Formalpathogenese: Die blasige Zottenauftreibung soll entweder auf einer fehlerhaften Entwicklung der Zottenendstrombahn, und/oder auf einer abnormen und übermäßigen Tropholastenwucherung beruhen.

Morphologie: Makroskopisch (Abb. 15.**38 a**) sind die tumorösen Plazentarzotten in bis zu 2 cm große Blasen umgewandelt. Ihr Zottenstroma ist gefäßlos oder durch ein Ödem ersetzt. Das Trophoblastenepithel zeigt eine unterschiedlich starke Proliferation mit Kernatypien (Abb. 15.**38 b, c**).

> **Klinik:** Blutung in der ersten Schwangerschaftshälfte; ein im Vergleich zur Schwangerschaftsdauer zu großer Uterus (35%). Schneeflockenmuster im Ultraschallbild. Massiv erhöhte β-HCG-Werte im Serum. Vergrößerung der Ovarien durch zystische Follikel (30%). Symptome einer EPH-Gestose (20%) sowie einer Hyperthyreose (10%).

> **Prognose:** Insgesamt 15% aller Blasenmolen entwickeln sich zu einer invasiven Blasenmole oder zu einem Chorionkarzinom. Die Gefahr der Entwicklung eines Chorionkarzinoms ist bei den kompletten Blasenmolen größer als bei den inkompletten. Durch die Kontrolle des βHCG-Titers kann die maligne Entartung einer Blasenmole frühzeitig erfasst werden.

Invasive Blasenmole

Definition: Dies ist eine Blasenmole, die destruktiv in die Uteruswand eindringt.

Morphologie: Das charakteristische Merkmal einer invasiven Blasenmole ist das Eindringen von hydropischen Zotten (mit proliferierten Trophoblasten) ins Myometrium. Die Diagnose kann somit nur am Hysterektomiepräparat und nicht am Kürettagematerial festgestellt werden. Die übrige Morphologie entspricht der einer nicht-invasiven Blasenmole.

> **Klinik:** Bei Persistenz eines hohen βHCG-Titers nach Blasenmolentherapie besteht der Verdacht auf eine invasive Blasenmole (SP1 = schwangerschaftsspezifisches $β_1$-Glykoprotein):
> – SP1:HCG > 1 indikativ für Blasenmole,
> – SP1:HCG < 1 indikativ für Chorionkarzinom.

Postpartales Chorionkarzinom

Definition: Dies ist ein maligner Tumor aus einem proliferierenden Trophoblastenepithel (ohne Plazentazotten) mit Invasion, Destruktion und Vermehrung in mütterlichem Gewebe.

Pathogenese: Etwa die Hälfte aller postpartalen Chorionkarzinome entsteht auf dem Boden einer Blasenmole, etwa ein Drittel im Anschluss an einen Abort, 25% nach

Abb. 15.**39 Chorionkarzinom:**
a Makroskopie: hämorrhagischer Tumor im Cavum uteri;
b Histologie: atypische gewucherte Zyto- und Synzytiotrophoblasten mit Hämorrhagie (HE, Vergr. 1 : 100);
c mehrkernige synzytiale Riesenzellen (HE, Vergr. 1 : 250).

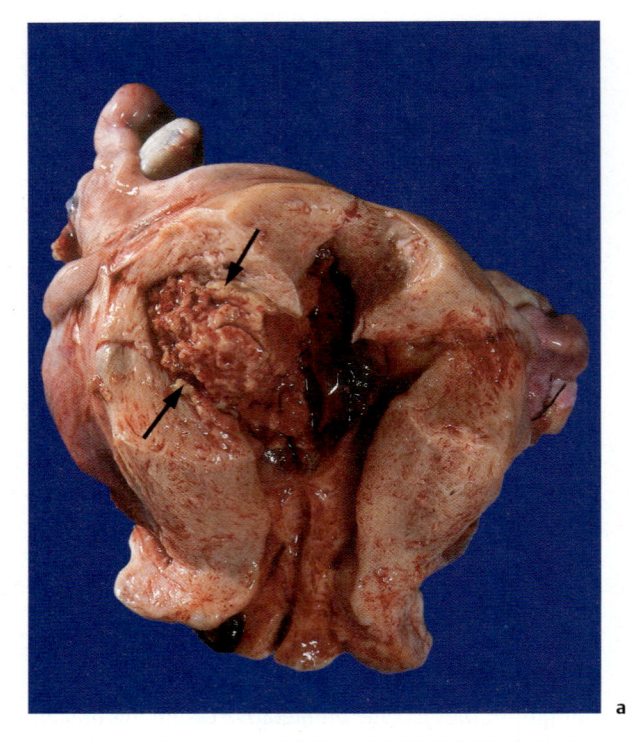

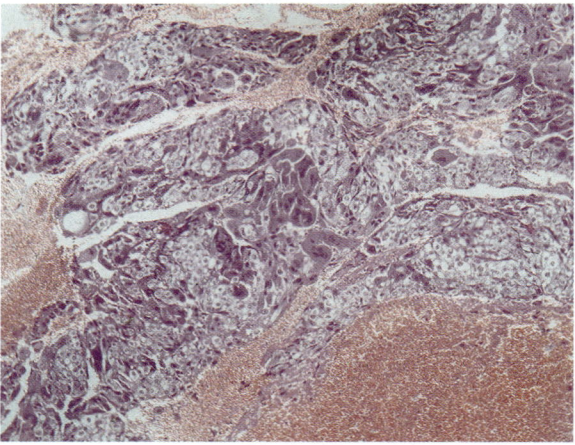

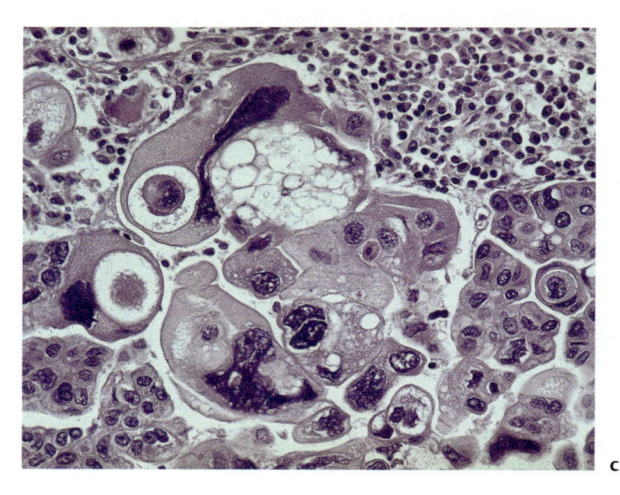

intrauteriner Schwangerschaft und 2% nach Tubargravidität. Einzelfälle mit gleichzeitig vorhandenem Fetus sind bekannt. Die meisten Chorionkarzinome entstehen innerhalb von 2 Jahren nach vorangegangener Schwangerschaft.

Morphologie: Makroskopisch sind Primärtumor und Metastasen durch ihren schwammig-hämorrhagischen Aspekt charakterisiert. Im Uterus wächst der Tumor polypös und/oder invasiv ins Myometrium. Histologisch besteht das Chorionkarzinom aus typischen Zytotrophoblasten und Synzytiotrophoblasten (Abb. 15.**39**), die einen Resorptionsbürstensaum aufweisen und im Gegensatz zur invasiven Blasenmole keinem Zottenstroma aufsitzen. Der Tumor infiltriert Myometrium und Blutgefäße (→ Hämorrhagien). Die Tumorzellen bilden große Mengen an β-HCG.

+ Klinik: Hohe β-HCG-Titer, uterine Blutungen. Der Tumor metastasiert rasch nach dem Kavatyp, vor allem in die Lungen (80%), häufig auch in Vulva und Vagina (30%), aber auch ins kleine Becken (20%), Leber und Gehirn (10 %). Chemotherapie bringt bei postpartalem Chorionkarzinom selbst bei ausgedehnten Metastasen Vollremission, da der Tumor gewissermaßen einen „implantierten (kindlichen) Fremdtumor" im mütterlichen Organismus darstellt, den er immunologisch angreifen kann. Die morphologisch gleichartigen gonadalen Chorionkarzinome dagegen haben eine schlechte Prognose.

Trophoblastärer Plazentabetttumor

Syn.: Placental site trophoblastic tumor

Definition: Dies ist ein echter Tumor aus einer neoplastischen Wucherung der sog. Intermediärtrophoblasten (mononukleär wie Zytotrophoblasten, zytoplasmareich wie Synzytiotrophoblasten) mit Eindringen derselben ins Myometrium.

Der sehr seltene Tumor kommt bei Frauen nach normaler und nach Molenschwangerschaft vor, meist lässt sich kein zeitlicher Bezug zu einer Schwangerschaft herstellen.

Morphologie: Die wuchernden Intermediärtrophoblasten dringen ins Myometrium ein, indem sie sich in vorbestehenden Gewebespalten ausdehnen. Keine Destruktion der Myometriummuskelzellen mit perifokaler Hämorrhagie wie beim Chorionkarzinom. Immunhistochemisch exprimieren die Tumorzellen kaum β-HCG, dafür stark HPL (= human placental lactogen) sowie Zytokeratin.

Die Entwicklung der weiblichen und männlichen Genitalorgane hat viele Gemeinsamkeiten, wobei sich das weibliche äußere Genitale zumindest im Gegensatz zum männlichen Genitalsystem auch ohne Gegenwart der Gonaden ausbilden kann. Aus diesem Grunde werden im nächsten Kapitel die männlichen Genitalorgane im Anschluss an die weiblichen besprochen: „Männliches Genitalsystem".

16 Männliches Genitalsystem

U.-N. Riede, A. Böcking, N. Böhm

16.1 Hoden 912
- 16.1.1 Ontogenetische Läsionen 912
- 16.1.2 Zirkulatorische Läsionen 915
- 16.1.3 Entzündliche Läsionen 915
  - Infektiöse Orchitis 915
  - Autoaggressive Orchitis 916
- 16.1.4 Funktionelle Läsionen 917
  - Prätestikulärer Hypogonadismus 917
  - Testikulärer Hypogonadismus 918
  - Posttestikulärer Hypogonadismus 919
- 16.1.5 Tumorartige Läsionen 919
- 16.1.6 Neoplastische Läsionen 920
  - Keimzelltumoren 920
  - Gonadenstroma-Tumoren 925
  - Maligne Lymphome 926

16.2 Nebenhoden 927
- 16.2.1 Entzündliche Läsionen 927
- 16.2.2 Neoplastische Läsionen 928

16.3 Samenleiter und Samenblase 928

16.4 Vorsteherdrüse 929
- 16.4.1 Entzündliche Läsionen 930
- 16.4.2 Tumorartige Läsionen 932
- 16.4.3 Neoplastische Läsionen 933

16.5 Äußeres Genitale 935
- 16.5.1 Ontogenetische Läsionen 936
- 16.5.2 Zirkulatorische Läsionen 936
- 16.5.3 Entzündliche Läsionen 936
- 16.5.4 Tumorartige Läsionen 937
- 16.5.5 Präkanzeröse Läsionen 937
- 16.5.6 Neoplastische Läsionen 938

Hoden

Der Hoden entwickelt sich aus einer paarigen Mesenchymverdickung (Keimdrüsenfalte) medial von der Urnierenfalte. Frühzeitig wandern aus dem Dottersackgebiet Urgeschlechtszellen in dieses Gebiet ein. Die anfänglich bipotente Gonadenanlage differenziert sich in Anwesenheit des Y-chromosomalen SRY-Gens (= sex-determining region on Y-chromosome) zum Hoden; fehlt dieses Gen, so entwickelt sich ein Ovar. Störungen dieses Prozesses führen zur Zwittergeschlechtlichkeit (Intersexualität). Die Ductuli efferentes bilden sich aus Kanälchen der Urniere, während Schwanz und Körper des Nebenhodens sowie Ductus deferens und Samenblasen sich vom Wolff-Gang herleiten. Im weiteren Entwicklungsverlauf wandert der Hoden kaudal durch den Leistenkanal (Descensus testis) und erreicht den Skrotalsack meist bereits vor der Geburt.

Ontogenetische Läsionen des Hodens, bei denen dieser Descensus testis unterbrochen ist, führen zu den klinisch häufigen Bauch- oder Leistenhoden (= Kryptorchismus). Bleibt beim Hodendeszensus der Processus vaginalis vollständig offen, können Teile von Bauchorganen in das Skrotum übertreten, was einem angeborenen Leistenbruch (Inguinalhernie) entspricht. Bleiben nur proximale Anteile geringgradig offen, so sammelt sich in der Tunica vaginalis Flüssigkeit an. Dies wird als Wasserbruch (Hydrozele) bezeichnet. Mit der Pubertät reifen die Geschlechtsorgane aus. Die Spermienbildung hängt von der normalen endokrinen Sekretion des Hodens ab, die vor allem durch die Leydig-Zwischenzellen des Hodens wahrgenommen wird. Diese Zellen produzieren Androgene; in geringem Umfang sind dazu auch die Sertoli-Zellen in der Lage. Das Hodengewebe untersteht dem Einfluss der hypophysären Gonadotropine und letztlich auch dem Hypothalamus.

Funktionelle Läsionen machen sich als Infertilität bemerkbar. Sie können auf Störungen der geschilderten endokrinen Achse oder auf entzündlichen Läsionen, einer Orchitis, beruhen. Diese werden durch virale oder bakterielle Infektionen ausgelöst oder beruhen auf einer autoaggressiv verlaufenden Entzündung. Gelegentlich tragen auch **zirkulatorische Läsionen** zur Infertilität bei. Sie basieren zur Hauptsache darauf, dass die venösen Samenstranggeflechte entweder zu Krampfadern ausgesackt (Varikozele) oder miteinander verquirlt sind (Hodentorsion). Beide imponieren teilweise auch als tumorartige Läsionen.

Die **neoplastischen Läsionen** sind zwar nicht häufig, aber meist maligne. Sie gehen entweder von den Keimzellen (Keimzelltumoren) oder von den gonadalen Stromazellen (Stromatumoren) aus. Bei den Keimzelltumoren spielt die induktive Wirkung des Entwicklungsfeldes eine wichtige Rolle. Aufgrund der therapeutischen Konsequenzen werden die Keimzelltumoren des Hodens in Seminome und nichtseminomatöse Tumoren unterteilt.

Ontogenetische Läsionen

Orthologie: Die anfänglich bipotente Gonadenanlage wird in Anwesenheit des SRY-Gens (sex-determining region on Y-chromosome) zur Hodenentwicklung gebracht. Fehlt es, entstehen Ovarien. Die primitiven Gonaden entwickeln sich zunächst als paarige Genitalleisten aus dem Zölomepithel. Die Urkeimzellen liegen anfänglich in der Dottersackwand und wandern von dort aus in die Genitalleisten ein. Die Keimzellen beginnen sich ab der 8. Schwangerschaftswoche zu differenzieren und bilden Zellstränge (= spätere Hodenkanälchen), die seitens der neugebildeten Tunica albuginea von der oberflächlichen Hodenanlage abgetrennt werden. Nun vermehren sich die fetalen Keimzellen (Gonozyten) und Stützzellen (Sertoli-Zellen) und bilden die primitiven Hodenkanälchen. Ab der 12. Schwangerschaftswoche produzieren die fetalen Leydig-Zellen Testosteron, das die Weiterentwicklung des Wolff-Ganges zu Nebenhoden und Samenleiter vorantreibt, während die fetalen Sertolizellen das „Anti-Müller-Gang-Hormon" (AMH) abgeben, das die apoptotische Regression der Müller-Gänge steuert. Im 7. Schwangerschaftsmonat vollzieht sich der Deszensus der Hoden in folgenden beiden Phasen:
- *Transabdominalphase:* In dieser Phase steigt durch Vermittlung des AMH der Hoden zum Beckenrand ab.
- *Inguinoskrotalphase:* In ihr steigt der Hoden androgenvermittelt entlang einer Peritonealaussackung (Progressus vaginalis testis), aus der die Tunica vaginalis testis hervorgeht, via Inguinalkanal in den Hodensack (Skrotum) ab.

Im postpubertären Hoden entstehen aus einem Spermatogonium jeweils 16 haploide Spermatozoen. Die Sertoli-Zellen bilden das androgenbindende Protein, Estradiol und Inhibin, die Leydig-Zellen Testosteron und auch etwas Östrogen. Über entsprechende Rückkoppelungsmechanismen sezerniert die Hypophyse LH und FSH, wobei das LH in den Leydig-Zellen die Testosteronbildung anregt und das FSH, reguliert über das Polypeptidhormon Inhibin, vor der Pubertät das Tubuluswachstum und danach die Spermatogenese anregt.

Die zwischen den Spermatogonien liegenden Sertoli-Zellen bilden zusammen mit der Tubuluswand die sog. Blut-Testis-Schranke, die im intakten Zustand von immunkompetenten Zellen und von Immunglobulinen nicht überwunden wird.

Für die Entwicklung der äußeren Geschlechtsorgane sind außer AMH und Testosteron auch die Androgenrezeptoren auf korrespondierenden Zielzellen sowie deren 5α-Reduktase notwendig, die das Testosteron zu dessen aktivem Metaboliten Dihydrotestosteron umwandeln.

Anorchie

Definition: Darunter versteht man das Fehlen eines oder beider Hoden oder von funktionstüchtigem Hodengewebe.

Bei etwa 5% aller männlichen Patienten, die wegen eines ausgebliebenen Hodendeszensus operiert werden, fehlt entweder der eine oder beide Hoden.

Pathogenese und Morphologie: Häufig findet man anstelle des Hodens kleine knotige Bindegewebestrukturen mit eingelagerten Leydig-Zellen. Offenbar war bei diesen Patienten in der entscheidenden Phase der intrauterinen Geschlechtsdifferenzierung ein funktionstüchtiger Hoden vorhanden, der aber intrauterin oder postnatal einer regressiven Veränderung anheim gefallen ist, denn die Hoden sind für die männliche Geschlechtsdifferenzierung unerlässlich.

Kryptorchismus

Definition: Darunter versteht man einen fehlerhaften Hodendeszensus in den Skrotalsack mit Steckenbleiben des Hodens im Abdominalbereich (Bauchhoden) oder im Leistenkanal (Leistenhoden).

Inzidenz: Recht häufig, bei etwa 0,8% aller Jungen im Schulalter.

Pathogenese: Die Ursache dieser Hodenfehllagerung ist meist unbekannt. Endokrine Störungen, mechanische Hindernisse und Hodendysplasie werden diskutiert. Häufig ist der Kryptorchismus nur ein Teilsymptom einer übergeordneten Entwicklungsstörung, die mit einer fehlerhaften Geschlechtsentwicklung einhergeht.

Morphologie: Bleibt der Hodendeszensus länger als 2 Jahre aus, treten je nach Alter des Patienten folgende Veränderungen auf:
- *Präpubertärer Kryptorchismus*
  - verminderte Anzahl keimzelltragender Tubuli,
  - Verschmälerung der Tubuluslichtung,
  - Reduktion der Sertoli-Zellen,
  - Verminderung der Spermatogonienanzahl.
- *Postpubertärer Kryptorchismus:*
  - fehlende postpubertäre Tubulusreifung,
  - hyaline Verbreiterung der tubulären Basalmembran,
  - Spermatogonienverlust,
  - progressive Keimzellatrophie, so dass nur noch Sertoli-Zellen übrigbleiben, von denen noduläre Sertoli-Zell-Hyperplasien (sog. Pick-Adenome) ausgehen können (Abb. 16.1 a),
  - interstitielle, peritubuläre Fibrose (Abb. 16.1 b),
  - oft auch Leydig-Zell-Hyperplasie.

+ Komplikationen: Kryptorche Hoden sind Traumata und Torsionen besonders ausgesetzt, führen zur Infertilität und sind mit einem erhöhten Tumorrisiko behaftet. Etwa 5% aller Hodentumoren gehen von kryptorchen Hoden aus.

Hodenektopie

Hierbei handelt es sich um eine Verlagerung des Hodens an eine Stelle, die nicht auf dem Weg des normalen Hodendeszensus liegt. Ektope Hoden unterliegen den gleichen pathologisch-anatomischen Veränderungen wie die kryptorchen Hoden.

Intersexualität

Definition: Unter dem Begriff Intersexualität (= Zwitterbildung) fasst man alle organischen Krankheitsbilder zusammen, die entweder
- mit einer *Abwandlung des Genitales* und/oder der sekundären Geschlechtsmerkmale im gegengeschlechtlichen Sinne einhergehen – in diesen Fällen kann bei ein und demselben Patienten entweder das äußere Genitale nicht zu den vorhandenen Gonaden passen (Abb. 16.2), oder es können die Gonaden beiderlei Geschlechts vorhanden sein –,
- oder das *chromosomale Geschlecht* ist durch eine numerische Aberration der Geschlechtschromosomen entweder nicht eindeutig oder nicht in allen Zeiten (Mosaikform) festgelegt.

Die wesentlichen Formen der Intersexualität sind in Tab. 16.1 zusammengestellt.

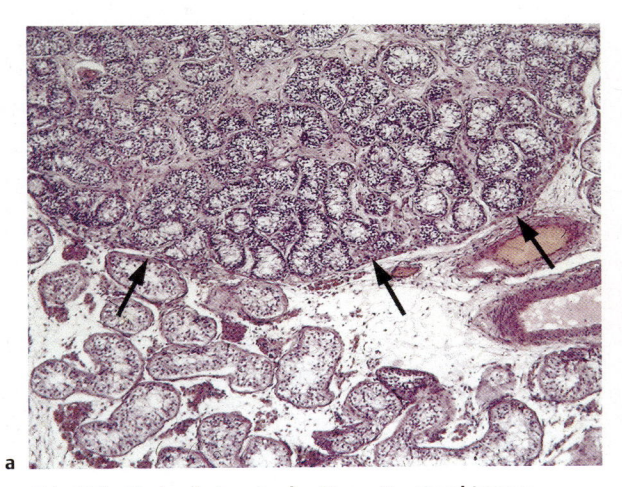

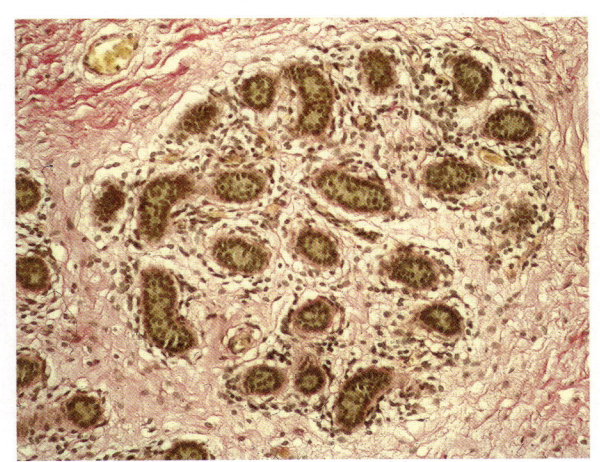

Abb. 16.1 Hoden bei postpubertärem Kryptorchismus:
a Mit herdförmiger Persistenz unreif gebliebene Tubuli (Pfeile) in Form eines sog. Pick-Adenoms; die übrigen Hodentubuli sind atrophisch (HE, Vergr. 1 : 50);
b unreife Hodentubuli in fibrosiertem Interstitium (EvG, Vergr. 1 : 75).

Tabelle 16.1 **Pathogenese und Morphologie der Intersexualität** (Bezeichnungen der Grundtypen vgl. Abb. 16.2)

Intersexform	Urogenitaler Grundtyp	Gonaden	Karoytyp	Pathogenese
Hernia uteri inguinalis	Typ e	Kryptorchismus	XY	AMH-Mangel
Hermaphroditismus verus	Typ a–e	Ovar + Testis Ovotestis	46, XY 46, XY 46, XX, XY	Defekt des SRY-Gens
Pseudohermaphroditismus masculinus				
– äußeres Genitale vorwiegend ♀, Prototyp: testikuläre Feminisierung	Typ b–c	Testes	46, XY	5α-Reduktase-Mangel
	Typ a	Leistenhoden	46, XY	Androgenrezeptor-Defekt
– äußeres Genitale vorwiegend ♂	Typ d–e	Testes	46, XY	Fehlsynthese/Ineffektivität der Androgene
Pseudohermaphroditismus femininus	Typ c	Ovar	46, XX	adrenogenitales Syndrom (S. 1003) infolge Störung der Cortisolsynthese
Chromosomale Intersexe				
– Klinefelter-Syndrom	Typ e	Mikroorchie	47, XXY	Androgenrezeptor-Defekt
– Turner Syndrom	Typ a	„Streak"-Ovarien	45, X0 (meist) 45, XXp-/q- 45, X/46 XY	?
– Swyer-Syndrom	Typ a–c	kryptorche „Streak-Test"	46, XY	Defekt des SRY-Gens

Pathogenese: Für das Verständnis der Zwitterbildung (Intersexualität) ist die Kenntnis folgender pathogenetischer Eckpfeiler wichtig:
- Die frühe Gonadenanlage ist bei beiden Geschlechtern bipotent.
- Ohne hormonelle Stimulation und ohne Gonaden entwickelt sich bei beiden Geschlechtern das Genitale in weiblicher Richtung.
- Für eine männliche Geschlechtsentwicklung ist das Vorhandensein eines Y-Chromosoms oder zumindest des SRY-Gens auf dem kurzen Arm des Y-Chromosoms während der entscheidenden Embryonalphase notwendig. Wird dieses Gen durch Deletion oder Mutation geschädigt, läuft die Geschlechtsentwicklung in weiblicher Richtung ab → XY-Frau mit Gonadendysgenesie. Das SRY-Gen kann anfänglich vorhanden sein, später verloren gehen → XX-Männer.
- Für die Entwicklung eines äußeren Genitales vom männlichen Typ sind ausreichende Mengen von Dihydrotestosteron notwendig.
- Ohne Dihydrotestosteronstimulus entwickelt sich ein äußeres Genitale vom weiblichen Typ.

✚ Wegen des Risikos von Infertilität und Keimzelltumoren sollte frühzeitig eine Hodenfixierung im Hodensack (Orchidopexie) angestrebt werden. Während dieses Eingriffes sollte der Hoden biopsiert werden, um daran PLAP-positive Keimzellen (placenta-like alkaline phosphatase) aufzuspüren, die im Erwach-

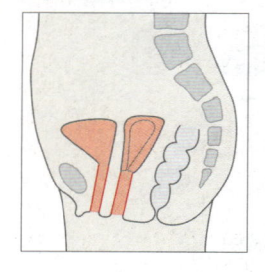

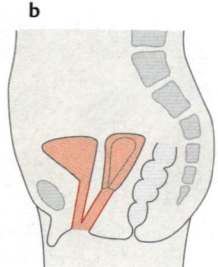

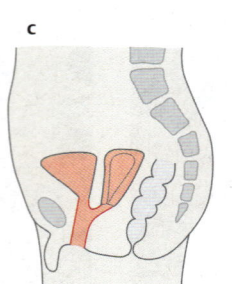

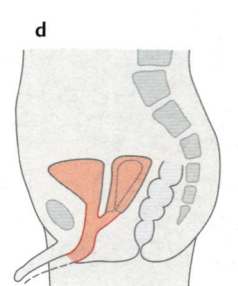

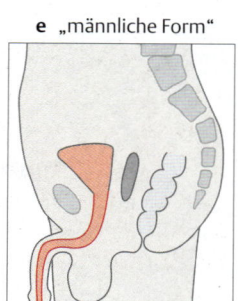

Abb. 16.2 **Grundtypen des Urogenitalsystems:**
a rein „weibliche Form";
b, c, d: intersexuelle Typen;
e rein „männliche Form".

senenalter als „intratubuläre Keimzellneoplasie, unbestimmt" klassifiziert werden. Zum Ausschluss eines Keimzelltumors muss bei Patienten mit ehemals kryptorchen Hoden nach der Pubertät bioptisch nachkontrolliert werden.

16.1.2
Zirkulatorische Läsionen

Allgemeine Pathogenese: Die Durchblutungsstörung des Hodens kann beruhen auf:
- Verschluss der A. spermatica interna (sehr selten!) mit konsekutivem anämischem Hodeninfarkt,
- thrombotischem oder torsionsbedingtem Verschluss des Plexus pampiniformis im Samenstrang,
- Stauung nach Steißlagengeburt bei Neugeborenen.

Varikozele

Definition: Abnorme Dilatation und Schlängelung der Plexus-pampiniformis-Venen im Samenstrang.

Vorkommen: etwa 15% aller Männer unter 20 Jahren.

Pathogenese: Die Varikose der Plexus-pampiniformis-Venen entstehen unter Bevorzugung der linken Seite primär wegen einer Insuffizienz der Venenklappen und kann sekundär raumfordernde Prozesse wie z.B. Nierentumoren mit venöser Abflussstörung komplizieren.

Morphologie: Varizen im Samenstrangbereich mit gleicher Histologie wie Varizen anderenorts.

+ Komplikationen: Beeinträchtigung der Spermatogenese des betroffenen Hodens.

Hodentorsion

Definition: Die Hodentorsion stellt eine Rotation der Hoden um ihre eigene Achse mit Verquirlung des Samenstrangs und Abklemmung der abführenden Venen dar.

80% der Patienten sind jünger als 20 Jahre. Häufigkeit: 5 Patienten pro Jahr in urologischer Klinik.

Pathogenetisch liegt meist ein unvollständiger Hodendeszensus, fehlendes Gubernaculum testis, Hodenatrophie oder exzessive Hodenmobilität zugrunde. Die Hodendurchblutung wird erst ab einer Torsion von 720 Grad blockiert. Dabei sind die Spermatogonien unempfindlicher als die Leydig-Zellen. Ohne chirurgischen Eingriff kommt es zum hämorrhagischen Infarkt (Abb. 16.3).

Morphologie: Anfänglich sind die Hodentubuli zwar geschädigt, aber noch verhalten, das Zwischengewebe mit Erythrozyten angeschoppt. Nach 12 Stunden ist das Vollbild eines hämorrhagischen Hodeninfarktes mit irreversibler Schädigung der Keimzellen etabliert (Abb. 16.3).

+ Klinisch imponiert die Hodentorsion als schmerzhafte Hodenschwellung und ist ein chirurgischer Notfall. Um eine Zerstörung des Keimepithels zu verhindern, muss spätestens 6–10 Stunden nach Eintritt der Torsionssymptomatik eingegriffen werden.

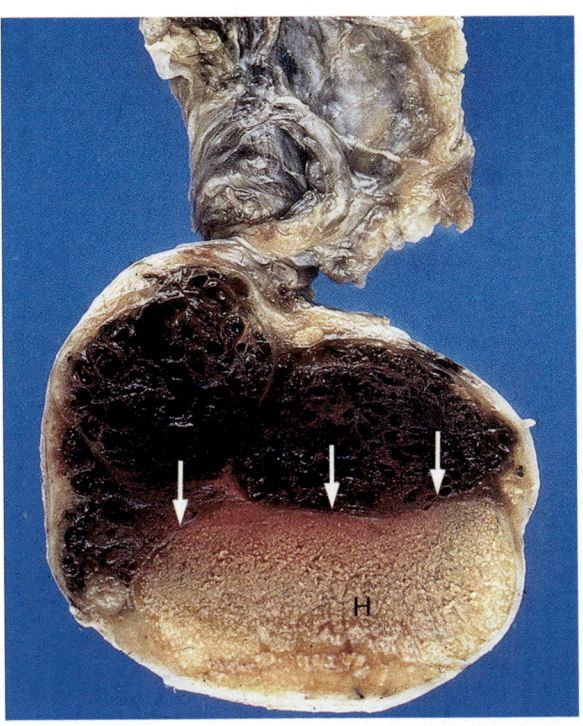

Abb. 16.**3 Hodentorsion** mit hämorrhagischem Hodeninfarkt (Pfeile: H = Hodengewebe).

16.1.3
Entzündliche Läsionen

Allgemeine Pathogenese: Eine Hodenentzündung (= Orchitis, Didymitis) kann
- bakteriell ausgelöst werden,
- im Rahmen einer viralen Infektionskrankheit auch den Hoden erfassen,
- auf eine autoaggressive Entzündung zurückgehen.

Eine Orchitis greift meist auch auf die Tunica vaginalis über und macht sich in einer schmerzhaften, derben Hodenschwellung bemerkbar. Die Entzündungsreaktion spielt sich dabei vor allem im Hodenzwischengewebe ab, bezieht aber meist auch die Hodenkanälchen mit ein. Allen Orchitisformen gemeinsam ist die Gefahr der weitgehenden Destruktion der Hodenkanälchen und des Keimepithels, was die Fertilität der betroffenen Patienten beeinträchtigt.

16.1.3.1
Infektiöse Orchitis

In Bezug auf Häufigkeit und klinische Relevanz sind folgende Orchitisformen besonders hervorzuheben.

Orchitis purulenta

Definition: Insgesamt seltene, durch pyogene Bakterien ausgelöste eitrige Hodenentzündung.

Pathogenese: Das Erregerspektrum ist je nach Patientenalter unterschiedlich:
- *Patient < 35 Jahre:* Chlamydien, Neisseria gonorrhoeae,
- *Patient > 35 Jahre:* E. coli, Pseudomonas sp.

Die bakterielle Infektion des Hodens entstehen entweder
- *kanalikulär* im Rahmen einer fortgeleiteten Urethritis oder Prostatitis,
- *per continuitatem* bei einer Entzündung im Bereich der Hodenhüllen oder des Nebenhodens,
- *metastatisch* bei Sepsis oder allgemeinen Infektionskrankheiten wie Abdominaltyphus.

Der eitrige Entzündungsprozess dehnt sich wegen der engen Nachbarschaft vom Hoden auf den Nebenhoden aus (= Orchidoepididymitis). Von dort aus kann er sich gelegentlich auch auf die Hodenhüllen ausdehnen, so dass sich darin Eiter ansammelt (= Pyocele testis) und der ohnehin schon beeinträchtigte Hoden auch noch komprimiert wird (Abb. 16.4).

Morphologie: Der entzündete Hoden ist vergrößert, geschwollen und wegen des Exsudats in den serösen Häuten sehr druckempfindlich. Anfänglich findet sich ein granulozytäres Infiltrat mit Histiozytenbeimengung im Zwischengewebe. Später kommt es zur eitrigen Einschmelzung mit Zerstörung der histologischen Hodenelemente in folgender zeitlicher Staffelung: Keimepithel → Sertoli-Zellen → Leydig-Zellen. Endstadium: fibrotische Veröung.

Mumpsorchitis

Definition: Durch Paramyxoviren ausgelöste Hodenentzündung im Rahmen einer Parotitis epidemica.

Pathogenese: Die viral ausgelöste Parotitis epidemica (= Mumps) wird bei den Erwachsenen in 25% der Fälle durch eine gleichzeitige Orchitis kompliziert, die bei 30% der Patienten doppelseitig ist und in der Hälfte der Fälle in einer Hodenatrophie ausklingt. Sie ist vor der Pubertät selten (S. 245).

Morphologie: Histologisch findet man in der Akutphase eine serofibrinöse exsudative Entzündungsreaktion mit lymphozytärer Infiltration des Interstitiums, was von einer unterschiedlich stark ausgeprägten granulozytären Infiltration zugrunde gehender Tubuli belgeitet wird. In der Spätphase sind die Hodenkanälchen größtenteils verödet und hyalinisiert, während die Leydig-Zwischenzellen kaum betroffen sind.

✚ Hodenverkleinerung → Infertilität.

Orchitis tuberculosa

Pathogenese (S. 261): Der Hoden ist im Gegensatz zum Nebenhoden gegenüber der Tuberkulose nicht besonders anfällig. Mit Ausnahme der Miliartuberkulose erkrankt der Hoden deshalb nur, wenn der Entzündungsprozess vom Nebenhoden auf die Gonade übergreift.

Orchitis luica

Pathogenese (S. 253): Diese Orchitisform tritt je nach Infektionsmodus in folgenden histologischen Formen auf und greift sekundär auf die Nebenhoden über:
- *Interstitiell-fibroblastische Orchitis:* Man findet sie vor allem bei der konnatalen Lues. Diese ist histologisch durch eine diffuse, rundzellige Durchsetzung des Interstitiums gekennzeichnet, zu der sich eine Bindegewebeproliferation hinzugesellt. Gelegentlich findet man syphilitische Granulome.
- *Orchitis gummosa:* Sie tritt im Tertiärstadium der Erkrankung auf und geht mit der Ausbildung spezifischer Granulome einher, die im Zentrum ausgedehnte Nekrosen aufweisen.

16.1.3.2

Autoaggressive Orchitis

Nach der Pubertät entstehen aus den Spermien sog. *sequestrierte Antikörper*, die bei intakter Blut-Testes-Schranke den Körper wieder verlassen. Wird diese Schranke durch Trauma, Operation oder Entzündung zer-

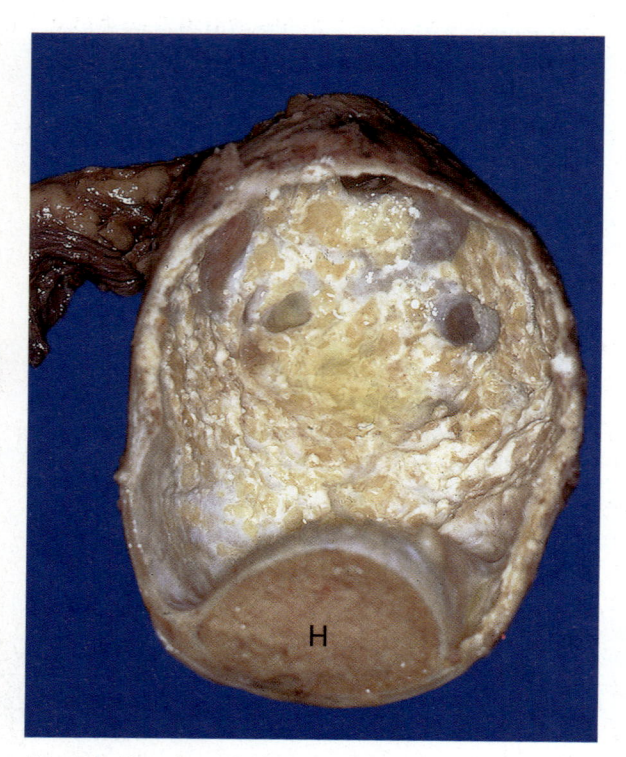

Abb. 16.4 **Pyocele testis** als Endzustand einer Orchitis purulenta. H = atrophierter Hoden.

stört, so kontaktieren die Spermien körpereigene immunkompetente Zellen, die gegen sie autoreaktive Antikörper und/oder Lymphozyten bilden. Das Resultat sind Überempfindlichkeitsreaktionen vom Typ II und Typ IV und letztlich eine Zerstörung des Hodenparenchyms mit konsekutiver Infertilität.

Chronisch pseudogranulomatöse Orchitis

Syn.: Granulomatöse Orchitis

Definition: Seltene, meist einseitige, ätiologisch noch unklare Hodenentzündung mit vermutlich autoaggressivem Charakter. (Selten. Prädilektionsalter: 6. Lebensdekade.)

Morphologie: Es handelt sich um eine chronisch unspezifische, vermutlich autoaggressive Hodenentzündung, bei der sich die Entzündungszellen um die Tubuli herum konzentrieren und so Entzündungsgranulome vortäuschen. Histologisch findet man vor allem eine Destruktion des Keimepithels durch ein entzündliches Infiltrat (Abb. 16.5) aus Histiozyten, Lymphozyten, Plasmazellen und Granulozyten, zu denen sich gelegentlich mehrkernige Riesenzellen hinzugesellen.

Klinik: Plötzlich einsetzende einseitige, nicht schmerzhafte Hodenvergrößerung (gelegentlich mit Fieber). Differenzialdiagnose: Hodentumor!

Immunkomplexorchitis

Syn.: Allergische Orchitis, Autoimmunorchitis

Definition: Sehr seltene, autoaggressive Hodenentzündung auf dem Boden einer Überempfindlichkeitsreaktion Typ III.

Pathogenese: Es handelt sich um eine Läsion der Hodentubuli, die auf das Auftreten von zirkulierenden Antispermien- und/oder Antitubulus-Antikörpern zurückgeht.

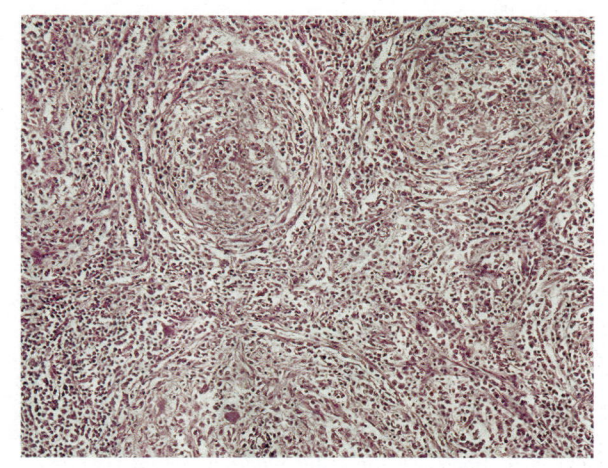

Abb. 16.5 **Chronische pseudogranulomatöse Orchitis** mit peri- und transtubulärer chronischer Entzündung mit granulomartigem histologischem Muster (HE, Vergr. 1 : 50).

Dabei tritt passager ein lymphohistiozytäres Infiltrat auf. Das Resultat sind eine Tubulusvergrößerung mit jahresringartiger Verdickung der Basalmembran (Elektronenmikroskopie!) und letztlich eine Infertilität.

16.1.4
Funktionelle Läsionen

Allgemeine Definition: Funktionsstörungen der Hoden führen letztlich zu einer Infertilität (= Sterilität). Die Infertilität beschränkt sich ätiologisch aber nicht allein auf eine Gonadenunterfunktion (= Hypogonadismus), sondern wird ebenso durch Unwegsamkeiten der ableitenden Samenwege sowie durch eine Erektionsstörung des Penis in Form der Impotentia coeundi hervorgerufen. Demzufolge reicht die Spannbreite der Infertilität von molekularen, histologischen und anatomischen Veränderungen bis hin zu psychischen Störungen.

Allgemeine Pathogenese: Etwa 10% aller Ehen sind ungewollt kinderlos. Die Ursache dieser Infertilität (= Sterilität) liegt in der Hälfte der Fälle beim Mann. Zur Abklärung einer Infertilität sollten endokrinologische, bioptische (möglichst aus beiden Hoden) und Ejakulatuntersuchungen herangezogen werden. Bei den meisten infertilen Männern liegen die Spiegel von FSH, LH und Testosteron im Normalbereich. Nur bei schwerem Keimzellverlust ist das FSH erhöht, während bei hypogonadotropen Patienten die FSH-, LH- und Testosteronwerte erniedrigt sind.
Im Folgenden werden die verschiedenen Formen der Gonadenunterfunktion, des Hypogonadismus, besprochen.

16.1.4.1
Prätestikulärer Hypogonadismus

Definition: Seltene Infertilität wegen Unterfunktion an sich gesunder Gonaden infolge einer hypophysär-endokrinen Störung. (Etwa 10% aller männlichen Infertilitätsfälle.)

Präpubertärer hypopituitärer Hypogonadismus

Definition: Infertilität infolge primärer oder sekundärer Unterfunktion des Hypophysenvorderlappens.

Pathogenetisch liegt häufig ein präpubertärer Hypopituitarismus wie bei hypogonadotropen Eunuchoiden und organischen Hypophysenschäden zugrunde. Aber auch ein präpubertärer Androgenüberschuss wie bei adrenogenitalem Syndrom, androgenproduzierenden Tumoren und Androgentherapie kommen dafür in Betracht.

Morphologie: Wegen des bereits vor der Pubertät bestehenden Hypogonadotropismus bleibt nach der Pubertät die Entwicklung des äußeren Genitales und der sekundären Geschlechtsmerkmale aus. Histologisch sind die Hoden dieser Patienten auf einem präpubertären Stadium stehengeblieben. Dementsprechend findet man keine peritubulären, elastischen Fasern und keine reifen Leydig-Zellen.

+ Klinik: Keine Ausreifung der Spermatogonien zu Spermien.

Postpubertärer hypopituitärer Hypogonadismus

Definition: Infertilität infolge primärer oder sekundärer Unterfunktion des Hypophysenvorderlappens mit konsekutivem Gonadotropinmangel.

Pathogenese: S. 992.

Morphologie: Histologisch sind die Tubuli sklerosiert, die Leydig-Zwischenzellen größtenteils zerstört und somit numerisch reduziert. Hinzu kommt ein verminderter Serumtestosteronspiegel. Dieses histologische Bild findet man auch beim postpubertären Androgen- oder Östrogenexzess.

+ Klinik: Keine Ausreifung der Spermatogonien zu Spermien.

16.1.4.2
Testikulärer Hypogonadismus

Definition: Häufigste Infertilitätsform wegen primärer Erkrankung des Gonadenparenchyms. (Etwa 60% aller männlichen Infertilitätsfälle.)

Pathogenese: Das Ursachenspektrum dieser Infertilitätsform ist breit. Es reicht von Chromosomenstörungen, Kryptorchismus, postinflammatorischen Gonaden, Varikozele (etwa 30%) bis hin zu medikamentösen (Zytostatika) und physikalischen (Mikrowellen, Hochofenarbeiter) Noxen. Dabei werden die Keimzellen um so eher geschädigt je differenzierter sie sind, so dass unter dem Einfluss einer Noxe zuerst die Spermatozoen, später die Spermatogonien und zuletzt die Sertoli-Zellen geschädigt werden und zugrunde gehen. Die Zahl der Leydig-Zellen kann vermindert werden oder – vor allem bei schweren Parenchymschäden – vermehrt sein. Die Hypophyse reagiert über ein negatives feed-back mit einer verstärkten FSH- und LH-Sekretion in Form eines hypergonadotropen Hypogonadismus.

Morphologisch resultieren nachstehend aufgeführte Zustandsbilder.

Hypospermatogenese

Syn.: Keimzellhypoplasie.

Definition: Häufigste hodenbioptisch zu beobachtende Infertilität infolge gedrosselter, ansonsten morphologisch normal ablaufender Ausreifung der Samenzellen.

Pathogenese: Ursächlich kommen neben einer Varikozele Chromosomenanomalien in Betracht wie die neuerlich als recht häufig einzustufende Deletion im Y-Chromosomen-Bereich (Yq 11.22 – 23), die das Steuergen der Spermatogonien tangiert.

Morphologie: Histologisch sind die Durchmesser der Hodenkanälchen normal groß und von einer verdickten Tunica fibrosa umgeben. Die Keimzellen sind zwar vorhanden, aber in ihrer Anzahl vermindert. Bei ausgeprägter Keimzellverminderung beherrschen die Sertoli-Zellen das Bild.

+ Klinik: Oligospermie, normale Hormonwerte.

Spermatogener Reifungsstopp

Definition: Ätiologisch meist ungeklärte, wenig häufige Infertilitätsform wegen Arretierung der Spermatogenese auf einer bestimmten Reifungsstufe.

Pathogenese: Zu den wenigen bekannten Ursachen gehören Varikozele, Antiandrogentherapie, numerische Chromosomenaberrationen wie Trisomie 21 sowie das XYY-Syndrom.

Morphologie: Der spermatogene Reifungsprozess wird meistens bereits auf der Stufe der primären Spermatozyten eingestellt. Die in ihrer Entwicklung arretierten Keimzellen werden in die Tubuluslichtungen abgeschilfert, so dass keine Spermien gebildet werden.

+ Klinik: Oligo- oder Azoospermie.

Fibrotische Tubulusatrophie

Syn.: Idiopathische Tubulusfibrose

Definition: Ätiologisch meist ungeklärte, wenig häufige Infertilitätsform mit Samenzellschwund infolge Reifungsstopp, fibrotischer Tubulusverödung und (geringgradiger) Vermehrung der Leydig-Zellen.

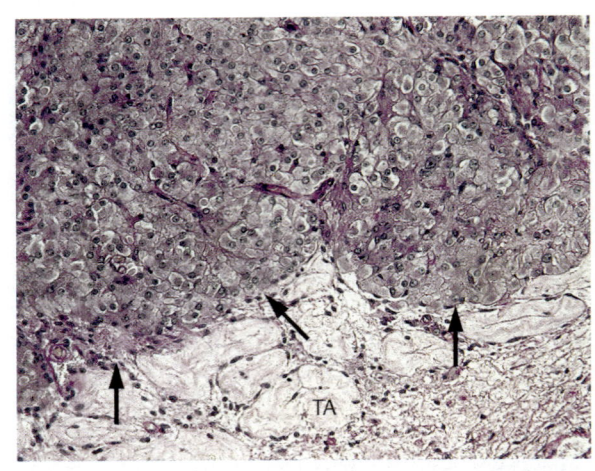

Abb. 16.**6 Hoden bei Klinefelter-Syndrom.** Vollständige Atrophie und Hyalinisierung der Kanälchen (TA), im Interstitium (Pfeil) knotenförmige Wucherungen der Leydig-Zellen (Vergr. 1 : 150)

Pathogenese: Meist ist die Ursache nicht bekannt. Der Fibroseprozess ist je nach Patient unterschiedlich ausgeprägt. Dementsprechend ist die Keimzellschädigung verschieden groß. Im Endstadium sind alle Tubuli fibrotisch verödet und hyalinisiert, die Zahl der Leydig-Zellen meist nur geringgradig vermehrt.

+ Klinik: Klassisches Beispiel dieser Läsion ist das Klinefelter-Syndrom (S. 290). Liegt dabei eine XXY-Konstellation vor, sind die Leydig-Zellen vermehrt und die Tubuli verödet (Abb. 16.**6**). Liegt ein XXY-Mosaik vor, fehlen die peritubulären elastischen Fasern.

Sertoli-Cell-only-Syndrom

Syn.: Keimzellplasie

Definition: Polyätiologische häufige Infertilitätsform, gekennzeichnet durch Hodentubuli mit residualen Sertoli-Zellen ohne Keimzellen.

Pathogenese: Dieses Syndrom kommt selten als primäre kongenitale Form vor, die als Del-Castillo-Syndrom bezeichnet wird und darauf beruht, dass die Urkeimzellen gar nicht in die Hodenanlage einwandern. Häufiger sind die sekundären Formen, bei denen nach Chemotherapie, Strahlenschädigung und Mumpsorchitis die Keimzellen gewissermaßen „ausradiert" werden.

Morphologie: Histologisch ist das Sertoli-Cell-only-Syndrom durch Hodenkanälchen charakterisiert, die nur noch von Sertoli-Zellen ausgekleidet sind; Elemente des eigentlichen Keimepithels fehlen. Die Leydig-Zwischenzellen sind regelrecht angelegt (Abb. 16.**7**).

+ Klinisch besteht eine Azoospermie; der FSH-Spiegel ist erniedrigt.

16.1.4.2
Posttestikulärer Hypogonadismus

Definition: Zweithäufigste Infertilitätsform wegen primärer Störung des Samentransports bei intaktem Gonadenparenchym. (Etwa 30% aller männlichen Infertilitätsfälle.)

Obstruktiver Hypogonadismus

Definition: Häufige Infertilitätsform infolge Behinderung des Spermaabflusses.

Pathogenese: Selten liegt eine angeborene Obstruktion der ableitenden Samenwege zugrunde. Meist geht sie zurück auf eine:
- postinflammatorische Striktur,
- operative Resektion (Vasektomie) derselben,
- Varikozele,
- Komplikation im Rahmen einer allgemeinen Sekreteindickung bei Mukoviszidose.

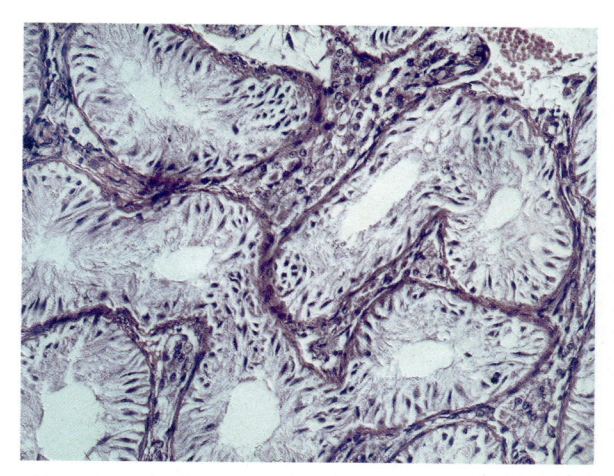

Abb. 16.**7** **Hoden bei „Sertoli-Cell-only"-Syndrom** mit vollkommenem Verlust des Keimepithels. Die Kanälchen enthalten nur noch Sertoli-Zellen (HE, Vergr. 1 : 150).

Morphologie: Histologie des Hodens normal, jedoch Azoospermie.

Spermasthenie

Definition: Seltene Infertilitätsform infolge Motilitätsstörung der Spermien.

Pathogenese: Prototyp einer solchen Infertilität ist das „Immotile-Zilien-Syndrom" (S. 31).

16.1.5
Tumorartige Läsionen

Varikozele

Siehe S. 915.

Hydrozele

Definition: Ansammlung bernsteinfarbener, klarer Flüssigkeit in der Tunica vaginalis testis (Abb. 16.**8**).

Pathogenese: Hydrozelen sind meist die Folge eines unvollständigen oder fehlenden Verschlusses des Processus vaginalis testis und können spontan, traumatisch oder im Rahmen eines Entzündungsprozesses entstehen. Je nach Lage der Flüssigkeitsansammlung unterscheidet man:
- Hydrocele testis,
- Hydrocele funiculi spermatici,
- Hydrocele testis et funiculi spermatici.

Bei längerem Bestehen einer Hydrozele gesellt sich oft eine chronische Entzündung dazu, so dass die Hydrozelenwand fibrotisiert, gelegentlich auch verkalkt (Periorchitis chronica fibrosa).

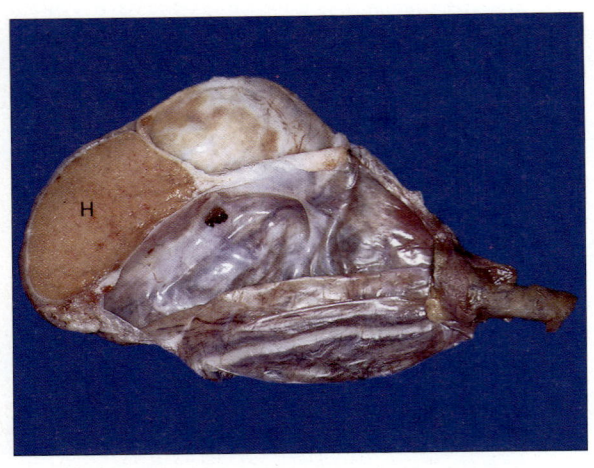

Abb. 16.8 Hydrocele testis mit sackartiger Ausweitung der Tunica vaginalis testis infolge seröser Flüssigkeitsansammlung. H = Hoden.

Spermatozele

Es handelt sich in diesem Fall um größere Zysten, die vom Nebenhoden oder vom Rete testis ausgehen. Sie werden von einem flachen Epithel ausgekleidet und enthalten im Gegensatz zu Zysten der Appendix testis oder der Paradidymis Spermien.

16.1.6
Neoplastische Läsionen

Allgemeine Definition: Nach histogenetischen Gesichtspunkten unterscheidet man bei den Hodentumoren zwei Hauptgruppen:
- *Keimzelltumoren:* Sie machen etwa 95 % aller Hodentumoren aus und leiten sich von testikulären Keimzellen her.
- *Stromatumoren:* Sie machen knapp 5 % aller Hodentumoren aus und stammen von den Zellen des gonadalen Stromas ab.

Hodentumoren sind insgesamt selten und machen etwa 1 % aller malignen Tumoren bei erwachsenen Männern in westlichen Industrienationen aus. Gleichwohl gehören sie zu den häufigsten Tumoren in der Altersgruppe um 15 – 35 Jahre. Inzidenz in westlichen Industrienationen in den letzten Jahren steigend: 6 : 100 000. Wesentlich seltener bei der schwarzen Bevölkerung und in Asien. Prädilektionsalter: 3. Lebensdekade.

16.1.6.1
Keimzelltumoren

Pathogenese: (Ätiologie?). Folgende Faktoren sind für diese Tumoren prädisponierend:
- *Kryptorchismus:* Hodenektopie → Hodenreifung in einem inadäquaten Entwicklungsfeld. Faustregel: Je höher der Hodenstand, desto höher das Malignitätsrisiko.
- *Genetik:* familiäre Häufung (Rarität); Rassenunterschiede (weiß >> schwarz); Isochromosom i(12 p), es enthält offenbar ein Tumorsuppressorgen, das auch bei ovariellen Keimzelltumoren gefunden wird.
- *Gonadendysgenesie* wie testikuläre Feminisierung, Klinefelter-Syndrom.

Die histogenetische Entwicklung der Keimzelltumoren vollzieht sich dem heutigen Kenntnisstand entsprechend in folgenden Schritten:
- *Tumorinitiierung:* Sie erfolgt wie bei vielen anderen malignen Tumoren bereits intrauterin.
- *Klonale Expansion:* Die meisten dieser Tumoren entwickeln sich aus einem noch nicht invasiven Vorläuferstadium innerhalb der Hodentubuli. Es wird im Hoden „intratubuläre Keimzellneoplasie" (intratubular germ cell neoplasia, unclassified = IGCNU) genannt, und besteht aus einer Population atypischer Keimzellen, die aufgrund ihrer Ultrastruktur, ihres Glykogengehaltes (PAS-Positivität) und der immunhistochemisch nachweisbaren Expression von alkalischer Plazenta-Phosphatase (= PLAP) den präspermatogenetischen Keimzellen des Fetus ähnlich sind. In der normalen fetalen Hodenentwicklung verlieren die präspermatogenetischen Keimzellen diese Eigenschaften bis zur Geburt, so dass die normalen präspermatogenen Keimzellen des Kindes und auch die normalen Spermatogonien und Spermatozyten des Mannes keine PAS- und PLAP-Reaktivität mehr zeigen. Diese intratubulären neoplastischen Keimzellen sind histologisch, immunhistochemisch und biologisch weitgehend identisch mit den Zellen des als „Seminom" bezeichneten Hodentumors und haben in ihren Zellkernen einen nahezu tetraploiden DNA-Gehalt.
- *Tumorprogression:* Durch Verlust von DNA und damit auch von Tumorsuppressorgenen kann ein Seminom in einen nichtseminatösen Keimzelltumor mit einem höheren Malignitätsgrad übergehen. In seiner undifferenzierten Form tritt er als „embryonales Karzinom" in Erscheinung. Seine Zellen sind pluripotent und können sich somit in verschiedenen Richtungen weiter differenzieren.

Welche Rolle das korrekte Entwicklungsfeld für die Differenzierung spielt, ergibt sich aus der Beobachtung, wonach embryonale Hodenkarzinome dadurch erzeugt werden können, dass man Zellen normaler Mausembryonen an einen extrauterinen Ort verpflanzt und sie dadurch aus ihrem regulären Entwicklungsfeld mit all seinen Wachstums- und Differenzierungsfaktoren bringt. Und umgekehrt: Bringt man Zellen eines embryonalen Karzinoms in den (fremden) Einflussbereich einer Blastozyste, so entwickelt sich eine gesunde genetisch chimärische Maus (Abb. 16.9).

Realisiert ein solcher Tumor sämtliche Gewebekomponenten der drei embryonalen Keimblätter, resultiert je nach Ausreifung ein unreifes oder reifes Teratom; realisiert er extraembryonales Gewebe, so wird daraus ein Dot-

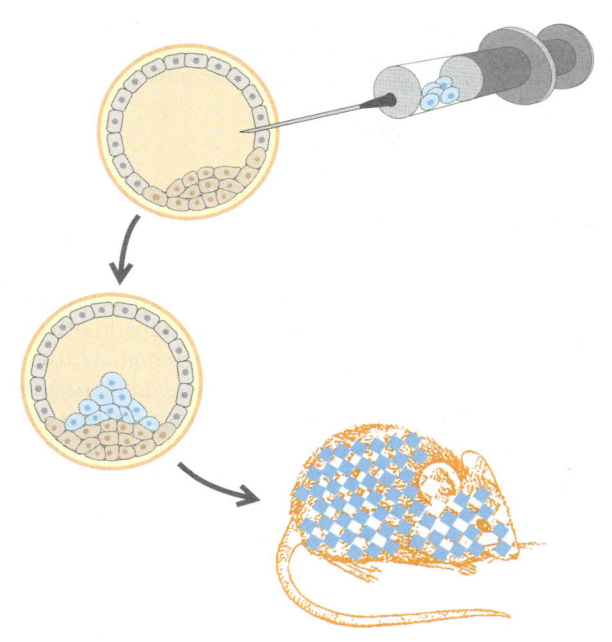

Abb. 16.9 **Entwicklungsfeld und Differenzierungsfaktoren** bei der Tumorigenese der Keimzelltumoren: Werden Zellen eines embryonalen Hodenkarzinoms eines pigmentierten Mäusestamms (blau) einer Albinomaus im Blastozystenstadium injiziert, so werden diese Tumorzellen in die innere Zellmasse der Empfängerblastozyste integriert; es entwickelt sich eine gesunde chimärische Maus (blau-weiß-kariert)

tersacktumor oder ein Chorionkarzinom. Deshalb wundert es nicht, dass bis auf wenige Ausnahmen die atrophen Hodentubuli in der Umgebung eines malignen Keimzelltumors eine IGCNU (s.o., Abb. 16.10) enthalten, was gelegentlich auch im kontralateralen Hoden der Fall ist.

Einige seltene Formen von Keimzelltumoren des Hodens, wie das spermatozytische Seminom des älteren Mannes,

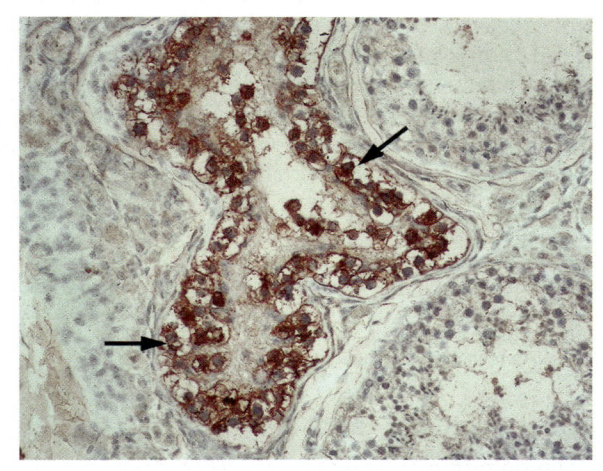

Abb. 16.10 **Intratubuläre Keimzellneoplasie,** unklassifiziert (= IGCNU) in Form intratubulärer PLAP-(alkalische Plazenta-Phosphatase-)positiver atypischer Keimzellen (braunrote Färbung, Pfeile) neben unauffälligen Hodentubuli (Immunhistochemie. PLAP, Vergr. 1 : 100).

der infantile Dottersacktumor und das reife Teratom des kindlichen Hodens passen nicht in dieses histogenetische Schema und stellen biologisch (diploides DNA-Muster) und klinisch jeweils andere Entitäten dar.

Aus didaktischen und klinisch-prognostischen Gründen wird die Einteilung der Keimzelltumoren in Seminome und nichtseminomatöse Keimzelltumoren beibehalten.

Seminome

Definition: Häufigster Hodentumor aus großen uniformen Zellen mit hellem Zytoplasma und heterochromatischen Kernen, die primordialen (präspermatogenetischen) Zellen gleichen.

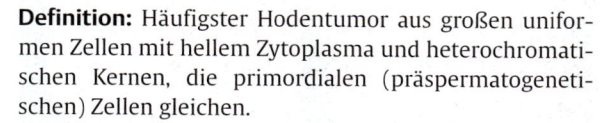

40% aller Hodentumoren. Prädilektionsalter: 4. Lebensdekade.

Vorkommen: meist uni-, selten bilateral gonadal, extrem selten extragonadal. Die extragonadalen Seminome zeichnen durch ihre Lokalisation den Wanderungsweg der primordialen Keimzellen in die Gonaden nach. Man findet sie in den Hirnhemisphären, Pinealisregion, im vorderen Mediastinum (Thymus), Retroperitoneum oder Präsakralregion.

Morphologie: Makroskopisch sind alle Seminome gut abgegrenzt, aber nicht abgekapselt und zeigen eine weißlich-markige Schnittfläche, die gelegentlich von Nekrosen und Blutungen durchsetzt sein kann. Histologisch wächst ein Seminom in folgenden 3 Mustern:
- *Klassisches Seminom:* Es ist durch eine ballenartige Anordnung der Tumorzellen charakterisiert, die von Bindegewebesepten umgeben sind. Die typische Seminomzelle ist groß und rundlich und weist im Zentrum einen großen, hyperchromatischen Zellkern mit plumpem Nukleolus auf. Ein weiteres charakteristisches Merkmal der Seminome ist die lymphozytäre Infiltration des Stromas, die gelegentlich bis zur Ausbildung Epitheloidzell-Granulome mit mehrkernigen Riesenzellen gehen kann. Diese lymphozytäre Infiltration gilt als prognostisch günstiges Zeichen (Abb. 16.11). Immunhistochemisch exprimieren die Tumorzellen PLAP.
- *Spermatozytisches Seminom*: Diese Sonderform leitet sich histogenetisch nicht von haploiden Spermatypen, sondern von unvollständig ausgereiften Vorstufen her. Sie macht 5% aller Seminome aus und wird nie bei Patienten unter 50 Jahren beobachtet. Makroskopisch sind diese Tumoren weich und weisen eine graugelbe Schnittfläche mit gelatinösen oder zystischen Arealen auf. Histologisch besteht dieser Seminomtyp aus folgenden 3 Zelltypen:
  - mittelgroße Zellen mit rundem Zellkern und eosinophilem Zytoplasma,
  - kleine, lymphozytenartige Zellen, die an Spermatozyen erinnern (Name!),
  - mehrkernige Tumorriesenzellen.

  Infiltrate und granulomatöse Reaktionen fehlen. Sie zeichnen sich durch eine deutlich bessere Prognose aus als die anderen Seminome und metastasieren praktisch nie.

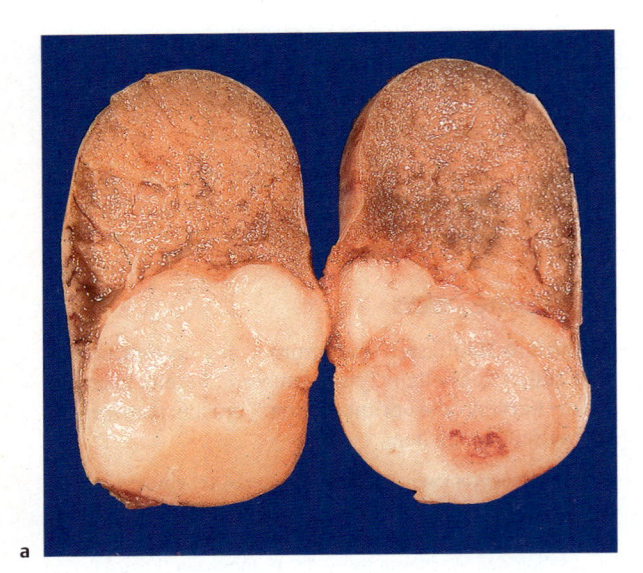

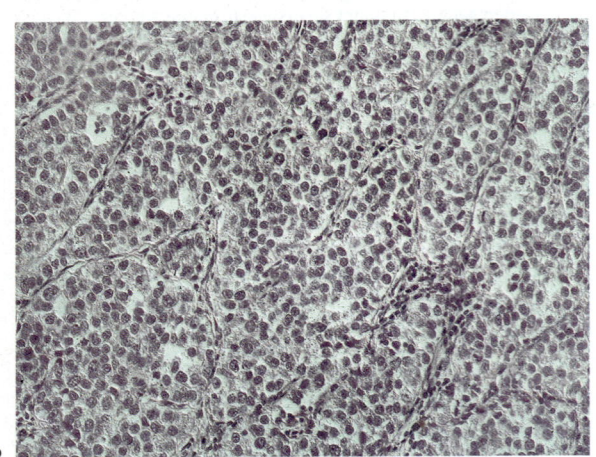

Abb. 16.11   Klassisches Seminom des Hodens:
a Makroskopisch gut abgegrenzter, markiger Tumor;
b histologisch bestehend aus großen Keimzellen mit großen Zellkernen, zentralen Nukleolen und einem eingestreuten lymphozytären Begleitinfiltrat im Stroma (HE, Vergr. 1 : 100).

- *Seminome mit trophoblastären Riesenzellen:* Dieser Seminomtyp macht etwa 10 % aller Seminome aus. Seine Zellen haben eine gewisse Ähnlichkeit mit den Synzytiotrophoblasten und produzieren Choriongonadotropin (β-HCG).

Komplikationen: Seminome setzen meist lymphogene Metastasen in die paraaortalen und parakavalen Lymphknoten, können aber gelegentlich auch hämatogen metastasieren. Lediglich das spermatozytische Seminom metastasiert praktisch nie. Histologisch können die Metastasen in einigen Fällen, dem Seminom-Progressioskonzept entsprechend, entdifferenziertere Anteile enthalten, die an embryonale Karzinome, Chorionkarzinome oder Teratome erinnern.

Prognose: Seminome haben im Allgemeinen eine gute Prognose und sind sehr strahlensensibel. Die Therapie besteht deshalb in einer Orchiektomie und nachfolgender Bestrahlung. Die bereits erwähnte entzündliche Stromareaktion kann sowohl im Hoden als auch in den Lymphknotenmetastasen zu einer weitgehenden Zerstörung des Tumorgewebes führen. Zurück bleibt eine (oft palpable) Narbe, die dann als ausgebranntes Seminom bezeichnet wird. Gleichwohl können Seminommetastasen auftreten.

Nichtseminomatöse Keimzelltumoren

Von den strahlensensiblen Seminomen sind die wenig strahlensensiblen nichtseminomatösen Keimzelltumoren abzugrenzen, die frühzeitig in die retroperitonealen Lymphknoten metastasieren. Da aus dem undifferenzierten embryonalen Karzinom verschiedene differenzierte Gewebekomponenten hervorgehen, bilden sie eine zusammengehörige Tumorfamilie. Folgerichtig sind über 85 % der nichtseminomatösen Keimzelltumoren gemischt aufgebaute Hodentumoren. Es gibt aber auch Tumoren, die nur aus einer einzelnen Gewebekomponente aufgebaut sind. Diese werden im Folgenden einzeln besprochen:

Embryonales Karzinom

Syn.: Malignes undifferenziertes Teratom (MTU)

Definition: Zweithäufigster, hochmaligner Gonadentumor aus pluripotenten Stammzellen mit epithelialem Charakter.

Etwa 20 % aller Keimzelltumoren. Altersgipfel: 25.–35. Lebensjahr. Nur ca. 2 % aller Keimzelltumoren des Hodens sind reine embryonale Karzinome. Die übrigen embryonalen Karzinome stellen Mischformen dar.

Morphologie: Makroskopisch sind embryonale Karzinome meist kleiner als Seminome und zeigen auf der Schnittfläche häufig regressive Veränderungen in Form von Nekrosen, Blutungen und Zysten. Histologisch besteht ein buntes Bild aus soliden Arealen und tubulären und papillären Formationen. Die Tumorzellen sind anaplastische Epithelien mit starker Kernpolymorphie und einem hellen Zytoplasma. Die Zellgruppen sind im Vergleich zum Seminom etwas undeutlicher. Gelegentlich kommen Riesenzellen und Mitosen vor. Eine entzündliche Stromainfiltration fehlt (Abb. 16.**12**).
Immunhistochemisch exprimieren die Tumorzellen Zytokeratin, CD30 und fokal auch PLAP. Wenn sie auch AFP und β-HCG exprimieren, so ist dies der Hinweis auf das Vorliegen eines Mischtumors.

Prognose: Die Therapie besteht in einer Orchiektomie und retroperitonealen Lymphknotenausräumung. Die Tumoren sprechen gut auf eine kombinierte Chemotherapie an. 98 % der Patienten können geheilt werden.

Dottersacktumor

Definition: Tumor, der durch Gewebestrukturen der frühen Embryogenese charakterisiert ist, die an extraembryonales Dottersackgewebe erinnern (Abb. 16.**13 a, b**).

Während der reine Dottersacktumor beim Erwachsenen (Syn.: endodermaler Sinustumor) selten ist, macht er bei Kindern unter 3 Jah-

16.1 Hoden

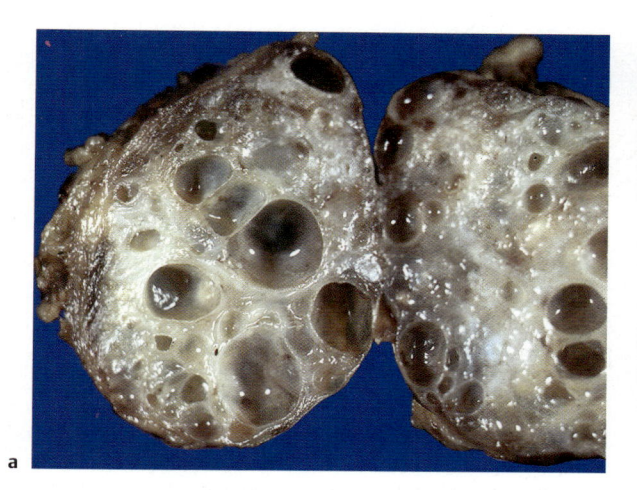

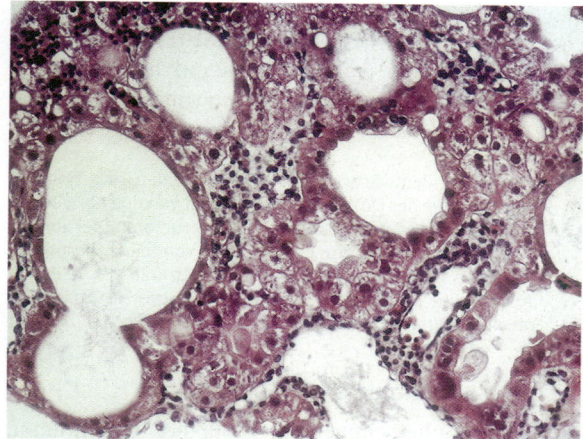

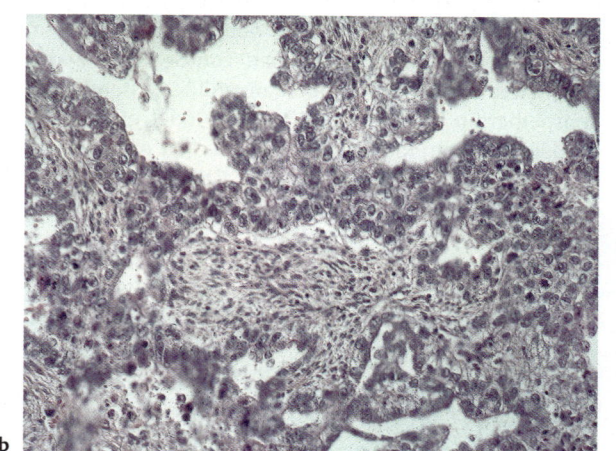

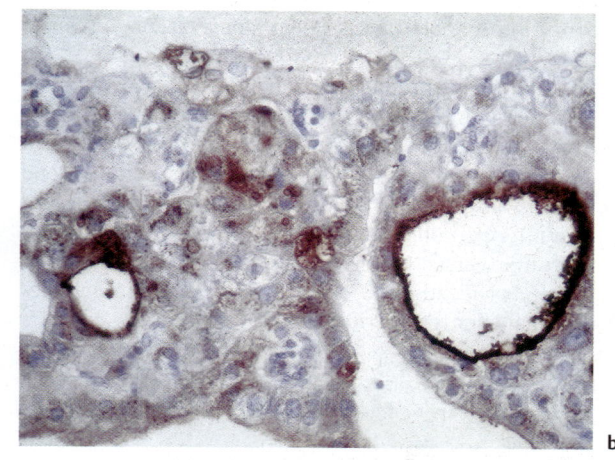

Abb. 16.12 Embryonales Hodenkarzinom:
a Tumor mit regressiv-zystischer Schnittfläche;
b Histologie: drüsig-papilläre Strukturen aus anaplastischen Epithelverbänden (HE, Vergr. 1 : 100).

ren 75% aller Keimzelltumoren aus (Syn.: Orchioblastom). Bei Erwachsenen tritt der Tumor praktisch nur in Kombination mit Komponenten anderer nichtseminomatöser Keimzelltumoren auf. 45% der gemischten nichtseminomatösen Keimzelltumoren enthalten eine Dottersacktumor-Komponente.

Morphologie: Makroskopisch ist der Dottersacktumor gut umschrieben, weist eine gelbliche Schnittfläche, teilweise auch regressive Veränderungen auf und liegt meistens innerhalb der Tunica vaginalis testis. Histologisch zeigt der Dottersacktumor eine große Variabilität mit zahlreichen Gewebsmustern. Diese sind mikrozystisch-wabenähnlich, makrozystisch-girlandenförmig um Gefäße herum (endodermalsinusartiges Muster), papillär, solide, glandulär-alveolär, myxomatös, sarkomatoid mit spindelzelliger Komponente und/oder hepatoid. Diese Muster treten gleichzeitig nebeneinander auf.
Charakteristische Strukturen sind die sog. Schiller-Duval-Körperchen (Abb. 16.13 c). Dabei liegt um einen Kern aus lockerem Bindegewebe mit einem zentralen Blutgefäß ein Kranz aus atypischen Epithelien, die sich infolge von Schrumpfungsartefakten von der Umgebung gelöst ha-

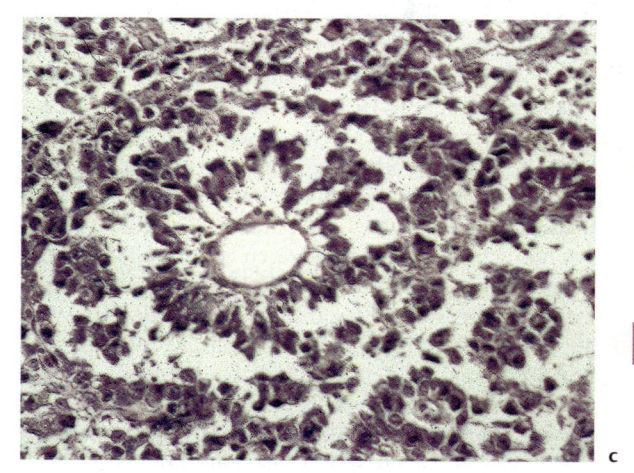

Abb. 16.13 Dottersack und Dottersacktumor des Hodens:
a Dottersack eines normalen Embryos: Tubuläre dottersacktypische Formationen (Pfeile) (vgl. Abb. 16.12b) (HE, Vergr. 1 : 250);
b positive immunhistochemische Reaktion (rotbraunes Reaktionsprodukt) für α-Fetoprotein (IH: AFP, Vergr. 1 : 350) (Original: Böhm);
c Dottersacktumor: pathognomonisch (pfeilmarkiert) sind die glomeruloiden Strukturen (= Schiller-Duval-Korpuskel) mit einem zentralen kleinen Gefäß, das innen von einem lockeren Bindegewebe, außen von einer Epithelschicht umsäumt wird (43-jähriger Mann) (HE, Vergr. 1 : 130).

ben. Typisch sind auch intra- und extrazellulär gelegene eosinrote PAS-positive (AFP-negative) Kugeln unterschiedlicher Größe. Immunhistochemisch exprimieren die Tumorepithelien kräftig AFP und in 50% der Fälle auch α_1-Antitrypsin.

+ Prognose: Beim Erwachsenen unterscheiden sich Therapie und Prognose des Dottersacktumors nicht von den übrigen gemischten nichtseminomatösen Keimzelltumoren, bei jungen Kindern (Orchioblastom!) kann man von einer besonders günstigen Prognose ausgehen. Wegen der kräftigen AFP-Produktion und -Sekretion ist ein stark erhöhter AFP-Serumspiegel ein äußerst nützlicher Tumor(verlaufs)marker.

Nichtgestationales Chorionkarzinom

Definition: Sehr seltener, hochmaligner Hodentumor, der aus Zellelementen aufgebaut ist, die den zyto- und synzytiotrophoblastären Zellen der Plazenta entsprechen.

Das als Keimzelltumor entstehende nicht-gestationale Chorionkarzinom ist histologisch und bezüglich der Bildung von β-HCG (Tumormarker!) identisch mit dem gestationalen Chorionkarzinom junger Frauen während der Schwangerschaft. Biologisch gesehen handelt es sich aber um zwei völlig verschiedene Tumorentitäten (Keimzelltumor versus Plazentatumor). Gelegentlich extragonadale Lokalisation: in der Mittellinie intrakranial, mediastinal oder retroperitoneal.

Altersgipfel: in der 2. und 3. Lebensdekade. Das reine Chorionkarzinom macht nur 0,3% der Hodentumoren aus. Etwa 8% der gemischten Keimzelltumoren enthalten ein fokales Chorionkarzinom.

Morphologie: Makroskopisch ist der Primärtumor im Hoden meistens klein und hämorrhagisch-nekrotisch, ohne scharfe Begrenzung zum Hodenparenchym. Multiple Knoten und kleine, von alten Blutungen angefüllte Zysten sind typisch. Histologisch ist neben den ausgedehnten hämorrhagischen Nekrosen oft nur wenig vitales Tumorgewebe vorhanden. Zur Sicherung der Diagnose ist der Nachweis von zytotrophoblastären Zellen *und* β-HCG-positiven synzytiotrophoblastären Riesenzellen erforderlich. Die mononukleären zytotrophoblastären Zellen bilden solide epitheliale Stränge und sind von synzytiotrophoblastären Riesenzellen bedeckt und teilweise auch durchsetzt, die ein breites vakuolisiertes Zytoplasma mit Mikrovilli an der Zelloberfläche aufweisen (Abb. 15.**39**, S. 908). Immunhistochemisch exprimieren alle trophoblastären Zellen Zytokeratin, in 50% der Fälle EMA (= epitheliales Membranantigen). Eine kräftige β-HCG-Expression findet sich nur in den synzytiotrophoblastären Zellen.

+ Klinisch macht der Tumor häufig durch seine primär hämatogene Metastasierung (Lunge → Hämoptyse; Retroperitoneum → Rückenschmerzen; Gehirn → neurologische Symptome) auf sich aufmerksam, wohingegen der Hoden palpatorisch oft unauffällig ist. Daher schlechtere Prognose als bei den anderen gemischten nichtseminomatösen Keimzelltumoren. Der β-HCG-Spiegel im Serum ist immer stark erhöht (positiver Schwangerschaftstest). Etwa 10% der Patienten haben eine Gynäkomastie. Chemotherapie kann seltener als bei einem gestationalen Chorionkarzinom zur Heilung führen.

Teratome

Definition: Grundsätzlich maligne Keimzelltumoren, die aus verschiedenen somatischen Gewebekomponenten (Abkömmlingen aller drei Keimblätter) aufgebaut sind. Die Komponenten können unterschiedliche Grade der Unreife (embryonale und fetale Morphologie) oder altersentsprechende Reife aufweisen und werden danach in immature Teratome und reife Teratome eingeteilt.

Reine Teratome machen 7% aller Hodentumoren aus. Zwei Altersgipfel: etwa 20% bei Kindern vom 1.–3. Lebensjahr, 80% bei jungen Erwachsenen in der 2.–3. Lebensdekade. Beim Erwachsenen machen sie als reine Teratome etwa 3% der Keimzelltumoren aus, zu etwa 45% trifft man sie als Bestandteil eines gemischten Keimzelltumors an.

Morphologie: Teratome sind makroskopisch meistens von einer Kapsel umgeben und wölben die Tunica albuginea vor, ohne sie zu infiltrieren oder zu durchbrechen. Auf der Schnittfläche findet man von Schleim, klarer Flüssigkeit oder Hornschuppen angefüllte Zysten neben knorpelharten Knötchen und weichen oder elastischen soliden Bezirken. Kleine schwarze Flecken entsprechen einem melaninhaltigen Epithel der Chorioidea (Augenanlage). Histologisch werden nachstehend aufgeführte, klinisch bedeutungsvolle Formen des Teratoms unterschieden:

- *Reifes Teratom:* Dieser Hodentumor ist im Gegensatz zum ovariellen Pendant sehr selten. Er besteht aus altersentsprechend ausgereiften Abkömmlingen der drei Keimblätter:
  - *ektodermal:* Haut mit Epidermis, Haaren und Schweißdrüsen;
  - *neuroektodermal:* Gehirn, Plexus chorioideus und Pigmentepithel der Chorioidea;
  - *entodermal:* zystische Gebilde, ausgekleidet mit nichtverhornendem Platten-, respiratorischem oder resorptivem Epithel, häufig von glatter Muskulatur umgeben;
  - *mesodermal:* Hyalinknorpel, Knochen (manchmal mit blutbildendem Mark, Abb. 16.**14**), Fett-, Muskel- und Bindegewebe.
- *Immatures Teratom:* Auch bei diesem Tumor findet man Abkömmlinge aller drei Keimblätter. Diese sind teilweise altersentsprechend reif, teils fetal unreif (myxoides gefäßreiches Fettgewebe, Darmschleimhaut, fetales Lebergewebe mit Blutbildung, fetales Pankreasgewebe und fetale Skelettmuskulatur), teils embryonal unreif (Neuroepithel des Neuralrohres, metanephrisches Blastem und Tubuli). Die Gewebekomponenten mit embryonaler Unreife werden als Träger der malignen Eigenschaften des immaturen Teratoms angesehen.
- *Teratom mit sekundär maligne gewordener Komponente:* In einem reifen Teratom kann sich – wie in jedem Gewebe des Körpers – sekundär ein Karzinom (z. B. Plattenepithelkarzinom, Adenokarzinom) oder ein Sarkom (z. B. Rhabdomyosarkom, Angiosarkom) entwickeln. Dieses Ereignis ist jedoch im Hodenteratom eine Rarität.

16.1.6.2
Gonadenstroma-Tumoren

Syn.: Sex-Cord-Gonadenstroma-Tumoren

Orthologie: Die Zellen der Keimstränge („sex cords") wandern in der Embryonalzeit aus dem Zölom in die Gonadenanlage ein und entwickeln sich im Hoden zu den interstitiellen Leydig-Zellen und zu den intratubulären Sertoli-Zellen, im Ovar analog zu den Thekazellen und den Granulosazellen. Alle diese Zellen sind zur Synthese von Steroidhormonen befähigt (wie übrigens auch die Nebennierenrindenzellen, die embryologisch ebenfalls vom Zölomepithel abstammen).

Definition: Grundsätzlich gutartige Tumoren, die sich von Zellen der Keimstränge herleiten oder Ähnlichkeit zu Zellen des Gonadenstromas aufweisen.

Tumoren, die aus diesen Zellen hervorgehen, können im Hoden und im Ovar eine sehr ähnliche Morphologie aufweisen, wobei neben den reinen auch gemischten Formen der Sex-Cord-Gonadenstroma-Tumoren vorkommen. Im Folgenden werden die vorwiegend im Hoden vorkommenden Tumoren besprochen. Diese Tumoren sind meist benigne. Sie können aber – meist bei Erwachsenen – metastasieren, was allerdings allein auf dem Boden der Histologie nicht vorhersehbar ist. Mitosen, Gefäßeinbrüche und infiltratives Wachstum gelten als Hinweis auf Bösartigkeit.

Leydig-Zell-Tumoren

Definition: Seltener Gonadentumor aus Zellen, die strukturell, oft auch funktionell Leydig-Zellen entsprechen.

Der Tumor macht etwa 2% aller Hodentumoren aus und kommt vor allem beim Erwachsenen, aber auch beim Kind vor und befällt manchmal auch beide Hoden.

Morphologie: Makroskopisch sind diese Tumoren etwa 2–5 cm groß, kugelig, solide und haben eine gelbbraune Schnittfläche. Histologisch erinnern die Tumorzellen an normale Leydig-Zellen. Sie sind polygonal. Ihr Zytoplasma ist eosinophil und enthält einen rundlichen Kern mit kleinem Nukleolus (Abb. 16.**15**). In vielen Fällen findet man (pathognomonisch!) im Zytoplasma die länglichen Reinke-Kristalle.

Klinik: Die meisten Leydig-Zell-Tumoren fallen wegen einer Hodenschwellung auf und produzieren Testosteron und Estradiol. Bei Knaben vor der Pubertät führt dies zur Pubertas praecox mit Hirsutismus, Makrogenitosomie (= Vergrößerung des äußeren Genitales) und tiefer Stimme. Beim Erwachsenen überwiegt die Östrogenbildung, die sich unter anderem in der Entwicklung einer Gynäkomastie äußert. Bösartige Leydig-Zell-Tumoren metastasieren oft erst viele Jahre nach der Orchidektomie in die retroperitonealen Lymphknoten.

Sertoli-Zell-Tumoren

Definition: Seltener Gonadentumor aus Zellen, die strukturell den Sertoli-Zellen entsprechen.

Der Tumor macht etwa 1% aller Hodentumoren aus. Manifestationsalter meist vor dem 40. Lebensjahr, 30% manifestieren sich in der 1. Lebensdekade. Häufig bei Maldescensus testis und bei Gonadendysgenesie.

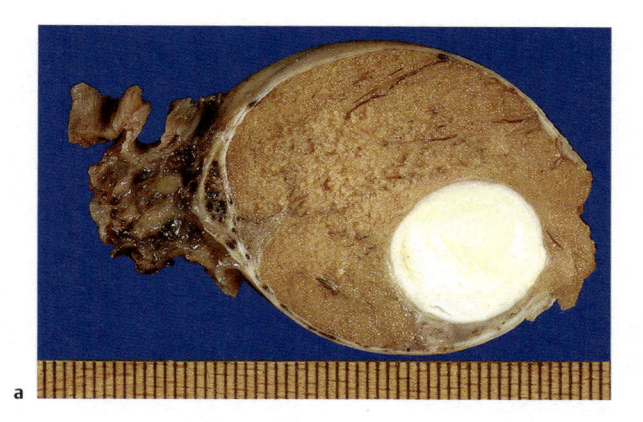

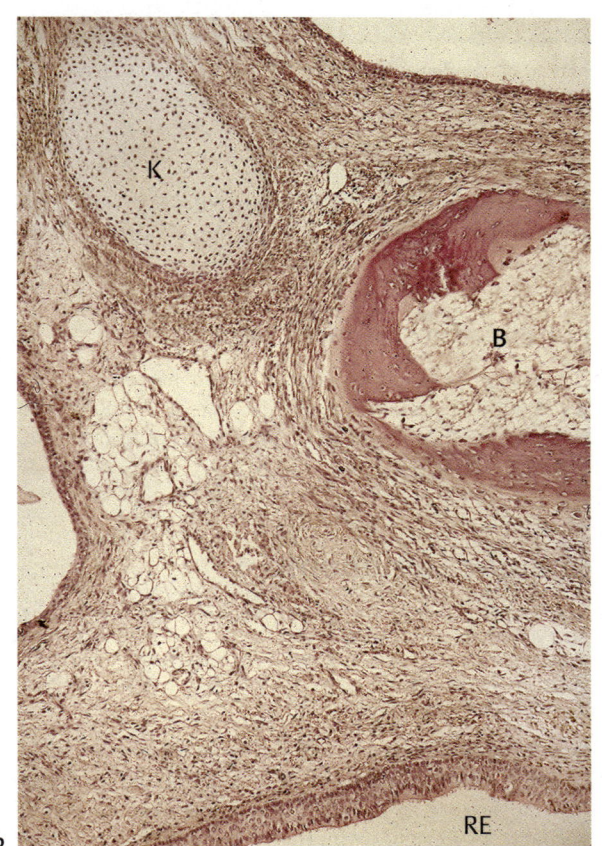

Abb. 16.14 Reifes Teratom des Hodens:
a Makroskopisch scharf begrenzter Tumor;
b histologisch ausgereiftes Gewebe: respiratorisches Zylinderepithel (RE), Knochenbildung (B), hyalines Knorpelgewebe (K) (HE, Vergr. 1:50).

Prognose: Hodenteratome müssen grundsätzlich als maligne Tumoren angesehen werden. Allerdings nimmt der Grad der Malignität mit zunehmender Reife der Gewebekomponenten ab. Das reife Teratom wird daher nur als potenziell maligne angesehen und zeigt fast immer einen gutartigen klinischen Verlauf. Teratome verhalten sich bei Kindern fast immer benigne. Beim erwachsenen Mann können dagegen selbst scheinbar reife Teratome vereinzelt metastasieren. Unter Chemotherapie können die hochmalignen Formationen des embryonalen Karzinoms in den Lymphknoten- und Lungenmetastasen vernichtet werden, so dass nur die zuvor aus ihnen differenzierten reifen Teratomformationen übrig bleiben.

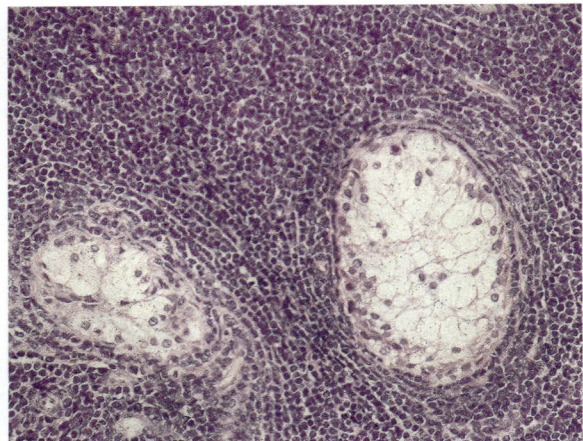

Abb. 16.16 Hoden-Lymphom: intratubuläres hochmalignes Non-Hodgkin-Lymphom (HE, Vergr. 1 : 80).

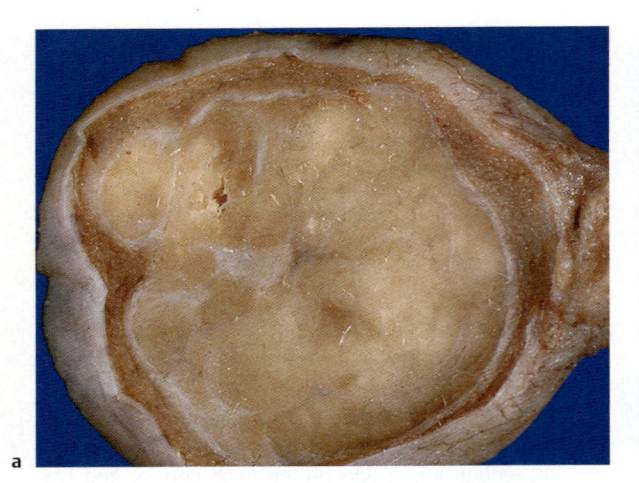

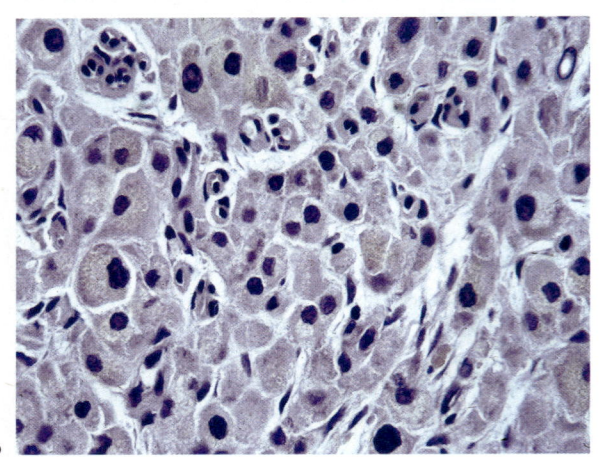

Abb. 16.15 Leydig-Zell-Tumor:
a Umschriebener Tumor mit gelber Schnittfläche;
b polygonale Zellen mit eosinophilen Zytoplasma (HE, Vergr. 1 : 200).

Morphologie: Makroskopisch sind diese Tumoren bis zu 25 cm groß, kugelig derb, solide, mit einer gelblichen oder rosa Schnittfläche. Histologisch werden eine großzellig-kalzifizierende und eine sklerosierende Variante vom häufigsten „not otherwise specified" Typ (= NOS-Typ) unterschieden. Letzterer kann aus soliden Leydig-Zell-ähnlichen Formationen, aber auch aus Drüsen und Tubuli bestehen, die an Hodenkanälchen erinnern.

Klinik: Bei etwa 30% der Patienten ist eine Gynäkomastie (Östrogenwirkung) nachweisbar, meist in Verbindung mit einem malignen Sertoli-Zell-Tumor. Etwa 10% der Tumoren sind maligne und metastasieren vorwiegend lymphogen. Die sklerosierende Variante ist nie maligne. Therapie: radikale Orchidektomie.

Granulosazelltumor

Dieser Tumor ist im Hoden eine Rarität und oft mit einem Maldeszensus und einer Hodendysgenesie vergesellschaftet. Er entspricht morphologisch und biologisch den Granulosazelltumoren des Ovars (S. 868). Seine zystisch-follikuläre Variante ist die häufigste Form der Nichtkeimzelltumoren bei Neugeborenen in den ersten 6 Lebensmonaten und verhält sich gutartig.

Kombinationstumoren

Dysgenetische und kryptorche Hoden neigen zur Entwicklung von Hodentumoren, die Anteile von Keimzelltumoren und auch von gonadalen Stromatumoren enthalten.

16.1.6.3
Maligne Lymphome

Etwa 5% aller malignen Hodentumoren sind Manifestationen maligner Lymphome. Sie gehören zu den häufigsten malignen Tumoren der Männer über 60 Jahre und treten meist bei generalisierten, hochmalignen Non-Hodgkin-Lymphomen auf; sie können aber auch primär im Hoden vorkommen.

Morphologie: Diese Hodenlymphome infiltrieren in typischer Weise das Interstitium und sparen die Hodenkanälchen aus. Auch nach Vollremission einer Leukämie wird das Rezidiv zuerst im Hoden bemerkt (Abb. 16.16).

Prognose: sehr schlecht.

Metastasierung der Hodentumoren: Die Hodentumoren metastasieren in erster Linie lymphogen in parailiakale und paraaortale Lymphknoten, später in mediastinale und sinistrosupraklavikuläre Lymphknoten und sparen die inguinalen Lymphknoten aus (Keimbahn!). Sie setzen erst spät hämatogene Metastasen in Lunge, Leber, Gehirn und Knochen. Das Chorionkarzinom setzt, den Synzytiotrophoblast-Eigenschaften entsprechend, vorwiegend und früh hämatogene Metastasen.

Pathologische TNM-Klassifikation der Hodentumoren (Abb. 16.17):

- **pTis** Intratubuläre Keimzellneoplasie (= IGCNU).
- **pT1** Tumor begrenzt auf Hoden und Nebenhoden ohne Blut-/ Lymphgefäßinvasion; Tumor kann Tunica albuginea infiltrieren, aber nicht Tunica vaginalis.
- **pT2** Tumor begrenzt auf Hoden und Nebenhoden mit Blut-/Lymphgefäßinvasion oder Infiltration der Tunica vaginalis.
- **pT3** Samenstranginfiltration.
- **pT4** Skrotuminfiltration.
- **pN1** Metastatisches Lymphknotenkonglomerat ≤ 2 cm oder ≤ 5 Lymphknoten befallen (keiner davon > 2 cm).
- **pN2** Metastatisches Lymphknotenkonglomerat > 2 cm oder > 5 Lymphknoten befallen (keiner davon > 5 cm).
- **pN3** Metastatisches Lymphknotenkonglomerat > 5 cm.

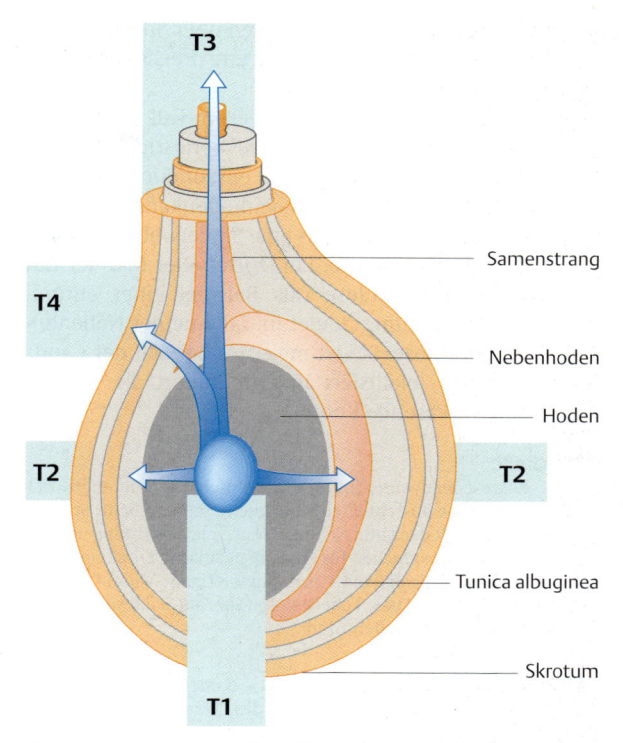

Abb. 16.17 Stadieneinteilung der malignen Hodentumoren.

Nebenhoden

Der Nebenhoden besteht aus einem duktulären Drainagesystem des Hodens. Dabei geht der eigentliche Nebenhodengang (Ductus epididymis) aus dem Wolff-Gang hervor. Aus Resten des Wolff-Ganges und des Mesonephrons können sich kleine Zysten mit wässrigem Inhalt in Form sog. Hydatiden ableiten. Sie stellen meist harmlose **ontogenetische Läsionen** dar.

Der Nebenhoden steht in enger Beziehung zum Hoden, so dass **entzündliche Läsionen** des Hodens oft auf den Nebenhoden übergreifen (Orchidoepididymitis). Das Ursachenspektrum der Nebenhodenentzündung (Epididymitis) ändert sich mit dem Lebensalter: Beim Neugeborenen sind es die urogenitalen Fehlbildungen, beim jungen Erwachsenen die Andenken an sexuelle Abenteuer (Gonokokken-, Chlamydieninfektion), während im späteren Leben Escherichia-coli-Infektionen dominieren. **Neoplastische Läsionen** des Nebenhodens sind selten. Unter ihnen ist der Adenomatoidtumor, der sich von Mesothelien der Hodenhüllen herleitet, am häufigsten.

16.2.1 Entzündliche Läsionen

Epididymitis

Definition: Meist in Kombination mit einer Orchitis auftretende Entzündung des Nebenhodens, als häufige Komplikation einer Prostatitis und/oder Urethritis.

Pathogenese: Die Ursache der Epididymitis ist je nach Alter verschieden:
- *Neugeborene:* urogenitale Fehlbildungen
- *junge Männer:* venerische Infekte mit Gonokokken, Chlamydien
- *ältere Männer:* Gramnegative Keime wie Escherichia coli

Grundsätzlich können Nebenhodenentzündungen kanalikulär über Prostata → Samenstrang fortgeleitet entstehen, auf hämatogenem oder lymphogenem Wege zustande kommen oder per continuitatem auf eine primäre Orchitis zurückgehen (= Orchidoepididymitis).

Morphologie: Man unterscheidet 2 Formen:
- *Akute Epididymitis:* Sie tritt als einseitige schmerzhafte Nebenhodenschwellung in Erscheinung, bei der die Nebenhodenkanälchen samt Zwischengewebe leukozytär infiltriert sind. Gelegentlich greift die-

ser Prozess auf die Hodenhüllen über oder führt zur Gewebeeinschmelzung mit entsprechender Abszessbildung.
- *Chronische Epididymitis:* In diesem Fall ist der vergrößerte Nebenhoden grauweiß verfestigt, fibrosiert und weist im Interstitium ein entzündliches Infiltrat auf. Dabei können die Nebenhodenkanälchen zum Teil zerstört werden, was eine Samenabflussstörung zur Folge haben kann. Ein Drittel aller Männer mit Urogenitaltuberkulose (als Beispiel einer chronischen Entzündung) leidet initial an einer Nebenhodentuberkulose. Sie ist meist im Bereich der Cauda epididymis lokalisiert und imponiert als 1–2 cm große, verkäsende Knoten.

Klinik:
- *Akute Epididymitis* (immer erst durch Harnröhrenabstrich Gonorrhoe ausschließen): plötzliche schmerzhafte Schwellung des Hodens und Nebenhodens, mit Hautrötung und hohem Fieber sprechen für eine unspezifische Entzündung.
- *Chronische Epididymitis* mit langwierigem Verlauf → Ausschluss einer Lues, Tuberkulose (Sperma-Bakterienkultur!) oder (Neben-)Hodentumor.

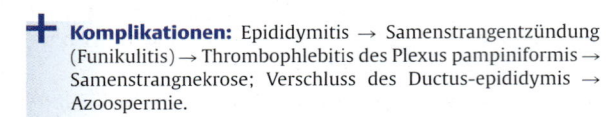

Komplikationen: Epididymitis → Samenstrangentzündung (Funikulitis) → Thrombophlebitis des Plexus pampiniformis → Samenstrangnekrose; Verschluss des Ductus-epididymis → Azoospermie.

16.2.2
Neoplastische Läsionen

Adenomatoidtumor

Definition: Insgesamt seltener, jedoch häufigster gutartiger Nebenhodentumor mesothelialen Ursprungs, vor allem im Nebenhodenschwanz (selten: Tunica albuginea, Samenstrang).

Altersgipfel: 3.–4. Lebensdekade. Der Tumor kommt auch bei Frauen in den inneren Geschlechtsorganen vor.

Morphologie: Makroskopisch imponiert der Tumor als abgekapselter graugelblicher Knoten. Histologisch baut sich der Tumor aus drüsenschlauchähnlichen Gebilden

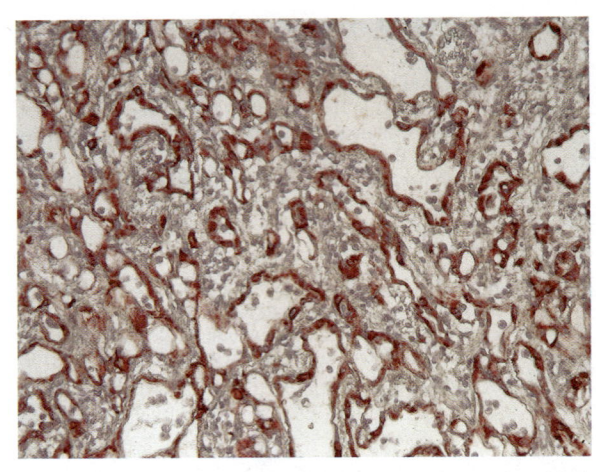

Abb. 16.**18 Adenomatoidtumor** des Nebenhodens mit epithelausgekleideten drüsenartigen Strukturen (Immunhistochemie: Zytokeratin, Vergr. 1 : 100).

auf, die von mesothelartigen Zellelementen ausgekleidet werden, wobei die „Drüsen"-lichtungen häufig von Zytoplasmaausläufern durchzogen werden. Sie zeigen immunhistochemisch eine mesotheltypische Expression von Zytokeratin und Calretinin. Im Tumorstroma erkennt man zahlreiche glatte Muskelfasern und ein unterschiedlich dichtes Lymphozyteninfiltrat (Abb. 16.**18**).

Malignes Mesotheliom

Höchst selten geht von der Tunica vaginalis testis ein malignes Mesotheliom aus. Bei nahezu der Hälfte der Patienten ist es mit einer Asbestexposition verknüpft. Die Morphologie teilt der Tumor mit den Mesotheliomen anderer Lokalisation (S. 644).

Rhabdomyosarkom

Insgesamt seltener, jedoch häufigster maligner Paratestikulartumor bei Kindern und Jugendlichen meist unauffällig wegen Begleithydrozele. Die Morphologie teilt der Tumor mit den Rhabdomyosarkomen anderer Lokalisation (S. 1130).

16.3
Samenleiter und Samenblase

Entzündliche Läsionen des Samenstrangs und der Samenblase sind meist Begleiterscheinungen von Hoden-, Nebenhoden- oder Prostataerkrankungen und als solche klinisch in der Regel bedeutungslos. Selten werden diese anatomischen Strukturen in eine Allgemeinerkrankung miteinbezogen. Lediglich die Folgeerscheinungen einer Vasektomie (Samenstrangdurchtrennung) in Form eines Spermagranuloms hat besondere klinische Relevanz. Während **neoplastische Läsionen** in Form des Samenstranglipoms gar nicht so selten sind, stellen Samenblasentumoren eine absolute Rarität dar.

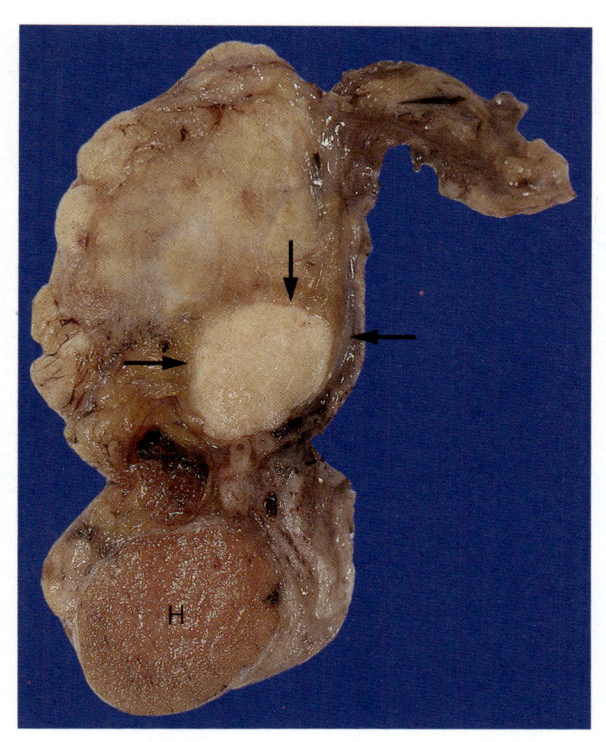

Abb. 16.19 Samenstranglipom (gelber Knoten, Pfeile) mit lipogranulomatöser Entzündung der Umgebung (54-jähriger Mann). H = Hoden.

hohes Risiko für eine Urolithiasis und allgemeine Krebsentwicklung besteht wie bei der Vegleichspopulation, ist noch ungeklärt.

Spermagranulom

Definition: Dabei handelt es sich um eine granulomatöse Entzündungsreaktion im Bereich des oberen Nebenhodenpols oder des Vas deferens, vor allem nach vorausgegangener Vasektomie.

Pathogenese und Morphologie: Ein Spermagranulom kommt dadurch zustande, dass Spermien durch Infektionen oder Traumata in das umliegende Gewebe gelangen und aufgrund ihrer säurefesten Lipidsubstanzen eine granulomatöse Entzündung auslösen. Dabei findet man zahlreiche Histiozyten, die teilweise phagozytierte Spermatozoen enthalten.

Samenblasenerkrankungen

Die Samenblasen (= Vesiculae seminales) zeigen selten eigenständige Erkrankungen. Sie sind teilweise in systemische Krankheitsprozesse wie Amyloidose, Entzündung und Tumorkrankheit involviert.
Obschon die Samenblase und die Prostata die gleiche embryologische Herkunft haben und der gleichen hormonellen Regulation unterstehen, sind aus noch ungeklärten Gründen Prostatakarzinome häufig, Samenblasentumoren aber eine absolute Rarität.
Zytologisch sind die Samenblasenepithelien wichtig, denn sie sind polyploid und somit tumorverdächtig, aber an ihrer Zytoplasmabeladung mit Lipofuszingranula identifizierbar.

Neben den gar nicht seltenen Tumoren wie Samenstranglipom (Abb. 16.19) oder Samenstrangleiomyom haben die im Folgenden besprochenen Krankheitsbilder eine besondere Bedeutung.

Samenleiterverschluss

Er ist entweder Folge einer Vernarbung nach Entzündung oder erwünschtes Resultat einer Vasektomie. Weshalb nach der zu Sterilisationszwecken vorgenommenen Samenstrangdurchtrennung (= Vasektomie) ein doppelt so

16.4 Vorsteherdrüse

Die kastaniengroße Vorsteherdrüse (= Prostata) eines gesunden Erwachsenen mündet in die Urethra und umschließt sie am Harnblasengrund. Histologisch stellt die Vorsteherdrüse eine tubuloalveoläre Drüse dar, die von einem fibroleiomyozytären Stroma umgeben wird und bei der sich aus androgenunabhängig wachsenden Basalzellen androgenabhängige, sekretorische sowie neuroendokrine Zellen differenzieren. **Entzündliche Läsionen** der Prostata in Form von Prostatitis treten vor allem bei sexuell aktiven Männern auf, wobei das Erregerspektrum demjenigen der Vaginalflora gleicht. Daneben können Prostataentzündungen auch auf iatrogene Manipulationen (Katheterismus) oder auf einen Sekretstau mit Steinbildung (Prostatolithiasis) zurückgehen.
Funktionell und entwicklungsgeschichtlich besteht die Prostata aus einer klinisch stummen, mehr zentral-kranialen Zone, einer peripheren posterolateralen Zone sowie einer anterozentralen Transitionalzone. Die Innenzone leitet sich als Derivat des periurethralen Drüsengebietes aus dem Wolff-Gang her, die Außen- und die Transi-

tionalzone stammen aus dem Sinus urogenitalis. Von der Transitionalzone gehen die klinisch wichtigen **tumorartigen Läsionen** in Form der Prostatahyperplasie aus. Sie beruht auf dem Unvermögen des alternden Prostatastromas, überschüssiges Dihydrotestosteron unwirksam zu machen, so dass es über ortsständige Wachstumsfaktoren letztlich selbst seine knotige Wucherung einleitet. Diese benigne Läsion engt die Harnröhre ein und behindert das Urinieren. **Neoplastische Läsionen** in Form des Prostatakarzinoms gehen meist von der Außenzone aus und behindern folglich die Miktion erst im fortgeschrittenen Tumorstadium. Sie sind mit zytogenetischen Defekten assoziiert und können sich dem Patienten gegenüber je nach Differenzierungsgrad wie „Haustier-" oder wie „Raubtier-Krebse" verhalten.

Ontogenetische Läsionen kommen nur selten im Zusammenhang mit Harnblasenfehlentwicklungen vor.

16.4.1
Entzündliche Läsionen

Allgemeine Pathogenese: Der untere Urogenitaltrakt des Mannes ist auf Höhe der Urethra und auf Höhe der Prostata gegenüber eindringenden Keimen durch folgende Vorkehrungen gut geschützt:
- *Urethra:* langer und enger Verlauf mit
  - schützender Residualflora im vorderen Urethralmittel,
  - Spüleffekt der Miktion mit hohen toxischen Harnstoffkonzentrationen
  - uromukoidhaltige Schutzschicht mit s-IgA.
- *Prostata* mit
  - muzinhaltigem Prostatasekret,
  - bakteriziden Inhaltsstoffen des Prostatasekretes wie Zink, Polyamine wie Spermidine und Spermin, Lysozym, IgG, IgA, Lactoferrin.

Folgende Mechanismen führen dazu, dass dennoch eine bakterielle Prostatitis entstehen kann:
- *Reflux infizierten Urins in die Prostata* bei Entleerungsstörungen der Harnblase mit Infektion durch uropathogene Escherichia coli, andere Enterobacter-Spezies, Pseudomonas aeruginosa und Enterokokken.
- *Aufsteigende Infektion von der Urethra in die Prostata* durch:
  - instrumentelle Manipulation im Bereich der Urethra/Harnblase (Katheter, Zystoskopie) mit Verschleppung von Keimen wie Staphylococcus epidermidis,
  - Geschlechtsverkehr mit Verschleppung von Neisseria gonorrhoeae, Ureaplasma urealyticum, Chlamydia trachomatis und Trichomonas vaginalis.
- *Hämatogene Streuung* von Keimen im Rahmen einer generalisierten Infektionskrankheit wie Tuberkulose.

Allgemeine Morphologie: Die Prostatitis beschränkt sich meist auf die periphere Organzone und auf den Bereich des Colliculus seminalis. Je nach Ätiologie und klinischem Verlauf lassen sich verschiedene Prostatitisformen unterscheiden. Sie werden nach einer internationalen Konsensus-Konferenz von 1998 in 4 verschiedene Kategorien unterteilt. Diese sind in Tab. 16.2 zusammengefasst. Nachstehend aufgeführte, klinisch relevante Prostatitisformen lassen sich voneinander abgrenzen:

Tabelle 16.2 **Klinik und Ätiologie der verschiedenen Prostatitiskategorien** (Kategorien des National Institute of Health von 1998)

Prostatitisbezeichnung	Urozystitis-symptome	Prostata-/Peritonealschmerz	Rektal: Prostatavergrößerung	Granulozyten im Prostataexprimat	Bakterienkultur des Harnblasenurins	Bakterienkultur des Prostataexprimates
I. Akute bakterielle Prostatitis	+	+++	+	+	+	+
II. Chronische bakterielle Prostatitis	+/−	+	−	+	+	+
IIIa Chronisch entzündliches Beckenschmerzsyndrom	−	+/−	−	+	+	?
IIIb Chronisch nichtentzündliches Beckenschmerzsyndrom	−	+/−	−	−	−	−
IV Asymptomatische Prostatitis	−	−	−	+	−	−

Akute eitrige Prostatitis

Definition: Akut einsetzende, sehr schmerzhafte eitrige Entzündung der Prostata.

Sie macht etwa 15% aller Prostatitiden aus.

Pathogenese: Infektion mit uropathogenen Keimen.

Morphologie: Die Prostatitis beschränkt sich meist herdförmig auf die periphere Organzone und nahe dem Colliculus seminalis oder kann sich auf die ganze Prostata ausbreiten und über eine Gewebeeinschmelzung auch zum Prostataabszess führen, der gelegentlich in Urethra, Rektum oder Harnblase durchbricht. Die histologische oder zytologische Untersuchung von Prostatabiopsien vermag zur Diagnose und damit zur kausalen Therapie der Prostatitis beizutragen. Bei der eitrigen Entzündung besteht allerdings die Gefahr, dass durch die Nadelbiopsie die Keime verschleppt und septische Zustandsbilder ausgelöst werden (S. 220).

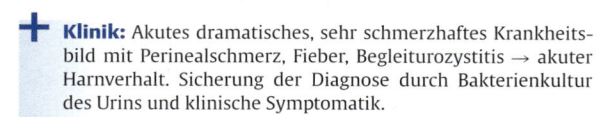

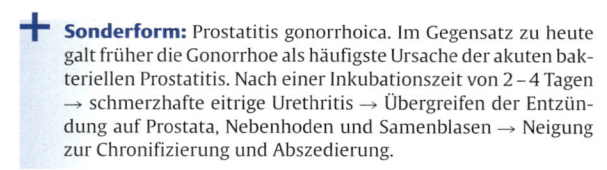

Klinik: Akutes dramatisches, sehr schmerzhaftes Krankheitsbild mit Perinealschmerz, Fieber, Begleiturozystitis → akuter Harnverhalt. Sicherung der Diagnose durch Bakterienkultur des Urins und klinische Symptomatik.

Sonderform: Prostatitis gonorrhoica. Im Gegensatz zu heute galt früher die Gonorrhoe als häufigste Ursache der akuten bakteriellen Prostatitis. Nach einer Inkubationszeit von 2–4 Tagen → schmerzhafte eitrige Urethritis → Übergreifen der Entzündung auf Prostata, Nebenhoden und Samenblasen → Neigung zur Chronifizierung und Abszedierung.

Chronische bakterielle Prostatitis

Definition: Seltene bakterielle, chronisch rezidivierend verlaufende Prostatitis mit asymptomatischen Episoden.

Pathogenese und Morphologie: Infektion mit uropathogenen Keimen meist bei Sekretstau. Betroffen sind vorwiegend die peripheren Drüsenzonen.

Klinik: Bei Therapieresistenz gegenüber Antibiotika: transurethrale Prostatektomie.

Chronische abakterielle Prostatitis

Definition: Häufige, chronisch verlaufende abakterielle Prostataentzündung meist im Rahmen eines Sekretstaus.

Pathogenetisch liegt ein Sekretstau vor, der zur Bildung kleiner, lamellär geschichteter Körperchen in den Drüsenlichtungen (Corpora amylacea) führt. Sie haben, solange sie klein sind (Abb. 16.20) keinen Krankheitswert. Die größeren unter ihnen verkalken jedoch und lösen eine chronische lymphoplasmazelluläre Entzündungsreaktion hervor. Solche Prostatasteine (Prostatolithiasis) sind braunschwarz und erwecken auf einem Organschnitt das Bild einer „Schnupftabaksprostata".

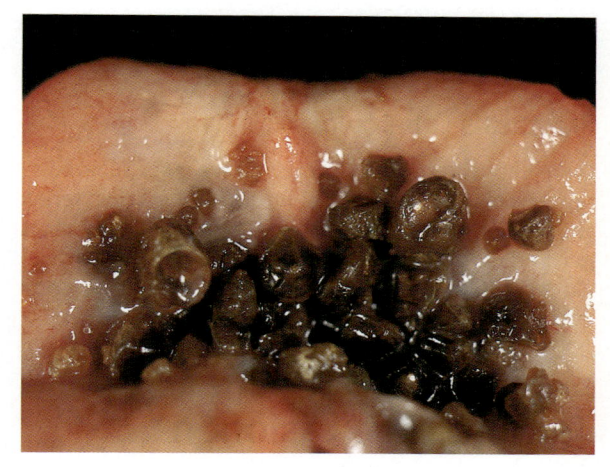

Abb. 16.**20 Chronische Prostatitis** mit Konkrementbildung (= Schnupftabakprostata).

Klinik: Prostataschmerzen, keine Leukozyten im Prostatasekret.

Unspezifisch granulomatöse Prostatitis

Definition: Abakterielle, mit Granulombildung einhergehende Prostatitis.

Pathogenetisch geht sie möglicherweise auf einen Austritt von Prostatasekret ins Interstitium zurück, wie er durch Prostatamassage, Gangruptur und transurethrale Prostataresektion provoziert wird.

Morphologisch ist diese Prostatitisform charakterisiert durch eine granulomatöse Entzündung mit Destruktion von Drüsenepithelien, mehrkernigen Riesenzellen, eosinophilen Granulozyten, Histiozyten (Schaumzellen) und Fibroblasten (Abb. 16.21). Palpatorisch ist die granulomatöse Prostatitis oft kaum vom Prostatakarzinom zu

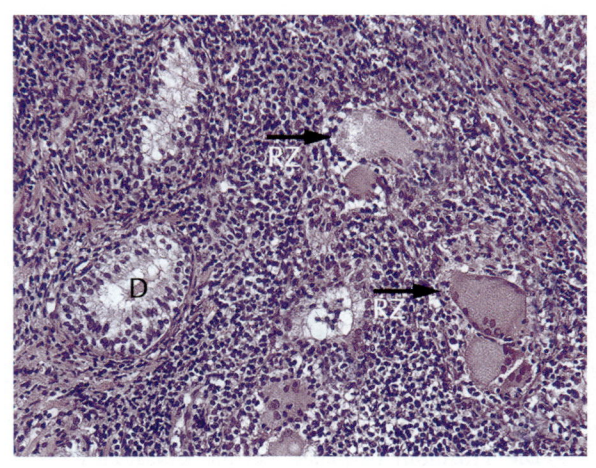

Abb. 16.**21 Granulomatöse Prostatitis** mit dichtem entzündlichen Infiltrat und zahlreichen mehrkernigen Riesenzellen (RZ); D = Drüsentubulus (HE, Vergr. 1 : 150).

unterscheiden. Beide Diagnosen kann daher nur der Pathologe stellen.

Prostatitis tuberculosa

Diese Entzündungsform ist meist Folge einer Tuberkulose des oberen Harntraktes, so dass Tuberkelbakterien wegen der kanalikulären Bakterieneinschleppung nicht nur im Prostatasekret, sondern auch im Urin nachweisbar sind. Konfluierte tuberkulöse Käseherde können in die Umgebung durchbrechen.

16.4.2 Tumorartige Läsionen

Prostatahyperplasie

Syn.: Adenomyomatose der Prostata, benigne Prostahyperplasie (= BPH)

Definition: Sehr häufige, knotige Wucherung der Prostatadrüsen samt umgebendem Stroma mit konsekutiver Vergrößerung der gesamten Prostatadrüse beim alternden Mann wegen eines Ungleichgewichts der Geschlechtshormone.

Die Inzidenz der Prostatahyperplasie nimmt mit dem Alter so stark zu, dass alle über 70-Jährigen betroffen sind, von denen aber nur die Hälfte behandlungsbedürftig ist.

Pathogenese: Da die Erkrankung außer beim Menschen nur beim Hund auftritt, werden für die Ätiologie Domestifikationsfaktoren wie Alter, Ernährung oder Umwelteinflüsse vermutet. Eine enge Verknüpfung eines Ungleichgewichtes an Geschlechtshormonen mit der Prostatahyperplasie ergibt sich auch aus der Beobachtung, dass sich bei präpuberalen Kastraten keine, bei kryptorchen, leberzirrhotischen oder sexuell extrem aktiven Männern selten eine Prostatahyperplasie entwickelt. Die derzeitigen Kenntnisse über die Pathogenese der Prostatahyperplasie lassen sich folgendermaßen zusammenfassen:

- Das Prostatagewebe ist reich an Wachstumsfaktoren, vor allem der FGF-, TGF- und EGF-Familie, deren Expression (S. 307, S. 346) mit Wachstums- und Differenzierungsvorgängen in Verbindung steht. Diese Polypeptid-Wachstumsfaktoren unterliegen dem Einfluss von Androgenen und steuern offenbar die Expression der Protoonkogene c-ras, c-myc und c-erbB-2, was eine fördernde oder drosselnde Wirkung auf die Proliferation und Differenzierung des Prostatagewebes hat. An diesem Prozess nimmt auch das Prostatastroma teil, indem es auf die Differenzierung und Morphogenese des Drüsenepithels (vermutlich über matrixgebundene Wachstumsfaktoren) einwirkt.
- Die Prostatahyperplasie beruht kausalpathogenetisch auf einer Testosteron-Östrogen-Dysbalance und auf einem Androgenmangel in der Prostata. Dabei kommt es aus noch unbekannter Ursache zu einer Aktivitätszunahme der 5α-Reduktase sowohl in den Basalzellen der Prostatadrüsen als auch im Prostatastroma und danach wiederum zur unphysiologischen Anhäufung des androgenen Wirkungsvermittlers Dihydrotestosteron und seines Metaboliten Androstendiols sowie 17β-Estradiol. Deren erste morphologische Manifestation ist eine Stromahyperplasie, die ihrerseits eine glanduläre Hyperplasie induziert. Eine gesteigerte Androgenempfindlichkeit beschleunigt deren Differenzierung zu sezernierenden Zellen und führt zur glandulären Hyperplasie.
- Beide Mechanismen führen synergistisch über die Expression von entsprechenden Wachstumsregulatoren (s.o.) zur Stromaproliferation mit Aktivierung der glatten Muskelzellen (vgl. Arteriosklerose, S. 422).
- Formalpathogenetisch ist die Prostatahyperplasie charakterisiert durch eine quantitativ unterschiedlich ausgeprägte primäre Stromavermehrung.

Morphologie: Makroskopisch sieht man graugelbe Gewebeknoten mit siebförmig durchlöcherter Schnittfläche, von der ein milchiges Sekret abfließt. Die Proliferation betrifft vor allem die periurethral proximal gelegene Transitionalzone der Prostata, wodurch der peripherkaudale Teil kapselförmig komprimiert wird (= „chirurgische Kapsel"). Dies wiederum führt frühzeitig zur Kompression der Urethra und zur Harnabflussstörung. Häufig bildet sich median am Harnröhreneingang ein in die Harnblase ragender hyperplastischer Knoten (Home-Mittellappen, Abb. 16.22). Das hyperplastische Prostatagewebe ist knotenförmig angeordnet, was einen Sekretrückstau mit retentionszystischem Drüsenumbau zur Folge hat. In manchen dieser Knoten kann die Proliferation glatter Muskelzellen in Form myomartiger Wucherungen überwiegen. Obschon die sekretorische Aktivität der neugebildeten Drüsen vermindert ist, gleichen die hyperplastischen den präexistenten Drüsen. Durch den Wachstumsdruck des wuchernden Prostatagewebes werden gelegentlich die Gefäße so komprimiert, dass es in etwa 20% der Fälle zu ischämischen Nekrosen kommt (= Prostatainfarkte). Sie werden oft von Plattenepithelmetaplasien der Drüsenepithelien umsäumt.

Komplikationen: Die Erschwerung des Harnabflusses durch die knotig vergrößerte Prostata führt zu einer kompensatorischen Hypertrophie der Harnblasenmuskulatur in Form einer sog. *Balkenharnblase* mit Pseudodivertikeln (Abb. 16.22 a). Hinzu kommen rezidivierende Infektionen der Harnblase, Ureteren und Nieren mit unter Umständen lebensbedrohlicher Urosepsis oder Urämie wegen Hydronephrose und Schrumpfnieren. Bei Prostatainfarkten: häufig akuter Harnverhalt und Makrohämaturie.

16.4 Vorsteherdrüse

Das Prostatakarzinom ist meist ein Leiden der über 70-Jährigen. Beim seltenen „multiplen primär-malignen Neoplasiesyndrom" tritt es gehäuft in Kombination mit Harnblasen- und Kolonkarzinomen sowie malignen Lymphomen auf. In einem unausgewählten Obduktionsgut beträgt der Anteil der an einem Prostatakarzinom verstorbenen Krebstoten etwa 3,5%. Die Inzidenz des Protatakarzinoms zeigt starke geographische und rassische Unterschiede. Sie ist besonders niedrig bei Angehörigen der gelben Rasse und besonders hoch bei den in den USA lebenden Schwarzen. Inzidenz bei Weißen in westlichen Industrienationen 50 : 100 000.

Einteilung: Je nachdem, ob die prostatische epitheliale Neoplasie bereits invasiv ist und klinisch auf sich aufmerksam gemacht hat oder nicht, unterscheidet man folgende Formen:

- *PIN (= prostatische intraepitheliale Neoplasie):* Diese Präkanzerose ist histologisch durch eine mehrschichtige, zum Teil papilläre, intraduktale Proliferation aus dysplastischen Epithelien (Zellpolymorphie, Nukleolenprominenz) gekennzeichnet. Die Basalmembran ist vollständig, die hochmolekulares Zytokeratin exprimierende Basalschicht zum Teil noch intakt.
- *Latente Prostatakarzinome:* Diese Prostatakarzinome sind klinisch noch nicht manifest, symptomlos und werden nur anlässlich einer Autopsie entdeckt. Ihre Häufigkeit ist mit ca. 40% bei den über 50-jährigen und 50% bei den über 80-jährigen Männern erschreckend hoch. Histologisch handelt es sich meist um hochdifferenzierte, niedrigmaligne Tumoren.
- *Inzidentelle Prostatakarzinome:* Dies sind Karzinome, die zufällig histologisch entdeckt werden, so bei etwa 15% der wegen benigner Prostatahyperplasie durchgeführten transurethralen Resektionen (pT1-Tumoren). Histologisch sind es zumeist hochdifferenzierte, niedrigmaligne Tumoren. Sie entstehen gehäuft als sog. anterozentrale Karzinome in der Transitionszone.
- *Okkultes Prostatakarzinom:* Tumor, der anhand histologischer Untersuchung von Metastasen als Prostatakarzinom identifiziert worden ist, ohne dass in der Prostata der Primärtumor selbst gefunden werden konnte (vgl. Abb. 16.**24**).

Pathogenese: Neben fett- und eiweißreicher Ernährung sowie hormonellen Faktoren (Eunuchen entwickeln keine Prostatakarzinome) spielen genetische Faktoren eine zentrale Rolle. Die Heritabilität ist größer als beim Mammakarzinom, und Verwandte von Mammakarzinompatientinnen haben ein größeres Prostatakarzinomrisiko.

Molekularpathologisch vollzieht sich die Prostatakarzinomgenese offenbar über mehrere Stufen mit Genverlusten und Genzugewinnen sowie Mutationen, wobei das Zusammenwirken folgender Genläsionen entscheidend zu sein scheint:
- Überexpression des Proliferationsfaktors c-myc;
- Überexpression des für den Epithelwachstumsfaktor-Rezeptor kodierenden c-erbB-2, das durch Androgene aufreguliert wird;
- Allelverluste auf den Chromosomen 1p, 8p, 10q und 16q mit Beschädigung von Tumorsuppressor- und Differenzierungsgenen;
- Überexpression des Apoptose-Suppressorgens bcl–2;
- Allelverlust eines Antimetastasierungsgens auf Chromosom 11 p11.3–13 mit permissiver Wirkung auf Invasivität und Metastasierung;
- Veränderungen der Zytoskelettproteine mit Sekretionsstörung (z. B. saure Prostataphosphatase).

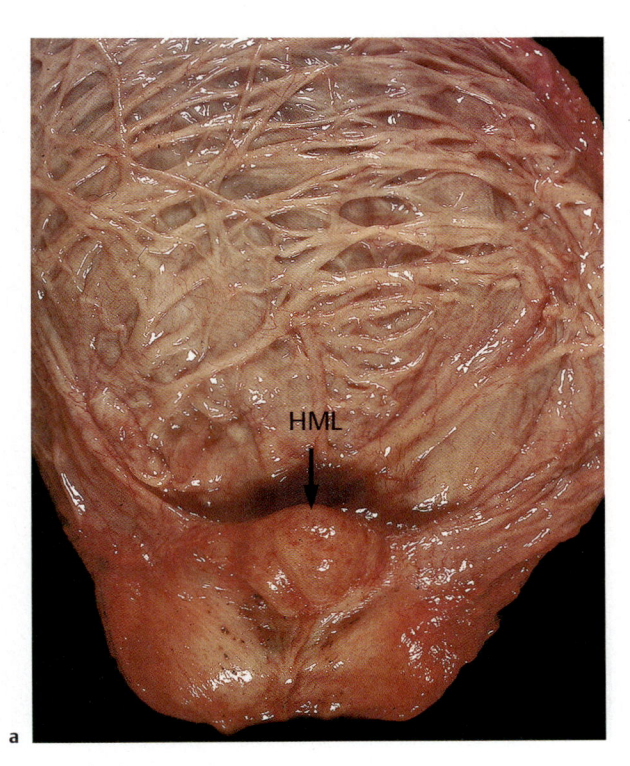

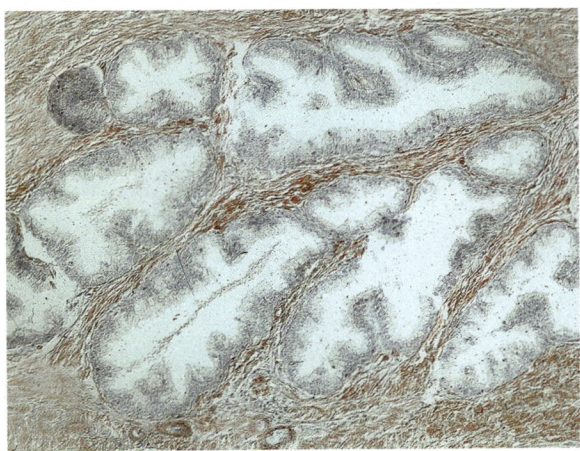

Abb. 16.22 Benigne noduläre Prostatahyperplasie:
a Prostatavergrößerung mit hyperplastischem Horne-Mittellappen (HML, Pfeil) und konsekutiver Balkenharnblase;
b hyperplastische Prostatadrüsen in einem hyperplastischen aktinhaltigen Stroma (IH: Aktin, Vergr. 1 : 100).

16.4.3
Neoplastische Läsionen

Prostatakarzinom

Definition: Einer der häufigsten malignen Tumoren beim Mann, der von den Stammzellen in der Basalzellschicht peripherer Drüsenanteile ausgeht und eine sehr unterschiedliche Malignität aufweisen kann.

Morphologie: Das Prostatakarzinom nimmt bei 70 % der Patienten seinen Ausgang von der äußeren Hälfte des Organs. Alle vier Quadranten sind etwa gleich häufig befallen. Der Tumor entsteht meist multizentrisch. Die Ausbreitung erfolgt zunächst intraprostatisch in der äußeren und mittleren Organzone (pT2). Der periurethrale, innere Drüsenbereich wird erst gegen Ende der intraprostatischen Ausbreitung infiltriert. Erst in diesem fortgeschrittenen Stadium kommt es deshalb zur Harnwegsobstruktion. Dieses Symptom ist somit für eine Frühdiagnose untauglich. Zu einer Invasion der Kapsel kann es dagegen schon in einem frühen Stadium des Tumors kommen, was prognostisch irrelevant ist. Erst spät erfolgt eine Kapselpenetration. Dies bedeutet eine Verschlechterung der Prognose. Schließlich werden die Samenblasen und der Harnblasenboden infiltriert (pT3) (Abb. 16.**23 a**). Das Tumorgewebe ist meist markig-gelblich und homogener als das umgebende mikrozystisch durchsetzte Prostatarestgewebe (mit altersentsprechender knotiger Hyperplasie). Histologisch handelt es sich in 97 % aller Prostatakrebse um Adenokarzinome. Diese bilden verschiedene Wachstumsmuster und kommen entweder in Form eines hoch- bzw. wenig differenzierten glandulären, kribriformen oder soliden Karzinoms vor. Dabei haben die hochdifferenzierten glandulären eine niedrige, die soliden Prostatakarzinome eine hohe Malignität. Bei den meisten Prostatakarzinomen findet man mehrere dieser Wachstumsmuster nebeneinander (= pluriforme Karzinome). Sowohl am histologischen Schnitt als auch am zytologischen Ausstrichpräparat ist eine dreistufige Malignitätsgradierung möglich (Abb. 16.**23**). Der Tumor wird immer nach dem am wenigsten differenzierten Anteil benannt. Dabei hat sich das Gleason-Scoring bewährt, bei dem das primär und sekundär vorherrschende Wachstumsmuster je nach Malignität von 1 bis 5 bewertet und zu einem Gesamtscoring von 2 bis 10 addiert wird. Patienten mit einem reifen Grad-1-Prostatakarzinom („Haustierkrebs") haben eine gegenüber Gesunden kaum verminderte Überlebenszeit und weisen fast nie Metastasen auf. Fast alle Patienten, die an einem Prostatakarzinom verstorben sind, weisen dagegen ein Grad-2- oder -3-Karzinom auf („Raubtierkrebs").

Histologische Sonderformen des Prostatakarzinoms sind: endometrioides Karzinom, Urothel-, Plattenepithelkarzinom, adenoidzystisches Karzinom sowie kleinzellig-neuroendokrines Karzinom.

+ Metastasierung: Das Prostatakarzinom metastasiert zunächst in die regionären Beckenlymphknoten, später in die juxtaregionären Lymphknoten. Die Häufigkeit eines Lymphknotenbefalls ist abhängig vom Ausmaß des Tumorbefalls der Pros-

---

Abb. 16.23 Prostatakarzinom:
a Knotige Tumorinfiltration des Harnblasenbodens (Pfeile) nach vorheriger Prostataresektion;
b kleindrüsiger Tumor, abschnittsweise aus Zellen mit hellem Zytoplasma und plumpen Nukleolen sowie Zellen mit dunklem Zytoplasma bei insgesamt mittelhohem Differenzierungsgrad (HE, Vergr. 1 : 100);
c Zytologie: garbenartige Anordnung der Tumorzellen mit plumpen Nukleolen (Papanicolaou, Vergr. 1 : 100).

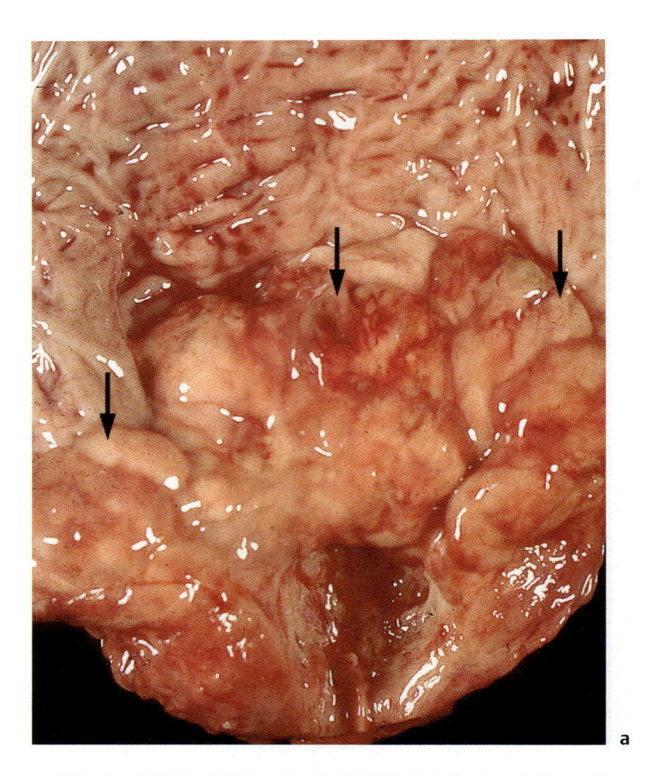

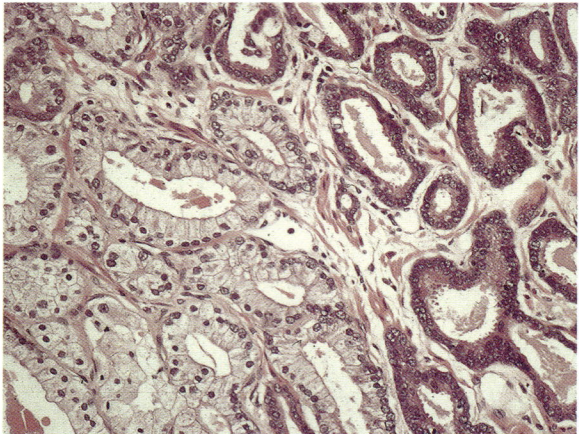

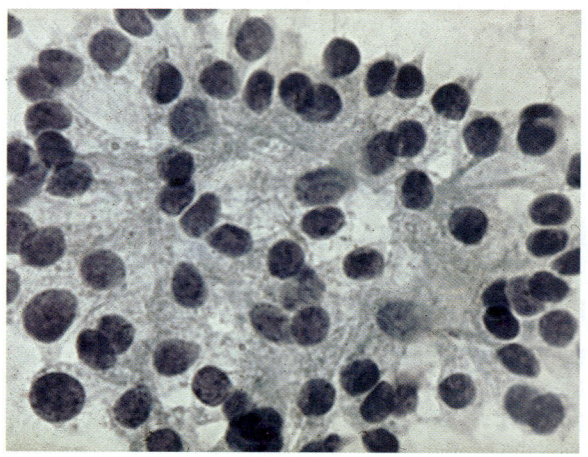

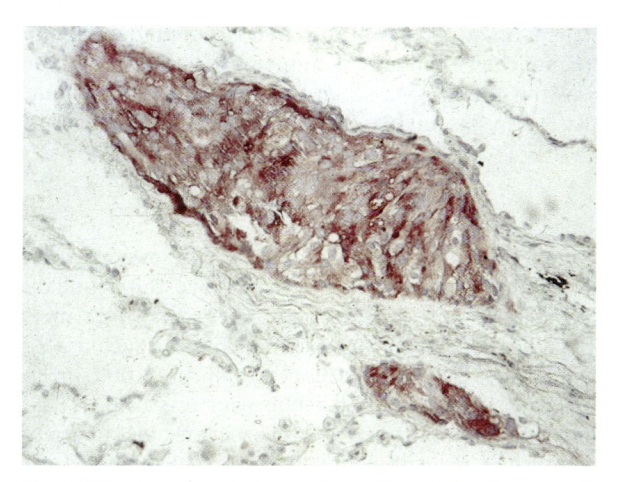

Abb. 16.24 Lungenmetastase eines Prostatakarzinoms mit (bräunlicher) positiver Reaktion der prostataspezifischen sauren Phosphatase (Immunhistochemie, Vergr. 1 : 200).

tata (T1-Tumor bis 25 %, T2-Tumor bis 35 % und T3-Tumor bis zu 75 %) sowie vom Differenzierungsgrad des Tumors. Anlässlich der Obduktion werden bei etwa 50 % der Patienten Lymphknotenmetastasen und bei 40 % osteoplastische Skelettmetastasen mit Bevorzugung der unteren Wirbelsäule, des Kreuzbeines und des Beckens gefunden. Hämatogene Fernmetastasen in Leber und Lunge (Abb. 16.24) sind seltener.

Pathologische TNM-Klassifikation der Prostatatumoren:

- **pT1** Klinisch inapparenter Tumor (weder tast-, noch sichtbar):
- **pT1a** Zufallsbefund in ≤ 5 % des Biopsiegutes,
- **pT1b** Zufallsbefund in > 5 % des Biopsiegutes,
- **pT1c** Feinnadelbioptische Diagnose wegen PSA-Erhöhung.
- **pT2** Palpabler Tumor begrenzt auf Prostata:
- **pT2a** Tumor in ≤ 1 Lappenhälfte,
- **pT2b** Tumor in > 1 Lappenhälfte,
- **pT2c** Tumor in beiden Prostatalappen:
- **pT3** Tumor durchbricht Prostatakapsel:
- **pT3a** extrakapsuläre Tumorausbreitung (ein- oder beidseitig),
- **pT3b** Samenblaseninfiltration.
- **pT4** Fixierter Tumor/Infiltration in andere Nachbarstrukturen als Samenblase.
- **pN1** Regionale Lymphknotenmetastasen.
- **pM1** Fernmetastasen:
- **pM1a** Metastasen in nichtregionalen Lymphknoten,
- **pM1b** Metastasen in Knochen,
- **pM1c** Metastasen anderer Lokalisation.

+ **Diagnostik:** Patienten mit PIN-Läsionen müssen engmaschig klinisch-palpatorisch und serologisch (PSA) untersucht werden.
  - *Serologie:* Die Prostatakarzinomzelle sezerniert wie die gesunde Drüsenzelle eine spezifische saure Phosphatase (PAP = saure Prostataphosphatase), die aber, statt in ein Drüsenlumen, ungerichtet ins Interstitium und Serum gelangt. Daher ist die Aktivität dieses Enzyms im Serum von Prostatapatienten erhöht (Abb. 16.24). Ein empfindlicherer Marker des Prostatakarzinoms ist das prostataspezifische Antigen (= PSA).
  - *DNA-Zytophotometrie:* Die Bestimmung des DNA-Gehaltes der Tumorzellen mittels Einzelzell- oder Durchflusszytophotometrie erlaubt eine objektivere Beurteilung der malignen Potenz des Prostatakarzinoms als die zytologische und histologische Untersuchung. Prostatakarzinome mit diploiden DNA-Stammlinien entwickeln nur selten (4 %) Metastasen und zeigen ein geringes Progressionsrisiko (10 %). Sie sind einer Hormontherapie zugänglich, wobei eine Androgen-Deprivationstherapie offenbar über die Auslösung eines Zellsuizids (Apoptose) vor allem zur Abschilferung der intraduktalen Epithelwucherungen führt. Schließlich verkürzen diese Karzinome die Lebenserwartung ihrer Träger nicht signifikant.

+ **Therapie:** Für die Therapie des Prostatakarzinoms gibt es für das Frühstadium (T1-, T2-Karzinom) allgemein anerkannte Richtlinien: Eine Heilung ist möglich durch die radikale Prostatektomie und die Strahlentherapie. Bei älteren Patienten und DNA-diploidem Prostatakarzinom Grad 1 im Frühstadium ist eine abwartende Haltung zu erwägen. Beim fortgeschrittenen und metastasierenden Prostatakarzinom gibt es zurzeit noch keine allgemein anerkannten Richtlinien. Etwa 60 % der Patienten haben bei Diagnosestellung bereits ein fortgeschrittenes, inoperables Prostatakarzinom. Folgende Therapieformen finden den Anwendung:
  - *hormonell* bzw. *kontrasexuell*: Orchidektomie; LH-RH-Analoga, Antiandrogene;
  - *sekundär*: Zytostatika, z. B. Estramustinphosphat oder reine Zytostatika.

+ **Tumorregression:** 6 Monate nach der Hormontherapie, 12–18 Monate nach Bestrahlungstherapie muss die Tumorregression beurteilt werden. Dabei unterscheidet man folgende Regressionsgrade eines Prostatakarzinoms:
  - *Grad 1:* noch große Tumorausbreitung, nur fokale regressive Tumorvakuolisierung und Kernpyknose,
  - *Grad 2:* noch große Tumorausbreitung mit großen Regressionsherden,
  - *Grad 3:* nur noch winzige Tumorzellen nachweisbar,
  - *Grad 4:* keine Tumorzellen mehr nachweisbar.

Äußeres Genitale

Das äußere Genitale des Mannes stammt vom Sinus urogenitalis, den Geschlechtshöckern, -wülsten und -falten ab. Letztere umgeben die Urogenitalrinne. Wird sie durch eine fehlende Verschmelzung der Genitalfalten unvollständig verschlossen, so resultieren als **ontogenetische Läsionen** Harnröhrenspalten (Hypo-, Epispadie). **Entzündliche Läsionen** betreffen entweder den epidermalen Überzug des Penis, der ähnliche Reaktionsmuster aufweist wie die übrige äußere Haut, oder die gefäßreichen Schwellkörper (Kavernitis). Letztere können zu **zirkulatorischen Läsionen** in Form einer Schwellkörperthrombose führen, was sich klinisch in einer Dauererektion (Priapismus) äußert.

Entzündliche Läsionen leiten offenbar auch die Entstehung von **tumorartigen Läsionen** ein. So führen offenbar Mikrotraumata oder eine „alterative" Entzündung zur Fibromatose des Penisschaftes und Infektionen mit Papillomviren zu spitzen Kondylomen. Daneben können entzündliche Läsionen auch **präkanzeröse Läsionen** nach sich ziehen, die entweder als weißliche (Leukoplakie) oder rötliche (Erythroplakie) Gewebs„platten" auffallen. Unter den **neoplastischen Läsionen** des äußeren männlichen Genitales dominieren das Peniskarzinom, das mit soziohygienischen Faktoren, und das Skrotumkarzinom, das mit beruflichen Schadstoffen assoziiert ist.

16.5.1
Ontogenetische Läsionen

Orthologie: Das äußere männliche Genitale stammt vom Sinus urogenitalis, den Geschlechtshöckern und Geschlechtswülsten ab und beginnt dort, wo der Urnierengang und die Müller-Gänge einmünden. Beim männlichen Keimling wächst der Geschlechtshöcker stark in die Länge und richtet sich auf. Er wird zum Penis. Die ihn umfassenden Geschlechtswülste vereinigen sich miteinander und bilden das Skrotum (im Gegensatz zum weiblichen Keimling, wo sie die großen Labien bilden). Die freien Ränder der Geschlechtsfalten verwachsen zentral miteinander in der Mittellinie und bilden die Harnsamenröhre (im Gegensatz zum weiblichen Keimling, wo sie die kleinen Labien bilden).

Bleibt die ventrale Geschlechtsfaltenverwachsung aus, so ergibt sich daraus eine untere Harnröhrenspalte, betrifft dies den dorsalen Bereich der Geschlechtsfalten, so resultiert eine ventrale Harnröhrenspalte.

Hypospadie

Definition: Untere Harnröhrenspalte mit abnormer Urethraöffnung auf der ventralen Penisseite.

Sie gehört mit einer Inzidenz von 1 : 1000 zu den häufigsten Fehlbildungen des äußeren Genitales. Die Hypospadie tritt sporadisch auf, kann aber auch dominant vererblich sein oder im Rahmen von Chromosomenanomalien und/oder Intersexualität auftreten (S. 913).

Morphologie: Pathologisch-anatomisch ist jede Hypospadieform gekennzeichnet durch eine dystope Harnröhrenmündung und eine urethralwärts gerichtete Penisverkrümmung. Diese dystope Harnröhrenmündung kann entweder im Bereich von Glans penis, Penisschaft, Skrotum oder Perineum gelegen sein und führt dementsprechend zu einer Störung der Miktion und Kohabitation.

Epispadie

Obere Harnröhrenspalte mit abnormer Urethraöffnung auf der dorsalen Penisseite. Bei schwerwiegenden Epispadieformen ist auch der Blasenschließmuskel in Form einer Blasenspalte mit betroffen.

Phimose

Definition: Man versteht darunter eine Vorhautenge mit konsekutivem Unvermögen, die Peniseichel durch Zurückstreifen des Präputiums zu entblößen.

Pathogenese: Eine Phimose kann entweder eine kongenitale Anomalie sein oder auf einer entzündlichen Vernarbung beruhen. In jedem Fall kommt es zu einer Smegmaretention unter dem Präputium, was im einfachsten Falle eine Entzündung der Vorhaut (= Posthitis) und der Eichel (= Balanitis) zur Folge hat. In einigen Fällen (meist nach dem 50. Lebensjahr) ist eine Phimose auch das Resultat eines Lichen sclerosus et atrophicus (S. 900) im Bereich der Glans penis und der Vorhaut, was auch als Balanoposthitis xerotica obliterans bezeichnet wird und gelegentlich in ein Plattenepithelkarzinom übergehen kann.

+ **Komplikation:** Eine akute Komplikation der Phimose ist die Paraphimose (= spanischer Kragen). Sie entsteht dadurch, dass die zurückgestreifte Vorhaut dicht hinter der Eichel einschnürt. Dies kann ohne chirurgische Intervention eine Gangrän der betroffenen Weichteile zur Folge haben.

16.5.2
Zirkulatorische Läsionen

Priapismus

Definition. Als Priapismus wird eine Dauererektion des Penis bezeichnet.

Pathogenese: Ursachen können sein: eine (entzündlich ausgelöste) Thrombose oder eine Venostase durch Blasten-Leukostase des Schwellkörpers bei der Blastenkrise einer akuten myeloischen Leukämie

+ **Klinik:** ein Priapismus gleich welcher Genese ist außerordentlich schmerzhaft.

16.5.3
Entzündliche Läsionen

Die Entzündungen des Penis betreffen entweder die Haut mit analogen entzündlichen Erkrankungen wie an der übrigen Haut (S. 946) oder die Gefäßwände der Schwellkörper (Kavernitis). Die klinisch wichtigsten Entzündungsformen des Penis sind die Balanoposthitis und die Lues.

Balanoposthitis xerotica obliterans

Siehe Lichen sclerosus, S. 900.

Fournier-Gangrän

Definition: Akut verlaufende, meist durch Streptokokken ausgelöste, subkutane gangräneszierende Entzündung des äußeren Genitale als Sonderform der nekrotisierenden Fasziitis (S. 218).

Pathogenese: Die Erkrankung beginnt abrupt bei vorher gesunden Patienten (Abb. 4.**10**, S. 130). Sie ist entweder idiopathisch oder sekundär im Anschluss an Urethralstrikturen mit Urinextravasation oder an eine Chemotherapie bei hämatologischen Neoplasien.

> **Klinik:** Diese seltene Erkrankung geht innerhalb von Stunden in einen septisch-toxischen Kreislaufschock über. Hohe Letalität.

Herpes genitalis

Siehe S. 237. Diese Erkrankung tritt bei Neugeborenen nach Infektion durch das Genitale der Mutter oder bei AIDS-Patienten auf. Sie wird durch HSV-Typ 2 ausgelöst und beginnt als vesikulöse Erkrankung, die in eine ulzeröse Schleimhautläsion mit hämorrhagischem Randsaum einmündet.

Syphilis

Definition und Pathogenese: S. 253.

Luischer Primäraffekt: Der genitale Primäraffekt der Lues manifestiert sich beim Mann im Bereich von Corona glandis penis, Penisschaft und Skrotum in Form eines rundlichen, scharf begrenzten und derben Infiltrates, das überall dort, wo Gelegenheit zur Mazeration besteht, ulzeriert (= Ulcus durum, Abb. 16.**25**).

Luische Sekundärläsion: Im Sekundärstadium der Lues können auch beim Mann an solchen Körperstellen, wo die Haut infolge Faltenbildung einer besonders starken Reibung und Mazeration ausgesetzt ist (anogenitale Region), papillomatöse Epidermiswucherungen entstehen, die zusammen mit dem Granulationsgewebe breitbasig warzenartige Strukturen (= Condyloma latum) bilden.

Luische Tertiärläsionen: Im Tertiärstadium der Lues machen sich granulomatöse ulzeröse Gewebeveränderungen bemerkbar, die selten im Bereich des äußeren männlichen Genitales als luische Granulome (= Gumma) auftreten.

16.5.4
Tumorartige Läsionen

Penile Fibromatose

Syn.: Induratio penis plastica, Morbus Peyronie.

Definition: Progredient verlaufende Fibromatose des dorsalen Penisschaftes mit Verkrümmung und schmerzhafter Erektion.

Diese Erkrankung trifft Männer im mittleren Lebensalter und begleitet gelegentlich andere Fibromatosen wie den Morbus Dupuytren (S. 1174).

Pathogenese und Morphologie: Die genaue Ätiologie ist unbekannt (Mikrotraumen des Penisschaftes?). Histologisch findet man in der Initialphase oft ein perivaskuläres Lymphozyteninfiltrat, das später durch eine Proliferation eines faserreichen und sklerosierenden Bindegewebes abgelöst wird, das seinerseits die Corpora cavernosa veröden kann.

> **Klinik:** Penisverkrümmung, Kohabitationsbeschwerden. Spontanremission möglich.

Condyloma acuminatum

Definition und Pathogenese: S. 242.

Morphologie: Condylomata acuminata treten meist in der Mehrzahl auf, liegen an der Kranzfurche, vorwiegend am Präputiumrand, und imponieren als warzenförmige Gebilde.

16.5.5
Präkanzeröse Läsionen

Leukoplakie

Es handelt sich um eine hyperkeratorische Epithelverbreiterung der Vorhaut, Kranzfurche und Eichelpartie, die als weißfleckige Veränderung imponiert. Sie ist in der Regel die Folge eines chronischen Entzündungsreizes und entspricht histologisch den Leukoplakien im Oral- und Vulvabereich (S. 655).

Erythroplasie Queyrat

Damit wird eine Standortvariante des Morbus Bowen bezeichnet. Sie ist als Carcinoma in situ eines Plattenepithelkarzinoms eine obligate Präkanzerose (S. 954).

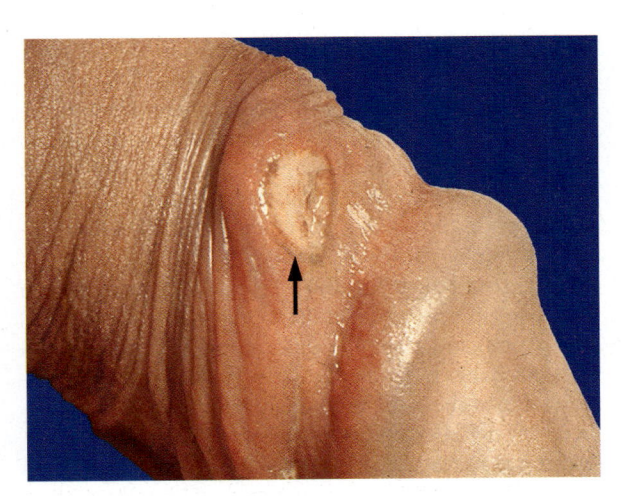

Abb. 16.**25** **Luischer Primäraffekt** mit Ulcus durum (Pfeil) (Original: Schuppli).

16.5.6
Neoplastische Läsionen

Peniskarzinom

Definition: Insgesamt seltener, jedoch häufigster Tumor des äußeren männlichen Genitale im Bereich der Eichel oder der Vorhaut.

Vorkommen: In westlichen Industrienationen 1 % aller Karzinome beim Mann, in Lateinamerika 10–20 %. Altergipfel: 7.–8. Lebensdekade.

Pathogenese: Jedes Peniskarzinom hat seine eigene „Geschichte", meist ist dem Patienten eine chronisch rezidivierende Balanoposthitis im Rahmen einer Phimose lange Zeit bekannt gewesen. Für eine derartige Reiztheorie spricht das seltene Vorkommen von Peniskarzinomen bei Völkern mit ritueller Vorhautbeschneidung. In Lateinamerika macht es bis zu 10 % aller Karzinome aus; etwa die Hälfte dieser Fälle sind mit Papillomviren (HPV-Typ 16) assoziiert.

Morphologisch liegt vielfach ein hochdifferenziertes Plattenepithelkarzinom vor, das meist blumenkohlartig exophytisch (Abb. 16.**26**), selten endophytisch ulzerierend und vereinzelt als verruköses Karzinom wächst und je nach Wuchsform ein unterschiedliches Invasionsverhalten an den Tag legt. Wuchsformen des penilen Plattenepithelkarzinoms:
- *Superfiziell-spreitendes Karzinom:* Ein biphasisches Karzinom mit flachen, zentrifugal wachsenden Anteilen eines Carcinoma in situ (Leukoplakie) und einer vertikal in die Tiefe wachsenden, oberflächlich ulzerierenden Komponente. Vorkommen an mehr als einer Prädilektionsstelle.
- *Vertikal-endophytisches Karzinom:* Ein hochmaliges, rasch wachsendes Karzinom mit knotig-ulzerierendem Wachstum und Einbruch ins Corpus cavernosum/spongiosum. Lymphknotenmetastasen meist bereits bei Diagnosestellung.
- *Verruköses Karzinom:* Ein hochdifferenziertes, niedrigmalignes, langsam exophytisch wachsendes Karzinom, das zwar lokal destruktiv wächst, aber selten metastasiert. Es kann solitär oder multizentrisch sein.
- *Multizentrisches Karzinom:* Multizentrisch entstehendes und gewachsenes Karzinom in allen drei Prädilektionsstellen. Vermutlich ist das ganze Penisplattenepithel im Sinne einer „Feldkanzerierung" lädiert.

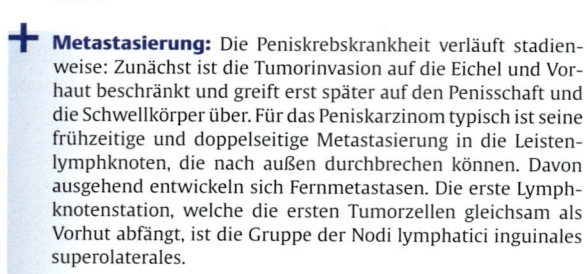

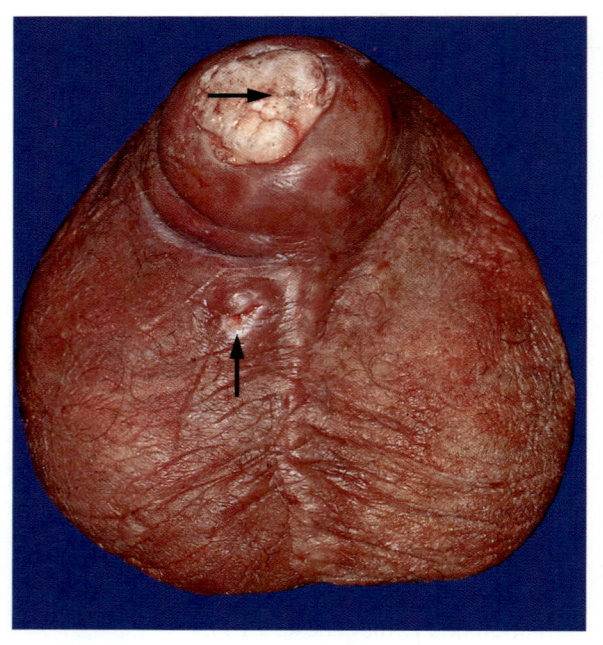

Metastasierung: Die Peniskrebskrankheit verläuft stadienweise: Zunächst ist die Tumorinvasion auf die Eichel und Vorhaut beschränkt und greift erst später auf den Penisschaft und die Schwellkörper über. Für das Peniskarzinom typisch ist seine frühzeitige und doppelseitige Metastasierung in die Leistenlymphknoten, die nach außen durchbrechen können. Davon ausgehend entwickeln sich Fernmetastasen. Die erste Lymphknotenstation, welche die ersten Tumorzellen gleichsam als Vorhut abfängt, ist die Gruppe der Nodi lymphatici inguinales superolaterales.

Abb. 16.**26 Peniskarzinom:** Die Glans penis ist vollständig vom Tumor zerstört. Tumordurchbruch ins Skrotum (Pfeil).

Prognostisch ist das Peniskarzinom trotz Amputation und Röntgenbestrahlung ernst.

Pathologische TNM-Klassifikation der Penistumoren:

pTis Carcinoma in situ.
pTa   Nichtinvasives verruköses Karzinom,
pT1   Tumorinfiltrat in Subepithelialgewebe,
pT2   Tumorinfiltrat in Corpus spongiosum oder cavernosum,
pT3   Tumorinfiltat in Urethra oder Prostata,
pT4   Tumorinfiltrat in andere Nachbarstrukturen.

pN1   1 Oberflächenlymphknoten befallen,
pN2   multiple oder bilaterale Oberflächenlymphknoten,
pN3   tiefe Leisten- oder Beckenlymphknoten.

Skrotalkarzinom

Pathogenese: Das Plattenepithelkarzinom der Skrotalhaut wurde bereits Ende des 18. Jahrhunderts in England bei Schornsteinfegerbuben beschrieben, die sich durch die Rußschächte zwängen mussten (= Schornsteinfegerkrebs); ein trauriges Beispiel einer chemischen Karzinogenese durch Kohlenwasserstoffe.
Daneben sind auch Paraffin-, Teer-Arbeiter sowie auch Baumwollspinner und Metallarbeiter (Mineralölkontakt) für Skrotalhautkarzinome prädisponiert. Das Karzinom entsteht dabei nie in der intakten Haut, sondern entwickelt sich immer auf dem Boden einer chronischen Entzündung der Haut und ihrer Anhangsgebilde.
Warum manifestiert sich bei entsprechender Exposition der Krebs ausgerechnet im Bereich der Skrotalhaut? Dies

liegt zum einen daran, dass die Skrotalhaut gerunzelt ist und somit gegenüber der Oberschenkel- oder Inguinalhaut eine wesentlich größere Oberfläche für die Absorption kanzerogener Stoffe hat; zum anderen weist die Skrotalhaut je nach Lipidlöslichkeit des Karzinogens eine 10- bis 40-mal größere Permeabilität als die umgebende Oberschenkel- und Bauchhaut auf.

Die Krankheiten des gastropulmonalen Systems sind Reaktionsmuster der Entodermabkömmlinge, während diejenigen des kardiovaskulären und urogenitalen Systems mesodermale Reaktionsmuster repräsentieren. Die folgenden Kapitel wenden sich den Ektodermderivaten zu. Durch sie nimmt der Organismus Kontakt mit der Umwelt auf und reagiert auf sie. Dies gilt besonders für das Hautorgan mit einer Oberfläche von nahezu 2 m². Mit ihr grenzt sich der Organismus von der Umwelt ab und setzt sich gegen deren Angriffe zur Wehr. Das Hautorgan steht somit im besonderen Maße im Dienste der Individualitätswahrung. Aus diesem Grunde spielen sich an ihm auch viele entzündliche und neoplastische Prozesse ab, die durch exogene Noxen ausgelöst werden: „*Epidermodermales System*".

17 Epidermodermales System

U.-N. Riede, Ch. Wittekind, W. Sterry

17.1	**Hautorgan** 942		17.2	**Brustdrüse** 967
17.1.1	**Effloreszenzen** 942		17.2.1	**Ontogenetische Läsionen** 968
	Nichterhabene Primäreffloreszenzen 942		17.2.2	**Entzündliche Läsionen** 968
	Erhabene Primäreffloreszenzen ohne makroskopische Flüssigkeitsansammlung 943			Puerperale Mastitis 968 Nonpuerperale Mastitis 968 Fettgewebegranulom 969
	Erhabene Primäreffloreszenzen mit makroskopischer Flüssigkeitsansammlung 944		17.2.3	**Tumorartige Läsionen** 969 Mammahypertrophie 969 Mastopathie 969
	Sekundäreffloreszenzen 945			Mastopathieassoziierte Läsionen 970
17.1.2	**Entzündliche Läsionen** 946		17.2.4	**Neoplastische Läsionen** 971
17.1.3	**Tumorartige Läsionen** 951			Benigne Epitheltumoren 971
17.1.4	**Neoplastische Läsionen** 952			Stromatumoren 971
	Benigne Keratinozytentumoren 953			Mammakarzinome 973
	Präkanzeröse Läsionen 954			
	Maligne Keratinozytentumoren 955			
	Adnextumoren 956			
	Melanozytäre Tumoren 956			
	Dermale Stromatumoren 963			

17.1 Hautorgan

Die Haut entwickelt sich aus dem Ektoderm (Epidermis, Melanozytensystem) und dem Mesoderm (Corium, Subkutis). Das epidermale Plattenepithel ist wegen seines keratinhaltigen Zytoskeletts, seiner Haftorganellen (Desmosomen) und besonders wegen seiner Fähigkeit, eine aus kernlosen Hornzellen (Orthokeratose) bestehende Hornschicht aufzubauen, gegenüber physikalisch-chemischen Einwirkungen recht widerstandsfähig. Eine Reihe von exogenen und endogenen Noxen löst eine irreguläre Keratinozytenverhornung aus, so dass diese ihre Kerne nicht mehr abbauen (Parakeratose). Dies ist ein wichtiges Merkmal schuppender Hauterkrankungen. Andere Noxen wiederum greifen die epidermalen Haftorganellen an, so dass die mechanische Hautfestigkeit verloren geht. Dadurch entstehen Bläschen, nach deren Aufplatzen Hautdefekte übrig bleiben. Die Epidermis wird durch Diffusion über die im Corium gelegenen Blutgefäße ernährt. Dieses Gefäßnetz stellt eine terminale Strombahn entlang der Körperoberfläche dar. Hier liegen auch sensible Nervenendigungen, die für den Juckreiz (Pruritus) zuständig sind. Demzufolge kontaktiert die Epidermis über eine riesige Oberfläche die Außenwelt. Gleichzeitig verfügt sie über ein dichtes Antigenmeldesystem, das aus Langerhans-Zellen (= dendritische Zellen) und dermal assoziierten T-Lymphozyten besteht (Abb. 17.**1**).

Entzündungsauslösende Noxen werden von morphologisch fassbaren Reaktionsmustern beantwortet, die man klinisch als Effloreszenzen bezeichnet. Diese Effloreszenzen bilden ein Alphabet, mit dem sich jeweils die Diagnose einer bestimmten Krankheit buchstabieren lässt. Im Folgenden werden einige **entzündliche Läsionen** besprochen, die eine Gruppe gleichartiger Hauterkrankungen repräsentieren. Die **neoplastischen Läsionen** der Haut können von jedem Zelltyp der Haut ausgehen, z. B. den Epidermiszellen, den Melanozyten, den hautassoziierten Immunzellen sowie den Zellen des korialen Bindegewebes und den Hautanhanggebilden. Dabei ist bemerkenswert, dass es unter den Epidermistumoren nur wenige gutartige Tumoren wie die seborrhoische Keratose gibt, dafür aber zahlreiche, meist viral induzierte **tumorartige Läsionen** sowie echte Karzinome. Diesen neoplastischen Epidermisläsionen mit invasiver Wachstumspotenz gehen **In-situ-Karzinome** voraus, die am häufigsten auf einer UV-bedingten DNS-Schädigung beruhen, jedoch auch durch chemische oder virale Einflüsse induziert werden können. Das von Melanozyten gebildete Pigment sollte bei entsprechender Adaptation in der Regel die DNA der Keratinozyten schützen; allerdings können auch Melanozyten selbst durch UV-Licht genetische Alterationen erfahren, und so maligne entarten. Je nach Melanintyp, familiärer Belastung und UV-Exposition variiert die Inzidenz von Melanomen der Haut, wobei insgesamt nach wie vor eine starke Zunahme dieser Tumorerkrankungen zu verzeichnen ist.

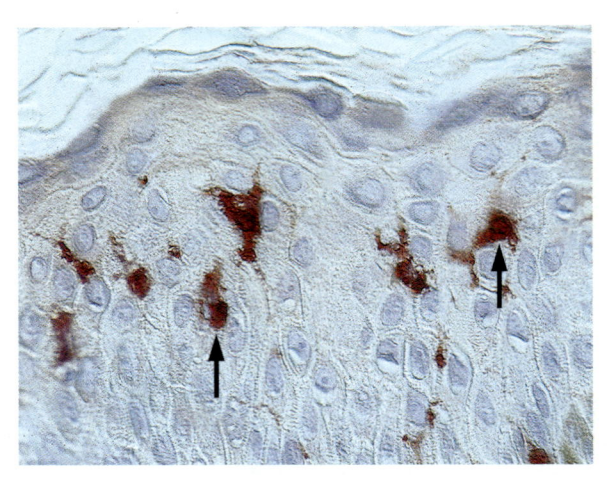

Abb. 17.**1** **Langerhans-Zellen** in der Haut als Antigenpräsentatoren (IH, S-100-Antigen, Vergr. 1 : 250).

17.1.1 Effloreszenzen

Als Voraussetzung für die Diagnosestellung müssen alle Veränderungen an der Haut einer objektiven Befunderhebung unterzogen werden. Hierfür steht eine Reihe von definierten Begriffen zur Verfügung, die prototypische Hautveränderungen (sog. Effloreszenzen) beschreiben. In der Effloreszenzenlehre wird auf die Definition dieser Begriffe und ihre Anwendung eingegangen (Abb. 17.**2**). Prinzipiell lassen sich zwei Gruppen von Effloreszenzen unterscheiden:

- *Primäreffloreszenzen* treten auf unveränderter Haut auf und besitzen daher eine hohe diagnostische Bedeutung,
- *Sekundäreffloreszenzen* entwickeln sich auf bereits bestehenden Hautveränderungen.

17.1.1.1 Nichterhabene Primäreffloreszenzen

Makula

Definition: Makeln (Makula, Flecken) sind umschriebene Hautareale, deren Farbe von der normalen Haut des betreffenden Individuums abweicht.

Pathogenese: Umschriebene Farbänderungen des Hautorgans ohne weitere Veränderungen können durch eine Vielzahl pathogenetischer Mechanismen verursacht sein. Man unterscheidet:

17.1 Hautorgan

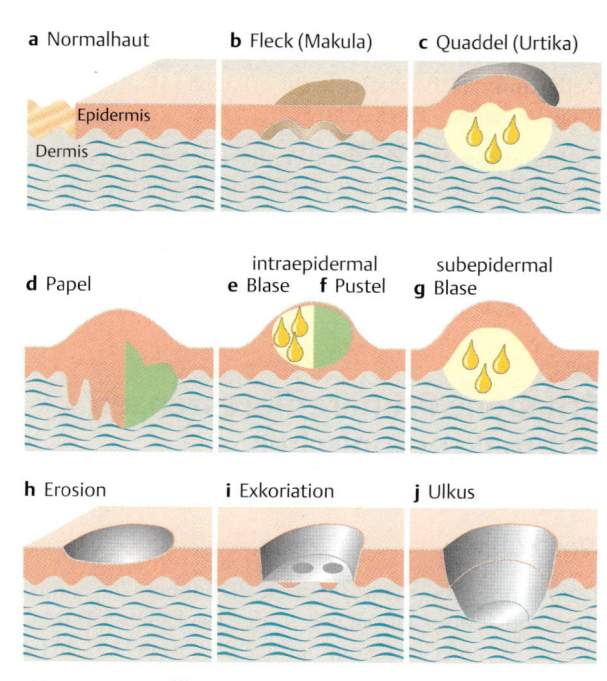

Abb. 17.2 **Hauteffloreszenzen** als dermatologische Elementarbegriffe (gelb = Ödem; grün = Eiterzellen; braun = Pigment):
a Normalhaut;
b, c nicht oder nur flüchtig erhabene Effloreszenzen;
d – g erhabene resistente Effloreszenzen;
h – j Effloreszenzen infolge von Hautdefekten.

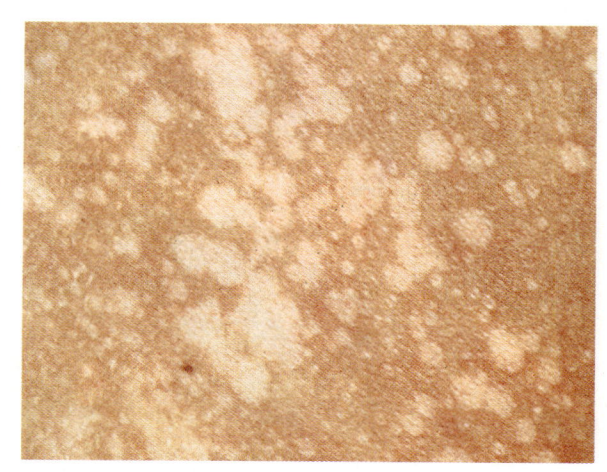

Abb. 17.3 **Makula:** Depigmentierte Flecken bei Pityriasis versicolor (S. 114) infolge umschriebener Melanozytentoxizität der Pityrosporumpilze (Original: Schuppli).

- *Rötung (Erythem):* Am häufigsten durchscheinendes Hämoglobin, seltener exogene rote Pigmente (z. B. Henna). Das Hämoglobin kann intravasal in Erythrozyten liegen und lässt sich dann bei der Untersuchung mit dem Glasspatel (Diaskopie) wegdrücken. Hämoglobin in extravasalen Erythrozyten, wie es z. B. bei Hämorrhagien in der Haut vorkommt, verschwindet dagegen unter Glasspateldruck nicht.
- *Braunfärbung* (Abb. 17.3): Die wichtigsten Pigmente der Haut sind das braune oder braunschwarze Eumelanin und das rotbraune Phäomelanin (S. 112). Bei entzündlichen Veränderungen im oberen Corium können die Keratinozyten ihre Melaningranula auch zur Tiefe hin abgeben, wo sie in Makrophagen (hier: Melanophagen) langfristig gespeichert werden. Ebenfalls einen bräunlichen Farbton besitzt Hämosiderin als Abbauprodukt des Hämoglobins (S. 101).
- *Blaufärbung:* Tiefer im Corium gelegene Pigmente wirken blau; neben Melanin, z. B. im Mongolenfleck (einer makulären Variante des blauen Nävus), seien noch exogene Pigmente (z. B. Schmucktätowierungen) erwähnt, die ebenfalls meist einen blauen Farbton ergeben (S. 99).
- *Weißfärbung:* Eine Weißfärbung der Haut entsteht in der Regel durch Melaninverlust oder fehlende Melaninbildung, selten durch fokale Hypoplasie der Hautkapillaren: Naevus anaemicus.
- *Gelb- oder Grünverfärbung:* Am häufigsten durch Abbauprodukte des Hämoglobins bedingt (S. 101).

17.1.1.2
Erhabene Primäreffloreszenzen ohne makroskopische Flüssigkeitsansammlung

Papel

Definition: Die Papel (= Knötchen) ist eine erhabene Hautveränderung mit einem Durchmesser von weniger als 5 mm (Abb. 17.4).

Pathogenese: Eine Papel kann durch Volumenzunahme der Epidermis (z. B. Warze), der Dermis (z. B. Dermatofibrom) oder beider entstehen. Papeln sind jedoch nicht immer durch eine Proliferation von ortsständigem Gewebe bedingt, sondern können beispielsweise auch durch Ein- oder Ablagerungen (z. B. Amyloidose) oder sogar durch eine Reduktion des dermalen Bindegewebes mit hernienartiger Vorwölbung der verbliebenen Haut durch den Druck des darunterliegenden subkutanen Fettgewebes (z. B. dehiszente Narben oder Anetodermie = Schlaffhaut infolge lokalen Elastikaverlustes in der Kutis) entstehen.

Nodus

Definition: Erhabene Hautveränderungen ohne makroskopisch sichtbare Flüssigkeitsansammlung, die mehr als 5 mm im Durchmesser beträgt.

Pathogenese: Die Entstehung von Knoten kommt durch dieselben Mechanismen zustande, wie sie für die Papel angegeben wurden. Knoten sind in der Regel solitär (Abb. 17.5), während Papeln bei einer Reihe von Krankheitsbildern auch generalisiert auftreten können.

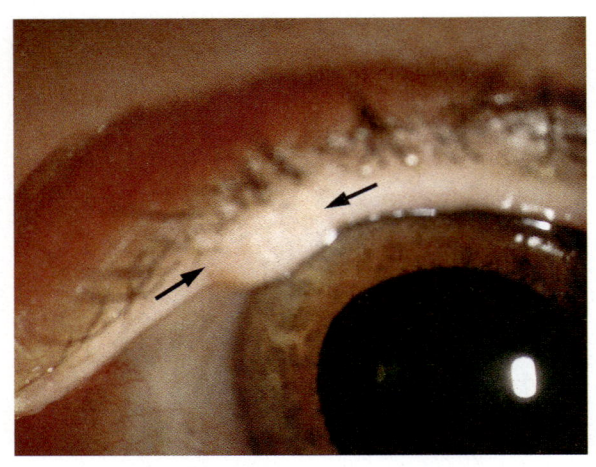

Abb. 17.4 Papel: unpigmentierter Melanozytennävus an der Oberlidkante.

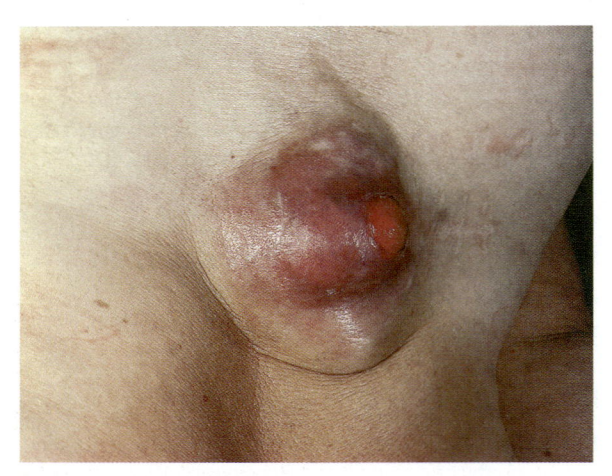

Abb. 17.5 Nodus: Dermatofibrosarcoma protuberans. Hier faustgroßes knotiges Wachstum dieses Bindegewebetumors (S. 963).

Plaque

Definition: Flächenhafte, leicht erhabene Hautveränderungen (plaque = Fleck, Platte).

Pathogenese: Mit oder ohne Verdickung oder Induration einhergehende Hautläsion. Typisch ist das Auftreten von Plaques bei der Psoriasis (Schuppenflechte); auch bei dem niedrigmalignen Helfer-T-Zell-Lymphom der Haut, der Mycosis fungoides, treten charakteristischerweise Plaques auf (S. 565).

17.1.1.3
Erhabene Primäreffloreszenzen mit makroskopischer Flüssigkeitsansammlung

Vesikula

Definition: Eine makroskopisch erkennbare Ansammlung von seröser Flüssigkeit in der Haut, deren Durchmesser weniger als 5 mm beträgt (vgl. Abb. 17.2). Bläschen liegen histologisch meist innerhalb der Epidermis.

Pathogenese: Die drei häufigsten Pathomechanismen bei der intraepidermalen Blasenbildung sind (Abb. 17.6):

- *Bläschenbildung durch ballonierende Degeneration:* Werden Keratinozyten durch Viren der Herpesgruppe infiziert, so kommt es zu einem relativ raschen Zelltod. Ein massives intrazelluläres Ödem mit Akantholyse (s. u.) geht voraus, bei dem der betroffene Keratinozyt ballonartig aufquillt (ballonierende Degeneration) und dann mit anderen infizierten Keratinozyten durch Ausbildung von Riesenzellen verschmilzt. Schließlich entsteht durch Zytolyse ein Bläschen (S. 237).
- *Spongiotische Bläschenbildung:* Hier kommt es durch ein Ödem zwischen den Keratinozyten (histologisch: Spongiose) zur Bläschenbildung.
- *Akantholytische Bläschenbildung:* Auflösung der desmosomalen Interzellularkontakte im Bereich der Stachelzellschicht (akanthos: stachelig) durch auto-

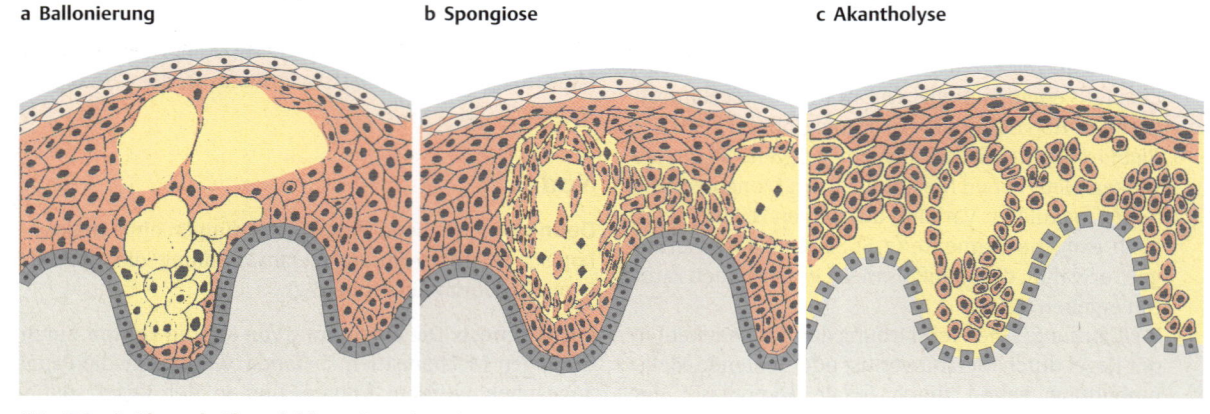

a Ballonierung   b Spongiose   c Akantholyse

Abb. 17.6 Epidermale Blasenbildung: formale Pathogenese (gelb = Exsudat).

reaktive Antikörper oder mutierte epidermale Strukturproteine führt ebenfalls zu intraepidermaler Bläschenbildung (S. 34).

Bulla

Definition: Eine Blase stellt eine makroskopisch sichtbare Flüssigkeitsansammlung in der Haut dar, die größer als 5 mm ist (Abb. 17.**7**).

Pathogenese: Voraussetzung für das Entstehen von Flüssigkeitsansammlung von Blasengröße ist in der Regel der subepidermale Sitz, während intraepidermal entstandene Flüssigkeitsansammlungen wegen der dünnen Blasendecke rasch zerplatzen. Die Epidermis löst sich vom Corium entweder bei (auto)entzündlichen Prozessen oder durch mechanische Einwirkung (defekte Strukturproteine, Trauma) ab.

Pustel

Definition: Makroskopisch sichtbare Ansammlung von Eiter (Pus) im Haarfollikel, in Epidermis oder Corium.

Pathogenese: Mikrobielle Infektionen mit Freisetzung chemotaktisch aktiver Substanzen sind die häufigste Ursache. Seltener wandern Granulozyten, chemotaktischen Stimuli folgend, in die Haut, ohne dass Erreger vorhanden sind, z.B. bei der pustulösen Psoriasis (sterile Pusteln) (Abb. 17.**8**).

17.1.1.4
Sekundäreffloreszenzen

Squama

Definition: Die Squama (= Schuppe) ist eine makroskopisch sichtbare Aggregation von Hornzellen.

Pathogenese: Im Rahmen ihrer terminalen Differenzierung bilden die Keratinozyten für kurze Zeit eine hochwirksame Barriere, die Hornschicht, danach werden sie nach außen durch fein geregelte Mechanismen abgestoßen. Geringste Störungen in diesem Gleichgewicht reichen aus, um Schuppen verschiedener Größe und Textur hervorzurufen. Form und Größe der Schuppen sind für die Dermatologen wichtigster Bestandteil eines Befundes (vgl. Abb. 17.**10a**).

Crusta

An der Hautoberfläche eingetrocknetes reines oder mit Erythrozyten vermengtes Serum (Blutkruste, Schorf; crusta = Kruste, Borke).

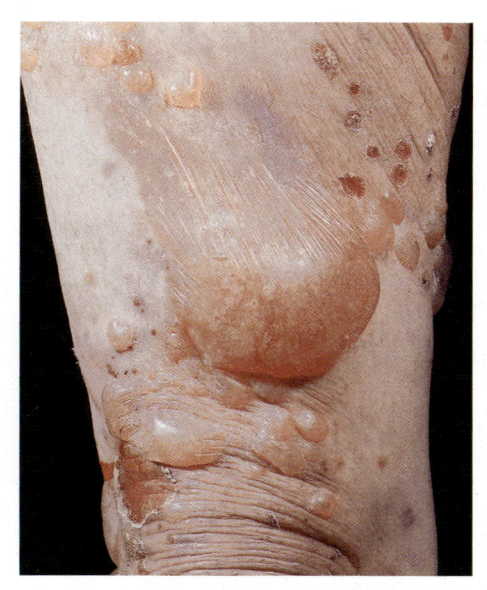

Abb. 17.**7** **Bulla:** Ausgedehnte Blasenbildung bei bullösem Pemphigoid, einer durch autoreaktive Antikörper gegen die Basalmembran ausgelösten Autoimmunerkrankung.

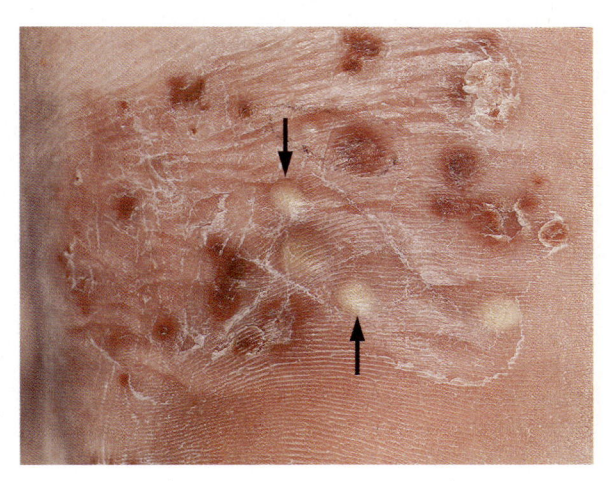

Abb. 17.**8** **Pustel:** Psoriasis pustulosa der Fußsohle mit linsengroßen Pusteln, die unter Krustenbildung abheilen.

Hautdefekte

Erosion: Oberflächlicher, auf die Epidermis beschränkter Zellverlust.

Exkoriation: Oberflächlicher Defekt, der bis in das Stratum papillare reicht. Typisch sind feine Blutungen aus dem Papillarkörper. Beispiel: Abschürfung.

Ulkus: Chronischer, das Epithel zur Tiefe hin überschreitender Gewebsdefekt mit schlechter Heilungstendenz. Ulzera können flach oder tief sein.

17.1.2 Entzündliche Läsionen

Entzündungen der Haut sind außerordentlich häufig und reichen von banalen reaktiven Entzündungsvorgängen bis hin zu ausgedehnten, schweren, ja sogar lebensbedrohlichen Krankheitsbildern. Im Rahmen des vorliegenden Lehrbuches soll nicht die Systematik derartiger Entzündungsvorgänge abgehandelt, sondern anhand einiger charakteristischer Krankheitsbilder, die als Stellvertreter für Gruppen von gleichartigen entzündlichen Hautkrankheiten gelten können, ihre Spannweite herausgestellt werden.

Kontaktdermatitis

Definition: Häufigste, durch exogene Reize ausgelöste Entzündungsform der Haut mit stereotypem Ablauf (= Kontaktekzeme).

Pathogenetisches Modell für berufsbedingte Hautekzeme, toxische Ekzeme, atopische Dermatitis und photoallergische Ekzeme.

Pathogenese: Einige Stunden nach Einwirkung des entzündungsauslösenden Agens kommt es zur Einwanderung von CD4$^+$-T-Zellen des Memory-Phänotyps (CD45 RO$^+$) in das obere Corium, die Homing-Rezeptoren für Hautkapillarendothelien tragen. Dieses Infiltrat führt über Zytokinfreisetzung zur Ausbildung eines interzellulären Ödems innerhalb der Epidermis (vgl. Abb. 17.9c) (schwammartiges Aussehen im histologischen Bild: Spongiose), welches zu kleinen Bläschen konfluiert. Während bei einer toxischen Auslösung, die mannigfaltige Ursachen haben kann (chemisch, physikalisch, mechanisch), die T-Zell-Einwanderung und -Aktivierung primär antigenunabhängig abläuft, ist bei der allergischen Auslösung ein antigenspezifischer Erkennungsmechanismus vorgeschaltet. Dieser führt zur Aktivierung von T-Zellen, die einen Rezeptor für das entsprechende Antigen tragen, und dann zur weiteren Rekrutierung überwiegend antigenunspezifischer T-Zellen aus dem peripheren Blut.

Morphologie: Die Kontaktdermatitis ist durch eine charakteristische, vom Stadium der Entzündung abhängige Morphologie charakterisiert (Abb. 17.9) und sowohl durch toxische als auch durch immunologische (allergische) Mechanismen auslösbar.
- *Akute Kontaktdermatitis:* Sie ist an einer hellroten Verfärbung des Hautorgans erkennbar, auf der sich kleinste, spitzkegelige, meist 1–2 mm große Papeln erkennen lassen, in deren Zentrum sich ein winziges Bläschen befindet (Papulovesikel) (Abb. 17.9a). Dieser Befund ist hochcharakteristisch für die Dermatitis und gestattet eine sichere klinische Diagnose.
- *Subakute Dermatitis:* Hier stehen Sekundäreffloreszenzen wie Krustenbildung bei nachlassender Rötung im Vordergrund des klinischen Bildes. Kommt es dagegen zu einer ständigen Wiederholung der auslösenden Reize, so entwickelt sich eine chronische Kontaktdermatitis (Abb. 17.9b).

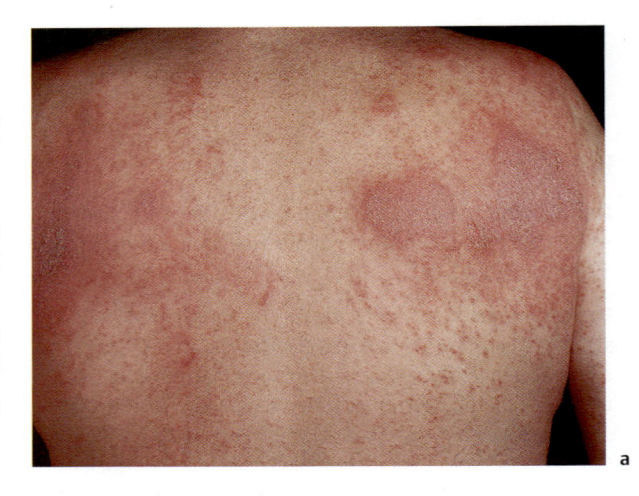

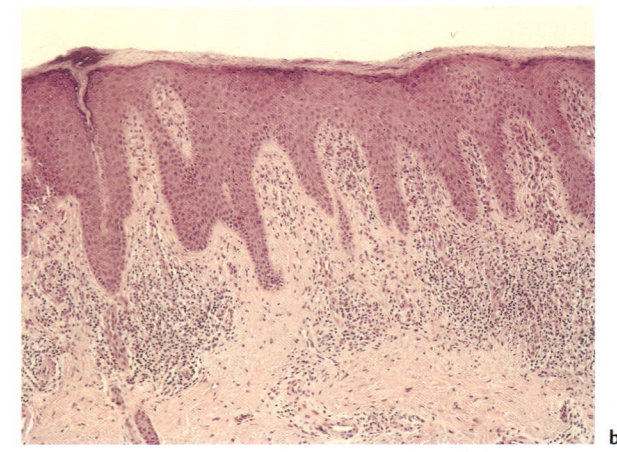

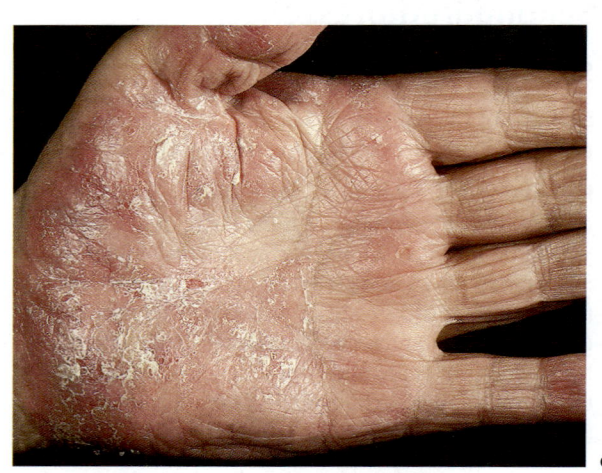

Abb. 17.9 **Kontaktdermatitis:**
a Subakute Kontaktdermatitis am Rücken bei überschießender Reaktion im Rahmen einer Epikutantestung. Beachte die kleinen Papulovesikel im Randbereich der größeren Ekzemherde;
b chronische Kontaktdermatitis des Handtellers mit Hyperkeratose, mäßiger Rötung sowie einzelnen Rhagaden;
c chronische Kontaktdermatitis; akanthotisch verbreiterte Epidermis mit Hyperparakeratose, relativ dichte lymphohistiozytäre Infiltrate um die Gefäße des oberen dermalen Plexus sowie des Papillarkörpers (HE, Vergr. 1:75).

- *Chronische Kontaktdermatitis:* Sie ist im Wesentlichen durch reaktive Epidermisveränderungen charakterisiert. Gewissermaßen als Schutzmechanismus wird eine – allerdings defekte – verdickte Hornschicht produziert (Abb. 17.9 c), der jedoch die Elastizität der gesunden Hornschicht fehlt, so dass es zu tiefen Einrissen kommt. Die entzündliche Komponente ist dagegen bei der chronischen Kontaktdermatitis weitgehend in den Hintergrund gerückt.
- *Atopische Dermatitis:* Die atopische Dermatitis (= endogenes Ekzem, Neurodermitis) ist eine charakteristische Hautentzündung. Sie tritt im Rahmen der genetisch prädisponierten Atopie zusammen mit einer Rhinitis allergica und einem extrinsischen Asthma bronchiale auf. Bei der atopischen Dermatitis dringen aufgrund einer bestehenden herabgesetzten Hornschichtbarriere großmolekulare Antigene wie Proteine von Hausstaubmilben, Pollen oder Schimmelpilzen in eine hochgradig sensibilisierte Haut ein. Diese Sensibilisierung ist an das Vorhandensein von antigenspezifischem IgE gekoppelt, das auf den Langerhans-Zellen der Epidermis gebunden ist und die Sensitivität der Immunreaktion stark erhöht. An den Schleimhäuten ist das IgE auf Mastzellen lokalisiert, und trägt dort zur Auslösung der charakteristischen Symptomatik der Allergie vom Soforttyp bei.

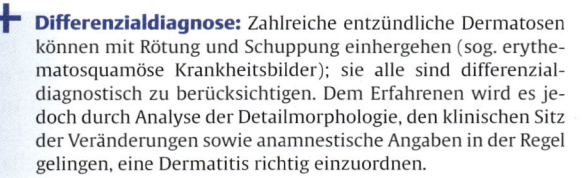

Differenzialdiagnose: Zahlreiche entzündliche Dermatosen können mit Rötung und Schuppung einhergehen (sog. erythematosquamöse Krankheitsbilder); sie alle sind differenzialdiagnostisch zu berücksichtigen. Dem Erfahrenen wird es jedoch durch Analyse der Detailmorphologie, den klinischen Sitz der Veränderungen sowie anamnestische Angaben in der Regel gelingen, eine Dermatitis richtig einzuordnen.

Psoriasis vulgaris

Definition: Die Psoriasis vulgaris (= Schuppenflechte) ist ein häufiges, mit rötlich schuppenden Plaques einhergehendes Krankheitsbild, das chronisch rezidivierend verläuft.

Pathogenetisches Modell für Genodermatosen (= angeborene Dermatosen) mit Hautentzündung sowie psoriasisartige Hautläsionen bei Morbus Reiter, Syphilis und HIV-Infektionen.

Pathogenese: Kennzeichnend ist bei genetischer HLA-assoziierter Prädisposition eine plötzlich einsetzende Hyperproliferation der Epidermis, so dass sich die zuvor gesunde Haut verdickt und von einer großen, silbrig-weißen Schuppung bedeckt wird. In diese Herde wandern bei lebhafter Generierung von Entzündungsmediatoren neutrophile Granulozyten und T-Zellen ein; offenbar besteht ein Defekt in der Herabregulation des entzündlichen Prozesses, der sich z. B. durch das Fehlen immunsupprimierender Zytokine wie IL10 im entzündlichen Herd bemerkbar macht. Erstaunlicherweise ist nach Abklingen eines Krankheitsschubes die zuvor befallene Haut nicht mehr von unbefallener, gesunder Haut zu unterscheiden! Die eigentlichen pathogenetischen Mechanismen, die das Krankheitsbild förmlich an- und auch abstellen, sind nur vereinzelt bekannt; so können Streptokokkeninfekte besonders bei Kindern einen psoriatischen Schub auslösen.

Morphologie: Scharf begrenzte, leicht erhabene Plaques unterschiedlicher Größe mit groblamellärer silbrig-weißer Schuppung (Abb. 17.10 a). Prädilektionsstellen sind Streckseiten der Extremitäten, Ileosakralregion sowie die

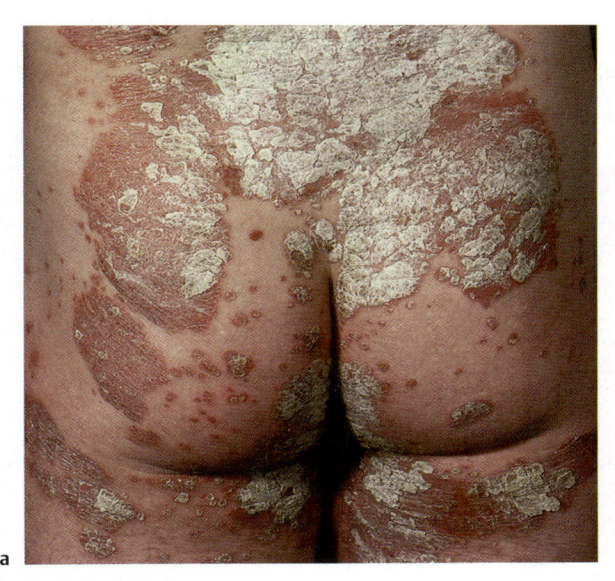

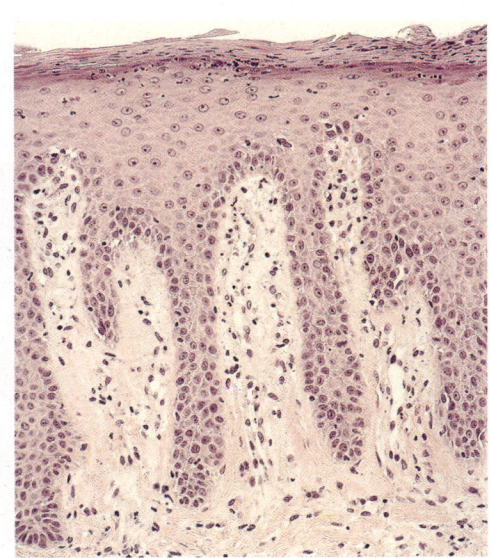

Abb. 17.**10 Psoriasis vulgaris:**
a Große, scharf begrenzte rötliche Plaques mit grober weißlich-silbriger Schuppung;
b Hyperparakeratose bei fehlendem Stratum granulosum, Akanthose und Papillomatose. Um die Gefäße des Papillarkörpers erkennt man neutrophile Granulozyten, die auch in die Epidermis einwandern und bis in die Hornschicht gelangen. Um die Gefäße des oberen dermalen Plexus ein spärliches lymphozytäres Rundzellinfiltrat (Pfeil; HE, Vergr. 1 : 150).

behaarte Kopfhaut. Histologisch zeigt sich eine Verbreiterung der Epidermis (= Akanthose), die tief zwischen die nach oben ausgezogenen Papillen (= Papillomatose) reicht (Abb. 17.**10b**). Erhaltene Zellkerne in der Hornschicht (= Parakeratose) deuten auf eine pathologische Verhornung und eine verminderte Barrierefunktion des Stratum corneum hin. Subkorneal finden sich herdförmige Ansammlungen von neutrophilen Granulozyten, im oberen Corium und der gesamten Epidermis aktivierte T-Zellen. Die Gefäße im Papillarkörper sind vermehrt, dilatiert und geschlängelt (Abb. 17.**10b**).

Lichen ruber

Definition: Ein Krankheitsbild, das durch kleine flache rötlich-braune Papeln in typischer Verteilung charakterisiert ist.

Pathogenetisches Modell für Arzneimittelreaktionen, chronische Graft-versus-Host-Krankheit, zellulär-zytotoxische Autoaggressionsreaktionen.

Pathogenese: Das Auftreten Lichen-ruber-artiger Hautveränderungen bei der chronischen Graft-versus-Host-Reaktion sowie ähnlicher Veränderungen als Zeichen einer Arzneimittelunverträglichkeit deutet auf eine immunologische Entstehung des Krankheitsbildes hin. Wahrscheinlich kommt es zu einer Zerstörung der basalen Epidermisanteile durch zytotoxische T-Zellen. Nicht selten leiden die Patienten gleichzeitig an einer Virushepatitis.

Morphologie: Kennzeichnend sind flache, 3–5 mm große rötlich-bräunliche Papeln mit polygonaler Begrenzung (Abb. 17.**11**). An ihrer Oberfläche weisen sie ein feines netzförmiges weißliches Muster auf (= Wickham-Streifen; Abb. 12.**2**, S. 654), das sich in gröberer Form häufig auch an der Mundschleimhaut dieser Patienten erkennen lässt. Häufig wird starker Juckreiz angegeben. Seltener sind ausgedehnte (exanthematische) oder blasenbildende Formen des Lichen ruber. Histologisch zeigen sich eine Hyperkeratose, Hypergranulose (Verbreiterung des Stratum granulosum) sowie Akanthose mit sägezahnartig ausgefransten Papillen. Diese Ausfransung wird durch ein bandförmiges Entzündungsinfiltrat aus zytotoxischen T-Zellen an der dermoepidermalen Grenzfläche bedingt, das die Zellen des Stratum basale zerstört. Letztere bleiben als kleine eosinophile Körperchen im oberen Corium zurück.

Diskoider Lupus erythematodes

Definition: Chronisch verlaufende kutane Manifestationsform des Lupus erythematodes (S. 187).

Pathogenetisches Modell für Autoaggressionskrankheiten vom humoral-zytotoxischen Typ und Arzneimittelreaktionen.

Pathogenese: Im Zentrum des pathogenetischen Geschehens steht die Bildung von autoreaktiven Antikörpern, vornehmlich gegen DNA, RNA sowie assoziierte Proteine (S. 187). Derartige Antikörper lagern sich auch unterhalb der Basalmembranzone der Epidermis ab und führen dort zusammen mit einem lymphozytären Infiltrat zu entzündlichen Veränderungen. Ein Teil der Autoantigene wird durch die Einwirkung von UV-Licht induziert, was die ausgeprägte Lichtempfindlichkeit erklärt.

Morphologie: Der diskoide Lupus erythematodes beginnt mit rötlichen, flachen Papeln und Plaques, meist im Gesichtsbereich (Abb. 17.**12a**). In den Haarfollikeln finden sich Hyperkeratosen, die auch auf die angrenzende Epidermis übergreifen und beim Abheben schmerzhaft sind. Während sich diese Herde in der Peripherie langsam ausdehnen, kommt es im Zentrum zu Atrophie und Narbenbildung, was unbehandelt sogar darunter gelegene knorpelige Partien von Nase und Ohren zerstören kann (Lupus = Wolf). Histologisch finden sich eine Hyperkeratose mit follikulärer Betonung (follikuläre Pfropfbildung) bei atrophischer Epidermis und Degeneration einzelner Keratinozyten im Bereich des Basalzelllagers (Abb. 17.**12b**). Die Basalmembran ist durch Immunglobulinablagerungen verbreitert. Dies lässt sich besonders in der PAS-Färbung darstellen. Um die Gefäße des oberen und tiefen dermalen Plexus findet sich ein manschettenförmiges dichtes lymphohistiozytäres Infiltrat.

Pemphigus vulgaris

Definition: Durch autoreaktive Antikörper ausgelöste blasenbildende Dermatose, die ohne Behandlung letal verläuft. HLA-assoziierte Prädisposition.

Pathogenetisches Modell für blasenbildende Dermatosen sowie Autoimmunkrankheiten mit Antikörperbildung gegen zelluläre Adhäsionsmoleküle.

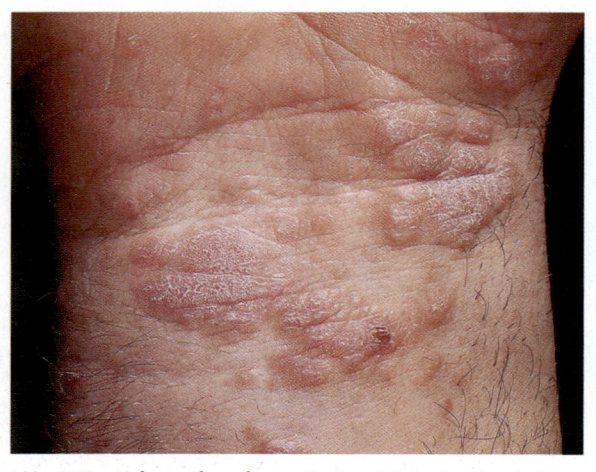

Abb. 17.**11** **Lichen ruber planus.** Flache, rötliche Papeln mit feiner netzförmiger Streifung auf der Oberfläche. Hier Prädilektionsstelle: Handgelenk.

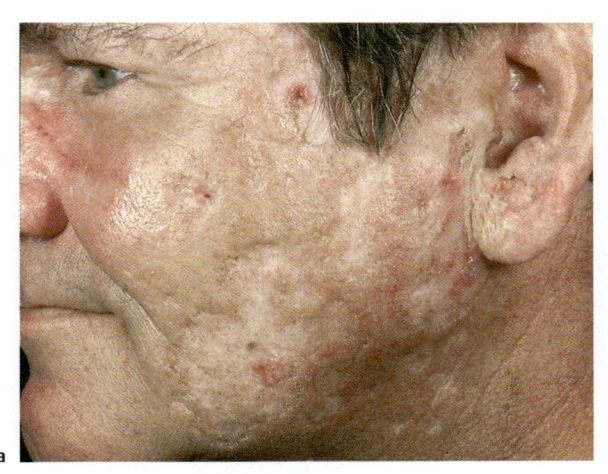

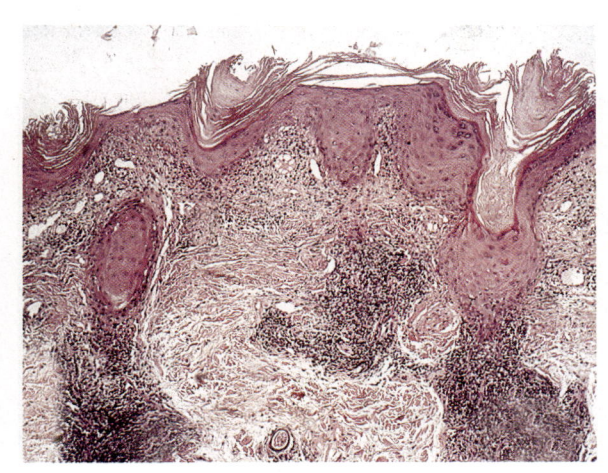

Abb. 17.12 **Diskoider Lupus erythematodes:**
a Typisch sind erythematosquamöse, mit follikulären Keratosen einhergehende Plaques in den lichtexponierten Arealen, die atrophisch abheilen.
b Histologisch stehen follikuläre Hyperkeratosen bei teils akanthotischer, teils atrophischer Epidermis mit hydropischer Degeneration des Basalzelllagers im Vordergrund. Charakteristisch sind fernerhin fleckförmige lymphohistiozytäre Infiltration im oberen und tiefen Corium (H = follikulärer Hornpfropf; EI = lymphohistiozytäres Entzündungsinfiltrat; HE, Vergr. 1 : 175).

Pathogenese: Antikörper gegen Desmoglein-3, ein desmosomales Adhäsionsmolekül aus der Cadherinfamilie (vgl. Abb. 17.13 c), aktivieren extrazelluläre Proteasen (Plasminogen-Plasmin-System). Eine hierdurch induzierte Auflösung der desmosomalen Kontakte führt zur Ablösung der einzelnen Keratinozyten voneinander (akantholytische Blasenbildung, S. 34, Abb. 2.30). Das Desmoglein-3 wird überwiegend im Stratum basale und Stratum spinosum exponiert, so dass hier auch der Hauptsitz der Blasenbildung lokalisiert ist.

Morphologie: Beginn meist in der Mundschleimhaut mit schmerzhaften, nicht abheilenden Erosionen. Nach Monaten dann erste Hauterscheinungen, meistens im Bereich der behaarten Kopfhaut, mit krustigen und erosiven Veränderungen. Nach einigen weiteren Wochen oder Monaten generalisierter Hautbefall mit zahlreichen kleinen Bläschen und Erosionen (Abb. 17.13 a). Der Krankheitsprozess hat nun das ganze Hautorgan erfasst, so dass mit dem Finger auch in klinisch unbefallener Haut die Epidermis auf dem Corium verschoben werden kann (= Nikolski-Phänomen). Histologisch zeigt sich eine intraepidermale Blasenbildung mit abgerundeten, jedoch nicht abgestorbenen Keratinozyten im Blasenlumen. In den Randbereichen der Blase erkennt man eine beginnende Ablösung des Stratum spinosum vom Stratum basale (Abb. 17.13 b). Diese initialen suprabasalen Spaltbildungen lassen sich häufig auch in den oberen Anteilen der Hautanhangsgebilde nachweisen.

Vasculitis allergica

Definition: Durch Immunkomplexablagerungen bedingte okklusive Gefäßentzündung (= leukozytoklastische Vaskulitis) im Bereich kleinerer Venulen des oberen Coriums.

Pathogenetisches Modell für Immunkomplexkrankheiten und infektallergische Dermatosen.

Pathogenese: Das morphologisch einheitliche Krankheitsbild der Vasculitis allergica kann nach Bindung zahlreicher exogener und endogener Antigene durch entsprechende Antikörper mit nachfolgender Präzipitation in kleinen Hautgefäßen ausgelöst werden (S. 180). Unter den Antigenen finden sich bakterielle Bestandteile oder Arzneimittel (S. 180); aber auch Paraproteine und Kryoglobuline können sich in diesem Gefäßbereich niederschlagen.

Morphologie: Man findet zu Beginn meist in den abhängigen Partien auftretende petechiale Hämorrhagien, die sich rasch zu größeren rötlichen und zentral nekrotischen Papeln umwandeln und später häufig exulzerieren. Histologisch trifft man im Zentrum des Präparates nekrotische Epidermis, darunter liegen verquollene oder nekrotische Endothelzellen (Abb. 17.14). In der Gefäßwand treten Entzündungszellen und perivaskuläre Fibrinablagerungen auf, extravasal zahlreiche zerfallende neutrophile Granulozyten (= Leukozytoklasie) sowie massenhaft Erythrozyten. Das tiefe Corium zeigt meist geringere, aber gleichartige feingewebliche Veränderungen oder ist frei.

Klinik: Gleichzeitig oft eine Beeinträchtigung des Allgemeinbefindens und Gelenkbeschwerden.

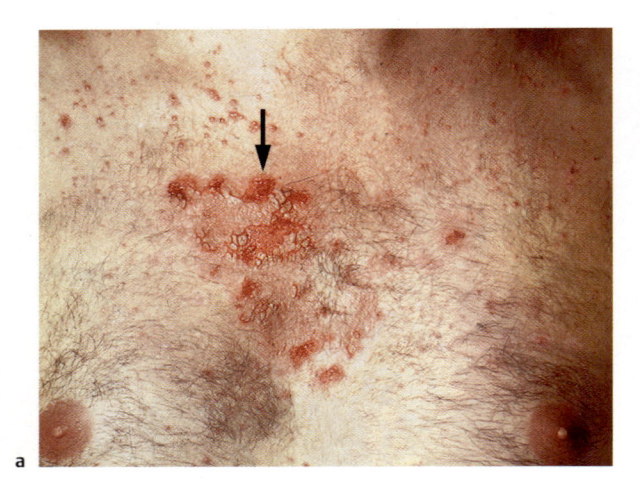

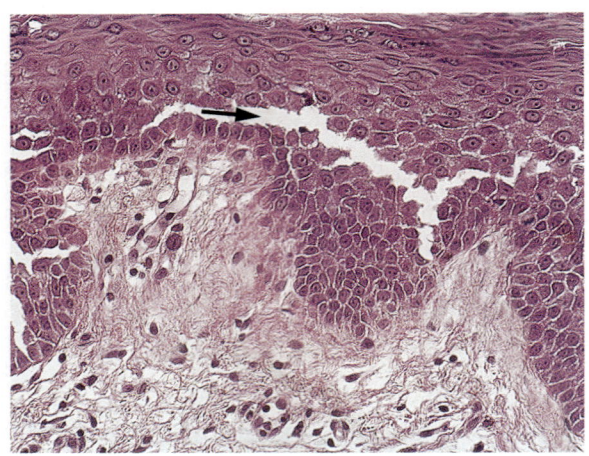

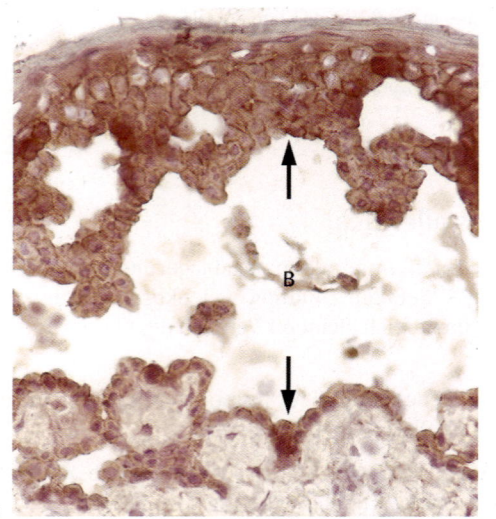

Abb. 17.**13 Pemphigus vulgaris:**
a Wegen der dünnen Blasendecke sind meist keine Bläschen erkennbar, sondern klinisch imponieren Erosionen und Krustenbildung (Pfeil) im Bereich zunächst der Mundschleimhaut, später auch des Stamms.
b Initialstadium in der Histologie. Man erkennt die Ablösung (Pfeil) der einzelnen Keratinozyten voneinander, wobei sich diese unter Verlust der Desmosomen abrunden (Akantholyse).
c Direkte Immunperoxidase-Darstellung des gebundenen Autoantikörpers beim Pemphigus vulgaris. Man erkennt deutlich die interzelluläre Ablagerung des Autoantikörpers (braune Farbreaktion) (B = intraepidermale Blase) (Vergr. 1:200).

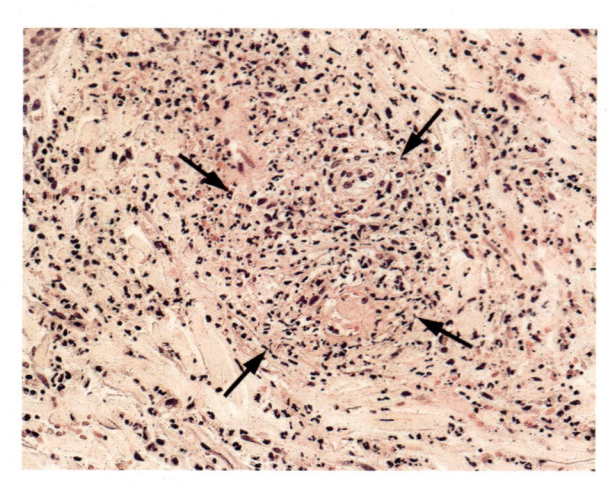

Abb. 17.**14 Leukozytoklastische Vaskulitis:** Beachte die verquollenen Kapillarendothelien und das perivaskuläre Granulozyteninfiltrat sowie zerfallende Leukozyten (HE, Vergr. 1:250).

Granuloma anulare

Definition: Gutartige, selbstlimitierende knötchenförmige Hautentzündung mit umschriebener Ablagerung saurer Mukopolysaccharide zwischen den Kollagenfaserbündeln und histiozytärer Entzündungsreaktion.

Pathogenetisches Modell für eine Gruppe ätiologisch unklarer Entzündungen im Bereich des dermalen Bindegewebes mit umgebender histiozytärer Reaktion, wie der Necrobiosis lipoidica und den Rheumaknoten.

Pathogenese: Im oberen und mittleren Corium kommt es zur Ablagerung saurer Mukopolysaccharide zwischen den Kollagenfaserbündeln, die eine deutliche Entzündungsreaktion aus histiozytären Zellelementen, manchmal auch Riesenzellen auslösen. Die Ursache für die Mukopolysaccharidablagerungen ist nicht bekannt.

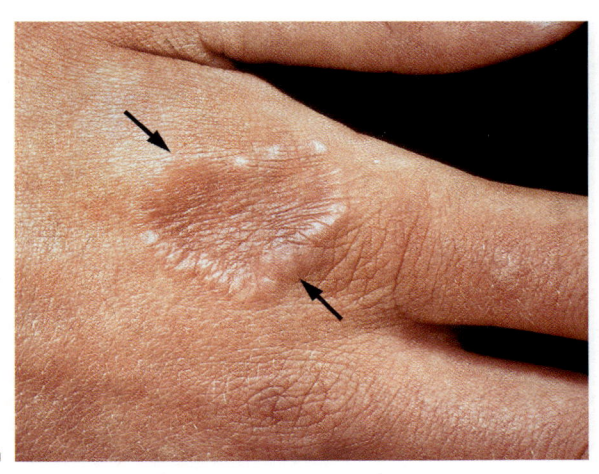

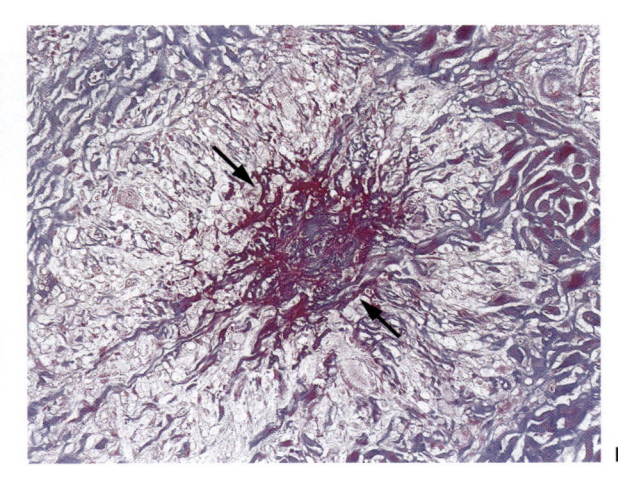

Abb. 17.15 Granuloma anulare:
a 1–2 mm große, ringförmig angeordnete kleine Knötchen (Pfeile), die in der Regel nach einigen Monaten spontan abheilen;
b bei unauffälliger Epidermis erkennt man im oberen und mittleren Corium untergegangenes Kollagen, zwischen dessen (rot angefärbten) Fasern sich Proteoglykane abgelagert haben (Pfeile). In der Umgebung dieser Herde finden sich palisadenförmig angeordnete lymphohistiozytäre Infiltrate sowie in der weiteren Peripherie perivaskuläre Rundzellinfiltrate (Azan, Vergr. 1 : 100).

Morphologie: 3–5 mm große, zentral häufig eingedellte hautfarbene Papeln, die typischerweise multipel in Form eines 1–2 cm großen Rings angeordnet sind (Abb. 17.15 a). Kennzeichnend ist die akrale Lokalisation, z. B. Hand- oder Fußrücken. Histologisch ist die Epidermis unauffällig. Im oberen und mittleren Corium finden sich zwischen den Kollagenfaserbündeln Ablagerungen metachromatischer Mukopolysaccharide (Giemsa-Färbung, Alzianblau-Färbung). In der Umgebung dieser Herde tritt ein lymphohistiozytäres Infiltrat auf, das eine palisadenförmige Anordnung der Makrophagen aufweist, dazwischengestreut immer wieder einzelne Riesenzellen (Abb. 17.15 b).

✚ Klinik: Keine Schmerzhaftigkeit oder sonstige subjektive Symptomatik. Spontane Abheilung meist innerhalb von 1–2 Jahren.

17.1.3
Tumorartige Läsionen

Eine Reihe von Noxen, vor allem Viren und mechanische Faktoren, ruft eine tumorartige Epidermishyperplasie hervor, die teilweise von einigen Autoren auch zu den Tumoren gezählt werden, zumal sie, wie im Falle der durch das Humane Papillomvirus (HPV) induzierten Hautwarzen, gelegentlich auch in invasive Karzinome übergehen können (Tab. 17.1).

Virusakanthome

Definition: Tumorartige Akanthose (= Akanthom), zum Teil auch Papillomatose durch Besiedlung der Keratinozyten mit Papillomviren (HPV-Viren). Diese bewirken eine tumorartige Transformation der Zellen mit abnormem Wachstum.

Morphologie: Das Aussehen dieser Akanthome wie Condyloma acuminatum (S. 889), Verruca vulgaris, tiefe Palmoplantarwarze, Verruca plana und Molluscum contagiosum wird einerseits von der Virusunterart, andererseits vom Entstehungsort bestimmt (S. 242). Bei allen Virusakanthomen ist das Epithel massiv verbreitert und von wechselnd ortho- und parakeratotischen Verhornungen bedeckt (Abb. 17.16). In den oberen Schichten des Stratum granulosum ist das Keratohyalin verklumpt; die Zellen sind zum Teil vakuolisiert und enthalten pyknotische Kerne sowie basophile Einschlusskörperchen (= parakristalline Virushaufen).

Tabelle 17.1 Tumorartige Läsionen und Tumoren der Epidermis

Ausgangszelle	Tumorartige Läsion	Benigner Tumor	Prämaligne Läsion	Maligner Tumor
Basalzellen		Verruca seborrhoica (seborrhoische Keratose)		Basalzellkarzinom (Basaliom)
Stachelzellen	Virusakanthome – Verruca vulgaris – Verruca plana – Verruca palmoplantaris – Condyloma acuminatum	(fibro-)epithelialer Polyp, Keratoakanthom	solare Keratose, Morbus Bowen (Erythroplasie Queyrat), bowenoide Papulose	Plattenepithelkarzinom (Spinaliom)

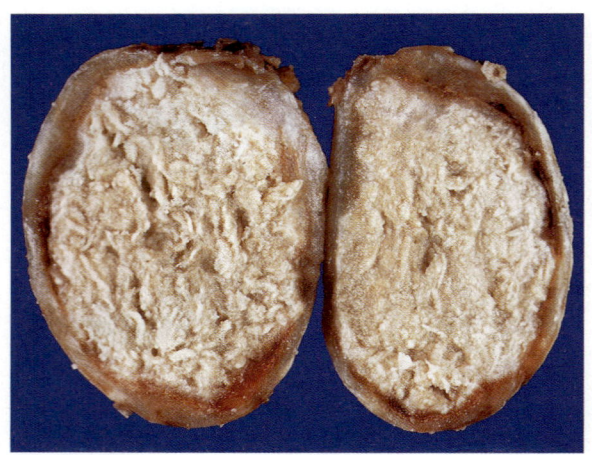

Abb. 17.**17** **Atherom** in Form einer epidermalen Zyste mit gelblich-salbigem Inhalt (daher Synonym: Grützbeutel).

Epidermiszysten

Definition: Alle Hautzysten werden klinisch wegen ihres breiartigen Inhalts unter dem Begriff Atherom (= Grützbeutel) zusammengefasst (Abb. 17.**17**). Sie gehen meist aus den Epithelien der Hautanhanggebilde, selten auch von der Epidermis aus. Sie können einige Zentimeter groß werden, neigen oft zur Ruptur und werden dann von einer histiozytären Fremdkörperentzündungsreaktion begleitet.

Morphologie und Histogenese sind in Tab. 17.**2** zusammengestellt.

17.1.4
Neoplastische Läsionen

Die Tumoren des epidermo-dermalen Systems (Hauttumoren, Tab. 17.**3**) können ausgehen von:
- Epithelien der Epidermis (= epidermale Keratinozyten),

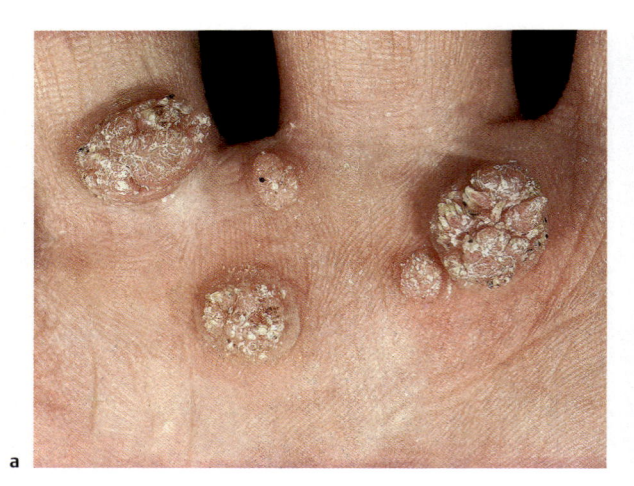

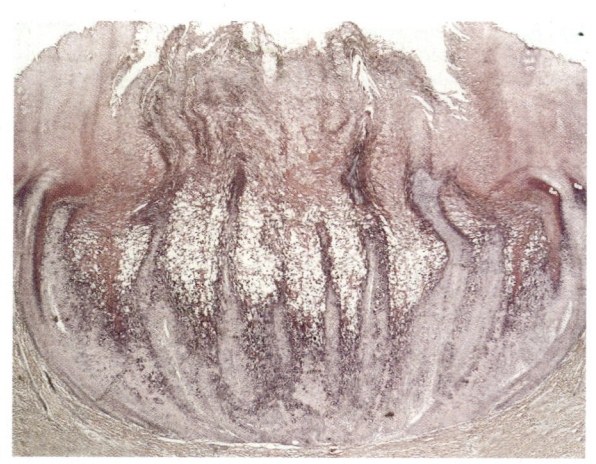

Abb. 17.**16** **Verruca vulgaris** als Beispiel einer Virusakanthose:
a Makroskopisch-klinisch imponiert die Hautwarze als solide Papel, die mit einer weißlichen Verhornungsschicht bedeckt ist.
b Histologisch besteht die Warze aus einer Papillomatose (epitheliale Aufwärtswucherung) und Akanthose (epitheliale Abwärtswucherung) sowie aus einer Hyper- und Parakeratoseschicht. Im Stratum granulosum finden sich Epidermiszellen mit Zytoplasmaeinschlusskörperchen (HE, Vergr. 1 : 20).

Tabelle 17.**2** Morphologie und Histogenese der Hautzysten

Zyste (Z.)	Histogenese	Zystenlokalisation	1. Zystenauskleidung 2. Zysteninhalt	Klinik
Epidermale Z. (Infundibular-Z.)	spontane Haartrichter-ektasie	behaarte Haut	1. verhornende Epidermis mit Stratum granulosum 2. geschichtete Hornlamellen	zum Teil multipel, Assoziation mit Gardner-Syndrom
	traumatische Epithel-verschleppung	unbehaarte Haut		posttraumatisch, postinflammatorisch (Akne)
Piläre Z., Tricholemm-Z.	Haarschaftektasie	Kopfhaut	1. verhornende Epidermis ohne Stratum granulosum 2. homogenes Lipid-Keratin-Material	z.B. autosomal-dominante Vererbung (multipel)
Dermoid-Z.	Epidermissequestration entlang embryonaler Verschlusslinien	Kopf (Augenbereich)	1. verhornende Epidermis mit Hautanhanggebilden 2. Haare, Talg	Zyste bereits bei Geburt

Tabelle 17.3 Tumoren des epidermo-dermalen Systems

Ausgangs-gewebe	Ausgangszelle	Tumoren/Tumor-gruppe
Epidermis	Keratinozyten, Basalzellen	keratinozytäre Tumoren
	Melanozyten	melanozytäre Tumoren
	neuroendokrine Zellen	Merkel-Zell-Karzinom
Hautanhang-gebilde	Haarbulbus	Adnextumoren
	Drüsenendstücke	–
	Drüsenausführgänge	–
Dermis	dermales Stroma	dermale Tumoren
	Nerven	neurale Tumoren
	Gefäße	vaskuläre Tumoren
	Muskeln	muskuläre Tumoren
	Lymphozyten	kutane Lymphome
Subkutis	subkutanes Stroma	Fibrome/Fibrosarkome
	Fettgewebe	Lipome/Liposarkome

- Epithelien der Hautanhanggebilde (Haarwurzelscheide, Talg-, Schweißdrüsen),
- melanozytären Abkömmlingen,
- mesenchymalen Zellen der Kutis/Subkutis,
- Zellen des kutanen Immunsystems.

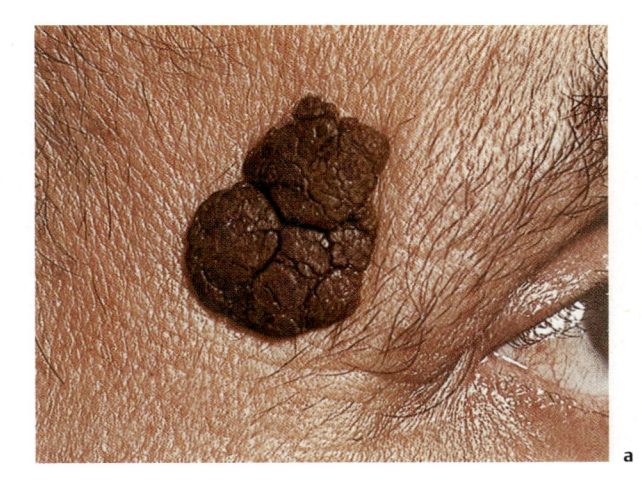

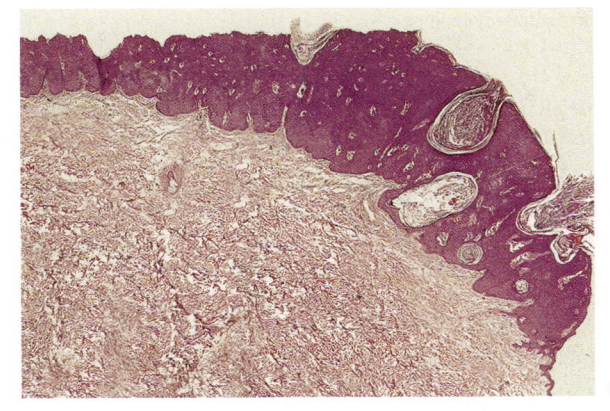

Abb. 17.18 **Verruca seborrhoica:**
a Makroskopie;
b Histologie.

17.1.4.1
Benigne Keratinozytentumoren

Seborrhoische Warze

Syn.: Seborrhoische Keratose, frühere Bezeichnung: Basalzellpapillom

Definition: Sehr häufige, lokalisierte neoplastische Proliferation eines Klons basaler Keratinozyten, die oft mit einer Hyperkeratose und Hyperpigmentierung assoziiert ist.

Morphologie: Die Knötchen sind scharf begrenzt, bräunlich pigmentiert und verhornen sehr stark. Histologisch bestehen sie aus soliden Keratinozytenwucherungen mit oberflächlicher exzessiver Verhornung und pseudozystenartigen Einstülpungen dieser Hornschichten in die gewucherte Epidermisplatte (Abb. 17.18). Die unterste Zellschicht ist oft mit Melaninpigment beladen.

+ **Klinik:** Diese Hautläsion tritt spontan, meist multipel vor allem bei älteren Menschen (daher Synonym: Verruca senilis) im Bereich von Stamm, Armen und Gesicht auf. Bei einigen Fällen, vor allem im Zusammenhang mit abdominalen Adenokarzinomen, schießen als Paraneoplasie explosionsartig multiple seborrhoische Keratosen auf, was auf eine Überproduktion von TGF-α, einem vom Tumor gebildeten Wachstumsfaktor, zurückgeführt wird.

Epithelialer Polyp

Syn.: Fibroepithelialer Polyp, Fibroma molle, Akrochordon

Definition: Häufige, gutartige fibroepitheliale Wucherungen, die mit zunehmendem Alter in Rumpf-, Axilla-, Kopf- und Halsbereich auftreten.

Morphologie: Sessile oder gestielte weiche Tumoren (kosmetisches Problem) aus gewuchertem lockerfasrigem Bindegewebe (mit/ohne Fettgewebeausreifung), bedeckt von einer flachen Epidermis.

Keratoakanthom

Definition: Schnell wachsende Neoplasie mit der Histologie eines gutdifferenzierten Plattenepithelkarzinoms, die von Keratinozyten des Haarfollikeltrichters ausgeht und ohne Behandlung zur Selbstheilung neigt (♂:♀ = 3:1).

Pathogenese: Vielfach wird bei diesen Tumoren eine Punktmutation des p53-Suppressorgens beobachtet. Es häufen sich die Argumente, dass diese Tumoren eine Variante des kutanen Plattenepithelkarzinoms darstellen,

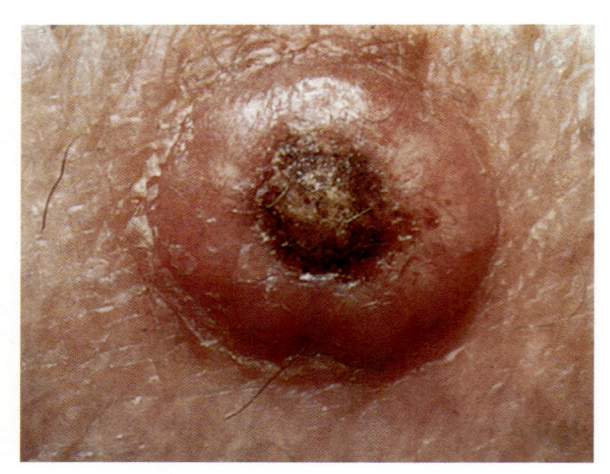

Abb. 17.**19** **Keratoakanthom** (Makroskopie). Hautfarbener Tumor mit zentralem Knoten.

die sich wegen einer besonderen Abwehrlage des Organismus wieder rasch zurückbildet.

Morphologie: Die Läsion tritt in UV-exponierten Hautarealen älterer Menschen auf und imponiert als hautfarbener Tumor mit zentralem Krater (Abb. 17.**19**). Dieser wird vom seitlichen Epithel lippenartig umsäumt und enthält Hornmassen und Zellschutt. Der untere Epithelrand ist mitosereich, unregelmäßig konturiert, durch ein entzündliches Infiltrat demarkiert und überschreitet im Gegensatz zu einem invasiven Karzinom das Schweißdrüsenniveau nicht.

Klinik: Die Keratoakanthome entstehen rasch und bilden sich unbehandelt wieder zurück. Selten kommen bei Kindern und Jugendlichen multiple eruptive Keratoakanthome vor. Beim Torre-Syndrom sind multiple Keratoakanthome mit Talgdrüsentumoren und viszeralen Adenokarzinomen vergesellschaftet.

17.1.4.2
Präkanzeröse Läsionen

Kann die Auswirkung der karzinogenen Stimuli nicht mehr repariert werden, so akkumulieren Klone von genetisch alterierten Zellen. Bei weiteren genetischen Aberrationen erlangen diese Zellen nach unterschiedlich langen Zeitintervallen dann auch die Fähigkeit zum invasiven Wachstum. Der Begriff Präkanzerose umfasst alle Zellsysteme; bei initialen epithelialen Tumoren spricht man von einem Carcinoma in situ, solange die neoplastische Zellpopulation auf die Epidermis beschränkt ist.

Aktinische Keratose

Definition: Potenziell prämaligne, lokalisierte Läsion der epidermalen Keratinozyten nach chronischer UV-Exposition.

Sie tritt meist multipel auf und bevorzugt sonnenexponierte Hautstellen (Gesicht, Unterlippe, Handrücken) älterer Menschen (daher Synonyme: solare Keratose, senile Keratose).

Morphologie: Die Läsion ist fleckförmig, leicht gerötet und imponiert anfänglich wegen der schuppenden Hyperkeratose als sandpapierartige Aufrauung der Haut (flache Keratose). Nach mehreren Monaten bis Jahren bekommt die Läsion wegen der proliferativen Verhornung einen höckerig-warzigen Aspekt, die im Extremfall zu einem Hauthorn (= Cornu cutaneum) ausufern kann. Histologisch sind die aktinisch geschädigten Keratinozyten durch Proliferate atypischer Zellen ersetzt. Dadurch ist die für das Plattenepithel typische basoapikale Schichtung aufgehoben. Je nachdem, ob bei der Zellschädigung die Nekrose oder die Proliferation überwiegt, findet man entsprechend akantholytische, atrophische oder hypertrophe Varianten, die immer von einer Parakeratose bedeckt sind.

Klinik: Die aktinische Keratose ist meist indolent und verhält sich nicht lokal aggressiv. Gleichwohl geht die Läsion gelegentlich in ein invasives Plattenepithelkarzinom oder in ein Basaliom über. Deshalb ist eine (kryo-)chirurgische Beseitigung der Läsion, bei exzessiver Ausdehnung eine topische Applikation von Zytostatika, indiziert.

Morbus Bowen

Definition: Die ganze Epidermis umfassendes Plattenepithelkarzinom ohne Dermisinfiltration im Sinne eines plattenepithelialen Carcinoma in situ der Haut, vorwiegend durch chemische Kanzerogene wie Arsen ausgelöst.

Histologisch gleichartige Läsionen im Schleimhautbereich von Vulva, Vagina, Penis und Mund werden als „Erythroplasie Queyrat" bezeichnet, wohingegen solche Läsionen in UV-exponierten Hautstellen bowenoide „aktinische Keratose" genannt werden.

Morphologie: Große, scharf begrenzte Plaque (meist) im Stammbereich, oft schuppend. Histologisch finden sich atypische Keratinozytenproliferate, die in Form von Einzelzellen (pagetoides Muster) oder in Form von Zellhaufen (klonales Muster) die Epidermis durchsetzen, superfiziell eine Zytoplasmaaufhellung (Klarzellmuster) aufweisen oder die gesamte Epidermis durchsetzen. Dazwischen sind dyskeratotische Zellen und oft auch riesige Monsterzellen eingestreut (Abb. 17.**20**). Diese entstehen entweder durch heterophagischen Zellkannibalismus, oder sie sind durch letale Mitosen mehrkernig geworden. Der Morbus Bowen geht obligat in ein Plattenepithelkarzinom über, wobei der Zeitpunkt unter anderem von der zellulären Immunität abhängt.

Bowenoide Papulose

Definition: Durch Viren (HPV Typ 16 oder 18) ausgelöstes, exophytisch (bis papulös) wachsendes, plattenepitheliales Carcinoma in situ der Haut im Genitalbereich.

Morphologie: Linsengroße, deutlich hyperpigmentierte Papeln. Bei Tumorprogression können Vulva- bzw. Peniskarzinome auftreten. Histologie siehe S. 901.

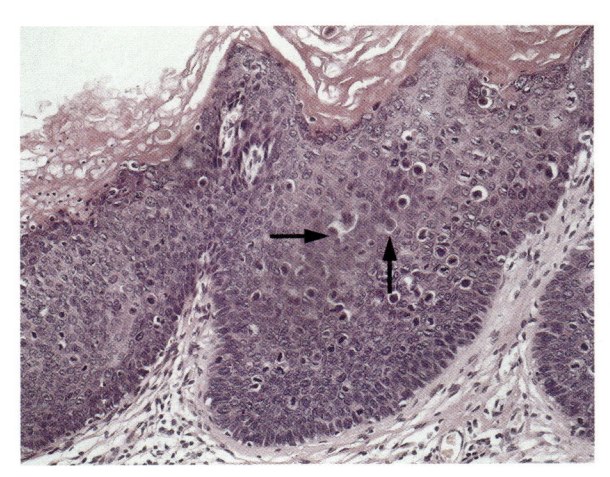

Abb. 17.**20** **Morbus Bowen** mit atypischen Keratinozyten in der gesamten Epidermis bei intakter Basalmembran (HE, Vergr. 1 : 100). Pfeile: Monsterzellen.

17.1.4.3
Maligne Keratinozytentumoren

Maligne Tumoren der Epidermis können entweder von den Keratinozyten des Stratum spinosum (= Spinaliom, Plattenepithelkarzinom) oder pluripotenten Zellen des Stratum basale (= Basalzellkarzinom) herstammen (vgl. Tab. 17.**1**).

Basaliom

Definition: Dieser semimaligne Tumor (= Basalzellkarzinom) wächst zwar lokal infiltrierend und destruierend, metastasiert aber nicht.

Er tritt nie in unbehaartem Hautbereich auf. Lokalisation: bei 75% der Patienten im Kopf-(Nasen-)Bereich. Alter: 6. Lebensjahrzehnt. ♂:♀ = 1 : 1.

Molekularpathologie: Die molekulare Pathogenese des Basalioms ist durch die Aktivierung eines Signaltransduktionsweges charakterisiert, der Stammzellen aus dem Stratum basale befähigt, sich morphologisch in Richtung von Zellen des Haarfollikelapparates zu differenzieren. So können solide, an die Haarmatrix erinnernde histologische Strukturen ebenso auftreten wie drüsige, Talg- oder apokrinen Schweißdrüsen ähnelnde Strukturen sowie schließlich bindegewebereiche Basaliomtypen, die die epidermodermale Interaktion im Bereich von Haarmatrix und Haarpapille nachahmen. Bei sporadischen Basaliomen finden sich in den entsprechenden Genen (Sonic-Hegdehog-Gen = SHH-Gen und Patched-Gen = PTCH-Gen) UV-bedingte Mutationen, daneben gibt es erbliche Krankheitsbilder wie das Gorlin-Goltz-Syndrom (S. 664) mit dem Auftreten multipler Basaliome, bei denen Mutationen eines dieser Gene von einer Generation zur anderen vererbt werden. Beim Ausfall des gesunden Allels kommt es dann zum Auftreten von Basaliomen.

Pathogenese: Formalpathogenetisch beginnt ein Basaliom als haarkeimartige Proliferationsknospe, die vom Stratum basale der Epidermis ausgeht. Der enge Kontakt mit der Basalmembran bewirkt eine palisadenartige Ausrichtung der peripheren Zellen, während die Zellen im Inneren des Tumorknötchens eher regellos angeordnet sind. Eine Besonderheit des Basalioms ist seine morphologische Wechselbeziehung zum Stroma, das desmoplastisch wuchern und das Tumorgewebe strangförmig zergliedern kann. Der organoiden Pluripotenz der Tumorzellen im Sinne der Haaranlage ist die vielfältige Gewebedifferenzierung zu verdanken, die zusammen mit regressiven Veränderungen zu folgenden Basaliomtypen führt:

- *Nodulär-ulzeratöses Basaliom:* Dieser häufigste Typ kommt durch ein vorwiegend exophytisches Tumorwachstum zustande und bevorzugt den Gesichtsbereich (Abb. 17.**21 a**). Er besteht meist aus soliden, manchmal auch zystischen und adenoiden Tumorzellkomplexen (Abb. 17.**21 b**). Gelegentlich können diese sogar talgdrüsenartig ausdifferenzieren.
- *Multizentrisches Basaliom:* Dieser Typ kommt meist an der Rumpfhaut vor. Er ist aus Tumorknospen zusammengesetzt, die untereinander anastomosierend an der Epidermisunterseite aufgereiht sind und nur oberflächlich ins Corium einwachsen (oberflächlich-infiltratives Wachstumsmuster).
- *Sklerodermiformes Basaliom:* In diesem Fall dominiert die neoplastische Wucherung des Tumorstromas (analog zur Haarpapille), das die Tumorzellen in

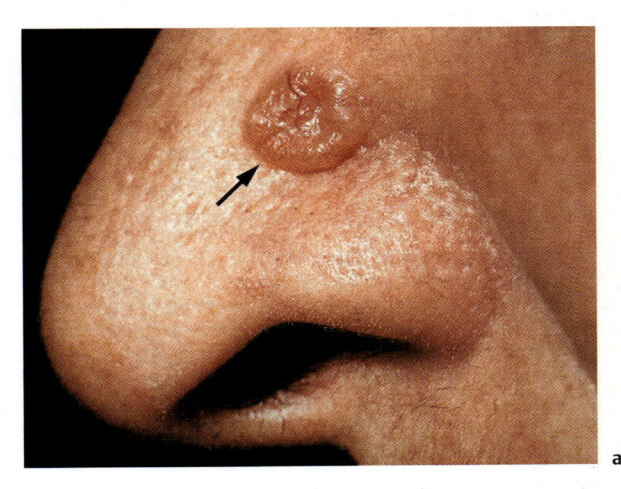

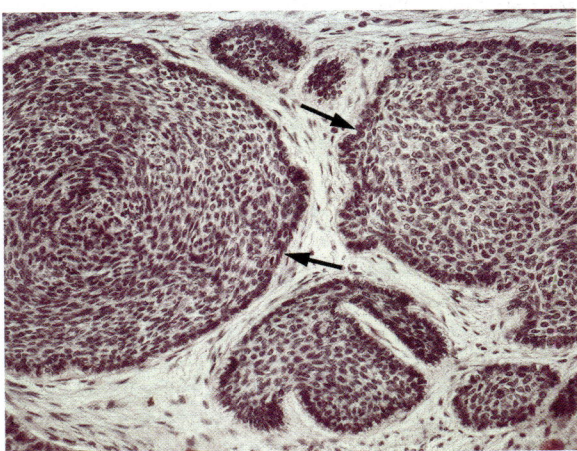

Abb. 17.**21** **Basaliom:**
a Makroskopie (Ulcus rodens): ulzerierender Tumor (Pfeil);
b Histologie: palisadenartige Ausrichtung der peripheren (basalen) Tumorzellen (Pfeil) (HE, Vergr. 1 : 100).

schmale Zellbänder zergliedert. Der Tumor hat eine große Infiltrations- und Rezidivneigung.
- *Fibroepitheliales Basaliom:* Das Tumorparenchym proliferiert stark und bewirkt eine netzartige Zergliederung der Basaliomstränge. Die Maschenlücken sind mit Stroma ausgefüllt. Dieser Basaliomtyp bevorzugt die Lumbosakralgegend.

Therapie aller Basaliomvarianten: Exision mit Sicherheitsabstand. Bei Problembasaliomen (Rezidiv, besondere Größe, Ulzeration, sklerodermiformes Wachstum) histologische Kontrolle des Schnittrands. In besonderen klinischen Situationen stehen weitere Therapiemöglichkeiten zur Verfügung: Bestrahlung, Kryotherapie, lokale Immunstimulation, photodynamische Therapie etc.

Plattenepithelkarzinom

Definition: Häufigstes von den Keratinozyten ausgehendes, invasiv wachsendes und metastasierendes Karzinom, das sonnenexponierte Hautstellen wenig pigmentierter, älterer Menschen bevorzugt.

Inzidenz: 1 : 1000. Prädilektionsstellen: Gesicht, Kopfglatze, Handrücken, weiblicher Unterschenkel. Altersgipfel 6. – 7. Lebensdekade. ♂ : ♀ = 3 : 1.

Pathogenese: Neben Exposition gegenüber ultravioletter (UV-)Strahlung sind Industriekarzinogene wie Mineralöle und Teer, chronische (Dekubital-)Ulzera, fistelnde Osteomyelitis, Verbrennungsnarben, Therapie mit ionisierenden Strahlen sowie Tabakinhaltsstoffe (in der Mundhöhle) wesentliche Auslösefaktoren.

Molekularpathologisch lassen sich UV-induzierte Mutationen des p53-Tumorsuppressorgens nachweisen in Form von C- → T-Übergängen bei Doppelpyrimidinstellen sowie in Form von hochcharakteristischen CC- → TT-Übergängen. Dazu kommt noch eine Expression des bcl–2-Onkogens, das über eine Unterdrückung der Apoptose die Zellen immortalisiert. Hinzu kommt, dass UV-Strahlen auch die Langerhans-Zellen als Antigenpräsentatoren der Haut schädigen, so dass über die defiziente T-Zell-Aktivierung die Immunsurveillance in der Tumorigenese darniederliegt.

Morphologie: Das Plattenepithelkarzinom imponiert klinisch als unscharf begrenzter derber Knoten, der oberflächlich exulzeriert und bei längerem Bestand mit seiner Unterlage verwachsen ist (Abb. 17.22). Histologisch besteht der Tumor aus Epithelzapfen, die oft miteinander zusammenhängen und von einem entzündlich infiltrierten Stroma umsäumt werden. Je nach Differenzierungsgrad des Karzinoms ist die Fähigkeit der Tumorzellen zur Verhornung mit entsprechender Epithelschichtung gestört. Bei gut differenzierter Plattenepithelkarzinomen ist sie noch soweit vorhanden, dass typische zwiebelschalenartige Hornkugeln zustande kommen (Abb. 7.44a u. b, S. 377). Wenig differenzierte Krebszellen können dies nicht mehr. Sie weisen auch eine ausgeprägte Kernaplasie auf, lassen aber die plattenepitheltypischen Interzellularbrücken (= Desmosomen) sowie keratinhaltige Intermediärfilamente (S. 32) erkennen.

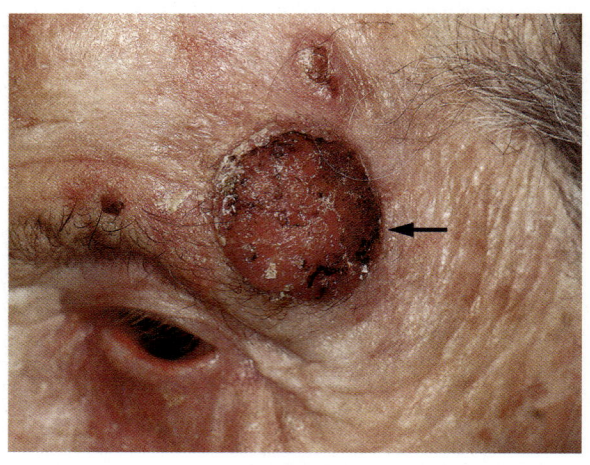

Therapie: wie bei Basaliom.

Abb. 17.**22** **Plattenepithelkarzinom** der Haut (Pfeil) (Makroskopie).

Prognose: Die Überlebenswahrscheinlichkeit für Patienten mit Plattenepithelkarzinomen der Haut ist sehr gut. Wenn der Tumordurchmesser kleiner als 2,0 cm ist, metastasieren sie selten und dann recht spät lymphogen in ihre Abflusslymphknoten.

17.1.4.4
Adnextumoren

Neben den aufgeführten häufigen keratinozytären Tumoren der Epidermis kommen noch seltenere Tumoren vor. Sie sind samt ihrer klinischen Bedeutung in Tab. 17.**4** zusammengestellt und leiten sich von den verschiedenen Differenzierungsstufen der Hautanhangsgebilde her:
- Haarwurzel und Haarscheide,
- Schweißdrüsen und deren Ausführungsgängen,
- apokrinen Duftdrüsen,
- Schweißdrüsen und deren Ausführungsgängen.

17.1.4.5
Melanozytäre Tumoren

Allgemeine Pathogenese: Diese Tumoren leiten sich von den melaninbildenden Zellen (= Melanozyten) her und weisen ultrastrukturell auch in nichtpigmentierten Tumorformen Melanosomen (S. 112) auf. Die Melanozyten wandern als Melanoblastenklone in der 8. Schwangerschaftswoche von der Neuralleiste in die Epidermis und die Haarfollikel aus und haben folglich eine neurektodermale Herkunft. Diese Wanderung erklärt, weshalb sich gelegentlich melanozytäre Tumoren von Zellklonen in der Dermis (= dermale Melanozyten), die meisten jedoch von Zellklonen in der Epidermis (= epidermale Melanozyten) herleiten. Bei den gutartigen melanozytären Tumoren werden die Tumorzellen als „Nävuszellen" bezeichnet, die sich von den normalen, nichtneoplastischen Melanozyten dadurch unterscheiden, dass sie keine histologisch erkennbaren Dendriten (Zellausläufer) besitzen und oft in „Zellnestern" zusammenliegen.

Tabelle 17.4 Pathologie und Klinik der wichtigsten Hautadnextumoren

Ausgangsgewebe	Tumor	Histologie	Klinik/Erbgang
Haarfollikel	Trichofollikulom	lobuläre Epithelwucherung mit Differenzierung zu Haarmark und -wurzelscheide	solitär
	Trichoepitheliom	basaliomartige Wucherung mit keratinhaltiger Zystenbildung	solitär: nichthereditär multipel: autosomal dominant
	Pilomatrixom	nodulär-follikuläre Wucherung mit Haarmatrix- und -Rindendifferenzierung: „Schattenzellkomplexe" mit Verkalkung	solitär: nichthereditär multipel: hereditär (Assoziation mit myotoner Muskeldystrophie)
Talgdrüse	Adenoma sebaceum	lobuläres Adenom aus ausgereiften, lipidvakuolisierten Epithelzellen	Teil des Muir-Torre-Syndroms (familiäre Tumorerkrankung)
	Epithelioma sebaceum	lobuläres Adenom aus basaloiden, nicht lipidvakuolisierten Epithelzellen	Übergang in Adenoma sebaceum möglich
Apokrine Drüse (Duftdrüsen)	Syringocystadenoma papilliferum	zystischer Tumor mit papillärer Wucherung von Epithelien mit apokriner Sekretion	solitär: nichtnävoid multipel: assoziiert mit Naevus sebaceus
	Zylindrom	Wucherung basaloider puzzleförmiger Epithelnester mit hyalinisierten Matrixmänteln (= „Zylinder")	solitär: nichthereditär multipel: hereditär (Assoziation mit Trichoepitheliomen)
Ekkrine Drüsen (Schweißdrüsen)	Syringom	Wucherung von ekkrinen, kaulquappenförmig konturierten Gangstrukturen in einem eosinophil hyalinisierten Kollagenstroma	präpubertär: multipel, unilateral-linear angeordnet postpubertär: solitär

+ **Allgemeine klinische Regel** der Melanozytentumoren: Hinter jeder pigmentierten Hautveränderung kann sich sowohl ein gutartiger Melanozytennävus als auch ein malignes Melanom verbergen. Deshalb muss jeder Pigmentfleck (= Muttermal) dermatologisch und ggf. durch Exzision im Gesunden (keine Probeexzision!) auch histologisch untersucht werden, der durch die Merkmale der ABCD-Regel auffällt:
– A → **A**symmetrie der Läsion,
– B → **B**egrenzung der Läsion unregelmäßig,
– C → **C**olorierung (Pigmentierung) unregelmäßig,
– D → **D**urchmesser der Läsion > 6 mm.

Lentigo simplex

Definition: Nichttumoröse pigmentierte Läsion der Haut, die auf einer Proliferation der epidermalen Melanozyten zusammen mit einer Hyperplasie der Reteleisten beruht.

Morphologie: Braunschwarzer, scharf begrenzter Fleck mit glatter Oberfläche, meist kleiner als 5 mm. Die Lentigo simplex tritt beim Jugendlichen und Erwachsenen auf. Histologisch sieht man eine lineare Vermehrung von Melanozyten in der Basalschicht der Epidermis ohne Atypien. Die epidermalen Reteleisten sind verlängert (= lentiginöse Hyperplasie). Häufig ist die gesamte Epidermis stark pigmentiert.

+ **Klinik:** Die Läsion tritt in früher Kindheit (meist an lichtexponierten Stellen) auf und entwickelt sich bis ins frühe Erwachsenenalter weiter. Aus ihr können erworbene Junktions- oder Compound-Nävi (s. u.) hervorgehen. Sie bleiben viele Jahre bestehen und können sich wieder zurückbilden.

Melanozytische Nävi

Allgemeine Definition: Pigmenttumoren, die aus Nävuszellen aufgebaut sind und deshalb auch als Nävuszellnävi (Nävus, lat. Muttermal) bezeichnet werden.

Erworbener Melanozytennävus

Definition und Pathogenese: Die gewöhnlichen Muttermale treten gehäuft im frühen Kindesalter auf. Sie machen einen „Lebenszyklus" durch (Abb. 17.23): Bei Kindern beginnen sie als Nävuszellproliferate an der Grenzfläche zwischen Epidermis und Dermis an den Spitzen der epidermalen Reteleisten (= Junktionsnävus) (Abb. 17.24). Mit dem Nävuswachstum „tropfen" diese nesterartigen Zellproliferate in das Stratum papillare ab (= epidermodermaler Nävus, Compound-Nävus), so dass die Nävuszellnester in und um die Spitzen der Reteleisten zu liegen kommen. Beim Erwachsenen liegen schließlich die Nävuszellen meist nur noch in der Dermis von den Spitzen der Reteleisten entfernt (= dermaler Nävus). Jetzt ist die Proliferationstätigkeit der Nävuszellen erloschen, und eine Stromawucherung kann die Nävuszellen auseinanderdrängen (= fibrosierter Nävus). Solche Nävi sind unpigmentiert und werden in der Volksmedizin als „Hexenwarzen" bezeichnet.

Morphologie: Gewöhnliche erworbene Melanozytennävi sind bis zu 6 mm groß, erhabene und scharf begrenzte Tumoren mit oft gefurchter Oberfläche. Ihre Pigmentierung nimmt meist mit dem Alter ab. Histologisch bestehen diese Nävi aus ovalen Nävuszellen mit bläschenför-

a Grenzflächennävus (Junktionsnävus) **b** epidermodermaler Nävus (zusammengesetzter Nävus) **c** intradermaler Nävus

Epidermis
Basalmembran
Corium

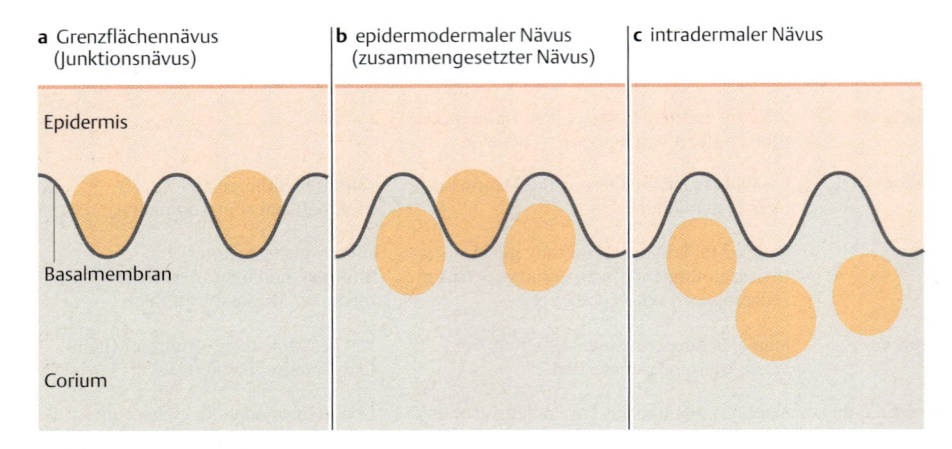

Abb. 17.**23** **Melanozytennävi:** Formale Pathogenese

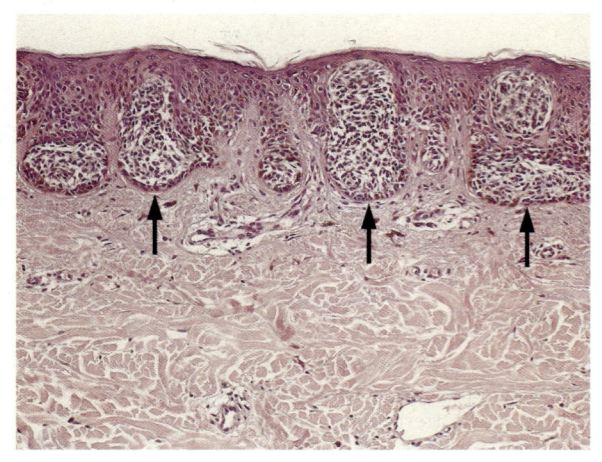

Abb. 17.**24** **Junktionsnävus (= Grenzflächennävus)** mit scharfbegrenzten Nestern aus spindeligen Nävuszellen in den Retezapfen (Pfeile), vgl. Abb. 17.**23** (HE, Vergr. 1:250).

migem Zellkern (Abb. 17.**24**). Sie liegen je nach Nävustyp nester- und strangförmig in unterschiedlichen Etagen der Haut. Gegen die Tiefe der Dermis reifen die Nävuszellen aus und werden kleiner (= vertikale Maturation). Bei einigen Patienten werden solche Melanozytennävi von einer so heftigen lymphozytären Entzündungsattacke umsäumt, dass die Nävuszellen unter Zurücklassung einer depigmentierten Hofbildung zentripetal zugrunde gehen (= Halo-Nävus). Dieses Ereignis kann sich metachron an mehreren Nävi wiederholen.

Kongenitaler Melanozytennävus

Definition: Variante des Melanozytennävus, die schon bei der Geburt vorhanden ist.

Morphologie: Diese Melanozytennävi sind unterschiedlich braun und oft behaart (= Tierfellnävus). Sie können klein sein oder aber auch große Flächen der Haut wie ein Kleidungsstück bedecken („Badehose-Nävus"). Histologisch bestehen sie aus zwei Populationen von Nävuszellen: In der Tiefe liegen diffus kleine, nichtpigmentierte Nävuszellen, die wahrscheinlich ältere Tumoranteile darstellen. Oberflächlich proliferieren nestförmig pigmentierte Nävuszellen wie bei dem erworbenen Melanozytennävus.

✚ Kongenitale Melanozytennävi sind potenzielle Melanomvorläufer. Entartungsrisiko bei kongenitalen Riesennävi 5%.

Spitznävus

Syn.: Benignes juveniles Melanom, Epitheloid- und/oder Spindelzellnävus

Definition: Gutartiger Nävus mit histologischer Ähnlichkeit zum malignen Melanom.

Das „juvenile Melanom" kommt meist bei Kindern und jugendlichen Erwachsenen vor, oft im Gesichtsbereich.

Morphologie: Der rötlich-hellbraune Tumor ist halbkugelig vorgewölbt und hat eine glatte Oberfläche. Er besteht aus epitheloiden und/oder spindelförmigen Nävuszellen in Epidermis oder Dermis, die deutliche Kern- und Zellatypien aufweisen. Häufig sind mehrkernige große Nävuszellen im Bereich der Epidermis-Dermis-Grenze, Teleangiektasien und ein Rundzellinfiltrat.

Blauer Nävus

Definition: Pigmenttumor von einem Klon dermaler Melanozyten, die vermutlich bei der Wanderung aus der Neuralleiste in der Dermis liegengeblieben sind.

Morphologie: Flaches Knötchen mit glatter Oberfläche und schwarzblauer Farbe. Es besteht histologisch aus spindeligen oder verzweigten melaninbeladenen Melanozyten in der Dermis (Abb. 17.**25**).

Dysplastisches Nävussyndrom

Definition: Familiär oder sporadisch auftretende, erbliche Neigung zu besonders großen, sog. lentiginösen Melanozytennävi mit erhöhtem Entartungsrisiko, die die Haut förmlich übersäen. Der Dysplasiebegriff wird hier

17.1 Hautorgan

Reparatur erhöht nach UV-Exposition die Mutationsrate in den Nävuszellen.
- *Sporadisches dysplastisches Nävussyndrom*: Bei Patienten ohne familiäre oder persönliche Melanomvorbelastung. Melanomrisiko gering; Gesamtlebensrisiko unter 10%. Sporadischer Gendefekt mit Chromosomeninstabilität mit beeinträchtigter DNA-Reparatur erhöht nach UV-Exposition die Mutationsrate in den Nävuszellen.

Morphologie: Beim dysplastischen Nävussyndrom ist der Patient vor allem im Rumpfbereich übersät mit unterschiedlich geformten und unterschiedlich pigmentierten Melanozytennävi (Abb. 17.**26**). Sie sind größer als 5 mm, bräunlich gescheckt, unregelmäßig konturiert und herdförmig gerötet (Entzündungskomponente s. u.). In ihrem Zentrum findet sich oft ein kleiner papillomatös erhabener Anteil, wohingegen ihr Randbereich (wegen der „Schulterbildung", s. u.) schwächer pigmentiert ist. Histologisch sind diese Nävi an folgenden Kriterien zu erkennen:
- *Junktionstyp:* Nävuszellnester an den Spitzen der Reteleisten;
- *Compound-Typ:* Nävuszellnester an und um Spitzen der Reteleisten;
- *Einzelnävuszellen* zwischen Nävuszellnestern;
- *Reteleisten:* netzförmige Anastomosen, lentiginöse (verlängernde) Hyperplasie;
- *bilaterale „Schulterbildung":* Einzelnävuszellen und Nävuszellnester an beiden Seiten der dermalen Komponente;
- *Begleitentzündung:* lockeres, herdförmig-perivaskuläres Lymphozyteninfiltrat in der Dermis meist mit eosinophiler Kollagenfaserverdichtung;
- *Zytologie:* nur einzelne (wenn überhaupt) atypische Nävuszellen, keine Mitosen, vertikale Maturation der Nävuszellen.

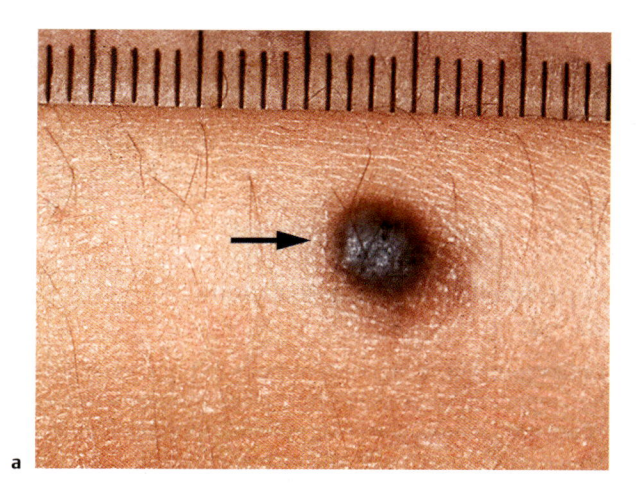

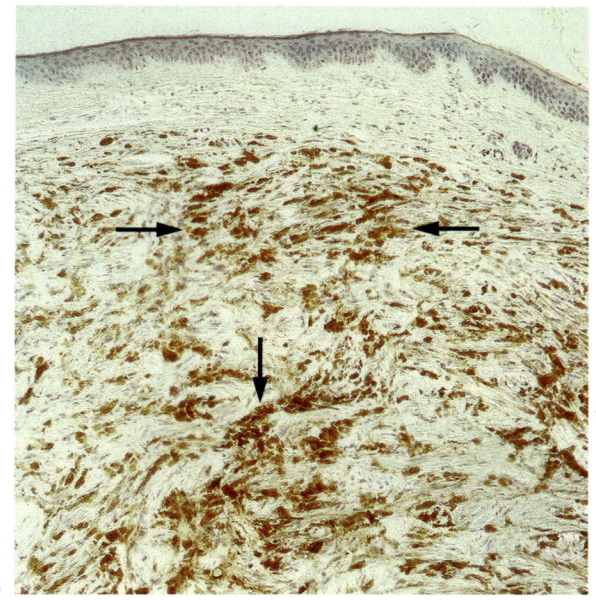

Abb. 17.**25** **Blauer Nävus (= Naevus coeruleus):**
a Übersicht: ein unscharf begrenzter, nodulärer Tumor in der Dermis (HE, Vergr. 1:40).
b Der Tumor besteht aus vielzipfligen, melaninhaltigen Melanozyten (Pfeile) ohne Beziehung zur Epidermis (HE, Vergr. 1:150; Originale: Kühnl-Petzold).

nicht im zytologischen, sondern im klinischen Sinne verwendet.

Pathogenese: Multiple derartige dysplastische Nävi treten in der Bevölkerung in folgenden Variationen auf:
- *Familiäres dysplastisches Nävussyndrom*: Bei Patienten von Familien mit autosomal dominant vererbtem Melanosyndrom (zwei oder mehr Melanompatienten in einer Familie). Melanomrisiko hoch; Gesamtlebensrisiko 100%. In diesen Fällen liegt ein hereditärer Gendefekt im Bereich der Chromosomen 1 p36, 9 p21 und 12 q14 vor. Die damit verbundene Chromosomeninstabilität mit beeinträchtigter DNA-

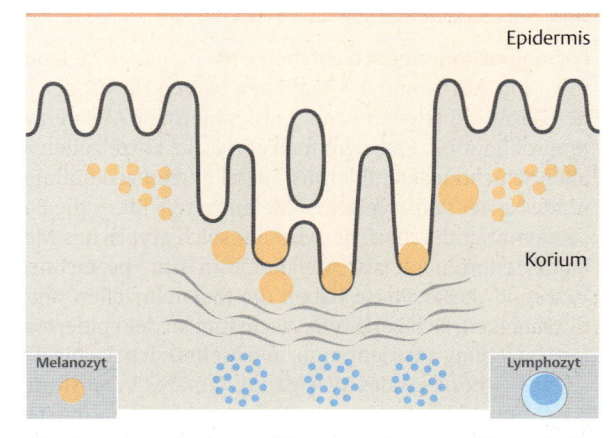

Abb. 17.**26** **Dysplastischer Nävus vom Compound-Typ** mit Nävuszellnestern in und um elongierte Reteleisten. Bilaterale Schulterbildung, Begleitentzündung und Kollagenvermehrung.

Klinische Faustregel: Je größer die Zahl der Melanozytennävi, desto höher die genetische Instabilität des melanozytären Systems, desto höher das Melanomrisiko. Meist treten die Nävi erst nach der Pubertät auf und vergrößern sich bis zum Ende des 2. Lebensjahrzehnts. In der 4.–5. Lebensdekade können nochmals Wachstumsschübe auftreten. Diese sind dann besonders verdächtig auf eine maligne Entartung.

Malignes Melanom

Allgemeine Definition: Bösartiger Tumor epidermaler Melanozyten. Er entsteht meist in der Haut, manchmal aber auch in hautnahen Schleimhautregionen, in der Uvea und Iris sowie in den Meningen.

Inzidenz in Deutschland derzeit 10 : 100000 Einwohner pro Jahr. Das maligne Melanom gehört zu den Tumoren mit der höchsten Zuwachsrate der Inzidenz. Altersgipfel: 5. Lebensdekade. ♂ = ♀.

Molekularpathologisch ist eine Reihe von Faktoren bekannt, welche die Melanomentstehung begünstigen. So findet man beim dysplastischen Nävussyndrom einen Allelverlust des Chromosom 1p, 9p und 12q. Die 1p-Deletion bedeutet einen Verlust des Tumorsuppressorgens CMM-1 (= Cutaneous-malignant-Melanoma-Gen), die 9p-Deletion einen Verlust des Tumorsuppressorgens p16 (= CMM-2-Gen) und die 12q-Deletion eine Ineffektivität der cdk-4-Kinase. Da das p16 für einen Zellzyklusregulator kodiert, der die cyclinabhängigen Kinasen cdk-4 und cdk-6 hemmt, die ihrerseits durch die Phosphorylierung des Rb-Suppressorgens die Hemmwirkung des unphosphorylierten Rb-Gens auf die Zellproliferationsmaschine aufheben, hat diese Deletion eine ungehemmte und unkontrollierte Zellwucherung, aber auch eine erhöhte genetische Instabilität zur Folge.

Eine weitere genetische Prädisposition betrifft die UV-Sensibilität der Haut, denn Patienten mit heller Haut und roten Haaren (Phäomelanin) reagieren bereits bei geringen UV-Dosen mit einem Erythem und einem Austausch von Geschwisterchromatiden (Chromosomenbrüchigkeit; folglich müssen sie eine UV-Exposition meiden.

Ein solches Zusammenwirken von genetischer Disposition und UV-Licht bei der Entstehung maligner Melanome lässt sich besonders eindrücklich am Naturexperiment „Australien" zeigen. Auf diesem Kontinent lebt die durch Selektion an die extreme Sonnenbelichtung adaptierte und folglich dunkelpigmentierte Urbevölkerung (= Aborigines) zusammen mit den vorwiegend britischstämmigen Einwanderern. Diese sind als Nachfahren der Kelten hellhäutig und rothaarig. Die Folge davon ist, dass die „weiße" Bevölkerung Australiens die höchste Melanominzidenz der ganzen Welt aufweist. Da bei solchen Patienten metachron maligne Melanome entstehen können, ist von einer sog. Feldkanzerisierung auszugehen.

Formalpathogenetisch entstehen die malignen Melanome – mit Ausnahme des malignen blauen Nävus, der in der Dermis entstehen kann – als epidermale Melanozytenproliferation. Erst sieht man atypische Einzelzellen in allen Schichten der Epidermis, später entstehen konfluierende Nester von atypischen Melanozyten. Bis es die Basalmembran durchbricht, wird ein solch atypisches Melanozytenproliferat als „Melanoma in situ" bezeichnet. Während dieser Phase haben die Melanomzellen noch die Fähigkeit, sich bei ihrem Wachstum an der epidermalen Umgebung zu orientieren, und breiten sich flächig darin aus (= horizontales Wachstum, radiäres Wachstum). Nach unterschiedlich langer Zeit durchbrechen die Tumorzellen die Basalmembran, wachsen in die Tiefe der Haut vor und bilden einen Tumorknoten (= vertikales Wachstum).

Immunhistochemisch experimentieren die Melanomzellen das S-100-Antigen sowie den Melanommarker HMB-45.

Allgemeine Morphologie: Nach Lokalisation und Wachstumsart werden im Hautbereich vier Melanomtypen unterschieden (in der Reihenfolge ihrer Häufigkeit). Sie werden nachstehend besprochen.

Superfiziell spreitendes Melanom
Syn.: SSM

Definition: Ein malignes Melanom mit vorherrschend horizontalem Tumorwachstum einer intraepidermalen Population schrotschussartig verteilter, epitheloider Melanomzellen (pagetoides Wachstumsmuster).

Es umfasst etwa 80 % aller malignen Melanome und tritt an allen Körperstellen mit Ausnahme der Handteller und Fußsohlen sowie der chronisch lichtexponierten Hautareale auf. Es bevorzugt im mittleren Lebensalter beim Mann den Rücken, bei der Frau die Waden.

Pathogenese: Das SSM ist diejenige Melanomform, die bevorzugt von präexistenten (überzahlreichen und/oder dysplastischen) Melanozytennävi ausgeht, und ist die Hauptmelanomform beim familiären Melanomsyndrom. Schließlich ist es das Melanom der urlaubsmäßigen Sonnenanbeter. Nach einer anfänglichen länger dauernden horizontalen Wachstumsphase folgt meist erst Jahre danach die vertikale Wachstumsphase mit Entwicklung eines invasiven Tumorknotens.

Morphologie: Makroskopisch imponiert das SSM bei Diagnosestellung als fleckförmige oder leicht erhabene Hautveränderung von mehr als 6 mm Durchmesser; Kriterien für seine Erkennung sind in der ABCD-Regel (S. 957) zusammengefasst (Abb. 17.27a). Umschriebene Aufhellungen und partielle Rückbildungen sind Ausdruck einer immunologisch bedingten Tumorregression; prognostisch ist die Regression ein günstiges Zeichen! Nach oft jahrelangem Bestand entstehen Knoten im Bereich des SSM (sekundär-knotiges SSM), die den Übergang in die vertikale Wachstumsphase mit erhöhtem Metastasierungsrisiko signalisieren (Abb. 17.27b). Histologisch findet man in allen Schichten der verbreiterten Epidermis und in der oberflächlichen Dermis polymorphe, zytoplasmareiche und scharfkonturierte Tumorzellen (Abb. 17.27b), die sich pagetoid in der Epidermis ausbreiten. Der später entstehende Tumorknoten unterscheidet sich nicht von dem eines primär knotig wachsenden Melanoms.

Lentigo-maligna-Melanom
Syn.: LMM

Definition: Proliferation vorwiegend spindelförmiger Melanomzellen in Form von Einzelzellen oder Zellnestern entlang der Basalzellschicht in einer chronisch lichtgeschädigten Haut.

Im Gegensatz zu den anderen beiden Melanomformen, die ihren Häufigkeitsgipfel um das 50. Lebensjahr haben, tritt das Lentigo-maligna-Melanom bei Patienten um das 65. Lebensjahr auf. Es macht et-

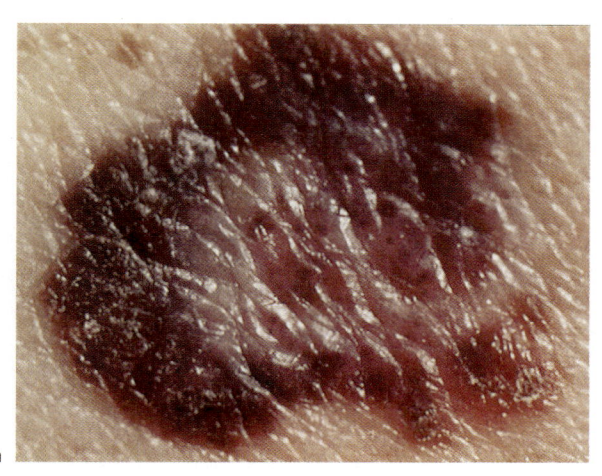

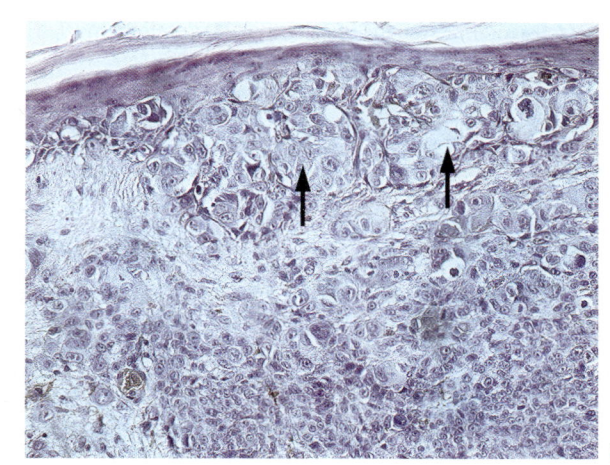

Abb. 17.**27** **Superfiziell spreitendes Melanom (SSM)** im Rückenbereich:
a Fleckförmiger, leicht erhabener, unscharf konturierter Tumor; Pigmentierung ungleichmäßig in der Peripherie dunkelbraun, im Zentrum perlmuttweißlich. Pfeile: Knotenbildung (= vertikales Wachstum).
b Die zytoplasmareichen Tumorzellen infiltrieren „pagetoid" in die Epidermis (HE, 1:250).

wa 10% aller malignen Melanome aus und kommt nur im UV-exponierten Hautbereich vor, besonders im Gesicht.

Pathogenese: Die Initialphase des LMM, bei dem sich die Tumorzellen auf die Epidermis beschränken (Level 1), dauert oft über viele Jahre, bis ein invasives Wachstum auftritt. Im Gegensatz zur einfachen Lentigo (Lentigo simplex) ist das In-situ-LMM größer als 6 mm, unregelmäßig pigmentiert, polyzyklisch begrenzt, und asymmetrisch (Abb. 17.**28**). Bereits im vorletzten Jahrhundert erkannten Hautärzte, dass sich aus diesem Pigmentfleck auch metastasierende Geschwülste entwickeln können, so dass der Begriff „Lentigo maligna" geprägt wurde. Das LMM ist das Melanom nach kontinuierlich chronischer Sonnenexposition.

Morphologie: Der LMM-Typ unterscheidet sich von den anderen Melanomtypen durch seine Lokalisation in chronisch lichtexponierter Haut sowie die relativ lang dauernde Phase des In-situ-Wachstums, so dass die Herde oft relativ groß werden (Abb. 17.**28**). Auch hier kommt es zu einer vertikalen Wachstumsphase mit Ausbildung knotiger Tumoranteile.

Histologisch zeigen die intraepidermalen Anteile eines Lentigo-maligna-Melanoms immer eine atrophische Epidermis. In ihren basalen Schichten proliferieren unterschiedlich große und spindelzellig konfigurierte Melanozyten mit vakuolisiertem Zytoplasma und polymorphen hyperchromatischen Zellkernen. Als Zeichen der chronischen Lichtschädigung ist das Bindegewebe im Stratum papillare zu basophilen Schollen umgewandelt (aktinische Elastose).

Akral-lentiginöses Melanom

Definition: Melanomzellwucherung in oder an der Basalzellschicht der akralen Epidermis mit horizontalem

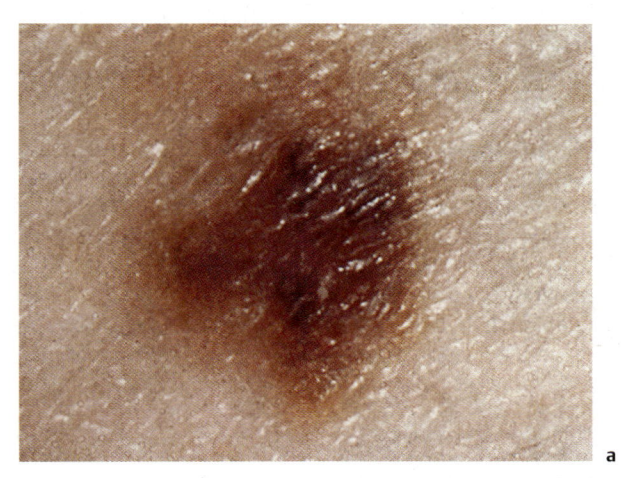

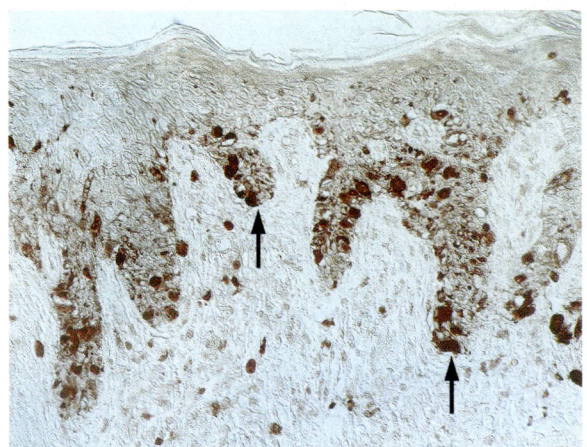

Abb. 17.**28** **Lentigo-maligna-Melanom (LMM):**
a LMM im Kinnbereich. Der Tumor ist unregelmäßig begrenzt, unscharf konturiert und nicht erhaben.
b LMM in situ. Immunhistochemische Darstellung der Melanomzellen (Pfeile) mit dem Antikörper HMB45 (Vergr. 1:50).

Wachstumsmuster im Bereich der Handteller und Fußsohlen sowie des Nagelorgans.

In Mitteleuropa etwa 15% aller Melanome. Bei dunkelhäutigen Rassen häufigste Melanomform.

Pathogenese: Keine Vorläuferläsionen, keine Assoziation zu UV-Exposition.

＋ Klinik: Vermutlich aufgrund der häufigen Traumatisierung von akral-lentiginösen Melanomen sowie differenzialdiagnostischer Schwierigkeiten bei der Früherkennung metastasieren sie relativ häufig. Schlechte Prognose.

Noduläres Melanom

Definition: Primär knotig wachsendes malignes Melanom in klinisch normaler Hautregion ohne fassbare radiale Wachstumsphase.

Es macht etwa 25% aller malignen Melanome aus.

Pathogenese: Diese Melanome wachsen schnell und gehen ohne horizontales Wachstum gleich in die vertikale Wachstumsphase über. So dringen sie rasch in die Tiefe des Coriums, wuchern ebenso schnell exophytisch über das Hautniveau hinaus und machen etwa 25% aller malignen Melanome aus und können überall auf der Haut vorkommen.

Morphologie: Das primär knotig wachsende Melanom imponiert als scharf begrenzter Knoten von unterschiedlichem Durchmesser (> 5 mm!). Es neigt zur Ulzeration und ist je nach Pigmentgehalt braunschwarz bis rötlich (Abb. 17.29 a). Histologisch besteht der Tumorknoten aus polymorphen und polychromatischen epitheloiden oder globoiden Zellen (Abb. 17.29 b). Die seitliche Epidermisbegrenzung enthält keine intraepithelialen Tumorzellen, wird aber oft lymphozytär demarkiert.

＋ Metastasierung: Die malignen Melanome der Haut metastasieren primär lymphogen in die kontributären Lymphknoten der entsprechenden Hautregion, wobei 30% der betroffenen Patienten Metastasen in mehr als einer Lymphknotenregion aufweisen. Daher wird bei Melanompatienten mit einem mittleren und hohen Metastasierungsrisiko (Level II oder Tumordicke über 0,75 mm) heute häufig der erste Lymphknoten in der jeweiligen drainierenden Lymphknotenregion exstirpiert und histologisch untersucht. Ist dieser metastatisch befallen, so ist die Prognose ungünstig (therapeutische Konsequenzen).
Von der Lymphknotenmetastase aus erfolgt die hämatogene Metastasierung, wobei besonders häufig Lunge, Leber, Knochen, Hirn, Herz sowie Nebenniere betroffen sind. Grundsätzlich kann jedes Organ befallen werden. Aufgrund ihrer Affinität zur Haut metastasieren Melanomzellen mit großer Häufigkeit in die Haut (Satellitenmetastasen).

＋ Prognose: Die Überlebenswahrscheinlichkeit von Melanompatienten wird hauptsächlich von der Wachstumsgeschwindigkeit des Tumors und damit von der Eindringtiefe des Melanoms in die Haut bestimmt. Sie hat sich als der wichtigste prognostische Parameter erwiesen, da sie offenbar ein gutes Maß für das Tumorvolumen darstellt. Frühe und dünne Melanome können durch adäquate Exzision geheilt werden; bei einer Tumordicke unter 0,75 mm liegt die 10-Jahres-Überlebenswahrscheinlichkeit bei 98%. Bei einer Tumordicke über 3 mm (High-Risk-Melanom) liegt dagegen die 10-Jahres-Überlebensrate nur noch bei 30%.

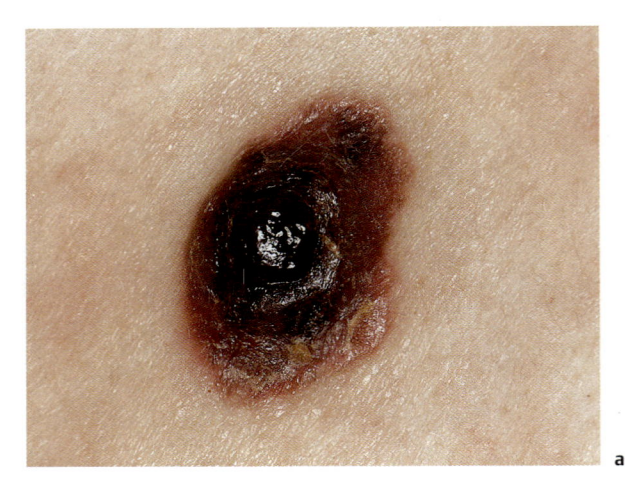

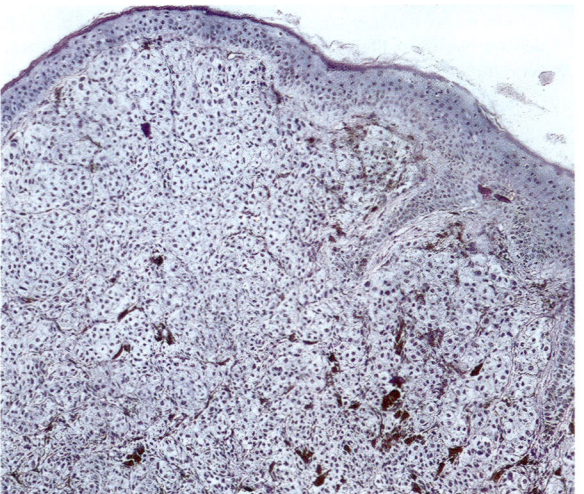

Abb. 17.29 **Primär noduläres Melanom:**
a Makroskopisch (Pfeil) scharf begrenzter Knoten;
b histologisch aus polymorphen epitheloiden Zellen bestehend (HE, Vergr. 1 : 250).

Weitere prognostische Faktoren: Frauen haben durchweg eine bessere Überlebenswahrscheinlichkeit als Männer mit gleich dicken Melanomen. Außerdem spielt die Lokalisation des Melanoms eine Rolle für das Überleben des Patienten. Melanome an den Extremitäten haben eine viel bessere Prognose als die im Rumpf und Kopf. Ulzerierte Melanome haben darüber hinaus eine wesentlich schlechtere Prognose als nichtulzerierte Melanome gleicher Dicke.

Pathologische TNM-Klassifikation der Hautmelanome:

pTis Melanoma in situ (in Epidermis = Clark-Level I).
pT1a Tumordicke ≤ 1 mm (in papillärer Dermis = Clark-Level II oder durch papillär-retikuläre Dermisgrenze = Clark-Level III) ohne Ulzeration;
pT1b Tumordicke ≤ 1 mm (Clark-Level III oder in retikuläre Dermis = Clark-Level III) oder mit Ulzeration.
pT2a Tumordicke > 1 mm ≤ 2 mm, ohne Ulzeration;
pT2b Tumordicke > 1 mm ≤ 2 mm, mit Ulzeration.
pT3a Tumor > 2 mm ≤ 4 mm, ohne Ulzeration;
pT3b Tumor > 2 mm ≤ 4 mm, mit Ulzeration.
pT4a Tumordicke > 4 mm (in Subkutanfett = Clark-Level V), ohne Ulzeration;
pT4b Tumordicke > 4 mm, mit Ulzeration.

pN1 Regionale Lymphknotenmetastasen.
pN2 2–3 regionale Lymphknotenmetastasen oder Satelliten-/In-transit-Metastasen ohne Lymphknotenmetastasen.
pN3 4 regionale Lymphknotenmetastasen oder Satelliten-/In-transit-Metastasen mit Lymphknotenmetastasen.
pM1a Hautmetastasen oder extraregionale Lymphknotenmetastasen;
pM1b Lungenmetastasen;
pM1c Fernmetastasen anderer Lokalisation.

Extraepidermale Melanome

Da die Melanozyten als Abkömmlinge der Neuralleiste im Organismus kein kompaktes einheitliches Organ bilden, sondern dispers im Organismus verteilt sind, wird verständlich, weshalb Melanome, der regionalen Melanozytenanreicherung entsprechend, vor allem in der Haut und in der Uvea vorkommen. Sie können aber, wenn auch sehr selten, multipel oder im Haut-Schleimhaut-Übergangsbereich, in den Hirnhäuten und in den Schleimhäuten innerer Organe (wie Ösophagus, Gallenblase und Sinunasal- und Tracheobronchialsystem) auftreten.

Juxtakutanes Schleimhautmelanom

Definition: Maligne Melanome im Haut-Schleimhaut-Übergangsbereich mit meist prädominant horizontalem Wachstumsmuster (= mukosalentiginöses Melanom, Schleimhautmelanom).

Diese Melanome machen etwa 1 % aller Melanome aus. Sie treten vor allem im Vulvovaginalbereich, in der Mundhöhle und im Nasopharyngealbereich auf.

Morphologie: Histologie wie beim akral-lentiginösen Melanom.

✚ **Prognose:** Wegen rascher Vertikalphase sehr schlecht.

Uveamelanom

Häufigster Augentumor des Erwachsenen (hellhäutig, blauäugig); ♂ : ♀ = 1 : 8.

Morphologie: Diskoider Wachstumsbeginn → Pigmentepitheldurchbruch → pilzförmig exophytisches Wachstum (Nekrose) → endophytische Orbitainfiltration. Tumor stimuliert durch Tumorantigene immunologische Abwehrreaktion → Regression.

✚ **Prognose:** 5-Jahres-Überlebensrate 50–70 %. Uveamelanome vom Spindelzelltyp haben eine bessere Prognose als die vom Epitheloidzelltyp.

17.1.4.6
Dermale Stromatumoren

Diese Tumoren leiten sich von Zellen des dermalen Stromas her.
Ein Großteil von ihnen, die als Fibroblasten oder als Histiozyten bezeichnet werden, geht von einem vimentinhaltigen Zytoskelett aus. Bei diesen Tumorfibroblasten handelt es sich um spindelförmige Zellen, die vor allem wegen ihrer Synthese von Kollagen-Typ-I-Fasern auffallen. Sie können aber auch Aktin bilden, so dass sie kontraktile Eigenschaften gewinnen und zu Myofibroblasten werden.
Die „Tumorhistiozyten" stammen von pluripotenten Mesenchymzellen ab, die im Gegensatz zu den Blutmonozyten kein Lysozym, kein S-100-Antigen, aber meist α_1-Antitrypsin enthalten. Sie haben eine vielzipflige Zellform.

Fibröses Histiozytom

Definition: Gruppe gutartiger umschriebener, aber nicht abgekapselter Tumoren aus (myo)fibroblasten- und (phagozytotisch) histiozytären Zellen in der Dermis oder Subkutis, die oft ein spiralnebelartiges Gewebemuster (storiformes Muster) bilden.

Pathogenese: Häufig entstehen diese Tumoren nach einem Minimaltrauma wie Follikulitis oder Insektenstich im Extremitätenbereich, in der Regel nach der Adoleszenz. Ein Drittel von ihnen tritt multipel meist metachron, selten synchron nach Immunsuppression auf. Sie sind anfänglich histiozytenreich und werden als „kutanes Histiozytom" bezeichnet. Später gewinnen die Fibroblasten die Oberhand, so dass die Produktion von Kollagenfasern im Vordergrund steht. Jetzt bezeichnet man sie auch als „Dermatofibrom".

Morphologie: Die fibrösen Histiozytome imponieren als bräunliches, kaum erhabenes Knötchen in der Dermis. Histologisch sind die unscharf begrenzten Tumoren aus sternförmigen fibroblastären Zellen, dünnwandigen Kapillaren und hämosiderinspeichernden histiozytären Elementen aufgebaut, die sich charakteristischerweise wirbelförmig durchflechten (storiformes Muster). Die bedeckende Epidermis reagiert mit einer akanthotischen Hyperplasie.

✚ **Prognose:** Kein Rezidiv nach chirurgischer Entfernung.

Dermatofibrosarcoma protuberans

Definition: Morphologische (aber nicht histogenetische) Entität mit dem charakteristischen Wachstumsmuster undifferenzierter CD34-exprimierender Fibroblasten (zum Teil auch mit Schwann-Zell-artigem Einschlag) und intermediärer Malignität.

Molekularpathologisch sind überzählige Ringchromosomen 11,15 an amplifizierten Sequenzen der Chromosomen 17,22 charakteristisch. Dies hat zur Folge, dass das Gen für die PDGF-β-Kette mit dem Gen für die α1-Kollagen-Typ I-Kette fusioniert und unter dessen Kontrolle gerät → Überproduktion von Wachstumsfaktor → Dauerproliferation.

Morphologie: Das Dermatofibrosarcoma protuberans ist eine multilokuläre, leicht rötliche Krustenplatte, aus der Tumorknollen hervorgehen, oft im Schulter-Stamm-Bereich. Der größte Teil des Tumors ist aber meist unter dem Hautniveau verborgen („Eisbergtumor"), weswegen seine Resektion oft unvollständig ist. Der Tumor ist auf der Schnittfläche grauweiß, wird mehrere Zentimeter groß und wächst knollenförmig über das Hautniveau hinaus (vgl. Abb. 17.5). Histologisch besteht er aus proliferierten Fibroblasten mit geringer Kernpolymorphie, die sich teilweise histiozytenartig abrunden. Diese Tumorzellen wachsen in einem spiralnebel- oder strohmattenförmigen Muster (= storiformes Muster). Im Gegensatz zu den fibrösen Histiozytomen exprimieren die Zellen des Dermatofibrosarcoma protuberans CD34.

Klinik: Der Tumor hat einen niedrigen Malignitätsgrad, wächst langsam, aber ausgesprochen invasiv. Er metastasiert selten, rezidiviert aber häufig. Daher muss eine histologisch kontrollierte Exzision weit im Gesunden durchgeführt werden.

Malignes fibröses Histiozytom

Definition: Heterogene Gruppe maligner Tumoren in der Haut, im Weichteil- und Knochengewebe mit folgenden Charakteristiken:
- Wucherung polymorpher spindeliger Zellen,
- storiformes Wachstumsmuster,
- unterschiedlich akzentuierte Beimengung von bizarren mehrkernigen Riesenzellen,
- entzündliches kollagenfasriges Tumorstroma oft mit Makrophagen.

Morphologie: Die strahlenunsensiblen Tumoren fallen als kapsellose, dennoch recht umschriebene, große, grauweiße Gewebemasse mit unterschiedlich großen Nekrosebezirken auf. Histologisch (Abb. 17.30) findet man das typische storiforme Wachstumsmuster der spindeligen Tumorzellen. Je nach Zellpleomorphie, Riesenzellgehalt und Begleitentzündung unterscheidet man die in Tab. 17.5 zusammengefassten Subtypen.

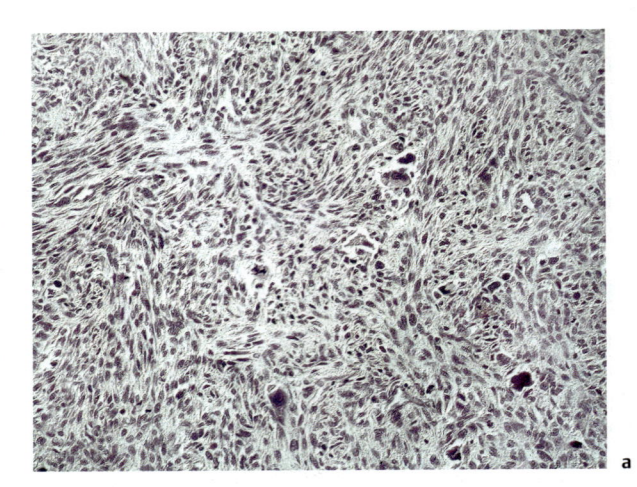

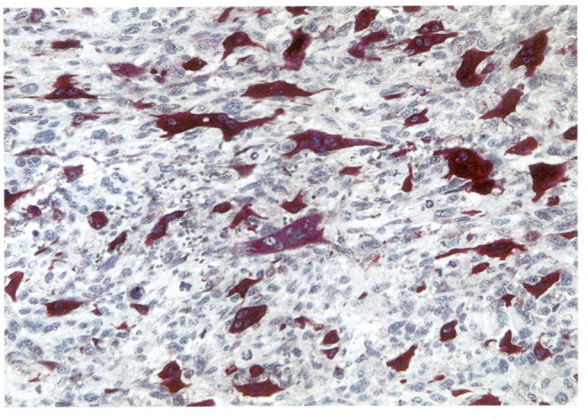

Abb. 17.30 **Malignes pleomorphes Histiozytom:**
a Spiralnebelartige Anordnung der pleomorphen Zellen und Tumorriesenzellen (HE, Vergr. 1 : 250);
b positive Reaktion der für Makrophagen typischen tartratresistenten sauren Phosphatase (Vergr. 1 : 250).

Tabelle 17.5 **Subtypen des malignen fibrösen Histiozytoms**

MFH-Subtyp	1. Häufigkeit 2. Morphologie	Kurzcharakteristik
Storiform-pleomorpher Typ	1. häufigster Subtyp 2. prädominant storiform	„polymorphes Dermatofibrosarcoma protuberans"
Riesenzelliger Typ	1. seltener Subtyp 2. osteoklastenartige Riesenzellen	„Riesenzellsarkom des Weichgewebes"
Inflammatorischer Typ	1. seltener Subtyp 2. maligne Fettspeicherzellen, Leukozyteninfiltrat	„malignes Xanthogranulom"

Fibrosarkom

Definition: Seltene, heterogene Gruppe maligner Tumoren aus (myo-)fibroblastenartigen Zellen nach immunhistochemischem, ultrastrukturellem und zytogenetischem Ausschluss anderweitiger Weichteiltumoren.

Mittleres Manifestationsalter 40 Jahre. Prädilektionsstellen: meist tiefe Weichteilgewebe (Endo-, Perimysium) der unteren Extremität (Hüfte, Knie), obere Extremität und Stammbereich; selten: Subkutis (oft nach Bestrahlung, Verbrennung und Vernarbung). ♂ > ♀.

Morphologie: Mandarinengroßer, grauweißer solitärer Tumor mit fischfleischartiger Schnittfläche; wegen gelegentlich unvollständiger Abkapselung kann er fälschlich als benigne eingestuft werden. Die spindeligen, wenig polymorphen Tumorzellen (Abb. 17.31) produzieren ein kollagenfaseriges Stroma und sind an typischer Stelle fischgrätenähnlich angeordnet („Fischgrätenmuster").

Klinik: Keine Strahlensensibilität.

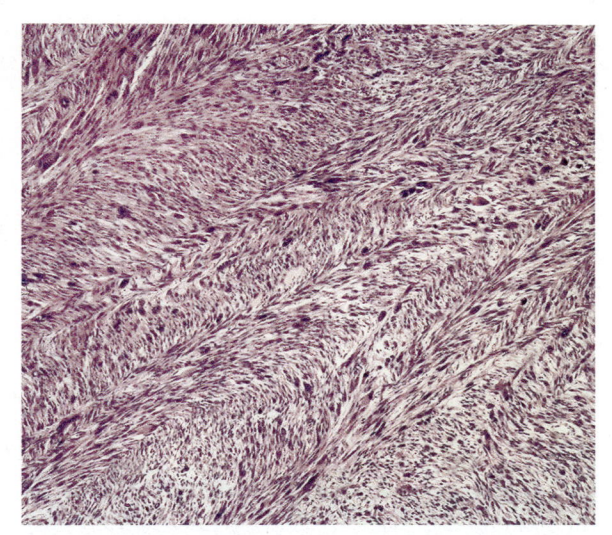

Abb. 17.**31 Fibrosarkom** mit histologisch typischem Fischgrätenmuster der polymorphen, spindeligen Tumorzellen (HE, Vergr. 1:250).

Lipom

Definition: Gutartiger, solitärer oder multipler Tumor aus ausgereiften, monovakuolär verfettenden Adipozyten.

Allgemein sehr häufiger Tumor. Mittleres Manifestationsalter: 40 Jahre. ♂ > ♀

Molekularpathologisch liegt im chromosomalen Bereich von 12q 13–15 das CHOP-Gen, das in die Adipozytendifferenzierung involviert ist. Bei gutartigen Lipomen liegt meist eine Translokation in diesem Bereich vor.

Morphologie: Lipome ahmen perfekt reifes Fettgewebe nach, das charakteristischerweise die fettgewebetypische Lobulierung verloren hat. Immunhistochemisch exprimieren sie das S-100-Antigen. Sie manifestieren sich in folgenden beiden Varianten:
- *oberflächliche (subkutane) Lipome*: (häufige Form) in oberer Rückenpartie, Schulter, Nacken und Abdomen.
- *tiefe Lipome:* (seltene Form) intrafaszial, intramuskulär (Rezidivneigung, Abb. 17.**32 a**), intrathorakal, submukös-intestinal.

Liposarkom

Definition: Gruppe maligner Tumoren unterschiedlichen Malignitätsgrades aus Fettzellen verschiedener Reifegrade (Lipoblasten) mit Sitz im tiefen Weichgewebe. Diese tumorigen Lipoblasten weisen folgende Charakteristiken auf:
- hyperchromatische gelappte Zellkerne,
- mehrere intravakuoläre Fetttropfen im Zytoplasma,
- Expression von S-100-Antigen,
- angemessenes histopathologisches Umfeld (nekrose-, entzündungsfrei).

Allgemein häufigstes Weichgewebssarkom, 20% aller Erwachsenensarkome. Mittleres Manifestationsalter: 5.–7. Lebensdekade. Prädilektionsstellen: Hüfte, Oberschenkel, Oberarm, Retroperitoneum. Gelegentlich multizentrisch. ♂ > ♀.

Molekularpathologisch liegt je nach Liposarkomsubtyp eine besondere chromosomale Läsion vor, welche die Region 12q 13–15 tangieren:
- *Hochdifferenzierte Liposarkome:* Ringchromosomen mit amplifizierten 12q-13–15-Sequenzen.
- *Myxoides Liposarkom:* Translokationen t(12; 16) (q13; p11) mit Fusion des CHOP-Gens mit dem TLS (= translocated in Liposarcoma). Das resultierende Fusionstranskript entbindet die Fettvorläuferzelle von adipogenen Stimuli und von der Kontaktinhibition.
- *Pleomorphes Liposarkom:* komplexe Genrearrangements.

Morphologie: Die Liposarkome sind feste, gelblichweiße, gelatinöse Tumoren oft mit regressiven Veränderungen. Der histologische Malignitätsgrad verhält sich umgekehrt zum intrazytoplasmatischen Fettgehalt und proportional zur Zellpolymorphie.
- *Hoch differenziertes Liposarkom:* Hier dominieren univakuläre Adipozyten im Verein mit atypischen Stromazellen (hyperchromatische Zellkerne) und oligovakuolären Lipoblasten (Abb. 17.**32 b, c**). Der Tumor gleicht einem Lipom. Bei einigen Tumoren durchkreuzen bandartige Stromastreifen (sklerosierende Variante) oder Lymphozyteninfiltrate (inflammatorische Variante) das Feld. Diese Liposarkome haben einen niedrigen Malignitätsgrad und metastasieren nie.
- *Myxoides Liposarkom:* Bei ihm dominieren multivakuoläre Lipoblasten mit fettvakuolenreichem Zytoplasma. Die Tumorschnittfläche ist knotig durchsetzt und weißlich-gelatinös. Bei diesem Tumor kommt die histogenetische Abhängigkeit von den perikapillären Zellen und damit vom Kapillarnetz zum Vorschein, indem die sternförmigen Prälipozyten eng mit den Kapillaren in Verbindung stehen, die ihrerseits hühnertrittähnlich angeordnet (Abb. 17.**32 d**) (= plexiforme Kapillaren) und von einem myxoiden proteoglykanhaltigen Stroma umgeben sind. Das myxoide Liposarkom ist strahlensensibel, hat einen intermediären Malignitätsgrad und metastasiert bei 30% der Patienten. In einigen Fällen wechseln sich myxoide Tumorareale mit geringer Zelldichte mit solchen ab, die zu zwei Drittel dicht mit rundzelligen Lipoblasten bestückt sind (rundzellige Liposarkome). Solche Tumoren haben eine 50%ige Metastasierungsrate in Leber, Lunge und Skelett.
- *Entdifferenziertes Liposarkom:* Es macht 10% aller Liposarkome aus und ist dadurch gekennzeichnet, dass ein hochdifferenziertes Liposarkom (Primärtumor oder Rezidivtumor) abrupt in ein hochmalignes nonlipogenes Sarkom übergeht.
- *Pleomorphes Liposarkom:* Bei diesem ebenfalls hochmalignen Tumor beherrschen bizarre, teils riesige Tumorzellen mit fettvakuolenreichem Zytoplasma die Szene. Das Stroma ist ähnlich wie beim myxoiden Liposarkom aufgebaut.

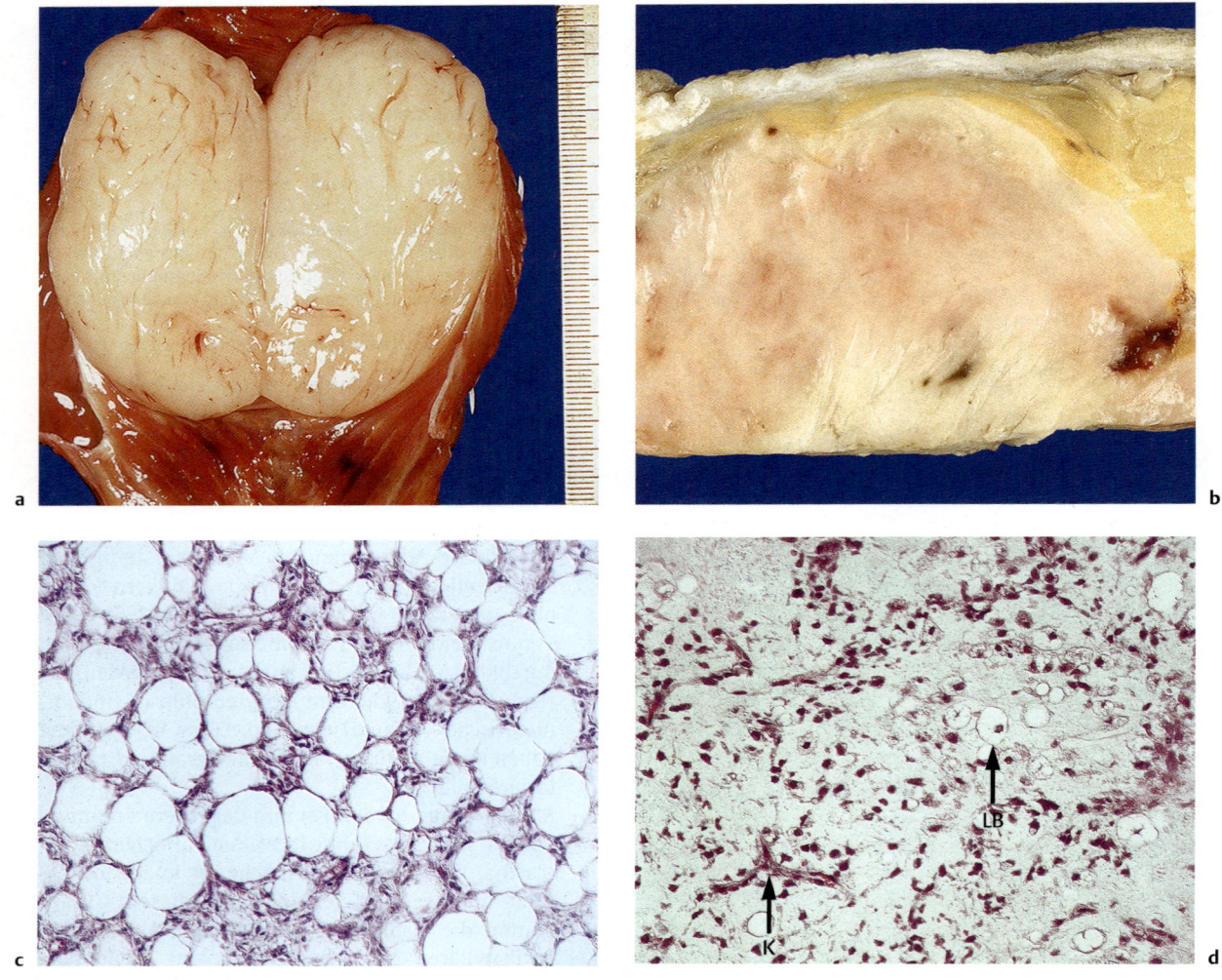

Abb. 17.32 Fettgewebetumoren:
a Lipom: umschriebener, homogener Fettgewebstumor in der Oberschenkelmuskulatur (intramuskuläres Lipom);
b hochdifferenziertes Liposarkom: makroskopisch unscharf begrenzter Fettgewebstumor in der Subkutis;
c hochdifferenziertes Liposarkom aus multivakuolären Lipoblasten (HE, Vergr. 1 : 100);
d myxoides Liposarkom aus multivakuolären Lipoblasten in einem myxoiden Stroma mit hühnertrittartigen Kapillaren (HE, Vergr. 1 : 100).

Seltene Hauttumoren

Neben den bereits erwähnten kommen in der Haut auch Tumoren der Gefäße (S. 450), der peripheren Nerven (S. 1112), der glatten Muskulatur der Gefäßwand (= Angioleiomyome), des Skrotums, der großen Labien und der Brustwarze (= genitale Leiomyome) sowie der Mm. arrectores pilorum (= Piloleiomyome) vor. Histologisch gleichen sie den Leiomyomen anderer Lokalisation (S. 885). Sehr selten sind kutane Osteome oder Knorpeltumoren. Schließlich kann die Haut auch Manifestationsort von Leukämien (vor allem Monozytenleukämie) und malignen Lymphomen (vor allem Mycosis fungoides, S. 565) oder von Tumormetastasen sein.

Pathologische TNM-Klassifikation der Hautkarzinome:

pT1 Tumor ≤ 2 cm,
pT2 Tumor > 2 cm ≤ 5 cm,
pT3 Tumor > 5 cm,
pT4 Tumorinvasion tiefer extradermaler Strukturen.
pN1 Regionale Lymphknotenmetastasen.

Pathologische TNM-Klassifikation der Haut-Weichteil-Tumoren
(eingeschlossen sind unter anderem Fibrosarkom, Leiomyosarkom, Liposarkom, malignes fibröses Histiozytom):

pT1 Tumor ≤ 5 cm,
pT2 Tumor > 5 cm.
pN1 Regionale Lymphknotenmetastasen.

17.2 Brustdrüse

Die Mamma (= Brustdrüse) gehört als modifizierte Schweißdrüse zu den Hautanhanggebilden und entsteht im Bereich der embryonalen Milchleiste. Diese reicht von der Axilla bis zu den großen Labien. Im Bereich dieser Milchleiste sind die **ontogenetischen Läsionen** anzutreffen. Eine Brustdrüse ist aus 15–20 tubuloalveolären Einzeldrüsen aufgebaut, deren Sekret über einen Ausführungsgang abgeleitet wird. Jede dieser Einzeldrüsen besteht aus Milchgängen (Ductus lactiferi), Ausführungsgang (Ductus lactifer colligens) und Milchsäckchen (Sinus lactifer). Durch das zwischen den Einzeldrüsen liegende Binde- und Fettgewebe werden Lappen (Lobi) abgetrennt, welche wiederum durch bindegewebige Interlobulärsepten (= Mantelgewebe) in Läppchen (Lobuli) untergliedert werden. Auf diese Weise lassen sich in der Mamma kleine sekretorische Einheiten in Form terminaler duktulolobulärer Einheiten (= TDLE) begrenzen, die aus terminalen Gangsegmenten (Duktuli) und den damit verbundenen Drüsenendstücken (Azini) bestehen. Der Azinus ist aus kubischen Drüsenepithelien aufgebaut, denen außen kontraktile Myoepithelien aufsitzen (Abb. 17.33). Das in den „Azini" gebildete Sekret wird in die Milchgänge abgegeben und gelangt über die Ausführungen im Brustwarzenbereich (Mamille) nach außen. Demzufolge besteht eine Kommunikation zwischen dem mammären Drüsenkörper mit der Keimflora der äußeren Haut.

Dies macht verständlich, weshalb vor allem in der Stillzeit solche Erreger über die Milchgänge ins Drüsengewebe aufsteigen und eine **entzündliche Läsion** der Mamma (Mastitis) auslösen können. Alle am Aufbau eines Lobulus beteiligten Strukturelemente unterliegen einer hormonellen Regulation. Unterlaufen dabei Fehler, resultieren diffuse oder lokal-knotige Gewebswucherungen, die teilweise als **tumorartige Läsionen** in Form einer diffusen Gewebevermehrung (Gynäkomastie, Makromastie) als „Mastopathie" bezeichnet werden. Die lokalen Gewebeproliferationen können mit erheblichen Epithelproliferationen einhergehen, so dass die Abgrenzung zu echten **neoplastischen Läsionen** (Carcinoma in situ, invasives Karzinom) schwierig sein kann. Da diese neoplastischen Läsionen häufiger als gutartige Veränderungen „Mikroverkalkungen" aufweisen, sind sie einem mammographischen Screening zugänglich. Die Mammakarzinome gehen meist von den Epithelzellen der Milchgänge aus (duktales Karzinom) oder leiten sich von den Epithelien der Lobuli her (lobuläres Karzinom). Von diesen häufigen Karzinomformen lassen sich seltenere Karzinomtypen abgrenzen. Außerdem können Mammatumoren nicht nur vom Epithel, sondern auch wie das Lipom vom Stroma der Mamma oder wie der Phylloidestumor von beiden abstammen.

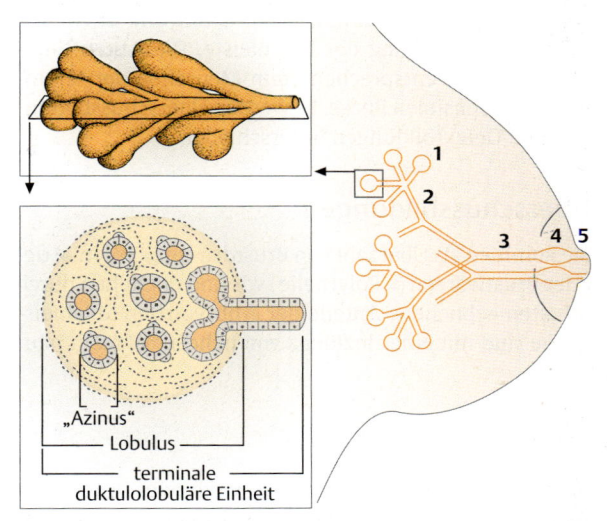

Abb. 17.**33 Anatomischer Aufbau des Milchgangsystems**: 1 = Drüsenendstück, 2 = terminaler Duktulus (= kleiner Milchgang), 3 = großer Milchgang, 4 = Milchsäckchen Sinus lactiferi, 5 = Ausführung im Bereich der Mamille.
Die einzelnen tubuloalveolären Drüsen werden durch Mantelgewebe zu einem Lobulus zusammengefasst. Das Drüsenendstück („Azinus") besteht aus apokrinen Drüsen, umgeben von Myoepithelien

Orthologie: Die Milchdrüsen entstehen ontogenetisch aus Knospen der Milchleiste, die als Ektodermverdickung etwa in der 5. Embryonalwoche entsteht und von der Achselhöhle bis zur Inguinalregion reicht. Jede Milchknospe bildet 15–20 Milchgänge (Ductus lactiferi). An deren verzweigten Spitzen sitzen die Endknospen. Die übrigen Anteile der Milchleiste bilden sich zurück. Unter dem Einfluss der Plazentahormone befindet sich die fetale Brustdrüse in Sekretionsbereitschaft und sondert nach der Geburt die sog. Hexenmilch ab.

Mit der Pubertät beginnt unter dem Einfluss der Ovarialhormone die geschlechtsspezifische Entwicklung der Mamma, indem sich die Milchgänge verlängern, vergrößern und an ihren Enden tubuloalveoläre Strukturen bilden. Die reife Mamma macht im Rahmen des Menstruationszyklus Veränderungen durch. Prämenstruell kommt es zu einer lobulären Hyperplasie mit Ödem und Hyperämie des Mantelgewebes, postmenstruell erfolgt die Rückbildung zum Ausgangszustand.

Während der Schwangerschaft vergrößert sich die Brustdrüse durch eine Proliferation und Verzweigung der Milchgänge mit Ausbildung sekretorischer Tubuli und Alveolen. Unmittelbar nach der Geburt beginnt die Laktation, da durch Absinken der Plazentahormone das Prolaktin an Einfluss gewinnt. Die Altersinvolution führt zuerst zu einer Atrophie der Drüsenendstücke bei Zunahme und Fibrose des Mantel- und Stützgewebes. Später wird dieses meist durch Fettgewebe ersetzt (lipomatöse Atrophie).

17.2.1
Ontogenetische Läsionen

Fehlbildungen der Mamma sind selten und entstehen überwiegend entlang der Milchleiste. Die ersten Embryonalwochen entsprechen beim Menschen der teratogenetisch sensiblen Phase. Es werden Überschussbildungen und Defektbildungen unterschieden.

Überschussbildungen

Sie kommen als Überzahl von Brustdrüsen (= Polymastie) oder Brustwarzen (= Polythelie) vor und entstehen durch erhalten gebliebene Anteile der embryonalen Milchleiste. Sie sind mit einer Inzidenz von nahezu 5 % recht häufig.

Amastie

Bei dieser seltenen Fehlbildung ist weder der Drüsenkörper noch die Mamille angelegt. Sie kann ein- oder beidseitig auftreten und kommt gelegentlich in Verbindung mit Defekten der Thoraxwand vor.

Athelie

Hier handelt es sich um das Fehlen der Brustwarze bei vorhandenem Drüsenkörper. Auch diese Fehlbildung kann doppelseitig vorliegen.

Aberrierende Mamma

Aberrierendes Mammagewebe kann grundsätzlich überall entlang der Milchleiste vorkommen. Es handelt sich um dystopes Mammagewebe (ohne Mamille oder Areola) in Form unscharf abgegrenzter Knoten, die vorwiegend in der Axilla in der Nachbarschaft zum Hauptdrüsenkörper, liegen.

➕ **Klinisch** ist die aberrierende Mamma (= Polymastia glandularis) die häufigste Form der Polymastie und von Bedeutung, weil sie Ausgangspunkt gutartiger oder bösartiger Tumoren sein kann.

17.2.2
Entzündliche Läsionen

Allgemeine Pathogenese: Das Spektrum entzündlicher Brustdrüsenläsionen (= Mastitis) hat sich in den letzten Jahrzehnten erheblich verändert. Die früher häufige, ausschließlich in der Laktationsphase vorkommende bakterielle Mastitis puerperalis, ist heute zugunsten der abakteriellen, durch Sekretretention verursachten Mastitiden zur Seltenheit geworden. Außerdem kann das Brustdrüsengewebe in sehr seltenen Fällen auch gewissermaßen zum Nebenschauplatz von „spezifischen Entzündungen" wie Tuberkulose, Lues, Typhus, Brucellose und Sarkoidose werden. Die Klassifikation der verschiedenen Mastitisformen erfolgt nach ätiologischen, pathogenetischen und histologischen Gesichtspunkten.

17.2.2.1
Puerperale Mastitis

Definition: Akute bakterielle Brustdrüsenentzündung mit Erregerausbreitung im erweiterten milchhaltigen Gangsystem der laktierenden Mamma.

Pathogenese: Als häufigster Erreger lässt sich Staphylococcus aureus (95 %) nachweisen, wesentlich seltener Staphylococcus epidermidis (5 %). Bei einem Sechstel der Patientinnen liegt eine Mischkeimbesiedelung (E. coli, Corynebakterien, Streptokokken) vor.

Morphologie: Histologisch dominiert im akuten Stadium eine granulozytär-eitrige Entzündung, die von den Milchgängen auf Lobuli und Stroma übergreift und häufig in eine Abszessbildung im mammären Stroma einmündet. Zurück bleiben fibröse Vernarbungsherde, die gelegentlich zu Einziehungen in Haut und Brustwarze führen und so einen malignen Tumorprozess vortäuschen.

➕ **Klinisch** ist die Brust geschwollen, gerötet und druckdolent.

17.2.2.2.
Nonpuerperale Mastitis

Erscheinungsbild und Ursachen der außerhalb der Laktationsherde vorkommenden Mastitisformen sind weit gefächert. Die wichtigsten Formen:

Chronische unspezifische Mastitis

Definition: Als „Begleitmastitis" begegnet man ihr im Rahmen anderer Erkrankungen wie fibrös-zystischer Mastopathie, Zirkulationsstörungen und Stromareaktion bei malignen Tumoren.

Morphologie: Histologisch findet sich ein lymphoplasmazelluläres Entzündungsinfiltrat mit Beimengung von Histiozyten.

Periduktale Mastitis

Pathogenese und Morphologie: Diese seltene Mastitisform beginnt, bevorzugt bei Frauen um die 5. Lebensdekade, als Galaktophoritis auf dem Boden einer Sekretretention mit Gangektasien und wird durch eine periduktale, lymphoplasmazelluläre chronische Entzündung geprägt. Der gestörte Sekretabfluss hat zur Folge, dass lipidhaltiges Sekret ins periduktale Gewebe gelangt, welches riesenzellhaltige Epitheloidzellgranulome umgeben von lipidspeichernden Histiozyten (Schaumzellen) nach sich zieht. Mikroverkalkungen des Sekrets kommen vor. Das Resultat ist eine galaktostatisch-destruierende granulomatöse Mastitis.

+ **Klinisch** imponiert diese Mastitis als umschriebene oder diffuse, teils tumorartige Induration mit Hyperämie, Schmerzen und Galaktorrhoe. Spätere Vernarbungen können wegen der entsprechenden Verhärtung des Drüsenkörpers einen malignen Tumor vortäuschen.

17.2.2.3
Fettgewebegranulom

Pathogenese: Durch Kontusionsverletzung der Mamma (vor allem adipöser Frauen) werden aus dem mammären Fettgewebe Lipide freigesetzt, die das Makrophagensystem aktivieren. In der Folge entstehen im Bereich der Fettgewebenekrosen Granulome. Sie werden von Schaumzellen (Lipophagen) umsäumt und enthalten im Zentrum durch Kolliquation verursachte Ölzysten, umgeben von Fremdkörperriesenzellen. Nach einigen Wochen entwickelt sich ein Narbengewebe, das die mitunter bereits kalzifizierten Nekrosen durchsetzt. Als Zeichen älterer Blutungen liegen oft auch Hämosiderophagen vor.

+ **Klinik:** Schmerzhafter Knoten mit vernarbungsbedingter Hautreaktion → Vortäuschung eines Karzinoms (vor allem wegen der Verkalkungen).

17.2.3
Tumorartige Läsionen

17.2.3.1
Mammahypertrophie

Die nichtneoplastische Vergrößerung einer oder beider Brustdrüsen infolge hormoneller Fehlstimulation wird bei der Frau als Makromastie und beim Mann als Gynäkomastie bezeichnet. Streng genommen stellt sie eine Mammahyperplasie dar.

Makromastie

Definition: Reversible, exzessive Vergrößerung der weiblichen Brustdrüse über eine Masse von 600 g.

Pathogenese: Die Makromastie kommt vor allem als Pubertätshyperplasie und als Graviditätshyperplasie vor. Pathogenetisch wird in beiden Fällen eine abnorme Reaktionsbereitschaft des Mammaparenchyms auf mammotrope Hormone angenommen. Beide Hyperplasieformen bilden sich meist spontan zurück. Darüber hinaus gibt es bei jungen Frauen nicht selten ohne erkennbare Ursache oder bei Funktionsstörungen des Ovars bilaterale Makromastien.

Morphologie: Das histologische Bild ist uneinheitlich. Zum Teil liegt ein altersentsprechend normales oder endokrin stimuliertes Drüsengewebe vor, gelegentlich stehen aber auch mesenchymale Hyperplasien (sog. fibrolipomatöse Makromastie) im Vordergrund.

+ **Klinik:** Die Bedeutung der Makromastie liegt in den Folgen der übergroßen Brust in Form von Haltungsschäden, Wirbelsäulenveränderungen und psychischer Beeinträchtigung. Begünstigt durch Wärme und Feuchtigkeit sind häufig auch intertriginöse Dermatitiden und Mykosen zu beobachten.

Gynäkomastie

Definition: Meist reversible Vergrößerung der normalerweise infantilen männlichen Brustdrüse, die einseitig (25%) oder doppelseitig (75%) auftreten kann. Die Gynäkomastie hat zwei Häufigkeitsgipfel, einen in der Pubertät und einen im Senium.

Pathogenese: Die Gynäkomastie ist im Allgemeinen ein sekundäres Symptom und beruht auf einer hormonellen Dysbalance mit Überwiegen der Östrogene. Dementsprechend wird im jugendlichen Alter die Gynäkomastie bei verschiedenen Formen des Hypogonadismus (z.B. Klinefelter-Syndrom, Hodenatrophie nach Mumpsorchitis) beobachtet. Selten kommen auch endokrin aktive Hodentumoren (S. 925) oder Hypophysentumoren (S. 986) in Betracht. Beim alten Mann ist die Gynäkomastie meist Folge eines Hyperöstrogenismus bei vermindertem Östrogenabbau in der Leber (S. 789) oder bei Östrogenbehandlung eines Prostatakarzinoms.

Morphologisch ist die Gynäkomastie durch eine Hyperplasie der mesenchymalen und epithelialen Drüsenanteile gekennzeichnet. Dabei sind die Drüsengänge ausgeweitet, bilden teilweise papilläre Epithelsprossen und werden von einem myxomatösen periduktalen Mantelgewebe umhüllt.

17.2.3.2
Mastopathie

Syn.: Fibrös-zystische Mastopathie, Mastopathia fibrosa cystica simplex.

Definition: Hormonabhängige, gesteigerte Umbaureaktion der mesenchymalen und epithelialen Mammastrukturen vor oder während der Menopause (Abb. 17.**34**).

Pathogenese: Die Ursache der Mastopathien ist noch nicht vollständig geklärt. Vermutet wird eine hormonale Dysregulation (chronischer Hyperöstrogenismus mit latenter Hyperprolaktinämie). Dadurch wird eine hormonal induzierte Sekretion mit Sekretretention ausgelöst, die zu Gangektasien mit Zystenbildung führt. Außerdem proliferieren hormonal stimulierte duktololobuläre Einheiten.

Morphologie: Histologisch gehen diese Läsionen über das Ausmaß der altersphysiologischen Mammaveränderungen hinaus, die eine allgemeine Fibrosierung des Drüsenkörpers sowie eine lobuläre Involution, aber auch stellenweise Hyperplasie einschließen, so dass die Duktusepithelien neben atrophen meist auch hypertrophe Abschnitte aufweisen.

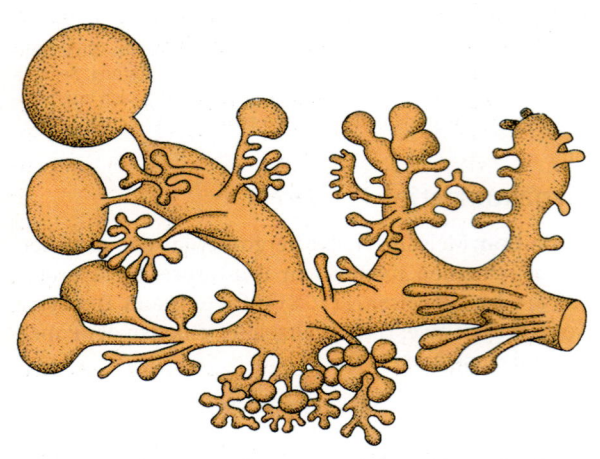

Abb. 17.**34** **Fibrös-zystische Mastopathie:** Dreidimensionale Rekonstruktion der Milchgangausweitung und Milchgangproliferation.

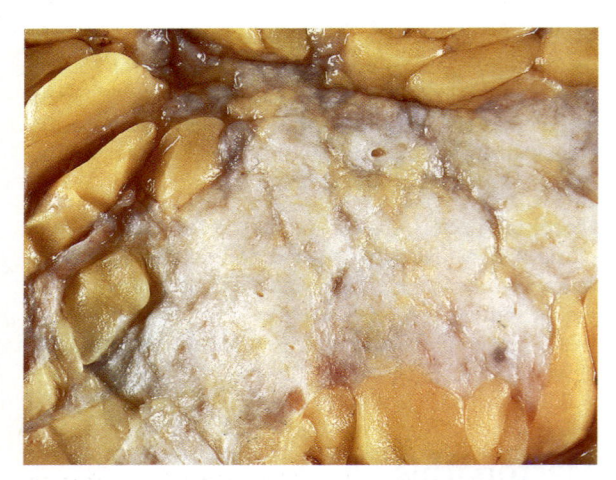

Abb. 17.**35** **Fibrös-zystische Mastopathie:** Makroskopie.

Auch die Faservermehrung innerhalb der Lobuli und im Läppchenzwischengewebe überschreitet dieses physiologische Maß. Die Milchgänge sind unterschiedlich stark ektatisch und sind zum Teil bereits zystisch umgewandelt (Abb. 17.**35**). Die Milchgang- oder Zystenepithelien zeigen dabei häufig auch eine apokrine Metaplasie. Dabei treten besonders in der Wandauskleidung von Zysten Epithelien mit granulärem, kräftig eosinophilem Zytoplasma und apikaler Sekretion auf und ahmen so einen Zelltyp nach, der für apokrine Duftdrüsen (Achselregion) wie auch für die Milchdrüse selbst, nicht aber für die abführenden Milchgänge typisch ist.

17.2.3.3
Mastopathieassoziierte Läsionen

Adenosen

Definition: Häufige, mastopathieassoziierte Läsion mit karikaturartiger Deformierung eines mammären Läppchens durch proliferative Verlängerung der terminalen Ductuli. Sie kann Frauen jeden Alters betreffen.

Morphologie: Histologisch sind die Adenosen durch bündelförmige Proliferation kleiner Gangsegmente und Endstücke charakterisiert, zu denen noch unterschiedlich ausgeprägte Wucherungen des lobulären Mantelgewebes hinzukommen. Zu den klinisch wichtigsten Adenosen gehören wegen ihrer Verwechslung mit einem Karzinom folgende Adenoseformen:

- *Apokrine Adenose* (häufig): mit apokriner Metaplasie und entsprechend eosinophil-granulärer Zytoplasmakonfiguration des Gangepithels.
- *Sklerosierende Adenose:* mit bündelartiger Proliferation (von Epithel und Myoepithel) kleiner Gangsegmente und Endstücke mit komprimierender Verdrängung und Vermehrung des fibrösen Mantelgewebes (Desmoplasie). Häufig Mikroverkalkungen. Bevorzugt jüngere Frauen (20. bis 40. Lebensjahr).
- *Radiäre Narbe:* Etwa 1 cm große Läsion mit zentraler fibroelastotischer Narbe, von der radiär (fleurettenartig) angeordnete Gangproliferate aus zweischichtigem Epithel mit variabler Epithelhyperplasie ausgehen.
- *Mikroglanduläre Adenose:* mit einer Vermehrung kleiner rundlicher Duktuli aus kubischem uniformem, einreihigem Epithel mit intraluminaler Sekretion ohne lobulär organoides Muster, die auch im mammären Fettgewebe zu liegen kommen.

Duktale Hyperplasie

Syn.: Epitheliose, Papillomatose

Definition: Herdförmige, intraduktale Proliferation differenzierter gangauskleidender Epithelien mit konsekutivem Sekretstau. Diese proliferierenden Veränderungen des Drüsengewebes kommen bei 20% der Mastopathiepatientinnen vor und weisen ein 1,5- bis 2fach geringgradig erhöhtes Entartungsrisiko auf.

Morphologie: Histologisch liegen intraduktale, die Lumina mehr oder weniger obturierende Epithelproliferationen (mehrere Epithelschichten) mit soliden und papillären Wuchsformen, Zellbrücken und -knospen bei intakten Myoepithelien und erhaltener Basalmembran vor. In den Lumina finden sich angestautes, gelegentlich mikroverkalktes Sekret und lipidspeichernde Makrophagen (Schaumzellen). Nekrosen kommen nie, Mitosen selten vor.

Atypische duktale Hyperplasie

Syn.: ADH

Definition: Herdförmige, nicht mehr als 3 mm große, abnorme intraduktale Epithelproliferation, bei der die Abgrenzung zu einem duktalen Carcinoma in situ (DCIS) histologisch nicht mit Sicherheit möglich ist.

Morphologie: Histologisch liegt die Proliferation eines Zellklons aus weitgehend monomorphen Epithelien mit Kernhyperchromasie vor, bei der die Kriterien eines Intraduktalen Karzinoms noch nicht ganz erfüllt sind; sei es, dass die Zellpopulation noch nicht ganz monomorph ist, sei es, dass das Duktuslumen noch nicht vollständig zellulär zugewuchert ist. Periduktal sind Myoepithelschicht und Basalmembran intakt. Betroffen sind immer nur einzelne nebeneinander liegende Milchgänge. Die duktalen Epithelien exprimieren immunhistochemisch hochmolekulares Zytokeratin. Die Läsion ist meist multizentrisch und bilateral entwickelt; ihr Entartungsrisiko ist um das Vier- bis Fünffache erhöht.

Atypische lobuläre Hyperplasie

Syn.: ALH

Definition: Herdförmige, abnorme Epithelproliferation innerhalb der terminalen tubulolobulären Einheit, die zwar histologisch einem lobulären Carcinoma in situ gleicht, aber nicht mit Sicherheit von ihm abzugrenzen ist.

Morphologie: Histologisch handelt es sich um eine intralobuläre Proliferation weitgehend monomorpher, hellzytoplasmatischer Epithelien der terminalen duktulolobulären Einheit ohne vollständiges zelluläres Zuwuchern der Azinuslumina, bei merklicher Zelldiskohäsivität („Sack-voll-Nüsse"-Aspekt) sowie erhaltener Myoepithelschicht und Basalmembran. Die ALH ist gehäuft im Randgebiet eines lobulären Carcinoma in situ (CLIS) anzutreffen. Die Läsion ist meist multizentrisch und bilateral entwickelt; ihr Entartungsrisiko ist um das Vier- bis Fünffache erhöht.

17.2.4
Neoplastische Läsionen

17.2.4.1
Benigne Epitheltumoren

Adenome

Definition: Seltene, meist solitäre, gutartige Epitheltumoren, die von den Milchgangs- oder Azinusepithelien ausgehen und bislang pathogenetisch uneinheitlich als echte Neoplasie, Hyperplasie oder Hamartie interpretiert werden.

Morphologie: Histologisch und lokalisatorisch unterscheidet man folgende beiden klinisch wichtigen Adenomformen:
- *Duktales Adenom:* In den mittleren und kleinen Ausführungsgängen der Mamma lokalisierte polypöse Epithelproliferation mit Lumenobturation. Histologisch dominieren tubuläre und papilläre Wachstumsmuster. Intraluminal findet sich nicht selten eingedicktes und kalzifiziertes Sekret.
- *Mamillenadenom:* Der seltene Tumor tritt im Menopausenalter auf. Er geht von den Epithelien der intramamillären Ductus lactiferi aus, erreicht oft Erbsengröße und ist histologisch papillär oder solide aufgebaut.

Klinik: Die Einziehung der Brustwarze, Erosionen und Blutungen, die das Adenom verursachen kann, dürfen klinisch nicht zu der Diagnose eines Mammakarzinoms verleiten. Das Mamillenadenom entartet praktisch nie maligne. Es ist aber bei bis zu 15% der Patientinnen mit einem ipsi- oder kontralateralen Mammakarzinom assoziiert.

Intraduktales Papillom

Definition: Bis zu 3,5 cm großer, seltener gutartiger Tumor, der von den Gangepithelien ausgeht. Er kommt entweder solitär (meist subareolär) in den größeren Milchgängen vor oder tritt multipel in kleineren und mittleren Milchgängen auf.

Morphologie: Histologisch sind diese Tumoren bäumchenartig papillär aufgebaut und weisen gelegentlich drüsenartige Differenzierungen auf. Ihre papillär-drüsigen Strukturen lassen im Gegensatz zu einem papillären Karzinom immer zwei verschiedene Zelltypen voneinander unterscheiden: luminal-oberflächliches Drüsenepithel und basales, hellzelliges Myoepithel. Dadurch resultiert ein unruhig-heterogenes Zellbild mit strömungsartig angeordneten Epithelien (Abb. 17.**36**).

Klinisch fällt der Tumor oft wegen Blutung aus der Brustwarze auf. Die multiplen intraduktalen Papillome (sog. Milchgangspapillomatose) sind häufig mit einer Mastopathie assoziiert und entarten im Gegensatz zu den solitären Papillomen häufiger maligne.

17.2.4.2
Stromatumoren

Fibroadenom

Definition: Häufigster benigner Mammatumor in Form eines Mischtumors aus proliferierten epithelialen und mesenchymalen Anteilen der duktulolobulären Einheit.

Häufig in der 3. und 4. Lebensdekade, nach der Pubertät und vor der Menopause, bei 10% der Patientinnen multipel.

Pathogenetisch liegt eine hormonale Dysregulation der Gonadotropine, Östrogene und Gestagene bei mangelhafter Bestückung des Epithels mit Östrogenrezeptoren sowie erhöhtem Estradiol- und erniedrigten Progesteronspiegeln im Serum vor. Da die Hälfte der Patientinnen

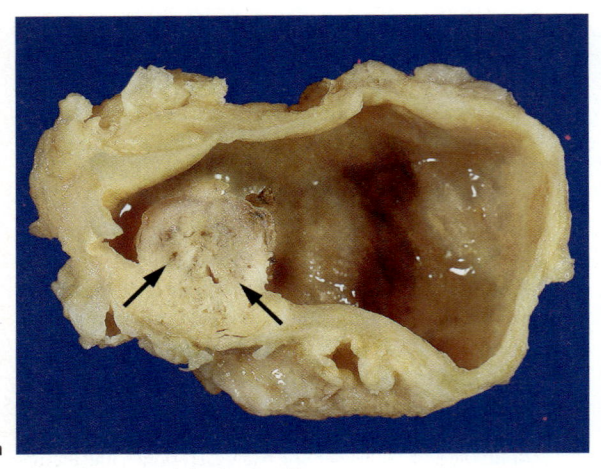

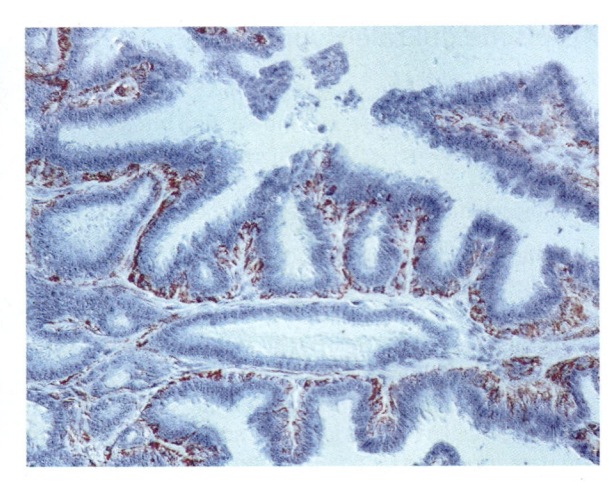

Abb. 17.36 Intraduktales Papillom:
a Zystische Mastopathie mit intraduktalem Papillom;
b intraduktales Papillom mit immunhistochemischer Darstellung der Myoepithelschicht (IH, Aktin, Vergr. 1:50).

unter Ciclosporin-A-Therapie nach Nierentransplantation Fibroadenome entwickelt, scheint auch eine arzneimittelinduzierte Genese wahrscheinlich.

Morphologie: Die Fibroadenome sind meist 1–2 cm groß und in den beiden oberen Quadranten der Mamma lokalisiert. Makroskopisch imponieren sie als grauweiße, gut begrenzte, manchmal feinlobuliert aussehende Knoten mit grobkörniger Schnittfläche und prall-elastischer Konsistenz. Das mikroskopische Bild wird durch das Wechselspiel zwischen azinären und duktulären Proliferaten einerseits und der lobulären Mantelgewebewucherung andererseits geprägt (Abb. 17.37). Dabei kann das oft myxoide Mantelgewebe die gewucherten Milchgänge des Lobulus mantelförmig umscheiden oder so komprimieren, dass ihre Lumina nur noch als hirschgeweihartig verästelte Spalten zu erkennen sind.

Phylloides-Tumor

Definition: Dieser Mammamischtumor ist selten und ähnelt histologisch einem intrakanalikulären Fibroadenom. Er unterscheidet sich aber durch einige morphologische Besonderheiten.

Morphologie: Makroskopisch ist er größer als das Fibroadenom (mittlerer Durchmesser 5 cm), bildet fingerartige Ausläufer in das umgebende Mammagewebe (Rezidivgefahr) und kann nach Druckatrophie der Haut blumenkohlartig nach außen „durchbrechen" (Abb. 17.38). Histologisch dominiert ein fibromyxoides zellreiches Stroma. Zell- und Kernpolymorphien kommen vor. Die Stromakomponente weist häufig ossäre, chondroide, adipozytäre und muskuläre Metaplasien auf. Die im Stroma liegenden spaltförmigen oder ektatischen Hohlräume werden durch zweireihige Epithelien ausgekleidet. Epi-

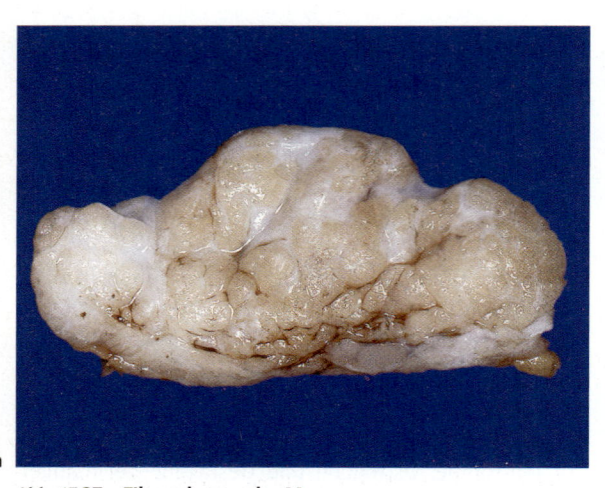

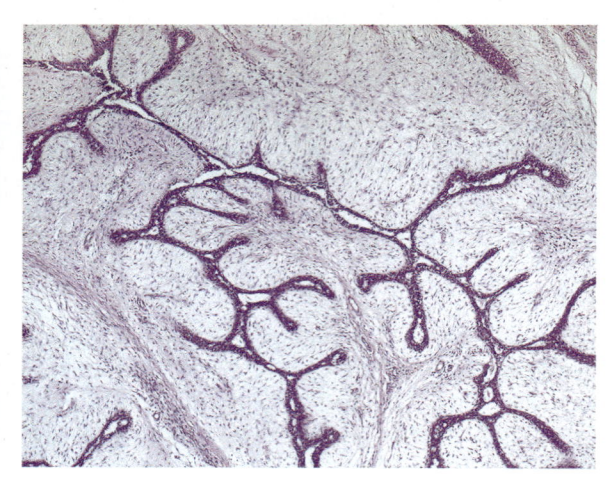

Abb. 17.37 Fibroadenom der Mamma:
a Makroskopie: umschriebener derber Tumor;
b Histologie: Proliferation des lobulären Gangsystems mit hirschgeweihartiger Kompression durch proliferiertes Mantelgewebe.

Prognose: Sie richtet sich nach morphologischen Kriterien wie Mitosen, Zellreichtum und Zellatypien der Stromakomponente. Unterschieden werden:
- benigner Phylloides-Tumor,
- maligner Phylloides-Tumor.

Therapie: Da lokale Rezidive des Phylloides-Tumors häufig sind, muss der Tumor in jedem Fall im Gesunden entfernt werden. Maligne Phylloides-Tumoren metastasieren hämatogen nach dem gleichen Muster wie die Mammakarzinome.

17.2.4.3
Mammakarzinome

Definition: Unter dem Sammelbegriff Mammakarzinom werden diejenigen bösartigen Tumoren zusammengefasst, die von den Epithelien der Milchgänge (= duktale Karzinome) oder von den der lobulären Drüsenendstücke (= lobuläre Karzinome) ausgehen.

In den westlichen Industrieländern ist das Mammakarzinom die häufigste Tumorerkrankung der Frau. Es manifestiert sich meist in der 5. Lebensdekade und stellt die häufigste Todesursache aller Frauen zwischen 35. und 54. Lebensjahr dar. Vor dem 20. Lebensjahr ist das Mammakarzinom sehr selten. Jede achte bis zehnte Frau muss damit rechnen, im Laufe ihres Lebens an Brustkrebs zu erkranken. Beim Mann ist Brustkrebs eine Rarität. Geographische Verteilung: hohe Inzidenz in den USA und Nord-/Mitteleuropa, niedrige Inzidenz in Japan und Asien.

Pathogenese: Die Ursache des Brustkrebses ist noch weitgehend unklar. Die Tatsache, dass er in mehreren Herden gleichzeitig und auch in der kontralateralen Brust auftreten kann, lässt eine Erkrankung des gesamten laktierenden Systems vermuten. Es sind unterschiedliche Risikofaktoren bekannt, die zu einem höheren relativen Karzinomrisiko führen:
- *Familienanamnese:* Mammakarzinomerkrankung der Mutter und Schwester vor dem 35. Lebensjahr → persönliches Risiko 30%; Mammakarzinomerkrankung der Mutter allein → persönliches Risiko 10%.
- *Regelanamnese:* erhöhtes Erkrankungsrisiko bei früher Menarche (vor 12. Lebensjahr) und später Menopause (nach 50. Lebensjahr).
- *Graviditätsanamnese:* erhöhtes Erkrankungsrisiko bei Nulliparität oder später erster Schwangerschaft (nach 30. Lebensjahr).
- *Ernährung:* erhöhtes Erkrankungsrisiko bei Adipositas in der Postmenopause wegen Östrogensynthese in Depotfett.
- *Östrogenanamnese:* endogener Östrogenexzess und/oder hormonelle Dysbalance → Stimulation von Wachstumsfaktoren → autokriner Zyklus der Tumorprogression.
- *Brustanamnese:* erhöhtes Erkrankungsrisiko der gegenseitigen Mamma nach operativ beseitigtem Erstkarzinom (vor allem bei familiärer Disposition) sowie erhöhtes Risiko bei atypischen Hyperplasien.
- *Genetische Prädisposition:* 90–95% der Mammakarzinome entstehen sporadisch, nur 5–10% sind familiäre Karzinome. Patientinnen mit familiären Mammakarzinomen sind Trägerinnen von mutierten

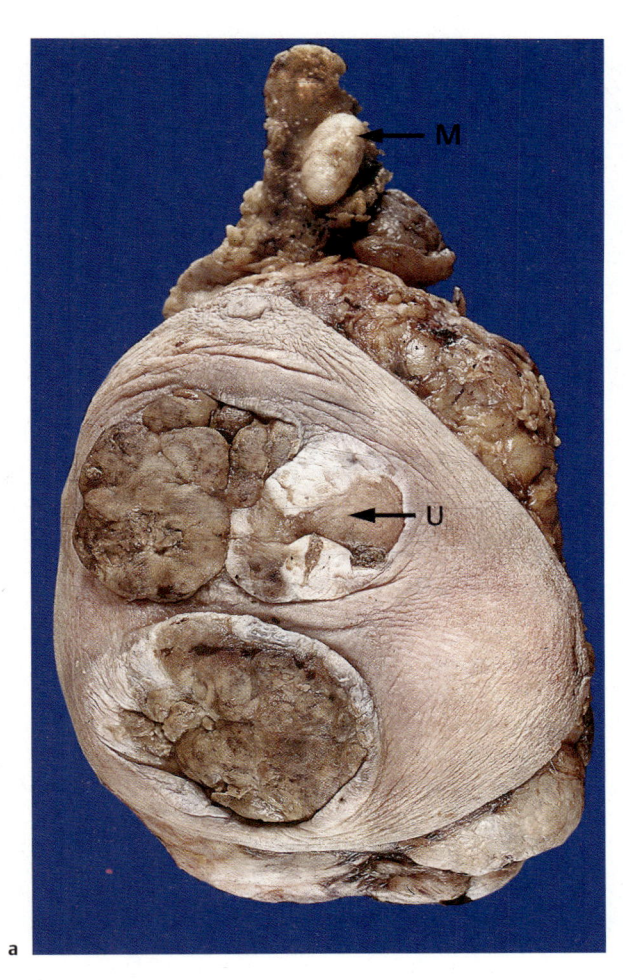

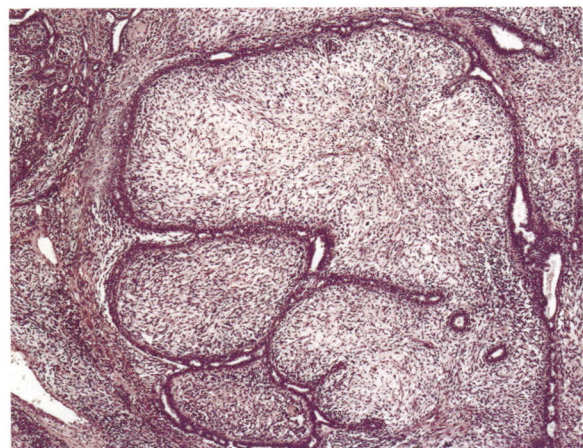

Abb. 17.**38** **Cystosarcoma phylloides:**
a Hautulzeration (U) und axilläre Lymphknotenmetastasen (M);
b durch proliferierendes zellreiches Stroma komprimiertes Gangsystem (HE, Vergr. 1.50).

thelhyperplasien sind möglich. Regressive Veränderungen in Form von Nekrosen, Zysten und Blutungen kommen vor.

Mammakarzinomgenen (Keimbahnmutation), die zu einem 50–60%igen Erkrankungsrisiko führen. Dazu gehören folgende Gene:
- BRCA-1 (S. 351) (Lokus 17q21). Tumorsuppressorgen vermutlich mit Aufgabe bei der DNA-Reparatur. Vorkommen nur bei Frauen mit autosomal dominant vererbtem Mamma- und Ovarialkarzinom. Risiko für Ovarialkarzinom 40%;
- BRCA-2 (Lokus 13q12). Tumorsuppressorgen vermutlich mit Aufgabe bei der DNA-Reparatur. Risiko für Ovarialkarzinom 70%. Assoziation mit familiärem Mammakarzinom und Prostatakarzinom des Mannes;
- p53-Tumorsuppressorgen (Li-Fraumeni-Syndrom) Lokus: 17p23.1;
- PTEN-Gen (*p*hosphate and *ten*sin homologous); Cowden-Syndrom) Lokus: 10q23;
- ATM-Gen (Ataxia-teleangiectasia-Syndrom). Lokus: 11q22.

Molekularpathologie: Das normale Epithel der Brustdrüse ist mit Östrogen- und Progesteronrezeptoren bestückt, welche die Übermittlung endokriner Signale realisieren und damit an der Zellproliferation beteiligt sind. Die frühesten fassbaren Zellveränderungen bei der Entstehung eines Mammakarzinoms betreffen die Regulation der Zellzahl, was eine Epithelhyperplasie nach sich zieht. Der nächste Schritt ist eine genetische Instabilität in mehreren kleinen Zellklonen in Form einer atypischen Hyperplasie. Die Progression zum eigentlichen Mammakarzinom basiert auf der kaskadenartigen Abfolge von genetischen Störungen, die eine vermehrte Expression wachstumsfördernder Onkogene wie c-erb-B2/neu, int-2, c-ras, c-myc und eine verminderte Expression und/oder Funktionsbeeinträchtigung der bereits erwähnten wachstumshemmenden Suppressorgene sowie NM23 und RB1 und anderer betreffen. Weitere genetische Defekte beeinträchtigen die Zellzykluskontrolle (Cyclin-D1), die integrinvermittelte Zell-Adhäsion (E-Cadherin), die Angiogenesefaktoren für die Tumorernährung und die Expression von matrixauflösenden Proteasen zur Tumorinvasion in die Umgebung.

Pathogenese: Formalpathogenetisch lassen sich beim Mammakarzinom eine präinvasive (Carcinoma in situ) von einer invasiven Phase (invasives Karzinom) abgrenzen. Neuesten Untersuchungen zufolge sollten sich alle In-situ-Karzinome von Epithelien der terminalen duktulolobulären Einheit herleiten, so dass die Bezeichnung duktales oder lobuläres Karzinom nichts über seinen Ausgangspunkt aussagt. In vielen, wenn nicht in allen Fällen hält sich das Mammakarzinom in der frühen Phase zunächst noch an die natürlichen Grenzen der Milchgänge (= Carcinoma in situ). Es kann sich auf unbehelligte Abschnitte der Milchgänge (duktale Kanzerisierung) oder Drüsenläppchen (lobuläre Kanzerisierung) ausdehnen (Abb. 17.**39**). Im Verlauf der Zeit zerstört das Karzinom die Basalmembran der Milchgänge (= invasiv duktales Karzinom) und wächst ins angrenzende Stroma, später auch in die Lymph- und Blutgefäße ein.

Morphologie: Das Mammakarzinom ist am häufigsten im äußeren oberen Quadranten lokalisiert, am zweithäufigsten im Mamillenbereich; es tritt bei 20–30% der Patientinnen multifokal und bei 3–4% beidseitig auf. Das makroskopische Bild des Brustkrebses ist vielfältig. Am häufigsten imponiert das Mammakarzinom als unscharf begrenzter harter Knoten (Abb. 17.**40**). Dieser weist oft Nekrosen und nahezu immer Mikroverkalkungen (Röntgendiagnostik!) auf. Histologisch unterteilt man die häufigsten Mammakarzinome in duktale (ca. 80%) und lobuläre (ca. 10%) Karzinome. Von diesen sind die seltenen differenzierten Mammakarzinomtypen abzugrenzen, die als Variante des duktalen Mammakarzinoms gelten (ca. 10%).

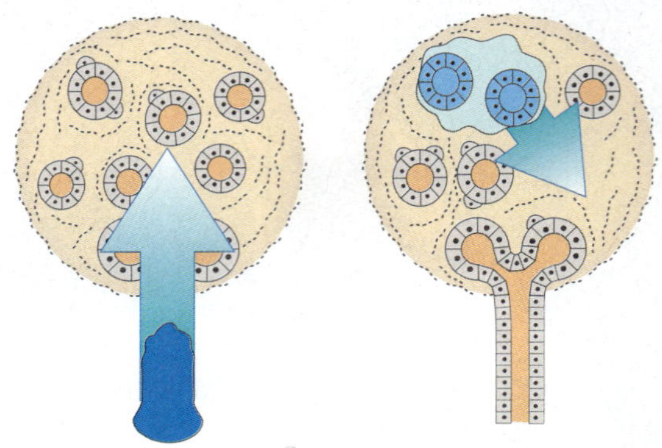

Lobuläre Mammakarzinome

Lobuläres Carcinoma in situ

Syn.: Carcinoma lobulare in situ, CLIS

Definition: Neoplastische Proliferation uniformer Azinuszellen innerhalb eines Drüsenläppchens, die durch eine intakte Basalmembran begrenzt wird.

Das CLIS macht nur 5% aller In-situ-Karzinome aus. Häufigkeitsgipfel: prämenopausal, 5. Lebensdekade.

Pathogenese: Formalpathogenetisch geht das CLIS von Zellen der terminalen duktulolobulären Einheit aus. Zunächst bildet sich eine atypische lobuläre Hyperplasie (s. o.), später füllen die Tumorzellen die Azini in Form eines CLIS völlig aus. Das CLIS bezieht häufig auch extralobuläre Gangsegmente mit ein, tritt gehäuft multizentrisch und in etwa einem Drittel aller Fälle auch bilateral auf.

Morphologie: Makroskopisch ist das CLIS nicht fassbar. Histologisch werden die Azini beim CLIS von kleinen isomorphen, locker-kohäsiven Zellen ausgefüllt. Die dadurch erweiterten Azinuslumina werden fakultativ von Myoepithelien, obligat von einer intakten Basalmembran umgeben. Da die neoplastischen Zellen meist die Azini des gesamten Läppchens ausfüllen, nimmt die Läppchengrundfläche bei zunehmender Verdrängung des lobulären Mantelgewebes zu (Abb. 17.**40 b**).

Abb. 17.39 Mammakarzinom: Formalpathogenese (blau = Tumor):
a Lobuläre Kanzerisierung: Einwachsen eines vom Milchgang ausgehenden Karzinoms in das lobuläre Gangsystem;
b lobuläres Carcinoma in situ: Karzinomentstehung und -ausbreitung auf lobuläre Drüsenendstücke beschränkt.

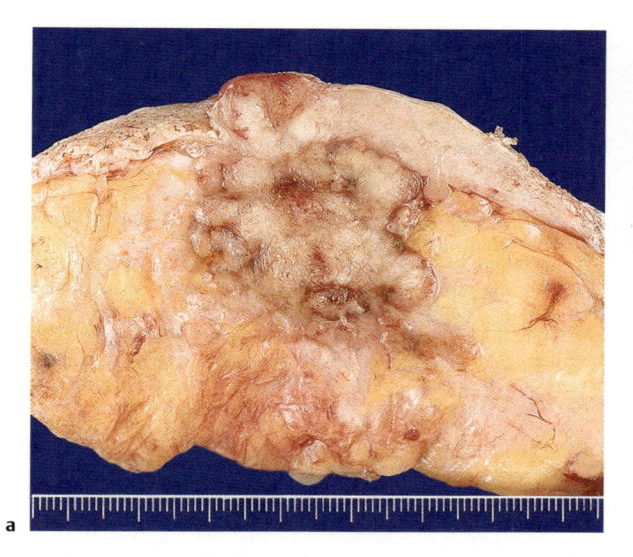

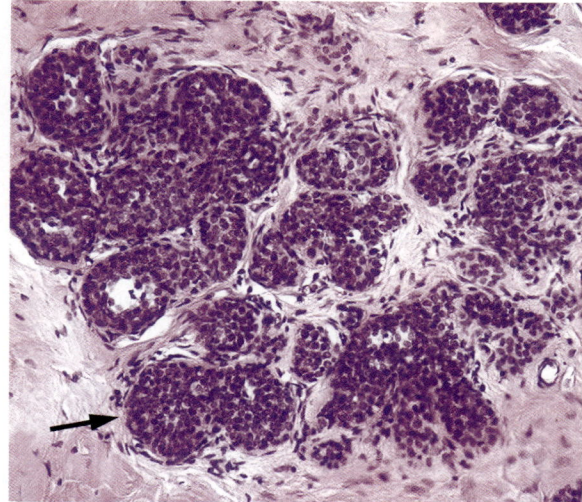

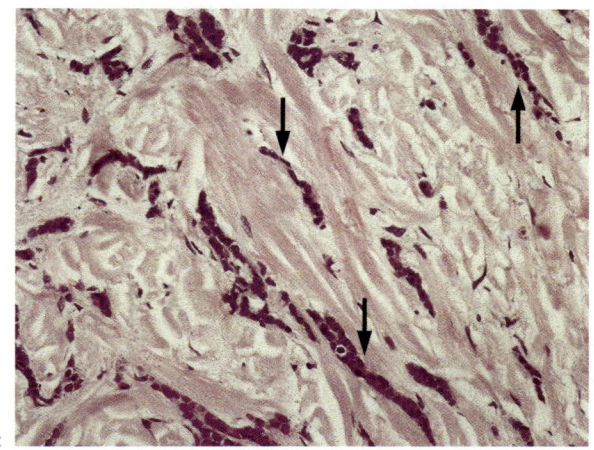

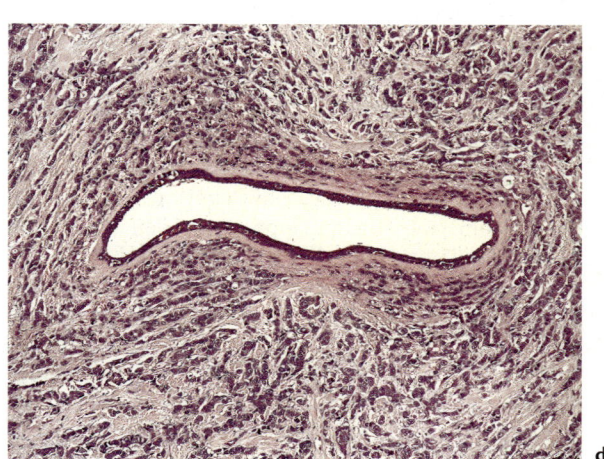

Abb. 17.**40** **Lobuläres Mammakarzinom:**
a Makroskopie: 3,3 cm großer, markiger Tumor mit Haut und Mamilleninfiltration (invasiver Tumortyp!);
b lobuläres Carcinoma in situ: Tumor besteht aus neoplastischen Lobuli (besser: „Azini"), keine Tumorinvasion;
c invasives lobuläres Karzinom mit gänsemarschartiger Anordnung der Tumorzellen (Pfeile) (HE, Verg. 1 : 100);
d invasives lobuläres Karzinom mit schießscheibenartiger Anordnung der Tumorzellen (HE, Vergr. 1.100).

Klinik: Das CLIS ist nicht tastbar und löst allein keine klinische Symptomatik aus. Bei 50% der Fälle finden sich Mikroverkalkungen. Meist Zufallsbefund, Indikator für synchron auftretende invasive Mammakarzinome. Dabei handelt es sich zu 60% um invasiv-duktale, zu 25% um invasive lobuläre und zu 15% um invasive tubuläre Karzinome.

Invasives lobuläres Karzinom

Definition: Als invasive Variante des CLIS macht es etwa 10% der invasiven Mammakarzinome aus.

Morphologie: Makroskopisch sind die Tumoren bei Diagnosestellung meist zwischen 2 und 5 cm groß und schlecht von der Umgebung abgrenzbar. Häufig liegt ein multizentrisches Wachstum vor (Abb. 17.**40**a). Histologisch handelt es sich um relativ kleinzellige Karzinome mit geringem Zusammenhalt der Epithelkomplexe (wegen E-Cadherin-Mutation und konsekutiver Adhäsionseinbuße) und folglich dissoziiertem Wachstum. Häufig liegen noch Anteile des In-situ-Karzinoms vor. Folgende histologischen Merkmale sind für ein solches Mammakarzinom charakteristisch:
- *Gänsemarschmuster* (engl. indian filing): einreihige Tumorzellstränge „eingepackt" in reichliches Stroma (szirrhöses Wachstumsmuster), diffus ins umliegende Gewebe infiltrierend (Abb. 17.**40**c),
- *Schießscheibenmuster:* Tumorzellen umscheiden zirkulär einzelne normale Milchgänge (Abb. 17.**40**d).

Daneben bildet der Tumor in unterschiedlichem Maße auch solide, selten auch mikrotubuläre Formationen.

Klinik: Das invasive lobuläre Mammakarzinom unterscheidet sich klinisch von den anderen Karzinomtypen durch:
- häufige bilaterale Tumorentwicklung (20%),
- multizentrische Tumorentwicklung in der gleichen Mamma.

Duktale Mammakarzinome

Intraduktales Karzinom

Syn.: Duktales Carcinoma in situ (= DCIS), nichtinvasives duktales Karzinom.

Definition: Heterogene Gruppe sich meist unizentrisch segmental im Milchgangsystem ausbreitender Karzinome, welche die Basalmembran der Milchgänge nicht durchbrechen, somit nicht metastasieren und meist langsam wachsen.

Altersgipfel der DCIS im 6. Lebensjahrzehnt.

Pathogenese: Formalpathogenetisch entwickelt sich das DCIS aus dem Epithel kleiner Drüsengänge (besser: der terminalen duktulolobulären Einheit = TDLE). Multizentrische Manifestationen kommen bei etwa 30% der Patientinnen vor. Anfänglich tapezieren die proliferierenden atypischen (bereits maligne transformierten) Zellen das betroffene Milchgangsegment in Form einer atypischen duktalen Hyperplasie aus, um sich danach im Gangsystem eines Drüsenlappens und den terminalen duktulolobulären Einheiten (TDLE) auszubreiten. In solchen Fällen ist der betroffene Gangabschnitt durch mehrreihige Tumorepithelschichten, durch solide, kribriforme oder papilläre Epithelformationen ausgeweitet. Später breiten sich die Tumorzellen auch im Gangsystem benachbarter Lappen und sogar im Mamillenepithel aus.

Morphologie: Histologisch können verschiedene Typen unterschieden werden:
- *Komedokarzinom:* mit einer soliden intraduktalen Tumorkomponente und zentralen, über 50% des Querschnittes einnehmenden Nekrosen sowie starker zellulärer und nukleärer Polymorphie (vgl. Abb. 17.**42 b**).
- *Solides intraduktales Karzinom:* mit einheitlichen, gut differenzierten, die Milchgänge ausfüllenden Tumorverbänden. Zentrale Nekrosen sind möglich, machen aber weniger als 50% der duktalen Querschnitte aus.
- *Kribriformes intraduktales Karzinom:* mit partiell lumenverschließenden siebartigen Wuchsmustern.
- *Mikropapilläres intraduktales Karzinom:* mit atypischen papillären Epithelproliferationen. Diese Form kommt gehäuft multifokal vor, wächst aggressiv und geht deshalb rasch mit einer Mikroinvasion einher. Häufig ist auch eine Assoziation mit einem Morbus Paget.
- *Papilläres intraduktales Karzinom:* mit feingliedriger Architektur und häufiger Kombination mit trabekulärem und kribriformem Wachstumsmuster. Die papilläre Komponente dominiert jedoch das Bild.
- *Intraduktales, intrazystisches papilläres Karzinom:* mit papillären Epithelproliferationen in zystisch umgewandelten Milchgängen.

Sonderform

Morbus Paget: Dies ist eine seltene intraepidermale Manifestation eines duktalen Mammakarzinoms im Bereich der Mamille oder Areola (bei etwa 1% aller Mammakarzinomfälle). Das Ausgangskarzinom kann dabei so klein sein, dass es klinisch nicht in Erscheinung tritt. Möglich ist auch eine weite räumliche Entfernung zwischen duktalem Karzinom und Morbus Paget mit einem großen tumorfreien Intervall, z.B. bei brustwandnaher Lokalisation in der Peripherie eines Quadranten. Makroskopisch imponiert der Morbus Paget als Hautekzem mit Erosionen und Krustenbildungen, das von der Mamille/Areola auf die umgebende Brusthaut übergreift (Abb. 17.**41 a**). Histologisch liegen in einer regelrecht geschichteten Epidermis große helle ballonartige Tumorzellen einzeln oder in kleinen Gruppen vor (Abb. 17.**41 b**). Das subepitheliale Gewebe zeigt meistens eine entzündliche Begleitreaktion.

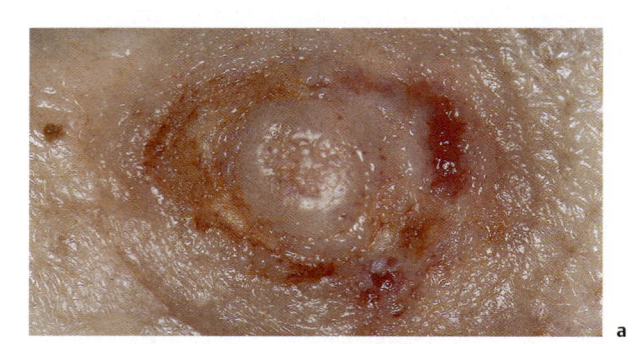

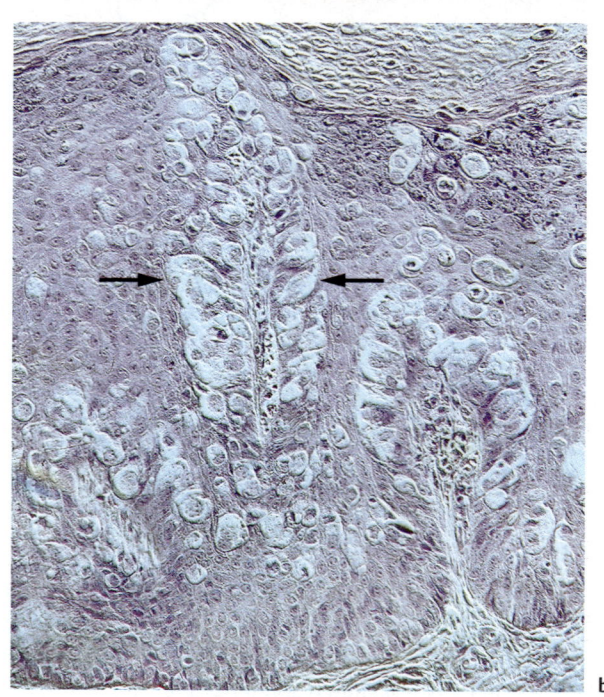

Abb. 17.**41 Mamilläres Paget-Karzinom** (= Morbus Paget der Mamille):
a Ekzemoider Tumor der Mamille;
b helle zytoplasmatische Tumorzellen infiltrieren die Epidermis und breiten sich darin aus. Ähnliche Tumoren kommen auch im Vulva- und Analbereich vor (HE, Vergr. 1 : 200).

Klinik: Die Tumoren können als nichtsymptomatische, nur mammographisch fassbare, mikrofokale Läsionen, makroskopisch nachweisbar oder als diffuse Neoplasien auftreten. Sie gehen häufig mit Sekretionen aus der Mamille einher. Wichtigstes röntgenologisches Indiz ist der Mikrokalk (Frühdiagnostik!).

Prognose: Sie hängt unabhängig vom histologischen Subtyp von folgenden 3 Faktoren ab:
- *Kernmalignitäts- und Differenzierungsgrad:* Hier werden die Kernpolymorphie, die gangepitheltypische Lichtungsbildung und die Mitosehäufigkeit berücksichtigt:
  - niedermalignes DCIS: kleine kohäsiv wachsende Tumorzellen mit isomorphen Kernen, oft tubuläre Differenzierung, kaum Mitosen, keine Nekrosen;
  - intermediärmalignes DCIS: Non-high-Grade-DCIS mit Nekrosen;
  - hochmalignes DCIS: polymorphe Tumorzellen mit blastären Kernen und großen Nukleolen, zahlreiche Mitosen, oft zentrale Nekrosen (= sog. Komedonekrosen), kaum tubuläre Differenzierung.
- *Tumorgröße* und damit die Ausdehnung des DCIS im Gangsystem nach systematischer Aufarbeitung des Operationsmaterials.
- *Exzisionsrandbeschaffenheit:* Der tumorfreie Exzisionsrand des Operationspräparates sollte mehr als 5 mm betragen.

Therapie: Sie richtet sich nach dem in Tab. 17.**6** wiedergegebenen prognostischen Scoring (nach Silverstein), das von den meisten Tumorzentren angewandt wird:
- DCIS-Score 3–4: alleinige Exzision ausreichend;
- DCIS-Score 5–7: Exzision mit Nachbestrahlung (eventuell Nachexzision zur Score-Minderung);
- DCIS-Score 8–9: Mastektomie.

Invasives duktales Karzinom

Definition: Gruppe infiltrierend wachsender Karzinome, die sich vom Epithel der terminalen Gangsegmente herleiten, keiner anderen Kategorie invasiver Mammakarzinome zugeordnet werden können und folglich auch als invasives duktales Mammakarzinom ohne anderweitige Spezifizierung (not otherwise specified) bezeichnet werden.

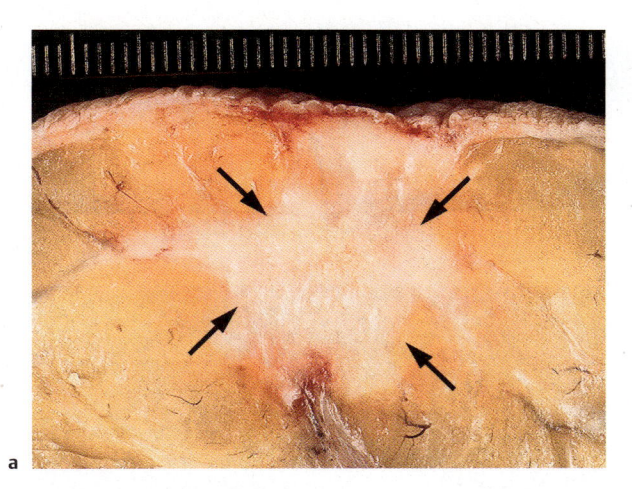

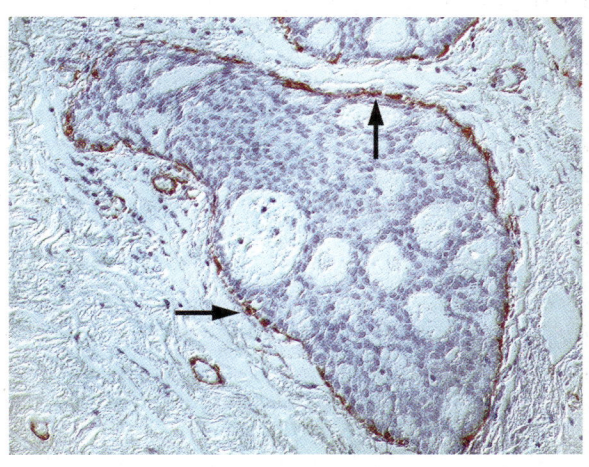

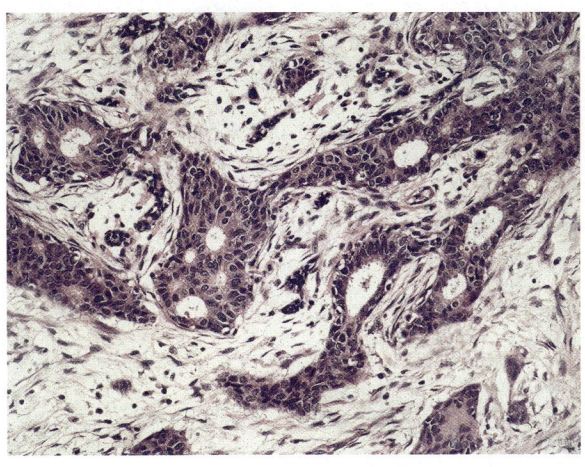

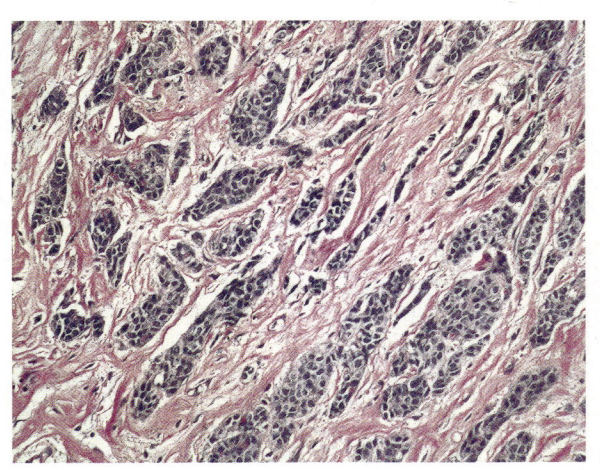

Abb. 17.**42 Invasiv duktales Mammakarzinom:**
a Makroskopie: 2,1 cm großer Tumor mit gelblichen Nekrosen (Pfeile) im Zentrum und Hautinfiltration;
b intraduktales Mammakarzinom mit Austapezierung der ausgeweiteten Milchgänge durch kribriform gewachsene Tumorzellen und periduktaler Umsäumung der Milchgänge durch aktinhaltige Myoepithelien (Pfeile) (Immunhistochemie, Aktin, Vergr. 1 : 75);
c mäßiggradige histologische Differenzierung mit neoplastischen Gangimitaten (HE, Vergr. 1 : 100);
d geringe Tumordifferenzierung mit mehrschichtigen soliden Zellbalken ohne Lichtungsbildungen (HE, Vergr. 1 : 100).

Tabelle 17.6 **Prognostisches Scoring (nach Silverstein).** Der DCIS-Score ergibt sich aus der Addition der einzelnen Score-Punkte für die jeweiligen Parameter.

Score-Punkte	1	2	3
Parameter			
Tumorgröße	≤ 15 mm	> 15 mm < 40 mm	> 40 mm
Abstand zum Resektionsrand	≤ 10 mm	> 1 mm < 9 mm	< 1 mm
Malignitätsgrad	non-high-grade, ohne Nekrosen	non-high-grade, mit Nekrosen	high-grade

Sie stellen mit ca. 80% den häufigsten Karzinomtyp der Mamma dar.

Morphologie: Makroskopisch handelt es sich um einen knotigen Tumor mit harter Konsistenz, grau-weißer Farbe und entweder unregelmäßiger Begrenzung mit strahlenförmigen Ausläufern in das angrenzende Fettgewebe (Abb. 17.42 a) oder umschriebener Tumorkonfiguration. Histologisch können die Tumorzellen entweder Drüsenschläuche nachahmen (Abb. 17.42 c) oder nur noch solide Zellbalken bilden (Abb. 17.42 d). Ferner haben die Tumorzellen einen unterschiedlich ausgeprägten induktiven Effekt auf das Stroma, was sich in einer entsprechend unterschiedlichen Stromabildung äußert. Das invasive duktale Karzinom zeigt oft eine ausgeprägte Kernpolymorphie, infiltriert ins umgebende Fettgewebe der Mamma und weist insgesamt einen höheren Malignitätsgrad auf.

Sonderformen

Bei den nachstehend aufgeführten, insgesamt seltenen Karzinomtypen handelt es sich um besondere Differenzierungsformen invasiver duktaler Karzinome. Sie treten bevorzugt nach der Menopause auf, wachsen langsam und haben eine bessere Prognose.

1. *Tubuläres Karzinom:* Gut umschriebener Tumor mit hoher Gewebereife aus neoplastischen Tubuli. Diese werden von einem uniformen, einschichtigen Epithel ausgekleidet und von einem sklerosierenden Stroma umgeben. Sie infiltrieren das mammäre Fettgewebe und können auch als hochdifferenzierte invasiv duktale Mammakarzinome aufgefasst werden. Manifestationsalter: 4. Lebensdekade. 1% aller invasiven Mammakarzinome.
2. *Papilläres Karzinom:* Ein weicher, bröckeliger Tumor aus gewucherten papillären Zellverbänden. Diese werden durch mehrere Zellreihen breiter Epithelzapfen gebildet, in denen man im Gegensatz zu den gutartigen Milchgangpapillomen nur einen einzigen Zelltyp und keine Myoepithelien erkennen kann. Weniger als 1% aller invasiven Mammakarzinome.
3. *Muzinöses Karzinom:* Dieser Tumor wächst in Form eines gut abgegrenzten Knotens mit gallertiger Schnittfläche. Dies ist darauf zurückzuführen, dass die Karzinomzellen große Schleimmengen produzieren und sie in Form von Schleimseen größtenteils im Extrazellulärraum deponieren. Die uniformen Tumorzellen bilden solide, manchmal drüsenartige Zapfen und enthalten manchmal auch im Zytoplasma noch Schleim. 2% aller invasiver Mammakarzinome.
4. *Medulläres Karzinom:* Das medulläre Karzinom fällt als gut abgegrenzter markiger Knoten auf. Histologisch ist der Tumor sehr zellreich und stromaarm. Er besteht aus großen undifferenzierten Zellen, die dichte Zellnester bilden. Das spärliche Stroma ist unterschiedlich stark durch Lymphozyten und Plasmazellen infiltriert (Abb. 17.43). Dies wird auf eine gute Immunabwehr zurückgeführt, denn der Tumor hat trotz Mitosereichtum und geringerer Zelldifferenzierung eine bessere Prognose als die invasiven duktalen Karzinome. Weniger als 1% aller invasiven Mammakarzinome.

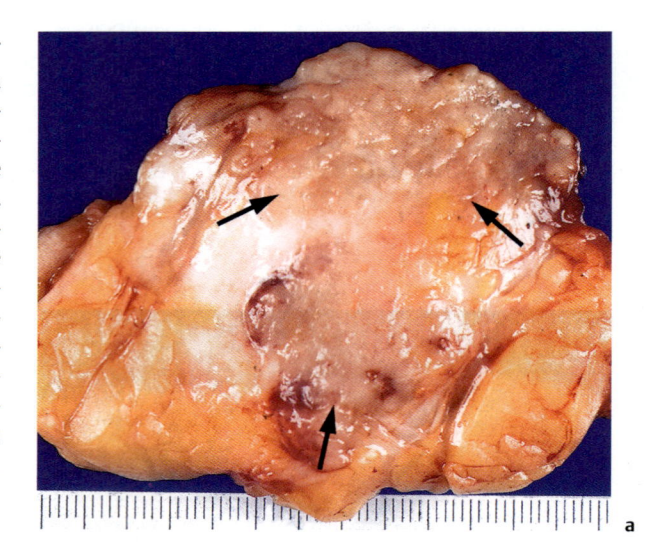

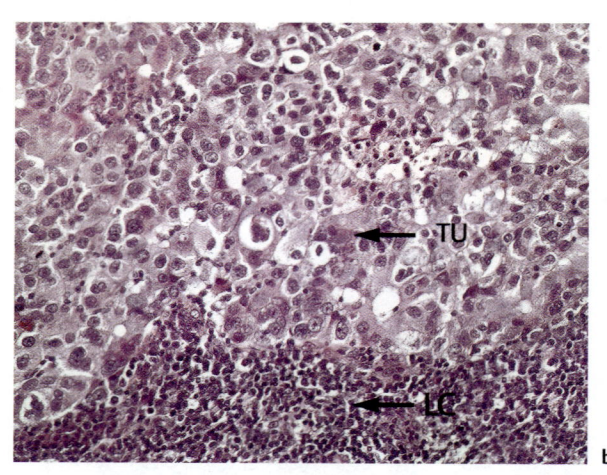

Abb. 17.**43** **Medulläres Mammakarzinom** (TU = Tumor, LC = lymphozytäres Infiltrat):
a Makroskopie: weicher markiger Tumor neben weißlicher Mastopathie;
b Histologie: solider Tumor aus anaplastischen Zellen neben einem lymphozytären Infiltrat (HE, Vergr. 1 : 100).

✚ Klinik: Ausbreitungsformen
– *Vertikale Ausbreitung nach innen:* Karzinome des inneren Quadranten wachsen oft in fortgeschrittenen Stadien in die Tiefe und infiltrieren so die Pektoralismuskulatur. Bei zentral gelegenen Mammakarzinomen kommt es oft zur Mamillenreaktion.

- *Vertikale Ausbreitung nach außen:* Mammakarzinome (vor allem des oberen äußeren Quadranten) brechen manchmal nach außen durch, zerfallen oberflächlich und bilden ein Krebsgeschwür (Hautulzeration).
- *Horizontal lymphogene Ausbreitung:* Bei flächenhafter Ausbreitung in Hautlymphgefäßen kommt es zur panzerartigen Thoraxeinschnürung (= Panzerkrebs) durch das Mammakarzinom. Bei subepidermaler flächenhafter Tumorausbreitung mit Infiltration der Talgdrüsen und Blockade des Lymphabflusses resultiert eine großporige Hautveränderung (= Orangenhaut).
- *Horizontal epidermotrope Ausbreitung:* Bei mamillennahen duktalen Mammakarzinomen mit besonderer Hautaffinität breiten sich die Tumorzellen in der Haut aus (Paget-Karzinom der Mamillenregion, s. o.).

✚ Metastasierung der Mammakarzinome: Mammakarzinome metastasieren häufig lymphogen und hämatogen und neigen sehr früh zur generalisierten Tumoraussaat. Nach Therapie mit rezidivfreiem Intervall kann man nicht selten Spätmetastasen nach 10 oder mehr Jahren beobachten.
- *Lymphogene Metastasierung:* Das lymphogene Ausbreitungsmuster hängt von der Quadrantenlokalisation des Tumors ab. Karzinome im äußeren oberen Quadranten der Mamma siedeln sich in die (chirurgisch gut erreichbaren) axillären Lymphknoten ab. Die axillären Lymphknoten werden in drei Etagen erfasst (untere, mittlere, obere Axilla). Medial gelegene Karzinome breiten sich in die Tiefe durch die Thoraxwand (entlang der Lymphgefäße) hindurch aus und metastasieren in die retrosternalen und supraklavikulären Lymphknoten. Durch intraoperative Darstellung und Entfernung des Sentinel-Lymphknoten, der ersten lymphogenen Drainagestation, wird versucht, die Komplikationen der axillären Lymphknotenentfernung (Lymphödem des Armes) zu vermeiden.
- *Hämatogene Metastasierung:* Sie verschlechtert die Prognose erheblich und kann gleichzeitig oder nach der lymphogenen Metastasierung erfolgen. Dabei findet man folgende Metastasenlokalisationen:
  - *Knochenmetastasen:* Sie sind häufig (60%); Vorkommen in Becken, Wirbelkörper und Schädelkalotte.
  - *Organmetastasen:* Meist in Lunge (60%), Leber (50%) und Gehirn.

Pathologische TNM-Klassifikation der Mammakarzinome (Abkürzungen: LNN = Lymphknoten; AMI = A. mammaria interna)

pT1	Tumor ≤ 2 cm
pT1mic	Mikroinvasion ≤ 0,1 cm
pT1a	Tumor > 0,1 cm ≤ 0,5 cm
pT1b	Tumor > 0,5 cm ≤ 1,0 cm
pT1c	Tumor > 1,0 cm ≤ 2,0 cm
pT2	Tumor > 2,0 cm ≤ 5,0 cm
pT3	Tumor > 5,0 cm
pT4	Tumor jeder Größe mit Brustwand-/Hautausdehnung
pT4a	Tumorausdehnung auf Brustwand,
pT4b	Haut-Ödem (inkl. Apfelsinenhaut), -Ulzeration oder ipsilaterale Satelliten-Hautmetastase
pT4c	pT4a + pT4b
pT4d	inflammatorisches Karzinom
pN0	keine LNN-Metastasen
pN1mi	Mikrometastase > 0,2 mm ≤ 0,2 cm
pN1a	Metastase(n) in 1–3 axillären LNN, ≥ 1 Metastase > 0,2 cm
pN1b	(klinisch/makroskopisch nicht erkennbare) mikroskopisch in Sentinel-LNN nachgewiesene Metastase(n) entlang AMI
pN1c	Metastasen in 1–3 axillären LNN **und** LNN entlang AMI mit (klinisch/makroskopisch nicht erkennbaren) mikroskopisch in Sentinel-LNN nachgewiesenen Metastase(n)
pN2a	Metastase(n) in 4–9 axillären LNN ≥ 1 Metastase > 0,2 cm
pN2b	Metastase(n) in klinisch/makroskopisch erkennbaren LNN entlang der AMI ohne axilläre LNN-Metastasen
pN3a	Metastase(n) in ≥ 10 ipsilateralen axillären LNN (zumindest eine > 0,2 cm) **oder** in ipsilateralen infraklavikulären LNN
pN3b	Metastase(n) in klinisch/makroskopisch erkennbaren LNN entlang AMI mit ≥ 1 axillären LNN-Metastase **oder** Metastasen in ≥ 3 axillären LNN und (klinisch/makroskopisch nicht erkennbaren) LNN entlang AMI, nachgewiesen durch Untersuchung des (der) Sentinel-LNN
pN3c	Metastase(n) in ipsilateralen supraklavikulären LNN

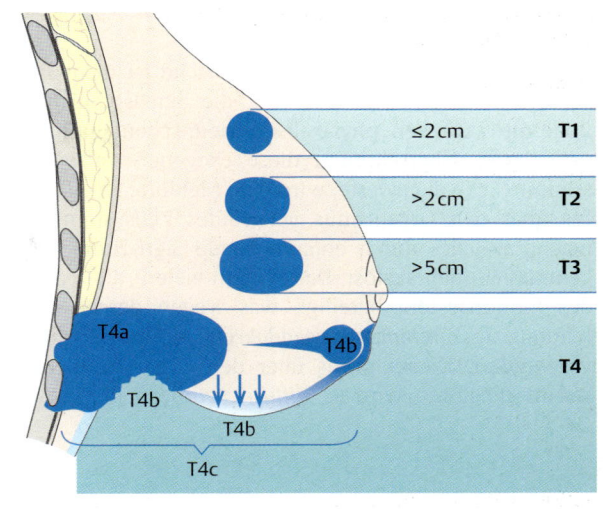

Abb. 17.44 Stadieneinteilung (TNM) der Mammakarzinome.

✚ Prognosefaktoren der Mammakarzinompatienten: Folgende Faktoren erlauben eine Aussage über Überlebensrate, Rezidiv- und Metastasenneigung sowie Therapierbarkeit:
- *Tumortyp:* Die 10-Jahre-Überlebensrate beträgt bei den invasiven duktalen und lobulären Karzinomen etwa 30%, bei den Sonderformen des duktalen Karzinoms etwa 60%.
- *Lokale Tumorausdehnung:* Haut- und Muskelinfiltration sowie Gefäßeinbrüche im Tumorrandbereich sind mit erhöhter Metastasierungsneigung korreliert.
- *Tumorgröße* (T-Kategorie in der TNM-Klassifikation): pT1 a, b gute Prognose. Allerdings können auch kleine Tumoren bereits metastasieren (Abb. 17.**44**).
- *Lymphknotenbefall:* 5-Jahre-Überlebensrate bei Karzinomen bis 0,5 cm Größe ohne regionäre Lymphknotenmetastasen: 90%; mit regionären Lymphknotenmetastasen: 55%. Bei Karzinomen zwischen 2 und 5 cm Größe liegt sie bei 75% ohne und bei 45% mit Lymphknotenbefall. Bei lokal fortgeschrittenen Karzinomen über 5 cm liegt sie bei 70% ohne und bei 35% mit Lymphknotenbefall.
- *Tumormalignitätsgrad* s. o.
- *Rezeptorstatus:* Auf den Zellen der meisten Mammakarzinome sind in variabler Dichte immunhistochemisch Östrogen- und/oder Progesteronrezeptoren nachweisbar, was ihre hormonelle Regulierbarkeit und damit ein Ansprechen auf Antihormone (Tamoxifen, Aromatasehemmer) wahrscheinlich macht. Am besten reagieren Karzinome mit Östrogen- und Progesteronrezeptorbesatz. In diesem Zusammenhang ist das c-erb-B2 (Her2/neu) zu erwähnen. Dieses Onkogen kodiert für ein Zellmembranprotein, das molekular mit dem epidermalen Wachstumsfaktorrezeptor (EGFR) verwandelt und somit in die Proliferation und Differenzierung der Karzinomzellen involviert ist. Tumoren mit immunhistochemisch nachweisbarer Überexpression dieses Onkogens lassen sich durch spezifische monoklonale IgG-Antikörper (Herceptin) beeinflussen.

Die äußere und innere Körperoberfläche ist dicht mit sensorischen „Fühlern" bestückt, die den Organismus über die aktuellen physikalisch-chemischen Einflüsse orientieren. Überschreiten diese exogenen Reize bestimmte Schwellenwerte, wird eine Meldung an ein diffus über den Organismus verstreutes Zellsystem gemacht, welches durch entsprechende Signalstoffe Gegenmaßnahmen auslöst. Daran ist in vielen Fällen auch das Immunsystem beteiligt, was wegen dessen Einbindung ins *immunoneuroendokrine Netzwerk* nicht verwundert. Dieses diffus über den Organismus verstreute Zellsystem wird als *„diffuses neuroendokrines System"* bezeichnet, weil die dazugehörenden Zellen kein histologisch einheitliches Organgewebe, in einigen Fällen nicht einmal ein zusammenhängendes Gewebe bilden. All diesen Zellen gemeinsam ist die Fähigkeit, Regulatorpeptide und -amine zu bilden, sowie vielfach auch Kontrolle durch dieselben Differenzierungsgene auszuüben. Zu diesem Zellsystem gehören mit Ausnahme des follikulären Schilddrüsengewebes und der Nebennierenrinde auch alle anderen klassischen endokrinen Organe. Ihre Erkrankungen werden im folgenden Kapitel besprochen: *„Endokrines System"*.

18 Endokrines System

G. Klöppel, W. Saeger, N. Böhm, M.J. Oberholzer, U.-N. Riede

18.1	**Hypothalamisch-neurohypophysäres System** 982
18.1.1	Ontogenetische Läsionen 982
18.1.2	Zirkulatorische Läsionen 982
18.1.3	Entzündliche Läsionen 982
18.1.4	Tumorartige Läsionen 983
18.1.5	Neoplastische Läsionen 983
18.1.6	Funktionelle Läsionen 983
18.2	**Adenohypophyse** 984
18.2.1	Ontogenetische Läsionen 984
18.2.2	Zirkulatorische Läsionen 984
18.2.3	Metabolische Läsionen 985
18.2.4	Entzündliche Läsionen 985
18.2.5	Tumorartige Läsionen 986 Hyperplasien 986
18.2.6	Neoplastische Läsionen 986 Pituitäre Tumoren 986 Nichtpituitäre Tumoren 989
18.2.7	Funktionelle Läsionen 991 Hypopituitarismus 991 Hyperpituitarismus 992
18.3	**Nebennierenrinde** 994
18.3.1	Ontogenetische Läsionen 994
18.3.2	Metabolische Läsionen 994
18.3.3	Zirkulatorische Läsionen 995
18.3.4	Entzündliche Läsionen 995
18.3.5	Tumorartige Läsionen 996 Zysten 996 Hyperplasien 996
18.3.6	Neoplastische Läsionen 997 Adenome 997 NNR-Karzinome 997 Nichtepitheliale Tumoren 999 Metastasen 1000
18.3.7	Funktionelle Läsionen 1000 Akuter Hypokortizismus 1000 Primärer chronischer Hypokortizismus 1000 Sekundärer chronischer Hypokortizismus 1001 Hyperkortizismus 1001
18.4	**Nebennierenmark** 1005
18.4.1	Neoplastische Läsionen 1005 Neuroendokrine Tumoren 1005 Neurale Tumoren 1007
18.5	**Paraganglionäres System** 1010
18.5.1	Neoplastische Läsionen 1010
18.6	**Schilddrüse** 1011
18.6.1	Ontogenetische Läsionen 1011
18.6.2	Entzündliche Läsionen 1012
18.6.3	Tumorartige Läsionen 1014 Euthyreote Struma 1015 Hypothyreote Struma 1015 Hyperthyreote Strumen 1016
18.6.4	Neoplastische Läsionen 1017 Benigne Tumoren 1017 Karzinome 1018 Sarkome 1022
18.6.5	Funktionelle Läsionen 1023 Hyperthyreosen 1023 Hypothyreose 1024
18.7	**Nebenschilddrüse** 1025
18.7.1	Ontogenetische Läsionen 1025
18.7.2	Entzündliche Läsionen 1025
18.7.3	Tumorartige Läsionen 1025 Primäre Hyperplasie 1025 Sekundäre Hyperplasie 1026
18.7.4	Neoplastische Läsionen 1027
18.7.5	Funktionelle Läsionen 1028 Hyperparathyreoidismus 1028 Hypoparathyreoidismus 1028
18.8	**Diffuses neuroendokrines System** 1029
18.8.1	Tumorartige Läsionen 1030
18.8.2	Neoplastische Läsionen 1030 Neuroendokrine Tumoren 1030 MEN-Syndrome 1031
18.9	**Inselorgan (endokrines Pankreas)** 1032
18.9.1	Funktionelle Läsionen 1033 Diabetes mellitus 1033 Hypoglykämiesyndrome (HGS) 1035
18.9.2	Neoplastische Läsionen 1035

18.1 Hypothalamisch-neurohypophysäres System

Die Hypophyse (= Glandula pituitaria) entwickelt sich zum einen aus dem Epithel der ektodermalen Mundbucht, zum anderen aus einer Ausstülpung des Zwischenhirns, dem sog. Infundibulum. Aus Ersterem wird die Adenohypophsye (Hypophysenvorderlappen), aus Letzterem die Neurohypophyse (Hypophysenhinterlappen) samt Hypophysenstiel. Dies erklärt, weshalb Hypothalamus und Neurohypophyse, über den Hypophysenstiel verbunden, eine strukturelle und funktionelle Einheit bilden und weshalb **ontogenetische Läsionen** dieser Region meist Hypothalamus und Neurohypophyse zusammen betreffen. **Zirkulatorische, entzündliche** und **neoplastische Läsionen**, die sich isoliert in diesen Regionen abspielen, sind selten. Unter den **funktionellen Läsionen** ist in erster Linie der Vasopressinausfall hervorzuheben, der sich klinisch als Diabetes insipidus manifestiert.

18.1.1 Ontogenetische Läsionen

Neurohypophysendystopien

Sie sind sehr selten und können in drei verschiedenen Formen auftreten: a) Entweder ist die Neurohypophyse an das Tuber cinereum verlagert oder b) bildet nur eine umschriebene Auftreibung am Hypophysenstiel oder c) liegt im Durchtrittsbereich des Stiels durch das Diaphragma sellae.

Anenzephalie

Dies ist die häufigste Fehlbildung im Hypothalamus-Neurohypophysen-System. Dabei fehlen die Neurohypophyse und der Hypothalamus als Teile des Gehirns entweder vollständig oder sind nur rudimentär entwickelt.

Kallmann-Syndrom

Definition: Sehr seltene Kombination einer Agenesie (oder Hypoplasie) der Bulbi olfactorii mit Anosmie und eines hypogonadotropen Hypogonadismus. Die Nuclei tuberales laterales sind hypoplastisch, die Nuclei subventriculares leicht hyperplastisch.

Molekularpathologisch liegt eine genetische Umverteilung auf dem Chromosom Xp22.3 vor. Darunter leidet das dortige KAL-1-Gen, das für einen neuronalen Migrationsfaktor, dem Anosmin (Locus: Xp22.3) kodiert. Folglich kann sich der Bulbus olfactorius nicht entwickeln, und die Gonadotropin-releasing-Hormon-bildenden Zellen können nicht wie üblich über den Olfaktoriusnerv in die Hypothalamus-Präoptikusregion einwandern.

18.1.2 Zirkulatorische Läsionen

Pathogenese: Durchblutungsstörungen des Hypophysenstiels durch Verletzungen, Operationen, Geschwülste oder Entzündungen ziehen anämische Nekrosen der Adenohypophyse nach sich, weil die Blutversorgung der Hypophyse größtenteils im Stiel verläuft. Demgegenüber weist die Neurohypophyse bei Stieldefekten eine geringere Nekrosen- und Blutungsneigung auf, weil sie zusätzlich aus kleinen Ästen der A. carotis interna versorgt wird, doch schwinden in ihr die Nervenfasern wie bei der Waller-Degeneration (S. 1108). Die hypothalamischen Nervenzellen werden atrophisch, wenn ihre Fasern im Stiel unterbrochen sind.

Bei der postpartalen Hypophysennekrose (S. 984) bleibt der Hinterlappen oft unbeteiligt. Zeigt er aber Nekrosen, so ziehen diese eine Atrophie des Nucleus supraopticus nach sich. Andere hypothalamische Kerngebiete können durch den Ausfall der Adenohypophyse eine Zellhypertrophie entwickeln, was Ausdruck einer regulativen Überstimulierung sein dürfte.

+ Klinisch findet man bei nekrotisierenden Prozessen im Stielbereich häufig folgende Krankheitsbilder:
- *Diabetes insipidus* durch Ausfall von Vasopressin, wenn nur der Hypophysenhinterlappen betroffen ist; dieser entsteht nicht, wenn Hypophysenvorderlappen und -hinterlappen gemeinsam ausfallen (S. 983);
- *Hyperprolaktinämie* durch Ausfall von Prolaktin-inhibiting-Hormon.
- *Minderfunktion der übrigen Vorderlappenhormone* bei Störung der stimulierenden hypothalamischen Einflüsse.

18.1.3 Entzündliche Läsionen

Pathogenese: Im Rahmen einer Sepsis sind im Hinterlappen häufig septikopyämische Herde anzutreffen. Bei einer generalisierten Enzephalitis oder Meningitis können auch der Hypothalamus und der Hypophysenhinterlappen mitbeteiligt sein. Virusinfekte (Polio-, Coxsackie-, Influenza A-, Varizella-, Herpes simplex-Viren) betreffen gelegentlich den Hypothalamus.

Bei der Sarkoidose (S. 226) findet man manchmal epitheloidzellige Granulome auch im Hypothalamus und in der Neurohypophyse. Eine hypothalamische Tuberkulose kommt zwar vor, ist aber eine Rarität.

+ Komplikationen: Als Folgen einer Entzündung des Hypothalamus werden Diabetes insipidus, Infantilismus und Adipositas beschrieben.

18.1.4 Tumorartige Läsionen

Morbus Hand-Schüller-Christian

Bei diesem Teilbild einer Langerhans-Histiozytose sind häufig der Hypophysenstiel und die Neurohypophyse mitbetroffen (S. 567).

Intermediärzonen-Zysten

Sie sind sehr häufig, erreichen aber selten eine beträchtliche Größe und werden von verschiedenen Epithelarten ausgekleidet. Ihre pathophysiologische Bedeutung besteht nur in einer eventuellen Druckwirkung auf die Nachbarstrukturen.

18.1.5 Neoplastische Läsionen

Hypothalamus: Hier können besonders am Infundibulum und am Chiasma opticum Astrozytome entstehen. Dabei sind die (meist pilozytischen) Astrozytome des Chiasma opticum oft mit einer Neurofibromatose Typ I (S. 1104) kombiniert. Ferner können sich in dieser Region auch neuronale Hamartome, Gangliozytome, Lipome, maligne Lymphome, Keimzelltumoren und ektope Pinealome entwickeln. Im Kindesalter führen diese Tumoren oft zu einer Pubertas praecox; Gangliozytome können in seltenen Fällen das Wachstumshormon-releasing-Hormon bilden und so eine Akromegalie induzieren (S. 992).

Neurohypophyse: Sie enthält oft kleine Herde mit dicht gelagerten Pituizyten (= modifizierten Gliazellen), die man als Choristome bezeichnet. Sehr selten können aus ihnen Granularzelltumoren (S. 657) hervorgehen, die gelegentlich zu einer intra- oder suprasellären Raumforderung führen. Nicht selten kommen hier auch Metastasen vor (Mamma-, Bronchus-, Kolon-, Prostatakarzinom).

18.1.6 Funktionelle Läsionen

Sie rufen je nach Lokalisation der zugrunde liegenden Läsion unterschiedliche Krankheitsbilder hervor:
- *Läsionen im vorderen Hypothalamus:* Sie können Hypogonadismus, Kachexie, Hyperthermie oder Hyperaktivität/Schlaflosigkeit induzieren.
- *Läsionen des Infundibulums oder des mittleren Hypothalamus:* Sie bewirken einen Diabetes insipidus, Ausfallserscheinungen hypophysärer Hormone oder Hyperprolaktinämie.
- *Läsionen im dorsalen Hypothalamus:* Vor allem Tumoren können zu einer Hypothermie und im Kindesalter zu einer Pubertas praecox führen.

Schwartz-Bartter-Syndrom

Syn.: Syndrom der unangemessenen Adiuretinsekretion, syndrome of inappropriate antidiuresis = SIAD

Definition: Sehr seltenes, durch Übersekretion des im Hypothalamus (Nucleus supraopticus und paraventricularis) gebildeten Vasopressins (= Adiuretin) ausgelöstes Syndrom.

Pathogenese: Als Ursache dieser abnormen Vasopressinausschüttung wird ein Ausfall hemmender Reize durch intrakranielle Raumforderung, Entzündungen oder auch Stresszustände vermutet. Es kommen in Betracht:
- abnorme Stimulation der Vasopressinbildung,
- Stimulation der Barorezeptoren bei pulmonalen Prozessen,
- ektope Vasopressinbildung im Rahmen eines paraneoplastischen Sydroms,
- Medikamente.

Klinik: Die Symptome des Schwartz-Bartter-Syndroms leiten sich von der Vasopressinwirkung her und bestehen in einer Hyponatriämie mit hypotoner Hypervolämie, in einer Hypernatriurie mit hypertonem Harn und normalem Blutdruck.

Diabetes insipidus

Definition: Seltenes, auf dem Ausfall des Vasopressins beruhendes Krankheitsbild.

Pathogenese: Der Diabetes insipidus entsteht nicht nur durch Parenchymläsionen oder Tumoren im Hypothalamus-Neurohypophysen-System (z. B. Kraniopharyngeom, Metastasen), sondern wird auch als hereditäre Störung (autosomal dominante Vererbung), gelegentlich sogar als idiopathische Form ohne sicheres morphologisches Substrat (Rezeptorstörung?) beobachtet.

Klinik: Der Diabetes insipidus ist durch eine Polyurie mit einer täglichen Urinmenge von mehr als 10 l, einem starken Durstgefühl und hohen Trinkmengen (= Polydipsie) gekennzeichnet. Ohne entsprechende Flüssigkeitszufuhr kommt es zu Exsikkose, Fieber, Delirium und Kreislaufkollaps.
Vom hypophysären Diabetes insipidus ist der renale, meist hereditäre Diabetes insipidus abzugrenzen. In diesem Fall wird zwar das Vasopressin normal gebildet, hat aber wegen einer Störung der ADH-Rezeptoren der Nierentubuli und -sammelrohre keinen Effekt an der Niere.

18.2 Adenohypophyse

Die Adenohypophyse (Hypophysenvorderlappen) entwickelt sich aus einer Epitheltasche der ektodermalen Mundbucht (Rathke-Tasche), die durch ein Loch in die Sella turcica auf das vom Dienzephalon kommende Infundibulum zuwächst. Im weiteren Verlauf der Entwicklung obliteriert die epitheliale Verbindung zur Mundbucht. Bleibt sie selbst oder eine Verbindung zum Subarachnoidalraum bestehen, resultieren **ontogenetische Läsionen**. **Zirkulatorische Läsionen** treten meist im Rahmen von Gefäßverletzungen oder im Gefolge eines Kreislaufschocks auf. Selten sind **entzündliche Läsionen** in Form einer Adenohypophysitis. Diese kann bakteriell oder autoaggressiv induziert sein. Unter den **neoplastischen Läsionen** der Sellaregion sind die Hypophysenadenome am häufigsten. Sie gehen teilweise auf genetische Defekte und/oder eine gestörte Signaltransduktion, selten auch auf eine hypothalamische Dysregulation zurück und können auch Teilkomponente des multiplen endokrinen Neoplasiesyndroms (MEN Typ I) sein. Ihr biologisches Verhalten hängt nur partiell vom histologischen Typ ab. Sie wachsen teilweise verdrängend expansiv, teilweise aber auch invasiv und werden nach dem von ihnen produzierten Hormontyp bezeichnet. Schließlich kommen in der Sella auch nicht-pituitäre Tumoren vor, die sich von Resten der Rathke-Tasche herleiten (Kraniopharyngeom). Hier überschneiden sich offenbar ontogenetische und neoplastische Prozesse.

Die Adenohypophyse ist einer hypothalamischen Kontrolle unterstellt, reagiert aber auch auf Signale anderer endokriner Organe. Sie bildet STH (Wachstumshormon = Somatotropin) und Prolaktin in den azidophilen Zellen, TSH (Thyreotropin), Gonadotropine und ACTH (adrenocorticotropes Hormon) in den mukoiden Zellen. In den ACTH-synthetisierenden Zellen werden auch MSH (= melanozytenstimulierendes Hormon), Lipotropin und Endorphine produziert. **Funktionelle Läsionen** mit lang dauernder Überstimulation induzieren folglich tumorartige Läsionen in Form einer Hyperplasie eines ganz bestimmten Zelltyps, während chronische Suppressionszustände von einer numerischen Atrophie des entsprechenden Zelltyps begleitet werden. Solche funktionellen Läsionen können klinisch entweder als Überfunktionssyndrome (Hyperpituitarismus) oder als Unterfunktionssyndrome (Hypopituitarismus) imponieren. Dabei kann die Bildung von einem, mehreren oder allen in der Adenohypophyse produzierten Hormonen betroffen sein.

18.2.1 Ontogenetische Läsionen

Empty-Sella-Syndrom

Syn.: Syndrom der leeren Sella (turcica)

Definition: Seltene Erkrankung (5% aller Autopsiefälle) in Form einer hernienartigen, liquorgefüllten Ausweitung des Subarachnoidalraums (= Arachnoidozele) in die Sella hinein.

Pathogenese: Ursache der primären Form ist ein nur rudimentär angelegtes Diaphragma sellae, so dass sich der Subarachnoidalraum, dem Liquordruck nachgebend, in die Sella hinein ausdehnen kann. Die sekundären Formen sind das Resultat von Nekrose, Infarkt, Tumorexstirpation oder Bestrahlungsatrophie.

Morphologisch ist bei der primären Form die Sella nicht leer. Die Hypophyse ist lediglich an den Rand verdrängt und dementsprechend schalenartig umgestaltet. Endokrinologische Unterfunktionszustände sind bei diesem Syndrom nur selten zu beobachten (vgl. Abb. 18.**6**).

Zelluläre Aplasien

Die Aplasien einzelner hypophysärer Zelltypen (mit bestimmter Hormonbildung) sind angeboren und sehr selten. Sie ziehen eine Insuffizienz der betroffenen Partialfunktion nach sich (S. 991).

18.2.2 Zirkulatorische Läsionen

Kreislaufschock

Schockbedingte Mikrozirkulationsstörung im Hypophysenstiel lassen in der Adenohypophyse oft multiple ischämische Nekroseherdchen (Abb. 18.1) entstehen. Während der Geburt reagiert die Hypophyse besonders empfindlich auf Schockzustände mit ausgedehnten Nekrosen, die dann eine Hypophyseninsuffizienz (= Sheehan-Syndrom) zur Folge haben (S. 991). Ähnliche adenohypophysäre Nekrosen treten bei Diabetes mellitus (Mikroangiopathiefolge), erhöhtem Hirndruck, zerebralem Kreislaufstillstand mit dissoziiertem Hirntod und bei Durchtrennung des Hypophysenstiels auf.

Schädel-Hirn-Trauma

Bei Schädel-Hirn-Traumen werden nicht selten auch Kapselblutungen, Hämorrhagien und Zerreißungen im Bereich des Hypophysenstiels sowie Parenchymnekrosen beobachtet. Subarachnoidalblutungen dehnen sich häufig in die Sella hinein aus.

18.2 Adenohypophyse

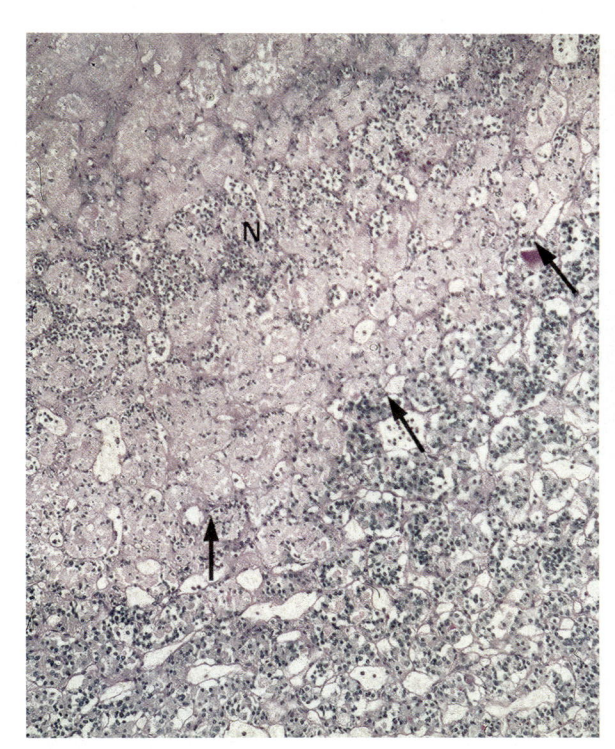

Abb. 18.1 **Sheehan-Syndrom:** ischämischer Nekroseherd (N) in der Adenohypophyse bei geburtshilflichem Kreislaufschock (PAS, Vergr. 1 : 100).

18.2.3
Metabolische Läsionen

Hämochromatose

Bei dieser Eisenstoffwechselstörung (S. 67) werden die gonadotropen Zellen von allen Parenchymzellen am stärksten betroffen und geschädigt. Dadurch kann es zu einer Insuffizienz ihrer Partialfunktion kommen (= hypogonadotroper Hypogonadismus).

Amyloidose

Von allen Organen ist bei dieser β-Fibrillose die Hypophyse am häufigsten befallen. Die Amyloidablagerung trifft man meist perisinusoidal an.

18.2.4
Entzündliche Läsionen

Eitrige Hypophysitis

Sie ist meist auf die Hypophysenkapsel beschränkt (Perihypophysitis) und geht auf Entzündungen der Keilbeinhöhlenschleimhaut, des Knochens, der Meningen oder auf eine Thrombophlebitis des Sinus cavernosus zurück, was gelegentlich auch durch eine lokale Pilzinfektion ausgelöst sein kann (Abb. 18.2). Eine septische Hypophysitis mit Mikroabszessen ist eher selten.

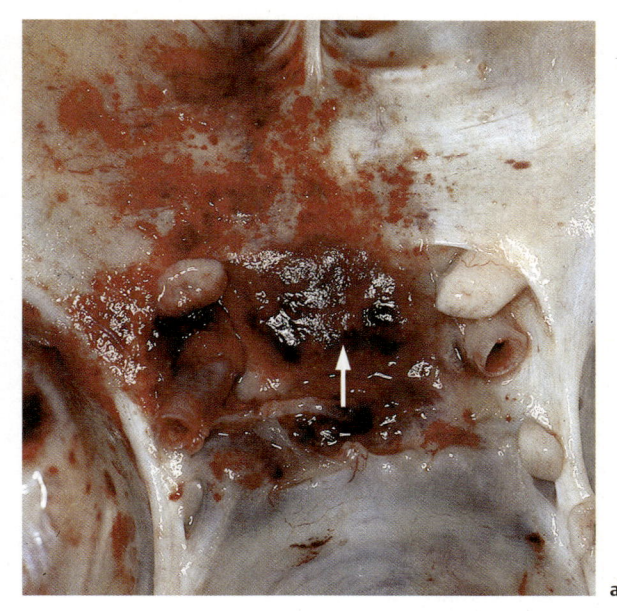

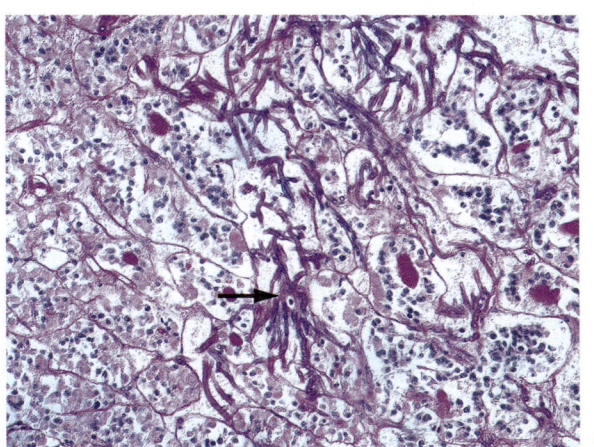

Abb. 18.2 **Mykotische (Peri-)Hypophysitis** bei fortgeleiteter Aspergillus-Rhinosinusitis bei einem Patienten unter Hochdosischemotherapie wegen akuter myeloischer Leukämie:
a Hämorrhagische (Peri-)Hypophysitis (Pfeil);
b Eindringen des Pilzmyzels (Pfeil) ins Hypophysenparenchym (PAS, Vergr. 1 : 100).

Autoimmunhypophysitis

Dies ist eine lymphoplasmazelluläre destruierende Entzündung der Hypophyse. Sie betrifft größtenteils Frauen (80 % im Zusammenhang mit einer Schwangerschaft) und ist meist mit einer Hashimoto-Thyreoiditis, einer perniziösen Anämie oder einer lymphozytären Parathyreoiditis kombiniert (S. 1025).

Granulomatöse Hypophysitis

Sie kann sehr selten im Rahmen einer Tuberkulose oder Sarkoidose auch einmal die Hypophyse befallen oder stellt eine idiopathische Riesenzellhypophysitis dar, die in eine fibrotische Parenchymdestruktion einmündet.

18.2.5 Tumorartige Läsionen

18.2.5.1 Hyperplasien

Definition: Meistens ist in der Adenohypophyse nur ein Zelltyp hyperplastisch. Eine Hyperplasie, die alle Zelltypen betrifft, ist nicht vorstellbar, da oft die Hyperplasie des einen Typs mit der Hypoplasie des anderen Zelltyps verbunden ist. Man unterscheidet folgende Hyperplasiearten:
- *Relative Hyperplasie:* In diesem Fall wird ein Zelltyp auf Kosten eines anderen vermehrt.
- *Absolute Hyperplasie:* Damit wird die Vermehrung eines Zelltyps ohne Einbuße des anderen bezeichnet, was zur Vergrößerung der Hypophyse führt.

Morphologie: Auf histologischer Ebene unterscheidet man:
- *diffuse Hyperplasie* mit gleichförmiger Vermehrung des Zelltyps;
- *noduläre Hyperplasie* mit kleinstknotiger Vermehrung nur eines Zelltyps.

STH-Zell-Hyperplasie

Sie kann sich gelegentlich bei chronischer Hypoglykämie oder beim instabilen juvenilen Diabetes mellitus entwickeln. Bei den sehr seltenen Tumoren des disseminierten endokrinen Zellsystems oder des Pankreas mit Produktion von Wachstumshormon-releasing-Hormon entsteht sie als Folge dieses Hormonüberschusses und ist dann die Ursache einer Akromegalie (S. 992).

Prolaktinzell-Hyperplasie

Sie ist während der Schwangerschaft und der Stillzeit physiologisch und findet sich auch bei länger dauernder Östrogentherapie). Diese Zellen sind dann vergrößert und granulaarm (Schwangerschaftszellen). Ferner findet man eine Hyperplasie dieser Zellen immer dann, wenn die Hemmung durch das Prolaktin-inhibiting-Hormon wegfällt, so dass die Prolaktinzellen stimuliert werden. Dies kann bei der Stieldurchtrennung, aber auch bei Trauma, Tumor oder Entzündung der Fall sein.

ACTH-Zell-Hyperplasie

Sie findet sich gehäuft im höheren Lebensalter und bei arterieller Hypertonie und kann in sehr seltenen Fällen auch einen Morbus Cushing verursachen. Übergänge in ACTH-Zell-Adenome kommen vor (S. 989). Ein lang dauernder unbehandelter Morbus Addison bedingt ebenfalls eine ACTH-Zell-Hyperplasie.

TSH-Zell-Hyperplasie

Sie entwickelt sich bei langjähriger primärer Hypothyreose, besonders dann, wenn diese nicht oder nur insuffizient behandelt wurde (S. 1024).

Gonadotropinzell-Hyperplasie

Sie sind nach Gonadenexstirpationen besonders stark ausgeprägt und treten bei Frauen vorübergehend nach der Menopause auf, bei Männern nach Orchiektomie (Kastrationszellen: Granuladepletion, vakuoläre Transformation des rauen endoplasmatischen Retikulums).

18.2.6 Neoplastische Läsionen

Unter den neoplastischen Läsionen der Sellaregion sind die meist intrasellär gelegenen Hypophysenadenome am häufigsten. Die zweithäufigsten Tumoren sind die Kraniopharyngeome, die meist vom Hypophysenstiel ausgehen. Extrem selten sind hypophysäre, sich meist von Adenomen herleitende Adenokarzinome. Nur bei etwa 1 % aller Obduktionsfälle mit einem metastasierenden Tumorleiden lassen sich Metastasen in der Adenohypophyse nachweisen.

18.2.6.1 Pituitäre Tumoren

Adenome

Definition: Gutartige monoklonale Tumoren, die von den endokrinen Zellen der Adenohypophyse ausgehen.

Sie kommen bei etwa 10 % aller Autopsien vor und machen ca. 10 % aller intrakranieller Tumoren aus. Bei 3 % der Fälle sind sie eine Teilkomponente (S. 1032) des multiplen endokrinen Neoplasiesyndroms (MEN Typ I). Manifestationsalter: 3.- 6. Lebensdekade. Adenome bei Kindern verhalten sich aggressiver als bei Erwachsenen. Sie sind zu 75 % endokrin aktiv und dann meist kleiner als nichtaktive (♀ >> ♂).

Pathogenetisch wurde für einige Adenome eine primäre hypothalamische Dysregulation angenommen, die über eine noduläre Hyperplasie zum Tumor führt. Dagegen spricht aber, dass die Rezidivrate nach operativer Entfernung recht gering und eine paraadenomatöse Hyperplasie des jeweiligen Zelltyps selten ist. Vielen STH-Zell-Adenomen und einigen inaktiven Adenomen liegt eine Störung der STH-induzierten Signaltransduktion zugrunde, indem es infolge einer Punktmutation des c-gsp-Protoonkogens, das für eine Kette des G-Proteins kodiert (S. 29), zur Dauerstimulation der STH-produzierenden Zellen kommt. Wachstumsfaktoren spielen eine zusätzliche Rolle.

Morphologie: Makroskopisch wachsen die Hypophysenadenome zunächst expansiv und verdrängen das restliche Drüsengewebe an den Rand. Eine eigene Binde-

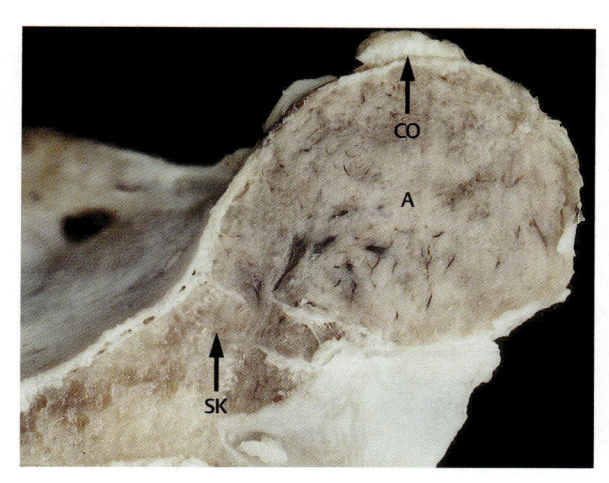

Abb. 18.3 **Hypophysenadenom** (A) mit Auftreibung der Sella und Einbruch in den Sellaknochen (SK). Chiasma opticum (CO).

gewebekapsel haben sie nicht. Sie neigen zu regressiven Veränderungen in Form von Kolliquationsnekrosen, Hämorrhagien und Fibrosierungen (Abb. 18.3). Je nach intraoperativer Größe und Ausdehnung unterscheidet man nachstehend aufgeführte Adenomformen:
- *Mikroadenome* (< 10 mm), intrasellär,
- *Makroadenome* (> 10 mm),
- *eingeschlossene Adenome*, intrasellär, von Dura bedeckt,
- *invasive Adenome* mit Einwachsen in Dura, Paranasalsinus u. a.,
- *Riesenadenome* bis zu 20 mm groß, sich über das Jugulum sphenoidale ausdehnend.

Das biologische Verhalten der hypophysären Adenome ist weitgehend vom histologischen Typ unabhängig und unterliegt keiner Gesetzmäßigkeit. Etwa die Hälfte der klinisch bedeutsamen Adenome wächst invasiv und durchsetzt vorgegebene Gewebespalten der Hypophysenkapsel, des Sellaknochens oder des Subarachnoidalraums. Die übrigen Adenome wachsen ausschließlich expansiv-verdrängend. Dabei wird zunächst die Sella aufgetrieben und das Dorsum sellae steil gestellt (radiologisches Zeichen!). Oft entwickeln sich die Adenome suprasellär in den Subarachnoidalraum, wobei das Chiasma opticum und der Hypothalamus geschädigt werden (Abb. 18.3).

Extrem selten können nach jahrelangem Verlauf, chirurgischer Intervention und Bestrahlung aus Hypophysenadenomen metastasierende Adenokarzinome hervorgehen.

Histologisch können die Hypophysenadenome diffuse, solide, trabekuläre, sinusoidale oder pseudopapilläre Wachstumsmuster bilden. Früher wurden sie nach ihrem Verhalten bei der Gewebefärbung folgendermaßen eingeteilt:
- *azidophile* (eosinophile) Adenome, wenn sich ihre Granula (und damit ihr Zytoplasma) mit sauren Farbstoffen anfärben lassen (Abb. 18.4a);

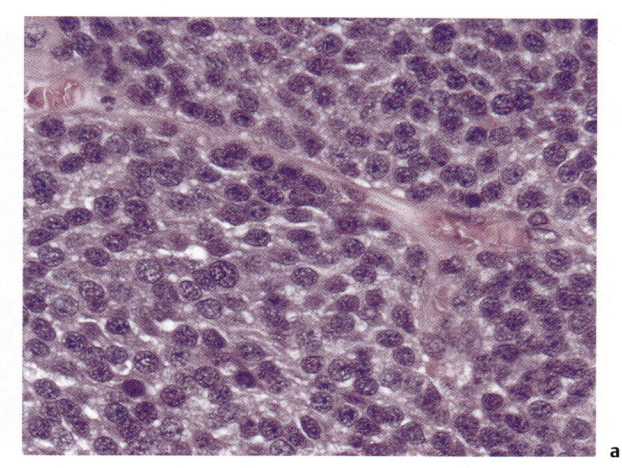

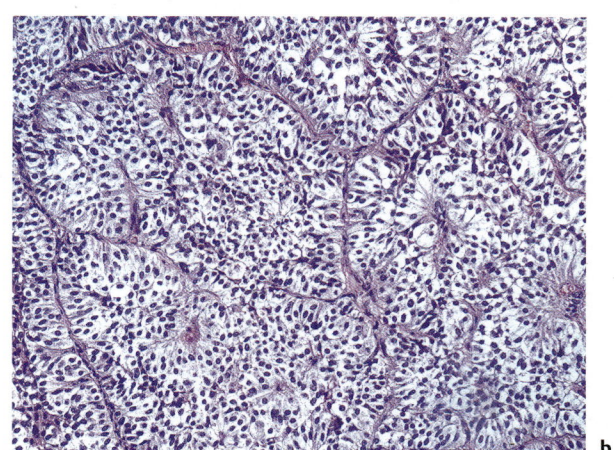

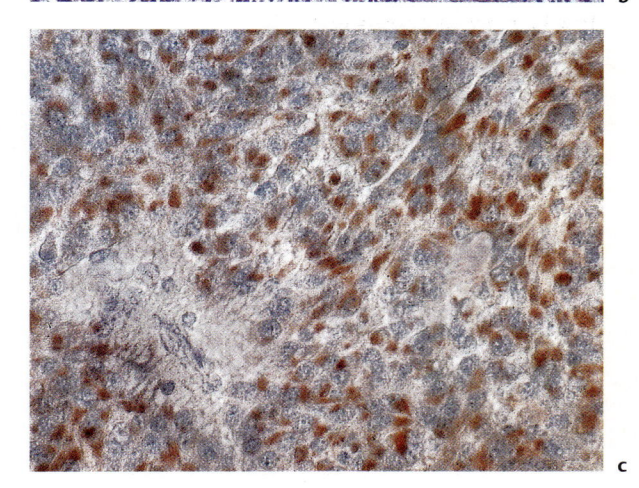

Abb. 18.4 **Hypophysenadenome:**
a Azidophiles Adenom (Prolaktinom; HE, Vergr. 1 : 100);
b chromophobes Adenom (HE, Vergr. 1 : 100);
c ACTH-Adenom (IH, Vergr. 1 : 150).

- *basophile* Adenome, wenn sie PAS-positive Granula enthalten (Syn.: mukoidzellig);
- *chromophobe* Adenome, wenn sich ihr Zytoplasma mit den spärlichen Granula weder mit HE noch mit PAS anfärben lässt (Abb. 18.4b);

- *onkozytäre* Adenome, wenn sie wegen ihres Mitochondrienreichtums ein eosinophil-feingranuläres Zytoplasma aufweisen (etwa 5% aller Hypophysenadenome).

Immunhistochemische Klassifizierung: Da die Adenomeinteilung nach deskriptiv-histologischen Gesichtspunkten die klinisch wichtige Frage nach der Hormonproduktion durch den Tumor nicht beantwortet, wurde eine neue Klassifikation erarbeitet. In ihr werden die Tumoren nach ihrer Struktur und ihrer Hormonexpression eingeteilt. Dabei unterscheidet man folgende Adenomtypen:
- *Monohormonale Adenome:* Sie bestehen aus Zellen, die ein einziges Hormon bilden.
- *Bihormonale Adenome.* Sie sind aus Zellen aufgebaut, die zwei Hormone in einem, selten in zwei verschiedenen Zelltypen produzieren.
- *Polyhormonale Adenome:* In diesem Falle werden mehrere Hormone und/oder Hormonvorstufen in ein und derselben Tumorzelle, selten in verschiedenen Tumorzellen gebildet.

- *α-Ketten-/α-Untereinheiten-Adenome:* Die Tumorzellen bilden typischerweise nur die α-Ketten/-Untereinheiten eines Hormons.
- *Nullzelladenome.* Sie können weder klinisch noch immunhistochemisch einem bestimmten hormonbildenden Zelltyp zugeordnet werden und machen etwa 20% aller Hypophysenadenome aus. Der eine Teil von ihnen ist aus chromophoben Zellen aufgebaut, der andere Teil stellt onkozytäre Adenome aus eosinophilen Zellen dar.

Je nachdem, ob dabei Tumorzellen viele oder wenige hormonhaltige Granula aufweisen, was oft auch ihren Differenzierungsgrad widerspiegelt, kann man bei den häufigsten und klinisch wichtigsten Adenomen folgende Subtypen unterscheiden:
- *dicht granulierte Adenome:* meist großzellig und gut differenziert;
- *wenig granulierte Adenome:* meist kleinere Zellen, oft pleomorph und mäßig bis wenig differenziert.

Klassifikation, Hormonbildung, Invasivität und Klinik der Adenome sind in Tab. 18.1 zusammengestellt.

Tabelle 18.1 **Hypophysenadenomtypen:** Hormonbildung, Invasivität und Klinik

Adenomtyp (A)	Hormon	Färbung			Größe				Klinik (endokrinologisch)*
		azidophil	chromophob	basophil	Mikroadenom	Makroadenom	Invasivität	Inzidenz	
Prolaktinzell-A – dicht granuliert – gering granuliert	Prolaktin Prolaktin	×	×		30%	70%	50%	1% 30%	Amenorrhoe, Galaktorrhoe, Impotenz; oft klinisch stumm
STH-Zell-A – dicht granuliert – gering granuliert	STH (Prolaktin)	×	×		10%	90%	45%	5% 5%	Akromegalie/Gigantismus, oft Hyperprolaktinämie; sehr selten klinisch stumm
Lakto-somatotropes A	STH, Prolaktin	×			30%	70%	35%	10%	Akromegalie/Gigantismus, Hyperprolaktinämie; sehr selten klinisch stumm
ACTH-Zell-A	ACTH, Endorphine LH inaktives Hormon		× ×	× × ×	90% 30% ×	10% 70%	10% 80% 80%	10% 2% 3%	– Morbus Cushing – Nelson-Syndrom – klinisch stumm
TSH-Zell-A	TSH		×	×	×	×		1%	– Hypothyreoidismus – Hyperthyreoidismus – inaktiv
FSH-/LH-A	FSH/LH		×	×			20%	10%	Hypogonadismus
Nullzell-A – nicht onkozytär – onkozytär	keine keine	×	×			× ×	40% 40%	15% 5%	Hypopituitarismus
Unklassifiziertes A	unterschiedlich	×	×						unterschiedlich

* Die weiteren klinischen Erscheinungen (z.B. Chiasmasyndrom) hängen von der Tumorgröße und -ausdehnung ab.

Prolaktinzell-Adenom

Syn.: laktotropes Adenom

Definition: Tumor aus prolaktinproduzierenden Zellen.

Dieses Adenom macht 30% aller Hypophysenadenome aus und bevorzugt die 4. Lebensdekade (♂:♀ = 1:3).

Morphologie: Mikroadenome kommen überwiegend bei jungen Frauen, Makroadenome bei älteren Frauen und Männern vor. Histologisch sind die dicht granulierten Prolaktinome sehr selten. Ihre Zellen gleichen den normalen Prolaktinzellen der Hypophysen und sind azidophil. Die meisten Prolaktinome sind wenig granuliert und bestehen aus langgestreckten, chromophoben, gelegentlich im Zytoplasma feingestreiften Zellen, die sog. Schwangerschaftszellen ähneln. Für einen Teil (20%) sind zahlreiche Mikroverkalkungen typisch.

> **Therapieeffekt:** Die heute gebräuchliche Therapie der prolaktinbildenden Adenome mit Dopaminagonisten führt häufig zu einer starken Schrumpfung der Adenome, was morphologisch auf einer Abnahme des Zellvolumens beruht.

STH-Zell-Adenom

Syn.: somatotropes Adenom

Definition: Tumor aus Wachstumshormon-(STH-)bildenden Zellen.

Diese Adenome machen etwa 20% aller Hypophysenadenome aus. Hauptmanifestationsalter: 5. Lebensdekade (♂:♀ = 1:1).

Morphologie: Je nach zytoplasmatischem Granulagehalt unterscheidet man:
- *Dicht granulierte STH-Zell-Adenome:* Diese Tumoren bestehen aus gut differenzierten, azidophilen Zellen, die einen hohen Gehalt an endokrinen Granula aufweisen und normalen STH-bildenden Zellen gleichen. Sie wachsen langsam, rezidivieren selten und kommen bevorzugt bei älteren Patienten vor.
- *Wenig granulierte STH-Zell-Adenome:* Dies sind Tumoren aus pleomorpheren Zellen, deren Zytoplasma sich wegen des geringen Granulagehaltes nur schwach azidophil verhält. Sie enthalten ultrastrukturell perinukleäre Korpuskel aus Zytokeratinwirbeln (= dense bodies). Diese Adenome wachsen aggressiver, rezidivieren häufiger und kommen bevorzugt bei jungen Patienten vor.

Etwa ein Drittel der STH-bildenden Adenome sezerniert zusätzlich Prolaktin. Entweder geschieht dies aus einem monomorphen, monozellulären Tumor heraus – eine Zelle bildet beide Hormone (mammosomatotropes Adenom) – oder ein Tumor enthält zwei verschiedene Zelltypen, die jeweils „ihr" Hormon bilden (gemischtes STH-Prolaktin-Zell-Adenom).

> **Therapieeffekt:** Die Behandlung von STH-bildenden Adenomen mit Somatostatinanaloga führt nur zu diskreter Granulaanreicherung und einem perivaskulären Ödem.

ACTH-Zell-Adenom

Syn.: kortikotropes Adenom

Definition: Tumor aus ACTH-produzierenden Zellen mit deutlicher ultrastruktureller Ähnlichkeit zu normalen ACTH-Zellen. Diese Tumoren sind entweder a) hormonell aktiv und induzieren einen Morbus Cushing oder gehen mit einem Nelson-Syndrom einher oder b) sezernieren ein endokrin inaktives ACTH.

Die hormonell aktiven Adenome machen etwa 10% alle Hypophysenadenome aus und bevorzugen die 4. Lebensdekade (♂ < ♀).

Morphologie: Histologisch (vgl. Abb. 18.4c) sind die Tumorzellen durch PAS-positive Granula gekennzeichnet, was ihnen die frühere Bezeichnung „mukoidzelliges Adenom" eingetragen hat. Wiederum gleichen die Zellen der dicht granulierten Adenomtypen (meist Mikroadenome) normalen ACTH-bildenden Zellen und sind weniger pleomorph als bei den wenig granulierten Adenomformen (schnelleres Wachstum).

FSH-/LH-Zell-Adenom

Definition: Tumor aus FSH- und/oder LH-produzierenden Zellen mit nur mäßiger Ähnlichkeit zu normalen gonadotropen Zellen (etwa 20–25% aller Hypophysenadenome).

Morphologie: Histologisch bilden sie oft perivaskuläre Pseudorosetten oder papilläre Strukturen. Ihre mittelgroßen chromophoben und monomorphen Zellen sind zum Teil leicht vakuolär.

18.2.6.2
Nichtpituitäre Tumoren

Kraniopharyngeom

Definition: Seltener, gutartiger dysontogenetischer Tumor, der von plattenepithelialen Zellen ausgeht, die meist am Hypophysenstiel gelegen sind und sich entweder vom Hypophysengang der primitiven Mundbucht (= Rathke-Tasche) oder von Plattenepithelmetaplasien adenohypophysärer Parenchymzellen herleiten.

Diese Tumoren machen etwa 1% aller intrakranieller Tumoren und etwa 8% aller intrasellären Tumoren aus. Sie entstehen am Hypophysenstiel primär suprasellär (55%), infrasellär (15%) oder im Durchtrittsbereich des Hypophysenstiels (30%). Manifestationsalter: in über der Hälfte aller Fälle vor dem 20. Lebensjahr (♂ > ♀).

Morphologie: Die Kraniopharyngeome sind meist 3–4 cm groß, wachsen oft zunächst im Subarachnoidalraum und komprimieren allmählich den Boden des 3. Ventrikels und das Chiasma opticum. Sie sind meist walnussgroß, können aber auch selten einmal Faustgröße erreichen (Abb. 18.5a). Sie haften dem Gehirn an. Auf der Schnittfläche sind die Tumoren bunt: gelblich-verfettete, regressiv-zystische, verkalkte und graurosa durchblutete Bezirke wechseln sich ab (Abb. 18.5b).

Histologisch bestehen die meisten Kraniopharyngeome aus netzförmig miteinander kommunizierenden Epithelsträngen. Diese sind vornehmlich aus basaloiden Zellen

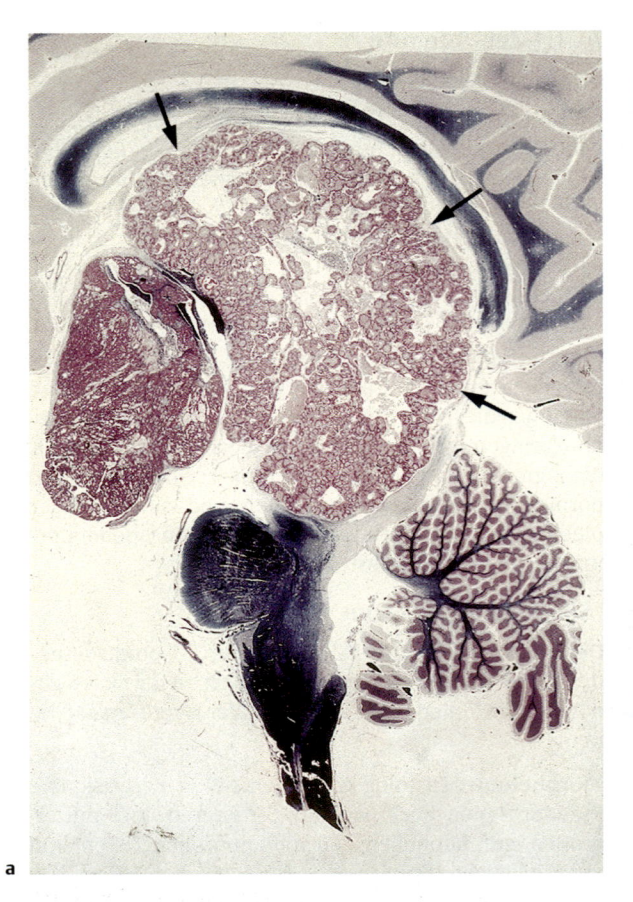

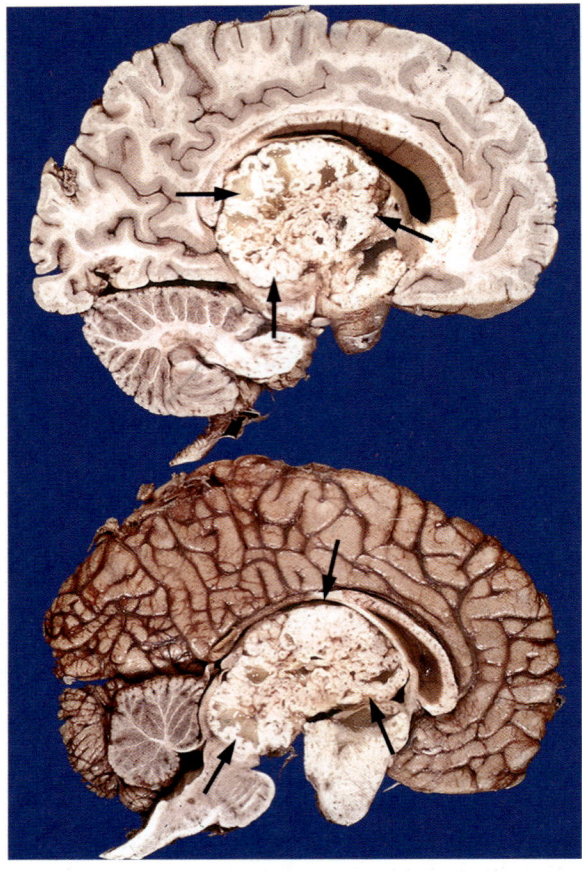

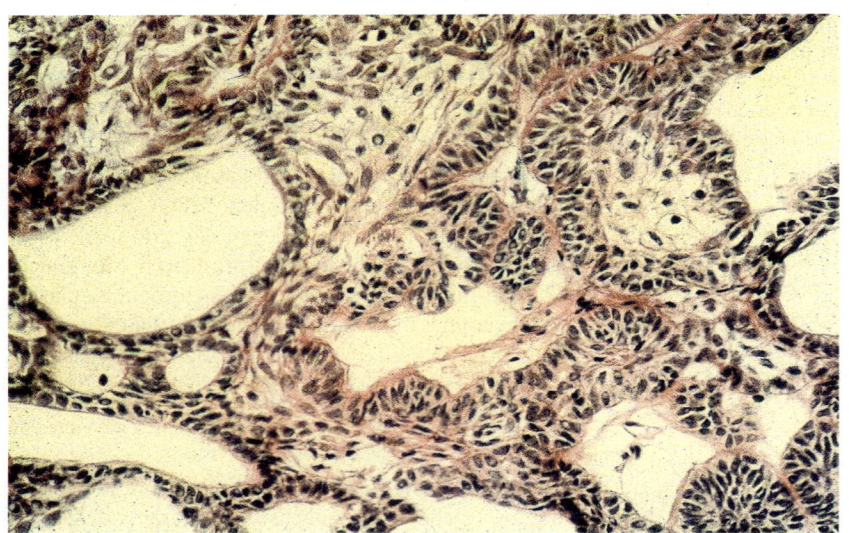

Abb. 18.5 Kraniopharyngeom:
a Grobflächenschnitt durch Hypophysenregion mit regressiv-zystischem Tumoraufbau (Original: Volk);
b solider, knolliger Tumor mit Ventrikelkompression auf verschiedenen Schnittstufen (Original: Volk);
c Histologie: adamantoider Typ mit komplexen Epithelsträngen basaloider Zellen (EvG, Vergr. 1 : 150).

aufgebaut, die zum umgebenden Tumorstroma hin palisadenförmig ausgerichtet sind. An mehreren Stellen lösen sich diese Epithelverbände in ein retikulär-lockeres Gewebe auf und imitieren das histologische Bild eines Ameloblastoms des Kieferknochens (sog. Adamantinom). Schließlich kommen an verschiedenen Stellen auch plattenepitheliale Metaplasien mit Verhornungen vor (Abb. 18.5c).

Viele dieser Tumoren neigen zu starken regressiven Veränderungen mit zystischer Umwandlung und Verkalkungen des Gewebes. Von den Zelltrümmern bleiben schließlich Cholesterinkristalle übrig, die eine granulomatöse Fremdkörperreaktion auslösen können. Außer diesem ameloblastomartigen Kraniopharyngeomtyp (= adamantinöser Typ) trifft man sehr selten und nur im Erwachsenenalter noch einen papillären Typ an.

+ Klinik: Diese Tumoren neigen nicht zur malignen Progression. Sie machen durch Kompressionserscheinungen auf sich aufmerksam. Visusbeeinträchtigungen, Hydrozephalus und endokrinologische Störungen wie Wachstumsverzögerung, Diabetes insipidus und reaktive Hyperprolaktinämie sind die Folge. Die Tumoren selbst sind endokrin inaktiv. Wenn die Kraniopharyngeome suprasellär lokalisiert sind, können sie oft chirurgisch nicht radikal reseziert werden und bilden folglich Rezidive.

18.2.7
Funktionelle Läsionen

18.2.7.1
Hypopituitarismus

Allgemeine Definition: Damit bezeichnet man klinische Zustände, die auf einer Unterfunktion der Adenohypophyse beruhen. Betrifft dabei die Unterfunktion alle Partialfunktionen der Adenohypophyse, so spricht man von einem Panhypopituitarismus (terminale Läsion). Beschränkt sich die Unterfunktion nur auf eine oder mehrere adenohypophysäre Funktionen, so wird dies als partieller Hypopituitarismus bezeichnet (Tab. 18.2).

Allgemeine Pathogenese: Ursächlich kommen sowohl Nekrosen, Entzündungen, Tumoren oder angeborene Zelldefekte der Adenohypophyse als auch Hypothalamusläsionen mit Verlust der stimulierenden Einflüsse auf den Hypophysenvorderlappen in Betracht (Abb. 18.6). Klinisch entscheidend ist, wie ausgedehnt die ursächlichen Herde sind und an welchen Stellen sie liegen.

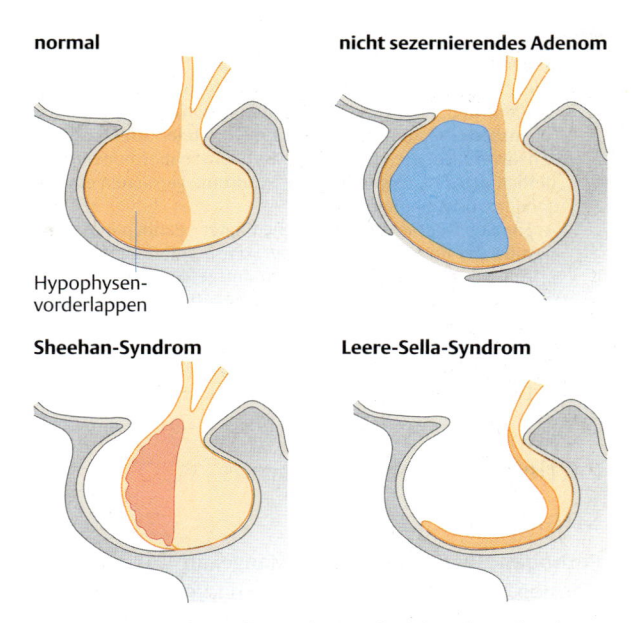

Abb. 18.6 **Hypopituitarismus** (= Unterfunktion der Adenohypophyse): Hauptursachen (blau: Tumor; rot: Nekrose).

Panhypopituitarismus

Pathogenese: Zu seiner Entstehung ist der Verlust von mehr als zwei Dritteln des adenohypophysären Parenchyms notwendig. Dieser wird bei 90 % der Patienten durch Kompression des Hypophysenstiels oder durch Parenchymzerstörung verursacht. Bei den restlichen 10 % sind dafür Tumormetastasen, Zirkulationsstörungen, Entzündungen, Hämochromatose oder iatrogene Maßnahmen verantwortlich.

Tabelle 18.2 **Hypophysäre Funktionsstörung:** Klinische Syndrome, morphologische Korrelate und Pathogenese

Syndrom	Hormonausfall	Pathogenese → Morphologie
Totaler Panhypopituitarismus – Simmond-Kachexie – Sheehan-Syndrom – Empty-Sella-Syndrom – postpartal – iatrogen	alle HVL-Hormone	Nekrose → Atrophie, Fibrose Kreislaufschock → Nekrosen Hypophysenkompression → Arachnoidozele lymphozytäre Hypophysitis → Atrophie Resektion, Bestrahlung → Organverlust
Selektiver Hypopituitarismus – Diabetes insipidus	Vasopressin, Oxytocin	Tumor, Trauma, Entzündung, Speicherkrankheit → Unterbrechung nichtmyelinisierter Nervenfasern im Hypophysenstiel
– Kleinwuchs	STH	Kraniopharyngeom
– „weißer Addison"	ACTH, MSH	HVL-Adenom, Subarachnoidalblutung → Organverdrängung
– Kallmann-Syndrom	FSH, LH	Migrationsstörung GnRH-bildender Neurone
Hyperpituitarismus – Akromegalie	STH	Adenom
– Hyperprolaktinämie	Prolaktin	Adenom, Hyperplasie (ektop, sekundär, medikamentös)
– Morbus Cushing	ACTH	Adenom
– Nelson-Syndrom	ACTH	nicht entdecktes Adenom nach Adrenalektomie
– hypophysäre Hyperthyreose	TSH	oft zusammen mit Akromegalie/Hyperprolaktinämie
– Schwartz-Bartter-Syndrom	Vasopressin	Tumoren, Entzündungen, Barorezeptorstimulation, ektope Hormonbildung, medikamentös

Klinik: Beim Erwachsenen führen klinisch die Symptome einer Nebennierenrinden- und Schilddrüseninsuffizienz. Im Kindesalter hingegen stehen der Gonadotropin- und STH-Ausfall im Vordergrund. Ein Panhypopituitarismus wird i. Allg. nur dann lebensbedrohlich, wenn schwere Infekte oder Stresszustände hinzukommen, die ein Mehr an Hypophysenhormonen erforderlich machen. Folgende beide Syndrome verdienen eine gesonderte Erwähnung:
- *Simmond-Kachexie:* Nekrosebedingter Panhypopituitarismus, bei dem in Abhängigkeit vom prämorbiden Habitus, Appetit und Hypothyreose im fortgeschrittenen Erkrankungsstadium eine erhebliche Abmagerung auftritt.
- *Sheehan-Syndrom:* Diese Form des Panhypopituitarismus beruht auf ausgedehnten Nekrosen der mütterlichen Hypophyse nach postpartalen Schockzuständen (vgl. Abb. 18.1). Eine Kachexie entwickelt sich dabei nicht (S. 984).

Partieller Hypopituitarismus

STH-Mangel

Pathogenese: Er ist auf einen Mangel an STH-releasing-Hormon, auf eine hypothalamische und/oder hypophysäre Zelldestruktion mit STH-Mangel, auf einen Überschuss an Somatostatin oder auf eine genetisch bedingte molekulare Fehlstruktur des STH zurückzuführen.

Klinik: Im Kindesalter (meist Kraniopharyngeom) resultiert ein Wachstumsdefizit, im Erwachsenenalter gelegentlich eine Splanchnomikrie (= kleine Eingeweide).

ACTH-Mangel

Pathogenese: Er ist meist durch intra- oder suprasellare Tumoren oder durch subarachnoidale Blutungen bedingt. Konnatale Hypoplasien oder Aplasien des ACTH-Zell-Systems wurden beschrieben.

Klinisch resultiert ein hypophysärer Morbus Addison. Wegen des gleichzeitigen MSH-Ausfalls wird die Melaninsynthese (S. 114) gedrosselt. Aus diesem Grund bezeichnet man das klinische Krankheitsbild im Gegensatz zum primär adrenalen Morbus Addison (S. 1000) als „weißen Morbus Addison".

Gonadotropinmangel

Pathogenese: Dieser Hormonausfall tritt häufig bei raumfordernden Prozessen der Hypophyse oder der Hypophysenumgebung zuerst isoliert auf. Bei Fortschreiten des Prozesses kommen schließlich auch Störungen anderer Partialfunktionen hinzu. Fälle mit genetisch bedingtem Gonadotropinausfall sind beschrieben. Hypothalamische Prozesse können einen Ausfall des LH-releasing-Hormons bedingen und zum Hypogonadotropismus führen.

Klinisch äußert er sich im Kindesalter in einem Ausbleiben der Pubertät. Knaben bekommen einen eunuchoiden Habitus, Mädchen werden hochwüchsig, und die Mammae sowie die Pubes- und Axillarbehaarung bilden sich nur mangelhaft aus. Bei erworbenen Formen im Erwachsenenalter bleibt der äußere Habitus unverändert, die Pubes- und Axillarbehaarung bilden sich zurück, Libido und Potenz schwinden.

18.2.7.2 Hyperpituitarismus

Allgemeine Definition: Damit werden Krankheitsbilder bezeichnet, die auf einer Hypersekretion eines oder mehrerer adenohypophysärer Hormone durch Überfunktion der Drüse beruhen.

Allgemeine Pathogenese: Man unterscheidet folgende Gruppen:
- *Primärer Hyperpituitarismus:* Hier liegt die Ursache der Überfunktion in der Hypophyse selbst oder ist auf eine Überstimulation der Hypophyse durch hypothalamische Releasing-Hormone zurückzuführen. Am häufigsten sind dabei Prolaktin-und STH-Überschusssyndrome; demgegenüber ist ein TSH-Überschuss selten. Durch Hypophysenadenome bedingte Überfunktionen sind gar nicht selten plurihormonal und betreffen somit mehrere hypophysäre Partialfunktionen.
- *Sekundärer Hyperpituitarismus:* Er wird durch Reaktionen des Hypophysenvorderlappens vor allem auf Unterfunktion untergeordneter endokriner Drüsen ausgelöst. Dies führt zu einer Hypertrophie und Granulaverarmung in denjenigen Hypophysenzellen, die das entsprechende Stimulationshormon bilden. Derart überstimulierte Zellen werden in der Hypophyse nach langjährigem unbehandelten Hypothyreoidismus als „Thyreoidektomiezellen", beim primär adrenalen Morbus Addison als Crooke-Russell-Zellen (S. 993) und nach Kastration oder Menopause als Kastrationszellen bezeichnet. Die entsprechenden Hypophysenzellen können im Rahmen der frustranen Überstimulation auch Hyperplasien bilden.

Im Folgenden werden die klinisch wichtigsten Formen des primären Hyperpituitarismus besprochen.

STH-Überschuss

Pathogenese: Ursache eines STH-Überschusses ist in den weitaus meisten Fällen ein STH-bildendes Hypophysenadenom. Sehr selten kann auch eine STH-Zell-Hyperplasie für die Überfunktion verantwortlich sein, wenn pankreatische Inselzelltumoren, Karzinoide des Bronchus oder des Duodenums oder auch Gangliozytome der Sellaregion (S. 1100) den STH-releasing-Faktor sezernieren.

Klinik: Die STH-Mehrsekretion führt vor dem Abschluss des Körperwachstums zum Gigantismus, im Erwachsenenalter zur Akromegalie.

Akromegalie

Dieses seltene Krankheitsbild macht erst spät, nach meist jahrelangem schleichendem Verlauf durch eine Vergrößerung der inneren Organe und der Akren auf sich aufmerksam. Diese Akrenvergrößerung entsteht durch eine gesteigerte appositionelle Knochenbildung im Bereich des Orbitaoberrandes, Ober- und Unterkiefers sowie der

Phalangen. Zusammen mit der Zungen- und Lippenvergrößerung werden die Gesichtszüge vergröbert und erwecken einen grobschlächtigen Aspekt. Es bestehen oft zusätzlich ein Diabetes mellitus, eine Prolaktinerhöhung, Osteoporose und arterielle Hypertonie. Dazu kommen Symptome wie Kopfschmerzen, Weichteilödeme, Polyneuropathien und Amenorrhoe.

Prolaktinüberschuss

Pathogenese: Man unterscheidet folgende Formen dieser häufigsten hypophysären Überfunktion:
- *Primäre Hyperprolaktinämie:* Hier bilden Hypophysenadenome selbst Prolaktin (meist gering granulierte Prolaktinzelladenome).
- *Sekundäre Hyperprolaktinämie* (Begleithyperprolaktinämie): Hier ist der Syntheseort oder der Transportweg des Prolaktin-inhibiting-Hormons vom Hypothalamus zur Hypophyse gestört, so dass die hemmenden Einflüsse auf die Hypophyse reduziert werden und die stimulierenden Faktoren überwiegen. Ursächlich kommen dabei Tumoren, Verletzungen, Blutungen oder Entzündungen in Betracht. Ferner greifen verschiedene Medikamente aus der Neuroleptika-, Antihypertensiva-, Antihistaminika- und Östrogengruppe in den Neurotransmitterstoffwechsel ein und führen dadurch zur Hyperprolaktinämie.

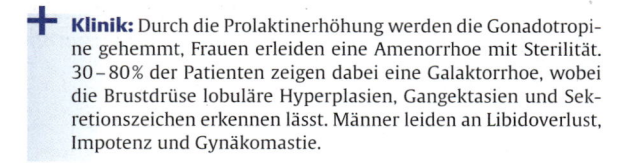

Klinik: Durch die Prolaktinerhöhung werden die Gonadotropine gehemmt, Frauen erleiden eine Amenorrhoe mit Sterilität. 30–80 % der Patienten zeigen dabei eine Galaktorrhoe, wobei die Brustdrüse lobuläre Hyperplasien, Gangektasien und Sekretionszeichen erkennen lässt. Männer leiden an Libidoverlust, Impotenz und Gynäkomastie.

ACTH-Überschuss

Je nach auslösender Ursache unterscheidet man die beiden im Folgenden aufgeführten klinischen Krankheitsbilder.

Morbus Cushing

Definition: ACTH-Überschuss-Syndrom infolge eines ACTH-bildenden Hypophysentumors.

Pathogenese: Der zugrunde liegende Hypophysentumor ist gelegentlich so klein, dass er bei der Operation übersehen wird. In sehr seltenen Fällen mit hypothalamisch-hypophysärem Cushing-Syndrom (S. 1003) lassen sich keine Adenome, sondern nur noduläre ACTH-Zell-Hyperplasien (S. 986) nachweisen.

Morphologie: Im tumorfreien Hypophysenvorderlappen findet man bei erhöhten Cortisolwerten (also auch bei primär adrenalen Cushing-Fällen) immer Crooke-Zellen. Sie stellen supprimierte ACTH-Zellen dar und sind an ihrer ringförmigen intrazytoplasmatischen Hyalinisierung, paranukleären Vakuolen und spärlichen mukoiden Restgranulierung erkennbar.

Klinik: Die Symptomatik wird durch das erhöhte Cortisol bestimmt (S. 1002), das seinerseits durch den ACTH-Überschuss stimuliert wird.

Nelson-Syndrom

Definition: ACTH-Überschuss-Syndrom, das sich nach einer bilateralen Adrenalektomie (z. B. wegen eines hypothalamisch-hypophysären Cushing-Syndroms mit Nebennierenrindenhyperplasie) entwickelt hat.

Pathogenese: Man nimmt an, dass kleine präexistente Adenome wegen völligen Wegfalls der ohnehin schon pathologisch reduzierten Hemmwirkung durch das erhöhte Cortisol zu einem rascheren Wachstum angeregt werden.

Klinik: Symptome eines ACTH-bildenden Hypophysentumors (Hyperpigmentierung der Haut durch MSH-Erhöhung, ggf. Ausfallerscheinungen durch supra- oder paraselläres Tumorwachstum).

TSH-Überschuss

Pathogenese: Eine Schilddrüsenüberfunktion durch ein nur TSH bildendes Adenom ist selten. Etwas häufiger ist eine begleitende TSH-Erhöhung bei der Akromegalie. Außerdem sind Fälle mit TSH bildenden und immunhistologisch TSH-positiven Adenomen beobachtet worden, die nicht zu einer Hyperthyreose führten, weil vermutlich die Schilddrüse auf das TSH nicht ansprach. Andererseits sind Hyperthyreosefälle mit hohem TSH, aber ohne gleichzeitigem Hypophysentumor bekannt, denen vermutlich eine TSH-Zell-Hyperplasie zugrunde liegt (S. 986).

Klinik: Die TSH-bedingte Hyperthyreose unterscheidet sich nicht wesentlich von der Überfunktion durch stimulierende Immunglobuline, soll aber seltener mit einem Exophthalmus einhergehen.

Plurihormoneller Überschuss

Pathogenese: Kombinierte Überfunktionssyndrome ergeben sich aus der Tatsache, dass viele Adenome mehr als ein Hormon bilden. Sehr häufig sind Kombinationen von STH und Prolaktin. Prolaktin kann aber auch ebenso wie die Gonadotropine oder TSH bei allen anderen Überfunktionssyndromen erhöht sein. Eine gemeinsame Überfunktion von STH und ACTH ist selten.

18.3
Nebennierenrinde

Beide Nebennieren (= NN) wiegen normalerweise zusammen etwa 11 g. Sie enthalten jeweils zwei endokrine Systeme, die sich bezüglich ihrer Entstehung und ihrer Funktion unterscheiden: die Nebennierenrinde (NNR) und das Nebennierenmark. Die Nebennierenrinde entsteht aus dem Zölomepithel an der dorsalen Bauchwand zwischen dem Ansatz des Mesenteriums und der Urogenitalfalte. In diese Nebennierenrindenanlage dringen neuroektodermale Zellen aus dem Sympathikusgrenzstrang ein. Sie bilden das Nebennierenmark. Folglich ist die Nebennierenrinde mesodermaler, das Nebennierenmark neuroektodermaler Herkunft. Die enge topographische Beziehung zu den Nieren drückt sich auch in den **ontogenetischen Läsionen** aus, denn Nierenaplasien induzieren Nebenierendystopien. **Zirkulatorische Läsionen** sind entweder das Resultat von Unwegsamkeiten in der Makrozirkulation oder von Toxinschäden in der Mikrozirkulation. Unter den **entzündlichen Läsionen** in Form der Adrenalitis ist neben den seltenen viralen und bakteriellen Entzündungen vor allem die sog. Autoimmunadrenalitis hervorzuheben, die oft im Gefolge anderweitiger Autoaggressionskrankheiten vorkommt.

Die funktionelle Zonierung der NNR ist nur in groben Zügen histologisch fassbar. So bildet die Zona glomerulosa vorwiegend Mineralocorticoide (Aldosteron) und reagiert auf Signale des Reninsystems. Dagegen setzen Zona fasciculata und Zona reticularis auf ACTH-Stimuli hin über eine Vermehrung der kompakten Zellen bei gleichzeitiger Reduktion der Spongiozyten die Glucocorticoidsynthese in Gang, produzieren aber auch Androgene. Bei entsprechender Fehlsteuerung auf der hypothalamisch-hypophysären Achse, bei adrenalen Enzymdefekten oder bei extraadrenaler Hormonbildung geraten die einzelnen NNR-Zonen unter Beschuss stimulierender Signale. Sie beantworten sie mit einer Hyperplasie der entsprechenden NNR-Zone. Solche **tumorartigen Läsionen** können ebenso wie die neoplastischen Läsionen endokrine Störungen nach sich ziehen. Andererseits wird durch Zellzerstörung oder hormonelle Minderstimulation (aber nicht durch Alterung!) der NNR-Querschnitt stark reduziert. Eine solche NNR-Atrophie beruht dann vorwiegend auf einer Verschmälerung der Zona fasciculata und Zona reticularis. Unter den **neoplastischen Läsionen** sind die NNR-Adenome am häufigsten. Sie gehen aus den verschiedenen NNR-Zelltypen hervor. NNR-Karzinome sind etwas seltener. Alle diese NNR-Störungen rufen schließlich **funktionelle Läsionen** hervor. Sie können sich in Unter- (Hypokortizismus) oder Überfunktionssyndromen (Hyperkortizismus) äußern. Beim Hypokortizismus sind alle oder nur einige NNR-Funktionen reduziert. Beim Hyperkortizismus kann grundsätzlich jede NNR-Teilfunktion betroffen sein. Die resultierenden Krankheitsbilder werden nach dem jeweils überschüssig produzierten Hormon benannt.

18.3.1
Ontogenetische Läsionen

Nierenfehlbildungen führen oft zu sekundären Formvariationen der Nebennieren. Dystopien können in der Nieren- oder Leberkapsel vorkommen. Doppelungen der dabei regelrecht lokalisierten Nebennieren kommen vor. Akzessorisches NNR-Gewebe kann im Retroperitonealraum weiter kaudal, aber auch im Hoden, Nebenhoden, Samenstrang, Ovar und im Lig. latum lokalisiert sein. Doppelseitige Aplasien sind beschrieben, ihr Nachweis bedarf aber einer Serienschnittuntersuchung des gesamten Retroperitonealraums. Einseitige Aplasien sind besonders bei ipsilateraler Nierenaplasie möglich. In diesem Fall kommt schließlich die Nebenniere in die Frontalebene zu liegen (Abb. 6.**18**, S. 302).

18.3.2
Metabolische Läsionen

Hämochromatose

Pathogenese: s. S. 67.
Bei dieser Erkrankung speichert die NNR regelmäßig Eisen, vor allem in der Zona glomerulosa, was bis zur Funktionsminderung gehen kann.

Amyloidose

Pathogenese: s. S. 45.
Bei der generalisierten und bei der Altersamyloidose ist die Nebenniere häufig mitbetroffen. Dabei wird das Amyloid vorwiegend in die Sinuswände der Zona fasciculata eingelagert. Bei besonders starker Ausprägung wird auch die Zona reticularis betroffen. Wegen der Perfusionsstörung und der mechanischen Verdrängung durch das Amyloid atrophieren die Parenchymzellen, so dass eine Unterfunktion resultieren kann.

Fettige Metamorphose

Damit bezeichnet man die Umwandlung einer NNR-Zellen in eine univakuoläre Fettzelle. Dies soll auf einer lokalen Stoffwechselstörung beruhen und betrifft vor allem die Zellen der Zona fasciculata. Eine ähnliche Veränderung findet man auch beim Morbus Wolman (S. 86).

Sonderformen metabolischer Läsionen:
1. *Myeloadipöse Metamorphose:* Dies ist eine Ansammlung von Fettzellen zusammen mit knochenmarkähnlichen Rundzellen (bei 4% aller Obduktionen). Der Prozess geht auf lokale Stoffwechselstörungen zurück und kann so große Ausmaße annehmen, dass ein Tumor entsteht, den man als Myelolipom bezeichnet (S. 999).
2. *Spironolactonkörper:* Sie treten etwa 10 Tage nach einer Behandlung mit dem Aldosteronantagonisten Spironolacton in der Zona glomerulosa auf. Sie bestehen aus zwiebelschalenartig geordnetem SER in Form eines „endoplasmatischen Nebenkerns" (S. 19).
3. *Pseudozytomegalie:* In der Perinatalperiode zeigen etwa 5% aller Nebennieren in der fetalen Innenzone eigentümliche Riesenzellen mit hyperchromatischen, bis 40 μm großen Kernen und telolysosomalen Einschlüssen. Sie treten gehäuft bei Fehlbildungen und Rhesusinkompatibilität auf.

18.3.3 Zirkulatorische Läsionen

Anämischer Infarkt

Pathogenese: Ihn findet man bei sklerotischen oder thrombotischen Verschlüssen der zuführenden Arterien oder der Aorta.

Morphologie: Er betrifft meist nur einen Pol und stellt sich makroskopisch als weißgelber Herd dar. Histologisch erkennt man je nach Infarktalter a) eine schollige Zellhomogenisierung, b) einen Zellzerfall oder c) eine histiozytäre Resorption und Fibrosen.

Hämorrhagischer Infarkt

Er entsteht nur selten bei venösen Thromben im Rahmen einer schweren Rechtsherzinsuffizienz und ist in erster Linie das Resultat einer Mikrothrombosierung im Rahmen infektiös-toxischer Zustandsbilder.

Hämorrhagische Nekrosen

Nebennierenblutungen sind kein seltenes Ereignis und kommen bei Neugeborenen zu 2%, bei Kindern zu 6,8% und bei Erwachsenen bei 0,8% aller Fälle in einem unausgewählten Sektionsgut vor.

Pathogenese: Je nach Alter der Patienten findet man ein anderes Ursachenspektrum:
- *Neugeborenenalter → Geburtstrauma:* In diesem Alter gehen Nebennierenblutungen fast ausschließlich auf ein Geburtstrauma zurück. Vermutlich spielen venöse Abflussbehinderungen im Rahmen der intraabdominalen Druckerhöhung der Mutter eine entscheidende Rolle. Selten findet man physiologischerweise kleinste Nebennierenblutungen beim Involutionsprozess der fetalen hyperämischen NNR.

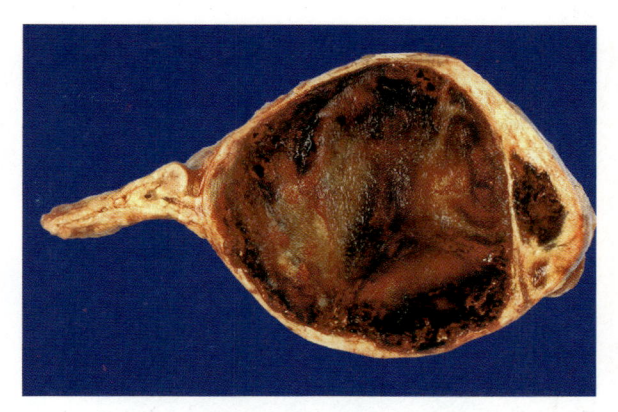

Abb. 18.7 **Nebennierenblutung** mit ballonartiger Auftreibung.

- *Kindesalter → Sepsis:* In diesem Alter ist die Sepsis mit Meningokokken (und anderen gramnegativen Erregern) Hauptursache hämorrhagischer Nebennierennekrosen. Dieses fulminant verlaufende Krankheitsbild geht mit einer akuten Nebennierenrindeninsuffizienz einher und wird als Waterhouse-Friderichsen-Syndrom (S. 1000) bezeichnet.
- *Erwachsenenalter → Antikogulanzien, DIG, Operationstrauma:* In diesem Alter stehen ätiologisch Antikoagulanzientherapie sowie operative Eingriffe in Nachbarschaft der Nebennieren im Vordergrund. In der Gravidität kommen hämorrhagische Nebennierennekrosen im Rahmen eines septischen Abortes, einer vorzeitigen Plazentalösung, einer Eklampsie oder einer Fruchtwasserembolie vor und sind auf eine disseminierte, intravasale Gerinnungsstörung (DIG, S. 403) zurückzuführen.

Morphologie: Je nach Ausdehnung der Nebennierenblutung unterscheidet man folgende Formen:
- *Fokale Nebennierenhämorrhagie*: Sie ist klein, umschrieben und klinisch bedeutungslos.
- *Nebennierenapoplexie:* Die Blutung erfasst das gesamte Organ (Abb. 18.7). Im Extremfall ist die Nebenniere sackartig umgestaltet, wobei der Inhalt aus flüssigem oder koaguliertem Blut besteht.
- *Retroperitonealhämatom:* In diesem Fall ist die Blutung so stark, dass die Nebennierenkapsel einreißt und das ausfließende Blut ein retroperitoneales Hämatom bildet.

18.3.4 Entzündliche Läsionen

Autoaggressionsadrenalitis

Syn.: Autoimmunadrenalitis

Definition: Autoaggressive Entzündung mit Zerstörung der Nebennierenrinde.

Diese Adrenalitisform ist selten. Sie kann in jedem Lebensalter auftreten und liegt ursächlich etwa 50% der Fälle einer primären chronischen Nebennierenrindeninsuffizienz zugrunde.

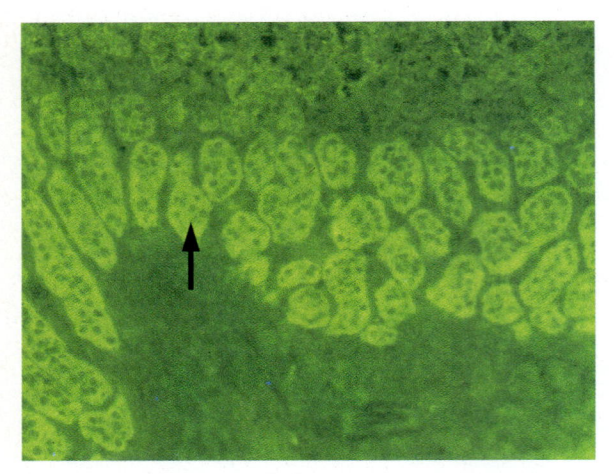

Abb. 18.8 Autoimmunadrenalitis: Darstellung der Nebennierenantikörper durch Überschichtung normalen Nebennierengewebes mit Patientenserum-IgG (IF; Vergr. 1:50; Original: Peter).

Pathogenese: Diese Entzündung ist mit dem HLA-DR3-Gen assoziiert und wird klinisch durch den Nachweis zirkulierender NNR-Antikörper im Serum diagnostiziert (Abb. 18.8). Sie wird häufig von einer perniziösen Anämie, einem Diabetes mellitus und einer Hypothyreose begleitet, was auf eine übergeordnete immunologische Störung hinweist.

Morphologisch sind die Nebennieren meist stark verschmälert, so dass ihr Gewicht weniger als 2 g betragen kann. In der Rindenzone findet man ein kollabiertes Gitterfasergerüst und Fibrosierungen, aber keine ausgedehnten Narben. Dazwischen liegen variable Parenchymreste mit lipidarmen Zellen, deren Kerne vergrößert sein können. Die lymphoplasmazellulären Infiltrate nehmen mit zunehmender Parenchymzerstörung ab. Das Nebennierenmark ist weitgehend erhalten.

Klinik: Die Autoaggressionsadrenalitis ist eine der häufigsten Ursachen der primär chronischen Nebennierenrindeninsuffizienz in Form des Morbus Addison (S. 1000).

Adrenalitis tuberculosa

Pathogenese: Die Nebennierenrindentuberkulose entsteht im Rahmen einer hämatogenen Streuung und kann ein- oder doppelseitig auftreten.

Morphologie: Die Nebennieren sind dabei oft vergrößert und knotig umgestaltet. Ihr Gewicht kann über 20 g betragen. Die Schnittflächen sind durch die typischen, konfluierend-verkäsenden Knoten und dazwischen liegendes Narbengewebe gekennzeichnet. In alten Herden ist manchmal nur noch Narbengewebe nachweisbar. Knotige Hyperplasien als Regenerate des Restparenchyms können selbst bei ausgedehnter, bilateraler Tuberkulose die Nebennierenfunktion aufrechterhalten und eine adrenale Insuffizienz verhindern (S. 261).

CMV-Adrenalitis

Pathogenese: Die NNR wird gelegentlich auch bei Infektionen durch Zytomegaloviren (bei AIDS bei 40% der Patienten) mitbetroffen.

Morphologie: Die Nebenniere zeigt in den Kernen vieler Parenchymzellen die charakteristischen Einschlusskörperchen, während im gitterfaserhaltigen Interstitium das begleitende lymphoplasmazelluläre Infiltrat nachgewiesen werden kann.

18.3.5 Tumorartige Läsionen

18.3.5.1 Zysten

Echte Zysten

Sie werden von Drüsenzellen ausgekleidet, leiten sich wahrscheinlich von Resten des Wolff-Körpers her und sind sehr selten. Lymphangiomatöse Zysten kommen etwas häufiger vor.

Pseudozysten

Sie treten als Restzustände älterer Hämatome sowie Nekrosen auf und besitzen nur eine narbige Hülle, die kaum Rückschlüsse auf die Pathogenese zulässt.

18.3.5.2 Hyperplasien

Definition: Durch Parenchymzellvermehrung der Nebennierenrinde bedingte Übergewichtigkeit der beiden Nebennieren mit einem Gesamtgewicht von mehr als 15 g im Sektionsgut und mehr als 12 g im Operationsgut.

Pathogenetisch geht eine solche Hyperplasie auf folgende Mechanismen zurück:
- *Regulationsstörung* der Hypothalamus-Hypophysen-NNR-Achse,
- *hypophysäre/ektope ACTH-Bildung*,
- *Enzymdefekt der NNR* mit verminderter Cortisolsekretion und fehlender negativer Rückkoppelung;
- *Stress:* Dabei kommt es in der Alarmphase über eine sympathikoadrenerge Reaktion zur Adrenalinausschüttung, später zur Freisetzung des Corticotropin-releasing-Faktors, was eine vermehrte ACTH- und Cortisolbildung zur Folge hat. In der Resistenzphase wird die NNR durch die dauernde Stimulation hyperplastisch, um in der Erschöpfungsphase schließlich wieder atrophisch zu werden.

Morphologie: Die NNR-Hyperplasie kann entweder diffus sein oder herdförmig betont, so dass Knoten entstehen. Dabei sind nie alle drei Rindenzonen gleichermaßen betroffen. Dementsprechend unterscheidet man histologisch die im Folgenden besprochenen Hyperplasietypen (Abb. 18.9).

18.3 Nebennierenrinde

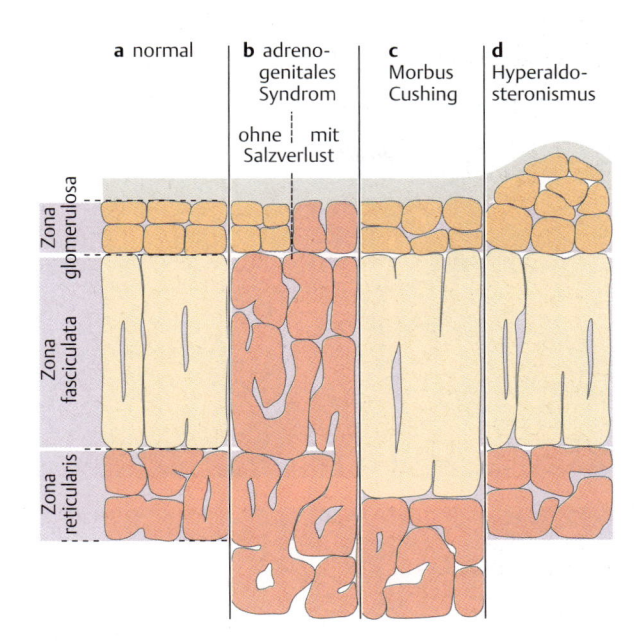

Abb. 18.9 Hyperkortizismus, Veränderungen der Nebennierenrinde (NNR) (quantitative Histoarchitektur der Glomerulosa ist aus didaktischen Gründen durchgehend gezeichnet):
a Normalzustand;
b adrenogenitales Syndrom (mit/ohne Salzverlustsyndrom) mit erheblicher Retikularisverbreiterung;
c Morbus Cushing mit Faszikulataverbreiterung;
d Hyperaldosteronismus mit nodulärer Glomerulosahyperplasie.

Glomerulosahyperplasie

Da die Zona glomerulosa nur einen kleinen Teil der Rinden ausmacht, geht dieser Hyperplasietyp nur selten mit einer signifikanten Gewichtszunahme der Nebenniere einher. Histologisch findet man einen kontinuierlichen subkapsulären Streifen von Glomerulosazellen, die sich scharf von der Zona fasciculata abgrenzen lassen und zu Mikronoduli aggregiert sein können. Die tieferen Rindenschichten sind meist unauffällig.

+ Klinisch gehen viele Glomerulosahyperplasien mit einem Hyperaldosteronismus einher.

Fasciculata-Retikularis-Hyperplasie

Meist sind beide Zonen gleichzeitig hyperplastisch. Die Hyperplasie ist bei 35% der Fälle rein diffus, bei 25% rein nodulär und bei 50% kombiniert diffus und nodulär. Eine verlässliche morphologische Unterscheidung zwischen funktionell überaktiven Hyperplasieformen bei Hyperkortizismus und normaktiven Formen bei essenzieller arterieller Hypertonie ist nicht möglich.

Noduläre Hyperplasie

In diesen Fällen sind die Noduli maximal 1 cm groß, wölben die Kapsel vor und sind gelegentlich durch ein verdichtetes Fasergerüst demarkiert. Das angrenzende Parenchym kann druckatrophisch sein. Innerhalb der Knoten findet man meistens lipidreiche Zellen. Die Differenzialdiagnose zwischen normaktiven Noduli und funktionell hyperaktiven kleinen Adenomen ist schwierig. Ein kritischer Durchmesser liegt bei 1 cm; es sind aber auch kleinere Adenome bekannt (besonders beim Hyperaldosteronismus), die funktionell eindeutig hyperaktiv waren. Ist die normale Gewebestruktur völlig aufgehoben, eine gewisse Pleomorphie vorhanden und die angrenzende Rinde komprimiert, so muss ein Adenom angenommen werden.

18.3.6
Neoplastische Läsionen

Die epithelialen NNR-Tumoren sind gar nicht so selten, bevorzugen das Erwachsenenalter und das weibliche Geschlecht. Oft ist bei ihnen die Unterscheidung zwischen gutartig (Adenom) und bösartig (Karzinom) schwierig, da bei beiden Tumorformen, wie bei allen endokrinen Tumoren, eine gewisse Zellpleomorphie vorkommt

18.3.6.1
Adenome

Definition: NNR-Adenome sind benigne, gut abgegrenzte Tumoren, die von adrenokortikalen Zellen ausgehen.

Diese seltenen Geschwülste kommen in jedem Lebensalter vor, bevorzugen jedoch das Erwachsenenalter.

Morphologie: Die NNR-Adenome variieren in ihre Größe: Beim Conn-Syndrom (Abb. 18.**10 c, d**) können sie nur 1 cm groß sein, während sie bei androgen- und cortisolproduzierenden Adenomen und inaktiven Adenomen mehrere Zentimeter groß und bis zu 100 g schwer sein können. Die NNR-Adenome besitzen eine deutlich sichtbare fibröse Kapsel und sind dementsprechend gegenüber der Restnebenniere scharf abgegrenzt (Abb. 18.**10**). Ihre Schnittfläche ist je nach Lipid- und Pigmentgehalt goldgelb, gelbbraun oder tiefbraun.

Histologisch erinnert die Architektur gelgentlich an die Zona glomerulosa, fasciculata oder reticularis. Je nach vorherrschendem Zelltyp unterscheidet man verschiedene NNR-Adenome, deren Histologie und Klinik in Tab. 18.**3** zusammengestellt ist.

+ Klinik: Bei jungen Patienten sind die NNR-Adenome meist hormonell aktiv, bei alten Menschen sind sie häufiger endokrin inaktiv und werden meist zufällig entdeckt. Die Mehrzahl dieser Adenome ist solitär. Beim Conn-Syndrom können sie gelegentlich auch multipel auftreten und sind dann nur durch eine gewisse zelluläre Pleomorphie von einer nodulären Hyperplasie abgrenzbar.

18.3.6.2
NNR-Karzinome

Definition: Dies sind seltene maligne Tumoren, die von allen adenombildenden Zelltypen ausgehen können.

Inzidenz: 2 : 1 000 000. Diese Tumoren können in jedem Lebensalter auftreten, sind aber im Kindesalter dreimal häufiger als die Adenome. Prädilektionsalter bei Erwachsenen: 6. Lebensdekade.

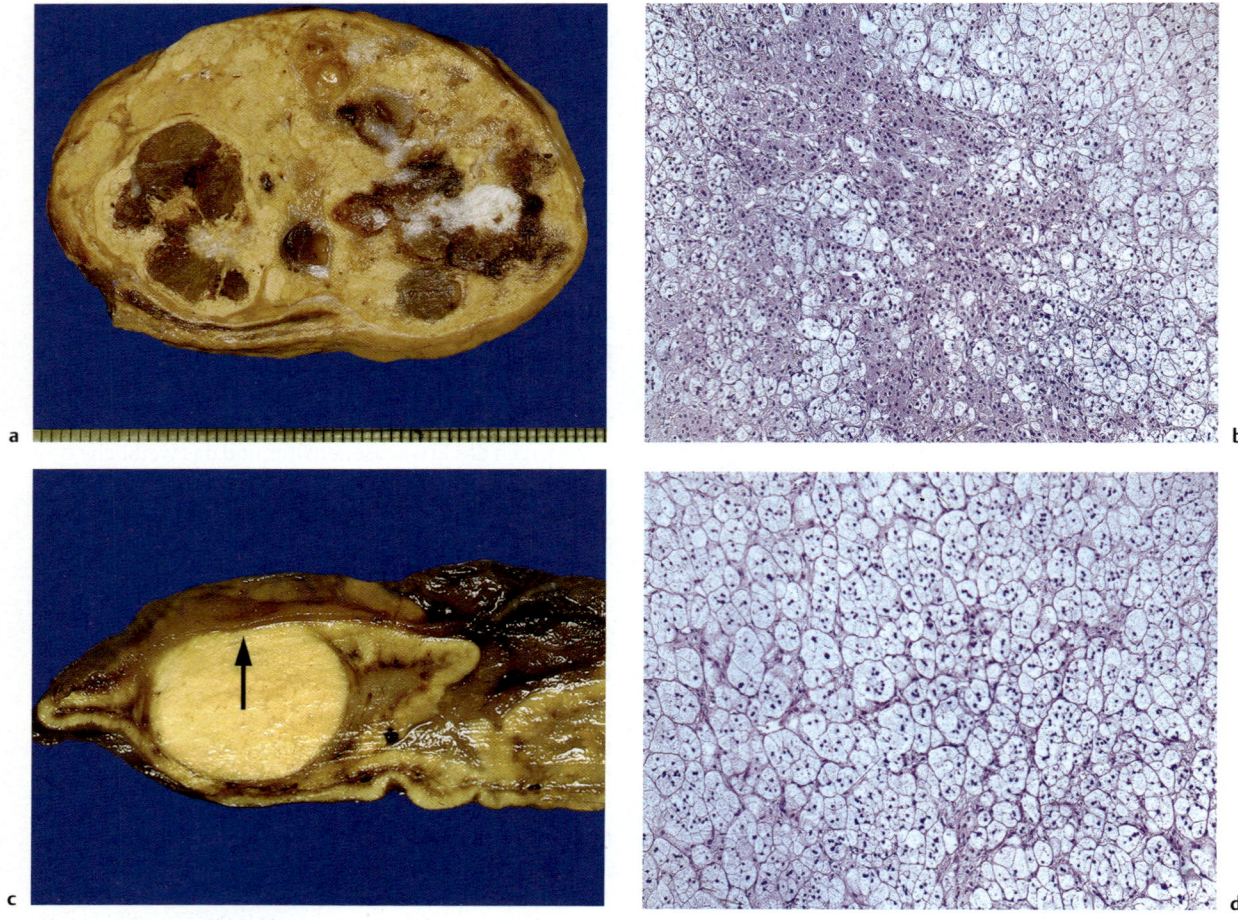

Abb. 18.10 Nebennierenrindenadenome:
a, b Gemischtzelliges Adenom bei Cushing-Syndrom: braun-gelb gescheckter Tumor mit trabekulären bis soliden Nestern aus lipidreichen und lipidarmen Zellen (**b** HE, Vergr. 1 : 250);
c, d klarzelliges Adenom bei Conn-Syndrom: homogen-gelber kleiner Tumor mit glomerulär-alveolärer Anordnung lipidreicher (deshalb klarzelliger) Zellen. Pfeil: fehlende Glomerulosa (**d** HE, Vergr. 1 : 75).

Tabelle 18.3 Histologie und Klinik der NNR-Adenome

Adenomtyp	Histologie (Zelltyp)	Makroskopie	Häufigster Hormontyp häufige Klinik
Klarzelliges Adenom	lipidreiche Zellen (= Spongiozyten) mit vakuolärem Zytoplasma (Abb. 18.**10d**)	gelbe Adenome, keine NNR-Atrophie	Aldosteron Conn-Syndrom
Kompaktzelliges Adenom	> 75 % aus Zellen mit kompaktem eosinophilem Zytoplasma	große Adenome, keine NNR-Atrophie	Androgene Virilisierung
Gemischtzelliges Adenom	aus mehr als einem Zelltyp aufgebaut (häufigstes NNR-Adenom)	gelb-braun gescheckte Adenome, NNR-Atrophie	Cortison Cushing-Syndrom
Pigmentiertes Adenom	kompakte eosinophile Zellen mit Lipofuszin-/Neuromelaningranula (seltenes Adenom)	„schwarze" Adenome, NNR-Atrophie	Cortison Cushing-Syndrom
Onkozytäres Adenom	Zellen mit eosinophil-granulärem Zytoplasma (seltenes Adenom)	braune Adenome, keine NNR-Atrophie	hormonell inaktiv
Mikroadenomatose	multiple, sehr kleine Adenome	meist kleine Nebenniere, NNR-Atrophie	Cushing-Syndrom

Morphologie: NNR-Karzinome können sehr groß werden und ein Gewicht von 5 kg erreichen. Kleine Karzinome sind von einer dünnen Kapsel umgeben, wohingegen größere die Umgebung infiltrieren. Auf der Schnittfläche finden sich ausgedehnte hämorrhagisch-zystische Nekrosen, die sich gegenüber dem gelb-braunen Restparenchym abheben.

Histologisch gleichen diese Tumoren nur noch selten dem normalen NNR-Gewebe. Die Histoarchitektur ist meist medullär: die Zellen sind polymorph und mit unregelmäßigen, zum Teil vergrößerten, chromatinreichen Kernen ausgestattet. Mitosen kommen vor. Das Zytoplasma ist meistens lipidarm und gelegentlich schollig konturiert. Das Stroma kann bandförmig fibrosiert und verkalkt sein. Die Tumorgefäße sind sehr dünnwandig, so dass Tumorgewebe leicht in die Blutbahn einbrechen kann (Abb. 18.**11**).

Immunhistochemisch gibt es kein verlässliches Markerprofil für die NNR-Karzinome. Es gilt folgende Faustregel: 90% der NNR-Karzinome exprimieren Vimentin, 60% Chromogranin-A, 30% Zytokeratin, kein epitheliales Membranantigen (= EMA).

Differenzialdiagnostisch lassen sich die NNR-Karzinomen durch nachstehend aufgeführte histologische Kriterien von benignen Adenomen abgrenzen:
- breite bandartige Fibrosen im Tumorgewebe;
- Gefäßinvasion (vorwiegend in Nebennierenvenen und Hohlvene);
- Tumorinfiltration in Tumorkapsel und Umgebung;
- diffuses Wachstumsmuster statt trabekulärer ballenartiger Zellanordnung;
- ausgedehnte (hämorrhagische) Tumornekrosen;
- > 1 Mitose pro 10 Gesichtsfelder bei starker Vergrößerung;
- zelluläre Polymorphie, Kernhyperchromasie, Nukleolen;
- mehr als 75% lipidarme Zellen;
- Tumorgewicht > 100 g.

Klinik: Tumoren bei Conn-Syndrom sind größtenteils gutartig. Androgenbildende Tumoren sind zu etwa 75% bösartig. Östrogenbildende Tumoren sind fast immer maligne.

18.3.6.3
Nichtepitheliale Tumoren

Fibrome, Myome, Lipome und Neurinome der Nebennierenrinde sind eine Rarität und meist ein Zufallsbefund bei der Obduktion, weil sie keine klinischen Symptome hervorrufen. Die ebenfalls sehr seltenen Hämangiome kommen gelegentlich auch doppelseitig vor und können tödliche Retroperitonealblutungen setzen. NNR-Sarkome sind bisher nicht bekannt. Ein für die Nebenniere recht typischer Tumor ist das Myelolipom.

Myelolipom

Definition: Benigne „tumorartige" Wucherung, zusammengesetzt aus reifem Fettgewebe und myeloiden, blutbildenden Zellen.

Diese NNR-Tumoren sind etwas häufiger als die anderen NNR-Weichteiltumoren und kommen ganz selten auch extraadrenal vor. Prädilektionsalter: 6. Lebensdekade (♂ : ♀ = 1 : 1).

Pathogenese: Diese Tumoren werden heute als regressiv veränderte Rindenknoten aufgefasst (S. 995). Metaplastische myelolipomatöse Herde können vor allem bei NNR-Veränderungen im Gefolge eines Hyperkortizismus auftreten.

Morphologie: Die meist solitären, höchst selten bilateralen und multifokalen Tumoren bleiben meist klein, kön-

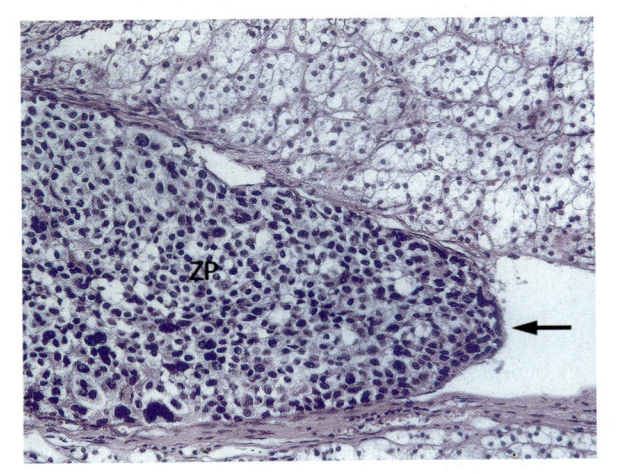

Abb. 18.**11** **Nebennierenrindenkarzinom** mit Gefäßeinbruch (Pfeil). Beachte die erhebliche Zellpolymorphie des Tumors (ZP) im Vergleich zum normalen NNR-Gewebe (HE, Interferenzkontrast, Vergr. 1 : 200).

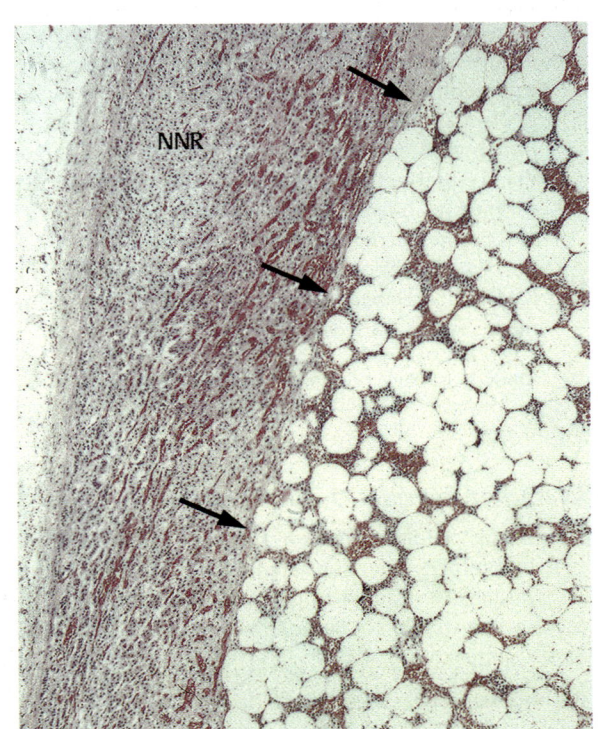

Abb. 18.**12** **Myelolipom** der Nebenniere, NNR = restliche Nebenniere (HE, Vergr. 1 : 75).

nen aber vereinzelt auch bis 1 kg schwer werden. Mit bloßem Auge gleichen sie Lipomen. Histologisch sind diese Tumoren vorwiegend aus univakuolären Fettzellen aufgebaut, zu denen sich herdförmige Rundzellen mit Knochenmarkcharakter hinzugesellen (Abb. 18.12).

18.3.6.4
Metastasen

Sie sind häufig, werden bei etwa einem Fünftel aller Krebstoten beobachtet. Etwa 30 % aller Bronchialkarzinome, besonders des kleinzelligen Typs, und etwa 40 % der Mammakarzinome zeigen oft sehr kleine Geschwulstabsiedlungen in der Nebenniere. Ferner metastasieren auch Prostata- und kolorektale Karzinome häufig in die Nebenniere.

18.3.7
Funktionelle Läsionen

Die endokrine Leistung der Nebennierenrinde kann entweder in Form einer Verminderung (= Hypokortizismus, NNR-Insuffizienz) oder Steigerung (= Hyperkortizismus, NNR-Überfunktion, Hyperadrenalismus) verändert sein.

18.3.7.1
Akuter Hypokortizismus

Definition: Akutes Kreislaufversagen wegen plötzlichem Ausfall der Cortisolsekretion in Form einer NNR-Krise.

Pathogenetisch kommen hierfür folgende plötzlich einsetzende Mechanismen in Betracht:
- *endogenes Steroiddefizit* infolge stressbedingtem Steroidmehrbedarf bei vorbestehender chronischer NNR-Insuffizienz;
- *iatrogenes Steroiddefizit* wegen a) raschem Absetzen der Steroidtherapie oder b) zu später Steroidsubstitution nach bilateraler Adrenalektomie;
- *massive hämorrhagische NNR-Nekrose* wegen a) Geburtskomplikation → Neugeborenen-NNR-Blutung, b) Antikoagulanzientherapie, c) Sepsis, d) disseminierter intravasaler Gerinnung.

➕ **Klinisch** ist unter den akuten Hyperkortizismusfällen das nachstehend aufgeführte Waterhouse-Friderichsen-Syndrom besonders wichtig.

Waterhouse-Friderichsen-Syndrom

Definition: Seltenes, foudroyant verlaufendes Krankheitsbild infolge einer sepsisinduzierten disseminierten intravasalen Gerinnung mit konsekutiver akuter NNR-Krise wegen (sub-)totaler hämorrhagischer NNR-Nekrose.

Pathogenese: Klassischerweise handelt es sich um eine Infektion mit Neisseria meningitidis und nachfolgender Sepsis. Seltener liegen Infektionen mit anderen hoch virulenten Keimen wie Pseudomonas, Pneumokokken, Haemophilus influenzae oder Staphylokokken zugrunde. Dies löst folgende pathogenetische Kettenreaktion aus: Meningokokkensepsis → massive Endotoxinämie innerhalb von Stunden → Gefäßschädigung im Bereiche der Endstrombahn mit besonderer Organotropie (NNR, Haut, Myokard) → disseminierte intravasale Gerinnung → mikroemboliebedingte Nekrosen und fontänenartige Blutungen ins umgebende Gewebe → bilaterale hämorrhagische NNR-Nekrosen, interstitielle Myokarditis, petechiale Hautblutungen.

➕ **Klinik:** Septisch-hochfebriles Krankheitsbild mit fulminantem Verlauf. Diffuse petechiale Hautblutungen, Purpurablutungen in den inneren Organen. Myokarditis → Tod im Kreislaufkollaps.

18.3.7.2
Primärer chron. Hypokortizismus

Syn.: adrenal bedingter Morbus Addison, Bronzehautdiabetes

Definition: Seltene, als primärer Morbus Addison bezeichnete terminale Läsion infolge Zerstörung der NNR mit konsekutiver insuffizienter Produktion von NNR-Hormonen (Unterfunktion der adrenalen Glucocorticoide).

Pathogenese: Ätiologisch kommen für die Auslösung eines primären Morbus Addison folgende Mechanismen in Betracht:
- *Autoimmunadrenalitis:* häufigste Ursache (60 %);
- *Nebennierentuberkulose:* früher häufiger (10 %);
- *überlebte Nebennierenblutung* (s. o.);
- *Metastasen* (10 %): klinisch auffällig erst bei Parenchymzerstörung von > 90 %;
- *Amyloidose:* sehr selten;
- *Morbus Schilder:* sehr seltene X-chromosomal vererbte Lipidstoffwechselkrankheit, die mit einer diffusen Zerebralsklerose und einer Atrophie der Zona fasciculata und reticularis der Nebenniere einhergeht;
- *X-chromosomale NNR-Hypoplasie vom pseudozytomegalen Typ*: betrifft nur Jungen, auffällig durch Riesenkernzellen mit Zytoplasmaeinschlüssen;
- *Adrenogenitales Syndrom* (s. u.): In diesem Fall ist eine Insuffizienz der Glucocorticoide mit einer Mehrsekretion von Androgenen verbunden. Der zugrunde liegende Enzymdefekt bedingt eine insuffiziente Cortisolsynthese und hat einen Morbus Addison zur Folge, während die verstärkt sezernierten, androgen wirkenden Hormonvorstufen zum adrenogenitalen Syndrom führen.
- *Kongenitale Lipidzellhyperplasie:* Sie beruht auf einem Defekt der 20, 22-Desmolase. Sie betrifft folglich nicht nur die glucocorticoidbildenden Zellen, sondern auch die Leydig-Zellen → verweiblichtes äußeres Genitale bei ♂. Die NNR-Zellen sind sehr li-

pidreich und vergrößert. Die Nebenieren sind vergrößert, plump konturiert und intensiv gelb.

Morphologie: Sie richtet sich nach der auslösenden Ursache.

> **Klinik:** Schleichend einsetzende Schwächezustände, Müdigkeit, Hypotonie, Anorexie, Gewichtsverlust. Die Sekundärbehaarung ist reduziert. Auffällig ist eine verstärkte Pigmentierung der Haut und Mundschleimhaut, da regulativ nicht nur das ACTH, sondern auch das MSH erhöht ist (S. 114, „Bronzehautkrankheit"). Im Blut können die eosinophilen Granulozyten samt ihren Vorstufen ebenso vermehrt sein wie die Lymphozyten. Verminderte Serumwerte für Natrium, Chlorid, Bicarbonat, Glucose und für die Glucocorticoide; erhöhte Serumwerte für ACTH und für Kalium wegen erniedrigtem Aldosteronspiegel. Erniedrigte Urinkonzentrationen für 17-Ketosteroide und 17-Hydroxysteroide. Bei zusätzlicher Belastung → Addison-Krise: lebensgefährliche, akute hyperkaliämische Herzrhythmusstörungen und Hypoglykämie.

18.3.7.3
Sekundärer chronischer Hypokortizismus

Syn.: hyphophysär bedingter Morbus Addison, „weißer" Morbus Addison)

Definition: Seltene, als sekundärer Morbus Addison bezeichnete Erkrankung infolge CRH- bzw. ACTH-Ausfall mit konsekutiv insuffizienter Stimulation der adrenalen Glucocorticoide und Androgene (aber nicht des Aldosterons).

Pathogenese: Ätiologisch kommen für die Auslösung eines sekundären Morbus Addison folgende Mechanismen in Betracht:
- *Hirnfehlbildungen* mit ACTH-Ausfall;
- *Nekrosen* (S. 984), Tumoren und angeborene Defekte der Hypophyse (S. 984);
- *Glucocorticoidlangzeittherapie:* Glucocorticoide führen je nach Präparat zu einer unterschiedlichen Hemmung der ACTH-Sekretion → wochenlang persistierende verminderte Cortisolsekretion.

Morphologie: Histologisch findet man bei allen Formen des ACTH-Mangels eine Hypoplasie der NNR mit gleichmäßigen Verschmälerungen des ganzen Organs. Die Zona fasciculata ist sehr schmal und besteht aus kleinen Zellen. Die Zona glomerulosa ist davon nicht betroffen.

> **Klinik:** Endokrinologisch sind der ACTH- und dadurch auch die Glucocorticoidspiegel, nicht aber die Mineralocorticoidspiegel niedrig. Da das MSH mit dem ACTH zusammen erniedrigt ist, resultiert eine verminderte Hautpigmentierung (= weißer Morbus Addison). Das Aldosteron bleibt unverändert, weil es über das Renin-Angiotensin-System reguliert wird → kein Salzverlust, keine Hyponatriämie, keine Hyperkaliämie. Die verminderte Androgenbildung durch die NNR spielt klinisch keine Rolle, da sie durch die Gonaden ausgeglichen wird.

18.3.7.4
Hyperkortizismus

Jede Teilfunktion der Nebennierenrinde kann isolierte Überfunktionszustände entwickeln. Ursächlich findet man dabei eine NNR-Hyperplasie oder NNR-Tumoren. Besonders bei den Letzteren sind auch kombinierte Überfunktionszustände möglich.

Primärer Hyperaldosteronismus

Syn.: Conn-Syndrom

Definition: Seltenes NNR-Überfunktionssyndrom infolge inadäquat gesteigerter Produktion von Mineralocorticoiden durch die Nebenniere mit Unterdrückung der Reninsekretion und konsekutiv niedrigen Serumreninwerten.

Pathogenese: Diese Form des Hyperaldosteronismus ist durch einen niedrigen Reninspiegel gekennzeichnet und basiert auf nachstehend aufgeführten Ursachen:
- *Unilateraler aldosteronproduzierender NNR-Tumor* (= Conn-Syndrom) bei 60% der Patienten: Dieser unilaterale, kleine (> 6 g), selten multiple Tumor ist weich, ragt in der Regel aus dem Parenchym hervor. Er ist scharf begrenzt und weist eine goldgelbe Schnittfläche auf. Histologisch handelt es sich dabei meist um Adenome vom hellzelligen Typ, seltener vom Glomerulosazelltyp. Aldosteronbildende Karzinome sind eine Rarität.
- *Bilaterale mikronoduläre Glomerulosahyperplasie unklarer Genese* bei 40% der Patienten: Sie ist immer bilateral, kann fokal-nodulär oder auch diffus strukturiert sein. Bei der diffusen Hyperplasie ist die Zona glomerulosa meist verbreitert. Bei der nodulären Hyperplasie sind die Noduli oft von kleinen Adenomen kaum zu unterscheiden. Ihre Zellen gleichen oft den Spongiozyten der Zona fasciculata (Abb. 18.13).

> **Klinik** (in der Reihenfolge der Häufigkeit): schleichend einsetzende arterielle Hypertonie, Hypokaliämie, Proteinurie, Polyurie, Müdigkeit, Muskelschwäche (selten Lähmungen, Tetanie). Serumwerte: erhöhtes Aldosteron und Natrium, erniedrigtes Kalium (bei Kaliurie) und Renin.

> **Therapie:** bei Adenomen einseitige Adrenalektomie; bei bilateraler Hyperplasie beidseitige Adrenalektomie und konsekutiv Substitution mit Steroidhormonen.

Sekundärer Hyperaldosteronismus

Definition: Recht häufiges NNR-Überfunktionssyndrom infolge (extraadrenaler) Stimulation durch das Renin-Angiotensin-System mit konsekutiv gesteigerter Aldosteronproduktion durch die Nebenniere und folglich erhöhten Serumreninwerten.

Pathogenese: Diese Form des Hyperaldosteronismus geht auf eine abnorme Stimulation des Renin-Angiotensin-Systems durch Angiotensin-II-Erhöhung, Natriumentzug, Kaliumzufuhr oder ACTH-Erhöhung zurück und

Herzinsuffizienz, d) Aszites. Dies zieht folgende pathogenetische Kettenreaktion nach sich: Natriumretention → Hyponatriämie → Hypovolämie → Perpetuierung der Renin-Angiotensin-Stimulation;
- *reninproduzierenden Tumoren* (Rarität);
- *Bartter-Syndrom* (Rarität) wegen Hyperplasie des juxtaglomerulären Apparates. Dies zieht folgende pathogenetische Kettenreaktion nach sich: Reninüberproduktion → erhöhtes Serumaldosteron → Hypokaliämie → Gefäßresistenz gegenüber Angiotensin → Hypotonie.

Morphologie: Die NNR ist häufig, aber nicht immer im Sinne einer diffusen Hyperplasie der Zona glomerulosa verändert.

Cushing-Syndrom

Definition: Unter einem Hyperkortisolismus versteht man einen Überfunktionszustand der NNR, bei dem hauptsächlich Cortisol (= Hydrocortison) vermehrt produziert und sezerniert wird und zu einem scharf umrissenen klinischen Bild kommt, dem Cushing-Syndrom.

Pathogenetisch unterscheidet man folgende 4 Formen des Cushing-Syndroms (Abb. 18.**14**, 18.**15**):

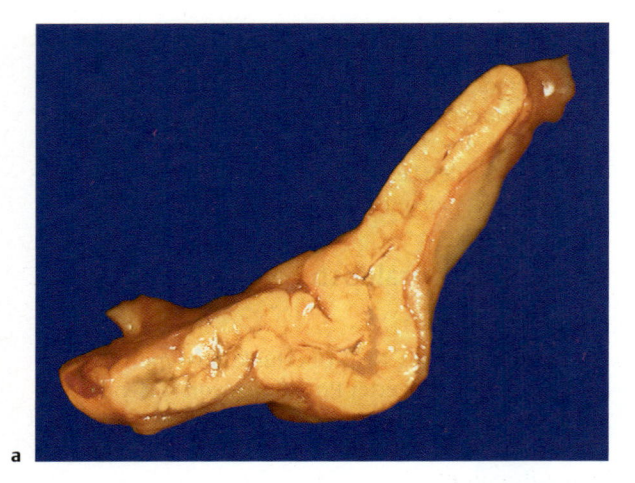

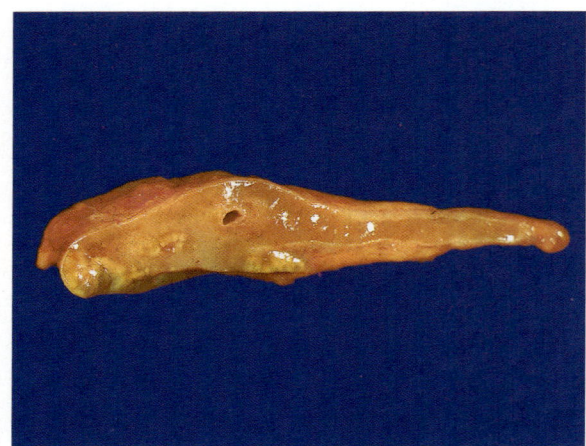

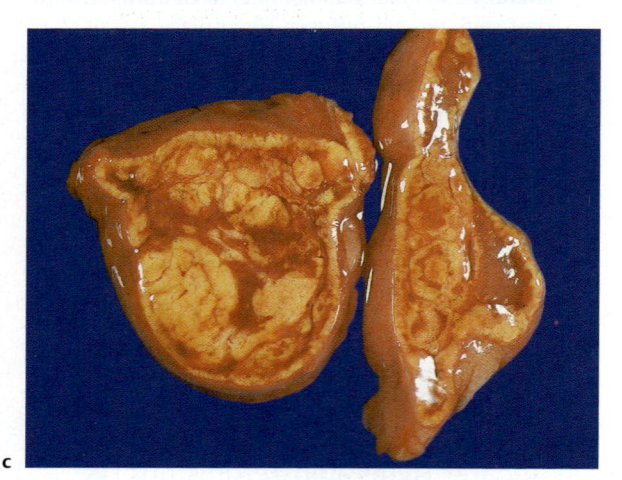

Abb. 18.**13** **Adrenale Funktionsstörungen**, Makroskopie (Schnittfläche):
a Normale Nebenniere;
b atrophische Nebenniere bei Hypokortizismus;
c noduläre NNR-Hypertrophie bei Hyperkortizismus

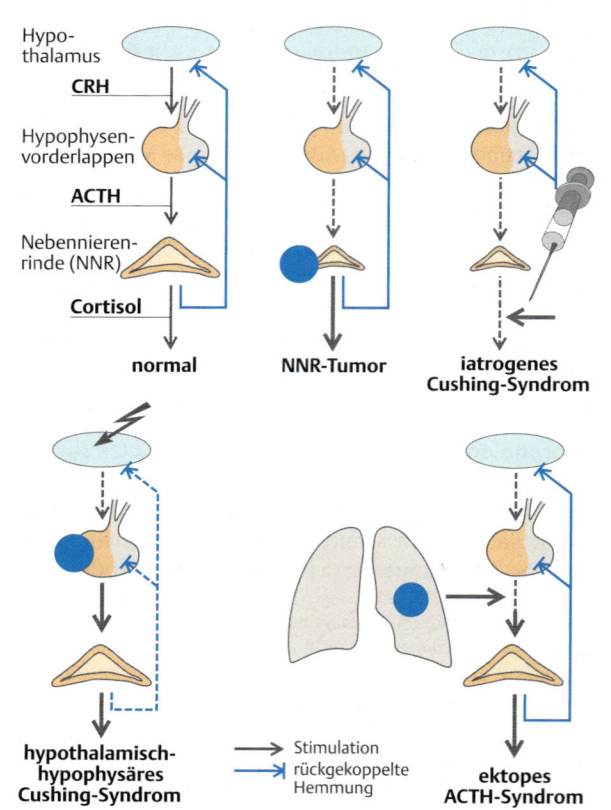

Abb. 18.**14** **Cushing-Syndrom:** hypophysär-adrenaler Regelkreis bei den verschiedenen Formen. CRH: Corticotropin-releasing-Hormon. Die hypothalamisch-hypophysäre Form des Cushing-Syndroms ist der eigentliche Morbus Cushing.

basiert auf nachstehend aufgeführten extraadrenalen Ursachen:
- *Mangeldurchblutung der Nieren*;
- *natriumretinierende Krankheiten* wie a) nephrotisches Syndrom, b) Leberzirrhose, c) chronischer

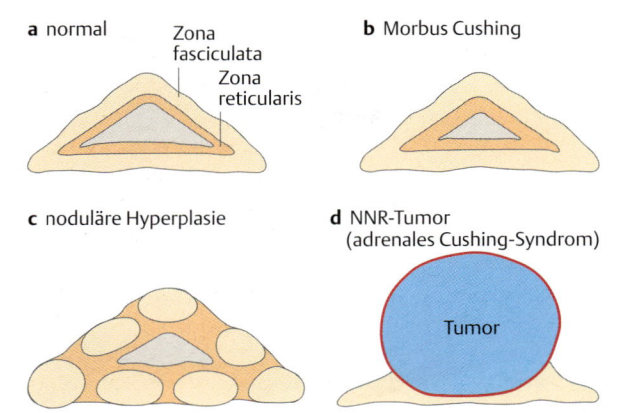

a normal — Zona fasciculata, Zona reticularis
b Morbus Cushing
c noduläre Hyperplasie
d NNR-Tumor (adrenales Cushing-Syndrom) — Tumor

Abb. 18.**15** **Hyperkortisolismusformen** mit entsprechenden typischen Veränderungen der Nebennierenrinde.

- primär hypothalamisch-hypophysäre Form,
- primär adrenale Form,
- paraneoplastische Form,
- iatrogene Form.

Primär hypothalamisch-hypophysäre Form

Syn.: Morbus Cushing

Pathogenese: Dies ist der eigentliche Morbus Cushing. Er macht 70% aller Fälle eines Cushing-Syndroms aus. Ursächlich wird eine hypothalamische Regulationsstörung im Gefolge eines Adenoms oder (sehr selten) einer Hyperplasie des Hypophysenvorderlappens vermutet. Dieser sezerniert unablässig ACTH und setzt die NNR unter eine Dauerstimulation.

Morphologie: Die ACTH-abhängigen Rindenschichten (Zona fasciculata und reticularis) sind hyperplastisch, und die gesamte Nebenniere ist schwerer. Auf der Schnittfläche sind die braune Innenschicht und die gelbliche Außensicht verbreitert. Histologisch ist nur das innere Rindendrittel kompaktzellig aufgebaut, die äußeren zwei Drittel sind größtenteils spongiozytär (Abb. 18.15). Folglich sind ACTH und Cortisol im Serum erhöht.

Primär adrenale Form

Pathogenese: Diese Cushing-Form macht 20% aller Cushing-Syndrom-Fälle aus und kommt dadurch zustande, dass benigne oder maligne NNR-Tumoren unabhängig vom hypophysären ACTH Cortisol produzieren und folglich die kortikotrope Hyperphysenfunktion unterdrücken

Morphologie: Meist handelt es sich um cortisolproduzierende gemischtzellige NNR-Adenome (< 100 g). Sehr selten liegt eine kortisolbildende NNR-Adenomatose (= primäre noduläre Dysplasie) oder ein kortisolproduzierendes NNR-Karzinom (> 100 g) vor. Die restliche und die kontralaterale Nebennierenrinde sind atrophiert. Folglich ist der Serumspiegel von ACTH erniedrigt und von Cortisol erhöht.

Paraneoplastische Form

Syn.: ektopes ACTH-Syndrom

Pathogenese: Diese Form kommt bei etwa 10% der Patienten mit Cushing-Syndrom vor (vgl. Abb. 18.**14**) und wird durch extrahypophysäre und -adrenale Tumoren verursacht, die unabhängig vom endogenen Cortisolspiegel ein ACTH-ähnliches Polypeptid bilden. Am häufigsten handelt es sich um ein kleinzellig-anaplastisches Bronchialkarzinom (50%), Thymom (15%) oder Pankreaskarzinom (10%).

Morphologie: Erhebliche diffuse Fasciculata-Reticularis-Hyperplasie. Folglich sind die Serumspiegel von ACTH und von Cortisol erhöht.

Iatrogene Form

Pathogenese: Diese Form entsteht als unerwünschte Nebenwirkung im Rahmen einer Langzeittherapie mit Glucocorticoiden oder ACTH, was eine Rückkoppelungshemmung von Hypothalamus und Hypophyse mit konsekutiver NNR-Atrophie nach sich zieht.

Morphologie: Eine Langzeittherapie mit Glucocorticoiden führt zur Nebennierenatrophie mit regressiven Veränderungen der Zona fasciculata und reticularis; eine Langzeittherapie mit ACTH verändert die NNR wie ein primär hypothalamisch-hypophysäres Cushing-Syndrom.

Klinik des Cushing-Syndroms: Die Auswirkungen des Hyperkortisolismus betreffen nahezu den gesamten Organismus. Sie treten i. Allg. langsam, bei den paraneoplastischen Formen rasch auf und äußern sich in folgenden Symptomen:
- *Skelettsystem:* Osteoporose (S. 1139);
- *Skelettmuskulatur:* Muskelschwund (vor allem der Typ-II-Fasern) → dünne Extremitäten („Spatzenbeine");
- *hämatolymphopoetisches System:* Atrophie des lymphatischen Gewebes, Eosinophilenschwund;
- *Haut:* Atrophie mit Ausdünnung → Bildung von Striae rubrae (= Dehnungsnarben) auf Abdomen;
- *Fettgewebe:* Stammfettsucht, „Büffelnacken", „Vollmondgesicht";
- *arterielle Hypertonie* mit linksventrikulärer Hypertrophie;
- *Diabetes mellitus:* bei 15% der Patienten sekundär wegen Glucoseintoleranz;
- *Vita sexualis:* Libidoverlust, Menstruationsstörungen, Impotenz.

Therapie: Das hypothalamisch-hypophysär bedingte Cushing-Syndrom sollte durch Adenomexstirpation der Hypophyse, das adrenale Cushing-Syndrom durch eine einseitige Adrenalektomie therapeutisch angegangen werden.

Adrenogenitales Syndrom (= AGS)

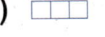

Definition: Sammelbegriff für insgesamt seltene Krankheitsbilder, die auf einer Störung der NNR mit einer inadäquaten Überproduktion adrenaler Androgene und/oder Aldosteron beruhen und mit einer Behinderung der Geschlechtsentwicklung einhergehen.

Pathogenetisch unterscheidet man:
- *neoplastische AGS-Formen:* androgenbildende NNR-Tumoren (meist Karzinome);
- *enzymdefekte AGS-Formen:* Steroidsynthesedefekte mit reaktiver NNR-Hyperplasie.

AGS mit kongenitaler NNR-Hyperplasie

Pathogenese: Diese Form des adrenogenitalen Syndroms basiert auf acht (bisher bekannten) Enzymdefekten in der Steroidhormonbiosynthese und zählt zu den häufigsten genetischen Enzymdefekten überhaupt. Die häufigsten Enzymdefekte des AGS sind in Tab. 18.4 zusammengestellt.

Dabei kommt es je nach Angriffspunkt des defizienten Enzyms zur Anreicherung von Hormonvorstufen mit androgener Wirkung. Im Folgenden wird die häufigste AGS-Form besprochen.

21-Hydroxylase-Mangel:
- *Totaler Enzymdefekt:* Bei diesen Fällen sind die Cortisol- und die Aldosteronsynthese blockiert und werden gewissermaßen in eine vermehrte Androgensynthese umgeleitet. Daraus resultieren ein Salzverlustsyndrom mit Hyponatriämie und Hyperkaliämie und eine Atrophie der Zona glomerulosa. Das gegenregulativ erhöhte ACTH führt zur Sekretionssteigerung der Cortisolvorstufen und zur NNR-Hyperplasie mit teilweise erheblicher Verbreiterung der Zona fasciculata/reticularis. Da in utero die Elektrolyte durch die mütterliche Niere reguliert werden, tritt der Tod meist kurze Zeit nach der Geburt ein. Die Umleitung der Steroidsynthese zu Androgenen bewirkt eine Vermännlichung (Virilisierung).
- *Mäßiggradiger Enzymdefekt:* In diesen Fällen reicht die Aldosteronsynthese gerade noch für eine renale Salzrückresorption aus. Im Vordergrund steht die Umleitung der Steroidsynthese zu Androgenen mit resultierender Vermännlichung.
- *Geringgradiger Enzymdefekt:* Nahezu asymptomatische Patienten mit geringerer Symptomatik, z. B. männlicher Behaarungstyp.

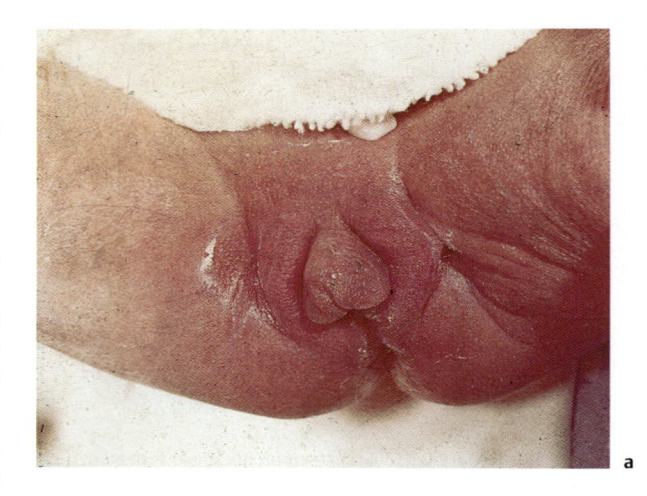

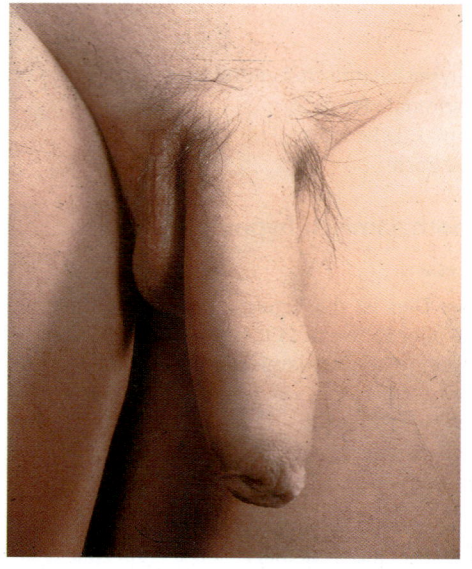

Abb. 18.**16** **Adrenogenitales Syndrom** (Originale: Müller):
a Vulva eines neugeborenen Mädchens mit Hypertrophie der Klitoris als Virilisierungszeichen (heterosexuelle Scheinfrühreife);
b Penis eines 3-jährigen Knaben. Als Zeichen der Pubertas praecox ist der Penis hypertrophiert, und die Geschlechtsbehaarung hat bereits eingesetzt, was als prämature Pubarche bezeichnet wird (isosexuelle Scheinfrühreife).

Tabelle 18.**4** **Kongenitale adrenale Hyperplasien:** Enzymdefekte und blockierte Stoffwechselschritte

Defektes Enzym Inzidenz	Enzymatischer Block (∥)	Resultierender Hormonmangel
21-Hydroxylase 1 : 50 000	17-OH-Progesteron ∥ 11-Desoxycortisol	⟶ Cortisoldefizit
	↳	⟶ ⟶ Androgenüberproduktion
	Progesteron ∥ 11-Desoxycorticosteron	⟶ ⟶ Aldosterondefizit
11β-Hydroxylase 1 : 100 000	11-Desoxycorticosteron ∥ Corticosteron	⟶ Aldosterondefizit
	↳	⟶ ⟶ Androgenüberproduktion
	11-Desoxycortisol ∥ Cortisol	Cortisoldefizit
17β-Hydroxylase selten	Pregnenolon ∥ 17-OH-Pregnenolon	⟶ ⟶ Androgendefizit
	↳	⟶ ⟶ Aldosteronüberproduktion
	Progesteron ∥ 17-OH-Progesteron	⟶ Cortisoldefizit

- **Klinik:** Knaben und Mädchen wachsen zunächst schneller, entwickeln aber bereits um das 10. Lebensjahr einen vorzeitigen Schluss der Epiphysenfugen → Minderwuchs. Die weitere klinische Symptomatik ist je nach Geschlecht verschieden:
  - *Mädchen:* oft Klitorishypertrophie (Abb. 18.**16**), gelegentlich mit Verwachsung der Labioskrotalfalten. Bei schwersten Formen mündet der Canalis urogenitalis an der Spitze eines Phallus. Männlicher Behaarungstyp (Hirsutismus). Normale innere Genitalorgane. Bei schweren Fällen mit Addison-Symptomatik bleiben die Follikelreifung und die Gelbkörperbildung in den Ovarien aus.
  - *Knaben:* meist verstärkte Pigmentierung der Skrotalhaut. Oft Kryptorchismus, Hypospadie; selten intersexuelles Genitale. Bei schweren Fällen mit Addison-Symptomatik bleibt die normale Hodenreifung aus.

- **Therapie:** Substitution mit Steroidhormon, so dass sich die erhöhten ACTH-Spiegel normalisieren und die vermehrte Sekretion von Steroidvorstufen ausbleibt.

Virilisierende NNR-Tumoren

Definition: Sehr seltene, androgene Hormone (meist Androstendion und Testosteron) bildende NNR-Tumoren. Diese Tumoren sind in der Mehrzahl der Fälle bösartig. Sie treten gehäuft im Kindesalter auf (50% < 12 Jahre, ♀ >> ♂).

- **Klinik:** Sie ist je nach Geschlecht unterschiedlich:
  - *Frauen:* Bei Mädchen ist die Klitoris hypertrophiert, die Knochenreifung beschleunigt. Virilismus. Die erwachsene Frau leidet an tiefer Stimme, Uterus- und Mammaatrophie. Libidosteigerung.
  - *Männer:* Hier kann das Hodenwachstum betroffen sein.

Feminisierende NNR-Tumoren

Definition: Sehr seltene, meist bösartige, östrogenbildende NNR-Tumoren (aber nicht Hyperplasien) mit der klinischen Symptomatik einer Feminisierung.
Prädilektionsalter: 25.–50 Lebensjahr (♂ >> ♀).

- **Klinik:** Meist sind Männer betroffen, die dann an Gynäkomastie, Libido- und Potenzverlust leiden. Weiblicher Behaarungstyp, Hodenatrophie mit Azoospermie.

18.4 Nebennierenmark

Das Nebennierenmark (= NNM) ist als neuroektodermaler Abkömmling ein Teil des vegetativen Nervensystems und gehört zum „diffusen neuroendokrinen System". Es enthält neben den chromaffinen Zellen auch sympathische Ganglienzellen. Es bildet mit den Paraganglien eine strukturelle und funktionelle, aber keine topographische Einheit. **Ontogenetische Läsionen** in Form von NNM-Dystopien und -Heterotopien, bei denen das NNM-Gewebe allein oder zusammen mit Rindengewebe verlagert ist, sind selten.

Unter den übrigen NNM-Läsionen stehen die **neoplastischen Läsionen** im Vordergrund. Sie gehen entweder von den chromaffinen Zellen oder von den Sympathikusganglienzellen aus, die im Gegensatz zu den ZNS-Ganglienzellen ihre mitotischen Fähigkeiten auch nach der Geburt beibehalten. Im ersteren Fall handelt es sich um das Phäochromozytom, das herkunftsgemäß Adrenalin und/oder Noradrenalin produzieren kann; im letzteren Fall liegt ein Neuroblastom vor. Dieser an sich hoch maligne Tumor des Kindesalters hat die erstaunliche Eigenschaft, zu Ganglienzelltumoren ausreifen zu können. Da die Paraganglien die Funktion des NNM übernehmen können, sind **funktionelle Läsionen** infolge einer NNM-Unterfunktion selten. NNM-Überfunktionen sind meist mit den genannten neoplastischen Läsionen assoziiert.

18.4.1 Neoplastische Läsionen

Eine NNM-Hyperplasie (selten) kann bei plötzlichem Kindstod, zystischer Fibrose (S. 54) und arterieller Hypertonie (S. 387) nachweisbar sein. Eine Gewichtsverdopplung zeigt das Markgewebe bei multipler endokriner Neoplasie Typ II (S. 1032). Aus der Hyperplasie können sich multiple Noduli entwickeln, die sich in einheitliche Tumoren vom Phäochromozytomtyp transformieren können. Im Kindesalter ist der häufigste NNM-Tumor das Neuroblastom (S. 1007), während im Erwachsenenalter Phäochromozytome dominieren. In der WHO-Klassifikation werden die im Folgenden besprochenen adrenomedullären Tumoren unterschieden.

18.4.1.1 Neuroendokrine Tumoren

Phäochromozytom

Syn.: Phäochromozytom = adrenomedulläres Paragangliom; extraadrenales Paragangliom = extraadrenaler Tumor des sympathoadrenalen neuroendokrinen Systems.

Definition: Seltener, meist gutartiger Tumor aus chromaffinen Zellen des NNM, die sich von Neuralleistenzellen herleiten und meist Noradrenalin und/oder Adrenalin sezernieren. Sie gehören somit zum sympathoadrenalen neuroendokrinen System. Histogenetisch und funktionell mit ihnen eng verwandt sind die „extraadrenalen Paragangliome" des sympathoadrenalen neuroendokrinen Systems.

Inzidenz: 1 : 100 000. Prädilektionsalter: 40.–60. Lebensjahr (♂:♀ = 1 : 1).
Etwa 90 % der Fälle treten sporadisch, 10 % bilateral im Rahmen eines der nachstehend aufgeführten autosomal-dominant vererbten Syndrome auf:
- Multiple endokrine Neoplasie (MEN) Typ IIa, IIb;
- Neurofibromatose von Recklinghausen;
- Von-Hippel-Lindau-Syndrom;
- Sturge-Weber-Syndrom.

Molekularpathologisch wurde ein Allelverlust der Chromosomen 1, 3p, 3q, 11p, 17p und 22q in den hereditären, aber auch in vielen sporadischen Tumoren gefunden.

Morphologie: Die Tumoren können recht klein sein, gelegentlich aber bis zu 3 kg wiegen. Sie weisen eine braungraue Schnittfläche, gelegentlich Regressionszeichen (Hämorrhagien, Zysten) und eine kapselartige Abgrenzung auf (Abb. 18.**17**). Histologisch bestehen die Phäochromozytome aus ballenartig angeordneten („Zellballen"muster), großen, vieleckig konturierten Zellen (mit hyperchromatischen Kernen), deren Zytoplasma schwach basophil ist und chromaffine Granula (dies aber nur nach adäquater Vorfixierung) aufweist. Einige Zellen enthalten PAS-positive, intrazytoplasmatische Körperchen. Die Kaliumchromatreaktion auf Katecholamine ist meist, aber nicht immer positiv.
Immunhistologisch exprimieren die Tumoren neuroendokrine Marker wie neuronenspezifische Enolase (NSE), Synaptophysin und Chromogranin; oft werden weitere Peptidhormone gebildet. Sie exprimieren jedoch weder Vimentin noch Keratin noch epitheliales Membranantigen (EMA). Die Stützzellen zwischen den Tumorzellen exprimieren das S-100-Protein.

Wachstumsverhalten: Die Phäochromozytome sind mehrheitlich gutartig. Nur etwa 10 % sind maligne. Der einzige morphologische Beweis der Bösartigkeit sind Tumormetastasen, wenngleich Tumoren mit extensiver lokaler Invasion und ausgedehnten Nekrosen sowie mit erhöhter Mitoserate (hohe MIB-1-Fraktion) und fehlenden intrazytoplasmatischen PAS-positiven Körperchen hochgradig malignitätsverdächtig sind.

+ **Klinik:** Etwa 75 % aller Phäochromozytome sind endokrin aktiv und sezernieren meist Noradrenalin, aber auch Adrenalin, selten Dopamin. Dies erklärt die typische Symptomatik einer arteriellen Hypertonie (bei 0,1 % aller Hypertoniepatienten liegt ein Phäochromozytom vor) und/oder paroxysmaler hypertensiver Krisen. Diese werden durch Stress, forcierte Körperbewegung (Tanzen) und Lendenkompression ausgelöst und von rasenden Kopfschmerzen, Tachykardie, Schwitzen und Tremor begleitet. Nachfolgende Koronararteriensklerose und/oder Katecholaminkardiomyopathie (mit Myokardiozytennekrosen) sind nicht selten. 30 % der Patienten leiden auch an einer Cholelithiasis.

+ **Metastasierung:** Bevorzugte Metastasierungswege sind lymphogen in paraaortale Lymphknoten, hämatogen in Leber und Skelettsystem.

+ **Labor:** erhöhte renale Ausscheidung von Katecholaminmetaboliten wie Vanillinmandelsäure im Urin. Phäochromozytome speichern szintigraphisch nachweisbar ^{131}J-Metaiodobenzylguanidin.

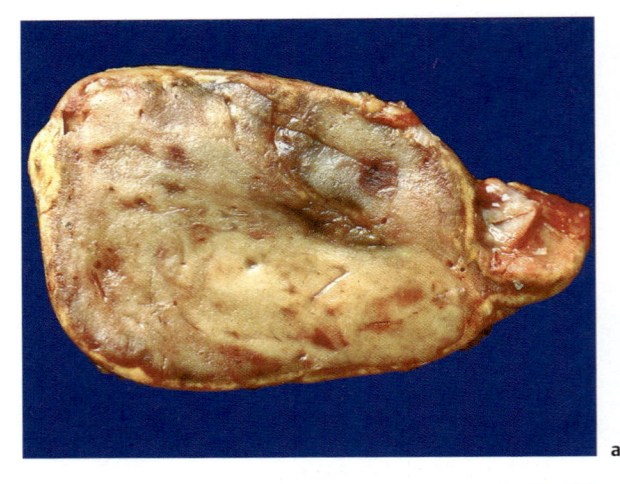

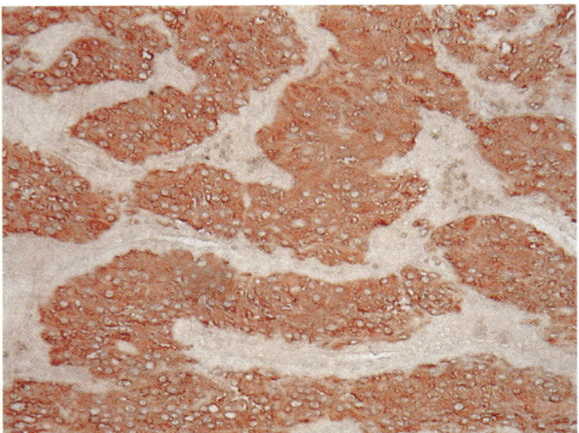

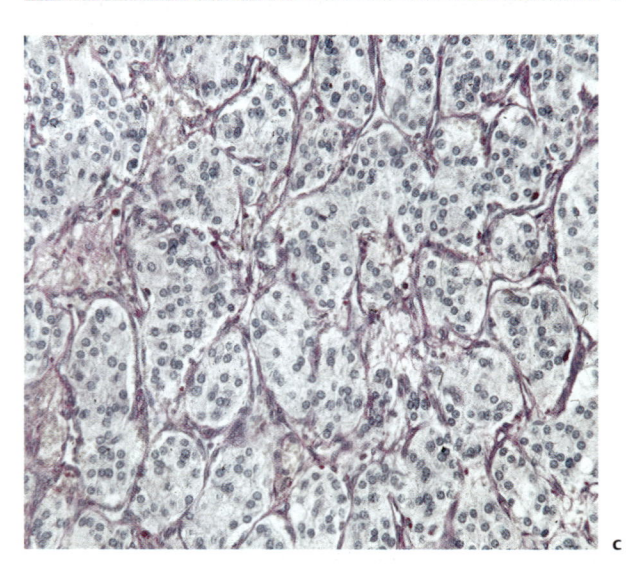

Abb. 18.**17 Phäochromozytom:**
a Makroskopisch bräunlich-fleischiger Tumor, umgeben vom tiefgelben Saum der Nebennierenrinde;
b histologischer Aufbau des Tumors aus polygonalen Zellen (zum Teil Zellballenanordnung);
c immunhistochemisch positive Reaktion (rotbraun) für Chromogranin, einen Marker neuroendokriner Zellen (Vergr. 1 : 200).

18.4.1.2
Neurale Tumoren

Orthologie: Diese Tumoren ahmen histologisch Ganglien des embryofetalen Sympathikus (Grenzstranges) (Abb. 18.**18**) nach. Dieser Teil des vegetativen Nervensystems entwickelt sich in der Embryonalzeit aus migrierenden Zellen der Neuralleiste und besteht aus zwei Komponenten:
- *neuronaler Sympathikus* mit seinen Ganglien und prä- und postganglionären marklosen Nervenfasern;
- *endokrin aktive Paraganglien*, die in der Fetalzeit durch die Produktion von Noradrenalin vorübergehend die Funktion des noch nicht ausreichend entwickelten Nebennierenmarkes übernehmen. Letzteres stellt entwicklungsgeschichtlich ein modifiziertes sympathisches Paraganglion dar.

Die Ganglien und Paraganglien des Sympathikus liegen anatomisch dicht beieinander und kommen nicht nur im Grenzstrang beiderseits der Wirbelsäule, sondern auch präaortal und innerhalb der fetalen Nebenniere vor.

Die aus der Neuralleiste stammenden, migrierenden sympathischen Neuroblasten und Phäochromoblasten wandern ab der 5.–6. Embryonalwoche in die primordiale Nebennierenanlage ein. Aus den Phäochromoblasten entwickelt sich das chromaffine katecholaminbildende Nebennierenmark, während aus den adrenalen Neuroblasten nur ganz wenige Ganglienzellen entstehen. Die meisten adrenalen Neuroblasten gehen schon in der Fetalzeit apoptotisch zugrunde.

Neuroblastoma sympathicum

Definition: Maligner embryonaler Tumor, der sich von den Neuroblasten des Sympathikus herleitet und durch Regression und Ausreifung seine malignen Eigenschaften verlieren kann.

Nach den Leukämien, den ZNS-Tumoren und den malignen Lymphomen ist das Neuroblastom die vierthäufigste maligne Tumorerkrankung bei Kindern. Inzidenz: etwa 1 : 100000 Kinder. Altersgipfel: 1. Lebensjahr. Einzelne Tumorfälle können noch bei Adoleszenten und jungen Erwachsenen vorkommen. Lokalisation (entsprechend Embryologie): paravertebral, paraaortal, Nebenniere.

Pathogenese: Aufgrund ihrer histogenetischen Herkunft aus Neuroblasten der sympathischen Ganglien gleichen die gering differenzierten Neuroblastomanteile histologisch den Ganglien des embryofetalen Sympathikusgrenzstranges (Abb. 18.**18**). Demzufolge verwundert es nicht, wenn einzelne Neuroblastenhaufen gelegentlich (1% der Fälle) noch in den Nebennieren Neugeborener und junger Säuglinge anzutreffen sind. Wenn diese Knötchen größer als 1–2 mm im Durchmesser sind, werden sie als „Neuroblastoma" in situ bezeichnet. Sie stellen noch keine echte Neoplasie, allenfalls eine dysontogenetische Präkanzerose dar. Nur selten (< 1%) geht aus ihnen ein malignes metastasierungsfähiges Neuroblastoma sympathicum hervor. In den übrigen Fällen bilden sie sich apoptotisch zurück. Sehr selten kann bereits beim Neugeborenen ein metastasierendes Neuroblastom vorliegen. Obschon solche Tumoren bereits nodulär in die Haut und diffus ins Leber- und Knochengewebe metastasiert haben (Stadium IV-s), verhalten sie sich meist prognostisch gut. Dies liegt daran, dass die Tumorzellen teils a) apoptotisch zugrunde gehen und b) zu Ganglienzellen (und Schwann-Zellen?) ausreifen und so ihre malignen Eigenschaften verlieren (s. u.).

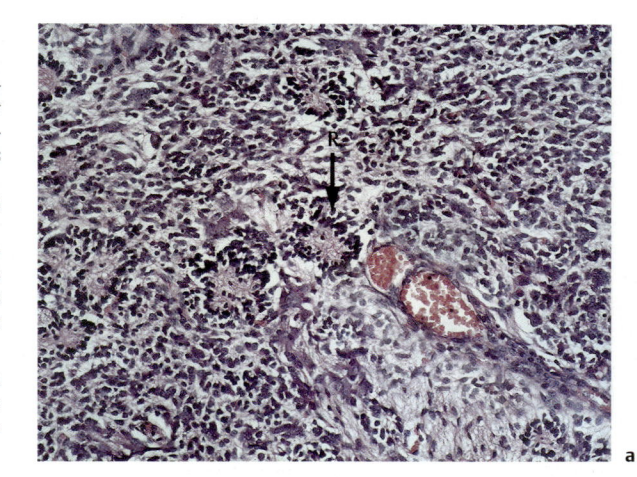

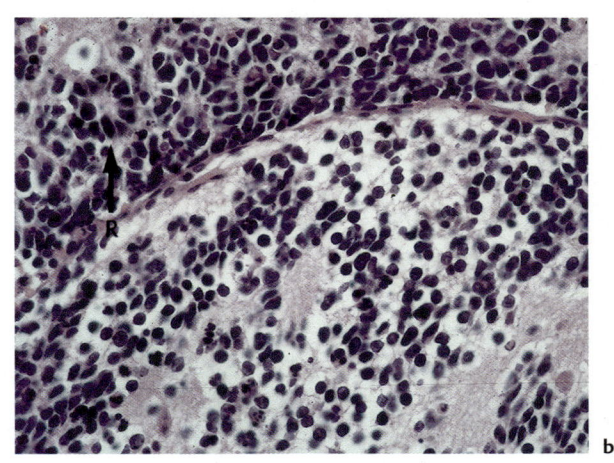

Abb. 18.**18** **Neuroblastom**, histogenetische Entwicklung:
a Grenzstrangganglion eines Fetus aus der 15. Schwangerschaftswoche mit einzelnen rosettenartigen (R) Zellanordnungen (HE, Vergr. 1 : 100);
b gering differenziertes Neuroblastom Grad 3 mit Rosetten vom Homer-Wright-Typ (R) und Neuropil (HE, Vergr. 1 : 200).

Molekularpathologie: Neben einer Hyperdiploidie der Tumorzellen und einer Deletion 1p36 ist vor allem eine N-myc-Amplifikation in den Tumorneuroblasten von Bedeutung, denn Letzteres zeigt eine gesteigerte Proliferation und damit ein aggressiveres Wachstumsverhalten an, was bei protokollgerechter Therapie zu berücksichtigen ist.

Morphologie: Neuroblastome können sich makroskopisch und mikroskopisch sehr unterschiedlich präsentieren. Während gering differenzierte Tumoren aus weichen, häufig hämorrhagisch durchsetzten Knoten bestehen (Abb. 18.**19b**), können die besser differenzierten Neuroblastome grau-weiß und fest sein und auf der Schnittfläche Zysten und Verkalkungen aufweisen (Abb. 18.**19a**).

Histologisch stellt sich das Neuroblastom in den meisten Fällen als ein sog. „klein-, blau- und rundzelliger Tumor" dar und ist somit differenzialdiagnostisch von ähnlich aussehenden Tumoren des Säuglings- und Kindesalters abzugrenzen (Tab. 18.**5**). Charakteristisch ist sein lobulärer Aufbau mit dünnen fibrovaskulären Septen und läpp-

18 Endokrines System

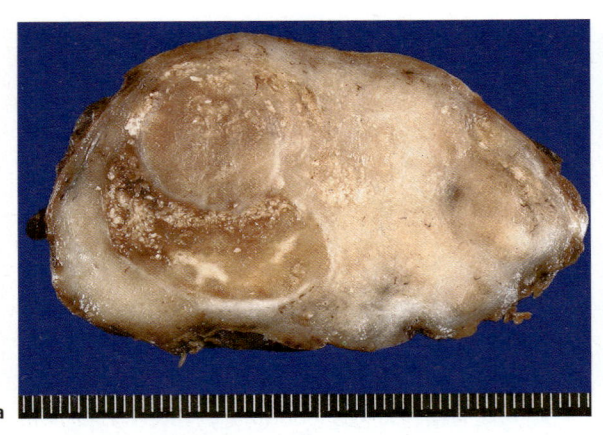

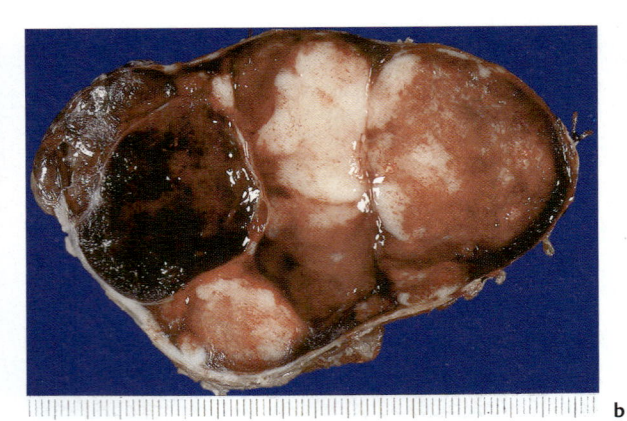

Abb. 18.**19 Neuroblastom**, Makroskopie:
a Ganglioneuroblastom nach Formalinfixierung;
b unfixiertes, gering differenziertes Neuroblastom mit hämorrhagischen Herden.

Tabelle 18.5 „Klein-blau-rundzellige Tumoren" bei Kindern: Differenzialdiagnose

Tumortyp	Immunhistochemische Marker
Neuroblastom	NSE, Synaptophysin, NB84, CD56
Rhabdomyosarkom	Desmin, Myf-4, Vimentin
Ewing-Sarkom, peripherer neuroektodermaler Tumor	Vimentin, CD99
Non-Hodgkin-Lymphom, Leukämie	LCA, CD20/CD3

chenzentralen Nekrosen, die häufig verkalken (Abb. 18.**19b**). Die Tumorneuroblasten haben nur sehr wenig Zytoplasma und kleine hyperchromatische Zellkerne. Gelegentlich bilden sie Rosetten um ein neurofibrilläres Material im Zentrum (Abb. 18.**20a**), oder sie entwickeln dünne gebündelte Zytoplasmaausläufer, die als Neuropil bezeichnet werden. Dann sind meistens zytologisch bereits Differenzierungszeichen an den Zellkernen der Neuroblasten festzustellen (Abb. 18.**20b**).

Subtypisierung des (Schwann-Stroma-armen) Neuroblastoms: Sie erfolgt (vorwiegend) nach zytologischen Differenzierungskriterien:

- *Undifferenziertes Neuroblastom:* Es besteht nur aus undifferenzierten Neuroblasten mit rund-länglichen Kernen und spärlichem Zytoplasma. Kein Neuropil.
- *Gering differenziertes Neuroblastom:* Es besteht zu mehr als 95% aus undifferenzierten Neuroblasten und zu weniger als 5% aus Zellen mit zytoplasmatischer und nukleärer Differenzierung in Richtung Ganglienzellen. Dementsprechend sind die Kerne größer und bläschenförmig, enthalten prominente Nukleolen und sind von einem breiten eosino-/amphiphilen Zytoplasma umgeben. Neuropil ist mindestens in einzelnen Zellen vorhanden.

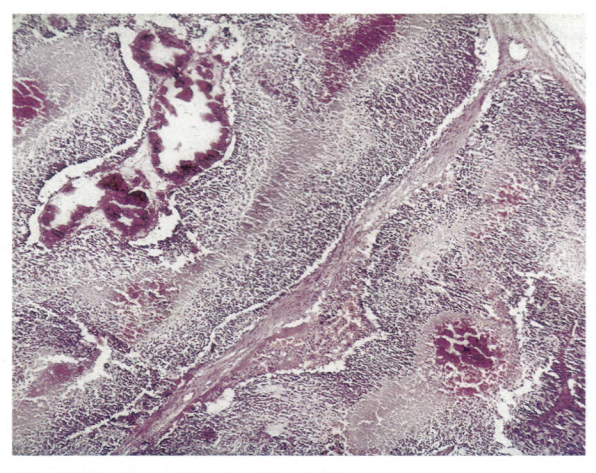

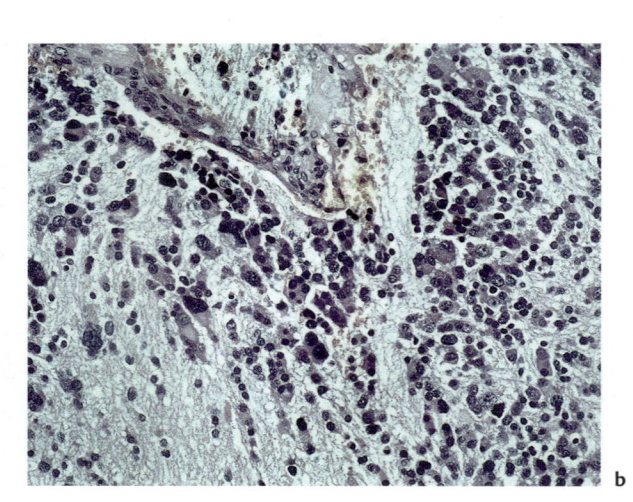

Abb. 18.**20 Neuroblastom**, Histologie:
a Gering differenziertes Neuroblastom (HE, Vergr. 1 : 20);
b ausdifferenziertes Neuroblastom mit „halbreifen" Ganglienzellen und Neuropil (HE, Vergr. 1 : 200).

- *Ausdifferenzierendes Neuroblastom:* Es besteht zu mehr als 5% aus Zellen mit zytologischer Differenzierung in Richtung oder zu fast reifen Ganglienzellen. Neuropil ist reichlich vorhanden.

Die damit skizzierte Differenzierungstendenz setzt sich im Ganglioneuroblastom (Schwann-Stroma-reich) und Ganglioneurom (Schwann-Stroma-dominant) fort, wobei diese Tumoren keine eigenen Entitäten darstellen, sondern in der frühen Kindheit Neuroblastome waren, die durch schrittweise Differenzierung und Reifung ihre maligen Eigenschaften verloren haben.

Immunhistochemisch exprimieren die Tumorzellen neuronenspezifische Enolase (NSE) und Synaptophysin. Einzelne Schwann-Zellen und die breiteren Züge von sog. Schwann-Stroma exprimieren das S-100-Antigen. Chromogranin wird nur selten in einzelnen höher differenzierten Tumorzellen exprimiert. Der mit dem MIB-1-Marker ermittelte Proliferationsindex ist in den undifferenzierten Neuroblastenknötchen am höchsten (> 90%).

+ Klinik: Die Neuroblastome manifestieren sich klinisch als unterschiedlich große Tumoren in typischer Lokalisation mit Verkalkungen.

+ Diagnostik: Nachweis von Katecholaminmetaboliten wie Vanillinmandelsäure (VMS) und Homovanillinsäure (HVS) in Urin und Serum. Erhöhte NSE-Spiegel im Serum. Szintigraphische Darstellung des Primärtumors und der Metastasen mit ^{131}J-Metaiodobenzylguanidin.
Zur vollständigen Diagnostik gehören a) die Tumorhistologie, b) das Tumor-Grading und c) das Tumor-Staging mit N-myc-Status.

+ Tumor-Grading: Dazu werden folgende beiden Graduierungsschemata angewandt:
- *Graduierungsschema nach Hughes:* Ihm liegt eine schrittweise Differenzierung von Neuroblasten zu Ganglienzellen (nicht zu Phäochromozyten des Nebennierenmarkes!) zugrunde. Es wird zumindest in Deutschland bis heute noch angewandt. Seine Weiterentwicklung ist das
- *Graduierunggsschema nach Shimada:* Es berücksichtigt neben Tumorhistologie, nodulärer Strukturierung, Differenzierung, Stromaaufbau und Mitose-Karyorrhexis-Index (= MKI) auch noch das Lebensalter des Patienten zum Zeitpunkt der Diagnose. Mit diesem Graduierungsschema kann jedem Patienten eine „günstige" (5-Jahres-Überlebensrate: 80%) oder „ungünstige" (5-Jahres-Überlebensrate: 40%) Prognose zugeordnet werden (Tab. 18.**6**).

+ Tumor-Staging: Prognostisch relevant ist auch das Stadium der Tumorerkrankung zum Zeitpunkt der Diagnose. Neben der vom Pathologen angewandten TNM-Klassifikation benutzen die Kliniker noch die ältere Stadieneinteilung nach Evans. In ihr kommt neben den Stadien I – IV auch das wichtige Stadium IV-S vor. In dieses werden solche Neugeborene und junge Säuglinge eingeordnet, bei denen zwar eine diffuse Metastasierung in Knochenmark, Haut oder Leber, aber nicht in andere Organe vorliegt. Diese Tumoren und ihre Metastasen können häufig durch Ausreifung und Regression ihre malignen Eigenschaften verlieren.

+ Therapie: Hier reichen die Optionen von Nulltherapie/Minimaltherapie bei negativer N-myc-Amplifikation und Stadium I oder IV-S bis zur Maximaltherapie bei prognostisch ungünstigen Fällen mit Chemotherapie, aggressiver (verzögerter) Chirurgie und Bestrahlung sowie Hochdosischemotherapie mit autologer Stammzelltransplantation im Stadium IV. Dank moderner Therapiestrategien nach international vereinbarten Protokollen, stadiengerecht und nach dem individuell ermittelten Risiko angewandt, können heute über 50% der Patienten geheilt werden.

Tabelle 18.**6 Internationale Neuroblastom-Pathologie-Klassifikation (Shimada-System):** Prognostische Bewertung der neuroblastischen Tumoren

Histologische Hauptgruppe	Histologie (MKI: Mitose-Karyorrhexis-Index)	Prognosegruppe
Neuroblastom	Schwann-Stroma-arm	
– Patientenalter < 1,5 Jahre	gering differenziert oder ausdifferenziert mit niedriger oder intermediärer MKI	günstig
– Patientenalter 1,5 – 5 Jahre	ausdifferenziert mit niedriger MKI	günstig
– Patientenalter < 1,5 Jahre	a) undifferenziert b) hoher MKI	ungünstig
– Patientenalter 1,5 – 5 Jahre	a) undifferenziert oder gering differenziert b) intermediär oder hoher MKI	ungünstig
– Patientenalter > 5 Jahre	alle Tumorgruppen	ungünstig
Ganglioneuroblastom, intermixed	Schwann-Stroma-reich	günstig
Ganglioneurom, maturing, mature	Schwann-Stroma-dominant	günstig
Noduläres Ganglioneuroblastom	zusammengesetzt aus Schwann-Stroma-reich/-dominant und Stroma-arm im Knoten	variabel je nach Morphologie des Neuroblastomknotens

Paraganglionäres System

In oder an peripheren vegetativen Nerven, Plexus und Ganglien lassen sich sog. paraganglionäre Zellen (= Hauptzellen) nachweisen, die als Neuralleistenabkömmlinge einzeln verstreut oder in strang- bis ballenförmigen Aggregaten vorkommen und von Hüllzellen (= Sustentakularzellen) umgeben werden. Sie gehören zum „diffusen neuroendokrinen System". Diese makroskopisch fassbaren Zellaggregate werden als Paraganglien bezeichnet. Einige von ihnen haben Verbindungen zum sympathischen oder parasympathischen Nervensystem. Ein Teil von ihnen spricht auf pH-Verschiebungen im Blut an und stellt besondere Chemorezeptoren dar. Die Paraganglien liegen als Glomus jugulare in der Wand des Mittelohrs; ferner findet man sie entlang des N. vagus im Halsbereich und im Mediastinum sowie entlang des N. hypoglossus, im Kehlkopf- und Orbitabereich sowie entlang der Aorta und im Retroperitoneum.

Von diesen paraganglionären Zellen gehen **neoplastische Läsionen** aus. Dies sind die Paragangliome. Da auch die Zellen des Nebennierenmarks zum paraganglionären Zellsystem gehören, wurden die Phäochromozytome als Nebennierenmarktumoren früher auch als adrenale Paragangliome apostrophiert und von den außerhalb der Nebennieren gelegenen chromaffinen Paragangliomen als extraadrenale Paragangliome abgetrennt. **Entzündliche**, **zirkulatorische** oder **metabolische** Läsionen spielen in der Pathologie der Paraganglien keine praktische Rolle.

Neoplastische Läsionen

Paragangliome

Definition: Seltene, meist gutartige Tumoren des autonomen Nervensystems, die sich histogenetisch von Neuralleistenzellen herleiten und von extraadrenalen Paraganglien ausgehen. Tumorlokalisation bei 50% der Patienten im Bereich der Karotisgabel, bei 35% im Bereich des Mittelohrs. Nach heutiger Auffassung werden sie am besten nach topographischen Gesichtspunkten eingeteilt:

- *Paragangliome des Glomus caroticum:* Sie leiten sich vom Glomus caroticum her (= Chemodektome). Sie können die A. carotis und örtliche Nerven umwachsen und bis zur Schädelbasis, Kehlkopf und Gaumen vordringen. Malignitätsrate: etwa 10%.
- *Paragangliome des Glomus jugulare:* Dieses Paragangliom ist die häufigste Geschwulst des Mittelohrs (Abb. 18.21). Sie wächst teilweise aggressiv zur mittleren und hinteren Schädelgrube vor, so dass eine vollständige Tumorresektion oft nicht möglich ist. Dementsprechend sind Rezidive häufig. Malignitätsrate: 2%.
- *Vagale Paragangliome:* Sie liegen meist in Nähe des Foramen jugulare, können sich aber auch an anderen Stellen des N. vagus entwickeln → Kompression des IX., XI. und XII. Hirnnervs. Malignitätsrate: 10%.
- *Paragangliome des Kehlkopfes:* Sie sind oft beidseitig und führen zur Lichtungseinengung. Malignitätsrate: 15%.
- *Mediastinale Paragangliome:* Diese Tumoren (= Glomus-aorticum-Tumoren) wachsen im vorderen Mediastinum entlang der Pulmonalarterie um den Aortenbogen. Malignitätsrate: 10%.
- *Retroperitoneale Paragangliome:* Sie entwickeln sich im Retroperitoneum, meist ventral oder lateral der

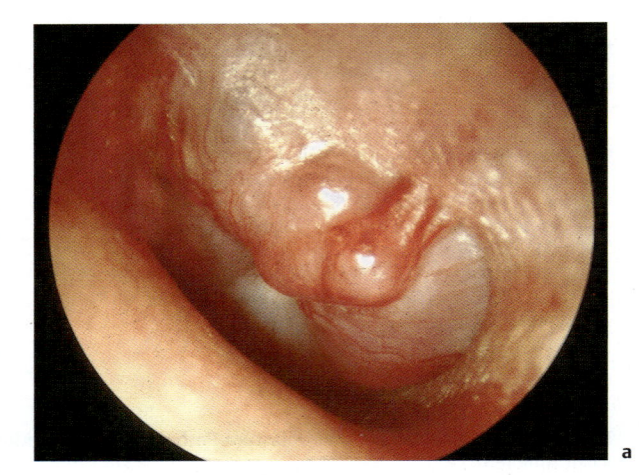

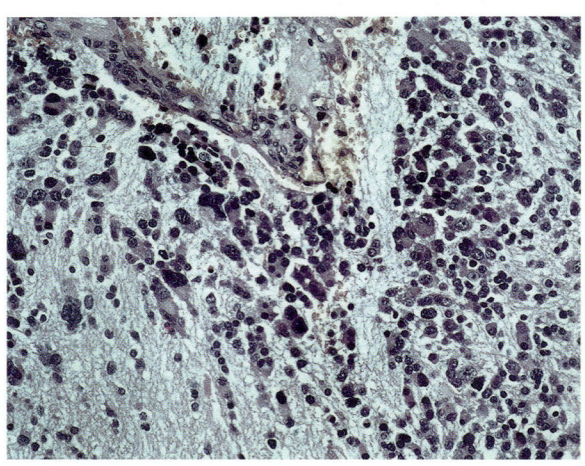

Abb. 18.**21** **Paragangliom**, Glomus-tympanicum-Tumor:
a Polypoider Tumor im Mittelohr (Original: Strutz);
b Ballen endokriner Hauptzellen mit positiver immunhistochemischer Reaktion für Synaptophysin, einen neuroendokrinen Marker (Vergr. 1 : 280).

Bauchaorta (in Nähe des Sympathikusgrenzstrangs oder der Aortenbifurkation). Malignitätsrate: 10%.
- *Paragangliome der Harnblase:* Sie liegen in der muskulären Harnblasenwandschicht. Maligniätsrate: 15%.

Inzidenz: 1 : 100 000. Prädilektionsalter: 30. – 60. Lebensjahr. Die Paragangliome sind größtenteils sporadisch; nur vereinzelt familiär. Meist sind es solitäre, selten multiple Tumoren. Eine geographische Häufung dieser Tumoren und entsprechender Hyperplasien ist offensichtlich bei Bewohnern extremer Höhenlagen zu beobachten, wie sie in den Anden und in Mexiko gegeben sind (♂:♀ = 1 : 1).

Morphologie: Die Paragangliome sind meist kleine, weiche Tumoren mit weiß-rötlicher oder bräunlicher Schnittfläche und scharfer Abgrenzung. Histologisch zeigen sie ein lobuläres Zellballenmuster, das wie ein Hyperplasieprodukt der jeweiligen Paraganglien anmutet. Zytologisch bestehen die Tumoren aus Hauptzellen, die trotz ihres Katecholamingehaltes nur schwach chromierbar sind und aus S-100-Antigen exprimierenden Sustentakularzellen bestehen. Die Hauptzellen können Enkephalin, Somatostatin, Gastrin, Calcitonin und vasointestinales Polypeptid enthalten. In parasympathischen Paragangliomen werden gelegentlich zusätzlich Substanz P, Bombesin oder Vasopressin, in sympathischen Paragangliomen auch ACTH nachgewiesen. Angiomatöse und adenomatöse Varianten kommen vor.

> **Klinik:** Die Paragangliome sind selten endokrin aktiv. Sie können Noradrenalin, Dopamin und 5-Hydroxytryptamin bilden, wobei dann meistens eine Phäochromozytomsymptomatik auftritt. Durch lokale Einwirkung kann man bei den Glomuscaroticum-Tumoren ein Karotissinussyndrom auslösen, das durch einen Kreislaufkollaps mit Bradykardie und Hypotonie gekennzeichnet ist. Ferner können auch lang dauernde schwere Hypotonien resultieren. Faustregel: Paragangliome setzen bei etwa 10% der Patienten nach operativer Entfernung Rezidive und bei etwa 10% Metastasen.

18.6 Schilddrüse

Die Schilddrüse (Thyreoidea) besteht aus zwei endokrinen Systemen. Das eine umfasst die thyroxinbildenden Thyreozyten, das andere die calcitoninbildenden C-Zellen. Die Schilddrüse entwickelt sich aus dem Mundbuchtentoderm in der Medianlinie zwischen 1. und 2. Schlundtasche durch eine Epithelproliferation. Diese wird zum Ductus thyreoglossus und steigt normalerweise bis zu den Trachealringen ab. Aus zwei Seitensprossen gehen schließlich die Schilddrüsenlappen hervor. **Ontogenetische Läsionen** basieren vor allem auf Störungen des Schilddrüsendeszensus, der Ductus-thyreoglossus-Rückbildung oder auf einer fehlenden Organanlage.

Entzündliche Läsionen werden Thyreoiditis genannt. Selten sind sie bakteriell ausgelöst und eitrig. Die klinisch relevanten Thyreoiditiden sind nicht-eitrig. Ihr histologisches Bild wird entweder durch ein autoaggressiv-lymphozytäres Infiltrat (Hashimoto-Thyreoiditis), durch eine granulomatös-resorptive Entzündung (De-Quervain-Thyreoiditis) oder durch eine perithyreoidal-vernarbende Entzündung (Riedel-Thyreoiditis) geprägt. Die **tumorartigen Läsionen,** die mit einer Schilddrüsenvergrößerung einhergehen, werden als Struma (Kropf) bezeichnet. Sie können auf einem mangelhaften Jodangebot (euthyreote Struma), einer mangelhaften Jodverwertung (hypothyreote Struma) oder auf einer endokrinen Dauerstimulation (hyperthyreote Struma) beruhen und entsprechende funktionelle Läsionen nach sich ziehen.

Sowohl von den Thyreozyten als auch von den parafollikulären C-Zellen können sich **neoplastische Läsionen** ableiten. Dabei entwickeln sich aus den Thyreozyten benigne und maligne Tumoren. Die Karzinome darunter können kolloidspeichernde folliculäre sowie papilläre Wachstumsmuster bilden oder anaplastisch sein. Die C-Zellen, die als Abkömmlinge der Neuralleiste über die Ultimobranchialkörperchen der 4. und 5. Schlundtasche in die Schilddrüse aufgenommen werden, sind Ausgangspunkt von malignen, calcitoninbildenden Tumoren. Daneben kommen in der Schilddrüse gelegentlich auch Sarkome vor.

Alle Läsionstypen der Schilddrüse können letztlich als **funktionelle Läsionen** auf sich aufmerksam machen. Sie äußern sich klinisch entweder in einem Über- (Hyperthyreose) oder in einem Unterfunktionssyndrom (Hypothyreose). Die Hyperthyreosen beruhen meist auf einer endokrinen Fehlregulation. Demgegenüber sind die Hypothyreosen zum einen darauf zurückzuführen, dass die Schilddrüse zu wenig Jod bekommt, dass sie damit nichts anfangen kann, oder dass sie selbst – sei es entzündlich oder iatrogen – „Federn gelassen hat". Zum anderen können sie die Folge davon sein, dass sich die Schilddrüse ganz oder teilweise der Hypophysenkontrolle entzieht.

18.6.1 Ontogenetische Läsionen

Aplasie

Eine totale Aplasie der Schilddrüse mit Fehlen jeglichen Schilddrüsengewebes ist sehr selten und führt klinisch zu einer schweren Schilddrüsenunterfunktion.

Dystopie

In diesen Fällen bleibt der entwicklungsgeschichtliche Deszensus der Schilddrüse aus, so dass die Schilddrüsenanlage im Zungengrundbereich liegenbleibt und dort zu einer Zungengrundstruma heranwächst. Es sind jedoch auch Verlagerungen von Schilddrüsengewebe bis ins Zwerchfell und gelegentlich auch in Halslymphknoten möglich.

> **Klinisch** sind die Aplasie und die hypoplastische Dystopie die häufigsten Ursachen einer kongenitalen Schilddrüsenunterfunktion.

Mediane Halszyste

Sie geht auf eine Persistenz des Ductus thyreoglossus zurück.

18.6.2
Entzündliche Läsionen

Akute eitrig-abszedierende Schilddrüsenentzündungen sind selten und entstehen infolge einer Septikopyämie.

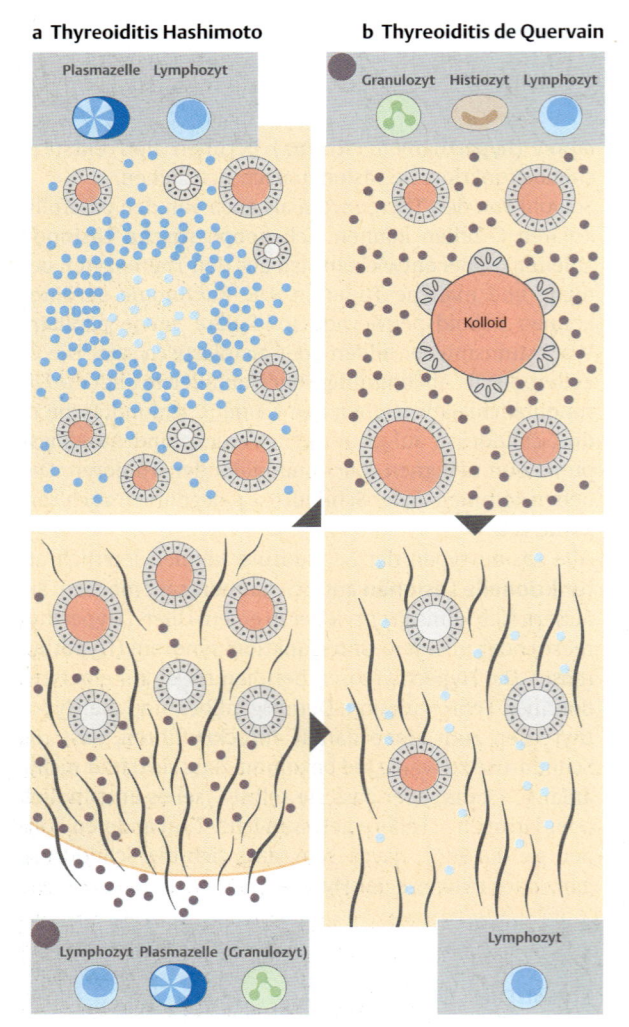

Etwas häufiger ist die Schilddrüsenbeteiligung bei einer Septikofungämie im Rahmen einer Hochdosischemotherapie bei Tumorpatienten. Chronisch granulomatöse Schilddrüsenentzündungen, wie sie bei einer Tuberkulose, Sarkoidose, Lues oder Brucellose auftreten, sind demgegenüber Raritäten. Am häufigsten wird das Schilddrüsengewebe durch nachstehend erläuterte nichteitrige Entzündungen (Abb. 18.22) zerstört.

Chronisch lymphozytäre Thyreoiditis

Syn.: Hashimoto-Thyreoiditis, Struma lymphomatosa

Definition: Gar nicht so seltene, chronisch verlaufende, nichteitrige Thyreoiditis aus dem Formenkreis der Immunthyreopathien, die durch eine lymphozytäre Zerstörung der Schilddrüse charakterisiert ist und weltweit in Nichtjodmangelgebieten die häufigste Ursache einer Hypothyreose darstellt.

Vorkommen: bei etwa 3% der Bevölkerung. Diese Thyreoiditis macht etwa 80% aller Schilddrüsenentzündungen aus und bevorzugt Frauen in der Prämenopause. Altersgipfel: 30–50 Jahre (♀:♂ = 10:1).

Pathogenese: Ursächlich wird ein viral initiierter Autoaggressionsprozess angenommen, der durch eine genetisch prädisponierte Störung der Immuntoleranz ermöglicht wird. Dafür sprechen folgende Fakten:
- familiäre Häufung, 50%-Konkordanz bei eineiigen Zwillingen;
- Assoziation zu HLA-DR5- und -DR3-Allelen;
- Übergänge in andere Immunthyreopathien wie Morbus Basedow;
- Assoziation mit anderen Autoaggressionskrankheiten wie perniziöser Anämie, Morbus Addison (= Schmidt-Syndrom), Diabetes mellitus Typ I, primär biliärer Leberzirrhose und Sjögren-Syndrom.

Die formale Pathogenese wird durch autoreaktive Antikörper dominiert, die gegen nachstehende Epitope gerichtet sind:
- *Thyreoglobulin (SD-TG) und Schilddrüsen-Peroxidase (SD-TPO)* bei über 80% der Patienten. Sie wirken zytotoxisch (Abb. 18.23).
- *TSH-Rezeptor* (= G-Protein gekoppelter Transmembranrezeptor): Je nach Epitopspezifität stimulieren diese Antikörper die Schilddrüse entweder zur vermehrten Hormonproduktion oder zu vermehrtem Wachstum, was die begleitende Schilddrüsenvergrößerung (Struma lymphomatosa!) und die anfängliche Schilddrüsenüberfunktion erklärt.
- *Iodine-Transporter.* Er steuert den Transport des Iodids in die Schilddrüse und damit den ersten Schritt bei der Schilddrüsenhormonbildung. Die gegen ihn gerichteten Antikörper erklären die häufige Schilddrüsenunterfunktion im Spätstadium der Erkrankung.
- *Organunspezifische antinukleäre Antikörper* weisen auf eine multispezifische Aktivierung von autoaggressiven Reaktionen hin.

Abb. 18.22 **Nichteitrige Thyreoiditisformen:** (rot: Kolloid; blau: Entzündungszellen; graue Fasern: Vernarbung).

a Thyreoiditis Hashimoto
b Thyreoiditis de Quervain
c Thyreoiditis Riedel
d atrophische Thyreoiditis

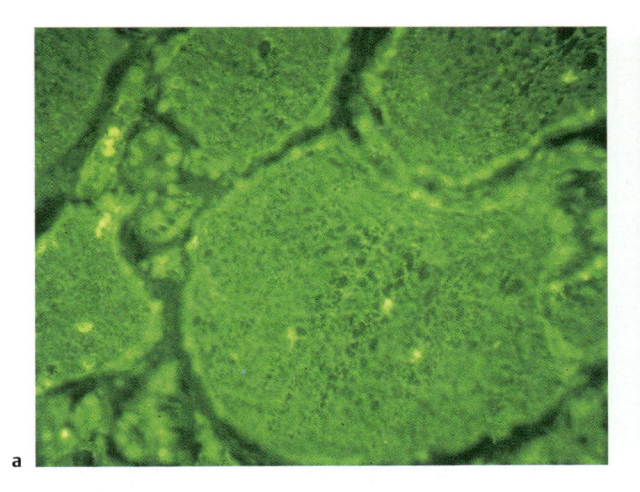

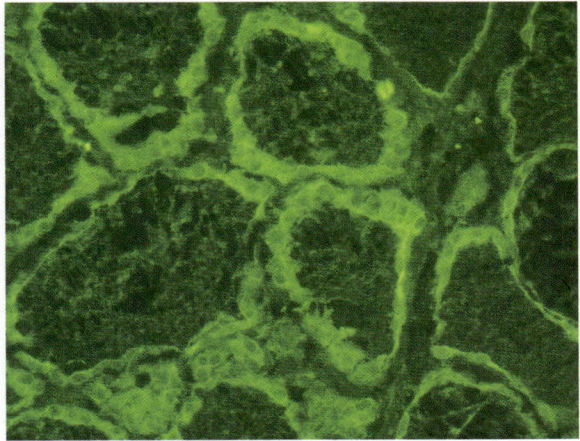

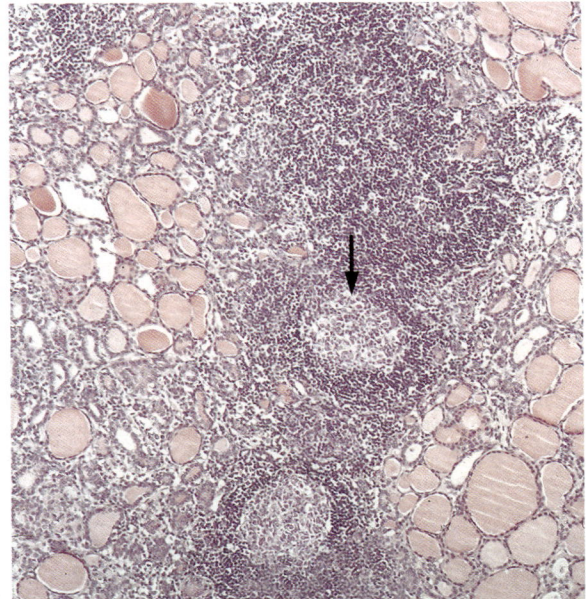

Abb. 18.23 Chronisch lymphozytäre Thyreoiditis Hashimoto:
a Immunhistochemischer Nachweis von Anti-Thyreoglobulin-Antikörpern im Kolloid (Überschichtung normalen Schilddrüsengewebes mit Patientenserum-IgG, Vergr. 1 : 50; Original: Peter);
b immunhistochemischer Nachweis von Anti-Peroxidase-Antikörpern im Follikelepithel (Überschichtung normalen Schilddrüsengewebes mit Patientenserum-IgG, Vergr. 1 : 50; Original: Peter);
c lymphozytäre Infiltration und Zerstörung des Schilddrüsengewebes mit Ausbildung von keimzentrumhaltigen Follikelstrukturen (HE, Vergr. 1 : 75)

Das entzündliche Infiltrat besteht aus TH1-Lymphozyten, die über eine lokale IFN-γ-Produktion eine aberrante HLA-DR-Expression hervorrufen. Die progrediente Zerstörung des Schilddrüsenparenchyms erfolgt einerseits apoptotisch über das Fas-FasL-System, andererseits über die zytotoxischen Antikörper.

Morphologie (Abb. 18.23 c): Sie ist je nach Stadium verschieden:
- *Hyperplastische Form* (= klassische Form): Makroskopisch ist in diesem Falle die Schilddrüse oft asymmetrisch vergrößert (Gewicht um 200 g), von fester, gummiartiger Konsistenz und blassbrauner Farbe. Histologisch ist das Schilddrüsenparenchym unterschiedlich dicht vorwiegend durch TH1-Lymphozyten und einige Plasmazellen infiltriert. Dieses Infiltrat bildet stellenweise Lymphfollikel mit Keimzentren. Die Lymphozyten dringen zwischen die Follikelepithelien ein. Dabei werden die Thyreozyten eosinophil großzellig umgewandelt (= onkozytäre Transformation, Hürthle-Zellen) und die Schilddrüsenfollikel zerstört.
- *Atrophische Form* (= fibröse Form): Sie kommt bei etwa 10% aller Patienten mit Hashimoto-Thyreoiditis vor und macht nahezu 80% aller erworbenen Hypothyreosen aus. Sie stellt offenbar das eine Ende der Hashimoto-Thyreoiditis dar und kommt vor allem bei älteren Patientinnen vor. Makroskopisch ist die Schilddrüse meist verkleinert, derb und hypothyreot. Dementsprechend sieht man histologisch ein mehr oder weniger stark vernarbtes Schilddrüsenparenchym, das unterschiedlich stark von Lymphozyten und Plasmazellen durchsetzt ist.

Klinik: Die Erkrankung beginnt schleichend (oft euthyreot) und wird häufig erst bei Abklärung einer Struma oder einer Schilddrüsenfehlfunktion erkannt. Meist diffuse, symmetrische, „schmerzlose" Struma. Die Progredienz ist individuell sehr unterschiedlich. Remissionen kommen nicht vor. Bei 50% der Patienten ist eine Hypothyreose das Endstadium nach (gelegentlich) vorausgegangener Thyreotoxikose (= Hashitoxikose) infolge Schilddrüsenfollikelzerstörung mit konsekutiver Hormonfreisetzung (Erhöhung des T_4- und T_3-Spiegels). Keine Prädisposition zur Entwicklung von Schilddrüsenkarzinomen; erhöhtes Risiko für Non-Hodgkin-Lymphome vom B-Zell-Typ.

Therapie: Hormonsubstitution. Sie ist meist zuverlässig wirksam und unproblematisch.

Subakute Thyreoiditis

Syn.: De-Quervain-Thyreoiditis, granulomatöse Thyreoiditis

Definition: Seltene, subakut verlaufende, nichteitrige Thyreoiditis mit granulomatöser Parenchymzerstörung.

Vorkommen: etwa 1% aller Schilddrüsenerkrankungen, Häufung im Sommer. Altersgipfel: 30–60 Jahre (♀:♂ = 3:1).

Pathogenese: Ätiologisch ist die Erkrankung in erster Linie auf eine Virusinfektion (Coxsackie-, Adeno-, Myxo-, Paramyxoviren) zurückzuführen, zumal sie meist 2–3 Wochen im Anschluss an eine solche Allgemeinerkrankung auftritt. Dies löst folgende pathogenetische Kettenreaktion aus: Virusinfektion → Antigenbildung → Antigen wird von Makrophagen zusammen mit HLA-B35 zytotoxischen Lymphozyten präsentiert → Schilddrüsenfollikelzerstörung → Abheilung.

Morphologie: Herdförmiger, meist einseitiger Befall. Dabei ist die Schilddrüse schmerzhaft vergrößert und kann mit der Umgebung verwachsen sein. Histologisch sieht man eine ausgeprägte Destruktion des Schilddrüsengewebes durch riesenzellhaltige histiozytär geprägte Granulome, wobei die ungeordneten Riesenzellen um Kolloidreste herum gelagert sind. Eine Spontanheilung mit Ausbildung umschriebener Narbenherde ist häufig (Abb. 18.**24**).

Klinik: Die Erkrankung beginnt mit einer fieberhaften Allgemeinreaktion (Müdigkeit, Muskelschmerzen, Inappetenz), einer raschen, schmerzhaften Schwellung der Schilddrüse, die nach spätestens 8 Wochen unter passagerer Beeinflussung der Schilddrüsenfunktion (transiente Hyperthyreose mit hohen T_4- und T_3-Spiegeln, niedrigen TSH-Werten) spontan vollständig abklingt.

Chronische Perithyreoiditis

Syn.: Riedel-Thyreoiditis, chronisch fibrosierende Thyreoiditis, eisenharte Struma Riedel, chronisch invasiv-fibröse Thyreoiditis

Definition: Sehr seltene, chronisch verlaufende Schilddrüsenentzündung aus dem Formenkreis der entzündlichen Fibrosklerosen, die mit einer massiven, von außen auf die Schilddrüse übergreifenden entzündlichen Sklerosierung einhergeht und zu einer Schilddrüsenverhärtung führt.

Vorkommen: sehr selten. Altersgipfel 40–70 Jahre (♀:♂ = 4:1).

Pathogenese: Ätiologisch ist diese Erkrankung unklar; autoreaktive Antikörper gegen Schilddrüsengewebe fehlen. Auffällig ist die gelegentliche Assoziation mit einer Takayasu-Arteriitis, retroperitonealen oder mediastinalen Fibrose, primär sklerosierenden Cholangitis und entzündlichem Orbitapseudotumor.

Morphologie: Die Schilddrüse ist entweder im Ganzen oder nur in einem Lappen vergrößert, auffallend hart und mit der Umgebung verwachsen. Histologisch wird das Schilddrüsenparenchym durch ein herdförmig betontes Lymphozyteninfiltrat durchsetzt und narbig umgewandelt. Definitionsgemäß greift dabei die Entzündung (wie die Retroperitonealfibrose) aus der perithyreoidalen Umgebung auf das Schilddrüsengewebe, aber auch auf das zervikale Gewebe über. Dadurch können Rekurrensparesen und Trachealstenosen entstehen. Das nicht betroffene Schilddrüsengewebe ist histologisch intakt (vgl. Abb. 18.**22c**).

Klinisch ist diese Schilddrüsenentzündung wegen ihrer einseitigen Lokalisation oft kaum von einem Schilddrüsenkarzinom zu unterscheiden. Die Abklärung erfolgt durch eine Biopsie. Meist kommt die Erkrankung spontan zum Stillstand.

18.6.3
Tumorartige Läsionen

Allgemeine Definition: Alle sicht- und/oder tastbaren Vergrößerungen der Schilddrüse werden vom Kliniker als Kropf (vom Indogermanischen „greup" = krümmen, wegen den auf einer Struma torquiert verlaufenden Halsvenen) oder als Struma (lat. Drüsenschwellung) bezeichnet. Die im Folgenden aufgeführten Strumen beruhen auf einer regulativen Hyperplasie der Schilddrüsenfollikel und Thyreozyten.

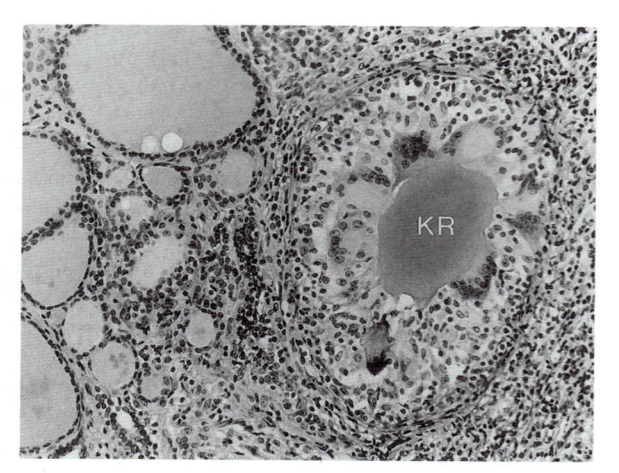

Abb. 18.**24 Granulomatöse Thyreoiditis de Quervain** mit riesenzellhaltigen Granulomen um Kolloidreste (KR) entzündlich zerstörten Schilddrüsengewebes (HE, Vergr. 1:200).

18.6.3.1
Euthyreote Struma

Syn.: blande Struma; nichttoxische Struma; angloamerikanisch: nontoxic goiter

Definition: Sehr häufige, nichtentzündliche und nichtneoplastische, diffuse oder knotige Schilddrüsenvergrößerung mit ausreichender Hormonproduktion. Dabei unterscheidet man je nach Inzidenz folgende Formen:
- *endemische Struma:* wenn mehr als 10 % der Bevölkerung Kropfträger sind;
- *sporadische Struma:* wenn die Inzidenz < 10 % liegt.

Die blanden Strumen machen über 90 % aller Schilddrüsenläsionen aus und gehören zu den häufigsten Endokrinopathien (♀:♂ = 7 : 1).

Pathogenese: Eine euthyreote Struma ist vor allem Folge eines relativen oder absoluten Jodmangels. Dafür sprechen a) das endemische Auftreten in Jodmangelgebieten (Alpen) und b) die häufige Strumaentwicklung in Lebensabschnitten wie Pubertät, Gravidität und Klimakterium, in denen das Endokrinium starke Veränderungen erfährt und offensichtlich ein Mehrbedarf an T_3-/T_4-Hormonen besteht. In Gegenden ohne Jodmangel können auch thyreostatische Substanzen wie Goitrin (= Aminosäure aus Raps und Kohl) sowie eine Inhalation von p-tertiär-Butylphenol (Berufserkrankung: BeKV Nr. 1314) eine Struma hervorrufen.

Formalpathogenetisch scheint der epidermiale Wachstumsfaktor (= EGF) entscheidend zu sein, denn der Jodmangel stimuliert über EGF die Thyreozytenproliferation. Dadurch kommt es bei intaktem Regelkreis zur Hyperplasie des follikulären Schilddrüsenparenchyms. Anfangs ist diese Hyperplasie diffus; später aber tritt bei ausgeglichener Hormonbildung allmählich eine knotige Parenchymumwandlung ein (Ursache?), die mit stark regressiven Veränderungen verbunden ist.

Morphologie: Zunächst entwickelt sich eine diffuse Hyperplasie von meist kleinen Follikeln, die wenig Kolloid enthalten. Dabei ist die Schilddrüse mäßig vergrößert (= Struma parenchymatosa). Sowie ein Hormongleichgewicht erreicht ist, wird Kolloid gespeichert, was eine unregelmäßige Ausweitung der Follikel und eine Atrophie des Follikelepithels zur Folge hat. Dadurch erhält die Schnittfläche einen speckigen Glanz. Treten noch ein herdförmig betontes (knotiges) Follikelwachstum sowie regressive Veränderungen in Form von Vernarbungen, Blutungen, Verkalkungen und Zystenbildungen hinzu, so liegt das Vollbild einer multinodulären Kolloidstruma (Abb. 18.**25**) vor (= Struma nodosa colloides). Diese kann bis zu 2000 g schwer werden und besonders bei retrosternaler Lage die Trachea atemsynchron komprimieren (Tauchkropf). Da die Follikelproliferate sich oft adenomähnlich abkapseln, wird die Unterscheidung zu echten Schilddrüsenadenomen (s. u.) schwierig. So ist ein Knoten nur dann eindeutig als Adenom zu klassifizieren, wenn er isoliert in einem normalen Schilddrüsengewebe liegt.

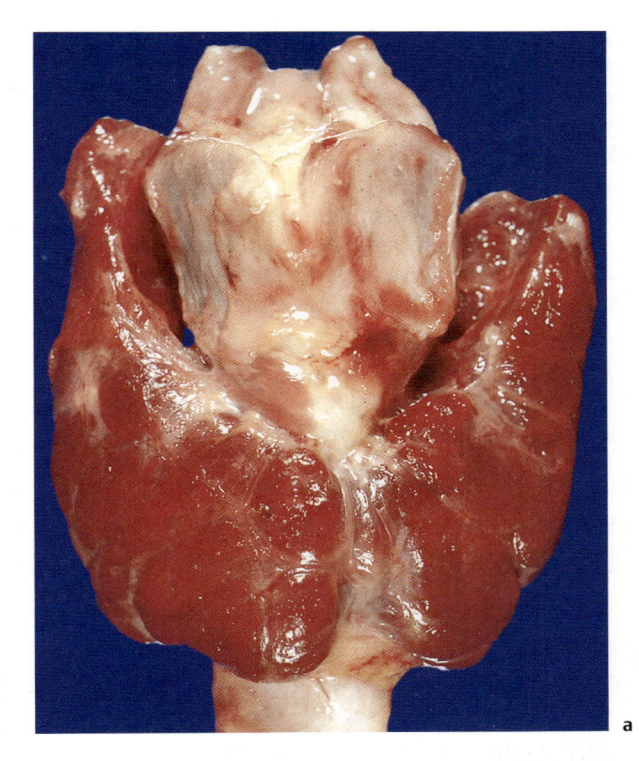

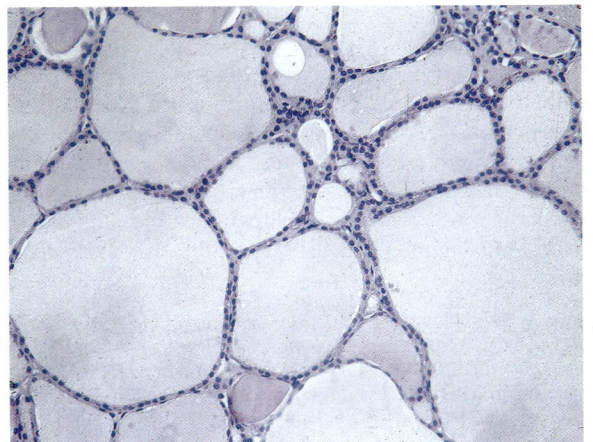

Abb. 18.**25 Euthyreote Knotenstruma:**
a Knollige Schilddrüsenvergrößerung;
b kolloidgefüllte, hormonell inaktive Makrofollikel (HE, Vergr. 1 : 100).

Klinik: Sie wird durch Größe und Ausdehnung der Struma bestimmt. Das Wachstum kann durch Einnahme von Schilddrüsenhormonen kontrolliert werden. In Ländern mit gesetzlicher Jodprophylaxe (Schweiz) ist die Kropfhäufigkeit erheblich zurückgegangen.

18.6.3.2
Hypothyreote Struma

Syn.: Jodfehlverwertungsstruma

Definition: Dies ist eine Struma, die mit einer Hypothyreose einhergeht und auf einem kongenitalen Enzymdefekt der Hormonsynthese beruht.

Pathogenese: Die zugrunde liegenden Hormonsynthesefehler werden vorwiegend autosomal rezessiv vererbt und beruhen auf einem Unvermögen der Schilddrüse, a) Jodid zu speichern, b) Jodid in eine organische Verbindung überzuführen, c) Jodtyrosine zu koppeln, d) Jodprotein zu bilden und zu sezernieren, e) Jodtyrosine zu dejodieren oder f) auf einem Proteasemangel. Infolgedessen kommt es zu einem peripheren Schilddrüsenhormondefizit und zu einer ausgesprochen massiven TSH-Sekretion, was schließlich eine diffuse, später auch eine knotige Struma nach sich zieht.

Morphologie: Das histologische Korrelat der Hormonsynthesestörung sind kolloidarme Schilddrüsenfollikel, ausgekleidet durch aktivierte anisomorphe und auch polyploide Thyreozyten.

18.6.3.3
Hyperthyreote Strumen

Syn.: toxische Strumen

Dies sind Strumen, die mit einer diffusen oder herdförmigen Überfunktion der Schilddrüse einhergehen.

Diffuse hyperthyreote Struma

Syn.: Morbus Basedow, Grave's disease

Definition: Mit Bildung von TSH-Rezeptor-Antikörpern einhergehende Immunthyreopathie in Form einer diffus-symmetrischen Struma, welche die häufigste Ursache einer Hyperthyreose darstellt und als klinisches Vollbild durch folgende Trias charakterisiert ist: Hyperthyreose, Exophthalmus (infiltrative Ophthalmopathie) und prätibiales Myxödem (= lokalisierte, infiltrative Dermopathie).

Vorkommen: 1–2% aller Frauen in westlichen Industrienationen. 60%-Konkordanz bei eineiigen Zwillingen; gehäufte Assoziation mit anderen Autoimmunkrankheiten wie perniziöse Anämie, SLE, rheumatoide Arthritis, Morbus Addison und Diabetes mellitus Typ I. Manifestationsalter: Frauen in der Prämenopause (♀:♂ = 5:1).

Pathogenese: Der Morbus Basedow tritt familiär gehäuft auf und ist mit der Expression von HLA-DR3-Proteinen assoziiert, was auf eine IFN-γ-Überproduktion durch viral stimulierte TH1-Helferzellen hinweist. Dieses HLA bildet zusammen mit dem TSH einen Komplex. Dieser wird von den T-Zellen erkannt und löst die Bildung autoreaktiver IgG-Antikörper gegen TSH aus. Folgende von ihnen sind in die Pathogenese des Morbus Basedow involviert:

- *TSH-Rezeptor-Antikörper* (= Thyreoidea-stimulierendes Immunglobulin): Er bindet an den TSH-Rezeptor und führt über eine Aktivierung der Adenylatzyklase zu einer Dauerstimulation der Schilddrüsenepithelien mit exzessiver Produktion von T_3 und T_4 (daher seine frühere Bezeichnung: LATS = long-acting thyroid stimulator), welche die autologe TSH-Produktion supprimieren.
- *Thyreoideawachstum stimulierende Immunglobuline*: Sie lösen nach Bindung an den TSH-Rezeptor ein exzessives Wachstum der Thyreozyten aus → Strumabildung.
- *TSH-bindende inhibitorische Immunglobuline*: Sie verhindern die normale Bindung des TSH an den thyreoidozytären Rezeptor.

Folgeeffekt dieser Antikörper ist eine pathologische Schilddrüsenstimulation. Da die Autoantikörper auch mit Rezeptorstrukturen im orbitalen und prätibialen Bindegewebe reagieren können, kommt es bei einem Teil der Patienten neben der Schilddrüsenüberfunktion auch zu einer Fibroblastenwucherung im Retroorbital- und Prätibialbereich.

Morphologie: Die Schilddrüse ist symmetrisch vergrößert (Gewicht bis zu 90 g) und zeigt eine fleischige, blutreiche, rotbraune Schnittfläche. Histologisch sind die Schilddrüsenfollikel durch Einfaltungen und papilläre Zellknospen der hochzylindrischen Thyreozyten (Sanderson-Polster) sternförmig umgestaltet. Im Gegensatz zu den neoplastischen Papillen enthalten sie aber kein gefäßführendes Stroma. Der Kolloidgehalt ist stark vermindert und im blassen Restkolloid treten randständige Resorptionsvakuolen auf. Im Interstitium findet man häufig ein fokal entwickeltes Lymphozyteninfiltrat, gelegentlich mit Lymphfollikelbildung (Abb. 18.**26**).

Unter der üblichen präoperativen Jodidtherapie werden diese Schilddrüsenveränderungen deutlich abgeschwächt: Die Thyreozyten werden kleiner, und die Schilddrüsenfollikel beginnen wieder, Jod zu speichern. Wird präoperativ hingegen das thyreostatisch wirksame Thiouracil gegeben, so verstärken sich die Hyperplasie der Schilddrüsenfollikel und die Kolloidarmut.

Klinik: Merseburger Trias: Kropf, Exophthalmus, Tachykardie. Dazu noch Abmagerung, Tremor, feuchtwarme Haut.

Komplikationen: Unter den extrathyreoidalen Läsionen steht der Exophthalmus (meist symmetrisch) im Vordergrund.
1. *Exophthalmus* („Glotzauge", Vordrängung des Augapfels): Er wird etwa bei 15% der Patienten beobachtet und beruht auf einer durch Fibroblastenproliferation induzierten Fibrose mit Ödem und Lymphozytenansammlungen im retroorbitalen Bindegewebe.
2. *Maligner Exophthalmus:* Der Exophthalmus kann trotz Rückbildung der Hyperthyreose fortbestehen und über einen ungenügenden Lidschluss sowie eine Überdehnung des N. opticus zu Hornhautschädigungen und Visusverlust führen.
3. *Prätibiales Myxödem:* etwa bei 3% der Patienten.
4. *Thyreotoxische Krise:* Sie ist eine gefürchtete Komplikation der Hyperthyreose, die sich unter einer Jodzufuhr (z. B. Röntgenkontrastmittel) entwickeln und in einem tödlichen Kreislaufschock enden kann.

Therapiekonzepte: Sie basieren auf der Verabreichung von Thyreostatika (Carbimazol, Propylthiouracil) und im Akutstadium auch von Prednison und Betablockern. Mittelfristig: subtotale Strumektomie und Radiojodbehandlung. Dabei wirken hoch dosierte Jodpräparate und Thyreostatika bei schwangeren Frauen auch auf die Schilddrüse des Fetus ein, was schließlich zu einer Struma neonatorum führt. Unbehandelt hat der Morbus Basedow eine schlechte Prognose.

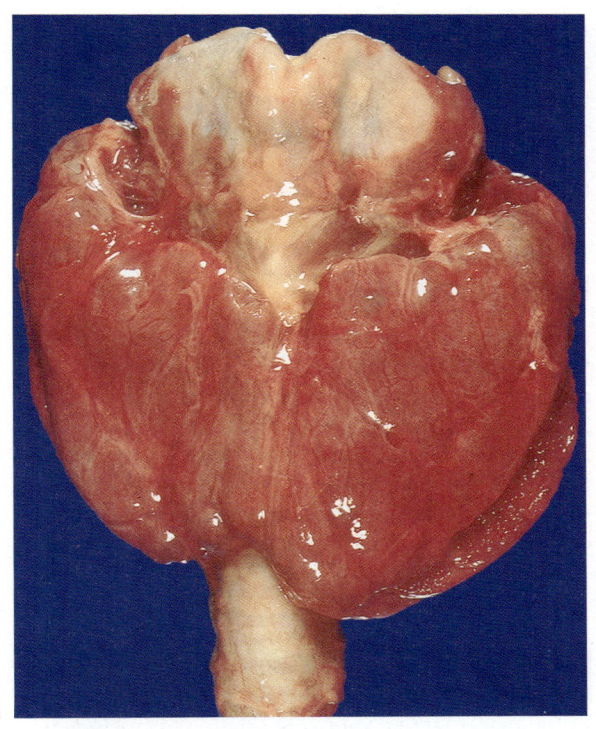

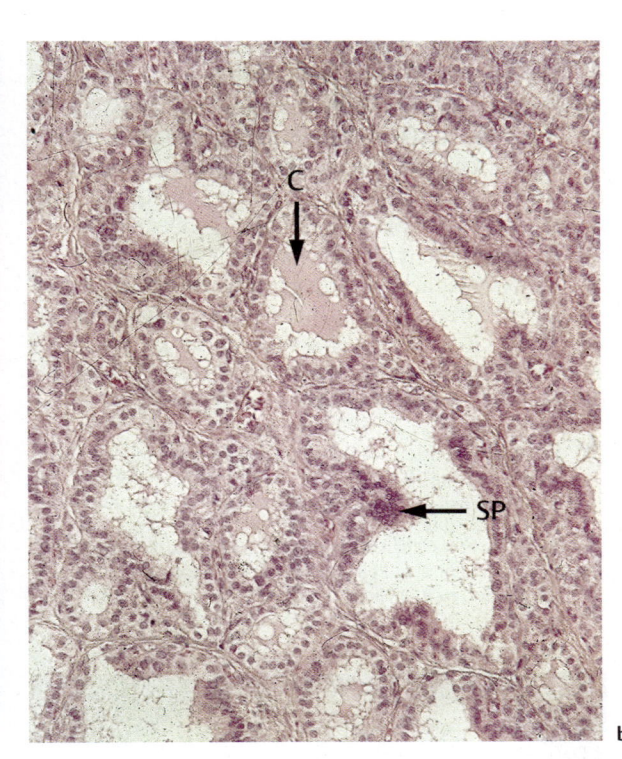

Abb. 18.26 **Morbus Basedow**, hyperthyreote diffuse Struma:
a Mit gleichmäßiger Organvergrößerung;
b mit histologisch aktivierten Epithelien der kolloidarmen Follikel (SP = Sanderson-Polster, C = Restkolloid mit randständigen Resorptionsvakuolen) (HE, Vergr. 1:250).

Hyperthyreote Knotenstruma

Syn.: multinodulär toxische Struma, sekundäre Hyperthyreose in vorbestehender Knotenstruma

Definition: Diese Schilddrüsenläsion, die sich meist nach dem 55. Lebensjahr manifestiert, beruht auf einer endokrinen Autonomie bestimmter thyreoidaler Parenchymbezirke. Der gelegentlich synonym verwendete Begriff „Struma basedowificata" stammt aus der Zeit, als eine Hyperthyreose durch Messung des Grundumsatzes bestimmt wurde. Da er Hyperthyreosefälle umfasst, die entweder durch immunpathologische Prozesse oder durch Parenchymautonomie ausgelöst werden, hat er nur noch historischen Wert.

Pathogenese: Warum es in einer vorbestehenden euthyreoten Struma Inseln autonom wachsender und gleichzeitig autonom überfunktionierender Zellverbände gibt, die meist im Verlaufe von Jahren zu einer Hormonüberschwemmung des Organismus führen, ist noch nicht bekannt. In einzelnen Fällen wird die vorbestehende Parenchymautonomie erst bei hohen Jodgaben manifest (sog. Jod-Basedow-Phänomen).

Morphologie: Die Knotenstruma weist Follikel auf, die bezüglich Größe, Epithelhöhe und Kolloidgehalt sehr variabel sind.

Klinik: Differenzialdiagnostisch wichtig sind das Fehlen eines Exophthalmus und eines prätibialen Myxödems. Weiterhin äußern sich diese Hyperthyreosen oft nur oligosymptomatisch, z. B. nur durch eine Kardiomyopathie.

18.6.4
Neoplastische Läsionen

18.6.4.1
Benigne Tumoren

Follikuläres Adenom

Definition: Häufiger gutartiger, von den Schilddrüsenfollikeln ausgehender Tumor.
Häufigster gutartiger Schilddrüsentumor. Hauptmanifestation: junge Frauen.

Pathogenese: Etwa 50–75% aller Fälle eines autonomen Schilddrüsenadenoms beruhen auf einer somatischen Mutation im Signaltransduktionsweg der TSH-Rezeptor-vermittelten Schilddrüsenaktivierung.

Molekularpathologie: Der TSH-Rezeptor ist ein transmembranöses Protein und in folgende Signaltransduktionskette involviert: Bindung des Liganden Thyroxin → ligandgebundener Rezeptor bindet an G-Protein → G-Proteine binden an Adenylatzyklase und stimulieren sie → intrazelluläre cAMP-Erhöhung → Aktivierung der thyroxinproduzierenden Epithelien. Somatische Mutationen von Mitgliedern dieser Signaltransduktionskette führen zu einer Dauerproduktion von cAMP → klonale Expansion thyroxinproduzierender Epithelien → autonomes, monoklonales Schilddrüsenadenom.

Morphologie: Das follikuläre Adenom ist ein gut abgekapselter Tumor von festerer Konsistenz und hellerer Farbe als das normale Schilddrüsengewebe. Histologisch bilden die follikulären Adenome verschiedene Gewebemuster, die man entsprechenden Differenzierungsstufen der pränatalen Schilddrüse zuordnen kann. Demzufolge kann man morphologisch ausgereifte follikuläre Adenome, unausgereifte trabekulär-mikrofollikuläre Adenome mit unterschiedlichem Kolloidgehalt und onkozytäre Adenome unterscheiden. Diese Subklassifizierung ist aber klinisch irrelevant. Vielfach entwickeln sich im Zentrum der Adenome ausgedehnte regressive Veränderungen in Form von Verkalkungen und Fibrosen.

> **Klinik:** Die meisten Schilddrüsenadenome sind endokrin inaktiv und stellen sich nach Radiojodgabe szintigraphisch als „kalte Knoten" dar. Endokrin aktive Adenome (autonome Adenome) imponieren klinisch als „heiße Knoten" und können eine Hyperthyreose verursachen. Histologisch sind sie an kolloidarmen Follikeln mit kubischer Epithelauskleidung und einem funktionell supprimierten, umgebenden Schilddrüsengewebe zu erkennen.

Atypisches Adenom

Dies ist ein umschriebener, nichtinvasiver Schilddrüsentumor, der trotz ungewöhnlicher histologischer und zytologischer Differenzierung (Zellreichtum, Zellpolymorphie, Mitosenreichtum) weder einen Kapseldurchbruch noch eine Gefäßinvasion aufweist.

18.6.4.2
Karzinome

Allgemeine Pathogenese: Diese malignen Tumoren der Schilddrüse gehen entweder vom Follikelepithel oder den C-Zellen aus und weisen eine Inzidenz von 2 : 100 000 auf. Die relative Häufigkeit der einzelnen Karzinomtypen schwankt zwischen Strumaendemiegebieten und den übrigen Regionen erheblich. Beim Menschen ist eine Strahlenexposition der Schilddrüse bislang die einzige gesicherte Ursache von Schilddrüsenkarzinomen.

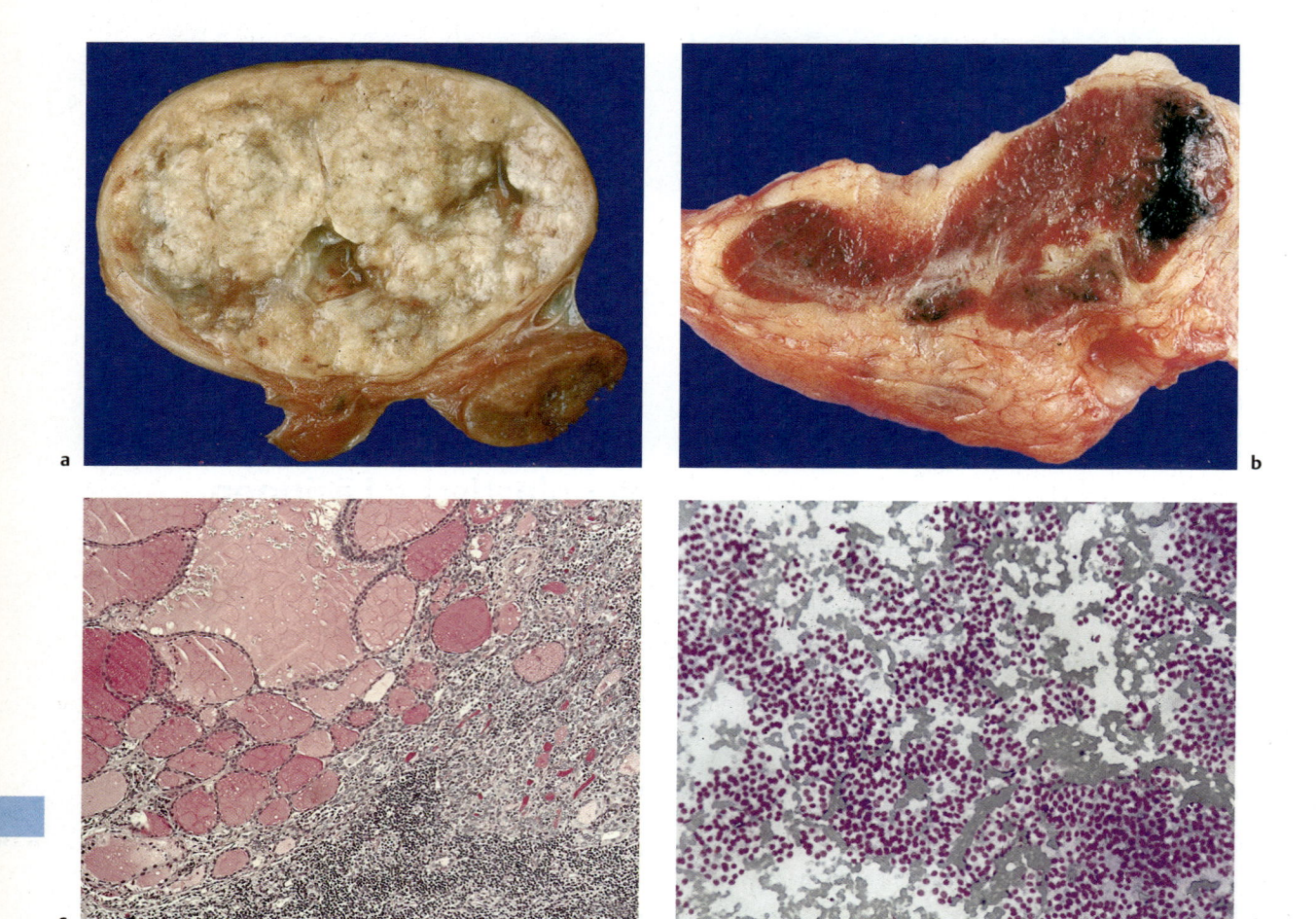

Abb. 18.27 Follikuläres Schilddrüsenkarzinom:
a Eingekapselter, minimalinvasiver Typ mit scharfer Abgrenzung des Tumors gegenüber dem umgebenden Parenchym (Original: Schröder);
b grobinvasiver Typ mit diffuser Gewebeinfiltration;
c Histologie: hohe follikuläre Differenzierung in einer Lymphknotenmetastase (PAS, Vergr. 1 : 100);
d Zytologie: papilläre Neoplasie mit girlandenförmigen (follikelimitierenden) Anhäufungen isomorpher Zellen (MGG, Vergr. 1 : 500, Original: Freudenberg).

Erhöhte TSH-Spiegel oder eine Knotenstruma scheinen die Karzinomentwicklung nicht zu begünstigen. Schilddrüsenkarzinome entstehen anscheinend de novo und somit ohne Vorläuferläsionen.

Follikuläres Karzinom

Definition: Maligner epithelialer Tumor mit einem Gewebeaufbau, der einem ausgereiften (follikulärer Typ) oder sich entwickelnden Schilddrüsengewebe (trabekulärer Typ) weitgehend ähnlich ist und vornehmlich hämatogen metastasiert. Definitionsgemäß dürfen in diesen Tumoren keine papillär gestalteten Strukturen enthalten sein.

20–50% aller Schilddrüsenkarzinome; in Kropfendemiegebieten und innerhalb von Knotenstrumen häufigste Karzinomform. Hauptmanifestation: Frauen in der 4. und 5. Lebensdekade.

Pathogenese: Diese Tumoren gehen vom thyreoidalen Follikelepithel aus.

Morphologie: Makroskopisch lassen sich folgende klinisch relevante Typen voneinander unterscheiden:
- *„Eingekapseltes", minimalinvasives follikuläres Karzinom* (35–50% der follikulären Karzinome): Es imponiert als abgekapselter, szintigraphisch kalter, durchschnittlich 4 cm großer Knoten. (Abb. 18.**27a**). Der Tumor kann histologisch so hoch differenziert sein, dass er sich nur aufgrund einer Kapselinfiltration und/oder Gefäßinvasion von einem Adenom abgrenzen lässt (Abb. 18.**28**).
- *Grobinvasives follikuläres Karzinom:* Es durchsetzt meist als grauweißer Tumor diffus das Schilddrüsengewebe (Abb. 18.**27b**).

Histologisch findet man je nach Gewebeausreifung ein Tumorgewebe aus unterschiedlich großen kolloidhaltigen Follikeln. Zytologische Merkmale (Abb. 18.**27d**) wie Kernpolymorphie besagen wenig. Malignitätsbeweisend ist nur die Tumorinvasion in ein Gefäß (Abb. 18.**28b**), wobei die diagnostisch verwertbaren Tumorzellaggregate entweder endothelialisiert oder mit einem Thrombus assoziiert sein müssen.

Außerdem findet man ein Nebeneinander von follikulären, trabekulären und soliden Gewebemustern (Abb. 18.**27c**). Eine besonders unreife solide Variante wird in Strumaendemiegebieten beobachtet und wurde früher als „wuchernde Struma Langhans" bezeichnet. Follikuläre Karzinome aus oxyphilen Zellen (Onkozyten) haben wahrscheinlich keine klinisch-pathologische Sonderstellung, speichern aber kein Radiojod, da sie funktionell stumm sind. Follikuläre Schilddrüsenkarzinome vom gut differenzierten Typ weisen auch bei länger dauernder Tumorkrankheit eine frappante Konstanz ihres Gewebebildes auf, während Tumoren vom schlecht differenzierten Typ gelegentlich in anaplastische Karzinome übergehen. Immunhistochemisch exprimieren die Tumorzellen Thyreoglobulin.

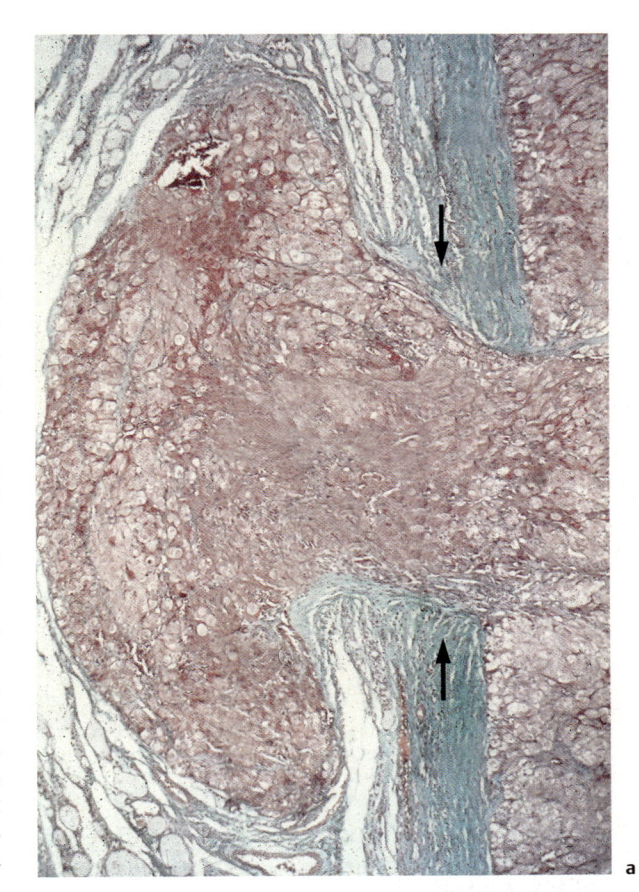

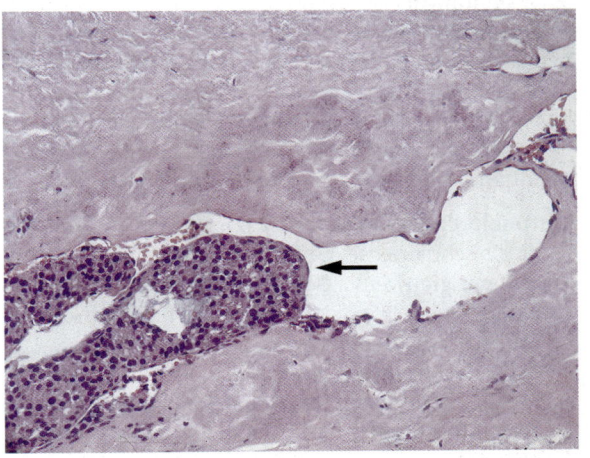

Abb. 18.28 Schilddrüsenkarzinom, Malignitätszeichen:
a Kapseldurchbruch (Pfeile) in das umgebende Schilddrüsenparenchym (MG-Färbung, Vergr. 1:40; Original: Schröder);
b Gefäßinvasion (Pfeil) mit endothelialisierten Tumorzellzapfen (HE, Vergr. 1:100).

Klinik: Die Tumoren imponieren als langsam wachsende, szintigraphisch meist „kalte" (selten „warme") Knoten, in vielen Fällen Radiojodspeicherung. Bei etwa 15% der Patienten besteht eine Hyperthyreose. Eine Hyperthyreose ist somit kein Ausschlusskriterium für ein Schilddrüsenkarzinom!

Therapie: Thyreoidektomie.

- **Metastasierung:** Eine Besonderheit der follikulären Karzinome besteht in ihrer Neigung, hämatogene Fernmetastasen in Lunge, Skelettsystem und Gehirn zu setzen. Demgegenüber sind Lymphknotenmetastasen selten.

- **Prognose:** Die 10-Jahres-Überlebenszeit für Patienten mit abgekapseltem follikulärem Karzinom entspricht der eines Nichttumorträgers. Bei Patienten mit grobinvasivem follikulärem Karzinom reduziert sie sich auf etwa 30%. Die 5-Jahres-Überlebensrate liegt im Mittel bei etwa 65%.

Papilläres Karzinom

Definition: Häufiges von den Follikelepithelien ausgehendes Karzinom mit papillärem und follikulärem Aufbau, charakteristischen Kernveränderungen in Form von Milchglaskernen und prädominant lymphogener Metastasierung. Somit ist das papilläre Karzinom eine Sammelbezeichnung für alle Schilddrüsenkarzinome mit zumindest herdförmig papillären Strukturen, sofern sie nicht wegen anaplastischer Anteile zu den undifferenzierten Karzinomen zählen. Schilddrüsenkarzinome mit follikulärem Muster, aber mit Milchglaskernen (= Lindsay-Tumoren) gehören ebenfalls dazu.

Häufigste Schilddrüsenkarzinome (50–80% aller Schilddrüsenkarzinome). In den Nichtstrumaendemiegebieten sind sie doppelt so häufig wie die follikulären Karzinome. Hauptmanifestation: jüngere Frauen in der 3.–4. Lebensdekade.

Pathogenese: Diese Tumoren gehen von den thyreoidalen Follikelepithelien aus und entstehen gelegentlich auch multifokal. Prädisposition: a) therapeutische Bestrahlung der Kopf-Hals-Region, b) Exposition durch einen Strahlenunfall (Reaktorkatastrophe in Tschernobyl), c) Hashimoto-Thyreoiditis, d) familiäre adenomatöse Polypose (FAP-Syndrom, e) Cowden-Syndrom. Bei 30% der Patienten liegt eine Umlagerung des c-ret als somatische Mutation (ret/PTC-Onkogen) vor.

Morphologie: Makroskopisch imponieren diese Karzinome als schmerzlose, große, teils solide, teils zystische Knoten mit grauweißer Schnittfläche. Je nach Kapselbegrenzung und Größe lassen sie sich in folgende klinisch relevante Subtypen unterteilen:

- *Eingekapseltes papilläres Karzinom:* In diesem Fall findet man einen abgekapselten, etwa 3 cm im Durchmesser großen Tumorknoten.
- *Papilläres Mikrokarzinom:* Tumoren dieses Typs sind durchschnittlich 1 cm groß und imponieren als kleine strahlenförmige Narbe.
- *Grobinvasives papilläres Karzinom:* Dies ist ein mehrere Zentimeter großer Tumor mit unscharf begrenzter, grauweißer Schnittfläche (Abb. 18.**29 a**).
- *Diffus sklerosierendes papilläres Karzinom:* mit diffuser Tumorinfiltration, dichter Sklerose, schlechterer Prognose.

Histologisch bilden diese Tumoren definitionsgemäß hoch differenzierte papilläre Drüsenformationen mit einem fibrovaskulären Stroma und können zu 80% auch follikuläre Anteile haben. Typisch sind die häufig zu beobachtenden, blassen Tumorzellkerne (Abb. 18.**29 b–d**) (= Milchglaskerne), die ultrastrukturell durch eine Zytoplasmaeinstülpung zustande kommen und teilweise einen Kaffeebohnenaspekt vermitteln. Weiteres Charakteristikum sind Psammomkörper in Form kleiner, rundlicher, verkalkter Korpuskel. Immunhistochemisch exprimieren die Tumoren Thyreoglobulin.

- **Klinik:** Erstmanifestation als schmerzloser Schilddrüsenknoten mit lokaler Infiltration in Umgebung (keine Verschieblichkeit), oft aber auch vergrößerter metastatisch befallener Halslymphknoten wegen frühzeitiger Metastasierung in die regionalen Lymphknoten. In Spätstadien: Heiserkeit, Dysphagie.

- **Therapie:** Thyreoidektomie (Lobektomie) mit suppressiven Thyroxingaben.

- **Prognose:** Okkulte und abgekapselte papilläre Karzinome haben eine bessere Prognose als die grob invasiven Karzinomformen. Die 10-Jahres-Überlebensrate liegt bei den intrathyreoidalen papillären Karzinomen über 90%; bei extrathyreoidaler Invasion verringert sie sich auf etwa 55%. Da wie die follikulären Karzinome etwa 70% von ihnen Jod aufnehmen, sind sie einer Radiojodtherapie zugänglich (Abb. 18.**29b**).

Medulläres Karzinom

Definition: Seltenes, von den C-Zellen ausgehendes neuroendokrines Karzinom (C-Zell-Karzinom) mit Calcitoninproduktion und häufig auch Ablagerung von AE-Amyloid.

Häufigkeit: etwa 5% aller Schilddrüsenkarzinome. Altersgipfel: sporadische Fälle 5. Lebensdekade, familiäre reine medulläre Karzinome 4. Lebensdekade, MEN-IIa-Fälle 3. Lebensdekade, MEN-IIb-Fälle 2. Lebensdekade (alle Karzinomformen ♂:♀ = 1:1).

Pathogenese: Der größte Teil dieser Tumoren tritt sporadisch auf (somatische Punktmutation des c-ret-Onkogens), die übrigen familiären Formen zeigen einen meist autosomal dominanten Erbgang (Keimbahnmutation des c-ret-Onkogens) und sind Teil des multiplen endokrinen Neoplasie-Syndroms Typ II (= MEN II). In diesen Fällen sind sie mit einem Phäochromozytom und gelegentlich auch mit einer Nebenschilddrüsenhyperplasie gekoppelt.

Molekularpathologie: Das c-ret-Protoonkogen (auf Chromosom 10q11.2) kodiert für eine transmembranöse Rezeptortyrosinkinase. Bei MEN-IIa-Fällen bewirkt die Mutation eine Daueraktivierung, bei den MEN-IIb-Fällen eine Änderung der Substratspezifität.

Morphologie: Makroskopisch bildet der Tumor solide Knoten variabler Größe mit einer grauweißen oder graubraunen Schnittfläche. Eine Tumorkapsel fehlt. Die familiären Formen sind meist bilateral entwickelt. Histologisch liegen strangförmige bis medulläre Zellkomplexe vor, die von hyalinen Stromabändern (Abb. 18.**30**) durchzogen werden. Darin lässt sich meist AE-Amyloid nachweisen (S. 48). Zytologisch sind die Tumorzellen rundlich bis spindelförmig und besitzen ein helles Zytoplasma, in dem man immunzytochemisch Calcitonin finden kann. Die endokrinen Granula sind argyrophil. Zudem kann in

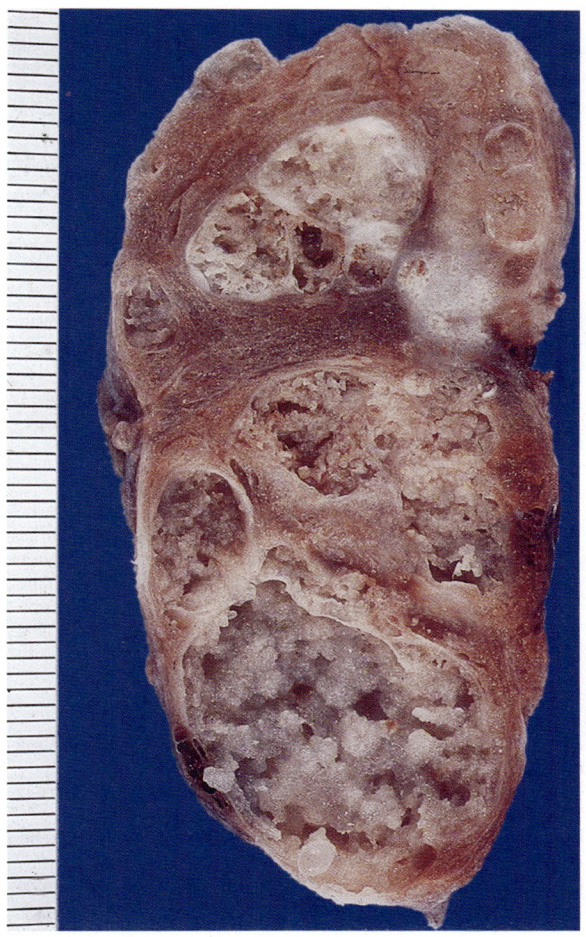

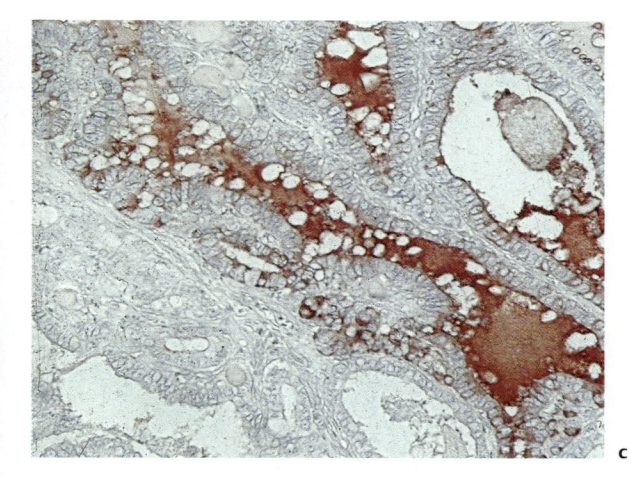

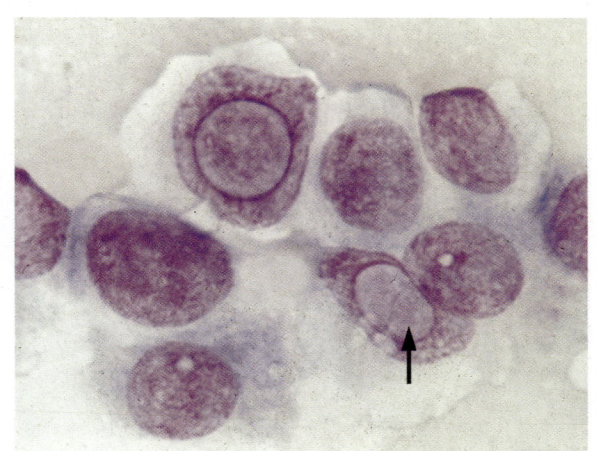

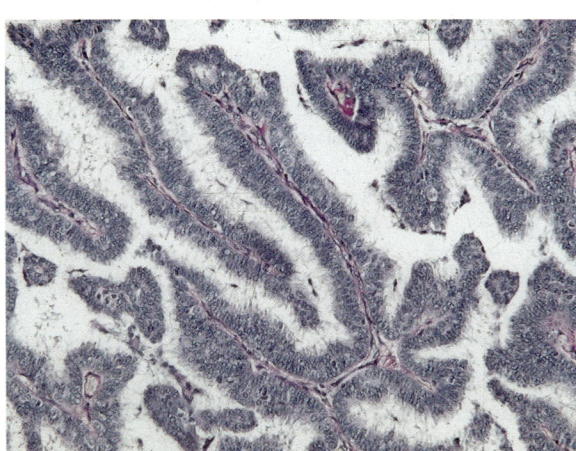

Abb. 18.**29** **Papilläres Schilddrüsenkarzinom:**
a Makroskopie: unscharfe Tumorbegrenzung mit Infiltration ins Schilddrüsenparenchym und makropapillären Strukturen;
b Immunhistochemie: positiver Thyreoglobulinnachweis in follikulären Strukturen in einer Lymphknotenmetastase (PAAP-Methode, Vergr. 1 : 250);
c Histologie: papilläre Drüsenformationen (HE, Vergr. 1 : 250);
d Zytologie (Feinnadelaspirationszytologie): Tumorzelle mit intranukleären Zytoplasmainklusionen (Pfeil) (MGG, Vergr. 1 : 670; Original: Freudenberg).

diesen Tumoren immunzytochemisch CEA, gelegentlich auch Somatostatin und Serotonin nachgewiesen werden. Bei den familiären Fällen findet man außerhalb der medullären Karzinome zwischen den Schilddrüsenfollikeln hyperplastische C-Zell-Nester, die offensichtlich der Tumorentwicklung vorangehen.

Klinik: Keine Radiojodspeicherung. Sporadische Fälle imponieren bei der Erstdiagnose als Halstumor mit Heiserkeit und Dysphagie; 30% der Patienten leiden an einer Diarrhoe wegen VIP- und/oder Prostaglandinsynthese durch den Tumor. Die familiären Fälle sind oft asymptomatisch. Trotz hoher Calcitoninspiegel sind die meisten Patienten normokalzämisch. Der Tumor metastasiert lymphogen und hämatogen; seine Prognose ist schlechter als bei den hoch differenzierten Karzinomen des Follikelepithels, jedoch besser als bei den anaplastischen Schilddrüsenkarzinomen.

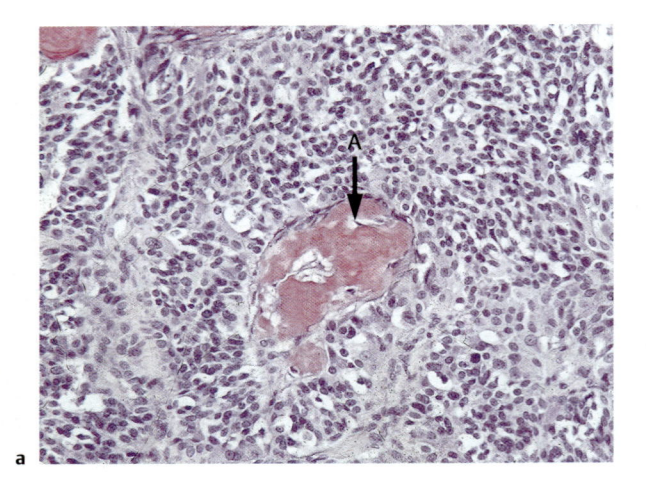

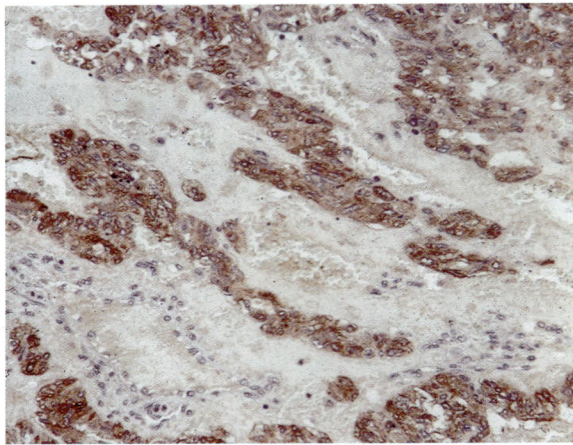

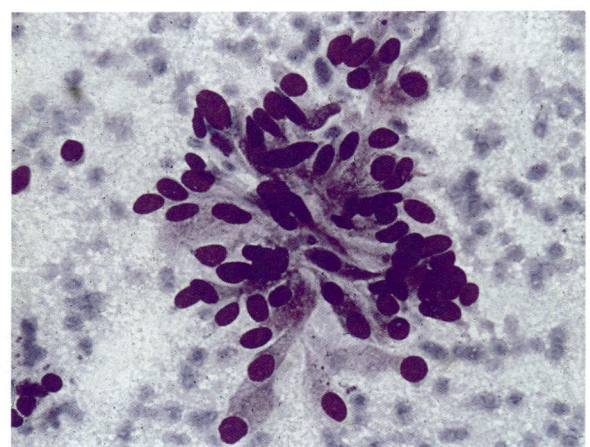

Abb. 18.**30 Medulläres Schilddrüsenkarzinom** (C-Zell-Karzinom):
a Das medulläre Tumorgewebe ist in ein hyalines Stroma mit Amyloidablagerungen (A) eingebettet (HE, Vergr. 1 : 250).
b Immunhistochemischer Calcitoninnachweis in den Tumorzellen (braunrotes Reaktionsprodukt) (Vergr. 1 : 600);
c Punktionszytologie: garbenförmige Anordnung spindelförmiger Tumorzellen (Original: Freudenberg).

Therapie: Radikaloperation.

Anaplastisches Karzinom

Definition: Wenig häufige, sehr aggressiv wachsende Schilddrüsenkarzinome, die so gering differenziert sind, dass sie keinem der bisherigen Karzinomtypen zugeordnet werden können (= undifferenzierte Karzinome).

Sie machen in nichtendemischen Kropfgebieten etwa 5 %, in endemischen Gebieten bis zu 30 % aller Schilddrüsenkarzinome aus. Sie können aus differenzierten Schilddrüsenkarzinomen hervorgehen und sind vor dem 60. Lebensjahr selten. Hauptmanifestation: 7. Lebensdekade (♂ : ♀ = 1 : 1).

Morphologie: Die anaplastischen Karzinome präsentieren sich meist als schnell wachsende, die Schilddrüse zerstörende Tumoren mit lokaler Infiltration der Halsweichteile und einer grauweißen Schnittfläche. Histologisch sind diese Tumoren aus Spindelzellen, Riesenzellen und kleinen Zellen in wechselnden Proportionen aufgebaut, auch sarkomatöse Anteile und zellarm-sklerosierte Anteile können vorkommen. Immunhistochemisch exprimieren die meisten dieser Tumoren Zytokeratin und Vimentin, aber kein Thyreoglobulin.

Klinik: Diese Karzinome haben eine sehr schlechte Prognose (Überlebenszeit: 5 – 7 Monate) und metastasieren frühzeitig hämatogen und lymphogen. Eine Kropfanamnese besteht nicht.

18.6.4.3
Sarkome

Angiosarkom

Definition: Sehr seltener, bevorzugt in Kropfendemiegebieten auftretender maligner Gefäßtumor aus der Gruppe der insgesamt schon sehr seltenen Schilddrüsensarkome.

Vorkommen: gehäuft in Alpenregionen. Altersgipfel 65 Jahre (♂ : ♀ = 1 : 1).

Morphologie: s. S. 454. Da sowohl in den anaplastischen Schilddrüsenkarzinomen als auch in den thyreoidalen Angiosarkomen Marker epithelialer und endothelialer Differenzierungen koexprimiert werden, wird eine gemeinsame maligne Stammzelle angenommen.

Klinik: rasch aufschießender Tumor in einer Struma. Rasche Metastasierung. Mittlere Überlebenszeit: 3,5 Monate.

Pathologische TNM-Klassifikation der Schilddrüsenkarzinome

- **pT0** kein nachweisbarer Tumor,
- **pT1** Tumor ≥ 2,0 cm, auf Schilddrüse begrenzt,
- **pT2** Tumor > 2,0 ≤ 4,0 cm, auf Schilddrüse begrenzt,
- **pT3** Tumor > 4,0 cm, auf Schilddrüse begrenzt,
- **pT4** Tumor jedweder Größe, aber mit Infiltration der Schilddrüsenumgebung,
- **pT4a** Infiltration subkutan, von Larynx, Trachea oder N. recurrens,
- **pT4b** Infiration von Prävertebralfaszie, Mediastinalgefäßen, A. carotis,
- **pT4c** (undifferenzierter Typ), auf Schilddrüse begrenzt,
- **pT4d** (undifferenzierter Typ), über Schilddrüse hinausgehend,
- **pN1a** ipsilaterale Lymphknotenmetastasen,
- **pN1b** bi-, kontralaterale, mediastinale Lymphknotenmetastasen,
- **pM1** nachweisbare Fernmetastasen.

18.6.5 Funktionelle Läsionen

Die endokrine Leistung des Schilddrüsengewebes kann im Sinne einer Minderfunktion (Hypothyreose) oder Überfunktion (Hyperthyreose) verändert sein.

18.6.5.1 Hyperthyreosen

Syn.: Thyreotoxikose (= veralteter Begriff)

Allgemeine Definition: Als Hyperthyreose bezeichnet man eine Schilddrüsenüberfunktion, die klinisch durch einen Hypermetabolismus infolge erhöhter Schilddrüsenhormonwerte im Blut mit Gewichtsverlust, Tachykardie (infolge Erhöhung der durch Aktin und Calcium stimulierten Myosin-ATPase-Aktivität), vermehrter Schweißproduktion, Hitzeunverträglichkeit und innerer Unruhe charakterisiert ist.

Die Hyperthyreosen machen etwa 5% aller Schilddrüsenerkrankungen aus. Betroffen sind vor allem Frauen zwischen dem 30. und 60. Lebensjahr (♀:♂ = 5:1).

Allgemeine Pathogenese: Eine Hyperthyreose kann verschiedene Ursachen haben und sich unter verschiedenen Krankheitsbildern manifestieren. Diese sind in Tab. 18.7 und in Abb. 18.31 zusammengestellt.

Tabelle 18.7 **Pathogenese der Hyperthyreosen**

Pathogenese	Krankheit
Exzessive Schilddrüsenstimulation	Morbus Basedow (diffuse toxische Struma)
Autonome Schilddrüsenfunktion	– uninodulär toxische Struma (toxisches Adenom) – multinodulär toxische Struma (hyperthyreote Knotenstruma)
Exzessive thyreoidale Schilddrüsenhormonfreisetzung	subakute Thyreoiditis (De-Quervain-Thyreoiditis)

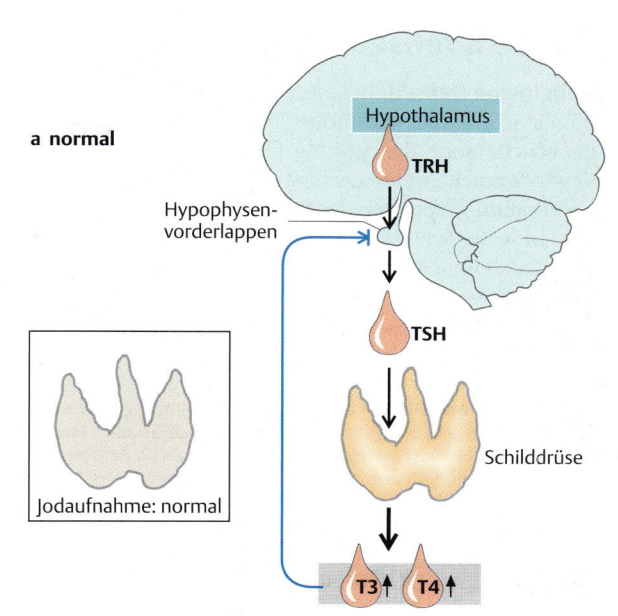

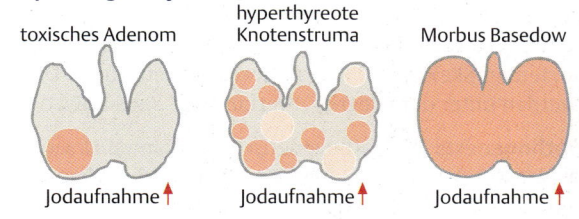

Abb. 18.**31 Hyperthyreose**, Pathogenese und Formen: Normalerweise (**a**) führen die Thyroxine (T_3, T_4) zu einer negativen Rückkopplung der TSH-Ausschüttung aus dem HVL. TRH = Thyroxin-releasing-Hormon. **b**: Rot im Schilddrüsenparenchym gibt Ort und Menge der Jodaufnahme bei verschiedenen Krankheiten wieder.

Morbus Basedow

Siehe S. 1016.

Toxisches Adenom

Definition: Diese Schilddrüsenläsion wird auch als lokalisierte Hyperthyreose (Morbus Plummer) oder als uninodulär toxische Struma bezeichnet.

Pathogenese: Es handelt sich um einen umschriebenen Bezirk der Schilddrüse, der unabhängig von regulierenden Impulsen übergeordneter Zentren autonom Schilddrüsenhormon produziert und morphologisch als Adenom, klinisch als palpabler Knoten (szintigraphisch: „heißer Knoten") imponiert.

Multinoduläre toxische Struma

Siehe S. 1017.

18.6.5.2

Hypothyreose

Allgemeine Definition: Lang anhaltende Mindersekretion der Schilddrüsenhormone. Je nachdem, ob die pathogenetische Seite der Störung in der Schilddrüse selbst liegt oder nicht, unterscheidet man:
- *Primäre Hypothyreose*: Sie beruht auf einer Erkrankung der Schilddrüse selbst und geht mit einer reaktiven hypophysären TSH-Erhöhung einher.
- *Sekundäre Hypothyreose*: In diesem Fall liegt eine mangelnde TSH-Stimulierung durch eine hypophysäre (und/oder hypothalamische) Läsion vor.

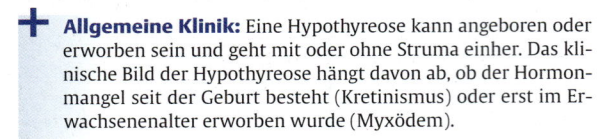

+ Allgemeine Klinik: Eine Hypothyreose kann angeboren oder erworben sein und geht mit oder ohne Struma einher. Das klinische Bild der Hypothyreose hängt davon ab, ob der Hormonmangel seit der Geburt besteht (Kretinismus) oder erst im Erwachsenenalter erworben wurde (Myxödem).

Kongenitale primäre Hypothyreose

Definition: Hypothyreose auf dem Boden eines bereits während der Fetalzeit bestehenden Hormonmangels, der je nach Ausmaß, Beginn und Dauer zu irreversiblen Defekten an Skelett und Zentralnervensystem führt. Diese werden unter dem Begriff „Kretinismus" subsumiert.

Pathogenese: Die pathogenetisch wirksamen Ursachen sind exogener oder endogener Natur und decken sich weitgehend mit denjenigen der endemischen oder sporadischen Struma. Dementsprechend unterteilt man den Kretinismus in eine endemische und eine sporadische Form:
- *Endemischer Kretinismus:* Er kommt definitionsgemäß in Kropfendemiegebieten vor und beruht hauptsächlich auf einem exogenen Jodmangel.

+ Klinik: dysproportionierte, kleinwüchsige und plumpknochige Patienten mit mentaler Retardierung.

- *Sporadischer Kretinismus:* Dieser Kretinismusform liegen endogene Faktoren zugrunde. Dabei findet man entweder Schilddrüsenfehlbildungen in Form von Aplasie oder dystoper Hypoplasie oder angeborene Enzymdefekte der Schilddrüsenhormonsynthese oder (ganz selten) eine Endorganresistenz gegenüber an sich erhöhten Schilddrüsenhormonwerten infolge fehlerhafter Signaltransduktion nach der Rezeptorbindung. Selten können aber auch exogene Ursachen in Betracht kommen, z. B. eine Medikation der Mutter mit antithyreoidal wirkenden Arzneimitteln in der Schwangerschaft.

+ Klinik: mentale Retardierung, Schwerhörigkeit, dysproportionierter Minderwuchs, kretinoide Fazies mit breitem Gesicht, wulstigen Lippen und Makroglossie sowie trockene, myxödematös veränderte Haut (generalisiertes Myxödem).

Erworbene primäre Hypothyreose

Definition: Auf eine postnatale Schilddrüsenschädigung zurückgehende Hypothyreose (= terminale Läsion).

Meist sind Frauen zwischen dem 40. und 60. Lebensjahr betroffen (♀:♂ = 4:1).

Pathogenese: In über 80% der Fälle wird diese Hypothyreoseform durch eine entzündliche Schilddrüsenzerstörung (Hashimoto-Thyreoiditis) verursacht, selten dagegen durch therapeutische Maßnahmen wie Strumektomie oder Bestrahlung. Gelegentlich kann aber auch ein Morbus Basedow nach längerer thyreostatischer Therapie in eine Hypothyreose übergehen.

+ Klinik: Die Symptomatik ändert sich mit dem Lebensalter:
- *Kindesalter*: Hier liegen einer erworbenen Hypothyreose Entwicklungsstörungen zugrunde, die jedoch im Gegensatz zu den Fällen mit angeborener primärer Hypothyreose reversibel sind.
- *Erwachsenenalter*: Hier beherrschen die metabolischen Auswirkungen des Schilddrüsenhormonmangels das klinische Bild in Form des generalisierten Myxödems. Pathogenetisch entscheidend ist dabei die Einlagerung hydrophiler Proteoglykane in fast alle Körpergewebe. Dadurch wird die Haut teigig, die Zunge grob vergrößert (Makroglossie), und die Reflexabläufe werden verlangsamt.

Sekundäre Hypothyreose

Defintion: Sehr seltene, auf einen Ausfall des thyreotropen Hormons (TSH) des Hypophysenvorderlappens zurückgehende Hypothyreose (= terminale Läsion).

Pathogenese: Ursächlich finden sich meist HVL-Tumoren oder postpartale HVL-Nekrosen. In diesen Fällen ist pathogenetisch bedeutsam, dass auch nach Ausfall des TSH die ansonsten intakte Schilddrüse eine gewisse Basisfunktion aufrechterhält.

+ Klinisch kommt es deshalb im Gegensatz zur primären Hypothyreoseform nicht zu einem Myxödem und nicht zu einer Struma.

18.7 Nebenschilddrüse

Die normalerweise vier Nebenschilddrüsen (Epithelkörperchen; kurz Parathyreoidea) gehören zum „diffusen neuroendokrinen System". Sie leiten sich ähnlich wie die Thymusanlage von der 3. und 4. Schlundtasche her und machen durch das starke Längenwachstum des Halses eine erhebliche Wanderung. Dies erklärt, weshalb **ontogenetische Läsionen** aus Verlagerungen (Dystopien) bestehen oder als Epithelkörperchenaplasien mit Thymusfehlbildungen assoziiert sind. **Entzündliche Läsionen** nach Art einer Autoimmunparathyreoiditis kommen vor, sind aber sehr selten. Demgegenüber sind **tumorartige Läsionen** in Form von Epithelkörperchenhyperplasien häufiger. Sie können sporadisch auftreten oder als Bestandteil eines multiplen endokrinen Neoplasiesyndroms (MEN Typ I, II) vererbt sein und äußern sich klinisch in funktionellen Läsionen. Gelegentlich versucht der Organismus durch eine solche Hyperplasie aber auch eine Hypokalzämie auszugleichen.

Unter den **neoplastischen Läsionen** herrschen die Adenome vor. Die Adenome sind im Gegensatz zu den Hyperplasien monoklonal und beruhen teilweise darauf, dass der häufige Einsatz des Parathormongens auf das Gen eines daneben liegenden Proliferationsregulators „abfärbt". Wie die Hyperplasien kommen auch die Adenome gelegentlich familiär vor und gehen mit **funktionellen Läsionen** einher. Sie bestehen meist in Überfunktionssyndromen in Form eines Hyperparathyreoidismus. Dieser beruht auf der einen Seite auf einer Wucherung endokrin aktiver Zellen (innerhalb oder außerhalb der Epithelkörperchen), oder er wird durch eine Hypokalzämie ausgelöst; er kann aber auf der anderen Seite auch durch eine nicht mehr bremsbare Dauertätigkeit der Epithelkörperchen hervorgerufen werden. Der Hypoparathyreoidismus schließlich ist das Resultat einer zu geringen endokrin aktiven Parenchymmenge oder einer fehlerhaften Signaltransduktion.

18.7.1 Ontogenetische Läsionen

Aplasie

Sie ist als Entwicklungsstörung der 3. und 4. Schlundtasche immer mit einer Hemmungsfehlbildung des Thymus kombiniert. Daraus resultiert eine Hypokalzämie mit tetanischen Krämpfen. Die Verbindung mit einer defekten zellulären Immunität wird als Di-George-Syndrom bezeichnet.

Dystopie

Die Anzahl und die Lage der Nebenschilddrüsen variiert von Individuum zu Individuum. Dystopien der Epithelkörperchen, besonders ihre Verlagerung in die Submukosa des Pharynx, können mit einer Unterfunktion einhergehen.

18.7.2 Entzündliche Läsionen

Einzelne Lymphozyten sind im Epithelkörperchenstroma keine Seltenheit und ohne Krankheitswert. Allerdings können diese endokrinen Drüsen selten einmal in einen septischen Entzündungsprozess oder in einen Autoimmunprozess involviert sein.

Autoimmunparathyreoiditis

Definition: Gruppe seltener, chronischer Epithelkörperchenentzündungen mit Hypoparathyreoidismus auf dem Boden einer autoaggressiven Parenchymzerstörung.

Pathogenese: Diese Parathyreoiditisform findet sich vornehmlich im Rahmen der an sich schon seltenen Typ-I-Autoimmun-Polyendokrinopathie. Sie folgt einem autosomal rezessiven Erbgang (Genlokus 21q22) und geht mit einer Zerstörung der endokrinen Zellen in Epithelkörperchen, Thyreoidea, NNR, Gonaden, B-Inselzellen und Magenbelegzellen einher. Dabei werden die Epithelkörperchen durch ein lymphozytäres Infiltrat geschädigt, was zu einem Hypoparathyreoidismus führt.

18.7.3 Tumorartige Läsionen

18.7.3.1 Primäre Hyperplasie

Dies ist eine diffuse und/oder noduläre Hyperplasie aller vier Epithelkörperchen unbekannter Ätiologie, die prädominant von den Hauptzellen oder von den wasserhellen Zellen ausgeht.

Hauptzellhyperplasie

Definition: Nichtneoplastische Vermehrung der parathyreoidalen Hauptzellen.

Pathogenese: In den meisten Fällen tritt sie sporadisch auf, in etwa 30% der Fälle ist sie die Ursache eines primären Hyperparathyreoidismus oder Teil eines multiplen endokrinen Neoplasiesyndroms (MEN Typ I, II).

Morphologie: Makroskopisch sind die Epithelkörperchen ungleich diffus oder nodulär hyperplastisch; Gesamtgewicht aller vier Epithelkörperchen bis zu 10 g und mehr; Schnittfläche braunrötlich. Histologisch finden sich nodulär angeordnete Hauptzellkomplexe mit solidem Muster, eingestreuten Follikeln und einzelnen oxyphilen Zellgruppen. In makroskopisch unauffälligen Epithelkörperchen äußert sich die Hyperplasie in einer Verdrängung der Stromafettzellen durch die hyperplastischen Hauptzellen. Gelegentlich ist die Epithelkörperchenhyperplasie so stark nodulär, dass sie sich von einem Adenom histologisch nicht abgrenzen lässt, solange der histologische Befund der anderen Epithelkörperchen nicht vorliegt.

Differenzialdiagnose Adenom versus Hyperplasie (im intraoperativen Schnellschnittverfahren):
- Erstes Epithelkörperchen vergrößert, hyperzellulär, keine Zellverfettung (Sudanfettfärbung): Dies kann ein Adenom oder eine Hyperplasie sein; daher erneute Biopsie.
- Zweites Epithelkörperchen vergrößert, normo-/hyperzellulär mit Zellverfettung: Das bedeutet, die erste Läsion war ein Adenom, weil in der Proliferationszone der Adenome keine Fettzellen vorkommen.

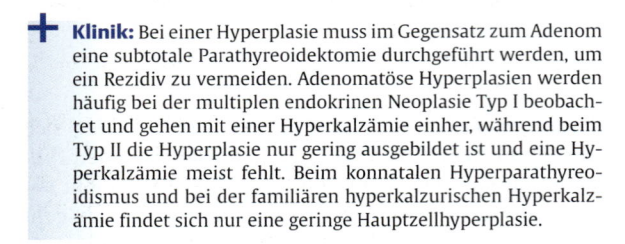

Klinik: Bei einer Hyperplasie muss im Gegensatz zum Adenom eine subtotale Parathyreoidektomie durchgeführt werden, um ein Rezidiv zu vermeiden. Adenomatöse Hyperplasien werden häufig bei der multiplen endokrinen Neoplasie Typ I beobachtet und gehen mit einer Hyperkalzämie einher, während beim Typ II die Hyperplasie nur gering ausgebildet ist und eine Hyperkalzämie meist fehlt. Beim konnatalen Hyperparathyreoidismus und bei der familiären hyperkalzurischen Hyperkalzämie findet sich nur eine geringe Hauptzellhyperplasie.

Wasserhelle-Zellen-Hyperplasie

Definition: Nichtneoplastische Vermehrung der parathyreoidalen, wasserhellen Zellen.

Eine seltene, sporadisch und nicht-familiär auftretende Läsion, die einen primären Hyperparathyreoidismus auslöst ($♀ < ♂$). Sie ist nie mit einem MEN-Syndrom assoziiert.

Morphologie: Makroskopisch sind die Drüsen etwas größer als bei der Hauptzellhyperplasie. Schnittfläche: mahagonibraun, mit kleinen Zysten. Typisch sind pseudopodienartige Formationen. Histologisch liegt eine nichtknotige Wucherung der wasserhellen Zellen vor (nierenzellkarzinomähnliches Bild) mit vakuolig-hellem Zytoplasma.

Therapie: Primärer Hyperparathyreoidismus. Nach totaler Parathyreoidektomie mit autologer Transplantation von Epithelkörperchengewebe unter die Haut des Unterarms besteht eine ebenso gute Langzeitprognose wie beim operativ entfernten Adenom.

18.7.3.2
Sekundäre Hyperplasie

Definition: Eine Vergrößerung aller Epithelkörperchen als Folge einer Hypokalzämie bekannter Ursache (meist chronische Niereninsuffizienz).

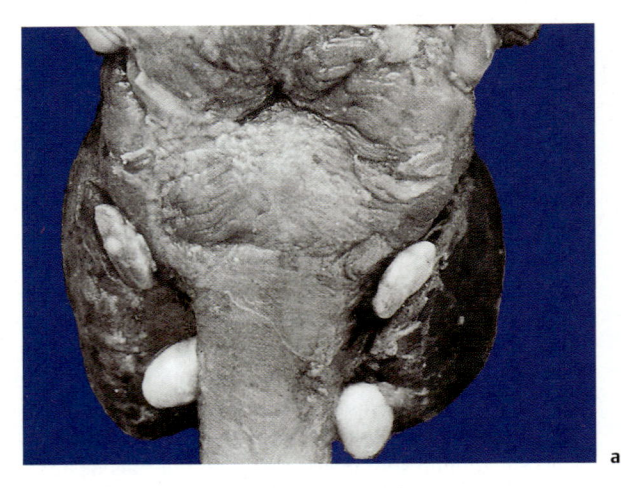

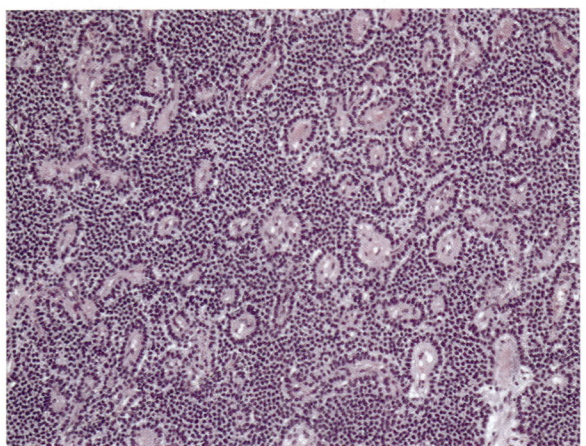

Abb. 18.32 **Sekundärer Hyperparathyreoidismus** bei chronischer Niereninsuffizienz:
a Sekundäre Hyperplasie aller vier Nebenschilddrüsen;
b Wucherung der Haupt- und Nebenzellen mit organoid-drüsigem Aufbau (HE, Vergr. 1 : 50).

Morphologie: Makroskopie: Die Nebenschilddrüsen sind trotz negativer Korrelation zum Serumcalciumspiegel ungleichmäßig vergrößert und können bis zu mehreren Gramm schwer werden (Abb. 18.32). Histologie: Frühestes Zeichen ist eine Verdrängung der Stromafettzellen durch Hauptzellen. Später kann sich eine noduläre Hyperplasie entwickeln, die ohne Kenntnis des Krankheitsbildes nicht von den primären, nodulären Hyperplasien zu unterscheiden ist.

Therapie: Bei nachgewiesenem, schwerem sekundären Hyperparathyreoidismus ist wegen der starken Fibroosteoklasie und der Gefahr der extraossären Weichteilverkalkung eine subtotale Parathyreoidektomie notwendig.

18.7.4
Neoplastische Läsionen

Adenom

Definition: Benigne, langsam wachsende Tumoren, die von den Epithelien der Nebenschilddrüse ausgehen und die häufigste Ursache eines primären Hyperparathyreoidismus darstellen.

Vorkommen: in jedem Lebensalter; Altersgipfel: 60. Lebensjahr. Meist sporadisch, gelegentlich auch familiär (♀ > ♂).

Pathogenese: Die Adenome sind meist polyklonal und leiten sich folglich von einer Hyperplasie ab.

Molekularpathologisch beruht ein erheblicher Teil dieser Adenome auf einem der folgenden beiden Mechanismen:
- *Parathyreoideaadenom Typ I* (PRAD-1): Es macht etwa 20% aller Parathyreoideaadenome aus. Aufgrund einer Inversion auf Chromosom 11 gerät das PRAD-1-Protoonkogen, das für das Cyclin-D1 (ein Zellzyklusregulator) kodiert, in die Genregulatorsequenz des Parathormons → Cyclinüberexpression → Zellproliferation.
- *Multiple endokrine Neoplasie Typ I* (MEN I): Homozygoter Verlust des Men-1-Gens ist Ursache familiärer Fälle mit Parathyreoideaadenom. Mutation des MEN-I-Gens (Suppressorgen) → Adenom.

Morphologie: Makroskopisch sind die Tumoren meist solitär und wiegen durchschnittlich 3 g. Sie liegen häufig im Bereich der unteren Schilddrüsenpole (Abb. 18.33), können aber auch ektopisch, insbesondere im Mediastinum gefunden werden. Die glatt begrenzten, bindegewebig abgekapselten Tumoren sind von elastisch-weicher Konsistenz und homogen braungelb. Histologisch bieten sie solide, trabekuläre, tubuläre und follikuläre Muster. Zytologisch handelt es sich vor allem um Hauptzelladenome, seltener um oxyphile, wasserhelle oder riesenkernige Adenome. Beim follikulären Wachstumsmuster kann die Abgrenzung zum Strumaknoten schwierig sein. Hier hilft der immunzytochemische Nachweis von Parathormon. Um die Nebenschilddrüsenadenome sieht man gelegentlich einen schmalen Saum mit atrophischem, supprimiertem Nebenschilddrüsengewebe mit intrazytoplasmatischen Fettvakuolen.

Klinik: Es bestehen keine Korrelationen zwischen Größe oder Typ der Adenome einerseits und zwischen Ausmaß des Hyperparathyreoidismus andererseits. Die Adenomentfernung ist kurativ; die Knochenveränderungen (S. 1143) zeigen eine gute Rückbildungsfähigkeit. Kommt es zu Rezidiven des Hyperparathyreoidismus, so hat wahrscheinlich kein Adenom, sondern eine primäre Nebenschilddrüsenhyperplasie oder ein Nebenschilddrüsenkarzinom vorgelegen.

Parathyreoideakarzinom

Definition: Seltenes, meist hormonell aktives Karzinom der Nebenschilddrüse.

Vorkommen: meist sporadisch, sehr selten familiär. Altersgipfel: 50. Lebensjahr (♂:♀ = 1:1).

Morphologie: Diese Tumoren sind oft gut umschrieben und vor allem an ihrem infiltrativen Wachstum in die angrenzenden Halsweichteile (Rekurrensparese!) zu erkennen. Sie metastasieren selten und spät und gehen in der Regel mit einem schweren Hyperparathyreoidismus einher.

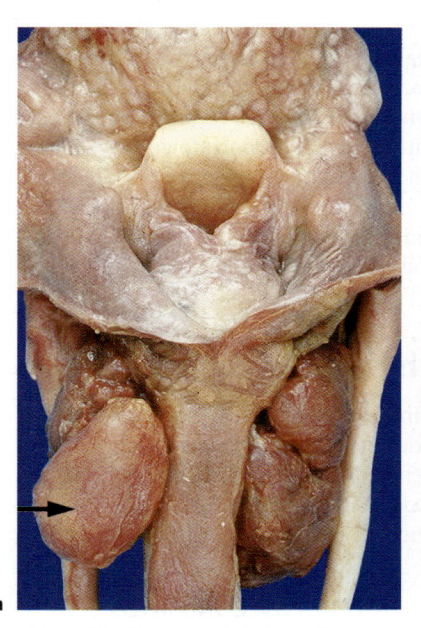

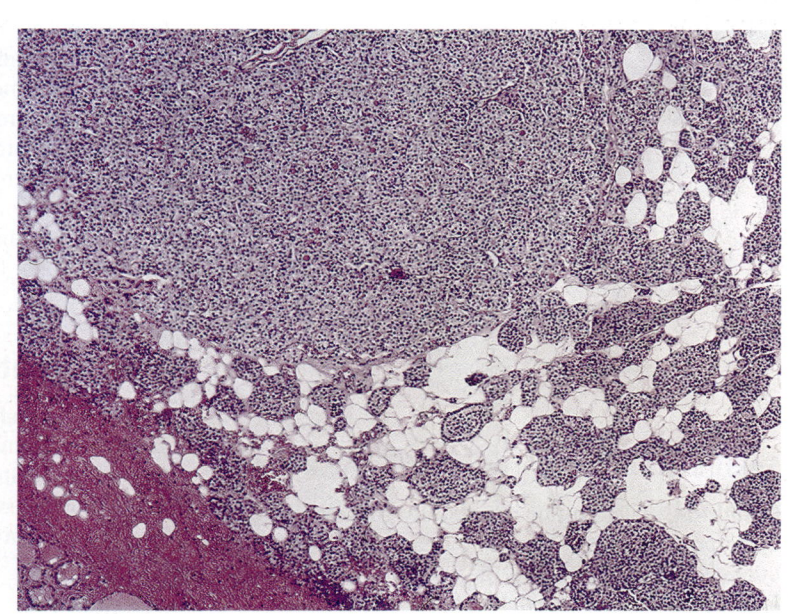

Abb. 18.33 Nebenschilddrüsenadenom:
a Solitärer scharf begrenzter Tumor am linken unteren Schilddrüsenpol (Pfeil) klinisch mit primärem Hyperparathyreoidismus;
b histologisch unscharf begrenzter zelldichter Tumor (HE, Vergr. 1:50).

18.7.5
Funktionelle Läsionen

Die endokrine Leistung der Glandula parathyreoidea kann entweder gedrosselt (= Hypoparathyreoidismus) oder gesteigert sein (= Hyperparathyreoidismus).

18.7.5.1
Hyperparathyreoidismus

Allgemeine Definition: Pathogenetisch heterogene Zustände mit einer Überfunktion der Nebenschilddrüsen (= Hyperparathyreoidismus = HPT). Je nach Entstehungsmechanismus sind sie autonom, regulativ, familiär oder paraneoplastisch.

Primärer (autonomer) HPT

Definition: Überfunktion der Nebenschilddrüse mit spontaner, unabhängig von den Bedürfnissen des Organismus erhöhter Sekretion von Parathormon.

Inzidenz: 25 : 100 000. Auftreten nach dem 50. Lebensjahr. Meist sporadisch, selten familiär.

Pathogenese und Morphologie: Ursächlich liegt bei 80 % der Patienten ein Adenom, bei 5 % ein Karzinom und bei 10–15 % eine primäre Hyperplasie der Nebenschilddrüsen zugrunde.
Bei 5 % aller Patienten mit primärem HPT steht im Gegensatz zu den übrigen Patienten ein Harnsteinleiden (S. 851) im Vordergrund. Dies liegt daran, dass in diesen Fällen vermehrt 1,25-Dihydroxycholecalciferol im Blut zirkuliert (Ursache?), so dass die Nebennieren etwas supprimiert werden; das Calcium wird im Darm resorbiert und in der Niere vermehrt ausgeschieden.

- *Familiärer HPT:* Er entwickelt sich bei der multiplen endokrinen Neoplasie Typ I und II. Histologie: Hyperplasie aller vier Epithelkörperchen.
- *Primärer konnataler HPT* (familiärer isolierter HPT, familiäre hypokalzurische Hyperkalzämie): Histologie: Epithelkörperchenhyperplasie.
- *Sporadischer primärer HPT:* Er tritt bevorzugt bei Frauen im Erwachsenenalter auf. Die Symptomatik (Hyperkalzämie) beginnt schleichend. Histologie: Epithelkörperchenhyperplasie.

✚ Klinik: gastrointestinale Beschwerden (85 %); Ulkuskrankheit (15 %); Urolithiasis (20 %); Knochenläsionen (65 %).

Sekundärer (regulativer) HPT

Definition: Calcium-Phosphat-Stoffwechselstörung mit einer primären Hypokalzämie aus renaler, intestinaler oder alimentärer Ursache.

Pathogenetisch unterscheidet man folgende Formen:
- *Renale Form:* Wegen einer Niereninsuffizienz wird vermehrt Calcium ausgeschieden, aber Phosphat retiniert. Außerdem ist die enzymatische Umwandlung von 25-Hydroxycholecalciferol in 1,25-Dihydroxycholecalciferol im distalen Tubulus reduziert. Dies führt zu einer Verstärkung des renalen Calciumverlustes und zu einer Verminderung der enteralen Calciumresorption. Dadurch entsteht eine die Nebenschilddrüsen stimulierende Hypokalzämie mit nachfolgender Epithelkörperchenhyperplasie. Im Skelettsystem entwickelt sich ein Kombinationsbild zwischen der HPT-induzierten Fibroosteoklasie und einer durch ungenügende Kalzifizierung der Osteoidsäume bedingten Osteomalazie (= renale Osteopathie).
- *Intestinale Form:* Hier ist durch ein Malabsorptionssyndrom (z. B. Zöliakie) die Calciumresorption beeinträchtigt. Dadurch kommt es zur Hypokalzämie, Epithelkörperchenhyperplasie und Osteomalazie.
- *Alimentäre Form:* Mangelernährung mit Vitamin D und Calcium.

Tertiärer (autonomer) HPT

Definition: Endzustände des sekundären HPT mit nicht mehr regulierbarer, autonomer Epithelkörperchenüberfunktion.

Pathogenese: Bei 50 % der Patienten mit renalem HPT treten blockierende Parathormonrezeptor-Antikörper mit hormoneller Dauerstimulation auf → Hyperkalzämie.

Paraneoplastischer (ektoper) HPT

Definition: Sehr seltene HPT-Form, bei der Gewebe außerhalb der Epithelkörperchen Verbindungen mit parathormonartiger Wirkung bilden.

Pathogenese: Dieses Syndrom beobachtet man vor allem beim Mamma-, Bronchial- oder Ovarialkarzinom sowie beim Plasmozytom. Bei einem Teil dieser Tumoren (kleinzelliges Bronchialkarzinom, Ovarialkarzinom) liegt eine ektope Parathormonsekretion infolge Umordnung des entsprechenden Hormongenlokus zugrunde. Daneben produzieren einige Karzinome auch ein dem Parathormon verwandtes Protein, Prostaglandine (Mammakarzinom) oder Interleukine (Plasmozytom).

18.7.5.2
Hypoparathyreoidismus

Allgemeine Definition: Klinisch seltene Zustände mit konstant verminderter Funktion der Nebenschilddrüsen (wesentlich seltener als Hyperparathyreoidismus), die aus pathogenetischer Sicht untergliedert werden, wie im Folgenden besprochen.

(Reaktiver) Hypoparathyreoidismus

Pathogenese: Diese terminale Läsion der Nebenschilddrüsen wird ausgelöst wie folgt (Abb. 18.**34**):
- *iatrogen* (häufig) durch eine versehentliche Epithelkörperchenentfernung im Rahmen einer Strum- oder Lymphonodektomie;

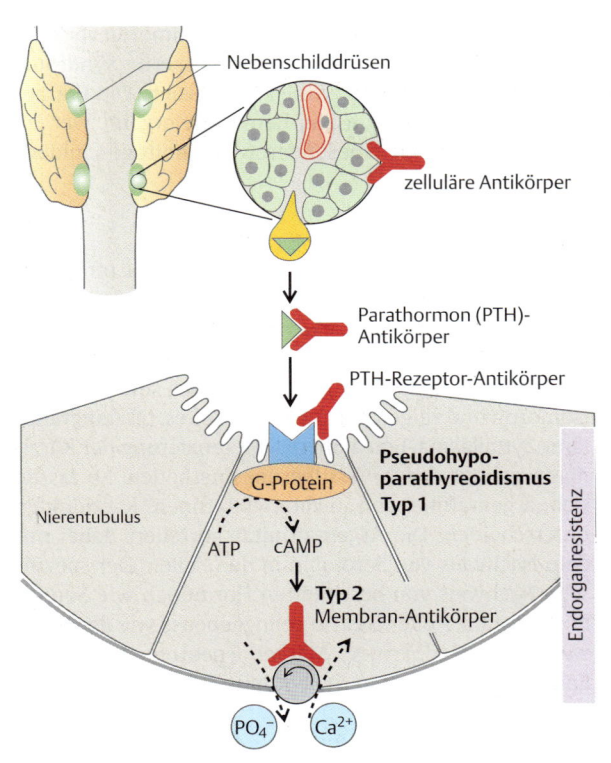

Abb. 18.34 Autoimmuner Hypoparathyreoidismus: Pathogenese der verschiedenen Formen. AK = Antikörper, PTH = Parathormon, G = G-Protein.

- *kongenital* wegen genetisch bedingter Fehlbildung, z. B. Di-George-Syndrom mit Epithelkörperchenaplasie, und andere;
- *autoimmun* wegen einer Autoimmunerkrankung: Diese Epithelkörperchenatrophie geht entweder mit der Bildung von autoreaktiven Antikörpern gegen Nebenschilddrüsenzellen (bei Autoimmunparathyreoiditis) oder von Parathormonantikörpern oder von Parathormonrezeptor-Antikörpern einher;
- *familiär*, dann oft assoziiert mit mukokutaner Candidiasis und Nebenniereninsuffizienz.

＋ Klinik: Hypokalzämie.

Pseudohypoparathyreoidismus

Syn.: periphere Parathormonresistenz

Pathogenese und Morphologie: In diesem Fall bilden die Nebenschilddrüsen (genetisch bedingt) zwar Parathormon, die Zielzellen (Nierentubulusepithelien) sind aber wegen einer G-Proteinmutation nicht in der Lage, das hormonelle Signal im Rahmen der Rezeptoraktivierung in eine Bildung von zyklischem AMP umzusetzen. Infolgedessen bleibt das Parathormon wirkungslos (= Endorganresistenz). Die Epithelkörperchen morphologisch unverändert.

＋ Klinik: Da diese Signaltransduktionsstörung auch für andere Hormone wie Thyreotropin gilt, resultieren folgende Krankheitsbilder:
- *Albright-Syndrom Typ I:* Hypoparathyreoidismus-Symptomatik mit Kleinwuchs, Rundgesicht, Brachydaktylie, Brachymetakarpalie und mentale Retardierung.
- *Albright-Syndrom Typ II:* Bei diesen Patienten ist ebenfalls die Signaltransduktion des Parathormons gestört, wobei zwar cAMP als Zweitbotenstoff gebildet, aber durch entsprechende Membranantikörper (in Einzelfällen nachgewiesen!) nicht in die gewünschte Zellleistung umgemünzt wird. In diesen Fällen kommen zu den Symptomen des Pseudohypoparathyreoidismus noch Nagel-, Schädel- und Zahnanomalien hinzu.

Pseudo-Pseudohypoparathyreoidismus

In diesen Fällen findet man die gleichen klinischen Symptome wie beim Pseudohypoparathyreoidismus bei normalen Calcium- und Phosphatwerten im Serum.

18.8 Diffuses neuroendokrines System

Unter dem Begriff „diffuses neuroendokrines System" werden alle jene Zellen zusammengefasst, die nicht zu einem makroskopisch kompakten Organ zusammengelagert sind, sondern vereinzelt oder gruppenweise im Organismus verstreut vorkommen. Solche Zellen sind am Aufbau klassischer endokriner Organe wie Adenohypophyse, Nebennierenmark und Paraganglien, C-Zellen der Schilddrüse, Nebenschilddrüsen und Pankreasinseln beteiligt. Sie kommen aber auch in den Schleimhäuten des Gastrointestinaltraktes (= enteroendokrines System), Respirationstraktes und der Gonaden vor und finden sich auch in der äußeren Haut in Form der Merkel-Zellen und Melanozyten. Allen Zellen des diffusen neuroendokrinen Systems ist die Fähigkeit gemeinsam, biogene Amine und/oder Peptide (oder andere Transmittersubstanzen) zu bilden und zu speichern. Diese Zellprodukte können als Hormone auf endokrinem Weg entfernte, auf parakrinem Wege benachbarte Zielzellen stimulieren oder als Neurotransmitter fungieren. Aufgrund seiner Funktion von „Amine Precursor Uptake and Decarboxylation" wurde dieses Zellsystem früher auch unter dem Akronym APUD-System zusammengefasst. Immunhistochemisch sind diese Zellen daran zu erkennen, dass sie neuronale Marker wie die neuronenspezifische Enolase (NSE), Chromogranin (in Sekretgranula) und Synaptophysin (in der Membran präsynaptischer Vesikel) exprimieren.

Im Folgenden werden Erkrankungen des diffus in den Schleimhäuten und der Haut vorkommenden neuroendokrinen Zellsystems besprochen. Dabei handelt es sich vorwiegend um **neoplastische Läsionen**. Sie werden in der neuen WHO-Klassifikation unter dem Begriff „endokrine Tumoren" zusammengefasst und zeichnen sich durch die Expression neuroendokriner Marker aus. Synonym dazu wird auch der Begriff Karzinoide gebraucht. Die meisten dieser Neoplasmen sind hoch differenzierte und langsam wachsende Karzinome. Sie kommen entweder sporadisch als einzeln auftretende Tumoren vor oder multipel im Rahmen genetisch determinierter Syndrome wie den multiplen endokrinen Neoplasien. Die Erkrankungen der Pankreasinseln, dem „Inselorgan", werden nachfolgend in einem besonderen Abschnitt geschildert.

18.8.1 Tumorartige Läsionen

Bislang sind nur wenige gesicherte, tumorähnliche Läsionen des diffusen neuroendokrinen Systems bekannt geworden. Dazu gehören die nachstehend besprochenen.

G-Zell-Hyperplasie

Man findet sie in klassischer Weise bei der chronisch atrophischen Korpusgastritis im Rahmen einer perniziösen Anämie. Durch die fehlende Salzsäureproduktion mit konsekutiver Achlorhydrie wird ein beständiger Reiz auf die Gastrinsekretion ausgeübt, so dass es zu einer G-Zell-Hyperplasie kommt. Beim operierten Magen nach Billroth II findet sich ebenfalls eine G-Zell-Hyperplasie, wenn ein Antrumrest verbleibt (Anastomosenulzera!).

ECL-Zell-Hyperplasie

Eine Hyperplasie der Enterochromaffin-like-Zellen (= ECL-Zellen) findet sich bei der chronisch-atrophischen Korpusgastritis und kann zum Ausgangspunkt von multiplen kleinen, neuroendokrinen Tumoren (Karzinoiden) werden (s. auch endokrine Magentumoren S. 693).

18.8.2 Neoplastische Läsionen

18.8.2.1 Neuroendokrine Tumoren

Allgemeine Definition: Nach der neuen WHO-Klassifikation werden alle Tumoren des diffusen neuroendokrinen Systems unter Vermeidung des früheren Begriffes „APUDom" als endokrine Tumoren bezeichnet. Diese Tumoren verhalten sich in ihrer hochdifferenzierten Form (= Karzinoid) je nach Lokalisation, Ausdehnung, Größe, Gefäßeinbrüchen und Funktion benigne oder niedrig maligne, in der gering differenzierten Form (= schlecht differenziertes neuroendokrines Karzinom) hingegen hoch maligne.

Vorkommen: selten. Manifestation: in allen Lebensabschnitten (♂:♀ = 1:1).

Allgemeine Morphologie: Die Tumoren des diffusen neuroendokrinen Systems treten schwerpunktmäßig im Magen-Darm-Trakt und Bronchialsystem auf. Hier entstehen diese Tumoren typischerweise submukös; später dringen sie in die Muscularis propria ein und metastasieren zunächst lymphogen, wobei die Metastase oft größer sein kann als der Primärtumor, und später auch hämatogen. Die Tumorzellkomplexe werden von einem fibrösen, gelegentlich hyalinen Stroma umgeben, das den Tumoren eine feste Konsistenz gibt. Zytologisch sind die Zellen isomorph und zeigen ein gut entwickeltes, oft feingranuläres Zytoplasma. Eine nähere Differenzierung der Karzinoide gelingt durch Versilberungsmethoden. So lassen sich „argentaffine" von „nichtargentaffinen" Karzinoiden unterscheiden. Die Argentaffinität korreliert dabei mit dem Nachweis von Serotonin in den Zellen. Der spezifische Nachweis von bestimmten Hormonen wie Serotonin, Substanz P oder Gastrin gelingt ebenso wie der Nachweis neuroendokriner Marker (neuronenspezifische Enolase, Chromogranin, Synaptophysin) nur mit Hilfe der Immunhistochemie.

Je nach produziertem Hormon – Karzinoide sind nicht selten multihormonell! – und Zelltyp unterscheidet man folgende Karzinoidtypen:
- *enterochromaffine Karzinoide* (= argentaffine Karzinoide) mit Serotoninproduktion,
- *G-Zell-Karzinoide* (Gastrinome),
- *andere Karzinoide:*
  - Mukokarzinoide mit Differenzierung in schleimbildende Epithelien,
  - amphikrine Tumoren mit endokrin-exokriner Differenzierung.

Die Karzinoide wachsen in verschiedenen histologischen Gewebemustern (A bis D). Sie sind in Abb. 18.**35** schematisch dargestellt.

Die spezielle Morphologie der Karzinoide wird bei den verschiedenen Organen besprochen (s. u.).

Appendixkarzinoid

Mit 45% das häufigste Karzinoid des Gastrointestinaltrakts (♂ > ♀).

Es stellt häufig einen Zufallsbefund bei einer Appendektomie wegen appendizitischer Beschwerden dar. Der gut differenzierte Tumor (meist Typ A) füllt das distale Appendixlumen aus und ist selten größer als 1 cm. Er kann gelegentlich die Mesoappendix infiltrieren. Auch exokrine-endokrine Mischtumoren (Mukokarzinoide) kommen vor.

Klinik: Da eine Metastasierung nur ganz selten beobachtet wird, ist der Patient durch die Appendektomie kuriert. Appendixkarzinoide produzieren Serotonin. Ein Karzinoidsyndrom tritt jedoch nicht auf, da das Serotonin in der Leber abgebaut wird.

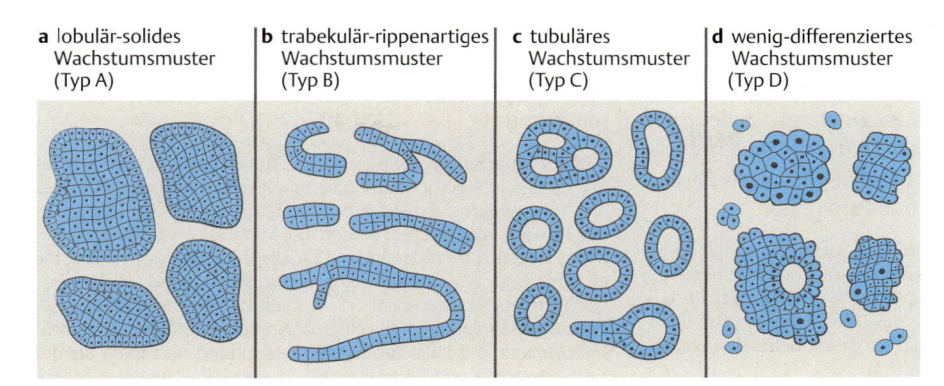

a lobulär-solides Wachstumsmuster (Typ A) **b** trabekulär-rippenartiges Wachstumsmuster (Typ B) **c** tubuläres Wachstumsmuster (Typ C) **d** wenig-differenziertes Wachstumsmuster (Typ D)

Abb. 18.35 **Histologische Karzinoidtypen.**

Ileumkarzinoid

Der Tumor (28 % aller endokrinen Tumoren im Magen-Darm-Trakt) ist bevorzugt im terminalen Ileum lokalisiert und hat es zum Zeitpunkt seiner Entdeckung meist schon metastasiert. Histologisch Typ A.

+ **Klinisch** wird das Ileumkarzinoid entweder wegen eines Obstruktionsileus oder Karzinoidsyndroms entdeckt. Da das Serotonin physiologischerweise in der Leber abgebaut wird, ist ein Karzinoidsyndrom gleichbedeutend mit einer Metastasierung in der Leber.

+ **Karzinoidsyndrom:** Es ist charakterisiert durch eine anfallsweise Flush-Symptomatik, wässrige Diarrhoe, kolikartige Schmerzen und Bronchuskonstriktion. Diese Symptome beruhen hauptsächlich auf der Wirkung von Serotonin, Substanz P, Bradykinin und Prostaglandinen. Im weiteren Verlauf kann es zu Teleangiektasien der Haut, einer Endokardfibrose des rechten Herzens und Pulmonalstenose kommen.

Rektumkarzinoid

Derartige Karzinoide (etwa 16 % der endokrinen Gastrointestinaltumoren) werden heute durch den häufigen Einsatz der Endoskopie meist früh als kleine Schleimhautpolypen entdeckt und sind dabei selten größer als 1 cm. Da sie auf die Submukosa beschränkt sind, können sie meist endoskopisch vollständig abgetragen werden. Diese Tumoren bilden überwiegend Glucagon sowie pankreatisches Polypeptid und führen auch bei fortgeschrittener Metastasierung nicht zu einer hormonellen Symptomatik.

Endokrine Duodenaltumoren

Der Tumor (etwa 5 % aller endokrinen Tumoren im Magen-Darm-Trakt) hat zum Zeitpunkt seiner Diagnose in vielen Fällen bereits metastasiert. Produziert er Gastrin (Gastrinom), so kann sich ein Zollinger-Ellison-Syndrom entwickeln. Somatostatinproduzierende Duodenaltumoren (Somatostatinome) liegen oft in der Papilla Vateri und können mit einer Neurofibromatose Recklinghausen Typ I kombiniert sein. Histologisch Typ B oder C.

Endokrine Magentumoren

Der Tumor (etwa 2 % aller endokrinen Tumoren im Magen-Darm-Trakt) kommt solitär und multipel vor und ist meist hormonell inaktiv. Multiples Auftreten wird bei Patienten mit chronisch-atrophischer Korpusgastritis und perniziöser Anämie beobachtet. Diese Tumoren sind sehr klein und können endoskopisch abgetragen werden (gute Prognose).

Endokriner Bronchustumor

Das Bronchuskarzinoid (S. 640) liegt meist hilusnah und verursacht durch submuköses Wachstum (meist histologischer Typ A oder B) eine Bronchusstenose mit entsprechender Obstruktionssymptomatik. Gelegentlich hat es klinisch ein Karzinoidsyndrom (enterochromaffines Karzinoid), selten auch ein Cushing-Syndrom (ACTH-Produktion) oder eine Calcitoninbildung zur Folge; dann meist histologischer Typ B, C und D. Atypische Karzinoide sind ein Bindeglied zwischen typischen Karzinoiden und kleinzelligen Karzinomen (S. 639).

Endokriner Hauttumor

Dieser neuroendokrine Tumor der Haut wird auch „Merkel-Zell-Tumor" genannt (meist histologischer Typ B). Rezidive und Metastasen sind häufig.

18.8.2.2
MEN-Syndrome

Syn.: Multiple endokrine Neoplasie-Syndrome

Allgemeine Definition: Seltene Gruppe familiär auftretender Erkrankungen aus dem Formenkreis der polyendokrinen Syndrome, die mit einer Hyperplasie und/oder Neoplasie verschiedener endokriner Organe einhergehen.

MEN Typ I

Syn.: Wermer-Syndrom

Definition: Ein seltenes, pluriglanduläres, endokrines Neoplasiesyndrom, charakterisiert durch die Entwicklung multipler Tumoren in Nebenschilddrüse, Hypophysenvorderlappen, Duodenum und Pankreas.

Molekularpathologie: Dieses Leiden wird meist autosomal dominant vererbt (sporadische Formen kommen vor) und beruht auf einem Allelverlust der Chromosomenregion 11q13. Dies betrifft das MEN-I-Tumorsuppressorgen, das an der Differenzierung der diffusen neuroendokrinen Zellen beteiligt ist. Seine Genträgerinzidenz beträgt < 1 : 20000.

Morphologie: In der Nebenschilddrüse entwickeln sich multiple Adenome (adenomatöse Hyperplasie). Gleiches ist auch in Pankreas, Duodenum sowie im Hypophysenvorderlappen zu beobachten. Meist handelt es sich dabei um multiple Mikro- und einzelne Makrotumoren, die verschiedene Hormone produzieren.

> **Klinik:** Die Tumoren der Nebenschilddrüse führen zu einem Hyperparathyreoidismus. Duodenale Gastrinome verursachen ein Zollinger-Ellison-Syndrom, während insulinproduzierende Pankreastumoren ein Hypoglykämiesyndrom nach sich ziehen. In der Hypophyse treten meist Prolaktinome auf. Hinzu kommen oft noch multiple kutane Leiomyome.

MEN Typ IIa

Syn.: Sipple-Syndrom

Definition: Ein seltenes, pluriglanduläres endokrines Neoplasiesyndrom mit meist bilateralem medullärem Schilddrüsenkarzinom und meist bilateralem (extraadrenalem) Phäochromozytom, oft vergesellschaftet mit Parathyreoideahyperplasie (meist ohne Hyperparathyreoidismus).

Molekularpathologie: Dieses seltene Tumorsyndrom wird autosomal dominant vererbt und beruht auf einer Keimbahnmutation des ret-Protoonkogens, das auf dem Chromosom 10q11 liegt und für einen Tyrosinkinaserezeptor kodiert. Die Mutation bei MEN Typ IIa betrifft zumeist die extrazelluläre Domäne des ret-Onkoproteins, die gliaabhängige neurotrophe Faktoren bindet und Wachstums- und Differenzierungssignale übermittelt. Das c-ret wird bei neuroektodermalen Tumoren wie Neuroblastom, medullärem Schilddrüsenkarzinom und Phäochromozytom exprimiert und spielt bei der Differenzierung und beim Proliferationsverhalten neuraler Zellabkömmlinge eine Rolle. Seine Genträgerinzidenz beträgt < 1 : 20000.

MEN Typ IIb

Syn.: Gorlin-Syndrom

Definition: Ein seltenes, pluriglanduläres, endokrines Neoplasiesyndrom mit medullärem Schilddrüsenkarzinom und Phäochromozytom in Assoziation mit multiplen mukokutanen Ganglioneuromen im Intestinaltrakt und an den Lippen (Frühsymptom: schwulstige Lippen), marfanoidem Habitus sowie kornealen Nervenwucherungen.

Molekularpathologisch liegt ebenfalls eine Keimbahnmutation des c-ret-Protoonkogens vor, betrifft aber bei der multiplen endokrinen Neoplasie Typ IIb den intrazellulären Anteil des c-ret-Onkoproteins, der Ähnlichkeiten mit verschiedenen Wachstumsfaktoren hat.

18.9 Inselorgan (endokrines Pankreas)

Die Langerhans-Inseln des Pankreas stellen das „endokrine Pankreas" dar und gehören ebenfalls zum diffusen neuroendokrinen System. Sie machen etwa 2% des gesamten Pankreasgewebes aus und bilden in ihrer Gesamtheit das sog. Inselorgan. Die Pankreasinseln bestehen aus vier Zelltypen, die verschiedene Hormone bilden. So produzieren die A-Zellen (= α-Zellen) Glukagon, die B-Zellen (= β-Zellen) Insulin, die D-Zellen (δ-Zellen) Somatostatin und die PP-Zellen das pankreatische Polypeptid.

Unter den Erkrankungen des Inselorgans dominieren die **funktionellen Läsionen.** Sie gehen letztlich auf entzündliche, metabolische oder neoplastische Läsionen zurück und äußern sich klinisch in Über- oder Unterfunktionssyndromen. Der Hypoinsulinismus geht mit einer Hyperglykämie einher. Das entsprechende Krankheitsbild ist der Diabetes mellitus. Der Typ-I-Diabetes wird durch eine ursächlich noch ungeklärte **entzündliche Läsion** mit autoimmunem Charakter verursacht. Sie ist durch eine Zerstörung der B-Inselzellen charakterisiert, die wahrscheinlich durch spezifisch sensibilisierte T-Zellen vermittelt wird. Demgegenüber beruht der Typ-II-Diabetes auf einer **metabolischen Läsion,** die auf einer durch Adipositas begünstigten Insulinresistenz des Fett- und Muskelgewebes beruht, welche die Insulinsekretion der B-Inselzellen nicht mehr überwinden kann. Die B-Inselzellen können selten aber auch einer allgemeinen Zerstörung von Pankreasgewebe zum Opfer fallen (sekundärer Diabetes). Von den Zellen des Inselorgans gehen auch **neoplastische Läsionen**, die zu den Tumoren des diffusen neuroendokrinen Systems gehören. Sie werden nach dem im Tumorgewebe vorherrschenden Hormon bezeichnet (z. B. Insulinom). Sie können sich benigne oder maligne verhalten.

18.9.1
Funktionelle Läsionen

Hierzu gehören eine Reihe endokriner Unterfunktionssyndrome (= Hypoinsulinismus) und einige Überfunktionszustände (= Hyperinsulinismus). Erstere sind häufig und werden multifaktoriell (genetisch, entzündlich oder metabolisch) ausgelöst. Letztere sind selten und gehen meist auf neoplastische Läsionen zurück.

18.9.1.1
Diabetes mellitus

Syn.: Zuckerkrankheit, Zuckerharnruhr

Allgemeine Definition: Insgesamt sehr häufige (etwa 3 % der Gesamtbevölkerung in den westlichen Industrienationen), pathogenetisch heterogene Gruppe mit Glucosestoffwechselstörung in Form einer chronischen Hyperglykämie, bedingt durch einen absoluten oder relativen Insulinmangel (= Hypoinsulinismus).

Allgemeine Pathogenese: Je nach Auslösemechanismus unterscheidet man folgende Diabetesformen (Abb. 18.36):
- *Primärer Diabetes:* wegen einer Störung des Inselzell-Insulin-Signalsystems:
  - *Typ-I-Diabetes* (Syn.: IDDM = insulin dependent diabetes mellitus): 4,5 % aller Diabetesformen;
  - *Typ-II-Diabetes* (Syn.: NIDDM = non insulin dependent diabetes mellitus): 95 % aller Diabetesformen;
  - MODY (= maturity onset diabetes of the young) wegen genetisch bedingter Funktionsdefekte der B-Inselzellen.
- *Sekundärer Diabetes* wegen einer Inselzellschädigung im Rahmen einer anderweitigen Erkrankung wie Pankreatitis (seltener!).

Typ-I-Diabetes

Definition: Wenig häufige Diabetesform auf dem Boden einer ätiologisch noch ungeklärten Autoimmunkrankheit mit Insulinmangel wegen Reduktion der B-Inselzellen

Pathogenese: Für die Entstehung des Typ-I-Diabetes wird das Zusammenspiel von a) genetischer Prädisposition, b) Autoantikörpern und c) exogenen Noxen (Umweltfaktoren) verantwortlich gemacht. Dafür sprechen folgende Befunde:
- *Genetische Prädisposition:* Bis auf wenige Ausnahmen tragen alle Patienten HLA-DR 4- und/oder HLA-DR 3-Antigen. Derartige Klasse-II-HLA verändern die Erkennung durch T-Lymphozyten und/oder die HLA-Präsentation eines Antigens.
- *Exogene Noxen:* Bei eineiigen Zwillingen entwickelt sich nur in etwa 70 % der Fälle bei beiden Zwillingen ein Typ-I-Diabetes. Folglich müssen zur genetischen Prädisposition noch exogene Noxen hinzukommen. Dabei könnte es sich a) um Infektionen mit Röteln-, Coxsackie- oder Picornaviren handeln oder b) um chemische Noxen, welche die B-Inselzellen so schädigen, dass zelluläre Bestandteile freigesetzt werden, die als „Auto"-Antigene fungieren. Auf diese reagiert das Immunsystem mit der Bereitstellung von autoreaktiven Lymphozyten und Antikörpern.
- *Autoimmunität* mit autoreaktiven Lymphozyten und Antikörpern: Um die Pankreasinseln herum finden sich ein Infiltrat vorwiegend aus zytotoxischen T-Lymphozyten in Form einer „Insulitis", die offenbar die insulinbildenden B-Inselzellen angreifen und zerstören. Hinzu kommen autoreaktive Antikörper, die bereits zu Beginn der Erkrankung auftreten. In der Reihenfolge ihrer Häufigkeit sind sie gegen folgende Substrate gerichtet a) Tyrosinphosphatase (= zytoplasmatische Inselzellantikörper = Inselantikörper-2), b) Glutaminsäuredecarboxylase (= GAD-Antikörper; bereits in Frühfällen) sowie c) gegen Insulin (= Insulinantikörper; meist in Spätfällen).

Morphologie: Bei Patienten, die kurze Zeit nach Krankheitsbeginn versterben, enthalten die meisten Inseln keine B-Zellen mehr, während die noch B-zellhaltigen Inseln von einem Lymphozyteninfiltrat umgeben sind (= Insulitis) (Abb. 18.37). Im Verlaufe von Monaten und Jahren werden die restlichen B-Inselzellen progredient zerstört, und das autoaggressive Lymphozyteninfiltrat verschwindet wieder. Die zurückgebliebenen Inseln enthalten nur noch A-, D- und PP-Inselzellen. Da die B-Inselzellen nicht mehr existieren, fehlen auch entsprechende Amyloidab-

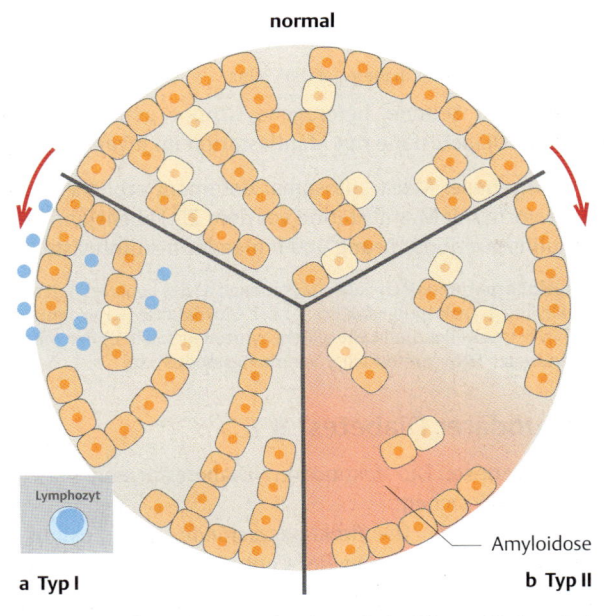

Abb. 18.36 Langerhans-Insel, schematische Histoarchitektur bei den verschiedenen Diabetestypen:
a Typ I mit lymphozytärer Insulitis im Anfangsstadium und nahezu totalem B-Inselzell-Verlust im Endstadium;
b Typ II mit progressiver Amyloidose (Rotfärbung) ohne B-Inselzell-Verlust. A-(Insel-)Zellen = dunkel, B-(Insel-)Zellen = hell.

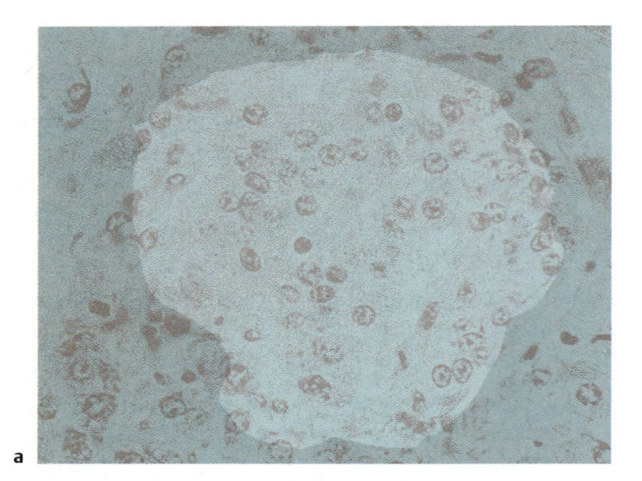

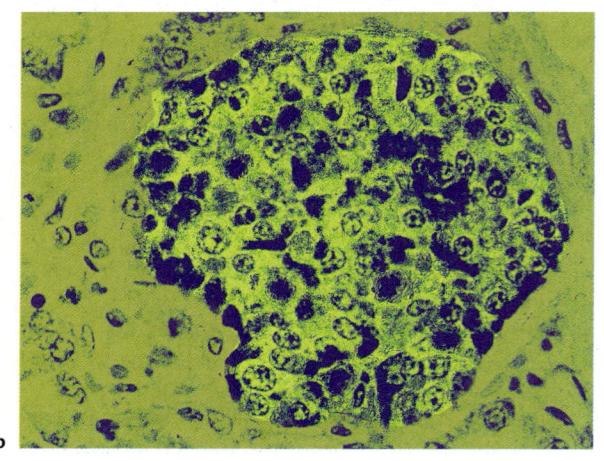

Abb. 18.37 Typ-I-Diabetes bei chronischem Krankheitsverlauf. Inselveränderungen auf Folgeschnitten durch ein und dieselbe Pankreasinsel mit immunhistochemischem Hormonnachweis (computergraphische Bearbeitung; Vergr. 1 : 100):
a Schwund der insulinbildenden B-Inselzellen (rot);
b Persistenz der glucagonbildenden A-Inselzellen (blau).

lagerungen. Erst wenn 80% der B-Inselzellen zerstört sind, manifestiert sich der Diabetes mellitus.

Typ-II-Diabetes

Definition: Häufige Diabetesform auf dem Boden einer genetischen Prädisposition und einer Funktionsstörung der B-Inselzellen mit begleitender Insulinresistenz in der Peripherie (Endorganresistenz).

Pathogenese: Dieser Diabetestyp gehört zum Formenkreis der polygen vererbten Krankheiten und basiert auf dem Zusammenspiel folgender Mechanismen:
- *Genetische Prädisposition:* Obschon der Typ-II-Diabetes gehäuft familiär auftritt und sich bei eineiigen Zwillingen in nahezu 100%iger Konkordanz entwickelt, fehlt im Gegensatz zum Typ-I-Diabetes ein besonderes HLA-Expressionsmuster.
- *Periphere Insulinresistenz:* Sie ist ursächlich zwar noch ungeklärt, wird aber von der bei Typ-II-Diabetikern häufig zu beobachtenden Adipositas begünstigt. Kausalpathogenetisches Bindeglied scheint dabei das von den Fettzellen gebildete Hormon Resistin zu sein. Es wird bei der Adipositas vermehrt sezerniert (warum?) und bewirkt eine Insulinresistenz vor allem im Fett- und Skelettmuskelgewebe.
- *Reduzierte Insulinsekretion:* Aus ungeklärter Ursache können die B-Inselzellen die periphere Insulinresistenz nicht durch eine entsprechend erhöhte Insulinsekretion überwinden. Die B-Inselzellen synthetisieren und sezernieren zusammen mit dem Insulin ein auch als Amylin bezeichnetes Insel-Amyloid-Polypeptid (IAPP). Dieses Amylinmolekül weist einen Abschnitt auf, der nach proteolytischer Zerkleinerung zu Amyloidfibrillen polymerisiert. Das Amylin antagonisiert (in vitro gezeigt) die Insulinwirkung in den peripheren Geweben. Mit zunehmendem Alter wird vermehrt Amylin gebildet. Das Amylin lagert sich als AE-Amyloid in und um B-Inselzellen ab, wobei es möglicherweise deren Funktionsstoffwechsel beeinträchtigt.

Morphologie: Im Gegensatz zum Typ-I-Diabetes enthalten die Inseln des Typ-II-Diabetikers unabhängig von Dauer und Schwere der Erkrankung B-Inselzellen (Abb. 18.38). Histologisch finden sich bei etwa 80% der Patienten in den Inseln Ablagerungen von AE-Amyloid zwischen den Kapillaren und B-Inselzellen sowie innerhalb der B-Inselzellen (Abb. 18.39) → Inselamyloidose. Mit zunehmender Amyloidablagerung wird die Inselarchitektur verändert.

MODY-Typ-Diabetes

Syn.: maturity onset diabetes of the young

Definition: Seltene, heterogene Gruppe genetisch bedingter Diabetesfälle mit Manifestation im Jugendalter.

Pathogenese: Meist autosomal dominant erbliche Diabetesform mit Manifestation vor dem 25. Lebensjahr mit Insulinsekretionsstörung und fehlender Insulinresistenz.

Molekularpathologisch liegen Mutationen a) des hepatozellulären nukleären Transkriptionsfaktors, b) der Glukokinase (= Hexokinase IV) in B-Inselzellen und Leberparenchymzellen sowie c) der mitochondrialen DNA (mütterlicher Vererbungsmodus) vor.

Sekundärer Diabetes

Pathogenese: Die sekundären Diabetesformen haben folgende Ursachen:
- *Hormonelle Überfunktionszustände* wie Cushing-Syndrom, Akromegalie, Conn-Syndrom, Hyperthyreose und Phäochromozytom wegen des kontrainsulinären Effektes des jeweiligen Hormons.
- *Fortgeschrittene chronische Pankreatitis:* Hier spielt die Vernarbung des exokrinen Pankreas eine entscheidende Rolle. Während die chronische Pankreatitis in den westlichen Industrienationen eine seltene Diabetesursache darstellt, scheint sie in Indien

18.9 Inselorgan (endokrines Pankreas)

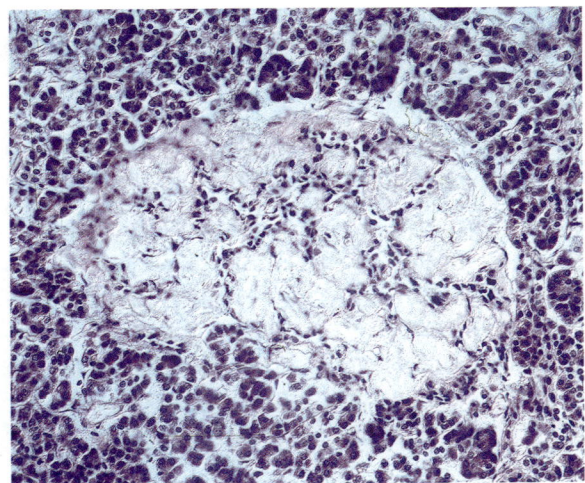

Abb. 18.**39** **Typ-II-Diabetes eines alten Patienten** mit fortgeschrittener Inselamyloidose (PAS-Reaktion, Vergr. 1:250)

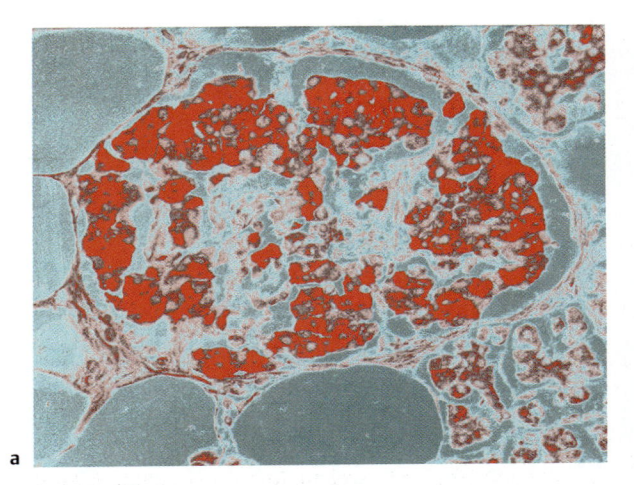

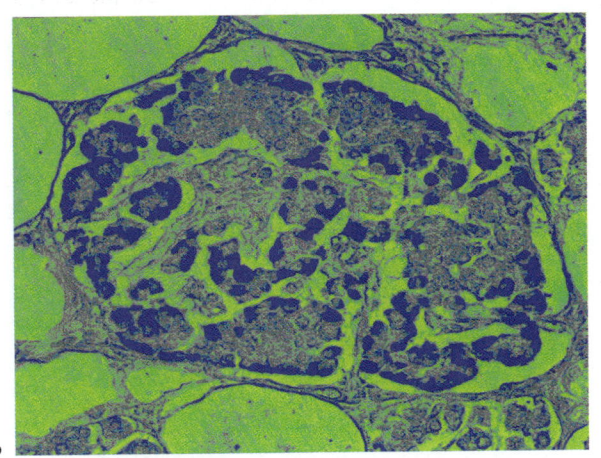

Abb. 18.**38** **Typ-II-Diabetes.** Inselveränderungen auf Folgeschnitten durch ein und dieselbe Pankreasinsel mit immunhistochemischer Hormondarstellung in computergraphischer Bearbeitung (Vergr. 1:100):
a Im Gegensatz zum Typ-I-Diabetes kein Verlust an insulinproduzierenden B-Inselzellen (rot);
b weitgehend normale Verteilung der A-Inselzellen (blau).

und anderen tropischen Ländern für viele Fälle mit jugendlichem Diabetes verantwortlich zu sein.
- *Zystische Pankreasfibrose.*
- *Hämochromatose* wegen der toxisch wirkenden Eisenablagerung in den B-Inselzellen.

+ Klinik und Komplikationen des Diabetes mellitus sind im Stoffwechselkapitel (Kap. 3) dargestellt.

18.9.1.2
Hypoglykämiesyndrome (HGS)

HGS ohne Hyperinsulinismus

Mit diesem Fall ist nur bei den paraneoplastischen Hypoglykämien mit einem morphologischen Substrat in Form eines malignen Tumors zu rechnen.

HGS mit Hyperinsulinismus

Hier liegt immer, je nach Lebensalter verschieden, eine morphologische Veränderung des endokrinen Pankreas vor:
- *Neugeborene:* In diesen Fällen besteht die Veränderung in einer diffusen oder fokalen reaktiven Hyperplasie der B-Inselzellen. Sie wird unter dem Begriff Nesidioblastose zusammengefasst. Molekularpathogenetisch liegt eine Mutation des Sulfonylharnstoffrezeptors in der Zellmembran der B-Inselzellen vor, die den transmembranösen Kaliumstrom und damit die Insulinsekretion reguliert. Die Nesidioblastose muss durch (fokale oder subtotale) Pankreasresektion behandelt werden.
- *Ältere Kinder und Erwachsene:* Hier lassen sich für das Hyperglykämiesyndrom ein insulinproduzierender Pankreastumor (s. u.), gelegentlich auch eine Leberkrankheit, angeborene Glykogenose oder eine paraneoplastische ektope Insulinproduktion durch ein Fibrosarkom nachweisen.

18.9.2
Neoplastische Läsionen

Allgemeine Definition: Unter dem Begriff endokrine Pankreastumoren werden alle benignen und malignen Tumoren des Pankreas zusammengefasst, die folgende Charakteristika des diffusen endokrinen Systems aufweisen: a) Expression neuroendokriner Marker (Synaptophysin, Chromogranin und NSE) im Zytoplasma und b) Bildung von Peptidhormonen wie Insulin und Glucagon. In den insgesamt seltenen endokrinen Pankreastumoren kann grundsätzlich jedes Hormon des diffusen endokrinen Systems gebildet werden; am häufigsten wird Insulin produziert. Die „Tumorhormone" rufen charakteristische klinische Syndrome hervor. Dies hat wie bei den Hypophysenadenomen dazu geführt, dass man die Tumoren nach den von ihnen gebildeten, immunhistochemisch nachweisbaren Hormonen bezeichnet.

Allgemeine Pathogenese: Die Ätiologie der endokrinen Pankreastumoren ist mit Ausnahme jener Fälle, die im Rahmen der autosomal dominant vererbten, multiplen endokrinen Neoplasie Typ I auftreten, unbekannt. Histogenetisch scheinen die endokrinen Pankreastumoren aus Abkömmlingen endokriner Zellen hervorzugehen, die im Gangepithel liegen.

Allgemeine Morphologie: Makroskopisch liegt bei den meisten Fällen ein solitärer, runder Tumor im Pankreasparenchym vor, dessen Durchmesser zwischen 1–5 cm variiert. Eine bevorzugte Lokalisation gibt es nicht. Histologisch finden sich solide, trabekuläre und pseudoglanduläre Anordnungen der monomorphen Tumorzellen (Abb. 18.40). Häufig enthalten die Tumoren ein hyalines Stroma, das bei insulinbildenden Tumoren (Insulinome) AE-Amyloid (bestehend aus IAPP) enthalten kann. Die Hormonproduktion in den Tumorzellen lässt sich immunhistochemisch nachweisen. Ultrastrukturell finden sich membranumhüllte Hormongranula, die in gut differenzierten Tumoren weitgehend die Form der normalen Peptidhormongranula nachahmen. Als sichere Malignitätskriterien gelten a) der Nachweis von Metastasen, meist in regionären Lymphknoten und der Leber, oder b) ein infiltratives Wachstum in die angrenzenden Organe. Hinweise auf Malignität sind Tumorgröße (Tumor > 2 cm), Gefäßeinbrüche und Proliferationsindex.

Prognose: Die endokrinen Pankreastumoren wachsen in der Regel langsam. Werden sie aufgrund ihrer hormonellen Symptomatik frühzeitig erkannt und liegt zum Zeitpunkt der Diagnose noch keine Metastasierung vor, so ist die Prognose bei vollständiger Tumorentfernung günstig. Allerdings sind lange Nachbeobachtungszeiten notwendig, da Metastasen erst nach Jahren in Erscheinung treten können.

Insulinom

Definition: Häufigster von B-Inselzellen ausgehender Tumor mit weitgehend ungeregelter Insulinproduktion und -sekretion.

Inzidenz: 1 : 1 000 000. Häufigster endokriner Pankreastumor, seltener in Duodenum, Ileum und Lunge. Multiples Vorkommen bei MEN-I-Syndrom. Etwa 10% von ihnen sind maligne. Betroffen sind alle Altersklassen; Altersgipfel: 5. Lebensdekade (♂:♀ = 1 : 1).

Morphologisch sind die meisten Insulinome solitär, etwa 1–2 cm groß. Histologisch entsprechen die Tumorzellen weitgehend den normalen B-Inselzellen. 5% der Insulinome weisen eine Ablagerung von IAPP-Amyloid im Stroma auf.

Klinik: Leitsymptom ist eine Hypoglykämie. In typischer Weise entwickeln diese Tumoren folgendes Symptomentrio, auch Whipple-Trias genannt:
– Hypoglykämie Attacke mit Blutzuckerwerten < 1,65 mmol/l
– Attacke mit ZNS-Symptomatik wie Konfusion, Stupor
– Auslösung der Attacken durch Fasten und Besserung nach intravenöser Glucosegabe.

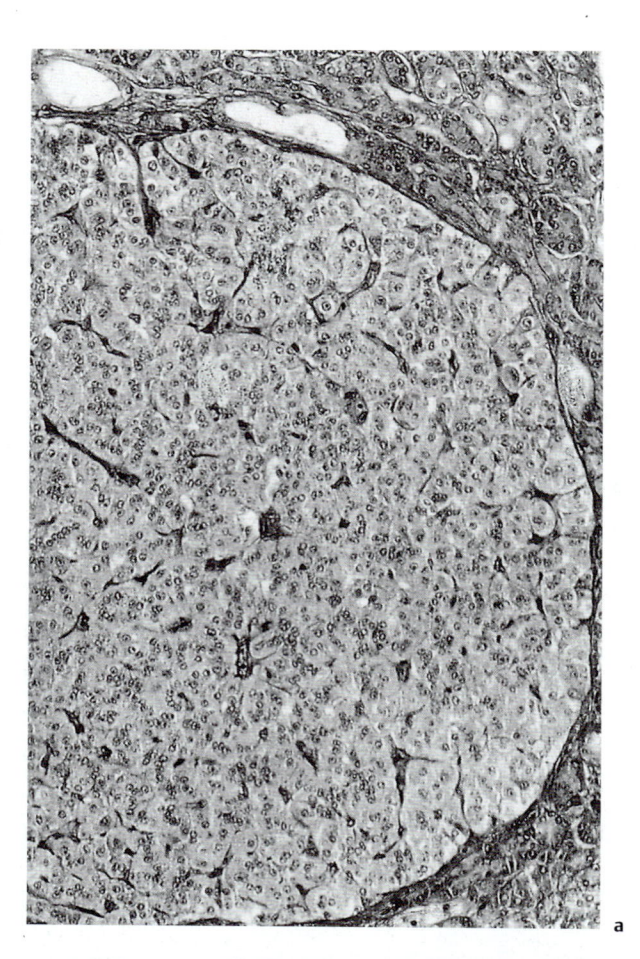

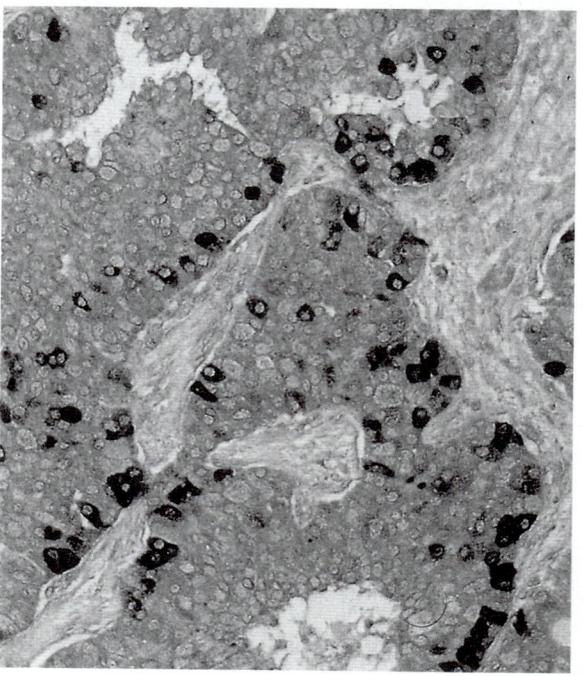

Abb. 18.**40** **Endokriner Pankreastumor:**
a Bindegewebige Abkapselung und solide Tumorzellanordnung (PAS-Reaktion, Vergr. 1 : 200);
b immunhistochemischer Gastrinnachweis (Gastrinom) (Vergr. 1 : 250).

Gastrinom

Definition: Wenig häufiger, hauptsächlich im Pankreas vorkommender Tumor mit charakteristischer Gastrinhypersekretion.

Inzidenz: 1 : 1 000 000. Zweithäufigster endokriner Pankreastumor. Altersgipfel: 5. Lebensdekade (♂:♀ = 1:1).

Morphologie: Die pankreatischen Gastrinome sind im Durchschnitt 2–4 cm groß. Gastrinome entwickeln sich in der Hälfte der Fälle auch außerhalb des Pankreas, wobei vor allem das proximale Duodenum betroffen ist. Ein Auftreten zusammen mit multiplen anderen endokrinen Pankreastumoren wird im Zusammenhang mit dem MEN-I-Syndrom beobachtet. Ultrastrukturell zeigen die Tumorzellen mit Gastrinbildung nur selten Ähnlichkeiten mit den normalen G-Zellen des Antrums und Duodenums (vgl. Abb. 18.**40**). Immunhistochemisch sind die Gastrinome meist multihormonell.

✚ **Klinisch** verursacht die Gastrinsekretion ein Zollinger-Ellison-Syndrom mit Magenhyperazidität, rezidivierenden Ulzera und Diarrhoe. Im Gegensatz zu den Insulinomen haben die Gastrinome zum Zeitpunkt der Diagnose meist schon metastasiert. Malignitätsrate 60–90%.

Glukagonom

Definition: Seltener, meist maligner A-Inselzelltumor mit exzessiver Glucagonproduktion.

Inzidenz: 0,01 : 1 000 000.

Lokalisation: vorwiegend im Pankreasschwanz, gelegentlich Duodenum (♂ < ♀).

✚ **Klinisch** führt ein solcher Tumor zu einem Diabetes mellitus, einem paraneoplastischen nekrolytischen migratorischen Erythem (Dermatose), Gewichtsverlust und einer Anämie.

VIPom

Definition: Sehr seltener, meist maligner Tumor vorwiegend des Pankreasschwanzes, der ein **v**asoaktives **i**ntestinales **P**olypeptid (= VIP) produziert und mit einer Diarrhoe einhergeht. Lokalisation: Pankreas. Selten Phäochromozytome oder Ganglioneurome, da VIP nur von vegetativen autonomen Nerven gebildet wird (♂:♀ = 2:3).

✚ **Klinisch** ruft das VIPom ein Verner-Morrison-Syndrom mit folgender Symptomentrias hervor (pankreatisches Cholerasyndrom):
 – wässrige Diarrhoe,
 – Hypokaliämie,
 – Achlorhydrie.

Nichtfunktionelle Tumoren

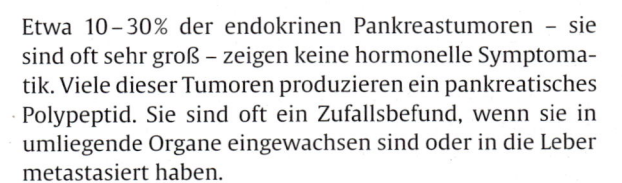

Etwa 10–30% der endokrinen Pankreastumoren – sie sind oft sehr groß – zeigen keine hormonelle Symptomatik. Viele dieser Tumoren produzieren ein pankreatisches Polypeptid. Sie sind oft ein Zufallsbefund, wenn sie in umliegende Organe eingewachsen sind oder in die Leber metastasiert haben.

Beim endokrinen System steht die Herstellung von Signalstoffen im Vordergrund. Im Folgenden gilt das Interesse denjenigen Geweben, die sich auf die Aufnahme, Verarbeitung, Speicherung und Weitergabe von Signalen spezialisiert haben: dem Hirn- und Nervengewebe. Die an ihrem Aufbau beteiligten Zellen sind so hoch spezialisiert und zu so „feinverdrahteten" Steuermodulen verbunden, dass sie sich nicht mehr vermehren dürfen. Entsteht durch ihre Schädigung ein Gewebedefekt, so wird dieser durch eine hirneigene Reparaturkolonne in Form der Gliazellen wieder gedeckt. Wegen ihrer erhaltenen Proliferationsfähigkeit sind die Gliazellen Ausgangspunkt der meisten Tumoren. Die krankheitsbedingten Reaktionsmuster dieser Gewebe werden im folgenden Kapitel besprochen: „*Nervensystem*".

19 Nervensystem

M. Deckert, G. Reifenberger, U.-N. Riede, W. Schlote, D.R. Thal, O.D. Wiestler

19.1	**Zentralnervensystem** 1040
19.1.1	**Ontogenetische Läsionen** 1042
	Dysrhaphische Läsionen 1042
	Migrationsstörungen 1045
	Hydrozephalus 1046
	Trisomiesyndrome 1047
19.1.2	**Zirkulatorische Läsionen** 1047
	Akute globale Ischämie/Anoxie 1048
	Akute globale Hypoxie 1050
	Anämische Hirninfarkte 1050
	Hämorrhagische Hirninfarkte 1053
	Intrakranielle Blutungen 1053
19.1.3	**Traumatische Läsionen** 1057
	Schädel-Hirn-Trauma 1057
	Spinaltrauma 1059
	Radiogene Läsionen 1060
19.1.4	**Frühkindliche Läsionen** 1060
19.1.5	**Funktionelle Läsionen** 1062
	Hirnödem 1062
	Epilepsie 1063
19.1.6	**Metabolische Läsionen** 1064
	Kongenitale Enzymopathien 1064
	Erworbene Stoffwechselstörungen 1065
	Neurotoxische Läsionen 1066
19.1.7	**Neurodegenerative Läsionen** 1069
	Kortikale Degenerationen 1070
	Motorische Systemdegenerationen 1073
19.1.8	**Entzündliche Läsionen** 1078
	Bakteriell-eitrige Entzündung 1079
	Bakteriell-nichteitrige Entzündung 1080
	Virale Entzündung 1082
	Fungale Entzündung 1085
	Protozoische Entzündung 1085
	Infestationen 1086
	Prion-Krankheiten 1086
	Entmarkungsenzephalomyelitis 1088
19.1.9	**Neoplastische Läsionen** 1090
	Neuroepitheliale Tumoren 1092
	Tumoren der peripheren Nerven 1102
	Tumoren der Meningen 1102
	Primäre ZNS-Lymphome 1104
	Keimzelltumoren 1104
	Neurokutane Syndrome 1104
	Sekundäre Tumoren 1107
19.2	**Peripheres Nervensystem** 1107
19.2.1	**Periphere Neuropathien** 1108
	Polyneuropathien 1109
	Hereditäre Neuropathien 1110
19.2.2	**Entzündliche Läsionen** 1110
19.2.3	**Neoplastische Läsionen** 1112

19.1
Zentralnervensystem

Abkürzungen: ZNS = Zentralnervensystem, PNS = peripheres Nervensystem; RM = Rückenmark; SHT = Schädelhirntrauma

Das Nervengewebe entsteht aus der ektodermalen Neuralplatte, deren Ränder sich zur Neuralrinne aufwerfen und anschließend zum Neuralrohr verschmelzen. Aus ihm gehen die Neuralleiste, die Nervenzellen (= Ganglienzellen) sowie die Neuroglia hervor. Zu Letzteren gehören die Astrozyten, die als „Ionenmilieu-Kontrolleure" fungieren und die schnelle Beseitigung freigesetzter Neurotransmitter organisieren, sowie die Oligodendrozyten, denen die Rolle von „Nervenfaser-Isolatoren" zukommt. Die Mikrogliazellen sind „Immun-Kontrolleure" und wandern als Mitglieder des Makrophagensystems ins Hirngewebe ein.

Ontogenetische Läsionen des ZNS kommen im Rahmen einiger chromosomal bedingter Krankheiten sowie bei mannigfachen Störungen im Verlauf der Schwangerschaft vor. Sie führen zu Fehlbildungen. Bei den häufigsten ZNS-Fehlbildungen handelt es sich um Störungen des Neuralrohrschlusses (dysrhaphische Störungen) oder um Anlagefehlbildungen (Hemmungsfehlbildungen). Sie können von Störungen der Liquorbildung und/oder -ableitung (Hydrozephalus) begleitet sein. Das Hirngewebe hält es nicht lange ohne ausreichende Sauerstoffversorgung aus, so dass Sauerstoffmangelzustände und **zirkulatorische Läsionen** in Form von Durchblutungsstörungen meist schwere Hirnschäden nach sich ziehen. Dabei gehen bei den systemischen Hypoxidosen in erster Linie die sauerstoffempfindlichen ZNS-Regionen und vulnerablen Nervenzelltypen zugrunde. Bei der Verstopfung einer Arterie wird ihr ganzes Versorgungsgebiet in Form eines anämischen Hirninfarktes nekrotisch, während der gleiche Prozess bei einer Vene zu einem hämorrhagischen Infarkt führt. Bei Patienten mit unzureichend behandeltem arteriellem Hochdruck platzen gelegentlich Hirngefäße, was zu „Wühlblutungen" ins weiche Hirngewebe führt. Ganz besonders empfindlich ist das Gehirn von Kindern, die vor dem regelrechten Geburtstermin zur Welt kommen. Frühgeborene, die eine **frühkindliche Läsion** des Gehirns überstanden haben, büßen dies oft mit einer lebenslangen Bewegungsstörung in Form einer infantilen Zerebralparese (Morbus Little).

Bei **traumatischen Läsionen** in Form eines Schädel-Hirn-Traumas unterscheidet man zwischen offenen Hirntraumata mit Einriss der Dura mater und geschlossenen (stumpfen) Hirnverletzungen, bei denen die Dura mater intakt geblieben ist. Sowohl bei Infarkten als auch bei Schädel-Hirn-Traumata und Hirntumoren wird oft die Blut-Hirn-Schranke gestört, so dass als **funktionelle Läsion** ein lebensbedrohliches Hirnödem resultiert.

Unter dem Begriff **metabolische Läsionen** werden im Folgenden Hirnerkrankungen zusammengefasst, die dem heutigen Kenntnisstand zufolge auf Störungen des neuronalen Struktur- oder Funktionsstoffwechsels basieren. Zum einen können sie von übergeordneten oder systemischen Stoffwechselstörungen wie Hepatopathien, Aminoazidurien oder Hypovitaminosen ausgehen oder durch Vergiftungen (**toxische Läsionen**) ausgelöst werden. Zum anderen können sie aber auch das Ergebnis von angeborenen, genetisch programmierten Enzymopathien sein, welche die graue (Poliodystrophie) bzw. die weiße Substanz (Leukodystrophie) schädigen oder sich selektiv in einzelnen oder miteinander kombinierten neuronalen Systemen manifestieren. Andererseits können auch abnorme Proteinaggregate zu sporadisch auftretenden Erkrankungen führen, die einzelne oder multiple neuronale Systeme alterieren. Solche Erkrankungen fasst man auch unter dem Begriff neuronale Systemdegenerationen zusammen (**neurodegenerative Läsionen**).

Die **entzündlichen ZNS-Läsionen** werden nach topographischen Aspekten unterteilt. Denn die Lokalisation und Ausbreitung einer solchen Entzündung lässt Rückschlüsse auf ihre Ätiologie zu. So sind die Hirnhautentzündungen (Meningitis) mikrobiell ausgelöst. Spielt sich die Entzündung hingegen in der grauen Substanz ab (Polioenzephalitis), ist sie meist viral induziert. Enzephalitiden, die mit einer Entmarkung einhergehen, beruhen meist auf autoaggressiv verlaufenden Prozessen. Die Prion-Krankheiten werden durch infektiöse Proteine (Prion) hervorgerufen. Diese entstehen aus zelleigenen Rezeptorproteinen. So sind sie in einigen Familien das Resultat eines fehlerhaften genetischen Codes, so dass die resultierenden entzündlichen Läsionen letztlich auf einer ontogenetischen Läsion beruhen. Meist werden die Prionen aber durch eine Infektion ins ZNS eingeschleppt.

Neoplastische ZNS-Läsionen im intrakraniellen und intraspinalen Raum werden nach heutiger Kenntnis durch Mutationen im Genom der betroffenen Zellen ausgelöst. Dabei müssen sich meist mehrere Mutationen anhäufen, damit ein Tumor entsteht. Äußere tumorigene Faktoren fallen demgegenüber kaum ins Gewicht. Dies gilt sowohl für neuroepitheliale Tumoren (meist Gliome) sowie für Tumoren der Hirnhäute (Meningeome) und der Hirnnerven (Neurinome, Neurofibrome) und Keimzelltumoren. Die meisten ZNS-Tumoren sind klinisch maligne.

ZNS-Reaktionsmuster

Schädigungstopik

Gehirn und RM werden zwar von den gleichen Krankheitsprozessen betroffen wie die übrigen Organe, wirken sich aber je nach anatomischer Lokalisation anders aus. In klinisch relativ „stummen" Gehirnregionen wie dem Marklager der Frontal- oder Okzipitallappen können sich pathologische Veränderungen größeren Ausmaßes entwickeln, ohne dass es klinisch zu erheblichen Ausfällen kommt. Demgegenüber verursachen bereits kleinste Läsionen in funktionell empfindlichen Gehirnarealen wie motorischer Rinde, Sprachzentrum, Capsula interna, Hirnstamm sowie RM klinisch schwere neurologische Symptome. Außerdem erlaubt die klinische Manifestation auch einen Rückschluss auf die im Gehirn/RM betroffene Region.

Vulnerabilität: Wegen seiner enormen elektrischen Aktivität hat das Gehirn einen besonders hohen Sauerstoff- und Substratbedarf, so dass ein kurzfristiger Ausfall der Sauerstoff- und Substratversorgung genügt, um in den obligat postmitotischen Nervenzellen bleibende Schäden zu hinterlassen.

Milieukonstanz: Aufgrund des hohen Organisationsgrades seiner neuronalen Netzwerke ist das ZNS auf ein stabiles metabolisches Milieu angewiesen. Die von den Endothelzellen der Gehirnkapillaren gebildete „Blut-Hirn-Schranke" gewährleistet, dass im Gehirn der Zustrom und Abtransport höhermolekularer Substanzen streng kontrolliert wird, ist aber sehr störanfällig → „Hirnödem".

Massenkonstanz: Das Gehirn ist durch den Schädelknochen wirkungsvoll geschützt, was aber zur Folge hat, dass die Gehirnsubstanz sich volumenmäßig nur gering ausdehnen kann. Alle Prozesse, die mit einer Volumenvermehrung im Schädelinnenraum einhergehen, führen deshalb rasch zu einer intrakraniellen „Massenverschiebung" und zu einer Steigerung des Gehirndrucks, der das Gehirn förmlich „platt macht" → Gefahr der Hirnstammeinklemmung.

Reaktionsmuster der Nervenzellen

Einschlusskörper: Heterogene Gruppe korpuskulärer Einschlüsse im Perikaryon von Nervenzellen, meist aus verklumpten Zytoskelettanteilen. Prototyp: Lewy-Körper beim Morbus Parkinson, Pick-Kugeln beim Morbus Pick.

Axonkugeln: Kugelige Auftreibungen im Axonstumpf unterbrochener Axone. Sie bestehen aus fokalen Ansammlungen von im Axoplasma anterograd transportierten axonalen Eiweißen in Form ubiquitinierter Proteine wie APP (s. S. 1070) und Neurofilamenten. Prototyp: diffuser Axonschaden, akute Ischämie.

Fibrillenablagerungen: Aggregate neuronaler Zytoskelettbestandteile zu Fibrillen oder Ablagerung von pathologischen Proteinfibrillen im Neuropil mit oder ohne Bildung von amyloidhaltigen neuritischen Plaques. Prototyp: Morbus Alzheimer.

Zentrale Chromatolyse: Läsion der Nervenzelle mit Desintegration der Polyribosomen (Nissl-Substanz), ohne Ribosomenverlust und Verlagerung des Zellkerns in die Zellperipherie. Diese Läsion tritt bei Störung des leistungsfähigen Axoplasmatransports entlang von Nervenzellfortsätzen ein, was häufig mit einem Rückstau ins Perikaryon und dadurch starker Schwellung des Zellkörpers verbunden ist. Prototyp: Virusenzephalitis.

Periphere Chromatolyse: Reversible, durch Verlust der Nissl-Substanz (= Tigrolyse) gekennzeichnete Nervenzellläsion. Sind viele Nervenzellen betroffen, wird dies als „Erbleichung" bezeichnet. Prototyp: Hypoxämie und Ischämie im Rahmen selektiver Parenchymnekrosen.

Granulovakuoläre Zellveränderung: Schwere vakuoläre Nervenzelldegeneration unklarer Genese, vor allem im Ammonshorn. Prototyp: Morbus Alzheimer.

Vakuoläre Zytoplasmadegeneration: Nervenzellläsion, gekennzeichnet durch Vakuolenbildung mit Rarefizierung der Nissl-Substanz. Prototyp: epileptiforme Krampfanfälle, Intoxikationen sowie Prion-Krankheit.

Einfache Nervenzellatrophie: Verkleinerung der Nervenzelle nach Deafferenzierung in Form einer Inaktivitätsatrophie. Die Läsion tritt in nachgeschalteten Neuronen auf, die keine oder nur wenige andere afferente Verbindungen aufweisen, wenn die vorgeschalteten Neuronen zugrunde gegangen sind.

Degenerative Zellschrumpfung: Schrumpfung des Zellleibs und Zellkerns im Rahmen der Apoptose mit unregelmäßiger Konturierung und feinfleckiger Chromatinkondensierung. Prototyp: Systemdegenerationen, degenerative Poliodystrophien, Prion-Krankheit.

Speicherzellen: Aufblähung einer Nervenzelle wegen Anhäufung von fehlerhaften, nicht abbaufähigen Synthese- oder Stoffwechselprodukten (= Schaffer-Zellen, Stapelungsdystrophie) Prototyp: Sphingolipidosen, Mukopolysaccharidosen, Zeroid-Lipofuszinose, Morbus Alzheimer.

Eosinophile Zellnekrose: Irreversible, durch Ischämie/Hypoxie ausgelöste, frühestens nach 8 Stunden erkennbare Zellschädigung. Wegen des protrahierten Energiemangels „schrumpft" die Zelle und erhält „eckige" Konturen. Ihr Zellkern wird pyknotisch, und der Zellleib verliert seine basophilen Substanzen in Form der Ribosomen, so dass er homogen-eosinophil wird. Mit der Zeit wird das Zytoplasma mit Kalksalzen imprägniert. Prototyp: akute globale Ischämie/Anoxie.

Zytolyse: Schwere, irreversible Nervenzellschädigung im Sinne einer Kolliquationsnekrose. Im Zytoplasma der betroffenen Nervenzelle sind die Nissl-Schollen feinkörnig aufgelöst; der Zellkern ist pyknotisch. Schließlich löst sich die gesamte Zelle auf, und ihre Reste werden von

Gliazellen abgebaut. Prototyp: Hypoxie, Infektion und Intoxikation.

Mikrogliaaktivierung: Bei den Mikrogliazellen handelt es sich um einen vom Knochenmark abgeleiteten monozytären Zelltyp, der sich im Gehirn ansiedelt. Die Zellen sind Antigenpräsentatoren. Bei zahlreichen Erkrankungen kann man eine Aktivierung der Mikroglia mit Induktion von MHC-Klasse-II-Antigenen beobachten:
- *Satellitose:* kranzförmige Anordnung von aktivierten Mikrogliazellen um Neurone;
- *Neuronophagie*: Ansammlung von Gliazellen (vorwiegend Mikroglia) um zugrunde gegangene Nervenzellen mit anschließender Phagozytose.

Spongiforme Dystrophie: Histologisches Reaktionsmuster des ZNS in Form einer schwammigen (= spongiösen) Auflockerung der grauen oder weißen Substanz. Dieses Reaktionsmuster reicht von der Bildung feinster Vakuolen im Neurophil bis hin zum „Status spongiosus". Dieser wiederum ist als Lückenbildung im Hirngewebe nach disseminierten Gewebeausfällen gekennzeichnet, die nicht ausreichend durch gliöses Narbengewebe gedeckt werden, sondern mit Flüssigkeit angefüllt sind. Prototyp: metabolische, toxische, virale Schädigungen (Prion-Krankheit).

19.1.1 Ontogenetische Läsionen

Orthologie: Aus dem Neuralrohr entstehen zunächst durch mitotische Teilung Neuroblasten, die entlang primitiver Stützzellen auswandern (Migration) und im Telenzephalon eine primitive Rindenplatte bilden. Der Rindenaufbau erfolgt zeitlich in umgekehrter Reihenfolge zur Schichtenfolge in der Hirnrinde, d. h. die obersten Rindenschichten entstehen zuletzt. Zeitlich den Neuroblasten folgend entwickeln sich Glioblasten, aus denen zunächst Astrozyten, später Oligodendrozyten hervorgehen.

Allgemeine Definition: Gehirnfehlbildungen sind die irreversible lokale Folge meist kurzfristig wirksamer Störungen des in Entwicklung befindlichen ZNS (bei < 1 % aller Neugeborenen.

Allgemeine Pathogenese: Gehirnfehlbildungen werden abhängig von der teratogenetischen Determinationsperiode (S. 304) meist multifaktoriell ausgelöst, wobei sich häufig exogene mit endogenen Faktoren kombinieren. Als sicher teratogen gelten:
- *physikalische Noxen,* wie ionisierende Strahlen und Hyperthermie,
- *metabolische Noxen,* wie mütterlicher Diabetes mellitus und Hypothyreose,
- *infektiöse Noxen,* wie Toxoplasmose, Zytomegalovirus und Rötelnviren,
- *chemische Noxen,* wie Alkohol, Zytostatika, Antiepileptika, Drogen.

Wie bei allen Fehlbildungen ist derjenige Zeitraum in der Hirnentwicklung, in dem eine teratogene Noxe eine Fehlbildung hervorrufen kann (= Determinationsperiode), für den Typ der Fehlbildung ausschlaggebend. Da die Entwicklung in den verschiedenen Teilen des Nervensystems zeitlich versetzt ist, liegen in bestimmten Entwicklungsstadien unreife neben ausgereiften Strukturen vor. Dabei trifft eine Noxe meist nur den in Entwicklung befindlichen, unreifen Hirnteil, aber nicht die bereits ausgereiften Hirnabschnitte in der Nachbarschaft. Die wichtigsten Störungen umfassen einerseits die Myelinisierung und andererseits die morphogenetisch wichtigen, zellulären Wanderungsprozesse. Die Myelinisierungsstörungen können dabei entweder auf einer Störung der Oligodendrogliaentwicklung beruhen, indem die Astrozyten die für dieses Zellsystem vorgesehenen Plätze einnehmen, so dass kaum Oligodendrozyten zur Myelinbildung vorhanden sind (Prototyp: Alexander-Krankheit) Andererseits können sie auf eine direkte Stoffwechsel- und damit Myelinbildungsstörung der Oligodendrogliazellen zurückgehen (Prototyp: Leukodystrophien).

19.1.1.1 Dysrhaphische Läsionen

Allgemeine Definition: Als Schließungsstörungen des Neuralrohrs (= dysrhaphische Störungen) fasst man ein weitgefächertes Spektrum von Fehlbildungen unterschiedlichen Schweregrades zusammen, die auf einem fehlenden oder unvollständigen Schluss der Neuralrinne beruhen.

Allgemeine Pathogenese: Die Determinationsperiode der dysrhaphischen Störungen liegt in der 3. und 4. Embryonalwoche. Aus tierexperimentellen Untersuchungen ist bekannt, dass solche Neuralrohrdefekte letztlich darauf beruhen, dass bestimmte Musterkontrollgene, wie das HOX-1.6-Gen, nicht adäquat exprimiert werden. Beim Menschen dürfte dies durch endogene Faktoren (Gendeletion) und/oder exogene (teratogene) Faktoren wie Carbamazepine sowie durch einen Mangel an physiologischen Wirkstoffen (wie Folsäure) hervorgerufen werden.

✚ **Pränataldiagnostik:** erhöhte Werte von AFP und Acetylcholinesterase in der Amnionflüssigkeit.

Kraniale Dysrhaphien

Es handelt sich um Schließungsstörungen des Neuralrohrs im Schädelbereich. Je nach Schweregrad unterscheidet man die im Folgenden besprochenen Formen.

Akranie

Definition und Pathogenese: Fehlen von desmal gebildetem Schädelknochen bei erhaltener, wenn auch abnormer Gesichtsschädelbildung, so dass Großhirn und Gesichtsschädel fehlen, wobei das ZNS nur aus einer ungeordneten Ansammlung von Bindegewebe, Gefäßen und Nervenzellhaufen besteht.

✚ **Klinik:** letaler Ausgang.

Anenzephalie

Definition: Gehirnfehlbildung, bei der die Schädeldecke und Großteile des Gehirns fehlen.

Pathogenese: In diesem Fall wird die Gehirnentwicklung erst nach Ausbildung des Augenbechers gestört, so dass Retina und Augen regelrecht entwickelt sind und als „Froschaugen" die höchste Stelle des Kopfes bilden. Großhirn und Hirnschädel fehlen (= Akranie), während Teile des Klein- und Stammhirns meist vorhanden sind. Der Gesichtsschädel ist breit und flach, der Hals kurz und die Ohren klein, dysplastisch und nach vorn geschlagen (Abb. 19.1). Der Hypophysenvorderlappen ist meist erhalten; die Neurohypophyse hingegen fehlt.

+ Klinik: letaler Ausgang.

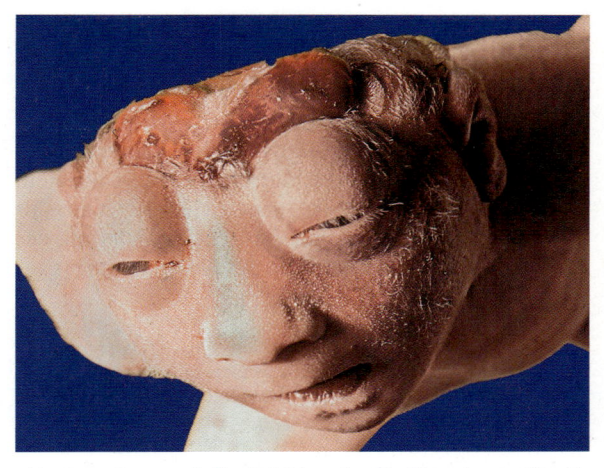

Abb. 19.1 **Anenzephalie** (= Fehlen des Großhirns) mit Akranie (= Fehlen des Hirnschädels): breiter, flacher Gesichtsschädel, Froschaugen, dysplastische Ohren und Kraniorachischisis (Original: Müller).

Enzephalozelen

Definition: Knochendefekte des Gehirnschädels mit Vorstülpung von Teilen des Gehirns und seiner Häute in der Mittellinie, meist okzipital, seltener frontal und parietal.

Morphologie: Die vorgestülpten Hirnteile enthalten eine abnorm verteilte graue und weiße Substanz, manchmal auch normal ausgebildetes Hirngewebe (Abb. 19.2). Bei großen Enzephalozelen ist die Hautdeckung unvollständig → Gefahr einer eitrigen Meningoenzephalitis.

+ Klinik: meist Kombination mit anderen Gehirnfehlbildungen wie Balkenfehlbildungen und Hydrozephalus. Nur selten überleben „Enzephalozelen"-Kinder (auch nach Frühoperation) länger als einige Jahre.

Balkenagenesie

Definition: Fehlen des Balkens wegen dorsaler Schlussstörung des Neuralrohrs.

+ Klinik: häufig Assoziation mit anderen zerebralen und extrazerebralen Fehlbildungen; geringere klinische Auswirkungen als die anderen Dysrhaphien.

Dorsokraniale Dysrhaphien

Definition: Fehlerhafte Schließung des Neuralrohrs in der hinteren Schädelgrube am Übergang zur Wirbelsäule.

Arnold-Chiari-Syndrom

Definition: Verlagerung von Teilen des Kleinhirnunterwurms und der Kleinhirntonsille durch das erweiterte Foramen occipitale magnum kaudalwärts in den Wirbelkanal (< 1 % aller Lebendgeborenen).

Morphologie: Die Medulla oblongata ist meist verlängert und mit Teilen des 4. Ventrikels und des Plexus choroideus nach kaudal verlagert. Die unteren Hirnnerven und die oberen Zervikalwurzeln werden mit einbezogen. Mikropolygyrien der Großhirnrinde kommen zusätzlich vor. Das Hinterhauptbein weist radiologisch Lücken auf (= kraniale Lakunen).

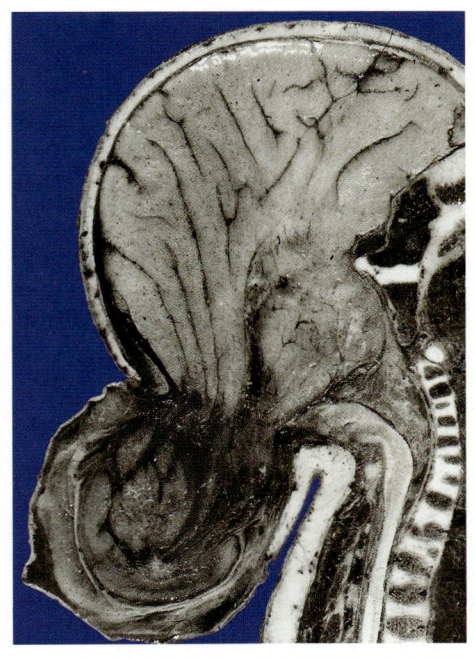

Abb. 19.2 **Okzipitale Enzephalozele** (Original: Müntefering).

+ Klinik: gelegentlich familiäre Häufung. In den meisten Fällen symptomlos; vielfach assoziiert mit zervikaler Spina bifida und einem Hydrocephalus internus (s.u.). Wenn symptomatisch: Hirnnervenausfälle, Atemstörungen, Herzrhythmusstörungen, Nystagmus, Daumenballenatrophie.

Dandy-Walker-Syndrom

Definition: Seltene zystische Erweiterung des 4. Ventrikels bei Hypoplasie des Kleinhirnwurms und schwerem Hydrocephalus internus (s.u.) wegen dorsaler Schlussstörung im Kleinhirnbereich.

Häufigkeit: 4 : 100 000 Neugeborene, 1 % aller Hydrozephalusfälle.

Morphologie: Das Syndrom ist mit einer ausladenden Erweiterung des Hinterhauptbeines verbunden. Die Kleinhirnhemisphären sind neben dem Wurm teilweise auch betroffen und hyperplastisch. Die Foramina Luschkae und Magendii sind verschlossen. Dies führt zu einem schweren, nichtkommunizierenden Hydrocephalus internus. Die besonders starke zystische Erweiterung des 4. Ventrikels geht auf das Fehlen des Kleinhirnwurms zurück.

Klinik: meist assoziiert mit zervikaler Spina bifida oder mit okzipitaler Meningozele. Hirndrucksteigerng mit Sprengung der Schädelnähte → Tetraplegie, Hirnnervenausfälle, Nystagmus.

Spinale Dysrhaphien

Definition: Schlussstörungen des Neuralrohrs im Wirbelsäulen-/RM-Bereich.

Inzidenz: 1 : 1000 Lebendgeburten.

Morphologie: Die Läsion bevorzugt die Lumbalregion in verschiedenen Schweregraden. Diese reichen von einer Spaltbildung der Wirbelbögen (Spina bifida) mit Vorstülpung von Teilen des RM und seiner Häute (Meningomyelozele bis zur Minimalläsion in Form einer Hautfistel (Dermalsinus). Demnach unterscheidet man die 2 im Folgenden besprochenen Formen (Abb. 19.3).

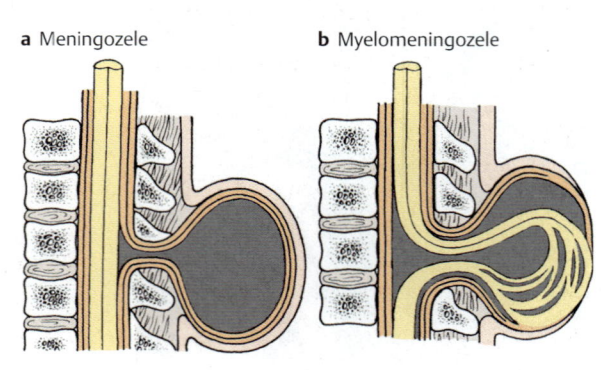

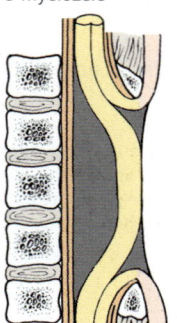

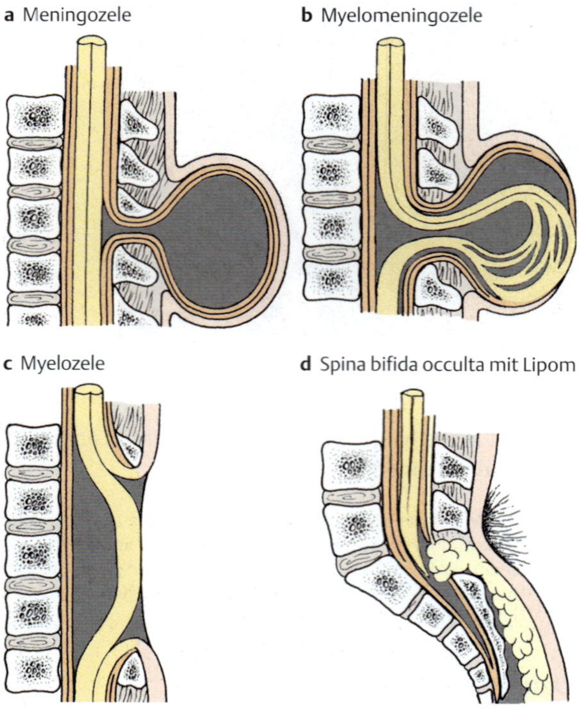

Spina bifida occulta

Definition: Wegen der Abdeckung durch Haut und Unterhautfettgewebe kaum sichtbarer Defekt des dorsalen Wirbelsäulenschlusses.

Pathogenese: Die Läsion entsteht durch unvollständige Fusion der hinteren Wirbelbögen in einem oder mehreren Wirbelsäulensegmenten. Sie ist mit geringen RM-Fehlbildungen, aber nicht mit einer RM-Ausstülpung verbunden. Im Bereich der bedeckenden Haut findet sich ein abnormes Haarbüschel und/oder eine milchkaffeeähnliche Pigmentierung. Fisteln können von der Haut bis zum intramedullären Raum ziehen (= Dermalsinus). Am Ort der Fehlbildung entstehen gelegentlich Dermoidzysten und Lipome. Schließlich kann die Spina bifida occulta mit einer RM-Aufspaltung in zwei meist asymmetrische Hälften verknüpft sein (= Diastematomyelie), wobei jede Hälfte ihre eigenen harten und weichen RM-Häute besitzt.

Klinik: leichte neurologische Ausfallerscheinungen, Harninkontinenz, Muskelschwäche der Beine.

Spina bifida cystica

Definition: Mit einer Ausstülpung von Teilen des RM und/oder seiner Häute einhergehender Defekt des dorsalen Wirbelsäulenschlusses.

Pathogenese: Je nach Schweregrad des zugrunde liegenden Defektes unterscheidet man:
- *Zystische Meningozele:* Hier ist der intraspinale Raum nach dorsal ohne RM-Beteiligung zystisch ausgeweitet. Keine Infektionsgefahr.
- *Meningomyelozele:* Hier enthält der zystische Hohlraum noch RM-Anteile. Er ist manchmal nur unvollständig von äußerer Haut bedeckt, so dass die weichen RM-Häute freiliegen (Abb. 19.4). Sind diese ihrerseits defekt, so liegt der Wirbelkanal offen (Infektionsgefahr!). Der Zentralkanal ist über der Fehlbildung meist zu einer Zyste ausgeweitet. Diese nimmt den größten Teil des RM-Querschnittes ein (= Hydromyelie).

Klinik: meist Harn- und Stuhlinkontinenz, schlaffe Beinparese und schwere Sensibilitätsausfälle; oft lumbale Kyphose der Wirbelsäule. Erhöhte Überlebensrate bei entsprechender Frühoperation, bei zeitlebens anhaltender motorischer und sensorischer Behinderung.

Syringomyelie

Definition: Dysrhaphiesyndrom, gekennzeichnet durch Höhlenbildungen in RM oder Medulla oblongata (dann Syringobulbie genannt), die neben dem Zentralkanal liegen, aber mit ihm oder dem 4. Ventrikel kommunizieren können (gr. Syrinx = Hirtenflöte).

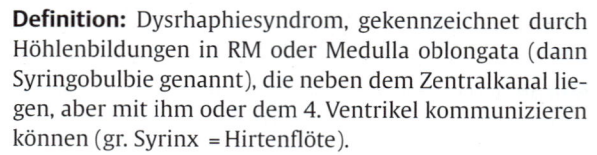

Pathogenese: Die polyätiologische Läsion kommt vor als:

Abb. 19.3 **Spinale Dysrhaphien.**
a Meningozele
b Myelomeningozele
c Myelozele
d Spina bifida occulta mit Lipom

19.1 Zentralnervensystem

der distalen, oberen Extremitätenmuskeln bei leichter spastischer Parese im Bereich der unteren Extremität. Bei Syringobulbie kommen noch ein Horner-Syndrom und andere Hirnnervenausfälle sowie eine zerebelläre Ataxie und Nystagmus hinzu. Nicht selten Vergesellschaftung mit Spina bifida und/oder okklusivem Hydrocephalus internus.

19.1.1.2
Migrationsstörungen

Orthologie: In den Matrixzonen der Seitenventrikel und des 4. Ventrikels entstehen Neuro- und Glioblasten. Sie wandern in die Peripherie aus und bilden nach mehreren Zellteilungen an ihrem späteren Zielort die hoch differenzierten Strukturen der grauen (Rinde und Stammganglien) sowie der weißen Substanz.

Allgemeine Definition: Hirnfehlbildungen infolge Störung der morphogenetisch wichtigen Zell(aus)wanderungsvorgänge (S. 314).

Agyrie ☐☐☐

Definition: Sehr seltene Fehlbildung, gekennzeichnet durch das vollständige Fehlen von Gehirnwindungen.

Pathogenese: Hereditär oder sporadisch auftretende Migrationshemmung der Neuroblasten während der 11.–13. Schwangerschaftswoche im Bereiche der Seitenventrikel, bei normaler Kleinhirnentwicklung.

Morphologie: Glatte, windungslose Großhirnhemisphären (Ausnahme: Fissura Sylvii) mit Verdickung der Großhirnrinde und Verschmälerung des Marklagers.

✚ **Klinik:** Tod innerhalb der ersten 2 Lebensjahre.

Pachygyrie ☐☐☐

Definition: Sehr seltene Gehirnfehlbildung mit Rarefizierung und Verplumpung der Großhirnwindungen.

Pathogenese: Migrationshemmung der Neuroblasten während der 12.–14. Schwangerschaftswoche.

Morphologie: Die kortikalen Hirnwindungen sind verbreitert, plump und zahlenmäßig vermindert.

✚ **Klinik:** mentale Retardierung, neurologische Ausfälle.

Polymikrogyrie ☐☐☐

Definition: Sehr seltene Gehirnfehlbildung in Form zahlreicher, verschmälerter Großhirnwindungen.

Pathogenese: Migrationshemmung der Neuroblasten während der 16.–20. Schwangerschaftswoche wegen Hypoxidose, Virusinfekt und in Nachbarschaft anderer Läsionen wie Dysrhaphie oder intrauteriner Infarkte.

Morphologie: Die kortikalen Hirnwindungen sind verkleinert, oberflächlich höckerig, dysplastisch und zahlenmäßig vermehrt (Abb. 19.**5**).

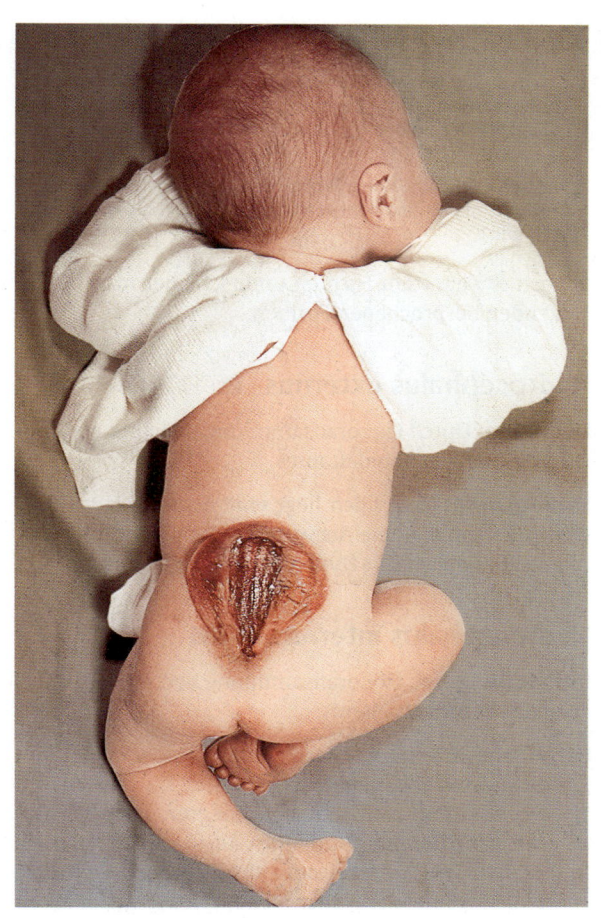

Abb. 19.**4** **Spina bifida** cystica (aperta) (Original: Müller).

- *Primär-angeborene Formen*: fehlende sekundäre Öffnung der Foramina Luschkae und Magendii. Dadurch entsteht Liquoranstau in Ventrikel- und Zentralkanalabschnitten, so dass Liquor in das umgebende Gewebe eindringt und im RM- und Medulla-oblongata-Bereich flüssigkeitsgefüllte Hohlräume in Form von Hydrocephalus internus (s. u.) und Syringomyelie/-bulbie entstehen.
- *Sekundär-erworbene Formen*: ähnliche Flüssigkeitsverschiebungen wie bei den primären Formen im Rahmen von Traumata, Tumoren und Entzündungen oder von Permeabilitätsstörungen im Läsionsgebiet.

Morphologie: Makroskopisch findet man lokale Auftreibungen von RM und Medulla oblongata (auf Querschnitten: Höhlenbildungen), die neben einem erweiterten Zentralkanal (Hydromelie) liegen. Diese Höhlen sind histologisch von gliösem Gewebe umschlossen, werden aber nicht von Ependym ausgekleidet.

✚ **Klinik:** Manifestation meist erst in der 2. oder 3. Lebensdekade. Meist Kyphoskoliose der Wirbelsäule; dissoziierte Empfindungsstörung mit Verlust der Schmerz- und Temperaturempfindung bei überwiegend erhaltener Tastempfindung; Abschwächung der Muskeleigenreflexe; Schwäche und Atrophie

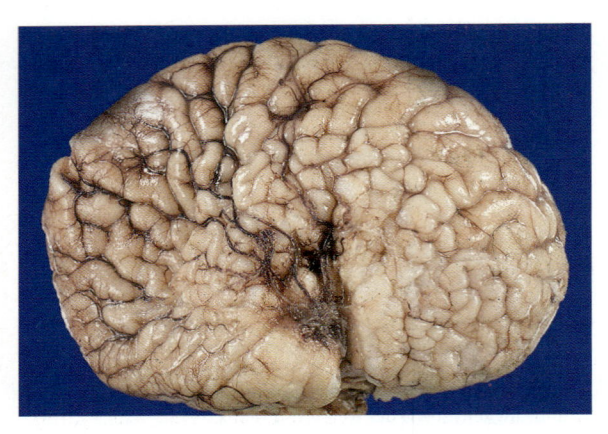

Abb. 19.5 **Mikropolygyrie:** zu viele und zu kleine Hirnwindungen.

➕ **Klinik:** kleine Herde → klinisch symptomlos. Größere Herde → mentale Retardierung, neurologische Ausfälle, Epilepsie.

Heterotopie

Definition: Sehr seltene Gehirnfehlbildung mit persistierenden Inseln grauer Substanz im Marklager.

Pathogenese: Migrationshemmung der Neuroblasten nach Verlassen der periventrikulären Matrixzone während der 12.–14. Schwangerschaftswoche nach Noxeneinwirkung oder im Rahmen anderweitiger Fehlbildungssyndrome.

Morphologie: Heterotope Ganglienzellinseln in periventrikulären Bezirken des Großhirns. Ansammlungen von Purkinje-Zellen in der Körnerzellschicht des Kleinhirns.

19.1.1.3
Hydrozephalus

Allgemeine Definition: Multifaktoriell ausgelöste Erweiterung der Liquorräume auf Kosten der Hirnsubstanz (Volksmedizin = „Wasserkopf").

➕ **Allgemeine Klinik** des Hydrozephalus: Übelkeit, Benommenheit, Kopfschmerzen, Schwäche und spastische Tonuserhöhung der Beine. Bei längerer Dauer: zusätzlich bilaterale Optikusatrophie, Taubheit und Gesichtsmuskellähmung sowie Schäden der Großhirnrinde und mentale Retardierung.

➕ **Therapie:** Anlage einer Verbindung zwischen den erweiterten Hirnkammern und dem venösen Anschnitt des Gefäßsystems (Shunt).

Je nach erweitertem Hirnteil unterscheidet man die im Folgenden besprochenen Formen.

Hydrocephalus externus

Definition: Durch Liquoransammlung bedingte Erweiterung des Subarachnoidalraums.

Pathogenese: Ursächlich liegt eine Atrophie der Großhirnrinde vor, die eine Ausweitung der äußeren Liquorräume zur Folge hat (= Hydrocephalus e vacuo, s. u.).

Hydrocephalus internus

Definition: Durch Liquoransammlung bedingte Erweiterung des Ventrikelsystems.

Pathogenese: Je nach Ursache unterscheidet man:
- *Okklusiver Hydrocephalus internus:* Da die inneren Liquorräume nicht mit den äußeren kommunizieren, kann bei einer Durchflussstörung im Bereich des Aquaeductus cerebri oder der Foramina Luschkae und Magendii der Liquor nicht nach außen abfließen (Abb. 19.6) und staut sich im Kammersystem an (= nichtkommunizierender Verschlusshydrozephalus). Diese Abflussstörung beruht auf:
  - *Fehlbildungen:* meist Aquäduktfehlbildung (Aquäduktstenose) oder fehlende sekundäre Öffnung der Foramina Luschkae und Magendii;
  - *sekundärer Verklebung* der Foramina Luschkae und Magendii wegen frühkindlicher Hirnschädigung, Tumoren, entzündlich-narbig;

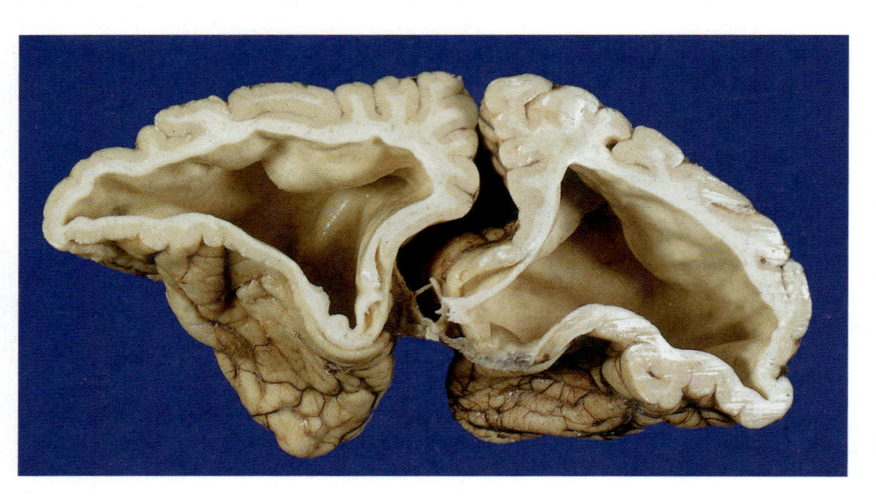

Abb. 19.6 **Okklusiver Hydrocephalus internus** mit monströser Ventrikelausweitung.

- *gliotischer Aquäduktverschluss:* bei Kindern löst die resultierende Ventrikelerweiterung folgende Reaktionskette aus: Liquorabflussstörung → Kompression des Hirngewebes → Zunahme des Kopfumfanges → Auseinanderweichen der Schädelnähte.
- *Normaldruckhydrozephalus* (kommunizierender Hydrozephalus): Er beruht auf einem Missverhältnis zwischen Produktion und Resorption des Liquors (Hydrocephalus malresorptivus) → langsam zunehmende Ventrikelerweiterung.
- *Hydrocephalus e vacuo:* Dieser stellt eine räumliche Kompensation bei Schrumpfung oder Schädigung von Hirngewebe dar. Bei diffusen markzerstörenden Prozessen werden die inneren Hirnräume erweitert (Hydrocephalus internus), während Rindenschädigungen diesbezüglich die äußeren Liquorräume betreffen (Hydrocephalus externus). Aber auch bei Volumenverminderung des Markes können die äußeren Liquorräume erweitert werden, die dann – wie bei der HIV-Leukenzephalopathie – einen Hydrozephalus vortäuschen.

19.1.1.4
Trisomiesyndrome

Bei vielen Fehlbildungen und Entwicklungsstörungen des Nervensystems liegt eine Chromosomenfragilität (S. 290) oder -aberration vor. Betroffen sind dabei vor allem die Chromosomengruppen 13–15, (D), 17–18 (E) und 21.

Down-Syndrom (Trisomie 21)

Definition und Pathogenese: siehe S. 284.

Morphologie: Neben den bereits erwähnten klinischen Symptomen (vgl. Tab. 6.1, S. 285) findet man eine schwere Hirnentwicklungsstörung, die aber makroskopisch kaum erkennbar ist. Das Gehirn ist manchmal untergewichtig und weist plumpe Großhirnwindungen (= Pachygyrie) auf. Histologisch liegt als entscheidende Veränderung eine verminderte Zahl der (versilberbaren) Dendritendornfortsätze (dendritic spines) an den Spitzendendriten der Pyramidenzellen vor. Damit verbunden ist eine Minderung der Synapsen und folglich auch der Verschaltungen, über welche die einzelne Nervenzelle verfügt.

+ Klinik: Mit fortschreitendem Alter (zu Beginn der 4. Lebensdekade) entwickeln viele Patienten mit Down-Syndrom aufgrund des dreifach vorhandenen Chromosoms 21 (Gen-Dosis-Effekt) eine Alzheimer-Krankheit (S. 1070). Dabei spielt ein Ungleichgewicht der genetischen Information eine wesentliche Rolle. Dies trifft für Gene wie das Superoxiddismutase-Gen oder für das APP-Gen zu, die auf dem gleichen Chromosom sitzen.

Edwards-Syndrom

Definition und Pathogenese: S. 285. Die genetisch festgelegte Fehlsteuerung der Hirnentwicklung manifestiert sich erst nach Ablauf einer störungsfreien Entwicklungsperiode. Diese Störung betrifft einerseits die Wanderung der reifenden Nervenzellen aus der Matrix in die Zielgebiete (Groß- und Kleinhirnrinde) und andererseits die Entwicklung des dendritischen Fortsatzgeflechtes.

Morphologie: Neben den bereits erwähnten klinischen Symptomen am Gehirn (vgl. Tab. 6.1, S. 285) finden sich Windungsfehlbildungen, besonders im Bereich der ersten Schläfenlappenwindung und im Ammonshorn, an der Basis des Stirnhirns und in der vorderen und hinteren Zentralwindung. Außerdem fehlt oft der Balken. Als Zeichen einer Migrationsstörung liegen heterotope Nervenzellgruppen in der Marksubstanz und Matrixzellhaufen im Kleinhirn, besonders im Bereich des Nucleus dentatus sowie periventrikulär vor. Die Dendritenfortsätze sind numerisch reduziert und fehlgestaltet.

Patau-Syndrom (Trisomie 13)

Definition und Pathogenese: siehe S. 285.

Morphologie: Neben den bereits erwähnten klinischen Symptomen (Tab. 6.1, S. 285) findet man am Gehirn eine Holoprosenzephalie mit kleinem Gehirn und Fusion der beiden Großhirnhälften mit den Seitenventrikeln. Die Hirnwindungen fehlen (= Agyrie) oder sind im Bereich der Großhirnrinde nur gering ausgebildet (= Lissenzephalie; lissos, gr.: glatt). Oft fehlt auch die Hypophyse. Bei den weniger schweren Formen des Syndroms beschränkt sich die Fehlbildung der Großhirnhemisphären darauf, dass die Bulbi und Tractus olfactorii fehlen (= Arhinenzephalie).

19.1.2
Zirkulatorische Läsionen

Orthologie: Das Gehirn verbraucht etwa 20 % des Herzminutenvolumens, wobei die Großhirnrinde etwa fünfmal stärker durchblutet wird als die Marksubstanz und die graue Substanz etwa fünfmal mehr Sauerstoff verbraucht als die weiße. Ein verlässlicher Maßstab dafür, ob das Gehirn ausreichend mit Sauerstoff versorgt wird, ist der in den großen abführenden Venen (Sinus sagittalis, V. jugularis) gemessene Sauerstoffpartialdruck. Er beträgt normalerweise 35 mm Hg.

Allgemeine Pathogenese: Bei Hirndurchblutungsstörungen unterscheidet man folgende Stufen der Minderung des in den Hirnvenen gemessenen Sauerstoffpartialdruckes:

- *Indifferenzbereich* (pO_2 35–28 mmHg): Dabei wird durch Reaktion der Chemorezeptoren in den Gefäßwänden die Hirndurchblutung gesteigert und das Sauerstoffdefizit behoben.
- *Umstellungsbereich* (pO_2 28–19 mmHg): Hierbei treten erste EEG-Veränderungen auf, die Chemorezep-

toren reagieren intensiv, eine Dauerschädigung der Nervenzellen ist noch nicht zu erwarten.
- **Kritischer Bereich** (pO$_2$-Werte unter 19 mmHg): Die vaskulären Chemorezeptoren reagieren nicht mehr, so dass die Hirndurchblutung nicht verbessert wird; es tritt ein Bewusstseinsverlust ein. Ob es dabei zu einer Nervenzellschädigung kommt oder nicht, hängt von der Dauer der Mangeldurchblutung ab.

Wie lange tolerieren die Nervenzellen des Gehirns einen totalen Kreislaufstillstand ohne irreversible Schädigung? Diese Zeit (= Wiederbelebungszeit, S. 63) beträgt 5–6 min. Sie kann wesentlich länger sein, wenn dafür gesorgt wird, dass nach Wiedereinsetzen der Blutzirkulation alle Hirnteile gleichmäßig mit dem erforderlichen Perfusionsdruck durchblutet werden. Dies hängt vom allgemeinen Blutdruck, vom Zustand des Blutes (Ausschaltung von Thrombenbildung), von der Durchgängigkeit der Hirngefäße (No-Flow-Phänomen) und von der Kerntemperatur des Patienten ab. Das Gehirn ist aus morphologisch und funktionell verschiedenen Nervenzellen aufgebaut, die gegenüber Sauerstoffmangel und anderen Noxen unterschiedlich empfindlich sind. Bei Einwirkung einer Noxe wie dem Sauerstoffmangel interferiert der jeweilige Störfaktor mit der zelltypischen „Vulnerabilität". Infolgedessen fallen bestimmte Hirngebiete aus, während andere erhalten bleiben. Diesen Zustand bezeichnet man als „topischen Hirngewebeschaden".

19.1.2.1
Akute globale Ischämie/Anoxie

Allgemeine Definition: Zustand eines akuten temporären Unterbruchs der Blutversorgung im Gesamtorganismus infolge eines vorübergehenden Herz-/Atemstillstands oder einer Kreislaufstörung mit Absinken des Blutdrucks unter 70 mmHg und Überschreiten der Wiederbelebungszeit.

Allgemeine Pathogenese: In diesem Falle ist der Sauerstoffvorrat des Gehirns nach 5–8 s aufgebraucht. Nach 8–12 s schwindet das Bewusstsein, nach 15–20 s fällt die Spannung der Aktionspotenziale im EEG auf 0. Der Stoffwechsel wird auf anaerobe Glykolyse umgestellt, so dass noch 6–8 min lang geringe ATP-Mengen gebildet werden. Kommt nach einer absoluten temporären Ischämie die Hirndurchblutung nicht rechtzeitig oder nicht vollständig wieder in Gang, so entstehen ausgedehnte Hirnschäden. Sie betreffen elektiv vor allem Groß- und Kleinhirnrinde, Striatum, Thalamus, Ammonshorn und untere Olive der Medulla oblongata. Die vegetativen Kerngebiete in Hypothalamus, Hirnnervenkerne und RM bleiben dabei häufig verschont. Dieses Verteilungsmuster der Hirnschäden wird als „Pathoklise" (= Neigung zu pathologischen Veränderungen) bezeichnet.

Morphologie der Zellschäden: Der Schweregrad der Hirn- und RM-Schädigung nach Ischämie/Oligämie oder nach Anoxie/Hypoxie hängt von der Dauer der Schädigung ab. Die entsprechenden Gewebeschäden lassen sich qualitativ nicht voneinander unterscheiden.
In zeitlicher Reihung treten folgende Zell- und Gewebsveränderungen (S. 1041) auf:
- *Tigrolyse:* Sie ist etwa 20 min nach Beginn des Energiedefizites zu beobachten und ist noch reversibel.
- *Eosinophile Zellnekrose:* Sie tritt etwa 30 min nach Beginn des Energiedefizites auf. Der Abbau derart geschädigter Zellen erfolgt durch Mikro- und Astrogliazellen in Form einer Neuronophagie.
- *Selektive Parenchymnekrosen* (unvollständige Nekrosen): In diesem Fall gehen nach einem Energiemangel in einem betroffenen Hirngebiet alle Nervenzellen in Form einer Zytolyse zugrunde, während die Gliazellen und das Gefäßmesenchym erhalten bleiben. Der entstandene Nervenzelldefekt wird durch Vermehrung der Astroglia gedeckt.
- *Vollständige Nekrose* (ischämischer, anämischer Infarkt): Bei länger als etwa 60 min dauernden Energiemangelzuständen sind Nerven- und Gliazellen irreversibel geschädigt. Die resultierende Kolliquationsnekrose wird durch eine Proliferation von Astrozyten und Kapillaren ausgebessert. Oft gelingt dies nur am Rand der Schädigung, so dass eine bindegewebige Pseudozyste zurückbleibt.

Morphologie der Kolliquationsnekrose (formale Pathogenese S. 130). Die Vorgänge im Bereich einer Kolliquationsnekrose des Hirngewebes lassen sich in 3 Stadien unterteilen, aus denen ihr Entstehungszeitpunkt abzuschätzen ist:
- *1. Stadium (Nekrose, Demarkation):* Es dauert 0–3 Tage. Das geschädigte Gebiet ist makroskopisch geschwollen und aufgeweicht. Histologisch ist der Bezirk nur schwach anfärbbar. Er wird von einem Saum ödematös aufgelockerten Gewebes umgeben und demarkiert (Abb. 19.**7 b**). Vorübergehend treten wegen der im Nekrosegebiet geschädigten Blut-Hirn-Schranke Neutrophile auf.
- *2. Stadium (Resorption, Abräumung):* Dauer: 2–28 Tage. Vom 2. Tag an treten Makrophagen im Randbereich der Nekrose auf, welche die Myelinbruchstücke phagozytieren (Abb. 19.**7 a, c**). Dementsprechend enthält ihr Zytoplasma zahlreiche lipidhaltige Vakuolen (Fettkörnchenzellen). Makroskopisch ist das Gewebe erweicht („kalkmilchartige Metamorphose").
- *3. Stadium (Organisation, Zystenbildung):* Dauer: 4–8 Wochen. Während des Organisationsstadiums vermehren sich im Schädigungsgebiet die Kapillaren. Die zurückbleibende Gewebshöhle wird mit Glia und kollagenem Bindegewebe abgedeckt. Am Rande des Infarktes häufen sich „Axonkugeln" an (S. 1041).

Morphologie der Koagulationsnekrose (formale Pathogenese S. 128): Diese seltene Form der Hirngewebenekrose wurde früher gelegentlich auch im Rahmen einer Strahlenspätschädigung beobachtet und kommt in Verbindung mit Gefäßfehlbildungen vor. Dabei wird das nekrotische Hirngewebe nicht verflüssigt, sondern bleibt als verfestigte Masse liegen.

Penumbra (lat.: Halbschatten; „tissue at risk", „region of misery perfusion"): Jeder ischämisch geschädigte Hirnbezirk ist in den ersten 12–24 Stunden nach dem Durchblutungsstopp von einem teilgeschädigten Gewebe umgeben. Darin sind die Nervenzellen energetisch insuffizient, was vor allem ihren Funktions-, aber nicht Strukturstoffwechsel betrifft. Diese Randzone ist zwar elektrophysiologisch stumm, aber noch nicht irreversibel geschädigt. Es ist daher klinisch entscheidend, dass die Durchblutung in dieser Randzone so bald wie möglich wieder in Gang kommt. Allerdings ist das Zeitfenster mit 3–6 Stunden sehr klein.

Apallisches Syndrom

Syn.: Coma prolongé

Definition: Schädigung der gesamten Großhirnrinde wegen absolut-temporärer Ischämie.

Klinik: Unfähigkeit, Sinnesreize kortikal zu verarbeiten und Willküraktionen durchzuführen. Die vegetativen Funktionen bleiben wegen des unversehrten Hirnstammes (mit Substantia reticularis) meist ungestört.

Intravitaler Hirntod

Syn.: dissoziierter Hirntod, Coma dépassé

Definition: Subtotale oder totale Gehirnnekrose nach verzögerter erfolgreicher Wiederbelebung mit Wiedereinsetzen der Blutzirkulation.

Pathogenese: Wird bei einer absoluten global-temporären Ischämie die Überlebenszeit des Hirngewebes überschritten, so tritt nach Wiedereinsetzen der Blutzirkulation Flüssigkeit ins Hirngewebe aus, vor allem in die Marksubstanz. Die Folgen sind ein massives Hirnödem und eine konsekutive intrakranielle Druckerhöhung, welche die versorgenden großen Arterien komprimiert, so dass das Gehirn nicht mehr durchblutet wird.

Morphologie: In solchen Fällen ist das Gehirn aufgeweicht und nahezu verflüssigt. Lediglich Teile der Stirn- und Schläfenhirnbasis können noch erhalten sein. Die Medulla oblongata und Teile des Kleinhirns sind durch die intrakranielle Druckerhöhung durch das Foramen occipitale magnum in den Spinalkanal gedrückt.

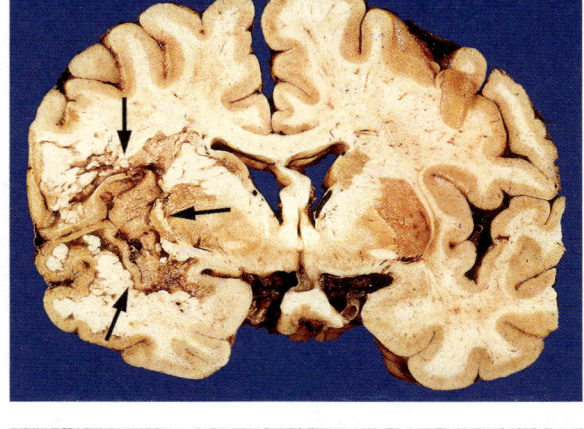

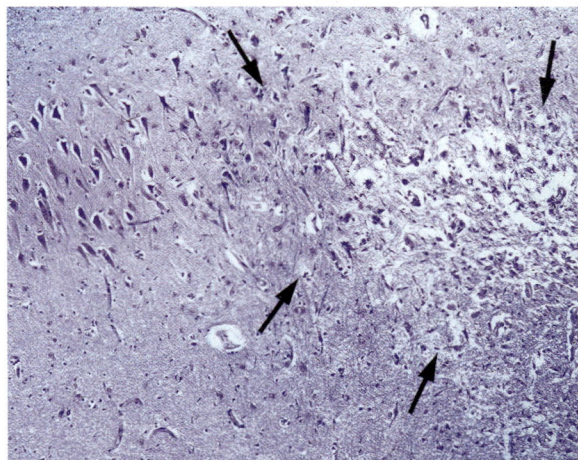

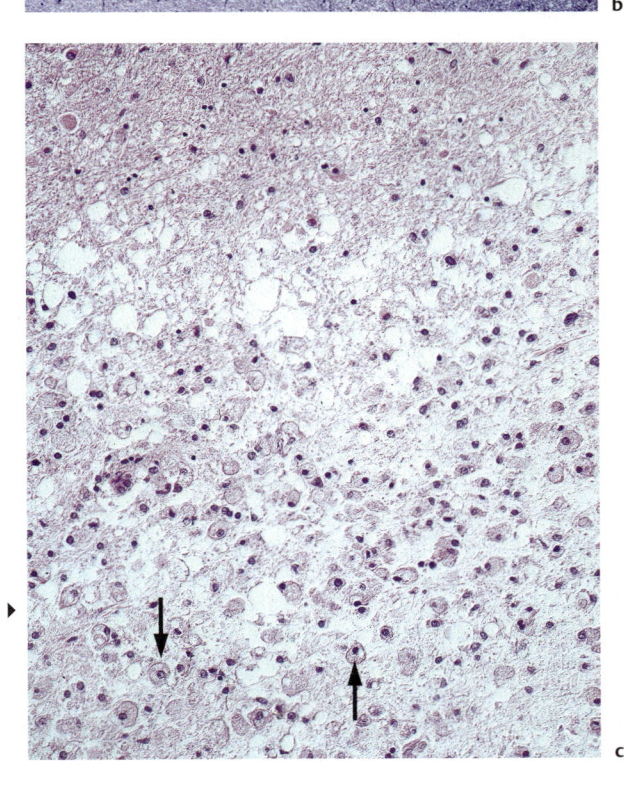

Abb. 19.**7** **Enzephalomalazie:**
a Anämischer Hirninfarkt im Versorgungsgebiet der A. cerebri media, Stadium 2 (Original: Volk);
b frischer Kleinhirnrindeninfarkt mit nur noch schattenhaft erkennbaren Zellen (Pfeil) Giemsa, Vergr. 1:50)
c anämischer Hirninfarkt im Abräumstadium mit zahlreichen Fettkörnchenzellen (Pfeil) (HE, Vergr. 1:400)

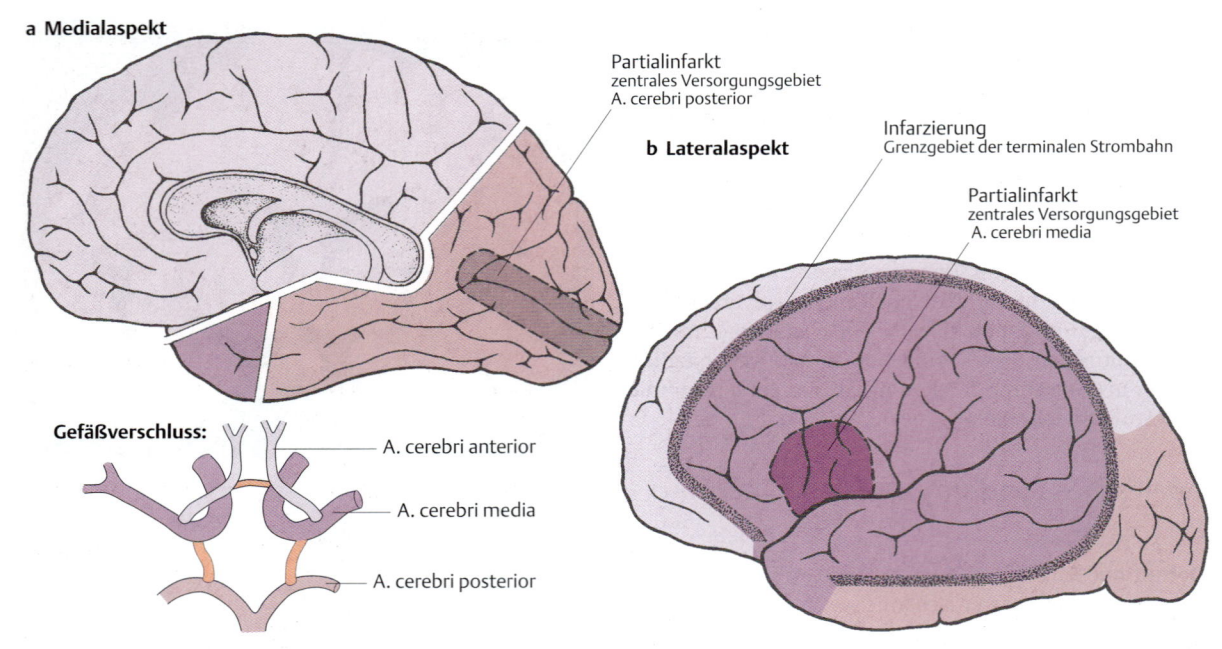

Abb. 19.8 Arterielle Hirnversorgungsgebiete und der Infarktgebiete bei entsprechendem Gefäßverschluss:
a Medialaspekt;
b Lateralaspekt.

Klinik: Bewusstlosigkeit; keine Spontanatmung, weil das Atemzentrum der Medulla oblongata zerstört ist. Weiterhin Spontanaktion des Herzens.

Klinik: $pO_2 < 80$ mmHg: verzögerte Dunkeladaptation, Kurzzeitgedächtnisschwund. $pO_2 < 40$ mmHg: Bewusstlosigkeit → Krampfanfälle → Koma.

19.1.2.2
Akute globale Hypoxie

Definition: Hirnschädigung wegen Verminderung des verfügbaren Sauerstoffs.

Pathogenese: Eine solche Läsion kann durch folgende Mechanismen ausgelöst werden:
- *Hyopoxämie* (Mangel an Sauerstoff) wegen Höhenkrankheit, schwerer Anämie, fetaler Erythroblastose, Barbiturat-, Morphinintoxikation;
- *Anoxämie* (fehlender Sauerstoff) wegen CO-, CN-Vergiftung, zentraler Atemstörung mit Asphyxie;
- *Ischämie (Durchblutungsstopp)* wegen Herz-Kreislauf-Stillstand.

Betroffen sind Zellen in solchen Hirngebieten, die auf eine aerobe Energiegewinnung angewiesen sind und selbst bei intakter Blutzirkulation die angelieferten Substrate nicht anaerob abbauen können. Dementsprechend enthalten diese Zellen reichlich eisenhaltige Enzyme der Atmungskette. Das Resultat sind symmetrische Gehirnschäden vor allem im Bereich von Pallidum, Nucleus subthalamicus, Zona rubra der Substantia nigra, Nucleus dentatus, aber zusätzlich auch Groß- und Kleinhirnrinde sowie der Sommer-Sektor des Ammonshorns. Da eine Hypoxie stets mit einer Behinderung der Mikrozirkulation einhergeht, wird das Schädigungsmuster vom Hypoxietyp oft noch durch Schäden vom Ischämietyp überlagert.

19.1.2.3
Anämische Hirninfarkte

Syn.: weiße Enzephalomalazie

Allgemeine Definition: Fokale Gehirnschäden wegen absolut anhaltender Ischämie im entsprechenden Versorgungsgebiet (fokale Ischämie). Inzidenz: 750 : 100 000 (♂ > ♀).

Allgemeine Pathogenese: Solche Infarkte einer Hirnregion beruhen auf einer unzureichenden Blutversorgung wegen Stenose oder Verschluss eines Versorgungsgefäßes, wobei je nach Gefäßkaliber großräumige Infarkte oder multiple Mikroinfarkte resultieren. In allen Fällen lässt die Infarktlokalisation auf den Ort der Durchblutungsstörung zurückschließen (Abb. 19.**8**).

Totalinfarkt

Definition: Hirnschädigung im gesamten Versorgungsgebiet einer großen Hirnarterie.

In Europa ist jährlich mit 1 Million solcher Schlaganfälle zu rechnen; ein Drittel davon endet letal.

Pathogenese: Der Totalinfarkt beruht auf einer oder mehreren der nachstehenden Gefäßerkrankungen:
- *Atherosklerose* (S. 423): Sie spielt sich vorwiegend an den Gefäßen des Circulus arteriosus und den Anfangsteilen der 3 großen Hirnarterien ab. Zu den all-

gemeinen pathogenetischen Mechanismen einer Atherosklerose kommt bei den intrazerebralen Gefäßen noch deren besondere Histoarchitektur hinzu: fehlende Elastica externa, schmale Media, zahlreiche Aufzweigungen und Richtungsänderungen im Gefäßverlauf mit entsprechender Wirbelbildung. Der pathogenetisch entscheidende Gefäßverschluss besteht (wie beim Myokardinfarkt) in einem Thrombus.

- *Thrombembolie* der Hirngefäße: Sie ist meist kardialen Ursprungs und kompliziert einen Myokardinfarkt, Vorhofflimmern, Herzvitien oder eine Endokarditis.
- *Zerebrovaskularinsuffizienz:* Sie beruht meist auf einem Blutdruckabfall bei hochgradiger Zerebralsklerose.
- *Arteriitis:* wie Panarteriitis nodosa, Lupus-Vaskulitis und Übergriff einer tuberkulösen Meningitis auf Gefäße des Circulus arteriosus cerebri.

Großräumige Hirninfarkte treten häufig bei arteriosklerotischem oder thrombotischem Verschluss der basalen Hirnarterien auf, vor allem im Anfangsteil der 3 Hirnarterien (Abb. 19.9). Die Infarktgröße hängt wesentlich davon ab, wie rasch ein Gefäß verschlossen wird und ob genügend Zeit besteht, die Anastomosen im Bereich des Circulus arteriosus cerebri so auszuweiten, dass ein suffizienter Umgehungskreislauf zustande kommt.

Morphologie: Die anämischen Infarkte sind meist an einer scharf begrenzten, keilförmigen Schädigung (= Erweichung) des betroffenen Rinden-Mark-Gebietes mit nachfolgender Kolliquationsnekrose und Zystenbildung zu erkennen.

Klinik: Halbseitenlähmung und/oder Werkzeugstörungen wie Apraxie, Agnosie, Aphasie, Neglect auf der Gegenseite des Infarktes. Er kann aber auch langsam-progredient entstehen.

Sonderform: *Wallenberg-Syndrom:* Dieses seltene Krankheitsbild geht meist auf einen thrombotischen Verschluss des Abganges der A. vertebralis von der A. subclavia zurück und dehnt sich bis zum Hauptast der A. cerebelli inferior posterior aus → Infarzierung der dorsolateralen Anteile der Medulla oblongata. Klinisch kommt es dabei auf der Seite des Infarktes zu Gesichtsparästhesien (Trigeminus), Paresen (Fazialis) sowie Gaumensegellähmung und Heiserkeit (Hypoglossus, Vagus, Glossopharyngeus) und zur Ataxie (Tractus spinocerebralis), auf der Gegenseite zu Empfindungsstörungen und oft auch zu Pyramidenbahnzeichen.

Grenzzoneninfarkt

Definition: Durch Minderdurchblutung bedingte Hirnschädigung in der Grenzzone eines arteriellen Versorgungsgebietes.

Pathogenese: Bei Oligämie infolge Blutdruckabfalls wird diese „letzte Wiese" eines arteriellen Versorgungsbereiches nicht mehr ausreichend perfundiert und stirbt ab. Der resultierende Hirninfarkt ist streifenförmig entlang dieser Grenzzone angeordnet.

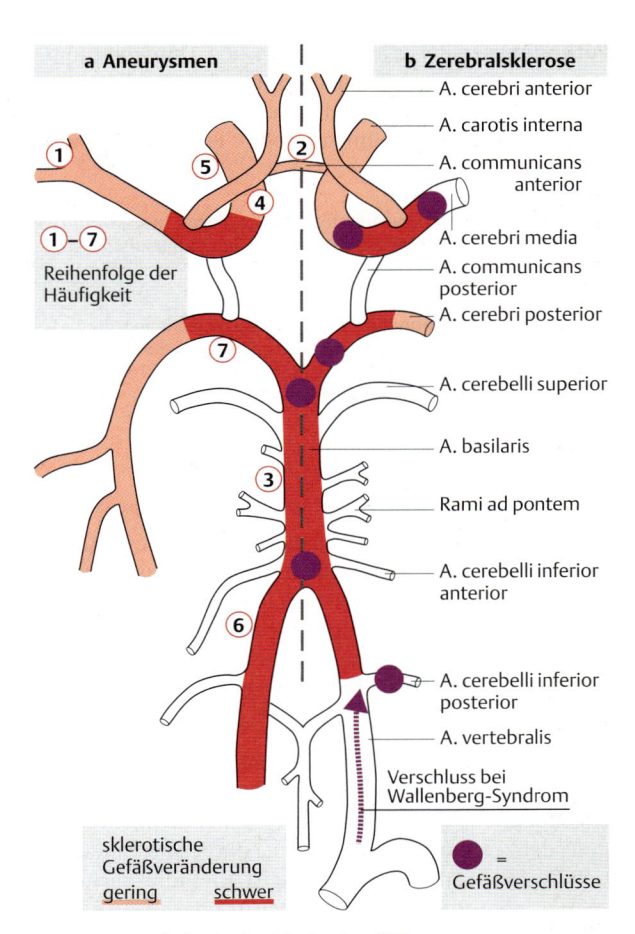

Abb. 19.9 Pathologie der Hirnbasisgefäße:
a Lokalisation der Gehirnarterienaneurysmen;
b Lokalisation der häufigsten Gefäßverschlüsse und der arteriosklerotischen Gefäßveränderungen nach Schweregrad (dunkelrot = schwer, hellrot = gering).

Morphologie: Makroskopisch imponieren solche Infarkte als kleine narbige Einziehungen, Narben oder Zysten, vor allem in den Windungstälern. Bei multiplem Vorkommen erhalten die Hirnwindungen dadurch einen feingranulären Aspekt, was auch als „Granularatrophie" der Hirnrinde bezeichnet wird.

Mikroinfarkte

Allgemeine Definition: Multipel auftretende Infarkte im Versorgungsbereich kleiner Hirnarterien oder Hirnarteriolen. Sie kommen bei den im Folgenden besprochenen Erkrankungen vor.

Status lacunaris cerebri

Definition: Besondere Manifestationsform der atherosklerotischen Durchblutungsstörung im Versorgungsgebiet der Aa. lenticulostriatae.

Pathogenese: Bei atherosklerotischen Durchblutungsstörungen entstehen in Kaudatumköpfen und Putamina (Striatum) sowie im Thalamus (= Stammganglienbereich) multiple, millimetergroße Erweichungsherde (Zysten).

+ Klinik: extrapyramidalmotorische Störungen (muskuläre Hypertonie), pseudobulbär-paralytische Symptome und Zwangshandlungen (Thalamus!).

+ Differenzialdiagnose: *Status cribrosus cerebri:* Vom Status lacunaris abzutrennen ist der Status cribrosus (= erweiterte perivaskuläre Räume), der im Rahmen einer Hirnatrophie einen perivaskulären Parenchymschwund anzeigt.

Morbus Binswanger

Syn.: Binswanger-Demenz, subkortikale vaskuläre Enzephalopathie

Definition: Seltene Hirnschädigung aus dem Formenkreis der mikroangiopathischen Demenzen aufgrund arteriosklerotischer Stenosierung kleiner Hirnarterien/-arteriolen. Diese führt zu multiplen, konfluierenden Nekrosen und Entmarkungen im Großhirnmarklager und Stammganglienbereich bei weitgehender Verschonung der Rinde.

Pathogenese: Hauptursache ist eine arterielle Hypertonie mit konsekutiver hypertoner Vaskulopathie. Es wird angenommen, dass zusätzlich zu einer Mangelversorgung der zerebralen Grenzbereiche die Permeabilität der Gefäßwände pathologisch erhöht ist. Dies führt nicht nur zu multiplen anämischen Infarkten, sondern auch zu diffusen ödembedingten Markschäden und Entmarkungen.

Morphologie: Makroskopisch wirkt das Bild dieses Prozesses in Frontalschnitten durch das Gehirn zunächst wie eine Entmarkungskrankheit mit entsprechender Minderung des Hirnvolumens. Erst die histologische Analyse der Hirngefäße deckt das wahre Grundleiden auf.

+ Klinik: Hypertonie nicht in jedem Falle nachweisbar. Über Jahre langsam fortschreitende Wesensveränderungen, Affektlabilität, Merkfähigkeitsstörungen, Desorientierung, Dysarthrie, Gangstörungen. Endstadium: Demenz.

Multiinfarkt-Enzephalopathie

Syn.: Multiinfarkt-Demenz

Definition: Multiple makroskopisch und/oder durch bildgebende Verfahren nachweisbare Hirninfarkte durch Verschluss kleinerer Hirngefäße unter dem klinischen Bild der Demenz.

Pathogenese: Ursächlich liegen multiple, meist arteriosklerotisch bedingte Verschlüsse kleiner Meningeal- und/oder Zerebralarterien oder thrombembolische Hirnarterienverschlüsse bei Endokarditiden und Myokardinfarkten zugrunde. Die zerebralen Infarkte umfassen Rinde und subkortikales Marklager.

+ Klinik: akuter Beginn, oft in Gefolge von „transitorischen ischämischen Attacken" oder Insulten mit episodischer Verschlechterung, herdförmigen Ausfällen → schwere Intellekt- und Verhaltensstörungen mit Demenz.

Zerebrale Mikroembolie

Pathogenese: Wegen einer Fett-, Luft- oder Thromboembolie im Rahmen eines DIG-Syndroms (S. 403) auftretende Mikroinfarkte, die durch die gleichzeitig bestehende hämorrhagische Diathese ringförmig umblutet werden (Abb. 19.10).

Morphologie: Makroskopisch kann dieser Prozess bei massiver Ausprägung als „Purpura cerebri" mit multiplen feinfleckigen Blutungen imponieren. Histologisch perivaskuläre Ringblutungen.

CADASIL

Syn.: cerebrale autosomal-dominante Arteriopathie mit subkortikalen Infarkten und Leukenzephalopathie

Definition: Seltene, genetisch bedingte, generalisierte Mikroangiopathie mit ausschließlich Binswanger-Demenz-artiger Zerebralsymptomatik (daher auch Syn.: „familiärer Binswanger").

Pathogenese: Die zugrunde liegende Läsion betrifft bei 90% der Patienten das Notch-3-Gen (= „Kerbungsgen" von Drosophila melanogaster; Locus: 19 p13.2-p13.1); es kodiert für einen transmembranösen Rezeptor bestimmter Gefäßwandmyozyten, weist homologe Abschnitte zum EGF-Rezeptor auf und ist in die Organentwicklung involviert. Weshalb die Mutation dieses Gens zur Ablagerung eines granulären osmiophilen Materials im Subintimalraum der Haut-, Muskel und Hirngefäße führt, ist ebenso unklar wie dessen Natur. Diese Ablagerungen lösen folgende Reaktionskette aus: Verdrängung der Mediamyozyten → Autoregulationsstörung der zerebralen Zirkulation → Ischämien.

Morphologie: Bei den betroffenen Gefäße gehen, begleitet von einer Adventitiasklerose, nach und nach die Me-

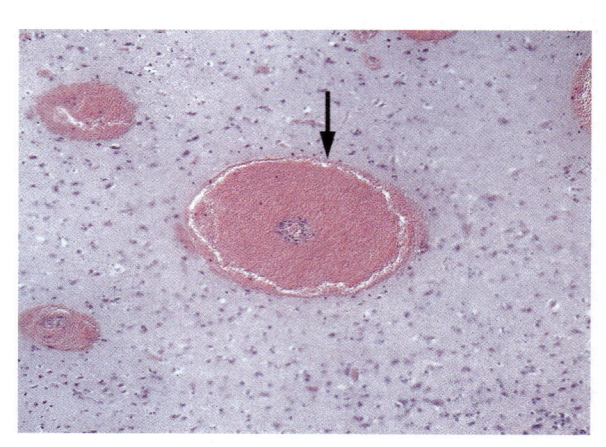

Abb. 19.**10** Ringblutung (Pfeil) bei zerebraler Fettembolie (HE, Vergr. 1 : 150).

diamyozyten zugrunde. In ihrer fibrosierten Intima wird ein charakteristisches osmiophiles Material deponiert, welches das Lumen einengt. Davon sind im Gehirn vor allem die kleinen und großen Arachnoidalarterien und kaum die kortikalen und subkortikalen Markarterien betroffen. Die gleichen Veränderungen finden sich auch in Hautgefäßen (bioptische Diagnostik!). Das Resultat sind symmetrische, meist subkortikale ischämische Infarkte, begleitet von einer Binswanger-typischen Leukenzephalopathie.

Klinik: Manifestationsalter: 30–40 Jahre mit typischen Prodromi in Form von Migräneanfällen, gefolgt von spastischen Lähmungen, Pseudobulbärparalyse und Demenz. Tod nach 15–25 Jahren.

19.1.2.4
Hämorrhagische Hirninfarkte

Definition: Auf einem thrombotischen Verschluss der Gehirnvenen oder der Sinus der harten Hirnhaut beruhende Hirnschädigung mit konsekutiver Gewebeeinblutung.

Pathogenese: Lokalisation und Ausdehnung der hämorrhagischen Hirninfarkte werden durch die Versorgungsgebiete der Sinus- oder Piavenen bestimmt. Prädilektionsorte sind Mantelkante, Stammganglien und Okzipitallappen des Großhirns sowie die Kleinhirnoberfläche (Abb. 19.**11**, 19.**12**). Die auslösenden Thromben bilden sich unter ähnlichen Bedingungen wie in anderen Körpervenen (S. 405) in folgenden beiden Varianten:
- *Blande Thromben:* Ohne primäre Venenentzündung gehen sie auf hämodynamische Faktoren, Hyperkoagulabilität des Blutes, Schwangerschaftsgestose, Schädel-Hirn-Trauma oder tumorbedingte, intrakranielle Druckzunahme zurück.
- *Septische Thromben:* Sie werden durch Infektionen der näheren oder weiteren Umgebung der betreffenden Hirnvenen oder durch eine Sepsis ausgelöst (= Thrombophlebitis).

Morphologie: Makroskopisch ist das infarzierte Gebiet geschwollen, aufgeweicht und anfänglich düster blaurot („rote Enzephalomalazie"). Am stärksten betroffen ist das subkortikale Marklager. Die hämorrhagische Komponente der roten Enzephalomalazie kommt durch folgende Reaktionskette zustande: Blutrückstau ins venöse System → hypoxische Gefäßschädigung → Diapedeseblutung → blutige Durchtränkung des geschädigten Gebiets. Nekroseabräumung und Narbenbildung entsprechen den beim anämischen Infarkt beschriebenen Vorgängen. Später treten im Randbereich älterer Schäden zahlreiche hämosiderinbeladene Makrophagen (Siderophagen) auf; sie geben dem Gewebe einen bräunlichen Farbton (= „braune Enzephalomalazie").

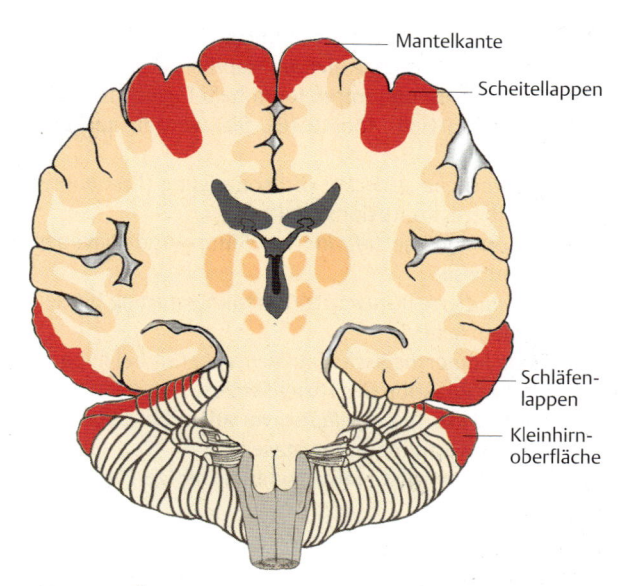

Abb. 19.11 Äußere Hirnvenen → hämorrhagische Hirninfarkte: wichtigste Lokalisation bei Piavenen- und/oder Sinusthrombosen der äußeren Hirnvenen mit symmetrischen Infarkten im Bereich von Mantelkante, Scheitellappen, Schläfenlappen, Kleinhirnoberfläche. Nicht im Bild: mediobasale und laterobasale Infarkte im Okzipitalbereich.

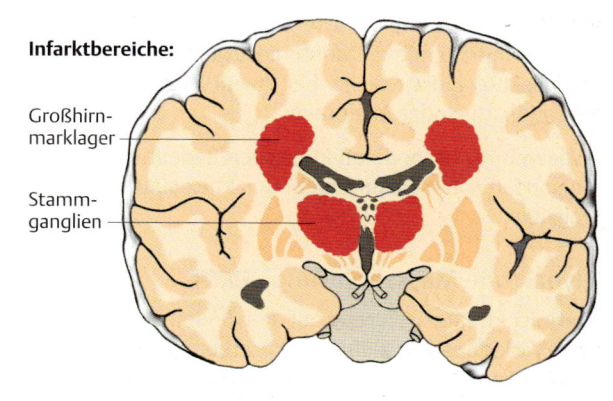

Abb. 19.12 Innere Hirnvenen → hämorrhagische Hirninfarkte: wichtigste Lokalisation bei innerer Hirnvenen- und/oder Sinusthrombose mit symmetrischen hämorrhagischen Hirninfarkten im Bereich von Großhirnmarklager, Stammganglien.

Klinik: einleitendes Stauungsödem, Kopfschmerzen. Erbrechen, Bewusstseinstrübung, Krampfanfälle und blutiger Liquor. Darauf kann das Syndrom eines apoplektischen Insultes mit Halbseitenlähmung folgen.

19.1.2.5
Intrakranielle Blutungen

Hirnblutungen

Allgemeine Definition: Im Rahmen unterschiedlicher Grunderkrankungen auftretende Blutungen ins Hirngewebe, die entweder auf einer Diapedese- oder auf einer Rhexisblutung beruhen.

Pathogenese der Diapedeseblutungen: Solche Hirnblutungen sind, weil sie sich im Kapillarbereich abspielen, punktförmig und imponieren histologisch meist als Ringblutungen (vgl. Abb. 19.10). Sie werden ausgelöst durch:
- *traumatische, gedeckte Hirnschädigung* (Rindenprellungsherd, Kontusionsherd);
- *hämorrhagische Infarkte* bei Sinus- und Piavenenthrombose;
- *disseminierte intravasale Gerinnungsstörung* bei septischem Schock;
- *akute hämorrhagische Leukoenzephalitis* bei hyperergischer Reaktion des Hirngewebes;
- *Blutung aus Tumorgefäßen,* vor allem bei Glioblastomen und Karzinommetastasen;
- *Leukämien* mit Gefäßverschluss infolge Leukembolie.

Bei DIG-Syndrom, leukämischer Hirnbeteiligung und bei akuter hämorrhagischer Leukenzephalitis durchsetzen diese Blutungen oft disseminiert die gesamte Hirnsubstanz, was als „Purpura cerebri" bezeichnet wird.

Pathogenese der Rhexisblutungen: Solche Hirnblutungen sind, weil sie sich im Bereich von Arterien abspielen, Massenblutungen. Dabei bringen folgende Faktoren das entsprechende Hirngefäß zum Bersten:
- Druckerhöhung bei arterieller Hypertonie oder länger anhaltendem erhöhtem Hirndruck,
- Gefäßwandschwäche bei Aneurysma, Amyloidangiopathie oder Angiomen.

Wegen ihrer besonderen klinischen Bedeutung wird im Folgenden näher auf die zerebralen Rhexisblutungen eingegangen.

Hypertone Massenblutung

Definition: Rhexisblutung auf dem Boden einer hypertonen Vaskulopathie kleiner Intrazerebralarterien im Bereich von Stammganglien, Kleinhirn und Hirnstamm (Abb. 19.13).

Lokalisation: Hypertone Massenblutungen sind am häufigsten im Bereich der Stammganglien (= äußere Kapsel zwischen Putamen und Klaustrum, Thalamus) und im Großhirn, seltener im Bereich des Kleinhirns und der Brücke zu finden.

Morphologie: Anfänglich findet man eine zentimetergroße Blutungshöhle aus zerfetztem Hirngewebe (Abb. 19.13), die von einem Perifokalödem durchtränkt und durch ausgetretenes Bilirubin gelb verfärbt ist. Später wird das nekrotische Gewebe durch Fettkörnchenzellen abgeräumt, die Höhlenwand geglättet, und die Blutkoagel werden durch Mikrogliazellen resorbiert. Letztere fallen wegen ihres Hämosideringehalts als Siderophagen auf → Braunfärbung der Höhlenwand. Schließlich umsäumen wuchernde Gliazellen die Höhlenwand gliösfasrig. Neben solchen Massenblutungen findet man bei der Hypertonie auch kleinere kugelförmige Blutungen in der Hirnrinde (Kugelblutungen).

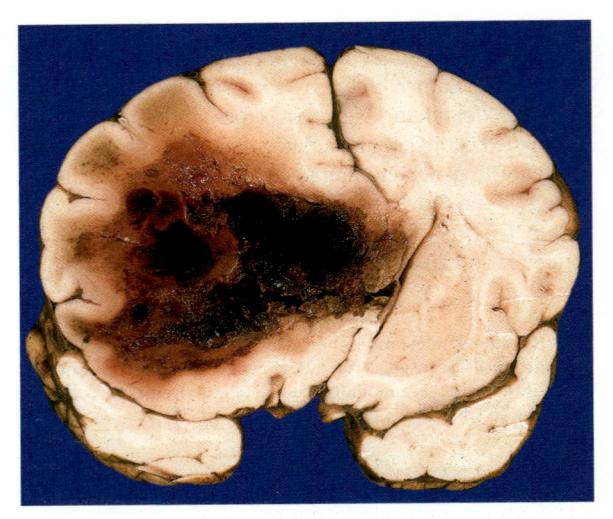

Abb. 19.13 Hypertone Massenblutung im Stammganglienbereich (typische Lokalisation).

Klinik: akute Massenblutung → plötzliche Apoplexie (Schlaganfall) mit Bewusstlosigkeit. Nach Erlangen des Bewusstseins → schlaffe, später spastische Lähmung. Bei geringem Gewebeschaden: Rückbildung der klinischen Symptome möglich.

Schädel-Hirn-Trauma

Diapedese- und kleine Rhexisblutungen in den Kontusionsherden der Rinde. Massenblutungen infolge Zerreißung vor allem der Markgefäße (Abscherwirkung).

Hirnarterienaneurysmen

Diese Aneurysmen liegen meistens im Bereich der Hirnbasis (vgl. Abb. 19.9a). Sie prädestinieren zu (oft) tödlichen Rhexisblutungen und kommen in folgenden pathogenetischen Varianten vor:
- *Kongenitales (beerenförmiges) Aneurysma* im Bereich des Circulus arteriosus (90% aller Zerebralaneurysmen). Komplikation: Ruptur zwischen 30. und 60. Lebensjahr, meist mit Subarachnoidalblutung an der Gehirnbasis.
- *Atherosklerotisches (spindelförmiges) Aneurysma* im Basilarisbereich. Komplikation: Thrombosierung (gelegentlich Ponsinfarkt oder größere Infarkte).
- *„Mykotisches" Aneurysma* im Mediaaufzweigungsbereich infolge Embolisierung durch bakterienhaltige Thromben. Komplikation: intrazerebrale oder subarachnoidale Hämorrhagie oder eitrige Meningitis.
- *Charcot-Bouchard-Aneurysma* (oft multipel und spindelförmig) im Bereich von Parenchymarteriolen als Hypertoniefolge. Komplikation: Rupturblutung.

Zerebrale Amyloidangiopathie

Syn.: kongophile Angiopathie

Definition: Häufige Läsion der kleinen und mittleren Arterien im oberflächlichen Kortex- und Leptomeningenbereich wegen Ablagerung von Amyloid in der Media bei Patienten mittleren Alters.

Pathogenese: Die Läsion kommt genetisch bedingt in holländischen Familien durch Mutation im APP-Gen (Locus: 21q11.2-q21) sowie sporadisch als Teilkomponente des Morbus Alzheimer vor (S. 1070). Sie basiert auf folgender pathogenetischer Reaktionskette: Nervenzellen produzieren Amyloid-α-Protein (Aα-Peptid) → erhöhte Konzentration von Aα-Peptid im zerebralen Extrazellulärraum und den perivaskuären Drainagekanälen der Hirngefäße → Amyloidablagerung in Media → Gefäßwandverdickung und -hyalinose → Myozytenapoptose → Gefäßwandbrüchigkeit → multizentrische, konfluierende und oft auch rezidivierende Blutungen sowie kortikale Mikroinfarkte.

+ **Sonderform:** isländische Form (hereditäre Cystatin-C-Amyloidangiopathie): Sie beruht auf einer Mutation im Cystatin-C-Gen (Lokus: 20p11.2) → vaskuläre Amyloidablagerungen aus Cystatin-C-Aggregaten.

Hirnstammdruckblutungen

Wenn bei länger andauerndem erhöhtem Hirndruck (z. B. bei Tumoren der Großhirnhemisphären) die intrapontinen oder mesenzephalen Venen sich aufstauen oder die Arterien einreißen, kommt es zu den gefürchteten „Druckblutungen" des Hirnstammes. Sie sind bedingt durch Axialverschiebung des Hirnstamms in Richtung Foramen occipitale magnum und Zerrung an dem fest mit der Schädelbasis und dem leptomeningealen Bindegewebe verbundenen Gefäßbaum.

+ **Komplikationen der Hirnblutungen** (meist tödlich!):
  1. *Massenverschiebung* wegen Hirndruckerhöhung.
  2. *Haematocephalus internus:* Hirnmassenblutungen erreichen oft Ventrikelwände → Einbruch ins Ventrikelsystem → Haematocephalus internus.
  3. *Tod durch Kreislaufversagen:* Bei partiellem Ventrikeleinbruch ist entscheidend, ob der Boden des 3. Ventrikels von den Blutmassen erreicht wird oder nicht. Denn die Kerngebiete im hinteren Hypothalamus (Nuclei posteriores hypothalami), die das vegetative Nervensystem steuern, werden durch den fremden Ventrikelinhalt erheblich funktionell irritiert → Tod durch Kreislaufversagen.
  4. *Subarachnoidalblutungen* durch Einbruch einer Hirnmassenblutung in den Subarachnoidalraum.
  5. *Haematocephalus occlusus* bei Hirnstamm- oder Kleinhirnblutung wegen verklebter, weicher Hirnhäute.

Subarachnoidalblutung

Definition: Blutansammlung im Cavum subarachnoidale zwischen Arachnoidea und Pia mater (Abb. 19.**14**).

Pathogenese: Alle Rhexisblutungen können sich nicht nur ins Hirngewebe, sondern auch in die Subarachnoidalräume ausbreiten. Dies gilt vor allem für geplatzte Aneurysmen der Hirnbasisgefäße, bei denen die Blutung gewöhnlich im Subarachnoidalraum beginnt und sich danach ins Hirngewebe einwühlen kann. Regelmäßig findet man auch Subarachnoidalblutungen bei gedeckten Schädel-Hirn-Traumen über Rindenprellungsherden oder bei Schädelfrakturen mit Ruptur größerer Hirnbasisgefäße.

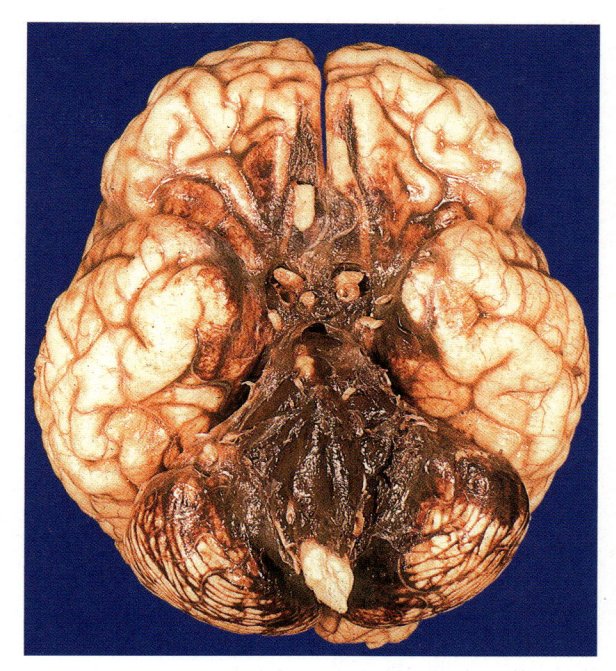

Abb. 19.**14** **Subarachnoidalblutung** wegen geplatztem Hirnbasisaneurysma (40-jähriger Mann, bewusstlos auf der Straße aufgefunden).

+ **Klinik:** rasende Kopfschmerzen.

+ **Komplikationen:**
  1. *Spasmen leptomeningealer Arterien:* Sie halten lange an und sind Folge akuter Subarachnoidalblutungen → sekundärer anämischer Infarkt.
  2. *Hydrocephalus internus occlusus:* Subarachnoidalblutung erreicht die Foramina Luschkae und Magendii → narbiger Verschluss der Verbindungen zwischen inneren und äußeren Liquorräumen → Hydrozephalus.
  3. *Hydrocephalus aresorptivus* (Normaldruckhydrozephalus): Subarachnoidalblutung → narbige Veränderung der liquorresorbierenden Venenplexus der Pacchioni-Granulationen → Hydrozephalus.

Subduralblutung

Definition: Blutansammlungen zwischen Dura mater und Arachnoidea nach Schädel-Hirn-Trauma (Abb. 19.**15 a**).

Pathogenese: Ursächlich gehen sie auf folgende Mechanismen zurück:
- *Brückenvenenriss* (= Verbindung zwischen Piavene und Sinus durae matris), vor allem im Bereich des Sinus sagittalis superior;

- *Piaarterienriss;*
- Arteriolenschäden im inneren Durablatt.

Die resultierenden Hämatome können bei einer abrupten Geschwindigkeitsänderung bei der Schädelbewegung auftreten, wie sie für einen Auffahrunfall typisch sind (Schleudertrauma mit „Whish-Plash-Injury"). Je nachdem, wie rasch ein Hämatom spontan oder posttraumatisch/postoperativ auftritt, unterscheidet man die im Folgenden besprochenen Formen.

Akutes Subduralhämatom

Pathogenese: Es ist Folge eines anamnestisch eruierbaren Traumas. Die resultierende Blutung breitet sich rasch subdural aus und kann innerhalb von Stunden zu einer massiven Zunahme des intrakraniellen Druckes führen (erhöhter Hirndruck → Kopfschmerzen, Anisokorie), der zum operativen Eingreifen zwingt.

Chronisches Subduralhämatom

Pathogenese: Je nach Auslösemechanismus unterscheidet man folgende Formen:
- *Einseitiges, chronisches Subduralhämatom:* nach (Bagatell-)Trauma oft bei vorbestehender Hirnatrophie auftretendes, langsam an Größe zunehmendes Subduralhämatom.
- *Doppelseitiges chronisches Subduralhämatom* (Syn.: Pachymeningeosis haemorrhagica interna): Es ist ätiologisch noch ungeklärt, tritt spontan bei älteren Patienten im Bereich der Großhirnkonvexitäten auf und wird ausgelöst durch Mikroblutungen im inneren Durablatt, die durch Alkoholkrankheit und Vitaminmangel (Resorptionsstörung) begünstigt werden.

Morphologie: Im Rahmen der Hämatomorganisation entsteht eine Art Kapsel (Neomembran) aus einem Granulationsgewebe mit Histiozyten, Fibroblasten und Siderophagen. Letztere können wochen- bis jahrelang im Gewebe liegenbleiben. Entwickelt sich ein chronisches Subduralhämatom bei einer vorbestehenden Hirnatrophie, so kann es sich so vergrößern, dass das Gehirn verlagert wird, bevor der intrakranielle Druck hoch genug ist, um klinische Symptome hervorzurufen. Bei der Pachymeningeosis haemorrhagica interna wird die Dura auf der Innenseite durch gefäß- und bindegewebereiche, von Blutungen durchsetzte Membranen (hämosiderinbedingte Braunfärbung) zunehmend verdickt.

+ Klinik: Nach einem freien Intervall von Tagen bis Wochen führen die rezidivierenden Blutungen zu einer allmählichen Hirndrucksteigerung, jedoch meist ohne Herdsymptome. Ohne rechtzeitige operative Therapie → Tod.
Pachymeningeosis haemorrhagica interna: Krampfanfälle, psychische Veränderungen, neurologische Ausfälle, gelegentlich Hirndrucksteigerung (bei Entlastungstrepanation Gefahr der Nachblutung) und Koma.

Epiduralblutung

Definition: Blutung zwischen Dura und Schädelkalotte mit langsamer Abhebung der Dura.

Pathogenese: Eine solche Blutung tritt bei etwa 10% der Patienten mit schwerem Schädel-Hirn-Trauma auf. Sie ist Folge der Ruptur einer meningealen Arterie (meist A. meningea media oder ihrer Äste) bei Berstungsfraktur der Schläfenschuppe. Daraus resultiert eine temporoparietale Blutung, die sich zwischen Schädeldach und Dura mater ausbreitet (Abb. 19.15 b).

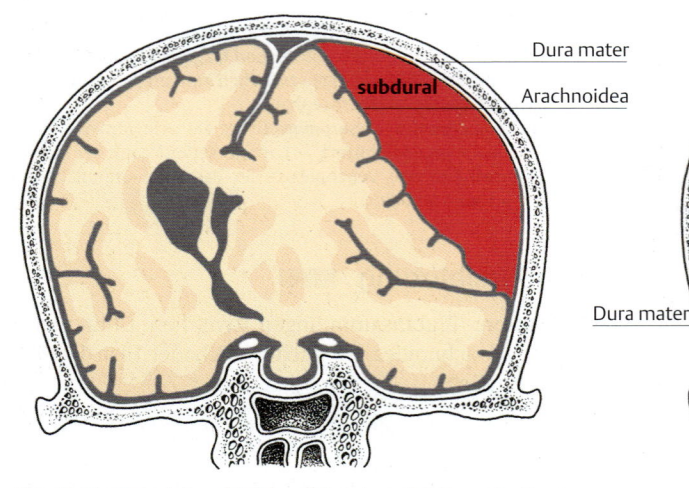

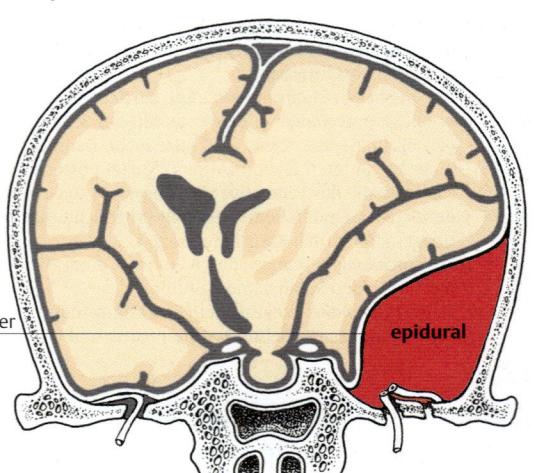

Abb. 19.**15** **Sub- (a) und Epiduralhämatom (b):** Formalpathogenese.

> **Klinik:** Da es sich um eine arterielle Blutung handelt, besteht innerhalb weniger Stunden Lebensgefahr wegen Hirndrucksteigerung, zerebraler Massenverschiebung und Kompression des Mittelhirns mit transtentorieller Herniation (s.u.). Außerdem: Halbseitensymptomatik, herdseitige Mydriasis und zunehmende Benommenheit. Sofortige Operation erforderlich.

19.1.3 Traumatische Läsionen

19.1.3.1 Schädel-Hirn-Trauma

Allgemeine Pathogenese: Schädel-Hirn-Verletzungen (Schädel-Hirn-Trauma = SHT) werden entweder durch direkte Einwirkung äußerer Objekte (= direktes SHT) hervorgerufen oder entstehen ohne Einwirkung äußerer Objekte (indirektes SHT). Daraus resultieren offene oder geschlossene SHT, die mit fokaler oder diffuser Hirnschädigung einhergehen.

Direktes SHT

Definition: Hirnverletzung durch gewaltsame Einwirkung eines äußeren Objekts, das auf den Schädel und seinen Inhalt einwirkt.

Pathogenese: Der Verletzungsmechanismus besteht in:
- *kleinflächiger Einwirkung* scharfkantiger Gegenstände wie Hammer, Beil und Geschosse mit Penetrationseigenschaften → fokales offenes SHT;
- *großflächiger Einwirkung* stumpfer Gewalt (Schlag, Stoß, Fall), die vom knöchernen Schädel über den inkompressiblen Liquor cerebrospinalis auf das Gehirn weitergeleitet wird → fokales geschlossenes SHT.

Indirektes SHT

Definition: Verletzung des Schädelinhalts wegen seines Trägheitswiderstandes gegenüber einer abnorm beschleunigenden Kraft und somit ohne direkte Einwirkung eines äußeren Objekts.

Pathogenese: Der Verletzungsmechanismus besteht in einer Akzeleration, Dezeleration und/oder Rotation des Schädels. Dadurch bewegt sich das Gehirn in der Schädelkalotte und prallt auf deren knöcherne Vorsprünge, so dass es einreißt (Lazeration) und gequetscht wird (Kontusion). Außerdem wirken noch Scherkräfte auf Gehirn, Hirnhäute und Gefäße ein → diffuses geschlossenes SHT.

Offenes SHT

Definition: Hirnverletzung mit Kontinuitätstrennung der Dura mater und offener Verbindung des Gehirngewebes mit der Außenwelt.

Pathogenese: Diese Läsion wird durch die Einwirkung scharfkantiger Objekte auf eine kleine Aufprallfläche mit konsekutiver penetrierender Duraverletzung verursacht. Da sich die einwirkende Gewalt an der Aufprallfläche erschöpft, bleibt ein Gegenstoß aus. Wegen der verletzungsbedingten Verbindung des Gehirns zur Außenwelt besteht Infektionsgefahr (Abszesse!). Außerdem kann ein offenes SHT auch durch eine massive Zertrümmerung entstehen, z.B. nach Sturz aus großer Höhe. Je nach Tiefenausdehnung unterscheidet man:
- *Verletzung mit Impressionsfraktur* des Schädelknochens ohne Eindringen des einwirkenden Objekts in die Schädelhöhle;
- *Penetrationsverletzung* mit Eindringen und Steckenbleiben des einwirkenden Objekts in den Schädel;
- *Perforationsverletzung* mit Eindringen des einwirkenden Objekts (meist Geschossprojektil) durch die Kalotte in die Schädelhöhle, die es anschließend wieder verlässt.

Morphologie: Bei den resultierenden Hirnschäden handelt es sich um „fokale Schäden" im unmittelbaren Verletzungsbereich in Form von:
- *Lazeration* (Einrissen) der Kopfhaut und -schwarte;
- *Schädelfrakturen* mit Gefahr von Epi-/Subduralhämatomen (s. u);
- *Blutung und Ödembildung* im betroffenen Hirngewebe;
- *Duraeinriss* mit Ausbildung von Liquorfisteln (s.u.).

Histologisch besteht die Hirnwunde von innen nach außen aus einer Trümmerzone, Quetschzone mit Rhexisblutung und einer Reaktionszone mit Gefäßmesenchym- und Gliavermehrung. Stets liegt zugleich eine Subarachnoidalblutung vor; stets entwickelt sich ein perifokales Marködem mit unterschiedlicher Ausdehnung. Nach 2 Tagen beginnt die histiozytäre Abräumung der Gewebetrümmer. Nach 3–4 Wochen ist die Defektheilung im Gange. Es entsteht an der Oberfläche eine bindegewebige Hirn-Dura-Narbe in Form eines Verlötungsringes mit der Dura mater im bunten Wechsel mit Gehirngeweberesten. In dieser Narbe findet man immer Fettkörnchenzellen, Siderophagen und gelegentlich auch Entzündungszellen, teilweise in Form von Granulozytenhaufen (Mikroabszesse).

> **Komplikationen:**
> 1. Frühabszess/-phlegmone (meist Markphlegmone);
> 2. Spätabszess mit Kapselbildung;
> 3. Posttraumatisches Spätödem am 3.–7. Tag nach einem freien Intervall → rasche Ausbreitung via Marksubstanz in Hemisphäre und via Balken zur Gegenseite → intrakranielle Druckerhöhung → Hirnprolaps durch traumatische Schädelöffnung oder Druckblutung im Mittelhirn;
> 4. Eitrige Leptomeningitis oder Meningoenzephalitis;
> 5. Eitrige Ependymitis (= Subependymitis), wenn die Hirnwunde das Ventrikelsystem erreicht → Pyocephalus internus oder indirekte eitrige Meningitis;
> 6. Hydrocephalus internus occlusus nach narbig ausheilender Ventrikelinfektion und Aquäduktverschluss;
> 7. Chronisches Subduralhämatom;
> 8. Liquorfistel bei Frakturen des Os frontale mit Rhinoliquorrhoe (= Nasenträufeln), bei Schädelbasisfrakturen mit Otoliquorrhoe (= Ohrträufeln);
> 9. Epileptiforme Krampfanfälle infolge Hirn-/Duranarbe.

Geschlossenes SHT

Allgemeine Definition: Verletzungsbedingte strukturelle Schädigung des Gehirns und seiner Häute ohne Kontinuitätstrennung der Dura mater (gedeckte Verletzung).

Pathogenese: Diese Hirnverletzung beruht entweder auf der Einwirkung stumpfer Gewalt und ist somit objektinduziert, oder aber sie ist nicht objektinduziert (s. o.).

Morphologie: Die resultierenden Hirnschäden können fokal oder diffus sein.

Zerebrale Kontusionsherde

Definition: Fokale, vorwiegend im Kuppenbereich der Hirnwindungen von Frontal- und Temporalpol gelegene Schäden bei schwerem SHT (Abb. 19.16).

Pathogenese: Die Kontusionsherde werden weniger durch den Aufprall des Gehirns selbst ausgelöst als vielmehr durch die Sogwirkung auf das Gehirn beim Zurückschnellen. Die Zone mit dem maximalen negativen Druck liegt etwa im Bereich der mittleren Rindenschichten. Dort reißen das Hirngewebe und die darin befindlichen Gefäße ein (Rindenprellungsherd, Kontusionsherd). Dies geschieht zuerst an einem Bezirk, welcher der Auftreffläche gegenüber liegt (Gegenstoßherd), weil das Gehirn beim Aufprall von dort weggerissen wird. Unmittelbar danach entsteht an der Aufprallstelle ein Stoßherd. Gelegentlich ist der Gegenstoßherd (contre-coup) größer als der Stoßherd (coup). Das bevorzugte Auftreten der Kontusionsherde im Frontal- und Temporalpol liegt daran, dass dort Hirngewebe wegen fehlendem Liquorkissen unmittelbar der Schädelbasis aufliegt (Impressiones digitatae!).

Morphologie: Im Gegensatz zu den ischämischen Läsionen, bei denen auch die Windungstäler betroffen sind, entstehen die Prellungsläsionen vorwiegend auf den Hirnwindungskuppen. An diesen Stellen kommt es zu oberflächlichen Blutungen, und das betroffene Parenchym geht zugrunde und wird resorbiert. Stets findet sich eine begleitende Subarachnoidalblutung. Schließlich bleibt ein bräunlich verfärbter, keilförmiger Defekt der Windungskuppen zurück, dessen Ränder und Grund durch die Hämosiderinablagerung braungelb sind. Dieser Defekt wird als „Schizogyrie" bezeichnet. Wenn die einwirkenden Scherkräfte sehr groß sind, so können auch tiefer gelegene, oft bilaterale Kontusionsherde entstehen, die zu Blutungen in die parasagittale weiße Substanz, in die Balkenformation und die benachbarten tieferen Kortexschichten führen.

Diffuser Axonschaden

Definition: Häufigste Ursache für ein traumaassoziiertes Koma bei fehlender intrakranieller Blutung in Form einer diffusen Schädigung des Marklagers.

Pathogenese: Die Läsion beruht darauf, dass Zug- und Scherkräfte in großen Arealen auf das Marklager einwirken, bis die Axone unterbrochen sind.

Morphologie: In den betroffenen Arealen findet man neben einem diffusen Ödem große Mengen eosinophiler, runder Axonkugeln, die sich später wieder zurückbilden. Dieses Ödem wird manchmal von diskreten Läsionen in den dorsolateralen Quadranten des rostralen Hirnstammes und im Corpus callosum begleitet, die anfänglich hämorrhagisch, später weich und granulär erscheinen. Nach Wochen bis Monaten blasst die weiße Substanz ab und schrumpft, so dass ein Hydrocephalus internus e vacuo entsteht. Innerhalb von Monaten degenerieren die langen Faserbahnen in Großhirnhemisphären, Hirnstamm und RM; die Markscheiden atrophieren und verschwinden.

✚ **Klinisch** kann es zu erheblichen kognitiven Einbußen kommen.

Vaskuläre Schäden

Definition: Schädigung intraparenchymatöser Hirngefäße im Rahmen eines SHT.

Pathogenese: Wirken bei einem SHT Zug- und Scherkräfte auf das Gehirn ein, so können die Gefäße (Arterien, Venen, Kapillaren) der weißen Substanz geschädigt werden, so dass es um diese herum blutet. Diese Läsionen sind in der Regel mit einem perifokalen Hirnödem vergesellschaftet und kommen in folgenden Varianten vor:
- *primäre Markblutungen* infolge Gefäßzerreißung im Marklager von Frontal-/Temporallappen; gelegentlich Ventrikeldurchbruch;
- *Duret-Berner-Blutungen:* Rotationstrauma trifft infolge Abscherwirkung gegenüber dem Großhirn vor allem den Hirnstamm. Dort findet man Kontusionsherde an der Oberfläche sowie radiär um den Aquädukt; periventrikuläre Rhexisblutungen aus kleinen Arterien, in Brücke, Mittelhirn oder Medulla oblongata.

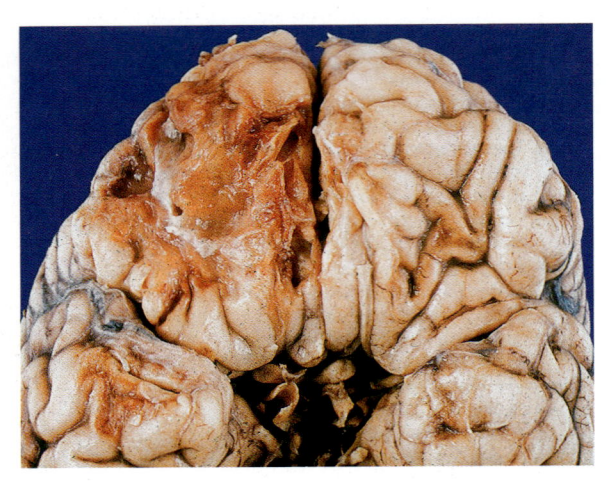

Abb. 19.**16** **Rindenprellungsherde** (Kontusionsherde) bei stumpfem Schädel-Hirn-Trauma im basalen Stirnlappengebiet.

Klinik: Bei leichter, gedeckter frontobasaler Hirnschädigung ist wegen der Olfaktoriusschädigung eine ein- oder beidseitige Riechstörung typisch, während bei ausgedehnter frontobasaler Hirnschädigung Wesensveränderungen (Antriebsminderung, Affektlabilität, sexuelle Enthemmung, Kritiklosigkeit) auftreten.

Sofortkomplikationen:
1. Akutes Subduralhämatom;
2. Akutes Epiduralhämatom.

Spätkomplikationen:
1. *Sekundäre hypoxämische Infarkte* in Umgebung eines Kontusionsherdes;
2. *Perifokales Spätödem* nach mehrtägigem freiem Intervall (s.o.);
3. *Apallisches Syndrom* wegen großräumigem Zerfall der Marksubstanz und Ablösung der Hirnrinde;
4. *Chronisches Subduralhämatom*;
5. *Posttraumatischer Parkinsonismus* bei symmetrischer Substantia-nigra-Läsion;
6. *Posttraumatische Boxer-Enzephalopathie* (= Dementia pugilistica) wegen jahrelanger Hirnkontusionen mit Gewebeveränderungen wie bei präseniler Demenz.

19.1.3.2
Spinaltrauma

Verletzungen der Wirbelsäule und des RM treten häufig vor allem bei Verkehrs-, Reit- und Tauchunfällen auf. Auch sie können durch direkte Gewalteinwirkung von äußeren Objekten hervorgerufen werden oder als indirekte Traumafolge auftreten. Man unterscheidet des Weiteren indirekte RM-Schädigungen von indirekten.

Offene RM-Verletzung

Definition: Direkte RM-Läsion mit Kontinuitätstrennung des Duralsacks und offener Verbindung des RM-Gewebes mit der Außenwelt.

Pathogenese: Diese Verletzungen sind wegen der geschützten RM-Lage im Wirbelkanal selten und werden durch Stich- oder Schussverletzungen ausgelöst. Sie führen fast immer zu einer Querschnittslähmung.

Morphologie: Zusätzlich zu Trümmerzone, Quetschzone und Reaktionszone findet sich noch eine Zone grobspongiös-ödematös aufgelockerten Gewebes („Lückenfeld") mit zahlreichen Axonkugeln (S. 1041). In den folgenden Wochen gehen die distalen Abschnitte der durchtrennten Nervenfasern auf dem Weg der sekundären Waller-Faserdegeneration zugrunde (auf- und absteigende Strangdegeneration, Abb. 19.17). Die Abräumung der Axon- und Myelinzerfallsprodukte wird mit einer Vermehrung faserbildender Astrozyten und einer gliösen Narbe (Fasergliose) abgeschlossen.

Klinik: meist Querschnittssymptomatik, Paraplegie.

a Brustmark Th6

helle Bezirke: Degenerationsherde

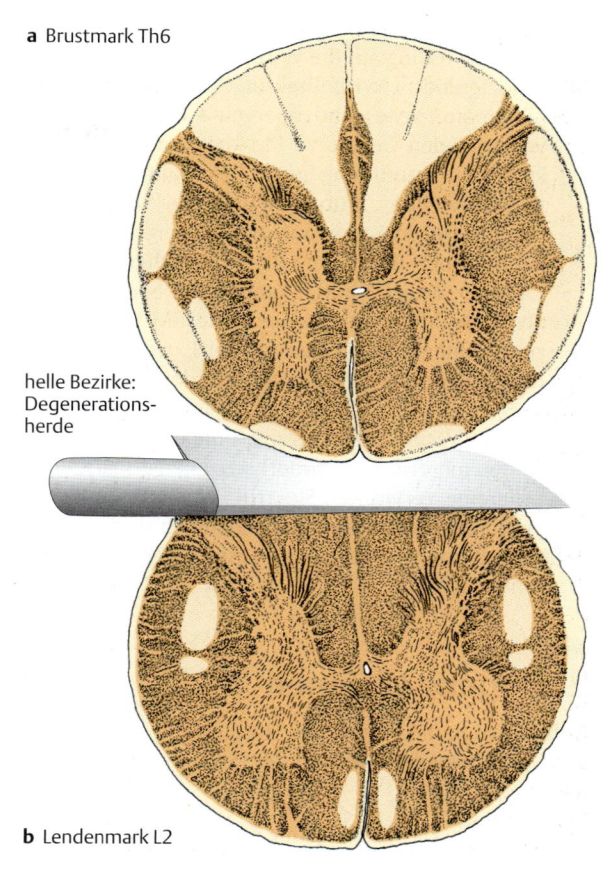

b Lendenmark L2

Abb. 19.17 **Waller-Degeneration** am Beispiel einer traumatischen Rückenmarkdurchtrennung. Helle Bezirke = Degenerationsherde:

Geschlossene RM-Verletzung

Definition: Indirekte, meist fokale RM-Schädigung nach einer Verletzung und/oder Schädigung von Wirbelkörpern.

Pathogenese: Meist ging der Läsion eine akute Hyperflexion oder -extension voraus, die zu einer Subluxation, Fraktur und/oder Dislokation der Wirbelsäule führt.

Morphologie und Folge einer RM-Verletzung hängen wesentlich von deren Mechanismus ab:
- *Schleuder-, Rotationstrauma:* Bei Kinnhaken oder Auffahrunfällen schnellt der Kopf wie eine Peitschenschnur nach hinten (Peitschenschlagphänomen) → Zerrung und Zerreißung zervikaler Nervenwurzeln und Gefäße mit Rhexisblutungen und Halsmarknekrosen.
- *Stauchungstrauma:* Bei Sturz auf die Füße oder auf das Becken werden die Halswirbelsäule und das Halsmark gegen die Schädelbasis gestaucht → Rhexisblutungen und Nekrosen in der grauen Substanz des Halsmarks. Bei der Ausheilung bleibt oft neben dem Zentralkanal eine Zyste zurück (= posttraumatische Syringomyelie).

- *Traumatische Paraplegie:* Eine umschriebene Gewalteinwirkung auf die Wirbelsäule führt über eine dislozierende Wirbelfraktur zu RM-Blutungen (= Hämatomyelie) und über eine Kompresion der versorgenden Gefäße zu RM-Nekrosen. Die konsekutive Durchtrennung langer Faserbahnen führt zur Axonschwellung, Blutungen und Infarkten mit langfristiger Degeneration auf- und absteigender Faserbahnen ober- und unterhalb der Schädigungshöhe.
- „Spinaler Schock": Initial kann auch bei einer geringen Gewalteinwirkung, die keine RM-Schäden erzeugt, eine schlaffe Lähmung der Extremitäten auftreten. Sie klingt nach einigen Stunden langsam wieder ab und wird als Funktionsstörung der peripheren und supraspinalen (extrapyramidalen) Afferenzen an den motorischen Vorderhornzellen erklärt.
- „Migraine cervicale": Sie tritt Wochen nach dem Trauma auf und wird wahrscheinlich durch Wandveränderungen oder Dauerspasmen der Vertebralarterien ausgelöst.

19.1.3.3 Radiogene Läsionen

Definition: Verletzungen des Hirngewebes durch iatrogene oder exogene Bestrahlung (Strahlenenzephalopathie).

Pathogenese: Das Gehirn zählt zu den strahlenempfindlichen Geweben. In Abhängigkeit von der applizierten Strahlendosis können Nekrosen des Gehirngewebes auftreten. Sie werden gelegentlich durch gleichzeitige Behandlung mit Zytostatika begünstigt. Nach Verabreichung einer Strahlendosis von 50–70 Gy entwickelt sich im Bestrahlungszentrum eine Nekrose, die von Gehirngewebe mit reaktiven Veränderungen umsäumt wird. Dabei sieht man auch Leukozyteninfiltrate, Gefäßeinsprossungen, Verkalkungen und meist auch eine „frühe" Strahlenvaskulopathie (S. 153). Nach mehrmonatiger Latenz kann sich im Gehirn wegen einer „späten" Strahlenvaskulopathie eine radiogene Spätnekrose entwickeln.

19.1.4 Frühkindliche Läsionen

Definition: Bezeichnung für Hirnschäden, die intrauterin oder perinatal entstanden sind (prä- und perinatale Hirnschäden) und folglich das noch unreife Gehirn betroffen haben. Unter dem Begriff „infantile Zerebralparese" (= Little-Syndrom) werden klinische Endzustände solcher Hirnschäden zusammengefasst.

Inzidenz: 3 : 1000; steigend, weil mit der Intensivierung geburtshilflich-neonatologischer Maßnahmen immer mehr hirngeschädigte Kinder die ersten Lebensjahre überleben.

Pathogenese: Das Gehirn ist zum Zeitpunkt der Geburt noch unreif und die Großhirnrinden noch weitgehend unbemarkt. Bei Frühgeborenen ist das Risiko einer pränatalen Hirnschädigung aus folgenden Gründen um ein Mehrfaches höher als bei Reifgeborenen:
- *unreifes Atemzentrum* → Funktionsunfähigkeit;
- *dünnwandige Hirngefäße* → Gefäßfragilität;
- *Leberunreife* → insuffiziente Bilirubinausscheidung (S. 102);
- *Leukozytenmangel:* Leukozyten werden erst ab der 16. Schwangerschaftswoche gebildet.

Deshalb führen die in Tab. 19.1 zusammengestellten und oft zusammenwirkenden Noxen zu einer infantilen Zerebralparese. Dabei steht oft folgende pathogenetische Kettenreaktion im Zentrum: Frühgeburt → Sauerstoffmangel → ischämische Hirngefäßschädigung (vor allem der V. thalamostriata) → perinatale Hirnblutung (vor allem unter der Außenwand der Seitenventrikel).

Morphologie: Typisch sind folgende Gehirnläsionen:
- *Ulegyrie (Narbenwindungen):* Diese Läsion spielt sich wegen einer ischämischen Schädigung in der prä- oder perinatalen Periode an der primär regelrecht angelegten Großhirnrinde ab und manifestiert sich bevorzugt im Versorgungsgebiet der A. carotis interna und A. cerebri media. Sie betrifft vor allem die Windungstäler. Histologisch wird der Nervenzelluntergang durch eine Fasergliose ersetzt.
- *Lobäre Sklerose:* In diesem Fall erstreckt sich die ischämische Schädigung nicht nur auf die Hirnrinde, sondern bezieht auch größere Anteile der Marksubstanz eines Lappens mit ein, vorwiegend im Versorgungsgebiet der großen Hirnarterien. Histologisch wird der Nervenzelluntergang durch eine Fasergliо-

Tabelle 19.1 **Infantile Zerebralparese:** Ätiologische Faktoren

Sauerstoffmangel:
- Plazentainfarkt, -infektion
- vorzeitige Plazentalösung
- Nabelschnurumschlingung
- Geburtsasphyxie
- Fruchtwasseraspiration

Geburtstrauma:
- intrapartale Schädelkompression mit Einriss der
  - Brückenvenen im Tentoriumbereich
  - V. cerebri magna oder thalamostriata
- RM-Kompression

Intoxikationen:
- mütterlicher Diabetes mellitus
- Schwangerschaftsgestose
- Tokolytika (Wehenhemmstoffe)
- Icterus gravis neonatorum

Pränatale Infektionen:
- virale Meningoenzephalitis
- Toxoplasmose
- Listeriose
- CMV-Infektion

Blutgruppenunverträglichkeit mit:
- intravasaler Hämolyse
- Bilirubinintoxikation

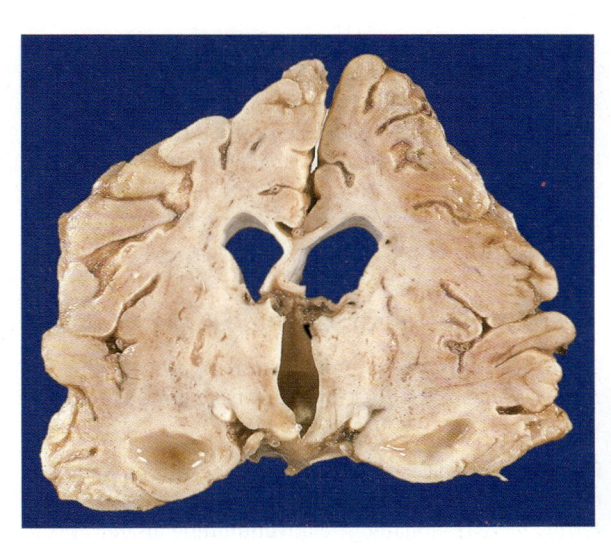

Abb. 19.18 Perinatale Hirnschädigung: rechtsbetonte Hemisphärenatrophie (rechter Seitenventrikel weiter als links).

se ersetzt. Dehnt sich die Rindenatrophie (z. B. bei einseitigem perinatalem Karotisverschluss) über eine gesamte Großhirnhemisphäre aus, so resultiert eine „Hemiatrophia cerebri" (Abb. 19.18).
- *Porenzephalie:* Als Folge einer perinatalen Ischämie oder Traumatisierung entsteht bevorzugt im Versorgungsgebiet der A. cerebri media ein trichter- oder höhlenförmiger Defekt in der Marksubstanz der Großhirnhemisphären. Die resultiernden Höhlen sind glattwandig, liquorgefüllt und reichen von der Hirnoberfläche bis ins Ventrikelsystem.
- *Hydranenzephalie:* Dies ist die extremste Form einer Hirndurchblutungsstörung. Dabei gehen, meist infolge doppelseitigem Karotisverschluss bei erhaltener Basilarisversorgung (Nabelschnurumschlingung!), beide Großhirnhemisphären bis auf Reste des Okzipitallappens und Teile der Stammganglien zugrunde, und das Großhirn wird in eine mit Liquor gefüllte Blase umgewandelt.

Im Gegensatz zu den bisher genannten Schädigungsmustern führen die beiden folgenden Schädigungsmuster zu einer charakteristischen klinischen Symptomatik:
- *Status marmoratus:* Ursache: Geburtsasphyxie. Makroskopisch imponiert die Narbenbildung im Striatumgebiet marmoriert, was histologisch auf einen Ersatz des Parenchymdefektes durch remyelinisierte Axone und Axongeflechte sowie Gliafasern zurückzuführen ist. Klinik: doppelseitige Choreoathetose.
- *Status dysmyelinisatus:* Ursache: oft Kernikterus (S. 515). Histologisch handelt es sich um eine Parenchymnekrose im Pallidumbereich mit einer diffusen Gliafaserwucherung und partieller Entmarkung.

✚ Klinik: Die infantile Zerebralparese fällt auf wegen Athetose, Rigor mit extrapyramidalen Bewegungsstörungen und spastischer Parese. Je nach Lokalisation des Hirndefektes kommt es zu unterschiedlichen Fehlsteuerungen des Muskeltonus und der Bewegungskoordination:
- *Tetraspastik* infolge Hirnrindenschädigung,
- *Tetraspastik mit rigidem Muskelhypertonus* wegen Mitbeteiligung der Stammganglien,
- *Athetose* mit unkoordinierten überschießenden Bewegungen und abruptem Tonuswechsel wegen Stammganglienschädigung (Abb. 19.19),

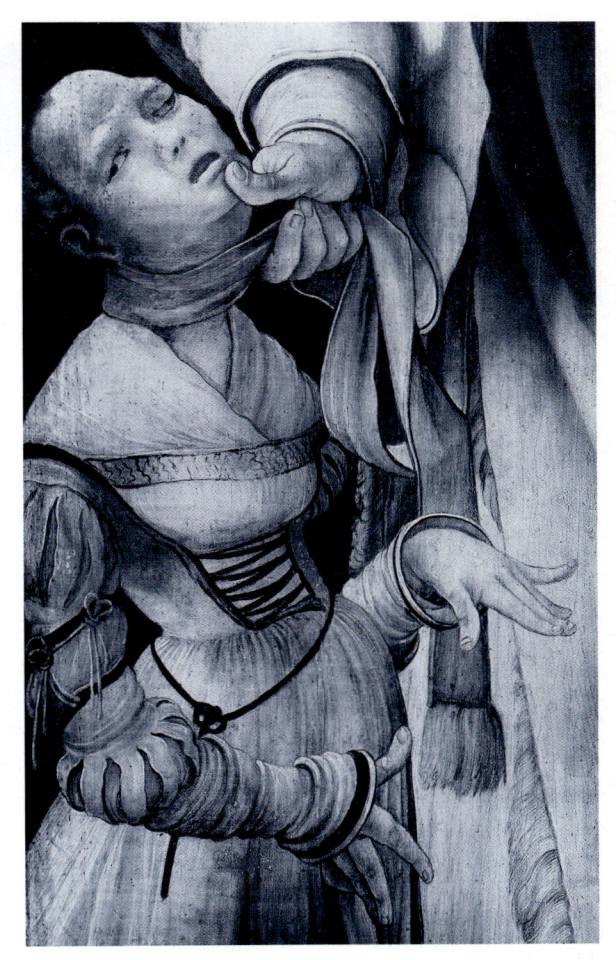

Abb. 19.19 Spastische Diplegie mit athetotischer Komponente. Typisch sind Bajonettstellung der Finger, Strabismus divergens und mangelhafte Kopfkontrolle. Ausschnitt aus dem Cyriakus-Altar von Matthias Grünewald (1509 n. Chr.). Dargestellt ist das „Auf-Teufel-komm-raus"-Korrekturbedürfnis der Nichtbehinderten am Beispiel der vom „bösen Geist" befallenen Tochter des Diokletian, welcher der Heilige Cyriakus mit seiner Stola den bewegungsunkontrollierten Kopf fixiert und mit dem Daumen gewaltsam den Mund öffnet, damit der Teufel entweichen kann (Original: Städelsches Kunstinstitut, Frankfurt a. M.).
Literarisch hat W. Shakespeare (1564–1616) die frühkindliche Zerebralparese in seiner Tragödie Richard III. beschrieben. Darin klagt Richard: „Ich, um dieses schöne Ebenmaß verkürzt, von der Natur um Bildung falsch betrogen, entstellt, verwahrlost, vor der Zeit gesandt" (also Frühgeburt) „in diese Welt des Atmens" (Unreife des Atemzentrums), „halb kaum fertig gemacht, und zwar so lahm und ungeziemend, dass Hunde bellen, hink ich wo vorbei" (also Hemiplegie).

- *spastische Halbseitenlähmung* (= Hemiplegie) wegen Schädigung der kontralateralen Großhirnhemisphäre,
- *Ataxie* mit mangelhaft koordinierter Muskelaktivität wegen Kleinhirnschädigung,
- *Verschlusshydrozephalus* wegen perinataler Matrixblutung.

Therapie: Durch Erkennung und Behandlung der Zerebralparesen im frühesten Säuglingsalter mit Hilfe der von Bobath und Vojta entwickelten Methoden ist eine Besserung des Behinderungsgrades zu erreichen. Dabei werden dem Kind Bewegungsmuster antrainiert, mit denen es später eine „Ersatz-Statomotorik" aufbaut.

19.1.5
Funktionelle Läsionen

Orthologie der Blut-Hirn-Schranke: Diese Schranke schützt das Hirngewebe bis zu einem gewissen Grad a) vor einem Substratüberangebot, b) vor unkontrolliertem Einstrom von Flüssigkeit, Ionen und hydrophilen Proteinen sowie c) vor toxischen Stoffen. Die Schrankenfunktion fehlt lediglich in einigen Gebieten des Hypothalamus (Nucleus supraopticus und paraventricularis, Infundibulum, Neurohypophyse, Eminentia mediana) sowie der Area postrema der Medulla oblongata, Epiphyse und im Stroma der Plexus chorioidei. Träger der Schrankenfunktion sind die zerebralen Gefäßendothelien. Sie haben folgende 3 Eigenschaften:
- *Pinozytose:* nur geringgradig,
- *selektiver Transport* wegen sättigungsfähigem Enzymsystem in der lumenseitigen Zellmembran,
- *Zellabdichtung* wegen flächenhaftem Zellabschluss mittels Schlussleisten (Zonulae occludentes).

Stoffe, welche die Endothelschicht überwunden haben und in die angrenzenden, von Basalmembranen besetzten Räume gelangt sind, verteilen sich nahezu ungehindert im Extrazellulärraum des Hirngewebes. Von den inneren Liquorräumen (Ventrikelsystem) ist das Hirngewebe durch die Ependymzellschicht getrennt. Diese Zellen kontrollieren den Stofftransport in beiden Richtungen, sind aber im Vergleich zu den Endothelzellen der Blut-Hirn-Schranke durchlässiger. Eine dichte Schranke liegt dagegen in der Epithelzellschicht der Plexus chorioidei vor. Sie bildet das strukturelle Korrelat der Blut-Liquor-Schranke.

19.1.5.1
Hirnödem

Allgemeine Definition: Diffuse oder lokale pathologische Flüssigkeitsvermehrung im Gehirn, die zu einer Volumenzunahme des Hirngewebes führt und eine intrakranielle Druckerhöhung nach sich ziehen kann. Ursächlich unterscheidet man die nachstehend besprochenen Formen.

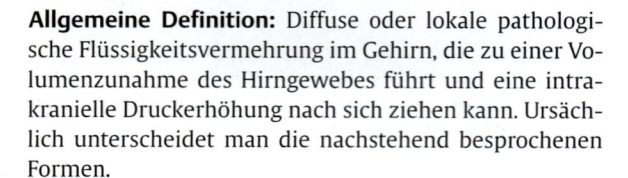

Vasogenes Hirnödem

Definition: Durch primäre Schädigung der Blut-Hirn-Schranke mit konsekutiv erhöhter Kapillarpermeabilität entstandene abnorme Flüssigkeitsansammlung im Gehirn. Häufigste Hirnödemform, die sich insbesondere in der weißen Substanz manifestiert.

Pathogenese: Diese Hirnödemform entsteht fokal in der Umgebung von Herdprozessen (Perifokalödem) wie Hirntumoren, Hirninfarkten, Verletzungsherden, Massenblutungen, Abszessen, entzündlichen Granulomen sowie parasitären Erkrankungen und breitet sich von hier kontinuierlich über die Extrazellulärräume auf die Hirnsubstanz aus, zunächst gleichseitig, danach über den Balken auch auf die Gegenseite. Nach hypoxischer oder toxischer Schädigung der Blut-Hirn-Schranke kann das vasogene Hirnödem auch von Anfang an diffus über das gesamte Gehirn verteilt sein.

Interstitielles, hydrozephales Ödem

Definition: Durch Liquorabfluss mit Hydrocephalus internus ausgelöstes Einströmen von Liquor ins Hirngewebe.

Pathogenese: Diese Hirnödemform entsteht dadurch, dass bei Liquorabflussstörungen mit Hydrocephalus internus die ATP-abhängige Natriumpumpe an der apikalen Oberfläche der Ependymzellen sistiert, so dass Liquor ins Hirngewebe einströmt.

Zytotoxisches Hirnödem

Definition: Durch Zellschädigung bedingte abnorme Flüssigkeitsverschiebung vom Intra- in den Extrazellulärraum wegen Zusammenbruch des zerebralen Energiestoffwechsels.

Pathogenese: Dieses Ödem beruht entweder auf einer hypoxisch-ischämischen Ganglienzellschädigung oder auf einer toxischen Schädigung vor allem der Astrozyten durch verschiedene Zellgifte wie Zyanid, CO und $HgCl_2$. Als Folge davon bricht der zerebrale Energiestoffwechsel zusammen, die Ionenpumpen fallen aus, so dass Flüssigkeit aus den Gehirnzellen ausströmen kann.

Folgeschäden

Ödemausbreitung: Sie findet beim vasogenen und interstitiellen Hirnödem vorwiegend in der Marksubstanz statt, weil sich hier die Extrazellulärräume zwischen Markfasern und Gliazellen ohne weiteres ausweiten lassen. In den grauen Substanzen wie Hirnrinde dagegen bleiben die Extrazellularräume eng, weil hier die überschüssige Flüssigkeit sofort von den schwellfähigen Astrozyten aufgenommen wird. Dies geht darauf zurück, dass sie durch Umwandlung lipidgebundenen Speichernatriums in eine freie ionale, osmotisch wirksame Form vermeiden, dass bei der Aufnahme größerer Flüssigkeitsmengen Nervenzellen durch einen verminderten intrazellulären osmotischen Druck zugrunde gehen.

Ödemreversibilität: Sobald die Ursache des Hirnödems beseitigt ist, können die Astrozyten die aufgenommene Flüssigkeit wieder ans Blut abgeben (= reversible Schwellung), wo sie über den Liquor abdrainiert wird. Durch eine ödembedingte Steigerung des intrakraniellen Druckes wird die Hirndurchblutung vermindert. Daher findet man histologisch bei länger bestehendem Hirnödem ausgedehnte Marknekrosen mit irreversiblen Zellschäden

(= Ödemnekrosen). Hirnödeme leichteren Grades führen bei erhaltenen Axonen lediglich zu einem moderaten Zerfall der Markscheiden (= ödembedingte Entmarkung). Wird dieser Zustand überlebt, so wird der Defekt durch Gliafaserbildung gedeckt (= Ödemsklerose).

Hirndruckerhöhung: Bei einer ödembedingten Volumenzunahme kommt es im Schädelbinnenraum zu einem Zuviel an Hirngewebe. Dieses wird zunächst in Richtung der Reserveräume (Subarachnoidal-, Ventrikelräume, basale Zisternen) verschoben, so dass sich diese verkleinern. Sind sie „aufgebraucht", so erhöht sich der intrakranielle Gewebsdruck. Dies hat folgende Konsequenzen:

- *Ausfüllung der Reserveräume:* Abflachung der Hirnwindungen und Verstreichen der Sulci im Großhirnbereich, Kompression des Ventrikelsystems (Abb. 19.**20**).
- *Mittellinienverschiebung* mit Verschiebung von Mittellinienstrukturen wie Ventrikel, Stammganglien, Septum pellucidum und Fornix zur Gegenseite. Dabei kann es im Bereich der Großhirnhemisphären zur Herniation des Gyrus cinguli unter den freien Rand der Falx cerebri kommen (Falxhernie).
- *Transtentorielle Massenverschiebung* (Abb. 19.**21**) in Form einer axialen Verlagerung von Hirngewebe (medialer Temporallappen) aus der mittleren in die hintere Schädelgrube durch den Tentoriumschlitz, was oft von einer Herniation basaler Schläfenlappenanteile und einer oberen Hirnstammkompression begleitet wird. Häufig ist dabei die Herniation des Uncus des Gyrus hippocampalis (Uncushernie). Sie imponiert als Uncusschnürfurche und wird auch als „obere Einklemmung" bezeichnet. Dabei wird der gleichseitige N. oculomotorius gedehnt (Okulomotoriusparese) und der gegenseitige Hirnschenkel am Tentorium cerebelli eingeschnürt (Pyramidenbahnschädigung). Schließlich kommt es zur tödlichen Rhexisblutung in Mittelhirn und Pons.
- *Kleinhirndruckkonus:* Die Verlagerung der Kleinhirntonsillen (Gewebeteile beiderseits des Hirnstammes an der Basalfläche des Kleinhirns) wegen infratentorieller Drucksteigerung aus der hinteren Schädelgrube durch das Foramen occipitale in den Wirbelkanal (Abb. 19.**21**) führt zur „unteren Einklemmung", so dass lebenswichtige Zentren in der Medulla oblongata geschädigt werden und der Tod eintritt.

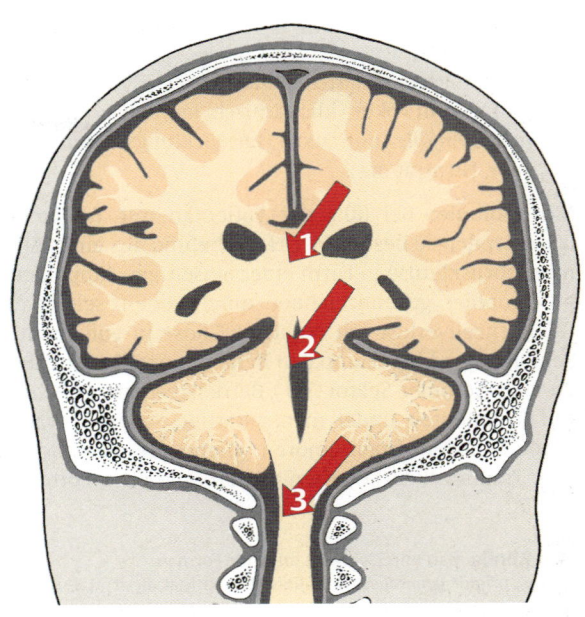

Abb. 19.21 **Hirnherniationen** bei intrazerebraler Raumforderung durch Ödem oder Tumor (Frontalschnitt): 1 = subfalzinäre Herniation des Gyrus cinguli, 2 = transtentorielle Herniation des Uncus und Gyrus hippocampi, 3 = transforaminale Herniation des Zerebellums (Kleinhirndruckkonus).

+ Klinik: Kopfschmerzen, Übelkeit und Sehstörungen (Anisokorie, Miosis, Mydriasis) → Tetraplegie, kortikale Sehblindheit, Dekortikation. Kreislaufstillstand, Atemlähmung bei Medulla-oblongata-Befall.

19.1.5.2
Epilepsie

Definition: Häufige Gruppe ätiologisch und klinisch heterogener Erkrankungen, charakterisiert durch rezdivierende Anfälle wegen plötzlicher, synchroner überschießender Entladung kortikaler Neurone (Krampfanfälle = Anfälle mit motorischer Komponente).

Häufigkeit: häufigste neurologische Erkrankung. Prävalenz (BRD): 800 000 Patienten.

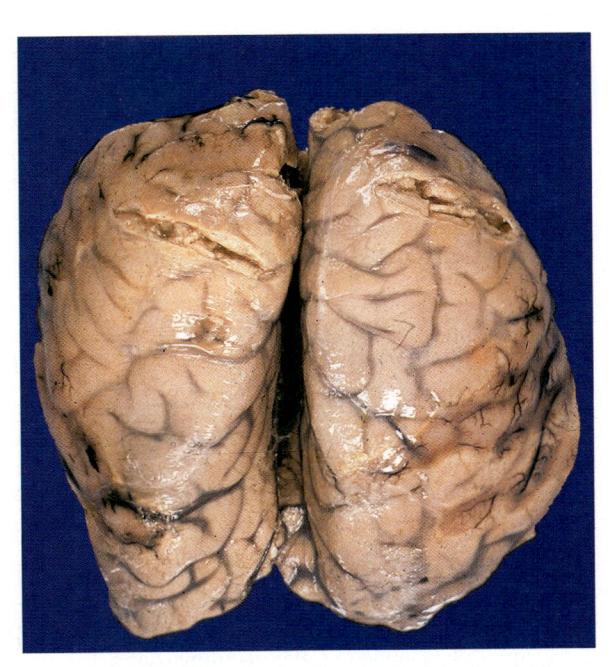

Abb. 19.20 **Hirnödem** mit abgeplatteten Gyri und verstrichenen Sulci.

Pathogenese: Je nach Ursache und Störungsherd unterscheidet man:
- *primär generalisierte Anfälle:* Ursache meist unbekannt, kein Fokus (idiopathisch, familiär),
- *fokale Anfälle:* mit Fokus (Entwicklungsstörung, Tumor, Hirntrauma).

Morphologie: Bei 60% der Patienten mit Temporallappenepilepsie besteht der Hauptbefund aus einer Ammonshornsklerose in Form einer einseitigen Hippokampusatrophie, gekennzeichnet durch einen selektiven Ganglienzellverlust mit reaktiver Gliose in vulnerablen Sektoren des hippokampalen Pyramidenzellbandes (bevorzugt: Sommer-Sektor CA1). Bei den restlichen 40% der Anfallspatienten findet man gutartige, langsam wachsende Schläfenlappentumoren, glioneurale Fehlbildungen, Trauma-/Infarktnarben, Kavernome oder Porenzephalie.

+ Klinik: Man unterscheidet folgende Formen:
- *primär generalisierte Anfälle* (Grand Mal, Petit Mal, Absencen);
- *partielle (fokale) Anfälle* → sekundär Übergang in generalisierte Form. Charakteristisches klinisches Bild je nach Fokuslokalisation. Häufigste Form: Temporallappenepilepsie. Wegen medikamentöser Therapieresistenz neurochirurgische Resektion des epileptogenen Fokus.

19.1.6
Metabolische Läsionen

Allgemeine Definition: Unter diesem Begriff werden nachstehend solche ZNS-Erkrankungen zusammengefasst, die auf eine Störung des Zell- und Gewebsstoffwechsels zurückgehen.

Allgemeine Pathogenese: Die metabolischen Läsionen beruhen auf folgenden Störungen:
- *Enzymopathien* wegen angeborener Enzymdefekte,
- *Mitochondriopathien* wegen angeborener Defekte des Energiestoffwechsels,
- *erworbenen Störungen* des Intermediärstoffwechsels,
- *toxischen Läsionen* wegen Exposition gegenüber giftigen Substanzen.

Grundsätzlich gehören auch solche ZNS-Läsionen hierher, bei denen die Störung des Struktur- und Funktionsstoffwechsels mit einem apoptotischen Nervenzelluntergang verbunden ist. Sie werden als degenerative Gehirnerkrankungen (Systemdegenerationen) bezeichnet und gesondert als „degenerative Läsionen" abgehandelt.

Allgemeine Morphologie: Die meisten metabolischen Läsionen gehen mit einem oder mehreren der nachstehenden Reaktionsmuster (S. 1041) einher: a) spongiforme Dystrophie, b) Speicherzellen, c) Zytoskelettschäden und d) Amyloidablagerung.

19.1.6.1
Kongenitale Enzymopathien

Allgemeine Definition: Sehr seltene, genetisch, morphologisch und klinisch heterogene Gruppe von Erkrankungen, bei denen ein einzelnes Gen betroffen ist („single gene disease").

Allgemeine Pathogenese: Diese Erkrankungen gehen auf folgende Störungen zurück (s. Kap. 2, 3):
- *Aminosäurestoffwechsel:* Prototypen hierfür sind Ahornsirupkrankheit und Phenylketonurie, die mit einer spongiösen Dystrophie und mentalen Retardierung verknüpft sind.
- *Lysosomale Speicherkrankheiten:* Prototyp hierfür sind metachromatische und globoidzellige Leukodystrophie, Gangliosidosen, Sphingomyelinosen, Morbus Gaucher und Mukopolysaccharidosen, bei denen sich neben Ganglienzellschäden oft Leukodystrophien (s. u.) finden.
- *Mitochondriale Enzymopathien* in Form der mitochondrialen Enzephalopathien und Enzephalomyopathien. Prototyp hierfür sind MELAS, MERF, und Morbus Leigh (s. u.).
- *Peroxisomale Enzymopathien:* Prototypen hierfür sind Adrenoleukodystrophie und Zellweger-Syndrom.

Poliodystrophien ☐☐☐

Syn.: mitochondriale Enzephalopathien, Enzephalomyopathien

Definition: Seltene, heterogene Gruppe degenerativer Erkrankungen des Kindesalters, die vor allem die Großhirnrinde betreffen und auf einer mitochondrialen Enzymopathie und nicht auf einer perinatalen Hypoxidose beruhen.

Pathogenese: Ursächlich liegt ein mitochondrialer Enzymdefekt im Glucoseabbau vor, bei der die Pyruvatutilisation der Substratdehyrierung oder der Atmungskette gestört ist (zum Teil infolge Mutation der mitochondrialen DNA). Dies geht meist mit einer Strukturveränderung der neuronalen Mitochondrien (mitochondriale Enzephalopathien) und/oder der Skelettmuskelmitochondrien (mitochondriale Enzephalomyopathien) einher (Tab 19.**2**).

Leukodystrophien ☐☐☐

Definition: Seltene, pathogenetisch heterogene Gruppe von Entmarkungskrankheiten, die im Wesentlichen das ZNS betreffen. auf einer Stoffwechselstörung und nicht auf einer Entzündung beruhen („degenerative Entmarkung").

Pathogenese: Allen Leukodystrophien gemeinsam sind sowohl eine Entmarkung als auch eine Stapelung von lipid-/fettsäurehaltigem Material in Nerven-, Glia- und Schwann-Zellen sowie in Gefäßwandmyozyten. Je nachdem, wie dieses Speichermaterial histochemisch reagiert, unterscheidet man:

Tabelle 19.2 **Poliodystrophien:** Pathogenese, Pathologie und Lokalisation

Poliodystrophieform	Störung	1. Pathologie 2. Lokalisation
Infantile, progressive spongiforme Poliodystrophie (Alpers-Syndrom)	Mutation der mitochondrialen DNA → Pyruvatdysutilisation	1. Spongiforme Dystrophie 2. Hirnstamm
Trichopoliodystrophie	Mutation des MNK-Gens[1] → Kuproenzymmangel → Atmungskettendefekt	1. Atrophie 2. Kleinhirnrinde
Mitochondriale Enzephalomyopathie mit Ragged Red Fibres (MERRF)	Mutation der mitochondrialen DNA	1. Spongiforme Dystrophie; Ragged Red Fibres 2. Groß-, Kleinhirn
Mitochondriale Enzephalopathie mit Lactatazidose und Anfällen (MELAS)	Mutation der mitochondrialen DNA	1. Spongiforme Dystrophie 2. Großhirn
Subakut-nekrotisierende Enzephalopathie (Leigh-Syndrom)	Mutation des SURF-1-Gens[2] → Zytochrom-c-Reduktase-Defekt	1. Spongiforme Dystrophie 2. Hirnstamm, Stammganglien

[1] MNK-Gen = Menke-Gen (Locus: Xq13.3)
[2] SURF-1-Gen = Surfeit-Gen (Locus: 9q34)

- *metachromatische Leukodystrophie* mit Anhäufung von lipidhaltigem Speichermaterial, das sich mit essigsaurem Kresylviolett metachromatisch braun anfärbt;
- *orthochromatische (=sudanophile) Leukodystrophie* mit Anhäufung von lipidhaltigem, Sudan-III-orangerotem Speichermaterial.

Die wichtigsten Leukodystrophieformen sind in Tab. 19.3 zusammengestellt.

Morphologie: Allen Leukodystrophien gemeinsam ist die ausgedehnte, meist diffuse Entmarkung im Groß- und Kleinhirnmarklager. Makroskopisch fällt sie auf durch eine Graufärbung der Marksubstanz sowie durch eine zu weiche (in Frühstadien) oder infolge Gliafaserbildung zu harte Konsistenz (in Spätstadien). Die subkortikale Fibrae arcuatae (=U-Fasern) sowie Balken, Fornix, vordere und hintere Kommissur bleiben vom Entmarkungsprozess oft verschont.

Histologisch ist die Marksubstanz in den betroffenen Bezirken diffus abgeblasst. Bei chronisch verlaufenden Prozessen zerfallen die Myelinscheiden so langsam, dass kaum Myelinabbauprodukte und Myelophagen sichtbar sind. Bei raschem Ablauf der Entmarkung hingegen sammeln sich in Gefäßnähe massenhaft mikrogliöse oder hämatogene Myelophagen (=Fettkörnchenzellen) an (=mobiler Abbau), und sogar die Astrozyten beladen sich mit Myelinzerfallsprodukten (=fixer Abbau). Die Oligodendrozyten sind zunächst erhalten und gehen später zugrunde. Ähnliches gilt auch für die Axone. Resultat: Gewebedefekt mit Zystenbildung im Marklager, der fast ausschließlich von der Astroglia mit konsekutiver Marksklerose gedeckt wird.

19.1.6.2
Erworbene Stoffwechselstörungen

Allgemeine Definition: Recht häufige Gruppe von Struktur- und Funktionsstörungen des Gehirns im Rahmen von Vitaminmangelzuständen und/oder Leber- und Nierenerkrankungen.

Tabelle 19.3 **Leukodystrophien:** Formen und Pathogenese

Leukodystrophieformen (=LD)	Pathogenese
Metachromatische LD (S. 88)	Zerebrosidsulfatasemangel: Sphingolipidabbaustörung, Lipidspeicherung
Orthochromatische (=sudanophile) LD: – globoidzellige LD (=Morbus Krabbe) (S. 87)	Defekt der galactosylceramidspezifischen Galaktosidase → Sphingolipidabbaustörung → Lipidspeicherung
– Adrenoleukodystrophie (S. 24)	Peroxisomendefekt → Abbauhemmung langkettiger Fettsäuren → Fettsäurespeicherung in ZNS-Abräumzellen, Schwann-Zellen und NNR-Zellen
– Aminosäurestoffwechselstörungen (S. 90)	Ahornsirupkrankheit, Phenylketonurie
– infantile spongiforme Enzephalopathie (Canavan-Syndrom)	Aspartoacylasedefekt → N-Acetylasparginatstau → Myelinzerfall
– Alexander-Krankheit	Mutation des GFAP-Gens → Astrozytendysplasie mit Proteolipidablagerung in Astrozytenfortsätzen (=Rosenthal-Fasern) → Myelinzerfall
– zerebrohepatorenales Syndrom (Zellweger-Syndrom)	PRX-1 Gen-Defekt → Peroxisomendysfunktion → u.a. Markscheidenbildungsstörung, ZNS-Fehlbildungen
– Morbus Pelizaeus-Merzbacher	Mutation des Proteolipidprotein (PLP) kodierenden PLP-Gens → Markreifungsstörung kombiniert mit Myelinzerfall

Funikuläre Myelose ☐☐☐

Definition: Durch Vitamin-B$_{12}$-Mangel ausgelöste spinale Strangdegeneration.

Pathogenese: Als wesentlicher pathogenetischer Faktor gilt die B$_{12}$-Hypovitaminose, vor allem im Rahmen der perniziösen Anämie (S. 512), was die Methylierungsprozesse (z. B. basisches Myelinprotein) stört.

Morphologie (Abb. 19.22): Typisch sind unsystematisch verteilte, spongiöse Herde (Lückenfelder) in den RM-Hinter-, -Seiten- und -Vordersträngen. Darin sind die Markscheiden zerfallen, die Axone sind lokal aufgetrieben, und eine Gliazellreaktion führt zu einer faserglitischen Vernarbung. Diese Lückenfelder sind oft Ausgangspunkt weiterer, sekundärer Strangdegenerationen (Waller-Degeneration, S. 1108).

✚ **Klinik:** „launenhafte" Kombination neurologischer Ausfälle: Ataxie, Sensibilitätsstörungen (vor allem Propriozeption), Pyramiden- und Kleinhirnseitenstrang-Ataxie (oft der Perniziosa vorausgehend!), Muskelhypotonie, abgeschwächte Eigenreflexe, Polyneuropathien, eventuell manische oder depressive Verstimmung, amentielle („ohne Verstand") oder delirante Psychose.

Hepatogene Enzephalopathien ☐☐☐

Definition: Gehirnläsionen im Rahmen von terminalen Leberschäden.

Pathogenese: Ursächlich liegen Erkrankungen mit ausgedehnter Zerstörung funktionierenden Leberparenchyms mit entsprechend hohen Blutspiegeln für Stoffwechselgifte wie Ammoniak.

Morphologie: Meist nur Hirnödem. Chronische Hepatopathien mit zirrhosebedingter Mikrozirkulationsstörung gehen vorwiegend mit spongiösen Veränderungen im Striatum und in der Großhirnrinde einher. Bei ihnen sind außerdem Astrozyten mit großen, hellen Kernen und spärlichem Zytoplasma vermehrt (= Leberglia, Alzheimer-II-Gliazellen). Prädilektionsorte: Corpus striatum, Großhirnrinde, Nucleus dentatus.

✚ **Klinik:** Leberinsuffizienz, Leberkoma.

Nephrogene Enzephalopathien ☐☐☐

Definition: Gehirnläsionen im Rahmen von terminalen Nierenschäden.

Pathogenese: Ursächlich liegen Erkrankungen mit ausgedehnter Nierenschrumpfung und konsekutiv hohen Blutspiegeln für Urämiegifte (Harnstoff) zugrunde.

Morphologie: Meist nur Hirnödem. Darüber hinaus finden sich fakultativ herdförmige Ganglienzellnekrosen und Demyelinisierungen.

✚ **Klinik:** Niereninsuffizienz, Somnolenz, Stupor, Krampfanfälle, exogene Psychosen.

19.1.6.3
Neurotoxische Läsionen

Allgemeine Definition: Durch Zellatmungsgifte, anorganische oder organische Verbindungen, Arznei- oder Suchtmittel oder durch Tumorzerfallsprodukte ausgelöste Gehirnschäden.
Einige der resultierenden Vergiftungen – vor allem durch Ethylalkohol - können dabei zu einer der nachstehend besprochenen Krankheitsbilder führen.

Wernicke-Enzephalopathie ☐☐☐

Syn.: Wernicke-Korsakow-Syndrom

Definition: Durch B$_1$-Hypovitaminose ausgelöste Hirnschädigung des Erwachsenen mit der klinischen Trias Psychosyndrom, Augenmuskellähmung und Ataxie.

Prävalenz (bei Autopsie) 100 : 100 000. Manifestationsalter: 30–70 Jahre (♂ > ♀).

Pathogenese: Ursächlich liegt meist eine chronische Alkoholkrankheit, selten eine verminderte gastrointestinale Resorption (Hypoalimentation, Magenresektion, -karzinom) vor. Dies hat zur Folge, dass in der Leber kaum Vitamin B$_1$ aktiviert und gespeichert wird. Darunter leiden die thiaminabhängigen Enzyme wie Pyruvatdehydrogenase, Ketoglutaratdehydrogenase sowie Transketolase und letztlich die Glucoseverwertung im Gehirn.

Morphologie: Die betroffenen Gebiete sind mit petechialen Blutungen übersät und rot-braun verfärbt. Dabei stehen eine Glia- und Gefäßproliferation mit frischen und alten Hämorrhagien (Siderophagen) sowie eine spongiöse Gewebeauflockerung bei relativ gut erhaltenen Nervenzellen im Vordergrund → Atrophie (Mamillarkörper) mit kompensatorischem Hydrozephalus im

helle Bezirke: spongiöse Zerfallsherde

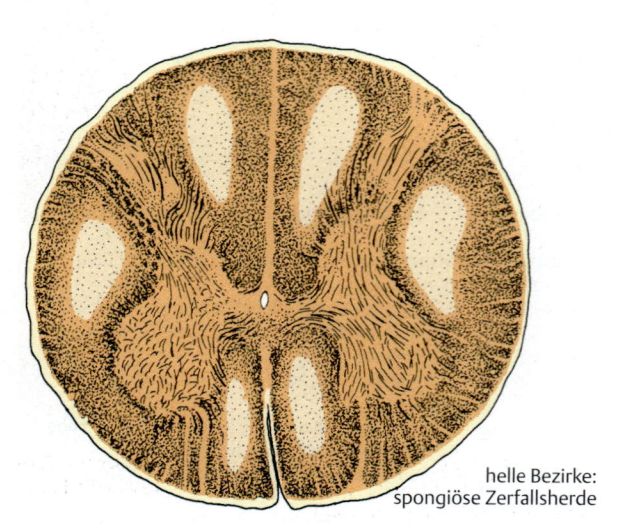

Abb. 19.22 Funikuläre Myelose: Spongiöse Zerfallsherde meist in den Hintersträngen des Rückenmarks.

3. Ventrikel. Prädilektionsstellen (Abb. 19.**23**) sind wie folgt:
- *Corpora mamillaria* wegen der im Gehirn höchsten Transketolaseaktivität,
- *hypothalamische Kerngebiete* in der 3. Ventrikelwandung,
- *untere Vierhügelregion*,
- *Aquäduktumgebung* mit den Okulomotoriuskerngebieten.

Klinik: Mortalität: 10%. Man beobachtet folgende Trias:
1. *Psychosyndrom* mit einer Störung der Merkfähigkeit, Konfabulationen und Desorientierung (Korsakow-Syndrom), Somnolenz, Hypothermie und Hyperhidrose;
2. *Augenmuskellähmungen* mit Doppelbildern;
3. *Zerebelläre Ataxie*.

Therapie: Thiamin i.v.

Zentrale pontine Myelinolyse

Definition: Bilateralsymmetrische, nichtentzündliche Hirnstammentmarkung wegen schwerer anhaltender Hyponatriämie („osmotische Myelinolyse").

Pathogenese: Ursächlich liegt meist eine Elektrolytstörung mit lang anhaltender Hyponatriämie und anschließender aggressiver Infusionstherapie, wobei Alkohol-, Leberkrankheit (Lebertransplantation) und Fehlernährung prädestinieren. Dies hat eine noch ungeklärte Schädigung der Blut-Hirn-Schranke und der Markscheiden im Hirnstammbereich zur Folge.

Morphologie: Die charakteristischen Läsionen bestehen in einer Entmarkung zentraler Teile des Brückenfußes (Abb. 19.**24**) mit Axonschwellung und Astrozytenproliferation. Die Entmarkung kann auf Medulla oblongata und Kleinhirnmark übergreifen.

Klinik: Augenmuskelstörungen (Blickparesen, Nystagmus), Dysarthrie, Dysphagie, Fazialisparese; in schweren Fällen Tetraparese (Pyramidenbahn!) und Somnolenz/Bewusstlosigkeit (Substantia reticularis!), Koma. Hohe Mortalität ($♀ > ♂$).

Zellatmungsgifte

Kohlenmonoxid

Pathogenese (S. 141):
- *Akute CO-Vergiftung:* Das Hirngewebe ist auffällig hellrosa- bis gelborangefarben. Die Piagefäße sind erweitert. Da Pallidum und Substantia nigra reich an Enzymen der Atmungsketten sind, reagieren sie auf einen CO-bedingten O_2-Entzug mit bis zur Nekrose reichenden hypoxischen Schäden. Die Marksubstanz ist mit flohstichartigen Blutungen übersät.

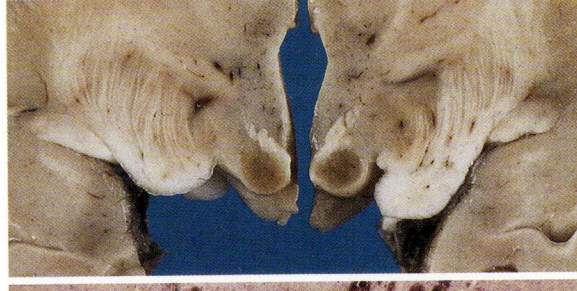

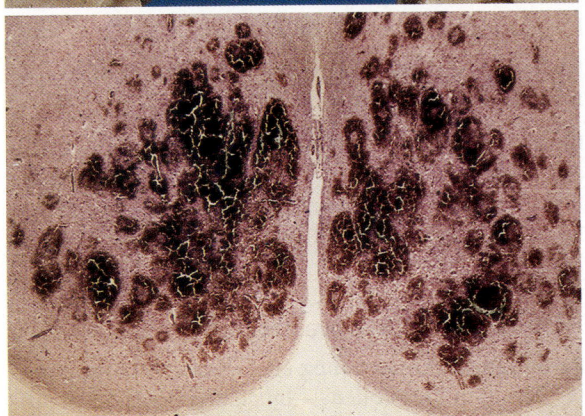

Abb. 19.**23** **Wernicke-Enzephalopathie** bei chronischer Alkoholkrankheit:
a Braune Atrophie der Mamillarkörper (Pfeile);
b ausgeprägte Hämorrhagie in den Mamillarkörpern (Pfeile) (Nissl, Vergr. 1 : 20; Originale: Volk).

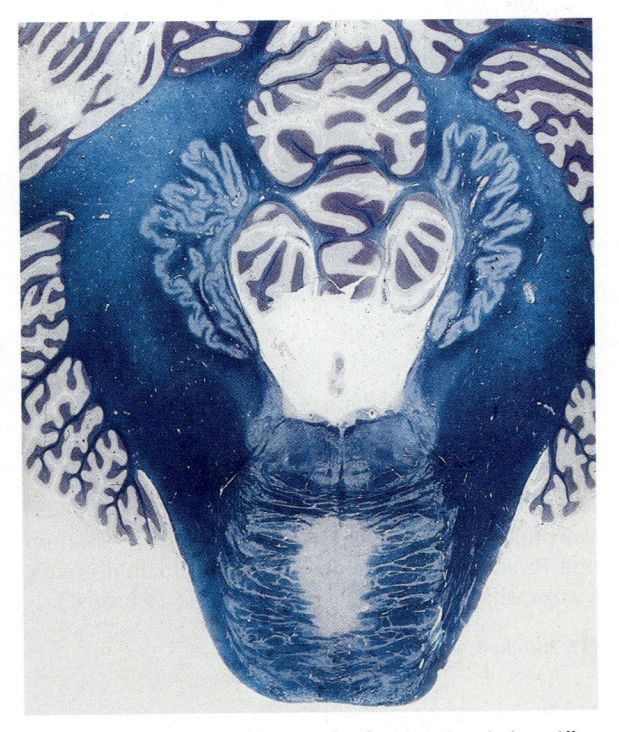

Abb. 19.**24** **Zentrale pontine Myelinolyse** bei chronischem Alkoholismus mit Entmarkung der Brückenmitte (L = Lyseherd; Markscheidenfärbung; Original: Volk).

- *Chronische CO-Vergiftung:* Sie tritt primär oder nach einem symptomfreien Intervall bei einer akuten CO-Vergiftung auf. Im Groß- und Kleinhirnmarklager finden sich Entmarkungen mit reaktiver Astrozytose und Fasergliose (= CO-Leukenzephalopathie).

Klinik: mnestische Störungen, extrapyramidale Symptome, Demenz.

Blausäure

Pathogenese: Die Blausäure (HCN, Cyanid) gehört zu den giftigsten Substanzen; sie wird unter anderem zur Härtung von Metallen verwandt und kommt in Kernen von Steinfrüchten vor. Da HCN rasch mit dem Fe^{3+} der Zytochromoxidase komplexiert, unterbricht es die oxidative Energiegewinnung. Resultat: schwere histotoxische Organhypoxidose.

Morphologie: Bei akuter Vergiftung fällt bei Eröffnung der Schädelhöhle ein „Bittermandelgeruch" auf. Daneben sind Hirngewebe und weiche Häute hyperämisch. Wird sie überlebt, so resultieren hypoxische Zell- und Gewebeschäden bis hin zu großräumigen Entmarkungen.

Anorganische Verbindungen

Blei

Siehe S. 141.

Quecksilber

Pathogenese: Vielseitige Verwendung in Industrie, Gewerbe und Landwirtschaft. Hauptgefährdung: unsachgemäße Abfallbeseitigung und Einleitung in Flüsse.

Morphologie: Nervenzelldegeneration und spongiöse Veränderungen in Groß- und Kleinhirn; Entmarkung der RM-Hinterstränge.

Klinik: Irritabilität, Bewusstseinsstörungen, Unruhe, Intentionstremor, Ataxie, periphere Neuropathie.

Mangan

Pathogenese: Verwendung zur Herstellung von Stahl und Trockenbatterien. Mangan senkt durch Hemmung der Adenylatzyklase den intrazellulären cAMP-Spiegel → Störung der Katecholaminsynthese → ZNS-Störung.

Morphologie: Elektiver Ganglienzellverlust in Striatum und Pallidum. Atrophie der Groß- und Kleinhirnrinde. Mangananreicherung im Plexus chorioidei (Nachweis!).

Klinik: Parkinson-Symptomatik.

Thallium

Pathogenese: Hauptbestandteil von Rattengift, Insektiziden. Störung des Riboflavinstoffwechsels.

Morphologie: Schwellung und Chromatolyse, jedoch keine Zellausfälle an den Neuronen von Großhirnrinde, Pallidum, Substantia nigra und motorischen Vorderhornzellen. Neuronopathie mit Waller-Degeneration und neurogener Muskelatrophie.

Klinik: Alopezie, Ataxie, Lethargie, Polyneuropathie mit Gliederschmerzen, Sensibilitätsstörungen (Parästhesie) und Muskelatrophie.

Organische Verbindungen

Ethylalkohol

Pathogenese (S. 144):
- *Akute Alkoholvergiftung:* Hyperämie der weichen Häute, Hirnödem. Da Ethylalkohol blutdrucksteigernd wirkt, kann eine exzessive Zufuhr bei Hypertonikern eine Hirnmassenblutung auslösen.
- *Chronische Alkoholkrankheit:* Die Läsionen betreffen in erster Linie Nervenzellen oder die Glia sowie die Hirngefäße und/oder die Markscheiden.

Morphologie der ZNS-Läsionen bei chronischer Alkoholkrankheit:
- *Wernicke-Enzephalopathie* (s.o.);
- *zentrale pontine Myelinolyse* (s.o.);
- *Marchiafava-Bignami-Syndrom* (extrem selten) mit Persönlichkeits- und Sprachabbau bis hin zu Demenz, Tremor und Spastik wegen symmetrischer, nichtentzündlicher Entmarkungen in Balken und Großhirn mit gleicher Ätiologie und Histologie wie bei der zentralen pontinen Myelinolyse;
- *Pachymeningeosis haemorrhagica interna* (s.o.);
- *„Alkoholdemenz"* (10% aller Demenzen) wegen Großhirnwindungsatrophie → Störungen von Gedächtnis, Lernen, Beurteilung, Entscheidung und Einsichtigkeit;
- *Kleinhirnataxie* wegen Kleinhirnwindungsatrophie → Rumpfataxie mit Gang- und Balanceunsicherheit.

Phosphorsäureester

Pathogenese: Verwendung als Schädlingsbekämpfungsmittel, Kampfgase. Prototyp: Parathion.

Morphologie: Die Substanz reichert sich im Gehirn, in autonomen Ganglien sowie in den parasympathischen und motorischen Nervenendigungen an → Hirnödem. Nach Überleben der Vergiftung: Axonschwellungen und Entmarkungen.

Aromatische Kohlenwasserstoffe

Pathogenese: Verwendung als organische Lösungsmittel; Toluol in Klebstoffen → Inhalationssucht („Schnüffler").

Morphologie: Schwere Anämie und chronisch hypoxische Hirnschäden bis hin zu Nekrosen und kleinfleckigen Hirnblutungen und später auch Hirnatrophie.

+ Klinik: Koordinationsstörungen, Ataxie und Dysarthrie, toxische periphere Neuropathie.

Methotrexat ▫▫▫

Pathogenese: Nach intrathekaler Verabreichung (Zytostase) und gleichzeitiger Schädelbestrahlung (wegen Schädigung der Blut-Hirn-Schranke) → „disseminierte nekrotisierende Leukenzephalopathie".

+ Klinik: zerebrale Krampfanfälle, neurologische Herdsymptomatik, Koma, Demenz.

Vinca-Alkaloide ▫▫▫

Pathogenese: Als Zytostatika angewandt, überwinden sie die Blut-Hirn-Schranke nicht. Sie wirken über eine Depolymerisierung der Mikrotubuli als Spindelgifte → Hemmung des Axontransportes in peripheren Nerven → neuronale Axondegeneration.

+ Klinik: periphere sensomotorische Neuropathie; Toxizität an Hirnnerven und autonomem Nervensystem.

19.1.7

Neurodegenerative Läsionen

Allgemeine Definition: Unter dem Begriff „neurodegenerative Erkrankungen" werden Erkrankungen zusammengefasst, die meist im Erwachsenenalter manifest werden, progredient fortschreiten und zu Nervenzelluntergängen in weiten Teilen des Gehirns führen. Als Ergebnis eines Summationseffektes fallen diese Prozesse als Verkleinerung eines oder mehrerer ZNS- und/oder PNS-Gebiete auf, was makroskopisch als „Atrophie" imponiert. Die zugrunde liegenden degenerativen Prozesse können sich dabei vorwiegend an funktionell zusammengehörigen neuronalen Systemen abspielen (= Systematrophien).
Die Begriffe „Atrophie" und „Degeneration" werden bei diesen Erkrankungen häufig synonym verwendet. Benutzt man diese Begriffe im strengen Sinne ihrer Definition, so ist dies nicht zulässig. Bei den degenerativen Nervensystemerkrankungen sind nämlich die Nervenzellen nicht nur verkleinert, sondern zusätzlich qualitativ verändert.

Allgemeine Pathogenese: Die degenerativen Erkrankungen des Nervensystems sind häufig genetisch determiniert und erblich; sie treten oft familiär, aber auch sporadisch auf. Ursächlich lassen sich Veränderungen von Strukturproteinen, mitochondrialen Enzymproteinen und Neurotransmittern nachweisen, die letztlich den (apoptotischen) Nervenzelluntergang und damit den neurodegenerativen Prozess auslösen, der sich in folgenden topographischen Verteilungsmustern manifestieren kann:

- *diffuse Degeneration* mit Erfassung zahlreicher neuronaler Systeme (Prototyp: Morbus Alzheimer);
- *Systemdegeneration* mit Bevorzugung bestimmter neuronaler Systeme (Prototyp: amyotrophe Lateralsklerose);
- *Multisystemdegeneration* mit kombinierter Erfassung mehrerer neuronaler Systeme, wobei innerhalb der gleichen Familie die Kombinationen variieren können (Prototyp: striatonigrale Degeneration).

Neuerdings werden die neurodegenerativen Erkrankungen auch nach den zugrunde liegenden Protein-/DNA-Veränderungen klassifiziert. Die 3 wichtigsten Erkrankungsgruppen darunter sind folgende:

- *Tauopathien:* Die Erkrankungen dieser Gruppe gehen mit einer abnormen Phosphorylierung und intrazellulären Aggregation des Mikrotubuli-assoziierten Proteins τ (gr. tau; Genlokus: Chromosom 17) einher, das normalerweise nur in den Axonen der Nervenzellen vorkommt und in den Axontransport involviert ist. Diese abnormen τ-Protein-Aggregate können in Nervenzellen als Neurofibrillenveränderungen oder „Pick-Körper" imponieren, aber auch in Oligodendrozyten (coiled bodies) und Astrozyten (tufted astrocytes, astrozytäre Plaques) auftreten. „Argyrophilic grains" sind τ-Protein-Aggregate in Dendriten, die in der Gallyas-Silberfärbung als kleine, im Neuropil liegende Körnchen auffallen. Wichtige Vertreter der Tauopathien sind: Morbus Alzheimer und Morbus Pick.
- *α-Synukleinopathien:* Für diese Erkrankungsgruppe sind intrazelluläre Aggregate des präsynaptischen Proteins α-Synuklein (Genlokus: 4q21.2–22) typisch, das in die interneuronale Kommunikation involviert ist. Diese Aggregate können in Form von Lewy-Körpern und Lewy-Neuriten in Nervenzellen vorkommen. „Lewy-Körper" sind kugelige eosinophile Einschlüsse aus fibrillären Proteinaggregaten in Nervenzellen, die α-Synuklein und ubiquitinierte Proteine enthalten. „Lewy-Neuriten" stellen gleichartige Proteinaggregate dar, die sich von Lewy-Körpern durch ihre Lage in Neuriten und durch ihr schlauchartig gewundenes Aussehen unterscheiden. Daneben werden auch gliale α-Synuklein-Aggregate gefunden. Wichtige Vertreter dieser α-Synukleinopathien sind: Morbus Parkinson, Lewy-Körper-Demenz und multiple Systematrophie.
- *Triplet-Repeat-Erkrankungen* (= Trinukleotid-Repeat-Erkrankungen): Bei diesem Erkrankungstyp findet sich in bestimmten Genen wie dem Huntington-Gen eine Trinukleotidexpansion (S. 292), so dass eine normale Umsetzung der Geninformation des betroffenen Gens nicht mehr möglich ist. Häufig sind bei diesen Erkrankungen Aggregate der pathologischen Proteine wie dem Huntingtin im Kern betroffener Nervenzellen nachzuweisen. Wichtige Vertreter dieser Gruppe sind: Morbus Huntington, Friedreich-Ataxie und spinozerebelläre Ataxien.

19.1.7.1
Kortikale Degenerationen

Allgemeine Definition: Gruppe neurodegenerativer Erkrankungen, bei denen sich der Krankheitsprozess auf den Kortex konzentriert und klinisch die Demenz im Vordergrund steht. In diese topographisch definierte Krankheitsgruppe gehören:
- *Tauopathien* wie Morbus Alzheimer, Morbus Pick, und frontotemporale Demenz;
- *α-Synukleinopathie* wie Lewy-Körper-Demenz.

Morbus Alzheimer

Definition: Häufigste Demenzerkrankung aus der Gruppe der „Tauopathien" mit Schwerpunkt des neurodegenerativen Prozesses im Schläfenlappenbereich, charakterisiert durch Verfall der geistigen Fähigkeiten (kognitives Defizit) bei relativ geringer, variabler neurologischer Symptomatik.
Je nach Manifestationsalter unterscheidet man.
- *präsenile Demenz*: im Präsenium (40–50 Jahre),
- *senile Demenz* im Senium.

Häufigkeit bei Autopsie: 80% aller dementen Senioren. Inzidenz: zwischen 6. und 7. Lebensdekade drastisch zunehmend. Häufigkeit in Mitteleuropa: etwa 15% aller über 65-Jährigen. Vorkommen: meist sporadisch, seltener familiär (♀ = ♂).

Pathogenese: Formalpathogenetisch sind die Gehirnläsionen beim Morbus Alzheimer (Abb. 19.**25**) charakterisiert durch die Trias: a) senile-Plaques, b) Alzheimer-Fibrillen und c) zerebrale Amyloidangiopathie.
- *Senile Plaques*: Diese bis 100 μm großen Herde im Neuropil finden sich vorwiegend im Kortex und Hippokampus, aber auch im Striatum, Dienzephalon, Hirnstamm und Kleinhirn. Sie bestehen aus Ablagerungen von fibrillenbildendem Amyloid-β-Protein (Aβ). Eine besondere Plaqueform ist der neuritische Plaque. Diese Plaque ist mit dystrophen Neuriten assoziiert, die τ-Protein-Aggregate enthalten. Typischerweise haben einige dieser Plaques einen zentralen Amyloidkern, der von dystrophen Neuriten umringt wird.
- *Alzheimer-Fibrillen* (= neurofibrilläre Bündel, Neurofibrillenveränderungen): Diese agyrophilen fibrillären Auftreibungen des neuronalen Zytoskeletts sind das morphologische Korrelat einer Zytoskelettstörung, die auch für die Veränderungen des τ-Proteins in den neuritischen Plaques verantwortlich ist. Unabhängig von den Plaques aggregiert abnorm phosphoryliertes τ-Protein in Dendriten fibrillär in Form von „Neuropilfäden".
- *Zerebrale Amyloidangiopathie:* Folge der Aβ-Peptid-Ablagerung in den Gefäßwänden → Angiopathie (S. 1055).
- *Granulovakuoläre Degeneration*: Die vakuolenartigen intrazytoplasmatischen Einschlüsse treten vorwiegend in Nervenzellen der Ammonshornsektoren CA1 und CA2 auf und sind ebenfalls Ausdruck einer neuronalen Zytoskelettstörung (S. 1041).

Für die kausale Pathogenese einer Alzheimer-Erkrankung spielen folgende Proteine eine entscheidende Rolle, die im Gegensatz zu den sporadischen Formen bei den familiären Formen bestimmten Mutationen zugeordnet werden können:
- *β-Amyloid-Precursor-Protein* (= APP; Genlocus: 21q11.2-q21) Missense-Mutationen im APP-Gen und Trisomie-21 → früh einsetzende familiäre Alzheimer-Demenz. Das APP ist physiologischerweise in die Zellmembran integriert und weist Strukturhomologie mit bestimmten Proteinaseinhibitoren auf. Es kann nach Spaltung durch die α-Sekretase in eine harmlose lösliche Form übergehen. Wird es jedoch proteosomal über die β- und γ-Sekretase prozessiert, so resultieren die amyloidogenen Aβ-40- und Aβ-42-Peptide aus jeweils 40 und 42 Aminosäuren. Diese Aβ-Peptide polymerisieren, nehmen eine fibrilläre β-Faltblattstruktur an und lagern sich innerhalb des Neuropils als Amyloid zu senilen Plaques ab. Bereits das monomere Aβ-Peptid wirkt auf die Nervenzellen toxisch → Apoptose.
- *Presenilin-1 und -2* (= PS1-Gen, Locus: 14q24.3; PS2-Gen, Locus: 1q31-q42): Diese integralen Membranproteine bilden zusammen mit mindestens 3 weiteren Proteinen (Nicastrin, Pen-2 und Aph-1) den Enzymkomplex γ-Sekretase, der das amyloidogene Aβ-Peptid freisetzt. Mutationen in Presenilin-Genen steigern die Aβ-Bildung → familiäre Alzheimer-Demenz.
- *τ-Protein:* Bei der Alzheimer-Erkrankung wird abnorm phosphoryliertes τ-Protein vom Axon ins Perikaryon und in den Dendritenbaum verlagert, wo es aggregiert und Neurofibrillenveränderungen und dendritische Neuropilfäden bildet. Jahre später gehen die Nervenzellen zugrunde und die zurückbleibenden Neurofibrillenveränderungen imponieren als „Ghost Tangles". Schwerpunkt dieser Veränderungen ist der mediale Temporallappen, der makroskopisch bereits in frühen Stadien atrophiert.
- *Apolipoprotein-E4* (= APOE ε4-Gen; Locus: 19q): Dieses Protein wird als Chaperon-Protein in senilen Plaques und Neurofibrillenveränderungen gefunden. Apolipoprotein-E4 ist an der zellulären Aufnahme und Clearance von Aβ-Peptid über das α₂-Makroglobulin-Rezeptor- / LDL-Rezeptor-assoziierte Protein beteiligt. Sporadische Alzheimer-Fälle sind mit dem APOE-ε4-Allel assoziiert. Dies verschlechtert die Clearance von extrazellulärem Aβ und begünstigt dessen extrazelluläre Polymerisierung. Somit ist das APOE-ε4-Allel der wichtigste genetische Risikofaktor für das Auftreten einer sporadischen Alzheimer-Demenz.

Morphologie: Die Neurofibrillenveränderungen und senilen Plaques entwickeln sich im Verlaufe von 10–30 Jahre vor der Manifestation klinischer Symptome. Sie sind zunächst auf eng umgrenzte Gehirnareale beschränkt, greifen aber progredient in konstanter Reihenfolge auf

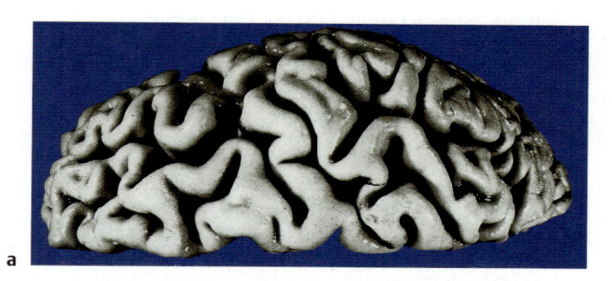

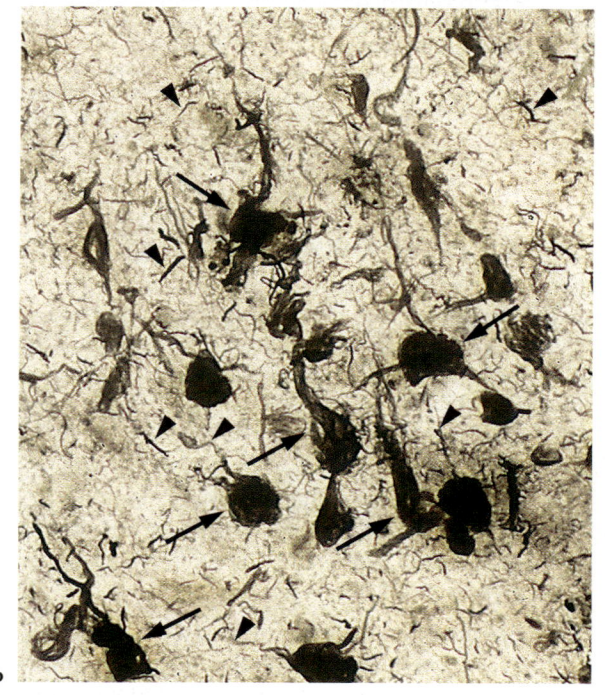

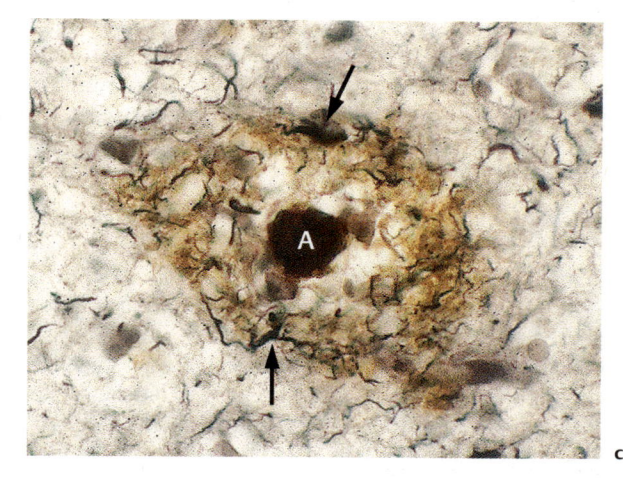

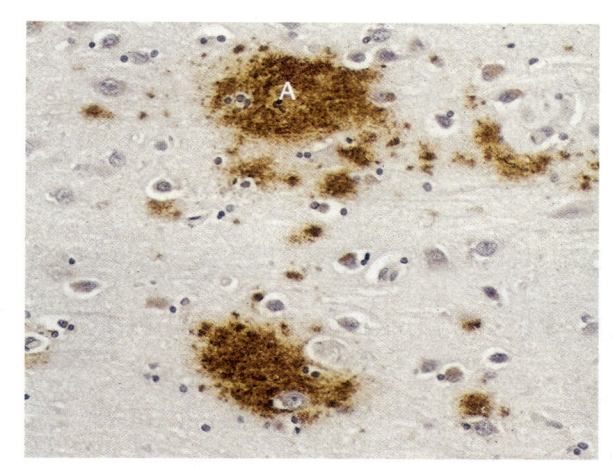

Abb. 19.25 Morbus Alzheimer:
a Kortikale Atrophie mit verschmälerten Gyri und entsprechend verbreiterten Sulci im gesamten Großhirnbereich (rechte Hemisphäre, nach Meningenentfernung);
b Alzheimer-Fibrillen mit flammenartiger Anordnung der Neuropilfäden. Beachte Verbindung zum Perikaryon (Gallyas-Versilberung; Vergr. 1 : 150);
c neuritische Plaque mit dystrophen Neuriten, die aufgetriebene fibrillenartige Einschlüsse (Pfeil) enthalten; zentral Amyloidkern (A) (Gallyas-Versilberung, IH für Antikörper gegen Amyloid-β-Protein; Vergr. 1 : 200);
d diffuse (senile) Plaque mit diffuser Ablagerung von Amyloid-β-Protein (A) (Gallyas-Versilberung, IH; Vergr. 1 : 200).

weitere Hirngebiete über. Dabei korreliert die Ausbreitung der Neurofibrillenveränderungen gut mit der Entwicklung kognitiver Defizite. Obwohl kortikale senile Plaques sowohl bei Alzheimer-Patienten als auch bei nichtdementen alten Menschen auftreten, kommen sie in Kleinhirn und Hirnstamm nahezu ausschließlich bei Alzheimer-Patienten vor.

Makroskopisch dominiert zunächst die Atrophie des medialen Temporallappens. Später wird das ganze Großhirn atroph, was gelegentlich frontal, temporal und/oder parietal akzentuiert sein kann. Die Gyri sind folglich verschmälert und die Sulci entsprechend verbreitert (vgl. Abb. 19.25 a).

+ Klinik: Innerhalb von 5–10 Jahren progrediente Störung höherer Hirnleistungen, Desorientiertheit, Agnosie, Apraxie, Aphasie, letztlich Unfähigkeit Lebensbedürfnisse zu erfüllen → Tod durch Komplikationen.

Morbus Pick

Definition: Seltene Demenzerkrankung aus der Gruppe der „Tauopathien" mit Schwerpunkt des neurodegenerativen Prozesses im Stirnhirn- und Schläfenlappenbereich (= lobäre Sklerose), charakterisiert durch Persönlichkeitsveränderungen (Frontallappenzeichen) und Sprachstörungen (Schläfenlappenzeichen).

Häufigkeit: etwa 5% aller Nicht-Alzheimer-Demenzen. Prävalenz der Frontotemporaldemenzen: 10 : 100 000. Manifestationsalter: 40–60 Jahre. Vorkommen: sporadisch und familiär (♂ > ♀).

Pathogenese: Nur in wenigen Fälle ist das τ-Protein mutationsbedingt verändert. Bei den übrigen Patienten wird es ähnlich wie beim Morbus Alzheimer abnorm phosphoryliert und in Perikaryon und Dendriten verlagert. Allerdings sammelt es sich beim Morbus Pick auch axonal entlang von Faserbahnen an.

Morphologie: Typischerweise ist der Frontal- oder der Temporallappen atrophiert (Abb. 19.**26**). Die betroffenen Rindengebiete sind scharf begrenzt und an Neuronen verarmt. Der Degenerationsprozess wird von einer Astrogliose begleitet. Residuale Ganglienzellen sind teilweise ballonniert (Pick-Zellen) und enthalten teilweise kugelige argyrophile Einschlüsse (Pick-Kugeln). Letztere bestehen aus hyperphosphoryliertem, Mikrotubulin bindendem τ-Protein, dem Stressprotein Ubiquitin, αB-Crystallin und Chromogranin-A. Als Residuum eines Parenchymuntergangs bei unzureichender astrozytärer Deckung kommt später oft noch ein Status spongiosus hinzu.

+ **Klinik:** langsam fortschreitende Erkrankung mit a) Desorientierung und b) Persönlichkeitsveränderung → Einschränkung von Intellekt, Konzentration, Gedächtnis und Sprache, „Verblödung", Demenz.

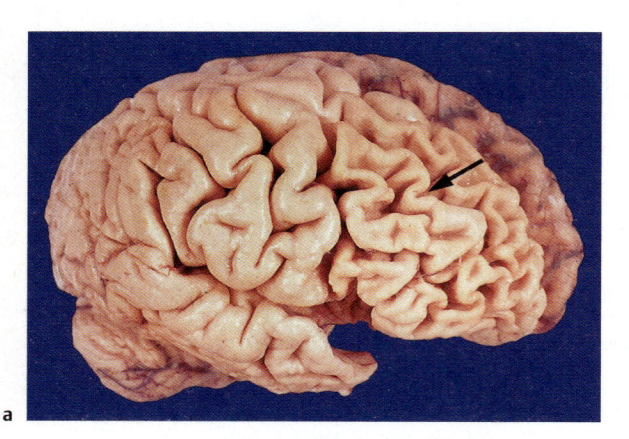

+ **Seltene Formen tauopathischer Demenzen:**
  1. *Frontotemporale Demenz:* Sehr seltene Tauopathie, bei der pathogenetisch Zytoskelettveränderungen mit neuronaler und astroglialer Aggregation von β-Protein entscheidend sind, was bei familiären Fällen mutationsbedingt sein kann. Im Gegensatz zum Morbus Pick finden sich jedoch keine Pick-Kugeln. Betroffen sind vor allem der frontale und temporale Neokortex. Klinik: Demenz mit Parkinson-Syndrom.
  2. *Argyrophilic Grains Disease:* Die „Silberkornkrankheit" macht etwa 5% aller Demenzerkrankungen aus und ist durch eine Zytoskelettstörung der Nervenzellen, Astrozyten und Oligodendrozyten charakterisiert, die entsprechenden Veränderungen finden sich hauptsächlich im Bereich des medialen Temporallappens. Charakteristisch (Abb. 19.**27**) sind die nach Gallyas-Versilberung erkennbaren Silberkörner (argyrophilic grains). Daneben findet sich abnorm phosphoryliertes τ-Protein in Nervenzellen, Astrozyten und in Form keulenartiger Aggregate (coiled bodies) in Oligodendrozyten. Klinik: wie bei Morbus Alzheimer.

Lewy-Körper-Demenz

Definition: Demenzerkrankung aus der Gruppe der α-Synukleinopathien, die durch Lewy-Körper und Lewy-Neuriten charakterisiert ist (= Demenz mit Lewy-Körpern) und somit nosologisch mit dem Morbus Parkinson verwandt ist.

Manifestationsalter: 60.–80. Lebensjahr (♂ : ♀ = 1 : 1).

Pathogenese: α-Synuklein-Aggregate in Nervenzellen in Form von Lewy-Körpern und Lewy-Neuriten führen zu einer Nervenzellschädigung und schließlich zum Untergang von Neuronen, was letztlich für die Entwicklung der Demenz verantwortlich sein dürfte.

Morphologie: Die Lewy-Körper und Lewy-Neuriten finden sich typischerweise in zahlreichen Hirnstammkernen einschließlich Locus coeruleus und Substantia nigra sowie im Kortex, wobei ihr Verteilungsmuster weitgehend demjenigen von fortgeschrittenen Parkinson-Fällen gleicht. Zusätzlich zu kortikalen Lewy-Körpern lassen sich im Kortex oft auch zahlreiche senile Plaques nachweisen, während Neurofibrillenveränderungen zumeist auf Allokortex und limbische Regionen beschränkt bleiben (Abb. 2.**28**, S. 34).

+ **Klinik:** Neben Gedächtnis-, Aufmerksamkeits- und Problemlösungsstörungen dominieren visuelle Halluzinationen. Motorische Störungen, wie sie beim Morbus Parkinson vorkommen, sind recht häufig.

+ **Differenzialdiagnostische** Abgrenzung zum Morbus Parkinson erfolgt hauptsächlich anhand der klinischen Symptomatik. Bei der Lewy-Körper-Demenz steht die Demenz im Vordergrund, beim Morbus Parkinson die motorischen Störungen. Außerdem ist der Nachweis kortikaler Lewy-Körper für die Diagnose der Lewy-Körper-Demenz essenziell.

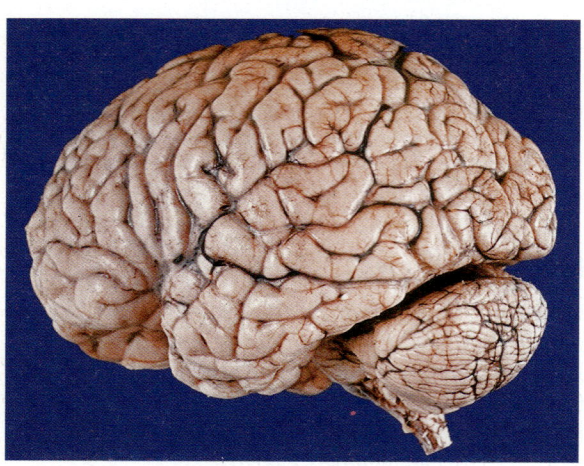

19.**26 Morbus Pick** (präsenile Demenz):
a Stirnhirnatrophie mit schmalen Gyri und breiten Sulci im Stirnhirnbereich (Pfeil) (49-jährige Frau);
b Normalhirn zum Vergleich.

19.1.7.2
Motorische Systemdegenerationen

Allgemeine Definition: Allgemein häufige Krankheitsgruppe, bei welcher der neurodegenerative Prozess Kerngebiete und Bahnen betrifft, deren Ausfälle zu motorischen Störungen führen (= movement disorders). Hier finden sich neben Tauopathien und α-Synukleinopathien auch Triplet-Repeat-Erkrankungen und andere Formen der Neurodegeneration. Bei vielen dieser Erkrankungen zeigen sich neben motorischen Störungen auch deutliche kognitive Veränderungen. Zu diesen „Movement Disorders" gehören:
- extrapyramidalmotorische Erkrankungen,
- spinozerebelläre Degenerationen,
- Motoneurondegenerationen.

EPS-Erkrankungen

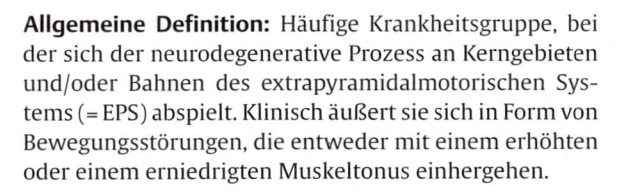

Allgemeine Definition: Häufige Krankheitsgruppe, bei der sich der neurodegenerative Prozess an Kerngebieten und/oder Bahnen des extrapyramidalmotorischen Systems (= EPS) abspielt. Klinisch äußert sie sich in Form von Bewegungsstörungen, die entweder mit einem erhöhten oder einem erniedrigten Muskeltonus einhergehen.

Morbus Parkinson

Syn.: idiopathischer Morbus Parkinson, Paralysis agitans, Schüttellähmung

Definition: Häufige, sich langsam entwickelnde Krankheit mit EPS-Symptomatik aus der Gruppe der α-Synukleinopathien.

Prävalenz: etwa 200:100000. Manifestationsalter: a) „Frühbeginner" < 50 Jahre; b) „Spätbeginner" > 50 Jahre (♂:♀ = 2:1).

Pathogenese: Ursache der Erkrankung sowie eine möglich Beeinflussung durch peristatische und/oder virale Faktoren sind noch ungeklärt. Es wird angenommen, dass ihre Pathogenese ähnlich ist wie bei der Lewy-Köper-Demenz, zumal sie ebenfalls mit der Bildung solcher Korpuskel einhergeht. Damit würde die Aggregation von α-Synuklein und die damit einhergehende Störung des neuralen Zytoskeletts eine pathogenetisch entscheidende Rolle spielen. Im gleichen Sinne sind die Mutationen der sog. PARK-Gene (PARK 1–10) zu werten. Sie werden bei den seltenen familiären Parkinson-Fällen gefunden. Auf die ersten beiden wird näher eingegangen:
- *PARK-1-Gen* (Locus: 4q21.2–22): Es kodiert für das α-Synuklein und ist bei Parkinson-Demenz-Formen mutiert. Dies setzt die Löslichkeit des Proteins herab und steigert seine Aggregationsneigung.
- *PARK-2-Gen* (Locus: 6q25.2-q27): Es kodiert für das Protein Parkin, einer Ubiquitinprotein-Ligase, die das α-Synuklein ubiquitinyliert.

Solche Faktoren bewirken einzeln oder in Kombination mit zunehmendem Patientenalter, dass Nervenzellen im Hirnstamm und Kortex zugrunde gehen. Sie setzen das apoptotische Absterben neuromelaninhaltiger dopaminerger Nervenzellen in der Zona nigra (= compacta) der

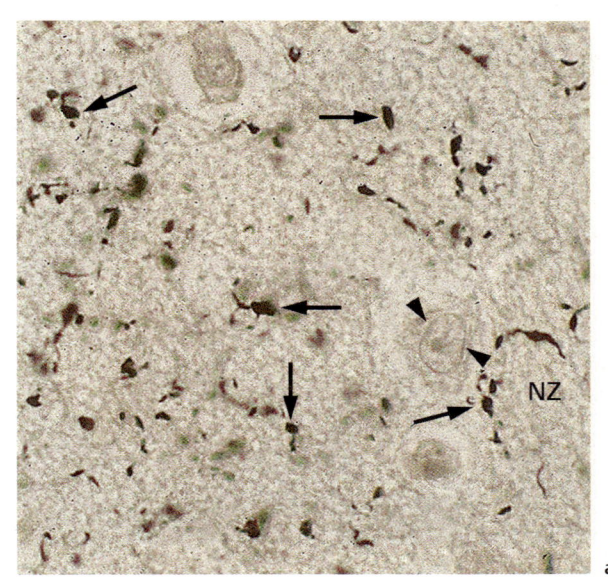

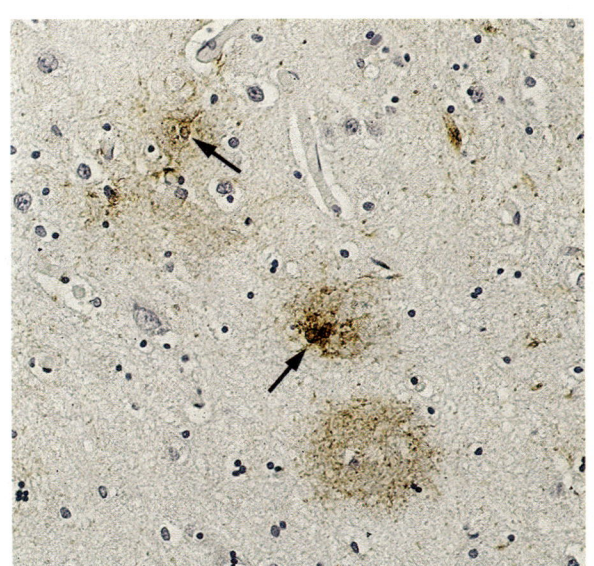

Abb. 19.27 Silberkornkrankheit:
a Argyrophile Körnchen (Pfeile) sind diffus im Neuropil verteilt. Die Perikaryen der Nervenzellen (NZ) sind granulafrei (Gallyas-Versilberung; Vergr. 1:150);
b Astrozytenplaques nach Darstellung durch Antikörper gegen abnorm phosphoryliertes τ-Protein (Pfeil). Die astrozytären Plaques kommen durch das omnipresente, abnorme τ-Protein in allen Fortsätzen und im Perikaryon zustande (IH; Vergr. 1:200).

Substantia nigra in Gang, deren Axone zu dem aus Globus pallidus und Putamen bestehenden Linsenkern ziehen. Deshalb fallen hier die dopaminergen Impulse aus; es entsteht ein Ungleichgewicht der Transmittersubstanzen zugunsten der cholinergen Einflüsse, und das Striatum verarmt an Dopamin. Da die dopaminergen Nervenzellen der Substantia nigra relativ früh befallen werden, macht sich ihr Ausfall klinisch frühzeitig durch EPS-Symptome bemerkbar.

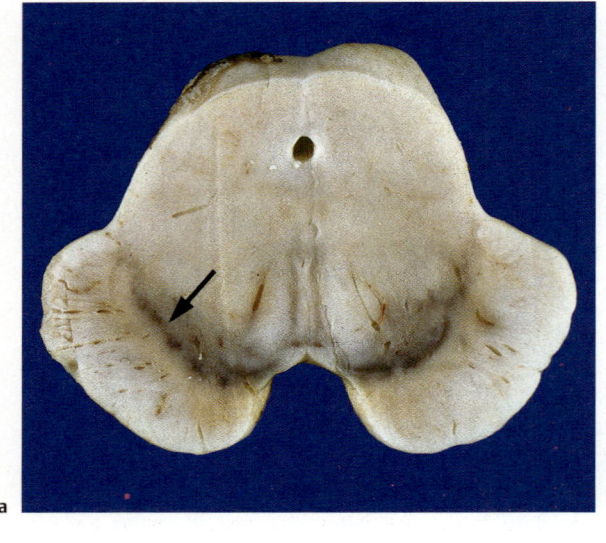

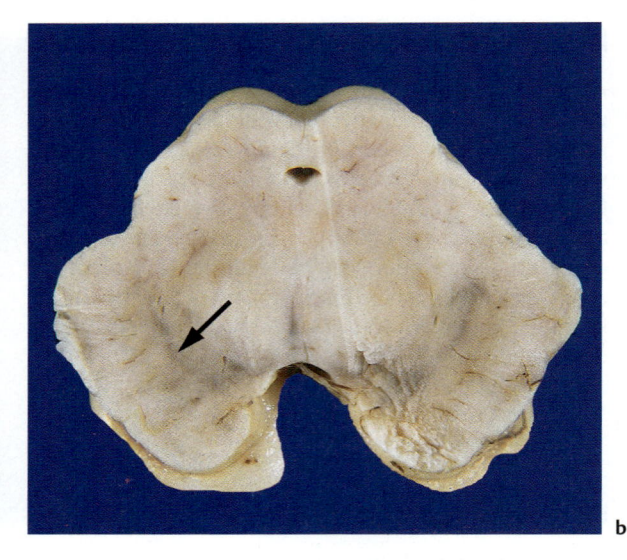

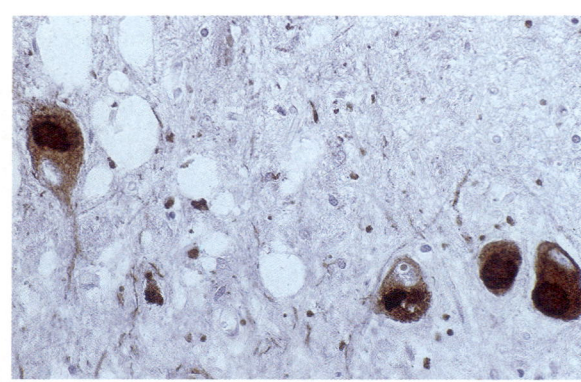

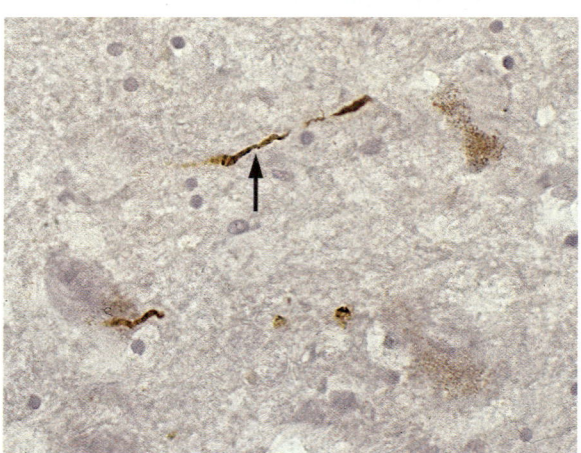

Abb. 19.28 Morbus Parkinson:
a Normale Substantia nigra mit halbmondförmiger bräunlicher Pigmentierung (Pfeil);
b ausgeprägte Depigmentierung (Pfeil) der Substantia nigra bei Parkinson-Patient;
c Lewy-Körper (L): α-Synuklein enthaltende runde Einschlusskörper in Nervenzellen, hier in einer neuromelaninhaltigen Nervenzelle der Substantia nigra. Charakteristisch ist die stärkere Anfärbung der Außenzone der Lewy-Körper (IH, Vergr. 1 : 150);
d Lewy-Neuriten (Pfeil): aufgetriebene, α-Synuklein-positive Proteinaggregate enthaltende Nervenzellfortsätze (IH, Vergr. 1 : 150).

Morphologie: Dieser degenerative Prozess hat zur Folge, dass die Substantia nigra abblasst. Dadurch wird Neuromelanin frei, das sich in der Zona compacta verteilt („Pigmentstreuung") und von Gliazellen phagozytiert wird (Abb. 19.28 a, b). Als Zeichen der Zytoskelettläsion findet man in den Nervenzellen Lewy-Körper und Lewy Neuriten (Abb. 19.28 c, d) und zwar in der Substantia nigra, in weiteren Hirnstammkernen, im Mandelkern und teilweise auch im Kortex.

✚ **Klinik:** EPS-Symptomatik: Tremor, Rigor, Akinese mit Gliederschmerzen und Verstimmungszuständen in der Initialphase und Verarmung an Ausdrucks- und Mitbewegungen, Speichelfluss, Retro- und Propulsionsbewegungen in der Spätphase.

✚ **Therapie:** Sie zielt primär auf die Dopaminsubstitution ab und ist anfangs gut wirksam. Da sich die degenerative Erkrankung auf weitere Hirnrindenareale und Kerngebiete ausdehnt, lässt ihre Effektivität in späteren Stadien nach.

✚ **Sonderform:** *Parkinson-Demenz* (= „Parkinson-Plus"): Etwa 30 % aller Parkinson-Fälle. Sie ist ebenfalls eine α-Synukleinopathie in Form eines Morbus Parkinson mit zusätzlich Demenz und histologischer Alzheimer-Charakteristik in Spätphase.

Tauopathien mit EPS-Symptomatik

Guam-Erkrankung: Seltene erworbene Tauopathie in Form einer klinischen Kombination aus „amyotropher Lateralsklerose und Parkinson-Syndrom mit Demenz" bei Bewohnern der Insel Guam. Vermutete Ursache: ritueller Verzehr von Fledermäusen. Diese vertilgen mit Vorliebe Zikaden, die neurotoxische Substanzen als Pheromone benutzen. Pathognomonisch sind Neurofibrillenveränderungen in Form von Hirano-Körpern (kleinen, länglichen, eosinophilen Körperchen aus mikrotubulusassoziierten Proteinaggregaten in Nervenzellfortsätzen). Bevorzugte Lokalisation der Veränderungen: Substantia nigra, gelegentlich auch Kortex.

Progressive supranukleäre Paralyse (= progressive supranukleäre Lähmung; Steel-Richardson-Olzewski-Syndrom): Prävalenz: 1 : 100 000; 8 % aller Patienten mit Parkinson-Symptomatik.
Diese Tauopathie ist durch eine supranukleäre Ophthalmoplegie, Pseudobulbärparalyse (Dysarthrie, Dysphagie) und akinetisch-rigide Parkinson-Symptomatik mit Demenz charakterisiert. Morphologisch dominieren Neurofibrillenveränderungen (neurofibrillar tangles). Bevorzugte Lokalisation der Veränderungen: Hirnstamm und Kleinhirnkerne, gelegentlich auch Kortex. Manifestationsalter: 65 Jahre.

Kortikobasale Degeneration: Seltene Tauopathie, charakterisiert durch ungeschickte Motorik, Rigidität, Akinese, pyramidale Defizite, aber auch Apraxie und Demenz. Pathognomonisch sind ballonierte Neurone mit abnorm phosphoryliertem τ-Protein. Daneben finden sich astrozytäre Plaques, die von τ-positiven Astrozyten gebildet werden, und neurofibrilläre Tangles. Vorzugslokalisation der Veränderungen: Hirnrinde und Basalganglien (Substantia nigra). Manifestationsalter: 60 Jahre.

Chorea Huntington

Definition: Seltene autosomal dominant vererbte Krankheit, klinisch durch eine progressive Bewegungsstörung und Demenz, histologisch durch eine Striatumdegeneration charakterisiert.

Inzidenz: 0,5 : 100 000. Häufigkeit: 10 % aller Nicht-Alzheimer-Demenzen. Mittleres Manifestationsalter: 35 Jahre (♂ : ♀ = 1 : 1).

Pathogenese: Der Läsion liegt eine Trinukleotidexpansion (S. 292) des funktionell noch ungeklärten Huntington-Gens (Locus: 4 p16.3) zugrunde, was zu einer schweren Stoffwechselstörung und zum Untergang (mit Glutaminsäure-Decarboxylase-Mangel) kleiner Zwischenneurone führt. Die expandierten Triplet-Repeats führen zu Proteinablagerungen im Zellkern (intranukleäre Einschlüsse).

Morphologie: Makroskopisch ist der Nucleus caudatus hochgradig atrophiert, und die Ventrikelvorderhörner sind ausgeweitet (Abb. 19.29). Andere Kerngebiete, wie Thalamus und Globus pallidus, sowie die Hirnrinde zeigen einen nicht ganz so ausgeprägten Verlust an Nervenzellen. Neurochemisch sind vorwiegend die GABA- und cholinergen Neurone betroffen. Daneben sind im Striatum die Enkephaline und die Substanz P vermindert.

> **Klinik:** Das Corpus striatum ist an der Steuerung zielgerichteter Bewegungsabläufe beteiligt. Die Striatumneurone unterdrücken sich wiederholende unwillkürliche Bewegungsmuster und verleihen dadurch den von der motorischen Hirnrinde ausgehenden Bewegungsimpulsen die erforderliche Exaktheit. Bei den Choreapatienten verselbständigen sich diese Bewegungsmuster → Hyperkinese, muskuläre Hypotonie, choreoathetotische Bewegungen. Demenz. Lebenserwartung nach Erstsymptomatik: 10–30 Jahre.

Multiple Systematrophie

Definition: Gar nicht so seltene, kombinierte Systemdegeneration, gekennzeichnet durch versilberbare „gliale Zytoplasmaeinschlüsse" mit typischer Ultrastruktur (Mikrotubuli) und Immunhistochemie (α-Synuklein, Ubiquitin) vor allem in Oligodendrozyten. Pathogene-

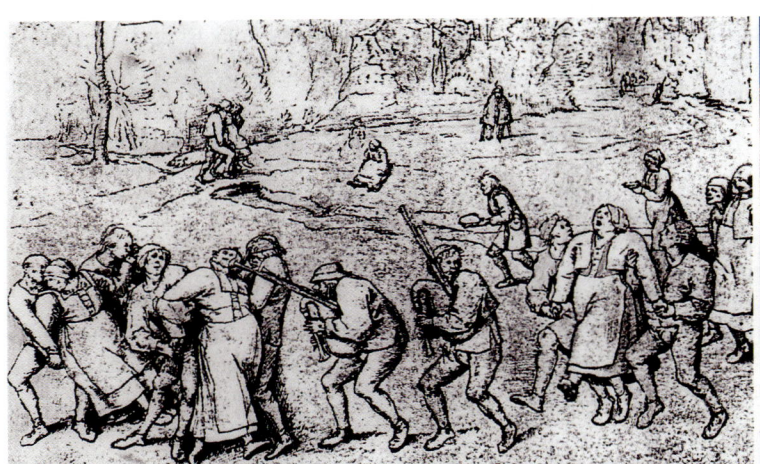

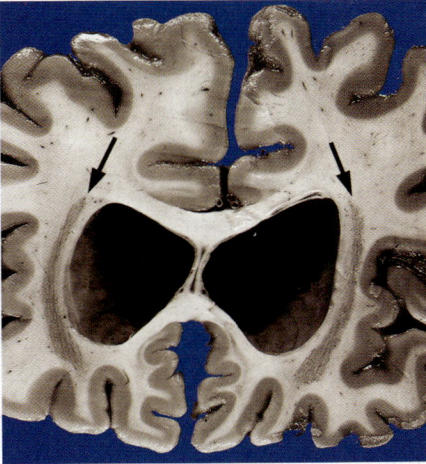

Abb. 19.29 Huntington-Chorea (Chorea major):
a Veitstanz (= Chorea Vitii): So werden die unwillkürlichen Zuckungen und Schüttelbewegungen der Choreapatienten im Volksmund bezeichnet. Sie riefen wegen ihrer induktiven Wirkung auf die Mitmenschen im Mittelalter Massenpsychosen hervor (Pieter Breughel 1556 n.Chr.).
b Huntington-Chorea: Erweiterung der Ventrikel bis in die Vorderhörner, Atrophie des Nucleus caudatus des Streifenkörpers in Kopf- und Körperbereich (Pfeile).

Tabelle 19.4 **Multiple Systematrophie:** Unterformen (Lokalisation, Morphologie, Klinik)

Krankheit	Lokalisation (Nc. = Nucleus)	Morphologie (NZ = Nervenzellen)	Klinik
Striatonigrale Degeneration	Putamen, Nc. caudatus	Gliose der GABA-ergen, zur Pars reticularis substantia nigrae ziehenden Fasern der Putamen-caudatus-NZ	Bewegungsarmut, Rigor, Sprach-, Schluckstörungen, Amimie
Olivopontozerebelläre Atrophie	Kleinhirn, Brücke, Oliva inferior, Kleinhirnseitenstränge, Pyramidenbahnen	Bahnentmarkung, NZ-Ausfälle	Rumpf- und Gangataxie, Entwicklungsverzögerung, Dysarthrie
Shy-Drager-Syndrom	Seitenhörner des RM, Nc. caudatus, Substantia nigra, Hirnnervenkerne	NZ-Ausfall: Nc. caudatus, neuromelaninhaltige Zellen des Hirnstamms, Purkinje-Zellen	progressive autonome Dysfunktion, orthostatische Hypotonie, Extrapyramidalsymptomatik

Tabelle 19.5 **Systemische degenerative Erkrankungen** mit Bevorzugung der spinozerebellären Bahnen und/oder des Kleinhirns

Krankheit	Lokalisation (Nc. = Nucleus)	Morphologie (NZ = Nervenzellen, KH = Kleinhirn)	Klinik
Friedreich-Ataxie (spinozerebelläre Atrophie)	KH-Seitenstränge, RM-Hinterstränge, KH-Purkinje-Zellen	Entmarkung der betroffenen Bahnen, NZ-Ausfälle in Spinalganglien und KH	Tremor, Dysphagie, Rumpf-/Extremitätenatrophie, Areflexie
Ataxia teleangiectasia	KH	Verlust von Purkinje-Zellen und Körnerzellen, Lewy-Körper-artige eosinophile Zelleinschlüsse in Purkinje-Zellen, konjunktivale und dermale Teleangiektasien	Ataxie, Choreoathetose, Strahlensensibilität, hohe Malignomrate
Dentatum-Ruber-Pallidum-Luysi-Atrophie	Nc. dentatus, pallidum, Nc. subthalamicus Luysi, Nc. ruber, oliva inferior	NZ-Ausfälle, axonale Späroide	Ataxie, extrapyramidale Störungen (vorwiegend choreoathetotisch)

tisch ist die „multiple Systematrophie" als eine α-Synukleinopathie anzusehen, die Oligodendrogliazellen betrifft und somit zur Marklagerstörung führt. Neuronale α-Synuklein-Einschlüsse kommen ebenfalls vor und gehen mit einer Nervenzellschädigung einher. Die „multiple Systematrophie" umfasst verschiedene in Tabelle 19.4 zusammengefasste klinische Formen mit unterschiedlichem Befallsmuster.

Spinozerebelläre Degeneration

Allgemeine Definition: Heterogene Krankheitsgruppe, bei welcher der neurodegenerative Prozess in unterschiedlichem Maße Kleinhirnrinde, Hirnstamm, RM und periphere Nerven betrifft und die ein klinisches Spektrum aus zerebellären und sensorischen Ataxien, Spastik sowie sensomotorischen peripheren Neuropathien umfasst (Tab. 19.5).

Spinozerebelläre Ataxien ☐☐

Definition: Gruppe autosomal dominant erblicher Kleinhirndegenerationen (= SCA) und der mit dem Kleinhirn synaptisch verbundenen spinalen Neuronensysteme, die nach dem zugehörigen genetischen Defekt bezeichnet werden.

Pathogenese: Meist liegt eine CAG-Trinukleotid-Expansion unterschiedlicher Länge an verschiedenen Genorten vor (S. 292). Die betroffenen, atypisch strukturierten Proteine sind unter anderem Ataxin 1–3 mit Läsion der SCA-Gene 1–3. Ihre physiologische Rolle ist noch ungeklärt.

Morphologie: Die Nervenzellausfälle variieren innerhalb der einzelnen genetisch determinierten Krankheiten, wobei Kleinhirn und Hirnstamm (vor allem Ponsbereich) betroffen sind. Oft sind in den Nervenzellkernen Ataxinaggregate zu finden. Diagnosestellung durch Mutationsnachweis.

Friedreich-Ataxie ■☐☐

Definition: Seltene, autosomal rezessiv erbliche, spinozerebelläre Degenerationskrankheit, bei der klinisch eine chronisch progrediente Ataxie dominiert.
Inzidenz: 1 : 100 000; Manifestationsalter: 1. Lebensdekade.

Pathogenese: GAA-Trinukleotid-Epansion im FRDA-Gen (Locus: 9q13-q21.1) → verminderte Expression des Genprodukts Frataxin. Da dieses Protein eine (noch ungeklärte) Rolle im mitochondrialen Eisenstoffwechsel hat, löst sein Mangel folgende Reaktionskette aus: mitochondriale Eisenakkumulation → Generierung toxischer Sauerstoffradikale → Mitochondrienschädigung → Auslösung

Motoneurondegenerationen

Allgemeine Definition: Gruppe hereditärer oder sporadischer Erkrankungen, die in variablem Schweregrad folgende Neurone umfasst:
- untere Motoneurone in RM-Voderhorn,
- untere Motoneurone in bestimmten, nicht-okulomotorischen Hirnnervenkernen,
- oberes Motoneuron im motorischen Kortex,

und klinisch durch Atrophie, Schwäche und Faszikulationen der Muskulatur geprägt ist.

Spinale Muskelatrophien

Definition: Seltene, erbliche Krankheitsgruppe mit Degeneration des 2. Motoneurons.

Pathogenese und Morphologie werden bei den „neurogenen Muskelatrophien" (S. 1116) besprochen und sind in Tab. 19.6 zusammengestellt. Im Folgenden wird auf die häufige amyotrophe Lateralsklerose näher eingegangen.

Amyotrophe Lateralsklerose

Definition: Häufige, pathogenetisch heterogene Systemerkrankung (= Motoneuronerkrankung) mit Symptomen der Muskelatrophie und der Pyramidenbahnläsion infolge „Degeneration" des 1. und 2. Motoneurons (= ALS).
Inzidenz: 5 : 100 000; Manifestationsalter: 4.–7. Lebensdekade (♂ : ♀ = 1,5 : 1).

Pathogenese: Sie ist noch weitgehend ungeklärt. Bei der familiären Form = FALS (10%) sind mehrere mutierte Gene bekannt, so das für die Superoxiddismutase kodierende SOD-1-Gen (Locus: 21.q22). Bei den sporadischen Fällen = SALS (90%) sind offenbar verschiedene Umwelttoxine im Spiel, wobei bestimmte mutierte Subszeptibilitätsgene prädisponieren. Allen gemeinsam scheint letztlich ein oxidativer Stress mit konsekutiver Apoptose bestimmter Neurone zu sein. Neben oxidativem Stress besteht auch eine Reduktion der astrozytären Expression des Glutamattransporters EAAT-2.

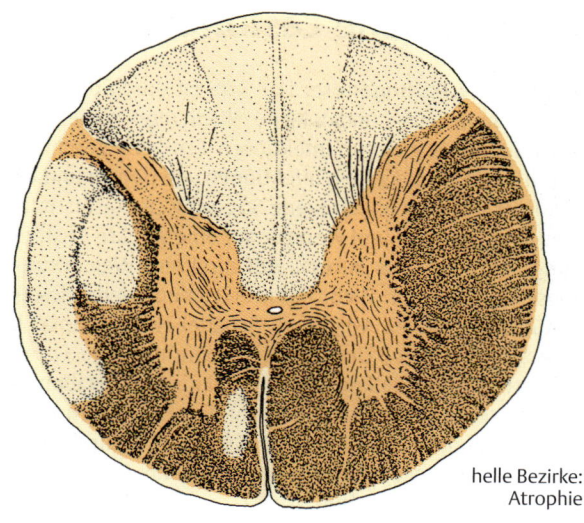

Abb. 19.30 Friedreich-Ataxie (spinozerebelläre Atrophie): Atrophie der Hinterstränge mit Schwerpunkt im Fasciculus gracilis (Goll-Strang). Der Prozess dehnt sich auf den Tractus spinocerebellaris aus und zieht die Pyramidenseiten- und Vorderstränge in wechselnder Weise in Mitleidenschaft (asymmetrisch eingezeichnete Degenerationsherde sind fakultativ) → spinozerebelläre Atrophie.

helle Bezirke: Atrophie

des mitochondrialen Apoptosewegs → Nervenzellschwund.

Morphologie: Degeneration der Kleinhirnseitenstränge und RM-Hinterstränge (Schwerpunkt: Fasciculus gracilis = Goll-Strang) mit entsprechender Entmarkung und Nervenzellausfällen (vor allem in Kerngebieten der Hirnnerven X, XI und XII und im Kleinhirn). Oft kombiniert mit peripherer Neuropathie vom Zwiebelschalentyp (Abb. 19.30). Degeneration des kardialen Reizleitungssystems mit hypertropher Kardiomyopathie.

Klinik: Krankheitsbeginn mit Gang-, Stand-, Extremitätenataxie → Dysarthrie, Störung des Lagesinns und der Tiefensensibilität, Muskelschwäche, Areflexie → Skelettdeformationen wie „Friedreich-Fuß" in Form eines Spreizhohlfußes wegen Muskelschwäche; Kardiomyopathie; Diabetes mellitus (10% der Patienten).

Tabelle 19.6 **Systematische degenerative Erkrankungen** mit Bevorzugung motorischer Systeme

Krankheit	Lokalisation	Morphologie (NZ- = Nervenzellen)	Klinik
Spinale Muskelatrophie	2. Motoneuron	NZ-Ausfälle in RM-Vorderhörnern	
– infantile Form (Werdnig-Hoffmann)			schwere Muskelhypotonie-Atrophie, Ateminsuffizienz
– juvenile Form (Kugelberg-Welander)			Muskelatrophie, Begleitmyopathie
– adulte Form (Duchenne-Aran)			Muskelschwäche/-atrophie
Hereditäre spastische Spinalparalyse (Strümpell)	1. Motoneuron	NZ-Degeneration und -Ausfall im motorischen Kortex, Pyramidenbahndegeneration	spastische Parese (X-chromosomal rezessiv)

Pyramiden-
seitenstrang-
degeneration

Pyramiden-
vorderstrang-
degeneration

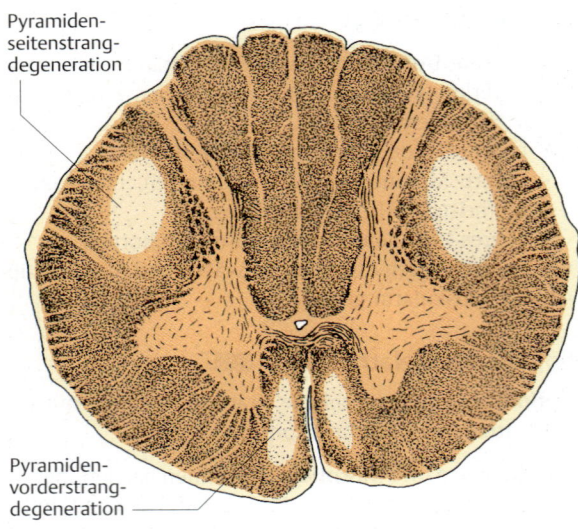

Abb. 19.31 Amyotrophe Lateralsklerose (ALS): Ausfall der großen motorischen Vorderhornganglienzellen mit Verschmälerung des Vorderhornareals, Pyramidenseiten- und -vorderstrangdegeneration.

Morphologie: Sie richtet sich nach dem betroffenem Neuron:
- *1.-Motoneuron-Läsion:* Betroffen sind die Pyramidenzellen der motorischen Hirnrinde (vordere Zentralwindung), die RM-Vorderhornzellen und die Motoneurone des Hirnstamms (Abb. 19.31). Resultat: Demyelinisierung und Atrophie des Tractus corticospinalis.
- *2.-Motoneuron-Läsion:* Betroffen sind die Ganglienzellen der motorischen Hirnnervenkerne und RM-Vorderhörner → Atrophie der Vorderwurzeln mit konsekutiver neurogener Muskelatrophie.
- *Einschlüsse:* Sowohl bei der sporadischen als auch bei familiären Formen trifft man häufig Einschlüsse in Nervenzellen der Substantia nigra und anderen Neuronen an, wo sie als „Lewy-ähnliche Körper" imponieren. Sie bestehen aus ubiquitinierten Proteinen, gelegentlich auch aus Superoxiddismutase, aber *nie* aus α-Synuklein. Weitere intraneuronale Einschlusskörper der Motoneuronerkrankung aus ubiquitinierten Proteinen sind die „Bunina-Körper". Diese finden sich unter anderem in den motorischen RM-Vorderhornzellen und sind wesentlich kleiner als die Lewy-ähnlichen Körper.
- *Glutamattransporter:* selektiv reduzierte Expression des astroglialen Glutamattransporters EAAT-2 (excitatory aminoacid transporter 2).

Klinik: neurogene Muskelatrophie, Faszikulationen, spastische Lähmung, Schluckstörungen, Dysarthrie, finale Atemmuskellähmung → Pneumonie → Tod. Rasch-progrediente Verlaufsvariante: progressive Bulbärparalyse wegen Degeneration des unteren Hirnstamms und der motorischen Hirnnervenkerne.

19.1.8
Entzündliche Läsionen

Allgemeine Pathogenese: Das ZNS ist durch die Schädelknochen, harte und weiche Hirnhäute sowie Blut-Hirn-Schranke gut vor infektiösen Erregern geschützt. Aus diesem Grund gehen Infektionen von Gehirn und RM häufiger auf eine hämatogene Streuung (metastatische Herdenzephalitis) und weniger auf eine direkte Ausbreitung eines Erregers zurück. Auf direktem Weg können diese das ZNS vor allem dann erreichen, wenn dessen schützende Hüllen wegen a) Schädel-Hirn-Trauma, b) Operation, oder c) Umgebungsentzündung wie Osteomyelitis des Schädelknochens beschädigt sind. Haben die infektiösen Erreger jedoch einmal diese Barrieren überwunden und das ZNS-Parenchym erreicht, so sind die lokalen Abwehrmechanismen unzureichend. Dies liegt an folgenden Gegebenheiten:
- Die Immunreaktionen werden allgemein im Gehirn herabreguliert.
- Im Liquorraum finden sich nur wenige Leukozyten und niedere Immunglobulin- und Komplementspiegel.
- Ins Hirnparenchym gelangen physiologischerweise nur wenige Lymphozyten.

Als Folge davon können sich Erreger im Liquorraum und/oder im Gehirnparenchym leicht vermehren und verbreiten. Ein ZNS-spezifischer Entstehungs- und Ausbreitungsweg für eine Infektion besteht schließlich darin, dass sich bestimmte Viren (z. B. Tollwutviren) über das Axoplasma entlang der Nervenfortsätze transportieren lassen und/oder dass die im Gehirn persistierenden Erreger reaktiviert werden. Je nach Lokalisation unterscheidet man nachstehende Entzündungen im ZNS-Bereich:
- *Osteomyelitis:* Eine primäre infektiöse Entzündung des Schädelknochens birgt die Gefahr, dass sie auf die Dura und die Meningen übergreift.
- *Pachymeningitis*: Sie betrifft die äußere Hirnhaut (Dura mater), bezieht den Epi- oder Subduralraum mit ein und manifestiert sich meist als Empyem. Sie entsteht zumeist durch direkte Fortleitung einer bakteriellen Infektion des benachbarten Knochengewebes wie chronische Osteomyelitis und nur selten hämatogen. Die häufigsten Erreger sind dabei Staphylokokken (Staphylococcus aureus).
  - *Epidurale Infektion:* Sie spielt sich zwischen Schädelknochen und Dura mater ab und tritt bevorzugt spinal auf.
  - *Subdurale Infektion:* Sie beansprucht den Raum zwischen Dura mater und Arachnoidea.
- *(Lepto-)Meningitis:* Infektion des Subarachnoidalraumes. Dieser wird von infektiösen Erregern wie Bakterien, Viren, Pilzen und Würmern meist hämatogen, gelegentlich aber auch direkt über eine benachbarte Osteomyelitis, Otitis media oder Paranasalsinusitis erreicht. Häufig wird dabei das Hirnparenchym im Sinne einer Meningoenzephalitis mitbeteiligt.

- *Enzephalitis:* Entzündung des Gehirnparenchyms durch Bakterien, Viren, Pilzen, Protozoen und Würmer. Bei einer Mitbeteiligung der Meningen handelt es sich um eine Meningoenzephalitis.
- *Abszess:* lokal begrenzte, einschmelzende, mit der Zeit abgekapselte Entzündung des Gehirnparenchyms, ausgelöst durch Bakterien, Pilze und Protozoen.
- *Ventrikulitis:* durch Bakterien und Viren ausgelöste Entzündung des Ventrikelsystems. Sie entsteht meist dadurch, dass sich eine Meningitis wegen eines Abszessdurchbruchs oder wegen einer Shunt-Infektion bei Patienten mit Hydrozephalus und Liquordrainage ausgebreitet hat.

Im Folgenden werden die ZNS-Entzündungen in ätiologischer Gliederung besprochen.

19.1.8.1
Bakteriell-eitrige Entzündung

Allgemeine Definition: Dies sind häufige Gehirnentzündungen, die durch Eitererreger ausgelöst werden und klinisch durch einen akuten Verlauf gekennzeichnet sind.

Akute eitrige Meningitis

Definition: Akut dramatisch verlaufende, eitrige Entzündungsreaktion im Subarachnoidalraum wegen darin eingedrungener und ausgebreiteter Bakterien.

Pathogenese: Das Spektrum der auslösenden Erreger hängt vom Alter des Patienten ab. Am häufigsten sind es (bei Erwachsenen) Streptococcus pneumoniae, (bei Jugendlichen) Neisseria meningitidis und (bei Kindern) Haemophilus influenzae, die chemotaktisch Leukozyten (vor allem Neutrophile) in den Subarachnoidalraum anlocken. Bakterielles Zellwandmaterial setzt proinflammatorische Substanzen frei und stört damit die Blut-Hirn-Schranke, so dass das Gehirn über ein Hirnödem anschwillt. Durch den Zerfall der bakterienphagozytierenden Neutrophilen und Makrophagen entsteht ein eitriges Infiltrat und Exsudat. Nach 2–3 Tagen setzt sich das entzündliche Infiltrat aus Neutrophilen, Makrophagen, Lymphozyten und Plasmazellen zusammen. Nach 6 Tagen nimmt die Neutrophilenzahl wieder ab. Das Exsudat (Abb. 19.**32**) bedeckt die Konvexität beider Hemisphären („Haubenmeningitis") und sammelt sich in den basalen Zisternen an. Es kann sich in das Ventrikelsystem ausbreiten und die Liquorresorption so stören, dass ein Hydrozephalus resultiert.

In manchen Fällen kommt in den Meningen noch eine Entzündung arterieller und/oder venöser Gefäße hinzu, meist der oberen Rindenschicht. Die Folge davon sind thrombotische Gefäßverschlüsse mit Infarkten sowie eine (Sinus-)Venenthrombose. Von dieser Meningitis des Kindes- und Erwachsenenalters unterscheidet sich die „Neugeborenenmeningitis" durch häufigere Venenthrombosen und hämorrhagische Infarkte sowie Ventrikulitis mit konsekutivem Hydrozephalus.

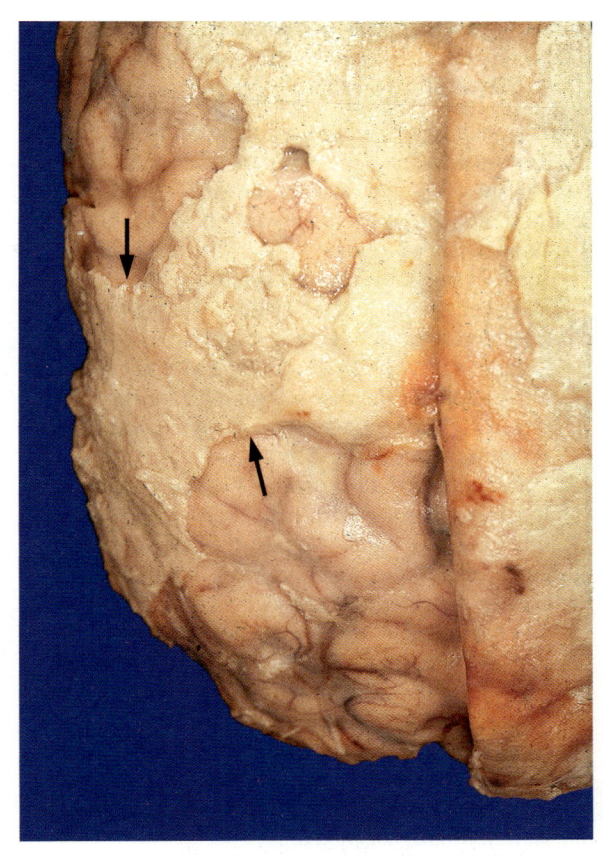

Abb. 19.**32** **Eitrige Haubenmeningitis** (Leptomeningitis purulenta) mit fibrinös-eitrigen Auflagerungen (Pfeile).

Klinik: Kopfschmerzen. Fieber, Nackensteifigkeit („Meningismus"), Übelkeit/Erbrechen, positives Kernig- und Laségue-Zeichen

Komplikationen:
1. **Hirninfarkte** wegen thrombotischer Arterien-/Venenverschlüsse mit persistierenden neurologischen Ausfällen trotz erfolgreicher Antibiotikatherapie;
2. **Eitrige Ependymitis** wegen Übergriff der Entzündung vom Subarachnoidalraum über die Foramina Luschkae und Magendii auf das Ventrikelsystem → Ventrikelempyem (Pyozephalus) → Koma → Tod;
3. **Ependymitis granularis:** postependymitisches, warzenförmige Polster aus Gliafaserfilz im Bereich der Ventrikelwand;
4. **Hydrocephalus internus** wegen narbigem Verschluss der Foramina Luschkae und Magendii.

Hirnabszess

Definition: Lokalisierte, mit der Zeit abgekapselte, einschmelzende Entzündung im Gehirnparenchym.

Pathogenese: Hirnabszesse enstehen
- *direkt* durch Schädel-Hirn-Trauma oder chirurgischen Eingriff;
- *indirekt per contingentatem* (50% der Fälle) durch Fortleitung eines Entzündungsherdes in der Umgebung wie Paranasalsinusitis, Otitis media, Parodontitis apicalis profunda;

- *indirekt hämatogen metastatisch* (25% der Fälle) durch septikopyämische Streuung bei bakterieller Endokarditis, Lungenabszess, Bronchiektasen.

Meist handelt es sich um Mischinfektionen verschiedener Erreger wie anaerobe Streptokokken und Bacteroides. Hirnabszesse bevorzugen die weiße Substanz der Großhirnhemisphären und entwickeln sich in folgender charakteristischer Sequenz:
- *Stadium der fokalen/frühen Zerebritis* (Tag 1–2): Zunächst entstehen lokale Gewebenekrosen mit Bakterien- und Neutrophileninfiltraten.
- *Stadium der (Voll-)Zerebritis* (Tag 2–7): Mit dem Umsichgreifen der Nekrose nimmt die Zahl der Neutrophilen zu. Makrophagen, Lymphozyten und Plasmazellen wandern ein.
- *Frühstadium der Abkapselung* (Tag 7–14): Durch Einsprossen eines kapillarreichen, resorptiven Granulationsgewebes bildet sich eine noch schlecht abgrenzbare „Abszessmembran".
- *Spätstadium der Abkapselung* (> 14 Tage): Die zentrale nekrotische Gewebeeinschmelzung wird durch eine deutliche sog. „Abszessmembran" (Abb. 19.33) aus kollagenfaserbildenden Fibroblasten und glialen Fasern abgegrenzt, die von Makrophagen, Lymphozyten und Plasmazellen durchsetzt ist. Nach außen schließt sich reaktiv verändertes und ödematöses Gehirngewebe mit reaktiven Astrozyten und aktivierten Mikrogliazellen an.

Klinik: Hirnabszesse verdrängen das umliegende Gewebe → „Raumforderung" (Fehldeutung als Tumor!)

Komplikationen:
1. *Diffuse Enzephalitis* wegen Ruptur ins umgebende Gehirnparenchym;
2. *Eitrige Ventrikulitis* wegen Ruptur ins Ventrikelsystem, meist letal;
3. *Intrakranielle Drucksteigerung.*

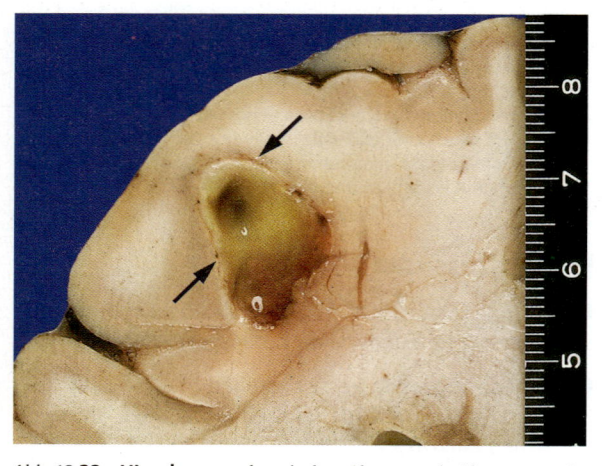

Abb. 19.**33** **Hirnabszess:** chronischer Abszess mit Abszessmembran (Pfeile).

Metastatisch-eitrige Herdenzephalitis

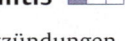

Definition: Sammelbegriff für fokale Hirnentzündungen, die einzeln oder multipel sein können.

Pathogenese: Diese Gehirnentzündung geht von einer durch Bakterien oder Pilze ausgelösten und besiedelten Endokarditis, Bronchiektasen oder einem Lungenabszess aus, die über eine Septikopyämie ins ZNS streuen und dort Arterien und Meningen in Mitleidenschaft ziehen.

Morphologie: Überall dort, wo die Erregeremboli steckenbleiben findet man histologisch disseminierte, entzündliche Gefäßwandinfiltrate, welche zunächst neutrophile Granulozyten und in späteren Stadien auch Lymphozyten enthalten. Diese Läsionen bevorzugen die kapillarreiche graue Substanz.

Komplikationen:
1. *Ischämische/hämorrhagische Infarkte* wegen Gefäßentzündung;
2. *Mykotisches Aneurysma* mit Gehirnblutungen wegen Gefäßarrosion;
3. *Diffuse eitrige Meningitis* wegen Erregerausbreitung.

19.1.8.2

Bakteriell-nichteitrige Entzündung

Allgemeine Definition: Dies sind seltenere Gehirnentzündungen mit klinisch chronischem Verlauf, die durch andere Erreger als durch Eitererreger ausgelöst werden.

Meningoencephalitis tuberculosa

Definition: Chronische oder subakute Meningitis, die durch hämatogene Streuung von Mycobacterium tuberculosis entstanden ist (meist im Rahmen einer Miliartuberkulose).

Pathogenese: Im Gegensatz zur akut eitrigen ist bei der tuberkulösen Meningitis charakteristischerweise die Hirnbasis im Bereiche der Fossa interpeduncularis unter Beteiligung der basalen Zisternen („Basalmeningitis"), der Hirnnerven und der basal verlaufenden Arterien (meist A. cerebri media und deren Äste) betroffen (Abb. 19.**34**).

Morphologie: Makroskopisch ist das Exsudat grau-glasig und von gelatineartiger Konsistenz. Längs der Arterien und Arterienäste findet man kleine, teilweise stecknadelkopfgroße grauweiße Knötchen (= Tuberkel). Die tuberkulöse Entzündungsreaktion greift entlang der Fissura Sylvii beidseits und entlang der Fissura interhemisphaerica auf die angrenzenden Hirnteile über. Histologisch ist sie durch Granulome vom Tuberkulosetyp gekennzeichnet, in denen bakteriologisch (sensitiver mit der PCR-Methode) säurefeste Stäbchen nachweisbar sind.

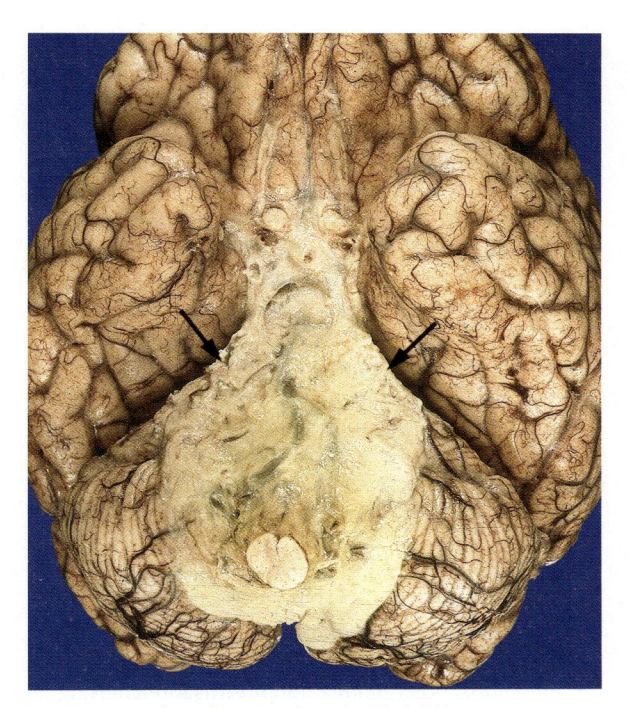

Abb. 19.34 Tuberkulöse Basalmeningitis (Pfeile).

Klinik: subchronischer Verlauf: subfebrile Temperaturen, Kopfschmerzen. Liquor mit Pleozytose, Eiweißerhöhung und niedrigem Glucosespiegel.

Komplikationen:
1. *Anämische Hirninfarkte* in Thalamus, Hypothalamus, Striatum und Parietallappen wegen Einbeziehung der pialen Gefäße (tuberkulöse Arteriitis) in den Entzündungsprozess → neurologische Ausfälle.
2. *Absenkung des Liquorzuckerspiegels* wegen Entzündungsübergriff auf Plexus chorioideus.
3. *Hydrocephalus internus occlusus* wegen Vernarbung des Subarachnoidalraums und konsekutiver Liquorabflussstörung und/oder wegen Begleitependymitis mit konsekutivem Aquäduktverschluss.
4. *Neuritis tuberculosa* mit Hirnnervenausfällen wegen entsprechendem Entzündungsübergriff.
5. *Tuberkulom:* Dies ist eine von Gehirnparenchym und Meningen bindegewebig-gliös abgekapselte Entzündung mit zentraler Verkäsung und Tuberkulosegranulomen am Rande. Sie kann mit der Zeit verkalken und findet sich bei Erwachsenen in den Großhirnhemisphären, bei Kindern häufiger im Kleinhirn. Sie imponiert in der Bildgebung als „Raumforderung" mit typischer Ringstruktur.

Neurosyphilis

Allgemeine Definition: Entzündliche Einbeziehung des ZNS im Sekundär-, vor allem aber im Tertiärstadium der Lues, mit meningovaskulärer oder parenchymatöser Manifestation.

Meningovaskuläre Syphilis

Definition: Treponemeninduzierte chronische Meningitis mit obligatem Entzündungsübergriff auf Meningealarterien und Hirnnerven (Lues cerebrospinalis) sowie fakultativem Entzündungsübergriff auf die Hirnrandzone (Meningoenzephalitis).

Morphologie: Der Übertritt der Spirochäten in den Liquorraum provoziert im Bereich der Groß- und Kleinhirnoberfläche, mit Bevorzugung der basalen Zisternen, eine lymphoplasmazellulär geprägte, granulomatöse Entzündung der Meningen. Diese bezieht fast immer die meningealen Arterien mit konsekutiv obliterierender Intimafibrose, gelegentlich auch die Hirnnerven mit ein.

Klinik der Lues cerebrospinalis: Kopfschmerzen, psychoorganische Symptome.

Komplikationen:
1. *Hirninfarkte* wegen Übergreifen der Entzündung auf Meningealarterien;
2. *Hirnnervenausfälle* wegen Übergreifen der Entzündung auf Hirnnerven;
3. *Hydrocephalus internus* wegen Übergreifen der Entzündung auf Ventrikelwände

Parenchymatöse Syphilis

Definition: Manifestation der Tertiärlues im Hirnparenchym in Form einer Enzephalitis (progressive Paralyse) oder im RM in Form einer Hinterstrangdegeneration (Tabes dorsalis).

Progressive Paralyse: Auf dem Boden einer chronischen Enzephalitis gehen vorwiegend im frontalen Großhirnbereich zunehmend Nervenzellen zugrunde, was von einer Proliferation eisenspeichernder Mikrogliazellen begleitet wird („Paralyseeisen"). Treponemennachweis im Kortex (25 % der Patienten). In der Folge atrophiert die Großhirnrinde, und die Ventrikel weiten sich aus. Außerdem findet man chronisch entzündliche, teils granulomatöse Veränderungen und Verdickungen meningealer Gefäße.

Klinik: psychoorganische Symptome → Demenz; kleine, entrundete, lichtstarre Pupillen (Argyll-Robertson-Pupillen)

Tabes dorsalis: Sie beruht darauf, dass bis zu 20 Jahre nach der Primärinfektion die spinalen Hinterwurzeln mit Beteiligung der Spinalganglien selektiv degenerieren und über eine Waller-Degeneration die spinalen Hinterhörner miteinbeziehen → Entmarkung der RM-Hinterwurzeln und -Hinterhörner (Abb. 19.**35**). Die darüberliegenden Meningen sind vor allem an der dorsalen Seite des kaudalen Thorakalmarkes sowie im Bereich des Lumbalmarkes verdickt und getrübt. Kaum entzündliche Infiltrate im postmortalen Untersuchungsgut. Keine Treponemen nachweisbar.

Klinik: anfallsweise Schmerzzustände, in beide Beine ausstrahlend; lokomotorische Ataxie, Parästhesien.

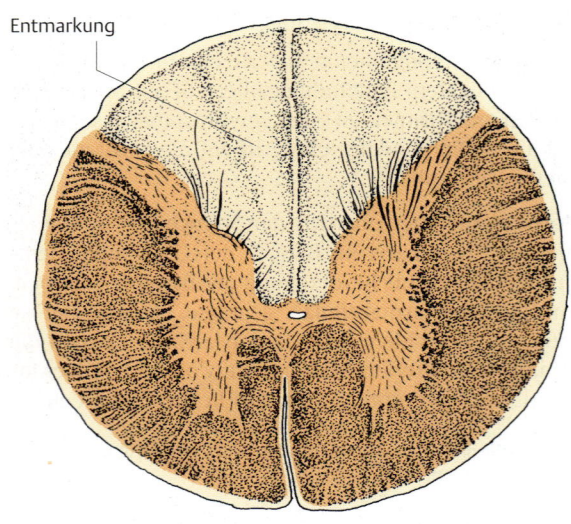

Abb. 19.35 **Tabes dorsalis** mit Degeneration der Hinterstränge in Form des Fasciculus gracilis (Goll-Strang) und des Fasciculus cuneatus (Burdach-Strang).

Borreliose-Enzephalitis

Definition: ZNS-Manifestationen in späteren Stadien einer Borrelieninfektion (= Frühsommermeningoenzephalitis).

Pathogenese: Im Stadium 2 der Borreliose kommt es zu lymphozytärer Meningitis, Polyradikulitis und Hirnnervenbefall. Im Stadium 3 kann sich eine vermutlich immunreaktiv ausgelöste Enzephalopathie/Enzephalomyelitis entwickeln, zu der eine obliterative entzündliche Angiopathie mit Infarkten und eine axonale Neuropathie hinzukommen.

Morphologie: In den Meningen und um kleine Gefäße der grauen Substanz finden sich perivaskuläre Infiltrate aus T- und B-Zellen sowie Plasmazellen und Makrophagen.

19.1.8.3
Virale Entzündung

Allgemeine Pathogenese: Obwohl zahlreiche Viren imstande sind, das ZNS zu befallen, sind klinisch symptomatische Virusinfektionen des ZNS eher selten. Grundsätzlich können dabei die Viren das Gehirn auf folgenden Wegen schädigen:
- *Direkte virale Schädigung:* In diesem Fall können Viren das ZNS entweder über den hämatogenen Weg oder über den axonalen Transport entlang peripherer Nerven und Hirnnerven erreichen und direkt eine Meningitis und/oder Enzephalitis hervorrufen. Dabei weisen einige Viren einen besonderen Tropismus zum ZNS und hier zu besonderen Nervenzellpopulationen auf. Da es manchen Viren gelingt, in Neuronen zu persistieren, sind ZNS-Erkrankungen auch durch Reaktivierung latenter Viren möglich.
- *Indirekte virale Schädigung:* Sie ist die Ursache einer para-/postinfektiösen Erkrankung, bei der die resultierende Enzephalitis zwar in zeitlichem Zusammenhang mit einer systemischen viralen Infektion steht, aber nicht auf einer direkten Virusinvasion des ZNS beruht. Ebensowenig lassen sich entsprechende virale Antigene im Gewebe nachweisen. Solche Entzündungen haben autoaggressiven Charakter und sind durch eine Demyelinisierung und perivaskuläre Ansammlungen von Immunzellen charakterisiert.

Allgemeine Morphologie: Im Gegensatz zu bakteriellen sind virale ZNS-Infektionen durch entzündliche Infiltrate aus Lymphozyten, Makrophagen und Plasmazellen charakterisiert, die häufig perivaskulär liegen. Weitere Charakteristika von Virusenzephalitiden sind:
- *lytische Nervenzellnekrose* mit zentraler Chromatolyse;
- *Neuronophagie* mit Phagozytose untergegangener Nervenzellen;
- *Mikrogliaknötchenbildung* aus Aggregaten aktivierter Mikrogliazellen;
- *Einschlusskörperbildung* durch Virusanreicherung in Nervenzellen, Astro- und Oligodendrozyten;
- *hämorrhagisch nekrotisierende Entzündung* wie bei Herpes simplex und Varizella zoster.

Masern-Enzephalitis

Pathogenese: Das Masernvirus (S. 245) kann am ZNS folgende entzündliche Läsionen hervorrufen:
- *Masern-Einschlusskörperenzephalitis*: Sie entsteht bei Patienten mit geschwächtem zellvermitteltem Immunsystem innerhalb weniger Monate nach entsprechender Virusexposition. Sie ist durch entzündliche, zellreiche Infiltrate mit eosinophilen intranukleären Einschlusskörperchen, die Masernvirusbestandteilen entsprechen, sowie durch perivenöse Entmarkung charakterisiert.
- *Subakute sklerosierende Panenzephalitis (SSPE)*: Diese seltene Masernspätkomplikation tritt etwa 7 Jahre nach der Infektion auf und wird durch eine Masernvirusmutante ausgelöst. Die resultierende chronische Panenzephalitis ist durch ein leptomeningeales, perivaskuläres und parenchymatöses lymphohistiozytäres Infiltrat mit Nervenzellverlust, Astrogliose und Mikrogliaaktivierung charakterisiert.

Klinik: Die Symptomatik variiert mit der jeweiligen Enzephalitisform:
- *Masernenzephalitis*: Kopfschmerzen, Meningismus, Aphasie und andere Herdzeichen;
- *SSPE*: Myoklonien, extrapyramidale Störungen, spastische Lähmung, Demenz, terminale Enthirnungsstarre.

HSV-Enzephalitis

Pathogenese: Eine HSV-1-Infektion (S. 237) ist die häufigste Ursache einer nekrotisierenden Enzephalitis bei immunkompetenten Personen (Inzidenz: 2–4 : 1 000 000). Charakteristischerweise sind beide Temporal- und Frontallappen unter Mitbeteiligung angrenzender Strukturen des limbischen Systems betroffen (nekrotisierende temporobasale Enzephalitis). Nach initialer kapillärer Blutstauung in Kortex und subkortikaler weißer Substanz entwickeln sich perivaskuläre Lymphozyteninfiltrate und hämorrhagische Nekrosen des Hirnparenchyms. Infizierte Nervenzellen enthalten intranukleäre Einschlusskörper und werden durch Neuronophagie abgeräumt. Im Überlebensfall, bleibt ein zystischer Defekt mit randständiger Gliose und diskretem Lymphozyteninfiltrat zurück. Erregernachweis mittels Immunhistochemie oder PCR.

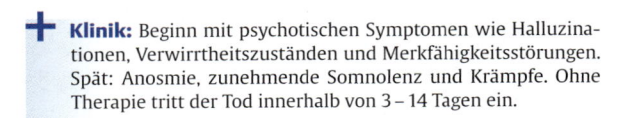

Klinik: Beginn mit psychotischen Symptomen wie Halluzinationen, Verwirrtheitszuständen und Merkfähigkeitsstörungen. Spät: Anosmie, zunehmende Somnolenz und Krämpfe. Ohne Therapie tritt der Tod innerhalb von 3–14 Tagen ein.

Therapie: Aciclovir (Virostatikum). Bei überlebenden Patienten resultiert häufig ein ausgeprägtes amnestisches Syndrom (Korsakow-Syndrom).

VZV-Enzephalitis

Pathogenese: Das Varizella-Zoster-Virus (VZV; S. 239) persistiert in peripheren sensorischen und Hirnnervenganglien. Bei Reaktivierung induziert es eine Ganglionitis. Dabei gelangen Viren mit dem axonalen Transport in das entsprechende Dermatom. In diesem entwickeln sich schmerzhafte vesikulöse Hautveränderungen.

Morphologie: Im betroffenen Ganglion finden sich lymphohistiozytäre Infiltrate, Einschlusskörper in den Nervenzellen und eine Neuronophagie. Selten manifestiert sich bei einer Primärinfektion eine hämorrhagisch-nekrotisierende Enzephalitis (Abb. 19.36 a) oder eine transversale Myelitis.

Klinik: Meningismus, Bewusstseinsstörungen, Landry-Paralyse.

Poliomyelitis

In westlichen Industrieländern wegen Impfung extrem selten, in Entwicklungsländern nach wie vor häufig.

Pathogenese: Im Rahmen einer Virämie gelangt das Poliomyelitisvirus (S. 250) ins ZNS. Es hat eine besondere Affinität zu den Motoneuronen der motorischen RM-Vorderhörner und der Hirnstammkerne (Poliomyelitis acuta anterior). Diese zerstört es durch Zytolyse.

Morphologie: Sie variiert mit dem jeweiligen Stadium:
- *Akute Phase*: Initial granulozytäre (Abb. 19.36b,c), danach perivaskulär lymphozytäre Meningoenzephalitis mit ausgeprägter Neuronophagie, bei der Lymphozyten und Mikrogliazellen die infizierten Nervenzellen umgeben.
- *Chronische Phase:* Verlust von Motoneuronen mit konsekutiver Atrophie der Vorderhörner der grauen Substanz → neurogene Atrophie der von diesen versorgten Muskeln.

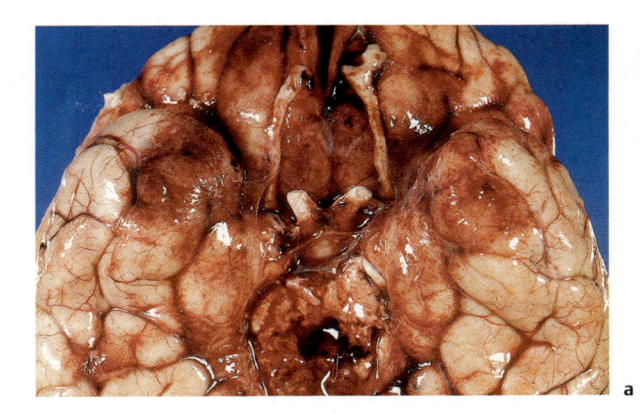

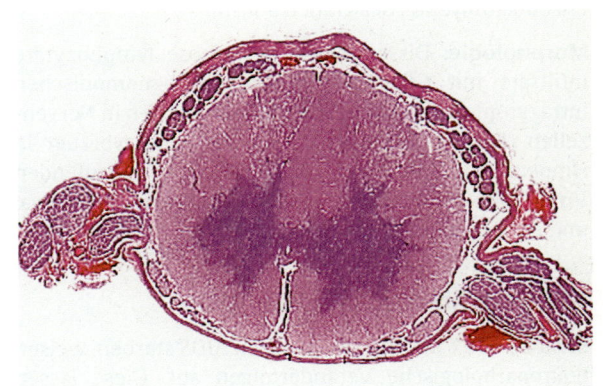

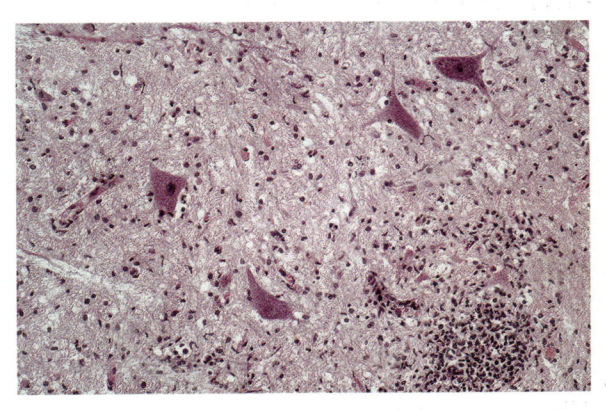

Abb. 19.36 Virusenzephalitis:
a Varizellen-Enzephalitis in Form einer hämorrhagisch-nekrotisierenden Entzündung (unfixiertes Gehirn);
b Poliomyelitis acuta anterior mit entzündlicher Infiltration (Pfeile) der Vorderhörner bei einem 5-jährigen Jungen, 2. Tag der Infektion (Präparat: W. Sandritter von 6/1952);
c Poliomyelitis acuta anterior (gleicher Patient wie in b) mit lymphohistiozytärem Infiltrat (HE, Vergr. 1 : 100).

+ Klinik: Bei 1% der Patienten bleibende schlaffe Lähmungen (vor allem proximale Muskulatur), Blasen-, Mastdarminkontinenz.

Tollwut

Todesfälle in Afrika-Asien: 50 000 Patienten pro Jahr.

Pathogenese (S. 246): Tollwut ist eine zoonotische Viruserkrankung. Nach einer Inkubationszeit von wenigen Tagen bis mehreren Monaten gelangt das Rabiesvirus über den retrograden neuronalen Transport von der Infektionsstelle im Hautbereich ins ZNS, breitet sich von dort transneural aus und provoziert eine ausgedehnte Enzephalomyelitis der grauen Substanz.

Morphologie: Disseminierte perivenöse lymphozytäre Infiltrate mit Gliaknötchen. Die pathognomonischen intrazytoplasmatischen Einschlußkörperchen in Nervenzellen (Negri-Körper) entstehen bei der bevorzugt in Hippocampus, Kleinhirn und Hirnstamm ablaufenden Virusreplikation. Sie sind scharf begrenzt, rundlich-oval und eosinophil.

HIV-assoziierte Läsionen

Etwa 20–30% der Patienten, die an AIDS sterben, weisen neuropathologische Veränderungen auf. Diese lassen sich wie folgt untergliedern:
- HIV-Infektion-induzierte ZNS-Läsionen (Prototyp: HIV-Enzephalopathie);
- opportunistische, AIDS-assoziierte Infektion (Prototyp: zerebrale Kryptokokkose);
- AIDS-assoziierte, primär zerebrale Non-Hodkin-Lymphome.

HIV-Enzephalopathie

Pathogenese: Die Viren werden via Blut oder Liquor cerebrospinalis in Gehirn und RM transportiert, wo sie sich in den Makrophagen und Mikrogliazellen, aber nicht in den Nervenzellen vermehren. Man geht heute davon aus, dass bei der HIV-Infektion des ZNS die Nervenzellen nicht durch das Virus selbst, sondern durch neurotoxische Substanzen apoptotisch zugrunde gehen. Dazu gehören Quinolinsäure und Zytokine (TNF, IL-1), iNOS/NO, die teilweise auch von aktivierten Mikrogliazellen und Makrophagen produziert werden, sowie Virusbestandteile wie das gp120.

Morphologie: In fortgeschrittenen Stadien ist das Gehirn diffus atrophisch. Histologisch findet sich eine mäßig stark ausgeprägte, weit im Gehirn verbreitete Entzündung mit perivaskulären lymphozytären Infiltraten und Ausbildung von Mikrogliaknötchen. Charakteristisch sind mehrkernige Riesenzellen, die durch Fusion infizierter Makrophagen entstanden sind und immunhistochemisch nachweisbares HIV-Antigen enthalten. Sie sind vor allem in der weißen Substanz der Großhirnhemisphären und in den Stammganglien nachweisbar. In der abge-

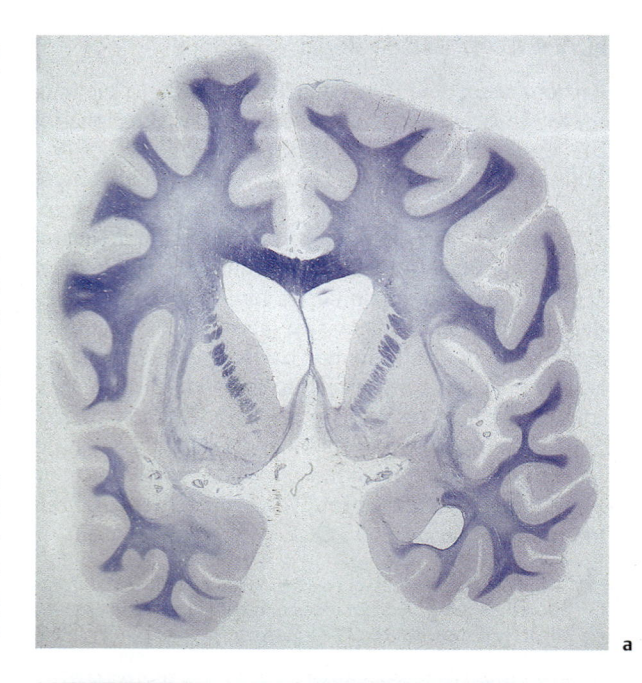

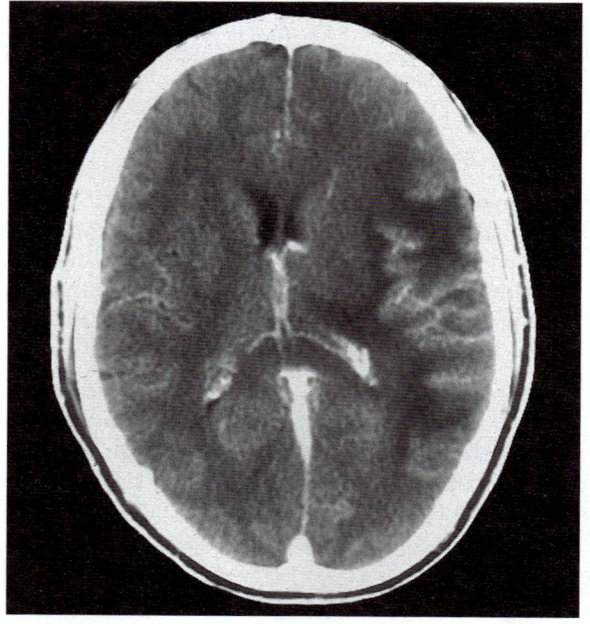

Abb. 19.**37** **HIV-Leukenzephalopathie:**
a Hemisphärengroßschnitt mit ausgeprägter Demyelinisierung im Marklager der Großhirnhemisphären (Blaufärbung der Markscheiden mit Luxol);
b ausgeprägte Entmarkung im Kernspintomogramm.

blassten weißen Substanz des Großhirns imponieren eine diffuse Demyelinisierung und Gliose (Abb. 19.**37**). Das zerfallende Myelin wird von den infizierten Makrophagen phagozytiert und teilweise abgebaut (PAS-Positivität!).

Klinik: Die HIV-Enzephalopathie allein ist nicht lebensgefährlich. Sie kann jedoch schwere neuropsychologische Defizite bis zur Demenz verursachen. Diese werden als AIDS-Demenz-Komplex bezeichnet. Die im Gehirn zum Tode führenden Prozesse rühren von opportunistischen Keimen und/oder konkomittierenden Virusinfekten her.

Vakuoläre Myelopathie

Pathogenese: Diese pathogenetisch noch unklare, subakute RM-Degeneration kommt bei etwa 5% aller AIDS-Patienten vor und betrifft die Hinterhörner und Seitenstränge.

Morphologie: Feinzystische, vakuoläre Degeneration von RM-Bahnen mit Makrophagen und Mikroglia, aber ohne lymphozytäre Infiltrate.

Klinik: progressive Querschnittssymptomatik.

Progressive multifokale Leukenzephalopathie

Definition: Seltene, durch das JC-Virus aus der Gruppe der Papovaviren hervorgerufene Hirnerkrankung immunsupprimierter Patienten.

Pathogenese: siehe S. 243.

Morphologie: Makroskopisch sind asymmetrisch verteilte, fleckförmige Herde in der weißen Substanz erkennbar, die meist das Marklager des Großhirns, gelegentlich Kortex, Kleinhirn und Hirnstamm betreffen (Abb. 19.**38**). Histologisch fallen sie wegen einer Demyelinisierung bei erhaltenen Axonen auf. In diesen Herden treten viele schaumzellig transformierte Makrophagen und nur selten (perivaskuläre) Lymphozyten auf; auffällig sind auch bizarr-große Astrozyten mit hyperchromatischen Kernen. Die noch erhaltenen Oligodendrozyten imponieren wegen ihrer intranukleären viralen Einschlusskörper (Immunhistochemie!).

19.1.8.4
Fungale Entzündung

Pathogenese: Zu den Erregern, die in Mitteleuropa am häufigsten eine ZNS-Pilzinfektion hervorrufen, gehören Candida albicans, Aspergillus, Mucor und Cryptococcus neoformans. Betroffen sind vornehmlich immundefiziente Patienten. Die Pilzbesiedelung des Gehirns kann dabei auf folgenden Wegen erfolgen:
- *hämatogen*, ausgehend von einem Streuherd wie Pilz-Pneumonie oder -Endokarditis,
- *per continuitatem*, ausgehend vom Nachbarherd wie Pilzsinusitis, -otitis, Orbitainfekt.

Die Erreger sind im Liquor cerebrospinalis und Gehirn nachweisbar.

Morphologie: Eine solche Pilzbesiedelung imponiert als chronische Meningitis mit infarktartigen Nekrosen infolge lokaler Gewebeeinschmelzung (Abb. 19.**39**) sowie, abhängig vom jeweiligen Immunstatus, mit mischzelligen Granulomen, die in allen Teilen des Gehirns auftreten können. Gelegentlich manifestiert sich eine Pilzinfektion auch als metastatisch-septische Herdenzephalitis. Dies gilt vor alle für Aspergillus ssp.

19.1.8.5
Protozoische Entzündung

Unter den Protozoeninfektionen, die mit schweren und fatalen ZNS-Läsionen auftreten können, sind die Malaria und die Toxoplasmose hervorzuheben.

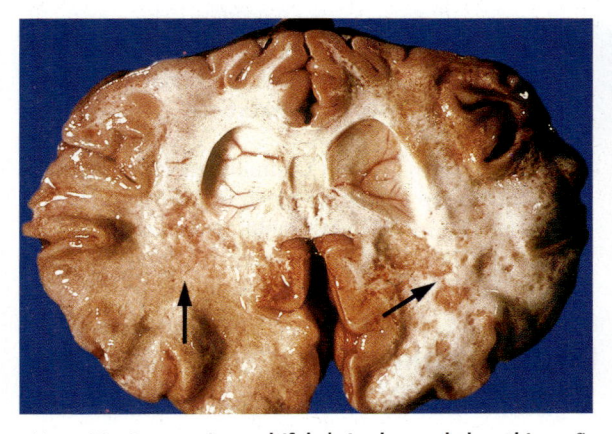

Abb. 19.**38 Progressive multifokale Leukenzephalopathie:** unfixiertes Gehirn mit scharf begrenzten Entmarkungsherden (Pfeile).

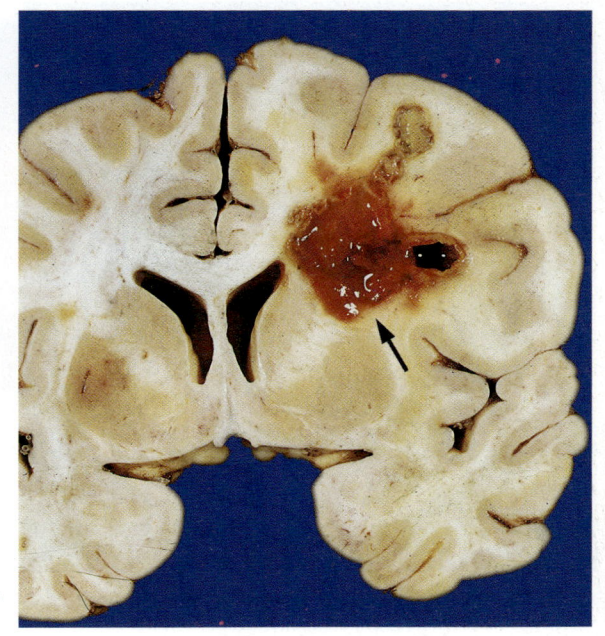

Abb. 19.**39 Mykotische Meningoenzephalitis:** Abszessherd (Pfeil) bei Aspergillussepsis.

Toxoplasmosis cerebrospinalis

Pathogenese: Der Erreger Toxoplasma gondii hat eine große ZNS-Affinität. Die Infektion erfolgt entweder prä- oder postnatal im Kindesalter oder nosokomial bei angeborenen oder erworbenen Immundefekten im Erwachsenenalter (S. 270).

Morphologie: Sie variiert mit dem Patientenalter:
- *Pränatale zerebrale Toxoplasmose* (S. 326).
- *Adulte zerebrale Toxoplasmose* (Abb. 19.**40**): Vor allem dort, wo nach Platzen der erregerhaltigen Zysten die infektiösen Tachozoiten ins Gewebe gelangt sind, findet man multiple Nekrosen mit einer granulozytär-lymphoplasmazellulären, selten auch granulomatösen Entzündung, welche die Basalganglien und die Rinden-Mark-Grenze bevorzugt, aber gelegentlich auch die Leptomeninx erfasst. Die zerebralen Gewebenekrosen neigen, vor allem im Bereich ihrer Ränder, zur typischen Verkalkung (Röntgendiagnostik!).

+ Klinik: im Kindesalter: spastische Lähmung, Chorioretinitis; im Erwachsenenalter: Fieber, Lähmung, Anfallsleiden. Bei 25% der AIDS-Patienten: Toxoplasmoseenzephalitis.

Zerebrale Malaria

Pathogenese der Malaria als weltweiter „killer number one" (S. 271): Kausalpathologisch liegen der zerebralen Malaria vaskulär-hypoxische, toxisch-metabolische und immunologische Reaktionen zugrunde. Dabei werden die zerebralen Kapillaren durch Erythrozyten verstopft, die wegen Plasmodieninfektion agglomerieren und an den Endothelien hängenbleiben. Gleichzeitig werden die Endothelzellen durch Ablagerung von Immunkomplexen und Freisetzung von Zytokinen geschädigt; das TNF-α reguliert auf den Endothelzellen die Zelladhäsionsmoleküle hoch und trägt über eine Permeabilitätssteigerung zur Ausbildung eines Hirnödems mit konsekutiver Zunahme des Gehirngewichtes und entsprechender Hirnschwellung bei. In der weißen Substanz finden sich disseminierte petechiale Blutungen.

Morphologie: Histologisch imponiert in den zerebralen Kapillaren und postkapillären Venulen eine Hämostase. Malariapigment (S. 102) säumt die Gefäße, vor allem in den Meningen und im Plexus chorioideus. Charakteristisch sind ferner subkortikale Ringblutungen mit infizierten und nichtinfizierten Erythrozyten um nekrotische Blutgefäße, die von Lymphozyten umsäumt werden. Bei längerem Überleben findet man anstelle der Petechien eine Ansammlung von reaktiven Astrozyten, Mikrogliazellen und Lymphozyten in Form von Malariagranulomen (= Dürck-Granulome).

Infestationen

Pathogenese: Infektionen (Infestationen) mit Würmern, bei denen der Mensch einen Zwischenwirt darstellt, lösen im ZNS eine herdförmige, chronische granulomatöse Entzündung aus. Die häufigeren Erkrankungen dieser Art sind:
- *Neurozystizerkose:* Häufigkeit: 100 Millionen Patienten weltweit, vorwiegend Lateinamerika (♀ >> ♂). Sie wird durch das Vorhandensein von Finnen des Schweinebandwurms im menschlichen Organismus ausgelöst. Im Gehirn und in der Leptomeninx findet man parasitenhaltige Zysten, umgeben von einem Granulationsgewebe. Abgestorbene Parasiten können fibrosieren und verkalken → Kopfschmerzen, kognitive Defizite, Extrapyramidalsymptomatik.
- *Echinokokkose* (S. 275) mit parasitenhaltigen Zysten in Gehirn und Leptomeninx, umgeben von einem Granulationsgewebe. Abgestorbene Zysten können verkalken.
- *Bilharziose* (S. 273) mit Granulomen vom Pseudotuberkulosetyp um Parasiteneier in Gehirn und RM.
- *Trichinose* (S. 276) mit Granulomen um zugrunde gegangene Trichinen, oft verkalkt.

Prion-Krankheiten

Allgemeine Definition: Überbegriff für Enzephalopathien mit folgenden Charakteristiken:
- *Übertragbarkeit* durch Prionen (S. 250);
- *Schädigungsmuster:* spongiöse Gewebeschädigung ohne Entzündungs- und/oder Immunreaktion (Syn.: transmissible spongiforme Enzephalopathie);
- *Verlauf* mehrjährig nach monate- bis jahrzehntelanger Inkubationszeit → Tod.

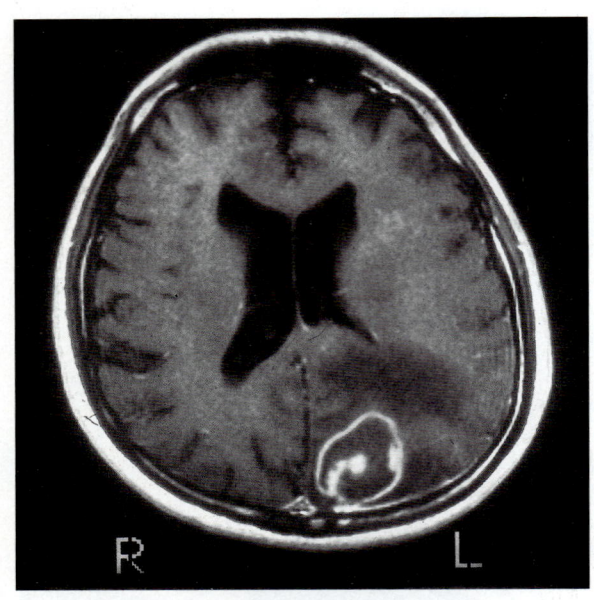

Abb. 19.**40** **Toxoplasmosis cerebrospinalis:** Typisch sind zerebrale Gewebsnekrosen mit Verkalkung der Randstrukturen (CT).

Kausalpathogenese: Bei dem Prion (Scrapie-Agens) handelt es sich um ein als PrP^{Sc} bezeichnetes infektiöses Sialoglykoprotein, das als nichtinfektiöses PrP^C bereits physiologischerweise vorkommt. Dies ist resistent gegen Hitze, Kälte, Austrocknung, Proteasen sowie Formaldehyd und nur durch Mehrfachautoklavierung oder 1N NaOH zerstörbar. Das PrP^C wird vom PRNP-Gen (Lokus: 20p12-ter) kodiert, ist in die Zellmembran integriert und weist Strukturhomologien mit einem Acetylcholinrezeptor auf.

Das infektiöse PrP^{Sc}-Prion unterscheidet sich vom nichtinfektiösen PrP^C-Prion dadurch, dass es wegen einer β-Faltblattkonformation proteaseresistent geworden ist, was beim Morbus Gerstmann-Sträussler durch autosomal dominante (Punkt-)Mutationen erreicht wird. Als Folge davon reichern sich die Prionen in den Lysosomen an, assoziieren mit heparansulfathaltigen Proteoglykanen zu Amyloidfibrillen und bilden Amyloidplaques.

Infektiologie: Der Infektionsweg dieser Erkrankungen ist noch nicht vollständig geklärt. Bisher ist nachgewiesen, dass die Infektion iatrogen durch Hornhauttransplantation, Verwendung infizierter chirurgischer Instrumente und Behandlung mit Wachstumshormonen aus menschlichen Hypophysenextrakten übertragen werden kann. Ein hämatogener oder inhalagener Infektionsweg ist bisher nicht bekannt. Vermutet werden Schmierinfektionen über a) Auge → Sehnerv → Gehirn oder b) über Riechepithel → Riechnerv → Gehirn. Im Gehirn kann sich der Erreger auf neuronalem Wege ausbreiten. Gesichert ist eine perorale Infektion über das MALT des Magen-Darm-Trakts bei Inkorporation größerer Erregermengen.

Morphologie: Makroskopisch ist das Gehirn atrophisch, und die Ventrikel sind erweitert. Histologisches Hauptmerkmal ist dabei die „spongiöse Gewebeauflockerung" in der grauen Substanz, vor allem von Großhirnrinde und Stammganglien (= spongiforme Dystrophie, Abb. 19.41), die in der Frühphase feinspongiös und in der Spätphase grobvakuolär ist. Unabhängig davon kann auch ein Status spongiosus als Restzustand eines Gewebeuntergangs vorkommen. Die Nervenzellen sind abschnittsweise erhalten, geschwollen oder apoptotisch untergegangen, während die Astroglia deutlich vermehrt ist. Die Purkinje-Zellen des Kleinhirns sind rarefiziert. Die Groß- und Kleinhirnrinde sowie das subkortikale Marklager enthalten in wechselnder Häufigkeit sternförmige Amyloidplaques mit PrP-Amyloid (= Kuru-Plaques), bei denen im Unterschied zu den senilen (= neuritischen) Plaques Axon- und Dendritenschwellungen fehlen. In ihrer Umgebung treten gehäuft Mikrogliazellen auf.

+ **Klinik:** Prion-Krankheiten mit spongiformen Enzephalopathien treten nicht nur beim Menschen auf, sondern auch bei Nutztieren wie Schaf, Ziege, Rind, Hirsch, Nerz und Haustieren (Katzen), vor allem, wenn Schlächtereiabfall verfüttert wird.

+ **Klinische Manifestationsformen:**
  1. *Neue-Variante-Creutzfeldt-Jakob-Krankheit:* durch infiziertes Rindfleisch auf Mensch übertragene Form.
  2. *Creutzfeldt-Jakob-Krankheit:* erworben, selten familiär, ubiquitär vorkommend; Inzidenz 1:1000000. Krankheitsbeginn: mittleres bis höheres Lebensalter. Prädisposition ist ein Polymorphismus im Codon 129 des PRP-Gens. Nach mehrjährigem Verlauf kommt es über leichte neurologische Ausfälle (Gang-, Sprachstörungen, Ataxie) zu spastischen Paresen, Myoklonien und schließlich zur Demenz. Tod in Dezerebrationsstarre innerhalb von Monaten oder weniger Jahre.
  3. *Gerstmann-Sträussler-Krankheit:* familiär-hereditäres Leiden; sporadische Fälle kommen vor. Verschiedene Mutationen des PRP-Gens führen zu einem pathologisch hohen PrP^{Sc}

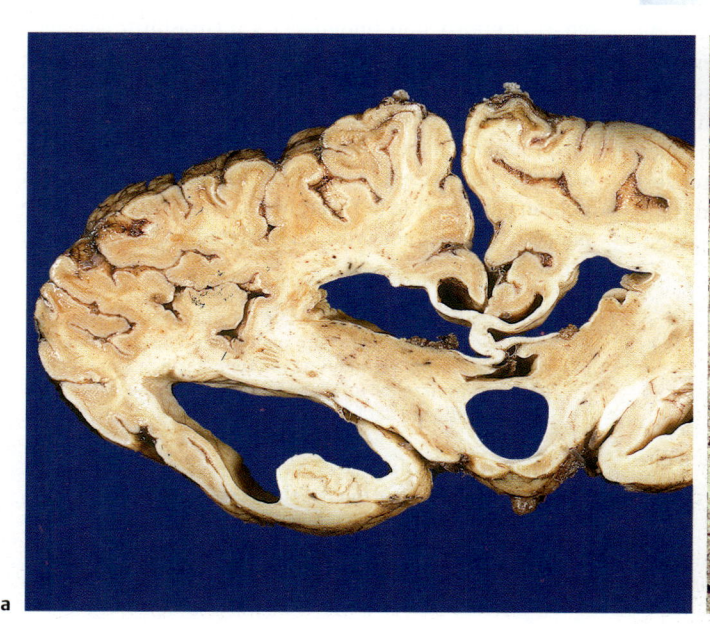

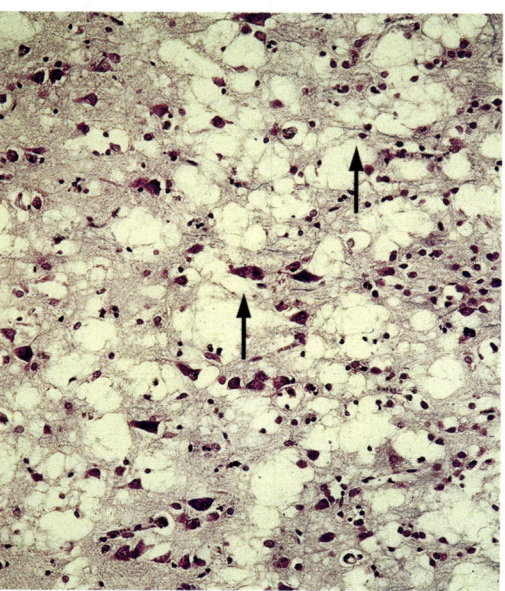

Abb. 19.41 Spongiforme Dystrophie bei Jakob-Creutzfeldt-Krankheit mit:
a Ventrikelatrophie;
b Vakuolenbildung im Neuropil (Pfeile) bei noch erhaltenen Nervenzellen (Weigert, Vergr. 1:250).

in den Zellmembranen der Nervenzellen → Krankheitsauslösung. Morphologie: multizentrische Amyloidplaques. Klinisch dominiert eine spinozerebelläre Ataxie mit Demenz. Exitus letalis.
4. *Kuru* (kuru, neuguin. = Zittern): durch rituelles Verspeisen von Gehirnen Verstorbener übertragene Enzephalopathie der Urbevölkerung Neuguineas. Ohne Demenz bereits im Jugendalter einsetzend. Exitus letalis. Seit Verzicht auf Kannibalismus selten.
5. *Fatale familiäre Insomnie:* PRP-Mutation mit vorwiegendem Befall von Thalamus und Zwischenhirn mit motorischen, endokrinen und vegetativen Störungen (Schlafstörungen).
6. *Scrapie* (= Traberkrankheit): epidemisch auftretende transmissible Enzephalopathie bei Schafen und Ziegen. Klinisch: Pruritus, Koordinationsstörungen, Gangataxie und Tod. Wegen „Speziesbarriere" keine Infektionsgefahr für Menschen.
7. *Bovine spongiforme Enzephalopathie* (= Rinderwahnsinn, BSE) infolge Fütterung von Rindern mit Scrapie-infiziertem Schaffleisch. Betroffen vor allem Stammganglien und Hirnstamm. Klinische Symptome wie bei Scrapie. Hohe Infektionsgefahr für Menschen beim Verzehr von Hirn- oder lymphatischem Gewebe.

19.1.8.8
Entmarkungsenzephalomyelitis

Allgemeine Definition: Entzündliche Prozesse, die einen Zerfall und Abbau der Markscheiden zur Folge haben, während Axone und Nervenzellkörper zunächst weitgehend intakt bleiben.

Allgemeine Pathogenese: Den meisten Fällen liegt ein immunologischer Prozess zugrunde. Dieser wird vermutlich durch Erreger ausgelöst, die entweder den Markscheiden autoantigenen Charakter verleihen und/oder das Immunsystem so stören, dass es zu einer fehlgesteuerten Immunreaktion kommt, der die Markscheiden letztlich zum Opfer fallen.
Die Entmarkungsenzephalomyelitiden manifestieren sich entweder nur im ZNS oder nur im PNS (= Neuroradikulitis Guillain-Barré, S. 1111), was auf verschiedene Antigenstrukturen im ZNS-Myelin (von Oligodendrozyten gebildet) und im PNS-Myelin (von Schwann-Zellen gebildet) rückschließen lässt. Nur in seltenen, schweren Fällen greift ein solcher immunreaktiver Entzündungsprozess von den peripheren Nerven via Wurzelfasern auf das RM über und kann bis zum Hirnstamm aufsteigen (= aszendierende Landry-Paralyse).

Multiple Sklerose

Syn.: Encephalomyelitis disseminata; Abkürzung: MS

Definition: Recht häufige, schubweise verlaufende Erkrankung, die mit herdförmigen ZNS-Entmarkungen einhergeht und zum Formenkreis der HLA-DR2-assoziierten Autoimmunkrankheiten gehört.

Inzidenz: a) Hochrisikoländer: Mittel- und Nordeuropa, Nordamerika, Südkanada, Neuseeland und Südaustralien, b) Niedrigrisikoländer: Asien, Afrika, Südamerika, Alaska und Grönland. Prävalenz: $100:100000$ ($\male:\female = 3:2$).

Pathogenese: Nach heutigem Kenntnisstand handelt es sich um eine Autoaggressionskrankheit, an deren Zustandekommen folgende Faktoren beteiligt sind:
- *Genetische Faktoren:* familiäre Häufung. Prädestination für Patienten mit Expression von HLA-A3, -B7 oder -DR2 (vor allem).
- *Geographische Faktoren:* Patienten aus Hochrisikogebieten nehmen, wenn sie vor dem 15. Lebensjahr in ein Niedrigrisikogebiet auswandern, das hohe Erkrankungsrisiko mit. Virale Infektion in früher Jugend?
- *Mikrobielle Faktoren:* Bestimmte Erreger (welche?) haben ähnliche Epitope wie der menschliche Organismus → molekulares Mimikry.
- *Autoaggressive Faktoren:* Autoaggression wegen a) molekularem Mimikry zwischen Erregerstrukturen, HLA-Klasse-II-Molekülen und Myelinstrukturen oder b) weil bestimmte Myelinbestandteile in Form des basischen Myelinproteins als Autoantigen fungieren.

In diesem Zusammenhang entstehen auch Antikörper gegen eine Reihe von Zelladhäsionsmolekülen und Myelinepitope. Dies könnte die Demyelinisierung und die astrozytäre Phagozytose von Oligodendrozyten mit konsekutiver Remyelinisierungsstörung erklären. Demyelinisierte Axone bilden vermehrt Natriumkanäle aus, verbessern damit die Nervenleitfähigkeit und tragen damit zur MS-Remission bei. Das verschwundene Myelin wird schließlich narbig ersetzt.

Morphologie: Auf lockere lymphoplasmazelluläre Frühinfiltrate in der grauen und weißen ZNS-Substanz sowie in den Meningen folgen dichtzellige Entzündungen, vor allem in der weißen Substanz. In diesen Bereichen zerfallen die Markscheiden. Die Entmarkungsherde sind meist scharf begrenzt und finden sich im Großhirnmarklager überwiegend in Ventrikelwänden (Abb. 19.**42**), Sehnerven, Kleinhirn, Brücke und RM, selten auch an der Rinden-Mark-Grenze des Großhirns. Sobald die Myelinzerfallsprodukte abgeräumt sind (= Fettkörnchenzellen), wuchert die Astroglia und bildet im Herdbereich einen dichten Gliafaserfilz (= Fasergliose), was auch als „gliöse Sklerose" bezeichnet wird. In Spätstadien können auch Axone zerfallen.

Klinik: schubweiser Verlauf mit Sehstörungen, Ataxie, Dysarthrie, spastischer Lähmung und Blasen-Mastdarm-Inkontinenz. Diagnostik: Vermehrung von Lymphozyten, Lymphoblasten und Plasmazellen im Liquorzellbild sowie eine stark erhöhte IgG-Fraktion in der Liquorelektrophorese.

Therapie: Behandlungsversuche mit Corticosteroiden, Immunsuppressiva und Antilymphozytenserum führen nur vorübergehend zu einer Besserung. Eine kausale Therapie gibt es bisher noch nicht. MS ist mit dem Leben vereinbar, weil die Kreislauf- und Atemzentren zwischen Hirn und verlängertem Mark nicht angegriffen werden.

Sonderformen:

1. *Akute multiple Sklerose:* stürmisch verlaufende MS-Variante (Marburg-Form), oft bei jüngeren Patienten.
2. *Neuromyelitis optica* (= *Devic-Syndrom*): Ätiologisch uneinheitliche MS-Variante, betrifft nur RM sowie den N. und Tractus opticus. Beginn mit Sehschwäche, die bis zur Erblindung fortschreiten kann; spinale Symptome folgen.
3. *Konzentrische Sklerose* (= *Balo-Krankheit*): MS-Variante mit schichtförmig-konzentrisch im zentralen Großhirnmarklager auftretenden Entmarkungsherden (Zwiebelschalenmuster).
4. *Diffuse entzündliche Sklerose* (= *Schilder-Krankheit*): seltene, ätiologisch noch ungeklärte Entmarkungsenzephalitis mit Bevorzugung jüngerer Patienten. Vermutlich Variante einer akuten MS. Monophasischer, stets tödlicher Verlauf mit ausgedehnten Entmarkungen in den Großhirnhemisphären, begleitet von Axonuntergängen. Klinik: zunehmend spastische Lähmungen, Seh-, Hör- und Sprachstörungen, epileptiforme Anfälle, Demenz.

Perivenöse Herdenzephalitis

Syn.: parainfektiöse Enzephalomyelitis (= EM), postvakzinale EM, akute disseminierte EM

Definition: Seltene Gruppe entzündlicher Entmarkungskrankheiten, die als Ausdruck einer Immunreaktion entweder eine Virusinfektion begleiten (= parainfektiös) oder einer antiviralen Impfung (= postvakzinal) folgen.

Pathogenese: Während und nach Infektionen mit Masern-, Varizellen-, Mumps-, Rubeolen- und Influenzaviren können bei Kindern Herdenzephalomyelitiden auftreten. Die zeitliche Versetzung zwischen Erkrankungsbeginn und ZNS-Symptomatik sowie der fehlende Virusnachweis im Hirngewebe sprechen für eine akute autoaggressive ZNS-Reaktion auf die Virusinfektion. Die gleiche enzephalitische Reaktion kann in Einzelfällen auch nach einer Impfung mit Kuhpockenviren, noch seltener mit Masern-, Poliomyelitis- und Tollwutviren ausgelöst werden.

Morphologie: Das histologische Bild wird in sehr charakteristischer Weise durch ein saumförmiges, perivenös betontes lymphozytäres Entzündungsinfiltrat und die drumherum gelagerten Entmarkungshöfe bestimmt. Diese bieten bei der Markscheidenfärbung einen streifen- und fleckförmigen Aspekt. Stets sind auch die Leptomeningen geringgradig lymphoplasmazellulär infiltriert (Abb. 19.**43**).

Klinik: akute, tödliche oder subakute Verläufe mit epileptiformen Anfällen, Lähmungen, Sprach- und Sehstörungen sowie extrapyramidaler Symptomatik.

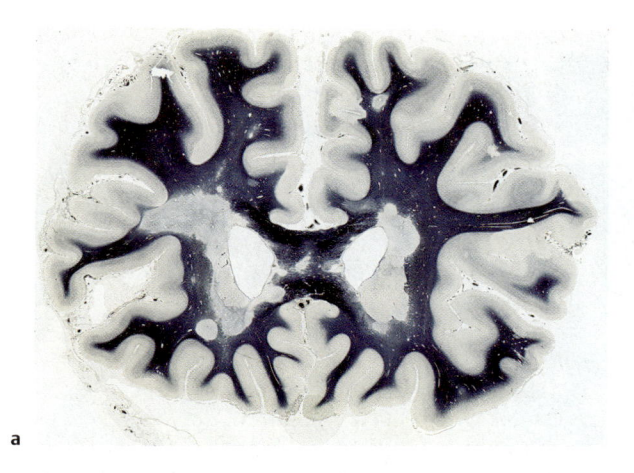

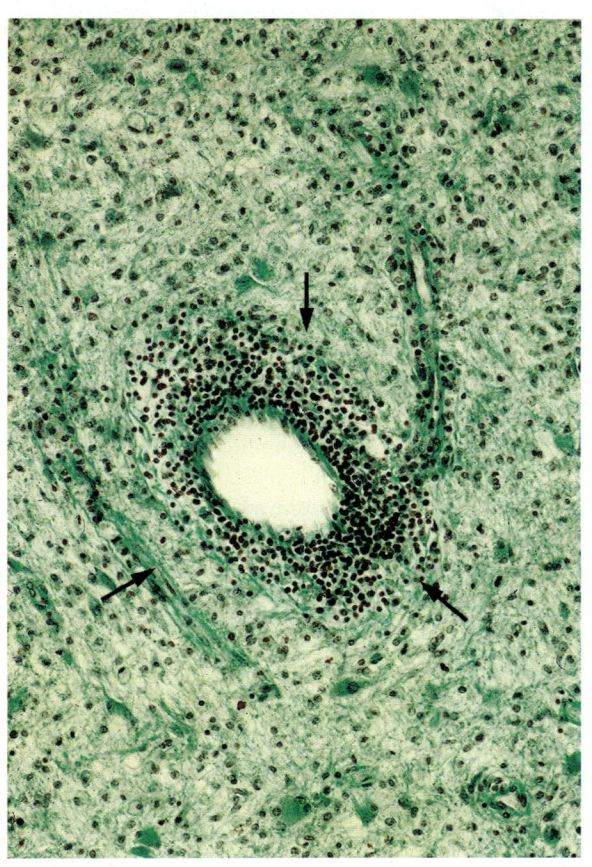

Abb. 19.42 Multiple Sklerose (32-jährige Frau):
a Multiple periventrikuläre Entmarkungsherde im Schnittpräparat nach Markscheidenfärbung (Frontalschnitt; V = Ventrikel);
b astrozytäre Fasergliose und perivenöses Lymphozyteninfiltrat (Pfeile) (Goldner; Vergr. 1 : 150).

Akute hämorrhagische Leukenzephalitis

Syn.: akute nekrotisierende, hämorrhagische Enzephalomyelitis; Leukenzephalitis Typ Hurst

Definition: Sehr seltenes, fulminantes Syndrom wegen anaphylaxiebedingter ZNS-Demyelinisierung junger Patienten.

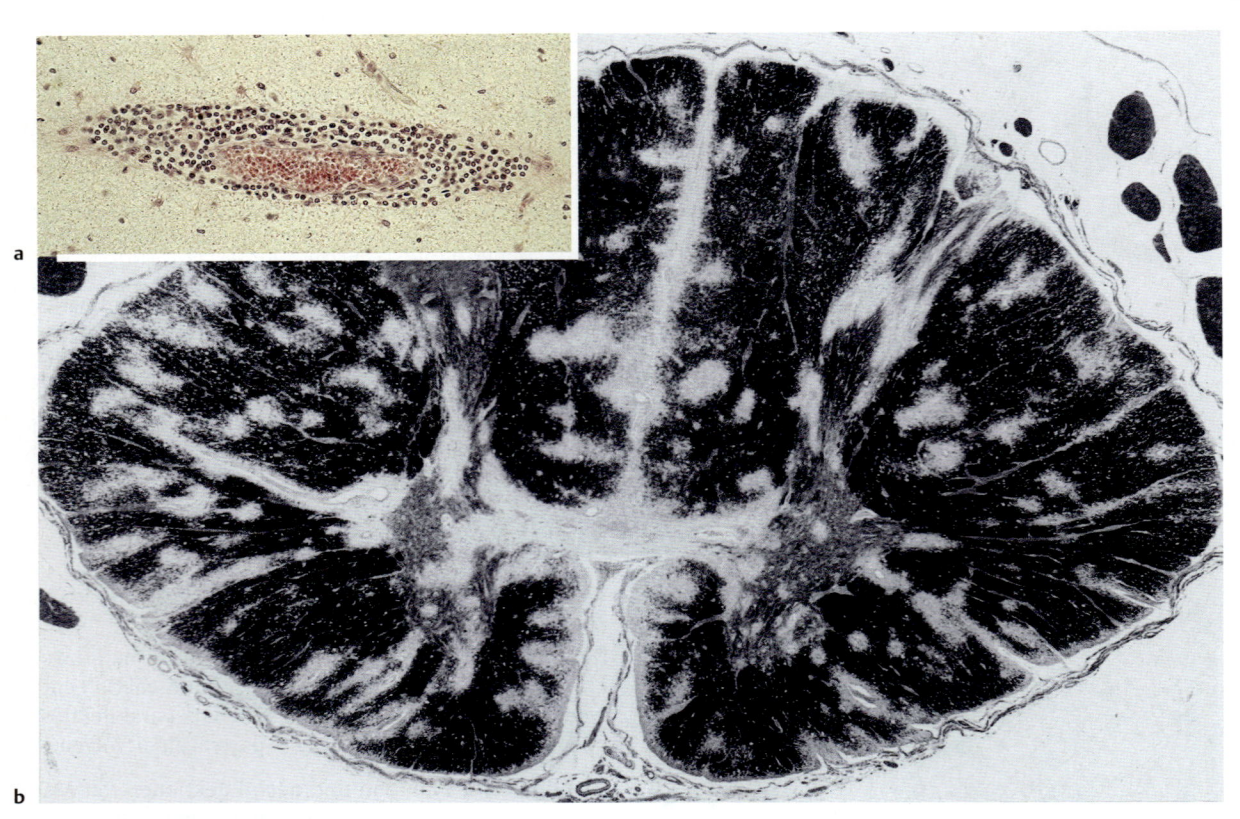

Abb. 19.43 Perivenöse Enzephalomyelitis:
a perivenöse Entzündungsherde (Vergr. 1 : 250) (7-jähriges Mädchen, Gehirn);
b Querschnitt durch das Halsmark mit (hellen) Entmarkungsherden (Original: Krücke).

Pathogenese: In diesen Fällen ruft eine anaphylaktische Reaktion nach Infektion mit Influenzaviren, Mycoplasma pneumoniae oder Penicillinmedikation am Gehirn verbreitete diapedetische Blutaustritte, Kugelblutungen, Ringblutungen und kleine Massenblutungen (Purpura cerebri) sowie kleine Gewebsnekrosen hervor.

Klinik: Verlauf stets tödlich. Übergänge zur perivenösen Enzephalomyelitis kommen vor.

19.1.9
Neoplastische Läsionen

Die Tumoren des Nervensystems machen etwa 2–3% aller Krebserkrankungen aus. Inzidenz: 10–12 : 100 000. Im Kindesalter rangieren diese Tumoren mit einem Anteil von 20–25% an 2. Stelle hinter den akuten Leukämien. Unter den verschiedenen Tumorarten bilden die von den ZNS-Stützzellen ausgehenden Gliome die größte Gruppe, gefolgt von den Tumoren der Hirnhäute, wobei im Kindesalter vor allem niedriggradige Gliome sowie embryonale Tumoren und beim älteren Menschen hochgradig maligne Gliome, Meningeome sowie Karzinommetastasen dominieren.

Allgemeine Pathogenese: Im Tierexperiment lassen sich ZNS-Tumoren durch ionisierende Strahlen, onkogene Viren, topische Applikation kanzerogener Kohlenwasserstoffe und systemische Gabe alkylierender Substanzen (S. 353) induzieren. Sie treten dabei bevorzugt in der periventrikulären Matrixzone auf, wo noch teilungsaktive neuroepitheliale Stamm- und Vorläuferzellen vorkommen. Nach wie vor ist es beim Menschen noch unklar, weshalb ZNS-Tumoren entstehen. Eine kausale Bedeutung chemischer Kanzerogene oder viraler Infektionen ist beim Menschen nicht gesichert. Eine Ausnahme bilden lediglich die primären intrazerebralen Non-Hodgkin-Lymphome, die bei Patienten mit angeborenen oder erworbenen Immundefekten (z. B. bei AIDS) auftreten und an deren Entstehung Epstein-Barr-Viren beteiligt sind. In seltenen Fällen spielt auch eine therapeutische ZNS-Bestrahlung eine ätiologische Rolle (z. B. Hirntumoren als Zweittumoren nach kraniospinaler Bestrahlung von Kindern mit ALL).

Mehr als 90% aller ZNS-Tumoren treten sporadisch auf. Nur bei wenigen Patienten gibt es Hinweise für eine erbliche Prädisposition. Bei diesen liegt meist eines der in Tab. 19.7 aufgeführten erblichen Tumorsyndrome zugrunde. Sie werden durch Keimbahnmutationen in Tumorsuppressorgenen verursacht. Sehr selten können ZNS-Tumoren auch ohne bekanntes Tumorsyndrom familiär gehäuft auftreten.

Molekulare Pathologie: Für die Entstehung und Progression von Tumoren des Nervensystems sind im Wesentlichen 2 Veränderungen von Bedeutung:
- *Inaktivierung von Tumorsuppressorgenen* durch Punktmutationen und Gendeletionen. Alternativ kann auch eine Hyperme-

Tabelle 19.7 **Tumoren des Nervensystems** bei erblichen Tumorsyndromen

Syndrom	Gen Locus	Assoziierte Tumoren des Nervensystems	Sonstige Manifestationen
Neurofibromatose Typ 1	NF1 17q11	multiple Neurofibrome, plexiformes Neurofibrom, maligner peripherer Nervenscheidentumor, Optikusgliom/pilozytisches Astrozytom	Café-au-lait-Flecken, Irishamartome, axilläres/inguinales „Freckling", Skelettfehlbildungen, Phäochromozytom, juvenile CMML
Neurofibromatose Typ 2	NF2 22q12	bilaterale Akustikusneurinome, Meningeome, spinales Ependymom	Linsentrübung, Retinahamartome, gliale Hamartien, zerebrale Kalzifikationen
Tuberöse Sklerose	TSC1 9q34 TSC2 16p13	subependymales Riesenzellastrozytom	faziale Angiofibrome („Adenoma sebaceum"), sub- und periunguale Fibrome, subependymale und kortikale Fehlbildungen (Tubera), renales Angiomyolipom
Von-Hippel-Lindau-Syndrom	VHL 3p25	kapillares Hämangioblastom	retinale Angiomatose, Nierenzellkarzinom, Phäochromozytom, Pankreas-/Nierenzysten
Cowden-Syndrom	PTEN 10q23	dysplastisches Gangliozytom des Kleinhirns (Lhermitte-Duclos)	gastrointestinale Hamartome, Mammakarzinom, Schilddrüsenkarzinom, multiple Trichilemmome der Haut
Nävoides Basalzellkarzinom-Syndrom	PTCH 9q22	desmoplastisches Medulloblastom	multiple Basalzellkarzinome, Kieferzysten, Skelettfehlbildungen
Turcot-Syndrom	APC 5q21	Medulloblastom	multiple Kolonpolypen, polypöses Kolonkarzinom
	MLH1 3p21 PSM2 7p22 MSH2 2p21-p22	Glioblastom	non-polypöses Kolonkarzinom
Erbliches Retinoblastom	RB1 13q14	Retinoblastom, häufig bilateral	Osteosarkom
Li-Fraumeni-Syndrom	TP53 (p53) 17p13	Anaplastisches Astrozytom, Glioblastom, Medulloblastom	Mammakarzinom, Osteosarkom, Weichteilsarkome, Leukämien u.a.

thylierung der DNA im Promotorbereich eines Tumorsuppressorgens dessen Transkription verhindern.
- *Aktivierung von Protoonkogenen*, meist durch eine Genamplifikation. Sie führt über eine Vermehrung der Genkopiezahl zu einer starken Überexpression des entsprechenden Proteins.

Tab. 19.**8** gibt einen Überblick über die wichtigsten Tumorsuppressorgene und Protoonkogene in sporadischen Tumoren des Nervensystems. Beim Vergleich zwischen Tab. 19.**7** und 19.**8** fällt auf, dass oftmals die gleichen Tumorsuppressorgene, die bei einer Keimbahnmutation im Rahmen eines erblichen Tumorsyndroms zur Entwicklung bestimmter Tumoren prädisponieren, in den entsprechenden sporadischen Tumoren somatische Mutationen aufweisen.

Formale Pathogenese: Wegen der geringen intrakraniellen Raumreserve führt jeder Hirntumor nach Überschreiten einer kritischen Größe zu einem erhöhten Hirndruck und im Gefolge zu lebensbedrohlichen intrakraniellen Massenverschiebungen (S. 1063). Die raumfordernde Wirkung kann dabei durch folgende Mechanismen noch verstärkt werden:
- *perifokales Hirnödem* durch Beeinträchtigung der Blut-Hirn-Schranke;
- *Hydrocephalus occlusus* wegen Blockade der Liquorabflusswege.

Symptomatik, Therapie und Prognose eines Hirntumors werden nicht nur durch seine Histologie, sondern auch durch seine Lokalisation und sein Wachstumsverhalten entscheidend mitbestimmt. Die Malignitätskriterien der allgemeinen Tumorpathologie (vgl. Tab. 7.**1**, 7.**2**, S. 340) sind in der Neuroonkologie nur beschränkt anwendbar, weil einerseits selbst hoch maligne Hirntumoren nur extrem selten hämatogen oder lymphogen metastasieren und andererseits auch histologisch gutartige Tumoren bei ungünstiger Lokalisation zum Tod führen können.

Allgemeine Tumorklassifikation: Die histologische Diagnostik der Tumoren des Nervensystems erfolgt anhand der WHO-Klassifikation, die neben der Typisierung eine vierstufige Gradierung der Tumoren von WHO-Grad I (benigne) bis WHO-Grad IV (maligne) umfasst (Tab. 19.**9**).

Tabelle 19.8 **Tumorsuppressorgene und Protoonkogene** bei Tumoren des Nervensystems

Tumorsuppressorgene

Gen	Chromosom	Typische Genveränderung	Funktion des Genprodukts	Genveränderungen sind häufig in:
TP53 (= p53)	17p13	Mutation	Transkriptionsfaktor	diffusen Astrozytomen, anaplastischen Astrozytomen, Glioblastomen
RB1	13q14	Mutation	Zellzyklusregulator	Retinoblastomen, Glioblastomen, anaplastischen Astrozytomen, anaplastischen Oligodendrogliomen
CDKN2A	9p21	homozygote Deletion, Hypermethylierung	Inhibitor von Zyklin-abhängigen Kinasen (CDK4)	Glioblastomen, anaplastischen Astrozytomen, anaplastischen Oligodendrogliomen
p14^{ARF}	9p21	homozygote Deletion, Hypermethylierung	Inhibitor von MDM2	Glioblastomen, anaplastischen Astrozytomen, Oligodendrogliomen
PTEN	10q23	Mutation	Protein- und Lipidphosphatase	Glioblastomen
NF1	17q11	Mutation	GTPase-aktivierendes Protein	Neurofibromen, MPNST
NF2	22q12	Mutation	Zytoskelett-assoziiertes Protein	Neurinomen, Meningeomen, Ependymomen
VHL	3p25	Mutation	proteosomaler Abbau des Hypoxie-induzierten Faktors HIF1-α	kapillären Hämangioblastomen
PTCH	9q22	Mutation	Transmembranrezeptor, reguliert das Onkoprotein SMOH (s. u.)	Medulloblastomen
SNF5/INI1	22q11	Mutation	Organisation der Chromatinstruktur	atypischen teratoiden/rhabdoiden Tumoren

Protoonkogene

Gen	Chromosom	Typische Genveränderung	Funktion des Genprodukts	Genveränderungen sind häufig in:
EGFR	7p11	Amplifikation, genomisches Rearrangement	Wachstumsfaktorrezeptor	Glioblastomen
PDGFR	4q12	Amplifikation	Wachstumsfaktorrezeptor	Glioblastomen
CDK4	12q13	Amplifikation	Zyklin-abhängige Kinase	Glioblastomen
MDM2	12q15	Amplifikation	Inhibitor von p53	Glioblastomen
SMOH	7q32	Punktmutation	membranassoziiertes Onkoprotein	Medulloblastomen
MYCN	2p24	Amplifikation	Transkriptionsfaktor	Neuroblastomen
MYCC	8q24	Amplifikation	Transkriptionsfaktor	Medulloblastomen

Die histologische Gradierung beeinflusst die postoperative Therapie und orientiert über die Prognose. Vereinfachend kann man sagen:
- *WHO-Grad-I-Tumor:* gutartig, langsam wachsend; Heilung durch Operation möglich;
- *WHO-Grad-II-Tumor:* langsam wachsend; Tendenz zu Rezidiv und maligner Progression;
- *WHO-Grad-III-Tumor:* bösartig, schnell-anaplastisch wachsend;
- *WHO-Grad-IV-Tumor:* hochgradig-bösartig, rasch-fatal anaplastisch wachsend.

19.1.9.1
Neuroepitheliale Tumoren

Allgemeine Definition: Primäre ZNS-Tumoren mit Ursprung von neuroepithelialen Zellen. Diese Gruppe umfasst Gliome, neuronale Tumoren, glioneuronale Misch-

Tabelle 19.9 **Astrozytäre Gliome:** Histologische Gradierung gemäß WHO-Klassifikation

WHO-Grad	Tumor	Biologisches Verhalten	Prognose (mittlere Überlebenszeit)
I	Pilozytisches Astrozytom	benigner, langsam und gut abgegrenzt wachsender Tumor; nur extrem selten maligne Progression	Heilung durch operative Tumorentfernung
II	Diffuses Astrozytom	langsam, aber diffus infiltrierend wachsender Tumor; neigt zur Rezidivbildung und malignen Progression	5–8 Jahre
III	Anaplastisches Astrozytom	maligner, rasch und diffus infiltrierend wachsender Tumor; nahezu immer Rezidivbildung und häufig maligne Progression	2–3 Jahre
IV	Glioblastom	hoch maligner, sehr rasch und diffus infiltrierend wachsender Tumor mit Nekrosen	1 Jahr

tumoren, Pinealistumoren sowie embryonale ZNS-Tumoren.

Allgemeine Morphologie: Für die histologische Diagnostik ist bedeutsam, dass bestimmte neuroepitheliale Tumoren charakteristische histoarchitektonische Strukturen bilden:

- *Primärstrukturen* (Abb. 19.44): Dazu gehören:
  - *Echte Rosetten* mit radiärer Tumorzellanordnung um ein nichtvaskuläres Lumen herum, bei der die Zellfortsätze im Rosettenzentrum und die Zellkerne in der Rosettenperipherie liegen. Prototyp: Flexner-Winterstein-Rosetten im Retinoblastom.
  - *Pseudorosetten* mit radiärer Tumorzellanordnung um ein zentrales Gefäß oder ein virtuelles Zentrum, bei der die Zellfortsätze zur Gefäßwand bzw. zum virtuellen Zentrum hin orientiert sind und die Zellkerne in der Pseudorosettenperipherie liegen. Prototyp: perivaskuläre Pseudorosetten im Ependymom.
  - *Echte Papillen* in Form fingerförmiger Gebilde aus bindegewebigem Stroma, umgeben von einer auf einer Basalmembran aufsitzenden Epithelzellschicht. Prototyp: Plexus-chorioidei-Tumoren.
  - *Pseudopapillen* in Form papillär um kleine Gefäße herum gruppierter Tumorzellen. Prototyp: myxopapilläres Ependymom.
  - *Palisaden* in Form eines rhythmischen Wachstumsmusters, bei dem reihenförmig kernhaltige und kernfreie Tumorareale alternieren. Prototyp: Palisadenformationen im Neurinom
  - *Pseudopalisaden:* saumförmige Zellanordnung um Nekrosen. Prototyp: perinekrotische Pseudopalisaden im Glioblastom.
- *Sekundärstrukturen:* Sie entstehen durch das Zusammenspiel von Tumor und angrenzendem Hirngewebe. Hierzu gehören die Folgenden, vor allem bei diffus infiltrierenden Gliomen:
  - *perineuronale Satellitosen* in Form von satellitenförmig um ortsständige Nervenzellen wachsenden Tumorzellen in der Großhirnrinde;
  - *perivaskuläre Tumorzellansammlungen;*
  - subpiale Tumorzellansammlungen.

Astrozytäre Gliome

Allgemeine Definition: Tumoren aus neoplastischen Astrozyten. Man unterscheidet mehrere histologische Subtypen mit unterschiedlicher biologischer Wertigkeit.
Häufigkeit: > 60 % aller Gliome, häufigste Gruppe.

Allgemeine Morphologie: Nach ihrem Wachstumsverhalten bilden sie 2 Gruppen:
- *fokal-umschriebene Astrozytome:* pilozytisches Astrozytom, pleomorphes Xanthoastrozytom, subependymales Riesenzellastrozytom; Dominanz im Kindes- und Jugendalter;
- *diffus infiltrierende Astrozytome:* diffuses Astrozytom, anaplastisches Astrozytom, Glioblastom. Dominanz im Erwachsenenalter.

a Flexner-Winterstein-Rosette (Retinoblastom)
b Ependymrosette (Bailey-Rosette)
c Homer-Wright-Rosette (Neuroblastom, Medulloblastom)
d perivaskuläre Pseudorosette (Ependymom, Astroblastom, gemistozytisches Astrozytom)

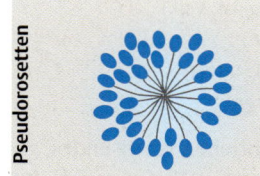

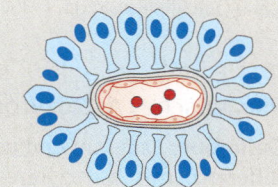

Abb. 19.44 **Rosettentypen** in neuralen Tumoren.

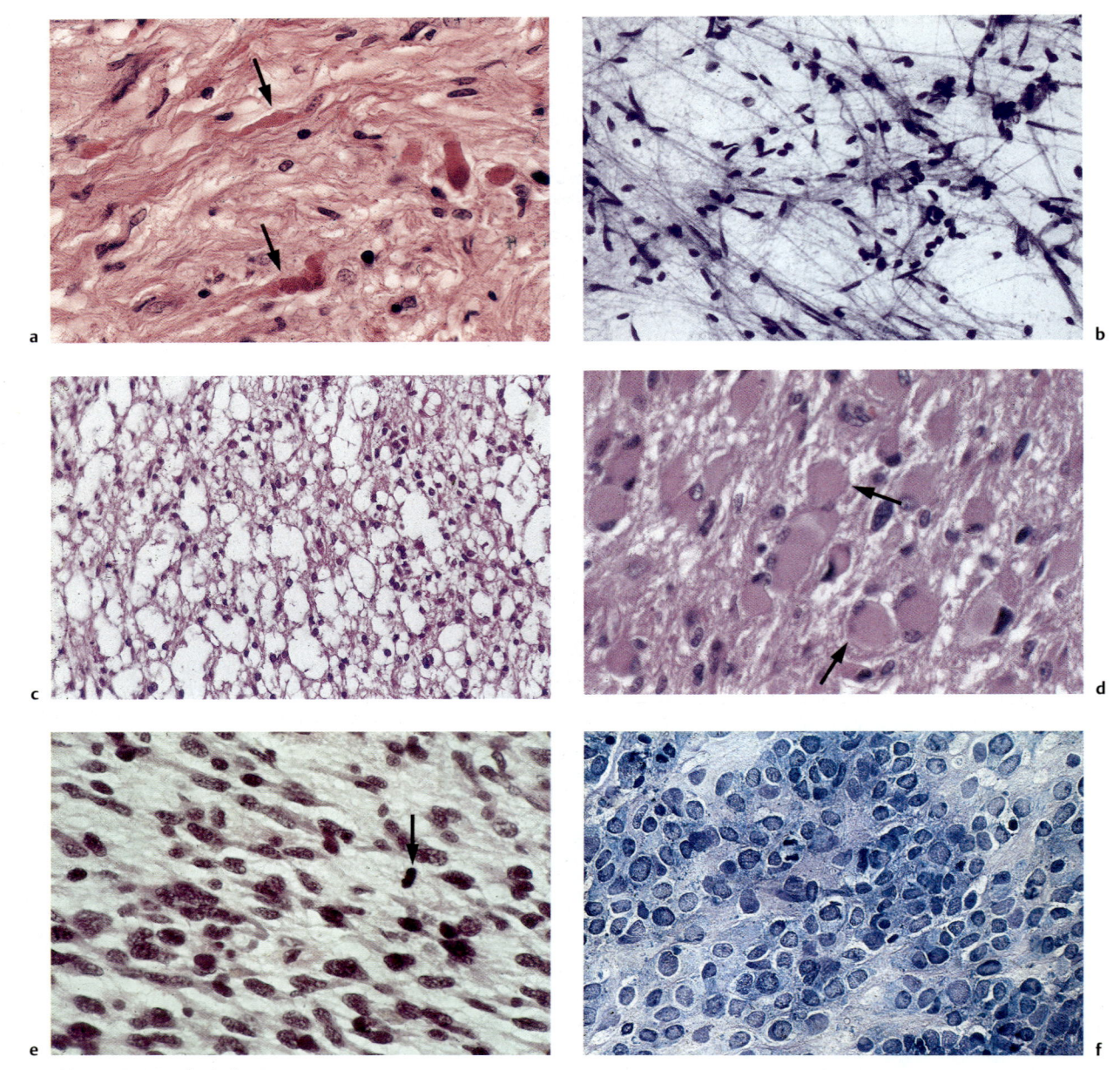

Abb. 19.45 Histologische Astrozytomtypen:
a Pilozytisches Astrozytom (WHO-Grad I) mit Rosenthalfasern (Pfeil) (HE, Vergr. 1:350);
b pilozytisches Astrozytom als stereotaktisch gewonnenes Quetschpräparat (Toluidinblau, Vergr. 1:350; Original: Volk);
c fibrilläres Astrozytom (WHO-Grad II) (Vergr. 1:200);
d gemistozytisches Astrozytom (WHO-Grad II) mit charakteristischen (Pfeil) großleibigen Tumorzellen (Vergr. 1:350);
e anaplastisches Astrozytom (WHO-Grad III) mit ausgeprägter Zellpolymorphie, Gefäßproliferation und mitotischer Aktivität (Pfeile). Immunhistochemische Darstellung der sauren Gliafaserproteine (GFAP) (Vergr. 1:400);
f anaplastisches Astrozytom als stereotaktisch gewonnenes Quetschpräparat (Toluidinblau, Vergr. 1:350; Original: Volk).

Die wesentlichen histologischen Merkmale der verschiedenen Astrozytome sind in Abb. 19.45 und in Tab. 19.10 zusammengefasst. Immunhistochemisch exprimieren alle astrozytären Gliome GFAP und S-100-Protein. Der Proliferationsindex liegt in Astrozytomen der WHO-Grade I und II unter 5%, in anaplastischen Astrozytomen (WHO-Grad III) und Glioblastomen (WHO-Grad IV) meist über 5%.

Pilozytisches Astrozytom

Definition: Langsam und umschrieben wachsendes, gut differenziertes astrozytäres Gliom (WHO-Grad I) mit günstiger Prognose.

Häufigkeit: etwa 6% aller Hirntumoren; häufigster Hirntumor des Kindesalters. Manifestationsalter: Kinder und Jugendliche. Hauptlokalisation: Kleinhirn (85% der Fälle) und mittelliniennahe Strukturen wie N.opticus, Hypothalamus, Thalamus, Hirnstamm und RM; seltener in Großhirnhemisphären.

Tabelle 19.10 **Astrozytäre Gliome:** Histologie, WHO-Grad, Lokalisation und Manifestationsalter

Tumortyp	Histologie	1. WHO-Grad 2. Vorzugslokalisation 3. Manifestationsalter
Astrozytäre Gliome mit umschriebenem Wachstum		
Pilozytisches Astrozytom	biphasischer Tumor mit faserreichen Arealen aus bipolaren (piloiden) Zellen und mikrozystischen Arealen aus multipolaren Zellen; Rosenthal-Fasern; eosinophile granulierte Körperchen	1. Grad I 2. Kleinhirn, N. opticus, Hypothalamus, Thalamus, Hirnstamm, (Großhirn) 3. Kinder, Jugendliche
Pleomorphes Xanthoastrozytom	mäßig zellreicher Tumor aus pleomorphen und verfetteten (xanthomatösen) Tumorzellen; Retikulinfasern zwischen den Tumorzellen; eosinophile granulierte Körperchen	1. Grad II 2. Großhirnrinde, insbesondere des Schläfenlappens, 3. Jugendliche, junge Erwachsene
Subendymales Riesenzellastrozytom	Manifestation der tuberösen Sklerose (S. 1105); großleibige astrozytäre Zellen, häufig Verkalkungen	1. Grad I 2. Umgebung der Seitenventrikel, Schläfenlappen 3. Jugendliche
Astrozytäre Gliome mit diffus infiltrierendem Wachstum		
Diffuses Astrozytom, fibrillär	mikrozystischer, mäßig zellreicher Tumor aus multipolaren Zellen mit gliafibrillenreichen Fortsätzen	1. Grad II 2. Großhirnhemisphären 3. Junge Erwachsene
Diffuses Astrozytom, protoplasmatisch	mikrozystischer und muzinöser, mäßig zellreicher Tumor aus zytoplasmareichen, gliafibrillenarmen Zellen	1. Grad II 2. Großhirnhemisphären, vor allem Schläfenlappen 3. Junge Erwachsene
Diffuses Astrozytom, gemistozystisch	mäßig zellreicher Tumor aus großleibigen, gliafibrillenreichen („gemästeten") Zellen mit exzentrischen Kernen (Gemistozyten)	1. Grad II 2. Großhirnhemisphären 3. Junge Erwachsene
Anaplastisches Astrozytom	zellreicher Tumor aus anaplastischen astrozytären Zellen, hohe Mitoserate	1. Grad III 2. Großhirnhemisphären, Hirnstamm (Kinder) 3. Erwachsene, Kinder
Glioblastom	zellreicher Tumor aus polymorphen, anaplastischen Zellen (oft mehrkernig und bizarr vergrößert), hohe Mitoserate, pathologische Gefäßproliferate, strichförmige und flächige Nekrosen	1. Grad IV 2. Großhirn, Hirnstamm 3. Erwachsene

Morphologie: Makroskopisch sind diese Tumoren in der Regel gut abgegrenzt und häufig zystisch. Histologisch sind sie durch längliche (piloide) Tumorzellen mit bipolaren Fortsätzen charakterisiert, die in parallelen oder miteinander verwobenen Bündeln wachsen. Zusätzlich zu faserreichen, kompakten Arealen finden sich mikrozystisch aufgelockerte Abschnitte mit multipolaren Zellen, so dass insgesamt ein biphasisches Gewebemuster entsteht. Diagnostisch wichtig sind degenerative Zellveränderungen (vgl. Abb. 19.45a) in Form eosinophiler, kolbiger Auftreibung der Zellfortsätze (Rosenthal-Fasern) und eosinophiler granulierter Körperchen.

✚ Klinik: Symptome von der Tumorlokalisation abhängig: Tumoren des N. opticus → Sehstörungen; Tumoren im Zwischenhirn → hypothalamische Störungen; Kleinhirntumoren → Gangunsicherheit, Ataxie.

✚ Therapie: möglichst komplette operative Tumorentfernung. Auch im Falle eines Rezidivs bleiben die meisten pilozytischen Astrozytome histologisch gutartig, d.h. sie durchlaufen keine Progression zu einem malignen Gliom. Anaplastische pilozytische Astrozytome (WHO-Grad III) sind eine Rarität.

✚ Prognose: von allen Astrozytomen beste Prognose: Heilung durch Operation.

Diffuses Astrozytom

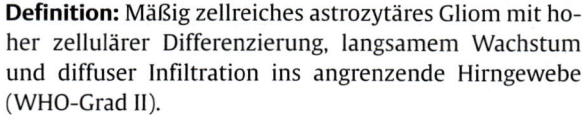

Definition: Mäßig zellreiches astrozytäres Gliom mit hoher zellulärer Differenzierung, langsamem Wachstum und diffuser Infiltration ins angrenzende Hirngewebe (WHO-Grad II).

Häufigkeit: 10–15% der astrozytären Gliome. Altersgipfel: 30.–40. Lebensjahr (♂:♀ = 1,2:1). Hauptlokalisation: weiße Substanz der Großhirnhemisphären.

Molekularpathologie: Mehr als 50% der diffusen Astrozytome weisen somatische Mutationen im TP53-Tumorsuppressorgen und einen Zugewinn von Chromosom 7 (Trisomie 7) auf.

Morphologie: Makroskopisch handelt es sich um unscharf begrenzte Tumoren, die sich in der weißen Substanz ausdehnen und auch die Großhirnrinde infiltrieren können. Histologisch sind die Tumoren mäßig zellreich und bestehen aus isomorphen Tumorzellen mit gelegentlichen Kernatypien und nur vereinzelt nachweisbaren Mitosen. Sie wachsen infiltrativ und enthalten häufig mikrozystisch degenerierte Anteile. Je nach dem vorherrschenden Zelltyp unterscheidet man fibrilläre, protoplasmatische oder gemistozytische Varianten.

Klinik: diagnostische Abklärung meist wegen Krampfanfällen oder fokalen neurologischen Ausfällen. Bei frontaler Lokalisation → Persönlichkeitsveränderungen.

Prognose: Aufgrund des infiltrierenden Wachtums ist keine komplette Resektion möglich. Deshalb und wegen der Tendenz zur Progression in ein anaplastisches Astrozytom oder ein sekundäres Glioblastom beträgt die mittlere Überlebenszeit nur 6–8 Jahre, obwohl es sich um gut differenzierte und langsam wachsende Tumoren handelt.

Anaplastisches Astrozytom

Definition: Diffus infiltrierendes Astrozytom mit herdförmigen oder generalisierten histologischen Anaplasiezeichen (WHO-Grad III). Anaplastische Astrozytome können entweder aus einem vorbestehenden diffusen Astrozytom hervorgehen oder „de novo" entstehen.

Manifestationsalter: 1. Altersgipfel im Kindesalter, 2. Altersgipfel 35.-45. Lebensjahr. Hauptlokalisation: bei Erwachsenen Großhirnhemisphären, bei Kindern Hirnstamm (maligne Hirnstammgliome).

Molekularpathologie: Zusätzlich zu TP53-Mutationen und Trisomie 7 Veränderungen in einem der zellzyklusregulierenden Gene CDKN2 A, CDK4 oder RB1. Außerdem gehäuft 19q-Deletionen.

Morphologie: Histologisch sind anaplastische Astrozytome durch eine fokal oder ubiquitär hohe Zelldichte, eine Zell- und Kernpolymorphie sowie eine hohe mitotische Aktivität gekennzeichnet (vgl. Abb. 19.**45 e, f**). Typische Merkmale eines Glioblastoms in Form pathologischer Gefäßproliferate und Nekrosen fehlen. Allerdings neigen anaplastische Astrozytome dazu, in ein sekundäres Glioblastom überzugehen.

Klinik: Therapie durch Operation und postoperative lokale Bestrahlung, zusätzlich oft (meist nur gering wirksame) Chemotherapie. Mittlere postoperative Überlebenszeit: 2–3 Jahre.

Glioblastom

Definition: Häufigster und bösartigster astrozytärer Tumor (WHO-Grad IV). Die meisten Glioblastome entstehen de novo. Sie werden als „primäre Glioblastome" bezeichnet. Glioblastome, die sich aus einem vorbestehenden, diffusen oder anaplastischen Astrozytom entwickeln, zählen zu den „sekundären" Glioblastomen.

Inzidenz: 2–3 : 100 000; Häufigkeit: > 50% aller Gliome des Erwachsenenalters. Altersgipfel: 45.–70. Lebensjahr. Hauptlokalisation: Großhirnhemisphären, bei Kindern auch Hirnstamm. (♂:♀ = 1,5 : 1).

Molekularpathologie (Tab. 19.**11**): Fast alle Glioblastome weisen Veränderungen in Genen auf, die an der TP53-abhängigen Kontrolle von Zellzyklus und Apoptose beteiligt sind. Die häufigsten darunter sind TP53-Mutation, MDM2-Amplifikation oder homozygote p14^{ARF}-Deletion. Gleichzeitig sind die Tumorsuppressorgene CDK-N2 A und RB1 inaktiviert oder das CDK4-Protoonkogen amplifiziert. Daneben finden sich gehäuft Deletionen auf Chromosom 10 mit Mutationen des Tumorsuppressorgens PTEN (10q23). Das am häufigsten amplifizierte Protoonkogen ist das EGF-Rezeptor-Gen (EGFR).

Tabelle 19.**11** **Diffuse astrozytäre Gliome:** wichtigste genetische Veränderungen (Pfeile geben Tumorprogression an)

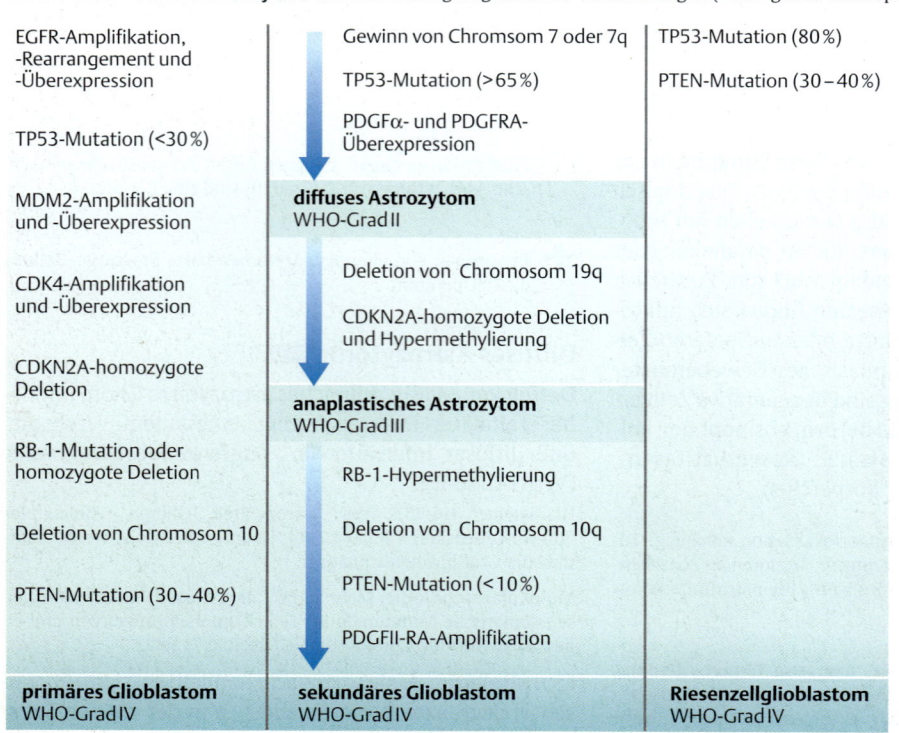

EGFR-Amplifikation, -Rearrangement und -Überexpression	Gewinn von Chromsom 7 oder 7q	TP53-Mutation (80%)
	TP53-Mutation (>65%)	PTEN-Mutation (30–40%)
TP53-Mutation (<30%)	PDGFα- und PDGFRA-Überexpression	
MDM2-Amplifikation und -Überexpression	**diffuses Astrozytom** WHO-Grad II	
CDK4-Amplifikation und -Überexpression	Deletion von Chromosom 19q	
	CDKN2A-homozygote Deletion und Hypermethylierung	
CDKN2A-homozygote Deletion	**anaplastisches Astrozytom** WHO-Grad III	
RB-1-Mutation oder homozygote Deletion	RB-1-Hypermethylierung	
Deletion von Chromosom 10	Deletion von Chromosom 10q	
PTEN-Mutation (30–40%)	PTEN-Mutation (<10%)	
	PDGFII-RA-Amplifikation	
primäres Glioblastom WHO-Grad IV	**sekundäres Glioblastom** WHO-Grad IV	**Riesenzellglioblastom** WHO-Grad IV

Morphologie: Makroskopisch weisen Glioblastome eine bunte Schnittfläche auf. Hier wechseln sich Nekrosen (gelb), zystische Zerfallshöhlen, Hämorrhagien (rot) und vitale Anteile (grau-glasig) ab (Abb. 19.46). Meist besteht ein ausgeprägtes perifokales Ödem. Glioblastome im Frontallappen können sich schmetterlingsförmig über den vorderen Balken auf die Gegenseite ausdehnen („Schmetterlingsgliom"). Gelegentlich finden sich zwei oder mehr, räumlich voneinander getrennte Tumorherde (multifokales Glioblastom).

Das histologische Bild des Glioblastoms ist vielgestaltig. Bei hoher Zelldichte besteht eine markante zelluläre und nukleäre Pleomorphie. Von Fall zu Fall können unterschiedliche Zelltypen wie fibrilläre oder gemistozytäre astrozytäre Zellen, kleinzellige, spindelzellige oder riesenzellige Elemente dominieren. Folgende histologischen Merkmale sind für den Tumor typisch:

- *Pathologische Gefäßproliferate*, typischerweise in Form glomeruloider oder girlandenförmiger Gefäßwucherungen, zurückgehend auf die tumoreigene Produktion von Gefäßwachstumsfaktoren wie VEGF (vascular endothelial growth factor). Glioblastomgefäße neigen zur Thrombosierung → Nekrose.
- *Strichförmige und flächenhafte Nekrosen* (Abb. 19.46 b).
- *Perinekrotische Pseudopalisaden* (S. 1093).

Klinik: Therapie durch Operation und postoperative lokale Bestrahlung, zusätzlich oft (meist nur gering wirksame) Chemotherapie. Mittlere postoperative Überlebenszeit: 1 Jahr.

Abb. 19.46 **Glioblastom:**
a Markiger Tumor im Großhirnmarklager, der den Seitenventrikel komprimiert und verschiebt (Pfeil);
b histologischer Aufbau mit polymorphen Zellen und ausgedehnten strichförmigen Nekrosen infolge pseudopalisadenartiger Anordnung der Tumorzellen (Pfeile) um Nekrose herum (HE, Vergr. 1 : 130);
c polymorphe Tumorzellen mit GFAP-Expression (IH, Vergr. 1 : 200).

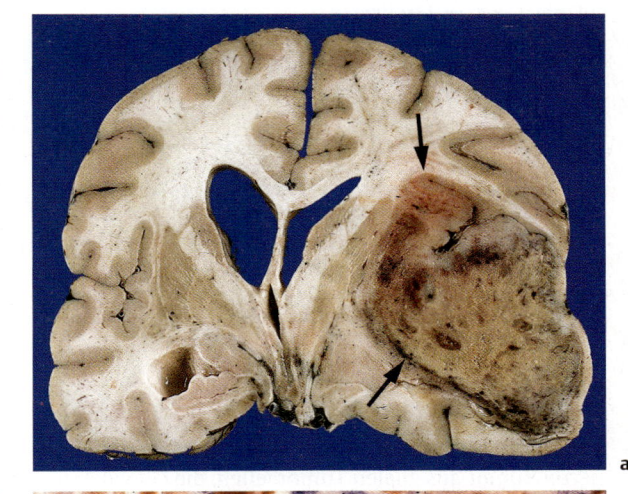

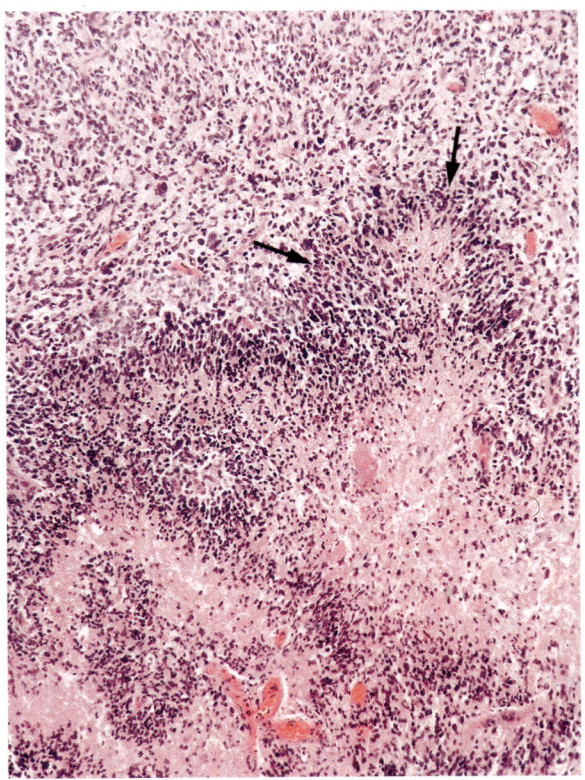

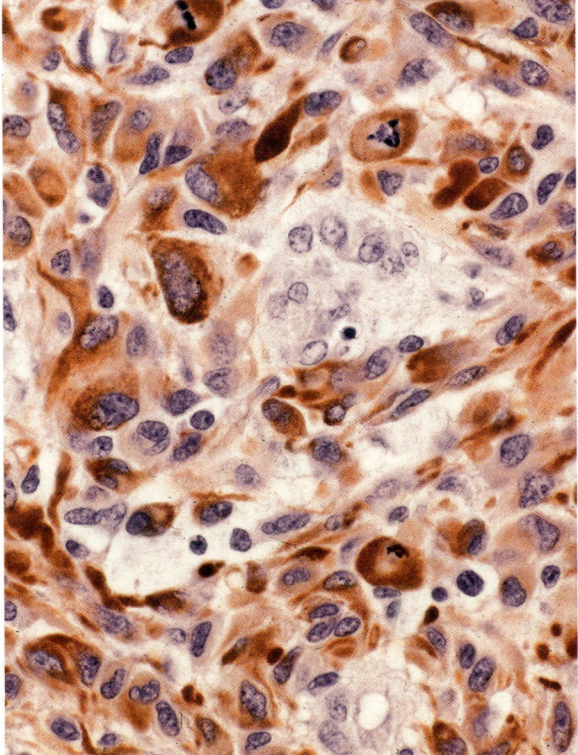

Oligodendrogliale Tumoren

Allgemeine Definition: Diffus infiltrierend wachsende Gliome, deren Tumorzellen den Oligodendrozyten ähneln, allerdings keine Markscheiden mehr bilden.

Häufigkeit: etwa 10% aller Gliome; Manifestationsalter: 35.-50. Lebensjahr. Hauptlokalisation: Frontallappen (♂:♀ = 1,2 : 1).

Molekularpathologie: Meist kombinierte 1 p- und 19 q-Deletionen. Anaplastische Oligodendrogliome zeigen zusätzlich progressionsassoziierte genetische Veränderungen, z. B. homozygote CDKN2 A-Deletionen und PTEN-Mutationen. TP53-Mutationen sind selten.

Allgemeine Morphologie: Makroskopisch handelt es sich um schlecht abgegrenzte Tumoren. Tumorblutungen und Verkalkungen sind typisch. Man unterscheidet gut differenzierte Formen (WHO-Grad II) von anaplastischen Formen (WHO-Grad III).

+ **Allgemeine Klinik:** häufiges Initialsymptom: epileptischer Anfall (Kortexinfiltration!).

+ **Therapie:** operative Tumorresektion, bei anaplastischen Oligodendrogliomen zusätzlich systemische Chemotherapie und/oder lokale Strahlentherapie. Tumoren mit 1p- und 19q-Deletionen sind besonders chemosensitiv.

+ **Prognose:** wesentlich günstiger als bei den diffusen astrozytären Gliomen gleichen WHO-Grades. 5-Jahres-Überlebensrate: 75–90% für gut differenzierte, 50–60% für anaplastische Oligodendrogliome.

Oligodendrogliom

Definition: Diffus infiltrierend wachsender, gut differenzierter Tumor aus glialen Tumorzellen, die Oligodendrozyten ähneln (WHO-Grad II).

Morphologie: Die Tumorzellen besitzen relativ gleichförmige, abgerundete, hyperchromatische Kerne und (als Fixationsartefakt) ein geschwollenes, helles Zytoplasma mit prominenten Zellgrenzen. Dies verleiht dem Oligodendrogliom einen charakteristischen „honigwabenartigen" Aspekt (Abb. 19.47). Das Tumorgewebe ist von einem dichten, sich astartig verzweigenden Kapillarnetz durchzogen und neigt zu regressiven Veränderungen in Form von Blutungen, Zystenbildungen und insbesondere Verkalkungen. Die Mitoseaktivität ist niedrig. Endothelproliferate und Nekrosen finden sich nicht. Oligodendrogliome infiltrieren oft in den Kortex, wo sie Sekundärstrukturen in Form von perineuronalen Satellitosen, perivaskulären Tumorzellansammlungen und subpialen Tumorzellaggregaten ausbilden.
Immunhistochemisch exprimieren sie S-100-Protein und das mikrotubuliassozierte Protein MAP2, gelegentlich auch GFAP, jedoch keine myelinassoziierten Proteine.

Anaplastisches Oligodendrogliom

Definition: Oligodendroglialer Tumor mit herdförmigen oder generalisierten histologischen Anaplasiezeichen (WHO-Grad III).

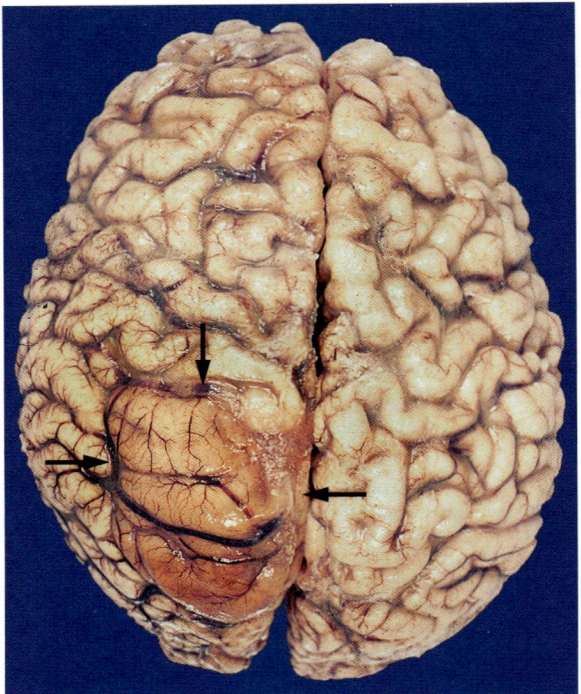

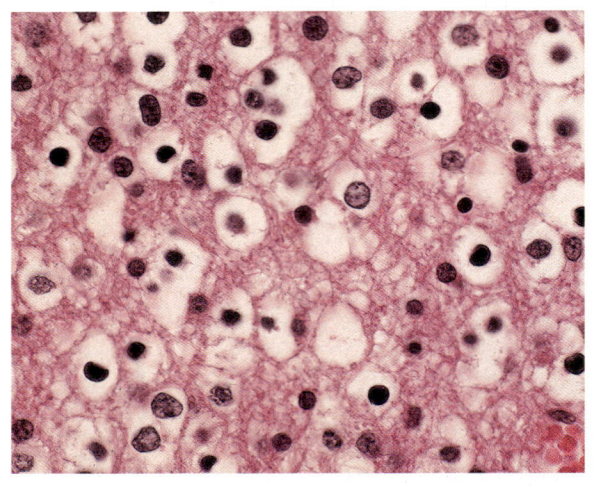

Abb. 19.**47 Oligodendrogliom:**
a In der Hirnrinde (typisch!) gelegener Tumor (Pfeilmarkierung);
b Histologie: typisches „Honigwabenmuster" der Tumorzellanordnung (HE, Vergr. 1 : 250).

Manifestationsalter: 45.–50. Lebensjahr. Hauptlokalisation: Großhirnhemisphären, vor allem Frontallappen.

Morphologie: Histologisch handelt es sich um ein zellreiches Oligodendrogliom, das herdförmige oder diffuse Anaplasiemerkmale in Form von nukleären Atypien, zellulärem Pleomorphismus, hoher mitotischer Aktivität und pathologischen Gefäßproliferaten aufweist. Nekrosen mit und ohne Pseudopalisaden (S. 1093) können vorkommen.

Mischgliome

Syn.: Oligoastrozytome

Definition: Diffus infiltrierend wachsende Gliome charakterisiert durch eine Mischung aus astrozytär und oligodendroglial differenzierten Tumorzellen. Man unterscheidet das gut differenzierte Oligoastrozytom WHO-Grad II vom anaplastischen Oligoastrozytom WHO-Grad III.

Häufigkeit: 5–10% der Gliome; Altersgipfel: 35.–50. Lebensjahr. Hauptlokalisation: Großhirnhemisphären.

Molekulare Pathologie: Oligoastrozytome zeigen entweder genetische Veränderungen, die typisch sind für Oligodendrogliome (Deletionen von 1p und 19q) oder für diffuse Astrozytome (TP53-Mutation, Trisomie 7). Es handelt sich um monoklonale Tumoren, die möglicherweise aus bipotenten glialen Vorläuferzellen entstehen, die sich sowohl zu Astrozyten als auch zu Oligodendrozyten differenzieren können.

Morphologie: Wesentliches Kennzeichen ist der gleichzeitige Nachweis von astrozytären und oligodendroglialen Tumorzellen. Die oligodendrogliale Komponente ist durch die typischen Zellen mit runden Kernen und geschwollenem Zytoplasma (Honigwabenmuster) sowie die dichte, maschendrahtartige Kapillarisierung gekennzeichnet. Bei der astrozytären Komponente kommen sowohl fibrilläre als auch gemistozytäre Zellformen vor. Verkalkungen sind häufig. Anaplastische Oligoastrozytome zeigen eine hohe Mitoseaktivität, nukleäre und zelluläre Pleomorphie und pathologische Gefäßproliferate. Nekrosen können ebenfalls vorkommen.

Ependymale Tumoren

Allgemeine Definition: Gliale Tumoren, die sich von den Ependymzellen der Ventrikel im Gehirn und RM-Zentralkanal herleiten.

Häufigkeit: 5–10% aller Gliome, dritthäufigster ZNS-Tumor im Kindesalter. Manifestationsalter und Tumorlokalisation: a) supratentorielle Tumoren: keine Altersbevorzugung; b) infratentorielle Tumoren: Kindesalter; c) spinale Tumoren: Erwachsenenalter.

Molekularpathologie: Häufig Deletionen auf 22q, 6q und 17p. Mutationen des NF2-Tumorsuppressorgens (22q12) in spinalen intramedullären Ependymomen.

Allgemeine Morphologie: Die ependymalen Tumoren werden gemäß der WHO-Klassifikation folgendermaßen untergliedert:
- *Ependymom* (WHO-Grad II): Es wird unten besprochen.
- *Anaplastisches Ependymom*: Schnell wachsender WHO-Grad-III-Tumor, vor allem bei Kindern. Histologisch finden sich undifferenzierte, zelldichte Anteile mit hoher Mitoseaktivität, pathologische Gefäßproliferate und Nekrosen.
- *Myxopapilläres Ependymom*: Gutartiger WHO-Grad-I-Tumor, fast ausschließlich im Bereich des Conus medullaris des RM und der Cauda equina. Histologisch Pseudopapillen um Gefäße mit perivaskulärer Muzinablagerung (S. 1093).

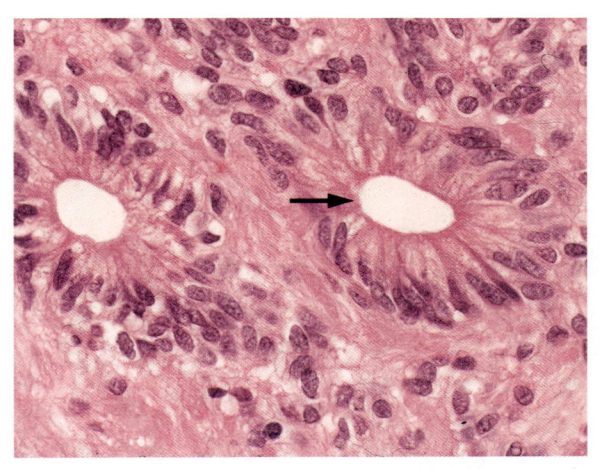

Abb. 19.**48** **Ependymom** mit pfeilmarkierten echten Rosetten (= Ependymomrosetten, Bailey-Rosetten) (HE, Vergr. 1 : 350).

- *Subependymom:* Gutartiger WHO-Grad-I-Tumor, häufig Zufallsbefund als knollige Vorwölbung in das Ventrikellumen.

Allgemeine Klinik: Ependymale Tumoren der WHO-Grade I und II wachsen in der Regel langsam und gut begrenzt. Anaplastische Ependymome zeigen dagegen ein schnelles und invasives Wachstum. Aufgrund der räumlichen Beziehung zu den Liquorräumen kann es zum Hydrocephalus occlusus und zur liquorigenen Tumorzellaussaat kommen.

Ependymom

Definition: Ein in der Wand der Hirnventrikel oder im Spinalkanal entstehender, langsam wachsender Tumor aus neoplastischen Ependymzellen (WHO-Grad II).

Manifestationsalter: Kinder und junge Erwachsene.

Morphologie: Ependymome sind gut begrenzte, mäßig zellreiche Tumoren aus isomorphen, gut differenzierten rundlichen bis polygonalen Zellen, die in ihren Zellfortsätzen GFAP-haltige Gliafibrillen enthalten. Charakteristisch ist die Ausbildung von echten ependymalen Rosetten und perivaskulären Pseudorosetten (Abb. 19.**48**; S. 1093). Die mitotische Aktivität ist gering.

Tumoren des Plexus choroidei

Definition: Intraventrikuläre papilläre Tumoren, die von den Epithelzellen des Plexus choroidei abstammen.

Manifestationsalter: überwiegend (80%) bei Kindern. Prädilektionsorte: Seitenventrikel (50%), 4. Ventrikel (40%), 3. Ventrikel (5%).

Morphologie: Die WHO-Klassifikation unterscheidet die folgenden Subtypen:
- *Plexuspapillom* (WHO-Grad I): Dies sind langsam wachsende, gut abgegrenzte Tumoren, die exophytisch in das Ventrikellumen einwachsen und eine blumenkohlartig gestaltete Oberfläche aufweisen. Histologisch bestehen die papillären Zellformationen (S. 1093) aus einem gefäßreichen Stroma, das von einem einschichtigen kubischen bis zylindri-

- *Plexuskarzinome* (WHO-Grad III): Sie sind fünfmal seltener als die Plexuspapillome und durch eine zelluläre Entdifferenzierung sowie ein solides Wachstum mit Verlust des papillären Wachstumsmusters gekennzeichnet. Hohe Mitoserate, häufig Nekrosen. Im Unterschied zu den Plexuspapillomen dringen sie in das angrenzende Hirngewebe ein.

Klinik: Hydrocephalus internus durch Überproduktion von Liquor und/oder Blockade von Liquorabflusswegen. Gelegentlich Blutungen.

Prognose: Plexuspapillom: Heilung bei vollständiger operativer Entfernung; Plexuskarzinom: ungünstige Prognose (5-Jahres-Überlebensrate: 40%).

Neuronale Tumoren/glioneuronale Mischtumoren

Definition: Gruppe von Tumoren, die aus neuronal differenzierten Tumorzellen bestehen, teilweise mit zusätzlicher glialer Tumorkomponente.

Pathogenese: Diese seltenen Tumoren treten überwiegend bei Kindern und jungen Erwachsenen auf. Oft besteht eine langjährige fokale Epilepsie. Sie werden durch operative Tumorresektion kuriert und sind prognostisch günstig. Ihre wichtigsten klinischen und pathologischen Merkmale sind in Tab. 19.12 zusammengestellt.

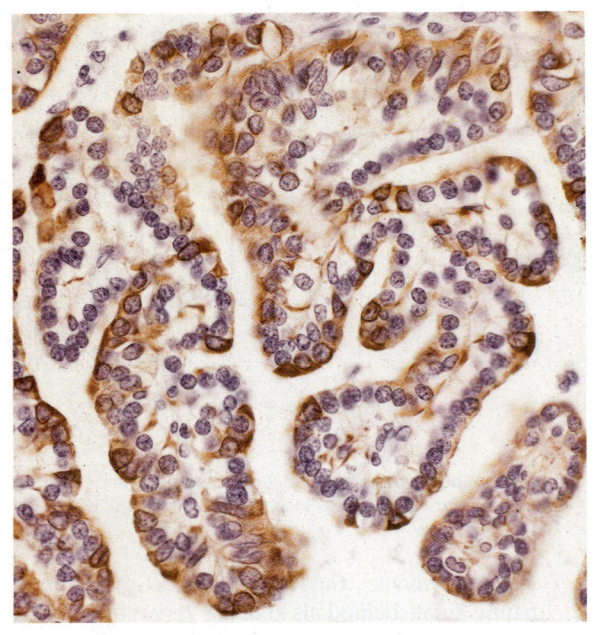

Abb. 19.49 **Plexuspapillom** mit immunhistochemischer Expression panepithelialen Zytokeratins (IH, Vergr. 1 : 250).

schen Epithel bedeckt wird (Abb. 19.49). Immunhistochemisch exprimieren die Tumorzellen Zytokeratine und S-100-Protein, gelegentlich fokal auch GFAP.

Tabelle 19.12 Neuronale Tumoren und glioneurale Mischtumoren

Tumortyp	Mikroskopische Merkmale	1. Lokalisation 2. WHO-Grad 3. Manifestationsalter
Gangliozytom	Tumor aus dysplastischen, zum Teil mehrkernigen Ganglienzellen	1. Großhirnrinde (> temporal) 2. Grad I 3. Kinder, junge Erwachsene
Gangliogliom	häufig zystischer Tumor aus dysplastischen Ganglienzellen und glialen, meist astrozytären Zellen	1. Großhirnrinde (vor allem temporal) 2. Grad I oder II 3. Kinder, junge Erwachsene
Desmoplastisches infantiles Astrozytom	astrozytäre Tumorzellen in einer retikulin- und kollagenfaserreichen (desmoplastischen) Matrix; bei zusätzlicher Ganglienzellkomponente: desmoplastisches infantiles Gangliogliom	1. Großhirnrinde und Leptomeninx 2. Grad I 3. Kleinkinder
Dysembryoblastischer neuroepithelialer Tumor	multinodulärer, intrakortikaler Tumor mit säulenförmig angeordneten Nervenzellfortsätzen in myxoider Matrix, umgeben von Oligodendroglia-ähnlichen Tumorzellen; typisch: einzeln liegende „flottierende Neurone"	1. Großhirnrinde 2. Grad I 3. Kinder, junge Erwachsene
Zentrales Neurozytom	Tumor aus Oligodendroglia-ähnlichen neuronalen Zellen mit Synaptophysin-Expression	1. Seitenventrikel, 3. Ventrikel 2. Grad II 3. Junge Erwachsene
Zerebelläres Liponeurozytom	Tumor aus isomorphen neurozytären Zellen, die teilweise Fettzellen (Lipozyten) imitieren	1. Kleinhirn 2. Grad I oder II 3. Erwachsene
Paragangliom (S. 1010)	Tumor aus neuroendokrinen Zellen mit Expression von Synaptophysin und Chromogranin-A, Wachstum in Zellballen	1. Cauda equina, Glomus jugulare 2. Grad I 3. Erwachsene

Pinealistumoren

Definition: Seltene Gruppe von Tumoren, die von Parenchymzellen der Zirbeldrüse (= Corpus pineale, Epiphysis cerebri) ausgehen.

Morphologie: Histologisch werden 3 Entitäten unterschieden:
- *Pineozytom* (WHO-Grad II): gut differenzierter, langsam und nicht invasiv wachsender Tumor, vorzugsweise bei jungen Erwachsenen. Die isomorphen Tumorzellen haben abgerundete Kerne, ein eosinophiles Zytoplasma und kurze Zellfortsätze. Sie bilden recht große Pseudorosetten mit argyrophilen Fibrillen im virtuellen Zentrum („Pineozytomrosetten"). Immunhistochemie: homogene Synaptophysin-Expression.
- *Pinealer Parenchymtumor intermediärer Differenzierung* (WHO-Grad III): zellreicher Tumor mit nukleärer Atypie und erhöhter Mitoseaktivität, meist ohne Pineozytomrosetten.
- *Pineoblastom* (WHO-Grad IV): Hochgradig maligner embryonaler Tumor, bevorzugt bei Kindern. Dieser Tumor gehört zur Gruppe der „klein- und blauzelligen" Tumoren (vgl. Tab. 18.5, S. 1008), d. h. er besteht aus zytoplasmaarmen Zellen mit hyperchromatischen Kernen und hoher Mitoseaktivität. Als Zeichen einer neuroblastischen oder retinoblastischen Differenzierung finden sich Homer-Wright-/Flexner-Wintersteiner-Rosetten.

Klinik: Typisch sind vertikale Blickparese und Nystagmus (Parinaud-Syndrom). Durch Kompression des Aquädukts kann es zum Hydrocephalus occlusus kommen.

Embryonale Tumoren

Allgemeine Definition: Gruppe hochgradig maligner ZNS-Tumoren des Kindesalters, die aus neuroepithelialen Stammzellen oder Vorläuferzellen entstehen. Das Medulloblastom des Kleinhirns ist der häufigste Vertreter dieser Gruppe.

Medulloblastom

Definition: Hochmaligner, embryonaler, „klein- und blauzelliger" Tumor des Kleinhirns (WHO-Grad IV).

Häufigkeit: Inzidenz: 5 : 1 000 000 Kinder < 15 Jahren (häufigster bösartiger Hirntumor im Kindesalter); Altersgipfel: 5.–8. Lebensjahr. Hauptlokalisation: Kleinhirnwurm (75%), Kleinhirnhemisphären (25%).

Molekularpathologie: Die häufigste chromosomale Veränderung in „klassischen" Medulloblastomen ist ein Isochromosom 17q, wobei eine Kopie von 17p verloren geht und eine Kopie von 17q hinzukommt. In einem Teil der Fälle (< 10%) lassen sich Mutationen im APC-Tumorsuppressorgen oder im β-Catenin-Protoonkogen nachweisen. In desmoplastischen Medulloblastomen finden sich gehäuft PTCH- oder SMOH-Mutationen. Die hohe Malignität der großzelligen Medulloblastome korreliert mit einer Amplifikation des MYCC- oder des MYCN-Gens (c-myc-N/c-myc-C).

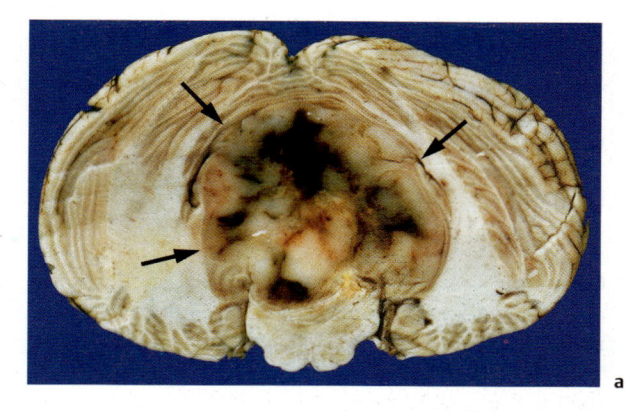

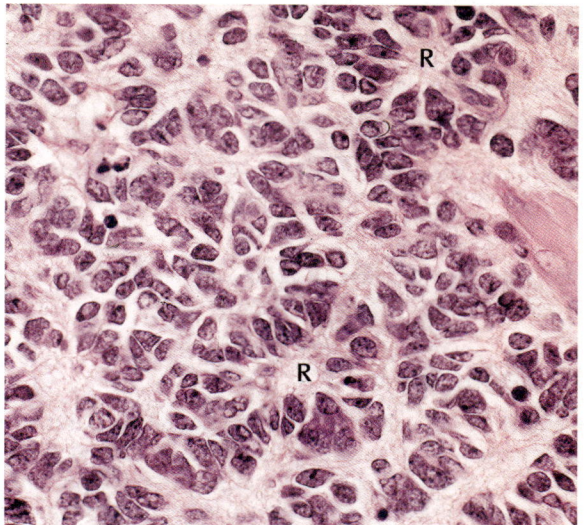

Abb. 19.50 **Medulloblastom:**
a Großer Tumor im Kleinhirn mit Kompression des 4. Ventrikels;
b Histologie: kleinzelliger Tumor mit Ausbildung von Homer-Wright-Rosetten (R) (Vergr. 1 : 250).

Morphologie: Makroskopisch weisen die Tumoren eine markige Schnittfläche auf (Abb. 19.50 a). Mikroskopisch handelt es sich um zellreiche Tumoren aus kleinen, undifferenzierten und zytoplasmaarmen Tumorzellen mit rund-ovalen oder rübchenförmigen Kernen und zahlreichen Mitosen. Häufig finden sich Homer-Wright-Rosetten (S. 1093; Abb. 19.50 b).

Immunhistochie: Expression von Synaptophysin. Seltener (< 20% der Fälle) fokale GFAP-Expression als Hinweis auf eine partielle astrozytäre Differenzierung. Medulloblastome neigen dazu, über die Liquorwege vor allem in das RM und die Cauda equina zu metastasieren. Von diesem klassischen Medulloblastom lassen sich noch einige Varianten abgrenzen.

Therapieprinzip: Operation des Primärtumors mit nachfolgender kraniospinaler Bestrahlung (neben dem Tumor werden Schädel und Spinalkanal wegen der Gefahr der Liquormetastasierung mitbestrahlt) und Polychemotherapie. Damit können heute mehr als 50% der Patienten geheilt werden. 5-Jahres-Überlebensrate: etwa 85%. Keine kraniospinale Bestrahlung bei Kindern unter 3 Jahren wegen Nebenwirkung auf die Gehirnentwicklung.

19.1.9.2
Tumoren der peripheren Nerven

Allgemeine Definition: PNS-Tumoren, die sich von den Schwann-Zellen und den perineuralen Zellen der kranialen, spinalen und peripheren Nerven herleiten.

Neurinom

Syn.: Schwannom, Neurilemmom

Definition: Gutartiger, langsam wachsender, meist bindegewebig abgekapselter WHO-Grad-I-Tumor, der neuroektodermalen Ursprungs ist und aus neoplastischen Schwann-Zellen besteht.

Häufigkeit: etwa 8% der intrakranialen und 29% der spinalen Tumoren; Altersgipfel: 30.–50. Lebensjahr. Meist solitäre Tumoren; Prädilektionsstellen: a) intrakraniale Neurinome (Abb. 19.51): Kleinhirnbrückenwinkel (= sog. Akustikusneurinom), b) spinale Neurinome: Cauda equina oder spinale Hinterwurzeln.

Morphologie und Pathogenese: siehe S. 1112.

+ **Klinik:** Kardinalsymptom beim Akustikusneurinom ist die gleichseitige Hörminderung. Vestibularisausfall und Fazialisparese können hinzutreten.

+ **Therapie:** operative Tumorentfernung. Prognose: gut. Eine maligne Progression kommt nahezu nie vor.

Neurofibrom

Definition: Gutartiger intraneural oder diffus-extraneural wachsender neuroektodermaler Tumor aus neoplastischen Schwann-Zellen, vermischt mit Fibroblasten und Perineuralzell-ähnlichen Zellen in einer kollagenfaserreichen und oftmals muzinösen Matrix (WHO-Grad I Tumor).

Häufigkeit: 90% aller Neurofibrome sind solitär und lokalisiert mit einem Altersgipfel in der 3. Lebensdekade. Vorkommen. ubiquitär in Dermis und Subkutis (♂:♀ = 1:1)

Morphologie und Pathogenese: siehe S. 1113.

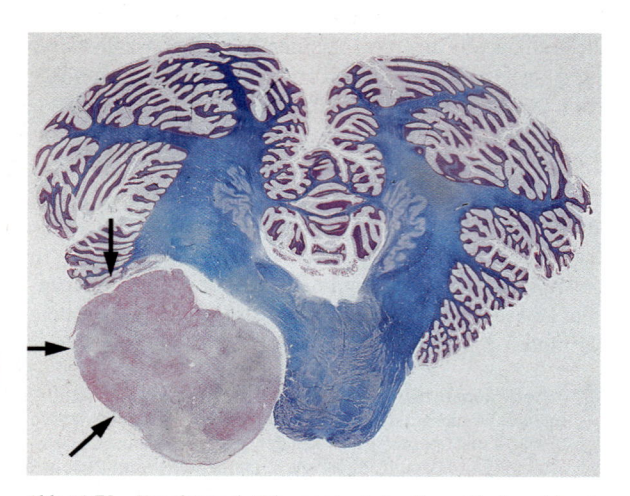

Abb. 19.51 Neurinom (= Schwannom) des N. vestibulocochlearis im Kleinhirnbrückenwinkel in Form eines die Brücke und das Kleinhirn komprimierenden Tumors (Pfeile).

Maligner peripherer Nervenscheidentumor

Definition und Morphologie (S. 1114): Dieser maligne WHO-Grad-III-Tumor (MPNST) kommt vor allem im Bereich der großen peripheren Nervenstämme vor, einschließlich N. ischiadicus, Plexus brachialis und Plexus sacralis. Im Bereich der Hirnnerven sind MPNST eine Rarität. Er wird deshalb bei den extrakraniellen peripheren Nerventumoren besprochen.

19.1.9.3
Tumoren der Meningen

Allgemeine Definition: Häufige Gruppe intrakranieller und spinaler Tumoren, die von den Meningen ausgehen und in a) meningotheliale Tumoren (Meningeome), b) mesenchymale, nichtmeningotheliale Tumoren und c) primäre melanozytäre Läsionen untergliedert werden.
Da unter diesen Tumoren die Meningeome dominieren, werden sie nachstehend besprochen.

Meningeome

Allgemeine Definition: Überwiegend gutartige, der Dura mater anhaftende Tumoren des Erwachsenenalters, die aus neoplastischen meningothelialen (arachnoidalen) Zellen bestehen.

Häufigkeit: etwa 25% aller ZNS-Tumoren; Manifestationsalter: gehäuft ab der 5. Lebensdekade. Meist solitär, gelegentlich multipel (vor allem bei Neurofibromatose Typ 2) (♀:♂ = 2:1).

Molekularpathologie: Bei 50–60% der Meningeome ist das NF2-Tumorsuppressorgen mutiert, häufig mit gleichzeitiger Deletion eines Chromosoms 22. Bei atypischen Meningeomen finden sich zusätzlich gehäuft Deletionen der Chromosomen 1p, 6q, 10, 14q und 18, bei anaplastischen Meningeomen kommen noch homozygote Deletionen des CDK N2 A-Tumorsuppressorgens (9p21) sowie Amplifikationen auf 17q hinzu.

Allgemeine Formalpathogenese: Meningeome sind kugelige oder gelappte Tumoren, die sich unterhalb der Dura mater zwischen und in den weichen Hirnhäuten entwickeln. An ihrer Konvexität grenzen die Meningeome, nur von leptomeningealem Gewebe abgeschirmt, an das Hirngewebe an. Gutartige Meningeome respektieren diese Grenze und wachsen nicht ins angrenzende Hirngewebe ein. Eine Invasion des Hirngewebes ist somit ein Merkmal für atypische oder anaplastische Meningeome. Im Gegensatz dazu ist eine Schädelknocheninvasion mit reaktiver Hyperostose oft auch bei gutartigen Meningeomen zu beobachten. Gelegentlich wachsen die Meningeome diffus flächenförmig (= Meningeom en plaque).
Um ihrer Aufgabe als Uferzellen der Zerebrospinalflüssigkeit und als Teil der Hirnumhüllung gerecht zu werden, müssen die Arachnoidalzellen als Ursprungszellen der Meningeome sowohl epitheliale als auch mesodermale Eigenschaften haben. Diese Fähigkeit spiegelt sich in der Vielfalt der Meningeomsubtypen wider.

Allgemeine Morphologie: Makroskopisch sind die Meningeome derbe Tumoren mit grauer, durch Verkalkun-

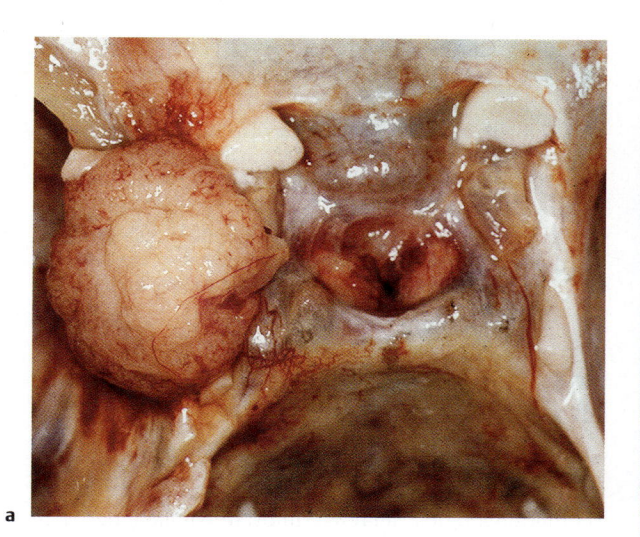

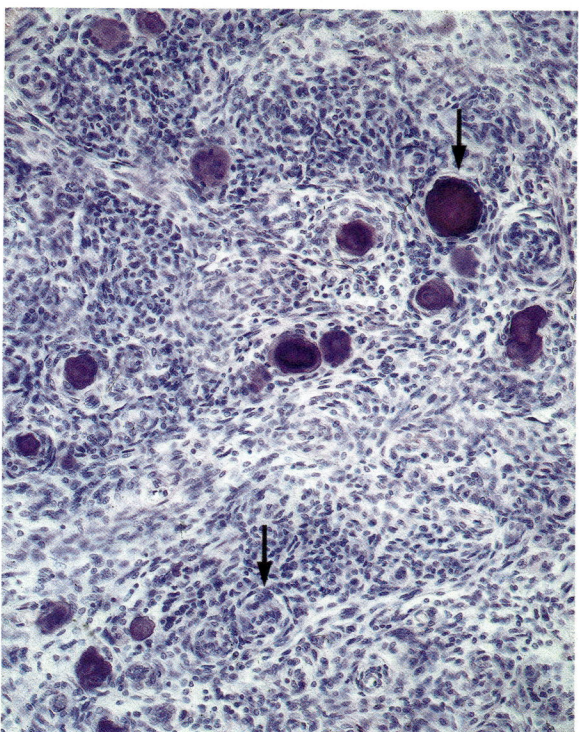

Abb. 19.52 Meningeom:
a Abgekapselter Tumor der Keilbeinflügel (63-jährige Frau);
b Histologie eines meningothelialen Meningeoms mit zwiebelschalenartiger Zellanordnung und teilweiser Psammomkörperbildung (Pfeile) (HE, Vergr. 1 : 250).

gen gelegentlich körniger Schnittfläche (Abb. 19.52a). Sie sitzen bevorzugt im Bereich der Falx cerebri und des Keilbeinrands, in der Olfaktoriusrinne, im Tentorium und im Spinalkanal, selten auch intraventrikulär. Immunhistochemie: Koexpression von Vimentin und EMA. Der Proliferationsindex liegt bei gutartigen Meningeomen unter 5 %, bei den anderen darüber. Je nach Dignität lassen sich die Meningeome untergliedern, wie im Folgenden besprochen.

Meningeome WHO-Grad I

Diese Tumoren machen mehr als 85 % aller Meningeome aus, sind gutartig, resezierbar und prognostisch günstig. Histologisch unterscheidet man zahlreiche Subtypen, von denen die häufigsten und damit klinisch wichtigsten besprochen werden.

Meningotheliales Meningeom: Bindegewebig lobulierter Tumor mit synzytialem Wachstumsmuster aus isomorphen, miteinander verzahnten Tumorzellen, die den normalen arachnoidalen Deckzellen gleichen und deren Kerne oft Zytoplasmaeinstülpungen (Kerninklusionen) enthalten. Häufig finden sich eingestreut zwiebelschalenartige Wirbelformationen der Tumorzellen und kleine konzentrische Verkalkungen, die sog. Psammomkörper (Abb. 19.52b).

Fibroblastisches Meningeom: Bei diesem Subtyp dominieren bipolar-spindelförmige, fibroblastenähnliche Tumorzellen, die in kollagen- und retikulinfaserreichen Zügen wachsen. Zwiebelschalenartige Formationen und Psammomkörper sind selten.

Transitionales Meningeom: Bei diesem Subtyp kommen sowohl meningotheliale als auch fibroblastische Anteile im selben Tumor vor. Typisch sind zahlreiche Zwiebelschalenformationen.

Psammomatöses Meningeom: Bei diesem Subtyp wird das histologische Bild durch massenhaft Psammomkörper geprägt. Psammomatöse Meningeome finden sich vor allem im Spinalkanal bei Frauen.

Meningeome WHO-Grad II

Diese Tumoren machen etwa 10 % aller Meningeome aus, haben eine erhöhte Wachstumspotenz mit hoher Rezidivquote selbst bei komplett-chirurgischer Resektion → postoperative Nachkontrolle!

Atypisches Meningeom: Dieser wichtigste Meningeom-Subtyp ist durch eine erhöhte mitotische Aktivität (mindestens 4 Mitosen pro 10 Großvergrößerung-Gesichtsfelder) gekennzeichnet oder weist mindestens 3 der folgenden histologischen Atypiekriterien auf:

- erhöhte Zelldichte,
- kleine Tumorzellen mit pathologischer Kern-Plasma-Relation,
- prominente Nukleolen,
- musterloses, rasenartiges Wachstum,
- Nekrosen.

Meningeome WHO-Grad III

Sie machen 2–3% aller Menigeome aus und weisen histologische Anaplasiemerkmale auf. Sie wachsen lokal invasiv und destruktiv und können metastasieren. Die Prognose ist schlecht. Eine postoperative Strahlentherapie ist erforderlich.

Anaplastisches Meningeom: Dieser wichtigste Subtyp ist durch eine stark erhöhte Mitoseaktivität (mindestens 20 Mitosen pro 10 Großvergrößerungs-Gesichtsfelder) und/oder ein entdifferenziertes sarkom-, karzinom-, oder melanomartiges Bild charakterisiert. Oft ausgedehnte Nekrosen.

19.1.9.4
Primäre ZNS-Lymphome

Definition: Primär im Gehirn oder RM entstandenes malignes Non-Hodgkin-Lymphom, meist vom großzelligen B-Zell-Typ (S. 564).

Häufigkeit: etwa 2–5% aller primären intrakraniellen Tumoren, steigende Inzidenz. Altersgipfel bei immunkompetenten Patienten: 6. Lebensdekade; bei AIDS-Patienten: 3. Lebensdekade. Hauptlokalisation: periventrikulär.

Pathogenese: Die Tumoren treten sowohl bei immunkompetenten als auch immundefizienten (meist AIDS) Patienten auf. Pathogenetisch spielt im letzteren Fall eine EBV-Infektion eine wichtige Rolle.

Morphologie: Primäre ZNS-Lymphome wachsen diffus und zeigen eine angiozentrische Infiltration des angrenzenden Hirngewebes. Neben den hochproliferativen blastären Tumorzellen, die immunhistochemisch den B-Zell-Marker CD20 exprimieren, finden sich reaktive Infiltrate aus T-Zellen, Makrophagen und aktivierten Mikrogliazellen. Im Tumorrandbereich: reaktive Astrogliose.

+ Klinik: Diagnosesicherung durch stereotaktische Biopsie ohne vorherige Corticosteroidgaben, weil diese vorübergehend die Tumorzellen zum Verschwinden bringen. Kombinierte Radiochemotherapie. 5-Jahres-Überlebensrate bei immunkompetenten Patienten: 25–40%, mittlere Überlebenszeit bei AIDS-Patienten: 6–12 Monate.

19.1.9.5
Keimzelltumoren

Intrakranielle Keimzelltumoren treten bevorzugt mittelliniennah im Bereich der Zirbeldrüse, des 3. Ventrikels und suprasellär auf. Meist sind Kinder oder junge Erwachsene betroffen (♂:♀ = 2:1). Am häufigsten sind Germinome, Teratome und gemischte Keimzelltumoren. Das histologische Bild der einzelnen Entitäten entspricht dem der gonadalen Keimzelltumoren (S. 920).

+ Klinik: erhöhte Serum-/Liquorwerte für PLAP, AFP oder β-HCG. Diagnose: stereotaktische/offene Biopsie.

+ Komplikationen: Hydrocephalus occlusus durch Kompression von Aquädukt oder 3. Ventrikel, gelegentlich hypothalamische Symptome wie Diabetes insipidus und Pubertas praecox.

+ Prognose: günstig für operativ entfernbare reife Teratome. Unter den malignen Keimzelltumoren haben die radiosensiblen Germinome die günstigste Prognose (5-Jahres-Überlebensrate bis zu 95%).

19.1.9.6
Neurokutane Syndrome

Allgemeine Definition: Gruppe von zumeist autosomal dominant erblichen Syndromen, die mit Tumoren und Fehlbildungen des Nervensystems, der Augen, der Haut und der inneren Organe einhergehen.

Neurofibromatose Typ 1

Syn.: Morbus von Recklinghausen, periphere Neurofibromatose

Definition: Eines der häufigsten Erbleiden mit autosomal dominantem Erbgang, variabler Penetranz und folgenden Kennzeichen:

- *Café-au-lait-Flecken* in Form multipler herdförmiger Hyperpigmentierungen der Haut (Abb. 19.53a);
- *Freckling* in Form einer sommersprossenartigen axillären und inguinalen Hauttüpfelung;
- *multiple Neurofibrome* vorwiegend im Hautbereich (Abb. 19.53b, c), plexiforme Neurofibrome (S. 1113) im Bereich größerer Nerven/Plexus;
- *„Optikusgliom"* (10% der Fälle): pilozytisches Astrozytom im Nervus/Chiasma opticum;
- *Lisch-Knötchen* (= Irishamartome);
- *Skelettfehlbildungen* in Form von Keilbeinflügeldysplasie, Skoliose, Verschmälerung langer Röhrenknochen mit Pseudarthrosen.

Inzidenz: 1:3000–4000; Inzidenz von Spontanmutationen 1:10000 (♂:♀ = 1:1).

Pathogenese: Ursächlich ist eine erbliche oder neu erworbene (ca. 50% der Patienten) Keimbahnmutation im NF1-Tumorsuppressorgen. Die Häufigkeit der Erkrankung erklärt sich aus der erheblichen Größe des NF1-Gens (S. 351).

+ Klinik: erhöhtes Risiko für maligne periphere Nervenscheidentumoren, Phäochromozytom, Rhabdomyosarkom und juvenile CMML. Diagnosesicherung, wenn mindestens 2 der folgenden 7 Kriterien erfüllt sind:
- ≥ 6 Café-au-lait-Flecken mit Durchmesser vor Pubertät 5 mm oder mehr, nach der Pubertät 15 mm oder mehr;
- ≥ 2 Neurofibrome oder ein plexiformes Neurofibrom;
- axilläre und/oder inguinale Tüpfelung;
- Optikusgliom;
- ≥ 2 Irishamartome;
- ≥ 1 Skelettfehlbildung;
- 1 Verwandter 1. Grades mit bekannter NF1 oder NF2 der oben aufgeführten Kriterien.

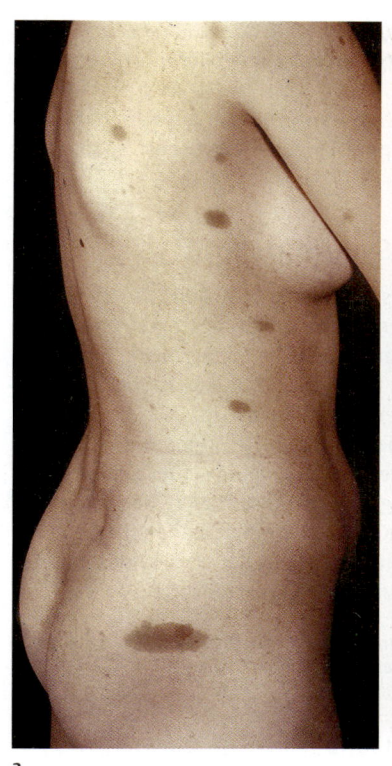

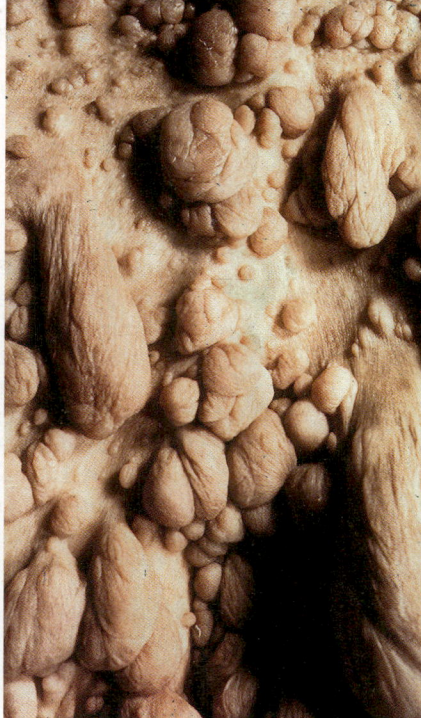

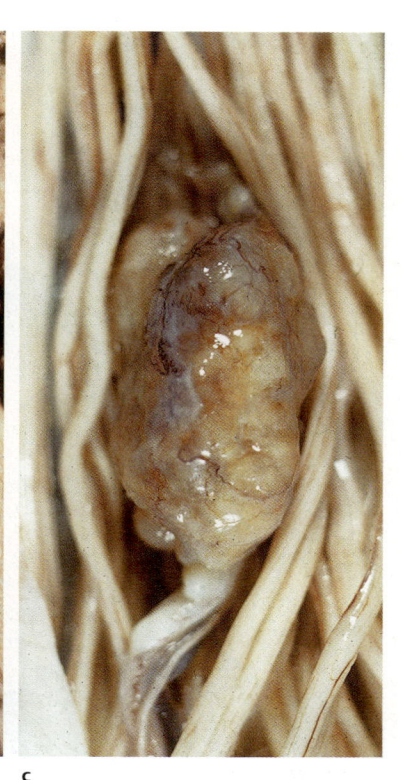

Abb. 19.53 Neurofibromatose Typ 1 (Morbus von Recklinghausen):
a Mit schwacher Expressivität, gekennzeichnet durch zahlreiche „Café-au-lait-Flecken" der Haut;
b mit starker Expressivität, gekennzeichnet durch multiple, zum Teil gestielte Neurofibrome der Haut (Originale: Schuppli);
c Neurofibrom der Cauda equina.

Neurofibromatose Typ 2

Syn.: zentrale Neurofibromatose, bilaterale Akustikusneurofibromatose

Definition: Seltenes autosomal dominantes Erbleiden, das durch folgende Läsionen geprägt ist:
- *Neurinome* (oft multipel) der kranialen und spinalen Nervenwurzeln, wobei bilaterale Akustikusneurinome pathognomonisch sind;
- *NF2-assoziierte Tumoren:* Meningeome (nicht selten multipel) sowie Ependymome;
- *hintere subkapsuläre Linsentrübung;*
- *seltene Manifestationen:* spinale Schwannose, Meningioangiomatose, gliale Hamartien in der Großhirnrinde, zerebrale Verkalkungen, periphere Neuropathie.

Inzidenz: etwa. 1 : 40 000 (10-mal niedriger als NF1) (♂ : ♀ = 1 : 1).

Pathogenese: Ursächlich ist eine Keimbahnmutation im NF2-Tumorsuppressorgen (s. Tab. 19.8).

Klinik: Die Diagnose ist gesichert, wenn eines der folgenden Kriterien erfüllt ist:
- beidseitiges Akustikusneurinom, diagnostiziert durch CT oder MRT;
- 1 Verwandter 1. Grades hat eine bekannte NF2 und der Patient hat entweder:
  - 1 unilaterales Akustikusneurinom oder
  - ≥ 2 der folgenden Veränderungen: Meningeom, Gliom, Neurinom, Zerebralverkalkung, hintere Linsentrübung;
- ≥ 2 der folgenden Veränderungen sind vorhanden:
  - einseitiges Akustikusneurinom;
  - multiple Meningeome;
  - entweder Neurinom, Gliom, Neurofibrom, Zerebralverkalkungen oder hintere Linsentrübung.

Tuberöse Sklerose

Syn.: Morbus Bourneville-Pringle

Definition: Zweithäufigstes, insgesamt jedoch seltenes neurokutanes Syndrom mit folgenden Manifestationen:
- *Hautveränderungen* in Form von Angiofibromen im Nasolabialfalten-, Stirn- und Kinnbereich (frühere Fehlbezeichnung: Adenoma sebaceum; Talgdrüsen sind aber atrophisch und fibrosiert!) sowie sub- und periungalen Fibromen.
- *Hirnveränderungen* in Form von Fehlbildungen der Großhirnrinde (= „Tubera"), subependymalen Gliaknoten (Abb. 19.54) und glioneuronalen Heterotopien. Bei 10–20 % der Patienten Ausbildung eines subependymalen Riesenzellastrozytoms (WHO-Grad I).

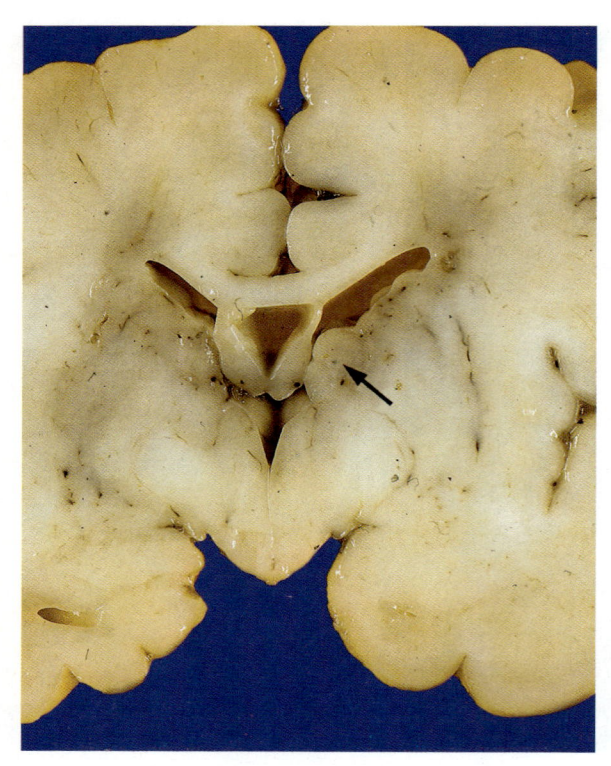

Abb. 19.54 **Tuberöse Sklerose** mit knötchenförmigen Gliawucherungen im Seitenventrikelbereich (Pfeil).

- *Augenveränderungen* in Form von retinalen Hamartomen, retinalem Riesenzellastrozytom und hypopigmentierten Irisflecken.
- *Sonstige Organmanifestationen*: renale Angiomyolipome (S. 842), Nierenzysten, kardiale Rhabdomyome, Hamartome in Leber/Verdauungstrakt.

Pathogenese: autosomal dominant erbliches Syndrom. Ursächlich sind Keimbahnmutationen entweder im TSC1-Gen (Locus: 9q34, Genprodukt. Hamartin, Funktion?) oder im TSC2-Gen (Locus: 16p13.3; Genprodukt: Tuberin mit GTPase-Aktivität). Bei ca. 50% der Patienten handelt es sich um Neumutationen (s. Tab. 19.7).

Klinik: Inzidenz: 1 : 10000. Hautveränderungen, epileptische Anfälle, mentale Retardierung.

Von-Hippel-Lindau-Syndrom

Definition: Seltenes (Inzidenz: 1 : 40000), autosomal dominantes Erbleiden mit folgenden Manifestationen:
- *kapilläre Hämangioblastome* des ZNS (überwiegend im Kleinhirn = Lindau-Tumoren): gutartige, extrem kapillärreiche Tumoren, bei denen sich histologisch zwischen den dichtgelagerten Gefäßen die eigentlichen, histogenetisch noch ungeklärten Tumorzellen (sog. „Zwischenzellen") finden;
- *retinale Angiomatose;*
- *klarzellige Nierenzellkarzinome* vom zystischen Typ (S. 844);
- *Phäochromozytome* (S. 1005);
- *polyzystische Organe* (vor allem Niere, Pankreas).

Pathogenese: Die Erkrankung beruht auf Keimbahnmutationen im Von-Hippel-Lindau-Gen (Locus: 3p25; Genprodukt: pVHL, Tab. 19.7).

Sturge-Weber-Syndrom

Definition: Seltenes (Inzidenz 1 : 50000), überwiegend sporadisch auftretendes neurokutanes Syndrom (SWS-Syndrom) unbekannter Ursache (diregulierte Fibronektinexpression?) mit folgenden Charakteristiken:
- *einseitiger Naevus flammeus* im Gesichtsbereich (meist im Bereich des 1. und 2. Trigeminusastes);
- *gleichseitig kavernöse Angiomatose der Leptomeninx* mit Verkalkung der intrakortikalen Kapillaren im gleichseitigen Kortex und einer Rindenatrophie. Bei ca. 40% der Patienten ist zusätzlich die Aderhaut des Auges von einer Angiomatose betroffen.

Klinik: Naevus flammeus, epileptische Anfälle, mentale Retardierung, Hemiparese, gelegentlich Glaukom.

Nävoides-Basalzellkarzinom-Syndrom

Syn.: Basalzellnävus-Syndrom, Gorlin-Syndrom, Gorlin-Goltz-Syndrom

Definition: Seltenes, autosomal dominantes Erbleiden, das durch folgende Läsionen geprägt ist:
- *multiple Basalzellkarzinome* der Haut (S. 955) und palmoplantare „Pits" (= punktförmige Hauteinziehungen in Hand- und Fußinnenflächen);
- *odontogene Keratozysten* (S. 663).

Diese Veränderungen sind bis zum 40. Lebensjahr bei mehr als 90% der Patienten nachweisbar. Weitere, seltenere Manifestationen sind:
- *Skelettdeformitäten;*
- *faziale Dysplasien* (Makrozephalie, Stirnhöcker, Hypertelorismus, hoher Gaumen, Prognathie);
- *Medulloblastom* des Kleinhirns (desmoplastische Variante) in 5% der Patienten;
- *Ovarialfibrome.*

Pathogenese: Keimbahnmutationen im PTCH-Tumorsuppressorgen (Locus: 9q22.3; Tab. 19.7).

Cowden-Syndrom

Definition: Seltenes, autosomal dominant erbliches Syndrom, das mit multiplen Hamartomen sowie gut- und bösartigen Tumoren einhergeht. Die wichtigsten Manifestationen sind:
- *Haut:* multiple Trichilemmome, mukokutane Papillomatose;
- *Schilddrüse:* Struma nodosa, Schilddrüsenkarzinom;
- *Mamma:* Mastopathie, Fibroadenom, Mammakarzinom;

- *ZNS:* Megalenzephalie, Lhermitte-Duclos-Syndrom (Syn.: dysplastisches Gangliozytom des Kleinhirns: diffuse Vergrößerung von Kleinhirnteilen durch proliferierte, dysplastische Ganglienzellen in der Molekular- und Körnerzellschicht).
- *Intestinum:* gastrointestinale Hamartome.

Pathogenese: Keimbahnmutation im PTEN-Gen (Locus: 10q23) mit Funktion eines Landscaper-Gens (S. 352, 721).

19.1.9.7
Sekundäre Tumoren

Metastasen

Häufigkeit: etwa 25% aller intrakraniellen Erwachsenentumoren.

Pathogenese: Die häufigsten Primärtumoren intrazerebraler Metastasen sind: Lungenkarzinome (Adenokarzinome > kleinzellige neuroendokrine Karzinome > Plattenepithelkarzinome), Mammakarzinome, maligne Melanome und Nierenzellkarzinome. Spinale Metastasen stammen meistens von Prostata-, Mamma- und Bronchialkarzinomen ab. Dabei treten Hirnmetastasen häufig erst in fortgeschrittenen Stadien auf und bevorzugen Großhirnhemisphären (> 80 %) und Kleinhirn. Spinal dominieren intravertebrale und epidurale Metastasen; kaum intramedulläre Metastasen.

Morphologie: Hirnmetastasen können als solitäre oder multiple Raumforderungen auftreten und stellen meist scharf begrenzte, subkortikale Herde mit perifokalem Ödem dar. Ein diffuser Befall der Leptomeningen und des Subarachnoidalraumes wird als „Meningeosis carcinomatosa" bezeichnet (Tumorzellen im Liquor!).

Klinik: Kopfschmerzen wegen Hirndrucksteigerung, hirnorganisches Psychosyndrom, fokale Anfälle, neurologische Ausfälle.

Leukämien

Pathogenese: Insbesondere bei der ALL im Kindesalter besteht ein hohes Risiko für einen Befall der Meningen (= Meningeosis leucaemica). Eine Meningeosis leucaemica kann aber auch bei anderen Leukämien vorkommen.

Klinik: Kopfschmerzen wegen gestörtem Liquorabfluss und Hirndrucksteigerung, Hirnnervenstörungen, hirnorganisches Psychosyndrom. Diagnostik durch zytologischen Nachweis von Leukämiezellen im Liquor.

Therapie: Da die Blut-Hirn-Schranke bei einer systemischen Chemotherapie den Übertritt von vielen Zytostatika behindert, können von meningeal angesiedelten Leukämiezellen Rezidive ausgehen. Zur Prophylaxe und Therapie eines meningealen Rezidivs werden eine intrathekale Chemotherapie und/oder eine kraniospinale Bestrahlung eingesetzt.

19.2
Peripheres Nervensystem

Das periphere Nervensystem (= PNS) umfasst sämtliche peripheren Nerven von den Endausbreitungsgebieten in der Körperperipherie bis zu den Wurzelein- und -austrittsstellen und den peripheren (zerebrospinalen und autonomen) Ganglien. An den Wurzelein-und -austrittsstellen endet die Blut-Hirn-Schranke. Die Axone werden im PNS durch die Schwann-Zellen und die von ihnen gebildeten Markscheiden umhüllt. Das Myelinisierungsgebiet einer Schwann-Zelle wird als Internodium bezeichnet (Abb. 19.55a). Im Axon findet ein lebhafter Stofftransport statt (Axonfluss), der sowohl antero- als auch retrograd verläuft und ungehindert die Grenzzone zwischen ZNS und PNS innerhalb der Axone durchzieht.

Bei Verletzungen eines peripheren Nervs ist die Lokalisation entscheidend. Je nachdem reagiert er mit einer anderen Degenerationsform. Der distale Axonabschnitt geht stets zugrunde (anterograde Waller-Degeneration). Liegt die Läsionsstelle nahe am Perikaryon der Zelle, dann schreitet die Degeneration auch im proximalen Axonabschnitt retrograd fort. Sie wird als retrograde axonale Degeneration (Dying-back-Neuropathie) bezeichnet. Wird jedoch primär eine Schwann-Zelle geschädigt, sei es durch Hypoxie, bakterielle oder chemische Giftstoffe, sei es durch übersteuerte oder fehlgesteuerte T-Lymphozyten-Attacken, zerfällt die von ihr versorgte Markscheide. Das Resultat ist eine segmentale Demyelinisierung. Diese Degenerationsformen stellen grundlegende allgemeine PNS-Reaktionsmuster dar. Sie gelten nicht nur für **traumatische Läsionen**, sondern auch für die nichtneoplastischen Nervenerkrankungen in Form der **peripheren Neuropathien**. Letztere können die motorischen und/oder sensorischen und/oder vegetativen Nerven betreffen. Die **entzündlichen Läsionen** des PNS beruhen auf Infektionen mit Erregern, die es entweder besonders auf die peripheren Nerven abgesehen haben oder Immunreaktionen auslösen, die vor allem die peripheren Nerven schädigen, wenn sie auf das periphere Myelin gerichtet sind. Die **neoplastischen Läsionen** gehen von den Schwann-Zellen, den endo- oder perineuralen Fibroblasten oder unreifen Ganglienzellen der zerebrospinalen oder autonomen Ganglien aus.

a Normalzustand   **b** Waller-Degeneration   **c** segmentale Demyelinisierung   **d** axonale Degeneration

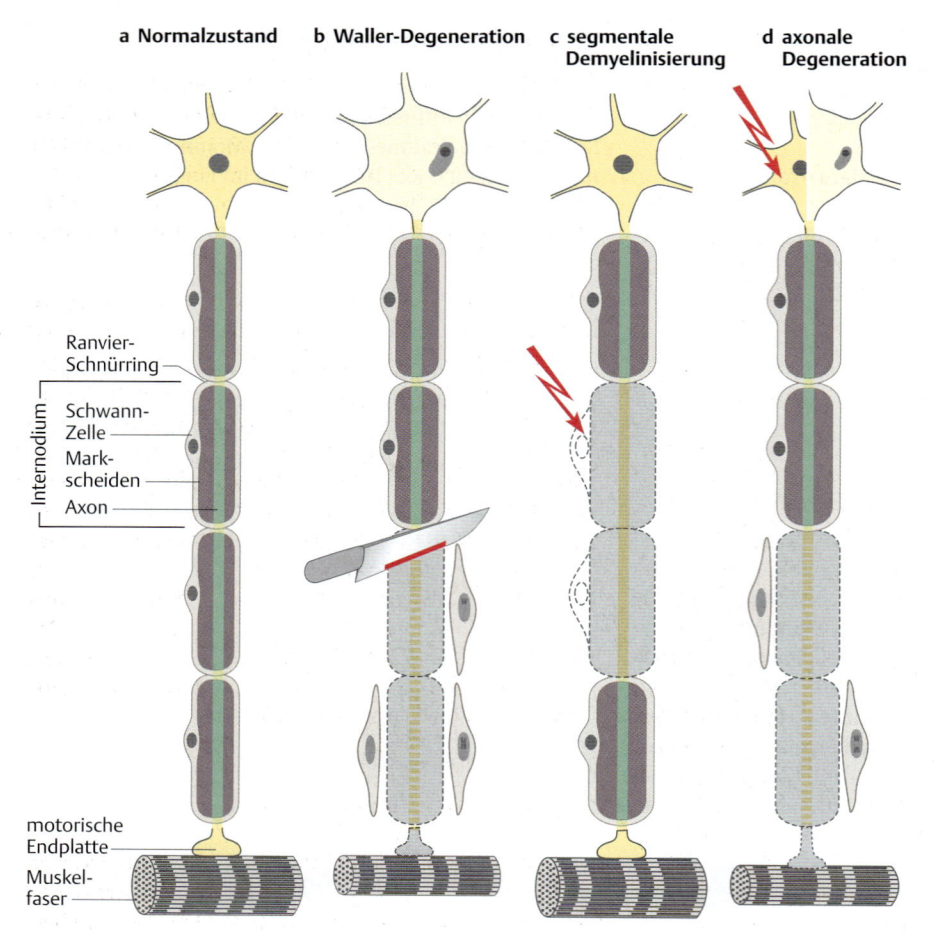

Abb. 19.**55** **Degenerationsformen** peripherer Nerven.

Ranvier-Schnürring
Schwann-Zelle
Markscheiden
Axon
Internodium
motorische Endplatte
Muskelfaser

19.2.1
Periphere Neuropathien

Allgemeine Definition: Sammelbegriff für „nichtneoplastische" PNS-Krankheiten, die erworben oder genetisch bedingt sein können. Dabei unterscheidet man folgende Formen:
- *Mononeuropathie:* Ausfall eines Nervs,
- *Polyneuropathie:* Ausfall mehrerer Nerven,
- *Mononeuritis multiplex:* regelloser Ausfall mehrerer Nerven.

Je nach betroffenem Nervensystem unterscheidet man:
- *motorische Neuropathien* bei Befall motorischer Nerven,
- *sensorische Neuropathien* bei Befall peripherer Äste von Spinalganglienzellen und sensorischer intrakranieller Ganglienzellen,
- *autonome Neuropathien* bei Befall von Fortsätzen autonomer Ganglienzellen.

Allgemeine Pathogenese: Diesen Neuropathien liegt eine axonale Degeneration und/oder segmentale Demyelinisierung zugrunde, die Reaktionsmuster des PNS darstellen.

PNS-Reaktionsmuster

Waller-Degeneration

Definition: Damit bezeichnet man den Untergang des distalen Axonanteils nach (physikalischer, chemischer oder toxischer) Kontinuitätsunterbrechung des Axons (= Sonderform der axonalen Degeneration).

Pathogenese: Wenige Stunden nach Kontinuitätsunterbrechung stauen sich wegen des anterograden Axonflusses im proximalen Axonabschnitt Zytoskelettanteile und Organellen, und das Axon schwillt an (Abb. 19.**55**). Die Markscheiden ziehen sich etwas vom Axonstumpf zurück. Wegen des retrograden Axonflusses schwillt auch der distale Axonabschnitt an. Nach einigen Tagen geht der gesamte distale Axonabschnitt zugrunde, so dass der innere Druck fehlt, um die Röhrenform der Markscheiden aufrechtzuerhalten. Die Markscheiden kollabieren und brechen in Myelinballen auseinander. Nach knapp 2 Wochen beginnen die Schwann-Zellen und die eingewanderten Histiozyten, die Trümmer der distalen Axonabschnitte und Myelinballen zu resorbieren. Die Schwann-Zellen proliferieren und bilden ein dem ursprünglichen Nervenfaserverlauf folgendes Band (= Hanke-Büngner-Band). Daran orientieren sich die bereits wenige Tage

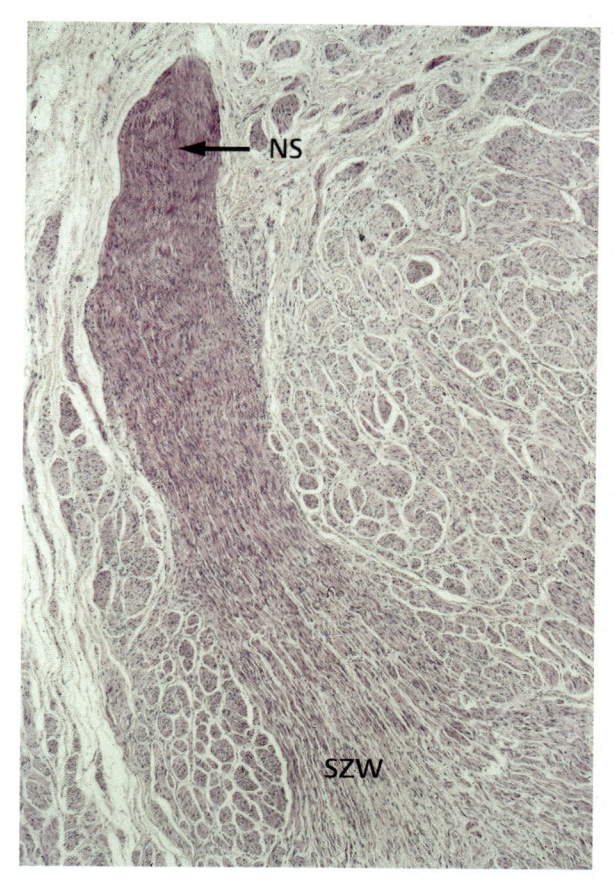

Abb. 19.56 **Narbenneurom** mit Wucherung der Schwann-Zellen (SZW) im Bereich eines Nervenstumpfs (NS) (HE, Vergr. 1 : 100).

nach der Kontinuitätsunterbrechung aussprossenden Axone. Gelingt ihnen dies nicht, so wachsen sie mit den zeitgleich proliferierenden Schwann-Zellen und Fibroblasten zu einem Knäuel aus und bilden ein „Narbenneurom" (Abb. 19.56). Gelingt dagegen der Anschluss an die Schwann-Zellen, so wachsen die Axone bis ins ursprüngliche Terminalgebiet vor und bilden wieder Synapsen mit den quergestreiften Muskelfasern und/oder wachsen in sensible Endformationen ein (z. B. Tastkörperchen). Danach werden die regenerierten Axone von distal nach proximal aufsteigend wieder myelinisiert.

Neuroaxonale Degeneration

Definition: Neuronale Dysfunktion, bei der das Neuron wegen toxischer Schädigung oder genetischer Fehler unfähig ist, die strukturelle Integrität seines axonalen Zellfortsatzes aufrechtzuerhalten.

Pathogenese: Die Läsion beginnt in typischer Weise in der Axonperipherie, wobei die Degeneration zentripetal fortschreitet und oft von einer Chromatolyse des Nervenzellkörpers begleitet wird („Dying-back"-Neuropathie). In den vom Axonzerfall betroffenen Abschnitten der Nervenfasern gehen auch die Markscheiden zugrunde. Eine Reihe neurodegenerativer Läsionen wie die amyotrophe Lateralsklerose verläuft nach diesem Prinzip.

Segmentale Entmarkung

Definition: Markscheidenuntergang, der auf einer primären Schädigung einiger Schwann-Zellen innerhalb eines peripheren Nervs beruht und deshalb – im Gegensatz zur Waller-Degeneration – nur einzelne Internodien betrifft und nicht zum Axonuntergang führt (sekundäre Axondegeneration bei langdauernden Entmarkungsprozessen!).

Pathogenese: Nachdem die Markscheiden zerfallen sind, kann es (nach Beseitigung der Noxen oder Therapie) zu einer Remyelinisierung durch die verbliebenen proliferierenden Schwann-Zellen kommen. Gelegentlich wiederholen sich mehrere Demyelinisierungs- und Remyelinisierungsvorgänge hintereinander, so dass sich die Schwann-Zellen samt den von ihnen produzierten Kollagenfasern zwiebelschalenartig überlagern. Das dazugehörige Axon bleibt aber in jedem Fall erhalten (= „Zwiebelschalenneuropathie"). Bei den hereditären motorisch-sensorischen Neuropathien (s. u.) entstehen auch Zwiebelschalenformationen um virtuelle Zentren. Bei einzelnen Formen dieser Gruppe bestehen die Zwiebelschalenformationen nur aus Basalmembran und Fibroblasten („basal-lamina-onion-bulb").

19.2.1.1
Polyneuropathien

Allgemeine Definition: Gruppe meist symmetrischer PNS-Erkrankungen (PNP), die wegen neurotoxischer oder metabolischer Läsionen zu sensiblen, motorischen und vegetativen Störungen führen.
Je nachdem, ob der auslösende neurotoxische Prozess am Perikaryon der Nervenzelle, am Axon oder an der Markscheide angreift oder sich im gefäßtragenden interstitiellen Bindegewebe der Nerven abspielt, unterscheidet man die im Folgenden besprochenen Formen.

Neuronopathische PNP

Definition: Gruppe von PNS-Erkrankungen wegen einer Schädigung des gesamten Neurons mit primärem Angriffspunkt im Perikaryon des Neurons.

Pathogenese: Gifte wie Adriamycin, Vincristin, Quecksilber, Aluminium und Cadmium stören sowohl die Proteinsynthese als auch den anterograden Axonfluss, so dass die Nervenperipherie und damit das ganze Axon abstirbt. Dieser Schädigungstyp kommt auch bei der amyotrophen Lateralsklerose, spinaler Muskelatrophie und Friedreich-Ataxie vor.

Morphologie: Der Prozess wird morphologisch zuerst im Perikaryon und in den distalen Axonabschnitten sichtbar (nukleodistaler Beginn).

Axonale PNP

Definition: Gruppe von PNS-Erkrankungen wegen einer Schädigung des ganzen Axons oder distalen Teilen mit konsekutiver axonaler Degeneration.

Pathogenese: Auf eine Hemmung glykolytischer Enzyme wegen Diabetes mellitus, Alkoholintoxikation oder Urämie desintegriert das gesamte Axon, und die Markscheiden zerfallen nach Art einer Waller-Degeneration (diabetische, alkoholische, urämische Neuropathie). Noxen wie Acrylamid, Colchicin, Karbondisulfid, Vitamin-B_1- und -B_6-Mangel hingegen schädigen das axonale Zytoskelett im distalen Bereich der Nervenfaser, so dass der retrograde Axonfluss erlahmt und das Axon zentripetal abstirbt; der Markscheidenzerfall folgt (axonodistale oder nukleodistale Neuropathie).

Demyelinisierende PNP

Definition: Gruppe von PNS-Erkrankungen wegen primärer Schädigung der Schwann-Zellen (aber nicht des Axons) mit konsekutiver segmentaler Demyelinisierung des betreffenden Nervs.

Pathogenese: Zu den auslösenden Ursachen gehören:
- *metabolische Störungen* mit Schädigung der Schwann-Zellen durch gespeicherte, nicht weiter abbaubare Myelinbestandteile (Sphingolipidosen, Diabetes mellitus, Paraproteinämien, hereditäre Neuropathien);
- *Überempfindlichkeitsreaktionen* Typ II und Typ IV mit immunkomplexbedingter oder lymphozytärer Markscheidenschädigung (Neuritis Guillain-Barré, s. u.);
- *toxische Schädigung* der Schwann-Zellen (z. B. Blei, Isoniazid, Diphtherietoxin).

Durch wiederholte Remyelinisierungsepisoden ordnen sich die Schwann-Zellen samt ihren Fortsätzen zwiebelschalenartig an, so dass der geschädigte Nerv palpabel verdickt wird → „Zwiebelschalenneuropathie".

Interstitielle PNP

Definition: Gruppe von PNS-Erkrankungen wegen entzündlicher Schädigung der Vasa nervorum im Endo-/Perineurium und konsekutiver Vernarbung.

Pathogenese: Infolge Ischämie und/oder wegen einer Gefäßerkrankung im Rahmen von Diabetes mellitus, Panarteriitis nodosa, Lupus erythematodes, Lues III, lepromatöser Lepra oder Gefäßamyloidose werden Endo- und Perineurium unter Einbeziehung der Vasa nervorum geschädigt und/oder entzündlich lädiert. Dies löst folgende Reaktionskette aus: Störung der Diffusionsernährung → Nervenfaserdegeneration → Vernarbung des interstitiellen Bindegewebes (endoneurale Fibrose) → sekundäre Ernährungsstörung der Nervenfasern.

19.2.1.2
Hereditäre Neuropathien

Allgemeine Definition: Eine pathogenetisch sehr vielfältige, erbliche Gruppe von PNS-Erkrankungen, die auf neurodegenerative Läsionen motorischer, sensorischer und/oder autonomer peripherer Nerven zurückgehen und als „hereditäre motorisch-sensorische Neuropathien (HMSN)" und als „hereditäre sensorische und autonome Neuropathien (HSAN)" bekannt sind. Sie gehören zu den häufigsten neurologischen Erbleiden.

Prävalenz: etwa 30 : 100 000; Beginn: Kindes- oder Jugendalter.

Allgemeine Pathogenese: Die einzelnen Formen der HMSN-Gruppe (Syn.: Charcot-Marie-Tooth-Syndrom = CMT) beruhen auf teilweise noch ungeklärten, autosomal dominant oder rezessiv erblichen Stoffwechselstörungen der Schwann-Zellen sowie der sensiblen Ganglienzellen und führen überwiegend zu einer Entmarkung, aber auch axonalen Degeneration peripherer Nerven (Tab. 19.13, Abb. 19.57). HMSN Typ 1, 2 und 3 sind am häufigsten. Die mutierten Gene kodieren unter anderem für Hauptproteine des Myelins, Transkriptionsfaktoren, Neurofilamentbestandteile und Zellnexusproteine. Alle anderen Formen sind sehr selten oder nur in Einzelfamilien bekannt.

Allgemeine Klinik: Symptomatik: meist peronäal betonte Muskelatrophie mit leichter bis schwerer Sensibilitätsstörung und Parästhesie, schmerzhafte Muskelkrämpfe (daher klinische Bezeichnung: „peroneale Muskelatrophie" oder „neurale Muskelatrophie"). Verlauf: subakut bis chronisch-protrahiert.

Prognose: unterschiedlich. Stets bleibt, auch bei mildem Verlauf und Stillstand, eine motorische Behinderung zurück.

19.2.2
Entzündliche Läsionen

Allgemeine Definition: Bei einer Neuritis (Polyneuritis) liegt meist eine erregerbedingte Entzündung mit spezifischer, meist zellgebundener Immunreaktion gegen die Spinalganglienzellen und die peripheren Nerven, besonders die Wurzelnerven vor. Je nach betroffenem Nervenabschnitt spricht man von einer Neuritis, Radikuloneuritis oder Ganglioradikuloneuritis.

Herpes-zoster-Neuritis

Definition: HZV-induzierte segmentale Entzündung der spinalen und/oder kranialen Nerven samt den zugehörigen Ganglien in Verbindung mit einer band- oder gürtelförmigen vesikulösen Dermatitis im Ausbreitungsgebiet der befallenen sensorischen Nerven (Gürtelrose).

Pathogenese: siehe S. 239.

Morphologie: Es handelt sich um eine Ganglioradikulitis an den Spinalganglien der betroffenen Segmente. Dabei gehen einige Ganglienzellen zugrunde, so dass ihre Axone samt Markscheiden degenerieren. Das bindegewebige

Tabelle 19.13 **Hereditäre Neuropathien:** Vererbungsmodus, Pathologie, Klinik

1. Krankheit [1] 2. Erbgang	Morphologie [2]	Klinik
1. HMSN Typ 1a (CMT-1 A) 2. AD	„Zwiebelschalen-NP", distale AXD	distale motorische und sensorische Störungen: Beinmuskelatrophie, Storchenbeine, Hohlfuß → – „Steppergang" – milder Verlauf
1. HMSN Typ 1b (CMT-1 B) 2. AD		– stark reduzierte Nervenleitung (akrale Sensibilitätsstörung)
1. HMSN Typ 2a – 2d (Morbus Charcot-Marie-Tooth) peronäale Muskelatrophie 2. AD	wie Typ I, ohne „Zwiebelschalen-NP", geringe Entmarkung, distale AXD	wie Typ I, gering reduzierte Nervenleitung, – geringere Sensibilitätsstörung
1. HMSN Typ III (Morbus Déjerine-Sottas) 2. AR	wie Typ I, „Zwiebelschalen-NP", distale AXD → palpabel verdickte Nervenstränge (am Fibulaköpfchen)	distale motorische und sensorische Störungen – wie Typ I, jedoch früherer Beginn und schwerer Verlauf
1. HMSN Typ IV (Morbus Refsum) 2. AR	wie Typ I, „Zwiebelschalen-NP", distale AXD	s. Phytansäurelipidose (S. 24)
1. HSAN Typ I (akrodystrophische NP) 2. AD	distale AXD ohne nennenswerte Entmarkung	distale sensorische Störungen – Beginn in Adoleszenz, – Mutilationen im Finger-, Zehenbereich
1. HMSN Typ IVb (Morbus Lom) 2. AR	infantile amyelogenetische kongentiale NP	schwere motorisch-sensorische Störung Beginn: Kindheit
1. HSAN Typ II (akrodystrophische NP) 2. AR	distale AXD, Verlust markhaltiger Fasern	distale sensorische Störungen – Beginn im Kindesalter, – Mutilationen im Finger-, Zehenbereich
1. HSAN Typ III (Riley-Day-Syndrom) familiäre Dysautonomie 2. AR	Nervenzellverlust in spinalen sensorischen und peripheren autonomen Ganglien	– Thermoregulationsverlust, – Dysästhesie, – Hyposmie, Alakrimie

[1] HMSN = hereditäre motorische und sensorische Neuropathie; CMT = Charcot-Marie-Tooth-Krankheit; HSAN = hereditäre sensorische und autonome Neuropathie; AD = autosomal dominant, AR = autosomal rezessiv
[2] NP = Neuropathie, AXD = Axondegeneration

Interstitium ist lymphohistiozytär infiltriert und durch ein seröses Exsudat aufgelockert (Abb. 19.58).

Guillain-Barré-Polyneuritis

Definition: Wenig häufige, akute demyelinisierende PNS-Entzündung, die sich oft im Anschluss an einen viralen Infekt entwickelt, meist vor allem die RM-Wurzeln betrifft (Polyradikulitis) und zu einer aufsteigenden Parese führen kann.

Pathogenese: Nur teilweise geklärt. Im Anschluss an eine Virusinfektion (HSV, CMV, EBV, HIV, Influenzaviren), an eine antivirale Impfung (Tollwut), eine Campylobacter-jejuni-Infektion, im Rahmen einer Serumkrankheit oder Paraneoplasie werden T-Lymphozyten gegen Myelinkomponenten peripherer Nerven sensibilisiert, die Makrophagen veranlassen, die Myelinscheiden zu zerstören. Außerdem werden auch Antikörper gegen Calciumkanalproteine gebildet, die das Krankheitsbild mitbestimmen.

Morphologie: Die Entzündung betrifft die Spinalganglien und die RM-Wurzeln zugleich. Aus den entzündeten Wurzeln tritt ein Exsudat in den Subarachnoidalraum über, so dass im Liquor zwar die Eiweißfraktion, aber nicht die Zellzahl erhöht ist (= albuminozytologische Dissoziation). Die betroffenen Nerven werden vor allem in ihrem proximalen Bereich durch Lymphozyten und Histiozyten infiltriert, die deren Markscheiden angreifen → segmentale Entmarkung. Die Myelinfasern werden dabei wie bei einer demyelinisierenden Polyneuropathie von proliferierenden Schwann-Zellen phagozytiert.

Klinik: Die Erkrankung steigt durch Übergriff von einem Wurzelpaar auf das andere rasch auf und führt zu einer Parese, die bei Erreichen der C4-Wurzeln eine Atemlähmung zur Folge haben kann (= aszendierende Landry-Paralyse). Rückbildung und Besserung unter Immunsuppression und Plasmapherese nach spätestens 4 Wochen.

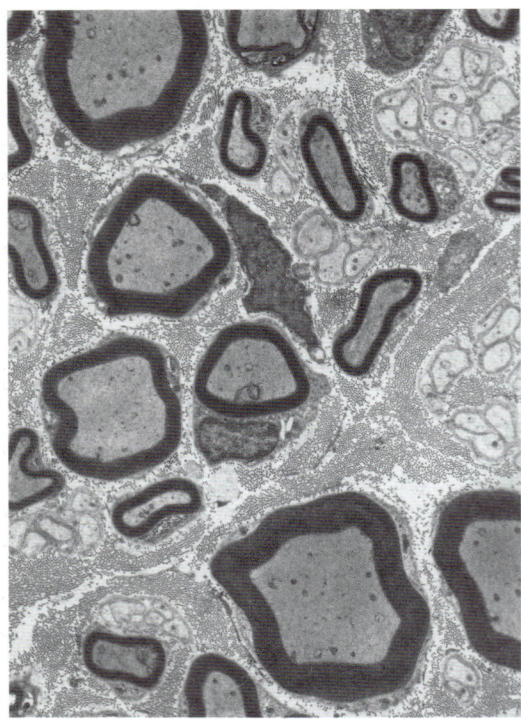

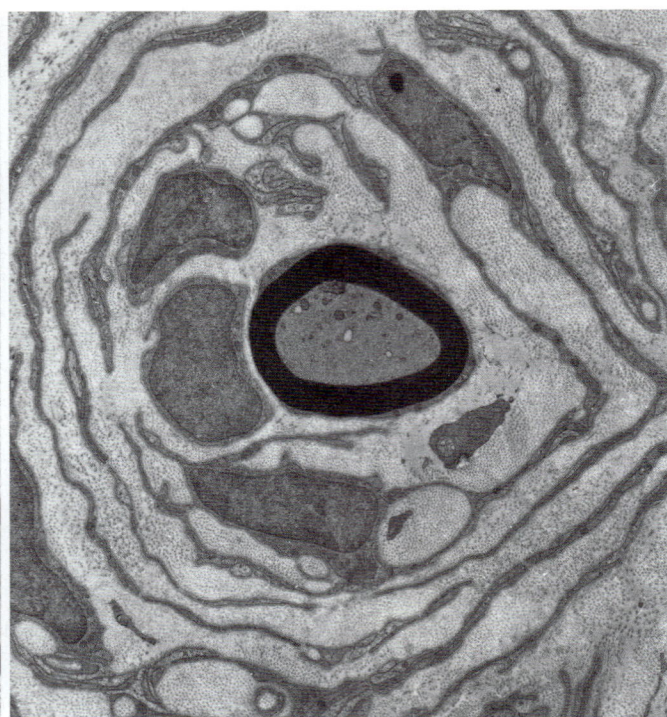

Abb. 19.57 Hereditäre Neuropathie:
a Normaler Querschnitt eines peripheren Nervs (N. suralis) (EM, Vergr. 1 : 4000);
b hereditäre motorisch-sensorische Neuropathie mit zwiebelschalenartiger, konzentrischer Schichtung der Schwann-Zell-Fortsätze (EM, Vergr. 1 : 4000).

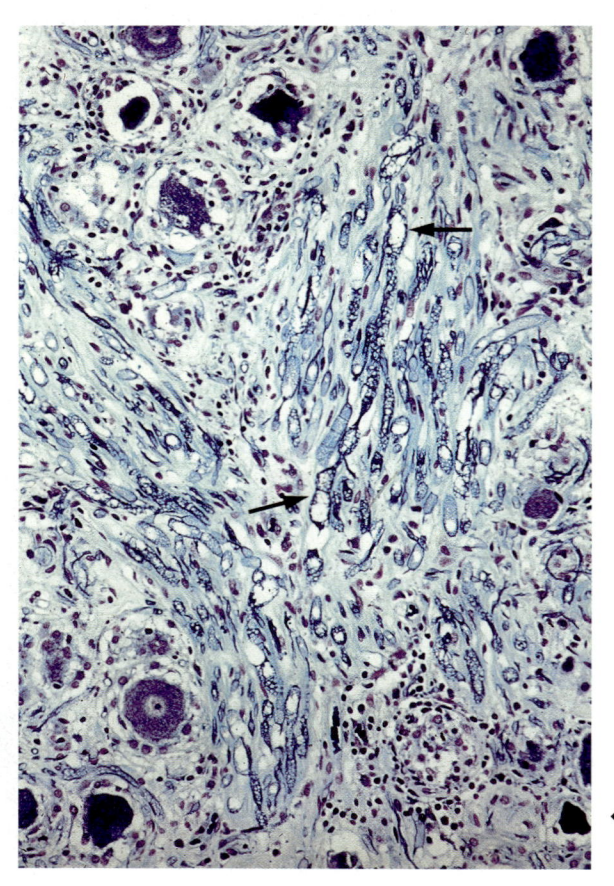

19.2.3
Neoplastische Läsionen

Neurinom

Definition: siehe S. 1102.

Pathogenese: Bei sporadischen Einzeltumoren sowie bei der sehr seltenen sog. „Schwannomatose" (= multiple Schwannome ohne Akustikusneurinom vor dem 20. Lebensjahr) liegt eine somatische NF2-Mutation vor. Beim bilateralen Akustikusneurinom findet sich neben einer Keimbahnmutation des NF2 noch eine Hyperexpression des FGF-Rezeptors.

Morphologie: Die extrakraniellen Neurinome bevorzugen die Nn. sympathicus, vagus, peronaeus und ulnaris. Sie entstehen unilokulär, gehen von umschriebenen Stellen des peripheren Nervs aus und wachsen verdrängend. Makroskopisch imponieren Neurinome als abgekapselte, derbe Tumoren mit gelblicher, nicht selten zystischer Schnittfläche (Abb. 19.59). Histologisch bestehen sie aus bipolar-spindeligen Tumorzellen mit langen Fortsätzen und länglichen Kernen. Die Tumorzellen exprimieren

◀ **Abb. 19.58 Neuritis zosterica** (HZV-Neuritis) mit vakuolärer Axondegeneration (Pfeil) und lymphohistiozytärem Infiltrat in einem Spinalganglion (Toluidinblau, Vergr. 1 : 200).

Neurofibrom

Definition: siehe S. 1102.

Pathogenese: Sie ist für Einzeltumoren unbekannt. Bei multiplen Tumoren liegen eine NF1-Keimbahnmutation sowie eine Expression von FA1 (= „fetales Antigen 1" aus der EGF-Gruppe) vor, das auch im Serum nachweisbar ist.

Morphologie: Die extrakraniellen Neurofibrome imponieren, wenn sie von größeren Nerven ausgehen, als solitäre kolbige Auftreibungen und liegen in tiefen Hautschichten (Abb. 19.**60**). Sie entstehen aber meist multilokulär, gehen oft von mehreren Stellen des endoneuralen Bindegewebes eines kleinen Subkutannervs aus und durchwachsen ihn (plexiformes Neurofibrom). Histologisch bestehen Neurofibrome aus ovalen bis spindelförmigen Tumorzellen mit langen Fortsätzen, die in eine glykosaminoglykanreiche (myxoide) und von kräftigen Kollagenfaserbündeln durchzogene Matrix eingebettet sind. Neben den S-100-Protein exprimierenden Schwann-Zellen als eigentliche Tumorzellen findet man Fibroblasten, Perineuralzell-ähnliche Elemente und Mastzellen.

+ Subtypen: Sie unterscheiden sich in Lokalisation und Genese:
1. *lokalisiertes kutanes Neurofibrom* (häufigste Form): meist sporadisch, solitär, gut abgegrenzt, von kleinen Hautnerven ausgehend;

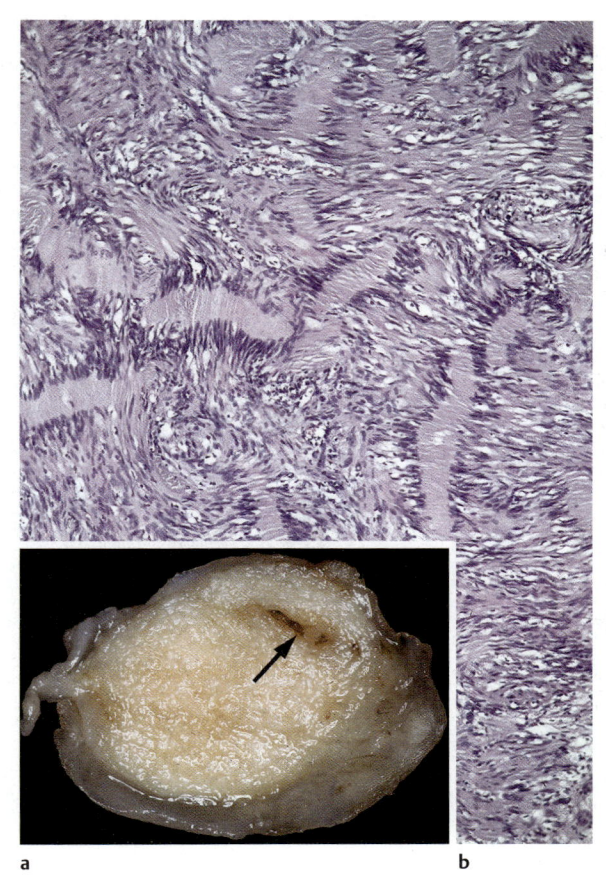

Abb. 19.**59** **Neurinom** eines peripheren Nervs:
a Kugeliger und bindegewebig abgekapselter Tumor mit regressiven Läsionen auf der Schnittfläche (Pfeil). Am rechten Bildrand ist der Ausgangsnerv als kleiner Reststummel noch erkennbar.
b Histologie: faszikuläres Wachstumsmuster mit rhythmischer Kernanordnung (HE, Vergr. 1 : 100)

immunhistochemisch S-100-Protein, wachsen in sich durchflechtenden Zügen und Strömen und werden von einem dichten, haarlockenartigen Retikulinfasernetz umwoben. Charakteristisch ist die Ausbildung von palisadenartigen Strukturen mit Parallelstellung der Kerne (Verocay-Körperchen). Meist lassen sich in diesen Tumoren folgen Gewebemuster unterscheiden:
- *Antoni-Typ A* (faszikuläres Muster): zell- und fortsatzreiche, solide Tumorareale mit rhythmischer Kernanordnung;
- *Antoni-Typ B* (retikuläres Muster): zellärmere, retikulär aufgelockerte, mikrozystische und teils auch xanthomatös-verfettete Tumorareale.

+ Klinik: Die Tumoren kommen ubiquitär vor und wachsen sehr langsam über mehrere Jahre. Sie sind verschieblich und schmerzlos. Therapie: Exzision. Sehr selten maligne Entartung zu einem MPNST.

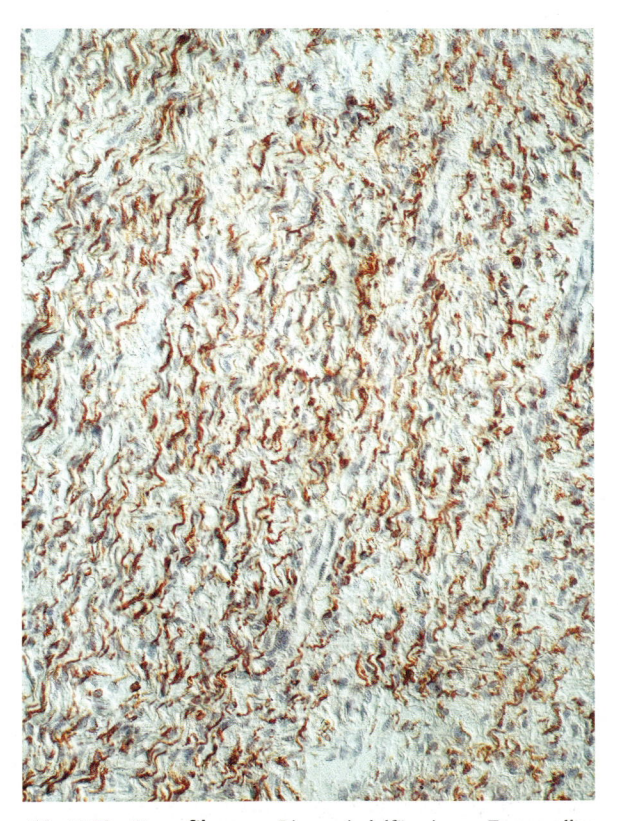

Abb. 19.**60** **Neurofibrom**: Die spindelförmigen Tumorzellen (= Schwann-Zellen) sind in einen locker-welligen Faserfilz eingebettet. Immunhistochemisch exprimieren die neuroektodermalen Tumorzellen S-100 Protein (IH, Vergr. 1 : 170).

2. *diffuses kutanes Neurofibrom:* infiltrierend, aber nicht destruierend wachsender Tumor;
3. *lokalisiertes intraneurales Neurofibrom:* infiltrierend innerhalb peripherer oder autonomer Nerven → kolbige Nervenauftreibung; betrifft nur selten die spinalen Nervenwurzeln und fast nie die Hirnnerven;
4. *multiple Neurofibrome:* in der Regel bei Neurofibromatose Typ 1;
5. *plexiformes Neurofibrom:* fast nur bei Neurofibromatose Typ 1 → knotig-wurmartige Auftreibungen entlang großer Nervenstämme oder Nervenplexus; erhöhtes Progressionsrisiko → maligner peripherer Nervenscheidentumor (s. u.).

Klinik des solitär-sporadischen Neurofibroms: langsam wachsender, schmerzloser Tumor. Er macht 90% aller Neurofibrome aus. Therapie: Exzision. Selten maligne Entartung zu einem MPNST.

Maligner peripherer Nervenscheidentumor

Syn.: malignes Schwannom, neurogenes Sarkom

Definition: Seltener maligner Weichteiltumor (Grad-III-Tumor), der sich von Schwann-Zellen, perineuralen Zellen und/oder Nervenscheidenfibroblasten herleitet (MPNST).

Inzidenz: 10% aller Weichteilsarkome. Häufigstes Sarkom bei Neurofibromatose Typ 1. Altersmedian: 30 Jahre (♂:♀ = 4:1).

Pathogenese: Diese Tumoren können primär maligne sein oder sich entweder aus einem Neurinom oder als Komplikation der Neurofibromatose aus einem Neurofibrom entwickeln.

Morphologie: Die meist großen Tumoren haben eine fischfleischfarbige Schnittfläche (zum Teil mit Blutungen und Nekrosen) und wachsen lokal aggressiv. Histologisch (Abb. 19.**61**) ist bei einigen Tumoren noch eine Ähnlichkeit mit einem Neurinom oder Neurofibrom erkennbar; bei fortgeschrittener Tumorprogression sind die Tumoren sarkomatös entdifferenziert. Sie sind aus polymorphen spindelförmigen Zellen mit hoher mitotischer Aktivität und mit variabler Expression von S-100-Protein aufgebaut, die in einen lockeren Retikulinfaserfilz (Kollagen Typ III) eingebettet sind.

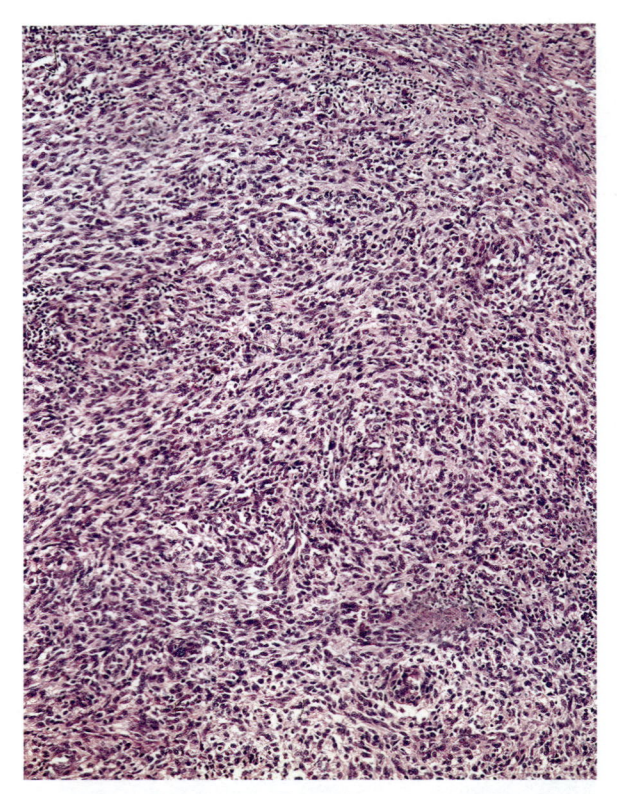

Abb. 19.**61** **Maligner peripherer Nervenscheidentumor** aus polymorphen, sich durchflechtenden spindeligen Tumorzellen (HE, Vergr. 1:150).

Klinik: Manifestationsalter: meist Erwachsene. Hauptlokalisation: Gesäß, Bein-/Armbereich. Rasch wachsender, lokal-aggressiver Tumor. Metastasierung möglich; hohes Rezidivrisiko.

Das Nervensystem nimmt Signale auf und verarbeitet sie; es bildet aber auch neue Signale und leitet sie an die entsprechenden Erfolgsorgane weiter. Auf diese Weise koordiniert es die Funktion der verschiedenen Organe und setzt zum richtigen Zeitpunkt auch das körpereigene Fortbewegungssystem in Gang. Dessen Hauptaufgabe besteht darin, den Organismus zur Entfaltung seiner verschiedenen Funktionen in den jeweils optimalen Lebensraum zu befördern. Im Folgenden werden die Erkrankungen derjenigen Gewebe besprochen, die für den aufrechten Gang und das manuelle Geschick verantwortlich sind: *„Lokomotorisches System"*.

20 Lokomotorisches System

U.-N. Riede, A.J. Olah, H.H. Goebel, W. Mohr, H.H. Peter, W.-W. Höpker, U.V. Gerlach, M. Werner

20.1	**Skelettmuskulatur** 1116	20.2.5	**Tumorartige Läsionen** 1150
20.1.1	**Neurogene Muskelatrophien** 1116	20.2.6	**Neoplastische Läsionen** 1153
20.1.2	**Myopathien** 1118		Osteogene Tumoren 1153
	Kongenitale Myopathien 1118		Chondrogene Tumoren 1156
	Muskeldystrophien 1120		Fibrogene Tumoren 1159
	Ionenkanalmyopathien 1122		Fibrohistiozytäre Tumoren 1159
	Mitochondriale Myopathien 1123		Kleinzellige Knochentumoren 1160
	Metabolische Myopathien 1123		Knochenmetastasen 1162
	Toxische Myopathien 1123	**20.3**	**Gelenke** 1163
20.1.3	**Endplattenläsionen** 1124	20.3.1	**Metabolische Läsionen** 1163
20.1.4	**Entzündliche Läsionen** 1127		Arthrose 1163
	Bakterielle Myositis 1127		Arthropathien 1165
	Parasitäre Myositis 1128		Diskopathie/Folgekrankheiten 1166
	Autoimmunmyositis 1128		Meniskopathie 1167
20.1.5	**Tumorartige Läsionen** 1129	20.3.2	**Entzündliche Läsionen** 1167
20.1.6	**Neoplastische Läsionen** 1129		Infektiöse Arthritis 1168
20.2	**Knochengewebe** 1132		Rheumatischer Formenkreis 1169
20.2.1	**Ontogenetische Läsionen** 1132	**20.4**	**Tendofasziale Gewebe** 1173
20.2.2	**Metabolische Läsionen** 1137	20.4.1	**Metabolische Läsionen** 1173
	Osteoporose 1139	20.4.2	**Entzündliche Läsionen** 1173
	Osteomalazie 1142	20.4.3	**Tumorartige Läsionen** 1174
	Skelett-Hyperparathyreoidismus 1143	20.4.4	**Neoplastische Läsionen** 1175
	Skelett-Hypoparathyreoidismus 1145		
	Ostitis deformans Paget 1145		
20.2.3	**Nekrotische Läsionen** 1146		
20.2.4	**Entzündliche Läsionen** 1148		
	Ostitis deformans 1148		
	Osteomyelitis 1148		

20.1
Skelettmuskulatur

Die Skelettmuskulatur macht 40% des Körpervolumens aus. Sie leitet sich vom Mesenchym und den Somiten ab. Histogenetisch entsteht die Muskelfaser aus Myoblasten, die sich durch Fusion zu Myotuben, anschließend zu mehrkernigen Muskelfasern entwickeln. Die „Satellitenzellen" bleiben als undifferenzierte adulte Stammzellen der reifen Muskelfaser innerhalb der Basalmembran liegen und dienen als Reservezellen für eine spätere Regeneration.

Pathologische Läsionen wie Nekrose und Regeneration spielen sich meist nur in umschriebenen Segmenten einer Muskelfaser ab, wohingegen Mitochondriopathien oder Proteinaggregate häufig fokal oder multifokal entwickelt sein können. Eine vollständige Ausreifung der Muskelfaser entsteht erst nach ihrer Innervation. Diese bedingt infolge unterschiedlichen Stoffwechsels, elektrophysiologischen Verhaltens und enzymhistochemischer Phänomene unterschiedliche Fasertypen. Basierend auf der Aktivität der Adenosintriphosphatase nach alkalischer und saurer Präinkubation unfixierten Muskelgewebes unterscheidet man folgende Fasertypen: Typ I (bei pH 4,6 stark reagierend), Typ II a (bei pH 4,6 schwach/nicht reagierend) und Typ II b (bei pH 4,6 mäßig reagierend).

Da kaum ein Organ des Menschen so eng mit der Innervation durch das periphere Nervensystem verflochten ist wie die Skelettmuskulatur, werden deren Läsionen heute als „neuromuskuläre" Krankheiten bezeichnet. Nach Art der Primärläsion und damit nach kausalpathogenetischen Gesichtspunkten lassen sich diese neuromuskulären Krankheiten wie folgt unterteilen:
- *Primäre Muskelfaserläsionen*, bei denen der entscheidende Defekt in den Muskelfasern selbst lokalisiert ist. Dies sind im Wesentlichen die dystrophen, kongenitalen oder metabolischen Myopathien und die sehr seltenen Tumoren als **neoplastische Läsionen**.
- *Sekundäre Muskelfaserläsionen*, bei denen ein anderweitiger Defekt die Muskelfasern in den Krankheitsprozess mit einbezieht. Dazu gehören die neurogenen entzündlichen (**entzündliche Läsionen**), vaskulären und exogen toxischen/**metabolischen Läsionen**.

Da die motorische Endplatte aus zwei Komponenten besteht, einer peripher neuralen oder präsynaptischen und einer muskulären oder postsynaptischen, sind entsprechende Erkrankungen der neuromuskulären Endplatte oder Endplattenläsionen ebenfalls entweder neurogener oder myogener Herkunft (**Endplattenläsionen**).

Myopathologische Reaktionsmuster

Myopathisches Muster: Hier zeigt jede Muskelfaser unabhängig von einem übergeordneten Prinzip ein unterschiedliches Ausmaß krankheitsspezifischer oder -unspezifischer Läsionen, vor allem in Form von Atrophie und Hypertrophie der einzelnen Muskelfasern sowie in Form von Zellkernen, die vom Rand ins Innere der Muskelfasern verlagert sind (Kerninternalisierung). Eine Variante des myopathischen Grundmusters zeigt die entzündliche Myopathie, bei der sich Entzündungszellen innerhalb und außerhalb der Muskelfaszikel ausbreiten.

Neurogenes Muster: Eine Schädigung des zweiten motorischen Neurons führt zu einer transneuronalen Atrophie der Muskelfasern. Die Läsion ist zunächst disseminiert, entsprechend der Anordnung der motorischen Einheiten und somit der von einer Nervenfaser versorgten Muskelfasern. Erst bei Ausfall mehrerer benachbarter motorischer Einheiten bilden sich Gruppen atropher Muskelfasern.

Neben der denervationsbedingten, neurogenen Muskelatrophie, die beide Fasertypen betrifft, gibt es auch typenspezifische Formen der Atrophie:
- *Typ-I-Faser-Atrophie:* Sie tritt gehäuft bei hereditären Myopathien auf.
- *Typ-II-Faser-Atrophie:* Sie findet man häufiger bei erworbenen Muskelaffektionen wie Inaktivitätsatrophie, Muskelbeteiligung bei Kollagenosen, supranukleären Läsionen des Zentralnervensystems oder nach Steroidbehandlung.

20.1.1
Neurogene Muskelatrophien

Allgemeine Definition: Häufige Gruppe neuromuskulärer Erkrankungen, die auf einer Störung oder Erkrankung der innervierenden Nervenfasern bei verschiedenartigen Läsionen des zentralen und/oder peripheren Nervensystems beruhen.

Allgemeine Pathogenese: Die Denervation der Muskelfasern oder die neurogene Muskelatrophie tritt bei nachstehend aufgeführten Erkrankungen des zweiten motorischen Neurons auf:
- *spinale/bulbäre Muskelatrophie* infolge Erkrankung oder Schädigung der motorischen Vorderhornzellen des Rückenmarks/Hirnstamms und/oder der motorischen Hirnnervenkerne. Dazu gehören:

- *hereditäre spinale Muskelatrophien (SMA)* unterschiedlichen Beginns durch Deletionen im „Survival Motor Neuron Gene" auf Chromosom 5 und Deletion des benachbarten neuronalen Apoptoseinhibitorproteins (NAIP);
- *X-chromosomale bulbospinale Muskelatrophie* (Kennedy-Syndrom) durch Mutationen im Androgenrezeptor;
- *amyotrophe Lateralsklerose* durch Mutationen v. a. im Superoxiddismutase-Gen (S. 1077);
- *Poliomyelitis anterior acuta* (Heine-Medin-Krankheit) durch virale Schädigung der Vorderhornzellen (S. 1083);
- *Polyneuropathie/Polyneuritis* infolge Schädigung/Erkrankung eines peripheren Nervs meist toxischer, aber auch entzündlicher oder traumatischer Art (nach Durchtrennung);
- *hereditäre motorisch-sensorische* Neuropathien (Charcot-Marie-Tooth-Neuropathien, CMT);
- *hereditäre sensorisch-autonome Neuropathien* mit verschiedenen Genorten.

Allgemeine Morphologie: Nach Durchtrennung oder Ausfall eines innervierenden Nervs (Denervation) wird die betroffene Skelettmuskelfaser atroph. Fallen mehrere motorische Einheiten aus, sind solche atrophen Muskelfasern gruppenförmig angeordnet. Die Atrophie mündet letztlich in einen Muskelschwund und eine Muskelschwäche (muskuläre Hypotonie) ein. Ein solcher Denervationsprozess manifestiert sich, unabhängig von der Art der übergeordneten Schädigung des zweiten motorischen Neurons, gleichartig und betrifft Typ-I- und Typ-II-Fasern gleichermaßen. Er äußert sich in folgenden morphologischen, molekularpathologischen und enzymhistochemischen Veränderungen:

- *Muskelfaseratrophie:* Auch bei hochgradiger neurogener Muskelatrophie gehen die Muskelfasern nicht gleich zugrunde, sondern existieren wegen des Umbauprozesses, die den Muskelfaserabbau begleiten, in Form einer „Vita minima" weiter. Diese wirkt sich zunächst darin aus, dass die Myofilamente mittels lyso- und proteosomaler Proteolyse (S. 24) unter Zurücklassung lipofuszinhaltiger Telolysosomen zunehmend abgebaut werden. Dementsprechend ist die Expression lysosomaler Enzyme und von Ubiquitin als Chaperon-Protein hochreguliert. Infolgedessen rücken die Kerne der Muskelfasern näher zusammen, bilden in hochgradig atrophen Muskelfasern pyknotische Kernhaufen („Kernreihung"), um schließlich apoptotisch zu zerfallen. Zurück bleibt eine viel zu große Basalmembran, die sich von den betroffenen Muskelfasern abhebt und fältet, um nach längerer Krankheitsdauer schließlich als muskelfaserlose Basalmembranhülle übrigzubleiben.
- *Umstrukturierung betroffener Muskelfasern:* Der geschilderte Ab- und Umbauvorgang der Muskelfasern stellt gleichzeitig einen Rückschritt auf eine ontogenetisch frühere Entwicklungsstufe dar. So werden pränatal stark exprimierte Gene von Strukturproteinen wie fetalen Myosinen und Vimentin sowie von Enzymproteinen hochreguliert. Das Gleiche gilt für Proteine, die nach der embryofetalen Entwicklungsperiode herunterreguliert sind. Zu Letzteren gehören die Acetylcholinrezeptorproteine. In einer reifen Muskelfaser beschränkt sich ihre Expression auf die motorische Endplatte; in einer denervierten Muskelfaser dehnen sie sich auch außerhalb davon als „extrajunktionale Acetylcholinrezeptoren" aus. Gleichzeitig büßen die denervierten Muskelfasern einen Teil ihrer Phosphorylaseaktivität ein und legen an oxidativer Enzymaktivität zu.
- *Target-Läsionen:* Eine charakteristische, bei neurogener Muskelatrophie fakultativ auftretende Strukturveränderung in Muskelfasern ist die „Target-/Targetoid-Läsion:" Bei ihr fehlt in oxidativen Enzympräparationen das Substrat. Sie fällt histologisch dadurch auf, dass in einem rundlichen, scharf umschriebenen Bezirk die Mitochondrien fehlen und die Sarkomeren zerfallen, was in Muskelfaserquerschnitten als schießscheibenförmige Strukturveränderung imponiert. Ob sich solche Target-/Targetoid-Läsionen in denervierten oder reinnervierten Fasern manifestieren, ist noch ungeklärt.
- *Fasertypengruppierung:* Die unterbrochene Nervenversorgung einer Muskelfaser wird im Fall einer traumatischen Läsion durch axonale Regeneration, meist aber durch kollaterale axonale Aussprossung überlebender Nervenfasern wiederhergestellt. Das hat zur Folge, dass wieder Myofilamente und Sarkomere gebildet werden, bis die ursprünglichen Dicke der Muskelfasern wieder erreicht ist. Da nun die enzymhistochemische Typisierung der Muskelfasern von der Innervation abhängt, kann eine kollaterale Reinnervation von überlebenden Motoneuronen dazu führen, dass die reinnervierten Muskelfasern in einen anderen, aber auch einheitlichen Fasertyp übergeführt werden. Daraus folgt, dass Fasern eines bestimmten Typs gruppenförmig angeordnet sind und neben einer Gruppe von Fasern eines anderen Typs liegen, was auch als Fasertypengruppierung bezeichnet wird und mit einer Vergrößerung der reinnervierten motorischen Einheiten einhergeht. Bei sehr langsam verlaufenden Denervations- und Reinnervationsprozessen kann gelegentlich die Fasertypengruppierung der einzige Ausdruck eines subtilen neurogenen Umbauprozesses sein. Fällt eine solche durch Reinnervation vergrößerte motorische Einheit aus, so resultiert eine Gruppe atropher Fasern gleichen Typs. Die „frühkindliche neurogene Atrophie" zeigt insofern ein besonderes Gewebemuster, als hypertrophe Fasern zum Typ I, normale Fasern weitgehend zum Typ II und atrophe Fasern zu beiden Fasertypen gehören.

Allgemeine Klinik: Die häufigste Form der spinalen Muskelatrophie, der Morbus Werdnig-Hoffmann (= SMA Typ I) macht sich bereits unmittelbar nach der Geburt bemerkbar und endet tödlich im 3. Lebensjahr. SMA Typ II manifestiert sich im Kleinkindesalter, SMA Typ III im späteren Kindesalter. Charakteristisch sind Muskelschwäche mit Tonusverlust und Muskelatrophie. Faszikuläre Zuckungen in Form regellos und blitzartig auftretender Kontraktionen einzelner Muskelbündel oder -fasern finden sich bei Untergängen von Vorderhornzellen. Die Kreatinkinasewerte im Serum sind nicht oder wenig erhöht.

20.1.2 Myopathien

Allgemeine Definition: Sammelbegriff für ätiologisch, strukturell und klinisch außerordentlich vielfältige neuromuskuläre Krankheiten, die entweder auf einen krankhaften, in der Skelettmuskulatur selbst entstandenen Prozess zurückgehen (kongenitale Myopathien, metabolische Myopathien, mitochondriale Myopathien, progressive Muskeldystrophien) oder auf einer Mitbeteiligung der Skelettmuskulatur bei einer Allgemeinerkrankung des Organismus beruhen (endokrine, ischämische, vaskuläre, toxische und paraneoplastische Myopathien).

Allgemeine Morphologie: Das myopathische Grundmuster gilt vor allem für schwer verlaufende Formen wie verschiedene Muskeldystrophien, Endstadien anderer vorgenannter Myopathien sowie chronisch entzündliche Myopathien. Es ist dadurch charakterisiert, dass normotrophe, hypertrophe und atrophe/hypotrophe Muskelfasern mit vielfach ins Faserinnere verlagerten Zellkernen (Kerninternalisation) wahllos nebeneinander liegen und von einem fibrosierten Endomysium umgeben werden, nicht selten mit Fasernekrosen und -regeneration. Kongenitale, mitochondriale sowie metabolische Myopathien weisen krankheitsspezifische Veränderungen auf, die lange Zeit nicht von einem Umbau des Muskelparenchyms begleitet werden.

20.1.2.1 Kongenitale Myopathien

Definition: Gruppe eher seltener Muskelkrankheiten, die sich meist schon im frühen Kindesalter, selten erst im Jugend- oder Erwachsenenalter manifestieren und im Wesentlichen aufgrund enzymhistochemischer, histologischer und ultrastruktureller Muskelveränderungen definiert sind. Dabei werden eine selektive Typ-I-Faser-Atrophie oder -Prädominanz nicht selten von charakteristischen Einschlusskörperchen begleitet.

Neben extrem seltenen Formen gibt es die „Klassikergruppe" der kongenitalen Myopathien. Sie stellen die häufigsten Formen dar. Ihre Genetik, Molekularpathologie, Pathologie (Abb. 20.1) und Klinik sind in Tab. 20.1 zusammengestellt.

Pathogenese: Die kongenitalen Myopathien sind häufig hereditär, wobei gelegentlich ein und dieselbe Myopathieform auf autosomal dominanten Mutationen in einem Allel oder auf autosomal rezessiven Mutationen in beiden Allelen beruhen kann. Sporadische Formen kommen vor. Molekularpathologisch liegen diesen Myopa-

Tabelle 20.1 **Kongenitale Myopathien:** Genetik, Klinik und Pathologie

Myopathietyp (= MP)	1. Vererbung[1] 2. Genlokus → Genprodukt	1. Betroffener Fasertyp 2. Morphologische Charakteristik	1. Krankheitsbeginn 2. Hauptsymptom 3. Ausbreitung der Muskelschwäche 4. Assoziierte Läsionen
Myotubuläre MP	1. X-Ch 2. Xq28 → Myotubularin	1. Typ-I-Fasern 2. Zentrale Lage der Zellkerne, kleinkalibrige Muskelfasern mit schmalem Sarkoplasmasaum (= Myotuben) (Abb. 20.1 a)	1. Säuglings-, Kleinkindalter 2. Ateminsuffizienz 3. Extraokular- und Gesichtsmuskeln (Lidptose) → progressive Gliedermuskelbeteiligung 4. Keine
Central-Core-MP (central core disease)	1. AD 2. 19q13.1 → Ryanodin-Rezeptor	1. Typ-I-Fasern 2. Myofilamentöser, eosinophiler Destruktionsherd im Faserinnern (Abb. 20.1 b)	1. Früh einsetzende Hypotonie 2. (nichtprogressive) Muskelschwäche 3. Proximal betonte motorische Retardierung 4. Skelettanomalien (Hüftgelenksdysplasie), Neigung zur malignen Hyperthermie
Nemalin-MP (Stabkörper-MP)	1. AD, AR 2. 1q21-q23 → Tropomyosin-3 2q21.2-22 → Nebulin 1q42.1 → Aktin	1. Typ-I-Fasern 2. Subsarkolemmale, stäbchenförmige Einschlusskörperchen (Abb. 20.1 c)	1. Kindesalter (selten Erwachsenenalter) 2. Allgemeine (nichtprogressive) Muskelschwäche 3. Gliederbetonte, motorische Retardierung 4. Fakultativ: Skelettanomalien, Facies myopathica

[1] X-Ch = X-chromosomal; AD = autosomal dominant, AR = autosomal rezessiv

20.1 Skelettmuskulatur **1119**

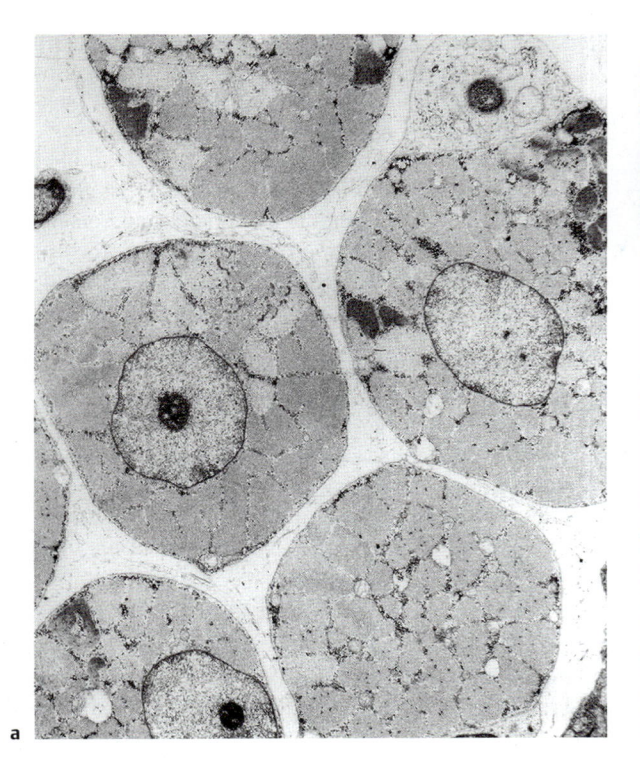

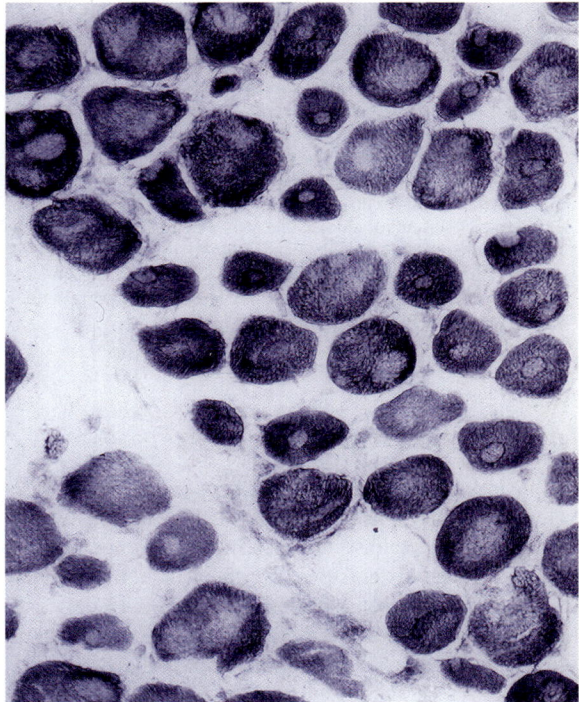

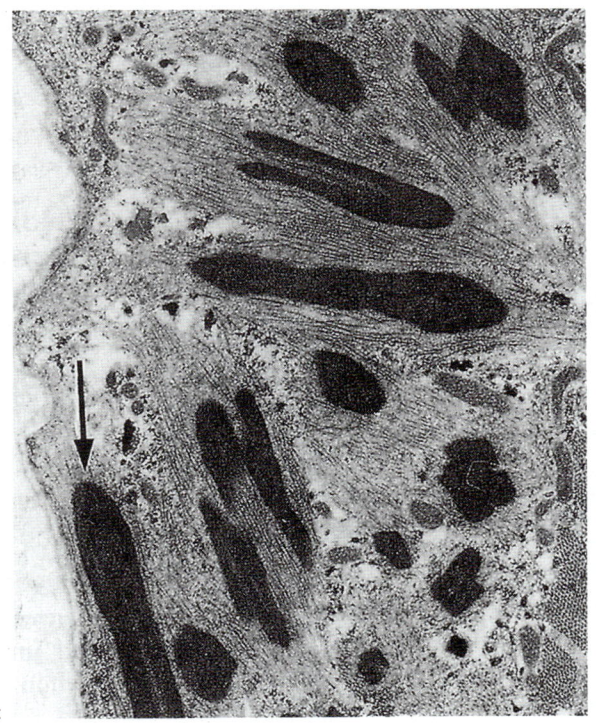

Abb. 20.1 Kongenitale Myopathien:
a Myotubuläre und zentronukleäre Myopathien sind gekennzeichnet durch zentrale Kerne in Muskelfasern (TEM, Vergr. 1:3500).
b Die Central Core Disease ist gekennzeichnet durch Substratdefekte in den Muskelfasern in der NADH-Tetrazoliumreduktase-Präparation (HCh, Vergr. 1:150).
c Nemalinmyopathie mit Stabkörpern (Pfeil) am Rande einer Muskelfaser (TEM, Vergr. 1:5200).

thien Defekte in sarkomerischen Proteinen, in Rezeptor- oder Enzymproteinen zugrunde. Bei der Mehrzahl der kongenitalen Myopathien sind selbst bei familiärem Vorkommen Genorte und Genprodukte bisher jedoch unbekannt.

Klinik: Kongenitale Myopathien können sich bereits bei der Geburt durch muskuläre Hypotonie, Trinkschwäche, Bewegungsarmut (Hypokinese) und verzögerte motorische Entwicklung bemerkbar machen. Da die neurogenen Impulse nicht ausreichend beantwortet werden, besteht gleichzeitig eine Hypo- bis Areflexie (verminderte Muskeleigenreflexe) → Bezeichnung der betroffenen Kinder als „Floppy Infant". Bei der schweren Form müssen die Kinder wegen Ateminsuffizienz beatmet werden → früher Tod. Dies gilt regelmäßig für die myotubuläre Myopathie und gelegentlich für die Nemalinmyopathie.

Die Muskelschwäche kann generalisiert oder proximal auftreten, gelegentlich auch die Gesichtsmuskulatur betreffen. Entwickelt sie sich frühzeitig, kann es zu Skelettanomalien wie hohem Gaumen (Nemalinmyopathie), Hüftgelenkdysplasie (central core disease) oder Kyphoskoliose kommen. Beginnt eine Myopathie erst im Erwachsenenalter (desminassoziierte Myopathien), stehen oft eine distale Muskelschwäche und Muskelatrophie im Vordergrund. Bei allen Myopathien ist das Elektromyogramm myopathisch, und die Kreatinkinasewerte sind wenig oder nicht erhöht. Bei den nur langsam fortschreitenden Formen ist die Prognose gut.

20.1.2.2 Muskeldystrophien

Definition: Seltene, heterogene Gruppe hereditärer Muskelerkrankungen mit myopathischem Grundmuster, begleitet von Muskelfasernekrosen und -regeneraten. Sie beginnen meist in der frühen Kindheit (nicht unmittelbar nach der Geburt), sonst erst im Jugend- oder Erwachsenenalter und sind klinisch durch progressive Muskelschwäche und Muskelschwund charakterisiert.

Pathogenese: Die Muskeldystrophien sind pathogenetisch außerordentlich heterogen (Tab. 20.2) und beruhen auf folgenden Proteindefekten, die auf der Achse „DNA-RNA-Kernmembran-Enzym-Zytoskelett-Zellmembran-Extrazellulärmatrix" liegen:

- *Tri-/Tetranukleotid-Repeat-Mutation mit konsekutivem Defekt eines nukleären Proteins:* Prototyp: myotonische Dystrophie DM1 und DM2 = „nukleäre Proteindefektdystrophie"
- *Nukleäre Membranproteine:* Prototyp: Emerin. Da dieses integrale Membranprotein auch in den Glanzstreifen der Kardiomyozyten vorkommt, bewirkt sein Defekt nicht nur eine Myodystrophie (Typ Emery-Dreifuss), sondern auch noch eine Kardiomyopathie.
- *Enzymproteine:* Prototyp: Myotonin-Proteinkinase → myotonische Dystrophie (DM1).
- *Sarkomerenproteine:* Prototyp: Myotilin → Schwächung des kontraktilen Apparates.
- *Membranproteine:* Prototyp Caveolin-3, eine Hauptkomponente der für den transmembranösen Transport wichtigen Kaveolen in der Zellmembran.
- *Calpain:* Es ist eine calciumabhängige Proteinase, die in zahlreiche Zellvorgänge wie die Zytoskelettaktion involviert ist → „Calpainopathie".

Die Mehrheit der Muskeldystrophien geht auf einen Defekt des „Dystrophin-Glykoprotein-Komplexes" zurück, der ein wichtiges Bindeglied in der Funktionskette „Extrazellulärmatrix – Zellmembran – Zytoskelett" darstellt, die mechanische Belastbarkeit der Zellmembran garantiert und eine wichtige Rolle bei Neurotransmission und Signaltransduktion zu haben scheint (Abb. 20.2). Vermutlich destabilisiert der mutationsbedingte Defekt eines der unten aufgeführten Proteine die muskuläre Zellmembran, so dass sie während des Kontraktionsprozesses einreißt. Dies hat einen Calciumeinstrom in Muskelfasern und eine segmentale Nekrose zur Folge:

- *Dystrophin:* Dieses riesige gestreckte Molekül liegt unter der Zellmembran (= Sarkolemm). Es ist einerseits mit dem zytoskeletalen Aktin und andererseits mit dem transmembranösen Glykoprotein „Dystroglykan" verbunden → Muskeldystrophie Typ Duchenne (DMD), Typ Becker (BMD) = „Dystrophinopathien".
- *Sarkoglykane:* Diese transmembranösen Proteine stehen zwar nicht in unmittelbarem Kontakt mit den Dystroglykanen, gewährleisten aber deren funktionsentscheidende korrekte Anordnung in der Zellmembran → „Sarkoglykanopathien".
- *Merosin:* Es ist als Laminin-2 eine Strukturkomponente der Basalmembran und gewährleistet über den Dystroglykankomplex gewissermaßen die extrazelluläre Verankerung des Dystrophins → „Merosindefektmyopathien".

Bei mehreren kongenitalen Muskeldystrophien betreffen die Proteindefekte nicht nur die Skelettmuskulatur, sondern auch das Zentralnervensystem einschließlich der Retina, was sich als zusätzliche Fehlbildungen infolge einer Migrationsstörung manifestiert. Sie werden als „Plus-Formen" kongenitaler Muskeldystrophien bezeichnet. Bemerkenswerterweise ist bei ihnen die muskuläre Komponente progredient, die zerebrale statisch.

Morphologie: Muskeldystrophien sind das Paradebeispiel für ein myopathisches Grundmuster. Dementsprechend sind sie gekennzeichnet durch:

- Kaliberschwankungen der Muskelfasern mit einem Nebeneinander von schmalen und riesigen Muskelfasern ohne Bevorzugung eines Fasertyps;
- Zellkerninternalisation in Form auffällig vieler, zentral gelegener Zellkerne;
- Strukturdefekte innerhalb der Muskelfasern in Form von „Fasersplitting" und am Rand zirkulär verlaufende Filamentbündel („Ringbinden");
- Fasernekrosen und Regenerate;
- bindegewebig-lipomatösen Muskelumbau: endomysiale Fibrose mit konsekutiver fettgewebiger Transformation;
- immunhistochemisch nachweisbare, für einzelne nosologische Einheiten typische Proteindefekte (Abb. 20.2); bei autosomal dominant vererbten Formen müssen beide Allele mutiert sein, damit das veränderte Genprodukt immunhistochemisch fehlt.

Klinik: Die klinisch wichtigsten Muskeldystrophien sind in Tab. 20.2 aufgeführt. Die Symptomatik der einzelnen Dystrophieformen ist sehr heterogen. Da dasselbe mutierte Gen unterschiedliche klinische Phänomene hervorrufen kann, ist es kaum möglich, die Mutation eines bestimmten Proteins mit einem bestimmten klinischen Bild zu korrelieren. Die Gruppe der Muskeldystrophien zeigt folgende klinische Besonderheiten:

Tabelle 20.2 Genetik, Klinik und Pathologie der wichtigsten Muskeldystrophien

Muskeldystrophietyp (= MD)	1. Erbgang[1] 2. Genlokus 3. Genprodukt	1. betroffene Muskelgruppe 2. morphologische Charakteristik	1. Inzidenz 2. Krankheitsbeginn 3. Verlauf 4. assoziierte Läsionen
Duchenne (DMD)	1. X-Ch 2. Xp21.2 3. Dystrophin	1. Beckengürtel, Bein (Abb. 20.2), „Gnomenwade" 2. myopathisches Muster	1. 30 : 100 000 ♂-Geburten 2. Kleinkindesalter 3. maligne 4. IQ-Minderung, Herzinsuffizienz
Becker (BMD)	1. X-Ch 2. Xp21.2. 3. Dystrophin	1. Becken- → Schultergürtel 2. wie DMD	1. 5 : 100 000 ♂-Geburten 2. Kindesalter, Adoleszenz 3. benigne 4. Kardiomyopathie
Gliedergürtel-MD (Limb-Girdle-MD) (LGMD-Formen)	1. AD/AR 2. Verschiedene Loci 3. Prototyp: Sarkoglykane	1. Schulter-, Beckengürtel 2. myopathisches Muster	1. sehr selten 2. Kindes-, Erwachsenenalter 3. benigne, langsam 4. (selten) Kardiomyopathie
Emery-Dreifuss-MD	1. X-Ch 2. Xq28 3. Emerin	1. skapulohumeroperonäale Gruppe, Fuß-, Ellbogen-, Nackenkontrakturen 2. myopathisches Muster	1. selten 2. 1. Lebensdekade 3. langsam 4. Kardiomyopathie
Kongenitale MD-Formen	1. AR 2. Verschiedene Loci 3. Prototyp: Merosin	1. Gesicht, Nacken, Thorax (variabel) 2. myopathisches Muster	1. sehr selten 2. ab Geburt 3. variabel progredient 4. keine
Fazioskapulohumerale MD (FSHMD)	1. AD 2. 4q35 3. FSHMD-Gen	1. Gesicht (Mimik, Lidptose), Nacken, Schultergürtel, Arme 2. myopathisches Muster (Entzündung)	1. 1 : 20 000 2. meist 2. Lebensdekade 3. langsam 4. mentale Retardierung, Taubheit, retinale Vaskulopathie
Okulopharyngeale MD (OPMD)	1. AD/AR 2. 14q11.2-q13 3. Poly(A)Bindeprotein-Nuclear-1-Gen (PABPN1)	1. Extraokularmuskeln (Lidptose), Schlundmuskeln (Dysphagie) 2. myopathisches Muster, intranukleäre Filamente, angulierte Muskelfasern	1. 1 : 600 (AD-Formen), 1 : 100 000 (AR-Formen) 2. Erwachsenenalter 3. AD-Formen progredient, AR-Formen langsam 4. keine
Myotone Dystrophie (= DM1)	1. AD 2. 19q13.2 – 13.3. 3. Myotonin-Proteinkinase	1. Gesicht-, Schlund, Kau-, Hals-, distale Arm-Beinmuskulatur 2. myopathisches Grundmuster, Ringbinden	1. häufig 2. Kindes-, Erwachsenenalter 3. progredient, kardiorespiratorische Insuffizienz 4. Katarakt, endokrine Störungen
DM2	1. AD 2. 3q21 3. Zinkfingerprotein 9	1. proximale Muskulatur 2. = DM1	1. häufig 2. Erwachsenenalter 3. progredient 4. Katarakt

[1] X-Ch = X-chromosomal; AD = autosomal dominant; AR = autosomal rezessiv

- *Muskelschwäche:* Sie verläuft progressiv, endet in einer Insuffizienz der Atemmuskulatur und geht mit einem Zerfall der Muskelfasern und folglich auch mit einer enormen Erhöhung der Kreatinkinasewerte einher.
- *Dystrophiemanifestation:* Meist proximal im Schulter- und Beckengürtelbereich. Daneben ist oft, vor allem bei Patienten mit einer Dystrophinopathie, die Wadenmuskulatur betroffen, indem sie wegen einer kompensatorischen Binde- und Fettgewebevermehrung auffällig verdickt wird („Gnomenwaden"). Die Gesichtsmuskulatur ist besonders bei fazioskapulohumeralen und myotonischen Dystrophien betroffen, während „hängenbleibende Augenlider" (= Augenlidptose) die okulopharyngeale Muskeldystrophie kennzeichnet.
- *Myokardbeteiligung:* Bei einigen Muskeldystrophien (Typ Becker, Typ Emery-Dreifuss) ist auch das Myokard im Sinne einer Kardiomyopathie betroffen.

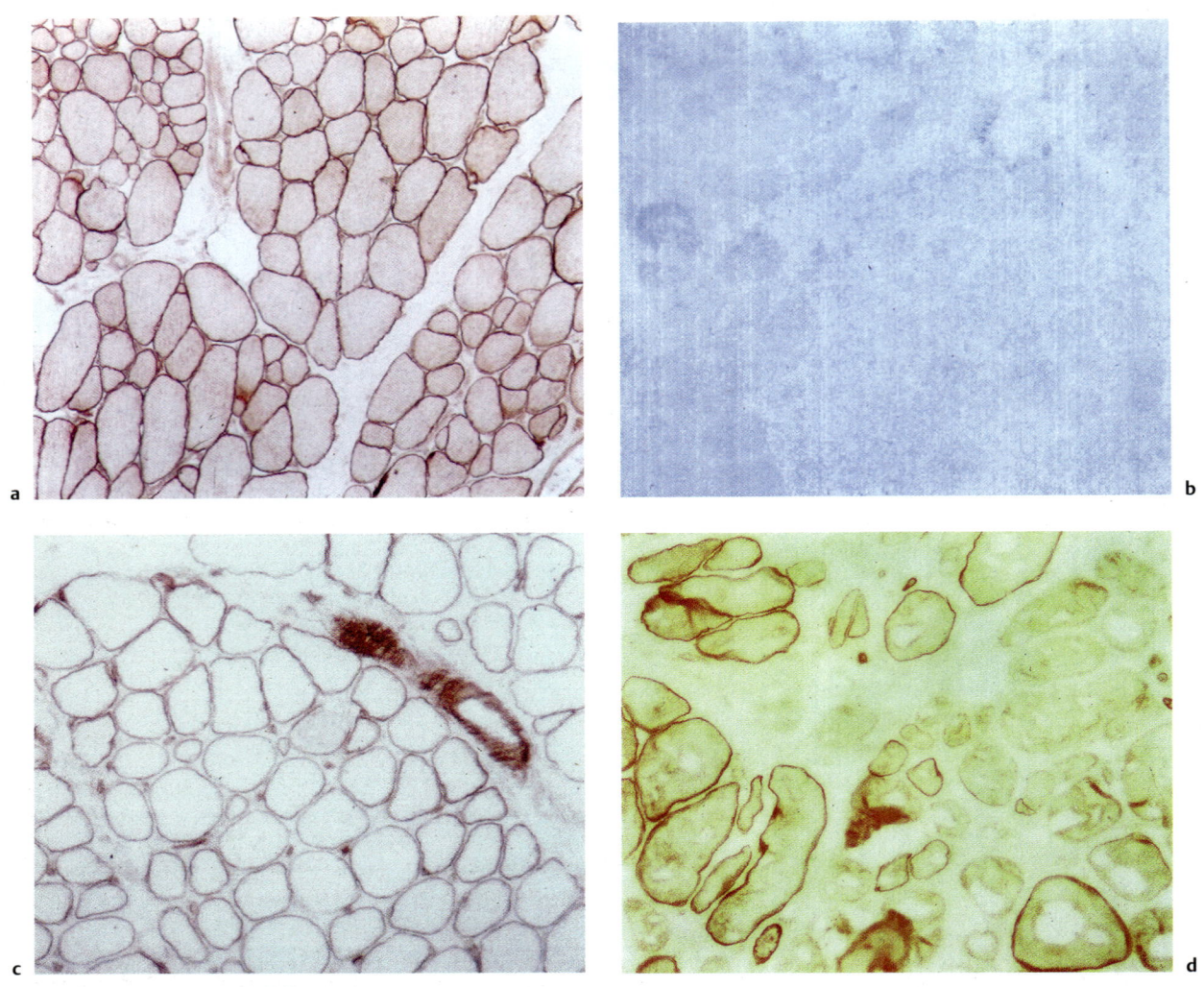

Abb. 20.2 Muskeldystrophie Duchenne:
a Nachweis subsarkolemmalen Dystrophins (braunes Reaktionsprodukt) bei einer Nicht-Dystrophin-assoziierten Muskeldystrophie mit typischer Kaliberschwankung der Muskelfasern (Positivkontrolle) (IH, Vergr. 1 : 70);
b fehlendes Dystrophin (IH, Vergr. 1 : 135);
c Hochregulierung des subsarkolemmalen (braunes Reaktionsprodukt) Substitutproteins Utrophin (IH, Vergr. 1 : 70);
d Konduktorinnenstatus, gekennzeichnet durch ein Mosaik von Dystrophin-positiven und Dystrophin-negativen Muskelfasern (IH, Vergr. 1 : 150).

– *Myotonie:* Damit bezeichnet man die gestörte Erschlaffung der Muskulatur mit verzögerter Entspannung (myotonische Reaktion: lang anhaltende tetanische Nachdauer der Kontraktion eines Muskels nach kurzem Reiz wie Beklopfung). Sie ist für die „myotonische Dystrophie" typisch.

20.1.2.3
Ionenkanalmyopathien

Syn.: Chanellopathies, Ionenkanalkrankheit

Definition: Seltene, heterogene Gruppe familiärer Erkrankungen, die auf Ionenkanaldefekten beruhen und klinisch durch Myotonie und/oder durch periodisch hypotone Paralysen gekennzeichnet sind.

Pathogenese: Ursächlich liegt eine Mutation eines Chlorid-, Natrium-, Kalium- oder Calciumkanalproteins im sarkotubulären System zugrunde, die je nach Krankheitstyp autosomal dominant, gelegentlich auch autosomal rezessiv vererbt wird. Hierher gehört auch das genetisch heterogene Krankheitsbild der „malignen Hyperthermie" mit Mutationen der Calciumkanalproteine, das bei Verwendung halogenierter Inhalationsnarkotika unbehandelt wegen Hyperpyrexie, Tachykardie, Tachypnoe und Muskelspasmen oft zum Tode führt (s. u.).

Morphologie: Unter den periodischen Paralysen ist die hypokaliämische Form dadurch gekennzeichnet, dass die Muskelfasern PAS-positive Vakuolen aufweisen, die ultrastrukturell ausgesackten Zisternen des sarkoplasmatischen Retikulums entsprechen. Bei den hyper- und normokalämischen Formen der periodischen Paralyse fallen basophile Ablagerungen in der Peripherie und im Innern der Muskelfasern auf, die ultrastrukturell aus tubulären Aggregaten bestehen. Sie entprechen vermehrt gebildeten Abkömmlingen der terminalen Säckchen im sarkotubulären System.

20.1.2.4
Mitochondriale Myopathien

Definition: Muskuläre Manifestation von insgesamt seltenen, außerordentlich variationsreichen und heterogenen mitochondrialen Multiorgankrankheiten (S. 22), bei denen neben biochemischen und/oder molekulargenetischen Defekten pathologische Mitochondrienformen auftreten.

Pathogenese: Bei diesen Erkrankungen ist die Organelle „Mitochondrium" defekt. Sie beruhen auf Mutationen im mitochondrialen und/oder nukleären Genom. Das Vererbungsmuster der mitochondrialen Krankheiten ist bei den Erbkrankheiten bereits beschrieben. Das mitochondriale Genom kodiert einige Schlüsselbestandteile der mitochondrialen Atmungskette, der übrige Bausatz der Mitochondrien wird vom nukleären Genom kodiert. Die mitochondriale DNA (mt-DNA) ist dabei einer wesentlich höheren Mutationsrate unterworfen als nukleäre DNA. Die resultierenden metabolischen Mitochondriendefekte können nach biochemischen Defekten wie folgt klassifiziert werden:
- Defekte des mitochondrialen Substrattransportes,
- Defekte der mitochondrialen Substratutilisierung,
- Defekte von Enzymen des Zitronensäurezyklus,
- Defekte der Atmungskette sowie der oxidativen Phosphorylierung.

Die zugrunde liegenden Mutationen lassen sich in folgende 3 Kategorien unterteilen:
- *Klasse-I-Mutationen:* Sie betreffen das nukleäre Genom und werden autosomal dominant oder rezessiv vererbt. Prototyp: Leigh-Syndrom (subakut nekrotisierende Enzephalomyelopathie).
- *Klasse-II-Mutationen:* Sie bestehen in Punktmutationen der mt-DNA. Prototyp: Myoklonusepilepsie mit „Ragged red Fibres" (MERRF).
- *Klasse-III-Mutationen:* Sie bestehen in Deletionen oder Duplikationen der mt-DNA. Prototyp: Kearns-Sayre-Syndrom mit klinischer Trias: Lähmung der äußeren Augenmuskeln, Retinopathia pigmentosa und Herzrhythmusstörungen.

Diese Mutationen führen zu Defekten der mitochondrialen sowie der nukleären DNA, zu Gendefekten für die Kodierung mitochondrialer Enzym- und Strukturproteine, zu Defekten der mitochondrialen Proteinaufnahme sowie zu Defekten in der Kommunikation zwischen mitochondrialem und nukleärem Genom.

Morphologie (Abb. 20.3): Bei der modifizierten Trichromfärbung fallen auf Muskelquerschnitten irregulär konfigurierte, gewissermaßen „zerzauste" Muskelfasern mit einer peripheren Anhäufung eines rot-granulären Materials, das aus abnormen Mitochondrien besteht (daher Name „Ragged red Fibers" = zerzauste rote Fasern). Diese sind hypertrophiert und enthalten innerhalb ihrer Cristaemembranen parakristalline Einschlüsse. Enzymhistochemisch zeigen solche „Ragged-red-Fibers"-Segmente entweder keine oder eine gesteigerte Cytochrom-C-Oxidase-Reaktion.

20.1.2.5
Metabolische Myopathien

Definition: Muskuläre Manifestation hereditärer oder erworbener Stoffwechselstörungen.

Pathogenese: Die hereditären Formen dieser Muskelerkrankungen lassen sich unterteilen in:
- *Glykogenosen:* Sie machen den Hauptteil aus und gehen darauf zurück, dass Enzyme für den Glykogenabbau defekt sind.
- *Lipidmyopathien:* Sie machen den geringeren Teil aus und beruhen auf einer defekten β-Oxidation oder einem gestörten Transport bestimmter Fettsäuren in die Mitochondrien.

Solche Myopathien – vor allem die Glykogenosen – gehen oft mit einem Zerfall von Muskelfasern (= Rhabdomyolyse) einher. Folglich werden alle mit Rhabdomyolysen einhergehenden Muskelläsionen, einschließlich dem hereditären Vitamin-E-Mangel, zu den metabolischen Myopathien gerechnet.

Zu den erworbenen Formen der metabolischen Myopathien gehören Muskelaffektionen bei a) Endokrinopathien, b) Hypovitaminosen (erworbener Vitamin-E-Mangel), c) Malabsorptionssyndromen und d) Osteomalazie. Genetik, Morphologie und Klinik der wichtigsten metabolischen Myopathien sind in Tab. 20.3 zusammengestellt.

20.1.2.6
Toxische Myopathien

Definition: Sammelbegriff für Muskelerkrankungen, die durch exogene Noxen ausgelöst werden. Diese können a) nichtiatrogen (gelegentlich kriminell) oder b) iatrogen (medikamentös) bedingt sein.

Pathogenese: Nichtiatrogene und iatrogene Noxen schädigen den Muskelstoffwechsel in verschiedenen Bereichen. Der zugrunde liegende Mechanismus ist zwar vielfach noch unklar, kann aber zu recht charakteristischen morphologischen Läsionen führen. Die zu den iatrogenen Myopathien zählenden Myopathien bei Intensivbehandlung (critical illness myopathy, akute Quadriplegie-Myopathie) sind pathogenetisch noch ungeklärt.

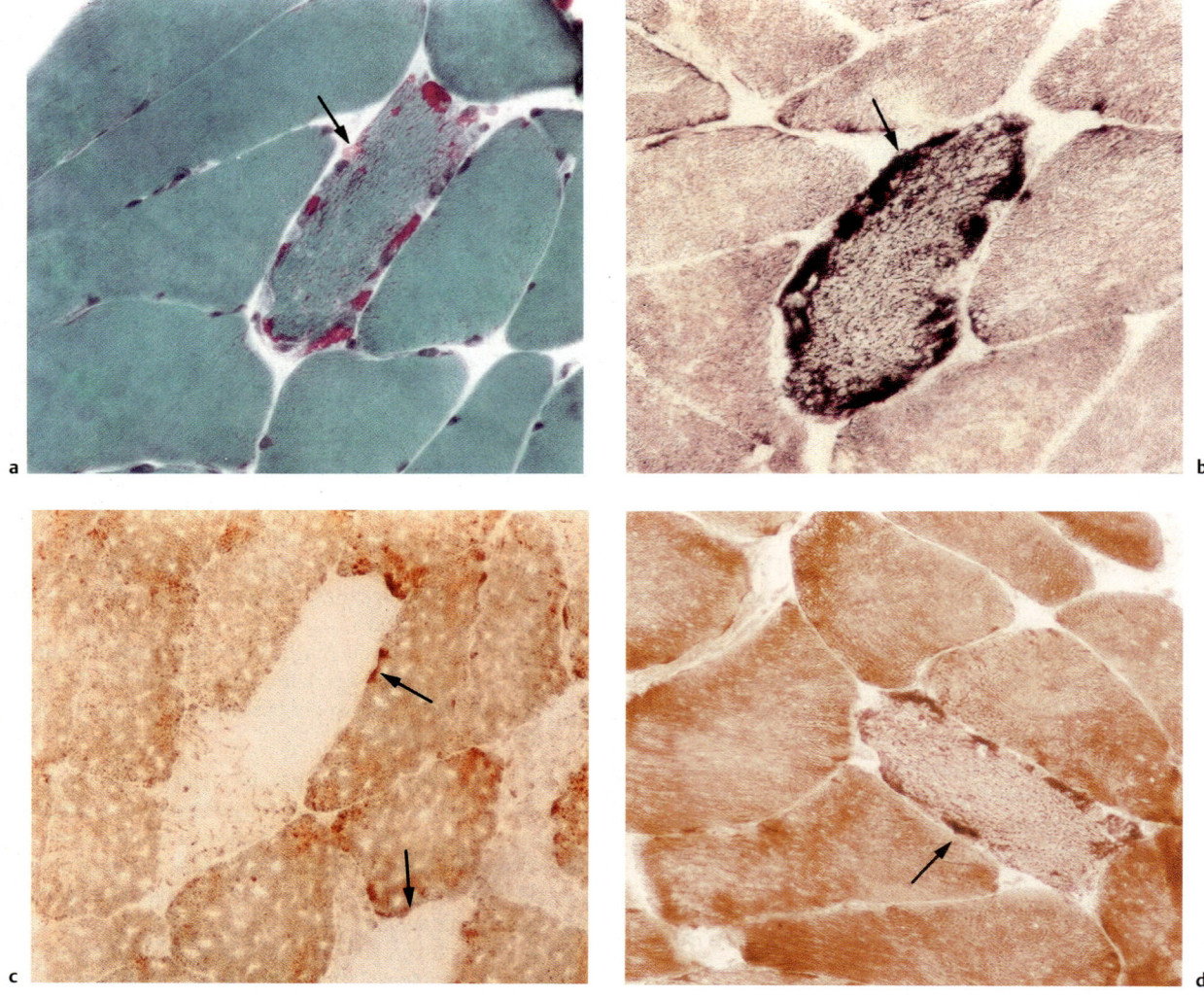

Abb. 20.3 Mitochondriale Myopathie:
a Die „Ragged red Fiber" ist gekennzeichnet durch subsarkolemmale Ansammlung anomaler Mitochondrien (Trichrom, Vergr. 1 : 300).
b Verstärkte Aktivität der Sukzinatdehydrogenase (SDH) am Rande der „Ragged red Fiber" (Pfeil) (HCh, Vergr. 1 : 250);
c disseminierte Muskelfasern ohne Aktivität der Cytochrom-C-Oxidase (COX-negative Fasern) (HCh, Vergr. 1 : 250);
d kombinierte COX-SDH-Präparation mit SDH-Aktivität in COX-negativer Faser (Pfeil) (HCh, Vergr. 1 : 300).

Morphologie: Bei den toxischen Myopathien lassen sich vier myopathologische Grundmuster voneinander abgrenzen:
- *Muskelfasernekrosen:* a) bei Drogen wie Alkohol, Heroin (Abb. 20.4) und Kokain, b) bei Medikamenten wie Statinen, Fibraten;
- *lysosomale Speicherung* infolge intralysosomal gestörtem Medikamentenabbau und/oder toxischer Schädigung lysosomaler Enzyme wie bei Amiodaron und Chloroquin/Resochin;
- *mitochondriale Stoffwechselstörung* mit Bildung anomaler Mitochondrien und „Ragged red Fibers" wie bei Zidovudin zur AIDS-Behandlung;
- *unspezifische Veränderungen* wie Typ-II-Faser-Atrophie bei Steroiden.

20.1.3
Endplattenläsionen

Syn.: neuromuskuläre Junktionskrankheiten, Krankheiten der neuromuskulären Überleitung

Definition: Sammelbegriff für Krankheiten, bei denen entweder die prä- oder die postsynaptischen Komponenten der neuromuskulären Endplatte funktionell und anatomisch verändert sind und eine erschwerte und blockierte Übertragung der neuromuskulären Erregung mit sich bringen. Diese wenig häufigen Krankheiten können angeboren oder erworben sein.

Tabelle 20.3 Morphologie und Klinik der Glykogen- und Lipidspeichermyopathien

Myopathietyp	1. Erbgang[1] 2. Genprodukt	Morphologie	Klinische Symptome
Glykogenose Typ II	1. AR 2. α-Glucosidase	intralysosomale Glykogenspeicherung, Muskelfasernekrosen	infantile Form (häufig): proximal betonte Muskelhypotonie, Herzinsuffizienz → tödlicher Verlauf adulte Form (selten) → protrahierter Verlauf
Glykogenose Typ IIIa	1. AR 2. Amylo-1,6-Glucosidase (Debranching-Enzym)	Glykogen-(= Grenzdextrin-)Speicherung in Sarkoplasma (und Leber) → vakuoläre Muskelfaserschädigung	progrediente Muskelschwäche, Muskelschwund
Glykogenose Typ IV	1. AR 2. Branching-Enzym	fibrilläre Glykogenspeicherung (Polyglukosan) in Muskelfasern (und Leber)	Hepatosplenomegalie, Muskelschwäche, Enzephalopathie
Glykogenose Typ V	1. AR 2. Muskelphosphorylase	Glykogenspeicherung interfibrillär und subsarkolemmal → Muskelfasernekrose, -atrophie	Manifestation in 2.–3. Lebensdekade: Muskelschwäche, rasche Ermüdbarkeit, Muskelschmerzen bei Belastung, (oft) Myoglobulinämie wegen Rhabdomyolyse
Glykogenose Typ VII	1. AR 2. Muskelphosphofruktokinase	Glykogenspeicherung wie bei Typ V	Manifestation im Kindesalter: Muskelschwäche, rasche Ermüdbarkeit, Muskelschmerzen bei Belastung
Glykogenose Typ IXd	1. X-Ch 2. Phosphorylasekinase	Glykogenspeicherung wie bei Typ V	Manifestation in 2.–3. Lebensdekade: Muskelschwäche, Muskelschmerzen bei Belastung, Myoglobinurie wegen Rhabdomyolyse
Carnitinpalmityl-Transferase-Mangel	1. AR 2. Carnitinpalmityltransferase	intravakuoläre Lipidspeicherung	Muskelschwäche, -lähmung; anfallsweise Myoglobinurie wegen Rhabdomyolyse
Carnitinmangel	1. AR 2. Carnitin-Transporterprotein	intravakuoläre Lipidspeicherung	Muskelschwäche, -lähmung proximaler und distaler Muskelgruppen

[1] X-Ch = X-chromosomal; AR = autosomal rezessiv

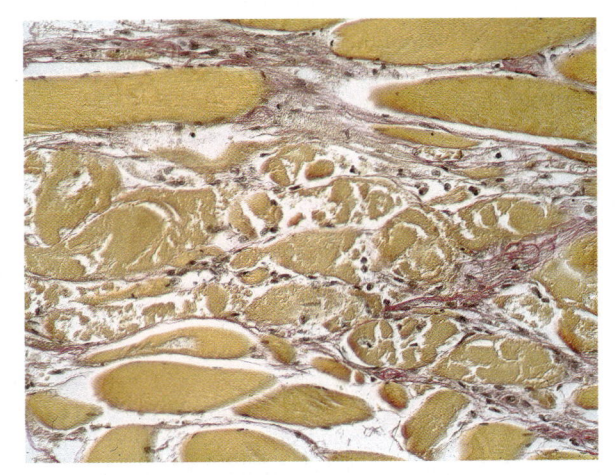

Abb. 20.4 **Nekrotisierende Myositis** nach Heroininjektion (EvG, Vergr. 1 : 100).

Myasthenia gravis

Syn.: Myasthenia gravis pseudoparalytica

Definition: Die häufigste gut definierte Autoimmunkrankheit mit antikörpervermittelter Zerstörung postsynaptischer Acetylcholinrezeptoren, den muskulären Anteilen der motorischen Endplatte, mit abnormer Schwäche der willkürlich innervierten Muskulatur nach wiederholter Aktivierung und längerer Anspannung.

Je nach Manifestationsalter, Immungenetik und Pathogenese unterscheidet man folgende Formen:
- *neonatale Form:* Kinder von Müttern mit Myasthenia gravis durch Antikörperübertragung;
- *jung-adulte Form:* Manifestationsalter: 20–30 Jahre; ♂ >> ♀; Thymus: lymphofollikuläre Thymitis; Assoziation mit HLA-DR3 und -B8;
- *senil-paraneoplastische Form:* Manifestationsalter: > 60 Jahre; ♂ = ♀; Thymus: organotypische Thymome.

Pathogenese: Die zugrunde liegende Störung der Endplatte kommt dadurch zustande, dass zirkulierende autoreaktive Autoantikörper vom IgG-Typ die Acetylcholinrezeptoren zunächst blockieren und nach entsprechender Komplementaktivierung die postsynaptische Membran zerstören. Als Folge davon wird die Impulsübertragung Nerv → Muskel unmöglich gemacht, und der subneurale Faltenapparat der motorischen Endplatte atrophiert, was die Muskelschwäche und -ermüdbarkeit erklärt. Die Entstehung der zugrunde liegenden Autoantikörper ist abhängig von der Myasthenieform:
- *Thymitis-assoziierte Form:* Dendritische Zellen kontaktieren die Acetylcholinrezeptor-haltigen Muskelelemente des normalen Thymusgewebes → Antigenprozessierung und -präsentation → B-Zell-Stimulation → Bildung autoreaktiver Antikörper gegen Acetylcholinrezeptoren.
- *Thymom-assoziierte Form:* Reifungsstörung der T-Zellen in organotypischen Thymomen (Mechanismus?) → Bildung potenziell autoaggressiver T-Zellen, Besiedelung peripherer lymphatischer Organe → B-Zell-Stimulation → Bildung autoreaktiver Antikörper gegen Acetylcholinrezeptor, Strukturproteine quergestreifter Muskulatur (Abb. 20.5) und neuronale Antigene (daher keine Besserung nach Thymektomie).

Morphologie: Die immunhistochemisch nachweisbare Bindung von Autoantikörpern gegen Acetylcholinrezeptoren an den subneuralen Falten der motorischen Endplatten geht nicht mit einer entzündlichen Reaktion durch T-Lymphozyten einher und manifestiert sich ultrastrukturell in einer zunehmenden Atrophie der subneuralen Falten. Die histologisch nachweisbare Atrophie von Einzelfasern sowie die gelegentliche fassbaren entzündlichen Lymphozyteninfiltrate entlang der Muskelfasern (= Lymphorrhagie) sind sehr selten.

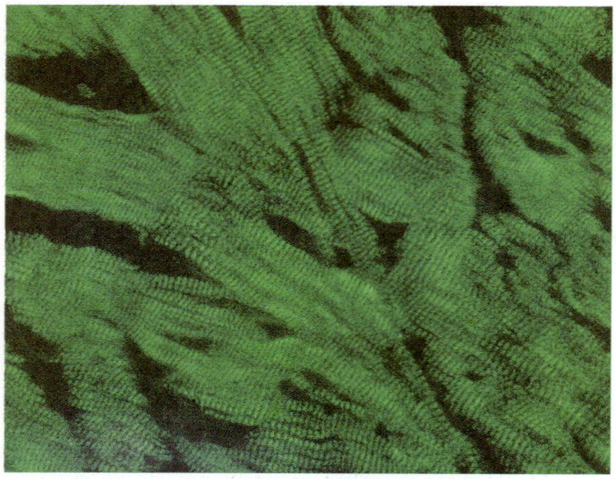

Klinik: Hauptcharakteristik ist eine Muskelschwäche nach wiederholter Aktivierung und längerer Anspannung, die sich vornehmlich an Extremitäten-, Atem- und äußeren Augenmuskeln sowie den Augenlidern manifestiert → Mimikverarmung (Facies myopathica), Lidptose, Seh-, Sprach- und Schluckstörungen. Durch medikamentöse Hemmung der Acetylcholinesterase wird eine verlängerte Wirkung des Acetylcholins auf verbliebene Acetylcholinrezeptoren erreicht.

Myasthenisches Syndrom

Syn.: Eaton-Lambert-Syndrom

Definition: Seltene neuromuskuläre Paraneoplasie vorwiegend bei kleinzelligen Bronchialkarzinomen.

Pathogenese: Bei bestimmten Tumorpatienten treten Autoantikörper gegen präsynaptische Calciumkanäle auf. Auslöser für die Autoantikörperbildung dürften vor allem die Zellmembranen kleinzelliger Bronchialkarzinome sein, die Calciumkanäle enthalten.

Tetanus

Syn.: Wundstarrkrampf

Definition: Lebensbedrohliche krampfartige Muskelkontraktionen nach Vergiftung mit dem Ektotoxin von Clostridium tetani vor allem nach tiefer Weichteilverletzung.

Pathogenese: Das Clostridium tetani (S. 259) ist ubiquitär verbreitet (Erdboden, Pferdemist) und dringt im Rahmen einer Wundverunreinigung ins Gewebe ein. Das Tetanustoxin breitet sich entlang der peripheren Nerven mit Hilfe des intraaxonalen Transports retrograd aus und vermindert die synaptische Tätigkeit der hemmenden spinalen Interneurone, was zu einer Erregbarkeitssteigerung an den α-Motoneuronen führt. Das Toxin kann aber auch direkt an der neuromuskulären Endplatte angreifen und die normale Hemmung der motorischen Endneurone durch afferente Kleinhirnimpulse blockieren.

Morphologie: Kaum histologische Veränderungen an der Muskulatur trotz eindruckvollem neurologischem Krankheitsbild.

Klinik: Inkubationszeit 4–20 Tage. Danach Opisthotonus (tonischer Krampf der Rückenmuskulatur mit Rückwärtsbeugung des Rumpfes), Trismus (Kiefersperre), Risus sardonicus in Form einer „süßsauer" lächelnden Grimassierung (sardoa herba = heimische Sauerampferart), Laryngospasmus.

Komplikationen: hypoxische Hirnschäden, Aspirationspneumonie, Wirbelfraktur durch Spastik.

Botulismus

Definition: Mit schlaffer Muskellähmung einhergehende Nahrungsmittelvergiftung durch das Neurotoxin des Clostridium botulinum.

Pathogenese (S. 259): Nach Genuss verdorbener Lebensmittel, in denen unter anaeroben Bedingungen (Konservendosen) Clostridium botulinum wachsen konnte, wird

Abb. 20.5 **Myasthenia gravis** (paraneoplastische Form) mit autoreaktiven Antikörpern gegen Aktin-Myosin-Komplexe (IH, Vergr. 1 : 180) (Original: Peter).

das stärkste bekannte Gift, das „Botulinusneurotoxin", resorbiert. Dieses blockiert die Freisetzung von Acetylcholin aus den präsynaptischen Bläschen und stört so die neuromuskuläre Impulsübertragung an der Endplatte.

+ **Klinik:** Doppelsehen, Dysphagie, Obstipation, Tod durch Atemlähmung.

+ **Therapeutischer Einsatz:** Botulinustoxin wird mittlerweile in sehr geringen Verdünnungen zur Behandlung spastischer Kontrakturen und als „Gesichtsbügeleisen" eingesetzt.

20.1.4
Entzündliche Läsionen

Die entzündlichen Erkrankungen der Skelettmuskulatur umfassen
- *Infektiöse Myositiden:* Sie sind selten. Neben den durch Virusinfektionen ausgelösten Muskelentzündungen wie Coxsackie-B-Infektion (= Bornholm-Krankheit) und Influenzavirusmyositis gibt es auch bakteriell und parasitär ausgelöste Muskelentzündungen, Darunter sind Myositiden in Form eines Spritzenabszesses oder im Randbereich einer infizierten Wunde besonders hervorzuheben, denn in beiden Fällen kann sich der ursprüngliche Entzündungsprozess im Sinne einer Muskelphlegmone oder eines Muskelabszesses weiterentwickeln.
- *Nichtinfektiöse Myositiden:* Sie sind häufiger und gehören zum Formenkreis der Autoimmunkrankheiten.
- *Entzündliche tumorartige Läsionen:* Sie sind nosologisch und ätiologisch ungeklärt und entwickeln eine fokale Symptomatik.

20.1.4.1
Bakterielle Myositis

Da das normale Skelettmuskelgewebe gegenüber bakteriellen Infektionen außerordentlich resistent ist, sind eitrige Myositiden und septikopyämische Abszesse in der Skelettmuskulatur eine Rarität. Nicht ganz so selten kommen granulomatöse Myositiden im Rahmen einer Tuberkulose, Sarkoidose, Lues oder Lepra vor. Wegen seiner hohen Letalität verdient der Gasbrand eine besondere Erwähnung.

Clostridienmyositis

Syn.: Gasbrand

Definition: Seltene, durch Clostridien ausgelöste, nekrotisierende Myositis mit hoher Letalität.

Pathogenese: Diese Muskelentzündung wird durch die anaeroben Clostridien (perfringens, novii und septicum) ausgelöst und kompliziert häufig Verletzungen, welche die Blut- und Sauerstoffversorgung des Gewebes beeinträchtigen und bei denen es zu einer Kontamination der Wunde mit Erde und/oder Fäkalien kommt. Die Clostridien rufen durch ihre Ektotoxine, die unter anderem aus Lezithinasen, Kollagenasen und Hyaluronidasen bestehen, eine akute nekrotisierende Myositis hervor und bilden Fäulnisgase.

Morphologie: Das betroffene Muskelgewebe sieht makroskopisch grau-schmutzig, „wie gekocht" aus und riecht übel (Abb. 20.6 a). Das akute entzündliche Ödem sowie die Gasbildung bringen das Gewebe unter eine starke Spannung. Histologisch ist der Gasbrand durch eine Koagulationsnekrose mit vollständiger Sarkomerenauflösung (Abb. 20.6 b) gekennzeichnet. Da die Blutversorgung ausbleibt, fehlen Granulozyten weitgehend und treten nur in der Demarkationszone auf.

+ **Klinik:** Eine sofortige chirurgische Entfernung des nekrotischen Muskelgewebes, eine hyperbare Sauerstofftherapie und Antibiotika werden zur Bekämpfung der hohen Gasbrandletalität eingesetzt.

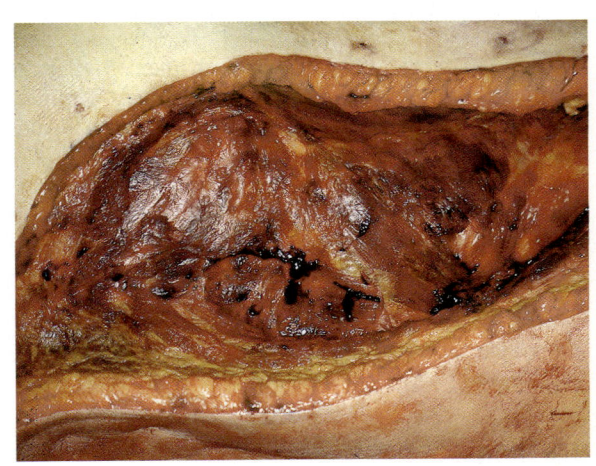

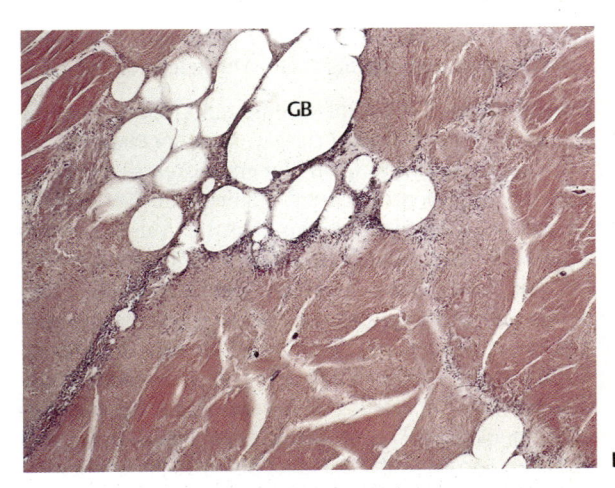

Abb. 20.6 **Gasbrand (Clostridienmyositis):**
a Schmutzig-nekrotischer Aspekt der Bauchwandmuskulatur;
b „verkocht" imponierende Muskelnekrose mit Gasblasenbildung (GB) (HE, Vergr. 1 : 100).

20.1.4.2
Parasitäre Myositis

Sowohl protozoische als auch metazoische Parasiten können die Muskulatur befallen. Über die auf das Protozoon Trypanosoma cruzi zurückgehende Chagas-Krankheit (S. 267) wird an anderer Stelle berichtet. Unter den metazoischen Parasiten kommt dem Finnenstadium von Taenia solium und dem Larvenstadium von Trichinella spiralis eine pathogene Bedeutung für die Muskulatur zu.

Zystizerkose

Definition: Seltene Erkrankung, ausgelöst durch gewissermaßen ausnahmsweisen Befall des Menschen mit Finnen des Schweinebandwurmes.

Pathogenese: In der Regel beherbergt der Mensch als Endwirt den Schweinebandwurm Taenia solium (S. 274) im Dünndarm. Im seltenen Fall einer Selbstansteckung durch fäkalverunreinigtes Essen (= Autoinfestation) können sich die Larven im Finnenstadium jedoch in der Herz- und Skelettmuskulatur einnisten und bilden dort 3–10 mm große, weißliche, knotenförmige Gebilde. Da sie makroskopisch sichtbar sind, fahndet auf dem Schlachthof der Fleischbeschauer nach ihnen. Diese stiftförmigen Wurmlarven werden als „Finnen" (pfinne, ahd. = Nagel) bezeichnet. Sie können jedoch auch in Lunge und Leber auftreten. Gefürchtet ist der Befall des Gehirns mit der Entwicklung eigentümlicher hirsekorngroßer, traubenförmig-zystischer Parasitenstrukturen in Form des Cysticercus racemosus (lat.-gr. „traubenförmiger Bläschenschwanz"), die sich subarachnoidal verdrängend ausdehnen (Abb. 5.**98**, S. 275).

Klinik: Heißhunger oder Inappetenz, Bauchschmerzen, analer Juckreiz.

Trichinose

Definition: Seltene, durch den Fadenwurm Trichinella spiralis ausgelöste schmerzhafte Muskelerkrankung.

Pathogenese (S. 276): Infektionsquelle: Genuss von Bärenschinken aus Zoos und Tiergärten. In der Phase der aktiven Larvenausbreitung im Blut entwickelt sich ein akutes und lebensbedrohliches Krankheitsbild (Letalität bis zu 30%), das aus einer akuten Myositis (Muskelschmerzen), Myokarditis und Lungenkomplikationen sowie Fieber mit hoher Bluteosinophilie und Ödembildung (besonders in den Augenlidern) besteht. Diese Erscheinungen verschwinden, sobald sich die Larven in der Muskulatur angesiedelt haben und dort von einer zum Teil bindegewebigen Kapsel umgeben worden sind. Die in diesen „Trichinenkapseln" eingeschlossenen spiralförmig aufgerollten Larven (Abb. 20.**7**) sind bis zu 30 Jahre lebensfähig. Absterbende Muskeltrichinen gehen in Verkalkung über und lösen eine resorptive chronische Entzündungsreaktion aus.

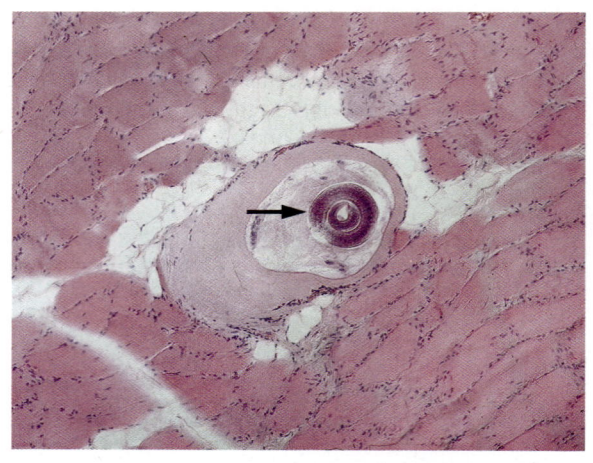

Abb. 20.**7 Trichinose:** spiralförmig aufgerollte (Pfeil) und einkapselte Trichinella-spiralis-Larve im Skelettmuskel (HE, Vergr. 1 : 150).

Klinik: Myositis mit fieberhaften Muskelschmerzen, Myokarditis (gefährlich), Bluteosinophilie.

20.1.4.3
Autoimmunmyositis

Dermatomyositis

Definition: Haut- und Skelettmuskulatur erfassende autoaggressive Entzündung auf dem Boden einer immunvermittelten Kapillarschädigung aus dem Formenkreis der Kollagenosen oder der Paraneoplasien.

Pathogenese: s. S. 191.

Morphologie: Histologisch fällt in den meisten Fällen ein herdförmig ausgeprägter Entzündungsprozess vorwiegend im Perimysium auf, der aus B-Zellen und CD4-T-Helfer-Zellen besteht. In seltenen Fälle imponiert die Dermatomyositis als „nekrotisierende Myopathie" ohne zelluläre Entzündungsinfiltrate. Im Übrigen wird die betroffene Muskulatur durch folgende degenerative Läsionen gekennzeichnet:
- unregelmäßige Kalibervariation der Muskelfasern,
- an den Faszikelrändern gehäuft auftretende atrophe Muskelfasern (= perifaszikuläre Atrophie),
- ältere und frischere Muskelfasernekrosen,
- gruppenförmig angeordnete Muskelfaserregenerate,
- bindegewebig-lipomatöser Muskelumbau in Abhängigkeit von der Krankheitsdauer (Fettvakatwucherung).

Polymyositis

Definition: (Nur) Skelettmuskulatur erfassende, T-Zell-vermittelte autoaggressive Muskelentzündung aus dem Formenkreis der Kollagenosen oder der Paraneoplasien.

Pathogenese: s. S. 191.

Morphologie: Die betroffenen Muskelfasern werden von zytotoxischen CD8-T-Zellen und Makrophagen durchsetzt. Außerdem findet sich, wie bei der Dermatomyositis beschrieben, ein myopathisches Gewebemuster. Neben der Polymyositis kann auch eine Myokarditis vorliegen.

Einschlusskörperchenmyositis

Definition: Häufigste, autoaggressive myopathische Skelettmuskelkrankheit jenseits des 50. Lebensjahres mit typischen autophagischen („rimmed") Vakuolen.

Pathogenese: s. S. 191.

Morphologie: Das entzündliche Muster gleicht dem der Polymyositis mit zytotoxischen CD8-T-Zellen innerhalb der Muskelbündel sowie in einzelnen Muskelfasern. Charakteristisch sind Autophagievakuolen in den Muskelfasern, die ultrastrukturell neben Detritus und myelinartigen Strukturen vor allem tubulo-filamentäre Aggregate aufweisen, deren Herkunft noch unklar ist (Abb. 20.8).

➕ **Klinik** der Autoimmunmyositiden S. 191.

20.1.5
Tumorartige Läsionen

Myositis ossificans

Definition: Gutartige tumorähnliche Reaktion der quergestreiften Skelettmuskulatur auf ein Trauma mit dystrophischer Verkalkung und heterotoper Knochenbildung.
Wenig häufig. Prädilektionsalter: jung-adulte Patienten, nie bei Kindern (♂ > ♀).

Morphologie: Die meist ovaloide Veränderung ist gut abgegrenzt, oft über 15 cm groß. Histologisch dominiert in der Frühphase eine mesenchymale Proliferation zusammen mit absterbenden und/oder regenerierenden Muskelfasern. Diese Läsion bildet das spätere zystisch-hämorrhagische Zentrum. Mit der Zeit reift das Gewebe gegen die Peripherie hin aus. Es wird ektopes spongiöses Knochengewebe mit teilweise kallusartigen Strukturen gebildet. Diese „Zonierung" der Läsion ist pathognomonisch und wird oft als Sarkom missgedeutet.

➕ **Klinik:** Rasch sich vergrößernde Läsion, sehr selten auch multizentrisch. Heilung durch lokale Exzision. Ein Übergang in ein osteogenes Sarkom, in einzelnen Fällen beschrieben, erscheint fragwürdig. Prädilektionsstelle: Arm- und Hüftbereich.

Myositis proliferans

Definition: Seltener, rasch wachsender, entzündlicher Pseudotumor der Skelettmuskulatur ohne vorausgegangenes Trauma.
Wenig häufig. Altersgipfel: 50. Lebensjahr (♂ = ♀).

Morphologie: Die wenig umschriebene Geschwulst besteht histologisch aus proliferierenden Fibroblasten und ganglienzellartigen Riesenzellen vom pleomorph-histiozytären Typ in nestförmiger Anordnung (Abb. 20.9).

➕ **Klinik:** Prädilektionsstelle: meist flache Muskeln im Stamm- und Schultergürtelbereich. Heilung durch lokale Exzision.

20.1.6
Neoplastische Läsionen

Rhabdomyom

Definition: Gruppe benigner Tumoren der quergestreiften Muskulatur. Sehr selten (♂ > ♀).

Morphologie: Histologisch besteht das Rhabdomyom aus polygonalen Zellen mit einem glykogenvakuolenhaltigen eosinophilen Zytoplasma (= Spinnenzellen), die teilweise Querstreifung aufweisen und immunhistochemisch Myosin und Desmin enthalten (Abb. 20.10).

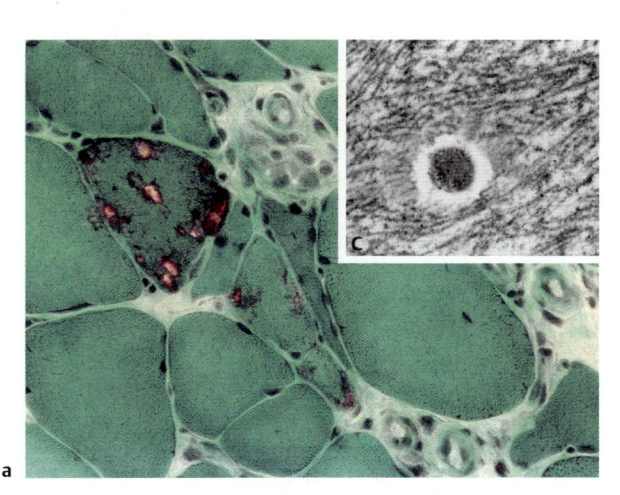

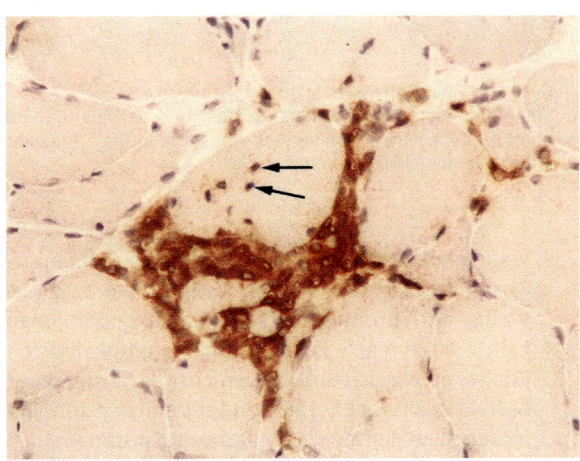

Abb. 20.**8** Einschlusskörperchenmyositis:
a Deutliche Kaliberschwankungen der Muskelfasern und zwei Fasern mit autophagischen („rimmed") Vakuolen sowie wenige entzündliche interstitielle Zellen (Trichrom, Vergr. 1 : 300);
b immunhistochemischer Nachweis von (braunen) T-Lymphozyten zwischen Muskelfasern und in einer Muskelfaser (Pfeile) (IChi, Vergr. 1 : 300);

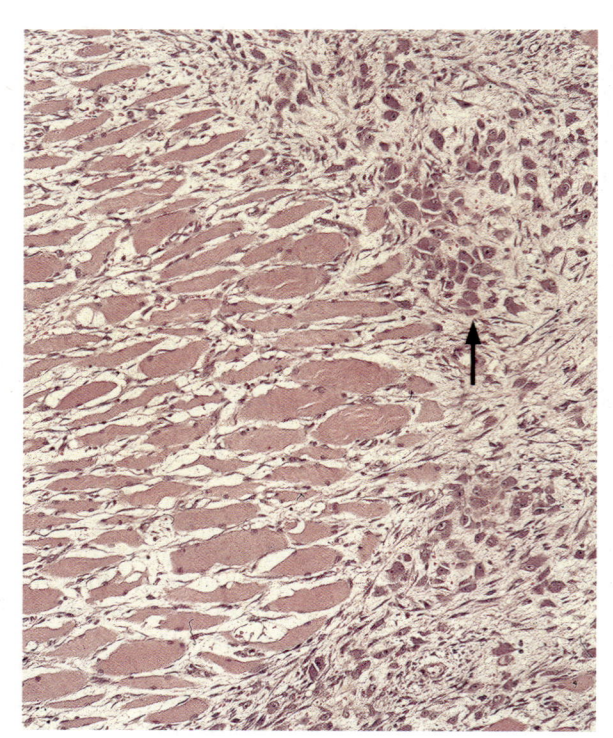

Abb. 20.**9** **Myositis proliferans** mit ganglienzellartigen Riesenzellen (Pfeil) (HE, Vergr. 1 : 250).

➕ **Klinik:** Auftreten im Herzen und extrakardial im Zungen-, Nasenhöhlen-, Larynx- und Nackenbereich sowie in der Vulvovaginalregion. Heilung durch lokale Exzision.

Rhabdomyosarkom

Definition: Gruppe bösartiger Tumoren, von der quergestreiften Muskulatur oder von primitiven, noch pluripotenten Mesenchymzellen ausgehend, die ein desmin- und myoglobinhaltiges Zytoskelett entwickeln.

Häufigkeit: 15% aller Weichteilsarkome. Häufigstes Weichteilsarkom bei Kindern unter 15 Jahren, häufiger Tumor bei jung-adulten Patienten (♂ > ♀).

Pathogenese: Genetische Faktoren spielen eine wichtige Rolle: Assoziation mit dem Beckwith-Wiedemann-Syndrom (WT-1 Mutation), Li-Fraumeni-Syndrom (p53-Mutation), familiärem Retinoblastom (RB-Mutation), familiärer adenomatöser Polypose (FAP-Gen-Mutation).

Morphologie: Es handelt es sich um unscharf begrenzte Weichteilgeschwülste mit weicher Konsistenz und graurötlicher Schnittfläche, die teilweise nekrotisch verändert sein kann. Exophytisch wachsende Tumoren können unabhängig vom histologischen Typ ein traubenförmiges Wachstumsmuster annehmen (= Sarcoma botryoides). Immunhistochemie: Die Tumorzellen exprimieren Myo-D1, Myogenin und Desmin. Je nach histologischer Ausdifferenzierung und Wachstumsmuster unterscheidet man folgende Subtypen:

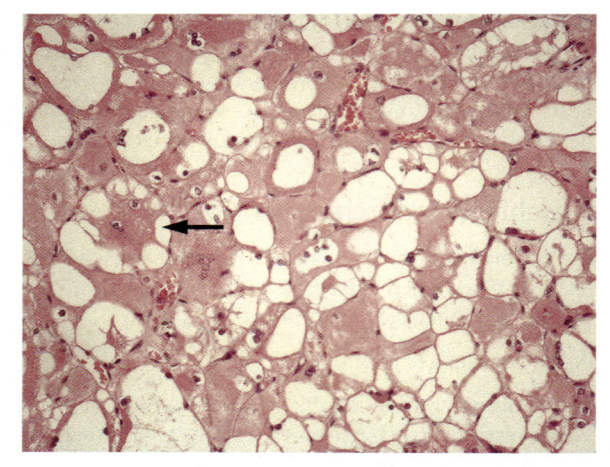

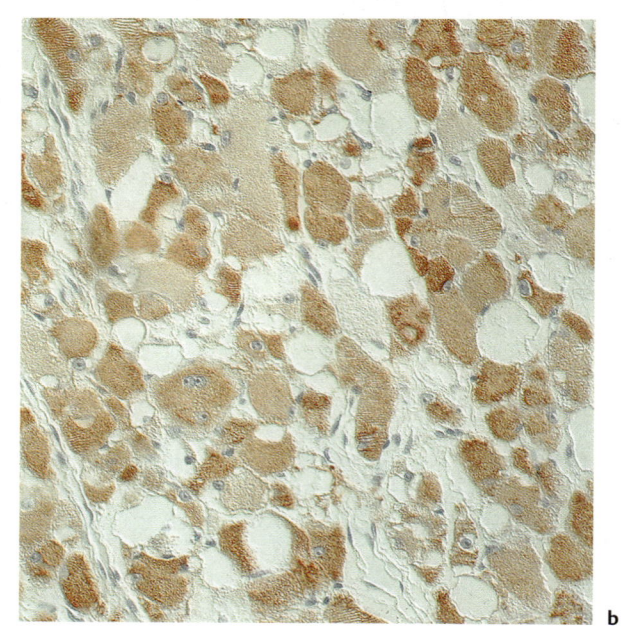

Abb. 20.**10** **Rhabdomyom:**
a Tumor mit mit typischen Spinnenzellen (Pfeil) (HE, Vergr. 1 : 150);
b immunhistochemische Darstellung von Desmin (braun) in zahlreichen Tumorzellen (IH, Vergr. 1 : 150).

- *Embryonales Rhabdomyosarkom* (Syn.: infantiles Rhabdomyosarkom): Zytogenetik: Heterozygotieverlust auf Chromosom 11 p15.5. Altersgipfel innerhalb der ersten 5 Lebensjahre. Hauptlokalisation: Kopf-Hals-Bereich und Urogenitaltrakt. Histologisch besteht der Tumor vorwiegend aus einem primitiven mesenchymalen Gewebe mit myxomatösen Arealen. Darin liegen oft retikulär-synzytial angeordnete Tumorzellen. Diese sind rundlich, sternförmig und/oder spindelförmig und haben ein eosinophiles, PAS-positives Zytoplasma. Diagnostisch beweisend sind bipolare Spindelzellen mit gelegentlicher Querstreifung in ihren Zytoplasmaausläufern (= Spindelzellsarkom). Je nach Schnittebene können diese Tumorrhabdomyoblasten auch Kaulquappenform annehmen (Abb. 20. **11**).

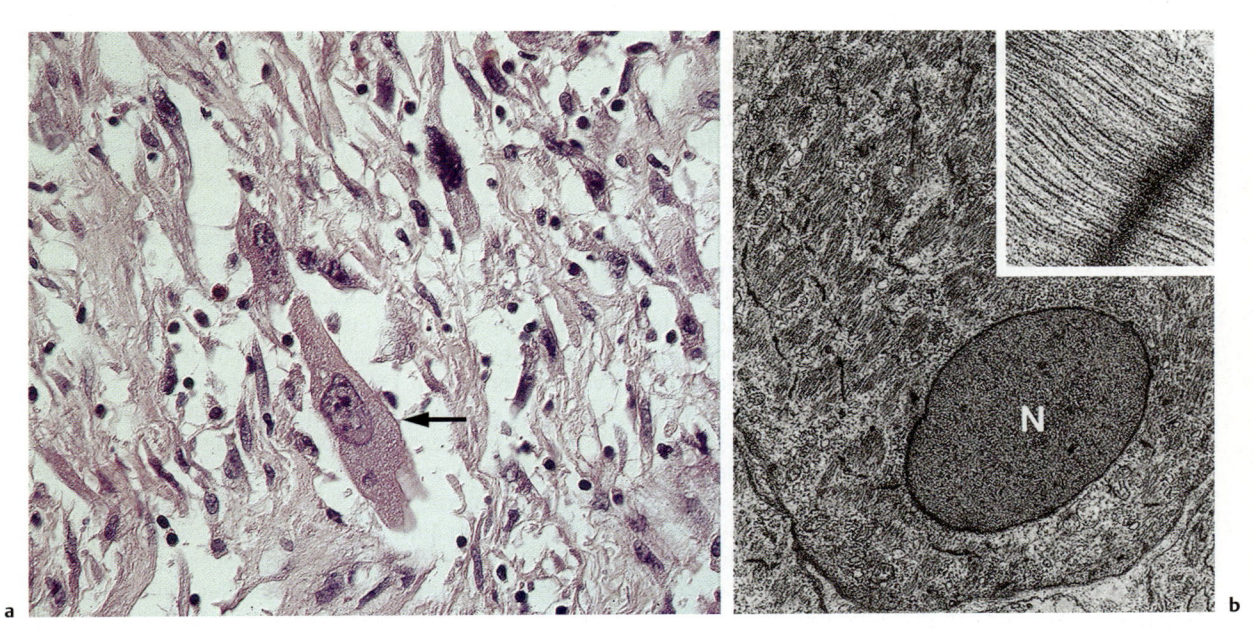

Abb. 20.11 Embryonales Rhabdomyosarkom:
a Histologie mit typischen geschwänzten, kaulquappenähnlichen Tumorzellen (HE, Vergr. 1 : 250).
b Diese enthalten in ihrem Zytoplasma primitive Sarkomeren (TEM, Vergr. 1 : 2500. Einschub: Vergr. 1 : 10 000)

- *Alveoläres Rhabdomyosarkom* (Syn.: juveniles Rhabdomyosarkom): Zytogenetik: Translokation t(1, 13)(36;q14) mit Bildung eines Fusionstranskriptes von PAX7 auf Chromosom 1 p36 und FKHR (= **f**ork **h**ead **r**eceptor) auf Chromosom 13 q14 mit erhöhter Aktivierungskapazität durch solche Gene, die durch PAX-Bindung reguliert werden. Altersgipfel: Adoleszenz. Hauptlokalisation: Extremitätenbereich. Histologisch werden die Tumorzellen durch Bindegewebesepten zu alveolären Komplexen zusammengefasst, wobei im Zentrum der Pseudoalveolen die Zellkohäsion aufgehoben ist. Die einzelnen Tumorzellen sind meist rundlich, zytoplasmaarm und weisen nur selten eine Querstreifung auf (= „Rundzellsarkom"). Daneben kommen auch mehrkernige Tumorriesenzellen vor.
- *Pleomorphes Rhabdomyosarkom* (Syn.: adultes Rhabdomyosarkom): Hauptlokalisation: Extremitäten-Rumpf-Bereich. Altersgipfel: fast nur Erwachsene. Histologisch imponiert die außerordentliche Pleomorphie des Zellbildes („pleomorphes Spindelzellsarkom"). Viele Tumorzellen haben ein besonders reichliches, tief eosinophiles Zytoplasma, in dem allerdings histologisch nur selten eine Querstreifung erkennbar ist.

Metastasierung: Frühzeitige hämatogene Metastasierung vom Kavatyp. Lymphknotenmetastasen (mit Ausnahme des alveolären Rhabdomyosarkoms) fehlen meist zum Zeitpunkt der Diagnose.

Prognose: Eine günstige Prognose haben Rhabdomyosarkome in der Orbitalregion, während parameningeale Rhabdomyosarkome eine schlechte Prognose haben. Alveoläre Rhabdomyosarkome zeigen unabhängig von ihrer Lokalisation eine ungünstigere Prognose als die anderen Rhabdomyosarkome.

Therapie: chirurgische Entfernung kombiniert mit Chemotherapie.

Pathologische TNM-Klassifikation der Rhabdomyosarkome im Kindesalter

pT1	Tumor ≤ 5,0 cm,
pT1 a	oberflächliches Tumorwachstum,
pT1 b	Tumorwachstum in die Tiefe,
pT2	Tumor > 5,0 cm,
pt2 a	oberflächliches Tumorwachstum,
pT2 b	Tumorwachstum in die Tiefe,
pN1	regionäre Lymphknotenmetastasen.

20.2 Knochengewebe

Die **ontogenetischen Läsionen** des Skelettsystems gehen größtenteils auf angeborene oder erworbene Störungen der enchondralen und/oder desmalen Ossifikation zurück. Sie äußern sich in Form- und/oder Längenveränderungen einzelner Skelettabschnitte. Das Knochengewebe ist durch Verkalkung sehr tragfähig und wird durch modellierende Umbauprozesse permanent den aktuellen Anforderungen angepasst. Dabei unterliegt der systemische Knochenumbau den osteotropen Hormonen (Parathormon, Calcitonin und 1,25-Dihydroxycholecalciferol). Die lokalen Knochenumbauprozesse hingegen werden durch Wachstumsfaktoren kontrolliert, die von den Osteoblasten in die Knochenmatrix „einzementiert" und von den Osteoklasten wieder „ausgegraben" werden, so dass Knochenab- und -anbau nahtlos ineinander übergehen. Daraus wird verständlich, dass endokrine Störungen am ganzen Skelettsystem Strukturschäden verursachen. Offenbar sind dazu auch bestimmte Viren imstande (Ostitis deformans Paget). Alle diese Knochenumbaustörungen werden im Folgenden unter dem Begriff **metabolische Läsionen** zusammengefasst.

Da die bakteriell ausgelösten **entzündlichen Läsionen** des Knochengewebes sich vorwiegend im Markraum abspielen, werden sie als Osteomyelitis bezeichnet. Die Knochennekrosen können durch eine „alterative" oder bakterielle Entzündung ausgelöst werden oder im Rahmen **zirkulatorischer** oder **traumatischer Läsionen** vorkommen. Sie treten aber auch als Eigenheit des Knochengewebes spontan auf (idiopathische Knochennekrosen). Eine weitere Eigenheit des Skelettsystems ist die Bildung von **tumorartigen Läsionen,** die zwar nicht autonom wachsen, aber gelegentlich multipel auftreten und rezidivieren. Demgegenüber beruhen die **neoplastischen Läsionen** auf einem autonomen Wachstum. Es kann vom Knochen-, Knorpel- oder Bindegewebe ausgehen. Daneben gibt es aber auch Knochentumoren, die histiozytären Charakter haben oder als osteomyelogene Tumoren von Plasmazellvorläufern oder von undifferenzierten Zellen abstammen. Schließlich ist das Knochengewebe auch Schauplatz von Tumorabsiedelungen. Ihr Gewebemuster wird im Wesentlichen dadurch bestimmt, ob sie osteoblastenaktivierende Faktoren bilden (osteoplastische Metastasen) oder osteoklastenaktivierende Wachstumsfaktoren aus der Knochenmatrix „freisetzen" (osteolytische Metastasen).

20.2.1 Ontogenetische Läsionen

Die Skelettfehlbildungen sind größtenteils auf eine angeborene oder erworbene Störung der enchondralen Ossifikation zurückzuführen. Diese spielt sich in der knorpeligen Epiphysenfuge ab und ist in histologische Zonen (s. u.) gegliedert, die den Ablauf der enchondralen Ossifikation widerspiegeln. Im Folgenden werden die wichtigsten krankhaften Veränderungen des jeweiligen Ossifikationsprozesses im Anschluss an die Orthologie der enchondralen Ossifikation besprochen).

Orthologie der enchondralen Ossifikation: Der Epiphysenknorpel lässt sich histologisch in verschiedene Zonen untergliedern, denen bestimmte Abläufe der enchondralen Ossifikation zugeordnet werden können:
– *Zone des ruhenden Knorpels:* Hier beginnt der Lebenszyklus eines Chondrozyten mit der Umwandlung mesenchymaler Zellelemente zu spindelförmigen Chondroblasten. Sie bilden den Stammzellpool der epiphysären Chondrozyten (Abb. 20.**12**) und unterstehen der Regulation von Wachstumsfaktoren wie EGF. Auf diese Zone folgt die
– *Zone des proliferierenden Knorpels:* Die einzelnen Zellelemente sind zwar immer noch spindelförmig, aber bereits zu Zellsäulen angeordnet (Säulenknorpel). Sie sind mit ihrem lebhaften Proliferationsstoffwechsel, welcher der Kontrolle von bestimmten Hormonen wie STH, Thyroxin und Androgenen untersteht, für die Ausdehnung des Epiphysenknorpels in transversaler und longitudinaler Richtung verantwortlich und bestimmen die Wachstumsgeschwindigkeit der Röhrenknochen.

Die einzelnen Knorpelzellsäulen einer Epiphysenfuge sind durch Knorpelgrundsubstanz in Form der interlakunären Septen voneinander getrennt. Auf diese Zone folgt die
– *Zone der Knorpelreifung:* Die Zellen hypertrophieren unter dem Einfluss des PTHrP (= parathyroid hormone related protein) nehmen Blasenform an (Blasenknorpel) und produzieren lebhaft Kollagen Typ II, Proteoglykane und Matrixproteine, um schließlich apoptotisch unter Zurücklassung von Matrixvesikeln zugrunde zu gehen. Diese Vesikel reichern sich in den interlakunären Septen ab und enthalten teilweise lysosomale Proteasen, ATPase und Pyrophosphatase. Auf diese Zone folgt die
– *Zone der Verkalkung:* Sie beginnt im unteren Teil des Blasenknorpels, in den interlakunären Knorpelsepten. Die Knorpelverkalkung geht so vor sich, dass calciumbindende Proteine wie das Osteocalcin im Diffusionsbereich der metaphysären Kapillaren unter Vermittlung von Matrixvesikeln vor allem Calcium abfangen, während sich das anorganische Phosphat in den Kollagenfibrillen anreichert. Durch den relativ hohen Sauerstoffpartialdruck im Diffusionsbereich der metaphysären Kapillaren werden schließlich die proteolytischen Enzyme freigesetzt, so dass die verkalkungshemmenden Proteoglykane partiell abgebaut werden können. Dadurch wiederum kann das Calcium nicht mehr in Lösung gehalten werden und fällt aus. Auf diese Zone folgt die
– *Zone der Eröffnung:* Hier werden die Knorpelzellhöhlen (Lakunen) von perivaskulären Mesenchymzellen der Kapillarschlingen arrodiert, die von der Metaphysenseite in die Epiphysenfuge einsprossen. Dabei ist die Geschwindigkeit der Knorpelhöhleneröffnung genau auf den Knorpelzellnachschub abgestimmt. Wesentliche histologische Voraussetzungen dazu sind die regelrecht angelegten und mineralisierten interlakunären Knorpelsepten. Die eigentliche Entfernung des enzymatisch angedauten Epiphysenknorpels wird durch histiozytäre, teils riesenzellige Elemente (Chondroklasten) bewerkstelligt. Dazu

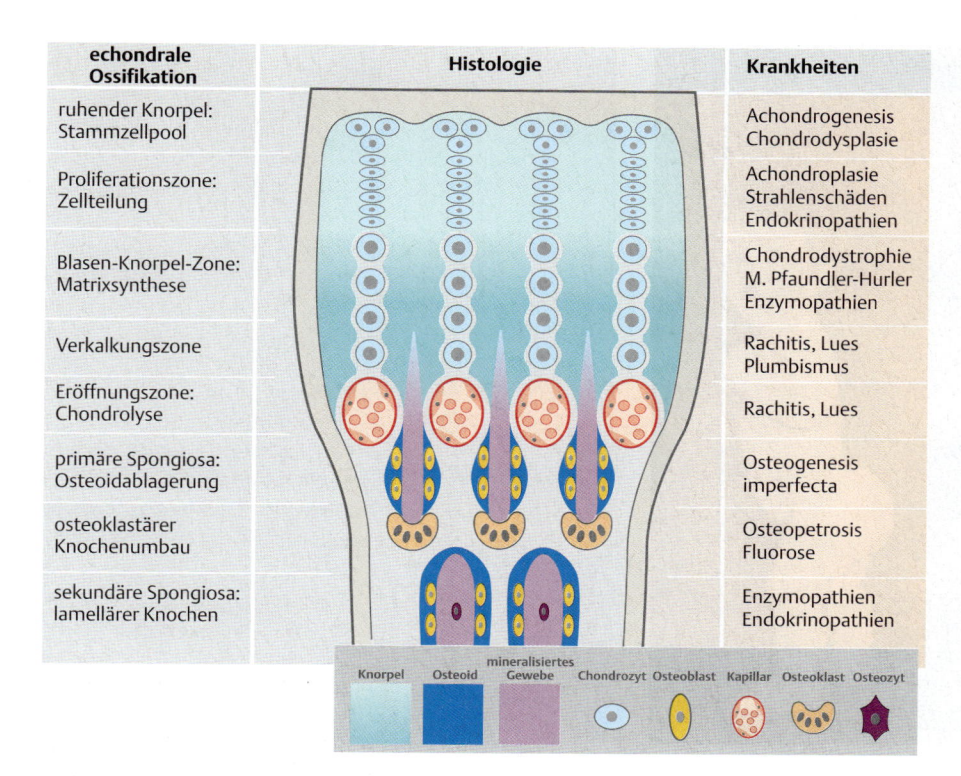

enchondrale Ossifikation	Histologie	Krankheiten
ruhender Knorpel: Stammzellpool		Achondrogenesis Chondrodysplasie
Proliferationszone: Zellteilung		Achondroplasie Strahlenschäden Endokrinopathien
Blasen-Knorpel-Zone: Matrixsynthese		Chondrodystrophie M. Pfaundler-Hurler Enzymopathien
Verkalkungszone		Rachitis, Lues Plumbismus
Eröffnungszone: Chondrolyse		Rachitis, Lues
primäre Spongiosa: Osteoidablagerung		Osteogenesis imperfecta
osteoklastärer Knochenumbau		Osteopetrosis Fluorose
sekundäre Spongiosa: lamellärer Knochen		Enzymopathien Endokrinopathien

Abb. 20.**12 Enchondrale Ossifikation** in einer Epiphysenfuge eines langen Röhrenknochens und die zonenmäßige Zuordnung verschiedener Wachstumsstörungen.

Legende: Knorpel | Osteoid | mineralisiertes Gewebe | Chondrozyt | Osteoblast | Kapillar | Osteoklast | Osteozyt

benötigen sie eine Gewebeansäuerung, die sie durch eine Interaktion einer protonenliefernden Carboanhydrase II und einer protonentranslozierenden ATPase erzeugen, wobei Parathormon für ihre Aktivierung zuständig ist. Die Osteoklasten lassen nur die verkalkten longitudinalen Knorpelsepten zurück und setzen matrixgebundene Wachstumsfaktoren frei, die mesenchymale Vorläuferzellen in Osteoblasten umwandeln. Auf diese Zone folgt die

- Zone der primären Spongiosa: An die verkalkten longitudinalen Knorpelsepten lagern sich Osteoblasten an und überziehen sie mit Knochenmatrix (Osteoid). Die „verknöchernden" Knorpelbälkchen bilden in ihrer Gesamtheit die primäre Spongiosa. Auf diese Zone folgt die
- Zone der sekundären Spongiosa: Hier werden die Bälkchen der primären Spongiosa einer zweiten, jetzt osteoklastären Resorption unterworfen und numerisch reduziert. Auf ihren Resten dehnen sich unter dem Einfluss von Zytokinen und Hormonen wiederum Osteoblasten aus und bilden reifes Knochengewebe (sekundäre Spongiosa), das die typische Struktur eines Lamellenknochens aufweist. Dieses Knochengewebe unterliegt dem permanenten Knochenumbau (s. u.).

Achondroplasie

Syn.: Chondrodystrophie

Definition: Häufigste nichtletale Form eines disproportionalen (großschädlig-kleingliedrigen) Kleinwuchses aus der klinischen „Achondroplasiefamilie" mit autosomal dominanter Vererbung. Manifestation bereits intrauterin, daher auch Bezeichnung: Chondrodystrophia fetalis (Inzidenz: 1 : 25 000).

Pathogenese: Die Achondroplasie beruht auf einer spontan auftretenden (80%) oder autosomal dominant vererbten Mutation des paternalen Gens für den FGF-Rezeptor 3 (FGFR3) mit konsekutiver Aktivierung. FGF drosselt physiologischerweise die Proliferation und fördert die Differenzierung der Chondrozyten. Die FGFR-Mutation hemmt die Umwandlung von proliferierenden in reifen Knorpel und zieht eine Sekretionsstörung von Proteoglykanen und Kollagen Typ II nach sich. Dadurch fehlt in der Ossifikationszone der Epiphysenfuge der Säulenknorpel; das Knorpelgewebe mineralisiert viel zu früh, so dass auch das Substrat für die primäre Spongiosa fehlt.

Morphologie: Histologisch ist der Säulenknorpel etwas irregulär angeordnet, und anstelle einer Eröffnungszone findet man zusammengesinterte Knorpelreste, die in plumpe Spongiosabälkchen übergeführt werden (Abb. 20.13).

+ Klinisch handelt es sich um einen disproportionierten Kleinwuchs mit relativ langer Wirbelsäule und kurzen Extremitäten (Dackeltyp, rhizomeler Typ). Da die desmale Ossifikation von der Erkrankung nicht betroffen ist, wachsen Seitenwände und Dach des Schädels normal, während die Schädelbasis klein bleibt (Gesichtsdysmorphie). Die periostale Ossifikation ist ungestört, die Lebenserwartung normal.

Thanatophore Dysplasie

Syn.: Achondrogenesie, thanatophorer „Zwergwuchs"

Definition: Sehr seltene, autosomal rezessiv vererbte, aber häufigste Letalform eines disproportionalen (großschädlig-kleingliedrigen) Kleinwuchses (frühere Bezeichnung, jedoch sozial diskriminierend: „Zwergwuchs") aus der klinischen Familie der Achondroplasie mit Tod in der Perinatalperiode (Inzidenz: 1 : 20 000 Lebendgeborene).

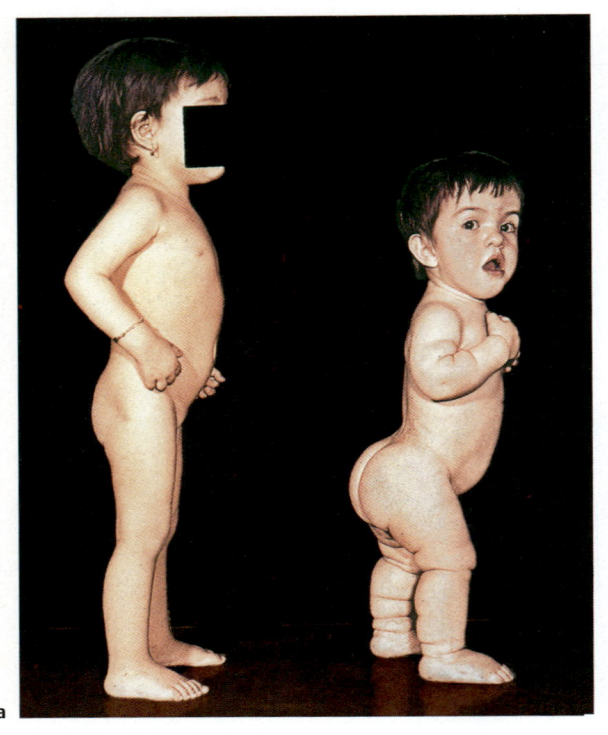

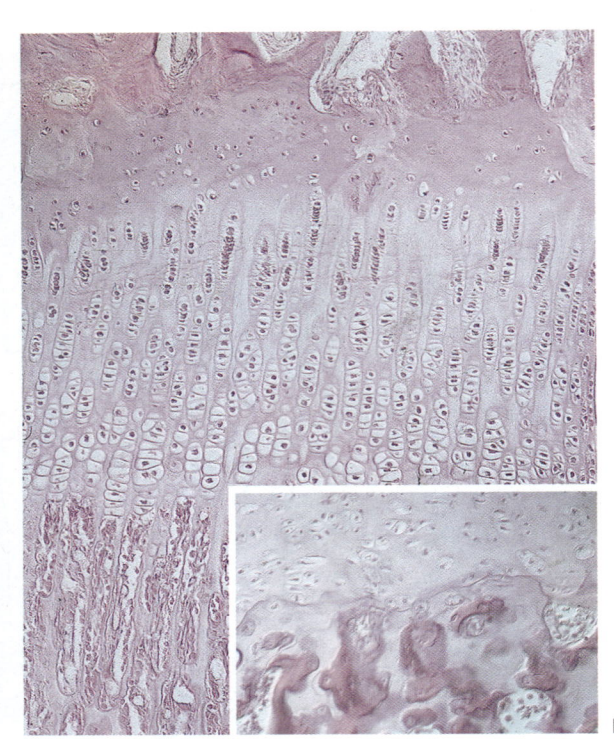

Abb. 20.13 Achondroplasie:
a Chondrodystrophischer Kleinwüchsiger (rechts) und zum Vergleich ein skelettgesundes, gleichaltriges Kind (links).
b Histologisch fehlen eine regelrechte Blasenknorpelzone und Eröffnungszone. Dadurch wird der Umbau der primären Spongiosa in die reife sekundäre Spongiosa in Mitleidenschaft gezogen (HE, Vergr. 1 : 65).

Pathogenese: Dieser Erkrankung liegt die schwerwiegendste Mutation des FGF-Rezeptors (FGFR3) zugrunde. Dadurch sind wesentliche Differenzierungsprozesse des skelettbildenden Mesenchyms gestört, was sich auch auf die Teilungsfähigkeit der Knorpelstammzellen in der Zone des ruhenden Knorpels auswirkt. Infolgedessen wird eine abartige Knorpelsubstanz gebildet, und die Proliferationszone fehlt. Dadurch wiederum werden alle weiteren Schritte in der enchondralen und auch der desmalen Ossifikation blockiert.

✚ **Klinik:** Das Resultat ist ein disproportionierter Kleinwuchs mit Stummelextremitäten (Mikromelie), fehlender intramedullärer Blutbildung, frontaler Schädelvorwölbung mit relativer Makrozephalie („Kleeblattschädel"), schmalem Thorax und Glockenbauch.

Pseudoachondroplasie/ multiple Epiphysendysplasie

Definition: Häufige nichtletale Form eines Kleinwuchses infolge Wachstumsverzögerung nach dem 1. Lebensjahr mit autosomal dominantem Vererbungsmuster.

Pathogenese: Diese Skelettfehlbildungen beruhen auf einer Mutation des COMP-Gens[1] (cartilage oligomeric matrix protein) aus der Genfamilie der calciumbindenden Thrombospondine. Die Mutation äußert sich darin, dass die vermindert gebildete proteoglykanhaltige Extrazellulärmatrix sich so lange in den Chondrozyten der Epiphysenfuge zurückstaut, bis diese zugrunde gehen.

Morphologie: Der Gendefekt wirkt sich auf die enchondrale Ossifikation und damit auf das Längenwachstum der langen Röhrenknochen aus, so dass die Verkalkung vorzeitig an mehreren Stellen des Säulenknorpels beginnt und der reguläre Umbau des Knorpelgewebes in primäre Spongiosa stehenbleibt.

✚ **Klinik:** Je nach Krankheitsvariante werden unterschieden:
  – *Pseudoachondroplasie:* normaler Habitus bei Geburt. Nach dem 1. Lebensjahr bleibt das Längenwachstum stehen → multiple Skelettdeformitäten: Kurzfingrigkeit, Genu varum/valgum (O-Beine, X-Beine), „Schlottergelenke", Zahnhypoplasie. Arthroseneigung. Normale Intelligenz.
  – *Multiple Epiphysendysplasie:* normaler Habitus bei Geburt. Symptombeginn im Kindesalter mit „Watschelgang" (Hüftkopfepiphyseolyse), „Schlottergelenken" und Cox-/Gonarthrose bei weitgehend normalen Körperproportionen.

Endokriner Kleinwuchs

Definition: Sammelbegriff für proportionalen Kleinwuchs infolge hormoneller Fehlsteuerung. Definitionsgemäß gelten ausgewachsene Menschen mit einer Körpergröße um 60 cm als „Kleinwüchsige".

---
[1] Locus: 19p31.1

Pathogenese: Das Wachstumshormon STH stimuliert allgemein das Zellwachstum und wirkt – ähnlich wie Thyroxin – auf die Chondrozyten der Epiphysenfuge mitogen. Dabei bewirkt das STH in der Leber die Synthese von besonderen Wachstumsfaktoren, den Somatomedinen (vor allem Somatomedin C). Diese veranlassen ihrerseits von einer gewissen Konzentration an die Freisetzung von Somatostatin, das die anfängliche STH-Produktion wieder drosselt. Ein Mangel an STH oder an Thyroxin drosselt in den Epiphysenfugen den Proliferationsstoffwechsel und äußert sich in einem proportionalen Kleinwuchs.

- *Kleinwuchs wegen STH-Mangel:* Diese Formen des Kleinwuchses beruhen auf folgenden Störungen:
  - *hypothalamische Läsion* mit kongenitalem oder idiopathischem GHRH-Mangel, der durch exogene STH-Gaben ausgeglichen werden kann;
  - *hypophysäre Läsion* a) mit Destruktion STH-produzierender Zellen oder b) mit Produktion molekular-defektem STH; mit exogenem STH behandelbar;
  - *STH-Endorganresistenz:* a) infolge STH-Rezeptor-Defekten in den STH-abhängigen Zellen (Hepatozyten) ist im Serum der STH-Spiegel zwar hoch, der Somatomedin-C-Spiegel aber gleich Null („Laron-Zwerg"); b) infolge Mangelernährung beim Kwashiorkor[1] wird in der Leber kein Somatomedin gebildet (Kwashiorkor-Zwerg); c) infolge genetisch bedingter Läsion bilden die Hepatozyten keine Somatomedine (Pygmäen-Zwerge). Kleinwüchsige infolge STH-Endorganresistenz sprechen auf exogene STH-Gaben nicht an.
- *Kleinwuchs wegen Hypothyreose:* Da die Wirkung des Parathormons und des Vitamin D_3 offenbar wesentlich von der Gegenwart des Thyroxins abhängt, ruft eine kongenitale Hypothyreose schwere Skelettwachstumsstörungen hervor: Die Ossifikationszentren treten multipel und verzögert auf, und die Epiphysenfugen bleiben verlängert offen. Osteonekrosen im Schenkelhalsgebiet rufen eine frühzeitige Koxarthrose hervor (Kretinhüfte). Das Resultat ist ein sekundär disproportionierter Kleinwuchs.

Hypophysärer Riesenwuchs

Definition: Definitionsgemäß zählen Frauen größer als 190 cm und Männer größer als 220 cm zu den „Riesenwüchsigen".

Pathogenese (vgl. S. 992): Durch den hohen STH-Spiegel und entsprechende Somatomedinüberproduktion ist die Proliferation im Epiphysenknorpel gesteigert, und die Epiphysenfuge zeigt keine altersentsprechende Ausreifung; sie bleibt offen. Das Resultat ist ein proportionierter Riesenwuchs.

---

[1] Kwashiorkor ghanesisch: „Krankheit des 1. Kindes, wenn das 2. Kind da ist." (Mehl- statt Brustmilchfütterung).

Moeller-Barlow-Syndrom

Definition: Seltenes, durch C-Hypovitaminose ausgelöstes, mit schmerzhafter Epiphysenauftreibung einhergehendes Krankheitsbild im Säuglings-/Kleinkindalter. („Skorbut des Kleinkindes").

Pathogenese des Vitamin-C-Mangels s. S. 39

Morphologie: Durch die C-Hypovitaminose wird nicht nur die Kollagensynthese, sondern auch der Proliferations-, vor allem aber der Funktionsstoffwechsel der Chondrozyten und Osteoblasten gestört. In der Proliferationszone ordnen sich die Knorpelzellen nicht zum Säulenknorpel an, und die primären Knochenbälkchen sind nicht tragfähig. Dies hat zur Folge, dass hier Mikrofrakturen ein Trümmerfeld hinterlassen und das Knochenwachstum verzögern.

✚ **Klinik:** hämorrhagische Diathese (S. 399) vom vaskulären Typ (Petechien, Zahnfleischbluten → eitrige Gingivitis) → hypochrome Anämie (Blässe) → schmerzhafte Epiphysenschwellung (vor allem lange Röhrenknochen), Epiphyseolyse-, Frakturneigung → Tod.

Vitamin-D-Mangel-Rachitis

Definition: Recht häufiges, durch „Knochenerweichung" geprägtes Krankheitsbild infolge D-Hypovitaminose in den ersten Lebensmonaten.

Pathogenese: Der zugrunde liegende Vitamin-D_3-Mangel geht in diesen Fällen auf eine ungenügende alimentäre Zufuhr oder eine ungenügende Bildung in der Haut wegen fehlender Sonneneinstrahlung zurück. Dies beeinträchtigt sowohl die Calciumresorption als auch die Synthese des Calciumtransportproteins. Dadurch steht dem Knorpelgewebe zu wenig Calcium zur Verfügung. Hinzu kommt, dass der Vitamin-D-Mangel sowohl die chondrozytäre Kollagen- und Proteoglykansynthese als auch die proteolytische Aufspaltung der Knorpelgrundsubstanz in Mitleidenschaft zieht und auch noch auf diesem Weg die Knorpelmineralisation verzögert. Dadurch werden auch die nächsten Schritte der enchondralen Ossifikation in Form der Knorpelresorption verzögert. Die Folge davon ist, dass die Säulen-und Blasenknorpelzone und damit die ganze Epiphysenfuge erheblich aufgetrieben wird. Die Kapillaren sprossen nur verzögert und unregelmäßig in den Epiphysenknorpel ein und zergliedern ihn (Abb. 20.14). Gleichzeitig sind wiederum die weiteren Schritte der enchondralen Ossifikation blockiert: die primäre Spongiosa wird nicht abgebaut und das abgelagerte Osteoid verkalkt nicht.

✚ **Klinik:** Die wichtigsten Folgeerscheinungen betreffen das Skelettwachstum und die Knochenfestigkeit (Abb. 20.15.):
- *rachitischer (disproportionierter) Kleinwuchs* wegen verzögerten Längenwachstums;
- *Kraniotabes* (Scheitelbeinerweichung) und Caput quadratum (Quadratschädel) mit vorspringenden Tubera frontalia der beiden Ossa frontalia
- *Hühnerbrust* (Pectus carinatum) mit vorspringendem Brustbein und Glockenthorax;

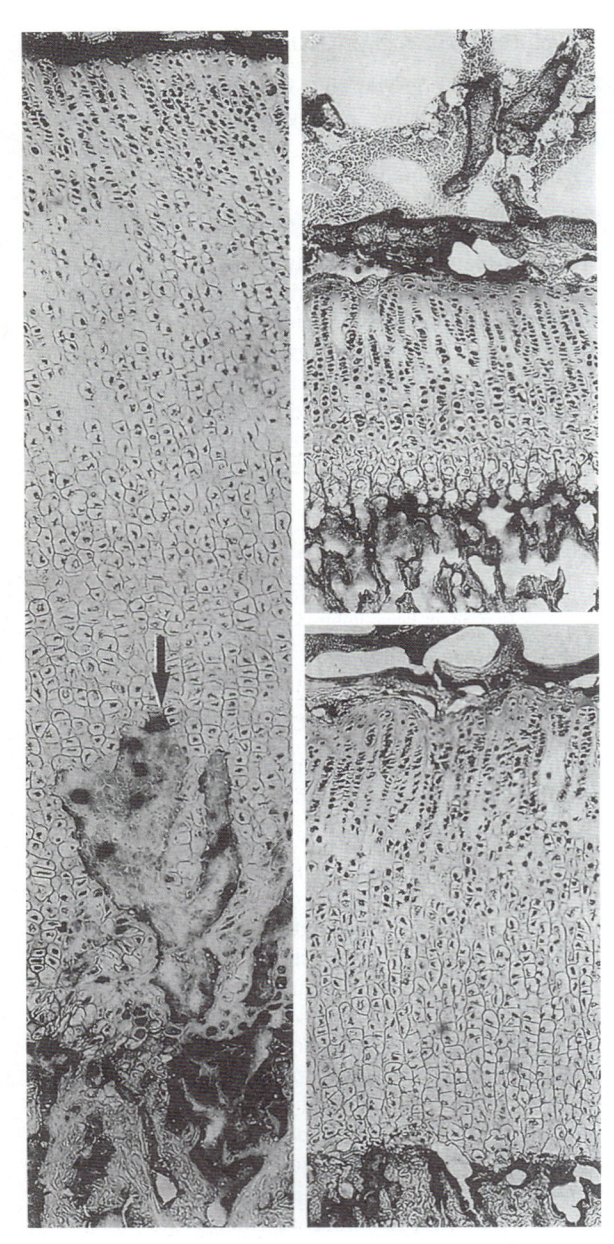

Abb. 20.14 Experimentelle Vitamin-D-Mangel-Rachitis der Ratte:
a 4-wöchiger Vitamin-D-Mangel. Knorpelmineralisation und -resorption sind gestört. Dadurch ist die Epiphysenfuge aufgetrieben, der Epiphysenknorpel durch ein kapillarreiches Mesenchym zergliedert;
b nach 3-wöchiger Behandlung beginnende Normalisierung (Pfeil);
c Kontrolle (Kryostatschnitt, histochemische Reaktion für saure Phosphatase, Vergr. 1 : 60)

- *rachitischer Rosenkranz* wegen perlschnurartig verdickter Knorpel-Knochen-Grenze im Rippenbereich;
- *Deformierungen der Röhrenknochen und Wirbelsäule:* Kyphoskoliose, Valgisierung und Varisierung der unteren Extremität, aufgetriebene Metaphysen mit Doppelfurche im Hand-/Fußgelenkbereich; Milkman-Syndrom in Form multipler, spontaner, oft symmetrischer Ermüdungsbrüche; Looser-Umbauzonen in Form bandförmiger radiologischer

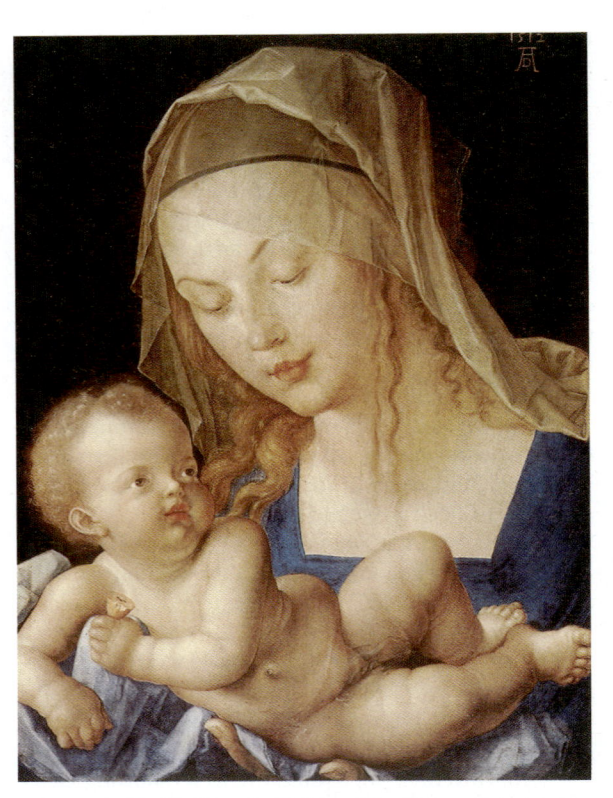

Abb. 20.15 Floride Vitamin-D-Mangel-Rachitis am Beispiel „Maria mit Kind" von A. Dürer 1502 mit deutlich erkennbarer Doppelfurche der Handgelenke, Froschbauch und Caput quadratum. Die christliche Heilslehre führt die Krankheit auf eine Sünde zurück und setzt Gesundheit mit „Heil" und Krankheit mit Un-„Heil" gleich, so dass Sündenvergebung „Heilung" bringt. Demzufolge ist die Heiligkeit in der sakralen Kunst immer an unberührbare Makellosigkeit gekoppelt. Im vorliegenden Beispiel stellt Dürer eine gesunde Maria mit einem kranken Christuskind dar und paart im Vorgriff auf die Reformation Heil mit Unheil.

- Verdichtungs- und Aufhellungszonen im Epi-/Metaphysengrenzbereich langer Röhrenknochen;
- *Froschbauch* infolge Muskelhypotonie;
- *Infektneigung.*

Osteogenesis imperfecta

Syn.: Glasknochenkrankheit

Definition: Seltene angeborene Bindegewebekrankheit mit mechanischer Insuffizienz von Knochen, Bandapparat, Skleren und Dentin aufgrund der Mutation eines Kollagengens.

Pathogenese (vgl. S. 39): Bei dieser Krankheit sind die Osteoblasten nicht imstande, ordentliches, mechanisch stabiles Kollagen Typ I zu bilden. Infolgedessen läuft die enchondrale Ossifikation bis zur Stufe der primären Spongiosa mehr oder weniger normal ab. Lediglich der Umbau zur sekundären Spongiosa ist fehlerhaft und verzögert. Dementsprechend persistieren in der sekundären Spongiosa Knorpelinseln, die darüber hinaus aus abnormen Faserknochen bestehen. Der physiologische Knochenumbau bleibt aus; die Kortikalis ist brüchig (Abb. 2.**35**, S. 40).

+ Klinik: Erhöhte Brüchigkeit und Deformierung der Röhrenknochen, Wirbelsäule und des Thorax bereits intrauterin (Glasknochenkrankheit), kraniofaziale Deformierung mit Ossifikationsverzögerung.

Osteopetrose

Syn.: Marmorknochenkrankheit, Morbus Albers-Schönberg

Definition: Gruppe seltener angeborener Krankheiten, geprägt durch eine diffuse pathologische Knochenverdichtung wegen Osteoklasteninsuffizienz.

Pathogenese: Autosomal dominant und autosomal rezessiv vererbte, letale und nichtletale Formen. In den meisten Fällen ist die Krankheitsursache unbekannt. Im Prinzip beruhen alle Osteopetroseformen auf einem enzymatischen Unvermögen der Osteoklasten, die knorpeligen Anteile der primären Spongiosa abzubauen. Bei einer osteopetrotischen Mäusemutante konnte ein Defekt des Protoonkogens c-fos mit konsekutivem Differenzierungsblock der Osteoklastenvorläufer nachgewiesen werden. Einigen autosomal rezessiv vererbten Formen liegt eine Mutation der Carboanhydrase II zugrunde.

Morphologie: Alle Varianten der Osteopetrose zeichnen sich durch eine mehr oder weniger ausgeprägte Persistenz verkalkter Knorpelreste in der primären Spongiosa aus, die von überschießenden Osteoidmassen umgeben werden. Demzufolge kommt es von den Epiphysenfugen schaftwärts fortschreitend zur Sklerosierung der Markhöhle langer Röhrenknochen. Sie ist mit Resten primärer Spongiosa ausgefüllt und weist eine marmorartig verdichtete Schnittfläche auf. Die Osteoklasten sind bizarr vergrößert, enthalten vermehrt tartratresistente saure Phosphatase und bilden keine nennswerten Resorptionslakunen aus (Abb. 20.**16**). Durch insuffiziente subperiostale Knochenresorption an der Metaphysenoberkante werden die Metaphysenenden der Röhrenknochen keulenförmig aufgetrieben. Die entsprechenden Knochenverdichtungen stellen sich radiologisch als geschichtete Verdichtungsbänder dar (Sandwich-Aspekt), die senkrecht zur Hauptwachstumsrichtung des betroffenen Knochens angeordnet sind.

+ Klinik der Osteopetrose wegen Carboanhydrase-II-Mangel:
– *Folgen der osteoklastären Insuffizienz:* Neigung zu Knochenfrakturen nach Bagatelltraumata. Einengung der ossären Foramina der Hirnnerven mit entsprechender Irritation; Wachstumsretardierung;
– *renotubuläre Azidose* wegen unmöglicher Urinazidifizierung im distalen Tubulus und vermindertem Bicarbonattransport im proximalen Tubulus;
– *ZNS-Läsionen:* mentale Retardierung, Zerebralverkalkungen im Bereich von Nucleus caudatus, Putamen und Globus pallidus;

+ Klinik der letalen Osteopetrose: gleiche Knochenveränderungen; letale Anämie wegen Knochenmarkverödung.

20.2.2
Metabolische Läsionen

Orthologie: Das Knochengewebe ist zeitlebens im Umbau begriffen. Änderungen der mechanischen Belastung oder des Calcium-Phosphat-Haushaltes werden vom Knochengewebe durch gezielte Umbauvorgänge beantwortet:
– *Knochenabbau:* Für die Knochenabbauflächen sind große, meist mehrkernige Osteoklasten charakteristisch. Sie entstehen durch Fusion von Präosteoklasten, die sich von hämatopoetischen Stammzellen herleiten. Die resorptive Tätigkeit der Osteoklasten hinterlässt typische „Fraßspuren" in Form von Resorptionslakunen (= Howship-Lakunen). Diese persistieren so lange, bis sie durch neugebildeten Knochen wieder aufgefüllt werden.
– *Knochenneubildung:* Die aktiven Knochenanbauzonen sind durch Osteoidsäume gekennzeichnet, die an ihrer Oberfläche einen epithelartigen Belag von Osteoblasten besitzen. Die Knochenbildung beginnt mit der schichtweisen Ablagerung einer mineralfreien, aus lamellär angeordneten Kollagenfibrillen (Typ-I-Kollagen), Proteoglykanen und Nichtkollagenproteinen bestehenden Matrix (= Osteoid) durch die Osteoblasten. Erst durch die nachfolgende Einlagerung von Calciumhydroxylapatit, die von der Grenzfläche zwischen vorbestehendem Knochen und Osteoidsaum (= Mineralisationsfront) ausgeht, wird das Osteoid in reifes Knochengewebe umgewandelt. Der Mineraleinbau läuft zwar gleich schnell ab wie die Matrixsynthese (0,8 – 1 μm/Tag), was durch die konstante Breite der Osteoidsäume (rund 10 μm) zum Ausdruck kommt, setzt aber erst nach einer mehrtägigen Latenzzeit ein. Der zeitliche Ablauf der Knochenneubildung und -mineralisation kann mit Hilfe der sequenziellen Fluorochrommarkierung verfolgt werden. Peroral oder parenteral verabreichte Fluoreszenzfarbstoffe werden an der Mineralisationsfront fixiert und sind im UV-Licht als farbige Fluoreszenzbänder mikroskopisch nachweisbar (Abb. 20.**17**). Die Knochenschicht zwischen zwei Fluoreszenzbändern repräsentiert die während des Verabreichungsintervalls gebildete Knochenmenge. Die Osteozyten sind im Knochen eingemauerte ehemalige Osteoblasten, die untereinander und mit den endostalen Belegzellen der freien Knochenoberfläche durch Zytoplasmafortsätze in Kontakt stehen. Sie sind zur kurzfristigen Mineralmobilisation und -deposition fähig und agieren durch Mineralverschiebung zwischen Knochen und Extrazellulärflüssigkeit als schnell wirkende Feinregulatoren des

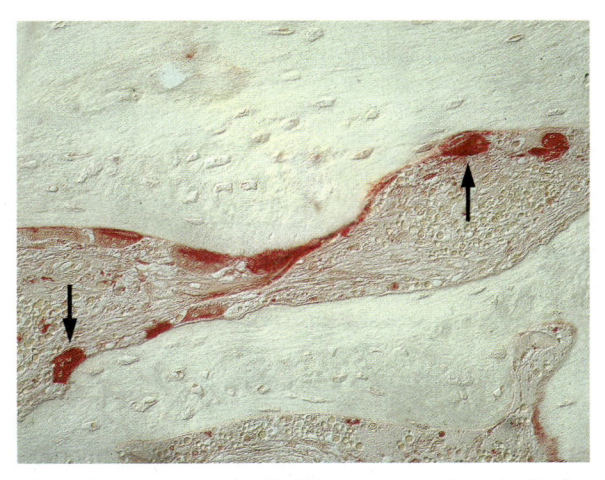

Abb. 20.**16** **Osteopetrose.** Die Spongiosa ist von überschießenden Osteoidmassen umgeben. Die Osteoklasten sind bizarr vergrößert, enthalten vermehrt tartratresistente saure Phosphatase (Pfeile) und bilden keine aktiven Resorptionslakunen aus (HC, Vergr. 1 : 100).

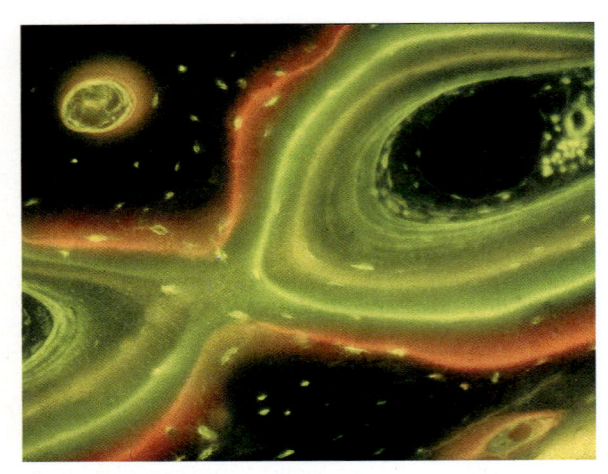

Abb. 20.**17 Knochenanbaudynamik:** Darstellung durch sequenzielle Fluorochrommarkierung. Alizarin (rot), Calceingrün; Tetrazyklin (gelb) (ungefärbtes Schliffpräparat, Vergr. 1 : 75).

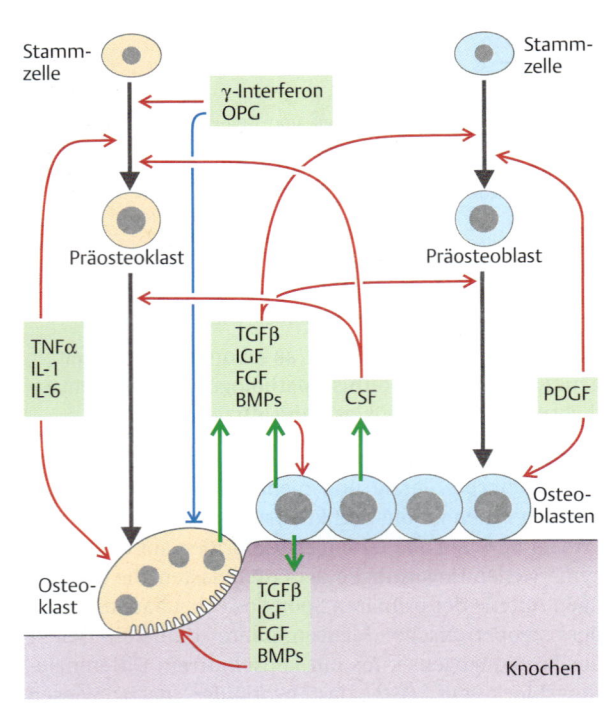

Abb. 20.**18 Wachstumsfaktoren und Zytokine:** Wirkung und Kooperation beim Knochenumbau (bone remodeling).

Mineralhaushaltes. Nach neuesten Erkenntnissen stellen sie zudem die „Mechanosensoren" des Knochens dar: Änderungen der mechanischen Belastung verursachen die Expression verschiedener Zytokine durch die Osteozyten. Diese führen dann zur zielgerichteten Modulation der Knochenumbauvorgänge.

- *Knochenumbau:* An den einzelnen Umbauplätzen sind aus Osteoklasten und Osteoblasten bestehende „multizelluläre Umbaueinheiten" tätig. Der Umbauvorgang wird durch die Resorption einer bestimmten Menge alten Knochens eingeleitet. Nach Abschluss der Abbauphase wird die entstandene Resorptionslakune mit neuem Knochen wieder aufgefüllt. Auf diese Weise entstehen fortlaufend neue Osteone in der Kompakta und neue Struktureinheiten entlang der freien Oberfläche der Spongiosatrabekel. Beide Strukturelemente sind durch Kittlinien gegen den vorbestehenden, alten Knochen abgegrenzt.
- *Wachstumsfaktoren:* Die systemische Regulation von Knochenabbau und Knochenneubildung erfolgt durch die osteotropen Hormone Parathormon, Calcitonin und 1,25-Dihydroxycholecalciferol. Die lokalen Knochenumbauprozesse werden dagegen durch Wachstumsfaktoren und Zytokine wie Interleukin-1 und -6 (IL-1, IL-6) kontrolliert, die zum Teil im Knochen von den Osteoblasten selbst produziert werden (Abb. 20.**18**). Bis jetzt ist die Mitwirkung der insulinähnlichen Wachstumsfaktoren (IGFs), des transformierenden Wachstumsfaktors (TGFβ), der knochenmorphogenetischen Proteine (BMPs), der Fibroblastenwachstumsfaktoren (FGFs), des thrombozytären Wachstumsfaktors (PDGF) und der koloniestimulierenden Faktoren (CSFs) gesichert. IGF, TGFβ, FGF und PDGF stimulieren die Proliferation von Osteoblasten sowie die Bildung von Knochenmatrix, während CSF-1, IL-1 und IL-6 sowie TNFα die vermehrte Rekrutierung neuer Osteoklasten bewirken. IGF, BMPs, FGFs und TGFβ werden nach ihrer Synthese zum Teil in der Knochenmatrix deponiert und erst beim Abbau des Knochens freigesetzt und aktiviert. Sie sorgen für die Proliferation von Osteoblasten in der postresorptiven Phase des Knochenumbaus und sind somit für die physiologische Kopplung zwischen Knochenresorption und Knochenneubildung verantwortlich. Die ossären Wachstumsfaktoren spielen schließlich eine wichtige Rolle als Mediatoren der Wirkung bestimmter systemischer Hormone und Zytokine im Knochen: So stimuliert das Wachstumshormon die Knochenbildung durch Erhöhung der IGF-Synthese, der anabole Partialeffekt von PTH kommt durch gesteigerte Abgabe von IGF-1 und TGFβ zustande, IL-1 und TNFα stimulieren den Knochenabbau durch erhöhte Freisetzung von CSFs.
- *Osteoklastäre Knochenresorption:* Präosteoblasten, Stromazellen, aber auch TH-Lymphozyten exprimieren auf ihrer Oberfläche den RANK-Liganden (receptor activator of NFκB[1]), einem durch TNFα-Aktivierung induziertem Zytokin (= TRANCE[2]) und setzen diesen Liganden auch in löslicher Form frei. Osteoklastäre Vorläuferzellen werden dadurch, dass sie mit Genprodukt des c-fms als Rezeptor an den Differenzierungs- und Wachstumsfaktor M-CSF binden, gewissermaßen auf die Osteoklasten-Entwicklungsschiene gebracht. Löslicher RANK-Ligand bindet an RANK auf den Osteoklasten-Vorläuferzellen, wodurch diese zu aktiven, mehrkernigen Osteoklasten heranreifen und am vorzeitigen Absterben gehindert werden. Dieses System wird durch das Osteoprotegerin (OPG) unterbrochen, indem es den RANK-Liganden ködert, abfängt und inaktiviert. Faktoren wie TNFα und IL-1 erhöhen den Osteoklastenpool durch Produktion von M-CSF und RANK-Ligand, während Faktoren wie TGFβ und Östrogen ihn durch Produktion von Osteoprotegerin wieder senken.

Knochenumbaudynamik und Strukturveränderungen: Das Ausmaß des Knochenumsatzes ist einerseits von der zellulären Aktivität der einzelnen Osteoklasten und Osteoblasten abhängig, andererseits von der Anzahl und Betriebsdauer der Knochenumbauplätze. Quantitative Änderungen des Verhältnisses zwischen Anbau- und Abbauleistung (= Umbaubilanz) führen zwangsläufig zur Verminderung (Osteopenie) oder Vermehrung der Knochenmasse (Hyperostose). Da die Spongiosa wegen der dreidimensionalen Bälkchenarchitektur mit 9 m² im Gesamtskelett eine dreimal größere umbaufähige Oberfläche besitzt als die Kompakta, sind krankhafte Veränderungen in der Spongiosa gewöhnlich ausgeprägter und lassen sich folglich früher erkennen als in der Kompakta.

Die Strukturmerkmale der Spongiosa und die Intensität des Spongiosaumbaues können mit Hilfe der Histomorphometrie quantitativ erfasst werden. In der Beckenkammspongiosa skelettgesunder Individuen beträgt die Spongiosadichte 17–25 %, die mittlere Profilbreite der Trabekel 150 µm, der mittlere intertrabekuläre Abstand

---

[1] NFκB = proinflammatorischer nukleärer Transkriptionsfaktor
[2] TRANCE = TNF-related activation-induced cytokine

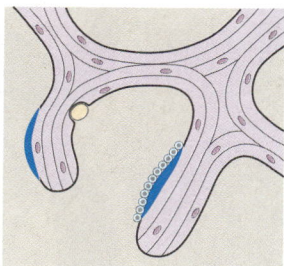

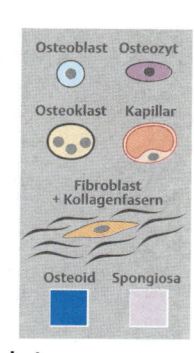

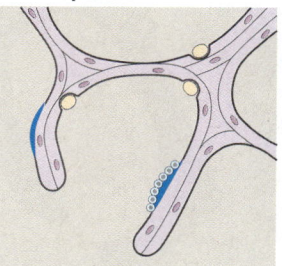

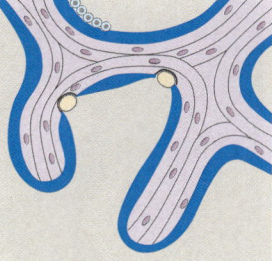

Physiologische Knochenatrophie

Definition: Bei jedem Individuum eintretender Verlust an Knochensubstanz im Rahmen des natürlichen Alterungsprozesses.

Pathogenese: Bereits mit dem 30.–35. Lebensjahr setzt die Verminderung der osteoblastären Knochenneubildung bei gleich bleibendem Knochenabbau ein und führt zur schrittweisen Reduktion der Skelettmasse um rund 1 % pro Jahr.

Morphologie: Dieser an sich physiologische Knochenverlust besteht in erster Linie in der Abnahme der Spongiosadichte durch Querschnittsreduktion einzelner Knochenbälkchen. Ihre Tragfähigkeit wird durch die fortschreitende Atrophie sukzessive reduziert: Die zunehmende Perforation der Knochenbälkchen durch osteoklastäre Resorption sowie die etwa vom 50. Lebensjahr an vermehrt auftretenden Mikrofrakturen einzelner Trabekel führen zu lokalen Kontinuitätstrennungen im trabekulären Maschenwerk. Die Folge sind lokale Umbauherde, in denen die nicht mehr tragfähigen Trabekelreste eingeschmolzen werden. Durch die ersatzlose Elimination von Trabekeln wird das Spongiosagerüst zunehmend grobmaschiger. Biomechanisch wichtige Trägerelemente bleiben jedoch von der Elimination weitgehend verschont, werden außerdem teilweise neu orientiert und kompensatorisch verstärkt (= hypertrophe Atrophie). Diese reaktiven Vorgänge sorgen dafür, dass die Tragfähigkeit des Knochengerüstes trotz Substanzverlust bis ins hohe Alter erhalten bleibt.

20.2.2.1
Osteoporose

Allgemeine Definition: Häufige, pathogenetisch heterogene Gruppe systemischer Skeletterkrankungen, die durch eine niedrige Knochenmasse und eine Störung der Mikroarchitektur des Knochengewebes mit konsekutiv erhöhter Knochenbrüchigkeit und erhöhtem Frakturrisiko charakterisiert ist.

Klinische Definition der Osteoporose: Sie basiert auf der densitometrisch ermittelten Knochendichte. Nach den Richtlinien der WHO liegt eine Osteoporose vor, wenn die Knochendichte 2,5 Standardabweichungen unter den mittleren Dichtewert junger skelettgesunder Individuen fällt. Ein Dichteverlust zwischen 1,5 und 2,5 Standardabweichungen wird als „Osteopenie" bezeichnet.

Häufigste Skeletterkrankung. In der Gesamtbevölkerung beträgt die Morbidität rund 7–8 % und zeigt einen Anstieg mit zunehmendem Lebensalter (♀:♂ = 8:1).

Allgemeine Pathogenese: Die Osteoporose ist das Resultat einer andauernden, systemisch negativen Knochenumbaubilanz in den einzelnen Knochenumbauplätzen, wobei die osteoklastären Resorptionslakunen nur unvollständig mit neuer Knochensubstanz aufgefüllt werden. Die negative Bilanz kann sowohl durch exzessi-

---

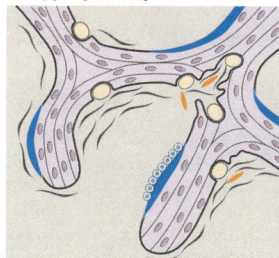

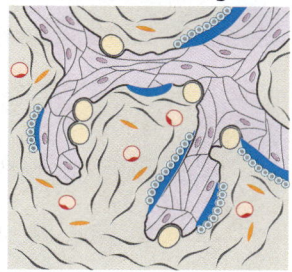

Abb. 20.19 Metabolische Osteopathien. Quantitativ-schematische Darstellung der geweblichen und zellulären Vorgänge:
a Normaler Knochen;
b Osteoporose: Die Knochenneubildung ist meistens vermindert; wenig Osteoblasten, dünne Osteoidsäume. Meist unveränderter Knochenabbau;
c Osteomalazie: Die Knochenneubildung ist ungehindert; das Osteoid verkalkt aber nicht: breite Osteoidsäume, zunächst normale Osteoblasten- und Osteoklastentätigkeit;
d Hyperparathyreoidismus: Der Knochenumbau ist generell gesteigert: proportionale Vermehrung der Osteoblasten und des Osteoids, Zunahme der Osteoklastenzahl, Endostfibrose;
e Ostitis deformans Paget: Chaotisch gesteigerter Knochenumbau: massive Vermehrung der osteoblastären Anbauzonen, zahlreiche, abnorm große Osteoklasten mit erhöhter Kernzahl, viele, breite Kittlinien.

500–700 µm. 12–20 % der Bälkchenoberfläche weisen einen Osteoidsaum auf, 3–5 % sind mit Osteoblasten bedeckt. Der Oberflächenanteil der Resorptionszonen beträgt 6–8 %, derjenige der mit Osteoklasten besetzten Lakunen jedoch lediglich 0,5 %. Knochenstruktur und Knochenumbauaktivität sind innerhalb des Skeletts zwar je nach Lokalisation quantitativ, aber nicht qualitativ verschieden.

Das Reaktionsmuster des Knochengewebes auf biomechanische, hormonelle oder metabolische Reize besteht vorwiegend aus einer Intensivierung oder Hemmung der Knochenresorption und der Knochenneubildung. Im Rahmen der Knochenbildung können zudem qualitative Gewebeveränderungen der Knochensubstanz in Form von Kollagensynthesestörungen und Mineralisationsstörungen hinzutreten (Abb. 20.19).

20 Lokomotorisches System

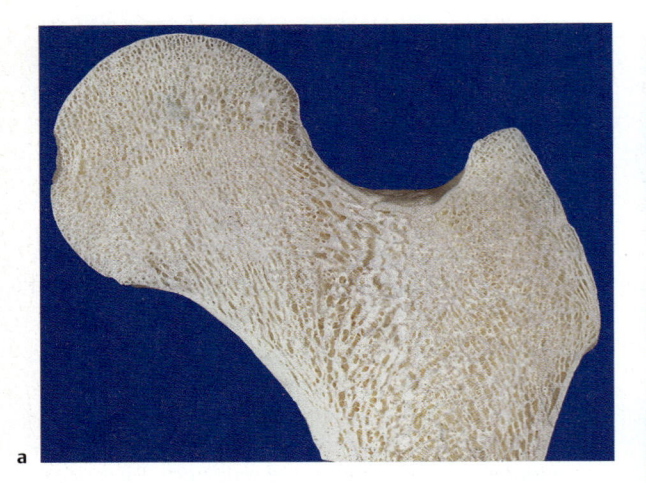

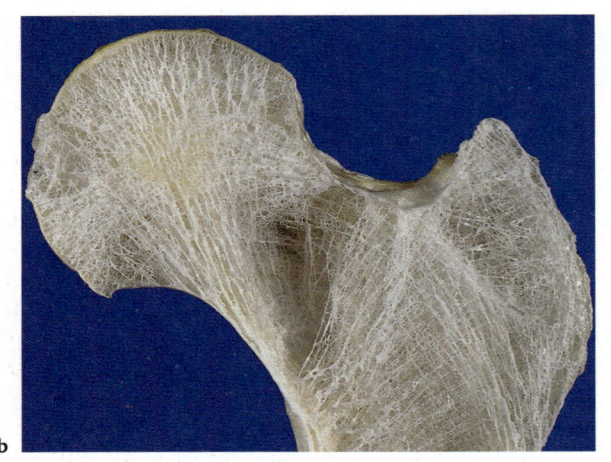

Abb. 20.20 Osteoporose: Femurknochen im Frontalschnitt:
a Beim Skelettgesunden;
b beim Osteoporosepatienten (Mazerationspräparate).

ven Knochenabbau als auch durch abnorm verminderte Knochenneubildung bedingt sein (Abb. 20.**20**, 20.**21**) und schließt apoptotische Prozesse ein.

Unter kausalpathogenetischen Gesichtspunkten lassen sich die erheblich häufigeren primären Osteoporoseformen (95%) von relativ seltenen sekundären Osteoporosen (5%) unterscheiden.

Primäre Osteoporose

Pathogenese (Abb. 20.**20 b**; Abb. 20.**21 b**): Ihre Ursache ist noch weitgehend unklar. Betroffen sind meist Frauen im Anschluss an die Menopause (Typ-I-Osteoporose) oder Männer wie Frauen in höherem Alter (Typ-II-Osteoporose).

- *Typ-I-Osteoporose* (Syn.: postmenopausale Osteoporose): Der klimakterische Östrogenabfall stellt den wichtigsten Faktor in der Kausalpathogenese dieses Osteoporosetyps dar, zudem besitzen Frauen eine geringere vorbestehende Knochenmasse (peak bone mass). Der Substanzverlust spielt sich meist ausschließlich in der Spongiosa ab.

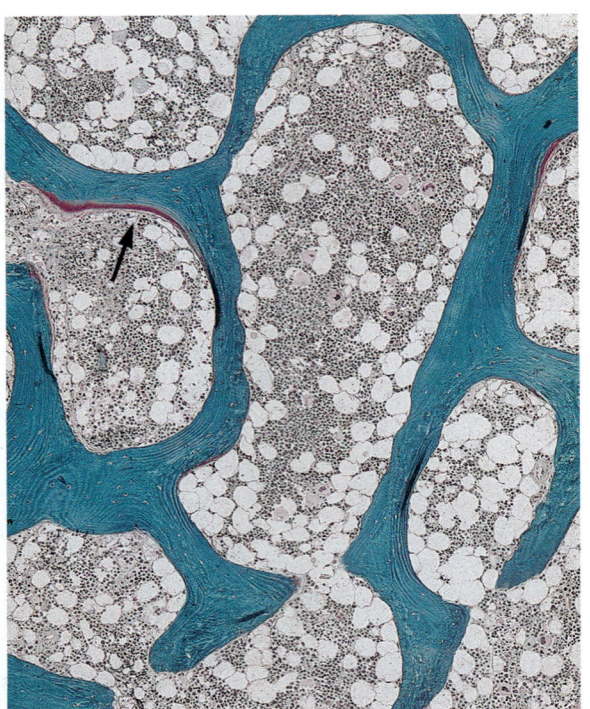

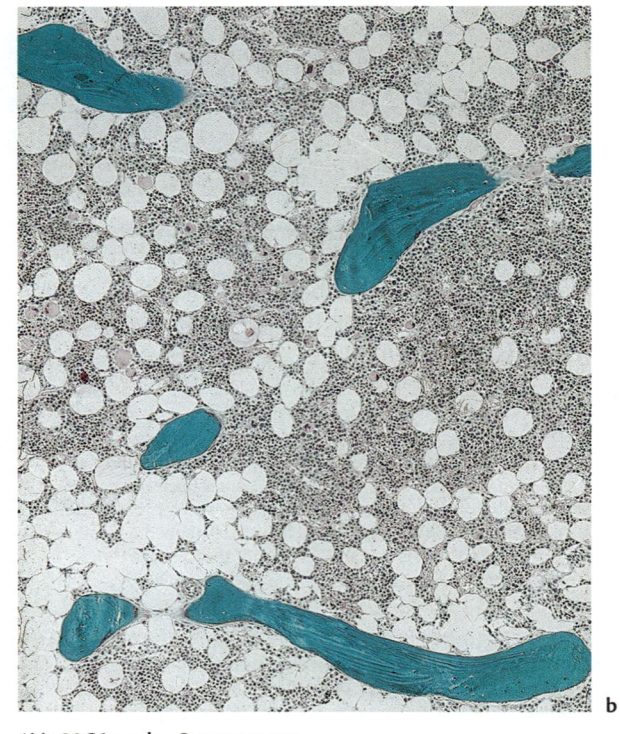

Abb. 20.21 a u. b Osteoporose:
a normale Spongiosa
b osteoporotische Spongiosa im histologischen Schnittpräparat. Bei der Osteoporose sind nur wenige Trabekelprofile vorhanden. Spongiosadichte und mittlere Trabekelbreite betragen 24,7% und 148 µm im Normalfall und 10,3% und 117 µm bei der Osteoporose (Goldner, unentkalkt, Vergr. 1 : 16).

- *Typ-II-Osteoporose* (Syn.: senile Osteoporose, Involutionsosteoporose): Sie tritt generell erst nach dem 70. Lebensjahr auf und erfasst sowohl die Kompakta als auch die Spongiosa. Die wichtigsten pathogenetischen Faktoren sind
  - *Genetik:* genetischer Einfluss auf die maximale Knochenmasse, die in der Jugend aufgebaut wird (peak bone mass);
  - *Alter:* altersbedingte Reduktion der 1α-Hydroxylaseaktivität in der Niere → Verminderung der 1,25-Dihydroxycholecalciferol-Synthese → verminderte intestinale Calciumresorption;
  - *körperliche Aktivität:* mit zunehmendem Alter geringer.

Formalpathogenetisch ist der Rarefizierungsprozess bei den primären Osteoporosen meist durch eine insuffiziente Knochenneubildung charakterisiert. Der Grund dafür liegt prinzipiell in der Störung der physiologischen Koppelung von Knochenresorption und -anbau. Zudem ist die Dauer der Aktivitätsphase der einzelnen Osteoblastenpopulationen verkürzt und/oder die Syntheserate von Knochenmatrix vermindert. Dementsprechend kommen aktive osteoblastäre Anbauzonen nur vereinzelt vor oder fehlen. Bei der Typ-I-Osteoporose steht nach neueren Erkenntnissen eine absolute Zunahme der osteoklastären Knochenresorption im Vordergrund. Bei der Typ-II-Osteoporose verläuft der Knochenabbau gewöhnlich im normalen Rahmen; er kann allerdings – entsprechend dem schubweisen Verlauf der Krankheit – zeitweise auch erhöht sein. Wie schnell es zur Entwicklung einer klinisch manifesten Osteoporose kommt, hängt in erster Linie von der „Geburtsrate" neuer Knochenumbaueinheiten ab. Mit besonders rascher Progredienz muss bei Osteoporoseformen gerechnet werden, bei denen die Geburtsrate von Umbaueinheiten und damit der Knochenumsatz gesteigert ist, weil dann das Defizit an Knochensubstanz in den einzelnen Umbauplätzen auf dem Gewebeniveau rasch aufsummiert wird. Diese pathogenetische Variante ist für die Frühphase der postmenopausalen Osteoporose (Typ-I-Osteoporose) charakteristisch, wenn durch Wegfall der im Knochenumbau antiresorptiv wirkenden Östrogene die osteoklastäre Knochenresorption stimuliert und somit die Knochenumbauaktivität gesteigert wird.

Morphologie: Die primäre Osteoporose tritt grundsätzlich generalisiert auf, wobei jedoch mechanisch stärker belastete Skelettabschnitte wie Wirbelsäule und proximales Femurende stärker betroffen sind. Makroskopisch erscheint die Spongiosa bereits in Frühstadien der Erkrankung merklich aufgelockert (Abb. 20.**20 b**, 20.**21 b**). Dabei weist die erhöhte Maschenweite des Bälkchengerüstes auf den übermäßigen Trabekelverlust hin. Da ein Teil der trajektoriell orientierten Trägerelemente erhalten bleibt, erscheint die Spongiosa im Röntgenbild strähnig strukturiert. Im fortgeschrittenen Stadium der Osteoporose ist auch die Kompakta verschmälert. Bei der histologischen Untersuchung der Spongiosa sind die Rarefizierung, die Atrophie und verminderte Interkonnektivität der Trabekel, die vergrößerten intertrabekulären Abstände und die schmalen Osteoidsäume augenfällig (Abb. 20.21). Die Kompakta ist durch endostale Resorption oft spongiosiert.

Sekundäre Osteoporosen

Pathogenese: Sie beruhen auf hormonellen, metabolischen und biomechanischen Störungen und begleiten Erkrankungen, die mit einer negativen Bilanz des Knochenumbaues einhergehen (Tab. 20.**4**). Dementsprechend ist der Knochenverlust bei den sekundären Osteoporosen ein Symptom der Grundkrankheit. Im Folgenden werden die 3 wichtigsten Formen besprochen:
- *Corticosteroidosteoporose:* Sie entwickelt sich – individuell sehr unterschiedlich – im Rahmen des Morbus Cushing bzw. des Cushing Syndroms oder häufiger im Gefolge einer Langzeitbehandlung mit Corticosteroiden. Der primäre Effekt am Knochen besteht in der massiven Hemmung der osteoblastären Knochenneubildung. Die gleichzeitige Verminderung der intestinalen Calciumresorption führt zur Stimulierung der Nebenschilddrüsen. Die konsekutive Steigerung der Knochenresorption über eine OPG-Hemmung (S. 1138) erklärt die rasche Progredienz dieser Osteoporoseform. Der Schweregrad der Knochenveränderungen steht in direkter Beziehung zur Glucocorticoidproduktion der Nebennierenrinde oder Höhe der Corticosteroiddosierung und zur Therapiedauer.
- *Inaktivitätsosteoporose:* Eine mehrere Wochen dauernde Immobilisation (Bettruhe, Para- und Tetraplegie, Schwerelosigkeit im Weltall) geht mit einer gesteigerten Knochenresorption einher, die über Monate andauert. Setzt die normale körperliche Aktivität wieder ein, so werden die noch erhaltenen Spongiosabälkchen zunächst durch intensive Knochenapposition verstärkt. Dies führt zum passageren Bild der „hypertrophen Knochenatrophie".

Tabelle 20.4 Ätiologie der Osteoporosen

Primäre (= idiopathische) Osteoporosen (95%)
- juvenile Osteoporose
- postmenopausale Osteoporose
- senile Osteoporose

Sekundäre Osteoporosen (5%)
- Corticosteroidosteoporose
- Inaktivitätsosteoporose
- symptomatische Osteoporose bei:
  - Hyperthyreose
  - Hypogonadismus
  - Malabsorptionssyndrom
  - Lactoseintoleranz
  - Diabetes mellitus
  - Mastozytose
  - Nikotinabusus
  - Alkoholkrankheit

- *Hyperthyreotische Osteoporose:* Die Schilddrüsenhormone stimulieren auch die Knochenzellen. Die Schilddrüsenüberaktivität erzeugt sowohl eine Steigerung der Knochenbildung als auch der Knochenresorption. Da der hormonale Effekt auf die Knochendestruktion ausgeprägter ist als auf die Knochenneubildung, resultiert eine negative Bilanz im Knochenumbau und damit eine Osteoporose.

Klinik der Osteoporosen: Die wichtigste Folgeerscheinung ist der Substanzverlust des Knochengewebes mit konsekutiver Herabsetzung der mechanischen Belastbarkeit. Sie führt zu folgenden charakteristischen Veränderungen:
- *Spontanfrakturen:* erhöhte Knochenbrüchigkeit → Frakturentstehung ohne adäquates Trauma. Solche Spontanfrakturen treten bevorzugt in besonders stark belasteten und zudem vorwiegend aus Spongiosa bestehenden Knochen auf (Wirbelkörper im unteren Thorakal- und im Lumbalbereich, Schenkelhals).
- *Fischwirbelbildung* wegen Deckplatteneinbrüchen im Bereich der Wirbelkörper;
- *Keilwirbelbildung* wegen ventraler Zusammensinterung einzelner Wirbelkörper (= Keilwirbel). Als Folge davon verstärkt sich die Brustkyphose bis zur Gibbusbildung (= Abknickung), und die Körpergröße nimmt ab.

Therapie der Osteoporosen: Sie richtet sich nach der Pathogenese der Krankheit und zielt darauf ab, über folgende beiden Strategien die Umbaubilanz des Knochengewebes zu verbessern:
- *Hemmung des osteoklastären Knochenabbaues* z. B. mit Bisphosphonaten, Calcitonin, Vitamin-D-Hormonen, Östrogenen;
- *Stimulation der Osteoblastentätigkeit* z. B. mit Parathormon, Natriumfluorid.

20.2.2.2

Osteomalazie

Definition: Symptomatische Sekundärerscheinung bei Störungen des Calcium-Phosphat-Stoffwechsels, die morphologisch als ungenügende oder fehlende Mineralisation der neugebildeten Knochenmatrix imponiert. Tritt die Störung im Kindesalter auf, so sind die Ossifikationsvorgänge in den Epiphysenfugen langer Röhrenknochen mitbetroffen, was als „Rachitis" bezeichnet wird.

Pathogenese: Dem Mineraleinbaudefekt liegt kausalpathogenetisch eine unzureichende lokale Calcium- und/oder Phosphatkonzentration in den Knochenbildungszonen zugrunde. Als auslösende Ursache dafür kommen folgende Mechanismen in Betracht:
- *Mangel an Vitamin D* oder an seinen biologisch aktiven Metaboliten 25-Hydroxy- und 1,25-Dihydroxycholecalciferol (häufigste Ursache). Ein solcher Vitamin-D-Mangel entsteht entweder durch verminderte intestinale Resorption von Vitamin D_3 (selten), durch verminderte Bildung des D-Vitamins in der Haut bei ungenügender UV-Exposition (noch seltener) oder wesentlich häufiger durch eine Hydroxylierungsstörung des resorbierten Vitamin D_3 in der Leber (25-Hydroxylierung) und/oder in der Niere (1-Hydroxylierung).
- *Tubuläre Nierenfunktionsstörungen:* Sie gehen damit einher, dass der Phosphatverlust zum Abfall des Calcium-Phosphat-Produktes in der Extrazellulärflüssigkeit führt.
- *Hereditäre hypophosphatämische Vitamin-D-resistente Osteomalazie* („Phosphatdiabetes"): Dieser sehr seltenen Erkrankung liegt ein Gendefekt am X-Chromosom in der Xp22.1 – 22.2-Region[1] zugrunde.
- *Medikamentöse Osteomalazieformen:* An dieser Stelle sind der relative Mangel an 25-Hydroxycholecalciferol durch Antikonvulsiva (oder DDT) und die transitorische Begleitmalazie bei Natriumfluoridtherapie der Osteoporose zu erwähnen.

Formalpathogenetisch gehört die Osteomalazie zur Gruppe der Knochenerkrankungen, die mit der Vermehrung des Osteoids in Form einer „Osteoidose" einhergehen. Eine solche kann aber nicht nur durch eine ungenügende Mineralisation, sondern auch durch eine erhöhte Osteoblastentätigkeit bei völlig normalem Mineraleinbau hervorgerufen werden.

Bei der Osteomalazie ist die physiologische Koppelung der Mineralisation mit der Matrixsynthese beeinträchtigt, wobei der Mineraleinbau in das fortlaufend produzierte Osteoid verzögert ist oder ausbleibt. Da meist gleichzeitig eine Hypokalzämie besteht, wird die Parathormonsekretion stimuliert, was eine vermehrte osteoklastäre Resorption und damit eine Calciummobilisation aus der vorbestehenden Knochensubstanz zur Folge hat (s. sekundärer Hyperparathyreoidismus).

Morphologie: Mit zunehmender Krankheitsdauer zeigt sich in der Histologie nahezu die gesamte Oberfläche der Knochentrabekel von stark verbreiterten Osteoidsäumen überzogen (Abb. 20.**22**). In älteren Knochenbezirken findet man fleckförmige, unvollständig mineralisierte Areale und sog. „begrabenes Osteoid" sowie zahlreiche Osteozyten, die von einem weiten, mineralfreien Hof umgeben sind. Die histologische Diagnose einer Osteomalazie lässt sich mit Hilfe der Tetrazyklinmarkierung sichern. Beim Calciumstoffwechsel-Gesunden erscheint das Tetrazyklin an den Mineralisationsfronten im UV-Licht als scharf konturiertes Fluoreszenzband, bei der Osteomalazie sind dagegen nur diffus zerfließende Fluoreszenzmarken vorhanden (Abb. 20.**23**). Bei vollständigem Mineraleinbaustopp fehlen die Tetrazyklinfluoreszenzmarken gänzlich. Der makroskopische Skelettbefund basiert auf dem allmählichen Ersatz des mineralisierten Knochens durch Osteoid: Die Knochen sind weich und biegsam. Durch die anhaltende Reduktion der mineralisierten Knochenfraktion wird das Skelett zunehmend brüchig. Radiologisch fällt eine allgemein verminderte Schattendichte des Knochengewebes mit verwaschener Zeichnung der Spongiosastrukturen auf. Die meist seitensymmetrisch auftretenden, jedoch nicht obligaten Looser-Umbauzonen stellen Ermüdungsfrakturen ohne (sichtbare) Kallusbildung dar.

---

[1] PHEX-Gen kodiert zellmembranständige Metalloproteinase.

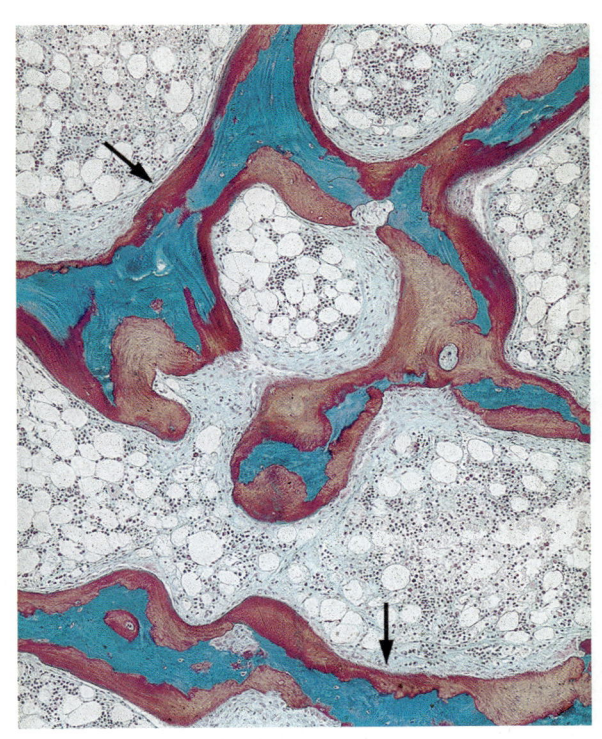

Abb. 20.22 **Osteomalazie** bei Sprue. Der Knochen besteht zu 62% aus Osteoid (Norm: 1–5%), die mittlere Breite der Osteoidsäume beträgt 32 µm (Goldner, unentkalkt, Vergr. 1:16).

✚ **Klinik** (fortgeschrittenes Stadium): unspezifische Knochenschmerzen; Thorax- und Beckendeformierungen; Ermüdungsfrakturen. Wirbelsäulenkyphose bis zu Gibbusbildung durch Zusammensintern der Wirbelkörper.

✚ **Therapie:** Neben dem Vitamin D_3 stehen auch die stoffwechselaktiven Metaboliten (25-Hydroxy- und 1,25-Dihydroxycholecalciferol) zur Verfügung. Die Therapie der renotubulären Osteomalazien besteht dagegen entsprechend der Ursache in der Verabreichung hoher Phosphatdosen.

20.2.2.3
Skelett-Hyperparathyreoidismus

Orthologie der physiologischen Wirkung des Parathormons auf das Knochengewebe: Das Parathormon beteiligt sich an der Regulation des Mineralhaushaltes durch Erhöhung der Serumcalciumkonzentration. Dabei spielt, neben der renalen Kontrolle der Calciumausscheidung, die Mobilisation von Calcium aus dem Skelett eine wichtige Rolle. Der akute Effekt des Parathormons auf den Knochen äußert sich in der vermehrten Proliferation und Aktivierung der Osteoklasten und in der verstärkten osteozytären Osteolyse. Bei anhaltender, exzessiver Hormonproduktion wird auch die Differenzierung von Osteoblasten und damit die Knochenneubildung angeregt. Schließlich führt die gleichzeitige Stimulation der Markfibroblasten zu einer vermehrten Faserbildung in den Knochenmarkräumen.

Primärer Hyperparathyreoidismus ☐☐☐

Definition: Eine ohne adäquaten Reiz erfolgende Überproduktion von Parathormon (ohne Sekretionssteuerung durch eine negative Rückkoppelung) durch eine neoplastische oder hyperplastische Nebenschilddrüsenläsion,

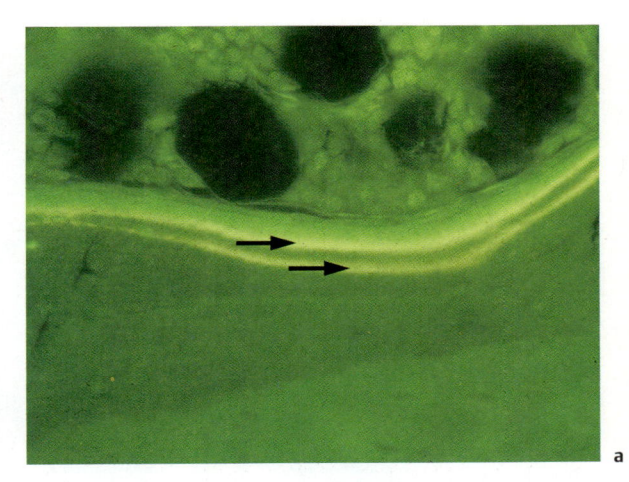

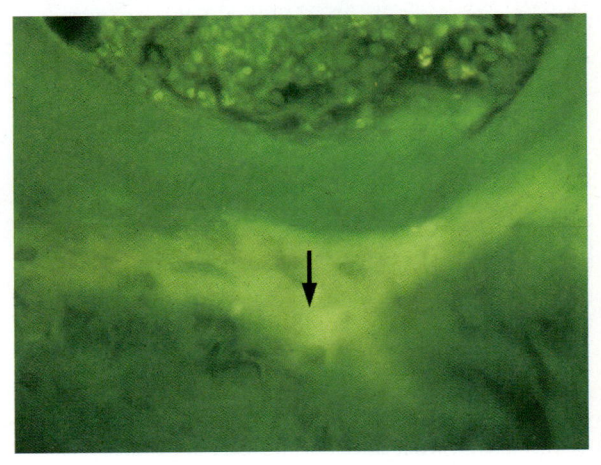

Abb. 20.23 **Osteomalazie** mit Tetrazyklinfluoreszenzmarken im UV-Licht (12-tägiges Intervall):
a Normale Doppelmarkierung;
b diffuse Fluoreszenz bei Osteomalazie (ungefärbter, unentkalkter Mikrotomschnitt, Vergr. 1:110).

mit der Folge eines pathologisch gesteigerten Skelettumbaus (S. 1027).

Morphologisch bestehen die Knochenveränderungen in einem Nebeneinander von intensiver Knochenresorption, erhöhter Knochenneubildung und Auftreten von Fasergewebe in der Markhöhle (Abb. 20.24). Dies äußert sich in folgenden Läsionen:

- *Resorptionszysten:* Beim heute seltenen Vollbild der Erkrankung (= Osteodystrophia fibrosa generalisata cystica v. Recklinghausen) bilden sich solitäre oder multiple Resorptionszysten aus, die als lokale Knochenauftreibungen imponieren und gelegentlich zu Spontanfrakturen führen. Bei Blutungen in die gefäßreichen Zysten können durch Hämosiderinspeicherung daraus sog. braune Tumoren entstehen.
- *Subperiostale Erosionen:* Der intensive Knochenabbau manifestiert sich an den Röhrenknochen neben der Verschmälerung und Spongiosierung der Kompakta in Form von subperiostalen Erosionen. Diese sind röntgenologisch besonders an den Mittelphalangen der Finger zu erkennen.

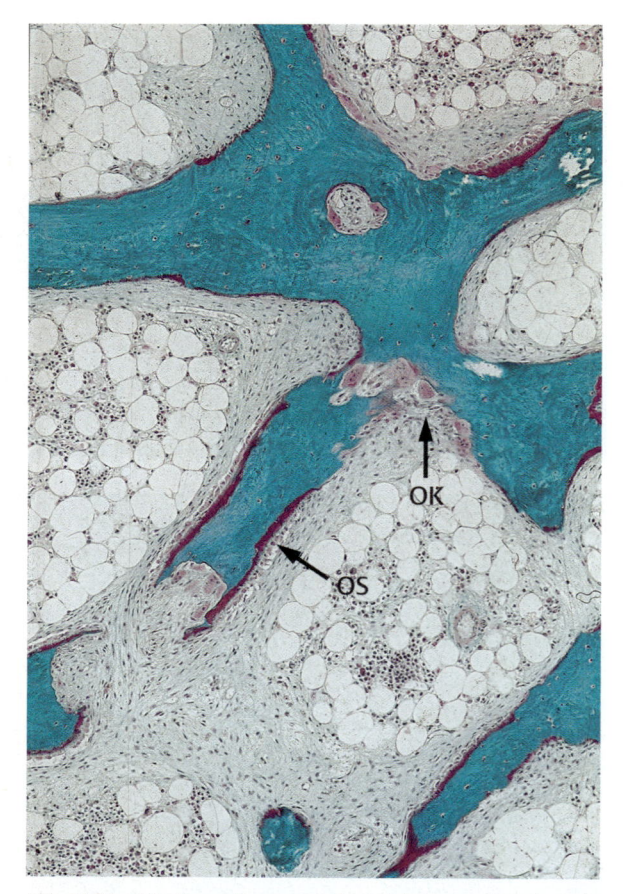

Abb. 20.**24 Primärer Hyperparathyreoidismus:** dissezierende Knochenresorption mit erheblicher peritrabekulärer Endostfibrose; mäßige Zunahme der Knochenanbauzonen (Goldner, unentkalkt, Vergr. 1 : 20). OK = Osteoklasten, OS = Osteoidsaum.

- *Dissezierende Resorption:* In Knochengewebe findet man histologisch ausgedehnte Resorptionszonen, die mit zahlreichen Osteoklasten besetzt sind. Diese dringen tunnellierend in die Knochenbälkchen ein und höhlen sie aus.
- *Faserosteoidbildung:* Meist sind die Osteoblasten und die Osteoidsäume erheblich vermehrt. Bei besonders lebhaftem Knochenanbau wird der neugebildete Knochen nicht lamellär, sondern als Faserosteoid bzw. Faserknochen angelegt. Die Mineralisation verläuft normal.
- *Fibrose:* Die Vermehrung der Kollagenfasern (= Endostfibrose) beschränkt sich meist auf die Oberfläche der Spongiosabälkchen (= peritrabekuläre Fibrose), kann aber auch auf das Knochenmark übergreifen. In Extremfällen werden gelegentlich heterotope Ossifikationsherde in den fibrosierten Markbezirken angetroffen.

✚ **Komplikationen:** Zu den typischen Komplikationen gehören rezidivierende Pankreatitiden und eine Neigung zu peptischen Gastroduodenalulzera. Der massive Knochenabbau und die damit verbundene Hyperkalzurie begünstigen bei entsprechendem 1,25-Dihydroxycholecalciferol die Steinbildung in den Harnwegen. Dementsprechend wird die Nephrolithiasis etwa bei 20% der Patienten beobachtet.

✚ **Therapie** der Wahl ist die operative Entfernung der vergrößerten Epithelkörperchen, wodurch der pathologische Knochenumbau rasch normalisiert wird.

Sekundärer Hyperparathyreoidismus

Definition: Regulative Überfunktion der Epithelkörperchen als Antwort auf eine Hypokalzämie, z. B. bei Mangel an Vitamin D oder bei Störungen des Vitamin-D-Stoffwechsels (s. Osteomalazie). Da die Mehrproduktion von Parathormon hier mit einem Calciumdefizit kombiniert ist, liegt im Knochen neben dem verstärkten Umbau auch ein Mineralisationsdefekt vor.

Pathogenese: Die häufigste Ursache des sekundären Hyperparathyreoidismus ist die chronische Niereninsuffizienz. Die gestörte renale Synthese von 1,25-Dihydroxycholecalciferol hat eine Hypokalzämie zur Folge, die einerseits zur Osteomalazie, andererseits zur Stimulation der Epithelkörperchen führt. Aus der Komplexität der Pa-

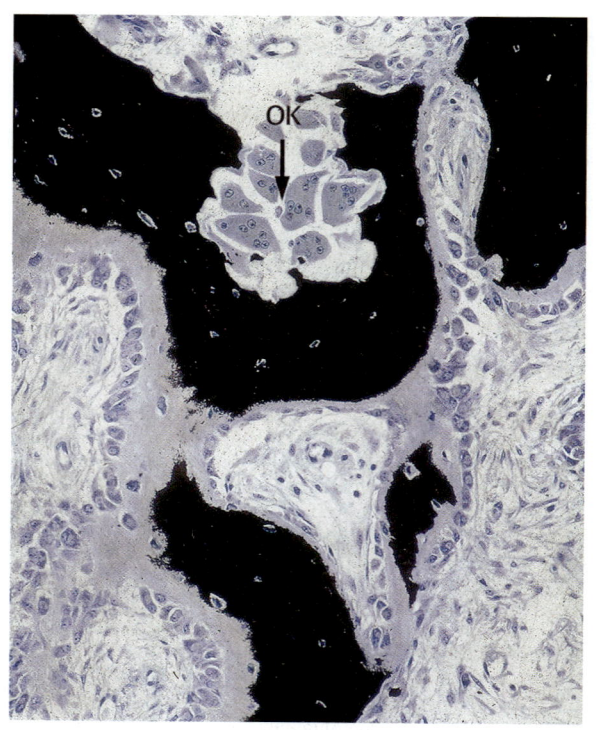

Abb. 20.**25 Sekundärer Hyperparathyreoidismus** kombiniert mit Osteomalazie bei renaler Osteopathie (Typ III). Der Osteoblastenbelag (OB) beträgt 36%, die osteoklastäre Abbaufläche (OK) 11% der Gesamtoberfläche der Spongiosa. Mittlere Breite der Osteoidsäume 17 µm. Beachte die dissezierende Resorptionsform und die massive Endostfibrose (v. Kossa, unentkalkt, Vergr. 1 : 50).

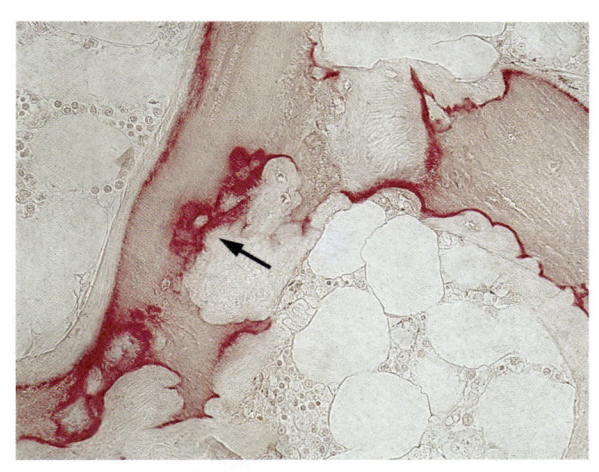

Abb. 20.**26** **Renale Osteopathie (Typ II):** histochemischer Aluminiumnachweis. Das Reaktionsprodukt (rot) ist hauptsächlich an der Mineralisationsfront (Pfeil) lokalisiert (Aurintricarbonsäure, unentkalkt, Vergr. 1:64)

thogenese ergibt sich ein gemischtes Bild von Knochenveränderungen. Sie werden zusammengefasst als „renale Osteopathie". Histologisch wird dabei in Einzelfällen lediglich ein gesteigerter Knochenabbau mit Endostfibrose im Sinne des Hyperparathyreoidismus (Typ I) gefunden, etwas häufiger eine reine Osteomalazie (Typ II). Am häufigsten kommt die Kombination von Hyperparathyreoidismus und Osteomalazie wechselnden Grades (Typ III) vor (Abb. 20.**25**). In der Pathogenese der osteomalazischen Mineraleinbaustörung spielten die Aufnahme von Aluminium aus der Dialysatflüssigkeit oder aus aluminiumhydroxydhaltigen Phosphatbindern und dessen ossäre Anreicherung (Abb. 20.**26**) bis vor kurzem eine erhebliche Rolle. Sie hat jedoch seit Einführung geeigneter Vorbeugemaßnahmen an Aktualität verloren.

Morphologie: Die makroskopischen Veränderungen des primären Hyperparathyreoidismus in Form einer schmalen, aufgelockerten Kompakta mit subperiostalen Usuren sowie Zystenbildungen und Spontanfrakturen findet man auch bei der renalen Osteopathie. In der Wirbelsäule ist die Verdichtung der Boden- und Deckplatten der Wirbelkörper, bei gleichzeitiger zentraler Rarefizierung der Spongiosa (Röntgenbild: „rugger jersey spine") ziemlich charakteristisch. In gewissen Fällen kann auch eine Osteosklerose, d. h. eine generalisierte Strukturverdichtung der Wirbelkörper auftreten.

✚ **Therapie:** Die Hämodialyse vermag die Knochenveränderungen nicht zu bessern. Durch Verabreichung von 1,25-Dihydroxycholecalciferol kann eine Verminderung der Fibroosteoklasie und zum Teil eine verbesserte Mineralisation erreicht werden. Ein aluminiuminduzierter Mineraleinbaudefekt wird durch Elimination von Aluminium aus dem Dialysat und Verwendung von aluminiumfreien Phosphatbindern verhindert.

20.2.2.4
Skelett-Hypoparathyreoidismus
☐ ☐ ☐

Die chronisch verminderte Ausschüttung von Parathormon (S. 1028) geht mit einer Reduktion der Knochenumbautätigkeit einher; Osteoblasten und Osteoklasten sind nur selten anzutreffen und können auch fehlen. Makroskopische und mikroskopische Veränderungen der Knochenstruktur werden gewöhnlich nicht beobachtet.

20.2.2.5
Ostitis deformans Paget

Syn.: Osteodystrophia deformans, Knochen-Paget, Morbus Paget

Definition: Ätiologisch noch ungeklärte Gruppe von Osteopathien mit entzündlicher Komponente, die durch einen extrem gesteigerten, die Knochenstruktur schwächenden Umbau charakterisiert ist. Je nach Befall des Skelettsystems unterscheidet man:
- *Monostotische Form:* meist auf einen oder auf nur wenige Skelettknochen beschränkte Form. Bevorzugt befallen sind das Axialskelett einschließlich Schädel mit Häufung in den gewichttragenden Abschnitten (LWS, Becken, Femur, Tibia).
- *Polyostotische Form:* befällt mehrere, jedoch nie alle Skelettknochen, ist aber selten.

Inzidenz (radiologisch festgestellt): etwa 5% der Weißen in England, Frankreich, Österreich, Neuseeland, USA. Äußerst selten in China, Japan und Afrika. Gelegentlich familiäres Vorkommen. Manifestationsalter: nach dem 40. Lebensjahr (♂ > ♀).

Pathogenese: Der Nachweis paramyxoviraler RNA (Masernviren) in Osteoklasten, Osteoblasten und Osteozyten von Paget-krankem Knochengewebe impliziert eine virale Ätiologie und ist gewissermaßen eine posthume Würdigung von J. Paget, der bereits 1877 diese Erkrankung als „…a form of chronic inflammation of bones (ostitis deformans)" beschrieb. Solche Viren kurbeln in den Osteoblasten, später auch in den Osteoklasten, das in den Knochenumbau involvierte Zytokin IL-6 an, was für diese Zellen einen Dauerreiz bedeutet. Damit verbunden ist die Expression des c-fos-Onkoproteins. Dies erklärt den späteren gelegentlichen Übergang in ein Osteosarkom.

Neuere Befunde legen im Weiteren eine genetische Komponente nahe: Bei etwa 30% der Patienten ist das RANK-Gen[1] (Locus: 18.21.1) mutiert (S. 1138).

Der Krankheitsprozess verläuft nach folgendem Fahrplan: initiale Osteolysephase → gemischte osteoklastisch-osteoblastische Phase → ausgebrannte Osteosklerosephase. Der Auftakt besteht in einem umschriebenen, äußerst aggressiven Knochenabbau. Die daran beteiligten Osteoklasten sind ungewöhnlich groß (Riesenosteoklasten) und oft sehr kernreich. Als reparative Reaktion tauchen in der Folge zahlreiche hyperaktive Osteoblasten auf, die exzessiv Osteoid produzieren. Der ganze Prozess

---
[1] RANK = Rezeptor-Aktivator für NFκB (Genlokus: 18q21) → Regulator für Osteoklastenbildung.

gipfelt in einem überstürzten, völlig desorganisierten Knochenumbau (= „Umbauanarchie"), der für die Krankheit kennzeichnend ist (Abb. 20.**27**), um schließlich mit Erlöschen der Zellaktivität in einer Osteosklerosierung zu enden.

Morphologie: Histologisch fällt der überstürzte Knochenabbau an den zahlreichen Riesenosteoklasten mit ihren Fraßspuren in Form breiter, tiefer Lakunen auf. Die überschießende Knochenneubildung bewirkt eine erhebliche Verdickung der Kompakta sowie eine unregelmäßige, sklerotische Spongiosaverdichtung (Abb. 20.**27**). Infolge des chaotischen Umbaues ist die befallene Skelettregion trotz positiver Umbaubilanz frakturgefährdet. Die Knochensubstanz besteht aus unvollständig resorbierten Bälkchenteilen und neugebildeten Knochenlamellen, die planlos aneinandergefügt sind. Dies ergibt die typische Mosaikstruktur des Paget-Knochens. Das Knochenmark ist fibrosiert und enthält zahlreiche, kleine Blutgefäße mit pathophysiologisch bedeutsamen, arteriovenösen Kurzschlüssen. Makroskopisch erscheint der betroffene Knochen bimssteinartig. Er ist unregelmäßig verdickt, was beim Befall des Schädels zu seiner Umfangsvergrößerung und Gesichtsvergrößerung führt. Die Weichheit des Knochens infolge der bestehenden Osteoidose zieht Verbiegungen der gewichttragenden Röhrenknochen und pathologische Frakturen nach sich.

+ Klinisch ist der Morbus Paget in Frühstadien symptomarm. Mit Fortschreiten des Prozesses entwickelt sich eine unterschiedliche Schmerzsymptomatik der betroffenen Knochen. Beteiligung des Gesichtsschädels → Facies leontina, „Krankheit des zu kleinen Huts". Beteiligung der unteren Extremität → Türkensäbelknochen, Säbelscheidentibia. Frakturneigung → „Kreidestückfraktur" Bei Wirbelbefall → Kompression der Spinalnervenwurzeln, gelegentlich des Rückenmarkes. Sarkomatöse Entartung des Knochengewebes zu einem Paget-Sarkom ist selten (weniger als 1 % der Patienten). Bei der seltenen polyostotischen Form kann die beträchtliche Zunahme der Durchblutung der betroffenen Knochen zusammen mit den arteriovenösen Kurzschlüssen eine Erhöhung des Herzminutenvolumens hervorrufen, was letztlich eine Herzinsuffizienz nach sich zieht.

+ Therapie: Zur Behandlung der Krankheit werden osteoklastenhemmende Substanzen (Bisphosphonate und Calcitonin) eingesetzt.

20.2.3
Nekrotische Läsionen

Allgemeine Definition: Recht häufige Gruppe von primär nicht-entzündlichen Knochenläsionen, die meist avaskulär bedingt sind und auch als „aseptische Osteonekrosen" bezeichnet werden.

Allgemeine Pathogenese: Die ätiologischen Faktoren der Knochennekrosen sind in Tab. 20.5 zusammengestellt. Je nachdem, ob die Ursache einer im Jugend- oder Erwachsenenalter auftretenden Knochennekrose idiopathisch (primär) oder sekundär auftritt, unterscheidet

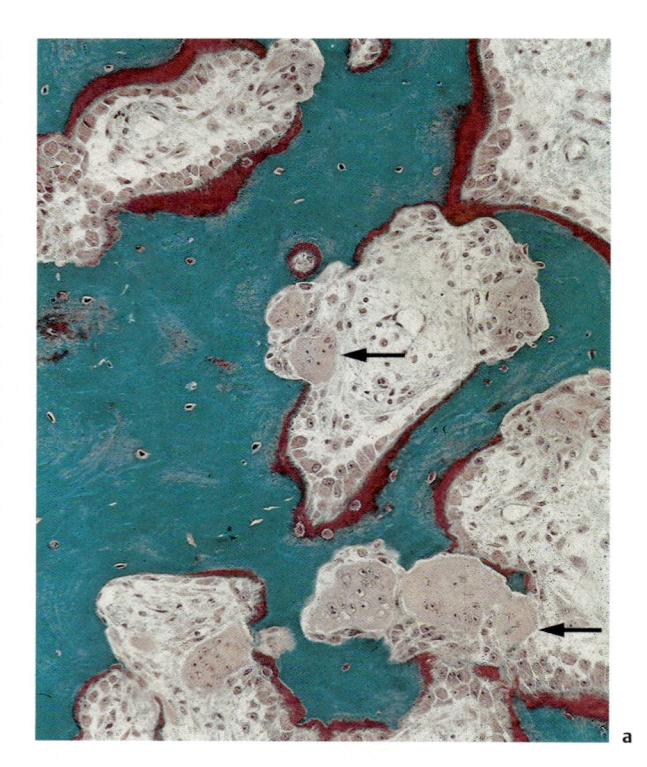

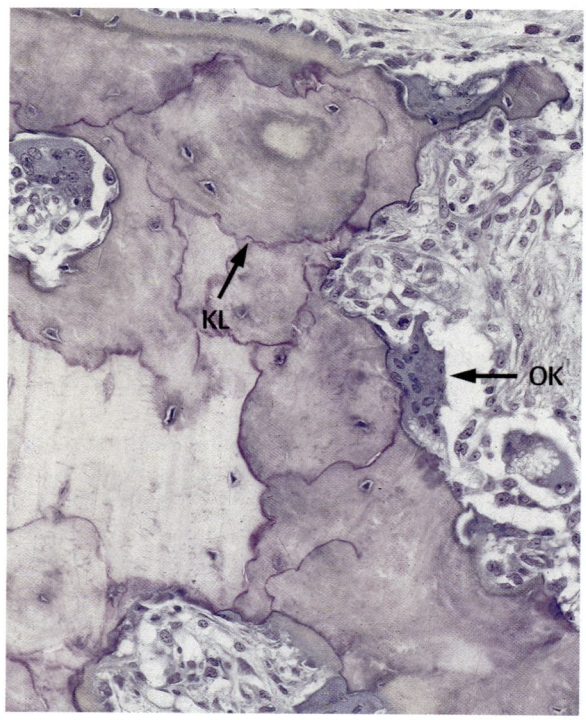

Abb. 20.**27** **Ostitis deformans Paget:**
a Massiv gesteigerter, planloser Knochenumbau. Beachte die pfeilmarkierten „Riesenosteoklasten" (Goldner, unentkalkt, Vergr. 1 : 40).
b Mosaikstruktur durch zahlreiche, metachromatisch gefärbte Kittlinien (KL) (Toluidinblau, Mikrofräspräparat, Vergr. 1 : 64). OK = Osteoklasten.

Tabelle 20.5   **Knochennekrosen: Ätiologie**

Ätiologie	Krankheitsbild
Idiopathisch	Epi-, Apophysennekrosen aseptische Knochennekrosen
Ischämisch	Caissonkrankheit, Sichelzellanämie anämischer Knocheninfarkt
Radiogen	Radioosteonekrose
Inflammatorisch	septische Knochennekrose
Traumatisch	postfrakturelle Knochennekrose
Endokrinopathisch	Corticosteroidosteonekrose
Metabolisch	alkoholassoziierte Osteoporose

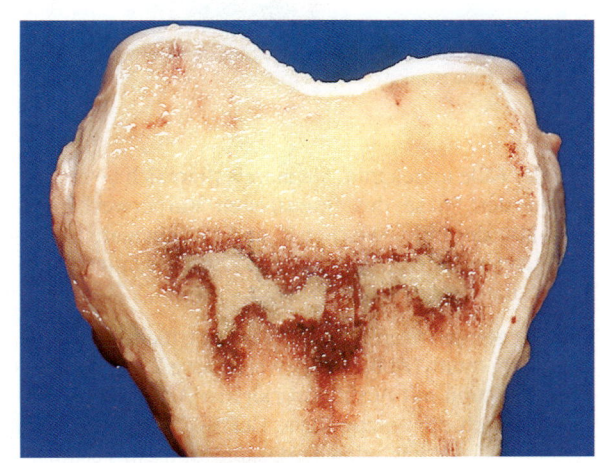

Abb. 20.28   **Corticoidinduzierte Osteonekrose** mit hämorrhagischem Randsaum (rot).

man die nachstehend besprochenen Osteonekroseformen.

Allgemeine Morphologie: Die verschiedenen aseptischen Osteonekrosen weichen morphologisch kaum voneinander ab und können deshalb nur unter Zuhilfenahme von Klinik, Alter, Lokalisation und Röntgenbefund diagnostiziert werden. Sie manifestieren sich im Markraum der Meta- und Diaphyse und in der Subchondralregion der Epiphyse. Sie werden typischerweise nicht von einer Entzündung begleitet und entsprechen formalpathogenetisch ischämischen Knocheninfarkten. Anfänglich imponieren diese als graugelbe, hämorrhagisch umrandete Herde (Abb. 20.**28**), später werden sie grauweißlich krümelig.
Histologisch sind die Spongiosabälkchen meist verbreitert und weisen eine verwaschene oder aufgehobene lamelläre Schichtung auf. Die Osteozyten, die Osteozytenlakunen sind dementsprechend leer. Reparative Knochenanbauvorgänge führen zur Osteoidanlagerung. Der Markraum ist von Zelldetritus und lockerfaserigem Bindegewebe angefüllt.

Juvenile Knochennekrosen

Definition: Meist seltene, je nach Erstbeschreiber benannte idiopathische Knochennekrose unterschiedlicher, jedoch typischer Lokalisation, die sich meist im Kindes- oder Adoleszentenalter manifestiert.

Pathogenese: In diesem Fall stirbt vor dem Hintergrund einer genetischen Prädisposition im Bereich der Wachstums- oder Verknöcherungszone das Knochengewebe samt Knochenmark wegen eines NO induzierten oxidativen Stress über ein apoptotisches Zelltodprogramm ab, wohingegen der von der Synovialis ernährte Gelenkknorpel erhalten bleibt. Da der betreffende Skelettabschnitt weiterhin belastet wird, wächst er nicht mehr weiter, verformt sich und zieht eine Funktionsstörung nach sich. In diesen Formenkreis gehören folgende (häufigste) Krankheiten:
- *Morbus Perthes* mit Femurkopfnekrose,
- *Morbus Osgood-Schlatter* mit Tibiaapophysennekrose,
- *Morbus Köhler* mit Nekrose des Os naviculare pedis oder Metatarsaleköpfchens,
- *Morbus Kienböck* mit Nekrose des Os lunatum,
- *Morbus Scheuermann* mit Nekrose und Einbrüchen der Wirbeldeckplatten (Adoleszentenkyphose),
- *Osteochondrosis dissecans:* Dies ist eine intraartikuläre Absprengung eines mit Gelenkknorpel überzogenen gelenknahen Knochenfragmentes vor allem im Knie- und Ellbogenbereich, das als freier Gelenkkörper in den Gelenkspalt gerät („Gelenkmaus").

Adulte Knochennekrosen

Definition: Gruppe avaskulärer Knochennekrosen, die primär idiopathisch oder sekundär im Gefolge anderweitiger Läsionen auftreten und bevorzugt den Femurkopf, Humeruskopf und Talus betreffen.

Morphologie: Wie bei den juvenilen Osteonekrosen. Die Folgen sind eine schwere Arthrosis deformans mit Schmerzen und Bewegungseinschränkung.

Posttraumatische Knochennekrosen

Pathogenese: Diese beruht im Bereich des Femurkopfes letztlich auf einer örtlichen Zirkulationsstörung (daher Bezeichnung „avaskuläre Nekrose"), die im Rahmen einer traumatischen Hüftluxation oder medialen Schenkelhalsfraktur durch Verletzung derjenigen Blutgefäße entstanden ist, die ihn versorgen.

Nichttraumatische Knochennekrosen

Pathogenese: Ursprünglich als „idiopathisch" bezeichnet, beruhen sie auf folgenden Mechanismen:
- Lokale Mikrozirkulationsstörung im Rahmen einer Sichelzellanämie, Taucher-Dekompression (Caisson-Krankheit), Hyperlipidämie, Vaskulopathie (SLE, Bestrahlung, Diabetes mellitus), Gicht;

- apoptotischer Untergang der am Osteonaufbau beteiligten Zellen durch hohe Corticosteroidgaben (vermutlich auch durch Dysendokrinien bei Schwangerschaft, Postmenopause, Alkoholkrankheit);
- idiopathisch.

20.2.4
Entzündliche Läsionen

20.2.4.1
Ostitis deformans

Siehe S. 1145.

20.2.4.2
Osteomyelitis

Allgemeine Definition: Da sich die entzündlichen Prozesse bei einer infektiös-entzündlichen Knochenerkrankung primär im Markraum abspielen (Abb. 20.29) und erst sekundär die Kompakta und Spongiosa erfassen, bezeichnet man sie als „Osteomyelitis". Spielt sie sich in einem Wirbelkörper ab, nennt man sie „Spondylitis".

Allgemeine Pathogenese: Die Osteomyelitis wird meist durch Staphylococcus aureus (85% der Fälle), selten auch durch Pilze oder Viren ausgelöst, die besondere Rezeptorstrukturen für Knochenmatrixbestandteile wie Bone-Sialoprotein aufweisen. Dabei können die Erreger entweder direkt per continuitatem oder indirekt über den Blutweg in den Markraum gelangen:
- *Posttraumatische Osteomyelitis* infolge bakterieller Besiedelung der Markhöhle im Rahmen einer offenen Fraktur;
- *Osteomyelitis circumscripta* im Kieferknochen infolge einer entzündlichen Zahnerkrankung;
- *Hämatogene Osteomyelitis:* Bei dieser häufigen Osteomyelitisform ist die Erregereintrittspforte in 50%

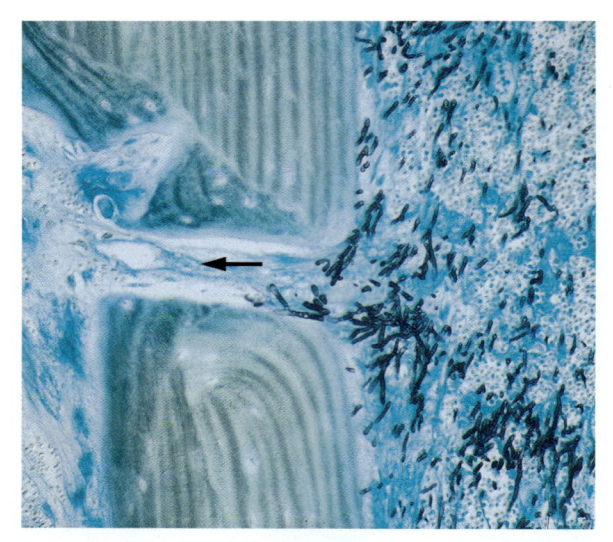

Abb. 20.**30** **Pilzosteomyelitis** mit Invasion der Hyphen (Pfeil) über die Vasa nutritia (Grokott, Vergr. 1 : 50).

der Fälle unbekannt. Sie manifestiert sich bevorzugt in der Phase des intensivsten Körperwachstums (80% der Fälle zwischen 2. und 16. Lebensjahr). Folglich sind überwiegend Metaphysen der langen Röhrenknochen betroffen.

Die Erreger gelangen über die Vasa nutritia in den Knochenmarksraum (Abb. 20.**30**), wo sie eine lokale Entzündungsreaktion mit Ausbildung kleiner Abszesse hervorrufen. Durch die entzündliche Gefäßschädigung bilden sich ein hämorrhagischer Randsaum und ein Perifokalödem aus. Es wird durch die Havers- und Volkmann-Kanälchen unter das Periost gedrückt und löst eine schmerzhafte Periostabhebung aus. In diesem Stadium der Osteomyelitis ist die Knochenkompakta noch intakt und radiologisch unauffällig. In der Markhöhle bewirkt die Entzündung einer Verlangsamung der Mikrozirkulation und somit eine Minderdurchblutung des Knochengewebes. Allmählich zerstören die pathogenen Keime die Osteozyten. Jetzt stirbt das Knochengewebe, und die Osteomyelitis bekommt ein radiologisch fassbares Gesicht. Je nach auslösendem Erreger resultiert eine unspezifische oder spezifische Osteomyelitis, deren Lokalisation vom Lebensalter abhängt. Da nämlich beim Kleinkind bis zum 3. Lebensalter epiphysenfugenkreuzende Gefäßverbindungen vorhanden sind, dehnt sich die Osteomyelitis des Säuglings (gelegentlich polyostotisch) über Meta- und Epiphyse auf das Gelenk aus. Bei Jugendlichen bevorzugt sie die Metaphyse, bildet dort periostale Abszesse, erreicht aber wegen der fehlenden Gefäße des Gelenkknorpels das Gelenk nicht. Beim Erwachsenen ist vorwiegend die Diaphyse befallen, wo es zu extraossären Abszessen mit Fistelung kommt.

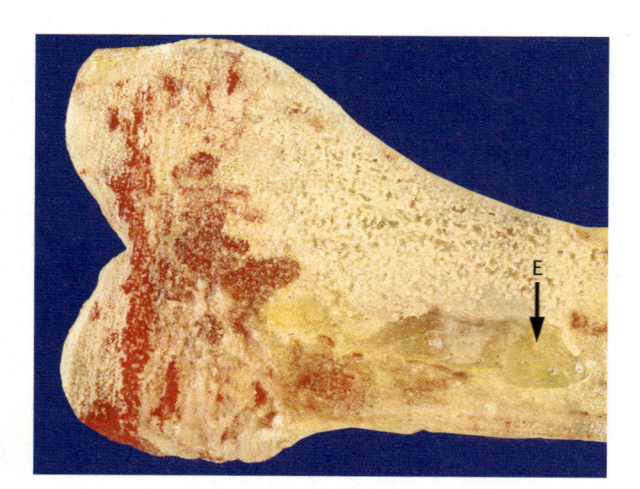

Abb. 20.**29** **Chronisch rezidivierende Osteomyelitis** der distalen Tibia: Auf der Schnittfläche fällt ein großer Knochenmarksabszess (Pfeil) auf, E = Eiterherd.

Unspezifische Osteomyelitis

Morphologie: Makroskopisch ist der von einer floriden Osteomyelitis betroffene Knochen im Markraum – an einigen Stellen auf die Kortikalis übergreifend – ausgedehnt entzündlich zerstört (vgl. Abb. 20.29). Diese Destruktionsherde sind landkartenartig konfiguriert, von einem hämorragischen Randsaum umgeben und imponieren als schmierig-graugelbliche Masse. Die Kortikalis ist unregelmäßig verschmälert und stellenweise in Form von Fistelgängen durchbrochen. Histologisch ist der Markraum ödematös durchtränkt und mit dichten Granulozytenansammlungen angefüllt. Dazwischen finden sich nekrotische Knochentrabekel in Form von Knochensequestern, die osteoklastär aus dem Spongiosaverband herausgelöst werden. Die abgestorbenen Sequester werden granulozytär demarkiert und nach einiger Zeit bindegewebig abgekapselt. Nach einigen Wochen verknöchert diese Bindegewebekapsel und umschließt den abgestorbenen Knochensequester wie eine „Totenlade" (Abb. 20.31). Dementsprechend liegt zwischen dem strahlendichten Sequester und der Randsklerose ein radiologisch heller Hof. Der Entzündungsprozess wird durch den Sequester aufrechterhalten. Erst wenn die Entzündung die Kortikalis über einen Fistelgang durchbrochen hat, der aus dem Knochen in die Weichteilumgebung führt, fließt Eiter ab und ein Sequester kann gelegentlich ausgestoßen werden, so dass eine Selbstheilung möglich ist.

Das Periost reagiert auf die Osteomyelitis mit einer Fibrose und Ausbildung von Faserknochenbälkchen, die sich arkadenförmig miteinander verbinden, was als „Periostitis ossificans" bezeichnet wird, radiologisch als „periostale Totenlade" imponiert und von einem Ewing-Sarkom abzugrenzen ist.

✚ Komplikationen der unspezifischen Osteomyelitis:
1. *Pyarthros:* bei schlechter Abwehrlage und/oder hohe Erregervirulenz → Entzündungsausbreitung innerhalb des Knochens → Einbruch in Nachbargelenk → eitrige Arthritis.
2. *Chronische Osteomyelitis:* bei guter Abwehrlage → Organisation der eitrigen Entzündung durch Granulationsgewebe → Umwandlung desselben in Narbengewebe → vermehrte Knochenneubildung durch Nachbarknochen in Form einer reaktiven Osteosklerose → Weiterschwelen des Entzündungsprozesses → Spätrezidiv trotz Antibiotikatherapie noch nach vielen Jahren.
3. *Sepsis, Endokarditis;*
4. *Amyloidose.*

Spezifische Osteomyelitis

Die spezifischen Osteomyelitiden sind sehr selten und gehören formalpathogenetisch zu den granulomatösen Entzündungen. So kompliziert eine Osteomyelitis tuberculosa eine Miliartuberkulose, eine Osteomyelitis typhosa einen Abdominaltyphus und eine Osteomyelitis (Spondylitis) brucellosa einen Morbus Bang. Die Osteomyelitis luica kommt meist nur noch als angeborene Osteomyelitis vor.

Osteomyelitis tuberculosa

Die Knochentuberkulose ist die häufigste spezifische Knochenentzündung. Sie basiert immer auf einer hämatogenen Streuung und befällt bei schleichendem Verlauf

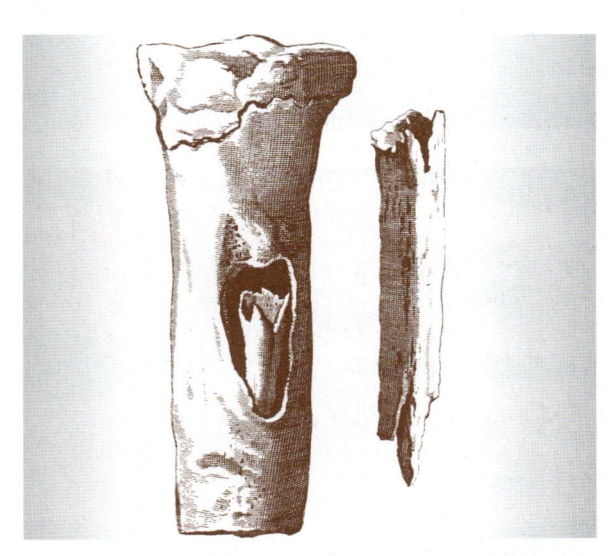

Abb. 20.**31** **Chronische Osteomyelitis** der Tibia: Der Sequester ist teilweise von neugebildetem Knochengewebe, der „Totenlade", umgeben. Abbildung aus dem Raritätenkabinett des Anatomieprofessors F. Ruysch (1638–1731).

Abb. 20.**32** **Gibbus angularis** mit knöcherner Karies der Wirbelkörper als Tuberkulosefolge. Aus der Erstbeschreibung durch den englischen Arzt P. Pott 1782.

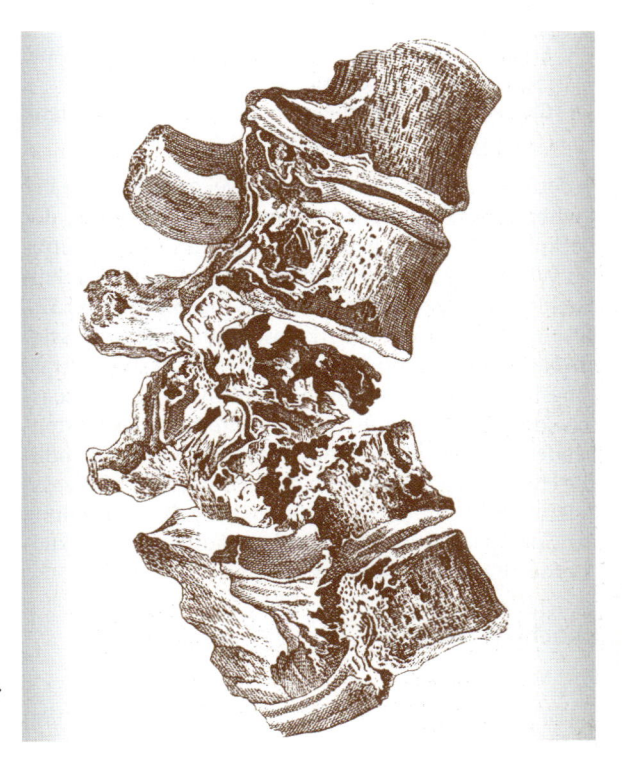

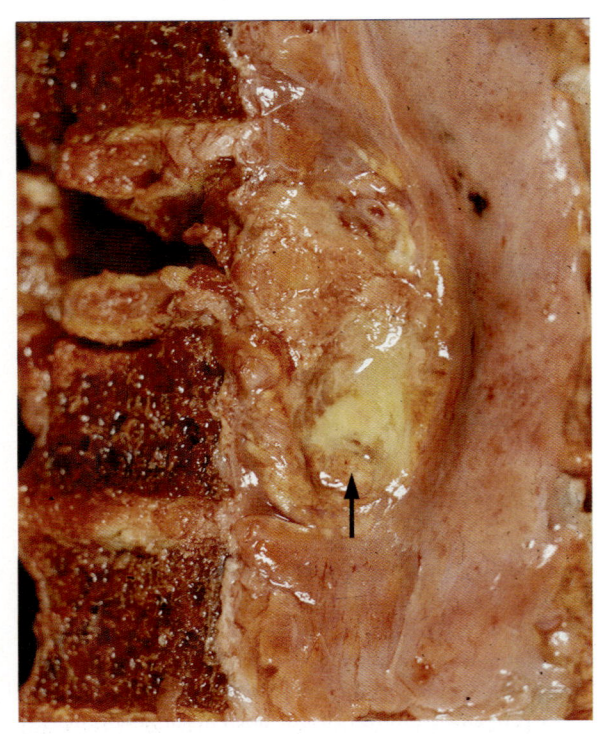

Abb. 20.33 **Pott-Abszess** in Form eines „kalten" paravertebralen Senkabszesses bei Wirbelsäulentuberkulose.

am häufigsten die Lendenwirbelsäule (40 % der Fälle). Die Lokalisation der tuberkulösen Osteomyelitis hängt vom Lebensalter des Patienten ab:
- *Kindesalter:* Prädilektionsstellen: Phalangen mit Fingerauftreibung in Form eines „Winddorns" (Spina ventosa), Hüft-, Knie- und Sprunggelenke;
- *Erwachsenenalter:* Prädilektionsstellen: Wirbelsäule (Spondylitis tuberculosa, Abb. 20.32);
- *Greisenalter:* Prädilektionstelle: Schultergelenk (Omarthritis tuberculosa).

In der Wirbelsäule sind meistens zwei oder mehrere benachbarte Wirbelkörper befallen. Nach Zerstörung der Deckplatten brechen in der Brustwirbelsäule die ventralen Wirbelkörperteile zusammen und rufen eine abknickende Kyphose (= Gibbus angularis) hervor (Abb. 20.32). Bei einer exsudativen Tuberkulose können die verflüssigten Nekrosemassen aus dem Knochen unter das ventrale Längsband gepresst werden. Sie senken sich in der Psoasscheide abwärts und erscheinen unterhalb des Leistenbandes. Bei diesem Senkungsabszess fehlt die entzündliche Hyperämie, er wird deshalb auch als „kalter Abszess" (= Pott-Abszess; Abb. 20.33) bezeichnet. Die Ausheilung der Spondylitis tuberculosa führt häufig zu einer knöchernen Blockwirbelbildung.

Knochensarkoidose

Syn.: Morbus Jüngling

Sie ist sehr selten und befällt vornehmlich die Mittel- und Endphalangen der Finger und Zehen in Form „ausge-

stanzter" Knochendestruktionsherde (daher auch Syn.: Ostitis cystica multiplex).

20.2.5 Tumorartige Läsionen

Allgemeine Definition: Es handelt sich um einen Sammelbegriff für Skelettveränderungen mit folgenden Eigenschaften:
- *Manifestation:* klinisch und radiologisch als „Knochentumor", gelegentlich multipel;
- *Wachstum:* in der Regel gutartig und überschießend, gelegentlich Rezidiv, keine Metastasen;
- *Remission:* Spontanremission möglich.

Juvenile Knochenzyste

Syn.: einfache Knochenzyste

Definition: Expansiv wachsende, osteolytische Knochenläsion unbekannter Ätiologie in Form einer einkammerigen Zyste mit bindegewebiger Wandung und serösem Inhalt.

Prädilektionsalter: fast ausschließlich bei Kindern und Jugendlichen (♂ > ♀).

Morphologie: Radiologisch fällt im Metaphysenzentrum eines langen Röhrenknochens (Abb. 20.34 a) ein von schmalen Pseudosepten durchzogener zystischer Osteolyseherd auf. Der Röhrenknochen ist in diesem Bereich kolbig aufgetrieben. Die Kortikalis ist von innen her ver-

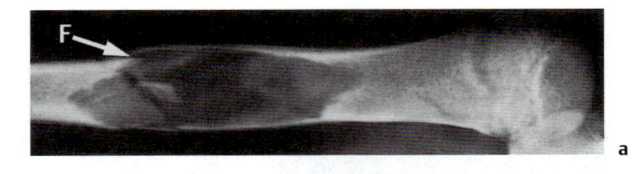

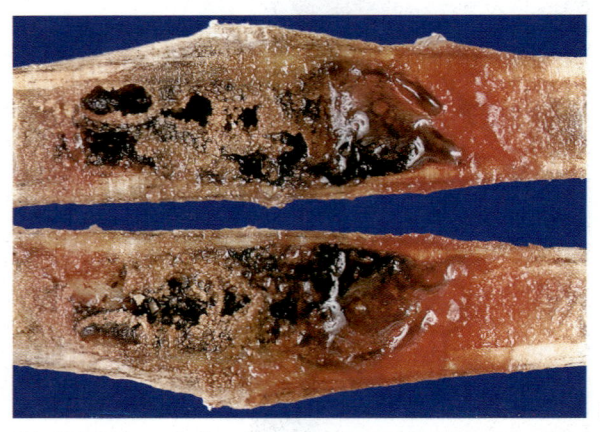

Abb. 20.34 **Juvenile Knochenzyste** der proximalen Humerusmeta-/-diaphyse mit pathologischer Fraktur (F):
a Im Röntgenbild ist die Zyste zentral im Knochen gelegen und scharf begrenzt.
b Histologisch besteht sie aus einem lockeren Bindegewebe mit angelagerten neugebildeten Knochentrabekeln. Keine Epithelauskleidung der Zystenwand (HE, Vergr. 1 : 60).

schmälert, jedoch nicht durchbrochen. Eine Periostreaktion fehlt. Makroskopisch erkennt man eine einkammerige, glattwandige Zyste im Markraumzentrum mit meist serösem Inhalt. (Abb. 20.34b). Histologsch besteht die Zystenwandung aus kollagenfaserigem Bindegewebe mit schütterem Lymphozyteninfiltrat und vereinzelten Riesenzellen. Eine Epithelauskleidung fehlt. An der äußeren Seite der Zystenwand haben sich vielfach neue Faserknochenbälkchen ausgebildet.

Klinik: Die juvenilen Knochenzysten sind meist asymptomatisch und machen in 70% der Fälle erst durch eine Spontanfraktur auf sich aufmerksam → danach in 15% der Fälle Spontanheilung. Gehäuft Rezidive vor dem 10. Lebensjahr. Prädilektionsort: proximale Humerus- und Femurmetaphysen. Prognose: gut.

Nichtossifizierendes Knochenfibrom

Syn.: fibröser Metaphysendefekt, fibröser Kortikalisdefekt.

Definition: Häufigste Knochengeschwulst des Jugendlichen in Form eines scharf umschriebenen, osteolytischen Kortikalisdefektes.

Häufigkeit: wegen Spontanheilung nicht exakt beurteilbar. Manifestationsalter: bis 3. Lebensdekade.

Pathogenese: Vermutlich handelt es sich um eine lokale Ossifikationsstörung in der Epiphysenfuge und nicht um einen echten Tumor, zumal sich dieser Defekt häufig spontan zurückbildet.

Morphologie: Radiologisch fällt in der Metaphyse eines Röhrenknochens eine randständige exzentrische Aufhellung auf, die niemals den ganzen Knochenquerschnitt einnimmt. Durch eine wellige Randsklerose entsteht ein traubenförmiges Bild. Die benachbarte Kortikalis ist zwar verdünnt, aber nicht durchbrochen. Eine Periostreaktion fehlt (Abb. 20.35a). Histologisch zeigt sich ein faserreiches, geflechtartiges Bindegewebe in wirbelförmiger Anordnung mit zahlreichen spindelförmigen Zellkernen. Dazwischen sind viele (teils schaumzellig transformierte) Histiozyten und kleine mehrkernige Riesenzellen eingestreut. Das fibröse Tumorgewebe grenzt unmittelbar an sklerotisch verdichtetes Knochengewebe an (Abb. 20.35b).

Klinik: Meist symptomlos, keine Therapie notwendig; selten pathologische Fraktur. Prädilektionsstellen: meist exzentrisch in den Metaphysen der langen Röhrenknochen. Prognose: sehr gut.

Aneurysmale Knochenzyste

Definition: Gutartige, lokale osteolytische Knochenreaktion auf eine Vorschädigung mit einem extraossären, aneurysmaähnlichen Zystenanteil (Abb. 20.36).

Altersgipfel: 2. Lebensdekade ($\male < \female$).

Morphologie: Radiologisch fällt die Läsion als exzentrische intraossäre Osteolyse mit ausgesprochenem „Blowout-Charakter" auf, die rasch und expansiv wachsen kann (Abb. 20.36b). Sie grenzt an eine hernienartige Periostaussackung an, die dem Knochen breitbasig anliegt. An dieser Stelle ist die Kortikalis durchbrochen. In der Wirbelsäule kann die Aussackung bienenkorbähnlich aussehen und sich so über den benachbarten Wirbelkörper projizieren, dass eine Ausbreitung über mehrere Wirbelkörper vorgetäuscht wird.

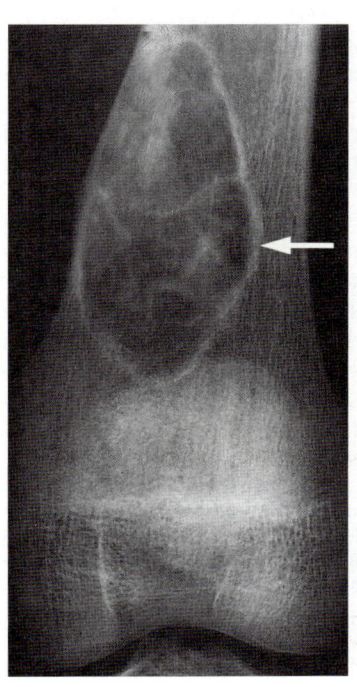

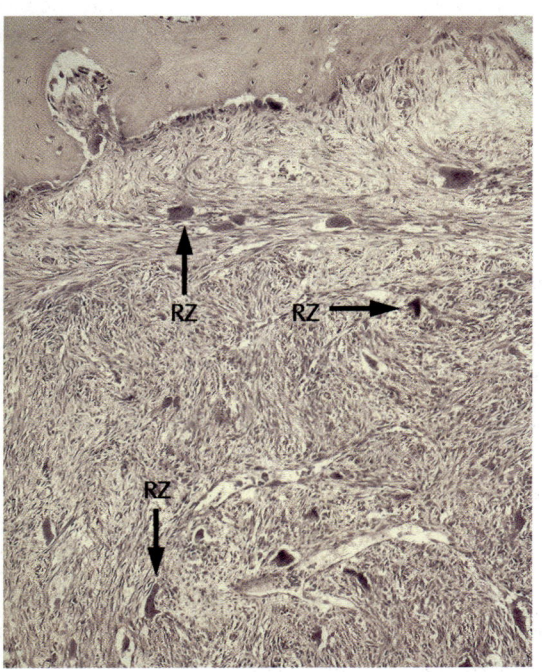

Abb. 20.**35 Nichtossifizierendes Knochenfibrom** der distalen Femurmetaphyse:
a Das Röntgenbild zeigt eine große, exzentrisch im Knochen gelegene Zyste, die von einer traubenförmigen Randsklerose begrenzt wird (Pfeil).
b Histologisch besteht das Tumorgewebe aus einem lockeren Bindegewebe mit wirbelig angeordneten Kollagenfasern und isomorphen Fibrozyten, Fibroblasten und Histiozyten. Dazwischen finden sich einige mehrkernige histiozytäre Riesenzellen (RZ) in ungleichmäßiger Verteilung (HE, Vergr. 1 : 75).

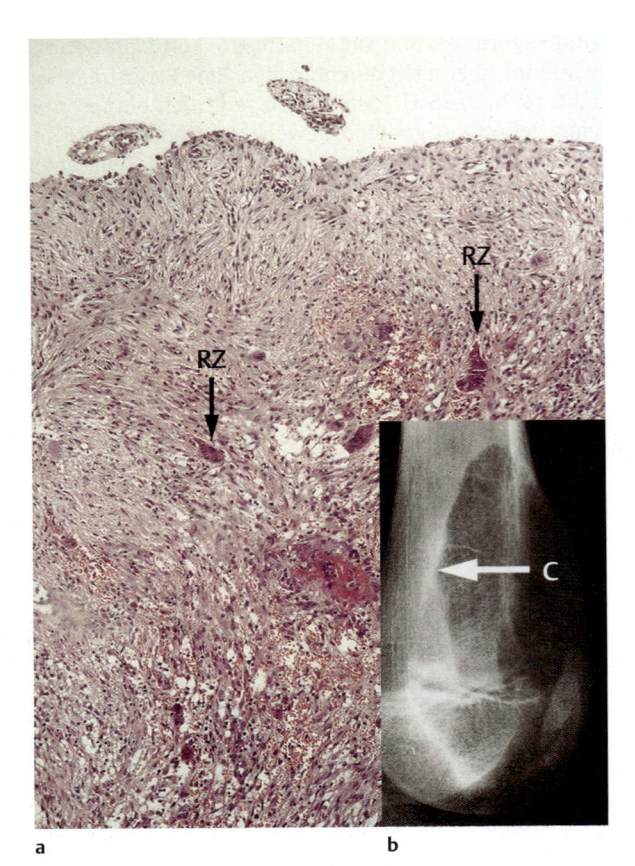

Abb. 20.36 Aneurysmale Knochenzyste der distalen Femurmetaphyse:
a Histologisch liegt eine glatt begrenzte, mehrkammerige Zyste ohne Epithelauskleidung vor. Die Zystenwand besteht aus einem zellreichen Granulationsgewebe mit vielen osteoklastären Riesenzellen (HE, Vergr. 1:60).
b Im Röntgenbild findet sich eine exzentrische Zyste (C), die nach innen zu scharf begrenzt ist, nach außen zu die Kortikalis durchbrochen hat und sich hernienartig in die angrenzenden Weichteile ausdehnt.

Makroskopisch erkennt man im Knocheninneren eine vielkammerige Zyste, die von schmalen Bindegewebesepten durchzogen wird und geronnenes Blut enthält. Histologisch beherrschen fibroblastäre Zellelemente die Innenschicht der Zystenwand, wohingegen in der Außenschicht zahlreiche osteoklastäre Riesenzellen auftauchen (Abb. 20.36 a). Hier und dort stößt man auf streifenartig angeordnete Osteoid- und Faserknochenbälkchen.

+ **Klinik:** Schmerzhafte Schwellung, pathologische Fraktur in 5% der Fälle. Prädilektionsstellen: Metaphysen langer Röhrenknochen. Behandlung: Kürettage oder En-bloc-Resektion. Strahlentherapie nur bei inoperablen Fällen (Achtung: Gefahr der malignen Entartung!). Prognose: trotz Rezidivquote von 20% insgesamt gut.

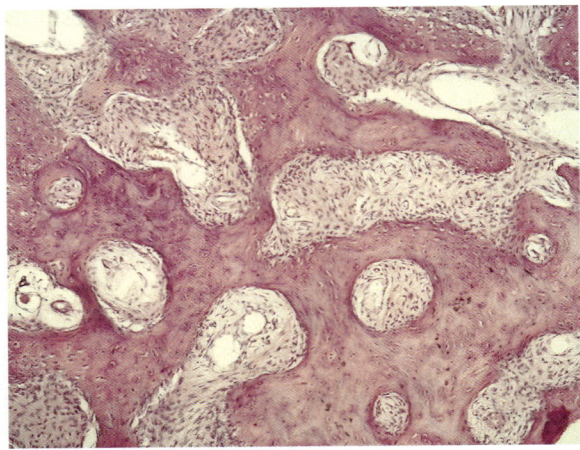

Abb. 20.37 Fibröse Dysplasie aus chinesenzeichenförmig angeordneten Trabekeln aus Geflechtknochen, denen kein Osteoblastensaum angelagert ist (Vergr. 1:75).

Fibröse Dysplasie

Syn.: Morbus Jaffé-Lichtenstein

Definition: Gruppe häufiger, benigner Ossifikationsstörungen, die durch einen lokalen Entwicklungsstillstand charakterisiert ist und sich in folgenden 3 Varianten manifestiert:
- *monostotische Form:* Häufigkeit: 70% der Fälle. Prädilektionsstellen: Rippen, Femur, Tibia, Kieferknochen. Manifestionsalter: Kindesalter/Adoleszenz;
- *polyostotische Form ohne Dysendokrinie:* Häufigkeit: 27% der Fälle. Prädilektionsstellen: Femur, Schädel, Tibia, Humerus. Schulter-, Beckengürtel. Manifestionsalter: früher als monostotische Form;
- *polyostotische Form mit Dysendokrinie:* Häufigkeit: 3% der Fälle. Prädilektionsstellen: meist einseitige Manifestation. Manifestionsalter: Kindesalter. Weitere Symptome: Gesichtshautpigmentierungen, Hypophysenadenome, Pubertas praecox (besonders ♀), Schild- und Nebenschilddrüsendysfunktion wegen mutiertem G-Protein[1] = Albright-Syndrom (S. 1029).

Morphologie: Radiologisch spindelförmige milchglasartige Knochenaufhellung mit Kortikalisverdünnung infolge Knochenarrosion bei intaktem Periost und reaktiver Randsklerose. Makroskopisch ist die Markhöhle durch grau-weißliche Gewebemassen angefüllt. Histologisch besteht die Läsion aus chinesenzeichenförmig angeordneten Trabekeln aus Geflechtknochen, denen im Gegensatz zum ossifizierenden Knochenfibrom kein Osteoblastensaum angelagert ist (Abb. 20.37).

+ **Klinik:** Deformierung der betroffenen Skelettteile. Ermüdungsbrüche, pathologische Frakturen. Erkrankungsstillstand nach Pubertät. Symptomatische Therapie, selten maligne Entartung nach Bestrahlung.

---

[1] GNAS1-Gen (Locus 20q13.2-13.3) = **g**uanine **n**ucleotide binding protein **a**lpha **s**timulating acitivity polypeptide **1**

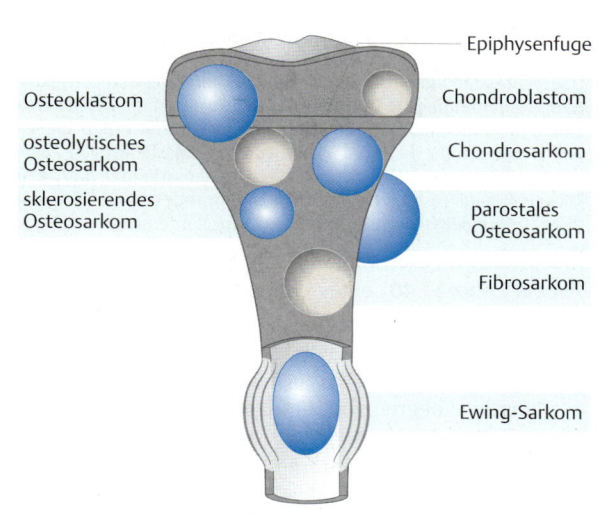

Abb. 20.38 **Primäre Knochentumoren:** Typische Lokalisationen in Abhängigkeit von den Zonen der enchondralen und perichondralen Ossifikation.

20.2.6
Neoplastische Läsionen

Primäre Skeletttumoren sind selten und machen beim Menschen 5% aller bösartigen Tumoren aus, dabei sind die gutartigen Tumoren dreimal häufiger als die bösartigen. Jeder dieser Tumoren ist bezüglich Manifestationsalter, Prädilektionsort (Abb. 20.38), Geschlecht und Symptomatik anders. Gleichwohl gilt die Faustregel, dass jede schmerzhafte Schwellung im Skelettbereich (vor allem Knieregion), die länger als 3 Wochen andauert, tumorverdächtig ist. Die primären Skeletttumoren treten bevorzugt im Kindes- und Jugendalter im Bereiche des intensiven Längenwachstums und somit in Epiphyse und Metaphyse auf. Sie gehen von neoplastischen osteogenen Mesenchymzellen aus, die sich in osteo-, chondro- und/ oder fibroblastischer Richtung differenzieren können. Da alle Skeletttumoren mit Knochenneubildung und/oder Knochenzerstörung einhergehen, müssen die radiologischen Veränderungen in die Diagnose mit einbezogen werden.

Sekundäre Skeletttumoren sind Metastasen eines malignen Tumors anderer Lokalisation. Sie bevorzugen im Gegensatz zu den primären Skeletttumoren das Erwachsenenalter und sind im Bereich der Wirbelsäule häufiger als die primären Tumoren.

20.2.6.1
Osteogene Tumoren

Diese knochengewebebildenden Tumoren stellen die drittgrößte Gruppe von Knochentumoren dar und sind daran erkennbar, dass ihre Tumorzellen Knochen- und/ oder Osteoidmatrix synthetisieren. Zu ihnen gehören die im Folgenden besprochenen Tumoren.

Osteom

Definition: Seltene isolierte, gutartige Wucherung ausgereiften Knochengewebes, das gewöhnlich in den Paranasalsinus und auf der Oberfläche von Kieferknochen auftritt. Der Tumor kann in seltenen Fälle als Teilkomponente des hereditären FAP-Syndroms auch multipel austreten. Keine Altersbevorzugung (♂ : ♀ = 2 : 1).

Morphologie: Radiologisch ist der Tumor rundlich, sehr strahlendicht und scharf begrenzt. Histologisch handelt es sich um eine Neubildung aus kompaktem oder spongiösen Lamellenknochen mit eingeschlossenem Faser- oder Fettmark, die sehr langsam und expansiv wächst.

Klinik: Meist Verdrängungssymptomatik (Gehirn-, Augenbereich), Sinusobstruktion, Dysfunktion im Oralbereich. Prädilektionsstellen: desmaler Schädelknochen (in Nasennebenhöhlen, auf Kieferknochen), selten Oberfläche langer Röhrenknochen. Bei der familiären adenomatösen Polypose (= Gardner-Syndrom) sind (multiple) Schädelosteome (Unterkiefer) kombiniert mit adenomatösen Intestinalpolypen, multiplen Drüsenkörperzysten im Magenkorpus und -fundus, einer mesenterialen Fibromatose, Congenital Hypertrophy of Retinal Pigment Epithelium und multiplen Epidermiszysten (S. 723).

Osteoidosteom/Osteoblastom

Definition: Gutartige, von Osteoblasten ausgehende Tumoren (5% aller Knochentumoren) mit gleichartiger Histologie, aber unterschiedlicher Größe, Lokalisation und Symptomatik, wobei die Tumorgröße von der WHO als Hauptdiskriminator gesehen wird.
- *Osteoidosteom:* Tumorgröße unter 1 cm. Prädilektionsort: vorwiegend Kortex von Metaphyse oder Schaft langer Röhrenknochen. Symptome: wegen PG-E$_2$-Bildung schmerzhaft (Besserung durch Acetylsalicylat). Prädilektionsalter: Adoleszenz (♂ : ♀ = 2 : 1).
- *Osteoblastom:* Tumorgröße über 2 cm, „großer Bruder" des Osteoidosteoms; Prädilektionsort: vorwiegend hinterer Bereich der Wirbelsäule. Symptome: weniger schmerzhaft (Druck auf Umgebungsnerven). Prädilektionsalter: 2. Lebensdekade (♂ : ♀ = 3 : 1).

Morphologie: Radiologisch (Computertomogramm) fallen beide Tumoren wegen einer zentralen Aufhellungszone auf. Sie ist beim Osteoidosteom von einer dichten, reaktiven Osteosklerose umgeben, was als „Nidus" bezeichnet wird. Beim Osteoblastom ist diese Aufhellungszone durch eine mehr oder weniger scharf begrenzte Osteolyse mit geringer Randsklerose charakterisiert. Makroskopisch besteht ein solcher Nidus aus einem blutreichen granulär-bröckeligen Gewebe. Histologisch bietet nur der Nidus das typische Bild des Osteoidosteoms: Es handelt sich um einen rundlichen Herd in der Kortikalis oder Spongiosa, der von einer hyperostotischen Kompakta umgeben ist. Er besteht aus zahlreichen, meist unverkalkten Osteoidtrabekeln, die unterschiedlich breit und

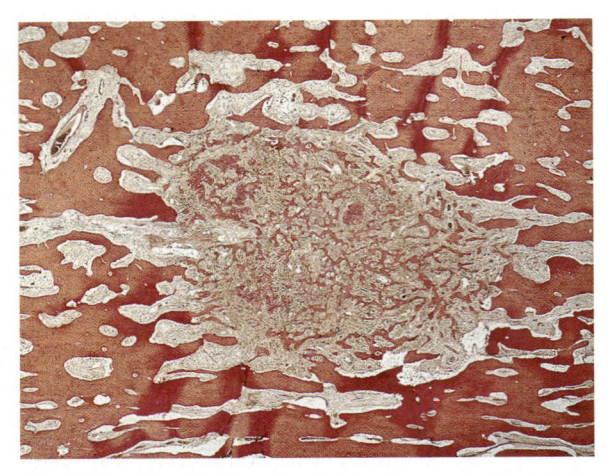

Abb. 20.39 **Osteoidosteom** der distalen Femurmetaphyse: Histologisch besteht das Tumorgewebe im Nidus aus einem dichten Geflecht von Osteoidtrabekeln inmitten eines gefäßreichen Stromas: darin finden sich zahlreiche Osteoblasten (VG, Vergr. 1:40) (Original: Adler).

plump sind. Sie werden von zahlreichen Osteoblasten und Osteoklasten umsäumt und liegen in einem kapillarreichen Stroma (Abb. 20.39). Beim Osteoblastom fehlt die sklerotische Kompaktawucherung.

Klinik: Osteoidosteom: heftige nächtliche Schmerzen. Verdrängungsschmerzen beim Osteoblastom. Heilung durch operative vollständige Nidusentfernung (Laserkoagulation). Bei unvollständiger Resektion: Rezidivgefahr.

Osteosarkom

Definition: Häufigster primär maligner Knochentumor mit hohem Malignitätsgrad aus pluripotenten Mesenchymzellen, die Knochenmatrix bilden.

Inzidenz: 2–5 Patienten pro 100 000 Einwohner. Nach dem medullären Plasmozytom mit 20% der häufigste primäre maligne Knochentumor. Manifestationsalter: Kinder und Jugendliche (♂:♀ = 3:2).

Pathogenese: Die Osteosarkome entstehen meist (scheinbar) spontan und bevorzugt an solchen Stellen, wo das Knochenwachstum und damit die mitotische Aktivität der Osteoblasten am höchsten ist. Dazu gehören in erster Linie die distale Femurmetaphyse und die proximale Tibiametaphyse. Genetische Mutationen sind bei der Entstehung dieser Tumoren fundamental. Dies beweisen Patienten mit einem Retinoblastom (RB-Mutation) oder einem Li-Fraumeni-Syndrom (p53-Mutation). Bei älteren Osteosarkompatienten liegt oft ein sekundäres Osteosarkom vor, dem eine Bestrahlung (Strahlenosteosarkom) oder eine Ostitis deformans Paget (Paget-Osteosarkom) vorausgegangen ist.

Molekularpathologie: Vielfach sind Protoonkogene durch Hyperexpression aktiviert. In diesem Zusammenhang hervorzuheben sind c-fos mit entsprechendem Verlust der Transkriptionskontrolle und c-sis mit autokrinem Zyklus des Osteoblastenproliferators PDGF. Hinzu kommt in vielen Fällen noch die Läsion von Tumorsuppressorgenen mit Inaktivierung ihrer Genprodukte wie pRB100 und p53. Letzteres erklärt, weshalb Patienten mit einem Retinoblastom (RB-Gen-Defekt) oder einem Li-Fraumeni-Syndrom (p53-Gendefekt) um ein Hundertfaches häufiger an einem Osteosarkom erkranken. Bei den nichthereditären Osteosarkomfällen unterstützt eine Überexpression von MDM2 über eine p53-Bindung und konsektive Apoptosehemmung die Tumorentstehung. Je nachdem, welche Zytokine und Wachstumsfaktoren jeweils von den Tumorzellen abgegeben werden, steht die Proliferation von osteoblastenartigen Zellen mit Knochenneubildung (osteoplastische Osteosarkome), die Osteoklastenaktivität (osteolytische Osteosarkome) oder die Gefäßneubildung (teleangiektatische Osteosarkome) im Vordergrund.

Morphologie: Der radiologische und makroskopische Aspekt (Abb. 20.40) eines Osteosarkoms hängt wesentlich von der Beschaffenheit seiner Matrixkomponente ab:

- *osteoplastisches Osteosarkom:* radiologisch dichter, unscharf begrenzter Tumor wegen seiner osteosklerotischen Matrix;
- *osteolytisches Osteosarkom:* radiologisch weniger dicht wegen mottenfraßähnlicher Osteolyseherde (pathologischen Frakturen!), makroskopisch als hämorrhagischer Zellbrei auffallender Tumor.

Meist handelt es sich um osteolytisch-osteosklerotische Tumoren. Sie entwickeln sich subkortikal oder im Zentrum eines Knochens und wachsen als fischfleischartige grau-weiße Gewebemasse destruktiv in die Umgebung ein, so dass ein Großteil des Tumors extraskelettal zu liegen kommt (Abb. 20.40). Der Tumor bricht durch die Kortikalis durch und hebt das Periost ab. Darauf reagiert das Periost mit einer schalenartigen Knochenneubildung. Der dreieckförmige Schatten aus reaktiv neugebildetem Knochengewebe zwischen Kortex und den aufgeworfenen Periostenden wird als „Codman-Dreieck" bezeichnet. Es ist typisch, aber nicht diagnostisch beweisend für das Osteosarkom.

Histologisch ist der Tumor durch ein Nebeneinander von sarkomatösem Stroma und polymorphen, teils bizarren, mitotisch aktiven Spindelzellen, Tumorosteoid, Tumorknochen und oft auch Tumorknorpel gekennzeichnet. Wesentliches Merkmal eines Osteosarkoms ist dabei das „Tumorosteoid" (Abb. 20.40 c, d). Es wird von neoplastischen Osteoblasten gebildet, kann trabekulär oder flächig sein, schließt neoplastische Osteozyten ein und verkalkt analog zum normalen Knochengewebe. Die pluripotenten Tumorzellen bilden auch andere Matrizes. Je nach vorherrschendem Matrixtyp unterscheidet man osteoplastische (50% der Fälle), chondroplastische (25% der Fälle, Bevorzugung der Gesichtsregion) und fibroplastische Osteosarkome (25% der Fälle).

Klinik: Rasches, destruierendes und schmerzhaftes Tumorwachstum. Prädilektionsstelle: bei 80% der Patienten epiphysennaher Metaphysenbereich der langen Röhrenknochen. Daher besteht bei jeder knienahen, schmerzhaften Schwellung eines Kindes Osteosarkomverdacht! Frühzeitige hämatogene Metastasierung nach dem Kavatyp in die Lunge. Selten lymphogene Metastasierung oder Metastasierung in andere Knochen.

Therapieprinzip: Pathohistologische Diagnose → bei niedrig malignen Tumoren: Tumorresektion im Gesunden. Bei hoch malignen Tumoren: Erfassung der Chemosensitivität des Tumors durch MDR-1-Gen-Analyse (multi drug resistance gene) → präoperative Chemotherapie (COSS-Protokoll) → Chirurgie

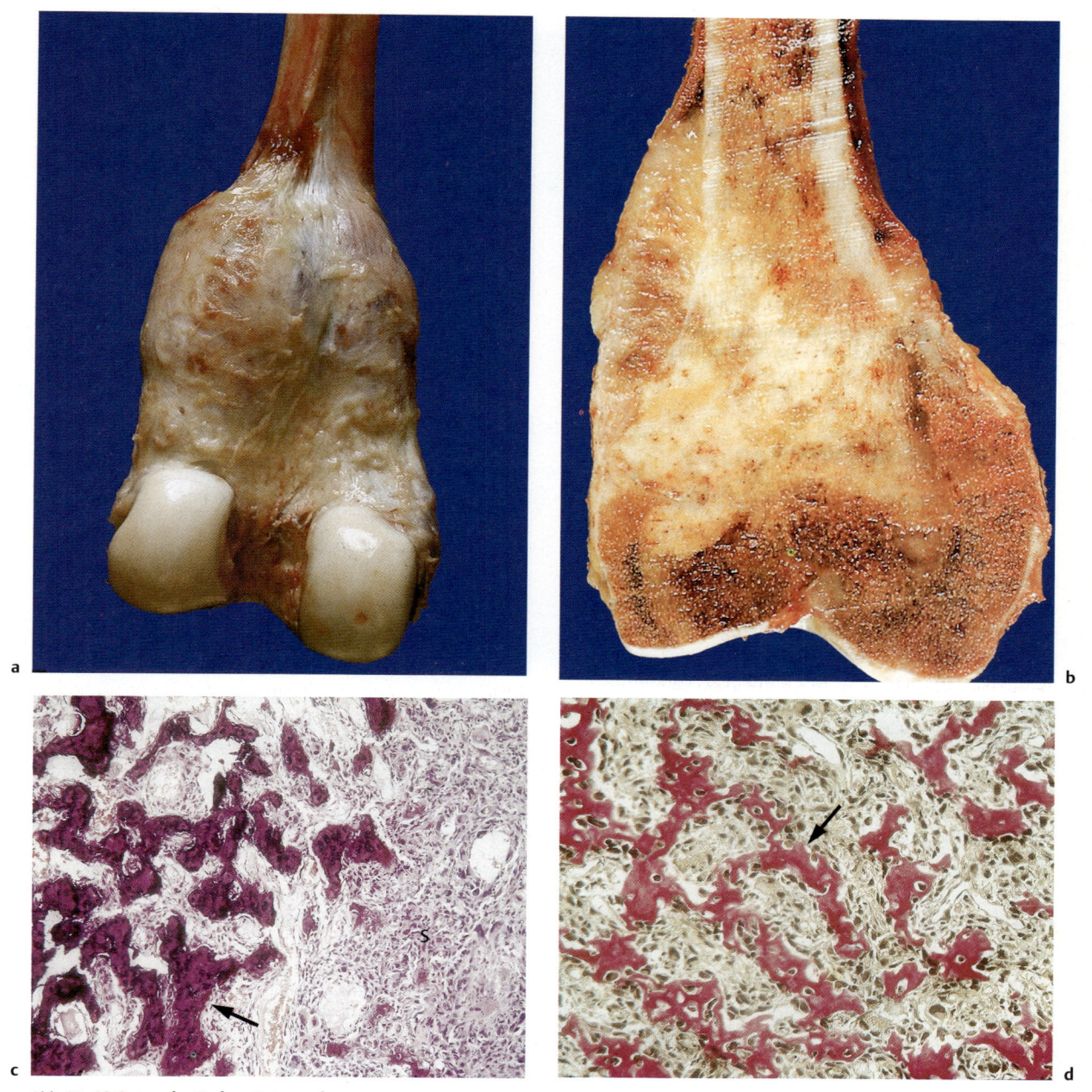

Abb. 20. 40 Osteoplastisches Osteosarkom:
a Distale Femurmetaphyse tumorös aufgetrieben (Original: Adler);
b Schnittfläche: Knochenzerstörung durch unscharf begrenzten Tumor mit Sklerosierungsherden;
c Histologisch Tumorknochenbälkchen inmitten eines sarkomatösen Stromas (S) (HE, Vergr. 1 : 60);
d im polymorphzelligen Tumorstroma typischerweise auch Tumorosteoid (Pfeil) vorhanden (vG, Vergr. 1 : 60).

(En-bloc-Resektion, Amputation) → postchemotherapeutische komplette histologische Aufarbeitung des Tumorpräparates (= Tumor-Mapping) mit Bestimmung der Tumorregression. Prognose hoch maligner Osteosarkome bei kombinierter Chemotherapie: 5-Jahres-Überlebensrate 75 %.

✚ **Sonderformen:**
- *Multifokales Osteosarkom* (1 % aller Osteosarkome): mehrere, syn- oder metachrone Tumorherde. Hoch maligner Tumor. Prognose: sehr schlecht.
- *Teleangiektatisches Osteosarkom* (4 % aller Osteosarkome): destruktiv-osteolytischer, hoch maligner Tumor mit Dominanz gewucherter Tumorgefäße, wenig Tumorosteoid und wenig Tumorknochen. Prognose: schlecht.
- *Paget-Osteosarkom* (sehr selten): hoch maligner, osteoplastischer Tumor auf dem Boden einer Ostitis deformans Paget. Prognose: sehr schlecht.
- *Strahlenosteosarkom* (selten): hoch maligner, meist osteoplastischer Tumor mehrere Jahre (bis 45 Jahre) nach Bestrahlung. Prognose: schlecht.
- *Kleinzelliges Osteosarkom* (sehr selten): hoch maligner Tumor. Prognose: schlecht.

- *Zentrales niedrig malignes Osteosarkom* (sehr selten): niedrig maligner, schmerzhafter Tumor an den Enden langer Röhrenknochen: Prognose: günstig.
- *Parosteales Osteosarkom* (5% aller Osteosarkome): niedrig maligner Tumor mit fibro-, osteo-, oft auch chondroblastischen Strukturen im parostealen Weichteilgewebe. Rezidivneigung. Kaum Metastasierung. Prognose: günstig.
- *Periostales Osteosarkom* (2% aller Osteosarkome): mittel- bis hoch differenziertes chondroblastisches Osteosarkom, das dem Knochenkortex aufsitzt (keine Markhöhleninvasion). Prognose: gut.
- *Hoch malignes Oberflächenosteosarkom* (sehr selten): hoch maligner Tumor auf den Enden langer Röhrenknochen mit Markrauminfiltration. Prognose: schlecht.
- *Extraskelettales Osteosarkom* (2% aller Osteosarkome): hoch maligner Tumor ohne Beziehung zum Skelettsystem. Prognose: schlecht.

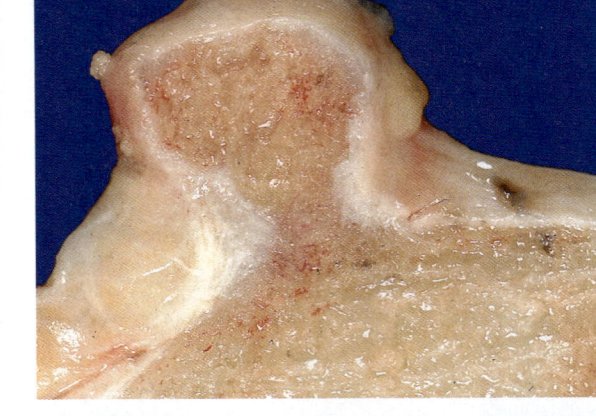

20.2.6.2
Chondrogene Tumoren

Osteochondrom

Syn.: kartilaginäre Exostose

Definition: Häufigster gutartiger Knochentumor in Form einer knöchernen Auftreibung an der Knochenaußenseite, die von einer Knorpelkappe überzogen wird und meist solitär, selten auch multipel im Rahmen der autosomal dominant vererbten „Exostosekrankheit" vorkommt.

Häufigkeit: 40% aller benignen Knochentumoren. Manifestationsalter: 2.–3. Lebensdekade (♂ > ♀).

Pathogenese: Vermutlich liegt eine Störung der enchondralen Ossifikation infolge subperiostaler Verlagerung epiphysären Knorpelgewebes zugrunde. Bei der Exostosenkrankheit beruht dies auf einer Mutation des EXT-1- und EXT-2-Tumorsuppressor-Gens[1] (Locus: 8q24.1; 11p11).

Morphologie: Radiologisch fällt der Tumor als pilzartige Vorwölbung auf, der breitbasig oder gestielt dem Knochen aufsitzt und deren Basis direkt in die ortsständige Kortikalis übergeht. Makroskopisch besteht der Tumor (Abb. 20.**41a**) im Resektionspräparat größtenteils aus reifem Knochengewebe, das von einer 0,1–3 cm dicken Knorpelschicht und periostalem Bindegewebe überzogen ist. Histologisch geht das oberflächliche hyalinknorpelige Gewebe in ein spongiöses Knochengewebe über. Dazwischen liegt eine Gewebeschicht, die dem Säulenknorpel der Epiphysenfuge gleicht (Abb. 20.**41b**) und die enchondrale Ossifikation nachahmt.

Klinik: Meist asymptomatische Läsion. Gelegentlich Verdrängungssymptomatik wie Nervenreizung, pathologische Fraktur. Prädilektionsstellen: Metaphysenregion langer Röhrenknochen, grundsätzlich können alle durch enchondrale Ossifikation gebildete Knochen betroffen sein. Heilung durch chirurgische Abtragung der Knorpelkappe. Bei älteren Patienten kann die Knorpelkappe verknöchern. Prognose: gut. Rezidiv: in 2% der Fälle. Maligne Entartung bei weniger als 1%.

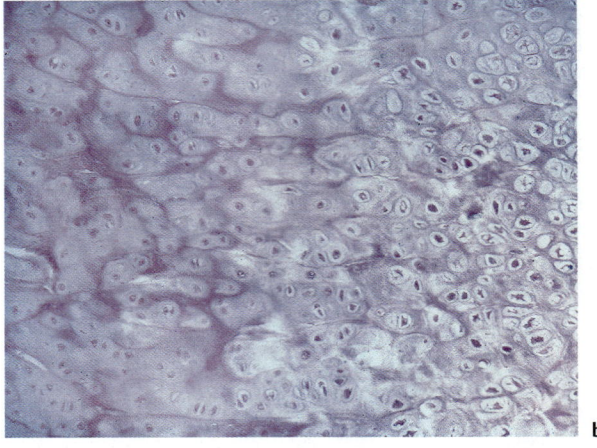

Abb. **20. 41 Osteochondrom:**
a Der Tumor wächst polypoid gewissermaßen aus der Kortikalis heraus.
b Das Tumorgewebe besteht aus isomorphen Chondrozyten in typischen Knorpelzelllakunen. Teilweise imitieren die Tumorzellen auch die epiphysäre Blasenknorpelzone (HE, Vergr. 1 : 40).

Exostosenkrankheit: multiple Tumoren im Schulter-, Knie-, Knöchelbereich, maligne Entartung bei 1–5% der Patienten zu einem Chondrosarkom.

Enchondrom

Definition: Zweithäufigster gutartiger, meist solitärer, im Zentrum der Knochenmarkhöhle liegender Tumor aus reifem hyalinem Knorpelgewebe mit topographieabhängiger Dignität.

Häufigkeit: etwa 20% der benignen Knochentumoren. Hauptmanifestationsalter: 2.–6. Lebensdekade (♂ = ♀).

Pathogenese: Tumorherleitung vermutlich von Resten der Epiphysenfuge mit konsekutiver, langsam proliferierender Größenzunahme.

Morphologie: Radiologisch fällt der Tumor als zystische Aufhellung im Knochenzentrum auf, die im Innern popcornförmig verdichtet ist (Kalkschatten). Der betroffene Knochenabschnitt ist meist kolbig aufgetrieben; die Kortikalis ist von innen her gelegentlich endostal arrodiert

---

[1] EXT (= extraordinary zone). Sein Genprodukt ist eine Glycosyltransferase → Polymerisierung von Heparansulfat

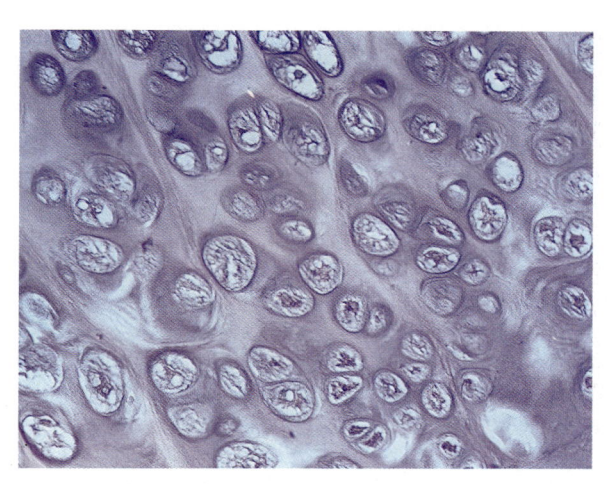

Abb. 20.42 Enchondrom aus Knorpelgewebe mit kleinen, jedoch isomorphen Chondrozyten in unterschiedlicher Zelldichte; unregelmäßig große Chondrome (= OH) (HE, Vergr. 1 : 40)

aber erhalten. Makroskopisch imponiert der Tumor als intramedulläres, milchig-bläuliches Knorpelgewebe (Abb. 20.42). Histologisch sieht man inmitten des ursprünglichen Spongiosagerüstes ein knotig geliedertes, hyalines Knorpelgewebe mit mäßiger Zelldichte aus reifen Chondrozyten, die umgeben von einer basophilen Knorpelmatrix in unterschiedlich weiten Brutkapseln (Chondronen) liegen (Abb. 20.42). Die Knorpelgrundsubstanz kann hier und dort verkalken.

+ Klinik: Symptomarme, meist zufällig entdeckte Tumoren (gelegentlich Spontanfrakturen!), mit sehr langsamem Wachstum. Prädilektionsstellen: Phalangen der Füße und – oft als multiple Tumoren – auch der Hände.

+ Dignitätsbeurteilung: Oft schwierig, da hoch differenzierte Chondrosarkome heterogen aufgebaut sein und enchondromähnliche Abschnitte enthalten können. Zur Dignitätsbeurteilung müssen Histologie, Radiologie, Klinik und Tumorlokalisation einbezogen werden:
- *kurze Röhrenknochen der Extremitäten:* gute Prognose (Rezidivneigung bei unvollständiger Exzision);
- *Rippen:* fakultative Tumormalignität trotz unauffälliger Histologie;
- *lange Röhrenknochen:* meist niedrig maligne Chondrosarkome; Tumorausbreitung oft über die ganze Schaftbreite; große Rezidivneigung;
- *Becken:* bei Diagnosestellung bereits maligne Tumoren.

+ Multiple Enchondrome (Enchondromatose): Nichterbliche Entwicklungsstörung der enchondralen Ossifikation wegen Deregulierung des PTHrP (s. S. 1132) in Form multipler Enchondrome in den Meta- und Diaphysen verschiedener Knochen.
- *Morbus Ollier:* Enchondrome beschränkt auf eine Gliedmaße, eine Körperhälfte oder bilateral entwickelt. Tumorregressionsneigung während Skelettreifung. Selten Entwicklung von Chondrosarkomen.
- *Mafucci-Syndrom:* Enchondromatose, kombiniert mit Weichteilhämangiomen. Große Neigung zur Entwicklung maligner Skelett- oder Viszeraltumoren.

+ Therapie: vollständige Resektion. Bestrahlungs- und Chemotherapie sind wirkungslos und kontraindiziert.

Chondroblastom

Syn.: Codman-Tumor

Definition: Seltener gutartiger Knorpeltumor in der Epiphyse langer Röhrenknochen aus chondroblastenartigen Zellen mit interponierten resorptiven Riesenzellen in einer gitterförmig verkalkten Knorpelmatrix (daher frühere Bezeichnung: „epiphysealer chondromatöser Riesenzelltumor").

Häufigkeit: < 1% aller Knochentumoren. Manifestationsalter: 2. Lebensdekade (♂:♀ = 3:2).

Morphologie: Radiologisch fällt der Tumor als eine in der Epiphyse befindliche, zentrale Osteolyse mit schmaler Randsklerose und feinfleckigen Verkalkungen auf. Makroskopisch besteht er aus einem weißlichblauen, derb-elastischen, gelegentlich zystischen Tumorgewebe. Histologisch ist er aus unterschiedlich großen knotigen Herden chondroiden Gewebes aufgebaut, das scharf begrenzte Chondroblasten mit isomorphen Kernen enthält. Die einzelnen Tumorzellen werden in 35% der Fälle von linienförmiger verkalkter Matrix umsäumt. Dazwischen liegt ein zellreiches Granulationsgewebe mit zahlreichen mehrkernigen histiozytären Riesenzellen (oft Verwechslung mit Osteosarkom). Ein Drittel aller Chondroblastome ist mit Strukturen einer aneurysmalen Knochenzyste kombiniert.

+ Klinik: Der Tumor macht meist durch Schmerzen auf sich aufmerksam. Wachstum: langsam, wenig aggressiv. Prädilektionsstelle: Epiphysen langer Röhrenknochen.

+ Therapie: Entfernung durch Kürettage. Rezidivneigung in 5% der Fälle. Sehr selten pulmonale Metastasierung nach Tumoreinschwemmung durch pathologische Fraktur oder wiederholte Kürettage. Prognose: gut.

Chondromyxoidfibrom

Definition: Sehr seltener, benigner Tumor aus einem teils chondroiden, teils myxoiden Gewebe in der Metaphyse langer Röhrenknochen.

Häufigkeit: seltenster Knorpeltumor (0,5% aller Knochentumoren). Manifestationsalter: 2. und 3. Lebensdekade (♂ > ♀).

Morphologie: Radiologisch fällt der bis zu 10 cm große Tumor als sehr scharf begrenzter, rein osteolytischer Defekt im Metaphysenzentrum mit glatter Innenkontur langer Röhrenknochen auf. Er kann gelegentlich den Knochen auftreiben und sich bis in die Epiphyse hinein erstrecken. Makroskopisch findet sich ein grau-weißlicher, lappiger Tumor, der aus dem umgebenden Knochengewebe herausquillt. Histologisch besteht er aus knotenförmigem hyalin-chondroidem Gewebe, das in der Knotenperipherie zelldichter ist als im Zentrum. Die beteiligten Zellen sind vielzipflig chondroid und enthalten rundlichovaloide, oft größenvariable Zellkerne. Zwischen den Knoten liegt ein fibrös-septiertes myxoides Gewebe aus kleinen spindelförmigen Zellen. Hier und dort sind osteoklastäre Riesenzellen eingestreut. Gelegentlich Assoziation mit einer aneurysmalen Knochenzyste.

Klinik: Ziehende Schmerzen, pathologische Fraktur. Lokal destruktives Wachstum. Wegen lobuliertem Tumoraufbau große Rezidivneigung (25% der Patienten). Keine Metastasierung. Prädilektionsstellen: Metaphysen langer Röhrenknochen oder ubiquitär. Therapie: vollständige En-bloc-Resektion → gute Prognose.

Chondrosarkom

Definition: Zweithäufigste Gruppe maligner Knochentumoren, denen die Bildung einer chondroiden Matrix gemeinsam ist. Je nach Entstehungsgeschichte unterscheidet man folgenden Formen:
- *primäres Chondrosarkom*: spontan und direkt aus dem ortsständigen Knorpelgewebe sich entwickelnder Tumor;
- *sekundäres Chondrosarkom*: aus einem zunächst gutartigen Knorpeltumor hervorgegangener Tumor.

Häufigkeit: halb so häufig wie Osteosarkome. Altersgipfel: 5. und 7. Lebensdekade (♂:♀ = 3:1).

Molekularpathologie: Für die Tumorigenese der sekundären Chondrosarkome zeichnet sich eine genetisches Modell ab, von dem bislang folgende Schritte bekannt sind:
- Durch Inaktivierung der Tumorsuppressorgene EXT-1 und 2 und durch konsekutive Abregulierung von PTHrP (S. 1132) und FGF wird deren Signalweg so gestört, dass die Zellen der Proliferationszone im epiphysären Säulenknorpel nicht zu postmitotischen Blasenknorpelzellen umgewandelt werden, sondern zu einem umschriebenen Tumor an der Grenze des Epiphysenknorpels heranwachsen: es entsteht ein Osteochondrom.
- Durch Aufregulierung von PTHrP und von c-bcl-2, durch Aktivierung der Onkogene c-myc und c-H-ras sowie durch zusätzliche Inaktivierung von weiteren Tumorsuppressorgenen wie RB und TP53 kommt es zur Immortalisierung, Proliferationsentgleisung der Chondrozyten und zur Destabilisierung ihres Genoms: es entsteht ein niedrigmalignes Chondrosarkom mit aneuploiden Zellen.
- Durch Mutation von Matrixmetalloproteinasen (MMP 1, 2, 9, 14) und durch Mutation derer Gewebeinhibitoren TIMP-1 und 2 (tissue inhibitor of metalloproteinases) wird die Zell-Matrix-Interaktion aufgehoben. Dadurch können die Tumorzellen den Zellverband verlassen, in Gefäße eindringen und metastasieren: es entsteht ein hochmalignes Chondrosarkom mit polyploiden Zellen.

Morphologie: Radiologisch ist für die Chondrosarkome folgender Befund pathognomonisch: Auftreibung des betroffenen Knochens, kombiniert mit einer Kortikalisverdickung, sowie ein Nebeneinander von radiologischen Aufhellungen und stippchenförmigen Verkalkungen. Bei raschem Tumorwachstum kommt noch eine mottenfraßähnliche Osteolyse hinzu. Makroskopisch sieht man auf der Schnittfläche des befallenen Knochenabschnittes ein grauglasiges Tumorgewebe mit Blutungen und fleckförmigen Verkalkungen (Abb. 20.43a). Histologisch fällt der lappige Aufbau der Knorpelgeschwulst auf. Es finden sich unterschiedlich große Knoten aus hyalinem Knorpelgewebe, die eine variable Zelldichte aufweisen und von schmalen Bindegewebesepten abgegrenzt werden (Abb. 20.43b). Innerhalb der Geschwulstknoten liegen polymorphe Knorpelzellen mit oft bizarren hyperchromatischen Zellkernen. Mitosen sind selten. Tumorgraduierung:
- *Grad-I-Chondrosarkome:* histologisches Bild wie Enchondrom, aber mit invasivem Wachstumsverhalten;
- *Grad-II-Chondrosarkome:* größere Zelldichte und Zellkerne als Grad-I-Tumoren;
- *Grad-III-Chondrosarkome:* hohe Zelldichte, deutliche Kernatypien.

Klinik: Langsam, jedoch stetig wachsender, schmerzender Tumor in Nähe des Achsenskeletts. Prädilektionsstelle: Epiphysen langer Röhrenknochen mit Ausdehnung auf Metaphysen, Hauptlokalisation: Stammskelett einschließlich Schultergürtel, proximalem Femur und proximalem Humerus, selten distale Extremitätenabschnitte. Tumoren über 10 cm sind dabei aggressiver als kleinere Tumoren. Hohe Rezidivneigung bei unvollständiger Tumorentfernung. Gefahr von Implantationsmetastasen im Biopsiekanal. Grad-I-Tumoren metastasieren praktisch nie, Grad-II-Tumoren bei 75% der Patienten spät hämatogen nach dem Kavatyp, mit Bildung langer intravasaler Tumorzapfen. Regionäre Lymphknotenmetastasen sind sehr selten.

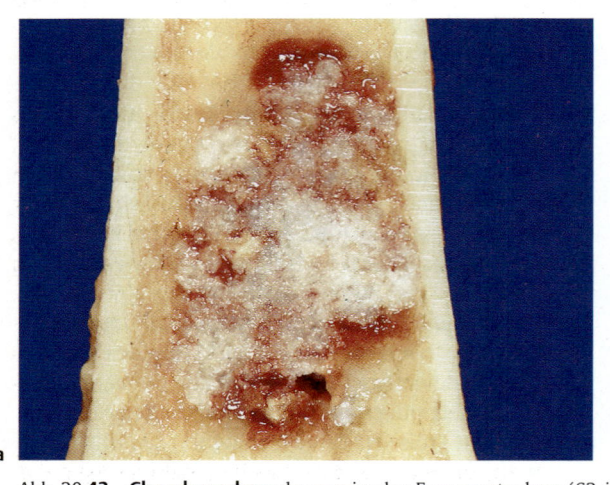

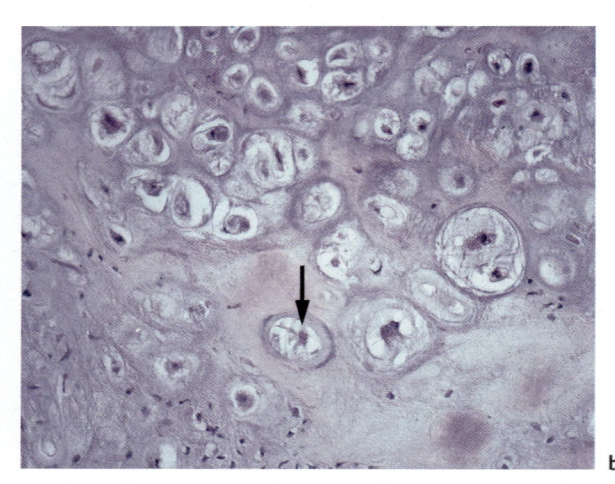

Abb. 20.43 Chondrosarkom der proximalen Femurmetaphyse (62-jährige Frau):
a Großer intraossärer Tumoranteil mit knotigem und lappigem Aufbau (Pfeil);
b Histologisch zellreiches, knotig aufgebautes Tumorgewebe, in dem, unterschiedlich dicht gelagert, polymorphe Knorpelzellen mit hyperchromatischen Kernen (Pfeil) liegen (HE, Vergr. 1:40).

+ Therapie: Radikale operative Tumorentfernung unter Mitentfernung des Biopsiekanals. Bestrahlung und Chemotherapie sind wirkungslos.

20.2.6.3
Fibrogene Tumoren

Ossifizierendes Fibrom

Definition: Seltener gutartiger Tumor vorwiegend im Zentrum des Kieferknochens mit Neubildung von Kollagenfasern und interponiertem spongiösem Knochengewebe, der durch sein expansives Wachstum das Gesicht deformiert.

Morphologie: Makroskopisch ein grauweißer, fester, mit dem Messer schneidbarer Tumor. Histologisch finden sich in einem fibrösen Stroma netzartig verbundene, unterschiedlich gut ausdifferenzierte Faserknochenbälkchen, denen im Gegensatz zur fibrösen Dysplasie Osteoblastensäume anliegen.

+ Klinik: Wegen des progredienten Wachstums muss die Geschwulst operativ entfernt werden. Die Prognose ist gut.

Desmoplastisches Fibrom

Definition: Seltener Knochentumor aus einem kollagenfaserreichen, zellarmen Bindegewebe mit lokal destruktivem und invasivem Wachstum

Der Tumor tritt in jedem Lebensalter und in jedem Knochen auf, bevorzugt aber lange Röhrenknochen (♂ : ♀ = 1 : 1).

Morphologie: Radiologisch unregelmäßig begrenzte Osteolyse. Makroskopisch handelt es sich um einen grauweißen Tumor, der histologisch aus bandförmig angeordneten Kollagenfasern mit wenigen interponierten Mesenchymzellen besteht.

+ Klinik: Wachstumsverhalten wie Abdominalfibromatose (Desmoid). Rezidivneigung bei 25 % der Patienten. Keine Metastasierung. Therapie: Exzision im Gesunden. Abgrenzung gegenüber Fibrosarkomen!

Fibrosarkom

Definition: Sehr seltener, maligner, im Knochenmarkraum entstandener Knochentumor aus einem sarkomatösen Bindegewebe, in dem keine tumorösen Knochen-, Osteoid- oder Knorpelstrukturen ausdifferenzieren.

Prädilektionsalter: höheres Alter (♂ = ♀).

Morphologie: Der Tumor zerstört lokal weit das Knochengewebe → Osteolyseherd. Histologisch sind die Knochenfibrosarkome mit den Weichteilfibrosarkomen identisch.

+ Klinik: Dieser Tumor wächst relativ langsam und metastasiert spät. Er hat deshalb unter den malignen Knochentumoren eine recht günstige Prognose. Prädilektionsstelle: Kniergion.

+ Therapie: vollständige Resektion. Bestrahlung oder Chemotherapie sind wirkungslos und kontraindiziert – 25 % der Fibrosarkome entstehen sekundär auf dem Boden einer Bestrahlung.

20.2.6.4
Fibrohistiozytäre Tumoren

Malignes fibröses Histiozytom

Definition: Seltene, histogenetisch uneinheitliche Gruppe maligner Knochentumoren mit storiformer (strohmattenförmiger) Anordnung ihrer epithel- und/oder histiozytenähnlichen Tumorzellen als gemeinsame Charakteristik.

Häufigkeit: 20-mal seltener als Osteosarkome (♂ > ♀).

Morphologie: Histologisch gleicht das maligne fibröse Knochenhistiozytom seiner Weichteilvariante.

+ Klinisch macht sich der Tumor oft Monate und Jahre vor der Diagnose durch lokale Schwellung und Schmerzen bemerkbar. Prädilektionsstelle: lange Röhrenknochen. Häufig pathologische Fraktur. Therapie: chirurgische Entfernung; geringere Chemosensibilität als Osteosarkome. Prognose im Vergleich zu den anderen Knochenmalignomen günstiger.

Riesenzelltumor

Syn.: Osteoklastom

Definition: Seltener, lokal aggressiver, meist solitärer Knochentumor, der gering- oder hochgradig maligne ist, mit einer reaktiven Osteoklastenwucherung einhergeht (= Riesenzelltumor des Knochens) und histiozytäre Tumormarker exprimiert.

Manifestationsalter: 3. Lebensdekade (♂ = ♀).

Molekularpathologie: Es finden sich Telomerenläsionen des Chromosom 11 p in Form von Fusionen und Rearrangements mit Inaktivierung des WT1-Tumorsuppressorgens. Hinzu kommen Telomerkürzungen mit konsekutiver Genomvoralterung und -instabilität. Die Stromazellen sind neoplastisch proliferativ und exprimieren bestimmte Osteoblastenmarker; sie geben Zytokine ab, die über eine Makrophagenreifung und -fusion die örtlichen Osteoklasten rekrutieren → Osteolyse.

Morphologie: Radiologisch (Abb. 20.**44b**) fällt der Tumor als osteolytische, meist exzentrisch in der Epiphyse gelegene Läsion auf, die ohne Randsklerose die Kortikalis von innen her verdünnt und die Knochen nach außen auftreibt. Auch wenn die Kortikalis erhalten ist, besteht oft eine knöcherne Periostreaktion. Makroskopisch beobachtet man in der knöchernen Destruktionszone ein graurotes, weiches Tumorgewebe mit Zysten, Blutungen, Nekrosen und Trabekelresten. Ohne etwas über die biologische Wertigkeit der Osteoklastome auszusagen, werden aufgrund histologischer Kriterien folgende 3 Differenzierungsgrade unterschieden:

- *Grad I:* Tumor aus zahlreichen isomorphen, spindelförmigen Zellen und zahlreichen mehrkernigen Riesenzellen in einem lockeren, gefäßreichen Stroma mit nur wenig kollagener oder ossärer Matrix. Selten Mitosen. Eine reaktive Knochenneubildung in der Umgebung kommt vor (Abb. 20.**44a**).

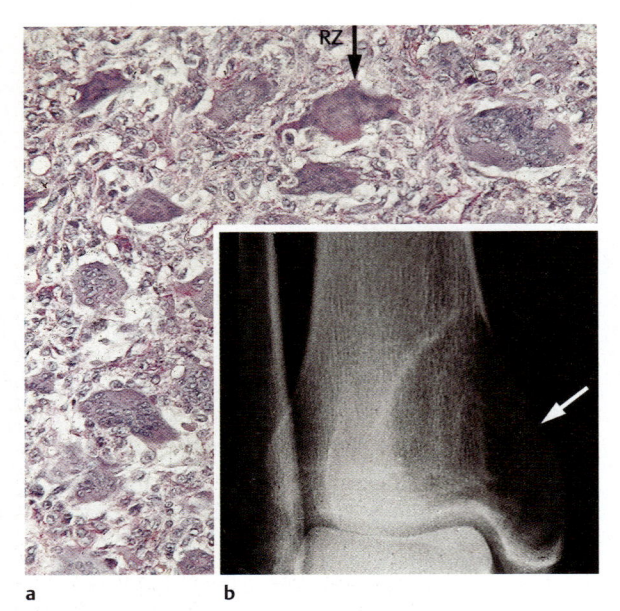

Abb. 20.44 Riesenzelltumor (Osteoklastom Grad I):
a Histologisch besteht das Tumorgewebe aus einem zellreichen Stroma, in dem in gleichmäßiger Verteilung zahlreiche mehrkernige Riesenzellen (RZ) mit isomorphen Kernen vorhanden sind (PAS, Vergr. 1 : 160).
b Röntgenologisch zeigt sich ein zystischer Osteolyseherd in der distalen Tibiaepiphyse, der weit in die Metaphyse hineinragt und keine begrenzende Randsklerose hat (Pfeil).

- *Grad II:* Tumor mit etwas prominenterem Spindelzellstroma und merklicher Kernpolymorphie sowie mitotischer Aktivität. Zahl und Größe der Riesenzellen sind geringer als bei Grad-I-Tumoren.
- *Grad III:* Tumoren mit beherrschendem sarkomatösem Stroma, ausgeprägter Zell- und Kernpolymorphie und nur wenigen Riesenzellen.

Klinik: Lokale Schmerzen (80%), leichte Schwellung (25%), Schwächegefühl in den Extremitäten, Bewegungseinschränkung, Spontanfraktur (15%). Prädilektionsstelle: Epiphysen langer Röhrenknochen (vor allem Knieregion) mit Ausbreitung in die Metaphysen. Prognose ist ungewiss. Rezidivbildung vor allem im Knie- und Beckenbereich bei über 50% der Patienten, maligne Entartung bei etwa 10%.

Therapie: Riesenzelltumoren müssen operativ vollständig entfernt werden. Bei Grad-I-Tumor: Kürettage oft ausreichend; bei Grad-II-Tumor: En-bloc-Resektion des befallenen Knochenabschnittes; bei Grad-III-Tumor: frühzeitig radikale Tumorentfernung (Amputation, Exartikulation). Bestrahlung nur als palliative Maßnahme wegen sekundärer maligner Entartung. Frühzeitige Lungenmetastasen.

20.2.6.5
Kleinzellige Knochentumoren

Sie gehen entweder von Lymphozyten- oder Plasmazellvorläufern (Plasmozytom) oder von undifferenzierten, histogenetisch noch nicht näher zugeordneten Zellen (Ewing-Sarkom) der Knochenmarkregion aus.

Medulläres Plasmozytom

Syn.: multiples Myelom, Morbus Kahler

Definition: Häufigster Knochentumor, der als monoklonale Proliferation von Plasmazellen des Knochenmarks herdförmig in einem Knochen (= solitäres Myelom), multizentrisch an mehreren Stellen (= multiples Myelom) oder als Rarität auch solitär außerhalb des Knochengewebes auftreten kann (extramedulläres Plasmoyztom). Er wird auch zu den Tumoren des hämatopoetischen Systems gerechnet.

Häufigste Tumorform des Knochengewebes und des Knochenmarks. Manifestationsalter: 6. – 7. Lebensdekade (♂:♀ = 3:2).

Molekularpathologisch liegt vielfach eine t(4;14)(p16;q32) Translokation vor, bei der die Gene für den Rezeptor-3 des Fibroblastenwachstumsfaktors (FGFR3) unter die Kontrolle des Promotor der Immunglobulinschwerketten kommen, so dass die Zellproliferation außer Kontrolle gerät.

Pathogenese: Die Tumorzellen exprimieren a) CD33 (myelomonozytärer Marker), b) GPIIb/IIIa (Megakaryozytenmarker) und c) Glykophorin (Erythrozytenvorläufermarker). Die Tumorzellen scheinen sich somit von hämatopoetischen Vorläuferzellen herzuleiten. Ein dominierendes formalpathogenetisches Element vor allem in der Spätphase des Plasmozytoms ist eine osteoklastäre Knochendestruktion (S. 1138). Sie beruht im Wesentlichen darauf, dass der physiologischerweise ausgeglichen operierende OPG-RANK-Ligand-Mechanismus aus dem Gleis geworfen wird, indem die Plasmozytomzellen im Tumor-/Stroma-Grenzbereich durch eine Zell-Zellinteraktion exzessiv RANK-Ligand exprimieren, wobei sie gleichzeitig die Produktion von Osteoprotegerin (OPG) herabschrauben und dessen Aktivität proteolytisch aufheben. Außerdem produzieren die Plasmozytomzellen im Übermaß Chemokine für Osteoklastenvorläuferzellen, die entsprechende Rezeptoren dafür besitzen. Resultat: Der osteoklastäre Knochenabbau dominiert über den osteoblastären Knochenanbau. → Osteolyse.

Morphologie: Radiologisch finden sich fleckige, osteolytische Spongiosazerstörungen, dazwischen osteosklerotische Verdichtungen. Die Kortikalis ist an diesen Stellen vielfach von innen her rattenfraßähnlich arrodiert und die Kompakta sichelförmig defekt. Platte (desmal verknöcherte) Knochen, wie die Schädelkalotte, werden vom Tumorprozess rasch durchlöchert („Schrotschussschädel", Abb. 20.**45a**). Makroskopisch trifft man im Markraum des befallenen Knochens auf eine gallertige, graurote, gelegentlich auch fischfleischartige Tumormasse. Da die Tumorzellen die Osteoklasten aktivieren, wird die umgebende Spongiosa samt innerer Kortikalis angenagt (Abb. 20.**45b**). Histologisch beobachtet man im Markraum einen dichten Zellrasen aus atypischen und polymorphen Plasmazellen (Abb. 20.**45c, d**).

Klinik: Lokalisation in jedem Knochen mit hämatopoetischem Knochenmark. Prädilektionsstellen: Wirbelkörper, Rippen, Becken, Schädeldach, Femur und Humerus. Symptomatik: lokal und systemisch:

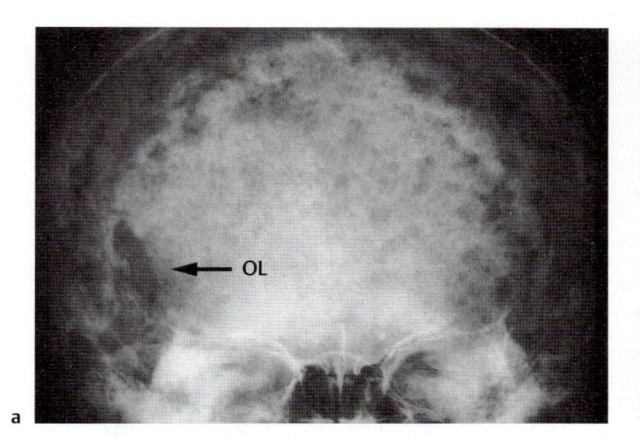

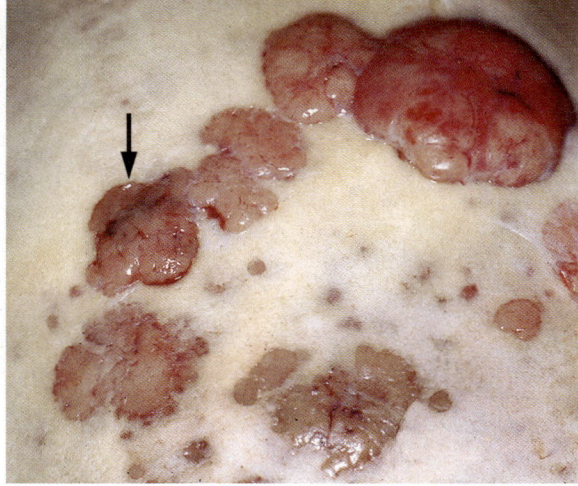

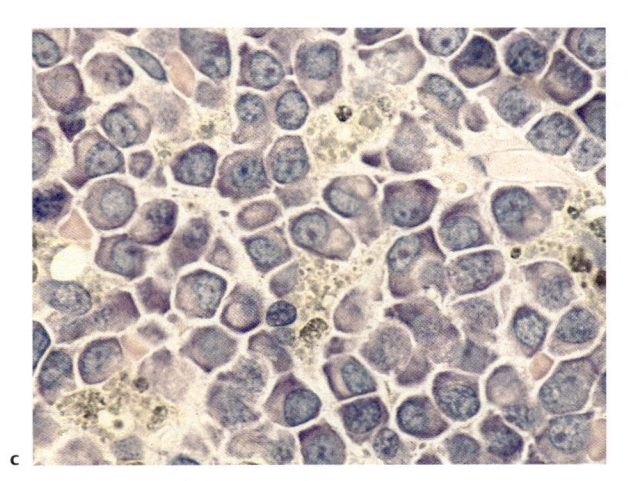

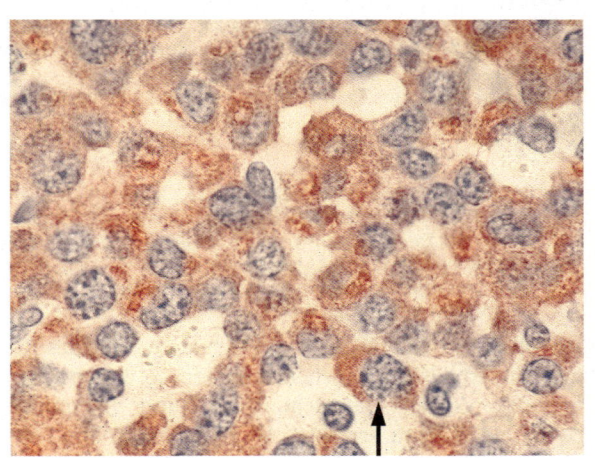

Abb. 20.45 Medulläres Plasmozytom:
a Radiologie: typischer „Schrotschussschädel" mit multiplen, unterschiedlich großen, scharfrandigen Osteolyseherden (OL);
b unterschiedlich große Osteolyseherde (Pfeil) in der Schädelkalotte;
c dichter neoplastischer pfeilmarkierter Plasmazellrasen im Knochenmark (Giemsa, Vergr. 1:200);
d immunhistochemischer Nachweis von monoklonalen λ-Ketten in Form eines exzentrisch braungefärbten Zytoplasmasaums (Pfeil) (PAAP, Vergr. 1:250).

- *Lokale Symptomatik*: Knochenschmerzen, Deformation und/oder Spontanfraktur der befallenen Skelettabschnitte.
- *Systemische Symptomatik*: Gewichtsverlust, Müdigkeit, außerdem:
  - *Hyperkalzämiesyndrom* (oft Erstsymptom) → neurologische Symptome wie Konfusion, Lethargie, Schlaflosigkeit;
  - *monoklonale Immunglobuline* (M-Protein) im Blutplasma (meist IgG, IgA und Leichtketten, seltener IgM und IgD) → Paraproteinurie und Bluthyperviskosität;
  - *Bence-Jones-Proteine*: In etwa 25% der Fälle werden die leichten Immunglobulinketten in der Niere ausgeschieden und sind immunelektrophoretisch oder durch Kochprobe im Urin nachweisbar → tubuläre Resorption → tubuläre Eiweißspeicherung → Plasmozytomniere (S. 820).
  - *AL-Amyloidose* (S. 45);
  - *Immundefekt* → Bronchopneumonie.

✚ Prognose: trotz Chemotherapie (Alkylanzien) infaust. Überlebensdauer 5–6 Jahre nach Erstdiagnose, unbehandelt 6–12 Monate.

Ewing-Sarkom

Definition nach WHO: Rundzelliger primärer Knochentumor, der keine Fasern bildet und dessen Zellen PAS-positives zytoplasmatisches Glykogen enthalten. Es handelt sich um einen hoch malignen Tumor, offenbar mit neuroektodermalen Eigenschaften.

Dritthäufigster Knochentumor, etwa 5% aller Knochentumoren. Prädilektionsalter: Kindes- und frühes Erwachsenenalter (♂ > ♀).

Molekularpathologisch sind für das Ewing-Sarkom (ebenso wie für den primitiven neuroektodermalen Tumor, = PNET) folgende Läsionen typisch:
- *Expression von CD99* kodiert durch das MIC2-Gen
- *Reziproke Translokation* t(11;22)(q24;q12) (häufig, 90% der Fälle): Die entsprechenden Bruchstellen tangieren auf Chromosom 22 das Ewing-Sarkom-Gen (EWSR1), das eine RNA-Kontrollfunktion hat, und auf Chromosom 11 das FLI-1 Gen aus der c-ets Protoonkogenfamilie, das die Transkription in Gang setzt. Durch die Translokation werden Bruchstücke der beiden Gene zusammengefügt. Ihr Fusionstranskript lässt die Proliferation der betreffenden Zelle entgleisen.

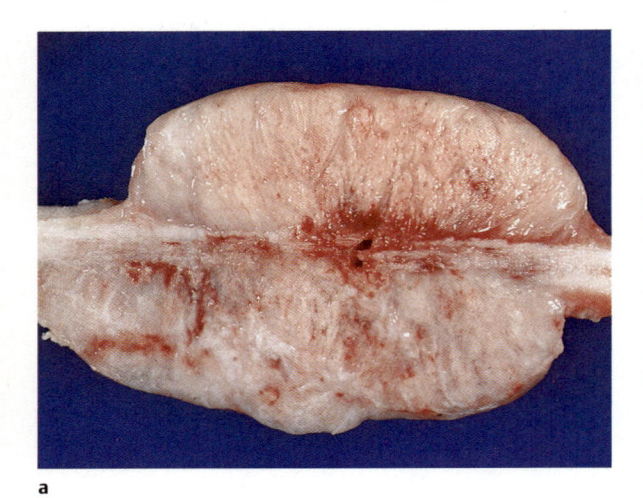

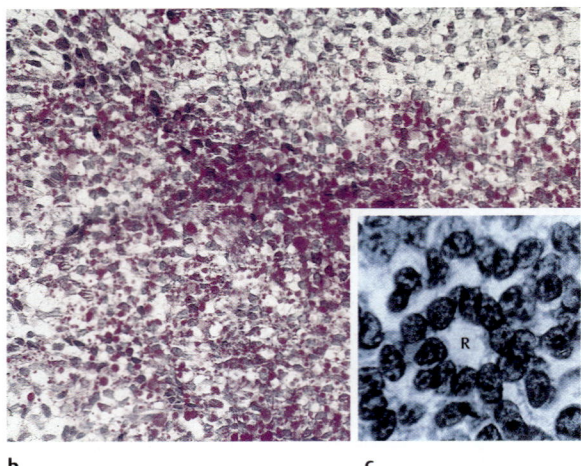

Abb. 20.46 Ewing-Sarkom, Makroskopie und Histologie:
a Der Tumor ist auf der Schnittfläche markig, zerstört osteolytisch den Knochen und infiltriert die Umgebung (Original: Adler).
b Der Tumor besteht aus kleinen, zytoplasmaarmen Rundzellen, die im Zytoplasma purpurrot gefärbtes Glykogen enthalten (PAS, Vergr. 1:150).
c Die Tumorzellen sind ähnlich wie neuroektodermale Zellen, gelegentlich auch pseudorosettenartig (R) angeordnet (HE, Vergr. 1:450).

– *Reziproke Translokation* t(21;22)(q22;q12) (selten, 10% der Fälle): Die entsprechenden Bruchstellen tangieren auf Chromosom 22 das Ewing-Sarkom-Gen (EWSR1), das eine RNA-Kontrollfunktion hat, und auf Chromosom 21 das ERG-Gen. Auch das daraus resultierende Fusionstranskript dereguliert die Proliferation der betroffenen Zellen.

Morphologie: Radiologisch lässt sich nur ein Teil des Tumors innerhalb des Knochens erfassen, so dass bei der makroskopischen Untersuchung der Tumor viel größer ist als radiologisch vermutet. Ist ein langer Röhrenknochen betroffen, so wird er durch den Tumor spindelig aufgetrieben, die Kortikalis über längere Strecken aufgeblättert und durchbrochen. Der Tumor dringt in das Periost ein und hebt es ab. Darauf reagiert das Periost mit einer mehrschichtigen Ossifikation, was radiologisch als „Zwiebelschalenbild" bezeichnet wird. Sind flache und dünne Knochen wie Becken und Rippen betroffen, so beherrscht die lokale Knochendestruktion mit Kortikalisdurchbruch das Bild.

Makroskopisch ist das Tumorgewebe matschig-graurot und wird von Blutungen und Nekrosen durchsetzt (Abb. 20.46a). Histologisch besteht der Tumor aus zellreichem, von unregelmäßigen, meist bandförmigen Nekrosen durchsetztem Gewebe, das oft nur noch um die kleinen Gefäße herum erhalten ist. Das spärliche Tumorstroma besteht lediglich aus schmalen Bindegewebesepten. Ein Retikulumfasergerüst fehlt (Abb. 20.46b, c). Die kleinen runden Zellen bilden teilweise Pseudorosetten und enthalten einen kleinen rundlichen Kern mit grobschollig verteiltem Chromatin. In ihrem spärlichen Zytoplasma lässt sich – was für den Tumor pathognomonisch ist – reichlich PAS-positives Glykogen nachweisen. Die Tumorzellen verdrängen die Osteoblasten, während die Osteoklasten ihre osteolytische Tätigkeit beibehalten, so dass das umgebende Knochengewebe osteolytisch zerstört wird.

Klinik: Symptomatisch Nachahmung einer Osteomyelitis mit lokaler Schwellung, Überwärmung und Schmerzen sowie mit Fieber, Anämie, Leukozytose und erhöhter BSG. Spontanfraktur in 10% der Fälle. Rasche Tumorausbreitung im Markraum. Prädilektionsstellen: Diaphysen langer Röhrenknochen und Beckengürtel. Frühe hämatogene Metastasierung vom Kavatyp in Lunge, Leber und andere Knochen.

Therapie: prächirurgische Chemotherapie (CESS-Protokoll) mit Tumorverkleinerung, -regression → Tumorresektion → postoperative Chemotherapie (Nachbestrahlung) → 5 Jahres-Überlebensrate bei Extremitätentumor über 60%; 5 Jahres-Überlebensrate bei alleiniger chirurgischer Behandlung 5%.

Metastasen

Knochenmetastasen sind sekundäre Knochentumoren. Die meisten Skelettmetastasen sind multipel. Nierenzellkarzinome und Schilddrüsenkarzinome setzen jedoch bevorzugt solitäre Knochenmetastasen. Die Tumorzellen werden meist auf hämatogenem Wege über die Aa. nutritiae in den Knochenmarkraum oder über die prävertebralen Venenplexus in den Knochen ausgesät. Dabei wird generell das Achsenskelett (> 60% LWS), daneben aber auch Femur, Rippen und Schädel bevorzugt. Die Absiedelung von Tumorzellen im Knochengewebe führt entweder zur Knochenauflösung oder zur Osteoneogenese. Dementsprechend unterscheidet man osteoplastische und osteolytische Metastasen. Oft sind aber bei den Knochenmetastasen beide Prozesse gleichzeitig zu beobachten.

Osteoplastische Metastasen

Einige Tumoren wie Prostata-, Mamma-, Magen- und Harnblasenkarzinome bilden osteoblastenstimulierende Faktoren und rufen eine Neubildung von Geflechtknochen hervor, dessen Mineralisierung zu einer Hypokalzämie führen kann. Damit verbunden ist eine Erhöhung der alkalischen Phosphatase im Serum.

Osteolytische Metastasen

Bei einigen Tumoren wie Nieren-, Schilddrüsen-, Mammakarzinom und Plasmozytom setzen die Tumorzellen Faktoren wie TGF-α, PDGF, Interleukine, parathyreoideaartige Proteine und osteoklastenaktivierenden Faktor frei, die bereits physiologischerweise die Osteoklastenneubildung und -aktivierung in Gang setzen. Infolgedessen wird Knochengewebe abgebaut; die Serumcalciumwerte sind erhöht, die Serumwerte der alkalischen Phosphatase kaum. Radiologisch sind solche Metastasen an feinfleckigen Aufhellungszonen mit Kortikalisdurchbruch und Weichteilinfiltraten erkennbar.

Pathologische TNM-Klassifikation der Knochentumoren (gilt nicht für juxtakortikale Osteosarkome, juxtakortikale Chondrosarkome, Lymphome und Plasmozytome):

pT1	Tumor ≤ 8,0 cm,
pT2	Tumor > 8,0 cm,
pT3	diskontinuierlich befallener Knochen,
pN1	regionäre Lymphknotenmetastasen,
pM1a	Lungenmetastasen,
pM1b	andere Fernmetastasen.

20.3 Gelenke

Die einzelnen Skelettteile werden durch Gelenke miteinander verbunden. Ein glatter Hyalinknorpel bedeckt die artikulierenden Gelenkflächen. Die Synovia in der Gelenkhöhle, die von Synovialmembran und fibröser Gelenkkapsel umgeben wird, erlaubt gewissermaßen als „Gelenkschmiere" einen reibungslosen Bewegungsablauf. Diese Gewebe können Ausgangspunkt verschiedener Krankheiten sein. Den **metabolischen Läsionen** wie Arthrose, Menisko- und Diskopathie liegen Krankheiten zugrunde, deren initiale Störung die Chondrozyten oder extrazelluläre Matrix betreffen und nicht als entzündlich-zelluläre, sondern als „degenerative" Gewebeläsion auffallen. Bei den **entzündlichen Läsionen** spielt sich der krankmachende Prozess primär in der Synovialmembran, der Gelenkkapsel, ab. Bei einem Teil dieser Entzündungen wie der infektiösen und reaktiven Arthritis ist die Ursache bekannt, bei der überwiegenden Anzahl der chronischen Gelenkentzündungen liegt sie weiter im Dunkeln (rheumatoide Arthritis). Alle diese Gelenkerkrankungen können beim Menschen zu **funktionellen Läsionen** führen, die seinen aufrechten Gang schwierig und schmerzhaft machen oder seine Finger verkrüppeln und damit seine Lebensqualität einschränken.

20.3.1 Metabolische Läsionen

Allgemeine Definition: Mit dieser Bezeichnung wird eine Gruppe primär nicht entzündlicher Krankheiten zusammengefasst, die auf einer Funktionsstörung der Chondrozyten und/oder der extrazellulären Matrix beruhen.

Allgemeine Pathogenese: Kausalpathogenetisch lassen sich diese Gelenkerkrankungen wie folgt einteilen:
- *Mechanische Über-/Fehlbelastungen:* Sie führen zu Arthrose, Menisko- oder Diskopathie.
- *Ablagerungen von Stoffwechselprodukten* wie Urat bei der Gicht, Pyrophosphat bei der Pseudogicht, Homogentisinsäure bei der Ochronose, Eisen bei der Hämochromatose und Hämophilie nach Gelenkblutung. Sie lösen metabolische Arthropathien aus.

20.3.1.1 Arthrose

Syn.: Arthrosis deformans, Osteoarthrose, angloamerikanisch: Osteoarthritis

Definition: Häufigstes, auch als „degenerative Gelenkerkrankung" bezeichnetes Reaktionsmuster der Gelenke, das progredient verlaufend zu einer vollständigen Zerstörung des Gelenkknorpels führt, in variablem Umfang von einer Entzündungsreaktion begleitet ist und letztlich in ein Gelenkversagen einmündet (terminale Läsion).

An einer Arthrose leiden etwa 15 % der Weltbevölkerung. Die Häufigkeit nimmt mit steigendem Lebensalter, insbesondere bei Frauen, zu. Altersgipfel: 65. Lebensjahr.

Pathogenese: Ätiologisch unterscheidet man folgende Arthroseformen:
- *primäre Arthrose* (95% der Fälle): unbekannte Ursache, assoziiert mit steigendem Lebensalter;
- *sekundäre Arthrosen* (5% der Fälle); bei jüngeren Patienten auftretende Gelenkaffektion a) bei gestörter Gelenkmechanik wegen angeborenen Gelenkfehlstellungen, b) bei Gelenküberlastung wegen Übergewicht, c) bei mikro-/makrotraumatischer Gelenkschädigung oder d) bei Systemerkrankungen wie Diabetes mellitus, Akromegalie, Ochronose, Hämochromatose oder Hämophilie.

Pathogenetisch handelt es sich um ein multifaktoriell ausgelöstes, perpetuierendes Reaktionsmuster der artikulierenden Gelenkkörper, dem folgende, vermutlich sich überlagernde Mechanismen zugrunde liegen:

- *Chondrozytäre Chondrolyse:* Bei der Arthrose bilden die Knorpelzellen proinflammatorische Zytokine wie IL-1 und TNFα. Diese bewirken, dass die Knorpelzellen Metalloproteinasen in die Extrazellulärmatrix abgeben, die Kollagen Typ II und Proteoglykane (Aggrekane) abbauen. Außerdem wird die Prostaglandinbildung angekurbelt, welche die Begleitsynovialitis unterhält.
- *Chondrozytenschwund:* Vermutlich aufgrund unphysiologischer Belastungen wird in den Chondrozyten der programmierte Zelltod in Form einer Apoptose ausgelöst, so dass der Gelenkknorpel einer numerischen Atrophie anheimfällt.

Beide Mechanismen münden in eine gemeinsame Endstrecke ein: Die für die Eigenelastizität des Gelenkknorpels verantwortlichen Aggrekane (Proteoglykane) verschwinden. Dadurch wird seine mechanische Belastbarkeit herabgesetzt, so dass zunächst oberflächliche, später auch tiefere Knorpelschichten abgerieben werden und der Knorpel allmählich verschwindet. Im weiteren Verlauf gesellen sich zur arthrotischen Knorpeldestruktion noch eine Synovialitis und eine subchondrale Knochenverdichtung hinzu. Diese subchondrale Hyperostose ist zumindest teilweise Ausdruck dafür, dass kleinere gelenknahe Knochendestruktionen repariert werden.

Morphologie: Die frühesten arthrotischen Gelenkveränderungen bestehen makroskopisch darin, dass die Knorpeloberfläche matt und etwas rau wird. Histologisch liegt das an einer Verarmung des Knorpelgewebes an Aggrekanen und an einzelnen vertikal zur Oberfläche verlaufenden Fissuren. Mit fortschreitendem Knorpelschwund reißt die Knorpelmatrix in den gewichtexponierten Gelenkstellen makroskopisch erkennbar ein. Histologisch sind nun tiefe, vertikal und horizontal verlaufende Fissuren ausgebildet (Abb. 20.**47**), so dass sich der Gelenkknorpel portionenweise vom subchondralen Knochen ablöst. Oft versuchen die zurückgebliebenen Chondrozyten den Defekt auszugleichen und vermehren sich in Form zellreicher Herde (Knorpel-„Brutkapseln"). Ihre Syntheseleistung reicht jedoch nicht aus, den Defekt zu decken. Die aus dem artikulären Knorpelüberzug herausgelösten Knorpelfragmente gelangen mit der Synovia in die Synovialmembran, wirken als Fremdkörper und unterhalten in Form einer „Detritussynovialitis" die Begleitentzündung der Gelenkinnenhaut. Mit der Zeit wird schließlich der gesamte Gelenkknorpel abgerieben, so dass der subchondrale Knochen (knöcherne Deckplatte) wie poliertes Elfenbein aussieht (Eburnisierung).

Im residualen Knorpelgewebe der Randzone läuft die Zerstörung weiter ab. Der Knorpeldefekt wächst. Die für das Knochengewebe unphysiologische Reibebewegung fördert den Untergang von Knochengewebe unmittelbar an der Gelenkoberfläche oder in Form kleiner Knochenfrakturen, über die Synovia in die subchondralen Markräume eingepresst wird. Sie werden zu Pseudozysten (Geröllzysten) umgewandelt und stellen sich radiologisch als multiple Aufhellungen des subchondralen Knochens dar.

Im Rahmen der Synovialitis kommt es schließlich im Ansatzbereich der Gelenkkapsel zur Ausbildung eines proliferativ aktiven Bindegewebes (Gelenkpannus), das über eine chondroide Metaplasie und nachfolgende Verknöcherung – gewissermaßen als Vergrößerung der Gelenkfläche – knöcherne Randwülste in Form der Osteophyten (Exostosen) bildet, die radiologisch ein wesentliches Merkmal dieser Gelenkkrankheit sind.

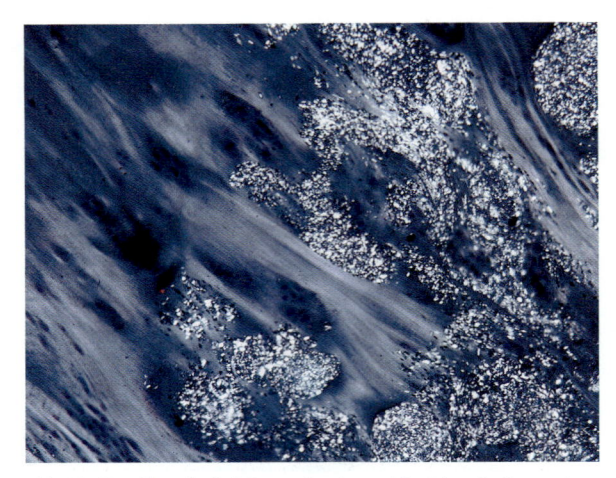

Abb. 20.**48** **Chondrokalzinose** in einem Meniskus in Form einer Ablagerung (Doppelbrechung) von Calciumpyrophosphatkristallen (Polarisationsoptik, Vergr. 1 : 150).

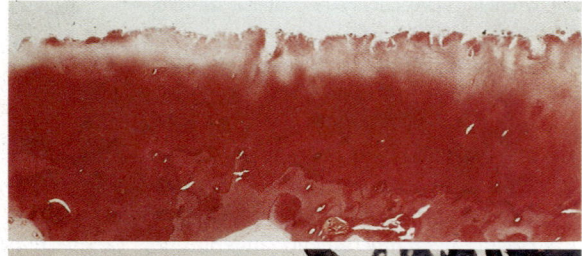

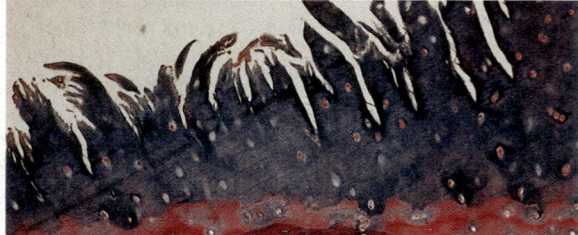

Abb. 20.**47 a** u. **b** **Gonarthrose** mit fortgeschrittener Fibrillierung des hyalinen Gelenkknorpels (Siriusrot, Vergr. 1 : 100).

+ Klinik: Subjektive Symptome sind Gelenkschmerzen als Anlauf-, Belastungs-, Bewegungs- und Ermüdungsschmerz. Akute entzündliche Erscheinungen sind Folge der Begleitsynovialitis. Prädilektionsgelenke bei Frauen Hand- und Kniegelenke, bei Männern Hüftgelenke.

+ Diagnostik: Radiologie: Gelenkspaltverschmälerung infolge Schwund des strahlendurchlässigen Gelenkknorpels. Szintigraphie: Anreicherung von Radiotechnetium im lebhaft umgebauten Subchondralknochen.

20.3.1.2
Arthropathien

Calciumpyrophosphat-Arthropathie

Syn.: Chondrokalzinose, Pseudogicht; Kurzbezeichnung: Pyrophosphat-Arthropathie

Definition: Häufige Gelenkaffektion aus dem Formenkreis der Kristallarthropathien infolge Ablagerung von Calciumpyrophosphatdihydrat-Kristallen mit radiologisch fassbarer Verkalkung von Gelenkknorpel, Synovialmembran und Menisken.

Häufigste metabolische Arthropathie. Manifestationsalter je nach Arthropathieform: a) am häufigsten sporadische, nach 8. Lebendekade auftretende Form, mit Befall der Kniegelenke in über 50%; b) familiäre Form: vor 5. Lebensdekade; c) Assoziation mit anderen Stoffwechselstörungen wie Hypophosphatasie und Hypomagnesiämie.

Pathogenese: Die Pyrophosphatarthropathie ist meist mit einer Arthrose kombiniert. Kausalpathogenetisch steht die Nukleosidtriphosphat-Pyrophosphathydrolase im Zentrum. Es kann Nukleotide wie ATP aus geschädigten Zellen zu anorganischem Pyrophosphat abbauen, das dann als Calciumsalz im Hyalin- und Faserknorpel radiologisch fassbar wird. So wie diese Kristalle in die Synovia und Synovialmembran gelangen, können sie akute gichtähnliche Entzündungsattacken (Name: Pseudogicht!) auslösen.

Morphologie: Makroskopisch finden sich in Gelenkknorpel und Menisken weißliche, manchmal konfluierende Stippchen, das synoviale Gewebe kann insbesondere in zottigen Bereichen schneeweiß sein. Histologisch liegen plumpe, polarisationsoptisch positiv doppelbrechende Kristalle vor, die im synovialen Gewebe oft eine Entzündungsreaktion vom Fremdkörpertyp auslösen (Abb. 20.48).

+ Klinik: Die Krankheit zeigt akute und chronische Verläufe und imitiert andere Gelenkkrankheiten wie Arthrose und Gicht. Meist Befall des Kniegelenks.

Arthritis urica

Syn.: Gichtarthritis, Gelenkgicht

Definition: Die Gicht ist die zweithäufigste Form einer Kristallarthropathie und stellt die klinisch-morphologische Gelenkmanifestation der Hyperurikämie (S. 97) dar.

Prävalenz: 30-bis 60-Jährige ♂: 2‰; 30- bis 60-Jährige ♀: 0,4‰.

Pathogenese (S. 97): Die Präzipitation von Mononatriumuratkristallen in Form polarisationsoptisch negativ doppelbrechender Nadeln steht im Zentrum der Pathogenese. Diese Kristalle locken Makrophagen und Neutrophile in die Synovialis. Die von ihnen gebildeten inflammatorischen Zytokine, Proteasen und Eikosanoidmediatoren sind für die Entzündungsperpetuation und auch für die Gelenkschädigung verantwortlich (Abb. 20.49).

Morphologie: Makroskopisch fallen in der Synovialmembran Stippchen aus kreideähnlichen Uratkristallen

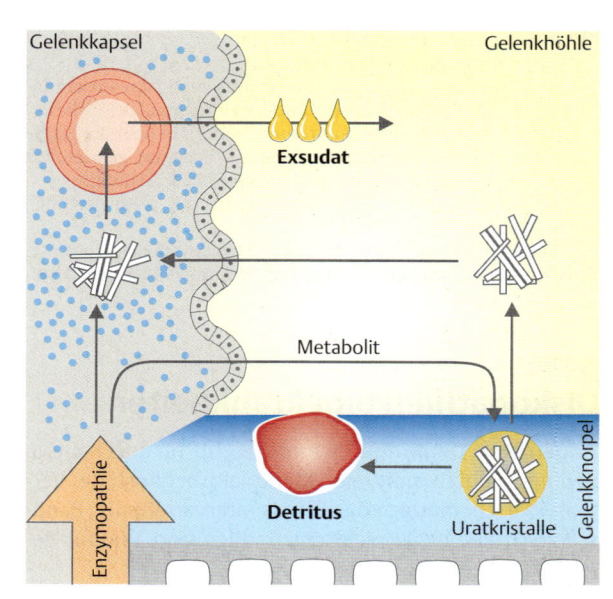

Abb. 20.**49 Gichtarthritis**, formale Pathogenese. Als Folge einer Harnsäureanreicherung im Gewebe fällt Urat kristallin aus, was eine seröse Entzündung nach sich zieht. Diese leitet zusammen mit der Uratablagerung im Gelenkknorpel dessen Zerstörung ein.

auf. Anfänglich bedecken sie auch die Knorpeloberfläche. Mit fortschreitender Knorpelzerstörung treten Fissuren auf, so dass Uratkristalle auch tief ins Gewebe gelangen. Unbehandelt schreitet die Knorpel- und damit die Gelenkzerstörung fort. In schweren Fällen erscheint das Gelenk wie „mit Gips ausgeschmiert". In der Synovialmembran, aber auch in den anderen gelenkassoziierten Geweben wie Bändern, Sehnen, Weichgewebe und Ligamenten treten Gichtknoten (= Gichttophi) auf. Sie bestehen aus einer Ansammlung von Uratkristallen, die von einer Fremdkörperentzündungsreaktion (S. 233) umgeben werden. Subkutane Gichttophi (Abb. 20.**50**) können aufplatzen und ulzerieren, womit Urat an der Hautoberfläche erscheinen kann.

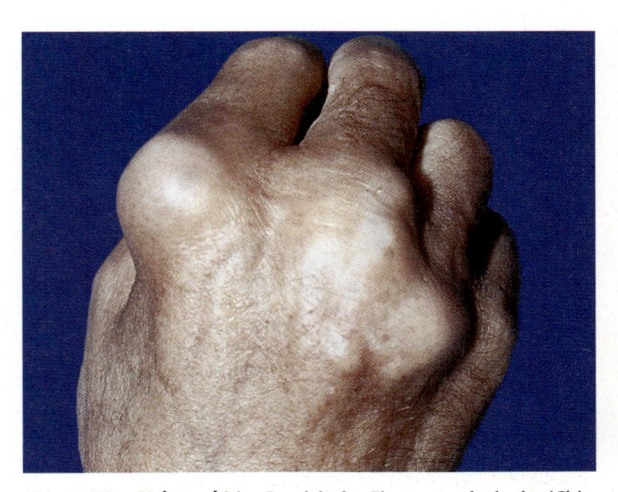

Abb. 20.**50 Gichttophi** im Bereich der Fingergrundgelenke (Chiragra).

+ **Klinik:** Die Gicht verläuft in 4 Phasen:
- *asymptomatische Hyperurikämie;*
- *akute (monoartikuläre) Gichtarthritis* nach jahrelangem Intervall; Prädilektionsorte des ersten Gichtfalls (Schmerzen, Überwärmung, Hautrötung, Fieber): in über der Hälfte der Fälle Großzehengrundgelenke (= Podagra), gelegentlich auch die großen Körpergelenke wie Knie und Hüfte;
- *asymptomatische interkritische Phase* mit rezidivierenden Gichtattacken;
- *chronische tophöse Gicht* (etwa 10 Jahre nach Erstmanifestation) mit radiologisch fassbarer, verkrüppelnder Gelenkdestruktion.

20.3.1.3

Diskopathie/Folgekrankheiten

Allgemeine Definition: Sammelbegriff für mechanisch bedingte, durch polygene Merkmale begünstigte Verschleißerscheinungen des Discus intervertebralis (Bandscheibe), die primär nicht entzündlich sind, und für deren Folgekrankheiten.

Allgemeine Pathogenese: Der aufrechte Gang bedeutet für die Bandscheibe eine außergewöhnliche mechanische Belastung; durch Fehlhaltung (sitzende Arbeit) und Schütteltrauma (Traktorfahren) wird sie verstärkt. Dies hat zur Folge, dass der äußere Faserring der Bandscheiben (= Anulus fibrosus) schon frühzeitig im Leben einreißt, was eine Verlagerung des Nucleus pulposus („Druckkissen der Bandscheiben") nach sich zieht.

Bandscheibenvorfall

Syn.: Diskusprolaps, Diskushernie

Definition: Verlagerung des Nucleus pulposus mit Anteilen des Anulus fibrosus über die physiologische Bandscheibenbegrenzung hinaus.

Pathogenese: Verlagerung des Nucleus pulposus meist im unteren Lendenwirbelbereich a) horizontal nach hinten → Einengung des Foramen intervertebrale mit den darin enthaltenen Nerven, b) horizontal nach vorne → . Spondylarthrose (s. u.), c) vertikal in das Knochengewebe der kranialen oder kaudalen Wirbelkörper → Schmorl-Knötchen (s. u.); bei Befall der Brustwirbelsäule → Adoleszentenkyphose.

+ **Klinik** des Diskusprolaps nach horizontal-hinten: plötzlich einschießende Schmerzen im „Kreuz" („Hexenschuss") beim Aufrichten, vor allem beim Heben.

Adoleszentenkyphose

Syn.: Morbus Scheuermann, schmerzhafte Adoleszentenkyphose, juveniler Rundrücken

Definition: Häufige, im Adoleszentenalter sich manifestierende, pathologische und schmerzhafte Kyphose der Brustwirbelsäule infolge histogenetisch ungeklärter mechanischer Instabilität der Bandscheibe und des knöchernen Bandscheibenlagers.

Inzidenz: < 5 % aller Jugendlichen; Manifestationsalter: zwischen dem 10. und 16. Lebensjahr (♂ : ♀ = 3 : 1).

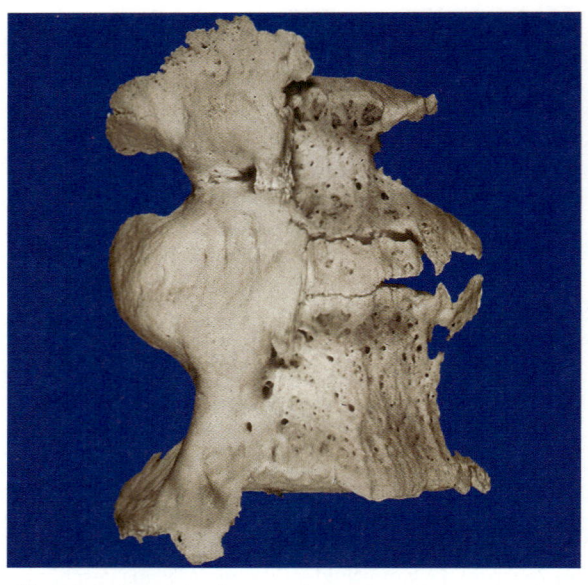

Abb. 20.**51 Spondylarthrose** mit randständigen Osteophyten (Mazerationspräparat).

Pathogenese: (Ursache ?) Vermutlich betrifft der zugrunde liegende Defekt die knorpelige Deckplatte der Wirbelkörper. Durch sie wird Bandscheibengewebe in die Wirbelkörper eingepresst, so dass sich in den Wirbelkörpern bandscheibennahe Schmorl-Knötchen entwickeln. Sie bestehen histologisch aus Bandscheibengewebe, das gelegentlich von einer Knochenschale umgeben wird. Folgen davon sind Wachstumsstörungen an der Grenze zwischen Wirbelkörper und Bandscheibe mit konsekutiver Keilwirbelbildung und daraus resultierendem schmerzhaftem Rundrücken.

Spondylose

Syn.: Spondylopathia deformans

Definition: Häufiges Reaktionsmuster des Wirbelknochens auf horizontale Verschiebungen des Zwischenwirbelgewebes mit knöchernen Randwulstbildungen (Osteophyten).

Inzidenz: > 50 % aller Individuen in der 6. Lebensdekade (♂ > ♀).

Pathogenese: Als Folge einer fortschreitenden Schädigung wird Bandscheibengewebe horizontal zur Vorderseite der Wirbelsäule verlagert. Dies löst an den wirbelkörpernahen Knochenregionen eine wulstartige Knochenneubildung aus, die den Wirbelkörpern aufliegt und die Zwischenwirbelscheiben wulstförmig bedecken kann. Radiologisch fällt die Knochenneubildung als „Osteophyten" auf. Bei schweren Verlaufsformen können sie mehrere Wirbelkörper überbrücken.

+ **Klinik:** Bewegungseinschränkung. Bei Einengung der Foramina intervertebralia: Drucksymptome der Nervenwurzeln (Ischialgie). Die Überbrückung mehrerer Wirbelkörper wird klinisch auch als diffuse idiopathische skelettale Hyperostose oder als Morbus Forestier bezeichnet.

Spondylarthrose

Definition: Manifestation der Arthrose an den Wirbelbogengelenken.

Pathogenese: Die Verschmälerung der Bandscheibe im Rahmen einer Diskopathie führt zu unphysiologischen Belastungen der Wirbelbogengelenke. Dadurch wird deren Knorpelbelag arthrotisch verändert, was schließlich einen kompletten Knorpelschwund unter Ausbildung von Osteophyten nach sich zieht (Abb. 20.**51**).

20.3.1.4
Meniskopathie

Syn.: Meniskusdegeneration

Definition: Summe morphologisch sichtbarer Zerstörungseffekte an den zellulären und fibrillären Meniskusbestandteilen nach Störung des Proliferations- und/oder Strukturstoffwechsels der Chondrozyten im meniskalen Faserknorpel infolge makro- oder mikrotraumatischer Schädigung mit konsekutiven Einrissen.

Pathogenese: Die häufigste Ursache einer Meniskopathie sind Mikrotraumata infolge unphysiologischer Belastungen. Sie kann als Berufskrankheit anerkannt werden und ist dann definiert als: „Meniskusschäden nach mehrjährigen, andauernden oder häufig wiederkehrenden, die Kniegelenke überdurchschnittlich belastenden Tätigkeiten".

Dazu gehören a) belastete Dauerzwangshaltung (Bergleute, Fliesenleger) und b) häufig wiederkehrende erhebliche Bewegungsbeanspruchung mit maximaler Kniegelenkbelastung besonders in Kombination mit Scherbewegungen (Fußballspieler, Skiabfahrtsläufer). Selten ist eine Meniskopathie Folge von Makrotraumata wie Kniegelenkzertrümmerung bei Verkehrsunfällen.

Morphologie (Abb. 20.**52**): Bei einer Meniskopathie lassen sich folgende zeitlich gestaffelten Läsionen erfassen:
- *Desintegration:* Kontinuitätstrennung mit Gewebenekrosen (Ruptur, Dissektion) des Meniskus, begleitet von einer verfettenden mukoiden Degeneration und hyalinisierenden Kollagenfaservernetzung des meniskalen Faserknorpels;
- *frühe Reparatur* (etwa 10 Tage nach Meniskusruptur): Proliferation ortsständiger Chondrozyten in Form von „Brutkapseln";
- *fortgeschrittene Reparatur* (etwa 2 Monate nach Meniskusriss): Kapillareinsprossung und Fibroblastenproliferation mit Ausbildung eines zunehmend zellarmen fibrösen Bindegewebes;
- *Restitution* (etwa 2 Monate nach unvollständigem Meniskusriss): unvollständige Umwandlung des fibrösen Bindegewebes in Faserknorpel (Meniskusregenerat).

Meist ist der mediale Meniskus in Form von Längsrissen und „Korbhenkelabrissen" betroffen. Während kleine Einrisse behoben werden können und zu einer Restitutio ad integrum führen, kommt es bei vollständigen Abrissen zu Einklemmungen zwischen den Gelenkkörpern mit konsekutiver „Gelenksperre".

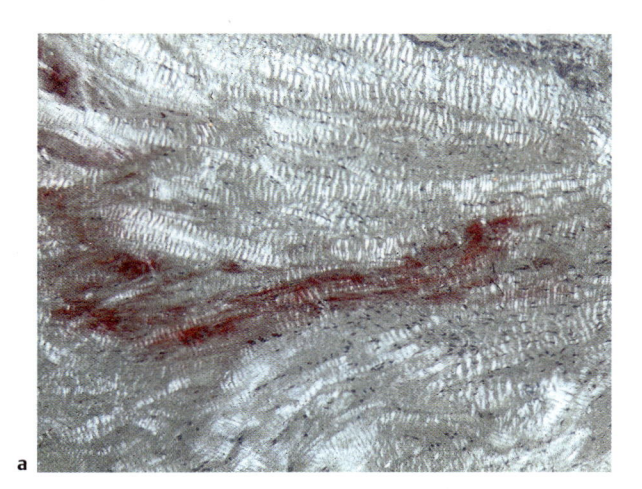

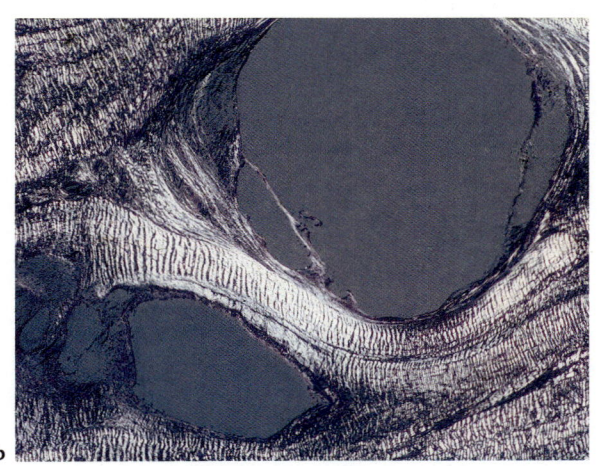

Abb. 20.**52** **Chronische Meniskopathie:**
a Streifenförmige Verfettung (rot-violett). Polarisationsoptisch zeigt sich, dass nur noch unregelmäßige Reste der ursprünglichen Kollagenfasertextur übriggeblieben sind (Fettrot, Vergr. 1:200).
b Mehrere Nekrosezysten, die teils von chondroid-metaplastischem, teils von fibrösem Narbengewebe umgeben sind. Der Verlauf der ursprünglichen Kollagenfasern ist – polarisationsoptisch nachweisbar – gestört (HE, Vergr. 1:125).

20.3.2
Entzündliche Läsionen

Allgemeine Definition: Gelenkentzündungen beginnen in der Synovialmembran der Gelenkkapsel. Korrekterweise müssten diese Krankheiten als „Synovialitis" bezeichnet werden. Dennoch hat sich dafür der klinische Begriff Arthritis durchgesetzt. Je nach Pathogenese kann eine Gelenkentzündung als Monarthritis ein einzelnes und als Polyarthritis mehrere Gelenke betreffen.

20.3.2.1
Infektiöse Arthritis

Definition: Gelenkentzündung infolge direkten Befalls eines Gelenks durch Krankheitserreger.

Pathogenese: Krankheitserreger, vornehmlich Bakterien wie Gonokokken, Staphylokokken, Streptokokken und Mykobakterien, erreichen die Gelenke meist auf dem Blutwege. Selten gelangen sie durch offene Verletzungen oder bei Knochenentzündungen über Gefäßanastomosen von Knochen und Synovialmembran in die Gelenke.

Eitrige Arthritis

Syn.: akute, unspezifische, bakterielle Arthritis, Arthritis purulenta, Arthritis suppurativa

Definition: Bakteriell ausgelöste exsudativ-eitrige Gelenkentzündung.

Pathogenese (Abb. 20.53): Eitererreger vermehren sich in Synovia und Synovialmembran und verursachen eine exsudative Entzündungsreaktion. Fibrinogen, das bei der gesteigerten Gefäßpermeabilität extravasal erscheint, polymerisiert an der Gelenkoberfläche und in der Synovia zu Fibrin. Neutrophile Granulozyten treten in großer Anzahl in der Synovialmembran auf und verursachen Gewebeeinschmelzungen, die bei der „Panarthritis purulenta" auch das periartikuläre Gewebe mit einbeziehen. Aus der Synovialmembran wandern die neutrophilen Granulozyten in den Gelenkerguss ab, Eiter füllt den Gelenkraum aus. Sehr schnell entwickelt sich ein synoviales Granulationsgewebe, das das Fibrin organisiert. Hydrolytische Enzyme des eitrigen Gelenkergusses und neutrophile Granulozyten selbst bauen enzymatisch den Knorpel ab (Abb. 20.54), so dass es schon frühzeitig zu einem Knorpelverlust kommen kann, dessen Fortschreiten durch das synoviale Granulationsgewebe, das als Pannus in Knorpel und Knochen eindringt, unterstützt wird. Kommt es nach Zerstörung des Gelenkknorpels zur bindegewebigen Überbrückung des Gelenkspaltes, so liegt das Endresultat der Krankheit als „fibröse Ankylose" vor.

Arthritis tuberculosa

Definition: Nach der tuberkulösen Osteitis zweithäufigste extrapulmonale Manifestation der Tuberkulose mit Bevorzugung von Hüft- und Kniegelenk.

Etwa 1% der Tuberkuloseerkrankungen spielt sich am osteoartikulären System ab. Prädilektionsalter: Greise.

Pathogenese: Gelenktuberkulosen entstehen entweder durch hämatogene Bakterienaussaat oder durch Übergreifen einer tuberkulösen Osteitis.

Morphologie: Das histologische Bild ist durch Granulome vom Tuberkulosetyp, Fibrinexsudate sowie oft flächenhafte Nekrosen der Synovialmembran gekennzeichnet. Da die fibrinösen Gelenkergüsse oft nur wenige proteolytisch aktive Neutrophile enthalten, bleibt der Gelenkknorpel im Gegensatz zu einer bakteriell-eitrigen Arthritis oft lange Zeit erhalten. Im Laufe der Zeit entwickelt sich aber, ausgehend vom synovialen Gewebe ein aggressives Granulationsgewebe in Form des „Pannus tuberculosus". Er zerstört Gelenkknorpel und Knochen und führt mit der Zeit zu einer fibrösen Überbrückung des Gelenkraums. Das Gelenk versteift in Form einer „fibrösen Ankylose".

Klinik: Übergreifen der Entzündung auf periartikuläres Gewebe. Folgen davon: a) Bildung eines „kalten Senkungsabszesses" (Pott-Abszess; Abb. 20.33) im Hüftkopf- und Wirbelsäulenbereich, b) perifokale Weichteilentzündung (Tumor albus) → Bildung von artikulokutanen Fisteln.

Abb. 20.53 **Eitrige Arthritis:** formale Pathogenese. Die Erreger können dabei entweder direkt im Rahmen einer Gelenkverletzung oder indirekt über den Blutweg ins Gelenk gelangen.

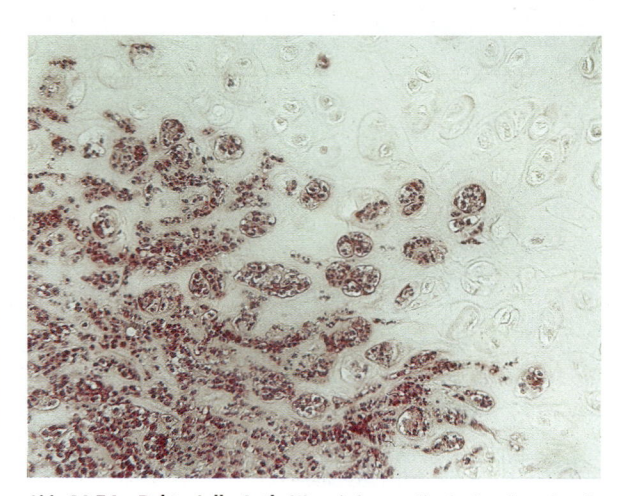

Abb. 20.54 **Bakterielle Arthritis** mit knorpelbedeckendem, kapillär- und granulozytenreichem Pannusgewebe mit Knorpelgewebearrosion (Chloracetatesterase bedingte Rotfärbung der Granulozyten, Vergr. 1:50).

20.3.2.2
Rheumatischer Formenkreis

Allgemeine Definition: Ätiologisch ungeklärte Krankheiten des rheumatischen Formenkreises, kausalpathogenetisch unter dem Bild „lokaler Autoimmunopathien mit systemischer Komponente", bei denen formalpathogenetisch eine abakterielle Gelenkentzündung mit Destruktion von Gelenkknorpel, -kapsel und Sehnen im Mittelpunkt steht. Zu diesen entzündlichen rheumatischen Erkrankungen zählen die rheumatoide Arthritis, die (rekurrierende) Polychondritis, die seronegative Mono- und Oligoarthritis (reaktive Arthritis) und die ankylosierende Spondylarthritis.

Allgemeine Pathogenese: Wie die Kollagenosen (S. 187) sind die entzündlichen rheumatischen Krankheiten in den meisten Fällen mit einem bestimmten MHC-Haplotyp assoziiert und treten gelegentlich familiär gehäuft auf. Obgleich bei ihnen klinisch die lokale Gelenksymptomatik dominiert, werden sie in wechselndem Ausmaß auch von systemischen, extraartikulären Reaktionen begleitet. Zu diesen gehören Läsionen wie a) basale interstitielle Lungenfibrose (Rheumalunge), b) Rheumaknoten der Haut, c) Rheumavaskulitis und d) Stomatoconjunctivitis sicca.

Reaktive Arthritis

Syn.: postinfektiöse reaktive Arthritis, seronegative Arthropathie

Allgemeine Definition: Seltenere, rheumafaktornegative, sterile Gelenkentzündungen, die im Anschluss an eine Infektion auftreten, die von einem extraartikulären, gelenkfernen Ort/Gewebe ausgegangen ist.

Allgemeine Pathogenese: Ursächlich kommen für diese Arthritisformen Infektionen mit folgenden beiden Erregergruppen in Betracht:
- *Erreger mit HLA-B27-Assoziation* wie Yersinien (Y. enterocolitica, Y. pseudotuberculosis) Salmonellen (Spezies Gruppe B, C, D), Shigellen (S. flexneri, S. dysenteriae), Campylobacter jejuni mit entsprechender Darmentzündung und Chlamydia trachomatis (Serotyp D – K) mit Urogenitalentzündung;
- *Erreger ohne HLA-B27-Assoziation* wie β-hämolysierende Streptokokken der Gruppe A, Neisseria gonorrhoeae, Brucellen und Borrelia burgdorferi → Lyme-Krankheit.

Auf welchem Weg die Erregerbestandteile die Gelenke erreichen, ist unbekannt. Vermutlich liegt der reaktiven Arthritis eine T-Zell-vermittelte Immunreaktion gegen kreuzreagierende Wirtsantigene zugrunde, die sich zwischen dem HLA-B27-Antigen und Bestandteilen arthritogener Bakterien oder zwischen Hitzeschockproteinen der Bakterien und des Wirtes abspielt. Die T-Helferzellen sezernieren daraufhin Interleukine und lösen über diese eine serös-exsudative Synovialitis aus. Sie ist histologisch mit der chronischen Polyarthritis vergleichbar und klingt in der Regel nach Verschwinden des bakteriellen Antigens wieder ab (Abb. 20.**55**).

Klinik: Anamnese: meist Diarrhoe, Urethritis. Gelenkbefall: peripher, asymmetrisch, oligoartikulär, Bein (Knie-, Sprunggelenk). Erreger: Nachweis an Eintrittspforte (z. B. Urethralabstrich) und/oder mittels PCR, Titeranstieg spezifischer agglutinierender Antikörper. HLA-Status (nicht obligat!): HLA-B27-Antigen.

Der Gruppe der „reaktiven Arthritiden" werden a) das rheumatische Fieber und b) das urtherookulosynoviale Syndrom zugerechnet, die nachstehend besprochen werden.

Rheumatisches Fieber

Syn.: akute rheumatische Polyarthritis

Definition: Zweiterkrankung nach Infektion mit β-hämolysierenden Streptokokken Typ A.

In den Industrieländern ist das rheumatische Fieber nahezu verschwunden. In den Entwicklungsländern und unterprivilegierten Sozialschichten stellt es immer noch ein medizinisches Problem dar. So wurde kürzlich für australische Aborigines eine Inzidenz von 254 : 100000 ermittelt.

Pathogenese: s. S. 231.

Morphologie: Die erkrankten Gelenke sind schmerzhaft geschwollen, die Synovialis entsprechend hyperämisch und granulo-monozytär infiltriert. Gelegentlich kommen auch Granulome vom rheumatischen Typ vor.

Klinik: Diagnostisch liegen einem rheumatischen Fieber folgende Kriterien zugrunde:
- *Majorkriterien:* a) (Myo-, und/oder Endo-)Karditis, b) wandernde, primär große Gelenke betreffende Polyarthritis („zentrifugale Arthritis"), c) Chorea minor („Veitstanz") wegen Befall der Stammganglien, d) Erythema marginatum (girlanden- bis ringförmige, entzündliche Hautrötung), e) subkutane Rheumaknoten (rheumatoide Granulome);
- *Minorkriterien*: a) Fieber, Gelenkschmerzen, b) Erhöhung von Akute-Phase-Proteinen, BSG, C-reaktivem Protein, c) EKG: PR-Strecken-Verlängerung.
- *Nachweis einer vorausgegangenen Streptokokken-A-Infektion*: positive Rachenkultur, erhöhte Streptokokkenantikörpertiter.

Urethro-okulo-synoviales Syndrom[1]

Definition: HLA-B27-assoziierte, Rheumafaktor-negative, reaktive Arthritis mit Ausprägung folgender Trias:
- *Polyarthritis*: asymmetrisch mit Bevorzugung der unteren Extremitäten, in schweren Fällen der Sakroiliakalgelenke (wie Spondylarthritis ankylosans);
- *Augenentzündung*: Keratokonjunktivitis und Uveitis anterior;
- *Urethritis purulenta*: daneben gelegentlich auch Zervizitis und Balanitis circinata.

Prädilektionsalter: 2. Lebensdekade (♂ > ♀).

Morphologie: Die synovialen Veränderungen gleichen denen der chronischen Polyarthritis, eine pannöse Gelenkzerstörung kann auftreten.

---
[1] Syn.: Morbus Reiter. Da H.C. Reiter als Präsident des Reichsgesundheitsamtes die Menschenversuche an KZ-Häftlingen ideologisch propagierte und praktisch deckte, ist dieses Eponym obsolet

Rheumatoide Arthritis

Syn.: RA, chronische Polyarthritis, obsoleter Begriff: primär chronische Polyarthritis (PCP)

Definition: Chronische, systemische Erkrankung des rheumatischen Formenkreises mit abnormen humoralzellulären Immunantworten und Vorherrschen einer proliferativen Synovialitis, die unbehandelt zur versteifenden Gelenkdestruktion fortschreitet.

Häufigste Erkrankung des rheumatischen Formenkeises. Prävalenz: 1% der Bevölkerung. Altersgipfel: 3.–5. Lebensdekade (♀:♂ = 4:1).

Pathogenese: Die rheumatoide Arthritis beruht vermutlich darauf, dass ein immunogenetisch prädestinierter Wirtsorganismus nach Konfrontation mit einem arthritogenem Agens in Form eines autoimmunen Prozesses unter Generierung entzündungsperpetuierender Mediatoren reagiert (Abb. 20.56).

- *Genetische Suszeptibilität*: Sie zeigt sich in einer starken Assoziation mit den MHC Haplotypen DRB1*0401, DRB1*0404 und DRB1*0101.
- *Autoimmunreaktion:* Als Auslösemechanismus der rheumatoiden Arthritis werden zwei Hypothesen molekularpathogenetische Mechanismen diskutiert (s. u.).
- *Mediatoren*: Die $CD4^+$-T-Helferzellen bilden proinflammatorische Zytokine wie TNFα, IL-1,6 und 8, welche die gelenkzerstörende Wirkung der Matrixmetalloproteinasen aus Leukozyten, Synoviozyten und Chondrozyten aufrechterhalten. Es gilt heute als gesichert, dass die T-Zell-Antwort im rheumatischen Gelenk stark TH1-Zell-orientiert ist, so dass die synoviale Expression von TH1-Zellen und proinflammatorischen Zytokinen gegenüber TH2-Zellen und antiinflammatorischen Zytokinen dominiert. Das erklärt die gute therapeutische Wirkung von TNFα- und IL-1-blockierenden Medikamenten auf die destruktive Gelenkentzündung. Darüber hinaus sezernieren die aktivierten T-Zellen den RANK-Liganden (S. 1138) → periartikuläre Knochendestruktion.

Molekularpathologische Hypothesen der Autoimmunreaktion:
- *T-Zell-Hypothese:* In diesem Fall stimuliert ein in der Synovialis selektiv präsentiertes Autoantigen wie Kollagen Typ II oder Proteoglykan-Link-Protein einwandernde, damit (kreuz-)reagierende und folglich autoreaktive $CD4^+$-T-Helferzellen. Als Reaktion darauf proliferieren diese und sezernieren proinflammatorische Zytokine, welche die Synoviozyten und Gelenkchondrozyten dazu bringen, Matrixmetalloproteinasen zu bilden und freizusetzen. In diesem Modell geht der destruktive Entzündungsprozess von autoreaktiven T-Zellen aus.
- *Synoviozytenhypothese:* In diesem Fall werden primär die Synoviozyten durch ein noch unbekanntes Agens (Epstein-Barr-Virus?) transformiert und aktiviert und bauen die Extrazellulärmatrix von Gelenkknorpel- und Knochengewebe ab. Dabei werden autologe Peptide freigesetzt und autoreaktiven T-Zellen präsentiert. Diese heizen durch Produktion proinflammatorischer Zytokine den Entzündungsprozess an. In diesem Modell unterhalten autoreaktive T-Zellen den destruktiven Entzündungsprozess.

Die aktivierten $CD4^+$-T-Helferzellen aktivieren B-Zellen und lösen damit in den erkrankten Gelenken eine Antikörperbildung aus. Nahezu 80% der betroffenen Patienten entwickeln im Verlauf ihrer Erkrankung Rheumafaktoren. Dies sind autoreaktive Antikörper meist vom IgM-Typ (= IgM-anti-Fc-IgG-Autoantikörper) und bilden Immunkomplexe im Blutserum, Synovia und Synovialis. Auf sie gehen einige extraartikuläre Manifestationen der rheumatoiden Arthritis zurück. Sie aktivieren das Komplementsystem, verstärken die synoviale Entzündungsreaktion sowie die Knorpelzerstörung und rufen bei den Patienten eine Rheumavaskulitis hervor.

Morphologie: Entsprechend dem systemischen Charakter der Erkrankung sind unterschiedliche Organveränderungen zu erwarten:
- *Arthritis* (Abb. 20.56, 20.57): Sie beginnt mit einer Synovialitis, die durch exsudative und proliferative Veränderungen gekennzeichnet ist. Die exsudative Reaktion besteht in einer Fibrinausschwitzung, Granulozyten- und Makrophageneinwanderung und selten auch in fibrinoiden Nekrosen. Die Proliferation betrifft Synoviozyten, Kapillarendothelien, Lymphozyten (vor allem $CD4^+$-Zellen; Abb. 20.56) und Fibroblasten und führt zur Bildung eines gefäß- und zellreichen Granulationsgewebes (= Pannusgewebe), das aufgrund einer gesteigerten Bildung von Matrixmetalloproteinasen den Gelenkknorpel samt subchondralem Knochen zerstört (Abb. 20.57b) und in Bänder und Sehnen eindringen kann. Wird dieser Prozess nicht rasch gestoppt, kommt es innerhalb von Monaten bis wenigen Jahren zu einer irreversiblen Gelenkzerstörung mit Gelenkdeviationen und -subluxationen. Schließlich verwachsen die artikulierenden Knochen bindegewebig miteinander. Das Endresultat ist eine fibröse Ankylose (Gelenkversteifung). Der Patient wird zum hilflosen Krüppel.
- *Rheumaknoten:* Sie entsprechen den rheumatoiden Granulomen (S. 233) und liegen in der Subkutis meist an mechanisch exponierten Hautstellen wie Ellbogen.

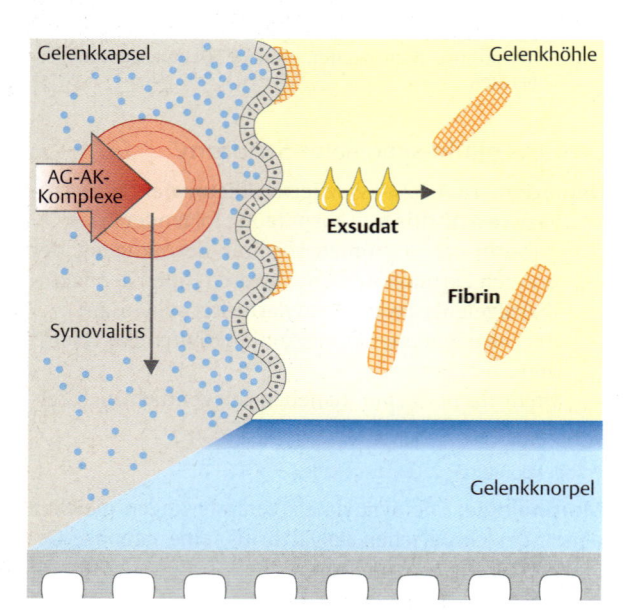

Abb. 20.**55 Reaktive Arthritis.** Darstellung der formalen Pathogenese der „Fremdallergenarthritis". Ausschlaggebend sind lösliche Immunkomplexe (vgl. Abb. 5.9, S. 169). Das Resultat ist eine serofibrinöse Arthritis.

- *Arteriitis:* Sie entspricht einer Immunkomplexvaskulitis in Form einer leukozytoklastischen Vaskulitis oder mikroskopischen Polyarteriitis.
- *Extraartikuläre Manifestationen* sind außerdem Skelettmyositis, Myokarditis, Entzündung der serösen Häute (Perikarditis, Pleuritis, Peritonitis), progressive UIP-artige Lungenfibrose, Uveitis.

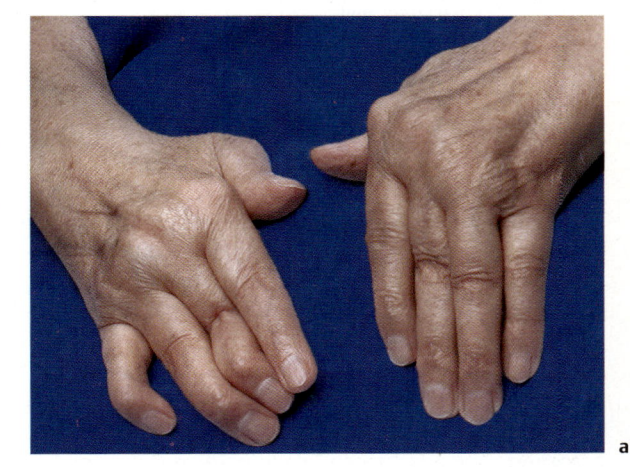

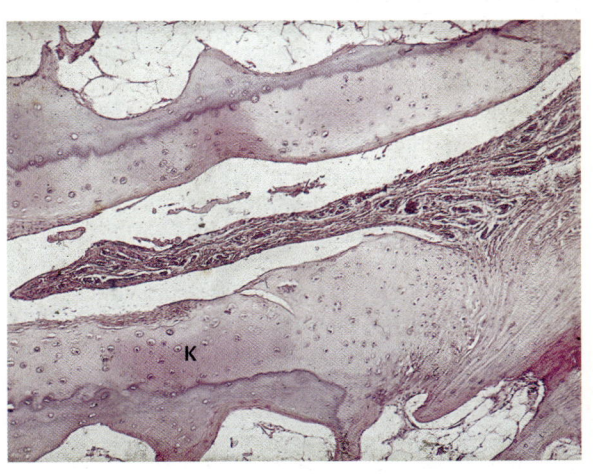

Klinik: Die rheumatoide Arthritis verläuft außerordentlich variabel. Sie beginnt langsam und heimtückisch mit allgemeiner Malaise und Muskelschmerzen und schreitet schubweise fort, wobei die Gelenke innerhalb der ersten 5 Jahre am schwerwiegendsten geschädigt werden. Chronischer Verlauf bei über 90% der Patienten. Ausscheiden von 50% der Patienten aus dem Berufsleben nach 5-jährigem Krankheitsverlauf. Prädilektionsgelenke: Meist Beginn an kleinen Gelenken (Fingergelenke!) → Übergreifen auf große Gelenke (= zentrifugale Arthritis).

Diagnosekriterien:
- Morgensteifigkeit (Dauer ≥ 1 Stunde),
- Weichteilschwellung (Arthritis ≥ 3 Gelenke),
- Arthritis der Handgelenke (proximale Interphalangeal-, Metakarpophalangeal-, Handgelenke),
- symmetrische Arthritis (simultane Beteiligung der gleichen Gelenkregionen auf beiden Körperseiten),
- Rheumaknoten (Subkutanknoten über Knochenvorsprüngen, an Streckseiten oder in Gelenknähe),
- Rheumafaktor im Serum,
- radiologische Veränderung (gelenknahe Osteoporose und/oder Erosionen an betroffenen Gelenken).

Diagnosesicherung bei Erfüllung von mindestens vier der sieben Kriterien.

Therapieprinzip: TNF-α-Blocker.

Sonderformen:
1. *Juvenile rheumatoide Arthritis* (= juvenile chronische Arthritis). Bei gleicher Pathogenese und Morphologie unterscheidet sie sich von der Erwachsenenform in folgenden Kriterien:
   - Alter bei Krankheitsbeginn < 16 Jahre
   - Erkrankungsdauer > 6 Wochen
   - Arthritismanifestation: Schwellung und Erguss oder zwei der folgenden Symptome: a) schmerzhafte/eingeschränkte Beweglichkeit eines Gelenks, b) Schmerz oder Überwärmung eines Gelenks.

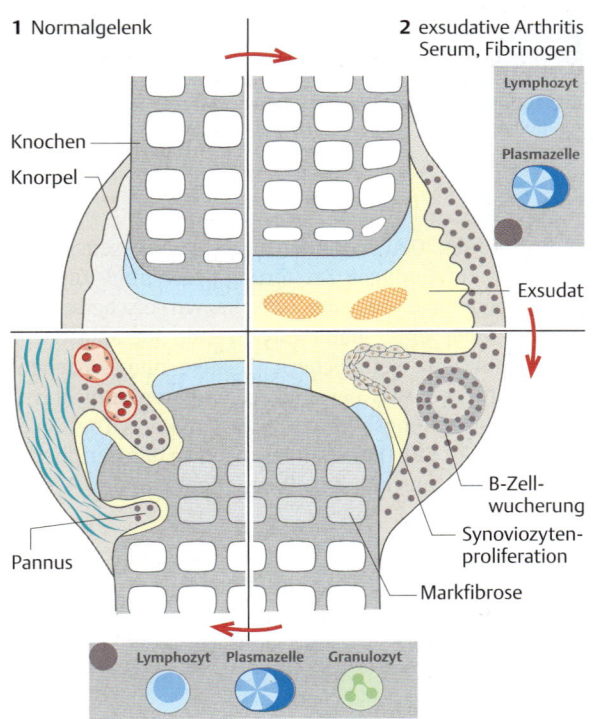

Abb. 20.56 **Rheumatoide Arthritis:** formale Pathogenese
1 Normalgelenk.
2 Die rheumatoide Arthritis beginnt mit einer serofibrinösen Exsudation und einer lymphozytären Synovialisinfiltration.
3 Allmählich werden die Granulozyten angelockt, die Synoviozyten proliferieren, und die B-Zell-Wucherungen mit Plasmazellen bilden follikelähnliche Strukturen. Das subchondrale Knochengewebe reagiert auf den Entzündungsprozess mit einer Markfibrose und Verdichtung des Knochengewebes (Eburnisierung).
4 Aus dem Synovialgewebe sprosst ein aggressiv wachsendes Mesenchym aus, das den Gelenkknorpel zerstört (Pannus). Dadurch wird der Gelenkspalt verödet und das Gelenk versteift (Ankylosierung).

Abb. 20.57 **Rheumatoide Arthritis:**
a Typischer Befall der kleinen Handgelenke mit Ulnardeviation der Phalangen und Bajonettstellung des rechten Mittelfingers;
b Pannusgewebe aus aggressiv in den Gelenkspalt einwachsendem, primitivem Bindegewebe (HE, Vergr. 1 : 150; Original: Uehlinger).

- Untergruppen nach 6-monatigem Verlauf: a) oligoartikulär (weniger als fünf Gelenke), b) polyartikulär (mehr als 4 Gelenke, c) systemisch Arthritis, Fieber, Hautausschlag.
  - Ausschlusskriterien: andere Formen der juvenilen Arthritis.
2. *Caplan-Syndrom* (= rheumatoide Pneumokoniose): rheumatoide Arthritis bei silikotischer oder silikoanthrakotischer Pneumokoniose mit pulmonalen rheumatoiden Granulomen. Diese bestehen aus rheumatoiden Granulomen mit zusätzlicher Ablagerung von anthrakotischem Staub.
3. *Felty-Syndrom:* rheumatoide Arthritis mit Splenomegalie und Granulozytopenie mit Infektneigung.
4. *Still-Syndrom des Erwachsenen:* Erkrankungsbeginn im 2.–4. Lebensjahrzehnt mit:
   - Hauptkriterien in Form von Fieber (39 °C, 1 Woche), Arthralgie (2 Wochen), Leukozytose (10000/µl, 80% Neutrophile), masernähnlichem Exanthem (abends kommend, morgens verschwindend);
   - Nebenkriterien: Halsschmerzen, Lymphadenopathie und/oder Splenomegalie, Transaminasen- und/oder LDH-Erhöhung, Polyserositis, keine Rheumafaktoren, keine antinukleären Antikörper.
   - Ausschlusskriterien: keine Infektionen, keine Malignome, keine anderweitigen rheumatischen Erkrankungen (keine Polyarteriitis).
   - Diagnosesicherung bei mindestens 5 Kriterien (davon mindestens zwei Hauptkriterien) und wenn Ausschlusskriterien erfüllt sind.

Spondylarthritis ankylosans

Syn.: Spondylarthritis ankylopoetica, Morbus Bechterew(-Marie-Strümpell)

Definition: Seltene, ätiologisch ungeklärte, chronisch entzündliche Erkrankung des Achsenskeletts, die unter Einbeziehung der Wirbelgelenke an den Sakroiliakalgelenken beginnt und zu einer ankylosierenden Versteifung der Wirbelsäule führt. Sie kann mit einer peripheren Arthritis einhergehen

Prävalenz: 0,1–0,2%. Manifestationsalter: 3. Lebensdekade (♂:♀ = 10:3).

Pathogenese: Die Erkrankung ist markant mit HLA-B27 assoziiert, was anscheinend dazu prädisponiert, im Anschluss an Infekte gelenkaggressive Autoantikörper zu bilden. Die kausalpathogenetische Kettenreaktion beginnt offenbar damit, dass bestimmte avirulente Erreger mit besonderem Schleimhauttropismus wie Chlamydien, Yersinien, Salmonellen, Shigellen, Klebsiellen und Whipple-Bakterien in geringer Zahl via Makrophagen als „trojanischem Pferd" in die gelenkassoziierten Gewebe eingeschleppt werden. Dort „stressen" sie die Gelenkmakrophagen und Synoviozyten, so dass diese vermehrt proinflammatorische Zytokine, Stressproteine (Hitzeschockproteine), Matrixmetalloproteinasen und lysosomale Proteasen bilden. Das Resultat ist eine starke TH1-Zell-geprägte Synovialitis, die histologisch derjenigen bei der rheumatoiden Arthritis gleicht. Neuerdings wird allerdings vermutet, dass die Krankheit primär im subchondralen Knochen, insbesondere von Sehnenansätzen, entsteht, was die Längsbandverkalkungen der Wirbelsäule erklärt.

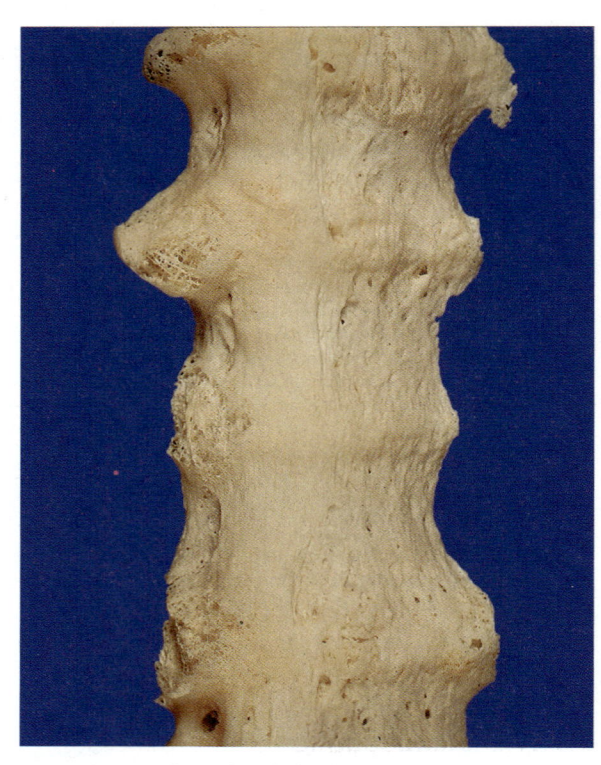

Abb. 20.**58** **Bambusstabwirbelsäule** bei Morbus Bechterew (Mazerationspräparat).

Morphologie: Den Veränderungen des Achsenskeletts liegt eine entzündliche Zerstörung der Wirbel- und Sakroiliakalgelenke sowie der Zwischenwirbelscheiben zugrunde. Über eine später einsetzende metaplastische Knochenbildung verknöchern Gelenke und Zwischenwirbelscheiben, was bei einigen Patienten zum klassischen Erscheinungsbild der „Bambusstabwirbelsäule" führt (Abb. 20.**58**). Die Veränderungen an den peripheren Gelenken entsprechen denen der rheumatoiden Arthritis.

✚ Klinik: Die ankylosierende Spondylarthritis befällt das Achsenskelett (kleine Wirbelgelenke, Wirbelkörperkanten, Bandscheiben), die Iliosakralgelenke, die Sternoklavikulargelenke und in asymmetrischer Ausprägung auch größere Extremitätengelenke. Meist keine subkutanen Rheumaknoten.

✚ Verlauf: chronisch-progredient. Beginn mit nächtlichen Kreuzschmerzen, die sich allmählich verstärken → radiologisch fassbare Sakroiliitis mit kernspintomographischem perifokalem Knochenödem → Kyphose. Endzustand: Patient kann den Kopf nicht mehr heben, sieht ständig zu Boden und kann sich nicht mehr umdrehen. Erhöhte Frakturanfälligkeit wegen Wirbelsäulenstarre (tödliche HWS-Fraktur durch Bagatellsturz).

✚ Therapie: lokale Steroidinfiltration; TNFα-Blocker bei therapierefraktären Fällen.

20.4 Tendofasziale Gewebe

Der Bewegungsimpuls wird von Muskeln über das tendofasziale Gewebe auf die artikulierenden Skelettteile übertragen. Zu diesen Geweben gehören die Sehnen, Aponeurosen, Faszien und Bänder. Ihre Funktion wird durch die Synovialmembran in Sehnenscheiden und Schleimbeuteln wesentlich unterstützt. Die Erkrankungen dieser Gewebestrukturen werden im Folgenden besprochen. Ein Teil von ihnen kann den **metabolischen Läsionen** zugeordnet werden. Sie sind Folge einer Zellschädigung und imponieren als reaktiv-degenerative Veränderungen vor allem im Bereich der Sehnenscheiden und Schleimbeutel. **Entzündliche Läsionen** können als Tendovaginitis und Bursitis auftreten. **Tumorartige Läsionen** gehen überwiegend vom straff-kollagenen Fasergewebe der Faszien und Aponeurosen aus. Diese Gewebe können aber auch Ursprung **neoplastischer Läsionen** sein.

20.4.1 Metabolische Läsionen

Allgemeine Definition: Dies sind Schädigungen des tendofaszialen Gewebes infolge mikrotraumatisierender Einflüsse, die Zelluntergänge und reparative Gewebebildungen nach sich ziehen. Sie imponieren als „degenerative Veränderungen".

Insertionstendopathie

Definition: Häufige mit chronischem Schmerzzustand einhergehende, wegen funktioneller Überlastung im Bereich des Sehenansatzes auftretende Läsion.

Pathogenese: Diese Läsionen sind Folge chronischer Überbelastungen mit konsekutiven Mikrorupturen von Sehnenfasern und Blutgefäßen (Mikroblutungen) im Bereich des periostfreien Sehnenansatzes, und zwar im Knorpel-Knochen-Übergangsbereich, die eine Granulations- und Narbengewebeentwicklung nach sich ziehen. Solche Narbenherde können gelegentlich zu Sehnenrupturen prädisponieren. Die klinische Bezeichnung „Tendinitis" hat somit kein histologisches Korrelat.

> **Klinik:** Hauptlokalisation: a) medialer Humeruskondylus („Tennisellbogen"), b) Processus styloideus radii, c) Achillessehneninsertion am Kalkaneus. Ähnliche Veränderungen finden sich auch innerhalb der Sehnen selbst.

Tendovaginopathia stenosans de Quervain

Syn.: Tendovaginitis stenosans, „schnellender Finger"

Definition: Häufige mit Schmerzen und Bewegungseinschränkung eines Fingers einhergehende Läsion infolge mechanischer Überlastung. Prädilektionsstelle: Daumen. Altersgipfel: nach 6. Lebensdekade (♀ > ♂).

Pathogenese: Dieser Läsion liegen Mikroeinrisse der Ringbänder im Fingerbereich zugrunde, die über eine Fibrosierung abheilen. Dadurch wird das Ringband verbreitert und der Sehnengleitkanal eingeengt. Ein entzündliches Infiltrat fehlt.

Bursopathie

Definition: Mehr oder weniger schmerzhafter, pathologischer Schleimbeutelerguss.

Pathogenese: Chronisch eintönige Beanspruchung vorwiegend der Knie- und Ellbogenregion mit Mikrotraumatisierung der präexistenten Bursen führt zu Gefäßverletzungen. Von ihnen leiten sich als pathogenetisches Prinzip rezidivierende Blutungen ab, woraus sich zunächst eine „Hämatobursa" entwickelt. Durch Organisation mittels eines Granulationsgewebes und die Einwirkung chronischer Scherkräfte kann sich daraus über eine fortschreitende Wandvernarbung eine chronische Bursopathie mit serofibrinöser Exsudation in Form einer „Serobursa" entwickeln.

20.4.2 Entzündliche Läsionen

Entzündungen tendosynovialer Strukturen können serös, serofibrinös oder eitrig sein. Sie können auf einer bakteriellen Infektion beruhen oder als Begleitentzündungen im Rahmen einer chronischen Arthritis auf sich aufmerksam machen.

Bakterielle Tendovaginitis

Definition: Seltene, meist als Verletzungsfolge auftretende, bakteriell-eitrige Sehnenscheidenentzündung.

Pathogenese: Diese Läsion beruht auf folgender pathogenetischer Kettenreaktion: Hautdefekt → Erreger (meist Staphyloccus epidermidis) gelangen in das Sehnengleitgewebe → „Sehnenscheidenempyem" mit entzündlicher Schwellung → Anstau des eitrigen Exsudates → Druckanstieg in der Sehnenscheide → Nekrose des synovialen Gewebes → Sehnennekrose.

20.4.3 Tumorartige Läsionen

Ganglion

Syn.: „Überbein"

Definition: Häufige, meist erbsgroße, tumorartige Läsion in der Nähe von Gelenkkapseln oder Sehnenscheiden. Prädilektionsstelle: Hand.

Prädilektionsalter: 2.–3. Lebensdekade; 75% aller Hand„tumoren" (♀ > ♂).

Pathogenese: Die Läsion beruht auf einer lokalen Proliferation fibroblastärer Zellen, die vermehrt Hyaluronat synthetisieren, so dass sich Pseudozysten entwickeln, die von einem fadenziehenden hochviskösen Inhalt ausgefüllt sind.

Morphologie: Zum Zeitpunkt der Operation stellen die Ganglien wenige Millimeter bis 5 cm große ein- oder mehrkammrige Pseudozysten dar. Histologisch werden sie von fibrösem Bindegewebe ausgekleidet und enthalten basophil-schaumiges Hyaluronat. In ihrer Wandung, der eine epitheliale Auskleidung fehlt, können Tochterganglien in statu nascendi vorhanden sein, die aus oft sternförmigen Zellen, eingebettet in eine hyaluronatreiche Matrix bestehen. Werden diese bei der Operation nicht entfernt, so gehen von ihnen in 30% der Fälle Rezidive aus.

Fibromatosen

Allgemeine Definition: Sie werden als fibröse Proliferationen angesehen, die in ihrem Verhalten eine Mittelstellung zwischen gutartigen fibrösen Tumoren und Fibrosarkom einnehmen. Obwohl sie die Fähigkeit zum infiltrierenden Wachstum haben, metastasieren sie nie.

Die Fibromatosen werden in oberflächliche (fasziale Fibromatosen) und in tiefe Formen (Desmoidfibromatose) unterteilt. Die wichtigsten von ihnen werden nachstehend besprochen.

Palmarfibromatose

Syn.: Dupuytren-Kontraktur

Definition: Häufigste, oberflächliche Fibromatose der Hohlhandaponeurose mit Beugekontraktur der Finger in Form einer „Schwurhand".

Prävalenz: 1–3%. Manifestationsalter: 6. Lebensdekade. Familiäre Häufung. Assoziierte Krankheiten: Alkoholkrankheit, Diabetes mellitus, Epilepsie, anderweitige Fibromatosen (♂:♀ = 4:1).

Pathogenese: Myofibroblastenproliferation in der oberflächlichen Palmaraponeurose mit knotiger Verdickung.

Morphologie: Innerhalb der Kollagenfaserbündel der Aponeurose liegen in der Proliferationsphase der Krankheit Herde aus spindelförmigen Fibroblasten. Mit nachfolgender Kollagensynthese nimmt der Kollagengehalt auf Kosten der Zellen zu (Involutionsphase), um schließlich durch eine Narbenplatte ersetzt zu werden (Residualphase).

Desmoidfibromatosen

Definition: Gruppe recht häufiger, tiefsitzender Weichteilneoplasien mit infiltrierendem Wachstum, hoher Rezidivquote, aber ohne Metastasierungspotenzial.

Je nach Lokalisation unterscheidet man folgende Varianten:

- *Abdominaldesmoid* (25%): in Bauchdeckenaponeurose, vorwiegend bei Frauen im gebärfähigen Alter (oft 1. postpartales Jahr), Auftreten: meist sporadisch;
- *Intraabdominaldesmoid* (15%): im pelvinen und mesenterialen Bindegewebe, keine Geschlechtsbevorzugung, Auftreten: oft assoziiert mit „familiärer adenomatöser Polypose";
- *Extraabdominaldesmoid* (65%): im aponeurotisch faszialen Gewebe von Schultergürtel, Hüfte, Becken; bevorzugt bei Kindern, im fertilen Alter bei Frauen, im senilen Alter bei Männern.

Altersgipfel: 2.–4. Lebensdekade. Vorkommen: sporadisch, FAP-assoziiert oder familiär-multipel (♀:♂ = 2:1).

Morphologie: Das knotige grauweiße tumoröse Gewebe erreicht häufig eine Größe von mehr als 5 cm. Es ist meist unscharf abgegrenzt. Histologisch imponiert eine uniforme Fibroblastenpopulation, die oft gleichsinnig ausgerichteten Zellen liegen in einem teils wellen-, teils wirbelförmigen Kollagenfaserfilz (Abb. 20.59) und exprimieren immunhistochemisch nachweisbar Aktin (Myofibroblastenherkunft!).

Klinik: hohe Rezidivquote bei unvollständiger Entfernung. Therapieoption bei Rezidiv: Antiöstrogene (unabhängig von Rezeptorstatus und Geschlecht), nichtsteroidale Antiphlogistika.

Fasciitis nodularis

Definition: Seltene Läsion in Form eines schnell wachsenden Subkutanknotens, der trotz histologischer Ähnlichkeit mit einem Fibrosarkom gutartig ist und zur Spontanregression neigt.

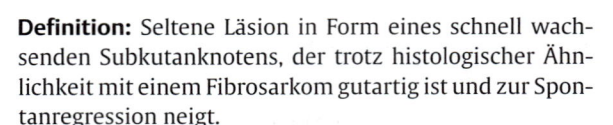

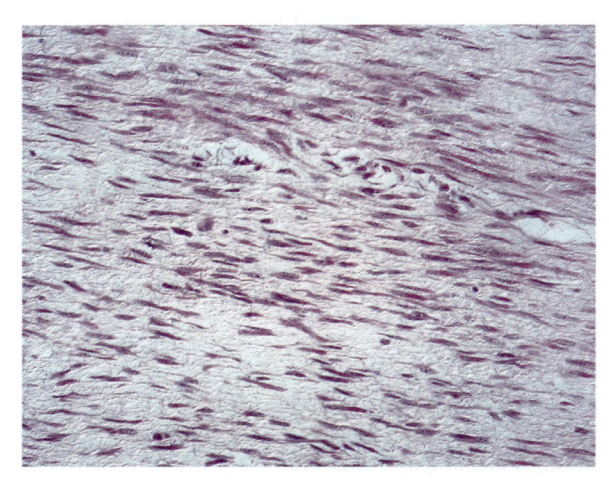

Abb. 20.59 Desmoid: uniforme Fibroblastenpopulation mit Infiltration in fettgewebige Umgebung (HE, Vergr. 1:75).

Prädilektionsstellen in absteigender Häufigkeit: Arme, Stamm, Beine und Kopf.

Prädilektionsalter: 2.–3. Lebensdekade.

Pathogenese: Die Läsion gilt als selbst limitierende Proliferation myofibroblastärer Zellen klonalen Ursprungs.

Morphologie: Zum Zeitpunkt der Operation finden sich meist 2 cm, selten bis 10 cm große grauweiße, nicht abgekapselte Knoten. Mikroskopisch bestehen zellreiche Bezirke aus oft in Wirbeln angeordneten, spindelförmigen, aktinexprimierenden Myofibroblasten, die mitotisch aktiv sind. In zellarmen Arealen herrschen kollagene Fasern vor. Die Knoten sind unscharf begrenzt, ihre Zellen können in subkutanes Fettgewebe und Skelettmuskulatur einwachsen.

Synoviale Osteochondromatose

Syn.: synoviale Chondromatose

Definition: Seltene Läsion mit metaplastischer Knorpel- und Knochenbildung in der Synovialmembran.

Prädilektionsstellen: monoartikulär, Knie, Hüftgelenk.
Prädilektionsalter: 4. Lebensdekade (♂ > ♀).

Morphologie: Die langsam wachsenden, multiplen Knorpel-Knochen-Inseln können als gestielte oder blumenkohlartige Proliferate die Gelenkinnenhaut bedecken. Ihre Ablösung führt zu freien Körpern (Gelenkmäuse). Sind die Knötchen in der Synovia sehr zahlreich und ganz klein, so können sie ihr ein milchiges Aussehen verleihen (Bezeichnung: „Schneesturmknie"). Sie können den Gelenkknorpel schädigen. Histologisch bestehen sie aus nodulär angeordneten Chondrozyten mit hyperchromatischen Kernen. Liegt eine Knochenbildung vor, so grenzt an das Knorpelgewebe Lamellenknochen an.

20.4.4

Neoplastische Läsionen

Tendosynovialer Riesenzelltumor

Syn.: pigmentierte villonoduläre Synovialitis, Riesenzelltumor der Sehnenscheide

Definition: Häufigster benigner Tumor der Synovialmembran und der Sehnenscheide mit Rezidivneigung.

Pathogenese: Dem Tumor liegt – in Analogie zur Pathogenese der ossären Riesenzellentumoren – eine neoplastische Wucherung fibroblastärer Zellen zugrunde, die eine reaktive Vermehrung histiozytärer Elemente des Makrophagesystems nach sich zieht. Diese Histiozyten werden nach entsprechender Erythrozytenphagozytose schaumzellig transformiert; sie enthalten Hämosiderin und verschmelzen zu mehrkernigen Riesenzellen.

Morphologie: Makroskopisches Kennzeichen ist eine knotige oder zottige synoviale Gewebevermehrung von meist gelber (Lipide) und brauner (Hämosiderin), aber

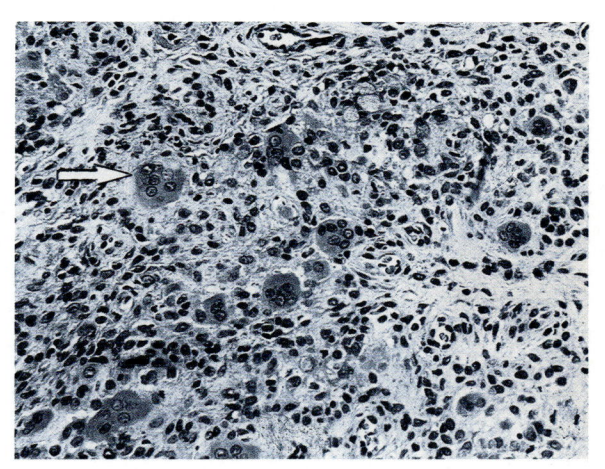

Abb. 20.**60 Gutartiger Sehnenscheiden-Riesenzelltumor** mit zahlreichen mehrkernigen Riesenzellen (Pfeil) zwischen Fibroblasten und Histiozyten (HE, Vergr. 1:100).

auch grauer (Fasergewebe) Farbe. Entsprechend ihrer Wachstumscharakteristik unterscheidet man folgende beiden Formen:
- *Lokalisierte Form* in Gestalt eines bis zu 3 cm großen, extraartikulären Knotens, bevorzugt im Handbereich, dort von der Synovialis der digitalen Sehnenscheide ausgehend (tendosynovialer Riesenzellentumor). Prädilektionsstelle: Hand (70 % aller Fälle), nach Ganglien häufigster Hand„tumor". Prädilektionsalter: 3.–4. Lebensdekade (♀ > ♂).
- *Diffuse Form* in Gestalt multipler Knötchen oder zottenartiger intraartikulärer Strukturen, bevorzugt im Kniegelenk (villonoduläre Synovialitis/Tendosynovialitis). Prädilektionsstelle: Knie, Sprunggelenk (70 % aller Fälle). Prädilektionsalter: 3.–4. Lebensdekade (♀ > ♂).

Histologisch (Abb. 20.**60**) besteht der Tumor aus fibroblastenähnlichen Zellen in teilweise wirbelartiger Anordnung mit dazwischen gelagerten Schaumzellen (Lipophagen) und Siderophagen sowie mehrkernigen histiozytären Riesenzellen.

Klinik: Der Tumor kann nach unvollständiger Resektion in 10–20 % der Fälle rezidivieren. In 10 % der Fälle radiologisch nachweisbare Kortikaliserosionen des Knochens.

Synoviales Sarkom

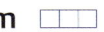

Definition: Gruppe sehr seltener, maligner Tumoren des paraartikulären und peritendinösen Weichteilgewebes, deren Zellen wie die Mesothelien die Fähigkeit haben, sich in epithelartiger und/oder mesenchymaler Richtung zu differenzieren und eine tumorspezifische Chromosomentranslokation aufweisen.

Prädilektionsalter: 15–40 Jahre. Es kommt vor der 2. und nach der 5. Lebensdekade praktisch nicht vor. (♀ > ♂).

Molekularpathologie: Zytogenetisch sind 95% der Tumoren durch die chromosomale Translokation t(X;18) (p11.2;q11.2) gekennzeichnet, bei der das Onkogen SYT-Gen[1] entweder mit SSX1[2] oder mit SSX2[3] zu einem Chimären-Gen fusioniert und ein Fusionspeptid SYT-SS1/SS2 kodiert. Das Produkt des SYT-Gen (= Synaptotagenin; Locus 18q11.2) ist ein Calciumregulator in Synapsen, es dient der Freisetzung von Neurotransmittern, wodurch die Signaltransduktion eingeleitet wird. Das chimärische SYT-SSX-Fusionstranskript transformiert offenbar dadurch eine Zelle, indem es den Zellzyklusregulator Cyclin-D1 stabilisiert und so eine Dauerproliferation einleitet.

Eine histogenetische Beziehung der Tumorzellen zu den (namengebenden) Synoviozyten der Gelenkinnenhaut besteht nicht.

Morphologie: Makroskopisch besteht der Tumor aus unscharf begrenzten grauweißen Knoten, die bei der seltenen intraartikulären Lokalisation (nur 10% der Fälle) die Innenhaut der Gelenkkapsel durchsetzen. Je nach feingeweblicher Ausdifferenzierung unterscheidet man monophasische Tumorformen mit vorwiegend epithelartiger oder mesenchymaler Prägung und biphasische Tumoren, bei denen beide Gewebekompartimente gleichermaßen das Bild beherrschen (Abb. 20.**61**). Das synoviale Sarkom bildet in seiner biphasischen Form spaltförmige Hohlräume, die von schleimbildenden epithelartigen Zellen ausgekleidet und von fibrosarkomähnlichem Gewebe auseinandergedrängt werden. Immunhistochemie: Expression von Vimentin, zumindest herdförmig auch von Zytokeratin und EMA (epitheliales Membranantigen).

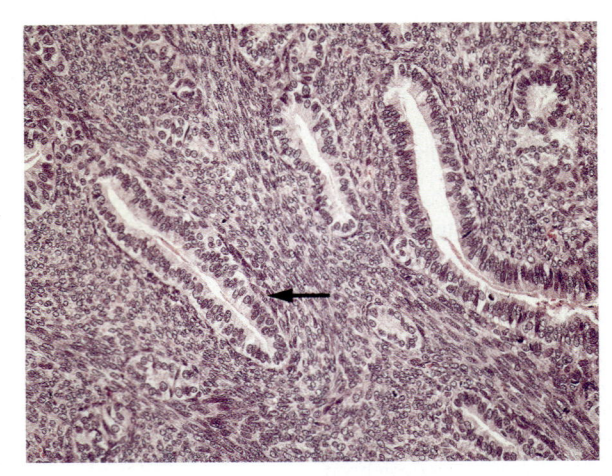

Abb. 20.**61** **Biphasisches synoviales Sarkom** mit drüsigen Formationen (Pfeil) im sarkomatösen Stroma (HE, Vergr. 1: 100)

Klinik: Gelegentlich lässt sich anamnestisch ein Trauma eruieren; ein Kausalzusammenhang mit dem Tumor ist jedoch nicht bewiesen. Prädilektionsstelle: untere Extremität im Knie-, Fuß- und Hüftbereich (60% der Fälle). Symptome: chronische Gelenkschwellung. Frühe Rezidivbildung, meist hämatogene Metastasierung. Therapieprinzip: radikale Operation, eventuell zusätzliche Chemotherapie und Bestrahlung.

Damit sind alle abnormen Äußerungen des Lebendigen besprochen, die zu einem Leiden führen. Pathologie, direkt als „Lehre des Leidens" übersetzt, soll lehren, woran man ein bestimmtes Leiden erkennt, und seinen Ablauf begreiflich machen, damit der behandelnde Arzt gezielt lindern kann. Auf diese Weise leistet die Pathologie einen wichtigen gesellschaftspolitischen Beitrag. Denn eine Gesellschaft, der das Leiden des Einzelnen gleichgültig ist, wird rücksichtslos und unmenschlich. Mehr noch, die Auseinandersetzung mit dem Leiden kann für den Einzelnen einen Gewinn bedeuten. Denn der Grund, weshalb unsere Seele zeitweilig von einem Körper umgeben wird, könnte darin liegen, dass sie nur so fähig ist zu leiden und sich mitzuteilen und schließlich nur so die Möglichkeit erhält, die wichtigste Dimension der Schöpfung zu erfahren: die Liebe.

---

[1] SYT-Gen = SSXT-Gen (Locus: 18q11.2) = synovial sarcoma translocated to X-chromosome

[2] SSX1-Gen = synovial sarcoma, X-breakpoint (Locus: Xp11.2)

[3] SSX2-Gen = synovial sarcoma, X-breakpoint (Locus: Xp11.23-Xp11.22)

Glossar

U.-N. Riede

Abdomen, lat. = Schmerbauch, Wanst
Aberration, lat. = Abweichung
Abort: aboriri, abortus, lat. = zugrunde gehen → volksmed. „Fehlgeburt"
Abszess: abscessus, lat. = Weggang → „eitrige Gewebseinschmelzung"
Abusus = Missbrauch
Achalasie: chalasis, gr. = Nachlassen → „fehlende (Ösophagus-)Erschlaffung"
Achondroplasie: chondros, gr. = Knorpel; plasso, gr. = bilden → „Knorpelbildungslosigkeit"
accretus, lat. = angewachsen
achrestisch: achrestos, gr. = nicht verwertbar
acuminatus: acumen, lat. = Spitze → spitz(ig)
Adamantin, gr. = stählern, felsenfest → „Zahnschmelz"
Aden- (Wortteil): aden, adenos, gr. = sattsam → „Drüse"
Adenom: oma, gr. = Geschwulst → (gutartiger) „Drüsentumor"
Adipositas, lat. = Fettleibigkeit → volksmed. „Fettsucht"
Adnexe (Mehrzahl): adnectere, lat. = anknüpfen → „Anhangsgebilde" des Uterus
Adoleszenz: adolescens, lat. = heranwachsen → Pubertät
Adrenal- (Wortteil): ad renam, lat. = neben der Niere → „Nebennieren-"
Adynamie, gr. = Antriebslosigkeit
Aer- (Wortteil), gr. = Luft
aeruginosus, lat. = mit Grünspan überzogen
Aesthesioneuroblastom: aesthesis, gr. = Empfindung; neuron, gr. = Nerv; blastos, gr. = Spross; oma, gr. = Geschwulst → maligner Riechnervtumor
Affekt: afficere, lat. = einwirken → „Krankheitsbefall"
Agglutination (Hämagglutination), lat. = (Erythrozyten)-Zusammenballung
Aflatoxin = **A**spergillus-**fla**vus-**Toxin** → leberschädigendes Aspergillus-Pilzgift
Akanth- (Wortteil): akantha, gr. = Dorn, Stachel
Akantholyse: lysis, gr. = Auflösung → „Stachel(zell-)-Auflösung"
Akanthom: oma, gr. = Geschwulst → „tumorartige Stachelzellwucherung"
Akanthose = reaktive Stachelzellwucherung
Akne: akme, gr. = Spitze, Blüte → „eitrige Hautfollikelentzündung"
Akren: akron, gr. = äußerst → „distale Körperteile" wie Finger, Zehen, Nase, Kinn,
aktinisch: aktis, gr. = Strahl → strahlungsbedingt
Akzeleration, lat. = Beschleunigung
Ala, lat. = Flügel → oberflächliche Oxyurenstacheln
albus, lat. = weiß
Albinismus → Pigmentlosigkeit
Alg- (Wortteil): algos, gr. = Schmerz
Alkaptonurie, arab./gr. al-kalij = kalzinierte Asche; hapto = packen; uron = Harn → Urindunkelfärbung v. a. im alkalischen Bereich → volksmed. „Schwarzharnkrankheit"

Allel: allelon, gr. = zueinander gehörig → „Gene, die in homologen Chromosomen an homologen Genorten (Loci) lokalisiert sind"
allos, gr. = anders
alterativ: alterare, lat. = schädigen
Amalgam: amalgamare, lat. = vermischen → „Quecksilberlegierung"
Amaurose: amauros, gr. = dunkel, blind → Blindheit
ambiguus, lat. = nicht eindeutig
ambulare, lat. = hin und her gehen
Amelie, gr. = „Gliedmaßen-losigkeit"
Ameloblastom: enamelum, lat. = Zahnschmelz; blastos, gr. = Spross; oma, gr. = Geschwulst → „Schmelzepithelgeschwulst"
Amelogenese = Zahnschmelzbildung
Amenorrhoe, gr. = „kein Monatsfluss"
Aminoazidurie = Aminosäureausscheidung im Urin
Amnesie, gr. = „Erinnerungslosigkeit"
Amnion: amnos, gr. = Schafshaut → „Eihaut"
Amniozentese: kentein, gr. = stechen → „Fruchtblasenstich"-(Diagnostik)
Amoebe: amoibis, gr. = wechselnd → „formänderndes Protozoon"
amorph, gr. = gestaltlos
Amotio, lat. = „Ablösung" → Netzhautablösung
Amplifikation, lat. = zahlenmäßige Vermehrung einer Genkopie
Ampulle: ampla pulla, lat. = bauchiges Gefäß
Amputation: lat. amphi = rundherum; putare, lat. = abschneiden
amylaceus: amylon, gr. = Stärke, Mehl → „aus Stärke"
Amyloid = Protein mit stärkeartiger Färbeeigenschaft
Analgetikum: an, gr. = ohne; algos, gr. = Schmerz → Schmerzhemmstoff
Anämie, gr. = Blutlosigkeit → Blutarmut → volksmed. „Bleichsucht"
Anamnese: anamnesis, gr. = Erinnerung → befragende Patientendatenerhebung
Anaphylaxie, gr. = „Schutzlosigkeit" → immunologische Überreaktion ohne antigenischen Vorkontakt
Anaplasie: ana, gr. = wieder (d. h. „wie früher"); plassein, gr. = bilden → „Übergang hochdifferenzierter Zellen in undifferenzierte (embryonale) Zellen"
Anarchie, gr. = Herrscherlosigkeit → „Verwilderung" eines Gewebes
Anasarka, gr. = „ins Fleisch hinein" → ausgedehntes Unterhautödem → volksmed. „Wassersucht"
Anastomose: anastomosis, gr. = Einmündung → (natürliche, chirurgische) „Hohlorganverbindung"
Andro- (Wortteil): aner, andros, gr. = Mann
Anenzephalie, gr. = „Gehirnlosigkeit"
Anergie: ana ergon, gr. = „ohne Arbeit" → fehlende Immunabwehr
Aneurysma: aneuryno, gr. = erweitern → Arterienerweiterung

Angina: angcho, gr. = verengen → Enge (dtsch. Lehnwort mit psychosomatischer Prägung = „Angst")
Anisokorie: kore, gr. = Pupille → „seitendifferente Pupillenweite"
anisos, gr. = ungleich
ankylos, gr. = krumm, verfänglich
Ankylose = Gelenkversteifung
anopheles, gr. = schädlich
anschoppen = Intensivum von „schieben"
Anthraxbazillen: anthrax, gr. = Kohle → Milzbranderreger
Anthrop- (Wortteil): anthropos, gr. = Mensch
Antibiotikum: anti-bios, lat./gr. = „gegen das Leben"
Antigen = Abkürzung von **Anti**somato**gen**
Anulus, lat. = Ring
Anus, lat. = After
apallisches Syndrom: pallium, lat. = „Mantel" = Hirnrinde → „Hirnrindenlosigkeit" → volksmed. „Enthirnungsstarre"
Apatit: apatein, gr. = täuschen → oft mit anderen Kristallen verwechselt
Apex: apicis, lat. = Spitze
Aphasie, gr. = Sprechunfähigkeit
Aphonie, gr. = „keine Stimme" → Stimmlosigkeit
Aphthe gr. = Schwämmchen → flach-weißliches Schleimhautgeschwür
Aplasie, gr. = „keine Bildung" → keine Organanlage
Apoplex: apoplektos, gr. = vom Schlage gerührt → (meist) „Hirnschlag"
Apoplexie, gr. = Schlagfluss → Schlaganfall
Apoptose: apoptein, gr. = abfallen → programmierter Zelltod mit aus dem Zellverband „tot herausfallender Zellen"
Appendix, lat. = Anhängsel
Aquädukt, lat. = „Wasserleitung"
Arachidonsäure: arachis hypogaea, gr. = Erdnuss → vierfach ungesättigte Fettsäure als Zellmembranbestandteil
Arachn- (Wortteil): arachne, gr. = Spinne
Arachnoidea = „Spinnwebenhaut" → dem Gehirn aufliegende Mebran
Arche, gr. = Beginn
arcuatus, lat. = gebogen
Arcus, lat. = Bogen, Kreis
arenosus, lat. = sandig
Argyrismus: argyros, gr. = Silber → Silberablagerung
Arhinenzephalie, gr. = „Riechhirnlosigkeit"
Arrosion: arrodere, lat. = annagen → schädigungsbedingter Wandfraß
Arthrochalasie: chalasis, gr. = Nachlassen → „Gelenküberdehnbarkeit" → volksmed. „Schlottergelenk"
Arthron, gr. = Gelenk
Arzt, ahd. = arzat vom gr. „archiatros" = Oberarzt
asbestos, gr. = unvertilgbar
Ascaris, gr. = Spulwurm
Aspergillus, lat. = Weihwasserschwengel → „Gießkannenschimmel"
Asphyxie, gr. = Pulslosigkeit → „Atemstillstand"

Aspiration, lat. = ansaugendes Einatmen von Fremdmaterial in Lunge oder bei Diagnostik (Aspirationsbiopsie)
Aster, gr. = Stern
Asthenie: sthenos, gr. = Kraft → Kraftlosigkeit, Unfähigkeit
asthenos, gr. = schwach
Asthma, gr. = Engbrüstigkeit, Kurzatmigkeit
Aszites: askos, gr. = Schlauch (= Peritonealsack) → volksmed. „Bauchwassersucht"
Atavismus: atavus, lat. = Vorfahre → Wiederauftreten von stammesgeschichtlichen primitiven Strukturen
Ataxie, gr. = Stehunfähigkeit (wegen Kleinhirnstörung)
Atelektase: ateles ektasis, gr. = „unvollständige Ausdehnung" → Alveorlarkollaps mit luftleeren Alveolen
ater, lat. = schwarz, verhängnisvoll
Athelie: tele, gr. = Brustwarze → „Brustwarzenlosigkeit"
Atherom: athyre, gr. = Grütze-Brei; oma = Geschwulst → volksmed. „Grützbeutel"
Athetose: a-thetos, gr. = un-gestellt → Form der zerebralen Bewegungsstörung
Atopie: atopos, gr. = ungewöhnlich → ungewöhnlich starke immunologische Reaktion auf ein gewöhnliches (Umwelt-)Antigen
Atresie: tresis, gr. = Loch; atretos = ohne Loch → lumenlose „Ausführung" eines Hohlorganbauplans
Atrophie, gr. = „Nichternährung" → volksmed. „Gewebsschwund"
Auskultation: auscultare, lat. = hören
auto- (Wortteil): autos, gr. = selbst
Aussatz: im Mittelalter wurden Leprakranke vor die Stadtmauer verbannt.
Autismus: autos, gr. = selbst → „sich Zurückziehen in die eigene Erlebnis- und Gedankenwelt, bei Unfähigkeit zur Kontaktaufnahme mit der Außenwelt"
Autolyse, gr. = „Selbst-Auflösung" → Gewebsauflösung nach Tod
Autopsie, gr. = „Selbst-Sicht" → Leichenöffnung
Autosom: soma, gr. = Körper → Nicht-Geschlechts-Chromosom
Axon, gr. = Achse → „Achsenzylinder"
Azinus: acinus, lat. = Beere
Azoospermie: zoon, gr. = Lebewesen; sperma = Samen → spermienloses Ejakulat

Bakterium: bakter, gr. = Stock, Stab → Mikroorganismus
Balanos, gr. = Eichel, Dattel → „Glans penis"
Balantidium: balantion, gr. = Geldbeutel → „dickdarmparasitierendes Protozoon"
Bantu-Siderose: sideros, gr. = Eisen → Eisenablagerung in der Leber bei der hungernden schwarzen Bevölkerung Mittel-Südafrikas
Bauch: buh, ahd. = Vorwölbung
Bazillus, lat. = Stöckchen, Stäbchen → Gattungsbegriff für grampositive sporenbildende Stäbchenbakterien
Beriberi, singalesisch. = „kann nicht" → Vitamin-B1-Mangel bedingte Muskelschwäche
bifidus, lat. = zweigeteilt
Bil- (Wortteil): bilis, lat. = Galle → gallen(weg)seitig

biliodigestiv = „von Galle(-Weg) bis in Darmtrakt reichend"
Bilirubin: ruber, lat. = rot → „rote Galle"
Biliverdin: viridus, lat. = grün → „grüne Galle"
Bio- (Wortteil): bios, gr. = Leben
Biopsie: opsis, gr. = Sicht → diagnostische Gewebsentnahme beim Lebenden
Blastom: blastos, gr. = Spross; oma = echte (zellneubildungsbedingte) Geschwulst
Blenorrhoe, gr. = Schleimfluss → eitrige Bindehautentzündung
Bothrion, gr. = Grübchen
Botulus, lat. = Wurst
brachys, gr. = kurz
Bradykinin: kinein, gr. = in Gang setzen → langsam in Aktion tretender Entzündungsmediator
bradys, gr. = langsam
Bride, franz. = Zügel → „Verwachsungsstrang"
Bubon, gr. = Leiste, Schamgegend
Bucca, lat. = Wange
Bulbus, lat. = Zwiebel
Bulla, lat. = Blase
Burst-Reaktion (Respiratory-burst-Reaktion), engl. = explodieren → plötzlich einsetzende Bildung von toxischen Sauerstoffmetaboliten durch Phagozyten

Cadherin: kathedra, gr. = Stuhl → „Zell-Festklebeproteine"
Caisson, fr. = Tauchkessel
Calcaneus, lat. = Fersenbein
Calcar, lat. = Sporn
Callus, lat. = Schwiele, Narbe
Calor, lat. = Hitze → Überwärmung des Entzündungsgebietes
Campylobakter, gr. = „gewundene Stäbchen" (-Bakterien)
Candida albicans: candidus, lat. = weiß-glänzend, albicus, lat. = weißmachend → weißlich wachsender Hefepilz
Carina, lat. = Kiel
Caro, carnis, lat. = Fleisch
Catenin: katenanti, gr. = gegenüber → Signaltransduktionsmolekül
Caverna, lat. = Höhle
-Cele (Wortteil) : kele, gr. = Bruch
Chagrinierung, franz. = maschinelle Ledernarbung (künstlicher Schlangenleder-Aspekt)
Chalkose: chalkos, gr. = Kupfer → Kupfervergiftung
Chaperon, engl. = Anstandsdame → für die Faltung und Transport eines Proteins an seinen intrazellulären Bestimmungsort veranwortlicher Proteintyp
Chemokinese: kineo, gr. = bewegen → chemisch induzierte Zell-„fort"-bewegung
Chemotaxis: taxis, gr. = Anordnung → chemisch induzierte Zell-„hin"-bewegung
Chiasma: vom gr. Buchstaben X (= Chi) → (Über-)Kreuzung

Chimäre: chimaira, gr. = Ziege = Fabelwesen, vorne Löwe, in der Mitte Ziege, hinten Drache → DNA-Moleküle aus Anteilen verschiedener Spezies
Chir- (Wortteil): cheir, gr. = Hand
Chiragra: agra = Fangeisen → „Handgelenkgicht"
Chirurgie, ergon = Werk → Handwerk
Chlamydie: chlamys, gr. = Mantel → obligate Zellparasiten
Chloasma: chloazo, gr. = grüne Sprossen treiben → Pigmentring um Mund junger Frauen
Chlorom (engl. „green cancer") = AML-Frühstadium wegen grünlicher Myeloperoxidase → grünlicher Tumor
chloros, gr. = grün
Chol- (Wortteil): chole, gr. = Galle-
Cholangitis: angium, lat. = Gefäß → Gallengangsentzündung
Cholaskos: askos, gr. = Schlauch → Galle in Peritonealhöhle → gallige Peritonitis
Choledochitis: choledechomai, gr. = Galle aufnehmen → Gallenausführgangsentzündung
Cholera: chaul-rah, hebr. = böse Krankheit → schwere, infektiöse Durchfallserkrankung
Cholesteatom = Kurzwort aus Cholesterin und Stear (gr. = Fett) → volksmed. „Perlgeschwulst"
Chondro- (Wortteil): chondros, gr. = Knorpel-
Chorda dorsalis: chorda, lat. = Saite, Strang → „Rückensaite" = frühembryonales Achsenorgan
Chorea, gr. = Tanz → Hirnerkrankung mit schüttelnden Bewegungen, volksmed. „Veitstanz"
Chorio- (Wortteil): chorion, gr. = Leder, Haut
Choriomeningitis = kombinierte Hirnhaut-Plexuschorioideus-Entzündung
Chorioretinitis = kombinierte Ader-Netzhautentzündung des Auges
Choristie: choristos, gr. = abgesondert, getrennt → tumoröses embryonales Gewebe am falschen Ort
Christmas Disease: nach dem ersten Patienten beschriebener Faktor-IX-Mangel
Chromosom, gr. = „Farb-Körper" = Trägerorganelle des Erbgutes
Chron- (Wortteil): chronos, gr. = Zeit
Chyl- (Wortteil): chylos, gr. = Milchsaft → Lymphe
Chylomikronen, gr. = „Saft-Winzlinge" → kleinste Fetttransporteinheiten im Blut
Chylus, gr. = Saft, Milch → fetthaltige Lymphe
-cid (Nachsilbe): cidere, lat = töten
Cilium, lat. = Augenwimper
circinatus, lat. = kreisförmig
Claudicatio: claudicare, lat. = hinken
clavatus: clavus, lat. = mit Keule versehen
Clonorchis sinensis: klon, gr. = Zweig; orchis, gr. = Hoden; sinensis, lat. = chinesisch → „chinesischer Leberegel"
Clostridien: kloster, gr. = Spindel → „spindelförmige Stäbchenbakterien"
Coccidioides immitis: coccidium, lat. = Kernchen; immitis, lat. = grob → „dimorpher Pilz"
coeruleus, lat. = blau

Collum, lat. = Hals, Kragen
Columna, lat. = Säule
Commotio (cerebri), lat. = Erschütterung → „Hirnerschütterung"
Compliance, engl. = Nachgiebigkeit → Rückstellkraft eines elastischen Gewebe
constrictivus, lat. = einschnürend
Contiguitas, lat. = Berührung
Contusio (cerebri), lat. = Verdrehung → Hirnquetschung
Conus, lat. = Kegel
Cor, lat. = Herz
Core, engl. = „Kernstück" → zentraler Teil
Cornis, lat. = Horn
Cortex, lat. = Rinde
Corynebakterien: coryne, gr. = Keule → „keulenförmige" Diphtherieerreger
Cotton wool, engl. = Baumwolle → Wattebausch
Coxa, lat. = Hüfte
Crepitation: crepitare, lat. = knarren
cribriform, lat. = sieb-förmig
Cri du chat, franz. = Katzenschrei → „heiseres Säuglingsgewimmer"
Crista, lat. = Leiste
Cruor sanguinis, lat. = Blutkuchen, Blutklumpen
crush, engl. = zerquetschen
Cryptococcus: kryptos kokokkos, gr. = „versteckter Kern"
Cuticula, lat. = Häutchen → „häutchenartige Hülle"

Dakryon = Träne
Daktylos, gr. = Finger
Defäkation: faeces, lat. = Kot → Stuhlgang
Degeneration, lat. = abweichend von der Art = „Abartigkeit" → nichtentzündliche Zell-/Gewebsveränderung mit Funktionseinbuße
Dehiszenz: dehiscere, lat. = aufklaffen
Deletion, lat. = Vernichtung
Delirium: delirare, lat. = verrückt sein
Demarkation, lat. = (makroskopische) Abgrenzung krankhaften Gewebes vom gesunden
Demenz: dementia, lat. = Verstandlosigkeit → volksmed. „Blödsinnigkeit"
dendritisch: dendron, gr. = Baum → verzweigt
Dengue-Fieber: dengue, indio. = gebrochener Knochen → virale Infektionskrankheit mit Gliederschmerzen
Derma, gr. = Haut
Dermatoglyphe, glyphe, gr. = eingraben → Hautleiste
Desmo- (Wortteil): desmos, gr. = Band-
Desmoid: oidos, gr. = ähnlich → „bänderartiger Weichteiltumor"
Desmosom: desmos, gr. = Band; soma, gr. = Körper → Zell-Zell-Verbindungorganelle
Desquamation: squama, lat. = Schuppe → „Abschilfern, Abschuppen"
Detritus: deterere, detritus, lat. = zerreiben → Zelltrümmer, Zellschutt
Dezerebrierung: cerebrum, lat. = Gehirn → Ausschaltung des Großhirns → volksmed. „Enthirnung"
Diabetes, gr. = Durchmarsch → volksmed. „Harnruhr"

Diabetes insipidus, lat. = „geschmackloser Durchmarsch"→ volksmed. „Wasserharnruhr"
Diabetes mellitus, gr. = „honig-süßer Durchmarsch" → volksmed. „Zuckerharnruhr"
Diapedese: diapedao, gr. = hindurchdringen → Zelldurchtritt durch mikroskopisch intakte Strukturbegrenzung
Diaphragma, gr. = Scheidewand → „Zwerchfell"
Diarrhoe, gr. = Durchfluss → „Durchfall"
Diaskopie: skopein, gr. = betrachten → „Durchlichtuntersuchung"
Diastema, gr. = Zwischenraum
Diastole, gr. = Ausdehnung → „Herzfüllphase"
Diathese, gr. = Neigung → Neigung des Organismus zu bestimmter Krankheit
Dichotomie: Dicha, gr. = getrennt; tome, gr. = Schnitt → Aufteilung in 2 gleiche Teile
Didelphys: delphys, gr. = Mutterschoß → „Doppelvagina"
Digitus mortuus, lat. = „toter Finger"
Dignitas, lat. = Würdigkeit , Tüchtigkeit, Verdienst
Dilatation, lat. = Ausweitung
Diphtherie: diphthera, gr. = Tierbalg → „häutchenförmige infektiöse Entzündungskrankheit"
diploos, gr. = doppelt
Diploprosopus: prosopon, gr. = Gesicht → Doppelfehlbildung von Gesichtsteilen
Diskus, gr. = Scheibe
dissecare, lat = zerschneiden, zergliedern
disseminiert, lat. = „versämt" → ausgestreut
Diuretikum, gr. = „heraus Harn" → harnausscheidungförderndes Mittel
Divertikel, lat. = Abweg → „sackförmige Ausstülpung eines Hohlorgans"
dolichos, gr. = lang
Dolor, lat. = Schmerz
Drepane, gr. = Sichel
Drusen: druos, ahd. = Drüse → kristallblumenartiges Gebilde im Gewebsinnern
Duodenum: duodecim, lat. = 12 → Zwölffingerdarm
durus, lat. = hart
Dys- (Wortteil): gr. = „schlecht"
Dysarthrie = Sprechstörung infolge Koordinationsstörung des Sprachvollzuges
Dyschylie = Fehlspeichelung
Dysenterie: dys-enteron, gr. = „Eingeweide-Übel" → schwere Durchfallskrankheit
Dyskrinie = Störung der endokrinen oder exokrinen Sekretion
Dysmorphie: morphe, gr. = Gestalt → (fetale) Fehlgestaltung
Dysostose, gr. = gestörte Knochenbildung (-Wachstum)
Dysotie: os, otis, gr. = Ohr → „Ohrmuschelfehlbildung"
Dyspareunie: pareunos, gr. = Lagergenosse → „Beischlafstörung"
Dyspepsie, gr. = Fehlverdauung
Dysphagie, gr. = Fehlschlucken → „Schluckbeschwerden"

Dysrhaphie: raphe, gr. = Naht → „Fehlbildungen wegen gestörtem Schließungsprozess der Rückenmarkanlage"

Dystopie, gr. = „Fehl-ort" → Verlagerung an einen anderen (ursprünglich nicht dafür vorgesehenen) Ort

Dystrophie: dys-trepho, gr. = „Falsch-Ernährung" → Kümmerorgane/-Gewebe

Eburnisierung: ebur, gr. = Elfenbein → „homogene Knochenverdichtung"

Echino- (Wortteil): echinos, gr. = Igel

Echinokokkus, gr. = „Haken-Rundling"

Effloreszenz: efflorescere, lat. = erblühen → volksmed. „Hautblüte"

Eiter: aitra, ahd. = giftiges Geschwür

Ejakulat, lat. = Herausgeschleudertes (Sperma)

Ekchymose, gr. = „Saft-Austritt" → Großflächenblutung

Eklampsie: eklampein, gr. = aufblitzen, „Schwangerschaftskrampfleiden"

Ekstrophie: ekstrepho, gr. = herausdrehen → fehlbildungsbedingte Ausstülpung

Ektasie, gr. = Ausweitung (von Hohlorganen)

Ektomie: ektemno, gr. = herausschneiden → Herauschnitt

Ektopie, gr. = außerhalb (Normal-)Ort

Ekzem: ekzein, gr. = aufkochen → volksmed. „Quellflechte"

Elastinfasern: elasso, gr. = sich kleiner machen, zusammenschnurren

Elauninfasern: elauno, gr. = auseinander ziehen → Vorstufen elastischer Fasern

Element: früher begann des ABC (= Alphabet) mit den Buchstaben L, M und N

Elephantiasis: elephas, gr. = Elephant → monströse Anschwellung

Embolie: emballo, gr. = hineinschleudern

Emesis, gr. = Erbrechen

Emphysem: emphysaio, gr. = hineinblasen → „Gewebsaufblähung", volksmed. „Lungenerweiterung"

Empyem, gr. = inneres Geschwür → „Eiteransammlung in vorbestehendem Hohlraum"

Enanthem, gr. = „Hineingeblühtes" = entzündlicher Schleimhautausschlag

Endophyt, gr. = „Hineingewächs" → Tumor mit unter die Oberfläche gerichtetem Wachstum

Endoskopie, gr. = „hinein-sehen"

Enophthalmus: ophthalmos, gr. = Auge → Zurücksinken des Auges in Orbitahöhle

Enteritis: enteron, gr. = Darm → Dünndarmentzündung

Entero- (Wortteil): enteron, gr. = Darm, Eingeweide

Enterobius vermicularis: entero-bios, gr. = „in Eingeweiden lebender Wurmförmiger" → Madenwurm

Entzündung: zünten, ahd. = brennen

Enzephalo- (Wortteil): enzephalon, gr. = Gehirn

Enzephalozele: kele = Bruch → „bruchartige Ausstülpung des Gehirns und seiner Häute durch Schädeldefekt" → volksmed. „Hirnbruch"

Ependym: endyma, gr. = Auskleidung → „zelluläre ZNS-Höhlenauskleidung"

Epheliden: ephelides, gr. = Sommersprossen

Epidemie, gr. = „über ein Volk" (verbreitet) → in einer Population gehäuftes Auftreten einer Infektionskrankheit

Epididymis, gr. = „auf dem Zweifach" (Zweifach = Hoden) → Nebenhoden

Epignathus: gnathos, gr. = Kiefer → „auf Kiefer aufsitzende Zwillingsanlage"

Epikanthus: epi-kanthos, gr. = Augenwinkel → „angeborene sichelförmige Hautfalte am inneren Rand des oberen Augenlids" → volksmed. „Mongolenfalte"

Epilepsie: epileptos, gr. = (vom Dämon) erfasst → volksmed. „Fallsucht"

Epiphysenfuge: epiphysomai, gr. = auf etwas wachsen → knorpelige Wachstumszone

Epispadie: spadon, gr. = Riss, Spalte → „obere Harnröhrenspalte"

Epistaxis: epistazein, gr. = dauernd tropfen → volksmed. „Nasenbluten"

Epithel: epithelein, gr. = bedecken → Deckzellschicht

Epulis: epi ulon, gr. = dem Zahnfleisch aufsitzend → entzündlich-polypöse Zahnfleischwucherung

Erektion: erigere, lat. = aufrichten

Erosion: erodere, lat. = zerfressen → (Schleim-)Hautabschürfung bei intakter Gewebsunterlage

eruptiv: erumpere, lat = aufschießen

Erysipel: erythra pella, gr. = „Rot-Haut" → streptokokkeninduzierte Hautentzündung mit flächenhafter Ausbreitung → volksmed. „Rotlauf"

Erythema, gr. = Rötung → umschrieben entzündliche Hautrötung → volksmed. „Zehrrose"

Erythema migrans → volksmed. „Wanderröte"

Erythema nodosum → volksmed. „Knötchenröte"

Erythrozyt: erythros, gr. = rot; zytos, gr. = Zelle → rotes Blutkörperchen

essenziell: essentia, lat. = Wesen → bei Krankheitsbild = „idiopathisch"

Ethmoid: ethmos, gr. = Seihetuch → „Siebbein"

eu-, gr. = gut, recht

Eunuche: eunuchizo, gr. = entmannen → Kastrat

Exanthem, gr. = „Herausgeblühtes" → aufschießende entzündliche Hautrötung → volksmed. „Hautausschlag"

Exfoliation: folium, lat. = Blatt → „Abblättern" → (diagnostische) Zellabschilferung

Exitus letalis, lat. = tödlicher Ausgang → Tod

Exkoriation: corium, lat. = Lederhaut → „Lederhaut-Abschälung"

Exophthalmus, gr. = heraustretendes Auge → volksmed. „Glotzauge"

Exophyt, gr. = „Herausgewächs" → Tumor mit über die Oberfläche gerichtetem Wachstum

Exostose: ostun, gr. Knochen → „Knochenüberwucherung" → volksmed. „Knochengewächs"

Exsikkose, lat. = Austrocknung

Exsudation: exsudare, lat. = ausschwitzen (von „Blutsaft")

Extravasation, lat. = „(Zell-)Austritt aus Gefäß"
Exzitation: exzitare, lat. = anregen, reizen → Erregung

Facies, lat. = Gesicht
fäkal: faeces, lat. = Kot → kotig
Falx, lat. = Sichel
Fas = CD95, Fas = FS-7-associated surface antigen der Fs-7-Zelllinie
Fasciola, lat. = Bündelchen
Faszie: fascus, lat. = Rautenbündel → „bindegewebige Trennschicht"
Faszikulation = „blitzartige, effektlose Muskelbündelkontraktion"
Faunenohren: Faun = altröm. Fruchtbarkeitsgott mit Füßen, Gehörn und spitzzipfligen Ohren eines Ziegenbocks
fertilis, lat. = fruchtbar, trächtig
Fetus, lat. = Leibesfrucht (nach Abschluss der Organentwicklung)
Feuerstein (= Flint) = amorpher, sehr harter Quarz aus kieselsäurespeichernden Meereslebewesen mit punktförmig glitzernder Bruchfläche
Fieber: fiebar, ahd; febris, lat. = krankhafte Erhöhung der Körpereigenwärme > 38 Grad Celsius
fila, lat. = Faden
Filopodien, lat./gr. = „Fadenfüße" → fadenförmige Haftfortsätze von bestimmten Erregern
Finne: pfinne, mhd. = Nagel → „stiftförmige Wurmlarve"
Fissur: findere, fissus, lat. = spalten → „Spaltbildung"
Fistula, lat. = Rohrpfeife → „röhrenförmige Gewebszerstörung"
Flagellat: flagellum, lat. = Geißel → Geißeltierchen (Protozooen)
flapping, engl. = flattern
Flash, engl. = „Aufblitzen" → plötzlich auftretende Gesichtsröte → volksmed. (Scham-)Röte
flavus, lat. = gelb (blond)
Favismus: fava, lat. = Bohne → „durch Bohnenessen ausgelöste Anämie"
Flechte: flehde, ahd. = ineinander- und hindurchschlingen = krustenbildende niedere Pflanzen → „krustenbildende, nässende Hautkrankheiten"
Fluor, lat. = (Sekret-)Ausfluss → volksmed. „Ausfluss"
Focus, lat. = Herd, Ofen → „Entzündungsherd"
foetidus, lat. = stinkend
Foramen, lat. = Loch
Fornix, lat. = Gewölbe
Fragilität, lat. = Brüchigkeit → leichte Verletzlichkeit
Frenulum, lat. = Bändchen → Zungenbändchen
Friction: frictare, lat. = reiben
fulminant: fulminare, lat. = blitzen → blitzschnell verlaufend
fumigatus, lat. = rauchgrau
Functio laesa, lat. = verletzte Funktion
Fungämie, lat. = Pilze im Blut → Pilzsepsis
fungoides: gr. = pilzähnlich
Fungus, lat. = Pilz, pilzförmige Geschwulst
Funiculus, lat. = kleiner Strang
Furunkel: furunculus, lat. = kleiner Dieb → „eitrigabszedierende Entzündung des Haarbalgdrüsenapparates"

Gallerte = zäh-durchsichtige Masse durch Auskochen von Knochen gewonnen
Gamete: gametes, gr. = Gatte → „Samen-, Eizelle"
Ganglion, gr. = Knoten → a) Überbein → pseudozystische Geschwulst in Gelenkkapsel, Sehnenscheide; b) knotenförmige Ganglienzellanhäufung
Gangrän: gra, indg. = fressen; gangraina, gr. = brandiges Geschwür → volksmed. „Brand"
Gargoylismus: gargouille, franz. = Wasserspeier an romanisch-gotischen Kathedralen → „Gesichtsdeformität bei Mukopolysaccharidose"
Gaster, gr. = Magen
gelatinös: gelatinosus, lat. = gallertig (Gallerte = steifelastische Masse aus eingedicktem Saft pflanzlichen oder tierischen Ursprungs)
-gen (Endsilbe): genao, gr. = erzeugend
germinativ: germinare, lat. = keimen, hervorbringen
Geron: geraion, gr. = Greis
Geschlecht: gislahti, ahd. = jemandem nachschlagen
Gestose: gestare, lat. = tragen → volksmed. „Schwangerschaftsvergiftung"
gesund: sunto, indg. = rüstig, geschwind
Gibbus, lat. = Buckel (wegen Wirbelsäulenabknickung)
Gicht: gegiht, ahd. = Besprochenes = Behexung, d. h. durch Verwünschung „angezauberte Krankheit" → Harnsäureüberflutungskrankheit
Gigas, gigantos, gr. = Riese (giga- = riesig)
Gingiva, lat. = Zahnfleisch
Glia, gr. = Leim → „ZNS-Hüll- und Stützgewebe"
Globus, lat. = Kugel
Glomerulus, lat. = (Garn-)Knäuel → „Nierenkörperchen"
Gloss- (Wortteil): glossa, lat. = Zunge → „Sprache"
Glykokalix: glykys, gr. = süss (Zucker); kalix, gr. = Becher → „mit Oligosachariden bestückte Zelloberfläche"
Gnathos, gr. = Kiefer
Gon- (Wortteil): gony, gr. = Knie
Gonarthrose: arthros = Gelenk → „Kniegelenksleiden"
Gono- (Wortteil): gone, gonus, gr. = Samen, Erzeugung, Abkunft
Gonoblenorrhoe: blenorrhoe, gr. = „Schleimfluss" → eitrige Bindehautentzündung bei Gonorrhoe
Gonokokken: kokkos, gr. = „Kerne" → Geschlechtskrankheiterreger
Gonorrhoe, gr. = „Samenfluss" → mit eitrigem Ausfluss verbundene Geschlechtskrankheit (volksmed. „Tripper")
Gonosom: soma, gr. = Körper → Geschlechts-Chromosom
Graft, engl. = Pfropfreis → Spenderorgan/-Gewebe
Granulom: granulum, lat. = Körnchen; oma, gr. = Geschwulst = „Körnchengeschwulst" → (mehr oder weniger umschriebene) knötchenförmige Anordnung von Entzündungszellen
granulosus, lat. = gekörnt
Gravida (vgl. gravis, lat. = schwer) = Schwangere, Trächtige

Grippe: greipan, got. = ergreifen → „rasch befallende und um sich greifende Infektionskrankheit"
Gumma: kommi, gr. = ägypt. Lehnwort für Gummi → „weiches Entzündungsknötchen bei Lues"
Gynäk- (Wortteil): gynaikos, gr. = Frau, Weib
gyratus, gr. = kreisförmig, gewunden
Gyrus, gr. = Windung

Habitus, lat. = „äußere Beschaffenheit" (eines Individuums, die Rückschlüsse auf Krankheitsanlagen zulässt)
Halo, engl. = Hof, Heiligenschein
Häm- (Wortteil): haima, gr. = Blut-
Hamartom: hamartein, gr. = verfehlen → „Fehlbildungsgeschwulst"
Hämatokrit: krites, gr. = Richter → Anteil der zellulären Bestandteile am Volumen des Blutes
Hämolyse: lysis, gr. = Lösung → „Erythrozytenzerfall"
Hämophilie: philia, gr. = Vorliebe, Neigung → volksmed. „Bluterkrankheit"
Hämoptoe: ptyo, gr. = spucken → volksmed. „Blutspucken"
Hämorrhoiden (innere): hämorrhoides phlebes = „blutfließende Adern" der Analregion
haplos, gr. = halb
haptein, gr. = ergreifen
Haut, ahd. hut = Bedeckung
Hefe, ahd. = heben → (Gärungs-)Sprosspilz
Helicobacter, gr. = „Schraubenstäbchen" → schraubenförmige Stäbchenbakterien
Helix, gr. = Schnecke, Schraube
Hemeralopsie: hemera, gr. = Tag; alaos, gr. = blind → „Tagblindheit" → „Lichtscheuheit"
Hemi- (Wortteil), gr. = halb
Hemiparese: paresis = Lähmung → (schwache) „Halbseitenlähmung"
Hemiplegie: plege, gr. Lähmung → volksmed. „Halbseitenlähmung"
Hepat- (Wortteil): hepar, lat. = Leber
Hepatisation → Organgewebe (Lunge) mit leberartiger Konsistenz
Heredität: heres, lat. = Nachkommen → „Vererbung"
Heritabilität = „Vererbbarkeit"
Hernie: hernia, lat. = Bruch → Eingeweidebruch
Herpes: herpein, gr. = kriechen → volksmed. „kriechende Bläschenflechte"
Herpes zoster: zoster, gr. = Gürtel → volksmed. „Gürtelrose"
Hexenschuss: hexe, ahd. = „in Hecke versteckte Zauberin" → einschießende Rückenmuskelverspannung
Hiatus, lat. = Spalt
Hibernom: hibernare, lat. = überwintern → „Tumor aus braunem Fettgewebe"
Hibrida, lat. = Mischling, Bastard
Hidro- (Wortteil): hidros, gr. = Schweiß-(drüsen)-
Hippokampus, gr. = Seepferdchen → „aufgeringelter Seitenventrikelsulkus" (= Emotionszentrum)
Hirsutismus: hirsutus, lat. = stachelig → „männlicher Behaarungstyp bei Frauen"

Histo- (Wortteil): histios, gr. = Mastbaum, Webebaum, Gewobenes → „Gewebe"
histolyticus, gr. = gewebsauflösend
Histoplasma capsulatum, lat. = „abgekapseltes Gewebsgebilde" → dimorpher Pilz mit kapselähnlicher Außenzone
Hoden: hod, ahd. = bedecken (Scham)
Holo- (Wortteil): holos, gr. = ganz, einheitlich
Holoprosenzephalie, gr. = „Einheitsgesichtshirn" (wegen Verschmelzung der Frontalhirnlappen)
Hordeolum: Hordeum, lat = Gerste → volksmed. „Gerstenkorn"
Hormon: hormao, gr. = begleiten → (systemisch wirkender) Botenstoff
humidus, lat. = feucht
Humps, engl. = Höcker → „höckerartige Immundepots"
Hunger: hungar, ahd. = ausdörren, weh tun
Hyalin: hyalos, gr. = Glas → durchscheinend
Hydatide: hydatis, gr. = „Wasserblase" → flüssigkeitsgefülltes zystenartige Gebilde
Hydro- (Wortteil): hydros, gr. = Wasser-
Hydroa, gr. = Schweiß → volksmed. „Schweißbläschen"
Hydrophobie: phobia, gr. = Angst → volksmed. „Wasserscheu"
Hydrops: ops, gr. = Sicht, Ausschauen → volksmed. „Sackwassersucht"
Hygrom: hygros, gr. = nass; oma, gr. = Geschwulst → volksmed. „Wassersack"
Hymen, gr. = Häutchen, Hochzeitsgott → „Jungfernhäutchen"
Hyper- (Wortteil), gr. = über → übermäßig
Hyperämie, gr. = übermäßige Gewebsblutfülle
Hyperergie, gr. = Arbeit → überschießende immunologische Abwehrbereitschaft
Hyperplasie: plasso, gr. = bilden → „reversible Gewebswucherung"
Hypertelorismus: tele, gr. = Ferne; horizein, gr. = begrenzen → zu weiter Augenabstand
Hypertonie: hypertonus, gr. = übermäßig angespannt → Bluthochdruck
Hypertrichose, gr. = „Über-Behaarung"
Hypertrophie, gr. = „Über-Ernährung" → volumenmäßige Gewebszunahme
Hyphe: hyphae, gr. = Gewebe → fadenförmige Pilzzellen
Hypo- (Wortteil), gr. = unten → zu wenig
Hypophyse: physethai, gr. = entstehen = „Unter (dem Gehirn) Angewachsenes" → „Hirnanhangsdrüse"
Hypopituitarismus: pituita, lat. = Schleim → Hypophyse (im Altertum: Schleimorganisationsorgan) → Hypophysenunterfunktion
Hypopyon: pyon, gr. = „Eiter drunter" → Augenvorderkammer-Vereiterung
Hyporeflexie = abgeschwächte Muskelreflexe (verminderte Reflexauslösbarkeit)
Hypospadie: spadon, gr. = Spalte → untere Harnröhrenspalte
Hyposthenurie: sthenos, gr. = Kraft → verminderte Harnkonzentration

Hypothenar: thenar, gr. = flache Hand → Kleinfingerballen
Hystera, gr. = Gebärmutter, Mutterleib

Iatr- (Wortteil): iatros, gr. = Arzt
iatrogen, gr. = durch Arzt ausgelöst
Ichthyose: ichthys, gr. = Fisch → „Fischschuppen-Haut"
Idio- (Wortteil): idios, gr. = selbst, eigentümlich
Idiopathisch: pathein, gr. = leiden → „aus sich selbst leidend" → Krankheit ohne erkennbare Ursache
Idiosynkrasie: synkrasis, gr. → „eigentümliche Zusammenmischung (der Körpersäfte)" → angeborene Überempfindlichkeit gegenüber exogenen Stoffen bereits beim Erstkontakt (Begriff aus der Säftelehre)
Idiotie: idiotes, gr. = Eigentümlichkeit → größter Schwachsinnsgrad
Ikterus: icteros, gr. = Pirol (= gelber Vogel) → Hyperbilirubinämie → volksmed. „Gelbsucht" (Gallsucht)
Ileus: eilein, gr. = Darmverschlingung → Darmlähmung → volksmed. „Darmverschluss"
immitis, lat. = grob
Immortalität: mors, lat. = Tod → Unsterblichkeit
immotil, lat. = unbeweglich
immunis, lat. = unberührt, rein → gegen Fremdantigen gefeit sein
imperfectus, lat. = unvollendet
Impetigo: impetere, lat. = angreifen → vesikulopustulöser Hautauschlag mit borkiger Abheilung → volksmed. „Eiterflechte", „Grindflechte"
Imprinting, engl. = Einprägung → genetisch = „unterschiedliche Expression eines Gens in Abhängigkeit von der Vererbung über die mütterliche oder väterliche Allele"
Inanition: inanis, lat. = leer → Hungerzustand infolge Nicht-Ernährung
Incestus, lat. = Blutschande → Verwandtenehe
incidentell = zufällig
incidere, lat = hineinfallen, hinzufallen
Incisura, lat. = Einschnitt
Inclusio, lat. = Einschluss
incretus, lat. = eingewachsene
Inductio, lat. = Einführung
Induration: indurare, lat. = verhärten → „Gewebsverhärtung"
iners, lat. = faul, träge → „biologisch nicht reagierend"
Infant: infans, lat. = „Nicht-sprechen-Könnender" → Kleinkind
Infarkt: infarziere, lat. = hineinstopfen → „Gewebstod infolge Minderdurchblutung"
Infektion: inficere, lat. = hineintun, anstecken
Infestation: infestare, lat. = angreifen → „Invasionskrankheit"
Infiltrat, filtrum, lat. = Seihetuch → „durch Gewebe-(filter) durchgerutschte Zellen"
Influenza: influere, lat. = hineinfließen, sich einschleichen → Grippe → volksmed. „Flussfieber"
Infundibulum: infundere, lat. = hineingießen → Trichter
Inguina, lat. = Leiste

Initiation, lat. = Einleitung, Einweihung
Inkarzeration: karzer, lat. = Gefängnis → „Eingeweide-Einklemmung"
Inkubation: incubare, lat. = Bebrütung
Insertion: lat. = Einpflanzung
insipidus, lat. = geschmachlos, fade
Insudation: insudare, lat. = bei etwas schwitzen → „Eindringen von Plasmabestandteilen in die Gefäßwand"
Inter- (Wortteil), lat. = (da-)zwischen
interenterisch, lat./gr. = „zwischen den Darmschlingen gelegen"
Intertrigo: tritus (terere), lat. = reiben → Wundsein → Entzündung im Hautfaltenbereich
Invagination: vagina, lat. = Scheide → „Einscheidung" (In-sich-selbst-Einstülpung)
Invasion: invadere, lat. = eindringen
invertieren, lat. = einstülpen
Iris, gr. = Regenbogen → „Regenbogenhaut"
Isch- (Wortteil): ischo, gr. = zurückhalten, verhalten
Ischämie: haima, gr. = Blut → „Blutdurchflussverhaltung"
Ischi- (Wortteil): ischion, gr. = Hüfte-
Ischialgie: algos, gr. = Schmerz → „Hüftschmerz"
Isthmus: isthmos, gr. = Landenge, enger Zugang
-itis (Endsilbe) = Entzündung

Jugulum, lat. = Kehle
Juvenis, lat. = Jüngling

Kachexie: kakos, gr. = schlecht; hexis, gr. = Befinden → Auszehrung, Extremform der Magersucht
Kala-Azar, hindostani = schwarzes Fieber → viszerale Leishmaniose
Kalix, gr. = Kelch, Becher
Kallus: callus, lat. = Schwiele, Narbe
Kamptodaktylie: kampto, gr. = beugen; daktylos, gr. = Finger → „angeborene Beugekontraktur einzelner Fingergelenke"
Kapillare: capillus, lat. = Haar → „Haargefäß"
-Kapnie (Wortteil): kapnos, gr. = Rauch → Kohlendioxid
Kardia, gr. = Herz, Magenmund
Karies, lat. = Fäulnis → bakterielle Zahnzersetzung
Karni- (Wortteil): caro, carnis, lat. = Fleisch-
karnifizierend: facere, lat = machen → zu (muskel-)fleischartigem Aspekt umwandelnd
Karnivore, lat. = „Fleischfresser"
Karyon, gr. = Kern (Zellkern)
Karzino- (Wortteil): karkinos, gr. = Krebs
Karzinogen: genao, gr. = erzeugen → Krebs erzeugender Faktor
Karzinoid: oidos, gr. = ähnlich → „Karzinomähnlicher (Tumor)"
Karzinom: oma, gr. = Geschwulst = „Krebsgeschwulst" → wie mit Krebsscheren zupackende (neoplastische) Gewebswucherung → volksmed. „Krebs"
Kaskade, franz. = „Wasserfall"
Katarakt, gr. = herabstürzen → (Augen-)Linsentrübung → volksmed. „grauer Star"

Katarrh, gr. = herabfließen → schleimige Atemwegsentzündung
kateniert: katen, gr. = Kette → kettenförmig
Katheter: katheto, gr. = untätig verweilen → „Verweil-Sonde"
Kaverne: caverna, lat. = Höhle
Keloid: chele, gr. = gespaltene Klaue → volksmed. „Wulstnarbe"
Kerat- (Wortteil): keras, keratos, gr. = Horn-
Keratitis = (Augen-)Hornhautentzündung
Keratozyt: zytos, gr. = Zelle → (verhornende) „Hautepithelzelle"
Klasie- (Wortteil): klazo, gr. = spalten → „Spaltung"
-Klast (Endsilbe) = „Spaltzelle"
Klinodaktylie: klino, gr. = zurückliegen; daktylos, gr. = Finger → Fingerschiefstellung
Kloake, lat. = Abzugskanal
Kloster, gr. = Spindel
Knochen: knoche, mhd. = Schlagwerkzeug (vgl. engl. knock = schlagen)
koagulare, lat. = gerinnen machen → Blutgerinnung
Kodozyt: kodon, gr. = Glocke → „glockenförmige Zelle"
Kohabitation: cohabitare, lat. = zusammen schlafen → Beischlaf
Koilo- (Wortteil): koilos, gr. = hohl-
Koilonychie: onyx, gr. = Nagel → brüchig konkave Fingernägel
Koilozyt: zytos, gr. = Zelle → Zelle mit perinukleärem Hohlraum bei HPV-Infekt
Kokarde, fr. = rundes Abzeichen
Kokzidien: coccidium, lat. = Kernchen → dimorphe Pilze (= Valley-fever-Erreger)
Kolik: kolike nosos = Darmleiden → krampfartige Leibschmerzen
Kollagen, lat. = „Leimbildner"
Kollateral, lat. = auf derselben Seite befindlich
Kolliquation: kolliquare, lat. = einschmelzen → „Gewebseinschmelzung"
Kolobom: koloboo, gr. = verstümmeln → „Irismissbildung wegen offen geliebenem, embryonalem Augenbecher"
Kolpos, gr. = busenartige Vertiefung → „Scheidenentzündung"
Koma, gr. = tiefer, fester Schlaf → „Zustand tiefster Bewusstseinsstörung"
Komedo- (Wortteil): comedere, lat. = „Mitesser-"
Komplementum, lat. = Ergänzung
Koncha, lat. = Muschel
Konduktor: conducere, lat. = zusammenführen → „phänotypisch gesunder Träger eines krank machenden Gens"
Kondylom: kondylos, gr. = Beule; oma, gr. = Geschwulst → „beulenförmiger Hauttumor"
Konglomerat, lat. = Zusammenballung
Koniose: konios, gr. = Staub → Staubkrankheit
Konstriktion, lat. = Zusammenschnürung
kontagiös: contagium, lat. = Ansteckung → „ansteckend"

Kontamination: contaminare, lat. = besudeln → „Verunreinigung"
Konversion, lat. = Wende, Veränderung
Konvulsion: convellere, convulsus, lat. = erschüttern → volksmed. „Schüttelkrampf"
Kopros, gr. = Kot
Korium, lat. = Lederhaut
Korpuskel: corpusculum, lat. = Körperchen
Krampfadern: krampa, langobardisch-got. = alt, krumm
Kranium, gr. = Schädel
krank, ger./indg. = sich winden
Krätze = starkjuckende milbeninduzierte Hauterkrankung
Kretin: crétin, franz. Mundart. = Chrétien = Christ → „Gotterbärmlicher" (wegen hypothyreotischem Schwachsinn)
kribriform: cribrum, lat. = Sieb
Kropf: greup, indog. = krümmen → gekrümmt verlaufende, gestaute Halsvenen → „Schilddrüsenvergrößerung"
Krupp: kropan, schott. = schreien → „mit bellendheiserem Husten einhergehende Rachenentzündung"
Kryo- (Wortteil): kryos, gr. = Kälte, Vereisung
Kryp- (Wortteil): krypos, gr. = verborgen
Krypte = „verborgene Grube"
kryptogen = ungeklärter Ursache
Kümmerorgan: kumbern, ahd. = in Not sein → „Organschrumpfung infolge Stoffwechselstörung"
Kuru, neuguin. = lachender Tod („lachend" wegen Verblödung) → Prionenkrankheit
Kwashiorkor, ghan. = „zwei nach eins" → Krankheit des 1. Kindes nach dem 2., wenn das 2. gestillt wird = afrikanische Mangelkrankheit der Kleinkinder
Kyphose: kyphos, gr. = krumm → volksmed. „Rundrücken"

lacunaris, lat. = Buchten enthaltend
Lakune; lacuna, lat. = Lücke
Lamelle, lat. = dünnes Blech → „dünne Gewebsschicht"
Lanugo, lat. = Flaumhaar
Lapar- (Wortteil): lapare, gr. = Flanke, Weiche
Laparoskopie: skopein, gr. = sehen, betrachten → volksmed. Bauchspiegelung
Larynx, gr. = Kehlkopf
latens, lat. = wartend → stumm verlaufend
latus, lat. = breit
Laxantium, lat. laxare = lockern → „Abführmittel"
Leber: lip, indogerm. = Leben → vor Entdeckung des Blutkreislaufs galt die Leber als Sitz des Lebens
Leck, german. = undicht → Loch im Schiffsrumpf unter der Wasserlinie → „Undichtigkeit bei gefäßchirurgischer Maßnahme"
Leckage = Gewichtsverlust bei flüssigem Frachtgut → „Blutverlust bei gefäßchirurgischer Naht"
Leiomyo- (Wortteil): leios myos, gr. = glatt-muskulär
Lektine: legere, lat. = herauslesen → (Glyko-)Proteine mit Bindungsaffinität zu ganz bestimmten Zellzuckern (Oligosaccharide)

Lenticonus, lat./gr. = „Linsenkegel"
lentiformis: lens, lat. = Linse → linsenförmig
Lentigo: lens, lat. = Linse → „Linsenfleck" → linsengroßer Pigmentfleck
lentus, gr. = lange dauernd, sich dahin schleppend
leontinus: leo, gr. = Löwe → „löwenförmig"
Lepra: leprein, gr. = abschälen → volksmed. „Aussatz"
Leptin: leptos, gr. = dünn → „Schlankhalterhormon"
leptos, gr. = dünn, schmal
letal, lat. = tödlich
Leuk- (Wortteil): leukos, gr. = weiß
Leukämie, gr. = volksmed. „Weißblütigkeit" → „Blutzellkrebs"
Leukapherese: apherein, gr. = wegtragen → „Abtrennung der hämatopoetischen Stammzellen aus dem Eigenblut zum Zwecke der Retransplantation nach Proliferationsstimulation mit Wachstumsfaktoren"
Leukodystrophie, gr. = „weiße (Hirnsubstanz)-Zerstörung" → „Sammelbegriff für nicht-entzündliche Entmarkungskrankheiten"
Leukoplakie: plakus, gr. = Kuchen → „weißer nicht wegwischbarer Fleck"
Libido, lat. = Begierde → „Geschlechtstrieb"
Lichen: leicho, gr. = (ab)lecken → „kleinpapulöses Exanthem" (gelegentlich nässend)
Lidptose: ptosis, gr. = Fall → volksmed. Fall-Lid
Ligatur, lat. = Abbindung, Abschnürung
Lingua, lat. = Zunge
Lipo- (Wortteil): lipos, gr. = Fett
Lipofuszin: fuscus, lat. = gelb → „gelbes Fett" → gelbbraunes Abnutzungspigment
lisso, gr. = glatt
Listeria „monocytogenes": Infekt, wird bei Nagern (nicht beim Menschen) von einer Blut-Monozytose begleitet
Lithiasis: lithos, gr. = Stein → „Steinkrankheit"
Livedo, lat. = (Haut-)Bläue
Livor, lat. = blaue Farbe → „Totenfleck"
Lobus, lat. = Lappen
-Logie (Wortteil): logus, lat. = Wort → „-Lehre"
Lordose: lordos, gr. = vornüber gekrümmt
Lues, lat. = Seuche → treponemal ausgelöste Geschlechtskrankheit
Lumbricus, lat. = Regenwurm
lunatus: luna, lat. = Mond → „mond(sichel)förmig"
Lupus, lat. = Wolf → volksmed. „Fraßflechte"
Lupus erythematodes → volksmed. „Zehrrose"
lusorius, lat. = spielerisch
luteus, lat. = gelb
Luxation, lat = Verrenkung
luxurius, lat. = im Überfluss vorhanden
Lyme-Krankheit = nach Ort der Erstentdeckung bezeichnete Borreliose
Lymph- (Wortteil): lympha, lat. = Quellwasser→ (abtransportierte) „Gewebsflüssigkeit"

Lymphadenie: adenos, gr. = Drüse → Lymphknotenvergrößerung
-Lyse (Wortteil): lysein, gr. = auflösen → Gewebs-/Strukturauflösung

magnus, lat. = groß
Makro- (Wortteil): makros, gr. = groß
Makroglossie, gr. = „Großzüngigkeit"
Makronesie: nesos, gr. = Insel → „Zustand mit abnorm großen Pankreasinseln"
Makula, lat. = Fleck
Mal- (Wortteil): malus, lat. = schlecht, ungünstig
Malabsorption: absorbeo = aufsaugen → „ungenügende Aufnahme von Nahrungsbestandteilen aus dem Verdauungstrakt"
Malaria: mala aria, ital. = schlechte Luft → volksmed. „Sumpffieber", „Wechselfieber"
Malazie: malazia, gr. = (Gewebs-)Erweichung (von innen her)
Maldescensus, lat. = „schlechter Abstieg"
Mamille = Brustwarze
Mamma, lat. = Mutterbrust → Brustdrüse
Marasmus, gr. = Schwachwerden → volksmed. „Schwäche"
Mast- (Wortteil): mastos, gr. = (weibliche) Brust-
Mastektomie: ektemno, gr. = herausschneiden → „operative Brustentfernung"
Mastigote: mastix, mastigos, gr. = Geißel → begeißelte Protozoenlarve
maternal: mater, lat. = Mutter → mütterlicherseits
Matrix, lat = „Gebärmutter" → geweblicher Mutterboden
Mauserung: muze mhd. (vom lat. mutuare = wechseln) → Federwechsel der Vögel
Mazeration: macero, lat. = erweichen → (destruktive) „Gewebsaufweichung" (von außen her)
Meatus, lat. = Durchgang
Mediastinum: in medio stare, lat. = in der Mitte stehen → „Raum zwischen den Lungenflügeln"
Mediator, lat. = „Mittler" → Steuerstoff der Entzündung
Medulla, lat. = Mark
Medusen-Haupt: Gorgo Medusa = gr. Sagengestalt mit lebendigen Schlangenknäueln statt Kopfhaaren → „Nabel-Varizen"
mega-, gr. = (über-)groß
Meiose: meiosis, gr. = Verkleinerung → „Reduktionsteilung" (der Gameten) mit 1 resultierenden Tochterzelle mit halbem Chromosomensatz
Meirakion, gr. = Jugendlicher
Mekonium: mekon, gr. = Mohn → während der Intrauterinzeit gebildeter Stuhl → volksmed. „Kindspech"
Mel- (Wortteil): melos, gr. = Teil, Glied
Melalgie: algos, gr. = Schmerz → „Gliederschmerzen"
Meläna, gr. = Blutstuhl
Melanin: melas, gr. = schwarz → dunkelbraunes Pigment
mellitus, lat. = honigsüß
Men- (Wortteil): men, gr. = Monats- (Genitalzyklus)

Menarche: arche = Beginn → Beginn der Monatsblutung
Meninx, meningos, gr. = Hirnhaut
Meniskus: meniskos, gr. = Mondsichel → „Kniezwischenscheibe"
Menopause = physiologisches, altersbedingtes Sistieren der Monatsblutung
Meros, gr. = Teil
Mesangium: angion, gr. = Gefäß → „Mesenchym zwischen Glomerulusschlingen"
Mesenchym: enchyma, gr. = „mitten (zwischen die Keimblätter) Hineingegossenes" → pluripotentes Bindegewebe des Embryos
Meso- (Wortteil): mesos, gr. = mittel, mittig
Meta- (Wortteil), gr. = nachher, hinter
Metachromasie = Gewebsbestandteile färben sich mit bestimmten basischen Farbstoffen (z. B. Toluidinblau) in anderem Farbton als der angewandten Farblösung
Metamorphosis: morphe, gr. = Gestalt → „Gestaltwechsel"
Metaplasie: metplasso, gr. = umformen → „Umwandlung eines ausdifferenzierten Gewebes eines bestimmten Typs in ein differenziertes Gewebe eines anderen Typs"
Metastase, gr. = Versatz → Krankheit- oder Tumorabsiedelung
-Metrium (Wortteil): meter, gr. = Mutter, Ursprung, Grundstock, Umschließendes
Migräne: Hemikranie, gr. = Halbkopf → „(Halbseiten-) Kopfschmerzen"
Migration, lat. = Wanderung → Ein- und Auswandern von Blutzellen oder Tumorzellen
Mikro- (Wortteil): mikros, gr. = Klein-
Mikrogenie: geneion, gr. = Kinn → „Kleinunterkiefer-Zustand"
Mikrognathie: gnathos, gr. = Kiefer → „Kleinoberkiefer-Zustand"
Mikrogyrie: gyros, gr. = Kreis → „Zustand mit abnorm kleinkalibrigen Hirnrindenwindungen"
Miktion: mingere, mictus, lat. = seichen, pissen, schiffen → natürliche Urinentleerung aus Harnblase
Milium, lat. = Hirsekorn → „körnchenartig gestreutes Entzündungsherdchen"
Mimikry = auf Signalfälschung beruhende Ähnlichkeit
minutus, lat. = winzig
Miosis: meiosis, gr. = Verkleinerung, Meiosis, → Pupillenverengung
Mismatch, engl. = Fehlpaarung (von engl. to match = eine Ehe eingehen)
Mirazidien: meirakion, gr. = Jugendlicher → Schistosomenjugendform
Mitose: mitos, gr. = Faden → Zellteilung zu 2 resultierenden identischen Tochterzellen
Mole: mola, lat. = Windei → „entartete Leibesfrucht"
mollis, molle, lat. = weich
Molluscum contagiosum, lat. = „ansteckendes Weiches" → volksmed. Dellwarzen
Moniliasis: monilium, lat. = Halsband → Hefepilzkrankheit
Mono- (Wortteil): monos, gr. = einzig, allein
Mononucleus, lat. = „Einkerner" → monozytenartige Lymphozyten
Morbilli = Verkleinerungsform von „morbus" = Krankheit
Morbus, lat. = Krankheit (allgemein)
Morph- (Wortteil): morphe, gr. = Gestalt
Mortalität: Mors, lat. = Tod → „Sterblichkeit"
Moskito: mosquito, span. = Mücke → „Stechmücke in Sumpfgebieten"
Mucor = saprophytärer Köpfchenschimmel
Mucus, lat. = Schleim
Mukosa, lat. = (oberflächlich-drüsenhaltige) Schleimhaut
Mukostase = Schleimstau
Mukoviszidose, lat. = „Zähschleimigkeit" → zystische Fibrose
Multi- (Wortteil): multus, lat. = Viel-
multilocularis, lat. = vielkammerig
multiplex, lat. = vielfach
mumps, engl. = schmollen
Mus, muris, lat. = Maus
Musculus, lat. = Mäuschen → „Muskel"
murus, lat. = Mauer
mutare, lat. = ändern
Mutilation: mutilare, lat. = verstümmeln → „Verstümmelung" (v. a. Akrenbereich)
Myasthenia gravis, lat./gr. = „schwere (krankhafte) Muskelschwäche" infolge gestörter neuromuskulärer Erregungsübertragung
Myces-: mykes, gr. = Pilz
Mycoplasma, gr. = „Schleimsubstanz" → zellmembranloses Bakterium
Mydriasis: mydros, gr. = glühendes Metall → „glänzende Augen" → „Pupillenerweiterung"
Myelo- (Wortteil): myelon, gr. = Mark
Myo- (Wortteil): mys, myos, gr. = Maus → „Muskel"
Myoklonus: klonos, gr. = heftige Bewegung → „unwillkürliche, blitzartige arrhythmische Einzelzuckungen von Muskeln"
Myxo- (Wortteil), gr. = Schleim-
Myzel: mycelium, lat. = Pilzfilz → Geflecht aus fadenförmigen Pilzzellen

Naevus, lat. = Mal → angeborene Gewebswucherung (im Hautbereich) → volksmed. „Muttermal"
Narbe: narwe, ahd. = Verengung → definitiver, abgeheilter „Wundverschluss mit Gewebsschrumpfung"
Naviculum, lat. = kleiner Kahn
Nekrobiose: bios, gr. = Leben → „Totgewebe im Lebendgewebe"
Nekrose: nekros, gr. = Tod → abgestorbenes Gewebe im lebenden Körper
Nematode: nema, gr. = Faden → Fadenwürmer
Neo- (Wortteil): neos, gr. = neu
Neoplasie: plassein, gr. = bilden → (autonome Gewebs-)Neubildung
Nephro- (Wortteil): nephros, gr. = Niere-

Nephritis, gr. = Sammelbegriff für Nierenkrankheit → „Nierenentzündung"
Neuro- (Wortteil): neura, gr. = Sehne, Kraft → „Nerv"
Neuronophagie: phagein, gr. = Fraß → „Ganglienzellphagozytose"
Neuropil: pilus, lat. = Haar → „Geflecht aus Ganglienzellfortsätzen"
Nexus, lat. = Verbindung
Nidus, lat. = Nest
niger, lat. = schwarz
Nodus, lat. = Knoten
Normergie = normale Abwehrbereitschaft
Noso- (Wortteil): nosos, gr. = Krankheit
nosokomial: nosokomeion, gr. = Krankenhaus → „im Krankenhaus entstanden"
nozizeptiv, lat. = „schmerz-aufnehmend"
Nucha, lat. = Nacken
nudus, lat. = nackt, unbekleidet
Nullipara: nulla, lat. = keine; parere, lat. = gebären → noch nicht entbunden habende Frau
Nystagmus: nystazein, gr. = schläfrig blinzeln → „unwillkürliche rhythmische Augenoszillation"

Obduktion: obducere, lat. = vorführen → Leichenöffnung zur Demonstration der Organveränderung
Obesitas, lat. = Fettsucht
oblongatus, lat. = verlängert
Obstipation: obstipare, lat. = dagegen stopfen → Kotverhaltung
Obstruktion: obstruere, lat. = Verstopfung
Obturation: obturare, lat. = Gefäß verschließen → (Hohlorgan-)Verstopfung
occultus, lat. = heimlich, versteckt
Ochronose: ochros, gr. = ocker → (histologisch) braungelbe Gewebsverfärbung bei Alkaptonurie
Ödem: oidema, gr. = (Gewebs-)Schwellung → volksmed. (Gewebs-)„Wassersucht"
Odynophagie: odyne, gr. = Schmerz; phagein, gr. = verzehren, schlucken → „schmerzhaftes Schlucken"
-oid (Wortteil): oido, gr. = erscheinen → ähnlich
Okklusion: occludere, lat. = verschließen → (Hohlorgan-)„Verschluss"
Okkult, lat. = verborgen, geheim
Olfactorius (Hirnnerv): olfactare, lat. = etwas riechen
Oligo- (Wortteil): oligos, gr. = wenig, gering
-om (Endsilbe): oma, gr. = Geschwulst, Tumor
Omarthros: omos, gr. = Schultergelenk
Omni- (Wortteil): omnis, lat. = alles, uneingeschränkt
Omnipotenz = (noch) uneingeschränkte Differenzierungsmöglichkeit einer Stammzelle
Omphalos, gr. = Nabel
Onko- (Wortteil): onkos, gr. = schwellen → „Tumor"-
Onkogen: onkos, gr. = geschwollen; genaio gr. = entstehen, werden → volksmed. „Krebs-Gen" mit deregulierender Wirkung auf Zellwachstum und -Differenzierung
Onkose, gr. = geschwollen → „Schwelltod"

Onkosphäre, gr. = „Schwell-Kugel" → mit 6 Haken versehene kugelförmige Larve der Bandwürmer
Onkozyt, gr. = durch Mitochondrienreichtum geschwollene Zelle
Onycho- (Wortteil): onyx, onychos, gr. = Nagel
Onychogrypose: grypos, gr. = gekrümmt → „Nagelkrümme"
Onychomykose: onyx, gr. = Nagel → „Nagelpilzkrankheit"
Oophoron, gr. = „Eiträger" → Eierstock
Ophthal- (Wortteil): ophthalmos, gr. = Auge
Ophthalmoplegie: plege, gr. = Lähmung → „Augen-(muskel-)Lähmung"
Opportunismus: auf Zweckmäßigkeit und Vorteil ausgerichtetes Handeln
Opson, gr. = Würze
oral: os, lat. = Mund → mundseitig (im Mundbereich)
Orbita: orbis, lat. = Kreis → „Augenhöhle"
Orch- (Wortteil): orchis, lat = Hoden
Ornithose: ornis, ornithos, gr. = Vogel → durch Vögel übertragene Krankheit
Ortho- (Wortteil): orthos, gr. = aufrecht, richtig, korrekt
Orthopädie: pais, paidos, gr. = Kind → aufrecht (stehendes) Kind → „Fachgebiet der Bewegungsapparaterkrankungen"
-ose (Endsilbe) = „nicht entzündliche Erkrankung"
Osteo- (Wortteil): ostun, gr. = Knochen
Osteoklast, gr. = „Knochenspalter" → knochenauflösende Zelle
Osteoporose: poros, gr. = Loch → „Knochendurchlöcherung" → volksmed. „Knochenschwundkrankheit"
Osteoprotegerin: protegere, lat. = schützen → „Knochenschützer" → Osteoklasiehemmprotein
Ostium, lat. = Mündung, Eingang
Oxiuriasis: oxiuris, gr. = „Spitz-Schwanz" → Madenwurm
Oxo- (Wortteil): oxys, gr. = scharf, sauer
Oxygen: genao, gr. = erzeugen→ „Säurebildner"
Oxytalanfasern: talan, gr. = mühevoll → mikrofibrillenreiche „Elastinfaservorstufe" (schwierig, nur nach Oxidation anzufärben!)
Ozaena: ozein, gr. = stinken → volksmed. „Stinknase"

Pachy- (Wortteil): pachys, gr. = dick, fest
Päd- (Wortteil): pais, paidos, gr. = Kind → „Kinder-"
Pagus: pegnymi, gr. = verbinde → Zwilling
Palatum, lat. = Gaumen
Palisade = Hindernis aus nebeneinandergesetzten Pfählen
pallidus, gr. = bleich
Palma, lat. = Hohlhand
Pan- (Wortteil), gr. = ganz
Panaritium: panaricium lat. = Nagelkrankheit → „eitriges Nagelbettgeschwür"
Pankreas: pan-kreas, gr. = „ganz aus Fleisch"
Panniculus, lat. = Läppchen → (läppchenförmig gegliedertes) Fettgewebe

Pannus, lat. = Lappen → „lappenartig bedeckendes Entzündungsgewebe"
Papel: papula, lat. = (Haut-)Knötchen
Papillom: papilla, lat. = Warze; oma, gr. = Geschwulst → (gutartige) warzenartige Geschwulst
Para- (Wortteil), gr. = daneben, entlang
Paraneoplasie, gr. = „neben Neubildung" → mittelbar durch Tumor ausgelöste Erkrankung
Paraplasma = lebloser Zelleinschluss
Paraplegie = vollständige Lähmung zweier symmetrischer Extremitäten → volksmed. „Querschnittslähmung"
Parasit: parasitus, gr. = Mitesser, Schmarotzer
Parästhesie, gr. = „Danebenempfinden" → Sensibilitätsstörung (Kribbeln)
Parenchym: para enchyma, gr. = „das neben (das Stützgerüst) Hineingegossene" → funktionsspezifische (Epithel-)Zellen eines Organgewebes
parental, lat. = elterlich, Ausgangs-
Parese: paresis, gr. = (Muskel-)Lähmung
parietal: paries, lat. = Wand → wandseitig
Parodontium, lat. = Zahnhalteapparat
Parotis-Drüse: para otis, gr. = „neben Ohr gelegen" → Ohrspeicheldrüse
Parthenogenese: parthenos, gr. = Jungfrau → Jungfernzeugung (vgl. „Marien-Kult")
partial-: pars, lat. = Teil → Teil-
Partus, lat. = Geburt
parvus, lat. = klein
paternal: pater, lat. = Vater → väterlicherseits
Pathoklise: klisis, gr. = Neigung → „Prädisposition bestimmter ZNS-Einheiten für besondere Erkrankungen"
paucus, lat. = wenig
Pectus: pectoris, lat. = Brust(-korb)
Peliose: pelios, gr. = mit Blut unterlaufen → „blutgefüllte sinusoidale Leberhohlräume"
Pellagra: pelle agra, ital. = „raue Haut" → schuppig pigmentierte Hautveränderung bei Vitamin-B$_2$-Mangel
pellucidus, lat. = durchsichtig
Pemphigus: pemphix, gr. = Blase → volksmed. „Blasenausschlag"
-Penie (Endsilbe): penia, gr. = Mangel → „Mangelzustand"
Penta, gr. = 5
Peri- (Wortteil), gr. = um herum
Peristase, gr. = Umwelt
Peritoneum: peritoneion, gr. = Herumgespanntes → „Bauchfell"
Perityphlitis: typhlon, gr. = Blinddarm → „Entzündung um Appendix herum"
Perkussion: percutere, lat. = klopfen
Perlèche: perlécher, franz. = ringsherum ablecken → „entzündete Mundwinkelschrunden"
permissiv: permittere, lat. = erlauben → „vorgangsbegünstigend"
perniciosus, lat. = zum Verderben führend

Pernio, lat. = Frostbeule
per primam (secundam) intentionem, lat. = im ersten (zweiten) Anlauf
Pes, pedis, lat. = Fuß
Pest: pestis, lat. = ansteckende Krankheit → „Infektionskrankheit"
Petechien: petecchie, ital. = (punktförmiger) Blutfleck → Kapillarblutung
Petra, gr. = Stein, Fels
Phago- (Wortteil): phagein, gr. = fressen
Phagozytose → Fremdpartikeleinverleibung in Zelle
Phakomatose: phakos gr. = Linse (= Muttermal) → erbliche Tumorkrankheiten mit Muttermalen (= neurokutane Syndrome)
Phäochromozytom: phaios, gr. = rot-braun; chroma, gr. = Farbe; kytos, gr. = Zelle; oma, gr. = Geschwulst = „Rotbraunzellgeschwulst" → neuroendokriner, grau-brauner Tumor des Nebennierenmarkes oder Paraganglien
Phäomelain, gr. = rot-braunes Melanin
Phimose: phimosis, gr. = Knebelung → „Unentblößbarkeit der Eichel"
Phleb-: phlebs, gr. = Blutader (= Vene)
Phlebektasie: ektasis, gr. = Ausweitung → „Venenausweitung"
Phlegmasia: phlegma, gr. = Brand, (entzündlicher Schleimfluss) → „plötzlich schmerzhafte, entzündliche Beinschwellung"
Phlegmone, gr. = Brand, Hitze, Entzündung, Geschwulst → „diffus interstitiell-eitrige Entzündung"
Phobie, gr. = Scheuheit, Angst haben vor etwas
Phokomelie: phokos, gr. = Seehund; melos, gr. = Glied → volksmed. „Stummelgliedrigkeit"
-phoros (Wortteil): phero, gr. = bringen → „bringend"
Phrenicus (Nerv): phren, gr. = Zwerchfell aber auch „Sitz von Seele, Verstand"
Phthise: phthisis, gr. = Schwund → volksmed. „Schwindsucht"
Phylloides: phyllon, gr. = Blatt → blattähnlich
Piece-meal-Nekrose, engl. = stückweise → „Mottenfraßnekrose", Interface-Nekrose
Pigment: pigmentum, lat. = Farbstoff, Schminke
pilus, lat. = Haar
Pinealis, lat. = Fichtenzapfen → „Zirbeldrüse"
Pityriasis: pityron, gr. = Kleie → kleienförmige Schuppung
Plakos, gr. = Kuchen
Planta, lat. = Fußsohle
planus, lat. = flach
Plaque, franz. = Platte → plattenartige, fleckförmige Läsion
Plazenta, lat. = Kuchen (gr. plakus) → Mutterkuchen
-Plegie (Wortteil): plege, gr. = Schlag, Himmelstrafe → „Lähmung"
Pleo- (Wortteil): pleon, gr. = Mehr-
Pleomorphie, gr. = Mehrgestaltigkeit (von Zellen/ Gewebe)
Plethora: plethore, gr. = Fülle, Sättigung
Plexiform, lat. = geflechtförmig

Plexus, lat. = Geflecht
Plumbismus: plumbum, lat. = Blei → „Bleivergiftung"
Pluri- (Wortteil): pluris, lat. = mehr
pluriform = mehrgestaltig → mit mehreren Gewebsmustern
pluriglandulär → mehrere Drüsen betreffend
Pluripotenz = (etwas eingeschränkte) vielseitige Differenzierungsmöglichkeit einer Stammzelle
Pneum- (Wortteil): pneuma, gr. = Luft → „Lunge-"
Pneumonie = Lungen(-parenchym)entzündung
Pneumothorax, gr. = „Luft-Brust" → Lungenkollaps wegen Lufteinstrom in Pleurahöhle
Pod- (Wortteil): podos, gr. = Fuß →„Fuß-"
Podozyt: kytos, gr. = Zelle → „glomeruläre Fußzellen"
poikilos, gr. = bunt
Polio- (Wortteil): polios, gr. = grau
Poliomyelitis: myelon, gr. = Mark → Entzündung des grauen Rückenmarks
pollakis, gr. = häufig
Poly- (Wortteil), gr. = viel
Polycythaemia vera, gr./lat. = „echtes Vielzell-Blut" → neoplastische Wucherung des Erythro-, Megakaryo- und Granulozyten bildenden Knochenmarks
Polydaktylie, gr. = Vielfingrigkeit → „überzählige Fingeranlage"
Polydipsie: dipsa, gr. = Durst → „Vieltrinken" bei Wasserverlust (Polyurie)
Polyglobulie, gr./lat. = „Viel-Kügelchen" → zu viele Erythrozyten im Blut
Polynesie: nesos, gr. = Insel → „Viel-Inseligkeit" (Pankreasinseln)
Polyp: poly-pus, gr. = „Vielfüßler" → gestielte in ein Lumen hineinragende Geschwulst (vgl. Süßwasserpolyp)
Polyphagie, gr. = „Vielesserei"
Polyurie, gr. = „Vielharn"-Leiden
Pore: poros, gr. = Öffnung, Loch
Porphyrie: porphyra, gr. = Purpur → „Hämsynthesedefekt mit Dunkel(rot)färbung des Urins"
Posthe, gr. = Vorhaut
Prä- (Wortteil): prae, lat. = vor
präcox, lat. = vorwitzig, vorschnell
Prädisposition: praedisposition, lat. = vorherige planmäßige Anordnung → „krankheitsbegünstigende Veranlagung"
Präputium, lat. = Vorhaut
Prävalenz: praevalere, lat = Übergewicht haben
präzipitieren, lat = stürzen
Priapismus: Priapus = Sohn der gr. Liebesgöttin und des Rauschgottes → „schmerzhafte Dauererektion"
Prim- (Wortteil) : primus, lat. = erster
Primipara, lat. = „Erstgebärende"
Primordialis, lat. = von Anfang an stehend
Prion = **pr**oteinaceus **i**nfecti**o**us age**n**t = Scrapie-Agens
-priv (Endsilbe): privus, lat. = beraubt
Pro- (Wortteil), lat./gr. = vor
Proboszis: boskein, gr. = füttern → „rüsselartiges Gebilde als extrakranielle Reste der Nasenanlage"

Prodrom: dromos, gr. = Lauf → „Vorläufer"
Progenitor, lat. = Stammvater
Proglottide, gr. = „Zungenspitze" → (zungenspitzenförmiges) Bandwurmglied
Prognathie: gnathos, gr. = Kiefer → Oberkiefervorstand (vor Unterkiefer)
Progression, lat. = Fortschreiten, Voranschreiten
Proktodäaldrüsen: proctodeum = Afterbucht(-Drüsen)
Proktos, gr. = Steiß, After → „Mastdarm"
Prolaps, lat. = Vorfall → Eingeweide-Vorfall
Proliferation: proles ferre, lat. = „Kinder bringen" → mitotische Zellvermehrung
Promastigote: mastix, mastigos, gr. = Geißel → begeißelte Protozoenlarve
Promiskuität: promiscuus, lat. = gemischt (ohne Unterschied) → (wahlloser) häufiger „Geschlechtspartnerwechsel"
Promotion, lat. = Beförderung, Vorantreiben
Propagation: propagare, lat. = ausdehnen, sich verbreiten
Propulsionsbewegung: propellere, lat. = vorstoßen → „schnelles Vorschießen beim Gehen infolge Gleichgewichtsstörungen"
Prostata, gr. prostates = (Tür-)Vorsteher → „Vorsteherdrüse"
Proto- (Wortteil): protos, gr. = erster
Protoonkogen: onkos, gr. = geschwollen; genes, gr. = entstehend → physiologisches „Vorläufer-Krebsgen" mit Zellregulationsfunktion
Protrusion, lat. = Fortgestoßenes, Hinausgeschobenes
Protuberanz: protuberare, lat. = Vorwölbung
Pruritus: prurire, lat. = jucken → Juckreiz
Psammomkörper: psammos, gr. = Sandkorn → sandkornartiges Körperchen
Pseudarthrose, gr. = „Falschgelenk"
Pseudo- (Wortteil): pseudos, gr. = falsch
Pseudodivertikel, gr. = vorgetäuschte Ausbauchung der gesamten Hohlorganwandung
Pseudohermaphroditismus, gr. = falscher, Hermaphrodit = Sagengestalt „Zwitter aus Hermes (Fruchtbarkeitsgott) und Aphrodite (= Liebesgöttin)"
Pseudomembran = pathologischerweise auftretendes häutchenartige Abdeckung eines Gewebsdefektes
Pseudozyste: kystis, gr. = Blase → ein-/mehrkammeriger Geschwulst mit dick-/dünnflüssigem Inhalt ohne Epithelauskleidung
Psoriasis: psoora, gr. = Krätze, Räude→ volksmed. „Schuppenflechte"
Pterygium colli: pteryx, gr. = Flügel → „Hals-Flügelfell" = Dreieckhautfalte am Hals
-Ptose (Wortteil), gr. = -Fall, Senk-
Pubertas: pubes, lat. = Schamhaftigkeit → „Geschlechtsreife"
Puerperium: puer, lat. = Knabe, Kind → „Wochenbett"
pugilisticus: pugna, lat. = Faust → „von Boxern"
Pulpa, lat. = Fleisch
Purpura, lat. = Purpurschnecke → volksmed. „Blutfleckenkrankheit"

purulent: pus, lat. = Eiter → eitrig
Pustel: pustula, lat. = Eiterblase
putridus, lat. = faulig
Pyelonephritis: pyelon, gr. = Waschbecken → volksmed. „Nierenbeckenentzündung"
Pygmäe: pygmaios, gr. = Däumeling → „afrikanisches Zwergvolk"
Pygos, gr. = Steiß
Pyknose: pyknos, gr. = dick → (Kern-)Verklumpung
Pyle, gr. = Türen, Pforte
Pylephlebitis → „Pfortaderentzündung"
Pylorus, gr. = „Pförtner" → Magenausgangsmuskel
Pyo- (Wortteil): pyon, gr. = Eiter → „eitrige Enzündung"
Pyro- (Wortteil): pyr, gr. = Feuer → Fieber-

Quadriplegie: plege, gr. = Lähmung → „Lähmung aller 4 Gliedmaßen"
quo ad vitam, lat. = hinsichtlich Lebens(erwartung)

Rabies, lat. = Wut → Tollwut
racemosus, lat. = traubig
Rachis, gr. = Rücken, Rückgrat
Rachitis, gr. = „Rückgratentzündung" → Vitaminmangelkrankheit
Radix, lat. = Wurzel
Ranula, gr. = Fröschlein (Schallblase) → volksmed. „Fröschleingeschwulst"
Rarefizierung: rarus facere, lat. = „Selten-machung" → Gewebsschwund
Rearrangement, engl. = Umlagerung (von Chromosomenmaterial)
Reflux, lat. = Rückfluss
Regurgitieren: gurges, lat. = Schlund → Speiserückstrom bis in den Mund
Remission, lat. = Nachlassen, Abklingen
Ren- (Wortteil): ren, renis, lat. = Niere, Lende
restriktiv, lat. = einschränkend
Retardierung, lat. = verspätetes Eintreffen
Rete, lat. = (Fang-)Netz
Retinitis: rete, lat. = Netz → (Augen-)„Netzhautentzündung"
Retropulsionsbewegung: retropellere, lat. = rückwärtsstoßen → „Zurückfallen des Patienten beim Versuch eine Rückwärtsbewegung zu stoppen"
Reutilisierung, lat. = Wiederverwendung
Rezidiv: recidere, lat. = zurückfallen, wiederkommen
Rhabdomyo- (Wortteil): rhabdos myos, gr. = Stab, Muskel → „quergestreifte Muskulatur-"
Rhagade: rhagas, rhagados, gr. = Riss, Schrunde
Rheuma, gr. = Fließen = Gliederreißen → entzündliche Gliederschmerzkrankheit
Rhexis, gr. = Zerreißung → (Gewebs-)Zerreißung
Rhino- (Wortteil), gr. = Nasen-
Rhinophym: phyma, gr. = Gewächs → volksmed. „Knollennase"
Rhinoskleroma, gr. = (infektiöse) „Nasenverhärtung"
rigidus, lat. = steif
Rigor, lat. = Steifigkeit → (Muskel-)Steifigkeit

Risus sardonicus: risus, lat. = Lachen; sardoa herba = Sauerampfer → „saures Gesichtsverziehen" (beim Wundstarrkrampf)
Rosazea: rosaceus, lat. = rosenfarbig → feinst geäderte Hautrötung
Roseola: roseus, lat. = rosafarbig → kleinfleckig geröteter (wegdrückbarer) Hautausschlag
Rubella, Verkleinerungsform von ruber = rot → kleinfleckiger Hautausschlag bei „Röteln"
ruber, lat. = rot
Rubor, lat. = Röte, Rötung
Ruhr: ruor, mhd. = umrühren → „infektiöse Durchfallskrankheit"

Saginatus: saginare, lat. = mästen
Sago = stärkehaltiges, gekörntes Nahrungsmittel aus der Sagopalme
Salpinx, salpingos, gr. = Trompete → „Eileiter"
sanguinolent: sanguis, lat. = Blut → bluthaltig
Saprophyt: sapros, gr. = Fäulnis, phyton = Gewächs → auf und von abgestorbenem organischem Material lebende Mikroorganismen
Sarkoidose: sarkos, gr. = Fleisch; oido, gr. = erscheine → „mit fleischiger Lymphknotenschwellung einhergehende granulomatöse Entzündung"
Sarkom: oma, gr. = Geschwulst → mesenchymalbösartige Geschwulst mit (fisch-)fleischartiger Schnittfläche
Saturnismus: Saturn = Alchemistensymbol für Blei → Bleivergiftung
Scatter-Faktor: scatter, engl. = verstreuen → Streufaktor mit Auflösung der Zell-Zellbindung
Scavenger, engl. = Aasgeier
Schanker: cancer, lat. = Krebs(geschwür) → geschwürige Geschlechtskrankheit
Scharlach: scarlatum, lat. = rote Farbe → mit kleinfleckig gerötetem Hautausschlag einhergehende Streptokokkeninfektion
Schimmel, mhd. = Glanz → wegen oberflächlichem Glanz der Pilzkultur
-schisis (Wortteil), gr. = Spaltung
Schisto-soma, gr. = „Spalt-Leib" → Pärchenegel
Schizo- (Wortteil), gr. = Spalt-
Schizophrenie = volksmed. „Spaltungsirresein"
Schnupfen = Intensivum zu „schnaufen"
Schock: shock, engl. = Stoß, Erschütterung → lebensgefährliches Regulationsversagen der Kreislaufperipherie
Schweiß: sweis, ahd. = Schweiß, Blut
Schwiele: swilo, ahd. = schwellen → derb-narbiges Gewebsareal
Scirrhus: skirrhos, gr. = hart → volksmed. „Faserkrebs"
Scrapie: scrape, engl. = aufschürfen → Prionenkrankheit → volksmed. „Schafswahnsinn" (mit Dauerscheuern)
Sebaceus, lat. = talgig
Sebom, lat. = Talg
Seborrhoe: rheo, gr. = fließen → „Schuppenleiden"
Sectio caesarea = Kaiserschnitt-Entbindung

segregare, lat. = absondern
Sektion: secare, lat. = Schneiden → Aufschneiden einer Leiche
Sella, lat. = Sattel
Semen, seminis, lat. = Samen
Seneszenz: senilis, lat. = greisenalt → Greisenalter (ab 50 J.)
senilis: senex, lat. = Greis → (greisen-)alt
Sentinel, engl. = Wachposten
Sepsis, gr. = Fäulnis → Krankheitsbild wegen pathogener Erreger und deren Toxine im Blut → volksmed. „Blutvergiftung"
Sequester: sequestrare, lat. = absondern → abgestorbenes, vom umgebenden Gewebe abgetrenntes Gewebe
Serositis: Serum, lat. = Molke → Entzündung seröser Häute (Pleuritis, Perikarditis, Peritonitis)
Shunt, engl. = Nebenanschluss, Nebenleitung
Sialon, gr. = Speichel
siccus, lat. = trocken
Sidero- (Wortteil): sideros, gr. = Eisen
signum mali iminis, lat. = schlechtes Anzeichen (der römischen Hellseher)
Sinus, lat. = Busen, Bucht, Höhle → (Nasenneben-)Höhlen, weite, venöse Endgefäße
Sirene, gr. = Mädchen mit 1 Fischschwanz anstatt 2 Beinen → Fehlbildung mit nicht getrennten Beinanlagen
Situs, lat. = Lage, Stellung
Skarifikation: scarificere, lat. = einritzen → Anbringen vieler kleiner Hautschnittchen
skip, engl. = überspringen
Sklero- (Wortteil): skleros, gr. = hart, steif
Sklerose, gr. = Gewebsverhärtung
Skimming, engl. = abrahmen
Skolex, gr. = Wurm → Bandwurmkopfteil
Skoliose, gr. = Krümme → „Wirbelsäulenverkrümmung"
Skopie: skopein, gr. = betrachten, beobachten
Skorbut: scheuer-buik, ndl. = „wunder Mund" → Vitamin-C-Mangelkrankheit
Skrotum, lat. = Beutel → „Hodensack"
Sludge, engl. = Schlamm, Bodensatz → intravaskulärer Blutsatz
Smudge cells, engl. = „Schmutzfleck-Zellen" → adeno-viral-nekrotische Zellen
Soma, gr. = Körper
Somnolenz: somnis, lat. = Schlaf → (ansprechbare) „Schläfrigkeit"
Soor: sohren, mhd. = verdorren, wundmachen → Hefepilzkrankheit
Spasmus: spasmos, gr. = Krampf → schmerzhafter Muskelkrampf eines Hohlorgans
Sphärozyt, gr. = „Kugelzelle"
Sphärule: sphaira, gr. = Kugel → kleinkugeliger Erreger
Spina, lat. = Dorn
Splanchnon, gr. = Eingeweide
Splen, gr. = Milz
spodos, gr. = aschgrau
Spondyl- (Wortteil): spondylon, gr. = Wirbel-

Spongiosa, lat. = (schwammförmig angeordnete) Knochenbälkchen
spongiosus, lat. = schwammig
sporadisch: sporas, gr. = zerstreut → „vereinzelt auftretend"
Sporangium: angeion, gr. = Behälter → Sporenträger von Pilzen
Sprue: sprouw, holl. = Bläschen (-Dermatitis!) → „Autoaggressionskrankheit wegen Weizenkleber-unverträglichkeit"
spurius, lat. = falsch, unecht
Sputum, lat. = Spucke, Auswurf
Squama, lat. = Schuppe
Staphylokokken, gr. = „Trauben-Kerne" → traubig angeordnete Eitererreger
Stase: stasis, gr. = Stehenbleiben
Stea- (Wortteil): stear, gr. = Fett-
Steatonekrose = Fettgewebsnekrose
Steatorrhoe: rheo, gr. = fließen → volksmed. Fettsalbenstuhl
Stenose: stenos, gr. = schmal → Lichtungseinengung
Stent = drahtartiges zu offenbleibendem Röhrchen spreizbares Metallgeflecht
Stoma, gr. = Mund
Stora, lat. = Strohmatte
Strangulation, lat. = Würgen, Erdrosseln
Streptokokken, gr. = „Kettenkerne" → kettenförmig angeordnete Eitererreger
Stress, engl. = Druck, Belastung
Stria, lat. = Strich
striatus, lat. = gestreift
Stridor, lat. = Zischen
Striktur: stringere, lat. = zusammenziehen → hochgradige Verengung
Stroma, gr. = Decke, Lager → „bindegewebiges Organstützgerüst"
Struma, lat. = Drüsenschwellung → „Schilddrüsenvergrößerung"
Stylus, gr. = Griffel
Submukosa = unter oberflächlicher Mukosa gelegene Bindegewebsschicht
Sucht: suht, ahd. = Krankheit
Suffusion, lat. = „Unter-Etwas-Gegossenes" → flächenhafte Unterhautblutung
Sugillation: sugillatio = Verbeulung → flächenhafte Haut-/Schleimhautblutung
Surfactant = **surf**ace **act**ive **ag**e**nt** = Anti-Verklebungsfaktor der Lungenbläschen
Suszeptibilität, engl. = Empfänglichkeit
Sympathikus: sympathein, gr. = mitleiden → „vegetatives Nervensystem mit Einstellung des Organismus auf Umweltbedingungen"
symplastisch, gr. = zusammengewachsen → „zelluläre Mehrkernigkeit"
Syn- (Wortteil), gr. = zusammen
Synkretion, lat. = (Gewebsschicht-)Verwachsung
Syn-ovium, gr./lat. = Eiklar (Synovia) = Gelenkschmiere
Synzytium, gr. = „Zusammenzelligkeit" → verschmelzungsbedingte Mehrzelligkeit

Syphilis: sifl, arab. = „Weltkrankheit" → weltweit verbreitete, treponemeninduzierte Geschlechtskrankheit → volksmed. „Franzosenkrankheit"
Syringom = „Tumor der gewundenen Hautanhangsdrüsen-Ausführgänge"
Syrinx, gr. = Hirtenflöte → „Ohrtrompete"
Systole, gr. = Zusammenziehen → „Herzauswurfphase"

Tabes, lat. = Auszehrung → Schwindsucht
Tabes dorsalis, gr./lat. = „Rücken-Schwindsucht" → volksmed. „Rückenmarkschwindsucht"
Tachy- (Wortteil): tachys, gr. = schnell
Tachykardie, gr. tachys = schnell, kardia = Herz → (zu) schnelle Herzschlagfolge
Taenien: taenia, lat. = Band → „Bandwürmer"
tardus, lat. = spät
Taxonomie, gr. = Wissenschaft der Bakterienklassifizierung
Teleangiektasie, gr. = „Endgefäß-Ausdehnung" → bleibende Erweiterung oberflächlicher kleiner Hautgefäße
Telomer, gr. = „Endteil" → Chromosomenendstück
Telos, gr. = Ende
temporal: tempus, lat. = Zeit, Schläfe → schläfenseitig
Tendo- (Wortteil): tendo, lat. = Sehne-
Tentorium, lat. = Zelt, Bedachung
Teratologie: teraton, gr. = Wunder (ter, indog. = Stern) → Fehlbildungen wurden früher als „Fingerzeig" Gottes aufgefasst (Monstrum: monstrare, lat. = zeigen)
Teratom, gr. = „Wundergeschwulst" → Tumor mit Gewebeanteilen aller 3 Keimblätter
Testes: testare, lat. = erzeugen → „Hoden"
Tetanie: tetanos, gr. = Krampf, Spannung → Dauermuskelkrampf
Tetanus: tentanos, gr. = Krampf → volksmed. „Wundstarrkrampf"
Tetraspastik = Spastik an allen 4 Extremitäten
thanatophorus: phero, gr. = bringen → „todbringend"
Thanatos, gr. = Tod
Thalamus; gr. = Kammer → volksmed. „Sehhügel" = Schaltzentrale des Gehirns
Thalassämie: thalassa, gr. = Mittelmeer → „Mittelmeerfieber"
Theka: theke, gr. = Behältnis, Aufbewahrungsort → „Ovarfollikel umgebende Bindegewebsschicht"
Thesaurismose: thesauros, gr. = Schatz, Speicher → „Speicherkrankheit"
Thigmotaxis: thigma, gr. = Kontakt; taxis, gr. = Anordnung → Kontaktausbreitung beim Zellwachstum
Thrombophlebitis = klinischer Begriff für (immer schmerzhafte) Venenthrombose
Thrombose: thrombos, gr. = geronnenes Blut → intravitales Blutgerinnsel
Thymus, gr. = Seele, Lebenskraft (früher: Seelen-Organ) → „Schule der T-Lymphozyten"
Thyreoidea: thyreos, gr. = Schild → Schilddrüse
Tinea, lat. = Raupe → „Pilzerkrankung der Kopfhaut"
Toga, lat. = Mantel
Tokolyse: tokos, gr. = gebären → Wehenhemmung

Tonsillitis: tonsa, lat. = Haltepfahl → (Gaumen-, Rachen-)Mandelentzündung
Tophus, gr. = Tuffstein → Gichtknoten im Hautbereich
Torsion: troquere, lat. = Drehung, Verquirlung
Torulosis (Torulopsis): torus, lat. = Wulst; opsis, gr. = Aussehen → wülstchenförmiger Hefepilz
tot: douls, got. = bewusstlos
Toxin: toxon, gr. = „Gift" → (meist mikrobielle) zellschädigende Substanz
Toxoplasma: toxon, gr. = Bogen → pfeilbogenförmiges Protozoon
Trabekel: trabeculum, lat. = Bälkchen
Trash, engl. = Abfall
transplantare, lat. = verpflanzen
Tremor, lat. = Zittern
Treponema pallidum, gr. = „Dreh-Faden"; pallidus, lat. = bleich (wegen schlechter Anfärbbarkeit) → spiralförmiger Keim
Trichine: trichinos, gr. = „aus Haaren gemacht" → Fadenwurm
Tricho- (Wortteil): trichos, gr. = Haar
Trichomonas: monas, gr. = Einheit = „Haar-Einheit" → mehrgeißeliger, einzelliger Schmarotzer
Trichophyton, gr. = „Faden-Pflanze" → Haar-/Nagelpilz
Trichopoliodystrophie: polios, gr. = grau → Kümmerkrankheit der grauen Hirnsubstanz und Haare
Trikolore = franz. Flagge → weiß-blau-rote Verfärbung
Tripper: drippen, ndt. = tropfen → Gonorrhoe
Tropho- (Wortteil): trepho, gr. = ernähren
Tropismus: tropos, gr. = Wendung, Hinwendung → bevorzugte Organ-/Gewebebesiedlung durch einen Keim
Trypanosoma: trypanon, gr. = Bohrer; soma, gr. = Körper → in Gewebe sich einbohrendes Protozoon
Trypsin: trypsis, gr. = Erweichung → „Endopeptidase"
Tuber, lat. = Hügel
Tuberculum, lat. = Höckerchen, Knötchen
Tubulus, lat. = Röhrchen
Tumor, lat. = Schwellung, Geschwulst → volksmed. „Gewächs"
Tylosis: tyle, gr. = Schwiele → Verschwielung
Tympanon, gr. = Pauke → Paukenhöhle
Typhlon: typhlos, gr. = blind → Blinddarm
Typhus: typhos, gr. = Nebel → hochfebrile Infektionskrankheit

ubiquitär, lat. = überall vorkommend
Ulegyrie: ule, gr. = Narbe; gyros, gr. = Windung → „Narbenwindung"
Ulkus: ulcus, lat. = Geschwür → bis tief in Submukosa reichender Gewebszerfall
Uncus, lat. = Haken
ungual: unguis, lat. = Nagel → (Zeh, Finger) Nagel betreffend
Urachus: uriachos, gr. = unteres Schaftende des Harngangs
Urämie: uron, gr. = Harn; Haima, gr. = Blut → Nierenversagen mit Harnvergiftung (u. a. hoher Blut-Harnstoffwert)

Ureter: uretikos, gr. = den Harn treibend → „Harnleiter"
Urethra: uretes, gr. = den Harn lassend → „Harnröhre"
Uterus, lat. = Wasserschlauch (vgl. udara, sanskrit = Bauch)
Urikosurie = Harnsäureausscheidung im Urin
Urtikaria: urtika, lat. = Brennnessel → juckender Hautausschlag → volksmed. „Nesselsucht"
Uvea, lat. = Traube → Aderhaut des Auges (sieht aus wie Beerenhülle einer Weintraube)
Uvula, lat. = kleine Traube → „Halszäpfchen"

Vaccine: vaccinus, lat. = von der Kuh stammend (ursprüngl. Kuhpockenlymphe)
Vagus (Hirnnerv), lat. = herumschweifen (wegen langem Nervenverlauf)
valgus, lat. = nach innen gekrümmt
Vampirismus = vorchristlicher Volksglaube mit Blutmahlzeit von Lebenden für den Dämon/Gott. Beachte Umkehrung im Christentum: Blutmahlzeit vom Gott für den Lebenden.
Varicella, lat. = kleiner Gesichtsausschlag → volksmed. „Windpocken" (kleinblasiger Ausschlag)
Variola: varius, lat. = scheckig, gefleckt → Pocken-Infektionskrankheit
Varix, lat. = Knoten → „Venenknoten" (knotige Venenerweiterung)
varus, lat. = nach außen gekrümmt
Vasa vasorum, lat. = Ernährungsgefäßchen der Gefäßwand
Vaskulitis: vasculum, lat. = Gefäßchen → Entzündung von (v. a. kleinen) Gefäßen
Veganer = sich nur von Pflanzen Ernährender
Vegetarier = sich von Pflanzen, Milch und Eiern Ernährender
Vegetatio, lat. = Belebung → oberflächliche Gewebswucherung
Velamentum, lat. = Hülle
venerisch: Venus = Liebesgöttin → sexuell übertragen
Ventilation: ventilare, lat. = lüften → Atemtätigkeit
vermis, lat. = Wurm
Vernix caseosa, lat. = Käseschmiere (auf der Neugeborenenhaut)
Verruca, lat. = (Haut-)Warze
versicolor, lat. = farbwechselnd
verus, lat. = richtig, echt
Vesica, lat. = Blase
Vestibulum, lat. = Vorraum → Vorhof
Vestigium, lat. = Spur → Persistenz von normalerweise in Ontogenese zurückgebildetem Embryonalgewebe
Vibrio: vibrare, lat. = zittern → begeißelte („zitternde") Einzeller
Villus, lat. = Zotte
Vir- (Wortteil): vir, viris, lat. = Mann (vgl. ahd. Wer in Werwolf = Wolfmann)
viridans, lat. = grün sein
Virilisierung: vir, lat. = Mann → Vermännlichung (der äußeren Geschlechtsmerkmale) bei der Frau
Virulenz (= „Giftigkeit") = Grad der Aggressivität eines Erregers im Organismus

Virus, lat. = Schleim, Saft, Gift → entweder aus DNA oder RNA bestehende, stoffwechselenzymlose, umhüllte, nicht selbstständig sich vermehrende Erreger
Viscera, lat. = Eingeweide
Visus, lat. = Sicht
Vitiligo: vermutlich von „vitium", lat. = Blamage → pigmentloser Hautfleck
Vitium (cordis), lat. = Fehler (des Herzens) → Herzklappenfehler
Volvulus: volvere, lat. = drehen → „Umschlingung"
vulgaris, lat. = gewöhnlich (abwertend)
Vulnus, lat. = Wunde

Windkessel = Auffangvorrichtung für Druckwellen zur Erzeugung einer gleichmäßigen Durchströmung
Wunde: wunta, ahd. = Schlag, Verletzung

Xanthelasma: elasma, gr. = mit dem Hammer getriebene Metallplatte → gelbliche streifige Fetteinlagerung in der Haut
xanthos, gr. = gelb
xenos, gr. = fremd
Xeroderma pigmentosum, gr./lat. = „pigmentierte Trockenhaut"
xeros, gr. = trocken (lat. = xeroticus)

Zerkarien: kerkos, gr. = schwanzförmige Larvenform der Pärchenegel
Zeroid: cera, lat. = Wachs → „wachsartiges (histiozytäres) Pigment"
Zervix, lat. = Hals
Zestoden: kestos, gr. = Band → Bandwürmer
-zid (Endsilbe): cidere, lat. = töten
Zirrhose: skirrhos, gr. = hart → „narbig verhärtetes Kümmerorgan"
Zisterne, lat. = Behältnis → einem Gangsystem angeliederter Hohlraum mit Speicherfunktion
Zöliakie: koilakos, gr. = „an Verdauung leidend" → Autoaggressionskrankheit wegen Glutenunverträglichkeit
Zölom: koiloma, gr. = Höhle → „embryonale Leibeshöhle"
Zoster, gr. = Gürtel
Zwerg: tuer, indg. = schädigen, hintergehen → „hinterlistiger Dämon" → Kleinwüchsiger
Zyanose: zyanos, gr. = blaurot → wegen Minderarterialisierung des Blutes → volksmed. „Blausucht"
Zygote: zygota, gr. = zweispännig → befruchtete Eizelle
Zyklopie: ops, gr. = Auge → „Einäugigkeit"
Zyklos, gr. = Kreis → Kreislauf, Zyklus
Zylindrurie: kylindros, gr. = Walze; uron, gr. = Urin → Auftreten von walzenförmigen protein-, erythrozyten- oder gallehaltigen Gebilden (= Nierentubulusausgüsse)
Zyste: kystis, gr. = Blase → ein-/mehrkammerige Geschwulst mit dick-/dünnflüssigem Inhalt und Epithelauskleidung
Zystizerkus, gr. = „Bläschen-Schwanz" → Bandwurm-Finne
-zyt (Wortteil): kytos, gr. = Hülle, Panzer → „-Zelle"

though
Sach- und Abkürzungsverzeichnis

Halbfette Ziffern verweisen auf ausführliche Textstellen. Alle im Buch benutzten Abkürzungen werden unter dem alphabetisch sortierten Kürzel aufgelöst. Griechische Buchstaben wurden ausgeschrieben und entsprechend alphabetisch aufgenommen.

A

AA-Amyloid 47 f, 821
ABC-Proteine = ATP-Binding-Cassete-Protein
ABC-Protein 55
AB0-Blutgruppen-Inkompatibilität **179 f**, 515
ABCD-Regel, Melanom 957
Abdominaldesmoid 1174
Abdominalfibromatose 1159
Abdominalglatze 731, 771
Abdominaltyphus s. Salmonellose, Typhus
Aberration, chromosomale
– allgemein 8, **280**, 363
– autosomale 283
– gonosomale 283
– numerische 283
A-beta-Lipoproteinämie **77**, 79, 82, 697, 739
Abnützungspigment s. Lipofuszin
Abort
– chromosomal 218 f,
– gynäkologisch 887, 904
Abscheidungsthrombus **406 f**
Absencen 1064
Absterbeprogramm, zelluläres 349
Abstoßungsreaktion, Transplantation, 183
Abszess
– allgemein 198, **216**, 523
– anorektaler 728
– cholangitischer 768
– chronischer 224
– intestinaler 706
– paranephritischer 836
– perianal 716
– perinephritischer 836
– perityphlitischer 719
– pylephlebitischer 768
– septikopyämischer 768
– zerebraler 1079
Abszessmembran **224**, 1080
Abwehr, Entzündung
– spezifische 159
– unspezifische 159
Accretio pericardii 495
ACE = Angiotensinkonversionsenzym
ACE 386 f
Acetaldehyd 770
Acetylcholinrezeptor 1117, 1126
Acetylsalicylat-Läsionen 137, 140, 138, 208, 425, 536, 537, 599, 683, 685, 688, 773, 1153
Achalasie **674**, 678
Achlorhydrie 681 f, 693 f, 1030, 1037
Achondrogenesie 1133
Achondroplasie 19, 294, 295, **1133 f**
Acne rosacea 579
Acrylamid-Läsion 1109

ACTH = adrenocorticotropes Hormon
ACTH
– Kreislauf 387
– Mangel 992, 1001
– Paraganglien 1011
– Produktion 1031
– Überschuss 993
ACTH-Syndrom, ektopes 383, 638, **1003**
ACTH-Zell-Adenom 986, 989
ACTH-Zell-Hyperplasie 986
Actinobacillus actinomycetemcomitans 661
Actinomyces israelii 260
Actinomyces naeslundii 659
Adamantinom 990
Adaptationsreaktion
– anabole 118
– katabole 120
ADCC = antibody dependent cellular cytotoxicity
ADCC 169, 175, 179, 360
Addison, Morbus **992**
– ACTH-Zell-Hyperplasie 986
– Autoaggressionsadrenalitis 193, **996**, 1000, 1016
– familiärer 24
– Hyperkalzämie 66
– Hypermagnesiämie 69
– Hyperpigmentierung 114
– Schmidt-Syndrom 1012
– Thymushyperplasie 571
– weißer 992, 1001
– Zungenpigmentierung 654
Addison-Krise 393
Adducin 517
Adenofibrom
– Endometrium 883
– Ovar 865
Adenoide, Pharynx 583
Adenokankroid 882
Adenokarzinom
– allgemein **378**, 953, 954
– bronchioloalveoläres 640
– bronchogenes 630, **640 f**
– duktales, Mamma 806
– endometriales 881 f
– endometrioides 894
– Gallenblase 797 f
– Harnblase 857
– kolorektales **724**, 733
– Lunge 630, **639**
– Magen 692
– muzinöses
– – allgemein 379
– – Darm 724
– – Endometrium 894
– – Gallengang 797
– – Lunge 638
– – Magen 692
– – Zervix
– nasales 581
– ösophageales 679
– Pankreas 808
– papilläres **379 f**, 640, 692

– polymorph-niedrigmalignes, Speicheldrüse 671
– serös-papilläre, Vagina 894
– Thymus 572
– tubuläres
– – Magen 692
– – Mamma 977
Adenolymphom 669 f
Adenom
– allgemein **375**
– atypisches, Schilddrüse 1018
– duktales, Mamma 971
– follikuläres, Schilddrüse 376, 1017 f
– Gallengang 791
– Hypophyse 986 f
– kolorektales 723
– kortikotropes, Hypophyse 989
– laktotropes, Hypophyse 989
– Leber 775
– Magen 690
– Mamma 971
– mikrozystisches, Pankreas 806
– Nebennierenrinde 997
– Niere 843
– Pankreas 805
– Parathyreoidea 1027
– pituitäres 986 f
– pleomorphes, Speicheldrüse 665, **669 f**
– polypöses, Darm 723
– sebazoides 1105
– somatotropes, Hypophyse 989
– toxisches, Schilddrüse 1022 f
– tubuläres, Darm 721, 722
– tubulovillöses, Darm 722
– villöses, Darm 376, 722
Adenom-Karzinom-Sequenz 708, **722**, 797, 845
Adenoma sebaceum 957, 1091, 1105
Adenomatoidtumor 886, 928
Adenomatöse-Polyposis-coli-Gen s. APC-Gen
Adenomuzinose, Peritoneum 733
Adenomyosis
– Endometrium 879
– Prostata 932
Adenosarkom, Uterus 883
Adenosindesaminase-Mangel 196
Adenosis
– mammae 970
– vaginae 895
Adenoviren 241, 357, 618, 700, 1014
Adenylatzyklase 29, 348, 468
Aderlass-Therapie 537, 748
Adhäsionskinase, fokale = FAK 348
Adipositas
– Atherosklerose 423 f,

– Autolyse 133
– Cholelithiasis 793 f
– Cholezystitis 795 f
– Diabetes mellitus 1034
– Endometriumkarzinom 880, 881, 893
– Hyperöstrogenismus 880
– Hypothalamusläsion 982
– Leberverfettung 737, 770
– Mallory-Körper 739
– Mammakarzinom 973
– Mikrodeletionssndrom 288
– Ödeme 419, 446
– Ovarialzysten 863
– primäre **81**, 288
– sekundäre 81
– Stoffwechsel 77, **80 f**
– Vererbung 298
Adiuretin 983
Adnexitis 873
Adoleszentenkyphose 1147, 1166
Adriamycin-Läsion 487, 1110
Adrenalin 386, 393, 397, 1005 f
Adrenalitis
– autoaggressiva 995
– cytomegalica 996
– tuberculosa 996
Adrenochrom 108
Adrenogenital-Syndrom 295, 875, 917, 997, 1000, **1003 f**
Adrenoleukodystrophie **24**, 1065
Adoleszentenkyphose 1147, **1166**
Adventitiafibrose, reaktive 432
Adventitiasklerose 422
Adventitiazyste, popliteale 436
Adynamie 66
AE-Amyloid **48**, 1020, 1034, 1036
Aedes aegypti 244
AF-Amyloidose 821
Aflatoxin-Läsionen 266, 341, 792,
AFP = alpha-Fetoprotein
AFP 284, 359, 776, 779, 871, 922, 924
Agammaglobulinämie, x-linked 194
Aganglionose
– Kolon 709 f
– Ösophagus 674,
Agastrinämie 682
AGE = Advanced Glycosylation Endproducts
AGE 75
Agenesie 301
Agglutinat, Entzündung 169
Agnosie 1051
Agranulozytose 137, 156, 491, **506 f**, 611, 616
AGS = Adrenogenitales Syndrom
AGS 295, 875, 997, 1000, **1003 f**
Agyrie **1045**, 1047

Sach- und Abkürzungsverzeichnis **1195**

Ahornblattkonfiguration, Leber 746
Ahornsirupkrankheit **92f**, 1064
A-Hypervitaminose 306, 773
A-Hypovitaminose 115, 651, 655, 678, 721, 770
AIDS = acquired immuno-deficiency syndrome
AIDS
- allgemein **197f**, 237, 240, 270
- Apoptose 126
- Begleithepatitis 766
- Burkitt-Lymphom 565
- CMV-Kolitis 714f
- Immunschwäche 173,
- Kaposi-Sarkom 453
- Lambliasis 269
- Lymphadenopathie 553
- Ösophagitis 676
- Pneumozystis-Pneumonie 618
- Thrombozytopenie 509
- Toxoplasmosemyokarditis 491
- Virologie 238, 248
- ZNS-Lymphome 1104
AIDS-Demenz-Komplex 1085
AIDS-related Complex 197, 553
AIF = mitochondrialer Apoptosefaktor
AIF 22, 126
AILT = Angioimmunoblastische Lymphadenopathie
AILT 566
AIN = Anale intraepitheliale Neoplasie
AIN 729
A-Inselzelltumor 1037
AIP = acute interstitial pneumonia
AIP 605, 633, 634
Ajmalin-Läsion 773, 782
Akantholyse 155, 944, 950
Akanthom 951
Akanthose 653, 655, 948, 951
Akanthosis nigricans 384
Akanthosomen 826
Akanthozyt 509, 513
Akanthozytose 82, 517
Akatalasämie 24
Akinese 1074, 1075
Akne
- allgemein 952
- rosacea 579
Akranie 1043
Akrochordon 953
Akrokeratose Bazex 384
Akromegalie 309, 654, 983, **992**, 1034, 1163
Akrozephalo-Syndaktylie 301
Aktin
- allgemein 31
- Mutation 1118
Aktinobacillus aktinomycetem comitans 479
Aktinomykose 231, **260f**, 898
Aktinomyzesdruse 260
Akustikusneurofibromatose 1105
Akute-Phase-Protein 424
Akute-Phase-Reaktion 161, 178

AL-Amyloid 47, 821, 1161
Alagille-Syndrom 288, 783
Alakrimie 1111
Albers-Schönberg, Morbus 1137
Albinismus **91**, 92, 114, 523
Albright-Syndrom
- Typ I **1029**, 1152
- Typ II **1029**, 1152
Aldosteron 386, 388, 994, 1001
Alexander-Krankheit 1042, 1065
Algurie 852
ALH = atypische lobuläre Hyperplasie
ALH 971
ALIP-Phänomen = Anormele-Lokalisation-Immaturer-Präkursoren
ALIP-Phänomen 540
ALK-Index = Alkalische-Leukozyten-Phosphatase-Index
ALK-Index 534
ALK-Kinase 567
Alkohol (Ethanol)
- Abstinenz 770
- Demenz 1068
- Dysmyelopoese 146, 539, 540, 544
- Embryopathie 321
- Enzephalopathien 1066, 1068
- Exzess 685
- Fettleber 737f, **770**
- Gastritis 683, 685, 688
- Gehirnfehlbildung 1042
- Hepatitis 33, 771
- Hepatopathie 770
- Kardiomyopathie 487
- Karenz 770
- Krankheit 68, 83, **144f**, 261, 266, 486, 651, 666, 675, 1067f
- Leberzellverfettung 737, 770
- Leukoplakie 655
- Makroblastose 513
- Mitochondriopathie 20, 738
- Myopathie 1124
- Neurotoxizität 1068
- Ösophagitis 676
- Ösophaguskarzinom 678
- Osteopathie 1141, 1147f
- Pankreatitis 801f
- Pneumonie 611, 614, 616, 618
- Rhinitis 576, 579
- Syndrom, embryofetales 321
- Thrombozytose
Alkoholismus s. Alkoholkrankheit
Alkylanzien-Läsion 355, 504, 526, 531, 538, 1090
Allergen **160**, 176f
Allergie 173, **176**
Allopurinol-Läsion 773, 782
Allotransplantat 183
Alopezie 291
Alpers-Syndrom 1065
alpha-1-Antichymotrypsin 41
alpha-1-Antitrypsin
- allgemein 41, 52, 441,
- Azinuszellkarzinom 808

- Emphysem 607
- Dottersacktumor 924
- Leberzellkarzinom 779
- Mangel
- - allgemein **41f**, 90, 295,
- - Emphysem 608
- - Gallengangatresie 783
- - Hepatitis 759
- - Korpuskel 738
- - Lebermanifestation 749f
- - Leberzellkarzinom 776
- - Leberzirrhose 787
- - Pneumothorax 642
alpha-Glucosidasemangel 71f, 1125
alpha-Fetoprotein 284, **359**, 776
ALP-Index = Alkalische-Leukozytenphosphatase-Index
ALP-Index 534
Alport-Syndrom 822
ALS s. amyoatrophe Lateralsklerose
Altern, allgemein 26, **122**
Altersatrophie 19, 26, 118, **122**, 423
Alterselastopathie 50
Altersemphysem 610
Aluminiumlunge 631
Aluminiumneuropathie 1109
Alveolarclearance 612
Alveolarhämorrhagie 834
Alveolarkollaps 601, 634
Alveolarmakrophagen 607, 611, 634
Alveolarproteinose 19, **606**
Alveolarschadensyndrom, diffuses s. DAS
Alveolitis
- Definition 611
- exogen allergische 181, 620, 629, 632
- exsudative 395
- sklerosierende 395
Alveolokapillarblock 526
Alzheimer, Morbus
- allgemein **1069f**
- Amyloidangiopathie 1055
- Amyloidose 48
- Down-Syndrom **284**, 1047
- Nervenzellveränderung 1041
- Trisomie **21**, 284, 1047
- Zytoskelet 33
Alzheimer-Fibrillen 1070f
AMA = anti-mitochondriale Antikörper
AMA 22, 768, 772, , 782, 785
Amalgam-Pigment 100
Amanita-phalloides 144, 743
Amanitin-Intoxikation **144**, 752, 772,
Amastie 290
Amaurose s. Blindheit
Ameloblasten 659
Ameloblastom 381, 658, **664f**, 990
Amelogenesis imperfecta 658
Amelogenin 659
Amenorrhoe 761, 863, 893, 1003
Ames-Test 354
AMH = Anti-Müller-Gang-Hormon

AMH 912, 914
Aminoazidopathie **90f**
Amino-Lävulinsäure-Synthase 100
Aminophenol-Läsion 137
Aminosäurestoffwechselstörung **90f**
Aminotransferaseerhöhung 739, 764, 786
Amiodaron-Läsion 771, 1124
AML = Akute myeloische Leukämie
AML
- allgemein 505, 506, **526**
- Typ M1 529
- Typ M2 530
- Typ M3 531
- Typ M4 531
- Typ M5 531
- Typ M6 532
- Typ M7 532
Ammoniumintoxikation 790, 1066
Amnion
- Läsion 902
- Ruptursequenz 322
- Strang 902
Amnion nodosum 902
Amöben **270**
- Abszess 714, 768
- Kolitis 714f
- Ruhr 713
Amöbiasis **268**, 768
Amöbom 714
Amotio 76
Amoxillin-Läsion 773
Amphetamine 140
Amplifikation, Gen 285, 348, 353
Ampulla-Vateri-Karzinom 797
Amylase 672, 798, 803, 808, 865
Amylin 1034
Amylo-1,6-Glucosidasemangel 72, 74, 1125
Amyloid
- allgemein 33, **47**
- beta-Protein 1070f
- Interstitialzelltumor 842
- P-Komponente 47
Amyloidangiopathie, zerebrale 1054f, 1070
Amyloidfibrille 46, 622, 822
Amyloidose
- allgemein **48f**
- Bronchiektase 595
- hypophysäre 985
- Klassifizierung 47
- lokalisierte 46, 48
- Lungenerkrankung 610
- Makroglossie 654
- Milz 546
- Nebennierenrinde 994, 1000
- Neuropathie 1110, 1111
- Niere 821f
- primäre **48**, 1161
- Samenblase 929
- sekundäre **48**, 628, 1156
- systemische 46
Amyloidplaque 1087f
Amylopektin 738
ANA = antinukleäre Antikörper

ANA 168, 187 f, 191 f, 759, 765, 772, 782, 948, 1012
An-alpha-Lipoproteinämie 82
Anabolika-Läsionen 110, 745, 752, 773 f, 776, 792
Anaerobier 219
Analagenesie 311
Analekzem 728
Analgesie 1045
Analgetikanephritis 839
Analkanal-Definition 726
Analkanaltumor 729
Analkohabitation 265
Analkrypte 726
Analpapille 728
Analpolyp, fibröser 726, 728
Analrandtumor 730
Anämie
– allgemein **500 f**
– aplastische 571, 574
– Bleivergiftung 142
– dyserythropoetische 505
– erworbene 703 f, **509**
– hämolytische 70, 100,145, 174, **502**, **514** f
– LCAT-Mangel 85
– lethale 1137
– mikroangiopathische 401
– Niereninsuffizienz 840
– perniziöse 69, 145, 179, 193, **512** f, 681, 687, 985, 996, 1012
– refraktäre 538
– renale 840
– sideroachrestische 67, 539
– sideroblastische 539
– Strahlenhämatopathie 156
Anaphylatoxin 178, 180, 207, 210
Anaphylaxie **177**, 179, 207, 210, 769, 1090
Anaplasie, Tumor 15, 343, 364
Anasarka 416 f, 468
ANCA = Anti-Neutrophilen-Zytoplasma-Antikörper
ANCA
– cytoplasmatische 192, 438, 440
– perinukleäre 438, 786
– Vaskulitis 192
Andersen, Morbus 72
Androblastom 869
Androgen-Hormone 914, 994
Androgen-Rezteptormangel 914
Anenzephalie 982, 1043
Anergie 621, 622, 628
Anetodermie 943
Aneuploidie 16, 283, **363**, 364
Aneurysma
– allgemein **433 f**, 812
– arteriovenöses 437
– atherosklerotisches 425, 434 f
– Blutung 407
– dissecans 433 f
– echtes 433
– Ehlers-Danlos-Syndrom 38
– entzündliches 435, 440
– kongenitales 434, 1054
– luisches 436

– mykotisches **437**, 479, 627 f, 1054, 1080
– nichtentzündliches 435
– renales 814
– spurium 433 f
– unechtes 434
– verum 433 ff
– zerebrales 435, 812, 1054
Angelman-Syndrom 287 ff
Angina
– abdominalis 415
– catarrhalis 583 f
– lacunaris 583 f
– pectoris 415, 426, 469, **470 f**
– pharyngeale 583
– Plaut-Vincent 583 f
Angiodysplasie, kolorektale 712 f
Angiofibrom
– allgemein 1091, 1105
– juveniles 582, **586**
Angiogenese
– Embryo **314**
– Entzündung 223
– Regeneration 334
– Tumor 344, **366**
Angiogenin 334
Angiokeratom 87
Angiom s. Hämangiom
Angiomatoid-Läsion 602
Angiomatose, bazilläre **451**, 752
Angiomyolipom **842 f**, 1091
Angiopoetin 223
Angiosarkom 420, **454**, 497, 776
Angiotensin **386**, 387, 390, 429, 1001
Angiotensinkonversionsenzym 210, 386 f
Anilinkrebs 353
Aniridie 288, 313, 847
Anisochromasie 540
Anisokorie 1055, 1063
Anitschkow-Zellen 233
Ankyloglossie 651
Ankylose, fibröse 1168, 1170
Ankyrin 517, 518
Ann-Arbor-Klassifikation 557
Anomalie, Fehlbildung 301
Anopheles-Fliege 272
Anorchie 912
Anorektika-Läsion 140
Anorexia
– neoplastica 123
– nervosa 383
Anosmie 982, 1083
Anosmin 982
Anoxämie, ZNS 1050
Anoxie, ZNS 1048
Anschlusskolitis 717
Antazida-Läsion 140
Anthrakoselunge 631
Anthrakosepigment 99
Anthrakosilikose 631
Anthraxbazillen 218
Anthrazyklin-Kardiomypopathie 487
Antibasalmembran-Glomerulonephritis 826, **834**
Antidepressiva-Läsion 773
Antidiabetika-Läsion 140

Antigen = AG
– allgemein **159 f**
– Aufnahme 161, 548
– Bindungsregion 548
– Entzündung, granulomatöse 225
– Erkennung 165
– karzinoembryonales = CEA 359
– Präsentation 162, 165, 548
– Prozessierung 162, 548
– tumorassoziiertes 359
– zellgewebespezifisches 7
Antigen-Antikörper-Komplex 168, 207, 220, 826
Antigenic Drift 244
Antigenic Shift 245
Anti-Idiotyp-Antikörper 237
Antikonvulsiva-Läsion 137, 140, 1042
Antikonzeptiva-Läsion 745, 750, 752, 755, 773 f, 776, 816, 877, 888
Antikörper
– allgemein 7, **165**
– antimitochondriale **22**, 768, 785
– antinukleäre 168, **187 f**, 191 f
– antizytoplasmatische 579
– autoreaktive 22, 44, 168, 232
– virusneutralisierende 237
Antikörper-Reaktion **168**
Anti-LKM-Antikörper = Anti-Liver-Kidney-Microsomal-AK
Anti-LKM-Antikörper 765, 772
Anti-Müller-Gang-Hormon = AMH 912
Anti-Neutrophilen-Zytoplasma-AK, s. ANCA
Antiphospholipid-Antikörper 187, 774
Antiphospholipid-Antikörper-Syndrom **406**, 774
Antoni-Typ, Neurinomgewebsmuster 1113
Anulus-fibrosus-Verkalkung 477
ANV s. Akutes Nierenversagen
Aorta, reitende 456
Aortenaneurysma
– allgemein **433**, 494
– Aorteninsuffizienz 483
– dissezierendes 434
– familiäres 45
– luisches 437
– Marfan-Syndrom 45
Aortenatresie 456
Aortenisthmusstenose 290, 432, 455 f, **461 f**
Aortenklappeninsuffizienz 45, 58, **483**
Aortenklappenverkalkung 134, **477**, 483
Aortenstenose 455 f, 462, **477**, 483
Aortenvitium 481
Apallisches Syndrom 1049
Apatit
– Auflösung 659
– Verkalkung 133, 851
APC = Adenomatöse Polyposis Coli

APC-Gen 159, 162 f, 171, **351**, 571, 691, 708, 723 f, 1101
Apallisches Syndrom 1059
Apert-Syndrom 301
Aphasie 1051, 1082
Aph-1-Gen = Area-Parahippocampal-Gen
Aph-1-Gen, Alzheimer Demenz 1070
Aphthe 218, 652
Aphthosis 652
Aplasie
– Definition 301
– Knochenmark 500, 514
– Nebenschilddrüse 1025
– Schilddrüse 1011
– Thymus 570
Apnoe 4, 74
Apolipoproteinmangel 78, **82**
Apophysennekrose 1147
Apoplexia
– cerebri 1054
– uteri 876
Apoptose
– allgemein 22, 35, **124 f**, 222
– Arthrose 1164
– Autoimmunläsionen 686
– Entwicklungswachstum 114, **310 f**, 719, 1007
– Gewebsdegeneration 54, 115, 477, 1154, 1164
– Graft-versus-Host-Reaktion 185
– Hepatopathien 741, 782, 784
– Herzfehlbildung 460
– Immortalisierung 310 f, 366, 533, 561
– Immunregulation 159
– Lymphome 548, 553, 565
– Osteopathie 1147, 1154
– Regulatorprotein 349
– Schrumpfnekrose 32, 131 f
– Strahlenschäden 153
– Tumorsuppressoren 351
– Tumortherapie 935
– Vaskulopathien 429, 433
– Virusstrategie 241 f, 249
– Zerebraldegeneration 115, 1069 f
Apoptosefaktor, mitochondrialer 22, 126
Apoptosehemmfaktor 563
Apoptosekörper 132, 741
Apotropeion 58
Appendix
– Divertikel 718
– Erosion 718
– Gangrän 718
– Perforation 719
– Stenose 719
– Ulzeration 718
Appendizitis 217, **718**, 754, 768
Appetitlosigkeit 383
APP-Gen = Amyloid-Precursor-Protein
APP-Gen 284, 1047, 1055
A-Präalbumin-Amyloid 48
Apraxie 1051, 1075
APUD = Amino Precursor Uptake and Decarboxylation
APUDom 1030
Arachnodaktylie 44

Arachnoidozele 984
Arcus lipoides cornea 85
ARDS = adult respiratory distress syndrome
ARDS 395, **605**
Areflexie 4, 63, 1119
Arenaviridae 247
Arenie 811
Argyl-Robertson-Pupille 1081
Argyrismus 100
Argyrophilic grain Disease 1069, 1072
Arhinenzephalie 1047
Arias-Stella-Phänomen 878
Armanni-Ebstein-Zellen 820
Arnold-Chiari-Syndrom 1043
Arrosionsblutung **398**, 626, 684, 85
Arsen-Läsion 353, 745, 775
Arteriendysplasie **431**, 813, 903
Arterienspasmus 445
Arterienverkalkung 134
Arteriitis
– allgemein **437**
– Arthritis, rheumatoide 1171
– Coronarinsuffizienz
– Hirninfarkt 1051
– nekrotisierende 437
– Nephropathie 814
– proliferierende 443
– systemische 192, **440**, 814
– temporalis 415, 438, **441 ff**
– Transplantat 184
Arteriolohyalinose 429
Arteriolonekrose 430, 814
Arteriolosklerose **390**, 814, 819
Arteriopathie
– hypertone 429
– stenosierende 472
Arteriosklerose
– allgemein 146, **422**, 429
– hypertone 390
– Koronargefäß 470
– Nierenarterie 389, 813, 815
– Zirkulationsstörung 413, 415
Arthralgie 170, 629, 703, 808, 834, 949, 1074
Arthritis **1167**, 1169 f
– ADCC 169
– eitrige 1149, **1168**
– nichterosive 188
– purulenta 1168
– reaktive 1169 f
– rheumatoide 44, 48, **1170 f**
– – Caplan-Syndrom 631
– – Immunreaktion 181
– – Hepatopathie 745, 786
– – Kryoglobulinämie 170
– – Myokarditis 489
– – Nephropathie 830
– – Perikarditis 496
– – Sjögren-Syndrom 192
– – Thyreopathie 1016
– – Zirrhose, primär biliäre 786
– tuberculosa 1168
– urica 98, 1165
Arthrochalasie s. Schlottergelenk
Arthropathie metabolische 95, **1165**
Arthropoden 244

Arthrose
– allgemein 59, 91, 1134, 1135, **1163**
– deformans 1147, **1163**
Arthus-Reaktion 181
Arylamin-Läsionen 854
Arylsulfatasurie 88
Arzneimittel-Exanthem 138, **946**
Arzneimittel-Resistenzgen 345
Arzneimittel-Schäden **137 f**
Arzneimittel-Überempfindlichkeitsreaktion 492, 597, 946, 949
Asbestfaserung 593
Asbestkörperchen 143
Asbest-Läsion 143, 358, 644
Asbestose **143**, 610, 630 f, 928
Asbestpleuritis 643 f
Ascaris lumbricoides 273, 489, 588
Aschoff-Knötchen **231**, 480, 492, 496
Ascorbinsäure s. Vitamin C
ASD = Atrialer Septumdefekt
ASD 457
Asherman-Syndrom 878
Askaridiasis 273, 610
ASMA = Anti-Smooth-Muscle-Antikörper
ASMA 759, 765, 772
Aspergillom 595, 628
Aspergillus
– allgemein **265**, 266, 551
– Enzephalitis 1085
– Myokarditis 488 f
– Pneumonie 610, 618, **620 f**
– Sepsis 491, 1085
Asphyxie-Perikard 494
Aspirationsmetastase 642
Aspirationspneumonie 612, 622, 651
Assmann-Infiltrat 627
Asteroidkörperchen 225, 227
Ästhesioneuroblastom 581
Asthma
– bronchiale 177, **599 f**, 610, 620
– cardiale 468
Astrozytom
– allgemein 983, 1091, **1093 f**, 1100
– anaplastisches 1091, **1093**, 1096
– desmoplastisch-infantiles 1100
– pilozytisches 983, **1093 f**
Asylanten-Genetik 280
Aszites 416, 417, 449, 468, 588, 730, 752 f, 789
Atavismus 302
Ataxia teleangiectasia 291, 570, 974, 1076
Ataxie 1055, 1062, 1066 f, 1076, 1087, 1096
Ataxin-Gen 1076
Atelektase 245, **606 f**, 612, 622, 628
Ateminsuffizienzmotorik 1118, 1119, 1127
Atemnotsyndrom
– Erwachsene 603

– Neugeborenen 606
Atemstillstand, allgemein 4
Athelie 507, 968
Atheroembolie 412
Atherom
– Arterie 425,
– Haut 723, 952
Atherosklerose
– allgemein 53, 79, 82, f 422, **423 f**, 1050
– Aneurysma 433, 435
– Cholesterinester-Speicherkrankheit 86
– diabetische 75, 426
– Herzkranzgefäß 469 f
– Hirnarterie 1050 f
– Homozystinurie 95
– Hyperlipoproteinämie 83 ff
– Lipidplaque 426 f
– Risiko 423
Athetose 97, **1061**
Ätiologie, allgemein 2
ATM-Gen = Ataxia-teleangiectasia
ATM-Gen **306**, 570, 974
Atopie 173, **177**, 576, 599, 703, 832
Atransferrinämie, kongenitale 67
Atresie
– allgemein 301
– anorektale 727
– intestinale 696
– kolische 709
– ösophageale 672
– vaginale 894
Atrialmyxom 483
Atrioseptaldefekt s. Vorhofseptumdefekt
Atrophie
– allgemein 118 f, **120 f**
– Alterung 122
– dentorubropallido-luysiale, ZNS 293
– Endometrium 878
– frühkindlich-neurogene 1117
– hypertrophische 1139, 1141
– ischämische 64, 415
– spinozerebelläre 1077
– Zytologie 15, 18 f
Atrophin 293
Attacke, transitorische, ischämische 415
ATTR-Amyloid = A-Präalbumin-Thyroxin-Transthyretin-Amyloid
ATTR-Amyloid 48
Atypie-Zytologie 15 f, 362
Auer-Stäbchen 529, 531, 538, 540
Augenfragilität 39
Augenlateralisierungsyndrom 114
Augenmuskellähmung 1066, 1123, 1126
Ausreifungsspeicher, Hämatopoese 502
Aussatz 261
Ausscheidungsnephritis 835
Austernaspekt 863
Autoaggression 35, **185**, 237
Autoantigen, allgemein 160

Autoimmunadrenalitis 995 f, 1000
Autoimmungastritis 512
Autoimmunhämolyse 560
Autoimmunhepatitis 181, 193, **765**, 772, 786
Autoimmunhypophysitis 985
Autoimmunität **185 f**
Autoimmunkrankheit
– allgemein 159, 173, 176, **185**
– Arthritis 1169
– Gastritis 512
– Hepatitis 193, **765**, 772, 786
– Hypophysitis 985
– Insulitis 1033
– MALT-Lymphom 563
– Multiple Sklerose 1088
– Myokarditis 488
– Myositis 1128
– Orchitis 917
– Parathyreoiditis 985, 1025, 1029
– Sialoadenitis 668
– Thyreoiditis 1012
Autoimmunparathyreoiditis 985, 1025, 1029
Autoimmunpolyendokrinopathie 1025
Autoimmunorchitis 917
Autoimmuntoleranz 185
Autolyse 132
Autonephrektomie 838
Autophagie
– allgemein **24 f**
– Atrophie 121
Autopsie 2, 4, 5
Autoreaktivität, physiologische 185
Autosit 318
Autosomen 282
Autosomenaberration 286
Autosplenektomie 544, 546
Autotransplantat 182
AV = Atrioventrikulär
AV-Kanal 456
AV-Knoten 469
Axonkugeln, 1041, 1048, 1059
Axonschaden, diffuser 1058
Azathioprin-Läsion 776
Azetonämie 148
Azidose
– Blut 518
– Gewebe 393
– metabolische 840
– renotubuläre 786, 817
Azinuszellkarzinom
– Pankreas 808
– Speicheldrüse 671
Azoospermie 919, 928

B

Bacchus 790
Bacillus anthracis 252, 258
Bacterioides fragilis 878
Backenzahn 664
Badehose-Nävus 958
Bagassose 632
Bailey-Rosette 1093
Bakteriämie **220**
Bakterienlektine 265

Bakterizidie-Defekt 523
Balanitis 936
Balanoposthitis
– unspezifisch 936, 938
– xerotica obliterans 936
Balkannephritis 839
Balkenagenesie 1043
Balkenharnblase 932
Balkonstirne 58
Ballonkonfiguration, Portalfeld 746
Ballonzellen 739, 769
Balo-Krankheit 1089
BALT = Bronchus-associated lymphatic tissue
BALT 164, 198
Bambusstabwirbelsäule 1172
Bandscheibenvorfall 1166
Bandwürmer 273
Bang, Morbus 181, 1149
Bantu-Siderose 68
Barbiturat-Läsion 18, 102, 119, 1050
Barlow-Syndrom 477
Barrett-Karzinom 349, 363, **679**
Barrett-Mukosa 337, 676
Barrett-Ösophagus 189, **676**, 679
Barr-Körperchen 296
Bartholindrüse
– allgemein 899
– Entzündung 899
– Karzinom 901
– Zyste 899
Bartholinitis 899
Bartonella henselae 231, 451, 551
Bartter-Syndrom 1002
Basaliom s. Basalzellkarzinom
Basalmembranantigen 108, 825
Basalmembran-Doppelung 824, 831
Basalmeningitis 1080
Basalzellkarzinom 13, 91, 113, 572, 581, 901, 951, **955 f**
Basalzellkarzinom-Syndrom s. Basalzellnävus-Syndrom
Basalzellnävus-Syndrom 342, 664, 869, 1091, **1106**
Basedow, Morbus 179, 193, 765, 1012, **1016 f**, 1023
Basophile-Tüpfelung 509
Bauchfellentzündung s. Peritonitis
Bauchhoden 913
Bauchspeicheldrüse 798 f
Bauchwassersucht 730, 789
Bauernwurstmilz 557 f
Bauxitfibrose 631
Bazillenruhr 713
BCG = Bacille Calmette-Guérin
BCG
– Bakteriologie 853
– Urozystitis 853
B-CLL = chronisch lymphatische Leukämie, B-Zelltyp
B-CLL 560, 561
Becherzellmetaplasie 337, 577
Bechterew (-Marie-Strümpell), Morbus 1172

Beckenkammbiopsie 533
Beckenniere 894
Becker-Muskeldystrophie 1121
Beckwith-Wiedeman-Syndrom 571, 775, **847**, 1130
Begleithepatitis 736, **766**
Behçet, Morbus 653, 898 f
Beißtrauma 669
Bellini-Gang
– Karzinom 845
– Refluxnephropathie 837,
Bence-Jones-Protein 197, 821, 1161
Berger, Morbus 830
Beri-Beri 467
Bernard-Soulier-Syndrom 525
Berylliose 228, 631
Beschneidung 891
Besnier-Schaumann, Morbus 628
Bestrahlungspneumonitis 604
beta-HCG = Choriongonadotropin
beta-HCG 359, 870, 871, 922, 924
beta-2-Makroglobulin 52
beta-2-Mikroglobulin 48, 162
beta-Oxidation 23, 737
beta-Rezeptoren-Blocker 140
BFU = Burst Forming Unit
BFU 503
B1-Hypovitaminose 20, 145, 487, 770, 1066, 1067, 1110
B6-Hypovitaminose 20, 95, 145, 770, 1110
B12-Hypovitaminose 69, 145, 511 f, 652, 654, 681, 687, 770, 1066
Bichat-Fettpfropf 72
Bienenkorbaspekt 1151
Bienenwabenaspekt
– Lunge 635
– Hirntumor 1098
Bierbeck-Granula 567
Bierherz 146, 486
Biermer-Addison-Anämie 512
Bifurkationskarzinom 797
BK-Urozystitis 853
BK-Viren 243
Bilateralität, Fehlbildung 316
Bilharziose 273 f, 767, 852, 1086
Bilirubin
– direktes (konjugiertes) 104
– Hämolyse 502
– Hepatozytennekrose 741
– indirektes (unkonjugiertes) 101, 103, 106, 794
– Little-Syndrom 1040, 1060
Bilirubin-Enzephalopathie 515
Bilirubinstoffwechselstörung **102 ff**, 105 f, 108, 818
Biliverdin 103
Bimsstein-Radioaktivität 156
Bindegewebspathologie **36 f**
Bindegewebsschwäche 38, 95, 711, 727
Binswanger
– Demenz 1052
– Morbus 1052
Birnennase 288
Birt-Hogg-Dubé-Syndrom 845

Birth Defects 300
Bisphosphonat-Effekt 1142, 1146
Bite-Cell 518, 519
Blähbauch 732
Blalock-Taussig-Operation 464
Blase, Haut
– allgemein 945
– akantholytische 949
– epidermale 944
– Entzündung 211
Blasenmole 284, 878, **907 f**
Blastenexpansion 535
Blastenschub 534
Blastogenese 304
Blastom 339
Blastopathie 304, 317
Blastostase 526
Blausäureintoxikation 22, 1068
Bleienzephalopathie 1068
Bleigingivitis 654
Bleiintoxikation **141,** 413
Bleikolik 102
Bleilinien 142
Bleinephropathie 818, 839
Bleomycinlunge 140, 610, 604
Blickparese 1067, 1101
Blindheit 24, 89, 90, 115, 295, 298, 327, 1089, 1063, 1095
Blind-Loop-Syndrom 145
BLM-Gen = Bloom-Gen
BLM-Gen 291
Bloch-Sulzheimer-Syndrom 297
Bloom-Syndrom 291
Blotting-Verfahren, allgemein 9
Blow-Out-Aspekt 1151
Blue Bloater 609
Blue-Rubber-Bleb-Nävus-Syndrom 451
Blutbildung, allgemein **503 f**, 535
Blutdruckregulation 386 f
Bluterkrankheit 402
Blutgruppenantigen 169
Bluthochdruck s. Hypertonie
Blut-Hirn-Schranke 515, **1041**, 1062
Blutkoagel 398
Blut-Liquor-Schranke 1062
Blut-Mark-Schranke 501
Blutschorf 398
Blutsstillung 396
Blutsturz 628
Blut-Testis-Schranke 912, 916
Blutung
– allgemein 396
– anale 724
– Formen 398
– gastrale 684
– petechiale 401
Blutungsanämie 510
Blutvergiftung s. Sepsis
Blutzellschäden, medikamentös 511
B-Lymphozyten
– allgemein **159**, 162, 165
– Burkitt-Lymphom 565
– Dendritisches-Zell-Sarkom 568
– Epstein-Barr-Virus 241, 357, 552, 584

– Hodgkin-Lymphom 554 f
– IgE-Produktion
– Lymphadenitis 548 ff
– Lymphom **559 f**, 563 f
– Non-Hodgkin-Lymphom 558
BMP = Bone Morphogenetic Protein
BMP 311, 1138
Bobath-Therapie 1062
Body-Building 19, 119
Body-Mass-Index 80
Boeck, Morbus s. Sarkoidose
Boerhaave-Syndrom 644, 677
Bohnen-Anämie 518
Bolustod 62
Bombesin 1011
Bone-Sialoprotein 1148
BOOP = Bronchiolitis Obliterans Organising Pneumonia
BOOP-Syndrom 141, 597, **632 f**
Booster-Reaktion 159, 163, 174
Borderline-Tumor
– allgemein 361
– Ovar 733, **866**
Bordetella pertussis 596 f
Borke 945
Bornholm-Krankheit 1127
Borrelia burgdorferi 251, 490
Borrelien-Enzephalitis 1082
Borrelien-Myokarditis 490
Borreliose 489, 1082
Borrmann-Klassifikation 692
Botryoid-Sarkom 858, 1130
Botulismus 252, 1126 f
Bourneville-Pringle, Morbus 493,**1105**
Bowen, Morbus
– Anus 729
– Haut 951, **954 f**
– Penis 937
– Vulva 901
Boxer-Enzephalopathie 1059
Brachydaktylie 285, 1029, 1134
Bradykinin 202, 210, 476, 1031
Branching-Enzyme-Mangel 72, 1125
Brand
– feuchter 129
– trockener 129
Brandblase 147
Brandschorf 147
BRCA-Gen = Breast Cancer Antigen
BRCA-1 Gen 351, 866, 974
BRCA-2 Gen 351, 866, 807, 974
Brenner-Tumor, Ovar 865
Briden-Ileus 698, 719, 731
Brill-Zinsser-Krankheit 255
Bronchialkarzinom
– allgemein **636 f**, 647, 721
– diffuses 637
– Metastasierung 779, 983, 1000, 1107
– Paraneoplasie 383, **638**, 830, 1028
– peripheres 637, 638
– zentrales 637
Bronchialobstruktion 614
Bronchialzysten 592
Bronchiektase
– allgemein 31, 577, 592, **593 f**, 1080

Bronchiektase
- atelektatische 594f
- folliculäre 595
- Rhinitis atrophicans 577
- sackförmige 593
- Tuberkulose 625, 628
- zylindrische 593, 595

Bronchiolitis
- allgemein 596, **597f**
- chronische 596
- obliterative 597f

Bronchiolitis-obliterans-organisierende-Pneumonie s. BOOP

Bronchitis **596f**
- akute 596
- chronische 596, 607, 609, 630
- deformans 593

Bronchitisemphysem 607

Bronchopneumonie
- allgemein **611f**, 1161
- hämorrhagische 615
- käsige 623
- konfluierende 616
- ulzerös-käsige 623

Bronchospasmus 176, 178, 468, 599

Bronchuskarzinoid 636, **639f**, 1031

Bronchusstenose 592

Bronchustumor, endokriner s. Karzinoid

Bronzediabetes 67, 801

Bronzehautkrankheit 1000f

Brucellose 232, 546, 768, 958, 1012

Bruch, Eingeweide 731

Bruchhülle 731

Bruchinhalt 731

Bruchpforte 731

Bruchsack 731

Bruchwasser 731

Brückennekrose, Leber
- portoportale 742, 786
- zentroportale 742
- zentrozentrale 742

Brückenvenenriss, Gehirn 1055

Brunner-Drüsen-Hyperplasie 706

Brushit 851

Brustkyphose 1142

Brutkapsel, Knorpel 1164

Bruton, Morbus 194f

Bruton-Agammaglobulinämie 194

BSE = Bovine spongiforme Enzephalopathie

BSE 250, **1088**

BSEP = Bile Salt Exporting Protein

BSEP 104

B-Symptomatik 555

Budd-Chiari-Syndrom 516, 730, **752**, 773, 787

Büffelnacken s. Fettnacken

Bukkopharyngealmembran 311

Bulbärparalyse 1077

Bulimie 739, 771

Bulla, allgemein 609

Bullöses-Pemphigoid-Antigen 35

Bunina-Körper 1078

Bürger, Morbus 444

Burkitt-Lymphom
- allgemein 345, 357, 558f, **564f**, 708
- Epstein-Barr-Virus 238, 241

Burr-Cell 509

Bursa Fabricii 159

Bursopathie 1173

Bürstenschädel 502

Burst-Reaktion, Entzündung 251, 518

Busulfanlunge 140, 604

Butler-Zellen 172

Bypass-Hepatopathie 771

B-Zell-Defekt-Läsionen 194

B-Zellen, allgemein **165**, 168

B-Zell-Lymphom
- allgemein 357, 558, 562, **564f**, 583
- diffuses, großzelliges 564
- kleinzelliges 560
- MALT-Lymphom 694
- peripheres 560

B-Zell-System, allgemein **162**

C

C s.auch K, Z

C1q-Komplement 166, 168, 170

C3-Komplement
- Aktivierung 171
- Konversion 172
- Konvertase 171
- Nephritisfaktor 831
- Proaktivator 171

C3b-Komplement 25

C4-Komplement 168

CA-19-9 Antigen 808

CA-125 Antigen 866, 894

c-abl = Protoonkogen von Abelson-Mäuseleukämievirus

c-abl 346, 534

Cabot-Ring 509

CADASIL = Cerebrale autosomal-dominante Arteriopathie mit Subkortikalinfarkten und Leukenzephalopathie

CADASIL 1052

Cadherin **34f**, 153, 160, 974, 975

Cadmium-Läsionen 607, 818, 839, 842, 1109

Café-au-lait-Flecken 505, 542, **1104f**, 1091

Caisson-Krankheit 412, 1147

Cajal-Zellaplasie 680

Calcinosis cutis 134, 189

Calciosomen 22

Calcitonin 65, 1011, 1020, **1031f**, 1138, 1142, 1146

Calciumbilirubinat 794

Calciumhomöostase 65, 127

Calciumkanalmutation 11 252

Calciumoxalat 851

Calciumpyrophosphat-Arthropathie 1165

Calciumstoffwechsel **65**, 1142f

Call-Exner-Körperchen 868

Callus luxurians 336

Calmodulin 29

Calor, Entzündung 200

Calpain 1120

Calpainopathie 1120

Calretinin 645, 928

Calymmatobacterium granulomatis 897f

c-AMP-Läsionen 713, 1017

Campylobacter jejuni 251, 713, 1111

Canavan-Syndrom 1065

cANCA = Anti-Neutrophilenzytoplasma-Autoantikörper

cANCA 438, 440f

Candida albicans
- allgemein 249, **264f**
- Dermatomykose 265, 969
- Enzephalitis 1085
- Myokarditis 489
- Ösophagitis 677
- Pneumonie 610, **618**, 621
- Prädestination 196, 523f, 610
- Stomatitis 653
- Zervizitis 887

Canities 14

Caplan-Syndrom 631, 1172

Caput
- medusae 789f
- quadratum 1135

Captopril-Läsionen 830

Carbamazepine-Läsion 1042

Carbimazol-Läsion 1016

Carboanhydrase-Mangel 1137

Carboxihämoglobin 141

Carboxiprothrombin 779

Carcinoma in situ
- allgemein **361f**, 373
- Anus 729
- Haut 942, 954
- Mundhöhle 656
- Mamma 967, 974
- Urothel 855
- Penis 937
- Portio cervix 888, 890, 892
- Vulva 901

Cardiobacterium hominum 479

Cardiolipin 187, 188, 253

Caretaker-Gen 352, 358, 356, 504, 725

Caries profunda 660, 664

Carnitinpalmityl-Transferase-Mangel 79, 1125

Caroli, Morbus 781, **783f**

Caro luxurians 225, 335, 895

Carrier-Status, HBV **755f**, 761, 763ff

CASPASE = Cystein-Aspartat-Protein-Cleaving-Enzyme

CASPASE 22, **125**, 174, 350, 531

Castleman, Morbus 553f

Cataracta
- actinica 150
- calcarea 66
- chalcotica 70
- colorica 151
- galactotica 77
- diabetica 76
- myopathica 1121
- präsenile 291, 292
- rubeolosa 320
- tetanica 66
- syndromal 1105

Catenin 366, 723, 1106

Caveolin-Mutation 1120

c-bcl-2 = Protoonkogen von B-Cell-Lymphoma

c-bcl-2 534, 559, 561, 933, 956, 1158

CCR-5 = Chemokin-Rezeptor

CCR-5 248

CD = Cluster of Differentiation 7, 163

CD1 174, 567, 572

CD3 163, 174, 560, 565

CD4 **248**

CD5 560

CD8 248, 628, 652

CD10 559

CD11 522, 524

CD13 540

CD14 542

CD15 555f

CD16 169, 175

CD18 522, 524

CD20 555f, 560, 562

CD21 168, 569

CD23 560, 569

CD27 167

CD28 167, 174, 425

CD30 555f, 565

CD31 454

CD32 169

CD33 540, 1160

CD34 452, 454, 504, 540, 644, 694, 963

CD35 168, 569

CD40 167, 195

CD43 525, 542

CD45 946

CD56 542, 1008

CD59 516

CD64 169

CD68 542, 568

CD70 167

CD80 167

CD86 167

CD95 L = Fas-Ligand

CD95 L **125f**, 361

CD99 559, 1161

CD103 708

CD117 540, 694

CDAN-Gen = Congenital-Dyserythropetic-Anemia-Gen

CDAN-Gen 505

CDK = Cyclin Dependent Kinase

CDK2 307, 806, 1092, 1096, 1098, 1102

CDK4 307, 960, 1092, 1096

CD4-Lymphozyten
- allgemein 163, 172ff, 181f
- Arthritis, rheumatoide 1170
- HIV-Infektion 197, 249
- HIV-Lymphadenopathie 553
- Kontaktdermatitis 946
- Lipidplaque 426
- Mycosis fungoides 565
- Oncornavirus 247
- Pneumocystis carinii 273
- Riesenzellarteriitis 193
- Sarkoidose 226, 628
- Sjögren-Syndrom 191
- Sklerose, systemische, progressive 189
- Zirrhose, primär-biliäre 781

CD8-Lymphozyten

- allgemein 163, 174, 181 f
- Bronchitis, chronische 597
- Einschlusskörperchenmyositis 1129
- Gallengangläsion, degenerative
- HIV-Infektion 249
- Polymyositis 191
- Riesenzellarteriitis 193
- Sklerose, systemische, progressive 189
- Trypanosomenwachstum 268
- Tumorzellen, Zerstörung 359 f
- Virushepatitis B 763
- Zirrhose, primär-biliäre 781

CEA = Carcinoembryonales Antigen
CEA 359, 776, 779, 808, 865, 867
CELLO = Cylindric Epithelium Lined Lower Esophagus
CELLO 676
CEPE-Gen 524
c-erbB2 = Protoonkogen von Erythroblastosevirus
c-erbB2 806, 932, 933, 974, 979
Cervix uteri 874, 887
c-ets = avian Erythroblastosis Virus E26 Onocgen Homolog
c-ets 1161
c-fms = Factor-Macrophage colony-Stimulating
c-fms 1138
c-fos = Protoonkogen FBJ-Mäuseosteosarkomvirus
c-fos 118, 333, 349, 465, 1137, 1145, 1154
CFS = Coloniestimulierender Faktor
CFS 504
CFTR-Protein = Cystic Fibrosis Transmembrane Conductance Regulator
CFTR-Protein 54 f
CFU = Colony-forming unit
CFU **503**, 504
CGD = Chronic Granulomatous Disease
CGD 523
CGIN-Läsion = Cervical Glandular Intraepithelial Neoplasia
CGIN 891
c-gsp = G-Stimulating-Protein
c-gsp 986
Chagas-Krankheit 491, 1128
Chagas-Myokarditis 488, 491
Chagas-Myositis 1128
Chagom 268
Chalazion 235
Chanellopathien 1122
Chaperon 55, 1070, 1117
Charcot-Bouchard-Aneurysma 1054
Charcot-Leyden-Kristalle 600
Charcot-Marie-Tooth, Morbus 1110 f
Charcot-Marie-Tooth-Neuropathie 1117
Charcot-Trias 784
Chédiak-Higashi-Syndrom 26 f, 523

Cheilitis 145, **652 f**
Cheilognathopalatoschisis 651
Cheiloschisis 651
Chelatkomplexbildner 503, 749
Chemikalien, leukämogene 526
Chemodektom 1010
Chemokine 174, 209, 248
Chemotaxis
- Physiologie 182
- Störung 523
Chemozystitis 853
Chiasma opticum 983
Chimäre 281, 921
Chinin-Läsion 137
Chiragra 1165
Chitinglykan 230
Chlamydia
- lymphogranulomatis 231, **256**, 551, 887
- psittaci 252, 618
- trachomatis, Auge 252
Chlamydien
- allgemein **255 f**, 916, 927
- Orchitis 916
- Psittakose 610
- Salpingitis 872
- Vulvitis 897
- Zervizitis 888
Chloasma uterinum 114, 138
Chloramphenicol-Läsion 137
Chloridkanal-Läsion 54, 701,1122
Chloroform-Läsion 759, 772
Chlorom 527, 535
Chloroquin-Läsion 138, 1123
Chlorpromazin-Läsion 138, 773, 782
Choanenatresie 507
Cholangiodysplasie 781, **784**
Cholangiokarzinom 784, **791 f**
Cholangiolithiasis 793
Cholangiopathie
- infantile, obstruktive **783**, 793, 813
- nichteitrige, sekundäre 785
Cholangitis
- allgemein 792, **795 f**
- eitrige 768, 781, **784 f**
- fibrooblitrerative 746
- nichteitrig-destruierende 785
- Portalfibrose 745
- primär sklerosierende 112, 780, **786 f**, 791 f, 797, 1014
- - Colitis ulcerosa 717
- - Gallengangkarzinom 797
- - Piecemeal-Nekrose 743
- - Portalfibrose 745
- - Sepsiseintrittpforte 221
Cholaskos 796
Cholatstase 740
Cholecystitis
- allgemein **795**, 773
- calcificans 796
- glandularis proliferans 796
- hyperplastica 796
- sclero-atrophicans 796
Choledochusdysplasie 784
Choledochuszyste 784, 793
Cholelithiasis
- allgemein **792 f**
- Cholangitis 784

- Gallenblasenkarzinom 797
- Gravidität 773
- Hämolyse 518
- Hyperkalzämie 66
- Ileus 698
- Mukoviszidose 55
- Pankreatitis 802
Cholera
- asiatica 54, 251, 393, **700**
- pankreatische 1037
Choleratoxin 30, **255**
Choleravibrionen 701
Cholestase
- allgemein 19, 56, 104, **110 f**, 139
- Cholelithiasis 794 f
- Definition 105
- Hepatitis 749, 760
- Histologie 109
- intrahepatische 110 f
- Mallory-Korpuskel 739
- mechanische 111
- medikamentöse 773
- periportale 112
Cholestaseleber 19, **108**
Cholestasesyndrom 781
Cholesteatom 216, **338**
Cholesteatose 793
Cholesterinembolie **412**, 699, 802, 815
Cholesterinperikarditis 497
Cholesterinspeicherkrankheit 86
Cholesterinstein 794 f
Cholesterinstoffwechsel 77
Cholesterose 793
Cholezystitis 792, **795 f**
Cholezystokinin 798
Cholezystolithiasis **793**, 796
Chondroblastom 1157
Chondrodystrophie 19, **1133**
Chondrokalzinose 67, **1164 f**
Chondroklasten 1133
Chondrolyse, chondrozytäre 1164
Chondromatose, synoviale 1175
Chondromyxoidfibrom 1157
Chondron 1157
Chondroplasie 295
Chondrosarkom 1157 f
CHOP-Gen = C/EBP-Transkriptionsfaktor-Homologprotein
CHOP-Gen 965
Chorangiom 907
Chorangiopagus 318
Chordom 381
Chorea
- Huntington 293 f, **1075**
- major, 1075
- minor 232
- Vitii 1075
Choreathetose 1075
Chorioamnionitis 906
Choriomeningitis 327
Choriongonadotropin 359, 922, 924
Chorionkarzinom 870, **908 f**, 924
Chorioretinitis
- cytomegalica 240

- toxoplasmotica 271, 327, 1086
Choristie 302, 337
c-H-ras = Protoonkogen von Kirstenrattensarkom
c-H-ras 333, 345, 1158
Christmas-Faktor 402
Christmas-Krankheit 403
Christuskind-Krankheit 1136
Chromatinverklumpung 131
Chromatolyse, ZNS 1041
Chromdampfläsion 637
Chromobacterium violaceum 523
Chromogranin 641, 845, 999, 1006, 1030, 1035, 1072
Chromoproteinnephrose 139, 159, **818**
Chromosom, allgemein **12 f**
Chromosomenaberration 281, 287, 362
Chromosomentranslokation, tumorigene 347
Chronic Granulomatous Disease 523
Chronic Myeloproliferative Diseases 532
c-hst = Protoonkogen „Human Stomac"
c-hst 345
Churg-Strauss-Syndrom 193, **438**, 440
Chylarthros 449
Chylaskos 449, 730
Chylomikronen 77 f, 84
Chyloperikard 497
Chylothorax 642 f
Chylurie 449
Chyluszyste 449
C-Hypervitaminose 95, 145
C-Hypovitaminose s. Skorbut
Ciclosporin-Läsionen 138, 140, 493, 818, 972
CIN = Cervicale Intraepitheliale Neoplasie
CIN 890 f
C1-Inhibitor-Defekt 588
c-int = Insertionsaktiviertes Onkogen von Maus-Mammakarzinom
c-int 345, 974
Circulus arteriosus Willisi 435, 1050, 1054
Cirrhose cardiaque 468, **751**
Cisterna chyli 449
c-jun Protoonkogen von Vogelsarkomvirus 17-Gen (juanana = jap.17)
c-jun 333, 345, 349
C-Kinin 588
c-kit = Protonkogen von Katzensarkomvirus (kit, engl. = Kätzchen)
c-kit 503, 504, 694
Clara-Zellen 637, 639
Clark-Level 962
Clastogene 286
Claudicatio
- intermittens 415
- visualis 415, 443
Clearance
- alveoläre 611

Clearance
- makrophagozytäre 611
- mukoziliare 55, 612

CLIP = class-II-inhibiting-protein

CLIP 162

CLIS = Carcinoma-Lobulare-In-Situ

CLIS 971, **974f**

Clomethiazol-Läsion 773

Clomifen-Läsion 878

Clonorchis sinensis, 792, 797

Clostridienkolitis 713

Clostridienmyositis 1127

Clostridium
- botulinum 252, 1126f
- difficile 700, 714, 755
- perfringens 252, 700
- tetani 252, 259, 1126

Clustrin 132

c-met = Protoonkogen vin Methyl-nitroso-guanidine treated human osteosarcoma

c-met 591, 843, 845

c-mil = Protoonkogen von Vógel-Mill-Hill-Retrovirus

c-mil 345, 349

CML = chronisch myeloische Leukämie

CML
- allgemein **534**
- Chronische Phase 534
- Transformationsphase 535

CMM-Gen = Cutaneous-malig-nant-Melanoma-Gen

CMM-Gen 960

CMML = Chronische Myelomo-nozytäre-Leukämie

CMML 541

c-mos = Protoonkogen von Molony-Mausarkomvirus

c-mos 345, 349

CMPD = Chronic Myeloprolife-rative Diseases

CMPD 532

CMV s. Zytomegalovirus

c-myb = Protoonkogen von Vo-gem-Myeloblastosevirus

c-myb 345

c-myc = Protoonogen vom Myelozytomatosevirus

c-myc
- allgemein 333, 345, 347, 350, 429
- Burkitt-Lymphom 559, 565
- Chondrosarkom 1158
- Leukämie 534
- Lungenkarzinom 637
- Mammakarzinom 974
- Medulloblastom 1101
- Myokarddehnung 465
- Neuroblastom 1007
- Ösophaguskarzinom 679
- Prostatakarzinom 932f

CO-Vergiftung 141

Coarctatio aortae 461

Cobalamin 511, 681

Cobble-stone-Läsion 743, 764

Cocain-Läsion 770

Coccidioides immitis 267

Codman-Dreieck 1154

Codman-Tumor 1157

Coiled bodies 1069

Colchicin-Läsionen 30, 1111

Colitis ulcerosa
- allgemein 546, 709, 713, **716f**, 752
- Autoimmunhepatitis 765
- Budd-Chiari-Syndrom 752
- Cholangitis 786
- Cholangiokarzinom 792
- Dünndarmkarzinom 709
- Epitheldysplasien 717
- Gallenwegkarzinom 797
- Kaliummangel 69
- Kolorektalkarzinom 723f
- Nephropathie 831
- Präkanzerose 717
- Riesenzellmyokarditis 493

Colonie-stimulierender Faktor s. CFS

Colonisation-Resistance 712, 715

Coma
- dépassé 1049
- diabeticum 69, 393
- hepaticum 753, 790
- prolongé 1049
- uraemicum 841

Common cold 212, 215, 595

Common variable immune deficiency syndrome 194

COMP-Gen = cartilage oligomeric matrix protein Gen

COMP-Gen 1134

Composite odontoma 663

c-onc = allgemeines Protoonkogen

c-onc 118, 345

Concretio pericardii 497

Condyloma
- acuminatum, 242, 449, 728, **899**, 901, 937, 951
- latum 253, 937
- planum 242, 888f

Congenital Anomalies 300

Connexin 28

Conn-Syndrom 69, 417, **997f**, 1001, 1034

Contergan-Embryopathie 320

Contre-coup 1058

Conus pulmonalis 392, 410, 468

Cooley-Anämie 521

Cor bovinum 486

Cord-Faktor 261

Cori, Morbus 72

Cornu cutaneum 954

Cor pulmonale
- allgemein 189, **392**, 410, 468, 610
- Bronchiektase 595
- chronisches 410
- Lungenemphysem 610
- Silikose 630
- Tuberkulose 628

Corpus
- amylaceum 931
- albicans 863
- luteum 863, 877
- pineale 1101

Corpus-albicans-Zyste 863

Corpus-luteum-Insuffizienz 877

Corpus-luteum-Persistenz 877

Corpus-luteum-Zyste 863

Corpus-uteri-Tumor 884

Corticosteroidmyopathie 1124

Corticosteroidosteopathie 1141, 1147

Corynebacterium diphtheriae
- Bakteriologie 252, 260,
- Mastitis 968
- Myokarditis 490
- Laryngopharyngitis **588**, 596

COSS-Protokoll = Cooperative Osteosarkomstudiengruppe

COSS-Protokoll 1154

Cotton-Wool-Herd 390

Councilman-Korpuskel 741, 756, 767

Coup, ZNS 1058

Courvoisier-Zeichen 111, 797

Cowden-Syndrom 342, **706**, 974, 1020, 1091, 1106

Cowdry-Körper 239, 241f

Coxiella burneti 618

Coxsackievirus
- Endokrinium 982, 1014, 1033
- Pankreas 801
- Mundhöhle 653
- Myokarditis **488**,
- Myositis 1127
- Pankreatitis 801

c-raf = Protoonkogen von „Rattus norvegicus murine leuce-mia – Faktor"

c-raf 30, 345, 348

c-ras = Protoonkogen von Kirs-tenrattensarkomvirus

c-ras 30, 465, 541, 637, 724, 845, 891, 932, 974

c-rel = Protoonkogen von Vo-gel-Retikuloendotheliose

c-rel 345

Crepitatio
- indux 614
- redux 614

Crescentic-Histiocytes 553

CREST-Syndrom = Calcinosis cutis – Raynaud-Syndrom-Esophageal dysfunction – Sklerodaktylia - Teleangiek-tasia

CREST-Syndrom **189**, 786

c-ret = Protoonkogen „Rearranged in Transformation"

c-ret 709, 1020, 1032

Creutzfeldt-Jakob-Krankheit 1087

Crigler-Najjar, Morbus 106f

Critical-Illness-Myopathie 1123

Crohn, Morbus
- allgemein 222, 512, **705f**
- Dünndarmkarzinom 709
- Epitheloidzellgranulom 228
- Fistel 224, 698
- Gastritis 689
- Hepatitis 768
- Hyperoxalurie 95
- Hypokaliämie 69
- Ileus 698
- Kolitis 716, 725
- Karzinom 716
- Nephropathie 831
- perianaler 728

- Salpingitis 873
- Stomatitis aphthosa 653
- Thrombozytose 501

Crooke-Russell-Zellen 992f

CRP = Carbohydrat [von Pneumokokken]-reaktives Protein

CRP168

Crush-Niere 393, 818

Crush-Syndrom 393, 818

Crusta 945

Cryptococcose 265

CSF = Colonie-stimulierende Faktoren

CSF 308, 504f, 540, 606

c-sis = Protoonkogen von Simi-an-Sarcoma-Virus

c-sis 345, 1054

Cubilin 511

Cuproenzyme 68

Curschmann-Spirale 600

Cushing, Morbus 997, **1003**
- ACTH-Zell-Adenom **988f**, 993
- Hyperkaliämie 69

Cushing-Syndrom
- allgemein **1002f**
- Bronchuskarzinoid 1031
- Diabetes, sekundärer 1034
- Klinik 1003
- Nebennierenrindenadenom 998
- Ödeme 417
- Osteoporose 1141
- Paraneoplasie 638, 846

CVID = common variable immune deficiency

CVID-Syndrom **194**, 269f

CXCR = C-X-C Chemokin-Rezeptor

CXCR 248

Cyanid-Läsion 1062, 1068

CYBA-Gen = Cytochrome b-245, alpha polypeptide

CYBA-Gen 523

Cyclin-A 776

Cyclin-D1 562, 679, 974, 1027

Cycline, allgemein 307

Cyclophosphamin-Läsion 854

Cystatin-C-Amyloidangiopathie 1055

Cystatin-C-Gen 1055

Cysticercus
- cordis 275
- racemosus 274f, 1128

Cystosarcoma phylloides, malignes 973

Cytochrom-P-450 17

Cytochrom-C 51, 126

Cytochrom-C-Oxidase 68, 1123

C-Zellen 1011, 1018, 1020

C-Zell-Karzinom **1020**, 1022

D

DBA-Gen = Diamond-Blackfan-Anämie-Gen

DBA-Gen 505

Dakryozyt 509, 535

Daktyloglyphen 190

Dandy-Walker-Syndrom 1043

Darier-Zeichen 569
Darmentzündungserkrankung 713
Darmgrippe 700
Darmtuberkulose 700
DAS = diffuses Alveolarschadensyndrom
DAS 140, 198, **412f**, **603f**, 604, 611, 635, 791, 941
Daumendysplasie-Syndrom 504f
Daunorubicin-Kardiomyopathie 487
Dawson-Enzephalitis 246
DCC-Gen = Suppressorgen „Deleted in Colon Carcinoma"
DCC-Gen **352**, 723f
DCIS = Duktales Carcinoma In Situ
DCIS **976f**
DDT = Dichlor-Diphenyl-Trichloräthan
DDT-Intoxikation 142
Debranching-Enzym **74**, 1125
Decrescendo-Brustschmerz 436
Defäkationshemmung 728
Defekt-Hämatopoese
– multilineäre 504
– unilineäre 505
Defektheilung 3
Defektimmunopathie 176, 193
Defektproteinämie 90
Deformationsstenose, Bronchus 592f
Degeneration
– allgemein 14, 118
– axonale 1108
– fettige 64
– gallertige 123
– hepatolentikuläre 70
– kortikale 1070
– kortikobasale 1075
– mukoide 44, **54**, 432
– spinozerebelläre 1076
– Verkalkung 133, 427
de-Grouchy-Syndrom 287
Dehiszenz, Wunde 336
Dehydratation
– hypertone 69
– hypotone 69
Déjerine-Sottas, Morbus 1111
Dekortikation 1063
Dekubitus 224, 956
del = Gendeletion
Del-Castillo-Syndrom 919
Deletion
– chromosomale 283, 285
– syndromale 287
Dellwarze 237
Delta-Amino-Lävulinsäure-Dehydrogenase 100, 142
Deltaantigen 764
Deltahepatitis 764
Demarkationsentzündung 224, 1048
Demarkationsverkalkung 133
Dementia pugilistica 1059
Demenzkrankheiten 1052, 1053, **1070**, 1072, 1080, 1081, 1087
Demodex folliculorum 579

Demyelinisierung 24, 57, 77, 80, 82, 87f, 90, 142, 512, 681, 1063, 1065, 1084, 1088f, 1108
Dendatum-Ruber-Pallidum.Luysi-Atrophie 1076
Dendritic-Spines 1047
Dendritische-Zell-Sarkom, follikuläres 568
Dengue-Fieber 238, 244
Dense-Deposit-Nephritis 832
Dentes confusi 658
Dentikel 663
Dentinogenesis imperfecta 659
Dentin-Sialophosphoprotein 659
Denys-Drash-Syndrom 847
De-Quervain-Thyreoiditis 1011, 1014, 1022f
Dermalsinus 1044
Dermatitis
– atopische **947**
– herpetiformis Duhring 704f
– zytotoxische 179
Dermatofibrom 963
Dermatofibrosarcoma protuberans 963f
Dermatoglyphenanomalie 284
Dermatomyositis 44, 181, 189, **191**, 383, **1128**
Dermatophytose 263f
Dermatorrhexis 38
Dermoidzyste 952
Dermopathia, restrictiva 50
Descensus testis 912
Desferrioxamin 503
Desmin **32**, 896, 1129
Desmoglein-Antikörper 949
Desmoid 723, 732, 1159, **1174**
Desmolase-Defekt 1000
Desmoplasie, neoplastische 798, 806, 970
Desmosomen **30**, 32f, 331, 638, 645, 942, 956
Determination, Teratologie 304, **311f**, 1042
Determinationsperiode 304, 1042
Detritus **214**
Detritussynovialitis 91, **1164**
Devic-Syndrom 1089
Dezellerationstrauma 435
Deziduose 732
D-Hypervitaminose 66, 69, 135
D-Hypovitaminose 65f, 142, 145, 704, 760, 770, **1135**, 1142, 1144
Diabetes
– hepatischer 790
– insipidus 69, 567, 817, 982, **983**, 991, 1104
– mellitus **74f**, 82f, 217, 261, 264, 266, 291, 606, **1032f**, 1042, 1077
– – Arteriolosklerose 813, 819
– – Arthrose 1163
– – Atherosklerose 82f, 423, 425, 471
– – Autoaggressionsadrenalitis 996
– – Autoimmunhepatitis 765
– – Cholelithiasis 793f

– – Cholezystitis 795f 795
– – Endometriumkarzinom 881
– – Fetopathie 327, 903
– – Friedreich-Ataxie 1077
– – Gangrän 130, 219
– – Gastroparese
– – Glukagonom 1037
– – Hypophysennekrose 984
– – Immundefekt 194
– – juveniler 986
– – Koronarsklerose 470
– – Leberzellverfettung 737
– – Mallory-Körper 739
– – Nephropathie **819f**, 835
– – Neuropathie 1110
– – Niereninsuffizienz 830, 840
– – Orallasionen 651, 654
– – Osteopathie 1141, 1147
– – Pankreatitis 800, 805
– – Pneumonie 614
– – sekundärer 55, 67, 1034
– – Sialadenose 666
– – Spaltbildung 651
– – Sprue-assoziiert 704
– – STH-Überschuss 993
– – Typ I 75, 193, 298, 819, 1012, 1032ff
– – Typ II 49, 81, 819, 1032ff, 1035
– – Wundheilungsstörung 335
– – mitochondrialer 20
Diamond-Blackfan-Anämie 505
Diapedeseblutung 386, **398f**, 685, 1053f
Diarrhoe
– enzymatische 79
– intestinal s. Enterokolitis
– osmotische 700
– Pankreas, endokrines 1031,1037
– Pankreas 805
– sekretorische 701, 1021
– Überempfindlichkeitsreaktion 178
Diastematomyelie 1044
Diathese, hämorrhagische
– allgemein **398f**, 404, 506, 525, 536f, 560, 685, 876
– thrombasthenische 402
– thrombozytopenische 401f
DIC-Syndrom = Disseminated Intravascular Coagulopathy
DIC-Syndrom s. DIG-Syndrom
Dickdarmadenom 721
Dickdarm-Aganglionose 709f
Dickdarm-Angiodysplasie 712
Dickdarm-Divertikulose 710
Dickdarmentzündung 713
Dickdarmirritabiliät 710
Dickdarmischämie 711
Dickdarm-Karzinoid 726
Dickdarmkarzinom s. Kolorektalkarzinom
Dickdarm-Lymphome
Dickdarm-Polyp 719f
Dickdarmulkus 711, 713f, 716f
Didymitis 915
Diethylenglykolvergiftung 818
Diethylstilböstrol-Läsionen 353, 894, 895, 896

Dieulafoy-Ulkus 685
Differenzierungsblock, Hämatopoese 526
Differenzierungsentwicklung 300, 311, 330
Differenzierungskompartiment 330
Diffuses-Alveolarschaden-Syndrom s. DAS
DIG = Disseminierte Intravasale Gerinnungsstörung
Di-George-Syndrom 195, 288, **570f**, 1025, 1029
Digestionstörung 695, 697
Digitalfibromatose, infantile 32
Dignitätszeichen, Tumor 339
Di-Guglielmo-Syndrom 532
DIG-Syndrom
– allgemein 147, 244, **403f**, 774
– Eklampsie 751, 905
– Erythrozytenschädigung 516
– Hirnblutung 1054
– Leukämie 531
– Mikroembolie, zerebrale 1052
– Milzinfarkt 544
– Nebennierenblutung 995, 1000
– OPSI-Syndrom 547
– Pankreatitis 603
– Paraneoplasie 383
– Schock 394,
Dihydrofolatreduktase 345
Dihydrotestosteron 932
Dihydroxycholcalciferol 65, 840, 1028, 1132, 1138, 1141, 1142, 1142, 1144, 1145
Diktyotänstadium 283
DIN = Deutsche Industrienorm
DIN, Fehlbildung 298, 299
DIP = Desquamative Interstitial Pneumonia
DIP 634
Dipalmitoyl-Lecithin 606
Diphenyloxidase-Mangel 91
Diphtherie
– allgemein **252f**,
– Impfung 219
– laryngotracheale 214, 580, 588
– Milz 588
– Myokard 488f
– Pneumonie 611
Diphyllobotrium latum 273, 512
Diplegie, spastische 1061
Dipygus 318
Disaccharidasemangel 79
Diskopathie 1166
Diskozyten 517
Diskushernie 1166
Diskusprolaps 1166
Disposition, Krankheit 2
Disruption, Fehlbildung 304
Dissoziation, albuminocytologische 1111
Diversionskolitis 713
Divertikel
– Bronchien 597
– Dickdarm 221, 711
– Dünndarm 697

Divertikel
- Harnblase 850
- Nierenkelche 850

Divertikulitis, Dickdarm 221, 711

Divertikulose, Dickdarm 711

Divertikulose-Kolitis 711

Divertikulum, hepatisches 747

Divisumpankreatitis 805

Dizephalus 318

DNA
- allgemein **8**
- Alterung 122
- Chips 9
- Helicase 352
- Laddering 126
- mitochondriale 297
- Reparatur 12, 281, 342, 356, 358
- Sequenzanalyse 9
- Tumorviren 356
- Vererbung 280, 297

Doege-Potter-Syndrom 383

Dolichostenomelie 44

Dolichozephalie 291, 518

Dolor, Entzündungssymptom 200, 202

Donovan-Körperchen 897 f

Dopamin-Läsion 1006, 1011, 1073

Doppelfehlbildung 304, **317**, 793, 894

Doppelmiktion 837

Dos-à-Dos-Stellung, Tumorzellen 378

Dot-Blot-Blutung 390

Dottersacktumor
- extragonadaler 574
- ovarieller 871
- testikulärer 922

Douglas-Raum-Affektion 733

Down-Syndrom **285 f**, 526, 775, 1047

Doxorubicin-Kardiomyopathie 487

DPC = deleted in pancreatic carcinoma locus

DPC **351**, 806

D-Penicillamin-Läsion 140, 749

Dracula, Graf 101

Drepanozyt 509

Drepanozytose 520

Druck
- arterieller 388
- diastolischer 387
- hydrostatischer 416
- kolloidosmotischer 416
- onkotischer 416

Druckatrophie 122

Drüsenhamartom, peribiliäres 791

Drüsenkörperzysten
- allgemein **690**
- syndromal 723, 1153

Dubin-Johnson-Syndrom 108, 110

Duchenne-Muskeldystrophie, 32, 296 f, **1077**, 1121

Ductus
- arteriosus Botalli 391, 435, 455, **460**
- Bellini 837
- choledochus 795
- deferens 912
- ejaculatorius 850
- epididymis 927
- hepaticus 795
- lactifer, 967
- lactifer colligens 967
- omphaloentericus 311, 696
- pancreaticus 799
- thoracicus 165, 417, 449, 693, 701
- thyreoglossus 582, 1011 f

Duhring-Dermatitis 704 f

Duktales Carcinoma in situ, Mamma s. DCIS

Duktalplatte, Leber
- Embryologie 747
- Persistenz 783

Duktopenie, Leber 780, 782, 783, 786

Duktulusproliferation, Gallengang
- atypische 744
- periportale 787
- typische 744

Dünndarm **695 f**
- Adenom 708
- Atresie 696
- Briden 698
- Divertikel
- Duplikatur 697
- Entzündung 700
- Fisteln 706
- Infarkt **698**, 754
- Invagination 698
- Karzinom 708
- Konglomerattumor 706
- Malrotation 698
- Myopathie 697
- Neuropathie 697
- Stenosen 696, 698 f, 706, 708
- Ulkus 69, 699, 702, 706
- Volvulus 696, 698

Dünne-Basalmembran-Syndrom 823

Duodenaladenom 708

Duplikation, Fehlbildung 285

Duplikatur
- Darm 697
- Gallenblase 793

Dupuytren-Kontraktur 1174

Dürck-Granulom 272, 1086

Duret-Berner-Blutung 1058

Dying-back-Neuropathie 1107, 1109

Dyneindysplasie 31

Dyneinprotein-Struktur 30

Dysarthrie 1052, 1078, 1111

Dyschylie 666 f, 798

Dysenterie 270

Dysgerminom 862, **870**

Dyskinesiesyndrom, ziliäres 31

Dysmenorrhoea membranacea 878

Dysmyelopoese, alkoholische 146

Dysostosis
- mandibulofacialis 652
- multiplex 89

Dysotie 312

Dyspareunie 931, 936

Dyspepsie 681

Dysphagie 574, 591, 638, **672 f**, 677, 680, 1078, 1121, 1126, 1127

Dysplasie
- chondroektodermale 284
- Dünndarm 717
- erythroblastische 538
- fibromuskuläre 431, 813
- fibröse 663, 1152
- Magen 679, 691
- Mundhöhle 656,
- Ösophagus 678
- sphäronukleäre 540
- Tumorigenese 362

Dyspnoe 506, 606, 609

Dysrhaphie 301, **1043 f**

Dysrhaphiesyndrom 1044

Dystroglykan 1120

Dystrophie
- Definition 118
- myotone 294, **1120**, 1122
- spongiforme 91, 1042, 1087

Dystrophin 31 f, 1120, 1122

Dystrophin-Glykoprotein-Komplex 1120

Dystrophinopathie **1120**, 1126

Dysurie 836, 857, 887, 931, 936

Dysvitaminosen 146

D-Zellen 1032

E

Early-Cancer
- allgemein 361
- Magen 691

Eaton-Lambert-Syndrom 383, 1126

EBNA = Epstein Barr nuclear antigen

EBNA-2 241

Eburnisierung 1164, 1171

EBV s. Epstein-Barr-Virus

E-Cadherin 351, 974 f

Echinococcus
- alveolaris 769
- cysticus 769
- granulosus 769
- multilocularis 276, 769

Echinokokkose 273, 275, 1086

Echinozyt 513

ECL-Zellen = Enterochromaffine-like Cells

ECL-Zellhyperplasie 693, 1030

E. Coli = Escherichia coli

E. Coli
- Adnexitis 872
- Bakteriologie 254
- Endometritis 878
- Enterokolitis 700, 713
- Ependymitis 927
- Mastitis 968
- Nephropathie 835 f, 852 f
- Orchitis 916
- Plazentitis 906
- Prostatitis 930

Ecstasy 773

Ecstrophia vesicae 850

Ectopia lentis 46

EDRF = endothelial derived relaxation factor

EDRF 206

EDS s. Ehlers-Danlos-Syndrom

Edwards-Syndrom 285, 1047

EEG-Nulllinie 4

Effekt, zytopathischer 212, 219, 356

Effloreszenzenlehre 942

EGF = epidermal growth factor

EGF 30, 44, 309, 885, 932, 1015, 1052, 1113, 1132

EGF-Rezeptor 218, 979, 1052, 1092, 1096

EHEC = Enterohämorrhagische Escherichia coli

EHEC
- allgemein 255
- Hämolytisch-urämisches Syndrom 401
- hämorrhagische Entzündung 218
- Kolitis 713 f

E-Hypovitaminose 146, 1123

Ehlers-Danlos-Syndrom 36, **37 ff**, 432

Eikonella corrodens 479

Eikosanoide, allgemein 212

Einklemmungssyndrom, zerebral 1063

Einschlusskörperchenmyositis 191, **1129**

Eintrittspforte, Infektion 601, 651

Eisbergtumor 963

Eisenablagerungsmuster, hepatisches 738

Eisenmangel-Läsionen 67, 510, 652, 654 f, 678

Eisenmenger-Komplex 456

Eisenspeicherkrankheit s. Hämochromatose

Eisenstoffwechsel 66 f, 101, **501**, 503

Eiter, allgemein **217**

Eituberkel 852

Ekchymose **398**, 399, 400, 402

Eklampsieleber **751**, 774

Eklampsieniere 822

Eklampsieplazenta 905

Eklipsephase 237

Ektasie, vaskuläre 712

Ektoderm 942

Ektopie, glandulär-papilläre 888

Ektotoxin 251 f, 490, 588, 1129

Ekzem 549, 599, 703, 946

Elastaseemphysem 608

Elastin
- Aufbau 44, 51 f
- Genetik, 288, 289

Elastinolyse 52

Elastizitätshochdruck 388

Elastose **51 f**, 151

Elauninfaser 50

Elektrolytstörung **70 f**

Elektronenmikroskopie, allgemein 7

Elephantiasis 256, 276, 418

Elfengesicht 289

Elliptocyt 509

Elliptocytose 517

Ellis-van-Creveld-Syndrom 284

ELN-Gen = Elastin-Gen

ELN-Gen 288

Sach- und Abkürzungsverzeichnis 1205

EMA = epitheliales Membranantigen
EMA 379, 555 f, 587, 869, 924, 999, 1103
Embolie
- allgemein 404, **409 f**, 413
- Endokarditis 479
- Endokardthrombose 475
- gekreuzte 410 f
- Hämodynamik 409
- Mesenterialinfarkt 699
- orthograde 409
- paradoxe 409 f
- retrograde 409
Embryo 219
- nodularis 284
- rudimentärer 284
Embryopathia
- actinica 319
- alcoholica 321
- rubeolosa 320
- Thalidomid 320
Emerin 1120
Emery-Dreyfuss-Muskeldystrophie 1121
Emphysem
- allgemein 245, 606, **607 ff**
- bullöses 609
- subkutanes 610
- interstitielles 610
- kompensatorisches 610
- mediastinales 610
- panazinäres 608 f
- periazinäres 609
- zentroazinäres 607, **609**, 629 f
Empty-Sella-Syndrom **984**, 991
Empyem
- allgemein **215**
- Gallenblase 796
- Gelenk 1168
- interenterisches 731
- Pleura 615, **644**
ENA = extractable nuclear proteins
ENA 187
Enamelum 658
Encephalitis s. auch Enzephalitis
Encephalitis cytomegalica 324
Encephalomyelitis disseminata 1088
Encephalopathia saturnia 142
Enchondrom 1157
Enchondromatose 1157
Endarteriitis obliterans 149, 184, 253, 436, 750
Endocarditis
- allgemein **477 f**, 1149
- bakterielle 478
- bakterienfreie 480
- Darmischämie 699
- Herdenzephalitis 1080
- infektiöse 478 f
- Libman-Sachs 187, 482
- marantische 480
- nicht infektiöse 480 f
- parietalis 480
- - fibroplastica Löffler 482
- rheumatica 480 ff
- serosa 480
- Thromboseneigung 408, 411

- thrombotica 187, 482
- thromboulcerosa 480
- ulceropolyposa 437, 480, 754
- ulzeröse 479
- Whipple 703
- valvularis, bakterielle 460
- verrucosa 479 ff
- - simplex 396, 482
- verrucothrombotica 482
Endoglin 399
Endokardmetastase 484
Endokardfibrose, paraneoplastische **476**, 1031
Endokarditis s. Endocarditis
Endokardthrombose, parietale 475
Endometriose
- allgemein **879**
- extragenitalis 879
- genitalis 868, **879**
- - externa 879
- - interna 879, 884
- Heterotopie 338
- Myometrium 884
- Ovarialkarzinom, hellzelliges 868
- ovarielle 864
- Progesteronbehandlung 878
- tumorartige 732, 872
- Vulva 899
Endometriosezyste 864
Endometriosis s. Endometriose
Endometritis
- tuberculosa 878
- unspezifische 876
Endometrium-Atrophie 878
Endometrium-Hyperplasie 876, 880 f
Endometrium-Karzinom
- allgemein **881 f**
- hyperöstrogenes 868
- Metastasierung 884, 896
- syndromal 342
Endometrium-Polyp 882
Endometrium-Sarkom 884
Endomyokardfibrose 476, 486
Endoneuralfibrom 1110
Endonuklease 127
Endophlebitis
- hepatica obliterans 752
- mediastinalis obliterans 447
Endorganresistenz 1024, 1029, 1034, 1135
Endorphine 984
Endostfibrose 1144
Endothelin 206, 390, 429, 470 f, 709, 905
Endothelitis 183 f, 750, 783
Endothelnekrose 203
Endotoxinämie **23**, 213, 393, 701, 757, 771, 816, **1000**
Endourtikaria 600
Endplattenläsion 1116, 1124
Enkephalin 1011
Enophthalmus 638
Entamoeba histolytica 268, 270, 714, 768
Entdifferenzierung, Tumor 330, 343
Enteritis
- allgemein 700
- bakterielle 700

- granulomatöse 706
- protozooische 703
- virale 700
Enterobacteriaceae 254 f, 930
Enterobius vermicularis 276, 718
Enterochromaffin-like-Zellen 1030
Enterohämorrhagische E. Coli s. EHEC
Enterokokken-Läsionen 836, 852, 930
Enterokolitis
- allgemein 712
- transferierte 719
Enteropathie
- glutensensitive 79, **705**
- sprueförmige 708
Enterotoxin 701, 713
Enteroviren 250, 486, 488
Enthirnungsstarre 1082
Entmarkung s. Demyelinisierung
Entmarkungsenzephalomyelitis 1088
Entzündung
- abszedierende 768
- akute 210
- - lymphozytäre 219
- autoaggressive 597
- bakteriell-eitrige 1079
- bakteriell-nichteitrige 1080
- chronische 221, 222
- - eitrige 223
- - granulierende 223, 224
- - lymphozytäre 222
- - nichteitrige 222
- eitrige 210, 214 f
- exsudative **201**, 211
- fetale 219
- fibrinöse 210, 213, 614
- fungale 1085
- gangräneszierende 219
- granulomatöse 225
- hämorrhagische 210, 217
- nekrotisierende 199
- kruppöse 214, 588
- lokale 200
- lymphozytäre, interstitielle 596
- Mechanismus **198 f**
- membranöse 214
- mukopurulente 215
- protozoische 1085
- pseudomembranöse-kruppöse 214
- seröse 210 f
- serös-schleimige 212
- virale 1082
Entzündungsfolge 219
Entzündungsmediator 147, 198, 203 f, 207
Entzündungspathologie **198 f**, 201
Entzündungsreaktion
- akute 201 f
- chronische 222 f
- exsudative 147, 201, 613, 616, 643
- granulierende 223 f
- granulomatöse 227
Entzündungssymptom 200

Entzündungszellen 165 f, 172 f, **206 f**, 225
Enzephalitis
- allgemein 1079, 1080, 1082
- hypothalamisches-neurohypophysäre 982
- limbische 383
- toxoplasmotica 327
Enzephalomalazie 1049 f, 1053
Enzephalomyelitis, perivenöse 1090
Enzephalomyelopathie, subakut nekrotisierende 1123
Enzephalopathie
- bovin-spongiforme 250, **1086**, 1088
- hepatische **746**, 790, 1066
- portale 746
- transmissibel-spongiforme 1086
Enzephalozele, okzipitale 1043
Enzyminduktionsläsion 18
E7-Onkoprotein **356**, 891
Eosinophile 206, 576, **577**, 599, 703, 773
Eosinophilen-Granulom 567
Eosinophilen-Sturz 1003
Eosinophilie-Läsionen 273, 492, 577, 620, 689, 808, 839, 1128
Eotaxin 178, 206, 208
Ependymitis 1057, 1071
Ependymom
- allgemein 1099
- anaplastisches 1099
- myxopapilläre 1099
- syndromales 1105
EPH = Edeme-Proteinuria-Hypertension
EPH-Gestose 822, 904 f, 904, 908
Epidemiologie, allgemein 5
Epidermiszyste 335, 338, 723, 871, **952**, 1153
Epidermodysplasia verruciformis 242
Epidermolysis bullosa 32, 35
Epidermophyton floccosum 263
Epididymitis
- akute 927
- chronische 928
Epiduralabszess 579
Epiduralblutung 1056
Epiduralhämatom 1056
Epignathie 318
Epikardpetechien 494
Epikanthus 287
Epilepsie 297, 327, 411, 1050, 1057, **1063**, 1066, 1086, 1096, 1098, 1100, 1106
Epiphysendysplasie 1134
Epiphysenfugenläsion 1132 f, 1135
Epiphysenknorpelläsion 1132, 1135
Epiphyseolyse 58, 325
Epispadie 850, 935 f
Epistaxis 398
Epitheldysplasie (präkanzeröse)
- flache 690

Epitheldysplasie (präkanzeröse)
- gastrale 690, 691
- hepatozelluläre 763, 777
- kolitische 717, 725
- kolonadenomatöse 722 f
- linguale 656
- ösophageale 678

Epithelhyperplasie, papilläre 678
Epitheliose, Mamma 970
Epithelkörperchenhyperplasie 1028
Epitheloidzellen 225 f, 230
Epitheloidzellgranulom 228, 552, 628, 768, 870, 921
Epitheloidzellreaktion 551
Epithelzyste 899
Epitop, Antigen 160, 165 f
Epituberkulose 625
EPM-1 = Epilepsy-Progressive Myclonus-Protein 1
EPM-1 293
EPO = Erythropoetin
EPO 504
EPS = Extrapyramidalsystem
EPS-Läsionen 1073 f, 1081, 1089
Epstein-Barr-Virus
- Burkitt-Lymphom 564
- Dendritisches-Zell-Sarkom 569
- Haarleukoplakie 656
- Hepatitis 756, 766
- Lymphom 551, 554 f, 1104
- Mittelliniengranulom 581
- Mononukleose, infektiöse 552
- Nasopharyngealkarzinom 581, 586
- Nephritis 827
- Neuritis 1111
- Onkologie 357
- Riesenzellhepatitis 759
- Virologie 238, 241

Epulis
- Definition 661
- fibromatöse 662
- gigantocellularis 662
- granulomatosa 655, 661 f

Erbdefekt
- konstitutiver 281
- nichtkonstitutiver (erworbener) 281

Erbgang
- autosomal dominanter 293
- autosomal rezessiver 295
- X-gonosomal dominanter 297
- X-gonosomal rezessiver 296

Erbkrankheit
- allgemein **280 f**
- mitochondriale 297
- monogene 292
- multifaktorielle 298

Erblindung s. Blindheit, Amaurose
Erbsensuppenstuhl 702
Erdbeergallenblase 793
Erdheim-Gsell, Morbus 54, **427**, **432**
ERG-Gen = v-ets avian Erythroblastosis Virus E26 Oncogen Related

ERG-Gen 1162
Ergusszytologie 14
Erkältungskrankheit 212, **215**, 595
Erkrankung
- myelodysplastisch-myeloproliferative 526, 541
- myeloproliferative, chronische 526, 532, 534
- venookklusive = venoocclusive disease = VOD 750

Erkrankung s. auch Morbus, Syndrom
Ermüdungsbruch 1143, 1152
Erneuerungsgewebe 330
Erosion 683, 685, 945
Erregerdiagnostik, allgemein 8
Erregerexposition 168
Ertrinkungspneumonie 610
Erstickungstodzeichen 408, 494
Eruptionszyste 664
Erwachsenengicht 98
Erysipel **216**, 258, 420
Erythema
- allgemein 943
- exsudativum multiforme **138**, 139, 182
- gyratum repens 384
- infectiosum 243
- leprosum 262
- nekrolytisches 1037
- nodosum 628 f
- solare 151

Erythroblastenphysiologie 500, 502
Erythroblastopenie 514
Erythroblastophthise 243, **571**
Erythroblastose, fetale 327, **515**
Erythrodermie 565
Erythrodontie 100
Erythrogenesis imperfecta 505
Erythroleukämie, akute M6 532
Erythromelalgie 537
Erythroplakie
- genitale 937
- orale 657

Erythroplasie Queyrat 901, 937, 951
Erythropoese-Physiologie **500 f**
Erythropoetin 174, 503 f, 537, 841, 846
Erythropoetinmangel 500, 511, 514, 840
Erythrozytenparasitismus 102
Erythrozytose 500, 503
Escherichia coli s. E. Coli
E-Selektin 205
Ethylenglykol-Intoxikation 95
ETO-Gen = Eight-Twenty-One-Gen
ETO-Gen 529
Euchromatin, allgemein 12
EUG = Extrauteringravidität
EUG 873 f
Eulenaugenzellen 233, 240, 555, 619, 667
Eumelanin 112, 943
Eunuchismus 917, 933, 992
EVI-Gen = Ectropic-Viral-Integration-Site-Gen

EVI-Gen 534
Ewing-Sarkom 375, 1008, **1160**, 1161, 1162
EWSR-Gen = Ewingsarkom-Gen
EWSR-1 Gen 1161, 1162
Exanthem 174, 552, 566
Exfoliativzytologie 6, 14, 890
Exhumierung 133
Exitus letalis 3
Exkoriation 945
Exophthalmus 567, 1016
Exostose
- arthrotische 1164
- kartilaginäre 288, **1156**

Exostosenkrankheit 1156
Exotoxine 251
Exozytose 26
Expansion, klonale 344
Expektoration, maulvolle 595
Expressionsprägung, Genom 353
Exsikkose 66, 406, 701
Exsudat **211 ff**
Exsudation 198, **20 f**
EXT-Gen = Exostose-Gen
EXT-Gen 1158
Extraabdominaldesmoid 1174
Extrapyramidalmotorisches System s. EPS
Extrapyramidalsymptomatik 87, 1076
Extrauteringravidität 719, 872, **873 f**, 898, 903, 908
Extravasationszyste 669
Exulceratio simplex, Magen 685
Extravasationszyste 1016
Exzisionsrepair 13

F

Fab = antigenbindendes Fragment
Fab 166
FAB = French-American-British
FAB-Klassifikation 527 f
Fabry, Morbus 87 f
Facies
- leontina 262, 566, 1146
- myopathica 1118, 1126

FADD = Fas-Associated-Protein-with-Death-Domain
FADD 125 f
Fadenpilz 263
Fadenwürmer 273
Fahey-Dutcher-Körperchen 16
Fahrradschlauchphänomen 712
FAK = focal adhesion kinase
FAK 35, 44, 54, 125, 126, 131, 348, 367
Faktor D, Komplement 171
Faktor V, Gerinnung 406
Faktor VIII, Gerinnung 402, 452
Fallot, Morbus **464**
Fallot-Pentalogie 456, 464
Fallot-Tetralogie **455 f**, 463, 478
Fallot-Trilogie 464
Falstaff-Typ-Adipositas 81
Faltenstern 684
Faltenzunge 651

Familiär-mentales Retardierungssyndrom 297
Familienanamnese, Genetik 281
Family-Cancer-Syndrom 342
FAMMM-Syndrom = Familiäres-Multiples-Muttermal-Melanom-Syndrom
FAMMM-Syndrom 807
FANC-Gen = Fanconi-Anämie-Gen
FANC-Gen 504
Fanconi-Anämie 291, 352, **504 f**, 538
Fanconi-Syndrom 70, 77, 92, **96**, 817, 818, 821
FAP = Familiäre Adenomatöse Polypose
FAP-Syndrom 690, 708, **723**, 775, 1020, 1130, 1153
Farbenblindheit 297
Farmerlunge 632
Fasciculata-Reticularis-Hyperplasie 997
Fasciitis nodularis 1174
Fasciitis necroticans 218
Fasciola hepatica 273
Faserosteoid 1144
Fasertypengruppierung, muskulärer 1117 f
Fas-L = Fas-Ligand
Fas-Ligand **125**, 126, 185, 361, 1013
Fastenikterus 107
Fassthorax 610
Faszikulation, muskuläre 1118
Fatty streaks 424
Fäulniserreger 219
Faunenohr 285
Favismus **518**
Fazialisparese 1051, 1102
Faziohumeral-Typ, Muskeldystrophie 1121
FBN-Gen = Fibrillin-Gen
FBN-Gen 44
Fc = fragment cristallisable
Fc-Rezeptor 166, 180
FDC = Follicular Dendritic Cells
FDC 163
Fehlbildung
- allgemein 151, **299**, 301, 319
- branchiogene 655
- multifaktorielle 323
- primäre 304
- sekundäre 304

Fehlbildungssequenz 302
Feinnadelbiospie 6
Felddefekt 302 f
Feldkanzerisierung
- allgemein 344, **362**,
- Harnblase 854
- Larynx 590
- Mundhöhle 655
- Penis 938

Felty-Syndrom 175, 1172
Feminisierung, testikuläre 875, 914
Ferri-Hb 502
Ferrioxidase 66
Ferritin 66, 510
Ferrochelatase 102, 142, 539
Fetal-Alcohol-Syndrome 321

Fetenschlachtung, Schmerzreaktion 200
Fetogenese 304
Fetopathia
– alcoholica 321
– cytomegalica 324
– diabetica 327
– Entzündungsfolge 219
– Klassifikation 304, **323**
– listerica 324
– parvoviralis 324
– toxoplasmotica 326
Fetopathie s. Fetopathia
Fettdysutilisation 80
Fettembolie 131, **411 f**
Fettgewebegranulom 969
Fettgewebenekrose 131
Fettgewebetumor 966
Fettkörnchenzelle 1048 f, 1088
Fettleber
– allgemein **737**
– ethylische 770
– nonethylische 739
Fettleberhepatitis
– alkoholinduzierte 759
– nonethylische 739
Fettnacken 72, 771, 1003
Fettpillen-Myopathie 1124
Fettstoffwechsel 23, **77**
Fettstreifen 424
Fettvakatwucherung 121, 838, 1128
Fettzirrhose, alkoholische 788
Fetus-Definition 219
Feuerstar 151
Feuersteinleber 325
FGF = fibroblast growth factor
FGF 30, 308, 334, 933, 1112, 1133, 1134
Fibrat-Myopathie 1124
Fibrillin 44
Fibrillose 45
Fibrinexsudation 619
Fibrininsudation 155
Fibrinogen-Orthologie 334, 397
Fibrinogen-Speicherkrankheit 738
Fibrinolyse **397**, 471
Fibrinolysin 258, 397
Fibroadenom
– allgemein 376
– mammäres 376, **971 f**
– syndromales 1106
Fibroatherom 425
Fibroelastom, papilläres 484
Fibroelastose 52
Fibroepithelialpolyp 953
Fibrom
– Haut 953, 963
– medulläres 842
– ossifizierendes 1159
Fibromatose
– fasziale 1174
– FAP-Syndrom 723
– infantil-digitale 32
– mesenteriale 732
– penile 937
Fibronektin 53, 206, 331
Fibroosteoklasie 1145
Fibroplasie
– arteriointimale 431
– reparative 332

Fibrosarkom **964 f**, 1035
Fibrose
– allgemein 22
– Darmstenose 706
– hepatische, kongenitale 783
– interstitielle 64
– Lunge 634
– Regeneration 332
– septal-anuläre 744
– septale 746
– zystische s. Mukoviszidose
Fieber, rheumatisches
– allgemein 44
– Endokarditis 480 ff
– Granulom 232 f
– Immunreaktion 179
– Kollagenose 44
– Perikarditis 496
– Streptococcus pyogenes 258
– Tonsillitisstreuherd 584
Fiedler-Myokarditis 488 f, 493
FIGO = Fédération Internationale de Gynécologie et d'Obstétrique
FIGO-Klassifikation 864, 883, 893
Filariasis 419, 830
Fimbrin 31
Finger, schnellender 1173
Finkeldey-Riesenzellen 236
Finne 275 f, 1128
Finnenzyste 769
Fischbandwurm 273, 512
Fischgrätenmuster 964
Fischmaulgesicht 195
Fischwirbelbildung 502, 1142
Fistel
– allgemein **198**, 382
– biliodigestive 795
– chronische 224
– intestinale 706, 716 f
– perianale 728
Flash-Syndrom 1031
Flavaspidsäureikterus 107
Flaviviridae 238, 244, 756
Fleckfieber 255
Flecknekrose 741 f
Fleischbeschau 274, 1128
Fletcher-Faktor 210
Fleuretten 295
Flexner-Winterstein-Rosette 1093
FLI-Gen = Flightless Drosophila Holog Gen
FLI-Gen 1161
Floppy infant 1119
Fluor
– Elektrolyt 95, 96
– Vagina 897
Fluorose 69
FMR = familiär-mentale Retardierung
FMR
– Gen 297
– Syndrom 297
Foetor uraemicus 841
Fokus
– epileptogener 1064
– septogener 584
Folat-Mangel 511, 678
Folat-Stoffwechsel
Follikelhyperplasie 545, 553

Follikelkollaps 553
Follikelpersistenz 877
Follikelzyste 863
Fölling, Morbus 91
Folsäuremangelanämie 512
Foramen
– Luschkae 1045
– Magendii 1045
– ovale 409
Forbes, Morbus 72
Fordyce-Anomalie 652
Foregut 673, 680, 695
Fornixgranulation 225, 895
Fossa-ovalis-Defekt 457
Fournier-Gangrän 130, 219, 936
Fragiles-X-Syndrom 297
Fragmentozyten 401, 516
Frakturhämatom 336
Frakturheilung 336
Frakturkallus 336
Frameshift-Mutation 292
Franciscella tularensis 231
Frank-Starling-Mechanismus 466
Frataxin 293, 1076
Freckling 1104
Frei-Test 897
Fremdkörper-Aspiration 610
Fremdkörper-Granulom 156, 210, **234 f**
Fremdkörper-Lager 234
Fremdkörper-Riesenzellen 235
Fremdkörper-Tumorigenese 358
Frenulum-Verkürzung 651
Friedreich-Ataxie 293, 1069, **1076 f**, 1109
Friedreich-Fuß 1077
Frontotemporal-Demenz 1072
Froschaugen 1043
Froschbauch 1136
Frostgangrän 148
Fruchtwasser-Aspiration 606, 1060
Fruchtwasser-Embolie **413**, 905, 995
Frühmetastase, allgemein 368
Frühsommer-Menginoenzephalitis 238, 244, 1082
FSH-/LH-Zell-Adenom 989
FSME = Frühsommer-Meningoenzephalitis
FSME 238, 244, 1082
Fuchsbandwurm 276
Fundusvarizen 754
Funikulitis 928
Furosemid-Läsion 802
Fürsorge-Gen s. Caretekaer-Gen
Furunkel 216 f
Fusion, Fehlbildung 300, 316

G

GABA = gamma-Aminobuttersäure
GABA 790
Galactokinase 77
Galactosämie **77**, 96, 776
Galactitol 77
Galaktorrhoe 969, 993

Galaktozerebrosidose 87
Galle
– allgemein **736**
– lithogene 794
Gallekolik 795
Gallenblasen-Empyem 796
Gallenblasen-Hydrops 796
Gallenblasen-Karzinom 795 f, **798**
Gallenblasen-Perforation 796
Gallengangadenom 791
Gallengangatresie 111, 783, **793**
Gallengangektasie 793, 813
Gallenganghypoplasie 793
Gallengangkarzinom 797
Gallengangschwundsyndrom 769 f
Gallengangtumor 791
Gallengangverlustsyndrom 786
Gallengangzyste 793
Gallensteinleiden s. Cholelithiasis
Gallenwege
– extrahepatische 792
– intrahepatische 780
Gallereflux 684, 688
Gallertdegeneration 123
Gallertkarzinom s. auch muzinöses Karzinom
Gallesekretion 104
Gallethrombus 105, 110
Gallyas-Färbung 1072
GALT = Gut-associated lymphatic tissue
GALT 164
Gametogenese 281, 304
Gametogonie, Malaria 272
Gametopathie 284, 304, 317
Gamma-Aminobuttersäure 790
Gammopathie
– monoklonale 170, 197, 502, 820 f
– polyklonale 566, 668
Gamstorp-Syndrom 69
Gandy-Gamna-Körperchen 53, **544 f**
Ganglioglioma 1100
Ganglioneuroblastom 1009
Ganglioneurom **1009**, 1032, 1037
Ganglionitis
– herpetische 238 f, 1110
– myenterische 706
Ganglion tendovaginale 1174
Gangliosidose 24, 27, **89 f**, 1064
Gangliozytom 983, 992, **1100**, 1107
Gangraena
– humida 129
– sicca 129
Gangrän 129
– diabetische 75
– feuchte 130
– trockene 130
Gänsegurgelarteriopathie 429
Gänseleber 80
Gänsemarschmuster 975
Gap-Junction 128
Garbenbildung 150
Gardnerella vaginalis 895, 906
Gardner-Syndrom 952, 1153
Gartner-Gang 850, 895, 899

Gasbrand 252, 259, 490, 1127
Gasembolie 412
Gastrinom
– allgemein 1030, **1037**
– syndromal 682 f, 707
Gastritis 680, 683, **686 ff**
– akute 686
– atrophische **686 f**, 689, 691
– chronische 686, 689
– eosinophile 689
– Gallereflux 688
– granulomatöse 689
– Helicobacter-pylori-bedingte 687
– lymphozytäre 682, 689
– Metaplasie 337
– Typ A = autoimmune Gastritis 179, 193, 512, 563, **686 f**, 691
– Typ B = bakterielle Gastritis 251, **686 ff**
– Typ C = chemisch-toxische Gastritis **686**, 688
– unklassifizierte 689
Gastroduodenalulkus 43, 147, 537, 610, **683 f**, 687, 697, 1144
Gastroenteritis 238
Gastrointestinalblutung 789
Gastrointestinalhamartom 1107
Gastrokalzinose 136
Gastromalazie 133
Gastroparese, diabetische 681
Gastropathie, kongestive 684
Gatekeeper-Gen 122, 125, **352**, 723
Gaucher, Morbus **86 f**, 535, 546, 610, 1064
Gaucher-Zellen 86 f
Gaumensegellähmung 260, 1051
Gaumenspalte 302, 316, **651**
Gedächtniszellen 159, 168, **548 f**
Gefäßhyalinose 430
Gefäßokklusion, funktionelle 413
Gefäßtumoren **450**
Gefäßwandfibrose 431 f
Gefäßwandnekrose 43, **437 f**
Gegenstoßherd, ZNS 1058
Gehirnarterienaneurysma 1051
Gelatinase 40
Gelbfieber
– Hepatitis 767
– Virologie 238, **244**
Gelbildung 666
Gelbkörperhormon 876
Gelbsucht s. Icterus
Gelenkgicht 1165
Gelenkmaus 1142
Genamplifikation 345
Gen-Dosis-Effekt 1047
Genitale, äußeres 896
Genommutation 283
Genomwächterprotein s. Gatekeeper-Gen
Genotypus 305
Gentamycin-Läsion 818
Genu valgus 1134
Genu varus 1134

GERD = Gastro-Esophageal Reflux Disease
GERD 676
Gerinnung = Blutgerinnung
Gerinnung
– Aktivierungswege 396
– Entzündungsmediatoren 210
– Orthologie 396
– Störungen 399
Gerinnungsfaktor
– VIII 454
– IX 403
– XII 206, 210
Gerinnungssystem
– plasmatisches **396**
– thrombozytäres 397
Gerinnungsthrombus 407
Germinom 1104
Geröllzyste 1164
Gerstenkorn 217, 235
Gerstmann-Sträussler, Morbus 1087
Geschwulst, Definition 339
Geschwür s. Ulkus
Gesichtsfehlbildung 652
Gesundheit, Definition 2
Gewebsfixierung 6
Gewebsmastzellen 569
Gewebsverkalkung
– heterotope 133
– degenerative
– dystrophe 133
– metastatische 66, 133
– Mitochondrien 22
GFAP = Glial Fibrillary Acid Protein
GFAP-Expression 1094, 1098 f, 1101
Giardia lamblia 703
Giardiasis 703
Gibbus 276, 1142, 1143, 1149 f
Gicht
– Krankheit 97, **1166**, 1147
– primäre 97
– sekundäre 82, 99, 537
Gichtanfall 30
Gichtarthritis 99, **1165**
Gichtnephropathie **820**, 835, 851
Gichttophus **98**, 234, 820, 1165
Gierke, Morbus 98
Gigantismus 992
Gilbert-Meulengracht, Morbus 107
Gingivahyperplasie 654
Gingivitis
– allgemein 522, 527, 652, **660 f**
– herpetica 653
– ulzerös-nekrotisierende 654
Gießkannenschimmel 265
GIST = Gastrointestinaler Stromatumor
GIST 694 f, 726
GJIC = Gap-junction-intercellular Communication
GJIC 428
Glasfaser-Läsionen 644
Glashaut 600
Glasknochenkrankheit **40**, 1136 f
Glaszahn 659

Glaukom 1106
Gleason-Scoring 934
Gliadin 180, **695**
Gliahamartom 1105
Gliedergürtel-Muskeldystrophie 1121
Glioblastom 1091, **1093 f**, 1097
Gliom
– allgemein 1040, **1092**
– anaplastisches 1096
– astrozytäres 1093,
– diffuses 1095
– nasales 337
– pilozytisches 1094
– syndromales 1105
Globoidzell-Leukodystrophie 87 f
Globosid 90
Glockenbauch 285, 1134
Glockenthorax 1135
Glomangiom 451
Glomerulitis 824
Glomeruloidproliferation 1097
Glomerulonephritis
– allgemein 139, 168, 169, 192, 810, 822, **824 ff**
– Dense-Deposit 831
– Differenzialdiagnose 822
– endokapilläre 828
– Endokarditis 479, 482
– epimembranöse 829
– extrakapilläre 828
– Fokalsklerose 833
– Goodpasture 833
– Halbmond-Typ 828
– Hepatitis B 764
– Hypertonie 389
– IgA-Typ 830
– Immunkomplex-Typ 829
– Immunreaktion 169 f, **826**
– intra-extrakapillär proliferative 828
– membranoproliferative
– – Typ I 831
– – Typ II 827, 831 f
– membranöse 181, 826, **829 f**
– mesangiokapilläre 831
– mesangioproliferative 828, 831
– Minimal-change Typ 832
– nekrotisierende 578
– Nephrotisches Syndrom 832
– Niereninsuffizienz 834, **840**
– Panarteriitis 834
– Pauciimmun-Typ 829
– perimembranöse 829
– poststreptokokkale 584, **827**
– primäre 827
– Purpura Schoenlein-Henoch 834
– rapid progressive 828 f
– Schrumpfniere 834
– sekundäre 833 f
– SLE 834
– Streptococcus pyogenes 258
– Vaskulitis 192 f, 438, 479
– Wegener 441, 834
Glomerulopathie
– diabetische 819 f
– hereditäre 822
Glomerulosklerose
– diabetische 76, 819

– fokal-segmantale 818, 823
Glomus-aorticum-Tumor 1010
Glomus caroticum 1010
Glomustumor 451
Glossitis
– atrophicans 512
– Möller-Hunter Typ 512
Glottiskarzinom 591
Glotzauge 1016
Glucagonproduktion 1037
Glucoseintoleranz 75
Glucose-6-Phosphatase-Mangelkrankheit 72 f, 99
Glucose-6-Phosphat-Dehydrogenase-Mangel 138, **518**
Glucosidasemangelkrankheit 72, 1125
Glukagonom 1037
Glukokinasemangel 1034
Glukosetransporterdefekt, tubulärer 817
Glukosurie 75, 817
Glukozerebrosidose 86
Glukuronidasemangel 102 f, 794
GLUT-1 = tubulärer Glukose-transporter
GLUT-1-Defekt 74, 817
Glutamattransporterdefekt 1077
Glutathion-Synthetase-/-Peroxidase-Defekt 524
Glutathion-System 122, 772
Gluten-Enteropathie 180, **695 f**, 831
Glykogenakanthose 678
Glykogenlochkerne 27, 73, 77
Glykogenmyopathie 1125
Glykogenose
– allgemein 24, **71 f**
– Fanconi-Syndrom 96
– Kardiomyopathie 71 f, 487
– Leberzellkarzinom 776
– Myopathie 1123
– Typ I 72
– Typ II 28, **73**, 1125
– Typ III **74**, 1125
– Typ IIIa **1125**
– Typ IV 738, 1125
– Typ VII 1125
– Typ IXd 1125
Glykogenspeicherkrankheit s. Glykogenose
Glykokalixveränderung 365
Glykophorin 272, 517
Glykoprotein, R-bindendes 681
Glykosphingolipidose 87
GM-CSF = granulozyte macrophage colony-stimulating factor
GM-CSF 174, 504, 606
GM1-Gangliosid 701
GM1-Gangliosidose 28, **89**
GM2-Gangliosidose **89**, 90
Gnathoschisis 651
Gnomenwade 1121
Goitrin 1015
Goldblatt-Versuch 388
Golgi-Atrophie 19
Goll-Strang 1082
Gonadendysgenesie 290, 862, 866, 870, 920, 925

Gonadenentwicklung 315, 912
Gonadenstroma-Tumor 925
Gonadoblastom 290, 862
Gonadotropin-Freisetzungs-
antagonisten 885
Gonadotropinmangel 918, 992
Gonadotropinzell-Hyperplasie
986
Gonarthrose 1164
Gonoblennorhoe 253
Gonokokken 251
Gonorrhoe 253 f, **928**
Gonosomen 12, 282
Goodpasture-Antigen 825, 828,
833
Goodpasture-Syndrom
– Glomerulonephritis 828 f,
834
– pathogene Immunreaktion
179
Gorlin-Goltz-Syndrom **664**,
955, 1032,1106
Gott 3
Gottron-Zeichen 191
Gower-Hämoglobin 501
G0-Phase 330
G1-Phase 306, 330
G2-Phase 306
G-Protein
– allgemein **29**
– Deregulierung 306, 348,
1029
Grading, Tumor 372
Graft-versus-Host-Disease
– allgemein **185 f**
– Bronchiolitis 597
– Darmläsion 713
– Dermatopathie 948
– Gallengangläsion 741, 780,
783
– Hepatopathie 769 f, 780, 783,
785, 793
– Pneumopathie 597, 636
– Transplantation, hämatopoetische 504
Graft-versus-Host-Reaktion
182, 185 f
Grand Mal, Epilepsie 1064
Granit-Radioaktivität 156
Granularatrophie
– renale 813, 834
– zerebrale 1051
Granularzelltumor
– oral 657
– hypophysärer 983
Granulationsgewebe
– Nekrosedemarkation 129,
475
– reparativ 334
– resorptiv-entzündlich 213,
223
Granulom
– allgemein 198, 218
– apikales 663
– eosinophiles 567
– epitheloidzelliges **226**, 706,
767
– Fremdkörpertyp **235**, 335,
629
– histiozytär-epitheloidzelliges
578 f
– histiozytäres **226**, 442, 701

– Histogenese **225 ff**
– lipophages 969
– mischzelliges 232
– muziphages 669
– Pseudotuberkulosetyp **231**,
852, 1088
– rheumatisches **231**, 232,
233, 492
– rheumatoides **233**
– Thyreoiditis 1014
– Tuberkulosetyp **228 ff**, 253,
623, 1080, 1168
– Typ IV-Reaktion 181
Granuloma
– anulare 233, **950 f**
– gangraenescens 581
– inguinale 898
– pyogenicum 225, 655, 661
Granulomatose 767
– infantiseptische 260
– lymphomatoide 558, 581
– pulmogene 578
– rhinogene 578
Granulomhistogenese 225 f
Granulomzellen 225
Granulosazelltumor 868
Granulozyten
– Allgemeinentzündung **205 f**
– basophile 206, 534, 576
– eosinophile 206, 208, 555,
620, 704
– neutrophile 522, 524, 613,
686
– segmentkernige 533 f, 542
Granulozytenaplasie 507
Granulozytopenie 500, 506,
571
Granulozytopoese 504, 506,
535, 540 f
Granulozytose 500
Grave-Disease 1016
Graviditätscholezystopathie
795
Graviditätshepatopathie 752,
773
Gray-Platelet-Syndrom 525
Grenzdextrine 71
Grenzwerthypertonie 387
Grenzzoneninfarkt 1051
Grippe-Infektion **214**, 218
Grippe-Krupp 214, **245**, 588
Grippe-Pharyngitis 583
Grippe-Pneumonie 616, 619
Grippe-Tracheitis 214
Griseofulvin-Läsion 138
Ground-Glass-Cell 739
Growth Factor s. auch -GF
Growth Factor
– Adaptationswachstum 120
– Entwicklungswachstum 307 f
– Hämatopoese 503 f
– Knochenumbau 1138
– Regenerationswachstum 331,
333
– Tumorigenese, 346
Grützbeutel 952
Guam-Demenz 1074
Gubernaculum testis 915
Guillain-Barré-Polyneuritis
1110, **1111**
Guist-Zeichen 390
Gumma 229, **253**, 436, 897, 916

Gummiblasennävussyndrom
451
Gumprecht-Kernschatten 560
Gunn-Zeichen 390
Günther, Morbus 101 f
Gürtelschmerz 805
Gürtelrose 239, 1110
Gussputzerkrankheit 629
Guthrie-Test 91
GVHD s. Graft-Versus-Host-
Disease
GVLR = Graft-Versus-Leuke-
mia-Reaction
GVLR 504
Gynäkomastie 771, 790, 967,
969, 993
G-Zell-Hyperplasie 681 f, 1030
G-Zell-Karzinoid 1030

H

Haarleukoplakie 656
Haarlockenmuster 1113
Haarzellleukämie 558
Haber-Weiss-Reaktion 503
Habitus, Genetik 382
Haftorganellen s. Desmosomen
Hagemann-Faktor 210
Hakenwurm 273
Halbmond-Glomerulonephritis
828, 831
Hale-Färbung 843
Halluzinationen 1072, 1083
Halo-Nävus 182, 958
Halothan-Läsion 743, 753
Halsfistel, laterale 582, 652
Halszyste
– laterale 582
– mediane 582
Hämagglutinin 244, 700
Hämangioendotheliom **452**,
774
Hämangiom **450**, 694, 774,
854, 1054
Hämangiomatose 451, 1106 f
Hämangioperizytom 452
Hämangiosarkom **450**, 775
Haemangiosis carcinomatosa
516
Hämarthros 398
Hamartie
– allgemein 302
– syndromale 1106
Hamartin 1106
Hamartochondrom 636
Hamartom
– allgemein 381
– Dünndarmpolyp 706, 720
– myoepitheliales 681
– odontogenes 661, 663
– Schwanzdarmzyste 727
Hämatemesis 102, 398
Hämatin 102
Hämatoidin 101
Hämatokrit 509
Hämatom 101, 398
Hämatometra 874
Hämatomyelie 1060
Hämatoperikard 398, 494
Hämatopoese
– allgemein 163, **500 f**

– Expansion 502
– Läsionen 503 f
– Verdrängung 526
– Vitamin B12 681
Hämatoserothorax 643
Hämatothorax 398, 642
Hämatozele 398
Hämatozephalus 398, **1055**
Hämaturie 398, 823, 827, 831 f,
844, 849, 852
Hamman-Rich-Syndrom 633 f
Hämobilie 398
Hämochromatose **67 f**
– Adenohypophyse 985
– Arthrose 1163
– Diabetes, sekundärer 1035
– Gen 67
– hepatische 738, 748
– Kardiomyopathie 487
– Leberzellkarzinom 776
– Leberzirrhose 787
– Melaninstoffwechsel 114
– Nebennierenrinde 994
– Pankreas 798, 800 f
– sekundäre 503
Hämodynamik 405
Hämoglobin
– Abbaupigmente 100 f, 103
– Bleivergiftung 141
– embryonales 501
– Hämatopoese 500, **501**
– Haptoglobin-Komplex 502
– Konzentration 509
Hämoglobinurie, paroxysmale
nächtliche **516**, 752, 839
Hämolyse
– allgemein 138, 500, **502**
– Anämie 85, **514 f**
– Autoimmunhämolyse 560,
566
– Bleiintoxikation 142
– Eisenablagerung, hepatische
738
– extravasale 502
– Hyperbilirubinämie 105 f
– intravasale 272, 502
– mechanische 518
– Streptokokkentoxine 257
Hämoseniere 818
Hämolysin 268
Hämophagozytose 518
Hämolytisch-urämisches Syn-
drom s. HUS
Hämopexin 502
Hämophagozytose 518
Hämophilie A **297**, 402 f, 756,
1163
Hämophilie B **297**
Haemophilus
– ducreyi 897
– influenzae 215, 596, 619,
1079
– Pneumonie 616
– vaginalis 887, 895
Hämoptoe 398, 595, 626, 628
Hämoptyse 398, 626
Hämorrhagie 153, 244, **396 f**,
619
Hämorrhoide
– äußere 726 ff
– innere 726 f
Hämosiderin **101**, 123, 510,
514, 518, 603, 605, 943

Hämosiderinurie 516
Hämosiderose 68, **101**, 103
Hämostase s. Blutgerinnung
Hämozoin 102
Hämozytopenie 500
Hamsterbacken-Phänomen 667
Hand-Foot-Disease 520
Hand-Schüller-Christian, Morbus 567, 983
Hanke-Büngner-Band 1108
Hapten-Läsionen 139, 160, 507
Haptoglobin 502
Harnblasendivertikel 850
Harnblasenentzündung 852
Harnblasenkarzinom 274, 853, **857**
Harnblasenpapillom 856
Harninkontinenz 1044, 1084, 1088
Harnröhrenspalte 935
Harnsäurenephropathie 820
Harnstein s. Urolithiasis
Harnstoffzyklusstörung 97
Harnzylindernephropathie 821
Hasenscharte 651
Hashimoto-Thyreoiditis
– allgemein **1012 ff**
– Autoimmunopathie, assoziierte 563, 765, 786, 985
– Entzündungsmechanismen 222 f
– Lokalautoimmunopathie 193
– MALT-Lymphom 563
– Riesenzellmyokarditis 493
– Schilddrüsenkarzinom 1020
– Typ II-Reaktion 179
Hashitoxikose 1014
Hassall-Körperchen 196, 570, 573
Haubenmeningitis 1079
Hauptzellhyperplasie 1025
Hausstaub-Läsionen 160, 576, 599
Hautefloreszenz 943
Hautgeschwür 408
Hautmelanin 112
Hautmykose 263
Hautorgan 942
Hautschäden, medikamentöse 138
Hauttumoren 952 f
Hautwarze 242, 951
HAV = Hepatitis-A-Virus
HAV 238, 250, 755, **759**, 761
Hb s. Hämoglobin
HbA 501
Hb-Bart 521
HBc-Antigen 761, 763
HBe-Antigen 761
HbF, fetales 501
HbF-Persistenz 521
HbH-Krankheit 522
HBs-Antigen **761**, 762 f
HBV = Hepatitis-B-Virus
HBV 222, 238, 249, 346, 357, 755, **759**, 761, 763, 776, 831
HBV-Träger 763
HCC = Hepatocellular Carcinoma, s. Leberzellkarzinom
HCN = Blausäure, Cyanid
HCN-Intoxikation 1068

HCV = Hepatitis-C-Virus
HCV 170, 238, 244, 755, **759**, 764, 776, 827
HDL = High-Density-Lipoprotein
HDL-Cholesterin 84, 423 f
HDV = Hepatitis-D-Virus
HDV 755, **759**, 763 f
Hedinger-Syndrom 476
Heerfordt-Syndrom 629
Hefepilz
– allgemein **264**
– Pneumonie 621
Heine-Medin-Krankheit 1117
Heinz-Körper 509, 519, 521
Heiserkeit 589, 638, 1021, 1051
Heissluftläsion 577
Helicobacter pylori
– Bakteriologie 222, **251**
– Gastritis 683, 687, 691
– Lymphom 563
HELLP = Hypertension-Elevated-Liver-Enzmyes-Low-Platelets
HELLP-Syndrom 905
Helminthose 236, 273
Helferviren 357
Hemiatrophia cerebri 1061
Hemidesmosomen, allgemein 30
Hemiparese 1106
Hemiplegie 1062
Hepadnaviridae 238, **241**, 756
Hepar lobatum 748
Heparansulfat-Proteoglykane 47
Heparin
– allgemein 397
– Läsion 508 f
Hepatic venoocclusive disease 752
Hepatisation, Lunge
– gelbe 613
– graue 213, **613**
– rote 613
Hepatitis
– allgemein **755 ff**
– A-Typ 756, **761**, 765
– akute 749, 755 ff, 759
– alkoholtoxische 111
– Autoimmunhepatitis 765 f
– Begleithepatitis 766 f
– B-Typ 743, 756, **763**
– chronisch-aktive 70, 101, 742 f, 746, 749, 755, **759 ff**, 773
– C-Typ 743, 756, **764**, 770
– cytomegalica 324
– D-Typ 756, 763, **764**
– epidemica 761
– ethyltoxische 739, **770**
– E-Typ 756
– fulminante 244, 743, 749, 755, **758**
– granulomatöse 767 f
– gummöse 748
– herpetica 766
– medikamentös-toxische 111, 758, **772**, 773
– neonatale (Riesenzell-) 749
– protrahierte 755
– rubeolosa 320

– unspezifisch-reaktive 767
Hepatitis-A-Virus 238, 250, 755, 759, 761
Hepatitis-B-Virus 222, 238, 346, 357, 755, 759, 761, 763, 776
Hepatitis-C-Virus 238, 244, 755, 759, 764, 776
Hepatitis-D-Virus 755, 759, 764
Hepatitis-E-Virus 755, 765
Hepatitis-G-Virus 238, 244
Hepatoblastom **775**, 847
Hepatojugularreflux 468
Hepatomegalie 535, 753
Hepatopathie, toxische **772**
Hepatoportalsklerose 744 f
Hepatopulmonal-Syndrom 789, **791**
Hepatorenal-Syndrom 789, **791**, 841
Hepatosplenomegalie 84, 767
Hepatotoxine
– fakultative 772
– obligate 772
Hepatotropismus, Viren 736
Hepatozytenballonierung 749
HepPar 779
Herbstlaubleber 751
Herceptin 866, 979
Herdatelektase 593
Herdemphysem 593
Herdenzephalitis
– metastatisch-eitrige 1080, 1085
– perivenöse 1089
Herdglomerulitis 835
Herdpneumonie
– eitrige 616 f
– gelatinöse 623
– konfluierte 611, 617
– peribronchiale 611
– septikopyämische 611, 617
– tuberkulöse 622
Heritabilität 298
Hermaphroditismus 847, 862, 914
HER2/neu = Herceptin
HER2/neu 866, 979
Hernie
– abdominale **698**, **731**
– uteri inguinalis 914
Heroin-Läsionen 180, 229, 604, 830 f, 1124
Herpangina 238, 653
Herpes
– febrilis 238
– genitalis 899, 937
– labialis 211, 238 f, **653**
– Sepsis 238
– simplex 238 f, 653
– zoster 239, 1110
Herpes-simplex-Viren
– allgemein **237**, 239, 249, 618, 676 f, 766
– Typ 1 237, **653**, 677, 899
– Typ 2 237, 899, 937
Herpeshepatitis 766
Herpesösophagitis 677
Herpesviren, humane 237 f, 551, **653**

Herpesvirus 8, humanes 198, 453, 554
Herpes-zoster-Neuritis 1110
Herzbeutelerguss 495
Herzbeuteltamponade 469, 472, **475**, 494
Herzfehlbildung 285, **455 f**
Herzfehlerzellen 603
Herzhypertrophie
– exzentrische 465
– konzentrische 390, 392
– hypertone 390
Herzinfarkt 469, **471**, 473
– akuter 474
– subakuter 474
– transmuraler 472
Herzinsuffizienz 464, **466 f**, 612
Herzklappenverkalkung 134
Herzkrankheit
– ischämische 464, **468**
– koronare 423, 464, **468 f**
Herzleistungsstörung 464
Herzmyxom 483 f
Herzobduktion 456
Herzohrdilatation 408
Herzrhythmusstörung 469, 475
Herzschmerz 675
Herzstillstand 4
Herztrauma 464
Herzvitium 476
Herzvorhofdilatation 408
Herzwandaneurysma 408, **469**, 472, 475, 497 f
Heterochromatin 12, 15 f
Heterolyse 133
Heterophagie 24, 25
Heteroplasmie 297
Heterotopie
– allgemein **337**
– intestinale 696
Heubner-Endarteriitis luica 436
Heuschnupfen 179, 207, 576, 599
HEV = Hepatitis-E-Virus
HEV 755, 765
High-Endothelial-Venule 164, 565
Hexenmilch 967
Hexenschuss 1166
Heymann-Nephritis **826**, 829
HFE-Gen = Hämochromatose-Gen
HFE-Gen 67
HGS = Hypoglykämiesyndrom
HGS 1035
HHT-Gen = Hereditary-Hemorrhagic-Teleangiectasia
HHT-Gen 399
HHV-8 = humanes Herpesvirus Herpesvirus 8
HHV-8 198, **453**, 554
Hiatus
– Hernie 672, 675
– leucaemicus 526
– oesophagei 675
Hidden-Azidose 394
Hidradenom 901
HIF-1 = Hypoxie-Induzierter-Faktor
HIF-1 844

High-Density-Lipoproteine 78
Hiluslymphadenitis 624
Hilustuberkulose 624
Hiluszell-Hyperplasie 880
Hindgut 709, 727
Hinterdarm, embryonaler 727
Hinterwandinfarkt 475
Hippie-Endokarditis 478
Hippie-Hepatitis 759
Hirano-Körper 1075
Hirnabszess 595, 1057, **1080**
Hirnbasisaneurysma 435, 812, **1054**
Hirnblutung, allgemein 1053
Hirndruckerhöhung 1055, 1057, **1063**, 1080, 1107
Hirngewebsschaden, topischer 1048
Hirnherniation 1063
Hirninfarkt **1049f**, 1079
Hirnkontusion 1057
Hirnödem 1062f
Hirnperinatalschaden 1061
Hirnsinusthrombose 407
Hirnstammdruckblutung 1055
Hirntod
– Allgemeintod 4
– dissoziierter 1049
– intravitaler 1049
Hiroshima-Läsion 151, 358, 526
Hirschsprung, Morbus 709
Hirsutismus 1005
Histamin
– Effekte 169, 176, 178, 207 f, 599
– Freisetzungsreaktion 576
Histiozyten
– akute Entzündung 206, 225,
– chronische Entzündung 225, 553
– meerblaue 542, 739
– Neoplasie **567**, 610
Histiozytengranulom 219, **232**
Histiozytom, maligne-fibröses 964, 1159
Histiozytose, maligne 567 f
Histiozytosis X
– hypophysäre 983
– lymphonoduläre 567, 610,
– pulmonale 633
Histochemie, allgemein 7
Histokompatibilität 183
Histone
– allgemein 13
– Nekrose 129
– Antikörper 168 f
Histoplasmose 232
HIT = Heparin-induziertes Thrombozytopenie-Syndrom
HIT, 406, **508**
Hitzeerythem 147
Hitzepyrexie 147
Hitzeschäden 147
Hitzschlag 56, **147**
Hitzeschockprotein 120, 147, 162, 252
HIV = Immundefektvirus, humanes
HIV s. auch AIDS
HIV
– AIDS 175, **197f**

– Assoziationsläsionsläsion **1084**
– Enzephalitis 198, 1084
– Enzephalopathie 1084
– Haarleukoplakie 656
– Infektion 175, 947
– Kaposi-Sarkom 453
– Leukenzephalopathie 1047, **1084**
– Lymphadenopathie 197, **553**
– Myokarditis 488
– Nephropathie 827, 831
– Neuropathie 1111
– Riesenzellhepatitis 759
– Virologie 238, **248f**
HLA = Human Leucocyte-Antigen
HLA-Antigen 161, 183, 652, 686, 703, 1088
HLA-B27-Assoziation 1169
HLA-B51-Gen 653
HLA-DP 162
HLA-DQ 162
HLA-DR 162, 1088
HLA-Region 298
HLA-System **161**, 162, 368
HMB-45 = Human Melanoma Clon B-45
HMB-45 842, 960
HMSN = Hereditäre-motorisch-sensorische Neuropathien
HMSN **1110**, 1117
HNPCC = Hereditary-Non-Polyposis-Colon-Cancer
HNPCC
– Suszeptibilitätsgene 352
– Tumor 708, 723, **725f**
– Vererbungsmodus 292, 294
Hoden-Atrophie 150, 916, 969
Hoden-Deszensus 912 f
Hoden-Ektopie 913, 920
Hoden-Entzündung 915 f
Hoden-Fehlentwicklung 912 f
Hoden-Fehlfunktion 917 f
Hoden-Infarkt 915
Hoden-Karzinom, embryonales 923
Hoden-Lymphome 926
Hoden-Torsion 915
Hoden-Tumoren 920 f
Hodgkin-Lymphom 241, 554, **555 f**, 832, 926
Hodgkin-Sarkom 557
Hodgkin-Zellen 552, **555 f**
Höhenpolyglobulie 503
Höhlenaspergillose **266**, 579, 595, 628
Hohlfuss 1111
Home-Mittellappen 932
Homer-Wright-Rosette 1007, 1101
Homing-Rezeptor 165, 181, 694
Homöoboxgen s. HOX-Gen
Homosexualität 197, 248, 756
Homovanillinsäure 1009
Homozystinurie
– allgemein **95**
– Atherosklerose 424
Honigwabenaspekt
– pulmonal 635
– zerebral 1098, 1099
Hordeolum 217

Horner-Syndrom **638**, 1045
Horton, Morbus 441
Horton-Arteriitis 441
Howell-Jolly-Körper 509
Howship-Lakune 1137
HOX = Homöobox
HOX-Gen 114, 312, 316, 346, 462, 810, 1042
HPL = Human-Placental-Lactogen
HPL 909
HPV = humane Papillomviren
HPV
– Condyloma
– – acuminatum 854, 889
– – planum 888 f
– Enzephalopathie 1085
– Hautwarzen 951, 954
– Leukoplakie 655,
– Mundhöhlenpapillom 657
– Neoplasie, intraepitheliale 729, 890, 901
– Ösophaguspapillom 678
– Peniskarzinom 938
– Rachenpapillom 580, 589
– Tumorigenese 356, 359
– Vaginakarzinom 895
– Virologie 238, 242
– Vulvakarzinom 901
– Zervixentzündung 887
– Zervixkarzinom 888, 891
H1-Rezeptor, Histamin **208**
H2-Rezeptor, Histamin **208**, 681
HSV = Herpes-simplex-Viren, HSV 237, 239, 237, 618, 676 f, 766
HSV-1 **653**, 677, 1111
HSV-2 **653**, 937, 982
HSV-Enzephalitis 1082 f
HTLV = humanes T-Zell-Leukämie-Virus
HTLV **247**, 357, 554
Hufeisenniere 285, 290, 316, **811**
Hüftgelenkdysplasie 1119, 1120
HUGO = Human Genome Organisation 280
Hühnerauge 120, 589
Hühnerbrust 1135
Humps, renale 827
Hundebandwurm 769
Hungeratrophie 80, 118
Hungergeschwür 123
Hunner-Ulkus 853
Hunter, Morbus 57
Huntingtin-Gen 293, 1069
Huntington, Morbus 1069, **1075**
Hurler, Morbus 59
Hurst-Enzephalomyelitis 1089
Hürthle-Zellen 20, 1013
Hürthle-Tell-Tumor 20
HUS = Hämolytisch-Urämisches-Syndrom
HUS 401, 516, 714, 814
Hutchinson-Trias 326
Hutchinson-Zähne 326
Hyalin
– bindegewebiges 40
– epitheliales 40
– vaskuläres 40, 430

Hyalinknorpel 337
Hybridisierung 9
Hydantoin-Gingivitis 661
Hydantoin-Nephrotoxizität 140
Hydatide 276, 769, 873
Hydralazin 138
Hydranenzephalie 1061
Hydroa varicelliformis 100
Hydrocele funiculi spermatici 919
Hydrocele testis 919 f
Hydrocephalus
– externus 1046
– internus 1043 ff, **1046**, 1079, 1081, 1100
Hydrochylus 798
Hydrogenosom 269
Hydromyelie 1044 f
Hydronephrose 389, 837, 849, 852, 857, **858**
Hydrops fetalis 243, 324, 327, 515, **521**
Hydrosalpinx 873
Hydrothorax 642
Hydroureter 837, 852
Hydroxyethylstärke-Infusion 819
21-Hydroxylase-Defekt 1004
Hydrozele 912, 919
Hydrozephalus 1040, **1046**, 1099, 1100, 1101
Hygrom
– colli 290
– zystisches 448
Hypalbuminämie 681, 730, 789
Hyperadrenalismus 1000
Hyperaktivität, mototrische 983
Hyperaldosteronismus 789, 842, **997**, 1001
Hyperandrogenismus 868
Hyperazidität 683
Hyperbilirubinämie 100, **105**, 107, 518, 755
Hypercholesterinämie 80, **84**, 471, 779, 833
Hyperchromasie 364
Hypereosinophiliesyndrom 689
Hypergammaglobulinämie 173, 668
Hypergastrinämie 682 f, 693
Hyperglykämie 75, 803
Hyperheterochromasie 14
Hyperhidrose 1023
Hyperhydratation 69
Hyperinsulinismus 1033
Hyperkaliämie 1001, 1002, 1004
Hyperkaliurie 817
Hyperkalzämie 66, 288, 802, 821 f, 835, 1026, 1028
Hyperkalzämiesyndrom 135, 383, 427, 487, 638, 1025, 1161
Hyperkalzurie 817
Hyperkeratose 151, 948
Hyperkortizismus 432, 994, 997, **1001f**, 1003
Hyperlipidämie **83f**, 423, 770, 800

Hyperlipoproteinämie
- allgemein **83f**, 1147
- sekundäre 85
- Typ I 78, **83**
- Typ II 78, **84**, 294, 802
- Typ III 78, **85**
- Typ IV 78, **85**, 771, 794
- Typ V **84**, 771, 802

Hypernatriämie 69, 1004
Hypernephrom s. Nierenzellkarzinom
Hyperodontie 658
Hyperostose 1102, 1138, 1164
Hyperöstrogenismus 868, 969
Hyperoxalurie
- primäre 24, **94**, 146
- sekundäre **95**, 146

Hyperparakeratose 947
Hyperparathyreoidismus
- allgemein **1028f**
- Immundefekte 194
- Nebenschilddrüsenadenom 1027
- Osteopathie 1139f
- primärer 1025f, **1143f**
- renaler 840, 846
- sekundärer 841, 1026, 1142, **1144f**

Hyperphosphatämie 427
Hyperphosphaturie 817
Hyperpituitarismus 984, 992
Hyperplasie 15
- Adenohypophyse 986
- adrenale 996, 1004
- Anpassungsreaktion 119f
- duktale 970f
- dysendokrine 120
- follikuläre, reaktive 548
- foveoläre 682f
- gingivale 661
- glanduläre 682
- hämatopoetische 502
- kardiale 466
- lienale 518
- lobuläre, atypische 971
- Muskeldystrophie 1025f
- noduläre 751, 754, 774f, 997
- regeneratorische 120, 331, 774

Hyperprolaktinämie 982, 983, 969, 961f
Hyperpyrexie 1122
Hypersensitivitätsreaktion s. Überempfindlichkeitsreaktion
- Typ I **176**
- Typ II **179**, 917
- Typ III **180**
- Typ IV **181**, 917

Hypersplenismus **535**, 543, 546, 789
Hypertelorismus 195, 285, 287, 289, 301, 1106
Hypertetraploidie 364
Hyperthekose 863
Hyperthermie
- allgemein **147**, 983
- maligne 1118, 1122

Hyperthyreose 487, 983, 993, 1011, 1019, **1022f**, 1034, 1141
Hypertonie
- arterielle

- - allgemein 82, 86, **386f**
- - Akromegalie 993
- - Arteriopathie 429ff
- - Atherosklerose 423f
- - endokrine 389, 993, 1001f, 1003, 1006
- - Endometriumkarzinom 881
- - EPH-Gestose 822, 904f
- - essenzielle 388
- - Folgezustände 391
- - Gastropathie 684
- - Hirnschäden 1054
- - kardiovaskuläre 389
- - koronare Herzkrankheit 470f
- - maligne 430
- - Nebennierenkarzinom 846
- - Nephropathie 812, 813, 815, 827, 829, 831, 833, 837, 842, 844, 846
- - neurogene 390
- - Vererbung 298
- - Vulvakarzinom 893
- - portale 386, 392, 676, **755**
- - Bilharziose, hepatolienale 765
- - Budd-Chiari-Syndrom 752
- - Cholangiopathie 783
- - Hepatitis, granulomatöse 768
- - Leberzirrhose 746, 789
- - Pfortaderthrombose 754
- - Sklerose, hepatoportale 745
- - Venenokklusionskrankheit 753
- - pulmonale 141, 386, **391f**, 598
- - Herzinsuffizienz 417, 468
- - Transplantatpneumopathie 598
- - Vaskulopathie 601
- - renale **386**, 388, 815, 827
- - renoparenchymatöse 388f
- - renovaskuläre 389, 813

Hypertrichose
- allgemein 100
- lanuginöse 384

Hypertrophie,
- allgemein 15
- Anpassungsreaktion 118f
- exzentrische, Herz 390, 464, 466, 483
- hormonale 119
- kompensatorische, Herz 119, 464f
- konzentrische, Herz 390
- linksventrikuläre, Herz 390
- myokardiale, Herz 466
- rechtsventrikuläre, Herz **391f**, 457
- Regeneration 331

Hyperurikämie **97f**, 820, **1165**
- primäre 98
- sekundäre 98

Hypervitaminosen, allgemein 145
Hyphen 263, 265
Hypnozoiten 272
Hypochromasie 14
Hypogammaglobulinämie 194

Hypoglykämie 790
Hypoglykämiesyndrom 1035
Hypogonadismus
- Gynäkomastie 969
- Hodendysfunktion 917
- hypogonadotroper 982
- hypopituitärer
- - postpubertärer 918
- - präpubertärer 917
- hypothalamischer 983
- obstruktiver 919
- Osteoporose 1141
- posttestikulärer 919
- prätestikulärer 917
- testikulärer 918, 969

Hypoinsulinismus 606, **1033**
Hypokaliämie 487, 842, 1037
Hypokalzämie 65f, 638, 803, 840, **1025f**, 1028f, 1142, 1144
Hypokalzämiesyndrom 638, 1162
Hypokinesie 1119
Hypokomplementämie 832
Hypokortizismus 514, 994, **1000f**
Hypolipoproteinämie 82
Hypomagnesieämie 1165
Hyponatriämie 69, 1067
Hypoodontie 658
Hypoöstrogenismus 885
Hypoparathyreoidismus 65f, 69, 264, 288, 1025, **1028f**, 1152
Hypopharynxkarzinom 591
Hypophosphatämie 145, 1165
Hypophysenadenom 49, 483, **987f**, 1152
Hypophysenadenokarzinom 987
Hypophysitis 985
Hypopituitarismus 514, 917, 984, **991f**
Hypoplasie
- Anpassungsreaktion 120
- Fehlbildung 301
- Hämatopoese 514
Hypoploidie 283
Hyporeflexie 1119
Hyposialie 666f
Hyposmie 1111
Hypospadie 847, **935f**, 1005
Hyposthenurie 817
Hypothalamus 912, 982f
Hypothermie 148
Hypothyreose
- allgemein 83, 514, 606, **1024f**
- Autoimmunopathie 996
- hypophysärer 992
- Medianekrose 432
- Osteopathie 1141, 1152
- Sialadenose 666
- Thyreoiditis, chronisch lymphozytäre 1014
- TSH-Zell-Hyperplasie 986
- ZNS-Fehlbildung 1042
Hypotonie
- arterielle **386**, 473
- muskuläre, 1117
Hypoventilation, alveoläre 600
Hypoxämie 22, 391

Hypoxanthin-Guanin-Phosphoribosyltransferasemangel 98
Hypoxidose 21f, **62f**, 127, 129, 260
- akute 63, 520
- chronische 63
- hepatische 750
- hypoglykämische 22
- ischämische 392, **413**, 711, 739
- zerebrale **1045f**, 1050, 1068
Hypoxie s. Hypoxidose

I

IAPP Insel-Amyloid-Polypeptid
IAPP 1034, 1036
IBD = Inflammatory-Bowel-Diseases
IBD 705f, 716f
IBD1-Gen 705
ICAD = Inhibitor der Caspase-aktivierten DNAase
ICAD 16
ICAM = interzelluläres Adhäsionsmolekül
ICAM 35, 129, 205, 522
ICD-O = Internation Code of Disease-Oncology
ICD-O-Code, allgemein 372
ICOS = Inducible-Co-Stimulatorreceptor
ICOS-Ligand 163
Icterus
- allgemein **105**
- gravis neonatorum 515
- in graviditate 773
- juvenilis intermittens 107
IC-Virus **243**, 1085
IDDM = Insulin-Dependent-Diabetes
IDDM 1033
IDL = intermediate density lipoproteins
IDL 78
Idiotyp 168
IFN = Interferon
IFN 209, 611, 1013
IgA
- allgemein 164, 166, 170, 611, 659, 704, 852, 930
- Autoantikörper 185, 187
- Mangelsysndrom195
IgA-Nephritis 181, 400, 823, **830f**
IGCNU = Intratubular Germ cell Neoplasia, Unclassified
IGCNU 920
IgD 166
IgE
- allgemein 166, 173, 207f, 620
- Asthma bronchiale 599
- CD11/CD18-Defekt 524
- Churg-Strauss-Arteriitis 440
- Mastzellen 178
- Sofortreaktion 176f, 179
IGF = insulin like growth factor
IGF 308, 537, 634, 847f, 1138
IgG
- allgemein 166, 169f, 179

- Aspergilluspneumonie 620
- Autoantikörper 185, 187, 515
- Glomerulonephritis 825
- Mangelsysndrom 194
Ig-Gen 548
IgM
- allgemein 166, 170, 179
- Autoantikörper 515
IgM-Überschusssyndrom 195
IgM-Nephropathie 833
Ikterus
- allgemein **105**
- Anämie, hämolytische 514
- Budd-Chiari-Syndrom 752
- Cholangitis 784
- Cholangiokarzinom 792
- Graviditätshepatopathie 773
- hämolytischer 103, 106
- hepatischer 107 f
- – cholestatischer 108
- Hepatitis 755, 763, 766
- hepatozellulärer 111
- Hyperbilirubinämie 100, **105**, 514, 518
- Leberinsuffizienz 790
- mechanischer 795
- medikamentöser 139
- obstruktiver 797
- Pankreatopathie 806, 808
- Sphärozytose 518
- Steatohepatitis 771
- zerebraler 1060
IL = Interleukine
IL, allgemein 206, 209
Ileitis
- allgemein 700, 712
- terminalis 228, 705
Ileokolitis 700
Ileum-Adenom 708
Ileum-Karzinoid 1031
Ileus
- mechanischer **697**f
- paralytischer **697**f, 731, 803, 840
Immortalisierung 122, 132, 343, 349, 356, 956
Immotiles-Zilien-Syndrom **31**, 612, 919
Immunamyloid 47
Immunanwort
- MHC-restringierte 172
- pathogene 159
- spezifische 159
Immundefekt 570
- primärer 194
- schwerer, kombinierter 168, 172, **196**
- sekundärer 194, 196
Immundefektsyndrom s. auch AIDS
Immundefektsyndrom 159, **193**, 197, 835
Immundefektvirus s. HIV
Immundefizienz, gewöhnlich-variable 194
Immundepotfibrinoid 43
Immunglobulin
- allgemein 25, **165**f, 1016, 1161
- Klassen-Switch 599
- Magelsyndrom **194**f, 708

Immunhistochemie, allgemein 7
Immunität
- adaptative 159
- humorale 165
- verzögerte 173
- zelluläre **172**, 209
Immunkomplex-Funktion **169**f
Immunkomplexglomerulo-nephritis 170, 579, 825, **827**, 829, 831
Immunkomplexkrankheit 139, 180, 192, 237
Immunkomplexorchitis 917
Immunkomplexvaskulitis 187, 479, 834
Immunmangelsyndrom 176
Immunproliferatives Syndrom 174
Immunreaktion
- allgemein 139
- humorale 360
- Klassifikation 177
- pathogene 176
- protektive 158
Immunsuppression 356
Immunthrombozytopenie 179
Impetigo 257 f
Impfmetastase 371, 646
Implantationsmetastasen 341
Impotentia coeundi 917
Imprinting, genomisches 287, 353
Inaktivitätsatrophie 121, 1116, 1141
Inaktivitätsosteoporose 1141
Inanitionsatrophie 123
Indolessigsäure 91
Induktion, Fehlbildung 313
Induration, braune, Lunge 603
Induratio penis plastica 937
Infantilismus 982
Infarkt
- allgemein 63
- anämischer 414, 995, 1048
- hämorrhagischer 414, 416, 995
Infarktkaverne 605
Infarktpneumonie 605
Infarktschwiele 469
Infektanämie 511
Infektion
- enterohämorrhagische 714
- enteroinvasive 713
- latente 236, 357
- lytische 236
- nosokomiale 615
- opportunistische 249
- persistierende 236
- transformierende 236
Infertilität 881, 893, 913, 917
Influenzaviren-Infektion 212, 214, 238, 244 f, 488, 576, 596, 1089, 1090, 1111
Inguinalhernie 912
Inhibin 868, 869, 870
Inkarzeration, Darm 731
Inklusionszellkrankheit 57
Inkontinenz, Harn 726 826
Innenschichtinfarkt
- Herz 471 f
- Darm 699

Inokulationshepatitis 761
Insektizidintoxikation 142
Inselamyloidose 1034
Insel-Amyloid-Polypeptid 1034
Insertion, Chromosom 292
Insertionsstörung, Plazenta 903
Insertionstendopathie 1173
In-situ-Hybridisierung 8, 9
In-situ-Immunkomplex-GN
In-situ-Neoplasie s. Carcinoma in situ
In-situ-Neuroblastom 1007
Insomnie, fatal-familiäre 1088
Insudation 154
Insuffizienz
- linksventrikuläre 391
- myogene 466 f
- respiratorische, obstruktive 610, 632
Insulin-Antikörper 1033
Insulinmangel 30, **1033**f
Insulinome 1036
Insulinresistenz 1034
Insulitis 1033
Integrine 35, 310, 331, 522
Interface-Hepatitis 743, **759**
Interferon 162, 209
Interleukin s. IL
Intermediärfilament, allgemein 30
Intermediärzonen-Zyste 983
Intersexualität 862, **912**f, 1005
Intestinalblutung 712, 713, 714
Intestinalgranulom 706
Intima-Fibroelastose 602
Intima-Fibrose 422, 431, 470, 602, 627
Intima-Ödem 154
Intima-Sarkom 455
Intimspray-Läsion 897
Intraabdominaldesmoid 1174
Intrauterinpessar 872, 878
Intrinsic factor 681, 686
Introitus vaginae 874
Intubationsstörung 593
Invader-Typ, hepatozelluläres Karzinom 777
Invagination, Darm 698
Invasin 713
Invasion, Tumor 340, 343, 367
Inversion, chromosomale 283, 285
Involutionsatrophie 121
Involutionsosteoporose 1141
Inzest 295
Inzidenz, allgemein 5
Ionenkanal-Krankheit 1122
Ionenkanal-Myopathie 1122
Ionen-Struktur 28 f
Iridozyklitis 629
Irisflecken 1106
Irishamartom 1104
Irritable-Bowel-Syndrome 710
Irritationsfibrom 654
Ischämie 22
- absolute
- – anhaltende 413
- – temporäre 414
- akute globale 1048
- arterielle **413**f, 699, 711
- chronische 22, **415**

- relative 414 f
Ischiopagus 318
ISCN = International System for Human Cytogenetics Nomenclature
ISCN 12, 283
Isoagglutinin 515
Isoniazid-Läsion 540, 759
Isosthenurie 818
Isotransplantat 182
Isotyp, Antikörper 166
Ito-Zellen 744
ITP = Idiopathische-Thrombo-zytopenische-Purpura
ITP **507**, 516, 714
Ivemark-Syndrom 543
Ixodes 244

J

Jaffé-Lichtenstein, Morbus 1152
JAG-Gen = „Jagged-1"Gen
JAG1-Gen 288
Jaguarkult, Trisomie 286
Januskopf 318
JC-Virus 243, 1085
Jeans-Vulvitis 897
Jejunumadenom 708
Jeune-Syndrom 284
JMML = Juvenile-Myelomono-zytäre-Leukämie
JMML 541 f
Job-Syndrom 524
Jod-Basedow-Phänomen 1017
Jodfehlverwertungsstruma 1015
Jodmangel 1015
Jüngling, Morbus 1150
Junin-Virus 247
Junk-Granulome 759
Junktionsnävus 957 f
Juxtaglomerularapparat 386, 813 f
Juxtaglomerularzelltumor 842

K

Kachexie 123, 168, 196, 382, 570, 666, 983
Kaffeebohnenkern 869, 1020
Kahler, Morbus 1160
KAL = Kallmann-Lokus
KAL-1 Gen 982
Kala-Azar 268
Kaliumkanalmutation 1122
Kaliurie 2001
Kalixzyste 850
Kalkfettseifen 131
Kalkinfarkt 822
Kalkmilchgalle 796
Kallikrein **210**, 802
Kallmann-Syndrom 982, 991
Kallus 336
Kälte-Autoantikörper 179
Kälteautoantikörper-Anämie 516
Kältehämolysin 516
Kälteschäden 148, 149
Kalziergie 135
Kalziphylaxie-Syndrom 133

Kamptodaktylie 285
Kannibalismus, humaner 1088
Kanzerisierung, Mamma
– duktale 974
– lobuläre 974
Kanzerogenese s. Karzinogenese
Kaolinpneumokoniose 631
Kapillaraneurysma 154
Kaposi-Sarkom 197, 249, 450, **452f**, 553
Karbunkel 200, 217
Kardiainsuffizienz 675
Kardiomyopathie
– alkoholische 486f
– amyloidotische 486
– dilatative 475, **486**
– Friedreich-assoziierte 1077
– glykogenotische 487
– hämochromatotische 487
– hyperkalzämische 487
– hyperthyreotische 487
– hypertrophische, 463, **485f**
– hypokaliämische 487
– ischämische 475
– katecholämische 1006
– kongestive 486
– medikamentöse 487
– myopathische **1020**, 1021
– peripartale 486
– primäre **485f**
– restriktive 486
– sarkoidotische 486
– sekundäre 67, 73, 82, **486f**
– Spinozerebellarataxie 1077
Kardiospasmus 674
Karditis, chronisch rheumatische 482
Karies 73, 583, **660**
Karnifikationspneumonie 614
Karotissinussyndrom 1011
Karpaltunnelsyndrom 47f
Karpfenmund 287
Kartagener-Syndrom **31**, 594
Kartoffelnase 580
Kartoffeltuberkulose 625
Karyolyse, allgemein 14
Karyorrhexis 14, 129, 741
Karzinogenbioaktivierung 354
Karzinogen
– allgemein 23, **353**
– chemische 355
– Entgiftung 342
– genotoxische 353
– nichtgenotoxische 353
– Wirkung 354
Karzinogenese
– allgemein **344f**
– chemische 353
– formale 361
– genetische 281
– hormonelle 881
– kausale 343
– physikalische 358
– teratalogische 322
– virale 356
Karzinoid
– allgemein **1030f**
– atypisches 641
– bronchiales **640f**, 992
– Endokardfibrose 476,
– gastrales 693f

– Histologietypen 1031
– intestinales 706
– kolorektales 726
– Nierenzellkarzinom 845
– ovarielles 871
– Syndrom 638, **1031f**
– thymisches 574
Karzinom 339, **376f**, 431
– adenoid-zystisches 581, 600, 672, 834
– adenosquamöses 808, 894
– anaplastisches 586, 808, 1022
– bronchioloalveoläres 641
– cholangiozelluläres 779
– diffuses **376**
– duktal-endokrines, gemischtes 808
– duktales, Mamma 967, 974, 973
– embryonales 870, **922**
– endokrines 707, 726
– endometrioides **867**, 934
– fibrolamelläres 779
– follikuläres, Thyroidea 1019
– hellzelliges s. Karzinom, klarzelliges
– hepatozelluläres 750, 764, **776**, 791
– hoch-differenziertes 378
– hyperöstrogenismus-assoziiertes 881
– klarzelliges 637, 858, 868, 882, 894
– kleinzelliges
– – Harnblase 857
– – Larynx 590
– – Lunge **639**, 1003, 1107, 1126
– – Rektum 724
– kloakogenes 729
– Kolitis-assoziiertes 716, 725
– kolorektales s. Kolorektalkarzinom
– kribriformes 934, 976
– lobuläres, Mamma 967, 973
– lymphoepitheliales 586
– medulläres
– – Kolon 724f
– – Mamma 978
– – Thyroidea **1020**, 1032
– mesonephroides 868
– mukoepidermoides 671
– muzinöses
– – allgemein 379
– – Kolon 724 978
– – Mamma 978
– – Pankreas 808
– nasopharyngeales 587
– neuroendokrines s. endokrine Tumoren
– niedrig-malignes 866
– papilläres 376, 978, 1020
– pleomorph-riesenzelliges 808
– pluriformes 934
– polypöses 376
– serös-papilläres 882
– subglottisches 591
– supraglottisches 591
– szirrhöses 379
– tubuläres 978

– ulzeriertes 376
– undifferenziertes 379, 808
– verruköses 591, 938
– zystisches 376
Karzinosarkom 868, 883
Kasabach-Merritt-Syndrom 774
Käsewäscherlunge 632
Kashin-Beck-Krankheit 524
Kastrationszellen 992
Katarakt s. Cataracta
Kathepsin D 41
Katheterismus 929
Katzenauge, amaurotisches 294
Katzenkratzkrankheit 231, 546, 551
Katzenschrei-Syndrom 287
Kavathrombose-Syndrom 447
Kavernenkarzinom 628
Kavernenlunge 617, 621, 623, 627, 631
Kavernitis 935f
Kawasaki-Syndrom 438
Kayser-Fleischer-Kornealring 70
Kearn-Sayre-Syndrom 1123
Keilwirbelbildung 1142
Keimbahnmutation 280
Keimdrüsenfalte 912
Keimzellhypoplasie 918
Keimzellneoplasie, intratubuläre 920f
Keimzelltumoren
– extragonadal 574, 1104
– männlich 864, **870**,
– weiblich 912, **920f**
– zerebral 1104
Kelchdivertikel 850
Kennedy-Syndrom 1117
Keratinbodies 989
Keratinmutation 656
Keratinozytentumor 953
Keratitis parenchymatosa 326
Keratoakanthom 951, **953f**
Keratokonjunktivitis
– allgemein 256
– sicca 668
Keratose
– aktinische 954
– friktionale 656
– seborrhoische 951
– senile 954
– solare 951, 954
Keratozyste, odontogene 664
Kernadaptation, allgemein 15
Kerneinschluss
– allgemein **16f**
– Cowdry Typ A 766
– Cowdry Typ B 766
Kerninternalisierung 1116, 1117, 1120
Kernreihung 1117
Kernig-Zeichen 1079
Kernikterus 107, **515**, 1061
Kernkörperchen 12
Kernpolyploidisie 15, 118
Kernpyknose 14, 129, 153
Kernschwellung 15
Kernwandhyperchromasie 14, 129

Kernzytologie 14
Ketoazidose 75, 123
Ketonämie 75
Ketonurie 75
Kette, Immunglobuline
– leichte 166
– schwere 166
Kettenglieder-Aspekt 830
K-Hypopvitaminose 770
Kiefersperre 667, 1126
Kieferzyste 658f, 663
Kiementaschen 582
Kienböck, Morbus 1147
Kiernan-Leberläppchen 737
Kikuchi-Lymphadenitis 553
Killerzellen, natürliche = NK-Zellen 175, 237, 558
Kimmelstiel-Wilson-Syndrom 76, **819**
Kininsystem 204, 206, **209f**, 386
Kinozilien-Bau 31
Kirschrot-Fleck 89
Kissing-disease 241
Kissing-ulcer 683
Kiss-of-death 741
Kittniere 838
KKK = Katzenkratzkrankheit
KKK 231, 551
Klappenvitium, rheumatisches 480
Klarzellen
– steatohepatitische 740
– alkoholische 740
Klarzellsarkom 847
Klatskin-Tumor 797
Klauenhände 58
Klavus 120
Klebsiella pneumoniae 616
– ssp. ozaenae 577
– ssp. rhinoscleromatis 578
Klebsiellennephritis 835
Klebsiellenpneumonie 610, **616**
Kleeblattschädel 1134
Kleiderlauserkrankung 255
Klein-Blau-Rundzelltumoren 1008
Kleinhirndruckkonus 1063
Kleinwüchsigkeit 19, 69, 96, **1134**
Klinefelter-Syndrom **290**, 914, 918f, 920, 969
Klippel-Trénaunay-Syndrom 419, 448, 451
Klitorishypertrophie 1005
Klumpfuss 518
Knobs 272
Knochenanbaudynamik 1138
Knochenaneurysma 1157
Knochen-Fibrom, nichtossifizierendes 1151
Knochen-Frakturheilung 335
Knochen-Histiozytom 1159
Knochenmark
– allgemein 163, 500
– Transplantation 752
Knochenmetastase 707, 779, 808, 847, 935, 979, 1006, 1020, **1162**
Knochen-Nekrose 1147
Knochen-Paget 1145
Knochen-Riesenzelltumor 1159

Knochen-Sarkoidose 1150
Knochensequester 1149
Knochentumor
– kleinzelliger 1160
– primärer 1153,
– sekundärer 1162
Knochen-Zyste
– allgemein 1150
– aneurysmale 1151 f
– juvenile 1150
Knollenblätterpilzvergiftung **144**, 743
Knopflochstenose 481
Knorpelstammzelle 1134
Knoten
– dysplastischer 777
– heißer, Thyroidea 1018
– kalter, Thyroidea 1018
Knotenstruma
– euthyreote 1015
– hyperthyreote 1017
Koagulationsnekrose
– allgemein 124, **128**
– ischämisch 413
– zerebral 1048
Koagulopathie 402
Kodozyt 509, 513, 521, 522
Kohäsionsunabhängigkeit 367
Kohäsionsverlust 367
Kohlenhydratmalresorption 74
Kohlenmonoxidintoxikation **141**, 1067
Kohlenstaubpneumokoniose 631
Kohlenwasserstoff-Läsionen 353, 636, 1068
Köhler, Morbus 1147
Kohn-Poren 245, 610, 614 f
Koilonychie 510
Koilozyten 242, 678, 854, 888, 901
Kokarzinogenese 353
Kokereirohgas-Läsion 637
Kokzidioidomykose 231, 267
Kolitis
– allgemein 711 f
– antibiotikainduzierte 714
– bakterielle 713
– divertikuloseassoziierte 711
– fulminante 717
– iatrogene 715
– idiopathische 716
– protozoische 714
– pseudomembranöse 713 ff
– radiogene 715 f
– virale 715
Kolitiskarzinom 726
Kollagen, allgemein 36, 41, 53
Kollagenhyalinisierung 40
Kollagenketten-Defekt 37 f, 823
Kollagennekrose 43, 187, 430
Kollagenolyse 41
Kollagenosen 43 f, **187**, 192, 496, 731, **1169**, 1116, 1128
Kollapsatelektase 607
Kollapsfibrose
– hepatische 746
– pulmonale 605, 634
Kollateralzirkulation 414
Kolliquationsnekrose
– allgemein 124, 130,
– Entzündung 219,

– Zirkulation 414,
– ZNS 1048
Kolobom 285, 812
Kolonaganglionose 314, **709 f**
Kolon irritabile 710
Kolorektalkarzinom
– allgemein **723 f**
– Metastasierung 725, 779, 983
– Paraneoplasie 830
– Syndromal 352, **723**, **725**, 865, 872
Kombinationstumor, Hoden 926
Komedokarzinom, Mamma 976
Komedonekrose 977
Kompartment-Syndrom 415
Komplement-Defekt 168
Komplementlyse 360, 515
Komplementsystem 27, 162, 165 f, 168 f, **170 f**, 204 f, 209 f, 507, 588, 825
Komplexazinus, Leber 736
Kompressionsatelektase 607
Kompressionsstenose 592
Konchoidkörperchen 225, 227
Konduktorin 296, 1122
Kondylom s. Condyloma
Konglomerattumor, intestinaler 706, 711
Koniophagen 629
Konjunktivitis gonorrhoica 253
Kontaktallergie 181
Kontaktdermatitis 139, 182, **946 f**
Kontaktekzem 946
Kontaktheilung, Fraktur 335
Kontaktinhibition
– Regeneration 310, 331
– Tumorigenese 367
Kontrakturbandnekrosen 474, 487
Kontusionsherd 1058
Koplik-Flecken 246
Kaprolith 718
Kopfhöcker 871
Koproporphyrie, 96
Korneareflex 4
Korneatrübung 57, 70, 88, 96
Koronarsklerose 187, **468**
Koronarspasmus 470
Koronarstenose 469, 473
Koronarsyndrom, akutes 425
Koronarthrombose 472
Körpergröße, Genetik 299
Korpusgastritis 512, **686 f**
Korpuskarzinom
– Endometrium 883
– Magen 512, **691**
Korrosionsösophagitis 677
Korsakow-Syndrom **1067**, 1083
Kortikaltubera 1108
Kortex
– Lymphknoten 163, 570
– Niere 810 f
Kostmann-Syndrom 505
Koxarthrose 1135
Krabbe, Morbus **87**, 1065
Krabbe-Spieße 87
Kragenknopfzelle 868
Kragen, spanischer 936
Krampfadern 446

Kraniopharyngeom 123, 381, 983, **989 f**, 992
Kraniotabes 1135
Krankheit, Definition 2
Krankheit des zu kleinen Huts 1146
Kraurosis 900
Kreatinphosphokinase 472
Krebs s. Karzinom, Sarkom
Krebsnabel 327, 779 f
Kreideherd, tuberkulöser 626
Kreidestückfraktur 1146
Kreislaufschock
– Enteropathie **699**, 702
– Gastropathie 685
– Hepatopathie 802 f
– Mikrozirkulation 386, **392**
– Nierenversagen 816
– Zellödem 25, 63
Kreislaufstörung
– generalisierte 386
– lokalisierte 404, 411, 415
Kreislaufzentralisation **393 f**, 699
Kretinismus
– endemischer 1024
– sporadischer 1024
Krise, hämolytische 518
Kropf
– allgemein **1011**, 1014, 1016
– Endemiegebiet 1019, 1024
Krotalaria-Leber 752
Krotonöl-Läsion 215
Krozidolit 143
Krukenberg-Tumor 693, **871 f**
Krupp-Husten 214, 588
Kruste 945
Kryoglobulinämie **169 f**, 181, 192, 413, 764, 774, 828, 831, 949
Kryptenabszess 717
Kryptenexplosion 714
Kryptenhyperplasie 703
Kryptenregeneration 717
Kryptokokkose
– allgemein 232
– zerebrale 1084, 1085
Kryptosporidiose 249
Kryptorchismus 847, **912 f**, 920, 1005
Kugelberg-Welander-Muskelatrophie 1077
Kugelblutung 1054, 1090
Kugelzellanämie 500, 517
Kuhmilchenteritis 703
Kuhmilchproktitis 713
Kupferdrahtarterie 390
Kupfermangel 51, 68
Kupferüberschuss 70, 738
Kupfervergiftung 70
Kupffer-Zellen 105, 162, 738 f, 756 f, 767 f, 770
Kupffer-Zell-Siderose 748, 771
Kuru-Krankheit 1088
Kuru-Plaques 1087
Kurzdarm-Syndrom 732
Kußmaul-Atmung 841
Küttner-Tumor 668
Kwashiorkor
– allgemein **80**, 1135
– Zwerg 1134
Kyematogenese 304

Kyphose
– adoleszente 1150
– syndromale 288, 1150
Kyphoskoliose 747, 1020

L

Lactasemangel **74**, 700
Lactatazidose 698, 790
Lactobacillus-casei-Allergie 659
Lactoseintoleranz **74**, 697, 1141
LAD = Leukocyte adhesion deficiency
LAD- Typ I 523
LAD- Typ II 523
Laennec-Zirrhose 788
Laimer-Dreieck 674
Laktosomatotropin-Adenom 988
Lakunarzellen 555
LAMB = Lentigines, Atrialmyxoma, Blue-naevi
LAMB-Syndrom 483
Lambert-Eaton-Syndrom 638
Lamblia intestinalis 194, 269, 703
Laminin 53, 331, 522, 1020
Landkartenschädel 567
Landouzy-Sepsis 229, **625**
Landry-Paralyse **1083**, 1088, 1111
Landscaper-Gen **352**, 364, 381, 721, 1107
Langer-Giedon-Syndrom 288
Langerhans-Insel 1033
Langerhans-Zellen 162, 163, 249, 548, 565 f, 942, 947
Langerhanszell-Histiozytose **567 f**, 983
Langerhanszell-Sarkom 568
Langhans-Riesenzelle 226, 230
Langhans-Struma 1016
Langerin 567
LaPlace-Gesetz 467
Lappenleber 748
Lappenmilz 544
Laron-Zwerg 1135
Laryngitis
– akute 587 f
– chronische 589
– diphtherica 588
– katarrhalische 588
– pseudomembranös-nekrotisierende 588
– tuberculosa 589
– unspezifische 588
Laryngospasmus 1126
Laryngotracheobronchitis 579
Larynxkarzinom
– allgemein 586, **590**
– Metastasierung 591
Larynxödem 588
Larynxpapillom
– adultes 590, 600
– juveniles 589
Larynxpapillomatose 356, **590**, 642
Lasègue-Zeichen 1079
Läsion
– aktinische 150

Läsion
- alimentäre 143
- apoptotische 54
- atherosklerotische 424 ff
- bakterielle 236, 250
- degenerative 1064
- dysrhaphische 1042
- elektrische 149
- emphysematöse 610
- frühkindliche 1060
- helminthotische 273
- kondylomatöse 888 f
- mastopathieassoziierte 970
- medikamentöse 137
- mykotische 236, 262
- nekrotische 1146
- neurodegenerative 1069
- onkofetale 17
- peristatische 141
- protozoische 236, 267
- radiogene 1060
- sinusoidale 753
- systemische 750
- terminale 466, 774, 787, 810
- thermische 146
- toxische 770
- traumatische 1057
- virale 235 f
Lassa-Fieber 247
Lateralinhibition 315
Lateralsklerose, amyotrophe 383, 1074, **1077 f**, 1109, 1117
LATS = long-acting thyroid stimulator
LATS 1016
Laugenverätzung 130, 677 f
Laurence-Moon-Biedl-Bardet-Syndrom 284
Lauren-Klassifikation, Magenkarzinom 692
Lazeration 1057
LCAT = Lecithin-Cholesterin-Acyl-Transferase
LCAT-Defizienz-Syndrom, 78
LCM = Lymphozytäre Choriomeningitis
LCM-Virus 247
LDL = low density lipoproteine
LDL 84, 423 f
LE = Lupus erythematodes, s. dort
LE-Zellen 187
Leazy-Leucocyte-Syndrom 264
Leben, Definition 2, 5
Lebenserwartung, durchschnittliche 5
Lebensmitelvergiftung 257, 700
Leberabszess **768 f**, 796
Leberanomalie 747
Leberausfallkoma 790
Leberazinus 736 f
Leberdystrophie 758 f
Leberechinokokkose 769
Leberegel 273, 792
Leberentzündung **755 f**
Leberhamartom **791**, 1106
Leberinfarkt 754
Leberinsuffizienz **789**, 1066
Leberkoma 1066
Leberläppchen 736

Leberlappen, akzessorischer 747
Lebermedikamentenschaden 139
Lebermetastasen 707, 752, 796, 808, 847, 849, 962, 1006, 1106, 1162
Lebernekrose 742, 759
Leberparasitose 769
Leberphosphorylasemangel 72 f
Leberregeneration 744
Leberstammzelle 743, 776
Lebersinusoide 751
Lebertransplantation 749 f, 759, **769**, 783
Leberzelladenom 775
Leberzelldysplasie, präkanzeröse 777
Leberzellkarzinom
- Tumorigenese 361, 752, 763, 773, **776 f**, 778 f
- Metastasierung 779
Leberzellregeneration 756
Leberzellsiderose 748
Leberzellverfettung 771
Leberzerfallkoma 790
Leberzirrhose s. auch Zirrhose
Leberzirrhose 73, 77, 83, 142, 730, 736, 744, 746, **787 ff**
- alkoholtoxische 771, 748, **787**
- Aszites 730, 1002
- biliäre 787
- Cholestase 111 f
- Cirrhose cardiaque 751
- Folgekrankheit **789 ff**, 1066
- Gastropathie 684
- Gynäkomastie
- glykogenotische 72 f
- Hepatitis C 764
- hepatitische 787
- Hyperaldosteronismus 1002
- kryptogene 787
- Kupferintoxikation 70
- Leberzellkarzinom 776, 779
- Mallory-Korpuskel 739
- medikamentös-toxische 787
- metabolische 787
- mikronoduläre 788
- Mitochondrienantikörper 22
- Mukoviszidose 55 f
- Nephropathie 831
- Ösophagusvarizen 675
- Peritonitis 731
- Pfortaderhochdruck 755
- primär biliäre 112, **745**, 1012
- Stauungsmilz 544
- Venookklusionskrankheit 753
- Wilson-Krankheit 70, 749
Leberzyste, konnatale 783 f, 793
Lederreiben 643
Leichtkettenamyloidose 821
Leichtkettenglomerulopathie 821
Leichtkettennephropathie 820
Leichtkettentubulopathie 821
Leiden, Krankheit 3
Leiden-Mutation 1, 406
Leigh, Morbus 1064 f, 1123

Leiomyom 678, 694, 726, 854, 874, **885 f**, 1032
Leiomyomatose 885
Leiomyosarkom 498, 857, 858, 886
Leishmaniose 268 f, 489, 827
Leistenbruch 912
Leistenhoden 913
Lektin-Definition 171
Lektinrezeptor 171, 175
Lenticonus, kornealer 823
Lentigo simplex 957
Lentigo-maligna-Melanom 960 f
Lentiviren 247
Lepra 173, 229, 261 f, 578, 1110, 1127
Leprom 229
Leptin-Hormon 383
Leptomeningitis 579, 1057, **1079 f**
Leptospiren 838
Leriche-Syndrom 413
Lesch-Nyhan-Syndrom **97 f**, 297, 514
Leseraster-Mutation 292
Letalität, allgemein 5
Letterer-Siwe, Morbus 567
Leucaemic-Nodule 526
Leucocyte-Rolling 205, 522
Leukämie
- allgemein **525 f**, 1008
- akute
- - lymphoblastische 560
- - myeloische 501, **526**, 528 ff
- - myelomonozytäre 531
- chronische
- - myeloische 346, 501, **534**
- - myelomonozytäre 541 f
- - - juvenile 542
- Lungenbefall 642
- Milzbefall 547
- Strahlenempfindlichkeit 153
- Virusonkogen 506
- ZNS-Befall 1107
Leukämoid-Reaktion **503**, 522
Leukenzephalitis, akute, hämorrhagische 1054
Leukenzephalopathie
- Binswanger-typische 1053
- multifokale, progressive 243, **1085**
Leukodystrophie 88, 1042, 1064 f
Leukokeratose 656
Leukoplakie
- anale 729
- genitale 936 f
- Granularzelltumor 657
- laryngeale 589 f
- orale **651 f**
- ösophageale 676
Leukotaxis 522
Leukotriene 178, 204
Leukozytenadhäsion 205
Leukozyten-Adhäsions-Defizienz 522 f
Leukozytenmarginalisation 204 f
Leukozytentransmigration 204 ff

Leukozytoklasie 180, 192, 400, 949
Leukozytose 33, 472, 771
Lewis-Blutgruppenantigen 205, 365 f, 523
Lewy-Körper 33, 1041, 1069, 1072, 1074
Lewy-Körper-Demenz 1070, **1072**
Lewy-Neuriten 1069, 1072, 1074
Leydig-Zell-Hyperplasie 913
Leydig-Zellen 870, 912, 915, 918 f, 925
Leydig-Zell-Tumor 925 f
LFA-1 = Leucocyte-Function-Antigen
LFA-1 250
LH = luteinisierendes Hormon
LH 912, 917
Lhermitte-Duclos-Syndrom 1091, 1107
L&H-Zellen 555
LH-Releasing Factor 863
Libidosteigerung 1005
Libidoverlust 790, 992, 992, 1003
Lichen
- ruber 653 f, 948
- sclerosus 900, 936
Lichtdermatose 151
Lichtschwiele 151
Liddl-Syndrom 388
Lidödem 828, 833, 1128
Lidptose 638, 1018, 1021, 1023, 1126
Liebe **1176**
Lien lobatus 544
Li-Fraumeni-Syndrom 351, 865, 974, 1127, 1130, 1154
Ligandin 102, 515
Lilakrankheit 191
Limb-Girdle-Muskeldystrophie 1121
Linea dentata 726, 732
Lindau-Tumor 1106
Lindsay-Tumor 1020
Lingua geographica 653
Lingua nigra 654
Linksherzinsuffizienz 417, 468, 483
Links-Rechts-Shunt 461, 469
Linsenplakode 313
Linsentrübung s. Cataracta
Linsensubluxation 45, 95
LIP = ymphoid-Interstitial-Pneumonia
LIP 635 f
Lipaemia retinalis 84
Lipase 798, 803, 808
Lipidmyopathie 1123
Lipidnephrose 832
Lipidplaque 425, 427 f
Lipidspeichermyopathie 1125
Lipidzellhyperplasie, kongenitale 1000
Lipofuszin 26, 99, 121, 340, 929, 1117
Lipofuszinose 107, 748
Lipodystrophie 832
Lipoidnephrose 819, 832
Lipom 694, 726, 874, 965 f

Sach- und Abkürzungsverzeichnis **1217**

Lipomatose 771
Liponeurozytom, zerebelläres 1100
Lipophagen 425f
Lipoproteinasedefizienz 83
Lipoproteinstoffwechsel **77f**,
Liporoteinstoffwechselstörungen **82f**, 471
Liposarkom
– allgemein **965f**
– myxoides 965
– pleomorphes 965
Lipotropin 984
Lipoxine 208
Lipoxygenaseweg 208
Lippen-Kiefer-Gaumen-Spalte 298, 316, 652
Lippen-Kiefer-Spalte 651
Liquorpleozytose 1081
Liquorrhoe 1057
Lisch-Knötchen 1104
LIS-Gen = Lissenzephalie-Gen
LIS1-Gen 288
Lissenzephalie 288, 1047
Listerien
– Bakteriologie 173, 259
– Enzerphalopathie **1060**
– Fetopathie 324
Listeriolysin 260
Listeriose 232, 260, 325, 546, 898, 904
Lithium-Kardiomyopathie 487
Lithopaidion 135
Lithostatin 804
Lithotrypsie 794
Little, Morbus 1040, **1060**
Littré-Hernie 698
LMP-1 = Late-membrane-Protein
LMP-1 241, 555
Lobärpneumonie 213, **613f**
Lobärsklerose 1060, 1071
Lobosa-Infestation 270
Lochkern 16, 77
Lochzotten 903
Löffler-Endokarditis 482
Löfgren-Syndrom 628
Löhlein-Herdnephritis 479
Lom, Morbus 1111
Looser-Umbauzonen 1142
Loss of Heterozygosity 353
Loss of Printing 353
Louis-Bar-Syndrom 291
Low-Grade-Dysplasia 656
LSD = Lysergsäurediäthylamid
LSD 208
L-Selektin 205
Lucey-Driscoll-Syndrom 106
Lues
– Aneurysma 435
– cerebrospinalis 1081
– connata 253 **325f**
– Enzephalopathie 1081
– Epididymitis 928
– Erreger 251, **253**
– Fetopathie 325
– Hämolyse 515
– Hepatitis 748, **768**
– latens 253
– Neuropathie 1110
– Mastitis 968
– Myokarditis 489, **493**
– Myositis 1127
– Nephritis 825f, 830
– Osteochondritis 326, 1133
– parenchymatöse 1081
– Penisentzündung 937
– psoriatische 947
– Rhinitis, granulomatöse 578
– Splenitis 546
– Stomatitis ulcerosa 653
– Thyreoiditis 1012
Luftembolie 412
Luftröhre 587
Luftverschmutzung 588
Lungenabszess **614**, 1080
Lungenazinus 607
Lungenembolie **410**, 605
Lungenemphysem
– allgemein **607**, 747, 750
– destruktives 45, **608f**
– panazinäres 608f
– periazinäres 609
– Staublunge 630
– zentroazinäres 608
Lungenentzündung s. Pneumonie
Lungenerkrankung, interstitielle 610f
Lungenfell 642
Lungenfibrose
– idiopathische **632**, 634f
– interstitielle 611, 628, **631f**
– zyanotische 468
Lungenhämosiderose 53
Lungenhochdruck **391**, 409f, 457, 601
Lungeninfarkt 410, **605f**, 644
Lungenkarzinom s. Bronchialkarzinom
Lungenmetastasen 725, 808, 847, 849, 927, 962, 979, 1020, 1107, 1162
Lungenödem
– alveoläres **603**
– hydrostatisches 602
– interstitielles 612
– kardiales 602f
– Kreislaufschock 394,
– Linksherzinsuffizienz 468, 483
– Lungenzirkulation **601f**,
– neurogenes 604
– nichtkardiales 603
– Pneumonieprädestination 612
– toxisches 140
Lungenschädigung, medikamentöse 43, 140
Lungensequester 592
Lungensilikose 630
Lungentransplantation 597
Lungentuberkulose, 589, **622f**, 627f
Lungenzirrhose 634
Lungenzysten 813
Lunuladysplasie 846
Lupus erythematodes
– diskoider 189, **948f**
– disseminatus 44, 496
– systemischer 168, **187f**
– – Antiphospholipid-Antikörper-Syndrom 406
– – Basedow-Syndrom 1016
– – Budd-Chiari-Syndrom 752
– – Dermopathie 948
– – Endocarditis thrombotica 482
– – Hämolyse 515
– – Immunreaktion 168, 181
– – Kryoglobulinämie 170
– – Nephritis 827, 830f, **834**
– – Neuropathie 1110
– – Osteopathie 1147
– – Sjögren-Syndrom 192
Lupus pernio 629
Lupus vulgaris 578
Lupusarteriitis 187, **441**, 814
Lupusarthritis 188
Lupusendokarditis 480
Lupusnephritis 188f, 827, 830, 834
Lupusperikarditis 496
Lupusvaskulitis 187, 193, 1051
Luteinisierungshormon 863
Lutzner-Zellen 565
Luysi-Atrophie 1076
Lyell-Syndrom 139, 182
Lyme-Borreliose 251, 546
Lymphadenie 548, 553
Lymphadenitis
– allgemein **550f**
– EBV-Infekt 241
– dermatopathische **549f**, 565
– eitrige 220, 550
– epitheloidzellige 552
– granulomatöse 550
– histiozytär-nekrotisierende 553
– mykotische 551
– pseudotuberkulöse 551
– toxoplasmotica 229, **551**
– unspezifische 548
– virale 551
Lymphadenopathie
– AIDS 197, 249, 553
– angioimmunoblastische 174, 566
– Sarkoidose 628
Lymphangiodysplasie 448
Lymphangiom **448f**, 451, 732
Lymphangiomatose 449
Lymphangiomyom 449
Lymphangiosarkom 449
Lymphangiosis carcinomatosa **368f**, 610, 642, 647
Lymphangitis 216, 220, 449
Lymphdrainage 417
Lymphfollikel 163, 545, 549
Lymphgefäßagenesie 448
Lymphgefäßaplasie 448
Lymphgefäßhypoplasie 448
Lymphknoten
– Immunreaktion **163f**
– Organreaktion 500, 548
Lymphknotenmetastasen, allgemein 369
Lymphödem 404, 418f
Lymphoepitheliallläsion 563, 686, 694
Lymphogranuloma malignum **555f**
Lymphogranulomatose Hodgkin **555f**
Lymphogranuloma venereum 231, 256, 551, **897**
Lymphoide Papulose 562
Lymphom
– angioimmunoblastisches 566
– angiozentrisches 581
– Enteropathie-assoziiertes 704
– extranodales 694
– follikuläres 562
– großzelliges 566
– histiozytisches 568
– Hodgkin 555f
– immunoblastisches 49
– intestinales 707
– lymphoblastisches 559
– malignes 153, **554**, 672, 694, 726, 926
– Non-Hodgkin-Typ 558
– peripheres 560
Lymphoproliferatives Syndrom 174
Lymphorrhagie 1126
Lymphozyten
– allgemein 163f, 550, 555
– Entzündungsreaktion 206f, 221
– HIV-Infektion 248
– Immunantwort 159
– Knochenmark-Ausstrich 502
– Produkt 209
– zytotoxische 553
Lymphozytose, intraepitheliale 704
Lymphscheide, periarterielle 164
Lymphzyste 449
Lyon-Hypothese **296**, 402, 519
Lysergsäurediäthylamid 208
Lysosomen
– allgemein **24**
– Atrophie 121
– Krankheiten **26f**, 57, 72, 86f, 523
Lysozym 209
Lysozymurie 533
Lyssa s. Tollwut
LYST-Gen = Lysosomal-Transport-Gen
LYST-Gen 523
Lysyloxidasehemmung 38, 51

M

MAC = Membran-Attacking-Complex
MAC 171, 179, 269, 829
Machupe-Viren 247
Macula adhaerens 34
MADH4-Gen = Mother Against Decapentaplegic Drosophila, Homolog
MADH4-Gen 721
Maffucci-Syndrom 451, **1157**
MAGE = Melanoma-Antigen-E
MAGE 359
Magen-Adenom 690
Magen-Divertikel 680
Magen-Endokrintumor 1031
Magen-Karzinom 512, 645, 684, 687, 689, **691f**, 872, 1162

Magen-Lymphom 687, **694**, 726
Magenmotorik 681
Magenperforation 688
Magenschleimhaut-Heterotopie 673
Magenulkus s. Gastroduodenalulkus
Magen-Volvulus 680
Magnesiummangel 69, 487
Makroangiopathie 75, 426
Makrodontie 658
Makroglobulinämie Waldenström 16, 49, 170, **197**, 558, 821
Makroglossie 48, 73, 654, 847, 1024
Makromastie 967, 969
Makrophagen
– Antigen-Präsentation 165, 181
– Antigen-Prozessierung 162 f
– Clearance 612
– Entzündungsreaktion
– – akute 207, 209
– – granulierende , 221
– – granulomatöse **225**, 230
– HIV-Infektion 248
– Läsion, atherosklerotische 425 f
– Leberendarteriitis 750
– Lymphknoten 548 f
– Pneumokokkenpneumonie 613
– Pneumokoniose
– Rhinosklerom 578
– Sinusreaktion 550
– Wundheilung 334
– ZNS-Hypoxie 1040, 1048
Makrotestissyndrom 297
Makrozephalie 1106, 1107
Makula 942 f
Malabsorption 22, 65, 69, 77, **79**, 82, 145, 512, 513, 546, 697, 700, 800, 1123
Malabsorptionssyndrom 65, 82, 189, **703**, 705, 1141
Malakoplakie 853
Malaria
– allgemein175, **271**
– Burkitt-Lymphom 564
– falciparum, 271
– quartana 271
– tertiana 272
– tropica 271, 518
– zerebrale 1086 f
Malariagranulom 1086
Malarianephritis 830
Malariapigment 102 f, 1086
Malariaresistenz 520
Malariasplenitis 545
Malassez-Epithelinsel 659, 663
Malassimilation 697
Malassimilationssyndrom 79
Malazie 130 f
Maldigestion 55, **77**, 505, 697
Malformation, allgemein 304
Mallory-Korpuskel **32 f**, 112, 739 ff, 771, 786
Mallory-Weiss-Syndrom 396, **685**
Malrotation, intestinale 709

MALT = Mucosa Associated Lymphoid Tissue
MALT
– allgemein 164 f, 582
– Helicobacter-Gastritis 687
– Hyperplasie 718
– Hypoplasie 194
– Lymphom 341, **563**, 688, 694, 708, 718
Maltasemangelkrankheit 72 f
Mamillenadenom 965, 971
Mamma-Aberration 968
Mamma-Adenose 970
Mamma-Atrophie 1005
Mamma-Hypertrophie 969
Mammakarzinom
– allgemein 126, 721, 807, 872, **973 f**,
– duktales 977
– familiäres 342
– lobuläres 974 f
– medulläres 360
– Metastasierung 645, 779, 983, **979**, 1000, 1106 f, 1162 f
– Paraneoplasie 1028
– Stadieneinteilung 979
– syndromales 1106
– ZNS-Tumorassoziation 1091
Manganbindungsprotein 161, 171, 265
Mangan-Intoxikaton 1068
Mantelembolie 410
Mantelzelllymphom 558, 562, 726
Mantelzone, Lymphknoten 548
MAO = Monoaminooxidase
MAO-Hemmer 140
MAP-Kinase = Mitogen-activated Proteinkinase
MAP-Kinase 30
MAP-2 = Microtubuli-associated Protein
MAP-2 33, 1098
Marchiafava-Bignami-Syndrom 1068
Marchiafava-Micheli-Anämie s. paroxysmal-nächtliche Hämoglobinurie
Marfan-Syndrom
– Aneurysma 435
– Bindegwebsläsion 36, **44 f**
– Emphysem 608
– Medianekrose 427, **432**
– Mitralklappenprolaps 477
– Pneumothorax 642
– Vererbung 294
Marginalzonen-Lymphom 563, 708
Mariske 728
MARKK-Gen = Mitogen Activated Proteinkinase Kaskade
MARKK 316
Markfibrose, hämatopoetische 536
Markreserve, granulozytäre 501
Markschwammniere 812
Marmorknochenkrankheit 1137
Maroteaux-Lamy, Morbus 58
Martin-Bell-Syndrom 297

Maschendrahtfibrose, Leber 745, 760, 771
Maschendrahtkapillarisierung 1099
Masern
– Angina 585, **593**
– Crohn-Assoziation 705
– Enzephalitis 246, 1082, 1089
– Krupp 588
– Lymphadenitis 551 f
– Nephropathie 832
– Osteopathie 1145
– Pneumonie 246, 610, **618 f**
– Stomatitis 652
– Tonsillitis 583
– Virologie **238 f** 246
MASS = Mitralklappenprolaps-Aortendilatation-Striae-Skelettläsion
MASS-Phänotyp 45
Massenblutung, hypertone 1054
Massenkonstanz, gewebliche 330, 1041
Mastfettsucht 80
Mastitis
– allgemein **968 f**
– nonpuerperale 968
– periduktale 968
– puerperale 968
– Silikonmastitis 234
Mastoiditis 216
Mastopathia fibrosa cystica simplex 969
Mastopathie, mammäre 967, **969 f**, 1106
Mastozytose 569, 1141
Mastzellen 169, 177, 206 ff, 221, 569, 576, 703
Mastzellleukämie 569
Mastzellproliferation, reaktive 569
Masugi-Nephritis 826
Materialismus 3
Matrixvesikel 134, 428, 477, 1132
Maturity onset diabetes of the young s. MODY
Mayer-Rokitansky-Küster-Hauser-Syndrom 894
McArdle, Morbus 72
M-CSF = Myelopoese Colonie-Stimulationsfaktor
M-CSF 1138
MCTD = Mixed Connective Tissue Disease
MCTD 192 f
MDM-Gen = Mouse double Minute-Gene
MDM-2 1092, 1096
MDR-Gen = Multidrug-Resistance-Gen
MDR-Gen 104, 120, 333, 345, 363, 372, 774, 842, 1154
MDR-Protein = Multidrug-Resistance-1-P-Glykoprotein
MDR-Protein 104, 120
Mechanosensoren 1138
Meckel-Divertikel 311, 337, **696**, 799
Mediafehlbildung 433
Mediafibroplasie 431

Mediahyperplasie 602
Medianekrose 427, 432
Mediasklerose 422
Mediastinalemphysem 610
Mediastinaltumor 571 f, 592
Mediastinalsklerose 1014
Mediastinitis 677, 644
Mediatoren, Entzündung **201**
Mediaverkalkung 337
Medikamenten-Allergie 182, 592
Medikamenten-Anämie 506, 515
Medikamenten-Hepatitis 772
Medikamenten-Ikterus 773, 782
Medikamenten-Myokarditis 488
Medikamenten-Schädigungsmuster 137
Medulloblastom 381, 1091, **1101**, 1106
Meerblau-Histiozyten s. Zeroidmakrophagen
Megakaryoblastenleukämie 532 f
Megakaryozyten-Hypoplasie 508
Megakaryozytopoese 503, 514, 535, 540, 542
Megakolon
– kongenitales 314, **709**
– toxisches 717
– trypanosomales 268, 491
Megalenzephalie 1107
Megalin 826
Megaloblastose 505
Megamitochondrien 20, 738 f, 770
Megaösophagus 268, 491, 674
Megasinusoide 745
Megaureter 850
Meigs-Syndrom 869
Meiose, Genetik 283 f
Mekonium-Ileus 56
Mekonium-Peritonitis 731
Meläna 102, 398
Melanin-Funktion 112, 151, 943
Melanogenese 112
Melanom
– akral-lentiginöses 961
– anorektales 730
– benignes juveniles 958
– extraepidermales 963
– in-situ-Läsion 960
– lentigomaligna 960
– malignes 13, 151, 359, 581, **960 f**
– Metastasierung **962**, 1107
– mukosalentiginöses 963
– noduläres 962
– ösophageales 677
– Paraneoplasie 830
– superfiziell spreitendes 960 f
– syndromales 13, 807, 959
– vulväres 901
Melanosis coli 113, 115
Melanozytennävus **957 f**, 960
Melanozytentumoren **957 f**, 960
MELAS = Mitochondrial Encephalopathia with Lactate-acidosis and seizures

MELAS 1065
Melatonin 112
Melbourne-Klassifikation, Analatresie 727
Membrankrankheit, hyaline 605f
Memory-B-Zellen **159, 163**
Memory-T-Zellen **159, 163**, 946
Mendelson-Syndrom 622
Mendel-Vererbungsgesetz 280
Ménétrier-Syndrom **681 f**, 691
MEN-Gen = Multiple Endokrine Neoplasie-Gen
MEN-1 Gen 1027, **1032**
MEN-2 Gen 347, 1020, **1032**
MEN-1-Syndrom 1026f, **1032**, 1036f
MEN-2-Syndrom 986, 1006, 1020, 1025, **1032**
Meningeom
- allgemein **1102f**
- anaplastisches 1104
- atypisches 1103
- dysontogenetisches 291
- en-plaque 1102
- fibroblastisches 1103
- meningotheliales 1103
- psammomatöses 1103
- syndromales 1105
- transitionales 1103
Meningeomatose 1105
Meningeosis
- blastomatos 1107
- carcinomatosa 1107
- leucaemica 527, 560
Meningismus 1079, 1082f
Meningitis 982, 1040, **1078f**, 1081
Meningoencephalitis
- allgemein 1043, **1078f**, 1081
- mykotische 1085
- tuberculosa 1080
Meningokokken
- Bakteriologie 251
- Sepsis 396, 399, 995, **1000**
Meningomyelozele 1044
Meningozele 1044
Meniskopathie 54, **1167**
Meniskusdegeneration 54, **1167**
Menorrhagie 398, 876
MEN-Syndrom
- allgemein **1031f**
- Typ 1 342, 984, 986, 1026f, **1032**, 1036
- Typ 2 342, 347, 1006, 1020, **1032**
Merkaptan-Läsion 219, 790
Merkelzell-Karzinom 1031
MERRF = Mitochondrial Encephalopathia with Ragged Red Fibres
MERRF 1064, 1123
Merosin 1120
Merosin-Myopathie 1120
Merozoiten 272
Merseburger Trias 1016
Mesangialinterponat 824
Mesangialreaktion 825
Mesaortitis
- allgemein 422

- luica, 436, 437
Mesenterialinfarkt 698, **699**
Mesenterialischämie 445
Mesenterialvenenthrombose, 700
Mesobilirubinogen, 104
Mesoderm
- Ontogenese 315, 374, 673, 942
- Tumorigenese 374
Mesotheliom, malignes
- Asbestexposition **143**, 630
- Hodentumor 928
- Pleuratumor 630, **644f**
- Peritonealtumor 730, **732**
- Silikatose 630, 631
Metajodbenzylguanidin 1006
Metallkrebs 69
Metallose, 100, 234
Metamorphose
- kalkmilchartige 1048
- myeloadipöse **995**, 999
Metaplasie
- allgemein **336f**
- epitheliale 336
- intestinale 337, 686, **689f**, 691 f
- mesenchymale 337
Metaplasie-Dysplasie-Karzinom 361
Metastasen
- Endokard 484
- Gehirn 1107
- Knochen 1162
- Leber 779
- Lunge 641
- Milz 547
- Myokard 493
- Nebenniere 1000
- Ovar 871
- Perikard 498
- Peritoneum 733
- Pleura 647
- ZNS 1107
Metastasierung
- allgemein 338, 343f, **367f**, 382
- Ampula-Vateri-Karzinome 798
- Analkanalkarzinom 729
- Bronchialkarzinom 641, 779, 983, 1000, 1107
- Cervix-uteri-Karzinom 894
- Corpusuteri-Tumoren 884
- Dünndarmkarzinom 709
- Endokrinointestinaltumor 707
- Endometriumkarzinom 884
- Gallenblasenkarzinom 798
- Gallenwegskarzinom 798
- Gehirntumoren 1091
- Harnblasenkarzinom 858
- Hautmelanom 962, 1107
- Hodentumoren 927
- Kieferhöhlentumoren 581
- Knochentumoren 1163
- Kolorektalkarzinom 725
- Kopfspeicheldrüsentumoren 672
- Larynxtumoren 591
- Lebertumoren 779

- Lungentumoren s. Bronchialkarzinom
- Magenkarzinom 693
- Mammakarzinom 979
- Mesotheliom 647
- Mundhöhlentumoren 658
- Nasopharyngealtumoren 587
- Neuroblastom 1009
- Nierenbeckenkarzinom 858
- Nierenzellkarzinom 847
- Odontogene Tumoren 665
- Ösophagustumoren 680
- Ovarialtumoren 871
- Pankreastumoren 808
- Penistumoren 938
- Phäochromozytom 1006
- Pleuratumoren 647
- Prostatatumoren 935
- Rhabdomyosarkom 1131
- Schilddrüsenkarzinom 1023
- Speicheldrüsentumoren 672
- Thymom 574
- Thyreoideatumoren 1023
- Ureterenkarzinom 858
- Urethraltumoren 858
- Vaginaltumoren 896
- Vulvatumoren 902
- Wilms-Tumor
- ZNS-Tumoren 1091
Methämoglobinämie 654
Met-Hb, 502, 519
Methenaminsilber-Reaktion 830
Methotrexat-Läsionen 345, 745, 752, 818, 1069
Methylamin-Läsion 840
Methysergid-Läsion 140
Metrorrhagie 398, 876
MHC = major histocompatibility complex
MHC-Funktion **159**, 161, 163, 175
MHC-Haplotyp 185, 187
MHC-Klasse-I-Gene 162, 175
MHC-Klasse-II-Gen 162, 167, 173 f
MHC-Klasse-III-Gen 162
MHC-Locus 162
MHC-Restriktion 161
MIB-1 = Molecular Immunology Borstel-1 (Proliferationsmarker)
MIB-1 1009
MIC-Gen = MHC class I chain-related gene
MIC-2-Gen 1161 f
Micellen-Funktion 77, 793
Michaelis-Gutmann-Körper 853
Microenvironment-Funktion 331
Microsporidiose 268
MIF = Müllergang-Inihibitorfaktor
MIF 847
Midgut 695 f, 709
Migraine cervicale 1060
Migrationsstörung 334, 522, 1120
Mikroaneuploidie 283
Mikroaneuploidie-Syndrom 286

Mikroaneurysma
- diabetogenes 76
- hypertones 391
- radiogenes 154
- syndromales 399
Mikroangiopathie
- okuläre 76
- renale 819
Mikrodontie 658
Mikroembolie 1052
Mikrofibrillen-Läsionen **44f**
Mikrofilament-Läsionen 30f
Mikrogliaknötchen 1082
Mikrognathie 195
Mikrohamartom 781, 784, 791
Mikroinfarkt, zerebraler 1051
Mikrokalk
- mammärer 968, 974
- pankreatischer 66, 804
- pulmonaler 66, 136
- renaler 66, 136
Mikrokolon 710
Mikromegakaryozyten 535
Mikromelie 1134
Mikropolygyrie 1043, 1046
Mikroskopie, allgemein 6
Mikrosphärozytose 518
Mikrothrombenbildung 386, **394f, 404**, 827
Mikrotubuli-assoziiertes Protein 30
Mikrotubuli-Funktion 30
Mikrotubuli-Läsionen 822, 1069, 1075
Mikrovilli-Defekt 697
Mikrovilli-Funktion 31
Mikrowellenläsion **150**, 918
Mikrozirkulationsstörung, allgemein **201f**
Mikulicz-Zellen 578
Milben-Läsion 576
Milchalkali-Syndrom 66
Milchgangspapillomatose 971
Milchglashepatozyten 740
Milchglaskern 16, 18, 1020
Milchglaszellen 739f
Milchleiste 968
Milchzahn 658f
Milchzuckerunverträglichkeit 74
Miliartuberkulose 173, **625f**, 916, 1080, 1149
Miller-Dieker-Syndrom 288
Milroy-Meige-Syndrom 419
Milzaplasie 543
Milzbrand 252, 258
Milzinfarkt 543f
Milzmetastase 370
Milzruptur 545
Milztumor 546
Milzverlust 547
Milzzyste 547
Mimikry, molekulares 186, 265, 488
Mineralocorticoide 994
Minimal-Change-Glomerulonephritis 826, **832f**
Minimalhepatitis 764
Miosis 638, 1063
Mirazidien 273
Mirizzi-Syndrom 795
Mischgliom 1099

Mischoxidase 17, 341, 354, 355, 770
Mischtumor
– allgemein 339, 381
– endometrialer 883
– glialer 1100
– sialoadenomatöser 669
Mismatch-Repair-System 352, 725, 854
Missbildung s. Fehlbildung
Mittellappen-Syndrom 625
Mitochondrien
– allgemein **17f**
– Apoptosefaktor 22, 126
– DNA 20, 280, 1123
– Einschlüsse 21, 1123
– Erbkrankheiten 280, 297
– Schwellung 20
– Vererbung 280, **297**
Mitochondriopathie **22**, 62f, 1064, 1123
Mitochondriose **19f**, 779
Mitose-Karyorrhexis-Index 1009
Mitralinsuffizienz 475, 477, 483
Mitralklappenprolaps 45, 54, **477f**, 483, 813
Mitralstenose 391, 483, 601
Mitralvitium 481
Mittelliniengranulom, letales 581
Mittelmeeranämie 520
Mittelohrpolyp 451
Mixed connective Tissue Disease 192
MLL-Gen = Mixed-Lineage-Leucemia-Gen
MLL-Gen 531
MMP = Matrixmetalloproteinase
MMP 41, 205, 314, 366, 427, 1142, 1158
MNK-Gen = Menke-Disease-Gen
MNK-Gen 1065
MODY = Maturity-Onset-Diabetes-of-the-Young
MODY 1034
Moeller-Barlow-Syndrom 1135
Moeller-Hunter-Glossitis 512
Molekularmimikry 186, 265, 488, 1088
Molekularpathologie, allgemein 8
Moll-Drüse 217
Molluscum contagiosum **237f**, 899, 951
Mönckeberg-Mediaverkalkung 337, 422, **427**, 429
Mondor-Krankheit 447
Mongolenfleck 943
Moniliasis 264
Mononeuritis multiplex 1107f
Mononeuropathie 1108
Mononukleose, infektiöse
– Anämie 516
– Angina 585
– Lymphadenitis, 552,
– Lymphome 514, 515f, 564f
– Nasopharyngealkarzinom 586f
– Virologie 214 (s. auch EBV)

Monosomie, Genetik 283
Monozephalus diprosopus 318
Monozytenangina 584
Monozytenleukämie **531**, 966
Monster 318
Morbidität, allgemein 5
Morbus s. auch Eigenname
– embolicus 411
– haemolyticus neonatorum 327, **515**
– maculosus Werlhof 507
Morphea 40
Morphin-Läsion 1050
Morphogenese, Fehlbildung 301
Morsicatio buccarum 656
Mortalität, allgemein 5
Mörtelniere 838
Morvan, Morbus 122
Mosaizismus 281, 296
Moschcowitz, Morbus 401
MOTT = Mycobacteri-Others-Than-Tuberculosis
MOTT 552, 702
Mottenfraßnekrose 742f
Movement disorders 1073
MPL-Gen = Myeloproliferatives Leukämievirus-Onkogen
MPL-Gen 506
MPNST = maligner peripherer Nervenscheidentumor
MPNST 1102, **1113f**
MPO-Gen = Myeloperoxidase-Gen
MPO-Gen 524
M-Protein, Streptokokken 258
MRP-2-Protein = Multidrug-Resistance-Protein
MRP-Protein 104
MS = Multiple-Sklerose
MS **1088f**
MSH = melanozytenstimulierendes Hormon
MSH 984, 1001
mtDNA = Mitochondrien-DNA
mtDNA 297
MUC-Gen = Mucus-Kodierungsgen
MUC-3-Gen 717
Muckibuden-Leber 775
Muir-Torre-Syndrom 954, 957
Mukoepidermoidkarzinom 377f, 572, **671**
Mukoidose 45
Mukokutanpapillomatose 106
Mukolipidose 27, 57
Mukopolysaccharidose
– Hirnfehlbildung 1064
– Lysosomen 27
– Proteoglykane **57**
Mukormykose **266**, 618, 1085
Mukosaprolaps, rektaler 728
Mukosaprolapssyndrom 713
Mukositis 713
Mukoviszidose
– allgemein 36, **54ff**
– Bronchiektase 594f, 617
– Erbgang 293, 295
– Diabetes mellitus 1035
– Dyschylie 666
– Gallengangatresie 783
– Infertilität 919

– Maldigestion 79
– Pankreasfibrose 798, 800
– Pseudomonaspneumonie 617
Mukozele 579, 719, 796
Mukoziliarapparat
– Schädigung 579
– Struktur 576
Müller-Gang 311, 381, **872**, 874ff, 894f, 936
Müller-Hügel 894
Müller-Mesenchym 879
Müller-Mischtumor 876, **883**
Multiinfarkt-Demenz 1052
Multiinfarkt-Enzephalopathie 1052
Multiple-endokrine-Neoplasien-Syndrom s. MEN-Syndrom
Mumifizierung 129, 133
Mumps
– Enzephalitis 1089
– Gynäkomastie 969
– Infertilität 919
– Orchitis 916
– Pankreatitis 801
– Sialadenitis 667
– Virologie 238, **245**
Münchner Bierherz 486
Mundbodenphlegmone 644
Mundflora 659, 661
Mundhöhlenkarzinom 658
Murein 260
Muskatnussleber, 751
Muskelatrophie
– frühkindlich-neurogene 1117
– hereditär-spinale 293, 1109, 1117, **1118**
– neurogene 295
– spinal-muskuläre 1118
– X-chromosomal-bulbospinale 1117
Muskeldystrophie
– allgemein 677, **1120f**
– Becker-Typ 1120f
– Duchenne 296, **1120**, 1122
– Emery-Dreifuss 1121
– progressive 673
Muskelfaseratrophie 1117
Muskelhypotonie 1117, 1118, 1125
Muskelphlegmone 1127
Muskelphosphofruktokinase-Mangel 1125
Muskelphosphorylase-Mangel 1125
Musterbildung, Fehlbildung 315
Mutagenitätsprüfung 354
Mutation, allgemein 280
Mutilation 97, 100f, 578, 1111
Muttermal 957
Muziphagengranulom 669
Mx1 = intrazelluläre Antiinfluenzaprotein
Mx1 244
Myasthenia gravis
– allgemein **1125f**
– Dysphagie 673
– Erythroblastopenie 514
– paraneoplastische 383, 572, 574

– Thymitis 571
– Typ II Reaktion 179
Myasthenie-Syndrom 1126
Mycobacterium
– avium/intracellulare 249, 546, 702
– leprae 261
– tuberculosis 172f, 222, 261, 546, 622, 702, 853, 873
Mycosis fungoides **559**, 565f, 944, 966
Mydriasis 1057, 1063
Myelinolyse, zentrale pontine 1067f
Myelinsynthesestörung 51
Myeloablation 504
Myeloblastenleukämie 529
Myeloblastom 504
Myelodysplasie 146, 501, 505
Myelodysplastisches Syndrom 526, **533**, 538f, 752
Myelofibrose
– akute 532
– chronische, idiopathische 535
Myeloid-Metaplasie 535
Myelolipom 995, **999**
Myelom
– multiples 502, **1160**
– solitäres 502, **1160**
Myelomniere 820
Myeloperoxidase 206, 440, 524, 530
Myeloproliferatives Syndrom 501, **532f**, 537, 752, 774
Myelose
– chronische, granulozytisch megakaryozytäre 535
– funikuläre 512, 681, **1066**
MYF-Gen = Myogenic Factor
MYF-5 Gene 312
Mykobakteriose
– allgemein 175, 853
– atypische 702
Mykoplasmen
– Anämie 515f
– Bakteriologie **256**, 1090
– Bronchiolitis 597
– Pneumonie 610, **618**
Mykosen, allgemein 263
Mykotoxine 353, 678
Myodystrophie Emery-Dreifuss 1120
Myoepithel 669, 901, 970
Myogenin 1130
Myoglobinurie 1125
Myoidzellen 570
Myokard-Eosinophilie 492
Myokard-Erstarrung 471
Myokard-Hypertrophie 119
Myokard-Infarkt 224, **459**
Myokard-Ischämie 470, 473, 483
Myokarditis
– allgemein 238, 484, **487f**, 1000
– bakterielle 489
– diphtherische 490
– eitrige 489
– granulomatöse 492
– infekttoxische 490
– interstitielle 490

- mykotische 491
- rheumatische 252, **492**
- parasitäre 491, 1128
- virale 488

Myokard-Mangelinsuffizienz 472
Myokard-Metastasen 492
Myokard-Schwiele 470
Myokard-Tigerung 64, 80
Myoklonus 1082, 1087
Myoklonusepilepsie 293, 1123
Myom 885
Myopathie 1118
- alkoholische 146
- Central-core-Typ 1118
- desmin-assoziierte 1120
- kongenitale 1118 f
- metabolische 1123
- mitchondriale 21, **1124**
- myotubuläre 1118
- nekrotisierende 1128
- Nemaline-Typ 1118
- StabkörperTyp 1118
- toxische 1123

Myosin 1129
Myosinbindungsprotein 485
Myosinschwerkette 485
Myositis
- bakterielle 1127
- ossificans 134, 337, **1129**
- paraneoplastische 191
- parasitäre 1128
- proliferans 1130

Myotilin 1120
Myotonie 1122
Myotonin-Proteinkinasedefekt 1121
Myotoner Typ, Muskeldystrophie 1121
Myotubularin 1118
Myringitis 215
Myxödem 654, 1016, 1024
Myxom
- atriales 483
- syndromales 483

Myxoviren 244 f, 1014

N

Nabelschnur-Läsion 902
Nabelschnur-Solitärarterie 902
Nabelschnur-Verkürzung 902
Nachtschmerz, ossärer 1154
Nacktmaus-Modell 570
Nadelbiopsie, allgemein 5
Nadler-Wolfer-Syndrom 383
NADPH-Mangel 519, 523
Nagasaki-Läsion 358, 526
Nagelmykose 264
Nahrungsmittel
- Enteropathie 703
- Gastropathie 689

NAME = Nevus-Atrialmyxoma-Ephelide
NAME-Syndrom 483
Naphthylamin-Läsion 854
Narbe, Wundheilung 335
Narbenemphysem 609, 628
Narbenkarzinom 120, 628, 640
Narbenneurom 1109

Narbenstenose 684
Nasenkarzinom 581
Nasennebenhöhlenleiden 576 f
Nasenpapillom 580
NASH = Non-Aethlylische Steatohepatopathie
NASH 33, **739**
Nasopharyngealkarzinom 238, 241, 582, **586 f**
Nasopharyngealtumor 581
Natrium-Protonen-Antiporter 387 f
Natriumkanalmutation 1122
Nävoides-Basalzellkarzinom-Syndrom, 1106
Nävus
- anaemicus 943
- blauer 958 f
- coeruleus 958 f
- fibrosierter 957
- juveniler 958
- kongenitaler 958
- melanozytischer 957

Nävussyndrom, dysplastisches 958
Nävuszelle 956
N-CAM = Neural-Cellular-Adhesion-Molecule
N-CAM 639 f, 947
Nebenmilz 543
Nebennieren-Apoplex 995
Nebennieren-Hämorrhagie 995, 1000
Nebennieren-Hypoplasie, kongenitale 1000
Nebennieren-Metastasen 636, 779, 1000
Nebennierenrinde s. NNR
Nebenschilddrüsenadenom 49, 346, **1027**
Nebulin 1118
Necrobiosis lipoidica 43, 76
Negri-Körper 246, 1084
Neisseria
- gonorrhoeae 253 f, 872, 887, 899, 916, 927
- meningitidis 253, 995, 1000, 1079

Neisseriaceae 253
Nekrose
- allgemein **127 f**
- fibrinoide 43, **130**, 429, 444, 480
- hämorrhagische 131, 995
- Hypoxidose 22, 63
- Inkarzeration 731
- Ischämie 1048
- käsige 230
- konfluierende 741
- lytische 739
- multilobuläre 743
- multizonale 743
- panlobuläre 743
- strukturierte 128
- transmurale 699
- unstrukturierte 128
- verkäsende 628

Nekrosefibrinoid 430
Nekroseverkalkung 129, **135**, 265 f
Nekrotaxis 129
Nelson-Syndrom 988, 993

Nemalin 1118
Nemalinmyopathie 1120
Nematoden 273
Neoplasie
- intraepitheliale
- - anale 729
- - orale 655 f
- - ösophageale 676, 678 f
- - prostatische 933
- - urethrale 855
- - vulväre 901
- - zervikale 889 f

Neoplasie-Syndrom, endokrines s. auch MEN
- allgemein **1031 f**
- Typ I 342, 984, 986, 1026 f, **1032**, 1036
- Typ II 342, 347, 1006, 1020, **1032**

Nephritis
- familiäre 823
- glomeruläre 824
- interstitielle 838 f
- lupoide 188
- tubulointerstielle 835
- urica 98

Nephritisfaktor 832
Nephroangiopathie, endotheliotrope 814
Nephroblastom
- allgemein 810, **847 f**
- Genetik 351
- Systematik 381
- Vererbung 342,

Nephroblastomatose 342, **847**
Nephrokalzinose 136, **822**
Nephrolithiasis 66, 820, **822 f**, 851
Nephrom
- mesoblastisches 847
- zystisch-multilokuläres 847

Nephronophthise, familiäre 811 f
Nephropathie
- diabetische 819
- polyzystische
- - adulte (Typ III) 811 f
- - infantile (Typ I) 812 f

Nephrose
- cholämische 818
- ikterische 818

Nephrosklerose 814
Nephrotisches Syndrom 822, 827, 830, 831, **832 f**, 1002
Nephrotoxine 840
Nervenschäden, medikamentöse 141
Nervenscheidentumor, peripherer, maligner 1102, **1114**
Nervenzellatrophie 1041
Nesidioblastose 1035
Nesselfieber 139, 211, 569, 703
Netznekrose 114, 740
Neugeborenenanämie 515
Neugeborenenikterus **107**, 793, 1060
Neugeborenenmeningitis 1079
Neuner-Regel, Verbrennung 148
Neuralleiste 1040
Neuralrinne 1040

Neuralrohr-Defekt 323, 513, **1040**
Neuraminidase 244, 401
Neurilemmom 1102
Neurinom 694, 874, **1102**, 1112 f
Neuritis
- Guillain-Barré 1110
- tuberculosa 1081
- zosterica 1112

Neuroblastom 381, 1005, **1007 f**, 1032
Neurodermitis 179, 549, 599, **947**
Neuroepithelialtumor, dysembryoblastischer 1100
Neurofibrillar-Tangels 1075
Neurofibrom 853, **1113 f**
Neurofibromin 30, 342, 352, 1104 f
Neurofibromatose
- Erbgang 294
- Typ 1 342, 351, 526, 542, 983, 1031, 1091, **1104 f**
- - Astrozytom 983
- - Leukämie 526, 542
- - Phäochromozytom 1006
- Typ 2 342, 1091, 1102, **1105**, 1112
- - Ependymom 1099
- - Neurofibrom 1112

Neurofilamentaufbau 32
Neurofilamentmutation 33
Neuroglia 1040
Neurohypophysen-Aplasie 1043
Neurohypophysen-Dystopie 982
Neurokutanes Syndrom 381, **1104**
Neuromatose 796
Neuromelanin 113 f
Neuromyelitis optica 1089
Neuronophagie 1042, 1048, 1082
Neuropathie
- hereditäre **1110 f**
- hereditäre, motorisch-sensorische 1110
- periphere 841, **1108**

Neuroradikulitis Guillain-Barré 1088
Neurosyphilis 253, 1081
Neurotropismus 672
Neurozystizerkose 275, 1086
Neurozytom, zentrales 1100
Neutropenie 156, 506
Neutrophilendefekt 522
Neutrophilenelastase 505
Neutrophilenleukämie 534
Nexus-Funktion 28, 153, 315, 364
NF-Gen = Neurofibromatose-Gen
NF-Gen **351**
NF-kappa-B = Nuclear Transcriptionfactor Kappa-B
NF-kappa-B 705, 1138, 1145
NHL s. Non-Hodgkin-Lymphom
Nicastrin 1070
Nickel-Läsionen 358, 580 f, 637

NIDDM = Non-Insulin-Dependent-Diabetes
NIDDM 1033
Nidus, Knochentumor 1153
Niemann-Pick, Morbus **89**, 546
Nierenagenesie 302, **811**, 894
Nierenamyloidose 821
Nierenaplasie 994
Nierendysplasie, polyzystische 294, **813f**
Nierendystopie 810f
Nierenentwicklung 313
Niereninfarkt
– allgemein **815**
– anämischer 815
– hämorrhagischer 816
Niereninsuffizienz
– akute 147, 396, 412, 533, 815f, 817, 821, **840**
– chronische 65f, 87, 97, 815, 822, **840**
– Knochenstruktur 1144
Nierenkapseltumor 842
Nierensand 852
Nierenschäden, medikamentöse 139
Nierentuberkulose 853
Nierenvenenthrombose 816
Nierenversagen s. Niereninsuffizienz
Nierenzell-Adenom 843
Nierenzell-Karzinom
– allgemein 810, **844f**
– Metastasierung 642, **847**, 896, 1107, 1162f
– Paraneoplasie 752, 846
Nierenzyste 784, **811f**, 1106
Nikolski-Phänomen 949
Nikotinabusus s. Zigarettenrauch-Läsionen
Nissl-Substanz 1041
Nitrofurantoin-Läsion 759, 773
Nitrosamin-Läsion 341, 678, 691
Nitrosegas-Läsion 610
NKp = Natural-Killerzell-Protein
NKp-44 175
NKp-46 175
NK-Zelle = Natural-Killer-Cell
NK-Zell-Funktion 175
NK-Zell-Leukämie 559
NM23-Gen = Non-Metastacic Cells expressed
NM23-Gen 974
NNR-Adenom 998
NNR-Hyperplasie **1004**, 1020
NNR-Insuffizienz 1000
NNR-Mikroadenomatose 998
NNR-Karzinom 847, 997, **999**
NNR-Tumor, virilisierender 1005
NNR-Tuberkulose 1000
NNR-Überfunktion 1000
NO = Stickstoffmonoxid
NO 25, 206, 387, 395, 470, 473, 791, 1084
NOD-Gen = Nucleotid-binding Oligomerization Domain
NOD-2-Gen 705
Nodus, allgemein 944
Noma 653

Non-A-non-B-Hepatitis 764
Non-Disjunction 284
Non-Hodgkin Lymphom 167, 515, **558f**
– AIDS 197, 249, 553
– Burkitt-Lymphom 564
– Definition 554
– follikuläres 561f
– Granulome 229
– Hoden 926
– Klonexpansion 174
– MALT-Typ 563, 668, 704
– Milz 547
– Mittelliniengranulom, letales 581
– Speicheldrüse 672
– Thymus 574
– T-Zell-Lymphom 565
– ZNS 1084, **1104**
Nonmelanine 115
Nontoxic goiter 1015
Noonan-Syndrom 448
Noradrenalin 386, 397, 468, 1005f, 1011
Normal, Fehlbildung 299
Norwalk-Virus 700
Notch-Gen = Kerbungsgen von Drosophila
Notch-3-Gen 1052
Novobiocinikterus 107
Noxe, allgemein 2
NSAID = Non-Steroidal-Anti-Inflammatory-Drug
NSAID
– allgemein 208
– Gastropathie 688
– Kolopathie 713
– Nephropathie 838
NSIP = Non-specific Interstitial Pneumonia
NSIP 634f
Nuchalzyste 448
Nuclear-molding 639
Nucleolus, allgemein 12
Nucleophosmin 567
Nucleotide-Excision-Repair 352
Nukleotidstoffwechselstörung 98
Nukleosklett 16, 125
Nukleosomen 168
Nukleus, allgemein 12
Nullzell-Adenom 988
Nyktalgie 1154
Nykturie 837
Nystagmus 1043, 1044, 1045, 1067, 1101
Nystenregel 4

O

OATP = Organic Anion Transporting Protein
OATP 103
Obduktionsrecht 4
Obduktionszweck 4
Oberflächenspannung, Lunge 601
Oberflächengastritis 687
Obesitas 81, s. auch Adipositas

Obstipation 710f, 725f, 753, 805, 1127
Obstruktionsbronchitis 596
Obstruktionscholangiopathie 320
Obturationsstenose 592f
Ochronose 91, **94**, 115, 1163
Octopamin 790
Ödem
– allgemein 404, **416ff**
– angioneurotisches 588
– Entzündungsmechanismus 200, 211f
– EPH-Gestose 905
– Gingivitis 660
– kardiales 468
– onkotisches 417
– osmotisches 417
– peripheres 417, 602
– portales 417
– Rhinitis 576
– Stomatitis 652
– submuköses 706
– vaskuläres 418
Ödemnekrose 1063
Ödemsklerose 408, 1063
Odontom 663
Odynophagie 672f
OFD-Syndrom = Oro-Fazio-Digitales-Syndrom,
OFD-Syndrom 297
Ohrdysplasie 285, 287f, 320, 652
OIN = Orale Intramukosale Neoplasie
OIN 655
Ökogenetik 298
Oktodaktylie 284
Okulomotoriusparese 1063
Okulopharyngeal-Muskeldystrophie 1121
Okuloskoliose 38
Olfaktoriusneuroblastom 581
Oligoastrozytom 1099
Oligodendrogliom 1098
Oligohydramnion 303, 902
Oligospermie 918
Olivopontozerebelläratrophie 1076
Ollier, Morbus 1157
Olmekenkult 285
Ölzysten 969
Omarthritis
– tuberculosa 1150
– urica 99, 1165
Omega-Oxidation 24
Omphalozele 847
Oncornaviren 247, 357
Onkofetalantigene 359
Onkofetalorganellen 17
Onkogen, allgemein **345**, 348f, 356f
Onkose s. auch Nekrose
Onkose 14, 17, **126f**
Onkozyten **20**, 1019, s. auch Hürthle-Zellen
Onkozytom **20**, 298, 843, 1019
Onychomykose 264
Oophoritis 862
OPG = Osteoprotegerin
OPG-Mechanismus **1138**, 1141, 1160, 1168

Opiatläsion 604
Opisthotonus 1126
OPSI-Syndrom = Overwelming-Postsplenectomy-Infection
OPSI-Syndrom 518, **547**
Opsonierung 25, 169, 171, 617
Optikusatrophie 287, 297
Optikusgliom 1104
Orbitalabszess 579
Orbitalphlegmone 579
Orbitapseudotumor 1014
Orchidektomie 986
Orchidoblastom 923f
Orchidoepididymitis 916, 927
Orchidopexie 914
Orchitis
– allergische 917
– autoaggressive 916
– granulomatöse 917
– infektiöse 915
– luische 916
– pseudogranulomatöse 917
– purulenta 916
– tuberculosa 916
– virale 245, 915
Organ-Anesie 302
Organ-Angiosarkom 454
Organ-Hyperplasie 120
Organ-Hypoxidose 1068
Organ-Mykose 264
Organotropismus 200, 236f
Organ-Siderose, ferrotoxische 502
Organ-Tuberkulose 624, 626
Orientbeule 268f
Ornithose 252, 618
Orofaziodigitales Syndrom 297
Oropharynx 582, 585
Orotazidurie 98, 514
Orthokeratose 942
Orthomyxoviridae 238, 244
Osgood-Schlatter, Morbus 1147
Osler, Morbus **399f**, 743
Osler-Knötchen 479
Ösophagitis
– infektiöse 676
– korrosive 677
– medikamentöse 677
Ösophagotrachealfistel 592
Ösophagus-Atresie 673
Ösophagus-Dysfunktionen 673
Ösophagus-Karzinom 146, **678f**
Ösophagus-Sphinkter 675
Ösophagus-Varizen **675**, 754, 789
Ossifikation, enchondrale 1132f
Osteoarthritis 1163
Osteoarthrose 1163
Osteoblastom 1153
Osteocalcin 1132
Osteochondritis luica 325f
Osteochondrom 1156
Osteochondromatose, synoviale 1175
Osteochondrosis dissecans 1147
Osteodystrophia
– deformans 1145
– fibrosa generalisata 1143

Osteogenesis imperfecta 36, **39f**, 294, 432, 659, 1136
Osteoid 336, 1133, 1137, 1144
Osteoidosteom 1153f
Osteoklastom 1159f
Osteolyse-Mechanismus **1137f**
Osteom 723, 1153
Osteomalazie
– Calciumstoffwechsel 70,
– D-Hypovitaminose 145, 704, 840, 841, **1028**, 1123
– Hyperparathyreoidismus **1028**, 1144f
– Osteopathie 1139, **1142f**
– urämische 840
– Vitamin-D-resistente 1142
Osteomyelitis
– allgemein 956, 1078, **1148f**
– brucellosa 1149
– chronische 221, 579, **1149**
– Infektiologie 258
– Kieferknochen 660
– luica 1149
– Schädelknochen 1078
– tuberculosa 644, **1149**
– typhosa 1149
– Wundheilung 336
Osteomyelofibrose 535
Osteomyelosklerose 535f
Osteonekrose 1146f
Osteopathie
– metabolische 1139
– renale 1028, 1145
Osteopenie 66, **1139f**
Osteopetrose 1137
Osteophyt 1164, 1166
Osteoporose
– alkoholische 771, 1139
– Cushing-Syndrom 993, 1003, 1141ff
– Hämatopoeseexpansion 502
– Homozystinurie 95
– hyperthyreotische 1142
– Osteopathie 65, **1139f**
– postmenopausale 1140
– primäre = idiopathische 1140f
– sekundäre 1141f
– senile 1141
– Turner-Syndrom 290f
– Typ-I 1140f
– Typ-II 1140f
Osteoprogenitorzellen 336
Osteoprotegerin s. OPG
Osteosarkom 1091, 1145, **1154f**
– extraskelettales 1156
– multifokales 1155
– oberflächliches 1156
– Paget-assoziiertes 1155
– paraostales 1156
– periosteales 1156
– radiogenes 1155
– teleangiektatisches 1155
– zentrales 1156
Osteosklerose 534
Ostitis
– cystica multiplex 1150
– deformans 1132, 1139, **1145f**, 1154
– periapikale 660
Ostium-primum-Defekt 457
Ostium-secundum-Defekt 457f

Östrogen 471, 876, 878, 1140, 1141
Otitis media 194, **215f**, 583, 1078, 1079
Otosklerose 134f, 294
Ovalozyt 509
Ovalozytose 517
Ovarialaplasie 876
Ovarialfibrom **869**, 1106
Ovarialkarzinom
– allgemein 126, **866f**, 1028
– syndromal 721, 733, 807, 865
Ovarialkeimstrang-Stromatumor 868
Ovarialstromahyperplasie 864
Ovarialstromaödem 864
Ovarialzyste 863
Overwhelming Postsplenectomy Infection s. OPSI-Syndrom
Ovotestis 862
Ovula Nabothii 887
Ovulationshemmer s. Antikonzeptiva
Oxalose 27, **94f**, 818, 835, 851
Oxidanzienemphysem 607
Oxisomen 19
Oxytalanfasern 50
Oxyuriasis **276**
Ozäna 577

P

p = Kurzarm eines Chromosoms 283
p14 ARF = Suppressorprotein14 „Alternate Reading Frame"
p14 ARF 1092
p53 = Tumorsuppressorgen mit 53 KD
p53 = TP53
p53
– Apoptose 126, 310
– Astrozytom 1092, 1095
– Chondrosarkom 1158
– Keratoakanthom 953
– Kolorektalkarzinom 724
– Larynxkarzinom 591
– Leberzellkarzinom 776
– Leukämie 538, 560
– Li-Fraumeni-Syndrom 974, 1130, 1158
– Lungenkarzinom 637
– Magenkarzinom 691
– Mammakarzinom 974
– Oligodendroglialtumor 1098f
– Oralkarzinom 657
– Osteosarkom 1154
– Plattenepithelkarzinom 679, 953, 956
– Proliferationsbremse 307
– Thymom 571
– Tumorigenese **350**, 356, 358
– Urothelkarzinom 854
– Zervixkarzinom 891
Pacchioni-Granulation 1055
Pachygyrie 1045, 1047
Pachymeningeosis haemorrhagica interna 1056, 1068
Pachymeningitis 1078

PAF = Plättchenaktivierungsfaktor
PAF 178, **202**
Paget, Morbus
– Mammatumor 976
– Osteopathie **1145f**
Paget-Karzinom 979
– mamilläres 976
– vulväres 901
Paget-Osteosarkom 1154f
Paget-Sarkom 1146
Paget-Schroetter-Syndrom 447
Palatoschisis 651
Palisadenmuster
– Basaliom 955
– Gliome 1093, 1097
Pallidin-Läsion 517
Palmarfibromatose 1174
Palmoplantardyskeratose 664, 678
Palmoplantarpits 1106
Palmoplantarwarze 951
PALS = Periarterielle Lymphozytenscheide
PALS 164
Panarteriitis
– mikroskopische 440
– nodosa
– – allgemein 44, 130, 181, 233, **437f**, 544, 1110
– – Glomerulonephritis 834
– – Hirninfarkt 1051
– – Niereninfarkt 814f
– Wohlwill-Typ 440
Pancoast-Tumor 638
Pancreas anulare 799
Pancreas divisum 799
Panenzephalitis, subakute sklerosierende 246, **1082**
Paneth-Körnerzellen 337
Panhämozytopenie 546
Panhypopituitarismus 991f
PanIN = Pankreatische In-situ-Neoplasie
PanIN 805, 806
Pankreasabszess 803
Pankreasadenom 805
Pankreasagenesie 799
Pankreasatrophie, lipomatöse 800
Pankreasendokrinium 1032
Pankreasfibrose, zystische **800**, 1035
Pankreashämochromatose 800
Pankreasheterotopie 680, 696, 799
Pankreasinsuffizienz 800
Pankreaskarzinom 721, 733, 779, **806f**, 1003
Pankreaskolliquationsnekrose 131
Pankreaslipomatose 798, 800
Pankreaszirrhose 67, 801
Pankreaszystadenom 805
Pankreaszyste **799**, 813, 1106
Pankreatitis 131, 217, 773, 799, **801f**, 1034, 1144
– akute
– – infektiöse 801
– – nichtinfektiöse 795
– alkoholische 146, **802**
– biliäre 792, 795, **802**

– chronische
– – primäre 803
– – sekundäre 805
– hyperlipidämische 82, 84
– Ileus 698
Pankreatolithiasis 66, 698, 717, **804**
Panmyelopathie, hypoplastische 506
Panmyelophthise 506
Pannendreieck-Zellen 741
Pannus 256, 1170f
Panzerherz 482, 497
Panzytopenie 506, 538, 789
Papageienkrankheit 618
Papageiennase 114, 303, 313
Papanicolaou-Zytologie 890
Papel, allgemein 943f
Papillenkarzinom, Gallenwege 797
Papillennekrose 516, 520, 836, **839**, 851
Papillom
– allgemein 375
– exophytisches 855
– intraduktales 971f
– invertiertes 581, 856
– orales 657f
Papillomatose 678, 948, 952, 970, 1106
Papillomviren s. HPV
PAPP-A = Pregnancy Associated Plasma Protein A
PAPP-A 284
Papulose, bowenoide 729, 951, **954**
Papulovesikel 946
Paraaminosalicylsäure-Läsion 140
Paracetamol-Läsion 743, 772, 839
Praesthesien 1110
Paragangliom **1010f**, 1100
Paragranulom 557
Paraimmunoblasten 561
Parainfluenza **245**, 588, 596
Parakeratose 942, 948
Parakortikalzone 163
Paralyse
– progressive 1081
– supranukleäre 1075
Paralyseeisen 1081
Paramyloidose 47
Paramyxoviren-Läsionen **245**, 759, 916, 1014, 1145
Paraneoplasie
– allgemein 66, 192, **383**
– endokrine 383
– hämatologische 383
– kutane **384**, 953
– neuromuskuläre 383, 1128
– pulmonale 638
– renale 846, 833
Paraneoplastisches Syndrom s. Paraneoplasie
Paraphimose 936
Paraplegie 1059f, 114
Paraprotein-Läsionen 96, 821, 949, 1110
Paraquat-Läsion 610, 782
Parasiten-Läsionen, allgemein **267f**

Parathion-Läsion 1068
Parathormon **65**, 383, 1027, 1132, 1135, 1138, **1142f**
Parathormonresistenz, periphere 1029
Parathyreoidea
– Adenom **1027**, 1143
– Autoimmunentzündung 985, **1025**
– Karzinom **1027**, 1143
Paratyphus 700f
Parenchymnekrose, selektive, ZNS 1048
Parese 1084, 1087, 1089, 1111
Parinaud-Syndrom 1101
PARK-Gen = Parkinson-Gen
PARK-Gen 1073
Parkinson, Morbus,
– allgemein 523, **1072f**
– Ganglienzellreaktionsmuster 1041
– Neuromelanin 99, 115
– Zytoskeletläsion 33
Parkinson-Demenz 1073f
Parodontitis
– allgemein **660**
– marginalis 661
– profunda **661**, 1079
– syndromale 522
Parotitis
– allgemein **667**
– chronisch rezidivierende 667
– epidemica 238, 245, 667, 916
Parovarialzyste 873
Parthenogenese 273, 380
Parvovirus
– Anämie 514, 518
– Fetopathie 324
– Virologie 243
Pätau-Syndrom 285, 1047
Patent Ductus arteriosus 460
Pathogenese, allgemein
– formale 2
– kausale 2
Pathoklise 1048
Pathologie, allgemein 5
Pathosklerose 423
Pauciimmun-Glomerulonephritis 834
Pautrier-Abszess 565
PAX-Gen = Paired Box-Gene
PAX 312, 313, 1131
PBC s. primär-biliäre Zirrhose
PCR = polymerase chain reaction
PCR-Methodik 8f
PDGF = Platelet-Derived-Growth-Factor
PDGF 30, 206, 308, 334, 426, 532, 534, 540, 629, 634, 847, 885, 963, 1092, 1138, 1154, 1163
Peak-Bone-Masse 1140
PECAM = Platelet Endothelial Adhesion Molecule
PECAM 205
Pectus carinatum 1135
Peitschenwurm 273
Pelger-Huët-Anomalie 522
Peliosis hepatis 750, **753**
Pelizaeus-Merzbacher, Morbus 1065

Pemphigoid
– bullöses 35, 179, 945
– syphilitisches 325
Pemphigus
– neonatorum 325
– vulgaris 35, 211, **948**, 950
Pen-2 = Presenilin-Enhancer
Pen-2 Gen 1070
Penicillamin-Allergie 187, 830, 833, 838, 1090
Penicillamin-Therapie 749
Penicillin-Läsion 137f, 140, 489, 782, 838
Penis-Entzündung 936f
Penis-Fehlbildung 299, **936**
Penis-Karzinom 938
Pentraxin 171
Pentrin 267
Penumbra 1049
Perforationsläsionen, viszerale 684, 711, 717, 719
Perforationsperitonitis 725, 731
Perforationsphthise 625
Perforin 125, **172**, 174
Perhexilenmaleat-Läsion 739
Perianalthrombose 727
Perianitis 728, 731
Periapikalostitis 660
Periappendizitis 718
Periarteriitis 422, 437
Peribronchiolitis 596
Pericarditis
– constrictiva 496
– epistenocardica 475
– purulenta 495
– rheumatica 496
– tuberculosa 495
Peridivertikulitis 711
Periduktalfibrose 746
Perifokalödem 1062
Perikardblastomatose 498
Perikarditis
– akute 495
– allergische 482, 496
– chronische 497
– – konstriktive 496f
– – nichtkonstriktive 497
– eitrige 479
– fibrinöse 211, 213, **496**, 841
– mikrobielle 494
– postinfartielle 472
– subakute, fibrinöse 496
– urämische 496, 841
Perikardkarzinose 371
Perikardmesotheliom 497
Perikardreiben 495
Perikardsarkomatose 498
Perilymphadenitis 550f
Periorchitis, chronische 919
Periostalabszess 1148
Periostitis ossificans 1149
Periphlebitis 447
Perisklerose
– arterielle 432
– pericholangioläre 782, 784, 786
Perisplenitis
– callosa 546
– cartilaginea 40, 53
– fibrinosa 545
– pseudocartilaginea 546

Peristase 305
Perithyreoiditis 1014
Peritonealkarzinose 371, 693, 733, 798, 867, 871
Peritonitis
– allgemein **731f**
– bakterielle 731
– cholezystistische 795
– hepatische 789
– metastatische 731
– nichteitrige 731, 803
– perforative 684, 688, 711, 717, 719
– sklerosierende 731
Peritrabekularfibrose 1144
Perityphlitis 719
Perlèches 510
Perlschnuraspekt 786. 730
Permeabilitätsödem 603
Permeabilitätsstörung 202
Perniziosa (Anämie) 69, 145, 179, 193, **512f**, 539, 681, 985, 996, 1012, 1016, 1066
Peronäuslähmung 142
Peroxisomen-Funktion 23
Peroxisomen-Krankheit **23**f, 94, 1065
Persorption 583
Perthes, Morbus 1147
Pertussisimpfung 219
Pest 251
Petechien-Definition 398
Petit-Mal-Epilepsie 1064
Petrositis 216
Peutz-Jeghers-Syndrom 352, 706, **721**, 807, 894
Peyer-Plaques 164, 701
Peyronie, Morbus 937
Pfaundler-Hurler, Morbus **58**f, 432
Pfeifenstielfibrose 767
Pfeiffer-Drüsenfieber 241, 552, 583, 585
PFIC-Gen = Progressive Familiar Intrahepatic Cholestasis
PFIC-Gene 110
Pflastersteinaspekt 705
Pfortaderanomalie 748
Pfortaderduplikatur 748
Pfortaderentzündung 755, 767
Pfortaderhochdruck
– intrahepatischer 755
– posthepatischer 755
– prähepatischer 755
Pfortaderthrombose 730, 753, 777
Phagozytose **25**, 159, 201, 226
Phakomatose s. neurokutanes Syndrom
Phalloidinvergiftung 32
Phänokopie 304
Phänotypus 304
Phäochromozytom **1005f**, 1020, 1032, 1034, 1037, 1091
Phäomelanin **112f**, 943
Pharyngitis 583
Phenacetin-Läsionen 140, 739, 839
Phenothiazinderivat-Läsion 137
Phenylbutazon-Läsion 140, 489

Phenylketonurie **91f**, 295, 1064
Phenylprocoumaron-Läsion 743
PHEX-Gen = Phosphate Regulating Endopeptidase Homolog X-linked
PHEX-Gen 817, 1142
Philadelphia-Chromosom-Translokation 346, **534**
Phimose **936**, 938
Phlebektasie 446
Phlebitis 444, 447
Phlebödem 417
Phlebolith 135
Phlebosklerose 446f
Phlebothrombose **405**, 407, 803
Phlegmasia
– alba dolens 447
– coerulea dolens 445, 447
– rubra dolens 447
Phlegmone, allgemein 216
Phosphatase, tartrat-resistente 1137
Phosphatdiabetes 70, 817, 1142
Phosphatstein 837
Phosphofructokinasemangelkrankheit 72f
Phospholipase 472, 617. 794
Phospholipid-AK-Syndrom 192
Phospholipidylinositol 29
Phosphorintoxikation 772
Phosphorylasekinasedefekt 1125
Phosphorylasemangel 1117
Photodermatitis 139
Photophobie 96, 101
Photosensibilität 188
Phrenikusparese 574, 638
Phthalimidoglutarimid 320
Phthisis alba 625
Phthisis atra 631
Phylloides-Tumor 972f
Physiosklerose 423
Phytansäurelipidose **24**. 1111
Pick, Morbus 1041, 1069ff, **1071**, 1072
Pick-Adenom 913
Pick-Körper 1069
Pick-Kugel 1041, 1072
Pick-Zelle 89, 1072
Picornaviridae 250, 756. 1033
Piecemeal-Nekrose **742f**, 746, 749, 759f, 786
Pierre-Marie-Bamberger-Syndrom 638
PIGA-Gen = Phosphatidylinositol-Glykan-A
PIGA-Gen 516
Pigmente
– allgemein **99**
– exogene 99
– hämatogene 99f
– iatrogene 100
– lipogene, 99, 115
– tyrosinogene 99, 112f
Pigmentfleck 957
Pigment-Kalk-Stein 794f
Pigmentstein, brauner 794
Pigmentzirrhose 67f, 743
Piloleiomyom 966

Pilomatrixom 957
Pilonidalsinus 224
Pilz-Enzephalitis 1085
Pilz-Gastritis 689
Pilz-Myzel 264, 491, 677
Pilz-Ösophagitis 677
Pilz-Osteomyelitis 1148
Pilz-Pneumonie 620
Pilz-Stomatitis 653
Pilz-Vergiftung 743
Pimäraffekttuberkulose 624
PIN = Prostatische intraepitheliale Neoplasie
PIN 933
Pinealistumor 1101
Pinealoblastom 1101
Pinealozytom 1101
Pineozytom 1101
Pink-Puffer 609
Pinozytose 25, 1062
Piringer-Lymphadenitis 228, **551**
Pityrosporumpilz-Läsion 114
PiZZ-Phänotyp 749
PITX-Gen = Paired-like Homeodomain Transcription Factor
PITX-2 Gen 316
PKD-Gen = Polcystic Kidney-Disaese
PKD-Gene 811
Placenta, s. auch Plazenta
- accreta 904
- circumvallata 903
- extrachorialis 903
- praevia 903
Placentitis
- cytomegalica 906
- listerica 260
- luica 906
- toxoplasmotica 906
- rubeolica 320, **906**
PLAP = Plazenta-Alkaliasche-Phosphatase
PLAP 870, 914, 920, 922
Plaquebakterien 659 f
Plaqueblutung 425
Plaquefissur, atherosklerotische 425, 470
Plaqueruptur, atherosklerotische 428
Plaques
- amoloidhaltige 1041
- bakterielle 659
- neuritische 1041
Plasmalogen 23
Plasmaosmolarität 387
Plasma-Skimming 394
Plasmazellmyelom 558
Plasmazellsiderose 67
Plasmodium
- falciparum 271, 520
- Hämozoin 102
- malariae 271
- Mikrobiologie **271**
- ovale 271
- vivax 271
Plasmozytom 49, 170, 197, 502, 558, 827, 839, 1028, **1160 f**, **1163**
Plasmozytomniere 820 f
Plasmozytose, klonale 501

Plättchenaktivierungsfaktor s. PAF
Plättchenesterase 533
Plättchenperoxidase 532
Plättchenthrombus 407
Plattenepitheldysplasie 581
Plattenepithelkarzinom
- anales 726
- Bronchialkarzinom 637 f
- Harnblase 857
- Haut 13, 91, 113, 951, **956**
- Klassifizierung **376 f**
- Larynxkarzinom 591
- nasales 581
- orales 655, 657 f
- ösophageales 677 ff
- Peniskarzinom 936, 938
- Prostatakarzinom 934
- spindelzelliges 591
- Trachealkarzinom 600
- Vaginalkarzinom 895
- Vulvakarzinom 901
- Zervixkarzinom 891 f
Plattenepithelmetaplasie 336 f, 577, 887, 892
Plattenepithelpapillom 580
Plaut-Vincent-Angina 583 f
Plazentabettumor 907
Plazenta-Formabweichungen 903
Plazenta-Infarkt 905
Plazenta-Insertionsstörung 903
Plazenta-Lösungsstörung 904
Plethora 537
Pleuraempyem 615 f, 628, **643 f**
Pleuraerguss 417, 642 f
Pleurakarzinose 371, 640, 642, 647
Pleuramesotheliom 371, **644 f**
Pleurametastase 647
Pleuraplaques 143
Pleuraschwarte 644
Pleuratumor, fibröser, lokalisierter 645
Pleuritis
- exsudativa 624, 644
- fibrinöse 615, 643
- reaktiv-eosinophile 642
- serofibrinöse 644
- sicca 624, 643
- tuberculosa 624
Plexopathie brachiale 638
Plexus
- chorioideus 1062, 1081
- haemorrhoidalis 727
- myentericus 674, 709, 717
- pampiniformis 915
- submucosus 709
Plexuspapillom 1100
Plummer, Morbus 1023
Plummer-Vinson-Syndrom 510
Pneumatozele 592
Pneumocystis carinii 173, 195, 196, 197 f, 268, **272**, 610, 618
Pneumokalzinose 136
Pneumokokkenpneumonie **612**, 614 f, 617
Pneumokoniose 143, **629**
Pneumonia alba 326
Pneumonie
- allgemein **611 ff**
- alveoläre 611

- areaktive 67
- aspirationsbedingte 622
- atypische 256, 611, **618 f**
- chronische 614
- chronisch-karnifizierende 615
- eitrige 615 f, 644
- gelatinöse 628
- hämorhagische 615 f
- hypostatische 622
- hypozelluläre 617
- infarktoide 617
- inhalative 617
- interstitielle 611, **618 f**
- - akute 634
- - desquamative 630, 635
- - gewöhnliche 635
- - peribronchiektatische 622
- - sekundäre 622
- - septikopyämische 617
- Typen 613
- typische 611
Pneumonitis, urämische 605
Pneumothorax 642
Pneumozystispneumonie 273, **619**, 620
PNET = Primitiver Neuroektodermaler Tumor
PNET 1101, 1161
PNP s. Polyneuropathie
PNS = peripheres Nervensystem 1040
Pockenvirus 237 f
Podagra 1166
Podozytenaufbau 824
Podozytenverplattung 824, 832
POEMS = Polyneuropathie-Organmegalie-Endokrinopathie-Monoklonalgammopathie-Skinlesion
POEMS-Syndrom 554
Poikilozytose 519
Poliodystrophie 1041, 1065
Polioenzephalitis 1040
Poliomyelitis
- Muskelläsion 1117
- Zerebralläsion 1083, 1089
Polioviren 194, 238, 250, 982
Pollakisurie 836, 852, 857
Pollenallergie 160, 169
Polyarteriitis nodosa s. Panarteriitis nodosa
Polyarthritis
- allgemein **1167**
- chronische 222, 1170
- Granulombildung 233
Polychondritis **52**, 593, 1169
Polycystin-D-Läsion 811
Polycythaemia vera 406, 501, **532**, 534, 537, 700
Polydaktylie 284, 285, 287
Polydipsie 75
Polyglobulie **503**, 779, 844, 847
Polyglykosan 1125
Polyhydramnion 673
Polymastia glandularis 968
Polymerase-Kettenreaktion 8 f
Polymikrogyrie 1045
Polymyalgia rheumatica 172
Polymyositis 182, 189, 191, **1128 f**
Polyneuritis 1110, 1117

Polyneuropathie
- allgemein 993, 1108, **1109 f**
- axonale 1110
- Bleiintoxikation 142
- demyelinisierende 24, 1110
- diabetische 76
- Kryoglobulinämie 170
- Muskelatrophie 1117
- paraneoplastische 638
Polyomavirus 356
Polyp
- adenomatöser 376, **721**
- epithelialer 953
- hyperplastischer 689, 719
- inflammatorischer 719, 729
- intestinaler 708 f, 719, 729
- juveniler 351, **720**
- kloakogener 729
- nasaler 579
Polypeptid
- intestinal-vasoaktives 1037
- pankreatisches 1032
Polyphagie 75
Polyploidie, Genetik 283
Polypose, adenomatös-familiäre
- allgemein 342, **723 f**
- Desmoidfibromatose 1174
- Drüsenkörperzyste 690
- Dünndarmpolypose 708
- Magenpolypose 690
- Mesenterialfibromatose 732
- Kolonpolypose 723
- Osteopathie 1153
- Rhabdomyosarkom 1130
- Schilddrüsenkarzinom 1020
Polypose, intestinal-juvenile 706, **721**
Polypose, lymphomatöse 562, 726
Polyradikulitis 1082
Polyserositis 188
Polysomie 283
Polythelie 968
Polyurie 75, 1001
Pompe, Morbus **72**, 487
Popcorn-Zellen 555 f
Porenzephalie 1061
Porphyria cutanea tarda 771
Porphyrie **100 f**
- akute, intermittierende 102
- erythropoetische 101 f
- hepatische 102
- Ileus 698
- Peritonitis 731
Porphyrinstoffwechselstörungen 102
Porphyromonas gingivalis 661
Portalfeld-Entzündungsmuster 759
Portalfeld-Fasermuster 745
Portio-Ektopie 887
Portio vaginalis 874
Portland-Hb 501
Portokavalshunt-Gefäß 789
Porzellangallenblase 796
Positionsinformation, Entwicklung 315
Posthitis 936
Postirradiation-Angiosarkom 454
Postkardiotomie-Syndrom 496

Postmyokardinfarkt-Syndrom 496
Postprimärtuberkulose 624
Poststreptokokken-Glomerulonephritis 584, **826ff**
Postthrombotisches Syndrom **408**, 447
Posttransfusionshepatitis 764
Posttranslationsmodifikation 19
Postvakzinalenzephalomyelitis 1089
Pott-Abszess 1150
Potter-Nierenzysten 811 f
Potter-Sequenz 303
Pouchitis 713
Poxviridae 237 f
PP-Zellen = Pankreatisches Polypeptid-Bildungszellen
PP-Zellen 1032
PPAR = Peroxisomen-Proliferatoren-aktivierte Rezeptoren
PPAR 23
PRAD-1 = Parathyreoidea-Adenom-Protoonkogen
PRAD-1 1027
Prader-Willi-Syndrom 287 ff
Präeklampsie 774, 905
Präkanzerose s. auch Carcinoma in situ
Präkanzerose
– allgemein 338, **361**
– dermale 151, **954**
– endometriale 880
– fakultative 362
– gastrale 682, 690 f
– hämatopoetische 526, **538 f**
– hepatische 777
– kolitische 717
– laryngeale 590
– mammäre 974, 976
– obligate 362
– orale 654
– pankreatische 806
– penile 937
– prostatische 933
– renale 845
– testikuläre 920
– urotheliale 855
– vaginale 895
– vulväle 901
– zervikale 889 f
Präleukämie 538
Pränataldiagnostik 284
Präsentationsweg; Antigen
– endogener 162
– exogener 173
Prävalenz, allgemein 5
Präzipitationsfibrinoid 43
Präzipitine 632
pRB100 = Retinoblastom-Genprodukt
pRB1 001 154
Priapismus 520, **935 f**
Primär-biliäre-Zirrhose 743, 768, 781, **785**
Primär-biliäre-Zirrhose-CREST-Overlap-Syndrom 192
Primäraffekttuberkulose 261, 592, **624**
Primäreffloreszenz 942 f
Primärfollikel 548

Primärherdphthise 625
Primärherd-Tuberkulose 623
Primärkomplex 624
Primär-sklerosierende-Cholangitis 743, 759, 782, **786**
Primärsyphilis 253
Printzmetal-Angina 471
Prion 250, 1040, 1086 f
Prion-Krankheit 1041 f, **1086**
PrP-Gen = Prion-Protein
PrP-Gen 1087
Probeexzision, allgemein 5
Proboszis 302
Progerie **123**, 291
Prognathie 1106
Proktodäaldrüse 727
Prolaktin-Hemmhormon 982, 986
Prolaktinüberschuss 993
Prolaktinzell-Adenom **989**, 1032
Prolaktinzell-Hyperplasie 986
Prolamin 703
Prolaps, Rektum 728 f
Proliferation
– Entwicklungswachstum 300, 306
– Reparationswachstum 330
– Tumorwachstum 346 f
Proliferationskompartiment 330
Prolinhydroxylasehemmung 39
Promiskuität 756, 890
Promethazin-Läsion 138
Prometheus-Sage 333
Promyelozytenleukämie 530
Properdin-Funktion **171**, 546
Propulsion 1074
Propylthiouracil-Läsion 137, 1016
Prostaglandine 178, 202, 206 ff, 599, 683, 842, 904, 905, 1021, 1028, 1031, 1153, 1165
Prostata-Entzündung 930 f
Prostata-Hyperplasie 858, 930, **932**
Prostata-Infarkt 932
Prostata-Karzinom **933 f**, 969, 983, 1107, 1162
Prostata-Mittellappen 932
Prostata-Phosphatase 933, 935
Prostata-Steine 929
Prostatitis 126, 916, 927, **930 f**
– akute, eitrige 931
– chronische 931
– – abakterielle 931
– – bakterielle 931
– gonorrhoische 931
– granulomatöse 931
– tuberculöse 932
Prostatolithiasis 929
Prostazyklin-Funktion 386
Proteasom-Funktion 121, 162, 163
Proteinkinase
– rezeptorassoziierte 348
– Serin-Threonin-spezifische 349
– zyklinabhängige 307
Proteinurie 823 f, 827, 830 f, 834, 905
Proteochylus 798

Proteoglykane, allgemein 36, **53 f**
Proteoglykanolyse 53, **56**
Proteoglykanolysestörung 57 f
Protoonkogen-Funktion
– Entwicklung **307**
– Hyperplasie 119 f
– Hypertrophie 118 f
– Regeneration 330 f,
– Tumorigenese **345 f**
Proteus-Läsionen 831, 852, 872
Protoskolizes 276
Protozoonose 267 f
Provirus 247
PrP-Amyloid 1087
PrP-Gen 1087
PrPSc-Prion 1087
Pruritus 208, 537, 755, 942
PRX-1-Gen = Peroxisomen-Transporter-Gen
PRX-Gendefekt 1065
PSA = Prostata-Spezifisches-Antigen
PSA 935
Psammomkörper 372, 1020, 1103
PSC = Primär-Sklerosierende-Cholangitis
PSC s. Cholangitis
P-Selektin 205
Pseudarthrose 336
Pseudobulbärparalyse, 1053
Pseudofibrom, 654
Pseudo-Gaucher-Zellen 505, 535
Pseudogicht 1165
Pseudohämophilie **402**, 403
Pseudohermaphroditismus masculinus 847, **914**
Pseudohyperaldosteronismus-Syndrom 388
Pseudohyphen 264
Pseudohypoparathyreoidismus 65, 69, **1029**
Pseudokrupp 588
Pseudolupus 22, 44
Pseudolymphom 174
Pseudomembran, diphtheroide 214
Pseudomonas-Infektion 55, **251**, 523, 617, 878, 916, 930
Pseudomyxoma peritonei 719, 730, **733**, 863, 865
Pseudo-Obstruktion 697
Pseudopalisaden 1093, 1097
Pseudo-Pelger-Zellen 504, 528, 540, 542
Pseudo-Pseudohypoparathyreoidismus 1029
Pseudorosette 639, 765, 1007, 1093
Pseudosarkom, radiogenes 155
Pseudostrumaaspekt 837 f
Pseudothrombozytopenie 508
Pseudotuberkulose 231, 551
Pseudotuberkulosegranulom 230 f
Pseudotumor, entzündlicher 706, 711
Pseudo-Turner-Syndrom 448
Pseudoxanthoma elasticum 51 f

Pseudozirrhose, cholangiodysplastische 781
Pseudozyste 803, 805
Pseudozytomegalie 995
Psittakose 610
Psoriasis
– pustulosa 944, 945
– vulgaris 947
Psychosyndrom 1066
PTCH-Gen = Patched-Drosophila-Homolog-Gen
PTCH-Gen 664, 955, 1101, 1106
PTEN-Gen = Phosphatase and Tensin Homolog-Gen
PTEN-Gen 367, 706, 721, 974, 1092, 1096, 1098
Pterygium colli 290
PTH s. Parathormon
PTHrP = parathyroid hormone related protein
PTHrP 1132, 1157 f
Pubertas praecox 868, 983, 1004, 1152
Pubertätsmagersucht 123
Pulmoblastom 381
Pulmonalarterien
– Aneurysma 435
– Hochdruck 391
– Thrombose 614
Pulmonalfibrose, interstitielle 632 f
Pulmonal-Histiozytose 567, 633
Pulmonalsklerose 602
Pulmonalstenose 455, 462 f
Pulmonalvaskulopathie, hypertone 601
Pulpa
– dentale 658
– lienale 164, 518, 543, 546
Pulpa-Entzündung 659 f
Pulpa-Nekrose 660
Pulpa-Polyp 660
Pulpa-Hyperplasie 545, 549, 551 f
Pulpitis 659 f
Pulsationsdivertikel 711
Pulslosigkeit, allgemein 4
Punctio sicca 532
Punktionszytologie 6, 14
Punktmutation 8, 345, 347
Pupillenstarre 4,1081
Purinstoffwechselstörung 98
Purkinje-Zellen 1076
Purpura
– allgemein 398 f, 500
– cerebri 147, 412, 1054, 1090
– immunthrombozytopenische 507
– Schoenlein-Henoch 192, 399, **400**, 438, 830 f, 834
– thrombotisch-thrombozytopenische 401, 814
– thrombozytopenische
– – amegakaryozytäre 508
– – idiopathische 179, 507
Pusher-Typ, HCC 777
Pustula
– allgemein 945
– maligna 258
Pyarthros 1149
Pyelitis 852

Pyelonephritis
- allgemein 820, **835f**
- Diabetes mellitus 820f
- Hypertonie 389
- xanthomatöse 837
- Zystenniere 811f

Pygmäe 309
Pygmäenzwerg 1135
Pygopagus 318
Pylephlebitis 752, 755, 766
Pylephlebothrombose 753
Pylorus-Insuffizienz 684
Pylorus-Stenose 680, 684
Pyocele
- sinusoidale 579
- testikuläre 916

Pyosalpinx 872f
Pyozephalus 1079
Pyramidenbahnschädigung 1051,1063
Pyrazolon-Läsion 137f
Pyridoxin-Mangel 145, 540
Pyrimidin-Hämolyse 518
Pyrophosphat-Arthropathie 1165
Pyrophosphatase 133
Pyrrolizidinalkaloid-Läsion 353, 752, 776
Pyruvatkinase-Mangel 519
Pyurie 836

Q

q = Langarm eines Chromosoms 283
5-Q-Minus-Syndrom 540f
Q-Fieber-Hepatitis 767
Q-Fieber-Pneumonie 618
Q-Fieber-Nephritis 838
Quaddelbildung 177f, 211
Quadriplegie-Myopathie 1123
Quarzstaub-Pneumopathie 27, **629f**
Quecksilberintoxikation 818, 830, 1062, 1068, 1109
Quellthrombus 410
Querschnittssymptomatik 1059
Quetschpräparatdiagnostik 6
Quinolinsäure-Läsion 1084
Quincke-Ödem **418**, 588

R

Rabies s. Tollwut
Rabiesvirus 238
Rachendiphtherie 583
Rachenparasit 318
Rachitis 93, 96, 145, **1135f**, 1142
Radiosteonekrose **155**, 1147
Ragged-Red-Fiber-Myopathie 1123f
RAG-Gen = Recombinase-Associated Gen
RAG-Gen 166
Rambon-Hasharon-Syndrom 523
RANK = Rezeptor-Activator of NFkappaB

RANK 1138. 1145, 1160
RANK-Ligand 1138
RANTES = Regulated And Normal T-Cell Expressed and Secreted
RANTES 178
Ranula 655
Rappaport-Leberazinus 737
RAR-Gen = Retinoic-Acid-Rezeptor-Gen
RAR-Gen 530
Rashkind-Manöver 461
Rathke-Tasche 381, 984, 989
Raucherdysmelopoese 141
Raucherhusten 596
Raucher-Läsionen s. auch Zigarettenrauchläsionen
Raucherleukokeratose 656
Raucherpolyglobulie 141
Raynaud-Phänomen, 189, **445**, 516
Raynaud-Syndrom 149, 189, 413, **445**
RB1-Gen = Retinoblastom-Gen
RB1-Gen 294, 310, **350**, 657, 891, 960, 974, 1092, 1096, 1154
RBILD = respiratory bronchiolitis associated interstitial lung disease
RBILD 608, 633, 635
RDS = neonatal respiratory distress syndrome
RDS 606
Reaktion
- allergische 178
- anaphylaktische 139, **177**, 576
- exsudativ-käsige 622
- leukämoide 503
- proliferativ-produktive 623

Reaktionsmuster:
- Bronchiolen 597
- Epidermis 942f, 946f
- Gallengänge 780
- Gefässwand, 430, 432f
- Gehirn 1041
- Gelenke 1163f
- Hämatopoese, 502
- Haut 942f, 946f
- Knochen 1137
- Kolon 713f
- Leber 736
- Lungenalveolen 603, 632
- Lungeninterstitium, 632
- Lymphknoten, 548f
- Magen 686
- Muskulatur (Skelett) 1116
- Nierenglomeruli 824
- ZNS 1041

Reanimation, allgemein 4
Rearrangement, chromosomales 166
Rechtsherzhypertrophie 483
Rechtsherzinsuffizienz 407, 417, 468, 643, 730
Rechts-Links-Shunt 457
Recklinghausen-Osteopathie 1143
Reflux
- chylöser 449
- hepatojugulärer 468

- ösophagealer 673
- vesikoureteraler 837, 852

Refluxgastropathie 688
Refluxkrankheit, gastro-ösophageale 675f, **676f**, 679
Refluxösophagitis 189, **676**
Refsum, Morbus **24**, 1111
Regeneration
- allgemeingewebliche 330ff
- hämatopoetische 502
- hepatische 743
- postentzündlich 220
- zytologisch 15

Regurgitation 673
Reinke-Ödem 589
Reinke-Kristalle 916, 925
Reisediarrhoe 700
Reiswasserstuhl 701
Reiter, Morbus s. Urethro-okulo-synovial-Syndrom
Reizhusten 609
Reizkolon 710
Reizmagen 681
Rekombinationsreparatur 15
Rekrudeszenz 272
Rektumkarzinoid 1031
Rektumkarzinom s. Kolorektalkarzinom
Rektumprolaps 713
Rekurrensparese 638, 1014, 1027
Remission, Tumorkrankheit 372
Remyelinisierung 1109
Renin 386, 388, 393, 813, 842, 994, 1001
Renin-Angiotensin-Aldosteron-System **386**, 388f, 393, 813, 994, 1001
Renotubularazidose 786, 817, 1137
Renovaskulopathie 813
Reovirus-Infekt **243**, 783, 793
RER = Rough-Endoplasmic-Reticulum
RER 17, 23, 738
RES = retikuloendotheliales System
RES 25, 394, 501, 502, 510, 516
Residualzyste 663
Resistenz, unspezifische 2, 159
Resorptionsatelektase 607
Resorptionszyste 1143
Respiratory-Syncytial-Virus s. RSV
Restgewebetumor, embryonaler 381
Restitutio ad integrum 3, 220
Retardierungssyndrom, mentales 91, 95, 297
Retentionsikterus 107
Retentionspneumonie 637
Retentionsverfettung 80
Retentionszyste 895, 899
Retinalpigmentpithel-Hyperplasie 1153
Retinitis pigmentosa 113, **115**, 292, 812, 1123
Retinoblastom **294f**, 381, 1091, 1130, 1154
Retinoblastom-Gen s. RB-Gen
Retinohamartom 1106

Retinolsäure-Rezeptor 637
Retinom 294
Retinopathia
- arteriosclerotica 391
- diabetica 76
- hypertonica 390
- pigmentosa s. Retinitis pigmentosa
- proliferans 520
- sphingomyelinolipidotica 89

Retinovaskulopathie 1121
Retroperitonealfibrose 1014
Retroperitonealhämatom 995
Retroplazentarhämatom 904
Retropulsion 1074
Retrotonsillarabszess 644
Retroviren-Läsion **197**, 247, 357, s. auch HIV
Rett-Syndrom 297
Reye-Syndrom **619**, 738
Rezeptor-Pathologie **28f**, Zelloberflächenrezeptor 351
Rhabdoidtumor 847
Rhabdomyolyse 1123, 1125
Rhabdomyom 484, 493, 1106, **1129f**
Rhabdomyosarkom
- alveoläres 313, **1131**
- embryonales 381, **1130f**
- myokardiales 484, **493f**
- juveniles 1131
- paratestikuläres 928
- skeletomuskuläres **1130**
- syndromales 1104
- urovesikales 858
- vulvoaginales 891, **896**

Rhabdoviridae 246
Rhesusinkompatibilität 179, 515, 903, 995
Rheumafaktor 168, 170, 191, 785, **1170**
Rheumaknoten **233**, 1170
Rheumatisches Fieber
- allgemein 44
- Endokarditis 480ff
- Granulom 232f
- Immunreaktion 179
- Kollagenose 44
- Perikarditis 496
- Streptococcus pyogenes 258
- Tonsillitisstreuherd 584

Rheumatischer Formenkreis 1169ff
Rheumatismus nodosus 233
Rhexisblutung 39, 386, **398**, 494, 527, 1053f
Rhinitis 581, **576f**, 581
- allergica 207, **576**
- anaphylactica 179
- atrophicans
- - foetida 577
- - nonfoetida 577
- chronische 576f
- granulomatöse 578
- mucopurulenta 576
- sicca 577
- tuberculosa 578
- vasomotorica 179, **576**
- viralis 576

Rhinophym 579, 580
Rhinosinusitis
- akute 577

Rhinosinusitis
- catarrhalis 212
- chronische 577
- eitrige 215
Rhinosklerom 578
Rhinoviren-Läsion 238, 250, 576
Rhizomelie 1133
Rhodopsin 99, 115
RHS s. RES
Riboflavin-Mangel 21,145, 1068
Rickettsien-Bakteriologie 252, **254**
Rickettsiose 255, 451, 768
Riedel-Thyreoiditis 1011, **1014**
Riesenfaltenmagen 682 f
Riesenhämangiom 450
Riesenosteoklasten 1145
Riesenwuchs, hypophysärer 1135
Riesenzellarteriitis 172, 193, 438, **441**, 814
Riesenzellastrozytom **1091**, 1105 f
Riesenzellbronchitis 619
Riesenzellen 226, 246, 438, 493, 555, 618 f, 619, 662, 758, 1084, 1129, 1151, 1157, 1175
Riesenzellgranulom
- peripheres 662
- zentrales 662
Riesenzellhepatitis 758 f, 773, 783
Riesenzellmyokarditis 493
Riesenzelltumor
- chondromatöser 1157
- ossärer 1159 f
- tendosynovialer 1175
Rifampicin-Läsion 140, 833
Rigor mortis 4
Rigor muscularis 1074
Riley-Day-Syndrom 1111
Rindenprellungsherd 1058
Rinderbandwurm 273 f
Rinderwahnsinn 250
Rindfleischzellen 701
Ringbinden, muskuläre 1120
Ringchromosomen 290
Ringelröteln **243**, 324
Ringsideroblasten 538
Ringsideroblastose 500
Ringwallkarzinom 692, 723
Rinnenpankreatitis 805
Risus sardonicus 1126
RM = Rückenmark
RNA = Ribonulceic Acid 8
RNA-Viren
- Onkologie 357
- Virologie 238 f
Robertson-Translokation 281
Rocky Mountain Fieber 255
Roger, Morbus 459
Roger-Defekt 459
Röntgenkontrastmittel 140
Rosazea 580
Rosenfeld-Syndrom 383
Rosenkranzknorpel 1136
Rosenthal-Fasern 1065, **1095**
Roseola 702
Rosetten
- Bailey-Typ 1093, 1099
- Flexner-Winterstein-Typ 294, 1093

- hepatische 765
- Homer-Wright-Typ 1093, 1008, 1101
- perivaskulärer Pseudotyp 1093, 1099
Rostpankreas 67
Rotavirus
- Cholangiopathie 793
- Enteritis 700
- Virologie 238
Röteln
- Diabetes mellitus 1033
- Embryopathie 320
- Enzephalitis 1089
- Gallengangsatresie 783, 794
- Gehirnfehlbildung 1042
- Gesichtsspalten 651
- Hepatopathie 783, 793
- Herzfehlbildung 460
- Lymphadenitis 551 f
- Orchitis 904
- Nephritis 838
- Virologie 238, 243 f
Rotor-Syndrom 108
RSV = Respiratory Snycytial Virus
RSV 238, 245, 597
Rubellaviren s. Rötelnviren
Rubens-Typ-Adipositas 81
Rubor, Entzündungssymptomatik 200, 202
Rugger-Jersey-Spine 1145
Ruhegewebe, Regeneration 331
Ruhr
- fieberhafte 214, **713**
- Myokarditis 490
- weiße 713
Rumpel-Leede-Test 399
Rundzellinfiltrat, Entzündung 206, 219
Rundzellsarkom 1131
Ryanodin-Rezeptor 1118

S

S-100-Antigen = Protein mit 100%-Solubility in Ammoniumsulfate
S-100-Antigen 567, 581, 657, 845, 960, 965, 1006, 1009, 1094, 1100, 1011, 1098, 1113
Säbelscheidentibia 326, **1146**
Säbelscheidentrachea 593
Sackniere 859
Safranleber 108
Sägeblattspekt 719
Sagomilz 48, 546
Sakralparasit 318
Salicylate, s. NSAID
Salicylat-Läsionen s. Acetylsalicylat
Salmonella
- Entzündungsmuster 175
- Immunabwehr 173
- paratyphi 701
- typhi 701
- typhimurium 354
Salmonellen-Enteritis 255
Salmonellen-Typhus 30, **701** f, 916, 968, 1149
Salpingitis

- allgemein 862, **873 f**
- chronische 873
- gonorrhoica 878
- isthmica nodosa 872 ff
- tuberculosa 873
Salpingo-Oophoritis 872 f
Salzverlustnephritis 822
Salzverlustsyndrom 812, 1004
Samenstranglipom 929
Sammelrohrzyste 813
Sanderson-Polster 1016
Sandhoff, Morbus 90
Sandkern 763
Sandkornurozystitis 852
Sängerknötchen 589
Sarcoma botryoides 1130
Sarkoglykane 1120
Sarkoglykanopathie 1120
Sarkoidose
- allgemein **628 f**
- Bronchiektase 594
- Gastritis 689
- Granulom **226 ff**, 982
- Hepatitis 755, **767 f**
- Hypophysitis 982
- Kalziumstoffwechsel 66
- Lungenfibrose 632
- Lymphadenitis 552
- Mastitis 968
- Myokarditis 489, 493
- Myositis 1127
- Nephritis 831
- Pneumopathie 628 f
- Salpingitis 873
- Splenitis 546
- Thyreoiditis
- Typ IV-Reaktion 181
Sarkom
- allgemein 339, 373
- botryoides 858, 1130
- chondroides 1158
- fibröses 964
- Graduierung 373
- granulozytopoetisches 527
- leiomyogenes 885
- lipogenes 965
- neurogenes 1114
- osteogenes 1129
- pleomorphes 1129
- rhabdomyogenes 1129
- rundzelliges 1131
- spindelzelliges 568, 1129 f
- synoviales 1176
Satellitenmetastase 962
Sattelitennekrose 132
Satellitose 770, 1042
Sattelnase 326, 578 f
Saturnismus 99
Sauerstoffmetaboliten, reaktive 127, 523
Sauerstoffpneumonitis 604
Sauerstoffstoffwechsel 62 f
Säufereisen 67
Säuglingssyphilis 325
Saugwürmer 273
Säureverätzung 676
Scatter-Faktor 308
Scavenger-Rezeptoren 426
Schädel-Hirn-Trauma
- allgemein 1040, **1057 ff**
- Enzephalitis 1078
- Epiduralblutung 1056

- Hirninfarkt 1053 f
- Hypophysenläsion 934
Schädigungstopik, ZNS 1041
Schaffer-Zellen 1041
Schafshusten 588
Schalenmyokarditis 490, 495
Schanker
- harter 253
- weicher 268, **897**
Scharlach
- Bakteriologie 252, **258**, 260
- Bronchitis 596
- Diapedeseblutung 399
- Entzündungsform 218
- Glossitis 652
- Laryngitis 588
- Myokarditis 489 f
Schaumann-Körper 225
Schaumzellen 425 f, 546, 750, 793
Scheuermann, Morbus 1147, **1166**
Schießscheibenmuster 622, 975
Schießscheibenzelle 521
Schilddrüsendystopie 1011, 1025
Schilddrüsenentzündung 1012
Schilddrüsenkarzinom
- allgemein 358, **1018 f**, 1106, 1162
- folliculäres 1018
- medulläres 1022
- papilläres 363, **1021**
Schilddrüsen-Peroxidase-Antikörper 1012
Schilder, Morbus 1000, 1089
Schiller-Duval-Korpuskel 923
Schilling-Test 512
Schimmelpilze 265 f
Schinkenmilztyp 48
Schistosoma haematobium 274, 358
Schistosomiasis
- Hepatopathie 767 f
- Nephropathie 830
- Parasitoligie 273 f
- Salpingitis 873
- Urozystopathie 852 f, 857
Schistozyt 509
Schizogonie 272
Schizogyrie 1058
Schizonten 272
Schlafkrankheit 268
Schlangenmensch 38
Schleimbeutelerguss 1173
Schleimhautimmunität 164
Schleimhautmelanom 963
Schleudertrauma 1056, 1059
Schlingensynechien 833
Schlottergelenk 39,1134
Schmerz, allgemein 202
Schmetterlingserythem 187 f
Schmetterlingsgliom 1097
Schmidt-Syndrom 1012
Schmorl-Knötchen 1166
Schneesturmknie 1175
Schneider-Membran 580
Schnellschnittuntersuchung 5 f, 384
Schnüffelsucht 1068
Schnupfen 212, 238, 250
Schnupftabaksprostata 931

Schock
- anaphylaktischer 393, 769
- endokriner 393
- hypovolämischer 319, **393**, 698
- kardialer **393**, 410, 475
- kardiovaskulärer 393
- pankreatitischer 801 f
- polytraumatischer 393
- septischer 212, **393**, 731
- spinaler 1060
Schockendokarditis 396, **480**
Schockformen 392
Schockgastroenteropathie 396
Schockleber 396, **751 f**, 769
Schocklunge **394**, 601, 604, 610
Schockniere **395**, 816
Schockorgan 393
Schocksyndrom
- hyperdynames 393
- hypodynames 393
Schoenlein-Henoch-Purpura 192, 399 f, **400**, 438, 830 f, 834
Schönheitsdefinition 299
Schönheitsideal 151, 299
Schokoladenzyste 864
Schornsteinfegerkrebs 938
Schrapnellschuss-Embolie 410
Schrittmacherendokarditis 480
Schrotschussschädel 1160 f
Schrumpfgallenblase 796
Schrumpfnekrose 14, 126, **131 f**
Schrumpfniere 812
- arteriosklerotische 389
- glomerulonephritische 834 f
- pyelonephritische 838
- zentralarterielle 813
Schulkindsyphilis 326
Schulterphänomen, Melanozytentumor 959
Schuppen-Definition 945
Schuppenflechte 947
Schwammnävus, weißer 656
Schwammniere 812 f
Schwanenhals-Läsion 96
Schwangerschaftscholestase 773
Schwangerschaftsfettleber 738, **774**
Schwangerschaftsgingivitis 660
Schwangerschaftsikterus 110, 522
Schwangerschaftsluteom 864
Schwangerschaftshypophysitis 985
Schwannom 1102
Schwannomatose 1112
Schwann-Stroma 1009
Schwann-Zellen 375, 1009, 1102, 1109, 1113 f
Schwanzdarmzyste 727
Schwanzpankreatitis 805
Schwartz-Bartter-Syndrom 383, 417, 638, 643, **983**, 991
Schwarzharnkrankheit 91
Schwarzwasserfieber 272
Schweinebandwurm 273, **1128**
Schweizer-Käse-Muster 672, 880
Schwellnekrose 14, **135**

Schwerhörigkeit s. Taubheit
Schwerkettenkrankheit 49, 197
Schwimmbadkonjunktivitis 256
Schwindsucht 623
SCID = severe combined immune deficiency syndrome
SCID 168, 172, **196**
Scott-Syndrom 525
Scrapie 1088
Scrapie-Agens 250, 1040, **1086 f**
Seele 3, 1176
Seelenheil 1136
Sehnenscheidenempyem 1173
Sehnenscheiden-Riesenzelltumor 1175
Sekretion
- autokrine 29, 307, 332, 346, 948, 1154
- endokrine 29, 981 f
- parakrine 29, 307, 332
Sekundäreffloreszenz 945
Sekundärglioblastom 1096
Sekundärgranula-Defekt 524
Sekundärsyphilis 253
Sekundenherztod 469, 474 f, 494
Selbstmordprogramm s. Apoptose
Selektine 34, 522, 523
Selektion, klonale 172
Sella turcica-Läsionen 984
Seminom
- extragonadal 574
- gonadal 862, **921 f**
- Immunologie 182, 360
- spermatozytisches 921
- trophoblastenhaltiges 921
Senecio-Alkaloid-Läsionen 752
Senile-Plaques 1070
Sentinel-Lymphknoten 371 f
Sepsis 211, 217, **220 f**, 258, 393, 449, 495, 544 f, 570, 698, 803, 835, 937, 995, 1000, 1012, 1053, 1054, 1084, 1127, 1149
Sepsis-Eintrittspforten 221
Septikofungämie **221**, 264, 1012
Septikopyämie 200, **221**, 490, 544
Septumdefekt
- atrialer 457
- offener 409
Septumdeviation 576
Septum-primum-Defekt 458 f
Septum-secundum-Defekt 457 f
Sequenz, Fehlbildung 303
Sequoiose 632
Serratia-marescens-Läsion 523
SER = smooth endoplasmic reticulum
SER, Pathologie 17, 23
Serom 335
Seromukotympanon 583
Serositis 188, 731
Serotonin 208, 476, 641, 707, 790, 1021, 1030 f
Sertoli-Cell-Only-Syndrom 919
Sertoli-Leydig-Zell-Tumor 869

Sertoli-Zell-Tumor 483, 721, **925 f**
Serumhepatitis 761
Serumkrankheit 180
Serumnephritis 826
Seuchenobduktion 4
Seven-spanning-Receptor 29
Sex-Cord-Gonadenstroma-Tumor 721, 868, **925**
Sézary Syndrom 559, 565
Sharp-Syndrom 44
SH2-Domäne = src-Homolog-Domain
SH2-Domäne 30
Sheehan-Syndrom 396, 984 f, 991 f
SHH-Gen = Sonic Hedgehod-Gen
SHH-Gen 316, 955
Shigellen
- Bakteriologie 255
- HUS 401
- Ruhr 700, **713**
Shimada-Graduierung, Neuroblastom 1009
SHT s. Schädelhirntrauma
Shunt-Bildung, portokavale 789
Shunt-Bilirubin 105
Shunt-Gefäß 742, 746, 758
Shunt-Hyperbilirubinämie 105 f
Shunt-Vitium, arteriovenöses 457
Shwachman-Bodian-Diamond-Syndrom **505**, 800
Shwartzman-Sanarelli-Reaktion 25
Shy-Drager-Syndrom 1076
SIAD = syndrome of inappropriate antidiuresis
SIAD 983
Sialadenitis
- allgemein 665 f
- autoimmune 668
- bakterielle 667
- chronische 666, 668
- obstruktive 667
- submandibularis 668
- virale 667
Sialadenose 665 f
Sialolithiasis 666
Sialophorin 525
Sialorrhoe **666**, 1074
Sialozele 655
Sialyl-Lewis-X 205, 523
Siamesen-Zwillinge 317 f
Sicca-Syndrom 22, 192, 577, 666, **668**
Sichelzellanämie **520**, 542, 544, 546, 752, 1147
Sideroblast 539
Siderose **67 f**, 748
Siegelringzellkarzinom
- gastrales 692 f
- kolorektales 724, 726
- metastatisches 733, 871
- pankreatisches **808**, 871
Sigmadivertikulose 710 f
Signaltransduktion
- Fehlbildung 306
- Orthologie 29 f, 118

- Tumorigenese 315
Silberdrahtarterie 390
Silberkornkrankheit 1073
Silikatose 631
Silikat-Pneumopathie 629
Silikongranulom 234
Silikose
- Bronchitis deformans 593
- Granulombildung 27, 630
- Lungenemphysem 607
- Lungenfibrose 610, **629 f**
Silikotuberkulose 630
Simian-Virus-40-Läsion 356
Simmond-Kachexie 123, 991, **992**
Simon-Spitzenherd 625
Simpson-Golabi-Behmel-Syndrom 847
Sinusemphysem 579
Sinusendothelsiderose 501
Sinushistiozytose 549 f
Sinusitis paranasalis **579**, 985, 1078
Sinuskatarrh 550
Sinusthrombose 985, 1079
Sinustumor, endodermaler 922
Sipple-Syndrom 1032
Sirenenbildung 316
Situs inversus **31**, 316, 543, 696, 747
Sjögren-Syndrom s. auch Sicca-Syndrom
- Assoziationsläsionen 786, 1012
- Autoimmunopathie **191**, 193, 222
- Mitochondrienantikörper 22
- Kollagenose 44
- Kryoglobulinämie 170
- Läsion, lymphoepitheliale 781
- Marginalzonen-B-Zell-Lymphom 563
- sekundäres 192
- Sialoadenitis **668**
- Xerostomie 654
Skelett-Hyperparathyreoidismus 1143
Skelett-Hypoparathyreoidismus 1145
Skelettmuskulatur 1116
Sklerodaktylie 189
Sklerodermie, progressive 44, 182, **189**, 193, 441
Sklerodermie-Overlap-Syndrom 192
Skleronychie-Syndrom 448
Sklerose
- akut-multiple 1089
- diffus-entzündliche 1089
- fokale 833
- gliöse 88
- hepatoportale **745**, 754
- konzentrische 1089
- lobäre 1060
- lymphonoduläre 557
- multiple **1088 f**
- systemische, progressive 44, **189 f**, 774, 786
- tuberöse 342, 842 f, 1091, **1106**
Skoliose 44, 392, 1104

Skolizes 769
Skorbut 39, 145, 400, 654, **1135**
Skrotalsack 912
SLA = Soluble-Liver-Antigen
SLA 765
SLE s. Lupus erythematodes, systemischer
Slow-virus 246
Sludge 202, 393 f
SLUG-Gen = Snail-Drosophila-Homolog
SLUG-Gen 314
SMAD-Gen = Mother Against Decapentaplegic Drosohila, Homolog
SMAD-4 Gen 351, 708
Small-airway-Disease 607
Small-Vessel-Disease 192, **470**
Small-Round-Cell-Tumor 581
Smegma-Retention 936
Smog-Läsion 588, 596, 607
SMOH-Gen = Smoothened Drosophila Homolog
SMOH-Gen 1092, 1101
Smudge-Cell 242
SNPRN-Gen = Small Nuclear Ribonucleoprotein Polypeptide 1
SNPRN1-Gen 288
Sodbrennen 675
Sofortreaktion
– allergische 169
– IgE-vermittelte 176
Somatomedin-Läsion 1135
Somatostatin-Bildung neoplastisch 1011, 1021, 1031 f
Somatostatinom 1031
Sommersektor-Läsion 1050, 1064
Sonic-Hedgehog-Gen 316, 955
Sonnenblumenkatarakt 70
Sonnenerythem 203
Soor
– Balanoposthitis 265
– Hypokalzämie 66
– Kolpitis 265, **895**
– Mykologie 264
– Ösophagitis 677
– Pneumonie 618, 621
– Stomatitis 653
– Vulvitis 899
– Zervizitis 888
SP1 = schwangerschaftsspezifische Glykoprotein
SP1 908
Spaltharnblase 850
Spaltheilung, Fraktur 335
Spaltuvula 651
Spastik 1046, 1054, 1078, 1082, 1083, 1087, 1089, 1126
Spätgestose 751
Spätmetastase 368
Speckhautgerinnsel 409
Speicheldrüse
– allgemein 665 f
– Gingivitis 660
– Mukozele 654
Speicheldrüsenadenom 669
Speicheldrüsenkarzinom 671
Speicheldrüsenzirrhose 668
Speichelfluss 659, 667
Speichelödem 803

Speichelstein 804
Speicherkrankheit, allgemein 71
Speicherzellen, zerebral 1041
Spektrin-Läsionen 517, 518, 519
Spermagranulom 929
Spermasthenie 919
Spermatozele 920
Spermien-Immotilitätssyndrom 31
Spatzenbeine 1003
Sphärozyt 516, 517 f
Sphärozytose 517 f
Sphingolipidose 27, **86**, 1041
Sphingomyelinlipidose **89**, 1101, 1110
Sphingomyelinose 1064
Spicula 502
Spikes 244, 830
Spina
– bifida 316, 323, **1043 f**
– ventosa 200, **1150**
Spinaliom 113, 951
Spinalparalyse 1077
Spinaltrauma 1059
Spindelzellkarzinom 380, 591
Spindelzellsarkom s. Sarkom
Spinnenangiome 771
Spinnenbeinkonfiguration, Portalfeld 746, 771
Spinnenzelle 1129
Spinozerebellaratrophie 293, 523, **1076**
Spironolactonkörper 995
Splanchnikusgebiet-Läsion 393
Splanchnomikrie 992
Splendore-Hoeppli-Phänomen 260 f, 267
Splenektomie-Folgen 508
Spleniculus 543
Splenitis 545 f
Splenomegalie 241, 518, 527, 546, 754
Splenose 546, 732
Splicosomen 187, 191
Splitting-Thinning-Lesion 823
Spondylarthritis ankylosans 337, 1169, **1172**
Spondylarthrose 1166 f
Spondylitis 1148, 1150
Spondylopathia deformans 1166
Spondylose 1166
Spongiose 182
Spontanfraktur 1142 f, 1151, 1156 f, 1159, 1161
Spontanmutation 281
Spontanperforation 644
Spontanperitonitis 731
Spontanpneumothorax 38, 45, 609, 642
Sporozoiten 270, 272
Spotty necrosis 741 f
Sprosspilze 264
Sprue
– Anämie 513
– glutensensitive **703**, 708 f
– hypogammaglobulinämische 705, 709
– kollagene 705
– Osteopathie
– refraktäre 705

– sekundäre 79, **705**
– tropische 79, **705**
Spulwurm 273
Spülzytologie, Methodik 14
Spumaviren 247
Sputumzytologie 638
Squama-Definition 945
SRY-Gen = sex-determining region on Y-chromosome
SRY-Gen 912, 914
SSPE = subakute sklerosierende Panenzephalitis
SSPE 246, 1082
SSX-Gen = Synovial Sarcoma X-Breakpoint
SSX-12-Gen 1176
SSX-23-Gen 1176
Staging, Allgemeintumor 372 f
Stahlkocherkrankheit 596
Stammzellen
– determinierte 502
– erythropoetische 537
– hämatopoetische 503
– mesenchymale 334
– multipotente 502
– pluripotente 503
Stammzellkompartiment 330, 365, 502
Stammzellläsion 503
Staphylococcus
– aureus 256 f, 667, 700, 872, 968, 1078
– epidermidis 968
Staphylokokken
– Bakteriologie **256 f**
– Endokarditis 478
– Entzündung 210, 215
– Enzephalitis 1078
– Glomerulonephritis 825, 827, 835 f
– Granulom 232, 523
– Lymphadenitis 550
– Plazentitis 906
– Pneumonie 615 f, 619
– Prostatitis 930
– Salpingitis 872
– Scaled-Syndrome 257
– Urozystitis 852
– Vulvitis 899
– Zervizitis 887
Starling-Gleichung 416 f
Statin-Myopathie 1124
Status
– cribrosus cerebri 1052
– dysmyelinisatus 1061
– lacunaris cerebri 1051
– marmoratus 1061
– spongiosus 1042, 1066
Staublungenkrankheit 628 f
Staubphagozytose 27, 629
Stauungsgastritis 685
Stauungsinduration 415, 468, 603, 751, 816
Stauungsleber 750 f
Stauungslunge 603
Stauungsmilz
– kardiale 468, 544
– portale 544 f, 755, 789
Stauungsniere 816
Stauungsödem 408
Stauungszirrhose 787 f
Steatohepatitis

– ethylische 739, **770 f**
– Fibrosierungsmuster 745
– nicht-ethylische 739
– Zytoskelläsion 33
Steatonekrose 131, 803
Steatorrhoe 56, 79, 82, 505, 704, 805, 851
Steatosis nutritiva 80
Stechapfelzelle 82, 509, 513, 517
Steel-Richardson-Olzweski-Syndrom 1075
Steinkind 135
Stein-Leventhal-Syndrom 863
Steißteratom 323
Stenose 301, 382, 477, 696, 706, 719
Sterben, Klinik 3
Sterilität 245, 282, 873, 878, 879, 891, 917
Sterkobilin 104
Sterkobilinogen 104
Sternberg-Reed-Zellen 552, 555 f
Sternhimmelbild 548, 565
Sternhimmelmakrophagen 548 f, 564
Sternum fissum 316
Stewart-Treves-Syndrom 420, 454
STH = Wachstumshormon
– allgemein 308, 984, 1135
– Endorganresistenz 1135
– Mangel 992
– Überschuss 992
STH-Zell-Adenom 989
STH-Zell-Hyperplasie 986
Stickstoffmonoxid s. NO
Stieldrehung, ovarielle 863
Still-Syndrom 1172
Stimmbandkarzinom 591
Stimmlippenknötchen 589
Stinknase 578
Stippchengallenblase 793
Stirnhöcker 1106
STK = Serin-Threonin-Kinase
STK 721
Storchenbeine 1111
Stomatitis
– allgemein 652
– aphthosa 652
– catarrhalis 652
– herpetica 653
– necroticans 653
Stomatozyt 516, 517
Storage-Pool-Erkrankung, 525
Stoßherd, zerebraler 1058
Strabismus divergens 1061
Strahlen
– elektromagnetische 146, 150
– ionisierende 151 f, 358, 526
– korpuskuläre 146, 150 f
– ultraviolette 151 f, 358
Strahlenbelastung 500
Strahlendermatitis 155
Strahlendermatopathie 155
Strahlenembryopathie 156, **319**
Strahlenempfindlichkeit 153
Strahlenenzephalopathie 1060
Strahlenkolitis **155**, 715
Strahlenleukozytopathie 156
Strahlenosteomyelitis 155

Strahlenosteonekrose 155
Strahlenosteosarkom 1154
Strahlenpilz 260
Strahlenpneumonitis 213, **610**
Strahlenschäden 146, 752
Strahlenteleangiektasie 154f
Strahlentherapiefolgen 155f
Strahlentumorigenese 151f, **358f**, 955f, 960f, 1090
Strahlenulkus 155
Strahlenunfall 1020
Strahlenvaskulopathie **153**, 715, 919, 1060
Strangulation 731
Straßenbahnschienenaspekt 831
Streak-Gonaden 862
Streptococcus
– mutans 659
– pneumoniae 596, 612, 1079
– pyogenes 258
Streptokinase 397
Streptokokken
– Angina 220, 584
– Bakteriologie 57, **257f**, 480
– Endokarditis 478, 482
– Entzündung 210, 215
– Enzephalitis 1078
– Glomerulonephritis 825
– Granulom, rheumatisches 232
– Gruppe A 667
– hämolysierende 216, 218, 583
– Lymphadenitis 550
– Mastitis 968
– Nephritis 827, 830
– Plazentitis 906
– pyogene 252, 583
– Salpingitis 872
– Vulvavaginitis 887
Streptolysin 258
Stressbewältigungsstrategie 388
Stressproteine 252
Stressulkus 147, 685f
Striatonigraldegeneration 1076
Strichnekrose 1097
Strohmattenmuster 964
Stromabwärtsvarizen 676
Stromahyperplasie, ovarielle 864
Stromamyose 883
Stromasarkom 883
Stromatumor
– endometrialer 876, **883**
– epitheloider 695
– gastrointestinaler s. GIST 694f, 726
– mammärer 971
– ösophagealer 678
– ovarialer 868f
– spindelzelliger 695
Stromaufwärtsvarizen 676
Stromelysin 41
Stromschäden 146, 150
Struma
– allgemein 592, **1011**
– basedowificata 1017
– blande 1015
– diffuse 1016
– euthyreote 1011, 1015

– hyperthyreote 1011, 1016
– hypothyreote 1011, 1015
– Langhans 1019
– lymphomatosa 1012
– nichttoxische, 1015
– nodosa colloides 1015
– Ovarii 871
– parenchymatosa 1015
– Riedel, eisenharte 1014
– syndromale 1106
– toxische 1016
Strümpel-Spinalparalyse 1077
Struvit 851
Stuhlentfärbung 766
Stuhlinkontinenz 1084, 1088
Stunned Myocardium 471
Sturge-Weber-Syndrom 451, 1006, **1106**
Subakut-sklerosierende Panenzephalitis s. SSP
Subarachnoidalblutung 1055
Subduralabszess 571
Subduralblutung 1055
Subduralhämatom
– akutes 1056
– chronisches 1056
Subependymom 1099
Subileus 731, 803
Substantia nigra-Läsion 1074f
Sudeck-Knochenatrophie 122
Suffusion 398
Sugillation 398
Sulfasalazin-Kolitis 713
Sulfatid-Lipidose 88
Sulfonamid-Läsionen 137f, 140, 489, 773
Sündenvergebung 1061, 1136
Superantigen 160f, 257f
Superoxiddismutase-Gen 1072, 1117
Suppressorgen s. Tumorsuppressorgen
Supranukleäratrophie, zentralnervöse 1116
Surfactant-Defekte 601, 605f, 611
SURF-Gen = Surfeit-Gen
SURF-1-Gen 1065
Sustentikularzellen 1010
Suszeptibilitätsgen **352**
SV40 = simian virus
SV40 356
Switch-Recombinase 167
Swyer-Syndrom 914
Sympathikus
– Hypertonie 386f
– Tumor 1007
Synaptophysin 845, 1006, 1009, 1030, 1035, 1100
Synaptotagenin 1176
Syncretio pericardii 495
Syndaktylie 311, 518
Syndrom
– adrenogenitales s. AGS
– apallisches **1049**, 1059
– hämolytisch-urämisches **401**, 516, 814
– hepatopulmonales **789**, 791
– hepatorenales 752, **789**, 791, 841
– immunproliferatives 174

– lymphoproliferatives, autoimmunes 174
– myasthenisches 1126
– myelodysplastisches 526, **533**, 538f
– myeloproliferatives 501, **532f**, 537, 752, 774
– nephrotisches 822, 827, 830, **832f**, 833, 1002
– neurokutanes 1104
– orofaziodigitales 297
– paraneoplastisches 383, 638, 846
– postthrombotisches 408, 447
– thrombozytopenisches, heparininduziertes 406
– urethro-okulo-synoviales Reiter 947, **1169**
Synechie 825, 833
Synkarzinogenese 353
Synovialitis 211, 1164, 1167, 1170
Synzytialvirus, respiratorisches 245
Synzytiotrophoblast-Neoplasie 907, 922, 924
Syphilis s. Lues
Syphilome 229, 325
Syringobulbie 1045
Syringom 957
Syringomyelie 121, **1044**, 1059
Systematrophie, multiple 1075f
Systemdegeneration 1041, 1064, **1073**
SYT-Gen = Synovial Sarcoma Translocation -Gen
SYT-Gen 1176

T

Tabakkonsum 655
Tabaksbeutelmund 189
Tabes dorsalis 1082
Tachozoiten 1086
Taenia
– echinococcus 273, 275
– saginata 273f
– solium 273f, 1128
Tailgut-Zyste 727
Takayasu-Arteriitis 438, **443**, 1014
Talgdrüsenheterotopie 652
Talgdrüsenmilben 579
Talkumpneumokoniose 631
T-ALL 560
Tamm-Horsfall-Protein 816, 821, 837
Tamoxifen 882, 979
Tangier-Krankheit 78, **82**
Tardieu-Flecken 399
Target-Läsion 621f, 1117
Tarui , Morbus 72
Taubenzüchterkrankheit 265
Taubheit 20, 40, 58, 135, 294f, 320, 321, 326, 823, 1024, 1046, 1089, 1121
Tauchkropf 1015
Tauopathie 1069f
Tau-Protein 32f, 1069f
Tay-Sachs, Morbus **89f**, 295

TCOF = Treacher-Collins-Franceschetti-Syndrom
TCOF-Fehlbildungssyndrom 652
TCR = T-Cell Receptor
TCR 159, 163, 166, 172
TDLE = Terminale-Ductulo-Lobuläre-Einheit
TDLE 967, 976
Teerstuhl 685
Technetium-Szintigraphie 1164
Teleangiectasia hereditaria haemorrhagica 399f
Teleangiektasie 151, 153, 189, 748 748
Telolysosomen **26,** 657
Telomerase 122, 342, 344
Telomerenerosion 122, 342, 344, 1159
Tendovaginitis
– bakterielle 1173
– stenosans 1173
Tendovaginopathia stenosans 1173
Tennisellbogen 1173
Teratogenese, allgemein 322
Teratologie, allgemein 300
Teratom 339, 380
– adultes 870
– benignes 874
– extragonadales 574, 1104
– immatures 924
– malignes 871, 922
– reifes 380, 925
– unreifes 380
Tertiana-Malaria 271
Tertiärknötchen, Lymphknoten 549
Tertiärsyphilis 253
Testosteron 912, 917
Tetanie 66
Tetanus
– Bakteriologie 252, **259**
– Hyperthermie 147
– Myopathie 1126
Tetrachlorkohlenstoff-Läsion 743
Tetraplegie 1044, 1141
Tetrasomie 17, 845
Tetraspastik 1061
Tetrazyklin
– Leberschädigung 738, 772
– Markierung 1143
– Nierenschäden 8827
– Zahnpigmentierung 100
Teufelaustreibung 1061
TGF = tumor growth factor
TGF 118, 309, 534, 555, 708, 806, 831, 844, 932, 953, 1138, 1163
Thalamus 1052
Thalassaemia
– allgemein 292, 501f, **520f**, 731
– intermedia 521
– major 521
– minor 521
Thalidomidembryopathie 304, **320f**
Theka-Lutein-Zyste 863
Thekom 869
T-Helferzellen s. TH-Zellen

Therapieeisen 501
Thermoacinomyces-Läsionen 632
Thermogenese 81
Thesaurismose 27
Thesaurismose s. Speicherkrankheit
Thiamin-Mangel s. B1-Hypovitaminose
Thiaziddiuretika 66
Thigmotaxis
– Orthologie 35
– Tumorigenese 349, 366
Thioguanin-Läsion 752
Thorakopagus 318
Thoraxtrauma 612
Thorotrast-Läsionen 152, 358, 775 f, 791
Thrombangiitis obliterans **443**, 444, 814
Thrombasthenie Glanzmann-Naegeli 525
Thrombembolie **410 f**, 605, 699, 815, 1051
Thrombophilie 537
Thrombophlebitis
– allgemein 217, 407 f, 445, **447**, 449, 754
– Hirninfarkt 1053
– Pankreaskarzinom 808
Thrombopoetin 504
Thrombopoetin-Rezeptor-Gen 506
Thrombose
– allgemein 383, 396, 404, **405 f**, 444, 536
– Ischämie 413
– kardiale 408, 411
– koronare, primäre 472
– paradoxe 266
– Prophylaxe 405
– Varixknoten 447
– venöse 407
Thromboxan 394, 397, 470
Thrombozyten
– Entzündung 180, 206 f,
– Hämostase 401 f
– Wundheilung 334,
Thrombozytendefekt, hereditärer 524
Thrombozythämie, essenzielle 501, 534, **536**
Thrombozytopathie, hereditäre 525
Thrombozytopenie 156, 174, 500, **507 f**, 571
Thrombozytopenie-Syndrom, heparininduziertes 406
Thrombozytose 501, 540
Thrombus
– Arteriosklerose **425 f**, 470
– Entstehungsformen **405 f**,
– Strahlenvaskulopathie 154
Thymidindimere 13
Thymitis **570 f**, 1125
Thymom
– Paraneoplasie 514, 1003, 1125
– Tumor **571 f**,
Thymus-Aplasie 195, 288, **570**
Thymus-Atrophie 570
Thymus-Dysplasie 570

Thymus-Hyperplasie 570 f
Thymus-Hypoplasie 571
Thymus-Karzinom 572 f
Thymus-Zysten 571
Thyreoglobulin-Antikörper 1012
Thyreoidektomiezellen 992
Thyreoidisation 837 f
Thyreoiditis
– chronisch lymphozytäre Hashimoto 22, **1012 ff**
– de Quervain, granulomatöse 1014
– nichteitrige 1012
– subakute 1014
Thyreotoxikose 1014, 1022
Thyroxin-Zwerg 1135
TH-Zellen, allgemein 167, 172 f
TH0-Zellen 173
TH1-Zellen 167, 173
TH2-Zellen 167, 173
TIA = Transitorische-Ischämische-Attacke
TIA 415, 536, 537
Tierfellnävus 958
Tigrolyse 1041, 1048
TIL = Tumor Infiltrating Lymphocytes
TIL 360
TIMP = Tissue Inhibitor of Metalloproteinase
TIMP 334, 367 f, 1158
Tinea 263
Tinitus 69
T-Lymphozyten s. T-Zellen
Tn-Antigen 365
TNF-alpha = Tumornekrosefaktor
TNF-alpha 126, 209, 310, 629, 744, 757, 771, 1085, 1086, 1138, 1164
TNM-Klassifikation
– allgemein **373**
– Ampula-Vateri-Karzinom 798
– Analkanalkarzinom 729
– Bronchialkarzionom 641
– Cervix uteri-Tumoren 894
– Corpus uteri-Tumoren 884
– Dünndarmkarzinom 709
– Endometriumkarzinom 884
– Gallenblasenkarzinom 798
– Gallenwegskarzinom 798
– Harnblasenkarzinom 858
– Hautmelanom 962
– Hodentumoren 927
– Kieferhöhlentumoren 581
– Knochentumoren 1163
– Kolorektalkarzinom 725
– Kopfspeicheldrüsentumoren 672
– Larynxtumoren 591
– Lebertumoren 779
– Lungentumoren 641
– Magenkarzinom 693
– Magentumoren 693
– Mammakarzinom 979
– Mesotheliome 647
– Mundhöhlentumoren 658
– Nasopharyngealtumoren 587
– Neuroblastom 1009
– Nierenbeckenkarzinom 858

– Nierenzellkarzinom 847
– Ösophagustumoren 680
– Ovarialtumoren 871
– Pankreastumoren 808
– Penistumoren 938
– Pleuratumoren 647
– Prostatatumoren 935
– Rhabdomyosarkom 1131
– Schilddrüsenkarzinom 1023
– Speicheldrüsentumoren 672
– Thyreoideatumoren 1023
– Ureterkarzinom 858
– Urethraltumoren 858
– Vaginaltumoren 896
TOC-Gen = Tylosis-Oesophageal-Cancer-Gen
TOC 679
Tod **2 f**, 4
Todesursache 6
Todeszeichen 4
Togaviridae 238, 243
Tokolytika-Kardiomyopathie 487
Toleranzinduktion 163
Tollwut 238, **246 f**, 1084, 1089, 1111
Tonnenstein 794 f
Tonsillenhyperplasie 583
Tonsillitis
– akute 583
– chronische 584 f
– nekrotisierende 584
Topoisomerasehemmer 526, 528, 531
Torre-Syndrom s. Muir-Turre-Syndrom
Torulose (= Cryptococcose) 265
Totalinfarkt 1050
Totenkopfgesicht 578
Totenlade 1149
Touton-Riesenzellen 86, 131
Toxoplasma gondii 173, 249, 268, **270 f**, 610, 1086
Toxoplasmose
– Enzephalitis 327, 1042, **1086**
– Myokarditis 480, 488, **491**
– Nephritis 827
– Lymphadenitis 228, **552**
– pränatale 271, **327**, 1086
– Vulvitis 898, 1042
– zerebrale 1060, **1085 f**
TP53 s. p53
Trabekelendost 501, 1137
Traberkrankheit 1088
Trachealpapillom 600
Trachealstenose 1014
Tracheobronchialclearance 611
Tracheobronchialsystem 592
Tracheobronchitis
– akute 595
– pseudomembranöse nekrotisierende 596
Tracheobronchopathia osteoplastica 593
Tracheomalazie 593
Trachom 252, 256
Tractus nasopalatinus
– Fehlbildung 659
– Orthologie 651
TRADD = TNF-Rezeptor-Adaptor-Protein
TRADD 126

TRANCE = TNF-related activation-induced cytokine
TRANCE 1138
Transferrin 66 f
Transfettsäuren 424
Transformation, maligne 159, 344
Transfusion, feto-fetale 319
Transfusionshämolyse 179
Transfusionshepatitis 761
Transfusionssyndrom, fetofetales **319**, 905
Transitionalzellpapillom 580
Transitionalzelltumoren s. Urotheltumoren
Transkription 247, 306 f, 346, 349, 350
Translokation, chromosomale 8, **283**, 285, 345, 529, 561 f
Translokationsperitonitis 731, 789
Transmigration 201
Transplantat-Abstoßung 161, 175, 179, **182 f**, 240
Transplantat-Kardiopathie 493
Transplantat-Hepatopathie 741, **769**, 780, 783
Transplantat-Myokarditis 488 f
Transplantat-Pneumopathie 596, **598**
Transplantat-Vaskulopathie 184 f
Transposition, vaskuläre **455 f**, 460 f
Transsudation 201, 493, 602
Transthyretin 47 f, 637
Transversalmyelitis 1083
Transzytose 203
Trash-Foot 412
Treacher-Collins-Franceschetti-Syndrom 652
Trematoden 273
Tremor 33, 69, 790
Treponema pallidum 251, 253,
Treponemen-Infekt s. Lues
Trichilemmalzyste 952
Trichilemmom **952**, 1106
Trichinella spiralis 273, 276 f, 1128
Trichinose 1086, 1128
Trichoepitheliom 957
Trichomonadenkolpitis 269, **895**
Trichomonas vaginalis 887
Trichomoniasis 268, **898**
Trichophytie 264
Trichophyton
– mentagrophytes 263
– rubrum 263
Trichopoliodystrophie 51
Trigeminus-Parese 1051
Trikolorphänomen 149, 445
Trinukleotide-Repeat-Mutation 292
Triplett-Repeat-Expansionskrankheiten 292, 1069, 1073 f, 1120
Triploidie 283 f
Tripper 253
Trismus 1126
Trisomie, allgemein **283**, 874
Trisomie-7 845, 1096

Trisomie 12 869,
Trisomie-13 284 f, 1047
Trisomie-18 285
Trisomie-21 **284 ff**, 448, 526, 709, 918, 1047
Tropheryma whipplei 702
Trophoblasten 902
Trophozoiten 272, 703, 714
Tropomyosin-Läsion 1118
Troponin 472, 485
TRPS1-Gen = Trichorhinophalangeal-Syndrom
TRPS1-Gen 288
Truncus
– arteriosus communis 456
– pulmonalis 456
Trypanosoma
– brucei gambiense 268
– cruzi 267 f, 1128
Trypanosomiasis 268, 1128
Trypomastigote 268
Trypsin
– Funktion 798
– Freisetzung 802
TSC1-Gen = Tuberöse Sclerose Gen
TSC-1 Gen 106, 842, 1106
Tschernobyl 1020
Tsetsefliegen-Krankheit 268
TSH = Thyreotropin
TSH 984, 993
TSH-Rezeptor 1012, 1016, 1017
TSH-Zell-Hyperplasie 986
TSP/HAM = Tropische spastische Parese/HTLV-assoziierte Myelopathie
TSP/HAM 247
TSS-Toxin 1 = Toxic Shock-Syndrome-Toxin
TSS-Toxin 1 256 f
Tubargravidität s. Extrauteringravidität
Tubenentzündung 872
Tubenschwangerschaft 904
Tubera, zerebrale 1105
Tuberculosepsis 221, 625
Tuberkel 623, 626, 702, 1080
Tuberkelbakterien s. Mykobakterien
Tuberkulin 226
Tuberkulinreaktion 181
Tuberkulom 623, 627 f, 1081
Tuberkulose
– Adrenalitis 1000
– Anämie 515
– Bakteriologie **261**, 624
– Bronchitis deformans 593
– Enteritis 700
– Enzephalitis 928, 1081
– Granulombildung **228 f**, 252
– Hepatitis 768
– Immunologie 173, 249
– Lymphadenitis 552
– Myokarditis 493
– Myositis 1127
– Perikarditis 495
– pulmonale **622 f**
– Rhinitis, granulomatöse 578
– Thyreoiditis 1012
– urogenitale 837 f
Tuberkulosepsis, perakute 625
Tuboovarialabszess 873

Tubulin-Struktur 30
Tubulofilamentaggregation 1129
Tubulopathie
– diabetische 819
– erworbene 817, 819
– hypokaliämische 818
– ischämische 818
– kongenitale 817
– toxische 818
Tubulotoxine, 818
Tubulusatrophie 918
Tubulusfibrose 918
Tuffsteinlunge 136
Tuftsin 546
Tularämie 231
Tulpenfollikel 197
Tumor
– allgemein 30, **338 f**
– brauner 1143
– chondrogener 1156
– dysontogenetischer 380
– embryonaler 380, 1101
– endokriner 693, 706, 726
– entzündlicher 200, 202 f
– epithelialer 708
– fibrogener 1159
– fibrohistiozytärer 1159
– Grading 339, 373
– gutartiger 580, 636, 678, 774, 1017
– – epithelialer 374
– maligner 581, 775
– – epithelialer 376
– melanozytärer 956
– mesenchymaler 694, 707, 726, 841
– neuroendokriner 934, 991, **1030**
– NF2-assoziierter 1105
– nichtepithelialer 373 ff, 999
– nichtfunktioneller 1037
– nichtpituitärer 989
– odontogener 664
– oligodendroglialer 1098
– osteogener 1153
– papillärer 856
– pituitärer 986
– Staging 373
Tumoranämie 511
Tumorangiogenese 366
Tumorantigen 359
Tumorausbreitung 366
Tumordiagnostik 8, 384
Tumordurchblutung 366
Tumorepidemiologie 340
Tumorheterogenität 657
Tumorpromotor, allgemein 353
Tumorigenese
– chemische 353
– formale 361
– genetische 281
– kausale 343
– physikalische 358
– teratologische 322
– virale 356
Tumorimmunität 358 f
Tumorimmunüberwachung 360
Tumorinduktion 357
Tumorkachexie 364, 382
Tumorklassifizierung 372

Tumorkrankheit 338
Tumornekrosefaktor 126, 209, 310
Tumorosteoid 1154
Tumorprognose 8
Tumorprogression 8
Tumorrezidiv 372
Tumorrückbildung 372
Tumorstadien-Klassifizierung
– Ampula-Vateri-Karzinom 798
– Analkanalkarzinom 729
– Bronchialkarzionom 641
– Cervix uteri-Tumoren 894
– Corpus uteri-Tumoren 884
– Dünndarmkarzinom 709
– Endokrine Intestinaltumoren 707
– Endometriumkarzinom 884
– Gallenblasenkarzinom 798
– Gallenwegskarzinom 798
– Harnblasenkarzinom 858
– Hautmelanom 962
– Hodentumoren 927
– Hodgkin-Lymphome 557
– Kieferhöhlentumoren 581
– Knochentumoren 1163
– Kolorektalkarzinom 725
– Kopfspeicheldrüsentumoren 672
– Larynxtumoren 591
– Lebertumoren 779
– Lungentumoren 641
– Magenkarzinom 693
– Magentumoren 693
– Mammakarzinom 979
– Mesotheliom 647
– Mundhöhlentumoren 658
– Nasopharyngealtumoren 587
– Neuroblastom 1009
– Nierenbeckenkarzinom 858
– Nierenzellkarzinom 847
– Odontogene Tumoren 665
– Ösophagustumoren 680
– Ovarialtumoren 871
– Pankreastumoren 808
– Penistumoren 938
– Pleuratumoren 647
– Prostatatumoren 935
– Rhabdomyosarkom 1131
– Schilddrüsenkarzinom 1023
– Speicheldrüsentumoren 672
– Thyreoideatumoren 1023
– Ureterkarzinom 858
– Urethraltumoren 858
– Vaginaltumoren 896
– Vulvatumoren 902
Tumorsuppressorgen 331, **350**, 960, 974, 1158, 1092
Tumorwachstum, allgemein 365
Tüpfelung, basophile 509
Turcot-Syndrom 1071
Türkensäbelknochen 1146
Turner-Syndrom **283**, 289 f, 432, 448, 461, 784, 862, 914
Türwächtergen s. Gatekeeper-Gen
Tylose
– Gen 679
– Syndrom 678
Typhom 701

Typhus abdominalis 130, **701 f**, 916, 968, 1149
Typhusgranulum 701
Typhusknötchen 701
Tyrosinämie Typ I 92, 776
Tyrosinasehemmung 51, 91
Tyrosinkinaserezeptor 694
Tyrosin-Pigmente 112
T-Zell-Anergie 173
T-Zell-Defekt, primärer 195
T-Zell-Entwicklung 570
T-Zell-Epitop 174
T-Zell-Killing 125
T-Zell-Leukämie-Virus **247**, 357
T-Zell-Lymphom
– allgemein 549, **554**, 558 f, 705
– angioimmunoblastisches 566
– intestinales 708
– nasales, angiozentrisches 581
– peripheres 565
T-Zell-Region 548
T-Zell-System 237, 567

U

UBE-Gen = Ubiquitin-Protein-Ligase E3 a
UBE3 a-Gen 288
Überbein 1174
Überblähungsemphysem, obstruktives 610
Überempfindlichkeitshepatitis 772
Überempfindlichkeitsmyokarditis 488, **492**
Überempfindlichkeitsreaktion
– allgemein **138 f**, 176, 212
– Typ I **176**, 576, 599, 703
– Typ II **179**, 187, 917
– Typ III **180**, 220, 632, 785
– Typ IV **181**, 263, 624, 632, 785, 917
Überempfindlichkeitsvaskulitis 440, 492
Überexpression, Gen 346, 348
Übergangsepitheltumoren s. Urotheltumoren
Überlappungssyndrome, allgemein 192
Überlastungshyperplasie 120, 466
Überlastungshypertrophie 464
Überschussbildung, Fehlbildung 302
Ubiquitin
– Stressadaptation 121
– Struktur 32 f
– Zytoskelettkorpuskel 740, 1072
UICC = Internationale Union gegen den Krebs
UICC-Tumorklassifikation
– allgemein 372
– Ampula-Vateri-Karzinom 798
– Analkanalkarzinom 729
– Bronchialkarzinom 641

UICC-Tumorklassifikation
- Cervix uteri-Tumoren 894
- Corpus uteri-Tumoren 884
- Dünndarmkarzinom 709
- Endometriumkarzinom 884
- Gallenblasenkarzinom 798
- Gallenwegskarzinom 798
- Harnblasenkarzinom 858
- Hautmelanome 962
- Hodentumoren 927
- Kieferhöhlentumoren 581
- Knochentumoren 1163
- Kolorektalkarzinom 725
- Kopfspeicheldrüsentumoren 672
- Larynxtumoren 591
- Lebertumoren 779
- Lungentumoren 641
- Magenkarzinom 693
- Magentumoren 693
- Mammakarzinom 979
- Mesotheliome 647
- Mundhöhlentumoren 658
- Nasopharyngealtumoren 587
- Neuroblastom 1009
- Nierenbeckenkarzinom 858
- Nierenzellkarzinom 847
- Ösophagustumoren 680
- Ovarialtumoren 871
- Pankreastumoren 808
- Penistumoren 938
- Pleuratumoren 647
- Prostatatumoren 935
- Rhabdomyosarkom 1131
- Schilddrüsenkarzinom 1023
- Speicheldrüsentumoren 672
- Thyreoideatumoren 1023
- Ureterkarzinome 858
- Urethraltumoren 858
- Vaginaltumoren 896
- Vulvatumoren 902
UIP = Usual Interstitial Pneumonia
UIP 189, **633 f**
Ulcus
- aphthöses 706
- callosum 684
- chronisches 224 f
- cruris 408, 447, 520
- duodeni 683, 697
- durum 897 f, 937
- fissurales 706
- gastroduodenales 43, **683 f**, 687, 697
- intestinales 69, 699, 702, 706
- kallöses 225, 684
- kutanes 945
- molle 897
- nasopharyngeales 188
- orales 188
- peptisches 683 f
- rodens 955
- tuberkulöses 702
- venosum 408, 447
- ventriculi 683
Ulegyrie 1060
Ulkus s. Ulcus
Ulkuskrankheit, gastroduodenale 683 f, 687
Ullrich-Turner-Syndrom 419, 448
Umbauanarchie, ossäre 1146

Umbilikalsepsis 755
Unkushernie 1063
Unsterblichkeitsenzym 122
Urachuskarzinom 850
Urachuszyste 850
Urämie-Läsionen 213, 514, 577, 588, 604, 644, 698, 731, 812 f, 827 f, 836, **840 f**, 842, 932, 1066
Urämiegifte 496, 840
Uratnephropathie 820
Uratphagozytose 27
Urease-Gastritis 687
Ureter
- bifurcatus 850
- duplex 850
- fissus 850
- retrokavaler 850
Ureterabgangsfalte 850
Ureterektasie 837
Ureteritis
- allgemein 849
- cystica 853
Ureterknospenentwicklung 810
Uretermündung, heterotope 850
Ureterverschluss 837, **852**
Urethritis 849, 852, 927
Uridiosis 840
Urobilinogen 104
Urocystitis
- cystica 853
- follicularis 853
- tuberculosa 853
Urogenitaltuberkulose 837 f, 853, 873, 878, 916, 928, 932
Urokinase 397
Urolithiasis 516, 812, **849**, 851, 1144
Uromukoid 837
Urothelatypie 855
Urotheldysplasie 855
Urothelhyperplasie 855
Urothelkarzinom 840, 845, 854, **857**, 1162
Urothelläsion, flache 855
Urothelmetaplasie 337
Urothelneoplasie 854, **857**
Urothelpapillom 856
Urethro-okulo-synovial-Syndrom Reiter 947, **1169**
Urosepsis 836
Urozystitis 849, **852**
- akute 852
- bakterielle 852
- chronische 852
- hämorrhagische 853
- interstitielle 853
- Plattenepithelmetaplasie 337
Ursodesoxycholsäure 786, 794
Urtikaria 139, 211, 569, 703
Uterovaginalkanal 381
Uterus-Aplasie 874
Uterus arcuatus 875
Uterus-Atrophie 1005
Uterus bicornis 875
Uterus-Doppelung 874
Uterus duplex 874
Uterus-Myom 878, **886**
Uterus-Hypoplasie 875
Utrophin 1122

Uveamelanom 182, **963**
Uveitis 232
Uveoparotitis 629
UV-Läsionen 151, 358, 655, 954, 959 f, 962, 1142

V

VacA-Protein = Vacuolating-Cytotoxin
VacA-Protein 687
v-onc = virales Onkogen
v-onc, allgemein 345, 357
Vagina
- allgemein 875, 894
- duplex 894
- septa 894
Vaginalkarzinom **896**, 901
Vampire 246
Vampirismus 40, 101, 468
Van-den-Bergh-Diazo-Reaktion 103 f
Vanillinmandelsäure 1006, 1009
Vanishing bile duct syndrome 769 f
Varikose 410, **446**
Varikozele 912, **915**, 918, 919
Variolaviren 218, 237
Varix aneurysmaticus 437
Varizella-Zoster-Virus 238 ff, 766, 1082, 1089
Varizellen 610
Varizen
- anale 727
- Ödemneigung 417
- primäre 446
- sekundäre 446
- Thrombophilie 407
Vasektomiefolgen 919, 929
Vaskularektasie, kolische 712 f
Vaskularektasie s. Angiodysplasie
Vaskulitis
- allergische 169, 181, 192, **401**, 949
- Gastritis 689
- granulomatöse 193, 578
- leukozytoklastische 181, 192, 400, 950
- medikamentöse 139,
- nekrotisierende 192, **578**
- systemische 187, **192 f**, 579, 764
- Transplantatabstoßung 184
Vaskulopathie 189
- hypertone 390, 392, 422, 429 f, 834, 838
- pulmonale 392, **601 f**
- medikamentöse 773
- sklerosierende 486
Vasopressin 386 f, 393, 982 f, 1011
VATER- Assoziation = Vertebraldefect-Trachealdysplasia-Esophagusdysplasia-Renaldysplasia
VATER-Assoziation 304
Veganer-Anämie 510, 512
Vegetarier-Anämie 510, 512
VEGF = vascular endothelial growth factor

VEGF **309 f**, 366, 844, 1097
Veitstanz 1075
Venenentzündung 444, **447**
Venensklerose 446
Venenstein 135
Venookklusionskrankheit 140, 141, 750, **753**, 755, 770, 787
Ventrikelseptumdefekt 320, **455 f**, 458 f
Ventrikulitis 1079, 1080
Venulosklerose 771
Verbrauchskoagulopathie s. DIG
Verbrennung
- Allgemeinschaden 147
- Fettembolie 411
- Kreislaufschock 393
Verbrennungstoxin 147
Verdoperoxidase 535
Verfettung
- degenerative 22, 63 f, **80 f**
- hepatozelluläre 737, 770
- nutritive 80
- orthotope 22
- renale 818
- resorptive 80
- toxische 80
Verkalkung
- dystrophe 63, **133 f**, 372, 428
- metastatische 135
- physiologische 1132
- toxoplasmotische 326, 1086
- tuberkulotische 218, 228, 623
Verkohlung 148
Verner-Morrison-Syndrom 1037
Verocay-Körperchen 1113
Vero-Toxin 401, 814
Verruca
- palmoplantaris 951
- plana 951
- seborrhoica 951, **953**
- senilis 953
- vulgaris **951 f**
Verwaltungsobduktion 4
Very-low-Density-Lipoproteine 78, 84
Vesicula seminalis 929
Vesikoumbilikalfistel 850
Vesikourethralrefklux 835, 837
Vesikula 944
Vestigium 302, 323
VHL-Gen = Von-Hippel-Lindau-Gen
VHL-Gen 844, 1106
VHL-Syndrom 799, 844, 1006, **1106**
Vibrio cholera **251**, 255, 700
Vicia faba 518
Villin 31, 844
Vimentin 32, 373, 455, 343, 868, 869, 872, 882, 994, 1022, 1103
VIN = vulväre intraepitheliale Neoplasie
VIN 901
Vinca-Alkaloid-Läsion 30, 1069, 1109
Vinylchlorid-Läsion 773, 775
VIP = Vasoactiv-Intestinal-Peptide

Sach- und Abkürzungsverzeichnis

VIP 1011, 1021
VIPom 1037
Virämie, allgemein 237
Virchow-Drüse 369, 693
Virchow-Zelle 262
Viridans-Streptokokken 479
Virilisierung 771, 870, 1004 f
Viroide 250
Virulenz
– Erreger 235, 250
– Faktor 251
Virusakanthom 951
Virusbegleithepatitis 241, 756
Virusenzephalitis 1041, 1083
Virushepatitis
– akute 755, 757
– cholestatische 111, 756
– chronische 759
– Korpuskel, azidophile 741
– mütterliche 773
– persistierende 169
– Typ A 755, 757, **761 f**
– Typ B **761 f**
– Typ C **764 f**
– Typ D 764
– Typ E 765
– Virologie 241, 244
– Zellnekrose 740
Virusmyokarditis 490
Virusperikarditis 495
Viruspneumonie 604
Virustracheobronchitis 596
Viszeralarterien-Aneurysma 435
Viszeromegalie 86
Vita
– minima 124
– reducta 4
Vitaminmangel s. Hypovitaminose
Vitaminüberschussgabe s. Hypervitaminose
Vitiligo **114**, 765
VLDL = Very-low-Density-Lipoprotein
VLDL 78, 84, 144, 770, 772
VOD s. Venooklussionskrankheit
Vogelgesicht 290
Vogelzüchterlunge 632
Vojta-Therapie 1062
Völlegefühl 687
Vollmondgesicht 1003
Volvulus 698, 731
Von-Hippel-Lindau
– Gen 844, 1106
– Hämangiomatose 451
– Neurokutansyndrom 1106
– Nierenzellkarzinom 844
– Phakomatose 1106
– Phäochromozytom 1006
– Syndrom 1106
– Tumorsyndrom 342, 1091
– Zystenpankreas 799
Von-Meyenburg-Komplex **781**, 784, 791
von Recklinghausen, Morbus s. Neurofibromatose Typ I
von Recklinghausen-Appelbaum, Morbus 67
Von-Willebrand-Krankheit 403
Vorderdarm 673, 680, 695

Vorderdarmduplikatur 673
Vorderdarmzyste 673
Vorhofdefekt 455
Vorhofmyxom 483
Vorhofseptumdefekt 289, 314, **456 f**
Vulnerabilität, ZNS 1041, 1048
Vulva-Karzinom 901
Vulvavestibulitis 897
Vulva-Zyste 899
Vulvitis,
– allgemein 896 ff
– herpetica 898 f
– luica 897
VZV s. Varicella-Zoster-Virus

W

Waardenburg-Syndrom 114
Wabenlunge 55, **634**
WAGR = Wilmstumor-Aniridie-Genitalfehlbildung-(mental)Retardierung
WAGR-Syndrom 288, 351, **847**
Waldenström, Morbus 170, **197**, 558, 821
Wallenberg-Syndrom 1053, 1081
Waller-Degeneration, 1059, 1066, 1081, **1108**
Walthard-Zellnester 865
Wangenbisskeratose 656
Wangengrand 653
Wärmeautoantikörper 179, 516
Wärmeautoantikörper-Anämien 516
Warthin-Finkeldey-Riesenzellen 246, 552
Warthin-Lynch-Syndrom 342, **725**
Warthin-Syndrom 671
Warthin-Tumor 670
Warze 952 f
Wasserbruch 912
Wasserhelle-Zellen-Hyperplasie 1026
Wasserkopf 1046
Waterhouse-Friderichsen-Syndrom 218, 254, 396, 995, **1000**
Weber-Christian, Morbus **739**
Wechselfieber 272
Weddellit 851
Wegener-Granulomatose
– Glomerulonephritis
– Kollagenose 44,
– Rhinitis **578 f**
– Typ II-Reaktion 179
– Vaskulitis 193, 438, **440 f**, 544, 546, 579, 814
Weibel-Palade-Korpuskel 450, 454
Weichteil-Angiosarkom 454
Weil, Morbus 251
Weinnase 579
Weisheitszahn 658
Werdnig-Hoffmann, Morbus 1077, **1118**
Werlhof, Morbus 507 f
Wermer-Syndrom 1032
Werner-Syndrom **123**, 291, 352

Wernicke-Enzephalopathie 1066 f
Wernicke-Korsakow-Syndrom 145, **1066 f**
Werwolf 101
Wharton-Sulze 902
Whipple, Morbus 78 ff, **702**
Whipple-Trias 1036
Whish-Plash-Injury 1056
WHN-Gen = Winged-Helix-Nude-Gen
WHN-Gen 570
Wickham-Streifen 948
Widerstandshochdruck 388
Wiederbelebungszeit 1048
Wiegenkufenfüsse 285
Williams-Beuron-Syndrom 288 f
Wilms-Aniridie-Syndrom 288
Wilms-Tumor
– Embryonaltumor 381
– Genetik 288, 313, **351**
– Nierentumor **847 ff**
– Teratogenese 322
Wilson, Morbus
– Hepatitis 738 f, 743, **748 f**, 759
– Kupferablagerung 738
– Kupferstoffwechsel 69, **70**, 96
– Leberzirrhose 787 f
– Mallory-Korpuskel 739
– Piecemeal-Nekrose 743
Windeltest 91
Winddorn 200, 1150
Windpocken 238 f
Winiwarter-Bürger, Morbus 443
Winzerkrebs 353
Wish-Plash-Injury 1056, 1059
Wiskott-Aldrich-Syndrom **195**, 525, 570
WNR-Gen = Werner-Gen
WNR-Gen 291
Wolff-Adenom 874
Wolff-Gang
– Embryologie 810, 912
– Dysontogenese 850
– Nebenhodenzysten 927, 929
– Ovarzysten 872 f
– Vulvazysten 899,
Wolfsrachen 285, **651**
Wolman, Morbus 24, 28, 79, **86**, 995
WT-Gen = Wilms-Tumor Gen
WT-Gen 288, 313, **351**, 847 f, 874, 1159
Wuchereria bancrofti 276
Wundheilung 129, **333 f**, 474
Wundinfektion 335
Wundrandödem 334
Wundruptur 335
Wundstarrkrampf s. Tetanus
Wüstenrheumatismus 267

X

Xanthelasma 85 f
Xanthinoxidase 63
Xanthinurie 98
Xanthom

– allgemein 72, **83 f**, 86, 786
– eruptives 84
– planes 85
– tuberöses 84 f
X-Chromatinkörperchen 296
Xenotransplantat 183
Xeroderma pigmentosum **13 f**, 358, 361
Xerophthalmie 145
Xerostomie 654, 668
Xiphopagus 318
X-linked-Agammaglobulinämie 194
X-Protein (HBX) 762
XO-Syndrom **290**, 862, 870
XXX-Syndrom **290**, 907
XYY-Syndrom **290**, 870, 918, 919

Y

Yersinia
– enterocolitica 255, 700, 713
– pestis 218, 251
– pseudotuberculosis 230 f, 551, 700

Z

Zahnanomalie 658
Zahnfleischschwund 660
Zahnhalteapparat 658
Zahnkaries 659
Zahnleiste, embryonale 659
Zahnsche-Insuffizienzklappe 481
Zahnscher-Pseudoinfarkt 754
Zahnweh, poetisch 660
Zappelphilipp-Syndrom 321
Zebra-Körper 58
Zeckenenzephalitis 238, **244**
Zeiss-Drüsenentzündung 217
Zelldefäkation 26
Zelldiskohäsivität 16, 351, 367
Zellen, dendritische
– Immunantwort 162, 165, 249, 548, 942
– Neoplasie 567,
Zellimmortalisierung 344
Zellkannibalismus 954
Zellkernaufbau
Zellkernmalignität 362
Zellkernpolychromasie 364
Zellkernpolymorphie 364
Zellkerntod 14, 129
Zellkernzytologie 15
Zellkohäsivität 16, 351, 367
Zellkontaktorganellen s. Desmosomen
Zellmigration 300, 314
Zellnekrose
– eosinophile 1041, 1048
– lytische 739
Zellödem 14, **31**, 62, 816
Zellpathologie 12 f
Zellschädigung
– chemische 136 f, 139, 141, 770
– letale 21, 124, 131, 133
– physikalische 146

Zellschädigung
- subletale 118
Zellschrumpfung, degenerative 1041
Zellschwellung, hydropische 739
Zelltod
- akzidenteller 14, 124, **126**
- apoptotischer **126**, 300, 741
- programmierter 14, 17, 121, **124**, 310, 330
Zellweger-Syndrom 1065
Zellzyklus 306, 330
Zenker-Degeneration 130
Zenker-Divertikel 674
Zentralvene s. Zentralvenule
Zentralvenule 736 ff, 742
Zephalopagus 318
Zeramidtrihexosidase-Mangel 87
Zerebralparese, infantile 666, **1060 f**
Zerebralverkalkung 1086, 1098, 1105, 1137
Zerebritis 1080
Zerebrovaskularinsuffizienz 1051
Zerkarien 273 f
Zeroid
- Bildung **26**
- Resorptionszeichen 756
Zeroid-Lipofuszinose 1041
Zeroidmakrophagen 542, 739, 542
Zervixkarzinom 239, 716, 721, **891**, 893, 896,
Zervixpolyp 888
Zervizitis 887
Zestoden 273
Zidovudin-Läsion 1124
Ziegenmilchanämie 510
Ziegenpeter 245
Zielscheibenläsion 621 f, 1117
Zieve-Syndrom 771
Zigarettenrauch-Läsionen
- Arteriosklerose 423 f, 471, 388, 813, 1050
- Bronchitis 596
- Colitis ulcerosa 717
- Histiozytose-X 567
- Laryngopharyngitis 583, 588
- Larynxkarzinom 590
- Leberzellkarzinom 776
- Lungenemphysem 607 f

- Lungenkarzinom 636
- Nierenzellkarzinom 842
- Osteoporose 1141
- Pankreaskarzinom 806
- Plazentareifungsstörung 903
- Pneumothorax 642
- Stomatitis 652, 666
- Urothelkarzinom 854
- Zervixkarzinom 890
Zilien
- Aufbau 31
- Dyskinesiesyndrom **31**, 612, 919
- Dysplasie 596
- Motilitätsstörung 31, 576, 596
Zinkfinger-Regulatorprotein 314, 1121
Zinkmangel 69, 678
Zirkulationsstörung, allgemein
- arterielle 404, **413**
- venöse 404, **415**
Zirrhose
- biliäre 788
- duktopenische 785
- hepatitis 764, 773, 787
- monolobuläre 788
- multilobuläre 788
- portale 788
- postnekrotische 787 f
- primär biliäre 22, 112, 228, 768, **785 f**, 1012
- - Gallengangläsion 780 f
- - Hepatitis 768
- - Piecemeal-Nekrose 743
- - Portalfibrose 745
- - Schwangerschaft 773
ZNS = Zentralnervensystem
ZNS-Lymphom 1104
ZNS-Reaktionsmuster 1041
Zöliakie 79, **703 f**, 1028
Zollinger-Ellison-Syndrom 682, **1031**, 1037
Zölomepithel
- Embryologie 862, 994
- Neoplasie 868
Zoomastigophor 267
Zöruloplasmin 66 f, 70, 749
Zottenatrophie, Plazenta 703
Zottenherz 213, 496
Zottenpleura 643
Zottenreifungsstörung 903
Zuckergussherz 497
Zuckergussmilz 40, 544, 546

Zuckerharnruhr 1033
Zuckerkrankheit 1033
Zuelzer-Wilson-Syndrom 710
Zungenatrophie 510
Zungenbrennen 510
Zungenfehlbildung 651
Zungenfesselung 651
Zungengrundstruma 1011
Zungenpapillenatrophie 654
Zwerchfellfurche 747
Zwerchfellhernie 747
Zwerchfellschlitz 672
Zwerg s. Kleinwüchsigkeit
Zwiebelschalenarteriopathie 193, 441, 814
Zwiebelschalenneuropathie 24, **1109**, 1110, 1111
Zwiebelschalenosteopathie 1162
Zwillingsfehlbildungen 317 f
Zwitterbildung 862, 913
Zyklopie **302 f**, 316
Zykloxygenaseweg-Aktivierung 208
Zyklozoonosen 276
Zylinderepithelpapillom 581
Zylindrom 581, 957
Zystadenofibrom 865
Zystadenokarzinom
- allgemein 379
- hochmalignes 866
- muzinöses 806, 867
- seröses 867
Zystadenom
- allgemein 376
- muzinöses 865
- ovarielles 864
- seröses 864
Zystathionsynthetasemangel 95
Zyste
- adrenale 996
- dysontogenetische 302, 899
- enterogene 697
- follikuläre 663
- globulomaxilläre 659
- nasoalveoläre 659
- nasolabiale 659
- nicht-odontogene 659
- nuchale 448
- odontogene 659, 664
- ovarielle 863
- radikuläre 663
- tubäre 873

- zahnlose 664
- zerebrale 1052
Zystenleber 783,
Zystenniere 285, 799, **810 f**, 834, 840, 842, 1106
Zystenovar 863 f
Zystenpankreas 799 f, 1106
Zystenruptur 863
Zystinose **96**, 817
Zystinurie **96**, 295, 817, 851
Zystizerkose 1128
Zytodiagnostik, allgemein 6
Zytodiskohäsivität 367
Zytogenetik, allgemein 9
Zytokeratin
- Adenomatoidtumor 928
- Bronchialkarzinom 639
- Cholangiokarzinom 792
- Chorionkarzinom 924
- Diagnostik 373, 380
- Leberstammzellen 743
- Pleuramesotheliom 645
- Zytosklet 32
Zytokine 178, 167, 173, 182, 204, 1138
Zytokinnetzwerk 173
Zytokohäsivität 16, 351, 367
Zytologie, allgemein 892
Zytomegalovirusinfektion
- Abort 904
- Adrenalitis 996
- Cholangiopathie 769, 783
- Fetopathie 324
- Gallengangatresie 793
- Gehirnfehlbildung 1042
- Hepatitis 756, **766**
- Kolitis 713, **715**
- Myokarditis 488
- Neuritis 1111
- Ösophagitis 676
- Pankreatitis 801
- Pneumonie 618 f
- Sialadenitis 667
- Virologie 238, **239 f**
Zytomembran, allgemein 28
Zytopenie 504, 506
Zytoplasmablasenbildung 132
Zytoplasmanekrose 127
Zytoskelett, allgemein 30
Zytostatika-Läsionen 500, 1042
Zytotoxizität
- AK-abhängige 169
- komplement-vermittelte 179
Zytotrophoblast-Neoplasie 907

LB 305 [5] (17)

StUB Ffm
65 589 990